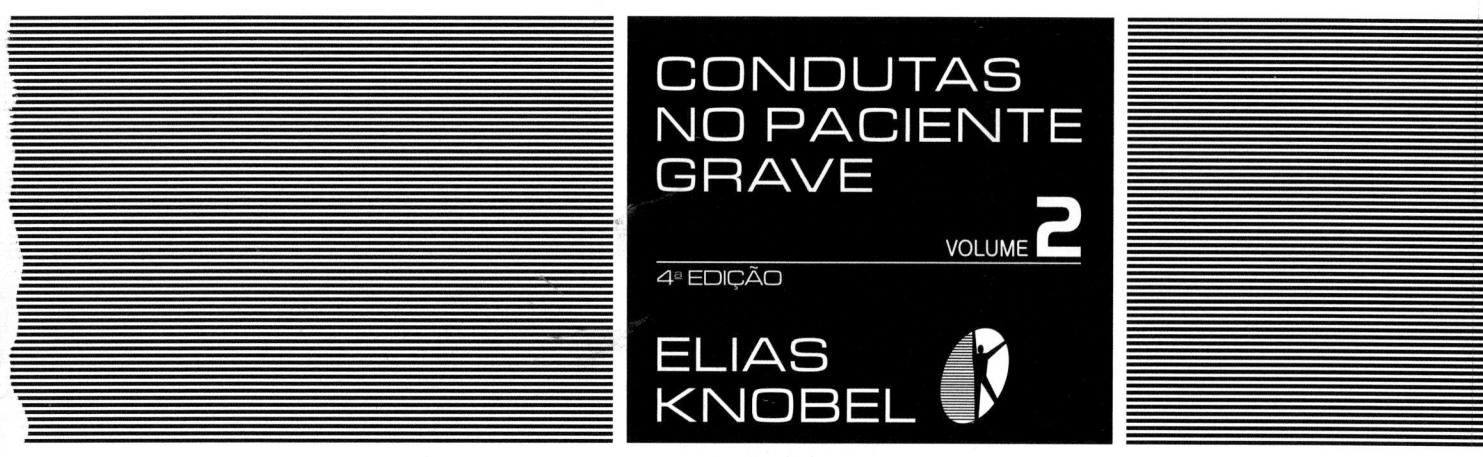

Atenção

A medicina é uma ciência que está em constante transformação. Conforme vão surgindo novos conhecimentos, baseados em resultados de pesquisas e investigações clínicas, tornam-se necessárias mudanças com relação ao tratamento e à utilização de determinados medicamentos. Os autores dos capítulos e editores desta obra extraíram informações de fontes confiáveis e não mediram esforços para prover informações completas, de acordo com o regime vigente no momento desta publicação. No entanto, em vista da possibilidade de erro humano e de mudanças no conhecimento médico, os autores, editores e todos aqueles que participaram da preparação e publicação desta obra não podem assegurar que as informações aqui contidas, em todos os aspectos, completas e precisas, e não são responsáveis por quaisquer erros, omissões ou pelos resultados obtidos pelo uso destas informações. Solicitamos aos leitores que confrontem estas informações com outras fontes confiáveis, especialmente em se tratando do uso de medicamentos, onde deve-se confirmar as doses, verificar as recomendações do laboratório fabricante e ter a certeza de que não ocorreram modificações com relação a doses recomendadas e contraindicadas para sua administração. Essa recomendação é de particular importância no caso de drogas novas ou de uso muito restrito.

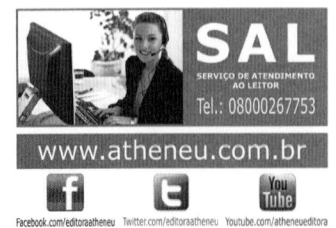

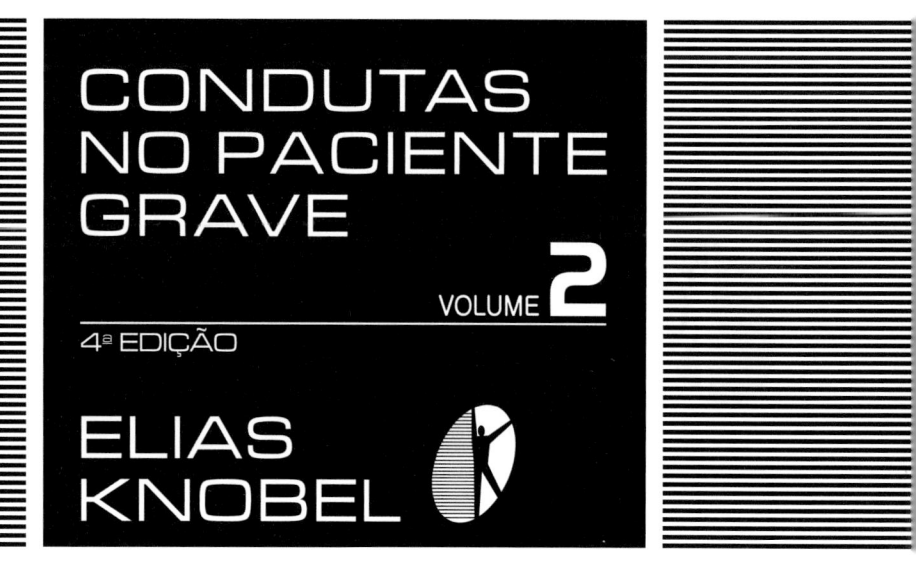

CONDUTAS NO PACIENTE GRAVE

VOLUME 2
4ª EDIÇÃO

ELIAS KNOBEL

Médico Fundador e Diretor Emérito do Centro de Terapia Intensiva do Hospital Israelita Albert Einstein.

Vice-Presidente da Mesa Diretora da Sociedade Beneficente Israelita Brasileira Albert Einstein.

Professor Adjunto do Departamento de Medicina da Escola Paulista de Medicina da Universidade Federal de São Paulo (1971-1998).

Master of the American College of Physicians

Fellow of the American Heart Association

Fellow of the American College of Critical Care Medicine

Honorary Member of the European Society of Intensive Care Medicine

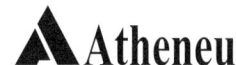

EDITORA ATHENEU

São Paulo — Rua Jesuíno Pascoal, 30
Tel.: (11) 2858-8750
Fax: (11) 2858-8766
E-mail: atheneu@atheneu.com.br

Rio de Janeiro — Rua Bambina, 74
Tel.: (21)3094-1295
Fax: (21)3094-1284
E-mail: atheneu@atheneu.com.br

Belo Horizonte — Rua Domingos Vieira, 319 — conj. 1.104

Planejamento Gráfico: Triall Composição Editorial Ltda. e Elias Knobel
Revisão de Textos: Equipe Atheneu
Produção Editorial: Mariana Mello M.R. Sgambato e Triall Composição Editorial Ltda.
Capa: Elias Knobel e Cibele Lourdes Pereira
Ilustrações: José Falcetti
Endereço do autor: Prof. Dr. Elias Knobel

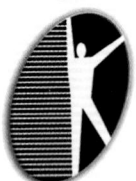

Hospital Israelita Albert Einstein
Av. Albert Einsten, 627/701 – Bloco A1 – Morumbi – São Paulo – SP – 05652-900
Centro de Medicina Ambulatorial – 2º andar – conjunto 206
Fone (FAX): 3842-1915 – (11) 3842-8243 – (11) 2151-5206
E-mail: knobel@einstein.br / elias@knobel.com.br
Site: www.knobel.com.br/www.cardiologiaknobel.com.br/www.saudedocoracao.com.br
Blog: www.blogdoknobel.com.br

Dados Internacionais de Catalogação na Publicação (CIP)
(Câmara Brasileira do Livro, SP, Brasil)

Knobel, Elias
    Condutas no paciente grave / Elias Knobel. --
4. ed. -- São Paulo : Editora Atheneu, 2016.

Vários colaboradores.
Bibliografia
ISBN 978-85-388-0694-3

    1. Medicina de urgência 2. Medicina intensiva 3. Pacientes 4. Pacientes - Cuidados 5. Unidades de terapia intensiva I. Título.

16-01553   CDD-616.028

Índice para catálogo sistemático:

1. Pacientes graves : Medicina intensiva 616.028

KNOBEL E.
Condutas no Paciente Grave – 4ª edição

© *EDITORA ATHENEU*
São Paulo, Rio de Janeiro, Belo Horizonte, 2016

EDITOR

PROF. DR. ELIAS KNOBEL

- Médico Fundador e Diretor Emérito do Centro de Terapia Intensiva do Hospital Israelita Albert Einstein (HIAE);
- Vice-Presidente da Mesa Diretora da Sociedade Beneficente Israelita Brasileira Albert Einstein;
- Professor Adjunto do Departamento de Medicina da Escola Paulista de Medicina da Universidade Federal de São Paulo (Unifesp – [1971-1998]).
- *Master* of the American College of Physicians.
- *Fellow* of the American Heart Association.
- *Fellow* of the American College of Critical Care Medicine.
- *Honorary member* of the European Society of Intensive Care Medicine.

EDITOR

PROF. DR. ELIAS KNOBEL

- Médico Fundador e Diretor Emérito do Centro de Terapia Intensiva do Hospital Israelita Albert Einstein (HIAE).
- Vice-Presidente da Mesa Diretora da Sociedade Beneficente Israelita Brasileira Albert Einstein.
- Professor Adjunto do Departamento de Medicina da Escola Paulista de Medicina da Universidade Federal de São Paulo (Unifesp) – (1971-1998).
- Master of the American College of Physicians.
- Fellow of the American Heart Association.
- Fellow of the American College of Critical Care Medicine.
- Honorary member of the European Society of Intensive Care Medicine.

CONSELHO EDITORIAL

Ana Claudia Ferraz
Carmen Sílvia Valente
Claudia Garcia Barros
Claudio Roberto Deutsch
Eduardo Juan Troster
Elias Knobel
Eliézer Silva
Fernando Pandullo
Glauco Adrieno Westphal
Guilherme de Paula Pinto Schettino
Haggéas Silveira Fernandes

Hélio Penna Guimarães
José Mauro Kutner
José Ribas Milanez de Campos
Luis Fernando Aranha Camargo
Márcio Soares
Marcos Knobel
Milton Steinman
Murillo Santucci de Assunção
Nelson Hamerschlak
Oscar Fernando Pavão dos Santos
Thiago Zinsly Camargo

COLABORADORES INTERNACIONAIS

Allan DeCaen
Andrew Rhodes
Arjan B. Te Pas
Bernard Cholley
Cameron D. Wright
Carlos Guillermo Manterola Delgado
Carlos Romero Patiño
Charles L. Sprung
Christopher B. Granger
Daniel de Backer
Desmond Bohn
Djillali Annane
Edward Grube
Efrat Orenbuch-Harroch
Francesca Rubulotta
Glenn Hernández Poblete
Jean Louis Teboul

Jean-Louis Vincent
Joana Manuel
Joseph S. Alpert
Marcus J. Schultz
Maurizia Capuzzo
Maurizio Cecconi
Michael R. Pinsky
Michael S. Niederman
Paolo Biban
Paolo Pelosi
Paul Van Ostenberg
Paulo Azevedo Maia
Philipp Metnitz
Rui Moreno
Susana Afonso
P. Vernon Van Heerden
Yoram Klein

COLABORADORES INTERNACIONAIS

Allan DeCaen
Andrew Rhodes
Arjun B. de Paepe
Bernard Thollon
Cameron D. Wright
Carlos Guillermo Mancuola Delgado
Carlos Ramero Patiño
Charles L. Sprung
Christopher F. Craeper
Daniel de Backer
Desmond Bohn
Dillah Anance
Edward Crabe
Eital Oropholt Harroch
Francesca Rubuletta
Glenn Hernández Poblete
Jean Louis Teboul

Jean-Louis Vincent
Joana Manuel
Joseph S. Colpert
Marcus J. Schultz
Maurizio Cupazzo
Maurizio Cecconi
Michael R. Pinsky
Michael S. Niederman
Paolo Tibon
Paolo Pelosi
Paul van Ostenberg
Paulo Azevedo Maia
Philipa Mearitz
Rui Moreno
Suzana Abusu
R. Vernon Van Heerden
Yasin Klein

COLABORADORES

ACARY SOUZA BULLE OLIVEIRA
Professor Afiliado da Disciplina de Neurologia da Escola Paulista de Medicina da Universidade Federal de São Paulo (EPM/Unifesp). Responsável pelo Setor de Investigação em Doenças Neuromusculares da EPM/Unifesp.

ADALBERTO STAPE
Médico do Centro de Terapia Intensiva Pediátrico do Hospital Israelita Albert Einstein (HIAE).

ADRIANO BIONDI M. CARNEIRO
Coordenador do Programa de Transplantes de Córnea do Hospital Israelita Albert Einstein (HIAE).

ADRIANO JOSÉ PEREIRA
Professor da Disciplina de Educação Médica Baseada em Simulação da Universidade Federal de Lavras (UFLA). Médico Assistente do Centro de Terapia Intensiva do A.C. Camargo Cancer Center. Médico Assistente do Centro de Terapia Intensiva – Adultos do Hospital Israelita Albert Einstein (HIAE).

ADRIANO MENDES CAIXETA
Cardiologista Intervencionista do Hospital Israelita Albert Einstein (HIAE). Professor de Medicina da Escola Paulista de Medicina da Universidade Federal de São Paulo (EPM/Unifesp).

AGESSANDRO ABRAHÃO
Neurologista do Hospital Israelita Albert Einstein (HIAE) e da Escola Paulista de Medicina da Universidade Federal de São Paulo (EPM/Unifesp).

AIRTON LEONARDO DE OLIVEIRA MANOEL
Médico do Centro de Terapia Intensiva – Adultos do Hospital Israelita Albert Einstein (HIAE).

ALBERTO BITRAN
Médico Assistente da Divisão de Clínica Cirúrgica III do Hospital das Clínicas da Faculdade de Medicina da Universidade de São Paulo (HC-FMUSP).

ALBERTO GOLDENBERG
Professor-associado do Departamento de Cirurgia da Escola Paulista de Medicina da Universidade Federal de São Paulo (EPM/Unifesp). Cirurgião do Hospital Israelita Albert Einstein (HIAE).

ALBERTO LIBERMAN
Professor Adjunto de Cardiologia da Faculdade de Medicina da Pontifícia Universidade Católica de Campinas (PUCCAMP).

ALEJANDRA DEL PILAR GALLARDO GARRIDO
Médica Intensivista do Centro de Terapia Intensiva – Adultos do Hospital Israelita Albert Einstein (HIAE).

ALESSANDRA FIGUEIREDO DE SOUZA
Coordenadora do Departamento de Odontologia da Sociedade Mineira de Terapia Intensiva (Somiti).

ALEXANDRE ANTÔNIO CUNHA ABIZAID
Diretor Técnico do Serviço de Cardiologia Invasiva do Instituto Dante Pazzanese de Cardiologia. Médico do Serviço de Cardiologia Intervencionista do Hospital Israelita Albert Einstein (HIAE).

ALEXANDRE BIASI CAVALCANTI
Gerente de Estudos Clínicos do Instituto de Pesquisa do Hospital do Coração (HCor). Médico da Unidade de Terapia Intensiva do HCor. Médico da Unidade de Terapia Intensiva do Departamento de Queimados do Hospital das Clínicas da Faculdade de Medicina da Universidade de São Paulo (HC-FMUSP).

ALEXANDRE DE MATOS SOEIRO
Médico Assistente e Supervisor da Unidade Clínica de Emergência do Instituto do Coração do Hospital das Clínicas da Faculdade de Medicina da Universidade de São Paulo (InCor-HC-FMUSP).

ALEXANDRE HOLTHAUSEN CAMPOS
Médico do Centro de Terapia Intensiva – Adultos do Hospital Israelita Albert Einstein (HIAE). Responsável pelo Centro de Experimentação e Treinamento em Cirurgia do Instituto Israelita de Ensino e Pesquisa Albert Einstein (IIEP).

ALEXANDRE MAURANO
Médico Radiologista do Hospital Israelita Albert Einstein (HIAE).

ALEXANDRE MEBAZAA
Professor of Anesthesiology and Critical Care Medicine at the Hôpital Lariboisière, Université Paris 7, France.

ALEXANDRE PIERI
Neurologista Vascular do Instituto Dante Pazzanese de Cardiologia. Neurologista do Hospital Israelita Albert Einstein (HIAE).

ALEXANDRE T. ROTTA
Linsalata Family Chair in Pediatric Critical Care and Emergency Medicine Chief, Division of Pediatric Critical Care UH Rainbow Babies & Children's Hospital Professor, Department of Pediatrics Case Western Reserve University School of Medicine, Cleveland, USA.

ALFREDO ELIAS GILIO
Professor Doutor do Departamento de Pediatria da Faculdade de Medicina da Universidade de São Paulo (FMUSP). Diretor da Divisão de Clínica Pediátrica do Hospital Universitário da Universidade de São Paulo (HU/USP). Coordenador da Clínica de Imunizações e Coordenador do Programa de Residência Médica de Pediatria do Hospital Israelita Albert Einstein (HIAE).

ALICE D'AGOSTINI DEUTSCH
Coordenadora Médica da Unidade Neonatal do Hospital Israelita Albert Einstein (HIAE).

ALLAN DECAEN
Clinical Professor Pediatric Critical Care Medicine Stollery Children's Hospital, University of Alberta, Edmonton, Canadá.

ÁLVARO ANTONIO GUARATINI
Diretor do Serviço de Anestesiologia na Irmandade da Irmandade da Santa Casa de Misericórdia de São Paulo (ISCMSP) de São Paulo (ISCMSP). Chefe da Equipe de Anestesiologia do Hospital Alemão Oswaldo Cruz.

ÁLVARO AVEZUM
Diretor-Técnico de Saúde II da Divisão de Pesquisa do Instituto Dante Pazzanese de Cardiologia. Professor Responsável pela Disciplina de Pesquisa e Medicina Cardiovascular: Planejamento, Execução e Avaliação do Curso de Doutorado do Programa de Pós-graduação: Medicina/Tecnologia e Intervenção em Cardiologia da Universidade de São Paulo/Instituto Dante Pazzanese de Cardiologia (USP-IDPC). Pesquisador Associado do Population Health Research Institute, McMaster University, Canadá.

ALVARO PACHECO E SILVA FILHO

Coordenador Médico do Serviço de Transplante Renal e Pâncreas-Rim do Hospital Israelita Albert Einstein (HIAE). Professor Titular da Disciplina de Nefrologia da Escola Paulista de Medicina da Universidade Federal de São Paulo (EPM/Unifesp).

AMELIA GORETE AFONSO DA COSTA REIS

Médica do Pronto-socorro do Instituto da Criança do Hospital das Clínicas da Faculdade de Medicina da Universidade de São Paulo (HC-FMUSP).

AMIT NUSSBACHER

Médico Cardiologista do Hospital Israelita Albert Einstein (HIAE).

ANA CLAUDIA FERRAZ DE ALMEIDA

Médica-assistente do Centro de Terapia Intensiva – Adultos, Supervisora da Unidade Semi-intensiva Neurológica e Neurologista do Corpo Clínico do Hospital Israelita Albert Einstein (HIAE).

ANA CLAUDIA YOSHIKUMI PRESTES

Médica Neonatologista da Escola Paulista de Medicina da Universidade Federal de São Paulo (EPM/Unifesp).

ANA CRISTINA PINOTTI PEDRO LUDOVICCE

Médica Arritmologista Não Invasiva do Centro de Arritmia do Hospital Israelita Albert Einstein (HIAE).

ANA EMÍLIA DE SOUSA MATOS

Médica Neurologista do Hospital Geral do Estado da Bahia. Médica Neurologista Preceptora do Ambulatório de Movimentos Involuntários da Fundação de Neurologia e Neurocirurgia – Instituto do Cérebro de Salvador.

ANA LUCIA MARTINS DA SILVA

Psicóloga Clínica e Hospitalar. Psicóloga Sênior do Departamento de Pacientes Graves do Hospital Israelita Albert Einstein (HIAE).

ANA MARIA BRAGA MARQUES

Fisioterapeuta Sênior Respiratório do Centro de Reabilitação do Hospital Israelita Albert Einstein (HIAE). Coordenadora do Curso de Atualização em Reabilitação Cardiopulmonar Ambulatorial e Professora dos Cursos de Pós-graduação em Fisioterapia do Hospital Israelita Albert Einstein (HIAE).

ANA PAULA DE CARVALHO PANZERI CARLOTTI

Professora-associada do Departamento de Puericultura e Pediatria da Faculdade de Medicina de Ribeirão Preto da Universidade de São Paulo (FMRP-USP). Responsável pelo Centro de Terapia Intensiva Pediátrico do Hospital das Clínicas da FMRP-USP.

ANA PAULA HITOMI YOKOYAMA

Médica Hematologista e Hemoterapeuta do Departamento de Hemoterapia e Terapia Celular do Hospital Israelita Albert Einstein (HIAE).

ANDERSON NUNES FAVA

Enfermeiro da Unidade de Terapia Intensiva do Hospital Samaritano de São Paulo.

ANDRÉ FELIX GENTIL

Médico Neurocirurgião do Corpo Clínico do Hospital Israelita Albert (HIAE).

ANDRÉ LUIZ BAPTISTON NUNES

Diretor do IMED Group. Professor da Disciplina de Clínica Médica da Faculdade de Medicina do Centro Universitário São Camilo.

ANDRÉ MARIO DOI
Médico Assistente do Laboratório Clínico do Hospital Israelita Albert Einstein (HIAE).

ANDRÉ MIGUEL JAPIASSÚ
Médico Intensivista do Instituto Nacional de Infectologia Evandro Chagas (INI) da Fundação Oswaldo Cruz (Fiocruz).

ANDREA PEIYUN CHI SAKAI
Médica Otorrinolaringologista do Departamento de Otorrinolaringologia e Cirurgia de Cabeça e Pescoço da Escola Paulista de Medicina da Universidade Federal de São Paulo (EPM/Unifesp).

ANDREA TIEMI KONDO
Médica Hematologista e Hemoterapeuta do Departamento de Hemoterapia e Terapia Celular do Hospital Israelita Albert Einstein (HIAE).

ANDREA VANNINI SANTESSO CAIUBY
Psicóloga do Hospital Israelita Albert Einstein (HIAE).

ANDRÉIA DA SILVA AZEVEDO CANCIO
Fisioterapeuta do Departamento de Pacientes Graves do Hospital Israelita Albert Einstein (HIAE).

ANDREIA PARDINI
Enfermeira do Hospital Israelita Albert Einstein (HIAE).

ANDREW RHODES
Divisional Chair Children's Women's, Diagnostics, Therapies & Critical Care St. George's University Hospitals NHS Foundation Trust.

ANDREZA ALICE FEITOSA RIBEIRO
Médica Hematologista e Membro da Equipe de Transplante de Medula Óssea do Hospital Israelita Albert Einstein (HIAE). Membro do Centro de Transplante de Medula Óssea do Instituto Nacional do Câncer (INCA).

ANGELO AMATO VINCENZO DE PAOLA
Professor Titular e Chefe da Disciplina de Cardiologia da Escola Paulista de Medicina da Universidade Federal de São Paulo (EPM/Unifesp). Chefe do Setor de Arritmias e Eletrofisiologia da EPM/Unifesp.

ANGELO PAULO FERRARI JUNIOR
Médico Endoscopista do Hospital Israelita Albert Einstein.

ANNA MARGHERITA T. BORK
Enfermeira. MBA pela Wharton School, Universidade da Pensilvânia – Filadélfia, EUA.

ANNA MARIA ANDREI
Médica Cardiologista do Corpo Clínico do Hospital Israelita Albert Einstein (HIAE).

ANTONIO AUGUSTO DE LIMA PONTES
Médico Otorrinolaringologista do Hospital Israelita Albert Einstein. Diretor Médico do Instituto da Laringe (Inlar).

ANTONIO CAPONE NETO
Gerente Médico de Segurança em Saúde do Hospital Israelita Albert Einstein. *Fellow* of Institute for Healthcare Improvement.

ANTONIO CARLOS ARNONE
Médico Assistente do Hospital Universitário da Faculdade de Medicina da Universidade de São Paulo (HU/USP).

ANTONIO CARLOS BACELAR NUNES FILHO
Supervisor de Programa de Residência Médica em Cardiologia do Hospital Israelita Albert Einstein. Coordenador da Pós-graduação *lato sensu* em Cardiologia e Médico da Unidade Coronariana do Hospital Israelita Albert Einstein (HIAE).

ANTONIO CARLOS CARVALHO
Professor Titular de Cardiologia da Escola Paulista de Medicina da Universidade Federal de São Paulo (EPM/Unifesp).

ANTONIO CARLOS PALANDRI CHAGAS
Professor Titular e Chefe da Disciplina de Cardiologia da Faculdade de Medicina do ABC (FMABC). Professor Livre-docente em Cardiologia da Faculdade de Medicina da Universidade de São Paulo (FMUSP).

ANTONIO CLÁUDIO DO AMARAL BARUZZI
Médico Coordenador da Unidade de Terapia Intensiva do Hospital TotalCor. Médico Cardiologista do Corpo Clínico do Hospital Israelita Albert Einstein (HIAE).

ANTONIO EDUARDO PEREIRA PESARO
Médico Cardiologista e Pesquisador do Hospital Israelita Albert Einstein (HIAE).

ANTONIO FERNANDES MORON
Livre-docente e Professor Titular da Disciplina de Obstetrícia do Departamento de Obstetrícia da Escola Paulista de Medicina da Universidade Federal de São Paulo (EPM/Unifesp).

ANTONIO LUIZ MACEDO
Médico Cirurgião do Aparelho Digestivo. Presidente do Núcleo de Oncologia do Aparelho Digestivo do Hospital Israelita Albert Einstein (HIAE).

ANTONIO PAULO NASSAR JUNIOR
Médico Assistente da Unidade de Terapia Intensiva da Disciplina de Emergências Clínicas da Faculdade de Medicina da Universidade de São Paulo (FMUSP). Médico Intensivista do A.C. Camargo Cancer Center.

ANTONIO SERGIO TORLONI
Assistant Professor of Laboratory Medicine & Pathology Mayo School of Medicine, Rochester, USA.

ARACI MASSAMI SAKASHITA
Coordenador Médico do Departamento de Hemoterapia e Terapia Celular do Hospital Israelita Albert Einstein (HIAE).

ARJAN B. TE PAS
Pediatrician-Neonatologist, Associate Professor Department of Pediatrics, Division of Neonatology Leiden University Medical Center, Leiden, Holanda.

ARNALDO JOSÉ GANC
Diretor Presidente do Instituto de Gastroenterologia e Endoscopia. Médico Endoscopista do Hospital Israelita Albert Einstein (HIAE).

ARNALDO LOPES COLOMBO
Professor Titular da Disciplina de Infectologia da Escola Paulista de Medicina da Universidade Federal de São Paulo (EPM/Unifesp). Pesquisador IA do Conselho Nacional de Desenvolvimento Científico e Tecnológico (CNPq) e Consultor Sênior da Leading International Fungal Education (LIFE).

ARTHUR WERNER POETSCHER
Médico Neurocirurgião do Hospital Israelita Albert Einstein (HIAE). Pesquisador do Instituto Israelita de Ensino e Pesquisa Albert Einstein (IIEP).

ARY SERPA NETO
Médico do Centro de Terapia Intensiva – Adultos do Hospital Israelita Albert Einstein (HIAE). Pesquisador do Instituto Israelita de Ensino e Pesquisa Albert Einstein (IIEP). Professor do Programa de Pós-graduação, Pesquisa e Inovação da Faculdade de Medicina do ABC (FMABC).

AUDREY RIE OGAWA SHIBATA
Médica do Centro de Terapia Intensiva Pediátrico do Hospital Israelita Albert Einstein (HIAE).

AURO DEL GIGLIO
Professor Titular de Hematologia e Oncologia da Faculdade de Medicina do ABC (FMABC). Coordenador do Setor de Oncologia Clínica do Instituto Brasileiro de Controle do Câncer (IBCC). Coordenador do Programa de Oncologia do Hospital do Coração (HCor).

BEATRIZ CAMARGO AZEVEDO
Médica Cirurgiã do Aparelho Digestivo do Hospital Israelita Albert Einstein (HIAE).

BEN-HUR FERRAZ-NETO
Honorary Consultant Surgeon, Liver and Hepatobiliary Unit, Queen Elizabeth Hospital, Inglaterra. Médico Cirurgião do Hospital Israelita Albert Einstein (HIAE).

BENITA GALASSI SOARES SCHVARTSMAN
Médica Nefrologista da Clínica de Especialidades Pediátricas do Hospital Israelita Albert Einstein (HIAE). Médica-assistente da Unidade de Nefrologia Pediátrica do Instituto da Criança do Hospital das Clínicas da Faculdade de Medicina da Universidade de São Paulo (HC-FMUSP).

BENTO FORTUNATO CARDOSO DOS SANTOS
Gerente Médico Centro de Diálise do Hospital Israelita Albert Einstein (HIAE). Coordenador do MBA Executivo em Gestão de Saúde Einstein – Insper.

BERNARD CHOLLEY
Service d'Anesthésie-Réanimation Hôpital Européen Georges Pompidou, AP-HP Université Paris Descartes, Sorbonne, Paris, Cité.

BIANCA DELLA GUARDIA
Médica Hepatologista da Equipe de Transplante de Fígado do Hospital Israelita Albert Einstein (HIAE).

BOULANGER MIOTO NETTO
Médico Assistente do Pronto-socorro de Cirurgia Vascular do Hospital das Clínicas da Faculdade de Medicina da Universidade de São Paulo (HC-FMUSP). Médico Cirurgião Vascular do Hospital Israelita Albert Einstein (HIAE).

BRENO BOUERI AFFONSO
Médico Radiologista Intervencionista do Hospital Israelita Albert Einstein (HIAE). Médico Assistente do Serviço de Radiologia Intervencionista do Hospital das Clínicas da Faculdade de Medicina da Universidade de São Paulo (HC-FMUSP).

BRUNO CALDIN DA SILVA
Médico Assistente do Serviço de Hemodiálise do Hospital das Clínicas da Faculdade de Medicina da Universidade de São Paulo (HC-FMUSP). Médico do Centro de Terapia Intensiva – Adultos do Hospital Israelita Albert Einstein (HIAE).

BRUNO FRANCO MAZZA
Gerente Médico da Unidade de Terapia Intensiva do Hospital Samaritano de São Paulo. Coordenador Médico da Unidade de Terapia Intensiva da Disciplina de Anestesiologia, Dor e Medicina Intensiva da Escola Paulista de Medicina da Universidade Federal de São Paulo (EPM/Unifesp). Presidente da Sociedade Paulista de Terapia Intensiva (SOPATI) (2016-2017).

CAMERON D. WRIGHT
Associate Chief of the Division of Thoracic Surgery and the Associate Program Director, Massachussets General Hospital, Harvard University, Boston, USA.

CAMILA MENEZES SOUZA PESSOA
Médica Intensivista do Centro de Terapia Intensiva – Adultos do Hospital Israelita Albert Einstein (HIAE).

CARLA BEHR
Farmacêutica-Bioquímica. Gerente de Qualidade, Acreditações e Sustentabilidade do Hospital Israelita Albert Einstein (HIAE).

CARLA FÁTIMA DA PAIXÃO NUNES
Enfermeira. Coordenadora de Enfermagem da Clínica Médico Cirúrgica de Gastroenterologia do Hospital Israelita Albert Einstein (HIAE).

CARLOS EDUARDO BACCIN
Médico Radiologista do Setor de Neurorradiologia Intervencionista do Hospital Israelita Albert Einstein (HIAE).

CARLOS EDUARDO FONSECA PIRES
Médico Cirurgião Geral da Unidade de Pronto-atendimento do Hospital Israelita Albert Einstein (HIAE).

CARLOS EDUARDO SALDANHA DE ALMEIDA
Médico Assistente do Centro de Terapia Intensiva – Adultos e da Telemedicina do Hospital Israelita Albert Einstein (HIAE). Médico do Centro de Experimentação e Treinamento em Cirurgia (CETEC) da Sociedade Beneficente Israelita Brasileira Albert Einstein. Médico Assistente do Centro de Terapia Intensiva do A.C. Camargo Cancer Center.

CARLOS FONTANA
Médico Supervisor do Hospital das Clínicas da Faculdade de Medicina da Universidade de São Paulo (HC-FMUSP). Médico do Corpo Clínico do Hospital Israelita Albert Einstein (HIAE).

CARLOS GUILLERMO MANTEROLA DELGADO
Profesor Titular Departamento de Cirugía y Traumatología y Director de los Programas de Magíster y Doctorado en Ciencias Médicas de la Universidad de La Frontera, Temuco, Chile.

CARLOS ROBERTO RIBEIRO DE CARVALHO
Professor Titular da Disciplina de Pneumologia da Faculdade de Medicina da Universidade de São Paulo (FMUSP). Diretor da Divisão de Pneumologia do Instituto do Coração do Hospital das Clínicas da Universidade de São Paulo (InCor-HC-FMUSP).

CARLOS ROMERO PATIÑO
Professor-associado do Departamento de Medicina – Unidad de Pacientes Críticos. Chefe da Unidade de Cuidados Intensivos y do Programa de Post-Título em Medicina Intensiva do Adulto do Hospital Clínico de la Universidade de Chile.

CARLOS SENNE
Médico Titular do Serviço de Líquido Cefalorraquidiano do Laboratório Clínico do Hospital Israelita Albert Einstein (HIAE).

CARLOS TERRA
Professor Adjunto de Medicina da Universidade do Estado do Rio de Janeiro (UERJ). Coordenador do Ambulatório de Complicações da Cirrose do Hospital Federal da Lagoa.

CARLOS VICENTE SERRANO JUNIOR
Professor-associado do Instituto do Coração do Hospital das Clínicas da Faculdade de Medicina da Universidade de São Paulo (InCor-HC-FMUSP).

CARMEN SILVA VALENTE BARBAS
Médica Pneumologista e Intensivista do Hospital Israelita Albert Einstein (HIAE). Professora Livre-docente da Disciplina de Pneumologia do Hospital das Clínicas da Faculdade de Medicina da Universidade de São Paulo (HC-FMUSP).

CAROLINA S. A. AZEVEDO DE CASTRO
Fisioterapeuta Sênior do Departamento de Pacientes Graves do Hospital Israelita Albert Einstein (HIAE).

CÁSSIO MASSASHI MANCIO
Farmacêutico Clínico do Centro de Terapia Intensiva – Adultos do Hospital Israelita Albert Einstein (HIAE).

CELSO BIANCO
Presidente da International Society of Blood Transfusion (ISBT), USA.

CELSO CUKIER
Médico Nutrólogo. Diretor do Instituto de Metabolismo e Nutrição (IMen).

CELSO DE OLIVEIRA BERNINI
Diretor do Serviço de Cirurgia de Emergência do Hospital das Clínicas da Faculdade de Medicina da Universidade de São Paulo (HC-FMUSP). Diretor Técnico do Serviço de Cirurgia de Emergência do HC-FMUSP.

CELSO EDUARDO LOURENÇO MATIELO
Médico Gastroenterologista Assistente da Equipe de Transplante de Fígado do Hospital Israelita Albert Einstein (HIAE).

CESAR HIGA NOMURA
Diretor do Serviço de Radiologia do Instituto do Coração do Hospital das Clínicas da Faculdade de Medicina da Universidade de São Paulo (InCor-HC-FMUSP). Coordenador do Serviço de Radiologia Torácica e Cardiovascular do HC-FMUSP. Médico Radiologista do Hospital Israelita Albert Einstein (HIAE).

CESAR VANDERLEI CARMONA
Médico Assistente da Disciplina de Cirurgia do Trauma da Faculdade de Ciências Médicas da Universidade Estadual de Campinas (FCM-UNICAMP). Coordenador da Unidade de Terapia Intensiva do Trauma do Hospital de Clínicas da Universidade Estadual de Campinas (HC-UNICAMP).

CHARLES L. SPRUNG
Professor of Medicine and Critical Care Medicine of Department of Anesthesiology and Critical Care Medicine of Hadassah Hebrew University Medical Center, Israel.

CHRISTOPHER B. GRANGER
Professor of Medicine in the Division of Cardiology at Duke University Medical Center. Director of the Cardiac Care Unit for the Duke University Medical Center, USA.

CILENE SAGHABI DE MEDEIROS SILVA
Fisioterapeuta Sênior do Departamento de Pacientes Graves do Hospital Israelita Albert Einstein (HIAE).

CLAUDIA FARIAS BENJAMIM
Professora Adjunta em Fisiologia do Programa de Imunologia do Instituto de Biofísica Carlos Chagas Filho (IBCCF) do Centro de Ciência e Saúde da Universidade Federal do Rio de Janeiro (CCS-UFRJ).

CLAUDIA GARCIA DE BARROS
Diretora Executiva de Prática Assistencial, Qualidade, Segurança e Meio Ambiente do Hospital Israelita Albert Einstein (HIAE).

CLAUDIA MAC DONALD BLEY DO NASCIMENTO
Médica Hematologista do Hospital Israelita Albert Einstein (HIAE).

CLAUDIA REGINA LASELVA
Gerente de Pacientes Internados e Apoio Assistencial do Hospital Israelita Albert Einstein (HIAE).

CLAUDIA VALLONE SILVA
Enfermeira Especialista em Prevenção e Controle de Infecção Hospitalar do Hospital Israelita Albert Einstein (HIAE).

CLAUDIO CIRENZA
Médico do Centro de Arritmias do Hospital Israelita Albert Einstein (HIAE).

CLÁUDIO GALVÃO DE CASTRO JUNIOR
Chefe do Serviço de Oncologia e Hematologia Pediátricas da Santa Casa de Misericórdia de Porto Alegre. Consultor Associado e Hematologista do Hospital Israelita Albert Einstein (HIAE).

CLÁUDIO HENRIQUE FISCHER
Coordenador Médico do Setor de Ecocardiografia – Medicina Diagnóstica e Preventiva do Hospital Israelita Albert Einstein (HIAE).

CLAUDIO LUIZ LOTTENBERG
Presidente do Hospital Israelita Albert Einstein (HIAE). Professor Titular de Políticas Públicas de Saúde do MBA Executivo em Gestão de Saúde Einstein – Insper. Membro do Conselho Consultivo da Fundação Faculdade de Medicina (FFM) (2014-2018).

CLÁUDIO ROBERTO CERNEA
Professor Responsável da Disciplina de Cirurgia de Cabeça e Pescoço da Faculdade de Medicina de Universidade de São Paulo (FMUSP).

CLAUDIO ROBERTO DEUTSCH
Médico Assistente do Departamento de Gastroenterologia da Disciplina de Cirurgia do Aparelho Digestivo do Hospital das Clínicas da Faculdade de Medicina da Universidade de São Paulo (HC-FMUSP). Médico Cirurgião do Hospital Israelita Albert Einstein.

CLAUDIO SCHVARTSMAN
Médico Chefe do Pronto-socorro do Instituto da Criança do Hospital das Clínicas da Faculdade de Medicina da Universidade de São Paulo (HC-FMUSP). Médico do Núcleo de Pediatria do Hospital Israelita Albert Einstein (HIAE). Vice-presidente da Sociedade Beneficente Israelita Brasileira Albert Einstein.

CLINEU DE MELLO ALMADA FILHO
Coordenador da Unidade Hospitalar da Disciplina de Geriatria e Gerontologia da Escola Paulista de Medicina da Universidade Federal de São Paulo (EPM/Unifesp). Médico do Hospital Israelita Albert Einstein (HIAE).

CONSTANTINO JOSÉ FERNANDES JR.
Médico Intensivista Aposentado do Hospital Israelita Albert Einstein (HIAE). Professor de Medicina Geral da Escola Paulista de Medicina da Universidade Federal de São Paulo (EPM/Unifesp).

CORINNE TANIGUCHI
Fisioterapeuta Sênior e Referência do Centro de Terapia Intensiva – Adultos do Hospital Israelita Albert Einstein (HIAE).

CRISTIANE DO PRADO
Coordenadora de Fisioterapia do Departamento de Pacientes Materno-Infantil e da Clínica de Especialidades Pediátricas do Hospital Israelita Albert Einstein (HIAE).

CRISTIANE FREITAS PIZARRO
Médica do Centro de Terapia Intensiva Pediátrico do Instituto de Tratamento do Câncer Infantil (ITACI) do Instituto da Criança do Hospital das Clínicas da Faculdade de Medicina da Universidade de São Paulo (HC-FMUSP). Médica do Centro de Terapia Intensiva Pediátrico do Hospital Israelita Albert Einstein (HIAE).

CRISTIANO BECK NEVIANI
Médico Assistente Rádio-oncologista do Instituto do Câncer Dr. Arnaldo Vieira de Carvalho e do Centro Paulista de Radioterapia e Oncologia (CEPRO).

CRISTINA SATOKO MIZOI
Gerente de Enfermagem do Hospital São Joaquim da Beneficência Portuguesa de São Paulo.

DALTON DE SOUZA BARROS
Médico Ecocardiografista do Hospital das Clínicas da Faculdade de Medicina da Universidade de São Paulo (HC-FMUSP), do Hospital Israelista Albert Einstein (HIAE) e do Hospital Sírio-Libanês. Médico Intensivista da Unidade de Terapia Intensiva do Pronto-socorro do HC-FMUSP e da Unidade de Terapia Intensiva Anestesiologia, Dor e Terapia Intensiva da Escola Paulista de Medicina da Universidade de São Paulo (EPM/Unifesp).

DAN LINETZKY WAITZBERG
Professor-associado do Departamento de Gastroenterologia da Faculdade de Medicina da Universidade de São Paulo (FMUSP). Coordenador do Laboratório de Metabologia e Nutrição em Cirurgia Digestiva – Metanutri da FMUSP. Coordenador da Nutrologia do Instituto do Câncer do Estado de São Paulo do Hospital das Clínicas (HC) da FMUSP. Coordenador Clínico das Equipes Multiprofissionais de Terapia Nutricional (EMTNs) do Instituto Central e do Instituto do Câncer do Estado de São Paulo do HC-FMUSP e do Hospital Santa Catarina. Diretor do GANEP Nutrição Humana.

DANIEL BORN
Médico Responsável pelo Setor de Cardiopatia e Gravidez das Disciplinas de Obstetrícia e Cardiologia da Escola Paulista de Medicina da Universidade Federal de São Paulo (EPM/Unifesp). Médico Cardiologista do Hospital Israelita Albert Einstein (HIAE).

DANIEL DE BACKER
Department of Intensive Care. Erasme University Hospital. Université Libre de Bruxelles (ULB). President of the European Society of Intensive Care Medicine.

DANIEL JOSÉ SZOR
Médico do Corpo Clínico do Hospital Israelita Albert Einstein (HIAE).

DANIELLA CRISTINA CHANES
Enfermeira. Consultora de Segurança em Saúde do Hospital Israelita Albert Einstein (HIAE).

DANIELLE MACELLARO ANDREONI
Médica Assistente do Ambulatório de Tiroide da Escola Paulista de Medicina da Universidade Federal de São Paulo (EPM/Unifesp).

DARIO BIROLINI
Professor Emérito da Faculdade de Medicina da Universidade de São Paulo.

DARIUS MIRZA
Professor of Hepatobiliary and Transplant Surgery, Quenn Elizabeth Hospital Birmingham and Birmingham Children's Hospital, Inglaterra.

DAVI WEN WEI KANG
Médico Responsável pela Retaguarda de Cirurgia Torácica do Hospital Israelita Albert Einstein (HIAE).

DAVID SALOMÃO LEWI
Professor-associado de Infectologia Departamento de Medicina da Escola Paulista de Medicina da Universidade Federal de São Paulo (EPM/Unifesp). Médico Infectologista do Hospital Israelita Albert Einstein (HIAE).

DAYSE MANRIQUE
Coordenadora Clínica de ORL da Associação de Assistência de Criança Deficiente. Médica do Corpo Clínico do Hospital Israelita Albert Einstein (HIAE).

DÉBORA DUTRA DA SILVEIRA MAZZA
Coordenadora do Pronto-socorro do Hospital e Maternidade São Cristovão de São Paulo. Médica da Unidade Terapia Intensiva da Disciplina de Cirurgia Cardiovascular da Escola Paulista de Medicina da Universidade Federal de São Paulo (EPM/Unifesp).

DÉBORA FEIJÓ VILLAS BÔAS VIEIRA
Professora da Escola de Enfermagem da Universidade Federal do Rio Grande do Sul (UFRGS). Professora Assistente do Serviço de Enfermagem em Terapia Intensiva do Hospital de Clínicas de Porto Alegre (HCPA).

DÉCIO MION JÚNIOR
Professor Livre-docente da Faculdade de Medicina da Universidade de São Paulo (FMUSP). Diretor da Escola de Educação Permanente do Hospital das Clínicas da Faculdade de Medicina Universidade de São Paulo (HC-FMUSP).

DENISE CARNIELI CAZATI
Fisioterapeuta Sênior do Departamento de Pacientes Graves do Hospital Israelita Albert Einstein (HIAE).

DENISE VARELLA KATZ
Médica do Centro de Terapia Intensiva Pediátrico do Hospital Israelita Albert Einstein (HIAE).

DESMOND BOHN
Former Chief, Department of Critical Care Medicine The Hospital for Sick Children, Toronto Professor of Paediatrics and Anaesthesia, University of Toronto, Canadá.

DIAMANTINO RIBEIRO SALGADO
Médico do Centro de Terapia Intensiva do Hospital Universitário Clementino Fraga Filho (HUCFF) da Universidade Federal do Rio de Janeiro (UFRJ). Médico do Centro de Terapia Intensiva do Hospital Central Aristarcho Pessoa (HCAP) do Corpo de Bombeiros Militar do Estado do Rio de Janeiro (CBMERJ). Médico do Centro de Terapia Intensiva do Hospital Barra D'Or.

DIANA BORGES DOCK NASCIMENTO
Nutricionista. Professora Adjunta II da Faculdade de Nutrição da Universidade Federal de Mato Grosso (UFMT). Coordenadora do Grupo DNN – Terapia Nutricional para o Paciente Crítico.

DIEGO MARCELO MAY
Gerente Médico do Setor de Anestesia do Hospital Israelita Albert Einstein (HIAE).

DIOGO BUGANO DINIZ GOMES
Médico Oncologista Clínico do Hospital Israelita Albert Einstein (HIAE).

DIOGO DE OLIVEIRA TOLEDO
Coordenador Clínico da Equipe Multiprofissional de Terapia Nutricional (EMTN) do Hospital São Luiz, Unidade Itaim Bibi, e do Hospital do Servidor Público Estadual de São Paulo (Iamspe).

DIOGO F. V. GARCIA
Médico Assistente do Grupo de Trauma do Hospital Israelita Albert Einstein (HIAE). Médico Assistente da Disciplina de Cirurgia do Trauma da Faculdade de Medicina da Universidade de São Paulo (FMUSP). Coordenador do Comitê de Educação da Sociedade Brasileira de Atendimento Integrado ao Traumatizado (SBAIT). Diretor do Centro de Trauma do Hospital Samaritano de São Paulo. Assistente do Serviço de Cirurgia do Trauma do Hospital das Clínicas da Faculdade de Medicina da Universidade de São Paulo (HC-FMUSP).

DIRCEU THIAGO PESSOA DE MELO
Médico Pós-graduando do Programa de Doutorado em Cardiologia da Faculdade de Medicina da Universidade de São Paulo (FMUSP).

DJILLALI ANNANE
Professor of Critical Care Medicine at the University of Paris Director of Intensive Care Unit at Raymond Poincaré, Assistance Publique Hôpitaux de Paris (APHP). Dean of the School of Medicine at University of Versailles – Saint Quentin en Yvelines. Past President of the French Society of Intensive Care (SRLF), Garches, França.

DOV CHARLES GOLDENBERG
Livre-docente pelo Departamento de Cirurgia da Faculdade de Medicina da Universidade de São Paulo (FMUSP). Chefe de Equipe de Cirurgia Craniomaxilofacial do Hospital Israelita Albert Einstein (HIAE). Supervisor do Programa de Residência Médica em Cirurgia Plástica do Hospital das Clínicas da Faculdade de Medicina da Universidade de São Paulo (HC-FMUSP). Médico Responsável pelo Grupo de Cirurgia Plástica Pediátrica do HC-FMUSP. Médico Responsável pelo Serviço de Cirurgia Plástica Pediátrica do Hospital Municipal Infantil Menino Jesus.

EDELA PURICELLI
Professora Titular do Departamento de Cirurgia e Ortopedia da Faculdade de Odontologia da Universidade Federal do Rio Grande do Sul (UFRGS). Coordenadora Técnica do Centro de Odontologia, Cirurgia e Reabilitação Bucomaxilofacial da Santa Casa de Misericórdia de Porto Alegre.

EDSON BOR SENG SHU
Professor Livre-docente pela Disciplina de Neurocirurgia da Faculdade de Medicina da Universidade de São Paulo (FMUSP). Responsável pelo Doppler Transcraniano do Hospital Israelita Albert Einstein (HIAE), do Hospital Sírio-Libanês e do Hospital das Clínicas da Faculdade de Medicina da Universidade de São Paulo (HC-FMUSP).

EDUARDA RIBEIRO DOS SANTOS
Enfermeira. Coordenadora dos Cursos de Pós-graduação em Enfermagem em Nefrologia e Urologia e Enfermagem em Terapia Intensiva na Faculdade Israelita de Ciências da Saúde Albert Einstein.

EDUARDO COLUCCI
Fisioterapeuta Sênior do Setor de Pacientes Graves do Hospital Israelita Albert Einstein (HIAE).

EDUARDO CORDIOLI
Gerente Médico do Departamento de Medicina Diagnóstica e Preventiva do Hospital Israelita Albert Einstein (HIAE).

EDUARDO CUKIERMAN
Médico Cirurgião Plástico do Hospital Israelita Albert Einstein (HIAE).

EDUARDO DA ROSA BORGES
Médico da Unidade de Terapia Intensiva do Hospital Sírio-Libanês. Gestor de Pacientes Críticos do Hospital dos Fornecedores de Cana de Piracicaba (HFC).

EDUARDO DE CAMPOS WEREBE
Médico Cirurgião de Tórax do Corpo Clínico do Hospital Israelita Albert Einstein (HIAE).

EDUARDO JOSÉ TONATO
Médico Intensivista e Nefrologista do Programa de Transplante Renal do Hospital Israelita Albert Einstein (HIAE).

EDUARDO JUAN TROSTER
Professor Pleno do Curso de Medicina da Faculdade Israelita de Ciências da Saúde Albert Einstein. Coordenador do Curso de Emergências Pediátricas da Pós-graduação e Coordenador do Programa de Residência Médica de Medicina Intensiva do Instituto Israelita de Ensino e Pesquisa Albert Einstein (IIEP). Médico Assistente do Instituto de Tratamento de Câncer Infantil do Hospital das Clínicas da Faculdade de Medicina da Universidade de São Paulo (HC-FMUSP).

EDUARDO LEITE VIEIRA COSTA
Médico da Disciplina de Pneumologia do Departamento de Cardiopneumologia da Faculdade de Medicina da Universidade de São Paulo (FMUSP). Médico Intensivista da Unidade de Terapia Intensiva do Hospital Sírio-Libanês.

EDUARDO RIBAS
Médico Neurocirurgião do Hospital Israelita Albert Einstein (HIAE). Médico Assistente do Hospital das Clínicas da Faculdade de Medicina da Universidade de São Paulo (HC-FMUSP).

EDUARDO URBANO DA SILVA
Médico Assistente da Disciplina de Neurocirurgia Serviço de Emergência da Irmandade da Santa Casa de Misericórdia de São Paulo (ISCMSP). Médico Neurocirurgião do Hospital das Clínicas da Faculdade de Medicina da Universidade de São Paulo (HC-FMUSP).

EDUARDO WELTMAN
Professor Doutor da Disciplina de Radioterapia da Faculdade de Medicina da Universidade de São Paulo. Coordenador Médico do Serviço de Radioterapia do Centro de Oncologia e Hematologia do Hospital Israelita Albert Einstein (HIAE).

EDWARD GRUBE
Head of the Center of Innovative Interventions in Cardiology (CIIC) University Hospital Bonn, Alemanha.

EFRAT ORENBUCH-HARROCH
Physician Medical Intensive Care Unit, Hadassah Medical Center, Jerusalem.

ELIANA MUTA YOSHIOKA
Enfermeira de Pesquisa no A.C. Camargo Cancer Center.

ELIAS KNOBEL
Médico Fundador e Diretor Emérito do Centro de Terapia Intensiva do Hospital Israelita Albert Einstein (HIAE). Vice-Presidente da Mesa Diretora da Sociedade Beneficente Israelita Brasileira do HIAE. Professor Adjunto do Departamento de Medicina da Escola Paulista de Medicina da Universidade Federal de São Paulo (EPM/Unifesp) (1971-1998). *Master* of the American College of Physicians. *Fellow* of the American Heart Association. *Fellow* of the American College of Critical Care Medicine. *Honorary Member* of the European Society of Intensive Care Medicine.

ELIÉZER SILVA
Gerente Médico do Departamento de Pacientes Graves do Hospital Israelita Albert Einstein (HIAE).

ELIOVA ZUKERMAN
Professor Adjunto e Chefe do Setor de Investigação e Tratamento das Cefaleias do Departamento de Neurologia e Neurocirurgia e Departamento de Diagnóstico por Imagem da Escola Paulista de Medicina da Universidade Federal de São Paulo. Médico Neurologista do Hospital Israelita Albert Einstein (HIAE).

ELISA ESTENSSORO
Jefe de Servicio Unidad de Terapia Intensiva Hospital Interzonal General de Agudos General José de San Martin de La Plata, Buenos Aires, Argentina.

ELISÂNGELA FARIAS-SILVA
Médica Pós-doutoranda no Instituto Israelita de Ensino e Pesquisa do Hospital Albert Einstein (IIEP).

EMILDA SOARES DA SILVA
Coordenadora de Enfermagem no Hospital Moinhos de Vento do Rio Grande do Sul, Brasil.

ENAURA HELENA BRANDÃO CHAVES
Professora da Escola de Enfermagem da Universidade Federal do Rio Grande do Sul (UFRGS). Chefe do Serviço de Enfermagem em Terapia Intensiva do Hospital de Clínicas de Porto Alegre (HCPA).

ENIO BUFFOLO
Professor Titular de Cirurgia Cardiovascular da Escola Paulista de Medicina da Universidade Federal de São Paulo (EPM/Unifesp). Médico Cirurgião Cardíaco do Hospital Israelita Albert Einstein (HIAE).

ERICA ALBANEZ GIOVANETTI
Fisioterapeuta de Pacientes Graves do Hospital Israelita Albert Einstein (HIAE).

ERIKA PEREIRA MACEDO
Médica Endoscopista do Hospital Israelita Albert Einstein (HIAE) e do Hospital Sírio-Libanês.

ERNANE JESUS PEREIRA SILVA
Farmacêutico Clínico da Unidade de Transplantes de Órgãos Sólidos do Hospital Israelita Albert Einstein (HIAE).

EVANDRO JOSÉ DE ALMEIDA FIGUEIREDO
Médico Intensivista do Hospital Israelita Albert Einstein (HIAE).

FABIANA CARNEIRO LINS
Coordenadora do Curso de Pós-graduação em Enfermagem em Nefrologia e Urologia da Faculdade Israelita de Ciências da Saúde Albert Einstein. Coordenadora de Enfermagem do Centro de Diálise do Hospital Israelita Albert Einstein.

FABIANA GOULART MARCONDES-BRAGA
Médica do Núcleo de Transplante do Instituto do Coração da Faculdade de Medicina da Universidade de São Paulo (FMUSP).

FABIANO CATALDI ENGEL
Médico do Corpo Clínico do Hospital Israelita Albert Einstein (HIAE). Médico Responsável pelo Departamento de Cirurgia de Tórax no Hospital Pérola Byington – Centro de Referência da Saúde da Mulher.

FABIO ANTONIO GAIOTTO
Médico Cirurgião Cardiovascular do Instituto do Coração do Hospital das Clínicas da Faculdade de Medicina da Universidade de São Paulo (HC-FMUSP) e do Hospital Israelita Albert Einstein (HIAE). Coordenador da Equipe de Transplante Cardíaco nos Adultos do Instituto do Coração do Hospital das Clínicas da Faculdade de Medicina da Universidade de São Paulo (InCor-HC-FMUSP).

FABIO BISCEGLI JATENE
Professor Titular de Cirurgia Cardiovascular da Faculdade de Medicina da Universidade de São Paulo (FMUSP). Diretor da Divisão de Cirurgia Cardiovascular do Instituto do Coração do Hospital das Clínicas da Faculdade de Medicina da Universidade de São Paulo (InCor-HC-FMUSP).

FÁBIO FERNANDES
Médico Assistente do Grupo de Miocardiopatias do Instituto do Coração do Hospital das Clínicas da Faculdade de Medicina da Universidade de São Paulo (InCor-HC-FMUSP). Professor Livre-docente de Cardiologia da FMUSP.

FÁBIO GUILHERME CAMPOS
Professor Livre-docente da Faculdade de Medicina da Universidade de São Paulo (FMUSP).

FÁBIO NASRI
Médico Geriatra do Corpo Clínico do Hospital Israelita Albert Einstein (HIAE).

FABIO R. KERBAUY
Professor Adjunto da Disciplina de Hematologia e Hemoterapia da Escola Paulista de Medicina da Universidade Federal de São Paulo (EPM/Unifesp). Médico do Serviço de Transplante de Medula Óssea do Hospital Israelita Albert Einstein (HIAE).

FÁBIO SÂNDOLI DE BRITO JUNIOR
Coordenador Médico de Intervenção Cardiovascular do Hospital Israelita Albert Einstein (HIAE).

FÁBIO SANTANA MACHADO
Médico Neurointensivista do Hospital Sírio-Libanês. Professor de Clínica Médica da Faculdade de Medicina do Centro Universitário São Camilo.

FÁBIO TEIXEIRA FERRACINI
Farmacêutico. Coordenador da Farmácia Clínica do Hospital Israelita Albert Einstein (HIAE).

FÁTIMA DUMAS CINTRA
Professora Livre-docente em Cardiologia da Universidade Federal de São Paulo (Unifesp). Médica Cardiologista do Corpo Clínico do Hospital Israelita Albert Einstein (HIAE).

FELIPE DAL PIZZOL
Professor de Medicina da Universidade Federal de Santa Catarina (UFSC) e da Universidade do Extremo Sul Catarinense (Unesc). Coordenador do Centro de Terapia Intensiva do Hospital São José em Criciúma, Santa Catarina.

FELIPE FAVORETTE CAMPANHARO
Médico do Departamento de Obstetrícia da Escola Paulista de Medicina da Universidade Federal de São Paulo (EPM/Unifesp).

FELIPE JORGE OBERG FERES
Médico Neurocirurgião do Hospital Israelita Albert Einstein (HIAE).

FELIPE LOURENÇO FERNANDES
Médico Cardiologista pelo Instituto do Coração do Hospital das Clínicas da Faculdade de Medicina da Universidade de São Paulo (InCor-HC-FMUSP).

FELIPE MAIA DE TOLEDO PIZA
Médico Assistente do Centro de Terapia Intensiva – Adultos do Hospital Israelita Albert Einstein (HIAE).

FELIPE NASSER
Médico Assistente do Setor de Radiologia Vascular do Hospital Israelita Albert Einstein (HIAE).

FERNANDA DOMINGUES
Fisioterapeuta Sênior do Setor de Pacientes Graves do Hospital Israelita Albert Einstein (HIAE).

FERNANDA MAGALHÃES PRATES
Enfermeira Residente da Residência Integrada Multiprofissional em Saúde do Hospital de Clínicas de Porto Alegre (HCPA).

FERNANDA PRATA MARTINS
Médica Endoscopista do Hospital Israelita Albert Einstein (HIAE) e do Hospital Sírio-Libanês.

FERNANDO BACAL
Coordenador do Programa de Transplante Cardíaco do Hospital Israelita Albert Einstein (HIAE). Diretor da Unidade Clínica de Transplante Cardíaco do Instituto do Coração do Hospital das Clínicas da Faculdade de Medicina da Universidade de São Paulo.

FERNANDO DA COSTA FERREIRA NOVO
Cirurgião do Pronto-socorro do Hospital das Clínicas da Faculdade de Medicina da Universidade de São Paulo (HC-FMUSP).

FERNANDO LUIS PANDULLO
Médico Gastroenterologista e Hepatologista da Equipe de Transplante de Fígado do Hospital Israelita Albert Einstein.

FERNANDO NOBRE
Coordenador do Serviço de Cardiologia do Hospital São Francisco de Ribeirão Preto.

FERNANDO RAMOS PAVAN
Professor Doutor em Engenharia Mecânica da Focus Training and Consulting e Coordenador das Unidades de Gestão de Processos e Gestão de Projetos e Indicadores Estratégicos.

FILIPA PAIS SILVA
Médica Assistente Unidade de Cuidados Intensivos Neurocríticos do Hospital de São José do Centro Hospitalar de Lisboa Central EPE (CHLC), Portugal.

FLÁVIA DE SOUZA NUNES
Médica Assistente da Unidade Respiratória do Hospital das Clínicas da Universidade Federal do Espírito Santo (UFES). Professora da Disciplina de Pneumologia do Departamento de Clínica Médica do Centro de Ciências da Saúde da UFES.

FLAVIA FEIJO PANICO ROSSI
Médica do Centro de Terapia Intensiva Pediátrico do Hospital Israelita Albert Einstein (HIAE).

FLÁVIO DE SOUZA BRITO
Médico Cardiologista do Núcleo de Apoio à Pesquisa Cardiológica da Unidade Coronariana e da Equipe de Transplante Cardíaco do Hospital Israelita Albert Einstein (HIAE).

FLÁVIO EDUARDO NÁCUL
Médico do Centro de Terapia Intensiva do Hospital Universitário Clementino Fraga Filho da Universidade Federal do Rio de Janeiro (HUCFF-UFRJ) e do Centro de Terapia Intensivo Cirúrgico do Hospital Pró-Cardíaco do Rio de Janeiro.

FLÁVIO TAKAOKA
Supervisor da Residência em Anestesia do Hospital Israelita Albert Einstein (HIAE).

FLÁVIO TARASOUTCHI
Vice-presidente do Hospital Israelita Albert Einstein (HIAE). Diretor da Unidade de Valvopatias do Instituto do Coração do Hospital das Clínicas da Faculdade de Medicina da Universidade de São Paulo (InCor-HC-FMUSP). Professor Livre-docente em Cardiologia pela Faculdade de Medicina da Universidade de São Paulo.

FRANCESCA RUBULOTTA
Senior Clinical Lecturer and Consultant in Anesthesia and Intensive Care Medicine of Imperial College NHS trust London, Inglaterra. Chair of the Division of Professional Development of the European Society of Intensive Care Mediicine (ESICM). Member of the Governance Board for Accreditation and Continuous Medical Education of the Union of Medical Specialists in Europe.

FRANCISCO DE ASSIS CAVALCANTE JÚNIOR
Médico Radiologista Assistente do Serviço de Ultrassonografia do Hospital Israelita Albert Einstein (HIAE).

FRANCISCO LEONARDO GALASTRI
Médico Radiologista Intervencionista do Hospital Israelita Albert Einstein (HIAE).

FRANCISCO RAFAEL MARTINS LAURINDO
Professor Livre-docente do Instituto do Coração do Hospital das Clínicas da Faculdade de Medicina da Universidade de São Paulo (InCor-HC-FMUSP) e da Sociedade Brasileira de Investigação Clínica (SBIC).

FRANZ ROBERT APODACA TORREZ
Professor Adjunto da Disciplina de Gastroenterologia Cirúrgica do Departamento de Cirurgia da Escola Paulista de Medicina da Universidade Federal de São Paulo (EPM/Unifesp).

FREDERICO POLITO LOMAR
Médico do Centro de Terapia Intensiva – Adulto do Hospital Israelita Albert Einstein (HIAE). Médico Assistente da Disciplina de Emergências Clínicas do Hospital das Clínicas da Faculdade de Medicina da Universidade de São Paulo (HC-FMUSP).

GEILA RIBEIRO NUÑEZ
Médica Oncologista doHospital São Rafael (HSR) – Monte Tabor – Salvador, Bahia.

GERALDO LORENZI-FILHO
Professor Livre-docente da Disciplina de Pneumologia do Instituto do Coração do Hospital das Clínicas Faculdade de Medicina da Universidade de São Paulo (InCor-HC-FMUSP). Diretor do Laboratório do Sono da Disciplina de Pneumologia do InCor do HC-FMUSP.

GILBERTO FRIEDMAN
Professor Titular do Departamento de Medicina Interna da Faculdade de Medicina da Universidade Federal do Rio Grande do Sul (FAMED-UFGRS). Médico do Serviço de Medicina Intensiva do Hospital de Clínicas de Porto Alegre (HCPA).

GILBERTO SZARF
Médico Radiologista do Hospital Israelita Albert Einstein (HIAE). Professor Adjunto do Departamento de Diagnóstico por Imagem da Escola Paulista de Medicina da Universidade Federal de São Paulo (EPM/Unifesp).

GISELE SAMPAIO SILVA
Gerente Médica do Programa Integrado de Neurologia do Hospital Israelita Albert Einstein (HIAE). Professora Adjunta da Disciplina de Neurologia Clínica da Universidade Federal de São Paulo (Unifesp).

GIULIANO GENEROSO
Médico da Unidade Terapia Intensiva Hospital TotalCor de São Paulo.

GLAUCO ADRIENO WESTPHAL
Coordenador da Unidade de Terapia Intensiva do Centro Hospitalar da Unimed (CHU) Joinville, Santa Catarina. Médico da Unidade de Terapia Intensiva do Hospital Municipal São José de Joinville (HMSJ), Santa Catarina. Professor da Faculdade de Medicina da Universidade da Região de Joinville (Univille) em Santa Catarina. Médico da Central de Notificação, Captação e Distribuição de Órgãos de Santa Catarina (CNCDO/SC).

GLENN HERNÁNDEZ POBLETE
Profesor Titular del Departamento de Medicina Intensiva y Jefe del de Postítulo en Medicina Intensiva del Adulto en Hospital Clínico de la Pontifícia Universidad Católica de Chile.

GRAZIELA DE ARAUJO COSTA ZANATTA
Médica da Unidade de Terapia Intensiva Pediátrica do Instituto de Tratamento do Câncer Infantil (ITACI) do Instituto da Criança do Hospital das Clínicas da Faculdade de Medicina da Universidade de São Paulo (HC-FMUSP).

GUILHERME CARVALHAL RIBAS
Professor Livre-docente do Departamento de Cirurgia da Faculdade de Medicina da Universidade de São Paulo (FMUSP). Professor Visitante de Neurocirurgia e Responsável pelo Curso Anual de Neuroanatomia do Departamento de Neurocirurgia da Universidade da Virgínia, EUA. Codiretor e Professor do Curso Anual *Cambridge Lectures in Neurosurgical Anatomy* do Departamento de Neurocirurgia da Universidade de Cambridge, Inglaterra. Neurocirurgião do Hospital Israelita Albert Einstein (HIAE).

GUILHERME DE MENEZES SUCCI
Médico Cirurgião Cardiovascular do Hospital Israelita Albert Einstein (HIAE). Coordenador do Curso de Medicina da Faculdade São Leopoldo Mandic (SLMANDIC).

GUILHERME DRUMMOND FENELON COSTA
Professor Afiliado Livre-docente de Cardiologia da Escola Paulista de Medicina da Universidade Federal de São Paulo (EPM/FMUSP). Coordenador do Centro de Arritmia do Hospital Israelita Albert Einstein (HIAE).

GUILHERME DUPRAT CENICCOLA
Preceptor da Residência em Nutrição Clínica do Hospital de Base do Distrito Federal (HBDF). Membro da Equipe Multiprofissional de Terapia Nutricional (EMTN) do HBDF.

GUILHERME LINHARES BUB
Médico Cirurgião Vascular do Corpo Clínico do Hospital Israelita Albert Einstein (HIAE).

GUILHERME SCHETTINO
Médico Pneumologista e Intensivista. Gerente do Departamento de Pacientes Graves do Hospital Israelita Albert Einstein.

GUSTAVO BRUNIERA PERES FERNANDES
Médico Patologista Clínico da Sociedade Brasileira de Patologia Clínica (SBPC). Diretor Operacional do Senne Liquor Diagnóstico.

GUSTAVO CALADO DE AGUIAR RIBEIRO
Médico Cirurgião Cardiovascular do Hospital Israelita Albert Einstein (HIAE). Chefe do Serviço de Cirurgia Cardiovascular da Pontifícia Universidade Católica de Campinas (PUCCAMP).

GUSTAVO CASERTA LEMOS
Médico Urologista do Corpo Clínico do Hospital Israelita Albert Einstein (HIAE).

GUSTAVO DAHER
Médico Endocrinologista do Programa de Diabetes do Hospital Israelita Albert Einstein (HIAE).

GUSTAVO FAISSOL JANOT DE MATOS
Médico Intensivista Centro de Terapia Intensiva – Adultos do Hospital Israelita Albert Einstein (HIAE). Coordenador do Programa de Residência em Terapia Intensiva – Adulto do HIAE.

GUSTAVO IENO JUDAS
Médico Assistente da Equipe do Professor Doutor Sérgio Almeida de Oliveira.

GUSTAVO PEREIRA
Chefe do Serviço de Gastroenterologia e Hepatologia do Hospital Federal de Bonsucesso (HFB), Rio de Janeiro.

GUSTAVO PEREIRA FRAGA
Professor-associado e Coordenador da Disciplina de Cirurgia do Trauma do Departamento de Cirurgia da Faculdade de Ciências Médicas da Universidade Estadual de Campinas. Coordenador do Internato Médico da Faculdade de Ciências Médicas da Universidade Estadual de Campinas (FCM-UNICAMP). Coordenador do Comitê de Prevenção da Sociedade Brasileira de Atendimento Integrado ao Traumatizado (SBAIT).

HAGGÉAS DA SILVEIRA FERNANDES
Médico Intensivista. Consultor do Instituto de Consultoria e Gestão do Hospital Israelita Albert Einstein (HIAE).

HALLIM FÉRES JUNIOR
Neurocirurgião do Hospital Israelita Albert Einstein (HIAE).

HEITOR AKIRA KURAMOTO
Engenheiro Eletricista. Gerente de Gestão de Contratos do Hospital Albert Einstein (HIAE).

HELIO HALPERN
Médico Anestesiologista do Hospital Israelita Albert Einstein (HIAE).

HÉLIO PENNA GUIMARÃES
Médico Gerente de Gestão do Conhecimento do Hospital do Coração (HCor). Professor Titular de Medicina de Urgência e Emergência do Centro Universitário São Camilo. Médico Assistente da Unidade de Terapia Intensiva de Clínica Médica da Escola Paulista de Medicina da Universidade Federal de São Paulo (EPM/Unifesp) e do Instituto de Infectologia Emilio Ribas (ER) do Hospital das Clínicas da Faculdade de Medicina da Universidade de São Paulo (HC-FMUSP).

HÉLIO ROMALDINI

Professor Adjunto da Disciplina de Pneumologia do Departamento de Medicina da Escola Paulista de Medicina da Universidade Federal de São Paulo (EPM/Unifesp). Médico Pneumologista do Hospital Israelita Albert Einstein (HIAE).

HELOISA VEASEY RODRIGUES

Médica Oncologista do Centro de Oncologia e Hematologia Família Dayan–Daycoval do Hospital Israelita Albert Einstein (HIAE).

HENRIQUE AFONSECA PARSONS

Assistant Professor of Palliative Medicine – University of Ottawa – USA.

HENRIQUE GRUNSPUN

Médico do Corpo Clínico do Hospital Israelita Albert Einstein (HIAE). Governador do Capítulo Brasileiro do American College of Physicians.

HENRIQUE PALOMBA

Médico Assistente do Centro de Terapia Intensiva – Adultos do Hospital Israelita Albert Einstein (HIAE).

HILTON TELLES LIBANORI

Médico Cirurgião do Aparelho Digestivo e Cirurgião Bariátrico no Hospital Israelita Albert Einstein (HIAE). Capitão Médico da Polícia Militar do Estado de São Paulo (PMESP).

HILTON WAKSMAN

Médico Cirurgião Vascular do Hospital Israelita Albert Einstein (HIAE).

HIRAN C. FERNANDO

Chief, Division of Thoracic Surgery Director, Center for Minimally Invasive Esophageal Surgery, USA.

HUGO CAIRE DE CASTRO FARIA NETO

Médico. Pesquisador Titular do Instituto Oswaldo Cruz (IOC) – Fiocruz. Vice-diretor de Pesquisa, Desenvolvimento e Inovação Tecnológica do IOC/Fiocruz.

HUMBERTO BASSIT BOGOSSIAN

Pneumologista do Corpo Clínico do Hospital Israelita Albert Einstein (HIAE). Supervisor da Unidade Semi-intensiva do Centro de Terapia Intensiva do Hospital Israelita Albert Einstein (HIAE).

ITA PFEFERMAN HEILBERG

Professora-associada da Disciplina de Nefrologia da Escola Paulista de Medicina da Universidade Federal de São Paulo (EPM/Unifesp).

JACYR PASTERNAK

Médico do Laboratório da Sessão de Microbiologia do Hospital Israelita Albert Einstein (HIAE). Presidente da Comissão de Controle da Infecção Hospitalar do HIAE.

JAIME ZALADEK GIL

Médico Gastroenterologista do Hospital Israelita Albert Einstein (HIAE). Médico da Disciplina de Gastroenterologia da Escola Paulista de Medicina da Universidade Federal de São Paulo (EPM/Unifesp).

JAIRO DO NASCIMENTO SOBRINHO

Médico do Grupo de Hematologia e Transplante de Medula Óssea do Hospital Israelita Albert Einstein (HIAE). Membro do Grupo Multidisciplinar do Ambulatório de Seguimento Pós-transplante e de Doença Enxerto Contra Hospedeiro Crônica do HIAE.

JEAN LOUIS TEBOUL
Professor of Therapeutics and Critical Care Medicine at the University Paris-South, França. Chair of the Cardio-dynamics Section of the European Society of Intensive Care Medicine (ESICM).

JEAN MICHEL AJL
Médico Cardiologista da Unidade de Pronto-atendimento do Hospital Israelita Albert Einstein (HIAE). Médico Assistente do Serviço de Emergência da Irmandade da Santa Casa de Misericórdia de São Paulo (ISCMSP).

JEAN-LOUIS VINCENT
Professor of Intensive Care Medicine, Université Libre de Bruxelles Department of Intensive Care, Erasme University Hospital. President of the World Federation of Societies of Intensive and Critical Care Medicine.

JOANA MANUEL
Médica Assistente da Unidade de Cuidados Intensivos Polivalente do Hospital de Garcia de Orta (HGO), Almada, Portugal.

JOÃO CARLOS DE CAMPOS GUERRA
Médico Responsável pelo Setor de Coagulação do Departamento de Patologia Clínica e Membro do Programa de Hematologia e Transplante de Medula Óssea do Hospital Israelita Albert Einstein (HIAE). Representante do Brasil e Vice-Presidente do Grupo Cooperativo Latino-americano de Hemostasia e Trombose – (CLAHT). Membro da Diretoria Executiva do Centro de Hematologia de São Paulo (CHSP).

JOÃO FERNANDO LOURENÇO DE ALMEIDA
Médico do Centro de Terapia Intensiva Pediátrico do Hospital Israelita Albert Einstein (HIAE). Coordenador da Unidade de Terapia Intensiva Pediátrica do Hospital Estadual Vila Alpina.

JOÃO FERNANDO MOREIRA FERREIRA
Professor-assistente da Faculdade de Medicina do ABC (FMABC).

JOÃO NELSON RODRIGUES BRANCO
Professor-associado Livre-docente da Disciplina de Cirurgia Cardiovascular da Escola Paulista de Medicina da Universidade Federal de São Paulo (EPM/Unifesp).

JOÃO ROBERTO BREDA
Professor Adjunto da Disciplina de Cirurgia Cardiovascular do Departamento de Cirurgia da Escola Paulista de Medicina Universidade Federal de São Paulo (EPM/Unifesp).

JOÃO ROBERTO DE SÁ
Professor-assistente da Disciplina de Endocrinologia da Escola Paulista de Medicina da Universidade Federal de São Paulo (EPM/Unifesp). Supervisor do Programa de Residência Médica em Endocrinologia da EPM/Unifesp.

JOÃO TONIOLO NETO
Professor Adjunto de Geriatria da Escola Paulista de Medicina da Universidade Federal de São Paulo (EPM/Unifesp). Diretor-Científico do Núcleo de Pesquisas do Envelhecimento.

JOAQUIM MAURÍCIO DA MOTTA LEAL FILHO
Médico Assistente do Serviço de Radiologia Intervencionista e Cirurgia Endovascular do Instituto do Coração (InCor) e do Instituto do Câncer do Estado de São Paulo Octávio Frias de Oliveira (Icesp) do Hospital das Clínicas da Faculdade de Medicina da Universidade de São Paulo (HC-FMUSP).

JOEL DE ANDRADE
Coordenador da Central de Transplantes de Santa Catarina. Médico Intensivista do Hospital Universitário da Universidade Federal de Santa Catarina (UFSC). Coordenador do Departamento de Coordenação em Transplantes da Associação Brasileira de Transplantes de Órgãos (ABTO).

JORDANA DANTAS DE OLIVEIRA LIRA
Médica Residente de Anestesiologia do Hospital Israelita Albert Einstein (HIAE).

JORGE IBRAIN FIGUEIRA SALLUH
Pesquisador Associado do Instituto D'Or de Pesquisa e Ensino e do Programa de Pós-graduação da Universidade Federal do Rio de Janeiro (UFRJ).

JORGE PIMENTEL
Professor Convidado da Faculdade de Medicina da Universidade de Coimbra (UC), Portugal. Diretor do Serviço de Medicina Intensiva do Centro Hospitalar Universitário de Coimbra (CHUC), Portugal.

JOSE ANTÔNIO MALUF DE CARVALHO
Coordenador da Disciplina de Gerenciamento de Doenças do MBA Executivo em Gestão de Saúde Einstein – Insper – Gestor do Departamento de Pacientes com Condições Crônicas e Idosos e do Centro de Medicina Preventiva do Hospital Israelita Albert Einstein (HIAE).

JOSE APARECIDO DE SOUSA JUNIOR
Fisioterapeuta Sênior do Departamento de Pacientes Graves do Hospital Israelita Albert Einstein (HIAE).

JOSÉ AUGUSTO MARCONDES DE SOUZA
Médico da Disciplina de Cardiologia da Escola Paulista de Medicina da Universidade Federal de São Paulo (EPM/Unifesp). Médico Cardiologista do Corpo Clínico do Hospital Israelita Albert Einstein (HIAE).

JOSÉ CARLOS DA CRUZ
Físico-Médico do Serviço de Radioterapia do Hospital Israelita Albert Einstein (HIAE).

JOSÉ CARLOS EVANGELISTA
Médico Cirurgião do Corpo Clínico do Hospital Israelita Albert Einstein (HIAE). Professor-assistente Doutor do Departamento de Cirurgia da Faculdade de Medicina da Universidade de São Paulo (FMUSP).

JOSÉ CLÁUDIO CYRINEU TERRA
Diretor de Inovação e Gestão do Conhecimento da Sociedade Beneficente Israelita Brasileira do Hospital Albert Einstein (SBIBAE).

JOSÉ EDUARDO AFONSO JÚNIOR
Médico Pneumologista do Grupo de Transplante Pulmonar e Professor Colaborador da Disciplina de Pneumologia do Instituto do Coração do Hospital das Clínicas da Faculdade de Medicina da Universidade de São Paulo (InCor-HC-FMUSP). Coordenador Clínico do Programa de Transplante Pulmonar do Hospital Israelita Albert Einstein (HIAE).

JOSÉ ERNESTO SUCCI
Professor Assistente e Chefe de Clínica da Disciplina de Tórax do Departamento de Cirurgia da Escola Paulista de Medicina da Universidade Federal de São Paulo (EPM/Unifesp).

JOSÉ HONÓRIO DE ALMEIDA PALMA DA FONSECA
Professor Livre-docente da Escola Paulista de Medicina da Universidade Federal de São Paulo (EPM/Unifesp). Professor Colaborador do Instituto do Coração do Hospital das Clínicas da Faculdade de Medicina da Universidade de São Paulo (InCor-HC-FMUSP).

JOSE LUIZ GHIOTTO
Médico Cirurgião Cardiovascular e Torácico do Corpo Clínico do Hospital Israelita Albert Einstein (HIAE).

JOSÉ LUIZ PEDROSO
Professor Afiliado do Departamento de Neurologia da Escola Paulista de Medicina da Universidade Federal de São Paulo (EPM/Unifesp). Médico Assistente do Setor de Neurologia Geral e Ataxias da EPM/Unifesp. Coordenador do Programa de Residência Médica de Neurologia do Hospital Israelita Albert Einstein (HIAE).

JOSÉ MARCONI ALMEIDA DE SOUSA
Médico Assistente do Setor de Hemodinâmica da Disciplina de Cardiologia da Escola Paulista de Medicina da Universidade Federal de São Paulo (EPM/Unifesp). Médico Preceptor Responsável pela Residência em Terapia Intensiva do Hospital do Servidor Público Estadual de São Paulo (Iamspe).

JOSÉ MAURO KUTNER
Gerente Médico do Departamento de Hemoterapia e Terapia Celular do Hospital Israelita Albert Einstein (HIAE).

JOSÉ RAIMUNDO ARAUJO DE AZEVEDO
Coordenador do Serviço de Medicina Intensiva do Hospital São Domingos (HSD), São Luís, Maranhão.

JOSE RIBAS MILANEZ DE CAMPOS
Professor Livre-docente da Disciplina de Cirurgia Torácica do Instituto do Coração do Hospital das Clínicas da Faculdade de Medicina da Universidade de São Paulo (InCor-HC-FMUSP). Médico Responsável pela Retaguarda de Cirurgia Torácica do Hospital Israelita Albert Einstein (HIAE).

JOSEPH S. ALPERT
Professor of Medicine, Department of Medicine, Sarver Heart Center, University of Arizona College of Medicine, Tucson, Arizona, USA. *Editor-in-chief* do The American Journal of Medicine.

JÚLIA CORRÊA DE ARAÚJO
Médica do Setor de Endoscopia do Hospital da Restauração, Recife. Médica do Setor de Endoscopia do Real Hospital Português de Beneficência em Pernambuco.

JULIA HAGE
Médica Endoscopista do Serviço de Endoscopia Digestiva do Hospital Israelita Albert Einstein (HIAE).

JULIANA FOLLONI FERNANDES
Médica da Unidade de Hematologia e Transplante de Células-tronco Hematopoéticas do Hospital Israelita Albert Einstein (HIAE). Médica do Serviço de Onco-hematologia e Transplante de Células-tronco Hematopoéticas do Instituto da Criança (ICr) do Hospital das Clínicas da Faculdade de Medicina da Universidade de São Paulo (HC-FMUSP).

JULIANA SOARES
Médica Cardiologista da Unidade de Pronto-atendimento do Hospital Israelita Albert Einstein (HIAE). Médica Assistente do Setor de Cardio-oncologia da Escola Paulista de Medicina da Universidade Federal de São Paulo (EPM/Unifesp).

KARINA TAVARES TIMENETSKY
Fisioterapeuta Sênior do Departamento de Pacientes Graves do Hospital Israelita Albert Einstein (HIAE).

KATIA COELHO ORTEGA
Médica Nefrologista do Hospital das Clínicas da Faculdade de Medicina da Universidade de São Paulo (HC-FMUSP).

KÁTIA REGINA DA SILVA
Professora Colaboradora do Departamento de Cardiopneumologia da Faculdade de Medicina da Universidade de São Paulo. Pesquisadora da Unidade de Estimulação Elétrica e Marca-passo da Divisão de Cirurgia do Instituto do Coração do Hospital das Clínicas da Faculdade de Medicina da Universidade de São Paulo.

KEILA NARIMATSU
Coordenadora do Programa de Residência Médica em Neurologia da Irmandade da Santa Casa de Misericórdia de São Paulo (ISCMSP). Neurologista do Corpo Clínico do Hospital Israelita Albert Einstein (HIAE).

KELSON JAMES ALMEIDA
Pesquisador do Laboratório de Neurossonologia (Doppler Transcraniano) do Hospital das Clínicas da Faculdade de Medicina da Universidade de São Paulo (HC-FMUSP).

KLAUS GÖRLINGER
Senior Consultant for Anaesthesiology, Intensive Care and Emergency Medicine, Pain Therapy, and Haemostaseology Department of Anaesthesiology and Intensive Care Medicine University Hospital Essen, University Duisburg-Essen, Alemanha.

LAERT DE OLIVEIRA ANDRADE FILHO
Médico Cirurgião Torácico do Corpo Clínico do Hospital Israelita Albert Einstein (HIAE).

LENY VIEIRA CAVALHEIRO
Fisioterapeuta Consultora do Gerenciamento de Risco do Hospital Israelita Albert Einstein (HIAE).

LEONARDO LIMA ROCHA
Médico do Centro de Terapia Intensiva – Adultos e da Telemedicina do Hospital Israelita Albert Einstein (HIAE).

LEONARDO NICOLAU GEISLER DAUD LOPES
Médico Assistente da Unidade de Terapia Intensiva Clínica do Instituto do Coração do Hospital das Clínicas da Faculdade de Medicina da Universidade de São Paulo (InCor-HC-FMUSP). Médico Assistente da Unidade Coronariana do Hospital Israelita Albert Einstein (HIAE).

LEONARDO ROLIM FERRAZ
Gerente Médico do Hospital Municipal Vila Santa Catarina Dr. Gilson de C. Marques de Carvalho da Sociedade Beneficente Israelita Brasileira Albert Einstein (SBIBAE).

LETÍCIA PEREIRA BRITO SAMPAIO
Médica do Departamento de Neurofisiologia Clínica do Hospital Israelita Albert Einstein (HIAE). Médica Assistente do Departamento de Neurologia Infantil do Instituto da Criança (ICr) do Hospital das Clínicas da Faculdade de Medicina da Universidade de São Paulo (HC-FMUSP).

LIANA CODES
Preceptora de Residência Médica de Gastroenterologia no Complexo Hospitalar Universitário Professor Edgard Santos (HUPES) da Universidade Federal da Bahia (UFBA). Médica da Unidade de Gastroenterologia e Hepatologia do Hospital Português (HP) da Bahia.

LIGIA FIDELIS IVANOVIC
Médica Assistente do Serviço de Clínica Geral e Propedêutica do Hospital das Clínicas da Faculdade de Medicina da Universidade de São Paulo (HC-FMUSP). Médica Assistente do Serviço de Clínica Médica do Instituto do Câncer do Estado de São Paulo Octávio Frias de Oliveira (Icesp) do Hospital das Clínicas da Faculdade de Medicina da Universidade de São Paulo (HC-FMUSP).

LÍLIAN AMORIM CURVELO
Médica Hepatologista do Centro de Transplante Hepático do Hospital Israelita Albert Einstein (HIAE).

LÚBIA CAUS DE MORAIS
Médica Intensivista do Centro de Terapia Intensiva – Adultos do Hospital Israelita Albert Einstein (HIAE).

LUCAS HOLLANDA OLIVEIRA
Pós-graduando em Cardiologia pela Escola Paulista de Medicina da Universidade Federal de São Paulo (EPM/Unifesp).

LUCI CORRÊA
Coordenadora Médica do Serviço de Controle de Infecção Hospitalar do Hospital Municipal Vila Santa Catarina Dr. Gilson de C. Marques de Carvalho da Sociedade Beneficente Israelita Brasileira Albert Einstein (SBIBAE). Médica da Disciplina de Infectologia da Escola Paulista de Medicina da Universidade Federal de São Paulo (EPM/Unifesp).

LUCIANA DINIZ NAGEM JANOT DE MATOS
Médica Cardiologista do Centro de Reabilitação do Hospital Israelita Albert Einstein (HIAE).

LUCIANA DOS SANTOS HENRIQUES SAKITA
Médica do Pronto-atendimento do Hospital Israelita Albert Einstein (HIAE).

LUCIANO CESAR PONTES AZEVEDO
Médico Coordenador da Unidade de Terapia Intensiva da Disciplina de Anestesiologia, Dor e Terapia Intensiva da Escola Paulista de Medicina da Universidade Federal de São Paulo (EPM/Unifesp). Pesquisador do Instituto Sírio-Libanês de Ensino e Pesquisa (IEP).

LUCIANO FERREIRA DRAGER
Professor-associado da Disciplina de Nefrologia, Área de Hipertensão Arterial do Departamento de Clínica Médica da Faculdade de Medicina da Universidade de São Paulo (FMUSP). Médico Assistente da Unidade de Hipertensão do Instituto do Coração do Hospital das Clínicas da Faculdade de Medicina da Universidade de São Paulo (InCor-HC-FMUSP).

LUCIO GIOVANNI BATTISTA ROSSINI
Médico Responsável pelo Centro Franco-Brasileiro de Ecoendoscopia (CFBEUS). Médico da Irmandade da Santa Casa de Misericórdia de São Paulo (ISCMSP). Médico Gestor do Serviço de Endoscopia do Hospital Sírio-Libanês de São Paulo. Médico Endoscopista do Hospital Samaritano de São Paulo.

LUDHMILA ABRAHÃO HAJJAR
Professora Doutora MS-3 da Disciplina de Cardiologia da Área de Cardiologia Crítica da Faculdade de Medicina da Universidade de São Paulo (FMUSP). Coordenadora da Unidade de Terapia Intensiva Cirúrgica do Instituto do Coração do Hospital das Clínicas da Faculdade de Medicina da Universidade de São Paulo (InCor-HC-FMUSP). Coordenadora da Unidade de Terapia Intensiva Cardiológica do Hospital Sírio-Libanês. Coordenadora da Unidade de Terapia Intensiva Geral do InCor-HC-FMUSP.

LUIS AUGUSTO PALMA DALLAN
Instrutor de Suporte Básico de Vida e Suporte Avançado de Vida em Cardiologia do Laboratório de Treinamento e Simulação em Emergências Cardiovasculares do Instituto do Coração do Hospital das Clínicas da Faculdade de Medicina da Universidade de São Paulo (InCor-HC-FMUSP).

LUIS CARLOS GREGORIO
Professor Adjunto do Departamento de Otorrinolaringologia e Cirurgia de Cabeça e Pescoço da Escola Paulista de Medicina da Universidade Federal de São Paulo (EPM/Unifesp).

LUÍS FELIPE LOPES PRADA
Médico do Grupo de Circulação Pulmonar do Instituto do Coração do Hospital das Clínicas da Faculdade de Medicina da Universidade de São Paulo (InCor-HC-FMUSP). Médico da Unidade de Pronto-atendimento do Hospital Israelita Albert Einstein (HIAE).

LUIS FERNANDO ARANHA CAMARGO
Médico do Centro de Pesquisa Clínica e do Grupo de Infecções em Transplantes do Hospital Israelita Albert Einstein (HIAE). Médico do Grupo de Infecções em Transplantes da Escola Paulista de Medicina da Universidade de São Paulo (EPM/Unifesp).

LUIS OTAVIO CABOCLO
Médico Neurologista e Neurofisiologista Clínico. Coordenador do Departamento de Neurofisiologia Clínica do Hospital Israelita Albert Einstein (HIAE).

LUIZ ANDRÉ MAGNO
Médico. Líder de Área Terapêutica da Janssen-Cilag do Brasil (Divisão Farmacêutica da Jonhson & Jonhson) para Diabetes, SNC e Virologia.

LUIZ ANTONIO DA COSTA SARDINHA
Médico Neurologista e Intensivista. Coordenador da Organização de Procura de Órgãos da Universidade Estadual de Campinas (UNICAMP).

LUIZ DALFIOR JUNIOR
Médico Assistente do Centro de Terapia Intensiva do Hospital Israelita Albert Einstein (HIAE). Médico da Unidade de Terapia Intensiva do Hospital Santa Marcelina.

LUIZ FERNANDO YBARRA
Médico Assistente do Serviço de Cardiologia Intervencionista do Hospital Nove de Julho e do Hospital Samaritano de São Paulo.

LUIZ GUSTAVO GUEDES DIAZ
Médico Cirurgião do Programa de Transplantes de Fígado do Hospital Israelita Albert Einstein (HIAE).

LUIZ PHILIPE MOLINA VANA
Médico Assistente da Disciplina de Cirurgia Plástica e Queimaduras do Hospital das Clínicas da Faculdade de Medicina da Universidade de São Paulo (HC-FMUSP).

LUIZ SERGIO SANTANA
Superintendente Executivo no Hospital Beneficência Portuguesa de São Paulo.

LUIZ VICENTE RIZZO
Professor Titular de Imunologia da Faculdade de Medicina da Universidade de São Paulo (FMUSP). Diretor Superintendente do Instituto Israelita de Ensino e Pesquisa Albert Einstein (IIEPAE).

LUIZA KASSAB VICENCIO
Médica Dermatologista do Hospital Israelita Albert Einstein (HIAE).

MANES ROBERTO ERLICHMAN
Médico Cardiologista do Corpo Clínico do Hospital Israelita Albert Einstein (HIAE).

MANLIO BASILIO SPERANZINI
Professor-associado do Departamento de Gastroenterologia da Faculdade de Medicina da Universidade de São Paulo (FMUSP). Professor Titular de Cirurgia do Aparelho Digestivo da Faculdade de Medicina do ABC (FMABC). Professor Emérito do Colégio Brasileiro de Cirurgiões (CBC).

MANOEL DOS PASSOS GALVÃO NETO
Professor Afiliado de Cirurgia da Faculdade de Medicina do ABC (FMABC).

MARCEL LIBERMAN
Médico Cardiologista do Centro de Terapia Intensiva – Adultos do Hospital Israelita Albert Einstein (HIAE). Pesquisador do Instituto Israelita de Ensino e Pesquisa Albert Einstein (IIEPAE).

MARCELA BALBO RUSI
Médica Cirurgiã do Programa de Transplantes de Fígado do Hospital Israelita Albert Einstein (HIAE).

MARCELE LILIANE PESAVENTO
Enfermeira Sênior do Hospital Israelita Albert Einstein (HIAE).

MARCELINO DE SOUZA DURÃO JUNIOR
Professor Afiliado da Disciplina de Nefrologia da Escola Paulista de Medicina da Universidade Federal de São Paulo (EPM/Unifesp). Médico da Unidade de Transplante Renal do Hospital Israelita Albert Einstein (HIAE).

MARCELLO DIAS BONFIM
Gerente de Engenharia Clínica do Hospital Sírio-Libanês.

MARCELO APEZZATO
Médico Urologista no Hospital Israelita Albert Einstein (HIAE).

MARCELO BRITO PASSOS AMATO
Coordenador de Pesquisa Científica do Hospital das Clínicas da Faculdade de Medicina da Universidade de São Paulo (HC-FMUSP).

MARCELO BRUNO DE REZENDE
Médico Cirurgião do Programa de Transplantes de Fígado do Hospital Israelita Albert Einstein (HIAE). Supervisor do Grupo de Cirurgia Hepato-bilio-pancreática do Hospital Santa Marcelina.

MARCELO COSTA BATISTA
Professor Adjunto Livre-docente da Disciplina de Nefrologia da Escola Paulista de Medicina da Universidade Federal de São Paulo (EPM/Unifesp). Pesquisador do Instituto Israelita de Ensino e Pesquisa Albert Einstein (IIEPAE).

MARCELO DE LIMA OLIVEIRA
Assistente do Curso de Neurossonologia do Hospital das Clínicas da Faculdade de Medicina da Universidade de São Paulo (HC-FMUSP). Médico Neurossonologista do Hospital Sírio-Libanês, do Hospital Israelita Albert Einstein (HIAE), do Hospital Samaritano de São Paulo e do Hospital do Coração (HCor).

MARCELO DO AMARAL BERALDO
Fisioterapeuta do Centro de Terapia Intensiva – Adultos do Hospital Israelita Albert Einstein (HIAE). Pesquisador do Laboratório de Pneumologia Experimental da Divisão de Pneumologia da Faculdade Medicina da Universidade de São Paulo (FMUSP).

MARCELO FRANKEN
Coordenador Médico do Programa de Cardiologia do Hospital Israelita Albert Einstein (HIAE).

MARCELO KATZ
Coordenador do Núcleo de Apoio à Pesquisa Cardiovascular do Hospital Israelita Albert Einstein (HIAE).

MARCELO LUIZ CAMPOS VIEIRA
Professor Livre-docente em Cardiologia da Faculdade de Medicina da Universidade de São Paulo (FMUSP). Médico Assistente do Setor de Ecocardiografia do Instituto do Coração do Hospital das Clínicas da Faculdade de Medicina da Universidade de São Paulo (InCor-HC-FMUSP). Médico Assistente do Setor de Ecocardiografia do Hospital Israelita Albert Einstein (HIAE).

MARCELO PASSOS TEIVELIS
Médico Cirurgião Vascular do Hospital Municipal da Vila Santa Catarina Dr. Gilson de C. Marques de Carvalho e do Hospital Israelita Albert Einstein (HIAE).

MARCELO RODRIGUES BACCI
Coordenador da Disciplina de Discussão Integrada de Casos Clínicos do Curso de Medicina e Orientador do Programa de Pós-graduação e de Iniciação Científica da Faculdade de Medicina do ABC (FMABC).

MARCELO SOUZA XAVIER
Médico Anestesiologista do Hospital Israelita Albert Einstein (HIAE) e do A.C. Camargo Cancer Center.

MARCELO WAJCHENBERG
Professor Afiliado do Departamento de Ortopedia e Traumatologia da Escola Paulista de Medicina da Universidade Federal de São Paulo (EPM/Unifesp). Médico Ortopedista Assistente do Programa de Residência Médica na Área de Ortopedia e Traumatologia do Hospital Israelita Albert Einstein (HIAE).

MARCIA JACOMELLI
Supervisora Médica do Serviço de Endoscopia Respiratória do Instituto do Coração do Hospital das Clínicas da Faculdade de Medicina da Universidade de São Paulo (InCor-HC-FMUSP). Coordenadora Médica do Centro de Endoscopia Respiratória do Hospital Israelita Albert Einstein (HIAE).

MARCIA MAKDISSE
Gerente Médica do Programa de Cardiologia do Hospital Israelita Albert Einstein (HIAE).

MÁRCIO ABRAHÃO
Professor Livre-docente e Chefe do Departamento de Otorrinolaringologia e Cirurgia de Cabeça e Pescoço da Escola Paulista de Medicina da Universidade Federal de São Paulo (EPM/Unifesp). Médico Otorrinolaringologista do Corpo Clínico do Hospital Israelita Albert Einstein (HIAE).

MARCIO CALDEIRA ALVES MOREIRA
Médico Pediatra da Unidade de Pronto-atendimento do Hospital Israelita Albert Einstein (HIAE). Médico Infectologista Pediátrico da Clínica de Especialidades Pediátricas do Hospital Israelita Albert Einstein (HIAE).

MARCIO DIAS DE ALMEIDA
Coordenador Médico da Equipe de Transplante Hepático do Hospital Israelita Albert Einstein (HIAE).

MÁRCIO SOARES
Pesquisador Associado do Departamento de Medicina Intensiva do Instituto D'Or de Pesquisa e Ensino (IDOR).

MARCO ANTONIO PERIN
Diretor do Setor de Intervenção Cardiovascular do Hospital Israelita Albert Einstein (HIAE).

MARCO ANTONIO PRAÇA OLIVEIRA
Médico Assistente da Equipe do Professor Doutor Sérgio Almeida de Oliveira. Médico Cirurgião Cardiovascular do Corpo Clínico do Hospital Israelita Albert Einstein (HIAE).

MARCO AURÉLIO SCARPINELLA BUENO
Médico Pneumologista do Corpo Clínico do Hospital Israelita Albert Einstein (HIAE).

MARCOS AUGUSTO STAVÁLE JOAQUIM
Médico Neurocirurgião do Hospital Israelita Albert Einstein (HIAE) e do Hospital Sírio-Libanês. Coordenador do Curso de Pós-graduação em Neurointensivismo do Instituto Israelita de Ensino e Pesquisa Albert Einstein (IIEPAE) e do Instituto de Ensino e Pesquisa do Hospital Sírio-Libanês (IEP).

MARCOS CHARF
Membro do Comitê de Qualidade em Anestesiologia do Hospital Israelita Albert Einstein (HIAE) e do Comitê de Saúde Ocupacional da Sociedade de Anestesiologia do Estado de São Paulo (SAESP).

MARCOS DE LIMA
Professor of Medicine Case Western Reserve University. Director, Hematologic Malignancies and Stem Cell Transplant Program, University Hospitals Case Medical Center, USA.

MARCOS KNIBEL
Coordenador do Centro de Terapia Intensiva do Hospital São Lucas, Rio de Janeiro.

MARCOS KNOBEL
Médico Cardiologista do Corpo Clínico do Hospital Israelita Albert Einstein (HIAE). Coordenador da Unidade Coronariana do HIAE (2003-2013).

MARCOS NAOYUKI SAMANO
Professor Doutor do Departamento de Cardiopneumologia da Faculdade de Medicina da Universidade de São Paulo (FMUSP). Coordenador do Grupo de Transplante Pulmonar do Instituto do Coração do Hospital das Clínicas da Faculdade de Medicina da Universidade de São Paulo (InCor-HC-FMUSP).

MARCUS FERNANDO KODAMA PERTILLE RAMOS
Médico Assistente do Hospital das Clínicas da Faculdade de Medicina da Universidade de São Paulo (HC-FMUSP). Médico do Corpo Clínico do Hospital Israelita Albert Einstein (HIAE).

MARCUS J. SCHULTZ
Department of Intensive Care – Laboratory of Experimental Intensive Care and Anesthesiology, Academic Medical Center, Amsterdam, The Netherlands, and Mahidol Oxford Research Unit (MORU), Bangkok, Thailand.

MARIA ALICE DE CHAVES FONTES
Psicóloga. Diretora da Clínica Plenamente.

MARIA CAROLINA GONÇALVES DIAS
Nutricionista Chefe da Divisão de Nutrição e Dietética do Instituto Central do Hospital das Clínicas da Faculdade de Medicina da Universidade de São Paulo (HC-FMUSP). Coordenadora Administrativa da Equipe Multiprofissional de Terapia Nutricional (EMTN) do HC-FMUSP.

MARIA CRISTINA SARTOR
Chefe do Serviço de Coloproctologia do Hospital de Clínicas da Universidade Federal do Paraná (UFPR).

MARIA DE LOURDES TEIXEIRA DA SILVA
Diretora do GANEP – Nutrição Humana. Diretora da Pro-Grastro – Clínica de Cirurgia do Aparelho Digestivo.

MARIA EMILIA GASPAR FERREIRA DEL CISTIA
Enfermeira. Coordenadora do Grupo de Atenção a Estomas e Feridas do Hospital Israelita Albert Einstein (HIAE).

MARIA IZABEL LAMOUNIER VASCONCELOS
Nutricionista. Coordenadora dos Cursos de Especialização do GANEP – Nutrição Humana.

MARIA JOSÉ CARVALHO CARMONA
Professora Associada da Disciplina de Anestesiologia da Faculdade de Medicina da Universidade de São Paulo (FMUSP). Diretora da Divisão de Anestesia do Instituto Central do Hospital das Clínicas (ICHC) da Faculdade de Medicina da Universidade de São Paulo (FMUSP).

MARIA SHEILA GUIMARÃES ROCHA
Chefe do Serviço de Neurologia do Hospital Santa Marcelina. Professora de Neurologia da Faculdade Santa Marcelina.

MARIANA F. DO ESPÍRITO SANTO
Enfermeira. Gerente de Serviços Técnicos e Treinamento da ConvaTec.

MARIANA TORRE
Enfermeira do Hospital Municipal Dr. Emilio Ferreyra, Necochea, Argentina. Diretora do Curso Superior de Enfermería Crítica y Cuidados Intensivos da Sociedad Argentina de Terapia Intensiva (SATI).

MARINA GABRIELLE EPSTEIN
Médica Cirurgiã Geral do Hospital Israelita Albert Einstein (HIAE).

MARINELLA PATRIZIA CENTEMERO
Médica Cardiologista do Serviço de Cardiologia Invasiva do Instituto Dante Pazzanese de Cardiologia.

MARINÊS DALLA VALLE MARTINO
Coordenadora Médica do Setor de Microbiologia do Laboratório Clínico do Hospital Israelita Albert Einstein (HIAE). Professora Adjunto da Disciplina de Microbiologia da Faculdade de Ciências Médicas da Irmandade da Santa Casa de Misericórdia de São Paulo (ISCMSP).

MARIO GRINBLAT
Médico Dermatologista do Hospital Israelita Albert Einstein (HIAE).

MARIO REIS ALVARES-DA-SILVA
Professor de Hepatologia da Universidade Federal do Rio Grande do Sul (UFRGS).

MARIVAN SANTIAGO ABRAHÃO
Médico Clínico-Geral e Nefrologista do Corpo Clínico do Hospital Israelita Albert Einstein (HIAE).

MARTINO MARTINELLI FILHO
Professor Livre-docente da Faculdade de Medicina da Universidade de São Paulo (FMUSP). Diretor da Unidade Clínica de Estimulação Cardíaca Artificial do Núcleo Clínico Cirúrgico de Arritmias Cardíacas do Instituto do Coração do Hospital das Clínicas (InCor-HC) da FMUSP.

MATHEUS FACHINI VANE
Médico Assistente do Grupo de Transplante Hepático do Hospital das Clínicas da Faculdade de Medicina da Universidade de São Paulo (HC-FMUSP).

MAURICIO ELIEZER NETO
Médico Oftalmologista do Corpo Clínico do Hospital Israelita Albert Einstein (HIAE).

MAURICIO FERRI
Medical Director, Privos Foundation, Princeton, USA.

MAURÍCIO GODINHO
Médico Assistente da Divisão de Cirurgia de Urgência e Trauma e Supervisor Médico da Unidade de Emergência do do Hospital das Clínicas da Faculdade de Medicina de Ribeirão Preto da Universidade de São Paulo (HC-FMRP-USP).

MAURICIO IBRAHIM SCANAVACCA
Diretor da Unidade de Arritmias Cardíacas do Instituto do Coração da Faculdade de Medicina da Universidade de São Paulo. Médico do Corpo Clínico do Hospital Israelita Albert Einstein (HIAE).

MAURICIO MAGALHÃES
Professor da Faculdade de Ciências Médicas e Chefe do Serviço de Neonatologia do Departamento de Pediatria da Irmandade da Santa Casa de Misericórdia de São Paulo (ISCMSP). Médico Neonatologista da Unidade Materno-Infantil do Hospital Israelita Albert Einstein (HIAE).

MAURICIO WAJNGARTEN
Professor Livre-docente em Cardiologia da Faculdade de Medicina da Universidade de São Paulo (FMUSP). Médico Cardiologista do Hospital Israelita Albert Einstein (HIAE).

MAURIZIA CAPUZZO
Member of the Ethics Committee of Ferrara Former Professor of Anaesthesia and Intensive Care Medicine of University of Ferrara, Section of Anaesthesia and Intensive Care, Department of Morphology, Surgery and Experimental Medicine, Sant´Anna University Hospital, Ferrara, Italy.

MAURIZIO CECCONI
Consultant and Honorary Senior Lecturer in Anaesthesia and Intensive Care Medicine at St George's Hospital and Medical School, England.

MAURO ROBERTO TUCCI
Médico Intensivista da Unidade de Terapia Intensiva do A.C. Camargo Cancer Center. Pesquisador do Laboratório de Investigação Médica – LIM-09 da Divisão de Pneumologia do Instituto do Coração do Hospital das Clínicas da Faculdade de Medicina da Universidade de São Paulo (InCor-HC-FMUSP).

MELINA GOLVEIA CASTRO
Médica Coordenadora da Equipe Multidisciplinar de Terapia Nutricional (EMTN) do Hospital Estadual Mário Covas. Médica Assistente do GANEP – Educação.

MELISSA CUARTERO GIMENES PIOVESAM
Enfermeira Sênior do Centro de Terapia Intensiva – Adultos do Hospital Israelita Albert Einstein (HIAE).

MICHAEL R. PINSKY

Professor and Vice Chair for Academic Affairs – Department of Critical Care Medicine of University of Pittsburgh of University of Pittsburgh, USA. Director of Cardiopulmonary Research Laboratory. Director of NRSA Research Training Program, Pittsburgh, USA.

MICHAEL S. NIEDERMAN

Professor of Clinical Medicine Weill Cornell Medical College Clinical Director, Pulmonary and Critical Care New York Presbyterian/ Weill Cornell Medical Center, USA.

MICHELLE DOS SANTOS LOBATO

Enfermeira e Coordenadora do Grupo de Suporte de Nutrologia do Centro de Terapia Intensiva – Adultos do Hospital Israelita Albert Einstein (HIAE).

MIGUEL ANGELO DE GÓES JUNIOR

Médico Nefrologista do Pronto-atendimento da Unidade Avançada Alphaville do Hospital Israelita Albert Einstein (HIAE).

MIGUEL JOSE FRANCISCO NETO

Coordenador do Serviço de Ultrassonografia do Hospital Israelita Albert Einstein (HIAE). Médico Assistente do Instituto de Radiologia do Hospital das Clínicas da Faculdade de Medicina da Universidade de São Paulo (HC-FMUSP).

MIGUEL L. TEDDE

Assistente Doutor da Disciplina de Cirurgia Torácica do Instituto do Coração do Hospital das Clínicas da Faculdade de Medicina da Universidade de São Paulo (InCor-HC-FMUSP).

MILTON BORRELLI JUNIOR

Médico Urologista do Serviço de Transplante Renal do Hospital Israelita Albert Einstein (HIAE).

MILTON RODRIGUES JUNIOR

Médico Pneumologista do Corpo Clínico do Hospital Israelita Albert Einstein (HIAE). Médico Assistente e Coordenador da Unidade de Terapia Intensiva da Disciplina de Pneumologia da Escola Paulista de Medicina da Universidade Federal de São Paulo (EPM/Unifesp).

MILTON STEINMAN

Supervisor do Programa de Residência de Cirurgia Geral e Cirurgião do Hospital Israelita Albert Einstein (HIAE).

MINEO KANEKO

Fisioterapeuta Sênior do Setor de Pacientes Graves do Hospital Israelita Albert Einstein (HIAE).

MOACYR SILVA JUNIOR

Médico Infectologista do Hospital Israelita Albert Einstein (HIAE) e da Escola Paulista de Medicina da Universidade Federal de São Paulo (EPM/Unifesp).

MORGANI RODRIGUES

Médica Assistente do Serviço de Hematologia e Transplante de Medula Óssea e Membro do Grupo Multidisciplinar do Ambulatório de Seguimento Pós-transplante e de Doença do Enxerto Contra o Hospedeiro Crônica do Hospital Israelita Albert Einstein (HIAE).

MURILLO SANTUCCI CESAR DE ASSUNÇÃO

Médico Intensivista e Coordenador do Grupo de Suporte em Hemodinâmica do Centro de Terapia Intensiva – Adulto do Hospital Israelita Albert Einstein (HIAE). Coordenador do Protocolo Gerenciado de Sepse do Hospital Israelita Albert Einstein (HIAE).

NÁDIA KARINA GUIMARÃES DE SOUZA

Médica Nefrologista do Corpo Clínico do Hospital Israelita Albert Einstein (HIAE).

NATÁLIA BERLESE MELLO DOURADO
Farmacêutica do Hospital Israelita Albert Einstein (HIAE).

NEIDE MARCELA LUCINIO
Coordenadora de Enfermagem da Unidade de Terapia Intensiva – Adulto do Hospital Israelita Albert Einstein (HIAE).

NEILA M. M. NEGRINI
Farmacêutica Bioquímica e Consultora de Gerenciamento de Risco e Segurança do Paciente do Hospital Israelita Albert Einstein (HIAE).

NELSON AKAMINE
Diretor de Tecnologia de Informação da Associação Paulista para Desenvolvimento da Medicina (SPDM) do Hospital São Paulo do Hospital Universitário da Universidade Federal de São Paulo (Unifesp).

NELSON HAMERSCHLAK
Coordenador Médico do Centro de Oncologia e Hematologia e da Unidade de Transplantes de Medula Óssea do Hospital Israelita Albert Einstein (HIAE). Professor Livre-docente pela Universidade de São Paulo (USP).

NELSON SASS
Professor-associado Livre-docente do Departamento de Obstetrícia da Universidade Federal de São Paulo (Unifesp). Chefe de Clínica Obstétrica do Hospital Maternidade Escola de Vila Nova Cachoeirinha (SMS-SP).

NELSON WOLOSKER
Vice-Presidente do Hospital Israelita Albert Einstein (HIAE). Professor Livre-docente da Faculdade de Medicina da Universidade de São Paulo (FMUSP).

NILSON GONÇALVES MALTA
Farmacêutico-Bioquímico. Gerente de Automação Hospitalar do Hospital Israelita Albert Einstein (HIAE).

NORMA AZZAM GRUNSPUN
Médica Oncologista do Corpo Clínico do Hospital Israelita Albert Einstein (HIAE).

ÓREN SMALETZ
Médico Oncologista Clínico do Hospital Israelita Albert Einstein (HIAE).

ORLANDO AMBROGINI JUNIOR
Responsável pelo Setor de Doenças Intestinais do Ambulatório de Gastroenterologia do Hospital São Paulo da Unifesp. Supervisor da Residência Médica em Gastroenterologia e Vice-chefe da Disciplina de Gastroenterologia da EPM/Unifesp. Unifesp.

OSCAR FERNANDO PAVÃO DOS SANTOS
Médico Nefrologista do Hospital Israelita Albert Einstein (HIAE). Professor-associado de Nefrologia da Universidade Federal de São Paulo (Unifesp).

OSMAR KENJI YAGI
Médico Assistente Doutor da Disciplina de Cirurgia do Aparelho Digestivo do Hospital das Clínicas da Faculdade de Medicina da Universidade de São Paulo (HC-FMUSP) e do Instituto do Câncer do Estado de São Paulo Octávio Frias de Oliveira (Icesp). Membro do Corpo Clínico do Hospital Israelita Albert Einstein (HIAE).

OSWALDO KEITH OKAMOTO
Biólogo. Professor-associado, Livre-docente do Departamento de Genética e Biologia Evolutiva do Instituto de Biociências da Universidade de São Paulo (IB-USP).

OTÁVIO BERWANGER DA SILVA
Médico, Diretor do Instituto de Ensino e Pesquisa do Hospital do Coração (IEP-HCor).

P. VERNON VAN HEERDEN
Associate Professor of Anesthesiology and Director, General Intensive Care Unit Department of Anesthesiology and Critical Care Medicine of Hadassah Hebrew University Medical Center) Hadassah Hebrew University Medical Center, Israel.

PABLO M. A. POMERANTZEFF
Professor-associado, Livre-docente da Disciplina de Cirurgia Torácica e Cardiovascular da Universidade de São Paulo (USP). Diretor da Unidade Cirúrgica de Cardiopatias Valvares do Instituto do Coração do Hospital das Clínicas da Faculdade de Medicina da Universidade de São Paulo (InCor-HC-FMUSP). Coordenador do Programa de Transplante Cardíaco do InCor.

PAOLA BRUNO DE ARAUJO ANDREOLI
Gerente de Segurança do Paciente e de Riscos Assistenciais da Diretoria de Prática Assistencial, Qualidade, Segurança e Meio Ambiente do Hospital Israelita Albert Einstein (HIAE).

PAOLO BIBAN
MD Director, Neonatal and Pediatric Intensive Care Unit of Azienda Ospedaliera Universitaria Integrata, Verona, Italy.

PAOLO PELOSI
MD, FERS Full Professor in Anesthesiology, Department of Surgical Sciences and Integrated Diagnostics, Chair of the Specialty School in Anesthesiology of University of Genoa, Itália. Head of Department of Anesthesia and Intensive Care, IRCCS Azienda Ospedaliera Universitaria San Martino (AOU), Istituto Nazionale per la Ricerca Sul Cancro, Genova, Itália.

PAOLO ROGERIO DE OLIVEIRA SALVALAGGIO
Médico e Pesquisador do Hospital Israelita Albert Einstein (HIAE).

PATRÍCIA FARIA SCHERER
Médica do Centro de Terapia Intensiva do Hospital Israelita Albert Einstein (HIAE). Membro do Grupo de Suporte em Nefrologia do Hospital Israelita Albert Einstein (HIAE) e do Hospital Municipal Vila Santa Catarina Dr. Gilson de C. Marques de Carvalho.

PATRICIA LEÃO TUMA
Intensivista Pediátrica do Hospital Israelita Albert Einstein (HIAE) e do Instituto da Criança (ICr) do Hospital das Clínicas da Faculdade de Medicina da Universidade de São Paulo (HC-FMUSP).

PATRÍCIA LEISNOCK SANTOS
Controller da Sociedade Beneficente Israelita Brasileira Hospital Albert Einstein (HIAE).

PATRÍCIA OLIVEIRA GUIMARÃES
Fellow em Pesquisa Clínica na Duke University School of Medicine, EUA.

PATRÍCIA PEREIRA DOS ANJOS
Enfermeira Intensivista e Estomaterapeuta no A.C. Camargo Cancer Center.

PAUL VAN OSTENBERG
Cirurgião-dentista e Administrador em Saúde. Consultor da Joint Commission International (JCI).

PAULA CUNHA ALVES
Médica da Unidade Neonatal do HIAE. Membro da Comissão Institucional de Extracorporeal Membrane Oxygenation (ECMO) do Hospital Israelita Albert Einstein (HIAE).

PAULA RODRIGUES SANCHES
Médica Intensivista da Unidade de Terapia Intensiva e Coordenadora Médica da Especialização em Terapia Intensiva de Adultos do Hospital Israelita Albert Einstein (HIAE).

PAULO AZEVEDO MAIA

Chefe de Serviço de Cuidados Intensivos. Professor-associado Convidado de Bioética e Deontologia Médica e Vice-presidente da Comissão de Ética para a Saúde do Centro Hospitalar do Porto e da Comissão de Ética do Instituto de Ciências Biomédicas Abel Salazar (ICBAS) da Universidade do Porto, Portugal.

PAULO CESAR GOBERT DAMASCENO CAMPOS

Médico Supervisor da Unidade Coronária e Pronto-socorro de Cardiologia do Hospital São Paulo – Hospital Universitário da Escola Paulista de Medicina da Universidade Federal de São Paulo (EPM/Unifesp).

PAULO CESAR RIBEIRO

Gerente Médico da Equipe Multidisciplinar de Terapia Nutricional (EMTN) do Hospital Sírio-Libanês de São Paulo.

PAULO LISBOA BITTENCOURT

Coordenador da Unidade de Gastroenterologia e Hepatologia do Hospital Português, Bahia.

PAULO MANUEL PÊGO FERNANDES

Professor Titular do Departamento de Cardiopneumologia da Faculdade de Medicina da Universidade de São Paulo (FMUSP). Diretor da Divisão de Cirurgia Torácica do Instituto do Coração do Hospital das Clínicas da Faculdade de Medicina da Universidade de São Paulo (InCor-HC-FMUSP). Cirurgião Cardiotorácico do Hospital Israelita Albert Einstein (HIAE).

PAULO ROGÉRIO SCORDAMAGLIO

Médico Intensivista Especialista pela Associação de Medicina Intensiva Brasileira/Associação Médica Brasileira (AMIB/AMB). Médico Assistente do Serviço de Endoscopia Respiratória do Hospital das Clínicas da Faculdade de Medicina da Universidade de São Paulo (HC-FMUSP). Médico Assistente do Serviço de Endoscopia Respiratória do Hospital Israelita Albert Einstein (HIAE).

PAULO ROSENBAUM

Coordenador do Grupo de Obesidade e Endocrinologista do Hospital Israelita Albert Einstein (HIAE).

PAULO SAVOIA DIAS DA SILVA

Médico Assistente do Serviço de Ultrassonografia do Hospital Israelita Albert Einstein (HIAE). Médico Assistente do Instituto de Radiologia (InRad) do Hospital das Clínicas da Faculdade de Medicina da Universidade de São Paulo (HC-FMUSP) – Serviço de Radiologia de Emergência. Especialista em Radiologia e Diagnóstico por Imagem pelo Colégio Brasileiro de Radiologia (CBR).

PEDRO ADRAGÃO

Coordenador da Unidade de Arritmologia de Intervenção do Hospital de Santa Cruz (HSC), Lisboa, Portugal.

PEDRO MARTINS PEREIRA KURTZ

Diretor Clínico e Supervisor da Unidade de Terapia Intensiva Neurológica do Instituto Estadual do Cérebro Paulo Niemeyer. Master of Science in Biostatistics and Clinical Research pela Mailman School of Public Health, Columbia University, Nova York, EUA.

PEDRO SILVIO FARSKY

Médico Assistente da Unidade Coronária Hospitalar do Instituto Dante Pazzanese de Cardiologia e do Hospital Israelita Albert Einstein (HIAE).

PEDRO VERISSIMO DA FONSECA NETO

Fisioterapeuta Sênior e Referência da Unidade Coronariana do Hospital Israelita Albert Einstein (HIAE).

PHILIPP METNITZ

Department of Anesthesiology and General Intensive Care, University Hospital of Vienna, Währinger Gürtel, Vienna, Austria.

PRISCILA LIGEIRO GONÇALVES

Médica Nefrologista e Nutróloga da Clínica Esper, São Paulo.

RAFAEL ALIOSHA KALIKS GUENDELMANN

Oncologista Clínico do Hospital Israelita Albert Einstein (HIAE).

RAFFAEL P. C. ZAMPER

Médico Anestesiologista do Programa de Transplantes do Hospital Israelita Albert Einstein (HIAE). Preceptor e Corresponsável pelo Programa de Residência Médica em Anestesiologia do HIAE.

RAQUEL AFONSO CASERTA EID

Coordenadora de Fisioterapia do Departamento de Pacientes Graves do Hospital Israelita Albert Einstein (HIAE).

RAQUEL PUSCH DE SOUZA

Psicóloga Clínica. Presidente do Departamento de Psicologia da Associação de Medicina Intensiva Brasileira (AMIB).

REINALDO SALOMÃO

Professor Titular do Departamento de Medicina, Disciplina de Infectologia da Escola Paulista de Medicina da Universidade Federal de São Paulo (EPM/Unifesp). Presidente da Coordenadoria de Ensino e Pesquisa do Hospital São Paulo (CoEP-HSP). Supervisor do Serviço de Infectologia do Hospital Santa Marcelina.

REMO SUSANNA JUNIOR

Professor Titular da Disciplina de Oftalmologia da Faculdade de Medicina da Universidade de São Paulo (FMUSP). Diretor Técnico de Saúde, Responsável pela Divisão de Clínica Oftalmológica do Hospital das Clínicas da Faculdade de Medicina da Universidade de São Paulo (HC-FMUSP). Médico do Hospital Israelita Albert Einstein (HIAE).

RENATA ANDRÉA PIETRO PEREIRA VIANA

Chefe do Serviço de Terapia Intensiva do Hospital do Servidor Público Estadual de São Paulo (Iamspe). Pesquisadora e Orientadora do Programa de Mestrado Profissional da Pós-graduação em Ciências da Saúde do Iamspe.

RENATA DE ARAUJO MONTEIRO YOSHIDA

Médica Pediatra Neonatologista do Departamento Materno-Infantil do Hospital Israelita Albert Einstein (HIAE). Médica Pediatra Neonatologista do Centro de Terapia Intensiva Neonatal 1 do Hospital das Clínicas da Faculdade de Medicina da Universidade de São Paulo (HC-FMUSP).

RENATA REGO LINS FUMIS

Psicóloga Clínica. Pesquisadora Clínica do Hospital Sírio-Libanês do Instituto de Ensino e Pesquisa (IEP) do Hospital Sírio-Libanês.

RENATO CATOJO SAMPAIO

Cirurgião do Aparelho Digestivo do Hospital Israelita Albert Einstein (HIAE).

RENATO DELASCIO LOPES

Professor Livre-docente da Divisão de Cardiologia da Escola Paulista de Medicina da Universidade Federal de São Paulo (EPM/Unifesp). Professor-associado da Divisão de Cardiologia do Duke University Medical Center, EUA. Diretor do Departamento de Validação de Eventos Clínicos do Duke Clinical Research Institute (DCRI). Fundador e Diretor Executivo do Instituto Brasileiro de Pesquisa Clínica (BCRI).

REYNALDO ANDRÉ BRANDT

Neurocirurgião do Hospital Israelita Albert Einstein (HIAE). Presidente do Conselho Deliberativo e da Mesa Diretora da Sociedade Beneficente Israelita Brasileira do HIAE.

RICARDO AUN

Professor da Faculdade de Medicina da Universidade de São Paulo (FMUSP). Médico cirurgião vascular do Hospital Israelita Albert Einstein (HIAE).

RICARDO BALADI RUFINO PEREIRA
Nefrologista. Preceptor Doutor da Disciplina de Medicina de Urgência da Escola Paulista de Medicina da Universidade Federal de São Paulo (EPM/Unifesp).

RICARDO BORGES MAGALDI
Médico Pneumologista do corpo clínico do Hospital Israelita Albert Einstein (HIAE).

RICARDO BOTTICINI PERES
Médico Endocrinologista do Hospital Israelita Albert Einstein (HIAE). Médico Assistente Doutor da Disciplina de Nefrologia da Unifesp EPM/Unifesp.

RICARDO CASALINO
Médico Cardiologista do Hospital Israelita Albert Einstein (HIAE). Coordenador da Pós-graduação em Cardiologia do Instituto Israelita de Ensino e Pesquisa – Centro de Educação em Saúde Abram Szajman do HIAE. Supervisor da Residência de Clínica Médica do Hospital Santa Marcelina. Professor de Semiologia/Propedeutica da Faculdade Santa Marcelina.

RICARDO LEITE GANC
Médico Gastrenterologista. Endoscopista do Hospital Israelita Albert Einstein (HIAE).

RICARDO LUIZ CORDIOLI
Médico Assistente do Centro de Terapia Intensiva do Hospital Israelita Albert Einstein (HIAE). Médico do Centro de Terapia Intensiva do Hospital Alemão Oswaldo Cruz.

RICARDO MINGARINI TERRA
Médico Coordenador do Serviço de Cirurgia Torácica do Instituto do Câncer do Estado de São Paulo Octávio Frias de Oliveira (Icesp). Presidente do Departamento de Cirurgia Torácica da Sociedade Paulista de Pneumologia e Tisiologia (SPPT).

RICARDO RIBEIRO DIAS
Médico Responsável pelo Núcleo Cirúrgico de Miocardiopatias e Doenças da Aorta do Instituto do Coração do Hospital das Clínicas da Faculdade de Medicina da Universidade de São Paulo (InCor-HC-FMUSP).

RICARDO SALES DOS SANTOS
Médico Cirurgião Torácico do Hospital Israelita Albert Einstein (HIAE).

ROBERTO COSTA
Professor-associado da Disciplina de Cirurgia Cardiovascular da Faculdade de Medicina da Universidade de São Paulo (FMUSP). Diretor da Unidade Cirúrgica de Estimulação Elétrica e Marcapasso do Instituto do Coração do Hospital das Clínicas da Faculdade de Medicina da Universidade de São Paulo (InCor-HC-FMUSP).

ROBERTO DISCHINGER MIRANDA
Chefe do Serviço de Cardiologia da Disciplina de Geriatria e Gerontologia da Escola Paulista de Medicina da Universidade Federal de São Paulo (EPM/Unifesp). Diretor Clínico do Instituto Longevità.

ROBERTO FERREIRA MEIRELLES JR.
Médico Cirurgião Assistente do Programa de Transplante de Fígado e Pâncreas do Hospital Israelita Albert Einstein (HIAE).

ROBERTO FRANCO MORGULIS
Médico Neurologista do Corpo Clínico do Hospital Israelita Albert Einstein (HIAE).

ROBERTO KALIL FILHO
Professor Titular da Disciplina de Cardiologia do Departamento de Cardiopneumologia da FMUSP. Presidente do Conselho Diretor do Instituto do Coração do Hospital das Clínicas da Faculdade de Medicina da Universidade de São Paulo (Incor-HC-FMUSP). Diretor da Divisão de Cardiologia Clínica e Chefe do Departamento de Cardiopneumologia da FMUSP. Diretor Geral do Centro de Cardiologia do Hospital Sírio-Libanês.

ROBERTO MORENO
Cirurgião-dentista e Bucomaxilofacial Assistente de Equipe do Setor de Cirurgia Craniofacial do Hospital Israelita Albert Einstein (HIAE).

ROBINSON POFFO
Coordenador da Cirurgia Cardíaca Institucional do Hospital Israelita Albert Einstein (HIAE).

RODRIGO BARBOSA THOMAZ
Médico Neurologista Clínico e Coordenador do Centro de Esclerose Múltipla do Programa Integrado de Neurologia do Hospital Israelita Albert Einstein (HIAE).

RODRIGO BOMENY
Médico Endocrinologista e Metabologista do Hospital Israelita Albert Einstein (HIAE).

RODRIGO GOBBO GARCIA
Gerente Médico do Centro de Intervenção do Hospital Israelita Albert Einstein (HIAE).

RODRIGO GRINBERG
Médico Cardiologista e Arritmologista do Centro de Arritmia do Hospital Israelita Albert Einstein (HIAE).

RODRIGO MEIRELLES MASSAUD
Médico Neurologista da Semi-intensiva Neurológica do Hospital Israelita Albert Einstein (HIAE). Coordenador Médico do Programa Integrado de Neurologia do HIAE.

RODRIGO VIANNA
Director or Transplant Services Chief, Liver and GI Transplantation Professor of Clinical Surgery Department of Surgery University of Miami/ Jackson Memorial Hospital Miami Transplant Institute.

ROGÉRIO CARBALLO AFONSO
Cirurgião do Grupo de Transplante de Fígado do Hospital Sírio-Libanês e do A.C. Camargo Cancer Center.

ROGÉRIO DE SOUZA
Professor Livre-docente da Disciplina de Pneumologia da Faculdade de Medicina da Universidade de São Paulo (FMUSP). Responsável pela Unidade de Circulação Pulmonar do Instituto do Coração do Hospital das Clínicas da Faculdade de Medicina de São Paulo (InCor-HC-FMUSP).

ROLF FRANCISCO BUB
Médico Cirurgião Cardiovascular do Hospital Israelita Albert Einstein (HIAE).

ROMEU SERGIO MENEGHELO
Coordenador do Setor de Métodos Gráficos do Hospital Israelita Albert Einstein (HIAE). Diretor da Divisão de Diagnóstico e Terapêutica do Instituto Dante Pazzanese de Cardiologia.

RONIE LEO PISKE
Chefe do Setor de Neurorradiologia Intervencionista do Hospital Beneficência Portuguesa de São Paulo. Neurorradiologista Intervencionista do Hospital Israelita Albert Einstein (HIAE).

RUBENS CARMO COSTA FILHO
Coordenador Médico e Fundador do Centro de Terapia Intensiva do Hospital Pró-Cardíaco do Rio de Janeiro. Diretor do Trombocore – Tromboelastografia. Presidente do Instituto Grandes Temas de Medicina e Saúde (IGT).

RUI MORENO
Professor Coordenador da Unidade de Cuidados Intensivos Neurocríticos do Hospital de São José do Centro Hospitalar de Lisboa Central, Lisboa, Portugal.

RUY GUILHERME RODRIGUES CAL
Cirurgião Cardiovascular do Hospital Israelita Albert Einstein (HIAE).

SALOMÓN SORIANO ORDINOLA ROJAS
Coordenador da Unidade de Terapia Intensiva Neurológica do Hospital São Joaquim e da Unidade de Terapia Intensiva do Hospital São José da Beneficência Portuguesa de São Paulo. Presidente do Comitê de Neurointensivismo da Associação de Medicina Intensiva Brasileira (AMIB).

SAMANTHA LONGHI SIMÕES ALMEIDA
Médica Intensivista Supervisora da Unidade de Terapia Intensiva da Ala Oeste do Hospital Samaritano de São Paulo.

SAMIRA SAADY MORHY
Professora Permanente do Programa de Pós-graduação *stricto sensu* em Ciências da Saúde da Sociedade Beneficente Brasileira Hospital Israelita Albert Einstein (HIAE). Gerente Médica do Setor de Cardiologia Diagnóstica do HIAE.

SAMUEL SCHVARTSMAN (*IN MEMORIAM*)
Professor Livre-docente Associado, Coordenador do Programa de Pós-graduação, Chefe do Pronto-socorro e Diretor da Área de Emergência no Departamento de Pediatria da Faculdade de Medicina da Universidade de São Paulo (FMUSP).

SANDRIGO MANGINI
Médico do Centro de Terapia Intensiva e do Programa de Transplantes do Hospital Israelita Albert Einstein (HIAE). Médico Assistente do Núcleo de Transplante do Instituto do Coração do Hospital das Clínicas da Faculdade de Medicina de São Paulo (InCor-HC-FMUSP).

SANDRO B. RIZOLI
Professor de Cirurgia e Terapia Intensiva da University of Toronto, Canadá. Diretor Médico do Serviço de Trauma e Acute Care Surgery do St Michael's Hospital Chair in Trauma Care, Toronto, Canadá.

SANDRO SCARPELINI
Professor-associado do Departamento de Cirurgia e Anatomia da Faculdade de Medicina de Ribeirão Preto da Universidade de São Paulo (FMRP-USP). Chefe da Divisão de Cirurgia de Urgência e Trauma Coordenador Administrativo da Unidade de Emergência do Hospital das Clínicas (HC) da FMRP-USP.

SATIRO RIBEIRO FRANÇA
Enfermeiro Sênior da Unidade Semi-intensiva do Hospital Israelita Albert Einstein (HIAE).

SEDILA CALEGARO
Fisioterapeuta do Hospital Israelita Albert Einstein (HIAE) e do Centro de Estudos da Dor e do Movimento (CEDM).

SENDER JANKIEL MISZPUTEN
Professor Adjunto da Disciplina de Gastroenterologia da Escola Paulista de Medicina da Universidade Federal de São Paulo (EPM/Unifesp). Chefe do Ambulatório de Doenças Intestinais e Doença Inflamatória da Unifesp. Médico Gastroenterologista do Hospital Israelita Albert Einstein (HIAE).

SÉRGIO ALMEIDA DE OLIVEIRA
Professor Titular Emérito da Faculdade de Medicina da Universidade de São Paulo (FMUSP). Médico Cirurgião Cardíaco do Corpo Clínico do Hospital Israelita Albert Einstein (HIAE).

SERGIO BARSANTI WEY
Médico Infectologista do Hospital Israelita Albert Einstein (HIAE). Professor Adjunto da Disciplina de Doenças Infecciosas e Parasitárias da Escola Paulista de Medicina da Universidade Federal de São Paulo (EPM/Unifesp).

SERGIO EDUARDO ALONSO ARAUJO
Professor Livre-docente do Departamento de Gastroenterologia da Faculdade de Medicina da Universidade de São Paulo (FMUSP). Médico Coordenador da Divisão de Cirurgia Oncológica do Hospital Municipal da Vila Santa Catarina Dr. Gilson de C. Marques de Carvalho.

SERGIO KUZNIEC
Cirurgião Vascular do Hospital Israelita Albert Einstein (HIAE).

SERGIO LUIS DE MIRANDA
Cirurgião-dentista. Professor de Otorrinolaringologia da Universidade de Santo Amaro (UNISA). Chefe de Equipe do Setor de Cirurgia Craniomaxilofacial do Hospital Israelita Albert Einstein (HIAE).

SÉRGIO TAKEJI MITSUDA
Médico Otorrinolaringologista, Craniomaxilofacial e Cirurgião-dentista do Hospital Israelita Albert Einstein (HIAE).

SHEILA WADIH SASSINE
Enfermeira Coordenadora da Arena Centro-oeste do Centro de Integração de Educação e Saúde (CIES-Global) da Associação Beneficente Ebenezer.

SIDNEY KLAJNER
Cirurgião do Aparelho Digestivo do Hospital Israelita Albert Einstein (HIAE). Vice-presidente da Sociedade Beneficente Israelita Brasileira Albert Einstein.

SILVANA MARIA DE ALMEIDA
Farmacêutica do Serviço de Informações e Segurança de Medicamentos (SISM) do Hospital Israelita Albert Einstein (HIAE).

SIMÃO AUGUSTO LOTTENBERG
Médico Endocrinologista do Hospital Israelita Albert Einstein (HIAE). Consultor Clínico do Laboratório de Patologia Clínica do Hospital Israelita Albert Einstein (HIAE). Professor-assistente, Doutor e Coordenador da Liga de Diabetes da Disciplina de Endocrinologia do Hospital das Clínicas da Faculdade de Medicina da Universidade de São Paulo (HC-FMUSP).

SIMONE APARECIDA F. DE OLIVEIRA
Enfermeira Pleno do Centro de Terapia Intensiva Adulto do Hospital Israelita Albert Einstein (HIAE).

SÔNIA PEREZ CENDON FILHA
Médica Clínica e Pneumologista do Corpo Clínico do Hospital Israelita Albert Einstein (HIAE).

SUSANA AFONSO
Médica Assistente da Unidade de Cuidados Intensivos Neurocríticos do Hospital de São José do Centro Hospitalar de Lisboa Central EPE (CHLC), Portugal.

SUZANA CUTIN SCHAINBERG
Médica Dermatologista do Hospital Israelita Albert Einstein (HIAE).

SUZANA M. LOBO
Professora Livre-docente da Faculdade de Medicina de São José do Rio Preto (FAMERP). Coordenadora do Serviço de Terapia Intensiva do Hospital de Base (HB) de São José do Rio Preto.

TADEU THOMÉ
Enfermeiro Coordenador da Escola de Transplantes do Hospital Sírio-Libanês. Consultor Técnico do Sistema Nacional de Transplantes do Ministério da Saúde (SNT/MS).

TATIANA DE FÁTIMA GONÇALVES GALVÃO
Médica do Centro de Terapia Intensiva Adulto do Hospital Israelita Albert Einstein (HIAE). Coordenadora do Grupo Médico Assistencial (GMA) de Cárdio-oncologia do HIAE.

TATIANA MOHOVIC
Médica Supervisora da Unidade de Terapia Intensiva – Adulto do Hospital Israelita Albert Einstein (HIAE).

TELMA ANTUNES
Médica Pneumologista do Hospital Israelita Albert Einstein (HIAE).

TERESA MARCIA NASCIMENTO DE MORAIS
Cirurgiã-dentista. Presidente do Departamento de Odontologia da Associação de Medicina Intensiva Brasileira (AMIB) 2008-2013. Coordenadora do Departamento de Odontologia da Sociedade Paulista de Terapia Intensiva (SOPATI) 2014-2015.

THAÍS GALOPPINI FELIX
Enfermeira Especialista em Gestão da Qualidade nos Serviços de Saúde. Consultora de Gerenciamento de Risco e Segurança do Paciente na Sociedade Beneficente Brasileira Hospital Israelita Albert Einstein (HIAE).

THAIS NEMOTO MATSUI
Médica Nefrologista do Centro de Diálise do Hospital Israelita Albert Einstein (HIAE).

THAISA J. ANDRÉ CASALASPRO
Fisioterapeuta do Hospital Israelita Albert Einstein (HIAE).

THALITA GONÇALVES DE SOUSA MERLUZZI
Médica Cardiologista do Hospital Israelita Albert Einstein (HIAE). Médica Intensivista do Hospital Vila Santa Catarina.

THAMARA PERERA
Constultant Transplant Surgeon, Liver and Hepatobiliary Unit of Queen Elizabeth Hospital Birmingham of University of Birmingham, Inglaterra.

THEODORA KARNAKIS
Médica Assistente da Oncogeriatria do Instituto do Câncer do Estado de São Paulo Octávio Frias de Oliveira (Icesp).

THIAGO CHAVES AMORIM
Médico Residente em Anestesiologia do Hospital Israelita Albert Einstein (HIAE).

THIAGO DOMINGOS CORRÊA
Médico Assistente da Unidade de Terapia Intensiva – Adultos do Hospital Israelita Albert Einstein (HIAE). Pesquisador Médico do Instituto Israelita de Ensino e Pesquisa Albert Einstein (IIEP).

THIAGO GIANSANTE ABUD
Médico Radiologista da Equipe de Neurorradiologia Intervencionista do Hospital Albert Einstein (HIAE).

THIAGO LISBOA
Coordenador da Rede Institucional de Pesquisa e Inovação (RIPIMI) do Complexo Hospitalar da Irmandade da Santa Casa de Misericórdia de Porto Alegre. Médico Intensivista e Executivo da Comissão de Controle de Infecção Hospitalar (CCIH) do Hospital de Clínicas de Porto Alegre (HCPA).

THIAGO ZINSLY SAMPAIO CAMARGO
Médico Infectologista. Coordenador do Grupo de Suporte em Infecção do Centro de Terapia Intensiva Adulto do Hospital Israelita Albert Einstein (HIAE).

TOMAZ CROCHEMORE
Médico Intensivista e Coordenador do Grupo de Suporte em Coagulação e Hemostasia da Unidade de Terapia Intensiva do Hospital Israelita Albert Einstein (HIAE).

VALÉRIA ABRAHÃO ROSENFELD
Médica Coordenadora Clínica da Equipe de Terapia Nutricional. Médica da Rotina do Centro de Terapia Intensiva (CTI) do Hospital Federal da Lagoa (ETERNU). Instrutora do Curso de Terapia Nutricional em UTI (TENUTI) da Associação de Medicina Intensiva Brasileira (AMIB). CINC, TNT pela Federação Latino-Americana de Nutrição Parenteral e Enteral (FELANPE). Instrutora do The Life Long Learning (LLL). The European Society for Clinical Nutrition and Metabolism (ESPEN).

VANDERSON ROCHA
Professor Titular e Chefe do Serviço de Hematologia, Hemoterapia e Terapia Celular da Faculdade de Medicina da Universidade de São Paulo (FMUSP). Coordenador da Unidade de Transplante de Medula Óssea do Hospital Sírio-Libanês. Professor Titular de Hematologia da University of Oxford, Inglaterra.

VANESSA DE CÁSSIA BRUMATTI
Farmacêutica Clínica e Coordenadora das Farmácias Satélites do Hospital Israelita Albert Einstein (HIAE).

VANESSA JONAS CARDOSO
Enfermeira da Unidade de Terapia Intensiva – Adulto do Hospital Israelita Albert Einstein (HIAE).

VENÂNCIO PEREIRA DANTAS FILHO
Médico Neurocirurgião do Hospital de Clínicas da Universidade Estadual de Campinas (HC-Unicamp). Médico Colaborador da Organização para Procura de Órgãos da Unicamp (OPO-Unicamp).

VICENTE ARROYO
Professor of Medicine at the University of Barcelona Medical School. Director of the Esther Koplowitz Biomedical Research Center and Chairman of the Chronic Liver Failure European Consortium.

VICTOR EDMOND SEID
Coordenador da Pós-graduação em Coloproctologia do Instituto Israelita de Ensino e Pesquisa Albert Einstein (IIEP).

VICTOR FARIA SEABRA
Médico Assistente do Pronto-atendimento do Hospital Israelita Albert Einstein (HIAE). Médico Assistente do Serviço de Nefrologia do Hospital das Clínicas da Faculdade de Medicina da Universidade de São Paulo (HC-FMUSP).

VICTOR NUDELMAN
Diretor Clínico do Hospital Israelita Albert Einstein (HIAE). Imunologista da Clínica de Especialidades Pediátricas do HIAE.

VINICIUS MAGALHÃES SUGURI
Médico Otorrinolaringologista do Corpo Clínico do Hospital Israelita Albert Einstein (HIAE).

VIRGÍLIO GONÇALVES PEREIRA JR.
Médico Nefrologista do Corpo Clínico do Hospital Israelita Albert Einstein (HIAE).

VIVIAN VALÉRIA FERNANDES DE OLIVEIRA
Enfermeira Sênior da Unidade de Geriatria da Clínica Médica e Cirúrgica do Hospital Israelita Albert Einstein (HIAE).

VIVIANE CORDEIRO VEIGA

Médica Coordenadora da Unidade de Terapia Intensiva Neurológica do Hospital São Joaquim e da Unidade de Terapia Intensiva do Hospital São José da Beneficência Portuguesa de São Paulo. Professora Convidada pela Fundação Getulio Vargas (FGV).

VIVIANE TIEMI HOTTA

Médica Assistente da Unidade Clínica de Miocardiopatias do Instituto do Coração do Hospital das Clínicas da Faculdade de Medicina da Universidade de São Paulo (InCor-HC-FMUSP). Médica Assessora da Cardiologia/Ecocardiografia do Laboratório Fleury Medicina e Saúde.

VLADIMIR SCHRAIBMAN

Médico Cirurgião Geral e do Aparelho Digestivo. *Proctor* em Cirurgia Robótica do Hospital Israelita Albert Einstein (HIAE).

WALACE DE SOUZA PIMENTEL

Coordenador da Unidade de Terapia Intensiva da Cirurgia Cardiovascular da Universidade Federal de São Paulo (Unifesp). Médico da Unidade de Terapia Intensiva – Adulto do Hospital Israelita Albert Einstein (HIAE).

WALTER MAURER

Specialist in Internal Medicine and Anesthesiologist in Cleveland, Ohio. Affiliated with Cleveland Clinic, Cleveland, USA.

WALTER YUKIHIKO TAKAHASHI

Professor-associado do Departamento de Oftalmologia da Faculdade de Medicina da Universidade de São Paulo (FMUSP). Médico Oftalmologista do Corpo Clínico do Hospital Israelita Albert Einstein (HIAE).

WLADMIR MENDES BORGES FILHO

Gerente de Suprimentos Hospitalares do Hospital Israelita Albert Einstein (HIAE).

YORAM KLEIN

Director, Division of Trauma, Department of Surgery of Sheba Medical Center, Tel Hashomer Ramat Gan, Israel.

AGRADECIMENTOS

A elaboração de um livro depende de um árduo trabalho, envolvimento, dedicação e muita paixão. É uma jornada que pode ter um líder, mas não depende de uma pessoa só.

Se em outras épocas gloriosas contei com o fabuloso time de ouro da UTI do Hospital Israelita Albert Einstein, agora fui obrigado a me envolver de corpo e alma, sempre perseguindo o objetivo de ampliar esta série tão consagrada e vitoriosa do *Condutas no Paciente Grave*.

Os propósitos principais que sempre nortearam minha vida foram cuidar dos pacientes e gerar conhecimento. Isso aconteceu durante muitos anos em que fui professor de Medicina Interna da Escola Paulista de Medicina (Unifesp), ministrando aulas e palestras em muitos congressos no Brasil e no exterior, mesmo depois de fundar e ocupar durante 32 anos o cargo de Médico Chefe da UTI do Hospital Israelita Albert Einstein.

Sinto-me privilegiado em continuar exercendo essa atividade, que só engrandece cada vez mais os inabaláveis princípios e valores que recebi na minha formação familiar, educacional e médica.

Neste momento tão glorioso da minha carreira profissional, e como ser humano, gostaria muito de externar alguns reconhecimentos e agradecimentos:

Aos meus queridos pais, Cyrla e Abram, de saudosa memória, meus verdadeiros e autênticos professores da vida;

À minha querida esposa, Betty, amiga, parceira e sempre solidária nos momentos de alegrias e dificuldades, e que tem se constituído, ao longo de tantos anos, no verdadeiro alicerce de toda a nossa família;

Ao meu filho, Marcos, e sua querida esposa, Lara, à minha filha, Luciana, e seu querido esposo, André, motivos de orgulho, honra e prazer, que se tornaram aqueles filhos que todos os pais gostariam de ter;

Aos queridos, amados e preciosos netos, Raphael, Karen, Carolina, Eduardo, Fernanda e Nicole, orgulho de toda a família;

Ao meu querido irmão, David, e sua esposa, Marcia, e seus estimados filhos;

À querida Mariana, parceira dedicada e envolvida na produção e elaboração desta edição, que não poupou seus melhores esforços para ultrapassar os diversos obstáculos e dificuldades encontrados em um trabalho tão árduo e prolongado;

A todos os profissionais de saúde, colegas e amigos brasileiros e estrangeiros que gentilmente aceitaram colaborar nesta edição e toleraram os meus frequentes pedidos e apelos objetivando a produção de um compêndio de elevada qualidade;

E, graças a Deus, consegui concretizar mais uma obra.

Elias Knobel
Primavera, 2016

PREFÁCIO DA 4ª EDIÇÃO

Medicine is a complicated field with many areas of specialty and subspecialty that focus on very specific and important aspects of health and disease. In general, the degree of subspecialty increases as the need for specific expertise and gravity of the disease process demands it. However, critical care medicine breaks this rule and presents an entirely different approach to the management of the most critically ill patients. Taking patient care at its most general level, otherwise healthy people are well served by out-patient clinics staffed by family practitioners and generalists. Once requiring more acute and titrated care, patients may benefit from the care of a generalist, internist or hospitalist who specializes in the rapid assessment and treatment of patients by more closely titrated care. But when the level of illness or potential for instability becomes overt, that in-hospital care passes into the domain of the intensivist. However, unlike the highly specialized areas of medicine, intensive care medicine is all medicine all the time and from a single provider. How then does one come to a level of effectiveness as an intensivist for the care of these most critically ill patients? Clearly, as with all forms of medicine, advanced training and attention to detail are essential, but here the similarities diverge. The intensivist must understand all of medicine to a high level of competence and apply that knowledge accurately and quickly in the unstable patient in order to minimize morbidity and mortality. Then they must review and reassess at a deeper level to understand the actual pathophysiologic processes as it interacts in a specific fashion with each individual patient. Importantly, intensivists will use the expertise of other acute care specialists, but only as needed for specific issues like advanced invasive procedures or diagnostic tests that themselves require specific special training and expertise. How then does one support the bedside intensivist in their role as first line of care of the most unstable of all patients? Advanced training and life-long learning form the basis of much of this support but such training and processes do not exist alone but in harmony with the rest of the acute care environment, from the emergency department, operating room and out-patient clinic to the in-patient wards. Indeed, critical care medicine forms the epicenter of care for the modern acute care center, otherwise known as a hospital.

Thus, the task of creating a scholarly critical care medicine volume practical enough to help the bedside clinician and broad enough to support all potential complications of physiology, hospital structure and psychological stress across all forms of acute illness is daunting. This volume has taken that task to heart and developed over a series of editions, not only sections of chapters covering the broad areas of critical care medicine from cardiac, respiratory renal, infectious and so on, but also from numerous perspectives, all of which merge at the bedside. And has done so with a list of authors known to be some of the key acute care clinicians anywhere.

The volume covers all aspects of acute illness diagnosis and management in a logical and through fashion. Basic biology, physiology and pharmacology form the basis of our understanding of pathophysiologic causes of acute illness and their response to time and treatment. The book proceeds to organ-specific sections, process and quality control and then leading to sections defining specific patient types as they tend to follow common patterns of presentation and response to treatment. The flow of the book is one of short chapters based on a patient-focused approach making the quick gleaning of relevant information easier. Although the book can be read as a textbook from cover to cover, its chapters and sections are essentially independent sources of information that will allow the bedside clinician to quickly find the relevant information, have it presented in an understandable yet scholarly fashion and allow its rapid application at the bedside.

Dr. Knobel has crafted this volume as an excellent text for physicians-in-training as they try to piece together the complex relations that define critical illness in their patients, as well as for more seasoned intensivists and academic scholars who need either a quick refresher on the pathophysiology or who are looking deeper into the processes they observe. As a whole, this volume is quite impressive in its scope and in the quality of the authors who wrote those chapters. With this support readily available one hopes the practice of acute care medicine will maintain its level of excellence with the ultimate goal of effective compassionate and thoughtful care of the most unstable patients admitted to acute care hospitals.

Michael R. Pinsky, MD

PREFÁCIO DA 3ª EDIÇÃO

Critical care medicine is perhaps one of the fastest growing medical specialties. Intensive care units were first developed less than 50 years ago to provide a unique place where critically ill patients could be managed together. Since those early days, critical care medicine has developed beyond recognition and continues to grow at an almost unbelievably fast pace as research and technology advance our understanding and management of disease processes. This textbook provides a new, fresh look at the complexities and current status of critical care medicine. The essentials of disease pathophysiology are discussed, but the primary focus of this 3000-page book is patient management. This clinical orientation is reinforced by the numerous high-quality illustrations, including clinical algorithms that accompany the chapters, enhancing the user--friendly, practical nature of the book. Key features are sections on cardiology, respiratory failure and shock.

Developed by a team of dedicated physicians, each personally involved in the brazilian critical care field, this in Brazil, this comprehensive textbook will provide an invaluable source of reference for all involved in intensive care medicine, from intensive care nurse to respiratory therapist, medical student to intensivist.

Jean-Louis Vincent

PREFÁCIO DA 2ª EDIÇÃO

Qual é a função de um livro-texto nesta era em que o fluxo de informações tornou-se fácil, democrático e acessível? Qual é a razão de envolver tantos especialistas em torno de um árduo trabalho de compilação de ideias, conceitos, condutas e consensos para reuni-los em um pesado volume dedicado ao tratamento do paciente grave? É, em primeiro lugar, a de reunir as informações de modo racional e útil, transmitindo a experiência desse centro de excelência que é o Centro de Terapia Intensiva do Hospital Israelita Albert Einstein. É a expressão integral da missão desse hospital: praticar a medicina e gerar conhecimento com excelência de qualidade.

O objetivo deste livro é servir de base sólida de informação e conhecimento a todos os profissionais que se dedicam ao tratamento do paciente grave, para que este receba o que se considera o melhor e mais apropriado para seu tratamento. Sua organização em mais de uma centena de capítulos visa ao encontro rápido e eficaz da informação procurada, para sua utilização objetiva. A revisão e atualização dos conceitos juntamente com a presença de inúmeros algoritmos de decisão e conduta servem igualmente ao residente médico e aos profissionais do CTI na garantia de qualidade de atendimento e tratamento dos seus pacientes. Ao mesmo tempo, a discussão de novas ideias, dúvidas e incertezas, bem como dos limites das diversas formas de tratamento, traz o estímulo necessário ao profissional experiente para continuar na busca por melhores soluções. É nesse aspecto que o livro torna-se ímpar e particularmente importante, introduzindo um novo modelo no campo dos CTIs, com base na melhoria contínua e garantia da qualidade dos seus serviços.

A prática da medicina é uma sucessão de decisões que desencadeiam uma série de processos, visando a um resultado. Uma vez que não é possível controlar diretamente os resultados, é pelo controle dos processos que os determinam que se atinge a excelência. É o controle dos processos que permite prever os resultados. Significa a necessidade de conhecer profundamente cada um dos milhares de processos que ocorrem no CTI e gerenciá-los corretamente. Para tanto, é preciso estabelecer padrões *máximos* como objetivos a serem atingidos e não padrões *mínimos* a serem obedecidos. Cada profissional deve identificar as situações em que os seus padrões não são atingidos e agir no sentido da melhoria. Para que isso aconteça é necessário ter uma atitude positiva diante do erro: considerá-lo um tesouro, uma oportunidade para aprendizado e mudança do sistema para melhor. Essa atitude é a oposta da que habitualmente se encontra, em que o erro é punido, visando eliminar o faltoso do sistema; isso leva apenas à ocultação do erro e à perda da oportunidade de melhorar o sistema.

A velocidade do progresso tecnológico leva à rápida obsolescência dos padrões e das regras de conduta médica, especialmente em CTIs. Este livro traz o que se considera um padrão de excelência dentro das práticas contemporâneas. É evidente que esses padrões estão em contínua transformação; portanto, é necessária uma atitude de crítica positiva diante dos mesmos, com a disposição de melhorá-los continuamente. Essa é a grande diferença entre conhecimento e compreensão. Esperamos que, além dos conhecimentos transmitidos por este livro, seja igualmente transmitida a compreensão da filosofia que levou à sua realização. É a filosofia do trabalho em equipe, de centenas de pessoas que se uniram em torno do Dr. Elias Knobel, com o objetivo comum de auxiliar no tratamento dos pacientes graves, melhorando-o cada vez mais. É a extensão do trabalho das equipes multiprofissionais integradas, que procuram dar de si o que têm de melhor em benefício do seu paciente.

Reynaldo A. Brandt

PREFÁCIO DA 1ª EDIÇÃO

A expressão paciente grave refere-se tanto ao acelerado processo patológico do doente como também à necessidade de uma atitude decisiva e da capacidade de julgamento do médico intensivista para prestar assistência apropriada.

No passado, a arte do diagnóstico, conduta de tratamento e prognóstico dependia das mãos mais ou menos experientes do clínico ou cirurgião. Nesse cenário sem recursos, os efeitos das intervenções terapêuticas eram avaliados em termos de alívio dos sintomas e mortalidade.

Nos últimos decênios ocorreu um impressionante crescimento na compreensão da fisiopatologia, dos processos e técnicas de diagnósticos e nas diferentes modalidades de tratamento. Ocorreram também mudanças na administração hospitalar e organização de departamentos especializados, com progresso imenso no manuseio de recursos terâpeuticos como transfusão, nutrição parenteral, diálise e ventilação mecânica.

O fruto dessa evolução foi o estabelecimento dos centros de terapia intensiva com possibilidade de agrupar especialistas em dedicação integral para o benefício dos pacientes.

O Dr. Elias Knobel, Chefe do Centro de Terapia Intensiva do Hospital Israelita Albert Einstein, reuniu um excelente grupo de profissionais, e da experiência destes nasceu este livro com 72 capítulos. Para a atual geração de estudantes, médicos e demais profissionais de saúde, este livro seguramente será de cabeceira, pois transmite o conhecimento adquirido em muitos anos de trabalho árduo, apoiado nos recursos de vanguarda do nosso hospital.

Este livro pretender ser um guia para os profissionais de saúde no atendimento do paciente grave. São descritos, de forma prática, os conceitos básicos e a aplicação de diversas técnicas e modos de tratamento.

Sinto um imenso orgulho em prefaciar este livro, que oferece aos médicos, enfermeiras, fisioterapeutas e biomédicos uma súmula da medicina de elevado padrão praticada no Hospital Israelita Albert Einstein.

Jozef Fehér

APRESENTAÇÃO

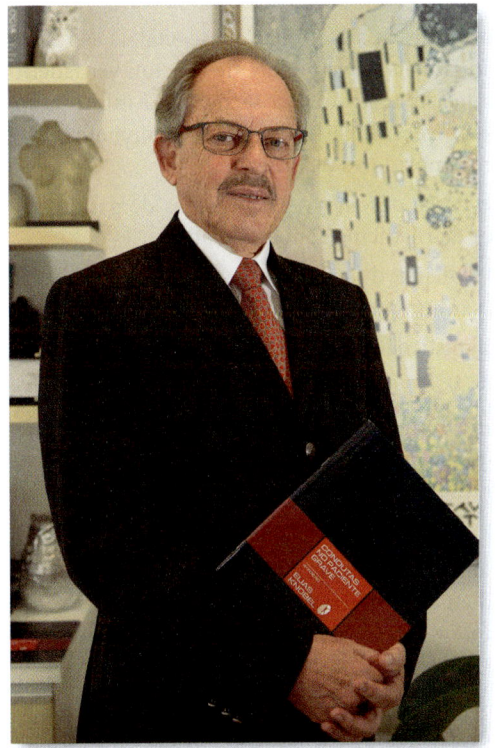

Após um árduo e prolongado planejamento, enfrentando uma série de obstáculos que nós, profissionais da saúde, temos que vivenciar cotidianamente, finalmente concretizamos o projeto da quarta edição do livro *Condutas no Paciente Grave*.

Desde a primeira edição, elaborada em 1984, outras se sucederam com o incremento significativo dos assuntos e do conteúdo, alcançando uma expressiva dimensão constituída por 323 capítulos, 27 seções e 3.600 páginas.

O sucesso obtido desde o lançamento superou todas as mais otimistas expectativas, podendo este livro, nos dias de hoje, ser considerado um dos maiores e mais completos compêndios sobre o tratamento de pacientes graves em todo o mundo.

Diferentemente dos tempos iniciais, quando foram produzidas as primeiras edições, vivemos hoje num mundo caracterizado pelo desenvolvimento científico e tecnológico, e pelas facilidades propiciadas pelos meios de comunicação. Esse fato, aliado ao conhecimento e à vivência que adquirimos durante 50 anos de exercício da profissão médica, permitiu a concretização de um antigo sonho: elaborar um livro brasileiro com abrangência internacional envolvendo profissionais de nosso e de outros países com notoriedade consagrada.

Nesta edição ampliada, assim como nas outras, procuramos incluir uma grande diversidade de assuntos atualizados e relacionados ao diagnóstico e tratamento dos pacientes graves. Apesar dos avanços observados na Medicina nos últimos anos, procuramos sempre seguir os verdadeiros e inalienáveis princípios de nossa profissão e permitir que o leitor amplie os seus conhecimentos e os aplique em sua prática diária, contribuindo dessa forma para que seja realizada uma melhor assistência ao paciente grave com qualidade e humanização.

A tecnologia e a informática tiveram um crescimento destacado nessas últimas décadas e têm sido cada vez mais empregadas nas diversas formas de tratamento, melhorando o resultado destes e favorecendo a recuperação dos pacientes internados nas UTIs. Os protocolos e guias de condutas, elaborados e progressivamente implementados em inúmeras unidades de atendimento aos doentes graves, tornaram-se ferramentas de trabalho que permitem a melhor adequação aos diagnósticos e tratamentos, assim como a sua uniformização pelas equipes multiprofissionais.

É muito importante, porém, ressaltar que esses protocolos, tais como apresentados nesta edição, devem sempre ser utilizados como ferramentas de trabalho para se obter a melhor qualidade na assistência. Quando bem desenhados e elaborados, não restringem o processo de decisão médica. Ao contrário, chamam a atenção do profissional para os aspectos mais comuns das doenças e do seu tratamento. Nunca devemos esquecer que sempre foi e sempre será fundamental a abordagem clínica clássica e tradicional do paciente, tendo como recurso tanto a moderna tecnologia como o auxílio dos protocolos. O paciente deverá sempre ser abordado de uma forma holística, recorrendo-se aos protocolos e guias toda vez que for necessário, apenas como ferramenta acessória.

A utilização irracional dos protocolos de condutas, de uma forma automática e irrestrita, tem se constituído numa prática inadequada de Medicina defensiva que, além de elevar os custos, imobiliza o raciocínio clínico e distancia-se dos verdadeiros princípios e valores tão apregoados por Osler, Levine e outros grandes profissionais e mestres da história da Medicina.

Nas últimas décadas, observou-se uma grande transformação nas instituições de saúde, que se tornaram verdadeiras empresas. A implementação dos conceitos de gestão, qualidade, segurança, ensino e pesquisa foi necessária, e estes passaram a fazer parte da atividade institucional cotidiana, ultrapassando a dimensão inicial de um sistema que visava exclusivamente à assistência à saúde do paciente. Esses aspectos tão importantes e que são implementados e aperfeiçoados nas instituições modernas de saúde ocuparam um espaço destacado, tendo sido amplamente discutidos nesta edição por diversos *experts* no assunto.

As UTIs e serviços de emergência, sendo setores essenciais de qualquer instituição hospitalar, tiveram de se adaptar e se enquadrar nessas transformações. Continua bem evidenciado, porém, que os melhores resultados no tratamento dos pacientes críticos ainda dependem fundamentalmente da participação dos profissionais que integram uma equipe interdisciplinar, atuando de forma organizada e harmônica, com qualidade e principalmente envolvimento.

Somente com a existência de um verdadeiro time multiprofissional em que todos se sintam parte essencial da estrutura e o fundamental reconhecimento e valorização por parte dos dirigentes institucionais é que poderemos ter um verdadeiro envolvimento e melhor qualidade de assistência com benefício direto ao paciente. Uma estrutura de tecnologia e informação, por mais destacada que seja, sem a presença de uma equipe de profissionais de nível compatível, se torna totalmente inerte e corre o risco de ser constituída por simples funcionários alienados e apenas cumpridores de ordens.

Numa época em que os recursos são escassos e os custos elevados, devemos desenvolver estratégias de gestão que garantam a sustentabilidade institucional, sem, porém, comprometer a prática da Medicina com qualidade.

Esse objetivo não deve ser obtido a qualquer preço, pois a prática da Medicina, diferentemente de outras atividades profissionais, visa à recuperação de nosso bem maior, ou seja, a saúde de um ser humano.

Médicos conhecidos por associar sua capacidade clínica a um espírito humanístico já se manifestaram a esse respeito. É o caso de *Sir* William Osler, em *The master word in medicine*:

> "A prática da Medicina é uma arte, não um comércio; uma vocação, não um negócio; uma vocação por meio da qual teu coração será exercitado, assim como tua cabeça. Frequentemente, a melhor parte do teu trabalho nada terá a ver com a prescrição de poções e fórmulas, mas com o exercício de uma influência do forte sobre o fraco, do justo sobre o mau, do sábio sobre o tolo."

Nesta edição, assim como nas anteriores, procuramos transmitir a experiência que adquirimos durante muitos anos de prática da Medicina. Contamos com a colaboração de muitos colegas que atuam em diversas instituições brasileiras e do exterior, detentores de uma vasta vivência e conhecimento, abordando os assuntos que compõem este livro de modo abrangente e atualizado na assistência aos pacientes graves.

O nosso maior objetivo é que *Condutas no Paciente Grave* continue gerando conhecimento aos leitores e contribuindo para a disseminação dos mais atualizados e essenciais conhecimentos da prática da Medicina nos mais longínquos recantos.

Elias Knobel
Primavera, 2016

SUMÁRIO

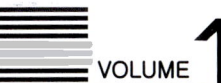

SEÇÃO 1 – CIÊNCIAS BÁSICAS APLICADAS À MEDICINA INTENSIVA   1
Coordenadores da Seção: Reinaldo Salomão e Hugo Caire de Castro Faria Neto

1. **CIÊNCIAS BÁSICAS APLICADAS À MEDICINA INTENSIVA – I BIOLOGIA MOLECULAR   3**
   Oswaldo Keith Okamoto
   Alexandre Holthausen Campos

2. **CIÊNCIAS BÁSICAS APLICADAS À MEDICINA INTENSIVA – II BIOLOGIA CELULAR   15**
   André Miguel Japiassú
   Felipe Dal Pizzol
   Hugo Caire de Castro Faria Neto

3. **CIÊNCIAS BÁSICAS APLICADAS À MEDICINA INTENSIVA – III IMUNOLOGIA   25**
   Luiz Vicente Rizzo
   Claudia Farias Benjamim
   Reinaldo Salomão

4. **DISFUNÇÃO ENDOTELIAL NO PACIENTE GRAVE   35**
   Marcelo Rodrigues Bacci
   João Fernando Moreira Ferreira
   Antonio Carlos Palandri Chagas

SEÇÃO 2 – ESTADOS DE CHOQUE E DISTÚRBIOS HEMODINÂMICOS   43
Coordenadores da Seção: Eliézer Silva e Glauco Adrieno Westphal

5. **FISIOPATOLOGIA DO CHOQUE E DA DISFUNÇÃO DE MÚLTIPLOS ÓRGÃOS   45**
   Eliézer Silva
   Nelson Akamine
   Jean-Louis Vincent

6. **DEFINIÇÃO E CLASSIFICAÇÃO DOS ESTADOS DE CHOQUE   57**
   Constantino José Fernandes Jr.
   Evandro José de Almeida Figueiredo
   Murillo Santucci Cesar de Assunção

7. **ABORDAGEM INICIAL E CARACTERÍSTICAS COMUNS DOS ESTADOS DE CHOQUE   65**
   Murillo Santucci Cesar de Assunção
   Tatiana Mohovic
   Elias Knobel

8. **MARCADORES DE PERFUSÃO TECIDUAL E METAS PARA O TRATAMENTO DO CHOQUE   71**
   Thiago Domingos Corrêa
   Murillo Santucci Cesar de Assunção
   Eliézer Silva

9. **HIPERLACTATEMIA NO CHOQUE** 83
   Alejandra Del Pilar Gallardo Garrido
   Jean-Louis Vincent

10. **MONITORIZAÇÃO INVASIVA NOS ESTADOS DE CHOQUE** 91
    Murillo Santucci Cesar de Assunção
    Adriano José Pereira
    Maurizio Cecconi

11. **MONITORIZAÇÃO HEMODINÂMICA MINIMAMENTE INVASIVA** 105
    Glauco Adrieno Westphal
    Andrew Rhodes

12. **SEPSE E CHOQUE SÉPTICO** 115
    Eliézer Silva
    Murillo Santucci Cesar de Assunção
    Daniel de Backer

13. **RESSUSCITAÇÃO VOLÊMICA** 137
    Haggéas da Silveira Fernandes
    Elias Knobel
    Jean Louis Teboul

14. **DROGAS VASOATIVAS** 143
    Gilberto Friedman
    Carlos Romero Patiño
    Glenn Hernández Poblete

15. **DISFUNÇÃO CARDIOVASCULAR NA SEPSE** 155
    Constantino José Fernandes Jr.
    Murillo Santucci Cesar de Assunção
    Elias Knobel

16. **MICROCIRCULAÇÃO NO PACIENTE GRAVE** 167
    Daniel de Backer
    Diamantino Ribeiro Salgado

17. **AVALIAÇÃO LABORATORIAL NO CHOQUE** 175
    Mauricio Ferri
    Sandro B. Rizoli

18. **APLICAÇÕES DA ULTRASSONOGRAFIA NOS PACIENTES EM CHOQUE CIRCULATÓRIO PROTOCOLOS DE ATENDIMENTO E ALGORITMO DE MANEJO DOS PACIENTES** 185
    Dalton de Souza Barros
    Paulo Savoia Dias da Silva
    Miguel Jose Francisco Neto

19. **APLICAÇÕES DA ULTRASSONOGRAFIA NOS PACIENTES EM CHOQUE CIRCULATÓRIO INVESTIGAÇÃO ADICIONAL DE FOCO INFECCIOSO/HEMORRÁGICO** 195
    Francisco de Assis Cavalcante Júnior
    Dalton de Souza Barros
    Rodrigo Gobbo Garcia

20. **CUIDADOS DE ENFERMAGEM NO PACIENTE SÉPTICO** 205
    Renata Andréa Pietro Pereira Viana
    Andreia Pardini

SEÇÃO 3 – TERAPIA INTENSIVA CARDIOLÓGICA 213

Coordenadores da Seção: Elias Knobel e Marcos Knobel

A) DISTÚRBIOS CARDIOVASCULARES NO PACIENTE GRAVE 215

Coordenadores: Elias Knobel e Marcos Knobel

21. **SÍNDROME CORONARIANA AGUDA ASPECTOS FISIOPATOLÓGICOS** 217
    Marcel Liberman
    Elisângela Farias-Silva
    Francisco Rafael Martins Laurindo

22. **ABORDAGEM INICIAL DA SÍNDROME CORONARIANA AGUDA** 225
    Antonio Eduardo Pereira Pesaro
    Alexandre de Matos Soeiro
    Carlos Vicente Serrano Junior

23. **SÍNDROME CORONARIANA AGUDA SEM SUPRADESNIVELAMENTO DO SEGMENTO ST** 239
    Antonio Eduardo Pereira Pesaro
    Christopher B. Granger
    Renato Delascio Lopes

24. **DEFINIÇÃO UNIVERSAL DE INFARTO AGUDO DO MIOCÁRDIO** 247
    Joseph S. Alpert
    Marcos Knobel
    Elias Knobel

25. **ABORDAGEM CLÍNICA DO INFARTO AGUDO DO MIOCÁRDIO COM SUPRADESNIVELAMENTO DO SEGMENTO ST** 253
    Elias Knobel
    Antonio Carlos Bacelar Nunes Filho
    Joseph S. Alpert

26. **REPERFUSÃO NO INFARTO AGUDO DO MIOCÁRDIO COM SUPRADESNIVELAMENTO DO SEGMENTO ST** 265
    Paulo Cesar Gobert Damasceno Campos
    Elias Knobel

27. **COMPLICAÇÕES MECÂNICAS DO INFARTO AGUDO DO MIOCÁRDIO** 277
    José Marconi Almeida de Sousa
    Antonio Carlos Carvalho

28. **EDEMA PULMONAR NO CARDIOPATA GRAVE** 285
    Marcos Knobel
    Elias Knobel

29. **SÍNDROME AGUDA DA INSUFICIÊNCIA CARDÍACA** 295
    Flávio de Souza Brito
    Alexandre Mebazaa
    Fernando Bacal

30. **BIOMARCADORES NA DOENÇA CARDÍACA AGUDA** 305
    Fabiana Goulart Marcondes-Braga
    Sandrigo Mangini
    Alexandre Mebazaa

31. **DISFUNÇÃO DO VENTRÍCULO DIREITO NO PACIENTE GRAVE** 311
    Ludhmila Abrahão Hajjar
    Felipe Lourenço Fernandes
    Roberto Kalil Filho

32. **INTERDEPENDÊNCIA VENTRICULAR NO PACIENTE GRAVE** 323
    Manes Roberto Erlichman
    Elias Knobel
    Michael R. Pinsky

33. **CRISES HIPERTENSIVAS** 329
    Décio Mion Júnior
    Katia Coelho Ortega
    Fernando Nobre

34. **URGÊNCIAS EM VALVOPATIAS** 343
    Marcelo Katz
    Flávio Tarasoutchi
    Pablo M. A. Pomerantzeff

35. **URGÊNCIAS EM PERICARDIOPATIAS** 351
    Dirceu Thiago Pessoa de Melo
    Ricardo Ribeiro Dias
    Fábio Fernandes

36. **ABORDAGEM DO TROMBOEMBOLISMO PULMONAR** 361
    Antonio Cláudio do Amaral Baruzzi
    Elias Knobel

37. **TROMBOSE VENOSA PROFUNDA** 377
    Hilton Waksman
    Ricardo Aun

38. **ANTIPLAQUETÁRIOS E ANTITROMBÍNICOS** 389
    Flávio de Souza Brito
    Christopher B. Granger
    Renato Delascio Lopes

39. **FIBRINOLÍTICOS NAS URGÊNCIAS CARDIOVASCULARES** 407
    Antonio Cláudio do Amaral Baruzzi
    Giuliano Generoso
    João Carlos de Campos Guerra

40. **FIBRILAÇÃO ATRIAL ABORDAGEM CLÍNICA E INVASIVA** 415
    Lucas Hollanda Oliveira
    Claudio Cirenza
    Angelo Amato Vincenzo de Paola

41. **ANTICOAGULAÇÃO NA FIBRILAÇÃO ATRIAL** 435
    Patrícia Oliveira Guimarães
    Christopher B. Granger
    Renato Delascio Lopes

42. **TAQUIARRITMIAS CARDÍACAS** 449
    Guilherme Drummond Fenelon Costa
    Pedro Adragão
    Mauricio Ibrahim Scanavacca

43. **BRADIARRITMIAS CARDÍACAS** 465
    Claudio Cirenza
    Rodrigo Grinberg

44. **RESSUSCITAÇÃO CARDIORRESPIRATÓRIA E CEREBRAL** 475
    Hélio Penna Guimarães
    Christopher B. Granger
    Renato Delascio Lopes

45. **ANEURISMA E DISSECÇÃO DA AORTA** 491
    José Augusto Marcondes de Souza
    José Honório de Almeida Palma da Fonseca
    Enio Buffolo

46. **CHOQUE CARDIOGÊNICO** 501
    Elias Knobel
    Leonardo Nicolau Geisler Daud Lopes
    Andrew Rhodes

47. **SÍNCOPE NO CARDIOPATA E NÃO CARDIOPATA** 511
    Fátima Dumas Cintra
    Ana Cristina Pinotti Pedro Ludovicce

48. **CIRURGIA CARDÍACA NA DOENÇA CORONARIANA AGUDA** 517
    Marco Antonio Praça Oliveira
    Gustavo Ieno Judas
    Sérgio Almeida de Oliveira

49. **TRATAMENTO CIRÚRGICO DA INSUFICIÊNCIA CARDÍACA** 521
    Enio Buffolo
    João Nelson Rodrigues Branco

50. **ECMO – OXIGENAÇÃO POR MEMBRANA EXTRACORPÓREA** 531
    Gustavo Calado de Aguiar Ribeiro
    Guilherme de Menezes Succi

51. **ASPECTOS DA CIRURGIA CARDÍACA MINIMAMENTE INVASIVA** 539
    Robinson Poffo
    João Roberto Breda

52. **SUPORTE CIRCULATÓRIO MECÂNICO** 545
    Paulo Manuel Pêgo Fernandes
    Fabio Antonio Gaiotto

53. **DROGAS DE ADIÇÃO E O SISTEMA CARDIOCIRCULATÓRIO** 555
    Marcos Knobel
    Jean Michel Ajl

B) PROCEDIMENTOS DIAGNÓSTICOS E TERAPÊUTICOS CARDIOVASCULARES 561

Coordenadores: Elias Knobel e Marcos Knobel

54. **ECOCARDIOGRAFIA NA UTI** 563
    Cláudio Henrique Fischer
    Bernard Cholley

55. **ABORDAGEM HEMODINÂMICA POR MEIO DA ECOCARDIOGRAFIA** 571
    Marcelo Luiz Campos Vieira
    Viviane Tiemi Hotta
    Samira Saady Morhy

56. **ANGIOTOMOGRAFIA E RESSONÂNCIA MAGNÉTICA EM CARDIOLOGIA** 583
    Gilberto Szarf
    Cesar Higa Nomura

57. **INTERVENÇÃO CORONARIANA PERCUTÂNEA NO INFARTO AGUDO DO MIOCÁRDIO COM SUPRADESNIVELAMENTO DO SEGMENTO ST** 597
    Marco Antonio Perin
    Luiz Fernando Ybarra
    Luis Augusto Palma Dallan

58. **RADIOLOGIA INTERVENCIONISTA E CIRURGIA ENDOVASCULAR** 605
    Felipe Nasser
    Breno Boueri Affonso
    Joaquim Maurício da Motta Leal Filho

59. **MARCA-PASSO CARDÍACO E CARDIODESFIBRILADORES IMPLANTÁVEIS** 629
    Roberto Costa
    Kátia Regina da Silva
    Martino Martinelli Filho

60. **INTERVENÇÃO CORONÁRIA PERCUTÂNEA EM PACIENTES MULTIARTERIAIS** 647
    Marinella Patrizia Centemero
    Adriano Mendes Caixeta
    Alexandre Antônio Cunha Abizaid

61. **IMPLANTE DE BIOPRÓTESE AÓRTICA POR CATETER** 657
    Fábio Sândoli de Brito Junior
    Antonio Carlos Bacelar Nunes Filho
    Edward Grube

62. **REABILITAÇÃO CARDIOVASCULAR NA FASE AGUDA DAS CARDIOPATIAS** 663
    Luciana Diniz Nagem Janot de Matos
    Pedro Verissimo da Fonseca Neto
    Romeu Sergio Meneghelo

63. **ASSISTÊNCIA DE ENFERMAGEM CARDIOCIRCULATÓRIA** 671
    Neide Marcela Lucinio
    Emilda Soares da Silva

SEÇÃO 4 – TERAPIA INTENSIVA PNEUMOLÓGICA 681

Coordenadores da Seção: Carmen Silva Valente Barbas e Gustavo Faissol Janot de Matos

A) DISTÚRBIOS RESPIRATÓRIOS NO PACIENTE GRAVE 683

Coordenadores: Carmen Silva Valente Barbas e Gustavo Faissol Janot de Matos

64. **INSUFICIÊNCIA RESPIRATÓRIA AGUDA DIAGNÓSTICO, MONITORIZAÇÃO E TRATAMENTO** 685
    Carmen Silva Valente Barbas
    Gustavo Faissol Janot de Matos
    Marcus J. Schultz

65. **INSUFICIÊNCIA RESPIRATÓRIA E ACOMETIMENTO DO SISTEMA NERVOSO CENTRAL E PERIFÉRICO** 697
    Carmen Silva Valente Barbas
    Gisele Sampaio Silva
    Paolo Pelosi

66. **INSUFICIÊNCIA RESPIRATÓRIA AGUDA EM DPOC** 703
    Ricardo Borges Magaldi
    Humberto Bassit Bogossian

67. **HIPERTENSÃO PULMONAR** 709
    Luís Felipe Lopes Prada
    Humberto Bassit Bogossian
    Rogério de Souza

68. **INSUFICIÊNCIA RESPIRATÓRIA NAS SÍNDROMES HEMORRÁGICAS PULMONARES** 717
    Eduardo da Rosa Borges
    Telma Antunes
    Carmen Silva Valente Barbas

69. **INSUFICIÊNCIA RESPIRATÓRIA NAS SÍNDROMES INTERSTICIAIS AGUDAS** 727
    Carlos Roberto Ribeiro de Carvalho
    Carmen Silva Valente Barbas
    Humberto Bassit Bogossian

70. **INSUFICIÊNCIA RESPIRATÓRIA NA PNEUMONIA ADQUIRIDA NA COMUNIDADE** 731
    Thiago Lisboa
    Marco Aurélio Scarpinella Bueno
    Frederico Polito Lomar

71. **PNEUMONIA ASSOCIADA À VENTILAÇÃO MECÂNICA** 739
    Eduardo Rosa Borges
    Frederico Polito Lomar
    Carmen Silva Valente Barbas

72. **SÍNDROME DO DESCONFORTO RESPIRATÓRIO AGUDO** 743
    Carmen Silva Valente Barbas
    Gustavo Faissol Janot de Matos
    Elisa Estenssoro

73. **VENTILAÇÃO NÃO INVASIVA COM PRESSÃO POSITIVA** 755
    Ricardo Luiz Cordioli
    Corinne Taniguchi
    Guilherme Schettino

74. **VENTILAÇÃO MECÂNICA INVASIVA PRINCÍPIOS E MODOS CONVENCIONAIS** 767
    Marcelo Brito Passos Amato
    Ary Serpa Neto
    Carmen Silva Valente Barbas

75. **VENTILAÇÃO MECÂNICA INVASIVA NOVOS MODOS E SUAS APLICAÇÕES CLÍNICAS** 777
    Telma Antunes
    Ary Serpa Neto
    Carmen Silva Valente Barbas

76. **MANOBRAS DE RECRUTAMENTO ALVEOLAR NA SÍNDROME DO DESCONFORTO RESPIRATÓRIO AGUDO E AJUSTE DA PEEP** 783
    Gustavo Faissol Janot de Matos
    Carmen Silva Valente Barbas
    Paolo Pelosi

77. **TOMOGRAFIA POR EMISSÃO DE PÓSITRONS E TOMOGRAFIA DE IMPEDÂNCIA ELÉTRICA** 789
    Mauro Roberto Tucci
    Eduardo Leite Vieira Costa
    Marcelo Brito Passos Amato

78. **TÉCNICAS DE SUPORTE AVANÇADO CIRCULAÇÃO EXTRACORPÓREA NA SÍNDROME DO DESCONFORTO RESPIRATÓRIO AGUDO** 799
    Gustavo Faissol Janot de Matos
    Carmen Silva Valente Barbas
    Humberto Bassit Bogossian

79. **RETIRADA DO SUPORTE VENTILATÓRIO INVASIVO** 805
    Carmen Silva Valente Barbas
    Guilherme Schettino
    Gustavo Faissol Janot de Matos

B) PROCEDIMENTOS DIAGNÓSTICOS E TERAPÊUTICOS TORÁCICOS E RESPIRATÓRIOS 815

Coordenadores: Jose Ribas Milanez de Campos e Laert de Oliveira Andrade Filho

80. **ACESSO À VIA AÉREA DIFÍCIL** 817
    Flávio Takaoka
    Thiago Chaves Amorim
    Raffael P. C. Zamper

81. **CONDUTA NO PNEUMOTÓRAX HIPERTENSIVO** 827
    Laert de Oliveira Andrade Filho
    Eduardo de Campos Werebe
    Jose Ribas Milanez de Campos

82. **ASSISTÊNCIA FISIOTERAPÊUTICA NA VENTILAÇÃO MECÂNICA INVASIVA** 833
    Mineo Kaneko
    Erica Albanez Giovanetti
    Karina Tavares Timenetsky

83. **ASSISTÊNCIA FISIOTERAPÊUTICA NA VENTILAÇÃO MECÂNICA NÃO INVASIVA** 851
    Fernanda Domingues
    Andréia da Silva Azevedo Cancio
    Corinne Taniguchi

84. **TIPOS DE VENTILADOR MECÂNICO** 861
    Raquel Afonso Caserta Eid
    Cilene Saghabi de Medeiros Silva
    Marcelo do Amaral Beraldo

85. **BRONCOSCOPIA EM UNIDADE DE TERAPIA INTENSIVA** 869
    Marcia Jacomelli
    Paulo Rogério Scordamaglio
    Cameron D. Wright

86. **TRAQUEOSTOMIA ABERTA E PERCUTÂNEA** 879
    Miguel L. Tedde
    Rolf Francisco Bub
    Laert de Oliveira Andrade Filho

87. **TORACOCENTESE E DRENAGEM PLEURAL** 885
    Davi Wen Wei Kang
    Fabiano Cataldi Engel
    Jose Ribas Milanez de Campos

88. **PERICARDIOCENTESE E DRENAGEM PERICÁRDICA** 891
    Jose Luiz Ghiotto
    Rolf Francisco Bub

89. **TORACOSCOPIA DIAGNÓSTICA E TERAPÊUTICA** 897
    Davi Wen Wei Kang
    Fabiano Cataldi Engel

90. **BIÓPSIA DE PULMÃO NO PACIENTE GRAVE** 909
    Ricardo Sales dos Santos
    Hiran C. Fernando

91. **TROMBOENDARTERECTOMIA PULMONAR** 915
    Fabio Biscegli Jatene
    Marcos Naoyuki Samano

92. **OXIGENOTERAPIA HIPERBÁRICA** 933
    Adriano José Pereira
    Simone Aparecida F. de Oliveira

93. **REABILITAÇÃO PULMONAR** 943
    Leny Vieira Cavalheiro
    Eduardo Colucci
    Ana Maria Braga Marques

SEÇÃO 5 – DISTÚRBIOS RENAIS E HIDRELETROLÍTICOS 955

Coordenadores da Seção: Oscar Fernando Pavão dos Santos e Marcelo Costa Batista

94. **LESÃO RENAL AGUDA** 957
    Oscar Fernando Pavão dos Santos
    Thais Nemoto Matsui

95. **TRATAMENTO DIALÍTICO NA LESÃO RENAL AGUDA** 963
    Marcelino de Souza Durão Junior
    Patrícia Faria Scherer

96. **NEFROTOXICIDADE POR DROGAS** 975
    Miguel Angelo de Góes Junior
    Oscar Fernando Pavão dos Santos

97. **SÍNDROME PULMÃO-RIM** 987
    Eduardo José Tonato
    Oscar Fernando Pavão dos Santos

98. **DISTÚRBIOS ACIDOBÁSICOS** 997
    Nádia Karina Guimarães de Souza
    Oscar Fernando Pavão dos Santos

99. **DISTÚRBIOS DO SÓDIO NO PACIENTE GRAVE** 1007
    Thais Nemoto Matsui
    Bento Fortunato Cardoso dos Santos

100. **DISTÚRBIOS DO POTÁSSIO NO PACIENTE GRAVE** 1017
     Ricardo Baladi Rufino Pereira
     Eduardo José Tonato

101. **DISTÚRBIOS DO MAGNÉSIO E DO CÁLCIO NO PACIENTE GRAVE** 1029
     Priscila Ligeiro Gonçalves
     Ita Pfeferman Heilberg
     Virgílio Gonçalves Pereira Jr.

102. **ALTERAÇÕES NEFROLÓGICAS NO CHOQUE** 1037
     Eduardo José Tonato
     Oscar Fernando Pavão dos Santos

103. **ASSISTÊNCIA DE ENFERMAGEM NEFROLÓGICA** 1047
     Fabiana Carneiro Lins
     Eduarda Ribeiro dos Santos

SEÇÃO 6 – DISTÚRBIOS ENDÓCRINOS E METABÓLICOS   1057

Coordenadores da Seção: Ricardo Botticini Peres e Paulo Rosenbaum

104. **CONTROLE GLICÊMICO EM UNIDADE DE TERAPIA INTENSIVA   1059**
     Ricardo Botticini Peres
     Gustavo Daher

105. **CETOACIDOSE DIABÉTICA E CONTROLE GLICÊMICO EM UTI   1065**
     João Roberto de Sá
     Rodrigo Bomeny

106. **CRISE TIREOTÓXICA   1073**
     Simão Augusto Lottenberg
     Paulo Rosenbaum

107. **COMA MIXEDEMATOSO   1077**
     Paulo Rosenbaum
     Danielle Macellaro Andreoni

108. **CORTICOSTEROIDES NO PACIENTE GRAVE   1083**
     P. Vernon Van Heerden
     Efrat Orenbuch-Harroch
     Charles L. Sprung

109. **INSUFICIÊNCIA SUPRARRENAL RELACIONADA COM DOENÇA GRAVE   1091**
     Flávio Eduardo Nácul
     Djillali Annane

110. **ALTERAÇÕES ENDOCRINOLÓGICAS NO PACIENTE GRAVE   1097**
     João Roberto de Sá
     Paulo Rosenbaum
     Rodrigo Bomeny

SEÇÃO 7 – DISTÚRBIOS DO APARELHO DIGESTIVO NO PACIENTE GRAVE   1103

Coordenadores da Seção: Claudio Roberto Deutsch e Manlio Basilio Speranzini

A) DISTÚRBIOS GASTRINTESTINAIS   1105

Coordenadores: Vladimir Schraibman e Jaime Zaladek Gil

111. **HEMORRAGIA DIGESTIVA ALTA   1107**
     Osmar Kenji Yagi
     Marcus Fernando Kodama Pertille Ramos
     Claudio Roberto Deutsch

112. **HEMORRAGIA DIGESTIVA BAIXA TRATAMENTO NÃO CIRÚRGICO   1113**
     Fábio Guilherme Campos
     Maria Cristina Sartor
     Sergio Eduardo Alonso Araujo

113. **ABDOME AGUDO NO PACIENTE GRAVE   1119**
     José Carlos Evangelista
     Daniel José Szor

114. **INFECÇÕES INTRA-ABDOMINAIS   1127**
     Celso de Oliveira Bernini
     Claudio Roberto Deutsch

115. **URGÊNCIAS NAS DOENÇAS INFLAMATÓRIAS INTESTINAIS   1135**
     Sender Jankiel Miszputen
     Jaime Zaladek Gil
     Orlando Ambrogini Junior

116. **PANCREATITE AGUDA   1145**
     Alberto Goldenberg
     Franz Robert Apodaca Torrez
     Carlos Guillermo Manterola Delgado

117. **ISQUEMIA MESENTÉRICA   1155**
     Marcelo Passos Teivelis
     Nelson Wolosker

118. **COMPLICAÇÕES DA CIRURGIA BARIÁTRICA   1163**
     Hilton Telles Libanori
     Manoel dos Passos Galvão Neto

119. **APLICAÇÕES DA ROBÓTICA EM INTERVENÇÕES ABDOMINAIS COMPLEXAS   1181**
     Antonio Luiz Macedo
     Marina Gabrielle Epstein
     Vladimir Schraibman

120. **COLESTASE NO PACIENTE GRAVE   1187**
     Roberto Ferreira Meirelles Jr.
     Lílian Amorim Curvelo

B) PROCEDIMENTOS DIAGNÓSTICOS E TERAPÊUTICOS DO APARELHO DIGESTIVO   1193

Coordenadores: Alberto Goldenberg e Sidney Klajner

121. **SONDAS NASOGÁSTRICAS E NASOENTERAIS   1195**
     Claudia Regina Laselva
     Ruy Guilherme Rodrigues Cal

122. **ENDOSCOPIA DIGESTIVA DIAGNÓSTICA E TERAPÊUTICA   1205**
     Angelo Paulo Ferrari Junior
     Fernanda Prata Martins

123. **ECOENDOSCOPIA NO PACIENTE GRAVE   1217**
     Lucio Giovanni Battista Rossini
     Júlia Corrêa de Araújo

124. **GASTROSTOMIAS E JEJUNOSTOMIAS PERCUTÂNEAS ENDOSCÓPICAS** 1223
    Ricardo Leite Ganc
    Julia Hage
    Arnaldo José Ganc

125. **HEMORRAGIA DIGESTIVA BAIXA TRATAMENTO CIRÚRGICO** 1231
    Fábio Guilherme Campos
    Sergio Eduardo Alonso Araujo
    Maria Cristina Sartor

126. **LAPAROSCOPIA NO PACIENTE CRÍTICO** 1237
    Sidney Klajner
    Beatriz Camargo Azevedo
    Vladimir Schraibman

127. **PARACENTESE NO PACIENTE GRAVE** 1245
    Alexandre Maurano
    Paulo Savoia Dias da Silva
    Miguel Jose Francisco Neto

128. **RADIOLOGIA INTERVENCIONISTA DIAGNÓSTICA E TERAPÊUTICA** 1249
    Rodrigo Gobbo Garcia
    Felipe Nasser
    Francisco Leonardo Galastri

129. **MONITORIZAÇÃO DA PRESSÃO INTRA-ABDOMINAL** 1259
    Leonardo Rolim Ferraz
    Frederico Polito Lomar

130. **DERIVAÇÕES INTESTINAIS** 1267
    Sergio Eduardo Alonso Araujo
    Victor Edmond Seid

SEÇÃO 8 – NUTRIÇÃO 1279
Coordenadores da Seção: Luiz André Magno e Maria de Lourdes Teixeira da Silva

131. **NECESSIDADES METABÓLICAS E NUTRICIONAIS NA DOENÇA AGUDA** 1281
    José Raimundo Araujo de Azevedo
    André Luiz Baptiston Nunes

132. **AVALIAÇÃO NUTRICIONAL NO DOENTE GRAVE** 1287
    Maria Carolina Gonçalves Dias
    Maria Izabel Lamounier Vasconcelos

133. **NECESSIDADES NUTRICIONAIS ESPECIAIS DO DOENTE GRAVE** 1297
    Diogo de Oliveira Toledo
    Diana Borges Dock Nascimento
    Evandro José de Almeida Figueiredo

134. **IMUNONUTRIENTES EM UTI** 1301
    Paulo Cesar Ribeiro
    Valéria Abrahão Rosenfeld

135. **TERAPIA NUTRICIONAL NO DOENTE GRAVE** 1309
    Maria de Lourdes Teixeira da Silva
    Melina Golveia Castro

136. **PLANEJAMENTO NUTRICIONAL NA FALÊNCIA ESPECÍFICA DE ÓRGÃOS** 1321
    Luiz André Magno
    Celso Cukier

137. **CONSIDERAÇÕES NUTRICIONAIS EM SITUAÇÕES DE ESTRESSE FISIOLÓGICO** 1325
    Guilherme Duprat Ceniccola
    Diogo de Oliveira Toledo
    Luiz André Magno

138. **MANEJO NUTRICIONAL EM SITUAÇÕES ESPECIAIS** 1331
    Maria de Lourdes Teixeira da Silva
    Samantha Longhi Simões Almeida

139. **QUALIDADE EM TERAPIA NUTRICIONAL NA UTI** 1345
    Dan Linetzky Waitzberg
    Melina Golveia Castro

SEÇÃO 9 – DISTÚRBIOS HEPÁTICOS 1351
Coordenadores da Seção: Fernando Luis Pandullo e Leonardo Rolim Ferraz

140. **INSUFICIÊNCIA HEPÁTICA AGUDA FULMINANTE** 1353
    Marcio Dias de Almeida
    Paolo Rogerio de Oliveira Salvalaggio

141. **HEMORRAGIA DIGESTIVA E HIPERTENSÃO PORTAL** 1363
    Angelo Paulo Ferrari Junior
    Erika Pereira Macedo

142. **ENCEFALOPATIA HEPÁTICA** 1373
    Bianca Della Guardia
    Mario Reis Alvares-da-Silva

143. **PERITONITE BACTERIANA ESPONTÂNEA** 1381
    Liana Codes
    Paulo Lisboa Bittencourt

144. **SÍNDROME HEPATORRENAL** 1387
    Gustavo Pereira
    Carlos Terra
    Vicente Arroyo

145. **HIPERTENSÃO PORTOPULMONAR E SÍNDROME HEPATOPULMONAR** 1395
    Fernando Luis Pandullo
    Celso Eduardo Lourenço Matielo
    Lílian Amorim Curvelo

146. **SISTEMAS DE SUPORTE HEPÁTICO ARTIFICIAIS E BIOARTIFICIAIS** 1403
    Leonardo Rolim Ferraz
    Bento Fortunato Cardoso dos Santos

147. **COMPLICAÇÕES PERIOPERATÓRIAS NO PACIENTE CIRRÓTICO** 1411
    Marcelo Bruno de Rezende
    Luiz Gustavo Guedes Diaz
    Marcela Balbo Rusi

148. **DISTÚRBIOS DA COAGULAÇÃO NA DOENÇA HEPÁTICA** 1423
    Tomaz Crochemore
    Fernando Luis Pandullo
    Klaus Görlinger

SEÇÃO 10 – NEUROINTENSIVISMO 1437
Coordenadores da Seção: Ana Claudia Ferraz de Almeida e Gisele Sampaio Silva

A) TERAPIA INTENSIVA E NEUROLOGIA 1439
Coordenadores: Maria Sheila Guimarães Rocha e Ana Claudia Ferraz de Almeida

149. **COMA** 1441
    Maria Sheila Guimarães Rocha
    Ana Claudia Ferraz de Almeida

150. **DELIRIUM NA UTI** 1463
    Ana Claudia Ferraz de Almeida
    José Luiz Pedroso

151. **HIPERTENSÃO INTRACRANIANA EM UNIDADE DE TERAPIA INTENSIVA** 1475
    Reynaldo André Brandt
    Felipe Jorge Oberg Feres
    Hallim Féres Junior

152. **MONITORIZAÇÃO NEUROLÓGICA INTENSIVA** 1483
    Fábio Santana Machado
    Airton Leonardo de Oliveira Manoel

153. **ANALGESIA E SEDAÇÃO EM TERAPIA INTENSIVA** 1499
    Viviane Cordeiro Veiga
    Salomón Soriano Ordinola Rojas

154. **DISTÚRBIOS DO SÓDIO NO PACIENTE NEUROLÓGICO GRAVE** 1505
    Patrícia Faria Scherer
    Bento Fortunato Cardoso dos Santos

155. **ASPECTOS CARDIOVASCULARES E RESPIRATÓRIOS DO PACIENTE NEUROLÓGICO GRAVE** 1515
    Lúbia Caus de Morais
    Luiz Dalfior Junior

156. **ASPECTOS PERIOPERATÓRIOS EM NEUROCIRURGIA** 1523
    Marcos Augusto Stavále Joaquim
    Fábio Santana Machado
    Ana Emília de Sousa Matos

157. **ESTADO DE MAL EPILÉPTICO** 1535
    Luis Otavio Caboclo
    Paula Rodrigues Sanches

158. **FISIOPATOLOGIA E TRATAMENTO DA HIPERTENSÃO INTRACRANIANA ASSOCIADA AO INCHAÇO E AO EDEMA ENCEFÁLICOS** 1545
    Marcos Augusto Stavále Joaquim
    Eliova Zukerman

159. **HEMORRAGIA SUBARACNÓIDEA** 1569
    Gisele Sampaio Silva
    Marcos Augusto Stavále Joaquim

160. **HEMORRAGIA INTRACEREBRAL ESPONTÂNEA** 1575
    Rodrigo Meirelles Massaud
    Gisele Sampaio Silva

161. **ACIDENTE VASCULAR CEREBRAL** 1581
    Alexandre Pieri
    José Luiz Pedroso

162. **MENINGITES E MENINGOENCEFALITES** 1589
    Keila Narimatsu
    Luis Fernando Aranha Camargo
    Roberto Franco Morgulis

163. **DOENÇAS NEUROMUSCULARES NA UTI** 1605
    José Luiz Pedroso
    Agessandro Abrahão
    Acary Souza Bulle Oliveira

164. **ENCEFALOPATIA ANOXICOISQUÊMICA** 1615
    Ana Claudia Ferraz de Almeida
    Rodrigo Barbosa Thomaz

B) PROCEDIMENTOS DIAGNÓSTICOS E TERAPÊUTICOS NEUROLÓGICOS   1625

Coordenadores: Maria Sheila Guimarães Rocha e Ana Claudia Ferraz de Almeida

165. PUNÇÃO LIQUÓRICA   1627
Carlos Senne
Gustavo Bruniera Peres Fernandes

166. MONITORIZAÇÃO DA PRESSÃO INTRACRANIANA E DRENAGEM VENTRICULAR   1635
Eduardo Ribas
André Felix Gentil
Guilherme Carvalhal Ribas

167. DOPPLER TRANSCRANIANO EM UNIDADE DE TERAPIA INTENSIVA   1641
Marcelo de Lima Oliveira
Kelson James Almeida
Edson Bor Seng Shu

168. NEURORRADIOLOGIA INTERVENCIONISTA I: ACIDENTE VASCULAR ISQUÊMICO E ANEURISMA CEREBRAL   1651
Thiago Giansante Abud
Carlos Eduardo Baccin
Ronie Leo Piske

169. NEURORRADIOLOGIA INTERVENCIONISTA II: MALFORMAÇÕES VASCULARES, EPISTAXE, TRAUMA E TESTE DE OCLUSÃO CAROTÍDEA   1673
Thiago Giansante Abud
Carlos Eduardo Baccin
Ronie Leo Piske

170. HIPOTERMIA TERAPÊUTICA   1687
Airton Leonardo de Oliveira Manoel
Lúbia Caus de Morais

171. ELETROENCEFALOGRAMA   1695
Luis Otavio Caboclo
Letícia Pereira Brito Sampaio

172. MONITORIZAÇÃO DA OXIMETRIA CEREBRAL   1717
Fábio Santana Machado
Pedro Martins Pereira Kurtz

173. ABORDAGEM FISIOTERAPÊUTICA NO PACIENTE NEUROLÓGICO EM UTI   1729
Carolina S. A. Azevedo de Castro
Jose Aparecido de Sousa Junior

174. ASSISTÊNCIA DE ENFERMAGEM NEUROLÓGICA   1739
Michelle dos Santos Lobato
Marcele Liliane Pesavento

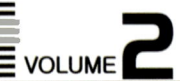

VOLUME 2

SEÇÃO 11 – DISTÚRBIOS HEMATOLÓGICOS E HEMOTERAPIA   1753

Coordenadores da Seção: José Mauro Kutner e Nelson Hamerschlak

175. DISTÚRBIOS DA COAGULAÇÃO NO PACIENTE GRAVE   1755
João Carlos de Campos Guerra
Rubens Carmo Costa Filho
Nelson Hamerschlak

176. UTILIZAÇÃO DE SANGUE E COMPONENTES   1763
Araci Massami Sakashita
José Mauro Kutner

177. TRANSFUSÃO MACIÇA   1771
Ana Paula Hitomi Yokoyama
Celso Bianco

178. TRALI E REAÇÕES TRANSFUSIONAIS NÃO IMUNOLÓGICAS   1785
Andrea Tiemi Kondo
José Mauro Kutner
Antonio Sergio Torloni

179. INFECÇÃO NO PACIENTE IMUNODEPRIMIDO PÓS-TRANSPLANTE DE CÉLULAS-TRONCO HEMATOPOIÉTICAS   1797
Luis Fernando Aranha Camargo
Nelson Hamerschlak

180. TRANSPLANTE DE CÉLULAS-TRONCO HEMATOPOIÉTICAS   1801
Nelson Hamerschlak
Fabio R. Kerbauy
Marcos de Lima

181. SÍNDROME DE LISE TUMORAL   1807
Andreza Alice Feitosa Ribeiro
Cláudio Galvão de Castro Junior

182. **DOENÇA DO ENXERTO CONTRA O HOSPEDEIRO** 1811
Jairo do Nascimento Sobrinho
Morgani Rodrigues

183. **ABORDAGEM DAS IMUNODEFICIÊNCIAS PRIMÁRIAS E SUAS NECESSIDADES EM UTI** 1821
Juliana Folloni Fernandes
Vanderson Rocha
Victor Nudelman

184. **DOENÇA VENO-OCLUSIVA HEPÁTICA – DISTÚRBIOS HEMATOLÓGICOS E HEMOTERAPIA** 1829
Claudia Mac Donald Bley do Nascimento
Fabio R. Kerbauy

185. **ALTERAÇÕES HEMATOLÓGICAS NO ESTADO DE CHOQUE** 1833
Rubens Carmo Costa Filho
João Carlos de Campos Guerra
Andrea Tiemi Kondo

SEÇÃO 12 – INFECÇÕES E ANTIMICROBIANOS 1849
Coordenadores da Seção: Luis Fernando Aranha Camargo e Thiago Zinsly Sampaio Camargo

186. **MICROBIOLOGIA DAS INFECÇÕES EM UTI** 1851
Marinês Dalla Valle Martino
Jacyr Pasternak

187. **PRINCIPAIS INFECÇÕES HOSPITALARES EM UTI** 1857
Felipe Maia de Toledo Piza
Thiago Zinsly Sampaio Camargo

188. **PREVENÇÃO E CONTROLE DE INFECÇÕES HOSPITALARES EM UTI** 1867
Claudia Vallone Silva
Luci Corrêa

189. **INFECÇÕES EM PACIENTES SUBMETIDOS A TRANSPLANTES DE ÓRGÃOS SÓLIDOS** 1895
Luis Fernando Aranha Camargo
Moacyr Silva Junior

190. **INFECÇÕES POR *CANDIDA* EM UTI** 1905
André Mario Doi
Sergio Barsanti Wey
Arnaldo Lopes Colombo

191. **SÍNDROME DA IMUNODEFICIÊNCIA ADQUIRIDA EM UTI** 1917
David Salomão Lewi
Thiago Zinsly Sampaio Camargo

192. **INFECÇÕES RESPIRATÓRIAS ADQUIRIDAS NA COMUNIDADE EM UTI** 1929
Moacyr Silva Junior
Luis Fernando Aranha Camargo
Michael S. Niederman

SEÇÃO 13 – TRAUMA 1941
Coordenadores da Seção: Milton Steinman e Gustavo Pereira Fraga

193. **ESTADO DA ARTE NO ATENDIMENTO INICIAL AO TRAUMATIZADO** 1943
Cesar Vanderlei Carmona
Gustavo Pereira Fraga

194. **TRAUMA RAQUIMEDULAR** 1953
Marcelo Wajchenberg
Arthur Werner Poetscher
Hallim Féres Junior

195. **ATENDIMENTO HOSPITALAR EM CATÁSTROFES** 1961
Milton Steinman
Yoram Klein

196. **TRAUMA TORÁCICO** 1967
Celso de Oliveira Bernini
José Ernesto Succi
Laert de Oliveira Andrade Filho

197. **AMPUTAÇÕES TRAUMÁTICAS** 1975
Diogo F. V. Garcia
Antonio Carlos Arnone

198. **INFECÇÃO E SEPSE NO DOENTE TRAUMATIZADO** 1983
Maurício Godinho
Sandro Scarpelini

199. **CHOQUE NO POLITRAUMATIZADO** 1991
Alberto Bitran
Fernando da Costa Ferreira Novo

200. **LESÕES IATROGÊNICAS NO ATENDIMENTO DO TRAUMATIZADO** 1997
Milton Steinman
Carlos Eduardo Fonseca Pires
Dario Birolini

201. **EMBOLIA GORDUROSA** 2003
Leonardo Lima Rocha
Carlos Eduardo Saldanha de Almeida

202. **EMBOLIA GASOSA** 2011
Leonardo Lima Rocha
Camila Menezes Souza Pessoa
Carlos Eduardo Saldanha de Almeida

203. **TRAUMATISMO CRANIOENCEFÁLICO** 2019
    Reynaldo André Brandt
    Hallim Féres Junior
    Eduardo Urbano da Silva

204. **TRAUMA DE FACE** 2037
    Eduardo Cukierman
    Sérgio Takeji Mitsuda

205. **TRAUMA OCULAR E OUTRAS AFECÇÕES** 2047
    Remo Susanna Junior
    Walter Yukihiko Takahashi

206. **TRAUMATISMO CRANIOMAXILOFACIAL** 2055
    Dov Charles Goldenberg
    Sergio Luis de Miranda
    Roberto Moreno

207. **TRAUMA ABDOMINAL** 2067
    Milton Steinman
    Carlos Eduardo Fonseca Pires

208. **TRAUMA VASCULAR** 2075
    Ricardo Aun
    Hilton Waksman
    Boulanger Mioto Netto

209. **SÍNDROME DO ESMAGAMENTO** 2095
    Ricardo Aun
    Hilton Waksman
    Boulanger Mioto Netto

SEÇÃO 14 – QUEIMADURAS, LESÕES POR AGENTES FÍSICOS, CATÁSTROFES E BIOTERRORISMO   2101

Coordenadores da Seção: Thiago Domingos Corrêa e Guilherme Schettino

210. **CONDUTAS NO PACIENTE GRANDE QUEIMADO** 2103
    Constantino José Fernandes Jr.
    Carlos Fontana
    Luiz Philipe Molina Vana

211. **ASSISTÊNCIA DE ENFERMAGEM AO PACIENTE QUEIMADO** 2117
    Sheila Wadih Sassine
    Vanessa Jonas Cardoso

212. **FISIOTERAPIA NO GRANDE QUEIMADO** 2121
    Fernanda Domingues
    Thaisa J. André Casalaspro

213. **CUIDADOS TERAPÊUTICOS EM VÍTIMA DE AFOGAMENTO** 2131
    Marco Aurélio Scarpinella Bueno
    Milton Rodrigues Junior

214. **LESÕES POR CHOQUE ELÉTRICO E RAIOS** 2135
    Marcos Knobel
    Elias Knobel

215. **RADIAÇÕES IONIZANTES** 2141
    Eduardo Weltman
    Cristiano Beck Neviani
    José Carlos da Cruz

216. **HIPOTERMIA ACIDENTAL** 2155
    Virgílio Gonçalves Pereira Jr.
    Henrique Palomba

217. **BIOTERRORISMO – ARMAS QUÍMICAS E BIOLÓGICAS** 2159
    Claudio Schvartsman
    Jacyr Pasternak

218. **INTOXICAÇÕES AGUDAS** 2165
    Claudio Schvartsman
    Samuel Schvartsman *(in memoriam)*

219. **INTERFERÊNCIAS ELETROMAGNÉTICAS** 2179
    Heitor Akira Kuramoto
    Marcello Dias Bonfim

SEÇÃO 15 – RISCO CIRÚRGICO, CUIDADOS PERIOPERATÓRIOS E ANESTESIA NO PACIENTE GRAVE   2183

Coordenadores da Seção: Maurizio Cecconi e Diego Marcelo May

220. **AVALIAÇÃO DE RISCO CIRÚRGICO NOS PACIENTES CARDIOPATAS** 2185
    Maria José Carvalho Carmona
    Marcelo Souza Xavier
    Matheus Fachini Vane

221. **AVALIAÇÃO DE RISCO CIRÚRGICO NOS PACIENTES PNEUMOPATAS** 2203
    Sônia Perez Cendon Filha
    Helio Romaldini
    Ricardo Mingarini Terra

222. **AVALIAÇÃO PRÉ-ANESTÉSICA NO PACIENTE GRAVE** 2211
    Flávio Takaoka
    Diego Marcelo May
    Raffael P. C. Zamper

223. **CUIDADOS PERIOPERATÓRIOS E LESÃO RENAL AGUDA** 2229
    Bruno Caldin da Silva
    Ligia Fidelis Ivanovic
    Jordana Dantas de Oliveira Lira

224. **PÓS-OPERATÓRIO E COMPLICAÇÕES EM NEUROCIRURGIA** 2235
   Airton Leonardo de Oliveira Manoel
   André Felix Gentil

225. **PÓS-OPERATÓRIO DE CIRURGIA CARDÍACA E SUAS COMPLICAÇÕES** 2243
   Marcos Knobel
   Pedro Silvio Farsky
   Walace de Souza Pimentel

226. **PÓS-OPERATÓRIO E COMPLICAÇÕES NA CIRURGIA DA AORTA E DA CARÓTIDA** 2251
   Sergio Kuzniec
   Guilherme Linhares Bub

227. **PÓS-OPERATÓRIO E COMPLICAÇÕES EM CIRURGIA PULMONAR** 2261
   Jose Ribas Milanez de Campos
   Eduardo de Campos Werebe

228. **OTIMIZANDO A HEMODINÂMICA NO PERIOPERATÓRIO** 2273
   Suzana M. Lobo
   Maurizio Cecconi

229. **PÓS-OPERATÓRIO E COMPLICAÇÕES DE CIRURGIA ABDOMINAL** 2287
   Sidney Klajner
   Renato Catojo Sampaio
   Vladimir Schraibman

230. **HIPERTERMIA MALIGNA** 2297
   Helio Halpern
   Marcos Charf

231. **ASSISTÊNCIA DE ENFERMAGEM NO PÓS-OPERATÓRIO DE CIRURGIA DE GRANDE PORTE** 2307
   Renata Andréa Pietro Pereira Viana
   Mariana Torre

232. **ANESTESIA E SEDAÇÃO EM PROCEDIMENTOS TERAPÊUTICOS EM UTI** 2317
   Álvaro Antonio Guaratini
   Walter Maurer

SEÇÃO 16 – TRANSPLANTES 2327
Coordenadores da Seção: Ben-Hur Ferraz-Neto e Alvaro Pacheco e Silva Filho

233. **TRANSPLANTE CARDÍACO** 2329
   Enio Buffolo
   João Nelson Rodrigues Branco

234. **TRANSPLANTE DE PULMÃO** 2345
   Paulo Manuel Pêgo Fernandes
   José Eduardo Afonso Júnior
   Fabio Biscegli Jatene

235. **TRANSPLANTE HEPÁTICO** 2357
   Ben-Hur Ferraz-Neto
   Thamara Perera
   Rogério Carballo Afonso
   Darius Mirza

236. **TRANSPLANTE DE RIM** 2369
   Eduardo José Tonato
   Alvaro Pacheco e Silva Filho

237. **TRANSPLANTE INTESTINAL E MULTIVISCERAL** 2375
   Ben-Hur Ferraz-Neto
   Rodrigo Vianna

238. **DOAÇÃO DE ÓRGÃOS PARA TRANSPLANTES** 2379
   Joel de Andrade
   Tadeu Thomé

239. **DIAGNÓSTICO DE MORTE ENCEFÁLICA** 2393
   Luiz Antonio da Costa Sardinha
   Venâncio Pereira Dantas Filho

240. **MANUTENÇÃO DO POTENCIAL DOADOR FALECIDO PARA DOAÇÃO MÚLTIPLA DE ÓRGÃOS** 2407
   Glauco Adrieno Westphal
   Leonardo Rolim Ferraz

SEÇÃO 17 – O PACIENTE PEDIÁTRICO E NEONATAL 2417
Coordenadores da Seção: Adalberto Stape e Eduardo Juan Troster

241. **PARADA CARDIORRESPIRATÓRIA E CUIDADOS PÓS-RESSUSCITAÇÃO CARDIOPULMONAR EM PEDIATRIA E NEONATOLOGIA** 2419
   Amelia Gorete Afonso da Costa Reis
   Ana Claudia Yoshikumi Prestes
   Allan DeCaen

242. **NEUROINTENSIVISMO NA CRIANÇA E NO RECÉM-NASCIDO** 2433
   João Fernando Lourenço de Almeida
   Mauricio Magalhães

243. **SEPSE GRAVE E CHOQUE SÉPTICO EM PEDIATRIA** 2451
   Cristiane Freitas Pizarro
   Denise Varella Katz

244. **INSUFICIÊNCIA RESPIRATÓRIA AGUDA EM PEDIATRIA – INSUFICIÊNCIA RESPIRATÓRIA AGUDA EM CRIANÇAS** 2461
   Patricia Leão Tuma
   Cristiane do Prado
   Arjan B. Te Pas

245. **INSUFICIÊNCIA RESPIRATÓRIA AGUDA EM RECÉM-NASCIDOS** 2471
    Arjan B. Te Pas
    Patricia Leão Tuma
    Cristiane do Prado

246. **VENTILAÇÃO MECÂNICA EM PEDIATRIA E NEONATOLOGIA** 2485
    Flavia Feijo Panico Rossi
    Renata de Araujo Monteiro Yoshida
    Alexandre T. Rotta

247. **SUPORTE NUTRICIONAL E METABÓLICO NA CRIANÇA** 2495
    Adalberto Stape
    Eduardo Juan Troster

248. **DISTÚRBIOS HIDRELETROLÍTICOS EM CRIANÇAS** 2513
    Ana Paula de Carvalho Panzeri Carlotti
    Audrey Rie Ogawa Shibata
    Desmond Bohn

249. **INFECÇÕES E ANTIMICROBIANOS – ASPECTOS PECULIARES EM PEDIATRIA** 2527
    Marcio Caldeira Alves Moreira
    Alfredo Elias Gilio

250. **TERAPIA DE SUBSTITUIÇÃO RENAL EM PEDIATRIA** 2539
    Benita Galassi Soares Schvartsman
    Luciana dos Santos Henriques Sakita

251. **TRATAMENTO INTENSIVO PARA O RECÉM-NASCIDO – UTI NEONATAL** 2547
    Alice D'Agostini Deutsch
    Paula Cunha Alves
    Paolo Biban

SEÇÃO 18 – O PACIENTE GERIÁTRICO 2561

Coordenadores da Seção: Manes Roberto Erlichman e Roberto Dischinger Miranda

252. **INTERAÇÃO ENVELHECIMENTO E DOENÇA: IMPLICAÇÕES NO PACIENTE GRAVE** 2563
    João Toniolo Neto
    Clineu de Mello Almada Filho
    Fábio Nasri

253. **ALTERAÇÕES CARDIOVASCULARES RELACIONADAS COM O ENVELHECIMENTO** 2569
    Alberto Liberman
    Marcelo Franken
    Marcel Liberman

254. **PECULIARIDADES DA CARDIOPATIA ISQUÊMICA AGUDA NO IDOSO** 2577
    Anna Maria Andrei
    Marcos Knobel

255. **INSUFICIÊNCIA CARDÍACA NO IDOSO – CARACTERÍSTICAS E TRATAMENTO** 2587
    Amit Nussbacher
    Mauricio Wajngarten

256. **ASSISTÊNCIA DE ENFERMAGEM AO IDOSO GRAVE** 2599
    Satiro Ribeiro França
    Vivian Valéria Fernandes de Oliveira

SEÇÃO 19 – O PACIENTE ONCOLÓGICO 2603

Coordenadores da Seção: Márcio Soares e Rafael Aliosha Kaliks Guendelmann

257. **AVALIAÇÃO PROGNÓSTICA E CRITÉRIOS PARA A INTERNAÇÃO EM UTI** 2605
    Márcio Soares
    Luciano Cesar Pontes Azevedo
    Jorge Ibrain Figueira Salluh

258. **INSUFICIÊNCIA RESPIRATÓRIA NO PACIENTE ONCOLÓGICO** 2613
    Carmen Silva Valente Barbas
    Ary Serpa Neto

259. **INSUFICIÊNCIA RENAL NO PACIENTE COM CÂNCER** 2619
    Óren Smaletz
    Bento Fortunato Cardoso dos Santos

260. **COMPROMETIMENTO CARDÍACO NO PACIENTE ONCOLÓGICO** 2625
    Tatiana de Fátima Gonçalves Galvão
    Juliana Soares

261. **SEPSE NO PACIENTE ONCOLÓGICO** 2631
    Cláudio Galvão de Castro Junior
    Murillo Santucci Cesar de Assunção

262. **COMPLICAÇÕES GRAVES RELACIONADAS COM O TRATAMENTO SISTÊMICO DO CÂNCER** 2639
    Heloisa Veasey Rodrigues
    Rafael Aliosha Kaliks Guendelmann

263. **URGÊNCIAS NO PACIENTE ONCOLÓGICO GRAVE** 2649
    Geila Ribeiro Nuñez
    Eduardo Weltman

264. **QUANDO CESSAR CUIDADOS INTENSIVOS EM UM PACIENTE COM CÂNCER** 2661
    Auro del Giglio
    Theodora Karnakis

265. **ASSISTÊNCIA DE ENFERMAGEM AO PACIENTE ONCOLÓGICO NA UTI** 2665
    Eliana Muta Yoshioka
    Patrícia Pereira dos Anjos

SEÇÃO 20 – A PACIENTE GESTANTE   2677

Coordenadores da Seção: Daniel Born e Antonio Fernandes Moron

266. **INSUFICIÊNCIA CARDÍACA NA GRAVIDEZ**   2679
 Daniel Born
 José Augusto Marcondes de Souza

267. **CHOQUE E GRAVIDEZ**   2687
 Daniel Born
 Adriano José Pereira

268. **HIPERTENSÃO ARTERIAL NA GRAVIDEZ**   2707
 Daniel Born
 Felipe Favorette Campanharo
 Nelson Sass

269. **TROMBOEMBOLISMO E COAGULOPATIAS NA GRAVIDEZ**   2717
 Eduardo Cordioli
 João Carlos de Campos Guerra

SEÇÃO 21 – GESTÃO EM TERAPIA INTENSIVA   2727

Coordenadores da Seção: Haggéas da Silveira Fernandes e Elias Knobel

270. **ORGANIZAÇÃO E FUNCIONAMENTO DAS UNIDADES DE TERAPIA INTENSIVA NO BRASIL**   2729
 Elias Knobel
 Thiago Domingos Corrêa
 Guilherme Schettino

271. **PLANEJAMENTO ESTRATÉGICO**   2739
 Haggéas da Silveira Fernandes
 Elias Knobel

272. **GESTÃO DE RECURSOS HUMANOS EM TERAPIA INTENSIVA**   2747
 Raquel Afonso Caserta Eid
 Raquel Pusch de Souza
 Haggéas da Silveira Fernandes

273. **GESTÃO DE PROJETOS**   2753
 Fernando Ramos Pavan
 Haggéas da Silveira Fernandes

274. **GESTÃO DO FLUXO DE PACIENTES EM UTI**   2763
 Haggéas da Silveira Fernandes
 Bruno Franco Mazza
 Débora Dutra da Silveira Mazza

275. **GESTÃO FINANCEIRA**   2771
 Patrícia Leisnock Santos
 Haggéas da Silveira Fernandes
 Luiz Sergio Santana

276. **SISTEMAS DE INFORMAÇÃO EM UTI**   2779
 Marivan Santiago Abrahão
 Nelson Akamine
 Ruy Guilherme Rodrigues Cal

277. **INOVAÇÃO EM TERAPIA INTENSIVA**   2791
 Haggéas da Silveira Fernandes
 Elias Knobel
 José Cláudio Cyrineu Terra

SEÇÃO 22 – SEGURANÇA E QUALIDADE   2801

Coordenadores da Seção: Claudia Garcia de Barros e Anna Margherita T. Bork

278. **CONCEITOS EM QUALIDADE E SEGURANÇA DO PACIENTE**   2803
 Paola Bruno de Araujo Andreoli
 Carla Fátima da Paixão Nunes

279. **GESTÃO E VIGILÂNCIA DE RISCOS EM UTI**   2809
 Thaís Galoppini Felix
 Leny Vieira Cavalheiro
 Paola Bruno de Araujo Andreoli

280. **O USO DE PROTOCOLOS CLÍNICOS EM UNIDADES DE TERAPIA INTENSIVA**   2823
 Antonio Capone Neto
 Claudia Garcia de Barros

281. **GESTÃO DA QUALIDADE**   2831
 Haggéas da Silveira Fernandes
 Marcos Knibel
 Rui Moreno

282. **GESTÃO DA QUALIDADE EM UNIDADE CORONARIANA**   2841
 Marcia Makdisse
 Marcelo Franken

283. **ACREDITAÇÕES E CERTIFICAÇÕES**   2847
 Claudia Garcia de Barros
 Carla Behr
 Paul Van Ostenberg

284. **EDUCAÇÃO E TREINAMENTO PARA A CULTURA DA SEGURANÇA**   2861
 Cristina Satoko Mizoi
 Daniella Cristina Chanes

SEÇÃO 23 – HUMANIZAÇÃO E BIOÉTICA EM UTI   2869

Coordenadores da Seção: Henrique Grunspun e Paulo Azevedo Maia

285. **HUMANIZAÇÃO DOS CUIDADOS AOS PACIENTES GRAVES** 2871
    Elias Knobel
    Guilherme Schettino
    Ana Lucia Martins da Silva

286. **FATORES DE ESTRESSE EM UTI** 2881
    Maria Alice de Chaves Fontes
    Elias Knobel

287. **COMUNICAÇÃO ENTRE DOENTE, MEMBROS DA FAMÍLIA E MÉDICOS NA UTI** 2889
    Paulo Azevedo Maia
    Jorge Pimentel

288. **AUTONOMIA EM PACIENTES CRÍTICOS** 2899
    Henrique Grunspun
    Paulo Azevedo Maia
    Norma Azzam Grunspun

289. **CUIDADOS PALIATIVOS NA UNIDADE DE TERAPIA INTENSIVA PEDIÁTRICA** 2905
    Denise Varella Katz
    Eduardo Juan Troster

290. **CUIDADOS PALIATIVOS** 2909
    Henrique Afonseca Parsons
    Jose Antônio Maluf de Carvalho

291. **ESTRESSE PÓS-TRAUMÁTICO EM PACIENTES INTERNADOS EM UNIDADE DE TERAPIA INTENSIVA** 2921
    Andrea Vannini Santesso Caiuby
    Ana Lucia Martins da Silva

SEÇÃO 24 – ÍNDICES PROGNÓSTICOS EM UTI   2929

Coordenadores da Seção: Rui Moreno e Murillo Santucci Cesar de Assunção

292. **SISTEMAS DE PONTUAÇÃO E RESULTADO DE PREDIÇÃO** 2931
    Rui Moreno
    Antonio Paulo Nassar Junior
    Susana Afonso
    Philipp Metnitz

293. **ÍNDICES PROGNÓSTICOS EM CIRURGIA CARDÍACA** 2941
    Ricardo Casalino
    Antonio Carlos Bacelar Nunes Filho

294. **ÍNDICES PROGNÓSTICOS NA LESÃO RENAL AGUDA** 2947
    Miguel Angelo de Góes Junior
    Victor Faria Seabra
    Marcelo Costa Batista

295. **AVALIAÇÃO DA QUALIDADE DE VIDA EM SOBREVIVENTES DE UNIDADE DE TERAPIA INTENSIVA** 2953
    Renata Rego Lins Fumis
    Maurizia Capuzzo

296. **DISFUNÇÃO DE MÚLTIPLOS ÓRGÃOS/ ESCORES DE FALÊNCIA ORGÂNICA** 2963
    Rui Moreno
    Jean-Louis Vincent

297. **ÍNDICES PROGNÓSTICOS EM UTI PEDIÁTRICA** 2967
    Graziela de Araujo Costa Zanatta
    Eduardo Juan Troster

298. **TAXAS DE PROGNÓSTICO NA UNIDADE DE TRATAMENTO INTENSIVO NEONATAL (UTIN)** 2979
    Alice D'Agostini Deutsch
    Paula Cunha Alves

299. **A AVALIAÇÃO DA CARGA DE TRABALHO DE ENFERMAGEM E DOS NÍVEIS DE CUIDADOS EM TERAPIA INTENSIVA** 2987
    Rui Moreno
    Filipa Pais Silva
    Joana Manuel

300. **ESTRATIFICAÇÃO DE RISCO EM SEPSE GRAVE: O PIRO É UMA SOLUÇÃO?** 2997
    Francesca Rubulotta
    Rui Moreno

SEÇÃO 25 – MEDICINA INTENSIVA BASEADA EM EVIDÊNCIAS   3009

Coordenadores da Seção: Hélio Penna Guimarães e Marcelo Katz

301. **PRINCÍPIOS DA MEDICINA BASEADA EM EVIDÊNCIAS** 3011
    Álvaro Avezum
    Hélio Penna Guimarães

302. **DELINEAMENTOS DE ESTUDOS CLÍNICOS** 3023
    Otávio Berwanger da Silva
    Alexandre Biasi Cavalcanti
    Renato Delascio Lopes

303. **AVALIAÇÃO CRÍTICA DA LITERATURA** 3031
    Álvaro Avezum
    Marcelo Katz
    Hélio Penna Guimarães

304. **CONSENSOS BASEADOS EM EVIDÊNCIAS** 3039
    Hélio Penna Guimarães
    Diogo Bugano Diniz Gomes
    Eliézer Silva

SEÇÃO 26 – ASPECTOS PECULIARES EM UTI 3047

Coordenadores da Seção: Bruno Franco Mazza e Elias Knobel

305. **ASPECTOS DERMATOLÓGICOS** 3049
    Mario Grinblat
    Luiza Kassab Vicencio
    Suzana Cutin Schainberg

306. **ÚLCERA POR PRESSÃO** 3059
    Mariana F. do Espírito Santo
    Maria Emilia Gaspar Ferreira Del Cistia

307. **CUIDADOS OFTALMOLÓGICOS NO PACIENTE GRAVE** 3071
    Claudio Luiz Lottenberg
    Adriano Biondi M. Carneiro
    Mauricio Eliezer Neto

308. **ASPECTOS OTORRINOLARINGOLÓGICOS** 3079
    Luis Carlos Gregorio
    Vinicius Magalhães Suguri
    Antonio Augusto de Lima Pontes

309. **ASPECTOS ODONTOLÓGICOS** 3093
    Teresa Marcia Nascimento de Morais
    Alessandra Figueiredo de Souza
    Edela Puricelli

310. **ASPECTOS UROLÓGICOS** 3109
    Gustavo Caserta Lemos
    Marcelo Apezzato
    Milton Borrelli Junior

311. **ABSCESSOS CERVICAIS** 3117
    Márcio Abrahão
    Cláudio Roberto Cernea

312. **SONO EM UNIDADE DE TERAPIA INTENSIVA** 3125
    Luciano Ferreira Drager
    Flávia de Souza Nunes
    Geraldo Lorenzi-Filho

313. **PROCEDIMENTOS DE ENFERMAGEM EM TERAPIA INTENSIVA** 3135
    Débora Feijó Villas Bôas Vieira
    Enaura Helena Brandão Chaves
    Fernanda Magalhães Prates

314. **CUIDADOS DE ENFERMAGEM NA MONITORIZAÇÃO DO PACIENTE GRAVE** 3153
    Anderson Nunes Fava
    Melissa Cuartero Gimenes Piovesam

315. **DISTÚRBIOS DA DEGLUTIÇÃO NO PACIENTE GRAVE** 3163
    Dayse Manrique
    Andrea Peiyun Chi Sakai

316. **MOBILIZAÇÃO PRECOCE** 3171
    Karina Tavares Timenetsky
    Denise Carnieli Cazati
    Sedila Calegaro

SEÇÃO 27 – FARMÁCIA CLÍNICA 3181

Coordenadores da Seção: Silvana Maria de Almeida e Marco Aurélio Scarpinella Bueno

317. **FARMÁCIA CLÍNICA NA UNIDADE DE TERAPIA INTENSIVA** 3183
    Cássio Massashi Mancio
    Silvana Maria de Almeida

318. **PRESCRIÇÃO ELETRÔNICA NA UTI** 3187
    Nilson Gonçalves Malta
    Wladmir Mendes Borges Filho

319. **SISTEMAS DE INFORMAÇÃO SOBRE MEDICAMENTOS** 3195
    Silvana Maria de Almeida
    Natália Berlese Mello Dourado

320. **AJUSTE DE DOSAGEM DE MEDICAMENTOS EM DISFUNÇÕES ORGÂNICAS** 3201
    Cássio Massashi Mancio
    Ernane Jesus Pereira Silva
    Thiago Zinsly Sampaio Camargo

321. **FARMACOVIGILÂNCIA** 3211
    Claudio Schvartsman
    Silvana Maria de Almeida

322. **SISTEMAS DE DISPENSAÇÃO DE MEDICAMENTOS EM UTI** 3217
    Vanessa de Cássia Brumatti
    Wladmir Mendes Borges Filho

323. **FARMÁCIA CLÍNICA E SEGURANÇA DO PACIENTE** 3225
    Fábio Teixeira Ferracini
    Claudia Regina Laselva
    Neila M. M. Negrini

APÊNDICES 3231

1 FÓRMULAS, TABELAS, VALORES E REFERÊNCIAS USADOS EM UTI 3233
Thalita Gonçalves de Sousa Merluzzi
André Mario Doi
Elias Knobel

2 ÍNDICE FARMACÊUTICO 3303
Silvana Maria de Almeida
Marco Aurélio Scarpinella Bueno

3 ABREVIAÇÕES E SIGLAS 3325
Thalita Gonçalves de Sousa Merluzzi
Pedro Silvio Farsky

ÍNDICE REMISSIVO I

SEÇÃO 11

DISTÚRBIOS HEMATOLÓGICOS E HEMOTERAPIA

COORDENADORES

José Mauro Kutner ▪ Nelson Hamerschlak

CAPÍTULO 175

DISTÚRBIOS DA COAGULAÇÃO NO PACIENTE GRAVE

João Carlos de Campos Guerra
Rubens Carmo Costa Filho
Nelson Hamerschlak

DESTAQUES

- Os distúrbios dos mecanismos da hemostasia podem se manifestar por meio de simples petéquias ou equimoses provocadas por traumas, sangramentos localizados e até quadros generalizados.
- É fundamental ressaltar que a coagulação intravascular disseminada (CIVD) é sempre secundária a uma doença de base e quase sempre está associada à resposta inflamatória sistêmica.
- Para o diagnóstico da CIVD, é fundamental a identificação do mecanismo desencadeante (doença de base), pois somente uma correlação clinicolaboratorial compatível com a síndrome permite um diagnóstico correto.
- Na suspeita de CIVD, devem ser solicitados os exames de tempo de protrombina (TP), tempo de tromboplastina parcial ativada (TTPa), tempo de trombina (TT), dosagem de fibrinogênio, produtos de degradação de fibrina (PDF), dímero-D, contagem de plaquetas e análise microscópica do esfregaço sem anticoagulante do sangue periférico.
- O tratamento dirigido à doença de base é o mais importante na CIVD.

INTRODUÇÃO

Os distúrbios dos mecanismos da hemostasia podem se manifestar por meio de simples petéquias ou equimoses provocadas por traumas, sangramentos localizados e até quadros generalizados. Alterações subclínicas somente são detectadas com exames laboratoriais específicos.[1,2]

A etiologia pode ser, primariamente, do sistema da coagulação ou, muito frequentemente, resultado de outras doenças, comportando-se como mecanismo intermediário de piora do paciente grave.[3]

O diagnóstico dos distúrbios da coagulação inclui anamnese, exame físico e avaliação laboratorial na maioria das situações. No paciente grave e em casos de urgência, nem sempre é possível a obtenção de dados clínicos, e também não são disponíveis exames específicos.[4] Nessa situação, o conhecimento fisiopatológico apoiado nas manifestações clínicas pode, com certa segurança, orientar a terapêutica de urgência.

DEFINIÇÃO

A coagulação intravascular disseminada (CIVD) é definida como uma síndrome clínica adquirida, caracterizada pela ativação dos mecanismos da coagulação, induzida por diferentes fatores desencadeantes, levando a formação e deposição de fibrina intravascular.[5,6]

Na maioria dos casos de CIVD o sistema fibrinolítico está amplamente inativado, o que contribui para a deposição de fibrina em diferentes órgãos, porém, em algumas situações (p. ex.: na leucemia promielocítica aguda), a fibrinólise pode estar acelerada, contribuindo, assim, para quadros de sangramento grave.[7] A deposição de fibrina intravascular, principalmente na microvasculatura, acarreta obstrução dos vasos e lesão isquêmica de diversos tecidos e órgãos, o que, em conjunto com alterações metabólicas e hemodinâmicas, contribui para a falência de múltiplos órgãos nesses pacientes.[8] O consumo e a consequente depleção dos fatores da coagulação e das plaquetas, resultantes da contínua ativação da coagulação, favorecem o aparecimento de hemorragias, caracterizadas por sangramento difuso, sendo este a primeira manifestação clínica notada.

É fundamental ressaltar que a CIVD é sempre secundária a uma doença de base e, quase sempre está associada à resposta inflamatória sistêmica, cuja gravidade depende do tipo de mecanismo desencadeante, portanto, a identificação e o tratamento da condição predisponente são fundamentais para a resolução da síndrome.

ETIOLOGIA: CONDIÇÕES CLÍNICAS ASSOCIADAS À CIVD

A maioria dos casos de CIVD está associada a infecções (sepses por gram-negativo, meningococcemia, infecções virais, malária etc.), neoplasias malignas (carcinoma de próstata, pulmão e outros órgãos), leucemia aguda promielocítica, doenças hepáticas, complicações obstétricas, doenças do colágeno, politraumatismos, cirurgias, reações transfusionais hemolíticas, vasculites e picadas por animais peçonhentos.[9,10] As principais condições clínicas envolvidas na etiologia da CIVD estão listadas na Tabela 175.1.[11]

TABELA 175.1. Mecanismos desencadeantes de CIVD.[11]

CIVD aguda	
Infecciosos	- Septicemia por gram-positivos e gram-negativos. - Vírus: dengue, herpes. - Parasitas: protozoários (malária).
Obstétricos	- Descolamento prematuro da placenta (DPP). - Embolia do líquido amniótico. - Abortamento por solução salina hipertônica. - Eclâmpsia.
Neoplásicos	- Leucemia promielocítica aguda.
Lesões teciduais: traumas, choques, hipoxemias	- Enterocolite necrosante. - Veneno de cobra. - Afogamento em água-doce. - Traumatismo craniano. - Reação hemolítica transfusional – rejeição de enxertos. - Aneurisma dissecante da aorta.
Outras causas	- Deficiência homozigótica de proteína C. - Enfermidade hepática grave.
CIVD subaguda e crônica	
Neoplásicos – TU sólidos	- Adenocarcinoma produtor de mucina.
Obstétricos	- Feto morto retido.
Vasculares	- Hemangioma cavernoso gigante. - Aneurismas, vasculites.

FISIOPATOGENIA

O mecanismo responsável pela deposição sistêmica de fibrina, CIVD, é desencadeado por diversas condições clínicas, citadas anteriormente, que provocam lesões nas células endoteliais ou liberam substância tromboplástica na circulação sanguínea. As fontes dos fatores teciduais que desencadeiam a CIVD parecem ser a célula endotelial e os monócitos, ativados por alterações clínicas adversas associadas à doença de base.[3] As células endoteliais lesadas permitem adesividade e agregação plaquetária.

A deposição sistêmica de fibrina é resultado da geração de trombina, mediada pelo complexo fator tecidual/fator VII ativado (FT/FVIIa), e da inibição ou disfunção dos anticoagulantes naturais (antitrombina – AT; proteína C – PC; proteína S – PS; e inibidor da via do fator tecidual – TFPI). Além das alterações citadas, a inibição da atividade fibrinolítica pelo aumento dos níveis do inibidor do ativador do plasminogênio do tipo 1 (PAI-1) resulta em remoção inadequada de fibrina, contribuindo, dessa forma, para a trombose na microcirculação.[12]

A resposta inflamatória associada à CIVD envolve principalmente duas citocinas, a interleucina-6 (IL-6) e o fator de necrose tumoral do tipo alfa (TNF-α). A interleucina-6 tem ação central nesse processo, por ser responsável pela geração de trombina, possivelmente por regular a expressão do fator tecidual; e o TNF-α atua liberando a IL-6 e altera os mecanismos de anticoagulação natural, talvez pela depressão do sistema da PC, por induzir diminuição da expressão de trombomodulina nas células endoteliais. Além disso, o TNF-α parece promover alterações no sistema fibrinolítico (Figura 175.1).[13,14] Em adição, são gerados produtos de degradação de fibrina (PDF) que afetam a função da plaqueta por se ligarem ao receptor de fibrinogênio na glicoproteína IIa/IIIb da membrana plaquetária.

A ativação sistêmica da coagulação promove não somente deposição de fibrina e trombose, mas também consumo e consequente depleção dos fatores da coagulação e plaquetas, o que, frequentemente, resulta em manifestações hemorrágicas.

No conjunto, esses mecanismos fisiopatológicos explicam a ocorrência simultânea de trombose e sangramento na CIVD.[6] Apesar de as manifestações hemorrágicas serem frequentemente observadas ao exame clínico, é a trombose na microcirculação que, provavelmente, mais contribui para a disfunção de múltiplos órgãos e a mortalidade associadas à CIVD.

AS COAGULOPATIAS DE CONSUMO NO PACIENTE GRAVE, EM UTI, EM DIFERENTES ESPECTROS

O termo é muito empregado no jargão médico dos intensivistas, seriam sinônimos de CIVD desordens trombo-hemorrágicas consumptivas e desfibrinação, contudo é importante ressaltar que não deveriam ser vistas como um diagnóstico em si, mas, preferencialmente, como uma síndrome clinicopatológica, ou seja, o conjunto da dimensão clínica atrelada ao laboratório. Essas situações deveriam mobilizar as equipes médicas na identificação urgente de sua causa, assim como sua monitorização.

Essa síndrome é caracterizada por enorme ativação endotelial sistêmica, com envolvimento dos processos de coagulação, que dependem do fator tecidual como maestro ativador (modelo celular), e atenuação das vias de controle, como na anticoagulação natural, sobretudo por carência das proteínas C, S e da antitrombina, o que favorece as tromboses, com depósitos de fibrinas na microcirculação ou, às vezes, por excesso de fibrinólise, que degrada o fibrinogênio e as fibrinas, produzindo hemorragias.

A heterogeneidade de suas manifestações clínicas, as múltiplas formas de tratamento, o curso imprevisível e as comorbidades distintas levam a enormes dificuldades de se conduzir ensaios clínicos randomizados, por isso seu manuseio, a princípio, deveria ser individualizado, posto não haver uma diretriz clara e didática. Assim como a anemia, as coagulopatias consumptivas refletem o "resultado" de uma força motriz, geralmente uma doença muito grave, que pode ter um pano de fundo genético, como uma patologia adquirida, ou a interação dos dois componentes.

A ativação sistêmica da hemostasia em um cenário de doença grave pode levar a um amplo espectro de manifestações, sejam elas mínimas e sem efeitos clínicos ou graves hemorragias generalizadas associadas a difusas microtromboses que predispõem o surgimento da disfunção orgânica múltipla. O hematologista e o intensivista experientes adquirem uma espécie de sensibilidade para detectar as nuances dos diversos perfis clinicopatológicos entre os distúrbios trombo-hemorrágicos arrolados no Quadro 175.1.

Por exemplo, na PTT-HUS (por deficiência de ADAMTS-13 – *a desintegrin and metalloprotease with thrombospondin type 1 motif*), a presença de esquizócitos (fragmentos de células vermelhas), a trombocitopenia e a elevação da DLH (lactato desidrogenase) são muito mais marcantes do que na CIVD decorrente de sepse grave. Um paciente com trombocitopenia induzida pela heparina (HIT) pode coexistir com a síndrome mielodisplásica (SMD), como a trombocitose observada na trombocitemia essencial (ET).[15]

O sangramento na CIVD, por excesso de fibrinólise, predomina quando o trauma, as complicações obstétricas e o veneno de cobras (*Crotalus adamanteous*, *Crotalus horridus*, *Crotalus atrox* e *Echis carinatus*) são causas subjacentes. Uma CIVD causada pela HIT ou por adenocarcinoma metastático promove mais trombose macrovascular. Os tumores sólidos podem sintetizar moléculas pró-coagulantes, geralmente como a cysteine protease, que possuem atividade ativadora do fator X e aumento da expressão de FT. No câncer de próstata, ao contrário, o sangramento é mais frequente, principalmente por exacerbar a fibrinólise.

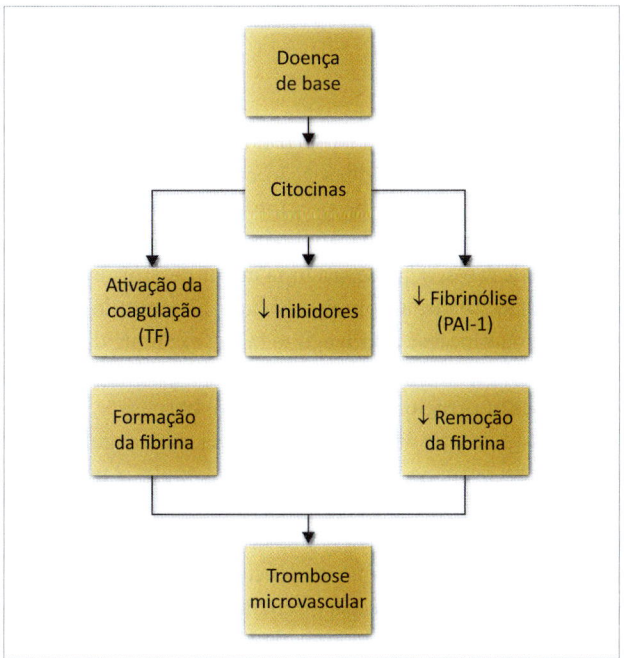

FIGURA 175.1. Patogênese da CIVD.[12]

QUADRO 175.1. Sangramentos e tromboses nas síndromes trombo-hemorrágicas complexas comumente observadas no cenário de terapia intensiva.

Desordem	Sangramento	Microtrombose	Macrotrombose
SMD	Mucosas, SNC, retina, retroperitoneal, pós-operatório, tecido profundo.	PV e trombocitose essencial: intracraniana, isquemia digital, eritromelalgia.	PV e trombocitose essencial: artéria cerebral (AIT e AVC), oclusão venosa da retina, trombose do seio venoso, coronária (IAM, TVP, EP, trombose mesentérica, veia hepática e sistema porta).
CIVD	Variável depende da causa.	Variável: cerebral (estado mental), renal (oligúria), pele (*purpura fulminans*); necrose de extremidades (deficiência de proteína C).	Variável: tromboses de artérias e veias de calibre grande com adenocarcinoma subjacente ou HIT, ou uso inapropriado de terapia trombolítica.
Sepse	Associado com trombocitopenia e distúrbios do PT e do PTTa.	Variável: disfunção orgânica, necrose cutânea e extremidades.	Incomum, exceto se coexistir com trombofilias hereditárias (isquemia/necrose extremidades dos membros).
PTT-SHU	Usualmente, não há sangramento, porém existe a possibilidade de existir petéquias e equimoses com a trombocitopenia.	DOM (SNC, renal) decorrente de microagregados, plaquetas e VWF.	Ocasional em artéria cerebral (AVC em crianças quando presente a forma congênita).
HIT	Sangramento incomum, exceto durante terapia anticoagulante.	Usualmente associado com warfarina, raramente CIVD franca.	TVP e EP, trombose de seio venoso cerebral, trombose arterial dos membros, cerebral (AVC), coronária (IAM), infarto adrenal hemorrágico.
Necrose cutânea induzida por warfarina	Necrose precoce cutânea, parece hematoma cutâneo	Trombose das vênulas intradérmicas (necrose de pele), gangrena de membros.	Associada com grandes vasos predispondo a trombose microvascular e a necrose de extremidades.
SAF	Sangramento incomum; quando presente é usualmente associado à trombocitopenia, níveis de fator II baixos, ou terapias anticoagulantes.	Tromboses microvasculares com a possibilidade de desenvolvimento DOM em casos graves.	Trombose venosa em locais incomuns (membros superiores, abdominal, renal e cerebral), EP, artérias cerebral (AIT e AVC) e coronária (IAM), isquemia retiniana, endocardite não bacteriana, infarto adrenal, perda fetal recorrente (infarto da placenta).

SMD: síndrome mielodisplásica; SNC: sistema nervoso central; PV: policitemia vera; AIT: ataque isquêmico transitório; AVC: acidente vascular cerebral; IAM: infarto agudo do miocárdio; TVP: trombose venosa profunda; EP: embolia pulmonar; CIVD: coagulação intravascular disseminada; HIT: trombocitopenia induzida pela heparina; TP: tempo de protrombina; TTPa: tempo de tromboplastina parcial ativada; PTT-SHU: púrpura trombocitopênica – síndrome hemolítico-urêmica; VWF: fator de Von Willebrand; DOM: disfunção orgânica múltipla; SAF: síndrome antifosfolípide.
Fonte: Adaptado de Warkentin.[16]

A *Capnocytophaga canimorsus*, bactéria presente na cavidade oral canina, conhecido reservatório desse patógeno na corrente sanguínea, promove rapidamente uma CIVD que leva à necrose das extremidades, sobretudo em pacientes esplenectomizados. O clínico deve considerar alguns parâmetros, descritos na Tabela 175.3,[17] capazes de influenciar seu julgamento crítico sobre como atuar diante de um quadro de CIVD. Os parâmetros fundamentais são: o tempo da doença, se a manifestação é grave o suficiente para garantir uma terapia específica, se o distúrbio da coagulação é uma situação autolimitada que desaparecerá tão logo a doença de base seja controlada ou se ela se perpetuará, mesmo removida a causa subjacente que iniciou o estímulo.

Recentemente, Ito T. e colaboradores[18] reportaram que os níveis de HMGB1 (*high mobility group Box-1 protein*), proteína abundante no núcleo das células e um potente letal mediador na sepse, poderiam desempenhar papel agravante na patogênese da CIVD na qual o substrato fosse a sepse. A presença de grande inflamação combinada à associação de trombina e HMGB1 proporciona muito mais deposição de fibrina na microcirculação de órgãos como glomérulos e pulmões de ratos, o que leva a uma maior destruição orgânica e a morte, do que a trombina isolada. Esse estudo original trouxe uma hipótese atrativa, que talvez explique diferentes espectros de gravidade de uma CIVD, já que, na sepse, há geração de enorme quantidade de trombina.

Ressalta-se que HMGB1 inibe a via anticoagulante da ativação da proteína C, mediada pelo complexo trombina-trombomodulina, e estimula a expressão de FT, o que favorece a extensa microtrombose.[18] Capaz de produzir esse mesmo fenômeno, observa-se que a deficiência de ADAMTS-13 desempenha importante papel enzimático para fragmentar os grandes multímeros do fator de Von Willebrand (FVW), originados da secreção das células endoteliais e plaquetas, que se acumulam na microcirculação e, da mesma maneira, geram enorme agregação plaquetária com esses multímeros, proporcionando importantes microtromboses.

Pode-se claramente observar que, nessas duas situações (exemplos de microtrombose na CIVD e PTT, respectivamente), há distintas vias fisiopatológicas, porém capazes de produzir o mesmo espectro clínico. Contudo, injúrias anatômicas limitadas podem consumir localmente os fatores da coagulação, como aneurisma dissecante da aorta ou hemangiomas cavernosos gigantes (síndrome de Kasabach-Merritt)[19-20] e levar à CIVD crônica. Cerca de 40% dos pacientes com aneurismas de aorta apresentam evidências laboratoriais de consumo com elevados níveis de produtos da degradação da fibrina.

A correção cirúrgica desses aneurismas de aorta costuma cursar com dramáticos episódios de hemorragias no período perioperatório[21-24] por ter a CIVD crônica latente. O pré-tratamento desses casos, com infusão de heparina e reposição dos fatores da coagulação antes do procedimento cirúrgico corretivo, parece ter potencial para reduzir as complicações hemorrágicas e a isquemia orgânica.[25]

DIAGNÓSTICO

Para o diagnóstico da CIVD, é fundamental a identificação do mecanismo desencadeante (doença de base), pois somente uma correlação clinicolaboratorial compatível com a síndrome permite um diagnóstico correto.[2,6,14]

O quadro clínico é variável e inespecífico, sendo possível observar os sinais sistêmicos de resposta inflamatória, como febre, hipotensão, acidose, manifestações de sangramento difuso (petéquias, equimoses, sangramento em locais de punção venosa, ou a partir de drenos e cânulas, ou, ainda, sangramentos pós-operatórios em cicatriz cirúrgica ou traumática) e sinais de trombose (Tabela 175.2).[17]

TABELA 175.2. Quadro clínico da CIVD.[17]

Trombose	- **SN:** ↓ consciência, delírio, coma. - **Pele:** isquemia focal, gangrena. - **Rins:** oligúria, azotemia. - **SDRA:** síndrome do desconforto respiratório agudo. - **GI:** ulceração aguda. - **Hematológico:** anemia hemolítica.
Hemorragia	- **SN:** sangramento SNC. - **Pele:** petéquias, esquimoses, sítios de venopunção. - **Mucosas:** epistaxes, gengivorragia. - **Rins:** hematúria. - **GI:** sangramento.

SN: sistema nervoso; SDRA: síndrome do desconforto respiratório agudo; GI: gastrintestinal; SDRA: **síndrome do desconforto respiratório agudo**; SNC: sistema nervoso central.

A ocorrência de trombose clinicamente detectável é rara; quando acontece, manifesta-se sob a forma de necrose de pele e de polpa digital. A formação intravascular de fibrina e sua deposição na microcirculação determinam lesão isquêmica em vários órgãos, levando a manifestações clínicas graves como insuficiência renal, insuficiência respiratória, ulcerações na mucosa gastrintestinal ou alterações neurológicas.

Por se tratar de um processo de evolução e gravidade progressivas, a CIVD pode ser classificada em três fases, conforme quadro clínico e exames laboratoriais: fase I, ativação compensada; fase II, ativação descompensada; e fase III, CIVD aguda (plenamente instalada) (Tabela 175.3). Alguns serviços utilizam um sistema de escore publicado por Taylor em 2001 e proposto pelo Subcomitê Científico de CIVD da Sociedade Internacional de Trombose e Hemostasia (ISTH), para auxiliar no diagnóstico e no acompanhamento dos quadros de CIVD.[17]

TABELA 175.3. Alterações clínicas e laboratoriais (fases da CIVD).[17]

Fase I (ativação compensada)	- Poucos sintomas - TTPa, TP, TT, fibrinogênio: N - Plaquetas: N/limite - AT: ↓ discreta
Fase II (ativação descompensada)	- Sangramentos + disfunção de órgãos - TTPa, TP, TT: ↑ - Plaquetas, fibrinogênio: ↓ - AT, fatores da coagulação: ↓ - DD, PDF, TAT, F1 = 2: ↑↑
Fase III, CIVD aguda (plenamente instalada)	- Sangramentos + disfunção de múltiplos órgãos - TTPa, TP, TT: ↑↑/↑↑↑ - Plaquetas, AT, fibrinogênio, fatores: ↓↓ - AT, fatores da coagulação: ↓ - DD, PDF, TAT, F1+ 2: ↑↑↑

TTPa: tempo de tromboplastina parcial ativada; TT: tempo de trombina; TP: tempo de protrombina; AT: antitrombina; TT: tempo de trombina; PDF: produtos de degradação de fibrina; DD: d-dímero; TAT: complexo trombina/antitrombina.

EXAMES LABORATORIAIS DISPONÍVEIS NAS COAGULOPATIAS[1]

TESTES GLOBAIS DA COAGULAÇÃO

Os exames laboratoriais mais utilizados no diagnóstico de CIVD são:[26-29]

- **Contagem de plaquetas:** a trombocitopenia pode ser o primeiro sinal de CIVD, geralmente encontra-se abaixo de 100.000/mm³, porém seu achado isolado não é suficiente para o diagnóstico da síndrome, pois existem várias outras causas de plaquetopenia, como as imunológicas ou as associadas a drogas.

- **TP, TTPa e TT:** o TP e o TTPa estão prolongados em decorrência do consumo dos fatores da coagulação. Quando o resultado desses exames se encontra dentro de valores normais, não é possível excluir quadro de

CIVD, pois, nas fases iniciais da síndrome, não há consumo suficiente de fatores da coagulação para prolongar o TP e o TTPa. O TT está prolongado em decorrência da hipofibrinogenemia relacionada ao consumo de fibrinogênio. Esses exames são amplamente disponíveis em vários laboratórios e, diante da suspeita de CIVD, sua realização seriada é fundamental para controlar a evolução do quadro clínico e monitorizar a resposta terapêutica. Muitas limitações são descritas em relação a sua confiabilidade, pois, em decorrência das técnicas para sua realização, como também de diversos contextos clínicos, apresentam padrões que não refletem a realidade *in vivo*.[29]

- **Fibrinogênio:** pode ser examinado pela forma quantitativa da proteína total (por precipitação, que não detecta situações em que há alterações de função ou integridade da sua molécula), ou pela forma funcional – método de Clauss (cronométrico), que expressa a quantidade de fibrinogênio coagulável. Os dois métodos devem ser analisados, se possível, conjuntamente. Graves deficiências podem identificar insuficiência hepática, consumo (CIVD), grandes diluições etc. Diferenças significativas entre os dois métodos podem sugerir desfibrinogenemia ou presença de PDF por atividade fibrinolítica. A dosagem de fibrinogênio plasmático deve ser feita, porém, em fases iniciais da CIVD, seus níveis podem permanecer normais ou mesmo elevados apesar da ativação da coagulação, uma vez que se trata de proteína de fase aguda. A hipofibrinogenemia aparece em casos graves de CIVD. Em terapia intensiva, a presença de coloides como dextran e amidos, de uso muito frequente, interfere na mensuração quantitativa do fibrinogênio pelo método Clauss, superestimando-a.[26] Outros estudos apontam que o PT, o PTTa e o fibrinogênio não se correlacionam com sangramento no período pós-operatório de cirurgia cardíaca, evidenciando a falta de robustez desses testes em pacientes complexos.[28]

- **Produtos de degradação da fibrina (PDF):** resulta da ação da plasmina no fibrinogênio ou na fibrina, é o melhor indicador da atividade fibrinolítica. O aumento dos PDFs, em geral, é observado desde o início do quadro de CIVD. Deve-se ainda considerar que os produtos de degradação da fibrina são metabolizados pelo fígado e excretados pelos rins, portanto seus níveis plasmáticos são influenciados pela função dos órgãos citados.

- **Dímero-D:** atualmente, existem anticorpos específicos contra os fragmentos D e E agregados a partículas de látex e um anticorpo específico para o dímero de fragmento D, o que é sempre originado de degradação da fibrina, e não do fibrinogênio, como podem ser os fragmentos D e E. Níveis normais de dímero-D tem alto valor predito negativo para a presença de degradação de fibrina intravascular. Os dímero-D superiores a 2 µ/mL, pela técnica de aglutinação em látex, ou acima de 500 ng/mL FEU (unidade equivalente em fibrinogênio), pelo método em Elisa, já são sugestivos de hiperfibrinólise *in vivo*, e o teste, graças à especificidade do anticorpo ao dímero, pode ser realizado em plasma citratado sem influência da fibrinogenólise *in vitro*. Os aumentos são significativos na síndrome de CIVD, na síndrome fibrinolítica sistêmica e no uso de agentes terapêuticos fibrinolíticos. Aumento discreto ocorre nos processos trombóticos, no pós-operatório de grandes cirurgias e nas hepatopatias com aumento da atividade fibrinolítica, sendo para essas finalidades utilizado método de alta sensibilidade (Elisa).

- **Lise de euglobulina:** teste relativamente simples que visa medir a atividade fibrinolítica do plasma após a concentração dos fatores ativadores e da retirada dos inibidores do sistema. Tem sido também utilizada após estimulação *in vivo* por garroteamento de pelo menos dez minutos do membro cujo sangue será coletado. Essa forma de estímulo permite identificar alguns defeitos trombogênicos do sistema fibrinolítico quando a resposta ao garroteamento da fibrinólise está inadequada.

- **Dosagem de fatores da coagulação e anticoagulantes naturais (PC, PS livre e antitrombina):** os níveis plasmáticos dos fatores da coagulação e dos inibidores naturais da coagulação ficam muito reduzidos na CIVD, em decorrência do consumo induzido pela formação de trombina. A dosagem de fatores específicos (p. ex.: fatores V e VIII) pode ser útil em algumas situações, como para auxiliar na diferenciação entre coagulopatia associada à insuficiência hepática e à CIVD. A dosagem plasmática de AT, PC e PS livre é útil para diagnóstico e acompanhamento do paciente.

- **Marcadores de ativação da coagulação:** fibrinopeptídeo A (FPA), fragmento 1+2 da protrombina (F1+2), fibrina solúvel e complexo trombina/antitrombina (TAT) são exames laboratoriais utilizados como marcadores de hipercoagulabilidade, indicadores sensíveis da geração de trombina, com sensibilidade e especificidade que variam de 80% a 90%.

Análise de esfregaço de sangue periférico pode examinar detalhadamente cada linhagem celular. Assim, observa-se a distribuição das plaquetas, sua morfologia e também sua quantidade, confirmando uma trombocitopenia ou mesmo uma trombocitose. A análise dos eritrócitos pode demonstrar, por exemplo, o número aumentado de hemácias fragmentadas (esquizócitos), sugerindo quadro de hemólise intravascular (coagulação intravascular disseminada ou púrpura trombótica). O exame de linhagem branca pode mostrar alterações, como doenças hematológicas capazes de explicar um caso atípico de sangramento (p. ex.: leucemia promielocítica aguda).[2]

OUTROS TESTES

A seguir, testes que podem auxiliar os médicos diante de diferentes situações; e que não devem ser requisitados em conjunto, mas sim de forma eletiva e de acordo com cada caso em particular. Nem sempre estão disponíveis nos laboratórios gerais, muitos deles restritos a laboratórios de referência em coagulação.[26-28]

Agregação plaquetária

Permite a verificação da agregação das plaquetas diante de diferentes agentes agregantes. Normalmente, utiliza-se como agentes agregantes a adenosina difosfato (ADP), em duas concentrações diferentes, a noradrenalina e outros, como o colágeno e o ácido aracdônico. Quando a suspeita é a doença de Von Willebrand, usa-se contra a ristocetina.

O exame é de extrema utilidade para avaliar as disfunções plaquetárias congênitas. Tem sido utilizado também para verificação da eficácia de tratamentos antiagregantes em razão da variação de respostas individuais ao ácido acetilsalicílico, ao dipiridamol, à ticlopidina, para verificar o eventual efeito antiagregante com o uso de drogas pouco conhecidas ou, ainda, para avaliar o risco hemorrágico no pré-operatório de pacientes em uso de antiagregantes.[26]

Tromboelastometria

Método pelo qual é possível registrar graficamente o desenvolvimento cinético do coágulo. Depende praticamente de todos os fatores da coagulação e da fibrinólise, informa o tempo de início do coágulo, a velocidade de sua formação, sua consistência, sua estabilidade e sua eventual dissolução (fibrinólise).

O tromboelastógrafo tem custo não muito elevado e sua operação é simples. É muito utilizado nos transplantes de fígado, em que a fase sem o órgão mostra uma acentuada fibrinólise em razão da ausência dos inibidores produzidos por ele. Logo, após a revascularização do órgão transplantado, observa-se no traçado sua correção progressiva.

Esse exame é utilizado para guiar a reposição de hemocomponentes e hemoderivados em situações complexas (cirurgias cardíacas, traumas, terapia intensiva) nas quais exista importante sangramento ou uso de anticoagulantes.[27]

Dosagem de fatores isolados (II, V, VIII, IX, X, XII)

Utiliza a habilidade da amostra de plasma em corrigir os tempos de coagulação diante de plasmas com deficiências conhecidas (substrato). Os resultados são expressos como porcentagem de atividade diante do *pool* de plasma de doadores normais. Podem ser utilizados métodos cromogênicos para essas dosagens, mas são pouco praticados pelo seu alto custo.

As dosagens de fatores da coagulação são muito utilizadas no diagnóstico das hemofilias e na avaliação das terapêuticas de reposição, e nunca devem ser empregadas como teste isolado no diagnóstico de distúrbios da coagulação, pois podem ser obtidos resultados falsos decorrentes da existência de outras patologias.

Em resumo, diante da suspeita de CIVD, devem ser solicitados os exames de TP, TTPa, TT, dosagem de fibrinogênio, PDF, dímero-D, contagem de plaquetas e análise microscópica do esfregaço sem anticoagulante do sangue periférico. É fundamental que esses exames sejam repetidos de forma seriada para uma melhor análise de consistência dos resultados e para uma correta orientação da evolução da síndrome. Em alguns casos específicos, pode ser necessária a dosagem dos fatores da coagulação e de seus inibidores (AT, PC e PS).

TRATAMENTO

O tratamento dirigido à doença de base é o mais importante na CIVD, como exemplo, a remoção da causa que está liberando material tromboplástico na circulação: a placenta, nos casos de DPP; o feto, no caso de feto morto retido (FMR); e os tecidos lesados, em traumatismos e neoplasias.

Terapêutica de suporte, como correção de distúrbios hidreletrolíticos e do equilíbrio acidobásico, administração de fluidos, antibioticoterapia, suporte ventilatório e cardiocirculatório, muitas vezes se faz necessária.[30] A menos que hemorragias importantes ou complicações trombóticas ocorram, tratamentos específicos para CIVD serão de pouca utilidade. Tanto a anticoagulação e antifibrinolíticos quanto a reposição de fatores de coagulação devem ser usados com cautela.[14]

Terapêutica com heparina pode ser indicada em algumas situações para prevenção e tratamento da CIVD, como na leucemia promielocítica aguda, na transfusão de sangue incompatível, no aborto séptico, na *purpura fulminans*, no FMR, no hemangioma gigante e nos casos de CIVD crônica; já que a possibilidade de uma complicação hemorrágica é muito pequena, pois não existe cicatriz cirúrgica onde os vasos apresentam solução de continuidade.

Nos casos indicados, a heparina deve ser iniciada em doses baixas (p. ex.: 500 UI/hora por infusão contínua) e aumentada lentamente. A heparina de baixo peso molecular também pode ser utilizada, por via subcutânea, na dose preconizada para profilaxia do tromboembolismo venoso. Vale ressaltar que o uso da heparina não é consenso na comunidade médica, e não existem estudos controlados provando que sua indicação traga benefícios aos pacientes com CIVD. É importante lembrar que essa substância não tem ação no caso de picada de cobra, quando somente deve ser utilizado o soro antiofídico. Se a maior complicação for o quadro hemorrágico, utilizam-se, além da reposição de hemácias, o plasma fresco congelado (PFC), o crioprecipitado e os concentrados de plaquetas.

Atualmente, estão disponíveis os concentrados de antitrombina III e de PC, capazes de elevar esses inibidores que estão geralmente reduzidos na CIVD.[31] A ação dos concentrados com os inibidores citados não se restringe a inibir a formação de trombina, mas também tem o efeito de regular a própria resposta inflamatória, diminuindo a agressão às células endoteliais e a ativação de monócitos, que expressam o fator tecidual.

Na prática, o concentrado de antitrombina III é o mais utilizado e estudado, com resultados promissores, embora sua utilização, além do alto custo, tenha pequeno efeito na redução da mortalidade dos pacientes.[14]

REFERÊNCIAS BIBLIOGRÁFICAS

1. Dacie and Lewis. Practical Haematology. 10°ed. London: Chuchill Livingstone, 2001. p.435-7.
2. Loscalzo J, Schafer AI. Thrombosis and Hemorrhage.3°ed. Philadelphia: WW Lippincott, 2003. p.781-802.
3. Handin RI, Lux SE, Stossel TP. Blood Principles and Practice of Hematology. 2°ed. Philadelphia: WW Lippincott, 2003. p.1275-93.
4. Guerra CCC. Coagulação na prática Médica. Barueri: Editora Manole, 1979.
5. Colman RW. Hemostasis and thrombosis: basic principles and clinical practice. 4 ed. Philadelphia: WW Lippincott, 2001. p.1200-33.
6. Levi M, Ten Cate H Disseminated intravascular coagulation. N Engl J Med. 1999;341:586-92.
7. Becker S, Schneider W, Kreuz W, Jacobi G, Ssharrer I, Nowak-Gottl U. Post-trauma coagulation and fibrinoly in children suffering from severe cerebro-cranial trauma. Eur J Pediatr. 1999;158(Suppl 3):S197-202.
8. Collen D. On the regulation and control of fibrinolysis. Thromb Haemost. 1980;43:77.
9. Mather T, Bode W, Regan LM, Stearns-Kurosawa DJ, Kurosawa S. Inflammation, sepsis and coagulation. Hematologica. 1999;84:254-9.
10. Tapper H, Herward H. Modulation of hemostatic mechanisms in bacterial infectious diseases. Blood. 2000;96:2329-37.
11. Guerra CCC. Coagulatión Intravascular diseminada. EIAE, Universidad de Salamanca, 1992.
12. Tem Cate H, Timmerman JJ, Levi M. The pathophysiology of disseminated intravascular coagulation. Thromb Haemost. 1999;82:713-7.
13. Esmon CT. Introduction: are natural anticoagulants candidates for modulating the inflammatory response to endotoxin? Blood. 2000;95:1113-6.
14. Matthay MA. Severe sepsis – a new treatment with both anticoagulant and anti-inflammatory properties. N Engl J Med. 2001;344:759-62.
15. Risch L, Pihan H, Zeller C, Huber AR. ET gets HIT--thrombocytotic heparin-induced thrombocytopenia (HIT) in a patient with essential thrombocythemia (ET). Blood Coagul Fibrinolysis. 2000;11(7):663-7.
16. Marder TWV. Overview of complex thrombohemorrhagic disorders. In: Hemostasis and Thrombosis: basic principles and clinical practice. Edited by AW CRMVC, 5th edn. Philadelphia: Lippincott Williams & Wilkins, 2006. p.1553-6.
17. Taylor Jr Fb, Toh Ch, Hoots Wk, Wada H, Levi M. Towards definition, clinical and laboratory criteria, and a scoring for disseminated intravascular coagulation. Thromb Haemost. 2001;86:1327-30.
18. Ito T, Kawahara K, Nakamura T, Yamada S, Nakamura T, Abeyama K, et al. High-mobility group box 1 protein promotes development of microvascular thrombosis in rats. J Thromb Haemost. 2007;5(1):109-16.
19. Hagerman LJ, Czapek EE, Donnellan WL, Schwartz AD. Giant hemangioma with consumption coagulopathy. J Pediatr. 1975;87(5):766-8.
20. Bieger R, Vreeken J, Stibbe J, Loeliger EA. Arterial aneurysm as a cause of consumption coagulopathy. N Engl J Med. 1971;285(3):152-4.
21. ten Cate JW, Timmers H, Becker AE. Coagulopathy in Ruptured or Dissecting Aortic Aneurysms. Am J Med. 1975;59(2):171-6.
22. Fransson M, Rydningen H, Henriksson AE. Early Coagulopathy in Patients With Ruptured Abdominal Aortic Aneurysm. Clin Appl Thromb Hemost. 2012;18(1):96-9.
23. Davies MJ, Murphy WG, Murie JA, Elton RA, Bell K, Gillon JG, et al. Preoperative coagulopathy in ruptured abdominal aortic aneurysm predicts poor outcome. Br J Surg. 1993;80(8):974-6.
24. Adam DJ, Haggart PC, Ludlam CA, Bradbury AW. Coagulopathy and hyperfibrinolysis in ruptured abdominal aortic aneurysm repair. Ann Vasc Surg. 2004;18(5):572-7.
25. Mulcare RJ, Royster TS, Weiss HJ, Phillips LL. Disseminated intravascular coagulation as a complication of abdominal aortic aneurysm repair. Ann Surg. 1974;180(3):343-9.
26. Ezzie ME, Aberegg SK, O'Brien JM Jr. Laboratory testing in the intensive care unit. Crit Care Clin. 2007;23(3):435-65.
27. Mengistu AM, Wolf MW, Boldt J, Röhm KD, Lang J, Piper SN. Evaluation of a new platelet function analyzer in cardiac surgery: a comparison of modified thromboelastography and whole-blood aggregometry. J Cardiothorac Vasc Anesth. 2008;22(1):40-6.
28. Blome M, Isgro F, Kiessling AH, Skuras J, Haubelt H, Hellstern P, et al. Relationship between factor XIII activity, fibrinogen, haemostasis screening tests and postoperative bleeding in cardiopulmonary bypass surgery. Thromb Haemost. 2005;93(6):1101-7.
29. Kitchens CS. To bleed or not to bleed? Is that the question for the PTT?. J Thromb Haemost. 2005;3(12):2607-11.
30. Tollefsen DM. Disorders of hemostasis. In: Dunagan WC. Manual of medical therapeutics. 26 ed. St. Louis: Washington University, 1985. p.326-38.
31. Wilson RF. Complications of massive transfusion. Clin Lab Med. 1982;2:21.

CAPÍTULO 176

UTILIZAÇÃO DE SANGUE E COMPONENTES

Araci Massami Sakashita
José Mauro Kutner

DESTAQUES

- A transfusão de hemocomponentes, assim como qualquer intervenção terapêutica, traz benefícios e riscos ao paciente.
- O aprimoramento dos testes laboratoriais realizados no sangue doado reduziu consideravelmente o principal risco vinculado à transfusão de sangue, a transmissão de agentes infecciosos. Entretanto, a descrição da associação com desfecho clínico desfavorável reforça a necessidade de estudos científicos completos para evidenciar de forma consistente os benefícios dessa estratégia terapêutica.
- O uso de concentrado de hemácias contrapõe duas vertentes: estratégia restritiva *versus* liberal, com gatilhos transfusionais (nível de hemoglobina) distintos. Além disso, o potencial efeito deletério do tempo de estocagem do hemocomponente transfundido tem sido descrito em determinados grupos de pacientes. É a prática transfusional atual recomendada em condições como sepse, doença cardiovascular e paciente com lesão no sistema nervoso central.
- O gatilho transfusional (contagem de plaquetas) para uso profilático e/ou terapêutico do concentrado de plaquetas é indicado em condições como alteração da função plaquetária, insuficiência renal grave e procedimentos invasivos.
- Há indicações de uso de plasma fresco congelado e crioprecipitado.
- Há efeitos adversos associados à transfusão e à conduta, como risco infeccioso residual e risco não infeccioso, o qual inclui reação transfusional imunológica, reação febril não hemolítica, reação hemolítica aguda e reação hemolítica tardia.

INTRODUÇÃO

O paciente grave apresenta risco elevado de desenvolver complicações hematológicas como anemia, plaquetopenia e coagulopatia, sendo a transfusão de hemocomponentes uma estratégia utilizada com frequência no manejo dessas alterações. Cerca de um terço dos pacientes internados na unidade de terapia intensiva recebe transfusão de concentrado de hemácias, e o uso profilático de concentrado de plaquetas (CP) é descrito em 9% a 30% dessa população.[1-2]

A transfusão de hemocomponentes, assim como qualquer outra intervenção médica, está associada a benefícios e riscos para o paciente. A percepção de risco mais frequentemente vinculada à transfusão ainda é a transmissão de agentes infecciosos. Entretanto, houve redução considerável nesse risco nas últimas décadas em razão do aprimoramento dos testes laboratoriais realizados no sangue doado. Nos EUA, o risco residual estimado de transmissão do vírus da imunodeficiência humana (HIV), da hepatite C e da hepatite B é de 1:1.800.000, 1:1.600.000 e 1:220.000 de unidades transfundidas, respectivamente. Por outro lado, o risco de efeitos adversos não infecciosos como sobrecarga volêmica e lesão pulmonar aguda associada à transfusão (TRALI) é da ordem de 1:700 e 1:5.000 a 10.000 unidades transfundidas.[2-4]

A aprovação de uma nova intervenção terapêutica requer estudos controlados e randomizados rigorosos para estabelecer sua eficácia e segurança em determinada população de pacientes. Entretanto, essa premissa não foi aplicada à transfusão de hemocomponentes, sendo que sua indicação e seus benefícios ainda estão baseados, na maioria dos casos, em evidência clínica com qualidade científica questionável. Além disso, a descrição da associação entre transfusão e desfechos clínicos desfavoráveis tem contribuído para a revisão da prática transfusional e a definição de diretrizes para uso cada vez mais criterioso de hemocomponentes.[3]

HEMOCOMPONENTES

A prática hemoterápica atual permite o fracionamento do sangue total e o armazenamento dos hemocomponentes obtidos em condições adequadas para preservar as funções durante a estocagem. As características dos principais hemocomponentes utilizados para transfusão estão descritas na Tabela 176.1.

CONCENTRADO DE HEMÁCIAS
INDICAÇÃO DA TRANSFUSÃO (GATILHO)

Com frequência ocorre anemia no paciente grave, e o manejo adequado dessa complicação pode melhorar a morbi/mortalidade. A transfusão de CH tem sido comumente utilizada nesse contexto há décadas, e sua potencial eficácia seria consequência da melhora do transporte e da liberação tecidual de oxigênio, bem como de restauração volêmica e da reologia sanguínea (viscosidade e fluxo). Portanto, o aumento do nível de hemoglobina (Hb) obtido com a transfusão (média de 1 g/dL por unidade) é a principal razão para indicar essa terapêutica.[3]

O gatilho transfusional, nível de hemoglobina a partir do qual a transfusão está indicada, utilizado até meados dos anos 1980, era de 10 g/dL e foi arbitrariamente definido. Essa prática passou a ser questionada a partir do momento em que estudos observacionais descreveram a associação entre transfusão e piora no desfecho clínico, como mortalidade, infecção e disfunção de órgãos, entre outros. O estudo *Transfusion Requirements in Critical Care* (TRICC), multicêntrico, controlado e randomizado, foi fundamental para alterar a prática vigente. Nesse estudo, 838 pacientes graves, sem sangramento ativo, foram randomizados em dois grupos: estratégia liberal, com transfusão de CH se nível de Hb < 10 g/dL *versus* Hb < 7 g/dL no grupo com estratégia restritiva. Os resultados demonstraram tendência a menor taxa de mortalidade no grupo com estratégia restritiva (18,7 *versus* 23,3%, $p = 0,11$). Portanto, o gatilho transfusional de 7 g/dL foi considerado apropriado para todos os pacientes graves, com possível exceção no grupo com condição cardíaca instável.[5]

Uma revisão sistemática Cochrane de 19 estudos controlados randomizados de 1986 a 2011 avaliando transfusão

TABELA 176.1. Características dos principais hemocomponentes.

Produto	Conteúdo	Volume aproximado
Sangue total	Hemácias, plasma, leucócitos e plaquetas	500 mL
Concentrado de hemácias	Hemácias (hematócrito ≅ 75%), plasma, leucócitos e plaquetas	250 mL
Concentrado de hemácias leucodepletado (filtrado)	Hemácias (> 85% volume original de hemácias), < 5 × 10^6 leucócitos, plasma e plaquetas	225 mL
Concentrado de plaquetas randômicas	Plaquetas (> 5,5 × 10^{10}/unidade), leucócitos, plasma e hemácias	50 mL
Concentrado de plaquetas – aférese	Plaquetas (> 3 × 10^{11}/unidade), plasma, volume residual de hemácias	220 mL
Plasma fresco congelado	Plasma, fatores de coagulação	180 mL
Crioprecipitado	Fator VIII, fibrinogênio, fator XIII	40 mL

de CH em uma população heterogênea de pacientes cirúrgicos concluiu que, de acordo com as evidências disponíveis, a indicação de transfusão de CH com nível de Hb < 7 g/dL é clinicamente aceitável para a maioria dos pacientes graves sem sangramento ativo.[6]

Finalmente, uma metanálise de estudos controlados randomizados de 1966 a 2013 comparando gatilho transfusional liberal *versus* restritivo e os desfechos clínicos de mortalidade, síndrome coronariana aguda, edema pulmonar, infecção bacteriana, tempo de internação e recorrência de sangramento foi recentemente publicada. O resultado demonstrou que a estratégia restritiva foi associada a redução de síndrome coronariana aguda, edema pulmonar, mortalidade, recorrência de sangramento e infecção quando comparada à estratégia liberal. Até o momento, não há evidência consistente de que a transfusão de CH melhore a liberação tecidual de oxigênio ou o desfecho clínico.[7]

CONDIÇÕES CLÍNICAS ESPECIAIS
Doença cardiovascular

O paciente grave com doença cardíaca geralmente recebe transfusão com nível de hemoglobina maior do que o paciente sem comprometimento do coração. A prevalência de anemia descrita em estudos observacionais de mais de 200 mil pacientes com síndrome coronariana aguda foi de 19,1%. A presença de anemia moderada no paciente com insuficiência coronariana pode resultar em aumento do grau de isquemia e da extensão da área infartada. Entretanto, o nível de hemoglobina a partir do qual os riscos da anemia superam os associados à transfusão ainda não está definido.[8-9]

O grupo de pacientes com doença cardiovascular, infarto agudo do miocárdio e angina instável foi excluído da análise do estudo TRICC. Esse subgrupo de 357 pacientes foi analisado posteriormente, e a mortalidade foi similar nas duas estratégias transfusionais, 22,5 *versus* 22,7%, $p = 1,00$.[10]

Um estudo retrospectivo de cerca de 79 mil pacientes com infarto agudo do miocárdio demonstrou menor risco de mortalidade no 30º dia no paciente que recebeu transfusão com hematócrito pré-transfusão de 24 ($\cong$ 8 g/dL) ou entre 30 e 33% ($\cong$ Hb 10 g/dL). Por outro lado, outro estudo com cerca de 24 mil pacientes revelou aumento da mortalidade no grupo de pacientes com síndrome coronariana aguda que recebeu transfusão, com probabilidade maior de mortalidade com hematócrito pré-transfusão > 25%. O estudo *Functional Outcomes in Cardiovascular Patients Undergoing Surgical Hip Fracture Repair* (FOCUS), multicêntrico, controlado e randomizado, envolveu pacientes com doença cardiovascular submetidos à cirurgia ortopédica comparando estratégia restritiva com transfusão se Hb < 8 g/dL *versus* Hb < 10 g/dL na estratégia liberal. O resultado não demonstrou diferença em qualquer desfecho, incluindo sobrevida, complicações pós-operatórias e atividades diárias.[11-13]

Um estudo piloto multicêntrico recente avaliou a associação entre estratégia liberal (Hb < 10 g/dia) *versus* restritiva (Hb < 8 g/dL) em pacientes com síndrome coronariana aguda e mortalidade, infarto agudo do miocárdio e/ou necessidade de revascularização miocárdica de urgência até 30 dias após a randomização como desfecho primário. Do total de 630 pacientes, o desfecho primário foi observado em 10,9% no grupo com estratégia liberal *versus* 25,5% na restritiva (diferença de risco = 15%; intervalo de confiança 95%: 0,7% a 29,3%; $p = 0,054$).[9]

Em resumo, estudos específicos em paciente grave com doença coronariana aguda e/ou grave são necessários, e um gatilho transfusional mais elevado, com Hb de 8 a 9 g/dL, é aceitável nesse grupo até haver evidência mais consistente.[4]

Sepse

O paciente em choque séptico constitui outro grupo com risco potencialmente maior de eventos adversos associados à anemia. O balanço entre liberação e consumo de oxigênio é o fator determinante da isquemia tecidual. O índice de extração de oxigênio é a razão entre o consumo e o montante liberado para o tecido, e seu valor normal é de 20% a 30%. A liberação de oxigênio, por sua vez, é função do débito cardíaco e do conteúdo arterial de oxigênio. A ligação ao grupo heme presente na hemácia é a principal forma de transporte do oxigênio; portanto, a transfusão de CH em um paciente com anemia leva à elevação da hemoglobina e do conteúdo arterial de oxigênio, com consequente aumento da sua liberação para o tecido. Entretanto, estudos fisiológicos em paciente com sepse que avaliam o consumo de oxigênio e a saturação venosa central ou mista de oxigênio ou lactato não demonstraram o benefício da transfusão.[3-4]

Estudos observacionais que avaliam a associação entre transfusão em pacientes com sepse e mortalidade apresentam resultados inconsistentes. Um estudo de ressuscitação precoce dirigida no manejo do paciente com sepse grave ou choque séptico incorporou hematócrito-alvo de 30% ($\cong$ Hb 10 g/dL) no grupo com terapêutica dirigida quando a saturação venosa central de oxigênio < 70% mesmo com ressuscitação volêmica adequada. O papel da transfusão na redução da mortalidade no grupo com terapêutica dirigida não pode ser definido em razão das intervenções simultâneas.[14]

As recomendações mais recentes do guia de manejo da sepse (*Surviving Sepsis Guidelines*) respaldam a estratégia liberal nas seis horas iniciais da ressuscitação no paciente com evidência de hipoperfusão. Estratégia transfusional mais restritiva com nível de hemoglobina de 7 a 9 g/dL é sugerida após esse período ou na ausência de hipoperfusão tecidual.[4]

Um estudo multicêntrico, *Transfusion Requirements in Septic Shock* (TRISS), está em andamento na Escandinávia, e poderá fornecer dados importantes para definir a melhor prática transfusional no paciente com sepse grave e/ou choque séptico.

Trauma cranioencefálico (TCE)

O paciente com TCE moderado a grave também apresenta risco potencialmente maior de eventos adversos associados à anemia. Evidências experimentais sugerem que o trauma torna o cérebro mais suscetível a dano adicional mesmo com nível elevado de hemoglobina. Entretanto, os resultados de estudos observacionais da associação entre anemia e desfecho clínico desfavorável no paciente com TCE são inconsistentes. Revisão sistemática de estudos observacionais e randomizados de gatilho transfusional nos pacientes com comprometimento neurológico grave demonstrou que não há associação entre estratégia restritiva e redução de mortalidade, do tempo de internação ou da duração da ventilação mecânica. A análise de um subgrupo de pacientes com TCE do estudo TRICC não detectou desfecho desfavorável com a estratégia restritiva.[4,15-16]

Tempo de estocagem

As modificações que ocorrem no CH durante sua estocagem incluem alterações metabólicas, bioquímicas e físicas denominadas lesões de estoque. Dentre elas, podemos citar a diminuição da concentração de 2,3 difosfoglicerato (2,3 DPG) e de adenosina trifosfato (ATP) e acúmulo de citocinas pró-inflamatórias. As consequências clínicas da lesão de estoque ainda são incertas, pois algumas alterações são parcialmente revertidas logo após a transfusão, como a concentração de 2,3 DPG. Por outro lado, algumas complicações associadas à transfusão poderiam ser explicadas pela lesão de estoque do CH. Os efeitos hipotéticos da transfusão de um hemocomponente com essas alterações são consumo de óxido nítrico, vasoconstrição e imunossupressão, entre outros.[17-18]

A associação entre transfusão de CH com tempo de estocagem maior e desfecho clínico desfavorável (mortalidade, falência de órgãos, infecção, tempo de ventilação mecânica e tempo de internação hospitalar ou em unidade de terapia intensiva) não foi comprovada em uma metanálise de 24 estudos observacionais.[19]

Um grande estudo observacional recente foi conduzido para avaliar o tempo de estocagem do CH como fator independente associado a tempo de permanência na unidade de terapia intensiva e/ou tempo de internação hospitalar e mortalidade. O resultado não evidenciou associação entre tempo de estocagem do CH e aumento de mortalidade no tempo de permanência na unidade de terapia intensiva ou hospitalar. Esse achado contraria estudos anteriores, dos quais o maior detectou associação entre tempo de estocagem do CH e mortalidade em pacientes no período pós-operatório de cirurgia cardíaca.[18]

Em resumo, a gravidade da condição clínica do receptor da transfusão pode aumentar sua suscetibilidade aos potenciais efeitos deletérios do tempo de estocagem do CH. Entretanto, até o momento não há evidência consistente da associação entre tempo de estocagem e desfecho clínico desfavorável no paciente crítico. Dois estudos multicêntricos controlados randomizados estão em andamento para avaliar essa questão no paciente grave: *Age of Blood Evaluation* (ABLE), no Canadá, e *Standard Issue Transfusion vs Fresher Red Blood Cell Use in Intensive Care* (TRANSFUSE), na Austrália e na Nova Zelândia.[4]

RESUMO

As recomendações atuais da Society of Critical Care Medicine são:[3]

- A transfusão de CH está indicada no choque hemorrágico e no sangramento agudo com evidência de instabilidade hemodinâmica ou liberação tecidual inadequada de oxigênio.
- A estratégia restritiva (transfusão se Hb < 7 g/dL) é tão efetiva quanto a liberal no paciente grave hemodinamicamente estável.
- O gatilho transfusional para paciente grave com síndrome coronariana aguda, TCE e sepse grave/choque séptico ainda não está estabelecido.
- A decisão da transfusão do CH deve levar em consideração parâmetros como volume intravascular, evidência de choque, duração e gravidade da anemia, dados fisiológicos cardiopulmonares associados ao nível de hemoglobina.

CONCENTRADO DE PLAQUETAS (CP)
INDICAÇÃO DA TRANSFUSÃO (GATILHO)

A plaquetopenia, ou trombocitopenia, é comum no paciente grave, e a ocorrência de contagem < 150.000/mm³ é descrita em uma proporção de 8,3% a 67,6% dos pacientes no momento da admissão na unidade de terapia intensiva. Cerca de 15 a 30% dos pacientes graves que desenvolvem plaquetopenia serão transfundidos.[4,20]

A plaquetopenia do paciente grave, ao contrário da associada à quimioterapia, é multifatorial e ocorre como resultado de infecção, inflamação e consumo de fatores de coagulação. O ciclo de produção de plaquetas geralmente está aumentado, o que reduz o risco hemorrágico do paciente grave quando comparado ao paciente com falência da medula óssea.[20]

A transfusão do CP no manejo da plaquetopenia no paciente grave sem sangramento ativo tem finalidade profilática, sendo terapêutica realizada na vigência de hemorragia. A relação causal entre contagem plaquetária baixa e desfecho clínico desfavorável não está estabelecida, apesar de a plaquetopenia ser fator independente associado à mortalidade no paciente grave. A população de pacientes graves é heterogênea com relação a diagnóstico, comorbidades, medicamentos em uso, presença de coagulopatia, necessidade de procedimentos invasivos, o que pode contribuir para aumentar o risco de sangramento. O gatilho transfusional, contagem de plaquetas abaixo do qual há indicação de transfusão de CP, não está definido no paciente grave, varia de um serviço para outro e está baseado em opinião de especialistas.[20]

A transfusão profilática no paciente onco-hematológico ou submetido a transplante de medula óssea com contagem plaquetária < 10.000/mm³ é a recomendação atual. No paciente com situações associadas a maior risco hemorrágico, como febre, sepse, instabilidade hemodinâmica e coagulopatia concomitante, a transfusão profilática com contagem < 20.000/mm³ é aceitável. Essas recomendações são utilizadas por alguns serviços na transfusão em unidades de terapia intensiva. Entretanto, estudos observacionais em pacientes graves sugerem que a menor contagem plaquetária pré-transfusão de CP varia de 50.000 a 100.000/mm³, de acordo com as diferentes indicações.[4,20]

O guia de manejo da sepse de 2012 (*Surviving Sepsis Campaign*) recomenda a transfusão profilática de CP se contagem plaquetária < 20.000/mm³ no paciente com risco considerável de sangramento. O benefício da transfusão profilática na prevenção de hemorragia associada à plaquetopenia não está definido.[21]

A transfusão terapêutica é definida como a administração do CP na vigência de sangramento significativo (grau Organização Mundial da Saúde [OMS] > 2) associado à contagem plaquetária < 50.000 a 100.000/mm³. O sistema de classificação da OMS, descrito na Tabela 176.2, é o mais utilizado para definir a gravidade do sangramento.

TABELA 176.2. Sistema de classificação de sangramento da Organização Mundial da Saúde (OMS).

Grau OMS	Descrição
0	Sem sangramento
1	Sangramento petequial; sangramento retiniano sem comprometimento visual
2	Sangramento leve: melena, hematúria, hematêmese, hemoptise
3	Sangramento moderado em qualquer sítio e que requer transfusão de hemácias
4	Sangramento grave; sangramento retiniano ou em sistema nervoso central com alta morbidade ou evolução fatal

CONDIÇÕES CLÍNICAS ESPECIAIS

O paciente grave com alteração na função plaquetária merece atenção especial. Medicamentos, alterações clínicas como uremia, pós-operatório imediato de cirurgia cardíaca com uso de circulação extracorpórea e, mais raramente, defeitos intrínsecos afetam a função plaquetária. O paciente grave com sangramento em uso de substâncias que atuam como antiagregantes plaquetários, por exemplo, aspirina, clopidogrel e inibidores do complexo glicoproteína IIb/IIIa (abciximab, tirofiban e eptifibatide), pode necessitar de transfusão de CP para controlar a hemorragia.

O paciente com insuficiência renal grave, comumente com nível de creatinina > 3 mg/dL, pode apresentar alteração na função plaquetária. O mecanismo dessa alteração é multifatorial e pode ser explicado pela uremia causando disfunção do fator de Von Willebrand, o que, por sua vez, afeta a função plaquetária. A transfusão de CP nessa situação pode auxiliar nos casos em que há trombocitopenia (contagem < 50.000/mm³) associada a sangramento importante.[2,21]

PROCEDIMENTOS INVASIVOS

A transfusão de CP é aceitável no paciente grave sem sangramento que será submetido a procedimento invasivo quando contagem plaquetária < 50.000/mm³. No caso do paciente com TCE, politrauma ou que será submetido a neurocirurgia ou cirurgia oftalmológica ou, ainda, com necessidade de cateter intratecal, a transfusão de CP é aceitável se contagem plaquetária < 100.000/mm³.[21]

CONTRAINDICAÇÃO

A transfusão de CP está contraindicada no paciente sem sangramento com púrpura trombocitopênica trombótica (PTT), trombocitopenia induzida pela heparina (TIH) e púrpura trombocitopênica idiopática (PTI).[2]

RESUMO

- O gatilho transfusional no paciente grave não está definido.
- Transfusão profilática no paciente grave sem sangramento é aceitável com contagem plaquetária < 10 a 20.000/mm³.
- Transfusão terapêutica é aceitável com contagem plaquetária < 50 a 100.000/mm³ associada a sangramento grau OMS > 2.
- Transfusão profilática pré-procedimento invasivo é aceitável com contagem plaquetária < 50 a 100.000/mm³.
- A decisão da transfusão do CP em um paciente com alteração na função plaquetária deve ser baseada na condição clínica do paciente.

PLASMA FRESCO CONGELADO (PFC)

Um estudo observacional prospectivo multicêntrico envolvendo pacientes graves revelou que 30% deles apresentaram alteração em um dos testes de coagulação, o tempo de protrombina, durante sua permanência na unidade de terapia intensiva, e que um terço dessa população recebeu transfusão de PFC. Do total de pacientes transfundidos, cerca de metade recebeu PFC sem evidência clínica de sangramento.[22]

Uma discussão recorrente com relação à transfusão de PFC é a grande variação na prática e a incerteza referente às indicações baseadas em evidência. Os objetivos da transfusão de PFC são profilaxia ou tratamento de sangramento ativo.[23]

A alteração nos resultados dos testes de coagulação no paciente grave seria a evidência da deficiência de fatores de coagulação que pode predispor a hemorragia. A lógica para a transfusão do PFC é que ela corrige essa deficiência, diminuindo a probabilidade de sangramento. Entretanto, sabe-se que o risco de sangramento aumenta somente com queda abaixo do nível hemostático de 30% de atividade, o que corresponde a um valor de relação normatizada internacional (RNI) > 1,7, e que a associação entre alterações nos testes laboratoriais e risco de sangramento em pacientes submetidos a procedimentos invasivos é frágil. Além disso, a transfusão de PFC aumenta o nível dos fatores de coagulação, mas o efeito na correção dos testes laboratoriais depende do volume transfundido e da gravidade da coagulopatia.[4]

A evidência científica que respalda a prática transfusional de PFC é limitada e frágil. Um painel de especialistas foi designado para analisar os dados disponíveis e estabelecer diretrizes baseadas em evidência para a transfusão de PFC, com o objetivo de padronizar e otimizar o uso desse hemocomponente. Esse painel concluiu que:

- A transfusão de PFC é recomendada no paciente com transfusão maciça.
- A transfusão de PFC no paciente em uso de anticoagulação oral com hemorragia intracraniana parece ser recomendada.[24]

Uma revisão sistemática dos estudos controlados randomizados avaliando a eficácia e a segurança da transfusão de PFC revelou que questões fundamentais sobre a efetividade dessa intervenção permanecem sem resposta.[23]

Um estudo multicêntrico prospectivo randomizado de não inferioridade (TOPIC) avaliando a segurança da transfusão profilática de PFC no paciente grave com coagulopatia está em andamento na Holanda.[25]

CRIOPRECIPITADO

O crioprecipitado contém fator VIII, fator XIII e fibrinogênio. Atualmente, a transfusão de crioprecipitado é recomendada nos casos de deficiência de fibrinogênio, mas a tendência é a substituição pelo concentrado de fibrinogênio liofilizado, recentemente disponibilizado no mercado. A primeira escolha para reposição de fator VIII é o seu concentrado liofilizado, sendo a transfusão de crioprecipitado uma alternativa quando há falta desse hemoderivado.

EFEITOS ADVERSOS DA TRANSFUSÃO
RISCO INFECCIOSO

Em tese, qualquer agente patogênico presente no sangue pode ser transmitido pela transfusão. No entanto, o avanço no desenvolvimento de testes altamente sensíveis e específicos para detecção dos agentes transmissíveis pelo sangue reduziu drasticamente o risco infeccioso associado à transfusão.[2]

O risco residual de transmissão dos vírus da hepatite B é da ordem de 1:220.000, vírus da hepatite C de 1:1.600.000 e do vírus HIV de 1:1.800.000. Portanto, o agente com maior risco é o vírus da hepatite B.[2]

A estimativa de ocorrência de bacteremia associada à transfusão é de 1:3.000 unidades transfundidas. Entretanto, pouquíssimas dessas reações causam manifestações clínicas graves como a sepse, cuja incidência estimada é de 1:250.000 unidades transfundidas. Agentes gram-negativos e gram-positivos têm sido descritos, e o hemocomponente mais suscetível à contaminação bacteriana é o concentrado de plaquetas.[2]

RISCO NÃO INFECCIOSO

O risco não infeccioso associado à transfusão tem emergido como a principal complicação. Atualmente, a probabilidade de um paciente apresentar um efeito adverso não infeccioso é mil vezes maior se comparada a uma complicação infecciosa.

As reações transfusionais imunomediadas incluem reação hemolítica aguda, febril não hemolítica (RFNH), reação alérgica/anafilática, lesão pulmonar aguda (TRALI), reação hemolítica tardia e imunomodulação.

MANIFESTAÇÕES CLÍNICAS

A reação transfusional aguda é arbitrariamente definida como aquela cujas manifestações ocorrem durante ou até 24 horas após a transfusão. Os sinais e sintomas que podem ser indicativos de uma reação transfusional incluem:

- Febre;
- Tremores com ou sem calafrios; agitação;
- Tosse, sibilos, estridor laringe, taquipneia e dispeia;
- Hiper ou hipotensão, choque;
- Dor abdominal ou lombar;
- Dor no local da infusão;
- Urticária, prurido, edema palpebral, *rash* cutâneo;
- Náuseas e vômitos;
- Sangramento anormal;
- Oligúria ou anúria.

REAÇÃO HEMOLÍTICA AGUDA

A estimativa de incidência da destruição das hemácias transfundidas por anticorpos presentes no receptor é de 1:10.000 a 1:50.000 transfusões, risco bem maior quando comparado, por exemplo, com risco residual de hepatite B. Suas manifestações clínicas iniciais são inespecíficas e, se não detectada e tratada precocemente, pode evoluir para fatalidade. A causa mais frequente é erro no processo, ou seja, transfusão de sangue incompatível. A transfusão deve ser imediatamente interrompida diante da suspeita de reação hemolítica aguda.

REAÇÃO FEBRIL NÃO HEMOLÍTICA (RFNH)

A RFNH ocorre em até 7% das transfusões, e seu diagnóstico é firmado após exclusão das outras causas de febre associada à transfusão. A presença de anticorpos antileucocitários no receptor ou de citocinas acumuladas durante a estocagem tem sido descrita como causadora dessa reação. As manifestações clínicas são autolimitadas, mas podem causar desconforto ao paciente.

REAÇÃO ALÉRGICA

A reação alérgica tem incidência estimada em 1% a 3% das transfusões, sendo mais frequentemente associada a componentes plasmáticos. A presença de antígenos solúveis no plasma é a potencial etiologia dessa reação, com tendência a ser dose-dependente. Reação anafilática felizmente é rara, com ocorrência estimada em 1:20.000 a 1:50.000 transfusões. A deficiência de IgA e a presença de anticorpos anti-HLA e/ou anticomplemento têm sido associadas à ocorrência de reação anafilática.

REAÇÃO HEMOLÍTICA TARDIA

A reação hemolítica tardia ocorre 3 a 10 dias após a transfusão, com incidência estimada de 1:1.500 unidades transfundidas. A causa é a presença de aloanticorpos no receptor, e as manifestações clínicas são de natureza leve a moderada, não necessitando de tratamento na maioria das vezes.

IMUNOMODULAÇÃO

A imunomodulação associada à transfusão é reconhecida desde a década de 1970. Alguns estudos observacionais relatam um efeito imunossupressor associado à transfusão, o que aumenta o risco de infecção no paciente hospitalizado, o tempo de permanência na unidade de terapia intensiva e hospitalar e a mortalidade.

CONDUTA

A conduta na ocorrência de uma reação transfusional inclui interromper imediatamente a transfusão, manter acesso venoso pérvio, monitorizar os sinais vitais do paciente, repetir os testes imuno-hematológicos e coletar culturas microbiológicas do paciente e da bolsa de hemocomponente, quando pertinente. De acordo com o tipo de reação, intervenções adicionais podem ser necessárias para contornar e resolver as manifestações clínicas.

CONSIDERAÇÕES FINAIS

A transfusão de hemocomponentes, considerada por décadas um presente de vida, vem se mostrando uma intervenção com eficácia limitada e risco considerável. Dessa forma, a estratégia transfusional deve minimizar a exposição desnecessária, com considerações cuidadosas dos riscos e benefícios dessa terapêutica.

A transfusão com Hb < 7 g/dL é aceitável no paciente grave sem sangramento agudo. Já a transfusão com Hb < 7 a 8 g/dL é aceitável no paciente grave com risco potencialmente maior de eventos adversos associados à anemia, como no choque séptico, na síndrome coronariana aguda ou no TCE.

As evidências científicas atuais são insuficientes para recomendar gatilhos específicos para transfusão de plaquetas e plasma fresco congelado no paciente grave.

REFERÊNCIAS BIBLIOGRÁFICAS

1. Lierberman L, Bercovitz RS, Sholapur NS, Heddle N, Stanworth SJ, Arnold DM. Platelet transfusions for critically ill patients with thrombocytopenia. Blood. 2014;123:1146-51.
2. Martin R, Esper A, Martin GS. Hematologic complications. In: JB Richards RD Stapleton. Non-pulmonary complications of critical care: A clinical guide, Respiratory Medicine. New York: Springer Science + Business Media, 2014. p.61-103.
3. Shander A, Gross I, Hill S, Javidroozi M, Sledge S. A new perspective on best transfusion practices. Blood Transfus. 2013;11:193-202.
4. McIntyre L, Tinmouth AT, Fergusson DA. Blood component transfusion in critically ill patients. Curr Opin Crit Care. 2013;19:326-33.
5. Hebert PC, Wells G, Blajchman MA, Marshall J, Martin C, Pagliarello G, et al. A multicenter, randomized, controlled clinical trial of transfusion requirements in critical care. Transfusion requirements in critical care investigators, Canadian Critical Care Trials Group. N Engl J Med. 1999;340:409-17.
6. Carson JL, Carless PA, Hebert PC. Transfusion thresholds and other strategies for guiding allogeneic red blood cell transfusion. Cochrane Database Syst Rev. 2012;CD002042.
7. Salpeter SR, Buckley JS, Chatterjee S. Impact of more restrictive blood transfusion strategies on clinical outcomes: a meta-analysis and systematic review. Am J Med. 2014;127:124-31.
8. Pont-Thibodeau GD, Harrington K, LAcroix J. Anemia and red blood cell transfusion in critically ill cardiac patients. Ann Intensive Care. 2014;4:16-26.
9. Carson JL, Brooks MM, Abbott JD, Chaitman B, Kelsey SF, Triulzi DJ, et al. Liberal versus restrictive transfusion threshold for patients with symptomatic coronary artery disease. Am Heart J. 2013;165:964-71.
10. Hebert PC, Yetisir E, Martin C, Blajchman MA, Wells G, Marshall J, et al. Is a low transfusion threshold safe in critically ill patients with cardiovascular diseases? Crit Care Med. 2001;29:227-34.
11. Wu WC, Rathone SS, Wang Y, Radford MJ, Krumholz HM. Blood transfusion in elderly patients with acute myocardial infarction. N Eng J Med. 2001;345:1230-6.
12. Rao SV, Jollis JG, Harrington RA, Granger CB, Newby LK, Armstrong PW, et al. Relatioship of blood transfusion and clinical outcomes in patients with acute coronary syndromes. JAMA. 2004;292:1555-62.
13. Carson JL, Terrin ML, Noveck H, Sanders DW, Chaitman BR, Rhoads GG, et al. Liberal or restrictive transfusion in high-risk patients after hip surgery. N Eng J Med. 2011;365:2453-62.
14. Rivers E, Nguyen B, Havstad MA, Ressler J, Muzzin A, Knoblich B, et al. Early goal-directed therapy in the treatment of severe sepsis and septic shock. N Eng J Med. 2001;345:1368-77.
15. Desjardins P, Turgeon AF, Tremblay MH, Lauzier F, Zarychanski R, Boutin A, et al. Hemoglobin levels and transfusions in neurocritically ill patients: a Systematic review of comparative studies. Crit Care. 2012;16:R54.
16. McIntyre L, Hebert PC, Wells G, Fergusson D, Marshall J, Yetisir E, et al. Is a restrictive transfusion strategy safe for resuscitated and critically ill trauma patients? J Trauma. 2004;57:563-8.
17. Aubron C, Nichol A, Cooper J, Bellomo R. Age of red blood cells and transfusion in critically ill patients. Ann Intens Car. 2013;3:2-12.
18. Aubron C, Bailey M, McQuilten Z, Pilcher D, Hegarty C, Martinelli A, et al. Duration of red blood cells storage and outocome in critical ill patients. J Crit Car. 2014;476:e1-e8.
19. Eleftherios Vamvakas. Meta-analysis of clinical studies of the purported deleterious effects of "old" (versus "fresh") red blood cells: are we at equipoise? Transfusion. 2010;50:600-10.
20. Lierberman L, Bercovitz RS, Sholapur NS, Heddle N, Stanworth SJ, Arnold DM. Platelet transfusions for critically ill patients with thrombocytopenia. Blood. 2014;123:1146-51.

21. Nester T, Jain S, Poisson J. Hemotherapy decisions and their outcomes. In: Fung MK, Grossman BJ, Hillyer CO, Westhoff Cm. AABB Technical Manual. 18th Edition. Bethesda: AABB Press, 2014. 499-543.
22. Stanworth S, Walsh TS, Prescott RJ, Lee RJ, Watson DM, Wyncoll D. The Intensive Care Study of Coagulopathy (ISOC) investigators. A national study of plasma use in critical care clinical indications, dose and effect on prothrombin time. Crit Care. 2011;15:R108.
23. Yang L, Stanworth S, Hopewell S, Doree C, Murphy M. Is fresh-forzen plasma clinically effective? An update of a systematic review of randomized controlled trials. Transfusion. 2012;52:1673-86.
24. Roback JD, Caldwell S, Carson J, Devenport R, Drew MJ, Eder A, et al. Evidence-based practice guidelines for plasma transfusion. Transfusion. 2010;50:1227-39.
25. Müller MCA, de Jonge E, Arbous MS, Spoelstra-de Man AME, Karakus A, Vroom MB, et al. Transfusion of fresh frozen plasma in non-bleeding ICU patients – TOPIC TRIAL: study protocol for a randomized controlled trial. Trials. 2011;12:266-73.

CAPÍTULO 177

TRANSFUSÃO MACIÇA

Ana Paula Hitomi Yokoyama
Celso Bianco

DESTAQUES

- Hemorragia maciça é a principal causa de óbito evitável em pacientes submetidos a cirurgias de grande porte e em politraumatizados.
- Pacientes que evoluem com hemorragia maciça têm elevados índices de mortalidade, maior associação com injúria de múltiplos órgãos e tempo de internação hospitalar prolongado.
- A fisiopatologia atual da transfusão maciça é explicada pela teoria da coagulopatia aguda traumática (CAT), coagulopatia precoce instalada antes mesmo da ressuscitação volêmica. É caracterizada por um estado de hipoperfusão tecidual, com endoteliopatia, ativação da proteína C e consequente anticoagulação sistêmica e hiperfibrinólise. Essas alterações hemostáticas associadas a hipotermia, acidose e hemodiluição desencadeiam profundos distúrbios metabólicos e hemodinâmicos, sendo imperativa a intervenção precoce.
- Os testes viscoelásticos, como o tromboelastograma, são importantes ferramentas complementares aos exames convencionais de coagulação e devem ser utilizados como guia para o manejo do sangramento com uso de hemocomponentes e hemoderivados.
- A utilização de escores clínicos preditores de transfusão maciça pode auxiliar na detecção precoce desses pacientes.
- As estratégias de abordagem para o tratamento da transfusão maciça têm por objetivos: conter o sangramento (*damage control resuscitation*), restaurar a perfusão tecidual, fazer uso racional de hemocomponentes e hemoderivados com terapêutica guiada, corrigir os distúrbios metabólicos e reduzir o uso de cristaloides.

INTRODUÇÃO

Hemorragias incontroláveis evoluindo com transfusão maciça são complicações frequentes de traumas e de cirurgias de grande porte. Trata-se da principal causa de morte evitável nesse grupo de pacientes, com 40% de óbitos precoces.[1]

Historicamente, esses episódios eram tratados com reposição volêmica agressiva com cristaloides e coloides, posteriormente seguida de transfusão de sangue, de acordo com o "conceito de Berne".[2] Preconizava-se a reposição de hemocomponentes em etapas sucessivas, inicialmente com concentrados de hemácias, seguida de plasma, ao ser documentada troca de uma volemia, e, por fim, de plaquetas, quando mais de duas volemias já haviam sido substituídas.

O conhecimento atual mostra que não basta a restauração volêmica e o uso tardio de hemocomponentes. A prática vigente evidencia um entendimento muito mais complexo de todas as alterações hemostáticas e metabólicas que acometem esses pacientes, questionando o modelo antigo de ressuscitação e sugerindo uma abordagem mais agressiva, com uso precoce de transfusão e ênfase no tratamento da coagulopatia que acompanha a transfusão maciça.

O reconhecimento precoce das alterações hemodinâmicas, metabólicas e hemostáticas, bem como a adoção rápida de medidas terapêuticas específicas, é imperativo para melhor desfecho clínico desse grupo de pacientes. Abordaremos a fisiopatologia da transfusão maciça, tanto do ponto de vista laboratorial como terapêutico, e as perspectivas futuras.

FISIOPATOLOGIA
PATOGÊNESE DA COAGULOPATIA DA TRANSFUSÃO MACIÇA

Classicamente, a transfusão maciça é definida como a troca de uma volemia em 24 horas ou transfusão de 10 unidades de concentrado de hemácias em 24 horas ou, ainda, transfusão requerida por sangramentos superiores a 150 mL/minuto.[3]

Cerca de 25%[4] dos pacientes que evoluem para transfusão maciça já se apresentam em estado hipocoagulável na admissão, conhecido como coagulopatia aguda traumática (acute traumatic coagulopathy – ATC), situação diretamente associada a maiores demandas transfusionais, injúria de múltiplos órgãos, complicações sépticas e maior tempo de internação em unidades de tratamento intensivo.[5]

A CAT por si só já determina elevadas taxas de mortalidade, estimadas em 19% a 62%.[5] Ao dano tecidual provocado pela situação de base (grandes intervenções cirúrgicas ou politraumas de elevada energia cinética), somam-se as alterações de hemostasia já instaladas no momento da admissão.

Até pouco tempo, todos os distúrbios hemostáticos dos pacientes em transfusão maciça eram atribuídos à "tríade fatal" representada por coagulopatia dilucional, acidose e hipotermia. Entendia-se que o manejo inicial do trauma com reposição volêmica agressiva com cristaloides, somado a hipoperfusão sistêmica e hipotensão, culminava com coagulopatia dilucional, estabelecendo-se um *status* de falência multifatorial do sistema de coagulação em prover hemostasia adequada.

Apesar de a tríade fatal, de fato, exercer papel fundamental nos distúrbios hemostáticos observados, estudos recentes[6-7] demonstraram que as alterações da coagulação se instalaram rapidamente nesse subgrupo de pacientes, antes mesmo do início de reposição volêmica e/ou hemodiluição.

Brohi e colaboradores[6] e MacLeod e colaboradores[7] descreveram uma coagulopatia aguda de início precoce, associada a maiores taxas de mortalidade. As constatações falam a favor de um processo endógeno prematuro, independentemente da hemodiluição, já iniciado na fase hiperaguda da injúria. Hemorragia ativa causada por dano direto a grandes vasos e órgãos evolui com choque hipovolêmico e exsanguinação, se não revertida rapidamente.

Observou-se que o dano tecidual e a hipoperfusão sistêmica culminam com *anticoagulação global* e *hiperfibrinólise*,[8] consequências finais da coagulopatia aguda. Tais fatores, associados à hemodiluição por reposição volêmica com cristaloides, acidemia, uso de hemocomponentes ricos em citrato e consumo de fatores de coagulação, terminam por exacerbar a CAT e desencadear a coagulopatia induzida pelo trauma (TIC, do inglês *trauma-induced coagulopathy*), conceito mais amplo que engloba os distúrbios de hemostasia causados pelo dano tecidual da CAT, bem como os efeitos da coagulopatia dilucional, acidose, hipocalcemia e hipotermia[9] (Figura 177.1).

ATIVAÇÃO DA PROTEÍNA C

O mecanismo atual da CAT é explicado pela ativação endotelial da proteína C[5] (Figura 177.2). Modelos humanos e animais de choque mostraram depleção precoce da proteína C, elevação dos níveis de trombomodulina plasmática e diminuição dos níveis de fator V, sugerindo ativação da via da proteína C.[10-11]

Em teoria, a hipoperfusão tecidual e o choque não somente promovem lesão do glicocálix, mas também desviam a produção de fibrina a partir de trombina (*thrombin switch*) com produção de proteína C ativada (aPC) e ativação de anticoagulação sistêmica. O estado de hipoperfusão e a geração expressiva de trombina pós-trauma tecidual levam à expressão endotelial de trombomodulina. Esta, por sua vez, forma um complexo com a trombina, direcionando-a à função anticoagulante, ao ativar a proteína C, que inibe os fatores Va e VIIIa.

Assim, há menos trombina disponível para clivar o fibrinogênio em fibrina e inibição direta dos fatores Va e VIIIa,[9] conforme Figura 177.2.

Corroborando a teoria da via da proteína C na patogênese da CAT, estudos[9] mostram que os níveis de fatores de coagulação não clivados pela aPC (fatores II, VII, IX e X) encontram-se em níveis séricos normais, ao contrário dos

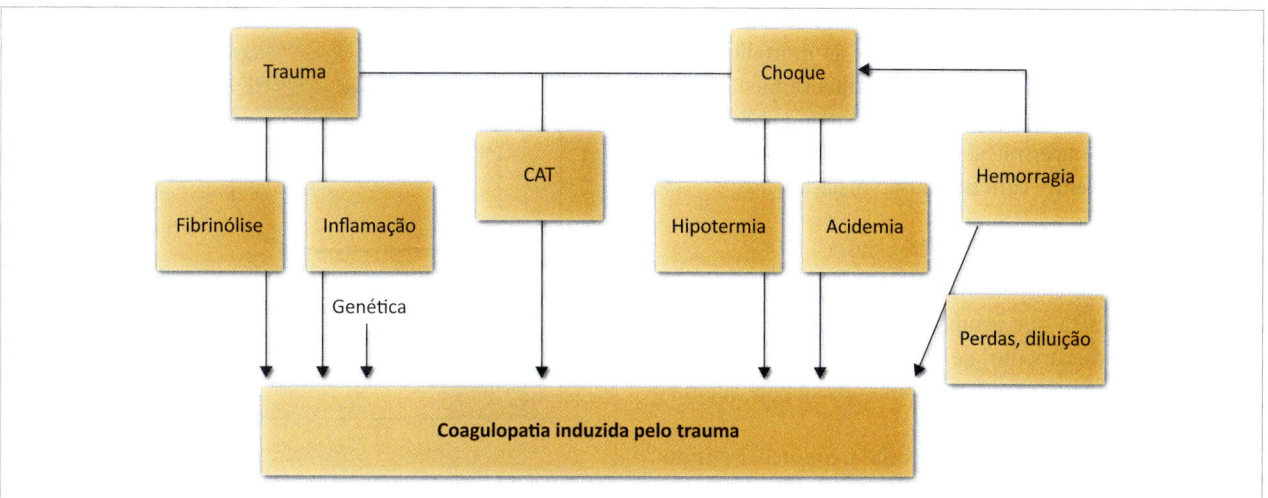

FIGURA 177.1. Coagulopatia aguda traumática (CAT) *versus* coagulopatia induzida pelo trauma.[11]

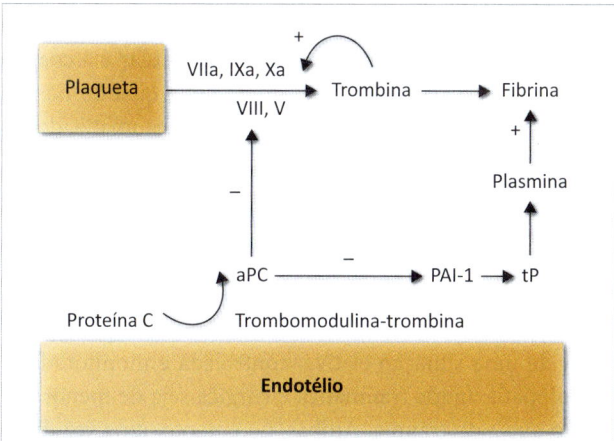

FIGURA 177.2. Fisiopatologia da coagulopatia aguda traumática (CAT).[11]
Via da proteína C; aPC: proteína C ativada; VIIa: fator VII ativado; Ixa: fator Ix ativado; Xa, fator X ativado; PAI-1: inibidor do ativador do plasminogênio; tP: plasminogênio tecidual.

fatores V e VIII, apoiando a ideia de que a via da proteína C é o mecanismo-chave para a patogênese da CAT.

PLAQUETOPENIA E ALTERAÇÕES FUNCIONAIS DAS PLAQUETAS

A ativação plaquetária e a geração de fibrina são processos mutuamente dependentes e igualmente relevantes para contenção do sangramento. O complexo plaqueta/protrombinase (FXa/Va) com a membrana fosfolipídica gera um *burst* de trombina, culminando com a polimerização do fibrinogênio e a formação do coágulo de fibrina,[9] de forma que tanto o comprometimento das plaquetas quanto o dos fatores de coagulação resultariam em hemostasia prejudicada.

Na CAT, além da plaquetopenia por efeito dilucional, também é patente a disfunção plaquetária – sendo que hipotermia, choque, hipoperfusão seriam os fatores contribuintes para essa disfunção. Os mecanismos exatos que desencadeiam essa disfunção ainda são desconhecidos.[12]

Entretanto, há dúvidas sobre o papel exato das plaquetas na correção da CAT ou TIC previamente instaladas, uma vez que a reposição de fibrinogênio e/ou complexo protrombínico seriam suficientes para a recuperação da força do coágulo, sem necessidade de transfusão de plaquetas, como observado por Schöchl e colaboradores,[13] que demonstraram que aproximadamente um dos terços dos pacientes receberam apenas fibrinogênio e complexo protrombínico sem necessidade de transfusão de plaquetas.

No entanto, postula-se que o restabelecimento parcial do *pool* de plaquetas normais pela transfusão exerça um efeito benéfico na restauração do endotélio e na modulação de sequelas inflamatórias.[9]

HIPOFIBRINOGENEMIA E HIPERFIBRINÓLISE

Os níveis de fibrinogênio tendem a cair rapidamente na CAT, fato demonstrado em modelos experimentais e em vários estudos retrospectivos, mas ainda há controvérsias sobre o valor crítico para uma hemostasia adequada.[14] Pacientes que recebem suplementação de fibrinogênio parecem ter melhores desfechos clínicos, sugerindo que ele exerça um papel na fisiopatologia da CAT.[14]

Acredita-se que haja fibrinogenólise e hiperfibrinólise. O dano endotelial, o choque, as aminas circulantes e a hipóxia desencadeiam fibrinólise por mecanismos ainda não conhecidos.[11] O que se sabe é que pacientes chocados têm níveis reduzidos do inibidor de ativador de fibrinogênio (PAI-I) e elevada atividade de plasminogênio.[15]

Tendo-se em vista a hiperfibrinólise, torna-se bastante plausível a ideia de que a utilização de agentes antifibrinolíticos como o ácido tranexâmico, traria benefícios a pacientes em transfusão maciça/CAT.

De fato, um estudo prospectivo, controlado randomizado (CRASH 2 trial),[16] veio a confirmar essa hipótese. Estima-se que seus efeitos se devam à redução da fibrinólise, melhorando a formação do coágulo, além de possíveis efeitos imunomodulatórios e anti-inflamatórios. Os resultados do CRASH 2 trial mostraram significativa redução de mortalidade no grupo alocado para utilização de ácido tranexâmico quando comparado ao grupo placebo; sendo, portanto, a utilização de antifibrinolítico uma estratégia eficaz se precocemente implementada nos pacientes com transfusão maciça.

ENDOTELIOPATIA DO TRAUMA

O termo endoteliopatia do trauma refere-se à injúria endotelial sistêmica que acompanha a CAT, levando a inflamação, extravasamento de fluidos do compartimento intravascular, para o interstício, com consequente edema e injúria tecidual.[17]

Quando a permeabilidade da célula endotelial é induzida por hipóxia, trombina ou VEGF (*vascular endothelial growth factor* – fator de crescimento responsável por estimular angiogênese), o plasma é capaz de reparar as junções endoteliais e de reduzir a permeabilidade paracelular, além de reparar o glicocálix, ao contrário dos cristaloides.[18]

Os efeitos do plasma estão relacionados à modulação das funções do endotélio e à estabilidade em níveis celular e molecular, o que não acontece com os cristaloides. A ressuscitação com plasma parece reparar a endoteliopatia,[19] minimizando o edema e contribuindo para a reversão da CAT.

COAGULOPATIA DA TRANSFUSÃO MACIÇA: MECANISMOS DA INJÚRIA TRAUMÁTICA *VERSUS* MECANISMOS DE CIRURGIAS ELETIVAS

Algumas considerações são necessárias ao abordarmos a coagulopatia do cenário cirúrgico *versus* a do cenário do paciente politraumatizado. Ambas são complexas e multifatoriais. No entanto, alguns autores[20] sugeriram haver diferenças entre os mecanismos desencadeadores da coagulopatia secundária ao trauma e os mecanismos da coagulopatia de pacientes em cirurgias eletivas.

Enquanto a injúria tecidual, a ressuscitação volêmica, a hipotermia, a anemia e a plaquetopenia são comuns a todos os pacientes com transfusão maciça, a sequência de eventos e a extensão das lesões podem ser notavelmente diferentes. No paciente politraumatizado, a extensão da injúria tecidual é grande e, por definição, incontrolável.

O início da ressuscitação é mais tardio até a chegada da assistência médico-hospitalar – choque, hipóxia e acidose rapidamente se estabelecem. A hipotermia é comum e pode ser profunda, a despeito de oferta adequada de hemácias, plasma e plaquetas.

Com relação à injúria tecidual, no contexto das cirurgias eletivas, a lesão é delimitada ao campo cirúrgico e, em geral, é controlada. No cenário cirúrgico, hemorragia, hipovolemia, hipotermia, choque e acidose são ativamente monitorados e mais rapidamente revertidos; enquanto no cenário do politrauma, o início da monitorização das situações críticas é mais tardio e, por vezes, de mais difícil reversão (ver Figura 177.3).

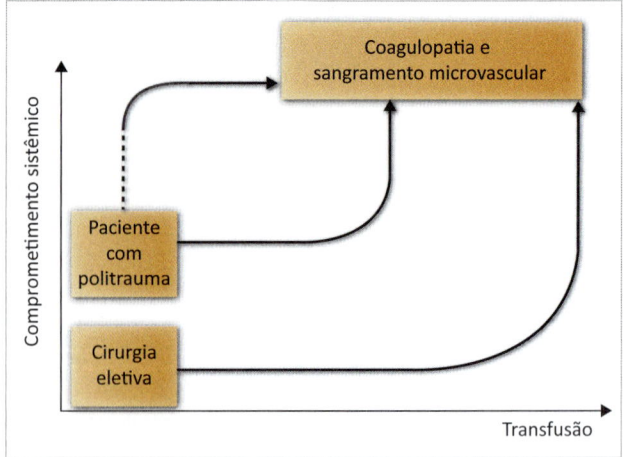

FIGURA 177.3. A via da coagulopatia.[20]

Em pacientes cirúrgicos eletivos, a injúria tecidual é restrita, e há maior controle de hipóxia, acidose e sangramento. Nesses pacientes, o sangramento microvascular e a coagulopatia são raros ou ocorrem tardiamente, quando há hemorragia descontrolada. Em pacientes politraumatizados, a depender da natureza do trauma e de intervenções realizadas, o comprometimento sistêmico geralmente é grave e é mais intensa a coagulopatia.

Ambos os cenários, cirúrgico e traumático, podem evoluir com transfusão maciça, sendo os mecanismos fisiopatológicos basicamente os mesmos. Entende-se que, por se tratar de uma situação eletiva, controlada e monitorada, a coagulopatia aguda traumática cirúrgica seja de menor extensão que a do trauma. Ambas, no entanto, uma vez diagnosticadas, requerem abordagem precoce e pronta reversão.

A maioria dos trabalhos sobre transfusão maciça publicados contemplou sangramento/coagulopatia observados em cenários de injúria traumática militar e civil,[21-23,24] mas alguns estudos mais recentes[25-26] estão considerando aspectos específicos da transfusão maciça no contexto intraoperatório, abordando particularidades de várias cirurgias: cardíaca, transplantes hepáticos, sangramentos ginecológicos.

Nesse contexto, há estudos que mencionam o uso seguro de hemoderivados (complexo protrombínico e concentrado de fibrinogênio) como alternativas eficazes à transfusão.[27] Por ora, extrapolar conceitos básicos da origem da CAT é viável, mas mais estudos são necessários para abordagem específica dos diferentes cenários de transfusão maciça, seja no politrauma, seja nos diferentes tipos de cirurgia hoje praticados.[20]

AVALIAÇÃO LABORATORIAL DA ATC EXAMES CONVENCIONAIS DE COAGULAÇÃO *VERSUS* EXAMES VISCOELÁSTICOS

Além dos exames convencionais de avaliação de hemostasia (contagem de plaquetas, tempo de protrombina (TP), tempo de tromboplastina parcial ativada (TTPa), dosagem de fibrinogênio, tempo de trombina e tempo de sangramento), cada vez mais se menciona a utilização de testes globais de coagulação nos cenários de transfusão maciça, tais como a tromboelastometria.[14]

Algumas das desvantagens dos exames convencionais residem no fato de estes requererem processamento padronizado, terem resultados operador-dependentes e serem executados sob condições diferentes das do paciente (pH e temperaturas são padronizados).

São frequentes os erros pré-analíticos, dificultando a interpretação dos resultados, fato especialmente crítico em pacientes graves, cujo prognóstico depende de tomadas de condutas assertivas em curto espaço de tempo. É importante mencionar também o tempo para liberação dos resultados, muitas vezes superior a 30 minutos.

Por fim, existe a limitação funcional, representada pela própria natureza dos exames, não desenhados para avaliação global da coagulação, por não contemplarem as interações entre endotélio-plaqueta-fatores de coagulação e vias naturais de anticoagulação, além de não indicar hiperfibrinólise. Esses conceitos passaram a ganhar força a partir da década de 1990, quando o modelo clássico da coagulação foi substituído pelo modelo celular, que enfatiza a importância do fator tecidual como iniciador da coagulação e a importância dos elementos celulares (plaqueta e endotélio) para a manutenção da hemostasia.[28]

Segundo esse modelo, a hemostasia se dá em três fases: iniciação, amplificação e propagação, em última instância, analisada pela magnitude da geração de trombina, culminando com a formação e estabilização do coágulo.[29] Para melhor avaliação da hemostasia, é importante uma avaliação mais global da coagulação, hoje representada pelos testes viscoelásticos.

A maioria das diretrizes que utilizam resultados dos testes convencionais de coagulação menciona valores de TP e/ou TTPa em torno de 1,5 vez o valor de referência como gatilho arbitrário para direcionar transfusão de plasma.[14] Entretanto, postula-se que o painel tradicional de testes de coagulação não seja um bom preditor de transfusão maciça, por ter algumas limitações para direcionar a terapêutica transfusional. Essa situação se aplica principalmente aos pacientes hepatopatas,[30] em que valores de TP ou TTPa alargados não necessariamente se correlacionam com a tendência hemorrágica. Mesmo em pacientes previamente hígidos, não se observou boa correlação dos valores de TP/TTPa no sentido de determinar as necessidades transfusionais. Um trabalho recente[31] demonstrou que RNI > 1,2, valor até então considerado normal, está associado a piores desfechos clínicos e maiores demandas transfusionais. Além disso, demonstrou-se que o gatilho tradicional de RNI de 1,5 falhou em detectar coagulopatia em 16% dos pacientes.

Uma alternativa aos testes convencionais seriam os testes globais de coagulação, representados pela tromboelastografia (TEG) e pela tromboelastometria rotacional (ROTEM®)[32] (Figura 177.4). Ambos avaliam as propriedades viscoelásticas do sangue, reproduzindo as mesmas condições de temperatura e de pH do paciente avaliado, utilizando uma amostra de sangue total. Demonstrou-se boa correlação entre a geração de trombina e a formação do trombo,[33] de modo a identificar coagulopatias secundárias à diminuição da geração de trombina.

Nos últimos anos, houve aumento significativo do uso dos testes globais de coagulação (TEG e ROTEM®) em cenários de transfusão maciça, o que se deve, dentre outros fatores, a sua rápida capacidade de identificação de CAT e ao fato de seu valor clínico ser corroborado por vários estudos

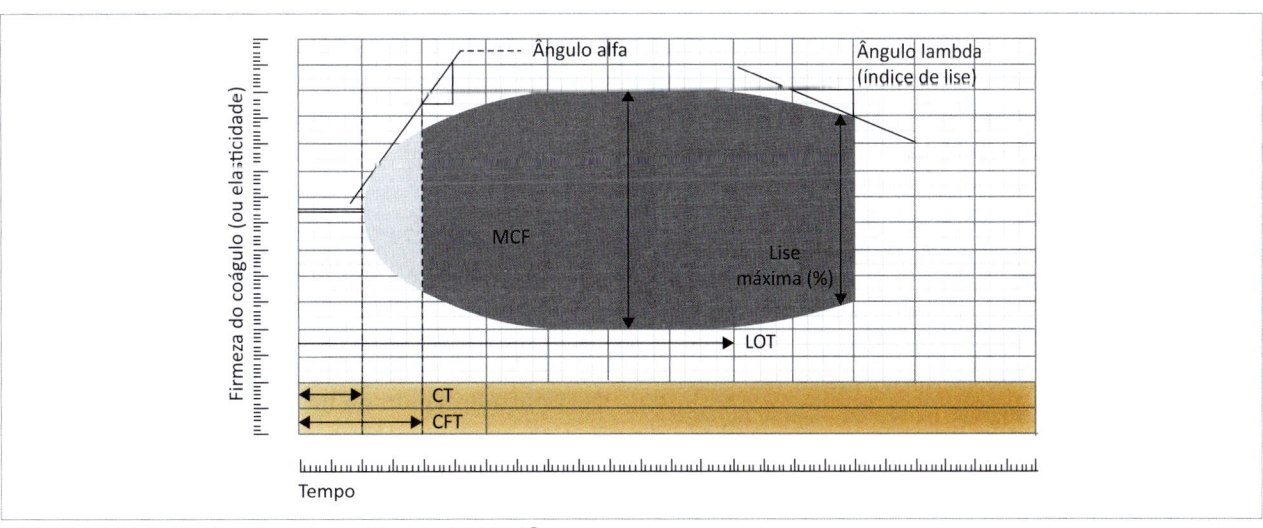

FIGURA 177.4. Parâmetros de análise do ROTEM®.
CT: tempo de coagulação; CFT: tempo de formação do coágulo; Ângulo alfa; Ângulo lambda (índice de lise); MCF: força máxima do coágulo (do inglês, *maximum clot firmness*); ML: lise máxima; LOT: lise no tempo.

QUADRO 177.1. Parâmetros de análise do TEG e do ROTEM®.[39]

Parâmetro	TEG	ROTEM®	Descrição	Interpretação
Iniciação da coagulação	R (tempo de reação)	CT (tempo de coagulação)	Tempo necessário para atingir uma amplitude de 2 mm	R e CT elevados significam déficit de fatores de coagulação
Formação do coágulo	<ul><li>K</li><li>Ângulo α</li></ul>	<ul><li>CFT (tempo de formação do coágulo)</li><li>Ângulo α</li></ul>	<ul><li>Tempo necessário para a amplitude aumentar de 2 para 20 mm</li><li>Tangente da curva entre amplitude de 2 mm e 20 mm</li></ul>	K e ângulo α reduzidos e CFT elevado significam coágulo frouxo, fraco
Força/qualidade do coágulo	MA (amplitude máxima)	MCF (força máxima do coágulo)	Máxima amplitude alcançada	MA e MCF reduzidos significam coágulo com estrutura fraca, por déficit de fibriogênio ou plaquetas
Lise do coágulo	Ly 30	<ul><li>LI 30 (índice de lise)</li><li>ML (lise máxima)</li></ul>	<ul><li>Percentual de MA/MCF após 30 minutos do MCF</li><li>Percentual máximo de queda no MCF observado</li></ul>	

clínicos em pacientes com hemorragia maciça relacionada a trauma[34] e cirurgias cardíaca e hepática.[14] Ainda, alguns estudos demonstraram a superioridade dos testes viscoelásticos para guiar a ressuscitação hemostática, quando comparados aos testes convencionais, resultando em menor mortalidade, necessidade de reabordagem cirúrgica e redução de sangramento.[34]

Valores de CA5 (amplitude do coágulo observada aos 5 minutos) inferiores a 35 mm já são preditores de CAT com razoável acurácia (71% de detecção com ROTEM® versus 43% com RNI > 1,2).[35] Alguns estudos sugerem inclusive o uso do ROTEM® para guiar a transfusão em cenários de trauma. Metanálise recente da Cochrane,[29] avaliando o uso de TEG/ROTEM® no manejo de transfusão, demonstrou que a adoção dessa terapêutica resultou em menor volume de sangramento, sem, no entanto, implicar redução de morbimortalidade nos pacientes alocados para essa estratégia. Também é importante mencionar que a tromboelastografia e a tromboelastometria não detectam disfunção plaquetária secundária a aspirina ou inibidores de ADP, como ticagrelor ou clopidogrel, cabendo o julgamento clínico e/ou os ensaios específicos de função plaquetária (agregação plaquetária, TEG *Platelet Mapping Assay* ou *Multiplate*).

É importante ressaltar que no momento não existem ensaios totalmente fidedignos, de rápida disponibilidade e reprodutibilidade para diagnóstico de coagulopatia no paciente com hemorragia. Os testes convencionais de coagulação (tempo de trombina, TTPa, TP, contagem de plaquetas e fibrinogênio) têm limitações no que se refere à avaliação da coagulação, porém há aplicabilidade se interpretados dentro do contexto clínico geral, considerando-se as variáveis individuais de cada paciente e tendo-se em vista as limitações metodológicas já citadas anteriormente. Os testes viscoelásticos surgiram para complementar a avaliação tradicional de hemostasia e são importantes no cenário da transfusão maciça, principalmente por proverem uma visão dinâmica e global da coagulação, além de disponibilidade rápida de resultados. Há expectativas segundo as quais os testes viscoelásticos se tornarão alternativas potenciais para direcionar uma terapêutica transfusional mais racional,[13] embora outros estudos sejam necessários para delinear o perfil completo da coagulopatia e otimizar o tratamento precoce da hemorragia maciça.

PRINCÍPIOS TERAPÊUTICOS DA TRANSFUSÃO MACIÇA
VISÃO GERAL

O manejo inicial das hemorragias maciças tem por objetivos:

I. **Restauração da perfusão tecidual** dos órgãos acometidos, por meio do restabelecimento da volemia sanguínea e da otimização da ventilação e da oxigenação. É permitida a ressuscitação hipotensiva ou hipotensão permissiva – avaliar condições individuais do paciente;

II. **Controle rápido da hemorragia**, seja por meio de contenções mecânicas temporárias, seja por procedimentos cirúrgicos e/ou endovasculares;

III. **Correção da coagulopatia e uso racional de hemocomponentes**.

Com relação à terapia transfusional, grandes mudanças estão ocorrendo no que se refere ao modelo básico de reposição de fluidos. Até 2006, as diretrizes de manejo transfusional de hemorragias maciças consideravam que a ressuscitação volêmica deveria ocorrer em etapas sucessivas utilizando cristaloides, coloides e hemácias, na fase precoce, e utilização de plasma e plaquetas, na fase tardia. Atualmente, com a introdução do modelo celular de coagulação e o entendimento das interações entre endotélio, plaquetas e fatores de coagulação, as estratégias de ressuscitação e a abordagem laboratorial mudaram. Conforme mencionado anteriormente, testes globais de coagulação são utilizados para monitorização da hemostasia, cada vez mais são utilizadas estratégias de maneira a se evitar a coagulopatia. Hoje, é citada em literatura a utilização de terapêuticas de transfusão de hemocomponentes em razões balanceadas de hemácias: plasma: plaquetas como estratégia inicial de abordagem aos pacientes com hemorragia maciça. Tal estratégia levou à redução de mortalidade em estudos observacionais e estudos retrospectivos, a despeito de alguns vieses de análise estatística e viés de sobrevivência tornarem essa aparente vantagem obscura.[21-22] Achados conflitantes no que se refere ao benefício dessas transfusões balanceadas, guiadas por razões 1 hemácia: 1 plaqueta: 1 plasma, foram atribuídos ao viés de sobrevida. No caso dos estudos de transfusão maciça, a dúvida era se o tratamento em questão propiciava maior sobrevida ou se só os pacientes que sobreviviam recebiam o tratamento.

Posteriormente, outro estudo prospectivo, multicêntrico, observacional (PROMMTT *Study*) também analisou o impacto das razões de hemácias: plasma e hemácias: plaquetas em pacientes em centros de trauma.[23] Observou-se que altas razões de hemácias: plasma e hemácias: plaquetas estavam associadas a menores taxas de mortalidade nas primeiras 6 horas da admissão. Pacientes que recebiam hemocomponentes em razões inferiores a 1:2 tinham 3 a 4 vezes mais risco de óbito do que os pacientes com razões 1:1 ou mais elevadas. Após 24 horas de admissão, as taxas de transfusão não tinham mais correlação com mortalidade, momento em que outras causas de óbito que não o sangramento prevalecem. Outro estudo (*Pragmatic Randomized Optimal Platelet and Plasma Ratios* – PROPPR *trial*) ainda em andamento avaliará se há benefícios ou não na utilização das transfusões baseadas em razões 1:1:1.

Simultaneamente a essa mudança de paradigma na conduta transfusional, os ensaios viscoelásticos ganharam maior aceitação por permitirem uma terapêutica guiada, alvo-específica e de rápida identificação.

A adoção de ambas as estratégias, a transfusão em razões balanceadas e o uso de testes globais de coagulação parecem ser benéficos para o prognóstico dos pacientes que recebem transfusão maciça, apesar da ausência de grandes estudos controlados e randomizados respaldando tal terapêutica. Sem evidências concretas que suportem uma conduta uniforme, hoje há variações no manejo dos pacientes de transfusão maciça. O que se observa é uma tendência à utilização de transfusões balanceadas de hemácias, plasma e plaquetas num momento inicial e, posteriormente, a utilização de testes viscoelásticos guiando a reposição de hemocomponentes quando cessado o sangramento mais agudo.

Nessa fase, feitas as devidas ressalvas de consideração às variáveis individuais de cada paciente, os alvos terapêuticos[14,37] esperados são: hemoglobina de 7 a 9 g/dL, plaquetas > 50.000, ou 100.000 se sangramento em sistema nervoso central, RNI/R superior a 1,5, correlacionando-se o quadro clínico com o cenário hemostático fornecido pelos exames. Ver observações sobre limitação dos testes convencionais de coagulação mencionados anteriormente, no item Avaliação laboratorial da CAT.

Pontos-chave da abordagem ao paciente sangrando

- Parar o sangramento;
- Restabelecer a perfusão tecidual;
- Hipotensão permissiva;
- Minimizar o uso de cristaloides;
- Reversão da hipotermia e acidose;
- Hemocomponentes: hemácias e uso precoce de plasma e plaquetas.

ESTRUTURAÇÃO DO ATENDIMENTO

Uma nova estratégia terapêutica, designada *damage control resuscitation*,[24] passou a ser divulgada como terapêutica promissora no atendimento de pacientes com hemorragia, sejam de centro cirúrgico, sejam politraumatizados. A abordagem convencional de reparo anatômico de todas as injúrias e a fixação de todas as fraturas em um único tempo cirúrgico foram abandonadas, dando espaço à estratégia de *damage control*, definida por uma abordagem cirúrgica abreviada para redução de danos, com controle rápido da hemorragia e programação de abordagem definitiva posterior. No que se refere à transfusão, a abordagem originada nos cenários militares recomenda, dentre outras intervenções, uso precoce de plasma e plaquetas em conjunto com as primeiras hemácias transfundidas e controle agressivo da acidose, da hipotermia e da coagulopatia. Simultaneamente, a estratégia prevê redução do uso de cristaloides, no intuito de reverter ou evitar a tríade fatal e diminuir a permeabilidade endotelial, elevando os hemocomponentes ao posto de fluido primário de ressuscitação.

ATENDIMENTO PRÉ-HOSPITALAR

No atendimento a pacientes politraumatizados com potencial para transfusão maciça, os conceitos acima citados seriam aplicados já no cenário de atendimento pré-hospitalar. Idealmente, a reposição volêmica com hemocomponentes, com uso de plasma fresco, hemácias e ácido tranexâmico, já seria disponibilizada em veículos de atendimento aos politraumatizados como opção terapêutica, até a transferência para a unidade de pronto atendimento.

Preconiza-se a disponibilização dos hemocomponentes em veículos de atendimento pré-hospitalar quando a demora para chegar ao pronto atendimento seja tamanha que resulte em atraso na terapêutica transfusional. Dada a dificuldade logística de se manter hemocomponentes nos veículos de resgate, caso o tempo de chegada ao serviço de emergência seja pequeno, pode-se iniciar a ressuscitação no pronto atendimento.

Com relação ao uso de ácido tranexâmico em pacientes traumatizados, sabe-se que ele se mostrou amplamente benéfico, ao reduzir a mortalidade de maneira estatisticamente significativa uma vez administrado em dose de ataque de 1 g em 10 minutos e após em doses de 1 g a cada 8 horas. Houve redução de risco relativo de morte, como resultado de sangramento em 15%, e esse benefício se tornava ainda maior se administrado dentro das 3 horas da injúria.[16] Trata-se de uma estratégia fácil, custo-efetiva e de alto impacto na redução de mortalidade desses pacientes, sendo possível sua utilização mesmo antes da chegada do paciente ao ambiente hospitalar.

Atendimento hospitalar – emergência e centro cirúrgico

Aqui, consideraremos tanto as transfusões maciças de pacientes politraumatizados quanto as transfusões maciças de pacientes de centro cirúrgico ou ala que apresentam sangramentos profusos.

Objetivos:

- Identificação dos pacientes com alto potencial de sangramento e elegíveis a protocolos de transfusão maciça.
- Uso rápido e racional de hemocomponentes.
- Foco na tríade fatal: combate à coagulopatia dilucional, acidose e hipotermia, correção da hipocalcemia.
- Cenário especial: hemorragia pós-parto.

Valem as mesmas premissas de *damage control resuscitation*, com tendência reportada em literatura para as transfusões balanceadas em razões 1:1:1. No caso dos pacientes politraumatizados, a terapêutica pode ter sido iniciada já no atendimento pré-hospitalar, dando-se continuidade ao tratamento uma vez admitido o paciente ao cenário hospitalar.

IDENTIFICAÇÃO DOS PACIENTES COM ALTO POTENCIAL DE SANGRAMENTO

A vantagem do atendimento intra-hospitalar é a disponibilidade de exames laboratoriais, que serão de extrema importância na complementação dos achados clínicos obtidos pelo exame físico. Além dos exames habituais de avaliação do *status* hemorrágico (hemoglobina, contagem de plaquetas, testes viscoelásticos, se disponíveis, dosagem de fibrinogênio, TP, TTPa, TT) e de exames de bioquímica, pode-se lançar mão de exames de imagem, para estimar a extensão do sangramento/trauma, bem como para aplicação de escores preditores de sangramento.[38]

A avaliação de injúria traumática para prever sangramento não é prática universal. Entretanto, alguns trabalhos referem boa acurácia no sentido de predizer evolução para transfusão maciça.[38] Um dos escores mais utilizados é o TASH-escore (*trauma associated severe hemorrhage*), em que a pontuação acima de 16 confere probabilidade de transfusão maciça superior a 50%. Ainda, o escore de 27 pontos ou superior prevê risco de transfusão maciça de 100% (Tabela 177.1).

TABELA 177.1. Escore TASH.[38]

Variável	Valor	Pontos
	Masculino	1
Fratura pélvica (AIS 5 > ou = a 5)	Clinicamente instável	6
Fratura fêmur (AIS 5 > ou = a 3)	Exposta e/ou deslocada	3
Líquido livre intra-abdominal (FAST) (AIS 4 > ou = a 3)	Presente	3
Frequência cardíaca (BPM)	> 120	2
Pressão arterial sistólica (mmHg)	< 100	4
	< 120	1
Hemoglobina (g/dL)	< 7	8
	< 9	6
	< 10	4
	< 11	3
	< 12	2
Excesso de bases (mmol/L)	< −10	4
	< −6	3
	< −2	1

TASH: *Trauma associated severe hemorrhage*; AIS: *Acute injury score*.

Deve haver cautela na avaliação clínica e na aplicação de escores para acionamento de protocolos de transfusão maciça. Acionamento inapropriado de protocolos pode ser prejudicial.[14] Elevados índices de lesão pulmonar aguda, disfunção múltipla de órgãos e sepse foram registrados[14] em pacientes que não chegaram a necessitar de transfusão maciça, mas receberam quantidades grandes de plasma (acionamento incorreto de protocolo de transfusão maciça, desativado tão logo percebido o erro, porém após transfusões de plasma realizadas). Modelos preditivos podem ser úteis na identificação de pacientes que potencialmente se beneficiariam de estratégias de *damage control resuscitation*,[38] porém é prudente proceder com reavaliações periódicas para avaliação de adequação da terapêutica prescrita. Uma alternativa é acompanhar os resultados de testes viscoelásticos e comparar com a evolução esperada.

USO RÁPIDO E RACIONAL DE HEMOCOMPONENTES

Uma vez identificado o paciente elegível ao protocolo de transfusão maciça, o acionamento de um time de resposta rápida que dê suporte às múltiplas necessidades do paciente deve ser efetivado.

A dispensação dos hemocomponentes em "pacotes" de emergência é o ideal, para fácil acionamento do banco de sangue. Quantidades fixas predefinidas em comum acordo com os médicos do serviço de hemoterapia e do pronto atendimento seriam pré-dispensadas para essa demanda específica. Preconiza-se o transporte fácil e rápido, operado por pessoal treinado e capacitado ao setor onde se encontra o paciente.

Uma vez cessado o sangramento mais profuso e estabilizado o paciente, recomenda-se a abordagem guiada por tromboelastometria quando disponível, para melhor direcionamento da prática transfusional, com reavaliação periódica das necessidades transfusionais.

Holcomb e colaboradores[39] recentemente publicaram trabalho divulgando duas estratégias semelhantes de abordagem a pacientes em transfusão maciça por meio do conceito Copenhagen e do conceito Houston. Ambas as estratégias advogam uso inicial de transfusão guiada por razões, administração precoce de ácido tranexâmico e avaliação posterior por testes viscoelásticos para direcionamento da terapêutica transfusional quando cessado o momento mais crítico de sangramento. O conceito Houston utiliza o escore preditivo de sangramento ABC (assessment of blood consumption) superior ou igual a 2 ou choque hemorrágico como gatilhos para acionamento do protocolo de transfusão maciça (Tabelas 177.2 e 177.3). Ambos levaram a desfechos clínicos satisfatórios.

TABELA 177.2. Algoritmo de tratamento de Copenhagen.[36]

Variáveis TEG	Valores normais	Valores do paciente	Coagulopatia	Terapia hemostática
R (tempo de reação)	3-9 min	10-14 min	↓ fatores de coagulação	PFC 10-20 mL/kg
		> 14 min	↓↓ fatores de coagulação	PFC 30 mL/kg
Ângulo	55-78 graus	< 52 graus	Fibrinogênio ↓	1 *pool* de crioprecipitado ou concentrado de fibrinogênio (adultos 1-2 g)
Fibrinogênio funcional – amplitude máxima	14-27 mm	< 14	Fibrinogênio ↓	Fibrinogênio ↓
Amplitude máxima TEG-Kaolin	51-69 mm	45-49 mm	Plaquetas ↓	1 aférese de plaquetas ou 5 mL/kg
		< 45 mm	Plaquetas ↓↓	2 aféreses de plaquetas ou 10 mL/kg
Percentual de lise aos 30 min em Kaolin TEG	0-4%	> 4%	Hiperfibrinólise primária	Ácido tranexâmico (adultos 1-2 g)
		> 4% com amplitude máxima elevada	Hiperfibrinólise reativa	Ácido tranexâmico contraindicado
Tempo de reação Kaolin/heparinase		> 3 min diferença	Heparinização	Sulfato de protamina (adultos 50-100 mkg) ou PFC 10-20 mL/kg

TABELA 177.3. Algoritmo de tratamento de Houston.[36]

Variáveis TEG	Valores normais	Valores do paciente	Coagulopatia	Terapia hemostática
CAT	86-118 segundos	> 128 s	Fatores de coagulação ↓	Plasma e hemácias
R	0-1 min	> 1,1 min	Fatores de coagulação ↓	Plasma e hemácias
K	1-2 min	> 2,5 min	Fibrinogênio ↓	Crioprecipitado/fibrinogênio/plasma
Ângulo	66-82 graus	< 56 graus	Fibrinogênio ↓	Crioprecipitado/fibrinogênio/plasma
Amplitude máxima (AM)	54-72 mm	< 55 mm	Plaquetas ↓/fibrinogênio ↓	Plaquetas/crioprecipitado/fibrinogênio
Percentual lise aos 30 min após AM	0-7,5%	> 3%	Hiperfibrinólise	Ácido tranexâmico*

*Se tempo de injúria < 3 horas e paciente sangrando.

FOCO NA TRÍADE FATAL: COMBATE À COAGULOPATIA DILUCIONAL, ACIDOSE E HIPOTERMIA E CORREÇÃO DA HIPOCALCEMIA

É de fundamental importância a visão geral do paciente com hemorragia maciça, não só no sentido de direcionar a ressuscitação volêmica, mas também para evitar os distúrbios hidreletrolíticos e a hipotermia. Realizar monitorizações laboratoriais periódicas e utilizar aquecedores e infusores rápidos de hemocomponentes é mandatório para restabelecer a estabilidade do paciente e interromper a tríade fatal.

CENÁRIO ESPECIAL: HEMORRAGIA PÓS-PARTO

Faremos considerações especiais para a hemorragia pós-parto (PPH, do inglês *postpartum hemorrhage*), dadas as peculiaridades hemostáticas nesse subgrupo de pacientes (Figura 177.5). A hemorragia pós-parto continua a ser uma das causas líderes de mortalidade materna, com índices de fatalidade que atingem cerca de 1%,[40] daí a importância de uma abordagem clara e específica para essa situação. A hemorragia pós-parto é definida como a perda de > 500 mL dentro de 24 horas após parto vaginal ou > 1.000 mL após parto cesárea.[41] As causas são variadas e classificadas de acordo com a fisiopatologia: regra mnemônica dos 4 T's:[42] a**T**onia (contratilidade uterina anormal, múltiplas gestações, parto prolongado, inflamação/infecção), **T**ecido (complicações placentárias), **T**rauma (lacerações uterinas) e **T**rombina (distúrbios congênitos de hemostasia ou coagulopatias adquiridas) (Figura 177.6). Abordagens direcionadas à causa

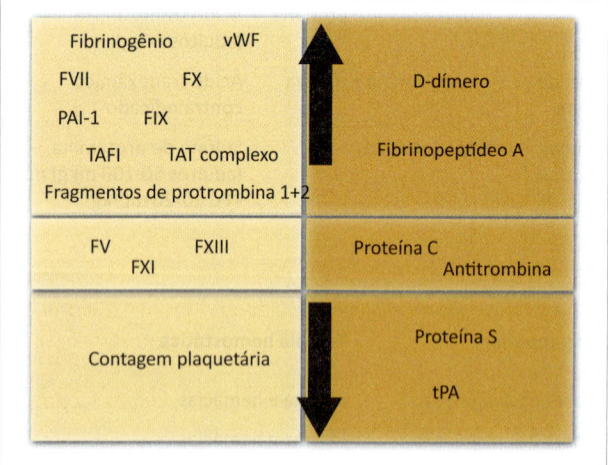

FIGURA 177.5. Alterações hemostáticas observadas na gestação normal.[39] O aumento de fatores pró-coagulantes resulta num estado hipercoagulável que aumenta ao longo da gestação.
FV: fator V; FVII: fator VII; FVIII: fator VIII; FIX: fator IX; FX: fator X; FXI: fator XI; FXII: fator XII; FXIII: fator XIII; PAI-1: inibidor do ativador do plasminogênio 1; TAFI: inibidor da fibrinólise ativado por trombina; complexo TAT: complexo trombina-antitrombina; vWF: fator de Von Willebrand; tPA: ativador do plasminogênio tecidual.

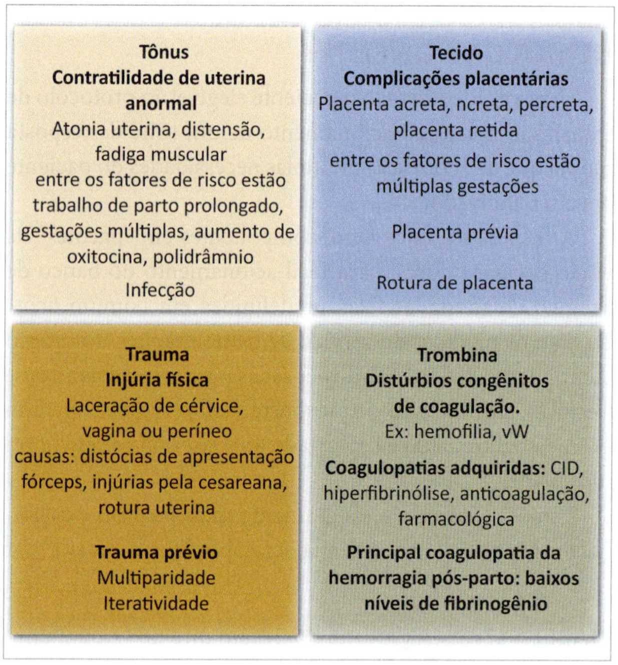

Tônus
Contratilidade de uterina anormal
Atonia uterina, distensão, fadiga muscular
entre os fatores de risco estão trabalho de parto prolongado, gestações múltiplas, aumento de oxitocina, polidrâmnio
Infecção

Tecido
Complicações placentárias
Placenta acreta, ncreta, percreta, placenta retida
entre os fatores de risco estão múltiplas gestações
Placenta prévia
Rotura de placenta

Trauma
Injúria física
Laceração de cérvice, vagina ou períneo
causas: distócias de apresentação fórceps, injúrias pela cesareana, rotura uterina
Trauma prévio
Multiparidade
Iteratividade

Trombina
Distúrbios congênitos de coagulação.
Ex: hemofilia, vW
Coagulopatias adquiridas: CID, hiperfibrinólise, anticoagulação, farmacológica
Principal coagulopatia da hemorragia pós-parto: baixos níveis de fibrinogênio

FIGURA 177.6. Principais fatores de risco associados com hemorragia pós-parto.[39]
vW: Doença de Von Willebrand; CID: coagulação intravascular disseminada.

de base são mandatórias, como medidas de primeira e segunda linhas, respectivamente: massagem uterina e agentes uterotônicos, antes de medidas finais como a histerectomia (Figura 177.7). Com relação à abordagem hemoterápica, já foi amplamente estudado o benefício da administração de ácido tranexâmico[43] nesses casos, bem como a suplementação de fibrinogênio para manutenção de níveis superiores a 2 g/dL, seja por crioprecipitado, seja por concentrado de fibrinogênio.[25]

O uso *off label* (não aprovado) do fator VII recombinante em hemorragias pós-parto não é mais recomendado por não ser efetivo e ser frequentemente associado com eventos trombóticos. Seu uso seria reservado somente aos casos de hemorragias ameaçadoras, como medida heroica, quando a terapêutica convencional não resultar em cessação do sangramento.[25] Atentar para efeitos adversos, como tromboses, descritos em estudos sobre o uso de FVII recombinante em puérperas.

USO DE HEMODERIVADOS EM TRANSFUSÃO MACIÇA

O complexo protrombínico e o concentrado de fibrinogênio estão sendo estudados como possíveis alternativas ao uso de plasma fresco e crioprecipitado em diversos cenários, inclusive na transfusão maciça. Como desvantagem, cita-se o fato de não haver estudos prospectivos, randomizados, controlados que respaldem seu uso em detrimento da terapêutica habitual no que se refere à superioridade de eficácia e possíveis efeitos colaterais. Como vantagens, ressaltam-se a rápida disponibilização, uma vez que não necessitam

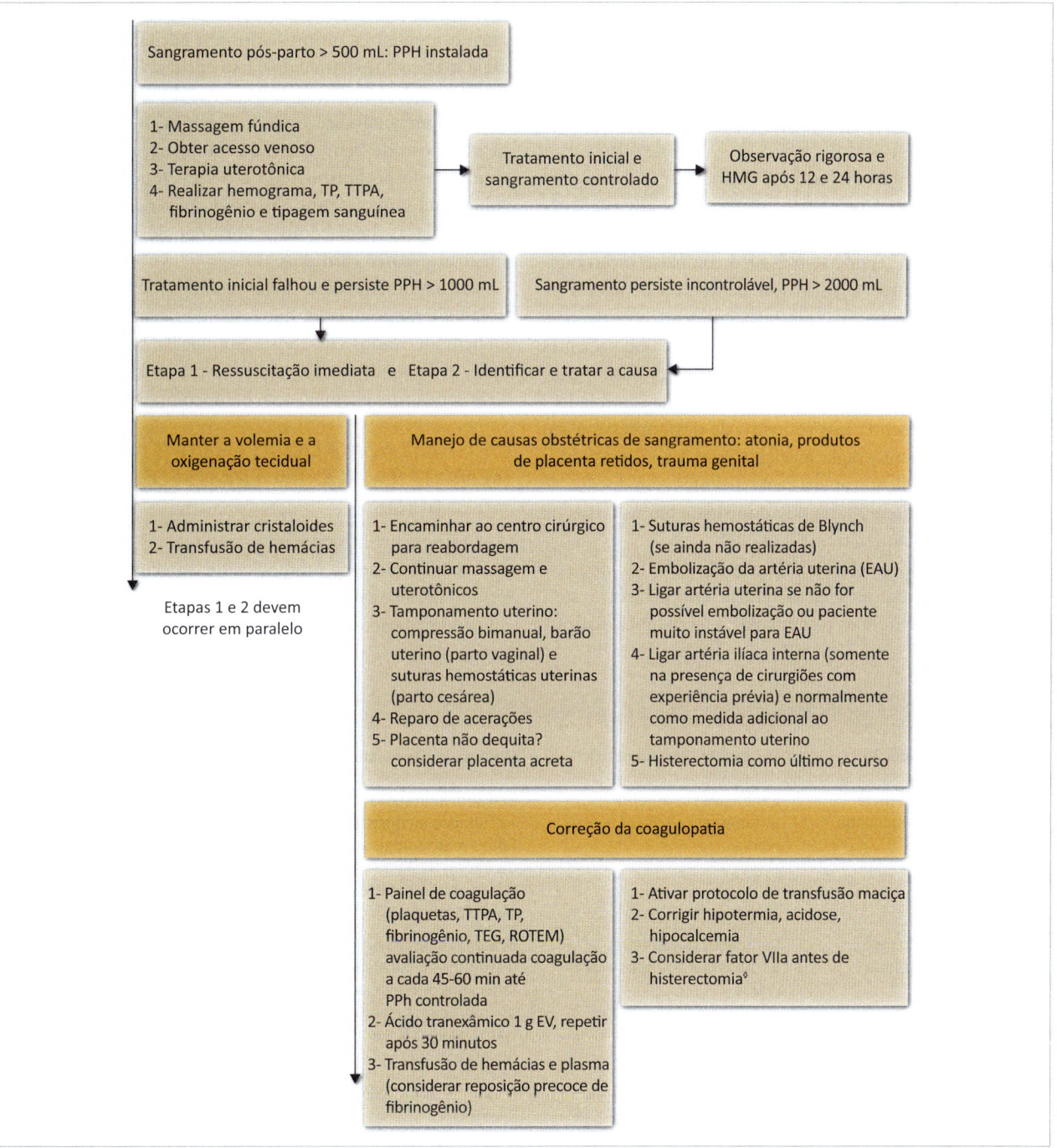

FIGURA 177.7. Algoritmo de tratamento da (hemoragia pós-parto) PPH.[41] Perda de uma volemia ou mais no pós-parto imediato requer resposta e controle imediatos do sangramento.
◊ Terapia uterotônica pode variar entre as instituições e deve ser escolhida de acordo com as peculiaridades de cada paciente. Agentes comumente utilizados: oxitocina sintética, análogos de prostaglandinas. ◊ Reabordagens cirúrgicas para manejo da PPH dependerão do tipo de parto. Uso precoce de B-Lynch ou outras suturas de compressão é mais apropriado na cesárea do que no parto vaginal. ◊ O uso de fator VIIa deve ser analisado com muita cautela, devido ao risco de eventos tromboembólicos. Histerectomia deve ser a última medida.
TP: tempo de protrombina, TTPa: tempo de tromboplastina parcial ativada; HMG: hemograma; PPH: hemorragia pós-parto; EAU: embolização da artéria uterina; TEG: tromboelastograma.

ser descongelados, o menor volume, a não necessidade de compatibilidade ABO e o fato de terem sido submetidos à inativação viral. Uma revisão sistemática comparou concentrado de fibrinogênio e PFC[44] e reportou estudos de alta qualidade que mostraram a superioridade do concentrado de fibrinogênio ao reduzir perdas sanguíneas, necessidades transfusionais e tempo de internação hospitalar. Um estudo retrospectivo[45] comparando uso de complexo protrombínico e concentrado de fibrinogênio com o uso isolado de PFC mostrou menor volume de hemácias transfundidas no grupo complexo protrombínico + concentrado de fibrinogênio, mas sem redução de mortalidade. As diretrizes europeia da *Task Force for Advanced Bleeding Care in Trauma*[32] recomendam uso de concentrado de fibrinogênio ou crioprecipitado no manejo de pacientes hemorrágicos, se hipofibrinogenemia de 150 a 200 mg/dL ou sinais tromboelastográficos sugestivos de déficit de fibrinogênio (Grau 1 C) (Quadro 177.2).

O complexo protrombínico (CPP) pode ser utilizado para reversão emergencial de agentes cumarínicos em pacientes hemorrágicos, evidência 1 B.[32] No caso de terapêutica guiada por TEG/ROTEM®, pode-se utilizar o complexo protrombínico caso parâmetros sugestivos de deficiência de fatores de coagulação, evidência 2 C.[32] Ressalte-se a tendência maior à trombose no período de recuperação pós-trauma em pacientes que receberam CPP, estando a terapêutica de profilaxia antitrombose indicada tão logo o sangramento esteja controlado.

Não se recomenda uso rotineiro de desmopressina em pacientes com hemorragia maciça (Grau 2 C),[32] estando o uso adjuvante indicado apenas em pacientes com doença de Von Willebrand hereditária ou adquirida e em usuários de antiagregantes plaquetários (Grau 2 C).

Considerando-se o fator VII ativado (FVIIa), pode-se considerá-lo como terapia salvatória em pacientes sangrando agudamente não responsivos à terapêutica-padrão. (Grau 2 C).[32] O uso do fator VII recombinante diminuiu drasticamente nos últimos anos em pacientes com hemorragia maciça em virtude da baixa eficácia e dos eventos adversos tromboembólicos decorrentes do seu uso.

Uma metanálise recente[26] comparou a segurança e a eficácia do uso de hemoderivados em cenários cirúrgicos. O concentrado de fibrinogênio e o CPP tendem a reduzir o volume de sangramento observado pelos drenos em cirurgias cardíacas, bem como o fibrinogênio melhora o MCF em cirurgias não cardíacas.

Até o momento ainda faltam estudos multicêntricos, controlados e randomizados que respaldem o uso da terapêutica de hemoderivados em transfusão maciça, sendo escassos os dados encontrados e não suficientes para substituição total da terapêutica convencional com hemocomponentes.

ORGANIZAÇÃO DO ATENDIMENTO HEMOTERÁPICO DA TRANSFUSÃO MACIÇA – DESAFIOS

O fornecimento de hemocomponentes em tempo hábil para atendimento de protocolos de transfusão maciça é um desafio para bancos de sangue. Além da escassez periódica que todo serviço de hemoterapia habitualmente enfrenta,

QUADRO 177.2. Classificação grade[44] – graus de evidência.

Grau de recomendação	Clareza do risco/benefício	Qualidade das evidências	Implicações
1 A Recomendação forte, evidência de alta qualidade	Benefícios claramente ultrapassam os riscos e vice-versa	ECR **sem** limitações importantes (resultados inconsistentes, falhas metodológicas, indiretas ou imprecisas) ou evidências claras obtidas de estudos observacionais	Recomendações fortes, que se aplicam à maioria dos pacientes sem reservas
1 B Recomendação forte, evidência de moderada qualidade	Benefícios claramente ultrapassam os riscos e vice-versa	ECR **com** limitações importantes (resultados inconsistentes, falhas metodológicas, indiretas ou imprecisas) ou evidências claras obtidas de estudos observacionais	Recomendações fortes, que se aplicam à maioria dos pacientes sem reservas
1 C Recomendação forte, de baixa ou muito baixa qualidade	Benefícios claramente ultrapassam os riscos e vice-versa	Estudos observacionais ou série de casos	Recomendações fortes, porém sujeitas a alterações na eventualidade de estudos com melhor qualidade estatística se tornarem disponíveis
2 A Recomendação fraca, evidência de alta qualidade	Benefícios próximos dos riscos	ECR **sem** limitações metodológicas importantes ou evidências claras de estudos observacionais	Recomendações fracas, conduta dependerá das diferentes circunstâncias dos pacientes
2 B Recomendação fraca, evidência de moderada qualidade	Benefícios próximos dos riscos	ECR **com** limitações metodológicas importantes ou evidências claras de estudos observacionais	Recomendações fracas, conduta dependerá das diferentes circunstâncias dos pacientes
2 C Recomendação fraca, evidência de baixa ou muito baixa qualidade	Incerteza dos riscos e benefícios estimados, riscos e benefícios balanceados	Estudos observacionais ou série de casos	Recomendação muito fraca; outras alternativas podem ser igualmente razoáveis

ECR: ensaio clínico randomizado.

somam-se as dificuldades de suprimento de componentes que sejam universais. Para fornecimento em tempo real, o banco de sangue deve dispor de um mínimo de concentrado de hemácias O negativo suficiente para atender a demanda inicial de qualquer paciente da emergência, até que se disponha da tipagem ABO e Rh do paciente e seja possível dispensação de bolsas ABO compatíveis. É interessante que esses concentrados de hemácias do estoque de emergência sejam irradiados, a fim de se evitar o GVHD (*graft versus host disease*) transfusional, reação transfusional rara, porém de elevada gravidade.

Ressalta-se também a necessidade de disponibilização de plasmas AB já descongelados para dispensação imediata assim que acionado o protocolo de transfusão maciça. A produção de plasmas, de modo geral, tem sido mais restrita, diante das novas estratégias de mitigação de TRALI (*Transfusion Acute Lung Injury*) preconizadas pela Associação Americana de Bancos de Sangue (AABB),[46] com produção de plasmas apenas de doadores masculinos ou doadoras nulíparas. Além disso, os plasmas AB teoricamente seriam os únicos a serem utilizados nas transfusões maciças de emergência, por serem isentos de risco de hemólise. Tal estratégia é de difícil implementação, dado o fato de que doadores AB são raros.[47] Uma alternativa à utilização de plasma AB seria a utilização universal de plasma A, considerando-se que mais de 85% da população é do grupo O ou A e, portanto, o plasma A seria compatível. Weinstein e colaboradores[47] recentemente publicaram uma análise retrospectiva sobre a liberação emergencial de plasma A a qualquer paciente de grupo sanguíneo desconhecido ou em situações de indisponibilidade de plasma compatível. Uma vez determinado o grupo sanguíneo, procedia-se com a liberação de plasma compatível. Foram analisados 385 liberações emergenciais de plasma A, sendo que destas, 23 eram do grupo B ou AB, e receberam uma mediana de 2 unidades de plasma A incompatível. Nenhuma reação hemolítica ocorreu, e nenhum evento adverso relacionado à transfusão de plasma foi reportado nesses 23 pacientes. Sendo assim, postula-se que a utilização de plasma A seja uma alternativa aceitável ao plasma AB como primeira opção em situações de liberação emergencial.

CONSIDERAÇÕES FINAIS

A transfusão maciça é uma das principais causas de morte potencialmente preveníveis, e o desenvolvimento da coagulopatia exacerba consideravelmente os índices de mortalidade desse grupo de pacientes. O conhecimento atual da fisiopatologia da coagulopatia traumática aponta para um provável benefício da utilização precoce de plasma com fluido de ressuscitação inicial, bem como do uso da estratégia de transfusões balanceadas entre plasma, hemácias e plaquetas. Essa conduta deve se basear na gravidade dos pacientes e correta identificação dos indivíduos elegíveis a essa abordagem. O uso dos testes viscoelásticos de coagulação vem sendo amplamente divulgado em razão dos benefícios que oferece em relação aos exames convencionais, no que se refere à disponibilização mais rápida e, principalmente, por prover uma visão global da hemostasia dos pacientes. Aliado à estratégia atual de *damage control resuscitation*, parece ser uma ferramenta adicional no tratamento desses pacientes.

Com relação ao uso de hemoderivados, os dados são escassos para direcionar seu uso no cenário de transfusão maciça.

De maneira geral, a abordagem terapêutica vem sofrendo constantes alterações e ainda são necessários mais estudos a fim de elucidar a conduta mais adequada no cenário da transfusão maciça.

REFERÊNCIAS BIBLIOGRÁFICAS

1. Sauaia A, Moore FA, Moore EE, Moser KS, Brennan R, Read RA, et al. Epidemiology of trauma deaths: a reassessment. J Trauma. 1995;38:185-93.
2. Lundsgaard- Hansen P. Treatment of acute blood loss. Vox Sang. 1978;63:261-75.
3. Fakhry SM, Sheldon GF. Massive transfusion in the surgical patient. In: Jeffries LC, Brecher ME. Massive transfusion. Bethesha: American Association of Blood banks, 1994.
4. Hess JR, Brohi K, Dutton RP, Hauser CJ, Holcomb JB, Kluger Y, et al. The coagulopathy of trauma: a review of mechanisms. J Trauma. 2008;65:748-54.
5. Brohi K, Cohen MJ, Ganter MT, Matthay MA, Mackersie RC, Pittet JF. Acute traumatic coagulopathy: initiated by hypoperfusion: modulated through the protein C pathway? Ann Surg. 2007a;245:812-8.
6. Brohi K, Singh J, Heron M, Coats T. Acute traumatic Coagulopathy. J Trauma. 2003;54:1127-30.
7. MacLeod JB, Lynn M, McKenney MG, Cohn SM, Murtha M. Early coagulopathy predicts mortality in trauma. J Trauma. 2003;55:39-44.
8. Brohi K, Cohen MJ, Ganter MT, Schultz MJ, Levi M, Mackersie RC, et al. Acute coagulopathy of trauma: hypoperfusion induces systemic anticoagulation and hyperfibrinolisis. J Trauma. 2008;64:1211-6; discussion 1217
9. Davenport R. Pathogenesis of acute traumatic coagulopathy. Transfusion. 2013;53:23S-27S.
10. Floccard B, Rugeri L, Faure A, Saint Denis M, Boyle EM, Peguet O, et al. Early coagulopathy in trauma patients:an on scene and hospital admission study. Injury. 2012;43:26-32.
11. Chesebro BB, Rahn P, Carles M, Esmon CT, Xu J, Brohi K, et al. Increase in activated protein C mediates acute traumatic coagulopathy in mice. Shock. 2009;32:659-65.
12. Kutcher ME, Redick BJ, McCreery RC, Crane IM, Greenberg MD, Cachola LM, et al. Characterization of platelet dysfunction after trauma. J Trauma Acute Care Surg. 2012;73:13-9.
13. Schöchl H, Nienaber U, Hofer G, Voelckel W, Jambor C, Scharbert G, et al. Goal- directed coagulation management of major trauma patients using thromboelastometry (ROTEM)-guided administration of fibrinogen concentrate and prothrombin complex concentrate. Crit Care. 2010;14:R55.
14. Davenport R, Khan S. Management of major trauma haemorrhage: treatment priorities and controversies. Br J Haematol. 2011;155:537-48.
15. Brohi K, Cohen MJ, Ganter MT, Schultz MJ, Levi M, Mackersie RC, et al. Acute coagulopathy of trauma: hypoperfusion induces systemic anticoagulation and hyperfibrinolisis. J Trauma. 2008;64:1211-6; discussion 1217.
16. Shakur H, Roberts I, Bautista R, Caballero J, Coats T, Dewan Y, et al. Effects of tranexamic acid on death, vascular occlusive events, and blood transfusion in trauma patients with significant haemorrhage (CRASH-2): a randomised, placebo-controlled trial. Lancet. 2010;376:23-32.

17. Holcomb JB, Pati S. Optimal trauma resuscitation with plasma as the primary resuscitative fluid: the surgeon's perspective. Hematology Am Soc Hematol Educ Program. 2013;2013:656-9.
18. Wataha K, Menge T, Deng X, Shah A, Bode A, Holcomb JB, et al. Spray-dried plasma and fresh frozen plasma modulate permeability and inflammation in vitro in vascular endothelial cells. Transfusion. 2013;53(Suppl I):80S-90S.
19. Holcomb JB. A novel and potentially unifying mechanism for shock induced early coagulopathy. Ann Surg. 2011;254(2):201-2.
20. Hardy JF, Moerloose P, Samama CM. The coagulopathy pf massive transfusion. Vox Sang. 2005;89:123-7.
21. Holcomb JB, Wade CE, Michalek JE, Chisholm GB, Zarzabal LA, Schreiber MA, et al. Increased plasma and platelet to red blood cell ratios improves outcome in 466 massively transfused civilian trauma patients. Ann Surg. 2008;248:447-58.
22. Zink KA, Sambasivan CN, Holcomb JB, Chisholm G, Schreiber MA. A high ratio of plams and platelets to packed red blood cell in the first 6 hours of massive transfusion improves outcnes in a large multicenter study. Am J Surg. 2009;197:565-70.
23. Holcomb JB, Junco DJ del, Fox EE, Wade CE, Cohen MJ, Schreiber MA, et al. The Prospective, Observational, Multicenter, Major Trauma Transfusion (PROMMTT) Study. JAMA Surg. 2013;148(2):127-36.
24. Holcomb JB, Jenkins D, Rhee P, Johannigman J, Mahoney P, Mehta S, et al. Damage control resuscitation: directly addressing the early coagulopathy of trauma. J Trauma. 2007;62(2):307-10.
25. Winikoff R, Abdul-Kadir R, McLintock C, Ducloy AS, El-Refaey H, England A, et al. Evaluation and management of postpartum haemorrhage: consensus from an international expert panel. Transfusion. 2014;54:1756-68.
26. Tran MH, Murphy LS, Lin DM. Use of prothrombin complex concentrates and fibrinogen concentrates in the perioperative setting: A systematic review. Transfus Med Rev. 2013;27(2):91-104.
27. Lin DM, Murphy LS, Tran MH. Use of prothrombin complex concentrates and fibrinogen concentrates in the perioperative setting: a systematic review. Transfus Med Rev. 2013 Apr;27(2):91-104.
28. Hoffman M., Cichon L.J. Practical coagulation for the blood banker. Transfusion. 2013;53:1594-602.
29. Allen GA, Wolberg AS, Oliver JA, Hoffman M, Roberts HR, Monroe DM. Impact of procoagulant concentration on rate, peak and total thrombin generation in a model system. J Thromb Haemost. 2004 Mar;2(3):402-13.
30. Tripodi A, Manucci MP. Coagulopathy of Chronic Liver Disease. N Engl J Med. 2011;365:1452-4.
31. Frith D, Goslings JC, Gaarder C, Maegele M, Cohen MJ, Allard S, et al. Definition and drivers of acute traumatic coagulopathy: clinical and experimental investigations. J Thromb Haemost. 2010;8:1919-25.
32. Spahn DR, Bouilon B, Cerny V, Coats TJ, Duranteau J, Fernández-Mondéjar E, et al. Management of bleeding and coagulopathy following major trauma: an updated European guideline. Crit Care. 2013;17:R76.
33. Rivard GE, Brummel-Ziedins KE, Mann KG, Fan L, Hofer A, Cohen E. Evaluation of the profile of thrombin generation during the process of whole blood clotting as assessed by thrombelastography. J Thromb Haemost. 2005;3:2039-43.
34. Holcomb JB, Minei KM, Scerbo ML, Radwan ZA, Wade CE, Kozar RA, et al. Admission rapid thromboelastography can replace conventional coagulopathy tests in the emergency department: experience with 1974 consecutive trauma patients. Ann Surg. 2012;256(3):476-86.
35. Davenport R, Manson J, De'Ath H, Platton S, Coates A, Allard S, et al. Functional definition and characterization of acute traumatic coagulopathy. Crit Care Med. 2011;39:2652-8.
36. Afshari A Wikkelsø A, Brok J, Møller AM. Wetterslev Jørn. Thrombelastography (TEG) or thromboelastometry (ROTEM) to monitor haemotherapy versus usual care in patients with massive transfusion. Cochrane Database Syst Rev. 2011 Mar 16;(3):CD007871.
37. Hamilton PJ, Stainsby D, MacLennan S, Thomas D, Isaac J. Guidelines on the management of massive blood loss. Br J Haematol. 2006;135:634-41.
38. Brockamp T, Nienaber U, Mutschler M, Wafaisade A, Peininger S, Lefering R, et al. Predicting on-going hemorrhage and transfusion requirement after severe trauma: a validation of six scoring systems and algorithms on the TraumaRegister DGU. Crit Care. 2012;16:R12.
39. Holcomb JB, Ostrowski SR, Wade CE, Oliveri R, Stensballe K, Johansson PI. How I treat patients with massive hemorrhage. Blood. 2014;124(20):3052-8.
40. Shakur H, Blackhall K, Sydenham E, Roberts I, Ferrer P. Anti-fibrinolytic agents in postpartum haemorrhage: a systematic review. BMC Pregnancy Childbirth. 2009 Jul 15;9:29.
41. WHO guidelines for the management of postpartum haemorrhage and retained placenta. World Health Organization; 2009
42. Collins PW, Collins RE, Solomon C. Haemostatic monitoring during postpartum haemorrhage and implications for management. Br J Anaesth. 2012;109(6):851-63.
43. Novikova N, Hofmeyr GJ, Cluver C. Tranexamic acid for preventing postpartum haemorrhage. Cochrane Database Syst Rev. 2015 Jun 16;6:CD007872.
44. Kozek-Langenecker S, Sorensen B, Hess JR, Spahn DR. Clinical effectiveness of fresh frozen plasma compared with fibrinogen concentrate: a systematic review. Crit Care. 2011;15:R239.
45. Schöchl H, Nienaber U, Maegele M, Hochleitner G, Primavesi F, Steitz B, et al. Transfusion in trauma: thromboelastometry guided coagulation factor concentrate-based therapy versus standard fresh-frozen plasma-based therapy. Crit Care. 2011;15:R83.
46. Standards for Blood Banks and Transfusion Services, 29 th Edition. Bethesda: American Association of Blood Banks.
47. Weinstein R, Bailey J, Vauthrin M, Greene M, Chhibber V. Is group A thawed plasma suitable as the first option for emergency release transfusion? Transfusion. 2014;54:1751-5.

CAPÍTULO 178

TRALI E REAÇÕES TRANSFUSIONAIS NÃO IMUNOLÓGICAS

Andrea Tiemi Kondo
José Mauro Kutner
Antonio Sergio Torloni

DESTAQUES

- TRALI é uma reação transfusional aguda que está associada à alta morbimortalidade.
- Sua fisiopatologia envolve a presença de anticorpos anti-HLA ou antineutrófilos no hemocomponente. Em alguns casos, lipídeos ativos modificam a resposta biológica. A presença desses anticorpos ou lipídeos provoca congestão pulmonar não cardiogênica, com insuficiência respiratória.
- Os sintomas de TRALI surgem nas primeiras 6 horas após a transfusão, estando mais relacionados com hemocomponentes contendo plasma.
- O diagnóstico de TRALI requer diagnóstico diferencial com outras causas de insuficiência respiratória, como a congestão pulmonar por sobrecarga volêmica, contaminação bacteriana e reação anafilática.
- A hemólise pós-transfusão pode ser de causa imunológica ou não imunológica. As causas de hemólise não imunológicas são hemólise induzida por temperatura e trauma mecânico ou osmótico.
- A contaminação bacteriana de hemocomponentes ocorre mais frequentemente com concentrado de plaquetas, em geral, com agente gram-positivo. A contaminação bacteriana de concentrado de hemácias é mais rara e, quase sempre, decorre de agente gram-negativo.
- A sobrecarga de ferro secundária à transfusão ocorre após 50 a 100 transfusões de concentrado de hemácias.

INTRODUÇÃO

A transfusão de hemocomponentes é uma prática essencial nos hospitais modernos para melhorar a oxigenação dos tecidos e manter a hemostasia dos pacientes. Embora os constantes avanços tenham tornado segura a prática transfusional, eventos adversos associados à infusão de hemocomponentes são descritos desde o início do século XX.

Inicialmente, a maior parte das complicações descritas era de natureza imuno-hematológica. A partir dos anos 1980, com a eclosão da epidemia da Aids, as infecções transmitidas por transfusão passaram a receber maior ênfase. No entanto, os riscos não se limitam apenas às infecções. Diversas reações foram descritas, e são classificadas, de acordo com o tempo de instalação, em agudas (reação nas primeiras 24 horas após a transfusão) e tardias (após 24 horas da transfusão); e de acordo com a fisiopatologia (Quadro 178.1).[1,2] Mais recentemente, iniciativas em hemovigilância mapearam o risco associado a transfusões e identificaram quadros respiratórios como líderes nos raros casos de mortalidade associada a esse procedimento.[3]

HISTÓRICO

A lesão pulmonar aguda relacionada à transfusão (TRALI) tornou-se a causa mais frequente de morte associada à transfusão nos Estados Unidos e no Reino Unido.[3]

A TRALI foi primeiramente descrita por Popovski e Moore,[4] que relataram uma série de 36 pacientes que desenvolveram angústia respiratória aguda e edema pulmonar 4 horas após a transfusão. A radiografia de tórax mostrou um padrão de congestão pulmonar, frequentemente observado em casos de síndrome do desconforto respiratório agudo (SDRA). A maioria dos pacientes teve recuperação rápida e completa. A análise retrospectiva dos doadores das unidades envolvidas na transfusão encontrou a presença de anticorpos antigranulócitos em 89% dos doadores. Os autores propuseram que os anticorpos nos produtos transfundidos poderiam ativar o complemento e conduzir a uma cascata de eventos que resultam em ativação de granulócitos e lesão pulmonar. Frente aos achados, foi sugerido o termo TRALI (*transfusion related acute lung injury*) para a nova reação.

Vários relatos na sequência[5,6] confirmaram as descobertas. Mais tardiamente, foi reconhecido o envolvimento não somente de anticorpos antigranulócitos, como também anticorpos anti-HLA (antígenos de histocompatibilidade) e identificou-se que a causa da TRALI é multifatorial.

Estratégias de minimização de risco foram implementadas em alguns países, resultando em diminuição da incidência de TRALI.[7-9]

DEFINIÇÃO

Popovsky e Moore originalmente definiram a TRALI como um quadro de edema pulmonar agudo, insuficiência pulmonar, hipoxemia, hipotensão e febre decorrente da transfusão.

Atualmente, reconhece-se a TRALI como uma forma aguda de lesão pulmonar (ALI – *acute lung injury*). Segundo consenso, os critérios para definição de ALI são:

- Hipoxemia com relação da $PaO_2/FiO_2 \leq 300$ mmHg ou saturação de oxigênio arterial em ar ambiente $\leq 90\%$;
- Radiografia de tórax evidenciando um infiltrado pulmonar bilateral;
- Sem evidência de hipertensão atrial esquerda ou pressão de oclusão de artéria pulmonar ≤ 18 mmHg.

QUADRO 178.1. Classificação de reações transfusionais.

Tempo de instalação	Fisiopatologia	Classificação da reação
Aguda: até 24h após transfusão	Imunológica	- Reação hemolítica aguda - Reação febril não hemolítica - Reação alérgica - Anafilaxia - TRALI
	Não imunológica	- Hipotensão associada a inibidor da ECA - Sobrecarga volêmica - Hemólise não imune - Embolia gasosa - Hipotermia - Sepse por contaminação bacteriana do hemocomponente
Tardia: após 24h da transfusão	Imunológica	- Aloimunização - Reação hemolítica tardia - Púrpura pós-transfusional - Doença do enxerto contra hospedeiro transfusional
	Não imunológica	- Hemossiderose - Infecções

ECA: enzima conversora da angiotensina; TRALI: lesão pulmonar aguda relacionada à transfusão, do inglês *transfusion related acute lung injury*.

Algumas condições clínicas são consideradas fatores de risco para ALI, como sepse, pneumonia, broncoaspiração, grande queimado e transfusão maciça.

Com base nesse conceito de ALI, dois trabalhos definiram critérios de diagnóstico para TRALI (Quadro 178.2):

O Canadian Consensus Conference define como TRALI os eventos de ALI que ocorrem até 6 horas da transfusão e na ausência de outros fatores de risco para a lesão pulmonar. A presença desses fatores de risco não permite o diagnóstico clínico de TRALI, sendo assim classificado como "possível TRALI".[10]

O grupo do National Heart, Lung and Blood Institute (NHLBI) também define como TRALI os quadros de lesão pulmonar que assomam nas primeiras 6 horas após a transfusão e quando outros fatores de risco para ALI foram afastados. Nas situações em que os fatores de risco estão presentes, a TRALI será considerada apenas nas situações em que não for possível distinguir o evento agudo como consequência da transfusão e dos fatores de risco.[11]

QUADRO CLÍNICO

A manifestação da TRALI é de um quadro de insuficiência respiratória, com dispneia ou cianose. O quadro clínico pode ser variável, desde situações relativamente brandas, com calafrios, dispneia, discreta elevação da temperatura corpórea e queda na saturação de oxigênio, sem necessidade de assistência ventilatória; até quadros mais graves necessitando de suporte ventilatório invasivo.

Frequentemente, ocorre com febre e taquicardia. Pacientes em ventilação mecânica podem manifestar TRALI com liberação de secreção traqueal rósea abundante e espumosa. Podem surgir alterações hemodinâmicas culminando com hipotensão leve a moderada, embora em algumas situações possa ocorrer hipertensão. A hipotensão, embora muitas vezes leve, não é responsiva à expansão volêmica e demanda o uso de drogas vasoativas.[2]

A radiografia de tórax evidencia infiltrado pulmonar bilateral, de padrão semelhante ao da congestão pulmonar, o que dificulta o diagnóstico diferencial. Muitas vezes, a suspeita de sobrecarga volêmica leva ao uso de diuréticos, podendo ocasionar hipotensão nos pacientes inicialmente normotensos.

Em associação a esses achados, há o desenvolvimento de leucopenia e neutropenia transitórias, com duração entre 2 e 16 horas. A perda de fluidos pela árvore respiratória pode ser tão intensa que leva à hemoconcentração, com elevação espúria do hematócrito. O quadro clínico da TRALI é bastante semelhante a outras causas de ALI, entretanto a sua evolução é autolimitada, muitas vezes regredindo em 48 a 72 horas após sua instalação.[2] Por essa razão, frequentemente o diagnóstico clínico é retrospectivo. Os sinais e sintomas mais comuns na TRALI estão sumarizados no Quadro 178.3.

QUADRO 178.3. Sinais e sintomas da TRALI.

Sintomas

- Dispneia
- Cianose
- Calafrios
- Hipoxemia
- Febre
- Taquicardia
- Hipotensão
- Hipertensão
- Leucopenia transitória (reversão com 2 a 16h)
- Neutropenia transitória (reversão com 2 a 16h)

Os sintomas assomam, em 90% dos casos, entre 1 e 2 horas da transfusão, mas podem surgir até 6 horas após. Em um estudo com 36 casos de TRALI, o suporte com oxigênio foi necessário em 100% dos pacientes e 72% necessitaram de assistência ventilatória, invasiva ou não. Qualquer hemocomponente de infusão de imunoglobulina intravenosa tem sido envolvido com TRALI.[12]

QUADRO 178.2. Critérios diagnósticos para TRALI.

	Pacientes sem fatores de risco para ALI	Pacientes com fatores de risco para ALI
Definição	*Canadian Consensus Conference*	*NHLBI group*
	Possível TRALI	Novo ALI
Novo ALI	• Novo ALI	• Instalação dos sintomas dentro de 6h da transfusão
• Instalação aguda	• Instalação dentro de 6h da transfusão	• Sem ALI preexistente
• Hipoxemia – PaO$_2$/FiO$_2$ ≤ 300 mmHg ou SatO$_2$ ar ambiente < 90%	• Sem ALI preexistente	• Confirmação de acordo com a clínica do paciente:
• Infiltrado pulmonar bilateral na radiografia de tórax		▪ Caso a reação esteja claramente associada com a transfusão e com os fatores de risco, não sendo possível discerni-los como causa, define-se como TRALI
• Sem evidência de hipertensão atrial esquerda		
Início dos sintomas nas 6 primeiras horas após a transfusão		
Sem ALI antes da transfusão		▪ Caso não esteja clara a associação com a transfusão, desconsiderar TRALI
(Critérios semelhantes nos dois grupos – Canadian Consensus Conference e NHLBI)		

ALI: lesão pulmonar aguda.

FISIOPATOLOGIA

Os mecanismos que levam à TRALI foram inicialmente descritos, em 1976, por Wolf e colaboradores que demonstraram a presença de anticorpos anti-HLA nos produtos transfundidos em um paciente que evoluiu para uma reação na época denominada hipersensibilidade pulmonar. Hoje existem três mecanismos que procuram explicar a fisiopatologia da TRALI.

- **Presença de anticorpos do doador de sangue:** em 1985, Popovsky e More confirmaram os achados de Wolf e demonstraram a presença de anticorpos antineutrófilos e anti-HLA em 89% dos doadores de sangue implicados nessas reações transfusionais.

  A presença desses anticorpos em doadores de sangue, teoricamente saudáveis, se dá pela exposição ao sangue halogênico em gestações, abortos ou transfusões prévias. Eles podem ser contra HLA classe I ou II ou contra neutrófilos (HNA).

  O mecanismo pelo qual tais anticorpos provocam a TRALI parece ser a ativação de neutrófilos que, mediante a ativação de complemento, aderem ao endotélio da microvasculatura pulmonar, causando lesão no endotélio. Dessa forma, aumenta a permeabilidade capilar pulmonar e há o extravasamento de um exsudato no alvéolo. A ativação de complemento potencializa ainda mais a reação, provocando a ativação de neutrófilos com agregação e sequestro na vasculatura pulmonar, que pode ser visualizada em biópsias pulmonares com aumento da adesão de neutrófilos na microvasculatura pulmonar.

- **Modificadores de resposta biológica:** a estocagem dos componentes sanguíneos leva à liberação de lipídeos ativos com a capacidade de ativar neutrófilos. Assim, a hipótese seria que lipídeos liberados com a estocagem dos componentes sanguíneos podem ativar polimorfonucleares e causar a lesão do endotélio da microvasculatura pulmonar.

  Estudos demonstraram o aumento significativo desses modificadores de resposta biológica quando comparadas amostras de hemocomponentes antes e depois da estocagem. Acredita-se ser esse o mecanismo que leva a casos de TRALI com concentrados de hemácias, em que a presença de plasma é mínima. Essa teoria explicaria os relatos de TRALI com uso de sangue autólogo coletado no pré-operatório de cirurgias.

  Dados da literatura sugerem que os casos de TRALI decorrentes desses mecanismos teriam quadro mais leve. Um levantamento de 90 casos de TRALI com essa provável fisiopatologia, inferida pela ausência dos anticorpos habitualmente identificados, mostrou que apenas três pacientes necessitaram de ventilação mecânica.[3]

- **Teoria de dois eventos para TRALI:** modelo aventado para explicar a razão por que doadores com anticorpos contra antígenos frequentemente encontrados na população não desencadeavam TRALI em todas as suas doações. Um estudo retrospectivo realizado por Kopko e colaboradores[13] demonstrou que uma doadora com anticorpo anti-HNA-3a realizou cerca de 100 doações de plaquetas por aférese. Embora esse antígeno esteja presente em 90% da população caucasiana, apenas em 36% das transfusões houve manifestação de TRALI, demonstrando que a presença do anticorpo não basta como condição necessária para o desenvolvimento da TRALI.

  Essa teoria postula um modelo de dois eventos para a manifestação da TRALI, no qual o primeiro deles causa a ativação dos neutrófilos e do endotélio vascular pulmonar e o segundo, como a transfusão de anticorpos do doador ou dos lipídeos ativos, provoca a lesão do endotélio e edema pulmonar não cardiogênico.[14-16]

Esse primeiro evento pode ser causado por situações de estresse que levam ao sequestro de neutrófilos na microvasculatura pulmonar, como sepse, broncoaspiração e pneumonia, e explica o maior risco de TRALI quando associado a essas situações clínicas.[15] Tais condições ativam as células endoteliais e passam a expressar moléculas de adesão facilitadoras da adesão de neutrófilos.

Os mecanismos conhecidos de TRALI são mostrados na Figura 178.1.

Relatos de caso têm sugerido outro mecanismo associado à TRALI, denominado TRALI reversa. Uma situação particularmente incomum em que o receptor de um hemocomponente tem anticorpos (anti-HN) antineutrófilos ou anti-HLA. Quando os neutrófilos presentes no sangue transfundido são específicos contra os anticorpos preexistentes anti-HNA ou anti-HLA, podem sofrer ativação semelhante à descrita previamente. Esse mecanismo já foi relatado em casos pós-transplante de medula óssea alogênico[17] e pode ocorrer após a infusão de granulócitos.

O resultado final de qualquer um desses mecanismos será um rápido início de insuficiência respiratória. Alguns casos são de instalação aguda e requerem diagnóstico diferencial com embolia pulmonar (comunicação pessoal SB Moore MD-1991). Os sintomas podem ser limitados, com resolução em algumas horas, ou progredir com rapidez, necessitando de intubação, ventilação mecânica e, possivelmente, oxigenação por membrana extracorpórea (ECMO), se disponível.

A maioria dos pacientes > 80% se recuperará sem sequelas. O tratamento é apenas de suporte, anticoagulação para TRALI não é necessário. Uso de heparinas ou de inibidores de trombina não tem demonstrado efeito sobre os neutrófilos ativados nos pulmões. No entanto, se o paciente está em anticoagulação para outra condição subjacente, esta deve ser mantida a menos que haja contraindicação. A utilização de esteroides tem sido documentada e permanece controversa.[18] Alguns estudos sugeriram que os esteroides

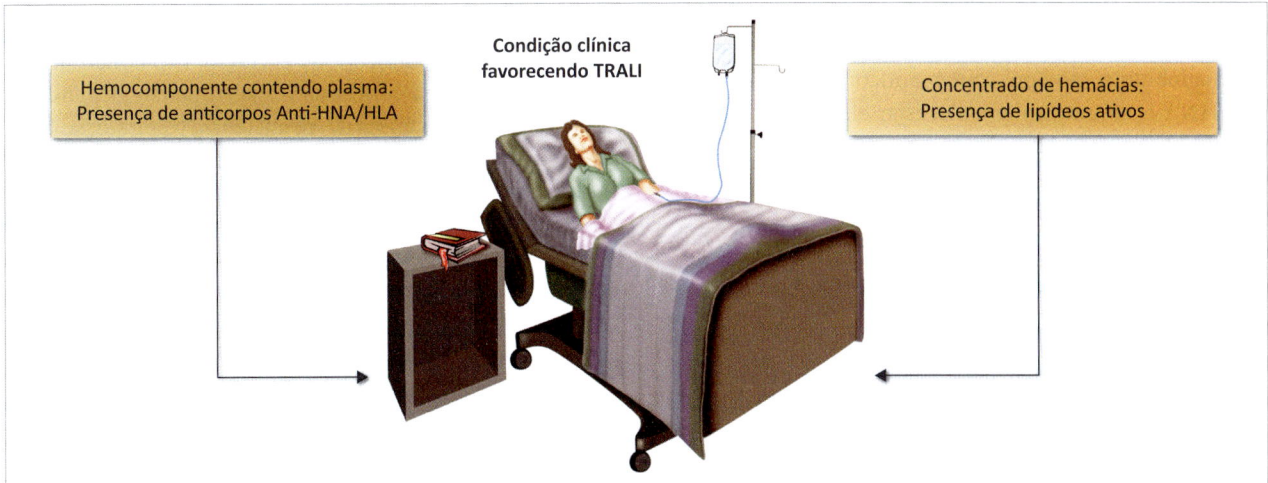

FIGURA 178.1. Fisiopatologia da TRALI.

podem aliviar a resposta inflamatória que se segue ao dano alveolar.[19] Com o tempo, geralmente dias, a circulação da microvascular pulmonar será restabelecida e os parâmetros respiratórios se normalizarão. A TRALI é, portanto, uma doença autolimitada.

A PATOGÊNESE DA TRALI
O PAPEL DOS NEUTRÓFILOS

Os neutrófilos são responsáveis por 40% a 70% dos glóbulos brancos circulantes e têm uma duração de 5 dias.[20] Neutrófilos humanos têm diâmetro de 12 a 15 μm e forma esférica quando não ativados. Eles são as mais abundantes nas células da circulação periférica e desempenham a função de imunidade celular. Cerca de 70 milhões de granulócitos são produzidos diariamente, e a produção da medula óssea pode aumentar de 5 a 10 vezes sob estresse. Os neutrófilos contêm grânulos com substâncias antibacterianas (mieloperoxidase, lisozima, lactoferrina), proteinases neutras (a-elastase, catepsina-G, proteinase 3, colagenase) e hidrolases ácidas (catepsina-B, catepsina-D, fosfolipase-A2, beta-D-glucuronidase,[21] que permitem que essas células desempenhem papel na fagocitose de patógenos.

A ativação de neutrófilos geralmente ocorre em duas etapas e pode ser em resposta a uma variedade de estímulos, incluindo trauma, infecção, cirurgia cardiovascular, cirurgias de grande porte e mesmo o estresse.[22-23] Embora quase sempre dois passos sejam necessários para que a ativação completa e a degranulação se efetuem, eventualmente um único estímulo pode ser suficiente. Uma vez ativados, os neutrófilos sofrem alterações nas suas dimensões e a célula passa a ter menor deformabilidade.[24] Essa alteração influencia o fluxo sanguíneo nos capilares pulmonares porque eles[25] têm um diâmetro muito pequeno, variando de 6 a 8 μm. A desproporção entre o tamanho de neutrófilos (12 a 15 μm) e o diâmetro dos capilares exige uma grande deformabilidade nos neutrófilos. Quando ativados, essa deformabilidade está prejudicada e torna o fluxo de neutrófilos mais lento. Na vigência de um segundo estímulo, os granulócitos sofrerão degranulação dentro da microcirculação pulmonar. A interação endotelial com neutrófilos envolve moléculas de na adesão que desempenham um papel importante no rolamento e adesão de neutrófilos, especialmente P-selectina.[26] A transfusão de sangue ou hemocomponentes contendo subprodutos de degradação celular (abordada neste capítulo) não só pode ativar neutrófilos, como também pode ativar células endoteliais capilares pulmonares aumentando ainda mais esse processo.[27-28] A interação entre os as neutrófilos e células endoteliais capilares aumenta a permeabilidade capilar pulmonar, que, por sua vez, resulta em extravasamento de líquido dos capilares para o espaço intersticial e, depois, para os alvéolos.

O PAPEL DOS ANTICORPOS

Os anticorpos anti-HNA ou anti-HLA que se ligam a antígenos nos neutrófilos dos receptores de transfusão são mais comumente adquiridos na gravidez.[29] Estudos têm mostrado que a incidência de anticorpos adquiridos varia de 3,8% depois de uma gravidez a 24,1% após a terceira gravidez.[30] Mais de 90% desses anticorpos são dirigidos contra antígenos HLA, mais frequentemente dirigidos para antígenos HLA de classe I. O reconhecimento dos mecanismos que ensejam os anticorpos nos hemocomponentes levou à restrição, em alguns países, incluindo o Brasil, do uso de plasma feminino para fins transfusionais. Essa estratégia resultou em uma redução na incidência de TRALI.[31-32]

Existe também evidência de que os neutrófilos também podem ser indiretamente ativados por monócitos (MNC) e plaquetas. Quando exposto ao plasma contendo anti-HLA classe II, os anticorpos MNC que expressam o antígeno correspondente liberarão citocinas como IL-8 e TNF, que têm a função de ativar os neutrófilos.[33] Sheikh & Nash demonstraram que as plaquetas também são capazes de ativar os neutrófilos quando existe uma interação estreita entre eles.[34]

Embora a TRALI esteja bem descrita com hemocomponentes, há evidências de que hemoderivados, como a imunoglobulina, podem conter anticorpos anti-HLA ou anti-HNA e, consequentemente, estar envolvidos em casos de TRALI, devendo ser considerados causa de insuficiência respiratória na infusão desses produtos.[35-37]

MODIFICADORES DE RESPOSTA BIOLÓGICA ORIUNDOS DO ARMAZENAMENTO DE SANGUE QUE ATIVAM OS NEUTRÓFILOS

A TRALI é mais frequentemente causada por produtos sanguíneos celulares.[38] A manipulação e o armazenamento de produtos sanguíneos celulares geram subprodutos de glóbulos vermelhos, leucócitos e plaquetas que podem causar a ativação de granulócitos.[39] Produtos de decomposição dos restos celulares incluem lipídeos bioativos derivados de membranas celulares, grânulos citoplasmáticos e produtos de degradação de plaquetas, como o fator ativador de plaquetas (PAF).

Um ativador particularmente eficaz de neutrófilos é o CD40 ligante (CD40L), o qual interage rapidamente com o antígeno CD40 presente na superfície de várias células envolvidas na resposta imune. Esses produtos de degradação celular de componentes do sangue constituem um potente ativador de neutrófilos,[40-44] entretanto, alguns estudos ainda questionam a evidência de seu papel na fisiopatologia da TRALI.[45]

Estudos buscando identificar as substâncias consideradas capazes de contribuir para a TRALI reconheceram que, eventualmente, o DNA mitocrondrial (mDNA) pode estar implicado na TRALI.[46]

DIAGNÓSTICO

É basicamente clínico e de exclusão, isto é, não há um teste específico para confirmar a sua suspeita e depende da exclusão de outras causas de insuficiência respiratória. Muitas vezes, esse diagnóstico diferencial não é simples e, em algumas delas, ele é firmado retrospectivamente.

A radiografia de tórax é mandatória para o diagnóstico de TRALI em que a presença de infiltrado bilateral favorece o seu diagnóstico. O hemograma pode flagrar a leucopenia e neutropenia transitória, embora muitas vezes não seja detectada, pois essa alteração é rapidamente normalizada e não há associação da presença de neutropenia com a gravidade da TRALI.[49-50]

Na busca por afastar outra etiologia para o quadro pulmonar, alguns exames são bastante úteis no diagnóstico diferencial, como ecocardiograma e eletrocardiograma para diferencial com sobrecarga volêmica e infarto agudo do miocárdio.

A mensuração do peptídeo natriurético cerebral-beta (BNP-β) também auxilia nesse diagnóstico diferencial com sobrecarga volêmica e descompensação cardíaca. Trabalhos mostram que o BNP dentro do valor normal ou a relação entre o BNP pós-transfusional e o pré-transfusional < 1,5 afasta o diagnóstico de sobrecarga volêmica. Essa relação tem utilidade nos pacientes com cardiopatia e que apresentam BNP elevado prévio à transfusão.[47]

A mensuração da relação entre a proteína da secreção traqueal e a proteína sérica[3] 0,75 sugere que o conteúdo da secreção alveolar seja um exsudato decorrente do aumento de permeabilidade capilar pulmonar da TRALI.[48]

O algoritmo para investigação é apresentado a seguir, na Figura 178.2.

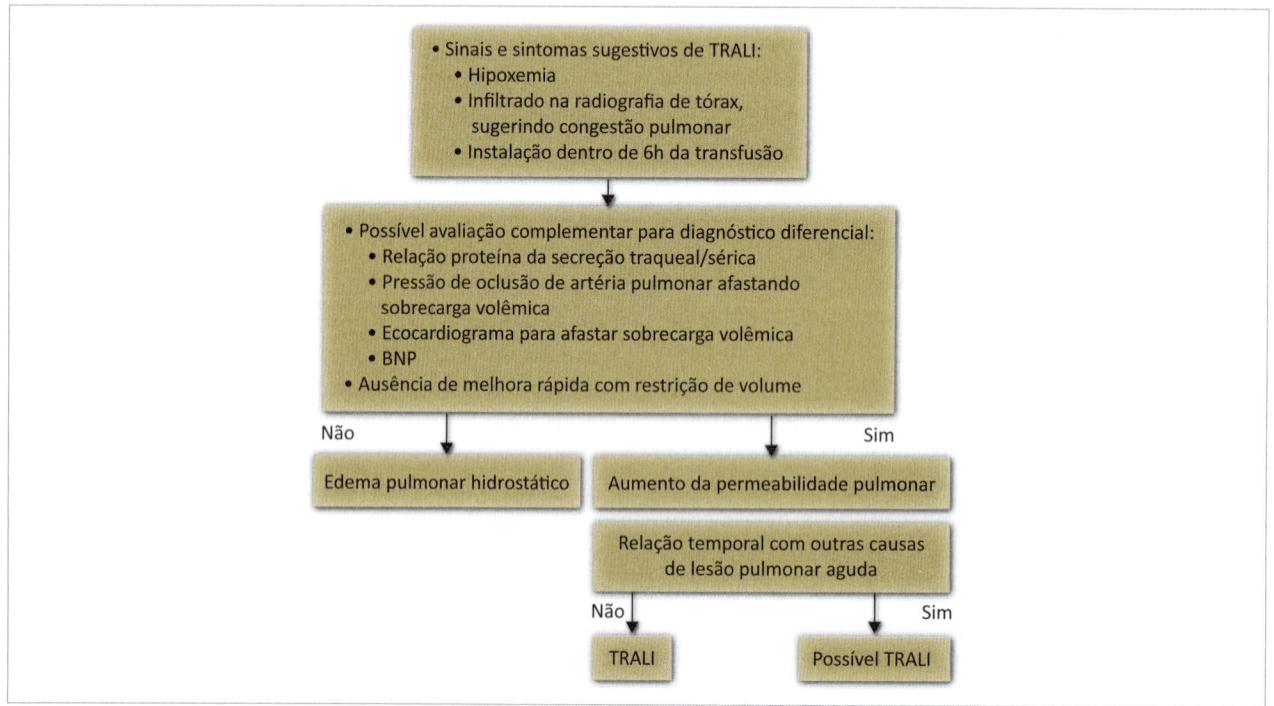

FIGURA 178.2. Algoritmo para investigação de TRALI.

A evidência de um edema pulmonar hidrostático faz o diagnóstico de sobrecarga volêmica. O aumento da permeabilidade capilar pulmonar pode ser decorrente da TRALI cujos critérios de definição devem ser aplicados para que se estabeleça a TRALI ou possível TRALI.

Testes para identificar a presença de anticorpos anti-HLA ou HNA podem ser realizados e reforçam o diagnóstico de TRALI. A presença do anticorpo no doador só deve ser considerada como causa da doença caso sejam realizados testes de prova cruzada com a amostra do paciente, revelando a interação antígeno-anticorpo.

DIAGNÓSTICO DIFERENCIAL

A TRALI não é a única reação transfusional que cursa com insuficiência respiratória. Outras também o fazem e merecem ser descartadas (Quadro 178.4).

QUADRO 178.4. Diagnóstico diferencial de TRALI.

Reação	Quadro clínico
Sobrecarga circulatória	Dispneia, ortopneia, cianose, taquicardia, edema e hipertensão
Contaminação bacteriana associada à transfusão	Febre, hipotensão, dispneia, cianose. Frequentemente associada à transfusão de plaqueta
Reação anafilática	Dispneia, cianose, broncoespasmo e hipotensão. Manifestações de urticária podem estar presentes. Ausência de febre

TRATAMENTO

O tratamento da TRALI envolve medidas de suporte, que serão estabelecidas segundo a gravidade do quadro clínico. A suplementação de oxigênio, visto que a hipoxemia está presente em todos os pacientes, será necessária, podendo chegar à assistência ventilatória invasiva e, em casos extremos, o uso de ECMO, se disponível.[2]

O uso de drogas vasoativas deve ser iniciado precocemente em virtude da não resposta à expansão volêmica. Frente à suspeita de TRALI, o uso de diuréticos deve ser evitado; o de corticosteroides é controverso no tratamento.[18-19]

A ocorrência de um evento grave como a TRALI, muitas vezes, gera dúvidas sobre os cuidados em relação a futuras transfusões nesse paciente. Como mencionado, o mecanismo que leva a essa reação envolve, prioritariamente, o doador ou a estocagem dos produtos. Dessa forma, não há necessidade de medidas adicionais nas próximas transfusões. Alguns relatos de casos mostraram a possibilidade de TRALI reversa no caso de receptores de transplante de medula óssea. Os autores desses estudos defendem o uso de componentes deleucotizados para evitar esse mecanismo de ação.[17] Não há, entretanto, até o momento estudos que sustentem essa medida.

PREVENÇÃO

Estratégias atuais vêm propondo a redução de componentes com maior risco de aloimunização HLA e HNA, isto é, a redução de plasma fresco e concentrado de plaquetas proveniente de doadoras multíparas. Essa estratégia apresentou impacto na redução de incidência de TRALI no mundo.[31-32]

Su e Kamel propõem uma investigação frente a casos suspeitos de TRALI, sugerindo a realização de testes para identificação de anticorpos HLA ou HNA em casos suspeitos com mais de quatro doadores envolvidos no caso, conforme Quadro 178.5.[51]

Caso sejam identificados doadores com anticorpo anti-HNA ou anti-HLA específico contra o paciente, é sugerido que sejam excluídos de futuras doações. Casos em que a identificação do anticorpo é realizada, porém sem especificidade contra o paciente, sugere-se que o doador seja excluído de doações de produtos com conteúdo proteico, como plaqueta e plasma fresco congelado.[51]

SOBRECARGA VOLÊMICA (TACO – *TRANSFUSION ASSOCIATED CIRCULATORY OVERLOAD*)

Embora reconhecida há mais de 50 anos, a sobrecarga circulatória passou a ser foco de atenção após a descrição da TRALI. Com os esforços para a notificação das manifestações pulmonares associadas à transfusão, os serviços de hemovigilância passaram a observar maior incidência de congestão pulmonar desencadeada pela transfusão. Popovsky e colaboradores relataram incidência de 1 caso de sobrecarga volêmica em 356 unidades transfundidas em contexto de terapia intensiva (em 7 anos de observação, incidência de 1 caso para 3.168 pacientes transfundidos). Trabalhos mais recentes mostram incidência de 1% de sobrecarga circulatória nos pacientes no perioperatório.[2,4]

QUADRO 178.5. Investigação de TRALI.

Categoria	Até 4 doadores	5 ou mais doadores envolvidos
TRALI ou possível TRALI	Realizar o teste em todos os doadores	Testar apenas doadores com risco de aloimunização. Somente testar os demais doadores caso não seja identificado o doador envolvido no caso.
Suspeita de TRALI	Teste apenas doadores com risco	Teste apenas doadores com risco.

Fatores de risco para a ocorrência de sobrecarga volêmica associada à transfusão são idosos e crianças, pacientes com insuficiência cardíaca congestiva, anemia crônica ou insuficiência renal e transfusão rápida ou transfusão maciça. Pacientes podem apresentar, durante a transfusão ou dentro de 1 a 2 horas depois de ela ter sido realizada, quadro de dispna, ortopna, cianose, taquicardia, edema, hipertensão, distensão jugular e galope cardíaco. Difere da TRALI por ter a sua manifestação mais frequentemente com a transfusão de concentrado de hemácias. Achados laboratoriais que auxiliam no diagnóstico diferencial são as alterações eletrocardiográficas sugerindo sobrecarga, como alterações no segmento ST e alterações em onda T, aumento de troponina e pronta resposta ao tratamento com diuréticos e agentes inotrópicos.[52]

O diagnóstico diferencial deve ser feito com a TRALI de acordo com a Figura 178.2. Estudos com a relação de BNP pós-transfusional e pré-transfusional apresentaram uma sensibilidade de 81% e especificidade de 89% para diagnóstico de sobrecarga volêmica quando a relação for maior que 1,5.[53]

O tratamento deve ser realizado com suplementação de oxigênio e uso de diuréticos. Em pacientes com quadro clínico mais exuberante, o uso de ventilação não invasiva apresenta boa alternativa terapêutica.

Futuras transfusões devem ser realizadas lentamente, com velocidade de 1 mL/kg de peso/hora, sem outros cuidados adicionais.

OUTRAS REAÇÕES NÃO IMUNOLÓGICAS

Causadas por fatores extrínsecos que afetam glóbulos vermelhos, plaquetas e glóbulos brancos.

Hemólise

A destruição dos glóbulos vermelhos pode ocorrer por uma série de fatores extrínsecos como mecânicos, osmóticos, exposição a extremos de temperatura (calor ou frio), infecções e drogas. Púrpura trombocitopênica trombótica, síndrome hemoliticourêmica, síndrome de HELLP, pré-eclâmpsia, eclâmpsia, hemoglobinúria paroxística noturna, bem como causas congênitas como G6PD, esferocitose e outros, são abordados em outros capítulos.

A membrana de glóbulos vermelhos é uma barreira física delicada que permite a difusão de gás a fim de manter a oxigenação adequada e remover o CO_2 em um ciclo contínuo. A lesão ou destruição dessa membrana resultará em extravasamento do conteúdo e perda de função celular. O glóbulo vermelho não é capaz de regeneração, por conseguinte, o dano é irreversível.

Hemólise mediada por temperatura
Frio

Os glóbulos vermelhos são armazenados a uma temperatura baixa, de 2 a 6°C. Essa temperatura é ideal para manter sua integridade e suas funções, permitindo que a capacidade de oxigenação dos tecidos seja mantida após a transfusão do componente.

Quando os glóbulos vermelhos são expostos a temperaturas inferiores a 0°C, cristais de gelo intracelulares são formados, havendo consequentemente a destruição da integridade da membrana. A membrana do glóbulo vermelho é constituída por uma mistura complexa de bi-camada lipídica, ceramida, espectrina e proteínas transmembrana, cada qual com ponto de congelamento diferente. Eventualmente, sob exposição a temperaturas baixas, a membrana celular também congelará. Uma vez descongelada, haverá extravasamento maciço de hemoglobina, seguido por hemoglobinúria e eventual insuficiência renal.

Atualmente, serviços de hemoterapia dispõem de técnicas adequadas de congelamento de hemácias, para evitar a lise celular. A técnica de congelamento de células requer um crioprotetor adequado, como o glicerol[54] e a redução da temperatura de forma lenta e controlada.[55-56] Do mesmo modo, descongelamento de células vermelhas exige uma atenção especial para a remoção de glicerol por gradientes osmóticos em um lavador de células.

Calor

O calor afetará o glóbulo vermelho de forma adversa.[56] Glóbulos vermelhos não toleram temperaturas muito acima do extremo fisiológico. Como tais temperaturas não são compatíveis com a vida, se bolsas de sangue, inadvertidamente, forem expostas a clima extremamente quente durante o transporte sem proteção adequada, ou armazenadas próximas de aquecedores de ambiente, haverá a ruptura de hemácias. Denaturação das proteínas dos eritrócitos tem sido demonstrada quando estes são expostos à temperatura de 49°C,[57] provocando também a hemólise, hemoglobinúria e possível insuficiência renal.

Piropoiquilocitose congênita[58] é uma doença rara que afeta a membrana dos glóbulos vermelhos. A forma adquirida é uma condição única observada em pacientes que sofreram queimaduras graves, como resultado da exposição de glóbulos vermelhos nos vasos a altas temperaturas.[59] As células danificadas apresentam uma morfologia anormal em virtude da exposição ao calor. Alterações similares foram geradas por exposição do sangue a temperaturas superiores a 49°C.[60]

O uso de aquecedores de sangue é permitido e recomendável em algumas situações, porém deve ser realizado com dispositivos adequados, que manterão a temperatura no limite aceitável que não afetará as propriedades das células.[61]

Trauma mecânico

Aplicado direta ou indiretamente pode resultar em grave dano celular e hemólise. As membranas das células vermelhas são estruturas frágeis e, como tal, são sujeitas a danos.

O trauma mecânico direto é causado por dispositivos artificiais implantados, tais como dispositivos de circulação extracorpórea,[62] válvulas cardíacas mecânicas, balão intra-aórtico e, ocasionalmente, por circuitos extracorpóreos como hemodiálise, aférese e ECMO.[63] Todos eles levarão a certo grau de hemólise e, eventualmente, será necessária a suspensão ou a substituição do dispositivo em questão. Há descrição de hemólise em cirurgia decorrente da cauterização, introdução de cânulas para circulação extracorpórea, ou na introdução de cateteres intravasculares para tratamento de estenoses ou trombectomia. O transporte terrestre inadequado de concentrado de hemácias, com agitação do componente, pode resultar em hemólise.[64] O uso de centrífugas mal calibradas no processamento dos hemocomponentes pode levar à agitação suficiente para culminar na hemólise do produto (experiência do autor).

Lise osmótica

Hemólise intravascular aguda em pacientes que não apresentam doenças que levam à fragilidade celular pode ser causada por choque osmótico por exposição de glóbulos vermelhos para uma solução hipotônica.

O fluxo de água na hemácia é um processo passivo. Os princípios da osmolaridade, em que o mais diluído difunde líquido através de uma membrana semipermeável para área mais concentrada, são aplicáveis à célula vermelha. Expor os glóbulos vermelhos a uma solução hipotônica causará a hemólise por difusão de água para dentro das hemácias e ruptura da membrana celular. Do mesmo modo, outras soluções, sejam hipertônicas ou hipotônicas, podem produzir hemólise. A infusão de soluções hipotônicas em grandes quantidades também pode resultar em enorme hemólise intravascular. O fluido que pode ser infundido junto com o concentrado de hemácias é a solução salina a 0,9%. Outras soluções cristaloides são ou hipotônica ou hipertônica e podem causar hemólise se infundidas na mesma linha que o concentrado de hemácias.

Contaminação bacteriana

A contaminação bacteriana dos hemocomponentes é uma das mais frequentes causas de morbiletalidade relacionada à transfusão. A contaminação de plaquetas é mais comum do que a de concentrado de hemácias. As plaquetas são armazenadas a temperatura ambiente em uma bolsa permeável a gases. Isso proporciona um ambiente mais completo para a proliferação bacteriana. Os microrganismos mais frequentes na contaminação de concentrado de plaquetas são *Staphylococcus* e *Streptococcus*. Os glóbulos vermelhos são refrigerados sob temperaturas de 2 a 6°C e, por conseguinte, são menos suscetíveis ao crescimento de bactérias.[65] Hemólise grave pode ser causada por *Clostridium* ou *Haemophilus* tipo b. A transfusão de sangue ou hemocomponentes contaminados por bactérias geralmente resulta em febre, calafrios e hipotensão. Quadro que pode ser rapidamente seguido por coagulação intravascular disseminada (CIVD). Febre e hipotensão são mediadas por toxinas bacterianas. Em certos casos de septicemia grave, pode ocorrer a hemólise mediada por hemolisinas produzidas por algumas bactérias. Sepse associada à hemólise é, geralmente, grave e está relacionada à alta mortalidade.[66-67]

O quadro clínico após a transfusão de um hemocomponente contaminado pode ser variável, tendo eventos mais graves associados a transfusões de concentrado de hemácias. Sepse relacionada à transfusão de plaquetas pode ter curso mais indolente e, mais frequentemente, não reconhecido. Seu diagnóstico pode ser confirmado mediante cultura microbiológica do hemocomponente e do paciente. Medidas de suporte associadas à antibioticoterapia endovenosa devem ser prontamente iniciadas frente à suspeita diagnóstica.

Métodos de prevenção envolvem aprimoramento da técnica de assepsia do doador, triagem clínica rigorosa dos doadores na tentativa de identificar possíveis portadores de bacteremia assintomática, assim como cuidados na manipulação do hemocomponente.

Hipotermia associada à transfusão

Pacientes submetidos à transfusão maciça podem evoluir com hipotermia decorrente da transfusão de grandes volumes a baixas temperaturas (2 a 6°C). Esse risco é potencializado por condições clínicas que favorecem a instalação da hipotermia, como cirurgia de grande porte, choque e expansão volêmica com fluidos a baixa temperatura.[2]

O quadro clínico será de hipotermia, podendo evoluir com acidose metabólica, coagulopatia, disfunção plaquetária e arritmia cardíaca.

O uso de aquecedores de sangue em casos de transfusão maciça pode auxiliar na prevenção dessa complicação.

Sobrecarga de ferro

Ocorre invariavelmente após 50 a 100 transfusões de concentrado de hemácias. O tratamento com quelantes de ferro deve ser iniciado quando o nível sérico de ferritina ultrapassar o valor de 1.000 mg/dL. A deferoxamina tem sido o quelante mais utilizado, entretanto, novas opções terapêuticas via oral, como o deferiprone e deferasirox, têm sido propostas.[2]

INFECÇÕES TRANSMITIDAS POR TRANSFUSÕES

Avanços nas técnicas de detecção de doenças infecciosas melhoraram a segurança transfusional. Contudo, o reconhecimento de novos agentes envolvidos na transfusão de hemocomponentes mantém a transmissão de doenças infecciosas como complicação da prática transfusional.

Infecções virais como hepatites (B, C, D), e por HIV, HTLV I/II, CMV, Epstein-Barr Vírus, herpes-vírus 6 e 8, parvovírus B19, vírus West Nile e príons (relacionados às encefalopatias espongiformes transmissíveis – doença de Creutzfeldt-Jakob e Creutzfeldt-Jakob variante) podem ser transmitidas mediante transfusão de hemocomponentes, a exemplo dos agentes emergentes como os da dengue e da Chikingunya que vêm sendo estudados como passíveis de transmissão por transfusão. Estratégias para detecção associadas ou não à triagem rigorosa dos doadores colaboram para a redução dos riscos dessas complicações.

REFERÊNCIAS BIBLIOGRÁFICAS

1. Robert PS, Terrence LG, Nancy H, Ching-Hon P, Scott CH. A revised classification scheme for acute transfusion reactions. Transfusion. 2007;47(4):621-8.
2. Davenport RD. Management of transfusion reactions. In Transfusion Therapy: Clinical Principles and Practice, 2005; 2nd edition. p.515-40.
3. Bux J. Transfusion-related acute lung injury (TRALI): a serious adverse event of blood transfusion. Vox Sang. 2005 Jul;89(1):1-10.
4. Popovsky MA, Moore SB. Diagnostic and pathogenetic considerations in transfusion-related acute lung injury. Transfusion. 1985;25(6):573-7.
5. Snyder EL. The role of cytokines and adhesive molecules in febrile non-hemolytic transfusion reactions. Immunol Invest. 1995;24(1-2):333-9.
6. Swank DW, Moore SB. Roles of the neutrophil and other mediators in adult respiratory distress syndrome. Mayo Clin Proc. 1989;64(9):1118-32.
7. Lucas G, Win N, Calvert A, Green A, Griffin E, Bendukidze N, et al. Reducing the incidence of TRALI in the UK: the results of screening for donor leucocyte antibodies and the development of national guidelines. Vox Sang. 2012;103(1):10-7.
8. Porretti L, Cattaneo A, Coluccio E, Mantione E, Colombo F, Mariani M, et al. Implementation and outcomes of a transfusion-related acute lung injury surveillance programme and study of HLA/HNA alloimmunisation in blood donors. Blood Trasfus. 2012;10(3):351-9.
9. Steinsvag CT, Espinosa A, Flesland O. Eight years with haemovigilance in Norway. What have we learnt? Transfus Apher Sci. 2013;49(3):548-52.
10. Kleinman S, Caulfield T, Chan P, Davenport R, McFarland J, McPhedran S, et al. Toward an understanding of transfusion-related acute lung injury: statement of a consensus panel. Transfusion. 2004;44:1774-89
11. Toy P, Popovsky MA, Abraham E, Ambruso DR, Holness LG, Kopko PM, et al. Transfusion-related acute lung injury: Definition and review. Crit Care Med. 2005;33:721-6.
12. Rizk A, Gorson KC, Kenney L, Weinstein R. Transfusion-related acute lung injury after the infusion of IVIG. Transfusion. 2001;41(2):264-8.
13. Kopko PM, Marshall CS, Mackenzie MR, Holland PV, Popovsky MA. Transfusion related acute lung injury: Report of clinical look back investigation. JAMA. 2002;287:1968-71.
14. Looney MR, Matthay MA. Animal models of transfusion-related acute lung injury. Crit Care Med. 2006;34(5 Suppl):S132-6.
15. Silliman CC, Bercovitz RS, Khan SY, Kelher MR, LaSarre M, Land KJ, et al. Antibodies to the HLA-A2 antigen prime neutrophils and serve as the second event in an in vitro model of transfusion-related acute lung injury. Vox Sang. 2014;107(1):76-82.
16. Shaz BH. Giving TRALI the one-two punch. Blood. 2012;119(7):1620-1.
17. Yui Y, Umeda K, Kaku H, Arai M, Hiramatsu H, Watanabe K, et al. A pediatric case of transfusion-related acute lung injury following bone marrow infusion. Pediatr Transplant. 2007;11(5):543-6.
18. Muller MC, Tuinman PR, van der Sluijs KF, Boon L, Roelofs JJ, Vroom MB, et al. Methylprednisolone fails to attenuate lung injury in a mouse model of transfusion related acute lung injury. Transfusion. 2014;54(4):996-1001.
19. Ou SM, Wan HL, Kuo HY, Lu CH, Ho ST, Wong CS, et al. Transfusion-related acute lung injury--a report of two and the possible role of steroid. Acta Anaesthesiol Taiwan. 2004;42(3):159-63.
20. Faurschou M, Borregaard N. Neutrophil granules and secretory vesicles in inflammation. Microbes Infect. 2003;5(14):1317-27.
21. Hager M, Cowland JB, Borregaard N. Neutrophil granules in health and disease. J Intern Med. 2010;268(1):25-34.
22. Boyle EM Jr, Pohlman TH, Johnson MC, Verrier ED. Endothelial cell injury in cardiovascular surgery: the systemic inflammatory response. Ann ThoracSurg. 1997;63(1):277-84.
23. Dhabhar FS. Effects of stress on immune function: the good, the bad, and the beautiful. Immunol Res. 2014;58(2-3):193-210.
24. Haslett C, Guthrie LA, Kopaniak MM, Johnston RB Jr, Henson PM. Modulation of multiple neutrophil functions by preparative methods or trace concentrations of bacterial lipopolysaccharide. Am J Pathol. 1985;119(1):101-10.
25. Downey GP, Doherty DE, Schwab B, 3rd, Elson EL, Henson PM, Worthen GS. Retention of leukocytes in capillaries: role of cell size and deformability. J Appl Physiol (Bethesda, Md: 1985). 1990;69(5):1767-78.
26. Moore KL, Patel KD, Bruehl RE, Li F, Johnson DA, Lichenstein HS, et al. P-selectin glycoprotein ligand-1 mediates rolling of human neutrophils on P-selectin. J Cell Biol. 1995;128(4):661-71.
27. Kim D, Haynes CL. On-chip evaluation of neutrophil activation and neutrophil-endothelial cell interaction during neutrophil chemotaxis. Anal Chem. 2013;85(22):10787-96.
28. Tonnesen MG. Neutrophil-endothelial cell interactions: mechanisms of neutrophil adherence to vascular endothelium. J Invest Dermatol. 1989;93(2 Suppl):53s-8s.
29. Triulzi DJ, Kleinman S, Kakaiya RM, Busch MP, Norris PJ, Steele WR, et al. The effect of previous pregnancy and transfusion on HLA alloimmunization in blood donors: implications for a transfusion-related acute lung injury risk reduction strategy. Transfusion. 2009;49(9):1825-35.
30. Maslanka K, Michur H, Zupanska B, Uhrynowska M, Nowak J. Leucocyte antibodies in blood donors and a look back on recipients of their blood components. Vox Sang. 2007;92(3):247-9.
31. Chapman CE, Stainsby D, Jones H, Love E, Massey E, Win N, et al. Ten years of hemovigilance reports of transfusion-related acute lung injury in the United Kingdom and the impact of preferential use of male donor plasma. Transfusion. 2009;49(3):440-52.
32. Jutzi M, Levy G, Taleghani BM. Swiss Haemovigilance Data and Implementation of Measures for the Prevention of Transfusion Associated Acute Lung Injury (TRALI). Transfus Med Hemother. 2008;35(2):98-101.
33. Nishimura M, Hashimoto S, Takanashi M, Okazaki H, Satake M, Nakajima K. Role of anti-human leucocyte antigen class II alloantibody and monocytes in development of transfusion-related acute lung injury. Transfus Med (Oxford, England). 2007;17(2):129-34.
34. Sheikh S, Nash GB. Continuous activation and deactivation of integrin CD11b/CD18 during de novo expression enables rolling neutrophils to immobilize on platelets. Blood. 1996;87(12):5040-50.
35. Berger-Achituv S, Ellis MH, Curtis BR, Wolach B. Transfusion-related acute lung injury following intravenous anti-D administration in an adolescent. Am J Hematol. 2008;83(8):676-8.
36. Quest GR, Gaal H, Clarke G, Nahirniak S. Transfusion-related acute lung injury after transfusion of pooled immune globulin: a case report. Transfusion. 2014;54(12):3088-91.
37. Stoclin A, Delbos F, Dauriat G, Brugiere O, Boeri N, Metivier AC, et al. Transfusion-related acute lung injury after intravenous immunoglobulin treatment in a lung transplant recipient. Vox Sang. 2013;104(2):175-8.
38. Belizaire RM, Prakash PS, Richter JR, Robinson BR, Edwards MJ, Caldwell CC, et al. Microparticles from stored red blood cells activate neutrophils and cause lung injury after hemorrhage and resuscitation. J Am Coll Surg. 2012;214(4):648-55; discussion 56-7.
39. van Bruggen R, de Korte D. Prevention of non-immune mediated transfusion-related acute lung injury; from blood bank to patient. Curr Pharm De. 2012;18(22):3249-54.
40. Cottereau A, Masseau A, Guitton C, Betbeze V, Frot AS, Hamidou M, et al. [Transfusion-related acute lung injury]. Rev Med Interne. 2007;28(7):463-70.
41. Fox S, Leitch AE, Duffin R, Haslett C, Rossi AG. Neutrophil apoptosis: relevance to the innate immune response and inflammatory disease. J Innate Immun. 2010;2(3):216-27.
42. McAleer JP, Kolls JK. Directing traffic: IL-17 and IL-22 coordinate pulmonary immune defense. Immunol Rev. 2014;260(1):129-44.
43. Silliman CC, McLaughlin NJ. Transfusion-related acute lung injury. Blood Rev. 2006;20(3):139-59.
44. Xie RF, Hu P, Li W, Ren YN, Yang J, Yang YM, et al. The effect of platelet-derived microparticles in stored apheresis platelet concentrates on polymorphonuclear leucocyte respiratory burst. Vox Sang. 2014;106(3):234-41.
45. Tuinman PR, Gerards MC, Jongsma G, Vlaar AP, Boon L, Juffermans NP. Lack of evidence of CD40 ligand involvement in transfusion-related acute lung injury. Clin Exp Immunol. 2011;165(2):278-84.
46. Lee YL, King MB, Gonzalez RP, Brevard SB, Frotan MA, Gillespie MN, et al. Blood transfusion products contain mitochondrial DNA da-

mage-associated molecular patterns: a potential effector of transfusion-related acute lung injury. J Surg Res. 2014;191(2):286-9.
47. Li G, Daniels CE, Kojicic M, Krpata T, Wilson GA, Winters JL et al. The accuracy of natriuretic peptides (BNP and NT-pro-BNP) in the differentiation between transfusion related circulatory overload (TACO) in the critically ill. Transfusion. 2009;49(1):13-20.
48. Yost CS, Matthay MA, Gropper MA. Etiology of acute pulmonary edema during liver transplantation: a series of cases with analysis of the edema fluid. Chest. 2001;119(1):219-23.
49. Ishii K, Kadota E, Shimizu M, Nomura S. Fatal TRALI associated with neutrophil antibodies in a recipient of pre-storage leukocyte-reduced blood components. Intern Med (Tokyo, Japan). 2009;48(16):1429-31.
50. Nakagawa M, Toy P. Acute and transient decrease in neutrophil count in transfusion-related acute lung injury: cases at one hospital. Transfusion. 2004;44(12):1689-94.
51. Su L, Kamel H. How do we investigate and manage donors associated with a suspected case of transfusion related acute lung injury. Transfusion. 2007; 47 (7): 1118-24.
52. Li G, Kojicic M, Reriani MK, Pérez ERF, Thakur L, Kashyap R, Van Buskirk CM, Gajic O. Long-Term Survival and Quality of Life After Transfusion-Associated Pulmonary Edema in Critically Ill Medical Patients. Chest. 2010;137(4):783-789.
53. Zhou L, Giacherio D, Cooling L, Davenport RD. Use of B-natriuretic peptide as a diagnostic marker in the differential diagnosis of transfusion-associated circulatory overload.Transfusion. 2005 Jul;45(7):1056-63.
54. Sputtek A. Cryopreservation of red blood cells and platelets. Methods Mol Biol (Clifton, NJ). 2007;368:283-301.
55. Storey KB, Storey JM. Molecular biology of freezing tolerance. Compr Phys. 2013;3(3):1283-308.
56. Rimmele T, Bishop J, Simon P, Carter M, Kong L, Lee M, et al. What blood temperature for an ex vivo extracorporeal circuit? Artif Organs. 2011;35(6):593-601.
57. Coakley WT, Bater AJ, Deeley JO. Vesicle production of heated and stressed erythrocytes. Biochim Biophys Acta. 1978;512(2):318-30.
58. Bock I, Perrin J, Braun F, Garcon L, Lesesve JF. Transfusion medicine illustrated. Red blood cell anomalies in the context of hereditary pyropoikilocytosis. Transfusion. 2012;52(8):1646.
59. Bain BJ, Liesner R. Pseudopyropoikilocytosis: a striking artefact. J Clin Pathol. 1996;49(9):772-3.
60. Chang K, Williamson JR, Zarkowsky HS. Effect of heat on the circular dichroism of spectrin in hereditary pyropoikilocytosis. J Clin Invest. 1979;64(1):326-8.
61. Gulliksson H, Nordahl-Kallman AS. Effect of transient warming of red blood cells for up to 24 h: in vitro characteristics in CPD/saline-adenine-glucose-mannitol environment. Vox Sang. 2014;106(1):61-7.
62. Vercaemst L. Hemolysis in cardiac surgery patients undergoing cardiopulmonary bypass: a review in search of a treatment algorithm. J Extra Corpor Technol. 2008;40(4):257-67.
63. Schwartz SM. Tattered and torn: the life of a RBC on the extracorporeal membrane oxygenation circuit. Crit Care Med. 2014;42(5):1314-5.
64. Klose T, Borchert HH, Pruss A, Roth WK, Bohnen HR, Putzker M. Current concepts for quality assured long-distance transport of temperature-sensitive red blood cell concentrates. Vox Sang. 2010;99(1):44-53.
65. Menon M, Graves L, McCombs K, Hise K, Silk B, Kuehnert M, et al. Listeria monocytogenes in donated platelets: a potential transfusion-transmitted pathogen intercepted through screening. Transfusion. 2013;53(9):1974-8.
66. Dutra FF, Alves LS, Rodrigues D, Fernandez PL, de Oliveira RB, Golenbock DT, et al. Hemolysis-induced lethality involves inflammasome activation by heme. Proc Natl Acad Sci U S Aa. 2014;111(39):E4110-8.
67. Meinders AJ, Dijkstra I. Massive hemolysis and erythrophagocytosis in severe sepsis. Blood. 2014;124(6):841.

CAPÍTULO 179

INFECÇÃO NO PACIENTE IMUNODEPRIMIDO PÓS--TRANSPLANTE DE CÉLULAS--TRONCO HEMATOPOIÉTICAS

Luis Fernando Aranha Camargo
Nelson Hamerschlak

DESTAQUES

- De acordo com o doador, o transplante de células-tronco hematopoiéticas (TCTH) pode ser denominado como: autólogo, quando a célula-tronco hematopoiética (CTH) enxertada é do próprio paciente; alogênico, quando provinda de outro doador; e singênico, quando o doador é um gêmeo univitelino. Nos transplantes alogênicos, o doador pode ser aparentado ou não aparentado, proveniente de registro de doadores ou de banco de sangue de cordão umbilical e placentário (SCUP).

- As complicações infecciosas em transplante autólogo são menos frequentes e menos graves quando comparadas ao transplante alogênico pela menor duração da neutropenia. Entretanto, em situações em que o tratamento quimioterápico ou a corticosteroideterapia pré-transplante são intensos, infecções virais e fúngicas podem ocorrer.

- As disparidades genéticas mediadas pelo complexo principal de histocompatibilidade (CPH), existentes entre o doador e o receptor, irão desencadear as principais reações aloimunes que acometem o pós--TCTH alogênico: a rejeição, a doença do enxerto contra o hospedeiro (DECH) e o efeito enxerto contra o tumor (ECT). Os linfócitos T do doador foram considerados os principais efetores desses dois resultados.

- Mucosite: é uma das complicações mais frequentes no TCTH, especialmente naqueles que utilizam regimes de condicionamento mieloablativo.

- Doença veno-oclusiva hepática (DVO): também conhecida como síndrome de obstrução sinusoidal. É potencialmente fatal e caracterizada por hepatomegalia dolorosa, icterícia e retenção hídrica. Decorre do dano de células endoteliais sinusoidais, causando obstrução da circulação hepática e lesão hetapocelular.

- Infecções relacionadas ao TCTH: as infecções são as causas mais frequentes de internação de pacientes após o TCTH.

- O período de risco inicial é aquele durante a neutropenia, que varia de acordo com o tipo de transplante (sendo menor nos transplantes autólogos e maior nos alogênicos e de cordão).

- Terapia empírica para febre em neutropênicos implica cobertura tanto para agentes gram-positivos como para agentes gram-negativos.

- As infecções por espécies de Candida podem ocorrer durante a neutropenia, em geral após alguns dias do uso de antibióticos.

- Durante os eventos de DECH precoce e tardio, o aumento da imunodepressão eleva o risco de infecção para vários agentes.

INTRODUÇÃO

O TCTH é uma modalidade terapêutica consagrada para o tratamento de uma grande variedade de doenças hematológicas benignas e malignas (Quadro 179.1).[1-2]

A cada ano cerca de 60 mil pacientes são submetidos ao TCTH em todo o mundo.[3] Segundo dados do Registro Brasileiro de Transplantes, no ano de 2013 foram realizados cerca de 1.800 TCTH no Brasil.[3]

De acordo com o doador, o TCTH pode ser denominado como: autólogo, quando a CTH enxertada é do próprio paciente; alogênico, quando provinda de outro doador; e singênico, quando o doador é um gêmeo univitelino. Nos transplantes alogênicos, o doador pode ser aparentado ou não aparentado, proveniente de registro de doadores ou de banco de SCUP.[4]

TRANSPLANTE DE CÉLULAS-TRONCO HEMATOPOIÉTICAS AUTÓLOGO

O TCTH autólogo possui como princípio básico a utilização de quimioterapia em altas doses, seguida de resgate com CTH. A infusão de CTH do próprio paciente tem o objetivo de reconstituir a medula óssea destruída pelas altas doses de quimioterapia empregada. As CTHs (CD34$^+$) são do próprio paciente, coletadas por aférese e criopreservadas para serem devolvidas após administração de doses altas de quimioterapia ± radioterapia. As células são coletadas após 5 ou 6 dias de estímulo com fator estimulador de colônias granulocítica (GCSF) na dose de 10 µg/kg/dia por veia periférica.

As complicações dessa terapia relacionam-se à toxicidade do regime de condicionamento como: mucosite, alterações hepáticas, renais, cardíacas e de outros órgãos, além de complicações infecciosas durante o período de aplasia. Ainda que o TCTH autólogo seja modalidade curativa para diversas patologias, a recidiva da doença de base ainda é a principal complicação pós-transplante.

As complicações infecciosas nessa modalidade são menos frequentes e menos graves quando comparadas ao transplante halogênico pela menor duração da neutropenia. Entretanto, em situações em que o tratamento quimioterápico ou a corticosteroideterapia pré-transplante são intensos, infecções virais e fúngicas podem ocorrer.

TRANSPLANTE DE CÉLULAS-TRONCO HEMATOPOIÉTICAS ALOGÊNICO

O TCTH alogênico baseia-se na reconstituição da medula óssea por meio da infusão de CTH de um doador aparentado ou não aparentado após a utilização de um regime de condicionamento. Esse último tem por objetivo não somente erradicar as células neoplásicas por citotoxicidade direta, mas também criar um espaço imunológico no receptor, por meio da imunoablação e imunossupressão, permitindo a enxertia das CTHs alogênicas.

As disparidades genéticas mediadas pelo CPH, existentes entre o doador e o receptor, irão desencadear as principais reações aloimunes que acometem o pós-TCTH: a rejeição, a

QUADRO 179.1. Principais indicações de transplante de células-tronco hematopoiéticas.

Transplante autólogo	Transplante alogênico
Mieloma múltiplo	Leucemia mieloide aguda
Linfomas de Hodgkin e não Hodgkin	Leucemia linfoide aguda
Leucemia mieloide aguda	Leucemia mieloide crônica
Neuroblastoma	Síndromes mielodisplásicas
Câncer de ovário	Doenças mieloproliferativas
Outras doenças	Linfomas de Hodgkin e não Hodgkin
Tumores de células germinativas	Leucemia linfoide crônica
Doenças autoimunes	Mieloma múltiplo
	Doenças autoimunes
	Anemia aplástica
	Hemoglobinúria paroxística noturna
	Anemia de Fanconi
	Anemia de Blackfan-Diamond
	Talassemia maior
	Anemia falciforme
	Imunodeficiência grave combinada
	Síndrome de Wiskott-Aldrich
	Erros inatos do metabolismo

DECH e o efeito ECT. Os linfócitos T do doador foram considerados os principais efetores desses dois resultados.

O efeito ECT tem um papel central no TCTH alogênico, pois as células T alorreativas do doador serão responsáveis por eliminar as células malignas residuais e consequentemente contribuir com menor risco de recaída da doença de base. Dessa forma, atualmente considera-se que o TCTH alogênico seja a forma mais eficaz de terapia celular antitumor.

ESQUEMA DE TRATAMENTO BÁSICO

1. **Regime de condicionamento:** administração de quimio e/ou radioterapia em altas doses (mieloablativo) ou com doses reduzidas (não mieloablativo) antecedendo a infusão de CTH. Tem como principais objetivos: imunossupressão do doador e erradicação ou diminuição da doença residual de base.
2. **Infusão de CTH:** coletadas por punção de medula óssea, aférese ou de SCUP e infundidas pelo cateter venoso central.
3. **Profilaxia da DECH:** realizada somente no TCTH alogênico, pelo uso de agentes imunossupressores (p. ex.: ciclosporina e metotrexato) por tempo variável.

FONTE DE CÉLULAS-TRONCO HEMATOPOIÉTICAS

1. **Medula óssea:** coleta realizada por meio de sucessivas punções aspirativas da medula óssea do doador. Embora traga desconforto ao doador, é seguro.
2. **Células-tronco periféricas:** a constante circulação de CTH da medula óssea para o sangue periférico possibilita sua coleta realizada por meio de aférese do doador. Realiza-se mobilização das CTHs com fatores de crescimento ou inibidores de receptores de citocinas, que promovem circulação de grande quantidade de CTH no sangue periférico. É um método rápido e possibilita coleta de grande quantidade de CTH, conferindo recuperação hematopoiética mais rápida. Por outro lado, o produto final apresenta maior quantidade de linfócitos T do que o produto coletado diretamente da medula óssea, levando a maior incidência de DECH. É um método bastante conveniente e de escolha para TCTH autólogo e para a maioria dos TCTHs alogênicos atualmente.
3. **Células-tronco de sangue de cordão umbilical e placentário:** o SCUP é rico em CTH, mas devido ao seu pequeno volume possibilita transplantes em crianças e adultos de baixo peso. Geralmente a reconstituição imunológica é lenta. É escolhido para pacientes sem doadores antígeno leucocitário humano idênticos (HLA-idênticos) que necessitam de TCTH rapidamente. A utilização de mais de um doador vem sendo empregada com sucesso, uma vez que a disparidade do sistema de histocompatibilidade humano é um fator de prognóstico de menor importância quando comparado ao número de CTHs infundidas.
4. **Células-tronco de doador haploidêntico:** atualmente existem dados suficientes na literatura que mostram a possiblidade de vencer a barreira do sistema de histocompatibilidade humano no TCTH. Entretanto, é um procedimento que ainda envolve riscos consideráveis ao paciente. É realizado como última opção de tratamento.

COMPLICAÇÕES

Mucosite é uma das complicações mais frequentes no TCTH, especialmente naqueles que utilizam regimes de condicionamento mieloablativo. Além de cuidados gerais de saúde bucal, a utilização de *laser* e de fatores de crescimento de queratina pode ser útil na profilaxia e no tratamento.

A doença veno-oclusiva hepática (DVO), também conhecida como síndrome de obstrução sinusoidal, é potencialmente fatal e caracterizada por hepatomegalia dolorosa, icterícia e retenção hídrica. Decorre do dano de células endoteliais sinusoidais, causando obstrução da circulação hepática e lesão hetapocelular. O uso de irradiação corpórea total, bussulfano e ciclofosfamida pode causar DVO. Alguns fatores de risco, como doença hepática crônica e polimorfismos específicos do gene da hemocromatose, são bem estabelecidos. Não existem tratamentos eficazes e a profilaxia pela seleção cuidadosa do regime de condicionamento deve ser preconizado.

INFECÇÕES RELACIONADAS COM O TCTH: AS INFECÇÕES SÃO AS CAUSAS MAIS FREQUENTES DE INTERNAÇÃO DE PACIENTES APÓS O TCTH[5]

O conjunto de alterações clínicas frequentemente presentes no TCTH, como quebra de barreiras cutânea e mucosa, neutropenia e imunossupressão, é um fator que predispõe pacientes transplantados a infecções por inúmeros agentes virais, bacterianos e fúngicos. O período de risco inicial é aquele durante a neutropenia, que varia de acordo com o tipo de transplante (sendo menor nos transplantes autólogos e maior nos alogênicos e de cordão). Nesse período, infecções por gram-positivos são mais frequentes, mas estão relacionados a menor mortalidade, ocorrendo o inverso com gram-negativos. Terapia empírica para febre em neutropênicos implica cobertura tanto para agentes gram-positivos como gram-negativos. As infecções por espécies de Candida podem ocorrer durante a neutropenia, em geral após alguns dias do uso de antibióticos, mas sua frequência vem diminuindo com o uso de terapia empírica preventiva. Durante os eventos de DECH precoce e tardio, o aumento da imunodepressão eleva o risco de infecção para vários agentes, incluindo vírus (citomegalovírus, adenovírus, poliomavírus) e principalmente fungos, com destaque para as pneumonias para Aspergillus, associada a alta mortalidade. Em todo período pós-transplante, infecções por vírus respiratórios, em particular vírus sincicial respiratório, adicionam considerável morbidade.

Doença do enxerto versus hospedeiro agudo

É a complicação mais importante do TCTH alogênico. É desencadeada por linfócitos T citotóxicos alorreativos do doador. A DECH aguda pode acometer pele, fígado e trato gastrintestinal (TGI). Atinge cerca de 50% dos pacientes a despeito de profilaxia, e o principal fator de risco é a disparidade do sistema HLA. O tratamento básico é a imunossupressão realizada com corticosteroides.

Doença do enxerto versus hospedeiro crônico

Ocorre em pacientes acima dos 100 dias pós-TCTH. Os principais fatores de risco são: idade avançada, fonte de CTH de coleta periférica, doadores não relacionados e presença de DECH aguda. Decorre da perda de autotolerância e muitas vezes se assemelha a doenças autoimunes, como esclerodermia e síndrome de Sjögren. Pode acometer um ou mais órgãos, como pele, olhos, glândulas salivares, boca, trato gastrintestinal, fígado e pulmões. Pacientes com doença extensa necessitam de uso de imunossupressão prolongada levando a complicações crônicas secundárias, por exemplo, diabetes, osteoporose e infecções. Está associada ao efeito conhecido como enxerto-*versus*-tumor, uma vez que pacientes acometidos por DECH crônico apresentam menor taxa de recidiva da doença de base.

Neoplasias secundárias

O tipo e a intensidade do regime de condicionamento empregado, bem como o uso prolongado de imunossupressores, podem levar a um maior risco de desenvolvimento de tumores de pele, mucosa oral, sistema nervoso central, tireoide e ossos e pacientes tratados com TCTH alogênico. Já pacientes tratados com TCTH autólogo apresentam maiores riscos de neoplasias hematológicas secundárias, como as síndromes mielodisplásicas e leucemias agudas.

RESULTADOS

Atualmente o TCTH promove a melhor chance de cura para diversas patologias. O sucesso do TCTH depende de diversos fatores do paciente, como idade, *performance*, *status* e doença de base. A sobrevida livre de eventos em 5 anos varia de acordo com o tipo de TCTH e patologia de base e os melhores resultados são alcançados em pacientes com doença em estágios inicias:

- **Linfoma difuso de grandes células em primeira recaída quimiossensível:** 45% a 50% (TCTH autólogo);
- **Linfoma difuso de grandes células B refratário:** 5% a 10% (TCTH autólogo);
- **Leucemia mieloide crônica em fase crônica no primeiro ano após diagnóstico:** 70% a 80% (TCTH alogênico);
- **Leucemia mieloide crônica em fase acelerada:** 30% a 35% (TCTH alogênico).

REFERÊNCIAS BIBLIOGRÁFICAS

1. Thomas ED, Blume KG, Forman SJ, et al. Hematopoietic cell transplantation. 3nd ed., Oxford: Blackwell, 2004.
2. Copelan EA. Hematopoietic Stem-Cell Transplantation. N Engl J Med. 2006;354:1813-26.
3. RBT- Registro Brasileiro de Transplantes. Dimensionamento dos transplantes no Brasil e em cada estado 2005-2012 [relatório na internet]. São Paulo, 2012, Ano XVIII, Nº4 acesso em 24 jun 2013]. Disponível em: http://www.abto.org.br/abtov03/Upload/file/RBT/2012/RBTdimensionamento2012.pdf
4. Passweg JR, Halter J, Bucher C, Gerull S, Heim D, Rovó A, et al. Hematopoietic stem cell transplantation: a review and recommendations for follow-up care for the general practitioner. Swiss Med Wkly. 2012 Oct 15;142:w13696.
5. Averbuch D, Orasch C, Cordonier C, Livermore DM, Mikulska M, Visccoli C, et al. European guidelines for empirical antibacterial therapy for febrile neutropenic patients in the era of growing resistance: summary of the 2011 4th European Conference on Infections in Leukemia. Hematologica. 2013;98(12):1826-25.

CAPÍTULO 180

TRANSPLANTE DE CÉLULAS-
-TRONCO HEMATOPOIÉTICAS

Nelson Hamerschlak
Fabio R. Kerbauy
Marcos de Lima

DESTAQUES

- O transplante de células-tronco hematopoiéticas talvez seja o procedimento mais complexo em medicina.
- Pode ser realizado nas modalidades autólogo e alogênico, com doadores aparentados ou não aparentados, utilizando como fontes a medula óssea, o sangue periférico e o sangue de cordão umbilical.
- A barreira da histocompatibilidade foi superada e é possível usar transplantes familiares haploidênticos.
- As principais complicações são mucosite e infecções bacterianas, fúngicas ou virais e a doença do enxerto *versus* o hospedeiro nas suas formas aguda e crônica.
- É uma modalidade curativa para várias doenças malignas (leucemias agudas, doenças mieloproliferativas e linfomas) e as ditas benignas (anemia aplática grave, doenças congênitas do sistema hematopoiético e imunodeficiências).

INTRODUÇÃO

O transplante de células-tronco hematopoiéticas (TCTH) é uma modalidade terapêutica consagrada para o tratamento de uma grande variedade de doenças hematológicas benignas e malignas e talvez o procedimento mais complexo em medicina (Tabela 180.1).

A cada ano, cerca de 60 mil pacientes são submetidos ao TCTH em todo o mundo. Segundo dados do Registro Brasileiro de Transplantes, no ano de 2013 foram realizados cerca de 1.800 TCTH no Brasil.

De acordo com o doador, o TCTH pode ser denominado como autólogo, quando à célula-tronco hematopoiética (CTH) enxertada é do próprio paciente; alogênico, quando provinda de outro doador; e singênico, quando o doador é um gêmeo univitelino. Nos transplantes alogênicos, o doador pode ser aparentado ou não aparentado, proveniente de registro de doadores ou de banco de sangue de cordão umbilical e placentário (SCUP).[1-3]

TRANSPLANTE DE CÉLULAS-TRONCO HEMATOPOIÉTICAS AUTÓLOGO

O TCTH autólogo tem como princípio básico a utilização de quimioterapia em altas doses, seguida de resgate com CTH. A infusão de CTH do próprio paciente tem o objetivo de reconstituir a medula óssea destruída pelas altas doses de quimioterapia empregadas. As CTHs (CD34$^+$) são do próprio paciente, coletadas por aférese e criopreservadas para serem devolvidas após administração de doses altas de quimioterapia ± radioterapia. As células são coletadas após 5 a 6 dias de estímulo com fator estimulador de colônias granulocíticas (GCSF) na dose de 10 μg/kg/dia por veia periférica.

As complicações dessa terapia relacionam-se à toxicidade do regime de condicionamento como mucosite, alterações hepáticas, renais, cardíacas e de outros órgãos, além de complicações infecciosas durante o período de aplasia. Ainda que o TCTH autólogo seja modalidade curativa para diversas patologias, a recidiva da doença de base ainda é a principal complicação pós-transplante.[1-2]

TRANSPLANTE DE CÉLULAS-TRONCO HEMATOPOIÉTICAS ALOGÊNICO

O TCTH alogênico baseia-se na reconstituição da medula óssea mediante infusão de CTH de um doador aparentado ou não aparentado após a utilização de um regime de condicionamento. Esse último tem por objetivo não somente erradicar as células neoplásicas por citotoxicidade direta, mas também de criar um espaço imunológico no receptor por meio da imunoablação e imunossupressão, permitindo a enxertia das CTHs alogênicas.

As disparidades genéticas mediadas pelo complexo principal de histocompatibilidade (CPH), existentes entre doador e receptor desencadearão as principais reações aloimunes que acometem o pós-TCTH: a rejeição; a doença do enxerto *versus* o hospedeiro (DECH); e o efeito enxer-

TABELA 180.1. Principais indicações de transplante de células-tronco hematopoiéticas.

Transplante autólogo	Transplante alogênico
Doenças neoplásicas	Doenças neoplásicas
Mieloma múltiplo	Leucemia mieloide aguda
Linfomas de Hodgkin e não Hodgkin	Leucemia linfoide aguda
Leucemia mieloide aguda	Leucemia mieloide crônica
Neuroblastoma	Síndromes mielodisplásicas
Câncer de ovário	Doenças mieloproliferativas
Outras doenças	Linfomas de Hodgkin e não Hodgkin
Tumores de células germinativas	Leucemia linfoide crônica
Doenças autoimunes	Mieloma múltiplo
	Outras doenças
	Anemia aplástica
	Hemoglobinúria paroxística noturna
	Anemia de Fanconi
	Anemia de Blackfan-Diamond
	Talassemia maior
	Anemia falciforme
	Imunodeficiência grave combinada
	Síndrome de Wiskott-Aldrich
	Erros inatos do metabolismo

to contra o tumor (ECT). Os linfócitos T do doador foram considerados os principais efetores desses dois efeitos.

O efeito ECT tem um papel central no TCTH alogênico, pois as células T alorreativas do doador serão responsáveis por eliminar as células malignas residuais, contribuindo, consequentemente, com menor risco de recaída da doença de base. Dessa forma, atualmente considera-se que o TCTH alogênico seja a forma mais eficaz de terapia celular antitumor.[4-6]

ESQUEMA DE TRATAMENTO BÁSICO[7-10]

1. **Regime de condicionamento:** administração de quimio e/ou radioterapia em altas doses (mieloablativo) ou com doses reduzidas (não mieloablativo) antecedendo a infusão de CTH. Tem como principais objetivos a imunossupressão do doador e a erradicação ou diminuição da doença residual de base.
2. **Infusão de CTH:** as CTHs podem ser coletadas por punção de medula óssea, aférese ou de SCUP e infundidas por cateter venoso central.
3. **Profilaxia da doença do enxerto *versus* hospedeiro (DECH):** realizada somente no TCTH alogênico pelo uso de agentes imunossupressores (p. ex.: ciclosporina e metotrexate) por tempo variável.

FONTE DE CÉLULAS-TRONCO HEMATOPOIÉTICAS

1. **Medula óssea:** coleta realizada por sucessivas punções aspirativas da medula óssea do doador. Embora traga desconforto ao doador, é seguro (Figura 180.1).
2. **Células-tronco periféricas:** a constante circulação de CTH da medula óssea para o sangue periférico possibilita sua coleta realizada por aférese do doador. Realiza-se mobilização das CTHs com fatores de crescimento ou inibidores de receptores de citocinas que promovem circulação de grande quantidade de CTH no sangue periférico. É um método rápido e possibilita coleta de grande quantidade de CTH, conferindo recuperação hematopoiética mais rápida. Por outro lado, o produto final apresenta maior quantidade de linfócitos T do que o produto coletado diretamente da medula óssea, levando à maior incidência de DECH. É um método bastante conveniente e de escolha para TCTH autólogo e a maioria dos TCTHs alogênicos atualmente (Figura 180.2).
3. **Células-tronco de sangue de cordão umbilical e placentário:** o SCUP é rico em CTH, mas, em razão de seu pequeno volume, possibilita transplantes em crianças e adultos de baixo peso. Geralmente, a reconstituição imunológica é lenta. É escolhido para pacientes sem doadores HLA-idênticos que necessitam de TCTH rapidamente. A utilização de mais de um doador vem sendo empregada com sucesso uma vez que a disparidade do sistema de histocompatibilidade humano é um fator de prognóstico de menor importância quando comparado ao número de CTHs infundidas (Figura 180.3).
4. **Células-tronco de doador haplo-idêntico:** atualmente existem dados suficientes na literatura que mostram a possiblidade de vencer a barreira do sistema de histocompatibilidade humano no TCTH. Entretanto, é um procedimento que ainda envolve grandes riscos consideráveis ao paciente. É realizado como última opção de tratamento.[11-16]

COMPLICAÇÕES

- **Mucosite:** uma das complicações mais frequentes no TCTH, especialmente naqueles pacientes que utilizam regimes de condicionamento mieloablativo. Além de cuidados gerais de saúde bucal, a utilização de *laser* e de fatores de crescimento de queratina pode ser útil na profilaxia e tratamento.
- **Doença veno-oclusiva (DVO):** hepática também conhecida como síndrome de obstrução sinusoidal. É potencialmente fatal e caracterizada por hepatomegalia dolorosa, icterícia e retenção hídrica. Decorre do dano de células endoteliais sinusoidais, causando obstrução da circulação hepática e lesão hetapocelular. O uso de irradiação corpórea total e de algumas drogas, como bussulfano e ciclofosfamida, pode causar DVO. Alguns fatores de risco, como doença hepática crônica e polimorfismos específicos do gene da hemocromatose, são bem estabelecidos. Não existem tratamentos eficazes, e a profilaxia com a seleção cuidadosa do regime de condicionamento é preconizada.
- **Infecções relacionadas ao TCTH:** as alterações clínicas frequentemente presentes no TCTH, como quebra de barreiras cutânea e da mucosa, neutropenia e imunossupressão, são fatores que predispõem pacientes transplantados a infecções por inúmeros agentes virais, bacterianos e fúngicos.
- **Doença do enxerto *versus* hospedeiro agudo:** complicação mais importante do TCTH alogênico. É desencadeada por linfócitos T citotóxicos alorreativos do doador. A DECH aguda pode acometer pele, fígado e trato gastrintestinal (TGI). Atinge cerca de 50% dos pacientes a despeito de profilaxia e o principal fator de risco é a disparidade do sistema HLA. O tratamento básico é a imunossupressão realizada com corticosteroides.
- **Doença do enxerto *versus* hospedeiro crônica:** ocorre em pacientes acima dos 100 dias pós-TCTH. Os principais fatores de risco são idade avançada, fonte de CTH de coleta periférica, doadores não relacionados e presença de DECH aguda. Decorre da perda de autotolerância e, muitas vezes, se assemelha a doenças autoimunes como esclerodermia e síndrome de Sjögren. Pode acometer um ou mais órgãos, como pele, olhos, glândulas salivares, boca, TGI, fígado e pulmões. Pacientes com doença extensa necessitam de uso de imunossupressão prolongada, o que traz complicações crônicas secundárias como diabetes, osteoporose e infecções. Está asso-

ciada ao efeito conhecido como enxerto *versus* tumor uma vez que pacientes acometidos por DECH crônico apresentam menor taxa de recidiva da doença de base.

- **Neoplasias secundárias:** o tipo e a intensidade do regime de condicionamento empregado, bem como o uso prolongado de imunossupressores, pode diminuir o risco de desenvolvimento de tumores de pele, de mucosa oral, do sistema nervoso central (SNC), da tireoide e dos ossos e em pacientes tratados com TCTH alogênico. Já pacientes tratados com TCTH autólogo apresentam maiores riscos de neoplasias hematológicas secundárias, como as síndromes mielodisplásicas e leucemias agudas.[17-21]

RESULTADOS

Atualmente o TCTH promove a melhor chance de cura para diversas patologias. O sucesso do TCTH depende de diversos fatores do paciente, como idade, *performance status* e doença de base. A sobrevida livre de eventos em 5 anos varia de acordo com o tipo de TCTH e com a patologia de base, e os melhores resultados são alcançados em pacientes com doença em estágios iniciais: linfoma difuso de grandes células em primeira recaída quimiossensível: 45% a 50% (TCTH autólogo); linfoma difuso de grandes células B refratário: 5% a 10% (TCTH autólogo); leucemia mieloide crônica em fase crônica no 1º ano após diagnóstico: 70% a 80% (TCTH alogênico); e leucemia mieloide crônica em fase acelerada: 30% a 35% (TCTH alogênico).[1,10]

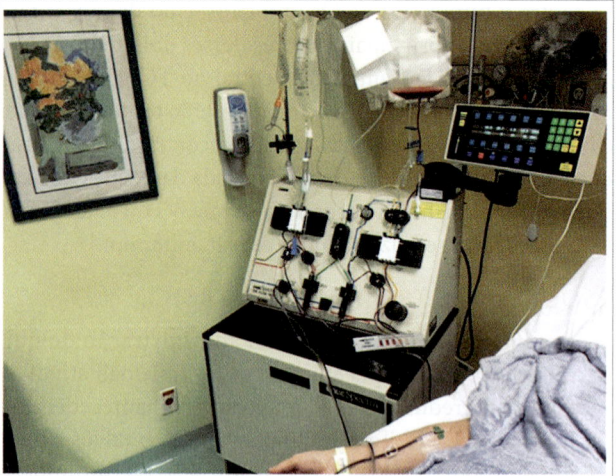

FIGURA 180.2. Coleta de células-tronco hematopoiéticas de sangue periférico por aférese.

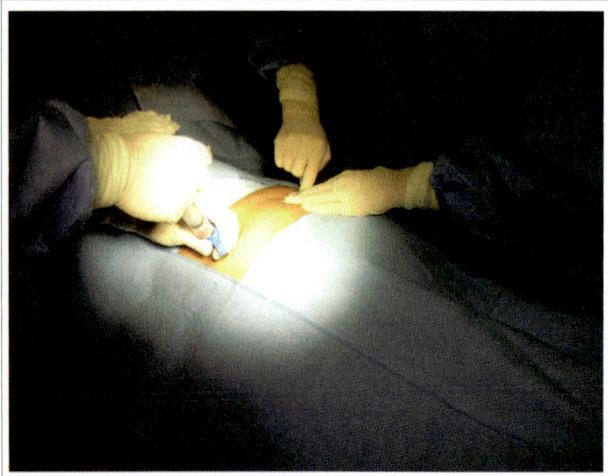

FIGURA 180.1. Coleta de células-tronco hematopoiéticas da medula óssea.

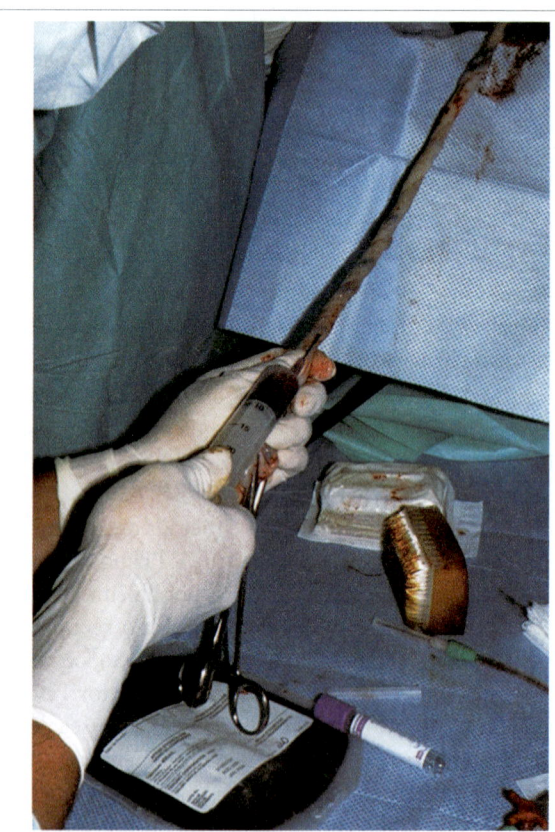

FIGURA 180.3. Coleta de células-tronco hematopoiéticas de cordão umbilical.

REFERÊNCIAS BIBLIOGRÁFICAS

1. Thomas ED, Storb R, Clift RA, et al. Bone-marrow transplantation. N Engl J Med. 1975;292(16,17):832-43. 895-902
2. Horowitz MM. Uses and growth of hematopoietic cell transplantation. In: Appelbaum FR, Forman SJ, Negrin RS, Blume KG. Thomas' Hematopoietic Cell Transplantation. Oxford: Wiley-Blackwell, 2009. p.15-21.
3. RBT- Registro Brasileiro de Transplantes. Dimensionamento dos transplantes no Brasil e em cada estado 2005-2012 [relatório na internet]. São Paulo, 2012, Ano XVIII, Nº4 [acesso em 24 jun 2013]. Disponível em: http://www.abto.org.br/abtov03/Upload/file/RBT/2012/RBTdimensionamento2012.pdf
4. Lee SJ, Klein J, Haagenson M, Baster-Lowe LA, Confer DL, Eapen M, et al. High-resolution donor-recipient HLA matching contributes to the success of unrelated donor marrow transplantation. Blood. 2007;110(13):4576-83.
5. Cornelissen JJ, Carston M, Kollman C, King R, Dekker AW, Löwenberg B, et al. Unrelated marrow transplantation for adult patients with poor-risk acute lymphoblastic leukemia: strong graft-versus-

-leukemia effect and risk factors determining outcome. Blood. 2001;97(6):1572-7.
6. McGlave PB, Shu XO, Wen W, Anasetti C, Nademanee A, Camplin R, et al. Unrelated donor marrow transplantation for chronic myelogenous leukemia: 9 years' experience of the National Marrow Donor Program. Blood. 2000;95(7):2219-25.
7. Kamani N, Spellman S, Hurley CK, Barker JN, Smith FO, Oudshoorn M, et al. State of the art review: HLA matching and outcome of unrelated donor umbilical cord blood transplants. Biol Blood Marrow Transplant. 2008;14(1):1-6.
8. Petersdorf EW, Anasetti C, Martin PJ, Gooley T, Radich J, Malkki M, et al. Limits of HLA mismatching in unrelated hematopoietic cell transplantation. Blood. 2004;104(9):2976-80.
9. Ferrara GB, Bacigalupo A, Lamparelli T, Lanino E, Delfino L, Morabito A, et al. Bone marrow transplantation from unrelated donors: the impact of mismatches with substitutions at position 116 of the human leukocyte antigen class I heavy chain. Blood. 2001;98(10):3150-5.
10. Petersdorf E, Hansen JA. New advances in hematopoietic cell transplantation. Curr Opin Hematol. 2008;15:549,54.
11. Laughlin MJ, Barker J, Bambach B, Koc ON, Rizzieri DA, Wagner JE, et al. Hematopoietic engraftment and survival in adult recipients of umbilical-cord blood from unrelated donors. N Engl J Med. 2001;344(24):1815-22.
12. Barker JN, Weisdorf DJ, Defor TE, Blazar BR, McGlave PB, Miller JS, et al. Transplantation of 2 partially HLA-matched umbilical cord blood units to enhance engraftment in adults with hematologic malignancy. Blood. 2005;105(3):1343-7.
13. Rocha V, Labopin M, Sanz G, Arcese W, Schwerdtfeger R, Bosi A, et al. Transplants of umbilical-cord blood or bone marrow from unrelated donors in adults with acute leukemia. N Engl J Med. 2004;351(22):2276-85.
14. Aversa F, Terenzi A, Tabilio A, Falzetti F, Carotti A, Ballanti S, et al. Full haplotype-mismatched hematopoietic stem-cell transplantation: a phase II study in patients with acute leukemia at high risk of relapse. J Clin Oncol. 2005;23(15):3447-54.
15. Luznik L, O'Donnell PV, Symons HJ, Chen AR, Leffell MS, Zahurak M, et al. HLA-haploidentical bone marrow transplantation for hematologic malignancies using nonmyeloablative conditioning and high-dose, post-transplantation cyclophosphamide. Biol Blood Marrow Transplant. 2008;14:641-50.
16. Giralt S, Thall PF, Khouri I, Wang X, Braunschweig I, Ippolitti C, et al. Melphalan and purine analog-containing preparative regimens: reduced-intensity conditioning for patients with hematologic malignancies undergoing allogeneic progenitor cell transplantation. Blood. 2001;97(3):631-7.
17. Slavin S, Nagler A, Naparstek E, Kapelushnik Y, Aker M, Cividalli G, et al. Nonmyeloablative stem cell transplantation and cell therapy as an alternative to conventional bone marrow transplantation with lethal cytoreduction for the treatment of malignant and nonmalignant hematologic diseases. Blood. 1998;91(3):756-63.
18. Junghanss C, Marr KA, Carter RA, Sandmaier BM, Maris MB, Maloney DG, et al. Incidence and outcome of bacterial and fungal infections following nonmyeloablative compared with myeloablative allogeneic hematopoietic stem cell transplantation: a matched control study. Biol Blood Marrow Transplant. 2002;8:512-20.
19. Hogan WJ, Maris M, Storer B, Sandmaier BM, Maloney DG, Schoch HG, et al. Hepatic injury after nonmyeloablative conditioning followed by allogeneic hematopoietic cell transplantation: a study of 193 patients. Blood. 2004;103(1):78-84
20. Ferrara JL, Levine JE, Reddy P, Holler E. Graft-versus-host disease. Lancet. 2009;373(9674):1550-61.
21. Baird K, Pavletic SZ. Chronic graft versus host disease. Curr Opin Hematol. 2006;13(6):426-35.

CAPÍTULO 181

SÍNDROME DE LISE TUMORAL

Andreza Alice Feitosa Ribeiro
Cláudio Galvão de Castro Junior

DESTAQUES

- A síndrome de lise tumoral (SLT) é uma grave complicação do tratamento do câncer, que requer terapêutica agressiva e imediata.
- O uso de medicações como a rasburicase, que reduz os níveis de ácido úrico rapidamente, diminui a incidência de insuficiência renal aguda nas SLTs.
- Nos pacientes com SLT e insuficiência renal, a indicação de diálise deve ser o mais precoce possível.

INTRODUÇÃO

Cada vez é mais frequente a admissão de pacientes com neoplasias nas unidades de terapia intensiva (UTI). Relatos de algumas UTIs europeias revelam que cerca de 15% dos pacientes admitidos têm o diagnóstico de neoplasia. Concomitantemente, tem-se observado a melhora do prognóstico desses doentes que necessitam de cuidados intensivos, principalmente aqueles com tumores sólidos.[1]

A síndrome de lise tumoral é uma condição potencialmente grave em pacientes com diagnóstico recente de neoplasias. Porém, embora possa levar à insuficiência renal aguda e ao óbito, seu reconhecimento precoce permite a instituição de terapia adequada, com bom prognóstico.[2]

O grande desafio do clínico e do intensivista é reconhecer prontamente a situação, uma vez que a profilaxia e o tratamento não são obrigatoriamente complexos, mas têm grande impacto na morbimortalidade desses pacientes.

HISTÓRICO

A síndrome de lise tumoral pode ocorrer logo após o início do tratamento quimioterápico, mas, em algumas doenças, é possível acontecer de forma espontânea.

Os primeiros casos começaram a ser reconhecidos há cerca de 40 anos, mas já nos anos 1960 o uso de alopurinol era descrito no tratamento de pacientes com diagnóstico de neoplasia e hiperuricemia.[3-4]

Posteriormente, séries de casos foram descritas de maneira sucessiva até se chegar à denominação atual de síndrome de lise tumoral.[5]

A incidência global da SLT é de cerca de 4,4% dos pacientes com câncer. Ela ocorre com mais frequência nos linfomas, cerca de 4 a 11%, e nas leucemias agudas, cerca de 3 a 7%. Embora em alguns tipos de leucemias linfoblásticas agudas e no linfoma tipo Burkitt a incidência de SLT possa ser superior a 20%.[6]

CONCEITO

SLT é um conjunto de alterações metabólicas resultante da liberação rápida de metabolitos intracelulares, como fósforo, potássio, proteína e ácido nucleico decorrente da lise de células malignas.

Esse processo pode ocorrer em alguns tumores de forma espontânea e, na maioria das situações, até 72 horas após o início do tratamento antineoplásico, incluindo quimioterapia, agentes biológicos, corticosteroides e radioterapia. Geralmente, acontece em tumores muito volumosos, neoplasias hematológicas e aquelas com alta sensibilidade aos agentes quimioterápicos.[7]

A lise tumoral ocasiona hiperuricemia, hipercalcemia, hiperfosfatemia (acompanhada ou não de hipocalcemia) e uremia. A cristalização do ácido úrico e do fosfato de cálcio nos túbulos renais pode levar à insuficiência renal e até mesmo ao óbito.[7]

FISIOPATOLOGIA

Pacientes com neoplasias de alto índice proliferativo, grandes volumes tumorais e sensibilidade à quimioterapia são os principais candidatos a desenvolverem a SLT, antes ou logo após o início do tratamento.

Essa condição libera na corrente sanguínea, de forma abrupta, grandes quantidades de componentes intracelulares, como ânions, cátions, proteínas e ácidos nucleicos.

Em condições normais, as purinas são catabolizadas em hipoxantina, xantina e, por último, em ácido úrico. Esse processo é feito pela enzima xantina oxidase, com eliminação do ácido úrico pelos rins quando em condições normais. Na hiperuricemia, existe a possibilidade de formação e deposição de ácido úrico nos túbulos renais, e essa precipitação pode levar à insuficiência renal.[7]

O aumento do potássio geralmente é a primeira manifestação da lise tumoral.

ALTERAÇÕES E MECANISMOS ESPECÍFICOS

O risco de desenvolver a SLT depende de vários fatores relacionados às doenças, como massa tumoral, potencial de lise das células com tratamento etc., e de outros relacionados ao paciente, como doença renal prévia.

Existe uma associação entre o nível de ácido úrico e o risco de desenvolver SLT: o risco de desenvolver SLT é muito maior quando o nível de ácido úrico está acima de 8 mg/dL, assim como o desses pacientes apresentarem algum evento renal.

Os níveis de fósforo nas células neoplásicas podem ser cerca de quatro vezes maior que nas células normais, e a liberação desse estoque tende a elevar os níveis séricos de fósforo. Inicialmente, há aumento de excreção renal e diminuição da reabsorção, porém esses mecanismos podem ser insuficientes ou estar comprometidos pela insuficiência renal ocasionada pelo aumento do ácido úrico. A hiperfosfatemia pode levar a náuseas, vômitos, letargia e convulsões, e outra consequência dessa condição é a precipitação de fosfato de cálcio, capaz de exacerbar a insuficiência renal.[6]

A precipitação de cálcio pode levar à hipocalcemia, resultando no quadro clínico de arritmia cardíaca, contrações musculares e tetania. Já a rápida liberação de potássio pode levar à hiperpotassemia, que também é capaz de exacerbar a disfunção renal.

DIAGNÓSTICO

O dano renal pela SLT é um fator de risco independente para o aumento da mortalidade dos pacientes submetidos à quimioterapia. Portanto, a avaliação do risco de desenvolvimento da síndrome e o monitoramento dos cuidados para identificar os sinais iniciais são de grande importância.

O risco de desenvolver SLT depende de vários fatores:

- **Relacionados à massa tumoral:** tumores "Bulky" ou metástases extensas; infiltração de órgãos (hepatome-

galia, espelonomegalia); envolvimento de medula óssea, infiltração renal ou obstrução do fluxo renal.
- **Potencial de lise tumoral:** alta taxa de proliferação tumoral (DLH – Desidrogenase Lactica elevada); alta sensibilidade do câncer à terapia e intensidade da terapia antitumoral.
- **Características do paciente:** doença renal prévia; desidratação; hipotensão; exposição à nefrotoxina (vancomicinas, aminoglicosídeos, contrastes para exames de imagem).
- **Tratamento de suporte:** hidratação inadequada; administração de potássio; atraso na remissão/diminuição do ácido úrico.

Estudo publicado em 2008, avaliando 772 pacientes com leucemia mieloide aguda, identificou alguns fatores relacionados ao maior risco de desenvolver SLT: DHL elevado, creatinina acima de 1,4 mg/dL, ácido úrico acima de 7,5 mg/dL e leucocitose acima de 25×10 e 9/L.[8]

A classificação da SLT se baseia em aspectos laboratoriais e clínicos. SLT laboratorial é definida pela presença de dois ou mais valores anormais, simultaneamente, de ácido úrico, potássio, fósforo ou cálcio, ou pelo aumento de 25% de um dos valores iniciais de potássio, fósforo e ácido úrico ou diminuição de 25% do nível de cálcio, antes de iniciar as medidas terapêuticas, ou creatinina > 1,4 mg/dL mais um valor acima da normalidade: potássio > 5 mEq/L, ácido úrico > 7,5 mg/dL, fósforo > 5 mg/dL; ou cálcio abaixo da normalidade < 8 mg/dL.[8]

A síndrome de lise tumoral clínica se define com a presença das alterações laboratoriais da SLT associadas a uma ou mais dessas complicações: disfunção renal, convulsões, arritmias cardíacas ou morte súbita, sinais eletrocardiográficos de hipercalemia.[8]

TRATAMENTO

A prevenção e o tratamento da SLT baseiam-se na hidratação intensa, na correção de distúrbios hidreletrolíticos e na redução do nível de ácido úrico.

Para pacientes jovens e sem comorbidades, a hidratação endovenosa, com cerca de 2.500 mL/m² de superfície corporal, deve ser iniciada, no mínimo, 24 horas antes do início da quimioterapia. A hidratação melhora a perfusão renal, a filtração glomerular e diminui a acidose. O objetivo é manter o débito urinário em torno de 80 a 100 mL/m²/hora. Nos pacientes que, apesar de hidratados, permanecem com baixo débito urinário, o uso de diuréticos pode auxiliar na obtenção de melhor diurese.[9]

O alopurinol é a medicação mais usada para reduzir os níveis de ácido úrico. Ele bloqueia a conversão de xantina e hipoxantina em ácido úrico ao inibir a xantina oxidase, prevenindo, dessa maneira, a formação de mais ácido úrico. No entanto, o alopurinol não diminui o nível de ácido úrico já presente: a queda do nível se dá geralmente em 2 a 3 dias, e, nesse período, a lesão renal pode se instalar ou progredir. Além disso, o acúmulo de xantinas pode também levar à nefropatia. A dose oral em pacientes adultos é de 300 a 600 mg/dia, podendo chegar a 800 mg/dia nos casos graves. Há necessidade de ajuste de dose do alopurinol na presença de insuficiência renal.[4]

A rasburicase é uma opção terapêutica mais recente. Trata-se de uma urato-oxidase recombinante que promove o catabolismo do ácido úrico. Estudos mostram que uma única dose (0,15 a 0,20 mg/kg) é suficiente e capaz de diminuir em 86% os níveis de ácido úrico em 4 horas, pois reduz o ácido úrico preexistente. Essa medicação deve ser usada nos pacientes com alto risco de SLT e naqueles com a síndrome já instalada. Não há necessidade de correção nos casos de insuficiência renal. Uma contraindicação ao uso de rasburicase é a deficiência de glicose-6-fosfato desidrogenase. Com o aumento do uso do medicamento, a SLT causada pela hiperuricemia deve diminuir e o quadro de SLT com níveis normais de ácido úrico deve aumentar, como a nefropatia aguda induzida pela precipitação de fosfato de cálcio.

Não se recomenda mais a alcalinização da urina, pois, embora aumente a solubilização do ácido úrico, é capaz de aumentar a precipitação da xantina, que pode estar aumentada nos pacientes em uso de alopurinol, além de diminuir a solubilidade do fosfato de cálcio. Se for feita a opção pela alcalinização, esta deve ser interrompida quando se desenvolver hiperfosfatemia. Nos casos em que se opte pelo uso da rasburicase, a alcalinização deve ser interrompida.[7,9]

A hipercalemia é uma das complicações mais graves em virtude do risco de arritmias e parada cardíaca. A abordagem terapêutica para correção desse distúrbio deve ser iniciada imediatamente, e dependerá da gravidade. Algumas medidas utilizadas são:

- **Gluconato de cálcio:** antagoniza o efeito cardíaco da hipocalemia por cerca de 30 a 60 minutos.
- **Insulina regular com glicose:** induz a translocação de K+ para dentro das células. Efeito por cerca de 4 a 6 horas.
- **Bicarbonato de sódio:** considerar em pacientes com acidose grave.
- **Hemodiálise:** retirada de K+ é imediata e acontece durante todo o procedimento.

Para combater a hiperfosfatemia, deve ser iniciada uma dieta com restrição de fosfato e uso de bloqueadores de fósforo, e também deve-se estimular a diurese. Nos pacientes com insuficiência renal, o tratamento da hiperfosfatemia é difícil e a diálise pode ser a melhor opção terapêutica.

A reposição de cálcio é reservada para pacientes sintomáticos e com objetivo de atingir o menor nível para alívio dos sintomas, pois o cálcio pode aumentar o produto cálcio-fosfato, com risco de cristalização renal.

A monitorização laboratorial deve ser feita pelo menos duas vezes ao dia, e com maior frequência naqueles pacientes com síndrome clínica de SLT ou alto risco de adquiri-la. O balanço hídrico deve ser avaliado continuamente, e indivíduos com síndrome de lise tumoral instalada devem ter monitorização cardíaca.

Em alguns pacientes, apesar das medidas mencionadas, há necessidade de instituir hemodiálise. Muitos autores preconizam que a indicação de diálise dever ser com limites mais baixos que em pacientes com lesão renal de outra etiologia, dado à possibilidade de rápido acúmulo de potássio nessa emergência clínica; e que a terapia (hemodiálise, hemofiltração, hemodiafiltração) seja contínua no início do tratamento.[7,9]

CONSIDERAÇÕES FINAIS

A SLT é uma grave complicação do tratamento do câncer. A rapidez da instalação e a possibilidade de graves complicações clínicas, como insuficiência renal, fazem com que a melhor abordagem terapêutica sejam a identificação dos fatores de risco e a instituição de medidas preventivas. Quando instalada, a SLT é adequadamente tratada com monitorização cardíaca, controle laboratorial e instituição de terapias dialíticas quando houver disfunção renal.

REFERÊNCIAS BIBLIOGRÁFICAS

1. Burghi G, Berrutti D, Manzanares W. Síndrome de lisis tumoral en terapia intensiva: encare diagnóstico y terapêutico. Med Intensiva. 2011;35(3):170-8.
2. Cairo MS, Coiffier B, Reiter A, Younes A. Recommendations for the evaluation of risk and prophylaxis of tumour lysis syndrome (TLS) in adults and children with malignant diseases: an expert TLS panel consensus. Br J Haematol. 2010 May;149(4):578-86.
3. Mirrakhimov A E, Prakruthi Voore P, Maliha Khan M, Alaa M, Ali AM. Tumor lysis syndrome: A clinical review. World J Crit Care Med. 2015;4(2):130-8.
4. Cohen LF, Balow JE, Magrath IT, Poplack DG, Ziegler JL. Acute tumor lysis syndrome. A review of 37 patients with Burkitt's lymphoma. Am J Med. 1980 Apr;68(4):486-91.
5. Mughal TI, Ejaz AA, Foringer JR, Coiffier B. An integrated clinical approach for the identification, prevention, and treatment of tumor lysis syndrome. Cancer Treat Rev. 2010;36:164-76.
6. Coiffier B, Altman A, Pui CH, Younes A, Cairo MS. Guidelines for the management of pediatric and adult tumor lysis syndrome: an evidence-based review. J Clin Oncol. 2008;26(16):2767-78.
7. Montesinos P, Lorenzo I, Martin G, Sanz J, Pérez-Sirvent ML, Martínez D, et al. Tumor lysis syndrome in patients with acute myeloid leukemia: identification of risk factors and development of a predictive model. Haematologica. 2008;93(1):67-74.
8. Howard SC, Jones DP, Pui CH. The tumor lysis syndrome. N Engl J Med. 2011;364(19):1844-54.
9. Jones GL, Will A, Jackson GH, Webb NJ, Rule S. Guidelines for the management of tumour lysis syndrome in adults and children with haematological malignancies on behalf of the British Committee for Standards in Haematology. Br J Hematology. 2015;169(5):661-71.

CAPÍTULO 182

DOENÇA DO ENXERTO CONTRA O HOSPEDEIRO

Jairo do Nascimento Sobrinho
Morgani Rodrigues

DESTAQUES

- O transplante alogênico de medula óssea é usado para tratamento de um grande grupo de doenças hematológicas malignas e benignas, incluindo doenças congênitas do metabolismo. Compreende a transferência de células-tronco hematopoiéticas e linfócitos de um doador para um receptor, que pode ser relacionado ou não relacionado.
- As fontes de células-tronco podem ser de medula óssea, sangue periférico ou cordão umbilical.
- A doença do enxerto contra o hospedeiro é a principal causa de morbi-mortalidade após um transplante alogênico.
- A doença do enxerto contra o hospedeiro aguda refere-se a um processo imunológico/inflamatório no qual as células ativas do doador (células T) destroem alvos teciduais do receptor. Os três principais alvos teciduais envolvidos são: pele, intestino e fígado. Geralmente ocorre nos primeiros meses pós-transplante (100 dias) em condicionamentos mieloablativos e mais tardiamente nos não mieloablativos. A terapia primária é com altas doses de corticosteroides.
- A doença do enxerto contra o hospedeiro crônica é a principal causa de morbi-mortalidade em longo prazo nos transplantados alogeneicos. A sua fisiopatologia não está totalmente compreendida, mas assemelha-se ao processo autoimune. Os principais órgãos atingidos são: pele, olhos, superfícies de mucosa, pulmão, fígado, trato gastrintestinal, sistema imunológico e medula óssea. Em geral ocorre mais tardiamente no pós-transplante (> 100 dias), mas pode aparecer mais precocemente. A terapia primária é com corticosteroides e com inibidores de calcineurina.

INTRODUÇÃO

O transplante de células-tronco hematopoiéticas é realizado primariamente para o tratamento de doenças malignas, mas tem sido usado nas últimas décadas também para o tratamento de doenças autoimunes ou outras doenças não malignas, como imunodeficiências congênitas ou hemoglobinopatias.[1]

As células-tronco hematopoiéticas podem originar-se de doador voluntário compatível ao receptor, tanto aparentado como não aparentado. Aproximadamente metade dos transplantados apresentarão complicações no pós-transplante, e a doença do enxerto contra o hospedeiro (DECH) ainda é uma das principais causa de morbi-mortalidade e prejuízo da qualidade de vida dos pacientes transplantados.[2]

De maneira geral, pode-se inferir que a incidência de grau II a IV da DECH aguda varia de 20% a 50% e da DECH crônica de 40% a 50% após transplante.[3]

Obteve-se pouco progresso na prevenção e no tratamento da DECH devido a numerosos fatores, incluindo aumento da realização de transplantes com uso de células progenitoras de sangue periférico, aumento do número de transplantes com doadores não relacionados, aumento do número de transplantes em pacientes mais idosos e aumento da sobrevida desses pacientes com o aprimoramento da terapia de suporte.

HISTÓRICO

O reconhecimento da falência da medula óssea tardia nos sobreviventes da exposição à bomba atômica de Hiroshima e Nagasaki foi o ponto desencadeante para um vasto desenvolvimento de pesquisas com o intuito de vencer essa complicação mortal após o uso de altas doses de radiação; o que posteriormente culminou no desenvolvimento do tratamento de transplante de células-tronco hematopoiéticas para o tratamento de doenças malignas e não malignas.[1] Em 1949, Jacobson apresentou um trabalho pioneiro no qual ratos sobreviviam após doses letais de radiação quando seus baços eram protegidos do tratamento radioativo. Abriu-se, então, uma discussão sobre se eram fatores humorais ou celulares os responsáveis pela proteção da medula óssea nesse experimento. Dois anos depois, Lorenz provou que eram os fatores celulares.[4] Ele demonstrou que células da medula óssea de um animal saudável injetadas no peritônio do animal que sofreu irradiação protegiam dos efeitos de aplasia de medula induzidos pela radiação. Clínicos envolvidos no tratamento da leucemia rapidamente viram uma possibilidade para o uso dos efeitos letais da radiação. Pela primeira vez, existiu a possibilidade de um tratamento "efetivo" para a doença leucêmica na medula óssea. Somente era necessário substituir a medula doente por uma medula normal.

Em 1957, E. D. Thomas e colaboradores descreveram, pela primeira vez, a infusão de células da medula óssea após o uso de radioterapia ou quimioterapia.[5] Entretanto, a frustração com as complicações pós-transplante diminuiu o entusiasmo inicial. Apesar de uma "pega" bem-sucedida e da remissão completa em alguns pacientes, longa sobrevida não era observada. Entre as complicações observavam-se as decorrentes de um longo período de aplasia até a "pega" da nova medula, recidivas tardias ou morte dos pacientes devido a uma "síndrome" caracterizada por *rash* cutâneo generalizado, icterícia e diarreia não tratável que se desenvolvia no pós-transplante. Já se havia observado em estudos pré-clínicos de animais antes de 1957 que o transplante de esplenócitos de doadores não congênitos induzia uma recuperação hematológica, mas também uma grave doença caracterizada por perda de peso progressiva e diarreia.[5] Com o passar dos anos, concluiu-se que esses sinais e sintomas faziam parte de uma síndrome imunologicamente mediada, hoje conhecida como doença do enxerto contra o hospedeiro (DECH). Foi somente em 1968, quando um transplante de medula óssea HLA tipado entre irmãos foi realizado, que o entusiasmo do transplante como tratamento voltou entre os clínicos.[6]

A DECH caracteriza-se por espectro muito amplo de apresentação clínica e fisiopatologia ainda pouco compreendida.[2] Por convenção, a dividimos em DECH aguda e crônica. Essa divisão é atualmente feita levando em conta variação de tempo e, principalmente, características clínicas.[7]

DOENÇA DO ENXERTO CONTRA O HOSPEDEIRO AGUDA

CONCEITO

Historicamente, a definição da doença do enxerto contra o hospedeiro aguda (DECHA) foi feita temporalmente, ou seja, a DECHA seria aquela a se manifestar antes do D+100 do transplante.[8] Atualmente, tem havido uma mudança nesse conceito, sendo agora baseado em características clínicas.[7] A apresentação aguda se manifesta basicamente com acometimento cutâneo com *rash* maculopapular, disfunção canalicular hepática, mucosite oral e disfunção do trato gastrintestinal alto e baixo. Pode ser classificada como de apresentação clássica, persistente, recorrente ou tardia. A DECHA clássica acontece antes dos 100 dias, enquanto a persistente, a recorrente e a de início tardio após os 100 dias[7] (Quadro 182.1).

ETIOLOGIA

A DECH ocorre quando células T do doador reagem contra proteínas geneticamente determinadas do receptor, sendo as mais importantes as do sistema de antígenos leucocitários humanos (HLA, do inglês *human leucocyte antigens*), que são codificadas pelo complexo de histocompatibilidade maior (MHC). O HLA classe I (A, B e C) é composto de proteínas expressas em quase todas as células nucleadas do corpo. As proteínas do HLA classe II (DRB1, DQB1 e DP) são expressas, preferencialmente, nas células hematopoiéticas: células B, células dendríticas e monócitos.

QUADRO 182.1. Categorias de DECH aguda e crônica.

Categoria	Início dos sintomas após o TCTH	Características de DECH aguda	Características de DECH crônica
DECH aguda			
Clássica	≤ 100 dias	Sim	Não
Persistente, recorrente ou tardia	> 100 dias	Sim	Não
DECH crônica			
Clássica	Sem limite	Não	Sim
Síndrome da sobreposição de sintomas	Sem limite	Sim	Sim

Fonte: Adaptado de Filipovich e colaboradores.[7]

A frequência de DECHA está diretamente relacionada ao grau de incompatibilidade entre as proteínas de HLA do doador e do receptor. Por essa razão, o ideal é ter um doador e um receptor idênticos no sistema HLA A, B, C, DRB1e DQB1 (referido como compatibilidade 10/10). Apesar da paridade HLA entre doador e receptor, aproximadamente 40% dos receptores HLA idênticos desenvolvem DECHA, que necessita de tratamento imunossupressor sistêmico. A DECHA após transplante de células hematopoiéticas (HCT) geralmente começa dentro das primeiras 3 a 4 semanas após o uso de condicionamento mieloablativo e em torno de 3 a 4 meses quando é usado um condicionamento não mieloablativo. Apesar de haver profilaxia-padrão para a prevenção da DECHA, dois a cada três pacientes com doador aparentado e quatro a cada cinco pacientes com doador não aparentado desenvolverão a doença.

FISIOPATOLOGIA

A DECHA resulta em um cenário inflamatório com interação complexa entre células T do doador e tecido do hospedeiro. A fisiopatologia da DECHA pode ser considerada como um processo dividido em três passos envolvendo o sistema imune inato e adaptativo.[8]

Primeiro passo

O primeiro passo começa antes de as células do doador serem infundidas no receptor. O regime de condicionamento utilizado (quimioterapia e/ou radioterapia),[9] assim como o tratamento da doença de base e processos infecciosos,[10] leva a dano tecidual e à ativação das células teciduais do hospedeiro,[9] principalmente as células da mucosa gástrica, que é um órgão com predisposição ao desenvolvimento da DECHA, e permite a translocação de lipopolissacarídeos (LPS) e outros estímulos inflamatórios do lúmen intestinal para a circulação sanguínea, estimulando a secreção de citocinas inflamatórias como TNF-α (do inglês, *tumor necrosis factor alpha*) e interleucina 1 (IL-1) dos tecidos do hospedeiro. Ambos os componentes de bactérias e os sinais inflamatórios extracelulares transmitem os seus sinais via receptores *Toll-like* (TLR) ou via *NOD like receptors*, expressos nas células imunes inatas. Esses mediadores aumentam a expressão dos antígenos do MHC (do inglês *major histocompatibility complex*) e das moléculas de adesão nas células apresentadoras de antígenos (APC) do hospedeiro, aumentando o reconhecimento do MHC e do complexo de histocompatibilidade menor pelas células T maduras do doador.

Segundo passo

No segundo passo, ocorre a ativação das células T. A presença das APCs é necessária e suficiente para estimular as células T do doador, as quais, por sua vez, migram aos órgãos linfoides secundários, como linfonodos, baço e placas de *Peyer*, onde encontram pela primeira vez as APCs. Os receptores de células T do doador podem reconhecer aloantígenos tanto das APCs do hospedeiro (apresentação direta) quanto das APCs do doador (apresentação indireta). É uma reação inflamatória caracterizada pela predominância de células *T-helper* tipo 1 (Th1) e de secreção de interferon gama (INF-γ) que ativam as células fagocíticas mononucleares. As células T regulatórias (Treg) limitam a proliferação e a expansão clonal das células T ativadas do doador por produção de citocinas inibitórias (IL-10 e TGF-β).

Terceiro passo

Toda a fisiopatologia da DECHA culmina com a geração de múltiplas citocinas efetoras que contribuem para a lesão tecidual. Os mediadores inflamatórios agem em conjunto com células mediadoras citolíticas por linfócitos T citotóxicos e células NK (*natural killer*) para causar uma ampliação do espectro de efeitos deletérios vistos em conjunto no desenvolver da DECHA. A fase efetora envolve aspectos da imunidade inata e adaptativa e interações sinérgicas dos componentes gerados no primeiro e no segundo passos. A função efetora das células fagocíticas mononucleares é desencadeada por um sinal secundário vindo dos lipopolissacarídeos e de outras moléculas estimulatórias que se originam da mucosa danificada durante o primeiro e o segundo passos. Macrófagos ativados, juntamente com linfócitos T citotóxicos, secretam proteínas inflamatórias que levam à apoptose celular das células-alvo afetadas. Os linfócitos T CD8 também lisam diretamente as células-alvo. Danos no trato gastrintestinal nessa fase, principalmente por citocinas inflamatórias, aumentam a liberação dos lipopolissacarídeos e levam a uma "tempestade inflamatória" característica de uma DECHA grave.

FATORES DE RISCO

Em 10% a 100% dos pacientes, a ocorrência de DECH depende de diferentes fatores de risco:[3]

- **Grau de histocompatibilidade entre doador e receptor:** 35% a 45% em doador aparentado *full macth*; 60 a 80% com um antígeno HLA *mismatch* em doador não aparentado; 35% a 65% em doador *mismatch* de cordão umbilical. Transplante haploidêntico em torno de 20%.
- **Tipo de condicionamento:** TBI (do inglês *total body irradiation*) versus não TBI, regime de intensidade reduzida *versus* regime mieloablativo.
- **Idade:** risco de DECHA grau 3 a 4: com menos de 20 anos de idade risco de 20%; idade entre 45 a 50 anos, risco de 30%; e em paciente com mais de 60 anos, risco de 80%.
- Doadora do sexo feminino para receptor do sexo masculino (especialmente se história de gestações prévias).
- **Profilaxias para DECH:** uso de imunossupressores como tracolimo, ciclosporina, micofenolato mofetila, metotrexato etc.
- Tipo de fonte da *stem cell* (*stem cell* de coleta periférica, medula óssea, cordão).

DIAGNÓSTICO

Qualquer paciente que apresentar os seguintes critérios clínicos deve ser considerado para o diagnóstico de DECHA:[2]

- Conjuntivite aguda
- Eritema (*rash*) maculopapular
- Náuseas e vômitos
- Diarreia
- Anormalidades das enzimas hepáticas: principalmente aumento das bilirrubinas e/ou fosfatase alcalina

Além dos dados acima, é necessário ter uma biópsia positiva de ao menos um dos órgãos acometidos. Uma biópsia positiva do estômago ou duodeno é sempre necessária para diagnóstico de DECH do trato gastrintestinal (TGI) superior.

A pele é o órgão mais frequentemente acometido na DECHA, encontrada em até 81% das apresentações iniciais.[10] A DECHA de pele geralmente coincide com a "pega" do enxerto (recuperação hematológica das células do doador: dois hemogramas com mais de 500 neutrófilos) e costuma ocorrer na palma das mãos e pés, mas também pode ser encontrada em qualquer parte do corpo. A característica principal é um *rash* simétrico morbiliforme ou maculopapular com prurido que pode se espalhar pelo corpo. Quando o eritema macular se forma no tronco e nos membros, ele preferencialmente se forma ao redor dos folículos pilosos. Com o progredir da doença, mais eritema macular se forma e pode coalescer para formar um eritema confluente. O eritema macular pode evoluir para pápulas. Nos casos graves, pode formar bolhas subepidérmicas e ulcerar, lembrando uma necrólise epidêmica tóxica induzida por drogas. As membranas mucosas e particularmente a conjuntiva podem também estar envolvidas. O envolvimento do TGI da DECHA geralmente se apresenta por meio de diarreia, mas pode haver também vômitos, anorexia, dor abdominal, ou a combinação de todos quando grave. A diarreia na DECHA é do tipo secretória e se apresenta com volumes geralmente acima de 2 litros por dia. Quando há sangramento, é geralmente devido a ulceração da mucosa, o que constitui pior prognóstico.[11] A doença hepática pela DECHA é de um diagnóstico mais difícil, pois se confunde com outras causas de disfunção hepática após um transplante de medula óssea, como doença veno-oclusiva hepática, efeito tóxico de drogas, infecções virais, sepse e sobrecarga de ferro. Biópsias hepáticas para diagnóstico são raramente realizadas nesses pacientes devido ao fato de, quase sempre, haver plaquetopenias associadas nas fases mais iniciais pós-transplante, o que aumenta o risco de complicações do procedimento. Geralmente, o diagnóstico de DECHA hepática se dá por exclusão.

CLASSIFICAÇÃO

Tradicionalmente considera-se a DECHA quando ela ocorre dentro dos primeiros 100 dias pós-transplante (principalmente entre 15 e 60 dias), mas hoje sabe-se que a doença pode ocorrer a qualquer momento no período pós-transplante, com mais frequência dentro dos seis meses, por isso seu diagnóstico deve se basear em **critérios clínicos**, sem limitação da quantificação do tempo (Quadro 182.1).

De forma geral, pode-se dizer que:

- **DECHA clássica:** ≤ 100 dias
- **DECHA persistente, recorrente ou de início tardio:** > 100 dias

O estadiamento do envolvimento da pele pela DECHA é avaliado de acordo com a extensão corporal de acometimento (Quadro 182.2), e por meio disso classifica-se pelo grau de acometimento (Quadro 182.3).

PROGNÓSTICO EM RELAÇÃO AO GRAU DE ACOMETIMENTO

- **Grau 0 a I:** mais de 75% de sobrevida global em cinco anos.
- **Grau II:** aproximadamente 50% de sobrevida em cinco anos.
- **Grau III a IV:** aproximadamente 25% de sobrevida em cinco anos.

Graus mais baixos respondem melhor ao tratamento. Recente estudo realizado pelo grupo de Seattle[11] analisou 1.462 pacientes que realizaram transplante alogênico entre 2000 e 2006. Destes, 116 (7,9%) desenvolveram grau III a IV de DECHA de intestino. Ao se avaliar os fatores de risco para mortalidade, foi observado que ela foi maior nos pacientes

QUADRO 182.2. Estadiamento da DECHA de acordo com os órgãos envolvidos.

Estágio	Pele	Fígado	TGI
0	Ausência de *rash* secundário a DECH	Bilirrubina < 2 mg/dL	Ausência de sintomas
1	*Rash* eritemomaculopapular em < 25% da superfície corporal	Bilirrubina 2 – < 3 mg/dL	Diarreia > 500-1.000 mL/dia TGI superior: náuseas e vômitos + Bx confirmatória
2	*Rash* cobrindo ≥ 25 e < 50% da superfície corporal	Bilirrubina 3 < 6 mg/dL	Diarreia > 1.000-1.500 mL/dia
3	Eritroderma generaizado *rash* cobrindo ≥ 50% da superfície corporal	Bilirrubina 6 < 15 mg/dL	Diarreia > 1.500 mL/dia
4	Dermatite esfoliativa generalizada ou dermatite ulcerativa ou formação bolhosa	Bilirrubina ≥ 15 mg/dL	Dor abdominal grave com ou sem íleo

GRAU DA DECHA

QUADRO 182.3. Grau de acometimento de acordo com o estadiamento.

Grau	Estágio Pele	Estágio Fígado	Estágio TGI	Estágio TGI superior
0 (nada)	0	0	0	0
I (leve)	1-2	0	0	0
II (moderado)	3	1	1-2	1
III (grave)	–	2-3	3	2-4
IV (risco de vida)	4	4	4	–

córtico-refratários, com idade < 18 anos, com aumento de bilirrubinas e com sangramento gastrintestinal. A conclusão foi que para os pacientes com DECHA intestinal que somassem 0,1 ou 2 fatores de risco havia um prognóstico bem mais favorável do que para os pacientes que somassem 3 ou 4 fatores de risco, sendo o prognóstico nesses paciente bem pior.

TRATAMENTO
TERAPIA PRIMÁRIA PADRÃO

A terapia de primeira linha para DECHA é com glicocorticoides, em geral a prednisona administrada por via oral ou a metilprednisolona (MP) por via intravenosa, ambas em doses equivalentes.[12-15] A dose recomenda varia de 1 a 2 mg/kg/dia. O objetivo da corticoterapia é controlar as manifestações agudas da DECHA e logo após iniciar uma redução na dose de prednisona (ou MP) o mais rápido possível. Vários estudos já demonstraram que a utilização prolongada de glicocorticoides em altas doses para o tratamento da DECHA está associada com um risco aumentado de infecção, recidiva e morte.[14-19]

Para melhor abordar e decidir a dose inicial de corticosteroide e iniciar o tratamento, nos baseamos no grupo de Seattle (FHCRC) que subdivide a classificação clínica da DECHA em grau "leve" (definido como grau IIa) e grau "mais que leve" (definido como grau IIb e IV).

DECHA de grau "leve" (grau IIa)

A definição de DECH IIa é feita por qualquer combinação de manifestações que incluam: erupção cutânea com cobertura < 50% da superfície corporal e sem progredir rapidamente nas primeiras 6 a 24 horas; anorexia, náuseas, vômitos ou diarreia com < 1 L/dia (crianças < 20 mL/kg/dia); e ausência de envolvimento hepático (bilirrubina < 2 mg/dL na ausência de quaisquer complicações hepáticas ou < 3 mg/dL se complicações hepáticas presentes em outras que não DECH). Após condicionamento mieloablativo, a incidência de grau IIa GVHD é de 34% para os doadores relacionados e 25% para os doadores não relacionados. Após condicionamento não mieloablativo, a incidência de grau IIa GVHD é de 13% para os doadores relacionados e de 16% para os doadores não relacionados. A DECHA "leve" restrita à pele, que não está evoluindo rapidamente e que envolve < 50% da superfície total do corpo, normalmente não necessita de tratamento sistêmico com prednisona ou metilprednisolona (MP). Se clinicamente indicado devido aos sintomas, pode-se associar ao tratamento tópico (tacrolimo pomada ou hidrocortisona/triancinolona creme ou pomada) o tratamento com luz ultravioleta A com psoralen (PUVA), administrado até três vezes por semana. Note-se que, se o *rash* estiver progredindo rapidamente, não é mais considerado leve e deve ser tratado de acordo com a classe IIb e IV de DECHA.

A DECH "leve" do estômago e dos intestinos, com ou sem *rash* cutâneo leve, também pode ser tratada com doses baixas de prednisona combinadas com potentes agentes tópicos como a beclometasona e a budesonida, que dirigem a atividade glicocorticoide às partes superior e inferior do trato intestinal, respectivamente. O uso de beclometasona e budesonida em doses < 500 mL/dia (crianças < 10 mL/kg/dia) em pacientes com anorexia, náuseas e diarreia e sem cólicas abdominais geralmente permite que a prednisona seja reduzida com rapidez.[20-21] Recentemente uma análise, também de Seattle, comparou o uso de glicocorticoides na dose-padrão de 2 mg/kg com 1 mg/kg (considerada dose baixa) em 733 pacientes transplantados entre 2000 e 2005 e mostrou que, para DECHA graus I e II, a dose mais baixa de corticosteroide nao compromete o controle do DECH ou a mortalidade e foi associada a redução de toxicidade.[22] Esses resultados foram depois comprovados em um estudo randomizado pelo mesmo grupo que analisou, entre 2009 e 2013, pacientes com DECHA com grau ≥ IIa.[23] Os pacientes foram estratificados de acordo com a gravidade dos sintomas de DECHA no momento do diagnóstico. Pacientes com grau IIa foram randomizados para receber tratamento inicial com dose equivalente de prednisona de 1 mg/kg ou 0,5 mg/kg por dia. Foram incluídos 150 pacientes; destes, 92 com grau IIa e 58 com grau IIb a IV. Para os pacientes com DECHA grau IIa tratados inicialmentes com doses de 0,5 ou 1 mg/kg, a dose cumulativa de prednisona no dia 42 foi de 27,1 *versus* 22,2 mg/kg, respectivamente (18% de redução; $p = 0,008$). Para os pacientes com DECHA grau IIb a IV tratados inicialmente com doses de 2 ou 1 mg/kg, a dose cumulativa de prednisona no dia 42 foi de 41,3 *versus* 38,4 mg/kg, respectivamente (7% de redução; $p = 0,4$). Com *follow-up* de 27 meses (1 a 48), não houve diferença no risco de mortalidade relacionada ao tratamento, recidiva da doença e sobrevida global. Pacientes com grau IIb a IV de DECHA que iniciaram com doses baixas de prednisona foram mais frequentemente requisitados para começar segunda terapia quando comparados com os que receberam altas doses (41 *versus* 7%, $p = 0,001$) e tiveram uma tendência a risco de progressão para graus de DECHA III a IV (19 *versus* 7%, $p = 0,2$). Concluiu-se que, para paciente com DECHA graus IIa, o tratamento inicial com doses mais baixas de prednisona (0,5 mg/kg/dia) foi seguro e efetivo, mas para pacientes com grau IIb a IV o tratamento inicial com doses baixas de prednisona (1 mg/kg/dia) foi associado a aumento no risco de necessitar imunossupressão secundária sem afetar significativamente a sobrevida.

DECHA com grau maior que "leve" (grau IIb a IV)

Ao contrário dos pacientes com DECH "leve" descritos anteriormente, a incidência de DECHA grau "maior que leve" ocorre após transplante mieloablativo em 32% dos pacientes com doador aparentado e 57% dos pacientes com um doador não aparentado. Para pacientes submetidos a transplante não mieloablativo, ocorre em 42% dos pacientes com doador aparentado e em 63% dos pacientes com um doador não aparentado.

A definição de classe IIb GVHD aguda inclui qualquer combinação de *rash* cutâneo ≥ 50% da área de superfície corporal ou progressão rápida dentro de 6 a 24 horas, diarreia ≥ 1 L/dia (≥ 20 mL/kg/dia em crianças) e bilirrubina sérica ≥ 2,0 mg/dL, na ausência de outras causas para hiperbilirrubinemia que não DECHA, ou ≥ 3,0 mg/dL se outras causas de hiperbilirrubinemia estão presentes que não DECH.

A DECHA mais grave é tratada com altas doses de metilprednisolona (MP) ou outro equivalente (2 mg/kg/dia), seguido por uma redução ao longo de seis semanas. O uso de altas doses de metilprednisolona nos casos de DECH "maior que leve" não é suficiente para controlar adequadamente a DECHA em 4 a 7 de cada 10 casos. Nessa situação, tratamento secundário da DECHA é necessário.

Controlando ou não a DECHA com tratamento com os corticosteroides, seu uso deve ser reduzido o mais rapidamente possível, a fim de minimizar o risco de infecções e outras morbidades associadas com altas doses de esteroides. A decisão por segunda linha de tratamento está indicada quando, após cinco dias de administração de MP ou equivalente na dose de 2 mg/kg/dia, a DECH não melhora ou tem progressão apesar da melhora inicial em três dias.

Terapia de segunda linha: infelizmente, uma grande porcentagem desses pacientes (em torno de 30% a 50%) não responderá ao tratamento de primeira linha. O seguimento do tratamento envolve uma gama de opções[24] como anticorpos monoclonais: anti-CD25, anti-CD3, anti-CD52; timoglobulina; fototerapia: fotoférese extracorpórea, PUVA; pentostatina, denileukin diftitox, sirolimo, inibidores de calcineurina, uso de células mesenquimais, entre outros.

Uma análise recente sobre qual a melhor droga de escolha para o tratamento de segunda linha nos pacientes com DECHA mostrou que, avaliando-se a sobrevida em seis meses, não há diferença na escolha do tipo de melhor tratamento secundário, ou seja, não existe melhor droga para tratamento. Os resultados também não fornecem evidências de que qualquer agente específico deva ser evitado no tratamento de segunda linha da DECHA. Além disso, a avaliação da taxa de reposta completa não suporta a escolha em particular de qualquer agente para a terapia secundária. Os resultados não fornecem nenhuma evidência de que qualquer agente específico deva ser evitado para a terapia secundária de DECHA. Em resumo, como os dados comparativos não demonstraram eficácia superior de qualquer dos agentes disponíveis um em relação ao outro, a escolha de um regime de segunda linha deve ser orientada para os efeitos/uso dos tratamentos prévios, principalmente considerando toxicidade e potencial interação com outros agentes, incluindo os utilizados para a profilaxia, conveniência de uso, preço, a familiaridade e a experiência do médico com a medicação. Quando os agentes causam profunda depressão da função das células T (p. ex.: ATG, alemtuzumabe, daclizumabe e pentostatina), devem ser feitas estratégias de vigilância e profilaxia para infecções oportunistas. Por exemplo, o citomegalovírus (CMV) em pacientes soropositivos exige uma maior monitorização para sua reativação, e o limiar para iniciar tratamento com ganciclovir ou foscarnet deve ser baixo. Profilaxia para fungos deve ser administrada a longo prazo. Monitorização também deve ser feita, devido à profunda supressão de células T, para o aumento do risco de PTLD (do inglês *post transplant linfoproliferative disease*) ligados ao Epstein-Barr Vírus, infecção por adenovírus e vírus herpes 6. O desenvolvimento e o recrutamento desses pacientes em ensaios clínicos bem desenvolvidos devem ser fortemente encorajados, já que não existe nenhum tratamento padrão eficaz de segunda linha para DECHA corticorrefratário, e também porque nenhum tratamento demonstrou-se superior a outro. O tratamento com corticosteroides deve ser continuado após o início do tratamento de segunda linha da DECHA esteroide-refratário, mas as doses de corticosteroide devem ser gradualmente reduzidas assim que as manifestações clínicas melhorarem, a fim de minimizar o risco de infecções oportunistas ou outras formas de toxicidade.

DOENÇA DO ENXERTO CONTRA HOSPEDEIRO CRÔNICA (DECHC)
DEFINIÇÃO

A doença do enxerto contra hospedeiro crônica é uma das mais sérias e frequentes complicações do transplante alogênico de células progenitoras hematopoiéticas (TCPH) alogênica. Ela ocorre em torno de 30% a 70% dos adultos e crianças que sobrevivem a mais de 100 dias do transplante. É uma síndrome composta por alterações imunorregulatórias com características de autoimunidade e imunodepressão e que se limita aos três primeiros anos quando se espera que as respostas adaptativas estejam completas.[25-26]

Vários fatores influenciam a sua ocorrência e gravidade, como: disparidade dos antígenos HLA; transplantes com doadores não aparentados; doadores femininos para receptores masculinos; fonte das células (medula óssea, células progenitoras hematopoiéticas coletadas do sangue periférico ou células progenitoras do cordão umbilical); e dose das células-tronco utilizada.[27-29]

Como discutido anteriormente, costumava-se diferenciar a DECH aguda da crônica com base na época de ocorrência: antes ou depois dos 100 dias do transplante.[25-26] Atualmente um consenso do National Institutes of Health (NIH) recomenda que o diagnóstico seja realizado a partir das manifestações clínicas distintivas, visto que casos de DECHA têm sido reportados após os 100 dias e muito frequentemente a superposição de sintomas de uma e outra síndromes pode ser observada (Quadro 182.1).[30] A média de tempo de início é de 4 a 6 meses após transplante, mas 5 a 10% dos casos são diagnosticados depois de um ano. Aproximadamente metade das pessoas tem três ou mais órgãos envolvidos, e o tratamento requer medicação imunossupressiva com uma média de uso de 2 a 3 anos. Em um subgrupo de pacientes, o tratamento é prolongado, com cerca de 15% recebendo imunossupressão por mais de sete anos após o diagnóstico inicial de DECHC. Devido à alta taxa de mortalidade relacionada ao tratamento, a DECHC ainda é a maior causa de morte apesar de estar associada a uma baixa taxa de recidiva. A morbi-mortalidade associada com a DECHC está relacionada com: imunodeficiência associada à DECH, disfunção dos órgãos afetados e uso de medicações imunossupressoras. A efetividade das estratégias terapêuticas além do uso de corticosteroides ainda é controversa.

Apesar das manifestações iniciais da DECHC, a frequência das manifestações por órgão específico parece ser similar após uso de células periféricas ou medula óssea, relacionada ou não relacionada, mieloablativo ou de intensidade reduzida e em adultos e crianças. As características "diagnósticas" são suficientes para obter o diagnóstico e incluem esclerose, *lichem-planus like*, poiquiloderma, estenose de esôfago, fasceíte e bronquiolite obliterante. Por outro lado, as características distintivas são altamente sugestivas para o diagnóstico, mas não são suficientes para estabelecê-lo por si só. As características distintivas incluem úlcera oral, atrofia, onicodistrofia e síndrome de sicca. Os locais mais comuns de diagnóstico de DECHC são pele (75%); boca (51% a 63%), fígado (29% a 45%), pulmão (4% a 19%), esôfago (7%), trato genital feminino (1%) e articulação (6%).[25]

FISIOPATOLOGIA

A fisiopatologia da DECHC ainda é pouco compreendida. Ao contrário da DECHA, não há modelos animais que reproduzam de maneira fidedigna os padrões de acometimento em humanos. Não existe um método comprovado de prever com exatidão em que órgão, como e quando a DECHC ocorrerá.[31] Há, como dito, uma grande dependência da dose e da fonte de células, como também da profilaxia empregada. Embora, como na DECHA, as células T citotóxicas exerçam um importante papel no desequilíbrio imunológico, estudos clínicos mais recentes sugerem que a atividade de linfócitos B,[32] células apresentadoras de antígeno e linfócitos T reguladores e sua interação colaborem de maneira significativa na apresentação e no curso clínico da síndrome.

A composição do enxerto pode ser importante para o desenvolvimento da DECHC, conclusão suportada pelo fato de que existe uma baixa incidência de DECHC após transplante de cordão umbilical e possivelmente após a estimulação de medula óssea com fator de crescimento de granulócitos (GCSF), ao contrário da alta taxa de DECHC após mobilização de células progenitoras periféricas estimuladas com GCSF. Outros fatores que parecem influenciar são o uso de globulina antitimocítica (ATG), anticorpo anti-CD52 (campath®) no condicionamento do transplante e depressão de células T da medula antes do transplante; no entanto, essa questão ainda não está completamente resolvida. Outros fatores são: doador mais velho, idade do receptor, transplante de doador feminino para receptor masculino e tipo de condicionamento utilizado. Pacientes que realizaram condicionamentos não mieloablativos parecem ter maior surgimento de DECHC, com demora de recuperação de células T CD4 e recuperação de células B, além de *late-onset* da DECHA.

Outro fator de risco são os quadros de infecção, como o citomegalovírus, e o desenvolvimento prévio de DECHA está relacionado ao desenvolvimento de DECHC tardia. Alguns também associam o desenvolvimento de bronquiolite obliterante com o desenvolvimento prévio de DECHA.

DIAGNÓSTICO

O diagnóstico da DECHC é difícil em alguns casos, dada a multiplicidade de órgãos e padrões de acometimento.

As lesões iniciais são frequentemente de início súbito e podem incluir secura de pele, proeminência dos folículos, ictiose e lesões papuloescamosas. Alterações similares à ptiríase rósea e à psoríase anular podem estar presentes antes das clássicas apresentações liquenoides e esclerodermiformes.

Lesões liquenoides são caracteristicamente pápulas e placas eritematosas ou violáceas que costumam afetar o dorso das mãos, antebraços e tronco, às vezes com tropismo pelos folículos. As esclerodermiformes, por sua vez, apresentam-se como placas de esclerose da derme que lembram morfeia e, em alguns casos, fasceíte eosinofílica. Se não tratadas, essas lesões podem evoluir para esclerose disseminada ou líquen escleroso.[33,34,35]

Nos casos suspeitos de DECHC sugere-se:

DISTINGUIR AS MANIFESTAÇÕES DAS DE DECHA

Muitas manifestações de DECHC são similares às de DECHA, principalmente as alterações cutâneas. A apresentação insidiosa e tardia favorece o diagnóstico de DECHC, mas casos de DECHA após os 100 dias não são incomuns. Alguns pacientes submetidos à TCPH não mieloablativa podem cursar com uma síndrome de interposição entre os sintomas de DECH aguda e crônica.

Confirmar a presença de ao menos um sinal diagnóstico ou uma manifestação distintiva confirmada por biópsia ou outro teste relevante

Sinais e sintomas distintivos referem-se àquelas manifestações que não são ordinariamente encontradas na DECHA, mas não são consideradas suficientes para estabelecer um diagnóstico inequívoco de DECHC sem testes adicionais ou acometimento de outros órgãos. Essas manifestações distintivas podem ser encontradas na pele e em anexos, boca, olhos, vulva e vagina, esôfago, pulmões e tecido conectivo.

As chamadas "outras manifestações" da DECHC são apresentações raras, controversas e não específicas que não podem ser utilizadas isoladamente para estabelecer o diagnóstico.[30]

A confirmação do diagnóstico da DECHC requer ao menos uma manifestação distintiva com biópsia do local e/ou exames laboratoriais e radiológicos.

Embora as biópsias sejam encorajadas pelo seu importante valor no diagnóstico, nem sempre são factíveis e, portanto, não são mandatórias. A presença de um único achado diagnóstico é suficiente para estabelecer o diagnóstico definitivo. Uma biópsia relatada como consistente ou inequívoca acompanhada de uma manifestação clínica distintiva é também suficiente para estabelecer o diagnóstico.[30]

Excluir outros diagnósticos possíveis

Infecções podem confundir ou complicar o diagnóstico diferencial da DECHC, como herpes simples oral ou genital, onicomicoses, candidíase oral, toxicidade de drogas, reações alérgicas etc.[30]

DEFINIÇÃO DE GRAVIDADE: ESCORE

A DECHC por muito tempo foi classificada como localizada ou extensa. Atualmente, essa classificação foi abandonada em favor de uma mais abrangente, com definição de gravidade por "Escore", que valoriza todos os sintomas que afetam os diversos órgãos.

A DECHC também é classificada conforme o padrão de acometimento inicial com implicações prognósticas:

- **Progressivo:** início a partir de uma DECHA não resolvida por completo, o que confere um pior prognóstico.
- **Quiescente:** início após a resolução de um GVHD agudo.
- **De novo:** início sem diagnóstico prévio de GVHD agudo. Geralmente evolui de maneira mais favorável.

A gravidade da DECHC é medida em escores ou pontuações atribuídas ao grau de acometimento dos diversos órgãos.[30] Os escores variam de 0 a 3, sendo os escores mais altos quando é maior o comprometimento em cada órgão.

- **Leve:** 1 ou 2 sítios que não os pulmões com escore máximo = 1.
- **Moderada:** 1 sítio com escore = 2 ou outros 2 ou 3 sítios com escore = 1 ou pulmões com escore = 1.
- **Grave:** Escore = 3 em qualquer sítio ou escore > 2 nos pulmões.

Nos casos de acometimento de pele com alterações escleróticas similares à esclerodermia, recomenda-se aplicar o escore de Rodam modificado ao diagnóstico e a cada visita subsequente, com o objetivo de definir a resposta ao tratamento.

A espessura da pele deve ser avaliada à palpação como:

- 0 = Normal
- 1 = Discretamente espessada
- 2 = Moderadamente espessada
- 3 = Gravemente espessada (impossível de pinçar)

Deve ser analisado um total de 17 áreas: face, tórax anterior, tórax posterior, abdome, dedos das mãos, dorso das mãos, antebraços, braços, coxas, pernas, dorso dos pés.[30]

Devido à complexidade da avaliação dos pacientes com DECHC, recomendamos assistir a uma avaliação elaborada pela equipe do Fred Hutchinson Cancer Center, em Seattle,[26] disponível em: http://www.fhcrc.org/science/clinical/gvhd/. O método apresenta uma maneira rápida e dinâmica para a avaliação clínica desses pacientes.

TRATAMENTO

O tratamento local único pode melhorar algumas manifestações leves de DECHC. Exemplos de tratamento incluem uso de bochechos com dexametasona solução oral para bocas com alterações de sensibilidade e dor; colírios, plugues e lentes especiais (*Bostom scleral lens*) para olhos secos, cortisoide tópico ou tracolimo tópico para acometimento da pele na epiderme. No entanto, o tratamento imunossupressivo sistêmico deverá ser iniciado quando os sintomas são mais importantes ou há envolvimento maior de órgão.

A definição do tratamento mais adequado depende da classificação inicial e da definição do escore nos diversos órgãos:

Escore leve

O tratamento sintomático local é o mais recomendado.[36] Nas formas mais simples e limitadas, várias séries relatam resposta satisfatória sem a necessidade da utilização de imunossupressão sistêmica e consequente risco de recidiva da malignidade. Cremes com base em corticosteroides fluorados,[36] tacrolimo[37] e pimecrolimo[38] podem induzir resposta. Ressalta-se que em todos os pacientes em *status* pós-TCTH recomendam-se medidas de profilaxia de complicações cutâneas, principalmente a proteção contra a exposição a raios ultravioleta, dada a forte relação com a piora da DECH.

Escores moderado e grave

Tratamento sistêmico e profilaxia antimicrobiana. O tratamento-padrão deve incluir corticosteroides (prednisona ou prednisolona) associados ou não a um inibidor de calcineurina. Os tratamentos tópicos devem ser mantidos durante o tratamento sistêmico quando contribuírem significativamente para o alívio sintomático.[39] A terapia sistêmica da DECHC dura em média de nove meses a um ano, a depender da resposta inicial. Em alguns casos, como nos TCPH realizados com doadores não aparentados, com incompatibilidades no HLA e nos realizados com células-tronco do sangue periférico, a imunossupressão pode durar até dois anos. É muito importante manter o tratamento por um período longo de tempo, até que se desenvolva uma tolerância imunológica. Ao contrário da DECHA, a DECHC costuma recidivar com mais gravidade caso a imunossupressão seja retirada precocemente.[39] Casos refratários ao tratamento não são incomuns, sobretudo nas apresentações escleróticas, em que os melhores resultados são obtidos quando os corticosteroides sistêmicos são iniciados precocemente, ainda na fase pré-esclerótica, quando o eritema e o edema estão mais intensos. Esses casos refratários costumam ser muito graves e com prognóstico frustrante. Respostas variáveis estão associadas a diversos tratamentos de resgate, as melhores sendo reportadas com micofenolato mofetil,[40] PUVA[41] e fotoférese.[42] Mais recentemente, casos de sucesso foram descritos após o uso de rituximabe[43] e imatinibe.[44]

TRATAMENTO DE SEGUNDA LINHA DA DECHC

Apesar de metade dos pacientes responderem ao tratamento de primeira linha, o prognóstico dos pacientes refratários ao uso de esteroides ainda é reservado. Embora haja diferentes drogas para o tratamento da DECHC refratário, o uso do sistema de "tentativa-erro" é atualmente o método mais indicado para encontrar as melhores combinações e tipos de drogas. A definição de refratariedade consiste em:

1. Progressão da DECHC na vigência de uso de prednisona na dose de 1 mg/kg/dia por duas semanas.
2. Doença estável com uso de prednisona na dose de 0,5 mg/kg/dia por 4 a 8 semanas.
3. Incapacidade de reduzir a prednisona para menos que 0,5 mg/kg/dia.

As opções terapêuticas utilizadas, além do uso de corticosteroides associada a inibidores de calcineurina, são:[45-46]

- **Drogas imunomoduladoras como:** fotoférese, inibidores mTOR, talidomida, hidroxicloroquina, análogos da vitamina A, clofazimina.
- **Drogas citostáticas:** micofenolato mofetila, metrotrexato, ciclofosfamida e pentostatina.
- **Anticorpos monoclonais:** rituximabe, alentuzumabe e ertanercept.
- Inibidores de tirosinoquinase (imatinibe, dasatinibe etc.).
- Irradiação toracoabdominal em baixas doses.
- Outros imunossupressores como azatioprina e pulsos de corticosteroide.

CONSIDERAÇÕES FINAIS

A doença do enxerto contra hospedeiro crônica é uma importante complicação do transplante de células-tronco hematopoiéticas. A dificuldade de se identificar as precisas interações celulares que compõem a sua fisiopatologia nos impede de estabelecer um tratamento apropriado para a completa remissão dos sintomas e a mínima toxicidade. No momento, os esquemas baseados em corticosteroides de uso local e/ou sistêmico são a base da terapia, embora espera-se o desenvolvimento de novas drogas para melhorar o prognóstico e a qualidade de vida dos pacientes.[46]

REFERÊNCIAS BIBLIOGRÁFICAS

1. Lee SJ, Flowers MD. Recognizing and Maniging chronic graft-versus-host disease. Hemalotogy Am Soc Hematol EducProgram. 2008:134-41.
2. Sullivan KM. Graft vs host disease. In: Blume KG, Forman SJ, Appelbaum FR. Thomas' Hematopoietic Cell Transplantation. 3.ed. Malden: Blackwell Publishing, 2004. p.635-64.
3. Sullivan KM, Agura E, Anasetti C, Appelbaum F, Badger C, Bearman S, et al. Chronic graft-versus-host disease and other late complications of bone marrow transplantation. Semin Hematol. 1991;28(3):250-9.
4. Schmitz N, Eapen M, Horowitz MM, Zhang MJ, Klein JP, Rizzo JD, et al. Long-term outcome of patients given transplants of mobilized blood or bone marrow: A report from the International Bone Marrow Transplant Registry and the European Group for Blood and Marrow Transplantation. Blood. 2006;108(13):4288-90

5. Weisdorf DJ, Nelson G, Lee SJ, Haagenson M, Spellman S, Antin JH, et al. Sibling versus unrelated donor allogeneic hematopoietic cell transplantation for chronic myelogenous leukemia: refined HLA matching reveals more graft-versus-host disease but not less relapse. Chronic Leukemia Working Committee. Biol Blood Marrow Transplant. 2009;15(11):1475-8.
6. Kansu E. The pathophysiology of chronic graft-versus-host disease. Int J Hematol. 2004;79(3):209-15
7. Filipovich AH, Weisdorf D, Pavletic S, Socie G, Wingard JR, Lee SJ, et al. National Institutes of Health consensus development project on criteria for clinical trials in chronic graft-versus-host disease: I. Diagnosis and staging working group report. Biol Blood Marrow Transplant. 2005;11(12):945-56.
8. Shimabukuro-Vornhagen A, Hallek MJ, Storb RF, von Bergwelt-Baildon MS. The role of B cells in the pathogenesis of graft-versus-host disease. Blood. 2009;114(24):4919-27.
9. Schaffer JV, McNiff JM, Seropian S, Cooper DL, Bolognia JL. Lichen sclerosus and eosinophilic fasciitis as manifestations of chronic graft-versus-host disease: expanding the sclerodermoid spectrum. J Am Acad Dermatol. 2005;53(4):591-601.
10. Couriel D, Carpenter PA, Cutler C, Bolaños-Meade J, Treister NS, Gea-Banacloche J, et al. Ancillary Therapy and Supportive Care of Chronic Graft-versus-Host Disease: National Institutes of Health Consensus Development Project on Criteria for Clinical Trials in Chronic Graft-versus-Host Disease: V. Ancillary Therapy and Supportive Care Working Group Report. Biol Blood Marrow Transplant. 2006;12(4):375-96.
11. Hymes SR, Turner ML, Champlin RE, Couriel DR. Cutaneous Manifestations of Chronic Graft-versus-Host Disease. Biol Blood Marrow Transplant. 2006;12(11):1101-13
12. Pavletic S, Vogelsand GB. Treatment of High-risk chronic GVHD. Biol Blood Marrow Transplant. 2008;14(12):1436-7.
13. Couriel DR, Donato M, Saliba R, Shpall EJ, Anderlini P, Rhodes B, et al. Extracorporeal Photochemotherapy for the reatment of steroid-resistant chronic GVHD. Blood. 2006;107(8):3074-80.
14. Kim JG, Sohn SK, Kim DH, Lee NJ, Suh JS, Lee KS, et al. Different efficacy of mycophenolate mofetil as salvage treatment for acute and chronic GVHD after allogeneic stem cell transplant. Eur J Haematol. 2004;73(1):56-61.
15. Zaja F, Bacigalupo A, Patriarca F, Stanzani M, Van Lint MT, Filì C, et al. Treatment of refractory chronic GVHD with rituximab: a GITMO study. Bone Marrow Transplant. 2007;40(3):273-7.
16. Magro L, Catteau B, Coiteux V, Bruno B, Jouet JP, Yakoub-Agha I. Efficacy of imatimib mesilate in the treatment of refractory sclerodermatous chronic GVHD. Bone Marrow Transplant. 2008;42(11):757-60.
17. Elad S, Or R, Resnick I, Shapira MY. Topical Tacrolimus – a novel treatment alternative for cutaneous chronic graft-versus-host disease. Transpl Int. 2003;16(9):665-70.
18. Ziemer, M, Elsner P, Gruhn B, Thiele JJ. Treatment of extensive chronic cutaneous graft-versus-host disease in a infant with topical pimecrolimus. J Am Acad Dermatol. 2004;50(6):946-8.
19. Vogelsang GB,Wolff D, Altomonte V, Farmer E, Morison WL, Corio R, et al. Treatment of chronic graft-versus-host disease with ultraviolet irradiation and psoralen (PUVA). Bone Marrow Transplant. 1996;17(6):1061-7.
20. Hausermann P, Walter RB, Halter J, Biedermann BC, Tichelli A, Itin P, et al. Cutaneous Graft – Versus-Host-Disease: A guide for the dermatologist. Dermatology. 2008;216(4):287-304.
21. Silva MM, Bouzas LF, Filgueira S, Absalom L. Tegumentary manifestations of graft-versus-host disease in bone marrow transplantation recipients. An Bras Dermatol. 2005;80(1):69-80 .
22. Carpenter PA. How i conducto a comprehensive chronic graft-versus host disease assessment. Blood. 2011;118(10):2679-87.
23. Wolff D, Schleuning M, von Harsdorf SV, Bacher U, Gerbitz A, Stadler M, et al. Consensus conference on Clinical Practice in Chronic GVHD: Second-Line Treatment of Chronic Graft-versus-Host Disease. Biol Blood Marrow Transplant. 2011;17(1):1-17.
24. Wolf D, Von Lilienfeld-Toal M, Wolf AM, Schleuning M, Von Bergwelt-Balidon M, Held B, et al. Novel Treatmente concepts for graft versus host disease (GvHD). Blood.2012;119(1):16-25.
25. Li HW, Sykes M (2012). Emerging concepts in haematopoietic cell transplantation, Nat Rev Immunol 12: 403-416.
26. Ferrara JL, Levine JE, Reddy P, Holler E. Graft-versus-host disease. Lancet. 2009; 373 (9674): 15550-1561.
27. Flowers ME, Inamoto Y, Carpenter PA et al. Comparative analysis of risk factors for acute graft-versus-host disease and for chronic graft-versus-host disease according to National Institutes of Health Consensus criteria. Blood.2011; 117 (11): 3214-3219.
28. Lorenz E, uphoff D, Reid TR, Shelton E. Modification of irradiation injury in mice and guinea pigs by bone marrow injections. J Natl Cancer Inst. 1951;12(1): 197-201.
29. Thomas ED, Lochte HLJ, Lu WC, Ferrebee JW. Intravenous infusion of bone marrow in patients receiving radiation and chemotherapy. N Engl J Med. 1957; 257 (11); 491-496.
30. A.H. Filipovich, D. Weisdorf and S. Pavletic et al., National Institutes of Health consensus development project on criteria for clinical trials in chronic graft-versus-host disease: I. Diagnosis and staging working group report. Biology of Blood and Marrow Transplantation 11 (2005): 945–956.
31. Bach FH, Albertine RJ, Joo P, Anderson JL., Bortin MM. Bone marrow transplantation in a patient with Wiskott-Aldrich sundrome. Lancet. 1968; 2:1364-1366.
32. Goker H, Haznedaroglu IC, Chao NJ. 2001. Acute graft-vs-host disease: pathobiology and management. Exp Hematol. 29: 259-277.
33. Paris F, Fuks Z, Kang A, et al. Endothelial apoptosis as the primary lesion initiating intestinal radiation damage in mice. Science. 2011; 293:293-297.
34. C Castilla-Llorente, PJ Martin1, GB McDonald1, BE Storer, FR Appelbaum, HJ Deeg1, M Mielcarek, H Shulman, R Storb, RA Nash. Prognostic factors and outcomes of severe gastrointestinal GVHD after allogeneic hematopoietic cell transplantation. Bone Marrow Transplantation (2014) 49, 966–971.
35. McDonald GB, Cruickshank S, Rodell TC, et al. A randomized, placebo-controlled trial of oral beclomethasone dipropionate as a prednisone-sparing therapy for gastrointestinal graft-versus-host disease. Blood Jan 23, 2007.
36. Hauserman, P e cols. Cutaneous Graft –Versus-Host-Disease:A guide for the dermatologist. Dermatology 2008,216:287-304.
37. Hakki M, Riddell SR, Storek J, et al. Immune reconstitution to cytomegalovirus after allogeneic hematopoietic stem cell transplantation: impact of host factors, drug therapy, and subclinical reactivation. Blood 102: 3060-3067, 2003.
38. Marr KA, Carter RA, Boeckh M, Martin P, Corey L. Invasive aspergillosis in allogeneic stem cell transplant recipients: changes in epidemiology and risk factors. Blood 100: 4358-4366, 2002.
39. Ruutu T, Niederwieser D, Gratwohl A, Apperley JF. A survey of the prophylaxis and treatment of acute GVHD in Europe: a report of the European Group for Blood and Marrow Transplantation (EBMT). Chronic Leukaemia Working Party of the EBMT. Bone Marrow Transplant 19: 759-764, 1997.
40. Van Lint MT, Uderzo C, Locasciulli A, et al. Early treatment of acute graft-versus-host disease with high- or low-dose 6-methylprednisolone: a multicenter randomized trial from the Italian Group for Bone Marrow Transplantation. Blood 92:2288-2293, 1998.
41. Fukuda T, Boeckh M, Carter RA, Sandmaier BM, Maris MB, Maloney DG, Martin PJ, Storb RF, Marr KA. Risks and outcomes of invasive fungal infections in recipients of allogeneic hematopoietic stem cell transplants after nonmyeloablative conditioning. Blood 102: 827-833, 2003.
42. Ruutu T, Hermans J, van Biezen A, et al. How should corticosteroids be used in the treatment of acute GVHD? EBMT Chronic Leukemia Working Party. European Group for Blood and Marrow Transplantation. Bone Marrow Transplant 22: 614-615, 1998.
43. Van Lint MT, Mione G, Leotta S, et al. Treatment of acute graft-versus-host disease with prednisolone: significant survival advantage for day +5 responders and no advantage for nonresponders receiving anti-thymocyte globulin. Blood 107:4177-4181, 2006.
44. Nichols WG, Corey L, Gooley T, et al. Rising pp65 antigenemia during preemptive anticytomegalovirus therapy after allogeneic hematopoietic stem cell transplantation: risk factors, correlation with DNA load, and outcomes. Blood 97: 867-874, 2001.
45. Mielcarek et all.Efficacy and safety of lower-dose glucocorticoids for initial treatment of acute graft-versus-host disease: a randomized controlled trial. Blood. Abstract. 2013.
46. Ho, Vincent T, Cutler, Corey. Current and novel therapies in acute GVHD. Best practice and Research Clinical Haematology, vol 21, no 2, pp.223-237, 2008

CAPÍTULO 183

ABORDAGEM DAS IMUNODEFICIÊNCIAS PRIMÁRIAS E SUAS NECESSIDADES EM UTI

Juliana Folloni Fernandes
Vanderson Rocha
Victor Nudelman

DESTAQUES

- O conhecimento das imunodeficiências primárias pelos intensivistas é fundamental para a detecção de casos suspeitos (conhecer os sinais de alerta).
- Em casos de imunodeficiências graves, como a imunodeficiência combinada grave, o diagnóstico e a instalação de suporte adequado são fundamentais para o bom manejo do paciente.
- É importante lembrar que, nesses pacientes, os quadros infecciosos podem ter vários agentes causadores, então a investigação etiológica, inclusive com exames invasivos, deve ser encorajada. São indicadas a antibioticoterapia de amplo espectro, a reposição de imunoglobulinas e a profilaxia de germes oportunistas.
- A investigação inicial das imunodeficiências já pode ser feita pelo próprio intensivista, levando-se em conta as manifestações clínicas e os agentes etiológicos encontrados. Em seguida, a ajuda de um especialista na área pode ser fundamental.
- Em casos de imunodeficiências primárias graves, o único tratamento curativo pode ser o transplante de células-tronco hematopoiéticas.

INTRODUÇÃO

As imunodeficiências primárias (IDP) são doenças do sistema imune de ocorrência natural, geralmente monogênicas, e que se expressam na criança como suscetibilidade aumentada a infecções.[1] Atualmente, conta-se mais de 200 doenças primárias que afetam o sistema imune em quase cada uma de suas funções ou estruturas conhecidas.[2] A frequência estimada na população é de aproximadamente 1:2.000 nascidos vivos, considerando-se todos os tipos de imunodeficiência, e os defeitos genéticos podem ser autossômicos recessivos ou ligados ao cromossomo X.

Os tipos mais frequentes de IDP são as deficiências de anticorpos, já os casos mais graves e considerados urgências pediátricas são as imunodeficiências combinadas (linfócitos T e B) e os outros defeitos graves de células T.[3] Os pacientes com imunodeficiências primárias podem ter infecções **G**raves (p. ex.: sepse), infecções de **R**epetição (p. ex.: duas ou mais pneumonias), infecções **I**ncomuns (pneumonite por *P. jirovecii*) ou infecções **P**ersistentes (p. ex.: diarreia crônica), o que pode ser mais facilmente memorizado pelo acrônimo GRIP.

Parte considerável dos pacientes ainda não diagnosticados ou tratados para IDP, principalmente aqueles com defeitos do sistema imune que mais comprometem sua capacidade de adaptar-se ao nosso meio ambiente (p. ex.: imunodeficiência combinada grave), podem necessitar de internação em UTI, e aí reside uma oportunidade para o intensivista, diante de um paciente gravemente enfermo, com sepse ou uma pneumonia de difícil resolução, suspeitar de IDP.[4-5]

A frequência de pacientes com diagnóstico prévio de imunodeficiência primária e sob seguimento e que necessitam de UTI é de 6%, com uma média de 1,4 admissões por paciente em um período de 10 anos; desses pacientes, 76% tinham imunodeficiência combinada e a metade deles havia recebido TCTH. Os pacientes com IDP prévia representam 3,7% das internações em UTI.[6] As principais causas de internação em unidades de terapia intensiva para os pacientes com IDP foram insuficiência respiratória, sepse ou choque séptico, convulsões e encefalopatia.

Neste capítulo, serão abordadas as imunodeficiências graves mais frequentes, geralmente com maior risco de serem encontradas em UTI. Nessa categoria, podem ser incluídas: imunodeficiência combinada grave (IDCG), doença granulomatosa crônica, neutropenia congênita grave, outros defeitos graves de células T e síndromes de imunodesregulação.

ABORDAGEM DIAGNÓSTICA NA SUSPEITA DE IMUNODEFICIÊNCIA PRIMÁRIA

A maioria das crianças com IDP é encaminhada aos centros de atenção ao paciente com imunodeficiência primária pelos médicos que cuidam de pacientes hospitalizados ou por médicos de cuidados especializados terciários.[7] Grande parte dos pacientes com IDP tem seu diagnóstico feito após uma média de 4,4 anos de evolução da doença, com as implicações para um prognóstico menos favorável e um custo mais elevado para todo o sistema de saúde.[8] Para cada ano da doença não diagnosticada e sem tratamento específico pode haver aumento de 39% da frequência anual para pneumonias e 29% de internações.[9] A difusão do conhecimento sobre IDP para médicos de diversas especialidades hospitalares é uma das principais estratégias para encurtar o tempo sem o diagnóstico desses pacientes.[10-11]

Apesar de a maior causa de infecções de repetição em crianças não ser decorrente de uma imunodeficiência primária, deve-se estar sempre atento para esse diagnóstico, pois as consequências do diagnóstico tardio podem ser graves e irreversíveis ou até mesmo fatais. Qualquer alteração no número ou na função das células ou nos mecanismos do sistema imunitário, tanto hereditária como adquirida, pode levar a distúrbios importantes.

A avaliação do sistema imune deve ser iniciada em toda criança que apresente infecções de repetição (conforme os critérios publicados pela Jeffrey Modell Foundation – Quadro 183.1;[8,12-14] ou, mais recentemente, atualizados para os lactentes e publicados por Carneiro-Sampaio e colaboradores – Quadro 183.2),[15] acometidos por infecções por germes comumente não patogênicos, infecções em sítios não usuais

QUADRO 183.1. Os dez sinais de alerta para imunodeficiência primária na criança.

- Duas ou mais pneumonias no último ano.
- Quatro ou mais otites novas no último ano.
- Estomatites de repetição ou moníliase oral por mais de dois meses.
- Abscessos de repetição ou ectima.
- Um episódio de infecção sistêmica grave (p. ex.: meningite, osteoartrite, sepse).
- Infecções intestinais de repetição/diarreia crônica.
- Asma grave, doença do colágeno ou doença autoimune.
- Efeito adverso do BCG e/ou infecção por micobactéria.
- Fenótipo clínico sugestivo de síndrome associada à imunodeficiência.
- História familiar de imunodeficiência.

Fonte: Nudelman e colaboradores, 2004.[4]

QUADRO 183.2. Os 12 sinais de alerta das imunodeficiências primárias no primeiro ano de vida.

1. Infecções graves ou persistentes por fungos, bactérias ou vírus.
2. Reações adversas a vacinas vivas, especialmente a BCG.
3. Diabetes melito persistente ou outra manifestação autoimune e/ou autoinflamatória.
4. Situação clínica semelhante a sepse sem isolamento de agente microbiano.
5. Lesões de pele extensas.
6. Diarreia persistente.
7. Malformações cardíacas congênitas (principalmente defeito cardíaco conotruncal).
8. Demora para a queda do coto do cordão umbilical (> 30 dias).
9. História familiar de IDP ou mortes precoces por infecção.
10. Linfopenia persistente (< 2.500 células/mm^3) ou outra citopenia.
11. Hipocalcemia com ou sem convulsões.
12. Ausência da sombra tímica à radiografia de tórax.

Fonte: Adaptado Carneiro-Sampaio M, Jacob CM, Leone CR, 2011.[15]

(p. ex.: abscessos em sistema nervoso central ou fígado) ou infecções por germes comuns, mas de gravidade incomum. A avaliação inicial deve incluir: história clínica minuciosa, incluindo história vacinal; exame físico completo; e história familiar, incluindo antecedentes familiares e história de consanguinidade.

O tipo de infecção apresentado já pode guiar os exames laboratoriais mais importantes para cada tipo diferente de imunodeficiência (Quadro 183.3).[14,16-17] Geralmente, apenas um hemograma inicial é suficiente para proporcionar várias pistas sobre qual caminho seguir na investigação. A partir daí, pode-se prosseguir com a dosagem de imunoglobulinas e a imunofenotipagem linfocitária. Os próximos testes devem ser feitos conforme a probabilidade dos defeitos.

A avaliação dos defeitos em linfócitos B pode ser investigada conforme o número, com a imunofenotipagem (CD19), ou a função, com a dosagem de anticorpos (entre eles as iso-hemaglutininas e os anticorpos vacinais).[18-19] Os defeitos em linfócitos T também podem ser investigados em número, com a imunofenotipagem para as diferentes subclasses (CD3, CD4, CD8), e em função, com os testes de proliferação linfocitária (p. ex.: fito-hemaglutinina, candidina).[17,20]

A avaliação dos defeitos de fagócitos pode iniciar já no hemograma, com o número de neutrófilos. Posteriormente, a função fagocítica é avaliada pela medida do *burst* oxidativo (teste da di-hidrorodamina), e os defeitos mais raros, como a deficiência de adesão leucocitária (LAD) têm testes mais específicos, como a citometria para CD18, CD11 ou CD15.

QUADRO 183.3. Correlação entre infecções, os principais defeitos imunitários e os testes laboratoriais de triagem diagnóstica.

Agente infeccioso isolado ou características das infecções	IDP	Testes de triagem
Infecções por bactéria extracelular.	Deficiência de anticorpos.	IMA
	Deficiência de complemento.	C, FAN
	Neutropenias.	F
	IRAK-4, MyD88.	II, PCR
Infecções por *Neisseria meningitidis*.	Deficiência de complemento.	C + AP50
Infecções por *S aureus* e bactérias gram-negativas: *Serratia marcescens*, *Burkholderia cepacia* e *gladioli*, *Nocardia* spp., *Chromobacterium violaceum*, *Granulobacter bethesdensis*.	DGC	F
	HIES Características: pneumonia por *S. aureus*, eczema, infecção fúngica, hipermobilidade articular, fácies grosseira.	IgE sérica, eosinofilia. Escore específico.[a]
Infecções por fungos: *Pneumocystis jirovecii*; *Aspergillus* e *Candida albicans*.	Defeitos de linfócito T.	IMC
	Deficiência ligante-CD40 (L).	IMA
	HIES	IgE sérica, eosinofilia. Escore específico.[a]
	DGC	F
Infecção por *Candida albicans*.	Candidíase mucocutânea crônica.	IMC + proliferação de linfócitos T por *Candida*.
Infecção por *Mycobacteria atípica*, *Salmonella* e/ou efeito colateral de *Bacillus Calmette-Guérin*; *Paracoccidioides* sp. *Leishmania*, *Cryptococcus*.	Deficiência de linfócitos T	IMC
	SCID	IMA + IMC
	Suscetibilidade mendeliana a doença por microbactérias	F e/ou II
Infecção por herpes.	Deficiência de linfócito T e células NK.	IMC
Infecção crônica ou fulminante por Epstein-Barr Vírus.	Síndrome de FHL, XLP (tipo 1 ou 2).	HG, triglicerídeos, ferritina, sorologia EBNA
Cryptosporidium, *Isospora* recorrente ou persistente.	Deficiência de CD40L.	IMA
	IDCV	IMA
Giardise	Deficiência de anticorpos.	IMA
Complicações de vacina BCG, para rotavírus ou varicela	SCID, DGC.	IMC e/ou II e/ou F.
Complicações de vacina pólio oral.	Deficiência de anticorpos.	IMA
Febre persistente ou de origem indeterminada.	Doenças autoinflamatórias.	FAN, PCR, esfregaço de sangue.

DGC: doença granulomatosa crônica; HIES: síndrome hiper IgE; IMA: imunidade mediada por anticorpos; SCID: imunodeficiência combinada grave; IDCV: imunodeficiência comum variável; FAN: anticorpo antinúcleo; NK: *natural killer*; HG: hemograma completo; FHL: linfo-histiocitose hemofagocítica familiar; XLP: síndromes linfoproliferativas ligadas ao X; IMCel: imunidade mediada por células; EBNA: antígeno nuclear de Epstein-Barr; C: via clássica do complemento; Ap50: ensaio hemolítico para via alternativa do complemento; II: imunidade inata; F: fagocitose; PCR: proteína C reativa; [a]: escore para o diagnóstico de HIES clássica (Woellner 2010).[32]
Fonte: Costa-Carvalho, 2014.[14]

Os defeitos em células NK também podem ser avaliados pela citometria, com os marcadores CD16 e CD56. Finalmente, os defeitos de complemento são avaliados com os testes que investigam a integridade das vias (como o teste CH50).[17]

A partir da avaliação inicial, pode-se prosseguir com a abordagem mais específica, utilizando a pesquisa de mutações genéticas e o sequenciamento dos genes mais provavelmente acometidos. O achado do gene acometido é importante principalmente para o posterior aconselhamento genético das famílias afetadas por essas doenças.

PRINCÍPIOS BÁSICOS DO TRATAMENTO DAS IDPs GRAVES E CUIDADOS NA SUA ABORDAGEM EM UTI

Existem, atualmente, mais de 200 tipos de IDP descritos. Entre eles, é possível destacar os mais prevalentes, letais ou para os quais exista tratamento de controle ou curativo.

As IDPs mais prevalentes são os defeitos de anticorpos, entre elas, a mais frequente é a deficiência seletiva de IgA, porém a mais importante pela gravidade e possibilidade de tratamento é a agamaglobulinemia congênita ligada ao X ou XLA (antigamente chamada de Doença de Bruton). Essa doença é causada por uma mutação no gene da proteína BTK (Bruton tirosina-quinase), localizado no cromossomo X, e atinge aproximadamente 1/50.000 pessoas. Os sintomas começam entre 6 e 9 meses de idade, e apresentam infecções causadas por germes extracelulares piogênicos (como *S. pneumoniae* ou *H. influenzae*). O diagnóstico é suspeitado com a diminuição dos níveis de imunoglobulinas, e as células B circulantes são ausentes (citometria de fluxo com ausência de linfócitos marcados com o antígeno CD19). O tratamento é feito com a reposição de imunoglobulinas (IVIg).[21] As recomendações para o uso de IVIg estão listadas na Tabela 183.1.[22]

Os pacientes com deficiências primárias de células T geralmente se apresentam com quadros clínicos mais graves em comparação àqueles com defeitos de linfócitos B. Ainda mais graves e letais são os defeitos combinados de linfócitos T e B; esses pacientes têm uma síndrome chamada imunodeficiência combinada grave ou *severe combined immunodeficiency* (IDCG ou SCID) e, apesar de raros (1/58.000 nascidos vivos),[23] são considerados emergências pediátricas, pois geralmente morrem antes de 1 ano de idade. O diagnóstico é de extrema importância nesses casos, pois a cura é possível pela reconstituição do sistema imunitário por meio do TCTH. Ao menos 18 defeitos genéticos diferentes já foram associados às IDCGs. O mais frequente deles (aproximadamente 50% dos casos) é o defeito na cadeia gama do receptor comum das interleucinas (chamado SCID ligada ao X), outros defeitos descritos são aqueles nos genes responsáveis pela recombinação dos receptores de linfócitos T (RAG1/RAG2) e os defeitos enzimáticos, como da adenosina deaminase (ADA), entre outros mais raros (JAK3, disgenesia reticular).[24] Esses pacientes, além de infecções graves desde os primeiros meses de vida, apresentam diarreia e déficit de crescimento ponderoestatural. Germes oportunistas são frequentes causadores de graves infecções, e a vacina da BCG pode causar profundas manifestações sistêmicas.[25]

Além das infecções, os pacientes não têm capacidade de rejeitar organismos externos, podendo desenvolver quadros graves de reações causadas pelos linfócitos maternos transferidos pela placenta, ou quadros de reação do enxerto-contra-hospedeiro por transfusões sanguíneas não leucodepletadas ou irradiadas. Normalmente, esses lactentes são linfopênicos, porém o número de linfócitos totais não exclui o diagnóstico, já que alguns subtipos podem estar presentes em número, mas não são funcionais.

O diagnóstico é geralmente feito pela citometria de fluxo: os pacientes têm níveis muito baixos de linfócitos T, podendo ter números normais ou baixos de linfócitos B ou NK. A característica da citometria de fluxo orienta o encontro do defeito genético associado. Esses pacientes também apresentam o timo muito pequeno ou ausente, o que pode ser visto na radiografia de tórax. Outros órgãos linfoides também são ausentes ou mal desenvolvidos, como os linfonodos e as placas de Peyer no trato gastrintestinal. Assim, são características dessas crianças, além das infecções graves, a diarreia crônica e o baixo ganho ponderoestatural.

O único tratamento curativo já estabelecido nesses casos é o TCTH. Em casos de imunodeficiência combinada grave em pacientes que tenham recebido a vacina da BCG, é indicado o uso de profilaxia com isoniazida, pois o desenvolvimento de BCGite disseminada é frequente e leva a casos graves. Até o tratamento curativo, indica-se também a reposição de imunoglobulinas e a profilaxia anti-*pneumocistis jirovecii*. Alguns centros também recomendam a profilaxia antifúngica ou antiviral, mas não há consenso e ainda é objeto de estudos de vários grupos de trabalho na Europa, nos Estados Unidos e na América Latina. O uso de profilaxia antibacteriana também não é unânime entre os centros e deve ser considerado levando-se sempre em conta a possibilidade do desenvolvimento de germes resistentes.[24,26]

A procura de um doador para o TCTH deve ser iniciada desde o momento do diagnóstico. A busca começa entre os irmãos (sendo um doador ideal um irmão HLA compatível não acometido pela doença), porém a chance de encontrar não é maior que 20% a 25%. Não havendo doadores entre os irmãos, inicia-se a busca de doadores alternativos no registro de doadores de medula óssea, entre doadores voluntários e nos bancos de sangue de cordão umbilical não aparentado. Ainda entre os doadores alternativos, pode-se dispor de doadores familiares parcialmente compatíveis, utilizando técnicas que removam os linfócitos do enxerto, o que previne a ocorrência de complicações como a doença do enxerto-contra-hospedeiro grave.[24,27]

Um terceiro grupo de IDP são as deficiências de fagócitos, e, entre elas, podem ser citados os defeitos de número,

TABELA 183.1. Recomendações para uso de imunoglobulina endovenosa em imunodeficiências primárias.

Indicações	Dose	Dosagem	Velocidade de infusão	Reações adversas	Tratamento de reações adversas	Monitorização	Produtos disponíveis no Brasil em 2014
Agamaglobulinemia, IDCV, Deficiência de anticorpos, IDCG, Hiper IgM, Hiper IgE	400-600 mg/kg	Cada 21-28 dias	Iniciar com 0,5-1 mg/kg/min ou 0,01 mL/kg/min. Aumento progressivo para infusão até máx. 0,08 mL/kg/min.	**Comuns:** tremores, cefaleia, febre, calafrios.	Reduzir velocidade de infusão, acetaminofen VO.	**Pré-infusão:** hemograma, Igs, U+C, TGO, TGP, PCR, vírus hepatites A, B, C. Registrar lote e nome do produto em prontuário.	http://www.imunopediatria.org.br/_download/imunoglobulinas-brasil.pdf
				Infrequentes: cianose, urticária, angioedema.	Cessar infusão, corticosteroide IV, anti-H1. Reconsiderar produto e infusão mais lenta.	**Infusão:** sinais vitais.	
				Raras: anafilaxia, choque, insuficiência renal, meningite asséptica.	Cessar infusão, adrenalina, corticosteroide IV, anti-H1, hidratação. Trocar o produto e infusão mais lenta. Corticosteroide e anti-H1 pré-infusão.	**Pós-infusão:** IgG a cada 3-6 meses. **Meta:** atingir 500 mg/dL.	

IDCV: imunodeficiência comum variável; IDCG: imunodeficiência combinada grave; VO: via oral; IV: intravenoso; TGO: transaminase glutamico oxalacetica; TGP: transaminase glutamico piruvica; PCR: proteína C reativa.
Fonte: Costa-Carvalho BT e colaboradores, 2010.[22]

como as neutropenias congênitas; e os de função, como a DGC. Nas neutropenias congênitas graves, o diagnóstico pode ser suspeitado em um hemograma, com a diminuição do número de neutrófilos. Também no mielograma é visível a diminuição dos precursores dessas células. Os casos mais graves não apresentam resposta ao fator de crescimento de granulócitos infecções graves e de repetição. Nesses casos, pode ser indicado o TCTH.[28-29] Na DGC, os neutrófilos e monócitos mantêm a capacidade de endocitose, porém são incapazes de matar as bactérias, pois não conseguem promover o *burst* oxidativo, que gera as espécies reativas de oxigênio que, ultimamente, teriam a função bactericida.

Existem várias mutações que podem levar ao quadro de DGC, mas a mais frequente é de herança ligada ao cromossomo X, no gene que codifica uma glicoproteína, a gp91phox. O quadro clínico é variável e as manifestações podem aparecer desde a infância até o início da idade adulta. O agente infeccioso mais frequente nesses casos é o *Staphylococcus aureus* e os sítios mais comuns de infecção são: a pele, o fígado e os pulmões.

O diagnóstico de DGC é feito com a medida do *burst* oxidativo, atualmente realizada com o teste da di-hidrorodamina.[30] O único tratamento curativo para a DGC é o transplante de células-tronco hematopoiéticas que, até pouco tempo atrás, era indicado apenas para certo grupo de pacientes, com presença de vários processos infecciosos e alterações granulomatosas em órgãos vitais. Mais recentemente, com os protocolos de intensidade reduzida e a possibilidade de doadores alternativos de células-tronco hematopoiéticas, a mortalidade relacionada ao tratamento reduziu bastante, e a indicação tem se estendido a outros grupos de pacientes.[31]

Quando em uma UTI, o passo mais importante no cuidado desses pacientes é atentar para os sintomas e levantar a suspeita de que pode se tratar de um caso de IDP. Também é frequente o encontro de mais de um tipo de germe acometendo o paciente em quadros de infecções graves. Portanto, é importante usar sempre antibioticoterapia de amplo espectro e insistir no diagnóstico etiológico das infecções, mesmo com exames invasivos.

Além do cuidado do paciente, é importante cuidar do ambiente e da equipe cuidadora. É contraindicado o contato com pessoas que apresentem sintomas de infecção viral, e os cuidadores devem ser vacinados contra influenza. Deve-se atentar sempre para a higiene das mãos e, se possível, manter o paciente em isolamento protetor.

REFERÊNCIAS BIBLIOGRÁFICAS

1. Sullivan KE, Stiehm ER. Stiehm`s Immune Deficiencies. Philadelphia: Elsevier, 2014.
2. Al-Herz W, Bousfiha A, Casanova JL, Chatila T, Conley ME, Cunningham-Rundles C, et al. Primary immunodeficiency diseases: an update on the classification from the International Union of Immunological Societies Primary Immunodeficiency Diseases Classification Committee. Front Immunol. 2014;5:1-33
3. Diagnostic Criteria for Primary Immunodeficiencies. European Society for Immunodeficiencies. [Internet] [Acesso em 08 jan 2016). Disponível e,: http://www.esid.org/workingparty.php?party=3&sub=2&id=73
4. Nudelman V, Costa-Carvalho BT, Solé D. Early clinical presentation of 92 children with primary immunodeficiency: a route to warning signs and lab evaluation. In: American Association of Immunologists and the Clinical Immunology Society joint annual meeting, 1998. Faseb Journal, 1998. p.A921-A921
5. Nudelman V, Costa-Carvalho BT, Ejzenberg B, Roxo P. A criança com infecção de repetição das vias aéreas superiores. In Alergia, imunologia e pneumologia. Vilela, MMS e Lotufo JP coorden. São Paulo: Atheneu, 2004.
6. Ödek C, Kendirli T, Dogu F, Yaman A, Vatansever G, Cipe F, et al. Patients with primary immunodeficiencies in pediatric intensive care unit: outcomes and mortality-related risk factors. J Clin Immunol. 2014; 34(3):309-15.
7. Subbarayan A, Colarusso G, Hughes SM, Gennery AR, Slatter M, Cant AJ, et al. Clinical features that identify children with primary immunodeficiency diseases. Pediatrics. 2011;127:810-6.
8. Modell V, Gee B, Lewis DB, Orange JS, Roifman CM, Routes JM, et al. Global study of primary immunodeficiency diseases (PI)-diagnosis, treatment, and economic impact: an updated report from the Jeffrey Modell Foundation. Immunol Res. 2011 Oct;51(1):61-70.
9. Rabbat C, et al. An Assessment Of Infection Rates And Health Resource Use Among Primary Immunodeficiency Disorder (PIDD) Patients Prior To Diagnosis. J Allergy Clin Immunol. 2014;133(2):AB43.
10. Dantas EO, Aranda CS, Nobre FA, Fahl K, Mazzucchelli JT, Felix E, et al. Medical awareness concerning primary immunodeficiency diseases in the city of São Paulo, Brazil. Einstein (Sao Paulo). 2013;11(4):479-85.
11. Pickett D, Modell V, Leighton I, Modell F. Impact of a physician education and patient awareness campaign on the diagnosis and management of primary immunodeficiencies. Immunol Res. 2008;40:93-4.
12. Costa Carvalho BT, Roxo Júnior P, Tavares FS. Como abordar a criança com infecção respiratória de repetição. Sociedade de Pediatria de São Paulo – Atualização Científica, 2008. p.343.
13. O'Sullivan MD, Cant AJ. The 10 warning signs: a time for a change? Curr Opin Allergy Clin Immunol. 2012;12(6):588-94
14. Costa-Carvalho BT, Grumach AS, Franco JL, Espinosa-Rosales FJ, Leiva LE, King A, et al. Attending to Warning Signs of Primary Immunodeficiency Diseases Across the Range of Clinical Practice J Clin Immunol. 2014;34(1):10-22.
15. Carneiro-Sampaio M, Jacob CM, Leone CR. A proposal of warning signs for primary immunodeficiencies in the first year of life. Pediatr Allergy Immunol. 2011 May;22(3):345-6.
16. De Vrie E. Patient-centred screening for primary immunodeficiency: a multi-stage diagnostic protocol designed for non-immunologist. Clin Exp Immunol. 2006;145:204-14.
17. Oliveira JB, Fleischer TA. Laboratory evaluation of primary immunodeficiencies. J Allergy Clin Immunol. 2010;125:S297-305.
18. Fujimura MD, Rozentraub RB, Carneiro-Sampaio MMS. Valores de IgG, IgA e IgM séricas... in: Alergia e Imunologia em Pediatria. São Paulo: Ed Sarvier, 1992. p.23.
19. Barros-Nunes P, Costa-Carvalho BT, Carneiro-Sampaio MMS, et al. Antibody responses to pneumococcal immunization in healthy Brazilian children is higher in 1 1/2-to-2-year olds than in 2-to-4-year olds. J Allergy Clin Immunology. 1999;103:S200-200
20. Shearer WT, Rosenblatt HM, Gelman RS, Oyomopito R, Plaeger S, Stiehm ER, et al. Lymphocyte subsets in healthy children from birth through 18 years of age: the Pediatric AIDS Clinical Trials Group P1009 study. J Allergy Clin Immunol. 2003;112:973-80.
21. Nudelman V, Silva AMR. Imunodeficiencias predominantemente de anticorpos. In Alergia e Imunologia na criança e no adolescente. Sarinho ESC e Alves JGB coord. Rio de Janeiro: Medbook, 2013.
22. Costa-Carvalho BT, et al. I Consenso Brasileiro sobre o Uso de Imunoglobulina Humana em Pacientes com Imunodeficiências Primárias. Rev Bras Alerg Imunopatol. 2010;33:3.
23. Kwan A, Abraham RS, Currier R, Brower A, Andruszewski K, Abbott JK, et al. Newborn screening for severe combined immunodeficiency in 11 screening programs in the United States. JAMA. 2014 Aug 20;312(7):729-38.
24. Gaspar HB, Qasim W, Davies EG, Rao K, Amrolia PJ, Veys P. How I treat Severe Combined Immunodeficiency. Blood. 2013 nov 28;(23):3749-58.

25. Mazzucchelli JT, Bonfim C, Castro GG, Condino-Neto AA, Costa NM, Cunha L, et al. Severe combined immunodeficiency in Brazil: management, prognosis, and BCG-associated complications. J Investig Allergol Clin Immunol. 2014;24(3):184-91.
26. Sponzilli I, Notarangelo LD. Severe combined immunodeficiency (SCID): from molecular basis to clinical management. Acta Biomed. 2011 Apr;82(1):5-13.
27. Fernandes JF, Rocha V, Labopin M, Neven B, Moshous D, Gennery AR, et al. Transplantation in patients with SCID: mismatched related stem cells or unrelated cord blood? Blood. 2012 Mar 22;119(12):2949-55.
28. Donadieu J1, Fenneteau O, Beaupain B, Mahlaoui N, Chantelot CB. Congenital neutropenia: diagnosis, molecular bases and patient management. Orphanet J Rare Dis. 2011 May 19;6:26.
29. Connelly JA1, Choi SW, Levine JE. Hematopoietic stem cell transplantation for severe congenital neutropenia. Curr Opin Hematol. 2012 Jan;19(1):44-51.
30. Holland SM. Chronic granulomatous disease. Hematol Oncol Clin North Am. 2013 Feb;27(1):89-99.
31. Güngör T, Teira P, Slatter M, Stussi G, Stepensky P, Moshous D, et al. Reduced-intensity conditioning and HLA-matched haemopoietic stem-cell transplantation in patients with chronic granulomatous disease: a prospective multicentre study. Lancet. 2014 Feb 1;383(9915):436-48.
32. Woellner C, Gertz EM, Schaffer AA, Lagos M, Perro M, et al. Mutations in STAT3 and diagnostic guidelines for hyper-IgE syndrome. J Allergy Clin Immunol. 2010;125:424-432

CAPÍTULO 184

DOENÇA VENO-OCLUSIVA HEPÁTICA

DISTÚRBIOS HEMATOLÓGICOS E HEMOTERAPIA

Claudia Mac Donald Bley do Nascimento
Fabio R. Kerbauy

DESTAQUES

- Geralmente ocorre como complicação de transplante de medula óssea alogênico.
- É recomendado que o diagnóstico de doença veno-oclusiva (síndrome da obstrução sinusoidal) seja realizado pelos critérios de Seattle ou Baltimore modificados (1A).
- É necessário excluir outras patologias hepáticas por ultrassonografia (1C).
- Realizar biópsia hepática somente em caso de dúvida diagnóstica (1C). Indicar o procedimento, preferencialmente, por método transjugular.
- Estimar os fatores de risco previamente ao transplante de células hematopoiéticas (1A).

INTRODUÇÃO

Doença veno-oclusiva (VOD), atualmente nomeada de síndrome de obstrução sinusoidal (SOS), é uma das principais complicações precoces gastrintestinais pós-transplante de células hematopoiéticas (TCH). Acomete indivíduos no pós-transplante recente, geralmente entre 20 e 60 dias após a infusão de células-tronco hematopoiéticas.

Menos comumente pode acometer indivíduos não submetidos a TCH, como: secundária a agentes quimioterápicos, ingestão de toxinas alcaloides, altas doses de radioterapia (geralmente acima de 30 Gy),[1-2] radioembolização de tumores hepáticos[3] ou após transplante hepático.[4-5]

A SOS associa-se à morbimortalidade e decorre do dano ao endotélio vascular hepático, com geração do estado de hipercoagulabilidade e produção excessiva de trombina, causando obstruções sinusoidais com edema venular.[6-7]

Caracteriza-se por hepatomegalia dolorosa, aumento de bilirrubina direta, ganho de peso inexplicado e ascite. Critérios descritos por Seattle e Baltimore[8-10] (Quadro 184.1).

HISTÓRICO

Os primeiros relatos de SOS foram descritos em povos africanos no início de 1970. Foi evidenciado, nesses pacientes, oclusão das vênulas terminais do fígado por uso de ervas medicinais compostas por alcaloides pirrolizidínicos.

Nos pacientes submetidos a TCH, as primeiras descrições iniciaram-se em 1979[12] e atualmente as taxas de incidência variam entre 5% e 50%, a depender dos critérios diagnósticos utilizados.

ETIOLOGIA E FISIOPATOLOGIA

A fisiopatologia da SOS hepática pode ser explicada pelo acúmulo de metabólitos tóxicos, produzidos a partir da metabolização de quimioterápicos e decorrentes de lesão celular secundária a própria quimioterapia e radioterapia. Associado a isso, observa-se também eventual déficit no sistema enzimático da glutationa, responsável por proteger hepatócitos de estresse oxidativo. Dessa forma, observa-se lesão direta a hepatócitos e endotélio sinusoidal.

Além disso, outros metabólitos tóxicos, como as citocinas (devido condicionamento, alorreatividade de linfócitos), as endotelinas e o VEGF (do inglês, *vascular endothelial growth factor*), podem ser liberados, contribuindo para a lesão celular hepática.

Todos os fatores alteram a solução de continuidade das células endoteliais que se formam na parede dos sinusoides hepáticos, permitindo a adesão das hemácias e das plaquetas e consequente micro-oclusão sinusoidal com hipertensão portal. São descritas duas fases evolutivas dessa síndrome:

- **Fase inicial:** excreção renal de sódio, retenção hídrica e edemas;
- **Fase tardia:** ativação de células estreladas, liberação de polipeptídeos de colágeno tipo III e fibrose sinusoidal.

ANATOMIA PATOLÓGICA

A biópsia hepática é indicada quando há dúvida diagnóstica da causa da disfunção hepática. Quando realizada, a patologia evidencia sinusoides hepáticos dilatados e congestos por eritrócitos, depósito de colágeno, esclerose das paredes venulares, fibrose do lúmen venular e oclusão terminal das vênulas hepáticas.[11,13,14,30]

FATORES DE RISCO PARA SOS

O principal fator de risco para desenvolver SOS é a presença de doença hepática preexistente. Outros fatores de risco são: intensidade do regime de condicionamento (maior risco em pacientes submetidos a altas doses de ciclofosfamida e também exposto a altas doses de radiação); fonte de transplante (pacientes submetidos a transplante alogênico apresentam risco maior que pacientes submetidos a transplante autólogo, e os que são submetidos a um segundo transplante alogênico apresentam risco ainda mais elevado); pacientes com idade abaixo de 7 anos; e pacientes com diagnóstico de osteopetrose infanti, linfocitose hemofagocítica primária ou adrenoleucodistrofia.[15-17]

Outros fatores de risco menos estabelecidos incluem uso de antimicrobianos específico (p. ex.: vancomicina, aciclovir) durante o TCH, sexo feminino e ferritina elevada.[9,19-20]

DIAGNÓSTICO

O diagnóstico de SOS é clínico e baseia-se em sinais e sintomas estabelecidos pelos critérios de Seattle e Baltimore (Quadro 184.1).

QUADRO 184.1. Critérios diagnósticos de síndrome obstrutiva sinusoidal hepática.

Critérios de Seattle	Critérios de Baltimore	Critérios de Seattle modificado
Pelo menos 2 dos 3 achados até D+30 pós-TCH	Bilirrubina total elevada (> mg/dL) antes do D+21 e 2 dos 3 critérios	Ocorrência de dois dos achados dentro de 20 dias pós-TCH
1. Icterícia	1. Hepatomegalia	1. Hiperbilirrubinemia > 2 mg/dL
2. Hepatomegalia ou dor no quadrante lateral direito	2. Ganho de peso > 5% do basal	2. Hepatolmegalia ou dor no quadrante lateral direito
3. Ascite e/ou ganho de peso inexplicado	3. Ascite	3. Ganho de peso inexplicado > 2% do basal por acúmulo de líquido

TCH: transplante de células hematopoiéticas

A SOS geralmente ocorre três semanas pós-transplante, porém há relatos de casos após esse período.[21-23,29]

Pacientes submetidos a TCH devem ser examinados diariamente para que se verifique a presença de aumento de peso, edemas, ascite e hepatomegalia. A suspeita diagnóstica é clínica, mas os pacientes devem realizar avaliação laboratorial hepática diariamente no TCH alogênico.

DIAGNÓSTICO DIFERENCIAL

Excluir outras causas de disfunção hepática, como toxicidade às drogas, doença do enxerto contra hospedeiro, infecções hepáticas e síndrome de Budd-Chiari.

CLASSIFICAÇÃO DE GRAVIDADE

Os critérios clínicos também são usados para definir a gravidade da SOS.

- **Leve:** possuem critérios diagnósticos, mas não requerem tratamento.
- **Moderada:** requerem restrição de sódio e diuréticos e/ou medicações para controle de dor da esplenomegalia.
- **Grave:** possuem a doença e morrem devido à patologia ou persistem com as consequências por mais de 100 dias (disfunção cardíaca, renal).[9,24]

TRATAMENTO
PROFILAXIA

A profilaxia para SOS hepática está indicada para adultos e crianças em transplantes alogênicos com as seguintes características:

- Segundo TCH mieloablativo.
- Doença hepática prévia.
- Condicionamento com bussulfano (principalmente nos protocolos sem monitorização farmacocinética[24,25]), ciclofosfamida em altas doses.
- Diagnóstico de histiocitose hemofagocítica, adrenoleucodistrofia e osteopetrose.

Medicações preconizadas

- Defibrotide em adultos e crianças na dose de 6,25 mg/kg de 6/6 horas (recomendação 1A).
- Ácido ursodesoxicólico na dose de 300 mg 2 a 3 vezes ao dia (recomendação 2C).
- Heparina não é utilizada pelo risco de sangramento (2B).
- Ácido acetilcisteína não é rotineiramente indicado pela falta de eficácia (1B).

Outras drogas previamente estudadas, como prostaglandina E1, pentoxifilina e anti-trombina não demonstraram benefício na prevenção de SOS.

TRATAMENTO DE SOS
Defibrotide

Vários estudos demonstram a eficácia do uso de defibrotide no tratamento da SOS.[18,22,23,28,31] O primeiro estudo realizado (n = 19) por Richardson e colaboradores[19] foi encorajador e motivo o seguimento dos demais estudos na busca da dose ideal da medicação. As doses propostas variam de 5 a 60 mg/kg/dia. Atualmente a medicação é recomendada como tratamento de adultos e crianças na dose de 25 mg/kg/dia (6,25 mg de 6/6 horas) (Recomendação 1A).

Metilprednisolona

Estudo prospectivo (n = 48 pacientes) com dose sugerida de 0,5 mg/kg endovenosa, 12/12 horas, por 14 doses, demonstrou eficácia em 63% dos pacientes com redução da bilirrubina total maior que 50% após 10 dias do início do tratamento.[26] Outro estudo pediátrico em pacientes com SOS grave (n = 9 pacientes) com dose sugerida de 500 mg/m² endovenoso, 12/12 horas por 6 doses, demonstrou eficácia em mais de 66% dos pacientes com redução da bilirrubina total maior que 50% após 10 dias do início do tratamento. Nesse segundo estudo, metade dos pacientes utilizou defibrotide associado a metilpredisolona.[27]

Ácido acetilcisteína

Não é rotineiramente indicado pela falta de evidência de eficácia.

Ativador de plasminogênio tecidual

Não é rotineiramente indicado pela falta de evidência de eficácia e pelo alto risco de complicações hemorrágicas.

CUIDADOS

Pacientes com critérios de tratamento com defibrotide devem receber transfusão de plaquetas de forma que as mantenham acima de 50×10^9/L.

CONSIDERAÇÕES FINAIS

A SOS associa-se à elevada morbimortalidade e as taxas de incidência são variáveis de 5% a 70% a depender dos critérios diagnósticos. Depois de identificados os pacientes de maior risco para desenvolver essa patologia, adotam-se medidas profiláticas de modo que reduza a incidência desse desfecho agudo.

Defibrotide[28,31] é a única medicação que está atualmente comprovada na profilaxia e no tratamento de pacientes com SOS hepática.

REFERÊNCIAS BIBLIOGRÁFICAS

1. Willemart S, Nicaise N, Struyven J, van Gansbeke D. Acute radiation-induced hepatic injury: evaluation by triphasic contrast enhanced helical CT. Br J Radiol. 2000;73:544.
2. Sempoux C, Horsmans Y, Geubel A, Fraikin J, Van Beers BE, Gigot JF, et al. Severe radiation-induced liver disease following localized radiation therapy for biliopancreatic carcinoma: activation of hepatic stellate cells as an early event. Hepatology. 1997;26:128.
3. Sangro B, Gil-Alzugaray B, Rodriguez J, Sola I, Martinez-Cuesta A, Viudez A, et al. Liver disease induced by radioembolization of liver tumors: description and possible risk factors. Cancer. 2008;112:1538.
4. Sebagh M, Debette M, Samuel D, Emile JF, Falissard B, Cailliez V, et al. "Silent" presentation of veno-occlusive disease after liver transplantation as part of the process of cellular rejection with endothelial predilection. Hepatology. 1999;30:1144.
5. Nakazawa Y, Chisuwa H, Mita A, Ikegami T, Hashikura Y, Terada M, et al. Life-threatening veno-occlusive disease after living-related liver transplantation. Transplantation. 2003;75:727.

6. Arai S, Lee LA, Vogelsang GB. A systematic approach to hepatic complications in hematopoietic stem cell transplantation. J Hemathother Stem Cell Res. 2002;11(2):215-29.
7. Tuncer HH, Rana N, Milani C, Darko A, Al-Homsi SA. Gastrointestinal and hepatic complications of hematopoietic stem cell transplantation. World J Gastroenterol. 2012;18(16):1851-60.
8. Jones RJ, Lee KS, Beschorner WE, Vogel VG, Grochow LB, Braine HG, et al. Venoocclusive disease of the liver following bone marrow transplantation. Transplantation. 1987;44:778-83.
9. McDonald GB, Hinds MS, Fisher LD, Schoch HG, Wolford JL, Banaki M, et al. Veno-occlusive disease of the liver and multiorgan failure after bone marrow transplantation: a cohort study of 355 patients. Ann Intern Med. 1993;118:255.
10. Senzolo M, Germani G, Cholongitas E, Burra P, Burroughs AK. Veno occlusive disease: update on clinical management. World J Gastroenterol. 2007;13(29):3918.
11. Kumar S, DeLeve LD, Kamath PS, Tefferi A. Hepatic veno-occlusive disease (sinusoidal obstruction syndrome) after hematopoietic stem cell transplantation. Mayo Clin Proc. 2003;78(5):589-98.
12. Berk PD, Popper H, Krueger GR, Decter J, Herzig G, Graw RG Jr. Veno-occlusive disease of the liver after allogeneic bone marrow transplantation: possible association with graft-versus-host disease. Ann Intern Med. 1979;90(2):158-64.
13. McDonald GB, Sharma P, Matthews DE, Shulman HM, Thomas ED. Venocclusive disease of the liver after bone marrow transplantation: diagnosis, incidence, and predisposing factors. Hepatology. 1984;4:116.
14. Shulman HM, Fisher LB, Schoch HG, Henne KW, McDonald GB. Veno-occlusive disease of the liver after marrow transplantation: histological correlates of clinical signs and symptoms. Hepatology. 1994;19:1171.
15. Corbacioglu S, Hönig M, Lahr G, Stöhr S, Berry G, Friedrich W, et al. Stem cell transplantation in children with infantile osteopetrosis is associated with a high incidence of VOD, which could be prevented with defibrotide. Bone Marrow Transplant. 2006;38:547.
16. Ouachée-Chardin M, Elie C, de Saint Basile G, Mahlaoui N, Picard C, Neven B, et al. Hematopoietic stem cell transplantation in hemophagocytic lymphohistiocytosis: a single-center report of 48 patients. Pediatrics. 2006;117:e743.
17. Naithani R, Asim M, Naqvi A, Weitzman S, Gassas A, Doley J, et al. Increased complications and morbidity in children with hemophagocytic lymphohistiocytosis undergoing hematopoietic stem cell transplantation. Clin Transplant. 2013;27:248.
18. Richardson PG, Elias AD, Krishnan A, Wheeler C, Nath R, Hoppensteadt D, et al. Treatment of severe veno-occlusive disease with defibrotide: compassionate use results in response without significant toxicity in a high-risk population. Blood. 1998;92:737-44.
19. Maradei SC, Maiolino A, de Azevedo AM, Colares M, Bouzas LF, Nucci M. Serum ferritin as risk factor for sinusoidal obstruction syndrome of the liver in patients undergoing hematopoietic stem cell transplantation. Blood. 2009;114:1270.
20. Lee SH, Yoo KH, Sung KW, Koo HH, Kwon YJ, Kwon MM, et al. Hepatic veno-occlusive disease in children after hematopoietic stem cell transplantation: incidence, risk factors, and outcome. Bone Marrow Transplant. 2010;45:1287.
21. Bearman SI. The syndrome of hepatic veno-occlusive disease after marrow transplantation. Blood. 1995;85:3005.
22. Richardson P, Guinan E. The pathology, diagnosis, and treatment of hepatic veno-occlusive disease: current status and novel approaches. Br J Haematol. 1999;107:485.
23. Carreras E, Bertz H, Arcese W, Vernant JP, Tomás JF, Hagglund H, et al. Incidence and outcome of hepatic veno-occlusive disease after blood or marrow transplantation: a prospective cohort study of the European Group for Blood and Marrow Transplantation. European Group for Blood and Marrow Transplantation Chronic Leukemia Working Party. Blood. 1998;92:3599.
24. Bredeson C, Le-Rademacher J, Zhu X, Burkart J, Kato K, Armstrong E, et al. Improved Survival with Intravenous Busulfan (IV BU) Compared to Total Body Irradiation (TBI)-Based Myeloablative Conditioning Regimens: a CIBMTR Prospective Study. Biol Blood Marrow Transplat. 2013;19(2):S110-S111.
25. Total Body Irradiation (TBI)-Based Myeloablative Conditioning Regimens: a CIBMTR Prospective Study. Biol Blood Marrow Transplant. 2013;19(suppl):S110-S111.
26. Al Beihany A, Al Omar H, Sahovic E, Chaudhri N, Al Mohareb F, Al Sharif F, et al. Successful treatment of hepatic veno-occlusive disease after myeloablative allogeneic hematopoietic stem cell transplantation by early administration of a short course of methylprednisolone. Bone Marrow Transplant. 2008;41(3):287-91.
27. Myers KC, Lawrence J, Marsh RA, Davies SM, Jodele S. High-dose methylprednisolone for veno-occlusive disease of the liver in pediatric hematopoietic stem cell transplant recipients. Biol Blood Marrow Transplant. 2013;19:500-3.
28. Dignan FL, Wynn RF, Hadzic N, Karani J, Quaglia A, Pagliuca A, et al. BCSH/BSBMT guideline: diagnosis and management of veno-occlusive disease (sinusoidal obstruction syndrome) following haematopoietic stem cell transplantation. Br J Haematol. 2013;163(4):444-57.
29. Jones RJ, Lee KS, Beschorner WE, Vogel VG, Grochow LB, Braine HG, et al. Venoocclusive disease of the liver following bone marrow transplantation. Transplantation. 1987;44(6):778-83.
30. Deleve LD, Shulman HM, Mcdonald GB. Toxic injury to hepatic sinusoids: sinusoidal obstruction syndrome (veno-occlusive disease). Semin Liver Dis. 2002;22(1):27-42.
31. Richardson PG, Soiffer RJ, Antin JH, Uno H, Jin Z, Kurtzberg J, et al. Defibrotide for the treatment of severe hepatic veno-occlusive disease and multiorgan failure after stem cell transplantation: a multicenter, randomized, dose-finding trial. Biol Blood Marrow Transplant. 2010;16(7):1005-17.

CAPÍTULO 185

ALTERAÇÕES HEMATOLÓGICAS NO ESTADO DE CHOQUE

Rubens Carmo Costa Filho
João Carlos de Campos Guerra
Andrea Tiemi Kondo

DESTAQUES

A linha do tempo no campo da circulação e endotélio

- Um dos grandes avanços nos anais da ciência médica foi a descoberta da circulação do sangue por William Harvey em 1628 na famosa publicação *Exercitatio Anatomica de Motu Cordis et Sanguinis in Animalibus*.
- M. Malpighi em 1661 descreveu a rede de capilares do pulmão que conecta artérias e veias, confirmando a teoria de Harvey, e demonstrou que a renovação do sangue não acontecia no nível periférico.
- Wilhelm His, embriologista e anatomista suíço, em 1865, inventou o micrótomo, dispositivo usado para fatiar camadas finas de tecidos e submetê-las ao exame microscópio. Nessa época introduziu o termo *endothelium* num ensaio programático intitulado *As Membranas e Cavidades do Corpo*.
- No final do século XIX e na primeira metade do século XX muitos investigadores estudaram o papel do endotélio na inflamação e na permeabilidade.
- Nos anos 1960, a microscopia eletrônica descortinou o endotélio em outra perspectiva, promovendo novas visões sobre o entendimento de sua estrutura e inferências de sua função.
- Os anos 1970 marcaram uma era, em que as culturas de células *in vitro* proporcionaram enorme produção científica que nos permitiu conhecer um pouco mais sobre a biologia endotelial. Desde essa época foram gerados mais de 100 mil publicações científicas nesse campo.
- Mais recentemente, cientistas despertam para a necessidade de estudar a microcirculação no contexto *in vivo*. Os investigadores trazem à luz do conhecimento atual progressos no entendimento do comportamento do endotélio e de suas respectivas doenças, por integrarem os conhecimentos advindos da bancada e da beira do leito.[1]
- Em 2001 foi estabelecido o conceito do modelo celular da coagulação, com o trabalho seminal de Maureane Hoffman.[2] Os estudos em hemostasia e trombose integram a importância do endotélio e das células como elementos indispensáveis nesse campo do conhecimento, trazendo mais compreensão além do modelo de cascata ou das vias intrínseca e extrínseca.[2]
- O endotélio começa a ser percebido não mais como uma camada de revestimento inerte dentro dos vasos, mas como o maestro que orquestra múltiplas funções, ao desempenhar um papel central e crítico em muitos processos fisiológicos como os descritos:
    - Tono vasomotor;
    - Transporte das células sanguíneas e tecidos subjacentes;
    - Manutenção da fluidez do sangue;
    - Permeabilidade;
    - Angiogênese e
    - Imunidade inata e adaptativa.

INTRODUÇÃO

O sangue flui por todo o organismo por meio de vasos, em contato direto com uma única e fina camada de células conhecidas como endotélio vascular, e vai se ramificando até locais microscópios, denominado microcirculação, constituída por arteríolas, capilares e vênulas (Figura 185.1). Dessa forma, pode-se dizer que o sangue na quase totalidade, entra em contato direto com uma única célula – o endotélio vascular –, que se apresenta nos capilares por meio de 2 tipos histológicos: contínuo e descontínuo, caracterizando-se funcionalmente em cada órgão.[3,4]

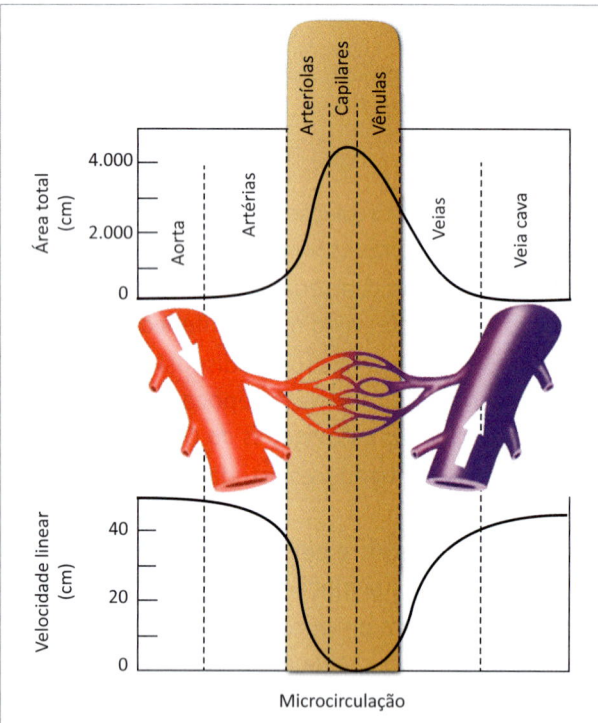

FIGURA 185.1. Microcirculação. A velocidade de fluxo é máxima no centro do lúmen dos vasos maiores e diminui agudamente próximo a superfície, onde as forças de cisalhamento (*shear stress*) atuam sobre o endotélio. O cisalhamento acontece na direção do fluxo e é proporcional a sua velocidade e viscosidade. A microcirculação envolve as arteríolas, os capilares e as vênulas, que correspondem à maior área seccional de vasos.

É ao longo do endotélio vascular que acontecem as alterações hematológicas da coagulação em nosso organismo, principalmente quando existem importantes alterações do fluxo e desequilíbrio metabólico. Ele funciona como um órgão efetor e receptor que responde aos diferentes estímulos físicos e químicos, secretando substâncias adequadas para que se mantenha o equilíbrio vasomotor e a homeostase vásculo-tecidual. A célula endotelial produz substâncias vasodilatadoras e vasoconstrictoras, procoagulantes e anticoagulantes, inflamatórias e anti-inflamatórias, fibrinolíticas e antifibrinolíticas, oxidantes e antioxidantes entre tantas.[5]

A célula endotelial poderia ser considerada um dispositivo adaptativo que recebe estímulos (*input*) e fornece respostas (*output*). Esses estímulos (*input*) obedecem a processos bioquímicos e biomecânicos. Suas respostas (*output*) incluem mudanças na expressão dos genes e das proteínas, no tráfego dos leucócitos, na hemostasia, na apresentação de antígenos, no controle vasomotor, na proliferação celular, nas interações com as plaquetas, os macrófagos e as hemácias, para citar algumas.

O endotélio não somente reveste a camada interna dos vasos sanguíneos, mas desempenha importantes e profundas funções biológicas, pois está presente em todos os órgãos.[1] Dessa forma, faz parte de um enorme conjunto de doenças orgânicas, seja como um determinante primário da fisiopatologia, seja como vítima colateral de alguma injúria. Portanto, percebe-se que seu estudo não se limita a uma disciplina clínica.

O endotélio é composto de uma camada de células que revestem os vasos. Isoladamente pesa aproximadamente 1 kg em um adulto de tamanho e peso medianos (70 kg). Poderia cobrir uma superfície de 4.000 a 7.000 m^2.[4] Se essas células pudessem ser alinhadas de ponta a ponta, dariam 4 voltas ao redor do planeta, estendendo-se por cerca de 160.000 km. Isso poderia nos dar uma visão da magnitude do problema, quando esse sistema entra em disfunção ou sofre injúrias.

Os distúrbios dos mecanismos da hemostasia podem manifestar-se por um simples sangramento cutâneo, como petéquias ou equimoses, provocadas por traumas com sangramentos localizados, ou até quadros mais graves e generalizados. Alterações subclínicas somente são detectadas com exames laboratoriais específicos.

A etiologia pode ser primariamente do sistema da coagulação ou resultar de outras doenças, comportando-se como mecanismo intermediário de agravamento do paciente grave.

O diagnóstico dos distúrbios da coagulação inclui anamnese, exame físico e avaliação laboratorial na maioria das situações. No paciente grave e em situações de urgência, nem sempre é possível a obtenção de dados clínicos, assim como muitas vezes não estão disponíveis exames específicos em tempo apropriado. Nessa situação, o conhecimento das características do sangramento pode, com certa segurança, orientar-nos por meio de indicadores da fisiopatologia e, por conseguinte, orientar nossas ações terapêuticas (Quadro 185.1).[6]

Para o tema proposto neste capítulo, descreveremos as entidades mais importantes associadas ao choque séptico e hemorrágico; a coagulopatia de consumo ou coagulação intravascular disseminada (CIVD), modernamente considerada uma síndrome trombo-hemorrágica; e a coagulopatia dilucional. Ao final citaremos alguns dos exames laboratoriais relacionados às coagulopatias presentes nos estados de choque.

FUNÇÃO ENDOTELIAL E O MODELO CELULAR DA COAGULAÇÃO

Uma das principais funções do endotélio vascular é manter o fluxo de sangue, ou seja, sua fluidez, evitando os

CAPÍTULO 185 — Alterações Hematológicas no Estado de Choque

QUADRO 185.1. Características dos distúrbios do sangramento de acordo com a coagulopatia presente.

Características	Distúrbios primários da coagulação (fatores vasculoplaquetários)	Distúrbios secundários da coagulação (fatores solúveis plasmáticos)
Início do sangramento	Espontâneo e imediato a injúria ou trauma	Tardio após a injúria ou trauma
Locais do sangramento	Superfícies	Tecidos profundos
Pele	Petéquias e equimoses	Hematomas
Mucosas	Comuns (nasal, oral, gastrintestinal e genito-urinária)	Raro
Outros locais	Raro	Comum (articulações, músculo e retroperitônio)
Exemplos clínicos	Trombocitopenia, defeitos plaquetários funcionais, fragilidade vascular, coagulação intravascular disseminada (CIVD), falência hepática	Deficiência congênita de fatores, inibidor adquirido, anticoagulação, CIVD e falência hepática

CIVD: coagulação intravascular disseminada.

distúrbios com tendências procoagulantes. Suas propriedades anticoagulantes são determinantes para a perfeita fluidez do débito cardíaco. É o endotélio ativo que controla o fluxo local e a permeabilidade capilar e minimiza as interações entre leucócitos e plaquetas. Fora do compartimento vascular e do contato com o endotélio saudável, o sangue *ex vivo* espontaneamente inicia o processo de coagulação, principalmente se em contato com qualquer superfície não anticoagulante. Normalmente, as propriedades ativas do endotélio evitam o disparo da coagulação na corrente sanguínea, assim como a ativação e circulação de proteínas inativas chamadas de zimogênios ou pró-cofatores. A coagulação depende da exposição de componentes do sangue, dito ativadores, que não se encontram presentes fisiologicamente. Esses ativadores são revelados após a injúria mecânica do endotélio vascular e induzidos pelas forças de cisalhamento (p. ex.: turbulência de fluxo) ou mesmo durante os estados de choque circulatório prolongado (que propiciam a hipóxia, alterações bioquímicas, entre outras), como aquelas presentes na sepse grave com importante resposta inflamatória. Essas condições favorecem a síntese e a expressão de receptores sobre plaquetas, citoquinas e quemocinas – em especial o fator tecidual –, que ativam nosso sistema pró-coagulante.

A coagulação se faz por uma série de etapas, em que zimogênios plasmáticos circulantes são transformados em enzimas ativas. Essas enzimas agem convertendo seus substratos pró-cofatores em cofatores (Va e VIIIa), os quais se montam sobre as superfícies das células. Esses complexos (protrombinase e tenase –, veja Figura 185.2 – visão esquemática do modelo celular) configuram um fundamental arranjo proteico (o Fator Xa liga-se ao cofator Va e o fator IXa liga-se ao cofator VIIIa) sobre as superfícies de membranas celulares (endotélio lesado e/ou plaquetas ativas). Resalta-se a importância do cálcio, elemento indispensável para a ancoragem desses complexos sobre a superfície plaquetária, para que possa aumentar a a geração local de trombina em uma magnitude de 1 bilhão de vezes. Dessa forma, sua capacidade de reação é muito amplificada e sua potência é determinante para a formação de fibrina e o selamento do sangramento. No entanto, o excesso desses fenômenos biológicos podem gerar tromboses (Figura 185.2).[6]

Essas alterações hematológicas podem ser, e são, agravadas nos estados de choque, com hipoperfusão prolongada, presença de hipoxemia, hipotermia e acidemia. Esse pano de fundo precipita a disfunção hematológica como a CIVD (coagulação intravascular disseminada).

A IMPORTÂNCIA DO GLICOCÁLIX ENDOTELIAL

Em condições fisiológicas, a geração de trombina, que tem uma meia-vida curta (16 SEGUNDOS), está intimamente regulada pela ação inibitória dos anticoagulantes naturais. A antitrombina III (ATIII)–, em especial a trombomodulina, que é uma glicoproteína de membrana (TM)–, o receptor da proteína C endotelial (EPCR) e o fator inibidor da via tissular (TFPI), todos ajudam a preservar a integridade do endotélio vascular, proporcionando equilíbrio anticoagulante. Adicionalmente, o endotélio íntegro secreta substâncias antiagregantes, tais como NO (óxido nítrico), CD39 e prostaciclina; e prófibrinolíticas, como os ativadores do plasminogênio (t-PA e u-PA). Dessa forma, contribui para que o fluxo de sangue aconteça. Porém, a desnudação endotelial promovida por um ambiente metabolicamente desfavorável, como na sepse, na hiperglicemia, no trauma e nos estados de choque, frequentemente desvia o balanço hemostático do estado anticoagulante para seu oposto pró-coagulante. As citoquinas pró-inflamatórias interferem com a síntese do glicocálix (Figura 185.3),

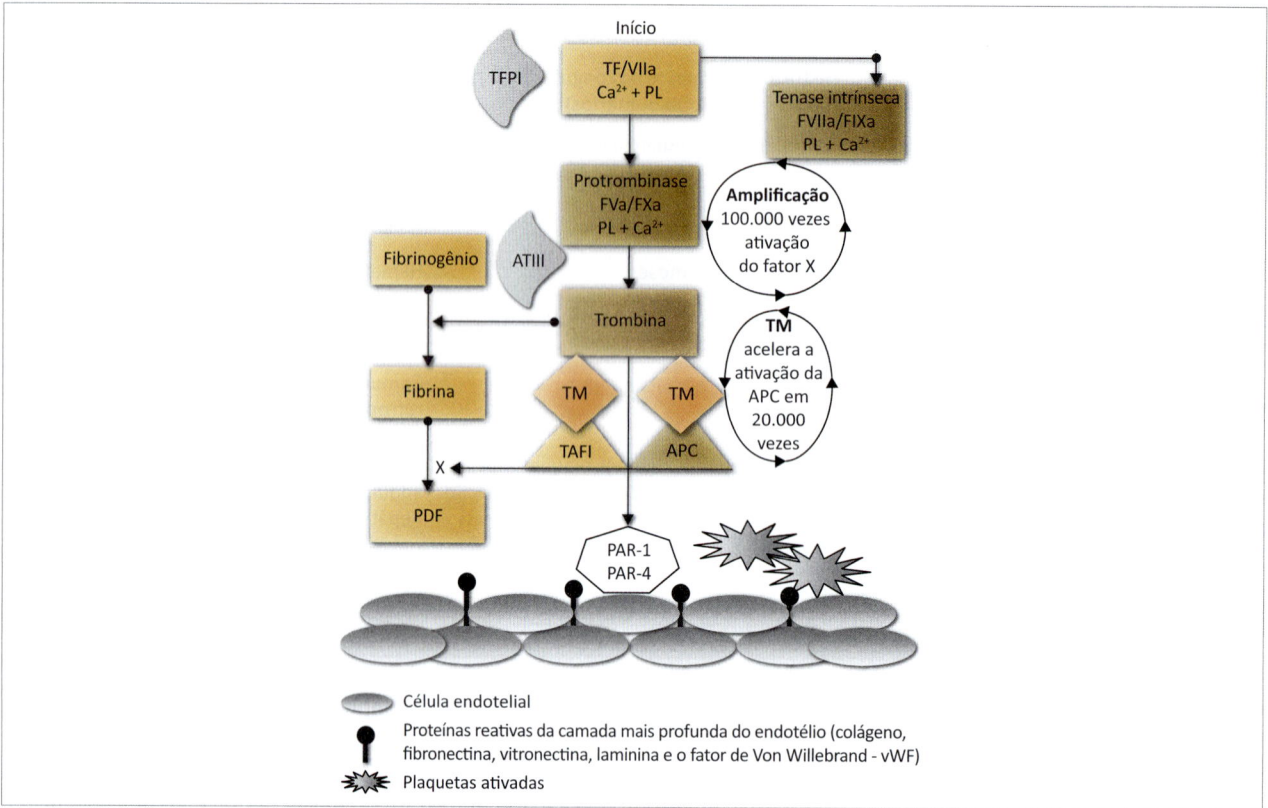

FIGURA 185.2. Visão esquemática do modelo celular da coagulação e sua cinética.

O endotélio ativo e saudável mantém a fluidez do sangue por inibir a coagulação do sangue e a agregação plaquetária e intensifica a fibrinólise endógena. Intensifica também a barreira protetora que separa o sangue e os fatores plasmáticos dos elementos altamente reativos das camadas mais profundas do endotélio. A injúria endotelial expõe essas proteínas com alto poder de adesividade ativando as plaquetas. Em paralelo à expressão Fator Tecidual (TF) sobre as superfícies do músculo liso, dos fibroblastos, dos macrófagos, dos leucócitos e do endotélio, inicia-se à coagulação do sangue. A Trombina, mesmo em baixas concentrações, é um poderoso indutor das plaquetas, para que expressem receptores que ligam proteases (PAR-1 e PAR-4) – fundamentais para sua ativação e sinalização sobre o endotélio vascular. A participação das plaquetas é de grande importância nesse processo por doarem suas membranas para que os complexos protrombinase (FXa/Va) e tenase (FIXa/VIIIa) se assentem e amplifiquem reações como a coagulação e a agregação de mais plaquetas, seja para restaurar um dano do vaso, ou seja para acelerar a cicatrização de feridas. Há uma série de elementos necessários, como o fator de Von Willebrand e o fibrinogênio, para que aconteça integração de células.[6]

TM: *thrombomodulina*; TFPI: *tissue-factor pathway inhibitor*; TAFI: *thrombin-activatable fibrinolysis inhibitor* ou *procarboxypeptidase U*); PDF: produtos da degradação da fibrina; ATIII: antitrombina III; PAR-1: *protease-activated receptors 1 and 4*; APC: *activated protein C*; PL: fosfolipídeos sobre as membranas celulares.

Fonte: Adaptada de Costa Filho RC, 2005.[6]

uma matriz rica em carboidratos que reveste o endotélio, principalmente na microcirculação; e assim a ausência do glicocálix ajuda a promover uma interferência negativa para a ação dos anticoagulantes, dos antiagregantes e dos prófibrinolíticos naturais.

O glicocálix funciona como um escudo protetor da célula endotelial (propriedades vasoprotetoras), já que está envolvido com a captação de nutrientes, facilitando a ligação de proteínas ou contribuindo para contrabalançar a alta permeabilidade induzida por lesões. O glicocálix (Figura 185.3) também potencializa as propriedades antiaderentes do endotélio por ajudar na liberação de óxido nítrico, conhecido também como EDRF (em inglês, *Endothelium-derived relaxing factor*) em resposta às forças de cisalhamento, hipoxemia, hiperglicemia, sepse e o fenômeno de injúria-reperfusão.[7]

Nota-se que a perda dessa camada endocapilar, rica em glicosaminoglicanos, heparan sulfatos, syndecan-1 e condroitina sulfatada, e plena de *cargas positivas* que compõem o glicocálix, facilita a aderência e a diapedese de leucócitos, que frequentemente agravam a injúria endotelial.[8]

Estudo recente[9] indicou que manobras de isquemia-reperfusão danificam o glicocálix, desnudando o endotélio. A dosagem plasmática de syndecan-1 e heparan sulfato poderia representar uma nova maneira diagnóstica de detectar os efeitos da perda dessa camada endocapilar que tem implicações sobre o desenvolvimento e a durabilidade da inflamação, a formação de edema, o aumento da permeabilidade, a coagulação intravascular disseminada, a agregação plaquetária, a micro e a macroangiopatia e até o aumento da invasão tumoral metastática. Obviamente esse é um assunto promissor para investigações futuras.

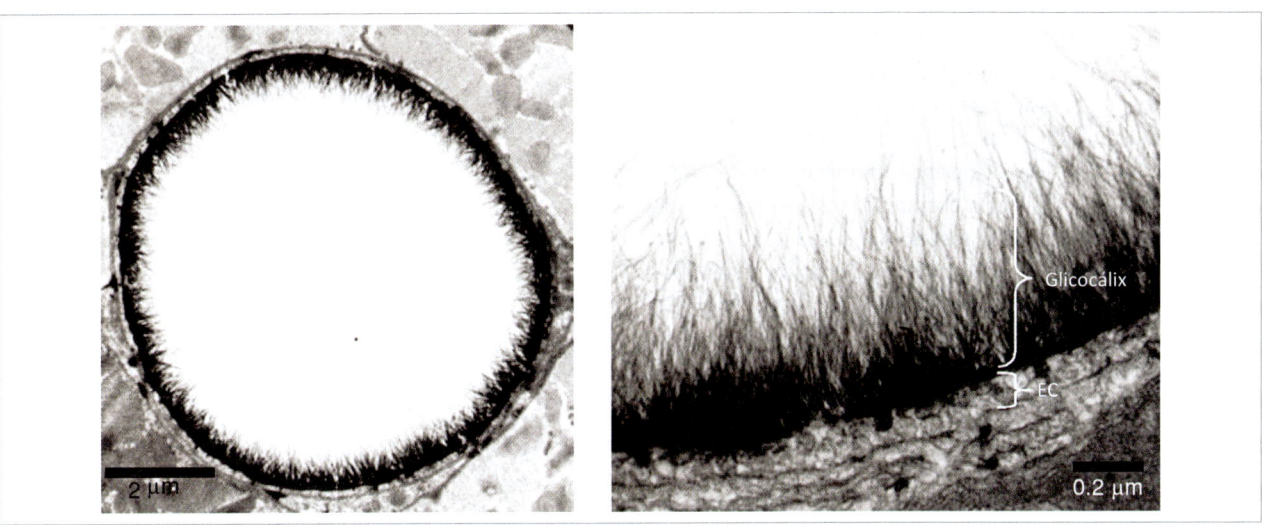

FIGURA 185.3. Microscopia eletrônica do capilar coronário de cabra corado com azul de alcian.
Observar o glicocálix assinalado na foto à direita.
Fonte: Retirada do livro *Endothelial Biomedicine* - William C. Aird Cambridge Medicine.[1]

Por último, a camada de glicocálix endotelial é uma complexa estrutura bioquímica, multicomponente, porque, além de funcionar como um filtro molecular e como uma camada lubrificante, apresenta-se como uma espécie de sensor de fluxo para as hemácias, decorrente da energia produzida pela força de cisalhamento.[10]

OS EFEITOS DO FLUXO SOBRE A COAGULAÇÃO

O modelo celular da coagulação enfatiza a exposição do fator tissular TF, resultante da injúria endotelial. A união do fator VII/VIIa circulante ao fator tecidual acontece numa reação de alta afinidade (Kd < 10 pM) para formar o complexo TF:VIIa. No entanto, a eficiência dessa reação não acontece somente pelo número ou densidade com que se forma sobre as membranas fosfolípides reativas ou a atividade cinética intrínseca dessa reação química, mas principalmente porque ocorre a uma velocidade estupenda. Os substratos, fatores solúveis plasmáticos como o FIX e o FX, são transportados para o palco desses eventos, mas da mesma forma são removidos dali pelo fluxo sanguíneo.[11]

A força de fluxo convectivo determina o movimento axial dos componentes do sangue (fatores da coagulação, hemácias, leucócitos e plaquetas) por todo o sistema da circulação, mas o processo de hemostasia (coagulação fisiológica) e/ou trombose (seu excesso) acontece a poucos mícrons do endotélio vascular. Esses eventos ocorrem na vizinhança do glicocálix, onde a velocidade de fluxo se aproxima de zero. Portanto, o fluxo lento de sangue nos estados de choque promove e amplifica essas reações, além de não ser capaz de remover apropriadamente os componentes do sangue envolvidos no processo hipercoagulante (Figura 185.4).

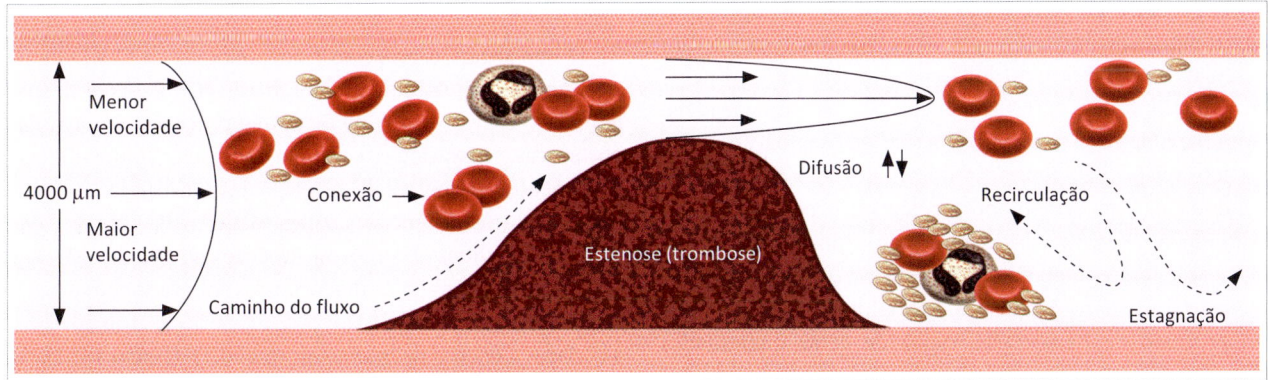

FIGURA 185.4. Características do fluxo. O perfil da velocidade de fluxo de sangue é parabólico, como mostra a figura. Nas regiões em que há maior lentidão e morosidade (baixo fluxo), criam-se zonas de estagnação que favorecem o processo de coagulação em áreas de exposição endotelial. Enquanto as forças convectivas transportam as células, os fatores da coagulação, os inibidores da coagulação e as forças difusivas regulam o movimento desses componentes para bem próximo da parede endotelial, que, quando lesada, favorece o processo de formação do trombo.

DISTÚRBIOS TROMBO-HEMORRÁGICOS

A CIVD é definida como uma síndrome clínica adquirida, caracterizada pela ativação dos mecanismos da coagulação e induzida por diferentes fatores desencadeantes, levando à formação e à deposição de fibrina intravascular. Na maioria dos casos de CIVD, o sistema fibrinolítico está disfuncionante, o que contribui para a deposição de fibrina em diferentes órgãos, porém, em outras situações (p. ex.: na leucemia promielocítica aguda ou na fase inicial do trauma), a fibrinólise pode estar acelerada, contribuindo, assim, para quadros de sangramento grave (hiperfibrinólise). A deposição de fibrina intravascular, principalmente na microcirculação, acarreta obstrução e disfunção dos vasos com consequente lesão isquêmica de diversos tecidos e órgãos, contribuindo para a falência de múltiplos órgãos. O consumo dos fatores da coagulação, anticoagulantes naturais – TFPI, ATIII, proteína C (PC) e proteína S (PS) – e plaquetas, resultantes da contínua ativação da coagulação, favorece o aparecimento de hemorragias, caracterizadas por sangramento difuso, podendo ser esta uma das primeiras manifestações clínicas. É fundamental ressaltar que a CIVD é sempre secundária a uma doença de base e quase sempre está associada à resposta inflamatória sistêmica, cuja gravidade depende do tipo de mecanismo desencadeante. Portanto, a identificação e o tratamento rápido da condição predisponente são fundamentais para o controle dessa síndrome.

CONDIÇÕES CLÍNICAS ASSOCIADAS À CIVD

A maioria dos casos de CIVD associa-se a infecções, neoplasias malignas, leucemia aguda promielocítica, doenças hepáticas, complicações obstétricas, doenças do colágeno, politraumatismos, cirurgias complexas, reações transfusionais hemolíticas, vasculites, picadas de animais peçonhentos, entre outros. As principais condições clínicas envolvidas na etiologia da CIVD estão listadas no Quadro 185.2.

FISIOPATOGENIA DO CIVD

O processo da coagulação acontece por disruptura da continuidade do endotélio, que cobre todo o sistema cardiovascular. É a expressão do TF decorrente da lesão endotelial em contato com a corrente sanguínea que o desencadeia. Com o primeiro, o sistema intrínseco da coagulação poderia ser ativado pela interação do sangue com o tecido subendotelial, Von Willebrand e colágeno expostos. Com o segundo, o TF dentro das células (não exposto durante sua ativação), apresentado após a ruptura do endotélio, causa a ativação do sistema extrínseco. Esse último é a força maior no processo da hemostasia, capaz de gerar quantidades elevadas de trombina que converte o fibrinogênio solúvel em fibrinas insolúveis. Por outro lado, o coágulo formado pode se dissolver pela incorporação do plasminogênio, que é ativado pelo sistema fibrinolítico, em especial a plasmina. Assim como o excesso de trombina é inativado pelos anticoagulantes naturais, o excesso de plasmina é inativado pelo sistema antifibrinolíticos (α2-antiplasmina) e por uma carboxipeptidase, o inibidor da fibrinólise ativado pela trombina (TAFI). Deve-se destacar que fisiologicamente esses fenômenos ocorrem simultaneamente.

QUADRO 185.2. Mecanismos desencadeantes de CIVD (coagulação intravascular disseminada).

CIVD Aguda	
Infecciosos	• Sepse grave por bactérias gram-positivas e negativas • Vírus: dengue, herpes • Parasitas: protozoários (malária)
Obstétricos	• Descolamento prematuro da placenta • Embolia do líquido amniótico • Abortamento por soluções salinas hipertônicas • Eclâmpsia
Neoplasia hematológica	• Leucemia promielocítica aguda
Lesão tecidual por trauma, choque, hipoxemia	• Enterocolite necrosante • Veneno de cobra • Afogamento em água doce • Traumatismo craniano • Reação hemolítica transfusional – rejeição de enxertos • Aneurisma dissecante da aorta
Outras causas	• Deficiência homozigótica de proteína C • Enfermidade hepática grave
CIVD subaguda e crônica	
Neoplasias/TU sólidos	Adenocarcinoma produtor de mucina
Obstétricos	Feto morto retido
Vasculares	Hemangioma cavernoso gigante, aneurisma dissecante aórtico, vasculites

O que separa o processo fisiopatológico da CIVD da fisiologia da coagulação é a combinação não fisiológica, sustentada e excessiva do início desses processos (catástrofes obstétricas, sepse, câncer e trauma), somada à impossibilidade de neutralizá-los, em decorrência da exaustão dos sistemas inibitórios (insuficiência hepática, deficiências congênitas e situações de choque) conforme descritos no Quadro 185.3.

O endotélio ativado, os monócitos, os fibroblastos e as plaquetas desencadeiam e amplificam essas alterações clínicas adversas, associadas à doença de base ao expressa o TF (Figura 185.2). As células endoteliais lesadas permitem aderência e agregação plaquetária, que seriam amplificadas pela hipoxemia e pelo hipofluxo, comuns nos estados de choque. A deposição sistêmica de fibrina é o resultado da grande geração de trombina, mediada pelo complexo fator tissular/fator VII ativado (TF/FVIIa), e da inibição

QUADRO 185.3. Consequências hematológicas da perda do sistema inibitório na CIVD.

Forças hemostáticas	Inibidores	Consequência da perda da inibição
Fator tecidual – (FT)	Inibidor do caminho do fator tecidual (TFPI)	Aumento da geração de trombina
Fatores ativados V e VIII	Proteína C e Proteína S	Aumento da geração de trombina
Ativação dos fatores da coagulação e trombina	Antitrombina (ATIII)	Aumento da formação de fibrina e ativação das plaquetas
Plasminogênio tissular ativado (t-PA)	Inibidor do ativador do plasminogênio, do tipo 1 (PAI-1)	Aumento da ativação fibrinolítica com diminuição do PAI-1 e aumento da trombose por aumento do PAI-1*
Plasmina	α2-plasmina inibidor (α2-PI)	Hiperfibrinólise

O *PAI-1 frequentemente aumenta na fase tardia da CIVD.

ou disfunção dos anticoagulantes naturais ATIII, PC, PS e TFPI.[12] Além das alterações citadas, a inibição da atividade fibrinolítica pelo aumento dos níveis do PAI-1 e aumento da ação do TAFI resulta em remoção inadequada de fibrina, contribuindo para a trombose na microcirculação (Figura 185.2).[13]

A resposta inflamatória associada à CIVD envolve principalmente duas citocinas: a interleucina 6 (IL-6) e o fator de necrose tumoral do tipo alfa (TNF-α). A IL-6 possui ação central nesse processo, por ser responsável pela geração de trombina, possivelmente por regular a expressão do fator tecidual (TF); e o TNF-α atua liberando a IL-6, o que altera os mecanismos de anticoagulação natural, pela depressão do sistema da proteína C da coagulação (PC), por induzir diminuição da expressão de trombomodulina (uma glicoproteína de membrana endotelial – TM). É importante ressaltar que os neutrófilos ativados, ao liberarem as elastases, degradam essas moléculas, coibindo mais ainda o equilíbrio anticoagulante natural. O TNF-α parece promover alterações adicionais no sistema fibrinolítico.[14-16] Em contrapartida, são gerados produtos de degradação de fibrina (PDF) que afetam a função plaquetária, porque reagem sobre os receptores de fibrinogênio, a glicoproteína IIa/IIIb (GPIIb/IIIa), impedindo sua interação com o fibrinogênio.

A ativação sistêmica da coagulação promove não somente a deposição de fibrina e trombose, mas também o consumo e a consequente depleção dos fatores de coagulação e plaquetas, o que frequentemente resulta em manifestações hemorrágicas. De interesse, na CIVD, também os níveis circulantes do inibidor do ativador do plasminogênio (PAI-1) paradoxalmente aumenta, por ser um composto de fase aguda e intensificado pelas citocinas. Essa elevação do PAI-1 que inibe o sistema fibrinolítico endógeno, por outro lado, amplifica o processo trombótico, que geralmente culmina na disfunção orgânica múltipla e na morte.[17,18] Recente estudo em modelo animal com sepse[19] ilustrou a utilidade da reposição de fibrinogênio (que é baixo na CIVD associada à sepse) com base na tromboelastometria, apontando melhora significativa da sobrevivência, incluindo benefícios claros no controle da hemorragia.

Por último, no conjunto, esses mecanismos fisiopatológicos, mesmo que paradoxais, explicam a ocorrência simultânea de (micro)trombose e sangramentos excessivos presentes na CIVD.

DIAGNÓSTICO

Para o diagnóstico da CIVD é fundamental a identificação do mecanismo desencadeante (Figura 185.5), pois somente uma correlação clinicolaboratorial compatível com a síndrome permite um diagnóstico adequado. O quadro clínico é variável e inespecífico, sendo possível observar os sinais sistêmicos de resposta inflamatória, como febre, hipotensão, acidose, manifestações de sangramento difuso (petéquias, equimoses, sangramento em locais de punção venosa ou a partir de drenos e cânulas ou ainda sangramentos pós-operatórios em cicatriz cirúrgica ou traumática) e sinais de trombose (Quadros 185.1, 185.2 e 185.4). A ocorrência de trombose clinicamente detectável não é comum; quando ocorre, manifesta-se sob a forma de necrose de pele e de extremidades, que clinicamente é simétrica.

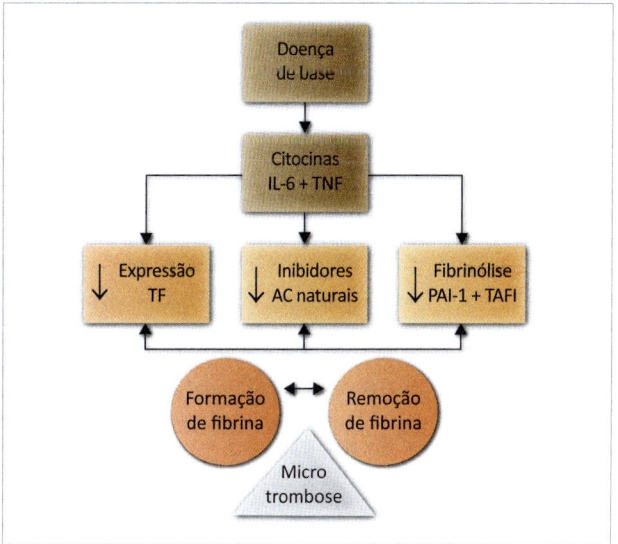

FIGURA 185.5. Patogênese da CIVD aguda simplificada.

QUADRO 185.4. Tipo de lesão que a CIVD provoca sobre o sistema orgânico.

TROMBOSE	SN (sistema nervoso): ↓ consciência, delirium, coma
	Pele: isquemia focal, gangrena simétrica membros
	Rins: oligúria, azotemia
	AR (aparelho respiratório): injúria pulmonar
	GI (gastro intestinal): isquemia mesentérica com ulceração
	SH (hematológico): anemia hemolítica
SANGRAMENTO	SNC (sistema nervoso): sangramento SNC
	Pele: petéquias, esquimoses, sítios de venopunção
	Mucosas: hemoptise, epistaxe, gengivorragia
	Rins: hematúria
	GI (gastrintestinal): sangramento

Há a hipótese de que a formação intravascular de fibrina e sua deposição na microcirculação determina a lesão isquêmica em vários órgãos, levando a manifestações clínicas graves como insuficiência renal, insuficiência respiratória, ulcerações na mucosa gastrintestinal ou alterações neurológicas. Pelo fato de tratar-se de um processo de evolução e gravidade progressivas, a CIVD pode ser classificada em três fases didáticas conforme quadro clínico e exames laboratoriais (Quadro 185.5):

- **Fase I:** ativação compensada;
- **Fase II:** ativação descompensada e
- **Fase III:** CIVD aguda (plenamente instalada).

QUADRO 185.5. Alterações clínicas e laboratoriais (fases da CIVD).

Fase I (ativação compensada)	- Poucos sintomas - TTPA, TP, TT, fibrinogênio: N - Plaquetas: N/ limite - AT: ↓ discreta
Fase II (ativação descompensada)	- Sangramentos + disfunção de órgãos - TTPA, TP, TT: ↑ - Plaquetas, fibrinogênio: ↓ - AT, fatores da coagulação: ↓ - DD, PDF, TAT, F1 = 2: ↑↑
Fase III CIVD aguda (plenamente instalada)	- Sangramentos + disfunção de múltiplos órgãos - TTPA, TP, TT: ↑↑/ ↑↑↑ - Plaquetas, AT, fibrinogênio, fatores: :↓↓ - AT, fatores da coagulação: ↓ - DD, PDF, TAT, F1+2: ↑↑↑

AT: antitrombina; DD: dímero D; F1+2: fragmento[1+2] da protrombina; PDF: produto da degradação da fibrina; TAT: complexo trombina/antitrombina; TP: tempo de protrombina; TTPA: tempo de tromboplastina parcial ativada; TT: tempo de trombina.
Fonte: Adaptado de Aird WC. *Endothelial Biomedicine*: Cambridge University Press; 2007.[1]

No entanto, o sistema de pontuação (*DIC score*) proposto pelo Subcomitê Científico de CIVD da Sociedade Internacional de Trombose e Hemostasia (ISTH), em 2001, para auxiliar no diagnóstico e acompanhamento dos quadros de CIVD (Quadro 185.6) é mais moderno. Esse sistema de pontuação possibilita facilitar o diagnóstico da CIVD com manifestações chamadas de ocultas ou abertas ou floridas (*non-overt ou overt*).[20,21] Em 2007, esse escore foi simplificado e validado depois de 5 anos de revisão.[22] Mais recentemente, o ISTH escore foi adotado como importante ferramenta de acompanhamento da CIVD pelo British Committee for Standards in Haematology.[23]

O Quadro 185.7 resume as alterações hematológicas presentes no quadro de choque, incluindo as alterações no hemograma. Mas é importante destacar que as alterações laboratoriais isoladamente são de importância secundária para o diagnóstico e o tratamento da CIVD (Quadro 185.8). Clerence Merskey foi quem desenvolveu a identificação laboratorial dos produtos de degradação da fibrina e cunhou o termo síndrome de desfibrinização: já citava, em 1973, que nem tudo que parece ser CIVD por critérios laboratoriais, pode ser CIVD, enquanto a verdadeira CIVD pode não se enquadrar no perfil desses achados, ao contrário de suas doenças subjacentes.[24]

As síndromes protrombóticas adquiridas, que cursam com trombocitopenia, habitualmente desenvolvem padrões que parecem ser semelhantes, sobretudo quando cursam com necrose de extremidade. Tanto a CIVD aguda como a trombocitopenia induzida pela heparina (HIT) podem tornar o diagnóstico mais complicado. O Quadro 185.9 descreve de modo didático as diferenças clínicas e laboratoriais entre CIVD e HIT, porém, na prática, muitas vezes elas podem estar associadas.

TRATAMENTO

O tratamento dirigido à doença de base é o mais importante na CIVD, como remover a causa que está produzindo o fator tecidual e seu lançamento na corrente sanguínea. A placenta nos casos de descolamento prematuro de placenta (DPP), o feto morto retido (FMR) e os tecidos lesados/necrosados nos traumatismos e nas neoplasias amplificam os estados de choque circulatório, por induzirem a síndrome trombo-hemorrágica. A terapia de suporte como correção de distúrbios hidreletrolíticos e do equilíbrio acidobásico a administração de fluidos de modo adequado, a antibioticoterapia presta e o suporte ventilatório e cardiocirculatório são necessários. Ao menos que ocorram hemorragias importantes ou complicações trombóticas, os tratamentos específicos para CIVD serão de pouca utilidade. Tanto a anticoagulação e os antifibrinolíticos quanto a reposição de fatores de coagulação devem ser usados com cautela.

No trauma, estudos recentes apontaram benefícios na utilização de ácido tranexâmico (TXA), que demonstrou uma redução significativa da mortalidade dentro

CAPÍTULO 185 Alterações Hematológicas no Estado de Choque

QUADRO 185.6. Acompanhamento do CIVD *score*, proposto em 2001 pelo ISTH e utilizado com o intuito de se monitorizar a evolução de CIVD em ambiente de terapia intensiva.

Esta pontuação pode ser utilizada como algoritmo para o diagnóstico da CIVD conforme figura.

Como identificar o paciente com coagulopatia de consumo?

Sistema de pontuações proposto pelo ISTH*[(5)]

Coagulopatia associada a doença de base?	SIM Continue	NÃO Pare
Contagem de plaquetas (> 100 = 0; < 100 = 1; < 50 = 2)		
Marcador de fibrinólise (PDF/D-Dímero) (Normal = 0, Moderada = 2, Elevada = 3)		
Prolongamenti do TP (< 3 s = 0, 3 ≥ 6 s = 1, > 6 s = 2)		
Fibrinogênio (> 100 mg/dL = 0, < 100 mg/dL = 1)		
Calcule o total da pontuação		

Se o total da pontuação for:

≥ 5 compatível com CIVD**
    evidente; repetir o sistema de pontuação diariamente

< 5 sugestivo (não afirmativo) para CIVD não-evidente; repetir em 1-2 dias

*Subcomitê Científico em Coagulação Intravascular Disseminada (CIVD) da Sociedade em Trombose e Hemostasia (ISTH) – julho/2001.
** CIVD evidente com sistema hemostático descompensado

Adaptado de Toh e cols.[22]

QUADRO 185.7. Alterações hematológicas no choque, incluindo as alterações no hemograma.

Alterações hematológicas			Testes laboratoriais	
	Fase I	Fase II	Usuais	Raros
Leucócitos	Aumento do nº e função	Reação leucemoide Neutropenia	Contagem esfregaço periférico	Ensaios funcionais
Hemácias	Anemia	Anemia ↓ deformabilidade	Htc, Hb Reticulócitos Esfregaço periférico Ferritina Ferro Capac. lig. do Fe	Viscosidade eritropoetina
Plaquetas	Trombocitose ativação	Trombocitopenia Ativação excessiva	Contagem Esfregaço periférico	Autoanticorpos Axígenos de superfície
Coagulação	Geração de trombina Geração de fibrina	↓ Prot. C Coagulopatia de consumo Geração excessiva de trombina e fribrina	Dímero-D TP PTTa Fibrinogênio	Prot. C Antitrombina III Marcadores de ativação

Htc: hematócrito; Hb: hemoglobina; Prot. C: proteína C; PTTa: tempo de tromboplastina parcial ativada.
Como informação para orientação terapêutica, diante da suspeita de CIVD, devem ser solicitados os exames de TP, TTPa, TT, dosagem de fibrinogênio, PDFs, dímero D, tromboelastograma (quando disponível), hemograma com contagem de plaquetas e análise microscópica do esfregaço de lâmina, sem anticoagulante do sangue periférico. Para uma correta análise e interpretação da evolução da síndrome, é fundamental que esses exames sejam repetidos de forma seriada. Em alguns casos específicos, pode ser necessário a dosagem dos fatores da coagulação e de seus inibidores (AT, PC e PS).

QUADRO 185.8. Razões pelas quais os achados laboratoriais são de importância secundária no diagnóstico da CIVD.

Limitações dos exames laboratoriais

- Sempre existem problemas e outras doenças que alimentam a CIVD, portanto, podem confundir o clínico quando avaliam somente os testes de laboratório
- Os exames representam fotografias estáticas de uma situação clínica altamente dinâmica
- Os exames especiais muitas vezes demoram muito tempo para refletir mudanças muito agudas, exceto a tromboelastometria, que é capaz de refletir as mudanças rápidas entre os extremos de hipercoagulabilidade e hipocoagulabilidade do sangue *ex vivo*.
- Os exames raramente direcionam ou redirecionam as terapias e podem confundir o clínico

QUADRO 185.9. Comparação entre duas síndromes trombocitopênicas associadas à isquemia/necrose acral: CIVD aguda e HIT.

Característica clínica e laboratorial	CIVD aguda/isquemia hepática e necrose de extremidade	HIT com necrose de extremidade
Início da trombocitopenia	Usualmente antes do 5º dia	Entre 5-10 dias
Início da isquemia/necrose de extremidade	2-5 dias após a agressão hepática	2-5 dias após o início da HIT
Localização da necrose	Acral, algumas vezes não acral – simétrica	Acral – pode ser assimétrica
Trombose em grandes vasos concomitante	Usualmente não	Usualmente sim
Icterícia ou transaminases elevadas	Sim	Usualmente não
Normoblastemia	Sim	Não (exceto se associada a CIVD)
Laboratório da HIT	Negativo ou fraco-positivo	Forte-positivo (SRA e EIA)

CIVD: Coagulação Intravascular Disseminada; EIA: Enzyme-Immunoassay; SRA: serotonin-release assay.
Fonte: Adaptado de Warkentin.[39]

das primeiras 3 horas, mas não mais após esse período.[25] Enfatiza-se que a coagulopatia induzida pelo trauma tem alta mortalidade (70% a 100%).[26] Quando o TXA é feito em menos de 1 hora após a injúria, está associado com redução da mortalidade em 32%. Mas se administrado em mais de 3 horas está associado com aumento da mortalidade induzida pelo sangramento (> 4%).[26]

A tromboelastometria serve para orientar a reposição de componentes do sangue, de antifibrinolíticos ou de hemoderivados, quando estes são necessários, porém ainda se desconhece a utilidade dessa ferramenta ou de outros exames antes do emprego de antifibrinolíticos.[26, 27]

A tromboelastometria tem se mostrado um instrumento efetivo no tratamento dos distúrbios da coagulação e na alocação mais racional dos componentes do sangue para controle do sangramento, em especial o emprego do concentrado do fibrinogênio.[28] O papel da heparina tem sido centro de controvérsias há décadas. Nenhum estudo multicêntrico randomizado até o momento foi conduzido para responder a essa questão de modo claro.[29] Deve-se considerar que a deficiência de AT na CIVD gera resistência à heparina. A heparina de baixo peso molecular pode ser utilizada, por via subcutânea, como tromboprofilaxia, desde que os riscos de seu emprego sejam ponderados, como é o caso de idosos com insuficiência renal e presença de importante trombocitopenia.

A heparina não tem ação no caso de picada de cobra, quando somente deveria ser utilizado o soro antiofídico.

Aproximadamente 90% dos pacientes com CIVD apresentam níveis de ATIII muito baixo, fator importante que sustenta essa coagulopatia. Muitos estudos em pacientes obstétricos e pacientes com sepse preconizam a utilização desse inibidor de trombina para correção de CIVD.[30, 31] A dose inicial é de 2.500 unidades de ATIII (40 mg/Kg) seguida de infusão contínua de 50 UI por hora.

A ação dos concentrados com esses inibidores não se restringe a impedir a formação de trombina, mas tem também o efeito de regular a própria resposta inflamatória, diminuindo a agressão às células endoteliais e a ativação de monócitos, que expressam o fator tecidual. Na prática, o concentrado de antitrombina III tem sido usado como terapia de reposição desde 1980, em pacientes com sepse grave e CIVD, com resultados contraditórios. Embora sua utilização tenha apresentado alto custo e demonstrado efeitos na redução da mortalidade, fisiologicamente, apresenta racional fisiológico.

A transfusão com hemocomponentes, incluindo o concentrado de fibrinogênio como hemoderivado no lugar do crioprecipitado, ajuda a controlar sangramentos, desde que aplicada de maneira correta e guiada. Contudo, a terapia com hemoderivados ativados, em pacientes com consumo elevado de fatores, pode adicionar "combustível ao incêndio" por aumentar a microtrombose vascular. Não há evidências na literatura que suportem essas ações, assim como o emprego de antifibrinolíticos, exceto no trauma com choque ou injúria cerebral fechada na fase inicial. A coagulopatia mostrou pior desfecho após a transfusão de concentrados de protrombina, aplicada com o propósito de corrigir o tempo de coagulação elevado em pacientes cirróticos e com CIVD.[30]

COAGULOPATIA DILUCIONAL

Não é rara a ocorrência de um distúrbio de coagulação ocasionado pela hemodiluição dos fatores solúveis plasmáticos e das plaquetas, em função do excesso de volume e de transfusões não guiadas ou sem critérios. O exemplo clássico é a coagulopatia resultante das transfusões maciças, após um quadro clínico – laboratorial de choque hemorrágico.[32] Os componentes sanguíneos que contêm os fatores que participam na hemostasia são apenas os concentrados plaquetários, o plasma fresco congelado e o crioprecipitado anti-hemofílico. Atualmente, hemoderivados como a reposição com concentrado de fibrinogênio têm sido empregado de modo seguro e eficaz nas perdas adquiridas dos fatores da coagulação em hemorragias.[33,34] Os demais componentes têm pequena quantidade dos fatores lábeis, que, se usados em grande volume (50 a 75% da volemia), levam a uma falta transitória dos fatores, pois o organismo necessita de tempo para restituí-los. Outros exemplos de coagulopatia dilucional são a exsanguíneo-transfusão e a circulação extracorpórea. Utiliza-se como regra geral a reposição de fatores de coagulação por meio de 6 UI de crioprecipitado anti-hemofílico e 2 UI de plasma fresco congelado, a cada transfusão de 4 a 5 UI de concentrado de glóbulos ou sangue total preservado. Todavia, com a disponibilidade do concentrado de fibrinogênio, o crioprecipitado tem sido empregado com menor frequência. As transfusões de plaquetas estão indicadas nos casos com contagem inferior a 40 – 50.000/mm^3; geralmente administra-se 1 UI de concentrado de plaquetas por aférese ou 1 UI para cada 10 Kg de peso de plaquetas randômicas, que a princípio deveriam ser isotipadas e com menos de 72 horas, já que, decorrido esse tempo, há um decréscimo de sua capacidade hemostática.[35] Quando são realizadas muitas transfusões de concentrado de hemácias, é necessário a reposição de cálcio, pois as bolsas de sangue contêm anticoagulantes e preservativos (EDTA), com base no citrato de sódio, que é um quelante de cálcio. A hipocalcemia secundária às transfusões maciças agrava-se nos pacientes com hepatopatias e arritmias cardíacas.

EXAMES LABORATORIAIS SOLICITADOS NAS COAGULOPATIAS
TESTES GLOBAIS DA COAGULAÇÃO

Os exames laboratoriais isolados mais utilizados para acompanhamento de CIVD são:

- **Contagem de plaquetas:** a trombocitopenia pode ser o primeiro sinal de CIVD e geralmente encontra-se abaixo de 100.000/mm^3; no entanto, seu achado isolado não é suficiente para o diagnóstico da síndrome, uma vez que existem várias outras causas de plaquetopenia, como as imunológicas ou as associadas a drogas.

- **Tempo de protrombina (TP), tempo de tromboplastina parcial ativada (TTPa) e tempo de trombina (TT):** o TP e o TTPa estão prolongados em decorrência do consumo dos fatores da coagulação. Quando o resultado desses exames encontra-se dentro de valores normais, não é possível excluir quadro de CIVD, pois nas fases iniciais da síndrome não há consumo suficiente de fatores da coagulação para prolongar o TP e o TTPa. O TT está prolongado em decorrência da hipofibrinogenemia relacionada ao consumo de fibrinogênio. Esses exames são amplamente disponíveis em vários laboratórios e, diante da suspeita de CIVD, sua realização seriada é fundamental para controlar a evolução do quadro clínico e monitorizar a resposta terapêutica. Muitas limitações são descritas com relação a confiabilidade e precisão desses testes, sobretudo em decorrência das técnicas para sua realização como as já conhecidas variações interlaboratoriais. Deve-se considerar inclusive os diversos contextos clínicos, que podem espelhar padrões que não refletem a realidade *in vivo*.[36]

- **Fibrinogênio:** pode ser examinado pela forma quantitativa da proteína total (por precipitação, que não detecta situações em que há alterações de função ou integridade de sua molécula) ou pela forma funcional – método de Clauss (cronométrico), que expressa a quantidade de fibrinogênio coagulável. Os dois métodos devem ser analisados, se possível conjuntamente. Graves deficiências podem identificar insuficiência hepática, consumo (CIVD) e grandes diluições. Diferenças significativas entre os dois métodos podem sugerir desfibrinogenemia ou presença de PDF por atividade fibrinolítica. A dosagem de fibrinogênio plasmático deve ser feita, porém em fases iniciais da CIVD; seus níveis podem permanecer normais ou mesmo elevados apesar da ativação da coagulação, uma vez que se trata de proteína de fase aguda. A hipofibrinogenemia aparece em casos graves de CIVD. Em terapia intensiva, a presença de coloides de uso frequente, como dextrana e amidos, interfere na mensuração quantitativa do fibrinogênio pelo método Clauss, superestimando-o.[37] Outros estudos apontam que nem o PT nem o PTTa e o fibrinogênio se correlacionam com sangramento no período pós-operatório de cirurgia cardíaca, evidenciando a falta de robustez desses testes em pacientes complexos.[38]

- **Produtos de degradação da fibrina (PDF):** resultam da ação da plasmina no fibrinogênio ou na fibrina. É o melhor indicador da atividade fibrinolítica. O aumento do PDF, em geral, é observado desde o início do quadro de CIVD. Deve-se ainda considerar que o PDF é metabolizado pelo fígado e excretado pelos rins e, portanto, os níveis plasmáticos desse produto é influenciado pela função dos órgãos citados.

- **Dímero D:** atualmente, existem anticorpos específicos contra os fragmentos D e E agregados a partículas de látex e um anticorpo específico para o dímero de fragmento D, o que é sempre originado por degradação da fibrina e não do fibrinogênio, como podem ser os fragmentos D e E. Níveis normais de dímero-D têm um alto valor predito negativo para a presença de degradação de fibrina intravascular. O dímero D (DD) superior a 2 μ/mL pela técnica de aglutinação em látex ou acima de 500 ng/mL FEU (Unidade Equivalente em Fibrinogênio) pelo método em Elisa, sugerem hiperfibrinólise *in vivo*, e o teste, graças à especificidade do anticorpo ao dímero, pode ser realizado em plasma citratado sem influência da fibrinogenólise *in vitro*. Os aumentos são significativos na síndrome de CIVD, na síndrome fibrinolítica sistêmica e no uso de agentes terapêuticos fibrinolíticos. Um aumento discreto ocorre nos processos trombóticos, no pós-operatório de grandes cirurgias, bem como nas hepatopatias com aumento da atividade fibrinolítica, sendo para essas finalidades utilizado método de alta sensibilidade (Elisa).
- **Lise de euglobulina:** é um teste relativamente simples que visa à medição da atividade fibrinolítica do plasma após a concentração dos fatores ativadores e retirada dos inibidores do sistema. Tem sido também utilizada após estimulação *in vivo* por garroteamento de pelo menos 10 minutos do membro que vai ser coletado o sangue. Essa forma de estímulo permite identificar alguns defeitos trombogênicos do sistema fibrinolítico quando a resposta ao garroteamento da fibrinólise está inadequada.
- **A dosagem de fatores da coagulação e anticoagulantes naturais (PC, PS e ATIII):** os níveis plasmáticos dos fatores da coagulação e dos inibidores naturais da coagulação ficam muito reduzidos na CIVD em decorrência do consumo induzido pela formação de trombina. A dosagem de fatores específicos (p. ex.: fatores V e VIII) pode ser útil em algumas situações, como a de auxiliar na diferenciação entre coagulopatia associada a insuficiência hepática e CIVD. A dosagem plasmática de AT, PC e PS é útil para o diagnóstico e acompanhamento do paciente.
- **Marcadores de ativação da coagulação:** o fibrinopeptídeo A (FPA), o fragmento[1+2] da protrombina (F1+2), a fibrina solúvel e o complexo trombina/antitrombina (TAT) são exames laboratoriais utilizados como marcadores de hipercoagulabilidade, indicadores sensíveis da geração de trombina, com sensibilidade e especificidade que variam de 80% a 90%.
- Análise de esfregaço de sangue periférico pode analisar detalhadamente cada linhagem celular. Assim, observa-se a distribuição das plaquetas, sua morfologia e também sua quantidade confirmando uma trombocitopenia ou mesmo uma trombocitose. A análise dos eritrócitos pode demonstrar, por exemplo, o número aumentado de hemácias fragmentadas (esquizócitos), orientando para um quadro de hemólise intravascular (coagulação intravascular disseminada ou púrpura trombótica). O exame da linhagem branca pode mostrar alterações como as doenças hematológicas, que podem explicar um caso atípico de sangramento (p. ex.: leucemia promielocítica aguda).

CUIDADOS COM OS TESTES GLOBAIS DA COAGULAÇÃO

Recentemente, Theodore Warkentin cunhou o termo *PTT confounding*, para demonstrar a falência de anticoagulação nos pacientes coagulopáticos.[39] Processos trombóticos devastadores podem complicar a HIT ou a CIVD. Nessas desordens adquiridas, o tempo parcial de tromboplastina (PTT) e o RNI (relação normatizada internacional) podem confundir a monitorização para se ajustar às terapias anticoagulantes, o que contribui para a falência terapêutica. PTT/RNI podem confundir nos seguintes cenários:

1. Trombose progressiva associada ao uso inapropriado de anticoagulação (subdose) e sua interrupção.
2. Heparinização na isquemia/necrose cutânea associada ao uso dos antagonistas da vitamina K, como complicação da hipercoagulabilidade relacionada à neoplasia.
3. Terapia com inibidores de trombina diretos (DTI) complicando a CIVD associada à HIT.
4. Terapia anticoagulante durante a CIVD aguda com isquemia hepática e necrose de extremidades.

Chama-se a atenção para não se monitorizar a coagulação usando o PTT ou o RNI caso estejam alterados em seus valores basais. Também se descreve pela primeira vez uma associação entre estados de choque que levam à isquemia hepática. Nessas situações, infere-se que a disfunção hepática associada ao choque pode desencadear isquemia de extremidades, por diminuição da síntese hepática de PC, e ATIII, considerada um importante fator de risco para a necrose de extremidades. É importante chamar a atenção dos clínicos para o potencial da falência da anticoagulação em função dos padrões do PTT/RNI, causadores de confusão, quando se manuseiam as coagulopatias protrombóticas anteriormente citadas.

TROMBOELASTOMETRIA

Permite uma avaliação global da hemostasia com mínima quantidade de sangue ($\approx$ 300 μL), que contempla todas as células (plaquetas, leucócitos e hemácias) que participam dos processos de hemostasia e trombose de uma maneira mais fisiológica. Além do mais, o exame pode ser realizado em diferentes temperaturas (adequado para as hipotermias), preserva o meio bioquímico e o acidobásico após coleta (sangue total) e é efetuado com precisão por meio de pipetagem eletrônica. Portanto, os testes convencionais da coagulação terminam na formação da polimerização de fibrinas, enquanto a tromboelastometria estende-se além desse ponto, sendo mais sensível à atividade fibrinolítica do que as mensurações dos produtos de degradação da fibrina, por exemplo.[40, 41] A tromboelastometria descreve todo o processo da coagulação, ou seja, da fibrinogênese à fibrinólise, inferindo os efeitos da geração de trombina sobre a formação do coágulo. Recentemente, o termo tromboelastometria rotacional, chamado de sistema roTEM® (Pentapharm GmbH, Munique, Alemanha), tem sido mais empregado e difundido por ser de simples manuseio, robusto, fidedigno, e um equipamento de fácil transporte entre os setores de um hospital e com uma gama de reagentes (INTEM, EXTEM, FIBTEM, APTEM, NATEM e HEPTEM)® capazes de atender à demanda dos profissionais no que concerne a monitorização de transfusão, e a utilização de hemocomponentes e hemoderivados.[28, 42, 43] O roTEM® tem sido testado em diversas situações clínicas (trauma, cirurgias complexas, transplantes, obstetrícia), e em especial na sepse grave com CIVD para determinar o grau de desequilíbrio sistêmico ou para a trombose (hipercoagulabilidade) ou risco de sangramento (hipocoagulabilidade).[44]

Esse exame gera traçados digitalizados, obtidos da ação oscilatória mecânica de um copo (TEG®) ou de um pino (roTEM) – copo/pino – preenchidos por uma alíquota de 300 μL (roTEM) ou de 360 μL (TEG) de sangue total. O sangue total no copo aos poucos vai se transformando do estado semilíquido ao semissólido, traduzido em um traçado, que revela as características da velocidade (cinética da formação do coágulo) e intensidade da formação do coágulo *ex vivo* (a estruturação do coágulo ideal depende da geração de trombina).

As curvas demonstram as fases de todo o processo da coagulação (Figura 185.6). Informam o tempo de início do coágulo, a velocidade de sua formação, sua consistência, a estabilidade e sua eventual dissolução, ou seja, a hiperfibrinólise, favorecendo a rapidez das intervenções médicas que se baseiam em sua interpretação. Pelo emprego desses reagentes na amostra do sangue coletado, identificam-se mais especificamente os estados de hipercoagulabilidade e hipercoagulabilidade globais, além da forma de como se estrutura o fibrinogênio, um dos fatores que mais se perde rapidamente nas situações de hemorragias. Desde os anos 1980, é muito utilizado nos transplantes de fígado, em que, na fase sem o fígado (quando ele é removido do hospedeiro), mostra uma acentuada fibrinólise devido à ausência de seus inibidores produzidos. Logo após a revascularização do órgão transplantado, observa-se no traçado sua correção progressiva. Atualmente é utilizado em trauma, cirurgias complexas e terapia intensiva para guiar a reposição de componentes e de hemoderivados.[45-47]

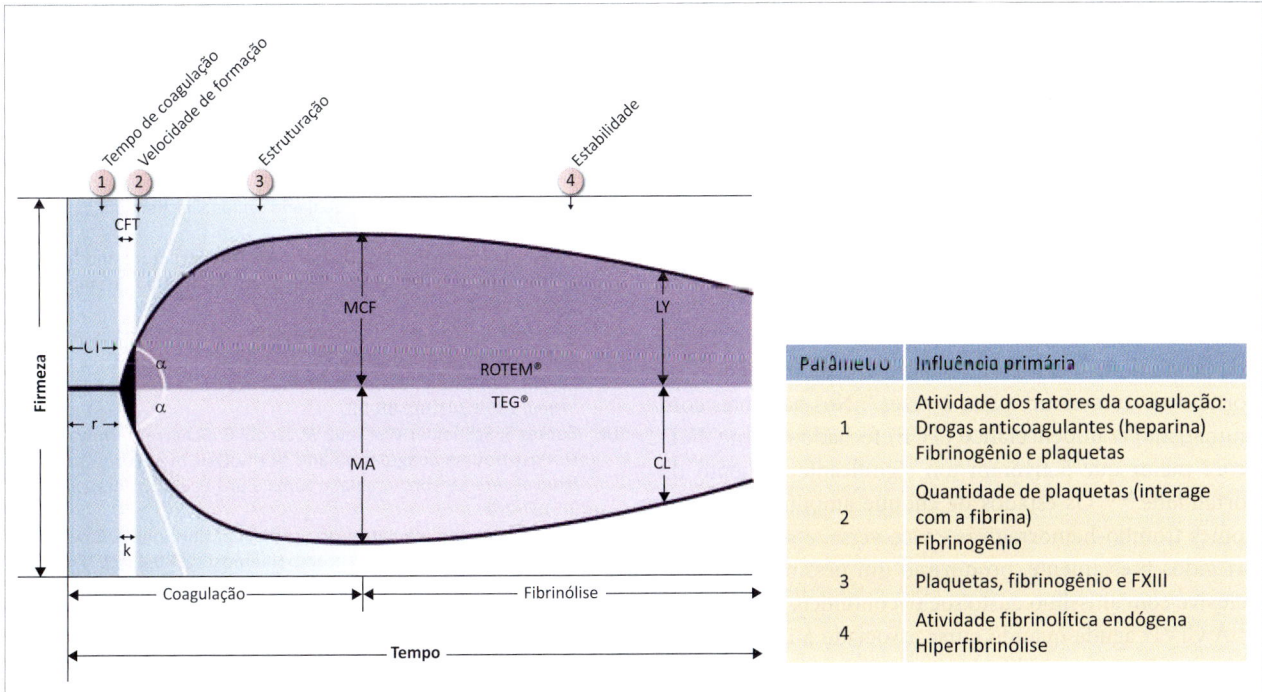

FIGURA 185.6. Curva de um tromboelastograma. Em roxo mais escuro são os parâmetros do roTEM. Em roxo mais claro os parâmetros do TEG. Ambos são chamados de testes viscoelásticos globais que medem o desenvolvimento do coágulo em resposta à geração de trombina, integrando a estruturação do fibrinogênio e a ativação das plaquetas. Em cada estágio (1-4), descrevem-se os fatores que influenciam os parâmetros normais em geral.[46]

CONSIDERAÇÕES FINAIS

As alterações hematológicas presentes nos pacientes em estado de choque, assim como as intervenções hemostáticas para que se controle as coagulopatias, são de suma importância. Nesse tom, a identificação precoce deve ter início nas observações da beira do leito e contexto clínico, e não estarem restritas aos exames laboratorias. A síndrome trombo-hemorrágica é uma disfunção hematológica complexa de extremo dinamismo, um marcador de mau prognóstico, e os testes globais da coagulação refletem apenas uma fotografia estática de um tênue momento. Os exames mais sofisticados requerem, às vezes, muito tempo para serem realizados ou para nos esclarecer prontamente, podendo inclusive mais confundir do que ajudar o clínico. Atualmente, os exames da beira de leito, chamados *point-of-care* (POC), têm ganhado mais espaço no contexto de rotina hospitalar, em especial naqueles pacientes de alto risco de morte, pois ajudam a guiar terapias em tempo real. A CIVD aguda habitualmente é uma manifestação secundária a uma doença de base grave, associada a resposta inflamatória sistêmica. A gravidade dessa síndrome depende não só do tipo de mecanismos desencadeantes do hospedeiro, mas também de como é percebida e abordada no tempo. Não se deve ignorar a busca das causas que a precipitaram, bem como das condições que as nutrem, e muito menos se acomodar com exames laboratoriais que podem nos conduzir para um caminho equivocado. Novamente, a coagulopatia não deveria ser vista como um diagnóstico em si, mas preferencialmente como uma síndrome clinicopatológica capaz de mobilizar o clínico para uma identificação rápida e controlada de sua causa. A incorporação do sistema de escore de pontos proposto pelo ISTH,[22] em vez da mensuração isolada dos testes globais da coagulação, aumenta a sensibilidade e especificidade no diagnóstico da CIVD, inclusive para monitorizar sua evolução (Quadro 185.6). Em quase metade dos pacientes com CIVD agudo o PT e o PTT são normais ou mesmo encurtados. A dosagem do fibrinogênio pode estar normal em aproximadamente 57% dos pacientes. A mensuração sequencial do fibrinogênio poderia ser mais útil. Para cada ponto do CIVD escore (Quadro 185.6), as chances de mortalidade aumentam quase 2 vezes.[48] Nos pacientes com traumatismo crânioencefálico (TCE) fechado e com CIVD escore maior que 5 tiveram um significante aumento da mortalidade.[48,49] Os estados de choque amplificam as síndromes trombo-hemorrágicas e vice-versa, e se não forem corrigidos prestamente, produzirão um péssimo desfecho, inclusive com altíssimo custo socioeconômico.

A CIVD aguda quando cursa associado à isquemia hepática, muitas vezes induzida por choque, pode desenvolver necrose de extremidades, pela profunda perturbação do equilíbrio das forças procoagulantes/anticoagulantes. Isso é exacerbado pela falência hepática em sintetizar os anticoagulantes naturais (PC e AT) que atenuariam a microtrombose. A PC tem uma meia-vida curta (8 horas) e, portanto, sua síntese contínua é fundamental para o equilíbrio das forças naturais de anticoagulação. A PC tem concentração elevada na microcirculação e no tecido cutâneo.

As alterações hematológicas com predomínio (micro) trombótico são parecidas entre si clinicamente (CIVD, HIT, púrpuras trombóticas), e cada vez se revelam mais complexas sob a visão de sua gênese, monitorização e terapias. Quanto aos aspectos hemorrágicos, também são iguais.[50] No entanto, suas causas, o contexto clínico, o tipo de hospedeiro, as formas de acompanhamento são diferentes. Um grande desafio atual é a educação e a formação do profissional hospitalista na forma de identificar e abordar esses fenômenos com mais tirocínio. Diminuir a fragmentação do conhecimento é uma meta, assim como a sinergia das equipes multidisciplinares.

REFERÊNCIAS BIBLIOGRÁFICAS

1. Aird WC. Endothelial Biomedicine. Inglaterra: Cambridge University Press, 2007.
2. Hoffman M, Monroe DM, 3rd. A cell-based model of hemostasis. Thromb Haemost. 2001;85(6):958-65.
3. Aird WC. Phenotypic heterogeneity of the endothelium: I. Structure, function, and mechanisms. Circ Res. 2007;100(2):158-73.
4. Aird WC. Spatial and temporal dynamics of the endothelium. J Thromb Haemost. 2005;3(7):1392-406.
5. Rubanyi GM. The role of endothelium in cardiovascular homeostasis and diseases. J Cardiovasc Pharmacol. 1993;22 Suppl 4:S1-14.
6. Costa Filho RC. Monitoring the Coagulation. In: Ralf Kuhlen RM, Marco Ranieri, and Andrew Rhodes, editor. Controversies in Intensive Care Medicine. Berlin: Publisher Medizinisch Wissenschaftliche Verlagsgesellschaft (MWV). 2008. p287-310. [Internet] [Acesso em 09 jan 2016]. Disponível em: http://www.mwv-berlin.de
7. Weinbaum S, Zhang X, Han Y, Vink H, Cowin SC. Mechanotransduction and flow across the endothelial glycocalyx. Proc Natl Acad Sci U S A. 2003;100(13):7988-95.
8. Mulivor AW, Lipowsky HH. Inflammation- and ischemia-induced shedding of venular glycocalyx. Am J Physiol Heart Circ Physiol. 2004;286(5):H1672-80.
9. Rehm M, Bruegger D, Christ F, Conzen P, Thiel M, Jacob M, et al. Shedding of the endothelial glycocalyx in patients undergoing major vascular surgery with global and regional ischemia. Circulation. 2007;116(17):1896-906.
10. Weinbaum S, Tarbell JM, Damiano ER. The structure and function of the endothelial glycocalyx layer. Annu Rev Biomed Eng. 2007;9:121-67.
11. Hathcock JJ. Flow effects on coagulation and thrombosis. Arterioscler Thromb Vasc Biol. 2006;26(8):1729-37.
12. Levi M, Ten Cate H. Disseminated intravascular coagulation. N Engl J Med. 1999;341(8):586-92.
13. Becker S, Schneider W, Kreuz W, Jacobi G, Scharrer I, Nowak-Gottl U. Post-trauma coagulation and fibrinolysis in children suffering from severe cerebro-cranial trauma. Eur J Pediatr. 1999;158 Suppl 3:S197-202.
14. Collen D. On the regulation and control of fibrinolysis. Edward Kowalski Memorial Lecture. Thromb Haemost. 1980;43(2):77-89.
15. Esmon CT, Fukudome K, Mather T, Bode W, Regan LM, Stearns-Kurosawa DJ, et al. Inflammation, sepsis, and coagulation. Haematologica. 1999;84(3):254-9.
16. Esmon CT. Introduction: are natural anticoagulants candidates for modulating the inflammatory response to endotoxin? Blood. 2000;95(4):1113-6.
17. Gabay C, Kushner I. Acute-phase proteins and other systemic responses to inflammation. N Engl J Med. 1999;340(6):448-54.
18. Gando S, Kameue T, Nanzaki S, Nakanishi Y. Disseminated intravascular coagulation is a frequent complication of systemic inflamma-

tory response syndrome. Thromb Haemost. 1996;75(2):224-8.
19. Kaspereit F, Doerr B, Dickneite G. The effect of fibrinogen concentrate administration on coagulation abnormalities in a rat sepsis model. Blood Coagul Fibrinolysis. 2004;15(1):39-43.
20. Levi M, de Jonge E, van der Poll T, ten Cate H. Novel approaches to the management of disseminated intravascular coagulation. Crit Care Med. 2000;28(9 Suppl):S20-4.
21. Toh CH, Dennis M. Current clinical practice. DIC 2002: a review of disseminated intravascular coagulation. Hematology. 2003;8(2):65-71.
22. Toh CH, Hoots WK, ISTH SSCoDICot. The scoring system of the Scientific and Standardisation Committee on Disseminated Intravascular Coagulation of the International Society on Thrombosis and Haemostasis: a 5-year overview. J Thromb Haemost. 2007;5(3):604-6.
23. Levi M, Toh CH, Thachil J, Watson HG. Guidelines for the diagnosis and management of disseminated intravascular coagulation. British Committee for Standards in Haematology. Br J Haematol. 2009;145(1):24-33.
24. Merskey C. Defibrination syndrome or? Blood. 1973;41(4):599-603.
25. CRASH-2 goes viral. Lancet. 2011;378(9805):1758.
26. Napolitano LM, Cohen MJ, Cotton BA, Schreiber MA, Moore EE. Tranexamic acid in trauma: how should we use it? J Trauma Acute Care Surg. 2013;74(6):1575-86.
27. Napolitano LM, Cohen MJ, Cotton BA, Schreiber MA, Moore EE. Re: Is viscoelastic evidence of hyperfibrinolysis the ideal indicator for tranexamic acid administration in trauma? J Trauma Acute Care Surg. 2013;75(4):743-4.
28. Schochl H, Nienaber U, Hofer G, Voelckel W, Jambor C, Scharbert G, et al. Goal-directed coagulation management of major trauma patients using thromboelastometry (ROTEM)-guided administration of fibrinogen concentrate and prothrombin complex concentrate. Crit Care. 2010;14(2):R55.
29. Sherman LA, Wessler S, Avioli LV. Therapeutic problems of disseminated intravascular coagulation. Arch Intern Med. 1973;132(3):446-53.
30. Bick RL. Disseminated intravascular coagulation: a review of etiology, pathophysiology, diagnosis, and management: guidelines for care. Clin Appl Thromb Hemost. 2002;8(1):1-31.
31. Fourrier F, Chopin C, Goudemand J, Hendrycx S, Caron C, Rime A, et al. Septic shock, multiple organ failure, and disseminated intravascular coagulation. Compared patterns of antithrombin III, protein C, and protein S deficiencies. Chest. 1992;101(3):816-23.
32. Mitra B, Mori A, Cameron PA, Fitzgerald M, Street A, Bailey M. Massive blood transfusion and trauma resuscitation. Injury. 2007;38(9):1023-9.
33. Lunde J, Stensballe J, Wikkelso A, Johansen M, Afshari A. Fibrinogen concentrate for bleeding--a systematic review. Acta Anaesthesiol Scand. 2014;58(9):1061-74.
34. Rahe-Meyer N, Sorensen B. For: Fibrinogen concentrate for management of bleeding. J Thromb Haemost. 2011;9(1):1-5.
35. Stroncek DF, Rebulla P. Platelet transfusions. Lancet. 2007;370 (9585):427-38.
36. Kitchens CS. To bleed or not to bleed? Is that the question for the PTT? J Thromb Haemost. 2005;3(12):2607-11.
37. Hiippala ST. Dextran and hydroxyethyl starch interfere with fibrinogen assays. Blood Coagul Fibrinolysis. 1995;6(8):743-6.
38. Blome M, Isgro F, Kiessling AH, Skuras J, Haubelt H, Hellstern P, et al. Relationship between factor XIII activity, fibrinogen, haemostasis screening tests and postoperative bleeding in cardiopulmonary bypass surgery. Thromb Haemost. 2005;93(6):1101-7.
39. Warkentin TE. Anticoagulant failure in coagulopathic patients: PTT confounding and other pitfalls. Expert Opin Drug Saf. 2014;13(1):25-43.
40. Kaur J, Jones N, Mallett S. Thrombelastography Platelet Mapping is a useful preoperative tool in surgical patients taking antiplatelet medication. Br J Anaesth. 2009;103(2):304; author reply -5.
41. Mallett SV, Cox DJ. Thrombelastography. Br J Anaesth. 1992;69(3):307-13.
42. Lang T, Johanning K, Metzler H, Piepenbrock S, Solomon C, Rahe-Meyer N, et al. The effects of fibrinogen levels on thromboelastometric variables in the presence of thrombocytopenia. Anesth Analg. 2009;108(3):751-8.
43. Solomon C, Pichlmaier U, Schoechl H, Hagl C, Raymondos K, Scheinichen D, et al. Recovery of fibrinogen after administration of fibrinogen concentrate to patients with severe bleeding after cardiopulmonary bypass surgery. Br J Anaesth. 2010;104(5):555-62.
44. Sivula M, Pettila V, Niemi TT, Varpula M, Kuitunen AH. Thromboelastometry in patients with severe sepsis and disseminated intravascular coagulation. Blood Coagul Fibrinolysis. 2009;20(6):419-26.
45. Mengistu AM, Wolf MW, Boldt J, Rohm KD, Lang J, Piper SN. Evaluation of a new platelet function analyzer in cardiac surgery: a comparison of modified thromboelastography and whole-blood aggregometry. J Cardiothorac Vasc Anesth. 2008;22(1):40-6.
46. Costa-Filho R. Monitoring the Coagulation. Berlin: Medizinisch Wissenschaftliche Verlagsgesellschaft, 2008.
47. Tanaka KA, Bolliger D, Vadlamudi R, Nimmo A. Rotational thromboelastometry (ROTEM)-based coagulation management in cardiac surgery and major trauma. J Cardiothorac Vasc Anesth. 2012;26(6):1083-93.
48. Bakhtiari K, Meijers JC, de Jonge E, Levi M. Prospective validation of the International Society of Thrombosis and Haemostasis scoring system for disseminated intravascular coagulation. Crit Care Med. 2004;32(12):2416-21.
49. Chhabra G, Sharma S, Subramanian A, Agrawal D, Sinha S, Mukhopadhyay AK. Coagulopathy as prognostic marker in acute traumatic brain injury. J Emerg Trauma Shock. 2013;6(3):180-5.
50. Costa-Filho R. Anormalidades da Coagulação em pacientes críticos. In: Senra D, editor. Medicina Intensiva - Fundamentos e Prática. 2. 1 ed. São Paulo: Atheneu, 2013. p.1185-211.

SEÇÃO 12

INFECÇÕES E ANTIMICROBIANOS

COORDENADORES

Luis Fernando Aranha Camargo ▪ Thiago Zinsly Sampaio Camargo

CAPÍTULO 186

MICROBIOLOGIA DAS INFECÇÕES EM UTI

Marinês Dalla Valle Martino
Jacyr Pasternak

DESTAQUES

- A maior parte dos agentes isolados nas infecções em UTI está agrupada entre os cocos gram-positivos e os bacilos gram-negativos.
- Cepas de *S. aureus* são isoladas em várias topografias. Caracteristicamente, elas têm o gene *mecA*, o que lhes confere resistência a oxacilina e meticilina, sendo conhecidas como MRSA (*Staphylococcus aureus* resistentes à meticilina). Já existem relatos de cepas resistentes à vancomicina (VRSA).
- Espécies do gênero enterococos também são isoladas em UTI com possibilidade de apresentarem padrões específicos de resistência.
- Os enterococos são intrinsicamente resistentes aos aminoglicosídeos. O uso dessas drogas somente é preconizado em associação com os betalactâmicos ou glicopeptídeos com a finalidade de se obter efeito sinérgico.
- Na resistência à vancomicina, há alteração na etapa de transpeptidação, levando à alteração desse receptor com consequente diminuição de afinidade do antimicrobiano.
- Entre os gram-negativos, destaca-se o isolamento de membros da família *Enterobacteriaceae*, como *Enterobacter* spp., *Klebsiella pneumoniae, Escherichia coli*, entre outros, e o grupo de bacilos gram-negativos não fermentadores da glicose, assim como a *Pseudomonas aeruginosa*. A produção de betalactamases é o mecanismo mais importante de resistência dos microrganismos gram-negativos a vários grupos de antimicrobianos.
- As betalactamases de espectro estendido (*extended-spectrum beta-lactamases* – ESBL) são enzimas capazes de hidrolisar penicilinas, cefalosporinas de amplo espectro e monobactâmicos.
- A prevalência de cepas produtoras de ESBL varia nas diferentes partes do mundo e instituições e, em geral, os valores para *Escherichia coli* e *Klebsiella pneumoniae* estão em torno de 10% a 40%.
- No momento, a maior preocupação em relação aos gram-negativos é a resistência aos carbapenens, que pode ser resultado da produção de ESBL ou AMPc associadas à alteração de porinas ou relacionada à produção de carbapenemases.
- A produção de KPC (*Klebsiella pneumoniae* carbapenemase) em enterobactérias é a causa mais importante de resistência aos carbapenens em nosso meio.

INTRODUÇÃO

As infecções estão relacionadas às principais causas de morbimortalidade em pacientes internados em unidade de terapia intensiva (UTI). Consequentemente, os programas de vigilância dessas infecções, respaldados pelo conhecimento da microbiologia, são de fundamental importância.

Entre os aspectos mais relevantes desse contexto, estão a frequência dos agentes isolados, o perfil de sensibilidade associado a eles e a forma de diagnosticá-los. Considerando-se os microrganismos aeróbios e/ou anaeróbios facultativos, a maior parte dos isolados nessas infecções está agrupada entre os cocos gram-positivos e os bacilos gram-negativos.

COCOS GRAM-POSITIVOS

O gênero dos *Staphylococcus* spp. compreende várias espécies, destacando-se principalmente os *S. aureus* e *S. epidermidis*. *S. aureus* são isolados em várias topografias, como respiratória e corrente sanguínea. Caracteristicamente, esses isolados produzem uma alteração nos receptores denominados de proteínas fixadoras da penicilina (PBP2a, do inglês *penicillin-binding protein*), codificadas pelo gene *mec*A. A PBP variante tem menor afinidade pelos betalactâmicos, o que confere resistência à oxacilina/meticilina (MRSA/*Staphylococcus aureus* resistentes à meticilina), bem como a toda classe desses antimicrobianos. O gene *mec*A, por sua vez, é carreado em um elemento genético móvel, denominado cassete cromossômico estafilocócico (SCC*mec*).

Apesar da importância desses isolados, dados do Centro de Controle de Doenças Atlanta (CDC) mostram que a incidência, a letalidade e as taxas de infecção de corrente sanguínea associadas ao MRSA estão diminuindo.[1]

Staphylococcus aureus com o gene *mec*C aparece em relatos raros na literatura, e não tem ocorrência em nosso meio. Apesar de não haver diferença do ponto de vista fenotípico, dependendo do método utilizado para o diagnóstico, a resistência à oxacilina pode não ser detectada.[2]

A concentração inibitória mínima de vancomicina encontrada habitualmente está entre 0,5 e 2 µg/mL. As cepas de *S.aureus* com CIM para vancomicina entre 4 e 8 µg/mL são classificadas como intermediárias à vancomicina (VISA), e os isolados para os quais a CIM é acima de 16 µg/mL são resistentes (VRSA).[3]

Cepas VISA estão descritas em várias partes do mundo desde 1997; no Brasil, as primeiras cepas com essas características foram identificadas em um estudo durante o período de 1998 e 1999 em dois pacientes com história prévia de uso de vancomicina. Essas cepas não tinham os genes *van*A, *van*B ou *van*C e caracteristicamente apresentavam significante espessamento da parede celular.[4]

Uma vez que os dois primeiros isolados VISA nos Estados Unidos eram também resistentes à teicoplanina (outro antimicrobiano do grupo dos glicopeptídeos), o termo GISA (*Staphylococcus* intermediário aos glicopeptídeos) é indicado para definir um perfil de resistência mais global. Nota-se, porém, que nem toda cepa VISA apresenta também resistência intermediária à teicoplanina, portanto o termo VISA é mais específico.

Segundo o CDC, também estão notificadas até agora 13 cepas VRSA isoladas nos Estados Unidos. No ano de 2014, houve o primeiro relato de infecção por essa cepa no Brasil, designada BR_VRSA,[5] também considerada MRSA e que contém o gene *mec*A.

As cepas VRSA descritas contêm o gene de resistência *van*A, tipicamente encontrado em enterococos, conferindo-lhes resistência à vancomicina.

Do ponto de vista clínico, as cepas VISA e VRSA limitam as opções terapêuticas utilizadas no tratamento de infecções por esses agentes.

A recomendação laboratorial é sempre utilizar uma técnica que detecte a CIM à vancomicina, em vez de método qualitativo. Esse procedimento está embasado na dificuldade que pode ocorrer na detecção de cepas com perfil intermediário à vancomicina. Outra razão reside na necessidade de avaliar a CIM para a decisão terapêutica, visto que isolados com CIM elevadas, mesmo que sensíveis, podem estar associados à falência terapêutica com o uso de vancomicina.

Os *Staphylococcus* spp. podem apresentar resistência aos macrolídeos como a eritromicina. De acordo com o mecanismo de resistência e gene determinante, pode ou não ser acompanhada da resistência à clindamicina, conforme observado no Quadro 186.1.

Cepas com resistência induzida à clindamicina podem ser observadas mediante indução de produção de metilase pela eritromicina, fenômeno descrito laboratorialmente como teste D (zona de achatamento do halo de inibição da clindamicina quando colocada ao lado da eritromicina).

Espécies do gênero enterococos também são isoladas em UTI, com possibilidade de apresentarem padrões específicos de resistência.

QUADRO 186.1. Características da resistência dos *Staphylococcus* spp. em relação aos macrolídeos.

Mecanismo	Determinante (gene)	Eritromicina	Clindamicina
Efluxo	msrA	R	S
Alteração ribossômica	Erm	R	S*
Alteração ribossômica	Erm	R	R (constitutiva)

*Quando a resistência ribossomal determinada pelo gene Erm é induzida a clindamicina pode parecer sensível no teste de sensibilidade.
MSR: *macrolide streptogramin resistance;* ERM: *erythromycin ribosome methylase.*

A resistência aos betalactâmicos se dá, na maior parte das vezes, por produção de PBP de baixa afinidade, particularmente PBP5. Outra forma mais rara é pela produção de betalactamase.

Os enterococos são intrinsicamente resistentes aos aminoglicosídeos. O uso dessas drogas somente é preconizado em associação com os betalactâmicos ou glicopeptídeos com a finalidade de se obter efeito sinérgico.

A vancomicina inibe a síntese da parede celular do enterococo por sua ligação em um sítio terminal do peptideoglicano. Na resistência à vancomicina, há alteração na etapa de transpeptidação, levando à alteração desse receptor com consequente diminuição de afinidade do antimicrobiano.

De acordo com o padrão de resistência apresentado, existem vários genótipos e fenótipos de VRE (VanA, VanB, VanC, VanD, VanE, Van G e VanL), cuja base da resistência resulta na produção de precursores de peptideoglicanos, na qual a porção terminal é diferente de D-alanil-D-alanina, o principal alvo da vancomicina.

Os primeiros relatos de VRE datam de 1988 na Inglaterra e França. A emergência de VRE ocorreu de forma repentina nos Estados Unidos e como um grande problema no sistema de saúde. No Brasil, esses casos têm sido publicados desde 1998.[6-7]

BACILOS GRAM-NEGATIVOS

Destaca-se o isolamento de membros da família Enterobacteriaceae como *Enterobacter* spp., *Klebsiella pneumoniae*, *Escherichia coli*, entre outros, e o grupo de bacilos gram-negativos não fermentadores da glicose, assim como a *Pseudomonas aeruginosa*.[8]

A produção de betalactamases é o mecanismo mais importante de resistência desses microrganismos gram-negativos a vários grupos de antimicrobianos. As betalactamases de amplo espectro são numerosas, entre as quais a TEM-1 (responsável pela resistência à ampicilina em cepas de *E.coli* e algumas outras enterobactérias), TEM-2 e SHV, mediadas por plasmídeos, são inibidas pelo ácido clavulânico.

As betalactamases de espectro estendido (*extended-spectrum beta-lactamases* – ESBL) são enzimas capazes de hidrolisar penicilinas, cefalosporinas de amplo espectro e monobactâmicos. Em geral, são derivadas das enzimas TEM e SHV, normalmente localizadas em plasmídeos, podendo ser transferidas de uma cepa para outra e entre diferentes espécies. Atualmente, mais de 150 tipos de ESBL já foram descritos.

Essas cepas *in vitro* podem ser inibidas por associações que contenham inibidores de betalactamases. Do ponto de vista clínico, essa eficácia é influenciada, entre outros fatores, pelo inóculo no local da infecção, pelo regime de administração do antimicrobiano e pelo tipo da ESBL produzida.[9]

Outras resistências, como as relacionadas aos aminoglicosídeos e sulfametoxazol-trimetoprim, são, geralmente, cotransferidas no mesmo plasmídeo. Vários fatores também determinam que essas cepas sejam resistentes a quinolonas.

A prevalência de cepas produtoras de ESBL varia nas diferentes partes do mundo e instituições, com os valores para *Escherichia coli* e *Klebsiella pneumoniae* estando em torno de 10% a 40%.[10]

Múltiplos fatores de risco para colonização e infecção por ESBL foram reportados, como presença de cateter intravascular ou gastrostomia ou jejunostomia, cirurgia abdominal de emergência, colonização gastrintestinal, tempo de hospitalização ou permanência na UTI, uso prévio de antimicrobianos incluindo cefalosporinas de 3ª geração, presença de cateter urinário e ventilação mecânica. O tempo total de exposição a antimicrobianos, considerando-se o número e a duração da terapêutica, foi considerado fator preditor independente para infecção por cepas produtoras de ESBL.[10]

Apesar de serem mais comumente isoladas nas espécies de *Escherichia coli* e *Klebsiella pneumoniae*, essas ESBL podem ser encontradas em outras bactérias gram-negativas, como *Enterobacter* spp., *Salmonella* spp., *Proteus* spp. e *Citrobacter* spp., *Morganella morganii*, *Serratia marcescens*, *Shigella dysenteriae*, *Pseudomonas aeruginosa* e *Burkholderia cepacia*.

De acordo com o sítio da infecção, os carbapenens (imipenem e meropenem) acabam sendo uma das poucas drogas clinicamente efetivas.

As betalactamases do tipo AMPc são codificadas por genes localizados no cromossomo de vários bacilos gram-negativos, incluindo muitas enterobactérias, e determinam resistência a cefalotina, cefazolina, cefoxitina, maior parte das penicilinas e combinações de betalactâmicos com inibidores de betalactamases. Podem ser induzíveis e expressas em altos níveis. A hiperexpressão de AMPc confere resistência a cefalosporinas de amplo espectro como cefotaxima, ceftazidima e ceftriaxona. Nessa situação, isolados como *Citrobacter freundii* e *Enterobacter* spp., inicialmente sensíveis, podem se transformar em resistentes durante a vigência de antibioticoterapia. Pode haver também transmissão plasmidial em isolados como *Escherichia coli* e *Klebsiella pneumoniae*.

No momento, a maior preocupação em relação aos gram-negativos está relacionada à resistência aos carbapenens, que pode ser resultado da produção de ESBL ou AMPc associada à alteração de porinas ou relacionada à produção de carbapenemases.[11]

Tendo como referência a classificação de Ambler, as carbapenemases podem pertencer a três classes: A (KPC), B (metalobetalactamase como a New Deli Metalobetalactamase-NDM, IMP, VIM) e D (oxacarbapenemase, a mais frequente em enterobactérias a OXA-48).[11]

A produção de KPC em enterobactérias foi reportada em 1996 nos Estados Unidos. No Brasil, os primeiros relatos são de 2006 e hoje é a causa mais importante de resistência aos carbapenens em nosso meio.[12]

A principal bactéria produtora da enzima KPC é a *Klebsiella pneumoniae*, porém ela já foi descrita em uma série de outros gram-negativos. A KPC tem a capacidade de hidrolisar a maioria dos betalactâmicos, conferindo diminuição de suscetibilidade ou resistência a esses antimicrobianos. Essa resistência é transferível por intermédio de plasmídeos.

Do ponto de vista laboratorial, muitas vezes pode ser difícil detectá-la, já que poderão ser encontrados valores de CIM compatíveis com a classificação de sensibilidade.

Alguns bacilos gram-negativos produzem também metalo-betalactamases, mais frequentes em bacilos gram-negativos não fermentadores do que em enterobactérias. Essas enzimas são capazes de hidrolisar os carbapenens e outros betalactâmicos, com exceção dos monobactâmicos. Não são inibidas pelo ácido clavulânico.

Um tipo especial de metalo-betalactamase foi descrita na Índia em 2008 e é denominado NDM (New Deli Metalobetalactamase). No Brasil, em 2013, essa resistência foi reportada em um isolado de *Providencia rettgeri* e *Enterobacter cloacae;* a partir daí, relatos isolados também ocorreram em outros centros do Brasil e torna esse problema outro a ser monitorado.[13]

O crescente aumento da resistência bacteriana nas instituições hospitalares tem maior gravidade nas UTIs.

FUNGOS

Na década de 1980, as cepas de *Candida albicans* eram as espécies que causavam o maior número de infecções fúngicas nosocomiais, seguidas por outras espécies de *Candida* não *albicans*. A partir da última década, observou-se um aumento na incidência de candidemias, além do crescimento dos isolados de *Candida* não *albicans* e uma variação na susceptibilidade aos azóis.[14]

Em estudo que avaliou 200 cepas associadas à infecção de corrente sanguínea, obtidas de cinco hospitais de atendimento terciário no Brasil, as espécies mais isoladas foram: *Candida albicans* (41,5%), *C. tropicalis* (24%) e *C. parapsilosis* (20,5%). Cepas de *C. glabrata* e *C. krusei* foram identificadas em menor frequência. A resistência à anfotericina B ocorreu em 2,5% das cepas (duas cepas de *C. albicans*, duas de *C. parapsilosis* e uma de *C. krusei*). Para o fluconazol, duas cepas de *C. krusei* e uma de *C. glabrata* eram resistentes e duas eram sensíveis a dose-dependente. Esses achados mostraram que os episódios de candidemia em hospitais públicos brasileiros estão associados principalmente com cepas de *Candida* não *albicans* geralmente sensíveis a fluconazol.[15] A resistência ao fluconazol, notadamente para cepas de *Candida* não *albicans*, foi observada em outro trabalho em que a sensibilidade geral para diferentes espécies de *Candida* foi de 94%.[16] As espécies de *C. krusei* e *C. glabrata*, apesar de responsáveis por somente 15% das candidemias, em um estudo envolvendo UTI, foram as espécies em que se detectaram cepas resistentes e sensíveis dose-dependentes para fluconazol.[14]

No CTI do HIAE, as cepas de *Candida* não *albicans* são mais isoladas (55%). Entre estas, as mais frequentes são *C. glabrata* (17,77%) e *C. parapsilosis*. Apesar das *Candida* não *albicans* predominarem, a resistência ao fluconazol é muito baixa.

A aspergilose invasiva também é uma doença infecciosa emergente em pacientes de UTI sem doença hematológica de base.[17]

Os testes de sensibilidade, dependendo da espécie de *Candida,* estão padronizados para anfotericina, equinocandina (caspofungina, anidulafungina, micafungina), fluconazol, flucitosina itraconazol, pozaconazol e voriconazol por método quantitativo.

DISTRIBUIÇÃO GLOBAL DOS AGENTES EM INFECÇÕES DE UTI

Em nosso meio, o projeto Scope foi o estudo multicêntrico mais recente para avaliar patógenos isolados de infecção de corrente sanguínea (ICS) em hospitais brasileiros. Nele, foram avaliados 2.563 pacientes com ICS no período de 2007 a 2010, dos quais 49% estavam internados em UTI.

Os aspectos microbiológicos mostraram que os gram-negativos representaram 58,5% dos isolados; os gram-positivos, 35,4%; e os fungos, 6,1%. As espécies mais relevantes foram *Staphylococcus aureus* (14,0%), *Staphylococcus* coagulase negativo (CoNS) (12,6%), *Klebsiella* spp. (12,0%) e *Acinetobacter* spp. (11,4%)[18].

Segundo dados compilados e fornecidos pelo Serviço de Controle de Infecção Hospitalar do Hospital Israelita Albert Einstein, referentes ao Centro de Terapia Intensiva de adultos (CTI-A), de 2001 a 2013, a distribuição dos agentes etiológicos em infecções relacionadas à assistência à saúde esteve de acordo com o seguinte:

1. Os bacilos gram-negativos com 56,6% de frequência e os cocos gram-positivos (23,9%) foram os mais isolados.
2. Entre os bacilos gram-negativos, os BGNFs se destacaram representados por *Pseudomonas aeruginosa* (16,5%) e *Acinetobacter baumannii* (8,5%). Considerando-se as enterobactérias, a *Klebsiella* spp. (10,36%) foi a mais frequente.
3. Os *Staphylococcus* coagulase negativos representaram 7,7% do total, 62,98% dos quais eram *Staphylococcus epidermidis*. Os *S. aureus* apareceram como a segunda espécie (5,8%).
4. Existiram variações na distribuição desses agentes quando classificados por topografia da infecção, e, nas infecções do trato urinário, os bacilos gram-negativos representaram 61,86%, os cocos gram-positivos destacaram-se nas infecções de corrente sanguínea (41,91%), sendo 17,49% do total com *S.epidermidis* e maior importância dos *Staphylococcus aureus* (13%) nas pneumonias do que no contexto geral.
5. Na análise do perfil de sensibilidade, 51,6% dos *Staphylococcus aureus* permaneceram sensíveis à oxacilina enquanto para os *Staphylococcus* coagulase negativa a sensibilidade é de apenas 9,8%. Para *Pseudomonas aeruginosa*, considerando-se as cefalosporinas de 3ª e 4ª gerações, quinolonas, betalactâmicos com inibidores de

betalactamases e carbapenens mais utilizados, a sensibilidade variou de 40% a 70%.

6. A partir de 2012, o mecanismo mais frequente de enterobactérias resistentes a carbapenens passou a ser a produção de carbapenemase.

Dados do Setor de Microbiologia do laboratório clínico da mesma instituição mostram que, em isolados de ICS, os agentes mais identificados foram *Staphylococcus epidermidis* (19,08%), *Staphylococcus aureus* (10,69%), *Klebsiella pneumoniae* (8,40%) e *Escherichia coli* (8,40%).

Além dos citados, outros agentes podem ter relevância em situações especiais. Em pacientes com diarreia de origem infecciosa e cujo período de internação correspondente é acima de 3 dias, o agente mais provável é o *Clostridium difficile*; antecedentes de uso de antimicrobianos e/ou quimioterápicos reforçam essa possibilidade. O *Clostridium difficile* geralmente produz as toxinas A e B, sendo que os sintomas estão provavelmente mais relacionados à presença da toxina A. Há entretanto aumento de relatos de cepas associadas a doença que somente são positivas para a presença de toxina B.

Há também a possibilidade de o diagnóstico de *Clostridium difficile* representar somente colonização. Portanto, a solicitação da pesquisa deve ter critérios que incluem evacuação com fezes não formadas em mais de três episódios por dia.

DIAGNÓSTICO MICROBIOLÓGICO DOS AGENTES DE INFECÇÃO EM UTI

Na microbiologia, a identificação desses agentes pode ser feita por:

1. **Microscopia:** a visualização direta dos microrganismos pode ser obtida pela coloração de gram que, além de classificar os agentes de acordo com as características tintoriais em gram-positivos e gram-negativos, permite observar a morfologia e o agrupamento das bactérias. Pode-se fazer a pesquisa de bacilos álcool-acidorresistentes (BAAR), que, quando positiva, conduz ao diagnóstico presuntivo principalmente da presença de micobactérias e nocardia. O diagnóstico dos fungos também é possível por meio de preparados diretos do material clínico suspeito. Considerando-se a possível rapidez na liberação dos resultados mediante tais técnicas, trata-se de ferramenta importante que pode auxiliar na escolha da terapêutica antimicrobiana inicial.

2. **Cultura:** permite o crescimento de diferentes agentes, variando-se os meios de cultura, atmosfera e temperatura de incubação. As culturas normalmente disponibilizadas nos laboratórios clínicos são direcionadas para aeróbios, anaeróbios, fungos e alguns agentes específicos como micobactérias e fungos. Para alguns materiais, existem procedimentos mais específicos, como é o caso da hemocultura e da urocultura.

3. **MALDI TOF (*Matrix Assisted Laser Desorption/Ionization-Time of Flight*):** classificado como um método proteômico, é o mais recentemente introduzido na microbiologia e consiste na utilização de uma matriz que se associa à amostra bacteriana depositada em uma placa. Uma vez que esse complexo é submetido a um feixe de lazer, ocorre um processo de ionização. De acordo com a relação entre massa e carga, os íons migram no interior de um tubo em determinado tempo (tempo de voo). Essas partículas são posteriormente detectadas e formam um espectro que, por sua vez, é comparado em um banco de dados e é característico da espécie. O método permite a identificação bacteriana em minutos, após o seu crescimento bacteriano em uma placa de cultura. Permite também a identificação do agente diretamente de frascos positivos de hemocultura. Outras aplicações também são possíveis, como a detecção de microrganismos diretamente da urina, liquor e ainda a detecção de mecanismos de resistência como as carbapenemases.

4. **Métodos rápidos:** baseados na detecção antigênica como os testes imunocromatográficos para *Legionella pneumophila* tipo 1 são importantes em UTI, além da pesquisa da toxina do *Clostridium difficile*.

5. **Métodos moleculares:** especialmente aqueles com kits específicos para uso em equipamentos fechados, cada vez mais têm ganhado aplicabilidade para diagnóstico de agentes específicos (como o *Clostridium difficile*, *Mycobacterium tuberculosis*). A expectativa reside no uso desses métodos já existentes para diagnóstico de grupo de microrganismos, como patógenos intestinais, do trato respiratório e agentes de ICS.

6. **Testes de detecção de suscetibilidade:** indicados para isolados que não têm perfil de suscetibilidade conhecido e apresenta técnica padronizada para realização. Os principais padrões seguidos são os determinados pelo Clinical Laboratory Standards Institute (CLSI) e o European Committee on Antimicrobial Susceptibility Testing (EUCAST). Recentemente, foi criado o Br-CAST, órgão brasileiro para teste de sensibilidade no Brasil. O acesso ao site é gratuito pelo endereço http://brcast.org.br.[3,19]

Conhecendo-se todos os aspectos abordados anteriormente, é importante que cada UTI conheça o próprio perfil microbiológico para estabelecer metas de prevenção dessas infecções juntamente com o corpo clínico.

REFERÊNCIAS BIBLIOGRÁFICAS

1. Center for Disease Control and Prevention. General Information About MRSA in Healthcare Settings. [Internet] [Acesso em 09 jan 2015]. Disponível em: http://www.cdc.gov/mrsa/healthcare/index.html
2. Basset P, Prod'hom G, Senn L, Greub G, Blanc DS. Very low prevalence of meticillin-resistant Staphylococcus aureus carrying the mecC gene in western Switzerland. J Hosp Infect. 2013 Mar;83(3):257-9.
3. CLSI. Performance Standards for Antimicrobial Susceptibility Testing; Twenty-Fourth Informational Supplement. CLSI document M100-S24Wayne, Pennsylvania: Clinical andLaboratory Standards Institute, 2014.

4. Oliveira GA, Dell'Aquila AM, Masiero RL, Levy CE, Gomes MS, Cui I, et al. Infect Control Hosp Epidemiol. 2001 jul;22(7):443-8.
5. Rossi F, Diaz L, Wollam A, Panesso D, Zhou Y, Rincon S, et al. Transferable vancomycin resistance in a community-associated MRSA lineage. N Engl J Med. 2014 Apr 17;370(16):1524-31.
6. Dalla Coata LM, Souza DC, Martins LT, Zanella RC, Brandileone MC, Bokermann S, et al. Vancomycin-Resistant Enterococcus faecium: First Case in Brazil. Braz J Infect Dis. 1998;2(3):160-3.
7. Zanella RC, Valdetaro F, Lovgren M, Tyrrel GJ, Bokermann S, Almeida SC, et al. First confirmed case of a vancomycin-resistant Enterococcus faecium with vanA phenotype from Brazil: isolation from a meningitis case in Sao Paulo. Microb. Drug Resist. 1999;5(2):159-62.
8. Sader HS, Farrell DJ, Flamm RK, Jones RN. Antimicrobial susceptibility of Gram-negative organisms isolated from patients hospitalized in intensive care units in United States and European hospitals (2009-2011). Diagn Microbiol Infect Dis. 2014 Apr;78(4):443-8.
9. Rupp ME, Fey PD. Extended Spectrum beta-Lactamase (ESBL) – Producing Enterobacteriaceae: Considerations for Diagnosis, Prevention and Drug Treatment. Drugs. 2003;63(4):353-65.
10. Patterson JE. Extended-Spectrum Beta-lactamases. Respir Crit Care Med. 2003;24(1):79-87.
11. Queenan AM, Bush K. Carbapenemases: the versatile beta-lactamases. Clin Microbiol Rev. 2007;20(3):440-58.
12. Monteiro J, Santos AF, Asensi MD, Peirano G, Gales AC. First report of KPC-2-producing Klebsiella pneumoniae strains in Brazil. Antimicrob Agents Chemother. 2009;53(1):333-4.
13. Anvisa.: Nota técnica Nº 01/2013 medidas de prevenção e controle de infecções por enterobactérias multiresistentes. Agência Nacional de Vigilância Sanitária. [Online] 17 de abril de 2013. Disponível em: http://portal.anvisa.gov.br/wps/wcm/connect/ea4d4c004f4ec3b98925d9d785749fbd/Microsoft+Word+-NOTA+T%C3%89CNICA+ ENTEROBACTERIAS+ 17+04+2013(1).pdf? MOD =AJPERES .. Acessadom: 30 Out de 2014.
14. Duran MT, Velasco D, Canle D, Moure R, Villanueva R. [Antifungal susceptibility of Candida spp. isolates from blood cultures in a five-year period (1997-2001)]. Enferm Infecc Microbiol Clin. 2003 nov;21(9):488-92.
15. Colombo AL, Nakagawa Z, Valdetaro F, Branchini ML, Kussano EJ, Nucci M. Susceptibility profile of 200 bloodstream isolates of Candida spp. collected from Brazilian tertiary care hospitals. Med Mycol. 2003 jun;41(3):235-9.
16. Colombo AL, Da Matta D, De Almeida LP, Rosas R. Fluconazole susceptibility of Brazilian Candida isolates assessed by a disk diffusion method. Braz J Infect Dis. 2002 jun;6(3):118-23.
17. Meersseman W, Vandecasteele SJ, Wijngaerden V E, Maertens J, Wilmer A, Peetermans WE. Invasive aspergillosis in critically ill patients without malignancy. Am J Respir Crit Care Med. 2004;10(3):266-7.
18. Marra AR, Camargo LF, Pignatari AC, Sukiennik T, Behar PR, Medeiros EA, et al. Nosocomial bloodstream infections in Brazilian hospitals: analysis of 2,563 cases from a prospective nationwide surveillance study. J Clin Microbiol. 2011 May;49(5):1866-71.
19. The European Committee on Antimicrobial Susceptibility Testing – EUCAST. [Internet] [Acesso em 09 jan 2016]. Disponível em: http://www.eucast.org/clinical_breakpoints/

CAPÍTULO 187

PRINCIPAIS INFECÇÕES HOSPITALARES EM UTI

Felipe Maia de Toledo Piza
Thiago Zinsly Sampaio Camargo

DESTAQUES

- As infecções hospitalares (IH) são consideradas as principais causas de morbidade e de mortalidade em UTI, além de aumentarem o tempo de hospitalização do paciente, elevando o custo do tratamento.[1]
- As mãos são o principal veículo de transmissão de microrganismos no ambiente hospitalar e na UTI e a adesão dos profissionais de saúde à higienização das mãos não é maior do que 60%.[2]
- As principais infecções hospitalares na UTI são as pulmonares, principalmente associadas à ventilação mecânica (PAV); da corrente sanguínea (ICS), a maioria associada a cateteres centrais; do trato urinário (ITU); e de sítio cirúrgico.[3]
- Não se deve tratar pacientes colonizados diagnosticados com microrganismos em culturas de vigilância e clinicamente estáveis.[4]
- No tratamento de IH devem ser usadas drogas efetivas, por via parenteral, e mantidas em concentrações sanguíneas adequadas, conhecendo-se as características farmacológicas do antimicrobiano no foco de infecção e seus efeitos colaterais.[5]
- Antibioticoterapia inadequada facilita o desenvolvimento de resistência bacteriana, além de impactar negativamente no desfecho das infecções.[6]
- Deve-se conhecer a microbiota de cada UTI para o tratamento precoce ser assertivo e não indutor de resistência desnecessariamente.

INTRODUÇÃO

A infecção hospitalar (IH) é aquela adquirida no hospital e que não estava presente ou em incubação quando da admissão do paciente. Pode manifestar-se durante a internação ou mesmo após a alta e, em geral, é diagnosticada a partir de 48 horas após a internação. As infecções nosocomiais podem ainda ser consideradas precoces quando surgem nas primeiras 96 horas de internação, ou tardias, quando, geralmente, está envolvido um processo de colonização microbiana por patógenos hospitalares.[1]

Atualmente, o termo "infecção hospitalar" tem sido substituído por "infecção relacionada à assistência à saúde" (healthcare-associated infection – IRAS).[2] Essa mudança abrange não só a infecção adquirida no hospital, mas também aquela relacionada a procedimentos realizados em ambulatório, durante cuidados domiciliares e a infecção ocupacional adquirida por profissionais de saúde (médicos, enfermeiros, fisioterapeutas, entre outros).

Independentemente da terminologia utilizada, essas infecções são de suma importância na terapia intensiva, em que o uso de antimicrobianos potentes e de largo espectro é a regra e os procedimentos invasivos são rotina.

A problemática da IRAS no Brasil cresce a cada dia, considerando-se o custo do tratamento desses pacientes. É três vezes maior do que o custo dos pacientes sem infecção. Mesmo com a legislação que obriga os hospitais a constituir suas comissões de controle de infecção hospitalar (CCIH) vigente no país, os índices de IRAS permanecem altos, 15,5%, o que corresponde a 1,18 episódios de infecção por paciente internado com IRAS nos hospitais brasileiros. Além disso, considera-se mais um agravante o fato de as instituições de saúde pública terem a maior taxa de prevalência de IRAS no país, 18,4%, e com subsequentes taxas de mortalidade mais elevadas relacionadas à IRAS.[1,3]

São necessárias, portanto, medidas de prevenção diárias, agressivas (tolerância zero) e reconhecimento precoce das IH para subsequente tratamento imediato, impactando na melhora de sobrevida. Deve estar claro que IRAS podem decorrer de falhas no processo de assistência que elevem o risco de aquisição de infecções para os pacientes: falhas no processo de esterilização, no preparo de medicações parenterais, na execução de procedimentos invasivos etc., trazendo maior risco a pacientes já vulneráveis.

A Tabela 187.1 ilustra o impacto e a relevâsncia das principais IRAS nos Estados Unidos.

HISTÓRICO

Ignaz Semmelweis é considerado o pioneiro nos esforços do controle da IH.[5] O processo de coletar sistematicamente dados, analisar e instituir medidas de prevenção ainda é a ferramenta mais eficaz no controle de infecções. Além disso, a importância atribuída por ele às mãos dos profissionais de saúde, como meio de transmitir patógenos de um paciente para outro, continua válida. Infelizmente, como no século passado, ainda é necessário lembrar constantemente aos médicos e demais profissionais de saúde da higiene das mãos antes e depois do contato com os pacientes.[5-6]

Considerando que a adesão dos profissionais de saúde à higienização das mãos, segundo pesquisas atuais, não é maior do que 60%, ainda é possível afirmar que hoje, como no tempo de Semmelweis, as mãos são o principal veículo de transmissão de microrganismos no ambiente hospitalar e na UTI.[7]

O Hospital Israelita Albert Einstein (HIAE) demonstra sua preocupação com a qualidade na assistência por meio do controle e prevenção das IH.

O hospital foi inaugurado em 1971 e sua primeira Comissão de Controle de Infecção Hospitalar foi instituída em 1977. No início de 1985, foi criado o Serviço de Controle de Infecção Hospitalar com equipe exclusiva. Essa ação demonstrava o pioneirismo do Einstein em relação ao controle e à prevenção das IH, pois apenas em 1992 a legislação brasileira passou a exigir a presença de uma equipe exclusiva para a tarefa. Atualmente, o hospital conta com uma equipe de especialistas, na área médica e de enfermagem, que faz a vigilância de casos e trabalha para a redução de riscos.

Desde 2007, novamente de forma inovadora no Brasil, o HIAE implementou a cultura da tolerância zero às infecções.

CONCEITO

Para compreender como ocorrem infecções em UTI, é importante, primeiramente, caracterizar esse ambiente composto de recursos humanos altamente qualificados em manutenção da vida em situações de risco de óbito e recursos diagnósticos e de monitorização avançados, que permitem um manuseio mais adequado de um paciente em estado

TABELA 187.1. Principais IRAS nos Estados Unidos em 1996 e seu impacto.[4]

Estados Unidos: 2 milhões de infecções hospitalares por ano				
	Pneumonia	Infecção da corrente sanguínea	Infecção do sítio cirúrgico	Infecção do trato urinário
Aumento no tempo de hospitalização (dias)	7-30	7-21	7-8,2	1-4
Mortalidade	14-71%	24-50%	—	—
Custos ($)	4.947,00	3-40.000,00	2.734,00	593,00

Fonte: Jarvis, WR., 1996.[4]

grave.⁶ Sabe-se que esses recursos diagnósticos, terapêuticos e de monitorização, em geral, são invasivos, invasivos, como cateteres, tubos e sondas.

Pode-se, então, concluir que, pela própria natureza dos procedimentos necessários para manter a vida em uma UTI, os pacientes nela internados são sujeitos à aquisição de infecções. Alguns fatores contribuem para isso, tais como:

- Quebra de barreiras naturais que separam o microrganismo do ambiente interno, invasão da pele por cateteres, drenos, tubo orotraqueal e perda da barreira protetora da glote, sonda vesical etc.
- Estado de imunodepressão representado pela gravidade da doença.

Além desses, outros sérios problemas são frequentemente encontrados associados à sobrecarga de trabalho da equipe multiprofissional, resultando em muitos e frequentes procedimentos inadequados no paciente internado. Isso leva a uma reconhecida menor adesão às práticas de higienização das mãos, facilitando a transmissão de microrganismos entre pacientes, em geral, exatamente por meio das mãos desses mesmos profissionais.[6-7]

A prevalência, o tipo e a flora das infecções variam com o tipo de UTI e com o hospital. É fundamental o conhecimento da flora hospitalar específica e da UTI de cada serviço.

Em UTI gerais, as infecções urinárias, respiratórias e associadas a cateteres vasculares são as mais frequentes.[8-10] Outros possíveis focos são: endocardites, em geral associadas a cateteres vasculares; sinusites, em geral associadas à presença do tubo oro ou nasotraqueal; diarreia por *Clostridium difficile*; e meningites e ventriculites, em geral associadas à presença de cateter de monitorização de pressão intracraniana.[8]

As principais IRAS na UTI são:
- Infecções pulmonares, principalmente associadas à ventilação mecânica (PAV);
- ICS primária, a maioria associada a cateteres centrais;
- Infecções do trato urinário (ITU);
- Infecções de sítio cirúrgico.

Estudos nacionais revelam as PAV e ICS como as mais relevantes IRAS.[8]

PAV – AGENTES PRINCIPAIS

a) Bactérias gram-negativas:
- Fermentadoras de glicose (*Enterobacter* spp., *E. coli*, *Serratia* spp., *Klebsiella* spp., *Proteus* spp., *Citrobacter* spp.).[9]
- Não fermentadoras de glicose (*Pseudomonas aeruginosa* e *Acinetobacter baumannii*).

b) Bactérias gram-positivas:
- *Staphylococcus aureus*, *Staphylococcus* coagulase-negativa e *Enterococcus* spp.[9]

ITU – AGENTES PRINCIPAIS

a) Gram-negativos: *Pseudomonas* spp., *Escherichia coli*.
b) Enterococos.
c) Fungos.[11]

INFECÇÕES DA CORRENTE SANGUÍNEA (ICS) – AGENTES PRINCIPAIS

a) Estafilococos – em particular por estafilococos coagulase-negativa (*S. epidermidis, S. haemolyticum*) e *Staphylococcus aureus*.
b) Com menor frequência, aparecem bactérias gram-negativas, enterococos e fungos.

Especial destaque, nas últimas décadas, vem sendo dado ao aumento progressivo das infecções causadas por fungos.[12] Mais de 85% das infecções fúngicas em UTI são causadas pelo gênero *Candida*, principalmente *Candida albicans*. Entretanto, nos últimos anos, espécies não *albicans* estão se tornando predominantes em UTI brasileiras, particularmente *C. parapsilosis*, *C. tropicalis* e *C. glabrata*. Com altíssima mortalidade, ICS por *Candida* ocorre em pacientes com fatores de risco conhecidos, tais como:

- Manipulação de trato intestinal (cirurgias);
- Uso prévio de antimicrobianos de amplo espectro;
- Uso de cateteres centrais;
- Nutrição parenteral;
- Insuficiência renal, principalmente se há necessidade de hemodiálise.[12-13]

Menos frequentemente, alguns vírus podem causar infecções em UTI. Entre eles, citomegalovírus e herpes simples são os mais recorrentes. Em UTI neonatal, o vírus sincicial respiratório é importante, principalmente no período entre outono e inverno.[13]

As UTI são reservatórios frequentes das bactérias multirresistentes, fato explicado principalmente pelo risco intrínseco de transmissão de agentes infecciosos entre pacientes e o uso excessivo de antimicrobianos.

O uso excessivo de antimicrobianos decorre da necessidade de tratar agressivamente infecções graves. Muitas vezes, empregam-se antimicrobianos de amplo espectro como 1ª escolha e submetem-se os pacientes a tratamentos muito prolongados.

Há dados que mostram que o tratamento inadequado de algumas infecções em UTI, em particular PAV, está associado à maior mortalidade.[14] Entretanto, esse argumento muitas vezes é usado para a instituição desnecessária de antimicrobianos de amplo espectro de ação.

O uso de antimicrobianos leva à pressão seletiva, o que promove a seleção de bactérias e fungos usualmente resistentes à maioria dos antimicrobianos. Esses microrganismos permanecem como colonizantes de pacientes e fazendo parte da microbiota ambiental, os quais por sua vez, serão agentes de infecções subsequentes.

Principais agentes multirresistentes em UTI:

a) *Staphylococcus aureus*

Agente que causa principalmente ICS relacionadas a cateteres e infecções de pele e partes moles, é também um dos mais frequentes de pneumonias associadas à ventilação mecânica.

A resistência à oxacilina (meticilina, em publicações de língua inglesa), muito empregada em infecções estafilocócicas adquiridas fora do ambiente hospitalar, é usada como marcador de multirresistência.

Em geral, a resistência à oxacilina está associada à resistência a outros antimicrobianos potencialmente eficazes, como quinolonas e clindamicina. Essas cepas são, geralmente, sensíveis somente a glicopeptídeos (vancomicina, teicoplanina) e oxazolidinonas (linezolida).[10,14]

b) *Staphycoccus* coagulase negativa

Agentes mais frequentes de ICS relacionadas a cateteres e próteses. Os mecanismos de resistência são semelhantes aos encontrados para *S. aureus* e as taxas de resistência à oxacilina são ainda maiores (80% a 90%).[12]

c) *Enterococcus spp.*

O gênero *Enterococcus* é representado por duas espécies principais que causam a maioria das infecções: *E. faecalis* (mais frequente no Brasil) e *E. faecium*. Os enterococos são naturalmente resistentes a vários antimicrobianos e, em diversas situações clínicas, os pacientes necessitam de dois antimicrobianos para o tratamento.[12] Os antimicrobianos que agem em parede celular como penicilina, ampicilina e glicopeptídeos são bacteriostáticos e alteram a permeabilidade da parede celular, permitindo a ação de drogas que atuam na síntese de proteínas como os aminoglicosídeos.[14]

A prevalência de *Enterococcus spp.* resistentes à vancomicina (VRE) é emergente em hospitais ao redor do mundo, e as unidades que mais frequentemente apresentam pacientes infectados/colonizados por VRE são as de transplante, as oncológicas e, principalmente, as de terapia intensiva (Figura 187.1).[2]

d) Bacilos gram-negativos:

São o principal problema em UTI brasileiras, em função das altas taxas de resistência aos antimicrobianos de última geração disponíveis. Podemos dividir os bacilos gram-negativos multirresistentes em dois grandes grupos:

1. Bacilos gram-negativos não fermentadores de glicose: São agentes de quase todas as infecções adquiridas na UTI, em particular, as do trato respiratório. São representados, principalmente, por cepas de *Pseudomonas aeruginosa* e *Acinetobacter spp.* Sua sobrevivência em água e em outros ambientes com requisição de nutrientes favorece sua presença no trato respiratório, por colonizarem coleções de água relacionadas ao aparato de ventilação mecânica, nebulizadores de pequeno volume, umidificadores, condensados em circuitos respiratórios.[2,8]

Diferentemente do que ocorre com os estafilococos, em que a transmissão a pacientes por profissionais de saúde é um componente de destaque, para *P. aeruginosa* e *Acinetobacter spp.* o uso excessivo de antimicrobianos é um fator muito importante.[14]

Os principais mecanismos de resistência estão relacionados à produção de enzimas, em particular as betalactamases que conferem resistência a cefalosporinas e penicilinas de amplo espectro. Um subgrupo particular de betalactamases, as metalobetalactamases, produzidas principal-

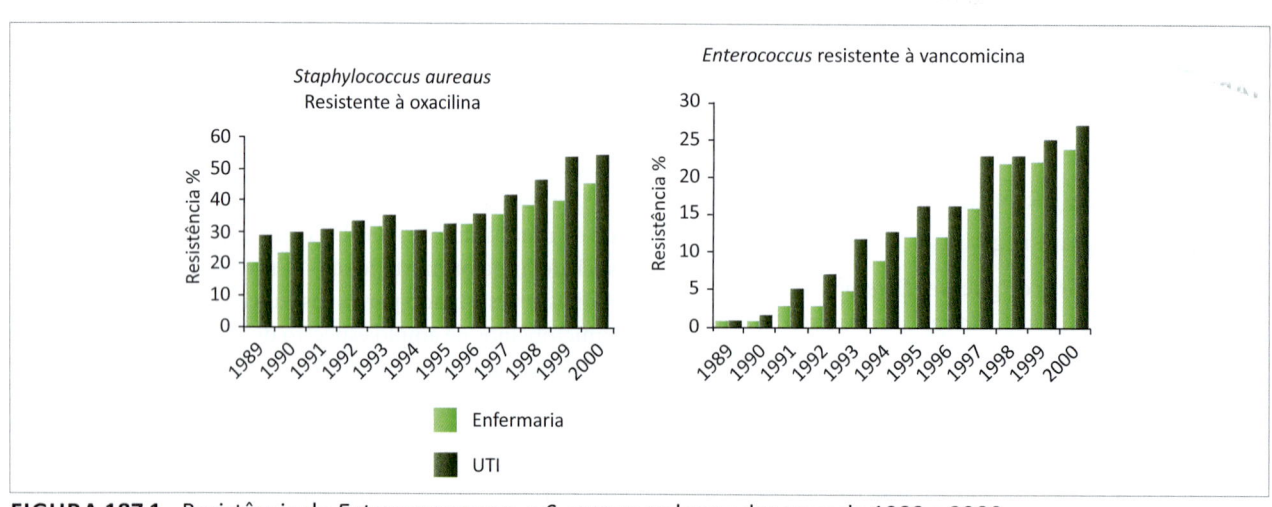

FIGURA 187.1. Resistência de *Enterococcus spp.* e *S. aureus* ao longo dos anos de 1989 a 2000.
Fonte: National Nosocomial Infections Surveillance (NNIS) System, 2002.

mente por *Pseudomonas ssp.* e *Acinetobacter ssp.*, conferem resistência aos carbapenens (imipenem e meropenem), os quais constituem as principais armas para o tratamento de gram-negativos multirresistentes.[3-4]

Outros mecanismos de resistência estão associados à perda de porinas da parede bacteriana, mecanismo de efluxo a partir do ambiente intracelular e modificação do sítio de ligação dos antibióticos.[3,6]

Stenotrophomonas maltophylia e *Burkholderia cepacea* são também bactérias não fermentadoras de glicose, embora sua importância como agentes etiológicos de infecções em UTI seja menor, alcançando maior importância em infecções nas unidades de hemodiálise e de imunodeprimidos. *S. maltophylia* são naturalmente resistentes aos carbapenens, mas podem ser sensíveis a quinolonas, sulfas, aminoglicosídeos e ticarcilina/clavulanato.[3]

2. Bacilos gram-negativos fermentadores de glicose (família *Enterobacteriacea*): estão envolvidos em quase todas as infecções adquiridas em UTI – particularmente respiratórias e urinárias. São relatadas em muitos hospitais taxas de resistência elevada a quinolonas, betalactâmicos e aminoglicosídeos, em geral, por produção de betalactamases.[3,11]

Os principais agentes deste grupo são: *Enterobacter spp., E. coli, Klebsiella spp., Serratia spp., Citrobacter spp., Proteus* spp. e outros. Têm particular importância os agentes que produzem betalactamases de espectro ampliado (ESBL), principalmente *Klebsiella spp.* e *E. coli* – 40% a 50% e 10%, respectivamente em cepas isoladas de hospitais brasileiros. Quando da produção dessas enzimas, muitas vezes apenas os carbapenens permanecem como alternativa terapêutica eficaz.[3,12]

Também merecem destaque as cepas que produzem enzimas do tipo amp-C (*Citrobacter spp.*, *Enterobacter spp.*, *Serratia spp.*, *Proteus spp.*), muitas vezes conferindo resistência a cefalosporinas de 3ª e 4ª gerações.[3] Em algumas delas, a produção dessas enzimas é induzida pelo uso de antimicrobianos, podendo haver resistência no curso de um tratamento inicialmente eficaz.

e) *Candida spp.*

É cada vez mais comum a ocorrência de isolados de *Candida* resistentes a antifúngicos menos tóxicos como os azólicos (fluconazol, itraconazol). O próprio uso excessivo desses antifúngicos é fator de risco para o surgimento da resistência. Porém, atualmente, a maioria das cepas de *C. albicans* ainda é sensível aos azólicos e à anfotericina B.[6]

Candida glabrata é a espécie mais preocupante, com taxas de resistência aos azólicos que hoje chegam a 30% em amostras de candidemia hospitalar, a maioria das quais proveniente de UTI. *Candida krusei* é intrinsecamente resistente a azólicos, embora sua prevalência seja bem menor.[6,11]

Estudo realizado no HIAE sobre prevalência de agentes que indicaram isolamento por precaução de contato, por tratarem-se de bactérias multirresistentes (MDR), está retratado na Tabela 187.2.[15]

FISIOPATOLOGIA

A infecção resulta do desequilíbrio entre os mecanismos imunitários e o patógeno. Normalmente, o microrganismo infectante (bactéria, vírus, fungo, protozoário) ou seus produtos, tais como a endotoxina da parede externa de bactérias gram-negativas, peptidoglicans da parede de organismos gram-positivos e de fungos, exotoxinas e hemolisinas, ao invadirem o paciente, geram reações locais que iniciam o processo infeccioso.[16]

Em determinadas condições, essa resposta é muito intensa e disseminada (sistêmica), produzindo importantes repercussões a distância do local infectado com disfunção

TABELA 187.2. Isolamento de contato por germes MDR no HIAE entre 1997 e 2009.

Patógeno	Índice anual de episódios de precauções de contato para microrganismos MDR por 1.000 pacientes/dia												
	1997	1998	1999	2000	2001	2002	2003	2004	2005	2006	2007	2008	2009
MRSA	2,39	2,50	3,57	1,74	0,68	0,96	0,57	0,90	1,03	1,92	2,42	1,35	1,10
P. aeruginosa	2,90	3,0	4,55	3,48	3,27	2,53	1,15	1,58	1,95	2,03	2,84	2,60	2,38
A. baumannii	2,39	3,0	1,95	2,03	3,0	2,16	3,34	2,15	1,92	1,98	2,0	1,93	0,27
Outros organismos gram-negativos	1,53	1,83	3,41	4,64	4,09	0,24	0,34	0,80	1,06	1,64	2,52	1,45	1,28
VRE	0,34	0,50	–	–	–	0,12	0,34	0,11	–	–	0,21	1,06	0,36
C. difficile	0,17	–	–	–	–	0,24	–	0,22	0,32	0,12	0,53	–	0,18
Pacientes/dia	5,858	6,003	6,154	6,896	7,338	8,296	8,685	8,839	9,146	9,841	9,520	10,366	10,889

Fonte: Toledo Piza FM e colaboradores, 2013.[15]

orgânica e choque (sepse grave e choque séptico respectivamente). Uma infecção pulmonar por meio da liberação de mediadores pelos macrófagos alveolares pode ativar vários outros mediadores inflamatórios e produzir instabilidade hemodinâmica e hipóxia tecidual, fato que ativará a liberação generalizada de novos mediadores, agravando o mecanismo fisiopatogênico inicial.[17]

Bactérias extracelulares podem se multiplicar fora da célula do hospedeiro, como no tecido conectivo, nas vias aéreas, tubo gastrintestinal, aparelho geniturinário etc., tais como os *Staplylococcus*, *Streptococcus*, cocos gram-negativos (meningococo, gonococo), vários gram-negativos (*Enterobacteriaceae*) e bacilos gram-positivos, como os anaeróbios (*Clostridium spp.*). Essas bactérias induzem inflamação, que leva à destruição do tecido, por produzirem toxinas. As toxinas podem ser endotoxinas (componentes da parede celular) e exotoxinas (componentes ativamente secretados pela bactéria).[14]

Os microrganismos intracelulares são capazes de sobreviver e mesmo replicar em fagócitos, local inacessível aos anticorpos circulantes, e sua eliminação é dependente da imunidade celular. Esses microrganismos são destruídos por células *Natural killer* (NK) e macrófagos. As células NK produzem INF-γ (interferon-gama) que ativam macrófagos e promovem a morte das bactérias fagocitadas, antes mesmo de haver desenvolvimento da imunidade celular específica (macrófagos ativados por linfócitos T CD4 e CD8). Esse mecanismo leva à destruição microbiana e à formação de granulomas.[17]

As infecções fúngicas têm, no neutrófilo, o principal mediador da imunidade inata e, por isso, pacientes neutropênicos são muito suscetíveis às infecções fúngicas. Os neutrófilos liberariam fatores fungicidas, como as substâncias oxidantes e enzimas lisossomais. Os macrófagos também atuam sobre os fungos. As infecções por *Candida spp.*, geralmente, iniciam-se nas mucosas e acredita-se que a imunidade celular previna sua invasão nos tecidos. Os vírus são microrganismos intracelulares, obrigatórios, sendo a imunidade natural mediada por interferons e células NK. Anticorpos específicos atuam como mecanismos de proteção contra o início da infecção viral e contra os vírus liberados pela morte das células infectadas.[16-17]

Os microrganismos são rapidamente destruídos pela imunidade inata contra esses germes, pelos fagócitos e macrófagos, sendo a resistência dos microrganismos a essa destruição fator da virulência do patógeno. A ativação do complemento, na ausência de anticorpos, é um importante mecanismo.[16]

O macrófago tem importância primordial no mecanismo de infecção e na sepse. Essa célula apresenta quatro características importantes nesse mecanismo, que são: a mobilidade, a capacidade de fagocitar partículas, de reconhecer sinais do meio externo (ambiente), e de produzir e liberar uma grande variedade de mediadores. A importância central do macrófago, nesse mecanismo da infecção e sepse, pode ser vista pela capacidade que ele tem de liberar citocinas, substâncias oxidantes e antioxidantes (glutationa), fatores de crescimento (granulocítico, plaquetário, fibroblástico), polipeptídeos (fibronectina), enzimas (conversoras da angiotensina, lisozima, hidrolases, proteases), antiproteases (alfa-1-antitripsina, alfa-2-macroglobulina), transferrina, fatores da coagulação e óxido nítrico. Assim, essa célula tem capacidade de *scavanger*, remoção de debris macromoleculares, matar microrganismos, apoiar as respostas imunes, recrutar e ativar outras células inflamatórias, manter e reparar a lesão, vigiar o aparecimento de células neoplásicas (inibição da proliferação e citólise) e modular a fisiologia normal do pulmão mediante produtos que atuam nas vias aéreas, na circulação pulmonar e na permeabilidade vascular.[13,17]

As endotoxinas das bactérias gram-negativas (lipopolissacarídeos-LPS) são potentes estimuladores de citocinas do macrófago. Os LPS estimulam a produção de citocinas (TNF, IL-1, IL-6 e quimiocinas) pelos macrófagos e outras células, como as do endotélio vascular, induzindo reação inflamatória aguda local, com destruição microbiana, lesão ao tecido adjacente e normal, febre e a estimulação da produção de proteínas de fase aguda. A citocina IL-12 estimula o desenvolvimento de linfócitos T *helper* (TH1) e ativa linfócitos citolíticos (CTL) e células *Natural killer* (NK), ligando as imunidades natural e específica. As principais consequências da resposta do hospedeiro à bactéria extracelular são: a inflamação, a SIRS (síndrome da resposta inflamatória sistêmica) e o choque causados, principalmente, a partir da ativação do macrófago.[14,16-17]

ALTERAÇÕES E MECANISMOS ESPECÍFICOS

Será feita uma revisão dos mecanismos específicos das principais IRAS em UTI:

PNEUMONIAS ASSOCIADAS À VENTILAÇÃO MECÂNICA (PAV)

As infecções respiratórias são as infecções mais prevalentes em UTI europeias e provavelmente as mais frequentes em UTI brasileiras.[18]

O risco de desenvolvimento de PAV varia de 1% a 3% por dia de ventilação mecânica, com taxas gerais que variam de 8% a 64% dos pacientes com ventilação mecânica que desenvolvem PAV. Embora o risco de PAV seja de alguma maneira ajustado pelo uso de ventilador, as taxas variam de acordo com a população de pacientes considerada.[6]

As principais fontes para infecção são:

- A **colonização do estômago** é frequentemente implicada, embora os estudos sejam controversos a esse respeito. Por essa teoria, o estômago perde a acidez protetora contra colonização bacteriana pelo uso de drogas antiácidas. A colonização ocorreria por fonte exógena ou, principalmente, a partir da microbiota intestinal.[4,6]
- A **colonização da orofaringe**, por microrganismo resistentes a diversos antimicrobianos e posterior aspiração para o trato respiratório inferior, é o mecanismo

mais importante. A mudança da colonização primária da orofaringe pode ocorrer pelo uso de antimicrobianos, procedimentos invasivos e pelas mãos dos profissionais de saúde.[6]

- A **inalação direta de microrganismos** para a via aérea distal ocorre pela contaminação direta do aparato ventilatório, circuitos ventilatórios, materiais de fisioterapia respiratória ou de materiais de inalação.[9]
- Finalmente, mas muito pouco frequente, a infecção respiratória ocorre por disseminação hematogênica, a partir de um foco a distância.

Fatores de risco para PAV:[6,13]

- doença de base (risco maior para politraumatizados, cardiopatas, pneumopatas, queimados, doença neurológica);
- uso de agentes paralisantes (curare) e sedativos;
- aspiração presenciada;
- uso de antiácidos (alguns estudos);
- decúbito horizontal;
- troca muito frequente de circuitos respiratórios (< 48 horas);
- reintubação;
- broncoscopia e outros.

Taxas de mortalidade atribuídas a PAV são variáveis, indo de 0% até 27%. Nos Estados Unidos, estima-se que 30 mil mortes anuais são devidas, direta ou indiretamente, a PAV e que 60% das mortes em hospitais nas quais a infecção hospitalar contribuiu foram decorrentes de PAV. A ocorrência de PAV aumenta a permanência hospitalar de 4 a 21 dias e, consequentemente, os custos da internação. De acordo com dados brasileiros, o excesso de permanência é de 11,6 dias em UTI.[6,13]

INFECÇÕES DE CORRENTE SANGUÍNEA (ICS)

Nas últimas décadas, houve aumento na utilização de cateteres venosos centrais como forma de administração de drogas em pacientes mais graves e realização de hemodiálise, além do uso de cateteres implantáveis, semi-implantáveis e cateteres centrais de inserção periférica para uso por tempo prolongado e infusão de medicações ou hemoderivados.[9]

Dados norte-americanos apontam as infecções primárias de corrente sanguínea associadas ao uso de cateteres como responsáveis por 19% das infecções adquiridas em UTIs clínico-cirúrgicas de adultos e 27% em UTI pediátrica.[10]

Segundo dados europeus, estas são responsáveis por 12% (18) das infecções adquiridas nas UTI. O risco de aquisição de uma infecção associada a cateter mostrou-se maior para UTI pediátricas, de queimados e de politraumatizados, em relação às UTI clínicas.[18]

Risco para ICS:[9,10]

- Maior para cateteres de hemodiálise e cateteres de artéria pulmonar;
- Intermediário para cateteres de curta permanência;
- Menor para cateteres de longa permanência e cateteres centrais de inserção periférica;
- Muito baixo para cateteres arteriais e venosos periféricos.

Fatores de risco para ICS:

- Técnica de inserção;
- Cuidados para manutenção do cateter;
- Local de inserção;
- Uso de nutrição parenteral;
- Quantidade de lúmens (quanto mais lúmens, maior a manipulação e maior infecção).

Os cateteres utilizados podem ser centrais, periféricos ou centrais por inserção periférica. Cateteres centrais são subdivididos em:

a) **De curta permanência:** usados, em geral, nas UTI para infusão de medicamentos ou monitorização hemodinâmica, por alguns dias ou semanas em pacientes sem condições de acesso venoso periférico ou pacientes muito graves; ou

b) **De longa permanência:** inseridos cirurgicamente, sendo total ou parcialmente implantáveis e mantidos por meses. Em geral, para infusão de medicamentos, particularmente quimioterápicos.

Os microrganismos ganham acesso à corrente sanguínea por três mecanismos básicos:

- Colonização inicial do orifício de inserção do cateter e migração pela sua superfície externa, considerada o mecanismo mais importante e mais frequente na gênese de infecções de ICS. Cuidados com inserção e, principalmente, manutenção dos cateteres centrais (cuidados com o orifício de inserção) são vitais para redução de ICS.[9-10]
- Colonização da superfície interna (lúmen) do cateter e migração direta para a corrente sanguínea. Tão importante quanto a colonização da superfície externa, as mãos dos profissionais de saúde são os principais veículos neste tipo de colonização e medidas direcionadas à respectiva higienização e à manipulação asséptica dos equipos são essenciais.[9-10]
- Contaminação direta do líquido a ser infundido: via menos frequente, depende dos cuidados no preparo e estocagem de fluidos. Particular importância têm os preparados para nutrição parenteral total.[9-10]

INFECÇÕES DO TRATO URINÁRIO (ITU)

O impacto clínico das ITU é menos importante se comparado com as infecções respiratórias e as bacteremias associadas a cateter. Considerando todas as ITU, a maioria representa infecções restritas ao trato urinário baixo, com pouca repercussão clínica. Entretanto, até 4% das ITU são bacterêmicas e a mortalidade atribuída a esse evento pode chegar a 12%.[19]

Embora o impacto clínico possa ser menos evidente, o econômico ainda é grande. Dados norte-americanos mostram que as infecções urinárias são responsáveis por até 15% do custo total das infecções hospitalares. Além disso, muitas infecções urinárias representam colonização e há, em grande parte, consumo exagerado e desnecessário de antimicrobianos nessa situação. O que, por sua vez, está associado a excesso de custo e potencial para seleção de bactérias multirresistentes.[20]

O principal fator de risco para o surgimento de infecções urinárias é a utilização de sonda vesical, muito frequente em UTI. Sua presença, além do trauma da mucosa, provoca pequeno acúmulo residual de urina em bexiga, favorecendo a proliferação bacteriana. A presença do cateter serve também de substrato para aumentar a adesão bacteriana e resistência aos mecanismos naturais de defesa, além de ensejar a possibilidade de formação de biofilme.[19-20]

Quase todas as infecções urinárias adquiridas em UTI estão relacionadas à presença da sonda vesical. Contudo, o advento do sistema de drenagem fechado associado à sonda vesical com válvula antirrefluxo contribui para grande redução das taxas de ITU. As vias de contaminação do trato urinário associadas à presença da sonda vesical são:

- Passagem da sonda vesical, que pode introduzir microrganismos na bexiga mecanicamente;
- Migração de bactérias pela superfície externa do cateter. Este mecanismo torna-se mais importante da primeira semana em diante pela possibilidade de migração de microrganismos a partir das fezes (principalmente em mulheres);
- Migração pela luz do cateter. Embora o sistema seja fechado, pode ocorrer manipulação indevida no esvaziamento do saco coletor, ou quando da desconexão do coletor com a sonda vesical.[6,9,19]

DIAGNÓSTICO

PNEUMONIAS ASSOCIADAS À VENTILAÇÃO MECÂNICA (PAV)

O diagnóstico de PAV é difícil. Aspectos clínicos e radiológicos (febre, leucocitose, infiltrado pulmonar novo, piora dos parâmetros ventilatórios) são, com frequência, utilizados para determinação do início do tratamento. Esses achados são, entretanto, pouco sensíveis e pouco específicos (ver Quadro 187.1).[6]

As culturas são usadas para confirmação diagnóstica, havendo melhor desempenho e confiabilidade com culturas quantitativas de lavado ou escovado broncoalveolar.

A quantificação pode ser influenciada por erros de coleta e, principalmente, pelo uso de antimicrobianos. Resultados de culturas de aspirados traqueais têm valor muito limitado e são frequentemente usados de maneira indevida para direcionar o uso de antimicrobianos.

QUADRO 187.1. Critérios mínimos para pneumonia nosocomial e PAV.[17]

- Febre.
- Expectoração purulenta.
- Leucocitose ou leucopenia.
- Infiltrado pulmonar novo ou progressivo na radiografia de tórax.
- Radiografia de tórax.
- Gasometria arterial ou oximetria de pulso.
- Hemocultura.
- Microbiologia do aspirado traqueal: bacterioscopia (Gram, BAAR) e cultura.
- Líquido pleural (se houver): punção e análise microbiológica.

TABELA 187.2. Métodos diagnósticos de pneumonia em pacientes na UTI.[17]

Método	Sensibilidade (%)	Especificidade (%)
Cultura do escarro	49-80	50-58
Aspirado traqueal > 10^6 UFC/mL	67-80	60-72
Escovado broncoscópico protegido > 10^3 UFC/mL	36-95	50-94
Lavado broncoalveolar (BAL) > 10^5 UFC/mL	50-89	45-87
Lavado broncoalveolar protegido > 10^4 UFC/mL	88-100	100
Cateter telescópico ocluído (às cegas) > 10^3 UFC/mL	64-80	100
Punção aspirativa pulmonar percutânea	25-75	79
Biópsia pulmonar > 10^3 UFC/g		
Hemocultura	40	45
	27	42

INFECÇÃO DA CORRENTE SANGUÍNEA (ICS)

Considera-se ICS relacionada com cateter venoso central (CVC) quando há isolamento no sangue e em cateteres com o mesmo organismo, em amostras coletadas concomitantemente (pareadas) quando o CVC não é retirado. É feito pela identificação do mesmo agente no cateter e em hemocultura coletada de veia periférica. Em geral, nas ICS com amostras analisadas por meios automatizados, a cultura coletada pelo cateter positiva-se pelo menos 120 minutos antes daquela coletada por via periférica em razão da quantidade maior de microrganismo.[6]

Alternativamente, quando o cateter não é retirado, pode-se inferir que a infecção é associada ao cateter se há contagem de colônias em hemocultura quantitativa coletada pelo cateter central cinco vezes maior em relação à da hemocultura coletada por veia periférica.[12]

O Quadro 187.2 mostra as principais definições que envolvem as infecções e os cateteres. Note-se que a manifestação clínica relevante é a bacteremia relacionada ao cateter e que pouca importância clínica é atribuída à simples colonização do cateter central e à infecção do sítio de inserção.[4,12]

QUADRO 187.2.	Definições para infecção relacionada com cateteres.
Cateter colonizado	Crescimento igual ou maior que 15 unidades formadoras de colônia (UFC) (cultura semiquantitativa) ou maior de 100 (cultura quantitativa) de um segmento proximal ou distal de cateter na ausência de sintomas clínicos
Infecção do local de inserção do cateter	Eritema, induração ou secreção purulenta ao redor da pele no local de saída do cateter e/ou febre
Infecção em dispositivos implantáveis	Eritema e necrose da pele em cima do reservatório de um dispositivo totalmente implantável ou exsudato purulento na bolsa subcutânea que contém o reservatório
Infecção no túnel de cateteres implantáveis	Eritema, induração nos tecidos que cobrem o cateter maior que 2 cm do local de saída e/ou febre
Infecção primária da corrente sanguínea hospitalar (IPCS)	Toda infecção em pacientes com hemocultura positiva coletada 48 horas após hospitalização e que tenha importância clínica. Esta pode estar associada ou relacionada a cateter
Infecção da corrente sanguínea relacionada a cateter (ICSRC)	Isolamento do mesmo organismo (p. ex.: espécie idêntica, antibiograma) de uma cultura semiquantitativa ou cultura quantitativa de um segmento de cateter e do sangue (preferencialmente coletado por uma veia periférica) de um paciente, acompanhada de sintomas clínicos de ICS e nenhuma outra fonte aparente de infecção. Pode também ser diagnosticada pelo diferencial de tempo entre duas hemoculturas pareadas coletadas simultaneamente (central e periférica) com crescimento na central pelo menos 120 minutos antes da periférica. Ou em cultura pareada quantitativa com crescimento de 5 vezes mais colônias naquela coletada pelo cateter central em relação à periférica
Infecção da corrente sanguínea relacionada a líquidos infundidos	Isolamento do mesmo microrganismo no infusato e do sangue por coleta percutânea de veia periférica não relacionada ao cateter, sem outra fonte identificável de infecção

INFECÇÕES DO TRATO URINÁRIO (ITU)

São consideradas quando há alterações significativas no exame de urina I associadas a isolamento na urocultura de microrganismo único e patogênico com pelo menos > 10^5 UFC por método quantitativo.[3,19]

TRATAMENTO

O tratamento para todas IRAS anteriormente relatadas consiste na retirada, assim que possível, dos dispositivos invasivos. Eles são a gênese da quebra de barreira e porta de entrada para as infecções.

Não se deve tratar pacientes colonizados diagnosticados com microrganismos em culturas de vigilância e clinicamente estáveis. Bacteriúria assintomática deve apenas ser tratada em pacientes idosos, imunodeprimidos ou pacientes urológicos.[19-20]

O tratamento antimicrobiano, portanto, reserva-se para pacientes infectados e graves. A escolha do antibiótico dependerá do perfil epidemiológico da UTI em questão para o início da terapia empírica e, posteriormente, de acordo com o agente infeccioso específico baseado no antibiograma, pode ser modificado na dependência da evolução clínica.

Devem ser usadas drogas efetivas por via parenteral e mantidas concentrações sanguíneas adequadas, conhecendo-se as características farmacológicas do antimicrobiano no foco de infecção e seus efeitos colaterais. O custo também deve ser considerado. A antibioticoterapia inadequada facilita o desenvolvimento da resistência bacteriana.[17]

Alguns autores sugerem esquemas de tratamento antimicrobiano nas infecções do paciente adulto, na UTI, porém, o tratamento inicial dependerá do conhecimento da sensibilidade do patógeno, devendo ser individualizado em cada centro hospitalar. É importante empregar métodos de isolamento do patógeno antes de iniciar os antimicrobianos.[14,17]

A persistência da febre deve ser analisada pela evolução do quadro térmico e junto com as manifestações clínicas e laboratoriais. É importante identificar se há melhora da infecção que está sendo tratada, por exemplo, nas infecções pulmonares; havendo melhora ocorre diminuição das secreções que se tornam mais fluidas e mais claras, o infiltrado pulmonar regride e melhora a troca gasosa.[14,16-17]

São possibilidades de manutenção do quadro febril:

- Infecções polimicrobianas.
- Associação de outros focos de infecção não diagnosticados ou não tratados.
- Infecção secundária durante a evolução (frequentemente por germes resistentes).
- Focos fechados de infecção não drenados (abscessos, sinusites etc.).
- Resistência microbiana ao esquema antibiótico utilizado (bactérias resistentes, micobacterioses, fungos).
- Endocardite bacteriana, meningoencefalite.
- Causas não infecciosas de febre (flebite, embolia pulmonar, drogas, síndrome do desconforto respiratório agudo (SDRA) na fase tardia, reações transfusionais etc.).

CONSIDERAÇÕES FINAIS

A sepse, comunitária e/ou nosocomial, é a principal causa de morte em pacientes em UTI. O impacto financeiro também é alarmante por aumento do tempo de internação e uso de insumos hospitalares.[11,17]

Vale ressaltar que as IRAS podem decorrer de falhas no processo de assistência que elevem o risco de aquisição de infecções para os pacientes já vulneráveis.

As medidas para se evitar infecções nosocomiais são, portanto, fundamentais e custo-efetivas. Reforçando que entre as principais medidas para esse combate está a baixa e crítica adesão dos profissionais de saúde à higienização das mãos.[4,6]

Quatro objetivos devem ser considerados de imediato pelo intensivista diante da possibilidade de um paciente com infecção hospitalar em UTI: definir o sítio infeccioso; buscar o agente etiológico; iniciar antibioticoterapia precoce em doentes que preencham critérios de sepse grave e choque séptico; e manejo da sepse conforme protocolos intitucionais.[17]

Entre as principais causas de infecção hospitalar em UTI, o intensivista deve saber reconhecer e tratar as principais: ICS relacionada a cateteres; PAV; e as infecções urinárias relacionadas à sondagem vesical.

Deve ser de conhecimento da equipe o perfil microbiológico da instituição e da UTI para que o início da terapêutica seja ao mesmo tempo certeiro e racional.

Não se deve medir esforços para que ações preventivas sejam sistemáticas e agressivas, com envolvimento da gestão hospitalar, e caminhem junto com as de suporte de vida e reversão das infecções e suas subsequentes disfunções orgânicas.

REFERÊNCIAS BIBLIOGRÁFICAS

1. Brasil. Ministério da Saúde. Agência Nacional de Vigilância Sanitária (ANVISA). Portaria no 2.616/MS/GM, de 12 de maio de 1998.
2. Centers for Disease Control and Prevention NNIS System. National Nosocomial Infections Surveillance System (NNISS) report, data from january 1992 through june 2003, issued August 2003. Am J Infect Control. 2003;31:481-98.
3. Gales AC, Jones RN. Activity and spectrum of 22 antimicrobial agents tested against urinary tract infection pathogens in hospitalized patients in Latin America: report from the second year of the SENTRY Antimicrobial Surveillance Program (1998). J Antimicrob Chemother. 2000;45:295-303.
4. Jarvis, WR. Selected aspects of the socioeconomic impact of nosocomial infections: morbidity, cost, and prevention. Infect Control Hosp Epidemiol. 1996;17:552-7.
5. Garner JS. Hospital Infection Control Practices Advisory Committee. Guideline for isolation precautions in hospitals. Infect Control Hosp Epidemiol. 1996;17:53-80.
6. Mayhall CG. Hospital Epidemiology and Infection Control, Second Edition. Philadelphia: Lippincott Williams & Wilkins, 1999.
7. Pittet D. Improving compliance with hand hygiene in hospitals. Infect Control Hosp Epidemiol. 2000;21:381-6.
8. Sader HS, Gales AC. Pathogen frequency and resistance patterns in brazilian hospitals: summary of results from three years of the SENTRY Antimicrobial Surveillance Program. Braz J Infect Dis. 2001;5(4):200-14.
9. National Nosocomial Infection Surveillance System (NNISS) report. Data summary from October 1986 – April 1998. Am J Infect Control. 1998;26:522-33.
10. Mermel LA. Prevention of intravascular catheter – Related infections. Ann Internal Med. 2000;132:391-402.
11. Lewi DS, Wey SB, Marra AR. Infecções do trato urinário em UTI. In: Knobel E. Terapia intensiva – Infectologia e oxigenoterapia hiperbárica. São Paulo: Atheneu, 2003. p.65-74.
12. Mermel LA. Guidelines for the Management of Intravascular Catheter – Related Infections. Clin Infect Dis. 2001;32:1249-72.
13. Segretti J. Nosocomial infections and secondary infections in sepsis. Crit Care Clin. 1989;5:177-89.
14. Ibrahim EH, Sherman G, Ward S, Fraser VJ, Kollef MH. The influence of inadequate antimicrobial treatment of bloodstream infections on patient outcomes in the ICU setting. Chest. 2000;118:146-55.
15. Toledo Piza FM, Marra AR, Silva M Jr, Sampaio Camargo TZ, de Oliveira Figueiro RA, Edmond MB. Contact precautions in the intensive care unit setting: 12 years of surveillance. Am J Infect Control. 2013 Apr;41(4):371-2.
16. Abbas AK, Lichtman AH, Pober SJ. Cellular and molecular immunology. 3a ed. Philadelphia: W.B. Saunders, 1997. p.342-6.
17. David CMN. Infection in the critically ill patient. Ribeirão Preto: Medicina, 1998. p.337-48.
18. Vincent JL, Bihari DJ, Suter PM, Bruining HA, White J, Nicolas-Chanoin MH, et al. The prevalence of nosocomial infection in intensive care units in europe: result of the prevalence of infection in intensive care (epic) study. JAMA. 1995;274:639-44.
19. Burke JP, Yeo TW. Nosocomial urinary tract infections. In: Mayhall CG. Hospital epidemiology and infection control. 3. ed. Philadelphia: Lippincott Williams & Wilkins, 2004. p.267-86.
20. Saint S. Clinical and economic consequences of nosocomial catheter-related bacteriuria. Am J Infect Control. 2000;28:68-75.

CAPÍTULO 188

PREVENÇÃO E CONTROLE DE INFECÇÕES HOSPITALARES EM UTI

Claudia Vallone Silva
Luci Corrêa

DESTAQUES

- É essencial o entendimento dos profissionais de saúde quanto ao impacto das infecções relacionadas à assistência na Unidade de Terapia Intensiva (UTI), tendo em vista que elas estão associadas a piores desfechos clínicos e elevam os custos hospitalares.
- Nos últimos anos, estratégias de prevenção multifacetadas têm se mostrado efetivas na redução dessas infecções.
- Reduzir a incidência das infecções adquiridas na terapia intensiva tem se mostrado possível e deve ser uma meta em todas as UTI. Para isso, cada unidade deve conhecer a sua realidade por meio da coleta de indicadores de resultado, processos e estrutura.
- A disseminação de microrganismos multirresistentes e a escassez de recursos terapêuticos também têm impulsionado a prevenção dessas infecções e a aplicação de estratégias adicionais, como programas mais abrangentes de racionalização de antimicrobianos.
- O *C. difficile* compete com os *Staphylococcus aureus* resistentes à oxacilina como o principal agente etiológico dessas infecções nos Estados Unidos e tem sido associado a piores desfechos e aumento dos custos. Assim, é fundamental a adoção de medidas preventivas adequadas.

INTRODUÇÃO

As infecções hospitalares são aquelas adquiridas no hospital e que não estavam presentes ou em incubação quando da admissão do paciente. Podem manifestar-se durante a internação ou mesmo após a alta.[1]

Atualmente, o termo infecção hospitalar tem sido substituído por infecção relacionada à assistência à saúde (em inglês, *healthcare-associated infection*). Essa mudança abrange não só as infecções adquiridas no hospital, mas também aquelas relacionadas a procedimentos realizados ambulatorialmente, durante cuidados domiciliares e as infecções ocupacionais adquiridas pelos profissionais de saúde (médicos, enfermeiros, fisioterapeutas, entre outros).

As infecções adquiridas nas unidades de terapia intensiva (UTI) têm impacto na evolução clínica dos pacientes, pois algumas infecções são associadas a piores desfechos. Estudos demonstram que a ocorrência da pneumonia associada à ventilação mecânica e da infecção da corrente sanguínea primária eleva em duas a três vezes o risco de óbito.

Pacientes críticos que desenvolvem alguma infecção durante a sua estadia na terapia intensiva apresentam letalidade que varia de 10% a 80%. Não há dúvidas de que condições adjacentes, além da complicação infecciosa, tais como a presença de comorbidades e maior gravidade, podem piorar a evolução desses pacientes. Porém, há uma proporção de óbitos diretamente relacionada à infecção (mortalidade atribuída à infecção) e esta pode variar de acordo com o sítio da infecção, mas também de acordo com o microrganismo envolvido, a sua virulência e a adequação da terapia antimicrobiana.[2]

IMPACTO DA PREVENÇÃO

Nos últimos anos vários hospitais no mundo têm concentrado esforços para reduzir os eventos adversos considerados inaceitáveis e previsíveis. Dentro dessas iniciativas, a prevenção das infecções adquiridas durante a hospitalização tem tido grande enfoque. Essa perspectiva mais desafiadora da prevenção das infecções hospitalares significou uma mudança de paradigmas. Algumas infecções adquiridas por pacientes críticos em UTI, tais como a pneumonia associada à ventilação mecânica e as infecções da corrente sanguínea associadas a cateter venoso central, eram anteriormente consideradas um evento associado à gravidade desses pacientes e por isso, muitas vezes, inevitável. O entendimento do impacto dessas infecções na evolução dos pacientes e nos custos da hospitalização também auxiliou na implantação de medidas preventivas mais efetivas. A aplicação de pacote de medidas focadas nas infecções associadas a dispositivos mudou de forma importante esse cenário.

Vários estudos para a prevenção das infecções da corrente sanguínea associadas a cateter venoso central foram publicados nas últimas duas décadas com intervenções focadas na educação dos profissionais de saúde e no processo de assistência. A maioria dessas experiências resultou em redução significativa das infecções. O estudo colaborativo conduzido por Pronovost e colaboradores[3] em 108 UTI de 67 hospitais, em Michigan, demonstrou que essas medidas eram reprodutíveis e obteve a redução sustentada, superior a 66%, nas taxas de infecção de corrente sanguínea (ICS) associadas a cateter venoso central (CVC) por 18 meses após a intervenção. Nos Estados Unidos, há estimativas que cerca de 25 mil casos de infecções da corrente sanguínea associadas a CVC foram prevenidos quando comparados dados de 2001 e 2009, com isso 6 mil vidas foram salvas e obteve-se a economia de US$ 1,8 bilhão nesse período. O mais surpreendente foi que a redução ocorreu de forma mais importante nas UTI, quando comparadas às demais unidades de internação.[4]

Vários estudos na literatura avaliaram o custo e efetividade da prevenção das infecções da corrente sanguínea associadas a CVC na terapia intensiva, porém essa mesma avaliação não ocorreu com a pneumonia associada à ventilação mecânica.

Tendo em vista que a pneumonia associada à ventilação mecânica é a infecção mais prevalente na terapia intensiva, é esperado que a prevenção dessa infecção tivesse um impacto importante nos resultados clínicos e na redução de custos. A ausência de uma definição mais precisa para a pneumonia associada à ventilação mecânica e a elevada variabilidade na vigilância dessas infecções acarretam certa imprecisão nos dados atualmente publicados. Tal imprecisão diagnóstica tem implicações na avaliação do impacto da prevenção dessa infecção, especialmente em apontar a efetividade das medidas preventivas na redução de custos, mortalidade e do uso de antimicrobianos.[5]

ASPECTOS GERAIS ENVOLVIDOS NA PREVENÇÃO

As ações do Programa de Prevenção e Controle de Infecção na UTI devem priorizar a identificação precoce e redução do risco da aquisição das infecções relacionadas à assistência à saúde e de outros eventos adversos. O foco do trabalho deve ser evitar a transmissão de microrganismos e a aquisição das infecções pelos pacientes durante a sua estadia na terapia intensiva.[6]

Estabelecer prioridades é fundamental. Prioritariamente, devem ser estabelecidas as políticas relacionadas à prevenção das infecções e a padronização dos cuidados relacionados à realização de procedimentos e manutenção dos dispositivos invasivos. Contudo, é importante conhecer como estas recomendações são aplicadas no cuidado do paciente, devendo ser propostos o acompanhamento e a supervisão dessas práticas, além de conhecer também a realidade da unidade por meio dos indicadores de resultado (exemplo, as taxas de infecção) e da avaliação criteriosa da estrutura. Existindo boas condições de estrutura, é bem maior a probabilidade de que o processo seja mais adequado e, consequentemente, os resultados sejam positivos.[7]

As determinações legais também colaboram para que a estrutura e os recursos sejam adequados para a execução da assistência. Nesse sentido, há uma resolução, RDC n. 50, ANVISA,[8] para a elaboração de projetos para construção de UTI ou mesmo para reforma dessas unidades. Esse regulamento técnico descreve os ambientes hospitalares e suas características quanto a: área física, instalações sanitárias, ventilação, localização, tamanho, entre outras.[7]

Para a determinação dos requisitos mínimos para o funcionamento de UTI em relação aos recursos humanos, materiais e físicos, há a RDC n. 7, ANVISA, publicada em 2010.[9] Essa regulamentação contém várias recomendações com impacto direto ou indireto na prevenção e no controle das infecções e na proteção de pacientes, profissionais de saúde e visitantes.

No planejamento da estrutura da UTI, alguns aspectos importantes devem ser abordados pelo Serviço de Controle de Infecção Hospitalar (SCIH):[7-9]

- a inclusão de quarto destinado ao isolamento de pacientes: um quarto para cada 10 leitos de UTI ou fração. Idealmente, devem ser previstos quartos com pressão negativa para internação de pacientes em precaução por aerossóis e, se possível, quarto com pressão positiva para pacientes imunodeprimidos com neutropenia grave;
- sala específica para higienização e preparo de materiais e equipamentos;
- espaço adequado em volta do leito (acesso paciente-equipamentos): no mínimo 1 metro entre paredes e leitos;
- leitos individualizados (preferencialmente em boxes) em que todo cuidado pode ser individualizado. Caso não seja possível, podem ser instaladas barreiras rígidas, dificultando o cuidado simultâneo entre dois pacientes;
- pias de fácil acesso com sabão antisséptico e papel toalha disponíveis;
- produto alcoólico destinado à higiene das mãos instalado próximo ao ponto de cuidado/assistência ao paciente (a menos de 2 metros);
- fluxos adequados para materiais limpos e contaminados (p. ex.: descarte de matéria orgânica próxima ao leito, visando reduzir riscos);
- superfícies de fácil limpeza e durabilidade;
- locais adequados para guarda de roupas limpas e descarte de roupas sujas;
- locais adequados para manipulação de produtos de limpeza e descarte de resíduos.

A RDC n. 7 também deve ser utilizada como referência para a definição do número de profissionais a serem contratados e mantidos para o trabalho na UTI adulto.[9] O número adequado de recursos humanos é fundamental para a prevenção e o controle das infecções.

As atribuições e as responsabilidades de todos os profissionais que atuam na unidade devem estar formalmente designadas, descritas e divulgadas.

Deve ser formalmente designado um responsável técnico médico, um enfermeiro coordenador da equipe de enfermagem e um fisioterapeuta coordenador da equipe de fisioterapia, assim como seus respectivos substitutos, todos com título de especialista.

Deve ser designada uma equipe multiprofissional, legalmente habilitada, a qual deve ser dimensionada, quantitativa e qualitativamente, de acordo com o perfil assistencial, a demanda da unidade e a legislação vigente, contendo, para atuação exclusiva na unidade, no mínimo, os seguintes profissionais:[9]

- **Médicos plantonistas e médico diarista:** 1 para cada 10 leitos em cada turno.
- **Enfermeiros assistenciais:** 1 para cada 8 leitos em cada turno.
- **Fisioterapeutas:** 1 para cada 10 leitos em cada turno (18 horas de atuação).
- **Técnicos de enfermagem:** 1 para cada 2 leitos em cada turno, mais 1 em cada turno para serviços de apoio.
- Funcionários exclusivos para serviço de limpeza em cada turno.

Todos os profissionais da UTI devem estar imunizados contra tétano, difteria, hepatite B e outros imunobiológicos, de acordo com a NR 32, Segurança e Saúde no Trabalho em Serviços de Saúde, estabelecida pela Portaria MTE/GM n. 485, de 11 de novembro de 2005.[10]

Programas de prevenção e controle de infecção também devem focar o treinamento das equipes multiprofissionais envolvidas direta e indiretamente na assistência aos pacientes. Qualquer profissional deve participar da integração institucional em que as diretrizes e políticas mais importantes são transmitidas para os funcionários recém-admitidos, além de rotinas e procedimentos relacionados com a prevenção das infecções que envolvem a proteção do paciente e da equipe de saúde. A equipe da UTI deve participar de um programa de educação continuada, contemplando, no mínimo, temas como higiene de mãos; indicadores epidemiológicos; prevenção de infecção do trato urinário e da corrente sanguínea; e pneumonia associados aos dispositivos invasivos específicos e precauções padrão e precauções específicas (contato, gotículas e aérea).[11]

As atividades de educação continuada devem estar registradas, com data, carga horária e lista de participantes. O ideal seria a criação de um indicador para avaliação da proporção de profissionais treinados e absorção do conhecimento (tais como: teste pré e pós-treinamento, indicadores de infecção, indicadores de adesão aos processos, entre outros).

Os treinamentos devem ser planejados em conjunto com o SCIH, a área de treinamento e a unidade. Para atender as demandas crescentes de prevenção e controle das infecções, os controladores de infecção têm de desenvolver novas estratégias educacionais de acordo com práticas baseadas em evidências e que se adaptem às necessidades de aprendizagem de seu público e suas instituições.[11] Algumas dessas estratégias estão descritas no Quadro 188.1.

VIGILÂNCIA EPIDEMIOLÓGICA DAS INFECÇÕES ADQUIRIDAS NA TERAPIA INTENSIVA

A vigilância epidemiológica das infecções é um componente essencial dos Programas de Prevenção e Controle de Infecção Hospitalar nacionais e internacionais, consistindo

QUADRO 188.1 Estratégias educacionais.

Estratégias	Observação
Aula presencial	▪ Modelo tradicional de educação. ▪ Professor e alunos presentes no mesmo local, em hora predeterminada. ▪ Professor transmite a informação e o conhecimento para os alunos (responsabilidade pelo conteúdo, método, estruturação e atividades).
Simulação realística	▪ Mais completa metodologia de treinamento. ▪ Reproduz experiências da vida real (simuladores, manequins e atores). ▪ Capacitação técnica e comportamental. ▪ Maior complexidade e custo.
Filmes ou videoclipes	▪ Auxilia na reflexão, reforço de ideia e do conhecimento, transmite a mensagem. ▪ Favorece a discussão em grupo.
Discussão de casos	▪ Descrição de um evento prático. ▪ Aproxima a teoria da prática. ▪ Facilita a discussão de condutas.
Jogos, gincanas, campanhas	▪ Interatividade, estimular a competição saudável. ▪ Direciona a atenção dos profissionais. ▪ Transmite mensagem. ▪ Mesclar informações entre respostas certas/erradas. ▪ Reforça os pontos críticos.
Participação ativa em grupos de suporte de infecção	▪ Interatividade. ▪ Compartilhamento de informações. ▪ Responsabilização, divisão de tarefas. ▪ Estudos dirigidos para medidas de prevenção.
Projetos lembretes	▪ Conteúdo transmitido nas passagens de plantão. ▪ Aproveitar o tempo (dificuldade de manter profissionais fora de horário de trabalho). ▪ Discussão de condutas, ações e outros. ▪ **Observação:** ensino à beira do leito NÃO é ensino de corredor.
Aplicação de ferramentas da qualidade direcionadas para um problema	▪ Interatividade. ▪ Buscar conhecimento prévio. ▪ Respeitar a opinião do outro. ▪ Estratégia assertiva/direcionada. ▪ Reforçar pontos críticos.
E-learnings	▪ Acesso fácil para os profissionais. ▪ Interativo. ▪ Registra a participação. ▪ Duração máxima sugerida: 20 minutos.
Auditorias, aplicação de instrumentos de observação (*checklists*)	▪ Educação permanente; melhoria contínua. ▪ Segurança para o paciente. ▪ Intervenção imediata.
Educação do paciente	▪ Estratégia diferenciada que estimula a equipe. ▪ Cobrança direta ou indireta. ▪ Mudança de comportamento. ▪ Segurança.

na coleta sistemática e contínua desses eventos, análise e interpretação dos dados coletados. Pacientes com maior risco de desenvolvimento de infecções ou infecções associadas à maior morbimortalidade devem ser foco dessa vigilância e, nesse contexto, incluem-se os pacientes da UTI.

Um dos objetivos da vigilância epidemiológica das IRAS é prover informações que podem ser utilizadas pela instituição para promover a melhoria contínua e direcionar as estratégias de prevenção e controle de infecções. Existem vários trabalhos que demonstram que a vigilância epidemiológica para identificação de problemas e riscos de aquisição de infecção, a implementação de medidas de prevenção e controle dirigidas por estes indicadores e a divulgação das informações podem reduzir significativamente as infecções. O objetivo é conhecer os dados endêmicos de IRAS, identificar possíveis surtos e traçar ou propor estratégias de prevenção e controle de infecção.[12]

A metodologia NNIS (*National Nosocomial Infection Surveillance*), criada em 1970 pelos CDC, Centers for Disease Control and Prevention, nos Estados Unidos, continha uma proposta organizada para a vigilância epidemiológica dessas infecções. O programa proposto foi de grande sucesso, pois alguns elementos importantes foram incluídos, tais como a participação voluntária dos hospitais, confidencialidade dos resultados, definições e protocolos padronizados, direcionamento para populações de risco, criação de indicadores específicos e comparáveis entre as instituições, treinamento de número adequado de profissionais da equipe de prevenção e controle de infecção e comprovação de que ações de prevenção poderiam ter impacto na redução das taxas calculadas. A vigilância pela metodologia NNIS tem se mostrado bastante efetiva na redução das IRAS. Em 2000, um estudo publicado pelo CDC descrevia que o número de pacientes que desenvolveu IRAS nas UTI participantes do sistema NNIS teve redução significativa na última década. Segundo a publicação, 285 hospitais em 42 estados faziam parte do sistema. A infecção primária da corrente sanguínea em diversos tipos de UTI teve redução de até 44%. A incidência de infecções de sítio cirúrgico em pacientes de alto risco se reduziu em 60% e as infecções de trato urinário e pneumonia também. Esse estudo reforçava, em sua discussão, que a realização da vigilância epidemiológica isoladamente não reduz as taxas, porém deve estar acompanhada pela interpretação dos resultados e aplicação das medidas preventivas para ter impacto na redução dessas complicações infecciosas.[12-13]

A proposta dos CDC para coleta de indicadores em UTI prioriza a monitorização da utilização de dispositivos invasivos, incluindo cateteres venosos centrais e urinários, além do uso de ventilação mecânica. Esses dispositivos invasivos constituem-se em fatores de risco extrínsecos para o desenvolvimento de IRAS. O indicador de utilização do dispositivo, ou seja, os dias de utilização do dispositivo divididos pelos dias de internação dos pacientes é especialmente útil para medir o risco de infecção entre os pacientes internados na UTI.[6,14]

O Quadro 188.2 descreve de maneira sucinta os indicadores propostos.[6,15]

O *European Centre for Disease Prevention and Control* (ECDC) também reúne dados das principais infecções na UTI: pneumonia associada à ventilação mecânica, ITU associada à sonda vesical de demora (SVD) e ICS associada à CVC. Além disso, coletam-se informações sobre utilização de antimicrobianos e microrganismos resistentes.[16]

A partir de 2005, o sistema de vigilância epidemiológica nos Estados Unidos foi ampliado e inclui aspectos relacionados à segurança do paciente (NNIS), do trabalhador da área da saúde (*National Surveillance of Healthcare Workers* – NaSH) e segurança em hemodiálise (*Dialysis Surveillance Network* – DSN). Este novo sistema chamado *National Healthcare Safety Network*, NHSN, inclui métodos e definições padronizadas, além de fornecer um programa *on-line* para o registro das informações e acesso aos relatórios com resultados.[17]

No Brasil, a legislação (Portaria GM/MS n. 2.616/1998)[1] recomenda a vigilância epidemiológica como principal atividade a ser desenvolvida pelos Programas de Prevenção e Controle de Infecção. Essa portaria descreve alguns critérios diagnósticos de infecção, cita algumas metodologias de vigilância a serem empregadas e os principais indicadores calculados, sugerindo que, periodicamente, o Serviço de Controle de Infecção Hospitalar elabore relatórios com os resultados e as atividades implementadas para melhoria.

É importante ressaltar que definições padronizadas devem ser exatas e aplicadas de forma consistente e, para isso, algumas fontes podem ser consultadas e seguidas. Há definições em português, divulgadas pela Anvisa e pelo Centro

QUADRO 188.2. Indicadores epidemiológicos propostos para UTI.

Componente NNIS	Referência	Indicador proposto
UTI (adulto ou pediátrica)	Todos os pacientes internados na UTI são monitorados em busca de IRAS em todas as topografias e também são avaliados quanto às intervenções que podem aumentar o risco de aquisição de IRAS: cateter urinário, acesso vascular central e ventilação mecânica	Densidade de incidência de ITU associada a SVD/SVD; PAV/VM; ICS associada a CVC/CVC nº de IRAS associada ao procedimento X 1.000 nº de dias sob procedimento Taxa de utilização de dispositivos invasivos (SVD, CVC, VM) nº de dias sob procedimento pacientes-dia

UTI: unidade de terapia intensiva; IRAS: infecção relacionada à assistência à saúde; ITU: infecção do trato urinário; SVD: sonda vesical de demora; PAV: pneumonia associada à ventilação mecânica; VM: ventilação mecânica; ICS: infecção da corrente sanguínea; CVC: cateter venoso central.

de Vigilância Epidemiológica (CVE) do Estado de São Paulo, muito semelhantes às propostas pelo *Centers for Disease Control and Prevention*. A comparação do desempenho com outras instituições (*benchmarking*) é bastante importante, pois, de alguma forma, os hospitais sentem-se desafiados quando seus indicadores encontram-se mais elevados quando comparados a outros.

A Divisão de Infecção Hospitalar do CVE/SP, que coordena o programa estadual de prevenção e controle das infecções relacionadas à assistência à saúde, gerencia a coleta e compilação dos dados de vigilância epidemiológica das UTI do Estado de São Paulo. Até 2012, 95% dos hospitais do Estado encaminhavam essas informações de maneira sistematizada. As medianas, em 2012, para densidade de incidência de infecções associadas à pneumonia, infecção de trato urinário e infecção primária de corrente sanguínea foram 13,3; 5,0 e 4,4 por 1.000 dispositivos-dia, respectivamente.[18]

Os critérios diagnósticos devem ser aplicados rotineiramente pela equipe que coleta os dados para a construção de indicadores confiáveis e comparáveis.[19]

Para a melhor compreensão da aplicação desses critérios, cabem alguns exemplos.

Os critérios para diagnóstico de pneumonia envolvem várias combinações de evidências clínicas, radiográficas e laboratoriais. Ao avaliar o paciente para a presença de pneumonia, é importante distinguir entre alterações no estado clínico devido a outras condições como infarto do miocárdio, embolia pulmonar, síndrome do desconforto respiratório, atelectasia, malignidade, doença pulmonar obstrutiva crônica, doença de membrana hialina, displasia broncopulmonar etc. Também é importante avaliar o paciente em uso de ventilação mecânica, para distinguir entre colonização do trato respiratório inferior e infecções do trato respiratório superior. Segundo o critério do Centro de Vigilância Epidemiológica do Estado, CVE, da Secretaria de Saúde do Estado de São Paulo, será considerada pneumonia associada à ventilação mecânica (PAV) aquela diagnosticada após 48 horas de ventilação mecânica até a sua suspensão. O diagnóstico médico isolado não constitui critério aceitável para definição de pneumonia nosocomial.[19]

Os critérios diagnósticos utilizados na vigilância epidemiológica das principais infecções adquiridas na terapia intensiva estão descritos nos Quadros 188.3, 188.4 e 188.5.

QUADRO 188.3. Infecção primária de corrente sanguínea laboratorialmente confirmada – é aquela que preenche um dos seguintes critérios:

Critério 1	Paciente com uma ou mais hemoculturas positivas coletadas preferencialmente de sangue periférico e o patógeno não está relacionado com infecção em outro sítio.
Critério 2	Pelo menos um dos seguintes sinais ou sintomas: febre (> 38°C), tremores, oligúria (volume urinário < 20 mL/h), hipotensão (pressão sistólica < 90 mmHg), e esses sintomas não estão relacionados com infecção em outro sítio; e duas ou mais hemoculturas (em diferentes punções com intervalo máximo de 48h) com contaminante comum de pele (p. ex.: difteroides, *Bacillus spp.*, *Propionibacterium spp.*, coagulase negativa para *Staphylococcus*, micrococos).
Critério 3	Para crianças > 28 dias e < 1 ano Pelo menos um dos seguintes sinais ou sintomas: febre (> 38°C), hipotermia (< 36°C), bradicardia ou taquicardia (não relacionados com infecção em outro sítio); e duas ou mais hemoculturas (em diferentes punções com intervalo máximo de 48h) com contaminante comum de pele (p. ex.: difteroides, *Bacillus spp.*, *Propionibacterium spp.*, coagulase negativa para *Staphylococcus*, micrococos).

QUADRO 188.4. Pneumonia definida por critérios clínicos ou laboratoriais.

Radiologia	Sinais/sintomas	Laboratório
Paciente **com** doença de base com O_2 ou mais radiografias seriadas com um dos seguintes achados: • Infiltrado novo, progressivo e persistente. • Opacificação. • Cavitação. OBS: para pacientes sem doença pulmonar ou cardíaca prévia é aceitável uma radiografia bem definida.	**Pelo menos um** dos seguintes: • Febre (> 38°C) sem outra causa conhecida; • Leucopenia (< 4.000 leuc/mm³) ou leucocitose (≥ 12.000 leuc/mm³). E pelo menos um dos seguintes: • Surgimento de secreção purulenta ou mudança das características ou aumento da secreção ou aumento da necessidade de aspiração. • Piora da troca gasosa (piora da relação PAO_2/FiO_2 ou aumento da necessidade de oxigênio ou aumento dos parâmetros ventilatórios).	Paciente apresenta sinais e sintomas, conforme quadro ao lado. E pelo menos um dos seguintes: • Hemocultura positiva sem outro foco de infecção. • Cultura positiva de líquido pleural. • Lavado broncoalveolar maior ou igual a 10^4 UFC/mL ou aspirado traqueal com contagem de colônias maior ou igual a 10^6 UFC/mL. • Exame histopatológico com evidência de infecção pulmonar. • Antígeno urinário ou cultura para *Legionella spp.* • Outros testes laboratoriais positivos para patógenos respiratórios (sorologia, pesquisa direta e cultura).
	Pneumonia definida CLINICAMENTE	Pneumonia definida MICROBIOLOGICAMENTE

CAPÍTULO 188 Prevenção e Controle de Infecções Hospitalares em UTI

QUADRO 188.5. Infecção do trato urinário sintomática.

ITU associada à sonda vesical de demora		
Critério 1a	Paciente **com cateter vesical** no momento da coleta da urocultura E **Pelo menos um** dos seguintes sinais ou sintomas sem outra causa reconhecida: - Febre (≥ 38°C). - Desconforto suprapúbico. - Dor ou desconforto no ângulo costovertebral. OU **Paciente com cateter vesical removido até 48h** antes da coleta da urocultura E **Pelo menos um** dos seguintes sinais ou sintomas sem outra causa reconhecida: - Febre (≥ 38°C). - Desconforto suprapúbico. - Dor ou desconforto no ângulo costovertebral. - Urgência miccional. - Aumento da frequência miccional. - Disúria.	E Cultura de urina com ≥ 10^5 UFC/mL com no máximo duas espécies de microrganismos.
Critério 2a	Paciente **com cateter vesical** no momento da coleta da urocultura: E **Pelo menos um** dos seguintes sinais ou sintomas sem outra causa reconhecida: - Febre (≥ 38°C). - Desconforto suprapúbico. - Dor ou desconforto no ângulo costovertebral. OU **Paciente com cateter vesical removido 48h** antes da coleta da urocultura E **Pelo menos um** dos seguintes sinais ou sintomas sem outra causa reconhecida: - Febre (≥ 38°C). - Desconforto suprapúbico. - Dor ou desconforto no ângulo costovertebral. - Urgência miccional. - Aumento da frequência miccional. - Disúria.	E análise de urina com pelo menos um dos seguintes: - Teste positivo em fita urinária para estearase leucocitária e/ou nitrato. - Piúria (≥ 10 leucócitos/campo ou > 10^4 leucócitos/mL); - Microrganismos identificados em coloração de Gram. E Cultura de urina com ≥ 10^3 e < 10^5 UFC/mL com no máximo duas espécies de microrganismos.
ITU não associada à sonda vesical de demora		
Critério 1b	Paciente **sem cateter vesical** E **Pelo menos um** dos seguintes sinais ou sintomas sem outra causa reconhecida: - Febre (≥ 38°C); - Desconforto suprapúbico; - Dor ou desconforto no ângulo costovertebral; - Urgência miccional; - Aumento da frequência miccional; - Disúria.	E Cultura de urina com ≥ 10^5 UFC/mL com no máximo duas espécies de microrganismos.
Critério 2b	Paciente **sem cateter vesical** E Pelo menos um dos seguintes sinais ou sintomas sem outra causa reconhecida: - Febre (≥ 38°C). - Desconforto suprapúbico. - Dor ou desconforto no ângulo costovertebral. - Urgência miccional. - Aumento da frequência miccional. - Disúria.	E análise de urina com pelo menos um dos seguintes: - Teste positivo em fita urinária para estearase. leucocitária e/ou nitrato. - Piúria (≥ 10 leucócitos/campo ou > 10^4 leucócitos/mL). - Microrganismos identificados em coloração de Gram. E Cultura de urina com ≥ 10^3 e < 10^5 UFC/mL com no máximo duas espécies de microrganismos.

ITU: Infecção do trato urinário;

É praticamente consenso que a vigilância epidemiológica para a construção dos indicadores de resultado é limitada em relação ao conhecimento das condições nas quais a prática assistencial é realizada e em estabelecer a conformidade dessa prática com as recomendações existentes. Os indicadores de resultado são considerados o ponto de partida para determinar um possível problema existente. Além disso, quando os indicadores estão dentro dos limites endêmicos, não significa necessariamente que os processos da assistência ao paciente na unidade estejam adequados. São necessárias avaliações periódicas dos principais processos envolvidos na assistência e da estrutura da unidade.

Avaliações da estrutura ou visitas técnicas têm por objetivo caracterizar os recursos disponíveis na unidade, os quais incluem profissionais, área física, equipamentos, acessibilidade, entre outros. Alguns exemplos contemplam verificar se há produto alcoólico disponível para higiene das mãos e próximo à assistência, se o número de profissionais de enfermagem é proporcional ao de pacientes internados e se está em conformidade com as recomendações da legislação. Em outras palavras, esta é uma avaliação da capacidade presumida de provedores, recursos humanos e materiais para efetuar a assistência à saúde com qualidade.

As avaliações de processos são também conhecidas como avaliações de desempenho. Incluem a avaliação de atividades envolvidas na comunicação, acessibilidade, educação, prescrições, intervenções clínicas, entre outras. Alguns exemplos de avaliações de processos abrangem a adesão às medidas de prevenção de pneumonia associada à ventilação mecânica, a aderência dos profissionais de saúde à higiene das mãos. Para estimar a qualidade das intervenções clínicas, essa avaliação pode ter foco nos procedimentos para diagnóstico e tratamento das doenças, incluindo tempo, eficácia e eficiência de diagnóstico, adequação da terapia, complicações, entre outras. Ela se dirige à dinâmica dos processos, incluindo a estrutura, a forma de sua realização e sua necessidade, permitindo analisar o que, quem, com o que, como e por quê. Os três tipos de avaliações se complementam para a melhoria contínua da assistência. A vantagem de um tipo de avaliação sobre outro está na adequação do seu uso, conforme o evento a ser medido.[20-22]

Atualmente, há uma tendência entre os controladores de infecção de encarar a redução das IRAS pela perspectiva da segurança e da qualidade na assistência à saúde. Segundo a enfermeira Denise Murphy, presidente anterior da Associação de Profissionais de Infecção Hospitalar e Epidemiologia, APIC, e atual vice-presidente de Segurança e Qualidade do Barnes-Jewish Hospital na Universidade de Washington em St. Louis, Missouri, não é preciso esperar atingir zero de infecções, mas não se deve tolerar que não haja conformidade na realização de procedimentos que fazem parte das medidas de prevenção e controle. Se profissionais conhecem os protocolos que podem evitar infecções e realizam-nos durante todo o tempo, então zero de infecções é possível e nenhum outro *benchmark* pode fazer sentido. No hospital em que Murphy trabalha, qualquer caso de infecção é investigado e processos mal concebidos são revistos pelas equipes que discutem cada um deles, o que os auxilia a melhorar e ser mais rigorosos, acreditando na filosofia de tolerância zero à não adesão às medidas de prevenção.[23]

O AMBIENTE COMO FONTE DE INFECÇÃO

O ambiente de assistência ao paciente é considerado um possível reservatório de microrganismos. As superfícies estão associadas a um baixo risco na transmissão direta de microrganismos aos pacientes, mas podem contribuir de forma indireta. As mãos dos profissionais de saúde podem se contaminar ao tocar essas superfícies, equipamentos ou produtos e, assim, transferir microrganismos para o paciente. Portanto, a higiene das mãos dos profissionais de saúde e a limpeza e a desinfecção de superfícies são fundamentais para a prevenção e o controle das IRAS.[24]

O cuidado com o ambiente deve ser valorizado, pois vários estudos comprovam a transmissão de alguns microrganismos a partir desse reservatório. Pacientes admitidos na UTI em quartos ou box previamente ocupados por pacientes colonizados ou infectados por *S. aureus* resistentes à oxacilina (MRSA, *methicilin resistant S. aureus*) e enterococos resistentes à vancomicina (VRE, *vancomycin resistant Enterococci*) têm 40% mais chance de adquirir esses agentes, presumivelmente pela contaminação ambiental.[25]

Datta e colaboradores[26] conduziram um estudo em 10 UTI de hospitais de ensino, com a implementação de medidas para aumentar a qualidade da limpeza e o envolvimento da equipe de higiene, e observaram redução das taxas de aquisição de MRSA e VRE no período pós-intervenção em pacientes admitidos na UTI em quartos ou box previamente ocupados por pacientes colonizados ou infectados por esses agentes. A intervenção consistia em utilizar, para avaliação da limpeza, um marcador luminescente que podia ser visto apenas com a aplicação de luz negra, utilização de panos limpos embebidos com o produto desinfetante e a implementação de educação continuada para a equipe de limpeza, valorizando o ambiente e a técnica correta de limpeza e desinfecção.

Alguns microrganismos sobrevivem no ambiente, mesmo em superfícies secas, por horas, dias ou até meses. Nos serviços de assistência à saúde, as superfícies com as quais as mãos dos profissionais de saúde, pacientes e visitantes têm mais contato são, muitas vezes, contaminadas por patógenos hospitalares e podem servir como vetores e promover a transmissão cruzada de microrganismos.[27-28]

Os cuidados com o ambiente devem envolver a equipe de higiene e de enfermagem. A limpeza concorrente deve ser realizada, pelo menos, duas vezes ao dia com solução desinfetante padronizada, e a equipe de enfermagem deve realizar a desinfecção de superfícies críticas (aquelas muito tocadas pelas mãos das equipes envolvidas na assistência) a cada plantão.²⁹

As superfícies consideradas muito tocadas compreendem: grades da cama, colchão, telefones, teclado de computador, interruptor de luz, equipamentos de ventilação mecânica, bombas de infusão, estetoscópio, máquina de hemodiálise (principalmente botões de liga/desliga e alarme) e outros.²⁸

Para que a equipe de enfermagem realize a limpeza e desinfecção dessas superfícies, ao menos uma vez a cada plantão, é fundamental que entendam a importância desse procedimento e que tenham à disposição produtos de pronto uso, compatíveis com as superfícies a serem desinfetadas e fáceis de utilizar (odor agradável, de fácil utilização, de rápida ação e secagem).

A solução dos problemas relacionados à limpeza ambiental provavelmente engloba a parceria entre a área de prevenção e controle de infecção que deve desenvolver e implementar políticas e procedimentos padronizados e embasados tanto para o cuidado com as superfícies quanto com outros itens presentes no ambiente, tais como cortinas, manuseio de roupa suja, de resíduos hospitalares, incluindo materiais perfurocortantes. Além disso, é importante a escolha adequada de germicidas para esses processos, a programação de treinamentos contínuos e supervisão para garantir a adoção dessas práticas e a realização de inspeções periódicas para avaliação das condições do ambiente.¹³

HIGIENE DAS MÃOS (HM)

Mundialmente reconhecida como uma medida primária entre as estratégias de prevenção das IRAS. Por esse motivo, a HM tem sido considerada um dos pilares da prevenção e do controle de infecções nos serviços de saúde.³⁰

Apesar de sua reconhecida importância na prevenção das IRAS, a adesão à HM pelos profissionais da saúde ainda é baixa, o que se constitui em um grande desafio para as instituições de saúde.³⁰

Para realizar a HM, pode ser utilizada rotineiramente uma formulação alcoólica ou, caso as mãos estiverem visivelmente sujas, água e sabonete. Para que a HM seja eficaz, são essenciais a técnica empregada e a duração do procedimento. Além disso, antes de iniciar a higiene das mãos, é necessário retirar os adornos, como anéis, pulseiras e relógios, pois podem dificultar a remoção dos microrganismos e/ou acumulá-los nas mãos.³⁰

Atualmente, todos os serviços de saúde do país devem se adequar à legislação (RDC n. 42, de 25 de outubro de 2010),³¹ que tornou obrigatória a disponibilização de preparação alcoólica para fricção antisséptica das mãos nos pontos de assistência e de tratamento em lugar visível e de fácil acesso. Portanto, os profissionais de saúde não precisam deixar o local de assistência e tratamento para higienizar as mãos. O produto alcoólico deve estar disponível nas salas de triagem, pronto atendimento, unidades de urgência e emergência, ambulatórios, unidades de internação, UTI, clínicas e consultórios de serviços de saúde, ou seja, em todos os locais em que são prestados cuidados aos pacientes.

As recomendações da Organização Mundial da Saúde (OMS) para a higienização das mãos compreendem cinco indicações, justificadas pelos riscos de transmissão de microrganismos.³² O cumprimento desses cinco momentos pode prevenir as IRAS e também auxiliar na racionalização do tempo do profissional de saúde e estão descritos na Figura 188.1.

No Hospital Israelita Albert Einstein, até 2009, apesar de a estrutura da UTI e das unidades de semi-intensiva serem adequadas e facilitar a HM da equipe de saúde, ainda havia baixa adesão ao procedimento. Com o objetivo de aumentar essa adesão, desde abril de 2009, a Unidade Semi-Intensiva Adulto, do 7º andar, iniciou o projeto Positive Deviance que, posteriormente, se estendeu para outras unidades do hospital.³³

O projeto tem como finalidade identificar os chamados *positive deviants*, pessoas caracterizadas pela adoção de práticas de excelência de forma consciente e antecipada. Esses profissionais de saúde (*positive deviants*) reuniam-se quinzenalmente para trocar impressões sobre as dificuldades pontuais encontradas na assistência ao paciente, fazer sugestões de melhoria, além de propostas para aumentar a aderência à higiene das mãos.³⁴

Nas reuniões, também eram apresentados dados do consumo de gel alcoólico, medidos por meio de contadores eletrônicos (instalados internamente no dispensador) ou contagem de vezes em que os profissionais de enfermagem entram no quarto dos pacientes (dispositivo de acionamento eletrônico), e discutidos com as equipes estratégias para melhoria da adesão.³⁴⁻³⁵

Os profissionais que conduzem as reuniões e compartilham ideias e impressões fazem parte da equipe multiprofissional da unidade (técnicos de enfermagem, enfermeiros, fisioterapeutas, médicos e nutricionistas) e vêm também de outros serviços (copa, higiene, laboratório etc.). As lideranças da unidade e do hospital fornecem suporte e removem as barreiras, ou seja, participam como facilitadores na implementação das melhores práticas. O compartilhamento das experiências e sugestões individuais foi significativo e gerou diversas propostas que foram implementadas, tais como o dispensador de gel alcoólico mais próximo ao leito e nos corredores da unidade, no radiográfico móvel, implantação de estratégia para prevenção de infecção do trato urinário, implementação de estratégia para prevenção de flebite, entre outros.³⁴⁻³⁵

Em 2007, um método mais confiável e sustentável, a estratégia multimodal, foi proposto pela OMS para conquistar a melhoria de adesão à HM nos serviços de saúde. Essa estratégia envolve cinco componentes críticos a serem desenvolvidos pelas unidades de saúde:³²

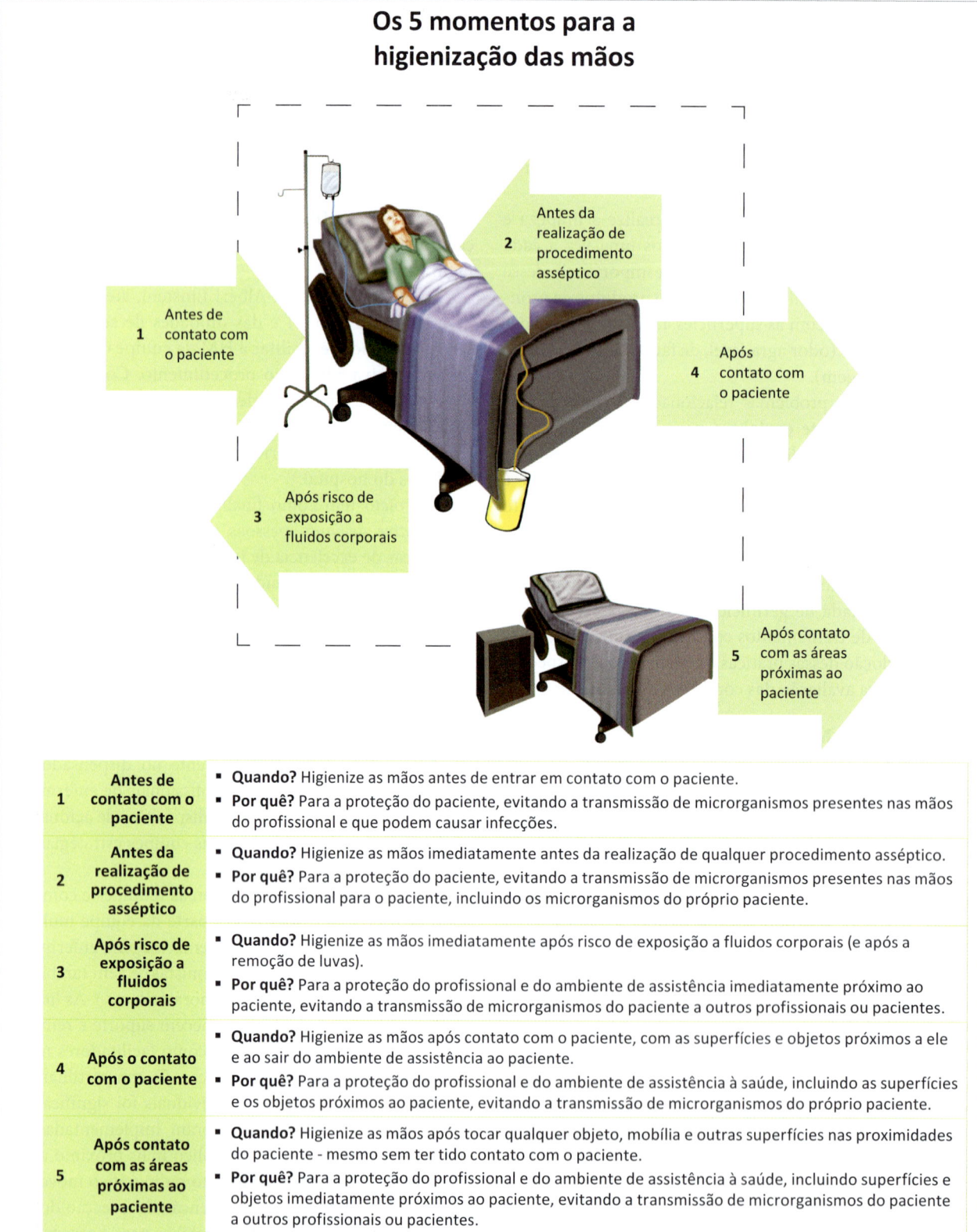

FIGURA 188.1. Os 5 momentos para a higienização das mãos.
Fonte: OMS/WHO

1. Mudança de sistema: proporcionar ao profissional de saúde a infraestrutura adequada para realizar a HM.
2. Treinamento e educação: com a aplicação de estratégias variadas.
3. Avaliação e retorno: acompanhamento de indicadores de adesão e retorno dessas informações às equipes.
4. Lembretes no local de trabalho.
5. Clima e cultura de segurança na instituição.

A equipe da UTI deve trabalhar em parceria com o SCIH para estruturar as estratégias objetivando a melhoria da adesão à HM, por ser esta uma das medidas mais efetivas para redução das infecções.

PRECAUÇÕES-PADRÃO E ESPECÍFICAS

Ao priorizar a assistência segura para reduzir o risco de transmissão de microrganismos de fontes conhecidas ou não, pensando não apenas no paciente, mas também na equipe de saúde, recomenda-se a utilização das precauções-padrão. Aplicadas quando há o risco de contato direto ou indireto com sangue, qualquer fluido corporal (incluindo secreções e excreções), além de pele não íntegra e mucosa, elas devem ser empregadas em qualquer paciente. Vários princípios devem ser seguidos pelas equipes de enfermagem, médica, fisioterapia, higiene, manutenção, colhedores de laboratório, entre outros, e são fundamentais para o controle de infecção hospitalar. Esses princípios fazem parte das "boas práticas em saúde" e existem para proteção do paciente, profissionais, visitantes e do ambiente.[36] O Quadro 188.6 ressalta as principais medidas que devem ser empregadas durante a assistência a qualquer paciente.

Além das precauções-padrão (PP), que devem ser aplicadas durante o atendimento de todos os pacientes, medidas adicionais são necessárias para pacientes portadores ou com suspeita de infecções causadas por patógenos altamente transmissíveis ou epidemiologicamente importantes. Elas são baseadas nas formas de transmissão desses microrganismos, ou seja, o conjunto de medidas a ser implementado considera se o agente é transmitido por contato direto ou indireto, gotículas ou aerossóis.[36-38]

As precauções de contato (PC) incluem a execução de cuidados especiais, de forma complementar às PP, e devem ser aplicadas em pacientes com suspeita ou diagnóstico de colonização e/ou infecção por alguns patógenos considerados um problema epidemiológico, por apresentarem aumento em prevalência ou incidência ou, ainda, pela possibilidade de transmissão por contato direto (pelas mãos de uma pessoa a outra) ou indireto (por equipamentos, materiais, superfícies).[39]

As PC devem ser empregadas para os seguintes microrganismos: *Clostridium difficile*; vírus sincicial respiratório; rotavírus; e alguns microrganismos epidemiologicamente importantes, como *Enterococcus spp.* resistente à vancomicina; *S. aureus* resistente à oxacilina e alguns bacilos gram-negativos multirresistentes, como *Pseudomonas aeruginosa* e enterobactérias (*Klebsiella spp.*, *Morganella spp.*, *E. coli* e outras) resistentes aos carbapenens; *Acinetobacter spp.* resistentes às cefalosporinas etc. Pode haver diferentes indicações e orientações conforme a estrutura e epidemiologia da resistência microbiana na instituição.

Tal orientação envolve cuidados especiais:

- Acomodação do paciente em quartos privativos ou separação dos pacientes por meio de coorte;
- Identificação adequada por meio de cartaz-padrão na porta do quarto e/ou identificação na capa do prontuário;
- Uso de luvas de procedimento em qualquer manipulação do paciente ou contato com ambiente e materiais;
- Remoção das luvas antes da saída do quarto, seguida da higiene das mãos;
- Uso de aventais em qualquer contato com o paciente ou ambiente;
- Minimização do transporte do paciente, mantendo o cuidado adicional caso seja indispensável sua saída da unidade;
- Individualização dos materiais usados no paciente, valorizando a limpeza e desinfecção adequada ao retirá-los do quarto, se impossível de uso exclusivo.[36-38]

Existem outras precauções que também devem ser empregadas na UTI, descritas a seguir:[36-38]

- **Precauções para Gotículas:** empregadas para transmissão por gotículas (> 5 micras) provenientes da tosse, espirro ou fala que podem se depositar a curta distância (1 a 1,5 metro) na conjuntiva, mucosa oral ou nasal. As precauções devem ser empregadas nos casos de infecção por *N. meningitidis*, *H. influenzae*, pneumococo, rubéola, caxumba, coqueluche e outros. Além das PP, incluem-se o quarto privativo para o paciente e o uso de máscara cirúrgica pelos profissionais de saúde e visitantes.
- **Precauções para Aerossóis:** indicadas na transmissão por meio de aerossóis (< 5 micras). Devem ser adotadas em casos de tuberculose pulmonar ou laríngea, sarampo, varicela, herpes-zóster disseminado e herpes-zóster localizado em pacientes imunossuprimidos. O paciente em precauções para aerossóis deve permanecer em quarto privativo, preferencialmente com pressão negativa em relação à área externa, com pelo menos seis trocas de ar por hora, com filtração do ar antes de sua eliminação para o exterior. A porta do quarto deve permanecer fechada. Tais precauções incluem o uso de máscara de alta eficiência (N 95) pelos profissionais de saúde e visitantes.

As precauções específicas devem ser empregadas empiricamente quando há suspeita de que o paciente é colonizado ou infectado por microrganismos epidemiologicamente importantes. As precauções empíricas foram criadas para casos em que o diagnóstico definitivo da doença ainda não foi obtido. Levam-se em consideração sinais e sintomas relevantes para que uma das precauções citadas anteriormente seja empregada até que se faça o diagnóstico definitivo. Em geral, são adotadas para pacientes de maior risco, como aqueles advindos de outro hospital com período de internação acima de 24 horas; pacientes que são assistidos em domicílio e, muitas vezes, fazem repetidos tratamentos com antimicrobianos; pacientes transferidos internamente no hospital, mas com período de internação prolongado etc.

A suspensão das precauções deve ser baseada na duração do período de transmissibilidade da doença, variando segundo o agente etiológico envolvido.[36,38,39]

O Quadro 188.6 orienta a utilização adequada dos equipamentos de proteção individual (EPI) que fazem parte das PP e específicas, descrevendo a sequência correta de sua colocação e retirada.

PREVENÇÃO DAS INFECÇÕES ASSOCIADAS A DISPOSITIVOS INVASIVOS

INFECÇÃO DA CORRENTE SANGUÍNEA ASSOCIADA A CATETER VENOSO CENTRAL

No ambiente hospitalar, a ocorrência da infecção da corrente sanguínea está diretamente associada à utilização de cateteres venosos centrais (CVC), dispositivo que integra a assistência à saúde em todo o mundo, proporcionando desde a administração de fluidos endovenosos até a realização de hemodiálise. A infecção da corrente sanguínea constitui-se em uma das principais causas de morbidade e mortalidade nas UTI. Nos Estados Unidos, estima-se que ocorram aproximadamente 250 mil casos de infecções da corrente sanguínea associadas a CVC por ano, sendo que a letalidade atribuída a elas varia entre 16% e 40%, implicando também o aumento da permanência hospitalar entre 7,5 e 25 dias.[2]

A infecção da corrente sanguínea constitui-se, sem dúvida, na mais importante complicação relacionada aos ca-

QUADRO 188.6. Precauções-padrão: principais medidas de prevenção empregadas em qualquer paciente.

Medidas de prevenção	Observação
Higiene das mãos	• Principal medida preventiva que comprovadamente reduz o risco da transmissão de microrganismos para pacientes e profissionais de saúde. • Preferencialmente, deve-se utilizar o produto alcoólico. • O produto alcoólico deve estar disponível o mais próximo do ponto de assistência, no máximo a 2 m de distância do leito. • Lavar as mãos com água e sabão quando estas apresentarem sujidade visível.
Uso de luvas	• Usar luvas limpas, não estéreis e adequadas ao tocar sangue, fluidos corporais, secreções e excreções e artigos contaminados. • Colocar luvas limpas imediatamente antes de tocar membranas mucosas e pele não íntegra. • Trocar luvas entre tarefas e procedimentos no mesmo paciente após contato com material que possa conter alta concentração de microrganismos. • Remover as luvas prontamente após o uso. • Higienizar as mãos após a retirada das luvas.
Uso de proteção facial e ocular	• Usar máscara e protetor ocular ou escudo facial para proteger as mucosas dos olhos, nariz e boca durante procedimentos e atividades que tenham probabilidade de gerar respingos ou aerossóis de sangue, fluidos corporais, secreções e excreções. • Considerar procedimentos como: intubação traqueal, aspiração traqueal com sistema aberto, retirada de drenos, retirada de cateter vesical, punções arteriais, proximidade com pacientes incontinentes e/ou confusos ou pacientes traqueostomizados etc.
Uso de avental	• Selecionar um avental apropriado para atividade e quantidade de fluido a ser encontrado; • Remover o avental sujo assim que possível e higienizar as mãos. • Lembrar que existem situações em que o avental impermeável é indispensável (p. ex.: limpeza de material contaminado, cirurgias com risco de extravasamento de grande quantidade de líquido etc.).
Equipamentos de assistência ao paciente	• Manusear equipamentos ou artigos usados/contaminados de modo a prevenir exposição de membranas mucosas e pele, contaminação de roupas e a transferência de microrganismos a outros pacientes e ao ambiente. • Garantir que o equipamento/artigo reutilizável não seja utilizado no paciente até que seja apropriadamente limpo e reprocessado e os descartáveis sejam adequadamente descartados.
Ambiente	• Garantir procedimentos adequados quanto aos cuidados rotineiros de limpeza e desinfecção de superfícies ambientais, camas, grades, criados-mudos e outras superfícies frequentemente tocadas. • Assegurar-se de que esses procedimentos estão sendo seguidos.

teteres vasculares e com maior impacto na evolução clínica dos pacientes, porém outras complicações infecciosas podem estar associadas ao uso desses dispositivos (descritos na Quadro 188.7).

Os diferentes tipos de acessos vasculares são associados a riscos distintos para o desenvolvimento da infecção da corrente sanguínea. Em uma revisão sistemática[40] que incluiu 200 estudos prospectivos, a menor incidência de infecções da corrente sanguínea foi associada aos cateteres venosos periféricos (média de 0,1 por 100 cateteres; 0,5 por 1.000 cateteres-dia) ou cateteres venosos de linha média, *midline*, (0,4 por 100 cateteres, 0,2 por 1.000 cateteres-dia). Os CVC de curta permanência não tunelizados e não impregnados ou com cobertura antimicrobiana foram associados às incidências mais elevadas nos diferentes estudos (4,4 por 100 cateteres; 2,7 por 1.000 cateteres-dia). Os cateteres arteriais utilizados para monitorização hemodinâmica, os CVC de inserção periférica (PICC), apresentaram incidência semelhante de infecções (1,7 e 2,1 por 1.000 cateteres-dia, respectivamente).

Além do tipo de acesso vascular, outros fatores de risco para o desenvolvimento da ICS associada a CVC são descritos no Quadro 188.8.

As medidas de prevenção para o desenvolvimento das infecções relacionadas aos CVC (pacote de medidas ou *bundle* em inglês) têm tido foco na inserção e na retirada precoce desses dispositivos invasivos. Vários estudos na literatura têm demonstrado que a implementação dessas medidas é um exemplo de sucesso para a redução de IRAS e que essas estratégias são reprodutíveis, sustentáveis nos hospitais e de custo-efetivo para pacientes adultos e crianças. Parece importante que para essa implementação ser exitosa, haja, na instituição, a cultura de segurança estabelecida e a adesão dos profissionais a essas medidas. Mais recentemente, a adição de medidas de prevenção focadas na manutenção desses CVC também tem se mostrado importante para a redução da incidência dessas infecções. Mais estudos ainda são necessários para definir as medidas de prevenção mais importantes para redução do risco de desenvolvimento de infecção durante a manutenção do CVC, isto é, o pacote de prevenção na manutenção.

O último guia publicado para prevenção de IRAS, elaborado pela Sociedade de Epidemiologia Hospitalar e de Doenças Infecciosas dos Estados Unidos (Society for Healthcare Epidemiology of America – SHEA, e Infectious Diseases Society of America – IDSA), com o apoio de várias outras sociedades, contém recomendações práticas em um formato conciso, a fim de auxiliar os hospitais de cuidados agudos na implantação e priorização dos esforços para a prevenção dessas infecções.[41] Em relação às ICS associadas a CVC, as recomendações são agrupadas em medidas bási-

QUADRO 188.7 Definições comumente utilizadas nas infecções relacionadas com cateteres vasculares.

Termo	Descrição
Colonização do cateter	Crescimento significativo de microrganismo em cultura quantitativa (> 10^3 UFC/segmento de cateter) ou semiquantitativa (> 15 UFC/segmento de cateter).
Flebite	Inflamação local, com induração, eritema, calor, edema e pus em torno do local de saída do cateter (especialmente em infecções venosas).
Para cateteres de longa permanência	
Infecção do sítio de saída	É um tipo de infecção relacionado aos cateteres tunelizados, cuja saída é através da pele. Caracteriza-se pela presença de eritema, calor ou induração dentro de 2 cm do sítio de saída, na ausência de infecção concomitante da corrente sanguínea, com ou sem pus no local.
Infecção do túnel	Dor, eritema ou induração ao longo do túnel do cateter e acima de 2 cm do seu óstio de saída, na ausência de infecção concomitante da corrente sanguínea. Os sinais locais de inflamação podem estar ou não acompanhados de secreção purulenta.
Infecção da bolsa (*pocket*)	Presença de pus na bolsa subcutânea de um cateter totalmente implantado (*port*), que pode estar associado à ruptura espontânea, drenagem ou necrose da pele subjacente, na ausência de infecção concomitante da corrente sanguínea.
ICS relacionada com contaminação da solução de infusão	Há crescimento do mesmo microrganismo nas culturas da solução de infusão e nas hemoculturas colhidas por meio de punção periférica, sem outro foco de infecção.
ICS relacionada com cateter	Isolamento de bactéria ou fungo em uma ou mais hemoculturas colhidas por punção periférica em um paciente que possui um cateter vascular, que apresenta sinais clínicos de infecção (febre ou hipotermia, calafrios, hipotensão, taquicardia ou leucocitose) na ausência de outro foco infeccioso e um dos seguintes: ▪ isolamento do mesmo microrganismo (bactéria ou fungo) em hemoculturas e na ponta do cateter vascular; ▪ hemoculturas quantitativas coletadas simultaneamente pelo cateter e por punção periférica, com crescimento superior a 5:1 na amostra coletada pelo cateter; ▪ hemoculturas coletadas simultaneamente pelo cateter e punção periférica, com detecção mais precoce do crescimento de microrganismos (> 2h) na amostra coletada pelo cateter.

ICS: Infecção da corrente sanguínea.

cas de prevenção, que devem ser adotadas por todas as UTI; e algumas abordagens especiais, propostas para situações ou locais em que a incidência dessas infecções não foi controlada a despeito da implementação das medidas básicas. Portanto, os esforços devem ser concentrados nas medidas básicas de prevenção (Quadro 188.9), pois, com base nas evidências publicadas até o momento, elas têm impacto na redução das ICS associadas à CVC.

QUADRO 188.8. Fatores de risco para o desenvolvimento de infecções da corrente sanguínea associadas à CVC.

Fatores relacionados ao paciente	
<ul><li>Extremos etários</li><li>Prematuridade</li><li>Neutropenia</li><li>Queimaduras ou perda da integridade cutânea</li><li>Internação prolongada previamente à inserção</li></ul>	
Fatores relacionados ao cateter e à assistência ao paciente	
Sítio de inserção	Cateteres inseridos em veia femoral (em adultos) e jugular interna têm maior risco do que em subclávia.
Técnica de inserção	Maior risco associado aos cateteres não tunelizados comparados aos tunelizados, assim como aos tunelizados comparados aos totalmente implantados.
Condições da inserção	Falta de padronização para a inserção de CVC, incluindo o preparo inadequado da pele do paciente e uso de barreira estéril incompleta (p. ex.: o uso de campo estéril fenestrado pequeno). Condições de emergência *versus* eletivas. Inexperiência do profissional que insere o cateter.
Cuidados com o sítio de inserção e manipulação	Curativos e manipulação inadequados do cateter elevam a colonização do sítio de inserção e das conexões. Redução da relação entre o número de enfermeiros (enfermagem, em geral) e o de pacientes assistidos.
Permanência prolongada	Quanto maior a permanência do cateter, maior o risco de desenvolvimento de infecção. Porém, não há indicação de troca periódica do cateter.
Indicações e uso	CVC utilizado para nutrição parenteral e hemodiálise elevam o risco de infecção. Transfusão de derivados do sangue (em crianças).
Tipo de material	Maior risco de colonização nos CVC simples comparados aos revestidos ou impregnados com antimicrobianos ou antissépticos.

CVC: Cateter venoso central.

QUADRO 188.9. Recomendações básicas para prevenção das infecções da corrente sanguínea associadas a CVC na UTI.

Antes da inserção do CVC	
1. Manter, de fácil acesso para todos os profissionais, as indicações para a inserção de CVC.	Minimizar a inserção desnecessária de CVC.
2. Educação dos profissionais de saúde envolvidos na inserção, manutenção e manipulação dos CVC.	<ul><li>Abordar as principais medidas de prevenção durante a inserção e manutenção dos CVC, assim como as indicações para o seu uso.</li><li>Assegurar-se de que esses profissionais realizem um programa educacional admissional com as melhores práticas para prevenção das ICS associadas a CVC antes de assumir suas tarefas no dia a dia. Os treinamentos periódicos contendo a avaliação dessas competências também podem ser úteis.</li><li>Antes que os profissionais que inserem CVC o façam, é importante que haja, de acordo com cada instituição, um processo de treinamento e de avaliação que assegure o desenvolvimento da competência para tal procedimento.</li><li>Retreinar os profissionais ao implementar mudanças nos sistemas de infusão (p. ex.: novos conectores, troca de bombas de infusão).</li><li>Considerar, se possível, o uso da simulação realística para o treinamento de inserção de CVC.</li></ul>
3. Banho diário com clorexidina em pacientes acima de 2 meses de idade.	<ul><li>O papel desta estratégia em pacientes fora da terapia intensiva não é ainda conhecido.</li><li>Para crianças < 2 meses de idade, a escolha do antisséptico ideal não foi ainda estabelecida. Reações cutâneas e absorção da clorexidina podem ocorrer em recém-nascidos.</li></ul>

(Continua)

CAPÍTULO 188 Prevenção e Controle de Infecções Hospitalares em UTI

QUADRO 188.9. Recomendações básicas para prevenção das infecções da corrente sanguínea associadas a CVC na UTI. *(Continuação)*

Na inserção do CVC	
1. Estabelecer um processo na unidade que assegure que todas as medidas para a prevenção de infecção são executadas durante a inserção.	- *Checklists* constituem-se em um meio para assegurar a execução das melhores práticas. Se adotados, eles devem ser realizados por outro componente da equipe que não o profissional que insere o CVC. - A observação da inserção pelo enfermeiro, médico ou outro profissional treinado pode garantir que a técnica asséptica seja mantida. - O profissional que observa deve ter o poder de interromper o procedimento se houver falhas na técnica asséptica.
2. Realizar a higiene das mãos antes da inserção ou manipulação do cateter.	- Realizar a higiene das mãos com formulações alcoólicas ou lavá-las com sabão antisséptico e água. - O uso de luvas não elimina a necessidade da realização da higiene das mãos.
3. Em condições controladas e previamente planejadas, evitar a inserção do CVC em veia femoral em pacientes obesos.	- Fatores adicionais podem influenciar o risco de desenvolvimento de infecção em pacientes com acesso femoral. - O acesso femoral pode ser realizado em crianças sem necessidade de sedação e a essa população não foi associado maior risco de infecção. - A relação entre complicações infecciosas e não infecciosas e os diferentes sítios de inserção é ainda são assunto controverso. Os riscos e benefícios devem ser considerados nesta escolha, incluindo o potencial para complicações infecciosas e mecânicas (p. ex.: pacientes com acesso em veia jugular têm maior risco de infecção se possuírem traqueostomia). - Não utilizar os CVC de inserção periférica, PICC, como uma estratégia para reduzir infecção.
4. Fornecer todos os insumos necessários para a inserção do CVC em um único pacote, caixa ou carrinho (*kit* de inserção de CVC).	- Todos os artigos necessários para a inserção devem estar facilmente acessíveis a fim de manter a técnica asséptica durante todo o procedimento.
5. Utilizar o ultrassom para guiar a inserção de cateteres em jugular.	- O uso do ultrassom reduz, nestas situações, o risco de infecção e complicações não infecciosas.

6. Utilizar a barreira máxima estéril durante a inserção do CVC.	- Uso de gorro, máscara, avental estéril para o profissional que insere o CVC:
	  - gorro cobrindo todo o cabelo;
	  - máscara cobrindo o nariz e boca.
	- Cobrir a cabeça e o corpo do paciente com campo grande estéril.
	- Estas medidas também devem ser seguidas na troca do CVC com o uso de fio guia.

7. Aplicar a solução alcoólica de clorexidina para o preparo da pele do paciente.	- Antes da inserção do CVC, aplicar solução alcoólica de clorexidina contendo mais que 0,5% de clorexidina nessa preparação. - Antes de realizar a punção, deve-se esperar a secagem da solução.
Após a inserção do CVC	
1. Assegurar a relação adequada na unidade entre o número de enfermeiros e o de pacientes e limitar a utilização de enfermeiros de cobertura (que não são da própria unidade).	- Estudos observacionais propõem que esta relação em UTI onde os enfermeiros manipulam CVC seja de 1:1 ou, no máximo, 1:2.
2. Realizar a desinfecção das conexões antes de acessar o CVC.	- A desinfecção deve ser realizada por meio da fricção vigorosa com clorexidina alcoólica, álcool a 70% ou PVPI. A clorexidina alcoólica tem ação residual quando comparada ao álcool. - A fricção por ao menos 5 segundos reduz a contaminação. - A monitorização ou observação desta prática é importante.
3. Retirar os CVC desnecessários.	- Avaliar a necessidade da permanência do CVC diariamente durante as visitas multidisciplinares.
4. Para CVC não tunelizados, realizar a troca de curativos transparentes e utilizar um antisséptico à base de clorexidina a cada 5-7 dias ou se visivelmente sujos, soltos ou úmidos. Os curativos com gaze devem ser trocados a cada 2 dias.	- Trocas menos frequentes são aceitas para recém-nascidos na UTI neonatal, onde o risco de deslocamento do cateter é elevado. - Se houver a presença de drenagem no sítio de inserção, o curativo com gaze é mais adequado do que o uso de curativos transparentes até a melhora do quadro.
5. O intervalo para troca dos sistemas de infusão que não foram utilizados para infusão de sangue, outros componentes sanguíneos ou lipídeos não deve ser superior a 96 horas.	- O intervalo ideal para troca do sistema não é conhecido.

CVC: Cateter venoso central; UTI: unidade de terapia intensiva; ICS: Infecção de corrente sanguínea; PVPI: povidona-iodo.

(Continua)

QUADRO 188.9. Recomendações básicas para prevenção das infecções da corrente sanguínea associadas a CVC na UTI.	
Após a inserção do CVC	*(Continuação)*
6. Utilizar pomadas com antimicrobianos no sítio de inserção de CVC para hemodiálise.	▪ Evitar o uso de pomada de mupirocina pelo risco de desenvolvimento de resistência. ▪ São preferidas as pomadas tríplice com bacitracina, neomicina e polimixina (Polysporin® pomada) ou à base de PVPI (p. ex.: Betadine® pomada).
7. Realizar a vigilância epidemiológica das infecções da corrente sanguínea associadas a CVC.	▪ Mensurar a incidência destas infecções e divulgar regularmente para as lideranças de enfermagem, médicos e administradores hospitalares.

CVC: Cateter venoso central; PVPI: povidona-iodo.

QUADRO 188.10. Fatores de risco para o desenvolvimento da pneumonia associada à assistência à saúde.	
Fatores que aumentam a colonização da orofaringe e/ou estômago por microrganismos	▪ Uso prévio de antibióticos ▪ Presença de doença pulmonar crônica ▪ Permanência em UTI ▪ Contaminação do circuito do ventilador
Condições que favorecem a aspiração do trato respiratório ou refluxo do trato gastrintestinal	▪ Intubação orotraqueal ▪ Reintubações ▪ Traqueostomia ▪ Utilização de sonda nasoentérica ▪ Posição supina (decúbito abaixo de 30°) ▪ Rebaixamento do nível de consciência ▪ Redução do reflexo de tosse ▪ Procedimentos cirúrgicos envolvendo cabeça, pescoço, tórax e abdome superior ▪ Imobilização ▪ Duração da ventilação mecânica ▪ Uso de antiácidos ou antagonistas H_2
Fatores relacionados ao paciente	▪ Sexo masculino ▪ Idade superior a 60 anos ▪ Desnutrição ▪ Imunossupressão ▪ Paciente queimado ▪ Gravidade da doença de base ▪ Imunodepressão

UTI: unidade de terapia intensiva.

A adoção de novas tecnologias, tais como CVC impregnados com antimicrobianos ou antissépticos, curativos contendo clorexidina, conectores contendo antissépticos, selo (*lock*) com antimicrobianos pode ser considerada em unidades onde as medidas básicas de prevenção foram implementadas, mensuradas e, a despeito da adesão a essas práticas, a incidência das ICS associadas a CVC permanece elevada. Essas estratégias não devem ser adotadas se os objetivos de redução foram atingidos – e de forma sustentada – com as medidas básicas de prevenção.

PNEUMONIA ASSOCIADA À VENTILAÇÃO MECÂNICA

A PAV constitui-se em um dos problemas clínicos mais frequentes na terapia intensiva. Ocorre em uma frequência de cinco a vinte casos por mil dias de ventilação mecânica e vem se reduzindo na última década em vários hospitais com a implementação do pacote de medidas de prevenção específicas para essa infecção. Apesar dessas experiências de sucesso, a PAV é uma das infecções que mais frequentemente acometem pacientes críticos e uma das principais causas para a prescrição de antimicrobianos na terapia intensiva. Adicionalmente ao impacto sobre o uso de antimicrobianos, essa complicação está associada à elevada morbidade e a custos que podem alcançar US$ 40.000 por episódio. O prolongamento da ventilação mecânica, o tempo de permanência na terapia intensiva e no hospital e maior número de óbitos são também associados à PAV.

A PAV representa 80% das pneumonias que podem ser adquiridas no hospital. Isso evidencia que a ventilação mecânica é o principal fator de risco para o desenvolvimento de pneumonia e outras complicações. A presença desse dispositivo invasivo pode elevar o risco de aquisição de infecção em quatro a vinte vezes (aumento do risco em 1% a 3% por dia de ventilação mecânica).[42]

Os principais desafios para o manejo adequado da VAP concentram-se na ausência de um método e/ou critérios que sejam o padrão-ouro para o diagnóstico dessa infecção, as dificuldades para estabelecer as situações que envolvem apenas a contaminação das vias aéreas ou a colonização ou, ainda, a infecção e o aumento crescente da resistência microbiana.

Alguns critérios têm sido propostos para o diagnóstico precoce e a diferenciação entre PAV e traqueobronquite associada à ventilação mecânica sem bons resultados em virtude das baixas sensibilidade e especificidade dos achados radiológicos no paciente crítico. Mais recentemente, o Centers for Disease Control and Prevention (CDC) e Klompas e colaboradores[43] têm proposto uma nova abordagem para vigilância epidemiológica das infecções relacionadas à ventilação mecânica, com foco na hipoxemia persistente (ao menos por dois dias).

No paciente sob ventilação mecânica, a aspiração de patógenos da orofaringe ocasiona a colonização do tubo endotraqueal, com a formação de biofilme e embolização para vias aéreas distais. As principais medidas de prevenção são baseadas na eliminação ou redução dos fatores de risco considerados modificáveis, como mostra a Figura 188.2.

Um estudo realizado em 2001,[44] com a colaboração das organizações IHI (Institute of Healthcare Improvement) e VHA (Voluntary Hospitals of America) e a participação de 13 UTI, nos Estados Unidos, buscou estabelecer prioridades para a melhoria contínua dos cuidados intensivos e para a construção de um modelo ideal de terapia intensiva (*Idealized Design of the Intensive Care*). O cuidado de pacientes críticos sob ventilação mecânica foi identificado como prioritário para reduzir as elevadas morbidade e mortalidade presentes nessa população. Foram ressaltadas a importância vital do trabalho em equipe e a comunicação entre os membros da terapia intensiva a fim de oferecer o melhor cuidado aos pacientes e melhorar os desfechos clínicos. A partir dessas evidências, houve a proposta do pacote de medidas do IHI para a prevenção da PAV na campanha "Salvando 5 milhões de vidas":

- Elevação da cabeceira da cama entre 30 e 40°.
- Interrupção diária da sedação e avaliação para extubação.
- Profilaxia de úlcera péptica.
- Profilaxia de trombose venosa profunda.

Em 2010, foi adicionada a esse conjunto de medidas a higiene oral diária com clorexidina, tendo em vista as evidências do benefício dessa estratégia.

A implantação desse pacote de medidas preventivas foi exitosa em várias UTI e acarretou a redução da incidência de PAV. Nos Estados Unidos, a incidência de PAV tem sido reportada com variações entre um e três episódios/1.000 VM-dia. Porém, na Europa, essas taxas permanecem entre 12 e 18 PAV/1.000 VM-dia. Tal discrepância pode ser relacionada a vários fatores, entre eles a própria definição de PAV utilizada atualmente, baseada nos achados radiológicos, e a dificuldade da realização de algumas medidas no dia a dia (p. ex.: manutenção nas 24 horas do decúbito elevado entre 30 e 40°).[42]

O último guia publicado para a prevenção de IRAS, elaborado pela Sociedade de Epidemiologia Hospitalar e de Doenças Infecciosas dos Estados Unidos (Society for Healthcare Epidemiology of America – SHEA, e Infectious Diseases Society of America – IDSA) com o apoio de várias outras sociedades, contém recomendações para a prevenção da PAV em adultos que,[45] assim como apresentadas na prevenção da ICS associada a CVC, são agrupadas em medidas básicas, que devem ser aplicadas em todos os hospitais como padrão no cuidado, e abordagens especiais a serem consideradas em situações específicas (Quadro 188.11).

INFECÇÃO DO TRATO URINÁRIO (ITU) ASSOCIADA À SONDA VESICAL

As ITU são as mais frequentes infecções relacionadas à assistência à saúde, estando cerca de 70% a 80% delas associadas ao uso de cateter vesical de demora.

O risco de desenvolvimento dessa infecção está relacionado à técnica de passagem da sonda vesical de demora, duração da cateterização, cuidados na manutenção do cateter e a suscetibilidade do indivíduo. Vários estudos têm demonstrado uma correlação entre o uso do cateter por mais de seis dias e a ocorrência de infecção, sendo que 100% dos pacientes terão bacteriúria assintomática (presença de bactérias na urina, sem sintomas), caso permaneçam com o cateter por mais de trinta dias.[46-47]

A morbidade atribuída à cateterização vesical é limitada; porém, como 12% a 16% dos pacientes internados utilizam o dispositivo, a chance de ITU é acumulativa e substancial.[48]

A presença do cateter vesical implica a quebra de vários mecanismos de defesa inespecíficos. Durante o uso desse dispositivo, a uretra é dilatada, as glândulas periuretrais, que normalmente secretam substâncias antimicrobianas, têm seus ductos bloqueados. O balão de retenção impede o completo esvaziamento da bexiga, favorecendo a proliferação microbiana. A fonte endógena consiste na colonização do meato, reto e vagina. Os equipamentos e as mãos contaminadas dos profissionais da saúde podem constituir-se fontes exógenas de contaminação.[33,48]

A utilização da sonda vesical de demora é também associada a outros eventos adversos, tais como: estenose uretral, trauma mecânico, deficiência de mobilidade, prescrição inadequada de antimicrobianos para tratamento da bacteriúria assintomática e consequente elevação do risco de desenvolvimento de infecção por *Clostridium difficile*.[48]

Algumas recomendações para prevenção de ITU associada à SVD encontram-se no Quadro 188.12.

- A escolha do EPI depende do tipo de precaução a ser empregado.
- Deve-se lembrar que na PP a escolha do EPI depende do risco de contato com matéria orgânica de qualquer paciente.
- A sequência de colocação e retirada dos EPI deve ser respeitada para a segurança dos profissionais de saúde envolvidos e do ambiente.

Colocação do EPI	Retirada do EPI
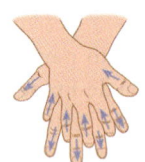 Higienizar as mãos	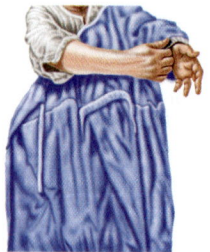 Remover os itens mais contaminados primeiramente; avental e luvas podem ser removidos juntos ou separadamente.
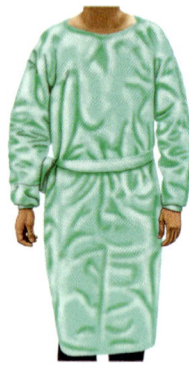 Avental: colocado cobrindo toda a extensão do corpo; amarrado na altura do pescoço e na cintura.	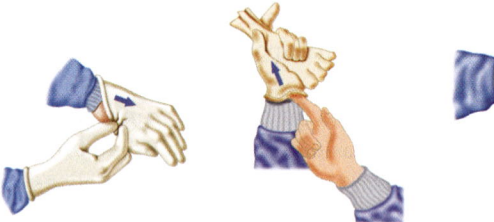 Deve-se lembrar que a parte externa das luvas está contaminada; retire-as com cuidado.
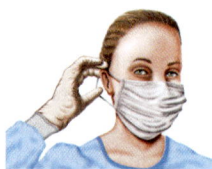 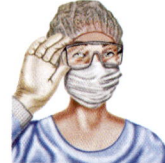 Máscara: atenção para que o elástico ou os cordões estejam posicionados adequadamente; ajustar a parte flexível em torno do nariz; acomodar a máscara na face cobrindo inteiramente o nariz e a boca; descarte-a ao final do procedimento. Caso esteja sendo utilizada máscara respirador (N95), ela deve ser ajustada adequadamente na face e trocada sempre que estiver com sujeira, e/ou que a integridade tenha sido violada, e/ou que haja dificuldade na troca de ar.	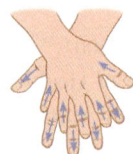 Higienizar as mãos
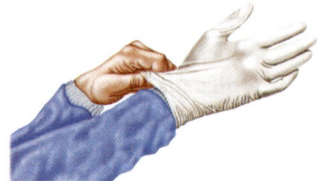 Luvas: devem ser colocadas até que cubram os punhos do avental	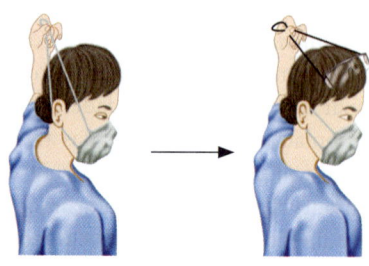 Deve-se lembrar que a parte externa dos óculos e da máscara estão contaminados; devem ser retirados a partir das hastes dos óculos que estão na orelha e do elástico ou cordão da máscara.
	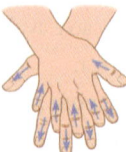 Higienizar as mãos

Com exceção da máscara respirador (N95), deve-se retirar os EPI ainda dentro do quarto ou na antecâmara. A máscara respirador (N95) deve ser retirada depois de o profissional ter saído do quarto e fechado a porta.
Atenção: para evitar contaminar-se e/ou ao ambiental, o profissional deve procurar manter as mãos afastadas da face; evitar tocar as superfícies; trocar as luvas quando rasgarem ou estiverem sujas e imediatamente após qualquer procedimento em que houve contato com matéria orgânica.

FIGURA 188.2. Orientações sobre a utilização adequada dos EPI.
EPI: equipamentos de proteção individual; PP: precauções-padrão.
Fonte: Modificada de Silva AMC e colaboradores, 2012.39 APECIH. Material gráfico disponível nos sites: http://www.cdc.gov/hicpac/2007IP/2007isolationPrecautions.html e http://www.who.int/en/.

QUADRO 188.11. Recomendações para a prevenção da PAV em pacientes adultos.

Medidas básicas	
Racional	Intervenções
Há boas evidências de que a intervenção reduz a duração da ventilação mecânica, da hospitalização, a mortalidade e/ou os custos. Os benefícios sobrepõem-se aos riscos.	<ul><li>Utilizar ventilação não invasiva com pressão positiva em determinados pacientes.</li><li>Conduzir sem sedação o paciente sob ventilação mecânica, quando possível.</li><li>Interromper a sedação uma vez ao dia em pacientes sem contraindicação.</li><li>Avaliar diariamente a possibilidade de extubação.</li><li>Realizar testes de respiração espontânea sem as medicações sedativas. Pacientes submetidos aos testes de respiração espontânea são mais frequentemente extubados se mantidos minimamente acordados no momento dos testes de respiração espontânea.</li><li>Estimular a mobilização precoce do paciente.</li><li>Utilizar tubos endotraqueais com sistema de aspiração (drenagem) subglótica contínua em pacientes com previsão de uso de ventilação mecânica acima de 48 ou 72 horas.</li><li>Trocar o circuito do ventilador apenas se visivelmente sujo ou com mau funcionamento.</li><li>Elevar a cabeceira da cama entre 30 e 40°.</li></ul>
Abordagens especiais	
Racional	Intervenções
Há boas evidências de que a intervenção melhora o desfecho, porém há dados insuficientes sobre os possíveis riscos.	<ul><li>Descontaminação oral ou digestiva.</li></ul>
É possível obter redução das taxas de PAV, mas há dados insuficientes para determinar o impacto sobre a duração da VM, da hospitalização e mortalidade.	<ul><li>Higiene oral rotineira com clorexidina.</li><li>Administração profilática de probióticos.</li><li>Utilizar *cuff* endotraqueal ultrafino, de poliuretano.</li><li>Controlar de forma automatizada a pressão do *cuff* endotraqueal.</li><li>Instilar solução salina antes da aspiração traqueal.</li><li>Escovação mecânica dos dentes.</li></ul>
Geralmente não recomendadas	
Racional	Intervenções
É possível obter redução das taxas de PAV; porém, há muitos dados sugerindo que ela não tem impacto sobre a duração da VM, da hospitalização e mortalidade.	<ul><li>Utilizar tubos endotraqueais com cobertura de prata.</li><li>Camas cinéticas.</li><li>Posição de pronação.</li></ul>
Sem impacto nas taxas de PAV, duração da VM, da hospitalização e mortalidade.	<ul><li>Profilaxia da úlcera de estresse.</li><li>Realizar traqueostomia precocemente.</li><li>Monitorizar o volume gástrico residual.</li><li>Administrar nutrição parenteral precocemente.</li></ul>
Não recomendado	
Racional	Intervenções
Sem impacto nas taxas de PAV ou outros desfechos, sem impacto definido em relação aos custos.	<ul><li>Sistema de sucção endotraqueal fechado/*on-line*.</li></ul>

Essas recomendações devem ser implantadas pela equipe da UTI em parceria com o SCIH, pois trazem impacto importante à redução das infecções. Iniciativas institucionais, aderindo a campanhas, podem também ter grande efeito, conforme sugere o Institute of Healthcare Improvement (IHI), cujo objetivo é diminuir eventos adversos desenvolvidos durante a hospitalização (incluindo a ITU).

No pacote de medidas de prevenção de ITU sugerido pelo IHI na campanha "Salvando 5 milhões de vidas", consta:

- Evitar o uso desnecessário do cateter urinário, reforçando a indicação criteriosa desse dispositivo.
- Inserção da sonda vesical com técnica asséptica, sendo recomendado o acompanhamento e observação da adequação do procedimento com o auxílio de um formulário padronizado (*checklist*) e intervenção, caso haja alguma falha na técnica.
- Manutenção do sistema coletor fechado, com manipulação cuidadosa.
- Revisão diária da indicação da sonda vesical.

QUADRO 188.12. Estratégias recomendadas para a prevenção de ITU associada à sonda vesical de demora publicadas em manuais de prevenção de algumas sociedades.

Estratégia	Fonte			
	CDC (2009)[47]	IDSA (2010)[50]	NHS Epic2 Project (2007)[49]	SHEA (2014)[48]
Documentação sobre a inserção de cateter vesical	Sim	ND	Sim	Sim
Treinamento de profissionais da área da saúde	Sim	ND	Sim	Sim
Treinamento de pacientes e familiares	Sim	ND	Sim	Sim
Higiene das mãos	Sim	ND	Sim	Sim
Avaliação sobre indicação do cateter vesical	Sim	Sim	Sim	Sim
Avaliação sobre métodos alternativos de cateterismo vesical	Sim	Sim	Sim	Sim
Revisão regular sobre necessidade de manutenção do dispositivo	Sim	Sim	Sim	Sim
Escolha do tipo de cateter vesical	NR	NR	NR	Não utilizar SVD impregnadas
Uso de cateter vesical de menor calibre	Sim	ND	Sim	Sim
Uso de equipamento estéril e técnica asséptica durante a inserção	Sim	Sim	Sim	Sim
Uso de precauções de barreira para inserção do cateter vesical	Sim	ND	ND	Sim
Limpeza do meato com antisséptico	NR	ND	Não	Sim
Cateter vesical com adequada fixação	Sim	ND	Não	Sim
Sistema de drenagem fechado	Sim	Sim	Sim	Sim
Obter amostras de urina de forma asséptica	Sim	ND	Sim	Sim
Trocar o sistema se houver falha na técnica asséptica	Sim	ND	ND	Sim
Sem rotina de troca de cateter vesical	Sim	NR	Sim	Sim
Rotina de higiene do meato uretral	Sim	Sim	Sim	Antisséptico não necessário
Evitar a irrigação com propósito de prevenção	Sim	Sim	Sim	Sim
Segregar os pacientes com cateter vesical	NR	NR	ND	ND
Uso de sistema pré-conectado	Sim	Sim	ND	Sim
Retorno para a equipe (*feedback*) dos resultados	Sim	ND	ND	Sim
Densidade de incidência de ITU associada à SVD e bacteremia secundária à ITU	Sim	Sim	ND	Sim

CDC: Centers for Disease Control and Prevention; IDSA: Infectious Diseases Society of America; NHS: UK National Health Service in Great Britain; SHEA: The Society for Healthcare Epidemiology of America; ND: não discutido; NR: não resolvido; ITU: infecções do trato urinário; SVD: sonda vesical de demora.

Várias UTI implantaram esse pacote de medidas e tiveram redução significativa dessas infecções.

CONTROLE DE BACTÉRIAS MULTIRRESISTENTES

O mais importante reservatório de bactérias multirresistentes é constituído pelos pacientes infectados ou colonizados por elas. Após alguns dias de hospitalização, a microbiota normal da orofaringe e do intestino do paciente pode ser alterada e incluir bactérias resistentes, especialmente as entéricas e *Pseudomonas aeruginosa* (urina, períneo e feridas também podem, de forma similar, albergar esses microrganismos). Essa alteração, geralmente, ocorre em pacientes mais gravemente enfermos, idosos, debilitados. Há outros fatores envolvidos nessa mudança e incluem o uso prévio de antimicrobianos, hospitalização anterior, residir em uma instituição de longa permanência, internação na terapia intensiva, presença de dispositivos invasivos.

É importante salientar que as bactérias multirresistentes podem estar presentes também na pele íntegra, assim como em fluidos corporais e secreções do paciente. Portanto, um paciente pode estar colonizado pela mesma bactéria ou por diferentes bactérias em vários sítios corporais.

As estratégias para o controle da disseminação de bactérias multirresistentes podem ser agrupadas em três principais frentes de trabalho: reduzir a transmissão cruzada de bactérias de um paciente a outro, diminuir a exposição dos pacientes ao uso inadequado de antimicrobianos, e minimizar o risco de desenvolvimento das infecções por bactérias multirresistentes entre os pacientes colonizados (Quadro 188.13). Tendo em vista que a resistência microbiana é um problema de origem multifatorial e a forma de disseminação no ambiente hospitalar pode variar de um microrganismo a outro (Quadro 188.14), é provável que algumas estratégias isoladamente tenham impactos distintos nos diferentes patógenos, como será discutido a seguir.

QUADRO 188.13. Estratégias para o controle da disseminação de bactérias multirresistentes.

I. Reduzir a transmissão cruzada de bactérias multirresistentes de um paciente a outro	- Higiene das mãos - Precauções de contato - Vigilância ativa de pacientes assintomáticos (culturas de vigilância) - Redução da contaminação ambiental
II. Limitar a exposição dos pacientes ao uso inadequado de antimicrobianos	- Programas para o uso racional de antimicrobianos
III. Minimizar o desenvolvimento de infecções por bactérias multirresistentes entre os pacientes colonizados	- Descolonização ou modulação da colonização

QUADRO 188.14. Importância relativa de alguns fatores na emergência de bactérias multirresistentes no ambiente hospitalar.

Microrganismo	Transmissão de um paciente a outro por meio das mãos dos profissionais de saúde	Contaminação das mãos dos profissionais de saúde ao tocar o ambiente e transmissão posterior ao paciente	Transmissão para o paciente a partir do profissional de saúde colonizado	Fonte endógena a partir da pressão de seleção exercida pelo uso de antimicrobianos
Staphylococcus aureus resistente à oxacilina	+++	+	+	+
Enterococos resistente à vancomicina	+++	++	–	++
Enterobactérias multirresistentes	+++	+	–	+++
Pseudomonas aeruginosa resistente ao imipenem	++	+	+	+++
Acinetobacter baumanniii resistente ao imipenem	+++	++	–	++

Fonte: Adaptado de Safdar N e Maki DG, 2014.[2]

VIGILÂNCIA ATIVA

O resultado da interação entre o hospedeiro e o agente infeccioso é variável, isto é, vários desfechos podem ocorrer após a exposição a um microrganismo patogênico. Alguns indivíduos expostos a microrganismos patogênicos nunca desenvolverão sintomas, ou seja, a doença. Outros podem se tornar colonizados de forma transitória ou permanente, podendo permanecer assintomáticos durante todo o período no qual albergarem esse agente infeccioso, exercendo papel relevante na transmissão de bactérias multirresistentes. Na maioria dos pacientes que apresentam sintomas infecciosos são colhidos espécimes para cultura, em que pode haver o crescimento de bactérias multirresistentes e tais pacientes são prontamente reconhecidos pela equipe como potenciais fontes de disseminação desses agentes para outros doentes. Porém, pode haver um número maior ainda de pacientes colonizados por essas bactérias sem apresentar sintomas, dos quais não são coletadas culturas e que não são reconhecidos como reservatórios desses microrganismos.

Os pacientes admitidos na UTI, provenientes de outros hospitais ou de outras unidades do hospital, podem estar colonizados por microrganismos multirresistentes. Contudo, os pacientes na terapia intensiva também podem adquirir esses patógenos durante a hospitalização, por meio da transmissão cruzada e/ou pela pressão de seleção em virtude do uso de antimicrobianos. Uma estratégia de impedir a disseminação de microrganismos multirresistentes é o reconhecimento precoce desses pacientes por meio das culturas de vigilância para que medidas adicionais sejam empregadas, isto é, a instituição das precauções de contato associadas ou não à descolonização.

A vigilância ativa é realizada por meio da coleta de *swab* retal, perineal, de orofaringe, secreção traqueal ou de secreções de feridas, a depender do microrganismo e/ou da situação local.

Para alguns microrganismos, como MRSA e enterococos resistentes à vancomicina, os sítios de colonização são bem conhecidos e há estudos demonstrando que essa estratégia pode reduzir as taxas de colonização e infecção e custos. Algumas considerações em relação à vigilância do MRSA estão descritas na Quadro 188.15.

Em relação aos bacilos gram-negativos, especialmente os não fermentadores, a vigilância ativa é bastante discutida na literatura. A principal discussão está relacionada à escolha dos sítios de coleta, especialmente em pacientes sem portas de saídas (p. ex.: feridas secretantes ou tubo endotraqueal), isto é, quais seriam os sítios corporais mais frequentemente colonizados e de maior importância para a transmissão desses agentes.

Em situações de surto, a busca de possíveis reservatórios, especialmente por meio de culturas de vigilância de pacientes admitidos na terapia intensiva e coletas periódicas de pacientes internados, pode auxiliar no controle da transmissão, pela instituição precoce das precauções de contato, e na verificação da dinâmica da transmissão, por meio da taxa de aquisição de pacientes que possuíam culturas negativas ao serem admitidos e que se tornaram, após certo período, colonizados.

DESCOLONIZAÇÃO

As infecções adquiridas no ambiente hospitalar podem ser precedidas pela colonização por bactérias patogênicas. Considerando essa etapa da patogênese, o uso de antimicrobianos profiláticos por via sistêmica ou tópica, isto é, antes do desenvolvimento de sintomas, poderia reduzir a carga microbiana no trato respiratório, gastrintestinal, pele, mucosas nasal e oral e, consequentemente, prevenir o desenvolvimento de infecções invasivas.

O uso de clorexidina degermante a 2% para o banho de pacientes na terapia intensiva tem se mostrado efetivo em vários estudos na redução de infecções (ICS associada a CVC, ISC e PAV) e a colonização por bactérias multirresistentes (enterococos resistentes à vancomicina e MRSA). Apesar de algumas controvérsias relacionadas à metodologia empregada nesses estudos, os benefícios obtidos com essa medida, além da facilidade de implementação e da baixa ocorrência de eventos adversos, tornaram a prática uma recomendação durante a assistência ao paciente crítico.

Outras práticas de descolonização ou modulação da colonização permanecem como área de debate na literatura, sendo incluída nesta discussão a descontaminação seletiva, que contempla a descontaminação seletiva da orofaringe e a descontaminação seletiva do trato gastrintestinal. Essas medidas consistem na aplicação profilática, tópica, de antimicrobianos não absorvíveis na orofaringe e o estômago, com o objetivo de erradicar microrganismos potencialmente patogênicos, preservando a microbiota anaeróbia, que exerce um papel protetor nessas mucosas.

QUADRO 188.15. Vigilância de colonização por *Staphylococcus aureus*.

Métodos disponíveis	Cultura • menor custo; • a maioria dos laboratórios está capacitada; • maior tempo para liberação do resultado; • maior duração do isolamento empírico. PCR • resultado obtido mais rapidamente; • custo mais elevado; • tecnicamente mais especializado.
Sítio corporal a ser testado	Narinas é o mais comum (sensibilidade de 73% a 93%). Feridas.
Frequência de coleta	Ao menos, na admissão. Se possível, na alta hospitalar, para avaliar a taxa de aquisição hospitalar (transmissão cruzada). Semanalmente?
Quais são os pacientes que devem ser testados?	Foco em pacientes de maior risco (p. ex.: UTI, pacientes que serão submetidos a cirurgias limpas). Alguns serviços aplicam esta estratégia para todos os pacientes.

PCR: reação em cadeia da polimerase.

A descontaminação seletiva da orofaringe restringe-se à aplicação tópica de antimicrobianos na orofaringe, sendo raramente associada à administração sistêmica. Essa estratégia tem sido bastante utilizada na prevenção PAV por meio da higiene oral diária com clorexidina.

Na descontaminação seletiva do trato gastrintestinal, são utilizados antimicrobianos tópicos associados mais frequentemente à administração sistêmica que podem, também, tratar, de forma preemptiva, infecções ainda não identificadas. A descontaminação seletiva não é uma ideia recente e há, até o momento, mais de 40 estudos randomizados controlados e algumas metanálises buscando avaliar o benefício dessa estratégia. Tem sido demonstrada, de forma consistente, que essa intervenção pode reduzir algumas infecções adquiridas na UTI, especialmente a PAV, com impacto sobre a mortalidade geral. A principal preocupação com a aplicação dessas estratégias por tempo prolongado é a possibilidade do surgimento de resistência microbiana, particularmente quando se considera que a UTI é o epicentro da multirresistência bacteriana dentro da maioria dos hospitais.

Outro objetivo a ser obtido com a descolonização pode ser a erradicação de um microrganismo específico. Dentro dessa perspectiva, a descolonização para o controle do MRSA é a mais conhecida e aplicada em muitos países. A vigilância ativa do MRSA associada à instituição das precauções de contato empiricamente e descolonização, conhecida como *search-and-destroy*, constituiu-se em uma estratégia de sucesso em países com proporção moderada a baixa desses microrganismos. A descolonização dos portadores de MRSA é mais frequentemente realizada com a aplicação de mupirocina tópica nasal e banho com clorexidina degermante.

USO RACIONAL DE ANTIMICROBIANOS

Como citado anteriormente, a etiologia da resistência é multifatorial e complexa. Embora sejam necessários estudos futuros para elucidar a contribuição de alguns aspectos, o uso de antimicrobianos e, sobretudo, o seu uso abusivo estão entre os fatores mais importantes para o desenvolvimento da resistência.

De forma geral, considera-se que aproximadamente 25% a 40% dos pacientes hospitalizados utilizam, em algum momento de sua internação, pelo menos um antimicrobiano. Contudo, infelizmente, acima de 50% dessas prescrições são inadequadas quanto à via de administração, dose, duração e até mesmo na indicação do antibiótico. Portanto, há oportunidades de melhorar essa prática.

O médico, muitas vezes, deseja prescrever o antimicrobiano corretamente, mas não se recorda das recomendações que devem ser empregadas naquela situação. Portanto, ao escolher um antimicrobiano, o médico, idealmente, deveria possuir um bom conhecimento sobre as infecções mais comuns e, para cada uma, as drogas mais adequadas. As intervenções devem ter o objetivo de maximizar a eficiência dessas decisões e compõem o programa de racionalização do uso de antimicrobianos (em inglês, *antimicrobial stewardship program*).

Várias estratégias são propostas para promover o uso racional de antimicrobianos no ambiente hospitalar,[51] embora poucas tenham evidências baseadas em estudos randomizados, controlados (Quadro 188.16). Os métodos restritivos são os mais amplamente utilizados. Estes promovem o controle do uso de antimicrobianos e parecem efetivos, mesmo a médio e longo prazos; porém, exigem que essa estratégia seja associada à educação e, especialmente, haja investimento da instituição para a sua implementação. Esse investimento significa dispor de uma equipe especializada, com habilidade reconhecida, com disponibilidade em tempo integral para tal função. Além disso, o apoio da administração ao corpo clínico é fundamental para o desempenho adequado da equipe envolvida no programa.

Atualmente, especialmente nas UTI, é muito evidente que a descoberta de novos antimicrobianos, sobretudo com atividade antibacteriana, não tem acompanhado a evolução da resistência microbiana e, com isso, os recursos terapêuticos são escassos e os antibióticos mais antigos têm sido recuperados para uso clínico. Essa situação reforça ainda mais a necessidade do uso mais racional desses recursos por meio de ações que auxiliem a prescrição adequada desses fármacos. Mas é importante que essas ações sejam adequadas à realidade da unidade e dos recursos disponíveis. As melhores estratégias são aquelas que realmente podem ser aplicadas todo o tempo, a todos os pacientes, com aceitação do médico que prescreve e que proporcionem melhores desfechos, não havendo uma fórmula única aplicável a todas as UTI.

CONTROLE DO *CLOSTRIDIUM DIFFICILE*

A transmissão cruzada do *Clostridium difficile* (ICD) entre pacientes é a principal forma de disseminação desse microrganismo na terapia intensiva. É fundamental para a respectiva prevenção impedir que os pacientes adquiram esse patógeno durante a sua hospitalização. As estratégias para prevenção estão descritas a seguir.[52]

MÉTODOS PARA REDUÇÃO DO RISCO DE ICD SE O MICRORGANISMO ESTÁ PRESENTE NO PACIENTE

Racionalização e restrição do uso de antimicrobianos

O fator de risco mais importante para pacientes hospitalizados adquirirem ICD é a exposição prévia aos antimicrobianos. O estímulo ao uso adequado de antimicrobianos tem sido associado a reduções na incidência de ICD em ambas as situações, endêmicas e de surto. O uso adequado de antimicrobianos inclui evitar a exposição a tais fármacos se o paciente não tem uma condição na qual o tratamento antimicrobiano é indicado (p. ex.: bacteriúria assintomática em paciente não gestante), assim como escolher, quando

QUADRO 188.16. Algumas estratégias sugeridas para promover o uso racional de antimicrobianos na UTI.	
Estratégia	**Como e por que fazer (níveis de evidência*)**
Auditoria prospectiva com intervenção e discussão	▪ Visa reduzir o uso inadequado de antimicrobianos. ▪ Avaliação prospectiva da prescrição de antimicrobianos com interação e *feedback* ao médico que prescreveu o fármaco. ▪ Pode ser realizada por infectologista ou farmacêutico com treinamento em infectologia (A-I).
Educação	▪ É considerada essencial em qualquer programa voltado para mudança de comportamento e provê o conhecimento que auxilia na aceitação das estratégias de racionalização do uso de ATM (A-III). ▪ Entretanto, a educação, isoladamente, sem incorporação de uma intervenção ativa, não tem efeito sustentado e não é efetiva em promover mudanças nas práticas de prescrição (B-II).
Guias terapêuticos	▪ Podem melhorar a utilização de antimicrobianos, especialmente se desenvolvidos de forma multidisciplinar, baseados em evidências, incorporando dados locais de microbiologia e resistência (A-I). ▪ A implementação destes guias pode ser facilitada por meio da educação, do *feedback* do uso de antimicrobianos e da evolução dos pacientes (A-III).
Discussão (interconsulta) com o infectologista	▪ Pode melhorar a utilização de antimicrobianos e alguns estudos mostram que tem impacto positivo na sobrevida dos pacientes (A-II). ▪ Visitas conjuntas, interconsultas para os casos mais complexos são exemplos de atividades que podem ser aplicadas.
Descalonamento da terapia antimicrobiana	▪ A redução do espectro da terapia antimicrobiana baseada nos resultados de culturas e a eliminação de combinações redundantes podem ser mais efetivas contra o agente causal, resultando em redução da exposição aos antimicrobianos e custos (A-II).
Suspensão da profilaxia antimicrobiana no pós-operatório	▪ A suspensão automática da prescrição de antibióticos no pós-operatório (em 24 horas para a maioria das cirurgias) utilizados para a profilaxia cirúrgica reduz custos e a incidência de eventos adversos, por exemplo, diarreia por *C. difficile* (A-I).
Otimização da dose	▪ Prescrição baseada nas características individuais do paciente, no agente causal, no sítio de infecção e nas características farmacocinéticas e farmacodinâmicas da droga (A-II).
Conversão da terapia parenteral para oral	▪ A conversão da terapia parenteral para oral, quando a condição clínica do paciente permite e utilizando drogas com boa biodisponibilidade oral, pode reduzir a estadia hospitalar e os custos (A-III).
Vigilância informatizada e sistemas de suporte decisional	▪ A tecnologia na forma de prontuários eletrônicos, prescrição informatizada e sistemas de suporte decisional podem melhorar a tomada de decisões pelo prescritor, por meio da incorporação de resultados microbiológicos, de função hepática e renal, informações sobre interações medicamentosas, alergias e custos (B-II).
Ficha de solicitação de antimicrobianos	▪ Esta estratégia pode ser efetiva como componente de um programa (B-II) e facilitar a implementação de guias terapêuticos, mas pouco efetiva isoladamente.

* Níveis de evidência

Força da recomendação

A: boas evidências fundamentam esta recomendação para uso; B: evidências moderadas fundamentam esta recomendação para uso; C: poucas evidências fundamentam esta recomendação para uso.

Qualidade da evidência

I: evidência oriunda de ≥ 1 estudo randomizado, controlado;

II: ≥ 1 ensaio clínico bem desenhado, sem randomização, de estudos de coorte ou caso-controle (preferencialmente incluindo pacientes de mais de um centro), de várias séries históricas ou de resultados importantes de experimentos não controlados;

III: baseada na opinião de peritos na área, na experiência clínica, estudos descritivos ou informação de comitês de especialistas.

possível, antimicrobianos associadas a menor risco de desenvolvimento de ICD.

Assegurar que pacientes com ICD recebam o tratamento antimicrobiano adequado baseado na gravidade da sua infecção deve ser um objetivo adicional para o programa de racionalização do uso de antimicrobianos e pode melhorar sua evolução clínica. Além disso, monitorizar a suspensão de outros antimicrobianos durante o tratamento da ICD é uma medida importante para reduzir a recorrência dessa infecção.

MÉTODOS PARA PREVENÇÃO DA EXPOSIÇÃO DO PACIENTE AO ICD (DESINFECÇÃO E MEDIDAS DE BARREIRA)

Precauções de contato

O CDC recomenda que as precauções de contato sejam aplicadas ao cuidar de pacientes com ICD durante a duração da doença. Alguns especialistas recomendam prosseguir com as precauções de contato por pelo menos 48 horas após a diarreia ter cessado.

- Artigos e equipamentos médicos exclusivos para o paciente; se houver necessidade de compartilhamento de alguns artigos, é necessário limpá-los e desinfetá-los.
- Pacientes com ICD devem permanecer em quartos privativos, se disponível. Se a disponibilidade de quartos for limitada, dar preferência ao isolamento de pacientes com incontinência fecal.
- Higiene das mãos com água e sabão ou preparação alcoólica.

Pelo fato de o álcool não ser esporicida, há preocupações em relação à eficácia das preparações alcoólicas para higiene das mãos durante o cuidado de pacientes com ICD. Vários estudos têm demonstrado que as preparações alcoólicas para higiene das mãos são ineficazes em remover/inativar os esporos de *C. difficile* na comparação à lavagem das mãos, quando se estuda as mãos de voluntários contaminadas com um número conhecido de esporos. Cabe destacar um estudo que encontrou redução de esporos na região palmar das mãos com o uso de preparação alcoólica e outra publicação recente que demonstrou que a maioria das soluções para lavagem das mãos reduz os esporos em menos que 1 $\log_{10}$, apesar de o respectivo processo durar 60 segundos (30 segundos para ensaboar e 30 para enxaguar). Também deve ser considerado que, ao se usar luvas, a contaminação das mãos durante o cuidado é menor; além de vários estudos clínicos terem demonstrado que não foi encontrado aumento de ICD com o uso de preparações alcoólicas para higiene das mãos.

Por isso, apenas em situação de surto ou hiperendemicidade, a higiene das mãos com água e sabão durante a assistência a um paciente com ICD deve ser preferencialmente aplicada, em vez da utilização de preparação alcoólica.

Garantir a limpeza e desinfecção de equipamentos e do ambiente

A descontaminação ambiental dos quartos de pacientes com ICD pode ser realizada com hipoclorito de sódio (água sanitária doméstica) diluído na proporção de 1:10 com água ou com outro produto esporicida aprovado pela Environmental Protection Agency (EPA) em situações de surto ou hiperendemicidade.

Deve ser assegurado que equipamentos dedicados ao cuidado do paciente (p. ex.: esfigmomanômetro de parede) e equipamentos eletrônicos (p. ex.: computadores) que permanecem dentro do quarto sejam limpos e desinfetados.

Educação dos profissionais de saúde e a administração do hospital sobre as características clínicas, transmissão e epidemiologia da ICD

Outros aspectos importantes:
- Realizar a pesquisa de *C. difficile* apenas em fezes diarreicas não formadas de pacientes com diarreia clinicamente significativa (a realização do teste da toxina em fezes formadas é fortemente desencorajada).
- Não prescrever terapia antimicrobiana profilática para ICD (p. ex.: com metronidazol ou vancomicina) para pacientes de alto risco para desenvolvimento de ICD.
- Não tratar ou descolonizar portadores assintomáticos de *C. difficile*. A terapia antimicrobiana não é efetiva para descolonização.
- Não repetir pesquisas para *C. difficile* se um paciente já teve uma amostra positiva para esse agente, a menos que os sintomas se resolvam com tratamento e voltaram após o tratamento (isto é, não realizar teste de cura para pacientes tratados para ICD com sucesso).

REFERÊNCIAS BIBLIOGRÁFICAS

1. Brasil (1998). Portaria GM/MS nº 2.616, de 12 de maio de 1998. ANVISA/ Brasília. Agência Nacional de Vigilância Sanitária. [Internet] [Acesso e, 09 jan 2016]. Disponível em: http://portal.anvisa.gov.br/wps/wcm/connect/8c6cac8047457a6886d6d63fbc4c6735/PORTARIA+N%C2%B0+2.616%2C+DE+12+DE+MAIO+DE+1998.pdf?MOD=AJPERES
2. Safdar N, Maki DG. The intensive care unit, part B: antibiotic resistance and prevention of CVC-BSIs, catheter-associated urinary infections, and C, difficile. In: Jarvis WR. Bennett & Brachmann's hospital infections. Philadelphia: Lippincott Willians & Wilkins, 2014, 6th edition. p.375-92.
3. Pronovost P, Needham D, Berenholtz S, Sinopoli D, Chu H, Cosgrove S, et al. An intervention to decrease catheter-related bloodstream infections in the ICU. N Engl J Med. 2006;355:2725-32.
4. Centers for Disease Control and Prevention. Vital Signs: central line-associated bloodstream infections - United States, 2001, 2008, and 2009. MMWR Morb Mortal Wkly Rep. 2011;60(08):243-8.
5. Zilberberg MD, Shorr AF. Economic aspects of preventing health care–associated infections in the Intensive Care Unit. Crit Care Clin. 2012;28:89-97.
6. Garrison T. Intensive Care. In: Association of Professionals in Infection Control. APIC Text of Infection Control and Epidemiology. Chapter 44. Vol II. 3rd Edition. 2009. p.1-10.
7. Ramalho MO, Costa SF. Como instituir um Programa de Controle de Infecção Hospitalar. São Paulo. Associação de Epidemiologia e Controle de Infecção Relacionada à Assistência à Saúde. APECIH. 2007.
8. Brasil (2002). Resolução RDC nº 50, de 21 de fevereiro de 2002. Dispõe sobre o Regulamento Técnico para planejamento, programação, elaboração e avaliação de projetos físicos de estabelecimentos assistenciais de saúde. DOU 20/03/2002. ANVISA/ Brasília - Agência Nacional de Vigilância Sanitária.
9. Brasil (2010). Resolução RDC nº 7, de 25 de fevereiro de 2010. Dispõe sobre os requisitos mínimos para funcionamento de Unidades de Terapia Intensiva e dá outras providências. DOU 25/02/2010. ANVISA/ Brasília. Agência Nacional de Vigilância Sanitária.
10. Brasil (2005). Portaria n° 485, de 11 de novembro de 2005. Aprova a Norma Regulamentadora nº 32 (Segurança e Saúde no Trabalho em Estabelecimentos de Saúde). DOU 16/11/05 – Seção 1. Ministério do Trabalho e Emprego, Brasília.
11. Schreck M, Watson S. Education and training. In: Association of Professionals in Infection Control. APIC Text of Infection Control and Epidemiology. Chapter 11. Vol I. 3rd edition. 2009. p.1-10.
12. Allen-Bridson K, Morrell GC, Horan TC. Organization and implementation of infection control programs/surveillance of healthcare-associated infections. In: Mayhall CG. Hospital Epidemiology and Infection Control. 4th ed. Philadelphia: Lippincott Williams & Wilkins, 2012. p.1329-43.
13. Arias KM, Soule BM. Tradução Machado PH. Manual de Controle de Infecções da APIC/JCAHO. Joint Commission Resources. São Paulo: Editora Artmed, 2008.

14. Kawagoe JY, Gonçalves P. Prevenção e controle de infecção para a Segurança do Paciente e Qualidade em Serviços de Saúde. In: Assistência Segura: uma reflexão teórica aplicada à prática. ANVISA 2013. Cap 11. p.141-53.
15. Edwards JR, Petterson KD, Andrus ML, Dudeck MA, Pollock DA, Horan TC. National Healthcare Safety Network (NHSN) Report, data summary for 2006 through 2007, issued November 2008. Am J Infect Control. 2008;36:609-26.
16. European Centre for Disease Prevention and Control. Annual Report of the Director 2010. ECDC report, 2011. Acessado em 09/02/2015. http://www.ecdc.europa.eu/en/aboutus/key_documents.
17. Centers for Disease Control and Prevention. National Healthcare Safety Network (NHSN) Overview. [Internet] [Acesso em 09 jan 2016]. Disponível em: ttp://www.cdc.gov/nhsn/PDFs/pscManual/1PSC_OverviewCurrent.pdf
18. Assis BD, Madalosso G, Ferreira AS, Yassuda YY. Sistema de Vigilância das Infecções Hospitalares do Estado de São Paulo. Dados 2004-2012. BEPA. 2014;11(123):3-30.
19. Secretaria de Estado da Saúde de São Paulo, Coordenadoria de Controle de Doenças, CCD, Centro de Vigilância Epidemiológica "Prof. Alexandre Vranjac", Divisão de Infecção Hospitalar. Manual de orientações e critérios diagnósticos – Hospitais gerais. Sistema de Vigilância Epidemiológica das infecções hospitalares do Estado de São Paulo. 2013. Disponível em: http://www.cve.saude.sp.gov.br/htm/ih/pdf/ih13_manualsve_def_conc.pdf
20. Nadzam DM, Soule, BM. Performance Measures. In: Association of Professionals in Infection Control. APIC Text of Infection Control and Epidemiology. 3rd Edition. Washington, DC. 2009. Chapter 9; p.1-11.
21. Lacerda RA. Manual de avaliação da qualidade de práticas de controle de infecção hospitalar. Projeto de parceria multi-profissional e multi-institucional de política pública de saúde na área de controle de infecção hospitalar. Secretaria do Estado da Saúde São Paulo/ Divisão de Infecção Hospitalar/ CVE. São Paulo. 2006. Disponível em: http://www.cve.saude.sp.gov.br/htm/ih/IH_MANUALFAPESP06.pdf
22. Pereira CR. Manual de Epidemiologia aplicada ao controle de infecções em hospitais e serviços correlatos. Associação de Epidemiologia e Controle de Infecção relacionada à assistência à Saúde. APECIH, 2000.
23. Centers for Diseases Control and Prevention. Nosocomial Infections Surveillance Activity, Hospital Program, National Center for Infectious Diseases. Monitoring hospital-acquired infections to promote patient safety – United States, 1990-1999. MMWR. 2000;49:149-15. [Internet] [Acesso em 09 jan 2016]. Disponível em: http://www.cdc.gov/mmwr/preview/mmwrhtml/mm4908a1.htm
24. Brasil (2010). Agência Nacional de Vigilância Sanitária. Segurança do paciente em serviços de saúde: limpeza e desinfecção de superfícies/Agência Nacional de Vigilância Sanitária. – Brasília: Anvisa, 2010. p.116.
25. Brasil (2010). Unidade de Investigação e Prevenção das Infecções e dos Eventos Adversos Gerência Geral de Tecnologia em Serviços de Saúde. Medidas para identificação, prevenção e controle de infecções relacionadas à assistência à saúde por microrganismos multirresistentes. Nota técnica nº 1/2010. ANVISA.
26. Datta R, Platt R, Yokoe DS, Huang SS. Environmental cleaning intervention and risk of acquiring multidrug-resistant organisms from prior room occupants. Arch Intern Med. 2011;171(6):491-4.
27. Kramer G, Schweblke I, Kampf G. How long nosocomial pathogens persist on inanimate surfaces? A systematic review. BMC Infect Dis. 2006;6:130.
28. Felix AMS, Andrade A, Regolin P. Princípios de controle de infecção para a limpeza e desinfecção das superfícies ambientais em serviços de saúde. In: Higiene, desinfecção ambiental e resíduos sólidos em serviços de saúde. APECIH. 3ª edição revisada e ampliada. 2013. p.17-30.
29. Rossi F. The challenges of antimicrobial resistance in Brazil. Clin Infect Dis. 2011;52(9):1138-43.
30. Brasil (2009). Agência Nacional de Vigilância Sanitária. Segurança do Paciente em Serviços de Saúde: Higienização das Mãos. Brasília: ANVISA, 2009. 100 p.
31. Brasil (2010). Resolução RDC nº 42, de 25 de outubro de 2010. Dispõe sobre a obrigatoriedade de disponibilização de preparação alcoólica para fricção antisséptica das mãos, pelos serviços de saúde do País, e dá outras providências. Agência Nacional de Vigilância Sanitária.
32. World Health Organization. WHO Guidelines on Hand Hygiene in Health Care. 2009. p.270. [Internet] [Acesso em 09 jan 2016]. Disponível em: http://whqlibdoc.who.int/publications/2009/9789241597906_eng.pdf
33. Gonçalves P, Sant'Ana Edson, Cardoso MFS. Prevenção e controle das infecções relacionadas à assistência à saúde na unidade semicoronária. In: Macedo RCR, et al.Enfermagem em Cardiologia, procedimentos em unidade semi-intensiva. 1ª edição. São Paulo: Editora Manole, 2012. p.175-97.
34. Marra AR, Guastelli LR, Araújo CMP, dos Santos JL, Lamblet LC, Silva M Jr, et al. Positive deviance: a new strategy for improving hand hygiene compliance. Infect Control Hosp Epidemiol. 2010;31:12-20.
35. Macedo RC, Jacob EM, Silva VP, Santana EA, Souza AF, Gonçalves P, et al. Positive deviance: using a nurse call system to evaluate hand hygiene practices. Am J Infect Control. 2012 Dec;40(10):946-50.
36. Siegel JD, Rhinehart E, Jackson M, Chiarello L, and the Healthcare Infection Control Practices Advisory Committee, 2007 Guideline for isolation precautions: preventing transmission of infectious agents in healthcare settings, June 2007. [Internet] [Acesso em 09 jan 2016]. Disponível em: http://www.cdc.gov/ncidod/dhqp/pdf/isolation2007.pdf
37. Silva CV. Riscos de transmissão associados a tipos específicos de assistência a saúde. In: Precauções e Isolamento. Cap 5. APECIH. 2ª edição revisada e ampliada. 2012.
38. Siegel JD, Rhinehart E, Jackson M, Chiarello L. Management of Multidrug-resistant organisms in Healthcare Settings, 2006. [Internet] [Acesso em 09 jan 2016]. Disponível em: http://www.cdc.gov/hicpac/pdf/MDRO/MDROGuideline2006.pdf
39. Silva AMC, Andrioli ER, Abreu ES, Correa L. Componentes das precauções: passo a passo. In: Precauções e Isolamento. Cap 3. APECIH. 2ª edição revisada e ampliada. 2012. p.45-68.
40. Maki DG, Kluger DM, Crnich CJ. The risk of bloodstream infection in adults with different intravascular devices: a systematic review of 200 published prospective studies. Mayo Clin Proc. 2006;81(9):1159-71.
41. Marschall J, Mermel LA, Fakih M, Hadaway L, Kallen A, O'Grady NP, et al. Strategies to prevent central line–associated bloodstream infections in acute care hospitals:2014 update. Infect Control Hosp Epidemiol. 2014;35(7):753-71.
42. Borgatta B, Rello J. How to approach and treat VAP in ICU patients. BMC Infect Dis. 2014;14:211.
43. Klompas M, Magill S, Robicsek A, CDC Prevention Epicenters Program. Objective surveillance definitions for ventilator-associated pneumonia. Crit Care Med. 2012;40(12):3154-61.
44. Pronovost PJ, Berenhotz SM, McDowell M, Ngo K, Holzmueller C, Haraden C, et al. Developing and pilot quality indicators in the intensive care unit. J Crit Care. 2003;18(3):145-55.
45. Klompas M, Branson R, Eichenwald EC, Greene LR, Howell MD, Lee G, et al. Strategies to prevent ventilator-associated pneumonia in acute care hospitals: 2014 update. SHEA/IDSA practice recommendation. Infect Control Hosp Epidemiol. 2014;35(8):915-36.
46. Greene L, Marx J, Oriola S. Guide to the elimination of catheter-associated urinary tract infections (CAUTIs) developing and applying facility-based prevention interventions in acute and long-term care settings. An APIC Guide. 2008.
47. Centers for Disease Control and Prevention. Healthcare Infection Control Practices Advisory Committee. Guideline for Prevention of Catheter Associated Urinary Tract Infections, 2009. [Internet] [Acesso 09 jan 2016]. Disponível em: http://www.cdc.gov/hicpac/pdf/CAUTI/CAUTIguideline2009final.pdf
48. Lo E, Nicolle LE, Coffin SE, Gould C, Maragakis LL, Meddings J, et al. Strategies to prevent catheter-associated urinary tract infections in acute care hospitals: 2014 update. SHEA/IDSA practice recommendation. Infect Control Hosp Epidemiol. 2014;35(5):464-79.
49. Pratt RJ, Pellowe CM, Wilson JA, Loveday HP, Harper PJ, Jones SR, et al. Epic 2: national evidence-based guidelines for preventing healthcare-associated infections in NHS hospitals in England. J Hosp Infect. 2007;65(Suppl 1):S1-S64.

50. Hooton TM, Bradley SF, Cardenas DD, Colgan R, Geerlings SE, Rice JC, et al. Diagnosis, prevention, and treatment of catheter-associated urinary tract infection in adults: 2009 international clinical practice guidelines from the Infectious Diseases Society of America. Clin Infect Dis. 2010;50:625-63.
51. Dellit TH, Owens RC, McGowan JE Jr, Gerding DN, Weinstein RA, Burke JP, et al. Infectious Diseases Society of America and the Society for Healthcare Epidemiology of America guidelines for developing an institutional program to enhance antimicrobial stewardship. Clin Infect Dis. 2007;44(2):159-77.
52. Dubberke ER, Carling P, Carrico R, Donskey CJ, Loo VG, McDonald LC, et al. Strategies to prevent Clostridium difficile infections in acute care hospitals: 2014 update. SHEA/IDSA practice recommendation. Infect Control Hosp Epidemiol. 2014;35(6):628-45.

CAPÍTULO 189

INFECÇÕES EM PACIENTES SUBMETIDOS A TRANSPLANTES DE ÓRGÃOS SÓLIDOS

Luis Fernando Aranha Camargo
Moacyr Silva Junior

DESTAQUES

- No Brasil, há aumento progressivo na realização de transplantes de órgãos sólidos como opção terapêutica para doenças crônicas, como diabetes, insuficiências cardíaca e hepática, e transplante renal. Pela ordem, transplante renal, hepático, rim-pâncreas, coração e pulmão são os mais frequentes.
- Juntamente com rejeição ao enxerto e complicações cirúrgicas, as infecções são as complicações mais frequentes após os transplantes, muitas delas evoluindo com gravidade e requerendo internação em unidade de terapia intensiva (UTI).
- Em transplante renal, em torno de 70% dos pacientes terão algum evento infeccioso relevante no 1º ano pós-transplante, sendo 61% infecções do trato urinário e 8% de infecções respiratórias.
- Existe claro consenso de que quando é possível demonstrar grupos de transplantados com intensidade de imunodepressão medicamentosa maior que outros, as taxas de infecção são linearmente maiores.
- Em transplantados renais, para os quais o tempo de permanência hospitalar e em UTI é curto, predominam infecções urinárias e infecções de ferida operatória.
- Em transplantados cardíacos e pulmonares, as infecções pulmonares, em particular as associadas ao ventilador, predominam. Representam mais de 50% das infecções bacterianas nos primeiros meses pós-transplante e associam-se à considerável morbimortalidade, embora ao apresentação clínica e os agentes etiológicos sejam semelhantes em relação a pacientes não transplantados.
- Transplantados de fígado, embora apresentem infecções respiratórias e associadas à ventilação mecânica com frequência semelhante a transplantados de órgãos torácicos, têm maior predisposição para infecções intra-abdominais e fúngicas em geral.
- Pneumonias associadas ao respirador ou pneumonias comunitárias graves são as principais causas infecciosas de internação em UTI.
- Candidemia é causa e consequência frequente de internação em UTI em transplantes de fígado.

INTRODUÇÃO

O advento de potente terapia antirretroviral reduziu a necessidade de internação em UTI de pacientes com Aids. Paralelamente, há aumento progressivo na realização de transplantes de órgãos sólidos como opção terapêutica para doenças de curso crônico, como diabetes, insuficiência cardíaca, disfunção renal, hepática e pulmonar terminais. Pela ordem, transplante renal, hepático, rim-pâncreas, coração e pulmão são as modalidades mais frequentemente realizadas.

Juntamente com rejeição ao enxerto e complicações cirúrgicas, as infecções são as complicações mais frequentes após os transplantes, muitas delas evoluindo com gravidade e requerendo internação em UTI.

Há poucas informações sobre a evolução clínica de pacientes transplantados como um grupo em unidades de terapia intensiva (UTI). Estas, entretanto, apontam para uma taxa de mortalidade maior do que a da população geral, gerando a necessidade de abordagens específicas para esse subgrupo.

As infecções são eventos relevantes após transplantes de órgãos e podem estar relacionadas à redução da sobrevida de enxertos e pacientes. Especificidades epidemiológicas, inespecificidade de quadros clínicos e efeitos secundários de doenças infecciosas como imunomodulação e consequente predisposição para neoplasias e eventos de rejeição ao enxerto são apenas algumas das peculiaridades que levaram ao surgimento de uma nova especialidade. A dedicação de especialistas ao estudo e prática dessa nova especialidade e o trabalho multiprofissional que envolve um programa de transplante levaram, nos últimos anos, a avanços consideráveis no conhecimento de epidemiologia, prevenção e tratamento de doenças infecciosas e a novas e importantes aquisições relacionadas ao diagnóstico rápido de doenças infecciosas pós-transplante. Neste complexo contexto, serão expostos neste capítulo apenas os temas de maior relevância e destaque que envolvem a ocorrência de doenças infecciosas graves após transplantes de órgãos sólidos.

INFECÇÃO E IMUNODEPRESSÃO EM TRANSPLANTE

As infecções são eventos adversos relevantes após transplantes de órgãos, tendo em vista diversos efeitos resultantes, entre os quais, morbidade, custo, mortalidade, efeito na sobrevida do enxerto e outros. Em transplante renal, em torno de 70% dos pacientes terão algum evento infeccioso relevante no 1º ano pós-transplante, sendo 61% infecções do trato urinário e 8% de infecções respiratórias. Em transplante cardíaco, a experiência nacional mostra até 91% dos pacientes com algum evento infeccioso apenas nos primeiros meses de pós-operatório, com a maioria de infecções respiratórias. Taxas semelhantes são observadas em transplantados de fígado e rim-pâncreas, em que as infecções intra-abdominais, em particular aquelas causadas por espécies de *Candida*, são mais prevalentes.

O risco de ocorrência de um evento infeccioso em um paciente transplantado depende de algumas variáveis.[1-3] Esse risco é heterogêneo entre as diversas modalidades de transplante e também dentro de um mesmo grupo de transplantados. O risco de infecção está relacionado a duas grandes variáveis:

1. Exposições epidemiológicas: dizem respeito a condições que agregam risco infeccioso presentes antes e depois do transplante.

    a) Antes do transplante: condições ambientais e infecções que fazem parte da história epidemiológica tanto do receptor como do doador. Incluem-se variáveis como *status* sorológico para algumas doenças (citomegalovírus (CMV), toxoplasmose, herpes), localização geográfica do centro transplantador e do local de domicílio do receptor, contactantes, época do ano da realização do transplante e outros.

    Como exemplo, pacientes sem exposição prévia a doenças como citomegalovírus e toxoplasmose têm predisposição a estas doenças com mais frequência e gravidade do que pacientes previamente soropositivos, especialmente se o doador é soropositivo.

    A ocorrência de tuberculose é mais precoce naqueles receptores com história recente dessa doença, constituindo-se em alvo para profilaxia.

    Habitar zonas rurais ou de alta prevalência de certas endemias predispõe os pacientes a doenças como estrongiloidíase, leishmaniose, histoplasmose, criptococose e outras com distribuição geográfica definida.

    Esses e outros exemplos indicam a necessidade de cuidadosa e completa anamnese e *screening* sorológico antes do transplante, tanto com relação ao doador como ao receptor. Os dados dessa avaliação devem estar disponíveis e ser conhecidos quando da suspeita e investigação de qualquer evento infeccioso antes do transplante.

    Particular importância têm as infecções transmitidas pelo doador falecido internado em UTI. Esses pacientes foram submetidos a procedimentos invasivos, em uso de antibióticos e infectados ou colonizados por agentes bacterianos ou fúngicos. Dessa maneira, conhecimento de colonização ou infecção nesses pacientes ajuda a estimar o risco de infecção nos respectivos doadores.

    b) Após o transplante: embora as variáveis citadas continuem operantes após o transplante (ressaltem-se a importância de epidemias e a exposição dos pacientes aos riscos diretos e indiretos, como exemplifica a ocorrência de infecções por vírus Nilo-Oeste em receptores de transplantes nos Estados Unidos), a exposição ao ambiente hospitalar que ocorre nos primeiros dias, semanas e meses após o transplante também determina padrões de infecção peculiares à natureza e intensidade dessa exposição.

Particular importância tem a exposição ao ambiente de terapia intensiva, local onde uma diversidade de fatores integrados determina um risco de infecção aumentado. Dessa maneira, a taxa de infecções pulmonares que dependem de ventilação mecânica prolongada e de cirurgias toracoabdominais por maior restrição da caixa torácica é significativamente maior em transplantados de coração, pulmão e fígado do que em pacientes submetidos a transplantes de rim. O mesmo raciocínio é aplicado a infecções de corrente sanguínea, uma vez que muito frequentemente os últimos não necessitam de acesso venoso central, ao contrário dos demais transplantados. Contudo, a necessidade de uso às vezes mais prolongado de sonda vesical, a manipulação de vias urinárias e a ocorrência de fístulas e linfoceles colocam o transplantado renal sob risco maior para infecções do trato urinário em relação aos demais transplantados. Por fim, pacientes submetidos a transplantes intra-abdominais, com maior tendência a jejum prolongado e à nutrição parenteral e outros têm maior risco de infecções sistêmicas por *Candida* do que outros transplantados.

2. Estado de imunodepressão: diz respeito às diferentes interações operantes (medicamentosas e epidemiológicas) que determinam maior ou menor risco de infecção por adequação insuficiente dos diversos níveis de proteção imunológica disponíveis ao combate de agentes infecciosos. Em transplantados existe grande dificuldade para estimar o estado de imunodepressão, uma vez que este é complexo e não pode ser mensurado com o que se dispõe hoje.

Os principais fatores envolvidos na determinação do estado de imunodepressão pós-transplante são:

a) Esquema de drogas imunodepessoras: grande determinante do estado de imunodepressão em transplante para reduzir primariamente a eficácia da imunidade celular (motivo pelo qual a grande maioria das infecções consideradas de fato oportunistas no período pós-transplante é ocasionada por agentes intracelulares como os vírus), embora a deficiência na produção de anticorpos ocorra em maior ou menor grau simultaneamente.

Existe claro consenso de que quando é possível demonstrar grupos de transplantados com intensidade de imunodepressão medicamentosa maior do que outros, as taxas de infecção são linearmente maiores. Por exemplo, em transplante renal, pacientes sem episódios de rejeição e não submetidos a pulsos de metilprednisolona ou uso de anticorpos antilinfócitos/timócitos têm taxa geral de infecção nos seis primeiros meses de transplante de 52%, contra 71% para pacientes que receberam pulsos de metilprednisolona e 86% para os que receberam anticorpo antilinfócito. Os corticosteroides têm papel central na imunodepressão e doses mais elevadas têm clara relação com maior risco de infecção. Embora tenham ação imunodepressora variada em relação à inibição de produção/liberação de citoquinas, redução de polimorfonucleares em sítios de infecção e intensa atividade inflamatória, essas drogas exercem seu principal efeito imunodepressor pela redução da ativação e proliferação de células T, por supressão de produção e liberação de células T. Com relação aos anticorpos antilinfócitos/timócitos, a intensa liberação de interleucinas (capazes, por exemplo, de ativar CMV em sítios de latência), combinada com a depleção por complexa internalização do receptor de célula T, deixa o hospedeiro suscetível a qualquer evento infeccioso, em particular agentes que dependem de reposta imune celular. Como exemplo, as taxas de doença por CMV aumentam de 21% para 59% em pacientes que receberam timoglobulina.

O papel comparativo de outras drogas imunodepressoras no estado de imunodepressão é menos claro. Drogas direcionadas a bloqueio de receptores de interleucina-2 parecem não estar associadas a grande aumento de infecções quando comparadas a anticorpos antilinfócitos/timócitos, uma vez que não há liberação de interleucinas proinflamatórias. O micofenolato mofetil (MMF), pró-droga do ácido micofenólico, parece estar associado a um risco maior de infecções virais, incluindo CMV e varicela-zóster, principalmente em pacientes em uso de doses elevadas (3 g por dia). Seus efeitos colaterais relacionados ao trato gastrintestinal podem, entretanto, levar não ao aumento real das infecções por CMV, mas ao diagnóstico mais frequente pela maior necessidade de investigação de episódios de vômitos, epigastralgia e diarreia. O MMF também já foi apontado como fator independente para aumento de infecções de sítio cirúrgico em transplante renal.

Com relação aos inibidores de calcineurina, não é claro um maior risco infeccioso de uma droga em relação a outra, embora grande estudo multicêntrico americano em transplante renal tenha mostrado o tacrolimus como fator de risco independente para infecções fúngicas graves, em comparação à ciclosporina. Com relação à rapamicina, há relatos isolados de maior incidência de infecções por *P. jiroveci* e menor incidência de infecções por CMV.

Por outro lado, os inibidores de M-TOR (rapamicina e derivados) têm um papel protetor contra infecções virais, em particular CMV.

b) Danos em mecanismos inespecíficos de defesa: neutropenia e lesão de barreiras (pele e mucosas) são variáveis importantes na determinação do estado de imunodepressão, embora sejam mais operantes em transplantados de medula óssea e pacientes oncológicos sob quimio/radioterapia.

c) Efeitos metabólicos: variáveis pouco estudadas, tais como uremia, hiperglicemia, desnutrição proteico-calórica e idade avançada, com impacto incerto, mas representando, com certeza, algum papel na ocorrência de infecções. Por exemplo, hipoalbuminemia está diretamente associada ao aumento de infecções após transplante de fígado e transplantados renais com creatinina sérica maior do que 2,5 mg/mL; diabéticos têm maior risco de infecção oportunista tardia, após o sexto mês.

d) Ação de vírus imunomoduladores: infecção crônica ou aguda por vírus imunomoduladores, tais como CMV, vírus B e C das hepatites e HIV, tem papel destacado na determinação do estado de imunodepressão. São conhecidos o aumento do risco de óbito por eventos infecciosos em pacientes transplantados com infecção crônica por vírus B e C e o aumento de infecções graves após doença por CMV, embora essa última associação seja hoje menos evidente em virtude de o tratamento anti-CMV ser precoce e eficaz.

O resultante do estado de imunodepressão é a ocorrência de infecções pós-transplante obedecendo a um padrão temporal mais ou menos homogêneo após o transplante de órgãos sólidos. De maneira geral, infecções associadas aos cuidados em saúde ocorrem durante o primeiro mês pós-transplante, ocorrência esta que pode se prolongar em função de permanência prolongada após o ato cirúrgico. Nesse período, também incidem algumas doenças presentes antes do transplante e que se manifestam como resultado da imunodepressão, é o caso das infecções por herpes simples e da estrongiloidíase.

Entre o segundo e o sexto mês predominam as infecções oportunistas, mais frequentemente aquelas que dependem de imunidade celular, como os vírus, fungos e protozoários. A predominância dessas infecções oportunistas nesse período deve-se ao pico de concentração sérica das drogas imunodepressoras e ao tempo necessário para reativação das principais infecções latentes.

Após o sexto mês observam-se infecções comunitárias, principalmente bacterianas ou algumas infecções oportunistas como tuberculose, criptococose e outras.

É importante ressaltar que a troca de esquemas de imunodepressão após o sexto mês tem mostrado alguns padrões não convencionais, como a ocorrência de infecções oportunistas tardias, por exemplo, CMV. Além de mudanças em esquemas de imunodepressão, pacientes que atingem o sexto mês com condições imunodebilitantes já mencionadas (insuficiência renal, uremia, hiperglicemia, desnutrição) têm risco de infecções oportunistas que normalmente ocorrem entre o segundo e o sexto mês.

INFECÇÕES GRAVES ADQUIRIDAS EM AMBIENTE HOSPITALAR EM PACIENTES SUBMETIDOS A TRANSPLANTES DE ÓRGÃOS SÓLIDOS

As infecções hospitalares em pacientes transplantados diferem em relação ao tipo, gravidade e agente etiológico e refletem o tipo de intervenção cirúrgica a que são submetidos, o tempo de permanência hospitalar e o de permanência em UTI.

Em transplantados renais, para os quais o tempo de permanência hospitalar e em UTI é curto, predominam infecções urinárias e infecções de ferida operatória. As taxas de infecção urinária são variáveis e dependem dos critérios diagnósticos utilizados. Taxas médias de infecções urinárias no 1º mês pós-transplante variam de 5% a 30% e tendem a ser maiores em pacientes submetidos a transplante com doador cadáver, mas raramente são graves ou levam o paciente à UTI. Como a permanência nessas unidades é curto, é uma exceção a ocorrência de infecções hospitalares graves que requerem internação nelas. Quando isso ocorre, geralmente há emprego de excessiva imunodepressão, como o de anticorpos antilinfócitos/timócitos ou infecções graves transmitidas pelo doador.

Em transplantados cardíacos e pulmonares, as infecções pulmonares, em particular aquelas associadas ao ventilador, predominam. Respondem por mais de 50% das infecções bacterianas nos primeiros meses pós-transplante e estão associadas a considerável morbimortalidade, embora tanto a apresentação clínica como os agentes etiológicos sejam semelhantes em relação a pacientes não transplantados.

Transplantados de fígado, embora apresentem infecções respiratórias e associadas à ventilação mecânica com frequência semelhante a pacientes transplantados de órgãos torácicos, têm maior predisposição para infecções intra-abdominais e fúngicas em geral. Entre as infecções de sítio cirúrgico, as mais importantes são aquelas de sítio cirúrgico profundo, acometendo a cavidade abdominal e o trato biliar. Os fatores de risco mais importantes são a utilização de colédoco-jejuno anastomose, tempo cirúrgico prolongado, hipoalbuminemia e fístulas biliares. Há correlação entre recuperação do agente em material intraoperatório e posterior ocorrência de infecção de cavidade abdominal, sendo os agentes mais importantes *Candida*, *Enterococcus* e bacilos gram-negativos.

Recentemente, infecções adquiridas pelo doador em ambiente hospitalar e que podem ser transmitidas ao receptor pelo enxerto, vêm recebendo destaque.[4-5] Infecções de corrente sanguínea e infecções urinárias em caso de transplante renal, se transmitidas ao receptor, podem ter graves consequências. Em relação às infecções de corrente sanguínea, alguns estudos sugerem que, com antibioticoterapia ampla e direcionada, receptores de enxertos de doadores bacterêmicos não têm maior mortalidade e podem ser usados, o que

CAPÍTULO 189 Infecções em Pacientes Submetidos a Transplantes de Órgãos Sólidos

pode ser necessário em situações de escassez de doadores. Entretanto, essa prática não é uniforme e não há evidência suficiente na literatura para uma definição clara de conduta em relação a doadores sabidamente bacterêmicos. Contudo, muitos transplantes ocorrem a partir de doadores com bacteremia desconhecida. O que se sugere é que pelo menos um par de hemoculturas deve ser coletado de cada doador no momento da retirada dos órgãos. Na eventualidade de hemocultura positiva, os receptores devem receber antibioticoterapia dirigida ao agente isolado por 7 a 14 dias.

Outro problema de relevância é a multirresistência. Receptores de transplantes de órgãos sólidos têm risco aumentado de infecções por bactérias multirresistentes, pelas internações frequentes e pelo uso pregresso recorrente de antimicrobianos. Terapias empíricas que se utilizam de drogas de espectro máximo (polimixinas e aminoglicosídeos) vêm sendo progressivamente seguidas.

INFECÇÕES PULMONARES GRAVES

A incidência de pneumonias em pacientes submetidos a transplantes de órgãos sólidos é variável e depende do tipo de transplante. É uma das infecções mais importantes em transplantados de coração e pulmão e intermediária em transplante de fígado. Em transplante renal, a taxa é a mais baixa entre os transplantados de órgãos sólidos, variando de 8% a 16%. As pneumonias bacterianas de origem hospitalar predominam em transplante de coração, pulmão e fígado e incidem no 1º mês pós-transplante. Em transplante de rim, as pneumonias de origem hospitalar acometem menos de 5% dos transplantados renais e aumentam em frequência principalmente após um ano da sua realização.

Os agentes oportunistas que causam infecção pulmonar são vários, havendo, muitas vezes, superposição de quadro clínico e radiológico.

Pneumonia por CMV ocorre, em geral, dentro dos três primeiros meses pós-transplante, associada a um padrão intersticial difuso, com alta mortalidade se o diagnóstico não for precoce. Sua frequência é muito baixa, hoje, em centros que utilizam profilaxia ou terapia precoce baseada em reação em cadeia da polimerase (PCR) ou antigenemia (terapia preemptiva). Quando ocorre, é possível a associação com *P. jiroveci*, as quais estão associadas a maior mortalidade e complicações clínicas (pneumotórax e fístulas broncopleurais), embora sua frequência tenha diminuído com a profilaxia com sulfa/trimetoprim. Exatamente por isso, as pneumonias por *P. jiroveci* ocorrem principalmente após a suspensão da profilaxia, entre 6 e 12 meses após o transplante. A taxa de positividade em lavado bronco-broncoalveolar é alta (> 90%) quando emprega-se PCR e comparável à biópsia tecidual. Há menor sensibilidade quando se empregam métodos não moleculares, sendo a biópsia, nesse caso, importante.

Legionella é agente prevalente fora do ambiente hospitalar, embora seja causa de infecção hospitalar geralmente na forma de surtos associados à contaminação em reservatórios de água. Manifesta-se mais frequentemente na forma de pneumonia lobar e, com muita frequência, com cavitação central. Quadros graves evoluindo com insuficiência respiratória e óbito não são infrequentes. A detecção de antígeno urinário tem alta especificidade, mas sensibilidade que varia de acordo com subtipo (70% a 100%). Esse exame, simples e rápido, deve fazer parte da investigação diagnóstica de pneumonias em transplantados.

No Brasil e em outros países tropicais, infecções pulmonares por *Strongyloides stercoralis* podem ocorrer principalmente no contexto de hiperinfecção. A manifestação radiológica mais comum é de infiltrados localizados, às vezes migratórios com broncoespasmo associado à eosinofilia. Quadros abdominais como distensão, ileoparalítico e diarreia estão presentes com frequência e ajudam na suspeição. Não é infrequente a ausência do helminto em fezes. A mortalidade, em geral, é alta, ultrapassa 50% pelo retardo no diagnóstico e tratamento. A droga de escolha é a ivermectina, associada ou não ao albendazol. Na vigência de ileoparalítico, muitas vezes há a necessidade de uso retal da ivermectina.

Outras etiologias de infecções respiratórias são *Aspergillus* (associado à intensa imunodepressão, mais prevalentes em transplantados cardíacos e pulmonares e nos retransplantes hepáticos); *Cryptococcus spp.* (geralmente tardio ou associado à exposição epidemiológica, com quadros precoces e graves e raramente ocorrendo na forma de doença pulmonar isolada, sendo a associação com doença de sistema nervoso central (SNC) frequente); *Nocardia* (de evolução em geral subaguda mais comum após suspensão da profilaxia com sulfa e manifestando-se na forma de acometimento nodular) e vírus como adenovírus, vírus sincicial respiratório e outros.

Embora o tratamento empírico de amplo espectro seja inevitável, o estabelecimento da etiologia é fundamental, devido à ampla gama de agentes envolvidos. Além de toxicidade e custos associados ao tratamento com múltiplas drogas, a identificação do agente etiológico permite reduzir o espectro do tratamento amplo.

Métodos diagnósticos não invasivos são importantes, devem ser sempre solicitados e incluem antigenemia para CMV, hemoculturas, pesquisa de antígenos para *Legionella*, *Aspergillus* e *Cryptococcus*, pesquisa de *S. stercoralis* em fezes e escarro, pesquisa de *M. tuberculosis* em escarro e outros.

Embora a radiografia simples de tórax continue sendo um exame essencial e que permite distinguir padrões gerais que podem estar associados a agentes específicos (quadros intersticiais ou interstício alveolares mais frequentemente associados a infecções virais e por *P. jiroveci*, quadros nodulares mais frequentemente associados a *Nocardia, Aspergillus e Cryptococcus* e padrões alveolares lobulares ou lobares associados a infecções bacterianas), a tomografia de tórax, inegavelmente, é arma diagnóstica essencial. Além de identificar causas não infecciosas (atelectasias, neoplasias, edema cardiogênico) que ocorrem em 15% a 25% das suspeitas de pneumonia, a tomografia computadorizada (TC) pode mostrar comprometimento não evidenciado pela radiografia e orientar melhor eventuais biópsias.

O diagnóstico invasivo por meio de broncoscopia com análise do lavado e biópsia transbrônquica, biópsia percutânea dirigida por tomografia e biópsia a céu aberto aumentam a acurácia diagnóstica e orientam o tratamento direcionado. De maneira geral, a opção pelo método invasivo muda o esquema de tratamento em 40% a 60% das vezes e, com frequência, em função de patógeno não suspeitado. A obtenção de fragmento pulmonar aumenta em 33% o diagnóstico etiológico em comparação com lavado broncoalveolar isolado. Geralmente, há vantagem sobretudo para CMV, *M. tuberculosis* e fungos, não parecendo haver vantagens apenas para *P. jirovecii*. Biópsias a céu aberto, embora associadas a mais complicações cirúrgicas, estão também associadas a melhores resultados.

O tratamento deve ser amplo, mas direcionado para grupos de agentes mais prováveis e ajustado após resultados dos métodos invasivos. Padrão radiológico, apresentação clínica, gravidade da apresentação clínica, grau de imunodepressão e período pós-transplante são as variáveis usadas para indicar tratamento empírico e método diagnóstico.

A seguir (Quadro 189.1), é apresentado um algoritmo de tratamento empírico e diagnóstico baseado em parâmetros clinicorradiológicos e epidemiológicos, embora grande variação possa ocorrer de centro para centro.

INFECÇÕES FÚNGICAS GRAVES EM TRANSPLANTADOS DE ÓRGÃOS SÓLIDOS

As infecções fúngicas ocorrem durante todo o período pós-transplante e adicionam significativa morbimortalidade.[6] Sua ocorrência está associada a condições epidemiológicas mais ou menos definidas e conhecidas. O impacto das infecções fúngicas invasivas em transplante renal são bem conhecidas e relevantes. Segundo dados americanos, as infecções fúngicas invasivas estão associadas a um risco relativo de óbito de 2,88 em relação a pacientes sem essa condição ao longo do transplante. O maior impacto em relação à mortalidade, em ordem decrescente, está relacionado a agentes da mucormicose, aspergilose, criptococose e candidíase.

As infecções fúngicas que assomam no 1º mês pós-transplante geralmente são causadas por *Candida*. Com exceção das infecções do trato urinário e esofagite que ocorrem principalmente em transplantados renais, as infecções mais graves causadas por fungos desse gênero acometem pacientes com período de internação prolongado, tempo de permanência em UTI prolongado e manipulação da cavidade abdominal. Dessa maneira, as infecções por *Candida*, tanto na forma daqueles profundas de sítio cirúrgico como também na forma disseminada, surgem com maior frequência em pacientes submetidos a transplantes de rim, pâncreas e fígado.

Neste último, as infecções por *Candida* estão associadas à redução significativa da sobrevida do paciente, que se torna evidente a partir do 20º dia pós-transplante, estendendo-se até o 120º dia. Em torno de 40% das infecções são peritonites, 40% são candidemias com ou sem infecção disseminada concomitante e 10% infecções intra-abdominais. Os fatores de risco independentes para a ocorrência de infecções por *Candida* em transplantados hepáticos são retransplante, vigência de profilaxia antibacteriana para peritonite e necessidade de diálise. Embora haja evidências de que o uso profilático indiscriminado de fluconazol seja eficaz, essa prática conduz à seleção de espécies não *albicans*, com maior risco de resistência ao agente. Dessa maneira, recomenda-se o uso de profilaxia com fluconazol na presença de duas ou mais das seguintes condições: colédoco-jejuno anastomose, creatinina sérica > 2 mg/dL, retransplante, uso de mais de 40 unidades de hemoderivados no intraoperatório e colonização por *Candida* nos três primeiros dias do pós-operatório. Não há indicação para tratamento preven-

QUADRO 189.1. Tratamento de infecções pulmonares oportunistas em transplantados de órgãos sólidos originadas fora do ambiente hospitalar.

Imagem radiológica	Apresentação clínica	Tratamento inicial	Observações
Focal	Assintomático	----------------------	Aguardar investigação
Focal	Estável, sintomático	Levofloxacino, ceftriaxona + claritromicina	Aguardar investigação para direcionar terapia
Focal	Grave: instabilidade hemodinâmica, insuficiência respiratória	Cobertura para gram-negativo, gram-positivo e *Legionella* + fluconazol + ivermectina + sulfametozaxol-trimetoprim (SMX-TMP)	Considerar introdução esquema para tuberculose se epidemiologia compatível
Intersticial	Qualquer	Levofloxacino + ganciclovir + sulfametoxazol + trimetoprim	Considerar uso de esquema para tuberculose se padrão radiológico sugestivo e epidemiologia compatível

tivo indiscriminado de infecções fúngicas. O tratamento da candidemia ou candidíase invasiva deve ser feito com rapidez, pois o retardo aumenta a mortalidade. O tratamento com fluconazol é uma alternativa para pacientes menos graves, mas deve-se ter cuidado em UTI de hospitais com alta frequência de espécies não *albicans* de *Candida* (em particular *Candida glabrata* e *Candida krusei*), quando a resistência a azólicos pode ocorrer. As equinocandinas, por sua ampla eficácia contra as espécies *Candida* e pouca toxicidade e interação medicamentosa são, hoje, as drogas de escolha na maioria das infecções graves por esse agente.[7]

Não tão frequentes quanto as infecções por *Candida* são as por *Aspergillus* e *Cryptococcus*. Segundo dados americanos, a aspergilose invasiva é a segunda infecção fúngica invasiva mais frequente, ao passo que a criptococose é a terceira. Dados brasileiros mostram inversão dessa ordem, o que está certamente associado a condições epidemiológicas favoráveis a criptococose. Infecções por agentes da mucormicose e histoplasmose são menos frequentes.

As infecções por *Cryptococcus* surgem em 2,8% dos transplantes de órgãos sólidos segundo dados americanos e em até 4,8% dos transplantados de rim no Brasil. A incidência é um pouco maior em transplantados cardíacos (3%) e um pouco mais baixa em transplantados de pulmão (2%). O diagnóstico é feito em média vinte meses após o transplante, sendo mais tardia em transplante renal (35 meses) e mais precoce em transplante pulmonar e hepático (três e nove meses). No Brasil, a tendência é o surgimento mais precoce da criptococose. Em dois terços dos casos, SNC é acometido, ao passo que o pulmão é o segundo órgão em frequência de acometimento com 25% a 30%. Acometimentos cutâneo e articular são também relatados. Cefaleia é o sintoma mais frequente, sendo a rigidez de nuca infrequente. Apesar do tratamento, dados americanos mostram mortalidade de até 50% (que vem se reduzindo de maneira considerável nos últimos anos em função de novas drogas e do reconhecimento precoce da doença), sendo os fatores prognósticos de mortalidade alteração de nível de consciência, insuficiência renal e envolvimento do SNC. Essa alta mortalidade pode estar relacionada à demora para diagnóstico e à não redução de imunosupressão, visto que têm sido observadas taxas de mortalidade significativamente menores em transplante renal. Em UTI, são mais comuns as infecções disseminadas. Nas infecções por *Cryptococcus* que acometem o SNC, o tratamento de escolha é a anfotericina B associada ao 5-FC. Pela toxicidade renal, as formulações lipídicas são preferíveis, embora a anfotericina desoxicolato na dose de 1 mg/kg diário por duas semanas iniciais possa ser utilizada. Em casos com boa evolução, a complementação por período prolongado pode ser feita com fluconazol. Esse mesmo esquema pode ser aplicado em infecções disseminadas e quadros pulmonares graves. Quadros pulmonares não graves e quadros cutâneos podem ser tratados com fluconazol.

Infecções por *Aspergillus* e agentes da mucormicose são ocorrência de extrema gravidade, com mortalidade. Dados em transplante dependem de relatos isolados. O acometimento pulmonar é frequente, embora acometimento geniturinário por *Mucor* seja descrito em transplante renal. Essas infecções ocorrem com mais frequência em transplantes de coração e pulmão. O voriconazol é a droga de escolha para aspergilose invasiva e a anfotericina é recomendada para casos de mucormicose.

INFECÇÕES VIRAIS GRAVES EM PACIENTES SUBMETIDOS A TRANSPLANTES DE ÓRGÃOS SÓLIDOS

INFECÇÕES POR CMV EM TRANSPLANTADOS DE ÓRGÃOS SÓLIDOS

Infecção disseminada por vírus varicela-zóster (geralmente como varicela primária e menos frequentemente como herpes-zóster disseminado) e herpes simples (geralmente na forma de infecção primária transmitida pelo enxerto) está associada com considerável mortalidade, na forma de doença sistêmica com insuficiência hepática e coagulação intravascular disseminada (CIVD).

O citomegalovírus é o agente mais frequente de infecção após transplantes. Taxas de infecção ativa (detecção de replicação viral por qualquer método laboratorial) chegam a 90% usando técnicas sensíveis como antigenemia e PCR. As taxas de doença clínica são variáveis e dependem do tipo de transplante, do estado de imunodepressão e do *status* sorológico pré-transplante. Taxas gerais de 10% a 30% são observadas. Entretanto, em pacientes sob risco de doença primária (doador soropositivo e receptor soronegativo) têm probabilidade maior de doença em relação a pacientes sob risco de reativação de doença latente. Da mesma maneira, taxas mais elevadas de doença são verificadas em alguns regimes de imunodepressão, em particular após o uso de anticorpos mono e policlonais antilinfócitos/timócitos e também após o uso de micofenolato mofetil.

Embora a grande maioria das infecções por CMV seja assintomática, as manifestações clínicas podem estar associadas a doença grave. A manifestação clínica mais comum é a síndrome viral em que há febre, leucopenia e alteração leve de transaminases. Enfermidades do trato gastrintestinal são a manifestação mais frequente de doença invasiva, apresentando-se desde a forma de doença superficial de mucosa até ulcerações de todo trato intestinal com perfuração. Há dificuldade no estabelecimento de relação causal entre doença do trato gastrintestinal e CMV, uma vez que o agente é muito frequentemente isolado de mucosa normal, sem doença ou sintoma clínico específico. As infecções pulmonares são de extrema gravidade, manifestando-se na forma de doença interstício-alveolar difusa com alta mortalidade, embora hoje sejam raras. Manifestações na forma de doença retiniana (mais comum em pacientes com Aids), cutânea e de SNC são menos frequentes. Em transplante hepático, propõe-se relação causal entre infecção pelo CMV e o surgimento de fístulas e estenoses do trato biliar. A grande maioria dos casos ocorre até o 100º dia pós-transplante, embora seja cada vez mais frequente a ocorrência de doença tardia quando da mudança de esquemas de imunodepressão e nos casos de uso de profilaxia para CMV.

O diagnóstico da infecção pelo CMV depende da detecção de DNA ou de antígenos circulantes e a sorologia e as técnicas de cultivo viral são de menor valor. A antigenemia e o teste de PCR têm a vantagem da alta sensibilidade e precocidade em relação à doença clínica, o que possibilita tratamento precoce. Os exames apresentam, entretanto, baixa especificidade para doença clínica, requerendo-se uso de valores de corte ou, mais frequentemente, elementos clínico-laboratoriais para valorização de um exame positivo. Outra vantagem adicional é a natureza quantitativa desses exames, que permitem uma avaliação da resposta ao tratamento instituído. De uma maneira geral, a PCR é mais sensível, em particular em doença gastrintestinal, em que até 30% ocorre na vigência de antigenemia negativa.

A frequência e os efeitos potencialmente deletérios associados à infecção pelo CMV, muitas vezes, levam as equipes a utilizar terapia profilática ou preemptiva.

O tratamento da doença estabelecida é, hoje, a regra para pacientes de menor risco (receptores soropositivos de transplantes de menor risco, como o renal), em que a droga de escolha é o ganciclovir. A resistência é rara, mas vem aumentando com o uso mais frequente de profilaxia. Nos casos de resistência, o foscarnet é a alternativa. A discussão mais importante relacionada ao tratamento é sua duração. Os protocolos tradicionais preconizam duas a três semanas de tratamento nos casos mais leves, mas recentemente taxas muito elevadas de recidiva clínico/laboratorial têm sido observadas. Alguns serviços utilizam um esquema de profilaxia secundária por duas a três semanas adicionais (com ganciclovir por via oral ou ganciclovir endovenoso três vezes por semana), o que é recomendável em situações de doença invasiva, imunodepressão acentuada (após pulsos de esteroides ou uso de anticorpos antilinfócitos/timócitos), doença primária ou em situações de carga viral/antigenemia persistentemente positivas.[8]

Em anos recentes, o CMV vem sendo agente infeccioso em pacientes não imunodeprimidos internados sob terapia intensiva, embora sua importância clínica seja ainda discutível.

INFECÇÕES GRAVES POR PROTOZOÁRIOS

Entre os protozoários, aqueles que causam doença clinicamente mais importante em transplantados de órgãos sólidos são *Trypanosoma cruzi* e *Toxoplasma gondii*. Embora qualquer tipo de transplante de órgão sólido possa ser afetado, as manifestações clínicas mais evidentes são em pacientes submetidos a transplante de coração.

A toxoplasmose é infecção relevante após transplante de órgãos, particularmente em transplante de medula óssea, em que a imunodepressão é mais proeminente, e em transplante cardíaco em razão do tropismo de *T. gondii* por tecido miocárdico, em que se formam cistos após a infecção aguda no imunocompetente.

O estabelecimento de padrões de infecção e manifestações clínicas é dificultado pela precariedade dos métodos diagnósticos disponíveis. A produção de anticorpos, muitas vezes, é tardia em relação à apresentação clínica, principalmente nos casos de infecção primária. O encontro do parasita em tecido, embora essencial, pode representar tão somente cistos de infecção pregressa e a detecção de DNA por PCR apresenta os problemas de baixa especificidade para doença. Em razão da gravidade dos casos, muitos diagnósticos são feitos à autópsia.

Observam-se dois padrões distintos de infecção: a infecção primária, em que o receptor é soronegativo previamente ao transplante e o doador é soropositivo, e a reativação de parasita latente em pacientes previamente soropositivos. A infecção primária é extremamente grave, de diagnóstico difícil e, em geral, tardio, com altíssima letalidade. Acomete até 57% dos receptores suscetíveis, com evolução fulminante e letalidade de 50%. À autópsia, em geral, observa-se envolvimento difuso, principalmente de coração, SNC e pulmões. A reativação de doença latente é menos frequente e pode manifestar-se na forma de miocardite, pneumonia e meningoencefalite ou abscessos cerebrais. É rara a descrição de casos fulminantes e disseminados em receptores previamente soropositivos em transplante cardíaco.

A profilaxia tem efeito importante sobre a ocorrência de infecção e doença nos pacientes soronegativos, sendo o sulfametoxazol com ou sem pirimetamina (usa-se a associação em pacientes mais graves) por três meses o esquema de escolha.[9]

Em transplante renal observam-se, com maior frequência, lesões de SNC e, menos frequentemente, doença disseminada aguda, com envolvimento pulmonar proeminente, mas geralmente com boa resposta ao tratamento.

A infecção por *T. cruzi* ocorre de duas maneiras distintas. A reativação de doença latente é possível em qualquer tipo de transplante de órgão, embora seja mais importante em receptores de transplante cardíaco, em que a ocorrência de miocardite é mais importante e eventualmente fatal. Embora possa ocorrer miocardite, a parasitemia transitória assintomática e lesões de pele são ocorrências mais comuns. Ainda que não haja consenso relativo à profilaxia pós-transplante, o tratamento de manifestações clínicas após o transplante é feito com benzonidazol, apesar de haver relato de sucesso em transplante cardíaco com alopurinol, droga associada a menos efeitos colaterais.

A experiência de realizar transplante cardíaco em pacientes com miocardiopatia chagásica mostra que a sobrevida deles é semelhante ou melhor em relação aos não chagásicos. Dessa maneira, não há contraindicação formal para a realização de transplante de órgãos em pacientes com miocardiopatia chagásica ou doença de Chagas assintomática.

A doença de Chagas pode acontecer na forma aguda, quando da transmissão por doador soropositivo. Ainda que, em algumas situações excepcionais, o órgão de doador soropositivo possa ser aceito para transplante, esta não deve ser a regra em virtude da gravidade da doença primária no pós-transplante. Nesses casos excepcionais de transplante consentido ou nos raros casos de transplante inadvertido com doador soropositivo, deve-se realizar profilaxia específica com benzonidazol por não menos do que três meses. Pode-se também avaliar a ocorrência de parasitemia nos doadores, tratando aqueles positivos antes da doação.

REFERÊNCIAS BIBLIOGRÁFICAS

1. Fishman JA. Infection in solid-organ transplant patients. N Engl J Med. 2007;357:2601-14.
2. Rubin RH. Infection in the organ transplant recipient. In: Rubin RH, Young LS, eds. Clinical approach to infection in the compromised host. 4th ed. New York: Plenum Publishing, 2000. p.629-705.
3. Singh N, Limaye AP. Infections in Solid Organ Transplant Recipients, 313, 3440-52. In: Mandell, Douglas and BennetT´s Principles and Practice of Infectious Diseases, Eight Edition, 2015.
4. Ison MG, Grossi P. AST Infectious Disease Community of Practice. Donor derived infections in Solid Organ Transplantation. Am J Transplant. 2013;Suppl 4:22-30.
5. Green M, Covington S, Taranto S, Wolfe C, Bell W, Biggins SW, et al. Donor-derived transmission events in 2013: a report of the organ procurement transplant network ad hoc disease transmission advisory committee. Transplantation. 2015;99(2):1-6.
6. Pappas G, Alexander BD, Hadley S, Andes DR, Kauffman CA, Freifeld A, et al. Invasive Fungal Infections among Organ Transplant Recipients: results of the transplant-associated infection surveillance network (TRANSNET). Clin Infect Dis. 2010;50:1101-11.
7. Andes DR, Safdar N, Baddley JW, Playford G, Reboli AC, Rex JH, et al. Impact of treatment strategies on the outcomes in patients with candidemia and other forms of invasive candidiasis: a patient-level quantitative review of randomized trials. Clin Infect Dis. 2012;54(8):1110-22.
8. Kotton CN, Kumar D, Caliendo A, Asberg A, Chou S, Danziger-Isakov L, et al. Update Consensus Guidelines on management of Cytomegalovirus in solid-organ transplantation. Transplantation. 2013;96(4):333-60.
9. Bacal F, Neto JD, Fiorelli AL, Mejia J, Marcondes-Braga FG, Mangini S, et al. II Brazilian Guidelines for Cardiac Transplantation. Arq Bras Cardiol. 2010;94(1 supl):16-76.

CAPÍTULO 190

INFECÇÕES POR *CANDIDA* EM UTI

André Mario Doi
Sergio Barsanti Wey
Arnaldo Lopes Colombo

DESTAQUES

- Infecções por *Candida* respondem por cerca de 80% de todas as infecções fúngicas documentadas no ambiente hospitalar, incluindo as de corrente sanguínea, as do trato urinário e as da cavidade abdominal.
- A prevalência de candidúria tem sido estimada entre 6,5% e 20% na população de pacientes hospitalizados em unidades de terapia intensiva (UTI).
- A infecção fúngica do trato urinário é a mais comumente adquirida no hospital.
- Apesar do predomínio de *C. albicans,* tem aumentado a incidência de espécies de leveduras não *albicans* como agentes de infecção do trato urinário.
- Os principais fatores de risco associados ao desenvolvimento de candidúria são: antibioticoterapia de amplo espectro; uso de corticosteroides e imunossupressores; sexo feminino; presença de anormalidades do trato urinário; diabetes; sondagem vesical de demora; e pós-operatório de cirurgias de grande porte.
- Infecções urinárias causadas por leveduras sensíveis ao fluconazol devem ser tratadas com este triazólico e aquelas resistentes a ele, com anfotericina B.
- Fungemias representam um grande problema nos hospitais terciários não apenas por sua frequência, mas pela letalidade de cerca de 40% atribuída a esta complicação infecciosa.
- No único ensaio clínico randomizado comparando uma equinocandina ao fluconazol, as taxas de sucesso foram significativamente maiores nos pacientes tratados com anidulafungina, até mesmo naquelas infecções ocasionadas por leveduras sensíveis ao fluconazol. Em estudo de metanálise de sete ensaios clínicos, a terapêutica com equinocandina apresentou melhores resultados.
- A *Candida glabrata* tem importância cada vez maior no cenário de candidemia em pacientes de terapia intensiva, fazendo com que o uso de fluconazol não deva ser considerado opção segura na terapêutica primária de candidemia antes da identificação do agente etiológico envolvido.
- Considerando a alta mortalidade atribuída à candidemia, bem como as inúmeras complicações a ela associadas, é fundamental que o clínico monitorize adequadamente os pacientes de risco e estabeleça estratégias para terapêutica precoce desta infecção.
- Peritonites secundárias e terciárias por *Candida* acometem indivíduos submetidos a cirurgias do trato gastrintestinal que requerem suporte prolongado em UTI, novas intervenções e uso prolongado de antibióticos, devendo ser sempre consideradas no diagnóstico diferencial de sepse tardia nessa população.

INTRODUÇÃO

Entre os fungos de interesse médico, leveduras do gênero *Candida* têm grande importância em razão da alta frequência com que colonizam e infectam o hospedeiro humano. Espécies de *Candida* fazem parte da microbiota gastrintestinal normal da população adulta saudável. Esses microrganismos comensais tornam-se patogênicos caso ocorram alterações nos mecanismos de defesa do hospedeiro ou se houver comprometimento de barreiras anatômicas secundariamente a procedimentos médicos invasivos.

O gênero *Candida* é constituído por cerca de 200 espécies, e apenas 20 delas têm sido relacionadas a casos de micoses humanas com interesse médico. As principais espécies de interesse clínico são: *C. albicans*; *C. parapsilosis*; *C. tropicalis*; *C. glabrata*; *C. krusei*; *C. guilliermondii*; e *C. lusitaniae*. Vale mencionar que isolados de *C. glabrata* e *C. krusei* apresentam menor suscetibilidade a fluconazol, e amostras de *C. lusitaniae* podem ser resistentes à anfotericina B.[1-3] Também é importante ressaltar que, com o surgimento da genômica e seu impacto na taxonomia de microrganismos, *C. parapsilosis* é, hoje, considerado um complexo de espécies que compreende *C. parapsilosis stricto sensu*, *C. orthopsilosis* e *C. metapsilosis*. Estudo multicêntrico, no Brasil, mostrou que as fungemias pelo complexo *C. parapsilosis* são predominantemente causadas por *C. parapsilosis stricto sensu* (88%), com ocorrência de 9% e 3% para *C. orthopsilosis* e *C. metapsilosis*, respectivamente.[4]

Infecções por *Candida* respondem por cerca de 80% de todas as infecções fúngicas documentadas no ambiente hospitalar, incluindo as da corrente sanguínea, as do trato urinário e as do sítio cirúrgico;[1] as pulmonares são raramente documentadas na prática clínica. Acredita-se que a maioria das infecções por *Candida* spp. tenha origem endógena, mas casos de infecções hospitalares relacionados a fontes exógenas de infecção têm sido progressivamente descritos, a exemplo dos surtos de candidemia secundários à contaminação de medicamentos e soluções utilizados via parenteral.

Neste capítulo serão abordadas as principais infecções invasivas por *Candida* spp. que acometem pacientes de terapia intensiva: infecção do trato urinário; candidíase hematogênica (candidemia); e peritonite.

INFECÇÕES DO TRATO URINÁRIO POR *CANDIDA*

Esta é a infecção mais adquirida em hospitais, sendo a prevalência de candidúria estimada em 6,5% a 20% da população de pacientes hospitalizados em UTI. O espectro de condições clínicas associadas a este achado laboratorial compreende candidúria assintomática, cistite, candidíase renal primária, bola fúngica ureteropélvica e candidíase disseminada com manifestação renal.[5]

O grande desafio do clínico é definir, diante deste achado laboratorial e das condições clínicas do seu paciente, qual a melhor abordagem terapêutica. Na grande maioria das vezes, a candidúria reflete colonização do sistema de sondagem vesical de demora ou mesmo colonização do trato geniturinário. Poucos são os casos de pacientes com candidúria que requerem tratamento sistêmico com drogas antifúngicas, posto que, na maioria dos casos, a infecção desaparece com a simples remoção dos fatores de risco a ela associados.

Entretanto, o não reconhecimento da população que necessita de tratamento antifúngico pode levar a sérias consequências. Infelizmente, o laboratório oferece poucos recursos para o clínico discriminar casos de colonização *versus* infecção fúngica em pacientes que apresentam candidúria. Na prática clínica, esse julgamento depende de considerações de ordem epidemiológica e clínica, apresentadas a seguir.

Em casuísticas de infecções urinárias por leveduras, *Candida albicans* tem sido considerada a espécie mais comumente isolada como agente etiológico, responsável por cerca de 50% a 70% dos episódios, seguida por *Candida tropicalis* ou *Candida glabrata*, a depender do centro estudado. Observa-se que espécies de *C.* não *albicans* têm sido reportadas em 8% a 28% dos casos.[5-8]

A maior investigação epidemiológica já realizada sobre a etiologia de candidúria é representada pelo estudo multicêntrico conduzido por Kauffman e colaboradores, nos Estados Unidos, que reuniu 861 casos de candidúria e observou que *C. albicans* respondeu por 52% dos isolados, seguida por *C. glabrata* e *C. tropicalis* (Tabela 190.1). No Brasil, há duas publicações ilustrando menor ocorrência de *C. glabrata* e maior prevalência de isolamento de *C. tropicalis* entre as amostras de *Candida* não *albicans*.[6]

Os principais fatores de risco associados ao desenvolvimento de candidúria são: antibioticoterapia de amplo espectro; uso de corticosteroides e imunossupressores; sexo feminino; presença de anormalidades do trato urinário; diabetes; sondagem vesical de demora; pós-operatório de cirurgias de grande porte; e outras condições de comprometimento do estado imunológico (Tabela 190.2).[6]

Vários autores têm demonstrado que o achado de candidúria em populações de baixo risco, indivíduos sadios e assintomáticos é raro. Nessas populações, o achado de *Candida* em cultura de urina reflete, na maioria das vezes, coleta ou processamento inadequado das amostras.

Em pacientes expostos a fatores de risco para infecção urinária por *Candida*, o achado de candidúria pode significar colonização ou infecção. Nesses pacientes, a contagem de colônias é muito variável e não permite diferenciação acurada entre aqueles colonizados e os infectados por *Candida*, assim, a controvérsia sobre a valorização clínica deste achado deverá ser definida em função de outros achados laboratoriais e, sobretudo, da apresentação clínica do paciente.[9-11]

TABELA 190.1. Distribuição de leveduras responsáveis por candidúria em pacientes hospitalizados.[6-12]

Autor/país	Kauffman e colaboradores, 2000, Estados Unidos	Paul e colaboradores, 2004, Índia	Binelli e colaboradores, 2006, Brasil	Silva e colaboradores, 2007, Brasil
Número de cepas estudadas	861	145	23	100
C. albicans	52%	23,8	52,2%	56%
C. glabrata	16%	21,3	—	11%
C. tropicalis	8%	30,5	43,5%	20%
C. parapsilosis	4%	1,2	—	4%
C. krusei	1%	1,8	—	2%
Outras não albicans	1,7%	4,9	1%	—
Outros fungos	0,6%	4,9	=	3%

TABELA 190.2. Fatores associados a 861 episódios de candidúria em hospitais dos Estados Unidos.

Condições associadas	Número de casos (%)
Cirurgias	450 (52%)
Sondagem vesical	668 (78%)
Diabetes melito	336 (39%)
Doenças malignas	191 (22%)
Desnutrição	146 (17%)
Doença prévia do trato urinário	105 (12%)

Com base nos vários trabalhos conduzidos que avaliaram amostras de urina coletadas, de jato médio ou por cateterização isolada, o achado de contagens com aproximadamente 10 a 100 mil UFC/mL sugere a presença de doença no trato urinário. Entretanto, contagens inferiores podem ser encontradas em pacientes com infecção do trato urinário (ITU) por Candida, particularmente nos casos de pielonefrite adquirida por via hematogênica decorrente de candidíase sistêmica, em que os rins funcionam como filtro e podem refletir contagens baixas na urina.

Métodos de diagnóstico por imagem são capazes de permitir a detinição de alterações parenquimatosas renais sugestivas de pielonefrite, coleções ou mesmo a presença de bola fúngica, fenômeno mais descrito em neonatos. No entanto, esses exames não são apropriados para avaliação rotineira de casos de candidúria em pacientes hospitalizados nos quais se espera que, em mais de 90% das vezes, o fenômeno esteja relacionado à colonização do paciente ou de seu sistema de sondagem vesical, e não a doença invasiva. Métodos sorológicos, como pesquisa de anticorpos ou antígenos circulantes, não têm aplicabilidade clínica.

Em pacientes críticos, geralmente submetidos à ventilação mecânica e internados em UTI por longos períodos, com síndrome infecciosa persistente, apesar de antibioticoterapia de largo espectro, há possibilidade de a candidúria ser secundária a doença fúngica sistêmica.[10-11]

Para definir qual a melhor abordagem terapêutica a ser introduzida em pacientes portadores de candidúria, o clínico deve considerar quatro aspectos:

AS CULTURAS FORAM COLHIDAS DE FORMA ADEQUADA?

Havendo dúvida sobre as condições técnicas da coleta de material, esta deve ser repetida dentro das normas específicas padronizadas. Essa conduta é particularmente importante quando a cultura positiva pertence a paciente ambulatorial sem fator de risco estabelecido para ITU por fungos. Recomenda-se a coleta de jato médio de urina, após higienização adequada da glande ou da vagina. Em pacientes com sonda vesical de demora, a amostra de urina deve ser coletada por punção realizada no local específico do circuito para esta finalidade.

QUAIS PACIENTES DEVEM RECEBER ANTIFÚNGICO?

Esta é a principal dúvida na maioria dos casos, particularmente no manuseio de pacientes hospitalizados. Conforme ilustrado anteriormente, os dados laboratoriais auxiliam muito pouco o clínico nessa decisão, assim, com base nos dados clínicos e epidemiológicos dos pacientes, estes serão classificados em três grupos:

- **Previamente sadio, sem fatores de risco para candidúria:** pacientes sem doenças de base, não submetidos à sondagem vesical, sem antecedente de uso prévio de corticosteroides e antibióticos, não devem receber antifúngicos sistêmicos. É necessário solicitar nova coleta de material e, caso a presença de leveduras seja confirmada, investigar a possibilidade de mucosite genital por fungo em vagina ou glande.
- **Predisposto à candidúria, candidíase disseminada improvável:** pacientes assintomáticos ambulatoriais ou

hospitalizados que foram submetidos à sondagem vesical e/ou a outros fatores predisponentes para candidúria não devem receber antifúngicos. A abordagem inicial consiste na retirada dos fatores predisponentes com acompanhamento clínico e laboratorial posterior. A grande maioria desses pacientes fica livre da candidúria logo após a instituição dessas medidas. Aqueles com sintomas de cistite, e cujo único achado em cultura seja a presença de leveduras, devem ser tratados com antifúngicos.

- **Predisposto à candidúria, com provável disseminação da infecção:** pacientes críticos com fatores de risco para infecção fúngica sistêmica e que evoluem com sinais de sepse sem resposta à terapêutica com antibióticos e candidúria devem ser investigados para candidíase invasiva (hemoculturas, exame de fundo de olho etc.) e iniciar o uso de antifúngico sistêmico.
- **Sempre tratar:** pacientes com candidúria que sejam neutropênicos, submetidos a transplante renal (três meses pós-transplante) ou aqueles com indicação de manipulação invasiva ou cirúrgica de vias geniturinárias, mesmo na ausência de sinais/sintomas de infecção.[11-13]

HAVENDO INDICAÇÃO DE TRATAMENTO ANTIFÚNGICO, QUAL O ESQUEMA TERAPÊUTICO A SER INDICADO?

Infecções urinárias causadas por leveduras sensíveis ao fluconazol devem ser tratadas com este triazólico. O fluconazol tem boa penetração no trato urinário, tendo sido sua eficácia e tolerabilidade demonstradas em diferentes estudos clínicos. Dose recomendada de 200 a 400 mg/dia, na dependência do agente envolvido, de sua sensibilidade à droga e do estado clínico do doente. Há esquemas diversos para utilização de fluconazol, e o tempo de tratamento varia de 7 a 14 dias. Infecções urinárias do trato respiratório inferior por agentes resistentes ao fluconazol devem ser tratadas com formulação convencional de anfotericina B de uso sistêmico (por períodos de até cinco dias) ou por irrigação vesical. A irrigação vesical de anfotericina B é realizada mediante infusão diária de 50 mg do medicamento diluídas em água destilada, por período de 48 a 72 horas.

Pacientes com pielonefrite secundária à candidíase hematogênica podem ser tratados com equinocandinas (dose adequada para fungemia) ou formulações lipídicas de anfotericina B que apresentam menor toxicidade renal (3 a 5 mg/kg/dia).

ALÉM DO USO DE ANTIFÚNGICOS, HÁ CUIDADOS ADICIONAIS NO MANUSEIO CLÍNICO DESSES PACIENTES?

Quando o médico decide que o paciente com candidúria deve ser submetido a terapêutica antifúngica, há necessidade de avaliar alguns aspectos adicionais:

- Havendo risco clínico e epidemiológico de a candidúria estar associada à candidíase hematogênica, é fundamental a solicitação de hemoculturas para fungos, bem como a procura de complicações oftalmológicas de candidemia;
- Havendo suspeita de candidemia, o paciente deve ser tratado de acordo com as recomendações para candidíase hematogênica;
- A experiência clínica do tratamento da candidúria com equinocandinas ou voriconazol é muito restrita; dados farmacológicos sugerem que a concentração urinária desses antifúngicos é reduzida;
- Pacientes em uso de sondagem vesical de demora devem ter o sistema trocado (ou retirado, caso seja possível) logo que inicie a terapêutica antifúngica, pois a persistência da sondagem vesical de demora em pacientes de risco leva a altas taxas de recidiva da candidúria (mais de 40%);
- Doenças obstrutivas do trato urinário devem ser investigadas em pacientes com candidúria persistente ou recorrente.

INFECÇÕES HEMATOGÊNICAS

Infecções hematogênicas por *Candida* envolvem um espectro de complicações infecciosas que compreende desde casos de fungemia transitória isolada até episódios de candidemia com disseminação para múltiplas vísceras. Na prática clínica, a maioria dos pacientes que apresentam candidíase invasiva é reconhecida basicamente pela apresentação de candidemia, sendo pouco frequente a documentação de envolvimento visceral.[14]

Apesar dos esforços dos serviços de saúde, a morbidade e a mortalidade associadas à candidemia permanecem elevadas, com taxas de mortalidade global entre 30% e 70%. Nesse cenário, em recente estudo multicêntrico brasileiro envolvendo 647 pacientes internados em UTI, que evoluíram com candidemia, observou-se mortalidade geral de 60,8% a 76,4% nos dois períodos estudados, taxa muito superior àquela encontrada nos Estados Unidos e na Europa, aproximadamente entre 30% e 47%.[15]

A Tabela 190.3 mostra dados sobre a prevalência de infecções de corrente sanguínea por *Candida* spp. em hospitais terciários no Brasil e no mundo. Estudo recente de ponto-prevalência realizado por Magill e colaboradores, envolvendo 183 centros médicos nos Estados Unidos, evidenciou que *Candida* spp. encontra-se hoje como o primeiro agente causador de infecções de corrente sanguínea (Tabela 190.3) naquele país.

Com os progressos obtidos em hospitais dos Estados Unidos, com o controle de bacteremias primárias e secundárias, candidemia tornou-se o principal agente de infecção de corrente sanguínea em hospitais terciários.

Importante observar que fungemias representam um grande problema nos hospitais terciários, não apenas por sua alta frequência, mas pela letalidade de cerca de 40% atri-

TABELA 190.3. Prevalência de Candida em infecções de corrente sanguínea: diversos estudos muticêntricos.[2,16-19]					
Autor (País)	Edmond e colaboradores (Estados Unidos)	Colombo (Brasil)	Colombo (Brasil)	Marra e colaboradores (Brasil)	Magill (Estados Unidos)
Ano	1999	2006	2007	2011	2014
Número de centros participantes	49	11	4	16	183
Prevalência de diferentes agentes	ECN S. aureus Enterococcus spp. Candida spp. (4º) E. coli	ECN S. aureus Klebsiella pneumoniae Candida spp. (4º)	Candida spp. (4%)	S. aureus ECN Klebsiella spp. Acinetobacter spp. Pseudomonas spp. Enterobacter spp. Candida spp. (7º) Enterococcus spp.	Candida sp. (1º) ECN S. aureus Enterococcus spp.

buída a essa complicação infecciosa, índice este superior ao verificado com a maioria dos agentes causadores de infecção em corrente sanguínea.[20]

ETIOLOGIA E POPULAÇÕES DE RISCO

Apesar de a *Candida albicans* ainda ser considerada o principal agente etiológico de candidemia, estudos multicêntricos conduzidos em hospitais do mundo todo têm registrado aumento substancial na ocorrência de fungemias por espécies de *Candida* não *albicans*. Em casuística recente de hospitais nos Estados Unidos, documentada por Wisplinghoff e colaboradores, houve maior prevalência de *C. albicans* (50,7%), seguida por isolados do complexo *C. parapsilosis* (17,4%), *C. glabrata* (16,7%) e *C. tropicalis* (10,2%).[21] Na Europa, vários centros médicos têm ilustrado grande ocorrência de espécies não *albicans* entre os episódios de fungemia, com maior prevalência de isolados do complexo *C. parapsilosis* e *C. glabrata* e, com menor frequência, *C. tropicalis*. Já na América Latina, diferentes autores têm mostrado a maior ocorrência de *C. parapsilosis* e *C. tropicalis* entre as espécies não *albicans*, sendo que, no Brasil, houve uma tendência mais recente de incremento nas infecções causadas por *C. glabrata* e *C. krusei* em vários centros médicos do país.[15-10,22,23,24]

Especificamente, em pacientes admitidos em UTI, estudo recente conduzido por Colombo e colaboradores avaliou o padrão etiológico de candidemia em 647 casos de fungemia documentados em pacientes críticos admitidos em 22 hospitais brasileiros, ao longo de dois diferentes períodos: 2003 a 2007 (período 1) e 2008 a 2012 (período 2). Nessa casuística houve aumento substancial na participação de *C. glabrata* como agente etiológico de candidemias, tendo sua prevalência aumentado de 7,8% para 13,1% entre os episódios de fungemia documentados no primeiro e no segundo períodos, respectivamente ($p = 0,03$).[15]

A Tabela 190.4 resume a prevalência de diferentes espécies de *Candida* associadas a fungemias em estudos multicêntricos realizados no Brasil, na América Latina, nos Estados Unidos, e em alguns países europeus. Em todas as séries, observa-se um aumento de infecções de corrente sanguínea por espécies de *Candida* resistentes a fluconazol.

Acredita-se que a maioria dos casos de candidemia seja adquirida por via endógena, pela translocação da levedura através da mucosa do trato gastrintestinal, visto que *Candida* faz parte da microbiota normal do sistema digestório. Entretanto, infecções por esse gênero de leveduras também podem ser adquiridas por via exógena, seja pelo contato entre profissionais colonizados e seus pacientes, ou por meio do implante de próteses, sondas, cateteres ou drenos contaminados, bem como pela administração parenteral de soluções contaminadas.[14]

O Quadro 190.1 resume os principais fatores de risco associados à ocorrência de candidemia em pacientes críticos. Vale mencionar que estudos caso-controle conduzidos por Wey e colaboradores foram pioneiros na caracterização da história natural de candidemia, estabelecendo como fatores de risco para esta condição as seguintes variáveis independentes: uso de antibióticos; colonização por *Candida* spp. em diferentes sítios; hemodiálise; e uso de cateter venoso central.

Diante destes fatores de risco, é possível entender por que a maior casuística de candidemia encontra-se entre os indivíduos portadores de câncer, submetidos a transplantes de órgãos ou procedimentos cirúrgicos de grande porte, crianças prematuras e pacientes críticos admitidos em UTI com falência de diferentes órgãos.[25]

O Quadro 190.2 resume as condições associadas a 647 casos de candidemia documentados entre pacientes de UTI admitidos em 22 diferentes centros médicos brasileiros. Nesse estudo, em análise comparativa entre as condições de risco observadas em pacientes admitidos em UTI *versus* outras unidades de internação, observou-se que os primeiros apresentam maior faixa etária, maior prevalência de insuficiência de órgãos (renal, cardíaca e pulmonar), necessidade de diálise, exposição a ventilação mecânica, cateter em posição central e cirurgias de grande porte. Contudo, pacientes que desenvolveram candidemia nas enfermarias apresentaram maior incidência de câncer e transplantes de órgãos, bem como mais utilização de drogas imunossupressoras.[15]

TABELA 190.4. Distribuição de espécies de *Candida* responsáveis por infecções de corrente sanguínea em pacientes *hospitalizados*.[15,17-18,20-26]

Variáveis	Séries								
Autor	Colombo e colaboradores	Camargo e colaboradores	Colombo e colaboradores	Colombo e colaboradores	Nucci e colaboradores	Pfaller e colaboradores	Wisplinghoff e colaboradores	Leroy e colaboradores	Montagna e colaboradores
País	Brasil	Brasil	Brasil	Brasil	América Latina	(Estados Unidos/Europa/Am. Latina)	Estados Unidos	França	Itália
Ano	2006	2010	2013	2014	2013	2011	2014	2010	2014
N. de casos	712	151	190	647	672	1.752	1218	141	462
C. albicans	40,9	44,4	40,5	44,0	37,6	48,7	50,7	55,3	49,4
C. parapsilosis	20,5	22	25,8	17,2	26,5	17,2	17,4	8,5	26,2
C. tropicalis	20,9	15	13,2	21,8	17,6	10,0	10,2	6,4	6,5
C. glabrata	4,9	9	10,0	9,9	6,3	17,8	16,7	17,7	10,4
C. krusei	1,1	6	4,7	2,5	2,7	2,1	1,6	4,3	2,8
C. guilliermondi	2,4	0,6	1,6	1,9	6,5	—	—	—	1,5
Candida spp.	—	—	—	—	—	—	2,5	—	—
Outros	1,3	3	4,2	—	2,8	4,2	1	2,8	3,8

> **QUADRO 190.1** Fatores de risco para candidemia em pacientes críticos.
>
> - Idade
> - Colonização por *Candida*
> - Tempo de estadia em UTI
> - Uso de antibioticoterapia de amplo espectro
> - Uso de dispositivos intravasculares
> - Diabetes melito
> - Nutrição parenteral
> - Ventilação mecânica
> - Insufuciência renal
> - Hemodiálise/hemofiltração
> - Profilaxia antifúngica
> - Cirurgia
> - Pancreatite aguda necrosante
> - Tratamento com corticosteroides

Fonte: Adaptado de Calandra e Delaloye, 2014.[23]
UTI: unidade de terapia intensiva.

> **QUADRO 190.2.** Condições associadas a fungemias em 647 pacientes de UTI em 22 centros médicos brasileiros.[15]
>
> - Idade (18-67)
> - Tempo da admissão até a fungemia (0-188 dias)
> - Câncer (4,5%)
> - Falência renal (40,5%)
> - Diálise (28,3%)
> - Doença neurológica: 160 (24,7%)
> - Doença cardíaca (35,1%)
> - Doença pulmonar (28,6%)
> - Cirurgia abdominal (30%)
> - Ventilação mecânica (74,2%)
> - Cateter venoso central (93,5%)
> - Uso de corticosteroides 52,2%)
> - Uso de antibióticos: 622 (96,1%)

UTI: unidade de terapia intensiva.

MÉTODOS PARA DIAGNÓSTICO DE CANDIDEMIA

Infelizmente, com muita frequência, pacientes com candidemia são diagnosticados tardiamente, ocasião em que os resultados das medidas terapêuticas são insatisfatórios, não somente pelo avançado estado da infecção fúngica, mas também pela gravidade da sua doença de base. Assim, pacientes com fatores de risco para caandidemia, que apresentam síndrome infecciosa, com má resposta à terapêutica antibiótica, devem sempre ser avaliados cuidadosamente pelo clínico, no sentido de identificar a infecção fúngica o mais precocemente possível.

Nessa tarefa, além do exame clínico cuidadoso para a identificação de lesões de pele ou alterações de fundo de olho compatíveis com complicações de candidemia, hemoculturas devem ser solicitadas e processadas por sistemas que permitam recuperação rápida do agente em cultivo.

HEMOCULTURA

O diagnóstico rápido e acurado de sepse por *Candida* é fundamental para permitir o início da terapêutica antifúngica precoce, reduzindo mortalidade, complicações clínicas e permanência do paciente no ambiente hospitalar. Entretanto, o diagnóstico laboratorial precoce de candidemia permanece um desafio para os laboratórios de microbiologia clínica do mundo todo, tendo em vista a baixa sensibilidade do diagnóstico microbiológico convencional em casos de fungemia.

A coleta de hemoculturas é procedimento obrigatório em qualquer paciente com suspeita clínica de infecção sistêmica por *Candida*. O método-padrão convencionalmente utilizado pela maioria dos laboratórios de microbiologia ainda é a hemocultura automatizada, que possui maior sensibilidade que as hemoculturas de processamento manual. Mas é importante lembrar que o sucesso dessa ferramenta é dependente não apenas da sensibilidade do método, mas sobretudo de interferências relacionadas a fatores pré-analíticos, como boas práticas de coleta das amostras.

Os equipamentos automatizados de hemocultura possuem sensibilidade limitada para detecção de leveduras na corrente sanguínea, considerando que seu resultado depende diretamente da concentração do inóculo na amostra. Infecções de corrente sanguínea são geralmente associadas a baixos inóculos do agente causal, aspecto que limita a sensibilidade do método. Nesse contexto, recomenda-se a coleta mínima de dois *sets* de hemocultura, com intervalos de poucos minutos entre eles, sendo a coleta idealmente realizada em sítios diferentes, envolvendo um mínimo de 20 mL por *set* de hemocultivos em adultos.

As hemoculturas devem ser incubadas por período mínimo de cinco a sete dias, tempo suficiente para o crescimento de diferentes espécies de *Candida*. Após o crescimento do agente no frasco de hemocultura, a bacterioscopia pela coloração de Gram permite reconhecer a presença de leveduras na amostra. Quando subcultivada em ágar sangue, depois do crescimento das colônias, pode-se realizar provas bioquímicas manuais ou automatizadas para identificação da levedura.

Quando utiliza-se ágar cromogênico, de acordo com a característica e a coloração da colônia, é possível identificar infecções mistas, envolvendo mais de uma espécie de *Candida*, além de obter-se identificação presuntiva de *C. albicans*, *C. glabrata*, *C. tropicalis* e *C. krusei*.

Recentemente, com a implantação de equipamentos de espectrometria de massas adaptados para o diagnóstico microbiológico, pela análise do perfil proteico por técnica de MALDI-TOF, é possível identificar as espécies de *Candida* diretamente a partir de amostras de frascos de hemocultura com crescimento de microrganismos. Nesse procedimento, é possível obter resultados de identificação de patógenos em cultura em menos uma hora, reduzindo sobremaneira o tempo requerido para informar ao médico sobre o agente encontrado como causador de sepse em seus pacientes.

PESQUISA DE ANTÍGENOS FÚNGICOS
Detecção de β-D glucana (BDG)

A BDG é um açúcar constituinte da parede celular de diferentes espécies de fungos, exceto *Zygomicetos* e *Cryptococcus*. A detecção desse antígeno ocorre por reações enzimáticas colorimétricas, capaz de auxiliar o clínico na detecção precoce da candidemia, visto que esse exame pode se tornar positivo até cinco dias antes da cultura convencional.

A sensibilidade e a especificidade desses testes variam de 57% a 97%, e de 56% a 93%, respectivamente. Esses exames possuem elevado valor preditivo negativo (superior a 90%), o que auxilia na exclusão da hipótese diagnóstica de candidíase invasiva quando o resultado é negativo. Falsos-positivos podem ocorrer em pacientes em curso de hemodiálise, mucosite grave, infecções bacterianas sistêmicas, antibioticoterapia com betalactâmicos e transfusão de hemoderivados.[27-28]

Esse teste é comercializado no Brasil e pode ter utilidade clínica para o diagnóstico precoce de candidemia quando realizado duas a três vezes por semana na monitorização de pacientes de risco para essa infecção.

Detecção de manana e antimanana

Manana é um dos componentes majoritários da parede celular de *Candida*, sendo sua presença transitória detectada em pacientes que evoluem com candidemia. Na verdade, estudos iniciais, na Europa, observaram que, em pacientes com candidemia, há ausência de anticorpos antimanana na presença de mananemia e vice-versa, o que levou à ideia de que a combinação da detecção da manana e anticorpos antimanana por técnicas de Elisa poderia ser útil no diagnóstico das candidemias.

Metanálise realizada recentemente em estudos utilizando esta estratégia para diagnosticar candidemia observou sensibilidade e especificidade da detecção de manana de 58% e 93%, respectivamente. Já a sensibilidade para o diagnóstico de candidemia pela detecção de antimanana foi de 59% e a especificidade de 83%. Com a utilização combinada dos dois testes, a sensibilidade da estratégia diagnóstica para candidemia aumentou para 83%, mas sem aumento significativo da especificidade. Vale dizer que a sensibilidade do método foi mais alta para infecções causadas por *C. albicans* quando comparadas a fungemias por *C. glabrata* e *C. tropicalis*.[27]

Esse teste não está disponível no Brasil, mas vem sendo bastante utilizado em centros médicos na Europa.

REAÇÃO EM CADEIA DA POLIMERASE (PCR)

Técnicas moleculares para detecção e identificação de espécies de *Candida* diretamente a partir de amostras de sangue de pacientes de risco ainda se encontram em fase de validação, não há consenso na comunidade internacional sobre a padronização de diferentes etapas envolvidas nestes ensaios. Dessa forma, há uma grande variedade de metodologias *in house* cuja variação de desempenho, em termos de sensibilidade e especificidade, é muito grande.

Não há qualquer método comercial cuja aceitação seja consensual pela comunidade internacional e que tenha sido integrado a critérios definidores de doença invasiva por *Candida* em documentos de diretrizes de sociedades de especialidade. Na verdade, métodos de PCR convencional aplicados diretamente a amostras de sangue para o diagnóstico de sepse fúngica apresentam limitada sensibilidade, tendo em vista a reduzida carga fúngica presente no material infectado, bem como a presença de inibidores da PCR no sangue.

Em contrapartida, há diversos protocolos com rendimento muito satisfatório, que aplicam técnicas de PCR para a identificação molecular de leveduras presentes em frascos de hemocultura que apresentam crescimento do patógeno. No nosso meio, Xafranski e colaboradores padronizaram uma técnica para detecção e identificação de espécies de *Candida* spp. diretamente do frasco de hemocultura positivo, demonstrando 97% de concordância com os métodos convencionais e fornecendo resultados com 48 horas de antecedência quando comparados aos métodos de identificação fenotípica.[29]

Recentemente, Mylonakis e colaboradores conduziram estudo clínico bem delineado para avaliar o desempenho de uma nova estratégia de plataforma diagnóstica que consiste no acoplamento de PCR com ressonância magnética, em que foi possível obter resultados promissores na detecção e na identificação acurada de espécies de *Candida* a partir de amostras de sangue coletado de pacientes com suspeita de fungemia. Essa plataforma diagnóstica apresentou sensibilidade analítica muito melhor que a das técnicas de PCR convencional, sendo capaz de detectar inóculos a partir de 1 UFC/mL.[30]

Diante das limitações dos métodos diagnósticos disponíveis, acredita-se que 30% a 50% dos pacientes com candidemia não sejam identificados na rotina da maioria dos laboratórios. Na prática clínica, a possibilidade de candidíase hematogênica deve sempre ser lembrada em casos de pacientes com internação superior a sete dias, expostos a múltiplos fatores de risco para esta condição, colonizados por *Candida* spp. e que apresentem evidências clínicas de sepse sem resposta adequada a antibióticos.

COMPLICAÇÕES OCASIONADAS PELA CANDIDEMIA

Apesar de pouco frequente entre pacientes adultos não neutropênicos, episódios de candidemia podem levar ao comprometimento de vários órgãos e sistemas. Tais complicações podem ser documentadas ao longo da hospitalização relacionada ao episódio de sepse fúngica ou, menos frequentemente, após várias semanas ou meses da ocorrência da fungemia, a exemplo de quadros de retinite, meningite ou osteomielite por *Candida* spp. documentados tardiamente.

O comprometimento cutâneo ao longo de episódios de candidíase hematogênica pode ocorrer em cerca de até 10% dos casos, apresentando-se caracteristicamente como pequenas pápulas ou nódulos com base eritematosa.[31-32]

A endoftalmite pode ocorrer em até 20% dos casos, sendo a variação, na prevalência dessa complicação infecciosa, dependente das condições do hospedeiro, da espécie de *Candida* envolvida, e do tempo para o início da terapêutica antifúngica após o estabelecimento da sepse. Seu diagnóstico requer exame de fundoscopia, realizado por oftalmologista experiente, sendo, muitas vezes, uma complicação bilateral capaz de comprometer o vítreo.

Quanto ao comprometimento do sistema cardiovascular, a endocardite por *Candida* ocorre principalmente como complicação de cirurgias de troca valvar e entre usuários de drogas ilícitas endovenosas. Os fungos, de forma geral, são responsáveis por 2% a 4% da etiologia das endocardites, com o gênero *Candida* respondendo por 65% delas. Nessa população, alguns fatores de risco para endocardite devem ser mencionados, entre eles as cirurgias maiores (cardíacas e outras), a endocardite bacteriana prévia ou a doença valvar, além do uso de marca-passo ou cateter venoso central (CVC) de longa permanência. O quadro clínico é muito semelhante ao da endocardite bacteriana, comprometendo frequentemente as válvulas aórtica e mitral, com alto risco de embolização de artérias maiores.[31-32]

O envolvimento osteoarticular como consequência de candidíase hematogênica é raro, mas pode aparecer como complicação tardia, inclusive até 16 meses após o episódio de candidemia. Do ponto de vista clínico, o envolvimento ósseo manifesta-se por dor local, febre e alterações radiológicas compatíveis com osteomielite. Quando as articulações são acometidas, há envolvimento, particularmente, das grandes articulações, sendo essa complicação mais frequente em crianças.

A candidíase disseminada crônica (previamente conhecida como candidíase hepatoesplênica) é a entidade clínica quase sempre associada à recuperação da neutropenia em pacientes com neoplasias hematológicas, podendo ser subsequente a um episódio de candidíase disseminada aguda. Esse quadro ocorre principalmente em pacientes com leucemia aguda submetidos à quimioterapia, que, após a recuperação da neutropenia, evoluem com febre persistente não responsiva a antibióticos de largo espectro, hemoculturas negativas, dor abdominal, elevação de enzimas hepáticas e múltiplos abscessos no fígado, no baço e nos rins.

TRATAMENTO

Para a definição da melhor estratégia terapêutica a ser instituída em seus pacientes com candidíase hematogênica, o clínico deve considerar os seguintes aspectos:

- **Identificação da doença de base:** pacientes persistentemente neutropênicos requerem terapêutica mais agressiva e por períodos mais prolongados. Nessas condições, deve-se utilizar equinocandinas ou formulações de anfotericina B, dando preferência ao uso de formulações lipídicas (por sua menor toxicidade), caso escolha um poliênico para a terapêutica.
- **Presença de complicações infecciosas em vísceras:** a ocorrência de endoftalmite, osteomielite, meningite, endocardite e candidíase hepatoesplênica são exemplos de condições clínicas nas quais a terapêutica antifúngica deve ser prolongada por períodos de quatro semanas a mais de seis meses. Havendo terapêutica prolongada, dá-se preferência a consolidar o tratamento com a utilização de droga de uso oral (fluconazol, se possível).
- **Gravidade da apresentação clínica:** pacientes críticos sempre devem iniciar o tratamento com equinocandinas, sendo o fluconazol utilizado na terapêutica sequencial apenas depois do controle clínico e microbiológico da sepse fúngica.
- **Determinação da espécie de fungo relacionada ao episódio infeccioso:** espécies não *albicans* de *Candida* podem apresentar menor suscetibilidade a antifúngicos, requerendo ajuste de dose ou mesmo mudança de medicamento.
- **Risco de toxicidade renal mediante uso de anfotericina B convencional:** a ocorrência de insuficiência renal aguda em pacientes com sepse aumenta muito o risco de óbito. Doentes com alto risco de lesão renal aguda não devem ser tratados com anfotericina B convencional. Nessa condição, a gravidade do caso e os agentes isolados devem ser fatores determinantes na escolha da terapêutica alternativa: equinocandina ou fluconazol.
- **Presença de cateter intravascular em posição central:** apesar de tema controverso, todos os documentos e diretrizes recomendam a remoção precoce do CVC em pacientes críticos com sepse por candidemia.
- **Necessidade de remoção cirúrgica de foco infeccioso:** casos de osteomielite e endocardite são exemplos de situações clínicas em que a limpeza cirúrgica (ou troca de válvula) deve ser considerada na abordagem terapêutica.

Atualmente, estão disponíveis no mercado para o tratamento da candidíase invasiva: anfotericina B e suas formulações, fluconazol, voriconazol e as equinocandinas.

CANDIDEMIA EM PACIENTES NÃO NEUTROPÊNICOS

A melhor opção para a terapêutica inicial de candidemia em pacientes admitidos na unidade de terapia são as equinocandinas, classe terapêutica que apresenta atividade antifúngica predominantemente fungicida contra as principais espécies de *Candida*, incluindo aquelas resistentes a fluconazol.

Em estudo de metanálise conduzido por Andes e colaboradores envolvendo sete ensaios clínicos randomizados com 1.915 pacientes com candidemia/candidíase invasiva, observou-se que o tratamento com equinocandinas foi associado à menor mortalidade. Consistente com a conclusão dessa metanálise, o único ensaio clínico randomizado comparando a eficácia terapêutica de uma equinocandina (anidulafungina) com fluconazol no tratamento de candidemia evidenciou taxas de sucesso terapêutico maior para o grupo tratado com fluconazol, apesar de não ter havido diferença na mortalidade geral observada entre os dois grupos de pacientes.[31]

Em recente estudo conduzido por Colombo e colaboradores[15] descrevendo a epidemiologia de 647 episódios de candidemia em pacientes de terapia intensiva, foi observado que o uso de equinocandina como terapia inicial associou-se a melhor desfecho clínico quando comparado a outros regimes terapêuticos, variável esta que emergiu em análise de regressão logística como fator independente preditor de bom prognóstico.

Diante desses dados, as equinocandinas têm sido recomendadas como a melhor escolha para a terapêutica inicial de candidemia nas diretrizes de diferentes sociedades médicas na Europa e no Brasil. Existem disponíveis no mercado três equinocandinas: anidulafungina, caspofungina e micafungina, com eficácia e segurança muito semelhantes na terapêutica de candidemia.[31,33-36]

Em relação ao fluconazol, deve ser considerado como agente antifúngico de grande utilidade na terapia sequencial após o controle clínico do pacientes com sepse por *Candida*, para completar o período mínimo de 14 dias de tratamento depois da melhora clínica e da negativação de hemoculturas. Nesse contexto, o medicamento deve ser iniciado somente em pacientes que tenham boa resposta clínica e microbiológica ao tratamento inicial com equinocandina, e após a identificação acurada do agente etiológico, visto que este fármaco não deve ser utilizado no tratamento de fungemias por *C. glabrata* e por *C. kruzei*.[13,32-33,37-38]

O voriconazol é reservado como alternativa na terapia de pacientes com envolvimento do sistema nervoso central e/ou endoftalmite, visto que as equinocandinas não têm boa penetração nesses sítios.[39]

Em virtude de sua nefrotoxicidade, a anfotericina B deoxicolato deve ser evitada em pacientes de terapia intensiva, particularmente naqueles expostos a outras condições ou a drogas nefrotóxicas. As formulações lipídicas de anfotericina B constituem terapia alternativa para candidemia, com excelente eficácia, mas apresentam maior toxicidade renal que as equinocandinas.

A única formulação lipídica de anfotericina B avaliada em estudo randomizado e comparativo com equinocandina na terapêutica de candidemia é a formulação lipossomal, indicada em doses diárias de 3 mg/kg/dia para o tratamento de adultos. O complexo lipídico de anfotericina B foi usado em pacientes com candidemia, mas apenas em estudos abertos e não comparativos, na maioria das vezes, em regime de 5 mg/kg/dia. Formulações lipídicas de anfotericina B são alternativas para pacientes que não respondem às equinocandinas, sejam intolerantes a essa classe terapêutica, ou desenvolvem endocardite ou meningite.[37,39]

Pela reduzida penetração em sistema nervoso central, pacientes com endoftalmite e meningite não devem ser tratados com equinocandinas. Nesse contexto, os melhores resultados terapêuticos são obtidos com fluconazol, voriconazol ou formulações lipídicas de anfotericina B.

No que diz respeito ao tempo de tratamento, recomenda-se a utilização de ao menos 14 dias após a primeira hemocultura negativa e o desaparecimento dos sinais e sintomas de candidíase hematogênica. Nesse sentido, recomenda-se a realização de hemocultura ao menos no terceiro e no quinto dia após o início do tratamento para a definição segura do momento adequado da sua suspensão.[31-39]

Os casos de endocardite, osteomielite, meningite, ou candidíase disseminada crônica exigem tratamentos prolongados de várias semanas ou meses, iniciando-se com equinocandinas ou formulações lipídicas de anfotericina B, e concluindo-se o regime terapêutico com triazólico de uso oral.[31,37]

CANDIDEMIA EM PACIENTES NEUTROPÊNICOS

Dada a maior incidência de infecções causadas por *C. glabrata* e *C. krusei* em pacientes com câncer, assim como a frequente ocorrência de neutropenia e uso prévio profilático de triazólicos nesta população, a recomendação é que o tratamento primário da candidemia nesses pacientes seja realizado com antifúngicos fungicidas e de amplo espectro, como equinocandinas ou formulações lipídicas de anfotericina B.

Na Tabela 190.5 encontram-se as doses recomendadas para os antifúngicos com base na função renal.

INFECÇÕES INTRA-ABDOMINAIS

Nos pacientes submetidos a cirurgia do trato gastrintestinal, a interpretação do isolamento de *Candida* spp. no fluido cavitário é controversa. Se o paciente com isolamento de *Candida* spp. no fluido peritoneal estiver clinicamente estável, sem evidências de infecção na cavidade abdominal ou disseminação sistêmica, esse achado pode ser resultado da manipulação cirúrgica de órgão colonizado, que não trará consequências.

Contudo, nos pacientes cirúrgicos, há possibilidade de desenvolvimento de peritonite secundária ou terciária por *Candida* após episódios de perfuração do trato gastrintestinal, fístulas ou mesmo pancreatite grave. Nesse cenário, *Candida* tem sido reconhecida cada vez mais como agente causal de morte tardia no curso da sepse intra-abdominal, capaz de se apresentar como único agente da peritonite ou como agente de uma peritonite polimicrobiana.

As cirurgias de colo, intestino delgado, pâncreas e fígado são as mais comumente envolvidas nas infecções peritoneais por fungos. Nessa população, além dos fatores de risco específicos relacionados à contaminação da cavidade abdominal por *Candida*, há contribuição de outros fatores para

TABELA 190.5. Dose usual e correção para função renal dos agentes antifúngicos.

Nome	Dose normal Cl > 50	Cl entre 10 e 50	Cl < 10
Anfotericina B	0,5-1 mg/kg/dia QD	0,5-1 mg/kg/dia QD	0,5-1 mg/kg/dia QD
Anfotericina B lipossomal	3-5 mg/kg/dia QD	3-5 mg/kg/dia QD	3-5 mg/kg/dia QD
Fluconazol	800 mg/dia BID – 1 dia (dose ataque) 200-400 mg/dia BID (manutenção)	400 mg/dia BID – 1 dia (dose ataque) 100-200 mg/dia BID (manutenção)	400 mg/dia BID – 1 dia (dose ataque) 100-200 mg/dia BID (manutenção)
Voriconazol	6 mg/dia BID – 2 dias (dose ataque) 4 mg/dia BID (manutenção)	6 mg/dia* BID – 2 dias (dose ataque) 4 mg/dia BID (manutenção)	6 mg/dia* BID – 2 dias (dose ataque) 4 mg/dia BID (manutenção)
Caspofungina	70 mg/dia QD – 1 dia (dose ataque) 50 mg/dia QD (manutenção)	70 mg/dia QD – 1 dia (dose ataque) 50 mg/dia QD (manutenção)	70 mg/dia QD – 1 dia (dose ataque) 50 mg/dia QD (manutenção)
Anidulafungina	200 mg/dia QD – 1 dia (dose ataque) 100 mg/dia QD (manutenção)	200 mg/dia QD – 1 dia (dose ataque) 100 mg/dia QD (manutenção)	200 mg/dia QD – 1 dia (dose ataque) 100 mg/dia QD (manutenção)
Micafungina	100 mg/dia QD	100 mg/dia QD	100 mg/dia QD

Cl: *Clearance* de creatinina (mL/minuto); QD: uma vez por dia; BID: duas vezes por dia.
* Evitar o uso de voriconazol EV em pacientes com *clearance* de creatinina < 50 (risco de toxicidade). Não existem restrições para uso da formulação oral em pacientes com insuficiência renal.

a transição de colonização abdominal para infecção fúngica estabelecida, sendo eles: terapia antimicrobiana por mais de sete dias, diabetes, desnutrição, insuficiência renal crônica, alimentação parenteral e neoplasias.[36]

Em recente publicação de diretrizes de um grupo Europeu para o manejo clínico de candidíase intra-abdominal, foi recomendado que seja considerado clinicamente relevante todo e qualquer isolamento de *Candida* em material biológico coletado no intraoperatório ou em material de dreno intracavitário coletado nas primeiras 24 horas do pós-operatório em pacientes que evoluam com quadro de peritonite.[40]

Pacientes com candidíase intra-abdominal devem ser inicialmente tratados com equinocandinas ou formulações lipídicas de anfotericina B, sendo o fluconazol introduzido apenas após controle clínico e microbiológico da sepse, bem como da identificação do agente causal.

Além da terapêutica antifúngica, é necessária a realização de exames de imagem para o reconhecimento precoce de coleções, abscessos e/ou áreas de necrose infectadas no caso de pancreatites agudas. Havendo complicações intra-abdominais da candidíase, a limpeza cirúrgica precoce é recomendada para controle adequado do foco infeccioso.

REFERÊNCIAS BIBLIOGRÁFICAS

1. Camargo TZC, Marra AR, Silva CV, Cardoso MF, Martino MD, Camargo LF, et. al. Secular trends of candidemia in a tertiary care hospital. Am J Infect Control. 2010;38:546-55.
2. Colombo AL, Guimarães T, Silva LRFB, Monfardini LPA, Anna Karenine B, Cunha MD, et al. Prospective Observational Study of Candidemia in Sao Paulo, Brazil: Incidence Rate, Epidemiology, and Predictors of Mortality. Infect Control Hosp Epidemiol. 2007;28(5):570-6.
3. Pfaller MA, Jones RN, Messer SA, Edmond MB, Wenzel RP. SCOPE participation group: national surveillance of nosocomial bloodstream infection due to Candida other than C. albicans: frequency of occurrence and antifungal susceptibility in the SCOPE program. Diagn Microbiol Infect Dis. 1998;30:121.
4. Gonçalves SS, Amorim CS, Nucci M, Padovan ACB, Briones AS, Melo SA, et al. Prevalence rates and antifungal susceptibility profiles of the Candida parapsilosis species complex: results from a nationwide surveillance of candidaemia in Brazil. Clin Microbiol Infect. 2010;16(7):885-7.
5. Lundstrom T, Sobel J. Nosocomial candiduria: a review. Clin Infect Dis. 2001;32:1602-7.
6. Kauffman CA, Vazquez JA, Sobel JD, Gallis HA, McKinsey DS, Karchmer AW, et al. Prospective multicenter surveillance study of funguria in hospitalized patients. Clin Infect Dis. 2000;30:14-8.
7. Binelle CA, Moretti ML, Assis RS, Sauaia N, Menezes PR, Ribeiro E, et al. Investigation of the possible association between nosocomial candiduria and candidaemia. Clin Microbiol Infect. 2006;12(6):538-43.
8. Silva EH, Ruiz LS, Matsumoto FE, Auler ME, Giudice MC, Moreira D. Candiduria in a apublic hospital of São Paulo: characteristics of the yeasts isolates. Rev Inst Med Trop S Paulo. 2007;49(6):349-53.
9. Navin P, Mathai E, Abraham OC, Michael JS. Factors associated with candiduria and related mortality. J Infect. 2007;55(5):450-5.
10. Sobel JD, Fisher JF, Kauffman CA, Newman CA, Candida Urinary Tract Infections—Epidemiology. Clin Infect Dis. 2011;52 Suppl 6:s433-6.
11. Toya SP, Schraufnagel DE, Tzelepis GE. Candiduria in intensive care units: association with heavy colonization and candidaemia. J Hosp Infect. 2007;66:201-6.
12. Paul N, Mathai E, Abraham OC, Mathai D. Emerging Microbiological Trends in Candiduria. Clin Infect Dis. 2004;39(11):1743-4.
13. Pappas P, Rex JH, Sobel JD, Filler SG, Dismukes WE, Walsh TJ, et al. Guidelines for treatment of Candidiasis. Clin Infect Dis. 2004;38(2):161-89.
14. Nucci M, Colombo AL. Risk factors for breakthrough candidemia. Eur J Clin Microbiol Infect Dis. 2002;21:209-11.
15. Colombo AL, Guimaraes T, Sukienik T, Pasqualotto AC, Andreotti R, Queiroz-Telles F, et. al. Prognostic factors and historical trends in the epidemiology of candidemia in critically ill patients: an analysis of five multicenter studies sequentially conductes over a 9-year period. Intensive Care Med. 2014;40:1489-98.
16. Colombo AL, Nucci M, Salomão R, Branchini ML, Richtmann R, Derossi A, et al. High rate of non-albicans candidemia in Brazilian tertiary care hospitals. Diagn Microbiol Infect Dis. 1999;34:281-6.

17. Colombo AL, Nucci M, Park BJ, Nouér SA, Arthington-Skaggs B, da Matta DA, et al. Epidemiology of candidemia in Brazil: a nationwide sentinel surveillance of candidemia in eleven medical centers. J Clin Microbiol. 2006;44(8):2816-23.
18. Marra AR, Camargo LFA, Pignatari ACC, Sukiennik T, Behar PR, Medeiros EA, et. al. Nosocomial bloodstream infections in Brazilian hospital: Analysis of 2,563 cases from a prospective nationwide surveillance study. J Clin Microbiol. 2011;49:1866-71.
19. Magill SS, Edwards JR, Bamberg W, Beldavs ZG, Dumyati G, Kainer MA, et al. Emerging Infections Program Healthcare-Associated Infections and Antimicrobial Use Prevalence Survey Team. Multistate point-prevalence survey of health care-associated infections. N Engl J Med. 2014;27;370(13):1198-208.
20. Pfaller Ma, Andes DR, Diekema DJ, Horn DL, REboli AC, et al. Epidemiology and Outcomes of Invasive Candidiasis Due to Non-albicans Species ofCandida in 2,496 Patients: Data from the Prospective Antifungal Therapy (PATH) Registry 2004–2008. PLoS ONE. 2014;9(7):e101510.
21. Wisplinghoff H, Ebbersa J, Geurtza L, Stefanika D, Majorb Y, Edmond MB, et al. Nosocomial bloodstream infections due to Candida spp. in the USA: species distribution, clinical features and antifungal susceptibilities. Int J Antimicrob Agents. 2014;43:78-81.
22. Colombo AL, Garnica M, Camargo LFA, Da Cunha CA, Bandeira AC, Borghi D, et al. Candida glabrata: an emerging pathogen in Brazilian tertiary care hospitals. Med Mycol. 2013;51:38-44.
23. Delaloye J, Calandra T. Invasive candidiasis as a cause of sepsis in the critically ill patient. Virulence. 2014;1;5(1):161-9.
24. Comparison of albicans vs. non-albicans candidemia in French intensive care units. Olivier Leroy, Jean-Paul Mira, Philippe Montravers, Jean-Pierre Gangneux, Olivier Lortholary for the AmarCand Study Group. Critical Care. 2010;14:R98.
25. Wey SB, Mori M, Pfaller MA, Woolson RF, Wenzel RP. Hospital-acquired candidemia. The attributable mortality and excess lenght of stay. Arch Intern Med. 1988;148:2642-5.
26. Pfaller MA, Moet GJ, Messer SA, Jones RN, Castanheira M. Geographic variations in species distribution and echinocandin and azole antifungal resistance rates among Candida bloodstream infection isolates: report from the SENTRY Antimicrobial Surveillance Program (2008 to 2009). J Clin Microbiol. 2011;49:396-9.
27. Marchetti O, Lamoth F, Mikulska M, Viscoli C, Verweij P. Bretagne and European Conference on Infections in Leukemia (ECIL) Laboratory Working Group. ECIL recommendations for use of biological markers for the diagnosis ofinvasive fungal diseases in leukemic patients and hematopoietic SCT recipients. Bone Marrow TRansplat. 2012;47(6):846-54.
28. Karageorgopoulos DE, Vouloumanou EK, Ntziora F, Michalopouolos A, Rafailidis PI, Falagas ME. B-D-Glucan assay for the diagnosis of invasive fungal infections: a meta-analysis. Clin Infect Dis. 2011;52(6):750-70.
29. Xafranski H, Melo ASA, Machado AMO, Briones MRS, Colombo AL. A quick and low-cost PCR-based assay for Candida spp. identification in positive blood culture bottles. BMC Infect Dis. 2013;13:467.
30. Mylonakis E, Clancy CJ, Ostrosky-Zeichner L, Garey KW, Alangaden GJ, Vazquez JA, et al. T2 magnetic resonance assay for the rapid diagnosis of candidemia in whole blood: a clinical trial. Clin Infect Dis. 2015;;60(6):892-9.
31. Colombo AL, Guimaraes T, Carmargo LFA, Richtmann R, Queiroz-Tellez Fd, Salles MJ, et. al. Brazilian guidelines for the management of candidiasis – a joint meeting report of three medical societies: Sociedade Brasileira de Infectologia, Sociedade Paulista de Infectologia and Sociedade Brasileira de Medicina Tropical. Braz J Infect Dis. 2013;17:283-312.
32. Andes DR, Safdar N, Baddley JW, Playford G, Reboli AC, Rex JH, et al. Mycoses Study Group. Impact of treatment strategy on outcomes in patients with candidemia and other forms of invasive candidiasis: a patient-level quantitative review of randomized trials. Clin Infect Dis. 2012;54(8):1110-22.
33. Basseti M, Mikulska M, Viscoli C. Bench-to-bedside review: Therapeutic management of invasive candidiasis in the intensive care unit. Crit Care. 2010;14:244.
34. Reboli AC, Rotstein C, Pappas PG, Chapman SW, Kett DH, Kumar D, et. al. Anidulafungin versus fluconazole for invasive candidiasis. N Engl J Med. 2007;356:2472-82.
35. Castanheira M, Messer SA, Jones RN, Farrell DJ, Pfaller MA. Activity of echinocandins and triazoles against a contemporary (2012) worldwide collection of yeast and moulds collected from invasive infections. Int J Antimicrob Agents. 2014;44(4):320-6.
36. Bassetti M, Marchetti M, Chakrabarti A, Colizza S, Garnacho-Montero J, Kett DH, et. al. A research agenda on the management of intra-abdominal candidiasis: results from a consensus of multinational experts. Intensive Care Med. 2013;39:2092-106.
37. Rex JH, Bennett JE, Sugar AM, Pappas PG, van der Horst CM, Edwards JE, et al. A randomized trial comparing fluconazole with amphotericin B for the treatment of candidemia in patients without neutropenia. N Engl J Med. 1994;331:1325-30.
38. Shorr AF, Chung K, Jackson WL, Waterman PE, Kollef MH. Fluconazole prophylaxis in critically ill surgical patients: a meta-analysis. Crit Care Med. 2005;33(9):1928-35.
39. Rex J, Walsh T, Sobel JD, Filler SG, Pappas PG, Dismukes WE, et al. Practice guidelines for the treatment of candidiasis. Clin Infect Dis. 2000;30:662-78.
40. Montagna MT, Lovero G, Borghi E, Amato G, Andreoni S, Campion L, et al. Morace. Candidemia in intensive care unit: a nationwide prospective observational survey (GISIA-3 study) and review of the European literature from 2000 through 2013. Eur Rev Med Pharmacol Sci. 2014;18(5):661-74.

CAPÍTULO 191

SÍNDROME DA IMUNODEFICIÊNCIA ADQUIRIDA EM UTI

David Salomão Lewi
Thiago Zinsly Sampaio Camargo

DESTAQUES

- Inúmeras são as infecções oportunistas (IO) prevalentes nesses pacientes. Trata-se, na maior parte das vezes, de infecções latentes que se reativam diante da imunossupressão presente nos portadores do HIV.
- Pneumonia pelo *Pneumocystis jiroveci*, retinite por citomegalovírus e encefalite por *Toxoplasma gondii* são as de maior prevalência em todos os continentes. No Brasil, a tuberculose pulmonar ou disseminada é uma das IO mais prevalentes, refletindo o estado de latência dessa micobactéria na nossa população.
- A diminuição relativa ou principalmente absoluta de linfócitos T CD4 está associada com o aparecimento de infecções oportunistas e pode ser indicativa da introdução de tratamento antirretroviral.
- Permanecem como principais causas de admissão em UTI de pacientes HIV-positivos insuficiência respiratória, septicemia e doença neurológica.
- São fatores preditivos de pior prognóstico a necessidade de ventilação mecânica, presença de pneumonia por *Pneumocystis jiroveci*, escore alto de APACHE II, hipoalbuminemia e grave imunodeficiência (CD4 menor que 50 células/mm^3).
- Em pacientes com Aids, o sistema nervoso central (SNC) e o periférico são frequentemente acometidos por IO e efeitos tóxicos das drogas antirretrovirais, além da ação direta do próprio HIV.
- O início da terapia antirretroviral em paciente com infecção oportunista pode ser complicada pela síndrome da reconstituição imune e ele deve ser considerado individualmente e de acordo com a doença oportunista em questão.

INTRODUÇÃO

A síndrome da imunodeficiência adquirida (Aids) pode, hoje, após mais de trinta anos de sua identificação, ser considerada a maior pandemia do século XX, com cerca de 35 milhões de pessoas infectadas no mundo. Estima-se que 2,1 milhões de indivíduos infectaram-se no decorrer do ano de 2013 e 1,5 milhão morreu. A Aids é, hoje, a principal causa de morte na África subsaariana que também concentra 70% do total das novas infecções no mundo. Pelos dados da UNAIDS (programa das Nações Unidas para a Aids) de 2013, o Brasil tem 730 mil pessoas infectadas pelo HIV e ocorreram nesse ano aproximadamente 16 mil mortes relacionadas à síndrome.[1-2]

FISIOPATOLOGIA

A identificação em 1983 do HIV como agente causador pertencente à família *Retroviridae* (vulgarmente chamado de retrovírus) constitui marco inicial na descrição dos mecanismos fisiopatogênicos, bem como no desenvolvimento da terapêutica específica. O HIV, vírus essencialmente linfocitotrópico, tem ácido nucleico formado por RNA quando se encontra na sua forma livre *(virion)* e, pela ação de uma enzima chamada transcriptase reversa, integra-se no núcleo celular principalmente de linfócitos auxiliadores (reconhecidos como células CD4, pelo marcador em sua membrana) na forma de DNA (provírus). Após a formação do provírus, o HIV perverte a maquinaria celular em seu próprio benefício, passando a se replicar destruindo a célula hospedeira.

A molécula CD4, presente na superfície de linfócitos T auxiliadores (T4), parece funcionar como o principal receptor celular para o HIV, permitindo sua entrada na célula hospedeira. A replicação do HIV-1 é maciça durante qualquer fase da infecção pelo vírus. Cerca de 10 bilhões de cepas virais são produzidas e eliminadas diariamente em uma pessoa infectada. Da mesma forma, 2 milhões de linfócitos T CD4+ são produzidos e eliminados diariamente. A meia-vida do HIV-1 é de cerca de 4 horas enquanto a do linfócito T CD4 infectado é de 2,6 dias. Em decorrência desta batalha constante entre vírus e sistema imune, os linfonodos e o timo se esgotam, havendo dificuldade para reposição de células CD4 na circulação sanguínea. Esse comprometimento imune vai caracterizar o surgimento da Aids, com risco de desenvolvimento de infecções e tumores oportunistas. O tempo médio para o surgimento da Aids após a infecção pelo HIV é de dez anos e o tempo de progressão é proporcional à quantidade de vírus detectada na corrente sanguínea da pessoa infectada.

ASPECTOS CLÍNICOS E EVOLUTIVOS DA AIDS

Logo após a contaminação poderão surgir sintomas de infecção aguda, com febre, erupção cutânea, aumento de linfonodos, discreta hepatoesplenomegalia e alterações hematológicas semelhantes à síndrome da mononucleose infecciosa. Nesse momento, a pesquisa de anticorpos anti-HIV mostra-se negativa, ocorrendo a soroconversão, em média, quatro semanas após o contato com o vírus; porém a suspeita clínica de infecção aguda pode hoje ser confirmada quantitativamente ou qualitativamente pela mensuração de ácidos nucleicos do vírus (carga viral – reação em cadeia da polimerase (PCR)). Embora esse quadro agudo seja frequente, ele é autolimitado e muito pouco diagnosticado. A maior parte dos pacientes evolui para um período oligossintomático do ponto de vista clínico, com duração média de dez anos.

A presença de febre prolongada, perda de mais de 10% do peso corporal, diarreia persistente, com algumas alterações laboratoriais, caracterizam o quadro de "complexo relacionado à Aids (ARC)" ou doença constitucional, traduzindo a fase de estado da doença.

As infecções oportunistas (IO) e as manifestações neoplásicas, como o sarcoma de Kaposi, representam o estágio final da doença, ocorrendo em pacientes já com profundo comprometimento imune. Inúmeras são as infecções oportunistas prevalentes nesses pacientes, sendo importantes as diferenças regionais. Trata-se, na maior parte das vezes, de infecções latentes que se reativam diante da imunossupressão presente nos portadores do HIV. Pneumonia causada pelo *Pneumocystis jiroveci* (anteriormente denominado de *P. carinii*), retinite por citomegalovírus e encefalite por *Toxoplasma gondii* encontram-se entre as infecções de maior prevalência em todos os continentes. No Brasil, a tuberculose (TB) pulmonar ou disseminada é uma das IO de maior prevalência, refletindo o estado de latência dessa micobactéria na nossa população.

DIAGNÓSTICO SOROLÓGICO

Vários são os testes atualmente disponíveis e o ensaio imunoenzimático (Elisa) é considerado o padrão do diagnóstico laboratorial da infecção pelo HIV, alcançando sensibilidade e especificidade superiores a 99,9%.

Além do diagnóstico laboratorial, há necessidade de monitoramento e acompanhamento desses pacientes, uma vez instituída a terapêutica, lançando-se mão de testes de monitoramento da infecção pelo HIV-1:

- **Quantificação de subpopulações de linfócitos:** constitui-se na contagem de linfócitos T auxiliadores (CD4) e de linfócitos T supressores (CD8). Sabe-se, hoje, que a diminuição relativa ou principalmente absoluta de linfócitos T CD4 está associada com o aparecimento de IO e pode ser indicativa da introdução de tratamento antirretroviral. Níveis acima de 500 linfócitos auxiliadores/mm^3 pressupõem um bom nível imunitário; entre 200 e 500 células/mm^3, uma moderada imunodeficiência; e abaixo de 200 células/mm^3 são indicativos de importante imunodeficiência;

- **Quantificação do RNA do HIV-1 ou carga viral:** a partir de 1995 o aperfeiçoamento de três importantes técnicas de quantificação da carga viral – PCR, bDNA e NASBA – possibilitou o acompanhamento e a determinação da velocidade de destruição do sistema imune. As gerações mais atuais desses três métodos de mensuração da carga viral atingem níveis de sensibilidade de até menos de 40 cópias de partículas virais por mL. Além do seguimento clínico, essas técnicas possibilitam o diagnóstico precoce na infecção aguda no recém-nascido de mães soropositivas. O objetivo do tratamento antirretroviral é a negativação da carga viral plasmática ou indetectabilidade por meio das técnicas disponíveis.

INFECÇÕES OPORTUNISTAS (IO)

Neste capítulo serão discutidas algumas manifestações clínicas mais frequentes em pacientes com Aids, destacando-se as IO passíveis de apresentar complicações clínicas que ocasionem admissão em UTI. Essas manifestações clínicas têm se modificado em função do sucesso alcançado pelo HAART *(highly active anti-retroviral therapy)* e sua consequente recuperação imunológica, tornando o quadro clínico das infecções ou neoplasias oportunistas incaracterístico. É interessante lembrar que uma parcela significativa da atual população de pacientes tratados está convivendo com mutações que determinam resistência antirretroviral e, portanto, falhas do tratamento que a colocam novamente sob risco de IO.

A seguir estão listadas algumas das manifestações oportunistas, inicialmente agrupadas por local anatômico; posteriormente, outras estão descritas de forma isolada, mais coerente com sua abrangência sistêmica.

PNEUMONIAS

Além da pneumonia por *P. jiroveci* (PJP) e da tuberculose (TB), comentadas a seguir, outras causas devem ser lembradas: pneumonias bacterianas; virais por citomegalovírus (CMV); por micobactéria não tuberculosa; fúngicas (criptococo, histoplasma, *Aspergillus*); e neoplásicas (sarcoma de Kaposi).

- **Pneumonia por *P. jiroveci* (Figura 191.1):** principal causa de infecção pulmonar e de insuficiência respiratória aguda no paciente com Aids. O diagnóstico é baseado em dados clínicos e radiológicos, que devem nortear a introdução do tratamento de forma empírica, enquanto se aguardam os procedimentos para possibilitar o posterior diagnóstico etiológico:[3-4]
    - Pneumonite intersticial (taquidispneia associada à tosse seca) acompanhada ou não de febre;
    - A radiografia de tórax pode ser normal em 10% a 20% dos casos nos quais a tomografia computadorizada de alta resolução consegue definir o acometimento pulmonar. Pode haver infiltrado intersticial difuso ou localizado. Nos casos avançados é possível observar o comprometimento interstício-alveolar;

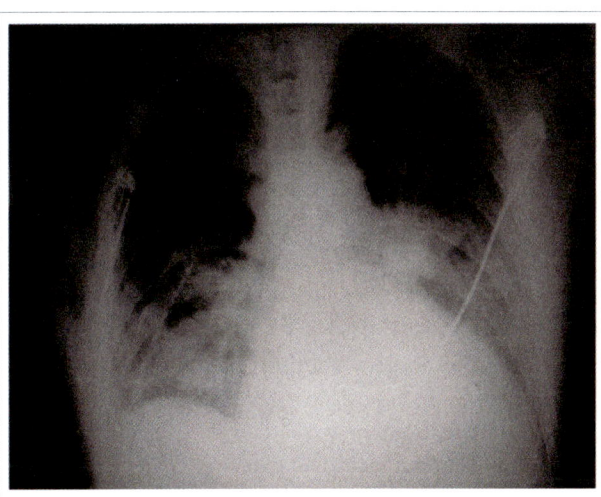

FIGURA 191.1. Pneumonia por *P. jiroveci* em paciente HIV-positivo, com evidência de pneumotórax drenado.

- Geralmente, há elevação da desidrogenase láctica (DHL) sinalizando o comprometimento intersticial pulmonar. A elevação da DHL não deve ser entendida como específica para a PJP;
- Inicialmente, é possível observar hipocapnia que progride para hipocapnia + hipoxemia.

Para o diagnóstico etiológico pode-se proceder à pesquisa do agente etiológico na secreção traqueobrônquica (escarro ou amostra coletada por broncoscopia) ou no material de biópsia utilizando-se de métodos de coloração inespecíficos (Giemsa ou colorações baseadas na prata) ou específicos (que resultam em maior sensibilidade). A sensibilidade do teste depende da coleta e do processamento da amostra e dos métodos de coloração utilizados.

- Tratamento:
    - SMX-TMP 75 mg/dia a 15 mg/dia, via oral (VO) ou via intravenosa (IV), por 3 a 4 semanas, seguido pelo tratamento de manutenção com dose reduzida. Quando houver hipoxemia (definida como $PO_2 < 70$ mmHg ou gradiente alveoloarterial > 35 mmHg), está indicado o uso de corticosteroide: 40 mg de prednisona-equivalente 2 vezes por dia por 5 dias, reduzindo para 40 mg/dia do 6º ao 10º dia, seguindo-se redução gradativa até o final do tratamento específico.
- Alternativas:
    - Pentamidina 3 a 4 mg/kg/dia, IV, por 3 semanas (menos utilizado atualmente devido aos vários efeitos colaterais de difícil controle);
    - Clindamicina 600 mg, IV, 3 vezes por dia + primaquina 30 mg/dia por 3 semanas;
    - Atovaquona suspensão 750 mg, VO, 2 vezes por dia por 3 semanas (não disponível no Brasil e de custo elevado);
    - Trimetrexate 45 mg/m^2/dia, IV, + ácido folínico 20 mg/m^2.

- Observações:
  - Durante a avaliação diagnóstica inicial, quando hipoxemia for identificada, isto é, $PaO_2 < 70$ mmHg ou quando o gradiente A-a > 35 mmHg, está indicada prednisona com dose inicial de 60 a 80 mg/dia, por 5 dias e redução gradativa a cada período de 5 dias;
  - A PJP pode estar associada a diversos padrões de alteração radiológica pulmonar, mas cavitações, derrame pleural ou linfadenopatias mediastinais sugerem a coexistência de outras doenças;
  - Mutação do gene da diidropteroato sintetase após continuada exposição às sulfonamidas pode determinar resistência a tais drogas. Do ponto de vista clínico, tal mutação não parece se correlacionar com falha terapêutica;
  - Falta de resposta clínica ao tratamento pode estar relacionada mais frequentemente à insuficiência da resposta imunitária dos pacientes com contagem de linfócitos CD4 muito reduzida ou com a coexistência de outras afecções pulmonares, entre elas as pneumonites por CMV, pneumonias bacterianas ou TB.
- **Tuberculose:** de elevada prevalência no nosso meio. A concomitância de Aids e TB altera significativamente o comportamento clínico que cada uma das doenças teria isoladamente. A TB acarreta elevação e descontrole da carga viral (fenômeno da transativação heteróloga) e queda da contagem dos linfócitos T CD4+, elevando o risco de morbidade e letalidade do paciente com Aids. Por sua vez, a Aids acelera a evolução da TB, facilitando o aparecimento de formas extrapulmonares ou disseminadas.

Os esquemas e o tempo de tratamento para TB são semelhantes aos recomendados para pacientes não infectados pelo HIV. A rifampicina (RFP), fundamental no tratamento da TB, acarreta redução significativa do nível sérico de alguns inibidores da transcriptase reversa não análogos de nucleosídeo (ITRNN) (principalmente de efavirenz) e dos inibidores de protease (IP) até níveis subterapêuticos, elevando o risco de resistência a essas drogas. Outros antirretrovirais (ritonavir em dose plena e nevirapina) podem elevar o risco de hepatotoxicidade do esquema antimicobacteriano. Desde que possível, o tratamento da TB deve ser priorizado nos casos de coinfecção, inclusive adiando-se o início do tratamento antirretroviral. Outra forma de proceder seria priorizar o tratamento da TB incluindo a RFP somente nos dois ou três primeiros meses; o restante do tratamento seria cumprido sem RFP por tempo mais prolongado, possibilitando o tratamento antirretroviral pleno.[5]

Quando essas condutas não forem possíveis, pode-se optar por:
- Utilizar esquema de tratamento para a TB sem a participação da RFP, o que compromete a potência e obrigatoriamente prolonga o tempo de tratamento (com prejuízo da adesão); ou
- utilizar associações de antirretrovirais que sofram menor influência da RFP:
  - 3 ITRN (geralmente AZT + 3TC + ABC): menos potente e com pouca experiência acumulada;
  - 2 ITRN + EFZ: estudos mostram redução de 20% a 30% do nível sérico do EFZ, que pode eventualmente ter a dose elevada para 800 mg/dia (dose habitual é de 600 mg/dia).
- Observações:
  - A realização de sorologia para HIV está indicada para todo paciente que apresente TB extrapulmonar ou disseminada;
  - Dada a elevada prevalência em nosso meio, a TB pode ocorrer em pacientes com ampla variação de contagem de linfócitos CD4+, manifestando características oportunistas ou não;
  - Quando há manifestação pulmonar, a sensibilidade da pesquisa de BAAR no escarro é de aproximadamente 50% (semelhante à da população geral), sendo menor nos quadros de TB disseminada ou de TB hematogênica (miliar);
  - O PCR específico para *M. tuberculosis* é mais sensível do que a pesquisa da micobactéria na secreção do trato respiratório, porém ainda é um teste considerado dispendioso;
  - Em pacientes com Aids, é frequente a ocorrência de micobactérias não tuberculosas, portanto é imprescindível a coleta de secreções e tecidos para realização de cultura, e não apenas a pesquisa de BAAR, possibilitando a identificação da micobactéria. Nos casos de infecção por *M. tuberculosis*, é de grande ajuda a realização de testes de sensibilidade às drogas anti-TB;
  - No ambiente hospitalar, as normas de precauções respiratórias e isolamentos para micobactérias são fundamentais para a proteção dos profissionais de saúde e de outros pacientes, infectados ou não pelo HIV. O isolamento para micobactérias deve ser instalado para qualquer paciente infectado pelo HIV com lesão pulmonar, ainda sem diagnóstico definido;
  - Durante o tratamento com HAART, pode haver agravamento de lesões e dos sintomas de TB tratada recentemente (síndrome da reconstituição imunológica), sem que signifique recidiva ou agravamento da infecção.

MANIFESTAÇÕES NEUROLÓGICAS

Em pacientes com Aids, o SNC e o periférico são frequentemente acometidos por IO e efeitos tóxicos das drogas antirretrovirais, além da ação direta do próprio HIV.[6]

Entre as manifestações mais frequentes destacam-se a toxoplasmose, criptococose, leucoencefalopatia multifocal progressiva (LEMP) e a TB. Demais infecções possíveis são outras micoses (aspergilose, paracoccidioidomicose e histoplasmose), sífilis, encefalite pelo CMV e infecção pelo *T. cruzi* (com quadro clínico e de imagem difícil de diferenciar da neurotoxoplasmose). O linfoma primário do SNC é a manifestação neoplásica mais frequente.

Para a abordagem diagnóstica dos diversos acometimentos do SNC, devem-se considerar não só as características do quadro clínico, como também aspectos de exames de imagem e do liquor (LCR). A tomografia computadorizada (TC) e a ressonância magnética (RM) mostram a localização das lesões, se são múltiplas ou não, se há efeito de massa ou atrofia de estruturas, entre outras informações.

- **Toxoplasmose:** causa mais frequente de lesão no encéfalo com efeito de massa podendo desencadear convulsões, hemiplegias e, eventualmente, coma nos pacientes acometidos. O diagnóstico é clínico e por métodos de imagem (TC e/ou RM), não necessitando de exames sorológicos ou laboratoriais. Não raramente, a TC é incapaz de mostrar as lesões encefálicas, visualizadas pela RM. Não tem sido infrequente a ausência de lesões características à TC, vistas, posteriormente, com maior clareza quando realizada a RM:
  - Sinais neurológicos focais acompanhados de imagem encefálica característica com efeito de massa (lesões próximas aos núcleos da base, geralmente múltiplas, hipodensas, com reforço de contraste ao redor e edema pronunciado) permitem o diagnóstico de neurotoxoplasmose no paciente com Aids e autorizam o início do tratamento;
  - Convulsões, torpor até coma e alterações de pares cranianos são comuns, e incomum a presença de sinais de irritação meníngea;
  - É mais comum quando a contagem de CD4 < 100 células/mm^3;
  - Diagnóstico diferencial: linfoma de SNC; outras possibilidades: forma granulomatosa da neurocriptococose, sífilis, infecção por *T. cruzi* etc.;
  - Sorologia para toxoplasmose negativa, embora o torne menos provável, não exclui o diagnóstico;
  - A biópsia cerebral está indicada se a imagem (TC e RM) não for característica, ou se após duas semanas de tratamento específico não houver melhora (clínica e/ou tomográfica); portanto a TC deve ser repetida após 2 semanas;
  - A profilaxia primária para *P. jiroveci* (na dose diária de SMX-TMP 800/160 mg) é eficaz na profilaxia para toxoplasmose. Da mesma forma, o tratamento com sulfadiazina e pirimetamina é suficiente para a profilaxia de PJP.

Nos casos com edema encefálico pronunciado, o tratamento com dexametasona, em dose antiedema cerebral, deve ser utilizado. Quando a imagem é pouco típica para a definição do diagnóstico de neurotoxoplasmose e a intensidade do edema não exige o corticosteroide, este deve ser evitado.

Sulfadiazina + pirimetamina:

- Dose de ataque por 6 semanas (ou mais se doença extensa):
  - Sulfadiazina, VO, 100 mg/kg/dia até 6 g/dia; 4 vezes por dia +
  - Pirimetamina, VO, 200 mg no 1º dia e após 50 mg (< 60 kg) ou 75 mg (≥ 60 kg) em dose única diária;
  - Ácido folínico, VO, 15 mg/dia
- dose de manutenção (ou profilaxia secundária), pode ser interrompida após tratamento inicial completo, com paciente assintomático e com CD4 > 200 por período superior a 6 meses:
  - Sulfadiazina, VO, 2 a 4 g/dia; 4 vezes por dia;
  - Pirimetamina, VO, 25 a 50 mg/dia;
  - Ácido folínico, VO, 15 mg/dia

A pirimetamina é considerada a droga mais ativa e não há como substituí-la sem algum prejuízo do tratamento. A clindamicina é uma alternativa experimentada quando há hipersensibilidade à sulfadiazina. Há sugestão de atividade de outras drogas, principalmente na fase de manutenção do tratamento, com pouca experiência acumulada: claritromicina; azitromicina; ou atovaquone; sempre associadas à pirimetamina.

- Clindamicina, VO ou IV, 600 mg, 4 vezes por dia (dose de ataque) ou 300 a 450 mg, 3 a 4 vezes por dia (fase de manutenção), associada à pirimetamina nas doses descritas anteriormente.

- **Meningoencefalite por criptococos:** caracterizada por torpor (até coma) que pode vir acompanhado de cefaleia, febre e sinais de irritação meníngea. Geralmente, não há sinais neurológicos focais, sendo o aumento da pressão intracraniana característico e seu controle representa um desafio durante o tratamento, exigindo, em alguns casos, punções liquóricas repetidas para alívio da pressão. É comum encontrar pacientes com meningite criptocóccica com sintomas discretos ou até assintomáticos. Acomete indivíduos com contagem de linfócitos CD4+ inferior a 100 células/mm^3. Os métodos de imagem não mostram alterações características. O diagnóstico feito com o encontro do *Criptococcus sp* no exame direto do LCR com tinta-da-china define o diagnóstico (sensibilidade ao redor de 60%), mas o resultado negativo não é suficiente para excluí-lo, exigindo sempre a realização da prova do látex para detecção do antígeno ou do isolamento do criptococo em cultura. Tanto a detecção do antígeno como a cultura têm sensibilidade superior a 95%, mas o método de detecção de antígeno mediante aglutinação com o látex apresenta a agilidade necessária para cumprir o papel diagnóstico, enquanto são necessários alguns dias para se obter o resultado da cultura. O LCR tem, geralmente, pouca alteração inflamatória.

O tratamento preferencial de indução é realizado com anfotericina B.

- Anfotericina B IV; 0,7 a 1 mg/kg/dia, até 50 mg/dia; pelo menos por 2 semanas ou até melhora dos sintomas, seguida de fluconazol 400 mg/dia até completar 10 semanas de tratamento e 200 mg/dia após a 10ª semana.
- Ou anfotericina B lipossomal (considerar para pacientes com disfunção renal ou com alto risco para insuficiência renal) IV; 4 a 6 mg/kg/dia por 2 semanas ou até melhora dos sintomas, seguida do mesmo esquema anteriormente descrito com fluconazol.
- A adição da 5-fluocitosina (5-FC) na dose de 100 mg/kg/dia, VO, dividida em quatro doses no esquema inicial (juntamente com as formulações de anfotericina) está associada com esterilização mais rápida e menor risco de recaída, porém nem sempre é medicação bem tolerada. Indisponível no Brasil, depende de importação para seu uso.
- **Leucoencefalopatia multifocal progressiva (LEMP):** causada pelo papovavírus JC (JVC), resulta em lesão de substância branca encefálica subcortical sem captação de contraste e sem efeito de massa, que geralmente acomete pacientes com contagem de CD4 < 100 células/mm³. O PCR para JVC no LCR é positivo em 80% dos casos. A biópsia da lesão com imunofluorescência dirigida a antígenos do vírus é o procedimento confirmatório. Para o diagnóstico, pode haver sinais focais e progressiva alteração cognitiva. Após a instalação do quadro clínico, a sobrevida é de poucos meses. Não há tratamento específico; têm sido descritas involuções espontâneas da LEMP e outras motivadas pela melhora imunitária induzida pelo HAART, inclusive com a negativação do PCR para JVC no LCR.
- **Linfoma primário de SNC (LPSNC):** lesão ou lesões de aspecto sólido, com significativo efeito de massa e localização periventricular (não obrigatoriamente) em pacientes com contagem de CD4 inferior a 100 células/mm³ sugerem o diagnóstico de LPSNC. Sintomas de cefaleia, sinais focais e convulsões associados a alterações cognitivas e do estado mental são descritos. O LCR é pouco expressivo, exceto pelo achado do DNA do EBV por PCR (especificidade > 94%) que sugere o diagnóstico de LPSNC.
- Observações:
    - O diagnóstico diferencial com a toxoplasmose (muito mais comum) é o principal desafio a ser enfrentado. Lesões encefálicas únicas ou incaracterísticas ou que não respondem adequadamente ao tratamento empírico devem chamar a atenção para a suspeita de LPSNC. Nesses casos, sorologia para toxoplasmose negativa (não exclui completamente o diagnóstico), PCR para DNA do EBV positivo e o SPECT *scan* com tálio mostrando captação precoce podem ajudar no diagnóstico do LPSNC;
    - O tratamento é baseado em radioterapia e quimioterapia associadas ao uso de HAART, com resultados variáveis.
- **Síndrome demencial associada ao HIV:** decorrente da infecção encefálica do próprio HIV, acomete indivíduos com deficiência imunológica avançada, tem curso crônico e progressivo. Os sintomas iniciais se caracterizam pela apatia e bradipsiquismo e pela perda progressiva das funções corticais superiores (memória, lógica, capacidade de cálculo etc.). Os exames de imagem mostram atrofia cortical e subcortical e, juntamente com o exame do LCR, servem para afastar outras causas de acometimento neurológico. O tratamento é o HAART que, inclusive, foi responsável pela redução da incidência ao longo do tempo.

MANIFESTAÇÕES DO SISTEMA DIGESTIVO

Candidíase do tubo digestivo: o acometimento orofaríngeo é comum, já a candidíase esofagiana está associada a estados de imunossupressão mais intensos. Além da disfagia, a candidíase esofagiana pode resultar em febre elevada.

- Tratamento:
    - Na localização orofaríngea o tratamento pode ser tópico, com suspensão de nistatina em bochechos e gargarejos, deglutindo-a em seguida;
    - Para as formas orofaríngeas mais extensas, está indicado o fluconazol, VO, 100 mg/dia, por 10 a 14 dias;
    - Para a esofagite por *Candida spp.*, está indicado o fluconazol, VO, 200-400 mg/dia, por 2 a 3 semanas. Casos refratários, ou com a participação de *Candida* não *albicans*, podem ser tratados com anfotericina B, caspofungina ou voriconazol.
- Observações:
    - A resposta do tratamento é rápida, entre o 3º e 5º dias, mas o tratamento deve ser cumprido até o desaparecimento das lesões ou, no mínimo, por 10 a 14 dias;
    - O cetoconazol, apesar de efetivo, apresenta efeitos colaterais significativos que limitam sua utilização. O itraconazol tem absorção errática e interações com outras medicações frequentemente utilizadas para o paciente com Aids;
    - A indicação de profilaxia é controversa. Alguns casos de esofagite recorrente necessitam de tratamento de longo prazo (tratamento de manutenção); o uso prolongado de azólicos pode levar à resistência do fungo e toxicidade.
- **Doença esofagiana:** disfagia e odinofagia são as queixas mais frequentes. A febre pode fazer parte do quadro, principalmente quando estiver relacionada à

Candida spp. e CMV. A endoscopia digestiva constitui a abordagem diagnóstica mais objetiva, permitindo a biópsia. Em algumas situações, a endoscopia passa a ser indicada após tratamento empírico sem sucesso. Além das IO, é necessário lembrar das outras causas de disfagia e odinofagia, comuns na população geral, inclusive aquela associada a medicamentos. As ulcerações esofagianas são menos frequentes na candidíase esofágica e sugerem outras etiologias. CMV, herpes simples e as ulcerações idiopáticas do tubo digestivo são responsáveis por cerca de 95% dos casos de úlceras esofágicas. É importante ressaltar que duas ou mais dessas condições podem coexistir, causando sintomas semelhantes, o que destaca o papel diagnóstico da endoscopia digestiva:

- **Esofagite por CMV:** o encontro de alterações citopáticas no tecido biopsiado permite o diagnóstico etiológico e autoriza o tratamento específico.
- Tratamento:
  - Ganciclovir, IV, 5 mg/kg a cada 12 horas, por 2 a 3 semanas;
  - Foscarnet, IV, 40 a 60 mg/kg a cada 8 horas, por 2 a 3 semanas;
  - Valganciclovir, VO, 900 mg 2 vezes por dia, por 3 semanas, seguido de 900 mg/dia.
- **Ulcerações idiopáticas do esôfago:** semelhantes em forma e localização às úlceras por CMV, diferem pela ausência de quaisquer achados na biópsia que indiquem etiologia infecciosa.
- Tratamento:
  - Prednisona, VO, 40 mg/dia, por 7 a 10 dias;
  - Talidomida, VO, 200 mg/dia, por 7 a 10 dias; apresenta bons resultados, mesmo em pacientes que não responderam adequadamente ao corticosteroide; seu uso está rigorosamente limitado pelos graves efeitos teratogênicos.
- **Esofagite por herpes simples:** menos frequente, resultam em ulcerações geralmente indistinguíveis das causadas pelo CMV.
- Tratamento:
  - Aciclovir, VO, 200 a 800 mg, 5 vezes por dia;
  - Valaciclovir, VO, 1 g, 3 vezes por dia.
- **Diarreia:** pode apresentar complicação de várias condições no indivíduo infectado pelo HIV, inclusive de causas não infecciosas (medicamentos, erros alimentares, alterações endócrinas, como parte do quadro de acidose láctica, de causa idiopática). Há grande diversidade de agentes infecciosos causadores de diarreia: *Candida spp.*; CMV; complexo do *Mycobacterium avium-intracelulare*; *G. lamblia*; *E. histolytica*; bactérias (especialmente *Salmonella spp.*) estão entre estas causas. Dada a intensidade clínica, alguns pacientes podem evoluir com hipotensão e choque hipovolêmico. As etiologias que mais caracteristicamente se manifestam por diarreia no paciente com Aids estão descritas a seguir.

- *Cryptosporidium parvum:* desde o portador assintomático até a diarreia aguda, passando pelo quadro diarreico crônico. O diagnóstico é feito pela demonstração nas fezes (Ziehl-Nielsen) ou pelo Elisa. Não há tratamento específico com bons resultados; o HAART tem papel fundamental no controle da diarreia crônica por *C. parvum*. A nitazoxanida, VO, 500-1000 mg 2 vezes por dia, por 2 semanas, é o tratamento de 1ª escolha. A paronomicina não é mais um tratamento recomendado.
- *Microsporidia:* de difícil diagnóstico (a menos que se utilize microscopia eletrônica), geralmente acarreta diarreia crônica, aquosa e com ausência de leucócitos e outros agentes nas fezes. Há dois agentes principais: *Enterocytozoon bieneusi* e *Enterocytozoon* (septata) *intestinalis*. A melhora da condição imunológica por meio do HAART tem papel fundamental no controle da manifestação diarreica. Não há tratamento específico para o *E. bieneusi*. Para o *E. intestinalis*, está indicado albendazol, VO, 400 a 800 mg, 2 vezes por dia, por 3 semanas;
- *Isospora belli:* diagnosticada por exame direto das fezes por coloração modificada de Ziehl-Nielsen, acarreta diarreia crônica de característica aquosa. A resposta ao SMX-TMP é satisfatória (VO, 1 comprimido em dose duplicada, 2 vezes por dia, por 7 dias).

CITOMEGALOVÍRUS (CMV)

As manifestações mais comuns são retinite, afecções do tubo digestivo (especialmente esofagite e colite), do SNC (encefalite, mielite ou radiculite), pneumonite e glândula suprarrenal. O diagnóstico de retinite é inteiramente baseado no exame de fundo de olho, que comumente é capaz de mostrar lesões com aspecto de exsudatos algodonosos associados com focos de hemorragia ("queijo com catchup"). Tais alterações geram queixas de embaçamento da visão ou amaurose súbita que, uma vez instaladas, têm pouco potencial de recuperação funcional, mesmo com tratamento adequado.

- Tratamento:
  - Ganciclovir, IV, 5 mg/kg/dose, 2 vezes por dia, por 2 a 3 semanas, seguido de 5 mg/kg/dia;
  - Foscarnet, IV, 90 mg/kg/dose, 2 vezes por dia, por 2 a 3 semanas, seguido de 90 a 120 mg/kg/dia;
  - Cidofovir, IV, 3 a 5 mg/kg/semana, por 2 semanas, seguido da mesma dose a cada 2 semanas (precedido de probenecid) – droga extremamente nefrotóxica;
  - Valganciclovir, VO, 900 mg, 2 vezes por dia, por 3 semanas, seguido de 900 mg/dia;
  - Dispositivos de implantação intraocular ou de aplicação intravítrea baseados em ganciclovir, foscarnet ou formivirsen – para serem utilizados na fase de manutenção do tratamento; necessitam ser aplicados ou substituídos em intervalos regulares. Têm a

desvantagem de não evitar a proliferação do CMV em outros locais anatômicos (não previne a multiplicação do vírus e a infecção de outros órgãos).

COMPLEXO *MYCOBACTERIUM AVIUM-INTRACELULARE* (MAC)

Acomete indivíduos com imunodeficiência avançada, com contagem de linfócitos CD4 < 50 ou 100 células/mm³. O diagnóstico geralmente se apresenta como infecção disseminada, sendo a febre elevada e em platôs a manifestação mais indicativa. Astenia e sintomas consumptivos estão presentes nos quadros prolongados. Pode haver manifestação localizada em linfonodos ou pulmões. Tanto a linfadenopatia quanto a pneumonite também podem fazer parte de um quadro reativo de reconstituição imunológica que ocorre após alguns meses de HAART e que também necessita de abordagem terapêutica.

Tratamento: está indicada a associação de etambutol com claritromicina (ou azitromicina). Nos casos de maior gravidade, pode-se asssociar ao esquema o ciprofloxacin:

- Etambutol + claritromicina (+ ciprofloxacin nos casos de maior gravidade) VO, 15 mg/kg/dia;
- Claritromicina, VO, 500 mg, 2 vezes por dia ou azitromicina, VO, 500 mg/dia;
- Ciprofloxacin, VO, 500 mg, 2 vezes por dia.

  Observações:
- Alguns estudos apontam a claritromicina como mais ativa que a azitromicina para o tratamento da infecção por MAC;
- Os aminoglicosídeos e a rifabutina podem ter algum efeito adjuvante no tratamento, embora este papel ainda não esteja definido;
- A resposta ao tratamento é lenta e a manutenção do etambutol e do macrolídeo deve ser estender por vários meses;
- Outras espécies de micobactérias atípicas geram manifestações clínicas diferentes e têm sensibilidade antimicrobiana específicas.

SARCOMA DE KAPOSI (SK)

Sua incidência vem diminuindo após a introdução do HAART. Causado pelo HHV-8, manifesta-se por máculas, pápulas ou nódulos de coloração vinhosa ou acastanhada. Compromete não somente a pele e as mucosas, mas também vísceras como o tubo digestivo e o pulmão. O tratamento busca o controle da progressão das lesões e tem indicação de acordo com o número de lesões ou das complicações destas (linfedema em face e membros inferiores, acometimento visceral ou alteração estética). São vários os procedimentos terapêuticos possíveis: desde o tratamento local para as formas localizadas (infiltração com quimioterápico, criocirurgia, *laser* ou radioterapia), até quimioterapia sistêmica nos quadros disseminados. Os esquemas de quimioterapia mais utilizados são: vimblastina + vincristina; adriamicina + bleomicina + vincristina; bleomicina + vincristina; antraciclinas lipossomais ou paclitaxel. Hoje, com a terapia antirretroviral altamente potente, as lesões, muitas vezes, regridem sem necessidade do tratamento específico.

TRATAMENTO

O tratamento da Aids visa ao combate específico ao HIV e à prevenção e ao controle das inúmeras IO que acometem o indivíduo, principalmente a partir do momento em que este apresente deficiência imunológica grave. A avaliação dessa deficiência imunológica deve ser feita clínica e laboratorialmente, com mensuração periódica de linfócitos T auxiliadores (CD4) e deve ser analisada em conjunto com a determinação da carga viral. Pacientes que apresentem número de CD4 menor que 200 células/mm³ têm maior probabilidade de desenvolver IO. Paralelamente consideram-se indivíduos com níveis de carga viral acima de 50.000 cópias/mL (por PCR) como pessoas que apresentarão rápida deterioração do sistema imune (queda no nível de linfócitos auxiliadores) e consequente deterioração clínica, caso inexista intervenção medicamentosa.

TRATAMENTO ESPECÍFICO DO HIV

O tratamento específico da Aids baseia-se em drogas que interferem no ciclo de replicação deste retrovírus no interior da célula parasitada. Basicamente, os medicamentos disponíveis são os inibidores da transcriptase reversa, da protease e da integrase.[7]

É consenso, atualmente, que o tratamento antirretroviral específico deva ser composto de uma associação de drogas. Essas diversas associações de drogas antirretrovirais que objetivam, uma vez instituídas, a supressão plasmática viral são hoje reconhecidas como tratamento antirretroviral altamente ativo (ou *highly active anti-retroviral therapy* – HAART) proporcionando uma redução dos níveis plasmáticos de RNA do HIV-1 para níveis abaixo da capacidade de detecção do teste e paralelamente um aumento da contagem de linfócitos T CD4+. O objetivo do tratamento é a obtenção de uma supressão máxima e durável da carga viral e a restauração ou preservação da função imunológica do indivíduo, propiciando uma melhora da qualidade de vida e, obviamente, a redução da morbimortalidade decorrente da infecção pelo HIV. Para o alcance desses objetivos, é fundamental a adesão dos pacientes ao tratamento, estimando-se que esta adesão deva ser contínua e máxima com níveis de mais de 90% de tomadas das medicações.

Consensos realizados nos Estados Unidos, na Europa e mesmo na América Latina como aqui, no Brasil, e na Argentina, procuram uma padronização no tratamento, entretanto, existem várias diferenças entre as recomendações. No Brasil, o Ministério da Saúde preconiza tratar todas as pessoas vivendo com HIV/Aids (PVHA), independentemente da contagem de CD4, devendo ser estimulado o início imediato da TARV, na perspectiva de redução de transmissibilidade do HIV, independentemente da contagem do CD4. Como regra geral, o esquema de terapia inicial (1ª linha) deve ser composto de tenofovir (TDF) + lamivudina (3TC) + efavirenz (EFV) – na apresentação em dose fixa combinada, sempre que disponível. Nos casos em que o TDF esteja contraindicado, deve-se proceder à substituição conforme o Quadro 191.1. Ressalte-se que esses esquemas terapêuticos, embora tenham proporcionado uma admirável modificação na evolução clínica da síndrome, não são isentos de efeitos colaterais. Destaca-se a rara, porém extremamente grave, acidose láctica, que pode desenvolver-se pelo uso crônico dos inibidores de transcriptase reversa (ITR) e as frequentes alterações metabólicas em decorrência do uso prolongado dos inibidores de protease (IP) com elevação praticamente universal dos lipídeos e alterações na tolerância à glicose no grupo de pacientes que fazem uso de esquemas que envolvem estes IP.[5,8]

QUADRO 191.1. Para os casos em que o esquema TDF + 3TC + EFV esteja contraindicado, deve-se proceder da seguinte maneira:

	Utilizar	Situação
1ª opção	AZT	Contraindicação ao TDF
2ª opção	ABC	Contraindicação ao TDF e AZT
3ª opção	ddI	Contraindicação ao TDF, AZT e ABC

AZT: zidovudina; 3TC: lamivudina; EFV: efavirenz; ABC: abacavir; ddI: didanosina.

Como alternativa ao uso do EFV, a nevirapina (NVP) é a droga de escolha (incluindo gestantes).

Os inibidores de protease (IPs) são considerados 2ª linha de tratamento, devendo ser cogitados em situações nas quais o uso de EFV ou NVP esteja impossibilitado. Nesses casos, o lopinavir/ritonavir (LPV/r) deve ser o IP preferencial, ficando o atazanavir/ritonavir (ATV/r) e o fosamprenavir/ritonavir (FPV/r) como 1ª e 2ª opções, respectivamente, para eventual substituição para o LPV/r.

AIDS EM UTI

Uma verdadeira revolução ocorreu no tratamento da Aids. Vale ressaltar que apenas em países desenvolvidos e, excepcionalmente, em nosso país, a rede pública disponibiliza e está capacitada para o manejo, tratamento e seguimento desses doentes. Mesmo assim, apesar da melhora do prognóstico dos pacientes com Aids na era da terapia antirretroviral de alta eficiência, as admissões desses pacientes não diminuíram.[9]

Sendo assim, apesar desse grande avanço refletido nas admissões e, sobretudo, na evolução e prognóstico dos pacientes com Aids, muitos diagnósticos ainda são realizados tardiamente e no momento em que se desenvolve uma grave IO com comprometimento respiratório, neurológico, hemodinâmico, metabólico ou tóxico infeccioso, o que obriga a admissão do paciente HIV-positivo em UTI. Paralelamente, não são poucos os pacientes que desenvolvem falência de tratamento por falta de adesão ou resistência do retrovírus aos esquemas propostos. Além disso, as complicações decorrentes do uso de IP acarretam, como já destacado, vários efeitos adversos com alterações metabólicas como hipertrigliceridemia, hipercolesterolemia e resistência à insulina levando a incremento de eventos cardiovasculares, notadamente infarto agudo do miocárdio; em contrapartida, o uso de ITR nucleosídeos pode desencadear acidose láctica.[10] Devido a esses fatos, alguns hospitais públicos norte-americanos em epicentros da epidemia, ainda hoje, podem ter mais de 10% de seus leitos de UTI ocupados por pacientes HIV-positivos.

Quanto à indicação de admissão em UTI, estudo que avaliou 443 pacientes internados no San Francisco General Hospital demonstrou queda das internações decorrentes de insuficiência respiratória de mais de 50% para 22% com a instituição da terapia antirretroviral altamente potente. Paralelamente, as admissões em UTI por eventos não diretamente relacionados à infecção pelo HIV foram responsáveis por 67% quando, anteriormente, correspondiam a 12%. Permanecem, contudo, como principais causas de admissão em UTI de pacientes HIV-positivos a insuficiência respiratória, a septicemia e a doença neurológica.

Quanto à sobrevida pós-admissão em UTI na era pós-HAART, vários estudos apontam para significativa melhora, com trabalhos citando percentuais maiores que 70% quando comparados a níveis de menos de 40%, há uma década, obviamente com as ressalvas de critérios de admissão e tratamento nas diversas instituições. São fatores preditivos de pior prognóstico a necessidade de ventilação mecânica, presença de pneumonia por *Pneumocystis jiroveci* (anteriormente denominado de *P. carinii*), escore alto de APACHE II, hipoalbuminemia e grave imunodeficiência (CD4 menor que 50 células/mm^3). A introdução da HAART também contribui diretamente para melhora da sobrevida dos pacientes admitidos em UTI; em particular, aqueles admitidos devido à insuficiência respiratória decorrente de pneumonia por *P. jiroveci* (PJP) tiveram redução de 60% na letalidade quando em uso de medicação antirretroviral comparados a pacientes sem tratamento para HIV.[11]

No manejo dos pacientes com HIV na UTI, ainda é assunto de muita controvérsia o melhor momento para o início da terapia antirretroviral. Assim, apesar da sua potencial vantagem do início da terapia antirretroviral em paciente com infecção oportunista internado no ambiente de terapia intensiva, e de uma provável recuperação mais rápida da doença aguda, ele pode estar relacionado a muitos desafios relacionados ao uso concomitante de vários outros medicamentos, interações medicamentosas, reações adversas, aumento considerável do número de medicações, ausência de formulações específicas para pacientes sem condições do uso via oral da medicação, além da incapacidade de aconselhamento adequado para instituí-lo e reforçar a importância de seu prosseguimento.[12]

Particularmente preocupante é o risco da síndrome da reconstituição imune, também conhecida como doença da restauração imune, em que os pacientes experimentam um inesperado agravamento da condição oportunista já em tratamento (também chamado efeito paradoxal), podendo precipitar ou agravar insuficiência respiratória necessitando de ventilação mecânica, além de outras deteriorações clínicas que podem ser problemas importantes neste cenário.

Os critérios diagnósticos para a síndrome da reconstituição imune são:

1. Diagnóstico de HIV;
2. Evidência de resposta ao antirretroviral (p. ex.: aumento do CD4 ou redução da carga viral);
3. Deterioração clínica com manifestações inflamatórias;
4. Associação temporal com o início da medicação antirretroviral (mediana de 33 dias, variando de 26 a 72 dias) e;
5. Exclusão de outras causas de deterioração, tais como resistência, não aderência ou toxicidade aos medicamentos.

As evidências dos trabalhos randomizados controlados abordando o início da terapia antirretroviral em pacientes com doença oportunista são mostradas no Quadro 191.2.

TOXICIDADE POR DROGAS ANTIRRETROVIRAIS EM UTI

Embora a segurança e tolerabilidade de agentes antirretrovirais modernos tenham melhorado significativamente, a toxicidade das drogas continua a ser uma consideração importante para o diagnóstico em pacientes com HIV tratados com antirretrovirais que se apresentam com doença aguda.

ACIDOSE LÁCTICA

Desde o advento da terapia antirretroviral de alta eficiência, as orientações têm rotineiramente recomendado a utilização de dois inibidores da transcriptase reversa (NRTI) como a espinha dorsal de todos os esquemas para 1ª linha de HAART, à qual se acrescenta um terceiro agente de outra classe, sendo os NRTI também comumente mantidos em regimes de tratamento para os pacientes já experimentados. Esta classe tem sido associada a uma grande variedade de efeitos tóxicos mitocondriais resultantes da inibição da polimerase do DNA mitocondrial, seguida de comprometimento da fosforilação oxidativa. Em particular, os NRTI mais antigos, como a zidovudina (AZT), a estavudina (d4T) e a didanosina (ddI) são os agentes mais associados a uma síndrome rara, mas potencialmente fatal de acidose láctica e esteatose hepática.

A síndrome é caracterizada por fadiga, mal-estar, náuseas, vômitos, dor abdominal, hepatomegalia e distensão abdominal, e tem uma incidência de 1,3-3,9/1.000 pessoas por ano. Os achados patológicos incluem esteatose hepática macrovesicular com colestase intra-hepática periportal e o lactato pode atingir níveis de 9,8 mmol/L em sobreviventes e 23 mmol/L em não sobreviventes. Não existe farmacoterapia comprovada para hiperlactatemia induzida por NRTI, seu manejo depende de suporte intensivo, diálise e suspensão da droga.

QUADRO 191.2. Evidências recentes de ensaios controlados randomizados sobre o momento ideal para o início do antirretroviral em pacientes com infecção oportunista.

Infecção oportunista	Resultado dos ERC	Conclusões	Referência (Estudos)
Infecção oportunista aguda/infecção bacteriana (principalmente pneumocistose)	TARV precoce associada com diminuição de novas DD de Aids/morte	Iniciar em até 2 semanas para Aids/existe benefício em mortalidade	ACTG5164
Tuberculose CD4 < 50	TARV precoce associada com diminuição de novas DD de Aids/morte	Iniciar TARV em até 2-4 semanas para Aids/ Existe benefício em mortalidade	SAPIT STRIDE CAMELIA
CD4 50-200	Incidência similar de novas DD de Aids/morte	Iniciar TARV em até 2 semanas da fase de consolidação	
Meningite	Sem benefício em mortalidade com início precoce da TARV/ Existe aumento de eventos adversos	Início da TARV deve ser postergado para 8 semanas após início do tratamento de TB para evitar eventos adversos graves	Torok e colaboradores, 2011
Meningite criptocócica	Início muito precoce da TARV está associado com aumento da mortalidade	Sem benefício em iniciar TARV durante terapia de indução para tratamento da meningite criptocócica	Makadzange e colaboradores, 2010 COAT

TARV: terapia antirretroviral; DD: doença definidora; ERC: estudo randomizado controlado.

OUTRAS TOXICIDADES ÀS DROGAS

Toxicidades antirretrovirais adicionais raras que podem causar doença aguda grave incluem rabdomiólise com o raltegravir (inibidor da integrase). Existe um risco potencialmente aumentado de hemorragia subaracnóide e hepatotoxicidade com o tipranavir (inibidor da protease) e pancreatite precipitada por hipertrigliceridemia relacionadas aos inibidores de protease.

Além disso, já que a experiência é limitada com os antirretrovirais recém-aprovados, os intensivistas devem considerar a possibilidade de toxicidades de drogas em qualquer paciente tratado com antirretroviral em presença de doença indiferenciada. Ver Quadro 191.3.

QUADRO 191.3. Potenciais toxicidades graves dos agentes antirretrovirais.

Droga	Toxicidade	Comentários
Inibidores da transcriptase reversa	Acidose lática	Risco aumentado para agentes mais antigos como: ddI, d4T e AZT
Abacavir	Hipersensibilidade (constitucional não específica, respiratória, sintomas gastrintestinais e colapso hemodinâmico)	Prevenível com o *screening* para HLA-B*5701
Nevirapina	Hipersensibilidade (*rash* grave)	Risco aumentado em pacientes com CD > 400 em homens, Cd4 > 250 em mulheres
Tipranavir	Hemorragia intracraniana Hepatotoxicidade	Causa incerta
Raltegravir	Rabdomiólise	Relação incerta com outros inibidores de integrase

Existem vários desafios no manejo de pacientes infectados com o HIV com doenças graves. As principais considerações incluem a confirmação do diagnóstico de HIV e o melhor momento para o início da terapia antirretroviral nas situações de infecções oportunistas ou neoplasias, considerando a possibilidade de toxicidade de drogas como fator primário ou contribuindo na doença e considerando com cautela as vantagens e desvantagens de continuar a terapia antirretroviral na UTI. Os médicos devem também estar particularmente sintonizados com as questões éticas e de confidencialidade em pessoas com infecção pelo HIV. O trabalho sinérgico do médico com o farmacêutico pode ajudar a otimizar os resultados para estes pacientes criticamente enfermos.

PROFILAXIA DA INFECÇÃO PELO HIV

Até o presente momento, a melhor forma de controle desta terrível epidemia é por meio de campanhas de prevenção com orientação da população sobre os riscos de transmissão do agente infectante, controle adequado de sangue e hemoderivados, prevenção entre usuários de drogas endovenosas e a prática de sexo seguro.

Perspectivas vacinais são ainda remotas, aguardando-se o desenvolvimento de vacinas que possam apresentar real poder antigênico.

PROTEÇÃO DOS PROFISSIONAIS DE SAÚDE NO MANEJO DOS PACIENTES

O objetivo básico de um sistema de precauções e isolamento é a prevenção da transmissão de um microrganismo de um paciente, portador são ou doente, para outro, tanto de forma direta como indireta. Essa prevenção abrange medidas referentes aos pacientes, mas também aos profissionais de saúde, que podem servir de veículo de transmissão desses microrganismos. Outro objetivo é a prevenção de transmissão de microrganismos para o profissional de saúde.

Em se tratando de risco de aquisição de HIV ocupacional, ele existe, porém é menor que o risco de aquisição de hepatite B e hepatite C. O risco estimado de aquisição do HIV pós-acidente com material perfurocortante está quantificado em 0,3%, e pós-exposição mucocutânea em 0,09%. Esses dados, porém, devem ser avaliados com cautela, pois existem outros fatores envolvidos em relação ao tipo de acidente, como profundidade e quantidade do material inoculado e a viremia do paciente-fonte, ou seja, se o paciente possui uma carga viral intensa, se está em fase terminal ou em uso de quimioterápico.

As vias de exposição ao HIV associadas à transmissão ocupacional incluem a percutânea, a mucosa e a pele não íntegra. Em relação ao material biológico potencialmente infectante, além do sangue, citem-se fluido com sangue e outros fluidos corporais (LCR; sêmen; secreção vaginal; líquido pleural, peritoneal, pericardial e sinovial; e fluido amniótico).[13-14]

Reforçam-se aqui a instituição e a adesão às precauções-padrão, as quais representam um conjunto de medidas que devem ser aplicadas no atendimento de todos os pacientes hospitalizados independentemente do seu estado presumível de infecção, e na manipulação de equipamentos e artigos contaminados ou sob suspeita de contaminação com sangue, todos os líquidos corpóreos, secreções, excreções, mucosas e pele não íntegra. Contemplam a higienização das mãos, uso de barreiras (luvas, avental, máscara e óculos) e na atenção quando da manipulação e descarte de materiais perfurocortantes. Mais detalhes sobre risco ocupacional em UTI são abordados em capítulo específico.

REFERÊNCIAS BIBLIOGRÁFICAS

1. Brasil – Ministério da Saúde – Dados de Aids do Brasil. Ministério da Saúde, Secretaria de Vigilância em Saúde Programa Nacional de DST e Aids. Brasília – DF. [Internet] [Acesso em 09 jan 2016]. Disponível em: http://www.aids.gov.br
2. Unaids. 2014 report on the global Aids epidemic. [Internet] [Acesso em 09 jan 2016]. Disponível em: http://www.unaids.org/bangkok

3. Alison M. Improved survival with highly active antiretroviral therapy in HIV-infected patients with severe Pneumocystis carinii pneumonia. Aids. 2003;17(1):73-80.
4. Bartlett J. Drugs: guide to information. In: Medical management of HIV infection. Disponível em: www.hopkins-aids.edu
5. Brasil – Ministério da Saúde. Recomendações para terapia anti-retroviral em adultos e adolescentes infectados pelo HIV-2004. Ministério da Saúde, Secretaria de Vigilância em Saúde Programa Nacional de DST e Aids-Brasília – DF. [Internet] [Acesso em 09 jan 2016]. Disponível em: http://www.aids.gov.br
6. US Public Health Services; Infectious Disease; Society of America Working Group – USPHS/IDSA. Guidelines for the prevention and treatment of opportunistic infections in HIV-infected adults and adolescents. AIDSinfo. Disponível em: http://www.idsociety.org/uploadedFiles/HIVMA/Guidelines_Patient_Care/HIVMA_Standards_Practice_Guidelines/HIV_Guidelines/Guidelines_Content/adult_oi.pdf
7. US Department of Health and Human Services. Guidelines for use of antiretroviral agents in HIV, infected adults and adolescents. Washington, DC. (HIV/Aids Treatment Information Service). Disponível em: www.hivatis.org
8. Gunthard HF, Aberg JA, Eron JJ, Hoy JF, Telenti A, Benson CA, et. al. Antiretroviral treatment of adult HIV Infection. 2014 recommendations of the International Antiviral Society – USA Panel. JAMA. 2014;312(4):410-25.
9. Mangala N. Intensive care in patients with HIV infection in the era of highly active antiretroviral therapy. Chest. 2004;125(5):1800-4.
10. Alison M, Laurence H. Intensive care of patients with HIV infection: HAART warming improvement but beware of future HAART (and heart) attacks. Chest. 2004;125(5):1602-4.
11. Nickas G, Wachter R. Outcomes of intensive care for patients with human immunodeficiency virus infection. Arch Intern Med. 2000;160(4):541-7.
12. Tan DHS, Walmsley SL. Management of persons infected with human immunodeficiency vírus requiring admission to the intensive care unit. Crit Care Clin. 2013;29:603-20.
13. Connor EM. Reduction of maternal-infant transmission of human immunodeficiency virus type 1 with zidovudine treatment. N Engl J Med. 1994;331:1173-80.
14. Centers for Disease Control and Prevention. Public health service task force recommendations for the use of antiretroviral drugs in pregnant women infected with HIV-1 for maternal health and for reducing perinatal HIV-1 transmition in the United States. MMWR Recomm Rep. 1998;47(2):1-30.

CAPÍTULO 192

INFECÇÕES RESPIRATÓRIAS ADQUIRIDAS NA COMUNIDADE EM UTI

Moacyr Silva Junior
Luis Fernando Aranha Camargo
Michael S. Niederman

DESTAQUES

- A pneumonia comunitária adquirida é uma das infecções mais frequentes vistas na unidade de terapia intensiva (UTI).
- O agente etiológico mais comum é o *Streptococcus pneumoniae*.
- Cerca de 20% dos pacientes com pneumonia adquirida na comunidade (PAC) admitidos no hospital precisarão de cuidados de UTI.
- A mortalidade na UTI é normalmente de 30%, mas pode chegar a 50%.
- O diagnóstico de PAC grave se baseia no quadro clínico, na necessidade de suporte respiratório e de vasopressor.
- Pontuação de gravidade pode complementar o julgamento clínico e ajudar na categorização da doença.
- A procalcitonina pode ajudar no diagnóstico, na determinação do local em que serão administrados os cuidados, no monitoramento e na descontinuação da terapia antibiótica.
- Na maioria dos casos, o tratamento é empírico, pois o isolamento do agente é difícil.

INTRODUÇÃO

Pneumonia adquirida na comunidade (PAC) é a infecção mais comum no mundo, segundo a Organização Mundial da Saúde, com estimativa de 450 milhões de casos por ano e incidência de 5 a 11 casos a cada 1.000 adultos, mas de até 20 casos por 1.000 idosos.[1]

Nos países em desenvolvimento, a incidência é cinco vezes maior em comparação aos países desenvolvidos.[1-2] Arnold e colaboradores estudaram pacientes hospitalizados por PAC entre novembro de 2001 a dezembro de 2011, em 70 instituições de 16 países (Estados Unidos/Canadá, Europa e América Latina).[2] Os pacientes da América Latina tiveram maior mortalidade (13,3%), seguidos pelos da Europa (9,1%) e por Estados Unidos/Canadá (7,3%). Especialmente no Brasil, a incidência em 2007 foi de 4 casos para cada 100 adultos hospitalizados.[2-4]

Cerca de 10% a 20% dos pacientes com PAC necessitam de internação na unidade de terapia intensiva (UTI), e a mortalidade, normalmente, é de 30% a 50%. Existem vários sistemas de pontuação que podem predizer o risco de óbito, mas essas ferramentas não predizem quais pacientes se beneficiariam de internação precoce na UTI.[5-6] Assim, pacientes admitidos na urgência e erroneamente encaminhados à enfermaria apresentam maior mortalidade quando comparados aos pacientes triados adequadamente para a UTI.[5-6] Uma das ferramentas que podem auxiliar no diagnóstico, na avaliação da gravidade e na evolução são os biomarcadores como a proteína C-reativa e a procalcitonina.[5-6]

Outro grande empecilho é que dificilmente há identificação do agente responsável pela pneumonia, o que leva ao uso de antibioticoterapia de largo espectro.[7-8] Os pilares para a escolha do antibiótico se baseiam no perfil epidemiológico, na comorbidade e nos fatores de risco para os patógenos específicos.

O recente aparecimento de pneumococos resistentes à penicilina e aos macrolídeos pode tornar a escolha do antibiótico inadequada, embora o impacto da resistência sobre a evolução nem sempre seja claro, pois muitas vezes não há isolamento do agente.[7-8]

DEFINIÇÕES E FATORES DE RISCO

Sob condições normais, existem várias barreiras de defesa do hospedeiro que impedem que agentes infecciosos invadam e se multipliquem nas vias aéreas inferiores.[45,37] Os principais mecanismos de eliminação são a tosse, o transporte mucociliar e as imunoglobulinas de superfície capazes de remover o microrganismo e evitar sua fixação.[9] A falha nesse sistema de defesa do hospedeiro, o grande tamanho do inóculo, ou a alta virulência do organismo facilita o estabelecimento de um foco infeccioso nos alvéolos, que leva ao aparecimento de pneumonia, reação inflamatória grave, e ao enchimento alveolar com secreções que prejudicam a troca gasosa. Nos casos mais intensos, o paciente progride para hipoxemia grave e há necessidade de ventilação mecânica.[9]

Dependendo do tempo da infecção, é possível classificar se ela foi adquirida na comunidade ou se está relacionada aos cuidados de saúde, conforme descritos a seguir:[10]

- **Pneumonia adquirida na comunidade (PAC):** infecção que se desenvolve no ambulatório ou no prazo de 48 horas da admissão em hospital.
- **Pneumonia adquirida no hospital (PAH):** pneumonia que ocorre em 48 horas ou mais após a admissão hospitalar e não se evidencia no momento da chegada do paciente à instituição.
- **Pneumonia associada à ventilação mecânica (PAVm):** pneumonia que ocorre em 48 horas ou mais após a intubação endotraqueal e a ventilação mecânica.
- **Pneumonia associada a cuidados de saúde (PACS):** pneumonia em pacientes com um ou mais dos seguintes fatores de risco para bactérias resistentes a múltiplos antibióticos:
  1. Hospitalização por ≥ 2 dias ou 90 dias antes da infecção;
  2. Residência em casa de repouso ou de cuidados de longa duração;
  3. Uso prévio de antibióticos, quimioterapia ou tratamento de úlceras dentro de 30 dias antes da infecção atual;
  4. Pacientes em hemodiálise em hospital ou clínica;
  5. Terapia de infusão domiciliar ou tratamento de úlceras em casa; ou
  6. Membro da família com infecção por bactéria multirresistente.

VISÃO GERAL DA PAC GRAVE

Cerca de 80% dos pacientes avaliados no hospital com diagnóstico de pneumonia são tratados ambulatoriamente.[10] A categorização de risco leva em consideração a gravidade da infecção sobre a mortalidade,[10] mas, infelizmente, esses índices nem sempre identificam o paciente mais grave. As principais pontuações de risco de mortalidade são o índice de gravidade de pneumonia (IGP) e a CURB-65, da British Thoracic Society.[10] O IGP é uma pontuação global composta por características demográficas, físicas e laboratoriais. Ele estratifica os pacientes em cinco classes, de acordo com o risco de mortalidade. Projetado para identificar pacientes de baixo risco que poderiam ser gerenciados ambulatorialmente, o IGP não tem a capacidade de discriminar entre os pacientes com maior gravidade clínica e também não é útil para avaliar qual paciente necessitará de UTI.[10]

A ferramenta CURB-65 (confusão, ureia, frequência respiratória e pressão arterial, idade do paciente) consiste em seis pontos, com base na presença na admissão de confusão, concentração de ureia superior a 7 mmol/L, frequência respiratória ≥ a 30 respirações por minuto, pressão sistólica inferior a 90 mmHg, pressão diastólica abaixo de 60 mmHg e idade ≥ 65 anos. CRB-65 usa as mesmas variáveis clínicas com exceção da ureia, sendo a mais popular, mas não bem validada em estudos, em comparação com o IGP.[10]

CAPÍTULO 192 Infecções Respiratórias Adquiridas na Comunidade em UTI

A pontuação estratifica em três diferentes grupos: pontuações de 0 e 1 com mortalidade inferior a 2%, possibilidade de tratamento ambulatorial; pontuação de 2 com mortalidade de 9% indicando permanência hospitalar; e pontuação ≥ 3 com mortalidade superior a 19% exigindo análise para admissão na UTI.[10]

Além disso, as diretrizes da Sociedade de Doenças Infecciosas da América (Infectious Disease Society of America – IDSA) e da American Thoracic Society (ATS) definem PAC grave quando um de dois critérios principais está presente, como a necessidade de ventilação mecânica ou de um vasopressor; ou quando há três dos seguintes critérios menores: frequência respiratória ≥ 30 respirações por minuto; $PaO_2/FiO_2 \le 250$; infiltrados multilobares; confusão; ureia ≥ 20 mg/dL; contagem de glóbulos brancos ≤ 4.000 células/mm³; contagem de plaquetas ≤ 100.000 células/mm³; temperatura corporal < 36°C; hipotensão requerendo reposição volêmica agressiva. Os critérios de gravidade são apresentados no Quadro 192.1.[10]

QUADRO 192.1. Pneumonia grave de acordo com as diretrizes das ATS/IDSA, 2007.[10]

Critérios principais:
- Ventilação mecânica invasiva.
- Uso de vasopressores.

Critérios secundários:
- Frequência respiratória ≥ 30 respirações/minuto.
- Infiltrados multilobares.
- Início de confusão/desorientação.
- Uremia (nível BUN > 20 mg/dL).
- Leucopenia (contagem de leucócitos < 4.000 células/mm³).
- Razão $PaO_2/FiO_2 \ge 250$.
- Trombocitopenia (plaquetas < 100.000 células/mm³).
- Hipotermia (temperatura do núcleo < 36°C).
- Hipotensão requerendo reposição volêmica agressiva.

BUN: nitrogênio ureico sanguineo (blood urea nitrogen).

Outros critérios que podem ser associados e que se relacionam com aumento de mortalidade são a ingestão aguda de álcool, *delirium tremens*, hipoglicemia, hiperglicemia, acidose metabólica, níveis elevados de lactato e hiponatremia.[10]

Sibila e colaboradores avaliaram pacientes admitidos no setor de emergência e identificaram outro critério maior (pH arterial < 7,3), e quatro critérios menores (taquicardia > 125 bpm, pH arterial entre 7,0 e 7,34, sódio < 130 mEq/L e glicose > 250 mg/dL) que podem ser adicionados aos critérios da ATS associados à necessidade de admissão em UTI.[7]

FATORES DE RISCO PARA FORMAS GRAVES DA PAC

O inóculo e a virulência do patógeno são fatores relacionados à maior gravidade. A presença da concentração bacteriana pulmonar elevada está relacionada com o desenvolvimento de choque séptico.[8-9]

Além disso, a deficiência imune, como uma diminuição de imunoglobulina, e a deficiência de lecitina de receptor de ligação a manose de leucócitos para a porção Fc de IgG são responsáveis por incapacidade na resposta imune celular e podem levar a um pior prognóstico.[8-9]

Outros fatores presentes em doenças de maior gravidade são a alteração do nível de consciência, o tabagismo, o consumo de álcool, a hipoxemia, a acidose, a uremia, a desnutrição, o transplante de órgãos, a quimioterapia, o uso crônico de corticosteroides, a doença estrutural pulmonar (bronquiectasia), a cardiopatia, e o uso de protetor gástrico e antipsicóticos.[8-9]

FATORES DE RISCO PARA MORTALIDADE POR PAC

Os fatores associados à maior mortalidade são: idade avançada; pobre *status* funcional; imunossupressão; presença de insuficiência renal; infiltrado em radiografia de tórax, bilateral ou multilobar; ventilação mecânica; hipotensão; choque; e ausência de vacinação pneumocócica ou de influenza.[8-10]

Outros fatores, como a insuficiência cardíaca congestiva, as arritmias cardíacas, a síndrome coronariana aguda e o desmame prolongado em ventilação mecânica estão associados a pior prognóstico.[8-10]

Rodrigo e colaboradores analisaram os fatores de risco na predição de óbito em pacientes com doença pulmonar obstrutiva crônica (DPOC) internados em unidade de terapia intensiva e observaram que a necessidade de ventilação invasiva, os infiltrados bilaterais, a estadia prolongada na UTI e a ventilação mecânica prolongada estavam associados com maior mortalidade.[11]

CARACTERÍSTICAS CLÍNICAS
INFORMAÇÕES HISTÓRICAS

Um histórico detalhado é o fator mais importante para orientar a avaliação de possíveis agentes etiológicos, de acordo com a epidemiologia. Por exemplo, o contato com aves está relacionado à pneumonia por psitacose, ao passo que os pacientes com pneumonia no outono ou no inverno podem ter sido infectados por vírus da *Influenza* ou por outros vírus respiratórios, já o contato com ratos ou a permanência em áreas endêmicas pode estar relacionado com hantavírus ou leptospirose.[10]

Os sintomas de tosse e expectoração purulenta, com ou sem laivos de expectoração com sangue, associados à febre contínua são os achados mais clássicos. Entretanto, pacientes idosos ou imunossuprimidos podem apresentar sintomas menos exuberantes e com os seguintes resultados: dor pleurítica, mal-estar, calafrios e dispneia sem febre ou hipotermia. Especialmente em pacientes idosos, a dispneia associada com o aumento da frequência respiratória pode ser o único achado do exame físico, precedendo outros sinais clínicos.[10-11]

Riquelme e colaboradores relataram o quadro clínico inicial de 101 pacientes idosos com PAC (idade média de 78 anos; 66,3% homens). Os sintomas mais frequentemente observados foram dispneia (72,3%), tosse (66,3%), febre (63,4%), astenia (57,4%), expectoração purulenta (51,5%), anorexia (49,5%), estado mental alterado (44,6%) e dor pleurítica (33,7%).[9]

Nessa população, sintomas não específicos podem estar presentes, como alterações gastrintestinais, rebaixamento do nível de consciência ou mudança de comportamento.[9]

Em pacientes com pneumonia grave, hipoxemia com $PaO_2 < 55$ mmHg, mesmo com oxigênio suplementar, ou hipercapnia, $PaCO_2 > 40$ mmHg com acidose respiratória, geralmente indicam a necessidade de considerar a intubação, mas independentemente desses achados, a decisão de intubação se baseia em parâmetros clínicos.[9]

Envolvimento extrapulmonar é mais comum na doença pneumocócica invasiva como a meningite, na exacerbação da sepse, na pericardite, na peritonite, na mastoidite e na endocardite.[3]

Pneumonia viral

Os pacientes com vírus da *Influenza* (gripe) que apresentam quadro clínico abrupto após um curto período de incubação (um a dois dias), geralmente com mal-estar associado a febre alta, de 39°C. Normalmente, a febre dura três dias, mas é possível variar de um cinco dias ou mais, pode ser contínua ou intermitente, especialmente se o paciente receber um antitérmico.[12-14]

À medida que os sinais sistêmicos e os sintomas diminuem, as queixas respiratórias se tornam mais evidentes. A tosse é o sintoma mais comum e pode ser acompanhada por desconforto esternal. A obstrução nasal e a dor de garganta também são bastante comuns.[12-14]

A tosse e o mal-estar podem persistir por até uma a duas semanas após o desaparecimento de outros sintomas. Quando há pneumonia, ocorre uma rápida progressão da febre, tosse, dispneia, hipoxemia e cianose. Geralmente, há associação de agentes bacterianos, causando pneumonia secundária, como *Streptococcus pneumoniae*, *Staphylococcus aureus* (incluindo formas resistentes à oxacilina) e *Haemophilus influenzae*.[12-14]

PNEUMONIA POR ASPIRAÇÃO

Os pacientes idosos apresentam mais fatores de risco para o desenvolvimento de pneumonia por aspiração do que os mais jovens. O envelhecimento em si pode alterar o mecanismo de deglutição e de defesas, mas comorbidades e disfunção cognitiva são as principais razões pelas quais pneumonia por aspiração é mais comum em idosos. Além disso, a aspiração é um fator de risco para pneumonia grave e está associada a alta taxa de mortalidade.[15]

De acordo com uma recente metanálise, há várias condições associadas ao aumento do risco de aspiração em idosos, incluindo idade, sexo masculino, doenças pulmonares, disfagia, diabetes melito, demência grave, má higiene bucal, desnutrição, doença de Parkinson, uso de drogas antipsicóticas, inibidores da bomba de prótons e inibidores da enzima de conversão da angiotensina.[15] Essas condições devem ser cuidadosamente avaliadas em todos os pacientes idosos em situação de risco.[15]

O diagnóstico de pneumonia por aspiração pode ser um desafio, especialmente quando o episódio não é testemunhado.[15] A suspeita é possível se fatores de risco estão presentes ou se existe imagem radiológica dos segmentos dependentes de gravidade.[15] Uma boa ferramenta de diagnóstico é a avaliação endoscópica da deglutição, que detecta a aspiração de secreções e pode ser realizada à beira do leito.[15] Os patógenos isolados mais comuns são flora da orofaringe, incluindo anaeróbios, cocos gram-positivos e bacilos gram-negativos.[15]

Antibióticos com atividade anaeróbica-específica são fortemente recomendados em pacientes com doença periodontal, aqueles expectorando escarro pútrido ou com pneumonia necrosante ou abscesso pulmonar na radiografia do tórax.[15] No entanto, muitos pacientes idosos tratados em clínicas de cuidados de longo prazo, com pneumonia aspirativa, estão infectados com bactérias gram-negativas entéricas, que geralmente colonizam a orofaringe e o estômago.[15]

AGENTES ETIOLÓGICOS

Streptococcus pneumoniae é a causa mais frequente de PAC, responsável por dois terços das mortes em pacientes hospitalizados. Os principais fatores de risco para pneumonia pneumocócica são idade > 65, asplenia ou hipoesplenia, alcoolismo, diabetes melito, infecção recente por *Influenza*, defeitos na imunidade humoral, infecção pelo HIV e aquisição de uma cepa virulenta.[9-11]

O aparecimento de cepas resistentes à penicilina ou a outros antibióticos está disseminado em todo o mundo. Em 2008, com o aumento da concentração mínima inibitória (CMI) da penicilina em infecções por pneumococos não meníngeos, o número de cepas intermediárias ou resistentes isoladas foi de aproximadamente 15%.[9-11]

Outras bactérias menos frequentes são *Haemophilus influenzae*, *Moraxella catarrhalis*, patógenos atípicos como *Mycoplasma pneumoniae*, *Chlamydophila pneumoniae* e *Legionellas sp.*, bem como os vírus respiratórios. Em muitos estudos, até 20% das PAC graves são causadas por patógenos atípicos, mais comumente *Legionella*, mas a frequência de patógenos atípicos específicos pode variar ao longo do tempo e com a geografia. *Staphylococcus aureus* é uma causa de pneumonia que tem sido associada com a infecção por *Influenza*, mas, recentemente, as cepas resistentes à oxacilina têm surgido em pacientes com PAC grave. A prevalência desses agentes é apresentada na Tabela 192.1.[10]

Em 2009, com o aparecimento da gripe A (H1N1), responsável por uma pandemia, houve casos de síndrome respiratória aguda com alta mortalidade. O vírus da *Influenza* é

TABELA 192.1. Características microbiológicas da pneumonia adquirida na comunidade.[10]

Origem	Predomínio (%)	
	América do Norte	British Thoracic Society
Streptococcus pneumoniae	20-60	60-75
Haemophilus influenzae	3-10	4-5
Staphylococcus aureus	3-5	1-5
Enterobacteriaceae	3-10	Raro
Legionella	2-8	2-5
Mycoplasma pneumoniae	1-6	5-18
Chlamydophyla pneumoniae	4-6	—
Aspiração	6-10	—
Vírus	2-15	8-16

o principal agente causador de pneumonia viral, responsável por, pelo menos, 50% das infecções virais de UTI, seguido por rinovírus e metapneumovírus.[16] No estudo de Wiemken e colaboradores, em pacientes de UTI com pneumonia adquirida na comunidade, detectada por meio de *swab* da nasofaringe em 393 pacientes, 92 (23%) apresentaram diagnóstico viral, e os vírus mais comuns eram *Influenza* (n = 38,41%), rinovírus (n = 33,36%) e metapneumovírus humano (n = 13,14%).[16]

Em outro estudo, Lieberman e colaboradores avaliaram a identificação dos vírus que utiliza a avaliação da reação em cadeia da polimerase (PCR) em escarro, com os agentes virais detectados em 58 pacientes (31,7%). Os principais foram coronavírus em 24 pacientes (13,1%), vírus sincicial respiratório em 13 (7,1%), rinovírus em nove (4,9%) e *Influenza* em oito (4,4%) pacientes.[12]

No entanto, apesar de sua importância, muitas vezes é difícil distinguir processos bacterianos de virais, porque ambos os agentes podem estar presentes no mesmo paciente.[12]

Além de infecções virais, no Brasil, outro diagnóstico diferencial na PAC aguda é a tuberculose.[17] É endêmica com alta incidência e pode ocorrer em pacientes com comportamento de risco ou infecção por HIV-positivo ou com outra imunossupressão. Portanto, as condições de pouca expectoração e/ou síndrome consumptiva, desnutrição e a presença de cavitação radiográfica ou nódulos pulmonares no ápice, sudorese noturna e linfopenia são fatores sugestivos desse agente.[17]

DIAGNÓSTICO

O diagnóstico etiológico é feito com base na anamnese, no exame físico e na presença de uma imagem compatível na radiografia torácica. Em geral, é possível identificar um agente etiológico em menos de metade dos pacientes, em razão das limitações dos métodos de diagnóstico disponíveis. Mesmo assim, a identificação de um agente patogênico específico permite uma escolha de terapia guiada, mas, na maioria dos pacientes com PAC grave, é mais importante iniciar a terapêutica empírica oportuna e precisa. Portanto, é essencial avaliar os patógenos prováveis e levá-los em conta no tratamento inicial.[10,18-19]

ASPECTOS RADIOLÓGICOS

A descoberta de uma opacidade em radiografia de tórax é o padrão-ouro para o diagnóstico de pneumonia, pode avaliar o grau de envolvimento do parênquima pulmonar e também se há derrame pleural. Geralmente, no tratamento de pneumonia viral, o processo é mais intersticial, ao passo que, na pneumonia bacteriana, pode ser lobar ou padrão broncopneumônico.[10,18-20] É possível que o envolvimento multilobar signifique doença mais grave ou maior imunossupressão, como HIV, doenças congênitas ou adquiridas de linfócitos B, discinesia ciliar, mieloma múltiplo ou alguma doença linfoproliferativa, especialmente em pacientes com mais de 65 anos de idade.

O diagnóstico de pneumonia pode ser confuso em pacientes com neoplasia de pulmão, DPOC ou insuficiência cardíaca congestiva, nas quais é possível que outra patologia subjacente leve a erros diagnósticos.[10,19] O infiltrado radiográfico pode não estar presente em até 15% dos casos e, em 10%, pode ser discordante quando avaliado por dois radiologistas. Por esse motivo, em caso de incerteza, uma nova radiografia, no dia seguinte à primeira, pode ser valiosa.[10,19]

A tomografia de tórax não deve ser um exame de rotina para o diagnóstico de pneumonia, uma vez que apresenta elevado grau de exposição a radiação, quando comparada com a radiografia. Esse teste adicional deve ser solicitado em pacientes que não apresentam resposta ao regime terapêutico inicial e naqueles com doença grave, se houver suspeita de cavitação, empiema ou outras complicações.[10,19]

Ultrassonografia torácica tem sido usada para identificar o local mais adequado para punção pleural e pode reduzir o risco de pneumotórax. Toracocentese é indicada quando há fluido pleural detectável e suspeita de infecção de espaço pleural. O fluido deve ser enviado para cultura, contagem de células, bioquímica de rotina e pH, este último para avaliar um derrame parapneumônico complicado.[10,19]

TESTES LABORATORIAIS DE ROTINA

Leucocitose com desvio à esquerda com formas imaturas na periferia é o achado mais comum, mas, em pacientes com pneumonia viral, leucocitose pode não estar presente. Gasometria arterial, dosagem de sódio, potássio, ureia, creatinina e parâmetros de coagulação são capazes de ajudar na decisão de admitir o paciente à UTI, e os resultados podem ter valor prognóstico.[10,18-19]

A coleta de escarro pode ser utilizada para realizar coloração de gram e pesquisa de bacilo alcool-acido resistente (BAAR) além das culturas, mas pode ser difícil coletar em pacientes com respiração espontânea, e é possível haver alta taxa de contaminação bacteriana da cavidade oral. Um escarro é considerado adequado se tiver pelo menos 10 células epiteliais e mais de 25 células polimorfonucleares por campo.[10,18-19]

Em um paciente intubado e ventilado mecanicamente, um aspirado traqueal deve ser coletado para a cultura, e em pacientes selecionados, particularmente os imunossuprimidos, uma amostra do trato respiratório inferior deve ser coletada por broncoscopia, cuja obtenção pode ser feita por lavagem ou usando um escovado protegido, e a amostra deve ser cultivada quantitativamente.[10,18-20] A coleta de hemoculturas deve ser de rotina em pacientes com pneumonia grave, e essas amostras são positivas em 5% e 14% dos pacientes, sendo a maior positividade em pacientes com doença muito grave, e naqueles que não estão em vigência de antimicrobiano.

A sorologia para *M. pneumoniae*, *C. pneumoniae* e *Legionella spp.* é mais útil em estudos epidemiológicos, e não rotineiramente, para o diagnóstico de PAC, e pode apresentar resultado falso-negativo no início da doença.[10,18-20]

Outros testes obrigatórios são a coleta de amostras de urina, a detecção de *S. pneumoniae* e o teste do antígeno *Legionella pneumophila*. O primeiro detecta o polissacarídeo C, presente em todas as cepas de *S. pneumoniae*, e não há interferência da utilização de antimicrobianos anteriores. A sensibilidade varia de 65% a 80% e a especificidade é tão elevada quanto 80%. O antígeno urinário para *Legionella* detecta apenas a infecção pelo sorogrupo 1, o qual é responsável por até 80% a 95% das infecções por este organismo, com sensibilidade de 70% a 90% e especificidade de 99%.[10,18-20]

Comumente, a busca por agentes virais ocorre por meio da coleta de *swabs* de nasofaringe ou de orofaringe, ou de lavado broncoalveolar. O principal método utilizado é o teste rápido para o antígeno da *Influenza*, com diagnóstico etiológico em 15 a 30 minutos, e sensibilidade variável de acordo com o ensaio utilizado, a duração da doença e a idade do paciente. Em adultos, ele apresenta sensibilidade de 50% a 70% com especificidade de 100%, capazes de distinguir entre *Influenza* A e B e apresentar falso-positivo para adenovírus.

Outro método para o isolamento do vírus é o Elisa (*enzyme-linked immunosorbent assay*), com sensibilidade de cerca de 60% e especificidade de 90%. Entre os métodos de identificação, o mais sensível e específico é a PCR, com sensibilidade e especificidade superiores a 90%, no entanto, há um custo elevado.[10,18-19]

Diagnóstico de tuberculose (TB) normalmente se baseia na identificação de bacilos acidorresistentes (BAAR) no escarro, usando microscopia de luz convencional. Essa abordagem provou ser altamente específica para TB pulmonar por *M. tuberculosis* em áreas de alta incidência de tuberculose. A sensibilidade global de diagnóstico à base de expectoração é de 20% a 80%, mais elevada em pacientes com doença de cavitação, e menor naqueles sem tosse ou doença disseminada. O diagnóstico requer concentração 5.000 a 10.000 mL de bacilos e um técnico treinado e qualificado para detectar um a três organismos em 300 campos de imersão de óleo.

O rendimento global para esfregaço e cultura é superior com várias amostras. A broncoscopia é útil para pacientes com características radiográficas consistentes com TB, mas que têm baciloscopia negativa ou não produzem escarro. Os ensaios de amplificação de ácido nucleico devem ser usados para confirmar a presença de *M. Tuberculosis* após teste de baciloscopia negativa em escarro. O ensaio Xpert MTB/RIF (Cepheid Inc., Sunnyvale, Califórnia, Estados Unidos) pode detectar com precisão a tuberculose e a resistência à rifampicina em menos de duas horas da coleta do escarro.[17]

BIOMARCADORES

São usados para avaliar o prognóstico dos pacientes e a evolução da pneumonia durante o tratamento. Seu principal problema é que não são específicos e os níveis nem sempre se correlacionam com a gravidade da doença.[5-6] Os principais marcadores utilizados na prática clínica são o número de leucócitos, a proteína C-reativa, a velocidade de hemossedimentação e a procalcitonina. Esses marcadores são elevados no início da infecção, mas não são específicos quando ocorre a sua diminuição.[5-6]

A proteína C-reativa é um dos biomarcadores mais estudados e seus níveis aumentam em episódios de pneumonia, mas nem sempre se correlacionam com risco de mortalidade.[5-6] É um reagente de fase aguda, sintetizado pelo fígado, principalmente em resposta à interleucina.[6] É um biomarcador barato, facilmente acessível e pode discriminar entre exacerbação de DPOC, asma e insuficiência cardíaca. Apresenta a mesma precisão que a pontuação CURB-65 quando usado sozinho para avaliar a gravidade da doença.[5-6]

Procalcitonina é um precursor peptídico do hormônio calcitonina e aumenta com o estímulo inflamatório após 6 a 12 horas a partir do início da infecção bacteriana, mas não da infecção viral, e seus níveis geralmente diminuem pela metade, diariamente, em resposta a uma terapia eficaz. A vantagem é sua elevação em processos bacterianos e em pacientes sépticos, com níveis relacionados à gravidade da doença e ao resultado clínico, e, em alguns estudos, esses níveis têm sido utilizados para orientar as decisões sobre a necessidade de internação na UTI.[5-6]

Uma única medição da procalcitonina ajuda no diagnóstico da pneumonia bacteriana, ao passo que as medições em série podem ser utilizadas para obter informações sobre a resposta à terapia e são capazes de ajudar a definir a duração do tratamento. Concentrações mais elevadas do que 0,5 µg/L, utilizando o ensaio de Kryptor, sugerem infecção bacteriana, enquanto níveis repetidos abaixo de 0,25 µg/L indicam que a infecção é improvável.[5-6]

Park e colaboradores observaram que pacientes com pneumonia comunitária, na sala de emergência, com altos níveis de procalcitonina apresentaram alta taxa de bacteremia e pior evolução, inclusive levando ao óbito, quando comparados a pacientes com níveis mais baixos.[21]

No entanto, tanto proteína C-reativa quanto procalcitonina têm baixa acurácia na pneumonia viral, mesmo com doença grave, os níveis podem ser baixos ou normais, portanto há a necessidade de mais estudos nessa população.[21]

TESTES RECOMENDADOS PARA PACIENTES COM PAC

As orientações IDSA/ATS recomendam que todos os pacientes com PAC internados na UTI façam radiografia de tórax, cultura de sangue, do trato respiratório inferior (escarro, aspirado traqueal, lavado broncoalveolar, ou espécime de broncoscopia), bem como detecção de Legionela e de antígenos urinários pneumocócicos. Se o paciente tiver derrame pleural de tamanho moderado deve ser puncionado e enviado para cultura com análise bioquímica. Nos pacientes que apresentarem cavitação à radiografia de tórax, deve fazer parte da investigação diagnóstica a pesquisa de bactérias, fungos e tuberculose.

Tomografia computadorizada do tórax deve ser solicitada de forma individualizada.[10]

A pesquisa de vírus respiratório deveria ser realizada em todos os pacientes com PAC grave, especialmente entre o outono e o inverno. Naqueles cuja suspeita clínica de infecção viral é importante, os testes moleculares tornaram-se mandatórios, permitindo a avaliação de múltiplos vírus respiratórios.[11-12]

TERAPIA
CONSIDERAÇÕES GERAIS

De acordo com o guia de sepse, a terapia com antibióticos deve ser prescrita o mais rápido possível, de preferência dentro da primeira hora da admissão do paciente na emergência.[10-12]

O grande desafio no tratamento desses doentes é diferenciar os que devem ser selecionados para o tratamento ambulatorial ou hospitalar. Entretanto, aqueles com doença grave se beneficiam de admissão na UTI.[10-12]

Normalmente, o início da terapia, mesmo em pacientes internados na UTI, é empírico e deve ser feito com base na epidemiologia do paciente e na presença de fatores de risco para aquisição de bactérias multirresistentes (pacientes que tiveram contato recente com o hospital, pacientes institucionalizados, pacientes em hemodiálise ou hospitalização recente ou uso de antibióticos recentes). Uma vez que o patógeno etiológico é identificado, a terapia antibiótica deve ser adequada de acordo com a cultura e sua suscetibilidade ao antibiótico.[10-12]

ANTIBIOTICOTERAPIA

O guia de 2007 das IDSA/ATS recomenda que pacientes de UTI recebam terapia combinada, e não monoterapia.[10] Se o enfermo não tem fatores de risco para *Pseudomonas sp.*, a terapia deve ser com um beta-lactâmico (ceftriaxona, cefotaxima ou ampicilina/sulbactam) mais uma fluoroquinolona ou um macrolídeo.[10] Para pacientes alérgicos à penicilina, a terapia deveria ser com fluoroquinolona respiratória ou aztreonam.[10] O propósito dessa associação é a cobertura de pneumococo resistente e de bactérias atípicas.[10]

Rodrigo e colaboradores verificaram que o uso de beta-lactâmico com um macrolídeo levou à redução na mortalidade em pacientes com pneumonia moderada a grave, comparado à monoterapia com beta-lactâmico.[22-24] Esse benefício pode ser relacionado aos efeitos anti-inflamatório e antitoxina de alguns estudos de macrolídeo e mesmo de quinolonas.[22]

Se o paciente tem fatores de risco para *Pseudomonas sp* (bronquiectasia, DPOC grave, corticosteroideterapia, antibioticoterapia recente), o tratamento deve ser com um beta-lactâmico antipseudomonas (piperacilina/tazobactam, imipenem, meropenem, ou cefepime), além de um aminoglicosídeo e um macrolídeo ou, alternativamente, ciprofloxacina ou levofloxacina (750 mg diários).[10] Se o paciente é alérgico a penicilina, então aztreonam deve substituir o esquema exposto.[10] Em todos os doentes com PAC grave, deve-se considerar *Staphylococcus aureus* resistente à oxacilina adquirida na comunidade e, em pacientes com pneumonia bilateral ou necrosante, deve-se adicionar vancomicina ou linezolida ao esquema.[10]

A pneumonia por aspiração deveria ser considerada em pacientes com histórico de aspiração clássica, em pacientes com perda de consciência como resultado da ingestão de álcool ou de overdose de drogas ou, após convulsão, em pacientes com dismotilidade esofágica.[15] Para a maioria desses enfermos, os patógenos prováveis, incluindo anaeróbios e gram-negativos, serão cobertos pelos regimes recomendados anteriormente.[15,23]

A tigeciclina deve ser usada com extrema cautela, dado o aviso emitido pelo órgão do governo americano Food and Drug Administration (FDA) em relação ao aumento da mortalidade em infecções graves. Na verdade, esse antibiótico deveria ser desencorajado em pacientes com PAC grave.[15,23]

Ceftaroline fosamil é uma cefalosporina parenteral aprovada pela FDA em 2010 para o tratamento de adultos com pneumonia adquirida na comunidade, causada por *S. pneumoniae* (incluindo casos com bacteremia). Essa substância foi recomendada para PAC em pacientes imunocompetentes e que não estão internados na UTI. Embora tenha eficácia *in vitro* contra *Staphylococcus aureus* resistente à oxacilina, não há estudos suficientes de sua utilização para o combate a esse patógeno.[15,23]

A linezolida é aprovada pela FDA para o tratamento de PAC causada por *S. pneumoniae*, incluindo casos com bacteremia concomitante, ou *S. aureus* (sensíveis à oxacilina, bem como à pneumonia nosocomial causada por *Staphylococcus aureus* resistente à oxacilina). A linezolida é capaz de inibir a produção de toxina bacteriana, presente em alguns pacientes com pneumonia por *Staphylococcus aureus* resistente à oxacilina. Se há a produção da toxina e se a vancomicina é utilizada, pode ser necessário adicionar clindamicina para inibir a produção.[15,23]

Em paciente com suspeita ou diagnóstico de pneumonia viral, além da terapia com oseltamivir, uma complicação associada é a infecção por *Staphylococcus aureus*. Nesses casos, esse agente deve ser coberto nos pacientes que evoluem com pneumonia comunitária grave.[12]

Inibidores da neuraminidase, como oseltamivir e zanamivir foram desenvolvidos na década de 1990 e apresentam eficácia se usados durante as primeiras 48 horas da doença para o tratamento da *Influenza* A e B. O uso precoce desses agentes pode reduzir as complicações graves, no entanto, o zanamivir é um medicamento em aerossol que não existe no Brasil e não deve ser usado em pacientes com ventilação mecânica, por baixa penetração no tecido alveolar.[12]

O uso de outros antirretrovirais é incerto para o tratamento de pneumonia e os dados são limitados a estudos em pacientes imunossuprimidos. A ribavirina é um amplo espectro de droga antiviral que está ativo contra o vírus sincicial respiratório, o metapneumovírus, a parainfluenza e a influenza. O uso de aerossol é o mais adequado, mas a via intravenosa também pode ser utilizada.[12]

Outro antirretroviral usado em pacientes imunossuprimidos para o tratamento de adenovírus é o cidofovir, mas a maioria dos estudos foi feita nessa população.[25]

O esquema de tratamento, com suas respectivas doses, é mostrado na Tabela 192.2.

MUDANÇA DA VIA DE ADMINISTRAÇÃO DA ANTIBIOTICOTERAPIA

A troca da antibioticoterapia de via endovenosa para via oral deve ser considerada em todos os pacientes, uma vez hemodinamicamente estáveis e melhorando clinicamente (isto é, ausência de febre por 72 horas e redução de sintomas respiratórios).

A biodisponibilidade dos antimicrobianos precisa ser cuidadosamente considerada na escolha do regime. Antimicrobianos com excelente biodisponibilidade incluem as fluoroquinolonas, a clindamicina, o metronidazol, a linezolida e o trimetoprim/sulfametoxazol.[10]

TERAPIA ADJUVANTE

O uso de corticosteroides, especificamente para o tratamento da pneumonia, é bastante controverso.[26] Inicialmente, essa classe de medicamentos pode ajudar a modular e a inibir a resposta inflamatória exacerbada. No entanto, a metanálise de nove estudos randomizados que avaliaram o uso

TABELA 192.2. Tratamento de pneumonia adquirida na comunidade.[10,12,25]

Condição	Drogas antimicrobianas
Tratamento hospitalar. Pacientes com PAC moderada (índice CURB-65 ≥ 2); admissão não UTI.	Levofloxacina 750 mg, 1× + macrolídeo
	Moxifloxacina 400 mg, 1× + macrolídeo
	Ceftriaxona 1 g, 1× + macrolídeo
	Cefotaxime 1 g, a cada 6h + macrolídeo
	Ampicilina 1-2 g, a cada 6h + macrolídeo
Pacientes com PAC grave (índice CURB-65 ≥ 3); sepse requerendo vasopressores; parada respiratória necessitando de intubação; internação em UTI.	Antibióticos beta-lactâmicos descritos anteriormente + macrolídeo ou levofloxacina
	Ampicilina/sulbactam 1,5-3 g, IV, a cada 6h ou mais, ou azitromicina 500 mg, IV, 1× ou levofloxacina 750 mg, IV, 1×
Medicamentos antivirais.	
Influenza A e B.	Oseltamivir 75 mg, 12/12 h, VO ou 150 mg 12/12h se o paciente apresenta sonda nasoenteral por 5 dias.
Sincicial respiratório. Parainfluenza.	Ribavirina, ribavirina aerossol pode ser administrada como 2 g por 2h a cada 8h ou como 6 g acima de 18h/d por 7-10 d ou ribavirina sistêmica pode ser administrada oralmente (BIII) ou IV para pacientes incapazes de tomar a medicação via oral (10-30 mg/kg peso corporal, dividida em 3 doses)
Adenovírus.	Cidofovir 5 mg/kg, uma vez por semana, IV

de corticosteroides na redução da mortalidade em pacientes com PAC evidenciou que a administração desses fármacos não apresentou qualquer benefício para o tratamento específico de pneumonia.[26]

Entretanto, um estudo recente de corticosteroides (Torres, JAMA 2015)[27] mostrou benefício na prevenção da falha do tratamento tardio e na progressão radiográfica, se confinado a pacientes com PAC grave e resposta inflamatória elevada (PCR > 150 mg/L).[26]

DURAÇÃO DA TERAPIA

Não há consenso na duração da terapia antimicrobiana. Os pacientes deveriam ser tratados por, pelo menos, cinco dias se permanecerem afebris por, no mínimo, 48 a 72 horas sem instabilidade clínica para suspensão.[10] Outros estudos sugerem sete a dez dias de tratamento para pacientes com pneumonia grave. Naqueles com pneumonia atípica, geralmente a duração da terapia seria de duas a três semanas, mas alguns estudos documentaram eficácia da terapia com quinolona.[10]

No entanto, em pacientes imunossuprimidos, instáveis, com bacteremia pelo pneumococo, necrose pulmonar e complicações extrapulmonares, a terapia deve ser individualizada.[10] Além disso, certos agentes com bacteremia, como *Staphylococcus aureus* resistentes à oxacilina, podem necessitar de períodos mais longos de terapia. Biomarcadores, como a procalcitonina, foram usados com eficácia para reduzir a duração da terapia na UTI.[10]

NÃO RESPONSIVOS

O termo não responsivo é usado para definir a situação em que a resposta clínica é inadequada, apesar do uso de terapia antibiótica adequada.[10] Para os pacientes internados na UTI, o risco de falência terapêutica é alto, 40% dos pacientes apresentam deterioração após a estabilização na unidade de terapia intensiva. A mortalidade desses pacientes dobra quando comparada à daqueles que tiveram resposta clínica.[10]

Três tipos de não respondedores são comuns. O primeiro decorre da progressão da pneumonia ou da deterioração do quadro clínico de insuficiência respiratória aguda com necessidade de ventilação mecânica ou os pacientes que evoluem para choque séptico geralmente dentro das primeiras 72 horas de internação na UTI.[10] Aproximadamente, 45% dos pacientes admitidos na unidade de terapia intensiva, vindos da enfermaria, atendem a esses critérios.[10]

O segundo grupo é aquele que persiste com o quadro clínico ou não responde à terapia antimicrobiana.[10]

E o terceiro grupo não melhora, ou melhora parcialmente da pneumonia, e pode ter infiltrado persistente após trinta dias. Nesse grupo, cerca de 20% apresentam outro processo patológico.[10]

Nos casos de não respondedores, outros testes de diagnóstico devem ser feitos, muitas vezes com mudança simultânea de antibióticos. A coleta de nova cultura do trato respiratório inferior (geralmente por broncoscopia) e hemocultura. Uma resposta inadequada do hospedeiro, mais do que o uso inapropriado de antibióticos, é a causa mais comum de falência.[10]

Em tais casos, é necessário avaliar outras fontes de infecção, como a urina, o abdome, o sistema nervoso central, o cateter intravascular e a pele. A tomografia de pulmão pode avaliar complicações e outros diagnósticos, por exemplo, abscesso, embolia pulmonar, obstrução e até mesmo derrame pleural com empiema.[10]

Os fatores relacionados com pior evolução são mostrados no Quadro 192.2.

QUADRO 192.2. Fatores de risco para pior evolução de PAC.[10]

Fatores relacionados com o paciente
- Sexo masculino.
- Ausência de dor pleurítica.
- Apresentação clínica não clássica (apresentação não respiratória).
- Doença neoplásica.
- Doença neurológica.
- Idade > 65 anos.
- Histórico familiar de pneumonia grave ou morte por sepse.

Exame físico
- Frequência respiratória > 30/min na admissão.
- Sistólica (< 90 mmHg) ou diastólica (< 60 mmHg), hipotensão.
- Taquicardia (> 125 batimentos/min).
- Febre alta (> 40°C) ou afebril.
- Confusão.

Alterações laboratoriais
- BUN > 20 mg/dL.
- Leucocitose ou leucopenia.
- Anomalias radiográficas multilobares.
- Anomalias radiográficas de rápida progressão durante a terapia.
- Bacteremia.
- Hiponatremia (< 130 mmol/L).
- Falência múltipla de órgãos.
- Parada respiratória.
- Hipoalbuminemia.
- pH arterial < 7,35.
- Derrame pleural.

Fatores relacionados com os patógenos
- Organismos de alto risco.
- Pneumococo tipo III, *S. aureus*, bacilos gram-negativos (incluindo *P. aeruginosa*), organismos de aspiração.
- Possivelmente, altos níveis de resistência à penicilina (MIC de pelo menos 4 mg/L) em pneumococo.

Fatores relacionados com a terapia
- Demora na antibioticoterapia inicial (mais do que 4 a 6 horas).
- Terapia inicial com a terapia antibiótica inapropriada.
- Falha em apresentar resposta clínica à terapia empírica dentro de 72 horas.

BUN: nitrogênio ureico sanguineo (blood urea nitrogen).

PREVENÇÃO

FUMO

Durante a internação, pacientes tabagistas devem receber apoio psicológico e médico para que fiquem abstêmios após a alta hospitalar.[10,19]

VACINAÇÃO ANTIPNEUMOCÓCICA

Todos os pacientes de alto risco e aqueles com mais de 65 anos deveriam ser vacinados com a vacina pneumocócica 23-valente.[10,19-20,23] Ela deve ser considerada em todos os pacientes com doenças crônicas, como insuficiência cardíaca congestiva, DPOC, diabetes, asma, doença hepática crônica, funcional ou asplenia anatômica e alcoolismo. Também é recomendada para tabagistas e imunossuprimidos, muito embora a eficácia seja um pouco reduzida no último grupo.[10,19-20,23]

Outros candidatos são os infectados por HIV, pacientes com alguma malignidade, em terapia de supressão imunológica (incluindo corticosteroides) e com insuficiência renal crônica.[10,19-20,23] Naqueles inicialmente vacinados antes dos 65 anos, a revacinação é fornecida uma vez após cinco anos.[10,19-20,23] Se há incerteza a respeito de o paciente ter sido recentemente vacinado, é melhor aplicar uma vacina contra o pneumococo, já que a administração repetida, mesmo que mais frequente do que o recomendado, não é geralmente associada a uma reação adversa.

A vacinação contra o pneumococo e a influenza deveria ser indicada em pacientes acima de 65 anos de idade e naqueles com algum grau de imunossupressão ou com comorbidades e também deve ser oferecida antes da alta hospitalar.[10,19-20,23] A vacina antipneumocócica 23-valente é constituída de 23 sorotipos mais comuns que causam infecção invasiva em países desenvolvidos e apresenta alta eficácia e diminuição de hospitalização e morte.[10,19-20,23] Com a disponibilidade da vacina conjugada 13-valente (Prevenar 13), mais imunogênica do que a de polissacarídeo (vacina pneumocócica 23-valente), recomenda-se que pacientes não vacinados recebam essa vacina inicialmente.[10,19-20,23]

VACINAÇÃO CONTRA *INFLUENZA*

Deve ser administrada a todos os pacientes de alto risco (adultos com 65 anos de idade e mais velhos, mulheres grávidas, pacientes com comorbidades crônicas e população indígena) e aos familiares de pacientes suscetíveis e profissionais de saúde.[10,19-20,23]

INDICAÇÕES CIRÚRGICAS

A intervenção cirúrgica raramente é necessária no tratamento da PAC grave. Sua principal indicação é empiema ou abscesso pulmonar/necrose.[10,19-20,23] Decorticação pode ser necessária se uma drenagem pleural não for bem-sucedida.

Para abscesso pulmonar ou pneumonia necrosante, toracotomia e ressecção em cunha são ocasionalmente necessárias. Por último, para os casos de suspeita de pneumonia em pacientes que não respondem a broncoscopia ou cirurgia torácica videoassistidas ou biópsia pulmonar aberta, podem ser necessárias para fins de diagnóstico.[10,19-20,23]

CONSIDERAÇÕES FINAIS

A pneumonia adquirida na comunidade é uma das principais infecções em todo o mundo e pode apresentar alta mortalidade em pacientes idosos. A maior parte dos doentes pode ser tratada em ambulatório, mas uma pequena porção necessita de hospitalização, sendo que até 20% dos pacientes internados por PAC necessitam de UTI. O tratamento se baseia no perfil epidemiológico dos pacientes e nos fatores de risco para patógenos específicos.

REFERÊNCIAS BIBLIOGRÁFICAS

1. Albrich WC, Dusemund F, Bucher B, Meyer S, Thomann R, Kuhn F, et al. Effectiveness and safety of procalcitonin-guided antibiotic therapy in lower respiratory tract infections in "real life": an international, multicenter poststudy survey (ProREAL). Arch Intern Med. 2012;172(9):715-22.
2. Arnold FW, Wiemken TL, Peyrani P, Ramirez JA, Brock GN. Mortality differences among hospitalized patients with community-acquired pneumonia in three world regions: results from the Community-Acquired Pneumonia Organization (CAPO) International Cohort Study. Respir Med. 2013;107(7):1101-11.
3. Bartlett JG. Diagnostic tests for agents of community-acquired pneumonia. Clin Infect Dis. 2011;52(4):S296-304.
4. Berezin EN, de Moraes JC, Hong, Todd M, Seljan MP. Pneumonia hospitalization in Brazil from 2003 to 2007. Int J Infect Dis. 2012;16(8):583-90.
5. Blasi F, Stolz D, Piffer F. Biomarkers in lower respiratory tract infections. Pulm Pharmacol Ther. 2010;23(6):501-7.
6. Chalupa P, Beran O, Herwald, Kasprikova N, Holub M. Evaluation of potential biomarkers for the discrimination of bacterial and viral infections. Infection. 2011;39(5):411-7.
7. Cilli A, Erdem H, Karakurt Z, Turkan H, Yazicioglu-Mocin O, Adiguzel N, et al. Community-acquired pneumonia in patients with chronic obstructive pulmonary disease requiring admission to the intensive care unit: risk factors for mortality. J Crit Care. 2013;28(6):975-9.
8. Faverio P, Aliberti S, Bellelli G, Suigo G, Lonni S, Pesci A, et al. The management of community-acquired pneumonia in the elderly. Eur J Intern Med. 2014;25(4):312-9.
9. Fung HB, Monteagudo-Chu MO. Community-acquired pneumonia in the elderly. Am J Geriatr Pharmacother. 2010;8(1):47-62.
10. Mandell LA, Wunderink RG, Anzueto A, Bartlett JG, Campbell GD, Dean NC, et al. Infectious Diseases Society of America/American Thoracic Society consensus guidelines on the management of community-acquired pneumonia in adults. Clin Infect Dis. 2007;44 Suppl 2:S27-72.
11. Rodrigo C, McKeever TM, Woodhead M, Welham S, Lim WS. Admission via the emergency department in relation to mortality of adults hospitalized with community-acquired pneumonia: an analysis of the British Thoracic Society national community-acquired pneumonia audit. Emerg Med J. 2015;32(1):55-9.
12. Lieberman D, Shimoni A, Shemer-Avni Y, Keren-Naos A, Shtainberg R, Lieberman D. Respiratory viruses in adults with community-acquired pneumonia. Chest. 2010;138(4):811-6.
13. Rocha Neto OG, Leite RF, Baldi BG. Update on viral community-acquired pneumonia. Rev Assoc Med Bras. 2013;59(1):78-84.
14. Ruuskanen O, Lahti E, Jennings LC, Murdoch DR. Viral pneumonia. Lancet. 2011;377:1264-75.
15. Taylor JK, Fleming GB, Singanayagam A, Hill AT, Chalmers JD. Risk factors for aspiration in community-acquired pneumonia: analysis of a hospitalized UK cohort. Am J Med. 2013;126(11):995-1001.

16. Wiemken T, Peyrani P, Bryant K, Kelley RR, Summersgill J, Arnold F, et al. Incidence of respiratory viruses in patients with community-acquired pneumonia admitted to the intensive care unit: results from the Severe Influenza Pneumonia Surveillance (SIPS) project. Eur J Clin Microbiol Infect Dis. 2013;32(5):705-10.
17. Lawn SD, Zumla AI. Tuberculosis. Lancet. 2011;378(9785):57-72.
18. Pereira JM, Paiva JA, Rello J. Severe sepsis in community-acquired pneumonia--early recognition and treatment. Eur J Intern Med. 2012;23(5):412-9.
19. Wunderink RG, Waterer GW. Clinical practice. Community-acquired pneumonia. N Engl J Med. 2014;6;370(6):543-51.
20. Moran GJ, Rothman RE, Volturo GA. Emergency management of community-acquired bacterial pneumonia: what is new since the 2007 Infectious Diseases Society of America/American Thoracic Society guidelines. Am J Emerg Med. 2013;31(3):602.
21. Park JH, Wee JH, Choi SP, Oh SH. The value of procalcitonin level in community-acquired pneumonia in the ED. Am J Emerg Med. 2012;30(7):1248-54.
22. Rodrigo C, McKeever TM, Woodhead M, Welham S, Lim WS. Single versus combination antibiotic therapy in adults hospitalized with community acquired pneumonia. Emerg Med J. 2015;32(1):55-916.
23. van der Poll T, Opal SM. Pathogenesis, treatment, and prevention of pneumococcal pneumonia. Lancet. 2009;374(9700):1543-56.
24. Karhu J, Ala-Kokko Ti, Ohtonen P, Syrjala H. Severe community-acquired pneumonia treated with beta-lactam-respiratory quinolone vs. beta-lactam-macrolide combination. Acta Anaesthesiol Scand. 2013;57(5):587-93.
25. Hirsch HH, Martino R, Ward KN, Boeckh M, Einsele H, Ljungman P. Fourth European Conference on Infections in Leukaemia (ECIL-4): guidelines for diagnosis and treatment of human respiratory syncytial virus, parainfluenza virus, metapneumovirus, rhinovirus, and coronavirus. Clin Infect Dis. 2013;56(2):258-66.
26. Nie W, Zhang Y, Xiu Q. Corticosteroids in the treatment of community-acquired pneumonia in adults: a meta-analysis. PLoS One. 2012;7(10):e47926.
27. Effect of corticosteroids on treatment failure among hospitalized patients with severe community-acquired pneumonia and high inflammatory response: a randomized clinical trial. Torres A, Sibila O, Ferrer M, Polverino E, Menendez R, Mensa J, Gabarrús A, Sellarés J, Restrepo MI, Anzueto A, Niederman MS, Agustí C. JAMA. 2015 Feb 17;313(7):677-86. doi: 10.1001/jama.2015.88.

SEÇÃO 13

TRAUMA

COORDENADORES

Milton Steinman ▪ Gustavo Pereira Fraga

SEÇÃO 13

TRAUMA

COORDENADORES

Milton Steinman • Gustavo Pereira Fraga

CAPÍTULO 193

ESTADO DA ARTE NO ATENDIMENTO INICIAL AO TRAUMATIZADO

Cesar Vanderlei Carmona
Gustavo Pereira Fraga

DESTAQUES

- Os sistemas de atendimento pré-hospitalar e hospitalar devem ser devidamente hierarquizados, protocolados e integrados para possibilitar o encaminhamento dos pacientes mais graves aos serviços mais preparados para atendê-los de maneira ágil e adequada.
- No atendimento inicial no pronto-socorro, na abordagem de vias aéreas e diante da necessidade de via aérea definitiva, deve-se seguir preferencialmente o protocolo de sequência rápida, com pré-medicação, sedação e relaxamento muscular adequado, com pré-oxigenação do paciente.
- Mesmo pacientes com pontuação 3 na escala de coma de Glasgow devem ser sedados para via aérea definitiva.
- Se o médico observar dificuldades na abordagem de via aérea, poderá fazê-la temporária e precocemente por via aérea supraglótica, para evitar lesão secundária.
- Excesso de bases (base excess – BE) ≤ –6 até uma hora após o trauma aumenta a sensibilidade da tabela de choque do ATLS®, diagnosticando mais rapidamente pacientes mais graves, ou com sangramento oculto.
- O ABC escore associado à dosagem do excesso de bases pode aumentar a sensibilidade para desencadeamento do protocolo de hemotransfusão maciça.
- O ácido tranexâmico deverá ser usado em até 3 horas de trauma nos pacientes com lesões potencialmente graves.
- Os médicos que atendem às emergências devem estar familiarizados com o *focused assesment with sonography for trauma* (FAST) e, se possível, com *extended focused assesment with sonography for trauma* (EFAST), como método propedêutico na sala de emergência.
- A tomografia computadorizada de corpo inteiro é indicada aos pacientes adultos com trauma grave ou potencialmente grave, e os serviços devem protocolar a orientação aos familiares ou pacientes do possível aumento do risco de câncer. Os pacientes pediátricos com trauma se beneficiam de exames mais seletivos.
- O atendimento multidisciplinar é fundamental para os pacientes traumatizados graves.

INTRODUÇÃO

O trauma, doença decorrente de causas externas, continua sendo um sério problema de saúde pública no Brasil. Apesar de alguns avanços nos últimos anos na organização do sistema de urgências e emergências no país, vive-se, atualmente, uma grave crise no sistema de saúde, com dificuldade de dispor de recursos humanos qualificados, falta de leitos nos hospitais, principalmente de terapia intensiva, subfinanciamento do Sistema Único de Saúde (SUS) e unidades de urgência superlotadas, entre outros problemas. A abordagem do traumatizado vem desde a prevenção, que poderia evitar muitos dos "acidentes", palavra que, na verdade, não deve ser utilizada entre os profissionais de saúde, pois geralmente o trauma ocorrido não é um acidente, pois na grande maioria das vezes é um evento prevenível que poderia ter sido evitado.

Este livro é mais dedicado a profissionais que atuam em urgência e unidades de terapia intensiva (UTI) e, no presente capítulo, não é possível abordar todo o conteúdo relacionado ao tema trauma. Mas é fundamental ressaltar que o atendimento ao traumatizado, em todas as fases, é multiprofissional e multidisciplinar, com o trabalho de equipes devidamente treinadas. O protocolo universal para o atendimento inicial do traumatizado é o preconizado pelo American College of Surgeons com o Advanced Trauma Life Support (Suporte Avançado de Vida no Trauma – SAVT/ATLS®), que é atualizado a cada quatro anos.[1] A literatura traz, anualmente, milhares de artigos relacionados a trauma, e este capítulo abordará alguns aspectos que podem ser considerados como estado de arte no momento atual, lembrando que a medicina é uma ciência de verdades transitórias, e que a atualização frequente dos profissionais de saúde é importante para um bom atendimento dos doentes traumatizados.

EPIDEMIOLOGIA

Semelhante a outros países em desenvolvimento, o Brasil apresenta como primeira causa de mortalidade as doenças cardiovasculares, seguidas por neoplasias e pelas lesões externas. A primeira e a terceira causas de morte estão relacionadas com a organização do sistema de atenção às urgências. O trauma é uma doença que acomete predominantemente a população jovem, com grande impacto na mortalidade e na expectativa de vida da população, além de resultar em elevada morbidade e muitos gastos para o SUS.[2-3]

No final dos anos 1970, os acidentes e a violência interpessoal foram responsáveis por cerca de 60 mil óbitos, a quarta causa de morte. Em 1988, acidentes e violência foram responsáveis por cerca de 100 mil óbitos no país, ocupando o segundo lugar na mortalidade, superados apenas pelas doenças do aparelho circulatório. Em 2004, as causas externas foram responsáveis por 127.470 óbitos. E, em 2011, elas resultaram em 145.842 mortes, liderado pelos Estados de São Paulo e Rio de Janeiro, sendo responsável por 13,6% de todos os óbitos, segundo o Ministério da Saúde.[3]

O trauma cranioencefálico (TCE) é a principal causa de óbito do traumatizado e o choque hemorrágico é a segunda causa mais frequente, sendo a maioria dessas mortes no ambiente pré-hospitalar ou nas primeiras horas após a admissão no hospital.[4] Hemorragia é a principal causa de óbito evitável após o trauma e é fundamental, na avaliação inicial do traumatizado, suspeitar de choque hemorrágico, reconhecer sua presença e diagnosticar a provável causa. O ATLS® ressalta a importância de identificar os traumatizados com instabilidade hemodinâmica, mesmo aqueles que estejam compensados e pouco sintomáticos.[1]

ATENDIMENTO PRÉ-HOSPITALAR

A equipe de atendimento pré-hospitalar deverá ter como meta o cumprimento do conceito da chamada "hora (ou horas iniciais) de ouro" introduzido pelo protocolo do curso do ATLS®, que sugere que o paciente seja tratado definitivamente (centro cirúrgico caso necessário) nas primeiras horas após a ocorrência do traumatismo.[1] Na prática, sabe-se o quanto é difícil cumprir essa meta, mas é necessário persegui-la.

O cumprimento dessa diretriz dependerá de vários fatores, entre os quais:

1. **Distância:** deslocamento das equipes de socorro até o local da ocorrência. Em situações especiais, ele pode ser feito com helicóptero, caso disponível, mas o acionamento desse tipo de socorro normalmente depende de avaliação prévia de alguma equipe já no local da ocorrência sobre a real necessidade dele.[5] Se a liberação de resgate aeromédico for feita já no momento do pedido inicial, baseada em uma situação hipoteticamente grave, existe uma grande chance de uso desnecessário desse meio de socorro. Atualmente, há, em vários estados brasileiros, a disponibilidade do transporte (resgate) aeromédico, diminuindo bastante o tempo pré-hospitalar, mas esse meio de transporte, normalmente, depende de condições climáticas ideais e, em geral, é feito apenas durante o período diurno. Mesmo em grandes centros, onde é possível o uso do transporte aeromédico de urgência, não raramente, o paciente que deveria ser transportado para hospital terciário, pela gravidade das lesões, acaba sendo triado para serviços menores, prejudicando sensivelmente o prognóstico. Em 2013, Galvagno e colaboradores[6] publicaram pela Fundação Cochrane, extensa metanálise da literatura e concluíram que, em virtude de haver grande heterogeneidade dos diversos artigos de literatura em relação ao transporte aeromédico com helicóptero, não foi possível estabelecer, com base em evidências, o real benefício desse tipo de transporte. Em 2014, Abe e colaboradores[7] publicaram trabalho prospectivo observacional, comparando

transporte de helicóptero no Japão de 2.090 pacientes *versus* 22.203 pacientes transportados por via terrestre, concluindo que, entre os pacientes mais graves, houve maior sobrevida, com significância estatística, quando transportados por helicóptero.

2. **Número de vítimas:** em um acidente com múltiplas vítimas, que ultrapassem a capacidade operacional do socorro inicial, a equipe inicial, além de se preocupar com a segurança da cena, terá de solicitar o apoio necessário e triar as vítimas com um método no qual tenha treinamento. No nosso meio, o método mais popular de triagem de múltiplas vítimas é o *Simple Triage and Rapid Treatment* (START).

3. **Tempo de ressuscitação inicial:** existem, no mundo, duas escolas para atendimento pré-hospitalar do traumatizado: a europeia, com o conceito de *stay and play*, e a norte-americana, que adota o *scoop and run*. A ideia básica sugerida pelo ATLS® e pelo Prehospital Trauma Life Support (PHTLS®) seria o de perder na cena do trauma somente o tempo necessário para tratar eventuais lesões que ameaçam a vida (vias aéreas, pneumotórax hipertensivo, controle de sangramentos externos com curativos compressivos, eventualmente torniquetes, alinhamento de fraturas) com imobilização adequada e transporte rápido ao hospital. A reposição volêmica, assim como a via aérea definitiva, no pré-hospitalar, são condutas em ampla discussão na literatura por não haver trabalhos prospectivos e randomizados com grande número de pacientes que possam definir a melhor forma de agir, isto é, quando o médico, no pré-hospitalar, opta por obter uma via aérea definitiva em um paciente com Glasgow ≤ 8, estará seguindo o protocolo do ATLS®, mas tem de ter ciência de que esse procedimento que, sem dúvida está indicado, pode ser causa de lesão cerebral secundária como hipotensão pela sedação e hipóxia por falha de intubação.[1] A ideia das escolas francesa e alemã, que seria de levar "hospital ao paciente", dependeria, para ser efetiva, de a equipe de atendimento pré-hospitalar antecipar prováveis diagnósticos e condutas que fossem acatados pela equipe hospitalar e, assim, o paciente não seria reavaliado na sala de emergência, mas encaminhado diretamente à tomografia computadorizada (TC) ou centro cirúrgico por exemplo. Como atualmente no Brasil não é possível haver essa integração eficiente entre as equipes do pré e intra-hospitalar, a melhor conduta da equipe pré-hospitalar no trauma é seguir a filosofia pré-hospitalar norte-americana.

4. **Triagem para o hospital adequado:** a equipe do atendimento pré-hospitalar deverá, sempre que possível, avaliar quais os recursos necessários para o atendimento daquele paciente em particular, para não congestionar prontos-socorros de hospitais terciários, referências em trauma, com casos de menor gravidade. Contudo, uma triagem inadequada de paciente com lesões potencialmente complexas para hospital secundário comprometerá o intervalo de tempo para o tratamento definitivo pela necessidade de novo transporte, podendo prejudicar a evolução do doente. Haas e colaboradores,[8] em 2012, publicaram estudo retrospectivo, no Canadá, sobre transporte da cena diretamente para centros de trauma (hospitais terciários) ou para hospitais locais, de 6.341 pacientes com trauma grave. A conclusão foi de que, nos pacientes graves que foram inicialmente transferidos para hospitais locais, houve mortalidade 30% maior do que os encaminhados diretamente ao centro de trauma.[7]

Para que o sistema funcione de maneira eficiente, é fundamental a comunicação adequada entre os serviços pré e intra-hospitalar, objetivando sempre que os pacientes mais graves sejam transportados para os hospitais com a melhor estrutura para atender o traumatizado. Muitas vezes, o paciente pode não estar evidentemente grave no momento do primeiro atendimento, mas alguns dados relacionados à cinemática do trauma podem sugerir que ele é potencialmente grave.

Esse contato também é importante para que o hospital esteja preparado de maneira proporcional à situação. O uso de equipamentos de proteção individual é obrigatório.

ATENDIMENTO HOSPITALAR AO PACIENTE

O ATLS® já estabeleceu desde o primeiro curso, em 1978, a sequência clássica de prioridades no atendimento inicial ao traumatizado, possibilitando a todos os médicos, com ou sem experiência no atendimento, conseguirem padronizar as condutas, sendo na fase inicial:

A. **Vias aéreas** com proteção da coluna.
B. **Ventilação** e **respiração**.
C. **Circulação** com controle da hemorragia.
D. **Disfunção** neurológica.
E. **Exposição** evitando hipotermia.

Foge ao escopo deste capítulo discutir cada um dos itens do atendimento ao traumatizado. O objetivo, aqui, é apresentar atualidades na literatura.

VIAS AÉREAS

Segundo o ATLS®, a obstrução de vias aéreas ou a incapacidade de prover uma via aérea permeável e ventilação adequada são os problemas que mais rapidamente matam o paciente com trauma grave.[1]

É necessário lembrar que a oximetria de pulso, considerada o quinto sinal vital, deve ser usada na monitorização do paciente desde o início do atendimento, tendo em mente que a meta preconizada é manter a saturação de O_2 ≥ 95%.

Do mesmo modo que os procedimentos de abordagem da via aérea de paciente vítima de trauma grave podem prevenir complicações como broncoaspiração, por exemplo, os procedimentos para uma via aérea definitiva também podem ser causa de lesão secundária como a hipóxia. As principais causas de aumento de mortalidade nos pacientes com trauma de crânio grave são hipóxia e hipotensão arterial. O Quadro 193.1 apresenta as indicações de via aérea definitiva.

QUADRO 193.1. Indicações de via aérea definitiva segundo o ATLS®.

Necessidade de proteção de via aérea	Necessidade de ventilação ou oxigenação
Trauma maxilofacial grave	**Insuficiência respiratória refratária**
Risco de obstrução - Hematoma de pescoço em expansão - Trauma de traqueia ou laringe - Estridor	Maciça perda de sangue e necessidade de ressuscitação (choque grave)
Risco de aspiração - Sangramento persistente - Vômitos constantes	TCE com necessidade de sedação e ventilação mecânica por opção terapêutica do neurocirurgião
Inconsciente	Apneia

Fonte: Adaptado ATLS®, 2013.[1]
TCE: trauma cranioencefálico.

Via aérea definitiva

Por definição, via aérea definitiva significa cânula na traqueia com balão insuflado, fixada e conectada a equipamento de ventilação mecânica com fornecimento de oxigênio suplementar.

Intubação de sequência rápida

Ao contrário de situações eletivas em que o anestesiologista seda, relaxa, ventila e procede à intubação traqueal, nas situações de emergência, em que não há jejum prévio, o emergencista ou anestesiologista terá de proceder à colocação da via aérea definitiva, se possível, sem ventilar o paciente para diminuir o risco de broncoaspiração.

A intubação de sequência rápida consiste em pré-oxigenar o paciente que ainda tem respiração espontânea para aumentar a saturação de hemoglobina e poder realizar o procedimento de maneira mais segura. Deve-se lembrar que uma saturação de O_2 de 90% corresponde a PaO_2 em torno de 60 mmHg, estando muito próxima da faixa de hipóxia e, ao se realizar a sedação e induzir a apneia, haverá grande chance de evolução catastrófica, principalmente no paciente com TCE grave. Ao se efetuar a pré-oxigenação, por exemplo, com máscara de O_2 com reservatório e fluxo mínimo de 11 litros/minuto, representar-se-á uma FiO_2 de aproximadamente 100% efetuando três ações: 1) levando a saturação de O_2 o mais próximo possível de 100%; 2) denitrogenando a capacidade residual funcional dos pulmões (aumentando o estoque de oxigênio nos alvéolos, no lugar do nitrogênio); 3) denitrogenando e maximizando a oxigenação da corrente sanguínea. O tempo ideal de pré-oxigenação é de aproximadamente 3 minutos respirando espontaneamente com máscara com reservatório. Em paciente com pulmão normal, esse procedimento daria um tempo de "apneia segura" de até 8 minutos. O que ocorre normalmente em situações de emergência é que o paciente já se apresenta hipoxêmico, ou já tem *shunt* pulmonar por contusão, broncoaspiração, ou pneumonia, por exemplo, e não se consegue subir muito a saturação de O_2 mesmo com a pré-oxigenação, diminuindo, assim, o tempo de "apneia segura".[9] Lembrando, também, que, se for utilizado um relaxante muscular com tempo curto de duração, é provável que o paciente volte a respirar espontaneamente; se isso não for obtido na primeira tentativa, deve-se proceder à intubação. Provavelmente nas próximas tentativas de intubação acabará ocorrendo queda da saturação de O_2, e, aí, o paciente terá de ser ventilado, sempre que possível evitando grandes volumes correntes e pressão alta em vias aéreas para reduzir o risco de broncoaspiração. Uma maneira de tentar evitá-la é a compressão da cartilagem cricoide, que deve ser feita por um terceiro socorrista. Essa manobra não é considerada uma garantia para evitar a broncoaspiração. Sendo assim, deve-se ter sempre todo o material de aspiração, oxigenação e intubação checado previamente.

A via aérea do paciente traumatizado já é considerada, por si só, uma via aérea difícil, independentemente de alterações anatômicas inerentes a cada paciente, já que todos os procedimentos deverão levar em conta a necessidade absoluta de proteção da coluna cervical. Existem várias padronizações, protocolos e equipamentos especiais para via aérea difícil, mas, frequentemente, em uma situação de urgência, não podem ser implementados, pois o seu uso demanda experiência prévia. Yeatts e colaboradores[10] publicaram, em 2013, um trabalho prospectivo e randomizado de intubação orotraqueal realizada por anestesiologistas ou residentes de anestesiologia com experiência de pelo menos um ano, comparando laringoscopia com laringoscópio de Macintosh e videolaringoscópio em pacientes vítimas de trauma. A conclusão foi de que não houve vantagem no uso do videolaringoscópio nesses pacientes, havendo um tempo maior e significativo do ponto de vista estatístico com o uso do videolaringoscópio; e, no subgrupo de pacientes com TCE grave, esteve associado a hipóxia importante (índices de saturação de O_2 abaixo de 80%) e menor índice de sobrevida.

Em 2010, Braude e colaboradores[11] descreveram caso de paciente traumatizado, com trauma de face grave, em cujo atendimento pré-hospitalar foi utilizada via aérea supraglótica, em procedimento denominado "via aérea de sequência rápida" em contraponto à intubação de sequência rápida, no caso máscara laríngea com orifício para passagem de sonda gástrica. Esse paciente ficou com essa máscara por aproximadamente 9 horas, até ser feita traqueostomia, sem complicações.[11] Essa descrição leva à reflexão segundo a qual a premência não é intubar, mas oxigenar e ventilar adequadamente o paciente e as vias aéreas supraglóticas, apesar de não serem consideradas vias aéreas definitivas (tubo na traqueia com balão insuflado) e de não garantirem que não haverá broncoaspiração, deverão constar do arsenal para uso em situação de emergência.

Sedação

Seder e colaboradores,[12] em 2012, publicaram artigo enfatizando o dilema sobre a abordagem da via aérea no paciente com TCE, sugerindo o uso de medicação para evitar o aumento da pressão intracraniana (PIC) no momento prévio à intubação orotraqueal, partindo do princípio de que todo paciente com TCE que necessite de via aérea definitiva já tem a PIC elevada. As medicações sugeridas, como lidocaína, esmolol ou fentanil diminuiriam o risco de aumento da PIC por reduzir a resposta simpática reflexa e o reflexo laríngeo. Reafirmam a necessidade da medicação mesmo no paciente com pontuação 3 na escala de coma de Glasgow.[12] No paciente previamente hipotenso deve-se evitar o esmolol ou o fentanil. Para sedação, sugere-se o uso de etomidato, dextrocetamina, propofol ou, eventualmente, o thiopental. Os dois últimos têm grande potencial para produzir hipotensão mesmo em pacientes normovolêmicos e se forem usados, frequentemente, será necessário usar drogas vasopressoras com a finalidade de manter a pressão de perfusão cerebral.[13-15] Em relação ao etomidato, droga considerada neutra do ponto de vista hemodinâmico, tem sido muito usada na intubação de sequência rápida e há discussão na literatura sobre seus eventuais efeitos colaterais. Chan e colaboradores,[13] em revisão de literatura publicada em 2012, argumentam que o etomidato, por inibir a 11-beta-hidroxilase e poder provocar insuficiência adrenal, mesmo transitória, não deveria ser administrado a pacientes críticos e em sepse, pois, concluem os autores na sua revisão, esteve relacionado a aumento da mortalidade. Já Erdoes e colaboradores,[14] em 2014, publicaram revisão de literatura argumentando que apesar da supressão da suprarrenal por até 72 horas, não haveria, na literatura, trabalhos prospectivos e randomizados com número de pacientes suficiente que consigam demonstrar aumento da mortalidade com uso de dose única na indução anestésica para intubação. Essa conclusão é corroborada por trabalho prospectivo publicado por Freund e colaboradores,[15] em 2014, concluindo que a insuficiência adrenal relativa é comum após uso de etomidato mesmo em dose única, mas não houve aumento da taxa de morbidade ou mortalidade. Já a dextrocetamina (isômero da cetamina), com maior potência anestésica e menor incidência de alucinação do que a fórmula original, tem sido proposta para uso sobretudo nos pacientes hemodinamicamente instáveis, por sua ação simpatomimética. A crítica que se fazia ao seu uso era a de aumentar a PIC, mas diversos artigos de literatura desmistificaram essa questão como a revisão sistemática publicada por Cohen e colaboradores[16] concluindo que não foram encontrados dados de efeito significativo da dextrocetamina na pressão de perfusão cerebral e que ela seria uma alternativa interessante ao etomidato, principalmente nos pacientes que se apresentam instáveis no pronto-socorro e nos quais não possam ser rapidamente excluídas causas neurológicas ou sépticas para a instabilidade. Para dosagens de medicamentos para intubação, ver Tabela 193.1.

VENTILAÇÃO

Obtida a intubação, sua adequação deverá ser checada. Além da checagem clínica com a ausculta, o uso do capnógrafo por curva é considerado o método mais confiável de checar se a cânula está realmente na traqueia. Em grande parte das salas de urgência no Brasil, o capnógrafo ainda não está disponível. Além da checagem da intubação adequada, a capnografia seria muito importante para monitorizar a ventilação do paciente. Em um capnógrafo adequadamente calibrado, a diferença entre o CO_2 expirado (*end tidal* CO_2 ou $etCO_2$) e o CO_2 arterial seria de 5 mmHg a menos. Levando-se em conta que no paciente com TCE grave deve-se manter o CO_2 arterial entre 35 e 40 mmHg, em um capnógrafo bem calibrado o $etCO_2$ deveria ser mantido entre 30 e 35 mmHg. O paciente não pode ser hipoventilado pelo risco de aumento do edema cerebral, em um cérebro que perdeu a autorregulação e, se o paciente for hiperventilado, poderá ocorrer isquemia cerebral tanto por diminuição do CO_2 como por hipotensão por diminuição do retorno venoso.

A avaliação do trauma torácico está contemplada no capítulo 196.

TABELA 193.1. Medicações e doses usadas na intubação.

Pré-medicações	Dose	Efeitos colaterais
▪ Lidocaína ou	▪ 1,5 mg/kg 60-90 s antes	▪ Hipotensão
▪ Esmolol ou	▪ 1-2 mg/kg 1-3 min antes	▪ Hipotensão
▪ Fentanil	▪ 1 mg/kg 2-3 min antes	
Indução		
▪ Etomidato ou	▪ 0,3 mg/kg	▪ Depressão suprarrenal
▪ Dextrocetamina ou	▪ 1-2 mg/kg	▪ Alucinações
▪ Propofol ou	▪ 2 mg/kg	▪ Hipotensão
▪ Midazolam	▪ 0,1-0,2 mg/kg	▪ Hipotensão-ação lenta

CIRCULAÇÃO

Pelo protocolo do ATLS®, a "circulação" é o momento da coleta de exames como tipagem sanguínea, provas cruzadas, coagulograma, gasometria, teste de gravidez em mulheres em idade fértil, assim como outros exames gerais e específicos de acordo com a gravidade do caso e avaliação do médico emergencista. É muito importante também em pacientes com trauma fechado com alta energia cinética e lesões anatômicas evidentes solicitar creatinofosfoquinase (CPK) pela alta incidência de rabdomiólise, a solicitação deve ser diária até a normalização para acompanhamento da evolução e do tratamento da rabdomiólise, e também para o diagnóstico de síndrome compartimental oculta.

A avaliação da gravidade do paciente do ponto de vista volêmico e como realizar a ressuscitação do paciente na sala de emergência é sempre um desafio. Os protocolos do ATLS® são baseados em trabalhos experimentais e clínicos.[1] Vários trabalhos experimentais, que se tornaram a base para os protocolos iniciais do ATLS®, foram estudos de hemorragia controlada em animais.[17-19] Esses trabalhos foram considerados de boa qualidade do ponto de vista metodológico e consistiam em provocar o sangramento e, após estancado este, realizava-se a reposição volêmica. Na verdade, esses estudos partiam de um princípio que não reflete a realidade, que é de hemorragia não controlada, ou habitualmente controlável só no hospital ou centro cirúrgico. Foram realizados outros trabalhos experimentais de hemorragia não controlada em animais que, em geral, tinham como conclusão que a reposição volêmica agressiva antes do controle da hemorragia estava associada à pior evolução.

Em 2006, Alam[18] publicou uma revisão de literatura sobre a ressuscitação no choque hemorrágico, fazendo uma descrição histórica dos protocolos de expansão volêmica, lembrando, por exemplo, que na guerra do Vietnã foi descrita a síndrome do desconforto respiratório agudo (SDRA), na época chamada de "pulmão de choque ou pulmão de Da Nang". Esse artigo descreve a análise de trabalhos experimentais de literatura segundo a qual o tratamento de choque, por si só, poderia ser deletério para o paciente, provocando a chamada explosão oxidativa, que seria uma grande resposta inflamatória sistêmica (SIRS) e, principalmente, pulmonar, provocada por migração de leucócitos e mediadores inflamatórios, em especial para o pulmão. Os trabalhos experimentais citados chegaram à conclusão de que a resposta inflamatória era maior quando usados grandes volumes de cristaloides isotônicos ou coloides, como o Dextran®, e que essa resposta era menor quando usados solução salina hipertônica e sangue ou derivados. Relataram também que se fosse trocada, experimentalmente, a fórmula do Ringer-lactato para Ringer-acetato, por exemplo, essa resposta inflamatória seria menor. No ano de 2007, teve início um trabalho randomizado, prospectivo de consórcio americano-canadense do uso de solução hipertônica comparado ao de solução cristaloide no pré-hospitalar. Esse trabalho foi suspenso pela Instituto Nacional de Saúde norte-americano em razão de os pacientes, no braço solução hipertônica, não estarem apresentando evolução melhor quando da chegada à emergência, comparando com o grupo-controle. Bickel e colaboradores,[17] em 1994, publicaram trabalho prospectivo e randomizado de hipotensão permissiva versus tratamento imediato, para traumas penetrantes no tronco. No grupo de tratamento imediato, o volume dado no atendimento pré-hospitalar foi em média de 870 mL e, na sala de emergência, de 1.608 mL de Ringer; enquanto, no grupo de tratamento postergado, o volume foi em médica de 90 mL no pré-hospitalar e 280 mL na emergência. O resultado foi um índice de 70% de sobrevida no grupo de tratamento postergado (hipotensão permissiva) e 62% no grupo de tratamento imediato, sendo considerado estatisticamente significativo.[17] Esse trabalho é citado como referência na nona edição do ATLS®, sugerindo que, nos traumas penetrantes, deve-se evitar expansão volêmica agressiva até que o controle cirúrgico seja realizado. Sendo assim, no trauma penetrante, a hipotensão arterial não seria a meta, e sim consequência de ressuscitação volêmica não agressiva.

Em 2002, Dutton e colaboradores[20] publicaram trabalho prospectivo randomizado de pacientes em choque hemorrágico por trauma fechado e penetrante, em que a meta em um dos grupos era a hipotensão, se necessária, usando analgésicos ou anestésicos para tal finalidade. Concluíram que a evolução dos dois grupos foi semelhante, não havendo vantagem no grupo de hipotensão permissiva. Em 2011, Li e colaboradores[19] publicaram estudo experimental em animais de laboratório com modelo de hemorragia não controlada. Era provocada lesão da artéria esplênica e transecção do parênquima esplênico, mimetizando trauma penetrante, pois não havia grande lesão tecidual. Concluíram que houve sobrevida maior e estatisticamente significativa nos animais em que a pressão arterial média (PAM) se manteve entre 50 e 60 mmHg, comparados com o grupo de ressuscitação normovolêmica. Já no grupo em que se manteve a PAM em torno de 40 mmHg, houve aumento da mortalidade, e isso esteve relacionado com piora da função hepática e renal por provável disfunção mitocondrial encontrada laboratorialmente. Também concluíram que o tempo limite de hipotensão permissiva era de 90 minutos mesmo nos animais com PAM entre 50 e 60 mmHg e que, com 120 minutos de hipotensão permissiva, ocorreria disfunção multiorgânica irreversível.[19]

Em 2011, foi publicado resultado preliminar de trabalho prospectivo randomizado realizado por Morrison e colaboradores[21] de tratamento com restrição de expansão volêmica no pré-hospitalar, sala de emergência e centro cirúrgico com cristaloides ou sangue e derivados, até o controle cirúrgico de sangramento, tanto em traumatismo penetrante quanto fechado. Foram publicados os resultados com 90 pacientes e a meta no grupo hipotensão permissiva era de permitir uma PAM em torno de 50 mmHg. O resultado inicial foi que no grupo de hipotensão permissiva houve menor mortalidade no pós-operatório imediato, menor incidência de coagulopatia e menor necessidade de hemocomponentes, aguardando-se os resultados finais do estudo.[21]

Já Hampton e colaboradores,[22] em artigo publicado em 2013 de coleta de dados de dez centros de trauma nos Estados Unidos, concluíram que os pacientes vítimas de trauma tiveram menor mortalidade intra-hospitalar quando receberam expansão volêmica no pré-hospitalar. A expansão volêmica média foi em torno de 700 mL (variação de 300 a 1.300 mL) de solução cristaloide. O grupo de expansão volêmica apresentou, nos exames laboratoriais, menor hematócrito, menor quantidade de plaquetas e menor valor de fibrinogênio, assim como maior tempo de tromboplastina parcial. O grupo de expansão volêmica tinha, em média, menor pressão arterial na cena do trauma, mas, mesmo com a expansão volêmica, não houve alteração significativa da pressão arterial.[22] Deve-se observar que o volume administrado foi relativamente pequeno.

Em 2014, Geeraedts e colaboradores[23] publicaram análise retrospectiva de pacientes vítimas de trauma com hipotensão arterial na cena do trauma, correlacionando a administração de cristaloides no pré-hospitalar e associação do índice de choque (frequência cardíaca/pressão arterial sistólica), necessidade de hemotransfusão e mortalidade intra-hospitalar. Por meio de modelos estatísticos de regressão, chegaram à conclusão de que a administração de 500 a 2.000 mL de cristaloides no pré-hospitalar tinha menor índice de choque. Pacientes que receberam menos de 500 mL tinham maior índice de choque na admissão e os que receberam mais de 1.000 mL de volume tiveram maior necessidade de hemotransfusão, sendo essa necessidade muito maior, acima de 2.000 mL de expansão pré-hospitalar. Concluíram que, por esses dados, o ideal seria a administração de 500 a 1.000 mL de volume nos pacientes hipotensos por trauma no pré-hospitalar. Não houve aumento de mortalidade que pudesse ser atribuído à expansão volêmica pré-hospitalar.[23] Sugeriram que dúvidas poderiam ser diminuídas com trabalhos prospectivos randomizados.

O que se recomenda, no momento, em relação à expansão volêmica no traumatizado e que também está descrito na 9ª edição do manual do ATLS®, é de que a hipotensão permissiva beneficia de maneira efetiva o paciente vítima de trauma penetrante e de que, no trauma fechado, a administração de fluidos deve ser realizada principalmente no paciente hipotenso na cena do trauma, evitando-se a expansão agressiva. Na sala de emergência, sempre que possível, se houver necessidade de expansão volêmica, que esta seja de no máximo 2 litros, já sendo somado o volume administrado no pré-hospitalar. Harrois e colaboradores,[24] em artigo de revisão publicado em 2014, sugerem evitar ressuscitação volêmica excessiva antes do controle do sangramento, mesmo nos traumas fechados, devendo-se associar vasopressores em dose baixa, de preferência norepinefrina, havendo trabalhos também com vasopressina nesse sentido, com o intuito de manter a PA sistólica em torno de 80 a 90 mmHg, em doentes sem TCE, e PA sistólica > 80 mmHg em doentes com TCE.[24]

Em relação às soluções de amido, cuja permanência prolongada na corrente sanguínea é conhecida, a recomendação atual é de que não sejam usadas devido à alta incidência de insuficiência renal aguda no paciente grave. Segundo Allen e colaboradores,[25] que publicaram estudo retrospectivo em 2014 com 1.410 pacientes consecutivos admitidos por trauma fechado e penetrante, nos quais foi feita ressuscitação com solução composta de amido e Ringer-lactato, a solução de amido foi fator independente de aumento da mortalidade por insuficiência renal aguda nos casos de trauma fechado, mas não no trauma penetrante. Atualmente, a comercialização e o uso das soluções de amido encontram-se bastante limitadas, na Europa, a situações específicas, por exemplo, quando as soluções salinas não estão conseguindo reanimar o paciente e na impossibilidade de hemotransfusão.

Nos pacientes com TCE grave, o consenso atual é de que a PAM deve ser mantida acima de 80 mmHg, sendo, então, a hipotensão permissiva contraindicada.

Coagulopatia do trauma

Segundo McDaniel e colaboradores[26] a coagulopatia aguda do trauma é uma entidade desencadeada pela associação de trauma tecidual com hipoperfusão e inflamação, resultando em hiperfibrinólise e ativação endotelial. A proteína C-reativa tem participação ativa nesse processo. Há casos de pacientes com TCE grave isolado que chegam ao pronto-socorro em franca coagulopatia. Até 25% dos pacientes com traumatismo grave já chegam à emergência com sinais de coagulopatia, que se inicia no momento do trauma, e essa entidade aumenta muito a mortalidade dos traumatizados. A alteração mais precoce é a hiperfibrinólise e há evidências que fibrinogênio ≤ 100 mg/dL é um forte indicador independente de mortalidade. O tromboelastograma (TEG) pode diagnosticar em tempo real a alteração de função plaquetária, fibrinólise e força do coágulo e pode permitir o tratamento por metas "personalizadas" para o paciente em vez de se trabalhar com protocolos fixos de hemotransfusão maciça (HTM).[26,27] De qualquer maneira, o TEG ainda é pouco disponível nas salas de urgência no Brasil, lembrando que seu uso e adequada interpretação incluem a participação do especialista em hematologia/hemoterapia. Tapia e colaboradores,[28] em 2013, publicaram trabalho retrospectivo comparando o protocolo HTM fixo previamente utilizado com outro protocolo usando TEG e terapia guiada por metas. Concluíram que, nos pacientes com trauma penetrante, o protocolo de HTM fixo se associou a aumento da mortalidade.[28] O protocolo de HTM deriva da medicina militar baseado na transfusão de sangue total em vez de administração de hemocomponentes. A transfusão de sangue total consegue transfundir mais fatores de coagulação do que transfundir os hemocomponentes separados, mas esbarra em algumas restrições como necessidade de usar filtros de leucorredução com preservação de plaquetas e a preocupação entre a conexão entre contaminação dos leucócitos e as complicações da transfusão. Os serviços que têm protocolo HTM o personalizaram de comum acordo com o serviço de hemoterapia, sempre tendo como tendência se aproximar da meta 1:1:1 (concentrado de hemácias – plasma fresco congelado (PFC)/plaquetas). No Hospital de Clínicas da Unicamp, quando acionado o protocolo de HTM, liberam-se quatro unidades CH e quatro PFC no prazo de até 15 minutos. A quantidade de plaquetas a ser liberada ou não dependerá de exames laboratoriais.

Considera-se hemotransfusão maciça a administração de 10 CH em 24 horas, mas, logicamente, pacientes que necessitem de grande quantidade de hemocomponentes nas primeiras horas de atendimento têm, em geral, maior mortalidade. Está bem estabelecido que, para os pacientes graves, quanto mais rápido o atendimento inicial, melhor poderá ser o prognóstico, denominando-se de "ressuscitação de controle de danos" o protocolo de HTM associado à cirurgia de controle de danos com o intuito de se quebrar o círculo vicioso da tríade letal (acidose, hipotermia e coagulopatia) que perpetuará a hemorragia.[26-30]

A literatura tem tentado estabelecer critérios na chegada do paciente ao pronto-socorro para a ativação desse protocolo como escores Tash, PWH e assessment of blood consumption (ABC), entre outros. O mais utilizado em nosso meio é o escore ABC, criado em 2009 por Nunez e colaboradores,[29] que utiliza parâmetros não laboratoriais e não ponderados, de cálculo fácil. Tem como vantagem a possibilidade de, nos primeiros minutos, após a chegada do paciente, ser possível prever com certa segurança a necessidade do protocolo de HTM. Os parâmetros utilizados são quatro: mecanismo penetrante; PA sistólica ≤ 90 mmHg; FC > 120 bpm na admissão do paciente; e ultrassonografia FAST positiva. Cada um dos itens, quando presente, vale um ponto e, durante a sua validação, chegou-se à conclusão de que a presença de dois pontos já seria o gatilho para se iniciar o protocolo de HTM, prevendo-se alto índice de mortalidade. Uma maneira de aumentar a sensibilidade, além do escore ABC, é pela avaliação do excesso de bases (BE) na gasometria arterial.[31-32] Considera-se que, quando o paciente é admitido na emergência com até 1 hora após o trauma e tem BE ≤ –6, há alta probabilidade de o protocolo de HTM ser necessário (Tabela 193.2).[29]

TABELA 193.2. Escore ABC (assessment of blood consumption).

Trauma penetrante	1 ponto
PA sistólica na chegada ao PS ≤ 90 mmHg	1 ponto
FC > 120 bpm na chegada ao PS	1 ponto
FAST positivo	1 ponto

≥ 2 pontos – gatilho para protocolo de hemotransfusão maciça.
Fonte: Adaptada Nunez e colaboradores, 2009.[29]

Em 2010, foi publicado o estudo Crash 2 que envolveu 20.211 pacientes de 274 hospitais em 40 países, avaliando o uso do ácido tranexâmico em pacientes vítimas de trauma grave, concluindo que houve redução significativa da mortalidade quando foi usado até 3 horas após o trauma, com melhor resultado até uma hora após o trauma e que não deveria ser usado após 3 horas de trauma, talvez por risco de aumentar a hemorragia.[33] O ácido tranexâmico, de fórmula estrutural semelhante à da lisina, tem efeito antifibrinolítico, bloqueando a hiperfibrinólise por evitar a transformação do plasminogênio em plasmina. Outra hipótese é a de diminuição da reação inflamatória orgânica à hemorragia maciça. A dose é de 1.000 mg em 10 minutos, endovenosa, até 3 horas (tempo ideal é até 1 hora) após o trauma e, posteriormente, 1.000 mg em 8 horas.[33-35] Segundo metanálise de Zehtabchi e colaboradores[36] publicada em 2014, no caso de TCE isolado, o uso de ácido tranexâmico mostrou diminuição estatisticamente significativa da progressão de sangramento intracraniano, mas não foi demonstrada melhora da evolução clínica no departamento de emergência. Está em curso o estudo prospectivo Crash 3, com planejamento para incluir 10 mil pacientes para avaliar essa questão. Vu e colaboradores[37] descreveram experiência no Canadá com administração do ácido tranexâmico no atendimento pré-hospitalar de helicóptero, em pacientes potencialmente graves, com média de aplicação do medicamento de 32 minutos após o primeiro contato com o paciente, não havendo complicações descritas.

EXAMES DE IMAGEM

Fazem parte dos adjuntos da avaliação primária no atendimento inicial ao trauma pelo ATLS® as radiografias de coluna cervical em perfil, tórax AP e pelve AP. As radiografias de tórax e pelve têm como finalidade ajudar a procurar sangramentos ocultos, levando-se em conta que a ausculta torácica nem sempre é confiável na sala de emergência para diagnosticar hemotórax ou pneumotórax pequenos a moderados. O exame, que já há alguns anos vem ganhando importância na sala de emergência, é a ultrassonografia FAST, cuja finalidade é procurar líquido no saco pericárdico, no espaço hepatorrenal (Morrison), esplenorrenal ou subfrênico esquerdo, e no espaço retrovesical (espaço de Douglas). O exame detecta líquido na cavidade a partir de 50 mL e considera-se que a presença de líquido (sangue) em mais de três recessos dos citados significa a presença de mais de 1.000 mL de sangue na cavidade abdominal. É um exame examinador-dependente e necessita de curva de aprendizado. A ideia não é usá-lo como meio diagnóstico, mas como método semiológico à beira do leito.

Como natural extrapolação do FAST, surgiu o EFAST, que é a extensão do primeiro para a avaliação diafragmática e pulmonar, com pesquisa de hemotórax e pneumotórax. Consiste em realizar:

1. Janela hepatorrenal.
2. Subir para diafragma e base pulmonar direita.

3. Linha hemiclavicular anterior entre 3º e 5º espaço intercostal.
4. Espaço esplenorrenal (subfrênico E).
5. Subir para diafragma e base pulmonar esquerda.
6. Linha hemiclavicular anterior esquerda entre 3º e 5º espaço intercostal E.
7. Espaço retrovesical (Douglas).
8. Saco pericárdico.

Utiliza-se para os dois métodos o transdutor convexo.

TOMOGRAFIA DE CORPO INTEIRO

Como regra geral, o traumatizado só deverá realizar a TC se estiver hemodinamicamente estável. Em muitos artigos de literatura, até há algum tempo, quando os exames eram mais demorados por limitações técnicas dos equipamentos, o aparelho de TC chegou a ser denominado corredor para a morte. Atualmente, com a melhora tecnológica dos equipamentos e a respectiva instalação estratégica anexa à sala de emergência, a abrangência diagnóstica tem mudado muito, principalmente dos pacientes mais graves, permitindo fazer TC de corpo inteiro, isto é, crânio sem contraste, tórax, abdome e pelve com contraste endovenoso, em 90 segundos, conforme referido por Harvey e colaboradores.[38] Segundo esses autores, 94% dos militares britânicos feridos no Afeganistão eram submetidos à TC de corpo inteiro antes de encaminhados à cirurgia e, frequentemente, eram encontradas lesões ocultas que poderiam alterar a evolução. Segundo esses mesmos autores, quem mais se beneficiaria da TC de corpo inteiro seriam os adultos vítimas de trauma grave, com avaliação imediata do exame por radiologista para orientar a equipe de trauma na conduta inicial; e esse exame, assim que possível, deveria ser reavaliado para diagnosticar lesões não identificadas na avaliação inicial.[38] Os pacientes idosos também se beneficiariam muito com o exame no caso de traumatismo grave, tomando-se o cuidado de reavaliar a dose de contraste necessária em virtude do risco maior de lesão renal aguda. A possibilidade de lesão renal pelo contraste também tem risco aumentado mesmo no paciente não idoso, pela frequente instabilidade hemodinâmica presente no traumatizado grave. Os pacientes pediátricos, segundo essa mesma publicação, não se beneficiariam tanto da TC de corpo inteiro, levando-se em conta o risco de câncer relacionado à radiação.[38] O risco de câncer em paciente de 45 anos após uma TC de corpo inteiro seria de 1:1250. Tien e colaboradores[39] publicaram, em 2007, resultado de estudo prospectivo de 291 pacientes atendidos em centro de trauma, sendo colocados em cada um dos pacientes três dosímetros de radiação, com a conclusão de que os pacientes receberam em média 27,8 mSv (milisievert). Uma TC de tórax, por exemplo, representa, em média, 5,8 mSv de radiação. Os autores concluíram, com cálculos estatísticos, que essa exposição à radiação poderia ser responsável por 190 mortes adicionais por câncer em 100 mil expostos.

A Tabela 193.3 cita eventuais indicações para TC de corpo inteiro no trauma.

TABELA 193.3. Possíveis indicações de TC de corpo inteiro após trauma.

A – Mecanismo de lesão de alto risco
- Colisão em rodovia com morte de outro passageiro no mesmo veículo
- Colisão em rodovia: vítima ejetada do veículo
- Colisão em rodovia com tempo de extricação > 15 min
- Pedestre/ciclista/motociclista *versus* carro
- Queda > 2 metros ou de alto de escada

B – Anatômicos (pelo menos um)
- Trauma visível em > 2 regiões do corpo (cabeça/pescoço/tórax/abdome/pelve/ossos longos)
- Sinais de lesão vascular grave (hematoma em expansão, laceração profunda sobre trajeto arterial)
- Sinais de trauma raquimedular

C – Fisiológicos (pelo menos um)
- Escala de coma de Glasgow < 12 ou intubado ou via aérea cirúrgica
- PA sistólica < 90 mmHg no pronto-socorro
- Frequência respiratória < 10 ou > 30/min
- Pulso > 120 no pronto-socorro
- Idade > 65 anos
- Paciente em uso de anticoagulante

A Figura 193.1 ilustra a composição ideal de uma equipe de trauma para atendimento a pacientes graves. A presença do hematologista/hemoterapeuta é muito importante no caso de coagulopatia e na interpretação do tromboelastograma quando disponível. O radiologista seria fundamental para colaborar na interpretação diagnóstica dos exames de imagem. O cirurgião vascular tem papel preponderante nos casos de necessidade de endopróteses, por exemplo, nos traumas de aorta torácica e nas angioembolizações em rupturas de fígado, baço e rins mais graves, evitando cirurgias que poderiam piorar o prognóstico dos pacientes.

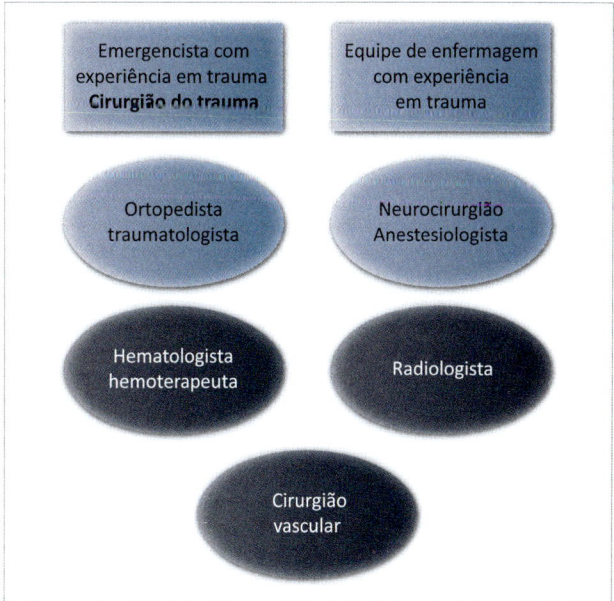

FIGURA 193.1. Equipe ideal no atendimento a traumatizado grave.

REFERÊNCIAS BIBLIOGRÁFICAS

1. American College of Surgeons Committee on Trauma. Advanced Trauma Life Support (ATLS®) Student Manual. Chicago, 2013.
2. Birolini D. Epidemiologia do trauma In: Souza HP, Breigeiron R, Gabiatti G. Cirurgia do trauma: condutas diagnósticas e terapêuticas. São Paulo: Editora Atheneu; 2003. p.1-6.
3. Brasil. Ministério da Saúde. Departamento de Informática do SUS (DATASUS). Sistema de Informações sobre Mortalidade do Sistema Único de Saúde (SUS). Brasília; 2012. Datasus, 2012. [Internet] [Acesso em 09 jan 2016]. Disponível em: http://www.datasus.gov.br
4. Sauaia A, Moore FA, Moore EE, Moser KS, Brennan R, Read RA, et al. Epidemiology of trauma deaths: a reassessment. J Trauma. 1995;38(2):185-93.
5. Bulger EM, Guffey D, Guyette FX, MacDonald RD, Brasel K, Kerby JD, Resuscitation Outcomes Consortium Investigators. Impact of prehospital mode of transport after severe injury: a multicenter evaluation from the Resuscitation Outcomes Consortium. J Trauma Acute Care Surg. 2012;72(3):567-73.
6. Galvagno SM Jr, Thomas S, Stephens C, Haut ER, Hirshon JM, Floccare D, et al. Helicopter emergency medical services for adults with major trauma. Cochrane Database Syst Rev. 2013 Mar 28;3:CD009228.
7. Abe T, Takahashi O, Saitoh D, Tokuda Y. Association between helicopter with physician versus ground emergency medical services and survival of adults with major trauma in Japan. Crit Care. 2014;18(4):R146.
8. Haas B, Stukel TA, Gomez D, Zagorski B, De Mestral C, Sharma SV, et al. The mortality benefit of direct trauma center transport in a regional trauma system: a population-based analysis. J Trauma Acute Care Surg. 2012;72(6):1510-7.
9. Weingart SD, Levitan RM. Preoxygenation and prevention of desaturation during emergency airway management. Ann Emerg Med. 2012;59(3):165-75.
10. Yeatts DJ, Dutton RP, Hu PF, Chang YW, Brown CH, Chen H, et al. Effect of video laryngoscopy on trauma patient survival: a randomized controlle trial. J Trauma Acute Care Surg. 2013;75(2):212-9.
11. Braude D, Southard A, Bajema T, Sims E, Martinez J. Rapid sequence airway using the LMA-Supreme as a primary airway for 9 h in a multi-system trauma patient. Resuscitation. 2010;81(9):1217.
12. Seder DB, Riker RR, Jagoda A, Smith WS, Weingart SD. Emergency neurological life support: airway, ventilation, and sedation. Neurocrit Care. 2012;17 Suppl 1:S4-20.
13. Chan CM, Mitchell AL, Shorr AF. Etomidate is associated with mortality and adrenal insufficiency in sepsis: a meta-analysis. Crit Care Med. 2012;40(11):2945-53.
14. Erdoes G, Basciani RM, Eberle B. Etomidate – a review of robust evidence for its use in various clinical scenarios. Acta Anaesthesiol Scand. 2014;58(4):380-9.
15. Freund Y, Jabre P, Mourad J, Lapostolle F, Reuter PG, Woimant M, et al. Relative adrenal insufficiency in critically ill patient after rapid sequence intubation: KETASED ancillary study. J Crit Care. 2014;29(3):386-9.
16. Cohen L, Athaide V, Wickham ME, Doyle-Waters MM, Rose NG, Hohl CM. The Effect of Ketamine on Intracranial and Cerebral Perfusion Pressure and Health Outcomes: A Systematic Review. Ann Emerg Med. 2015;65(1):43-51.
17. Bickell WH, Wall MJ Jr, Pepe PE, Martin RR, Ginger VF, Allen MK, et al. Immediate versus delayed fluid resuscitation for hypotensive patients with penetrating torso injuries. N Engl J Med. 1994;331(17):1105-9.
18. Alam HB. An update on fluid resuscitation. Scand J Surg. 2006;95(3):136-45.
19. Li T, Zhu Y, Hu Y, Li L, Diao Y, Tang J, et al. Ideal permissive hypotension to resuscitate uncontrolled hemorrhagic shock and the tolerance time in rats. Anesthesiology. 2011;114(1):111-9.
20. Dutton RP, Mackenzie CF, Scalea TM. Hypotensive resuscitation during active haemorrhage: impact on in-hospital mortality. J Trauma. 2002;52(6):1141-6.
21. Morrison CA, Carrick MM, Norman MA, Scott BG, Welsh FJ, Tsai P, et al. Hypotensive resuscitation strategy reduces transfusion requirements and severe postoperative coagulopathy in trauma patients with hemorrhagic shock: preliminary results of a randomized controlled trial. J Trauma. 2011;70(3):652-63.
22. Hampton DA, Fabricant LJ, Differding J, Diggs B, Underwood S, De La Cruz D, et al. Prehospital intravenous fluid is associated with increased survival in trauma patients. J Trauma Acute Care Surg. 2013;75(1 Suppl 1):S9-15.
23. Geeraedts LM Jr, Pothof LA, Caldwell E, de Lange-de Klerk ES, D'Amours SK. Prehospital fluid resuscitation in hypotensive trauma patients: Do we need a tailored approach? Injury. 2015;46(1):4-9.
24. Harrois A, Hamada SR, Duranteau J. Fluid resuscitation and vasopressors in severe trauma patients. Curr Opin Crit Care. 2014;20(6):632-7.
25. Allen CJ, Valle EJ, Jouria JM, Schulman CI, Namias N, Livingstone AS, et al. Differences between blunt and penetrating trauma after resuscitation with hydroxyethyl starch. J Trauma Acute Care Surg. 2014;77(6):859-64.
26. McDaniel LM, Etchill EW, Raval JS, Neal MD. State of the art: massive transfusion. Transfus Med. 2014;24(3):138-44.
27. Callcut RA, Cotton BA, Muskat P, Fox EE, Wade CE, Holcomb JB, et al, PROMMTT Study Group. Defining when to initiate massive transfusion: a validation study of individual massive transfusion triggers in PROMMTT patients. J Trauma Acute Care Surg. 2013;74(1):59-68.
28. Tapia NM, Chang A, Norman M, Welsh F, Scott B, Wall MJ Jr, et al. TEG guided resuscitation is superior to standardized MTP resuscitation in massively transfused penetrating trauma patients. J Trauma Acute Care Surg. 2013;74(2):378-86.
29. Nunez TC, Voskresensky IV, Dossett LA, Shinall R, Dutton WD, Cotton BA. Early prediction of massive transfusion in trauma: simple as ABC (assessment of blood consumption)? J Trauma. 2009;66(2):346-52.
30. Fraga GP, Bansal V, Coimbra R. Transfusion of blood products in trauma: an update. J Emerg Med. 2010;39(2):253-60.
31. Mofidi M, Hasani A, Kianmehr N. Determining the accuracy of base deficit in diagnosis of intrabdominal injury in patients with blunt abdominal trauma. Am J Emerg Med. 2010;28(8):933-6.
32. Mutschler M, Nienaber U, Brockamp T, Wafaisade A, Fabian T, Paffrath T, et al. Renaissance of base deficit for the initial assessment of trauma patients: a base deficit-based classification for hypovolemic shock developed on data from 16,305 patients derived from the Trauma Register DGU®. Crit Care. 2013;17(2):R42.
33. CRASH-2 trial collaborators, Shakur H, Roberts I, Bautista R, Caballero J, Coats T, Dewan Y, et al. Effects of tranexamic acid on death, vascular occlusive events, and blood transfusion in trauma patients with significant haemorrhage (CRASH-2): a randomised, placebo-controlled trial. Lancet. 2010;376(9734):23-32.
34. Luz Ld, Sankarankutty A, Passos E, Rizoli S, Fraga GP, Nascimento B Jr. Tranexamic acid for traumatic hemorrhage. Rev Col Bras Cir. 2012;39(1):77-80.
35. Harvey V, Perrone J, Kim P. Does the use of tranexamic acid improve trauma mortality? Ann Emerg Med. 2014;63(4):460-2.
36. Zehtabchi S, Abdel Baki SG, Falzon L, Nishijima DK. Tranexamic acid for traumatic brain injury: a systematic review and meta-analysis. Am J Emerg Med. 2014;32(12):1503-9.
37. Vu EN, Schlamp RS, Wand RT, Kleine-Deters GA, Vu MP, Tallon JM. Prehospital use of tranexamic acid for hemorrhagic shock in primary and secondary air medical evacuation. Air Med J. 2013;32(5):289-92.
38. Harvey JJ, West AT. The right scan, for the right patient, at the right time: the reorganization of major trauma service provision in England and its implications for radiologists. Clin Radiol. 2013;68(9):871-86.
39. Tien HC, Tremblay LN, Rizoli SB, Gelberg J, Spencer F, Caldwell C, et al. Radiation exposure from diagnostic imaging in severely injured trauma patients. J Trauma. 2007;62(1):151-6.

CAPÍTULO 194

TRAUMA RAQUIMEDULAR

Marcelo Wajchenberg
Arthur Werner Poetscher
Hallim Féres Junior

DESTAQUES

- O trauma raquimedular ocorre em indivíduos jovens, em fase produtiva da vida, com consequências financeiras pessoais e ao sistema de saúde.
- As lesões podem ser prevenidas por meio de campanhas e com o atendimento correto aos pacientes, evitando também transformar lesões incompletas em completas.
- A manifestação clínica depende da região acometida e da intensidade do trauma na medula espinhal, devendo-se sempre conhecer e considerar a anatomia.
- A lesão ocorre primariamente pelo trauma e, em seguida, pela cascata de liberação de substâncias que agem no local, influenciando o fluxo sanguíneo e a nutrição tecidual.
- O diagnóstico da lesão raquimedular é clínico e pode ser complementado por meio de radiografias, tomografia computadorizada e, principalmente, pela ressonância magnética, que permite avaliar o tecido neural e outros tecidos moles.
- O tratamento inclui basicamente o suporte clínico, mantendo os parâmetros vitais e evitando complicações sistêmicas. Nenhum medicamento recupera a lesão neural, mas, com o suporte adequado, os pacientes têm maior sobrevida, com mais qualidade.

CONCEITO

Traumatismo raquimedular (TRM) pode ser entendido como a lesão da medula espinhal, que provoca déficit temporário ou permanente nas funções motoras, sensitivas e autonômicas do paciente, podendo acometer os membros inferiores ou os quatro membros em graus variados.

INTRODUÇÃO

A lesão medular ocorre principalmente em homens jovens, com média atual de 40 anos.[1-2] As principais causas são acidentes automotivos (42,1%), quedas (26,7%), violência (15,1%), esportes (7,6%) e outras causas (8,6%).[1] Estima-se incidência de 40 casos novos por milhão de habitantes, que corresponde a 12 mil casos novos nos Estados Unidos a cada ano.[2] O coeficiente de incidência de lesão medular traumática no Brasil é desconhecido e não existem dados precisos a respeito da sua incidência e prevalência, uma vez que esta condição não é sujeita à notificação. Em nosso meio, Barros Filho e colaboradores encontraram como etiologias mais frequentes os ferimentos por arma de fogo, acidentes em água rasa e queda de objeto sobre o paciente e constataram que apenas 28% dos pacientes são atendidos nas primeiras 6 horas após o acidente.[3]

A região cervical é acometida em mais da metade dos casos e os sinais e sintomas variam de lesões parciais a totais no nível da lesão e abaixo dele, podendo ser tetraplegia/tetraparesia ou paraplegia/paraparesia. Em até 20,9% dos casos os pacientes podem apresentar quadro de lesão medular incompleta. Estatísticas norte-americanas demonstram um custo anual acima de 7 bilhões de dólares com esses pacientes.[4]

A expectativa de vida dessa população tem aumentado gradualmente a cada ano, embora ainda seja menor do que a da população geral. O primeiro ano apresenta as maiores taxas de mortalidade e as causas de óbito vêm se alterando ao longo dos anos. Até pouco tempo atrás, a principal causa de morte advinha de falência renal, mas, atualmente, após os grandes avanços no tratamento das afecções nefrourológicas, as principais causas de óbito têm sido pneumonia, embolia pulmonar e septicemia.[2]

Morais e colaboradores concluíram que vítimas de TRM que evoluíram com complicações clínicas são, na maioria, do sexo masculino, acima de 50 anos de idade, e a principal causa foi queda acidental, apresentando maior tempo de internação e risco de óbito. A pneumonia foi a principal complicação clínica, relacionada com envolvimento do segmento cervical, quadro sindrômico de tetraplegia e *status* neurológico ASIA-A.[5]

CONSIDERAÇÕES ANATÔMICAS

A coluna vertebral e seu conteúdo formam uma estrutura relativamente rígida com áreas de maior flexibilidade, constituídas pela região cervical inferior, transição toracolombar e região lombar superior, representando as áreas mais suscetíveis aos traumas. No adulto, os segmentos medulares têm correlação anatômica própria em virtude do menor crescimento da medula em relação à coluna vertebral correspondente. O segmento espinhal não se relaciona diretamente com a vértebra homônima nas regiões dorsal, lombar e sacra, sendo a diferença progressivamente maior no sentido craniocaudal. Essa segmentação nervosa particular determina dissociação da vértebra comprometida com o respectivo dermátomo, exigindo pleno conhecimento anatômico para o diagnóstico neurológico preciso.

As lesões neurológicas decorrentes do traumatismo direto sobre a medula espinhal e seus envoltórios podem advir também de perturbações vasculares locais ou a distância. A irrigação arterial é proveniente de ramos das artérias vertebrais, intercostais, lombares e sacras. Dão origem a uma artéria espinhal anterior e a duas artérias espinhais posteriores que nutrem a medula espinhal em toda a sua extensão. A artéria espinhal anterior é responsável pela vascularização dos dois terços anteriores da medula, sendo nutrida na região cervical principalmente pelas artérias vertebrais e alguns ramos radiculares. As artérias intercostais são responsáveis pela vascularização de T4 a L1, havendo distribuição funcional variável destas. A porção dorsal baixa e a lombar da medula espinhal são nutridas principalmente pela chamada "artéria de Adamckiewicz", que penetra o canal raquiano geralmente ao nível de T9, T10 com variações individuais. A partir do cone medular, a nutrição arterial é realizada por ramos das artérias lombares, ileolombares e sacras. O sistema de drenagem venoso acompanha a circulação arterial.

FISIOPATOLOGIA

A lesão medular apresenta dois grandes mecanismos envolvidos na fisiopatologia. O primeiro deles se refere às forças de compressão, tração e rotação aplicadas na coluna no momento do trauma e que transferem sua energia para a medula, promovendo rompimento de axônios, perda de neurônios, e ativação de astrócitos e de micróglia e degeneração de oligodendrócitos.

Em poucos minutos após a lesão inicial ocorre isquemia importante decorrente de uma série de fatores em que se destacam o edema da própria medula e a hipotensão arterial em virtude da inabilidade de regulação autonômica, dando início à lesão medular secundária.[6]

Sequencialmente, observa-se o processo de reperfusão descontrolada, levando à peroxidação lipídica das membranas celulares e formação de radicais livres que promovem danos irreversíveis às mitocôndrias, causando a apoptose celular. Essa cascata se estende caudal e cranialmente, aumentando a área de lesão. Além dos radicais livres, há outros agentes tóxicos como o cálcio intracelular e a excitotoxicidade, que ativam outras cascatas como a inflamatória e a de caspases, que aumentam o dano medular.[6-7]

O resultado final é a formação de siringomielia pós-traumática e cicatriz glial, que criam mais um obstáculo mecânico à regeneração axonal.[6-7]

DIAGNÓSTICO CLÍNICO

O exame clínico do paciente com TRM permite a identificação de alterações e deve ser feito de maneira cuidadosa, pois permite identificar pontos de ação imediata e de propor prognóstico. Dessa forma, é possível seguir um algoritmo para correta interação entre médicos e demais profissionais (equipe multiprofissional). Inúmeras escalas são utilizadas na literatura para avaliar esses pacientes, mas, atualmente, a mais utilizada e confiável é a da American Spinal Cord Injury Association (ASIA), que avalia a sensibilidade superficial e profunda e a função motora de músculos-chaves nos membros superiores e inferiores (Figura 194.1).

Ainda é possível, utilizando a escala ASIA, identificar os pacientes com lesão medular incompleta ou completa. Mas, para isso, é imprescindível identificar se o paciente ainda se encontra em estado de choque medular, que é um estado irresponsivo da medula com ausência total de sensibilidade, motricidade e reflexos abaixo do nível da lesão, com uma extensão variável de tempo que dura, na maioria dos casos, 24 horas. A pesquisa clínica do choque medular se dá por meio da pesquisa do reflexo bulbocavernoso que, quando normal, apresenta contração do esfíncter retal após tração delicada da sonda vesical ou apertando a glande peniana ou o clitóris.

Ao final do choque medular, pode-se determinar se a lesão é completa, quando não há função motora ou sensitiva maior do que três segmentos abaixo da lesão, ou incompleta, quando existe alguma sensibilidade ou motricidade nesses segmentos.

As lesões incompletas podem ser diferenciadas em síndromes: central, anterior ou posterior da medula e hemissecção ou síndrome de Brown-Sèquard, dependendo da localização do déficit.

DIAGNÓSTICO POR IMAGEM

Estudos de radiografias simples são insuficientes para avaliar adequadamente a coluna de pacientes com TRM; mesmo assim, auxiliam muito na tomada de decisão do plano terapêutico (Figura 194.2) e, quando possível, devem ser obtidas a partir de três posições.[8] Nos quadros em que se detecta alguma fratura ou quando o paciente está irresponsivo ou pouco colaborativo, deve-se avaliar toda a coluna, pois

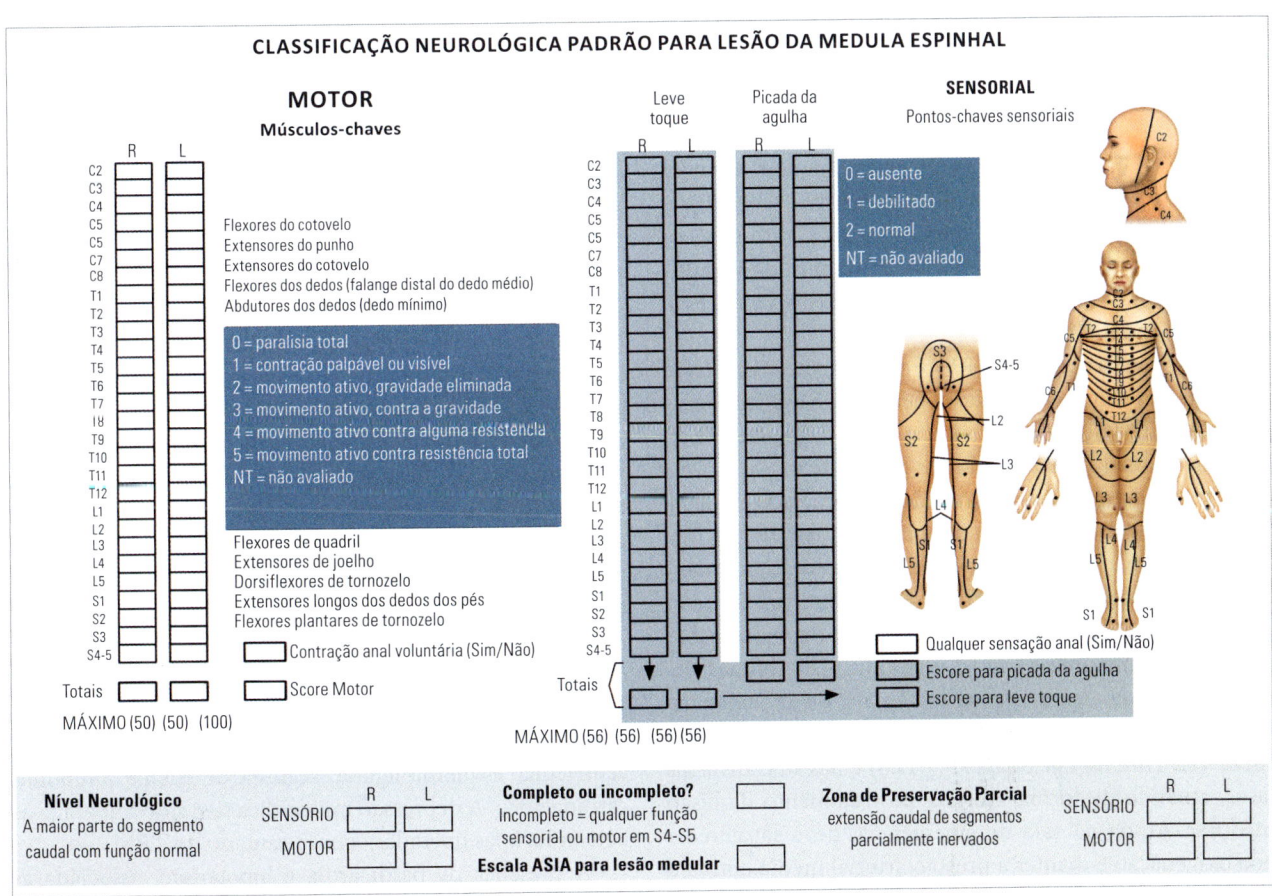

FIGURA 194.1. Ficha de atendimento e evolução da ASIA.

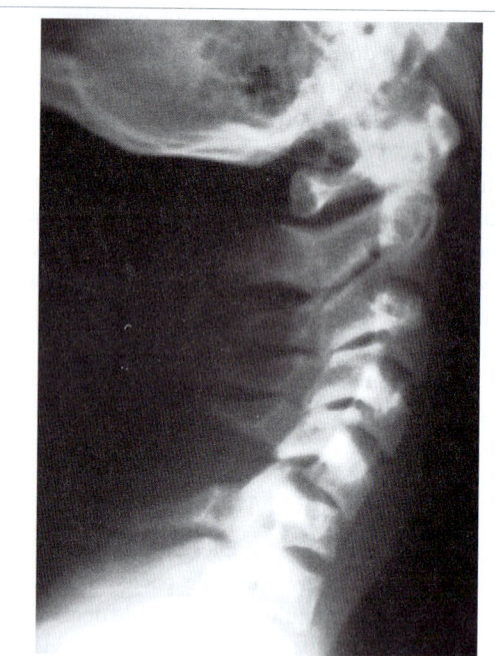

FIGURA 194.2. Radiografia em perfil da coluna cervical em paciente com luxação facetária bilateral C5-C6 e abertura do espaço entre os respectivos processos espinhosos.

a associação de fraturas em múltiplos níveis pode chegar a 20% dos casos.

As imagens de radiografias podem ser complementadas com tomografia computadorizada (TC) *multislice* que permite ótima avaliação da região occipitocervical e cervicotorácica e, em conjunto com as radiografias, podem alcançar entre 99% e 100% de valor preditivo negativo.[8] Além disso, em casos de pacientes politraumatizados, a TC de toda a coluna pode ser útil e rápida de adquirir, permitindo identificar lesões em múltiplos níveis que, no paciente com TRM, podem ser indolores.

A ressonância magnética (RM) é outro exame mandatório nos pacientes com lesão medular, permitindo avaliar o estado da medula, lesões do disco intervertebral (Figura 194.3), rupturas do saco dural e estado dos ligamentos.

O tratamento desses pacientes deve ser iniciado ainda na cena do trauma, com correta imobilização para transporte. Apesar de não apresentar evidência Classe I ou II, a imobilização de toda a coluna continua sendo preconizada como prioridade, baseada em anos de experiência e considerações anatômicas e mecânicas sobre a estabilidade da coluna.[9]

Na chegada desses pacientes à sala de emergência, a prioridade ainda é continuar seguindo os preceitos do *Advanced Trauma Life Support* (ATLS) e nas suas diversas fases, atuando de forma indireta no tratamento da lesão medular. Ainda na sala de emergência, deve-se oferecer boa oxigenação e manter a pressão arterial média entre 85 e 90 mmHg ou uma sistólica acima de 90 mmHg pelos primeiros sete dias após o trauma a fim de promover melhor perfusão medular.

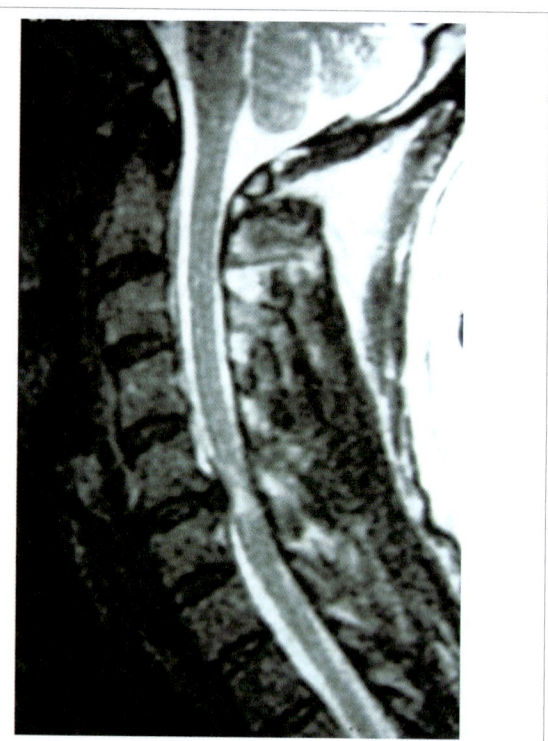

FIGURA 194.3. Imagem sagital, ponderada em T2, de paciente com trauma raquimedular, notando-se hérnia discal traumática C5-C6 comprimindo a medula espinhal, que apresenta sinal de lesão aguda.

Recomenda-se ainda que pacientes com TRM sejam mantidos em UTI ou com monitorização cardíaca, hemodinâmica e respiratória, particularmente aqueles com lesão cervical, com os seguintes cuidados:

ALTERAÇÕES CARDIOVASCULARES

Em pacientes com TRM acima de T5, existe um risco considerável de instabilidade hemodinâmica. A perda do tônus simpático determina hipotensão com redução induzida na resistência vascular sistêmica e dilatação dos vasos de capacitância com consequente queda na pré-carga. A esperada taquicardia reflexa não ocorre em função da perda dos reflexos cardioaceleradores, associando bradicardia à vasodilatação. A eventual depleção do espaço intravascular e a instituição de assistência ventilatória com pressão positiva tendem a agravar o quadro hemodinâmico.

O estímulo mecânico do TRM pode determinar uma descarga simpática maciça levando ao aumento agudo e significativo da pós-carga com hipertensão, bradicardia e arritmias. Essa sequência pode determinar insuficiência ventricular esquerda aguda, seguida de edema pulmonar cardiogênico. A depressão miocárdica tem sido imputada às betaendorfinas liberadas como resultado do TRM.

A presença de bradicardia e hipotensão, associada às evidências de disfunções orgânicas (oligúria, disfunção cerebral ou acidose metabólica), constitui indicação de monitorização hemodinâmica invasiva.

A desproporção conteúdo/continente justifica a expansão volêmica criteriosa em detrimento do uso de aminas vasoconstritoras. Estabeleceu-se como "ótima" pressão capilar pulmonar de 18 mmHg para promover melhor desempenho ventricular esquerdo em pacientes agudamente tetraplégicos. Adicionalmente, a restauração volêmica é capaz de melhorar o fluxo sanguíneo medular.

Infundem-se, então, alíquotas sucessivas de soluções coloidais até o limite de 18 mmHg ou até que surjam evidências de edema pulmonar. Na impossibilidade de prosseguir a terapêutica de reposição volêmica e persistindo evidências de hipoperfusão sistêmica, associam-se aminas vasoativas.

ALTERAÇÕES RESPIRATÓRIAS

À exceção de lesões medulares acima de C4, poucos pacientes apresentam-se na admissão com insuficiência respiratória. Considerando que abaixo desse nível os pacientes mantêm alguma função diafragmática e a possibilidade de utilizar a musculatura acessória (esternocleidomastoide, escalenos e trapézios) e na eventualidade de não apresentarem edema pulmonar ou pneumonia aspirativa, a deterioração respiratória desenvolve-se gradualmente atingindo seu pico por volta do 4º dia pós-trauma. A recuperação se desenvolve entre a segunda e terceira semana.

As lesões envolvendo os segmentos de C3 e C5 comprometem o núcleo do nervo frênico, causando paralisia diafragmática bilateral parcial ou completa. A paralisação adicional dos músculos intercostais caudais à lesão contribuem para a limitação da expansão lateral da caixa torácica. O uso dos músculos acessórios da respiração resulta, então, em aumento dos diâmetros anteroposteriores da caixa torácica e ascensão do diafragma. Esse efeito combinado determina um padrão respiratório paradoxal induzido pela geração de pressão negativa intra-abdominal no ato da inspiração.

Como resultado dessa disfunção muscular, desenvolvem-se a diminuição da capacidade residual funcional, redução da complacência pulmonar estática, acúmulo de secreções, desequilíbrios ventilação/perfusão e prejuízo do suspiro e da tosse.

A intubação está indicada precocemente em presença de disfunção respiratória. Nos pacientes capazes de manter ventilação espontânea satisfatória pode-se utilizar terapia não invasiva. Na impossibilidade de manutenção desse sistema, opta-se pela intubação e instituição da assistência ventilatória no modo de pressão de suporte associado à ventilação mandatória intermitente sincronizada (*synchronized intermittent mandatory ventilation* – SIMV) (suspiros), mantendo-se pressão positiva no final da expiração (PEEP) de 5 mmHg. O nível ótimo de pressão de suporte empregado é aquele que determina ventilação confortável, com volumes correntes de 10 mL/kg e não promove trabalho respiratório excessivo. Se a intubação imediata não for necessária, recomenda-se fisioterapia respiratória agressiva. A espirometria de incentivo, o uso da respiração por pressão positiva intermitente (RPPI), a tapotagem e a vibração torácica, alterações de decúbito frequentes, nebulização de O_2 úmido estão indicados na prevenção e no tratamento das áreas atelectásicas. A aspiração nasotraqueal ou a broncoscopia estão indicadas na retenção de secreções e nas atelectasias de segmentos pulmonares, respectivamente. Manobras de compressão abdominal oferecem importante auxílio à tosse e mobilização das secreções. O uso de faixa abdominal no paciente sentado permite ao diafragma assumir sua posição normal de repouso, otimizando sua função.

A intubação não deve ser retardada pelo receio de eventual desmame difícil. Esgotados os recursos disponíveis (fisioterapia respiratória agressiva, RPPI, ventilação com pressão positiva contínua das vias aéreas (CPAP) ou máscara), deve-se instituir assistência ventilatória sob pena de agravar a ansiedade em um paciente dispneico à beira da exaustão, retendo secreções e perdendo progressivamente volumes pulmonares.

É desejável a utilização do ventilador que imponha trabalho respiratório mínimo em condições de ventilação assistida. Utiliza-se o modo de ventilação de pressão de suporte associado a SIMV oferecido pelo Servo Siemens 900 C. A associação da pressão expiratória final positiva é desejável após a estabilização hemodinâmica.

O desmame com sucesso é habitual entre a 2ª e a 3ª semana pós-trauma. A indicação de traqueostomia nesse período é controversa, podendo ser, em alguns casos, postergada até o fim da 3ª semana. Em caso de impossibilidade do desmame, realiza-se traqueostomia definitiva, permitindo o acompanhamento extra-hospitalar desses pacientes com ventiladores portáteis. Constituem-se alternativas, em casos especiais, o uso da eletroestimulação frênica ou o colete com gerador de pressão negativa.

TROMBOSE VENOSA PROFUNDA

A incidência de TVP é de aproximadamente 15% nesse grupo de doentes, metade dos quais sofrerá um episódio tromboembólico pulmonar. A fisioterapia motora precoce, o uso de meias elásticas e a profilaxia antitrombótica com heparina de baixo peso molecular em baixas doses reduziu drasticamente essa incidência.

DISTÚRBIOS VESICAIS

A distensão vesical demanda atenção imediata. O conhecimento de que existe uma acentuada diminuição da diurese nas fases agudas do traumatismo raquimedular permite, quando a bexiga se encontra inicialmente vazia, que sua manipulação seja efetuada após algumas horas do acidente, sem que ocorra distensão importante. A cistostomia suprapúbica e a utilização de cateter vesical tipo Foley, antes largamente empregados, dão lugar, atualmente, à cateterização vesical intermitente. Tal procedimento mostra-se mais próximo da normalidade, pois permite um enchimento e esvaziamento vesical adequados, prevenindo calculose, infecções, fístulas, hidronefrose e outras complicações graves que podem abreviar a vida do paciente. Geralmente, em torno de duzentas cateterizações são necessárias até que se desenvolva uma bexiga automática ou autônoma, havendo grandes variações individuais relacionadas com a idade e o grau de lesão medular.

Infecção urinária em paraplégicos é considerada iatrogênica, havendo, portanto, necessidade de cuidados rigorosos de antissepsia para cada procedimento de esvaziamento vesical, que não deverão ser realizados além do mínimo necessário. Se houver resíduo vesical em torno de 250 mL, dois cateterismos diários serão suficientes e, se em torno de 120 mL, apenas um. Publicações recentes relatam reabilitação urológica satisfatória em mais de dois terços dos pacientes com lesão cervical e em aproximadamente 80% com lesão dorsal. O uso de cateterização intermitente propiciou uma função vesical balanceada três meses após o traumatismo em 13 de 17 pacientes estudados.

Cuidados urinários tardios envolvem controle do resíduo urinário, treinamento da incontinência vesical, controle da infecção e administração de antibióticos e quimioterápicos. Com base no estudo urodinâmico, poderão ser administrados medicamentos anticolinérgicos com o intuito de se reduzir a hiper-reflexia vesical, ou drogas colinérgicas para facilitar o esvaziamento da bexiga no casos em que haja grande flacidez. Utilizam-se baclofen e dantrolene para obtenção de alívio do espasmo muscular, podendo, desse modo, melhorar a bexiga hiper-responsiva.

O conhecimento do problema faz cada paciente se autoeducar, de forma que, com o passar do tempo, ele seja capaz de reconhecer o momento adequado para realizar o autoesvaziamento vesical, com base em reflexos autonômicos como sudorese, arrepios de frio ou calor ou mesmo cefaleia.

ALTERAÇÕES INTESTINAIS

A lesão medular aguda provoca imediata parada de eliminação de gases e fezes. Tem-se como consequência a distensão de alças levando à instalação ou agravamento de insuficiência ventilatória, às vezes, já existente em decorrência de doença neurológica prévia. A prevenção dessas complicações de forma regular é frequentemente bem-sucedida. Para tanto, pode-se utilizar sonda retal ou enemas, conjuntamente com drogas colinérgicas e sondagem nasogástrica, associadamente a jejum oral nas fases iniciais. Ao fim da 1ª semana, frequentemente, observa-se o reaparecimento dos ruídos hidroaéreos revelando boa função peristáltica.

LESÕES DE PELE

O sucesso da prevenção das escaras é um dos pilares mais importantes para a sobrevida desses pacientes. Desde o início, os bolsos do pijama devem permanecer vazios, e a roupa de cama absolutamente lisa e seca. O uso do colchão de espuma moderadamente macio é vantajoso, pois possibilita a livre mudança de decúbito e a elevação do dorso, sem determinar pontos de compressão acentuada nas protuberâncias ósseas. A mudança de decúbito é imperiosa, devendo ser realizada a cada 2 horas, tanto durante o período diurno quanto noturno, havendo necessidade de proteção axilar e interfemural que pode ser obtida com o uso de travesseiros macios. A massagem leve das superfícies de maior contato é utilizada para ativar a circulação local. As regiões sacral, trocanteriana e o calcâneo costumam ser áreas em que mais frequentemente se nota o aparecimento de escaras nos pacientes em decúbito dorsal e lateral. Em decúbito ventral, a região dos joelhos necessita de especial atenção. É conveniente o uso de pijamas leves que permitam o exame diário de todos os pontos de acometimento preferencial, pois o sucesso do tratamento das escaras de decúbito baseia-se fundamentalmente na sua prevenção.

DIETA E EQUILÍBRIO HIDRELETROLÍTICO

Na maioria das vezes, o paciente vítima de trauma é uma pessoa saudável até o momento da injúria. A reação orgânica ao trauma inicial mantém o indivíduo com seu gasto metabólico basal pouco alterado e, às vezes, até diminuído. Essa fase dura de um a três dias (geralmente um dia), dependendo do trauma. Posteriormente, o gasto eleva-se direta e proporcionalmente à intensidade do trauma. A perda nitrogenada aumenta e, consequentemente, a massa magra rapidamente se perde. Um organismo saudável atingido abruptamente por trauma grave tem pouco tempo para se adaptar e a consequência natural disso é a desnutrição aguda. As consequências dessas alterações estão relacionadas a maior morbidade, tempo de hospitalização e mortalidade.

Caso não haja condições para a alimentação oral, é necessária a adoção de alimentação parenteral e/ou via sonda nasogástrica ou nasoenteral. Atenção especial deve ser dada ao equilíbrio hidreletrolítico, pois, não raramente, observam-se acidentes nessa área em consequência da baixa capacidade de sudorese nos indivíduos que apresentam lesões cervicais. Hipertermia ou hipotermia podem ser observadas associadamente aos distúrbios hídricos. Salicilatos podem ser utilizados para o controle térmico, tanto quanto compressas de álcool, água gelada, ou enemas com água resfriada. Tardiamente, quando a sudorese retorna, pode se tornar um fenômeno incômodo nas áreas abaixo do nível de lesão, ocorrendo em grande quantidade e de forma reflexa.

MEDICAMENTOS

A metilprednisolona em altas doses tem como contraindicações formais os pacientes imunossuprimidos, gestantes, crianças abaixo de 14 anos, fraturas expostas, infecção grave ou risco iminente de morte. No entanto, estudos recentes demonstram que corticosteroides em altas doses mantêm os efeitos imunossupressores, resultando em complicações pulmonares e metabólicas, sepse, insuficiência adrenal e até morte.[10-11]

Novas avaliações dos protocolos NASCIS I, II e III demonstram diversas falhas nos métodos estatísticos, na metodologia do projeto, na avaliação das respostas, impossibilitando, dessa maneira, a conclusão que foi apresentada. Em 2011, a Associação Médica Brasileira publicou, nas diretrizes médicas, a falta de evidência para a utilização da metilpredinisolona no tratamento do TRM.

Outra droga utilizada no TRM é o gangliosídeo GM-1 que também não apresenta estudos que demonstrem benefício clínico. Marcon e colaboradores evidenciaram, em ratos submetidos à lesão medular experimental, que existe papel sinérgico da associação do gangliosídeo GM1 com a terapia com oxigênio em câmara hiperbárica. O grupo que recebeu o tratamento combinado mostrou melhor recuperação da função motora em relação aos outros grupos.[12]

Cristante e colaboradores relataram o efeito da infusão de células-tronco indiferenciadas autógenas no sítio de lesão, em pacientes com lesão medular crônica (mais de dois anos).[13] Por meio de avaliação com potencial evocado somatossensitivo, observaram que 66,7% dos pacientes apresentaram melhora em dois anos e meio de acompanhamento.[13] No entanto, a melhora observada não se manifestou clinicamente, ou seja, os pacientes não obtiveram melhora do quadro neurológica.

TRATAMENTO CIRÚRGICO

O tratamento cirúrgico desses pacientes deve ser feito o mais precocemente possível para permitir o início do programa de reabilitação e prevenir lesões secundárias. Está indicado o tratamento cirúrgico na vigência de instabilidade e/ou compressão medular.

Uma vez instalado o paciente em local definitivo, fato que acarretará diminuição da sua manipulação e transporte, é comum a utilização de coxins com o intuito de se propiciar redução postural de fraturas dorsais ou lombares com deslocamentos. Os indivíduos portadores de luxação cervical ou da transição cervicodorsal serão submetidos à tração esquelética. A garra tipo Crutchfield, Gardner Wells e o halo craniano têm sido úteis por muitos anos. Existem, porém, inúmeras variações que permitem a livre manipulação do paciente, facilitando seu posicionamento em decúbito ventral, geralmente objetivando correção cirúrgica com acesso posterior. A carga máxima permitida na tração está próxima de 10% do peso corpóreo do indivíduo, havendo, em casos de bloqueio facetário, a necessidade de se utilizar até o dobro dela. O peso inicial será de 20% daquele total a ser utilizado. A monitorização radiológica deve ser efetuada com a finalidade de adequar a carga necessária para o devido alinhamento vertebral, sendo necessário, em alguns casos, utilizarem-se miorrelaxantes (benzodiazepínico) para se obter uma rápida redução do deslocamento (diazepam 10 mg, por via parenteral, a cada 6 horas). Algumas lesões vertebrais são tratadas com o auxílio de halo-vest que propicia a fixação da cabeça e pescoço sob tração, apoiados sobre o tórax, de forma a imobilizar de maneira mais efetiva os segmentos cervicais superiores e a transição craniovertebral.

Em todos os casos, leitos controlados por energia elétrica auxiliam a manipulação do paciente, permitindo sua movimentação por conta própria e determinando menor necessidade de auxílio da enfermagem.

O momento ideal da cirurgia é outro ponto controverso. Estudos em animais demonstram que a descompressão precoce pode ser melhor do que quando realizada após 24 horas da lesão, mas estudos em humanos só demonstram diferença significativa em termos de recuperação neurológica nos pacientes com lesão medular incompleta, embora o número de complicações sistêmicas seja menor nos pacientes operados precocemente.[14]

CONSIDERAÇÕES FINAIS

O trauma raquimedular continua sendo importante causa de mortalidade e morbidade, e uma das maiores causas de perda da independência e autoestima em adultos jovens. Apesar do desenvolvimento da medicina e das condições de tratamento das complicações do trauma raquimedular, ainda não existem opções satisfatórias para a recuperação do tecido neural. Dessa forma, a melhor abordagem é a prevenção, com investimento na educação da população e na adaptação dos pacientes que passaram por essa situação.

REFERÊNCIAS BIBLIOGRÁFICAS

1. Markandaya M, Stein DM, Menaker J. Acute treatment options for spinal cord injury. Curr Treat Options Neurol. 2012;14:175-87.
2. Foundation for Spinal Cord Injury Prevention, Care & Cure. Spinal Cord Injury Facts. [Internet] [Acesso em 09 jan 2016]. Disponível em: http://www.fscip.org/facts.htm
3. Barros Filho TE, Taricco MA, Oliveira RP, Greve JM, Santos LC, Napoli MM. Estudo epidemiológico dos pacientes com traumatismo da coluna vertebral e déficit neurológico, internados no Instituto de Ortopedia e Traumatologia do Hospital das Clínicas da Faculdade de Medicina da USP. Rev Hosp Clin Fac Med São Paulo. 1990;45(3):123-6.
4. DeVivo MJ. Causes and costs of spinal cord injury in the United States. Spinbal Cord. 1997;35:809-13.
5. Morais DF, Melo Neto JS, Spotti AR, Tognola WA. Preditores de complicações clínicas em pacientes com trauma raquimedular. Coluna/Columna. 2014;13(2):139-42.
6. Garbossa D, Boido M, Fontanella M, Fronda C, Ducati A, Vercelli A, Recent therapeutic strategies for spinal cord injury treatment: possible role of stem cells. Neurosurg Rev. 2012;apr 27 [Epub ahead of print].
7. Basu S, Hellberg A, Ulus AT, Westman J, Karacagil S. Biomarkers of free radical injury during spinal cord ischemia. FEBS Lett. 2001;508:36-8.
8. Stauffer ES. Diagnosis and prognosis of the acute cervical spinal cord injury. Clin Orthop Relat Res. 1975;112:9-15.
9. Guidelines for the management of acute cervical spine and spinal cord injuries. Section on disorders of the spine and peripheral nerves of the American Association of Neurological Surgeons and the Congress of Neurological Surgeons. 2001. [Internet] [Acesso em 09 jan 2016]. Disponível em: http://www.aans.org/en/Education%20and%20Meetings/~/media/Files/Education%20and%20Meetinfg/Clinical%20Guidelines/TraumaGuidelines.ashx
10. Suberviola B, Castro AG, Llorca J, Ortiz-Melón F, Miñambres E. Early complications of high-dose methylprednisolone in acute spinal cord injury patients. Injury. 2008;39(7):748-52.
11. Hulbert RJ. Methylprednisolone for acute spinal cord injury: an inappropriate standard of care. J Neurosurg. 2000;93:1-7.
12. Marcon RM, Cristante AF, Barros-Filho TE, Oliveira RP, Santos GB.

Potentializing the effects of GM1 by hyperbaric oxygen therapy in acute experimental spinal cord lesion in rats. Spinal Cord. 2010;48(11):808-13.

13. Cristante AF, Barros-Filho TE, Tatsui N, Mendrone A, Caldas JG, Camargo A, et al. Stem cells in the treatment of chronic spinal cord injury: evaluation of somatosensitive evoked potentials in 39 patients. Spinal Cord. 2009;47(10):733-8.

14. Mirza SK, Krengel WF 3rd, Chapman JR, Anderson PA, Bailey JC, Grady MS, et al. Early versus delayed surgery for acute cervical spinal cord injury. Clin Orthop Relat Res. 1999;359:104-14.

CAPÍTULO 195

ATENDIMENTO HOSPITALAR EM CATÁSTROFES

Milton Steinman
Yoram Klein

DESTAQUES

- Em uma situação de múltiplas vítimas, existe uma apresentação súbita de grande número de pessoas feridas a uma taxa que excede a capacidade para um bom atendimento.
- A resposta institucional tradicional para tais situações envolve a expansão da capacidade de intervenção rápida, por meio da mobilização de recursos adicionais, humanos e materiais, provenientes de dentro ou de fora do hospital, para prestar cuidados para os pacientes traumatizados.
- Ressalte-se que uma ligeira diminuição no padrão de atendimento também será suportada no fato de que os ativos de cuidados de trauma são direcionados aos pacientes criticamente feridos, especialmente aos pacientes recuperáveis.

INTRODUÇÃO

O tema catástrofe tem despertado muito interesse, principalmente após os eventos terroristas, em especial o que ocorreu em 11 de setembro de 2001, e também após as calamidades naturais, como o *tsunami* na Ásia, mais recentemente. Na verdade, os seres humanos estão expostos a toda espécie de eventos que podem levar a catástrofes: acidentes naturais (terremotos, enchentes); relacionados a transporte (queda de aviões, acidentes automobilísticos); tóxicos; químicos; radioativos; e os advindos de atos terroristas; além de guerras e incêndios.

Catástrofe ou desastre é o resultado de um evento adverso, natural ou provocado pelo homem, sobre um ecossistema vulnerável, causando danos humanos, materiais e ambientais, com sérias consequências econômicas e sociais. A magnitude de um evento adverso e a vulnerabilidade do sistema ou corpo receptor são os fatores que determinam a intensidade de uma catástrofe.

Embora os termos desastre ou catástrofe sejam comumente usados como sinônimos, a Organização Mundial da Saúde (OMS) definiu o desastre como um fenômeno ecológico súbito, de magnitude suficiente para exigir auxílio externo ou, de uma perspectiva médica, quando uma situação resulta em um número de vítimas que ultrapassa a capacidade de atendimento dos recursos locais disponíveis. Já a catástrofe implica o envolvimento de meio ambiente e prejuízo do abastecimento, da comunicação, dos transportes, do acesso local etc., portanto é um evento mais dramático.[1]

O conceito-chave para distinguir o que é do que não é uma situação de catástrofe/desastre determina que o impacto do incidente excede os recursos disponíveis para a sua resolução, portanto essa definição depende da capacidade de resposta do local que está vivenciando o incidente, o que geralmente implica um incidente com múltiplas vítimas.

Um acidente com múltiplas vítimas (AMV) ocorre quando menos se espera e na hora mais inoportuna. A única alternativa para essa situação é o preparo antecipado, de tal forma que a equipe de plantão possa agir instintivamente e reduzir o período de caos. O atendimento a AMV é um desafio com o qual os serviços de atendimentos pré-hospitalares e os hospitais se deparam frequentemente. Do ponto de vista prático, essa situação é muito mais comum do que se imagina, pois diariamente há no Brasil acidentes dos mais variados tipos e, não raramente, envolvendo múltiplas vítimas.

É importante ressaltar a mudança conceitual advinda de um evento catastrófico. Habitualmente, em um ambiente de pronto-socorro, é oferecido a um paciente grave, individualmente, o melhor atendimento possível, utilizando os recursos humanos e materiais disponíveis, com base em protocolos para preservar a vida. Quando os profissionais se deparam com atendimentos a múltiplas vítimas, precisa ter em mente que tal objetivo deve dar lugar ao conceito de oferecer o mínimo, se possível melhor, atendimento para o maior número possível de vítimas, no momento que elas mais precisam e no menor tempo possível.

Todo sistema organizado para atendimento às emergências deve ter um plano estabelecido para fazer frente a um AMV. O plano deve ser específico, estabelecido a partir de características locais e regionais. Tendo isso em mente, o ideal é que todo hospital tenha seu plano de atendimento por escrito, com ordens claras e objetivas. Entre muitos pontos, ele deve estabelecer a forma mais eficiente de oferecer socorro a todas as vítimas.

Muitas vezes, no entanto, temporariamente, isso não é possível. A "doutrina israelense" para situações de catástrofes, tendo em vista a enorme experiência adquirida com eventos terroristas, é atualmente o principal modelo a ser seguido, que pode ser ajustado e adaptado para todo hospital.[2-5] O requisito mínimo para o atendimento adequado em situações de catástrofe é o bom funcionamento em tempos de paz, ou seja, a condição ideal deve ser almejada no dia a dia. O objetivo desse capítulo é o de delinear os principais aspectos relacionados ao atendimento hospitalar envolvendo múltiplas vítimas.

DEFINIÇÃO

É uma situação na qual o número de vítimas excede a capacidade de atendimento por parte da equipe médica. Em geral, é uma situação temporária, rápida, que desequilibra a oferta e a demanda de cuidados médicos, seja de recursos humanos, de equipamentos ou de espaço físico em cada nível de cuidado médico; seja na cena do acidente, de alcance regional ou territorial. A característica mais importante do atendimento a múltiplas vítimas é a redução temporária do cuidado individual, passando-se a priorizar procedimentos relacionados a salvar o maior número possível de vítimas.

PROTOCOLOS GERAIS
TRIAGEM

Os recursos humanos representam frequentemente o principal problema no AMV. Para contorná-lo, devem-se selecionar os pacientes que terão maior benefício do tratamento imediato. Em relação ao atendimento pré-hospitalar, à medida que os pacientes são identificados e evacuados, eles também são "triados", ou seja, classificados com base na gravidade de suas lesões, porém as decisões baseiam-se na probabilidade de sobrevida e no consumo dos recursos disponíveis, pois o princípio fundamental que norteia a alocação de recursos é o do bem máximo para o maior número de pessoas.[2,6]

Existem vários sistemas de triagem no mundo, mas a maioria consiste de quatro níveis de prioridade de atendimento:

1. **Classe I – cor vermelha:** necessita de atendimento imediato: lesões graves, mas provavelmente os pacientes são capazes de sobreviver.

2. **Classe II – cor amarela:** lesões moderadas, significativas, e exigem cuidados médicos, mas podem esperar horas sem ameaçar a vida ou o membro.
3. **Classe III – cor verde:** as lesões são mínimas e o tratamento pode ser retardado por horas ou dias.
4. **Classe IV – cor preta:** vítimas mortas no local, ou cujos traumatismos são tão graves que a morte é iminente ou provável.

Uma vez triada, a vítima é identificada com uma dessas cores por "etiquetas ou cartões de triagem coloridos" e numerados.

No âmbito hospitalar, os pacientes podem ser divididos em três grupos:

- **Grupo 1 – de cuidados retardados:** composto de pacientes com lesões menores, para as quais um período de espera de poucas horas não coloca a vida ou o membro em risco.
- **Grupo 2 – de cuidados imediatos:** composto de pacientes com lesões moderadas e graves, que, se não tratadas prontamente, colocam a vida ou o membro em risco.
- **Grupo 3 – de pacientes críticos:** lesões muito graves, com mínimas chances de sobrevida.

Obviamente, os recursos humanos devem ser alocados preferencialmente para os pacientes do grupo 2.

Idealmente, os pacientes devem ser separados por grupos, distribuídos em diferentes locais, para facilitar o atendimento:

- **Grupo 1:** é o maior deles, sendo necessários pelo menos um médico e uma enfermeira para cada 10 a 15 pacientes.
- **Grupo 2:** os pacientes devem ficar alocados no departamento de emergência, com um médico e duas enfermeiras para cada paciente.
- **Grupo 3:** com um médico e uma enfermeira para todo o contingente, para garantir que nenhum erro está sendo cometido.

TRATAMENTO

O tratamento preconizado para os doentes traumatizados baseia-se nos princípios do Colégio Americano de Cirurgiões pelo programa Advanced Trauma Life Support (ATLS).[7] O objetivo é o de oferecer o melhor tratamento possível, entretanto, em um AMV, o objetivo passa a ser o de oferecer o mínimo tratamento aceitável, levando-se em conta o grande número de pacientes, a proporção médicos/pacientes e a inexperiência das equipes que vão sendo alocadas para auxiliar no tratamento. Em última análise, almeja-se salvar o maior número possível de vítimas. Deve-se ter em mente que a melhor equipe pode não estar disponível.

O tratamento precisa se basear em protocolos clínicos, e não em exames subsidiários. Na dúvida, a melhor conduta é agir. Não há lugar para exames subsidiários, exceto para duas situações: (1) o uso do ultrassom *focused abdominal snogram for trauma* (FAST) para excluir hemoperitônio, cuja aplicação se mostrou bastante útil em situações de catástrofes; e (2) a tomografia de crânio (para doentes inconscientes com trauma craniano, exceto aqueles com ferimentos penetrantes).

A utilização do aparelho portátil de raio X é desaconselhável, pois pode levar a uma maior desorganização na sala de emergência. O uso do raio X deve ser postergado até a completa distribuição dos doentes dentro do hospital.

PROTOCOLOS PARA O CENTRO CIRÚRGICO E RADIOLOGIA

Durante a primeira fase de atendimento a múltiplas vítimas, em que os pacientes continuam a chegar ao hospital, o centro cirúrgico é um dos locais mais importantes e com recursos limitados. Isto ocorre por dois motivos: (1) o número limitado de salas cirúrgicas; e (2) também o número limitado de cirurgiões habilitados para o tratamento de doentes traumatizados. Dessa maneira, é necessário discutir qual doente deve ter prioridade para o tratamento cirúrgico e qual pode esperar, e por quanto tempo. Assim que o hospital é notificado da catástrofe, todas as cirurgias eletivas devem ser suspensas. Apenas os procedimentos para ressuscitação ou preservação de membros serão autorizados. Em outras palavras, inicialmente, apenas doentes instáveis do ponto de vista hemodinâmico ou com risco de perda de membros ou com hematomas subdurais ou extradurais devem ser operados.[1-3]

Deve-se otimizar os recursos humanos, alocando os cirurgiões preferencialmente na sala de emergência. Do mesmo modo, todos os exames radiológicos devem ser postergados.

TRIAGEM SECUNDÁRIA

Em virtude da demanda, pode haver necessidade de transferir alguns pacientes para outro hospital, caso não seja possível oferecer os cuidados mínimos aceitáveis. Isso pode ocorrer em duas situações: (1) pacientes com lesões específicas, por exemplo, trauma de crânio, na ausência do neurocirurgião; e (2) pacientes que não necessitam de cirurgia de emergência, por exemplo, doentes com fraturas, nos quais a demora pode ser superior a 6 horas.

O sistema deve estar organizado antecipadamente para que esse tipo de triagem possa ocorrer, cabendo à administração do hospital a responsabilidade pela transferência.

TRIAGEM TERCIÁRIA

Após a avaliação de todas as vítimas, passado o período mais crítico, deve-se atentar para o respectivo cuidado definitivo. Para evitar equívocos e lesões desapercebidas, um grupo designado (médico e enfermeira) deve realizar uma avaliação terciária, que compreende uma reanálise de cada paciente.

DIRETRIZES

Diante de um AMV, muitas decisões precisam ser tomadas em curto espaço de tempo, e todos estão sujeitos a erros. Para minimizá-los, as ordens e protocolos devem estar escritas, de forma clara e concisa, acessível a todos.[6-9]

Representam uma espécie de *check-list*; segui-las é a melhor maneira de minimizar o caos.

PASSO A PASSO

1. Notificação

Deve-se abrir o livro de diretrizes e levantar as seguintes informações diante de uma notificação:

- Tipo de acidente.
- Número de vítimas.
- Tempo para chegada.
- Telefone de contato.
- Checar as informações passadas para confirmar o evento.
- Delegar papéis e funções:
  - Diretor médico: deve ser um médico experiente e não deve prestar atendimento propriamente dito a nenhum paciente específico. Deve preocupar-se em alocar o próximo paciente que chega e supervisionar a equipe médica, obtendo as informações necessárias para decidir qual paciente deve receber o tratamento correto, no local apropriado, e qual deve ser removido. Por exemplo, é o diretor médico quem deve priorizar quais doentes devem ser operados inicialmente.
  - Médico triador: deve ficar na porta de entrada e decidir em segundos se o paciente é crítico, moderado ou grave. Não necessariamente precisa ser um cirurgião, porém deve ser experiente. Os cirurgiões serão importantes na sala de emergência.
  - Enfermeira 1: deve notificar todos os setores do hospital (radiologia, banco de sangue, centro cirúrgico, terapia intensiva) e recrutar recursos humanos.
  - Enfermeira 2: é responsável pela evacuação da emergência e por provisionar leitos. Frente ao número de vítimas, ela deve dispensar todos os doentes ambulatoriais e transferir os casos internados para outros hospitais.
  - Enfermeira 3: deve provisionar todo equipamento necessário.
  - Enfermeira 4: sua função depende do tipo de evento. Em geral, é responsável pela disponibilização de espaço físico em outras áreas.

2. Pacientes começam a chegar ao hospital

1. **Identificação:** no trajeto para o hospital, os pacientes recebem uma tarja de identificação que deve acompanhá-los durante sua permanência no hospital. A utilização de máquinas fotográficas é recomendada para vítimas inconscientes e encaminhadas ao setor de informações ao público.
2. **Tratamento:** como comentado, as decisões devem basear-se nos achados clínicos. O diretor médico deve ser informado e decidir o destino do paciente: enfermaria; radiologia; centro cirúrgico; ou transferência.
3. **Administração do hospital:** deve ser prontamente informada sobre o evento. Deve trabalhar em conjunto com o diretor médico e oferecer todas as condições que este requisitar, como equipamentos, recursos humanos etc.
4. **Informação ao público:** deve ser fornecida em todo AMV. A presença da assistente social é fundamental.
5. **Documentação:** parte importante da organização, pois é impossível para a equipe recordar-se de todos os dados após o evento.

PROBLEMAS

Não há como evitar que surjam problemas imprevistos. Tendo isso em mente, a única solução é tentar preparar-se e rever o plano repetidamente. Após o evento, é fundamental que haja uma reunião com todos que participaram para que seja feita uma análise dos erros cometidos.

Não existe um número absoluto de leitos que caracterize a capacidade de um determinado hospital frente a um AMV, pois isso varia conforme o tipo de evento, os recursos humanos e com as características do hospital. Como regra geral, admite-se até 20% dos leitos para uma abordagem adequada.

CONSIDERAÇÕES FINAIS

Deve-se entender que a deflagração de um plano de catástrofe muda a forma de atendimento da instituição de saúde, que canaliza os seus esforços para o atendimento de uma situação que foge do seu cotidiano, que excede os seus recursos habituais de atendimento. O plano deve diminuir o tempo do caos, otimizando o que houver disponível, com a menor perda de vidas possível. Portanto, não é uma situação que possa depender da agilidade ou experiência das pessoas que estiverem presentes, deve estar escrito e as pessoas-chaves precisam estar treinadas para desempenhar os seus papéis a qualquer momento, pois não se sabe em que momento esta situação irá ocorrer.

Deve-se ter em mente

- Um acidente com múltiplas vítimas ocorre quando menos se espera e na hora mais inoportuna. A única alternativa para essa situação é o preparo antecipado.
- Só se alcança um atendimento adequado em situações de catástrofe quando existe um bom funcionamento no dia a dia. Na situação de múltiplas vítimas, os erros crescem em progressão logarítmica.
- O ideal é que todo hospital tenha seu plano de atendimento escrito, detalhado, com ordens claras e objetivas.
- Fazer periodicamente, simulados e treinamentos.

- O tratamento deve basear-se em achados clínicos, e não em exames subsidiários. Aqui, mais do que nunca, a clínica é soberana.
- Na dúvida, deve-se atuar.

REFERÊNCIAS BIBLIOGRÁFICAS

1. Frykberg ER. Principles of mass casualty management following terrorist disasters. Ann Surg. 2004;239(3):319-21.
2. Peleg K, Aharonson-Daniel L, Michael M, Shapira SC. The Israel Trauma Group. Patterns of injury in hospitalized terrorist victims. Am J Emerg Med. 2003;21(4):258-62.
3. Bar-Joseph G, Michaelson M, Halberthal M. Managing mass-casualties. Cur Opin Anaesthesiol. 2003;16(2):193-9.
4. Hirshberg A, Holcomb J, Mattox K. Hospital trauma care in multiple casualty incidents: A critical view. Ann Emerg Med. 2001;37(6):647-52.
5. Kirschenbaum L, Keene A, O'Neill P, Westfal R, Astiz ME. The experience at St. Vincent's Hospital, Manhattan, on September 11, 2001: Preparedness, response, and lessons learned. Crit. Care Med. 2005;33(1):S48-S52.
6. American College of Surgeons Committee on Trauma. Advanced Trauma Life Support for Doctors: ATLS Student Course Manual. Chicago: American College of Surgeons, 2008
7. Treat KN, Williams JM, Furbee PM, Manley WG, Russel FK, Stamper CD. Hospital preparedness for weapons of mass destruction incidents: an initial assessment. Ann Emerg Med. 2001;38:562-5.
8. Ozoilo KN, Pam CI, Yiltok SJ, Ramyil AV, Nwadiaro HC. Challenges of the management of mass casualty: lessons learned from the Jos crisis of 2001. World J Emerg Surg. 2013;8:44.
9. Kellermann AL, Peleg K. Lessons from Boston. N Engl J Med. 2013;23;368(21):1956-7.

CAPÍTULO 196

TRAUMA TORÁCICO

Celso de Oliveira Bernini
José Ernesto Succi
Laert de Oliveira Andrade Filho

DESTAQUES

- As lesões traumáticas do tórax com risco de morte iminente podem comprometer agudamente as vias aéreas, a respiração e o estado circulatório do paciente.
- Os melhores recursos diagnósticos nessa fase do atendimento são o tirocínio clínico do médico responsável pelo atendimento e sua capacidade de identificar e interpretar adequadamente os sintomas e os sinais clínicos.
- A fase do exame secundário do atendimento ao traumatizado, além do exame físico mais pormenorizado e profundo, caracteriza-se pela utilização de recursos auxiliares como radiografia de tórax anteroposterior, gasometria arterial, oximetria de pulso e eletrocardiograma.
- A avaliação inicial com a radiografia de tórax pode fornecer fortes indícios de lesões torácicas.
- A suspeita da ocorrência de lesões com pouca manifestação clínica, mas com alto risco de morte ou sequelas, deve ser fundamentada principalmente no mecanismo de trauma e na presença de lesões potencialmente associadas a outras.
- Atenção para não se retardar o atendimento priorizado em favor da realização de exames endoscópicos ou por imagem.
- Menos de 15% dos pacientes com trauma torácico necessitam de abordagem cirúrgica. Grande parte dos pacientes necessita de procedimentos ao alcance do cirurgião ou emergencista habilitados, e posterior suporte oferecido pelas unidades de terapia intensiva.

INTRODUÇÃO

O segmento torácico acolhe estruturas que, quando atingidas por traumatismos, podem ter as suas funções agudamente comprometidas em diversos graus. Dependendo do órgão, do tipo e do grau de comprometimento da sua função, é possível encontrar uma plêiade de manifestações clínicas. O médico que se vê na contingência de atender e a tratar vítimas de trauma físico, independentemente de sua especialidade, pode deparar-se com leves escoriações da parede torácica até com as mais complexas lesões cardíacas. Apesar da aparente simplicidade da lesão externa, ele pode estar diante de lesões que põem em risco iminente a vida e também implicam a possibilidade de sequelas capazes de comprometer a qualidade de vida das vítimas de traumas. O médico pouco atento para esses pormenores estará propenso a "cair frequentemente em armadilhas que o traumatizado nesta condição prepara".

O trauma torácico responde diretamente por 25% das mortes provocadas por trauma em geral.[1] Já a mortalidade resultante especificamente de trauma de tórax é da ordem de 10%.[2] Cumpre enfatizar que uma proporção significativa das mortes das vítimas após a sua chegada ao hospital poderia ser evitada se medidas diagnósticas e terapêuticas fossem adotadas de imediato. De fato, a maioria dos pacientes pode ser tratada com procedimentos simples, ao alcance de qualquer médico que se interesse e, antes de tudo, que se prepare tecnicamente para o atendimento à vítima de trauma.

NECESSIDADE DE PADRONIZAÇÃO NO ATENDIMENTO

Não é de admirar que a cirurgia do trauma venha despontando como especialidade. A caracterização do trauma como doença, e não como simples fatalidade, vem reforçando a necessidade cada vez mais premente do atendimento integrado à vítima de trauma.[1] Nesse contexto, o surgimento de protocolos de atendimento inicial ao traumatizado, como em outras situações de doenças complexas, vem se impondo como medida necessária e eficiente.[1,2]

CLASSIFICAÇÃO DAS LESÕES TRAUMÁTICAS TORÁCICAS

Tanto didaticamente como na prática diária, dividem-se as lesões traumáticas do tórax em dois grandes grupos. Essa divisão fundamenta-se no risco que as lesões impõem à vida da vítima de trauma físico.

No primeiro grupo estão as lesões que causam risco de vida iminente e, portanto, estão incluídas como de máxima prioridade. Nesse aspecto, o diagnóstico e tratamento são realizados quase ao mesmo tempo, durante avaliação inerente ao exame primário – o exame das prioridades do A-B-C-D-E do trauma. São elas:

1. Lesão das vias aéreas.
2. Pneumotórax hipertensivo.
3. Pneumotórax aberto ou ferida torácica aspirativa.
4. Tórax flácido ou afundamento torácico.
5. Hemotórax volumoso.
6. Tamponamento cardíaco.

No segundo grupo estão as lesões identificadas no exame secundário. Nessa fase do atendimento do traumatizado, as lesões que implicam risco imediato de vida já devem ter sido tratadas. Alto grau de suspeita, com base nos dados clínicos e de mecanismo de trauma, ajuda a diagnosticar sem demora as lesões e a iniciar seu tratamento:

1. Pneumotórax simples.
2. Hemotórax.
3. Contusão pulmonar.
4. Lesões da traqueia e brônquios.
5. Traumatismo cardíaco contuso.
6. Ruptura traumática da aorta.
7. Lesão traumática do diafragma.
8. Ferimento transfixante do mediastino.

LESÕES COM RISCO DE VIDA NO EXAME PRIMÁRIO

A via aérea superior pode ser comprometida no trauma torácico por lesões que envolvam principalmente a laringe e o segmento cervicotorácico da traqueia. Fraturas das cartilagens que formam a laringe podem inicialmente passar despercebidas, mas, em curto espaço de tempo, podem manifestar-se com obstrução aguda das vias aéreas. A alteração da voz, o estridor e sinais de trauma na base do pescoço (equimoses, escoriações, enfisema subcutâneo cervical) podem ser manifestações frustras dessa lesão potencialmente fatal. É conveniente lembrar-se da possibilidade de lesão da via aérea superior em pacientes que apresentam fratura do terço superior do esterno e luxação ou fratura-luxação da articulação esternoclavicular.[1] Fragmentos ósseos dessa lesão podem vir a comprimir a traqueia ocasionando obstrução aguda da via aérea superior. Lesões vasculares da extremidade ipsilateral podem ocorrer. Manobras de extensão dos ombros e tração da clavícula com instrumentos (pinça de Backaus) auxiliam na redução da fratura. Qualquer suspeita de comprometimento das vias aéreas superiores exige atenção especial no que diz respeito à permeabilidade e à manutenção segura de via aérea. A intubação traqueal nessas condições deve ser feita com muito cuidado para não agravar ainda mais as lesões.[3] A fibrotraqueobroncoscopia pode não só diagnosticar as lesões, como também orientar a intubação traqueal. Na vigência de asfixia por obstrução laríngea, impõe-se a realização de traqueostomia de urgência. Aliás, essa é a única indicação de traqueostomia de urgência no trauma, visto que a cricotireoidostomia está contraindicada nas lesões laríngeas.[1] A abordagem às vias aéreas por si só exigiria um capítulo à parte, fugindo ao escopo deste capítulo.

O pneumotórax hipertensivo é uma das lesões torácicas mais rapidamente fatais no trauma. Um sistema de válvula unidirecional provoca o acúmulo progressivo de ar no espaço pleural, ocasionando grave distúrbio ventilatório e circulatório (Figura 196.1). Lesões traumáticas da parede torácica ou fraturas com grande desvio da coluna torácica podem ser causa de pneumotórax hipertensivo.[2] O diagnóstico de pneumotórax hipertensivo é clínico e seu tratamento nunca deve ser retardado à espera de confirmação radiológica. Desconforto respiratório grave, dor torácica, distensão das veias do pescoço, desvio da traqueia, hipotensão, timpanismo notado à percussão e ausência de murmúrio vesicular à ausculta são altamente sugestivos de seu diagnóstico. O tratamento inicial é a descompressão imediata pela inserção de agulha de grosso calibre no 2º espaço intercostal na linha hemiclavicular do hemitórax afetado. Essa manobra deve ser seguida de drenagem torácica com dreno tubular inserido no 5º espaço intercostal entre as linhas axilar média e a anterior.[4] O diagnóstico do pneumotórax hipertensivo deve ser clínico, com tratamento imediato, dispensando a espera por uma confirmação por meio da radiografia de tórax.

O pneumotórax aberto ou ferida torácica aspirativa é a lesão menos encontrada na vida civil. Em tempos bélicos, ferimentos provocados por projéteis de alta energia cinética são responsáveis por esse tipo de ferimento torácico. A falha na parede torácica condiciona a rápido equilíbrio das pressões intratorácicas e atmosféricas, resultando em ventilação inadequada seguida de hipóxia e hipercarbia.[2] O tratamento inicial baseia-se na rápida oclusão com curativo impermeável ao ar, fixado em três dos seus lados com fita adesiva. Esse detalhe técnico impede a transformação do pneumotórax aberto em pneumotórax hipertensivo. A drenagem pleural longe do ferimento e o procedimento cirúrgico para correção da abertura torácica complementam o tratamento.

Afundamento torácico ou tórax instável ocorre quando um segmento da parede torácica não tem mais continuidade óssea com o resto da caixa torácica. Isso decorre de múltiplas fraturas em dois pontos da mesma costela e em costelas subsequentes. O achado clínico de movimento paradoxal desse segmento afetado, associado à crepitação das fraturas costais ou costocondrais, é indicativo do seu diagnóstico. O exame radiológico do tórax pode sugerir fraturas múltiplas de costelas, mas a disjunção costocondral pode passar despercebida. A insuficiência respiratória pode instalar-se agudamente, logo após o trauma ou manifestar-se de forma tardia. A insuficiência respiratória que se segue dependerá de três principais fatores: o grau de instabilidade da caixa torácica; a intensidade da dor; e a extensão da lesão pulmonar subjacente (contusão pulmonar).[5] O grau de insuficiência respiratória, quantificado com base em parâmetros clínicos (frequência e trabalho respiratórios) e gasométricos, orienta o tipo de tratamento. Cuidados gerais como melhorar a oferta de oxigênio, reexpandir o pulmão (hemopneumotórax), administrar líquidos cautelosamente, fornecer analgesia para melhorar a ventilação e promover a reeducação respiratória são medidas essenciais para o tratamento de pacientes com frequência respiratória menor que 35 mov/minuto e pressão parcial de oxigênio arterial maior que 60 mmHg. Os pacientes com taquipneia (FR > 24 mov/min) e hipóxia grave (PaO_2 < 60 mmHg) devem ser intubados e ventilados mecanicamente.[5] Nos pacientes com bom nível de consciência, a intubação pode ser substituída inicialmente pela ventilação não invasiva (BiPAP com máscara facial). Atenção redobrada deve ser dada a pacientes com doenças associadas e lesões traumáticas em outros segmentos corpóreos, visto que a insuficiência respiratória grave pode se manifestar mais precocemente. Nesse último aspecto, as fraturas de ossos longos e o risco de embolia gordurosa em pacientes com trauma torácico devem orientar o ortopedista para a fixação precoce da fratura.[1]

O hemotórax maciço resulta de acúmulo rápido de sangue no espaço pleural. De modo geral, volume maior do que 1.500 mL, além de resultar em choque hemorrágico, interfere na mecânica ventilatória, pois o hemotórax comprime o pulmão ipsilateral, podendo desviar o mediastino.[2,4] A drenagem torácica deve ser realizada preferencialmente de modo a se coletar o sangue em dispositivo que permita a reinfusão do mesmo ("autotransfusão"). Concomitantemente, a reposição de volume circulante já deve estar

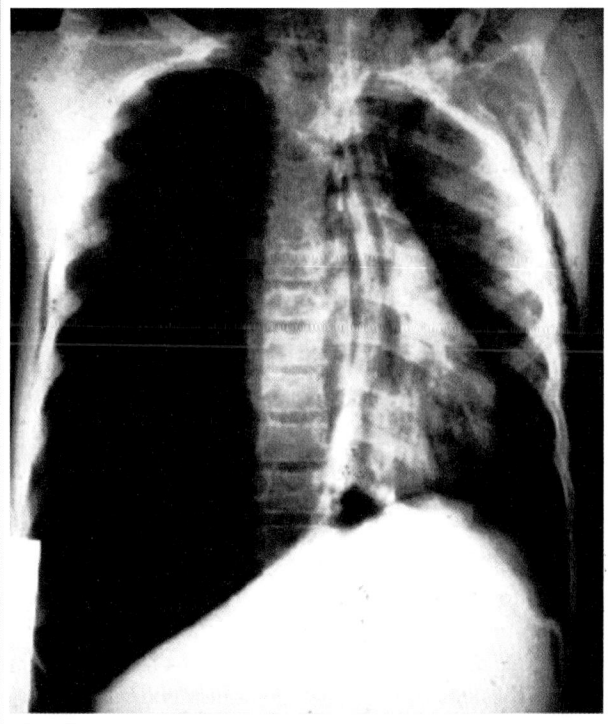

FIGURA 196.1. Radiografia de tórax: colapso total do pulmão direito (hipertransparência) com grande desvio de mediastino para a esquerda – pneumotórax hipertensivo.

sendo realizada com soluções cristaloides. Ferimentos penetrantes ou grandes lacerações pulmonares que atingem grandes vasos pulmonares ou sistêmicos são a origem do sangramento.[4] Deve-se solicitar rapidamente a avaliação de cirurgião qualificado. A indicação da toracotomia não só se baseia no volume drenado, mas também nas condições hemodinâmicas do paciente.

Ferimentos cardíacos induzem ao aparecimento de situações com rápida exsanguinação ou mais raramente ao tamponamento cardíaco.[6] Ferimentos penetrantes na área precordial ou transfixantes de mediastino são as principais causas do derrame pericárdico. Menos frequentemente, o trauma contuso pode romper as câmaras cardíacas.[7,8] A clássica tríade diagnóstica de Beck consiste em elevação da pressão venosa (distensão das veias cervicais), diminuição da pressão arterial e abafamento das bulhas cardíacas. Infelizmente, a tríade é encontrada em menos de 30% dos pacientes com tamponamento.[6] O pneumotórax hipertensivo pode manifestar-se com quadro clínico semelhante.[1] O diagnóstico diferencial se faz pela percussão torácica e ausculta do murmúrio vesicular. O estudo do saco pericárdico faz parte do exame ultrassonográfico na sala de emergência, desde que não retarde a ressuscitação do paciente. Além do quadro clínico, a falta de resposta à reposição de fluidos endovenosos sugere fortemente tamponamento cardíaco. Nessas condições, a pericardiocentese (Figura 196.2) monitorizada por traçado eletrocardiográfico se impõe como medida salvadora até que um cirurgião habilitado realize toracotomia e pericardiotomia.[9]

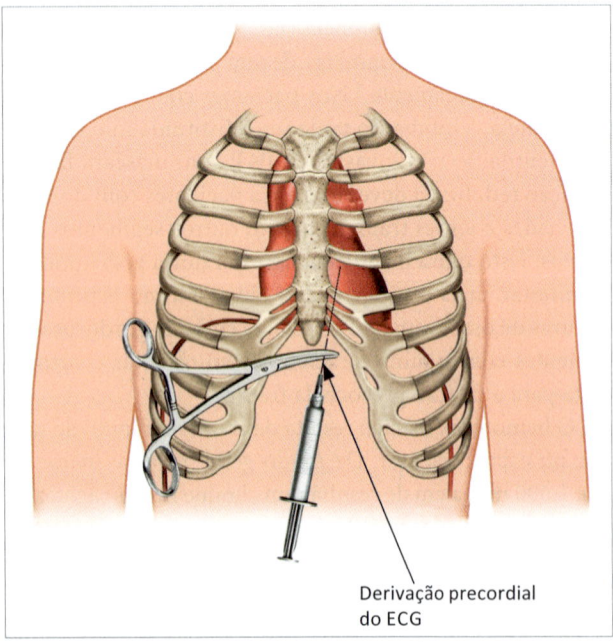

FIGURA 196.2. Esquema demonstrando a orientação correta da agulha ao se realizar a pericardiocentese.

LESÕES TORÁCICAS COM RISCO DE VIDA NO EXAME SECUNDÁRIO

O pneumotórax simples é uma das lesões do tórax mais encontradas no trauma, tanto no ferimento penetrante como no trauma contuso (principalmente naqueles com fraturas de costelas ou fratura-luxação da coluna torácica). O colapso pulmonar decorrente do acúmulo de ar no espaço pleural altera a relação ventilação/perfusão. De modo geral, o pneumotórax deve ser drenado com dreno tubular inserido no 4º ou 5º espaço intercostal, anteriormente à linha axilar média.[4] Atenção deve ser dada aos pacientes com pneumotórax que serão submetidos à ventilação mecânica. Pode ocorrer pneumotórax hipertensivo se o espaço pleural não for drenado previamente. Pacientes com pneumotórax e que necessitem de transporte aéreo devem também receber drenagem antes da transferência.

O hemotórax agudo não volumoso pode se apresentar com os mais variados volumes. Devido ao efeito fibrinolítico da pleura, normalmente o sangue não coagula dentro da cavidade pleural, exceto nos sangramentos agudos de grande volume, quando coágulos são formados, e a simples drenagem torácica não é suficiente para esvaziar a cavidade pleural, exigindo procedimentos de limpeza por videotoracoscopia. As coleções sanguíneas que ocupam menos de 20% da cavidade pleural normalmente são absorvidas sem necessidade de drenagem torácica. Nos casos intermediários, a drenagem torácica é suficiente para a remoção do conteúdo sanguinolento, prevenindo outras complicações. A toracocentese esvaziadora e drenagem com drenos finos podem ser úteis nesses casos.

A contusão pulmonar é lesão negligenciada com frequência. Ela se desenvolve, em geral, de modo pouco evidente, agravando-se progressivamente, e pode culminar em insuficiência respiratória grave e fatal, até 72 horas após o trauma. O impacto sobre a caixa torácica se transmite para as estruturas intratorácicas, sendo o pulmão o órgão mais facilmente afetado. Histopatologicamente, pode-se encontrar desde áreas de hemorragia alveolar e intersticial até lacerações de parênquima com grandes hematomas. Fraturas costais múltiplas e principalmente das três primeiras costelas, da escápula e do esterno nos alertam para a presença de contusão pulmonar.[4] Crianças podem ter contusão pulmonar na ausência de fraturas costais devido à elasticidade da parede torácica. O diagnóstico fundamenta-se nos achados radiológicos de opacificações difusas (Figura 196.3), que não respeitam a anatomia segmentar do pulmão, hemoptise ou sangue pelo tubo endotraqueal. De modo geral, o tratamento deve ser orientado de forma idêntica ao do afundamento torácico. Não é recomendada a administração de esteroides e antimicrobianos profiláticos na fase inicial.[5]

As lesões da árvore traqueobrônquica podem ser causadas por trauma contuso e ferimento penetrante.[10] O segmento cervical da traqueia, por estar mais exposto, é atingido mais por agentes penetrantes, enquanto que a região carinal costuma ser lesada por trauma contuso. A lesão traumática da traqueia pode ser mortal antes que a vítima receba atendimento médico. As lesões parciais são compatíveis com a sobrevida desde que se atente para alguns sinais clínicos: tosse, hemoptise, dor cervical e enfisema subcutâneo (Figura 196.4). Se

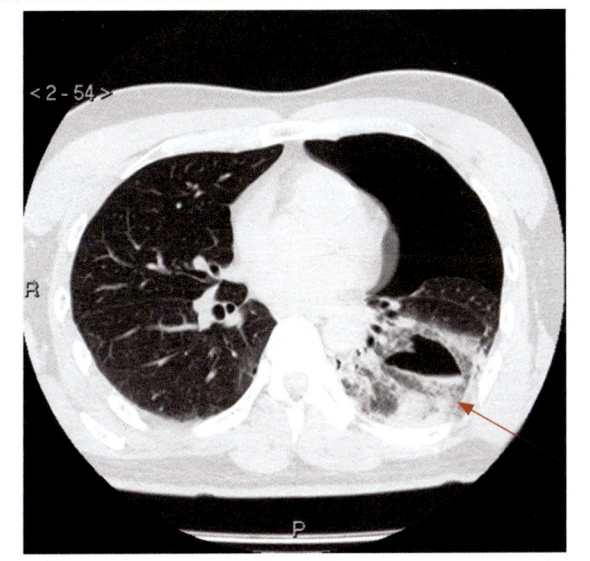

FIGURA 196.3. Tomografia computadorizada de tórax (corte frontal) de paciente com contusão pulmonar. Note-se a condensação em ápice do pulmão esquerdo caracterizada pelo broncograma aéreo (seta).

o ar escapar por área de pleura mediastinal lacerada, pode ocorrer pneumotórax hipertensivo. A drenagem torácica pode falhar em reexpandir o pulmão devido à fístula aérea de alto débito. Nas lesões parciais do brônquio sem ruptura da pleura mediastinal, a lesão pode passar despercebida. Ocorrendo a cicatrização defeituosa da lesão ter-se-á atelectasia persistente, pneumonia de repetição e supuração pulmonar. O mecanismo de trauma associado aos achados clínicos e radiológicos específicos (ar peribrônquico, enfisema cervical profundo e colapso pulmonar com ápice ao nível do hilo) são altamente sugestivos de lesão traqueobrônquica. Nestas circunstâncias deve-se realizar a fibrobroncoscopia, que em alguns casos pode auxiliar na intubação endotraqueal. O tratamento deve ser orientado por cirurgião qualificado que pode optar por tratamento conservador (lesões mínimas) ou toracotomia para correção da lesão.

O trauma cardíaco contuso engloba várias lesões que vão desde a contusão do miocárdio até a ruptura da câmara cardíaca.[7] Esta última lesão manifesta-se por tamponamento cardíaco que deve ser reconhecida e tratada no exame primário. A manifestação clínica do trauma cardíaco contuso é incaracterística, mas devemos estar atentos para pacientes que apresentam dor torácica e pressão venosa elevada. As fraturas costais, de esterno (Figura 196.5) e de coluna

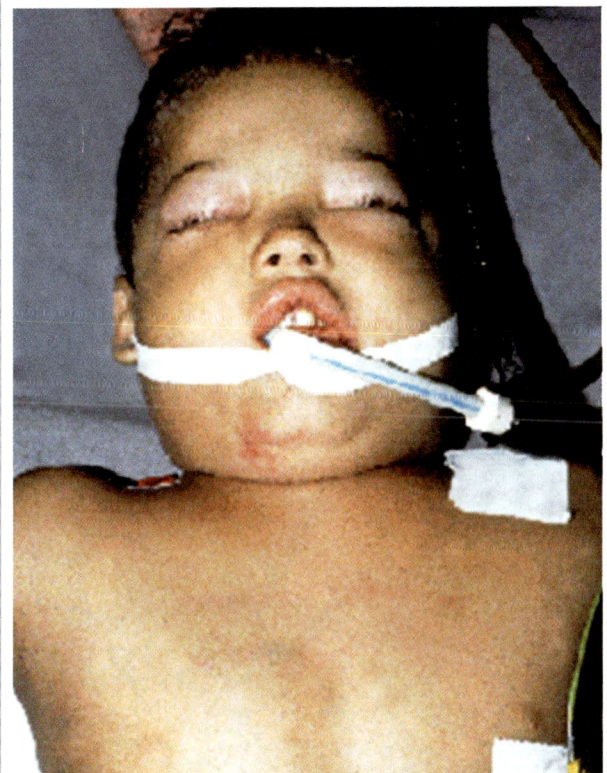

FIGURA 196.4. Criança vítima de queda de tanque de lavar roupa sobre o tórax. Note-se o aspecto de enfisema subcutâneo em face e tórax decorrente de ruptura de traqueia.

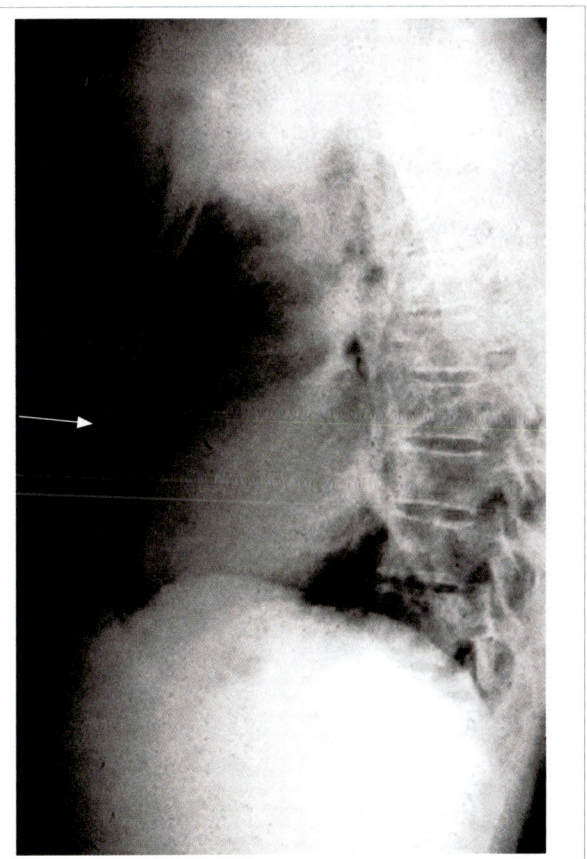

FIGURA 196.5. Raio X de tórax (perfil) de paciente vítima de trauma torácico contuso frontal: note-se a fratura de esterno e sua proximidade com a área cardíaca (seta).

torácica podem ser responsabilizadas equivocadamente pelo desconforto torácico.[1] Os achados eletrocardiográficos de arritmias e alterações do segmento ST sugerem o diagnóstico que deve ser confirmado com eletrocardiograma e ecocardiograma bidimensional seriados.[11] A observação e monitorização destes pacientes devem ser em unidade de terapia intensiva, no mínimo, por 24 horas após o trauma.

A ruptura traumática da aorta torácica é lesão com alta mortalidade imediata devido à rápida exsanguinação da vítima. O mecanismo da lesão é geralmente a desaceleração brusca que ocorre em queda de grande altura ou acidente automobilístico com impacto frontal em alta velocidade. Somente 10% a 15% das vítimas com este tipo de lesão chegam vivas ao Serviço de Emergência. É mais comum em ocupantes arremessados para fora do veículo ou naquelas vítimas de capotamento. A ruptura traumática da aorta ocorre geralmente próxima ao ligamento arterioso e à emergência da artéria subclávia esquerda, por mecanismo de cisalhamento durante a desaceleração. O hematoma periaórtico resultante é contido temporariamente pela camada adventícia e pela pleura mediastinal resultando em hemomediastino. Sinais e sintomas específicos estão frequentemente ausentes. Fraturas de coluna e de calcâneo podem alertar o médico da emergência para a possibilidade de ruptura de aorta associada.[1] O mecanismo de trauma, a assimetria na pressão arterial dos membros superiores e a contusão da parede torácica são elementos importantes para a suspeita diagnóstica. O alargamento de mediastino (> 8 cm) é o achado radiológico mais frequente (Figura 196.6), mas, o mais confiável é a perda da silhueta do botão aórtico.[12] Assim como nas dissecções aórticas, a angiotomografia tomou o lugar da aortografia na elucidação diagnóstica, sendo o exame padrão-ouro. (Figuras 196.7 e 196.8)

Apresenta sensibilidade de 97% a 100%, especificidade de 83% a 99% e valor preditivo negativo de 100%.[13] Na impossibilidade de realização de exame de imagem contrastado, o ecocardiograma transesofágico tem se têm-se mostrado bom método auxiliar.[14] Os pacientes suspeitos de ruptura traumática devem receber a orientação diagnóstica e terapêutica de cirurgião qualificado.

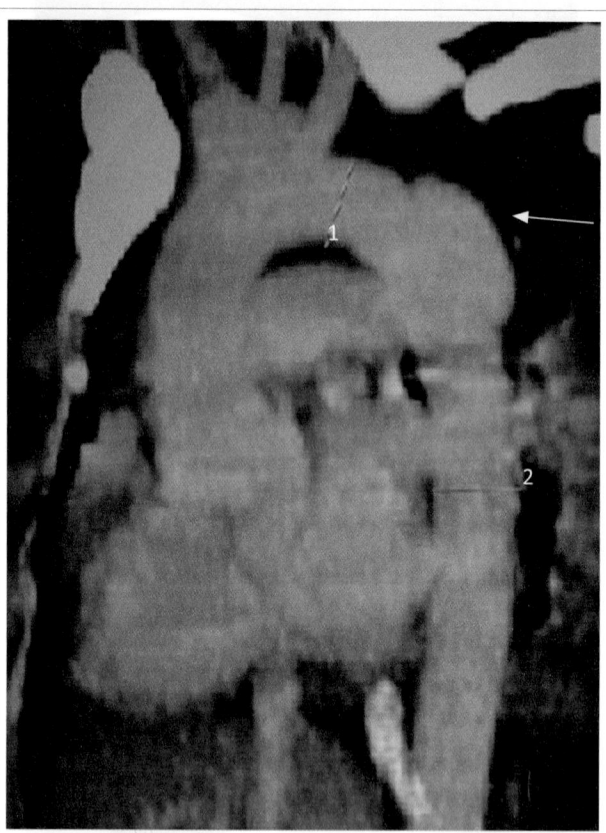

FIGURA 196.7. TC em corte sagital revelando pseudoaneurisma com lâmina de dissecção (seta) em vítima de acidente com impacto frontal.

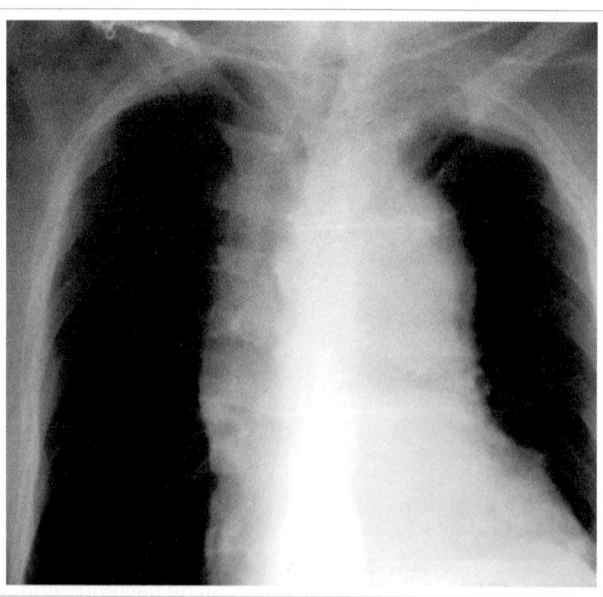

FIGURA 196.6. RX de tórax evidenciando alargamento de mediastino superior em vítima de acidente de automóvel.

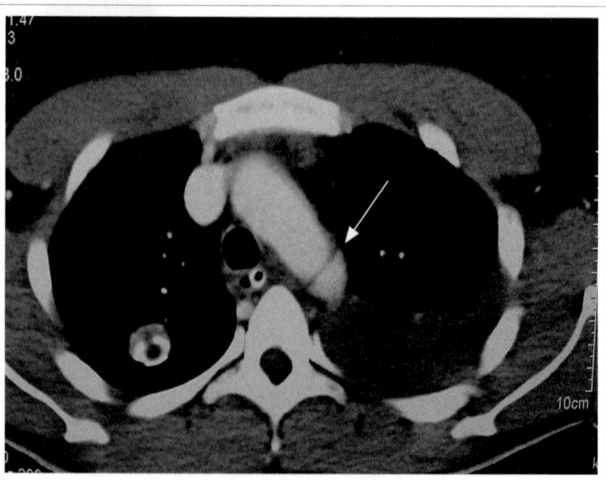

FIGURA 196.8. TC contrastada com linha de dissecção (seta) ao nível do istmo aórtico e hemotórax esquerdo.

A correção endovascular desta lesão tem sido possível com a colocação de *stent* recoberto via artéria femoral, com excelentes resultados (Figura 196.9).

A abordagem direta da lesão na impossibilidade de tratamento endovascular é realizada por toracotomia esquerda e reparo direto, de preferência com interposição de enxerto tubular entre o istmo e a aorta descendente a fim de evitar estenose no local de sutura. A principal morbidade desta técnica é a paraplegia por isquemia medular, decorrente da interrupção do fluxo aórtico por mais de 15 minutos.

A ruptura traumática do diafragma pode ser causada por ferimento penetrante ou trauma contuso. Os ferimentos por agentes penetrantes costumam ser de pequena extensão (< 2 cm) enquanto que o trauma fechado é responsável por grandes lacerações do diafragma, principalmente o esquerdo. As rupturas à direita são marcadores de graves lesões associadas intra-abdominais. As fraturas de bacia podem pelo mesmo mecanismo de lesão – compressão anteroposterior acompanhar as rupturas de diafragma (40%).[13] Portanto, a herniação é mais frequente à esquerda nos traumas contusos, enquanto que as lesões penetrantes pequenas podem passar despercebidas. Os ferimentos penetrantes abaixo do 4º espaço intercostal devem ser considerados como atingindo o diafragma até que se prove o contrário. Estas lesões são pequenas, mas tendem a alargar com o tempo. Necessitam de reparo pelo risco de herniação e estrangulamento tardiamente. O raio X de tórax é diagnóstico em somente 25% a 50% dos casos de trauma contuso. Os sinais radiológicos nestes casos são: vísceras ocas herniadas para o tórax (Figura 196.10), sonda nasogástrica no hemitórax esquerdo e cúpula frênica elevada com atelectasia do lobo inferior.[13] De modo geral, nos ferimentos penetrantes, a imagem radiológica diafragmática aparece normal. Os procedimentos minimamente invasivos como a toracoscopia e laparoscopia podem ser úteis tanto no diagnóstico como no tratamento.[1] O tratamento é cirúrgico visto que vísceras abdomi-

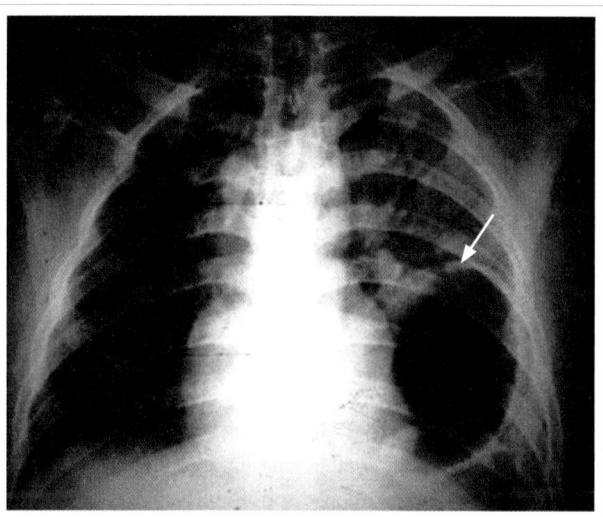

FIGURA 196.10 Raio X de tórax (AP): note-se a imagem de bolha gástrica na base do hemitórax esquerdo (seta) caracterizando hérnia diafragmática traumática.

nais tendem a herniar como resultado da diferença de pressão entre as duas cavidades serosas. O risco maior é a hérnia estrangulada. Os pacientes com lesões traumáticas de diafragma têm mortalidade de 25% a 40% devido à gravidade de lesões associadas.[13]

Os ferimentos transfixantes do mediastino causados por projéteis de arma de fogo podem atingir o coração, os grandes vasos, a árvore traqueobrônquica ou o esôfago. A trajetória do agente penetrante sempre deve ser estudada levando-se em conta os orifícios de entrada e de saída, se este último existir, e com o auxílio do estudo radiológico do tórax. Como podemos estar diante de lesões de risco de vida (20% de mortalidade), o cirurgião sempre deve ser consultado.[1] A condição hemodinâmica do paciente vai ditar a urgência na investigação diagnóstica e nas condutas.[8] Pacientes com instabilidade hemodinâmica devem ter as suas prioridades atendidas segundo o exame primário. Caso exista hemopneumotórax com grande perda sanguínea ou sinais de tamponamento cardíaco, a indicação de toracotomia deve basear-se nos mesmos critérios discutidos anteriormente. O cirurgião deve optar por qual hemitórax vai iniciar a toracotomia, tomando por base aquele com maior volume de sangue pleural. Não raramente, há necessidade de abordagem dos dois hemitórax. Os doentes estáveis hemodinamicamente, cerca de 50% dos casos, mesmo que não apresentem sinais clínicos e radiológicos de lesões de órgãos mediastinais, devem ser avaliados por meio de exames auxiliares para excluir lesões de esôfago, traqueia, brônquios, vasos mediastinais e coração (fibroendoscopia, exame contrastado de esôfago, angiografia, ultrassonografia e tomografia axial computadorizada). Alterações neurológicas periféricas podem decorrer de ferimentos mediastinais quando a medula espinhal for acometida.

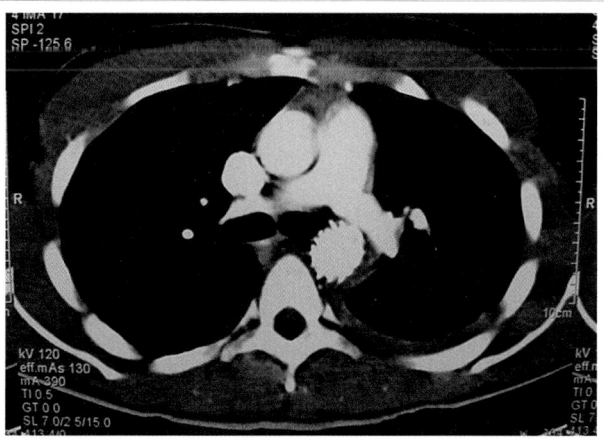

FIGURA 196.9. TC mostrando *stent* alojado em aorta descendente.

CONSIDERAÇÕES FINAIS

O médico socorrista deve estar preparado para reconhecer e corrigir, em caráter de urgência, lesões torácicas que possam implicar em risco de vida. No seguimento dos pacientes politraumatizados, os demais especialistas envolvidos também devem estar atentos a lesões torácicas que impliquem em complicações graves que envolvam sequelas ou até mesmo a morte. Neste contexto é de boa prática médica que todo profissional se atualize no atendimento integrado ao traumatizado, participando de programas de educação continuada.

O cirurgião de tórax certamente será útil no acompanhamento e tratamento dos pacientes com trauma torácico, mas o médico presente na sala de emergência é o principal responsável no diagnóstico e tratamento inicial das lesões torácicas das vítimas de trauma.

REFERÊNCIAS BIBLIOGRÁFICAS

1. American College of Surgeons Committee on Trauma. Advanced Trauma Life Support® for Doctors. Chicago: American College of Surgeons, 1997.
2. Mulder DS, Schennid H, Angood P. Thoracic injuries. In: Maull KL, Cleveland HC, Strauch GO, et al. Trauma, Volume 1. Chicago: Yearbook, 1986.
3. Cicala RS, Grande CM, Stene JK, et al. Emergency and elective airway management for trauma patients. In Grande CM, ed. Textbook of Trauma Anesthesia and Critical Care. St. Louis: Mosby-Yearbook, 1993. p.344-380.
4. Richardson JD, Miller FB. Injury to the lung and pleura. In: Feliciano DV, Moore EE, Mattox KL. Trauma. Stamford: Appleton and Lange, 1996. p.387-407.
5. Richardson JD, Adams L, Flint LM. Selective management of flail chest and pulmonary contusion. Ann Surg. 1982;196(4):481-7.
6. Symbas PN. Cardiothoracic trauma. Curr Probl Surg. 1991;28(11):741-79.
7. Mattox KL, Flint LM, Carrico CJ, Grover F, Meredith J, Morris J, et al. Blunt cardiac injury (editorial). J Trauma. 1994;33(5):649-50.
8. Richardson JD, Flint LM, Snow NJ, Gray LA Jr, Trinkle JK. Management of transmediastinal gunshot wounds. Surg. 1981;90(4):671-6.
9. Callahan M. Pericardiocentesis in traumatic and nontraumatic cardiac tamponade. Ann Emerg Med. 1984;13(10):924-45.
10. Ramzy AI, Rodriguez A, Turney SZ. Management of major tracheobronchial ruptures in patients with multiple system trauma. J Trauma. 1988;28:914-20.
11. Karalis DG, Victor MF, Davis GA, McAllister MP, Covalesky VA, Ross JJ Jr, et al. The role of echocardiography in blunt chest trauma: a transthoracic and transesophageal echocardiography study. J Trauma. 1994;36(1):53-8.
12. Marnocha KE, Maglinte DDT, Woods J, Peterson PC, Dolan PA, Nigh A, et al. Blunt chest trauma and suspect aortic rupture: reliability of chest radiographic findings. Ann Emerg Med. 1985;14(7):644-9.
13. Meyers BF, McCabe CJ. Traumatic diaphragmatic hernia: Occult marker of serious injury. Ann Surg. 1993;218:783-90.
14. Fabian TC. Diagnosis of thoracic aortic rupture. American College of Surgeons Post-graduate Course on Trauma: Patient Management Guidelines, 1995.

CAPÍTULO 197
AMPUTAÇÕES TRAUMÁTICAS

Diogo F. V. Garcia
Antonio Carlos Arnone

DESTAQUES

- As amputações traumáticas de membros são mais frequentes durante as guerras ou catástrofes, mas mesmo no cotidiano representam um problema recorrente e grave.
- Na abordagem inicial, é importante definir qual paciente se beneficiaria da preservação do membro e qual da amputação primária.
- Fatores que influenciam a decisão de amputar o membro incluem a gravidade da respectiva lesão, a presença de lesões associadas e a reserva fisiológica do paciente.
- Os índices de trauma de membros são ferramentas que podem ser úteis na decisão de preservar ou amputar o membro.
- A decisão entre amputar e preservar o membro deve ser multidisciplinar, tomada pela equipe de médicos que atendem o doente.
- O objetivo da amputação primária deve levar em consideração a protetização, portanto a escolha do nível é muito importante, assim como a boa qualidade do coto.

INTRODUÇÃO

As amputações são alguns dos procedimentos cirúrgicos mais antigos na história da Medicina. Existem achados arqueológicos que datam de 5.000 a.C., entre os quais existia a evidência de um esqueleto Neandertal com amputação ao nível do cotovelo.

Com as guerras, os ferimentos tornaram-se cada vez mais graves e, entre os cirurgiões do final do século XVIII e início do século XIX, já havia o conceito do uso do torniquete e da amputação primária, em vez do antigo conceito de amputação retardada em até três semanas. Tais modificações diminuíram as taxas de infecção e de mortalidade.

Com a melhoria nas condições cirúrgicas, anestésicas e de reabilitação, criou-se o estigma de que as amputações seriam cirurgias reservadas ao insucesso de um reparo vascular, infecções graves ou membros sem prognóstico de reabilitação.

Atualmente, a amputação primária pós-traumática deve ser encarada como uma possibilidade terapêutica, e não apenas como alternativa para o insucesso de procedimentos de salvação. E tem como objetivo principal a restauração da função e o retorno à vida ativa o mais precocemente possível.

Para isso, a abordagem deve ser multidisciplinar, contando, além da equipe médica, com protéticos, fisioterapeutas, fisiatras, psicólogos, e de grande apoio familiar para a vítima.

EPIDEMIOLOGIA

Mais de 100 milhões de pessoas visitam anualmente os departamentos de emergência nos Estados Unidos com lesões de membros, sendo cerca de 36% das visitas aos centros de trauma.[1] Lesões de extremidades mais graves são comumente encontradas durante o tempo de guerra ou em catástrofes,[2-4] mas, mesmo no cotidiano, representam um problema constante e grave. A maioria dos pacientes com extremidades graves tem idade entre 20 e 39 anos, predominantemente no sexo masculino. As lesões de membros inferiores são mais frequentes do que as de membros superiores em civis. Entre as de membros inferiores, a fratura de tíbia e fíbula são mais comuns, ocorrendo em cerca de 40% dos casos, enquanto as lesões vasculares podem chegar a taxas de incidência tão altas quanto 48%.

AVALIAÇÃO INICIAL

Na abordagem inicial ao paciente com uma lesão grave e complexa do membro, o desafio que se impõe ao cirurgião é definir qual paciente se beneficiaria da preservação do membro e qual se beneficiaria da amputação primária. A amputação precoce de um membro não viável permite uma recuperação funcional rápida. Contudo, tentativas de preservação do membro envolvem múltiplos procedimentos cirúrgicos, tempo de internação prolongado e maior tempo de reabilitação e podem ser devastadoras física, psicológica e financeiramente para o paciente e sua família.[5]

Alguns fatores que influenciam na decisão de amputar ou preservar o membro incluem extensão e gravidade da lesão do membro, presença e gravidade das lesões associadas, reserva fisiológica do paciente, prognóstico funcional do membro e, em alguns casos, condição social do paciente.

A gravidade da fratura pode ser avaliada utilizando-se várias escalas de fraturas expostas e a de Gustilo é uma das mais utilizadas. Criada com a finalidade de traçar um perfil prognóstico das fraturas expostas, a classificação é dividida em tipos I, II e III (este com subgrupos A, B e C). As fraturas tipo IIIA são as que apresentam cobertura óssea adequada, apesar de extensa laceração ou da existência de retalhos de partes moles. As do tipo IIIB, além da lesão grave de partes moles, exibem desnudação periosteal, exposição óssea e contaminação maciça da ferida. As do tipo IIIC envolvem fraturas com lesão arterial associada, necessitando de reparo vascular (Figura 197.1).

O valor prognóstico dessa classificação foi avaliado em um trabalho que revisou 62 casos de fraturas do tipo III. As de tipo IIIA foram as que apresentaram as menores taxas de complicações (27% dos casos de não consolidação da fratura, porém sem infecções de tecidos profundos e sem amputações posteriores), seguidas pelas de tipo IIIB (43% de casos de não consolidação, 29% de infecções de partes moles profundas e 17% de amputações secundárias) e pelas do tipo IIIC (78% de amputações).[6-7]

São considerados ferimentos graves de membros inferiores fraturas expostas Gustilo II ou III.[7] Também são considerados trauma grave os desenluvamentos, esmagamentos, ou lesões vasculares tanto por trauma fechado (p. ex.: luxação posterior de joelho) quanto por ferimentos penetrantes.[8]

Outras ferramentas que podem ser úteis na decisão de preservar ou amputar o membro são os índices de trauma de membros inferiores. Vários escores foram desenvolvidos

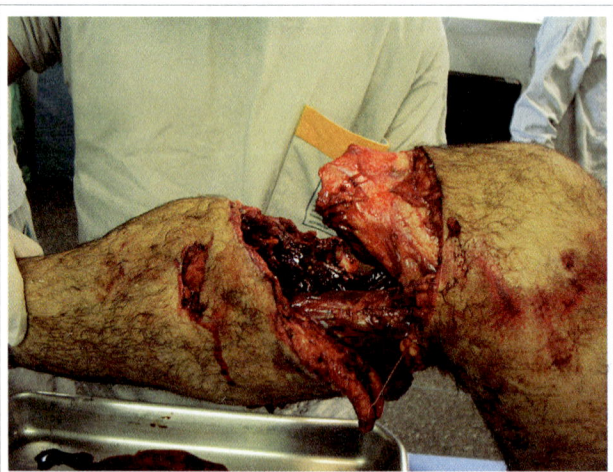

FIGURA 197.1. Membro inferior com lesão por esmagamento, grave lesão de partes moles, perda do revestimento cutâneo anterior associado à fratura complexa e lesão do nervo tibial posterior e artéria tibial anterior e posterior.

com o objetivo de tornar essa conduta mais precisa e guiar entre a preservação e a amputação primária.

O *mangled extremity severity score* (MESS), índice descrito por Johansen e colaboradores, em 1990, é um dos mais estudados e utilizados.[9] O critérios analisados incluem o grau de lesão óssea e de tecidos moles, o grau de isquemia do membro, hipotensão e idade do paciente (Tabela 197.1). Uma pontuação ≥ 7 é indicativa de amputação.

TABELA 197.1. Índice *Mangled Extremity Severity Score* (MESS).

Lesão musculoesquelética	
▪ Baixa energia (fratura simples, projétil de baixa energia, facada).	1
▪ Média energia (fraturas expostas ou múltiplas, luxações).	2
▪ Alta energia (projétil de alta velocidade, esmagamento).	3
▪ Altíssima energia (idem, porém com grave contaminação, avulsão de partes moles).	4
Isquemia da extremidade	
▪ Pulso reduzido ou ausente, mas perfusão normal.	1
▪ Ausência de pulso, parestesia, enchimento capilar reduzido.	2
▪ Membro frio, paralisado, insensível, entorpecido.	3
	**** escore dobra se tempo de isquemia > 6 horas
Choque	
▪ Pressão sistólica > 90 mm.	0
▪ Hipotensão transitória.	1
▪ Hipotensão persistente.	2
Idade	
▪ < 30	1
▪ 30-50	2
▪ > 50	3

Esse índice também apresenta algumas inconsistências, sendo modificado por Mc Namara que incluiu a lesão neurológica, criando a escala NISSSA[10] (*nerve, ischemia, soft tissue, skeletal, schock, age*).

Com o objetivo de melhorar a avaliação da funcionalidade do membro acometido, foi desenvolvida por Russel WL,[11] a escala *limb salvage index* (LSI) (Tabela 197.2).

Pelos autores um LSI de até 5 é preconizada a preservação, enquanto acima de 5 a amputação torna-se obrigatória, pois a evolução desse membro em termos funcionais é bastante reservada.

TOMADA DE DECISÃO: QUANDO AMPUTAR?

A avaliação inicial com critérios objetivos por índices de trauma de membros específicos pode auxiliar a diferenciação entre os membros que poderiam ser preservados e aqueles que deveriam ser amputados na emergência. Entretanto, a utilização desses índices tem sido questionada pela dificuldade de aplicação e por terem sido desenvolvidos a partir de estudos retrospectivos com pequeno número de pacientes. Todos os escores citados devem ser cuidadosamente analisados e sua utilização deve ser criteriosa e avaliada caso a caso.[1,8,11-14]

O aperfeiçoamento das técnicas de revascularização, de execução de retalhos microcirúrgicos e, principalmente, os novos antibióticos disponíveis possibilitam a reconstrução e preservação de membros que até uma década atrás eram amputados. No entanto, alguns autores mostraram que pacientes submetidos à preservação de membro comparados aos submetidos à amputação primária apresentaram maior tempo de reabilitação, maiores taxas de re-hospitalização e de complicações, e maior quantidade de procedimentos realizados com resultados funcionais semelhantes.[13,15-16]

Além disso, a tentativa sem sucesso da preservação de membro pode resultar em disfunção orgânica e em maiores taxas de mortalidade, mesmo após a realização de amputação tardia, indicando que a tentativa de preservação pode não ser a melhor opção para todos os pacientes. Portanto, a decisão inicial sobre preservar ou não o membro deve ser tomada de maneira segura e definitiva.

TRATAMENTO INICIAL DO PACIENTE COM TRAUMA GRAVE DE MEMBROS

O paciente deve ser atendido de acordo com os protocolos internacionalmente aceitos do *Advanced Trauma Life Support Course*[17] incluindo, obrigatoriamente, a análise do mecanismo de trauma, a estimativa de eventuais lesões associadas e a existência de antecedentes mórbidos de importância. Nessa fase, uma decisão crucial é a que implica assumir a compreensão de que, muitas vezes, a preservação da vida do paciente depende da amputação do membro destruído.

O tratamento do paciente com trauma grave de membros inferiores, na grande maioria dos casos, exige a presença de uma equipe multidisciplinar composta por cirurgiões gerais, ortopedistas, cirurgiões vasculares e cirurgiões plásticos. A grande complexidade das lesões e os avanços terapêuticos têm aumentado cada vez mais a participação dos especialistas no atendimento desses pacientes e, consequentemente, a discussão de quando está indicada a utilização dessas novas técnicas na tentativa de preservar o membro. Os cirurgiões vasculares e plásticos, apesar de frequentemente envolvidos no atendimento, têm uma participação menor na decisão de amputar ou preservar o membro e, geralmente, são responsáveis pela realização dos procedimentos específicos de cada área como revascularizações e retalhos microcirúrgicos. Cabe, portanto, ao cirurgião do trauma e ao ortopedista a decisão na grande maioria dos casos. Um estudo multicêntrico realizado nos Estados Unidos analisou a participação de 52 cirurgiões gerais e 33 ortopedistas no

TABELA 197.2. Escala *Limb Salvage Index* (LSI).

Parâmetro	Achado	Pontos
Artéria	Contusão, lesão da íntima, laceração parcial ou avulsão sem trombose distal com pulsos palpáveis distais	0
	Oclusão completa de uma das três artérias	0
	Oclusão de duas ou mais artérias	1
	Laceração completa, avulsão ou trombose da femoral ou poplítea sem pulso distal	1
	Oclusão completa da femoral ou poplítea sem fluxo distal	2
	Oclusão completa das três artérias sem nenhum fluxo distal	2
Nervos	Contusão ou estiramento	0
	Mínima laceração do nervo femoral, fibular ou tibial parcial	0
	Transecção parcial ou avulsão do nervo ciático	1
	Transecção parcial ou completa do nervo femoral, tibial ou fibular	1
	Transecção completa ou avulsão do nervo ciático	2
	Transecção ou avulsão completa dos dois nervos fibulares e tibial	2
Ossos	Fratura fechada em um ou dois locais	0
	Fratura exposta com cominuição e mínimo desvio	0
	Luxação fechada sem fratura	0
	Luxação exposta sem corpo estranho	0
	Fratura da fíbula	0
	Fratura fechada em três ou mais segmentos	1
	Fratura exposta com cominuição ou moderado desvio	1
	Fratura segmentar	1
	Fratura com desvio	1
	Luxação exposta com corpo estranho	1
	Perda óssea < 3 cm	1
	Perda óssea ≥ 3 cm	2
	Fratura exposta IIIB ou IIIC com desperiostização, grande contaminação ou perda de cobertura cutânea	2
Pele	Laceração limpa, simples ou múltipla	0
	Pequena avulsão com possibilidade de fechamento primário	0
	Queimadura de primeiro grau	0
	Fechamento retardado por contaminação local	1
	Grande avulsão que necessite de cobertura cutânea	1
	Queimadura de 2º e 3º graus	1
Músculo	Laceração ou avulsão envolvendo apenas um compartimento	0
	Laceração ou avulsão envolvendo apenas um tendão	0
	Laceração ou avulsão envolvendo dois ou mais compartimentos	1
	Laceração completa ou avulsão de dois ou mais tendões	1
	Lesão por esmagamento	2
Veias profundas	Contusão, laceração parcial ou avulsão parcial	0
	Laceração completa ou avulsão das veias profundas com retorno ainda possível pelas colaterais	0
	Lesão de veias superficiais	0
	Laceração completa, avulsão ou trombose se possibilidade de retorno pelas colaterais	1
Tempo de isquemia fria	< 6 horas	0
	6-9 horas	1
	9-12 horas	2
	12-15 horas	3
	> 15 horas	4

atendimento de 527 pacientes com trauma grave de membros inferiores e os principais critérios utilizados nas tomadas de decisão. Foram encontradas diferenças significantes entre as respostas dos dois grupos. Mais de um terço dos ortopedistas indicou a integridade do nervo ou ausência de sensibilidade plantar como principal fator para decisão inicial entre amputar ou reconstruir um membro gravemente lesado. O grau de isquemia e a lesão de partes moles foram consideradas os fatores principais por 15% e 17% dos ortopedistas, respectivamente. Os cirurgiões gerais também indicaram o grau de isquemia e a lesão de nervo como fatores importantes (27% e 21% respectivamente). No entanto, a maioria dos cirurgiões considerou o ISS o fator mais importante na decisão de amputar o membro, enquanto nenhum dos ortopedistas citou o índice como um fator importante (Tabela 197.2). A decisão inicial, de acordo com os ortopedistas, raramente envolveu o cirurgião plástico. Em somente 14% dos casos, ele foi classificado como muito envolvido e em 12% dos casos como parcialmente envolvido. O paciente e sua família foram considerados muito envolvidos em 20% dos casos e parcialmente envolvidos em 36%. O cirurgião do trauma esteve envolvido na decisão de amputar o membro em 42% dos casos.[14]

O menor envolvimento de cirurgiões plásticos e vasculares pode ser relacionado ao aumento do número de ortopedistas que realizam retalhos microcirúrgicos e rotacionais em centros especializados. Já o cirurgião do trauma, geralmente responsável pela supervisão no atendimento do paciente traumatizado, tem uma participação maior na decisão entre amputar ou tentar preservar o membro. Isso se deve ao fato de o cirurgião geral ser o indivíduo com maiores conhecimentos relacionados às reservas fisiológicas do paciente traumatizado, tanto quanto ao impacto e à situação dos outros órgãos e das lesões associadas. Contudo, o ortopedista tem maiores responsabilidades relacionadas às lesões do membro, seus resultados funcionais e seguimento do caso a longo prazo. A escolha da ausência de sensibilidade plantar como principal fator indicativo de amputação pelo ortopedista mostra seu comprometimento com o resultado funcional a longo prazo, pois pacientes com esse tipo de lesão submetidos à amputação primária têm resultados melhores a longo prazo do que os submetidos à reconstrução, além de um menor tempo de internação e menor tempo de retorno às atividades habituais. Da mesma forma, a escolha do cirurgião do trauma pelo ISS como fator mais importante mostra sua preocupação com a condição geral do doente e não só do membro e, apesar de haver pouca evidência em estudos prospectivos sobre o efeito da tentativa de preservação na sobrevida dos pacientes, alguns trabalhos retrospectivos mostraram um aumento na mortalidade nos casos em que foi realizada a reconstrução sem sucesso.[15]

Portanto, a decisão entre amputar ou preservar o membro deve ser multidisciplinar, tomada pela equipe de médicos que atendem o doente. Se houver dúvida ou se não houver consenso, no doente com trauma isolado de membro, a opinião do ortopedista deve prevalecer. Já no paciente com lesões associadas, o cirurgião do trauma, atuando como "capitão do time", deve ser o responsável pela decisão final entre amputar ou reconstruir o membro para evitar que, na tentativa de salvar o membro, o paciente perca a vida.

PLANEJAMENTO CIRÚRGICO

Tão logo feita a ressuscitação inicial, antibioticoterapia e profilaxia tetânica, deve-se iniciar a avaliação do membro propriamente dita. Exposição apenas para fotografar a lesão, avaliar vascularização, sensibilidade e estimativa das lesões de partes moles, sem exploração na sala de emergência, para evitar exposição da ferida à flora hospitalar.

Deve-se cobrir o ferimento com bandagens estéreis e imobilizar para evitar dano adicional no transporte e seguir para o exame radiológico do membro acometido, com exames simples em duas posições, definindo, assim, outro parâmetro importante para tomada de decisão – a lesão óssea.

Em ambiente cirúrgico, é realizada a limpeza copiosa do ferimento, retirada da contaminação e desbridamento do tecido desvitalizado. A seguir, com melhor clareza, é possível avaliar os vasos, nervos e compartimentos acometidos.

O objetivo da amputação primária deve levar em consideração a protetização, portanto a escolha do nível é muito importante, assim como a boa qualidade do coto.

NÍVEL DE AMPUTAÇÃO

No membro inferior, em linhas gerais, a amputação deve tentar preservar o joelho sempre que possível, pois além de manter o maior comprimento, facilita a adaptação da prótese e tem um gasto energético menor.

Pacientes com amputação transfemoral chegam a gastar até 60% mais energia em relação ao não amputado, enquanto um transtibial chega até a 25%. Nos casos de fratura diafisária do fêmur ipsilateral a uma lesão complexa da perna, deve-se fazer, na urgência, a síntese do fêmur para permitir a preservação do maior coto possível.

O nível transtibial é o mais comum por ser a região mais exposta ao trauma do membro inferior. Como já foi dito, deve-se preservar o joelho sempre que possível, e a osteotomia da tíbia deverá manter um mínimo de 7 cm de tíbia distais à tuberosidade anterior da tíbia. Cotos muito longos têm dificuldade de cobertura cutânea e deve-se pesar o custo-benefício desse nível.

No nível do tornozelo existe a amputação de Syme, praticamente uma desarticulação do tornozelo em que se regularizam os maléolos e se preserva o coxim plantar, ressecando o tálus e calcâneo.

As amputações ao nível do pé podem ser:

- Transmetatársicas.
- Tarsometatársicas (pela articulação de Lisfranc).
- Mediotársicas (pela articulação de Chopart).

Nessas cirurgias, deve-se também atentar ao equilíbrio muscular, principalmente na tarsometatársica e na mediotársica, realizando a reinserção dos dorsiflexores para evitar o equino e consequente dificuldade de reabilitação.

Com relação às amputações do membro superior, é preciso lembrar que a funcionalidade das respectivas próteses, apesar de terem evoluído muito, ainda apresentam grande deficiência. Sempre que possível, deve-se manter o maior comprimento possível e fazer a reinserção dos tendões. Por não ser membro de carga, a enxertia de pele é bem aceita especialmente se o objetivo for alcançar o maior comprimento possível.

PASSOS FUNDAMENTAIS DA AMPUTAÇÃO TRANSTIBIAL

Essa é a localização mais comum de amputação no membro inferior; destacam-se aqui seis pontos importantes que devem ser lembrados:

Ligadura do feixe

Identificar os feixes principais e realizar a ligadura em separado das veias e das artérias, tomando-se o cuidado de realizar a ligadura dupla, com transfixação do lúmen, nas artérias de maior calibre, evitando assim a soltura e hemorragia (Figura 197.2).

Secção do nervo

Deve-se sempre fazer a neurotomia em nível proximal ao ósseo, de modo que o coto dos nervos fique longe da área de apoio (Figura 197.3).

Osteotomia regular

Deve-se realizar a osteotomia de forma regular, com serra e posterior arredondamento das arestas ósseas, evitando, com isso, as úlceras de pressão; é necessário fazer o chanfro anterior na tíbia e o corte da fíbula deve ser 1 a 1,5 cm proximal (Figura 197.4A e B).

Osteoperiosteoplastia

No caso da amputação transtibial, principalmente em esqueleto imaturo com bom periósteo, é possível a confecção de uma ponte osteoperióstica unindo a tíbia até a fíbula, permitindo estabilidade adicional ao coto (Figura 197.5A e B).

Miodese e mioplastia

Deve-se realizar a reinserção óssea dos grupos musculares agonistas e antagonistas, de forma a evitar desequilíbrio muscular e, consequentemente, áreas de hiperpressão ou instabilidade do coto (Figura 197.6).

Fechamento do flap com cobertura local estável

O fechamento com retalhos locais é benéfico, sempre que possível, pois tem boa sensibilidade e permite melhor adaptação à prótese. A confecção de enxertos de pele parcial leva a uma cobertura instável e insensível incorrendo em problemas constantes com o coto. A drenagem a vácuo evita hematomas

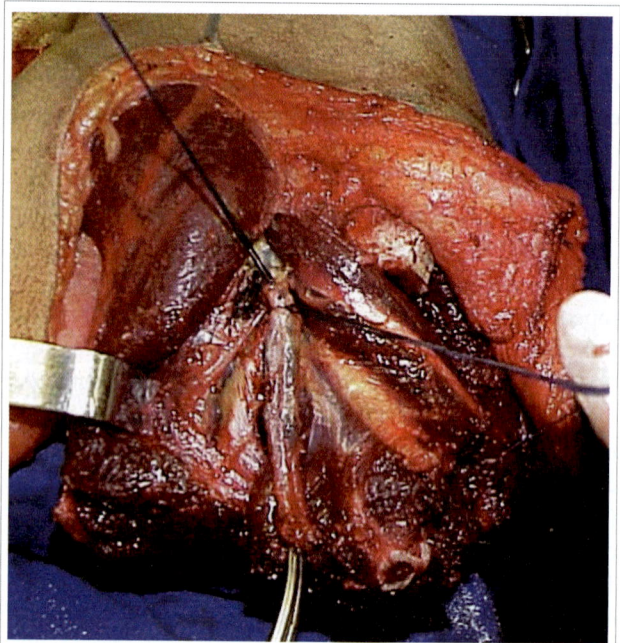

FIGURA 197.2. Ligadura dupla da artéria com transfixação.

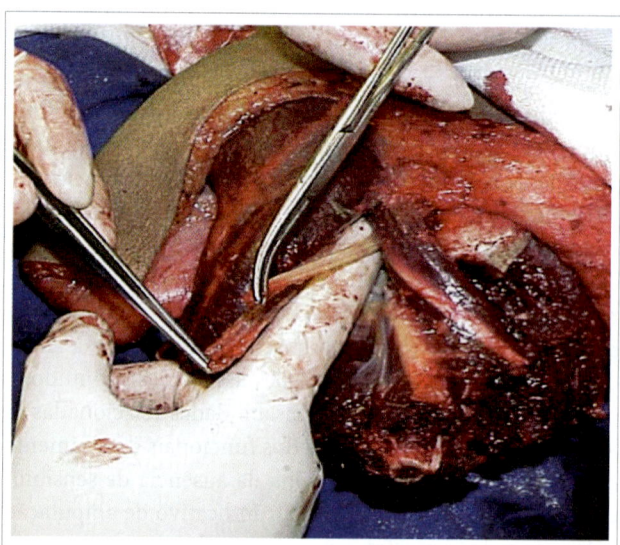

FIGURA 197.3. Secção proximal dos nervos.

e o curativo compressivo reduz o edema pós-cirúrgico, permitindo reabilitação precoce (Figura 197.7A e B).

COMPLICAÇÕES

- Neuromas.
- Sensação de membro fantasma.
- Dor fantasma.
- Infecções.
- Cicatrização retardada do coto.
- Conformação inadequada do coto.
- Miosite ossificante.

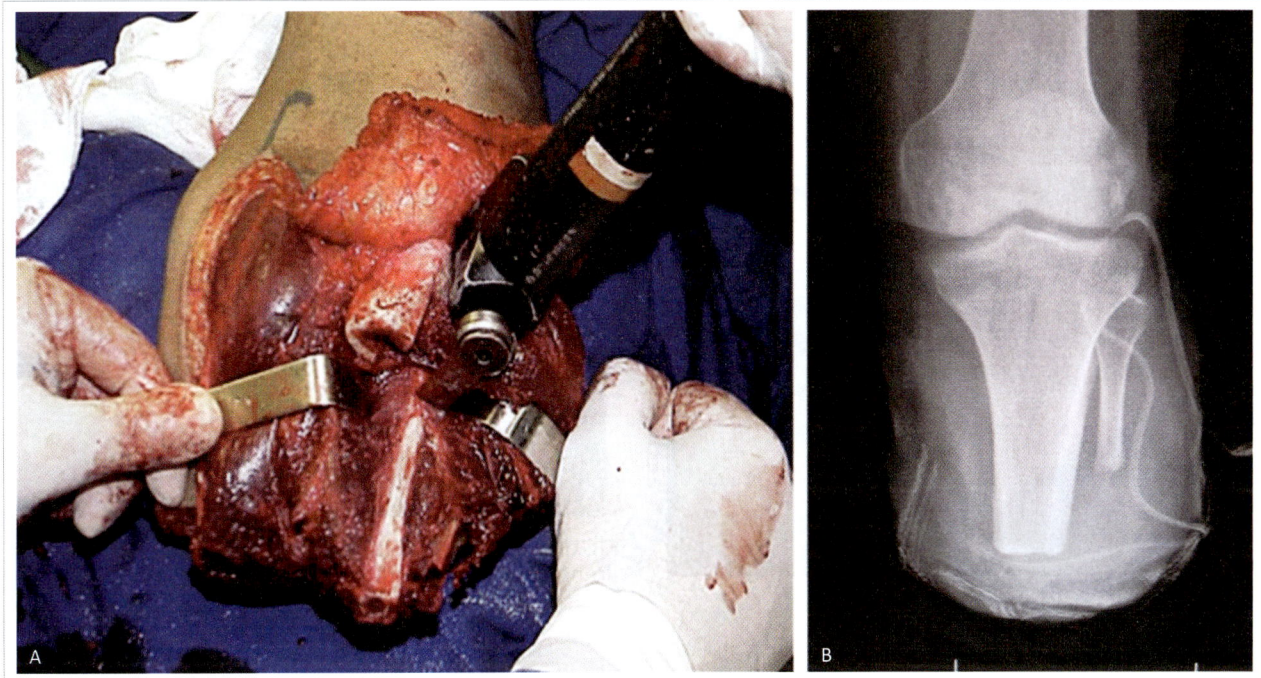
FIGURA 197.4. (A) Osteotomia com serra. (B) Nível da osteotomia.

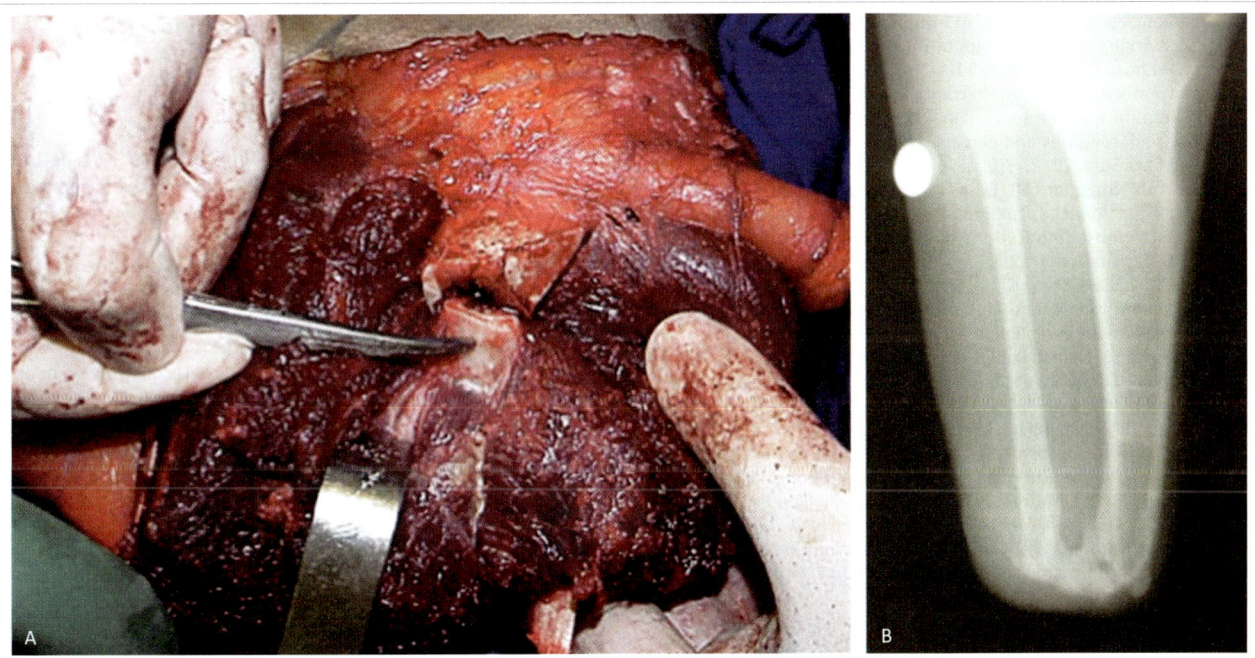
FIGURA 197.5. (A) Confecção do retalho osteoperióstico. (B) Aspecto radiológico.

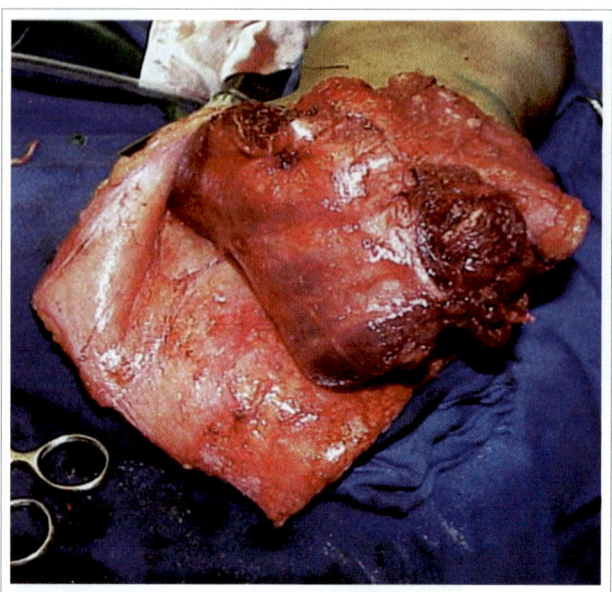

FIGURA 197.6. Miodese.

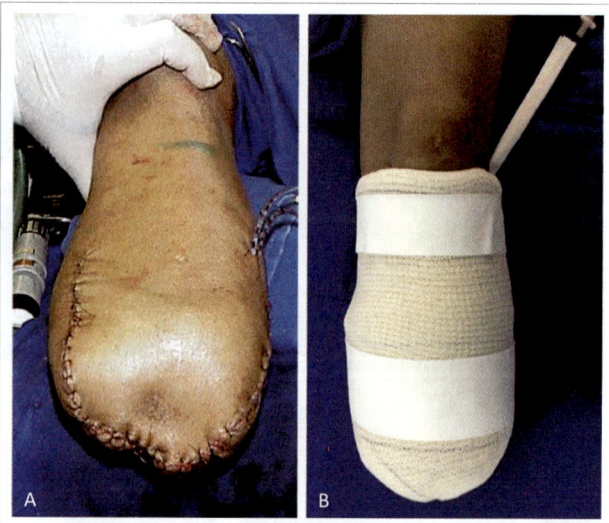

FIGURA 197.7. (A) Coto finalizado com aplicação do dreno a vácuo. (B) Curativo compressivo.

REFERÊNCIAS BIBLIOGRÁFICAS

1. Fodor L, Sobec R, Sita-Alb L, Fodor M, Ciuce C. Mangled lower extremity: can we trust the amputation scores? Int J Burns Trauma. 2012;2(1):51-8.
2. Knowlton LM, Gosney JE, Chackungal S, Altschuler E, Black L, Burkle FM Jr, et al. Consensus statements regarding the multidisciplinary care of limb amputation patients in disasters or humanitarian emergencies: report of the 2011 Humanitarian Action Summit Surgical Working Group on amputations following disasters or conflict. Prehosp Disaster Med. 2011;26(6):438-48.
3. Dua A, Patel B, Kragh JF Jr, Holcomb JB, Fox CJ. Long-term follow-up and amputation-free survival in 497 casualties with combat-related vascular injuries and damage-control resuscitation. J Trauma Acute Care Surg. 2012;73(6):1515-20.
4. Gillern SM, Sheppard FR, Evans KN, Graybill JC, Gage FA, Forsberg JA, et al. Incidence of pulmonary embolus in combat casualties with extremity amputations and fractures. J Trauma. 2011;71(3):607-12; discussion 12-3.
5. Akula M, Gella S, Shaw CJ, McShane P, Mohsen AM. A meta-analysis of amputation versus limb salvage in mangled lower limb injuries--the patient perspective. Injury. 2011;42(11):1194-7.
6. Rajasekaran S, Naresh Babu J, Dheenadhayalan J, Shetty AP, Sundararajan SR, Kumar M, et al. A score for predicting salvage and outcome in Gustilo type-IIIA and type-IIIB open tibial fractures. J Bone Joint Surg Br. 2006;88(10):1351-60.
7. Kurup HV. A score for predicting salvage and outcome in Gustilo type-IIIA and type-IIIB open tibial fractures. J Bone Joint Surg Br. 2007;89(4):562; author reply -3.
8. Scalea TM, DuBose J, Moore EE, West M, Moore FA, McIntyre R, et al. Western Trauma Association critical decisions in trauma: management of the mangled extremity. J Trauma Acute Care Surg. 2012;72(1):86-93.
9. Johansen K, Daines M, Howey T, Helfet D, Hansen ST Jr. Objective criteria accurately predict amputation following lower extremity trauma. J Trauma. 1990;30(5):568-72; discussion 72-3.
10. McNamara MG, Heckman JD, Corley FG. Severe open fractures of the lower extremity: A retrospective evaluation of the Mangled Extremity Severity Score (MESS) J Orthop Trauma. 1994;8:81–7.
11. Jacobs C, Siozos P, Raible C, Wendl K, Frank C, Grutzner PA, et al. Amputation of a lower extremity after severe trauma. Oper Orthop Traumatol. 2011;23(4):306-17.
12. Medina ND, Kovach SJ 3rd, Levin LS. An evidence-based approach to lower extremity acute trauma. Plast Reconstr Surg. 2011;127(2):926-31.
13. Chung KC, Shauver MJ, Saddawi-Konefka D, Haase SC. A decision analysis of amputation versus reconstruction for severe open tibial fracture from the physician and patient perspectives. Ann Plast Surg. 2011;66(2):185-91.
14. Higgins TF, Klatt JB, Beals TC. Lower Extremity Assessment Project (LEAP)--the best available evidence on limb-threatening lower extremity trauma. Orthop Clin North Am. 2010;41(2):233-9.
15. Bosse MJ, MacKenzie EJ, Kellam JF, Burgess AR, Webb LX, Swiontkowski MF, et al. An analysis of outcomes of reconstruction or amputation after leg-threatening injuries. N Engl J Med. 2002;347(24):1924-31.
16. Yoo S. Complications following an amputation. Phys Med Rehabil Clin N Am. 2014;25(1):169-78.
17. American College of Surgeons. Committee on Trauma. Advanced trauma life support program for physicians : ATLS. 9th ed. Chicago: American College of Surgeons,2009.

CAPÍTULO 198

INFECÇÃO E SEPSE NO DOENTE TRAUMATIZADO

Maurício Godinho
Sandro Scarpelini

DESTAQUES

- Vítimas de trauma moderado ou grave que sobrevivem à agressão inicial têm, devido ao manejo durante a ressuscitação, maior risco de desenvolver uma exacerbada reação inflamatória, disfunção orgânica, infecção e sepse.
- A sepse é a principal causa de morte de doentes traumatizados internados em leito intensivo.
- Fatores de risco para o desenvolvimento de sepse pós-trauma são: sexo masculino, doenças préexistentes, escala de coma de Glasgow ≤ 8, número de cirurgias, laparotomia, peritoneostomia, trauma torácico, déficit de bases, quantidade de sangue transfundido e ISS (do inglês *Injury Severity Score*) elevado.
- Infecção intra-abdominal é o foco mais comum de sepse do doente traumatizado.
- O tratamento da sepse é dividido em duas etapas: ressuscitação inicial e intervenções após a ressuscitação.

INTRODUÇÃO

O trauma é a principal causa de morte até 40 anos de idade em todo o mundo, e um dos maiores problemas de saúde enfrentados pela sociedade moderna. Esta ocorrência ainda é responsável por quase um terço dos anos perdidos de vida produtiva antes dos 65 anos de idade.[1] Nas últimas décadas, os avanços no atendimento ao traumatizado grave e nos cuidados críticos a ele têm diminuído a historicamente elevada mortalidade.

A infecção adquirida no ambiente intra-hospitalar é a complicação mais comum dos doentes hospitalizados, com uma incidência estimada de 4,5 por 100 admissões hospitalares.[2] Sepse grave e choque séptico são um importante problema de atenção à saúde que afeta milhões de pessoas ao redor do mundo a cada ano e causa a morte de 25% dos doentes com essa condição.[3]

A habilidade em manter o doente vivo leva a uma síndrome clínica chamada disfunção orgânica múltipla pós-trauma, associada à infecção, à síndrome de choque hemorrágico e reperfusão e à resposta inflamatória. A infecção é uma conhecida complicação na evolução dos traumatizados, associada à importante morbimortalidade desses doentes.[4]

O controle da hemorragia, da coagulopatia, a melhor utilização dos hemocomponentes, o balanço entre hipo e hiperperfusão e o uso do ácido tranexâmico e da ressuscitação hemostática proporcionam maior sobrevida dos traumatizados com hemorragia maciça. Porém, muitos sobreviventes desenvolvem disfunção orgânica, sepse, sepse grave e choque séptico como resultado de uma resposta sistêmica à agressão traumática e ao próprio tratamento.[5]

EPIDEMIOLOGIA

Diversos fatores estão associados à má evolução após o trauma grave, porém a sepse é a mais importante causa de morte dos doentes internados em leito intensivo, que sobreviveram à ressuscitação inicial.[6] Apesar de a mortalidade global dos traumatizados ter diminuído nas últimas décadas, poucos foram os estudos que mostraram a incidência e o seguimento de sepse após o trauma. Wafaisade e colaboradores[6] em análise retrospectiva de 29.829 doentes traumatizados, com *Injury Severity Score* (ISS) ≥ 9, apresentaram uma incidência de sepse em 10,2%. Osborn e colaboradores[7] em estudo semelhante, publicado em 2004 com 30.303 doentes, mostraram uma incidência de sepse em 2% da amostra com alta taxa de mortalidade (23%). Muckart[8] em estudo prospectivo com 450 doentes documentou uma alta taxa de sepse em traumatizados (14,4%), sendo a taxa de mortalidade de 10,9% em vítimas de trauma sem sepse; 9,2% em doentes com sepse; 13,1% em traumatizados com sepse grave e 63,7% em doentes com choque séptico.

A mortalidade por trauma diminuiu nas últimas décadas devido à melhoria do atendimento pré-hospitalar, ao desenvolvimento dos sistemas de trauma, à utilização da tática de Controle de Danos e à evolução na ressuscitação volêmica, diagnóstico e tratamento da coagulopatia associada ao trauma. Da mesma forma, a mortalidade por sepse está em declínio, o que se relaciona com a rapidez no diagnóstico e ao início do tratamento, além da melhora dos cuidados intensivos dos doentes, como a ventilação mecânica e seu desmame.

Contudo, essa diminuição na mortalidade dos traumatizados com sepse não foi estatisticamente significativa no mesmo período. Isso se associa principalmente à maior gravidade das lesões e ao maior risco de desenvolver disfunção orgânica múltipla nesses doentes sépticos, elevando o tempo de internação em leito intensivo e a morte tardia de aproximadamente 51% dos doentes.[9] Fröhlich e colaboradores,[10] em uma análise retrospectiva com 31.154 doentes, observaram uma diminuição na mortalidade dos traumatizados que desenvolveram disfunção orgânica múltipla, porém um aumento significativo dessa condição nos traumatizados graves, com a incidência de disfunção orgânica múltipla de 33% nos traumatizados com ISS ≥ 16.

ETIOLOGIA

Sepse é definida pela presença de infecção associada à síndrome da resposta inflamatória sistêmica (SIRS). Clinicamente, SIRS pode se manifestar por hiper ou hipotermia, leucocitose ou leucopenia, taquicardia e ou taquipneia (Tabela 198.1). Sepse grave é definida por sepse concomitante à disfunção orgânica. Choque séptico é caracterizado por sepse com hipotensão persistente (PAS < 90 mmHg ou PAM < 60 mmHg) após ressuscitação volêmica.[11]

TABELA 198.1. Critérios diagnósticos de SIRS. Dois ou mais critérios definem SIRS.

Temperatura
- < 36°C ou > 38°C

Frequência Cardíaca
- > 90/min

Respiratório
- Frequência > 20 rpm ou pCO_2 < 32 mmHg

Glóbulos brancos
- < 4.000/mL ou > 12.000/mL ou > 10% bastonetes

SIRS: síndrome da resposta inflamatória sistêmica.

A exacerbada reação inflamatória é contrarregulada por uma rápida resposta anti-inflamatória associada a proteínas de fase aguda, chamada síndrome da resposta anti-inflamatória compensatória (CARS, do inglês *compensatory anti-inflammatory response syndrome*). A elevação dessas proteínas é uma resposta inespecífica à infecção, inflamação e lesão tecidual, e sua função primordial é restaurar a homeostase aumentando a sobrevida.[12] Essa resposta anti-inflamatória pode determinar imunossupressão e, de acordo com sua magnitude, ameaçar a vida por sepse. Imagina-se ainda que SIRS e CARS ocorram simultaneamente em uma resposta antagônica, chamada de síndrome da resposta antagônica mista (MARS, do inglês *mixed antagonistic response syn-*

drome), contribuindo para a ocorrência de infecção, sepse e disfunção orgânica múltipla.

A síndrome da disfunção múltipla de órgãos (SDMO) (*multiple organ dysfunction syndrome* – MODS). é uma condição, progressiva e potencialmente reversível, que envolve disfunção fisiológica de dois ou mais órgãos ou sistemas, não associados ao transtorno que resultou na admissão em leito intensivo. Essa síndrome tem diagnóstico baseado em índices de gravidade, existindo diversos índices que avaliam os diferentes sistemas, especialmente o cardiovascular, o respiratório, o renal e a função hepática. Os índices mais utilizados para avaliação de disfunção orgânica são: *multiple organ dysfunction score* e *the sequential organ failure assessment* (SOFA).

Ciesla e colaboradores[9] reconhecem outra condição que chamaram de disfunção orgânica múltipla pós-trauma (*postinjury multiple organ failure*, MOF), de caráter inflamatório, que acomete cerca de 25% dos traumatizados graves, de etiologia complexa e dependente de fatores do doente, da lesão e do próprio tratamento[13] (Quadro 198.1). Ciesla e colaboradores,[14] em estudo prospectivo no período de dez anos, mostraram que 16% dos doentes traumatizados desenvolveram MODS e 23% MOF, sendo que 64% dos que desenvolveram MODS desenvolveram MOF, enquanto 36% tiveram MODS revertida nas primeiras 48 horas.

QUADRO 198.1. Fatores associados à etiologia da disfunção orgânica múltipla pós-trauma.

Fatores do paciente	Fatores do tratamento
▪ Idade > 55 anos	▪ Duração e grau do choque
▪ Sexo	▪ Ventilação mecânica
▪ IMC	▪ Cirurgia
▪ Comorbidades	▪ Volume de cristaloide durante a ressuscitação
▪ Predisposição genética	▪ Fixação de ossos longos
Fatores da lesão	▪ Síndrome compartimental abdominal
▪ Gravidade da lesão	▪ Embolia gordurosa
▪ Trauma fechado	▪ Sepse
▪ Grau de contaminação	
▪ Isquemia/reperfusão	
▪ Tempo de recuperação	

IMC: índice de massa corporal.

Recentemente, foi identificada uma condição endógena que resulta no prejuízo à hemostasia muito precocemente após a agressão traumática. Essa condição foi denominada coagulopatia traumática aguda (CTA). Aproximadamente 25% a 30% de todos os doentes traumatizados com sangramento significativos são admitidos em vigência de algum grau de coagulopatia, sendo esse subgrupo de traumatizados especialmente suscetível à falência de múltiplos órgãos, infecção e morte.[15]

A CTA é reconhecida como uma condição multifatorial resultante da combinação do choque induzido por sangramento, lesão tecidual relacionada à formação do complexo trombina-trombomodulina e a ativação das vias de anticoagulação e fibrinólise.[16]

A ativação da resposta inflamatória e, assim, o risco para disfunção orgânica e sepse não são determinados apenas por fatores individuais, mas também pela magnitude da lesão traumática. Fatores independentes de risco para o desenvolvimento de sepse pós-trauma descritos em diversos estudos são sexo masculino associado à causa genética, endócrina e socioeconômica, doenças preexistentes, escala de coma de Glasgow ≤ 8 na cena do evento, ISS elevado, número de cirurgias, laparotomia, a manutenção do doente em peritoneostomia, além das complicações associadas às lesões intra-abdominais.[6] O déficit de bases (DB) é encontrado precocemente nos doentes traumatizados mal perfundidos, sendo um fator preditivo isolado de mortalidade independentemente do desenvolvimento de disfunção orgânica.[17] Mutschler e colaboradores[18] demonstraram a importância do DB na classificação do choque hemorrágico e na identificação de doentes que precisam precocemente de hemotransfusão.

Diversos autores reconhecem a transfusão de sangue alogênica como outro fator preditivo de uma exacerbada resposta inflamatória e infecção pós-trauma, provavelmente relacionado com a "contaminação" por leucócitos e mediadores inflamatórios presentes nas bolsas de hemácias e com a imunodepressão causada pelo choque hemorrágico.[19] Wafaisade e colaboradores[6] encontraram uma relação dose-dependente entre transfusão maciça e sepse pós-trauma, constatando, neste estudo, que o risco de infecção foi duas vezes maior para os doentes que receberam dez ou mais concentrados de hemácias.

FISIOPATOLOGIA

Lesões graves induzem uma resposta inflamatória seguida por outra resposta à anti-inflamatória (CARS), a qual contribui para a determinação de um estado de imunossupressão transitório, já comentado. Acredita-se que esse estado esteja diretamente relacionado à predisposição para infecções nosocomiais em doentes que sobreviveram à ressuscitação inicial.

A resposta inflamatória após o trauma envolve a interação dos sistemas de hemostasia, inflamação, endócrino e neurológico, agravada inicialmente pela lesão causada por hipoperfusão e reperfusão. O endotélio ativado por exposição às citocinas inflamatórias torna-se mais poroso, permitindo a migração de mediadores de lesão tecidual ao espaço intercelular. A resposta inflamatória ao trauma grave está associada com menor habilidade de combate à infecção, permitindo a sepse e maior resposta inflamatória.

Nas últimas décadas, uma série de estudos tem mostrado o papel das citocinas na resposta fisiológica e fisiopatológica do processo de agressão tecidual do traumatizado, sendo que grande número de marcadores inflamatórios tem se apresentado como importantes preditores para doentes que desenvolverão sepse. Gouel-Chéron e colaboradores[20] demonstraram que a interleucina-6 (IL-6) e de HLA-DR, quando mensurados precocemente, são importantes preditores relacionados ao desenvolvimento de sepse.

Em relação à resposta anti-inflamatória, um importante fator é a diminuição ou mesmo inativação da função monocitária, caracterizada pela inabilidade na produção de citocinas inflamatórias e pela menor capacidade de apresentação do antígeno devido à diminuição da expressão do HLA-DR na superfície do monócito.[20]

O endotélio vascular é um participante ativo na fisiopatologia da CTA. A lesão tecidual, assim como a endotelial, especialmente na área de lesão, inicia o processo de coagulação após a exposição subendotelial do colágeno tipo III e fator tecidual. Estes se ligam ao fator de Von Willebrand, plaquetas e fator VII ativado, em que o complexo "fator tecidual/fator VII ativado" ativa as proteases de coagulação no plasma, resultando na formação de trombina e fibrina.[21]

A ativação das proteases da coagulação induz inflamação por meio dos receptores de membrana da superfície celular. A degradação plaquetária libera lisofosfolipídeos que potencializam a resposta imune pela ativação de neutrófilos e a sua adesão ao endotélio. Monócitos expressam o fator tecidual e podem aderir às plaquetas. A ativação endotelial da trombomodulina – proteína C e a ligação competitiva da proteína C4b à proteína S podem levar a alterações nas vias de anticoagulação.[21]

SEPSE DE FOCO ABDOMINAL

Infecção intra-abdominal (IIA) é a causa mais comum de sepse do doente com trauma abdominal isolado ou associado a outras lesões, com uma incidência de 2% a 9%.[22-23] Frequentemente, a sepse com foco abdominal é complicada pela presença da síndrome do desconforto respiratório agudo, disfunção orgânica múltipla, fístulas digestórias, defeito da parede abdominal e desnutrição, chegando à mortalidade em 50%.[24]

A IIA pode ser classificada em complicada ou não complicada, sendo a última originada de um único órgão com preservação anatômica deste. Em contraste, a IIA complicada, geralmente associada à perfuração de víscera oca e/ou à isquemia, apresenta-se por um abscesso localizado ou peritonite difusa. Os microrganismos envolvidos na peritonite, localizada ou difusa, que alcançam a cavidade peritoneal podem ser representados por germes gram-positivos, gram-negativos, assim como as bactérias anaeróbias, incluindo a flora intestinal comum, *Escherichia coli*, *Klebsiella pneumoniae*, *Streptococcus spp.* e *Bacteroides fragilis*.[25] A sepse de foco abdominal origina-se inicialmente de um componente externo da membrana de organismos gram-positivos, de organismos gram-negativos e de toxinas de organismos anaeróbios, o que leva citocinas pró-inflamatórias, TNF-α e interleucinas (IL-1, IL-6) a produzirem mediadores tóxicos incluindo prostaglandinas, leucotrienos, fator de ativação plaquetária e fosfolipase A2, determinando aumento da permeabilidade capilar.[26]

Sepse é um processo sistêmico, com uma cascata fisiopatológica que pode variar de órgão para órgão, sendo que a resposta inflamatória individual provavelmente muda durante a evolução da doença. Startelli e colaboradores[25] sugeriram que a sepse de foco abdominal pode ser considerada, inicialmente, uma doença local, restrita à cavidade peritoneal. Riché e colaboradores[27] demostraram a compartimentalização peritoneal da sepse, baseados nos achados da diferença de concentração de citocinas no líquido peritoneal e plasma, sem uma relação entre esses dois fluidos, sugerindo que os níveis no plasma podem aumentar apenas após a saturação dos tecidos dentro da cavidade abdominal. Assim, em estágios avançados, sepse e choque séptico, a sepse de foco abdominal pode ser considerada uma doença sistêmica com altas taxas de mortalidade.

DIAGNÓSTICO

O diagnóstico de sepse é essencialmente clínico, baseado na presença de SIRS com foco infeccioso como estabelecido pelo protocolo – *Surviving Sepsis Campaign*, entretanto existe grande número de parâmetros laboratoriais que podem ser usados no diagnóstico. O mais importante é a rapidez no diagnóstico para início do tratamento. Alguns estudos recentes mostraram que a cada hora no atraso do diagnóstico aumenta a mortalidade e que o uso inadequado ou a demora na introdução da terapia antimicrobiana são fatores prognósticos negativos na evolução do doente.[28-29]

O auxílio laboratorial, no diagnóstico da resposta inflamatória e sepse, envolve exames de bioquímica, hematologia, imunologia, microbiologia e biologia molecular que objetivam diagnosticar infecção, isolar o microrganismo e identificar sua sensibilidade aos antibióticos. Esses biomarcadores podem ainda avaliar a dimensão da resposta inflamatória, na presença ou não de infecção.

Atualmente não se sabe por que apenas alguns traumatizados, entre aqueles com as mesmas características demográficas e de gravidade, desenvolvem uma hiper-reação inflamatória e infecção pós-trauma. Essa resposta exacerbada resulta em uma segunda lesão conhecida como *second hit*, tornando o traumatizado mais suscetível à infecção.[30]

Namas e colaboradores[30] descobriram que a magnitude e o padrão dos biomarcadores inflamatórios liberados logo após a agressão são diferentes entre doentes com lesões similares, sugerindo que os doentes com propensão a uma hiperinflamação e infecção poderiam ser identificados precocemente. Esse estudo concluiu que os biomarcadores envolvidos no processo inflamatório induzido pelo trauma nas primeiras 24 horas após a lesão, nos doentes que desenvolveram infecção, foram IL-7, IL-4, IL-2, IL-13, IL-5 e IL-1β, e estes mediadores mantiveram-se elevados durante os primeiros sete dias quando comparados aos doentes que não desenvolveram infecção.

TRATAMENTO

Pode ser dividido em duas diferentes etapas: ressuscitação inicial e intervenções após a fase de ressuscitação inicial.

RESSUSCITAÇÃO INICIAL

Raramente o doente traumatizado é admitido no ambiente hospitalar com quadro de sepse grave ou choque séptico, geralmente essas condições são uma evolução, como já discutido anteriormente, da agressão traumática e do próprio tratamento, diagnosticadas durante internação em leito intensivo dias após o evento. Essa fase segue o protocolo internacional de manejo da sepse grave e choque séptico, *Surviving Sepsis Campaign*, com última atualização em 2012.[3]

Os objetivos da ressuscitação inicial, tão logo se faça o diagnóstico de hipoperfusão tecidual, por hipotensão persistente após a administração de fluidos ou lactato sérico ≥ 4 mmol/L, são a ressuscitação fisiológica do doente nas primeiras 6 horas (Quadro 198.2), associada com a diminuição de 15,9% da mortalidade global.[31]

QUADRO 198.2. Ressuscitação inicial, recomendações do *Surviving Sepsis Campaign*.

Primeiras 3 horas
1. Mensurar lactato sérico.
2. Colher hemocultura antes da introdução da antibioticoterapia.
3. Introduzir antibioticoterapia de amplo espectro.
4. Administrar 30 mL/kg de solução cristaloide para hipotensão ou lactato ≥ 4 mmol/L.

Primeiras 6 horas
5. Introduzir vasopressores (para hipotensão que não responde ao volume inicial) com o objetivo de manter uma PAM ≥ 65 mmHg.
6. Na persistência de hipotensão apesar da administração de fluidos ou lactato inicial ≥ 4 mmol/L, mensurar:
   - PVC
   - Saturação venosa central de oxigênio
7. Mensurar novamente lactato sérico, se elevado inicialmente.

Os objetivos para a ressuscitação inicial incluem uma pressão venosa central ≥ 8 mmHg, saturação venosa central de oxigênio ≥ 70% e normalização do lactato sérico.

INTERVENÇÕES APÓS A FASE DE RESSUSCITAÇÃO INICIAL

As estratégias desta fase têm o objetivo de prevenir a disfunção orgânica múltipla após a ressuscitação inicial por meio da modulação da resposta inflamatória e estimulação da imunidade.

Modulação da resposta inflamatória

Diversos estudos avaliaram a tentativa de diminuir ou mesmo evitar a exacerbada reação inflamatória, como estratégias para ativação de neutrófilos, o uso de antioxidantes na amenização das lesões causadas por radicais livres, a administração de hidrocortisona, entre outros, sem resultados significativos.

O estudo clínico CRASH 2, publicado em 2010, mostrou que o uso do ácido tranexâmico (ATX) reduziu significamente a mortalidade por sangramento em doentes traumatizados quando administrado até 3 horas após o evento traumático.[32]

O ATX é um antifibrinolítico, semelhante à lisina, e interfere com a ligação do plasminogênio com a fibrina, necessária para a ativação da plasmina. A quebra da fibrina pela ação da plasmina é a base da fibrinólise. Essa inibição da degeneração da fibrina pode contribuir para o aumento da sobrevida não apenas pela melhora da estabilidade do coágulo, mas também pela restrição da resposta inflamatória que pode ser provocada por produtos da degradação da fibrina.[5] Cole e colaboradores,[33] em estudo prospectivo sobre os efeitos do ATX, encontraram uma relação entre o uso da droga e a diminuição das taxas de falência orgânica em doentes admitidos em choque hemorrágico.

Uma alternativa para reconhecer precocemente a CTA e a necessidade de transfusão de hemácias e outros hemocomponentes é o uso de métodos viscoelásticos. Esses testes, desenvolvidos a partir de 1948, têm a vantagem de fornecer, com mínima quantidade de sangue, resultados rápidos sobre as propriedades mecânicas e físicas do desenvolvimento do coágulo, bem como prover informações sobre a necessidade e contribuição de hemácias, plaquetas e fatores de coagulação, além de ser o único método que permite a identificação rápida de um estado de hiperfibrinólise. Os testes viscoelásticos (TEG®/ROTEM®) demonstraram ser úteis na orientação de transfusão, diminuindo a quantidade de hemocomponentes usados.[34]

Estimulação da imunidade

Uma série de medidas potencialmente imunomoduladoras, como o uso de imunoglobulinas e interferon, foi testada em diferentes estudos, com melhora dos parâmetros que indicam inflamação, entretanto elas não mostraram alterações significativas nas taxas de infecção e mortalidade.

Teoriza-se que a administração de imunoglobulinas resulte em normalização das concentrações de IgG, diminuídas após a agressão traumática e, assim, produza uma melhor resposta, pelo hospedeiro, à apresentação do antígeno. Douzinas e colaboradores,[35] em estudo prospectivo, randomizado, duplo-cego, propuseram o uso intravenoso de imunoglobulina como profilaxia para infecção e sepse pós-trauma. Esse estudo concluiu que não houve redução de mortalidade, mas do número de pneumonias, especialmente quando se associou imunoglobulina com antibiótico. Glinz e colaboradores,[36] em estudo prévio semelhante, concluíram que a administração de imunoglobulina não diminuiu a ocorrência de sepse, porém de pneumonia nos traumatizados internados.

A resposta inflamatória pós-trauma parece estar associada a uma diminuição na capacidade de apresentação do antígeno e a uma disfunção dos macrófagos. A supressão da função dos macrófagos, por diminuição da expressão de

HLA-DR, associa-se ao aumento da mortalidade em traumatizados graves.

Interferon γ (IFN-γ) é uma citocina com diversos efeitos positivos incluindo *up-regulation* de monócitos classe II, HLA-DR e produção de diversos mediadores inflamatórios. O IFN-γ aumenta a apresentação de antígenos aos linfócitos por meio da indução da expressão de HLA-DR em monócitos, o que pode estar associado à redução na taxa de infecção e mortalidade.[37]

Imunonutrição se refere à adição de nutrientes específicos na terapia especializada (parenteral, enteral ou ambas) que ajudam a melhorar a função imune e reduzir a reação inflamatória e complicações associadas à sepse. O estresse pós-trauma e o próprio tratamento associados à hiper-reação inflamatória, com o aumento do gasto energético, e ao catabolismo, frequentemente são causas de um balanço proteico negativo. Na fase inflamatória ocorre a liberação de algumas citocinas, queda da albumina e pré-albumina, e elevação das proteínas de fase aguda. Como foi discutido, seguem a resposta anti-inflamatória e a imunoparalisia.

A terapia nutricional deve ser introduzida precocemente, ou seja, nas primeiras 48 horas após o trauma e de preferência nas primeiras 24 horas, desde que o doente apresente estabilidade hemodinâmica, mesmo em uso de droga vasoativa.

Discute-se bastante o uso de imunonutrientes que parece apresentar benefício nos doentes mais graves. Os imunonutrientes mais utilizados são glutamina, arginina, nucleotídeos e ácidos graxos ômega 3. A glutamina é amplamente utilizada, pois tem importância especial, evitando a translocação bacteriana, entretanto Heyland e colaboradores,[38] em estudo randomizado, multicêntrico, publicado em 2013, concluíram que a administração precoce de glutamina em doentes críticos com disfunção orgânica aumentou a mortalidade. Assim, apesar da atual evidência da importância da terapia nutricional na proteção do traumatizado grave, novos estudos precisam ser realizados.

Tratamento da sepse de foco abdominal

As chaves para o tratamento da sepse abdominal são o diagnóstico precoce, controle do foco de infecção e a introdução da antibioticoterapia parenteral.

A terapia antimicrobiana tem papel fundamental no manejo da IIA, especialmente em doentes com sepse grave e choque séptico que necessitam da imediata introdução de antibioticoterapia empírica.[25] O uso de antimicrobianos inadequados ou insuficientes é a causa mais importante de mortalidade destes doentes.[39] Os pacientes com sepse grave ou choque séptico se beneficiam com o tratamento antimicrobiano empírico agressivo, de amplo espectro com o objetivo de evitar o avanço da disfunção orgânica, sendo o reescalonamento guiado por cultura a melhor estratégia.[39]

É fundamental o diagnóstico precoce da lesão intra-abdominal como causa da sepse. Muitas vezes, frente às múltiplas lesões, pode não ser tão fácil estabelecer o diagnóstico.

Não é o objetivo deste capítulo a discussão sobre o diagnóstico das lesões abdominais traumáticas, porém deve-se lembrar algo pouco estudado: as lesões despercebidas que acometem doentes vítimas de trauma penetrante ou contuso que vão a tratamento não operatório ou cirúrgico. Afuwape e colaboradores[40] observaram que, em 290 autópsias de traumatizados, 18,9% não tiveram o diagnóstico firmado durante a internação, sendo 26% de lesões abdominais.

A abordagem da infecção abdominal tem os objetivos de determinar a causa da peritonite, drenar coleções e controlar a origem da sepse abdominal, o que pode ser feito por acesso laparotômico, laparoscópico ou percutâneo. O doente pode ainda, dependendo da gravidade e se a opção foi por acesso laparotômico, ter a cavidade abdominal mantida aberta para futuras abordagens, com o propósito de realizar revisão, limpeza e, quando possível, a reconstrução das estruturas da parede abdominal.

REFERÊNCIAS BIBLIOGRÁFICAS

1. Institute of Medicine. Reducing the Burden of Injury: Advancing Prevention and Treatment. Washington: National Academy Press, 1999.
2. Scott, RD. The direct medical costs of healthcare-associated infections in US hospitals and the benefits of prevention. [Internet] [Acesso em 09 jan 2016]. Disponível em: www.cdc.gov/ncidod/dhqp/pdf/Scott_CostPaper.pdf
3. Dellinger RP, Levy MM, Rhodes A, Annane D, Gerlach H, Opal SM, et al. Surviving Sepsis Campaign: international guidelines for management of severe sepsis and septic shock, 2012. Intensive Care Med. 2013;39(2):165-228.
4. Murray CK, Hinkle MK, Yun HC. History of infections associated with combat-related injuries. J Trauma. 2008;64(3 Suppl):S221-31.
5. Lord JM, Midwinter MJ, Chen YF, Belli A, Brohi K, Kovacs EJ, et al. The systemic immune response to trauma: an overview of pathophysiology and treatment. Lancet. 2014;384(9952):1455-65.
6. Wafaisade A, Lefering R, Bouillon B, Sakka SG, Thamm OC, Paffrath T, et al. Epidemiology and risk factors of sepsis after multiple trauma: an analysis of 29,829 patients from the Trauma Registry of the German Society for Trauma Surgery. Crit Care Med. 2011;39(4):621-8.
7. Osborn TM, Tracy JK, Dunne JR, Pasquale M, Napolitano LM. Epidemiology of sepsis in patients with traumatic injury. Crit Care Med. 2004;32(11):2234-40.
8. Muckart DJ, Bhagwanjee S. American College of Chest Physicians/Society of Critical Care Medicine Consensus Conference definitions of the systemic inflammatory response syndrome and allied disorders in relation to critically injured patients. Crit Care Med. 1997; 25(11):1789-95.
9. Ciesla DJ, Moore EE, Johnson JL, Burch JM, Cothren CC, Sauaia A. A 12-year prospective study of postinjury multiple organ failure: has anything changed? Arch Surg. 2005;140(5):432-8.
10. Fröhlich M, Lefering R, Probst C, Paffrath T, Schneider MM, Maegele M, et al. Epidemiology and risk factors of multiple-organ failure after multiple trauma: an analysis of 31,154 patients from the TraumaRegister DGU. J Trauma Acute Care Surg. 2014;76(4):921-7.
11. Levy MM, Fink MP, Marshall JC, Abraham E, Angus D, Cook D, et al. 2001 SCCM/ESICM/ACCP/ATS/SIS International Sepsis Definitions Conference. Crit Care Med. 2003;31(4):1250-6.
12. Johnson HL, Chiou CC, Cho CT. Applications of acute phase reactants in infectious diseases. J Microbiol Immunol Infect. 1999;32(2):73-82.
13. Dewar D, Moore FA, Moore EE, Balogh Z. Postinjury multiple organ failure. Injury. 2009;40(9):912-8.
14. Ciesla DJ, Moore EE, Johnson JL, Sauaia A, Cothren CC, Moore JB, et AL. Multiple organ dysfunction during resuscitation is not postinjury multiple organ failure. Arch Surg. 2004;139(6):590-4.

15. Frith D, Brohi K. The pathophysiology of trauma-induced coagulopathy. Curr Opin Crit Care. 2012;18(6):631-6.
16. Hess JR, Brohi K, Dutton RP, Hauser CJ, Holcomb JB, Kluger Y, et al. The coagulopathy of trauma: a review of mechanisms. J Trauma. 2008;65(4):748-54.
17. Rixen D, Raum M, Bouillon B, Neugebauer E. Base excess as prognostic indicator in patients with polytrauma [in German]. Anasthesiol Intensivmed Notfallmed Schmerzther. 2002;37(6):347Y349.
18. Mutschler M, Nienaber U, Brockamp T, Wafaisade A, Fabian T, Paffrath T, et al. Renaissance of base deficit for the initial assessment of trauma patients: a base deficit-based classification for hypovolemic shock developed on data from 16,305 patients derived from the TraumaRegister DGU®. Crit Care. 2013;17(2):R42.
19. Flohé S, Kobbe P, Nast-Kolb D. Immunological reactions secondary to blood transfusion. Injury. 2007;38(12):1405-8.
20. Gouel-Chéron A, Allaouchiche B, Guignant C, Davin F, Floccard B, Monneret G. Early interleukin-6 and slope of monocyte human leukocyte antigen-DR: a powerful association to predict the development of sepsis after major trauma. PLoS One. 2012;7(3):e33095.
21. Frith D, Brohi K. The pathophysiology of trauma-induced coagulopathy. Curr Opin Crit Care. 2012;18(6):631-6.
22. Dellinger EP, Oreskovich MR, Wertz MJ, et al. Risk of infection following laparotomy for penetrating abdominal injury. Arch Surg; 1984;119: 207.
23. Goins WA, Rodriguez A, Joshi M and Jacobs D. Intraabdominal abscess after blunt abdominal trauma. Ann Surg. 1990;212:605.
24. Moore LJ, Moore FA, Jones SL, Xu J, Bass BL. Sepsis in general surgery: a deadly complication. Am J Surg. 2009;198(6):868-74.
25. Sartelli M, Catena F, Di Saverio S, Ansaloni L, Malangoni M, Moore EE, et al. Current concept of abdominal sepsis: WSES position paper. World J Emerg Surg. 2014;9(1):22.
26. LaRosa SP. Sepsis: Menu of new approaches replaces one therapy for all. Cleve Clin J Med. 2002;69:65-73.
27. Riché F, Gayat E, Collet C, Matéo J, Laisné MJ, Launay JM, et al. Local and systemic innate immune response to secondary human peritonitis. Crit Care. 2013;17(5):R201.
28. Kumar A, Roberts D, Wood KE, Light B, Parrillo JE, Sharma S, et al. Duration of hypotension before initiation of effective antimicrobial therapy is the critical determinant of survival in human septic shock. Crit Care Med. 2006;34(6):1589-96.
29. Kumar A, Ellis P, Arabi Y, Roberts D, Light B, Parrillo JE, et al. Initiation of inappropriate antimicrobial therapy results in a fivefold reduction of survival in human septic shock. Chest. 2009;136(5):1237-48.
30. Namas RA, Vodovotz Y, Almahmoud K, Abdul-Malak O, Zaaqoq A, Namas R, et al. Temporal Patterns of Circulating Inflammation Biomarker Networks Differentiate Susceptibility to Nosocomial Infection Following Blunt Trauma in Humans. Ann Surg. 2014;263(1):191-8.
31. Early Goal-Directed Therapy Collaborative Group of Zhejiang Province. The effect of early goal-directed therapy on treatment of critical patients with severe sepsis/septic shock: a multi-center, prospective, randomized, controlled study. Zhongguo Wei Zhong Bing Ji Jiu Yi Xue. 2010;22(6):331-4.
32. Shakur H, Roberts I, Bautista R, Caballero J, Coats T, Dewan Y, et al. Effects of tranexamic acid on death, vascular occlusive events, and blood transfusion in trauma patients with significant haemorrhage (CRASH-2): a randomised, placebo-controlled trial. Lancet. 2010;376(9734):23-32.
33. Cole E, Davenport R, Willett K, Brohi K. Tranexamic Acid Use in Severely Injured Civilian Patients and the Effects on Outcomes: A Prospective Cohort Study. Ann Surg. 2014;1-5.
34. Sankarankutty A, Nascimento B, Teodoro da Luz L, Rizoli S. TEG® and ROTEM® in trauma: similar test but different results? World J Emerg Surg. 2012; 7 Suppl 1:S3.
35. Douzinas EE, Pitaridis MT, Louris G, Andrianakis I, Katsouyanni K, Karmpaliotis D, et al. Prevention of infection in multiple trauma patients by high-dose intravenous immunoglobulins. Crit Care Med. 2000;28(1):8-15.
36. Glinz W, Grob PJ, Nydegger UE, Ricklin T, Stamm F, Stoffel D, et al. Polyvalent immunoglobulins for prophylaxis of bacterial infections in patients following multiple trauma. A randomized, placebo-controlled study. Intensive Care Med. 1985;11(6):288-94.
37. Nakos G, Malamou-Mitsi VD, Lachana A, Karassavoglou A, Kitsiouli E, Agnandi N, et al. Immunoparalysis in patients with severe trauma and the effect of inhaled interferon-gamma. Crit Care Med. 2002;30(7):1488-94.
38. Heyland D, Muscedere J, Wischmeyer PE, Cook D, Jones G, Albert M, et al. A randomized trial of glutamine and antioxidants in critically ill patients. N Engl J Med. 2013;368(16):1489-97.
39. Paul M, Shani V, Muchtar E, Kariv G, Robenshtok E, Leibovici L. Systematic review and meta-analysis of the efficacy of appropriate empiric antibiotic therapy for sepsis. Antimicrob Agents Chemother. 2010;54(11):4851-63.
40. Afuwape O, Okolo CA, Ifesanya A. Missed injuries in trauma associated mortalities in a Nigerian teaching hospital. Niger Postgrad Med J. 2014;21(1):1-4.

CAPÍTULO 199

CHOQUE NO POLITRAUMATIZADO

Alberto Bitran
Fernando da Costa Ferreira Novo

DESTAQUES

- Choque é uma das principais causas de morte no paciente politraumatizado.
- No período pré-hospitalar é essencial o reconhecimento do choque, principalmente antes de a hipotensão estar presente.
- O tratamento do choque baseia-se no controle do sangramento simultaneamente à reposição volêmica.
- A hipotensão permissiva mostrou benefícios em casos de ferimentos por arma de fogo e ferimentos por arma branca na região do tronco e mostrou resultados ruins em casos de traumas contusos com lesão cerebral.
- Embora exista certa controvérsia sobre qual seria o melhor produto a ser infundido para reposição volêmica, é mais frequente, inicialmente, a reposição de soluções salinas isotônicas.
- O momento exato de iniciar a reposição de sangue e derivados ainda é uma questão de resposta imprecisa.
- O uso de agentes antifibrinolíticos tem se mostrado eficiente para diminuir sangramentos em cirurgias eletivas, e esses agentes também podem ser utilizados em pacientes traumatizados.
- Embora não haja um momento bem-definido para interromper a reposição volêmica, acredita-se que pressão arterial média de 65 mmHg ou pressão sistólica acima de 90 mmHg indicam uma resposta adequada.

INTRODUÇÃO

O choque é uma das principais causas de morte no paciente politraumatizado. Caracteriza-se pela incapacidade de a circulação sanguínea fornecer oxigênio suficiente às mitocôndrias celulares para manter o metabolismo aeróbico, levando, assim, ao acúmulo de lactato e consequente acidose.[1]

Se o choque não for prontamente tratado, ocorre falência orgânica, que é proporcional ao dano causado pela hipóxia nos diferentes órgãos e sistemas.

No trauma, a perda de sangue causada por hemorragia é a causa mais comum de choque.

Outras causas de choque associadas ao trauma são: obstrução mecânica à circulação sanguínea (tamponamento cardíaco e pneumotórax hipertensivo), disfunção neurológica (choque medular), contusão cardíaca e embolia gasosa ou gordurosa.[1-2] O choque séptico pode ocorrer também no paciente traumatizado, mas não na fase aguda. É uma das causas de morte do traumatizado, mas ocorre mais tardiamente (dias a semanas após o trauma).

O choque é considerado a segunda causa mais frequente de morte no politraumatizado, atrás apenas do trauma craniano. Como o choque no traumatizado é potencialmente tratável, a morte decorrente de choque pode ser frequentemente considerada evitável no trauma.[3]

DIAGNÓSTICO E CLASSIFICAÇÃO

Conforme o manual do ATLS (*Advanced Trauma Life Support*), o choque pode ser classificado em quatro classes:

CLASSE I

Perda sanguínea estimada em até 15% da volemia.

A frequência cardíaca encontra-se normal ou levemente elevada, a pressão arterial permanece normal, assim como a pressão de pulso e a frequência respiratória.

CLASSE II

Perda sanguínea estimada em 15% a 30% da volemia.

A frequência cardíaca está elevada (entre 100 e 120 batimentos por minuto), a pressão arterial permanece normal ou ocorre mínima queda da pressão arterial sistólica, associada a diminuição da pressão de pulso e elevação da frequência respiratória (20 a 24 incursões por minuto).

CLASSE III

Perda sanguínea estimada em 30% a 40% da volemia.

A frequência cardíaca eleva-se (acima de 120 batimentos por minuto), ocorre queda da pressão arterial (pressão sistólica menor que 90 mmHg ou queda de 20% a 30% da pressão normal), diminuição da pressão de pulso e elevação da frequência respiratória (acima de 30 incursões por minuto). Observa-se, ainda, diminuição do volume urinário e aumento do tempo de enchimento capilar.

CLASSE IV

Perda sanguínea estimada em mais de 40% da volemia.

A frequência cardíaca encontra-se elevada (acima de 140 batimentos por minuto), ocorre queda da pressão arterial (pressão sistólica menor que 90 mmHg), diminuição da pressão de pulso e frequência respiratória elevada (acima de 35 incursões por minuto). Observamos, ainda, diminuição extrema do volume urinário e aumento significativo do tempo de enchimento capilar. A pele torna-se fria, úmida e pálida.

Na criança, taquicardia e má perfusão tecidual são os sinais que permitem reconhecer precocemente a hipovolemia, uma vez que alterações nos sinais vitais ocorrem apenas após redução de, pelo menos, 30% do volume circulante.

ATUAÇÃO NO PERÍODO PRÉ-HOSPITALAR

No período pré-hospitalar, é essencial o reconhecimento do choque, principalmente antes de ocorrer hipotensão. Uma vez reconhecido o choque, além da estabilização da via aérea e da ventilação, é fundamental parar todo o sangramento externo significativo, imobilizar as fraturas que possam ter ocorrido e iniciar rapidamente, mas de forma segura, o transporte da vítima para o hospital apropriado, onde o traumatizado possa receber o tratamento definitivo, depois de feita a avaliação e ressuscitação inicial cuidadosa.

TRATAMENTO HOSPITALAR

O tratamento do choque baseia-se no controle do sangramento, simultaneamente à reposição volêmica. Quanto mais cedo for iniciada a reposição volêmica, maior a chance de recuperação do paciente, uma vez que o choque prolongado pode tornar-se irreversível.

A reposição volêmica deve ser orientada pela resposta do paciente, por meio do controle da pressão arterial, do débito urinário, do nível de consciência e da perfusão periférica, uma vez que não é possível precisar o volume exato de sangue perdido, principalmente quando a perda é contínua e não cessa imediatamente. Além dos sinais clínicos, outros dados podem ser úteis na avaliação da adequação da reposição volêmica, como a pressão venosa central, a variação do traçado da pressão arterial durante a respiração, sendo que grandes variações na pressão e no pulso arterial sistólico associam-se a hipovolemia persistente.[4-6]

HIPOVOLEMIA PERMISSIVA

Alguns autores defendem a hipovolemia permissiva. Este conceito embasa-se em não permitir aumento da pressão arterial enquanto não tiver sido alcançado controle definitivo sobre o sangramento, acreditando-se que a hipotensão colaboraria com a diminuição da velocidade de sangramento, diminuindo a diluição de fatores de coagulação, causando menos hipotermia e facilitando a formação e a manutenção de trombos e coágulos.[7-8] No entanto, é preciso um mínimo de reposição volêmica, com pressão arterial sistólica em torno de 70 mmHg, para manter perfusão minimamente adequada dos órgãos.[9]

A hipotensão permissiva mostrou benefícios em casos de ferimentos por arma de fogo e ferimentos por arma branca na região do tronco. Por outro lado, mostrou resultados ruins nos casos de trauma fechado com lesão cerebral, por se associar a piora da perfusão cerebral, levando a aumento da mortalidade.[10]

Apesar destes estudos, não existem dados suficientes para recomendar que a estratégia da hipotensão permissiva seja adotada definitivamente na prática clínica.[11]

REPOSIÇÃO VOLÊMICA

Embora exista certa controvérsia sobre qual seria o melhor fluido que deva ser infundido para reposição volêmica, é mais frequente utilizar, inicialmente, a reposição com soluções salinas isotônicas, como o soro fisiológico (NaCl a 0,9%), na quantidade inicial de 1 a 2 litros, infundidos rapidamente por dois acessos venosos periféricos. Também pode ser utilizada a solução de Ringer lactato.

Enquanto a reposição de grandes volumes de soro fisiológico pode cursar com acidose metabólica hiperclorêmica, a infusão de Ringer lactato pode cursar com alcalose metabólica, devido à formação de bicarbonato pela metabolização do lactato.

Revisão sistemática não demonstrou superioridade de nenhum tipo de fluido na fase pré-hospitalar.[12]

O uso de solução salina hipertônica poderia ser mais vantajoso, por levar a movimento osmótico do fluido intersticial para o intravascular e pela sua ação na modulação da resposta inflamatória. Entretanto, faltam estudos que comprovem inequivocadamente tais benefícios.[13-15]

REPOSIÇÃO DE SANGUE E DERIVADOS

O momento exato de iniciar a reposição de sangue e derivados ainda é uma questão de resposta imprecisa e depende basicamente das circunstâncias clínicas. Pacientes que tiveram a mesma perda sanguínea podem ter necessidades diferentes de reposição, conforme suas condições prévias ao trauma e, principalmente, conforme as possibilidades de controle imediato do sangramento.

A maioria dos autores defende que a reposição de sangue deva ser iniciada quando não ocorre estabilização hemodinâmica com 2 a 3 litros de cristaloides, sendo inicialmente sugerida a administração de duas unidades de concentrado de hemácias. Posteriormente, dependendo do controle do sangramento e da resposta à transfusão, decide-se por repor mais unidades de concentrado de hemácias. Preferencialmente, deve-se utilizar sangue tipo específico, desde que haja tempo para fazer a tipagem sanguínea.

O tratamento do choque hemorrágico com cristaloide e concentrado de hemácias aumenta o risco de coagulopatia, devido à diluição dos fatores de coagulação e de plaquetas, e favorece a ocorrência de hipotermia. A transfusão precoce de plasma fresco e de plaquetas previne a coagulopatia.[16-17]

Nas hemorragias de controle difícil, quando não for possível o controle imediato do sangramento, a tendência atual é a utilização imediata de concentrado de hemácias associado a plasma fresco congelado e plaquetas, na proporção de 1:1:1.[18-20] Ainda assim, não está claramente definido quanto deve ser reposto de fatores de coagulação, principalmente em situações em que não há tempo disponível para a realização de exames laboratoriais, além da falta de acurácia dos exames nessas situações.[21]

TROMBOELASTOGRAFIA

A tromboelastografia pode indicar as condições de coagulabilidade mais rapidamente e com maior acurácia nos pacientes traumatizados, analisando as propriedades viscoelásticas da formação do trombo fresco ou com citrato. Este teste sintetiza as informações obtidas por vários outros testes como tempo de protrombina (TP), tempo de trombina (TT), tempo de tromboplastina parcial ativado (TTPA), fibrinogênio e plaquetas. Assim, pode orientar a reposição de fatores de coagulação. É possível analisar a iniciação do trombo, sua consistência e a fibrinólise.[22-25]

Recentemente, os achados na tromboelastografia vêm guiando protocolos de transfusão maciça em alguns centros de trauma.[26-28]

HEMOSTÁTICOS

O uso de agentes antifibrinolíticos tem se mostrado eficiente para diminuir o sangramento em cirurgias eletivas. Eles também podem ser utilizados em pacientes traumatizados. O ácido tranexâmico demonstrou benefícios no controle do sangramento em pacientes traumatizados. Ele é usado atualmente na prática clínica, principalmente em hemorragias graves, iniciadas há menos de 3 horas.[29-30]

VASOPRESSORES

Em princípio, os vasopressores não devem ser utilizados inicialmente na ressuscitação do paciente traumatizado que apresenta choque hemorrágico.[31]

CHOQUE NÃO HEMORRÁGICO
PNEUMOTÓRAX HIPERTENSIVO

O pneumotórax hipertensivo ocorre quando há passagem de ar do pulmão ou da parede torácica para o espaço pleural. Um mecanismo de válvula permite que o ar entre no espaço pleural, mas não consiga sair. O aumento da pressão intratorácica, decorrente do acúmulo de grande quantidade de ar no espaço pleural, pode levar a desvio do mediastino, diminuição do retorno venoso e choque, além de comprometer gravemente a ventilação.

Ventilação mecânica com pressão positiva comumente colabora com a formação do pneumotórax hipertensivo.

O diagnóstico de pneumotórax hipertensivo é clínico. É caracterizado por dor torácica, dispneia com intenso desconforto respiratório, taquicardia, hipotensão, desvio da traqueia, ausência unilateral de murmúrio vesicular, distensão das veias do pescoço e, por último, cianose.

O tratamento consiste na descompressão imediata do hemitórax comprometido, por meio da inserção de agulha de grosso calibre no segundo espaço intercostal, na linha hemiclavicular. Em seguida, deve-se proceder ao tratamento definitivo, que é a inserção de um dreno de tórax.

TAMPONAMENTO CARDÍACO

Ocorre principalmente após ferimentos torácicos penetrantes, com lesão cardíaca, devido à compressão do coração pelo sangue acumulado no espaço pericárdico. O quadro clínico é semelhante ao do pneumotórax hipertensivo, exceto por não haver timpanismo à percussão do hemitórax afetado nem diminuição do murmúrio vesicular. Além disso, a ausculta cardíaca pode mostrar abafamento de bulhas.

O ultrassom tem papel importante na confirmação diagnóstica, mostrando o espaço pericárdico preenchido por sangue.

O tratamento de urgência é a pericardiocentese, que deve ser seguida pelo tratamento definitivo da lesão, em princípio por meio de cirurgia.

GRAVIDEZ

Gestantes vítimas de trauma devem ser posicionadas em decúbito lateral esquerdo, a 15°, com o intuito de deslocar o peso do útero, para que não comprima a cava inferior. Essa manobra permite melhora do retorno venoso e pode elevar a pressão arterial. De fato, o decúbito dorsal horizontal pode ser causa de hipotensão na gestação avançada, mesmo que não tenha ocorrido perda de grande quantidade de sangue. É a hipotensão supina da gestação que costuma melhorar com a colocação da gestante em decúbito lateral esquerdo.

OBJETIVOS DA REPOSIÇÃO VOLÊMICA

Embora não haja um momento bem definido para interromper a reposição volêmica, acredita-se que a pressão arterial média de 65 mmHg ou pressão sistólica acima de 90 mmHg indica resposta adequada, no caso de ferimentos penetrantes, enquanto no trauma fechado, particularmente se associado a lesão cerebral traumática, o ideal seria manter a pressão arterial média em torno de 105 mmHg ou a pressão sistólica ao redor de 120 mmHg. Outros parâmetros geralmente aceitos são: frequência cardíaca entre 60 e 100 batimentos por minuto, saturação arterial de oxigênio acima de 94%, débito urinário ao redor de 0,5 mL/kg por hora, pressão venosa central entre 8 e 12 mmHg e normalização do lactato.[32-33]

Apesar da importância inegável da reposição volêmica no tratamento do choque hemorrágico do traumatizado, vale a pena ressaltar novamente que o passo mais importante no tratamento do choque hipovolêmico associado ao trauma é o diagnóstico do sangramento e o controle da hemorragia, que pode ser feito por compressão direta, no caso de sangramento externo acessível, passa pela imobilização de fraturas, quando presentes, e pode exigir operação de urgência. Como vimos a propósito da hipotensão permissiva, a reposição de volume na vigência de sangramento não controlado pode levar a aumento da hemorragia, maior diluição sanguínea, coagulopatia e hipotermia. Assim, parar o sangramento é prioridade no tratamento do choque do traumatizado.

REFERÊNCIAS BIBLIOGRÁFICAS

1. Hindman BJ. Sodium bicarbonate in the treatment of subtypes of acute lactic acidosis: physiologic considerations. Anesthesiology. 1990;72(6):1064-76.
2. Britt LD, Zolfaghari D, Kennedy E, Pagel KJ, Minghini A. Incidence and prophylaxis of deep vein thrombosis in a high risk trauma population. Am J Surg. 1996;172(1):13-4.
3. Siegel JH. The effect of associated injuries, blood loss, and oxygen debt on death and disability in blunt traumatic brain injury: the need for early physiologic predictors of severity. J Neurotrauma. 1995;12(4):579-90.
4. Michard F, Teboul JL. Predicting fluid responsiveness in ICU patients: a critical analysis of the evidence. Chest. 2002;121(6):2000-8.
5. Gunn SR, Pinsky MR. Implications of arterial pressure variation in patients in the intensive care unit. Curr Opin Crit Care. 2001;7(3):212-7.
6. Magder S. Clinical usefulness of respiratory variations in arterial pressure. Am J Respir Crit Care Med. 2004;169(2):151-5.
7. Solomonov E, Hirsh M, Yahiya A, Krausz MM. The effect of vigorous fluid resuscitation in uncontrolled hemorrhagic shock after massive splenic injury. Crit Care Med. 2000;28(3):749-54.
8. Shoemaker WC, Peitzman AB, Bellamy R, Bellomo R, Bruttig SP, Capone A, et al. Resuscitation from severe hemorrhage. Crit Care Med. 1996;24(2 Suppl):S12-23.
9. Stern SA, Dronen SC, Birrer P, Wang X. Effect of blood pressure on hemorrhage volume and survival in a near-fatal hemorrhage model incorporating a vascular injury. Ann Emerg Med. 1993;22(2):155-63.
10. Winchell RJ, Simons RK, Hoyt DB. Transient systolic hypotension. A serious problem in the management of head injury. Arch Surg. 1996;131(5):533-9; discussion 9.
11. Kwan I, Bunn F, Chinnock P, Roberts I. Timing and volume of fluid administration for patients with bleeding. Cochrane Database Syst Rev. 2014;3:CD002245.
12. Cotton BA, Jerome R, Collier BR, Khetarpal S, Holevar M, Tucker B, et al. Guidelines for prehospital fluid resuscitation in the injured patient. J Trauma. 2009;67(2):389-402.
13. Rizoli SB, Rhind SG, Shek PN, Inaba K, Filips D, Tien H, et al. The immunomodulatory effects of hypertonic saline resuscitation in patients sustaining traumatic hemorrhagic shock: a randomized, controlled, double-blinded trial. Ann Surg. 2006;243(1):47-57.
14. Cooper DJ, Myles PS, McDermott FT, Murray LJ, Laidlaw J, Cooper G, et al. Prehospital hypertonic saline resuscitation of patients with hypotension and severe traumatic brain injury: a randomized controlled trial. JAMA. 2004;291(11):1350-7.
15. Bulger EM, Jurkovich GJ, Nathens AB, Copass MK, Hanson S, Cooper C, et al. Hypertonic resuscitation of hypovolemic shock after blunt trauma: a randomized controlled trial. Arch Surg. 2008;143(2):139-48; discussion 49.
16. Erber WN, Perry DJ. Plasma and plasma products in the treatment of massive haemorrhage. Best Pract Res Clin Haematol. 2006;19(1):97-112.
17. Alam HB, Rhee P. New developments in fluid resuscitation. Surg Clin North Am. 2007;87(1):55-72, vi.

18. Rajasekhar A, Gowing R, Zarychanski R, Arnold DM, Lim W, Crowther MA, et al. Survival of trauma patients after massive red blood cell transfusion using a high or low red blood cell to plasma transfusion ratio. Crit Care Med. 2011;39(6):1507-13.
19. Brown JB, Cohen MJ, Minei JP, Maier RV, West MA, Billiar TR, et al. Debunking the survival bias myth: characterization of mortality during the initial 24 hours for patients requiring massive transfusion. J Trauma Acute Care Surg. 2012;73(2):358-64; discussion 64.
20. Holcomb JB, Fox EE, Wade CE. The Prospective Observational Multicenter Major Trauma Transfusion (PROMMTT) study. J Trauma Acute Care Surg. 2013;75(1 Suppl 1):S1-2.
21. Ho AM, Karmakar MK, Dion PW. Are we giving enough coagulation factors during major trauma resuscitation? Am J Surg. 2005;190(3):479-84.
22. Shore-Lesserson L, Manspeizer HE, DePerio M, Francis S, Vela-Cantos F, Ergin MA. Thromboelastography-guided transfusion algorithm reduces transfusions in complex cardiac surgery. Anesth Analg. 1999;88(2):312-9.
23. Kang Y. Thromboelastography in liver transplantation. Semin Thromb Hemost. 1995;21 Suppl 4:34-44.
24. Jeger V, Zimmermann H, Exadaktylos AK. Can RapidTEG accelerate the search for coagulopathies in the patient with multiple injuries? J Trauma. 2009;66(4):1253-7.
25. Cotton BA, Faz G, Hatch QM, Radwan ZA, Podbielski J, Wade C, et al. Rapid thrombelastography delivers real-time results that predict transfusion within 1 hour of admission. J Trauma. 2011;71(2):407-14; discussion 14-7.
26. Carroll RC, Craft RM, Langdon RJ, Clanton CR, Snider CC, Wellons DD, et al. Early evaluation of acute traumatic coagulopathy by thrombelastography. Transl Res. 2009;154(1):34-9.
27. Rugeri L, Levrat A, David JS, Delecroix E, Floccard B, Gros A, et al. Diagnosis of early coagulation abnormalities in trauma patients by rotation thrombelastography. J Thromb Haemost. 2007;5(2):289-95.
28. Schreiber MA, Perkins J, Kiraly L, Underwood S, Wade C, Holcomb JB. Early predictors of massive transfusion in combat casualties. J Am Coll Surg. 2007;205(4):541-5.
29. Shakur H, Roberts I, Bautista R, Caballero J, Coats T, Dewan Y, et al. Effects of tranexamic acid on death, vascular occlusive events, and blood transfusion in trauma patients with significant haemorrhage (CRASH-2): a randomised, placebo-controlled trial. Lancet. 2010;376(9734):23-32.
30. Roberts I, Shakur H, Afolabi A, Brohi K, Coats T, Dewan Y, et al. The importance of early treatment with tranexamic acid in bleeding trauma patients: an exploratory analysis of the CRASH-2 randomised controlled trial. Lancet. 2011;377(9771):1096-101, 101 e1-2.
31. Sperry JL, Minei JP, Frankel HL, West MA, Harbrecht BG, Moore EE, et al. Early use of vasopressors after injury: caution before constriction. J Trauma. 2008;64(1):9-14.
32. Bilkovski RN, Rivers EP, Horst HM. Targeted resuscitation strategies after injury. Curr Opin Crit Care. 2004;10(6):529-38.
33. Garcia A. Critical care issues in the early management of severe trauma. Surg Clin North Am. 2006;86(6):1359-87.

CAPÍTULO 200

LESÕES IATROGÊNICAS NO ATENDIMENTO DO TRAUMATIZADO

Milton Steinman
Carlos Eduardo Fonseca Pires
Davi Birolini

DESTAQUES

- A análise de mortes deve ser parte integral de todo sistema de saúde que provê o tratamento de doentes traumatizados e, na sua identificação, está envolvida uma enorme complexidade de dados.
- A auditoria constante é importante para a redução das taxas de complicações e óbitos evitáveis, promovendo o controle de qualidade.
- O atendimento inicial ao traumatizado fundamenta-se na avaliação clínica e em uma série de procedimentos, cuja execução baseia-se em treinamento. Esses conhecimentos são obrigatórios para todos os médicos que se propõem a atender o doente traumatizado.
- As iatrogenias podem ser evitadas por meio do aprimoramento constante e da análise periódica, rigorosa e isenta dos casos com evolução desfavorável.

INTRODUÇÃO

No primeiro volume do livro *Epidemia do Corpo Hipocrático* é dito: "Tenha, em relação às doenças, duas coisas em vista: seja útil, ou, ao menos, não prejudique."

A iatrogenia é um tema amplamente discutido por permear a medicina desde as primeiras tentativas de cura de que se tem conhecimento na história até o momento atual. O termo iatrogenia deriva do grego (*iatros* = médico/*gigesthai* = nascer, que deriva da palavra genesis = produzir) e significa "qualquer alteração patológica provocada no paciente pela má prática médica" ou ainda "um estado anormal produzido no paciente pelo médico por procedimento inadvertido ou equivocado".

Conforme as definições citadas, iatrogenia é a reação do paciente frente ao ato médico. Não é, portanto, o erro médico em si, mas dele decorrente.

Pode existir dois tipos de iatrogenia:

- **Iatrogenia de ação:** aquela que ocorre pela ação médica, desde a relação com o paciente, passando pelo diagnóstico e terapêutica até a prevenção. Caracteriza imprudência ou imperícia médica.
- **Iatrogenia de omissão:** aquela que ocorre pela falta de ação do médico, quer no diagnóstico quer no tratamento, portanto ato negligente.

Efeitos medicamentosos indesejados também podem ser considerados iatrogenia. Sendo assim, não se pode confundir iatrogenia com situações decorrentes de determinados procedimentos que advêm de um correto tratamento no qual poderão surgir efeitos colaterais indesejáveis inerentes; pois, a primeira resulta na responsabilidade civil médica e a segunda é uma decorrência normal de uma aplicação terapêutica adequada.[1]

Atualmente, o trauma é um problema de saúde pública por representar a principal causa de óbito nas quatro primeiras décadas de vida. Os traumatismos e lesões têm sido considerados uma epidemia global. A cada ano, morrem aproximadamente 5 milhões de pessoas em consequência de lesões por traumatismo, representando 9% de todas as causas de mortalidade. Estima-se que, diariamente, 16 mil pessoas morrem em decorrência de causas externas e, para cada vítima fatal, há outros milhares de traumatismos, muitos com sequelas permanentes.[2-5]

Um aspecto crítico referente a trauma diz respeito à qualidade. Definem-se como programa de qualidade os métodos e processos criados para monitorizar continuamente os elementos de diagnóstico, tratamento e evolução das vítimas. A atenção ao traumatizado geralmente é feita por meio de sistemas integrados de atendimento que devem incluir prevenção, atendimento pré-hospitalar, atendimento hospitalar e reabilitação. Para se implantar um programa de qualidade em trauma, alguns pontos são essenciais: determinação prévia dos padrões de qualidade; definição dos critérios para monitorização dos resultados; anotação e registro dos dados; análise e revisão dos erros e problemas identificados e estudo dos óbitos.

A análise de mortes deve ser parte integral de todo sistema de saúde que provê o tratamento de doentes traumatizados e, na sua identificação, está envolvida uma enorme complexidade de dados.[3-6]

Nesse processo de revisão dos casos de complicações ou óbito, é importante que se classifique o óbito como inevitável (mesmo nessa situação, em casos selecionados podem ser identificadas medidas para melhorar o atendimento), potencialmente evitável ou francamente evitável. Nas décadas de 1960 e 1970, vários estudos surgiram analisando conceitos de óbito evitável, avaliando retrospectivamente a mortalidade, muitas vezes de modo empírico, com base na opinião de profissionais experientes, com taxas de 20% a 40% de óbitos evitáveis. Posteriormente, os índices de trauma passaram a ser empregados para esse fim, considerando evitável o óbito de pacientes com TRISS > 0,50. O óbito é sempre um evento sentinela, e todos os casos devem ser revisados.[7-11]

A auditoria constante é importante para a redução das taxas de complicações e óbitos evitáveis, promovendo o controle de qualidade. Atualmente, em países em que existem sistemas de trauma, é aceitável uma taxa de óbitos evitáveis de 1% a 2%.

Os casos identificados como fora do padrão ou como erros devem ser discutidos por uma comissão de profissionais de saúde, com experiência em trauma, por meio de um processo educativo. A identificação de erros implica obrigatoriamente o desenvolvimento de estratégias, principalmente de treinamento da equipe e com caráter instrutivo, para evitar a recorrência desses erros. As medidas adotadas após identificar e corrigir eventuais erros devem ser monitoradas para se avaliar a eficácia do processo.

Com base nesses dados, os óbitos são classificados de acordo com a classificação a seguir:

- **Óbito inevitável:**
  - Lesão ou combinação de lesões anatômicas consideradas letais apesar de ótimo cuidado.
  - Avaliação diagnóstica e tratamento apropriado.
  - Probabilidade de sobrevivência (Ps) segundo TRISS: < 25%.

Qualquer óbito com ao menos uma lesão com *abbreviated injury scale* (AIS) = 6, por exemplo, ruptura cardíaca, pertence a essa categoria.

- **Óbito evitável:**
  - Lesão ou combinação de lesões anatômicas consideradas não letais com uma assistência ótima.
  - Atrasos ou erros diagnósticos e/ou terapêuticos em alguma das fases da atenção claramente relacionados com o óbito.
  - Ps: > 50%.

O paciente nesse grupo poderia facilmente ter sido tratado no local onde foi admitido, por exemplo, óbito por choque hemorrágico consequente à lesão esplênica não reconhecida.[1]

- **Óbito potencialmente evitável**
  - Ocasionado por lesões graves, mas com a possibilidade de não serem letais, caso houvesse uma assistência global ótima.
  - Atrasos ou erros diagnósticos e/ou terapêuticos, em alguma das fases da atenção, muito provavelmente relacionados, mas não concretamente, com o óbito.
  - Ps: > 25%.

Por exemplo, um paciente com hematoma subdural é recuperável se evacuado em curto espaço de tempo em serviço com neurocirurgia. Se o paciente é admitido em serviço sem neurocirurgião e morre enquanto aguarda a transferência, a morte é considerada potencialmente evitável.

No que diz respeito ao atendimento do doente traumatizado, a sequência sistematizada baseada nos princípios do programa *Advanced Trauma Life Support* (ATLS) é amplamente conhecida e divulgada e deve fazer parte do preparo do médico que atende emergências.[3,4] Ainda assim, existem casos que, pela sua complexidade, expõem mesmo os mais experientes a verdadeiros desafios quanto à melhor conduta a ser adotada.

Isso posto, serão assinaladas neste capítulo as situações mais frequentemente encontradas no atendimento do doente traumatizado que podem gerar iatrogenias.

Diferentemente do paciente clínico, a história do paciente no trauma é expressa pelo mecanismo de lesão. O médico deve obrigatoriamente, em todos os casos, ser pragmático, adotar toda a sequência de procedimentos diagnósticos, aplicar as manobras de ressuscitação de forma simultânea e manter elevado índice de suspeita com base na apresentação clínica e no mecanismo de trauma.[1-2] Conceitualmente, portanto, é possível considerar lesões iatrogênicas, no doente traumatizado, todas aquelas geradas pelo médico, a saber:

- Não reconhecimento da lesão.
- Retardo na aplicação da conduta.
- Adoção de conduta incorreta.

Com objetivos didáticos, serão abordadas as iatrogenias mais comuns, de acordo com a sequência de atendimento do doente traumatizado, que incluem:

- Abordagem da via aérea e controle da coluna cervical.
- Identificação de distúrbios da ventilação.
- Abordagem e reconhecimento de distúrbios circulatórios.
- Avaliação neurológica.
- Exposição completa do paciente e controle de temperatura.

VIAS AÉREAS

Existem diversos aspectos no cuidado das vias aéreas que podem comprometer a oxigenação do doente traumatizado, desde o não fornecimento de oxigênio suplementar até o incorreto posicionamento da cânula endotraqueal.[1]

As iatrogenias mais comuns no cuidado da permeabilidade da via aérea são o não reconhecimento ou a subestimação de dados clínicos que colocam a oxigenação em risco, tais como a taquipneia e o rebaixamento do nível de consciência. Frente a um doente traumatizado taquipneico, deve-se obrigatoriamente:

- Abrir a via aérea.
- Remover corpos estranhos (Figura 200.1).
- Aspirar a via aérea.
- Oferecer oxigênio suplementar.
- Decidir pela necessidade ou não de intubação e a via a ser utilizada.

Em relação à alteração do nível de consciência secundário, mormente ao traumatismo cranioencefálico, merece destaque a necessidade imperiosa de intubação orotraqueal nos pacientes em coma com a respectiva escala de Glasgow igual ou menor que 8.

Outro aspecto importante diz respeito à insistência em intubações difíceis, por tentativas repetidas e demoradas de intubação em doentes com insuficiência respiratória. Nesses casos, deve-se suspender temporariamente a tentativa e voltar a oxigenar o paciente com máscara e, só então, tentar a intubação novamente, ou ainda, acionar outro colega mais experiente para que o faça. Um equívoco frequentemente observado na tentativa de intubação é a opção pela sedação ou mesmo pela curarização, especialmente nos pacientes agitados. A utilização de drogas para auxílio da obtenção da via aérea deve ser criteriosa e cautelosa, devendo o médico conhecer obrigatoriamente as indicações, contraindicações e efeitos colaterais e estar capacitado para realizar uma cricotiroidostomia se necessário.

Rotineiramente, após a intubação, é necessário se certificar do correto posicionamento da cânula, seja pela aus-

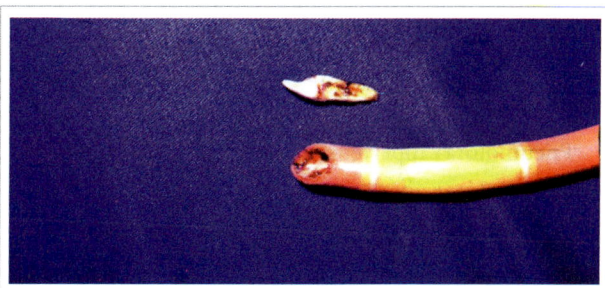

FIGURA 200.1. Presença de corpo estranho (dente) dentro da cânula endotraqueal dificultando a ventilação.

culta, seja pela capnografia. A intubação esofágica é um dos eventos que pode levar um doente ao óbito, caso não seja prontamente reconhecida. Outra situação que pode levar a um comprometimento ventilatório é a intubação brônquica seletiva, geralmente do lado direito (Figura 200.2).

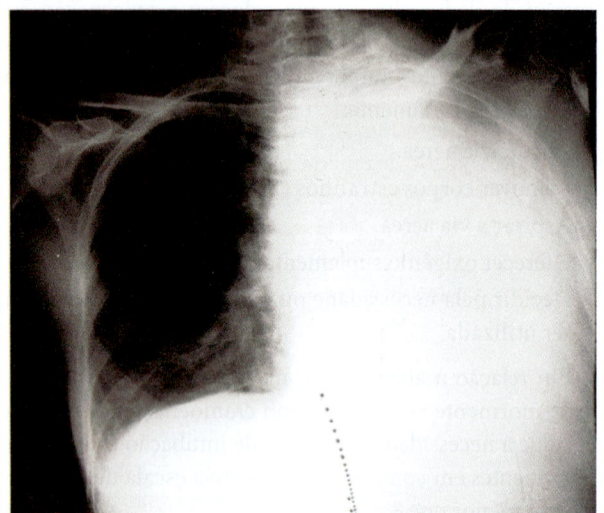

FIGURA 200.2. Intubação seletiva à direita e atelectasia esquerda.

Durante todos os procedimentos relacionados à via aérea é obrigatório que se evitem manobras de rotação, flexão ou extensão da coluna cervical. Deve-se considerar a possibilidade de lesão de coluna cervical em todo doente traumatizado que se apresente com trauma multissistêmico (p. ex.: trauma de crânio e fratura de fêmur), traumatismos acima da clavícula, déficit neurológico, dor cervical ou ainda mecanismo de lesão compatível com esse diagnóstico.

VENTILAÇÃO

O processo que resulta na ventilação alveolar implica a integridade do sistema nervoso, da parede torácica, da pleura e dos pulmões. Em que pesem a complexidade e as inúmeras causas relacionadas à hipoventilação, o médico que lida com o doente traumatizado deve ter em mente as situações mais comuns que podem levar ao comprometimento ventilatório:

- Pneumotórax hipertensivo.
- Pneumotórax aberto.
- Hemotórax maciço.

O retardo ou o não reconhecimento dessas situações caracterizam os erros mais frequentemente cometidos nessa etapa do atendimento. Necessário lembrar que a toracocentese e a drenagem pleural são procedimentos de simples execução e que representam o tratamento de cerca de 85% dos traumatismos torácicos.

Alguns aspectos devem ser salientados em relação à drenagem pleural, que podem levar a iatrogenias. Destaca-se o correto posicionamento do dreno de tórax, para que a drenagem seja efetiva (Figura 200.3) e, ainda, para evitar lesões hepáticas e/ou esplênicas (Figura 200.4). Mencione-se também a utilização rotineira do dedo indicador na técnica de drenagem torácica para a palpação do conteúdo intrapleural, a fim de detectar eventual hérnia diafragmática.

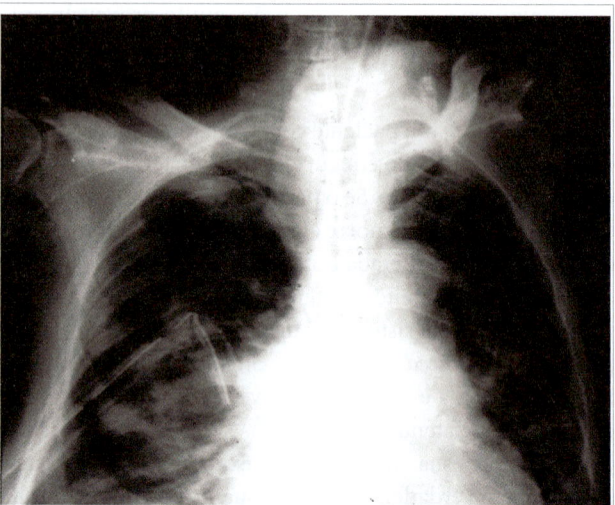

FIGURA 200.3. Dreno de tórax dobrado no lado direito.

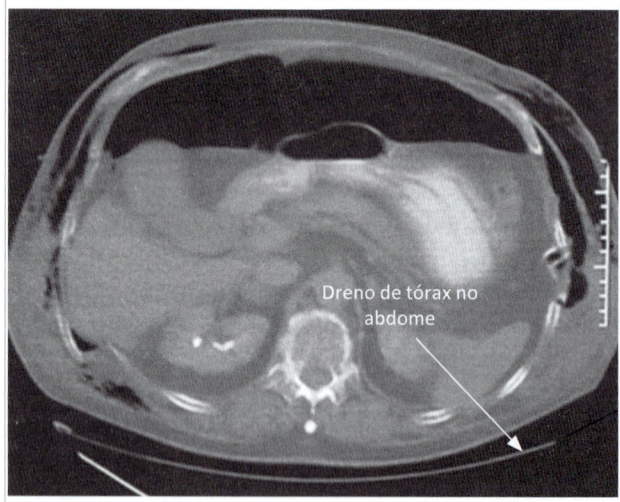

FIGURA 200.4. Introdução incorreta do dreno de tórax.

Uma situação que pode levar a comprometimento ventilatório é o barotrauma, que pode ser causado pelo uso inadequado de respiradores a pressão (Figura 200.5). Via de regra, deve-se optar pela drenagem pleural naqueles doentes que apresentam fratura de arco costal e que necessitarão de respiração assistida, mesmo na ausência de pneumotórax. O mesmo conceito deve ser aplicado nos doentes com trauma torácico que necessitarão de transporte aéreo.

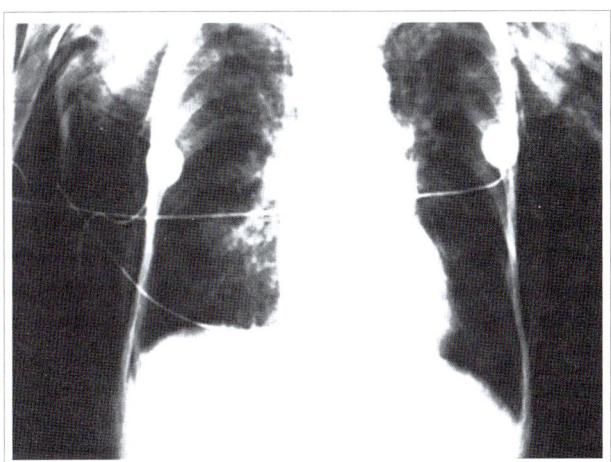

FIGURA 200.5. Pneumotórax ocasionado por "barotrauma".

CIRCULAÇÃO

Frente a um doente traumatizado com instabilidade hemodinâmica, é obrigatório que o médico tenha em mente que a hemorragia é a principal possibilidade diagnóstica. Dessa forma, deve-se responder a duas questões nessa situação: (1) a hemorragia é a causa do choque?; (2) qual a origem do sangramento?

A hemorragia não visualizada claramente deve ser identificada. Os principais sítios de hemorragia são o abdome, o tórax e a pelve. Deve-se lembrar que as fraturas de ossos longos (fêmur, úmero) podem levar a hemorragias de grande monta.

Um equívoco frequente é atribuir a instabilidade hemodinâmica ao traumatismo cranioencefálico. Essa situação é raramente encontrada e está associada a traumas críticos do sistema nervoso central (SNC) que caracterizam um estado agônico.

Deve-se considerar alguns diagnósticos diferenciais no doente traumatizado e hipotenso, como pneumotórax hipertensivo, tamponamento cardíaco, contusão miocárdica e trauma raquimedular.

É fundamental que o médico que está cuidando do doente traumatizado priorize o controle do sangramento para o correto tratamento do estado de choque. Para isso, é necessário diagnosticar a presença de um sangramento em evolução e interrompê-lo. Uma das maiores e mais críticas iatrogenias é exatamente a de não reconhecer um sangramento em andamento e continuar infundindo volume sem indicar um procedimento de hemostasia.

A reposição volêmica deve ser feita simultaneamente com as manobras de controle de hemorragia, preferencialmente por acessos venosos periféricos.

Deve-se evitar a utilização de cateter venoso central para reposição volêmica no doente traumatizado, em virtude do risco de complicações inerentes à punção e também pelo fluxo limitado de infusão em virtude do calibre dos cateteres. Dentre as complicações da punção venosa central, merecem destaque o pneumotórax e/ou hemotórax.

Em relação à resposta hemodinâmica, o médico deve saber classificar a intensidade do sangramento e reconhecer a resposta ao tratamento. Por exemplo, no doente traumatizado que se apresenta em choque e que não responde à infusão de cristaloides, pressupõe-se que existe uma fonte ativa de sangramento. Caso haja evidência de traumatismo abdominal, o tratamento deverá incluir a laparotomia para controle da hemorragia.

Um erro a se lamentar é aquele que ocorre pela opção incorreta de exames subsidiários radiológicos no doente traumatizado com instabilidade hemodinâmica. Eles, geralmente, são realizados no departamento de radiologia, distante da unidade de emergência. Essa prática é absolutamente contraindicada nessa eventualidade. O doente traumatizado em choque pode ter, a rigor, apenas dois destinos: o centro cirúrgico ou a unidade de terapia intensiva (UTI). Até mesmo o transporte intra-hospitalar deve ser cauteloso nesse grupo de doentes.[2]

AVALIAÇÃO NEUROLÓGICA

No doente traumatizado com alteração de consciência, o médico jamais deve perde de vista que a hipóxia, a hipoventilação e a instabilidade hemodinâmica agravam o prognóstico neurológico. É fundamental que o médico que está cuidando do doente traumatizado tenha em mente a sistematização do atendimento e que a avaliação neurológica é crítica, porém subsequente às outras etapas mencionadas. O doente com evidente comprometimento ou com deterioração neurológica necessita de uma via aérea definitiva, sendo a não observância desse fato um erro bastante comum e muitas vezes fatal.

Do mesmo modo, ressalte-se que a baixa perfusão cerebral ocasionada por choque hipovolêmico agrava sobremaneira o prognóstico neurológico, devendo ser prontamente reconhecida e tratada.

Frente a um doente com traumatismo cranioencefálico, o socorrista deve fazer uma avaliação neurológica para detectar se há alteração de consciência, há déficit motor e alteração do diâmetro pupilar, todos sinais sugestivos de lesões focais. Quando forem identificados, a avaliação especializada tem extrema importância diante da possibilidade de tratamento neurocirúrgico. Porém, destaque-se que é o socorrista quem deve reconhecer a presença de lesão neurológica, garantir uma via área definitiva e uma ventilação adequada e iniciar o tratamento do choque.

EXPOSIÇÃO E CONTROLE DE TEMPERATURA

O objetivo desse item e também dos subsequentes (reavaliação, avaliação secundária) é de se proceder a um exame físico sistematizado, completo, minimizando ou evitando o diagnóstico tardio de lesões menores (exame da cabeça aos pés) que podem comprometer o membro ou função. Destacam-se aqui a correta imobilização da coluna e a identificação de eventuais lesões. A hipotermia pode ser especialmente deletéria nos pacientes nos extremos da vida.

Atualmente, deve-se incluir uma "avaliação terciária" no atendimento do doente traumatizado, que deve ser realizada na UTI, com o objetivo de identificar e tratar lesões menores, especialmente naqueles em que a avaliação secundária não foi corretamente realizada.

REFERÊNCIAS BIBLIOGRÁFICAS

1. Figueiredo AM. Iatrogenia nos procedimentos de reanimação. In: Freire E. Trauma: a doença dos séculos. São Paulo: Atheneu, 2001. p.2353-64.
2. Birolini D. Iatrogenia no atendimento hospitalar. In: Freire E. Trauma: a doença dos séculos. São Paulo: Atheneu, 2001. p.2365-73.
3. American College of Surgeons Committee on Trauma. Advanced Trauma Life Support for Doctors: ATLS Student Course Manual. Chicago: American College of Surgeons, 2008
4. American College of Surgeons. Resources for Optimal Care of the Injured Patient: 2006. Chicago: Committee on Trauma, American College of Surgeons; 2006.
5. Biffl WL, Harrington DT, Cioffi W. Implementation of a Tertiary Trauma Survey decreases missed injuries. J Trauma. 2003;54(1):38-44.
6. Brohi K, Healy M, Fotheringham T, Chan O, Aylwin C, Whitley S, et al. Helical Computed Tomographic Scanning for the Evaluation of the Cervical Spine in the Unconscious, Intubated Trauma Patient. J Trauma. 2005;58(5):897-901.
7. Chiara O, Scott J, Cimbanassi S, Marini A, Zoia R, Rodriguez A, et al. Trauma deaths in an Italian urban area: an audit of prehospital and in-hospital trauma care. Injury. 2002;33:553-62.
8. Hoyt D, Coimbra R, Fortlage DBA, et al. A twelve-year analysis of disease and provider complications on an organized Level I Trauma Service: As good as it gets? J Trauma 2003: 54(1):26-37.
9. Mann NC, Mullins RJ, MacKenzie EJ, Jurkovich GJ, Mock CN: Systematic review of published evidence regarding trauma system effectiveness. J Trauma. 1999;47:25-33.
10. Vioque SM, Kim PK, Mcmaster J, Gallagher J, Allen Sr, Holena Dn, et al. Classifying errors in preventable and potentially preventable trauma deaths: a 9-year review using the Joint Commission's standardized methodology. Am J Surg. 2014;208(2):187-94.
11. D. Steinwall D, Befrits F Naidoo SR, Hardcastle T, Eriksson A, Muckart DJ. Deaths at a Level 1 Trauma Unit: a clinical finding and post-mortem correlation study. Injury. 2012;43:91-5.

CAPÍTULO 201
EMBOLIA GORDUROSA

Leonardo Lima Rocha
Carlos Eduardo Saldanha de Almeida

DESTAQUES

- As fraturas de ossos longos em um paciente jovem politraumatizado que apresenta comprometimento respiratório e cerebral associados à presença de petéquias cutâneas e mucosas constituem a apresentação clínica mais frequente da síndrome da embolia gordurosa.
- O encontro de petéquias cutâneas e mucosas aumenta a especificidade do diagnóstico.
- Qualquer órgão pode estar envolvido, havendo vasta documentação histológica de comprometimento cerebral, pulmonar, renal, adrenal, hepático, esplênico, muscular e cutaneomucoso.
- Deve-se monitorizar a contagem de plaquetas e o nível de fibrinogênio.
- A presença de partículas de gorduras no escarro, urina ou sangue pode ocorrer em um grande número de casos de embolia subclínica, não sendo um bom indicador de gravidade.
- O acometimento pulmonar, quando ocorre, é bilateral.
- O tratamento profilático constituído por fixação precoce das fraturas é eficaz e deve ser sempre preconizado.
- A recuperação total dos doentes é atingida em 77% a 82% dos casos, e a mortalidade hospitalar varia de 5% a 15%. A principal causa de óbito é a insuficiência respiratória.

INTRODUÇÃO

A primeira descrição da síndrome de embolia gordurosa foi feita por Zenker em 1861. O termo "embolia gordurosa" é utilizado para caracterizar a presença de partículas de gordura na circulação sistêmica e/ou pulmonar, mais comumente após fraturas de ossos longos ou politraumas. A síndrome de embolia gordurosa (SEG) é uma grave manifestação clínica decorrente da embolia gordurosa que se caracteriza por insuficiência respiratória progressiva, trombocitopenia e deterioração do nível de consciência, que ocorre frequentemente 48 a 72 horas após o trauma. Pode ser detectada em pacientes com fraturas ósseas associadas a disfunções orgânicas. O diagnóstico é essencialmente clínico e pode ser confundido com diversas condições comuns em pacientes graves. Certas manifestações admitidas por alguns como integrantes dessa síndrome podem ser expressão de fatores predisponentes comuns, doenças precipitantes ou complicações secundárias. De qualquer forma, a apresentação clínica habitual é inicialmente constituída pelo encontro de fraturas de ossos longos ou pelve em um paciente politraumatizado que apresenta comprometimento respiratório e cerebral, podendo estar associado ou não à presença de petéquias na pele e mucosas.

INCIDÊNCIA E FATORES PREDISPONENTES

O encontro de gotículas de gordura circulantes (embolia gordurosa) é extremamente comum no politraumatismo, particularmente quando há fraturas de ossos longos ou pelve e em cirurgias ósseas de grande porte. Ensaio clínico demonstrou ocorrência de achados ecocardiográficos intraoperatórios sugestivos de embolia em mais de 93% dos casos de artroplastia de quadril com uso de cimento. Modificações da técnica operatória parecem reduzir expressivamente esses achados.[1]

Pacientes que apresentam fraturas de ossos longos, somados àqueles submetidos a cirurgias ortopédicas com manipulação intramedular, tendo destaque as próteses de joelho e quadril, correspondem a 90% dos casos de embolia gordurosa.[2]

Contudo, raros são os casos que apresentam SEG, ou seja manifestação clínica relevante. A incidência dessa síndrome em pacientes com fraturas de ossos longos varia de 0,5% a 2,2%,[3-4] sendo mais comum em fraturas fechadas do que em fraturas expostas.

Outras situações clínicas podem ser implicadas como causadoras dessa síndrome (Quadro 201.1).[5-6]

FISIOPATOLOGIA
TEORIA MECÂNICA

A análise microscópica dos diversos tecidos embolizados revela a presença de gotículas de gordura envolvidas por plaquetas, hemácias e fibrina. O tecido distal à obstrução encontra-se normalmente isquêmico e com zonas de hemorragia. Dois eventos favorecem a entrada de componentes da medula óssea na circulação após uma fratura: movimento e instabilidade dos fragmentos ósseos; e fresagem do canal medular durante a fixação interna dessas fraturas. De fato, o aumento da pressão intramedular é descrito como um dos principais fatores relacionados à SEG.[7-8] O mandrilhar do canal medular ósseo em cirurgias ortopédicas pode elevar a pressão nesse compartimento até a 650 mmHg.[9] Isso permite a entrada de gordura medular nos canalículos venosos rompidos, que permanecem abertos, mesmo em estados de choque, porque estão ligados ao osso. Múltiplas fraturas liberam maior quantidade de gordura medular do que fraturas isoladas, aumentando a incidência de SEG. A imobilização precoce das fraturas ou a osteossíntese reduzem a incidência e gravidade da síndrome de embolia gordurosa. Fixações intramedulares e uso de cimento estão associados a alta incidência de embolia gordurosa. Embora a medula óssea dos idosos tenha um maior conteúdo gorduroso do que a dos jovens, a SEG é mais comumente observada nesse último grupo.[6,10-11]

Uma vez presentes no território venoso da circulação sanguínea, as gotículas de gordura podem atingir o sistema arterial por desvios (*shunt*) direita-esquerda, por exemplo, na existência de forame oval patente, ou por microembolismo, quando gotículas de gordura de 7 a 10 μm são capazes de ultrapassar os capilares pulmonares.[3]

TEORIA DA LIPASE E DOS ÁCIDOS GRAXOS LIVRES

O traumatismo e a síndrome de resposta inflamatória podem constituir-se em fatores importantes para o surgimento da síndrome. Nessas duas condições, é comum o surgimento de hiperglicemia, hiperlipemia, distúrbios da coagulação e dano endotelial significativo, fatores possivelmente importantes na fisiopatologia do quadro.

QUADRO 201.1. Causas da síndrome de embolia gordurosa.

Rotura de adipócito	Rotura de medula óssea	Infusão de gordura exógena	Outras causas
• Lesão de tecidos moles • Lipoaspiração • Esteatose hepática ou necrose	• Lesão mecânica da medula óssea • Transplante de medula óssea	• Nutrição parenteral • Linfografia • Infusão de propofol	• Queimadura • Circulação extracorpórea • Pancreatite aguda • Crise hemolítica de anemia falciforme • Doença das altitudes

Fonte: Adaptado Mellor e colaborador, 2001.[5] Akoh e colaboradores, 2014.[6]

Essa teoria supõe que a liberação de gordura a partir do traumatismo ósseo induz aumento da atividade da lipase lipoproteica, o que produziria quantidades aumentadas de ácidos graxos livres que, por diversos mecanismos, poderiam causar dano endotelial. Existe comprovação experimental de que os tecidos em torno de vasculaturas embolizadas com gordura (triglicerídeos) apresentam atividade enzimática aumentada, particularmente por parte das lipases. A disponibilidade local de ácidos graxos livres, a produção de eicosanoides e de espécies tóxicas de oxigênio estão aumentadas nos modelos animais de embolia pulmonar gordurosa.[3,6,11-12]

O atraso do aparecimento dos sintomas da SEG pode ser explicado por essa teoria, já que é necessário tempo para o processo de degradação a metabólitos tóxicos das gotículas de gordura embolizadas.[3]

As alterações hemodinâmicas da SEG estão relacionadas com o efeito da deposição de gordura na vasculatura pulmonar e a evolução para hipertensão pulmonar. Ocorre aumento agudo do trabalho sistólico do ventrículo direito. Em virtude de esse ventrículo não estar apto para trabalhar agudamente em um regime de pressão elevada, há uma disfunção sistólica seguida de queda do débito cardíaco direito com consequente redução do débito cardíaco esquerdo (diminuição da pré-carga do ventrículo esquerdo). Pode ocorrer desvio do septo interventricular para o ventrículo esquerdo, reduzindo sua complacência (efeito Bernheim inverso).

A hipoxemia observada é resultado da hipertensão pulmonar com queda da circulação pulmonar (principalmente se houver diminuição do débito cardíaco) e do aumento do espaço morto pela obstrução dos capilares pulmonares pela gordura. Ocorre uma reação inflamatória local com ativação da lipase que, além de dissolver os êmbolos, provoca destruição dos pneumócitos do tipo II por ação direta e por aumento de ácidos graxos livres tóxicos para os capilares pulmonares. Assim, há produção de microtrombos envolvendo lipídeos, plaquetas e fibrina. A principal causa de óbito na embolia gordurosa é a insuficiência respiratória.

QUADRO CLÍNICO

Conforme já dito, o quadro típico da SEG é encontrado nos pacientes vítimas de grande traumatismo, em que se produziram múltiplas fraturas de ossos longos dos membros inferiores e da bacia. Habitualmente, o quadro não se instala logo após o trauma, surgindo após o 1º dia de evolução e raramente após a 1ª semana de internação (Tabela 201.1).

A síndrome é marcadamente caracterizada pelas disfunções respiratória e neurológica que os pacientes apresentam. Dispneia e hipoxemia (insuficiência respiratória hipoxêmica) são achados relevantes da SEG. Sonolência e agitação também são muito comuns no início do quadro. Os pacientes podem apresentar cianose e ausculta pulmonar alterada associada ou não com hemoptise. Taquicardia, taquipneia e febre são igualmente comuns, constituindo-se, portanto, em uma síndrome de resposta inflamatória sistêmica (SIRS). Por vezes, o paciente apresenta frequência cardíaca superior a 140 batimentos por minuto, frequência respiratória superior a 30 ciclos por minuto e febre alta, acima de 38°C.

O encontro de petéquias cutâneas e mucosas adquire significado importante porque aumenta a especificidade do diagnóstico. Elas são encontradas mais frequentemente em torno das pregas axilares, no pescoço e região superior do tórax, nas conjuntivas oculares, no palato e na retina. Resultam do depósito de partículas de gordura assim como da ativação de antienzimas celulares que provocam lesão e extravasamento capilar. Efeitos análogos podem ser observados com a presença de exsudatos algodonosos no exame de fundo de olho.

Em um trabalho prospectivo que estudou 100 pacientes com SEG, os achados iniciais mais frequentes foram: sonolência e confusão (34%); taquicardia e febre (29%); dispneia, taquipneia ou hemoptise (20%) e petéquias (17%). Qualquer órgão pode ser envolvido na síndrome, havendo documentação histológica de comprometimento cerebral, pulmonar, renal, adrenal, hepático, esplênico, muscular e cutaneomucoso. Apesar de haver extenso comprometimento orgânico na síndrome, somente alguns órgãos apresentam disfunção significativa do ponto de vista sintomatológico e laboratorial. Caracteristicamente, as manifestações são passageiras, melhorando ao longo de alguns dias.

Os sinais de acometimento do SNC podem incluir também ansiedade, desorientação, letargia e perda da consciência.[13] Nos casos graves, o paciente pode apresentar crises convulsivas. Alguns pacientes podem evoluir para coma resultante de isquemia cerebral. Déficits cognitivos podem compor a alteração clínica inicial da SEG,[14] mas também são descritos como sequela da síndrome quando há envolvimento cerebral.[15] Na maioria dos casos, os achados neurológicos são reversíveis.

Recentemente, alterações cognitivas foram reconhecidas em casos de embolia gordurosa mesmo na ausência de síndrome clínica. Em pacientes idosos submetidos a artroplastias de quadril e joelho, documentaram-se achados de Doppler transcraniano compatíveis com microembolização cerebral no intraoperatório de 100% de 24 casos estudados. Desses, 75%

TABELA 201.1. Tempo do início da síndrome de embolia gordurosa após a admissão por politrauma com fraturas de ossos longos.				
Tempo entre a admissão e o desenvolvimento de SEG	< 12 horas	12-24 horas	25-48 horas	> 48 horas
% dos pacientes com SEG	15	18	56	11

apresentaram declínio cognitivo na ocasião da alta hospitalar e 45% mantiveram déficits três meses após o ato operatório.[16]

A coagulação intravascular disseminada pode resultar tanto do consumo de fatores pró-coagulantes como pela interação de ácidos graxos livres com as membranas celulares e pela aderência de plaquetas e fibrina na circulação pulmonar. Deve-se monitorizar a contagem de plaquetas e o nível de fibrinogênio nos pacientes com quadro clínico sugestivo de SEG.

Apesar de a descrição clássica do quadro clínico da embolia gordurosa compreender sua apresentação majoritariamente nas primeiras 48 horas após evento desencadeante, recente publicação documentou, com ecocardiograma transtorácico e exame de medicina nuclear, um caso de pós-operatório de implante de prótese de quadril não cimentada em que eventos de embolia gordurosa assintomática ocorreram até o 4º mês após a cirurgia.[17]

CRITÉRIOS DIAGNÓSTICOS E EXAMES COMPLEMENTARES

Não existe um exame laboratorial específico no diagnóstico de embolia gordurosa. O diagnóstico baseia-se na apresentação clínica, em que a presença de hipoxemia, desconforto respiratório e/ou alterações neurológicas é altamente sugestiva de SEG quando em um contexto clínico apropriado (p. ex.: em paciente com fratura de osso longo) e na ausência de outra justificativa plausível. A queda progressiva das plaquetas e do hematócrito corrobora a hipótese diagnóstica.

A presença de partículas de gordura no escarro, urina ou no sangue pode ocorrer em um grande número de casos de embolia subclínica, não sendo, portanto, um bom indicador de gravidade.[18] No entanto, esse achado após um episódio agudo pode ser considerado uma confirmação do quadro. Os achados radiológicos assemelham-se aos da SDRA o acometimento pulmonar é bilateral. As alterações eletrocardiográficas não são específicas e incluem sobrecarga ventricular direita, desvio do eixo para a direita e, às vezes, alterações do segmento ST sugestivo de isquemia.[3] Nos pacientes submetidos à monitorização hemodinâmica invasiva, o achado de uma diferença arterioalveolar de oxigênio acima de 100 mmHg indica alta probabilidade de embolia gordurosa grave.

A dificuldade em caracterizar uma entidade clínica polimórfica fez alguns estudiosos do tema procurarem padronizar os critérios diagnósticos. Ainda que não sejam aceitos universalmente, boa parte dos trabalhos utiliza um mesmo conjunto de critérios, divididos em *major* e *minor*, para definição do diagnóstico, conforme publicado por Alan Gurd.[18] O diagnóstico da SEG é definido pelo encontro de um sinal maior e quatro menores em um paciente vítima de traumatismo no qual se suspeita da presença de embolia gordurosa (Quadro 201.2).[18-19]

Outros critérios diagnósticos existem. Os descritos por Schonfeld (Tabela 201.2),[20] em que a pontuação cumulativa maior do que 5 é necessária para o diagnóstico, são um exemplo.

QUADRO 201.2. Critérios de Gurd – definição do diagnóstico da síndrome de embolia gordurosa.

Critérios diagnósticos	Variáveis
Maior	- Sintomas respiratórios associados a alterações pulmonares bilaterais em radiografia - Sinais neurológicos não relacionados a trauma craniano ou outras condições - Petéquias
Menor	- Taquicardia - Febre - Alterações retinianas (gotículas de gordura ou petéquias) - Alterações urinárias (anúria, oligúria ou presença de partículas de gordura) - Queda súbita do nível sérico de hemoglobina - Trombocitopenia súbita - Elevada taxa de sedimentação de hemácias em amostra sanguínea - Presença de partículas de gordura no escarro

Fonte: Adaptado Gurd, 1970.[18]

TABELA 201.2. Critérios de Schonfeld para o diagnóstico da síndrome de embolia gordurosa.

Achado	Pontuação
Petéquias	5
Mudança na radiografia de tórax (infiltrado alveolar difuso)	4
Hipoxemia (pO$_2$ < 60 mmHg)	3
Febre (> 38°C)	1
Taquicardia (> 120 batimentos por minuto)	1
Taquipneia (maior que 30 respirações por minuto)	1

Fonte: Adaptada Schonfeld e colaboradores, 1983.[20]

A ecocardiografia documenta a passagem de fragmentos ecogênicos pelas câmaras cardíacas.[1,3] Sugere-se que a quantidade desses ecos detectados na ecocardiografia transesofágica intraoperatória (em artroplastias de joelho e quadril) correlaciona-se com o aumento da pressão arterial pulmonar e com queda na saturação arterial de oxigênio. Apesar disso, não há correlação desses achados com o desenvolvimento de SEG.[3]

A tomografia de tórax de alta resolução pode mostrar opacidade bilateral em vidro fosco, espessamento de septo interlobular e opacidades centrolobulares, contudo esses achados são inespecíficos.[3]

A análise do lavado broncoalveolar (LBA) pode ser útil na investigação da SEG. Pacientes com a síndrome apresentam alta porcentagem das células alveolares recuperadas no LBA com inclusões lipídicas. A presença de partículas de gordura nessas células existe em outras situações clínicas, inclusive em indivíduos saudáveis, contudo, em uma porcentagem muito menor de células estudadas. Em estudo clínico, o LBA constatou, em 100% dos casos estudados de SEG, presença de inclusões lipídicas em mais de 70% das células alveolares recuperadas. Em 80% dos casos suspeitos, mais de 30% das células avaliadas apresentavam tal alteração. Em 85% dos casos de trauma, sem síndrome clínica e nos casos de SDRA de outras causas, tal constatação ocorreu em menos de 30% e menos de 35% das células estudadas, respectivamente. Em pessoas hígidas, a taxa de células do LBA acometida variou de 0% a 5%.[21]

Publicação mais recente sugere que a dosagem de lipídeos, especialmente de colesterol e ésteres de colesterol, no LBA pode ajudar a distinguir SEG de SDRA de outras causas.[22]

Com relação à investigação das alterações neurológicas relacionadas à SEG, a tomografia computadorizada de crânio pode mostrar múltiplos focos de hemorragia petequial em substância branca, representando injúria microvascular. Contudo, um exame dentro dos padrões da normalidade não exclui o diagnóstico. Já a ressonância magnética (RM) do encéfalo está indicada em todo paciente com fatores de risco para embolia pulmonar que apresenta alterações neurológicas, mesmo com tomografia de crânio normal.[23] Esse exame mostra múltiplos sinais patológicos focais em substância branca subcortical e periventricular, podendo essas alterações ser notadas em outras regiões, tais como núcleos da base e cerebelo. Sugere-se que a quantidade de lesões, bem como suas características de sinal nas diversas atenuações da RM, correlaciona-se com a apresentação clínica e com o desfecho neurológico dos pacientes.[24]

FORMAS DE APRESENTAÇÃO

Dentro da grande diversidade de apresentações, é possível distinguir três padrões predominantes:

- **Forma hiperaguda:** as manifestações surgem rapidamente com evidência de embolização maciça cerebral, pulmonar ou coronária. Choque, hipoxemia refratária ou coma denotam maior gravidade quando assomam no início do quadro, resultando em morte em poucas horas.
- **Forma clássica:** forma habitual de apresentação. Além dos dados clínicos já comentados, encontram-se alterações na radiografia do tórax que exibe um infiltrado intersticial difuso. Com frequência, a lesão pulmonar acentua-se rapidamente, fazendo-se necessária a oxigenação suplementar. O coagulograma mostra pequenas anormalidades, tais como plaquetopenia e ligeiro aumento do tempo de tromboplastina.
- **Forma pulmonar:** em alguns casos, a manifestação predominante e quase exclusiva é pulmonar, não se estabelecendo uma relação causal que a justifique. O quadro característico da SDRA se instala, exigindo suporte ventilatório mecânico. As alterações radiológicas costumam ser mais graves, e o coagulograma exibe alterações mais graves.

PREVENÇÃO

Quando fraturas de ossos longos se constituem no fator de risco para o desenvolvimento de SEG, há evidência de que a fixação precoce (menos de 24 horas da admissão) delas diminui a incidência da síndrome e, em especial, a de complicações pulmonares.[25]

Contudo, há relatos de casos de SEG mesmo após fixação imediata de fraturas, especialmente quando técnicas que utilizam dispositivos intramedulares são empregadas.[6,26-27] Tratar fraturas de ossos longos com o uso de fixadores externos ou utilizando placas em ponte parecem ser alternativas para diminuir a incidência da síndrome, cujo risco não será anulado ainda que se adotem essas estratégias.[28]

No caso de implante de próteses ortopédicas, um ensaio randomizado demonstrou, por meio de imagens ecocardiográficas, que elementos embolizados durante artroplastias totais de joelho ocorreram com menos densidade quando se realizou irrigação do canal medular após seu mandrilhar, antes do implante da prótese.[29]

Como já citado, o aumento da pressão intramedular durante esses procedimentos, seja no tratamento de fraturas ou no implante de próteses, parece ser o principal fator relacionado a tal complicação.[7,8]

Como opção para limitar o aumento da pressão intramedular durante manipulações ortopédicas, há a descrição da confecção de "orifícios de ventilação" nos ossos a serem abordados.[3,6,10,30-31] Em artroplastias totais de quadril, o grupo de pacientes que foi submetido à confecção de "orifício de ventilação" no fêmur operado, antes do implante das próteses, teve incidência de 20% de eventos embólicos graves, frente a 85% desses eventos nos pacientes que receberam o procedimento habitual. O *shunt* pulmonar foi também significativamente maior nesse último grupo em comparação ao primeiro.[32]

Discute-se também o uso de corticosteroides na profilaxia da SEG, mas não há dados suficientes na literatura que suportam sua indicação rotineira. Metanálise e revisão sistemática sugerem que o uso de corticosteroides sistêmicos pode diminuir a incidência dessa síndrome potencialmente grave, apesar de não diminuir a mortalidade em pacientes com fraturas de ossos longos. Contudo, essas conclusões são enfraquecidas pelas limitações metodológicas dos ensaios clínicos utilizados.[33-34] Recente estudo prospectivo sugere esse benefício, apontando incidência de 0,33% de SEG em pacientes que receberam dextran 40 associado a dexametasona frente a uma incidência de 3,09% naqueles que não receberam tal combinação.[35]

TRATAMENTO

Não existe tratamento específico para a SEG.

Pequenos ensaios clínicos ou estudos experimentais avaliam os efeitos de medicações tais como ácido acetilsalicílico, heparina não fracionada, n-acetilcisteína e corticosteroides no tratamento da SEG. Pelo inadequado grau de evidência, não se pode indicar de maneira consistente o uso dessas medicações nesse cenário.[3,10]

Dessa forma, o tratamento da SEG baseia-se em medidas de suporte, especialmente ventilatório e hemodinâmico, a serem realizadas preferencialmente em UTI. Não há particularidades em relação a essas medidas de suporte diante do quadro de SEG, à exceção de uma propensão ao uso de albumina em soluções de expansão volêmica em virtude de características lipofílicas dessa molécula.[36]

Há recentes relatos de casos que sugerem que óxido nítrico inalatório pode ser utilizado em casos de hipoxemia refratária presente em formas graves da SEG[37] ou em casos de hipertensão pulmonar grave, aguda, relacionada à síndrome,[38] para controle dessas alterações, sem, no entanto, haver adequado nível de evidência a respeito do efeito dessa intervenção na taxa de mortalidade desses pacientes.

PROGNÓSTICO

Revisões da literatura atribuem à SEG taxa de mortalidade entre 5% e 15%.[3,10] Na maior parte dos casos, a síndrome tem caráter transitório e boa evolução.

Contudo, sequelas, principalmente neurológicas, são relatadas em quadros graves de SEG. Déficits cognitivos são relatados quando a síndrome se apresenta com envolvimento neurológico grave no quadro inicial.[15]

Declínios cognitivos foram recentemente descritos em pacientes submetidos a artroplastias. Um estudo acompanhou 24 pacientes acima de 65 anos de idade submetidos a artroplastias de joelho ou quadril. Setenta e cinco por cento deles apresentaram declínio cognitivo na alta hospitalar e 45% mantiveram alterações cognitivas após três meses da cirurgia.[16] Todos os 24 pacientes apresentaram evidência de microembolização cerebral no intraoperatório detectada por Doppler transcraniano.

REFERÊNCIAS BIBLIOGRÁFICAS

1. Koessler MJ, Fabiani R, Hamer H, Pitto RP. The clinical relevance of embolic events detected by transesophageal echocardiography during cemented total hip arthroplasty: a randomized clinical trial. Anesth Analg. 2001;92(1):49-55.
2. Glover P, Worthley LI. Fat embolism. Crit Care Resusc. 1999;1:276-84.
3. Jain S, Mittal M, Kansal A, Singh Y, Kolar P, Saigal R. Fat Embolism Syndrome. J Assoc Phisicians India. 2008;56:245-9.
4. Muller C, Rahn BA, Pfister U, Meinig RP. The incidence, pathogenesis, diagnosis, and treatment of fat embolism. Orthop Rev. 1994;23:107-17.
5. Mellor A, Soni N. Fat embolism. Anaesthesia. 2001;56(2):145-54.
6. Akoh CC, Schick C, Otero J, Karam M. Fat Embolism syndrome after femur fracture fixation: A case report. Iowa Orthop J. 2014;34:55-62.
7. Giannoudis P V., Tzioupis C, Pape HC. Fat embolism: the reaming controversy. Injury. 2006;37 Suppl 4:S50-8.
8. Högel F, Gerlach U V., Sudkamp NP, Muller CA. Pulmonary fat embolism after reamed and unreamed nailing of femoral fractures. Injury. 2010;41:1317-22.
9. Fahmy NR, Chandler HP, Danylchuk K, Matta EB, Sunder N, Siliski JM. Blood-gas and circulatory changes during total knee replacement. Role of the intramedullary alignment rod. J Bone Joint Surg Am. 1990;72:19-26.
10. Shaikh N. Emergency management of fat embolism syndrome. J Emerg Trauma Shock. 2009;2:29-33.
11. Filomeno L, Carelli C, Figueiredo da Silva N, Barros Filho T, Amatuzzi M. Fat embolism: a review for current orthopaedics practice. Acta Ortop Bras. 2005;13(4):196-208.
12. Baker PL, Pazell JA, Peltier LF. Free Fatty Acids, Catecholamines and Arterial Hypoxia in Patients with Fat Embolism. J Trauma Acute Care Surg. 1971;11(12):1026-30.
13. Makarewich CA, Dwyer KW, Cantu R V. Severe neurologic manifestations of fat embolism syndrome in a polytrauma patient. Am J Orthop (Belle Mead NJ). 2015;44(1):E25-8.
14. Kotan D, Ayas Z, Sayan S, Inanmaz M, Acar B. Cerebral fat embolism diagnosed by cognitive disorder. Eurasian J Med. 2014;46(2):135-7.
15. Manousakis G, Han DY, Backonja M. Cognitive outcome of cerebral fat embolism. J Stroke Cerebrovasc Dis. 2012;21(8):906.e1-3.
16. Koch S, Forteza A, Lavernia C, Romano JG, Campo-Bustillo I, Campo N, et al. Cerebral fat microembolism and cognitive decline after hip and knee replacement. Stroke. 2007;38:1079-81.
17. Bing R, Yiannikas J. Exertional fat embolism after hip joint replacement: a case report. 2014;8(1):426.
18. Gurd A. Fat embolism: an aid to diagnosis. J Bone Jt Surg Br. 1970;52:732-7.
19. Gurd a R, Wilson RI. The fat embolism syndrome. J Bone Jt Surg Br. 1974;56B:408-16.
20. Schonfeld SA, Ploysongsang Y, DiLisio R, Crissman JD, Miller E, Hammerschmidt DE, et al. Fat embolism prophylaxis with corticosteroids. A prospective study in high-risk patients. Ann Intern Med. 1983;99(4):438-43.
21. Mimoz O, Edouard A, Beydon L, Quillard J, Verra F, Fleury J, et al. Contribution of bronchoalveolar lavage to the diagnosis of posttraumatic pulmonary fat embolism. Intensive Care Med. 1995;21(12):973-80.
22. Karagiorga G, Nakos G, Galiatsou E, Lekka ME. Biochemical parameters of bronchoalveolar lavage fluid in fat embolism. Intensive Care Med. 2006;32(1):116-23.
23. Chen JJ-S, Ha JC, Mirvis SE. MR imaging of the brain in fat embolism syndrome. Emerg Radiol. 2008;15(3):187-92.
24. Decaminada N, Thaler M, Holler R, Salsa A, Ladiges C, Rammlmair G. Brain fat embolism. A report of two cases and a brief review of neuroimaging findings. Neuroradiol J. 2012;25(2):193-9.
25. Bone LB, Johnson KD, Weigelt J, Scheinberg R. Early versus delayed stabilization of femoral fractures. A prospective randomized study. The Journal of bone and joint surgery. American volume. 1989 p. 336-40.

26. Powers KA, Talbot LA. Fat embolism syndrome after femur fracture with intramedullary nailing: case report. Am J Crit Care. 2011;20(3):267, 264-6.
27. Talucci RC, Manning J, Lampard S, Bach A, Carrico CJ. Early intramedullary nailing of femoral shaft fractures: a cause of fat embolism syndrome. Am J Surg. 1983;146:107-11.
28. Kleinert K, Marug D, Soklic P, Simmen H-P. [Fat embolism syndrome following lower limb fracture despite rapid external fixation. Two case reports and review of the literature]. Unfallchirurg. 2009;112(9):796-8.
29. Zhao J, Zhang J, Ji X, Li X, Qian Q, Xu Q. Does Intramedullary Canal Irrigation Reduce Fat Emboli? A Randomized Clinical Trial With Transesophageal Echocardiography. J Arthroplasty. 2014 Oct;Epub ahead(doi: 10.1016/j.arth.2014.10.006).
30. Stephen D. The Technique of Venting the Femoral Canal. Techniques in Orthopaedics. 2004. p.45-8.
31. Martin R, Leighton RK, Petrie D, Ikejiani C, Smyth B. Effect of proximal and distal venting during intramedullary nailing. Clin Orthop Relat Res. 1996;80-9.
32. Pitto RP, Schramm M, Hohmann D, Kossler M. Relevance of the drainage along the linea aspera for the reduction of fat embolism during cemented total hip arthroplasty. A prospective, randomized clinical trial. Arch Orthop Trauma Surg. 1999;119(3-4):146-50.
33. Bederman SS, Schemitsch EH. Do corticosteroids reduce the risk of fat embolism syndrome in patients with long-bone fractures? A meta-analysis. Can J Surg. 2009;52:386-93.
34. Sen RK, Tripathy SK, Krishnan V. Role of corticosteroid as a prophylactic measure in fat embolism syndrome: A literature review. Musculoskelet Surg. 2012;96:1-8.
35. Liu X, Huang J, Wang G, Lan S, Wang H, Pan C. Clinical effectiveness analysis of dextran 40 plus dexamethasone on the prevention of fat embolism syndrome. Int J Clin Exp Med. 2014;7(8):2343-6.
36. George J, George R, Dixit R, Gupta RC, Gupta N. Fat embolism syndrome. Lung India. 2013;30(1):47-53.
37. Brotfain E, Koyfman L, Kutz R, Frenkel A, Gruenbaum SE, Zlotnik A, et al. Use of early inhaled nitric oxide therapy in fat embolism syndrome to prevent right heart failure. Case Rep Crit Care. 2014 Jan;2014:506503.
38. Miyai T, Ayala E, Ravindranath K, Chung J, Hill SM, Kagawa FT, et al. INhaled nitric oxide as rescue therapy in near fatal fat embolism syndrome. Chest [Internet]. [Internet] [Acesso em 09 jan 2016]. Disponível em: http://dx.doi.org/10.1378/chest.10963

CAPÍTULO 202

EMBOLIA GASOSA

Leonardo Lima Rocha
Camila Menezes Souza Pessoa
Carlos Eduardo Saldanha de Almeida

DESTAQUES

- A embolia gasosa possui baixa prevalência em unidades de terapia intensiva, porém é uma condição com elevado potencial de morbimortalidade.
- A principal fonte embólica é o ar.
- Os principais fatores de risco associados à embolia gasosa são: cirurgia; trauma; inserção; manipulação e remoção de cateter venoso central; e barotrauma pulmonar.
- A embolia gasosa é classificada, conforme o acometimento circulatório, em venosa ou arterial.
- O diagnóstico deve ser considerado quando há descompensação cardiopulmonar e/ou neurológica em um cenário clínico de risco para embolia gasosa.
- O tratamento é suporte clínico, baseando-se em medidas para limitar a extensão da embolização, restauração da circulação sanguínea, remoção do ar embolizado e redução do tamanho das bolhas.
- A oferta de oxigênio a 100% é recomendada para todos os pacientes.
- A terapia com oxigênio hiperbárico deve ser considerada nos casos mais graves, com acometimento cardiocirculatório e/ou neurológico.

INTRODUÇÃO

A embolia gasosa é definida como entrada de gás em estruturas vasculares. O ar é o gás mais comumente associado à embolia, embora outros gases utilizados na prática médica também possam causar a doença, como o dióxido de carbono, o óxido nítrico e o nitrogênio. Para fins didáticos, os termos embolia gasosa e embolia aérea serão intercambiáveis durante o texto. A embolia gasosa costuma ser classificada de acordo com o sistema circulatório acometido, ou seja, embolia gasosa venosa (também conhecida como embolia gasosa pulmonar) e embolia gasosa arterial.

A prevalência de embolia gasosa é baixa,[1] porém é um evento potencialmente catastrófico. Relatos iniciais apontavam mortalidade em torno de 90%, mas com a sistematização do tratamento e a introdução da terapia com oxigênio hiperbárico nos casos mais graves, dados mais recentes mencionam mortalidade em torno de 20% a 30%.[2-3]

ETIOLOGIA

Duas condições se fazem necessárias para que ocorra embolia gasosa: (1) deve haver comunicação direta entre o vaso e a fonte de gás; e (2) deve haver um gradiente de pressão favorecendo a entrada de gás no vaso. As principais condições clínicas associadas à embolia gasosa no ambiente de terapia intensiva são: procedimentos cirúrgicos e trauma, inserção, utilização e remoção de cateteres venosos centrais e barotrauma.[1]

CIRURGIA E TRAUMA

Os procedimentos cirúrgicos mais associados à embolia aérea são as neurocirurgias e as cirurgias oftalmológicas. Isso ocorre em razão de as incisões cirúrgicas geralmente se localizarem acima do nível do coração e a uma altura superior à pressão venosa central (em cm de H_2O). Essa situação cria um gradiente de pressão negativo em relação à atmosfera, o que favorece a entrada de ar nos vasos, especialmente quando o paciente se encontra na posição de Fowler. A incidência de embolia aérea em pacientes submetidos a procedimentos neurocirúrgicos varia entre 10% e 80%, a depender do procedimento cirúrgico e da posição do enfermo durante o ato operatório.

A presença de embolia aérea venosa também já foi reportada em uma série de outros procedimentos médicos, como: cirurgia cardiovascular com utilização de circulação extracorpórea;[4] cirurgias ortopédicas (artroscopia e artroplastia total do joelho);[5-6] procedimentos no tórax (biópsia pulmonar por agulha fina e ressecção pulmonar);[7-8] ginecológicos (histeroscopia e cesariana);[9-11] laparoscopia;[12] e trauma.[13-14] Particularmente, em pacientes com trauma, pode ocorrer embolia gasosa venosa e arterial, esta última, principalmente naqueles com lesões de cabeça e pescoço, trauma abdominal fechado e trauma torácico penetrante.[15]

CATETERES INTRAVASCULARES

A embolia aérea associada à inserção de cateteres intravasculares é uma condição potencialmente grave e frequentemente subdiagnosticada que pode ocorrer durante a inserção de cateter venoso central (incluindo cateteres para diálise), cateter de artéria pulmonar, cateter arterial, angioplastia, implante de marca-passo e desfibrilador implantável, ablação cardíaca e injeção de contraste intravenoso. A condição pode ocorrer durante a inserção, a manipulação ou a remoção do cateter.

Alguns fatores de risco estão associados ao aumento de incidência de embolia,[16-17] destacando-se entre os principais: fratura ou desconexão das conexões do cateter (causa mais comum, perfazendo 60% a 90% dos episódios); falha em ocluir o *hub* durante inserção ou remoção; disfunção de valvas unilaterais de proteção; permanência do pertuito de passagem do cateter após a remoção; inspiração profunda durante inserção ou remoção, hipovolemia e posição sentada do paciente.

Especial atenção deve ser dada durante os procedimentos de inserção e remoção de cateteres venosos centrais. O paciente precisa ser posicionado em decúbito dorsal horizontal na posição de Trendelenburg (cabeça abaixo do nível do corpo) e deve-se evitar hipovolemia antes da passagem do cateter (pela redução da pressão intraluminal).

Durante a inserção do cateter, é necessário solicitar que o paciente respire normalmente (sem inspiração profunda, que aumenta a pressão negativa intratorácica), realize uma expiração completa e prenda a respiração ou faça a manobra de Valsalva durante os períodos em que o lúmen do cateter esteja em contato com o ar ambiente. Recomenda-se que, após o posicionamento final e a fixação do cateter, o paciente retorne à posição inicial (cabeceira elevada). Os mesmos cuidados devem ser tomados quando da remoção do cateter.

BAROTRAUMA

Pacientes que necessitam de ventilação mecânica com pressão positiva estão sob risco de barotrauma e, consequentemente, embolia aérea. O gás pode invadir a circulação pulmonar quando há ruptura dos alvéolos e excesso de pressão intra-alveolar. Essa complicação ocorre com maior frequência em pacientes com estratégias ventilatórias inadequadas, naqueles com síndrome do desconforto respiratório agudo e em pacientes com distúrbios estruturais do pulmão.[16,18]

A prevenção de barotrauma é fundamental. Em pacientes submetidos à ventilação mecânica, o uso de volumes correntes em torno de 6 mL/kg deve ser adotado e a titulação de pressão positiva ao fim da expiração deve ser feita criteriosamente.

Entre as complicações relacionadas a atividades de mergulho, o barotrauma é a mais comum. A maioria das condições médicas associadas ao mergulho se deve ao comportamento dos gases durante diferentes níveis de pressões atmosféricas, e há duas leis que regem esse comportamento:

- **Lei de Boyle:** estabelece que o volume de gás varia de forma inversamente proporcional à pressão ao qual é submetido, mantendo-se temperatura constante.
- **Lei de Henry:** estabelece que a quantidade de gás dissolvido em líquidos (no caso, o sangue), ou seja, sua solubilidade, é diretamente proporcional à pressão parcial deste gás, mantendo-se temperatura constante.

O barotrauma pulmonar seguido de embolia aérea ocorre em cerca de sete em cada 100 mil mergulhos,[19] quando o espaço do corpo cheio de ar falha em equilibrar sua pressão com as mudanças de pressão do ambiente. Pode acontecer durante o descenso ou a ascensão do mergulhador, mas os efeitos mais importantes estão relacionadas à ascensão, quando há aumento de volume de gás em um espaço limitado, o que é capaz de levar à lesão e ruptura tecidual.

À medida que o mergulhador afunda, o ar nos pulmões é comprimido e podem ocorrer edema pulmonar e hemorragia, quando o volume do pulmão se encontra abaixo do volume residual. Quando o mergulhador ascende, é possível a ocorrência de lesão por expansão de gás e consequente lesão alveolar, principalmente se a pressão transalveolar atingir entre 20 e 80 mmHg. O risco é aumentado naqueles que prendem o ar durante a ascensão e nos portadores de asma e doença pulmonar obstrutiva crônica. Após a ruptura alveolar, pode ocorrer embolia gasosa, a consequência mais séria do barotrauma.

SÍNDROME DE DESCOMPRESSÃO DO MERGULHADOR

As misturas de gases usadas para mergulho são compostas basicamente de nitrogênio (79%) e oxigênio (21%). À medida que o mergulhador afunda sob uma alta pressão, aumenta a quantidade de oxigênio e nitrogênio dissolvidos no sangue, de acordo com a lei de Henry, discutida anteriormente. Quando ele retorna à superfície, a tensão dos gases nos tecidos pode exceder a pressão do ambiente e levar à formação de bolhas cuja liberação é capaz de levar à obstrução de vasos, à ruptura tecidual e à ativação da resposta inflamatória.

Os fatores de risco para o desenvolvimento da síndrome da descompressão são: *shunt* direita-esquerda (forame oval patente, defeito do septo atrial ou ventricular, ducto arterioso patente e tetralogia de Fallot corrigida parcialmente), pois aumenta o risco de embolia paradoxal; viagem de avião após mergulho (é recomendável esperar 12 horas após a atividade para viajar de avião); sexo feminino, pois é mais suscetível ao desenvolvimento da síndrome.[20-21]

A síndrome de descompressão pode ser classificada nos tipos 1 e 2. No tipo 1, há a presença de sintomas mais moderados, como dor nas articulações, geralmente no cotovelo e no ombro; prurido cutâneo; eritema e algumas áreas de cianose; e, mais raramente, linfadenopatia. O tipo 2 é mais grave e afeta principalmente o pulmão e o sistema nervoso central. Aproximadamente 60% dos mergulhadores acometidos por esse tipo apresentam sintomas neurológicos. A medula espinal pode ser afetada, levando à paraplegia e perda de controle de esfíncter, em alguns casos. Outras manifestações podem envolver perda de memória, ataxia e distúrbios visuais. Em aproximadamente 5% dos casos de síndrome da descompressão ocorre a embolia gasosa venosa sintomática, capaz de evoluir para choque circulatório quando ocorre obstrução da via de saída do ventrículo direito.

TRATAMENTO

Deve incluir hidratação venosa, fornecimento de oxigênio a 100%, posicionamento do paciente em decúbito lateral esquerdo (manobra de Durant) ou posição de Trendelenburg.

A terapêutica definitiva inclui a terapia hiperbárica com oxigênio, que deve ser empregada o mais rápido possível, já que o início desse tratamento pode determinar o desfecho. O tratamento hiperbárico diminui o volume das bolhas de ar, de acordo com a lei de Boyle, aumentando o conteúdo de oxigênio dissolvido no sangue arterial, e sua duração deve ser de, no mínimo, quatro horas. A melhora completa dos sintomas em pacientes com a síndrome do tipo 2 ocorre em aproximadamente 75% dos casos.

Complicações relacionadas ao uso de câmara hiperbárica são raras e incluem tosse seca, diminuição da função pulmonar (atelectasia) e intoxicação por oxigênio.[22]

EMBOLIA GASOSA VENOSA

Acontece quando o gás penetra o sistema venoso sistêmico. Uma vez nesse sistema, ele é transportado até os pulmões via artéria pulmonar, podendo interferir na troca gasosa, causar arritmias cardíacas, hipertensão pulmonar aguda, dilatação e disfunção de ventrículo direito e, eventualmente, parada cardíaca.

As prerrogativas físicas para entrada de ar no sistema venoso incluem a ruptura da integridade da parede vascular venosa e a presença de pressão subatmosférica intraluminal. Em vista disso, procedimentos cirúrgicos (especialmente oftalmológicos e neurocirurgias), trauma, inserção de cateteres/dispositivos venosos centrais e parto (ruptura das veias do miométrio) são fatores de risco para embolia gasosa venosa.

FISIOPATOLOGIA

A forma mais frequente de embolia gasosa é a embolia aérea.[1] A entrada rápida ou de grandes volumes de gás leva à migração de êmbolos até a circulação pulmonar e causa aumento da tensão de parede do ventrículo direito. Em virtude do aumento da pressão arterial pulmonar, a ejeção do ventrículo direito fica prejudicada, o que se traduz na redução do retorno venoso pulmonar. Consequentemente, a pré-carga do ventrículo esquerdo fica comprometida, o que causará redução do débito cardíaco do ventrículo esquerdo e choque circulatório.

A repercussão hemodinâmica causada pela embolia gasosa dependerá do volume de gás injetado no sistema e sua velocidade de injeção. Quando a capacidade de o pulmão filtrar microbolhas é excedida, o ar passa através dos capilares pulmonares, entrando na circulação arterial e causando embolização e isquemia. Estima-se que 300 a 500 mL de gás injetados a uma taxa de 100 mL/segundo seja a dose fatal para humanos.[23] Para exemplificar, pode-se obter tal volume quando se utiliza cateter intravascular 14-*gauge* com gradiente de pressão de apenas 5 cmH_2O. Quando grandes volumes de gás são injetados abruptamente, pode ocorrer complicações graves, como *cor pulmonale* agudo e parada cardiocirculatória.

A embolia gasosa leva a alterações de resistência nos vasos pulmonares e alteração da relação ventilação-perfusão, causando *shunt* intrapulmonar direita-esquerda e aumento do espaço morto alveolar, levando à hipóxia e hipercapnia.[1]

O gás presente no sistema venoso causa obstrução da via de saída do ventrículo direito, das arteríolas pulmonares e/ou da microcirculação pulmonar. O tamanho das bolhas se traduz em diferentes graus de complicações hemodinâmicas.[23] Topograficamente, bolhas maiores tendem a obstruir a via de saída do ventrículo direito, o que causa aumento da pressão venosa central, redução da pressão arterial pulmonar e consequente redução da pressão arterial sistêmica. Já as bolhas menores tendem a se alojar nas arteríolas ou na microcirculação pulmonar, impedindo o fluxo sanguíneo e induzindo a vasoconstrição arterial. Consequentemente, ocorrerá elevação da resistência vascular pulmonar, da pressão arterial pulmonar e da pressão do ventrículo direito.

Inicialmente, a resposta do organismo para manter o débito cardíaco será o aumento da frequência cardíaca para compensar a redução do retorno venoso para o coração esquerdo. Porém, à medida que o limite dos fatores de compensação são ultrapassados, ocorrerá queda do débito cardíaco e da pressão arterial sistêmica, bem como isquemia miocárdica em razão da hipóxia, sobrecarga ventricular direita e/ou embolia aérea para a circulação coronariana.

A presença de bolhas na microcirculação pulmonar está associada à lesão endotelial e à reação inflamatória com migração de neutrófilos, depósito de plaquetas, fibrina e lipídeos na interface gás-fluido.[1] A lesão endotelial pode se amplificar em virtude da ativação do sistema complemento e da liberação de mediadores locais e radicais livres pelos neutrófilos e outras células inflamatórias. As consequências da lesão endotelial incluem edema pulmonar não cardiogênico, broncoconstrição, hipoxemia, aumento do espaço morto fisiológico, redução da complacência pulmonar e aumento da resistência da via aérea.

DIAGNÓSTICO

Composto de suspeição clínica, associada a exame físico e métodos complementares. Alto índice de suspeição associado a fatores de risco aumenta a chance de diagnóstico.

Manifestações clínicas

Pequenas embolias aéreas são comuns e costumam ser assintomáticas. Casos graves são acompanhados de choque circulatório e/ou insuficiência aguda de órgãos-alvo, como pulmão, cérebro e medula espinhal. Dispneia é o sintoma mais frequente e pode vir acompanhada de dor torácica subesternal, tontura e/ou sensação de morte iminente.

Os sinais mais frequentes incluem *gasping* ou tosse, quando o êmbolo acessa a circulação pulmonar, murmúrio em "roda de moinho" (som de batedeira/agitação presente em todo o ciclo cardíaco), taquipneia, taquicardia, hipotensão, sibilos, estertores crepitantes, desconforto respiratório, alteração de nível de consciência, déficits neurológicos focais, crepitação sobre vasos superficiais, *livedo reticularis* e bolhas nas artérias retinianas (Figura 202.1). Os principais diagnósticos diferenciais encontram-se no Quadro 202.1.

Exames complementares

Eletrocardiograma

Tipicamente, revela taquicardia sinusal, ondas P apiculadas (sinais de distensão de ventrículo direito), alterações não específicas de ST e T, além de sinais de isquemia miocárdica aguda ou infarto.

Radiografia de tórax

Habitualmente, é normal, e o edema pulmonar é um achado menos frequente. Presença de ar no tronco da artéria pulmonar, oligemia focal, aumento do diâmetro da artéria pulmonar, atelectasia, ar intracardíaco e ar na circulação hepática são achados raros.

Testes laboratoriais

A gasometria arterial pode demonstrar hipoxemia e hipercapnia. É possível haver queda na contagem de plaquetas e/ou na elevação da creatinofosfoquinase, especialmente em mergulhadores.

Ecocardiografia

Presença de ar no ventrículo direito pode ser vista pela modalidade transtorácica ou transesofágica, sendo a última mais sensível para o diagnóstico. Achados adicionais incluem dilatação do ventrículo direito e sinais de hipertensão pulmonar.

Capnografia

Aumento do espaço morto fisiológico e piora da relação ventilação-perfusão produzem queda na captação de CO_2 pela capnografia, porém, esse achado é inespecífico e pode ocorrer também em estados de baixo débito, durante parada cardiorrespiratória, sangramentos etc.

Cateter de artéria pulmonar

Aumento da pressão arterial pulmonar pode ser observado quando há ocorrência de embolia aérea venosa. Achados adicionais incluem elevação da pressão venosa central,

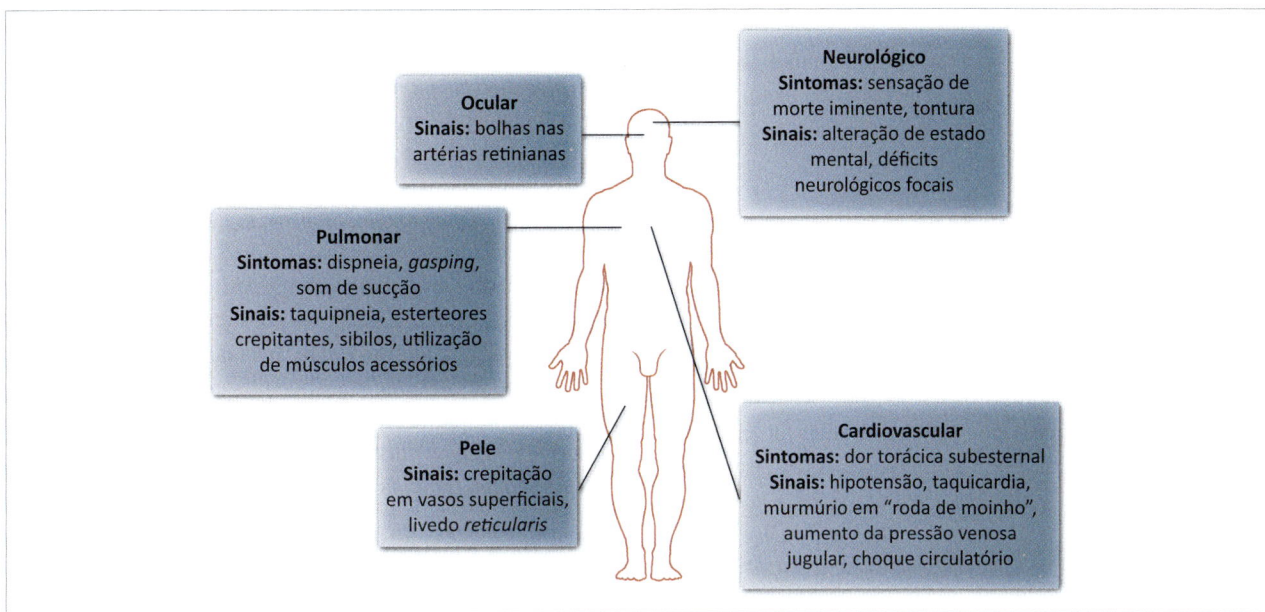

FIGURA 202.1. Sinais e sintomas encontrados em pacientes com embolia gasosa.

QUADRO 202.1. Diagnósticos diferenciais de embolia gasosa.

Patologias pulmonares
- Tromboembolismo pulmonar
- Pneumotórax
- Broncoespasmo
- Edema pulmonar agudo

Patologias cardiovasculares
- Hipovolemia
- Choque cardiogênico
- Choque séptico
- Infarto agudo do miocárdio
- Dissociação eletromecânica

Patologias neurológicas
- Hipoperfusão cerebral
- Acidente vascular cerebral
- Hemorragia intraparenquimatosa
- Hemorragia subaracnóidea
- Hipóxia cerebral
- Trauma cranioencefálico
- Alterações metabólicas (p. ex.: hipoglicemia, uremia etc.)

Fonte: Adaptado Orebaugh, 1992.[23]

da pressão do ventrículo direito, queda do débito cardíaco (aumento nas fases mais iniciais) e redução da pressão arterial média.

Cintilografia pulmonar ventilação-perfusão

Na presença de embolia aérea maciça, os achados da cintilografia são os mesmos do tromboembolismo pulmonar. Entretanto, os defeitos de perfusão detectados pelo método se normalizam mais rapidamente, isto é, dentro de 24 horas.

Tomografia computadorizada

Pode detectar êmbolos aéreos no sistema venoso central, no ventrículo direito ou na artéria pulmonar. A especificidade dos achados é maior quando há ocorrência de grandes defeitos, já que os menores (< 1 mL), assintomáticos, são detectados em apenas 10% a 25% das tomografias com contraste venoso, quando existe alto índice de suspeição.[24] A tomografia computadorizada do cérebro pode evidenciar presença de gás intraparenquimatoso e edema difuso (Figura 202.2).

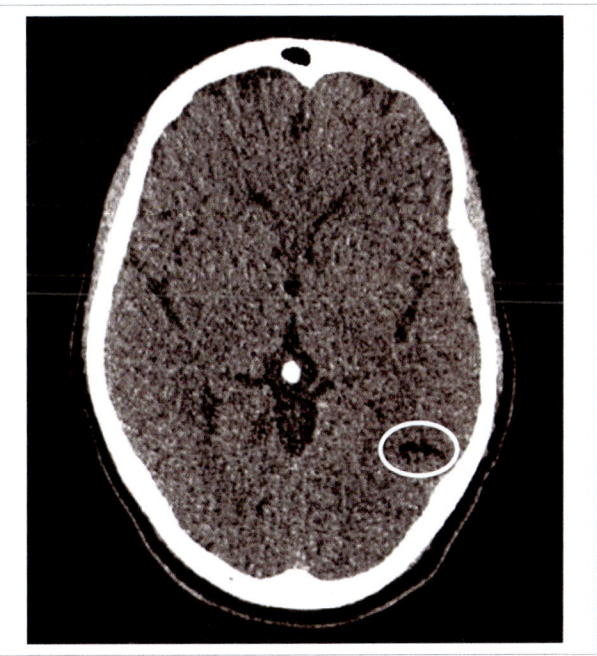

FIGURA 202.2. Embolia aérea cerebral após biópsia pulmonar por broncoscopia. Nota-se material com baixo coeficiente de atenuação na transição têmporo-occipital à direita (círculo branco).

Angiografia pulmonar

Pode ser normal, já que o ar é rapidamente absorvido entre o início dos sintomas e a realização do exame. A angiografia positiva para embolia revela oclusão vascular e/ou achados sugestivos de vasoconstrição.

EMBOLIA GASOSA ARTERIAL

Causada pela entrada de gás nas veias pulmonares ou diretamente nas artérias da circulação sistêmica. O gás pode entrar nas artérias como resultado de barotrauma por descompressão ou embolia paradoxal, através de defeito septal, forame oval patente ou má-formação arteriovenosa pulmonar.[1] Cirurgias cardíacas que utilizam circulação extracorpórea também podem causar embolia gasosa arterial.

FISIOPATOLOGIA

A entrada de gás na aorta causa distribuição das bolhas, possivelmente, por todos os órgãos do organismo. A presença de ar na circulação arterial pode ocluir a microcirculação e causar isquemia de órgãos-alvo, como cérebro, medula espinhal, coração e pele. Os órgãos também sofrem lesão secundária decorrente da liberação de mediadores inflamatórios e radicais livres de oxigênio. Pequenas bolhas nos vasos do músculo esquelético ou nas vísceras podem ser bem toleradas, à exceção do cérebro e das coronárias, que possuem baixo limiar de tolerância à hipóxia tecidual.

Embolização para as artérias coronárias induz alterações eletrocardiográficas típicas de isquemia e infarto. Arritmias, insuficiência cardíaca e parada cardíaca são complicações possíveis e seu desenvolvimento dependerá da quantidade de gás embolizado. Embolização gasosa arterial cerebral tipicamente envolve migração para pequenas artérias (diâmetro médio entre 30 e 60 µm).[25]

DIAGNÓSTICO

A história clínica do paciente é um critério importante no diagnóstico da embolia gasosa arterial, já que alguns procedimentos cirúrgicos estão relacionados à ocorrência da enfermidade, como a craniotomia em posição sentada, a cesárea, a cirurgia de quadril e as cirurgias cardíacas com circulação extracorpórea.[1] Esses procedimentos possuem em comum a incisão no leito vascular, na qual o gradiente hidrostático pode favorecer a entrada de ar nos vasos.

Quando há sintomas leves, a tomografia computadorizada e a ressonância magnética falham em detectar a presença de embolia gasosa.[1] Pode haver bolhas nos vasos da retina, mas a ausência desse achado não exclui o diagnóstico. Aumento de hematócrito e hemoconcentração é possível, pelo extravasamento de fluidos para os tecidos lesados, apesar de ser um achado pouco específico.

Manifestações clínicas

Os sintomas de embolia gasosa arterial cerebral se desenvolvem abruptamente. A apresentação clínica, entretanto, é determinada pela quantidade absoluta de gás e das áreas afetadas do cérebro. Desse modo, os sintomas podem variar de fraqueza muscular discreta e cefaleia ou confusão leve até agitação psicomotora, convulsões, perda de consciência e coma.

Outras complicações descritas incluem assimetria de pupilas, hemianopsia, desregulação dos centros respiratório e circulatório (bradipneia, respiração de Cheyne-Stokes, arritmias cardíacas, choque circulatório etc.). Nos pacientes que foram submetidos a procedimento cirúrgico com risco de embolia, o quadro é sugerido por demora na recuperação pós-anestésica ou alterações do nível de consciência.

Para o diagnóstico, um alto índice de suspeição se faz necessário, já que diversos outros diagnósticos diferenciais são possíveis nessa situação (síndrome anticolinérgica central, anestésico ou relaxante muscular residual etc.).

EMBOLIA PARADOXAL

Ocorre quando ar ou outro gás entra no organismo via circulação venosa e produz sintomatologia de obstrução de artérias distais através de acesso ao sistema arterial. Isso acontece por diferentes mecanismos, citados adiante.

O forame oval patente, alteração detectada em até 30% da população geral,[26] torna possível a passagem de gás do sistema venoso para o arterial. Quando está presente o forame oval e existe um gradiente átrio direito-átrio esquerdo, o fluxo direita-esquerda pode levar bolhas de ar para a circulação arterial. Isso pode ocorrer em decorrência da elevação de pressão arterial pulmonar, traduzindo aumento da pressão, de forma retrógrada, para ventrículo direito e átrio direito. Adicionalmente, a redução de pressão atrial esquerda causada por ventilação mecânica com pressão positiva também pode causar migração de bolhas do sistema venoso para o arterial por meio de forame oval patente.

O gás venoso pode acessar a circulação arterial sobrepujando os mecanismos de prevenção do organismo. Estudos experimentais em modelos animais sugerem que infusão de grandes quantidades de gás (> 20 mL) ou quantidades menores contínuas (11 mL por minuto) introduzidas no sistema venoso são capazes de gerar bolhas intra-arteriais.[27]

O tratamento da embolia paradoxal é idêntico ao da embolia gasosa arterial primária. Qualquer embolia gasosa venosa tem potencial de evoluir para embolia gasosa arterial.

TRATAMENTO

Constitui-se, basicamente, de suporte clínico, e as evidências para intervenções específicas ainda são limitadas, entretanto, alguns procedimentos podem ser implementados com o intuito de prevenir a extensão da embolização, restaurar a circulação sanguínea, remover o ar embolizado e reduzir o tamanho das bolhas.

Na suspeita de embolia aérea venosa, deve-se posicionar o paciente em decúbito lateral esquerdo (manobra de Durant), Trendelenburg, ou decúbito lateral esquerdo com a cabeça abaixada.[28] A intenção é reposicionar o ventrículo direito de modo que a via de saída fique em posição abaixo da câmara ventricular. Isso fará com que o ar migre para cima e desobstrua a via de saída do ventrículo direito. Em contrapartida, pacientes com embolia aérea arterial devem ser colocados em posição supina reta. De maneira alternativa, a compressão torácica também pode ser realizada: ela faz com que o ar seja forçado para fora da via de saída para vasos pulmonares menores, melhorando o fluxo anterógrado.

A ressuscitação volêmica é recomendada para aumentar a pressão venosa e prevenir a entrada de mais gás nos vasos. Alguns estudos experimentais[23] testaram aspiração de ar via cateter venoso central ou por meio de punção percutânea, porém o volume médio de ar recuperado fica em torno de 20 mL, portanto é um procedimento de valor limitado.[29]

A oferta de oxigênio com altas frações de inspiração (100%) aumenta a taxa com que o ar embolizado é reabsorvido, pois a pressão parcial de oxigênio é elevada e a pressão parcial de nitrogênio no sangue é reduzida. Com isso, cria-se um gradiente de pressão de nitrogênio, favorecendo sua passagem da bolha para o vaso sanguíneo, o que reduz o tamanho das bolhas e acelera sua reabsorção.

Pacientes com quadros graves, isto é, comprometimento cardiopulmonar e/ou neurológico, devem receber tratamento com oxigênio hiperbárico, que reduz o tamanho das bolhas e aumenta a tensão parcial de oxigênio no sangue, reduzindo a isquemia.

Há um estudo retrospectivo com 86 pacientes que demonstra o benefício do uso do oxigênio hiperbárico.[30] Quanto mais precoce a transferência do paciente, maior o benefício, porém com até 30 horas ainda existe vantagem na utilização dessa terapia. Entretanto, ainda faltam ensaios clínicos randomizados de qualidade para melhor nível de evidência científica do tratamento com oxigênio hiperbárico.

PROGNÓSTICO

Os fatores de risco associados à mortalidade durante internação na unidade de terapia intensiva são a parada cardíaca durante o episódio de embolia e o escore SAPS II > 33.[3] Em um ano, os fatores de risco associados à mortalidade são a idade, a presença do sinal de Babinski durante admissão na unidade de terapia intensiva e a lesão renal aguda.[3]

CONSIDERAÇÕES FINAIS

A embolia gasosa é uma condição muitas vezes associada à iatrogenia, portanto medidas de prevenção são fundamentais para reduzir a ocorrência dessa complicação. O espectro clínico da embolia gasosa é muito variável, sendo os casos mais graves beneficiados pela terapia com oxigênio hiperbárico. Entretanto, ainda faltam estudos clínicos de boa qualidade metodológica para outras terapias (p. ex.: corticosteroide e anticoagulação).

REFERÊNCIAS BIBLIOGRÁFICAS

1. Muth CM, Shank ES. Gas embolism. N Engl J Med. 2000;342(7):476-82.
2. Ericsson JA, Gottlieb JD, Sweet RB. Closed-Chest Cardiac Massage in the Treatment of Venous Air Embolism. N Engl J Med. 1964;270:1353-4.
3. Bessereau J, Genotelle N, Chabbaut C, Huon A, Tabah A, Aboab J, et al. Long-term outcome of iatrogenic gas embolism. Intensive Care Med. 2010;36(7):1180-7.
4. Schmitz ML, Faulkner SC, Johnson CE, Tucker JL, Imamura M, Greenberg SB, et al. Cardiopulmonary bypass for adults with congenital heart disease: pitfalls for perfusionists. Perfusion. 2006;21(1):45-53.
5. Peruto CM, Ciccotti MG, Cohen SB. Shoulder arthroscopy positioning: lateral decubitus versus beach chair. Arthroscopy. 2009;25(8):891-6.
6. Andersen KH. Air aspirated from the venous system during total hip replacement. Anaesthesia. 1983;38(12):1175-8.
7. Horan TA, Pinheiro PM, Araujo LM, Santiago FF, Rodrigues MR. Massive gas embolism during pulmonary nodule hook wire localization. Ann Thorac Surg. 2002;73(5):1647-9.
8. Hemmerling TM, Schmidt J, Bosert C, Klein P. Systemic air embolism during wedge resection of the lung. Anesth Analg. 2001;93(5):1135-6, table of contents.
9. Sherlock S. Paradoxical gas embolism during hysteroscopy. Br J Anaesth. 2008;101(5):742; author reply -3.
10. Groenman FA, Peters LW, Rademaker BM, Bakkum EA. Embolism of air and gas in hysteroscopic procedures: pathophysiology and implication for daily practice. J Minim Invasive Gynecol. 2008;15(2):241-7.
11. Cluver C, Novikova N, Hofmeyr GJ, Hall DR. Maternal position during caesarean section for preventing maternal and neonatal complications. Cochrane Database Syst Rev. 2010(6):CD007623.
12. Azevedo JL, Azevedo OC, Miyahira SA, Miguel GP, Becker OM Jr, Hypolito OH, et al. Injuries caused by Veress needle insertion for creation of pneumoperitoneum: a systematic literature review. Surg Endosc. 2009;23(7):1428-32.
13. Ho AM, Ling E. Systemic air embolism after lung trauma. Anesthesiology. 1999;90(2):564-75.
14. Platz E. Tangential gunshot wound to the chest causing venous air embolism: a case report and review. J Emerg Med. 2011;41(2):E25-9.
15. Estrera AS, Pass LJ, Platt MR. Systemic arterial air embolism in penetrating lung injury. Ann Thorac Surg. 1990;50(2):257-61.
16. King MB, Harmon KR. Unusual forms of pulmonary embolism. Clin Chest Med. 1994;15(3):561-80.
17. Kashuk JL, Penn I. Air embolism after central venous catheterization. Surg Gynecol Obstet. 1984;159(3):249-52.
18. Morris WP, Butler BD, Tonnesen AS, Allen SJ. Continuous venous air embolism in patients receiving positive end-expiratory pressure. Am Rev Respir Dis. 1993;147(4):1034-7.
19. Leitch DR, Green RD. Pulmonary barotrauma in divers and the treatment of cerebral arterial gas embolism. Aviat Space Environ Med. 1986;57(10 Pt 1):931-8.
20. Sheffield PJ. Flying after diving guidelines: a review. Aviat Space Environ Med. 1990;61(12):1130-8.
21. Mahon RT, Regis DP. Decompression and decompression sickness. Compr Physiol. 2014;4(3):1157-75.
22. Camporesi EM. Side effects of hyperbaric oxygen therapy. Undersea Hyperb Med. 2014;41(3):253-7.
23. Orebaugh SL. Venous air embolism: clinical and experimental considerations. Crit Care Med. 1992;20(8):1169-77.
24. Groell R, Schaffler GJ, Rienmueller R, Kern R. Vascular air embolism: location, frequency, and cause on electron-beam CT studies of the chest. Radiology. 1997;202(2):459-62.
25. Dutka AJ. A review of the pathophysiology and potential application of experimental therapies for cerebral ischemia to the treatment of cerebral arterial gas embolism. Undersea Biomed Res. 1985;12(4):403-21.
26. Lynch JJ, Schuchard GH, Gross CM, Wann LS. Prevalence of right-to-left atrial shunting in a healthy population: detection by Valsalva maneuver contrast echocardiography. Am J Cardiol. 1984;53(10):1478-80.
27. Vik A, Brubakk AO, Hennessy TR, Jenssen BM, Ekker M, Slordahl SA. Venous air embolism in swine: transport of gas bubbles through the pulmonary circulation. J Appl Physiol. 1990;69(1):237-44.

28. Jorens PG, Van Marck E, Snoeckx A, Parizel PM. Nonthrombotic pulmonary embolism. Eur Respir J. 2009;34(2):452-74.
29. Bedford RF, Marshall WK, Butler A, Welsh JE. Cardiac catheters for diagnosis and treatment of venous air embolism: a prospective study in man. J Neurosurg. 1981;55(4):610-4.
30. Blanc P, Boussuges A, Henriette K, Sainty JM, Deleflie M. Iatrogenic cerebral air embolism: importance of an early hyperbaric oxygenation. Intensive Care Med. 2002;28(5):559-63.

CAPÍTULO 203

TRAUMATISMO CRANIOENCEFÁLICO

Reynaldo André Brandt
Hallim Féres Junior
Eduardo Urbano da Silva

DESTAQUES

- As lesões cerebrais consequentes ao traumatismo cranioencefálico (TCE) dividem-se em primárias (consequentes ao impacto direto) e secundárias (relativas às reações orgânicas ao trauma).
- A escala de coma de Glasgow (GCS, do inglês *Glasgow coma scale*) é universalmente aceita por sua simplicidade e reprodutibilidade.
- Não há relação entre presença de fratura de crânio e gravidade das lesões cerebrais.
- Hematomas subdurais agudos correspondem a quadros clínicos graves.
- Hematomas extradurais podem evoluir rapidamente para coma e morte se não tratados cirurgicamente a tempo.
- Lesões axonais difusas frequentemente levam a comprometimento neurológico grave, apesar de sua pouca expressão em imagens por tomografia computadorizada.
- Avaliação clínica completa é fundamental, pela frequente presença de fatores associados que contribuem para o comprometimento neurológico, como hemorragias, hipóxia, fraturas, lesões pleuropulmonares e viscerais abdominais.
- Pontuação de 8 ou menor na GCS caracteriza coma.
- A midríase unilateral no TCE significa lesão grave com hérnia de úncus temporal homolateral até prova em contrário.
- A monitorização da pressão intracraniana está indicada nos casos de TCE com Glasgow de 8 ou menos e tomografia de crânio anormal.
- Pela diferença entre os valores da pressão arterial média e da pressão intracraniana, infere-se o da pressão de perfusão cerebral.
- A intensa descarga adrenérgica que se segue aos TCE pode ser responsável por aumento na permeabilidade capilar pulmonar que, associado ao aumento agudo na pós-carga do ventrículo esquerdo, justifica o aparecimento do edema pulmonar neurogênico.
- Pacientes com GCS igual ou inferior a 8 devem ser intubados e sedados. Algumas vezes, o bloqueio neuromuscular também é necessário.
- No TCE grave, deve-se iniciar o tratamento imediatamente com suporte ventilatório e hemodinâmico, garantindo oxigenação e perfusão adequadas.
- Clinicamente, a hipertensão intracraniana é tratada inicialmente com medidas conservadoras neurointensivas.

INTRODUÇÃO

Nas últimas décadas tem-se assistido ao desenvolvimento de estudos dos TCE na vida civil. Nas décadas de 1970 e 1980, estudos escoceses sistematizados serviram de base para o estabelecimento de normas de avaliação relacionadas ao prognóstico, tendo a escala de Glasgow se tornado padrão mundial.[1] Em 1977, o National Institute of Neurological Disorders and Stroke (NINDS) dos Estados Unidos decidiu iniciar uma análise prospectiva dos TCE por meio da criação de um banco de dados específicos, alimentado por um grupo de hospitais norte-americanos. A coleta dos dados foi efetivada no período de 1983 a 1988 e, a partir desse ano, começaram a surgir os primeiros resultados práticos. Em 1996, a Brain Trauma Foundation (BTF) publicou as primeiras diretrizes sobre o manejo de TCE grave que foram aceitas pela American Association of Neurological Surgeons (AANS), pela Joint Section on Neurotrauma and Critical Care (JSNCC) dos Estados Unidos e aprovadas pelo Comitê de Neurotraumatologia da Organização Mundial de Saúde (OMS). Algumas revisões foram feitas desde então, a terceira e última publicada em 2007.[2] Vários estudos têm relatado o impacto da implementação de diretrizes, com base em protocolos de gerenciamento de TCE grave. Demonstram, claramente, que sua implementação está associada a melhores resultados, como redução na taxa de mortalidade, melhora de resultados funcionais, tempo de internação e custos.

Ao mesmo tempo, o desenvolvimento de novos recursos de exames por imagens e de monitorização neurofisiológica permitiu que as alterações estruturais e funcionais fossem muito mais bem avaliadas e quantificadas. Seus dados, associados à padronização do atendimento, permitem atualmente uma abordagem muito mais eficiente dos TCE e consequente melhoria nos resultados.

EPIDEMIOLOGIA

A despeito de grandes campanhas de conscientização e imposições para aumentar o uso de dispositivos de segurança, como *airbags*, cintos de três pontos, capacetes para motociclistas e esportistas, os TCE ainda representam um grave problema de saúde pública e continuam sendo a principal causa de morbimortalidade no mundo. Sua incidência é variável; em estatísticas norte-americanas correspondem a 538,2 a cada 100 mil habitantes, enquanto em europeias correspondem a 235 a cada 100 mil. Nos Estados Unidos, os TCE são responsáveis por 30% das mortes consequentes a traumas. Os homens predominam em relação às mulheres na proporção de 2,5:1, e os jovens predominam sobre pacientes adultos e idosos. Seu impacto econômico ultrapassa US$ 76 bilhões ao ano.

As causas variam conforme os grupos etários. Nas crianças, predominam os acidentes domésticos, esportivos e quedas; nos adolescentes e adultos, os acidentes de trânsito e as agressões. Nos idosos, predominam novamente as quedas e os acidentes domésticos.

CLASSIFICAÇÃO

Os TCE têm sido tradicionalmente classificados pela escala de gravidade da lesão. A mais comumente utilizada é a GCS.[1] A pontuação GCS de 13 a 15 é considerada lesão leve, de 9 a 12 é considerada lesão moderada e 8 ou menos, TCE grave.

A GCS é universalmente aceita como uma ferramenta para a classificação do TCE em virtude de sua simplicidade, reprodutibilidade e valor preditivo para o prognóstico geral.[3] No entanto, é limitada por fatores, como sedação médica, paralisias, intubação endotraqueal e intoxicação. Esses fatores são particularmente importantes em pacientes com uma baixa pontuação de GCS.

FISIOPATOLOGIA

Em geral, as alterações estruturais do encéfalo consequentes aos TCE ocorrem em duas fases: primária, relacionada ao evento traumático, com lesões imediatas e inevitáveis; secundária, correspondente às complexas reações orgânicas que se desenvolvem a partir do impacto inicial e perdurando por vários dias. Estas últimas, frequentemente, são mais graves do que as primárias e responsáveis pela cascata de eventos que pode terminar em óbito.

LESÕES PRIMÁRIAS

As lesões primárias são decorrentes do impacto, da aceleração, da desaceleração e das lesões vasculares relacionadas a estes fenômenos. O trauma direto no crânio promove lesões locais no tecido subgaleal, como hematomas, fraturas ósseas subjacentes que, dependendo da cinética do trauma, podem promover afundamentos cranianos, estender-se pelo calvário ou para a base do crânio, provocar hemorragias pelo acometimento de artérias ou seios venosos como hematomas epidurais, subdurais e intraparenquimatosos, bem como ocasionar lesões pelo deslocamento das estruturas cerebrais, levando a contusões e lesões axonais difusas.

Alterações primárias, quando extremas, tornam-se incompatíveis com a vida, usualmente antes da admissão hospitalar.

FRATURA CRANIANA

As fraturas do crânio são encontradas em 80% dos casos fatais. São facilmente identificadas e quantificadas em exames por tomografia computadorizada do crânio (Figuras 203.1, 203.2 e 203.3). Não há uma correlação direta entre a presença de fratura e alterações cerebrais. O inverso também é verdadeiro. Não é obrigatória a presença de fratura para haver lesão cerebral grave, especialmente em crianças. Sua presença serve para avaliar a intensidade do impacto e sua absorção pela calota craniana. As fraturas da base do crânio têm significado mais importante, pois frequentemen-

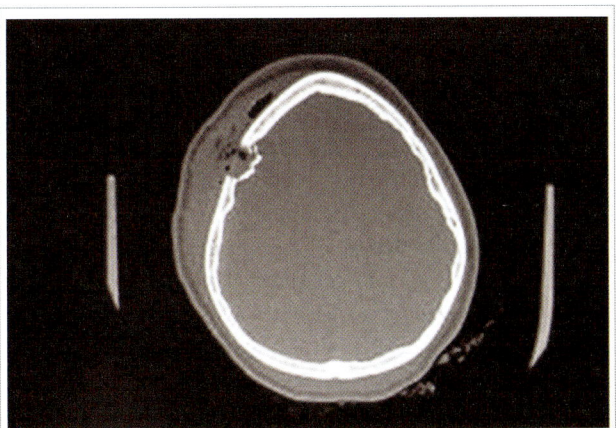

FIGURA 203.1. Tomografia computadorizada do crânio com fratura e afundamento frontal.

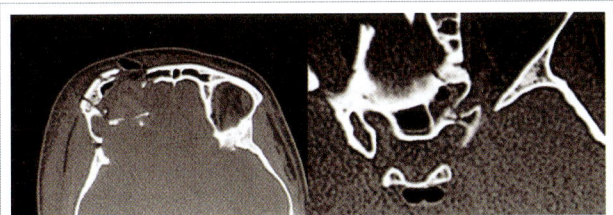

FIGURA 203.2. Tomografia computadorizada do crânio: à esquerda, imagem com fraturas de órbita, e à direita, fratura do canal óptico.

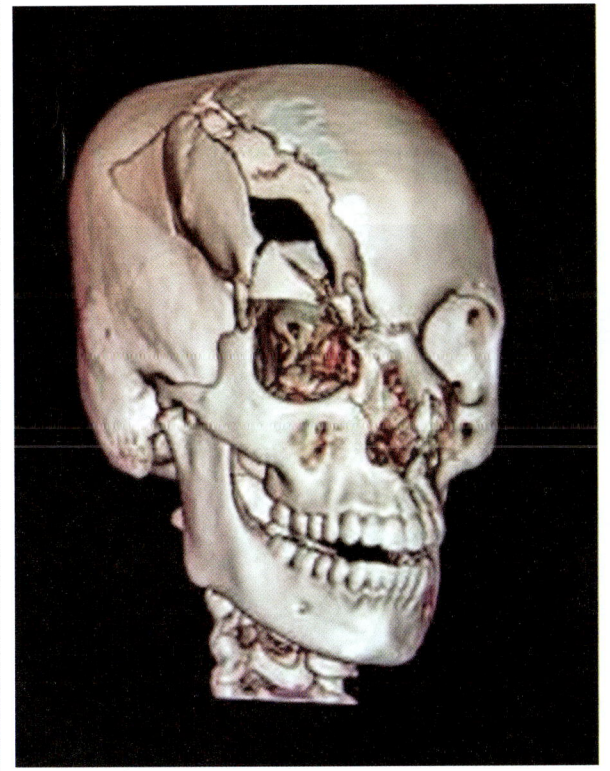

FIGURA 203.3. Reconstrução tridimensional de tomografia computadorizada do crânio mostra fratura fronto-orbito-facial com explosão do osso frontal.

te se associam a alta energia cinética, com lesões nervosas, fístulas arteriovenosas, fístulas liquóricas e lesões associadas em outras partes do corpo. Fístulas liquóricas podem levar à formação de pneumoencéfalo hipertensivo, por mecanismo valvular, e hipertensão intracraniana aguda.

HEMORRAGIAS INTRACRANIANAS

Roturas vasculares determinam hemorragias intracranianas sob a forma de hematomas epidurais, subdurais, subaracnóideos, intraparenquimatosos e ventriculares (Figura 203.4).

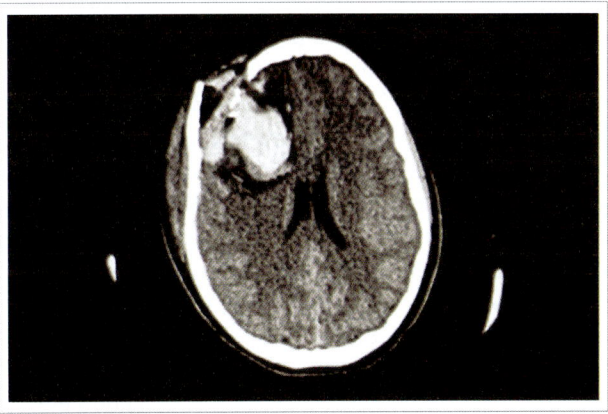

FIGURA 203.4. Tomografia computadorizada do crânio com hematoma intraparenquimatoso agudo subjacente à fratura frontal.

Os hematomas podem determinar compressões e desvios do tecido nervoso, assim como reação inflamatória tardia, o que resulta em edema e lesão tecidual durante a evolução. O apagamento dos sulcos e o achatamento dos giros corticais são a primeira manifestação dessas compressões. Quando volumosos, provocam desvios anatômicos importantes e hérnias cerebrais. Áreas de contusão podem confluir nos dias seguintes ao TCE, levando à formação de áreas hemorrágicas.

Em alguns casos, dada a cinética envolvida no trauma, muitas lesões podem coexistir, não sendo incomum observar a presença de hematomas subdurais, contusões cerebrais e hemorragias subaracnóideas associadas.

HEMATOMA SUBDURAL

As hemorragias no espaço subdural são a principal causa de internação em UTI, constituindo cerca de 50% dos TCE admitidos. Geralmente, resultam de lesões de seios venosos e veias-ponte. Sangramentos agudos (< 72 horas) apresentam-se como hiperdensidade em forma de crescente; na maioria dos casos, são isodensas, porém, em 10% dos casos, observamos áreas isodensas que podem sugerir coleções crônicas pregressas. São lesões com altas taxas de mortalidade. Os achados tomográficos dos primeiros dias, como edema cerebral, volume do hematoma, desvio de estruturas da linha média maior que a espessura da coleção (Figura 203.5 A e B), podem demonstrar a gravidade de lesões secundárias associadas.

Essas lesões provocam prejuízo do fluxo sanguíneo cerebral por aumentar a pressão intracraniana e promover desvio de estruturas da linha média e consequente compressão de vasos; esta leva à diminuição de fluxo sanguíneo e reduz a oxigenação do tecido cerebral subjacente (Figura 203.5).

Clinicamente, observamos rebaixamento cognitivo com sonolência, confusão mental e, em muitos casos, coma desde a apresentação inicial.

HEMATOMA EPIDURAL

Apesar de representarem uma pequena proporção dos pacientes admitidos com TCE grave (6%), requerem extrema vigilância. A maioria dos pacientes é candidata à abordagem cirúrgica imediata. Em razão da atual agilidade dos programas de resgate e atendimento pré-hospitalar, muitos pacientes são admitidos com um curto espaço de tempo do trauma e clinicamente intactos. Uma característica clínica da apresentação dos hematomas epidurais é o intervalo lúcido. O paciente sofre momentânea perda de consciência, recupera-a e, com o aumento da lesão, evolui com declínio cognitivo. Dessa forma, pacientes admitidos com pequenas coleções epidurais, diagnosticadas nas primeiras 6 horas do trauma, requerem intensa vigilância neurológica, pelo alto risco de rápida deterioração. O prognóstico desses pacientes está intimamente ligado ao quadro neurológico pré-operatório, sendo a mortalidade nula em pacientes despertos, 9% em torporosos e 20% em pacientes comatosos.

Exames de imagem (Figura 203.5C e D) usualmente demonstram fraturas cranianas que cruzam sulcos arteriais ou venosos, especialmente os da artéria meníngea média, e coleções hiperdensas com aspecto biconvexo, que usualmente respeitam as linhas de sutura. Em lesões de rápido sangramento, muitas vezes, é possível identificar áreas hipodensas em forma de redemoinho. Predominam na fossa média, seguindo-se as frontoparietais e as da fossa posterior.

CONTUSÃO CEREBRAL

As contusões cerebrais são o resultado do impacto da superfície cortical contra as estruturas rígidas intracranianas. Predominam nas regiões frontotemporais, pelo choque dos polos e faces basais desses lobos contra a face interna, irregular, das fossas anterior e média. Ocorrem também no polo occipital e nas estruturas adjacentes à foice inter-hemisférica e tenda do cerebelo. Há extravasamento de sangue capilar na substância cinzenta que pode se estender aos espaços subpial e subaracnóideo. Frequentemente, são consequência de contragolpe do tecido nervoso contra estruturas rígidas, ocorrendo em zonas opostas à do impacto, pela diferença entre os movimentos de aceleração e desaceleração do crânio e de seu conteúdo. As contusões são usualmente múltiplas, bilaterais e assimétricas. Impactos mais intensos podem determinar lacerações, com roturas teciduais, acompanhadas de hemorragias focais (Figura 203.6). Não há relação direta entre o número e a extensão das contusões e lacerações corticais e o nível de consciência do paciente. Este depende de outros fatores, como o grau de edema, inchaço, desvios estruturais e fenômenos vasomotores, que podem ser desencadeados como reações secundárias das contusões.

LESÃO AXONAL DIFUSA

As lesões difusas da substância branca correspondem à secção das fibras dos hemisférios cerebrais, do corpo caloso e do tronco encefálico. São consequentes ao movimento brusco do tecido nervoso sobre si mesmo, durante o impacto, por aceleração e desaceleração assíncronas. Na maioria das vezes, correspondem a quadros neurológicos muito graves,

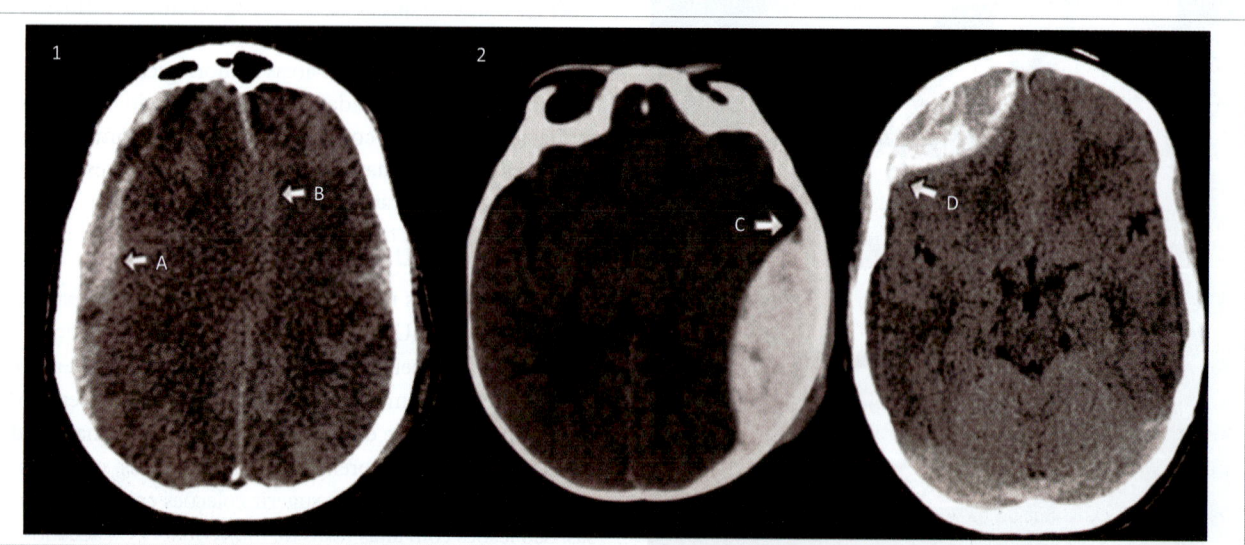

FIGURA 203.5. Em 1, tomografia de crânio evidenciando edema difuso associado a hematoma subdural agudo (A), promovendo desvio de estruturas da linha média e herniação subfalcina (B). Em 2, tomografia de crânio demonstrando um hematoma epidural temporal (C) e outro frontal (D). Nota-se que o hematoma subdural agudo usualmente tem maior extensão, uma vez que não sofre restrição de aderências durais que limitam os hematomas epidurais, como se vê apontada a área de aderência dural junto à sutura coronal (C seta).

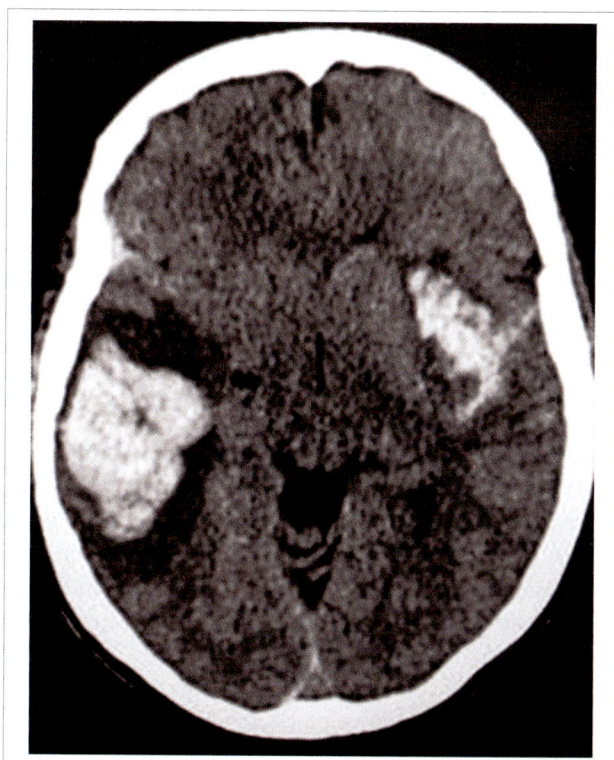

FIGURA 203.6. Tomografia computadorizada do crânio com sangramentos bilaterais.

com coma imediato após o impacto. São quase imperceptíveis macroscopicamente e aos exames neurorradiológicos. Estes podem ser inteiramente normais ou mostrar apenas pequenas petéquias na substância branca, constituindo um aparente paradoxo em pacientes comatosos.

Acredita-se, atualmente, que muitos pacientes apresentem lesões parciais dos axônios, mas que, por desenvolverem lesões cerebrais secundárias, estas se tornam completas.

Radiologicamente, classificam-se as lesões axonais difusas conforme sua gravidade, que determina seu prognóstico, como demonstrado no Quadro 203.1.

LESÕES SECUNDÁRIAS

Inúmeras alterações celulares estão envolvidas nesta fase, resultando em apoptose por hipóxia, isquemia, neurotoxicidade por radicais livres, excitotoxicidade por aminoácidos, distúrbios metabólicos e pela cascata inflamatória.

O aparecimento e o desenvolvimento insidioso dessas lesões permite que inúmeras medidas possam ser tomadas, evitando graves consequências e, por isso, grandes esforços são dirigidos no tratamento das lesões secundárias.[4]

ATENDIMENTO PRÉ-HOSPITALAR

Atualmente, calcula-se que a mortalidade e a morbidade dos TCE graves possam ser reduzidas pela metade se as manobras de ressuscitação existentes forem mais bem e mais prontamente aplicadas. Alterações secundárias desenvolvem-se entre algumas horas e vários dias após o TCE. Muitas são consequência de alterações circulatórias e respiratórias que ocorrem logo após o TCE. A hipotensão arterial (PA inferior a 95 mmHg) e a hipóxia (PaO_2 inferior a 60 torr) são os principais fatores determinantes do prognóstico de TCE graves. Aproximadamente um terço de pacientes com TCE grave apresenta uma ou mais alterações secundárias cerebrais que se desenvolvem entre o período do trauma propriamente e o início das manobras de ressuscitação (Figura 203.7). Todos os pacientes traumatizados com TCE grave devem receber um colar cervical rígido no momento do atendimento na cena do acidente. Há duas razões para isso. A primeira é a de proteger a medula espinal e a coluna cervical até que se verifique a ausência de lesões (2% a 6% dos pacientes com TCE que chegam a departamentos de emergência apresentam fratura da coluna cervical; entretanto, lesões iatrogênicas na medula espinal são estimadas em até 25% dos TCE associados a lesões da coluna cervical). A segunda razão para a imobilização imediata é otimizar a drenagem venosa cerebral, mantendo a cabeça numa posição neutra para evitar a compressão das veias jugulares e, por consequência, minimizar qualquer exacerbação de hipertensão intracraniana por estase venosa.

EDEMA CEREBRAL

Após o trauma, inicia-se uma cascata inflamatória (liberação de fator de necrose tumoral, citocinas inflamatórias, migração de linfócitos etc.) cuja finalidade é regenerar o tecido lesado, mas que também se mostra prejudicial a este, podendo levar à morte celular.[5]

QUADRO 203.1. Classificação radiológica das lesões axonais difusas e índice de morbimortalidade.

	I	II	III	IV
Hematoma > 25 mL	Não	Não	Não	Não
Anormalidades na tomografia	Não	Sim	Sim	Sim
Compressão de cisternas da base	Não	Não	Sim	Sim
Desvio de linha média	Não	Não	Não	Sim
Mortalidade	10%	14%	34%	56%
Glasgow Outcome Scale em 6 m			2,5	3

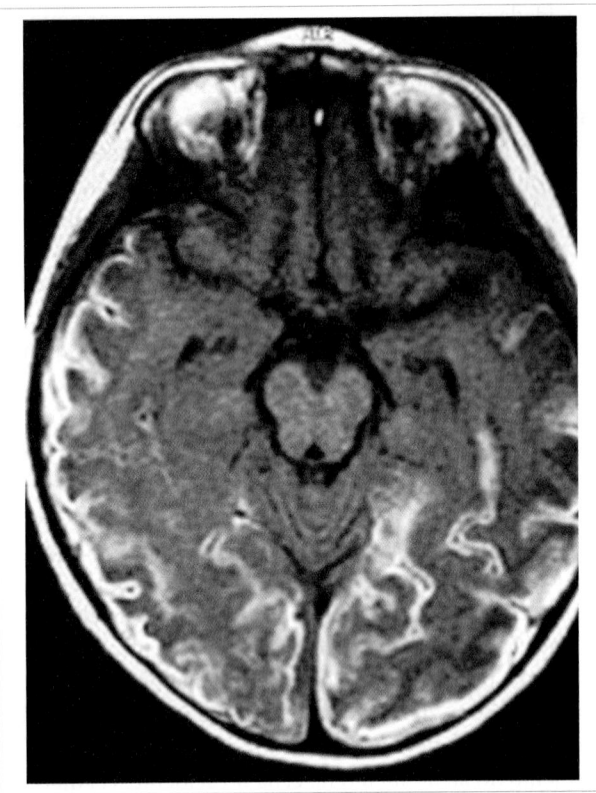

FIGURA 203.7. Ressonância magnética da cabeça mostra sinais de comprometimento cortical grave por anóxia após TCE grave.

Modelos experimentais e achados de ressonância magnética demonstram que o edema cerebral determina aumento da água intracraniana e redução do fluxo sanguíneo; apesar da perda da autorregulação do fluxo sanguíneo cerebral e hiperemia local, o edema citotóxico é o principal responsável pelo aumento da pressão intracraniana.

Possivelmente, esses mecanismos citotóxicos justifiquem a disparidade da existência de hipertensão intracraniana observada em 71% dos pacientes após evacuações de hematomas intraparenquimatosos e em 39% após drenagens de hematomas subdurais e epidurais.

O edema cerebral pode ser vasogênico ou citotóxico. No edema vasogênico, há acúmulo de líquido no espaço extracelular, por lesão endotelial e das suas junções. No edema citotóxico, há acúmulo de água intracelular, com intumescimento neuronal e glial.

DISTÚRBIOS VASCULARES

O TCE, muitas vezes, provoca distúrbios da circulação sanguínea cerebral que contribuem para o desenvolvimento de lesões secundárias, embora a natureza complexa dos mecanismos envolvidos não seja totalmente compreendida.

Dados recentes indicam que a baixa perfusão cerebral e a isquemia ocorrem, principalmente, nas primeiras 24 horas após a lesão, mas têm um importante impacto sobre o estado neurológico e sua evolução.[6]

Eventos hipóxicos nos primeiros sete dias mostram alta correlação com mau prognóstico, assim como taxas de perfusão cerebral (tPC) inferiores a 33 mL/100 g/min; até 30% dos pacientes com TCE grave apresentam tPC inferiores a 18 mL/100 g/min nas primeiras seis horas, sendo mais frequentes em pacientes que apresentam contusões cerebrais bilaterais.

Sabe-se que em situações de baixa perfusão cerebral (< 20 mL/100 g/min) ocorre liberação de aminoácidos excitatórios, aumentando a concentração de glutamato, glicina e aspartato. Possivelmente esses mecanismos agravam o efeito inflamatório durante esta fase. O glutamato ativa a abertura de canais de Ca^{+2}, resultando em fosforilação oxidativa, e altera a homeostase de K^+.

Hiperemia cerebral ocorre quando o fluxo sanguíneo cerebral (FSC) está acima do normal. Esse fenômeno só é possível em paciente com pressão arterial dentro de parâmetros fisiológicos, pela perda da autorregulação do FSC, mecanismo este que permite a constância do FSC independentemente de variações da pressão arterial. O pico da hiperemia ocorre entre os 1º e 3º dias.

O real significado clínico da hiperemia pós-traumática não é claro. Medidas do volume sanguíneo cerebral na fase aguda de lesões graves confirmam esse conceito e sugerem que o aumento do volume sanguíneo cerebral pode contribuir para a rigidez cerebral e índices elevados da pressão intracraniana. Desarranjos na reatividade cerebrovascular ao CO_2 e autorregulação muitas vezes ocorrem após o TCE.[7] Embora nenhuma correlação com a gravidade das lesões ou resultado tenha sido estabelecida é evidente que as respostas adaptativas diminuídas da vasculatura cerebral tornam o cérebro mais vulnerável a insultos sistêmicos adicionais, como distúrbios da pressão arterial, reologia alterada, ou hipóxia.

A vasodilatação por perda da autorregulação cerebral é responsável por um aumento considerável de volume sanguíneo intracraniano e consequente hipertensão intracraniana. Pode ser focal, hemisférica ou generalizada.

A perda da autorregulação faz com que a perfusão do tecido nervoso dependa diretamente da pressão arterial sistêmica; associada aos fenômenos inflamatórios, é inevitável que ocorra diminuição do volume ventricular, seja por compressão local, seja por mecanismo compensatório da pressão intracraniana.

O vasoespasmo é um evento relativamente comum após TCE grave e leva a pior prognóstico neurológico, conforme sua intensidade. Estudos demonstram que, usualmente, este fenômeno se inicia entre o 4º e 10º dias, podendo em alguns casos perdurar até 30 dias. Acredita-se que os fenômenos relacionados à morte celular tardia estejam intimamente ligados a processos isquêmicos e injúrias teciduais por hipóxia.

DINÂMICA INTRACRANIANA

Para compreender as relações entre os fenômenos promovidos pelas lesões primárias, secundárias e a cascata de eventos que podem decorrer de suas interações, é necessário ressaltar que o tecido cerebral aloja-se dentro do crânio em compartimentos divididos por barreiras físicas da foice inter-hemisférica e do tentório. O crânio é inelástico e seu volume, constante. Em indivíduos normais, o volume cerebral médio é de 1.300 mL, o sangue é 110 mL e o de liquor 65 mL. De acordo com a doutrina de Monro-Kellie, para que a pressão intracraniana permaneça constante, é necessário que no aumento de volume de qualquer um desses componentes outro seja diminuído. Como não é possível haver diminuição do volume cerebral na fase aguda, essa compensação ocorrerá basicamente por compensações liquóricas, venosas e arteriais.

O deslocamento do tecido cerebral pelos espaços das estruturas rígidas intracranianas constitui as hérnias cerebrais. A herniação inter-hemisférica ou subfalcina é a mais frequente, correspondendo ao deslocamento dos giros supracaloso e cíngulo sob a foice inter-hemisférica. Esse deslocamento pode determinar oclusão da artéria cerebral anterior e consequente isquemia de seu território, com infarto frontoparietal medial. A hérnia transtentorial unilateral ou hérnia de úncus corresponde ao deslocamento do úncus do lobo temporal pelo hiato da tenda do cerebelo. Determina compressão do terceiro nervo ipsilateral, com midríase, estrabismo divergente e ptose palpebral. Pupila oval pode preceder a midríase, constituindo um sinal precoce de compressão do terceiro nervo. A hérnia transtentorial desloca o tronco encefálico para o lado oposto, comprimindo-o contra a borda livre da tenda do cerebelo contralateral. Essa compressão leva a infarto venoso do tronco cerebral, compressão do trato piramidal e hemiplegia do mesmo lado da hérnia transtentorial. Portanto, a midríase tem maior valor que a hemiplegia como dado localizatório da hérnia transtentorial. A compressão da artéria comunicante posterior pode levar à isquemia de seu território, com infarto temporo-occipital. Quando ocorre hérnia transtentorial bilateral, há compressão e deslocamento inferior do tronco cerebral, com midríase e sinais bilaterais de descerebração. O deslocamento inferior das amígdalas cerebelares pelo forame magno é a mais grave das hérnias cerebrais. As hérnias das amígdalas cerebelares determinam compressão bulbar e paralisia respiratória.

O FSC depende de vários fatores. A pressão de perfusão cerebral (PPC) é definida pela diferença entre a pressão arterial média (PAM) e a pressão intracraniana (PIC), que é praticamente a mesma da pressão venosa cerebral.[7]

$$PPC = PAM - PIC$$

A PPC é a variável que define o gradiente pressórico determinante do fluxo sanguíneo cerebral e da oferta metabólica cerebral, estando diretamente ligada à isquemia neuronal. Os mecanismos autonômicos da autorregulação cerebral permitem a manutenção do fluxo sanguíneo cerebral dentro de limites fisiológicos. Estes se situam entre PAM de 40 e 160 mmHg. Uma PPC crítica é alcançada quando a PIC atinge uma diferença de 40 mmHg da pressão arterial sistêmica média, limite no qual a autorregulação é perdida. Há redução na oferta de oxigênio e de substratos, principalmente glicose, e acumulam-se catabólitos, particularmente ácido láctico. Há acidose tecidual e aumento da $PaCO_2$ local, determinando vasodilatação. Na hipoxemia, o metabolismo cerebral se altera quando a PaO_2 cai a níveis inferiores a 50 mmHg. O metabolismo do fosfato se mantém, mas diminui o dos neurotransmissores, aumenta a glicólise e a produção de ácido láctico. Surgem os primeiros sinais de disfunção neuronal. Com a PaO_2 inferior a 35 mmHg, a produção de lactato aumenta consideravelmente, mas as trocas energéticas ainda são possíveis. Níveis abaixo de 20 mmHg comprometem o metabolismo do ATP e as trocas energéticas, havendo perda da consciência. Abaixo de 10 mmHg alteram-se as funções mitocondriais e desenvolvem-se alterações estruturais neuronais irreversíveis. A determinação das diferenças arteriojugulares de O_2 permite calcular o índice de metabolismo cerebral do O_2.

O fluxo sanguíneo cerebral corresponde a 800 mL/min de sangue, equivalendo a 15% do débito cardíaco. Métodos de avaliação tridimensional do fluxo sanguíneo cerebral permitem avaliar as diferenças regionais em condições normais e as alterações secundárias ao TCE. O fluxo sanguíneo cerebral regional normal é de 50 mL/100 g/min. É muito maior na substância cinzenta (80 a 100 mL/100 g/min) do que na substância branca (20 a 25 mL/100 g/min), atestando a atividade metabólica significativamente maior daquela. No cérebro normal, o fluxo aumenta com a atividade funcional e, portanto, com o metabolismo local. Pequenas alterações da PaO_2 não têm influência sobre o fluxo sanguíneo cerebral. Redução da PaO_2 arterial abaixo de 50 mmHg determina uma elevação do fluxo, e com PaO_2 de 30 mmHg o fluxo dobra. Uma elevação da PaO_2 leva a alterações discretas do fluxo sanguíneo cerebral, havendo uma redução de 10% com a inspiração de O_2 puro. Por outro lado, variações na $PaCO_2$ causam alterações importantes no fluxo sanguíneo cerebral. O CO_2 é o mais potente vasodilatador cerebral conhecido. O fluxo sanguíneo cerebral dobra quando a $PaCO_2$ ultrapassa 40 a 80 mmHg e reduz-se à metade quando cai para 20 mmHg, alterando-se pouco a partir desse limite inferior. Os vasos cerebrais são também sensíveis ao pH tecidual. A acidose determina a vasodilatação, e a alcalose, a vasoconstrição. As alterações de pH intravascular parecem não ter ação sobre a vasorreatividade cerebral, pois esta não se modifica com a acidose ou com a alcalose metabólicas.

É importante notar que níveis normais ou mesmo elevados de PPC não significam obrigatoriamente que a hemodinâmica e o metabolismo cerebral de oxigênio estejam normais. A Figura 203.8 representa as alterações de paciente vítima de traumatismo craniano moderado que evoluiu com crises convulsivas tônico-clônicas generalizadas após sua admissão e hemiplegia esquerda.

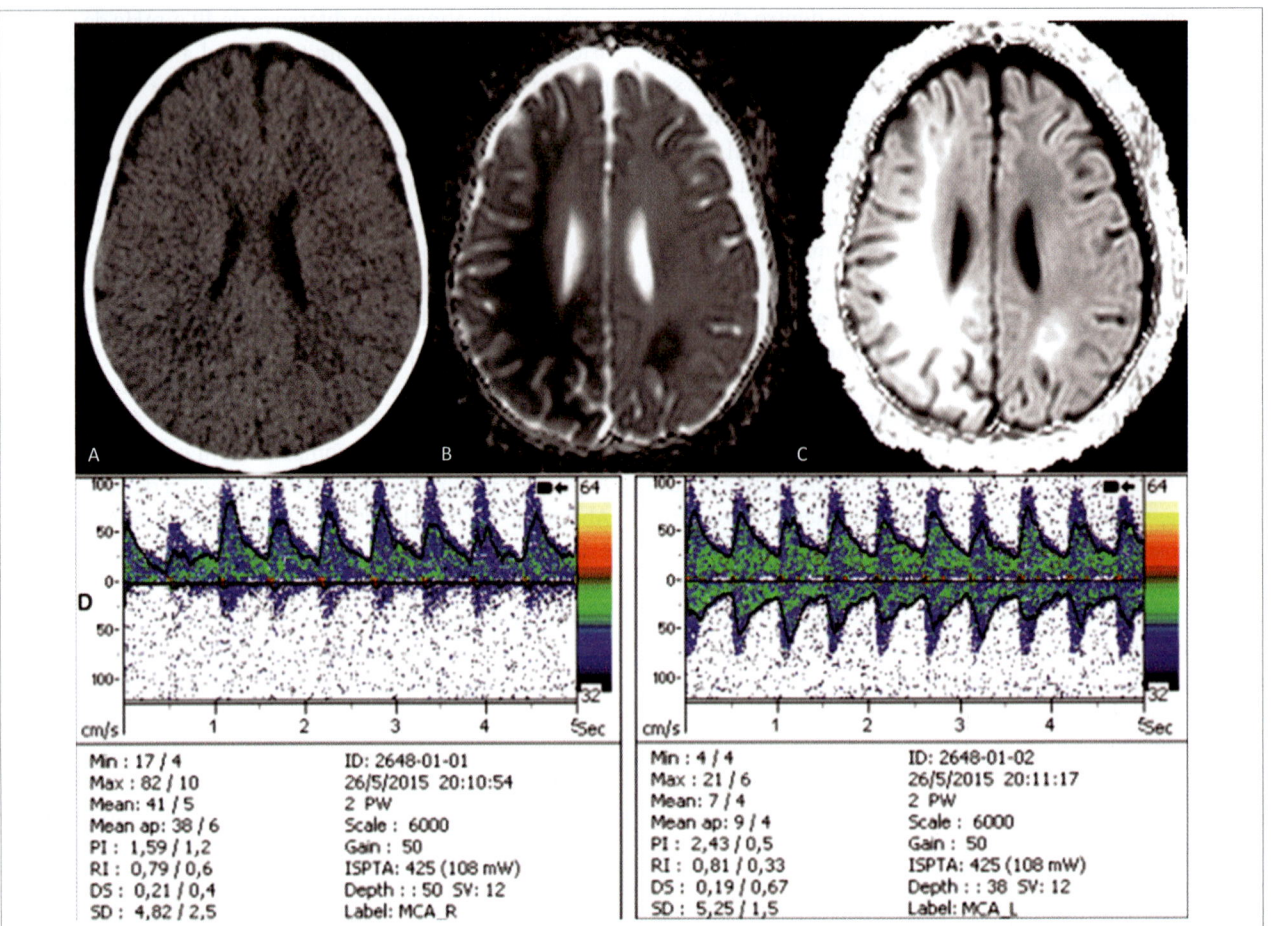

FIGURA 203.8. (A) Tomografia de crânio com discreto apagamento de sulcos na convexidade. (B e C) Ressonância magnética de encéfalo demonstrando extensa lesão isquêmica à direita e pequena à esquerda. Na parte inferior, Doppler transcraniano das artérias cerebrais médias (ACM) direita e esquerda mostra hiperdinamia circulatória encontrada em estado pós-convulsivo e aumento local do metabolismo na ACM direita em relação à E. Observa-se desacoplamento do fluxo e metabolismo por comprometimento local da autorregulação, possivelmente responsável pelo evento isquêmico. Após a correção hemodinâmica e o tratamento das crises convulsivas, houve correção do fluxo sanguíneo cerebral e progressiva reversão parcial dos déficits neurológicos.

Há um aumento considerável do metabolismo geral nos três primeiros dias pós-TCE grave e que se prolonga pelas duas primeiras semanas. Caracteriza-se por um aumento do índice cardíaco, da produção de CO_2, da glicemia, da relação lactato/piruvato e da diferença arteriovenosa de O_2. As necessidades calóricas se elevam para 40 a 50 kcal/kg/dia. A excreção urinária de nitrogênio triplica e permanece elevada por um mês. A degradação proteica excede a síntese, e as proteínas chegam a contribuir com 25% das necessidades totais de substratos metabólicos. O paciente perde massa muscular muito rapidamente.

ASPECTOS CLÍNICOS

Uma avaliação clínica extensa e rápida é obrigatória em todos os pacientes admitidos em UTI logo após a obtenção dos dados pertinentes de anamnese. A evolução neurológica e funcional pode ser prejudicada pela hipoxemia, hipercapnia e hipovolemia. No TCE grave, os conceitos de suporte de vida avançado no trauma (ATLS, do inglês *advanced trauma life support*) e a ressuscitação cerebral fundem-se visando otimizar o atendimento. Deve-se, antes de qualquer coisa, avaliar a existência de fatores sistêmicos que levem ao comprometimento do sistema nervoso. Os principais são a hipóxia, o choque, as hemorragias, a hipercarbia, as lesões ortopédicas, pleuropulmonares e de vísceras abdominais.

Alterações autonômicas ocorrem em 60% dos TCE graves. Há alterações da pressão arterial, da frequência cardíaca e da respiração. A elevação da pressão arterial, associada à bradicardia e às alterações respiratórias, constitui uma das combinações possíveis e sugestivas de disfunção grave do tronco cerebral, sendo conhecida como tríade de Cushing.

A presença de efeitos da ingestão de álcool deve, igualmente, ser avaliada. Níveis de álcool no sangue inferiores a 200 mg/100 mL são compatíveis com a preservação da consciência e em alcoólatras esse nível pode ser de 300 mg/100 mL. Se houver comprometimento do nível de consciência com níveis alcoólicos inferiores a esses, deve-se avaliar a existência de outros fatores responsáveis.

A avaliação do nível de consciência é feita juntamente com o exame geral do paciente. Essa avaliação é padronizada, permitindo sua reprodução por diferentes observadores e seu acompanhamento evolutivo. A GCS é o padrão mundial atual de avaliação do nível de consciência. Tem as vantagens da simplicidade, reprodutibilidade e independência dos diagnósticos topográficos e fisiopatológicos[1]. Baseia-se em três parâmetros independentes: abertura ocular, resposta motora e resposta verbal. Cada parâmetro recebe uma pontuação cujo total situa-se entre os valores 3 e 15 (Quadro 203.2). Quanto menor o total de pontos, mais profundo o coma e mais grave é o quadro neurológico, o que se correlaciona diretamente com o prognóstico.

QUADRO 203.2. Escala de coma de Glasgow (GCS).	
Abertura ocular	
Espontânea	4
Comando verbal	3
Estímulo doloroso	2
Nenhuma	1
Melhor resposta motora	
Obedece ao comando	6
Localiza estímulo doloroso	5
Retira membro à dor	4
Flexão anormal (decorticação)	3
Extensão anormal (descerebração)	2
Nenhuma	1
Melhor resposta verbal	
Orientado	5
Confuso	4
Palavras inapropriadas	3
Sons	2
Nenhuma	1
Total	3-15

A pontuação é lançada periodicamente em gráfico, juntamente com os demais parâmetros fisiológicos do paciente. O gráfico obtido permite uma avaliação rápida e prática da evolução do paciente. A avaliação é feita a cada hora, ou em intervalos menores, na fase aguda do TCE. Nos dias seguintes, os intervalos são aumentados à medida que houver melhora ou estabilização do nível de consciência. Há algumas limitações ao uso da escala de Glasgow. Pacientes intubados não podem ser avaliados quanto à resposta verbal, eliminando então a pontuação correspondente a este parâmetro e anotando a observação correspondente. Pacientes sedados ou sob efeito de drogas paralisantes também não podem ser avaliados adequadamente. Para crianças menores de 1 ano há uma escala específica.

Qualquer combinação que some 7 ou menos define o estado de coma, assim como 90% das combinações que somem 8 ou menos. Por essa razão, são considerados graves os pacientes com Glasgow igual ou inferior a 8.

Juntamente com a melhor resposta motora, avalia-se o padrão dessa resposta. São notados os déficits específicos, como a presença de mono ou hemiplegias, bem como a lateralidade dos déficits ou padrões anormais de resposta, como a decorticação e a descerebração. O quadro é tanto mais grave, assim como o prognóstico, quanto mais intensos os déficits. Os déficits bilaterais são mais graves do que os unilaterais quanto ao prognóstico. A evolução do padrão motor é também anotada na folha de observação sob a forma de gráfico.

O tamanho e a reatividade das pupilas constituem outros parâmetros controlados evolutivamente. O diâmetro pupilar é medido em milímetros, sendo anotado na folha de evolução. Anormalidades pupilares são observadas em lesões oculares, nas lesões dos nervos, do quiasma e dos tratos ópticos, bem como do mesencéfalo. Ausência de resposta pupilar pode ser observada imediatamente após o trauma, por anóxia, choque, hipertensão intracraniana aguda ou mesmo após uma crise convulsiva. Anisocoria com dilatação unilateral da pupila pode ser o resultado da lesão direta do globo ocular, do nervo óptico homolateral ou do nervo oculomotor homolateral. Na lesão do nervo óptico, não há reflexo fotomotor tanto homolateral como contralateral; à estimulação luminosa do olho afetado não há reação pupilar, inclusive do lado oposto. Na lesão do nervo oculomotor, há midríase homolateral acompanhada de ptose e estrabismo divergente. Nesse caso, observa-se resposta apenas contralateral à estimulação luminosa. A lesão oculomotora no TCE deve-se à hérnia de úncus temporal até prova em contrário. Coma de origem metabólica geralmente não determina comprometimento pupilar. Pupilas midriáticas, bilateralmente, persistentes por algumas horas, em geral significam lesão grave do tronco encefálico. A ausência de reatividade pupilar não pode ser considerada isoladamente no diagnóstico de morte encefálica.

Os movimentos oculares extrínsecos são avaliados juntamente com o diâmetro pupilar. Anormalidades desses movimentos surgem por lesões do tronco cerebral, de suas vias de conexão com centros oculomotores corticais, das vias dos nervos cranianos III, IV ou VI, ou ainda das vias vestibulares. As alterações dos movimentos espontâneos podem ser: movimentos erráticos conjugados ou desconjugados, desvios laterais ou abolição de movimentos. Nos pacientes em que não se observam movimentos voluntários, pesquisam-se os movimentos oculares pela rotação da cabeça, o que desencadeia o reflexo oculocefálico, desde que tenha sido eliminada a existência de lesões da coluna cervical. O reflexo oculocefálico pode ser normal, estar diminuído ou abolido. Lesões de nervos oculomotores também são evidenciadas pelo aparecimento de estrabismos. A estimulação labiríntica com água gelada permite avaliar os reflexos oculovestibulares. Deve-se ter certeza de não haver cerume ou sangue no conduto auditivo e de haver integridade timpânica. Irriga-se o conduto auditivo externo com água gelada, num total de 100 mL em irrigações seriadas de 20 mL a cada minuto, fletindo-se a cabeça a 30° e girando-a 30° para o lado oposto. A resposta normal é o nistagmo com desvio conjugado do olhar para o lado estimulado. Respostas anormais são constituídas por desvios tônicos, desvios desconjugados ou ausência de resposta. Esta última coincide com GCS igual a 3, e em três quartos dos casos significa lesão grave do tronco encefálico, geralmente irreversível.

A avaliação periódica desses parâmetros permite um controle evolutivo e é a determinante básica dos procedimentos terapêuticos, após a realização dos exames complementares. Algumas vezes, observa-se estabilização desses parâmetros em níveis baixos da GCS e que são genericamente denominados "estados de coma". Entretanto, algumas vezes, o paciente, apesar de não apresentar reatividade, não está efetivamente em coma. Ao contrário, está perceptivo, porém é incapaz de mostrar-se reativo. Na síndrome do cativeiro (*locked-in*) o paciente não consegue mover-se e falar e é capaz apenas de movimentar os olhos e a boca; consegue compreender e comunicar-se por meio de códigos do olhar ou da mandíbula. Ocorre em virtude da lesão das fibras motoras pontinas. No mutismo acinético, os olhos se mantêm abertos, aparentemente atentos, porém não há nenhuma comunicação com o meio. Pacientes afásicos podem dar a impressão de estar em coma, devendo-se avaliar seu nível de consciência pelos demais parâmetros da GCS. No estado vegetativo persistente, há disfunção grave e geralmente irreversível das funções corticais. Deve-se, principalmente, a lesões difusas da substância branca ou a hipóxias graves. Esses pacientes podem ter alguns movimentos oculares, alguma movimentação postural, porém não são capazes de se comunicar ou ter qualquer reação psicológica adequada. Mantêm-se apenas as funções vegetativas básicas e algumas reações automáticas.

EXAMES COMPLEMENTARES
TOMOGRAFIA COMPUTADORIZADA

A tomografia computadorizada do crânio é fundamental para uma adequada avaliação inicial e sequencial das anormalidades intracranianas pós-TCE; deve ser realizada imediatamente após a avaliação clínica inicial. O Quadro 203.3 classifica as lesões conforme seu aspecto à tomografia computadorizada do crânio.

Exames normais ou pouco alterados não predizem quadros estáveis ou ausência de lesões tardias ou mesmo imediatas. Contusões cerebrais usualmente pioram nas primeiras 48 horas; isso ocorre, principalmente, pelo ressangramento ou pela formação do edema e dos processos inflamatórios secundários que promovem inchaço. Coagulopatias e riscos de ressangramento exigem controles radiológicos precoces, assim como qualquer evidência de deterioração neurológica.

É praxe realizar controles nas primeiras 24 horas após a admissão, uma vez que inúmeros fatores podem alterar as lesões primárias. Atenção redobrada deve ser dada aos hematomas epidurais, por sua instabilidade e tendência a aumentarem em poucas horas.

QUADRO 203.3. Classificação tomográfica do TCE.

Lesão difusa tipo I	Ausência de lesões visíveis
Lesão difusa tipo II	Cisternas presentes; desvio de 0 a 5 mm da linha média; lesões presentes, sem haver lesões hiperdensas ou mistas > 25 mL; pode haver corpos estranhos
Lesão difusa tipo III (inchaço)	Cisternas comprimidas ou ausentes; desvio da linha de 0 a 5 mm, sem haver lesões hiperdensas ou mistas > 25 mL
Lesão difusa tipo IV (inchaço)	Desvio da linha média > 5 mm, sem haver lesões hiperdensas ou mistas > 25 mL
Lesão expansiva evacuada	Qualquer lesão cirurgicamente evacuada
Lesão expansiva não evacuada	Lesões hiperdensas ou mistas > 25 mL não evacuadas cirurgicamente

RESSONÂNCIA MAGNÉTICA

A ressonância magnética (RM) da cabeça não costuma ser utilizada como exame de emergência, pelo tempo necessário para sua realização e pela dificuldade relativa de manter um adequado controle do paciente durante sua execução. Contudo, pela qualidade de suas imagens, é utilizada na complementação diagnóstica e na avaliação evolutiva de muitos TCE. Lesões axonais difusas são bem avaliadas, assim como aquelas decorrentes da anóxia.

Passada a fase inicial de maior instabilidade clínica, as imagens de RM podem trazer informações úteis quanto à extensão do edema, presença de micro-hemorragias e áreas isquêmicas.

MONITORIZAÇÃO DA PRESSÃO INTRACRANIANA

A maioria dos TCE graves desenvolvem hipertensão intracraniana (PIC superior a 20 mmHg). Consequentemente, os pacientes com TCE com escore GCS de 8 ou menos após a ressuscitação são candidatos à monitorização da PIC. Como esses pacientes geralmente apresentam quadros neurológicos de controle clínico mais difícil, limitando a capacidade de detectar-se sua deterioração, a monitorização da PIC tornou-se uma ferramenta importante para identificar e prevenir lesões secundárias às elevações da PIC. O seu manejo é uma das bases do atendimento neurointensivo dos TCE graves.

DOPPLER TRANSCRANIANO

A medida da velocidade de circulação sanguínea arterial intracraniana pode ser feita por meio do Doppler transcraniano. Na presença de vasoespasmo, observa-se aumento da velocidade de circulação arterial mesmo antes do aparecimento de sinais e sintomas clínicos. Sua detecção precoce permite a tomada de medidas preventivas que visem ao aumento do fluxo sanguíneo e evitem isquemia cerebral.[8]

Velocidade superior a 200 cm/s define usualmente vasoespasmo grave e significa um elevado risco de isquemia cerebral.

Na hiperemia, observam-se elevados valores de fluxo sanguíneo cerebral. A diferenciação entre esses dois fenômenos pode ser feita pela correlação entre as velocidades de fluxo sanguíneo na artéria cerebral média e na carótida interna extracraniana. Essa relação não se mostra alterada na hiperemia, porém, na presença de vasoespasmo, a velocidade de fluxo na artéria cerebral média é maior do que na artéria carótida extracraniana (Figura 203.9).

ÍNDICE DE METABOLISMO CEREBRAL DE OXIGÊNIO

A diferença arteriovenosa pode ser tomada como um índice de consumo do oxigênio; sangue arterial é obtido de uma artéria periférica e sangue venoso da veia jugular interna.[6] Quando possível, estima-se a oximetria diretamente por um oxímetro arterial de pulso e um oxímetro venoso colocado na extremidade de um cateter situado no bulbo jugular. Dificuldades técnicas frequentemente tornam esse método impreciso.

O cérebro normal consome aproximadamente 3 mL/100 g/min de oxigênio e, teoricamente, uma redução significativa do consumo deve corresponder a quadros graves. A diferença arteriojugular de oxigênio normal é de 4 mL% a 8 mL%. Diferenças superiores a 8 mL% sugerem isquemia cerebral e diferenças inferiores a 4 mL% sugerem fluxo cerebral elevado. É o que ocorre nas áreas de congestão e na perda da autorregulação sanguínea cerebral. As causas mais comuns de elevação da saturação de oxigênio jugular são o aumento do fluxo sanguíneo cerebral, aumento da concentração arterial de oxigênio e a redução do consumo metabólico de oxigênio cerebral. As causas mais comuns para redução da saturação de oxigênio jugular são a redução do fluxo sanguíneo cerebral e da concentração arterial de oxigênio e o aumento do consumo metabólico de oxigênio cerebral. Significam um fluxo sanguíneo cerebral baixo para as necessidades metabólicas cerebrais de oxigênio.

Quando possível, utiliza-se a monitorização do oxigênio cerebral diretamente pela introdução de eletrodo intracerebral, que usa as propriedades eletroquímicas de metais nobres ou tecnologia de fluorescência óptica.

AVALIAÇÃO HEMATOLÓGICA E BIOQUÍMICA

Hemogramas periódicos avaliam a presença e o grau de anemias consequentes a hemorragias traumáticas, sangramentos digestivos ou por suporte nutricional inadequado. Leucocitose na fase aguda acompanha o estado de hiperadrenalismo e hipermetabolismo desses pacientes. Coagulograma é obtido em todos os casos graves e repetido nos primeiros dias. Nos TCE graves, há alterações no tempo de protrombina, tempo de tromboplastina parcial e número de plaquetas em 55% de pacientes com lesões tomográficas evolutivas. Na presença de anormalidade no coagulograma de admissão, a probabilidade de surgirem novas lesões cerebrais é de 85%. Hiperglicemia é observada nos primeiros dias nos TCE graves e traduz o seu estado de hipermetabolismo, assim como queda na relação insulina/glucagon, aumento das concentrações plasmática e urinária de cortisol e da secreção urinária de nitrogênio. Esta última assemelha-se ao que é observado nos politraumatizados e grandes queimados. Hipernatremia

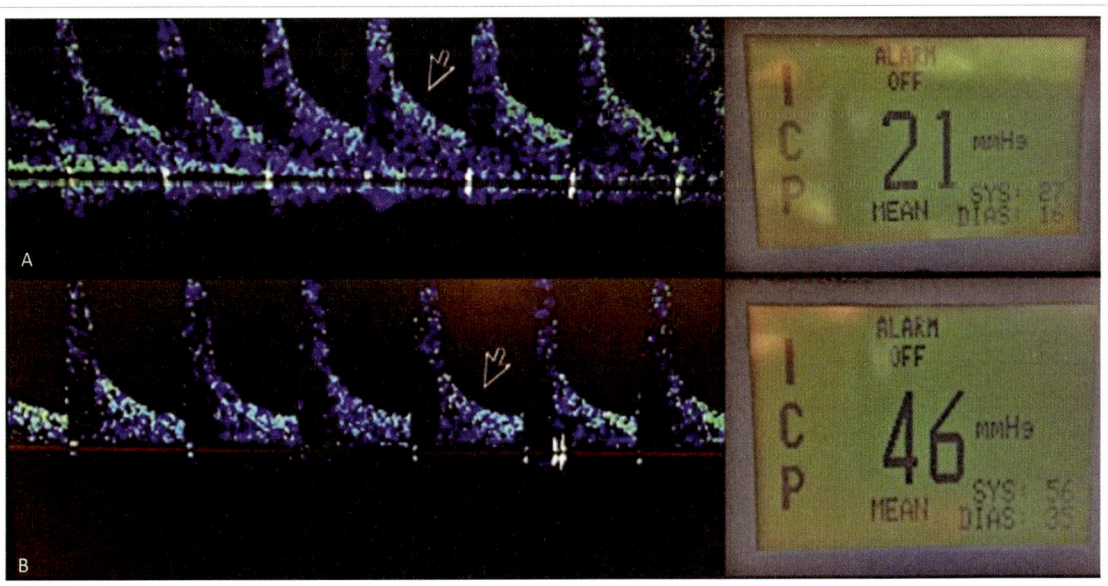

FIGURA 203.9. (A) Imagem de Doppler transcraniano da ACM demonstrando curvas sistólicas e diastólicas (seta) dentro da normalidade. (B) Imagem de Doppler transcraniano da ACM demonstrando diminuição da curva diastólica (seta) compatível com aumento da pressão intracraniana.

e aumento da osmolalidade plasmática são observados no diabetes insípido. Hiponatremia e hiposmolalidade plasmática com elevação do sódio urinário ocorrem na secreção inapropriada de hormônio antidiurético.

BIOQUÍMICA LIQUÓRICA

A relação lactato/piruvato aumenta nos TCE graves, especialmente se houver isquemia cerebral secundária. Um nível elevado de lactato no liquor relaciona-se com mau prognóstico.

ELETROENCEFALOGRAMA

O registro de traçados contínuos com análise de frequência é útil em pacientes em que se utilizam barbitúricos via venosa para controle de convulsões ou hipertensão intracraniana. É o melhor método para determinação da dose terapêutica de barbitúrico, pela presença de ondas de supressão. O método é superior à padronização das doses e permite sua individualização.

POTENCIAIS EVOCADOS

O registro das alterações eletrofisiológicas cerebrais após a estimulação visual, auditiva e sensitiva tem valor importante na avaliação funcional cerebral e no prognóstico. Os potenciais evocados visuais permitem avaliar as vias ópticas desde a retina até o lobo occipital e facilitam a compreensão das alterações pupilares em alguns casos. As alterações bulbopontinas e as talamocorticais bilaterais dos potenciais somatossensitivos relacionam-se com mau prognóstico; 90% falecem e os demais permanecem em estado vegetativo. Alterações dos potenciais auditivos em nível do tronco cerebral relacionam-se com mortalidade de 75%. Por outro lado, exames normais ou com alterações apenas periféricas relacionam-se com uma recuperação funcional de 95% ou mais, independentemente de seu nível na escala de Glasgow.

ALTERAÇÕES SISTÊMICAS ASSOCIADAS AO TCE

PULMONARES

Edema pulmonar neurogênico

Representa um tipo de edema pulmonar secundário a catástrofes neurológicas. A descarga simpática, desencadeada por danos isquêmicos ao núcleo do trato solitário, é capaz de desorganizar a permeabilidade capilar por um lado e, por outro, aumentar agudamente a pós-carga do ventrículo esquerdo, determinando súbito aumento nas pressões a montante, notadamente na pressão hidrostática do capilar pulmonar. Da associação desses mecanismos decorre o aumento na taxa de filtração de líquidos pela barreira alveolocapilar. Essa intensa descarga adrenérgica está ainda associada a taquipneia, aumento do *shunt* (Qs/Qt) superior a 15%, redução da complacência estática (inferior a 50 mL/cmH$_2$O), infiltrados algodonosos nas radiografias de tórax e elevações pressóricas no território vascular pulmonar.

EDEMA PULMONAR NÃO CARDIOGÊNICO

A ocorrência da forma clássica da síndrome do desconforto respiratório agudo não é incomum nesse grupo de pacientes, sendo desencadeada por uma cascata de fatores envolvendo o sistema do complemento e os neutrófilos. Reduções na capacidade residual funcional e na complacência pulmonar são sintomas iniciais, o que justifica o uso de pressão positiva no final da expiração (PEEP) como recurso de recrutamento de unidades alveolares que de outra forma permaneceriam colapsadas. Obtém-se, assim, um aumento significativo da capacidade residual funcional, com melhora das trocas gasosas, o que permite a utilização de misturas menos enriquecidas de O$_2$ e minimiza a toxicidade pulmonar intrínseca de O$_2$. Na nossa experiência, a associação do modo de ventilação controlada pela pressão aos níveis da PEEP de até 10 cmH$_2$O não tem sido relacionada com aumento na incidência de barotrauma ou elevações significativas da pressão intracraniana.

EMBOLIA GORDUROSA

A elevada associação entre os TCE e as lesões ortopédicas (ossos longos) favorece o aparecimento de embolia gordurosa. Seus sinais mais importantes são: insuficiência respiratória, petéquias conjuntivais e torácicas e alterações do estado mental. O tratamento é de suporte para as anormalidades respiratórias e cardiocirculatórias associadas.

CONTUSÕES PULMONARES E TRAUMA TORÁCICO

Frequentemente, acompanham o trauma cranioencefálico. Há algum tempo, as atenções clínicas estavam concentradas na presença do tórax flácido. A experiência subsequente mostrou que as contusões pulmonares poderiam causar hipoxemia grave na ausência de instabilidades torácicas e que um tórax francamente flácido poderia estar associado a mínimas alterações nas trocas gasosas. A assistência ventilatória deve ficar reservada às seguintes situações: ao manejo da hipoxemia e/ou hipercapnia, à proteção das vias aéreas ou às indicações de hiperventilação. Em pacientes capazes de manter uma boa oxigenação com ventilação espontânea e sem prejuízo dos mecanismos de tosse, o tratamento conservador é frequentemente suficiente e associado a menor morbidade. A instituição de fisioterapia respiratória precoce e agressiva associada a uma adequada analgesia minimiza as atelectasias e as infecções.

HIPERTERMIA

Há evidência substancial a respeito do potencial papel terapêutico da hipotermia na lesão traumática. Portanto, normotermia e/ou hipotermia leve (temperatura < 37,5°C) deve ser obtida com a terapia farmacológica e de resfriamento corporal. Acredita-se que os principais mecanismos envolvam supressão da resposta inflamatória pelo TCE.

Infecção, febre e dificuldades respiratórias aumentam a taxa metabólica e agravam a isquemia neuronal. O tratamento profilático de hipertermia pode mascarar um processo infeccioso inicial. Pacientes com TCE demonstraram ter atividade de proliferação de linfócitos deprimida e aumento da incidência de infecção, de mortalidade e morbidade. Os pacientes são particularmente vulneráveis nos primeiros quatro dias após o trauma, embora a atividade de linfócitos não se normaliza antes de três semanas. Monitoramento intensivo e terapia antimicrobiana devem ser iniciados no início de suspeitas de processo infeccioso para evitar sequelas devastadoras.

BRONCOASPIRAÇÃO

Em caso de broncoaspiração de conteúdo gástrico, a presença de restos alimentares na orofaringe é indicativa dessa condição em paciente comatoso até prova em contrário. A radiografia de tórax precoce é pouco sensível. Representa etiologia importante no desenvolvimento da síndrome do desconforto respiratório agudo.

CARDIOVASCULARES

Um estado hiperadrenérgico, com elevados níveis de noradrenalina, associado à baixa pontuação na GCS, elevação da pressão arterial e da frequência cardíaca, tem implicações importantes para o manejo do FSC, PPC e PIC. Pode provocar danos cardíacos sob a forma de hemorragias subendocárdicas em 50% dos pacientes com TCE grave. Os betabloqueadores são uma boa opção terapêutica para pacientes em estado hiperadrenérgico. Quando a PIC é elevada, uma meta PPC de mais de 60 mmHg está associada com melhor desfecho. A restrição hídrica não deve ser utilizada como um meio de controlar a pressão arterial, pois pode resultar em uma rápida desidratação, queda do débito cardíaco e diminuição da oferta de oxigênio, sem uma queda da pressão arterial.

GASTRINTESTINAIS

Trauma abdominal fechado

Em pacientes comatosos (Glasgow inferior a 8) com suspeita de trauma abdominal, é mandatória a realização de avaliação por imagem, como a ultrassonografia e/ou a tomografia computadorizada, para identificação de hemorragias e roturas de órgãos abdominais.

Pancreatite

O diagnóstico exige alto índice de suspeição nesse grupo de pacientes. A determinação de amilase representa teste de *screening* útil, porém sua baixa especificidade exige complementação laboratorial.

Úlceras de estresse

Há uma associação direta entre a gravidade da lesão cerebral e a incidência de sangramento digestivo por gastrite erosiva. É rotineiro o uso de sucralfato, preferível em relação ao uso dos bloqueadores H_2 ou da bomba de prótons.

Metabólicas

Os pacientes com traumatismos cranianos estão sujeitos a uma variedade de anormalidades eletrolíticas e metabólicas.

Hiponatremia

Pode ser causada por diarreia, vômitos, sondagem gástrica ou por excessiva infusão de água livre. Os TCE estão também associados à perda salina de origem cerebral e à secreção inapropriada do hormônio antidiurético. O tratamento da hiponatremia depende da etiologia (ver o Capítulo 142). A hipersecreção do peptídeo atrial natriurético pode resultar em natriurese excessiva, justificando alguns casos de hiponatremia associados a hemorragias subaracnóideas.

Hipernatremia

Habitualmente é decorrente de um balanço negativo de água livre. Em pacientes conscientes, lesões do hipotálamo posterior podem interferir no mecanismo da sede, limitando a ingestão voluntária de água. A causa mais frequente, no entanto, associada aos TCE, é o diabetes insípido, no qual o dano à hipófise posterior resulta em redução na secreção do hormônio antidiurético (HAD), prejudicando os mecanismos renais de conservação da água.

DESORDENS DA COAGULAÇÃO

Anormalidades na coagulação são frequentes em traumatizados de crânio, provavelmente em função da elevada atividade tromboplástica do tecido cerebral. A monitorização precoce da coagulação pode identificar excessiva fibrinólise em alguns pacientes e coagulação intravascular disseminada (mais comum em hematomas subdurais) em outros. Anormalidades no tempo de tromboplastina parcial ativada e nos níveis de fibrinogênio correlacionam-se com menor sobrevida. O tratamento com plasma fresco congelado pode ser necessário na correção da elevada atividade tromboplástica. A excessiva fibrinólise pode justificar a administração de crioprecipitado (rico em fator VIII e fibrinogênio).

Pacientes idosos em terapia prévia com anticoagulantes ou antiagregadores plaquetários apresentam, com TCE, maior taxa de ressangramento, aumento de lesões e, principalmente pelos efeitos de agentes antiplaquetários, maior mortalidade hospitalar.

TROMBOSE VENOSA PROFUNDA

Independentemente de terapia profilática, os pacientes vítimas de TCE apresentam taxas mais altas de trombose venosa profunda. Preconiza-se a profilaxia medicamentosa, entretanto os casos devem ser analisados individualmente, considerando todos os fatores associados e, particularmente, o risco de aumento de sangramentos intracranianos ou sistêmicos.

TRATAMENTO

A permeabilidade das vias aéreas, por intubação traqueal e ventilação mecânica quando necessárias, deve ser a primeira providência terapêutica na abordagem dos TCE. Procura-se manter a $PaCO_2$ em torno de 35 mmHg.[9] A seguir, devem ser corrigidas a anemia e a hipotensão agudas. Nos TCE graves, pode haver associação de lesões da coluna vertebral. Deve-se imobilizar a coluna em todo TCE grave até uma avaliação completa. Pela mesma razão, deve-se manter a coluna cervical imobilizada, especialmente durante a intubação traqueal, pelo risco de se produzirem ou agravarem lesões medulares. Pressão expiratória positiva é útil em TCE com hipoxemia enquanto não comprometer as pressões intracraniana e de perfusão cerebral. A seguir, são corrigidas as alterações hidreletrolíticas e metabólicas. Geralmente, é necessário sedar o paciente, utilizando-se inicialmente o propofol ou o midazolam, associados ao fentanil.

Na presença de sinais clínicos de herniação cerebral ou de deterioração progressiva do quadro neurológico, tendo sido excluídas as causas sistêmicas, pode-se infundir manitol (1 g/kg) e hiperventilar o paciente por curto espaço de tempo. Imediatamente deve-se realizar uma tomografia computadorizada do crânio. Se houver uma lesão passível de tratamento cirúrgico, este deve ser realizado o mais rapidamente possível. O paciente deve ser mantido na UTI com monitorização da pressão intracraniana, tratando-se da hipertensão intracraniana tão logo diagnosticada.[10]

O Quadro 203.4 apresenta o algoritmo de tratamento da hipertensão intracraniana no TCE grave. As medidas terapêuticas e sua sequência são apenas uma opção de tratamento, não havendo obrigatoriamente comprovação científica de sua superioridade em relação a outros esquemas. Instalado o sistema de monitorização da PIC, procura-se manter uma PPC acima de 60 mmHg, de preferência controlando-se a pressão arterial. Utiliza-se para tanto a expansão do volume plasmático e vasopressores sistêmicos (dopamina ou norepinefrina).

A hipertensão intracraniana consequente a inchaço cerebral, contusão ou edema, é tratada clinicamente. Os pacientes são mantidos euvolêmicos, com cabeceira elevada a aproximadamente 30° desde que sua pressão arterial esteja normalizada. São mantidos normotérmicos, pois a hipertermia associa-se a um aumento da demanda metabólica e pior prognóstico. Nos pacientes graves, utiliza-se hipotermia com o objetivo de diminuir a cascata inflamatória, aumentar a tolerância à hipóxia e reduzir a hipertensão intracraniana. A hipotermia é induzida utilizando-se colchão térmico, compressas frias e irrigação gástrica com soro gelado. O objetivo é atingir temperatura cerebral entre 34 e 32°C. Deve-se controlá-la com transdutor próprio, em paralelo com o de controle da pressão intracraniana. O reaquecimento do paciente deve ser feito lenta e espontaneamente, na razão de 1°C a cada 8 a 12 horas.

Na hipertensão intracraniana, a primeira medida a ser tomada é a drenagem ventricular, possível apenas se o cateter para monitorização da PIC estiver na cavidade ventricular. A drenagem ventricular é um método altamente eficaz para reduzir a pressão intracraniana. Em pacientes com baixa complacência cerebral, mesmo a retirada de pequenas quantidades de liquor leva à redução importante da pressão intracraniana. Nos casos de hemorragia meníngea e/ou ventricular, a drenagem contínua favorece a remoção do sangue e auxilia na manutenção da pressão intracraniana em níveis normais; nestes casos, mantém-se a bolsa de drenagem 5 a 10 cm acima do nível dos ventrículos laterais. Quando a drenagem ventricular não é possível, infunde-se manitol a 20%, em bólus. Inicia-se com bólus de 0,5 g/kg, podendo-se chegar a 1 g/kg, se necessário. Controla-se a osmolalidade plasmática, evitando que ela ultrapasse 320 mOsm/L e que o paciente fique hipovolêmico. A dose total de manitol não deve ultrapassar 200 g nas primeiras 24 horas naqueles que não sejam portadores de doença renal prévia. O paciente deve ter a bexiga sondada com cateter de Foley. Se persistir a hipertensão intracraniana, é prudente repetir a tomografia computadorizada do crânio, pela possibilidade de haver novas lesões intracranianas.

O paciente deverá estar intubado, mantendo-se a $PaCO_2$ em torno de 30 a 35 mmHg. Níveis inferiores a esses determinam vasoconstrição cerebral mais intensa, com possibilidade de desencadear isquemia cerebral e, por isso, são evitados. Aqueles que não apresentam hipertensão intracraniana não devem ser hiperventilados. Também evita-se hiperventilação nas primeiras 24 horas do TCE, pois nesse período a maioria dos pacientes com TCE grave apresenta redução significativa do fluxo sanguíneo cerebral. Quando todas essas medidas falham no controle da pressão intracraniana, pode-se adotar linhas secundárias de tratamento cuja efetividade não está totalmente estabelecida. Por curtos períodos de tempo, pode-se hiperventilar o paciente para níveis de $PaCO_2$ inferiores a 30 mmHg, monitorizando-se a diferença arteriovenosa de oxigênio, a saturação do oxigênio venoso jugular ou o fluxo sanguíneo cerebral, para identificar episódios de isquemia cerebral secundária à hiperventilação. Se necessário, induz-se o coma medicamentoso. Preferencialmente, utiliza-se o propofol, iniciando-se com dose de 25 a 50 mg em injeção endovenosa, seguida de infusão contínua por bomba na dose de 0,1 a 0,2 mg/kg/min. O pentobarbital é utilizado na dose inicial de 10 mg/kg em 30 minutos ou 5 mg/kg a cada hora por 3 vezes, seguindo-se dose de manutenção de 1 mg/kg/hora. O paciente deve estar hemodinamicamente estável, e as demais medidas terapêuticas devem ter sido esgotadas antes de se induzir o coma medicamentoso.

Não se utiliza corticosteroide no tratamento de hipertensão intracraniana de pacientes com TCE grave.

QUADRO 203.4. Algoritmo da Brain Trauma Foundation para tratamento da hipertensão intracraniana no TCE grave.

Recomendação	Nível I	Nível II	Nível III
Pressão arterial de oxigenação	Não há	Monitorização da PA, evitar PAS > 90 mmHg	<ul><li>Monitorizar oximetria</li><li>Evitar hipóxia</li><li>$PaO_2 < 60$ mmHg ou</li><li>Saturação de $O_2 < 90\%$</li></ul>
Terapia hiperosmolar	Não há	Manitol efetivo no controle da PIC entre 0,25 e 1 g/kg	<ul><li>Restringir o uso de manitol antes da monitorização da PIC em pacientes com sinais de hérnia transtentorial ou deterioração neurológica progressiva que não são atribuíveis a causas extracranianas</li></ul>
Hipotermia profilática	Não há	Não há	<ul><li>Resultados preliminares sugerem que uma maior diminuição no risco de mortalidade é observada quando a temperatura-alvo é mantida por mais de 48h</li></ul>
Profilaxia de infecção	Não há	Uso de ABT profilática antes da intubação Traqueostomia precoce	<ul><li>ABT profilática ou troca de cateter de DVE não reduz o risco de infecção</li><li>Extubação precoce não eleva o risco de pneumonia</li></ul>
Profilaxia de TVP	Não há	Não há	<ul><li>Uso de meias elásticas e compressão pneumática intermitente até a alta</li><li>Uso de heparina de baixo peso molecular associado à profilaxia mecânica – risco de hemorragia intracraniana</li><li>Dados insuficientes quanto ao tipo de medicação, dose, e tempo para iniciar a profilaxia medicamentosa</li></ul>
Monitorização da PIC	Não há	Indicada para pacientes com TCE grave; GCS entre 3 e 8 e TC de crânio alterada Hematoma intracraniano, edema, herniação, ou compressão de cisternas	Indicada em pacientes com TCE grave com, no mínimo, dois dos fatores abaixo:<ul><li>Idade > 40 anos;</li><li>Postura patológica (decorticação ou descerebração)</li><li>PAS < 90 mmHg</li></ul>
Limites da PIC	Não há	Iniciar tratamento da PIC > 20 mmHg	<ul><li>O tratamento da hipertensão intracraniana detectada pelo aumento da PIC deve considerar o quadro clínico e as alterações tomográficas intracranianas</li></ul>
Perfusão cerebral	Não há	Evitar PPC acima de 70 mmHg devido ao risco de SDRA	<ul><li>Evitar PPC < 50 mmHg</li><li>Manter a PPC entre 50 e 70 mmHg</li><li>Monitores de oximetria tecidual, FSC ou metabolismo facilitam o manejo do TCE grave</li></ul>
Oxigenação cerebral e limites	Não há	Não há	<ul><li>SO_2 jugular < 50% ou PO_2 parenquimatosa < 15 mmHg são os limites da terapia</li><li>Monitorizar SO_2 jugular ou PO_2 parenquimatosa</li></ul>

(Continua)

QUADRO 203.4. Algoritmo da Brain Trauma Foundation para tratamento da hipertensão intracraniana no TCE grave. *(Continuação)*

Recomendação	Nível I	Nível II	Nível III
Sedação	Não há	<ul><li>A administração profilática de barbitúricos para induzir supressão no EEG não é recomendada.</li><li>Altas doses de administração de barbitúricos são recomendadas para controlar elevação refratária da PIC para maximizar o tratamento médico e cirúrgico padrão.</li><li>Estabilidade hemodinâmica é essencial antes e durante o tratamento com barbitúricos.</li><li>O propofol é recomendado para o controle da PIC, mas não para a diminuição da mortalidade ou a evolução em 6 meses.</li><li>Propofol em alta dose pode produzir morbidade significativa.</li></ul>	
Nutrição	Não há	<ul><li>Alimentação com reposição calórica plena até o 7º dia após o trauma</li></ul>	
Terapia anticonvulsivante	Não há	<ul><li>Uso profilático de fenitoína ou valproato não é recomendado para profilaxia tardia</li><li>Uso de anticonvulsivantes na primeira semana do trauma</li><li>Crises convulsivas na primeira semana não estão associadas a pior prognóstico</li></ul>	
Hiperventilação	Não há	<ul><li>Hiperventilação profilática ($PaO_2 < 255$ mmHg) não é recomendada</li></ul>	<ul><li>Não é recomendada como medida para diminuir elevação da PIC</li><li>Deve ser evitada nas primeiras 24h quando o FSC é usualmente menor</li><li>Se utilizada, deve-se monitorizar a SjO_2 ou PO_2 parenquimatosa</li></ul>
Uso de corticosteroides	Não recomendado no controle da PIC ou para melhorar o desfecho. No TCE grave, o uso de metilprednisolona em altas doses está associado a aumento da mortalidade e é contraindicado		

PA: Pressão arterial sistólica; PIC: pressão intracraniana; ABT: antibioticoterapia; DVE: TVP: trombose venosa profunda; TCE: traumatismo cranioencefálico; GCS: escala de coma de Glasgow; TC: tomografia computadorizada; PPC: pressão de perfusão cerebral; EEG: eletroencefalograma; FSC: fluxo sanguíneo cerebral.

Em todos os casos de hipertensão intracraniana é fundamental estabelecer sua causa por meio de exames complementares. A tomografia computadorizada do crânio é o exame mais prático e simples para essa avaliação.

As hemorragias cerebrais são frequentemente de tratamento cirúrgico. Os hematomas epidurais são retirados cirurgicamente em praticamente todos os casos, pela sua origem arterial e rapidez de evolução para quadros graves e óbito. Ocasionalmente, pequenos hematomas estáveis são tratados de maneira conservadora, sob controle tomográfico rigoroso. Hematomas subdurais são tratados cirurgicamente quando não acompanham contusões ou inchaços graves. Hemorragias ventriculares em pacientes com deterioração neurológica são tratadas com lavagem e derivação ventricular externa. Hidrocefalias agudas são tratadas com punções liquóricas repetidas ou derivação liquórica externa; quando persistentes, exigem derivação liquórica interna. Contusões hemorrágicas e explosões temporais são tratadas cirurgicamente quando determinam compressões importantes ou apresentam caráter evolutivo nas tomografias seriadas. Pneumoencéfalo hipertensivo também é tratado cirurgicamente e em caráter de urgência. Ferimentos abertos são debridados, higienizados e fechados cirurgicamente. Nesses casos, inicia-se antibioticoterapia imediatamente. Os hematomas subdurais crônicos podem se manifestar várias semanas após o TCE e, em geral, exigem tratamento cirúrgico[11] (Figura 203.10).

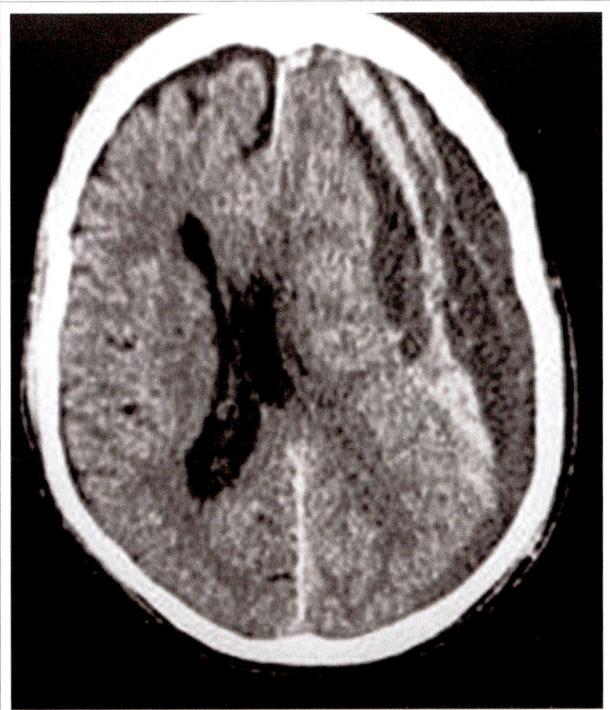

FIGURA 203.10. Hematoma subdural crônico da convexidade cerebral determinando grave compressão sobre o hemisfério cerebral e desviando as estruturas medianas, com manifestação clínica dois meses após TCE.

Para a manutenção da pressão de perfusão cerebral, geralmente é necessária a expansão volêmica, que deve ser feita com soluções cristaloides.[12] Utiliza-se solução salina a 0,9% e evita-se o uso de soluções hipotônicas. Deve-se manter a pressão venosa central entre 5 e 8 mmHg.

O suporte nutricional é feito com reposição de 140% do metabolismo basal em pacientes não paralisados farmacologicamente e 100% do metabolismo basal nos demais. Não havendo gastroparesia ou íleo paralítico, utiliza-se nutrição enteral (ou parenteral, quando necessário) com um mínimo de 15% das calorias fornecidas por aporte proteico. Dá-se preferência à via jejunal por sonda nasoenteral ou mesmo gastrojejunostomia, se necessária, pelo menor risco de hiperglicemia comparado à nutrição enteral, além de menor risco de infecção e menor custo. O suporte nutricional é iniciado o mais cedo possível. Na maioria dos TCE graves, no entanto, há gastroparesia e íleo paralítico. Por isso, inicia-se nutrição parenteral total com soluções de dextrose, lípides, eletrólitos, vitaminas e sais minerais. A partir do momento que surgirem ruídos hidroaéreos, inicia-se a nutrição enteral. Os pacientes recebem 40 a 50 kcal/kg/dia de nutrientes não proteicos, 2 a 2,5 g/kg/dia de proteínas e até 7 g/kg/dia de glicose.[12] Sucralfato é administrado pela sonda desde o início, com preferência para o uso dos antagonistas da histamina nos receptores H_2, pois não favorece as infecções respiratórias como estes últimos.

Anticonvulsivantes são utilizados em pacientes que tenham apresentado convulsão após o TCE. As convulsões ocorrem nas primeiras 24 horas, em 60% das vezes. Difenilidantoína é administrada na dose de 250 mg via venosa, seguida de 100 mg a cada 8 horas. Os níveis plasmáticos são controlados periodicamente, e a dosagem é ajustada de acordo com a necessidade. Na eventualidade de haver uma segunda crise epiléptica, o paciente recebe 750 mg de difenilidantoína via venosa. Na eventualidade de persistirem as crises, recorre-se ao coma barbitúrico sob monitorização eletrográfica. A utilidade do uso profilático de anticonvulsivantes nos TCE não foi comprovada, exceto em pacientes com contusões graves em áreas motoras e temporais. Hidantoína e carbamazepina são efetivas na prevenção das convulsões pós-traumáticas precoces.

As complicações mais frequentes no curso dos TCE graves são as pneumonias, as infecções urinárias, as septicemias, as gastrites, os sangramentos digestivos, o edema pulmonar e os fenômenos tromboembólicos. Ocasionalmente, verificam-se distúrbios da coagulação, especialmente na presença de lesões cerebrais graves.

Fisioterapia respiratória e motora é iniciada logo após a estabilização da fase aguda.

RESULTADOS

A escala de desfecho de Glasgow (*Glasgow Outcome Scale*) é a mais utilizada na avaliação final dos TCE. Esta escala classifica o resultado funcional em cinco categorias: 0-óbito; 1-estado vegetativo persistente; 2-déficit intenso; 3-déficit moderado; 4-déficit leve e 5-sem déficit.

Melhores resultados são obtidos com a utilização das medidas terapêuticas descritas neste capítulo, sob a forma de protocolos institucionais.[13-14]

Dados de literatura mostram que déficits são comuns mesmo em pacientes que apresentaram TCE leve (GCS 13 a 15). Após três meses do trauma, 79% apresentam cefaleia frequente e 34% permanecem desempregados; apenas 16% recuperaram-se totalmente. Sequelas cognitivas e psiquiátricas são comuns e tanto mais graves quanto menor o grau na escala de Glasgow de admissão e quanto pior a pressão de perfusão cerebral na evolução dos pacientes. Incluem ansiedade, alterações do sono, depressão, fadiga crônica, dificuldade de concentração, irritabilidade, impaciência, dificuldade de organização, confusão, perda da eficiência, distúrbios de memória, tonturas, dificuldades de fala, entre outros.

FATORES PROGNÓSTICOS

Além do grau de coma inicial, outros fatores têm valor prognóstico. A idade segue-se em importância à GCS: crianças menores de 5 anos apresentam mortalidade superior às de 5 a 19 anos. Jovens recuperam-se muito melhor que os idosos. Pupilas fixas, ausência ou alteração grave dos movimentos oculares, padrões anormais de resposta motora, piora clínica rápida após o trauma e hipertensão intracraniana também estão relacionados com pior prognóstico. Alterações bulbopontinas e talamocorticais bilaterais aos potenciais evocados traduzem maus prognósticos na quase totalidade dos pacientes.

O tratamento intensivo dos TCE possibilita a melhoria contínua dos resultados, particularmente em pacientes graves, com GCS igual ou inferior a 8. O restabelecimento das funções hemodinâmicas e respiratórias é essencial e determinante básico desses resultados, devendo, portanto, ser feito o mais rapidamente possível no local do TCE. A identificação rápida das alterações primárias e secundárias intracranianas por meio da tomografia computadorizada e demais meios neurorradiológicos permite o tratamento clínico e cirúrgico dessas alterações, juntamente com o controle da hipertensão intracraniana, das alterações circulatórias cerebrais, dos distúrbios nutricionais e metabólicos.

REFERÊNCIAS BIBLIOGRÁFICAS

1. Teasdale G, Jennett B. Assessment and prognosis of coma after head injury. Acta Neurochir. 1976;34:45-55.
2. Brain Trauma Foundation, American Association of Neurological Surgeons, Congress of Neurological Surgeons. Guidelines for the management of severe traumatic brain injury, 3rd. Ed. J Neurotrauma. 2007 May 18;24 Suppl 1:1-116.
3. Roozenbeek B, Chiu Y, Lingsma HF, Gerber LM, Steyerberg EW, Ghajar J, et al. Predicting 14-Day Mortality after Severe Traumatic Brain Injury: Application of the IMPACT Models in the Brain Trauma Foundation. J Neurotrauma. 1988;29(7):1306-12.
4. Kolias AG, Guilfoyle MR, Helmy A, Allanson J, Hutchinson PJ. Traumatic brain injury in adults. Pract Neurol. 2013;13:228-35.
5. Unterberg AW, Stover J, Kress B, Kiening KL. Edema and brain trauma. Neuroscience. 2004;129:1019-27.
6. Cruz J, Jaggi JL, Hoffstadt OJ. Cerebral blood flow, vascular resistance, and oxygen metabolism in acute brain trauma: redefining the role of cerebral perfusion pressure? Crit Care. 1995;23:1412-7.
7. Rosner MJ, Rosner SD, Johnson AH. Cerebral perfusion pressure: management protocol and clinical results. J Neurosurg. 1995;83:949-62.
8. Bouzat P, Oddo M, Payen JF. Transcranial Doppler after traumatic brain injury: is there a role? Curr Opin Crit Care. 2014;20(2):153-60.
9. Warner KJ. Does pre-hospital ventilation affect outcome after significant brain injury? Trauma. 2007;9(4):283-9.
10. Frattalone AR, Ling GSF. Moderate and severe traumatic brain injury: pathophysiology and management. Neurosurg Clin N Am. 2013;24:309-19.
11. Kolias AG, Chari A, Santarius T, Hutchinson PJ. Chronic subdural haematoma: modern management and emerging therapies. Nat Rev Neurol. 2014;10:570-8.
12. Rhoney D, Parker Jr D. Considerations in fluid and electrolytes after traumatic brain injury. Nutr Clin Pract. 2006;21(5):462-78.
13. Talving P, Karamanos E, Teixeira PG, Skiada D, Lam L, Belzberg H, et al. Intracranial pressure monitoring in severe head injury: complianced with Brain Trauma Foundation guidelines and effect on outcome: a prospective study. J Neurosurg. 2013;119(5):1248-54.
14. Alkhoury F, Kryiakides RC. Intracranial pressure monitoring in children with severe traumatic brain injury. National Trauma Data-Bank-Based review of outcomes. JAMA Surg. 2014;149(6):544-8.

CAPÍTULO 204

TRAUMA DE FACE

Eduardo Cukierman
Sérgio Takeji Mitsuda

DESTAQUES

- A maior parte dos acidentes automobilísticos, motociclísticos e ciclísticos graves pode ser prevenida com a simples observância das normas de trânsito e regulamentação do Conselho Nacional de Trânsito (Contran).
- No trauma de face, a obstrução da via aérea representa perigo iminente de morte.
- A presença de fraturas da base do crânio e da lâmina cribiforme nos traumas faciais contraindica a passagem de cateteres e sondas pela via nasal.
- A antissepsia local adequada é a melhor prevenção contra a infecção.
- O tratamento cirúrgico definitivo deverá ser instituído assim que possível, obtendo os melhores resultados funcionais e estéticos.

INTRODUÇÃO

O trauma representa um grande problema social e de saúde no mundo. Dentre as inúmeras lesões atendidas em centros de trauma, as injúrias faciais apresentam alta incidência e diversidade de lesões, variando desde uma simples abrasão cutânea até casos mais complexos envolvendo partes moles e ossos faciais. O traumatismo facial é um dos mais prevalentes por ser a parte mais exposta do corpo e a menos protegida. A face é a região mais relacionada a uma variedade de traumatismos ocorridos isoladamente ou associados a outros órgãos ou sistemas.[1]

Devido à associação ao politraumatismo (traumatismo cranioencefálico – TCE), a avaliação de acordo com o protocolo *Advanced Trauma Life Suport* (ATLS) é obrigatória e a necessidade de hospitalização requer atendimento por profissionais especializados e treinados nos centros de trauma. As injúrias maxilofaciais podem resultar em complicações no tratamento do paciente e problemas cosméticos ou funcionais como anormalidades na mastigação, na deglutição, na respiração, no olfato e na visão. Os pacientes podem manifestar dor crônica e, dessa forma, desenvolver frequentes doenças psicossociais com sequelas residuais extensas.[2]

ETIOLOGIA

Os principais mecanismos envolvidos no trauma são os acidentes automobilísticos, agressões, queda de altura, acidentes esportivos e mordeduras de animais, principalmente os da espécie canina.[3]

Os conflitos militares e atentados terroristas são os causadores das lesões mais complexas. No Brasil, estudos demonstram que as fraturas faciais acometem pacientes do sexo masculino em uma proporção de, aproximadamente, 4:1, cuja relação condiz com a descrita na literatura mundial.[4]

QUANDO TRATAR

Os ideais terapêuticos no tratamento do trauma envolvem o restabelecimento da forma e função pré-morbidade, preservação dos tecidos, controle da hemorragia, limitação do período de inabilitação, limitação dos problemas psicológicos, limitação da dor, prevenção de complicações e infecções, obtenção da compreensão dos familiares e do paciente relativamente às opções de tratamento e do plano de tratamento, entendimento e aceitação pelo paciente e familiares quanto aos resultados favoráveis e riscos de complicações, prevenção de deformidades secundárias e otimização dos resultados estéticos.[1]

O diagnóstico precoce e preciso (Figura 204.1), associado ao intervalo decorrido entre o trauma e o seu tratamento, pode reduzir significativamente as sequelas funcionais e estéticas pós-traumáticas.[5]

CONSIDERAÇÕES GERAIS PARA CIRURGIA DO TRAUMA[1]

Toda cirurgia deve ser precedida pelo consentimento do paciente ou guardião legal, a não ser em situações de emergência. O consentimento informado é obtido após o paciente ou o seu guardião legal ter sido cientificado sobre as indicações para o procedimento e respectivos riscos e os fatores que poderiam afetá-los, os objetivos do tratamento, as suas opções e os seus benefícios, bem como sobre os resultados favoráveis.

Os princípios de tratamento para fraturas faciais são os mesmos para fraturas de estruturas de outros esqueletos. As partes do osso devem ser alinhadas (reduzidas) e fixadas na posição (imobilizada e/ou estabilizada) até que o processo de consolidação óssea ocorra.

O tempo de cicatrização óssea depende da idade do paciente, do sítio anatômico, da complexidade da fratura e do

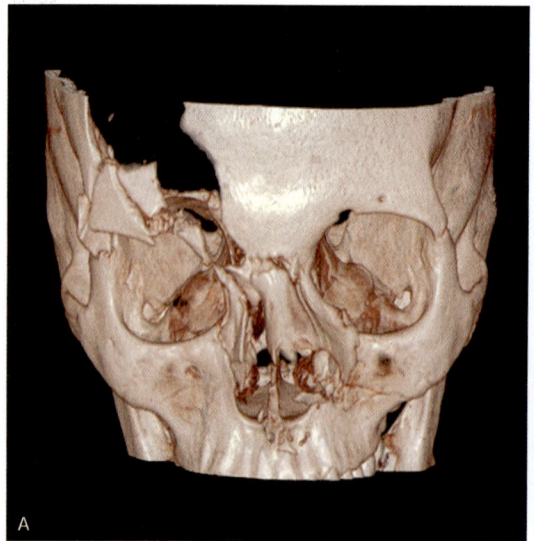 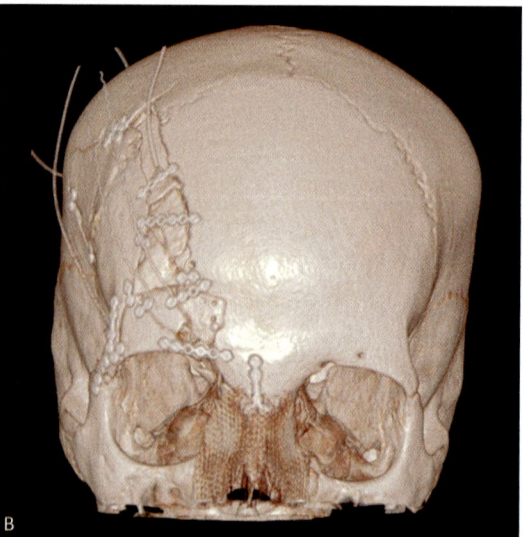

FIGURA 204.1. Tomografia apresentando fratura naso-fronto e fronto-orbito-etmoide-parietal direita. (A) Paciente politraumatizada em acidente de trânsito (sem uso de cinto de segurança). (B) Redução e fixação das fraturas com miniplacas.

procedimento cirúrgico adotado. Quando as fraturas são extensas, podem ser necessárias múltiplas incisões para expor ossos, permitindo a combinação de técnicas de redução e de fixação.

Os princípios do tratamento dos tecidos moles das injúrias maxilofaciais são frequentemente especializados. Envolvem não somente o fechamento dos ferimentos para prevenir infecções e melhorar o aspecto cosmético, mas também a viabilização dos procedimentos especializados (cirurgia microvascular ou microneurocirurgia) no restabelecimento da forma e função.

Quanto à terapia antibiótica pré-operatória, em certas circunstâncias, o uso de líquidos antimicrobianos e antibióticos sistêmicos pode ser indicado para prevenir infecções na cirurgia. A administração de antibiótico profilático é uma decisão de tratamento do cirurgião e pode basear-se nas condições clínicas do paciente e suas comorbidades.

CONSIDERAÇÕES ESPECIAIS PARA CIRURGIA NO TRAUMA PEDIÁTRICO E DE IDOSOS

Posnick e colaboradores avaliaram 137 pacientes pediátricos com fratura facial, sendo a maioria do gênero masculino com idades entre 6 e 12 anos.[6] O achado mais comum foi acidente automobilístico, seguido de quedas, esporte e violência interpessoal.

Os princípios do tratamento para crianças envolvem considerações especiais baseados na anatomia da criança, tamanho e estágios do desenvolvimento dental e psicológico (Figura 204.2). Complicações na criança incluem anormalidade de crescimento e problemas psicossociais relatados com deformidade facial pós-traumática.[7]

Os maiores riscos para o paciente pediátrico relacionam-se com o estágio de crescimento. Entre as idade de 4 a 7 anos e de 11 a 13 anos, fraturas condilares apresentam risco de crescimento anormal da mandíbula com resultante má oclusão e assimetria ou deformidade assimétrica dentofacial.[8-9]

O trauma no terço médio da face em crianças com 10 anos apresenta risco de diminuição do crescimento, resultando na hipoplasia e má oclusão de classe III. Fraturas, durante a dentição decídua e/ou estágio de dentição mista apresentam risco direto ou dano iatrogênico no dente permanente com erupção tardia, falha de erupção ou estrutura anormal do dente.[9]

Na população idosa, é comum a fratura da mandíbula atrófica, em que alterações anatômicas e psicológicas exercem influência negativa na reparação do osso. Fatores relacionados com a atrofia de mandíbula, como osso cortical denso e suprimento sanguíneo inadequado, aliados à alta prevalência de doenças sistêmicas, elevam a complexidade dos casos e riscos cirúrgicos. As quedas constituem o principal fator etimológico das fraturas de mandíbula nessa população. Atualmente, fraturas atribuídas à complicação de instalação de implantes têm sido relatadas na literatura.[10]

TRATAMENTO DA URGÊNCIA CLÍNICA

Os pacientes de trauma devem ser tratados de acordo com os princípios do ATLS (Quadro 204.1).[2]

QUADRO 204.1. Princípios do protocolo *Advanced Trauma Life Suport.*

A	Via aérea com proteção da coluna cervical.
B	Ventilação e respiração.
C	Circulação e controle da hemorragia.
D	Disfunção neurológica.
E	Exposição (despir) e controle do ambiente (temperatura).

É prioritário proceder-se à desobstrução e permeabilidade da via aérea. A seguir deve-se controlar a hemorragia e estabilidade imediata dos parâmetros hemodinâmicos.

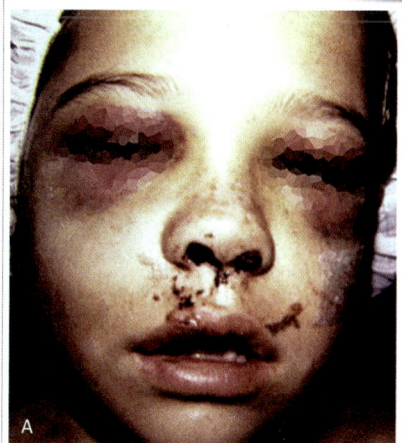 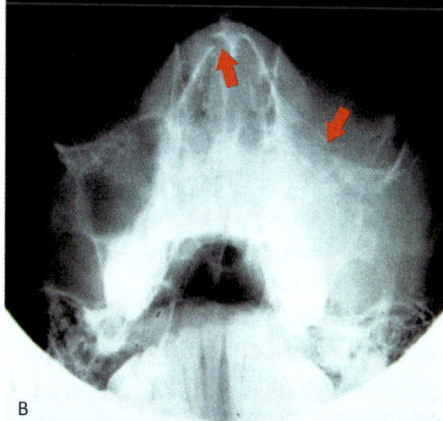 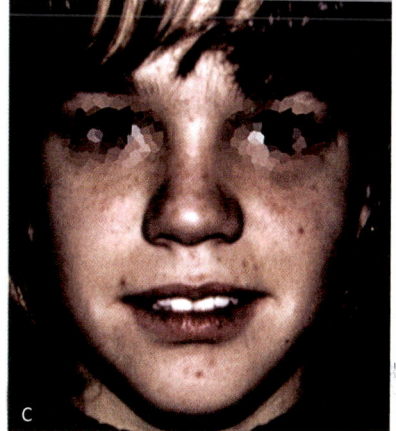

FIGURA 204.2. Trauma pediátrico. (A) Fratura orbitozigomática esquerda e ossos nasais. (B) Radiografias de Waters: fraturas dos ossos nasais e rebordo orbitário inferior esquerdo. (C) Paciente no pós-operatório tardio.

Deve-se inspecionar a cavidade oral para a identificação de coágulos, restos de alimentos, fragmentos dentais, ossos e corpos estranhos.

De acordo com Mulligan e colaboradores, a incidência de trauma da coluna cervical associada à fratura facial representa entre 3% e 7%.[11] Por seu potencial trágico, todo paciente deve ser considerado portador de lesão cervical com traumatismo multissistêmico, especialmente nos doentes que apresentam grau de consciência alterado ou traumatismo fechado acima da clavícula, até que essa suspeita seja descartada por meio de exames físicos e de imagem, cujas radiografias devem incluir as sete vértebras cervicais e a primeira torácica.

As fraturas de face dos tipos Le Fort, que causam o deslocamento posteroinferior e bilateral de mandíbula por obstrução lingual, associadas às lesões de tecidos moles causando edema, bem como a diminuição do grau de consciência, reduzem drasticamente a permeabilidade da via aérea. As medidas iniciais podem incluir a manobra de elevação do mento (*chin lift*) ou de tração da mandíbula (*jaw thrust*), da língua e uso da cânula de Guedel.[2]

Os sangramentos podem ser intensos quando comprometem o couro cabeludo e terço médio da face. De acordo com a sua etiologia, poderão ser necessárias compressão manual, curativos compressivos, tamponamento nasal anterior e/ou posterior, classicamente, com sonda de *foley* e, mais recentemente, com dispositivos como cateter com balão anterior, posterior e/ou associação com Merocel® ou Surgicel®. Raramente, a hemorragia intensa com ameaça à vida pode ser vista nos traumas faciais. O maior risco dessa hemorragia, que deve ser considerada, é o da carótida interna na altura do esfenoide e da carótida externa na altura da fossa pterigopalatina (com frequência, resulta na formação de hematoma do espaço bucal facilmente reconhecida). O tamponamento nasal compressivo deve ser instituído rapidamente. Uma vez estabilizado o sangramento, o local de seccionamento da artéria carótida interna pode ser diagnosticado e ela pode ser tratada por angiografia guiada, para a oclusão com balão intra-arterial. No caso de insucesso, a combinação do acesso da fossa intratemporal e a fossa craniana média, o esfenoide pode ser necessário para *by-pass* ou ligação da artéria carótida interna. Após tamponamento nasal inicial, o sangramento da artéria maxilar externa pode ser controlado por aplicação de *hemoclips* inseridos de forma transantral na fossa pterigopalatina. Ocasionalmente, o acesso ao tronco principal da artéria maxilar externa é útil, sendo identificada ao lado da tuberosidade maxilar.[12-14]

Em virtude de intensa vascularização e inervação da face, o pinçamento e a ligadura dos vasos sangrantes deverão ser criteriosos, evitando-se a lesão iatrogênica dos nervos facial e trigêmeo, ductos salivares (Stenon, Wartton) e lacrimais.[15]

Na presença de traumas graves do terço médio da face, contraindica-se a passagem de cateteres e sondas, até que as fraturas da base do crânio e da lâmina cribiforme sejam excluídas em razão da possibilidade da criação de falso trajeto e de seu posicionamento intracraniano. Entretanto, além dessa possibilidade, ainda existe grande probabilidade de que alguma fratura possa estar presente no assoalho da fossa craniana anterior e representar um sinal de uma nova ou futura lesão de dura-máter, resultando na exacerbação ou formação de fístula liquórica. A estase da secreção nasal e dos seios paranasais, induzida por sondas ou tubos, pode aumentar o risco de contaminação intracraniana em virtude da comunicação intra e extracraniana pela fratura.[1,14]

A injúria orbital é comumente notada no paciente que sofre trauma maxilofacial, e a documentação do *status* visual, bem como a excursão do globo ocular e a posição, é mandatória em todos os pacientes pré-operatórios. A injúria oftalmológica grave, como uma ruptura do globo, pode ser reconhecida rapidamente. Em razão do intenso edema da periórbita que pode ocorrer até o momento do primeiro exame, a injúria ocular pode representar dificuldade frequente de diagnóstico. No caso de forte suspeita de injúria ocular, a consulta oftalmológica emergencial é obrigatória. O sistema de drenagem lacrimal também pode ser interrompido. Geralmente, o reparo emergencial pode ser realizado com *stent* de silicone quando da secção do sistema canalicular. A epífora, proveniente da interrupção do sistema de drenagem lacrimal, pode ocorrer associada às fraturas Le Fort II e III.[1,16]

Na avaliação inicial, deve-se incluir a possibilidade de injúria intracraniana aberta, especialmente na altura da fossa anterior. Em injúrias graves, herniação do tecido craniano pode apresentar-se nos ferimentos dos seios paranasais ou na cavidade nasal, cuja consulta neurocirúrgica é obrigatória nessas circunstâncias.[1]

O restabelecimento da oclusão dental é um dos principais objetivos no tratamento das fraturas do complexo maxilomandibular. O cirurgião utiliza-se da oclusão como um guia para alcançar uma redução adequada da fratura.[13,17]

Tipicamente, a oclusão é restabelecida empregando-se a fixação maxilomandibular, arco Erich e/ou parafusos de fixação intermaxilar. A necessidade de estabelecer o bloqueio maxilomandibular pode influenciar na escolha da via aérea (Quadro 204.2 e Figura 204.3).

QUADRO 204.2. Necessidade de estabelecer oclusão.

Sim	Não
Fraturas mandibulares	Fraturas zigomático-orbitárias
Sínfise	Fratura arcozigomático
Parassínfise	Fraturas orbitárias
Corpo	Fraturas nasais
Ângulo	Fratura isolada naso-orbito etmoidal
Ramo	Fratura de osso frontal
Subcondilar	—
Condilar	—
Fraturas maxilares	
Le Fort I, II e III	
Fraturas dentoalveolares	—
Fraturas panfaciais	—

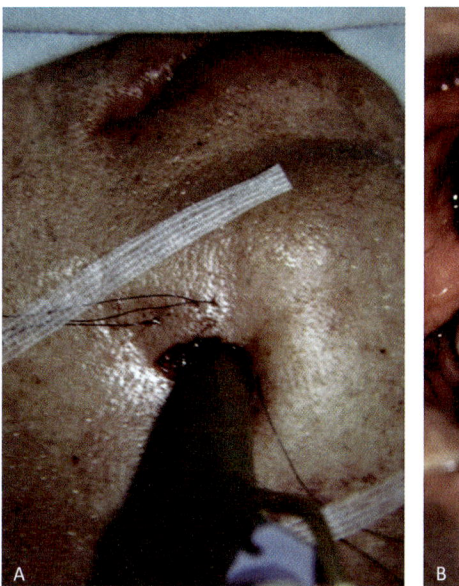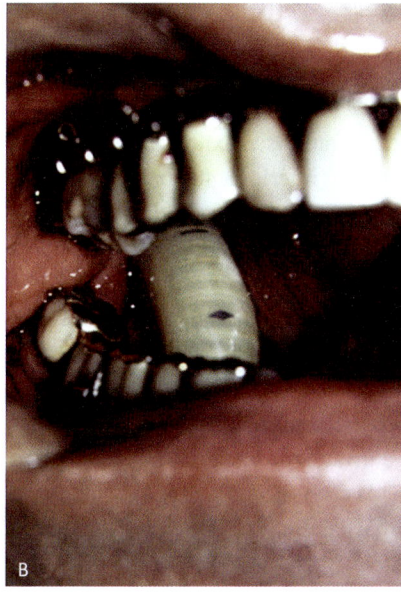

FIGURA 204.3. Intubação submentoniana. (A) Incisão submentoniana com tubo traqueal. (B) Vista oral do tubo traqueal.

QUADRO 204.3. Acesso à via aérea em trauma maxilofacial.

	Indicações	Contraindicações	Complicações
Orotraqueal	▪ Via aérea de emergência. ▪ Bloqueio maxilofacial intraoperatório não é necessário. ▪ Fratura da pirâmide nasal Le Fort II e III, osso nasal, naso-órbito etmoidal.	▪ Limitação de abertura de boca. ▪ Bloqueio maxilofacial intraoperatório não é necessário. ▪ Trauma laríngeo.	▪ Hemorragia. ▪ Infecção. ▪ Trauma via aérea. ▪ Trauma dental.
Nasotraqueal	▪ Necessidade de bloqueio maxilofacial (exceto para fraturas da pirâmide nasal). ▪ Limitação de abertura de boca.	▪ Via aérea de emergência. ▪ Curso da inserção do tubo traqueal (fratura pirâmide nasal, fratura base do crânio). ▪ Injúria traumática do cérebro (possível aumento da pressão intracraniana). ▪ Coagulopatia. ▪ Trauma laríngeo.	▪ Epistaxe. ▪ Otite média. ▪ Sinusite. ▪ Falso trajeto. ▪ Trauma dental.
Submentoniano	▪ Intubação nasotraqueal contraindicada e bloqueio maxilomandibular necessário.	▪ Abertura de boca limitada. ▪ Trauma local. ▪ Coagulopatia. ▪ Intubação prolongada necessária (17 dias). ▪ Trauma laríngeo.	▪ Hemorragia. ▪ Extubação acidental. ▪ Dano no tubo. ▪ Infecção local, cicatriz, fístula, mucocele.
Retromolar	▪ Intubação nasotraqueal contraindicada e bloqueio maxilomandibular necessário.	▪ Espaço retromotor limitado. ▪ Abertura de boca limitada. ▪ Trauma laríngeo.	▪ Extubação acidental. ▪ Risco de inadequada oclusão. ▪ Parestesia do nervo bucal.
Traqueostomia	▪ Via aérea cirúrgica necessária. ▪ Ventilação pós-operatória prolongada. ▪ Trauma laríngeo.	▪ Coagulopatia. ▪ Hematoma expansivo.	▪ Hemorragia. ▪ Infecção. ▪ Enfisema subcutâneo. ▪ Trauma esôfago. ▪ Falso trajeto. ▪ Pneumotórax. ▪ Pneumonia aspirativa. ▪ Estenose traqueal. ▪ Fístula traqueoesofágica. ▪ Paralisia corda vocal.

Resumo das indicações, contraindicações e complicações das técnicas de acesso à via aérea em pacientes com trauma maxilofacial (Quadro 204.3).[17]

Na revisão sistemática sobre antibiótico profilático, no tratamento cirúrgico das fraturas maxilofaciais, a terapia antibiótica de curto período (inferior a 48 horas) parece ser efetiva na proteção de fraturas mandibulares de infecção, especialmente em redução aberta. Contudo, em razão da baixa taxa de infecção em fraturas maxilares, fratura zigomático-orbitárias e a inexistência de complicações infecciosas em fraturas condilares, a antibioticoterapia não é indicada. Vários fatores podem impactar na incidência de infecção em relação ao trauma maxilofacial. Existem duas situações diferentes com referência à invasão de bactérias no sítio de fraturas: (1) fraturas fechadas como côndilo mandibular, ramo mandibular e fratura maxilar Le Fort I - III; e (2) fraturas abertas com comunicação direta para a cavidade oral e/ou superfície da pele.[18]

Segundo Chole e colaboradores, inexistem estudos avaliando a invasão da bactéria no sítio da fratura, mas a importância dessa diferenciação é aparente, considerando-se que as fraturas localizadas na região dos côndilos mandibulares nunca são seguidas de infecção, quando comparadas à ocorrência mais frequente de infecções nas regiões mandibulares do ângulo, corpo e sínfise.[19] O tipo de tratamento (aberto ou fechado) deve ser incluído na análise do uso do antibiótico.

Fraturas mandibulares são mais propensas à infecção do que as maxilares. Fraturas mandibulares envolvendo os dentes, principalmente na região dos terceiros molares, mostram alta incidência de infecção (Figura 204.4). Dessa forma, outro fator a ser considerado é a topografia das fraturas maxilomandibulares.[18]

Em relação à administração de antibiótico, vários fatores devem ser observados. Primeiro, o tipo de antibiótico administrado, a dose, a duração e via de administração e, finalmente, o início da administração em relação ao trauma e ao tratamento cirúrgico. Todos esses fatores têm demonstrado exercer significante influência na prevenção de infecções.[18]

Na avaliação por imagem, pode-se incluir radiografia panorâmica, periapical e oclusal. O estudo por tomografia computadorizada (TC) oferece uma clara delimitação do grau de deslocamento e da cominuição da fratura, permitindo a visualização de áreas críticas que, geralmente, não são identificadas nas radiografias como o ápice orbital, a parede posterior do seio frontal e a área do ducto nasofrontal. A tomografia tridimensional propicia um planejamento cirúrgico da orientação espacial das fraturas excelente. Quando há um significante deslocamento e grande cominuição, a visão tridimensional pré-operatória pode fornecer ao cirurgião um importante guia cirúrgico, como a necessidade de acesso mais ampliado ou a necessidade de enxertos ósseos.[20]

O uso de tomografia intraoperatória tem a vantagem de minimizar a exposição cirúrgica (reduzindo a dissecção subperiosteal necessária para a verificação visual da redução da fratura); a redução da incidência de procedimentos revisionais (cuja inadequação da redução da fratura pode ser identificada com TC intraoperatória com correção imediata). As desvantagens referem-se ao maior tempo cirúrgico, custo e exposição à radiação. Dentre as técnicas auxiliares, a navegação intraoperatória para o reparo de fraturas faciais complexas, com o planejamento virtual combinado, associada a modelos de prototipagem rápida, broca e/ou serras demonstram benefícios. A navegação intraoperatória não resulta em exposição adicional de radiação ao paciente e pode ser usada de forma mais dinâmica.[1,20]

A ressonância magnética não é muito útil para delinear as fraturas, mas pode, ocasionalmente, ser considerada na vítima de trauma com certas patologias intracranianas (trombose do seio cavernoso) ou na avaliação das fraturas do assoalho da órbita. O transporte do paciente intubado com traumas múltiplos, dentro do espaço físico do aparelho

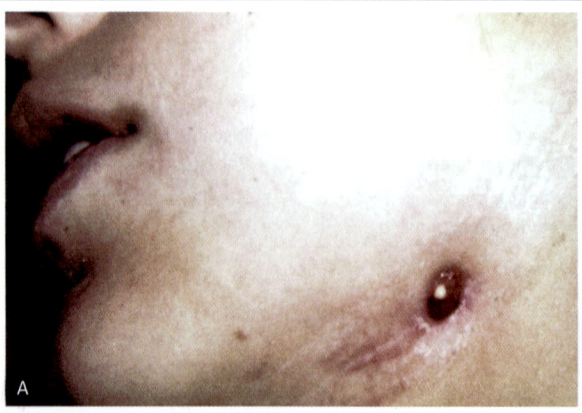 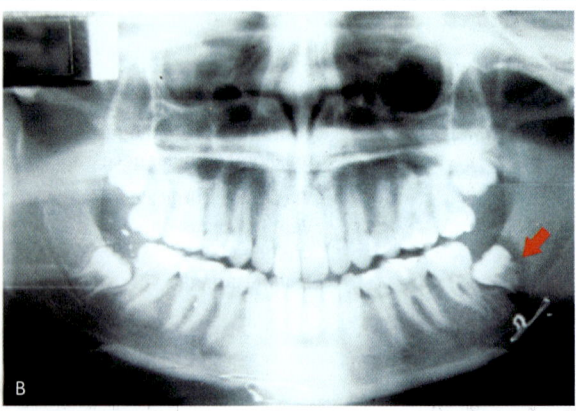

FIGURA 204.4. Fratura mandibular. (A) Cicatriz submandibular com fístula cutânea infectada. (B) Fratura de ângulo mandibular esquerdo fixada com fio de aço e terceiro molar no traço de fratura.

de ressonância, pode apresentar problemas logísticos. Finalmente, é importante que o paciente esteja estável e todas as injúrias concomitantes sejam avaliadas para que as fraturas maxilofaciais recebam o tratamento definitivo.[13]

LESÕES POR MORDEDURA DE CÃO, GATO E HUMANA

Com relação ao diagnóstico e manejo das mordeduras, deve-se observar o tipo do animal agressor, seu comportamento, a hora da agressão, queixas específicas, história clínica do paciente (imunossupressão por medicamentos ou doenças como esplenectomia, diabetes, doenças vasculares), alergia (anestésicos, analgésicos, antibióticos) e o estado de imunidade contra tétano. Em relação ao exame, é necessário avaliar o sítio da pele em relação à profundidade e ao esmagamento, função de nervos e tendões, suprimento vascular, penetração de articulações, fotografar ou desenhar os ferimentos. Em relação ao laboratório, realizar cultura aeróbica e anaeróbica. Radiografias em ferimentos de esmagamentos suspeitos de fraturas e/ou de corpo estranho.

O tratamento imediato das mordeduras deve compreender irrigação abundante (soro fisiológico ou solução povidine), debridamento cuidadoso, caso seja indicado, profilaxia antibiótica (mordedura humana), antibiótico terapêutico (sinais de infecção), imobilização (posição de função), elevação, toxoide tetânico, se indicado (com ou sem imunoglobulina tetânica caso necessário), profilaxia para ratos (se indicada), fechamento primário (controverso) (Figura 204.5).

O tratamento tardio envolve notificação compulsória (se indicada), programas de exercícios de reabilitação e seguimento.

As maiores indicações de uso de antibiótico profilático envolvem atendimento prestado mais de oito horas após a mordedura, ferimentos moderados ou graves, mordedura de gatos, pacientes diabéticos, pacientes esplenectomizados, doenças ou drogas imunossupressoras, envolvimento da face, mão e ferimentos profundos.[21]

TRATAMENTO ESPECÍFICO DAS LESÕES DA FACE

A avaliação clínica deve seguir os princípios do ATLS, bem como deve preceder a qualquer manipulação cirúrgica. Avaliam-se o tipo, a extensão, a profundidade, a configuração do ferimento, a presença de corpos estranhos, as hemorragias ativas, a viabilidade e a vitalidade dos tecidos circunvizinhos.[22]

Classicamente, os ferimentos abertos podem ser divididos em:

- **Simples:** apresentam bordos regulares e viáveis. Sem perda de substância.
- **Lacerantes:** apresentam bordos irregulares e geralmente inviáveis.
- **Abrasivos:** consequentes a atrito. Relacionam-se ao tipo, ao período e à intensidade de exposição ao agente.

A utilização de exames por imagem (radiografia simples à TC) tem por finalidade a visualização de eventuais fraturas, hematomas e ar em locais não habituais.[23-24]

HISTÓRICO

Considerar-se-ão o tempo decorrido, o mecanismo e o local do acidente, com o propósito de qualificar e quantificar a contaminação local, pesquisando-se os antecedentes clínicos do paciente como alergias, doenças associadas (diabetes, imunossupressão, coagulopatias, desnutrição, entre outras), imunização prévia, qualidade estética de outras eventuais cicatrizes, medicamentos e tabagismo.[23]

PREPARO LOCAL (ANTISSEPSIA, IRRIGAÇÃO E DEBRIDAMENTO)

Até o momento, inexistem produtos antissépticos ideias – aqueles que reduziriam a flora patogênica saprofítica sem, no entanto, lesar os tecidos.

Inicia-se a limpeza da lesão com água e sabão (neutro), água destilada, soro fisiológico ou antissépticos locais (degermantes e, a seguir, os aquosos), sob anestesia local e/ou geral.

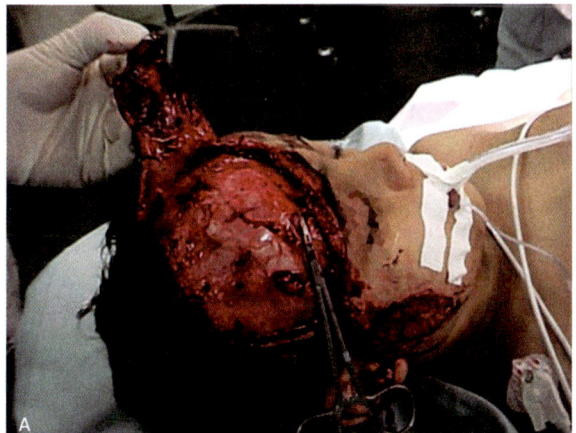 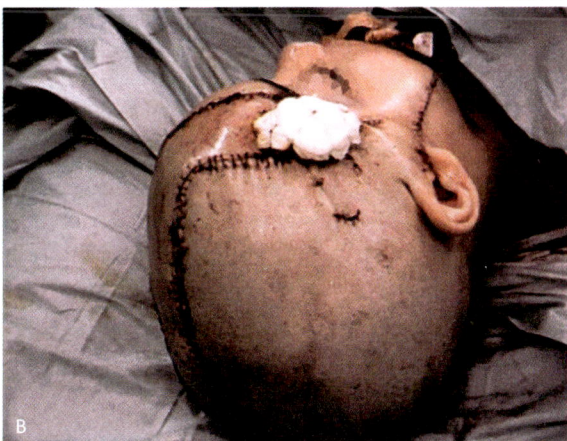

FIGURA 204.5. Mordedura canina em face e couro cabeludo. (A) Exame clínico-cirúrgico inicial. (B) Pós-operatório imediato.

Não se deve realizar tricotomia nos marcos anatômicos da face, considerando-se que a visualização dos anexos favorece a reconstrução local, assim como devido à desvantagem do longo período de regeneração desses fâneros.

Os corpos estranhos devem ser meticulosamente retirados. A impregnação em asfalto ou graxa produz cicatrizes pigmentadas (tatuagens asfálticas), aumentando o risco de infecção.

A presença de cacos de vidros, em razão de sua transparência, associada ao sangramento local, é de difícil identificação. A utilização de pinças metálicas facilita a localização do corpo estranho por meio de som e texturas características.

O procedimento de debridamento deverá ser o mais conservador possível, pois o tecido sangra pouco em consequência de hipotensão, vasoconstrição reflexa ao trauma e da utilização de anestésicos locais em vasoconstritores, entre outros.[23]

TÉCNICA CIRÚRGICA

Deve ser a menos traumática possível. Os vasos, quando sangrantes, deverão ser ligados. Os menores, cauterizados preferencialmente com eletrocautério bipolar.

PREGAS CUTÂNEAS

O debridamento da pele inviável deverá acompanhar o sentido das pregas cutâneas que apresentam tensão mínima, favorecendo a cicatrização.[22-23,25]

SUTURAS

Devem promover a coaptação dos tecidos com a menor tensão possível, pois o edema pós-operatório favorece isquemia e eventual necrose dos tecidos.

A sutura profunda tem por finalidade evitar o espaço morto, distribuir e diminuir a tensão dos pontos mais superficiais.

As suturas cutâneas com pontos separados são as mais seguras, pois facilitam a drenagem de eventuais secreções e, na ocorrência de ruptura de algum ponto, os demais manter-se-ão intactos.

Os drenos devem ser utilizados em casos de grandes avulsões ou dúvidas quanto à hemostasia ou ao grau de contaminação.[23-24]

TEMPO DE PERMANÊNCIA DOS PONTOS

Representa um dos fatores responsáveis pela qualidade estética da cicatriz. Os pontos devem ser retirados o mais brevemente possível. O tempo de permanência da sutura é proporcional à espessura da pele, ou seja, quanto mais fina, mais prematura sua retirada. Outros fatores como região, tensão, edema e posicionamento da cicatriz em relação às linhas de forças devem ser considerados.

Classicamente, para a permanência dos pontos separados na face, recomenda-se o período de 3 a 5 dias e, no couro cabeludo, 2 semanas. A sutura intradérmica com fios inabsorvíveis poderá ser retirada mais tardiamente, pois não marca a pele.[23]

REFERÊNCIAS BIBLIOGRÁFICAS

1. Carlson ER, Sims PG. Parameters of Care: Clinical Practice Guidelines for Oral and Maxillofacial Surgery (AAOMS ParCare 2012). American Association of Oral and Maxillofacial Surgeons. J Oral Maxillofac Surg. 2012 Nov;70(11 Suppl 3):e1-e330. [Internet] [Acesso em 09 jan 2016]. Disponível em: http://www.aaoms.org/docs/resources/parcare_ver5.pdf
2. Colégio Americano de Cirurgiões - Comitê de Trauma (editores). ATLS Manual do Curso de Alunos - Suporte Avançado de Vida no Trauma para Médicos CAC - Comitê do Trauma. American College of Surgeons. 8ª ed. Chicago (IL): CAC; 2008.
3. Carvalho TB, Cancian LR, Marques CG, Piatto VB, Maniglia JV, Molina FD. Six years of facial trauma care: an epidemiological analysis of 355 cases. Braz J Otorhinolaryngol. 2010 Sep-Oct;76(5):565-74. [Internet] [Acesso em 09 jan 2016]. Disponível em: http://www.scielo.br/pdf/bjorl/v76n5/en_v76n5a06.pdf.
4. Martins MM, Homsi N, Pereira CC, Jardim EC, Garcia IR Jr. Epidemiologic evaluation of mandibular fractures in the Rio de Janeiro high-complexity hospital. J Craniofac Surg. 2011 Nov;22(6):2026-30.
5. Weinzweig J. Segredos em cirurgia plástica. São Paulo (SP): Artmed, 2001.
6. Posnick JC, Wells M, Pron GE. Pediatric facial fractures: evolving patterns of treatment. J Oral Maxillofac Surg. 1993 Aug;51(8):836-44; discussion 844-5.
7. Ryan ML, Thorson CM, Otero CA, Ogilvie MP, Cheung MC, Saigal GM, et tal. Pediatric facial trauma: a review of guidelines for assessment, evaluation, and management in the emergency department. J Craniofac Surg. 2011 Jul;22(4):1183-9.
8. Haug RH, Foss J. Maxillofacial injuries in the pediatric patient. Oral Surg Oral Med Oral Pathol Oral Radiol Endod. 2000 Aug;90(2):126-34.
9. Morris C, Kushner GM, Tiwana PS. Facial skeletal trauma in the growing patient. Oral Maxillofac Surg Clin North Am. 2012 Aug;24(3):351-64.
10. Melo AR, de Aguiar Soares Carneiro SC, Leal JL, Vasconcelos BC. Fracture of the atrophic mandible: case series and critical review. J Oral Maxillofac Surg. 2011 May;69(5):1430-5. [Internet] [Acesso em 09 jan 2016]. Disponível em: http://www.google.com.br/url?sa=t&rct=j&q=&esrc=s&source=web&cd=4&cad=rja&uact=8&ved=0CDkQFjAD&url=http%3A%2F%2Fwww.researchgate.net%2Fpublication%2F49738135_Fracture_of_the_atrophic_mandible_case_series_and_critical_review%2Flinks%2F00b7d526fe9134cda2000000&ei=0AiPVOqGLu7asASeiYDgCw&usg=AFQjCNEDMS8eLw0zcABvcD8mdPy2qCvzjQ&sig2=mKAGQhX5llHan8l3g5XRbg&bvm=bv.81828268,d.bGQ
11. Mulligan RP, Friedman JA, Mahabir RC. A nationwide review of the associations among cervical spine injuries, head injuries, and facial fractures. J Trauma. 2010 Mar;68(3):587-92.
12. Holt R, Brennan JA. Resident Manual to the Face, Head and Neck. American Academy of Otolaryngology Head and Neck Surgery. 1st Edition 2012. [Internet] [Acesso em 09 jan 2016]. Disponível em: http://www.entnet.org/sites/default/files/Trauma-Chapter-7.pdf
13. Hollier LH Jr, Sharabi SE, Koshy JC, Stal S. Facial trauma: general principles of management. J Craniofac Surg. 2010 Jul;21(4):1051-3.
14. Kim K, Ibrahim AM, Koolen PG, Lee BT, Lin SJ. Trends in facial fracture treatment using the American College of Surgeons National Surgical Quality Improvement Program database. Plast Reconstr Surg. 2014 Mar;133(3):627-38.
15. Speranzini MB, Deutsch CR, Yagi OK. Manual de diagnóstico e tratamento para o residente de cirurgia. Volume 1. São Paulo (SP): Atheneu, 2009.
16. Magarakis M, Mundinger GS, Kelamis JA, Dorafshar AH, Bojovic B, Rodriguez ED. Ocular injury, visual impairment, and blindness associated with facial fractures: a systematic literature review. Plast Reconstr Surg. 2012 Jan;129(1):227-33.

17. Robertson CG, Doucet JC. Helping anesthesiologists understand facial fractures. Oral Maxillofac Surg Clin North Am. 2013 Nov;25(4):561-72.
18. Andreasen JO, Jensen SS, Schwartz O, Hillerup Y. A systematic review of prophylactic antibiotics in the surgical treatment of maxillofacial fractures. J Oral Maxillofac Surg. 2006 Nov;64(11):1664-8.
19. Chole RA, Yee J. Antibiotic prophylaxis for facial fractures. A prospective, randomized clinical trial. Arch Otolaryngol Head Neck Surg. 1987 Oct;113(10):1055-7.
20. Strong EB, Tollefson TT. Intraoperative use of CT imaging. Otolaryngol Clin North Am. 2013 Oct;46(5):719-32.
21. Griego RD, Rosen T, Orengo IF, Wolf JE. Dog, cat, and human bites: a review. J Am Acad Dermatol. 1995 Dec;33(6):1019-29.
22. Mathes SJ, Nahai F. Clinical applications for muscle and musculocutaneous flaps. St. Louis (MO): Mosby, 1982.
23. Troster EJ, Stape A, Pinus J, Walks RD, Carrera RM, Abramovici S. Trauma na criança da prevenção à reabilitação. 1ª Ed. São Paulo (SP): Roca, 2013.
24. Brown DL, Borschel GH. Michigan manual of plastic surgery. Philadelphia: Lippincott Williams & Wilkins, 2004.
25. Jackson IT. Local flaps in head and neck reconstruction. St. Louis (MO): Mosby, 1985.

CAPÍTULO 205

TRAUMA OCULAR E OUTRAS AFECÇÕES

Remo Susanna Junior
Walter Yukihiko Takahashi

DESTAQUES

- Deve-se suspeitar de perfuração ocular em traumatizados quando um dos olhos estiver mais fundo do que o outro.
- Restrição do movimento do globo ocular para cima, em traumatismo de face, é forte suspeita de fratura de assoalho de órbita.
- Se houver suspeita de corpo estranho metálico intraocular, a ressonância magnética deve ser evitada.
- Dor ocular e redução de visão podem ter como diagnóstico uveíte ou glaucoma agudo. O diagnóstico diferencial deve ser estabelecido de imediato porque o tratamento é totalmente diferente entre uma condição e outra.
- Sempre que houver vermelhidão ocular associada à dor ocular e redução da visão deve-se abordá-la como afecção grave e não como conjuntivite.
- Queimaduras oculares químicas devem ser tratadas imediatamente com irrigação copiosa de soro fisiológico, ou mesmo água de torneira, por até 30 minutos.
- Em hematomas retrobulbares traumáticos, se for detectada pulsação da artéria central da retina, torna-se imperiosa uma cantotomia lateral de urgência, a fim de se evitar a oclusão arterial.
- Em traumatismos de face, com perfuração ocular associada a afundamento de seios da face, fratura de maxilar ou nariz e necessidade de cirurgia plástica, é prioritária a cirurgia ocular para suturar a perfuração. Qualquer pressão sobre o olho ou mesmo manobras de Valsalva por parte do paciente podem expulsar o conteúdo do globo ocular, o que é catastrófico.

INTRODUÇÃO

São numerosas as afecções oculares que podem ser encontradas em pacientes internados em unidades de terapia intensiva (UTI). Esses pacientes são politraumatizados ou portadores de doenças sistêmicas graves que, de forma direta ou indireta, afetam o globo ocular, colocando em risco a visão.

Infelizmente, muitos desses pacientes não estão em condições de se comunicar de forma coerente com o mundo exterior. Durante tal período, a avaliação oftalmológica é de extrema importância.

As afecções oculares mais frequentemente encontradas em UTI são de origem traumática, infecciosa ou secundária a comprometimento sistêmico.

AFECÇÕES TRAUMÁTICAS DO GLOBO OCULAR

FRATURA ORBITÁRIA (BLOW-OUT)

Sintomas e sinais

Dor, principalmente na movimentação vertical dos olhos, diplopia, edema, hematoma ou equimose palpebral. Presença de enfisema subcutâneo que aumenta ao se assoar o nariz. Hipoestesia da região malar correspondente (lesão do nervo infraorbitário) e da porção superior da órbita, no caso de lesão do nervo supraorbitário.[1]

Avaliação

Verificar, na palpação, se há deficiência na movimentação ocular e/ou hipoestesias periorbitárias. Realizar tomografia orbitária axial e coronal e testes de sucção forçada. Após uma semana do trauma, com anestesia ocular tópica, procura-se movimentar o globo ocular com uma pinça oftálmica. Se houver restrição do movimento para cima, é provável que exista encarceramento do músculo reto inferior na fratura do assoalho orbitário, o que exigirá tratamento cirúrgico.

Tratamento

Descongestionantes nasais, antibioticoterapia de largo espectro (ampicilina, cefalexina etc.) por via oral (VO). Orientar o paciente para não assoar o nariz, usar compressas geladas por 48 horas e corticosteroides sistêmicos (prednisona 20 a 40 mg/dia), desde que não existam contraindicações.

Se existir encarceramento do músculo reto inferior, persistência de diplopia no olhar para frente, durante a leitura ou enoftalmia (globo ocular situado mais profundamente dentro da órbita do que na posição contralateral), deve-se realizar o reparo cirúrgico no prazo de 15 dias.

HEMORRAGIA OU HEMATOMA RETROBULBAR

Sinais e sintomas

Dor, proptose (olho situado mais para fora da órbita do que seu contralateral), hemorragia subconjuntival, equimose ou hematomas palpebrais, elevação da pressão intraocular com pupila normal. Ao contrário da afecção anterior, existe proptose (protusão do globo ocular), e não enoftalmia.[2]

Avaliação

Feita por tomografia orbitária, axial e coronal. Avaliação da acuidade visual, dos reflexos fotomotores e de irregularidades da pupila e verificação da pressão intraocular.

Tratamento

Se a pressão intraocular for maior do que 30 mmHg, administrar inibidores da anidrase carbônica como a acetazolamida a 250 mg, 4 vezes ao dia ou betabloqueador tópico.

Se a artéria central da retina estiver pulsante, deve-se fazer cantotomia lateral de urgência, pois a visualização da pulsação central de retina antecede a sua oclusão, que levará esse olho à cegueira. Em casos graves, é necessário realizar punção da câmara anterior do olho e diminuir rapidamente a pressão intraocular (paracentese).

CORPO ESTRANHO DE ÓRBITA

Sinais e sintomas

Redução da visão, diplopia, proptose, equimose etc. Contudo, pode ser assintomático.[3]

Avaliação

Feita por tomografia ou ultrassonografia orbitária. A presença de reflexo pupilar aferente alterado (quando se movimenta o foco de luz de um olho a outro, o olho afetado dilata a pupila em vez de contrair, também conhecido como pupila de Marcus Gunn) pode significar neuropatia óptica traumática, que deve ser prontamente tratada.

Tipos de corpos estranhos

- Mal-tolerados (causam inflamação crônica):
  - Orgânicos (madeira, vegetais);
  - Inorgânicos (cobre).
- Moderadamente tolerados:
  - bronze.
- Bem-tolerados:
  - Pedra;
  - Vidro;
  - Plásticos;
  - Ferro;
  - Chumbo;
  - Aço;
  - Alumínio;
  - Fragmentos ósseos;
  - A maioria dos metais.

Os "chumbinhos" de armas de pressão apresentam tipicamente 80% a 90% de chumbo e 10% a 20% de ferro, sendo bem-tolerados na órbita.

Deve-se avaliar o globo ocular para verificar se foi atingido ou não e se existe neuropatia traumática.

A ressonância magnética deve ser evitada se o corpo estranho for metálico, ou se não houver certeza quanto à sua natureza.

Tratamento

A exploração cirúrgica está indicada se houver:

- Sinais de infecção, como proptose, celulite, febre, restrição do movimento ocular, ou visualização de abscesso na tomografia ou na ultrassonografia orbitária;
- Formação de fístula;
- Sinais de compressão do nervo óptico;
- Presença de corpo estranho mal-tolerado;
- Corpo estranho grande e fácil de ser removido.

O tratamento clínico consta de hospitalização e utilização de antibióticos sistêmicos de largo espectro, durante 10 a 14 dias (cefalosporina, aminoglicosídeo, amoxicilina nas doses usuais) e toxoide antitetânico.

NEUROPATIA TRAUMÁTICA

Sinais e sintomas

Diminuição da visão após o trauma. A visão em cores está afetada, há um defeito de campo visual e o reflexo aferente pupilar está alterado.[4] O nervo óptico, em geral, está inicialmente normal ao exame do fundo de olho. Torna-se pálido posteriormente, quando gravemente afetado.

Avaliação

Exame ocular completo, envolvendo visão em cores e campos visuais. Tomografia orbitária e de crânio para verificar a origem da neuropatia, se existe compressão do nervo, fratura do canal óptico etc. A ultrassonografia é útil para afastar corpos estranhos não detectados na tomografia.

Tratamento – hospitalização

Se existir sinusite, fratura orbitária ou ferimento penetrante de órbita, prescreve-se antibiótico de largo espectro (cefalosporina, aminoglicosídeo, amoxicilina na dosagem usual). É importante utilizar corticosteroides por via intravenosa nos quadros agudos, como metilprednisona 250 mg, a cada 6 horas, em um total de 12 doses, com o cuidado de se associar ranitidina 150 mg por via oral (VO), 2 vezes ao dia.

Intervenção cirúrgica com descompressão do nervo óptico

Está indicada se a acuidade visual piorar, a despeito do tratamento clínico.

UVEÍTE E GLAUCOMA TRAUMÁTICO

Sinais e sintomas

Dor ocular, frequentemente com diminuição da acuidade visual. A dor, geralmente, é ocular e/ou hemicrânia. Nos dois casos, pode existir fotofobia. Os olhos encontram-se inflamados.[5]

Avaliação

Na uveíte, normalmente, a pupila encontra-se em miose e a pressão do olho é mais baixa do que a do olho contralateral. No caso de glaucoma, a pressão encontra-se mais elevada (olho mais duro à compressão bidigital do que o olho contralateral) e a pupila em midríase.

É importante diferenciar essa afecção das conjuntivites. Nestas, não há dor, nem diminuição da visão, sendo que frequentemente existe secreção, purulenta ou não (Quadro 205.1).

Tratamento

Dada a gravidade destas duas afecções e o fato de que o tratamento prescrito para uma delas pode agravar a outra, é obrigatória a avaliação oftalmológica para confirmação diagnóstica, antes de se instituir o tratamento, evitando-se, assim, a iatrogenia. No caso de glaucoma, utiliza-se acetazolamida quatro vezes ao dia, betabloqueadores tópicos duas vezes ao dia e corticosteroides. No caso de uveítes, cicloplégicos duas vezes ao dia e corticosteroides tópicos 4 vezes ao dia.

COMMOTIO RETINAL

Os traumatismos oculares fechados comprometem a retina e a coroide. Os traumas oculares diretos provocam lesões como a comoção da retina ou edema de Berlim.

Sinais e sintomas

Redução imediata da acuidade visual.

Avaliação

No exame de fundo de olho, observam-se áreas retinianas esbranquiçadas, correspondentes a edema de retina. O globo ocular mantém-se íntegro, sem rotura.

Tratamento

Está indicado o uso de anti-inflamatórios tópicos e sistêmicos como corticosteroides tópicos 4 vezes ao dia e sistêmico (prednisona 20 a 40 mg/dia). O retorno à normalidade é frequente, podendo, contudo, deixar sequelas como diminuição de visão central.

QUADRO 205.1. Diagnóstico diferencial de olhos vermelhos.

Afecção	Visão	Dor	Pressão ocular	Secreção	Pupila
Conjuntivites bacterianas	—	—	—	Presente	—
Uveítes	Diminuída	Presente	Normal ou baixa	—	Miose
Ceratites não bacterianas	Diminuída	Presente	Normal	—	Miose ou normal
Glaucoma agudo	Diminuída	Presente	Elevada	—	Midríase

ROTURAS DE COROIDE E RETINOPATIA DE PURTSCHER

As roturas de coroide podem ocorrer por trauma direto do globo ocular.[6]

Sinais e sintomas

Ambas provocam redução imediata da visão.

Avaliação

Ao exame de fundo de olho, as roturas de coroide aparecem como linhas esbranquiçadas, arqueadas, concêntricas ao nervo óptico.

São consequentes à compressão anteroposterior, com expansão horizontal do conteúdo ocular, e são irreversíveis. Traumas a distância, como traumatismos torácicos (compressão) ou traumas cranianos graves, provocam a retinopatia de Purtscher.[7] Ela caracteriza-se por ser bilateral e simétrica e o fundo de olho apresenta múltiplas manchas esbranquiçadas, hemorragias superficiais da retina, dispostas principalmente ao redor do nervo óptico.

Tratamento

Corticosteroides tópicos e sistêmicos (prednisona 20 a 40 mg/dia) por 7 dias, ou conforme evolução. O retorno à normalidade pode ocorrer dependendo da localização e extensão da lesão.

DESCOLAMENTO DE RETINA

Os traumatismos oculares são responsáveis por 10% a 12% de todos os casos de descolamento de retina e são consequências da lesão direta na periferia da retina, como roturas e desinserções periféricas da retina.[8]

Sinais e sintomas

O paciente perde o campo de visão proporcional à área de retina descolada. Se esta atingir a mácula, a visão central é perdida. A queixa de relâmpagos luminosos, a presença de "moscas voantes" e/ou perda do campo visual são bastante sugestivas de descolamento de retina.

Avaliação

O diagnóstico é realizado pelo exame de fundo de olho. O descolamento de retina também pode ser diagnosticado por meio da tomografia, ressonância magnética ou ultrassonografia ocular em pacientes politraumatizados.

Tratamento

É cirúrgico. Quando somente existe rotura de retina, pode-se tratá-la com *laser* ou crioterapia.

PERFURAÇÃO DO GLOBO OCULAR, CORPO ESTRANHO INTRAOCULAR E FERIMENTOS PALPEBRAIS

Pacientes politraumatizados internados em UTI podem ser portadores de lesões oculares, com solução de continuidade, tanto nas pálpebras como no globo ocular.[9]

Sinais e sintomas

Dor e redução de acuidade visual.

Avaliação

Em primeiro lugar, se houver probabilidade de perfurações oculares, como nos casos de acidente automobilístico ou quando pela inspeção se observam ferimentos palpebrais, devem-se adotar todas as precauções para evitar aumento da pressão intraocular, uma vez que ela pode provocar saída de material intraocular. Assim, não se deve aplicar nenhum tipo de compressão sobre o globo ocular. Medica-se o paciente imediatamente se ele estiver com vômito. Não se deve instilar colírios ou pomadas em olhos com suspeita de perfuração, pois o medicamento pode penetrar no globo ocular e estimular piscamento ou mesmo o ato de fechar o olho fortemente, o que pode ser catastrófico.

Para evitar que o paciente se assuste e aperte o olho, ele deve ser avisado que, ao realizar-se a respectiva inspeção, a pálpebra será tocada.

Durante a inspeção, mesmo com os olhos fechados, deve-se suspeitar de perfuração se um estiver mais fundo do que o outro. Deve-se abrir as pálpebras com cuidado e observar o globo ocular. Atentar para hemorragias conjuntivais que podem esconder roturas de esclera. Pigmentação anômala na esclera também pode ser uma pista para perfurações oculares.

Observar com atenção se as pupilas estão isocóricas, desviadas ou ovaladas. Isso é um forte indicativo de perfuração ocular. Qualquer corpo escuro sobre a córnea ou esclera deve ser visto como hérnia de íris e não deve ser manuseada. Não é incomum o internista, pensando tratar-se de corpo estranho ocular, remover com uma pinça toda a íris do paciente causando grave lesão ocular. Verificar os fundos de saco conjuntivais para detectar a presença de eventuais corpos estranhos ou de lentes de contato.

Se o paciente estiver consciente, é possível inquiri-lo sobre a visão. Testa-se a visão com um dos olhos ocluídos e, em seguida, o outro. Se o paciente informar que um dos olhos está com a visão embaçada, o cuidado no exame deverá ser redobrado e o oftalmologista deve ser chamado imediatamente.

Em olhos com laceração palpebral, caso haja ferimento no canto interno palpebral, deve-se atentar para a possibilidade de laceração de canalículo lacrimal, cuja sutura é imperiosa nesses casos.

Caso haja fortes indícios de ferimento perfurante ocular, deve-se colocar uma proteção leve sobre o olho, com gaze, e o oftalmologista deverá ser acionado para reparação cirúrgica do ferimento perfurante do globo ocular. A cirurgia ocular em presença de ferimento perfurante do globo só deve ser postergada em caso de risco de morte para o paciente. Caso contrário, deverá ser a primeira a ser realizada, pois uma sensação de dor ou qualquer movimento mais abrupto do paciente poderá provocar extravasamento do conteúdo ocular, com perda irreparável da visão e do próprio globo ocular.

Em pacientes que tiveram ferimento ocular por quebra do para-brisa, deve-se suspeitar de fragmento de vidro. Em todos os casos em que houver suspeita de corpo estranho intraocular, exames como tomografia computadorizada ou ressonância magnética são obrigatórios. Caso se suspeite de fragmentos metálicos imantáveis, a ressonância magnética não deverá ser empregada. Em todos os pacientes que estavam trabalhando com objetos que possam desprender fragmentos (martelo, esmeril), deve-se suspeitar de corpo estranho intraocular.

Tratamento

Avaliação da extensão do ferimento, localização do corpo estranho e reparo cirúrgico com anestesia geral.

ABRASÃO CORNEANA

Sinais e sintomas

O paciente apresenta dor intensa, fotofobia, sensação de corpo estranho, lacrimejamento. Há também hiperemia conjuntival, edema palpebral.

Avaliação

É realizada com a lâmpada de fenda (biomicroscópio), devendo-se pesquisar a presença de corpo estranho com eversão das pálpebras.

Tratamento

Consiste em cicloplegia, oclusão com pomada de antibiótico por um período de pelo menos 24 horas.

CORPO ESTRANHO CORNEANO E CONJUNTIVAL

Sinais e sintomas

Os mesmos que na abrasão corneana.

Avaliação

É feita com a lâmpada de fenda (biomicroscópio).

Tratamento

Remoção e oclusão do olho com pomadas antibióticas (tobramicina, cloranfenicol etc.). É fundamental o seguimento desses pacientes para se evitar complicações de ordem infecciosa, comuns em ambientes de terapia intensiva, e que devem ser imediatamente tratados para melhor prognóstico visual.

QUEIMADURAS QUÍMICAS CONJUNTIVAIS E CORNEANAS

SINAIS E SINTOMAS

Dor ocular e sensação de corpo estranho.[10]

Avaliação

Com a lâmpada de fenda.

Tratamento

As queimaduras oculares químicas devem ser tratadas imediatamente com irrigação copiosa de soro fisiológico ou mesmo com água de torneira por pelo menos 30 minutos. Para facilitar essa manobra, é conveniente anestesiar o olho com colírio anestésico de tetracaína e proximetacaína, monitorizando-se o pH até que ele fique neutro. As queimaduras com álcalis são muito mais graves do que aquelas com ácidos. Após essas medidas, deve-se pesquisar a presença de corpos estranhos e remover partículas, procedimento mais fácil com cotonete embebido em EDTA sódico. O olho é ocluído com pomada de antibiótico como tobramicina ou cloranfenicol e realiza-se dilatação de pupila (atropina, cicloplégico). O seguimento deve ser diário até plena cicatrização, fazendo-se a monitorização da pressão intraocular, que pode estar elevada. Os casos de queimaduras com álcalis, dependendo do grau de acometimento, podem deixar sequelas muito graves, inclusive olho seco (destruição das glândulas lacrimais acessórias) com consequente destruição do segmento anterior ocular. O oftalmologista deve ser chamado imediatamente em qualquer caso de queimadura, tanto química como térmica.

Pode-se recobrir a superfície ocular com membrana amniótica, para diminuir o processo inflamatório.[11]

AFECÇÕES INFECCIOSAS DO GLOBO OCULAR

ÚLCERA NEUROTRÓFICA

Pode ocorrer em pacientes portadores de herpes simples ou varicela-zóster na face, como complicação de cirurgia do nervo trigêmeo, complicação de irradiação do olho ou estrutura anexa ou por tumor como neurinoma do acústico.[12]

Sinais e sintomas

O paciente tem perda da sensibilidade corneana com defeito epitelial persistente, podendo evoluir para úlcera de córnea, habitualmente de aspecto acinzentado e localizada em sua porção inferior. O olho encontra-se vermelho, há fotofobia, lacrimejamento, pouca dor e redução de visão.

Avaliação

Realizada com lâmpada de fenda.

Tratamento

Depende do estágio de evolução. Pode consistir em colírios que substituem a lágrima, pomada antibiótica (tobramicina, gentamicina, cloranfenicol etc.), oclusão, lente de contato terapêutica e até tarsorrafia (sutura das pálpebras superior e inferior para manter o olho ocluído).

Qualquer paciente que apresentar afecções que possam evoluir para úlcera neuroparalítica deve ser avaliado pelo oftalmologista, visto que o tratamento preventivo pode ser eficiente, evitando-se complicações cujo tratamento pode ser difícil e demorado.

ÚLCERA INFECCIOSA DE CÓRNEA

Sinais e sintomas

Dor ocular, diminuição de visão, sensação de corpo estranho, lacrimejamento, fotofobia etc.[13]

Avaliação

Deve ser realizada por meio da lâmpada de fenda.

Tratamento

A coleta de material deve ser precisa, existindo certas particularidades. As amostras colhidas são normalmente pequenas e o microbiologista deve ter treinamento apropriado. Existem recursos específicos para esta coleta, como uso prévio de anestésico, espátula de Kimura etc. Informações a respeito da flora local auxiliam a orientação terapêutica que, inicialmente, segue a orientação apresentada na Tabela 205.1.[14]

CELULITE ORBITÁRIA

Sinais e sintomas

Cefaleia, olhos e pálpebras hiperemiados, com dilatação das veias episclerais, diplopia, febre, equimose conjuntival, proptose e restrição da movimentação ocular. Na presença de queda do estado geral, suspeitar de trombose do seio cavernoso.[15]

Avaliação

A tomografia de crânio mostra geralmente sinusite do seio etmoidal. Outros aspectos a serem avaliados são a presença de corpos estranhos orbitários, fraturas orbitárias, cirurgias orbitárias prévias e infecções sistêmicas com bacteremia ou septicemia.

Em paciente diabético e imunossuprimido, suspeitar de mucormicose, doença frequentemente letal.

Os agentes mais comuns de celulite orbitária são os *Staphylococcus*, *Streptococcus* e *Haemophilus influenzae*, este último principalmente em crianças.

A avaliação oftalmológica deve ser completa. Se existir suspeita de meningite ou trombose do seio cavernoso, é necessária a avaliação imediata do neurologista.

Tratamento

Hospitalização

Antibioticoterapia sistêmica por 1 semana ou mais, se necessário:

Em crianças, administra-se vancomicina na dose de 40 mg/kg por dia EV, dividida em 2 a 3 doses, mais ceftriaxona na dose de 100 mg/kg por dia EV, dividida em 2 doses.

Adultos: vancomicina na dose de 1 a 2 g EV, a cada 12 horas, mais ceftriaxona 1 g EV, a cada 12 horas ou antibioticoterapia equivalente. É necessário consultar um otorrinolaringologista e utilizar descongestionantes nasais.

TABELA 205.1. Principais agentes infecciosos oculares e seu tratamento de escolha.

Organismo	Tópico fortificado	Subconjuntiva	Sistêmico
Acantamoeba	Propamidina de hora em hora Neomicina (6 x/dia)	Fluconazol (1 mg)	Fluconazol (2 cápsulas = 400 mg/dia VO) ou cetoconazol (2 cápsulas = 400 mg/dia VO)
Coco Gram mais anaeróbios	Pen G (100 mil UI/mL)	Pen G (1 milhão de UI)	Pen G (2 milhões-6 milhões de UI EV, a cada 4h)
Corynebacterium	Pen G (100 mil UI/mL)	Pen G (1 milhão de UI)	Pen G (2 milhões-6 milhões de UI EV, a cada 4h)
Enterococcus	Vancomicina (50 mg)	Vancomicina (25 mg)	Vancomicina (1 g EV, a cada 12h)
Fungo filamentoso	Natamicina 5%	Fluconazol (1 mg)	Cetoconazol (2 cápsulas = 400 mg/dia VO) ou Fluconazol (2 cápsulas = 400 mg/dia VO)
Fungo levedura	Anfotericina (0,5 mg)	Fluconazol (1 mg)	Cetoconazol (2 cápsulas = 400 mg/dia VO) ou Fluconazol (2 cápsulas = 400 mg/dia VO)
Micobactéria *fotiuitum*, *chelonei*	Amicacina (100 mg)	Amicacina (25-50 mg)	Amicacina (5 mg/kg EV, a cada 8h)
Neisseria	Pen G (100 mil UI/mL)	Pen G (1 milhão UI)	Pen G (2 milhões-6 milhões UI EV, de 4 em 4h)
Nocardia	Sulfametoxazol	Nenhum	Sulfametoxazol 100 mg/kg/dia (mais trimetropima 10-20 mg/kg/dia 100 mg/kg/dia EV)
Pseudômonas	Tobramicina (14 mg)	Tobramicina (20 mg)	Tobramicina (3-7 mg/kg/dia EV)
Staphylococcus	Cefazolina (50 mg)	Cefazolina (100 mg)	Cefalotina (1 g EV, a cada 4h)
Streptococcus	Pen G (100.000 UI/mL)	Pen G (1.000.000 UI)	Pen G (2 milhões-6 milhões de UI EV, a cada 4h)

EV: via endovenosa; VO; via oral; h: hora(s); Pen G: penicilina G.

Geralmente, a melhora inicia-se após 24 a 36 horas. Se não houver sinais de recuperação ou se a proptose (protusão do globo ocular) aumentar, deve-se realizar nova tomografia orbitária, e, na presença de abscesso, efetuar drenagem cirúrgica.

CONJUNTIVITES
Sinais e sintomas

Sensação de corpo estranho, lacrimejamento, secreção e desconforto oculares.[16] A visão não é afetada e não há dor. Sempre que existirem dor ocular e diminuição de visão, deve-se encarar como afecção grave e não como conjuntivite.

Avaliação

O diagnóstico pode ser feito pela inspeção desarmada, mas é sempre importante confirmar o diagnóstico com a lâmpada de fenda. Ao contrário das ceratites, uveítes e glaucoma, a visão não está alterada e não há dor. As pupilas também não se alteram.

Tratamento

Colírios antibióticos (tobramicina, gentamicina, cloranfenicol, quinolonas de largo espectro) a cada 2 ou 3 horas, pomadas oftálmicas de antibiótico e limpeza com água boricada a 3%, evitando-se acúmulo de secreção.

Não se deve ocluir os olhos. Caso não haja melhora ou se o quadro for grave, deve-se recorrer à cultura e ao antibiograma.

Diagnóstico diferencial com outras causas de olho vermelho está detalhado no Quadro 205.1.

AFECÇÕES OCULARES SECUNDÁRIAS A COMPROMETIMENTO SISTÊMICO
SÍNDROME DE TERSON
Sinais e sintomas

Baixa de acuidade visual.

Avaliação

Exame de fundo de olho. Observa-se hemorragia vítrea associada à hemorragia intracraniana ou subaracnóidea. Provavelmente, é causada por súbito aumento na pressão intracraniana pela hemorragia subaracnóidea que é transmitida para o nervo óptico, com estase venosa e rotura de vasos do nervo óptico, com consequente hemorragia vítrea.

Tratamento

É cirúrgico (vitrectomia), caso não haja absorção do sangue no humor vítreo, no período de 6 meses, ou se houver formação de tração vítreo-retiniana observada à oftalmoscopia ou ultrassonografia ocular. Para a recuperação da visão, a cirurgia pode ser mais precoce se os dois olhos estiverem comprometidos.

OCLUSÃO DA ARTÉRIA CENTRAL DA RETINA
Sinais e sintomas

Pacientes com oclusão de artéria retiniana queixam-se de perda de visão súbita, indolor.[18]

Avaliação

O fundo de olho na fase aguda apresenta retina de coloração esbranquiçada, exceto na mácula, denominada "mácula vermelho-cereja". Pode ser causada por êmbolos de colesterol ou de cálcio. Estes últimos, normalmente, acometem pacientes com valvopatias cardíacas, principalmente prolapso de válvula mitral.

Tratamento

Reduzir a pressão ocular ao máximo (paracentese da câmara inferior) e usar vasodilatadores retinianos (carbogênio), principalmente nas primeiras seis líneas de instalação da sintomatologia.

LAGOFTALMO: CERATITE DE EXPOSIÇÃO
Sinais e sintomas

Dor ocular e lacrimejamento. Quando existe comprometimento da córnea, há também redução da visão.

Avaliação

A ceratite de exposição é decorrente de condições sistêmicas nas quais o fechamento palpebral está comprometido ou se faz de maneira incompleta. Inicialmente, o quadro de ceratite puntata superficial se instala no terço inferior corneano ou em forma de banda horizontal na região da fissura interpalpebral. Pode ser decorrente de paralisia do sétimo par craniano, de deformidade palpebral por ectrópio palpebral, de lagoftalmo com má oclusão em pacientes comatosos ou de proptose devido a processos intraorbitários.

Tratamento

Consiste em corrigir a causa primária e no uso de lágrima artificial, pomada lubrificante, oclusão e, em casos de úlcera trófica, recobrimento conjuntival.

REFERÊNCIAS BIBLIOGRÁFICAS

1. Seiff SR, Good WV. Hypertropia and the posterior blowout fracture: mechanism and management. Ophthalmollogy. 1996 jan;103(1):152-6
2. Fattani T, Bewer K, Retana A, Ogledzki M. Incidence of retrobulbar hemorrhage in the emergence room. J Oral Maxillofc Surg. 2014 Dec;72(12):2500-2.
3. Pushker N, Bajaj MS, Mehta M, Shankara Naik S, Khurana S. Unusual orbital forein bodies. Int Ophthalmol. 2013 Oct;33(5):595-8.
4. Takahashi WT. Traumatismos e emrgências oculares. 1ª. Ed. São Paulo: Editora Roca Ltda, 2003. p.215-8.
5. Takahashi WT. Traumatismos e emrgências oculares. 1ª. Ed. São Paulo: Editora Roca Ltda, 2003. p.95-102.
6. Shingleton BJ, Hirsh PS, Kenyon KR. Traumatismos oculares. 1a. ed. Madrid: Mosby Year Book de España, 1992. p.187-92.

7. Gomez-Ulla F, Fente B, Torreiro MG, Salorio MS, Gonzalez F. Choroidal vascular abnormality in Purtscher's retinopathy shown by indocyanine green angiography. Am J Ophthalmol. 1996 Aug;122(2):261-3.
8. Knorr HL, Jonas JB. Retinal detachments by squash ball accidents. Am J Ophthalmol. 1996 Sep;122(2):260-1.
9. Shingleton BJ, Hirsh PS, Kenyon KR. Traumatismos oculares. 1a. ed. Madrid: Mosby Year Book de España, 1962. p.143-58.
10. Singh P, Tyagi M, Kumar Y, Grupta KK, Sharma PD. Ocular chemical injuries and their management. Oman J Ophthalmol. 2013 May;6(2)83-6.
11. Meller D, Pires RTF, Mark RJS, Figueiredo F, Heiligenhaus A, Park WC, et al. Amniotic membrane transplantation for acute chemical or thermal burns. Ophthalmology. 2000 May;107(5):980-90.
12. Sachetti M, Lambiase A. Diagnosis and management of neurotrophic keratitis. Clin Ophthalmol. 2014 Mar;19(8):571-9.
13. Marujo FI, Hirai FE, Yu MC, Hofling-Lima AL, Freitas Dd, Sato EH. Distribution of infectious keratitis in a tertiary hospital in Brazil. Arq Bras Oftalmol. 2013 No-Dec;76(6):371-3.
14. O'Brien TP, Maguire MG, Fink NE, Alfonso E, McDonnell P. Efficacy of ofloxacin versus cefazolin and tobramycin in the therapy for bacterial keratitis. Report from the Bacterial Keratitis Study Research Group. Arch Ophthalmol. 1995 Oct;113(10):1257-65.
15. Ford JG, Yeatts RP, Givner LB. Orbital cellulitis, subperiosteal abscess, sinusitis, and septicemia caused by Arcanobacterium haemolyticum. Am J Ophthalmol. 1995 Aug;120(2):261-2.
16. Azari AA, Barney NP. Conjunctivitis: a systemic review of diagnosis and treatment. JAMA. 2013 Oct 23;310(16):1721-9.
17. Seif GI, Teichman JC, Reddy K, Martin C, Rodriguez AR. Incidence, morbidity, and mortality of Terson syndrome in Hamilton, Ontario. Can J Neurol Sci. 2014 Sep;41(5):572-6.
18. Brown GC, Magarghal LE. Central retinal artery obstruction and visual acuity. Opthalmology. 1982 Jan;89(4):14-9.

CAPÍTULO 206

TRAUMATISMO CRANIOMAXILOFACIAL

Dov Charles Goldenberg
Sergio Luis de Miranda
Roberto Moreno

DESTAQUES

- O trauma de face apresenta hoje novas características, no que diz respeito aos mecanismos de trauma e às complicações.
- A maior eficiência das equipes de resgate pré-hospitalar tem permitido a sobrevivência de pacientes com traumas de extrema gravidade, incluindo aqueles que apresentam traumatismos faciais complexos.
- O atendimento inicial ao paciente com trauma craniomaxilofacial deve ser realizado sob as mesmas diretrizes que o de qualquer politraumatizado.
- O comprometimento neurológico pelo trauma cranioencefálico (TCE) dificulta o manejo do traumatizado de face e eleva os riscos de complicações respiratórias. A manutenção de via aérea segura é fundamental na associação de TCE a traumatismos faciais.
- O exame físico da face deve ser sistemático, realizando-se inspeção, palpação extra e intraoral no sentido craniocaudal, seguida de avaliação dinâmica da motricidade, da sensibilidade e da oclusão dentária.
- O método de imagem ideal no diagnóstico das fraturas da face é a tomografia computadorizada.
- O tratamento das fraturas deve garantir os seguintes princípios: incisões que ofereçam cicatrizes inconspícuas; exposição adequada ao foco de fratura; redução tridimensional; máxima imobilidade dos traços de fratura; liberdade de movimento.
- A divisão anatômica das fraturas conforme o terço facial acometido facilita o entendimento e permite a utilização de algoritmos bem estabelecidos para tratamento.
- Os fatores influentes na decisão de tratamento incluem a estrutura óssea envolvida, a direção do foco da fratura, o número e o deslocamento dos fragmentos, a associação a trauma de partes moles e a perda de elementos dentários.

INTRODUÇÃO

Nos dias atuais, o trauma facial persiste como sinalizador da violência social.[1] Se, por um lado, a efetividade no cumprimento da legislação de trânsito (obrigatoriedade do uso do cinto de segurança e do capacete e a nova regulamentação para a fabricação dos veículos com *airbags*) reduziu significativamente as ocorrências de trauma craniomaxilofacial, por outro lado, o aumento da violência interpessoal (traumatismos secundários às agressões e ferimentos por armas de fogo) tem sido responsável por manter a incidência dos traumatismos da face.[2-5] O estímulo às atividades esportivas mais violentas como lutas marciais, lutas de rua e esportes radicais tem aumentado as estatísticas. O trauma de face apresenta hoje novas características, no que diz respeito aos mecanismos de trauma e às complicações.[6-7]

Não obstante, traumatismos de alto impacto decorrentes de colisões veiculares ou grandes catástrofes ainda ocorrem. A maior eficiência das equipes de resgate pré-hospitalar tem proporcionado a sobrevivência de pacientes com traumas de extrema gravidade, como traumatismos faciais complexos, o que mantém, de certa maneira, o número absoluto desse tipo de trauma.

Considerando-se pacientes politraumatizados admitidos em prontos-socorros de grandes centros urbanos, acredita-se que em cerca de 60% destes esteja presente alguma forma de lesão na região cefálica. Em 11% dos casos, os ossos da face são acometidos por fraturas.[1,8-9]

ATENDIMENTO INICIAL

O atendimento inicial ao paciente portador de trauma craniomaxilofacial deve ser realizado sob as mesmas diretrizes que o de qualquer politraumatizado.

Atenção especial deve ser direcionada à presença de sangue. Elementos dentários, protéticos ou corpos estranhos devem ser checados e removidos de imediato, pelo risco de obstrução respiratória alta ou broncoaspiração. É fundamental ressaltar que aspiração ou a sondagem gástrica em pacientes com trauma facial deve ser realizada exclusivamente por via oral. Se a passagem for feita por via nasal, existe risco elevado de inserção inadvertida em posição intracraniana, caso coexistirem fraturas da base do crânio.

A avaliação das vias aéreas é iniciada pela limpeza mecânica e pela aspiração da cavidade oral, seguidas dos demais procedimentos de permeabilização e ventilação. Pela mesma razão explicitada no parágrafo anterior, o acesso à via aérea deve ser feito por intubação orotraqueal ou por meio cirúrgico (cricotireoidostomia ou traqueostomia), garantindo via aérea pérvia e segura.

No que diz respeito ao controle de sangramento e à avaliação da circulação, é relevante observar que sangramentos da face e principalmente do couro cabeludo podem, aparentemente, sugerir grandes perdas volêmicas. No entanto, costuma ser limitado. É raro o choque hipovolêmico causado exclusivamente por sangramentos faciais, exceção feita a traumas graves do terço mediofacial. Portanto, paciente em choque hipovolêmico com trauma facial deve ser investigado para localização de possível foco adicional de sangramento. A proximidade de estruturas nobres, como o nervo facial, torna perigosa a tentativa de ligaduras vasculares intempestivas ou em massa. É preferível a realização inicial de curativo compressivo ou tamponamento, seguido de hemostasia definitiva e segura.

Tamponamento nasal é frequentemente necessário para o controle do sangramento, sendo o tamponamento anterior da cavidade nasal eficaz, na maioria das situações clínicas, para controlar a perda de sangue, mas pode ser complementado, se for preciso, pelo de localização posterior.

Devem ser investigados os traumatismos associados, como os cervicais graves, presentes em cerca de 3% dos pacientes.[8-9] A presença de trauma cervical dificulta a manipulação da via aérea no traumatizado da face, exigindo imobilização do paciente durante o atendimento inicial e, muitas vezes, implicando um acesso cirúrgico à via aérea.

O comprometimento neurológico pelo trauma TCE dificulta o manejo do traumatizado de face e eleva os riscos de complicações respiratórias. A manutenção de via aérea segura é fundamental na associação de TCE a traumatismos faciais.[10]

Trauma ocular é frequentemente relacionado às fraturas de face, de maneira direta ou indireta.[11-13] Corpo estranho intraocular, traumatismos perfurantes, sangramentos intraoculares e descolamentos retinianos podem estar presentes, o que torna fundamental a avaliação oftalmológica previamente à manipulação da região orbital quando há suspeita de lesão ocular.

AVALIAÇÃO E DIAGNÓSTICO DAS FRATURAS DA FACE

O especialista em cirurgia maxilofacial deve avaliar o paciente, preferencialmente, ainda na sala de emergência, após estabilização respiratória, da coluna cervical e controle de sangramentos.

ANAMNESE E EXAME FÍSICO

A avaliação do paciente é constituída por anamnese, exame físico intraoral, extraoral e exames complementares de imagem.[1,14-15]

O exame físico da face deve ser sistemático. Sugere-se avaliação craniocaudal da região craniomaxilofacial, realizando-se inspeção, palpação extra e intraoral seguida de avaliação dinâmica da motricidade, da sensibilidade e da oclusão dentária. À inspeção extraoral, devem ser pesquisados edema, equimoses, assimetrias faciais, escoriações e ferimentos cortocontusos.

À palpação, irregularidades dos contornos ósseos, crepitação, dor e mobilidade dos elementos esqueléticos são elementos sugestivos de fraturas. Na região frontal, observa-se a integridade do crânio e do couro cabeludo, seguida da inspeção e do exame das órbitas, seus contornos ósseos e presença de irregularidades, desvios ou degraus. A região maxilar é inspecionada e avaliada na busca de mobilidade e disoclusão. O contorno mandibular é palpado, na busca de crepitação, estalidos articulares e instabilidade.

O exame intraoral deve ser iniciado por um questionamento prévio acerca da situação dental e oclusal. O estado de dentes e mucosas, a presença de ferimentos e exposições ósseas e a amplitude de abertura da boca devem ser abordados em conjunto à pesquisa de trauma dentoalveolar pela palpação e pela avaliação de mobilidade dentária. É recomendada a utilização de afastadores orais específicos de modo a avaliar corretamente o estado da oclusão dentária.

Tanto fraturas maxilares quanto mandibulares podem levar a distúrbios da oclusão.[1,15-16] A alteração da oclusão após um traumatismo facial deve levar à suspeita de fraturas específicas da maxila e mandíbula.

A função da musculatura da mímica facial é diretamente relacionada à função do nervo facial, que deve ser pesquisada.[1] Contusões e traumatismos abertos ou fechados podem levar a comprometimento parcial ou total de ramos do nervo facial.

Presença de fraturas faciais podem ser sugeridas, indiretamente, pela alteração da sensibilidade facial, portanto sua pesquisa deve ser incluída no exame específico da região craniomaxilofacial.

AVALIAÇÃO RADIOLÓGICA

Fundamental na suspeita de fraturas de face e, muitas vezes, identifica focos de fraturas não perceptíveis ao exame físico.

O método ideal no diagnóstico das fraturas da face é a tomografia computadorizada.[17] As técnicas convencionais de radiografias simples têm sido progressivamente menos utilizadas, em razão da sobreposição bidimensional das estruturas tridimensionais da face.[1] O avanço tecnológico tem favorecido a realização de exames de alta precisão em mínimos intervalos de tempo, reduzindo os riscos ao paciente. Imagens em cortes axiais finos permitem reconstruções por computador nos sentidos coronal e sagital, além da reconstrução tridimensional.

TRATAMENTO DAS FRATURAS DA FACE
PRINCÍPIOS GERAIS

O adequado diagnóstico permite a escolha das vias de acesso que garantem exposição adequada dos traços de fratura e redução tridimensional.

O tratamento das fraturas deve garantir a união dos seguintes princípios:[1-2,18-19]

1. Incisões que ofereçam cicatrizes inconspícuas.
2. Exposição adequada ao foco de fratura.
3. Redução tridimensional.
4. Máxima imobilidade dos traços de fratura.
5. Retorno precoce à função.

Historicamente, até meados do século XX, os métodos de tratamento das fraturas da face eram baseados em imobilizações fechadas. Bloqueios interdentais ou intermaxilares e goteiras eram as opções disponíveis mesmo em casos complexos. O desenvolvimento de materiais de síntese óssea (miniplacas, microplacas e parafusos em titânio) alterou este perfil, tornando possível o tratamento aberto por meio de acessos cirúrgicos e fixação rígida dos focos de fratura.[19-23] Na atualidade, as indicações para tratamento conservador (bloqueio interdental, bloqueio intermaxilar, goteiras dentárias, reduções incruentas) e tratamento cirúrgico com redução aberta e fixação são bem estabelecidas e serão apresentadas a seguir.[24-28]

Os fatores influentes na decisão de tratamento incluem a estrutura óssea envolvida, a direção do foco de fratura, o número e o deslocamento dos fragmentos, a associação a trauma de partes moles e a perda de elementos dentários.

Quando se opta por tratamento não cirúrgico (tratamento conservador), a imobilidade do foco de fratura é obtida pela interrupção dos movimentos faciais, por meio dos bloqueios interdentais e intermaxilares. Quando o osso fraturado não sofre ação muscular, repouso pode garantir imobilidade.[20-21,25,28] Quando o tratamento cirúrgico é indicado, os focos de fratura são expostos e reduzidos sob visão direta.[29] Quando há imobilização do foco com algum grau de mobilidade, classifica-se a fixação como semirrígida (no caso de uso de fios de aço ou sistemas de placas e parafusos delicados) e, nestes casos, bloqueios intermaxilares podem ser associados. Quando há imobilidade total dos **focos** de fratura, classifica-se a fixação como rígida.[24,26,30]

A utilização de materiais de síntese absorvíveis tem sido indicada nos traumas faciais em pacientes pediátricos, por permitir o crescimento ósseo sem a necessidade da retirada do material de síntese, absorvido após hidrólise. Os componentes das placas absorvíveis disponíveis no mercado são os ácidos poliláctico e poliglicólico, utilizados em larga escala na fabricação de fios de sutura absorvíveis. A osteossíntese obtida é do tipo semirrígida (Figura 206.1).

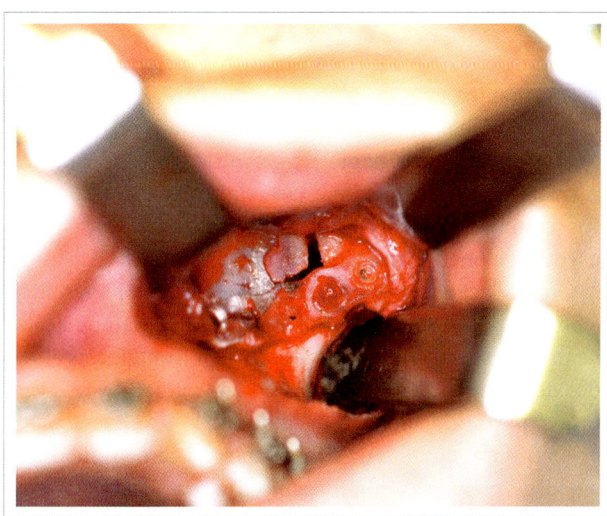

FIGURA 206.1 Osteossíntese de fratura maxilar com sistema absorvível.

A divisão anatômica das fraturas conforme o terço facial acometido facilita o entendimento e permite a utilização de algoritmos bem estabelecidos para tratamento.

- **Terço superior:** engloba a região frontal e as órbitas, incluindo a região nasoetmoidal superior.
- **Terço médio:** inclui o complexo ósseo zigomático-orbital, região maxilar, região nasoetmoidal inferior e o nariz.
- **Terço inferior:** a mandíbula é a estrutura principal, apesar de as porções do ramo ascendente e do côndilo situarem-se topograficamente na transição com o terço médio.

Do ponto de vista terapêutico, regiões ósseas da face podem ser consideradas, como no caso das fraturas da órbita, composta por sete ossos diferentes dos terços superior e médio.

Os termos panfacial e complexa se confundem muitas vezes. A maioria dos autores aceita que fratura panfacial é aquela que acomete ao menos dois dos três terços faciais. A definição de fraturas faciais complexas está mais relacionada a mecanismos de trauma, agentes ou localizações específicas, e não são obrigatoriamente panfaciais.[1-2,14-15,20,24-25,29]

Os traumatismos associados aos elementos dentais e às estruturas de cobertura e sustentação são considerados, em conjunto, pela denominação trauma dentoalveolar e serão discutidos em separado ao final deste capítulo.

FRATURAS DO OSSO FRONTAL

Esse osso está na zona de transição entre face e crânio. Os seios frontais, quando desenvolvidos, se localizam entre as lâminas interna e externa do osso frontal, e ambas as paredes podem ser muito finas. A parede posteroinferior limita a fossa craniana anterior e encontra-se em intimidade com a dura-máter e o seio sagital. Na posição inferior, faz parte das órbitas, nas suas porções do teto e da parede lateral. Na posição lateral, articula-se ao osso zigomático, constituindo a porção superior da parede lateral da órbita.

O diagnóstico clínico é evidente quando há afundamento de fragmentos da parede anterior. Na tomografia computadorizada, cortes axiais e coronais permitem o diagnóstico (Figura 206.2).

Fraturas da parede anterior costumam causar problema predominantemente estético, já as que envolvem a parede posterior podem se associar à lesão da dura-máter, a contusões encefálicas ou a hemorragias intracranianas. Fraturas do osso frontal geralmente estão relacionadas a traumatismos cranioencefálicos, principalmente em crianças, pela ausência de pneumatização do seio frontal.[1,14]

Com relação ao tratamento, a via de acesso preferencial é coronal, por permitir melhor visualização, manipulação e tratamento simultâneo de lesões do seio frontal. Nas situações de tratamento neurocirúrgico concomitante, o acesso coronal permite a abordagem conjunta.[31]

As fraturas simples da parede anterior sem afundamento não necessitam de abordagem cirúrgica, já aquelas com afundamento são tratadas por redução dos fragmentos ósseos e fixação rígida ou semirrígida (Figura 206.3).

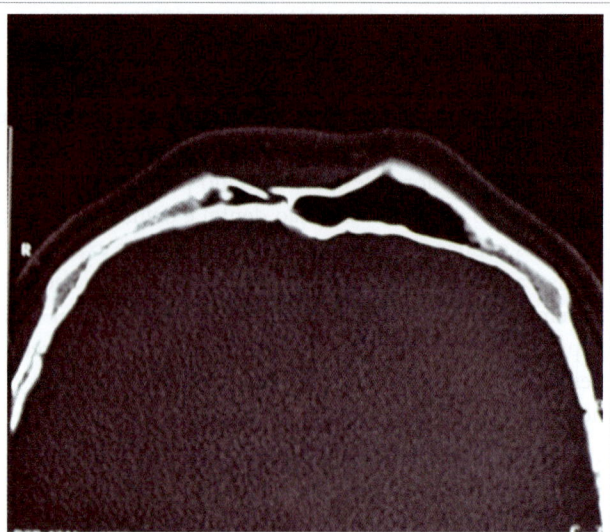

FIGURA 206.2. Aspecto tomográfico de fratura com afundamento da parede anterior do osso frontal.

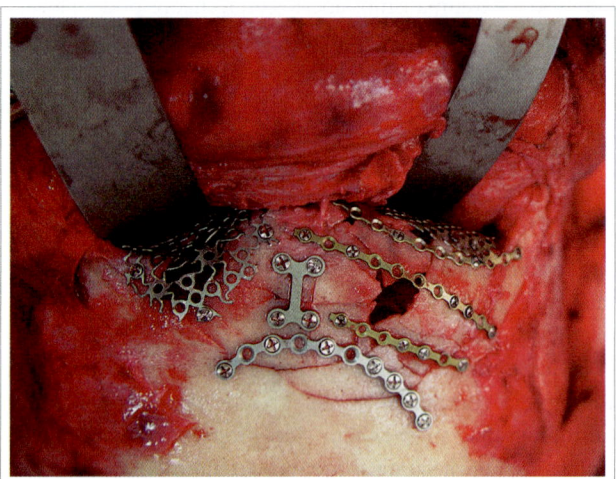

FIGURA 206.3. Tratamento de fratura com afundamento da parede anterior do osso frontal por meio de osteossíntese.

Da mesma forma, fraturas sem desalinhamento da parede posterior podem ser tratadas de maneira conservadora, mas quando há mau posicionamento, a terapêutica se dá por redução dos fragmentos ou pela remoção deles. A retirada da parede posterior e da mucosa do seio frontal com obliteração da via de drenagem do seio é denominada cranialização.[32]

FRATURAS DA ÓRBITA

A órbita é constituída por sete ossos: maxilar, zigomático, frontal, palatino, lacrimal, etmoide e esfenoide. Quatro regiões topográficas são definidas: teto (frontal e esfenoide), assoalho (maxila, zigoma e esfenoide), parede medial (etmoide, lacrimal, palatino e parte da maxila) e parede lateral (frontal, esfenoide e zigoma). Os constituintes internos da órbita são o globo ocular, o aparelho lacrimal, a musculatura extrínseca, o tecido adiposo, os vasos e os nervos.

As fraturas da órbita correspondem a cerca de 10% das fraturas faciais.[1-2,7,12-13] Edema e equimose peripalpebral, sangramentos conjuntivais e enfisema de subcutâneo costumam estar presentes, e a associação a ferimentos cortocontusos é rotineira. Nas fraturas que acometem o assoalho, a presença de falhas ósseas com herniação do conteúdo para o seio maxilar e o encarceramento muscular nos traços de fratura podem causar restrição de movimentos oculares, visão dupla (diplopia) e encurtamento da pálpebra inferior (Figura 206.4).

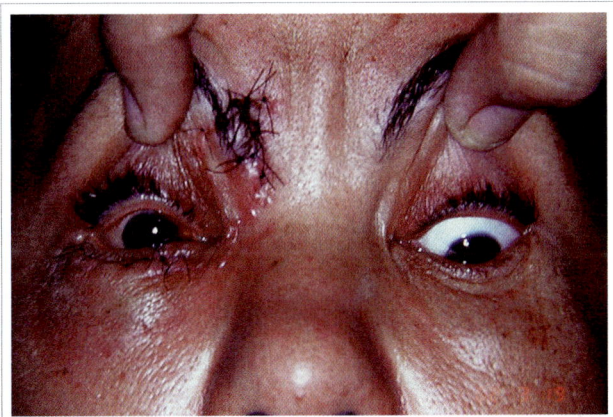

FIGURA 206.4. Quadro clínico causado por fratura de órbita com restrição ao movimento do olho direito.

Nas fraturas por impacto direto, mecanismo fisiológico de proteção ao globo ocular pode acarretar explosão das paredes internas, mais frequentemente, o assoalho e a parede medial, poupando o globo ocular de lesões mais graves. Esses tipos de fraturas são denominados *blow-out*. A perda de integridade da órbita pode causar a migração de conteúdo para as cavidades sinusais, com desbalanço entre conteúdo e continente, traduzido clinicamente como enoftalmo.[1,4] Além das fraturas tipo *blow-out*, existem as que acometem as margens orbitais, nesses casos, o mecanismo da compressão do globo é somado à compressão direta das margens ósseas, causando fraturas cujos traços coincidem com as zonas de maior fragilidade óssea.

Tomografia computadorizada com reconstruções coronais a partir das imagens axiais finas permitem a visualização de todo o assoalho orbital e a relação do globo ocular e da musculatura extrínseca com os possíveis traços de fraturas.

As vias de acesso para tratamento variam de acordo com a localização dos focos de fratura. Para as situadas no teto orbital, a via de acesso coronal é a mais ampla, já naquelas da parede lateral da órbita, os acessos no canto lateral do supercílio ou na porção lateral do sulco palpebral superior são os preferidos.

As fraturas do assoalho orbital e da margem inferior podem ser tratadas por três vias de acesso básicas: o acesso transconjuntival, o acesso infraciliar e o acesso infrapalpebral. Todas as vias permitem boa exposição aos focos de fratura e adequada redução e fixação. O acesso isolado à parede medial é mais raro e pode ser realizado por incisão curvilínea paralela à prega cantal medial, por acesso coronal ou por acesso videoassistido.

O tratamento do foco é realizado por redução e fixação semirrígida ou rígida com placas dos sistemas 1,2 a 1,6 mm. No tratamento dos defeitos do assoalho e da parede medial com defeitos de continuidade óssea, a interposição de enxertos autógenos (de cartilagem ou osso), materiais aloplásticos (absorvíveis ou permanentes) ou, ainda, telas metálicas de titânio pode se fazer necessária.

FRATURAS NASAIS E NASO-ORBITOETMOIDAIS

O nariz, seus ossos e cartilagens, o processo frontal da maxila, o osso lacrimal, as paredes mediais das órbitas, as células etmoidais, o osso frontal e a maxila constituem, na intimidade do espaço interorbital, a região naso-orbitoetmoidal.[33]

Os traumatismos que afetam a região apresentam características particulares muito relacionadas à intensidade, à direção do impacto e à idade do paciente.[29,34]

Traumatismos causados por impactos laterais geralmente provocam fraturas que acometem exclusivamente os ossos nasais e o processo frontal da maxila. Os traumatismos anteroposteriores podem acarretar a migração de todo o arcabouço osteocartilaginoso nasal em direção à base do crânio, levando à lesão das células etmoidais, a fraturas das paredes orbitais, à lesão da lâmina crivosa do etmoide e à eventual fratura da fossa craniana anterior e da base do crânio, caracterizando a fratura naso-orbitoetmoidal (NOE).

Fraturas nasais são clinicamente traduzidas em desvio nasal, usualmente com mobilidade ou crepitação à palpação. Epistaxes estão associadas com frequência, bem como hematomas do septo nasal, que devem ser drenados.

Fraturas NOE apresentam quadro clínico rico em sinais e sintomas como equimose periorbital (sinal dos olhos de guaxinim), telecanto traumático, nariz em sela, enoftalmo e epífora (lacrimejamento constante). Frequentemente, são associadas a ferimentos cortocontusos da região.[1,7,12,33]

Para o diagnóstico dessas fraturas, a tomografia computadorizada é mandatória (Figura 206.5).

Fraturas nasais devem ser tratadas precocemente durante a primeira semana após o trauma. Se houver edema significativo de rápida instalação, este pode dificultar a precisa mensuração de desvios nasais, motivo da preferência por aguardar de 2 a 3 dias para indicar o tratamento. A maioria das fraturas nasais é passível de redução incruenta ou por instrumentação endonasal.

Nas fraturas NOE, o tratamento cirúrgico é mais complexo, e a redução aberta, por via coronal, se mostra mais eficiente.[28-29,35] Nessas fraturas, deve-se avaliar o tendão cantal medial, pelo teste "corda do arco", que consiste no deslocamento lateral do canto lateral, observando se a área cantal medial está deslocada, o que implica necessidade de cantopexia medial.

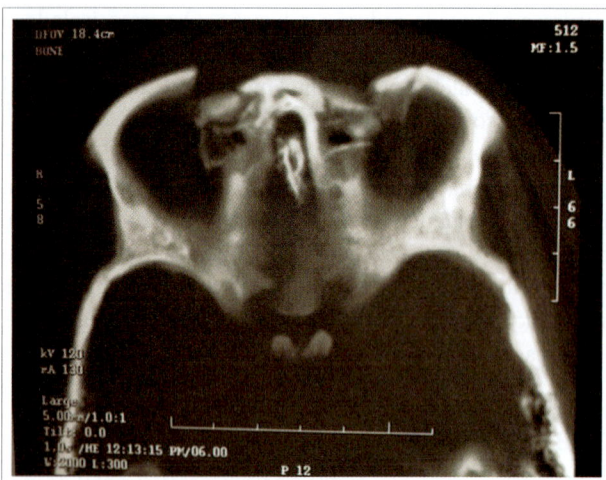

FIGURA 206.5. Aspecto tomográfico de fratura nasoetmoidal com afundamento.

FRATURAS DA MAXILA

A maxila apresenta pilares estruturais responsáveis pela resistência e pela sustentação do terço médio da face.[36-37] Identificam-se, na maxila, o processo frontal, o processo zigomático, o processo palatino e o processo alveolar. O pilar medial de sustentação é composto pelos processos frontal e palatino, já o pilar lateral é o próprio processo zigomático, associado ao zigoma e ao processo alveolar.

Tradicionalmente, as fraturas da maxila são classificadas com base nos estudos de René LeFort (1905).[1] As fraturas LeFort I são transversas baixas, no nível da margem inferior da abertura piriforme, cruzando os pilares mediais, as paredes anterior e posterior do seio maxilar, os pilares laterais da maxila, as paredes laterais do seio maxilar e os processos pterigopalatinos. As fraturas tipo LeFort II são piramidais, acometem a maxila, separando o bloco constituído pelo processo dessa estrutura, pela parede medial da órbita, pelo assoalho orbital, pela margem orbital inferior, pelo processo zigomático e pelo processo pterigopalatino. Nas fraturas tipo LeFort III, observa-se disjunção craniofacial propriamente dita, por meio da separação do esqueleto facial do crânio, no nível da porção média das órbitas e da região etmoidal.

Quanto ao quadro clínico, frequentemente estão presentes edema nas regiões de bochecha e infraorbital, parestesia na região do nervo infraorbital, dor à movimentação da boca e disoclusão. Sangramentos nasais comumente estão associados às lesões do pilar medial.

Os cortes axiais e coronais obtidos nas tomografias de face fornecem as imagens mais precisas. Nos axiais, é possível a avaliação precisa de toda a arcada dentária superior, do processo alveolar, do corpo maxilar, do palato, e das paredes do seio maxilar e da região pterigóidea. As imagens coronais ilustram as relações da maxila com a órbita, as regiões nasal e zigomática, facilitando a visualização dos pilares de sustentação da face, constituídos por pilares verticais (pilar nasomaxilar, pilar zigomaticomaxilar e pilar pterigomaxilar) e horizontais (pilar frontal, pilar zigomático e pilar maxilar).

Nas fraturas LeFort I, a via de acesso para a osteossíntese é preferencialmente intraoral e as osteossínteses são realizadas por meio de miniplacas e parafusos em titânio, nos pilares nasomaxilar e zigomaticomaxilar (Figura 206.6).

Nas fraturas LeFort II, a via de acesso é intraoral combinada com o acesso palpebral inferior (transconjuntival ou subciliar), realizando as osteossínteses nos rebordos infraorbitários e nos pilares zigomaticomaxilares.

Nas Fraturas LeFort III, pode ser realizado, dependendo da complexidade da fratura, o acesso palpebral superior ou o acesso coronal, com fixação das suturas frontozigomáticas, dos arcos zigomáticos e da região frontonasal.

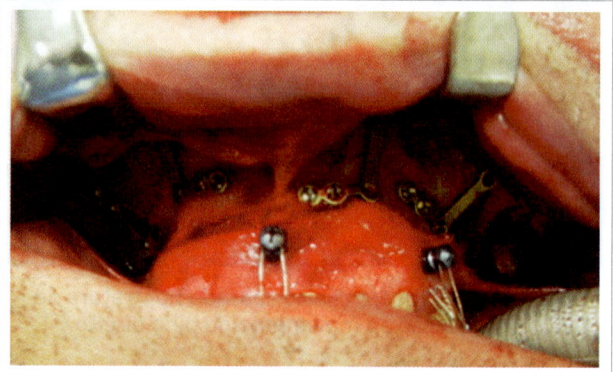

FIGURA 206.6. Fratura da maxila tipo LeFort I e fixação dos pilares de sustentação.

FRATURAS DO ZIGOMA

Como a maxila, o zigoma é um importante elemento de sustentação do esqueleto facial. O arco zigomático se relaciona ao osso temporal e o corpo do zigoma é componente da parede lateroinferior da órbita, unindo-se ao processo zigomático da maxila e definindo quatro pontos de fragilidade que podem estar acometidos nas fraturas do complexo zigomaticomaxilar. Raramente, as fraturas do zigoma ocorrem de forma isolada, com exceção das fraturas do arco zigomático.

No tratamento das fraturas zigomáticas, pode ser realizada a fixação de um, dois ou três pontos da fratura, procedimento determinado pela estabilização do complexo zigomático. As reduções aberta e osteossíntese rígida por meio de miniplacas e parafusos são as preferidas. Nas fraturas do arco zigomático tipo "galho verde" ou com pequenos desvios, o acesso de Kim (intraoral) ou de Gillies (extraoral) e a redução simples sem fixação são opções adequadas.

FRATURAS DA MANDÍBULA

Fraturas mandibulares são consideradas as mais frequentes em pacientes hospitalizados.[1,20-21] Os métodos de tratamento para elas são bastante diversos, de acordo com a etiologia do trauma, a multiplicidade de regiões acometidas, a ação da musculatura da mastigação, a presença de dentes e o grau de complexidade, porém, ainda hoje, há pontos de controvérsia.

Classificação das fraturas mandibulares

São classificadas de maneira complementar, de acordo com os seguintes fatores:

1. **Localização anatômica:** sínfise mandibular, parassínfise, corpo, ângulo, ramo vertical, processo coronoide e côndilo mandibular.
2. **Relação entre a direção do foco e a ação muscular:** favorável, quando há compressão do foco de fratura pela ação muscular e desfavorável, quando o traço de fratura é afastado de sua posição de redução pela tração muscular ou pela contração ativa da musculatura.
3. **Presença de elementos dentários:** classe I (dentes presentes em ambos os lados do foco, classe II (dentes apenas em um lado do foco) ou classe III (mandíbula edêntula).
4. **Gravidade do acometimento mandibular e número de fragmentos:** completas, fratura das duas corticais mandibulares em toda a extensão vertical da mandíbula; incompletas, fratura monocortical ou não se completa no sentido vertical; e galho verde, manutenção da integridade periostal. É considerada cominuta quando existem mais de três fragmentos ósseos no traço de fratura e complexa quando envolve fraturas mandibulares em vários pontos e em múltiplas direções.[24-25]
5. **Comunicação entre o foco de fratura e o meio externo:** fraturas simples ou fechadas, quando não ocorre comunicação com o meio externo e fraturas compostas ou expostas, quando há comunicação com o meio externo (tanto intrabucal como cutâneo).

O diagnóstico completo de uma fratura mandibular requer sua classificação nos diversos critérios propostos, de modo a permitir a melhor conduta terapêutica.[20,38-40]

Diagnóstico das fraturas mandibulares

A suspeita clínica depende de sinais e sintomas como presença de edema, crepitação, trismo, alterações neurossensoriais (de anestesia a dor intensa), equimoses próximas ao foco de fratura, sialorreia, halitose e principalmente alterações da oclusão dentária.

O exame intrabucal é fundamental na investigação de possíveis áreas de exposição óssea, além de auxiliar na visualização da mobilidade mandibular, da qualidade dos dentes próximos ao foco e da oclusão (Figura 206.7).

Quanto à investigação radiológica, novamente a tomografia computadorizada é o padrão ideal. No entanto, radiografias convencionais e a radiografia panorâmica da mandíbula podem ser úteis. A tomografia computadorizada permite a visualização das fraturas de maneira mais precisa, principalmente na avaliação do envolvimento bicortical, na direção dos traços de fratura e por permitir a reconstrução tridimensional da mandíbula (Figura 206.8). Fraturas do

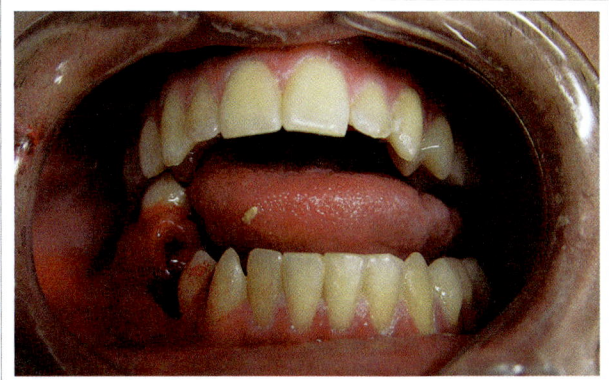

FIGURA 206.7. Fratura mandibular acarretando alteração da oclusão. A condição de saúde bucal e a presença de elementos dentais são fundamentais na decisão terapêutica.

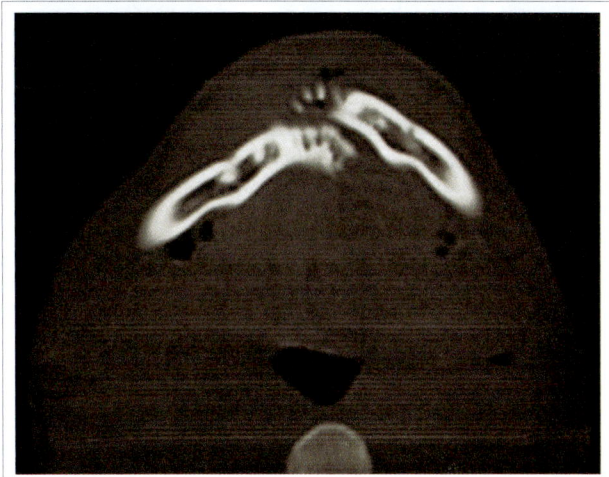

FIGURA 206.8. Aspecto tomográfico de corte axial demonstrando fratura parassinfisária mandibular.

côndilo mandibular implicam, obrigatoriamente, exames tomográficos para a adequada da decisão terapêutica.

Tratamento das fraturas mandibulares

Pode ser conservador (redução fechada), realizado por meio de contenções e bloqueios interdentais e intermaxilares,[1,20,25] ou cirúrgico (redução aberta), por meio de fixações semirrígidas e rígidas.[22,24,26,41]

Fraturas favoráveis, classe I ou II, não cominuídas e fechadas podem ser submetidas a tratamento conservador, com bloqueios intermaxilares por cerca de quatro a oito semanas. Com relação às fraturas do côndilo mandibular, a preferência pelo tratamento conservador é frequente.[14,18,20-21]

Fraturas desfavoráveis, classe III (mandíbula edêntula), fraturas cominuídas, complexas, expostas ou cuja etiologia foram ferimentos por arma de fogo são candidatas à redução aberta e à fixação rígida (Figura 206.9). Em situações especiais, como pacientes pouco colaborativos ou portadores de patologias neurológicas com comprometimento neuropsíquico, o tratamento por redução aberta e fixação rígida

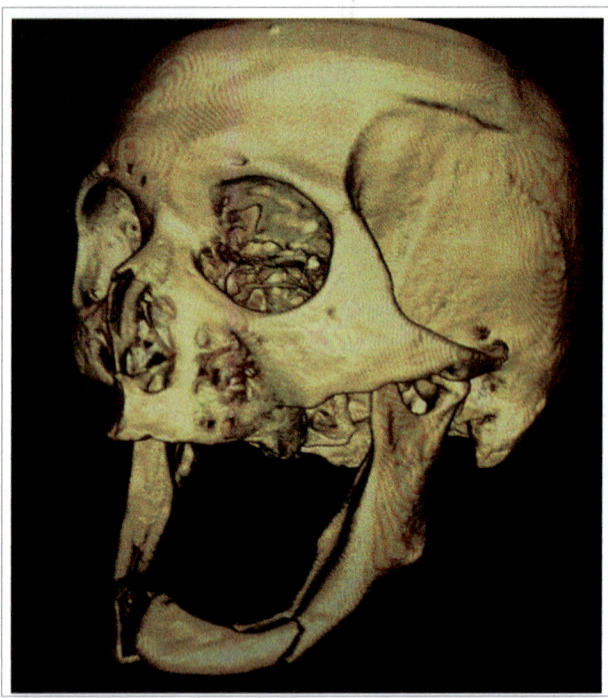

FIGURA 206.9. Aspecto tomográfico de reconstrução tridimensional demonstrando fratura mandibular em mandíbula atrófica.

evita a necessidade de bloqueio intermaxilar, contraindicado nessas situações.

Diversos métodos de fixação rígida são descritos e sugeridos no tratamento das fraturas mandibulares.[20,22-24,30,41] A escolha dos meios de fixação varia conforme o biótipo do paciente e a classificação da fratura. Entre esses métodos, podem ser citados a utilização de placas de reconstrução mandibular dos sistemas 2,4 mm com parafusos bicorticais; a utilização de placas do sistema 2 mm bicorticais na basal mandibular associadas a placas monocorticais superiores e utilização de parafusos interfragmentares (Figuras 206.10). Fica claro, no entanto, que a melhor opção em cada caso também depende de uma análise criteriosa individual, da experiência do cirurgião, dos meios técnicos e do material disponível.

As vias de acesso podem ser intra ou extraorais (Figura 206.10). Incluem os acessos submentonianos para as fraturas das regiões da sínfise e da parassínfise, o acesso submandibular de Risdon para o tratamento das fraturas do ângulo e do ramo mandibular e os acessos retromandibular e pré-auricular para o acesso das fraturas do ramo vertical, do colo condilar e do côndilo mandibular.[42]

As vias de acesso intraorais incluem as passagens, através do sulco gengivolabial, para o acesso anterior ao mento e ao corpo e com prolongamento ao trígono retromolar para acesso ao ramo vertical, processo coronoide e colo condilar.

Nas fraturas complexas com cominução extensa ou expostas com revestimento mucoso ou cutâneo comprometido, o uso de fixadores externos pode fornecer imobilização adequada temporária. Posteriormente, é possível sua substituição por outros meios de fixação interna rígida associados à reconstrução de eventuais falhas ósseas e de partes moles.

TRAUMA DENTOALVEOLAR

Lesões dentoalveolares são as mais comuns das lesões ósseas traumáticas da face. Apesar de, isoladamente, terem menor repercussão sistêmica, levam a frequente comprometimento estético, funcional e social. A lesão dentoalveolar traumática representa uma transmissão aguda de energia ao dente e também a suas estruturas de sustentação (tecido mole, bases ósseas e ligamento periodontal), o que pode resultar em fratura e/ou deslocamento do dente com ou sem separação ou esmagamento dos tecidos de sustentação.[43]

As forças de impacto do trauma podem ser diretas, aplicadas anterior ou lateralmente às regiões médias e inferior

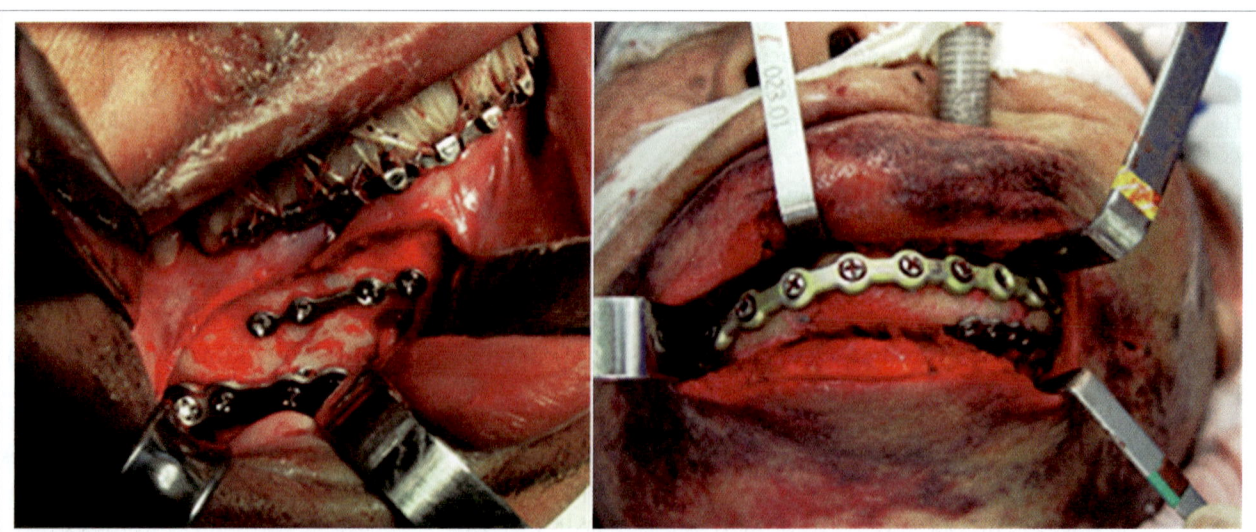

FIGURA 206.10. Vias de acesso intra e extraoral para tratamento de fratura mandibular por meio de osteossínteses rígidas.

da face, ou indiretas, na mandíbula, que, ao se chocar com a maxila, promove esse tipo de trauma.

A prevalência é maior em crianças e jovens, acometendo dentes anteriores, geralmente os incisivos centrais e laterais, decíduos e/ou permanentes. Dados epidemiológicos mostram que cerca de 50% das crianças têm sua dentição decídua ou permanente acometida por lesões traumáticas até deixarem a escola.[43] As quedas representam a principal etiologia nessa população e o trauma é mais comumente isolado. Já em adolescentes e adultos, os traumas decorrem geralmente de agressões, acidentes esportivos e acidentes com veículos e são, muitas vezes, associados a outras lesões.

ANAMNESE, EXAME FÍSICO E MÉTODOS DE IMAGEM

Informações acerca do tempo decorrido entre trauma e atendimento, etiologia, contaminação e conduta imediata adotada são relevantes para a decisão de tratamento e prognóstico.

Com relação ao exame físico, algumas informações específicas quanto ao trauma dental devem ser investigadas: mobilidade, fraturas, intrusões, luxações e avulsões. A avaliação das lesões de partes moles intraorais (lacerações e abrasões de tecidos moles) deve ser concomitante, uma vez que interfere na decisão de tratamento.

Radiografias periapicais, panorâmicas e tomografias computadorizadas de face serão utilizadas conforme a complexidade do caso, porém, em muitas situações, poderão ser complementares. Se a magnitude do trauma for maior (principalmente em casos associados a outras fraturas da face), deve ser investigada a possível presença de fragmentos ósseos ou dentários broncoaspirados durante ou após o trauma.

As principais informações obtidas pelos métodos de imagem são presença de fraturas radiculares, fraturas da coroa, grau de intrusão e extrusão dentária e lesão alveolar associada (Figura 206.11).

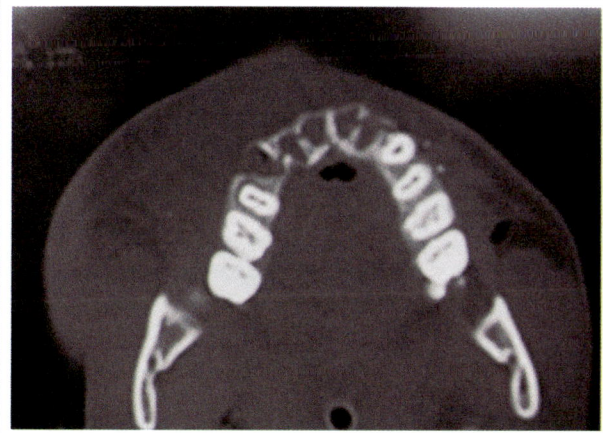

FIGURA 206.11. Aspecto tomográfico de fratura alveolodentária com avulsão de elementos da arcada superior.

Em linhas gerais, o prognóstico do trauma dentoalveolar depende basicamente de três fatores: tempo decorrido do trauma, atendimento inicial e tratamento instituído.

CLASSIFICAÇÃO, DIAGNÓSTICO E TRATAMENTO

Segundo a Organização Mundial da Saúde (OMS), o trauma dentoalveolar é classificado em:
- Fratura do esmalte dental.
- Fratura coronária sem envolvimento pulpar.
- Fratura radicular.
- Fratura coronária e radicular.
- Concussão.
- Subluxação.
- Luxação lateral dentária.
- Extrusão.
- Intrusão.
- Avulsão.
- Outras lesões, incluindo lacerações de tecido mole.

Fraturas do esmalte dental

São decorrentes de impactos leves que acometem o tecido do esmalte dentário, sem lesar as demais estruturas do dente.

Nas fraturas de esmalte dentário, geralmente o tratamento será clínico, com a realização e a utilização de material restaurador, que pode ser cimento de ionômero de vidro ou resinas compostas fotopolimerizáveis.

Fraturas coronárias sem envolvimento pulpar

Geradas por maior força de impacto, nas quais ocorre segmentação total da coroa dentária sem comprometimento do tecido nervoso pulpar.

O tratamento envolve colagem do fragmento fraturado, caso seja recuperado, ou reconstrução coronária com resina composta fotopolimerizável, precedida por forramento e proteção pulpar.

Fratura radicular

Ocorre no terço médio ou apical da raiz dentária. Esse tipo de fratura pode ser horizontal (melhor prognóstico) ou vertical (pior prognóstico).

Em fraturas horizontais, está indicado tratamento endodôntico e acompanhamento radiográfico. Nas verticais, exodontia do elemento pode ser a melhor opção para evitar contaminação radicular e subsequente abcesso dentário.

Fratura coronária e radicular

A lesão envolve a coroa e boa parte da porção radicular.

O tratamento deve incluir remoção da porção fraturada e avaliação do remanescente radicular, verificando o grau da exposição pulpar. Se houve preservação, apenas colagem ou reconstrução emergencial com resina fotoativada pode ser realizada; caso contrário, será essencial tratamento endodôntico associado.

Concussão

Trauma ao elemento dentário em que ocorre lesão ao complexo do ligamento periodontal e polpa, com possível sangramento no interior do ligamento periodontal.

Entretanto, o elemento dental não apresenta mobilidade e não há dano ao feixe vasculonervoso. Hipersensibilidade a percussões verticais e mastigação podem ser observadas.

O tratamento é conservador, orientando-se analgesia e dieta líquida e pastosa.

Subluxação

Nessa condição, há lesão e rompimento de fibras periodontais, gerando um leve afrouxamento do elemento dentário. Ocorre sangramento através do sulco gengival em razão da ruptura e da lesão de fibras periodontais.

O dente pode apresentar mobilidade e, no tratamento, alívios oclusais ou imobilizações com fios de aço e resina são úteis para prevenir contato e garantir maior conforto ao paciente. A prescrição de dieta líquida e pastosa deve ser mantida por, no mínimo, sete dias.

Luxação lateral

Lesão gerada por traumas de maior impacto, com ruptura do ligamento periodontal e rompimento do feixe vasculonervoso, associada a fratura laminar da porção vestibular ou palatina do alvéolo dentário (Figura 206.10).

Em razão da mobilização do elemento dental, redução por manobras digitais deve ser realizada para reposicionamento e posterior contenção, com resina fotopolimerizável e fio de aço, bráquetes e fios de aço neutros, ou por meio de amarrias em escada. Acompanhamento radiográfico, após um mês, deve ser realizado para verificar sinais de necrose periapical, o que implica a realização do tratamento endodôntico.

Extrusão

O impacto agudo projeta o elemento dentário para fora de seu alvéolo. Há ruptura do ligamento periodontal e da polpa, sendo o elemento dentário mantido apenas por algumas fibras gengivais.

Na dentição permanente, a conduta é de reposicionamento por meio de compressão apical e imobilização do elemento aos dentes adjacentes (quando houver), utilizando contenção com resina ou amarrias com fios de aço por, no mínimo, 21 dias.

Em casos de dentes decíduos, não é recomendada a manobra de reposicionamento apical, pois, durante as tentativas de realizar o procedimento, é possível a ocorrência de lesão do germe dental sucessor, podendo gerar agenesia, malformações de estrutura mineral ou de forma.

Intrusão

Ocorre quando o elemento dentário é impactado em direção ao interior do alvéolo, gerando grande dano às estruturas periodontais. Geralmente, ocorre necrose pulpar, havendo necessidade de tratamento endodôntico.

Na dentição decídua, recomenda-se aguardar reerupção espontânea (para que não ocorra lesão ao germe dental permanente por manipulação) e a realização de acompanhamento radiográfico a cada mês.

Na dentição definitiva, a conduta depende da presença de ápice aberto ou não. Na primeira situação, deve-se aguardar reerupção espontânea; se não houve rotura apical, recomenda-se tentativa de extrusão dentária com fórceps ou por meio ortodôntico, seguida de tratamento endodôntico.

Avulsão

Consiste na exteriorização total do elemento dentário de seu alvéolo, ou seja, ele está totalmente solto na cavidade oral ou fora desta. Em 80% dos casos, o acometimento é dos incisivos centrais superiores (Figura 206.12).

Nessa situação, ou o elemento dental é perdido, ou procede-se tentativa de reimplante. O sucesso, na segunda hipótese, está totalmente relacionado à manutenção da vitalidade celular do ligamento periodontal, determinada pela maneira de preservação e pelo tempo entre a avulsão e o reimplante. O prognóstico é favorável se o reimplante for realizado em até duas horas.

O melhor meio de conservação do ligamento, se realizado em até 20 minutos do traumatismo, é o leite, que mantém a conservação por seis horas. Solução salina fisiológica é a alternativa, permitindo conservação por até 120 minutos. Já o armazenamento sem conservação possibilita preservação das estruturas por apenas 20 minutos, o que dificulta um bom prognóstico.

Ao realizar o reimplante, o elemento deve estar devidamente higienizado e o alvéolo dental, livre de coágulos. Não se deve curetar o alvéolo dental ou realizar raspagem na raiz do dente a ser reimplantado. Após o reimplante, o dente deve ser imobilizado utilizando-se contenções metálicas ou resina e, preferencialmente, fixando o dente avulsionado a pelo menos dois elementos de cada lado. Nesses casos, antibioticoterapia é recomendada.

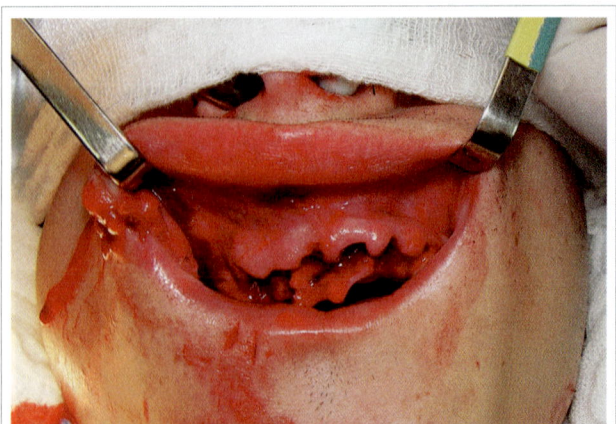

FIGURA 206.12 Aspecto clínico de fratura alveolodentária com avulsão de elementos da arcada superior.

REFERÊNCIAS BIBLIOGRÁFICAS

1. Goldenberg DC, Alonso N, Ferreira MC. Facial trauma. In: Guyuron B, Eriksson E. Plastic surgery, indications and practice. Philadelphia: Saunders, 2009. p.619-44.
2. Luce EA, Tubb TD, Moore AM. Review of 1000 major facial fractures and associated injuries. Plast Reconstr Surg. 1979;63(1):26-9.
3. Murphy RX, Birmingham KL, Okunski WJ. The influence of airbag and restraining devices on the patterns of facial trauma in motor vehicle collisions. Plast Reconstr Surg. 2000;105:516-20.
4. Major MS, Macgregor A, Bumpous JM. Patterns of maxillofacial injuries as a function of automobile restraint use. Laryngoscope. 2000;110:608-11.
5. Hill CM, Crosher RF, Carroll M, Mason DA. Facial fractures – the results of a prospective four-year-study. J Maxillofac Surg. 1984;12:267-70.
6. Gruss JS, Antonyshyn O, Phillips JH. Early definitive bone and soft tissue reconstruction of major gunshot wounds of the face. Plast Reconstr Surg. 1991;87:436-50.
7. Brown MS, Ky W, Lisman RD. Concomitant ocular injuries with orbital fractures. J Craniomaxillofac Trauma. 1999;5:41-6.
8. Merritt RM, Williams MF. Cervical spine injury complicating facial trauma: incidence and management. Am J Otolaryngol. 1997;18:235-8.
9. Ardekian L, Gaspar R, Peled M, Manor R, Laufer D. Incidence and type of cervical spine injuries associated with mandibular fractures. J Craniomaxillofac Trauma. 1997;3:18-21.
10. Girotto JA, Mackenzie E, Fowler C, Redett R, Robertson B, Manson PN. Long-term physical impairment and functional outcomes after complex facial fractures. Plast Reconstr Surg. 2001;108:312-27.
11. Joseph E, Zak R, Smith S, Best WR, Gamelli RL, Dries DJ. Predictors of blinding or serious eye injury in blunt trauma. J Trauma. 1992;33:19-24.
12. Poon A, Mccluskey PJ, Hill DA. Eye injuries in patients with major trauma. J Trauma. 1999;46:494-9.
13. Sastry SM, Paul BK, Bain L, Champion HR. Ocular trauma among major trauma victims in a regional trauma center. J Trauma. 1993;34:223-6.
14. Dufresne CR, Manson PN. Pediatric Facial Trauma. In: McCARTHY JG. Plastic Surgery. Philadelphia: W. B.Saunders, 1990. p.1142-87.
15. Markowitz B, Manson PN. Panfacial fractures: organization of treatment. Clin Plast Surg. 1989;16:105-14.
16. Zide BM. The temporomandibular joint. In: McCARTHY JG. Plastic Surgery. Philadelphia: W. B. Saunders, 1990. p.1475-513.
17. Wilson IF, Lokeh A, Benjamin CI, Hilger PA, Hamlar DD, Ondrey FG, et al. Prospective comparison of panoramic tomography (zonography) and helical computed tomography in the diagnosis and operative management of mandibular fractures. Plast Reconstr Surg. 2001;107:1369-75.
18. Kaban LB. Diagnosis and treatment of fractures of the facial bones in children 1943-1993. J Oral Maxillofac Surg. 1993;51:722-9.
19. Prein J, et al. Manual of internal fixation in the cranio-facial skeleton. Berlin: Spinger Verlag, 1998. p.227.
20. Kreustziger KL, Kreutziger KL. Comprehensive surgical management of mandibular fractures. South Med J. 1992;85:506-18.
21. Lustmann J, Milhem I. Mandibular fractures in infants: review of the literature and report of seven cases. J Oral Maxillofac Surg. 1994;52:240-5.
22. Ellis III E. Treatment methods for fractures of the mandibular angle. Int J Oral Maxillofac Surg. 1999;28:243-52.
23. Levine PA. AO compression plating technique for treating fractures of the edentulous mandible. Otolaryngol Clin North Am. 1987;20:457-77.
24. Smith BR, Teenier TJ. Treatment of comminuted mandibular fractures by open reduction and rigid internal fixation. J Oral Maxillofac Surg. 1996;54:328-31.
25. Finn RA. treatment of comminuted mandibular fractures by closed reduction. J Oral Maxillofac Surg. 1996;54:320-7.
26. Valentino J, Levy FL, Marentette LJ. Intraoral monocortical miniplating of mandibular fractures. Arch Otolaryngol Head Neck Surg. 1994;120:605-12.
27. Utley DS, Utley JD, Koch J, Goode RL. Direct bonded orthodontic brackets for maxillomandibular fixation. Laryngoscope. 1998;108:1338-45.
28. Iizuka T, Thoren H, Annino DJ, Hallikainen D, Lindqvist C. Midfacial fractures in pediatric patients. Frequency, characteristics and causes. Arch Otolaryngol Head Neck Surg. 1995;121:1366-71.
29. Crockett DM, Funk GF. Management of complicated fractures involving the orbits and nasoethmoid complex in young children. Otolaryngol Clin North Am. 1991;24:119-37.
30. Bucgbinder D. Treatment of fractures of the edentulous mandible, 1943 to 1993: a review of the literature. J Oral Maxillofac Surg. 1993;51:1174-80.
31. Burstein F, Cohen S, Hudgins R, Boydston W. Frontal Basilar trauma: classification ans treatment. Plast Reconstr Surg. 1997;99:1314-21.
32. Stanley RB. Fracture of the frontal sinus. Clin Plast Surg. 1989;16:115-23.
33. Pollock RA. Nasal Trauma: pathomechanics and surgical management of acute injuries. Clin Plast Surg. 1992;19:133-47.
34. Evans GRD, Clark N, Manson PN. Identification and management of minimally displaced nasoetmoidal orbital fractures. Ann Plast Surg. 1995;35:469-73.
35. Markowitz BL, Manson PN, Sargent L, Vander Kolk CA, Yaremchuk M, Glassman D, et al. Management of the medial canthal tendon in nasoethmoid orbital fractures: the importance of the central fragment in classification and treatment. Plast Reconstr Surg. 1991;87:843-53.
36. Manson PN, Clark N, Robertson B, Slezak S, Wheatly M, Vander Kolk C, et al. Subunit principles in midface fractures: the importance of sagittal buttress, soft-tissue reductions and sequencing treatment of segmental fractures. Plast Reconstr Surg. 1999;103:1287-306.
37. Miranda SL. Fraturas de maxila: estudo retrospectivo de 25 casos. Tese apresentada na Escola Paulista de Medicina para obtenção do título de mestre em Otorrinolaringologia e Cirurgia de Cabeça e Pescoço, 1995.
38. Miranda SL, Antonini RA, Souza LCM. Radiografias panorâmicas e radiografias convencionais no diagnóstico das fraturas mandibulares. Rev Imagem. 1988;10(1):21-5.
39. Fanibunda K. Anatomical Basis for clinical skills: the mandible. Dental Update. 1995;22:307-91.
40. Shetty V, Freymiller E. Teeth in the line of fracture: a review. J Oral Maxillofac Surg. 1989;47:13030-6.
41. Leonard MS. The use of lag screws in mandibular fractures. Otolaryngol Clin North Am. 1987;20:479-93.
42. Lee C, Mueller RV, Lee K, Mathes SJ. Endoscopic subcondylar fracture repair: functional, aesthetic and radiographic outcomes. Plast Reconstr Surg. 1998;102:1434-43.
43. Andreasen JO, Andreasen F, Andersson L. Textbook and color atlas of traumatic injuries to the teeth. 4 th ed. Oxford: Blackwell Munksgaard, 2007.

CAPÍTULO 207

TRAUMA ABDOMINAL

Milton Steinman
Carlos Eduardo Fonseca Pires

DESTAQUES

- A hemorragia é a principal causa de óbito nas primeiras horas após o trauma, e o abdome pode ser local de importantes causas de sangramento.
- É a principal causa de choque no traumatizado, e lesões não diagnosticadas são responsáveis por grande parte de causas de mortes evitáveis no trauma.
- Deve-se ter alto índice de suspeita de lesão intra-abdominal e pélvica de acordo com o mecanismo de trauma.
- O tratamento não operatório de lesões intra-abdominais deve ser adotado apenas por cirurgião qualificado em serviço que disponha de todos os recursos diagnósticos.

INTRODUÇÃO

O trauma é a principal causa de óbito nas primeiras quatro décadas de vida, sendo responsável por maior perda de anos de vida produtiva do que qualquer outra doença.

A hemorragia é a principal causa de óbito nas primeiras horas após o trauma. Nesse contexto, o abdome, pelas suas proporções e pelos órgãos e vasos que abriga, constitui frequente sede de hemorragia abundante. Estima-se que dois terços dos das mortes de doentes traumatizados na sala de emergência ocorram durante procedimentos diagnósticos, em especial aqueles realizados no setor de radiologia. Em aproximadamente 40% dos pacientes com trauma abdominal fechado, a hemorragia intra-abdominal é decisiva para o óbito.[1]

Lesões abdominais e pélvicas não diagnosticadas são importante causa de morte evitável em pacientes politraumatizados.

Diante de um paciente com trauma abdominal, o cirurgião deve, em um curto espaço de tempo, identificar a presença ou não de lesão abdominal e determinar se há necessidade de intervenção cirúrgica. Essa decisão baseia-se em diversos fatores, tais como mecanismo de trauma, condições hemodinâmicas, exame físico abdominal, disponibilidade de recursos tecnológicos e, obviamente, sua própria experiência.[2-3]

Este capítulo se ocupará de aspectos relacionados à abordagem inicial de paciente com traumatismo abdominal. Aspectos técnicos em relação à conduta intraoperatória não serão aqui discutidos.

MECANISMOS DE TRAUMA

As lesões abdominais podem ser causadas por traumatismos fechados ou penetrantes. Entender o mecanismo de trauma auxilia a investigação por meio de formulação de hipóteses, o que facilita o diagnóstico precoce de lesões abdominais.

Em relação aos traumatismos fechados, podem ocorrer as lesões por impacto direto, causando compressão ou esmagamento principalmente de vísceras sólidas abdominais e pélvicas. As alças de intestino delgado, quando comprimidas pela parede anterior do abdome contra a coluna vertebral, podem apresentar rotura em segmentos localizados. Esse mecanismo também está relacionado com as roturas do duodeno retroperitoneal e do pâncreas.

Ainda destacam-se lesões por desaceleração, que ocorrem nos pontos de fixação de estruturas intra-abdominais com as paredes internas do abdome. Roturas do mesentério, do baço e dos rins podem ocorrer por esse mecanismo.

A compressão do abdome, com elevação da pressão intra-abdominal, pode levar à rotura do diafragma com herniação torácica de órgãos abdominais.

Os órgãos mais frequentemente envolvidos no traumatismo abdominal fechado incluem baço (40% a 55%), fígado (35% a 45%) e intestino delgado (5% a 10%). Além disso, identifica-se hematoma retroperitoneal em aproximadamente 15% dos doentes submetidos à laparotomia por traumatismo abdominal.

O trauma penetrante por arma branca causa, com maior frequência, lesões em fígado (40%), intestino delgado (30%), diafragma (20%) e o colo (15%).

Agressões por arma de fogo podem causar múltiplas lesões pelo próprio trajeto, efeito de cavitação e possível fragmentação do projétil. Os órgãos mais acometidos incluem intestino delgado (50%), colo (40%), fígado (30%) e estrutura vasculares (25%). Já dispositivos explosivos podem causar lesões combinadas decorrentes do impacto contuso e de ferimentos penetrantes.

MÉTODOS DIAGNÓSTICOS

Diversos recursos diagnósticos para a identificação de uma possível lesão intra-abdominal estão disponíveis. É importante que o cirurgião os utilize criteriosamente, tendo em consideração o local de trabalho, o tempo para realização, a acurácia diagnóstica, as complicações relacionadas e também o custo de tais exames. Os principais recursos subsidiários empregados para a avaliação do trauma abdominal são a radiografia, lavagem peritoneal diagnóstica (LPD), a ultrassonografia (US), a tomografia computadorizada (TC) e a laparoscopia.[3-6]

RADIOGRAFIA

A radiografia convencional de abdome raramente tem aplicação como método diagnóstico no traumatismo abdominal fechado. Contudo, nos casos de traumatismos abdominais por arma de fogo, pode, eventualmente, contribuir na identificação do trajeto do projétil, interferindo na conduta a ser adotada.

A radiografia do tórax com incidência anteroposterior (AP) é indicada no trauma fechado multissistêmico. No trauma penetrante por arma de fogo ou arma branca em região toracoabdominal, o exame do tórax pode auxiliar na identificação de hemotórax ou pneumotórax.

A radiografia da pelve AP pode ser útil na investigação da origem de sangramento em pacientes com alteração hemodinâmica ou dor pélvica.

LAVAGEM PERITONEAL DIAGNÓSTICA

Até o início da década de 1990, era a modalidade diagnóstica muito utilizada no caso de traumatismo abdominal fechado, por sua alta sensibilidade, facilidade de execução e possibilidade de detectar lesão intestinal.[7]

Pode ser indicada nos casos de hipotensão inexplicada, trauma abdominal com diminuição do nível de consciência ou trauma raquimedular e exame físico duvidoso. A vantagem da LPD em identificar lesões de vísceras ocas também é apontada em vários estudos. No entanto, nos locais em que a US e a TC estão disponíveis, é raramente utilizada.[1,3,8]

O exame é positivo na aspiração imediata de volume igual ou superior a 10 mL de sangue ou de conteúdo gastrintestinal. Quando isso não ocorre, procede-se à análise laboratorial de amostra do aspirado após infusão de solução fisiológica. A partir de 100.000 glóbulos vermelhos/mm³ ou 500 glóbulos brancos, é considerado positivo. A avaliação das concentrações de amilase ou fosfatase alcalina para identificar lesão de víscera oca é controversa. Os resultados da análise laboratorial aumentam a sensibilidade do exame, mas podem também levar a um número significativo de laparotomias não terapêuticas.[4]

O exame positivo com sangue não é necessariamente indicativo de laparotomia imediata em pacientes hemodinamicamente estáveis, sendo fundamental a interpretação dos resultados com o contexto clínico do paciente por equipe de cirurgia experiente.[9]

Embora seja um método invasivo, as complicações dessa técnica são raras e, habitualmente, de baixa gravidade. A única contraindicação absoluta à sua utilização é a recomendação inequívoca de cirurgia. As contraindicações relativas incluem cirurgias abdominais prévias, obesidade mórbida, cirrose avançada e distúrbio de coagulação. É um método simples, de baixo custo, com sensibilidade próxima a 95%, que pode ser realizado na sala de admissão sob anestesia local, por cirurgiões ou socorristas com um mínimo de treinamento.[4]

As desvantagens do método incluem a falta de especificidade, baixa sensibilidade em detectar lesões diafragmáticas e retroperitoneais (como as duodenais, pancreáticas e renais), possibilidade de indicar laparotomia desnecessária (falso-positivo) e por ser método invasivo.

ULTRASSONOGRAFIA

As indicações da US são as mesmas da LPD. Nos últimos anos, o exame tem sido adotado como método diagnóstico padrão na avaliação do traumatismo abdominal contuso.[10-12]

É método que pode ser realizado simultaneamente a outras manobras de ressuscitação empregadas na sala de emergência, não é invasivo e pode ser repetido várias vezes. Outras vantagens da US são a rapidez, o baixo custo, a possibilidade de ser utilizada em gestantes, em pacientes com laparotomias prévias e em portadores de coagulopatias. Por todas essas características, torna-se excelente método a ser empregado em pacientes instáveis hemodinamicamente.[13]

A US pode detectar líquido livre na cavidade abdominal, bem como diagnosticar lesões abdominais específicas, como as hepáticas, esplênicas e retroperitoneais, ou extra-abdominais, como tamponamento cardíaco, hemotórax e pneumotórax.

As principais desvantagens do método são a dificuldade de realização do exame na presença de enfisema subcutâneo, obesidade ou distensão de alças intestinais e, principalmente, a baixa sensibilidade em identificar lesão de víscera oca.

Pode ter alguma limitação conforme a experiência e qualificação de quem realiza o exame para achados específicos, contudo, no exame direcionado para o trauma (FAST, do inglês *focused assessment sonography for trauma*), estudos comprovam alta acurácia independentemente do examinador.[12-13]

Assim, o critério de positividade da ultrassonografia no doente traumatizado deve basear-se na presença de líquido livre intracavitário, e não na identificação de lesões específicas, tais como hepáticas e esplênicas. Recomenda-se a realização da ultrassonografia direcionada para o trauma (FAST) na sala de emergência, com o objetivo de avaliar a presença de líquido nas seguintes janelas:

- Pericárdica.
- Quadrante superior direito (espaço hepatorrenal, interface fígado-diafragma e espaço de Morrison).
- Quadrante superior esquerdo (espaço esplenorrenal, interface baço-diafragma).
- Pelve.

Pode-se estender o exame para os recessos costofrênicos com o intuito de identificar hemotórax e pneumotórax.

Deve-se entender o exame como um adjunto na propedêutica armada ante um paciente traumatizado. A presença de líquido livre em doente instável, na maioria das vezes, recomenda intervenção cirúrgica. Contudo, o mesmo achado em doente estável pode indicar a necessidade de utilização de outro método, por exemplo, a tomografia. O algoritmo a ser empregado deve ser individualizado para cada serviço e adequar-se às necessidades e disponibilidade de recursos.

TOMOGRAFIA COMPUTADORIZADA

Em pacientes hemodinamicamente estáveis, a TC assume notável contribuição para avaliação do abdome e da pelve no trauma. Os avanços da técnica nas últimas décadas, permitindo exames mais rápidos e com maior resolução, melhoraram significativamente tanto a detecção de lesões vasculares como as de vísceras.

Proporciona alta sensibilidade para identificação de líquido livre na cavidade intra-abdominal e pneumoperitônio, tornando-se oportuno para situações como alteração do nível de consciência, exame físico equívoco, presença de cirurgias abdominais prévias, hematúria, fraturas pélvicas, anestesia geral para outros procedimentos e admissão tardia de pacientes com trauma abdominal.[4,8-9]

Tem vantagem de ser exame não invasivo que permite o diagnóstico de lesões específicas intra-abdominais (especialmente de vísceras parenquimatosas), avaliação da extensão dessas lesões e investigação satisfatória do retroperitônio (incluindo duodeno, rins e pâncreas). Assim, quando indicada apropriadamente, pode reduzir o número de laparotomias não terapêuticas ou evitar o retardo diagnóstico em casos de resultados falso-negativos da lavagem peritoneal ou da ultrassonografia.

Um dos grandes atributos da tomografia está na seleção de pacientes com lesões em vísceras sólidas candidatos a tratamento conservador, não operatório.[9]

Embora sejam reconhecidas as limitações para identificação de perfurações ou outras lesões intestinais, um exame de alta qualidade pode discernir sinais diretos ou indiretos desses agravos em 5% a 94% dos casos. Entretanto, o exame negativo em pacientes com incerteza clínica para lesão intestinal deve conduzi-los para cirurgia para cirurgia exploradora (laparotomia ou laparoscopia) ou, em casos muito selecionados, para observação clínica com exames seriados.

No traumatismo penetrante, a TC tem aplicação mais limitada, mas pode oferecer alguma contribuição em pacientes estáveis hemodinamicamente, mas com dúvida quanto à violação da cavidade ou, ainda, em casos com lesões isoladas de órgãos sólidos.

Contraindicações para o uso da TC no trauma incluem indicação óbvia de cirurgia e instabilidade hemodinâmica.

LAPAROSCOPIA

É procedimento pouco invasivo e que oferece uma perspectiva para o diagnóstico diferencial e o tratamento de diferentes lesões intra-abdominais.

As principais indicações propostas para a laparoscopia no trauma são presença de ferimentos penetrantes nas áreas de transição toracoabdominal e tangenciais (flanco, toracoabdominal e dorso) e, ainda, na comprovação da penetração na cavidade peritoneal.[14-16]

A laparoscopia oferece algumas vantagens sobre outros métodos diagnósticos, pois permite uma rápida exploração da cavidade abdominal, diagnóstico precoce e preciso da natureza e extensão da lesão e, principalmente, por diminuir a frequência de laparotomias não terapêuticas. A laparoscopia também fornece subsídios extremamente valiosos para a identificação e intervenção de lesões diafragmáticas.

No entanto, apresenta limitações na avaliação de estruturas retroperitoneais (principalmente duodeno e grandes vasos) e na identificação de lesões múltiplas de intestino delgado. Além disso, outras desvantagens envolvem maiores custos e a necessidade de equipamento adequado.[17-18]

A morbidade e a mortalidade da laparoscopia diagnóstica são relativamente baixas, em torno de 1,2% e 0,13%, respectivamente. Deve-se considerar as repercussões hemodinâmicas decorrentes do pneumoperitônio, especialmente em pacientes com reserva cardiovascular limitada ou traumatismo cranioencefálico com suspeita de hipertensão intracraniana.[19]

CONDUTA

Nos pacientes com trauma abdominal fechado (TAF), com instabilidade hemodinâmica persistente ou sinais evidentes de irritação peritoneal, não existe dúvida quanto à indicação de cirurgia. Entretanto, a avaliação clínica e a conduta que devem ser adotadas nos demais doentes com TAF, especialmente os comatosos ou com intoxicação alcoólica, representam um grande desafio para o cirurgião (Figura 207.1).

Da mesma forma ocorre com vítimas de ferimento abdominal por arma branca (Figura 207.2). Embora em mais de dois terços dos casos haja penetração na cavidade peritoneal, achados de importância clínica nem sempre estão presentes e há controvérsias a respeito da melhor conduta para esses pacientes. De um lado, optar por exploração cirúrgica mais liberal acarreta maiores índices de laparotomias não terapêuticas (20% a 22%); e, por outro lado, escolher abordagem expectante suscita risco de complicações decorrentes de um diagnóstico tardio.[20]

Não ocorre o mesmo com pacientes vítimas de ferimentos por arma de fogo (Figura 207.3). Nestes, em 75% dos casos, ocorre mais de uma lesão visceral ou vascular. Entretanto, em pacientes obesos ou com lesões tangenciais e nas áreas de transição, a comprovação da penetração peritoneal desses ferimentos pode ser extremamente difícil.[21-22]

Em virtude da elevada incidência de laparotomias não terapêuticas associadas à conduta de exploração cirúrgica de rotina nos ferimentos penetrantes abdominais, os conceitos de exploração seletiva e tratamento não operatório vêm ganhando grande aceitação nos diversos centros de trauma.

A morbidade em pacientes cuja exploração abdominal é negativa ou não terapêutica varia de 19% a 23%; a mortalidade oscila ao redor de 1,6%. A experiência do Serviço de Cirurgia de Emergência do Hospital das Clínicas é semelhante no que diz respeito à taxa de complicações, a qual é próxima de 15%. Entretanto, em 130 casos de laparotomias desnecessárias analisados em um período de dois anos, não houve mortalidade imputada à laparotomia em si.

TRATAMENTO NÃO OPERATÓRIO

O TNO das lesões esplênicas em crianças é realizado rotineiramente na maioria dos centros de trauma, e o seu uso se justifica pelo risco de sepse pós-esplenectomia e das complicações associadas às laparotomias não terapêuticas. Mais recentemente, esses conceitos têm sido extrapolados para o tratamento de portadores das lesões hepáticas e esplênicas em adultos, principalmente devido ao fato de que o sangramento proveniente dessas lesões pode cessar espontaneamente. Dois aspectos são fundamentais na decisão de se adotar o tratamento conservador: ausência de sinais de peritonite ao exame clínico, que exige, para sua avaliação, nível de consciência adequado por parte do paciente; e estabilidade hemodinâmica que, quando ausente, representa indicação absoluta de cirurgia, desde que excluídas outras causas de choque, que sempre devem ser consideradas em pacientes politraumatizados.[1,3-4,6,23-24]

As recomendações listadas a seguir são baseadas em estudos prospectivos não comparativos, ou retrospectivos confiáveis:

- Existem dados relevantes sugerindo que o TNO deva ser realizado em pacientes, quando hemodinamicamente estáveis, portadores de lesões traumáticas do baço e fígado.

CAPÍTULO 207 Trauma Abdominal

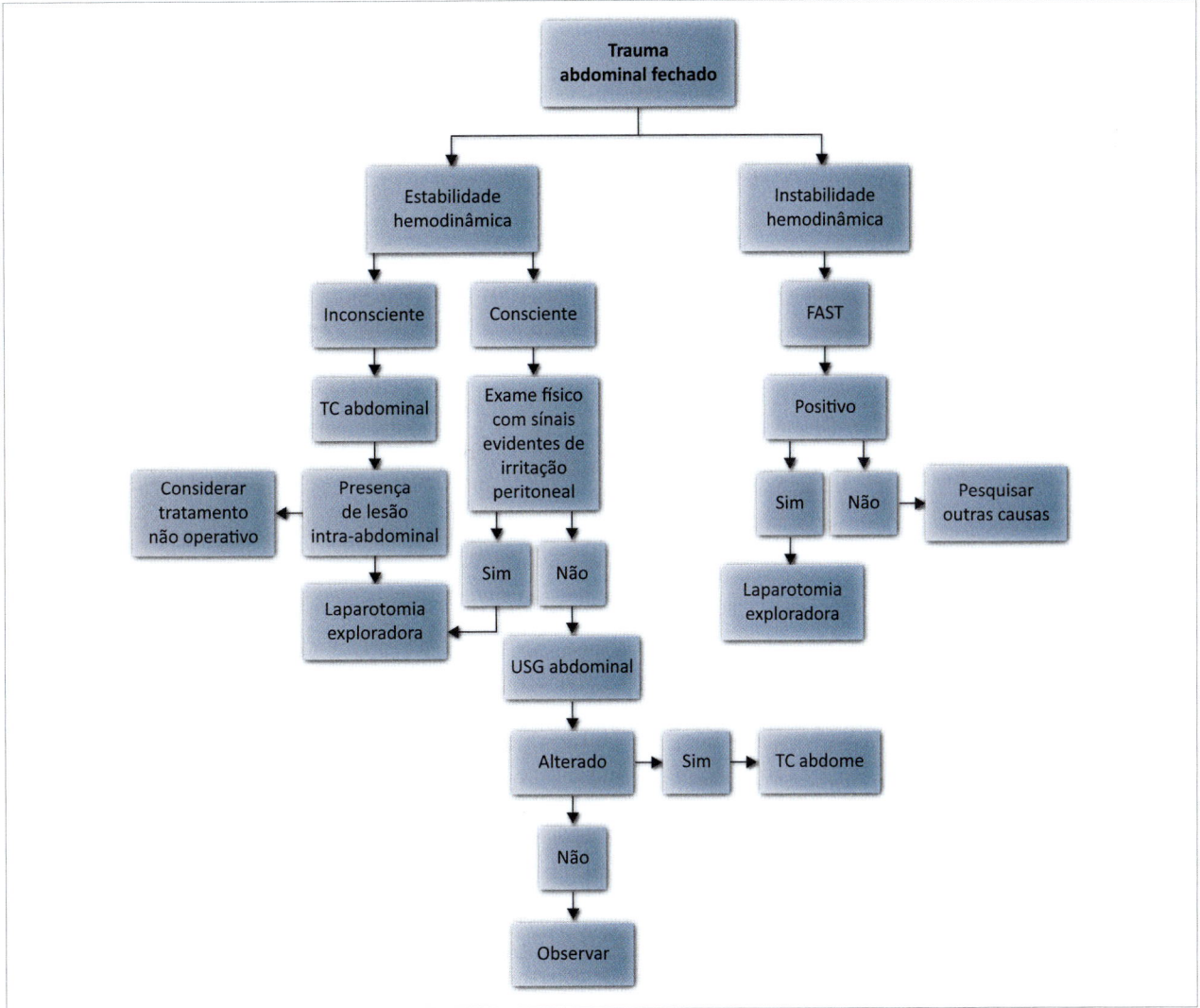

FIGURA 207.1. Abordagem do trauma abdominal fechado.

- O grau da lesão hepática ou esplênica (avaliada por tomografia), estado neurológico do paciente e/ou a presença de lesões associadas não são contraindicações para a realização do TNO.
- A tomografia computadorizada de abdome é o método mais indicado para a identificação e avaliação da gravidade das lesões esplênicas e hepáticas.

As seguintes recomendações são baseadas em séries de casos retrospectivos ou em revisão de banco de dados:

- O estado clínico do paciente deve indicar a frequência da realização de tomografias de controle.
- A tomografia inicial deve ser realizada com o uso de contrastes via oral e via endovenosa, com a finalidade de facilitar o diagnóstico de lesões de vísceras ocas.
- A permissão médica para o paciente reassumir as atividades habituais deve ser baseada na evidência da estabilização e cicatrização das lesões hepáticas e/ou esplênicas.

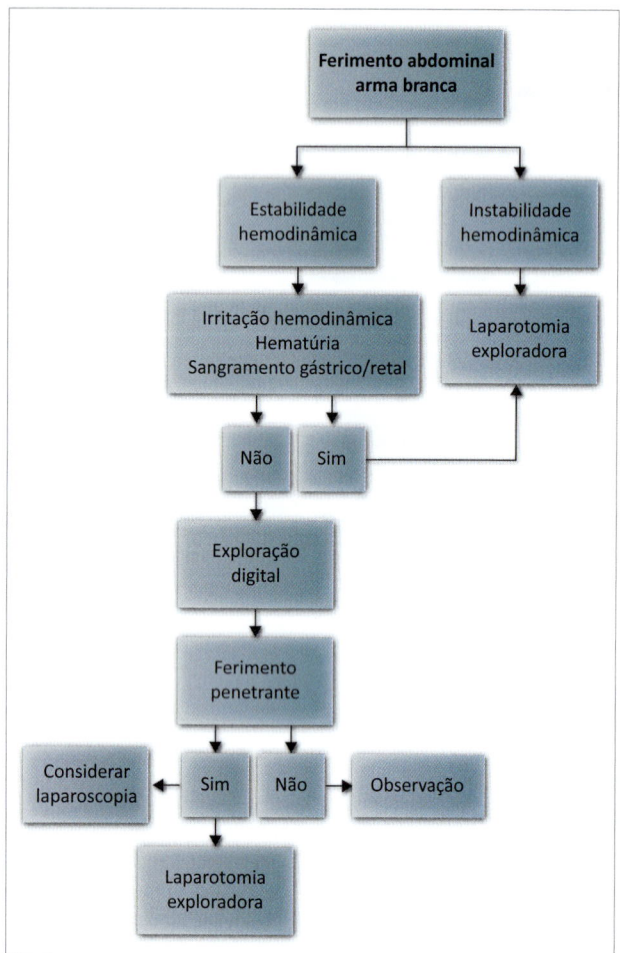

FIGURA 207.2. Abordagem do trauma abdominal penetrante por ferimento de arma branca.

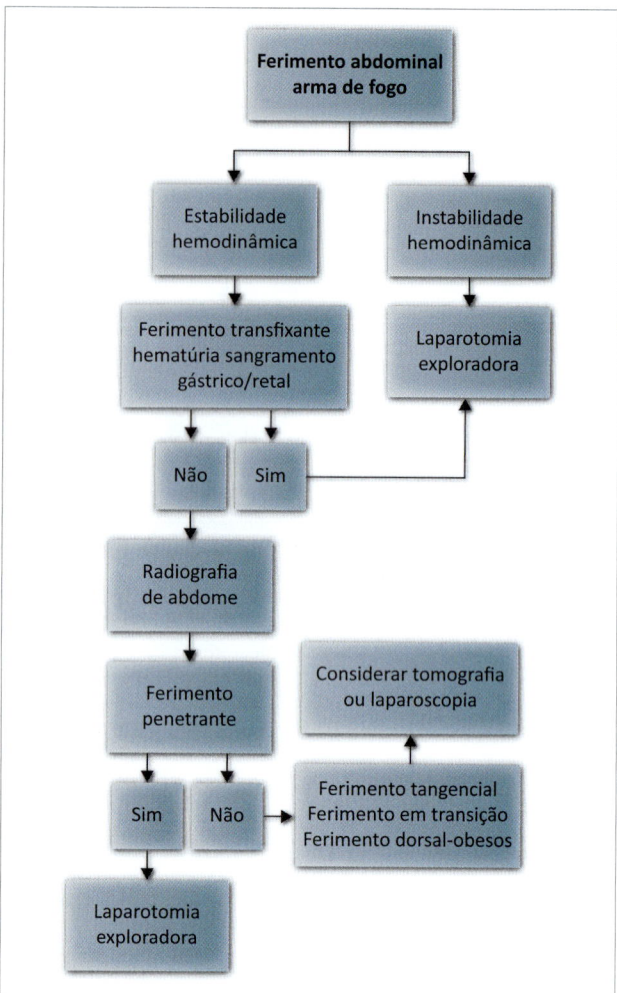

FIGURA 207.3. Abordagem do trauma abdominal penetrante por ferimento de arma de fogo.

REFERÊNCIAS BIBLIOGRÁFICAS

1. Diercks DB, Mehrotra A, Nazarian DJ, Promes SB, Decker WW, Fesmire FM. Clinical policy: critical issues in the evaluation of adult patients presenting to the emergency department with acute blunt abdominal trauma. Ann Emerg Med. 2011 Apr;57(4):387-404.
2. Jones EL, Stovall RT, Jones TS, Bensard DD, Burlew CC, Johnson JL, et al. Intra-abdominal injury following blunt trauma becomes clinically apparent within 9 hours. J Trauma Acute Care Surg. 2014;76(4):1020-3.
3. Prachalias A a, Kontis E. Isolated abdominal trauma: diagnosis and clinical management considerations. Curr Opin Crit Care. 2014;20(2):218-25.
4. Hoff WS, Holevar M, Nagy KK, Patterson L Young JS, Arrillaga A, et al. Practice management guidelines for the evaluation of blunt abdominal trauma: the East practice management guidelines work group. J Trauma. 2002 Sep;53(3):602-15.
5. Malhotra AK, Latifi R, Fabian TC, Ivatury RR, Dhage S, Bee TK, et al. Multiplicity of solid organ injury: influence on management and outcomes after blunt abdominal trauma. J Trauma. 2003 May;54(5):925-9.
6. Stassen NA, Bhullar I, Cheng JD, Crandall ML, Friese RS, Guillamondegui OD, et al. Selective nonoperative management of blunt splenic injury: an Eastern Association for the Surgery of Trauma practice management guideline. J Trauma Acute Care Surg. 2012;73(5 Suppl 4):S294-300.
7. Fischer RP, Beverlin BC, Engrav LH, Benjamin CI, Perry JF. Diagnostic peritoneal lavage: fourteen years and 2,586 patients later. Am J Surg. 1978 Dec;136(6):701-4.
8. Kokabi N, Shuaib W, Xing M, Harmouche E, Wilson K, Johnson J, et al. Intra-abdominal Solid Organ Injuries: An Enhanced Management Algorithm. Can Assoc Radiol J. 2014;65(4):301-9.
9. Ochsner MG, Knudson MM, Pachter HL, Hoyt DB, Cogbill TH, McAuley CE, et al. Significance of minimal or no intraperitoneal fluid visible on CT scan associated with blunt liver and splenic injuries: a multicenter analysis. J Trauma. 2000 Sep;49(3):505-10.
10. Ma OJ, Mateer JR, Ogata M, Kefer MP, Wittmann D, Aprahamian C. Prospective analysis of a rapid trauma ultrasound examination performed by emergency physicians. J Trauma. 1995 Jun;38(6):879-85.
11. Paajanen H, Lahti P, Nordback I. Sensitivity of transabdominal ultrasonography in detection of intraperitoneal fluid in humans. Eur Radiol. 1999 Jan;9(7):1423-5.
12. Rozycki GS, Ochsner MG, Feliciano D V, Thomas B, Boulanger BR, Davis FE, et al. Early detection of hemoperitoneum by ultrasound examination of the right upper quadrant: a multicenter study. J Trauma. 1998 Nov;45(5):878-83.
13. Rozycki GS, Ballard RB, Feliciano D V, Schmidt JA, Pennington SD. Surgeon-performed ultrasound for the assessment of truncal injuries: lessons learned from 1540 patients. Ann Surg. 1998 Oct;228(4):557-67.

14. Lowe RJ, Saletta JD, Read DR, Radhakrishnan J, Moss GS. Should laparotomy be mandatory or selective in gunshot wounds of the abdomen? J Trauma. 1977 Dec;17(12):903-7.
15. Lamb CM, Garner JP. Selective non-operative management of civilian gunshot wounds to the abdomen: A systematic review of the evidence. Injury. 2014;45(4):659-66.
16. Jansen JO, Inaba K, Resnick S, Fraga GP, Starling SV, Rizoli SB, et al. Selective non-operative management of abdominal gunshot wounds: Survey of practise. Injury. 2013;44(5):639-44.
17. Khubutiya MS, Yartsev PA, Guliaev AA, Levitsky VD, Tlibekova MA. Laparoscopy in blunt and penetrating abdominal trauma. Surg Laparosc Endosc Percutan Tech. 2013 Dec;23(6):507-12.
18. Fabian TC, Croce MA, Stewart RM, Pritchard FE, Minard G, Kudsk KA. A prospective analysis of diagnostic laparoscopy in trauma. Ann Surg. 1993 May;217(5):557-64; discussion 564-5.
19. Steinman M, da Silva LE, Coelho IJ, Poggetti RS, Bevilacqua RG, Birolini D, et al. Hemodynamic and metabolic effects of CO_2 pneumoperitoneum in an experimental model of hemorrhagic shock due to retroperitoneal hematoma. Surg Endosc. 1998 May;12(5):416-20.
20. Leppäniemi A, Salo J, Haapiainen R. Complications of negative laparotomy for truncal stab wounds. J Trauma. 1995 Jan;38(1):54-8.
21. Petersen SR, Sheldon GF. Morbidity of a negative finding at laparotomy in abdominal trauma. Surg Gynecol Obstet. 1979 Jan;148(1):23-6.
22. Biffl WL, Leppaniemi A. Management Guidelines for Penetrating Abdominal Trauma. World J Surg. 2015;39(6):1373-80.
23. Hildebrand DR, Ross NP, Macvicar R, Frizelle FA, Watson AJM. Modern management of splenic trauma. Br Med J. 2014;348(1864):1-7.
24. Adelgais KM, Kuppermann N, Kooistra J, Garcia M, Monroe DJ, Mahajan P, et al. Accuracy of the Abdominal Examination for Identifying Children with Blunt Intra-Abdominal Injuries. J Pediatr. 2014;165(6):1230-5.

CAPÍTULO 208

TRAUMA VASCULAR

Ricardo Aun
Hilton Waksman
Boulanger Mioto Netto

DESTAQUES

- As características dos ferimentos vasculares variam conforme os traços de comportamento da sociedade.
- As lesões vasculares que se seguem a traumatismos fechados são associadas a lesões ortopédicas, como fraturas e luxações.
- Ferimentos penetrantes representam a causa dominante dos ferimentos vasculares (90% das lesões arteriais).
- A maior parte dos pacientes não exibe sinal clínico evidente da lesão vascular. Quando sintomáticos, apresentam-se sob três formas clínicas, que podem ou não estar associadas: isquemia, hemorragia e hematoma.
- Ferimentos penetrantes associados a sinais evidentes de lesão arterial (ausência de pulsos, sangramento pulsátil, sopro, frêmito, hematoma em expansão) devem ser explorados cirurgicamente, sem necessidade de exames complementares.
- Exames complementares são importantes para identificar lesões na ausência de sinais clínicos evidentes (ferimentos penetrantes com trajeto vascular), na localização de lesões associadas a fraturas e no planejamento terapêutico.
- O controle da hemorragia e o tratamento do choque são prioritários, conforme os protocolos do ATLS®. Sangramentos externos devem ser controlados por compressão local; a colocação "às cegas" de pinças vasculares é condenável, pois há grande potencial para provocar lesões graves e, ocasionalmente, irreparáveis de nervos, artérias, veias ou outras estruturas vizinhas. O uso de torniquetes deve ser evitado.
- Vítimas de trauma com quadro clínico sugestivo de exsanguinação por ferimentos intracavitários devem ser operadas imediatamente.
- O reparo arterial pode ser efetuado por meio de diversas técnicas (sutura simples, anastomose terminoterminal, implantes em contiguidade e implantes em derivação), preconizando-se o restabelecimento precoce da perfusão. Derivações temporárias podem ser necessárias nas lesões associadas a fraturas.
- A síndrome compartimental deve ser prontamente tratada com fasciotomia.
- Diversas lesões vasculares traumáticas podem ser idealmente tratadas por técnicas endovasculares.

INTRODUÇÃO E ASPECTOS EPIDEMIOLÓGICOS

A natureza e o impacto dos traumatismos vasculares sobre uma sociedade variam conforme suas características de comportamento e seus hábitos. As lesões vasculares comuns a determinado grupo podem apresentar incidência e evolução diferente em outro.

Os ferimentos arteriais acompanham a medicina desde seus primórdios, de tal forma que as amputações e as cauterizações eram intervenções muito utilizadas, principalmente em ferimentos causados pelos conflitos militares. As ligaduras arteriais foram propostas por Ambroise Paré como forma de obter hemostasia em 1497.[1]

A primeira reconstrução arterial documentada foi realizada por Hallowell, em 1762, que tratou um pequeno ferimento da artéria braquial decorrente da realização de uma sangria, procedimento comum desde a Idade Média até o início do século XX. No entanto, esse sucesso foi isolado. As bases das reconstruções arteriais só foram estabelecidas por Carrel nas primeiras décadas do século passado, e sua aplicabilidade clínica veio com a necessidade, decorrente do grande número de feridos na Segunda Guerra Mundial e na guerra da Coreia.[1]

Os conceitos adquiridos no tratamento dos traumatismos vasculares sempre serviram como fonte para a incorporação de técnicas ao arsenal cirúrgico da especialidade.

Outros fatores, como a inclusão de métodos diagnósticos não invasivos, a padronização do atendimento aos pacientes politraumatizados, e a incorporação de novas técnicas terapêuticas, incluindo os métodos de tratamento endovascular, relacionaram-se à evolução do diagnóstico e ao tratamento dos traumatismos vasculares.

Os ferimentos vasculares são classificados de acordo com suas características, conforme com os itens apresentados no Quadro 208.1.

QUADRO 208.1. Características estudadas para a análise e a estratificação dos ferimentos vasculares.

Categoria	Subgrupos
Demográficas	Idade
	Sexo
Histórico/geográfico	Conflitos militares
	Civis urbanos
	Civis rurais
Mecanismo	Penetrante (lâminas, projéteis)
	Fechados (desaceleração, fraturas)
Anatômicas	Pescoço
	Tronco
	Extremidades (superiores, inferiores)

Fonte: Adaptado Presti C e colaboradores, 2005.[2]

As características demográficas e a natureza dos ferimentos têm sofrido mudanças ao longo do tempo, conforme as próprias características de comportamento da sociedade.

Há alguns anos, eram comuns ferimentos por projétil de baixa velocidade e ferimentos por lâminas, que apresentavam menor morbidade e mortalidade em grupos etários mais dispersos.[3]

Nas últimas décadas, a incidência dos ferimentos vasculares aumentou de forma proporcional ao número de acidentes automobilísticos, assaltos com armas de fogo e procedimentos médicos invasivos. Em pacientes politraumatizados, a mortalidade e o custo da internação hospitalar são maiores naqueles com lesões vasculares. Os homens jovens são o grupo de maior risco, em razão de sua propensão a atividades de alto risco. Cerca de 80% das lesões traumáticas ocorrem em pacientes com menos que 45 anos.[3-4]

A Tabela 208.1 mostra os atendimentos realizados no pronto-socorro do Hospital das Clínicas da USP durante o ano de 1978, relativos aos traumatismos vasculares, bem como a casuística referente a 1998.

TABELA 208.1. Ferimentos arteriais tratados cirurgicamente no pronto-socorro do Hospital das Clínicas da USP nos anos de 1978 e 1998.

	1978	1998
Traumatismos	72	34
Fechados	18	6
Penetrantes	40	24
Iatrogênicos	14	4
Localização	—	—
Tórax	6	2
Abdome	12	4
Pescoço	6	4
MMII	28	14
MMSS	20	8
Amputação primária	2	4
Mortalidade	8/72	4/34
Morbidade	10/72	2/34

MMII: membros inferiores; MMSS: membros superiores.
Fonte: Adaptada Presti C e colaboradores, 2005.[2]

A análise da Tabela 208.1 revela que, durante os 20 anos seguintes a 1978, houve queda do número de atendimentos a traumatismos vasculares no complexo. Esse fato é justificado: a) pela instituição da regionalização do atendimento a traumatizados na Grande São Paulo; b) pelo fato de, paralelamente, o número de cirurgiões vasculares e de serviços de cirurgias do trauma capacitados para tratar essas situações ter aumentado; c) pelas mudanças nas características dos ferimentos vasculares e seus agentes causais. É de conhecimento público que atualmente são utilizadas armas de maior potencial lesivo e que se empregam projéteis de maior velocidade. Implicitamente presume-se maior mortalidade no local de ocorrência, subestimando a real incidência dos ferimentos vasculares.[2]

Informações do Sistema Único de Saúde (SUS) revelam os dados, apresentados no Quadro 208.2, para a ocorrência de traumatismos vasculares no Brasil em 2004.

QUADRO 208.2. Dados epidemiológicos de mortalidade e morbidade relacionadas a causas externas e trauma vascular com base em informações do Sistema Único de Saúde (SUS).

Dados relacionados a trauma vascular no SUS em 2004 (755.826 internações por causas externas no Brasil e 184.817 internações em São Paulo):

Autorizações de internação hospitalar (AIH) pagas para tratamento de:

	Brasil	São Paulo
Lesões vasculares traumáticas de MMSS	555	190
Lesões vasculares traumáticas de MMII	447	117
Lesões vasculares traumáticas cervicais	68	15
Total	1.070	332

Considerando-se o número de AIH como estimativa da quantidade de casos de lesão vascular, poder-se-ia calcular a incidência de lesão vascular diagnosticada nos pacientes internados por causas externas.

No Brasil:
- Incidência de lesões vasculares traumáticas de MMSS: 73,43/100.000 internações por trauma
- Incidência de lesões vasculares traumáticas de MMII: 59,14/100.000 internações por trauma
- Incidência de lesões vasculares traumáticas cervicais: 8,99/100.000 internações por trauma

Em São Paulo:
- Incidência de lesões vasculares traumáticas de MMSS: 102,80/100.000 internações por trauma
- Incidência de lesões vasculares traumáticas de MMII: 63,30/100.000 internações por trauma
- Incidência de lesões vasculares traumáticas cervicais: 8,12/100.000 internações por trauma

AIH: autorizações de internação hospitalar; MMSS: membros superiores; MMII: membros inferiores.
Fonte: Adaptado Ministério da Saúde, 2006.[5]

FISIOPATOLOGIA E MECANISMOS DA LESÃO VASCULAR

TRAUMA FECHADO

As lesões vasculares que se seguem a traumatismos fechados são causadas pelos seguintes mecanismos:
- Associados a fraturas e luxações;
- Estiramento e torção;
- Desaceleração;
- Impacto direto.

Algumas lesões ortopédicas são associadas com o risco elevado da lesão vascular, são elas:
- Fratura do terço distal do fêmur;
- Luxação de joelho;
- Fratura do planalto da tíbia;
- Fratura do terço distal do úmero;
- Luxação do cotovelo;
- Fratura da primeira costela;
- Fratura do esterno.

As lesões vasculares do tórax por trauma fechado são mais comuns em indivíduos com fratura da primeira costela, da escápula e do esterno. Fraturas múltiplas da bacia associam-se à lesão vascular pélvica. Já as lesões vasculares por desaceleração mais comuns são a ruptura traumática da aorta e a trombose ou a dissecção traumática da carótida.

Os acidentes automobilísticos são a principal causa das lesões aórticas nos traumatismos fechados, sendo caracterizado um aumento do número de casos nas últimas décadas (7.500 a 8.000 casos por ano nos Estados Unidos, 81% associados a acidentes automobilísticos). A relativa fixação da aorta descendente em relação ao coração e ao arco aórtico e a mobilidade destes no momento de desaceleração e impacto nesse tipo de acidente justificam a lesão aórtica próxima ao istmo. Recentemente, nas grandes cidades, nota-se o aumento de lesões da aorta por acidentes motociclísticos.[6-7]

A trombose traumática da carótida e a ruptura traumática da aorta, exemplos de traumatismos por desaceleração, são frequentemente associados a lesões neurológicas, torácicas, hepáticas e pélvicas, que tornam o caso de elevadas complexidade terapêutica e mortalidade. A ingestão alcoólica é evidentemente associadas com presença destas lesões, porém não é clara sua participação no resultado final.

FERIMENTOS PENETRANTES

Ainda representam a causa dominante dos ferimentos vasculares (90% das lesões arteriais), sendo que as lesões causadas por armas de grande velocidade representam 70% a 80% do total.[4] A associação entre o calibre (peso do projétil) e a velocidade determina a energia cinética transferida aos tecidos, indicando, assim, o potencial lesivo. É de se presumir que a incidência das lesões vasculares decorrentes do uso destes projéteis tenha crescido, no entanto, maior poder lesivo determina um aumento na mortalidade pré-hospitalar.

Vários autores relatam a associação entre os ferimentos vasculares secundários a traumatismos fechados e a intensidade da energia cinética que é transferida aos tecidos. A fórmula da energia cinética é:

$$EC = M \times V^2/2$$

Onde:

EC: energia cinética; M: massa; V: velocidade.

Assim, o potencial lesivo de um projétil aumenta de forma mais acentuada conforme sua velocidade.

Após o trauma penetrante, a transferência da energia cinética aos tecidos causa um efeito cavitacional temporário, a retração tecidual a partir ponto de impacto de um objeto em movimento. No caso em questão, essa cavitação temporária explica as lesões vasculares próximas a um ferimento, porém sem impacto direto.

Os ferimentos por lâminas representam uma pequena parcela dos traumas penetrantes, relacionados mais frequentemente a acidentes de trabalho, domésticos e a agressões, e, de maneira geral, são menos extensos que os por projétil.

FERIMENTOS IATROGÊNICOS

A utilização de técnicas diagnósticas e terapêuticas invasivas resulta em número elevado de lesões iatrogênicas dos vasos. Este número é particularmente maior quando há manipulação direta dos vasos, como nos cateterismos vasculares.

O aumento na utilização dos balões intra-aórticos, acessos vasculares para hemodiálise, quimioterapia e nutrição parenteral prolongada representam atualmente a maioria dos traumas iatrogênicos.

A incidência de complicações relacionadas ao acesso para procedimentos de cineangiocoronariografia e arteriografias periféricas é de 1% a 2%. Os principais fatores de risco identificados incluem: sexo feminino (menor calibre das artérias); aterosclerose; quantidade de punções e de trocas de cateter; diâmetro dos cateteres; duração do procedimento; e compressão inadequada do sítio de punção.[2,4] Entretanto, com o advento de instrumentos confiáveis de fechamento arterial pós-procedimento e a disponibilidade de unidades ultrassonográficas portáteis para definição anatômica para punção, a incidência dos pseudoaneurismas iatrogênicos (Figura 208.1) deve diminuir consideravelmente nas próximas décadas.

TIPOS DE LESÃO VASCULAR

1. **Lesão parcial da artéria:** apresenta-se com sangramento intenso e manutenção do fluxo distal.
2. **Secção completa:** o sangramento não é exuberante, no entanto ocorre isquemia distal.
3. **Ferimento contuso:** apresenta, predominantemente, isquemia distal por oclusão. O sangramento ou o hematoma não são frequentes.
4. **Pseudoaneurisma:** hematoma tenso, pulsátil, expansivo e, frequentemente, sem sinais de isquemia.
5. **Fístula arteriovenosa:** hematoma presente e sem sinais de isquemia.

QUADRO CLÍNICO

Os ferimentos vasculares apresentam várias manifestações clínicas. A maior parte dos pacientes não mostra sinal clínico evidente da lesão vascular e, em outros, esta só é reconhecida no intraoperatório, durante manobras de hemostasia ou mesmo ocasionalmente, pela presença de hematoma envolvendo o vaso.

Alguns indivíduos apresentam sinais clínicos mais evidentes, como hemorragia, hematoma tenso e pulsátil e ausência dos pulsos distais ao ferimento. Sopro e frêmito nos trajetos vasculares são ocasionalmente notados. Ferimentos penetrantes associados a sinais evidentes de lesão arterial (ausência de pulsos, sangramento pulsátil, sopro, frêmito, hematoma em expansão) devem ser explorados cirurgicamente, sem necessidade de exames complementares.[2]

Os ferimentos arteriais, particularmente os dos membros, apresentam-se sob três formas clínicas, que podem ou não estar associadas: isquemia, hemorragia e hematoma (ou síndrome tumoral).

ISQUEMIA

Manifestação clínica mais frequente. Caracteriza-se por dor, impotência funcional, alterações de sensibilidade e ausência dos batimentos arteriais distais à lesão. A isquemia será mais ou menos intensa de acordo com alguns fatores que regem a fisiopatologia das obstruções arteriais agudas, expostos a seguir.

Espasmo arterial

Resulta da contração da musculatura lisa da parede arterial, como consequência de irritação desta por mecanismos físicos e químicos. Fundamentalmente, é miogênico, embora haja também participação das vias reflexas por meio do sistema nervoso simpático.

A zona reflexógena pode ser tanto o endotélio como a camada muscular lisa da parede arterial. O espasmo pode ter duração curta ou prolongada e atingir extensão maior ou menor do tronco arterial. O espasmo arterial é sempre secundário, portanto não se deve fazer seu diagnóstico clínico.

Trombose secundária

Resultado da diminuição de velocidade do fluxo, proximal e distalmente aos ferimentos. Geralmente, progride até a emergência de alguma colateral. É também secundária ao espasmo arterial. Pode-se concluir que condições hemodinâmicas locais e gerais (hipotensão e choque) são responsáveis pela extensão da trombose secundária.

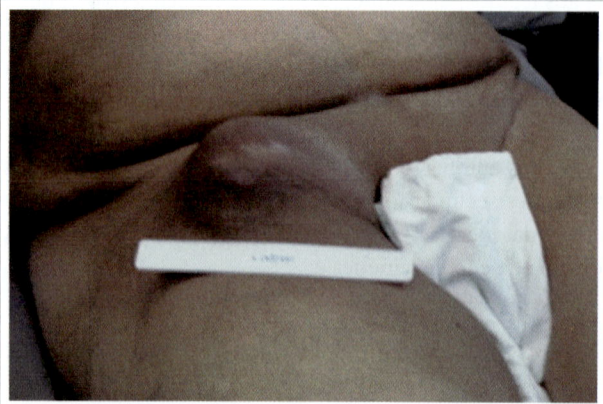

FIGURA 208.1. Pseudoaneurisma femoral.

Circulação colateral

É fácil compreender a importância da circulação colateral como determinante da gravidade da síndrome isquêmica. Nos traumas arteriais, sua participação geralmente é pouco significativa dada a oclusão súbita do fluxo arterial. Em consequência, as lesões isquêmicas que se instalam costumam ser graves.

A esse fato, some-se a destruição de massa muscular que ocorre nos grandes esmagamentos de membros como fator agravante da isquemia, pois, junto com a necrose muscular promovida pelo trauma, há trombose de pequenos ramos arteriais, que, em outras condições, contribuiriam para a circulação colateral. Os ferimentos por projéteis de alta velocidade causam o efeito cavitacional temporário, resultado da transferência de energia cinética aos tecidos vizinhos ao trajeto do projétil.

A localização dos ferimentos em relação a ramos colaterais existentes também influencia a gravidade da isquemia.

O diagnóstico e a avaliação da gravidade da isquemia são feitos pela presença e pela intensidade dos sinais clínicos, principalmente os relacionados à função muscular e às alterações da sensibilidade. Anestesia corresponde à isquemia grave, da mesma forma que a paralisia. Na fase inicial, as restaurações arteriais ainda podem mudar o prognóstico e manter a viabilidade da extremidade, embora seja possível restar alguma sequela funcional. Já a presença de cianose fixa demonstra alterações irreversíveis da microcirculação, com instalação de necrose irreversível.

HEMORRAGIA

Nos traumatismos arteriais, a síndrome hemorrágica é frequente e, geralmente, facilmente reconhecida em razão da perda abundante de sangue pelo local do ferimento, a não ser que a hemorragia seja intracavitária (Figura 208.2).

Além das manifestações locais, há, evidentemente, o quadro sistêmico, caracterizado pelos sinais de choque hemorrágico.

Frequentemente, o paciente ou seus acompanhantes relatam ter ocorrido perda sanguínea abundante, que cessou após compressão local e, no momento da admissão, a hemorragia não faz mais parte do quadro. Isso ocorre, pois há hipotensão decorrente da perda sanguínea, além do tamponamento temporário pela retração dos cotos arteriais. Nessa situação, a simples informação do paciente ou dos acompanhantes deve levantar forte suspeita de ferimento arterial, mesmo que não haja outros sinais clínicos.

Quando o ferimento vascular é intracavitário, o reconhecimento da hemorragia nem sempre é fácil, e a indicação cirúrgica é feita com base nos sinais gerais e nos procedimentos de imagem utilizados para o diagnóstico, sobretudo o ultrassom e a tomografia computadorizada (TC).

De modo geral, a hemorragia é maior nos ferimentos parciais do que nas secções totais. Nestas, há retratação dos cotos, com espasmos, o que resulta em tamponamento. Nas secções parciais, o espasmo não é tão intenso, o que provoca, usualmente, hemorragia intensa.

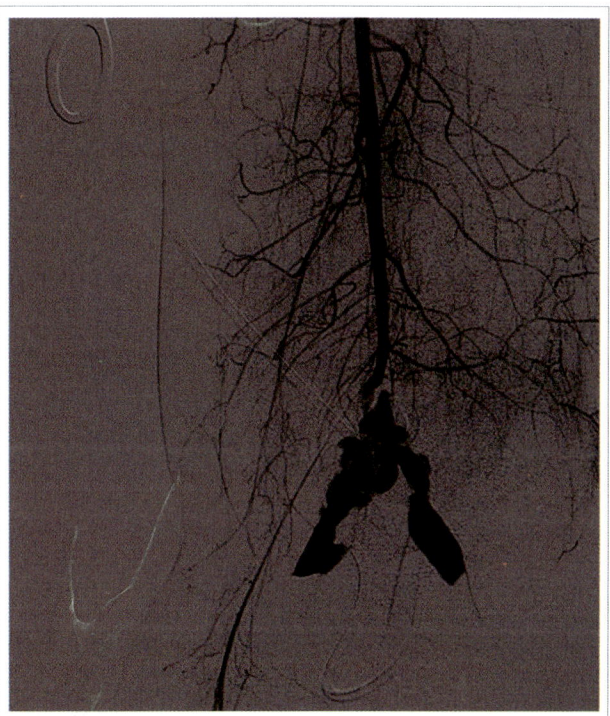

FIGURA 208.2. Arteriografia com lesão traumática de artéria poplítea com sangramento associado.

HEMATOMA

Formado em decorrência da contenção da hemorragia por estruturas musculoaponeuróticas, tem comunicação direta com a luz arterial. Geralmente, é tenso e pode ou não apresentar pulsatilidade. Às vezes não é bem definido, pois invade estruturas vizinhas.

Sobre o hematoma, pode-se verificar sopro e frêmito, que surgem com maior frequência horas ou dias após o trauma. O sopro sistólico caracteriza o falso aneurisma traumático, ao passo que o sopro contínuo com reforço sistólico caracteriza a fístula arteriovenosa traumática.

As propriedades clínicas desses ferimentos arteriais podem ser pouco exuberantes no momento da admissão. Apenas a evolução fará com que apareçam claramente suas manifestações.

Falso aneurisma traumático ou pseudoaneurisma

Decorre de ferimentos penetrantes com lesão parcial da artéria (Figura 208.3). Forma-se hematoma, contido nas estruturas musculoaponeuróticas, que, com o tempo, é escavado pelo fluxo sanguíneo, tornando-se contíguo ao interior da artéria. Chama-se falso ou pseudoaneurisma, pois sua parede é constituída por hematoma em organização.

As principais complicações do falso aneurisma traumático são:

- A trombose e a embolização, que levam o membro à isquemia.
- A compressão de estruturas vizinhas.

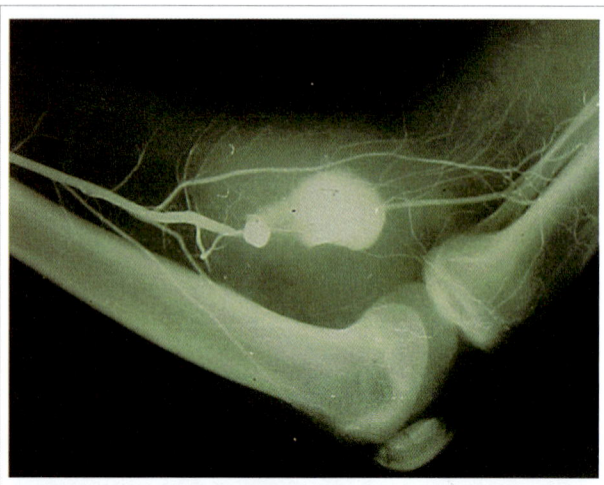

FIGURA 208.3. Arteriografia com pseudoaneurisma em artéria femoral após ferimento por arma de fogo.

- O crescimento com erosão e necrose de pele.
- A erosão de órgãos vizinhos, quando ocorre no tórax ou no abdome, podendo formar fístula arteriovisceral com hemorragia profusa.

Fístula arteriovenosa

Decorre de lesão parcial de artéria e veia, com solução de continuidade da parede de ambas (Figura 208.4). Pode ocorrer diretamente no momento do ferimento, porém cerca de 80% dos casos não têm manifestações clínicas iniciais, e sim dias ou semanas depois.[2]

As manifestações tardias surgem porque há formação de hematoma entre a artéria e a veia. Essa corrosão é um processo que demora alguns dias, estabelecendo-se então a comunicação entre a artéria e a veia.

A partir do momento em que o lúmen arterial comunica-se com o venoso, o sangue flui de um sistema de alta pressão e alta resistência (a artéria) para outro de baixa pressão e baixa resistência (a veia), provocando estase venosa distal e aumento do retorno venoso. O processo é contínuo e evolutivo e leva à insuficiência cardíaca de alto débito, com características de insuficiência cardíaca de câmaras direitas.

EXAMES COMPLEMENTARES

Entre os métodos de diagnóstico empregados, a ultrassonografia (US) e a TC tornaram-se imprescindíveis. A primeira, de execução rápida, fácil e disponível, permite a visualização do vaso e das estruturas vizinhas, além da análise da curva espectral, que traduz os fluxos venoso e arterial. Ferimentos penetrantes sem evidências de lesão arterial, mas com trajeto tangencial a uma artéria, podem ser avaliados por US com Doppler, evitando-se a realização de arteriografia.

A TC também é útil na detecção de ferimentos vasculares, principalmente os torácicos, os abdominais, os pélvicos e os que envolvam os troncos supra-aórticos (Figura 208.5). A angiotomografia computadorizada de tórax, sobretudo com a incorporação de novas tecnologias, tem substituído a aortografia na avaliação diagnóstica da ruptura traumática da aorta e das avulsões dos troncos supra-aórticos.

Nos pacientes com ferimentos penetrantes do pescoço e dos membros comprometendo o trajeto anatômico dos vasos, demonstrou-se 33% de lesões vasculares à arteriografia e 28% à ultrassonografia. A exploração rotineira desses ferimentos ao ultrassom é aceita, pois se tem demonstrado confiável, barata e acessível aos serviços de atendimento emergencial.[8-10]

A arteriografia, que pode ser realizada no centro cirúrgico, é indicada quando há dúvidas a respeito da localização, nos ferimentos fechados e nos ferimentos penetrantes tangenciais à artéria, sobretudo quando associados a fraturas de ossos longos. Ela ainda é considerada o exame "padrão-ouro", particularmente interessante quando se planeja tratamento endovascular para a lesão.[8,11]

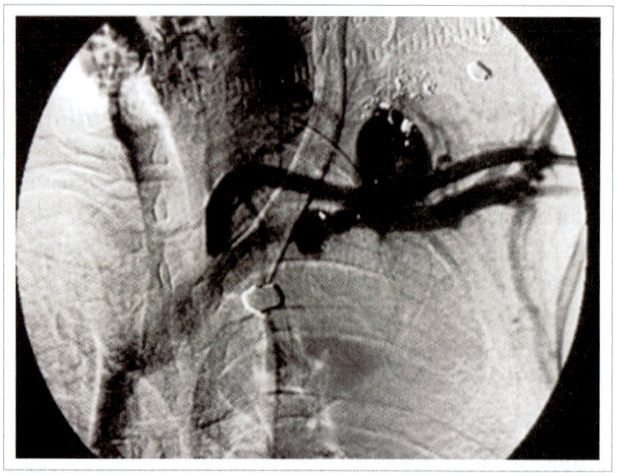

FIGURA 208.4. Arteriografia com fístula arteriovenosa subclávia esquerda após ferimento por arma de fogo.

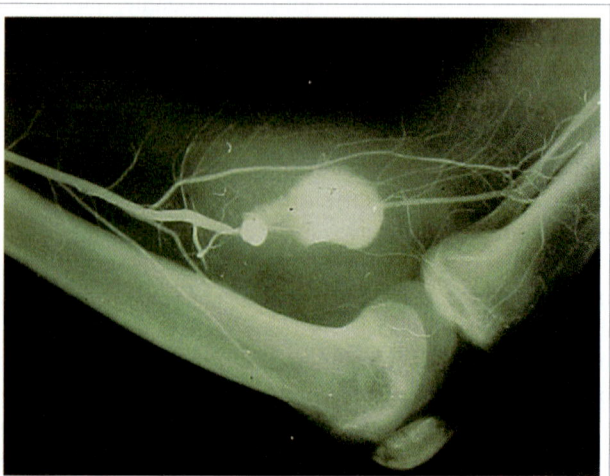

FIGURA 208.5. Reconstrução tridimensional de angiotomografia computadorizada mostrando lesão de artéria axilar esquerda após ferimento por arma de fogo.

LESÕES ARTERIAIS ESPECÍFICAS E DIAGNÓSTICO DIFERENCIAL
ARTÉRIA CARÓTIDA

Cerca de 90% dos ferimentos carotídeos são causados por traumatismos penetrantes (ocorrem em 6% dos ferimentos cervicais), com mortalidade relacionada de 10 a 30% e sendo mais frequente o acometimento da artéria carótida comum. O diagnóstico e o tratamento dessas lesões são feitos com base na divisão anatômica da região cervical anterior em: zona I – situada entre a fúrcula esternal e a cartilagem cricoide (cabeça das clavículas); zona II – situada entre a cartilagem cricoide e o ângulo da mandíbula; e zona III – situada entre o ângulo da mandíbula e a base do crânio. Ferimentos que envolvem a zona I se associam a lesões de grandes vasos, e o estudo arteriográfico se torna necessário para planejamento do acesso apropriado (Figura 208.11). Lesões carotídeas na zona III são de difícil exposição e a arteriografia é fundamental para o planejamento terapêutico.[9]

Lesões associadas a sinais fortes de traumatismo vascular (sangramento ativo, hematoma grande ou em expansão, déficit neurológico ou sopro) devem ser imediatamente exploradas. Alguma controvérsia ainda permanece na abordagem de ferimentos cervicais penetrantes da zona II em pacientes estáveis hemodinamicamente sem lesões arteriais óbvias, nos quais a conduta tradicional de exploração mandatória (associada a 57% de explorações negativas) vem sendo substituída por uma abordagem seletiva, com base na realização de arteriografia, broncoscopia, endoscopia e exames contrastados do esôfago.

Atualmente, a arteriografia vem sendo substituída por exames menos invasivos, como a US com Doppler e a TC helicoidal (Figura 208.6). Os atuais protocolos permitem a realização de uma TC em menos de um minuto, permitindo avaliação de ferimentos das diferentes zonas e das lesões associadas de vias aéreas e do trato digestivo, com sensibilidade e especificidade maior do que 90%.[12]

O tratamento cirúrgico das lesões carotídeas deve ser considerado na maioria dos ferimentos por trauma penetrante. Pacientes sem déficits neurológicos, mesmo com lesões oclusivas, devem ser tratados cirurgicamente para restabelecimento do fluxo. Nessas situações, a artéria carótida só deve ser ligada ou ocluída com balões se o refluxo do coto distal não for obtido ou em lacerações distais junto à base do crânio, nas quais a reconstrução não seja possível.

Apesar de anteriormente tratadas por ligadura (temendo-se uma transformação hemorrágica das áreas isquêmicas), a correção cirúrgica de lesões carotídeas associadas a déficit neurológico (incluindo coma) parece estar associada a melhora da sobrevida (redução da mortalidade de 61% para 26%) e a melhor resultado neurológico. Os principais determinantes de morbidade e sobrevivência são a gravidade e a duração do choque e a presença de déficit neurológico (elevação da mortalidade de 17 para 41% e 50% respectivamente).[9,12]

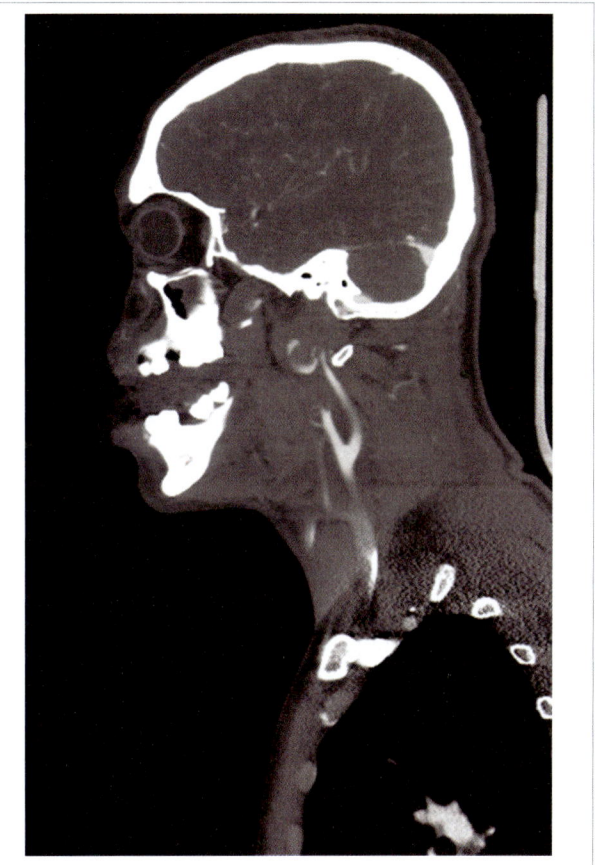

FIGURA 208.6. Angiotomografia computadorizada mostrando lesão de artéria carótida interna em zona I.

Acessa-se a artéria carótida por uma incisão oblíqua paralela à borda anterior do músculo esternocleidomastóideo, o que permite, ainda, a exploração das estruturas não vasculares. O controle proximal da artéria inominada ou carótida comum envolve a realização de uma esternotomia mediana. A exposição da zona III envolve manobras como a divisão do músculo digástrico, a subluxação da mandíbula ou a osteotomia.

As lesões carotídeas causadas por traumatismos fechados são raras (3% a 10%) e, geralmente, associadas a mecanismos de hiperextensão e rotação cervical, trauma direto sobre o pescoço, trauma intraoral e fraturas de base do crânio, com envolvimento da artéria carótida interna em 90% dos casos. O diagnóstico pode ser sugerido pelo desenvolvimento de déficits neurológicos após horas ou dias, entretanto, enquanto alguns desses pacientes apresentam trauma cranioencefálico associado, que mascara o aparecimento dos sintomas e retarda a identificação da lesão, outros não demonstram evidências de traumatismo cervical e déficits neurológicos. A dissecção e a trombose geralmente acometem a artéria carótida interna até sua porção distal, de forma que a terapêutica envolve apenas a anticoagulação sistêmica.

Pseudoaneurismas devem ser tratados cirurgicamente, quando acessíveis, ou pelo método endovascular. O prognóstico dessas lesões é pobre, com mortalidade de 5 a 43% e bons resultados neurológicos em apenas em 20 a 63% dos sobreviventes.[12-13]

ARTÉRIA VERTEBRAL

O uso rotineiro de exames diagnósticos para avaliação dos traumatismos cervicais resultou na maior identificação de lesões de artérias vertebrais, que, em geral, são assintomáticas e podem não apresentar sinal clínico algum. Raramente, o restabelecimento do fluxo é necessário, sendo os pseudoaneurismas e as fístulas arteriovenosas tratados com embolizações ou ligaduras, e as oclusões apenas observadas (a ligadura unilateral causa isquemia do tronco cerebral em menos que 5% dos casos).[9,14]

ARTÉRIAS SUBCLÁVIA E AXILAR

As lesões da artéria subclávia são mais comumente causadas por ferimentos penetrantes, porém também se associam a traumas fechados com fraturas de clavícula ou primeira costela. Geralmente, se associam a déficits neurológicos relacionados a lesão do plexo braquial e a hematomas na base do pescoço. A lesão da artéria axilar relaciona-se à luxação anterior do ombro ou fratura do colo do úmero, sendo mais comumente lesada em traumatismos penetrantes. Em virtude da circulação colateral do ombro, pode não se observar isquemia e ausência de pulsos distais, mesmo em lesões oclusivas.

A complexidade anatômica no território por onde passa a artéria e o risco de grandes hemorragias nos traumas dessa região requerem acessos por incisões que promovam exposição ampla e rápida.

Lesões distais das artérias subclávias direita e esquerda podem ser abordadas com incisão supraclavicular complementada pela secção ou pela desarticulação da clavícula. Os casos com distorção das relações anatômicas das estruturas ou com presença de hemorragia abundante, fatores que dificultam as identificações proximal e distal, que muitas vezes exigiam esternotomia, são tratados, atualmente, por via endovascular.[15]

ARTÉRIA BRAQUIAL

A lesão dessa artéria alcança proporção de 25% a 30% dos traumas arteriais, comparável à frequência dos traumas da artéria femoral superficial.[10] Esses dados decorrem dos fatos de ambas serem longas e localizadas em posições vulneráveis.

Certas características anatômicas são particularmente importantes. Assim como nas lesões da artéria femoral, há apreciável diferença no grau da isquemia como resultado de trauma proximal ou distal ao ramo femoral profundo, o mesmo ocorre nas lesões da artéria braquial a montante ou a jusante do ramo braquial profundo. O risco de gangrena é duas vezes maior nas ligaduras proximais da artéria braquial.

A artéria braquial é circundada por nervos periféricos importantes: o mediano, o ulnar e o radial. Por isso, a neuropatia traumática residual é a maior causa de invalidez permanente.

A melhor exposição é obtida com incisão longitudinal ao longo do sulco bicipital, que pode ser prolongada à fossa axilar ou à fossa antecubital, se necessário. Geralmente, é preciso realizar interposição de um enxerto vascular, para o qual a veia safena interna é o substituto de primeira escolha.

ARTÉRIAS ULNAR E RADIAL

Lesões isoladas geralmente não causam isquemia quando o arco plantar se encontra íntegro, situação que possibilita o tratamento da lesão de um único vaso com ligadura. Entretanto, na presença de isquemia, antecedentes de lesão na outra artéria ou quando os dois vasos encontram-se lesados, deve-se proceder com o reparo arterial.

LESÕES VASCULARES ABDOMINAIS

Estima-se que em 10% a 20% de todos os traumatismos abdominais penetrantes e em 2% a 5% dos fechados ocorram lesões de grandes vasos abdominais, com taxas muito elevadas de morte, principalmente por hemorragia rapidamente fatal, antes que o paciente receba o primeiro atendimento.[16-17] Outros indivíduos apresentam quadro de choque hemorrágico, e a lesão vascular somente é identificada durante uma laparotomia exploradora.

A associação com outras lesões em vísceras abdominais sólidas e ocas é a regra, sendo raras as lesões vasculares isoladas. Deve-se suspeitar de lesão de grande vaso abdominal em toda vítima de trauma penetrante abaixo dos mamilos e acima da região inguinal, principalmente se houver distensão abdominal e/ou instabilidade hemodinâmica.

Todas as vítimas de ferimento abdominal por arma de fogo e todas aquelas com ferimento abdominal penetrante com instabilidade hemodinâmica ou com sinais de irritação peritoneal devem ser operadas imediatamente. Nos ferimentos por arma branca, o paciente estável pode ser avaliado pelo lavado peritoneal, pela US, pela TC, pela laparoscopia ou pela laparotomia exploradora.[17]

No trauma fechado, os vasos mais frequentemente lesados são as artérias renais, a veia cava retro-hepática e os vasos ilíacos, em associação com fraturas pélvicas. Lesões de íntima por estiramento evoluem com trombose secundária, às vezes com mínimas manifestações clínicas. A avulsão de vasos tronculares ou de ramos menores produz hemorragia franca ou formação de hematoma.

No paciente instável hemodinamicamente, a abertura da cavidade abdominal pode desfazer o efeito tamponante da parede abdominal e causar colapso circulatório. Quando a cavidade abdominal está cheia de sangue, por franca hemorragia, o rápido controle hemodinâmico e do sangramento pode ser obtido pela compressão ou pelo pinçamento da aorta supracelíaca ou pela compressão direta de uma fonte evidente de hemorragia, enquanto o anestesista repõe a volemia. Assim que for identificada a lesão, a oclusão da aorta é liberada e a pinça, colocada acima e abaixo do ferimento para o reparo definitivo.

Se houver um hematoma contido, a cavidade abdominal é inspecionada antes de se decidir pela exploração ou não do hematoma em questão.[16] Nos pacientes moribundos, ensanguinhados e com parada cardíaca iminente, a toracotomia anterolateral esquerda permite o pinçamento da aorta torácica descendente junto do diafragma e o acesso direto ao coração. Em sequência, deve-se proceder à abertura da cavidade abdominal.

As lesões da aorta abdominal geralmente provocam hemorragia para a cavidade abdominal ou hematoma retroperitoneal central. A técnica de reparo da aorta depende da extensão da lesão. A sutura primária é possível nos ferimentos mais simples. Algumas lesões aórticas podem necessitar de remendo de material sintético ou autólogo e a maioria delas é complexa, exigindo o uso de próteses. Recentemente, excelentes resultados têm sido relatados com o uso de endopróteses.[18]

Se houver contaminação grosseira da cavidade por lesões intestinais concomitantes, existe controvérsia quanto à maneira de restabelecer o fluxo distal. Temendo as graves consequências da infecção da prótese, alguns autores recomendam a ligadura da aorta, seguida de enxerto axilobifemoral após o fechamento do abdome. A maioria dos serviços, entretanto, recomenda a lavagem exaustiva da cavidade e do retroperitônio e o envolvimento da prótese com o peritônio ou com o grande omento.

VEIA CAVA INFERIOR

As lesões desse tipo podem causar morte por exsanguinação, porém, pelo regime de baixa pressão, a maioria das lesões de veia cava são temporariamente tamponadas pelo hematoma retroperitoneal; mas a hemorragia grave pode ocorrer durante a exploração e o destamponamento. Após o controle direto do vaso, a sutura primária é geralmente adequada para restaurar a perviedade da veia cava, sendo aceita uma estenose residual de até 50%, porém lesões mais complexas exigem a colocação de enxerto ou a ligadura da cava infrarrenal, procedimento de escolha nos pacientes instáveis. As lesões da veia cava suprarrenal devem ser reparadas e, após a ligadura ou o reparo da veia cava inferior, é preciso comprimir as extremidades e elevá-las de modo semelhante ao descrito para os reparos das veias ilíacas.[17]

No caso das lesões de veia cava retro-hepática e supra-hepática, a restauração é muito complexa e associada a altas taxas de mortalidade. Nos doentes moribundos, o tamponamento da cavidade abdominal e a correção dos distúrbios metabólicos e da coagulopatia na terapia intensiva devem ser considerados antes de abordar a lesão nessas localizações. A mobilização do fígado pode desencadear hemorragia maciça ou mesmo embolia gasosa fatal. Quando o tamponamento não é suficiente para controlar a hemorragia, é necessária a realização de uma toracofrenolaparotomia ampla para o acesso direto dessa porção da veia cava.

ARTÉRIAS RENAIS

Lesões dessas artérias por traumatismo penetrante são detectadas, na maioria das vezes, durante a laparotomia exploradora, pela presença de hematoma retroperitoneal central ou lateral e cianose do rim. No traumatismo fechado, o diagnóstico da lesão arterial renal é mais complexo e exige alto índice de suspeita, com base no mecanismo de trauma.

Presente em apenas 0,05% das admissões por trauma fechado, muitas das lesões de artéria renal não apresentam hematúria, e as lesões associadas (cranianas, ósseas e de órgãos intracavitários) são frequentes, mascarando ou retardando o diagnóstico. A ampliação das indicações de TC permitiu a melhor classificação dessas lesões, de forma que cerca de 70% não precisam ser exploradas cirurgicamente.[19]

Sinais sugestivos de lesão renal incluem dor epigástrica ou no flanco e hematúria macro ou microscópica, que devem ser rapidamente avaliadas para confirmar ou excluir lesão vascular renal. Anúria pode sugerir lesão bilateral ou unilateral em rim único. Como algumas lesões da artéria renal requerem nefrectomia, é essencial a confirmação da presença e da função adequada do rim contralateral, verificada na TC ou, menos frequentemente, em uma urografia excretora intraoperatória.

Nos pacientes com rim contralateral adequado e danos complexos da veia renal, do sistema coletor ou do parênquima, a restauração da artéria renal não deve ser realizada. Aqueles com acentuada instabilidade, nos quais o prolongamento do tempo operatório pode ser fatal, são submetidos a uma rápida nefrectomia. No paciente estável, todo esforço deve ser realizado para reparar pelo menos uma das artérias renais, mesmo que seja necessário o recurso de técnicas complexas, como restauração *ex vivo* ou o autotransplante.

Lesões das veias renais devem ser reparadas sempre que possível, geralmente por ráfia lateral ou mesmo com interposição de segmento de veia jugular interna. A ligadura só é bem tolerada para os ramos venosos segmentares, em virtude da extensa rede colateral intrarrenal ou da veia renal esquerda proximal com lesão complexa, desde que as veias gonadal e suprarrenal estejam preservadas. A veia renal direita não pode ser ligada e, nos casos em que o reparo não é possível, deve ser realizada a nefrectomia.

ARTÉRIAS VISCERAIS

Lesões do tronco celíaco e seus ramos e das artérias mesentéricas estão frequentemente associadas a traumas complexos das vísceras por elas irrigadas, incluindo isquemia. As lesões do tronco celíaco e da artéria hepática são reparadas sempre que possível, sendo a ligadura o tratamento de escolha nos pacientes instáveis, possível de ser bem tolerada na maioria dos pacientes, em virtude da rede colateral à custa da artéria mesentérica superior, via artéria gastroduodenal. À medida que a ligadura da artéria mesentérica inferior é geralmente bem tolerada, a artéria mesentérica superior deve ser sempre reparada, pois sua ligadura está associada a isquemia intestinal grave e morte.

Lesões nos ramos mais distais da mesentérica superior devem ser ligadas e, se houver isquemia intestinal, é necessária uma enterectomia segmentar. As veias mesentéricas superior e porta devem ser sempre reparadas por ráfia primária ou por interposição de enxerto, pois sua ligadura está associada a altas taxas de mortalidade por isquemia e infarto intestinal. Entretanto, em pacientes moribundos, politransfundidos, acidóticos, hipotérmicos, hipovolêmicos e com coagulopatia, a ligadura desses vasos pode ser o tratamento de escolha,[17] já que, para esses indivíduos, a correção desses distúrbios na UTI e a reoperação programada, após 24 a 48 horas, pode ser a única opção com chances de sobrevida.

A perda maciça de líquidos para o interior das alças intestinais após a ligadura desses vasos faz com que a reposição volêmica seja extrema, exigindo monitorização rigorosa. A síndrome do compartimento abdominal, causada pelo edema maciço das alças e pelo aumento de líquido intra-abdominal, pode ser prevenida pela sutura de uma bolsa plástica nos bordos da incisão abdominal, evitando a hipertensão intra-abdominal, que seria induzida pela sutura primária da parede do abdome.

LESÕES VASCULARES PÉLVICAS

O tratamento do choque e o controle da hemorragia são as prioridades absolutas nas fraturas pélvicas. A maioria das hemorragias por esse tipo de fratura responde satisfatoriamente à estabilização com fixadores externos. Nos casos que não respondem à estabilização da fratura, a arteriografia pélvica deve ser feita, sendo possível a realização concomitante de embolização terapêutica.[17]

Fraturas pélvicas estáveis raramente produzem hemorragia maciça, ao passo que nas instáveis ocorre hemorragia intensa, de difícil controle, proveniente do osso fraturado e de ramos das artérias e veias ilíacas internas e lombares. Lesões de grandes vasos ocorrem em apenas 2% dessas fraturas, por isso os hematomas pélvicos detectados durante a laparotomia não devem ser explorados, pois há o risco de desencadearem uma hemorragia de difícil controle, rapidamente fatal. Na presença de hematoma pélvico expansivo, deve ser realizado o tamponamento com compressas seguido de angiografia, com o objetivo de identificar e ocluir o vaso responsável pelo sangramento por meio de embolização terapêutica.

ARTÉRIA ILÍACA

A exploração cirúrgica imediata se faz necessária, pois geralmente há hemorragias graves com grande hematoma retroperitoneal, sendo muito comum o choque grave, sobretudo nos ferimentos penetrantes. Tais lesões são abordadas por laparotomia exploradora, e nas lesões distais da ilíaca externa, é possível um acesso extraperitoneal.

As lesões associadas de vísceras abdominais se revestem de grande importância, principalmente quando há contaminação peritoneal por seu conteúdo, o que contraindica o uso das próteses em razão do risco de infecção e hemorragia fatal subsequente aos aneurismas de sutura.

Quando há lesões concomitantes de vísceras ocas, a ligadura arterial pode ser a melhor conduta.[17] Nesses casos, após o fechamento da cavidade abdominal, a perfusão do membro é observada cuidadosamente e acompanhada por medidas de pressão distal com Doppler. Se houver necessidade de restauração arterial, o procedimento de eleição é a derivação cruzada femorofemoral com veia autógena. Dessa maneira, as anastomoses e o trajeto do enxerto permanecem afastados da contaminação abdominal.

ARTÉRIA FEMORAL

As lesões vasculares de membros inferiores são encontradas em cerca de 0,4% das admissões por trauma, e os ferimentos das artérias femorais representam mais de 40% dessas lesões.[20]

O sangramento é de controle particularmente difícil, pois pode ser alimentado por seis estruturas vasculares: artéria e veia femorais comuns, artéria e veia femorais profundas e artéria e veia femorais superficiais.

O acesso extraperitoneal para abordar a artéria ilíaca externa pode ser necessário para a obtenção da hemostasia. A restauração da profunda só deve ser realizada quando esta é calibrosa; sua ligadura não tem como consequência a gangrena do membro, embora possa levar à claudicação de coxa.[21]

Identificada a lesão, um *shunt* arterial temporário pode ser necessário para a realização da fixação de fratura de fêmur associada. O tratamento da lesão arterial é feito, habitualmente, com a interposição de um enxerto vascular com a veia safena interna contralateral invertida (Figuras 208.12 e 208.13).

ARTÉRIA POPLÍTEA

Os ferimentos dessa artéria com isquemia aguda se associam as maiores taxas de amputação, aproximando-se de 20% nos ferimentos por armas de fogo, e morbidade, de 20 a 50%, caracterizada por disfunção prolongada causada pelas lesões esqueléticas e nervosas associadas. Esse fato se deve à perda de circulação colateral na região próxima ao joelho e às lesões associadas da veia poplítea, do nervo tibial, das partes moles e da tíbia.[22]

A artéria poplítea é particularmente suscetível ao trauma fechado, por sua posição fixa entre o hiato adutor e o arco fibroso do músculo sóleo, sendo geralmente lesada nas luxações de joelho, nas fraturas supracondilares de fêmur e nas fraturas do planalto tibial. Cerca de um terço dos pacientes com luxação de joelho apresentam lesão arterial documentada por arteriografia.

A restauração da artéria poplítea apresenta o mais alto índice de insucessos de todas as restaurações realizadas para tratamento de traumatismos arteriais periféricos. A revascularização, seja por anastomose terminoterminal, seja por enxerto de veia autógena, não pode ficar em tensão no nível das anastomoses.

ARTÉRIAS DE PERNA

As lesões de uma artéria isolada com sangramento ativo ou pseudoaneurismas podem ser tratadas com ligadura. Entretanto, lesões do tronco tibiofibular ou de duas artérias infrapoplíteas devem ser reparadas. Na determinação de viabilidade do membro, são essenciais as lesões associadas de nervo, ossos e partes moles, com taxas de amputação de 54% quando os três estão acometidos.[23]

TRATAMENTO

As bases de tratamento das lesões vasculares traumáticas foram estabelecidas nos meados do século XX. Os princípios gerais de vias de acesso, manobras de hemostasia e técnicas de reconstrução arterial são bem conhecidos e difundidos entre os cirurgiões de trauma e os vasculares.[1]

Os resultados melhoraram ao longo do tempo, em função da incorporação de novos conceitos como: desbridamentos frequentes e repetidos, uso de antibióticos para controle das infecções, tratamento da síndrome de revascularização, frequente realização de fasciotomias descompressivas e, nos últimos anos, incorporação de técnicas endovasculares de tratamento.

O tratamento dos traumatismos vasculares é basicamente cirúrgico, por meio de operação convencional (aberta) ou por procedimento endovascular e está indicado sistematicamente nas lesões arteriais traumáticas dos membros, com base nos cuidados apresentados a seguir.

PERÍODO PRÉ-OPERATÓRIO

- **Controle da hemorragia:** deve ser prioritário. A melhor forma de fazê-lo é pela compressão local. O uso de garrotes e torniquetes, além de inadequado, pode trazer graves consequências locais e sistêmicas, conhecidas como a síndrome do torniquete.
- **Tratamento do choque:** consiste, basicamente, da reposição adequada de volume. É essencial que a veia que drena a área correspondente à artéria lesada não seja canulada.
- **Diminuição do tempo de isquemia:** está bem estabelecida a relação inversamente proporcional entre o tempo de isquemia e o índice de sucesso do tratamento dos ferimentos arteriais. Desse intervalo, depende a preservação da viabilidade do membro, preconizando-se o restabelecimento da perfusão em menos de seis horas. Entretanto, não se pode relacionar o prognóstico unicamente com o tempo de isquemia, pois existem outros fatores responsáveis pela reversibilidade das lesões isquêmicas.

De qualquer forma, a preocupação com a rapidez do atendimento não deve induzir medidas afoitas, preparo pré-operatório inadequado ou dispensa de exames de imagem quando necessários.

PERÍODO INTRAOPERATÓRIO

A manipulação arterial adequada prevê que, antes que se decida pela forma de restauração arterial a ser empregada, sejam observados alguns tempos cirúrgicos, comuns a todos os ferimentos arteriais. O acesso cirúrgico deve ser amplo e permitir a exposição do eixo longitudinal do vaso após as dissecções proximal e distal dos vasos lesados com reparo para hemostasia.

As fraturas e as luxações comumente associadas devem ser tratadas sempre previamente à restauração arterial, pois a fixação ortopédica posterior à restauração geralmente leva à trombose ou ruptura do enxerto. A fratura deve ser fixada com o uso de pinos ou placas e, nas fraturas cominutivas, principalmente do planalto tibial, quando a fixação interna é tecnicamente impossível, a fixação externa é um valiosíssimo recurso. Para evitar o prolongamento do tempo de isquemia durante a fixação das fraturas, pode-se utilizar a derivação temporária ou o *shunt* com a introdução de uma cânula intra-arterial nos cotos proximal e distal para manutenção do fluxo.

Os ferimentos potencialmente contaminados devem ser submetidos à exaustiva limpeza e desbridamento. A cobertura cuidadosa das estruturas vasculares é ideal para proteção da restauração.

Uma vez isolada a artéria e desbridadas suas bordas, é feita a inspeção da luz dos cotos vasculares para evitar que uma lesão endotelial residual passe despercebida.

Passo a passo para a restauração arterial:

- **Remoção do trombo secundário:** todo ferimento arterial está associado, em maior ou menor extensão, à trombose secundária. A remoção inadequada de tais trombos implica, quase sempre, oclusão da restauração e trombose distal, que podem acarretar graves sequelas ou até mesmo a perda do membro. Sua remoção é feita por meio de cateter de Fogarty, de calibre adequado, incluindo a exploração da artéria tanto proximal como distal ao ferimento. Quando a trombose secundária se estende por mais de uma artéria, a exploração deve ser seletiva, abrangendo cada um dos troncos arteriais comprometidos.
- **Heparinização regional:** feita por meio da infusão, proximal distal, de cerca de 20 mL de solução de heparina a 2% em soro fisiológico.
- **Restauração arterial:** pode ser feita de acordo com as técnicas de reconstrução utilizadas em cirurgia eletiva, além do tratamento endoluminal.

Técnicas de reconstrução arterial

- **Sutura simples:** técnica a ser empregada quando as bordas do ferimento são lineares e regulares e não há perda de substância. A sutura pode ser contínua, em chuleio simples, nas artérias de grande e médio calibre, ou em pontos separados, nas artérias menores. Se o procedimento provocar estenose, recomenda-se a colocação de remendo de veia para ampliar o lúmen da artéria e, ao mesmo tempo, obliterar a falha parietal.
- **Anastomose terminoterminal:** indicada quando há secção completa da artéria ou se houver necessidade de ressecar um segmento contuso, desde que pouco extenso. Não deve haver tensão na linha de sutura, mas quando for inevitável, deverá ser interposto segmento de veia, como mostrado a seguir. Apesar da simplicidade de execução das anastomoses terminoterminais, deve-se observar alguns princípios básicos, como o biselamento dos cotos arteriais e, em artéria de menor calibre, a sutura com pontos separados, de fio sintético e inabsorvível. Eventualmente, pode ocorrer a torção da anastomose, se não forem tomados os devidos cuidados. Às vezes, há necessidade de se ligar colaterais importantes para a aproximação dos cotos arteriais, o que pode ser evitado utilizando-se as técnicas de implante.
- **Implante em continuidade:** para a substituição arterial, várias alternativas têm sido tentadas. A experiência mostrou que, pelo menos nas restaurações arteriais em casos traumáticos, o substituto ideal é a veia safena autóloga. A utilização de implantes sintéticos deve ser evitada pela facilidade com que se infectam. Nas substituições arteriais com veia, há a necessidade de se inverter o segmento venoso, para que as válvulas não sejam obstáculos ao livre fluxo sanguíneo. Nos traumas dos membros inferiores, a veia utilizada deve ser a safena contralateral, pela alta incidência de lesões venosas ipsilaterais associadas.
- **Implante em derivação:** realizado com a confecção de ambas as anastomoses terminolaterais, que podem ser feitas por meio de chuleio contínuo. Como a abertura pode ser ampla, há pouca suscetibilidade de falhas técnicas.

Fasciotomia

Nas isquemias prolongadas, nas lesões extensas de partes moles ou nas lesões venosas concomitantes com comprometimento do retorno venoso, o edema muscular leva, com frequência, a aumento da pressão compartimental nas lojas musculares da perna. Essa situação, que leva o nome de síndrome compartimental, pode resultar em quadro neurológico grave com paralisia de pé e comprometimento da vitalidade da musculatura da perna.

A fasciotomia descompressiva (Figura 208.7) deve ser indicada precocemente como recurso terapêutico essencial, mantendo as condições de viabilidade do membro e evitando graves sequelas neurológicas.[23] O procedimento consiste em incisar amplamente a fáscia de cobertura dos grupos musculares anterior e posterior, com a finalidade de aliviar a compressão exercida sobre os vasos por edema ou hematoma.

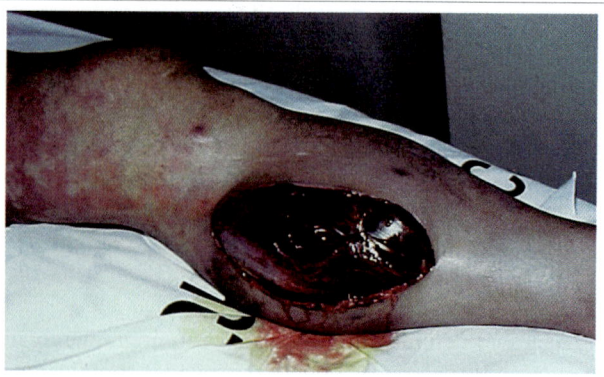

FIGURA 208.7. Fasciotomia.

TRATAMENTO DAS LESÕES ASSOCIADAS

- **Lesões venosas:** a conduta mais amplamente difundida no tratamento das lesões venosas é a ligadura, ficando a reconstrução da veia reservada a casos em que prolongue o tempo de cirurgia nem implique aumento desnecessário do sangramento.[21] A veia poplítea é a mais frequentemente restaurada pelos cirurgiões.[10]
- **Lesões nervosas:** são de extrema importância prática tanto pela alta incidência como pela gravidade das sequelas que determinam. A restauração nervosa deve ser feita por meio de técnicas microcirúrgicas adequadas no mesmo ato cirúrgico. Quando não for possível a restauração imediata, ela deverá ser executada nos primeiros dias do pós-operatório da restauração vascular, pois a intensa fibrose local que se estabelece torna tecnicamente difícil a reintervenção, prejudicando o resultado. Na intervenção inicial, que frequentemente se limita à restauração vascular, deve o cirurgião ter o cuidado de fixar os cotos nervosos em posição anatômica, com fios, para facilitar sua posterior localização, bem como fornecer uma descrição pormenorizada quanto à extensão e a localização do nervo lesado.[10]

CONSIDERAÇÕES SOBRE OS OBJETIVOS E APLICAÇÕES DO TRATAMENTO ENDOLUMINAL

MÉTODOS DE OBTENÇÃO DA HEMOSTASIA COM INTERRUPÇÃO DO FLUXO VASCULAR

A embolização transcateter pode ser realizada para oclusão de vasos de pequeno calibre, terminais ou com rede de colaterais desenvolvida para obtenção de hemostasia. Sua utilização também é possível, de forma rápida, pouco invasiva e com baixa morbidade, para controle de hemorragias em locais de difícil acesso cirúrgico convencional. O material embolizante é liberado, através de cateteres ou microcateteres, o mais próximo possível do local de sangramento, causando a oclusão do vaso lesado e minimizando a perda de tecido por necrose.[11,24]

Os agentes embolizantes mais utilizados são: os agentes particulados, como o Gelfoam® (absorvíveis); as partículas de álcool polivinílico (Ivalon®, 200 a 500 μm); e as microesferas, agentes fluídos tipo adesivo tecidual, como o Histoacryl® (n-butil-cianoacrilato) ou não adesivos, como o Onyx® (copolímero de etileno vinil álcool); espirais metálicas, como as molas (0,035 a 0,038 polegadas) e micromolas (0,018 polegadas); e os balões destacáveis ou não destacáveis (oclusão temporária).

De forma geral, lesões múltiplas, em localização distal ou em regiões com grande circulação colateral, são tratadas com fragmentos de Gelfoam® ou partículas de álcool polivinílico, ao passo que grandes pseudoaneurismas podem ser tratados com molas ou Onyx®, e a oclusão de artérias de pequeno ou médio calibre (como as artérias vertebral e ilíaca interna) é possível com molas ou balões destacáveis.[11,14,25-27]

A utilização da embolização transcateter apresenta indicações bem definidas em algumas situações relacionadas ao tratamento do paciente politraumatizado, por exemplo no tratamento de hemorragias graves relacionadas a fraturas pélvicas e de face. Pacientes com fraturas pélvicas, sobretudo aquelas em "anel aberto", que permanecem instáveis ou com evidência de sangramento persistente após a fixação da bacia (5 a 15% dos casos), devem ser submetidos à arteriografia para a identificação da origem do sangramento e embolização do ramo arterial responsável ou do tronco da artéria ilíaca interna, quando o sangramento é múltiplo ou de difícil caracterização.[26] Do mesmo modo, em cerca de 1% dos casos, fraturas de face podem evoluir com hemorragia grave, sendo tratadas por meio da embolização de ramos da artéria maxilar interna.[25]

Mais recentemente, a embolização transcateter vem sendo utilizada no manejo conservador de lesões de órgãos parenquimatosos, como o fígado, o baço e o rim, em pacientes estáveis hemodinamicamente e naqueles graves, com sangramentos de difícil controle na abordagem convencional (sobretudo lesões hepáticas), tratados com base no conceito da cirurgia abreviada (*damage control*)[11]

Lesões vasculares específicas de pequenas artérias não essenciais em locais de difícil acesso ou com distorção da anatomia local podem ser mais facilmente tratadas, de forma efetiva, pelos métodos de embolização. Hemorragias relacionadas à artéria vertebral (lesões iatrogênicas, acesso cirúrgico à coluna cervical, ou por trauma penetrante) e à artéria mamária interna (na obtenção de acesso venoso central) podem ser controladas com menor morbidade pela oclusão da artéria pelo método endovascular.[11,14] Grandes pseudoaneurismas, por exemplo sequelas de trauma penetrante relacionadas a ramos de artérias como a art**éria** femoral profunda, a axilar e a ilíaca interna podem ser tratados por embolização.

MÉTODOS DE OBTENÇÃO DA HEMOSTASIA COM PRESERVAÇÃO DO FLUXO VASCULAR

Os falsos aneurismas traumáticos e as fístulas arteriovenosas de artérias de maior calibre (subclávia, carótidas, tronco braquiocefálico, aorta, ilíacas e femorais) são tratados com a implantação de endopróteses revestidas, que consistem em dispositivo metálico trançado, autoexpansível ou expansível por balões (*stents*), revestidos por material sintético (politetrafluoroetileno, coretane ou Dacron®) ou biológico (veias). As endopróteses revestidas são aplicadas no local da lesão, por via endoluminal, e revestidas por uma bainha. Quando esta é tracionada, a endoprótese é expandida e oclui o defeito lateral da artéria, mantendo o lúmen patente.

Embora altos índices de sucesso técnico com a exclusão do pseudoaneurisma ou da fístula arteriovenosa sejam obtidos nos diferentes territórios tratados (95% na série relatada por Aun,[28] 93,5% na de White e colaboradores[29] e 96,9% na revisão de DuBose e colaboradores[30]), a patência das endopróteses revestidas foi estimada em 75%, em mil dias, na série relatada por Aun, e variou de 76,4 a 85,7%, em um ano de seguimento, na série de White e colaboradores,[29] o que, de forma geral, não foi associado à isquemia.[28-30]

O principal emprego das endopróteses se dá nas lesões vasculares de difícil acesso cirúrgico, como as lesões da artéria subclávia (Figura 208.8), e na ruptura traumática da aorta. A mortalidade intra-hospitalar dos pacientes com lesões de aorta por trauma fechado é de cerca de 30% e, em 63% dos casos, é associada à ruptura da lesão aórtica já na admissão, ou antes que o diagnóstico esteja estabelecido.[6,31]

O tratamento cirúrgico convencional envolvendo a interposição de enxerto por técnicas de simples clampeamento ou o estabelecimento de desvios temporários do fluxo sanguíneo, com ou sem o auxílio de bombas centrífugas, apresenta bons resultados, com mortalidade de aproximadamente 15%. Contudo, exige a realização de uma toracotomia, que pode não ser tolerada por um paciente crítico, e apresenta complicações graves, como o risco, de até 20%, de desenvolvimento de paraplegia.[6-7,32] Nesse contexto, o tratamento endovascular dessas lesões surgiu como uma alternativa atraente, dispensando a realização de toracotomia ou esternotomia, de clampeamento aórtico ou mesmo heparinização sistêmica. Permite, ainda, maior flexibilidade no tratamento dessas lesões, capaz de ser realizado com rapidez e baixa morbidade, e conciliando o tratamento concomitante de outras lesões.[32-39]

Entretanto, existem situações, como os traumatismos fechados da artéria carótida com dissecção e/ou pseudoaneurisma, em que o uso de endopróteses para tratamento da lesão não é consensual.[12,40-41] Cothren e colaboradores relataram maior incidência de oclusões carotídeas e número maior de acidentes vasculares cerebrais no seguimento do grupo tratado com angioplastia e colocação de endoprótese do que naquele tratado com anticoagulação ou antiagregação plaquetária.[40]

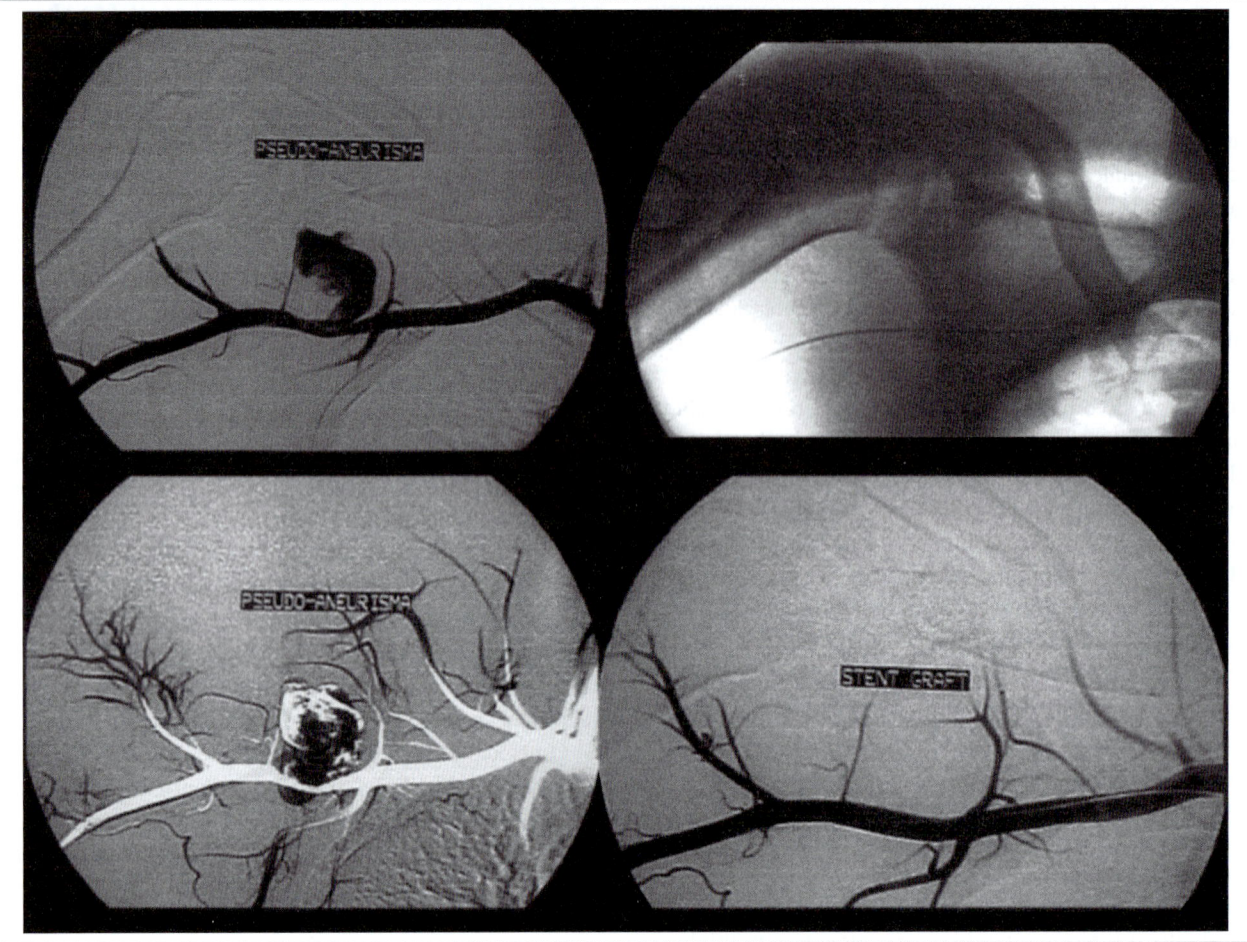

FIGURA 208.8. Correção endovascular de lesão traumática de artéria subclávia com implante de endoprótese.

MÉTODOS DE RESTAURAÇÃO DO FLUXO VASCULAR

Pacientes que evoluem com isquemia relacionada a traumatismos arteriais são geralmente tratados com cirurgia convencional para restauração do fluxo, seja pela interposição de um enxerto, seja por uma sutura primária.

Em situações específicas, têm-se descrito situações nas quais a patência e a integridade do leito arterial foram restauradas pelo método endoluminal. Sternberg e colaboradores relatam o caso de um paciente vítima de esmagamento da pelve, com contaminação da cavidade abdominal por ruptura do colo e oclusão de ambas as artérias ilíacas comuns com isquemia de membros inferiores, tratado com sucesso com permeabilização de ambas as artérias ilíacas e implante de endopróteses revestidas para assegurar a integridade do leito arterial.[42] Em nosso meio, Aun descreve o caso de um paciente, vítima de queimadura elétrica de membro superior, com exposição e oclusão da artéria axilar, tratado com sucesso por meio do implante de uma endoprótese revestida.[28]

TRAUMATISMO FECHADO DA AORTA TORÁCICA

As lesões aórticas nos traumatismos torácicos fechados (Figura 208.9) são caracterizadas por alta mortalidade pré-hospitalar, de forma que, apesar de constituírem a segunda principal causa de óbito nos acidentes automobilísticos, são raras nos serviços de emergência, mesmo dos maiores centros de trauma (2,6 casos por ano em estudo multicêntrico realizado nos Estados Unidos e no Canadá; 2,5 casos por ano no Hospital das Clínicas de São Paulo).[6,36-37]

Portanto, o diagnóstico deve ser feito com base em alto índice de suspeita, de acordo com o mecanismo do trauma, e na realização dos exames radiológicos apropriados.

Os acidentes automobilísticos são a principal causa das lesões aórticas nos traumatismos fechados, com aumento do número de casos registrado nas últimas décadas (56% dos casos no estudo de Parmley e colaboradores, em 1958, e 72% a 81% em estudos mais recentes).[6-7,31] A relativa fixação da aorta descendente em relação ao coração e ao arco aórti-

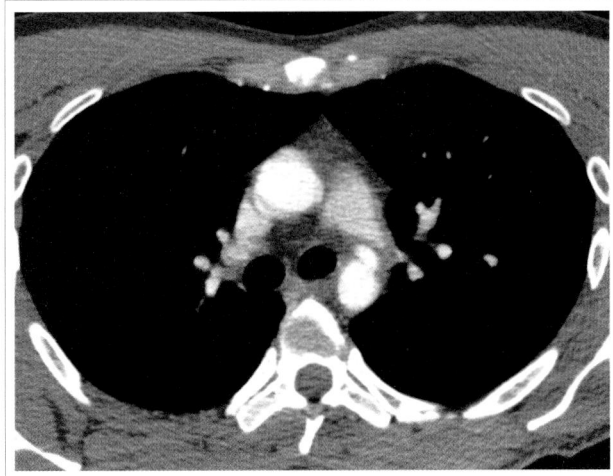

FIGURA 208.9. Angiotomografia computadorizada com ruptura de aorta torácica por trauma fechado.

co no momento de desaceleração e impacto nesses acidentes justifica a lesão aórtica próxima ao istmo.

O diagnóstico dessa lesão em pacientes politraumatizados é feito com base no mecanismo de trauma ou na radiografia torácica suspeita, sendo o alargamento mediastinal a alteração mais relevante. A TC helicoidal, com valor preditivo negativo próximo de 100%, vem se tornando o exame preferencial para esse diagnóstico, pelo caráter não invasivo e pela possibilidade do estudo diagnóstico de lesões associadas. A aortografia mantém-se como exame padrão-ouro, reservada para os casos em que a tomografia é duvidosa e para o planejamento do tratamento endovascular.

Desse modo, a vítima de trauma torácico fechado com lesão aórtica pode apresentar-se estável hemodinamicamente e com múltiplos traumatismos, de forma que o diagnóstico da lesão aórtica é obtido por meio de um alto nível de suspeita, com base no mecanismo de trauma, nas lesões associadas, e na utilização liberal dos exames diagnósticos, como a TC helicoidal, a aortografia e o ecocardiograma transesofágico, sendo a primeira utilizada com maior frequência.

O tratamento cirúrgico convencional das lesões traumáticas da aorta torácica envolve a realização de uma toracotomia e a interposição de enxerto por técnicas de simples pinçamento, sem necessidade de heparinização, mas com índices de paraplegia de até 20% (sobretudo nos casos com tempo de pinçamento superior a 30 minutos); ou pelo estabelecimento de desvios temporários do fluxo sanguíneo, que podem ser passivos, necessitando de heparinização sistêmica; ou com o auxílio de bombas centrífugas, que reduzem a necessidade de heparinização e diminuem os índices de paraplegia.

Ambas as técnicas associam-se a uma mortalidade de 15%, tendo como principais complicações pós-operatórias: pneumonia (33%), insuficiência renal (8,6%) e paraplegia (8,6%, sendo 16,5% no grupo corrigido pela técnica de pinçamento simples e 4,5% no grupo corrigido pelas técnicas de desvio do fluxo sanguíneo).[6-7,32] A morbidade do tratamento cirúrgico aberto sempre limitou seus resultados e dificultou a abordagem precoce das lesões aórticas em pacientes críticos com múltiplas lesões associadas. Múltiplas fraturas em arcos costais e contusões pulmonares podem dificultar a realização de uma toracotomia e ventilação seletiva. O pinçamento aórtico pode ser perigoso em pacientes com traumatismos cranianos associados e é correlacionado à paraplegia e à insuficiência renal no pós-operatório. Mesmo os métodos de perfusão distal podem agravar lesões in-

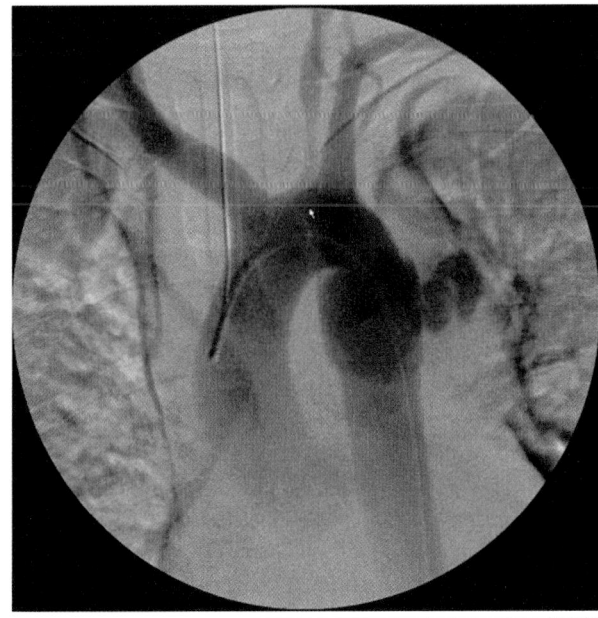 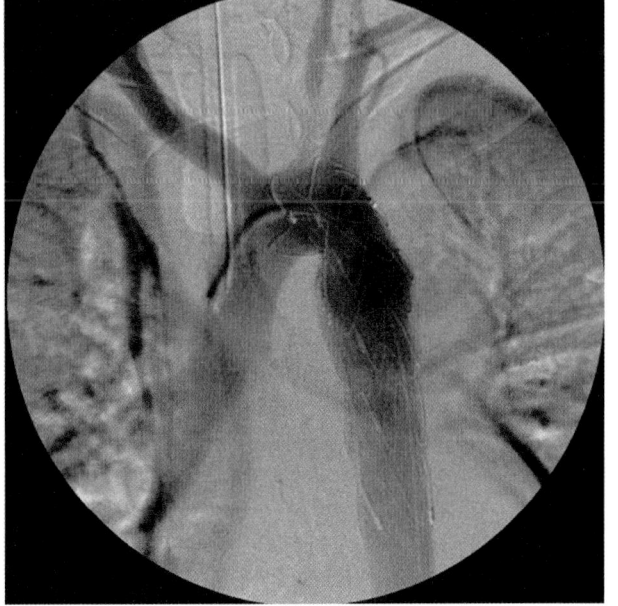

FIGURA 208.10. Correção endovascular de ruptura traumática de aorta torácica com implante de endoprótese.

tracranianas ou de órgãos abdominais quando associados à anticoagulação sistêmica.

Diante da mortalidade de até 40% nas 24 horas iniciais após a admissão, o tratamento precoce das lesões aórticas deve ser preferido, podendo, eventualmente, ser postergado em pacientes estáveis.[6,31] Nesse contexto, a modalidade endovascular emergiu como alternativa viável e segura para o tratamento das lesões traumáticas da aorta torácica (Figura 208.10). Evitando-se a toracotomia e a ventilação seletiva, o pinçamento aórtico, a derivação cardiopulmonar e a isquemia medular e visceral, espera-se redução da mortalidade e das complicações pós-operatórias. A diminuição da morbidade e do tempo cirúrgico na abordagem da lesão aórtica permite o tratamento associado de outras lesões.

Ott e colaboradores relataram menor risco de complicações pós-operatórias, como sepse, infarto do miocárdio, síndrome da angústia respiratória aguda e tempo de ventilação mecânica em pacientes com lesões traumáticas de aorta tratados pelo método endovascular.[32] Nenhum caso de paraplegia relacionado a essa modalidade de tratamento desse tipo de lesões foi descrito (em 156 casos relacionados por Hoornweg e colaboradores),[35] já os métodos convencionais apresentam associação de 4,5% a 16% de paraplegia.[6-7,32] Entretanto, deve ser ressaltada a dificuldade para a comprovação estatística do benefício, em termos de morbimortalidade, relacionado a qualquer método de tratamento, em virtude da gravidade do trauma e das lesões multissistêmicas (ISS médio de 42,1 em uma grande casuística), que se associam, isoladamente, a alta mortalidade e morbidade.[6]

Apesar da experiência adquirida com o tratamento endovascular dos aneurismas e dissecções da aorta torácica, a utilização do método em jovens vítimas de trauma apresenta suas particularidades. Pacientes jovens com aortas normais, geralmente, apresentam ângulo mais agudo distalmente à artéria subclávia esquerda, o que pode dificultar a liberação e o posicionamento da endoprótese. A maioria das lesões encontra-se a 1 cm da mencionada artéria, de forma que, para adequada fixação da endoprótese, a oclusão do óstio dessa artéria pode ser necessária e é defendida por alguns autores, em razão das baixas taxas de complicações relacionadas.[43] Como vantagem, uma aorta saudável estável permite fixação adequada da prótese, sendo raras as complicações como vazamentos ou migração do dispositivo. Aquelas relacionadas ao acesso femoral para introdução dos dispositivos de liberação das endopróteses (22 a 27 French) podem ser tratadas com baixa morbidade adicional e evitadas pelo acesso retroperitoneal às artérias ilíacas quando o calibre das artérias femorais não permitir a introdução desses dispositivos.

Apesar do pequeno número de complicações no seguimento, descritas em pacientes tratados pelo método endovascular, o comportamento, em longo prazo, das endopróteses em pacientes jovens ainda não foi estabelecido. Entretanto, esse fato não sobrepõe-se às vantagens do tratamento endovascular de uma lesão grave, de difícil acesso e em paciente crítico, como a ruptura traumática de aorta torácica, de forma que esse método de tratamento foi rapidamente aceito e implantado nos centros de trauma, tornando-se a primeira opção de manejo das lesões aórticas nos grandes centros (nos quais a equipe cirúrgica preparada, os materiais e equipamentos para essa opção terapêutica estejam disponíveis) e acumulando cerca de 10 anos de experiência com bons resultados. Em um período de oito anos, com 21 casos tratados pelo método endovascular, Sincos e colaboradores mostraram mortalidade de 20%, sem paraplegia ou complicações relacionadas ao método em cerca de 30 meses de seguimento médio.[37,44]

COMPLICAÇÕES

TROMBOSE DA RESTAURAÇÃO

De particular interesse, pois, além de obrigar a reoperações, quase sempre agrava a isquemia preexistente e diminui consideravelmente a possibilidade de sucesso.[23]

HEMORRAGIA OU HEMATOMA

Pode ser consequência de falhas técnicas ou da impossibilidade de se praticar hemostasia adequada, como nos ferimentos associados a grandes esmagamentos e a fraturas extensas.

INFECÇÃO

Pode levar à ruptura da anastomose, com grave hemorragia, ou à formação de falso aneurisma. A hemorragia pode obrigar à ligadura arterial, capaz de resultar em posterior gangrena.

Um cuidado que pode ser tomado para minimizar a incidência de infecção é a cobertura da artéria e da restauração com tecidos sadios.

SEQUELAS NEUROLÓGICAS

Secundárias a traumas nervosos ou a revascularizações tardias, quando já existe isquemia grave. Podem resultar em áreas de anestesia e em pé equino.

HIPERTENSÃO VENOSA CRÔNICA

Deve-se a ligaduras venosas ou à trombose venosa profunda. Esta, por sua vez, pode levar à embolia pulmonar.

COMPLICAÇÕES METABÓLICAS

Decorrem diretamente da revascularização aguda do território isquêmico. A mioglobina liberada a partir da massa muscular, ao superar determinadas concentrações, é filtrada pelos glomérulos, causando lesões tubulares que podem culminar na insuficiência renal aguda. O diagnóstico de mioglobinúria é sugerido pela coloração característica da urina, que assume tonalidade acastanhada. A prevenção da lesão renal é feita pelo uso de manitol e pela manutenção da volemia.[2]

Os tecidos isquêmicos, ao serem revascularizados, lançam em circulação metabólitos produzidos durante a fase de interrupção circulatória (p. ex.: ácido lático) e produtos liberados em decorrência do sofrimento celular (como o potássio e outros íons intracelulares). Dependendo da extensão da área isquêmica, podem ocorrer acidose e hiperpotassemia sintomática e, às vezes, grave, que exigem medidas terapêuticas imediatas.[2]

COMPLICAÇÕES DO TRATAMENTO ENDOVASCULAR

As mais comuns são aquelas relacionadas ao local de acesso para a realização do procedimento. Hematomas do sítio de punção são frequentes e, em geral, autolimitados, ao passo que pseudoaneurismas, fístulas arteriovenosas e trombose arterial evoluem com necessidade de algum tipo de intervenção adicional, porém acrescendo pouca morbidade ao tratamento do paciente.[24,28-30]

Uma síndrome pós-embolização caracteriza-se por dor, febre e leucocitose nos primeiros dias após o procedimento, causada por refluxo do material embolizante. A embolização fora de alvo pode ser bem tolerada na pelve e em órgãos parenquimatosos, porém é capaz de causar isquemia digital em extremidades ou mesmo acidentes vasculares cerebrais quando ocorre no sistema nervoso central.

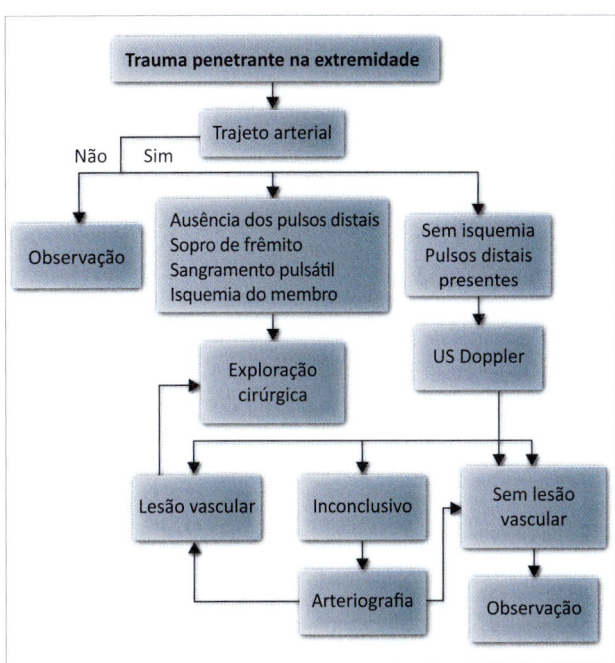

FIGURA 208.12. Abordagem dos traumatismos penetrantes de extremidade.

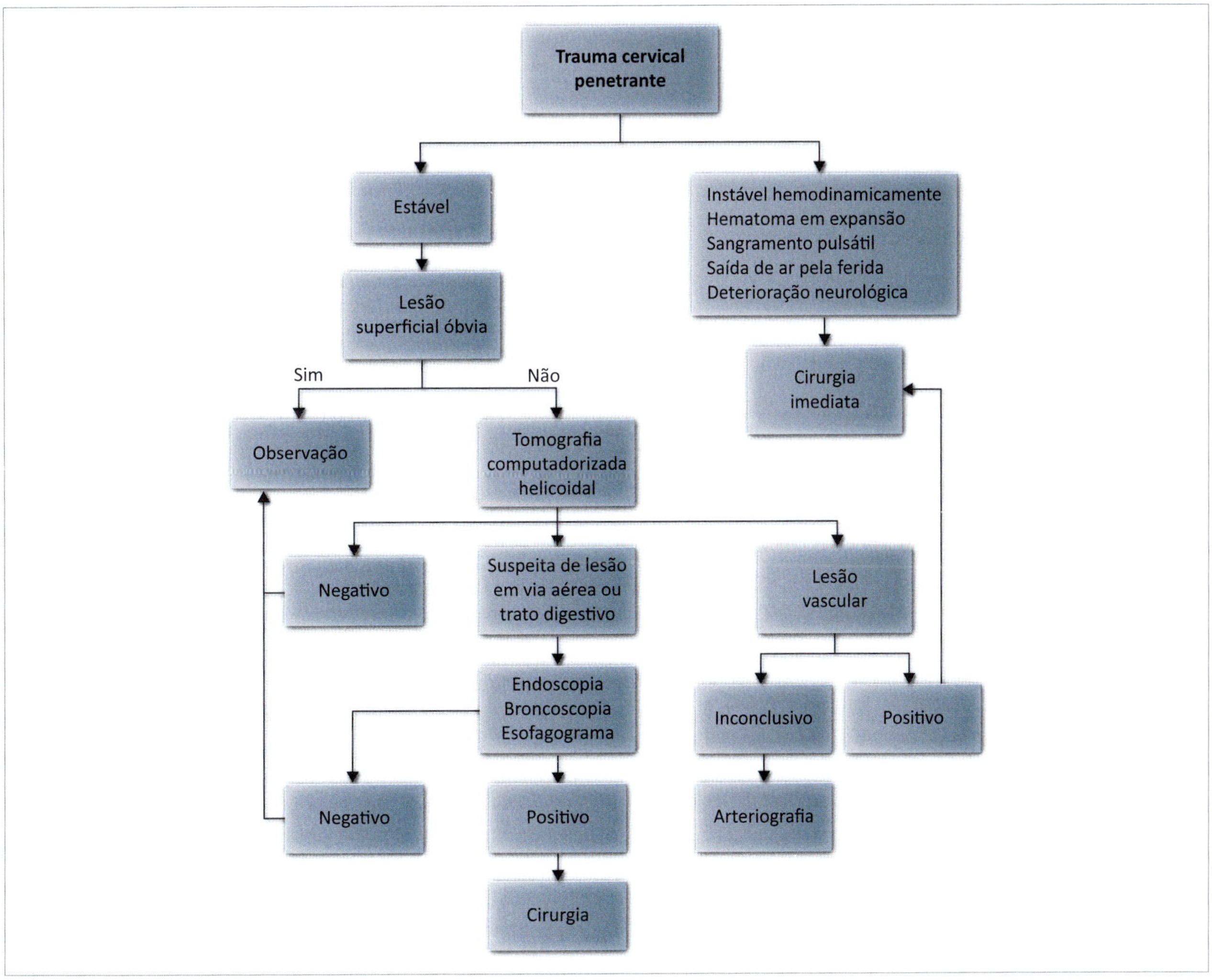

FIGURA 208.11. Abordagem dos traumatismos cervicais penetrantes.

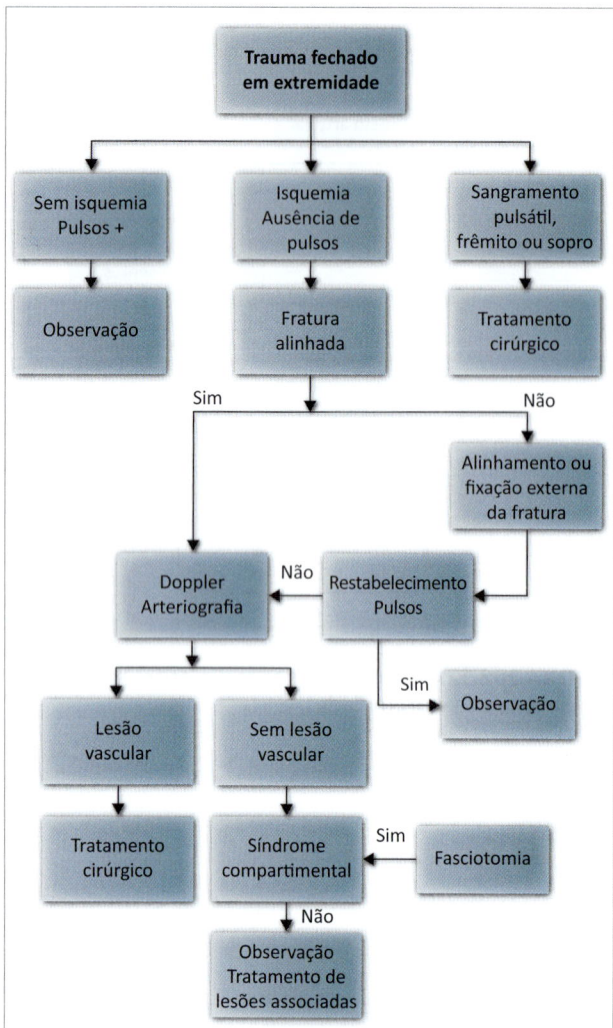

FIGURA 208.13. Abordagem dos traumatismos contusos de extremidade.

Algumas complicações relacionadas com a deformação de endopróteses ou a sua migração têm sido descritas. Hoornweg e colaboradores caracterizaram um caso no qual, após três meses de seguimento, houve deformação de uma endoprótese implantada para tratamento de ruptura de aorta torácica por trauma fechado com reenchimento do pseudoaneurisma inicial, corrigido com implante de nova endoprótese.[35] Entretanto, ao contrário do que acontece com aneurismas ou casos de obstrução arterial crônica, as endopróteses são implantadas em pacientes jovens no tratamento endoluminal dos traumatismos arteriais, e o comportamento a longo prazo desses materiais ainda não foi estabelecido.

REFERÊNCIAS BIBLIOGRÁFICAS

1. Dale WA. The beginnings of vascular surgery. Surgery. 1974;76:849-66.
2. Presti C, Aun R. Ferimentos Vasculares. In: Aun R, Puech-Leão P. Bases Clínicas e Técnicas da Cirurgia Vascular. 1a edição ed: Segmentofarma, 2005. p.158-82.
3. Mattox KL, Feliciano DV, Burch J, Beall AC, Jordan GL, De Bakey ME. Five thousand seven hundred sixty cardiovascular injuries in 4459 patients. Epidemiologic evolution 1958 to 1987. Ann Surg. 1989;209(6):698-705; discussion 6-7.
4. Caps MT. The epidemiology of vascular trauma. Semin Vasc Surg. 1998;11(4):227-31.
5. Ministério da Saúde, Datasus. Informações de Saúde: Estatísticas Vitais, Indicadores de Saúde, Assistência à Saúde, Rede Assistencial, Epidemiológicas e Morbidade, Demográficas e Socioeconômicas. Brasília, DF [cited 2006 02/02/2006]. Available from: http://tabnet.datasus.gov.br/cgi/deftohtm.exe?sih/cnv/eiuf.def.
6. Fabian TC, Richardson JD, Croce MA, Smith JS, Rodman G, Kearney PA, et al. Prospective study of blunt aortic injury: Multicenter Trial of the American Association for the Surgery of Trauma. J Trauma. 1997;42(3):374-80; discussion 80-3.
7. Chiesa R, Moura MRL, Lucci C, Castellano R, Civilini E, Melissano G, et al. Blunt trauma of the thoracic aorta: mechanisms involved, diagnosis and management. J Vasc Brasileiro. 2003;2(3):197-210.
8. Arrilaga A, Bynoe R, Frykberg E, Nagy K. Practice Management Guidelines for Penetrating Trauma to the Lower Extremity: Winston-Salem, (NC): Eastern Association for the Surgery of Trauma; 2002. Available from: http://www.east.org/tpg/lepene.pdf.
9. Ballard J, Teruya T. Lesões das artérias carótidas e vertebrais. In: Rutherford R. Cirurgia Vascular. 6a edição ed2007. p.1006-16.
10. Rowe V, Weaver F, Yellin A. Lesões vasculares dos membros. In: Rutherford R. Cirurgia Vascular. 6a edição ed: Di Livros Editora, 2007. p.1044-58.
11. Pryor JP, Braslow B, Reilly PM, Gullamondegi O, Hedrick JH, et al. The evolving role of interventional radiology in trauma care. J Trauma. 2005;59(1):102-4.
12. Ramadan F, Rutledge R, Oller D, Howell P, Baker C, Keagy B. Carotid artery trauma: a review of contemporary trauma center experiences. J Vasc Surg. 1995;21(1):46-55; discussion -6.
13. Simmons JD, Ahmed N, Donnellan KA, Schmieg RE, Porter JM, Mitchell ME. Management of traumatic vascular injuries to the neck: a 7-year experience at a Level I trauma center. Am Surg. 2012;78(3):335-8.
14. Choi JW, Lee JK, Moon KS, Kim YS, Kwak HJ, Joo SP, et al. Endovascular embolization of iatrogenic vertebral artery injury during anterior cervical spine surgery: report of two cases and review of the literature. Spine (Phila Pa 1976). 2006;31(23):E891-4.
15. Mousa A, Chong B, Aburahma AF. Endovascular repair of subclavian/axillary artery injury with a covered stent. A case report and review of literature. Vascular. 2013 Mar 14.
16. Boufi M, Bordon S, Dona B, Hartung O, Sarran A, Nadeau S, et al. Unstable patients with retroperitoneal vascular trauma: an endovascular approach. Ann Vasc Surg. 2011;25(3):352-8.
17. Feliciano DV. Approach to major abdominal vascular injury. J Vasc Surg. 1988;7(5):730-6.
18. Ghazala CG, Green BR, Williams R, Wyatt MG. Endovascular management of a penetrating abdominal aortic injury. Ann Vasc Surg. 2014;28(7):1790.e9-.e11.
19. Sangthong B, Demetriades D, Martin M, Salim A, Brown C, Inaba K, et al. Management and hospital outcomes of blunt renal artery injuries: analysis of 517 patients from the National Trauma Data Bank. J Am Coll Surg. 2006;203(5):612-7.
20. Franz RW, Shah KJ, Halaharvi D, Franz ET, Hartman JF, Wright ML. A 5-year review of management of lower extremity arterial injuries at an urban level I trauma center. J Vasc Surg. 2011;53(6):1604-10.
21. Carrillo EH, Spain DA, Miller FB, Richardson JD. Femoral vessel injuries. Surg Clin North Am. 2002;82(1):49-65.
22. Frykberg ER. Popliteal vascular injuries. Surg Clin North Am. 2002;82(1):67-89.
23. Hafez HM, Woolgar J, Robbs JV. Lower extremity arterial injury: results of 550 cases and review of risk factors associated with limb loss. J Vasc Surg. 2001;33(6):1212-9.
24. Starnes BW, Arthurs ZM. Endovascular management of vascular trauma. Perspect Vasc Surg Endovasc Ther. 2006;18(2):114-29.
25. Bynoe RP, Kerwin AJ, Parker HH, Nottingham JM, Bell RM, Yost MJ, et al. Maxillofacial injuries and life-threatening hemorrhage: treatment with transcatheter arterial embolization. J Trauma. 2003;55(1):74-9.

26. Hagiwara A, Minakawa K, Fukushima H, Murata A, Masuda H, Shimazaki S. Predictors of death in patients with life-threatening pelvic hemorrhage after successful transcatheter arterial embolization. J Trauma. 2003;55(4):696-703.
27. Müller-Wille R, Heiss P, Herold T, Jung EM, Schreyer AG, Hamer OW, et al. Endovascular treatment of acute arterial hemorrhage in trauma patients using ethylene vinyl alcohol copolymer (Onyx). Cardiovasc Intervent Radiol. 2012;35(1):65-75.
28. Aun R. Tratamento dos traumatismos vasculares e suas sequelas através do uso de endopróteses revestidas. 1999. Livre-Docência-Universidade de São Paulo- USP.
29. White R, Krajcer Z, Johnson M, Williams D, Bacharach M, O'Malley E. Results of a multicenter trial for the treatment of traumatic vascular injury with a covered stent. J Trauma. 2006;60(6):1189-95; discussion 95-6.
30. DuBose JJ, Rajani R, Gilani R, Arthurs ZA, Morrison JJ, Clouse WD, et al. Endovascular management of axillo-subclavian arterial injury: a review of published experience. Injury. 2012;43(11):1785-92.
31. Parmley LF, Mattingly TW, Manion WC, Jahnke EJ. Nonpenetrating traumatic injury of the aorta. Circulation. 1958;17(6):1086-101.
32. Ott MC, Stewart TC, Lawlor DK, Gray DK, Forbes TL. Management of blunt thoracic aortic injuries: endovascular stents versus open repair. J Trauma. 2004;56(3):565-70.
33. Berthet JP, Marty-Ané CH, Veerapen R, Picard E, Mary H, Alric P. Dissection of the abdominal aorta in blunt trauma: Endovascular or conventional surgical management? J Vasc Surg. 2003;38(5):997-1003; discussion 4.
34. Gan JP, Campbell WA. Immediate endovascular stent graft repair of acute thoracic aortic rupture due to blunt trauma. J Trauma. 2002;52(1):154-7.
35. Hoornweg LL, Dinkelman MK, Goslings JC, Reekers JA, Verhagen HJ, Verhoeven EL, et al. Endovascular management of traumatic ruptures of the thoracic aorta: a retrospective multicenter analysis of 28 cases in The Netherlands. J Vasc Surg. 2006;43(6):1096-102; discussion 102.
36. Mioto Neto B, Aun R, Estenssoro AEV, Puech-Leão P. Tratamento das lesões de aorta nos traumatismos torácicos fechados. J Vasc Brasileiro. 2005;4(3):217-26.
37. Sincos IR, Aun R, Belczak SQ, Nascimento LD, Mioto Netto B, Casella I, et al. Endovascular and open repair for blunt aortic injury, treated in one clinical institution in Brazil: a case series. Clinics (Sao Paulo). 2011;66(2):267-74.
38. Uzieblo M, Sanchez LA, Rubin BG, Choi ET, Geraghty PJ, Flye MW, et al. Endovascular repair of traumatic descending thoracic aortic disruptions: should endovascular therapy become the gold standard? Vasc Endovascular Surg. 2004;38(4):331-7.
39. Sam A, Kibbe M, Matsumura J, Eskandari MK. Blunt traumatic aortic transection: endoluminal repair with commercially available aortic cuffs. J Vasc Surg. 2003;38(5):1132-5.
40. Cothren CC, Moore EE, Ray CE, Ciesla DJ, Johnson JL, Moore JB, et al. Carotid artery stents for blunt cerebrovascular injury: risks exceed benefits. Arch Surg. 2005;140(5):480-5; discussion 5-6.
41. Jindal G, Fortes M, Miller T, Scalea T, Gandhi D. Endovascular stent repair of traumatic cervical internal carotid artery injuries. J Trauma Acute Care Surg. 2013;75(5):896-903.
42. Sternbergh WC, Conners MS, Ojeda MA, Money SR. Acute bilateral iliac artery occlusion secondary to blunt trauma: successful endovascular treatment. J Vasc Surg. 2003;38(3):589-92.
43. Borsa JJ, Hoffer EK, Karmy-Jones R, Fontaine AB, Bloch RD, Yoon JK, et al. Angiographic description of blunt traumatic injuries to the thoracic aorta with specific relevance to endograft repair. J Endovasc Ther. 2002;9 Suppl 2:II84-91.
44. Asaid R, Boyce G, Atkinson N. Endovascular repair of acute traumatic aortic injury: experience of a level-1 trauma center. Ann Vasc Surg. 2014;28(6):1391-5.

CAPÍTULO 209

SÍNDROME DO ESMAGAMENTO

Ricardo Aun
Hilton Waksman
Boulanger Mioto Netto

DESTAQUES

- Várias entidades clínicas estão associadas com a síndrome de revascularização.
- Na fase isquêmica, a contratura muscular é indicativa de necrose muscular.
- Na fase de revascularização, a acidose metabólica precoce e persistente é sinal de mau prognóstico.
- A eficiência do tratamento dependerá de rápida intervenção, administração de soluções alcalinizantes, uso de manitol e fasciotomia precoce.

INTRODUÇÃO

As complicações metabólicas que ocorrem devido a extensos traumas musculares, oclusões arteriais agudas de membros, mesmo quando tratadas por meio de revascularizações, foram descritas no final da primeira metade do século XX.[1]

Durante a Segunda Guerra Mundial, observou-se que as vítimas de bombardeios, quando resgatadas com vida das demolições, apresentavam-se, geralmente, com os membros esmagados, porém em condições hemodinâmicas estáveis. Mas, assim que os membros esmagados eram liberados dos escombros, os pacientes apresentavam súbita queda da pressão arterial, palidez, taquicardia e logo evoluíam para o óbito.

Durante o conflito da Coreia, observou-se o mesmo fato, que ocorria em pacientes portadores de isquemia aguda e grave de membros, logo após a reconstrução arterial.

A partir de 1963, com a introdução do cateter de Fogarty, o tratamento cirúrgico das oclusões arteriais agudas tornou-se simples, de modo que o número de pacientes operados com este quadro aumentou. Porém, apesar da adequada revascularização do membro isquêmico e da simplicidade do procedimento cirúrgico, observou-se que a mortalidade continuava alta, decorrente do mesmo quadro clínico descrito anteriormente.[2]

As complicações hemodinâmicas e metabólicas secundárias à revascularização de musculatura isquêmica, necrótica ou esmagada foram então reconhecidas como o fator causal comum desta síndrome. Denomina-se rabdomiólise a necrose muscular causadora dessas alterações.

Outros aspectos relacionados à síndrome do esmagamento também são apresentados no Capítulo 208, que trata dos traumas vasculares.

ETIOLOGIA

As situações que mais comumente são associadas à síndrome de revascularização são:

- Trauma vascular com esmagamento do membro;[3]
- Obstrução arterial aguda de membros (trombose ou embolia);
- Obstrução de reconstrução arterial prévia;
- Pinçamento com oclusão temporária em reconstruções vasculares;
- Canulação arterial durante *bypass* cardiopulmonar;
- Extensos traumatismos musculares;
- Extensas fraturas ortopédicas.[4]

Mais raramente, a síndrome pode ocorrer:

- Após esforço muscular intenso em pacientes diabéticos;
- Após operações ortopédicas, urológicas e ginecológicas devido ao posicionamento dos membros inferiores;[5]
- Após o uso de determinadas medicações, por exemplo, drogas anestésicas;[6]
- Após picada de animais peçonhentos;
- Miosites de diferentes causas, inclusive infecção viral (Figura 209.1).[7-8]

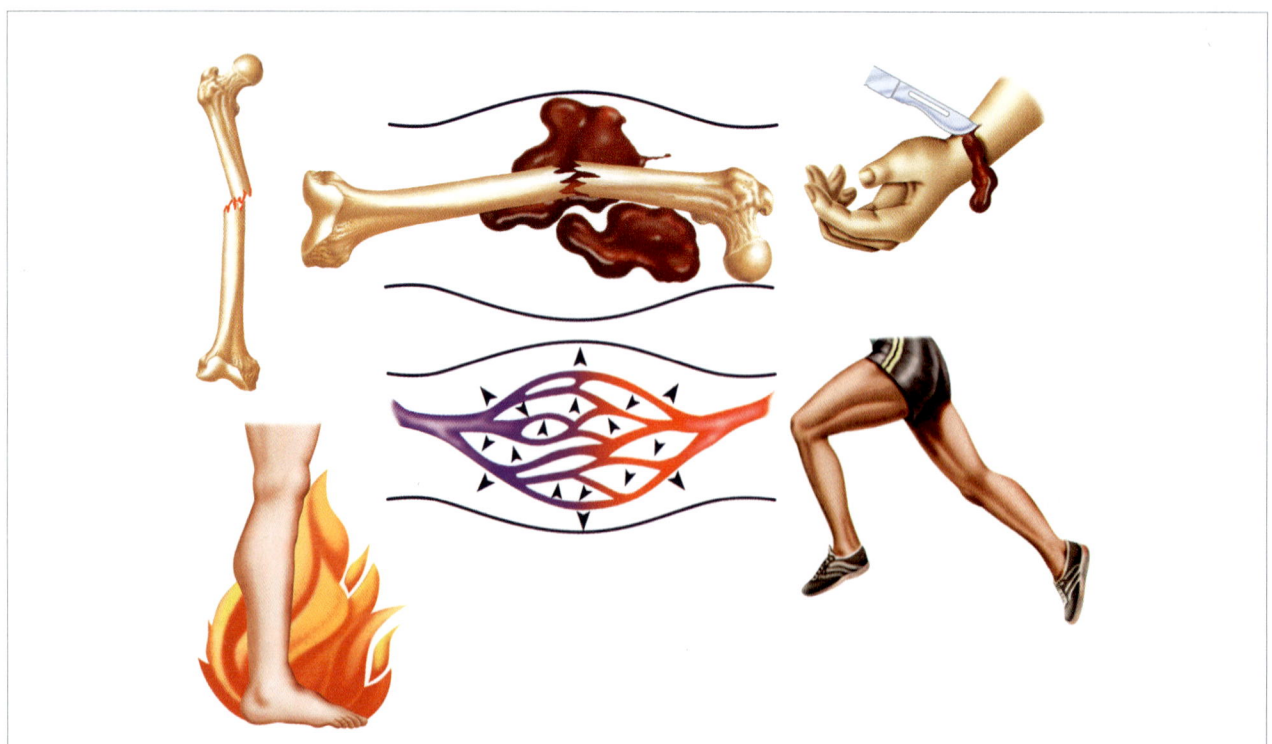

FIGURA 209.1. Causas de síndrome compartimental.

Porém, todas essas situações têm em comum a ocorrência de isquemia muscular reversível, ou não, com necrose instalada, ou não, em que a essência da fisiopatologia reside nas alterações da permeabilidade da membrana celular e da presença de conteúdo intracelular na corrente sanguínea.

MANIFESTAÇÕES CLÍNICAS E LABORATORIAIS

A natureza dos sinais clínicos é de extrema gravidade, tanto local como sistêmica, e podem ser observadas durante a fase de isquemia aguda e após a revascularização. Os sintomas variam em natureza e intensidade, de acordo a fase de isquemia ou revascularização, conforme segue.

FASE DE ISQUEMIA

A fase de isquemia caracteriza-se por dor intensa. A musculatura encontra-se com tensão aumentada e qualquer manipulação exacerba a dor. A isquemia grave dos tecidos é caracterizada pela palidez entremeada com áreas de coloração acinzentada na pele, que já significam necrose. Observa-se colabamento de veias superficiais.

A ausência de movimentação da musculatura é provocada, em casos menos graves, pela neuropatia isquêmica, e nos de maior gravidade pela contratura isquêmica, que é altamente indicativa de necrose muscular e risco elevado da ocorrência da síndrome metabólica.[9]

Agitação e desorientação podem ocorrer em função da dor e das alterações metabólicas.

Na fase de isquemia, destacam-se acidose metabólica, hiperpotassemia e elevação de enzimas presentes na musculatura estriada, particularmente a desidrogenase láctica (DHL), aspartato transferase (AST) e creatinofosfoquinase total (CPK), especialmente a fração MM. Essas alterações laboratoriais variam em intensidade conforme a quantidade de massa muscular envolvida, tempo de evolução da isquemia, capacidade motora da extremidade e presença de contratura isquêmica. Também são utilizadas como fatores prognósticos da síndrome de revascularização.[10,13]

FASE DE REVASCULARIZAÇÃO

Após a revascularização, o tecido isquêmico recebe sangue oxigenado que "limpa" o território arteríolo-capilar dos produtos decorrentes do metabolismo anaeróbio.

Muitos desses pacientes apresentam alterações metabólicas que podem ser transitórias ou prolongadas, logo após a liberação da circulação. A primeira dessas alterações é a acidose metabólica, em resposta ao acúmulo de radicais ácidos, dependente do metabolismo anaeróbio, resultando na produção de ácido láctico e pirúvico. Ambos elevam-se no início, mas o lactato eleva-se a níveis superiores em fases mais tardias, aumentando a relação lactato/piruvato. A queda do pH venoso, colhido da veia femoral, imediatamente após a revascularização, é indicativa de mau prognóstico. Nos casos de melhor prognóstico, ocorre normalização do pH em 15 a 30 minutos com a administração de bicarbonato de sódio.[12,14]

As alterações eletrolíticas ocorrem predominantemente após a fase de revascularização, sendo dependentes da gravidade da isquemia e da extensão de massa muscular envolvida. Nos casos mais graves, a ocorrência mais frequente é a hipercalemia. A elevação do potássio plasmático é fator de mau prognóstico, pois, se combinada com mioglobinúria, oligúria e insuficiência renal, pode levar o paciente ao óbito.

ALTERAÇÕES ENZIMÁTICAS

CPK

A CPK é a enzima que apresenta maior sensibilidade em situações de rabdomiólise e representa fator prognóstico do surgimento da síndrome de revascularização. Alguns pontos básicos justificam tal fato:

- A enzima é de ocorrência intracelular e sua elevação nos tecidos significa perda de integridade da membrana celular;
- A CPK existe em todos os tecidos, embora sua maior concentração ocorra na musculatura estriada;
- apesar da baixa especificidade, há alta sensibilidade; pequenas alterações na musculatura elevam significativamente os níveis séricos da enzima;
- A CPK participa diretamente do metabolismo energético da célula, na reação de desfosforilação da creatina fosfato, transferindo este radical rico em energia para a formação de adenosina trifosfato (ATP).

Há evidências de que os níveis séricos da enzima podem estar elevados quando existe comprometimento grave, porém reversível, do metabolismo energético e estrutural, mesmo na ausência de lesão estrutural.[9,15]

A elevação da CPK ocorre no pré e pós-operatório imediato, atingindo os níveis mais elevados ao redor do segundo dia e, a partir daí, declina desde que não haja insuficiência renal. DHL e AST também se elevam na fase de revascularização, porém sua utilização clínica é limitada pela baixa sensibilidade.[15]

Mioglobinúria

Após algumas horas de liberação do fluxo arterial, instala-se oligúria e a urina apresenta-se em coloração acastanhada, devido à presença de mioglobina livre no plasma. A presença de mioglobina na urina só pode ser confirmada por meio de testes bioquímicos, espectrofotométricos e imunológicos, que raramente são realizados. Clinicamente, diferencia-se a mioglobinúria da hemoglobinúria, tomando-se em conta a coloração do plasma. A urina escura em presença de plasma claro ocorre na mioglobinúria, enquanto nas hemólises a coloração do plasma se altera. A mioglobinúria, associada à hipovolemia, é a principal responsável pela instalação da insuficiência renal aguda.[16]

ALTERAÇÕES ELETROLÍTICAS

As alterações eletrolíticas mais frequentes são a hiperpotassemia e hiponatremia. A primeira decorre diretamente da liberação de potássio intracelular pela perda da capacidade da membrana celular em manter, por meio de mecanismo energético, as concentrações de sódio e de potássio durante a fase de isquemia.[12]

Hipocalcemia e hiperfosfatemia também ocorrem como consequência da rabdomiólise, manifestando-se principalmente na fase poliúrica da insuficiência renal.

INSUFICIÊNCIA RENAL AGUDA

A insuficiência renal aguda varia em grau e em intensidade conforme a extensão da musculatura isquêmica, acidose, hipovolemia e mioglobinúria. Nos casos moderados, a insuficiência renal aguda é temporária e reversível, mas, como o rim é o principal órgão envolvido no mecanismo de compensação das demais alterações metabólicas, sua instalação prejudica a correção da acidose, bem como da hiperpotassemia, que são os principais mecanismos de morte no período pós-revascularização imediato.

O volume urinário pode estar diminuído logo no período de agravamento da isquemia e da necrose muscular, acentuando-se após a revascularização. A elevação da ureia e da creatinina dá-se logo no período de revascularização e, geralmente, permanece durante dias, ainda que o volume urinário esteja adequado.

O padrão morfológico da insuficiência renal mostra depósito de mioglobina nos túbulos e necrose tubular aguda.[9,12]

SÍNDROME COMPARTIMENTAL

A síndrome compartimental consiste em alterações ocorridas no membro isquêmico após a revascularização.

Tanto a perna quanto o antebraço são compartimentos musculares envoltos por aponeurose, que é deformável, porém inelástica. Qualquer aumento de pressão desses compartimentos anatômicos leva ao comprometimento do retorno venoso, que é seguido pelo comprometimento do fluxo arterial.[9]

Durante a fase de revascularização, as alterações morfofuncionais ocorridas durante a isquemia traduzem-se por meio de edema muscular e extravasamento de hemácias para o interstício. Ambos os fenômenos decorrem das alterações de permeabilidade da parede celular do músculo e por arteríolo-necrose. Tal situação provoca um aumento da pressão intracompartimental que acaba por produzir a síndrome compartimental, que se caracteriza pela manutenção da isquemia da musculatura esquelética e dos nervos periféricos, resultando em perda da integridade muscular, comprometimento da capacidade motora da extremidade e maior risco de perda do membro (Figura 209.2).[9]

O diagnóstico de síndrome compartimental é feito clinicamente, pela presença de rigidez do compartimento

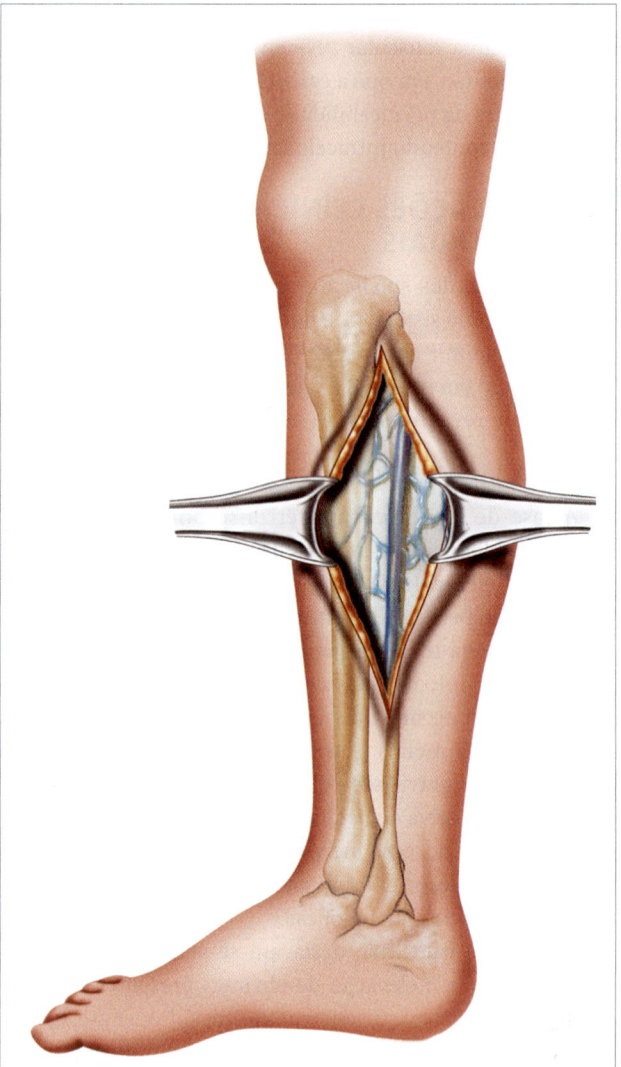

FIGURA 209.2. Anatomia da loja tibial anterior.

acometido após a reperfusão do membro, que pode ser confirmada, nos casos duvidosos, pela pressão no compartimento. Sob técnica estéril, uma agulha 18G pode ser inserida no interior do compartimento, e a pressão medida por meio de um transdutor de pressão arterial. A síndrome compartimental é caracterizada quando a diferença entre a pressão diastólica do paciente e a pressão medida pelo transdutor é menor que 30 mmHg, sendo indicada a realização da fasciotomia.[17] Métodos não invasivos estão sendo desenvolvidos, mas ainda não fazem parte da prática clínica.[18]

TRATAMENTO

O tratamento das oclusões arteriais agudas e dos traumatismos de membros com esmagamento musculoesquelético requer atenção às condições locais e gerais do paciente. Atenção é requerida para o rápido reconhecimento e profilaxia dessas alterações.

Com o objetivo de aumentar a taxa de salvamento de membro e de melhorar o resultado funcional dele após um período de isquemia, o tratamento deve buscar a preservação dos músculos, ossos e nervos por meio de duas categorias de cuidados: medidas cirúrgicas, que buscam diminuir o tempo de isquemia, limitar suas consequências e criar condições para que os tecidos tolerem melhor a isquemia; e medidas clínicas, que minimizem ou neutralizem a toxicidade da reperfusão.[19]

MEDIDAS CIRÚRGICAS

A rápida intervenção no sentido de revascularizar a extremidade isquêmica ou traumatizada é mandatória para a prevenção da necrose muscular. Estudos fisiológicos e anatômicos mostram que danos irreversíveis às células musculares iniciam-se 3 horas após a isquemia do membro e são definitivos após 6 horas. Na presença de choque hemorrágico, a tolerância muscular à isquemia é de cerca de 1 hora.[20]

Assim, devem-se buscar medidas para reduzir o tempo de isquemia. Quando o reparo arterial imediato não é possível, como em pacientes politraumatizados graves com outras lesões que necessitem de reparo imediato ou na presença de fraturas que necessitem de fixação antes do reparo arterial, *shunts* temporários devem ser utilizados mesmo sem anticoagulação até que seja possível o reparo definitivo.[19]

Após a reperfusão, a fasciotomia ampla da extremidade deve ser realizada prontamente na suspeita de síndrome compartimental, particularmente se houver rigidez muscular (Figuras 209.3 e 209.4). Dessa forma, evita-se a persistência de isquemia e de lesão neuromuscular, reduzindo a probabilidade de perda do membro e resultando em melhor resposta funcional.

Na presença de áreas de necrose parcial da musculatura, a realização de desbridamentos seriados e uso de curativos a vácuo auxiliam na recuperação do membro. Alguns autores defendem a oxigenoterapia hiperbárica no tratamento desses casos.[21] A reabilitação tende a ser prolongada nos casos com neuropatia isquêmica associada, e o uso de órteses pode ser necessário.

A amputação é obviamente indicada se houver evolução para necrose, instalação de infecção rebelde às medidas de tratamento clínico ou aos frequentes procedimentos de curativo e limpeza cirúrgica.

MEDIDAS CLÍNICAS

A administração de soluções alcalinizantes deve ser iniciada tão logo a síndrome seja reconhecida. Os principais sinais a serem considerados são a presença de rigidez muscular, oligúria, acidose e elevação de enzimas, particularmente da CPK. A administração de alcalinizantes deve prosseguir até a normalização dos parâmetros laboratoriais. A alcalinização da urina deve ser efetuada enquanto durar a mioglobinúria, pois esta se precipita com maior facilidade em meio ácido.

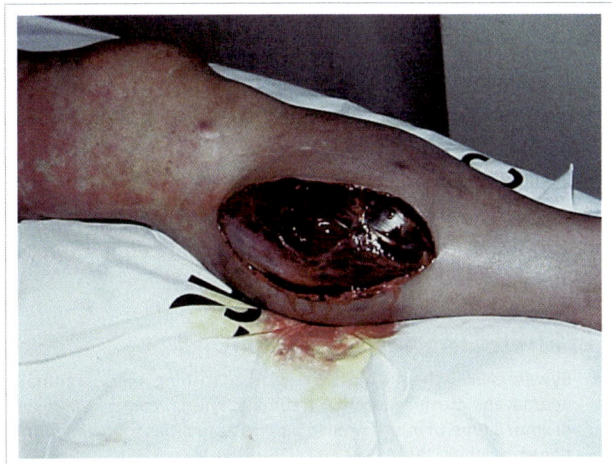

FIGURA 209.3. Fasciotomia tibial posterior.

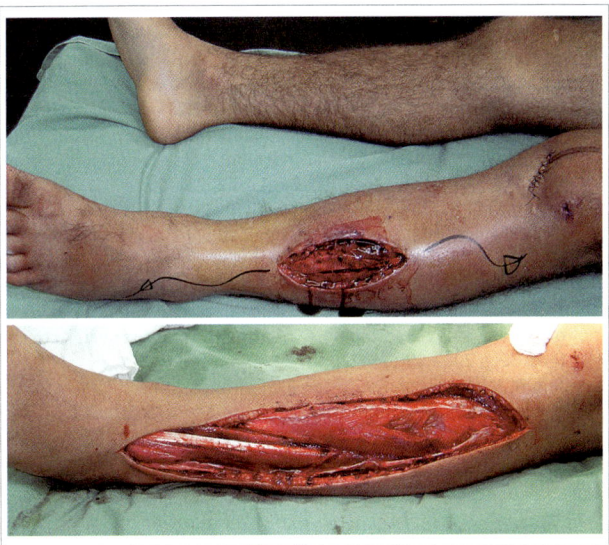

FIGURA 209.4. Ampliação adequada de fasciotomia de compartimento lateral da perna demonstrando grande herniação e viabilidade muscular.

Adequada hidratação, tendendo a ligeira hiperidratação, também deve ter início no pré-operatório, objetivando a manutenção da diurese entre 0,5 e 1 mL/kg/min. A administração de manitol, de forma contínua, também serve como recurso para manutenção da diurese no pré, intra e pós-operatório. Essa medida favorece a compensação das alterações hidreletrolíticas do paciente. O manitol, além de manter a diurese, evita a cristalização da mioglobina nos túbulos renais, inibindo, assim, o agravamento da insuficiência renal aguda. O manitol também reduz o edema pós-revascularização, favorecendo, portanto, as condições locais. Alguns autores relatam o efeito citoprotetor dessa droga, sugerindo diminuição da necrose tecidual.

Os procedimentos dialíticos devem ser utilizados precocemente, a partir do diagnóstico de insuficiência renal aguda, pois a musculatura necrótica é fonte de liberação de potássio. Métodos adjuvantes, como a administração de resinas, ou a solução de glicose e insulina são de relativa eficácia.

A terapia de substituição renal contínua é capaz de reduzir os níveis de mioglobina em pacientes com rabdomiólise, com redução dos níveis de ureia, creatinina e potássio, encurtando o tempo da fase de oligúria e de internação hospitalar. Entretanto, ainda faltam evidências que mostrem redução da mortalidade quando comparada com a terapia convencional.[22]

REFERÊNCIAS BIBLIOGRÁFICAS

1. Bywaters EL. Ischemic muscle necrosis: Crushing injury, traumatic edema, the crush syndrome, traumatic anuria, compression syndrome, a type of injury seen in air raid casualities following burial beneath debris. JAMA. 1944;124(16):1103-9.
2. Haimovici H. Muscular, renal, and metabolic complications of acute arterial occlusions: myonephropathic-metabolic syndrome. Surgery. 1979;85(4):461-8.
3. Zhang X, Bai X, Zhou Q. First-aid treatments of crush injuries after earthquake: 2 special cases. Am J Emerg Med. 2014;32(7):817.e3-4.
4. Ogunlusi JD, Oginni LM, Ikem IC. Compartmental pressure in adults with tibial fracture. Int Orthop. 2005;29(2):130-3.
5. Işer I C, Senkul T, Reddy PK. Major urologic surgery and rhabdomyolysis in two obese patients. Int J Urol. 2003;10(10):558-60.
6. Genthon A, Wilcox SR. Crush syndrome: a case report and review of the literature. J Emerg Med. 2014;46(2):313-9.
7. Lam R, Lin PH, Alankar S, Yao Q, Bush RL, Chen C, et al. Acute limb ischemia secondary to myositis-induced compartment syndrome in a patient with human immunodeficiency virus infection. J Vasc Surg. 2003;37(5):1103-5.
8. Shaikh N, Barry M. Presentation of compartment syndrome without an obvious cause can delay treatment. A case report. Acta Orthop Belg. 2003;69(6):566-7.
9. Aun R, Wolosker N, Kauffman P. Síndrome do esmagamento. In: Knobel E, editor. Condutas no paciente grave. 2a edição ed. São Paulo: Atheneu, 1998. p.917-22.
10. Yoshida W. Radicais Livres na síndrome de isquemia e reperfusão. Circ Vasc Angiol. 1996;12:85-95.
11. Fox KA. Reperfusion injury: laboratory phenomenon or clinical reality? Cardiovasc Res. 1992;26(7):656-9; discussion 00-1.
12. Grace PA. Ischaemia-reperfusion injury. Br J Surg. 1994;81(5):637-47.
13. Perry M. Oxygen free radical scavengers in acute ischemia and reperfusion syndromes. In: Ernst C, Stanley J, editors. Current therapy in vascular surgery. 2 ed ed. Philadelphia: BC Decker, 1991. p.600-4.
14. Aun R, Behmer A, Aguiar E, Wolosker M, Leão LE, de Toloso EM. Alterações da microcirculação após restauração do fluxo sanguíneo em membros com obstrução arterial aguda. Estudo experimental. Rev Ass Med Bras. 1976;22:429-32.
15. Aun R. Estudo dos níveis de creatinofosfoquinase sérica em pacientes portadores de oclusão arterial aguda dos membros. São Paulo, 1985.
16. Brown AF, Myers CT. Rhabdomyolysis: a neglected priority in the early management of severe limb trauma. Injury. 1994;25(7):485-6.
17. Kosir R, Moore FA, Selby JH, Cocanour CS, Kozar RA, Gonzalez EA, et al. Acute lower extremity compartment syndrome (ALECS) screening protocol in critically ill trauma patients. J Trauma. 2007;63(2):268-75.
18. Garr JL, Gentilello LM, Cole PA, Mock CN, Matsen FA. Monitoring for compartment syndrome using near-infrared spectroscopy: a noninvasive, continuous, transcutaneous monitoring technique. J Trauma. 1999;46(4):613-6; discussion 7-8.
19. Percival TJ, Rasmussen TE. Reperfusion strategies in the management of extremity vascular injury with ischaemia. Br J Surg. 2012;99 Suppl 1:66-74.
20. Blaisdell FW. The pathophysiology of skeletal muscle ischemia and the reperfusion syndrome: a review. Cardiovasc Surg. 2002;10(6):620-30.
21. Yamada N, Toyoda I, Doi T, Kumada K, Kato H, Yoshida S, et al. Hyperbaric oxygenation therapy for crush injuries reduces the risk of complications: research report. Undersea Hyperb Med. 2014;41(4):283-9.
22. Zeng X, Zhang L, Wu T, Fu P. Continuous renal replacement therapy (CRRT) for rhabdomyolysis. Cochrane Database Syst Rev. 2014;6:CD008566.

SEÇÃO 14

QUEIMADURAS, LESÕES POR AGENTES FÍSICOS, CATÁSTROFES E BIOTERRORISMO

COORDENADORES

Thiago Domingos Corrêa ■ Guilherme Schettino

CAPÍTULO 210

CONDUTAS NO PACIENTE GRANDE QUEIMADO

Constantino José Fernandes Jr.
Carlos Fontana
Luiz Philipe Molina Vana

DESTAQUES

- As vítimas de grandes queimaduras apresentam sérios distúrbios da perfusão tecidual, o que aumenta o risco de desenvolver disfunção de múltiplos órgãos.
- Os principais distúrbios hemodinâmicos e perfusionais observados nesses pacientes são decorrentes da grave hipovolemia e da intensa resposta inflamatória sistêmica, acarretando alterações endoteliais, do tônus vascular e da função miocárdica.
- É de extrema importância a monitorização hemodinâmica e perfusional à beira do leito, no sentido de nortear a conduta terapêutica, principalmente no que diz respeito à utilização de fluidos e de drogas vasoativas.
- A avaliação nutricional do paciente grande queimado deve ser sempre realizada nas primeiras 24 horas da admissão.
- A infecção é a principal causa de mortalidade do grande queimado.
- O principal objetivo do procedimento cirúrgico no grande queimado é restabelecer o isolamento do meio externo para o interno definitiva ou temporariamente, evitando, assim, a aquisição de infecções.
- O paciente grande queimado necessita de assistência multiprofissional durante a sua permanência na UTI.
- O manejo cirúrgico adequado previne complicações clínicas.
- A terapia excisional da queimadura é humana, salva vidas, melhora a qualidade estética e funcional das queimaduras, é barata e promove o retorno do paciente mais rapidamente à sua vida normal.
- O resultado das cirurgias realizadas na fase inicial é determinante em relação à recuperação do paciente em longo prazo.

INTRODUÇÃO

O paciente grande queimado, dentro do amplo espectro das lesões traumáticas, é o que sofre o maior estresse da terapia intensiva.[1] De forma diversa às outras lesões traumáticas, podem ser quantificadas proporcionalmente à superfície corpórea queimada. Nos EUA, 1,2 milhão de pacientes por ano são acometidos, resultando em 60 mil hospitalizações e 6 mil mortes, principalmente nos extremos etários. Desde a década de 1950, houve intensa queda da mortalidade, a qual se mostra mais acentuada nos últimos anos e atribuída a uma abordagem cirúrgica mais agressiva e a uma estratégia de manejo multiprofissional em que se somam os avanços na reposição volêmica com aqueles de controle da infecção e com o suporte nutricional da resposta hipermetabólica.[2] Esta última é a grande responsável pela morbimortalidade dessa afecção ao potencializar os riscos infecciosos, ao deprimir a taxa de cicatrização e ao alterar as funções celulares e imunológicas.

CLASSIFICAÇÃO

Existem diversos aspectos que devem ser levados em consideração na hora de classificar uma queimadura e que ajudarão na escolha do tratamento e determinarão a gravidade do caso.[3-4] São eles:

- **Agente causal:**
  - *Escaldo:* é a causa mais frequente de queimaduras, tende a ser mais grave nas regiões com roupas (mantêm o líquido em contato por mais tempo) e com líquidos mais espessos, como sopas, molhos, óleo, entre outros;
  - *Chama:* é a segunda causa mais frequente; quando atinge as vestimentas, geralmente causa queimaduras mais profundas;
  - *Flash burn:* as explosões, apesar de fugazes, atingem temperaturas muito elevadas, causando queimaduras profundas; as roupas, quando não incendeiam, conferem boa proteção;
  - *Contato:* geralmente causado pelo contato com metais, plásticos e carvão, tende a ser restrito a pequenas áreas, mas profundas;
  - *Queimaduras elétricas:* ocorrem em razão da alta intensidade de calor e da explosão das membranas celulares; o calor convertido é diretamente proporcional à amperagem da corrente e da resistência do local por onde passou a corrente. Apesar de a aparência da lesão da pele parecer restrita, há grande destruição das estruturas abaixo e na proximidade, devendo sempre ser consideradas mais graves que a aparência, e requerem atenta monitorização cardíaca, em virtude das arritmias, e urinária, por causa da acidose e da mioglobinúria;
  - *Químicas:* causadas mais frequentemente por ácidos ou álcalis em acidentes de trabalho, originam lesão progressiva até o agente ser totalmente removido, preferencialmente por água em abundância; devem ser consideradas profundas até que se prove o contrário (Quadro 210.1);

QUADRO 210.1. Características das queimaduras mais comuns.

Queimaduras elétricas	- Monitorização cardíaca por 24 a 48h - Lesão em extremidades deve ser monitorizada continuamente para síndrome compartimental - Monitorização urinária para mioglobinúria e acidose - Sequelas oculares e neurológicas tardias - Tendem a ser progressivas, especialmente em membros - Apresentam porta de entrada e saída
Queimaduras químicas	- Irrigação contínua com água corrente e irrigação do globo ocular com solução isotônica por 30 min, pois apresentam danos progressivos até o agente ser completamente removido - Até que se prove o contrário, devem ser consideradas queimaduras profundas - Exposição ao ácido hidrofluorídrico pode levar à hipocalcemia grave
Queimaduras por líquidos	- Áreas expostas tendem a ser mais superficiais que as com vestimentas - Tendem a apresentar forma irregular e aspecto de "escorrido" - Queimaduras por imersão tendem a ser profundas e graves
Queimaduras por contato	- Geralmente são limitadas em extensão, mas profundas - Quando há perda da consciência, tendem a ser muito profundas

- **Extensão da área corpórea queimada (ACQ):** existem diversos métodos para se avaliar a extensão comprometida, a mais precisa baseia-se no esquema de Lund-Browder (Figura 210.1). Outra forma de se calcular aproximadamente a ACQ é por meio da palma da mão do paciente, que corresponde a 1% da superfície corpórea, ou por meio da regra dos "nove", que apresenta grande variação em função da idade do paciente e, por isso, é fácil de confundir;
- **Profundidade da queimadura:** as queimaduras podem ser classificadas em 1º grau, 2º grau superficial, 2º grau profundo, 3º grau e 4º grau. Por esta classificação, determina-se o tratamento (Quadro 210.2 e Figura 210.2).

FISIOPATOLOGIA DA QUEIMADURA

A queimadura contribui para inflamação local e sistêmica. Ao redor da lesão, existe uma zona de isquemia cuja vasculatura está comprometida. Lesões adicionais, como hi-

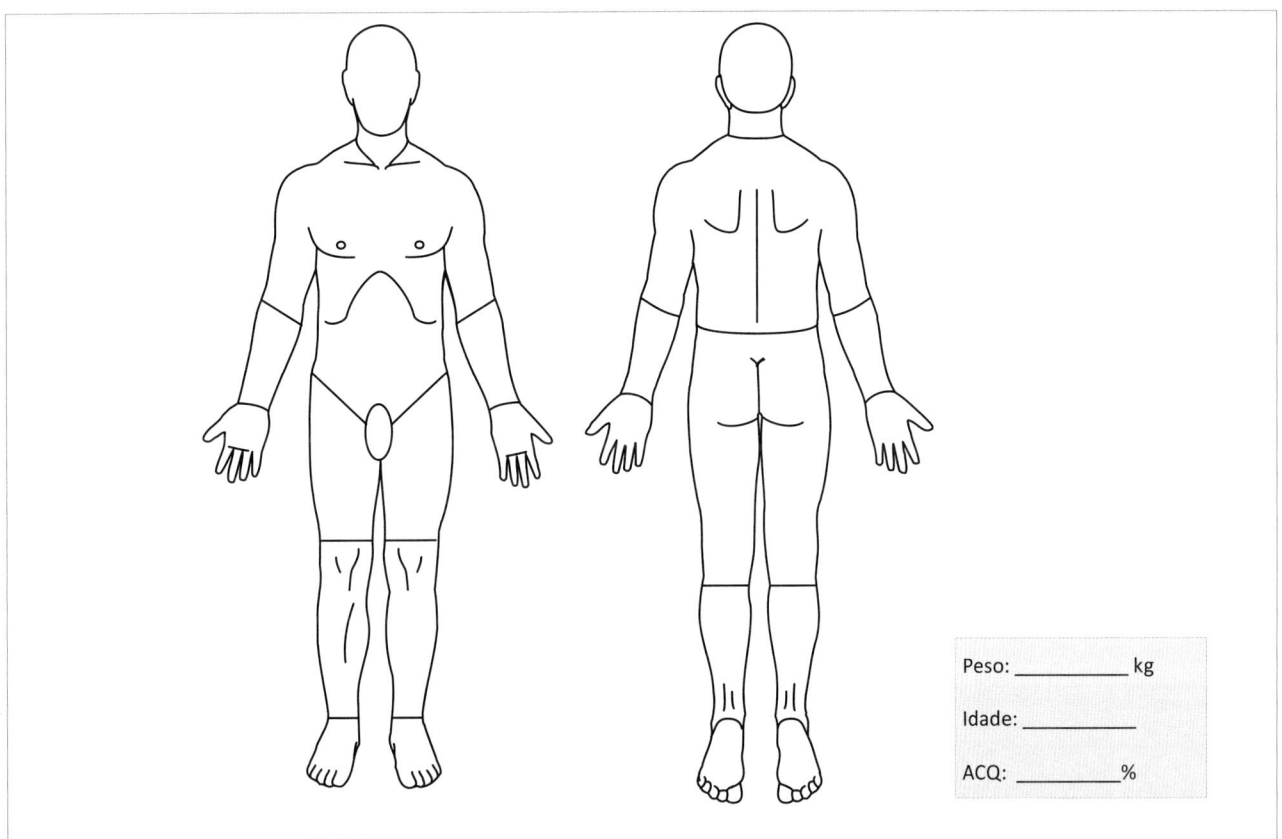

Área	RN - 1 a	1 - 4 a	5 - 9 a	10 - 14 a	15 a	Adulto	1o grau	2o grau	3o grau	Total %
Cabeça	19	17	13	11	9	7				
Pescoço	2	2	2	2	2	2				
Tronco anterior	13	13	13	13	13	13				
Tronco posterior	13	13	13	13	13	13				
Nádega D	2 1/2	2 1/2	2 1/2	2 1/2	2 1/2	2 1/2				
Nádega E	2 1/2	2 1/2	2 1/2	2 1/2	2 1/2	2 1/2				
Genitais	1	1	1	1	1	1				
Braço D	4	4	4	4	4	4				
Braço E	4	4	4	4	4	4				
Antebraço D	3	3	3	3	3	3				
Antebraço E	3	3	3	3	3	3				
Mão D	2 1/2	2 1/2	2 1/2	2 1/2	2 1/2	2 1/2				
Mão E	2 1/2	2 1/2	2 1/2	2 1/2	2 1/2	2 1/2				
Coxa D	5 1/2	6 1/2	8	8 1/2	9	9 1/2				
Coma E	5 1/2	6 1/2	8	8 1/2	9	9 1/2				
Perna D	5	5	5 1/2	6	6 1/2	7				
Perna E	5	5	5 1/2	6	6 1/2	7				
Pé D	3 1/2	3 1/2	3 1/2	3 1/2	3 1/2	3 1/2				
Pé E	3 1/2	3 1/2	3 1/2	3 1/2	3 1/2	3 1/2				
Total										

FIGURA 210.1. Esquema de cálculo de porcentagem de área corpórea queimada que leva em consideração as diversas faixas etárias.

QUADRO 210.2. Classificação da profundidade da queimadura e suas principais características.

Grau	Sinais	Comprometimento	Sintomas	Formas de reparação
1º grau	Eritema	Epiderme	Dor intensa	▪ Epidermização a partir da derme superficial ▪ Regeneração
2º grau superficial	Eritema e flictenas	Epiderme e derme superficial	Dor intensa	▪ Epidermização a partir da derme superficial ou a partir dos brotos dérmicos ▪ Restauração
2º grau profundo	Flictenas, pele branca, rosada e úmida	Epiderme e derme profunda	Dor moderada	▪ Epitelização a partir dos brotos dérmicos (folículos, glândulas) ▪ Restauração ou enxertia
3º grau	Pele nacarada, cinza, seca e vasos observados por transparência	Epiderme e derme total	Dor ausente	▪ Epitelização concêntrica ou por transplantes cutâneos ▪ Enxertia
4º grau	Pele nacarada, cinza, seca e vasos observados por transparência	Epiderme, derme total e estruturas profundas (tendões, ossos...)	Dor ausente	▪ Epitelização concêntrica ou por transplantes cutâneos ▪ Enxertia e retalhos

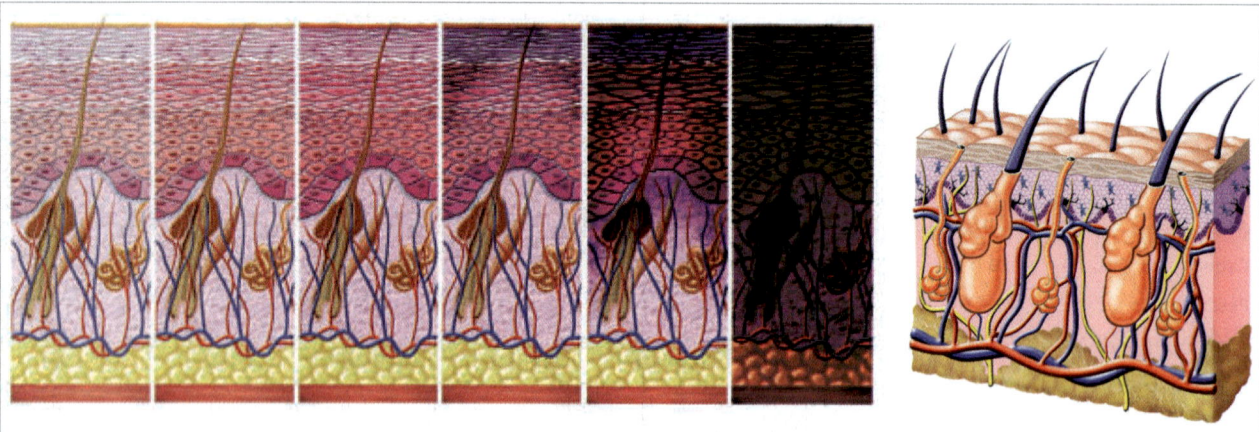

FIGURA 210.2. Desenho representativo da profundidade da queimadura.

poperfusão, edema extenso, hipóxia ou infecção podem converter essa área marginalmente viável em tecido morto.[3-4]

A zona de isquemia é circundada por tecido inflamatório (zona de hiperemia), responsável pela liberação de inúmeros mediadores (citocinas, cininas, histamina, tromboxano e radicais livres) que aumentam a permeabilidade localmente e a distância.

Estabelece-se, então, uma resposta inflamatória sistêmica de magnitude variável, com resultante perda de fluidos ricos em proteínas do intravascular em direção ao extravascular.

A hipovolemia resultante soma-se à depressão miocárdica (provável ação de citocinas), o que contribui para uma situação hipodinâmica inicial que, no entanto, transforma-se a partir do 2º dia após reposição volêmica agressiva em franco estado hiperdinâmico.

HIPERMETABOLISMO

É uma recomendação de consenso que, no manejo do queimado, a nutrição enteral deva ser iniciada dentro de 24 horas do trauma e utilizada preferencialmente em relação ao suporte parenteral sempre que possível.[5-6] Uma relação caloria:nitrogênio de 110:1, de modo a equiparar o gasto energético basal, deveria ser empregada em todo paciente com queimaduras de mais de 20% de sua superfície corpórea. Para tanto, pode-se empregar a via pós-pilórica de forma ininterrupta nos períodos pré, intra e pós-operatório, sem aumento do risco de aspiração.[7]

CAUSAS DO HIPERMETABOLISMO EM QUEIMADOS

A resposta metabólica ao trauma pode ser descrita em duas fases. A fase *ebb* é caracterizada pela perda de volume plasmático, choque, diminuição dos níveis plasmáticos de insulina, diminuição do consumo de oxigênio, da temperatura corpórea, do gasto energético basal e do débito cardíaco. Após a ressuscitação, a fase *ebb* evolui para a fase *flow*. A transição para a fase *flow* é dominada pelas alterações hormonais. Há um incremento nos hormônios catabólicos, como catecolaminas, glicocorticosteroides e glucagon, que desempenham importante papel para mediar a resposta metabólica. Essa fase é caracterizada pelo aumento do débito cardíaco e da temperatura corpórea, maior consumo energético, proteólise acelerada e neoglicogênese.

O pico de demanda energética em pacientes queimados está por volta do 10º dia de queimadura e retorna gradativamente ao normal com a reepitelização e enxertia, se não houver episódios de infecção e falência de múltiplos órgãos.

As causas do hipermetabolismo na fase *flow* são diversas e evidenciadas no Quadro 210.3.

QUADRO 210.3. Causas do hipermetabolismo em pacientes queimados.

- Perda evaporativa de água
- Aumento das catecolaminas
- Níveis elevados de cortisol
- Infecção
- Ansiedade
- Distúrbios do sono
- Citocinas e prostaglandinas
- Terapia nutricional tardia

Alguns autores vêm utilizando betabloqueador que reduz a atividade beta-adrenérgica em pacientes gravemente queimados, com o objetivo de diminuir o gasto energético basal e o catabolismo proteico neles, no entanto ainda não existe consenso para essa conduta.

IMUNIDADE

Após a queimadura, ocorre a rápida ativação das cascatas do ácido aracdônico e da citocina, com a translocação bacteriana e de endotoxina. Com 24 a 48 horas de trauma, ocorrem as maiores alterações metabólicas, hormonais e celulares e, depois de 3 a 4 dias, o 2º pico de endotoxemia, que reinduz às cascatas inflamatória e do ácido aracdônico da citocina. Apesar de as alterações ocorrerem precocemente, não são significativas até alguns dias após o trauma. Com esses processos, ocorre uma série de alterações que determinarão a resposta imunológica do paciente, entre elas, déficits das imunidades celular e humoral, diminuição da função dos linfócitos T, disfunção dos neutrófilos, diminuição da capacidade bactericida, alteração dos receptores de membrana e diminuição da IgG sérica. Diversos estudos estão sendo realizados, em busca de uma terapêutica eficiente e de custo aceitável, a fim de diminuir as alterações imunológicas; no entanto, até o momento, não há nenhuma viável. Certamente a mais efetiva permanece a remoção precoce das escaras e a cobertura cutânea definitiva precoce.

REPOSIÇÃO VOLÊMICA NO GRANDE QUEIMADO

O volume de líquido extravasado do espaço intravascular é extremamente elevado sempre que a queimadura atinge mais de 15% da superfície corpórea. Essa perda se instala muito rapidamente e é constituída basicamente de água livre. Há perda de proteínas e/ou hipoproteinemia apenas após as primeiras oito horas de evolução e quando a queimadura é maior que 15% da superfície corpórea. A reposição volêmica é um fator crítico para o tratamento do grande queimado. O retardo ou a insuficiência na reposição de líquidos determina acentuado aumento nas taxas de morbimortalidade. Para auxiliar na tarefa de repor os líquidos, foram desenvolvidas diversas fórmulas de reposição volêmica, que devem servir apenas de guia e atingir dois objetivos principais: dar o mínimo de volume necessário para manter a perfusão dos órgãos e repor a perda de sal extracelular.

Os esquemas podem ser divididos em função do conteúdo em que se baseiam. Assim, temos as fórmulas com coloides, as com cristaloides e as com soluções hipertônicas (Quadro 210.4).

QUADRO 210.4. Esquemas de reposição volêmica.

	Cristaloides	Coloides	Glicose a 5%
Fórmulas com coloide			
Evans	SF a 0,9% 1 mL/kg/% ACQ	1 mL/kg/% ACQ	2.000 mL
Brooke	Ringer lactato 1,5 mL/kg/% ACQ	0,5 mL/kg	2.000 mL
Slater	Ringer lactato 2 L/24h	Plasma fresco 75 mL/kg/24h	
Fórmulas com cristaloides			
Parkland	Ringer lactato 4 mL/kg/% ACQ		
Brooke modificada	Ringer lactato 2 mL/kg/% ACQ		
Fórmulas com solução hipertônica			
Solução salina hipertônica (Monafo)	Volume para manter débito urinário de 30 mL/h. Solução com 250 mEq Na/L		
Solução hipertônica modificada (Warden)	Ringer lactato + 50 mEq $NaHCO_3$ por 8h para manter débito urinário de 30 a 50 mL/h. Ringer lactato para manter débito urinário de 30 a 50 mL/h, começando 8h após a queimadura		

O esquema mais utilizado mundialmente é o de Baxter, desenvolvido na Clínica Parkland (Texas, EUA). Existem diversas adaptações do esquema original, seguindo-se particularidades dos pacientes ou a cultura local de trabalho.

O esquema preconizado na Unidade de Tratamento de Pacientes Queimados, do Hospital Albert Einstein, constitui-se na administração de Ringer lactato, 2 a 4 mL/kg/% ACQ ao longo de 24 horas. A metade desse volume deve ser infundida em oito horas e o restante, em 16 horas. A solução deve ser aquecida de modo que evite hipotermia. Infusões adicionais devem ser feitas para que se atinja pressão arterial sistêmica média acima de 70 mmHg e diurese mínima de 0,5 a 1 mL/kg/h em adultos. Adicionalmente, devem ser monitorizados os níveis de lactato e de creatinina sérica. Mensuração e ajustes de pH e eletrólitos devem ser realizados sobretudo nos dois primeiros dias. A administração de coloides deve ser iniciada apenas no 2º dia de evolução e/ou quando a albumina sérica for inferior a 2 g/dL. A quantidade sugerida é de 0,3 a 0,5 mL/kg/% ACQ de uma solução coloide, não obrigatoriamente albumina humana (Quadro 210.5).

Entre os possíveis efeitos danosos da ressuscitação excessiva, podem-se relacionar:

- Redução na oferta de oxigênio aos tecidos;
- Hipertensão e edema pulmonar;
- Obstrução de vias aéreas;
- Maior rigidez da caixa torácica e maior trabalho respiratório;
- Menor mobilidade e síndrome compartimental nos membros;
- Retardo na cicatrização e menor resultado estético nas escarotomias;
- Maior possibilidade de sepse cutânea. Deve-se sempre lembrar que esses potenciais efeitos danosos são muito menos significativos que a reposição volêmica insuficiente; esta sim é indutora de taxas elevadas de morbimortalidade.

As perdas de líquido resultante de fatores associados à queimadura frequentemente ficam subestimadas. A lesão pulmonar associada à inalação de gases aquecidos ou tóxicos determina perdas líquidas adicionais muito grandes, assim como as queimaduras elétricas extensas. Alguns trabalhos mostram que a perda líquida associada ao dano pulmonar é até mais significativa que a determinada pela queimadura da pele. A concomitância entre queimadura e trauma é igualmente muito comum. Esmagamentos ou traumas extensos podem induzir à perda líquida ou sanguínea, condições nas quais o cumprimento estrito dos esquemas de reposição volêmica para queimados pode ser insuficiente ou inadequado.

A maior falha conceitual nos esquemas de hidratação é não empregar como meta terapêutica um índice adequado de oxigenação tecidual. Ao hidratar um paciente grande queimado, pretende-se otimizar a oferta de oxigênio à demanda metabólica dos tecidos queimados e íntegros. A normalização de parâmetros clínicos simples pode ser prática, mas não garante oxigenação tecidual suficiente para atender ao hipermetabolismo comum nesse grupo de pacientes. A reposição volêmica do paciente grande queimado deve ser guiada por esquemas adaptados às condições locais de trabalho. A sistematização do atendimento é fundamental para o sucesso do tratamento. Os parâmetros clínicos são apenas indicadores do sucesso inicial na ressuscitação volêmica. As metas terapêuticas finais devem ser os parâmetros de oxigenação globais e regionais.[8] Devem-se praticar infusões adicionais na presença de lesão pulmonar, quando existirem danos teciduais extensos, na redução do emprego de drogas vasoativas e evitar os efeitos prejudiciais da hiper-hidratação.

QUADRO 210.5. Esquema de hidratação adotado na Unidade de Tratamento de Pacientes Queimados, no CTI, do Hospital Israelita Albert Einstein.

Primeiras 24 horas

- Adultos e crianças > 30 kg:
  - Ringer lactato: 2 a 4 mL/kg/% ACQ/24h (metade nas primeiras 24h)
  - Coloide: nenhum

- Crianças < 30 kg:
  - Ringer lactato: 2 a 3 mL/kg/% ACQ/24h
  - Coloide: nenhum

24 horas seguintes
- Cristaloide: o suficiente para manter o débito urinário (0,5 a 1 mL/kg/h)

- Coloide (albumina a 5% em Ringer lactato):
  - 0 a 30% ACQ: nenhum
  - 30 a 50% ACQ: 0,3 mL/kg/% ACQ/24
  - 50 a 70% ACQ: 0,4 mL/kg/% ACQ/24
  - 70 a 100% ACQ: 0,5 mL/kg/% ACQ/24

MONITORIZAÇÃO HEMODINÂMICA NO GRANDE QUEIMADO

As principais variáveis a serem monitorizadas nestes pacientes incluem:

- pressão arterial média;
- pressões de enchimento cardíacas [pressão venosa central (PVC) e pressão de oclusão da artéria pulmonar (POAP)];
- débito cardíaco (DC);
- saturação venosa mista de oxigênio (SvO_2);

- lactato sérico;
- gradientes de CO_2 (venoarterial e tecido-arterial). De forma complementar, pode-se incluir a análise da variação da pressão de pulso, do volume diastólico final do ventrículo direito (VDFVD) e do volume sanguíneo intratorácico.

O primeiro grande desafio terapêutico é adequar a volemia desses pacientes. Para tal, pode-se utilizar a relação entre POAP e DC. Isto é, infundem-se alíquotas de 500 mL de SF a 0,9%, a cada 30 minutos, e observam-se essas duas variáveis. Quando incrementos adicionais da POAP não implicarem aumentos do DC, pode-se considerar, a princípio, finalizada a reposição volêmica (Lei de Frank-Starling). A utilização da análise da variação da pressão de pulso, do VDFVD e do volume do intratorácico pode ser mais fidedigna, no entanto merece validação nessa população de pacientes.

Se o paciente se mantiver hipotenso, mesmo após adequada reposição volêmica, faz-se necessária a utilização de drogas vasoativas. Nessa fase, é mandatória a análise da distribuição de fluxo e da oxigenação tecidual. As variáveis utilizadas para tal são DC, SvO_2, lactato sérico e gradientes de CO_2. Devem-se analisar essas variáveis à luz das alterações do DC. Assim, sempre que se instituir alguma intervenção terapêutica que aumente o DC, observa-se o comportamento da SvO_2. Quando esta se mantiver inalterada, conclui-se que houve aumento do consumo de O_2 (VO_2). Quando esse aumento do VO_2 for acompanhado de queda do lactato sérico e do gradiente venoarterial de CO_2, é sinal de que houve diminuição da hipóxia tecidual. De outra forma, manutenção de lactato sérico e do gradiente de CO_2 elevados é sinal de que o DC não está adequado à demanda metabólica ou pode haver hipóxia citopática secundária à presença de mediadores inflamatórios. A utilização de tonometria gástrica possibilita a mensuração indireta da PCO_2 tecidual. Nessa situação, deve-se analisar o gradiente gastroarterial de CO_2, em que elevados gradientes refletem hipofluxo, relativo ou absoluto, à mucosa do trato gastrintestinal.[9]

Em síntese, toda intervenção hemodinâmica deve ser analisada à luz das variáveis que traduzem oxigenação tecidual (SvO_2, lactato e gradientes de CO_2). Somente a análise integrada dessas variáveis possibilita um ajuste mais preciso na terapêutica hemodinâmica.

NUTRIÇÃO

A avaliação de risco nutricional deve ser realizada na admissão do paciente. O estado nutricional atual e os riscos de depleção deverão ser considerados para a determinação do plano de cuidados, do tipo de terapia nutricional a ser empregada e da monitorização do paciente (Quadros 210.6 a 210.8).

QUADRO 210.6. Fórmula de Currieri para estimar o gasto energético em queimados e fórmula de Harris Benedict para cálculo de gasto energético basal.

	Currieri		
Idade	Superfície corpórea queimada (%)	Calorias	Proteínas/dia
0 a 1	< 50	Basal(*) + (15 × % queimadura)	
1 a 3	< 50	Basal(*) + (25 × % queimadura)	
5 a 15	< 50	Basal(*) + (40 × % queimadura)	3 g/kg/dia
16 a 59	Qualquer	(25 × peso) + (40 × % queimadura)	
> 60	Qualquer	Basal(*) + (65 × % queimadura)	
(*)Fórmula de Harris Benedict			
Homens	66,5 + 13,8 × peso + 5 × altura – 6,76 × idade		
Mulheres	65,5 + 9,6 × peso + 1,85 × altura – 4,68 × idade		

QUADRO 210.7. Cálculo de índice de massa corpórea.

$$IMC = \frac{Peso\ atual\ (kg)}{Altura^2\ (m)}$$

QUADRO 210.8. Cálculo das perdas e do balanço nitrogenado em pacientes queimados.

Cálculo do balanço nitrogenado em pacientes queimados	NI – (NU 24h + perda N fecal /24h + perda N pela queimadura/24h)
Perdas nitrogenadas pela queimadura	≤ 10% = 0,02 g N/kg/dia
	11 a 30% = 0,05 g N/kg/dia
	≥ 31% = 0,12 g N/kg/dia

NI: nitrogênio ingerido; NU: nitrogênio ureico.

DOR

A avaliação da dor deve ser contínua e de preferência utilizando-se um método permanente de avaliação (Figura 210.3 e Quadro 210.9).

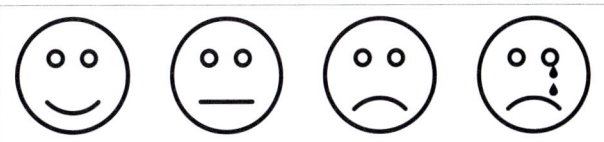

FIGURA 210.3. Exemplo de avaliação da dor por meio de escala visual, subjetiva e numérica.

Devem ser excluídos deste esquema os seguintes pacientes: aqueles com queimaduras maiores de 60% ACQ, crianças menores de 12 meses, crianças com insuficiência respiratória, septicemia.

QUADRO 210.9. Esquema de tratamento da dor no paciente queimado.

Atendimento inicial	
Morfina	< 16 anos: 0,05 mg/kg/dose + paracetamol 15 mg/kg > 16 anos: 0,07 mg/kg/dose + paracetamol 15 mg/kg Pode-se repetir até 3x
Pré-curativo ou procedimentos	
1ª escolha	Midazolam 0,3 mg/kg + paracetamol 15 mg/kg
Se insuficiente	Morfina 0,05-0,1 mg/kg
Pré-reabilitação	
Morfina	0,1 a 0,3 mg/kg
Pós-operatório	
PCA (> 5 anos)	Morfina 10 a 20 mg/kg 4/4h
Morfina (pode-se repetir até 3x)	< 16 anos: 0,05 mg/kg/dose > 16 anos: 0,07 mg/kg/dose
Manutenção da analgesia	
	Metade de toda a quantidade de morfina utilizada de 4/4h Após 24h sem dor, reduz-se a quantidade em 1/8
Ansiedade	
Lorazepam	Adulto: 2 a 6 mg/dia, 2x/dia
	Crianças: 0,03 mg/kg/dia

COMPLICAÇÕES CLÍNICAS NO GRANDE QUEIMADO

CONSIDERAÇÕES RESPIRATÓRIAS

Insuficiência respiratória aguda

As complicações respiratórias ocorrem em aproximadamente um terço dos pacientes que sofrem grandes queimaduras e estão relacionadas com a maioria das mortes. A insuficiência respiratória também pode ocorrer secundariamente à inalação de fumaça, independente de haver lesões externas.

Os sinais e os sintomas iniciais da inalação de fumaça são taquipneia, tosse, dispneia, broncospasmo e estridor. A presença de queimaduras de face e pescoço, queimadura das vibrissas nasais, eliminação de escarro carbonáceo e história de exposição em ambientes fechados pode indicar lesão por inalação. A ocorrência de confusão mental, dor de cabeça, náusea, fadiga, instabilidade cardiovascular, ataxia e rebaixamento do nível de consciência pode levar à suspeita de intoxicação por monóxido de carbono (CO), enquanto convulsão, depressão respiratória e acidose metabólica persistente levam à suspeita de intoxicação por gás cianídrico.

Nos pacientes com queimaduras extensas, o aparecimento de taquipneia, hipoxemia progressiva, relação $PaO_2/FiO_2 < 200$ e infiltrados radiológicos difusos pode ser sinal da síndrome do desconforto respiratório agudo, mas pode também significar hipervolemia e infecção. Imagens de atelectasias e tromboembolismo pulmonar também devem ser lembradas como diagnósticos diferenciais, pois podem levar à hipoxemia e à dispneia. No início do atendimento, deve-se dar especial atenção à manutenção da abertura de vias aéreas, por meio da intubação, nos casos de queimaduras extensas, queimaduras envolvendo a face e o pescoço e na suspeita de lesão inalatória. Os pacientes que não são intubados devem ser observados em UTI ao menos por 24 horas.

Após a manutenção da permeabilidade das vias aéreas, os pacientes devem ser submetidos a suporte ventilatório adequado. Nos pacientes sem lesões pulmonares ou sedação profunda, a ventilação com pressão de suporte, habitualmente, mostra-se adequada. Quando ocorre síndrome do desconforto respiratório agudo, o uso de ventilação com estratégia protetora pulmonar, com baixos volumes correntes (6 mL/kg) e pressão de platô baixa (< 35 cmH_2O), deve ser considerado. Nesses casos, a ventilação limitada à pressão é o modo preferencial. A adequação da pressão positiva no final da expiração (PEEP) pode diminuir o colapso alveolar, levando a uma melhor complacência e melhora da oxigenação.

Pacientes com queimaduras de caixa torácica podem sofrer com síndromes restritivas e necessitar de escarotomia imediata, promovendo melhora na complacência da parede torácica e na complacência pulmonar. A broncoscopia pode auxiliar no diagnóstico da lesão inalatória, na resolução de atelectasias pulmonares e na coleta de lavado brônquico para cultura, quando há suspeita de infecção pulmonar. Além disso, durante o tratamento, pode auxiliar na avaliação da evolução pulmonar e no desmame ventilatório.

O desmame da ventilação mecânica no paciente queimado pode ser realizado após a reversão da causa que levou à insuficiência respiratória, sendo possível utilizar o modo de pressão de suporte. A permeabilidade das vias aéreas deve ser checada antes da extubação por laringoscopia, principalmente nos casos de lesão inalatória e com edema local. As técnicas de suporte ventilatório não invasivo, mediante o uso de máscaras faciais, podem acelerar o processo de desmame, principalmente nos casos de intubação prolongada.

Intoxicação por monóxido de carbono

A afinidade da hemoglobina ao monóxido de carbono é 200 a 250 vezes maior que a afinidade ao oxigênio. Sinais clínicos muitas vezes subjetivos e que passam despercebidos no ambiente de terapia intensiva, como cefaleia, falta de atenção ou de concentração, aprendizado e memória, e outros mais evidentes, como depressão, demência ou psicose, são sintomas que podem se desenvolver de 2 até 28 dias da intoxicação por monóxido de carbono. A equipe deve estar atenta a esses sintomas em pacientes expostos ao monóxido de carbono, pois não existe uma correlação precisa dos níveis de carboxiemoglobina com os sinais descritos anteriormente ou se o paciente deve realizar oxigenoterapia hiperbárica somente se apresentar sinais de gravidade, como arritmias cardíacas ou até parada cardiorrespiratória (Quadro 210.10).

QUADRO 210.10. Sinais e sintomas de exposição ao monóxido de carbono.

- Perda de consciência
- Cefaleia
- Confusão mental
- Fadiga
- Tontura
- Distúrbios visuais
- Náuseas
- Vômitos
- Acidose metabólica
- Arritmia cardíaca

QUADRO 210.11. Tratamento tradicional da intoxicação por monóxido de carbono.

Intoxicação por monóxido de carbono	Tratamento
Vítimas de incêndio em geral	O_2 a 100%
Perda da consciência, cianose, dificuldade em manter a ventilação	Intubação orotraqueal e O_2 a 100%
Carboxiemoglobina > 25% ou cefaleia, fraqueza, vertigem, visão obscurecida, náusea, vômito, síncope, aumento da frequência respiratória, coma e convulsão	Oxigenoterapia hiperbárica, 3 atm; repetir se os sintomas não desaparecerem

Obs.: a meia-vida da carboxiemoglobina é de 250 minutos em ar ambiente, 40 a 60 minutos em uma pessoa respirando oxigênio a 100%.

Os casos de intoxicação por monóxido de carbono devem ser tratados com oxigenoterapia a 100%[10] e pacientes com nível de carboxiemoglobina maior que 25% podem ser tratados com oxigenoterapia hiperbárica (Quadro 210.11).

Na Unidade de Terapia Intensiva do Hospital Israelita Albert Einstein, o objetivo é realizar a terapia com oxigênio hiperbárico o mais precocemente possível, com um número de sessões e um tempo maior nas primeiras 24 horas. A 1ª sessão deve ser realizada durante 150 minutos, com 3 atm nos primeiros 70 minutos, e as duas sessões seguintes a 2 atm, em 120 minutos, dentro das primeiras 24 horas de câmara hiperbárica realizada. O objetivo principal da oxigenoterapia hiperbárica é não permitir que a hipóxia tecidual causada pela carboxiemoglobina ocorra, a fim de evitar danos cerebrais neurológicos.

Lesão inalatória

Na presença de inalação de ar, vapor e gases superaquecidos, fumaça e aspiração de líquidos superaquecidos, pode ocorrer a lesão das vias respiratórias superior e inferior.[11] Esse tipo de lesão cursa com edema das vias respiratórias superiores causado por lesão térmica direta, broncoespasmo, obstrução das vias respiratórias inferiores causada pela presença de debris e perda do mecanismo ciliar, aumento do espaço morto e *shunting* intrapulmonar, diminuição das complacências pulmonar e torácica, edema alveolar, traqueobronquite ou pneumonia. O diagnóstico é realizado clinicamente, baseando-se nos seguintes dados: história de queimadura em ambiente fechado, queimaduras faciais, vibrissas nasais queimadas, presença de debris carbonáceos no escarro, na boca ou na faringe, edema nas vias aéreas superiores e dificuldade respiratória. O diagnóstico pode ser confirmado pela broncoscopia (edema, debris carbonáceos, úlceras e eritema).

Delirium

As síndromes psiquiátricas agudas após queimadura incluem *delirium* por abstinência às drogas, encefalopatia do queimado, dor aguda, síndrome pós-trauma e qualquer sintoma psiquiátrico agudo primário que tenha levado à autoagressão (tentativa de suicídio, estados delusionais). O objetivo do tratamento do *delirium* consiste na diminuição das alterações cognitivas, estresse subjetivo, em minimizar o risco de interrupção do suporte de vida pela agitação (acesso venoso, tubo orotraqueal), comprometimento da enxertia de pele e dos procedimentos de reabilitação.[12] É importante determinar a causa do *delirium* mediante investigação clinicolaboratorial (hipóxia, convulsões, hipoglicemia, trauma craniano etc.) (Quadro 210.12).

Haloperidol endovenoso é amplamente utilizado, embora a Food and Drug Administration (FDA) não tenha aprovado seu uso parenteral. Seu emprego requer monitorização da onda QT (pode alargar) e de arritmias ventriculares do eletrocardiograma. Quando a agitação cessa após a medicação

QUADRO 210.12. Manejo do *delirium*.

Tempo	Medicamentos: haloperidol e lorazepam[#]					
	Leve		Moderado		Grave	
	Haloperidol	Lorazepam	Haloperidol	Lorazepam	Haloperidol	Lorazepam
Inicial	2 mg	—	5 mg	—	10 mg	2 mg
30 min	5 mg	2 mg	10 mg	2 mg	20 mg	20 mg
30 min	20 mg	—	20 mg	—	20 mg	—
30 min*	20 mg	2 mg	20 mg	2 mg	20 mg	2 mg

Dose inicial de 0,5 mg e aumentos semelhantes são preconizados para idosos.
* Repetir a última dose e associar alternadamente lorazepam até estabilização do paciente.
Fonte: Cassem e colaboradores, 1997.[3]

e surge depois de algumas horas, uma forma de tratamento é dividir a dose total que controlou a agitação a cada seis horas e adicionar doses nos intervalos conforme a necessidade. Após o paciente permanecer 24 horas calmo, recomenda-se o início do desmame progressivo dos medicamentos.

Infecção

A infecção é a principal causa de mortalidade do grande queimado.[13-14] Um dos principais motivos para isso é a quebra de barreira cutânea decorrente da necrose tecidual, com propensão à infecção quanto maior for a superfície de área corpórea comprometida pela queimadura. Outro motivo de extrema relevância, para a aquisição de infecções, são os dispositivos intravasculares[14] necessários para administrar medicamentos; além de dispositivos para melhor monitorização do paciente grande queimado, como cateter de pressão arterial média, cateter de Swan-Ganz e a cateterização vesical. Depois das estabilidades hemodinâmica e respiratória do paciente, o tratamento da queimadura deve ser o principal foco das atenções. A terapia antimicrobiana tópica é o componente isolado mais importante no tratamento da lesão em pacientes hospitalizados.

O tratamento tópico (Quadro 210.13) efetivo em pacientes queimados diminui infecções locais e a mortalidade, prevenindo a disseminação da infecção e assegurando enxertia bem-sucedida. As principais opções de agentes antimicrobianos tópicos são sulfadiazina de prata, sulfadiazina de prata com nitrato de cério, nitrato de prata a 0,5% e mafenide.

A sulfadiazina de prata tem sido o antimicrobiano tópico mais utilizado por seu amplo espectro, facilidade de aplicação e baixo custo, porém certa resistência microbiana tem sido relatada. O uso da sulfadiazina de prata com outros antimicrobianos pode ser uma possível solução para esses casos.

Nas unidades de tratamento de queimados é muito comum a pneumonia associada à ventilação mecânica.[15] Se observarmos os dados do *National Nosocomial Infections Surveillance System* (NNISS) de 1995 a 2000, as taxas de infecção por pneumonia são maiores nos pacientes com extensas queimaduras do que nas UTI clínicas ou cirúrgicas.

Para a prevenção de infecção em queimaduras, primeiramente deve-se enfatizar a antissepsia das mãos com clorexidina degermante ou com gel alcoólico, uma vez que são pacientes que exigem muitos cuidados da equipe multidisciplinar. O paciente grande queimado deve ficar em quarto privativo, em isolamento de contato, a fim de se prevenir a infecção e a transmissibilidade de bactérias multirresistentes. A antibioticoterapia sistêmica profilática deve ser realizada para evitar bacteriemia após manipulação cirúrgica. Pode-se utilizar cefalosporina de 1ª ou 2ª geração, por ser o *S. aureus* o patógeno mais prevalente; no entanto, o antibiótico mais adequado deverá ser indicado pela comissão de infecção de cada hospital. O uso de pomadas com antimicrobianos prolonga o tempo de esterilização da área queimada, devendo também ser utilizada se houver evidência de infecção nas queimaduras.

De fundamental importância é o desbridamento cirúrgico, que remove as áreas desvitalizadas e, com isso, permite melhor ação da terapia antimicrobiana. A identificação de infecção cutânea deve ser feita preferencialmente por cultura quantitativa de biópsias da pele. A impressão do cirurgião perante o aspecto da lesão é de real valor para o início da te-

QUADRO 210.13. Antibioticoterapia tópica, espectro, características e reações adversas.

Medicamento	Espectro	Características	Reações adversas
Sulfadiazina de prata 1%	G+ G-, porém certa resistência tem sido relatada Fungos	Dor local: + Pouca penetração na escara Uso: 2 x/dia Custo: +	Leucopenia transitória (5% a 15% pacientes) e neutropenia Cristalúria e síndrome nefrótica (raro) Metemoglobina (raro) Reação maculopapular cutânea (5%)
Sulfadiazina de prata com nitrato de cério	G+ G-, porém certa resistência tem sido relatada Fungos	Dor local: + Pouca penetração na escara Uso: 2 x/dia Custo: +	Leucopenia Metemoglobinemia
Acetato de mafenide	Maioria dos Gram +, *Clostridium* spp., ação limitada contra alguns estafilococos, maioria dos Gram -, mínima ação contra fungos anaeróbios	Dor local: +++ Grande penetração na escara Uso: 2 x/dia Custo: +++ Usado na maioria das vezes em queimaduras de orelha e de nariz	Potente inibidor da anidrase carbônica Acidose metabólica hiperclorêmica compensada com hiperventilação Inibidor da regeneração epitelial Reação maculopapular cutânea (5%)
Prata nano cristalina	G+, bacteriostático G-, bacteriostático Mais eficiente que os demais compostos no combate à infecções	Dor local: Pouca penetração na escara Uso: manter úmido, a cada 3 dias Custo: +++	Discromia da pele

+++: alto; ++: médio; +: baixo.

rapia antimicrobiana tópica, caso não esteja sendo utilizada, ou sistêmica empírica.

A escolha do antibiótico deve se basear no conhecimento da flora bacteriana hospitalar, para que se realize terapia antimicrobiana sistêmica empírica o mais adequada possível, sendo a escolha dirigida preferencialmente para *Staphylococcus aureus*, *Acinetobacter baumannii* e *Pseudomonas aeruginosa*, os agentes mais comumente encontrados. Existem dados na literatura que mostram redução de mortalidade com essa conduta.

INSUFICIÊNCIA RENAL AGUDA

A insuficiência renal aguda (IRA) pode se desenvolver nos pacientes que apresentam extensas áreas de queimadura de 2º e/ou 3º grau. A incidência de IRA no grande queimado varia de 0,5% a 30% na literatura. Essa complicação aumenta a morbidade e a mortalidade nessa população de pacientes. A IRA no grande queimado ocorre em um padrão bimodal. A IRA precoce, aquela que se desenvolve na 1ª semana do evento, está relacionada à hipovolemia em virtude da reposição volêmica inicial insuficiente e também em decorrência de rabdomiólise e hemólise. A IRA tardia (após 5 a 10 dias) instala-se na vigência de instabilidade hemodinâmica associada à sepse e, concomitantemente, ao emprego de drogas nefrotóxicas (principalmente antibióticos) e geralmente culmina no desenvolvimento da síndrome da disfunção de múltiplos órgãos e sistemas.

A incidência de IRA grave (necessidade de diálise) é baixa e situa-se em torno de 2% a 5%, determinando mortalidade elevada (> 50%).[16] A diálise peritoneal, nessas circunstâncias, pode ser inadequada em razão de hipercatabolismo, intensa geração de ureia, eventual necessidade de áreas doadoras e risco de peritonite. As modalidades contínuas e a hemodiálise convencional diária são mais apropriadas e efetivas por apresentarem maior *clearance* de solutos e controle de ultrafiltração e permitir, assim, suporte nutricional irrestrito.

A reposição volêmica agressiva inicial, a detecção e a erradicação de focos infecciosos, a cirurgia precoce, o uso de antibióticos tópicos e a monitorização rigorosa do emprego de drogas nefrotóxicas são medidas que colaboraram para a diminuição da incidência de IRA e melhora na sobrevida do paciente grande queimado.

Rabdomiólise e mioglobinúria podem determinar o desenvolvimento de IRA em grandes queimados. O dano muscular ocorre em razão de lesão térmica direta, da hipovolemia e hipoperfusão associada, da síndrome compartimental, principalmente nas lesões circunferenciais de extremidades e em situações de injúria elétrica.

Como profilaxia da IRA nesse cenário, preconiza-se hidratação vigorosa com cristaloide, alcalinização da urina e diurese forçada mediante o emprego de manitol, protegendo, assim, as células tubulares da toxicidade e da precipitação da mioglobina e do urato. Objetiva-se volume urinário de, pelo menos, 8 L nas 24 horas e pH urinário superior a 6,5. Isso, geralmente, é obtido com a infusão de manitol a 20% (1 a 2 g/kg de peso em 4 horas) e bicarbonato de sódio (200 a 300 mEq nas 24 horas). Apesar dessas recomendações, não há evidências fortes na literatura de que tal regime seja superior ao emprego de solução salina somente.

CIRURGIA NO GRANDE QUEIMADO

No início da década de 1970, a mudança de conceito de tratamento conservador para a precoce identificação das queimaduras de 2º grau profundo e de 3º grau, seguidas de sua excisão e cobertura definitiva (enxertia de pele), afetou dramaticamente o prognóstico dos pacientes vítimas de grandes queimaduras (superfície corpórea queimada maior que 20%). Quando realizada antes da inevitável colonização e infecção, a sepse oriunda da ferida é evitada e as alterações sistêmicas minimizadas. Com isso, aumentou-se a sobrevida e melhorou-se a qualidade de vida dos pacientes sobreviventes.[17]

A cirurgia do paciente queimado é um dos momentos de maior vulnerabilidade às complicações e causadora de um grande estresse ao organismo. No entanto, esses aspectos negativos não devem ser impedimentos, pois adequado planejamento e execução cirúrgica minimizam esses problemas.[18]

O principal objetivo da cirurgia no paciente queimado é restabelecer o isolamento do meio externo do interno, definitiva ou temporariamente, e evitar infecções. Dessa forma, conseguimos diminuir a mortalidade, a colonização da queimadura, a incidência de sepse e diminuir a resposta inflamatória sistêmica.[19]

Existem diversos tipos de cirurgias que podem ser realizadas nos pacientes com queimaduras em sua fase aguda. As principais encontram-se a seguir.

LIMPEZA CIRÚRGICA SIMPLES

É realizada em todos os pacientes em todos os procedimentos, desde a admissão até o último curativo. Tem como objetivo "lavar" o paciente e evitar infecções. Utiliza-se, na maioria das vezes, a uma solução de clorexidina degermante a 0,5% seguida da sua total retirada com solução fisiológica aquecida a 36ºC.[20-21] Preferencialmente realizada em centro cirúrgico.

Poli-hexanida ou Poli-hexa-metileno-biguanida (PHMB) pertence a uma nova geração de antissépticos. A ação antimicrobiana deve-se ao caráter hidrofílico e catiônico dessas moléculas. A poli-hexanida apresenta amplo espectro de ação contra bactérias gram-positivas e gram-negativas, fungos, leveduras, esporos e vírus – vírus da hepatite B/vírus da imunodeficiência humana (VHB/HIV), Rotavírus, *Staphylococcus aureus* resistente à meticilina (MRSA) e Pseudômonas –, apresentando menor toxicidade em relação à irritação e à hipersensibilidade da pele, além de não causar resistência bacteriana.

DESBRIDAMENTO CIRÚRGICO E ESCARECTOMIAS

Após uma limpeza exaustiva, em geral realiza-se o desbridamento de tecidos variados, como bolhas, restos dérmicos, necroses, escaras, e a limpeza de enxertos.

A escarectomia deve ser iniciada o mais precoce possível. É um procedimento mais invasivo e que remove toda a necrose do tecido em que se está intervindo, com o propósito de se alcançar tecidos viáveis para a colocação de uma cobertura definitiva, seja uma matriz de regeneração dérmica ou um autoenxerto de pele. Está indicada em todos os pacientes com queimaduras de 2º grau profundo e 3º grau e deve ser realizada assim que o paciente estiver hemodinamicamente estável, se possível em até 72 horas após a queimadura, a fim de se minimizarem a colonização da ferida e as alterações sistêmicas.

Um planejamento cirúrgico adequado deve ser realizado e prioridades de tratamento, estabelecidas, com o objetivo de reduzir as sequelas funcionais, estéticas e psicológicas. Em geral, podem-se realizar escarectomias de até 20% da superfície corpórea. Em cada procedimento (escarectomias e enxertos de pele), têm-se de 3,5% a 5% de perda sanguínea do volume sanguíneo corpóreo por % de área corpórea operada, podendo ser reduzido para 1% de perda sanguínea por % de área corpórea operada, se utilizada infiltração com solução vasoconstritora (adrenalina e SF 0,9% na concentração de 1:1.000.000) como método auxiliar.

ESCAROTOMIAS

Uma queimadura de 2º ou 3º grau, circular ou não, em região de membros, pescoço ou tórax, pode levar à diminuição da perfusão dos membros e da cabeça e restrição ventilatória com insuficiência respiratória restritiva. A causa é o edema da região associado à perda de elasticidade da pele queimada e até mesmo da contração da pele em queimaduras profundas. Nesses casos, deve-se realizar a escarotomia descompressiva.

Com a utilização de uma lâmina de bisturi frio ou de um bisturi elétrico, deve-se realizar no eixo axial a incisão medial e lateral de toda a espessura da escara, de tal forma que, quando realizada, ocorra o pronto afastamento das bordas incisadas. Deve-se tomar cuidado com as estruturas profundas, especialmente a artéria braquial, o nervo ulnar na altura do cotovelo, o nervo fibular na altura do joelho, a veia jugular no pescoço e as bandas neurovasculares e tendões nos dedos. Deve-se iniciar sempre de proximal para distal, para que se interrompa o procedimento assim que se obtiver a perfusão da região. No caso das mãos e dos dedos, se a descompressão proximal não for suficiente, deve-se realizar a escarotomia na face ulnar dos dedos e da face radial do polegar, podendo ser estendida em direção ao dorso da mão.

ENXERTIA DE PELE

Um enxerto de pele é uma lâmina de pele parcial ou total, completamente separada de sua origem e que depende do desenvolvimento de um suprimento sanguíneo e de um processo biológico com mecanismos celulares e mediadores químicos para se integrar.[22]

- Autógena: é o enxerto retirado do próprio paciente para cobertura das áreas de queimaduras de 2º grau profundo e de 3º grau.
- Lâmina e enxerto expandido são tipos de enxertos de pele autógenos.

LÂMINA

Utilizado na cobertura de pequenas áreas queimadas (< 20% da superfície corpórea) ou em regiões específicas como a face, a região cervical, mão e genitais.

ENXERTO EXPANDIDO

Utiliza-se a expansão do enxerto de pele quando a quantidade de área doadora for insuficiente para cobrir toda a área que necessita de enxerto. Para se realizar a expansão, utiliza-se um expansor de pele (*skin mesh graft*), que pode ser expandida em taxas variadas de 1:2, 1:3, 1:4, 1:6; a mais comumente utilizada é a de 1:3.

SUBSTITUTOS CUTÂNEOS

O substituto mais utilizado por décadas foi um enxerto de doador cadáver, o hemoenxerto; no entanto, fatores como rejeição, pouca disponibilidade, contaminação, especialmente viral, levou à necessidade de desenvolvimento de materiais alternativos. Nos últimos 15 anos, as matrizes de regeneração dérmica passaram a ocupar um importante papel no tratamento do paciente queimado, permitindo uma ampla e rápida cobertura das áreas queimadas, mesmo sem a disponibilidade de áreas doadoras de autoenxerto de pele, diminuindo de maneira significativa a morbimortalidade desses pacientes.[23]

As principais complicações que podem estar relacionadas aos procedimentos cirúrgicos são:[18]

- Infecção: pode ocorrer no próprio local operado ou na área doadora de enxertos, como consequência da inadequada manipulação ou contaminação externa. Pode ainda ocorrer a disseminação a distância pela manipulação de foco infeccioso, causando bacteriemia ou até mesmo septicemia;
- Grande perda sanguínea: as cirurgias, exceto as limpezas simples, apresentam grande perda sanguínea; por isso, recomenda-se a utilização de métodos para diminuir o sangramento;
- Distúrbios hidreletrolíticos: com a exposição prolongada do paciente durante o ato cirúrgico, podem ocorrer grande evaporação de líquidos e perda sanguínea, além de queda da temperatura, o que acarreta alterações hidreletrolíticas;

- **Perda dos enxertos:** a perda dos enxertos pode ocorrer por diversas razões. As principais são infecção local, presença de coleções embaixo do enxerto (serosa ou sanguínea), deslocamento do enxerto (por má imobilização), posicionamento invertido (em enxertos muito finos ou de áreas doadoras reutilizadas que dificultam o reconhecimento do lado da epiderme e o da derme) ou leito inadequado (presença de necrose ou infecção);
- **Aprofundamento da área doadora:** imediata ou tardia. No caso imediato, deve-se a erro (má regulagem do instrumento utilizado para retirar o enxerto) ou defeito do instrumento. No caso, deve-se à infecção local;
- **Lesões indesejadas:** durante a escarectomia, podem ocorrer, em função da profundidade realizada, lesões indesejadas, especialmente da cápsula articular, vasos sanguíneos maiores, tendões, cartilagem, periósteo e feixes neurovasculares. Isso ocorre, na maioria das vezes, em regiões de maior saliência (articulações dos dedos, cotovelos e joelhos) em que o controle do instrumento com que se está realizando a escarectomia se torna mais difícil;[24]
- **Hipotermia:** durante a cirurgia, o paciente fica exposto por períodos muito extensos; além disso, realiza-se limpeza com líquidos que, ao evaporarem, ajudam a diminuir ainda mais a temperatura. Para se evitar isso, deve-se manter o ambiente aquecido, mesmo que signifique desconforto para a equipe cirúrgica. Utilizar líquidos aquecidos ao realizar a limpeza do paciente, cobrindo-o e aquecendo-o com mantas e colchão térmico, sempre que possível, e infundir soluções aquecidas. A maior consequência da hipotermia será a alteração da coagulação, a qual poderá acarretar outras consequências em cascata.

ASSISTÊNCIA FISIOTERÁPICA E TERAPÊUTICA OCUPACIONAL

A reabilitação do paciente grande queimado tem vasta base de sustentação na fisioterapia e na terapia ocupacional. Os objetivos gerais são a prevenção de contraturas, as deformidades e as aderências cicatriciais, a manutenção da função respiratória, a amplitude de movimento articular e força muscular, o restabelecimento da capacidade cardiovascular e a independência nas atividades de vida diária. A terapia ocupacional tem como principal objetivo o alcance da independência nas atividades da prática vida diária. A assistência fisioterápica e terapêutica ocupacional será tão eficaz quanto mais precoce, frequente e intensiva for realizada. O plano de reabilitação deverá contar com objetivos estabelecidos em curto e longo prazos. A intervenção terapêutica ocupacional utiliza recursos como cinesioterapia, fortalecimento e estimulação sensoriofuncional e indicação de acessórios adaptados para o desempenho das atividades diárias, bem como a indicação e o acompanhamento no uso de órteses estáticas e dinâmicas. A fisioterapia respiratória é responsável pela realização das manobras de higiene brônquica, cinesioterapia respiratória, uso de incentivadores respiratórios quando o paciente encontra-se em respiração espontânea e auxílio no desmame do paciente com assistência respiratória. O posicionamento para evitar posturas viciosas é feito a cada manipulação do paciente e é o recurso mais importante e preditivo para bons resultados na reabilitação. A fisioterapia motora está indicada, sem exceção, a todos os pacientes, variando em relação à abordagem de técnica e ao momento de ser iniciada, o que deve ser sempre discutido com a equipe de cirurgia plástica. São realizados exercícios passivos, assistidos, ativos, resistidos e isométricos com enfoque no padrão de facilitação neuromuscular proprioceptiva, em uma frequência de 2 x/dia. O atendimento fisioterápico no centro cirúrgico, que facilita a manipulação do paciente durante a anestesia pela ausência da dor, ansiedade e curativos, é uma oportunidade para que se ganhem amplitudes de movimento sem restrições, ainda que obtidas de forma passiva. No grupo muscular que envolve a área doadora, são realizados exercícios ativos e isométricos; na enxertada, a conduta dependerá do tipo de enxerto utilizado. Em caso de enxerto de pele, é recomendado repouso até o 8º dia, quando estarão indicados exercícios isométricos do 5º ao 8º dia. Nos enxertos com pele artificial, indica-se repouso absoluto de 15 a 21 dias. Para sedestação, bipedestação e marcha, é recomendado o enfaixamento compressivo dos membros inferiores (MMII) com faixa compressiva tipo Cobam® ou atadura de crepe, de distal para proximal. Deve ser realizada a aferição da pressão arterial de forma cuidadosa para que se previna súbita hipotensão postural. Na posição em pé, devem ser treinadas as reações de proteção, equilíbrio e conscientização corporal. Após a alta, a continuidade da fisioterapia ambulatorial faz-se necessária na maioria das vezes, com foco, também, no condicionamento físico. O uso de vestes compressivas e um programa de exercícios devem ser orientados e planejados antes da alta, de modo que ofereça tranquilidade e segurança ao paciente e aos familiares.

REFERÊNCIAS BIBLIOGRÁFICAS

1. Ibarra Estrada MÁ, Chávez Peña Q, García Guardado DI, López Pulgarín JA, Aguirre Avalos G, Corona Jiménez F. A 10-year experience with major burns from a non-burn intensive care unit. Burns. 2014;40(6):1225-31.
2. Dellinger RP, Vincent JL. The surviving sepsis campaign sepsis change bundles and clinical practice. Crit Care. 2005;9(6):653-4.
3. Cassem H, Murray GB. Delirious patients. In: Cassem N, Stern TA, Rosenbaum JF, et al. Massachusetts General Hospital Handbook of General Hospital Psychiatry. Boston: Mosby, 1997.
4. Demling RH. Burns. N Engl J Med. 1985;313:1389-98.
5. Sheridan RL, Tompkins RG. What's new in burns and metabolism. J Am Coll Surg. 2004;198(2):243-63.
6. Matarese LE, Gottschlich MM. Contemporary nutrition support practice. A clinical guide. 1. New York: ed. Saunders, 1998.
7. Gottschlich MM, Jenkins ME, Mayes T, Khoury J, Kagan RJ, Warden GD. The 2002 Clinical Research Award. An evaluation of the safety of early vs delayed enteral support and effects on clinical, nutri-

tional, and endocrine outcomes after severe burns. J Burn Care Rehabil. 2002;23(6):401-15.
8. Gunn SR, Fink MP, Wallace B. Equipment review: the success of early goal-directed therapy for septic shock prompts evaluation of current approaches for monitoring the adequacy of resuscitation. Crit Care. 2005;9(4):349-59.
9. Kamolz LP, Andel H, Schramm W, Meissl G, Herndon DN, Frey M. Lactate: early predictor of morbidity and mortality in patients with severe burns. Burns. 2005;31(8):986-90.
10. Weaver LK, Hopkins RO, Chan KJ, Churchill S, Elliott CG, Clemmer TP, et al. Hyperbaric oxygen for acute carbon monoxide poisoning. N Engl J Med. 2002;347(14):1057-67.
11. Navar PD, Saffle JR, Warden GD. Effect of inhalation injury on fluid resuscitation requirements after thermal injury. Am J Surg. 1985;150:716-20.
12. Fernandez F, Holmes VF, Adams F, Kavanaugh JJ. Treatment of severe refractory agitation with haloperidol drip. J Clin Psychiatry. 1988;49:239-41.
13. Eggimann P, Pittet D. Infection control in the ICU. Chest. 2001;120(6):2059-93.
14. Lee HG, Jang J, Choi JE, Chung DC, Han JW, Woo H, et al. Bloodstream infections in patients in the burn intensive care unit. Infect Chemother. 2013;45(2):194-201.
15. Öncül O, Öksüz S, Acar A, Ülkür E, Turhan V, Uygur F, et al. Nosocomial infection characteristics in a burn intensive care unit: analysis of an eleven-year active surveillance. Burns. 2014;40(5):835-41.
16. Heimbach D, Engrav L, Grube B, Marvin J. Burn depth: a review. World J Surg. 1992;16:10-5.
17. David N. Herndon. Total burn care. Fourth edition. New York: Saunders, 2012.
18. Sheridan R. Comprehensive treatment of burns. Curr Probl Surg. 2001;38(9):641-756.
19. DeSanti L. Pathophysiology and current management of burn injury. Adv Skin Wound Care. 2005;18:323-32.
20. Butcher M. PHMB: an effective antimicrobial in wound bioburden management. Brit J Nurs. 2012(tissue viability Supplement);Vol 21(12). [Internet] [Acesso em 28 jan 2016]. Disponível em: http://www.activahealthcare.co.uk/casestudies-files/123-PHMB_an_effective_a.pdf
21. McDonnell G, Russell AD. Antiseptics and disinfectants: activity, action, and resistance. Clin Microbiol Rev. 1999;12:147-79.
22. Rennekampff HO. Skin graft procedures in burn surgery. Unfallchirurg. 2009;112(6):543-9.
23. Pham C, Greenwood J, Cleland H, Woodruff P, Maddern G. Bioengineered skin substitutes for the management of burns: A systematic review. Burns. 2007;33:946-57.
24. Atiyeh BS, Hayek SN, Gunn SW. New technologies for burn wound closure and healing--review of the literature. Burns. 2005;1(8):944-56.

CAPÍTULO 211

ASSISTÊNCIA DE ENFERMAGEM AO PACIENTE QUEIMADO

Sheila Wadih Sassine
Vanessa Jonas Cardoso

DESTAQUES

- A hipovolemia é um quadro extremamente comum em pacientes graves, e sua correção é um princípio terapêutico fundamental.
- A maior parte do tempo gasto nas UTI envolve o ajuste da volemia para a condição mais adequada ao cenário clínico.
- Nos doentes graves, a hipovolemia encontra-se dentro de um contexto complexo, que envolve a doença de base, a falência orgânica, os mecanismos de defesa e os efeitos adversos da terapêutica.
- As manifestações clínicas, hemodinâmicas e laboratoriais de hipovolemia não surgem de forma concomitante, obedecendo a uma cronologia que auxilia na interpretação clínica e na vigilância do tratamento.
- O diagnóstico e a monitorização da hipovolemia devem ser realizados por meio da observação dinâmica de múltiplos parâmetros clínicos e hemodinâmicos, como forma de diminuir os erros.
- Os principais efeitos hemodinâmicos da reposição volêmica são: a diminuição da frequência cardíaca e o aumento do débito cardíaco e da pressão arterial.
- Os parâmetros de oxigenação devem ser utilizados como guias terapêuticos da reposição volêmica eficiente.
- Além dos princípios gerais de reposição volêmica, existem evidências de intervenções eficazes em quadros particulares, tais como queimaduras, síndrome do desconforto respiratório agudo, traumatismos com hemorragias e sepse.

INTRODUÇÃO

A assistência de enfermagem ao paciente queimado é complexa e abrange um grande número de cuidados. Em terapia intensiva, no que se refere a lesões traumáticas, é o que envolve maior estresse. Nos últimos anos, houve uma queda acentuada da mortalidade, em decorrência de uma abordagem cirúrgica mais agressiva e uma atuação mais intensiva da equipe multiprofissional na prevenção de infecção, reposição volêmica e, em especial, no suporte nutricional, que é responsável pela potencialização de risco infeccioso, que altera as funções celulares e imunológicas e dificulta o processo de cicatrização. Outros fatores que devem ser considerados, e que também interferem na cicatrização da queimadura, são os extremos de idade e as doenças, tais como o diabetes melito e a insuficiência vascular.[1]

É importante saber avaliar a queimadura adequadamente para guiar a terapêutica de maneira assertiva e eficaz. O aspecto que deve ser considerado para a escolha do tratamento é a avaliação da superfície corporal queimada. Os principais agentes causadores são:

- **Líquidos superaquecidos:** álcool, gás, eletricidade, chama direta;
- **Extensão da área corpórea afetada:** pode ser avaliada por meio dos seguintes métodos:
  - *Lund-Browder:*[9] é o mais preciso método de mensuração da extensão da área queimada, o qual reconhece a superfície da área corporal (ASC) e de diversas localizações, principalmente cabeça e pernas, que se alteram com o crescimento. Divide-se o corpo em áreas bem pequenas e com isso, estima-se a área total afetada;
  - *Regra do palmo:* calcula-se aproximadamente, por meio da palma da mão do paciente, que corresponde a 1% da superfície corpórea;
  - *Regra dos nove:* é um método rápido de cálculo, porém podem causar alguns erros. Estima-se 9% para cabeça e cada membro superior; 18% para a região toracoabdominal anterior; 18% para a região dorsolombar; 18% para cada membro inferior; e 1% para os genitais;
- **Profundidade:** classificadas em (Figura 211.1):
  - *1º grau:* destruição da epiderme, e parte da derme pode ser atingida. A lesão pode se apresentar como uma queimadura solar (vermelha e ressecada) ou pode formar bolhas;
  - *2º grau superficial ou profundo:* destruição da epiderme e camadas superiores ou mais profundas da derme. Pode apresentar exsudação e vermelhidão;
  - *3º grau:* destruição total da epiderme e derme e, em alguns casos, dos tecidos adjacentes. A coloração varia do branco ao vermelho, marrom ou preto. Nesse caso, não existe dor, por causa da destruição de fibras nervosas. Folículos pilosos e glândulas sudoríparas também são acometidas.

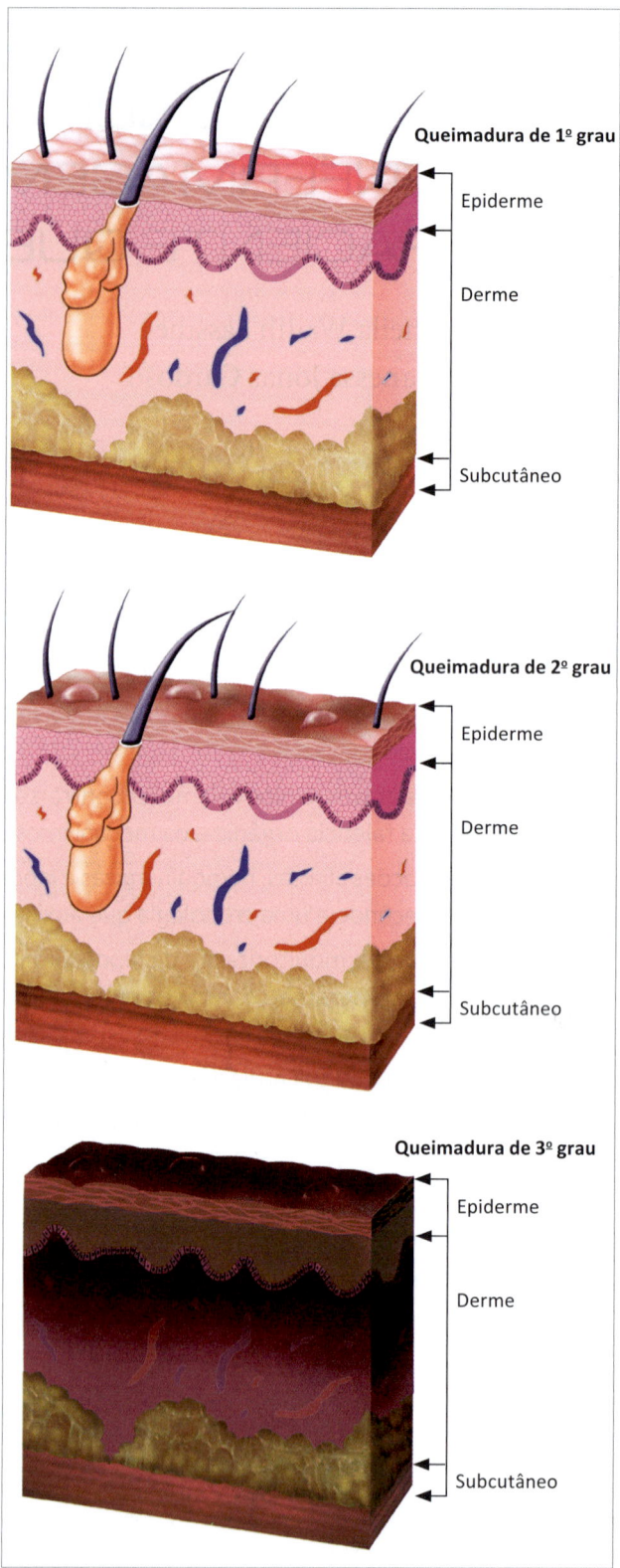

FIGURA 211.1.[8]

Dependendo da causa da queimadura, existem complicações que podem ser desencadeadas. Os pacientes acometidos por agentes inalantes podem desenvolver síndrome do desconforto respiratório agudo (SDRA); elétricas, que apesar de pequenas em extensão podem atingir vasos, músculos e acometer órgãos vitais; provocadas por ácidos ou produtos químicos evoluem para lesões de 4º grau, o que aumenta o tempo de internação, em razão do tratamento prolongado.

CUIDADOS DE ENFERMAGEM[4]

O objetivo do primeiro cuidado ao paciente que sofreu queimaduras não envolve a ferida diretamente, e sim a manutenção da permeabilidade das vias aéreas, a reposição de fluídos e o controle da dor. Uma vez todas as medidas implementadas, visando à prevenção de complicações, pode-se iniciar o tratamento da ferida.

O cuidado da ferida implica manutenção da perfusão tecidual e preservação dos tecidos viáveis. Inclui a manutenção da ferida limpa e úmida, prevenção de infecções e proteção contra traumas, promoção da cicatrização, mantendo a mobilidade e o funcionamento da parte afetada. A imunização antitetânica deverá ser avaliada e atualizada.

O objetivo de todo cuidado das feridas provocadas por queimadura é a cicatrização em tempo oportuno, com complicações mínimas. O alcance desses resultados envolve, entre outros procedimentos, a limpeza e a realização de curativos.

Esta seção abordará cuidados que deverão ser aplicados a todos os pacientes, independentemente da origem da queimadura.

Quando a enfermagem é notificada da internação de um paciente grande queimado, deve providenciar os materiais e equipamentos para recebê-lo para procedimentos.[4]

De imediato, deve ser providenciado, pela equipe médica, um acesso venoso profundo, para que se possa iniciar a reposição hídrica e a analgesia. O paciente deve ser colocado em leito com roupas de camas estéreis; deve permanecer em decúbito elevado, acima de 30°, para prevenção de pneumonia associada à ventilação mecânica; deve-se manter lubrificação ocular constante evitando o ressecamento da região ocular; manter a cânula sonda endotraqueal e a sonda nasoenteral fixadas adequadamente, sem que ocorra a compressão de áreas lesionadas.

O ambiente deve ser mantido aquecido, com temperatura ideal de 30°C, para evitar a perda calórica. Manter manta térmica a 42°C, em razão da perda de calor ao meio ambiente.

Posicionamento do paciente: não usar travesseiros em cabeça e pescoço, utilizar coxins para manter a cabeça hiperestendida (no caso de queimaduras de pescoço para não haver retração cicatricial).

Nos ombros: 90° de abdução (para queimaduras de axilas, com elevação das mãos); cotovelos: alternar extensão com flexão de 40°, quando possível.

As mãos devem ser mantidas estendidas com interdígitos separados, em posição funcional.

Manter a analgesia, conforme prescrição médica. A analgesia é proporcional à profundidade da área queimada.

Toda a equipe deve manter precauções para evitar a infecção, com higiene rigorosa das mãos e uso de EPI; considerando o tempo em que a equipe e a enfermagem ficam em contato com o paciente, é muito mais fácil observar quaisquer sinais de complicação da pele lesionada ou qualquer alteração, durante a internação na terapia intensiva.

Em curativos abertos, manter arco de proteção para evitar o contato da roupa estéril com as áreas queimadas. Manter os lábios umedecidos.

Dar atenção rigorosa ao posicionamento do paciente no leito, a fim de evitar sequelas funcionais; a manipulação do paciente deve ser realizada em bloco com uma equipe preparada. Evitar o contato das orelhas no colchão (lesões).

Alguns aspectos importantes devem ser observados pela equipe de enfermagem: temperatura muito elevada, distensão abdominal, presença de náuseas e vômitos, sudorese, taquicardia, mudança de coloração da lesão e presença de secreções. Todos esses dados descritos podem indicar sinais de infecção ou sepse e devem ser informados à equipe médica responsável.

Com base na avaliação da equipe de enfermagem, existem complicações potenciais na fase inicial da assistência, que incluem:

- Choque distributivo;
- Insuficiência respiratória aguda;
- Insuficiência renal aguda;
- Síndrome compartimental;
- Íleo paralítico;
- Úlcera de Curling.

Além disso, a equipe deve analisar e interpretar os dados dos cuidados de enfermagem registrados, diariamente, em impresso específico, como: registro de exames laboratoriais, balanço hídrico rigoroso para que se consiga guiar a conduta no atendimento.

É importante registrar a data e o período de acessos venosos e de intubação, assim como a data de colocação do filtro da ventilação mecânica para que sejam trocados, conforme rotina institucional, evitando-se o risco de infecção associado a dispositivos invasivos.

Alguns diagnósticos de enfermagem podem ser atribuídos para o planejamento da assistência de enfermagem, tais como:

- Integridade cutânea ou alteração da coloração da lesão;
- Troca gasosa comprometida, em razão do envenenamento por monóxido de carbono, inalação de fumaça;
- Perviedade ineficaz das vias aéreas relacionada com o edema;
- Déficit de volume hídrico relacionado com o aumento da permeabilidade capilar e perda de líquidos por evaporação e queimadura;
- Hipotermia relacionada com a perda da microcirculação da pele e feridas abertas;
- Nutrição desequilibrada: menor que as necessidades corporais;
- Eliminação urinária prejudicada;

- Mobilidade física prejudicada;
- Dor relacionada com a lesão tecidual e de nervo e impacto emocional do acidente;
- Enfrentamento individual ineficaz;
- Ansiedade relacionada com o medo e impacto emocional do acidente.
- Intolerância à atividade;
- Distúrbio da imagem corporal;
- Déficit de conhecimento sobre o cuidado domiciliar e necessidades de acompanhamento pós-alta.

De acordo com os diagnósticos citados, verificam-se algumas prescrições de enfermagem correlacionadas:

- Fornecer oxigênio umedecido, monitorizar rigorosamente o paciente em ventilação mecânica;
- Verificar a frequência respiratória, bem como a qualidade e a profundidade da respiração;
- Verificar a presença de ruídos adventícios anormais à ausculta pulmonar;
- Verificar a oximetria de pulso e comunicar se a saturação for inferior a 92%;
- Observar queimaduras do tórax;
- Manter as extremidades aquecidas;
- Monitorizar o débito urinário pelo menos a cada hora e pesar o paciente diariamente;
- Usar a assepsia em todos os aspectos do cuidado com o paciente, inspecionar a ferida para sinais de infecção, drenagem purulenta ou coloração, monitorizar a contagem de leucócitos, resultado de cultura e sensibilidade;
- Limpar as feridas diariamente, realizar o curativo da ferida de acordo com a prescrição, evitar a pressão, a infecção e a mobilização dos enxertos de pele;
- Avaliar com frequência a temperatura corporal central, fornecer ambiente aquecido por meio de cobertores térmicos;
- Oferecer dieta hiperproteica, incluindo os alimentos de preferência do paciente, monitorizar a contagem de calorias e o peso diário;
- Posicionar a sonda e a bolsa de drenagem de modo que propiciem um fluxo desimpedido de urina;
- Posicionar o paciente cuidadosamente, a fim de evitar posições flexionadas nas áreas queimadas, implementar exercícios de amplitude de movimentos várias vezes ao dia;
- Oferecer analgésico, aproximadamente 20 minutos antes do processo doloroso, fornecer tranquilidade e apoio emocional;
- Usar a abordagem multidisciplinar para promover a mobilidade e a independência;
- Explicar todos os procedimentos ao paciente e à sua família, em termos claros e simples, individualizar as respostas para o nível de enfrentamento do paciente e sua família;
- Incorporar os exercícios de fisioterapia ao cuidado do paciente, para impedir a atrofia muscular e manter a mobilidade necessária para as atividades diárias;
- Encaminhar o paciente para terapia de grupo;
- Avaliar a prontidão do paciente e da família em aprender.

CUIDADOS GERAIS COM A FERIDA

Os cuidados gerais no tratamento da ferida incluem a limpeza e o debridamento, caso haja a necessidade, a aplicação de agentes antimicrobianos e de curativos específicos. Para o tratamento de feridas profundas, com acometimento de áreas mais profundas da pele, faz-se necessário, muitas vezes, o enxerto cutâneo. O uso de oxigenoterapia hiperbárica é controverso para facilitar a limpeza da ferida.

CONSIDERAÇÕES FINAIS

A assistência de enfermagem ao paciente queimado é essencial para a recuperação e a reabilitação mais rápidas e com sequelas mínimas. O enfermeiro deve fornecer apoio no que diz respeito à questão física, psicológica e emocional do paciente. O profissional de saúde deve ter uma visão holística e humanizada acerca desse paciente. Nesse estudo, percebeu-se que a identificação dos problemas, por meio dos diagnósticos de enfermagem, visa tão somente beneficiar o paciente queimado, pois possibilita o pensamento crítico do enfermeiro, resultando em efetivas tomadas de decisões, além de ações simples e diárias, como a troca de curativos, banho e aplicação das prescrições médicas.

A sistematização da assistência de enfermagem, enquanto processo organizacional é capaz de oferecer subsídios para o desenvolvimento de métodos/metodologias interdisciplinares e humanizadas de cuidado. As metodologias de cuidado, sejam quais forem as suas denominações, representam, atualmente, uma das mais importantes conquistas no campo assistencial da enfermagem. O profissional imbuído nesse processo necessita, entretanto, ampliar e aprofundar, continuamente, os saberes específicos de sua área de atuação, sem esquecer o enfoque interdisciplinar e/ou multidimensional.[3]

REFERÊNCIAS BIBLIOGRÁFICAS

1. Carpenito LJ. Diagnósticos de enfermagem: aplicação à prática clínica. 6a ed. Porto Alegre: Artes Médicas, 1997.
2. Horta WA. Processo de enfermagem. São Paulo: EDUSP, 1979.
3. Brunner LS, Suddarth DS. Tratado de enfermagem médico-cirúrgica. 8ª ed. Rio de Janeiro: Guanabara Koogan S.A, 2000.
4. Alfaro-Léfevre R. Aplicação do processo de enfermagem: um guia passo a passo. Porto Alegre: Artes Médicas, 2002.
5. Santos NCM. Urgência e emergência para enfermagem: do atendimento pré-hospitalar APH à sala de emergência. 4ª ed. São Paulo: Érica, 2007.
6. Silva RMA, Castilhos APL. A identificação de diagnósticos de enfermagem em paciente considerado grande queimado: um facilitador para implementação das ações de enfermagem. Rev Bras Queimaduras. 2010;9(2):60-5.
7. Morton PG. Cuidados críticos de enfermagem: uma abordagem holística. Tradução Cabral IE. Rio de Janeiro: Guanabara Koogan, 2007.
8. Marx J. Rosen's emergency medicine: concepts and clinical practice. 7ª ed. Philadelphia: Mosby/Elsevier, 2010. Capítulo: Chapter 60: Thermal Burns. ISBN 978-0-323-05472-0.
9. Jeschke M. Handbook of Burns Volume 1: Acute Burn Care. [S.l.]: Springer, 2012. p. 266. ISBN 978-3-7091-0348-7.

CAPÍTULO 212

FISIOTERAPIA NO GRANDE QUEIMADO

Fernanda Domingues
Thaisa J. André Casalaspro

DESTAQUES

- Queimaduras são definidas como uma lesão traumática na pele ou em qualquer tecido orgânico, com destruição parcial ou total das células.
- A mortalidade vem caindo a cada ano, em razão dos crescentes avanços relacionados com a prática cirúrgica, com a reposição volêmica, com o controle de infecção, com o suporte nutricional, com as injúrias inalatórias, com a reabilitação precoce, dentre outros.
- A fisioterapia é utilizada desde o pós-operatório imediato, para ganho de amplitude de movimento (ADM), manutenção da mobilidade cicatricial, prevenção de deformidades e contraturas, assim como a prevenção de úlceras de pressão e ossificação heterotópica, em razão da imobilidade.
- Atualmente, também tem sido frequente a presença do fisioterapeuta dentro do centro cirúrgico. Realizar a mobilização com o paciente sedado facilita o ganho de ADM com a vantagem de o paciente não sentir dor.
- A injúria pulmonar resultante da inalação de fumaça ou por combustão de produtos químicos continua sendo uma das principais causas de morbidade e mortalidade no paciente queimado.
- Pacientes com mais de 40% da área da superfície corporal queimada terão, como decorrência, doença restritiva em algum grau, como as síndromes compartimentais de extremidades e/ou abdome.
- Cuidados respiratórios, como a ventilação mecânica apropriada, a higiene brônquica, a drenagem postural, o posicionamento e os exercícios respiratórios são técnicas que a fisioterapia utiliza para tratamento do paciente grande queimado.
- A iniciação de um programa específico de reabilitação precoce é primordial para a preservação dos graus de movimento e preservação funcional em curto e longo prazo, e para aprender a compensar a perda funcional, que ocorrer, por causa da queimadura e retorno das atividades diárias de acordo com suas limitações.
- Em condutas motoras, abordamos a mobilização precoce hospitalar e, no intraoperatório, o posicionamento adequado e fases da reabilitação dentro do hospital, bem como manutenção e orientações de cuidados pós-alta.

INTRODUÇÃO

As queimaduras são definidas como uma lesão traumática na pele ou em qualquer tecido orgânico, com destruição parcial ou total das células.[1]

As lesões por queimaduras são um evento catastrófico, que pode resultar em significante prejuízo para a função física e a saúde do indivíduo (Figuras 212.1 e 212.2).[2]

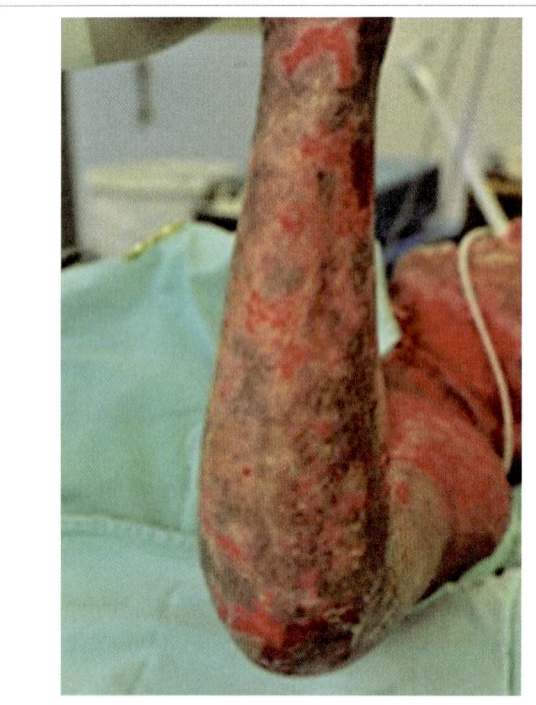

FIGURA 212.1. Lesão por queimadura em membro superior direito.
Fonte: Foto pertencente aos autores.

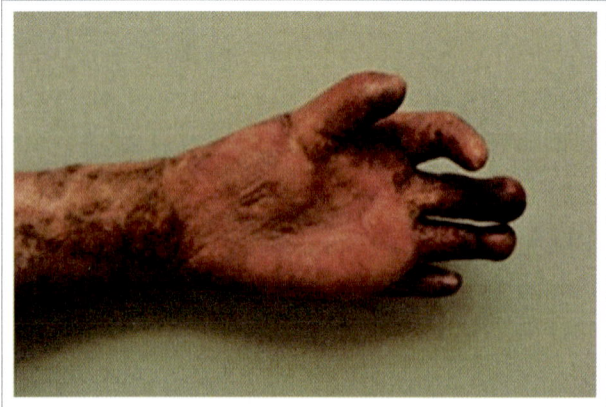

FIGURA 212.2. Deformidade em mão esquerda.
Fonte: Foto pertencente aos autores.

A extensão de uma queimadura é representada em percentual de área corporal queimada, sendo o grande queimado afetado por uma área de superfície corporal total (ASCT) com mais de 20% de acometimento.[3] A mortalidade vem caindo a cada ano, por causa dos crescentes avanços relacionados com a prática cirúrgica, a reposição volêmica, o controle de infecção, o suporte nutricional, as injúrias inalatórias, a reabilitação precoce, dentre outros.[4]

A fisioterapia é uma parte fundamental e integral no tratamento do paciente grande queimado. Já vem sendo amplamente estudado e utilizado desde o pós-operatório imediato para ganho de ADM, manutenção da mobilidade cicatricial, prevenção de deformidades e contraturas, assim como prevenção de úlceras de pressão e ossificação heterotópica, em razão da imobilidade.[5] Contudo, a mobilização já no intraoperatório tem ganhado espaço no serviço de fisioterapia hospitalar. A facilidade de manipulação do paciente durante a anestesia, em centro cirúrgico, favorece o ganho de ADM, e a manipulação das áreas enxertadas e doadoras ocorre sem as compensações posturais e limitações articulares, por causa da dor. A recuperação torna-se mais rápida e efetiva com o trabalho em conjunto da equipe multidisciplinar, no intraoperatório de enxertia e curativos do paciente grande queimado.[6]

EPIDEMIOLOGIA

O número de acidentes/ano permanece alto. No Brasil, o número de casos estimados é de 1 milhão, dentre os quais 100 mil necessitam de atendimento hospitalar e, destes, 2.500 chegam ao óbito.[7] Essa estatística demonstra que há um número cada vez maior de pacientes com sequelas e cicatrizes limitantes, por causa das queimaduras, em que a preocupação torna-se então a inclusão social por meio do aprimoramento funcional e da qualidade de vida.[8]

Mundialmente, segundo a Organização Mundial de Saúde (OMS – 2008), as queimaduras estão associadas a altas taxas de morbimortalidade, limitação funcional, desfiguração e estigma social. Calcula-se que cerca de 300 mil pessoas morrem ao ano em todo mundo, afetando, principalmente, indivíduos do sexo feminino, jovens e economicamente os mais vulneráveis.[9-10] Em 2004, aproximadamente 11 milhões de pessoas no mundo tiveram queimadura, grave o bastante para requerer hospitalização (Tabela 212.1).

CLASSIFICAÇÃO

Em 2009, a American Burn Association (ABA) publicou uma revisão da classificação dos tipos de queimaduras, sendo agora classificadas por profundidade.

A tradicional classificação em 1º, 2º, 3º e 4º graus de queimadura foi substituída por um sistema refletindo a necessidade de intervenção cirúrgica, denominando a queimadura profunda em: espessura superficial, espessura parcial superficial, espessura parcial profunda e espessura total.[11]

As queimaduras superficiais acometem apenas a epiderme, caracterizando-se por queimaduras não exsudativas, dolorosas, sem repercussão hemodinâmica, que comumente regridem em poucos dias.

CAPÍTULO 212 Fisioterapia no Grande Queimado

TABELA 212.1. Epidemiologia de mortes por queimadura.

	África	Américas	RMO*	Europa	RSA**	RPO***	Mundial
População (milhões)	737,536	874,380	519,688	883,311	1.671,904	1.738,457	6.436,826
Mortes por queimadura (mil)	48	8	29	23	186	16	310
Percentual de mortes****	6,51	0,91	5,58	2,6	1,11	0,92	0,53

* Região do Mediterrâneo Oriental.
** Região do Sudoeste Asiático.
*** Região do Pacífico Ocidental.
**** Porcentagem de motes atribuídas à injúria de lesão por queimadura.
Fonte: Dados de Organização Mundial de Saúde. Estimativas de 2004.

As queimaduras de espessura parcial afetam tanto a epiderme quanto a derme, em diferentes graus, sendo caracterizadas por aparecimento de lesões bolhosas, eritema intenso e dor, em razão da exposição das terminações nervosas. As queimaduras de espessura parcial são classificadas em superficial ou profunda, dependendo da profundidade de tecido acometido.[12]

Já as queimaduras de espessura total acometem epiderme, derme, tecido adiposo, músculos e, por vezes, ossos, não sendo dolorosa, por causa da destruição do tecido nervoso. Podem ser evidenciadas também áreas necróticas nas lesões, sendo necessárias abordagens cirúrgicas como as escarotomias e enxertias.[5] Alguns autores consideram, ainda, um quarto tipo de lesão, a carbonizante.[7]

As queimaduras são classificadas, ainda, como pequena, moderada e grande, referentes à ASCT lesionada. Podemos considerar um pequeno queimado o indivíduo com queimaduras de espessura parcial, com menos de 10% da ASCT afetada ou 2% de espessura total. O queimado moderado corresponde a queimaduras de espessura parcial de 10% a 20% e espessura total de 3% a 10% de acometimento da ASCT. O grande queimado corresponde a lesões de espessura parcial, com mais de 25% e espessura total com mais de 10% da ASCT, sendo que na criança esse valor é acima de 15% de comprometimento.[3,13-15]

Os agentes causadores das queimaduras são: temperatura (calor ou frio extremo – seco ou úmido), eletricidade, fricção, produtos químicos e radiação, sendo a mais comum a queimadura por líquido superaquecido (escaldos).[7]

FISIOPATOLOGIA

A lesão grave resulta em choque cardiogênico, hipovolêmico e distributivo. O volume intravascular se esgota, em razão, principalmente, do aumento da permeabilidade capilar. Indivíduos com queimadura acima de 30% da ASCT apresentam uma maior dificuldade de estabilização hemodinâmica, em razão da redução generalizada na atividade da bomba de sódio e perturbações do gradiente iônico, que persistem por vários dias. Ocorre lesão microvascular secundária a mediadores inflamatórios, como a histamina, bradicinina, prostaglandinas, leucotrienos, aminas vasoativas e produtos de ativação plaquetária, permitindo a perda de proteínas para o interstício. A pressão osmótica coloidal cai, e o fluido intravascular escapa do sistema vascular. Clinicamente, isso se manifesta por hipovolemia, hemoconcentração, edema, diminuição da produção de urina e disfunção cardiovascular. A adequada ressuscitação do choque no grande queimado é uma intervenção terapêutica crítica de difícil gestão.[16]

FISIOTERAPIA – LESÕES E TRATAMENTO CUIDADOS RESPIRATÓRIOS

A função pulmonar é comprometida como resultado de complicações e documentada na literatura pelo encontro da injúria pulmonar causada pela inalação da fumaça, dano por calor direto no trato respiratório e edema pulmonar associado à intubação, à infecção e à inflamação crônica.[17]

INJÚRIA INALATÓRIA

A injúria pulmonar resultante da inalação de fumaça ou por combustão de produtos químicos continua sendo uma das principais causas de morbidade e mortalidade no paciente queimado. A lesão pulmonar nesses pacientes é um problema complexo, que pode ocorrer por causa da ação direta do calor nas vias aéreas – resposta sistêmica inflamatória à queimadura, após reposição volêmica e à ventilação mecânica do inglês (lesão pulmonar induzida pela ventilação mecânica - VILI, do ingês ventilator-induced lung injury).[18]

A principal complicação pulmonar referente à inalação é a pneumonia. Um estudo clássico realizado por Shirani e colaboradores[19] demonstra que a mortalidade é muito maior quando a injúria pulmonar torna-se uma pneumonia, sendo no primeiro caso de 20%, e no segundo de 40%. Quando a lesão pulmonar está presente, e associada ainda a outro fator de risco, como idade avançada ou profundidade e tamanho da lesão (ATSC), há o aumento da mortalidade.[20]

Anatomicamente, as lesões pulmonares são divididas em três classes:

- **Supraglótica:** restrito as lesões térmicas de vias aéreas superiores (VAS) – exceto em casos de exposição ao vapor a jato;
- **Traqueobrônquica:** irritação química local, através do trato respiratório;
- **Parenquimatosa:** toxidade sistêmica que ocorre por causa da inalação de monóxido de carbono ou de cianeto.

Nesse último caso, a lesão é considerada mais grave, pois o monóxido de carbono tem uma afinidade com a hemoglobina, 200 vezes maior que o oxigênio. Dessa forma, ambos competem pela carreação da hemoglobina, ficando comprometida a entrega de O_2 tecidual, agravando a lesão dérmica. A oferta de 100% FiO_2 na primeira hora é imprescindível para aumentar a entrega de O_2 tecidual. A câmara hiperbárica também é um recurso utilizado nesses casos, e também serve para melhorar a granulação tecidual das áreas dérmicas afetadas.[4,18,21]

Os estágios clínicos podem ser divididos, ainda, em três, sendo eles:

- **De 0 a 36 horas – primeira fase:** ocorre a intoxicação do monóxido de carbono, injúria térmica e hipóxia. Obstrução das VAS e broncoespasmo (BE) também podem ocorrer nessa fase;
- **De 24 a 72 horas – segunda fase:** edema pulmonar (também resultado da alta reposição volêmica nas primeiras 24 horas), atelectasia e traqueobronquite. Nessa fase, como há dano da atividade mucociliar das VAS e do epitélio alveolar, pode haver aumento da secreção pulmonar e surgimento de "rolhas" de secreção, sendo necessária, nessa fase, a ênfase nas manobras de higiene brônquica e aspiração frequente, evitando, dessa forma, atelectasias e alteração da ventilação/perfusão (V/Q). As alterações de troca gasosa também podem ocorrer, em razão do aumento da permeabilidade capilar, causando edema pulmonar e diminuição da complacência do mesmo;
- **De 3 a 10 dias – terceira fase:** processo pneumônico. Ocorre em razão da alteração mucociliar e alveolar tardias, podendo levar ao desenvolvimento de acute respiratory distress syndrome (ARDS) e falência respiratória, nos casos mais graves ou subtratados.[4,7,18,22]

Assim, pacientes vítimas de queimadura ou exposição à inalação de gases devem manter a troca gasosa e ventilação adequada. A intubação orotraqueal (IOT), a intubação nasotraqueal (INT) e, nos casos extremos, a cricotireoidotomia devem ser consideradas, desde a cena da injúria, sempre que houver sinais de obstrução das VAS, como estridor laríngeo, risco de edema ou em casos de trocas gasosas inadequadas. A traqueostomia será uma opção nos casos de queimaduras de face, intubação prolongada ou mesmo realizada precocemente, nos casos de múltiplas abordagens cirúrgicas a longo prazo, como nos casos de lesões cutâneas graves. A ventilação poderá estar prejudicada também, em razão da limitação mecânica do tórax, sendo necessária a realização de escarotomia para diminuição da pressão intratorácica.[4,13,23]

DOENÇA RESTRITIVA E COMPLICAÇÕES TARDIAS

Pacientes com mais de 40% da área da superfície corporal queimada terão, como decorrência, doença restritiva em algum grau, como as síndromes compartimentais de extremidades e/ou abdome – nos graus mais graves, podem ser indicadas as escarotomias descompressivas, de acordo com a avaliação do médico (Figura 212.3). Os graus variados da doença restritiva causam pneumonia, edema pulmonar, atelectasia, entre outras complicações pulmonares. Essas complicações ocorrem por causa da redução do movimento torácico e, consequentemente, levam à diminuição da capacidade vital.[24]

Os pacientes queimados, mesmo após cinco anos de lesão, continuam a apresentar queda de saturação, durante o exercício, e menor capacidade aeróbica.[25]

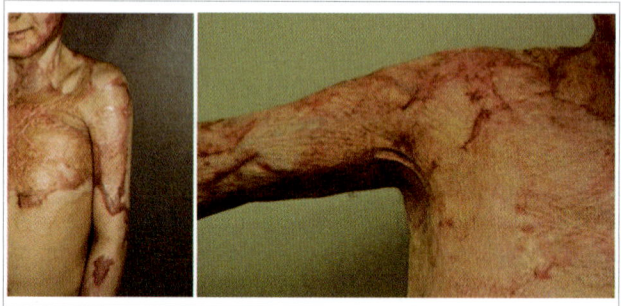

FIGURA 212.3. Restrição de tórax e comprometimento de amplitude de movimento do ombro direito, por causa da contratura cicatricial.
Fonte: Fotos pertencentes aos autores.

VENTILAÇÃO MECÂNICA – ESTRATÉGIAS VENTILATÓRIAS

É estimado que 26% dos pacientes queimados evoluam com insuficiência respiratória decorrente da lesão inalatória.[26] A falência respiratória aguda, na maioria das vezes, é tratada com ventilação mecânica invasiva, embora a ventilação mecânica não invasiva (VMNI) tenha demonstrado ser tão eficaz quanto a ventilação convencional, na melhora da troca gasosa. Portanto, a VMNI é eficiente na função de suporte respiratório e, com isso, a intubação endotraqueal pode ser evitada em muitos casos.[27] Existem, atualmente, várias interfaces que se adaptam em pacientes com lesão em face ou pescoço, entretanto, ainda é uma prática restrita pelo tipo de lesão e sua extensão.

A traqueostomia precoce tem sido requerida para reduzir o suporte ventilatório ou facilitar os cuidados intensivos. Quando comparada com a intubação endotraqueal não há diferença no suporte ventilatório, tempo de estadia, incidência de pneumonia ou sobrevida. Porém, a traqueostomia oferece algumas vantagens em termos de conforto e segurança para o paciente.[28]

Na especialidade dos cuidados intensivos, tanto na intubação endotraqueal como na traqueostomia, a utilização de estratégias protetoras para reduzir as lesões pulmonares, causadas pela ventilação, estão sob constante investigação.

Caso seja necessária a ventilação mecânica, a instituição de ventilação com baixo volume-corrente para minimizar as pressões nas vias aéreas reduz a incidência de lesão pulmonar associada à ventilação mecânica e melhora os resultados gasométricos.[29] A tolerância de algum grau de acidose respiratória, por causa da hipercapnia permissiva pode ser necessária, a fim de manter as pressões em vias aéreas, em valores baixos. Outra estratégia ventilatória, como a ventilação oscilatória de alta frequência, pode ser útil, mas, ainda, não foi bem estudada em pacientes com queimaduras.[30-31]

Em publicação de 2004, de acordo com Wolter e colaboradores, a ventilação com valores elevados da pressão positiva no final da expiração (PEEP) e baixo volume-corrente, em pacientes queimados, tem como benefício a melhora do índice de oxigenação, porém não altera a mortalidade, o número de complicações pulmonares ou o índice de pneumotórax.

Em uma unidade de terapia intensiva, independente de ser um paciente queimado, no que se refere a pacientes com probabilidade alta de desenvolver desconforto respiratório, a incidência de lesão pulmonar vem reduzindo por causa da introdução de estratégias de ventilação protetora, como o uso de baixos volumes correntes, e permitindo a presença da hipercapnia.[17]

A ventilação oscilatória de alta frequência (VOAF) é uma forma não convencional de ventilação mecânica que está sendo cada vez mais utilizada e que pode ser encontrada na literatura, sendo aplicada na ventilação do grande queimado, mas ainda existe pouca informação sobre o uso de HFOV após lesão inalatória.[16]

As características únicas da lesão pulmonar induzida por inalação de fumaça dificultam a ventilação adequada do paciente. Recrutamento alveolar pode ser limitado por pequenas vias aéreas obstruídas com detritos carbonáceos, edema e descamação da mucosa associado ao aprisionamento de ar e hipercapnia, além da dificuldade de manejo das secreções.[16]

HIGIENE BRÔNQUICA

Independentemente de o paciente estar ou não em ventilação mecânica, existe a necessidade de se manter as vias aéreas pérvias.

Como citado anteriormente, pacientes vítimas de inalação de fumaça apresentam as pequenas vias aéreas obstruídas com detritos carbonáceos, edema e descamação da mucosa, assim como dificuldade de manejo das secreções.[16] São pacientes com tendências à formação de rolhas, com grande probabilidade a atelectasias.

Para tanto, existe dentro da fisioterapia uma série de manobras e exercícios com a finalidade de higiene brônquica e expansão/reexpansão pulmonar. Atualmente, há centenas de variações de técnicas, que mudam de terapeuta para terapeuta. A seguir, são descritas as mais comuns.

MUDANÇAS DE DECÚBITO

Os pacientes vítimas de queimadura têm sua mobilidade de restrita, em razão das queimaduras e curativos. Após a enxertia de pele nova, também há necessidade de imobilidade do local enxertado para preservar o procedimento. A imobilidade está presente, independentetemente de o paciente estar sob sedação ou consciente, em ar ambiente.

As mudanças de decúbito periódicas, e quando possível, a liberação dos curativos e enxertos pela equipe médica responsável melhoram a relação ventilação/perfusão e auxiliam na resolução de atelectasias, além de evitar úlceras de pressão e auxiliar na manutenção das amplitudes de movimento.

O decúbito elevado a 30° é importante na prevenção de pneumonia nosocomial, associado à ventilação mecânica, por prevenir aspiração contínua de conteúdo da orofaringe e diminuir o refluxo gastroesofágico, portanto, sempre que possível, deve ser mantido.

RESPIRAÇÃO COM PRESSÃO POSITIVA INTERMITENTE

Os exercícios com pressão positiva intermitente foram introduzidos como uma modalidade clínica por Motley, em 1947, em que foi amplamente utilizado, tornando-se a principal terapia respiratória até 1970. Em 1980, o Respiratory Care Committee of the American Thoracic Society (ATS) elaborou orientações para o uso racional da pressão positiva intermitente.

Trata-se da aplicação de pressão positiva em vias aéreas, durante a inspiração espontânea, sendo utilizada como terapia de reexpansão pulmonar. Tem por objetivos principais o aumento do volume-corrente e, consequentemente, o aumento do volume minuto, otimizando as trocas gasosas. Pode ser indicada para os pacientes com atelectasia diagnosticada clinicamente e não responsivos a outras terapias. O exercício com pressão positiva também pode ser útil aos pacientes que apresentam alto risco de hipoventilação, principalmente em pacientes com restrição da mobilidade, como o grande queimado. Pode-se associar a técnica às posições de drenagem para otimizar a eliminação de secreções pulmonares e direcionar a ventilação pulmonar no caso de áreas de hipoventilação para a obtenção de melhores resultados.

Como a pressão positiva é realizada por meio de uma interface, máscara ou bucal, lesões em face podem comprometer sua aplicação, restringindo seu uso.

DRENAGEM POSTURAL, PERCUSSÃO E VIBRAÇÃO

A drenagem postural tem como base posicionamentos relacionados com a anatomia brônquica e com a ação da gravidade, que facilitam a drenagem do muco para as vias aéreas distais, com o objetivo de melhorar a capacidade residual funcional.

A percussão e a vibração são técnicas utilizadas com a drenagem postural para o transporte do muco das vias aéreas mais distais. A vibração é feita diretamente no tórax do paciente, na fase expiratória, podendo ser manual ou mecânica. A percussão corresponde a batidas rítmicas realizadas de forma contínua, no tórax do paciente. Essa manobra deve ser evitada nas regiões da incisão, proeminências ósseas e enxertia de pele recente.

Essas técnicas só podem ser utilizadas em indivíduos que não apresentem queimadura no tronco, em razão da necessidade do contato direto sobre a pele.

EXERCÍCIOS RESPIRATÓRIOS

Os exercícios respiratórios são usados visando ao aumento do volume-corrente com a melhora da capacidade inspiratória e da eficácia da tosse.

Os exercícios podem ser realizados associando a elevação de membros superiores, com ou sem exercícios gerais. Tudo depende do local acometido pela queimadura ou limitação causada por curativos e enxertos. Podem ser utilizadas variações de respiração como inspiração sustentada máxima ou fracionadas.

TOSSE E ASPIRAÇÃO NASOTRAQUEAL

A avaliação da efetividade da tosse é necessária. Pacientes com queimadura de tórax apresentam limitação da expansibilidade, tanto pelo componente da dor como pela limitação imposta pela pele queimada. Lesões em face também dificultam a efetividade da tosse e sua avaliação.

As manobras, como tosse assistida e técnica de empilhamento de ar, podem ser utilizadas com a intenção de facilitar a explosão da tosse e o manejo de secreções, entretanto, também dependerá se o paciente não tem lesões na face, no caso do empilhamento de ar, e sem lesões de tórax, no caso da tosse assistida.

Sempre solicitar a tosse e, caso necessário, realizar a aspiração nasotraqueal. É importante conversar com a equipe médica que acompanha o paciente, para verificar o acometimento em vias aéreas superiores, antes da passagem da sonda nasotraqueal.

CONDUTAS MOTORAS

O foco e meta inicial, em qualquer patologia, é a preservação da vida. Com o paciente grande queimado não é diferente: o suporte imediato de preservação e manutenção dos cuidados referentes ao sistema circulatório, renal, pulmonar, assim como tratamento e cobertura das lesões de pele, será priorizado em um primeiro instante.

Referente ao sistema musculoesquelético e ao tecido conjuntivo, a meta principal na reabilitação é promover ou manter a força muscular, e manter as amplitudes de movimento, reduzindo as consequências de cicatrizes hipertróficas e contraturas concomitantes.[32-33]

Portanto, a iniciação de um programa específico de reabilitação precoce é primordial, para a preservação dos graus de movimento e preservação funcional em curto e longo prazo, além de aprender a compensar a perda funcional que ocorrer, em razão da queimadura e retorno das atividades diárias, de acordo com suas limitações.

MOBILIZAÇÃO PRECOCE HOSPITALAR E INTRAOPERATÓRIA

O trabalho da fisioterapia vem ganhando espaço e sendo valorizado cada vez mais. Algumas equipes médicas solicitam o trabalho da fisioterapia já na fase de enxertia e limpeza de ferida, em centro cirúrgico. Em 1980, publicado por J. Nicosia, pacientes submetidos à mobilização das articulações, em centro cirúrgico, sob anestesia, tiveram um ganho de 46% nas amplitudes de movimento, durante a manipulação, e que persistiram, em sua maior parte, após a anestesia (Figuras 212.4 a 212.6). Ou seja, alongamentos passivos durante a anestesia são recomendados para melhorar a mobilidade articular limitada por causa das queimaduras.[34]

Esse processo ocorre, primeiramente, com o pedido médico, com acompanhamento do fisioterapeuta no centro cirúrgico. Então, são realizados a higiene e a escovação das mãos, o preparo e a paramentação no centro cirúrgico. O paciente é preparado pela equipe de enfermagem e ventilado pela equipe anestésica. Ao início do procedimento médico de enxertia – área receptora e doadora (seja ela

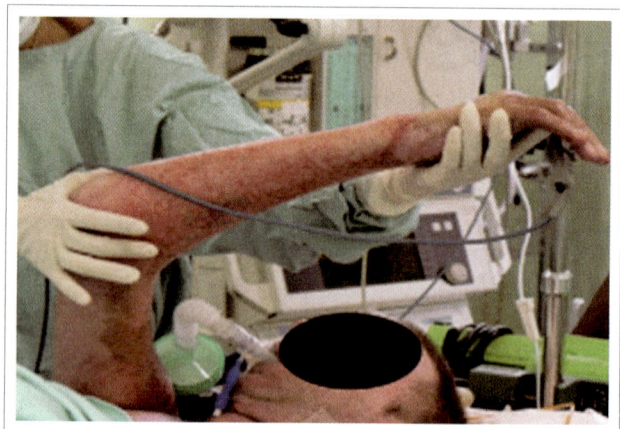

FIGURA 212.4. Mobilização no centro cirúrgico.
Fonte: Foto pertencente aos autores.

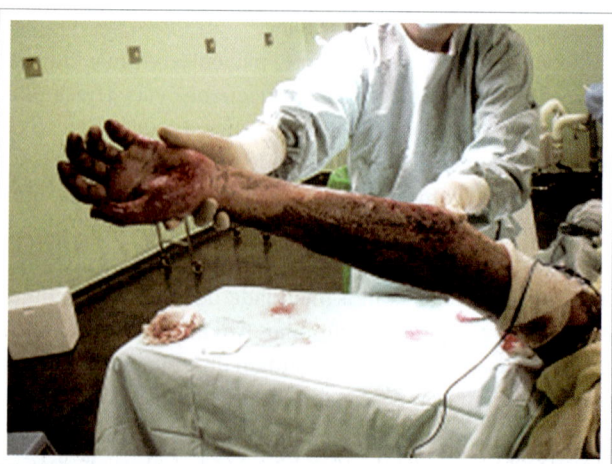

FIGURA 212.5. Mobilização no centro cirúrgico.
Fonte: Foto pertencente aos autores.

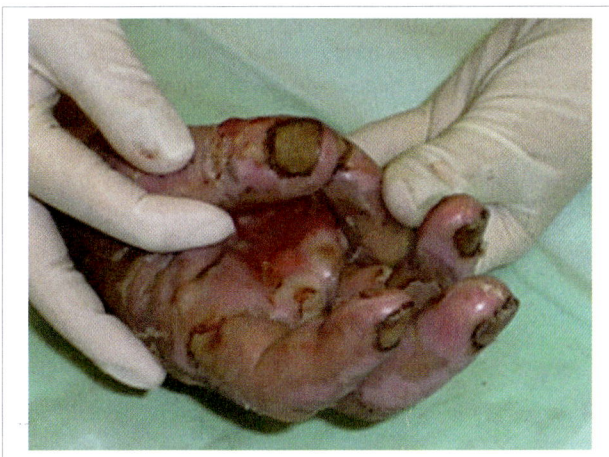

FIGURA 212.6. Mobilização no centro cirúrgico.
Fonte: Foto pertencente aos autores.

com pele artificial ou biológica) – ou mesmo na limpeza de ferida operatória e troca de curativo, o fisioterapeuta inicia a mobilização passiva e o alongamento, na amplitude total de movimento, em região cervical, membros inferiores (MMII), e membros inferiores, de acordo com a solicitação médica, dependendo do sítio cirúrgico. O objetivo é colocar o segmento em uma posição normal, movimentar todas as articulações dos segmentos, partindo das maiores em direção às menores, e liberar as aderências, mantendo-o, posteriormente, em posição funcional.[35] Os exercícios e mobilização dos membros fora do centro cirúrgico devem respeitar as orientações da equipe médica. Os pacientes submetidos a curativos e enxertos apresentam uma série de restrições pós-centro cirúrgico, que devem ser respeitadas para o sucesso do procedimento.

Essa conduta vem sendo utilizada por causa da facilidade de visualização da lesão (já que os membros acometidos permanecem com curativos oclusivos ou sistema a vácuo), assim como maior ganho de ADM passivamente, por causa da sedação, evitando, dessa forma, as compensações posturais e limitações articulares, em razão da dor. É importante ressaltar a importância da assepsia, antes e durante todo o procedimento, evitando qualquer forma de contaminação. Dessa forma, a troca de luvas deve ocorrer sempre ao trocar de membro ou região a ser mobilizada.

Além do acompanhamento e mobilização em centro cirúrgico, fica aos cuidados do fisioterapeuta a orientação à equipe de enfermagem, referente à mudança de decúbito, e a orientação quanto ao correto posicionamento do paciente no leito, visando ao alinhamento corporal, evitando pontos de pressão e lesões cutâneas, a formação de ossificação heterotópica, prevenindo contraturas, perdas/diminuição de ADM e deformidades.

POSICIONAMENTO

O posicionamento adequado do paciente deve iniciar desde o momento de sua admissão e permanecer por todo o período de hospitalização, visando à melhora da função e redução de contraturas e encurtamentos (Figura 212.7). Deve-se, contudo, levar em conta a área de queimadura e sua extenção, profundidade da lesão, acometimento pulmonar e lesões ortopédicas ou correções cirúrgicas associadas, como fraturas, trações ou posicionamentos cirúrgicos restritivos. O posicionamento adequado deve visar:

- Obter o alinhamento corporal (cervical, tronco e membros);
- Obter a redução de edema, por meio de elevação do membro em questão;
- Evitar pontos de pressão em protuberâncias ósseas;
- Manter ou aumentar a amplitude de movimento evitando contraturas;
- Proteger o sítio cirúrgico;
- Reduzir ou inibir posicionamentos viciosos e posturas antálgicas;
- Promover ou otimizar funções adquiridas, por meio do auxílio em vencer a gravidade das musculaturas fracas e/ou aumento da ação gravitacional (torque), nas contraturas e musculaturas hipertônicas.[36]

Cada parte do corpo deve ter uma visão diferenciada. Os pacientes com queimadura de tronco podem desenvolver postura cifótica como hiperlordose, em razão da dor ou contratura. Os membros superiores devem permanecer

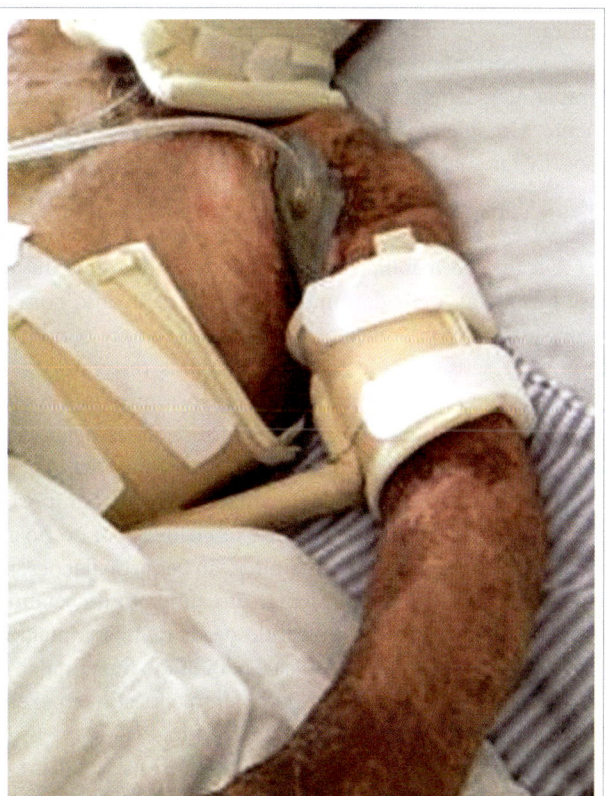

FIGURA 212.7. Exemplo de órtese para evitar contratura de axila.
Fonte: Foto cedida pelo serviço de Terapia Ocupacional do Hospital Albert Einstein.

abduzidos, evitando posições de extensão, flexão e adução exagerada. A posição deve ser a mais funcional possível, evitando contraturas, para que o membro tenha função posteriormente.

A mão é a parte mais importante para as atividades diárias do homem. A postura ideal será de punho em posição neutra, leve flexão dos metacarpos, extensão e abdução das falanges.[37]

Em pacientes com queimaduras de face, deve ser incentivada a realização de exercícios de mímica facial, como sorrir ou abrir a boca exageradamente, com preocupação da manutenção da articulação da mandíbula.[38]

Em queimaduras de pescoço, deve-se manter a cabeça em extensão, a fim de evitar contraturas com restrição do movimento.

Os MMII podem assumir posturas patológicas, como retrações, flexões ou extensões exageradas em favor da queimadura. Atenção às queimaduras de tornozelo, que podem resultar em pé equino. Sempre manter MMII em posição neutra sem rotação, com o apoio dos pés.

Contudo, verificar sempre se o posicionamento não está causando dores ou desconforto. No caso de pacientes sem sedação e com respostas efetivas, se não houve alteração dos pontos de pressão, verificar se o retorno venoso e vascularização estão adequados, principalmente em posturas mais elevadas, como em poltronas, e não passar do tempo estipulado para cada posição, o que geralmente ocorre a cada 2 horas.

É importante ressaltarmos o trabalho concomitante da terapia ocupacional na confecção de órteses de posicionamento. Os objetivos com o grande queimado são os mesmos. Evitar contraturas e deformidades.

REABILITAÇÃO HOSPITALAR

A rotina de reabilitação deve acontecer diariamente na fase hospitalar, mais de uma vez ao dia, de acordo com a necessidade de cada paciente, associando sempre condutas motoras e seus cuidados com as condutas respiratórias – caso o paciente esteja intubado, traqueostomizado, ou em uso de ventilação não invasiva, por causa da associação a alguma forma de injúria pulmonar.

A reabilitação do grande queimado deve ser composta por várias atividades e formas de exercícios, além do posicionamento, alongamento e manutenção das articulações, já que esse paciente pode apresentar um aumento do catabolismo musculoesquelético, gerando perda de massa magra, diminuindo capacidade aeróbica e habilidade funcional.[39]

Em fase de reabilitação, o tratamento é focado em exercícios de fortalecimento. O tratamento baseia-se em movimentos ativos, assistidos, passivos e até resistivos com o objetivo de fortalecimento e treinamento de *endurance*.

Lembrando que esses pacientes podem ter complicações cardiopulmonares resultantes das lesões por queimadura e inalação de fumaça, fazendo com que o indivíduo tenha a habilidade do corpo limitada para encontrar a energia necessária requerida durante o exercício, com diminuição da capacidade aeróbica, reduzindo, assim, sua participação em atividades físicas.[40]

A transferência para posturas mais altas, no leito (acima de 30°) ou saída do leito devem acontecer sempre com a liberação da equipe médica e da forma mais segura possível. Nos casos em que o paciente não consiga assumir o ortostatismo, deve-se iniciar a ortostase com o auxílio de prancha ortostática (Figura 212.8).

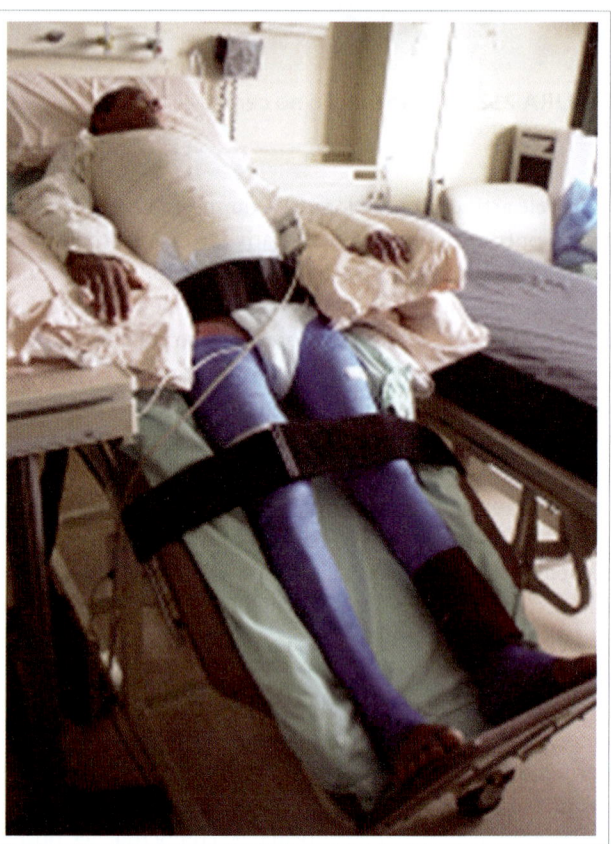

FIGURA 212.8. Ortostatismo com prancha ortostática e enfaixamento com Coban.
Fonte: Foto pertencente aos autores.

A avaliação criteriosa do paciente inclui: verificação dos sinais vitais, como frequência cardíaca (FC), pressão arterial (PA), saturação de oxigênio (SaO_2) – ainda mais se o paciente estiver sob ventilação invasiva, não invasiva ou com suporte de O_2—, assim como controle cervical e de tronco, que podem estar prejudicados pelo tempo de hospitalização. A elevação deve ser feita de forma gradual, verificando a PA e sinais clínicos do paciente, a fim de evitar hipotensão postural. Caso o paciente apresente sudorese, vertigem, náusea ou cefaleia, deve-se retornar a posição inicial, comunicar a equipe assistencial e retomar conduta, posteriormente, sempre verificando os sinais vitais. É importante também realizar os cuidados referentes ao retorno venoso das extremidades do paciente, se possível por meio do uso de meias compressivas – caso não apresente queimadura dos MMII. Caso haja acometimento dos MMII, pode ser realizado o enfaixamento de forma centrípeta, com COBAN®, comprimindo, assim, mais distalmente e mantendo-se pressão firme, porém sem garrotear nenhuma região, por todo o comprimento do membro (Figura 212.9). Esse tipo de enfaixamento ainda não foi relatado em estudos, porém tem sido realizado na prática clínica com sucesso, por não aderir à pele, caso haja contato com ela, e não altera curativos prévios.[3]

A sedestação à beira leito, poltrona ou deambulação também devem ocorrer após o aval da equipe médica. A deambulação deve ser iniciada de imediato, sendo contraindicada logo após as cirurgias por enxerto em MMII ou quando esses forem às áreas doadoras. Nos casos dos MMII queimados e recém-enxertados, alguns autores preconizam repouso de seis dias pós-operatório.[41] Entretanto, quem ditará o tempo de repouso necessário será a equipe médica. O toque do terapeuta deve ser firme e deve ser realizado sempre que possível, apenas nas regiões não acometidas, a fim de evitar dor e, por consequência, aumento tônico e posturas antálgicas. O alinhamento com a enfermagem referente aos horários de medicação analgésica ou acionamento de bomba de Patient Controlled Analgesia a (PCA) é de suma importância. O cuidado com acessos venosos, drenos, curativos a vácuo, fixadores externos e qualquer outra forma de aparato deve ser redobrado por causa da fragilidade cutânea.

MANUTENÇÃO E CUIDADOS PÓS-ALTA

O tempo de internação do paciente queimado está diretamente relacionado com o local e a extensão da lesão, comorbidades associadas, abordagens realizadas no período de internação – assim como programação de abordagens após a alta, e se houve ou não complicações durante esse período. Dessa forma, quando há programação de alta do paciente, é importante realizar orientações e definir um programa individualizado e personalizado, alinhado com as demais equipes profissionais, de acordo com a complexidade de cada paciente.

Com relação às orientações referentes à fisioterapia, deve-se enfatizar a necessidade de seguir um programa de exercícios elaborado de acordo com a manutenção e o ganho de função da área queimada e/ou região doadora, sempre visando ao retorno das atividades e ao estilo de vida mais próximo do "normal". As orientações e os cuidados referentes ao uso de malha compressiva, órteses e posicionadores também são realizados pela nossa equipe, conforme descrito a seguir.

MALHA COMPRESSIVA

Diversos estudos comprovam que manter a região queimada sob pressão durante a maturação cicatricial dificulta a formação de cicatrização hipertrófica, tendo em vista que o processo de maturação da cicatriz demora cerca de 2 anos. Alguns fatores que contribuem para a formação da cicatriz hipertrófica são: a genética, a infecção, os fatores imunológicos, a idade, o local da injúria, a tensão, entre outros.[3,21] A cicatriz hipertrófica pode se tornar evidente após oito semanas, depois do fechamento da ferida. Dessa forma, quando a ferida já está fechada, há indicação para a confecção da malha compressiva, que é solicitada pela equipe médica, podendo ser realizada ainda no período de internação, a fim de evitar o aparecimento dela.[22] A equipe responsável realiza a medição dos seguimentos acometidos para confecção sob medida da malha. Ela deve ser utilizada diariamente, 23h/dia – retirando-a apenas para o banho. Deve ser colocada diretamente sob a pele limpa e seca – caso o paciente faça uso de alguma pomada tópica, aplicá-la e aguardar sua total absorção, antes de colocar a malha. Quando necessária, ela deve ser lavada à mão com sabão de coco e secar à sombra, evitando o desgaste e a perda da função compressiva. Caso seja necessário o uso de órtese, ela deve ser ajustada em cima da malha.

EXERCÍCIOS DOMICILIARES

Após a alta hospitalar, é essencial o paciente dar continuidade no tratamento em domicílio, a fim de evitar a imobilidade, o edema, preservar a elasticidade tecidual das áreas doadoras e receptoras, manter e ganhar força muscular, a

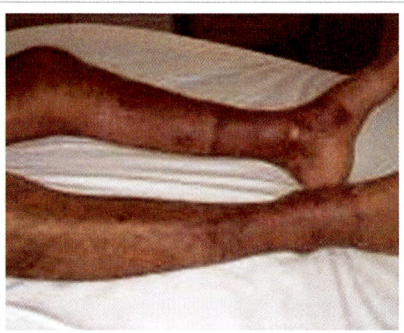 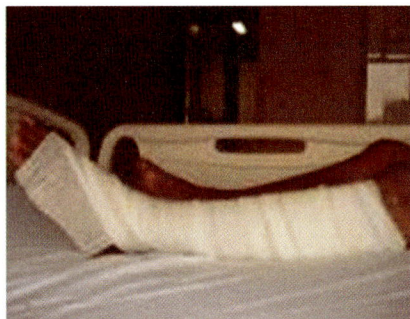 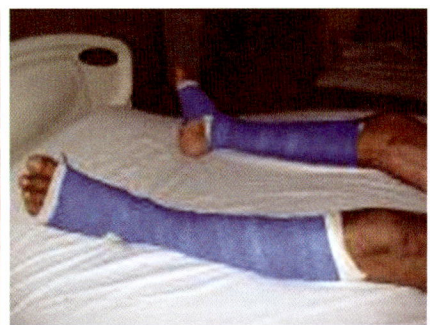

FIGURA 212.9. Enfaixamento com Coban.
Fonte: Fotos pertencente aos autores.

ADM e a função da região e membro acometido. É necessário que tanto o paciente quanto os familiares mantenham-se motivados e perseverantes nessa etapa para melhor resultado. É importante levar em consideração suas patologias, como doenças cardiovasculares, pulmonar ou metabólica, assim como limitação de ADM e força muscular, em razão das cirurgias ou patologia prévia.

Devem-se traçar objetivos reais para os pacientes, levando em consideração seus interesses pessoais e metas, considerando as limitações funcionais após a queimadura.

REFERÊNCIAS BIBLIOGRÁFICAS

1. American Burn Association White Paper. Surgical management of the burn wound and use of skin substitutes. Copyright 2009. [Internet] [Acesso em 27 jan 2016]. Disponível em: www.ameriburn.or
2. Sliwa JA, Heinemann A, Semik P. Inpatient rehabilitation following burn injury: patient demographics and functional outcomes. Arch Phys Med Rehab. 2005;86(10):1920-3.
3. Joe Segen and Farlex. Segen's Medical Dictionary. 2011
4. Herndon, David. Total Burn Care. 3 Edição. United Kingdom: Ed. Saunders, 2007. p.620-51.
5. Lateur BJ, Shore WS. Exercise following burn injury. Phys Med Rehabil Clin N Am. 2011;22(2);347-50.
6. Holavanahalli RK, Helm PA, Parry IS, Dolezal CA, Greenhalgh DG. Select practice in management and rehabilitation of burns: a survey report. J Burn Care Res. 2011;32(2):210-23.
7. Roberto Gomes. Condutas Atuais em Queimaduras. São Paulo/Rio de Janeiro: Ed. Revinter, 2001.
8. Johnson M, Richard R. Clinical management extra. Partial-thickness burns: identification and management. Adv Skin Would Care. 2003;16(4):178-87.
9. World Health Organization. A WHO plan for burn prevention and care. Geneva: World Health Organization, 2008. [Internet] [Acesso em 27 jan 2016]. Disponível em: http://whqlibdoc.who.int/publications/2008/9789241596299_eng.pdf
10. Church D, Elsayed S, Reid O, Winston B, Lindsay R. Burn wound infections. Clin Microbiol Rev. 2006;19(2):403-34.
11. Mertens DM, Jenkins ME, Warden GD. Outpatient burn management. Nurs Clin North Am. 1997;32:343.
12. Rice Jr, Phillip L. Classification of burns This topic last updated. Jan 16, 2014.
13. Barret Juan P, Herndon David. Principles and Practice of Burn Surgiry. New York: Ed. Marcel Dekker, 2005.
14. Chen HC, Yang JY, Chuang SS, Huang CY, Yang SY. Heterotopic ossification in burns: our experience and literature reviews. Burns. 2009 Sep;35(6);857-62.
15. Willis CE, Grisbrook TL, Elliot CM, Wood FM, Wallkman KE, Reid SL. Pulmonary function, exercise capacity and physical activity participation in adults following burn. Burns. 2011 Apr 27.
16. Snell JA, Loh NH, Mahambrey T, Shokrollahi K.Clinical review: The critical care management of the burn patient. Crit Care. 2013;17(5):241.
17. Cancio LC. Airway management and smoke inhalation injury in the burn patient. Clin Plast Surg. 2009;36(4):555–67.
18. Dries DJ, Endorf FW. Inhalation injury: epidemiology, pathology, treatment strategies. Scand J Trauma Resusc Emerg Med. 2013 Apr 19;21:31.
19. Shirani KZ, Pruitt BA Jr, Mason AD Jr. The influence of inhalation injury and pneumonia on burn mortality. Ann Surg. 1987;205:82-7
20. Ryan CM, Schoenfield DA, Thorpe WP, Sheridan RL, Cassem EH, Tompkins RG. Objective estimates of the probability of death from burn injuries. N Engl J Med. 1998;338(6):362-6.
21. Palmieri TL. Inhalation injury: research progress and needs. J Burn Care Res. 2007;28:549-54.
22. Palmieri TL, Gamelli RL. Diagnosis and management of inhalation injury. In Handbook of Burns, Volume 1, Acute Burn Care. New York: Springer, 2012. p.163-72.
23. Latenser BA, Iteld L. Smoke inhalation injury. Semin Respir Crit Care Med. 2001;22910:13-22.
24. Falkel, Jeffrey E. Queimaduras. Fisioterapia: Avaliação e Tratamento. 2º ed. São Paulo: Manole, 1993
25. Willis CE, Grisbrook TL, Elliott CM, Wood FM, Wallman KE, Reid SL. Pulmonary function, exercise capacity and physical activity participation in adults following burn. Burns. 2011;37:1326-33.
26. Rodeberg DA, Housinger TA, Greenhalgh DG, Maschinot NE, Warden GD. Improved ventilatory function in burn patients using volumetric diffusive respiration. J Am Coll Surg. 1994;179(5):518-22.
27. Smailes ST. Noninvasive positive pressure ventilation in burn. Burns. 2002;28(8):795-801.
28. Saffle JR, Morris SE, Edelman L. Early Tracheostomy does not Improve Outcome in Burn Patients. J Burn Care Rehabil. 2002;23(6):431-8.
29. Ipaktchi K, Arbabi S. Advances in burn critical care. Crit Care Med. 2006;34:S239.
30. Cartotto R, Ellis S, Smith T. Use of high-frequency oscillatory ventilation in burn patients. Crit Care Med. 2005;33:S175.
31. Chung KK, Wolf SE, Renz EM, Allan PF, Aden JK, Merrilll GA, et al. High-frequency percussive ventilation and low tidal volume ventilation in burns: a randomized controlled trial. Crit Care Med. 2010;38:1970.
32. Richard R, Miller S, Staley M, Jonhson RM. Multimodal versus Progressive Treatment Tcheniques to correct Burn Scar Contractures. J Burn Care Rehabil. 2000;21(6):506-12.
33. Rochet JM, Zaqui A. Burn Scars:Rehabilitation and Skin. Care Rev Prat. 2002;52(20):2258-63.
34. Nicosia J, Stein ED, Stein JM. The advantages of physiotherapy for burn patients under anaesthesia. Burns. 1980;6(3):202-4.
35. Raffoul W, Favarger N, Eglott DU. Basic principles for correcting late burn sequelae. Ver Méd Suisse Romande. 1998;118(2):155-9.
36. Richard R, Stalay M. Burn care and rehabilitation principles and practice. Philadelphia: FA Davis, 1994. p.242-323.
37. Bonatto LM, Ribeiro TMM, Passarela V. Prevenção de deformidades em Queimaduras de Mão. Fisioter Mov. 1989;1(1):67-78.
38. Dourado VRCC. Tratamento em pacientes queimados. São Paulo: Ed.Lovise, 1994.
39. Esselman PC. Burn rehabilitation: an overview. Arch Phys Med Rehab. 2007;88(12):S3-6.
40. McElroy K, Alvarado M, Hayward PG, Desai MH, Herndon DN, Robson MC. Exercise stress testing for the pediatric patient with burns: a preliminary report. J Burn Care Res. 1992;13(2):236.
41. Simon L, Dona J. Reabilitação no tratamento das queimaduras. São Paulo: Roca, 1986. p.112.

CAPÍTULO 213

CUIDADOS TERAPÊUTICOS EM VÍTIMA DE AFOGAMENTO

Marco Aurélio Scarpinella Bueno
Milton Rodrigues Junior

DESTAQUES

- O afogamento é uma das modalidades mais frequentes de trauma em todo o mundo, havendo dois picos de incidência em relação à idade: antes dos 5 anos e entre os 15 e 25 anos de idade, quando acomete mais homens (5 vezes mais) que se aventuram em lagoas, rios e mar.
- Os fatores de risco para o afogamento são: incapacidade de nadar adequadamente, consumo de álcool e/ou drogas, supervisão inadequada de um adulto.
- A hipoxemia é o principal efeito deletério do afogamento, seja em água doce ou salgada.
- A ventilação é o tratamento inicial mais importante a uma vítima de afogamento e deve ser iniciado o mais rápido possível.
- O método mais efetivo para se reverter a hipoxemia no afogamento é a aplicação de pressão positiva com PEEP.
- A prevenção é a melhor forma de evitar afogamentos.

INTRODUÇÃO

O afogamento é uma das modalidades mais frequentes de trauma em todo o mundo, podendo ocasionar catástrofes familiares ao envolver crianças, ou até mesmo a perda de uma ou mais pessoas que morrem na tentativa de salvar outrem.

EPIDEMIOLOGIA

De uma forma geral, o afogamento envolve indivíduos jovens, de baixo poder aquisitivo e que moram em regiões mais pobres. É possível observar uma distribuição bimodal em relação à idade, o primeiro pico ocorre antes dos 5 anos, quando a supervisão de um adulto é inadequada ou negligenciada (7% dos afogamentos nesta faixa etária ocorrem por maus-tratos). O segundo pico se dá entre os 15 e 25 anos de idade, sendo então mais frequente em homens (5 vezes mais) que se aventuram em lagoas, rios e mar.[1]

Segundo a Organização Mundial da Saúde e (OMS), 0,7% de todas as mortes no mundo dão-se por afogamento não intencional, totalizando cerca de 500 mil óbitos/ano (8,5 óbitos/100.000 habitantes).[2] Dados norte-americanos referentes ao ano de 2010 registraram o afogamento como a segunda causa geral de óbito em crianças entre 5 e 9 anos, a terceira entre 10 e 19 anos e a quinta causa de óbito naqueles entre 20 e 29 anos.[2] No Brasil, no mesmo período, 6.590 brasileiros morreram afogados (3,4/100.000 habitantes).[3]

Em crianças abaixo de 10 anos, o afogamento em água doce é mais frequente. Nos estados mais quentes dos Estados Unidos e em países como Austrália e África do Sul, cerca de 80% das mortes por afogamento ocorrem em piscinas de uso familiar, e, em 90% das vezes, dá-se a menos de 10 metros de uma medida de segurança previamente instalada.[2]

Já o afogamento que envolve o adulto jovem vem acompanhado, em 60% das vezes, pela ingestão prévia de álcool. Nas situações restantes, o afogamento é resultado de tentativas de suicídio ou de acidentes, envolvendo a prática de esportes aquáticos como mergulho, surfe e pesca.[4]

CONCEITO

Termos como afogamento, quase afogamento e lesão por submersão foram usados no passado, por vezes de forma indistinta, gerando dificuldade na compilação de dados estatísticos e em posterior padronização de atendimento às vítimas de afogamento. Tanto que, desde 2010, a *American Heart Association* recomenda que somente sejam empregadas as definições propostas pela força tarefa de Utstein, que definiu afogamento como o processo que leva à insuficiência respiratória resultante da submersão ou da imersão em um meio líquido.[5]

O Quadro 213.1 relaciona os principais fatores de risco para o afogamento.

FISIOPATOLOGIA

A hiperventilação que muitas vezes precede um mergulho gera hipocapnia e suprime a resposta fisiológica do

QUADRO 213.1. Fatores de risco para afogamento.

- Incapacidade de nadar
- Negligência quanto às normas de segurança em piscinas ou placas de perigo no mar
- Uso de álcool ou drogas ilícitas
- Supervisão inadequada dos adultos
- Hipotermia (leva a fadiga muscular e arritmias cardíacas)
- Comorbidades (trauma, crises convulsivas, infarto agudo do miocárdio, arritmias cardíacas)
- Hiperventilação precedendo ao mergulho

drive respiratório diante das variações de $PaCO_2$. Como o conteúdo arterial de O_2 (CaO_2) não aumenta significativamente com a manobra, à medida que a pessoa nada, a PaO_2 vai caindo antes de a $PaCO_2$ se elevar a ponto de estimular a respiração. Instala-se, então, hipóxia que leva à inconsciência e aspiração de líquido.

É sabido que a hiperventilação diminui o limiar convulsivo, podendo precipitar crises convulsivas em pacientes epilépticos; além disso, em portadores de doenças cardiovasculares, a hipóxia pode levar a graves arritmias cardíacas e episódios de síncope com posterior submersão.

A asfixia no afogamento pode ser classificada em seca ou úmida. Na asfixia seca, há ausência de aspiração de líquido, sendo que o episódio de submersão leva a um espasmo reflexo da glote com apneia e hipoxemia. Esse tipo de situação acontece na minoria dos casos. Em mais de 90% das vítimas, ocorre asfixia úmida, ou seja, aspiração de líquido.

Apesar de haver diferenças entre a osmolaridade do líquido aspirado (água salgada *versus* água doce), é o grau de hipoxemia *per se* o principal fator determinante de sobrevida e de lesão cerebral. É fato que a aspiração de água salgada (hipertônica) leva a um grave edema pulmonar, enquanto o afogamento em água doce faz com que o líquido hipotônico (em relação ao sangue) passe dos pulmões para o compartimento intravascular, levando a uma sobrecarga volêmica com consequente efeito diluicional nos eletrólitos séricos.[6-7]

Trabalhos mais recentes têm demonstrado que tal distinção só é clinicamente relevante nas vítimas que chegam mortas ao hospital,[8] já que, para haver alterações na volemia, são necessárias aspirações superiores a 11 mL/kg de peso, enquanto a mudança eletrolítica só ocorre a partir de aspiração de volumes superiores a 22 mL/kg. As vítimas que sobrevivem ao afogamento dificilmente aspiram volumes superiores a 3 mL/kg.

Independentemente de aspirar água doce ou salgada, as alterações fisiopatológicas serão as mesmas: redução da complacência pulmonar, desequilíbrio ventilação/perfusão e *shunt* intrapulmonar, levando à hipoxemia.[8] É a hipoxemia que, em última análise, levará à hipóxia tissular e, por conseguinte, à lesão em todos os órgãos.

QUADRO CLÍNICO

Como já foi dito, é a hipoxemia o principal determinante das manifestações clínicas de uma vítima de afogamento.

A hipóxia neuronal pode levar a edema cerebral e elevação da pressão intracraniana, cerca de 20% das vítimas não fatais mantêm algum tipo de sequela neurológica que limitará a total recuperação, apesar do sucesso nas manobras de ressuscitação cardiopulmonar.[9] Várias arritmias podem ser observadas em vítimas que sobrevivem ao afogamento – taquicardia sinusal, bradicardia sinusal, fibrilação atrial, taquicardia ventricular – e geralmente são secundárias à hipóxia, à hipotermia e até aos distúrbios acidobásicos encontrados.

Uma vez que tanto a água salgada quanto a doce alteram a homeostase do surfactante pulmonar, a manifestação respiratória mais grave de uma vítima de afogamento é a de um edema pulmonar não cardiogênico que se apresenta na forma da síndrome do desconforto respiratório agudo (SDRA). A temperatura da água e a presença de contaminantes podem interferir com o prognóstico do paciente.

A magnitude do problema é tal que há autores que preconizam o uso indiscriminado de antibioticoterapia empírica nestes casos. Kennedy e colaboradores[10] estudaram 21 pacientes com história de aspiração (13 vítimas de afogamento) que evoluíram para insuficiência respiratória aguda. Os autores não conseguiram predizer, por meio de dados clínicos, quais os casos que apresentaram infecções respiratórias, indicando, portanto, cobertura antimicrobiana já na admissão do paciente. Complicações como insuficiência renal e coagulopatia são raramente vistas em vítimas de afogamento.

TRATAMENTO

Já que a hipóxia é o principal determinante de prognóstico de uma vítima de afogamento, a ressuscitação cardiorrespiratória deve ser instituída o mais precocemente possível, a fim de evitar sequelas neurológicas. O tipo de assistência prestada dependerá de onde se encontra a vítima: no local do acidente ou no hospital.

No local do afogamento, deve-se retirar rapidamente a vítima da água. Sendo constatada parada cardiorrespiratória (PCR), iniciar as manobras adequadas de ressuscitação. A ventilação deve ser iniciada o mais rapidamente possível. Se a vítima não apresentar movimentação torácica após duas respirações, devem-se iniciar as manobras de compressão torácica externa seguindo as padronizações do *Basic Life Support* (BLS).

Preferencialmente, deve-se oferecer oxigenoterapia complementar e, se possível, instalar um acesso venoso (Figura 213.1). Jamais esquecer que sempre pode haver lesão de coluna cervical, devendo-se manter o pescoço em posição neutra. Vítimas hipotérmicas (temperaturas centrais abaixo de 33ºC) devem ser prontamente reaquecidas. Nestas situações, a palpação de pulsos pode ser bastante difícil, ainda mais porque a hipotermia pode induzir a arritmias, o que dificulta toda a abordagem. Manobras outrora clássicas como Heimlich ou técnicas de drenagem postural para remoção da água dos pulmões não mostraram ser eficientes e não devem retardar o procedimento padrão de ressuscitação estipulado pelo BLS.[11]

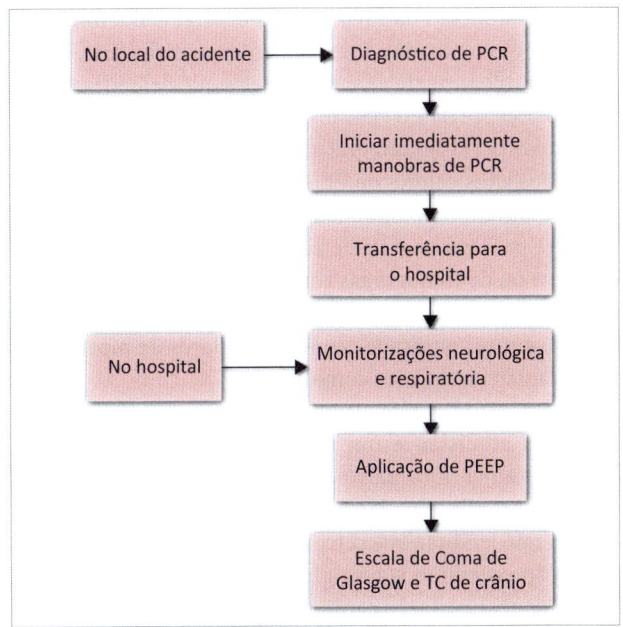

FIGURA 213.1. Algoritmo de atendimento à vítima de afogamento.
PCR: parada cardiorrespiratória; PEEP: pressão positiva no final da expiração; TC: tomografia computadorizada.

Noonan e colaboradores[12] revisaram uma série de 75 pacientes pediátricos que sobreviveram a um afogamento, a fim de estabelecer uma forma de triagem no Serviço de Emergência. Os autores observaram que na totalidade dos pacientes que desenvolvem algum tipo de sintoma pós-afogamento este ocorre nas primeiras sete horas, de tal forma que pacientes sintomáticos, logo à chegada, devem ser admitidos e devidamente monitorizados.

Recomendam-se eletrocardiograma (ECG), dosagem de eletrólitos séricos, creatinina, hemograma, tempo de protrombina e *screening* para álcool e drogas ilícitas. Pacientes assintomáticos devem ser observados por pelo menos oito horas, à espera de alguma deterioração clínica; caso contrário, devem ser orientados a retornar ao serviço médico se algum novo sintoma aparecer.

Uma vez transferida ao hospital, a vítima deve ficar sob monitorização neurológica e respiratória em unidade de terapia intensiva. Do ponto de vista neurológico, a escala de coma de Glasgow ainda é o parâmetro mais usado na avaliação do paciente. O suporte ventilatório oferecido (oxigenoterapia por cateter, ou por máscara, ventilação não invasiva, ventilação invasiva) irá de encontro ao grau de hipoxemia apresentado pelo paciente.

As formas mais graves de insuficiência respiratória aguda que se manifestam como SDRA devem ser tratadas com ventilação mecânica invasiva e aplicação de uma pressão positiva no final da expiração (PEEP), para reverter o desequilíbrio ventilação-perfusão, suplantando as altas tensões superficiais dos alvéolos. O nível de PEEP deve ser retirado gradualmente, à medida que a condição respiratória se estabiliza.

A monitorização neurológica por meio de medida da pressão intracraniana (PIC) também não é consenso na literatura. O aumento da PIC, quando ocorre, não é imediatamente após o episódio de afogamento e, geralmente, indica lesão neurológica irreversível. Aqueles que defendem a instalação precoce da PIC fazem-no na tentativa de preservar a pressão de perfusão cerebral que pode diminuir quando são utilizados altos valores de PEEP.

Não havendo possibilidade de monitorização de PIC, é possível predizer o grau de edema cerebral pela escala de Glasgow ou de tomografias computadorizadas (TC) de crânio. Os pacientes admitidos com escore menor ou igual a oito devem ser encarados como portadores de hipertensão intracraniana e tratados como tal.

Vários estudos têm demonstrado que a TC de crânio normal à admissão é um bom preditor prognóstico, enquanto exames anormais nas primeiras 36 horas de internação estão relacionados aos piores índices de sobrevida. Importante lembrar que cerca de 20% das vítimas de afogamento apresentarão algum grau de disfunção neurológica, apesar da ressuscitação cardiopulmonar eficiente.

Outro aspecto a ser ressaltado em vítimas de afogamento é a hipotermia. A hipotermia é um achado muito comum em vítimas de afogamento e depende principalmente da temperatura da água em que ocorreu o acidente. Se, por um lado, a hipotermia tem um caráter de proteção para o sistema nervoso central por diminuir o consumo de oxigênio, por outro, pode predispor a arritmias cardíacas graves.

É importante lembrar que, ao se tratar de um paciente afogado, a temperatura corpórea deve sempre ser levada em conta ao se optar pelo término das medidas de ressuscitação, tendo em vista o número cada vez maior de pacientes que se recuperam após longos períodos de imersão em água gelada.

PROGNÓSTICO

Cerca de 75% das vítimas de lesão de submersão sobrevivem e, como já dito, aproximadamente 20% apresentam algum grau de disfunção neurológica, apesar das manobras de ressuscitação. Não há fatores preditores capazes de ditar a continuidade, ou não, da ressuscitação cardiopulmonar, sendo relatados casos de recuperação neurológica após submersão prolongada especialmente em água gelada,[13] sendo, portanto, a prevenção a melhor maneira de evitar tais acidentes.[14]

O Quadro 213.2 relaciona os fatores preditores de pior prognóstico nas vítimas de afogamento.

QUADRO 213.2. Fatores relacionados com o pior prognóstico no afogamento.

- Submersão por mais de 5 minutos
- Tempo de início da ressuscitação cardiopulmonar superior a 10 minutos
- Duração da ressuscitação cardiopulmonar superior a 25 minutos
- Escala de coma de Glasgow < 5
- Idade da vítima superior a 14 anos
- Apneia persistente ou necessidade de ressuscitação cardiopulmonar na sala de emergência
- pH < 7,10 no momento da admissão
- Temperatura da água > 10°C

CONSIDERAÇÕES FINAIS

A melhor abordagem do afogamento é a sua prevenção. Apesar de a sobrevida ter aumentado nos últimos anos, as vítimas de afogamento podem sofrer lesões neurológicas irreversíveis se o primeiro atendimento não for adequado, ocasionando um período prolongado de anoxia cerebral.

Em relação às crianças, é importante que desde cedo tenham aulas de natação e que sejam orientadas a não nadarem na ausência de um observador. Quanto aos adultos, a afirmativa de que álcool e água não se misturam é mais do que verdadeira. Aqueles que apresentam convulsões, angina ou qualquer situação que predisponha a um acidente de imersão devem nadar acompanhados.

REFERÊNCIAS BIBLIOGRÁFICAS

1. Denicola LK, Falk JL, Swanson ME, Gayle MO, Kissoon N. Submersion injuries in children and adults. Crit Care Clin. 1997;13(3):477.
2. Szpilman d. Afogamento – perfil epidemiológico no Brasil no ano de 2010. [Internet] [Acesso em 27 jan 2016]. Disponível em: www.sobrasa.org
3. Datasus. [Internet] [Acesso em 27 jan 2016]. Disponível em: www2.datasus.gov.br
4. Bierens JJ, Knape JT, Gelissen HP. Drowning. Curr Opin Crit Care. 2002;8(6):578.
5. Idris AH, Berg RA, Bierens J, Bossaert L, Branche CM, Gabrielli A, et al. Recommended for uniform reporting of data from drowning - the "utstein style". Circulation. 2003;108:2565-74.
6. Ibsen LM, Koch T. Submersion and asphyxial injury. Crit Care Med. 2003;30:S402.
7. Cohen DS, Matthay MA, Cogan MG, Murray JF. Pulmonary edema associated with salt water near-drowning: new insights. Am Rev Respir Dis. 1992;146:794-6.
8. Harries M. Near drowning. BMJ. 2003;327(7427):1336.
9. Gonzalez-Rothi RJ. Near drowning: consensus and controversies in pulmonary and cerebral resuscitation. Heart Lung. 1987;16(5):474.
10. Kennedy GA, Kanter RK, Weiner LB, Tompkins JM. Can early bacterial complications of aspiration with respiratory failure be predicted? Pediatr Emerg Care. 1992;8:123-5.
11. Rosen P, Stoto M, Harley J. The use of the Heimlich maneuver in near drowning: Institute of Medicine report. J Emerg Med. 1995;13(3):397.
12. Noonan L, Howrey R, Ginsburg CM. Freshwater submersion injuries in children: a retrospective review of seventy-five hospitalized patients. Pediatrics. 1996;98(3 Pt 1):368.
13. Quan L, Mack CD, Schiff MA. Association of water temperature and submersion duration and drowning outcome. Resuscitation. 2014;85(6):790-4.
14. Kieboom JK, Verkade HJ, Burgerhof JG, Bierens JJ, Rheenen PF, Kneyber MC, et al. Outcome after resuscitation beyond 30 minutes in drowned children with cardiac arrest and hypothermia: Dutch nationwide retrospective cohort study. BMJ. 2015;350:h418.

CAPÍTULO 214

LESÕES POR CHOQUE ELÉTRICO E RAIOS

Marcos Knobel
Elias Knobel

DESTAQUES

- No Brasil e nos Estados Unidos, ocorrem em torno de mil mortes por ano causadas por acidentes elétricos.
- O Brasil é o país de maior incidência de raios do planeta, com cerca de 100 milhões de descargas por ano.
- Correntes de baixa intensidade, de 100 mA a 1 A, levam à fibrilação ventricular, enquanto correntes de alta intensidade, maiores que 10 A, provocam assistolia.
- A principal medida em relação ao choque elétrico e raio é a profilaxia, ou seja, adotar medidas para evitar o contato com a eletricidade, usando objetos de borracha e seguindo as orientações quanto aos riscos e precauções.
- As vítimas de trauma elétrico, geralmente, encontram-se hipovolêmicas e precisam de infusão de volume para restabelecer as condições hemodinâmicas.

CHOQUE ELÉTRICO

INTRODUÇÃO

As vítimas de choque elétrico podem apresentar um amplo espectro de lesões, variando desde o comprometimento cutâneo isolado até a morte.[1]

EPIDEMIOLOGIA

Nos Estados Unidos, ocorrem aproximadamente mil mortes anualmente por choque elétrico, além de 5 mil vítimas de ferimentos que necessitam de atendimento de emergência. Mais de um terço de todos os casos são ocupacionais e, destes, 70% são ocasionados por corrente de baixa voltagem.[2]

No Brasil, segundo estatísticas de 1979 a 1993, também ocorrem cerca de mil mortes por ano em decorrência de acidentes provocados por correntes elétricas. Conforme dados do DATASUS, de 2008 a 2010, foram registradas 4.140 internações e 100 mortes em razão de choque elétrico. Dados mais recentes, de 2013, revelam mais de mil acidentes apenas com choque elétrico, com mais de 600 mortes. O sexo masculino representa mais de 80% de todos os casos.[3]

FISIOPATOLOGIA

As lesões decorrentes do choque elétrico resultam da ação direta da corrente elétrica e da conversão da energia elétrica em energia térmica durante sua passagem pelo corpo humano.

Vários fatores determinam a gravidade do choque, como a magnitude da energia, resistência à corrente, tipo, duração do contato e o trajeto da corrente.[4,5]

MAGNITUDE DA CORRENTE

Os efeitos do choque elétrico são proporcionais à magnitude da voltagem. Correntes elétricas superiores a 1.000 volts são classificadas como de alta voltagem e aquelas inferiores, de **baixa voltagem**, que, em alguns casos, também podem ser fatais.[4,6-7]

RESISTÊNCIA

Os tecidos de nosso organismo diferem na resistência oferecida à passagem da energia elétrica. Tecidos com grande quantidade de líquido e eletrólitos conduzem bem os estímulos elétricos. O osso é o tecido mais resistente à passagem da energia elétrica, seguido do tecido adiposo, tendão, pele, músculo, vasos sanguíneos e nervos. A resistência da pele é um importante fator de bloqueio à corrente elétrica, preservando a integridade dos órgãos internos. Uma vez que a pele esteja lesada, essa importante barreira estará perdida.[8]

TIPO DE CORRENTE

Há dois tipos de corrente: alternada e contínua. A corrente alternada é a que se encontra nas casas, lojas e locais de trabalho; ela é mais perigosa que a contínua, que é a corrente elétrica dos raios.

O contato de uma pessoa com corrente alternada causa contrações musculares, levando-a a aumentar o seu contato com a corrente, ao passo que a corrente contínua provoca uma única e forte contração muscular levando a vítima a se afastar da corrente.

TRAJETO DA CORRENTE

Dependendo da via de entrada da corrente elétrica, as manifestações podem ser mais graves. Correntes que passam pelo tórax têm maior probabilidade de provocar parada cardiorrespiratória do que as que atingem o abdome.

Estudos clínicos mostraram que a morte por fibrilação ventricular é mais frequente por trajeto horizontal (mão ↔ mão) do que pelo vertical (cabeça ↓ pé).

MANIFESTAÇÕES CLÍNICAS

EFEITOS CARDIOVASCULARES

Morte súbita

É causada por arritmias que dependem da magnitude da corrente elétrica. Geralmente, correntes de baixa intensidade (de 100 mA a 1 A) levam à fibrilação ventricular, enquanto correntes de alta intensidade (maiores que 10 A) provocam assistolia. Exposição tanto às correntes de baixa como às de alta amperagem provoca lesão celular ou alteração do potencial elétrico transmembrana e pode produzir outras arritmias malignas, culminando em morte súbita.[9]

Arritmias cardíacas

A incidência de arritmias cardíacas pode variar entre 10% e 40%, dependendo da voltagem e intensidade da corrente elétrica. As mais frequentes são taquicardia sinusal e as extrassístoles ventriculares; porém, todos os outros tipos de arritmias já foram reportados. Essas arritmias podem se prolongar por mais de 12 horas após o evento inicial.[9,10]

Lesão miocárdica

Pode ser causada diretamente pela passagem da corrente elétrica, alteração da função celular induzida pela corrente e pela conversão da energia elétrica em energia térmica na célula. Causas indiretas de lesão miocárdica relacionam-se ao vasoespasmo coronário e à hipotensão secundária às arritmias causando isquemia miocárdica.

O diagnóstico de infarto do miocárdio subsequente ao choque elétrico é de difícil estabelecimento. As alterações eletrocardiográficas estão presentes em 10% a 40% dos pacientes e, geralmente, são transitórias e inespecíficas.[10]

A resolução eletrocardiográfica do infarto ocorre em até três meses. A cinecoronariografia geralmente não revela coronariopatia obstrutiva e o exame anatomopatológico do coração pode revelar pontos hemorrágicos entre as fibras miocárdicas.

PARADA RESPIRATÓRIA

Pode ocorrer imediatamente após o choque elétrico em consequência de:

- Passagem da corrente elétrica pelo cérebro, levando à inibição do centro respiratório da medula;
- Contração tetânica do diafragma e da musculatura torácica;
- Parada cardíaca concomitante.

COMPROMETIMENTO SISTÊMICO

Traumatismos em alguns órgãos são normalmente observados, como trauma medular, toracoabdominal, ossos e articulações, secundários às fortes contrações musculares.

Acidose metabólica e hipovolemia podem ocorrer secundariamente às lesões de pele e destruição tecidual. Pode haver insuficiência renal em consequência da mioglobinúria resultante da rabdomiólise.

Complicações neurológicas incluem desde graves comprometimentos cerebrais resultantes de trauma direto ou indireto (lesão vascular) no cérebro, até situações mais brandas como agitação psicomotora, confusão mental e neuropatia periférica.[7]

Podem ocorrer lesões vasculares incluindo vasoespasmo, trombose, ruptura vascular e embolias. Dependendo da extensão da lesão vascular, pode haver grave comprometimento tecidual com necrose.

RAIOS

INTRODUÇÃO

Raio é uma descarga elétrica muito intensa, que ocorre em certos tipos de nuvens, podendo atingir o solo, causando prejuízos materiais e ferindo pessoas. É consequência do movimento de elétrons que se deslocam tão rapidamente que fazem o ar ao seu redor se iluminar (relâmpago) e se aquecer, produzindo um estrondo (trovão).

EPIDEMIOLOGIA

Estima-se que a formação de raios na natureza ocorra aproximadamente 8 milhões de vezes por dia em todo o planeta. O Brasil é o país com maior incidência de descargas atmosféricas no mundo (cerca de 100 milhões de raios por ano).

Segundo estatísticas, 300 a 600 pessoas morrem anualmente nos Estados Unidos, vítimas de lesões por raio, enquanto milhares sofrem apenas ferimentos leves. Os meses do verão concentram 70% dos acidentes.[2]

A incidência de morte e ferimentos por raio provavelmente é subestimada pela não notificação dos casos, podendo na verdade ser cinco vezes maior. A chance de uma pessoa ser atingida por um raio é de 1 em 1 milhão e em 30% dos casos ocorre morte por parada cardíaca ou respiratória, ao passo que os 70% restantes apresentam sequelas em diferentes graus. Mesmo assim, os ferimentos por raio são mais frequentes do que quaisquer outros fenômenos da natureza, como tornados ou furacões.[11-12]

Comparado ao choque elétrico, o raio tem uma magnitude de energia muito maior, menor duração de exposição e diferente trajeto da corrente. A corrente elétrica de um raio pode atingir até 2 bilhões de volts. Porém, em virtude de sua ação instantânea, a energia liberada pode ser menor do que a de um choque elétrico de alta voltagem.[13]

FISIOPATOLOGIA

As vítimas de um raio podem ser atingidas por quatro tipos diferentes de contato:[14]

Contato direto

É o tipo mais grave de contato, pois toda a energia é transmitida ao indivíduo. O uso de objetos metálicos (p. ex.: guarda-chuva) aumenta a chance de contato e também do comprometimento da cabeça.

Contato através de outro objeto

Talvez seja o tipo mais comum de contato. Por exemplo, quando o raio atinge uma árvore sob a qual está a vítima.

Contato através do solo

A energia do raio é transmitida pelo chão após ter atingido um objeto. É a situação que faz o maior número de vítimas.

Contato através de explosão

Acontece pela expansão atmosférica de gases em virtude de explosão ou combustão.

MANIFESTAÇÕES CLÍNICAS

Efeitos cardiovasculares

O acometimento cardiovascular, assim como de outros órgãos, depende da gravidade e do tipo de contato. O contato direto é o mais grave e o contato através do solo o mais leve.

O que se observa nas primeiras horas após o contato são alterações do segmento ST, déficit da função ventricular, elevação enzimática e, em algumas situações, derrame pericárdico. Todas estas alterações regridem na maior parte das vezes, com resolução completa após três meses.[15-16] Muitos casos podem ser fatais com parada cardíaca por assistolia (Quadro 214.1).

Efeitos neurológicos

Dependendo da gravidade, podem ocorrer desde neuropatias periféricas intrínsecas até convulsões, coma, hipertensão intracraniana, paralisia e hemorragia intracraniana. Também podem ocorrer alterações de personalidade e crises conversivas.

Efeitos musculoesqueléticos

Pode haver fraturas e lesão muscular extensa no trajeto da corrente, com necrose profunda e rabdomiólise propiciando a liberação de mioglobina na corrente sanguínea.

Efeitos renais

Pode ocorrer insuficiência renal por mecanismos diretos e indiretos: três possíveis etiologias são responsáveis pelos

QUADRO 214.1. Comparação entre raios *versus* choque elétrico.

	Raio	Choque elétrico
Duração da descarga	Curta	Prolongada
Corrente	Contínua	Alternada
Fenômeno *flashover*	Sim	Não
Ocorrência	Fora de casa	Ocupacional, dentro de casa.
Voltagem	Alta	Baixa
Parada cardíaca	Assistolia	Fibrilação ventricular

mecanismos diretos: tubulopatia por mioglobinúria em razão da lise muscular; trombose arterial renal; e lesão traumática do rim. Pelos mecanismos indiretos de lesão renal, cite-se o comprometimento pré-renal resultante de hipovolemia e de choque cardiogênico que pode advir do comprometimento cardíaco.

Efeitos oculares

Foram descritos casos de catarata traumática, lesões de córnea e descolamento de retina, levando a um déficit ocular variável. A catarata ocorre em até 20% dos casos, requerendo, em grande parte dos casos, procedimento cirúrgico na evolução em curto prazo.

Efeitos auditivos

Ruptura da membrana timpânica, perda auditiva e distúrbios do equilíbrio por labirintite pós-traumática.

Efeitos cutâneos

Podem ocorrer desde pontos de queimaduras até extensas áreas de lesão cutânea.[17]

Quando um indivíduo utiliza um objeto metálico, ao ser atingido pelo raio, a energia liberada se concentra ao redor do objeto, provocando o fenômeno de *flashover* que nada mais é que uma queimadura no formato do objeto sobre o corpo (Figura 214.1).

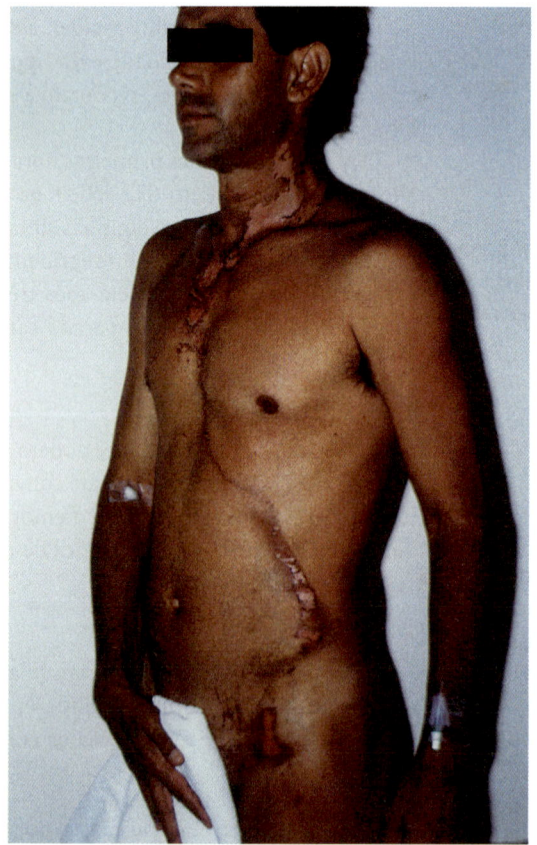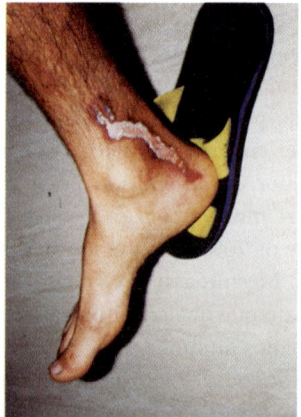

FIGURA 214.1. Fenômeno de *flashover* – nota-se a queimadura em uma pessoa que portava uma corrente de metal.

EXAMES COMPLEMENTARES

Nos casos em que ocorrer lesão significativa, exames complementares deverão ser realizados com o intuito de diagnosticar alterações sistêmicas ou locais e também seguimento e evolução das lesões. Dentre os exames laboratoriais, destacam-se hemograma completo, análise da função renal, com sódio, potássio, ureia, creatinina, enzimas musculares e cardíacas (CPK, CKMB, mioglobina, troponina), gasometria arterial, urina tipo I, enzimas hepáticas e coagulograma.

Exames de imagem devem ser solicitados para avaliar as consequências do trauma, sendo realizadas desde radiografias simples, tomografias até ressonância magnética do órgão ou do local acometido. Eletrocardiogramas seriados e ecocardiograma devem ser sempre realizados na suspeita de lesão cardíaca ou nos casos de instabilidade clínica com possível comprometimento hemodinâmico.

TRATAMENTO

A principal medida em relação ao choque elétrico e o raio é a profilaxia, ou seja, adotar medidas para evitar o contato com a eletricidade usando objetos de borracha e seguindo as orientações quanto aos riscos e precauções.

No resgate de uma vítima de choque elétrico, a primeira medida é certificar-se de que ela não está em contato com a corrente elétrica.

As medidas de suporte básico de vida devem ser iniciadas para garantir a permeabilidade das vias aéreas, a mecânica ventilatória e as condições hemodinâmicas. Como as vítimas de choque elétrico podem apresentar outros traumatismos, não podem ser esquecidos os cuidados com a imobilização de membros e da coluna cervical.

Após a instalação das medidas iniciais, deve-se proceder às medidas avançadas de suporte de vida. Assim, quando necessário, a intubação orotraqueal deve ser instituída para garantir a permeabilidade das vias aéreas e uma boa ventilação.[18] A desfibrilação e/ou cardioversão elétrica devem estar prontamente disponíveis, pois esses pacientes frequentemente apresentam arritmias complexas, algumas refratárias tanto ao tratamento farmacológico quanto a cardioversão.

As vítimas de trauma elétrico, principalmente aquelas com grave comprometimento cutâneo, encontram-se hipovolêmicas e precisam de rápida infusão de volume (de acordo com a função miocárdica) para restabelecer níveis pressóricos e preservar a função renal, principalmente em situações com lesão muscular em que a liberação de mioglobina pode ser deletéria para os rins.

Deve-se administrar solução salina ou Ringer-lactato para manter um débito urinário entre 50 e 100 mL/h. Quando se suspeita de mioglobinúria, deve-se utilizar substâncias alcalinizantes, além de agentes osmóticos para aumentar o *clearence* da mioglobina, prevenindo a insuficiência renal. É recomendado associar 50 mEq de bicarbonato de sódio a cada litro de soro fisiológico administrado, mantendo-se um débito urinário entre 1 e 1,5 mL/kg/h e um pH sanguíneo superior a 7,45. Se a mioglobinúria estiver presente, recomenda-se o uso de manitol na dose inicial de 25 g, seguido de 12,5 g/h. Em situações mais avançadas, em que a função renal foi gravemente afetada, usam-se meios dialíticos para manter a homeostase.

Nos casos de ferimentos por raio, o tratamento é o mesmo, lembrando que as lesões cutâneas, assim como as alterações hidreletrolíticas, são maiores em razão da maior magnitude de energia do raio.

REFERÊNCIAS BIBLIOGRÁFICAS

1. Cummins RO. Electric shock and ligthnings strike. Textbook of advanced life support. 1994;10-15-10-17.
2. Duclos PJ, Sanderson LM. An epidemiological description of lightning: related deaths in the United States. Int J Epidemiol. 1990;19:673-9.
3. Magarão RVQ, Guimarães HP, Lopes RD. Lesões por choque elétrico e por raios. Rev Bras Clin Med. São Paulo. 2011 jul-ago;9(4):288-93.
4. Browne BJ, Gaasch WR. Eletrical injuries and lightning. Emerg Med Clin North Am. 1992;10:211-29.
5. Fish R. Electric shock: part I – physics and pathophysiology. J Emerg Med. 1993;11:309-12.
6. Fontamososa PB. Electrical shock and lightning strike. AnnEmerg Med. 1993;22(2):378-87.
7. Irvine J. Electric shock and associated injuries. Practitioner. 1989;233:1454-7.
8. Fish R. Electric shock: part II – nature and mechanisms. J Emerg Med. 1993;11:457-62.
9. Fineschi V, Di Donato S, Mondillo S, Turillazzi E. Electric shock: Cardiac effects relative to non-fatal injuries and post-mortem findings in fatal cases. Int J Cardiol. 2005 Oct 26.
10. Chia BL. Eletrocardiographic abnormalites and congestive cardiac failure due to lightning stroke. Cardiology. 1981;68:49-53.
11. Stewart CE. When lightning strikes. Emerg Med Serv. 2000;29:57-67.
12. Whitcomb D, Martinez JA, Daberkow D. Lightning injuries. South Mcd J. 2002;95:1331 4.
13. Cooper MA. Lightning injuries: prognostic signs for death. Ann Emerg Med. 1980;9:134-8.
14. Epperly MTD, Stwart JR. The physical effects of lightning injury. J Fam Pract. 1989;29(3):267-72.
15. Kleiner JP, Wilkin JH. Cardiac effects of lightning stroke. JAMA. 1978;248:2757-9.
16. Graber J, Ummenhofer W, Herion H. Lightning accident with eight victims: case report and brief review of the literature. J Trauma. 1996;40:2, 288-90.
17. Sanford A, Garmelli RL. Lightning and thermal injuries. Handb Clin Neurol. 2014;120:981-6.
18. Hinkelbein J, Spelten O, Wetsch WA. Lightning strikes and lightning injuries in prehospital emergency medicine. Relevance, results, and practical implications. Unfallchirurg. 2013 Jan;116(1):74-9.

CAPÍTULO 215
RADIAÇÕES IONIZANTES

Eduardo Weltman
Cristiano Beck Neviani
José Carlos da Cruz

DESTAQUES

- Utilizadas atualmente com múltiplas finalidades na prática médica diagnóstica ou terapêutica, na pesquisa ou na indústria, as radiação ionizantes trazem consigo também um risco permanente.
- A radioterapia é predominantemente utilizada no tratamento de neoplasias malignas. Seu principal objetivo é fazer com que as células neoplásicas percam sua capacidade de dividir-se indefinidamente.
- O sucesso de qualquer tratamento médico depende do balanço entre sua toxicidade e sua eficácia.
- A toxicidade de uma irradiação depende de diversos fatores, entre os quais se destacam as doses totais e fracionais do tratamento, o tipo e a energia da radiação utilizada, a radiossensibilidade específica de cada tecido e do indivíduo, o volume de órgão irradiado, o tempo decorrido desde o tratamento irradiante, a concomitância ou o uso pregresso de fármacos radiossensibilizantes, entre outros.
- Os efeitos deletérios da radiação ionizante são divididos em:
  - **Efeitos precoces genéricos:** afetam principalmente tecidos de ciclo celular curto, depletando-os de suas células reprodutoras. Manifestam-se principalmente em epitélios, nas mucosas (úlceras e descamação), na medula óssea (citopenias) e no endotélio (edema e trombose);
  - **Efeitos tardios genéricos:** em todos os tecidos do organismo, fibrose, atrofia, diminuição da vasculatura por perda de capilares, trombose, com secundária isquemia tecidual e displasia; em certos tecidos, como cérebro e ossos, necrose.
- O tratamento disponível para a agressão actínica, acidental ou não, consiste basicamente em proteção e tratamento contra infecções, isolamento, reposição agressiva de fluidos, eletrólitos e componentes sanguíneos e transplante de medula óssea, se necessário.

INTRODUÇÃO

As radiações ionizantes foram inicialmente descritas por Wilhelm Konrad Röentgen, em 1895, quando este, utilizando as irradiações produzidas por uma ampola de raios catódicos, fez a impressão da mão de sua esposa em um filme radiológico. Denominados de raios X, esse tipo de radiação começou a ser utilizado de imediato na prática clínica, tendo sido publicado o primeiro artigo a respeito desse tipo de tratamento em 1897. O cenário da medicina daquela época, desprovido de antibióticos, anti-inflamatórios e anestesia geral, favoreceu para que a radioterapia fosse utilizada para o tratamento das mais diversas entidades nosológicas, da tuberculose à hipertricose, das neoplasias malignas aos processos degenerativos inflamatórios, e assim por diante. Dessa forma extremamente empírica, aprendemos que as radiações podem debelar processos inflamatórios e tumores, causar epilação definitiva e, quando aplicada em demasia, induzir a queimaduras de difícil cicatrização.[1]

Utilizadas nos dias de hoje com múltiplas finalidades na prática médica diagnóstica ou terapêutica, na pesquisa ou na indústria, as radiações ionizantes podem ocasionar também um risco permanente de exposição acidental para quem é submetido a procedimentos que as envolvam, manipulando-as profissionalmente ou de forma inadvertida, como no acidente ocorrido em Goiânia, em 1987. Ao mesmo tempo que o uso de reatores nucleares para geração de energia elétrica nos dá a oportunidade de melhorar nossa qualidade de vida, os acidentes ocorridos, como o de Chernobyl, em 1986, mostram o que a exposição de todo o corpo ou partes dele à radiação, em diversos níveis de dose, pode causar ao ser humano. Paralelamente ao uso medicinal das radiações ionizantes, desenvolveu-se a indústria bélica atômica, com armas nucleares que mostraram o risco potencial dessa arma terapêutica quando aplicada em altas doses a volumes corporais estendidos. Os dados clínicos das pessoas expostas a diferentes níveis de irradiação em Hiroshima e Nagasaki também ajudaram a melhor compreender a radiobiologia humana.[2]

Embora inúmeros avanços conceituais e tecnológicos tenham ocorrido neste mais de um século de radioterapia e de exposição não terapêutica às radiações ionizantes, ainda lidamos com um ambiente de relativo empirismo, pois não se pode prever com precisão quais serão os efeitos de um tratamento ou exposição inadvertida à irradiação para um determinado indivíduo. Dissertaremos, neste capítulo, sobre como as radiações ionizantes podem lesar os tecidos tumorais e normais e como essas lesões se manifestam clinicamente, podendo levar o paciente a uma situação clínica grave, sugerindo medidas preventivas e terapêuticas adequadas para cada situação que se apresente.

RADIOBIOLOGIA BÁSICA

Os efeitos biológicos causados pelas radiações ionizantes ocorrem como consequência da transferência de energia do feixe irradiante para as moléculas da matéria viva. Uma vez alterada a estrutura de uma determinada molécula, o efeito biológico secundário pode ser de diversas magnitudes, desde ser totalmente inócuo até determinar a morte celular em questão de minutos, dependendo de sua intensidade e da importância das moléculas ionizadas. Outros efeitos biológicos que a interação da irradiação com o DNA nuclear pode acarretar nas células são a alteração da função celular e a carcinogênese, um dos riscos mais temidos quando se fala de exposição à irradiação. Embora o DNA nuclear seja considerado o principal alvo celular para que as radiações ionizantes possam produzir efeitos biológicos, estes podem ocorrer também pela lesão da membrana celular, de moléculas mitocondriais, pela ativação de corpúsculos denominados de "receptores de morte" ou pela degradação de moléculas citoplasmáticas, como as esfingomielinases, que se tornam tóxicas ao se transformarem em ceramidas (Figura 215.1).[3]

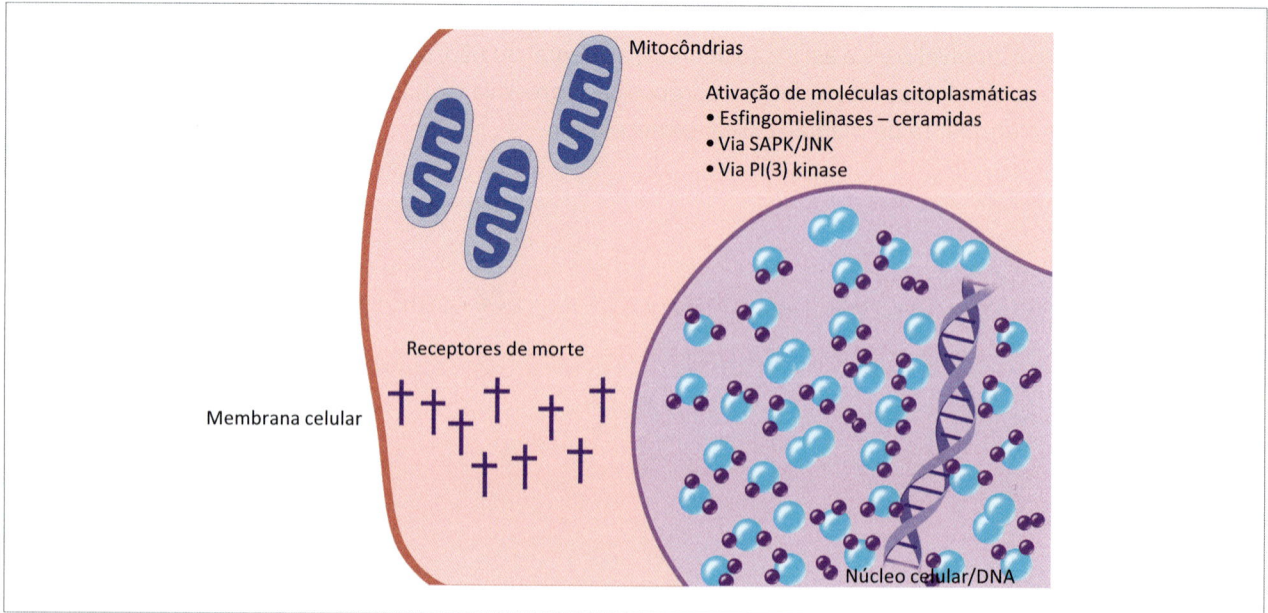

FIGURA 215.1. Possíveis alvos das irradiações ionizantes nas células humanas.

As alterações radiobiológicas induzidas nas células irradiadas podem ser somáticas ou genéticas. Na primeira hipótese, essas alterações se restringem às células irradiadas e repercutem apenas na função e na sobrevida das referidas células, e não se transmitem à sua prole, caso a célula continue sendo viável e se dividindo. Já as alterações genéticas, secundárias à alteração do DNA nuclear, comprometem não só as células irradiadas, mas também suas descendentes, possivelmente por diversas gerações após a exposição à irradiação.

A lesão de uma molécula do DNA nuclear e a consequente possível inativação do gene que ele integra podem ser causadas pela ação direta ou indireta da radiação (Figura 215.2). Em virtude da maior concentração de água no meio intracelular, há maior probabilidade de ionizar-se primariamente uma molécula desta ao se irradiar uma célula. Uma vez ionizadas, as moléculas de água dão origem a radicais livres que são extremamente reativos e tóxicos e podem reagir com o DNA nuclear, levando à lesão indireta dessas moléculas. Uma vez lesada determinada molécula de DNA, a célula pode ou não repará-la, dependendo da extensão do dano e de sua capacidade intrínseca de fazê-lo.

Puck e Marcus,[5] estudando as curvas de sobrevida de células HeLa submetidas a doses crescentes de radioterapia, publicaram, em 1956, um estudo em que demonstraram que a curva de sobrevida das células de mamíferos apresentava uma característica bifásica, com um ombro inicial seguido de fase exponencial (Figura 215.3).

Para explicar essa forma das curvas de sobrevida, foi criada a teoria dos alvos, postulando dois caminhos básicos para a morte celular actínica: por evento único (*single hit*) e pelo acúmulo de múltiplos eventos subletais (*multi-target*). A morte por evento único seria causada por uma ionização densa o suficiente (com alta transferência de energia) para lesar isolada e irreversivelmente a molécula de DNA (Figura 215.2), não dependendo do acúmulo de outros danos para começar a ocorrer (atua linearmente em todos os níveis de dose), nem do oxigênio para fixar o dano ao DNA. Já a morte por acúmulo de danos depende do tamanho da dose (não atua em baixos níveis de dose), acumulando danos subletais e, por sua menor intensidade, também do oxigênio para fixar os danos actínicos ao DNA.

Independentemente do alvo intracelular para as radiações ionizantes ou de seu mecanismo lesivo, o efeito biológico final que se segue à irradiação pode apresentar-se basicamente como:

- Morte celular (entenda-se morte celular por morte mitótica, morte interfásica, apoptose ou necrose);
- Alteração de função celular (diminuição ou aumento de determinada função);
- Nenhuma alteração (quando o gene lesado não tiver expressão significativa na economia dessa célula);
- Carcinogênese (Figura 215.4).

Atualmente, a radioterapia é muito utilizada no tratamento de neoplasias malignas. Nesse contexto, seu principal objetivo é fazer com que as células neoplásicas percam sua clonogenicidade, ou seja, sua capacidade de dividir-se indefinidamente. Por definição, essa perda de clonogenicidade deve ocorrer até a sétima geração da célula irradiada, isto é, essa célula poderá seguir com aspecto normal, e sua prole continuar se dividindo por mais sete vezes após o evento letal, morrendo após esse período de latência.

RADIOBIOLOGIA CLÍNICA

Os efeitos das radiações ionizantes sobre os tecidos, os órgãos e os sistemas podem ser divididos como estocásticos e não estocásticos (Quadro 215.1). Os efeitos estocásticos são do tipo "tudo ou nada", ou seja, independem da dose aplicada para começar a ocorrer, sendo apenas mais prováveis na razão direta da dose. Um exemplo desse tipo de efeito é a carcinogênese. O aparecimento de uma neoplasia secundária depende apenas de ter ocorrido alteração cromossômica específica para tanto. Já os efeitos não estocásticos ou determinísticos, como a diminuição e a perda de função de um órgão, dependem de que se alcance um determinado limiar de dose, não ocorrendo abaixo desse nível, mas tornando-se mais intensos à medida que se aumenta a dose aplicada.

QUADRO 215.1. Efeitos estocásticos e não estocásticos.

Efeito	Exemplos
Estocástico	Carcinogênese, retardo mental, efeitos genéticos
Não estocástico	Esterilidade, catarata, eritema da pele, síndrome hematopoiética, síndromes gastrintestinal e do sistema nervoso central

Para melhor compreendermos as repercussões clínicas causadas pela lesão celular actínica, os órgãos podem ser classificados em três categorias conforme sua fragilidade à radiação, de forma muito semelhante a um circuito elétrico rudimentar: organizados em série, em paralelo e mistos (Tabela 215.1). Os órgãos organizados em série caracterizam-se por poderem ser lesados de forma irreversível pela destruição apenas de parte do órgão. Nessa situação, o volume do órgão irradiado é irrelevante, bastando que parte dele seja atingida por uma dose capaz de causar o efeito pesquisado. Um exemplo típico de órgãos que funcionam em série são os nervos sensitivos e motores e a medula espinhal, bastando que um segmento deles seja seccionado (p. ex.: por uma lesão actínica) para que toda a enervação distal ou proximal à lesão perca sua função. Outros órgãos organizados em série são o tubo digestivo e a uretra. Já a medula óssea funciona tipicamente em paralelo, sendo necessário que se irradie todo o corpo ou, pelo menos, todo o tecido hematopoiético funcionante, para induzir aplasia medular.

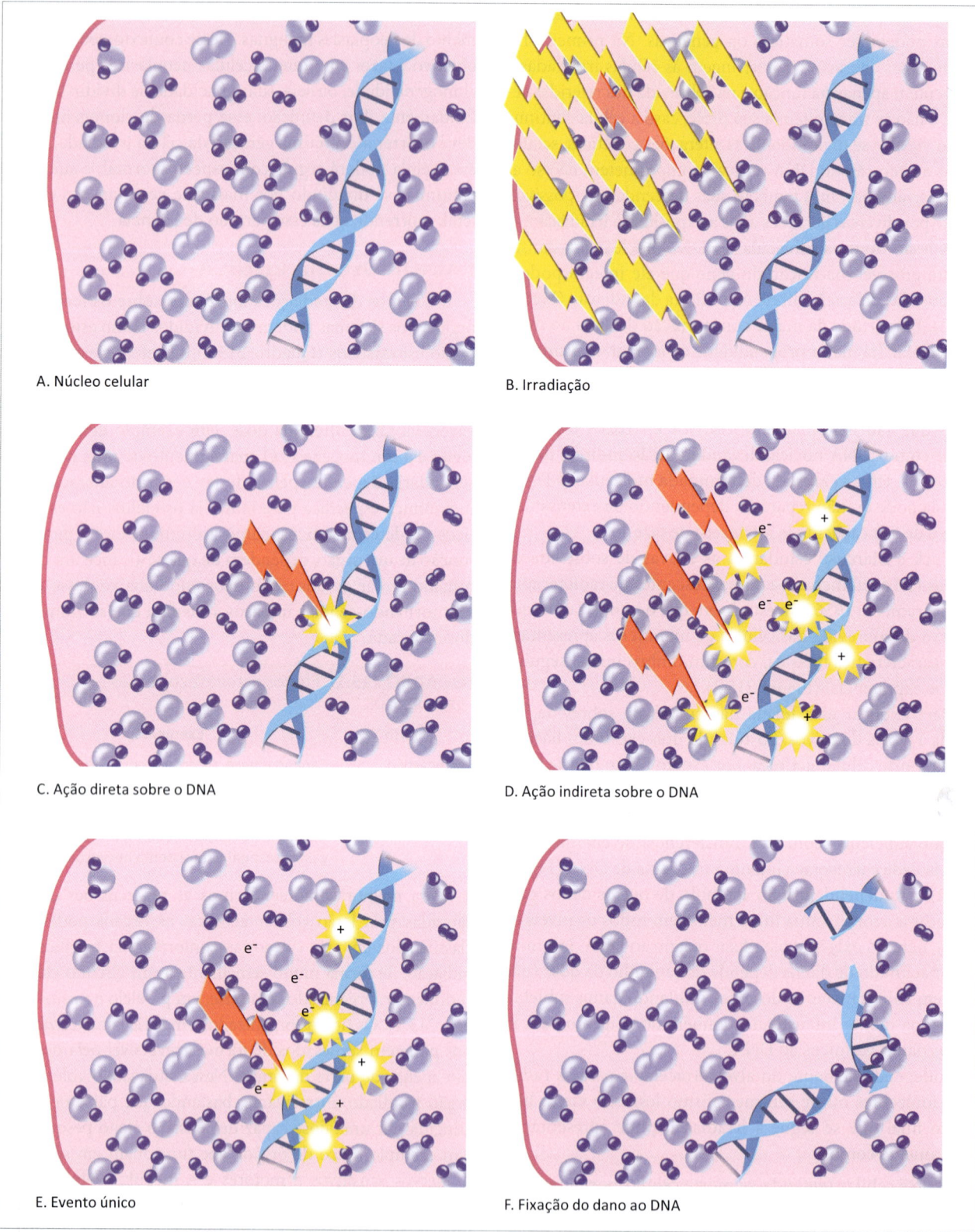

FIGURA 215.2. Fisiopatologia da lesão do DNA pelas irradiações ionizantes, segundo a teoria dos alvos: (A) Núcleo celular como principal alvo. (B) Irradiação do núcleo celular levando à ionização de suas moléculas e lesão direta ou indireta sobre o DNA, por mecanismos de acúmulo de danos ou evento único. (C) Ação direta sobre o DNA (a molécula primariamente lesada é o próprio DNA)/mecanismo de múltiplos eventos (interação de baixa transferência de energia e baixa efetividade – necessita de outros eventos para cumulativamente estabelecer uma lesão definitiva na molécula do DNA). (D) Ação indireta sobre o DNA (a molécula aqui primariamente ionizada é a água, que forma radicais livres e, então, reage com o DNA), mecanismo de múltiplos eventos. (E) Ação direta ou indireta sobre o DNA, mecanismo de evento único (interação com alta transferência de energia – pode isoladamente levar à lesão definitiva/irreparável do DNA). (F) Fixação do dano ao DNA.[4]

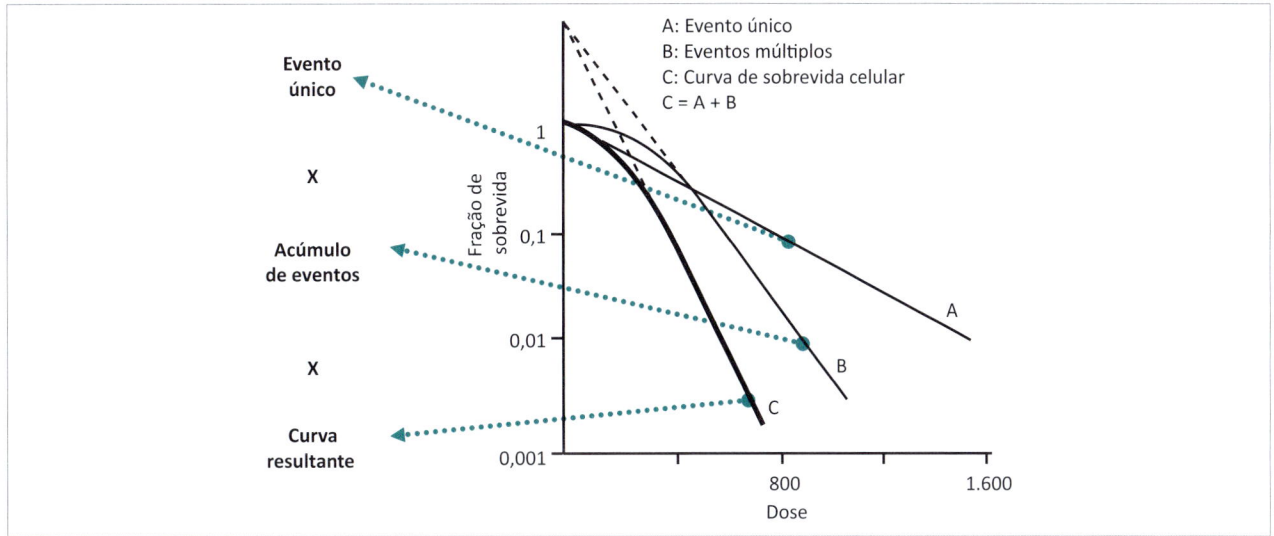

FIGURA 215.3. Curva de sobrevida bifásica característica e sua decomposição em evento único (*single hit*) e múltiplos eventos (*multi-target*). Embora sempre haja a contribuição dos dois mecanismos de morte celular, note que, quando se utilizam frações pequenas de irradiação, a morte celular ocorre predominantemente por evento único e com frações elevadas por múltiplos eventos.[5]

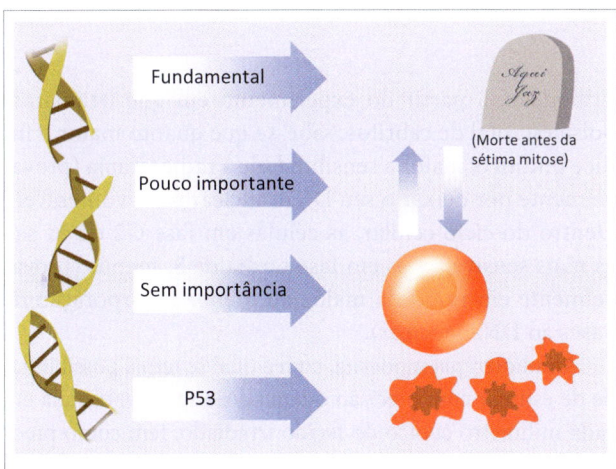

FIGURA 215.4. Possíveis destinos da célula após lesão ao seu genoma pela irradiação.

Outros órgãos organizados em paralelo são os pulmões, o fígado, o sistema linfático e as diversas glândulas endócrinas e exócrinas, entre outros. Os rins (sistema urinário) são órgãos afetados de forma mista pelas radiações: caso se aplique uma dose letal a um dos rins ou parte dele, protegendo de forma adequada o outro rim, não se estabelece a insuficiência renal, podendo inclusive o rim saudável vicariar para suprir a deficiência funcional causada pelo lesado. Por outro lado, o sistema renal funciona em unidades relativamente independentes, ou néfrons, e, se lesarmos parte de um néfron – por exemplo, o glomérulo –, toda a unidade funcional perderá a sua função. Além disso, o ureter, como todo órgão cuja função depende da passagem de substâncias em sua luz, funciona em série, ou seja, uma lesão obstrutiva em um ponto incapacita todo o órgão, vindo mesmo a lesar o rim correspondente causando-lhe insuficiência renal do tipo pós-renal.[6]

RADIOSSENSIBILIDADE CELULAR

O sucesso de qualquer tratamento médico depende do balanço entre sua toxicidade e sua eficácia. Para prever o efeito terapêutico da radioterapia, deve-se entender os conceitos de radiossensibilidade celular e radiocurabilidade tumoral. O primeiro conceito, universal e de aplicação imediata tanto para as células neoplásicas como para as normais, diz respeito à eficácia das radiações em lesá-las e pode ser estendido a todos os seres vivos, desde os vírus até os mamíferos. Já o conceito de radiocurabilidade tumoral foi introduzido para estimar a probabilidade de curar um tumor com a radioterapia.[8]

Para que possamos entender como as radiações ionizantes podem lesar os tecidos, levando a alterações funcionais que poderão repercutir em alteração da homeostase do organismo, é fundamental que incorporemos o conceito de radiossensibilidade celular. Objeto de estudos que remontam ao início do século XX, radiossensibilidade pode ser definida como quanto uma célula pode ser afetada por uma dose terapêutica de irradiação. Embora algumas observações empíricas tenham estabelecido alguns conceitos fundamentais na avaliação da radiossensibilidade celular, foi só a partir da década de 1950 que se começou a quantificar melhor e, finalmente, parametrizar essa variável para cada linhagem celular. Conforme indicado anteriormente, Puck e Marcus publicaram, em 1956, um artigo em que identificaram um padrão de curva de sobrevida para cultura de células HeLa.[5] A partir da extrapolação dessas curvas de sobrevida para outras linhagens celulares, irradiadas em condições normais de pressão, temperatura, oxigenação e nutrientes, pode-se estabelecer parâmetros de comparação entre as diversas linhagens celulares.

TABELA 215.1. Doses de tolerância (em Gy) para diversos tecidos do corpo humano.

Órgão	TD 5/5			TD 50/5			Lesão selecionada
	1/3	2/3	3/3	1/3	2/3	3/3	
Rim	50	30	23	–	40	28	Nefrite clínica
Encéfalo	60	50	45	75	65	60	Necrose/infarto
Tronco cerebral	60	53	50	–	–	65	Necrose/infarto
Medula espinhal	5 cm: 50	10 cm: 50	20 cm: 47	< 5 cm: 50	5 a 10 cm: 50	> 20 cm: 47	Mielite/necrose
Pulmão	45	30	17,5	65	40	24,5	Pneumonite
Coração	60	45	40	70	55	50	Pericardite
Esôfago	60	58	55	72	70	68	Estenose/perfuração
Estômago	60	55	50	70	67	65	Ulceração/perfuração
Intestino delgado	50	–	40	60	–	55	Obstrução/perfuração/fístula
Colo	55	–	45	65	–	55	Obstrução/perfuração/ulceração/fístula
Reto	Volume ≥ 100 cm^3		60	Volume ≥ 100 cm^3		80	Proctite grave/necrose/fístula
Fígado	50	35	30	55	45	40	Insuficiência hepática

Define-se TD 5/5 como a dose que tem a probabilidade de 5% de impor uma sequela grave a um determinado órgão (especificada na coluna da extrema direita da tabela) em 5 anos e TD 50/5, à probabilidade de 50.[7]

A radiossensibilidade celular está inversamente relacionada à capacidade de uma determinada célula corrigir as lesões causadas ao seu DNA nuclear pelas radiações ionizantes. Essas características são herdadas como aspectos ontogenéticos de cada célula (de acordo com a linhagem celular que lhe deu origem) e segundo a carga genética do indivíduo, ou circunstanciais, como índice mitótico, oxigenação e a fase do ciclo celular em que a célula se encontra.

As linhagens celulares seguem, em geral, as mesmas características do tecido de origem com relação à resposta à radioterapia, assim sendo, os tecidos linfoides, que são muito sensíveis às radiações ionizantes (têm mecanismos pouco efetivos em reparar os danos subletais causados ao seu DNA nuclear), originam tanto os linfonodos como os linfomas, que igualmente são extremamente sensíveis à irradiação. Indivíduos com doenças genéticas, como ataxia-telangiectasia, têm capacidade diminuída para reparar seu DNA celular; dessa maneira, sua sensibilidade à irradiação é muito elevada quando comparada à da população em geral.

O efeito oxigênio é de longa data conhecido, sendo essa molécula um potente elemento fixador do dano ao DNA, impedindo sua reparação, sendo as células hipóxicas entre 2,5 e 3,5 vezes mais resistentes à radioterapia. Quanto mais determinada célula se divide, mais expõe o seu DNA à lesão actínica e, da mesma forma, passando por fases mais sensíveis do ciclo celular, maior vai ser a chance de ser lesada.

Outros fatores implicados na radiossensibilidade de um tumor são seu índice mitótico e a fase do ciclo celular em que a célula está quando da irradiação. Desde o início do século XX, conforme enunciado por Begonier e Tribodeau, a partir do experimento em que irradiaram bolsa escrotal de cabritos, sabe-se que quanto maior o índice mitótico, maior a sensibilidade à radioterapia (provavelmente por deixar o seu DNA nuclear mais vulnerável). Dentro do ciclo celular, as células em fase G2 ou M são as mais sensíveis e as em fase tardia de S, menos (provavelmente em razão da maior ou menor incorporação de bases ao DNA nuclear).

A radioterapia moderna, com a qual se tem a possibilidade de estimar com precisão quanta dose será depositada em cada milímetro cúbico do tecido irradiado, tem como preocupação principal evitar que se lese o tecido normal acima do aceitável. Dessa forma, costuma-se dizer que o problema no tratamento utilizando as radiações ionizantes não é impor dano irreversível ao alvo, mas sim evitar que os tecidos normais recebam doses a volumes determinados superiores às consideradas como seguras. Nesse sentido, atualizando os conceitos introduzidos por Emami na década de 1970,[7] formou-se na década de 2000 o grupo QUANTEC (*Quantitative Analysis of Normal Tissue Effects in the Clinic* – Análise quantitativa dos efeitos clínicos da irradiação nos tecidos normais), que, por meio da análise dos dados mais atuais da literatura médica específica, criou um guia sumário da tolerância dos tecidos segundo a relação dose/volume.[11]

RADIOCURABILIDADE TUMORAL

A probabilidade de curar um tumor por meio da radioterapia depende de fatores relacionados à neoplasia, ao paciente e às relações entre o tumor e o paciente. Os primeiros fatores a serem avaliados em tratamentos oncológicos são a radiossensibilidade tumoral e o padrão de resposta que as células vão apresentar na irradiação (tecidos com resposta aguda ou tardia à irradiação). Quanto mais radiossensível for o tumor, mais significativa a resposta deste ao tratamento, dependendo da velocidade de regressão ou do desaparecimento tumoral do seu padrão de resposta. Um exemplo típico de tumor com resposta tardia é a neoplasia de próstata, em que a avaliação da resposta pela queda dos níveis de PSA, diminuição de volume tumoral e negativação da biópsia pode só vir a se efetivar um ano ou mais após o término do tratamento.[9]

Sendo a morte celular pela radioterapia uma função exponencial, para que se possa estimar a chance de se curar determinado tumor com certo tratamento, é importante ter uma estimativa quantitativa do volume tumoral inicial e do número de células neoplásicas clonogênicas (volume tumoral total multiplicado pelo percentual de células clonogênicas no tumor) a serem tratadas. Quanto maiores o volume tumoral e o contingente clonogênico desse tumor, maior a dose necessária para esterilizá-lo (Figura 215.5).

A radiocurabilidade de um tumor depende também, e em grande parte, de sua localização e de suas relações com os tecidos normais do paciente, bem como das possibilidades técnicas em depositar a dose necessária para curar o tumor sem impor uma sequela proibitiva ao paciente.

IRRADIAÇÃO TERAPÊUTICA DE SEGMENTOS CORPORAIS E A VOLUMES RESTRITOS

Embora a irradiação corporal total seja utilizada em algumas situações clínicas específicas, em geral, nos dias de hoje, as irradiações ionizantes são utilizadas para o tratamento local ou locorregional de neoplasias. O maior problema no tratamento de volumes restritos é a exposição de tecidos normais a altas doses de irradiação e sua consequente lesão. Cada tecido, segundo sua ontogênese, possui uma radiossensibilidade específica, que pode variar inclusive entre os diversos tipos celulares de um mesmo tecido, e dentro do mesmo tipo celular, entre os seus compartimentos com diferentes índices mitóticos.[10]

Para poder nortear os tratamentos utilizando as irradiações ionizantes com a máxima eficácia (maior lesão aos tecidos tumorais e menor toxicidade possível aos tecidos normais), existem dados da literatura apontando as doses de tolerância para diversos tecidos do corpo humano. Esses dados estão organizados em tabelas de fácil consulta, como as criadas por Emami e colaboradores (Tabela 215.1), que informam quais as doses que ocasionariam risco de 5% (DL 5/5) e de 50% (DL 50/5) de se desenvolver uma lesão grave em cinco anos, para cada tecido, associado ou não a um determinado volume. Em geral, a dose aplicada deve ser man-

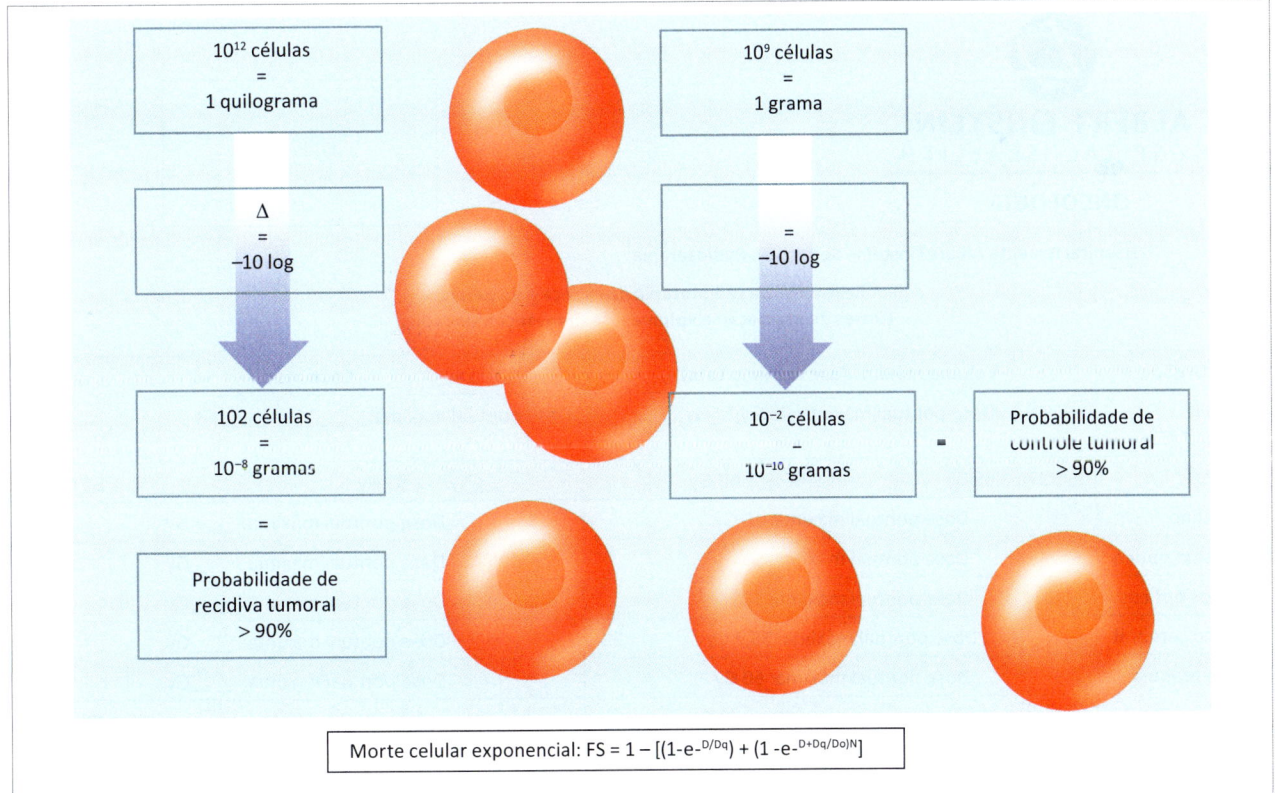

FIGURA 215.5. Probabilidade de cura de um tumor segundo o volume tumoral inicial para um mesmo tratamento, supondo-se uma queda de 10 logs no volume tumoral. No primeiro caso, uma população tumoral estimada em 10^{12} células cairia para 10^2 células, que teriam elevada probabilidade de repopular o tumor. No segundo, partindo de 10^9 células, haveria um resíduo teórico de 10^{-1} células, com probabilidade superior a 90% de controle tumoral na região tratada.

tida abaixo da DL 5/5 e nunca deve alcançar ou ultrapassar a DL 50/5 de cada tecido irradiado.[7] A partir desses dados, foram estabelecidas tabelas de limitação de dose que são empregadas no planejamento dos tratamentos conformados, por exemplo, a Figura 215.6, na qual estão os parâmetros de limitação de dose máxima aos tecidos normais, em caso de tumores de cabeça e de pescoço, utilizados inicialmente no Serviço de Radioterapia do Hospital Israelita Albert Einstein. Com a introdução das informações trazidas pelo QUANTEC,[11] essas tabelas foram atualizadas, como está na Figura 215.7 elaborada em 2007.

EFEITOS TÓXICOS DAS RADIAÇÕES IONIZANTES NOS TECIDOS

A toxicidade de uma irradiação depende de diversos fatores, entre os quais se destacam as doses totais do tratamento, o tipo e a energia da radiação utilizada (raios X, raios gama, nêutrons, prótons), a dose por fração diária de radiação, o número de frações aplicadas por dia ou por semana, o intervalo de tempo entre essas frações, o tempo total de tratamento (em dias), a radiossensibilidade específica de cada tecido, o volume de órgão irradiado, o tempo decorrido desde o tratamento irradiante, a concomitância ou o uso pregresso de fármacos radiossensibilizantes ou radioprotetores, a idade do paciente, o estado funcional do órgão considerado, a existência de crescimento ou fase de formação orgânica (como em pacientes grávidas – fetos – e crianças), os tratamentos prévios com ou sem irradiação e suas toxicidades e o estado nutricional e higiênico do paciente, entre outros. Há também uma variação individual com relação à capacidade de regenerar os danos causados pela irradiação, capacidade esta muito prejudicada em pacientes que apresentam doenças genéticas, como a ataxia-telangiectasia.[12]

As toxicidades actínicas podem ser divididas basicamente em dois grandes grupos, conforme o tempo para sua manifestação: as precoces, que ocorrem durante o curso irradiante ou até cerca de seis meses após seu término; e as tardias, classificadas, por definição, como as que ocorrem mais de seis meses após a irradiação. As toxicidades precoces costumam aparecer já durante o curso irradiante, uma vez atingido o seu limiar de dose. Se a dose total de tratamento for moderada, costumam progredir conforme as frações diárias de radiação se somam e regredir rapidamente, em geral, cerca de uma semana a um mês quando finda a radioterapia, sendo, nesses casos, temporária. Tem-se como exemplo clássico dessa situação a mucosite oral quando a cavidade oral é irradiada nas doses convencionais. Se essa dose, por outro lado, for elevada para a tolerância do órgão questão (o que pode ocorrer nas adja-

ALBERT EINSTEIN
HOSPITAL ISRAELITA

ONCOLOGIA

Etiqueta

Hospital Israelita Albert Einstein - Serviço de Radioterapia

Restrições na radioterapia da cabeça e do pescoço
(Doses de irradiação e volumes máximos recomendados)

Órgão	Volume máxim/dose máxima total			Caso atual		
Medula espinal*/C2	Dose pontual máxima: 45 Gy/55Gy			Dose pontual máxima: _____/_____ Gy		
ATM**	≤ 33%: ≥ 65 Gy	≤ 66%: ≥ 60 Gy		_____%: ≥ 65 Gy	_____%: ≥ 60 Gy	
Cristalino	Dose pontual máxima: 10 Gy			Dose pontual máxima: ____Gy		
Quiasma óptico	Dose pontual máxima: 50 Gy			Dose pontual máxima: ____Gy		
Nervos ópticos	Dose pontual máxima: 50 Gy			Dose pontual máxima: ____Gy		
Tronco cerebral	Dose pontual máxima: 56,7 Gy			Dose pontual máxima: ____Gy		
Plexo braquial	Dose pontual máxima: 60 Gy			Dose pontual máxima: ____Gy		
Laringe	≤ 33%: ≥ 79 Gy	≤ 66%: ≥ 70 Gy		____%: ≥ 79 Gy	____%: ≥ 70 Gy	
Parótida**	≤ 25%: ≥ 45 Gy	≤ 66%: ≥ 60 Gy	≤ 100%: ≥ 24 Gy	____%: ≥ 45 Gy	____%: ≥ 30 Gy	____%: ≥ 24 Gy

_____/_____/20

Dosimetrista   Físico   Médico   Data

FIGURA 215.6. Restrições na radioterapia da cabeça e do pescoço segundo padronizado no Hospital Israelita Albert Einstein em 2000 (doses de irradiação e volumes máximos recomendados segundo dados de Emami).

ALBERT EINSTEIN
HOSPITAL ISRAELITA

RADIOTERAPIA

Preencher quando não houver etiqueta disponível

Paciente: _____
Conta corrente: _____ Leito: _____
Prontuário: _____

Restrições na radioterapia de cabeça e do pescoço
(Doses de irradiação e volumes máximos recomendados)

Órgão	Volume máximo/dose máxima	Caso atual	
Nervos ópticos	Dmax: 50Gy	Dir: Dmax: ___Gy	Esq: Dmax: ___Gy
Ap. auditivo	≤ 50%: 45Gy Dmax: 54Gy	Dir: ___%: 45Gy Dmax: ___Gy	Esq: ___%: 45Gy Dmax: ___Gy
Retina (olhos)	Dmax: 54Gy	Dir: Dmax: ___Gy	Esq: Dmax: ___Gy
Cristalino	Dmax: 10Gy	Dir: Dmax: ___Gy	Esq: Dmax: ___Gy
Parótidas (sem PTV)	≤ 100%: ≥ 24Gy ≤ 50%: ≥ 25Gy ≤ 25%: ≥ 45Gy	Dir: ___%: ≥ 24Gy ___%: ≥ 26Gy ___%: ≥ 45Gy	Esq: ___%: ≥ 24Gy ___%: ≥ 26Gy ___%: ≥ 45Gy
HEMSF. cerebral (sem PTV)	Dmax: 60Gy	Dmax: ___Gy	
ATM	≤ 66%: ≥ 60Gy ≤ 30%: ≥ 65Gy Dmax: 70Gy	___%: ≥ 60Gy ___%: ≥ 65Gy Dmax: ___Gy	
Quiasma óptico	Dmax: 50Gy	Dmax: ___Gy	
Hipófise	Dmax: 54Gy	Dmax: ___Gy	
Tronco cerebral	Dmax: 54Gy	Dmax: ___Gy	
Med. espinhal (C1-C2)	Dmax: 50Gy	Dmax: ___Gy	
Med. espinhal (C3 e abaixo)	Dmax: 45Gy	Dmax: ___Gy	
Laringe	≤ 50%: 50Gy Dmax: 70Gy	≤ 50%: ___Gy Dmax: ___Gy	
Plexo braquial	Dmax: 54Gy	Dmax: ___Gy	
Esôfago	≤ 100%: ≥ 35Gy ≤ 66%: ≥ 58Gy ≤ 33%: ≥ 65Gy Dmax: 69Gy (s/QT)/58Gy (c/QT)	___%: ≥ 35Gy ___%: ≥ 58Gy ___%: ≥ 65Gy Dmax: ___Gy	

Ass. e carimbo: _____ _____ _____ _____/_____/20___
                     Dosimetrista   Físico   Médico   Data

Última atualização: 02/2007

FIGURA 215.7. Restrições na radioterapia da cabeça e do pescoço atualizadas pelos dados do QUANTEC no Hospital Israelita Albert Einstein.

cências de cateteres de braquiterapia ou em zonas de inomogeneidade de dose), a toxicidade precoce pode não chegar a regredir totalmente. Seguir-lhe-á a toxicidade tardia, que pode perpetuar-se como sequela actínica. No mesmo exemplo, a mucosite precoce pode apresentar erosões e úlceras mucosas que nunca cicatrizam e dão origem a úlceras crônicas de difícil tratamento. Toxicidades ocorrentes entre esses dois momentos são chamadas, por alguns autores, de intermediárias ou subagudas e têm como melhor exemplo a doença veno-oclusiva hepática, com obstrução das veias hepáticas.[13]

Os tecidos são classificados também como de resposta precoce, que reagem prontamente à irradiação e apresentam efeitos precoces como quadro clínico predominante; e de resposta tardia, em que a toxicidade tardia é o quadro clínico predominante, como a medula espinal. Tecidos cuja função depende primordialmente de divisão celular e apresentam geralmente tempos de ciclo celular curto, como células germinativas, mucosa intestinal, pele, pelos e cabelos, respondem precocemente à irradiação; tecidos com características inversas, como nervos, cérebro, ossos e músculos, respondem tardiamente. Diversos tecidos, porém, compõem um órgão, de forma que essas lesões podem apresentar caráter misto, com lesões precoces e tardias. Um exemplo desse tipo de resposta são os pulmões, que revelam nas pneumonites precoce e tardia quadros clínicos e fisiopatologias diferentes. Efeitos tardios apresentam caráter degenerativo e geralmente progressivo, mesmo quando subclínicos. Todo tecido irradiado apresentará efeitos actínicos tardios, mesmo que clinicamente silenciosos. Sob uma nova agressão, como um novo curso irradiante, trauma, cirurgia, infecção, quimioterapia ou outras patologias, lesões clinicamente inertes, mas em um tecido marcado pela irradiação prévia, podem revelar-se. Como exemplo, pode-se citar insuficiência respiratória aguda causada por uma pneumonia bacteriana sobreposta a uma pneumonite actínica já existente e assintomática. Todos esses conceitos estão esquematizados no gráfico da Figura 215.8.[14]

A toxicidade actínica é diretamente proporcional à dose total administrada e ao volume de órgão irradiado; e inversamente proporcional ao intervalo entre as frações diárias de radiação, ao tempo total do curso irradiante (em dias), à idade de uma criança, ao estado de formação, diferenciação e crescimento de um órgão ou tecido. Por isso, as crianças são particularmente mais sensíveis à irradiação, e seus órgãos possuem doses de tolerância conhecidamente mais baixas do que as dos adultos.[15]

A existência de outros fatores de agressão tecidual prévia ou concomitante à irradiação é crucial na patogênese das lesões actínicas. Conhecidamente, o uso concomitante de diversos quimioterápicos as potencializa, das lesões actínicas, como o uso concomitante de quimioterápicos (ex: irradiação do miocárdio em pacientes que receberam epirrubicina). A primeira lesa o estroma miocárdico, causando-lhe fibrose e hipoperfusão sanguínea, e mesmo déficits de condução dos nodos cardíacos, enquanto a segunda lesa diretamente os miócitos cardíacos, diminuindo-lhes as fibras contráteis. O resultado é um coração duplamente danificado. Outros fármacos, por outro lado, apresentam efeito radioprotetor, dos quais o exemplo mais famoso atualmente é a amifostina, que apresenta boa proteção seletiva dos tecidos normais, pouco protegendo tumores, e boa concentração em órgãos, como as glândulas salivares e o fígado. Tem sido utilizada para diminuir a ocorrência de xerostomias precoce e tardia em pacientes cujas parótidas são irradiadas, bem como esofagite, mas ao preço de ter de fazer uma aplicação diária pouco antes da irradiação, de alto custo e com efeitos colaterais desagradáveis, como rubor, hipotensão, náuseas e vômitos razoavelmente frequentes. Além desses fatores, a presença de manipulação cirúrgica prévia em um órgão irradiado pode diminuir-lhe a resistência actínica e aumentar-lhe as complicações actínicas tardias. Conhecidamente, a irradiação pélvica em pacientes cujas alças intestinais foram previamente manipuladas cirurgicamente ocasiona significativa maior ocorrência de obstrução intestinal actínica tardia, fibrose peritoneal e bridas, em alguns casos necessitando de tratamento cirúrgico. Entretanto, a manipulação cirúrgica após irradiação também pode ser mais mórbida para os tecidos envolvidos. Outro efeito a ser observado é a fragilização de alguns tecidos quando irradiados, por exemplo, a extração dentária em mandíbula irradiada aumenta a incidência de osteorradionecrose mandibular.[15]

O estudo mais detalhado dos efeitos actínicos em cada tecido e órgão do corpo humano escapa ao escopo dessa obra; no entanto, algumas considerações podem resumir satisfatoriamente os padrões de lesão actínica genérica:

- **Efeitos precoces genéricos:** afetam principalmente tecidos de ciclo celular curto, depletando-os de suas células reprodutoras. Em epitélios mantidos pela reposição das

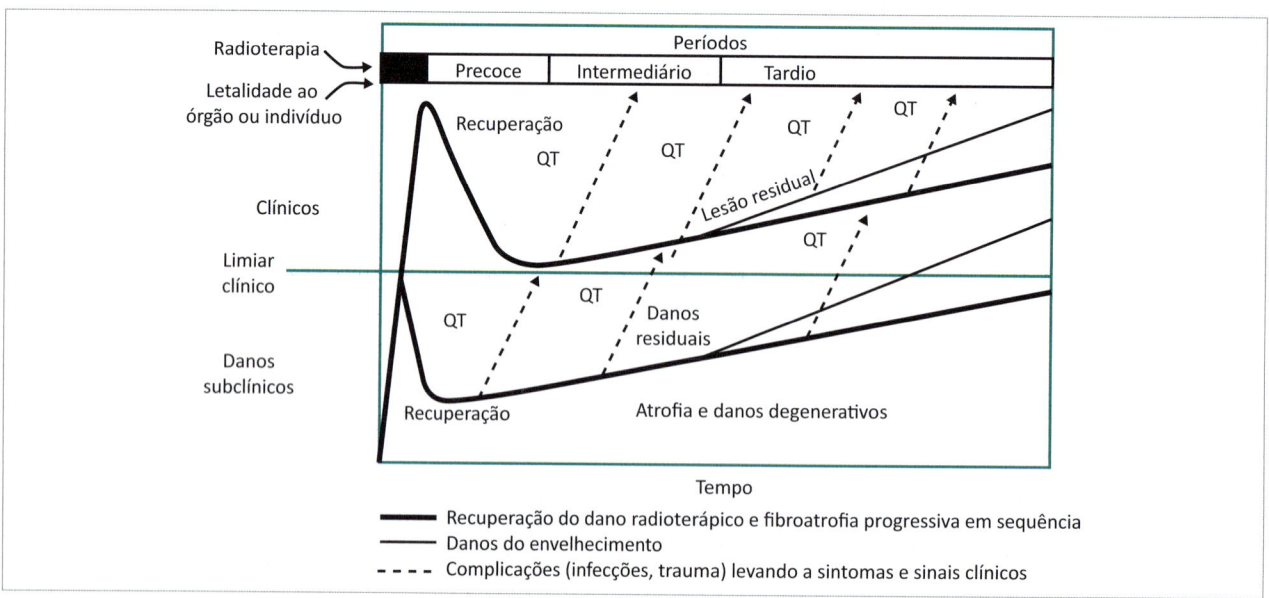

FIGURA 215.8. Comportamento e evolução das lesões actínicas precoces e tardias.

células das camadas mais superficiais pelas células geradas nas camadas basais, ocorre desnudamento, o que aparece como mucosa careca no tubo gastrintestinal, descamação e erosões na pele, queda de pelos e de cabelos. Na medula óssea, afetam as células progenitoras (*stem-cells*), prejudicando a crase sanguínea. Nos testículos afetam, principalmente, as espermatogônias e espermatócitos, gerando azoospermia temporária ou definitiva. Na mucosa oral, a descamação epitelial forma a característica mucosite actínica. Em todos os tecidos do organismo, a lesão das células endoteliais acompanha a formação de certo edema, que pode ser importante para órgãos compressíveis, como o cérebro e o cerebelo;[16]

- **Efeitos tardios genéricos:** em todos os tecidos do organismo, fibrose, atrofia, diminuição da vasculatura por perda de capilares e trombose, com isquemia tecidual secundária e displasia. Na medula óssea, hipocelularidade e medula gordurosa. No sistema nervoso central, gliose. Em glândulas endócrinas, atrofia com ou sem perda da secreção hormonal. Em todos os tecidos, uns mais, outros menos, pode haver carcinogênese tardia radioinduzida.

Em epitélios, observam-se descamação e denudação precoces, e atrofia, erosões e úlceras tardiamente, bem como displasia. Na pele ou em mucosas, aparecem tardiamente telangiectasias e atrofia de glândulas secretoras, como as sebáceas ou produtoras de muco. Em parênquimas, ressaltam-se genericamente a atrofia e a perda tardia de função. Em órgãos tubulares, como o esôfago, os ureteres e os intestinos, a fibrose tardia pode gerar contratura, com deformidades, estenoses e obstrução. No pulmão, a fibrose e a perda de espaços alveolares causarão diminuição da função pulmonar conforme o volume irradiado. No sistema nervoso central, a necrose tardia que ocorre principalmente na substância branca pode simular recidiva neoplásica e necessitar de intervenção cirúrgica, sendo causa comum de morte nesses pacientes.[17]

É essencial salientar que todos esses efeitos deletérios da radiação ionizante possuem probabilidades de ocorrência conhecidas, e o respeito às doses de tolerância de cada órgão de risco envolvido em um tratamento, mormente com o uso de técnicas modernas de radioterapia, como a radioterapia tridimensional conformacional, a radioterapia com modulação da intensidade do feixe e o V-MAT (*volumetric modulated arc therapy* – radioterapia com modulação volumétrica da intensidade do feixe), acarreta baixos riscos de sua ocorrência.

IRRADIAÇÃO CORPORAL TOTAL NA PRÁTICA MÉDICA

A irradiação corporal total (TBI) é utilizada na prática médica moderna no processo de condicionamento de pacientes nos transplantes de medula óssea (TMO). Tendo em vista os riscos envolvidos nessa prática, só pode ser realizada quando há uma estrutura hospitalar capaz de dar suporte clínico adequado a pacientes com aplasia medular e mucosite grave.

Algumas das vantagens da introdução da TBI no condicionamento do TMO são:

- As radiações ionizantes agem de maneira biológica diferente das drogas quimioterápicas, não havendo, portanto, resistência cruzada;
- Diferentemente das drogas que, depois de injetadas ou ingeridas, têm de se distribuir pelo organismo, pela circulação sanguínea, e nos tecidos por difusão no interstício, propiciando uma concentração variável conforme o tecido analisado, as radiações ionizantes distribuem-se de forma bastante homogênea por todo o organismo;
- As doses aplicadas de irradiação podem ser diminuídas ou aumentadas em algum tecido em que isso seja desejável; dessa forma, habitualmente os pulmões são protegidos de doses superiores a 9 Gy e um reforço de dose na bolsa escrotal é feito. Da mesma forma, pode-se variar a taxa de dose desse tratamento, de modo que se alcance um efeito terapêutico mais adequado (Tabela 215.2);
- Por um mecanismo de imunossupressão específico, a TBI proporciona melhor tolerância imunológica ao enxerto, requerendo, dessa forma, menor imunossupressão química nos transplantados. Esse fato permite também que, dentro de uma reação enxerto *versus* hospedeiro moderada, haja uma reação enxerto *versus* leucemia, o que acaba por melhorar os resultados de cura em pacientes com leucemias submetidos a transplante alogênico de medula óssea.

EXPOSIÇÃO NÃO TERAPÊUTICA DE PARTES OU DE TODO O CORPO ÀS IRRADIAÇÕES IONIZANTES

A irradiação corporal total fora do contexto terapêutico, seja de forma inadvertida ou acidental, seja de forma intencional, militar ou criminosa, pode passar totalmente assintomática, assim como causar a morte imediata do indivíduo. A gravidade da sintomatologia apresentada depende da dose aplicada e do volume corporal efetivamente irradiado. Segundo dados coletados de diversos autores, de 1944 a 1988 ocorreram cerca de 297 acidentes com radiação ionizante, envolvendo cerca de 136.678 pessoas, com 70 fatalidades documentadas, número este provavelmente subestimado. O Quadro 215.2 oferece uma lista dos principais acidentes documentados, com ano de ocorrência e fonte de irradiação.[19]

A irradiação de corpo inteiro em dose única causa uma série de sintomas e sinais clínicos conhecidos como doença da irradiação ou síndrome da irradiação aguda, cujo quadro clínico e evolução dependem da dose recebida, conforme mostrado na Tabela 215.3 e no Quadro 215.3.

TABELA 215.2. Efetividade biológica relativa (pulmão × leucemia) da irradiação corporal total utilizada em transplante de medula óssea, variando-se a dose total, o número de frações e a taxa de dose.*

Dose total/frações	Tipo de célula	Taxa de dose/índice terapêutico/Δ%			
		0,01 Gy/min	0,05 Gy/min	0,1 Gy/min	0,25 Gy/min
9,9 Gy/3 frações	Pulmão	0,80	1**	1,04	1,06
	Leucemia	0,94	1**	1,01	1,02
	Índice terapêutico	+ 17,5%	0%**	– 2,9%	– 3,8%
10 Gy/1 fração	Pulmão	0,91	1,62	1,89	2,09
	Leucemia	0,98	1,21	1,29	1,36
	Índice terapêutico	+ 7,7%	–25,3%	– 31,7%	– 34,9%
12 Gy/6 frações	Pulmão	0,89	1,00	1,02	1,03
	Leucemia	1,11	1,14	1,15	1,15
	Índice terapêutico	+ 24,7%	+ 14%	+ 12,7%	+ 11,6%
15 Gy/12 frações	Pulmão	1,02	1,09	1,10	1,10
	Leucemia	1,35	1,38	1,38	1,38
	Índice terapêutico	+ 29,4%	+ 26,6%	+ 25,4%	+ 25,4%

*Por exemplo, assumindo um referencial de dose total de 9,9 Gy, dividida em 3 frações, uma vez ao dia, taxa de dose de 0,05 Gy por minuto como sendo o índice terapêutico padrão, tem-se uma dose total de 15 Gy, dividida em 12 frações, 3 x/dia, taxa de dose de 0,01 Gy por minuto tem um efeito terapêutico 29,4% melhor. Já no caso de uma dose total de 10 Gy, em fração única, taxa de dose de 0,25 Gy por minuto, o efeito terapêutico é 34,9% pior que o padrão.
**Índice terapêutico padrão.
Fonte: Modificada de Vitale e colaboradores, 1991.[18]

QUADRO 215.2. Lista parcial dos maiores acidentes envolvendo radiação ionizante.[19]

Localização	Ano	Tipo de acidente	Morte precoce
Los Alamos, NM, EUA	1945	Operabilidade crítica	1
Ilhas Marshall	1954	Explosão atômica	–
Oak Ridge, TN, EUA	1958	Operabilidade crítica	1
Iugoslávia	1958	Operabilidade crítica	1
Rússia	1960	Dose interna grave por ^{226}Ra	–
Rússia	1960	Aparelho de radioterapia ^{137}Cs	1
Idaho Falls, ID, EUA	1961	Operabilidade crítica	3
México	1962	Aparelho de radioterapia ^{60}Co	4
Alemanha	1961	Dose interna grave ^{3}H	2
China	1963	Aparelho de radioterapia ^{60}Co	2
Ilha Rhode	1964	Operabilidade crítica	2
Wisconsin	1968	Dose interna grave ^{198}Am	1
Bulgária	1972	Aparelho de radioterapia ^{137}Cs	1
Hanford, WA, EUA	1976	Dose interna grave ^{241}Am	–
Hanford, WA, EUA	1955	Dose interna grave ^{235}Pu	–
Argélia	1978	Aparelho de radioterapia ^{192}Ir	1
Three Mile Island, PA, EUA	1979	Operabilidade crítica	–
Noruega	1982	Aparelho de radioterapia ^{60}Co	1
Argentina	1983	Operabilidade crítica	1
Marrocos	1984	Aparelho de radioterapia ^{192}Ir	7
Canadá	1985	Acelerador de radioterapia	1
Texas, EUA	1986	Acelerador de radioterapia	2
Chernobyl/Ucrânia	1986	Operabilidade crítica	29 a 36
Goiânia, Brasil	1987	Aparelho de radioterapia ^{137}Cs	4
Japão	1999	Operabilidade crítica	1
Samut Prakan, Tailândia	2000	Aparelho de radioterapia ^{60}Co	3
Rio de Janeiro, Brasil	2011	Prescrição de dose de radioterapia	1

TABELA 215.3. Síndromes secundárias à irradiação corporal total segundo dose aplicada.[20]

Aspectos	Sistema nervoso central	Trato gastrintestinal	Hematopoiese
Órgão chefe	Cérebro	Intestino delgado	Medula óssea
Dose limiar (cGy)	2.000	500	100
Latência	1 a 3 horas	3 a 5 dias	2 a 3 semanas
Limiar mortal (cGy)	5.000	1.000	200
Tempo de morte	2 dias	3 dias a 2 semanas	3 semanas a 2 meses
Sinais e sintomas	Letargia, tremores, convulsões, ataxia	Mal-estar, anorexia, náuseas, vômitos, diarreia, febre, desidratação, perda de eletrólitos, colapso circulatório	Mal-estar, febre, dispneia de exercício, fadiga, leucopenia, trombocitopenia, púrpura
Patologia dominante	Vasculite, encefalite, meningite, edema	Mucosa careca, neutropenia, infecção	Atrofia, pancitopenia, anemia, hemorragia

QUADRO 215.3. Efeitos secundários a irradiações corporal total, global e setorial conforme dose aplicada em uma única exposição.[20]

Local/Sistema	Dose	Sintomas
DL50/(60) – NT* DL50/(60) – T**	3,5 Gy 7-8 Gy	Náuseas e vômitos iniciam imediatamente. Linfócitos caem e atingem o nadir em 12 a 48 horas, plaquetas e glóbulos vermelhos, em 1 a 6 semanas. Morte em 50% dos humanos após 60 dias da exposição
Pulmões	11 a 12 Gy	Pneumonite actínica fatal em 3 a 4 semanas
Pele	3 Gy 6 Gy 20 Gy 20 a 30 Gy	Epilação a partir de 17 dias após a exposição Eritema cutâneo Descamação úmida Necrose/ulceração

*Dose fatal quando não tratados; **Dose fatal quando tratados extensivamente.

Consiste geralmente em três fases nem sempre distintas, sucintamente descritas a seguir.

A primeira fase é a prodrômica, que ocorre horas após a exposição, com tempo de início, gravidade e duração dependentes da dose, cujo comportamento pode indicar aproximadamente qual a dose recebida, tendo como sintomas mais frequentes anorexia, náuseas e vômitos. Se precoce, intenso e longo, indica alta dose recebida; do contrário, baixa dose. A segunda fase é a latência, que, com doses pequenas a intermediárias, segue-se a um pródromo de duração inferior a 24 horas. É um período assintomático cuja duração é inversamente proporcional à dose. Com doses maiores de 1.000 cGy, a latência é praticamente inexistente. Reflete o tempo necessário para que as consequências da depressão celular nos tecidos ciclantes tornem-se clinicamente evidentes, isto é, o tempo antes que a terceira fase da síndrome da irradiação aguda se manifeste. A terceira fase é a principal, subdividida conforme o tipo de evento potencialmente letal e o órgão principalmente envolvido. Pode apresentar três quadros clínicos básicos, conforme a dose recebida: a síndrome cerebrovascular, a gastrintestinal e a hematopoiética, descritas a seguir.

A síndrome cerebrovascular, agora chamada síndrome da incapacitação aguda, ocorre quando a dose aplicada a todo o corpo é maior do que 2.000 cGy em média. Quando a dose é superior a 5.000 cGy, provoca a morte em horas. Tem sinais e sintomas principalmente secundários a alterações vasculares no sistema nervoso central (SNC), com mecanismo obscuro, refletindo a radiossensibilidade do endotélio e sua distribuição corporal. Envolve uma microvasculite, especialmente em arteríolas e vênulas, com vacuolização das células endoteliais, ruptura da membrana basal, edema perivascular, hemorragias e aumento da permeabilidade vascular. O edema cerebral manifesta-se como hipertensão craniana grave e habitualmente fatal por si só.

A síndrome gastrintestinal apresenta dose limiar em torno de 500 a 700 cGy, com período de latência de aproximadamente 3 a 5 dias. Com doses entre 700 e 5.000 cGy, ocorre morte precedida por diarreia 5 a 12 dias após a irradiação. Apresenta diminuição de células das criptas intestinais, com desnudamento viloso e erosões microscópicas que se juntam em grandes erosões. Cursa com distúrbios hidreletrolíticos e penetração bacteriana intestinal. Em razão de erosões em capilares e vênulas, pode apresentar hemorragias. Para ocorrer necessita de exposição não somente do intestino, mas também da maioria da medula óssea, pois a exposição somente do intestino necessita de doses muito maiores para a síndrome.

A síndrome da medula óssea possui como mecanismo básico a depleção das células precursoras (stem-cells), causando decréscimo de todas as células sanguíneas dela provenientes. Possui um limiar de dose mínima variando de 50 a 100 cGy, latência de cerca de 2 a 3 semanas, sendo necessárias doses de 225 a 800 cGy para letalidade em 2 a 8 semanas. Suas trombocitopenia e leucocitopenia contribuem com a infestação bacteriana da síndrome gastrintestinal. Pode apresentar como sintomas clínicos corrimento nasal, febre, hemorragias e petéquias. As células que desaparecem primariamente do sangue periférico são os linfócitos, em horas, quando também ocorre certa neutrofilia que progredirá para neutropenia em dias. Com exceção das hemácias, os leucócitos e as plaquetas geralmente têm máxima depleção em torno de 30 dias. Quando presente, a anemia só aparecerá em torno de 120 dias, que é o tempo necessário para a troca das hemácias circulantes.[21]

Na avaliação dos pacientes irradiados, pode-se observar que:

- Um pródromo longo com anorexia, náuseas e vômitos, seguido de um curto período de latência, geralmente, tem um fim favorável;
- Sintomas e sinais sugestivos de lesão vascular e de células progenitoras extensas com latência curta ou ausente indicam um fim desfavorável;
- A gravidade e a cinética das citopenias sanguíneas também estimam a dose recebida. Uma queda pequena nos linfócitos, seguida de uma lenta e pequena redução das plaquetas e dos neutrófilos, indica exposição subletal de fim favorável, enquanto citopenias rápidas e graves, altas doses recebidas;
- As doses necessárias para a síndrome cerebrovascular também danificam gravemente os intestinos e o sistema sanguíneo, bem como outros órgãos e sistemas, porém matam antes que esses outros sinais e sintomas possam aparecer;
- A síndrome hematopoiética ocorre também nas outras duas síndromes, se o paciente sobreviver para isso. Só aparece clinicamente, portanto, quando a dose é baixa o suficiente para lesar só a medula óssea e não provocar nem a síndrome gastrintestinal, nem a síndrome cerebrovascular, que matam primeiro.[22]

O tratamento disponível consiste basicamente em proteção contra infecções, isolamento, reposição agressiva de fluidos, eletrólitos, componentes sanguíneos e transplante de medula óssea, se necessário. Outros efeitos observados nos pacientes são epilação, esterilidade transitória ou permanente, úlceras hemorrágicas da boca, faringe, laringe e intestino delgado, por vezes dolorosas, mas raramente perigosas, exceto se colonizadas por microrganismos que levem à sepse.[23]

REFERÊNCIAS BIBLIOGRÁFICAS

1. Halperin EC, Schmidt-Ullrich RK, Perez CA, Brady LA. The discipline of radiation oncology IN Perez CA, Brady LA, Halperin EC, Schmidt-Ullrich RK. Principles and Practice of Radiation Oncology. 4th ed. Philadelphia: Lippincott, Williams & Williams, 2004. p.1-95.
2. Liebow AA, Warren S, DeCoursey E. Pathology of atomic bomb casualties. Am J Pathol. 1949;25:853-1027.
3. Coleman CN. International Conference on Translational Research and Preclinical Strategies in Radio-Oncology (ICTR): Conference summary. Int J Radiat Oncol Biol Phys. 2001;49:301-9.
4. Elkind MM. DNA damage and cell killing: cause and effect. Cancer. 1985;45:2123-7.
5. Puck TT, Marcus PI. Action of x-rays on mammalian cells. J Exp Med. 1956;103:653-66.
6. Fowler JF. Late normal tissue complications: new insights. Int J Radiat Oncol Biol Phys. 1995;33:759-60.
7. Emami B, Lyman J, Brown A, Coia L, Goitein M, Munzenrider JE, et al. Tolerance of normal tissue to therapeutic irradiation. Int J Radiat Oncol Biol Phys. 1991;21:109-22.
8. Cohen L, Creditor M. Iso-effect tables for tolerance of irradiated normal human tissues. Int J Radiat Oncol Biol Phys. 1983;9:233-41.
9. Fletcher GH, Schakowsky LJ. The interplay of radiocurability and tolerance in the irradiation of human cancers. J Radiol Electrol. 1975;56:383-400.
10. Wheldon TE, Michalowski AS, Kirk J. The effect of irradiation on function in self-renewing normal tissues with differing proliferative organization. Br J Radiol. 1982;55:759-65.
11. Marks LB, Yorke ED, Jackson A. Use of normal tissue complication probability models in the clinic. Int J Radiat Oncol Biol Phy. 2010;76(suppl):S10-S19.
12. Rubin P, Constine LC, Nelson DF, et al. Late effects of cancer treatment. In: Rubin P (ed.) Clinical oncology. 7. ed. a multidisciplinary approach for physicians and students. Philadelphia: WB Saunders, 1993. p.735-65.
13. Rubin P, Constine LS, Fajardo LF, et al. Late effects of normal tissues consensus conference. Int J Radiat Oncol Biol Phys. 1995;31:1037-48.
14. McBride W, Withers. Biologic basis of radiation therapy. In: Perez CA, Brady LA, Halperin EC, Schmidt-Ullrich RK. Principles and Practice of Radiation Oncology. 4th ed. Philadelphia: Lippincott, Williams & Williams, 2004. p.96-136.
15. Rubin P. Radiation toxicology: quantitative radiation pathology for predicting effects. Cancer. 1977 39(suppl):729-36.
16. Rubin P, Gash DM, Hansen JT, Nelson DF, Williams JP. Disruption of the blood-brain barrier as the primary effect of CNS irradiation. Radiother Oncol. 1994;31:51-60.
17. Rubin P. Special issue. Late effects of normal tissues (LENT) consensus conference, including RTOG / EORTC SOMA scales, San Francisco, California August 26-28, 1992. Int J Radiat Oncol Biol Phys. 1995;31:1035-60.
18. Vitale V, Franzone P. The role of TBI in conditioning regimens for children. Bone Marrow Transplant. 1991;7 (suppl) 3:32-4.
19. Committee on the Biological Effects of Ionizing Radiation: the effects on populations of exposure to low levels of ionizing radiation. Washington, DC, National Research Council – National Academy Press, 1980. p.265-476.
20. Rubin P, Wasserman TH. International clinical trials in radiation oncology: the late effects of toxicity scoring. Int J Radiat Oncol Biol Phys. 1988;14(suppl):29-38.
21. Jackson A, Kutcher GJ, Yorke ED. Probability of radiation-induced complications for normal tissues with parallel architecture subject to non-uniform irradiation. Med Phys. 1993;20:613-25.
22. Rubin P, Constine LS, Scarantino CW. The paradoxes in patterns and mechanisms of bone marrow regeneration after irradiation. II. Total body irradiation. Radiother Oncol. 1984;2:227-33.
23. Turesson I. The progression rate of late radiation effects in normal tissue and its impact on dose-response relationships. Radiother Oncol. 1989;15:217-24.

CAPÍTULO 216
HIPOTERMIA ACIDENTAL

Virgílio Gonçalves Pereira Jr.
Henrique Palomba

DESTAQUES

- A exposição a baixas temperaturas é a causa mais comum de hipotermia.
- Uma série de eventos fisiopatológicos consequente à diminuição do metabolismo dos órgãos e dos sistemas ocorre com temperaturas centrais abaixo de 35°C.
- A medida da temperatura dos pacientes hipotérmicos não deve ser realizada na superfície; deve ser "central", para reproduzir a temperatura do coração.
- A ressuscitação do paciente hipotérmico não deve ser interrompida até o reaquecimento total, pois baixas temperaturas "protegem" o metabolismo cerebral e facilitam a recuperação neurológica plena mesmo após tempos prolongados de parada cardíaca.
- Pacientes com hipotermia leve e nível de consciência preservado podem ser submetidos ao reaquecimento passivo ou ativo externo.
- As arritmias cardíacas (pex fibrilação atrial) são frequentes e não necessitam de tratamento específico caso não estejam associadas com a presença de instabilidade hemodinâmica.
- Pacientes com instabilidade hemodinâmica ou em parada cardíaca devem ser reaquecidos ativamente por meio da utilização de circulação extracorpórea (ECMO).

INTRODUÇÃO

Hipotermia acidental é definida como a diminuição não intencional da temperatura corpórea central abaixo de 35°C e pode ser classificada como leve (temperatura central de 32 a 35°C), moderada (temperatura central de 28 a 32°C), grave (temperatura inferior a 28°C) e profunda (temperatura inferior a 24°C).[1] Com a diminuição da temperatura, os sistemas responsáveis pela termorregulação começam a falir. A termorregulação é coordenada no núcleo pré-óptico do hipotálamo anterior. A capacidade de o organismo minimizar a perda de calor pela radiação, condução, convecção, respiração e evaporação é bastante limitada. Em resposta ao resfriamento, o hipotálamo tenta aumentar a produção de energia mediante tremores, aumento da atividade adrenal e tireoide. A vasoconstrição periférica diminui o fluxo sanguíneo nas regiões onde o resfriamento é mais intenso. Uma série de eventos fisiopatológicos consequente à diminuição do metabolismo dos órgãos e dos sistemas ocorre com temperaturas centrais abaixo de 35°C. A exposição a baixas temperaturas é a causa mais comum de hipotermia, mas geralmente existe coparticipação de outros diagnósticos, como trauma, intoxicações, patologias neurológicas, emergências psiquiátricas e outras patologias clínicas, que podem ter seu próprio diagnóstico dificultado pela ocorrência simultânea com hipotermia.[2-4]

DIAGNÓSTICO E AVALIAÇÃO

A medida da temperatura dos pacientes aparentemente hipotérmicos não deve ser feita na superfície; deve ser "central", para reproduzir a temperatura do coração. Os locais mais utilizados para medida de temperatura central são o terço distal do esôfago e a membrana timpânica.[5-6]

A hipotermia compromete a função de todos os órgãos e sistemas do organismo, com sinais e sintomas que se manifestam de maneira progressiva com a diminuição da temperatura (Tabela 216.1 e Figura 216.1).

REAQUECIMENTO

Na abordagem inicial do paciente hipotérmico, deve-se verificar a permeabilidade das vias aéreas. Se o paciente apresenta respiração espontânea, deve receber nebulização com oxigênio aquecido, caso contrário, procede-se a intubação orotraqueal e ventilação com oxigênio aquecido. Deve-se estabelecer um acesso venoso periférico para infusão de solução salina aquecida. Cateteres centrais devem ser evitados pelo risco de estimularem arritmias ventriculares, e, quando necessário, devem ser posicionados com cautela e fora da cavidade cardíaca.

Distúrbios do equilíbrio ácido-base são frequentemente encontrados em pacientes hipotérmicos e seu correto manuseio diminui os eventos adversos cardíacos e neurológicos no reaquecimento. A acidose, quando presente, geralmente está associada à depressão respiratória e ao choque, enquanto a alcalose ocorre frequentemente pelo efeito do resfriamento na dissociação do hidrogênio e na pressão parcial de CO_2. O melhor método para monitorização do pH desses pacientes é feito por meio do aquecimento a 37°C da amostra antes de efetuar a medida. Dessa maneira, evitam-se correções exageradas ou desnecessárias que serão feitas pelo próprio reaquecimento.

TABELA 216.1. Alterações fisiopatológicas associadas à hipotermia.

Grau da hipotermia	Leve: 35 (95°F) a 32,2°C (90°F)	Moderada: < 32,2 (90°F) a 28°C (82,4°F)	Grave: < 28°C (82,4°F)
SNC	Depressão linear do metabolismo cerebral, amnésia, apatia, disartria, queda na capacidade de julgamento	Anormalidades eletroencefalográficas, progressiva depressão do nível de consciência, dilatação de pupilas e alucinações	Perda da autorregulação cerebrovascular, declínio do fluxo sanguíneo cerebral, coma, perda dos reflexos oculares, progressiva diminuição da atividade eletroencefalográfica
Cardiovascular	Taquicardia seguida de progressiva bradicardia, prolongamento do ciclo cardíaco, vasoconstrição, aumento do débito cardíaco e da pressão arterial	Progressiva diminuição do pulso e do débito cardíaco, aparecimento de arritmias atriais e ventriculares, alterações eletrocardiográficas inespecíficas e específicas (onda J), sístole prolongada	Progressivas diminuições da pressão arterial, da frequência cardíaca e do débito cardíaco, diminuição do limiar arritmogênico ventricular, assistolia
Respiratório	Taquipneia, progressiva diminuição do volume-corrente e do consumo de O_2, aumento da secreção brônquica e broncoespasmo	Hipoventilação, decréscimo de 50% na produção de CO_2 para uma queda de temperatura de 8°C, redução de 50% no consumo de O_2	Congestão pulmonar e edema, 75% de diminuição no consumo de oxigênio, apneia
Renal e endócrino	Diurese fria, aumento de catecolaminas, esteroides adrenais, triodotironina e tiroxina. Aumento do metabolismo pelos tremores	Aumento de 50% no fluxo sanguíneo renal, perda da atividade da insulina, hiperglicemia, hiperamilasemia	Diminuição do fluxo sanguíneo renal com perda da autorregulação renal, oligúria extrema, poiquilotermia, 80% de diminuição do metabolismo basal
Neuromuscular	Aumento do tônus muscular seguido de tremores termogênicos, ataxia	Hiporreflexia, diminuição dos tremores termogênicos, rigidez	Nenhuma movimentação, diminuição da velocidade da condução nervosa, arreflexia

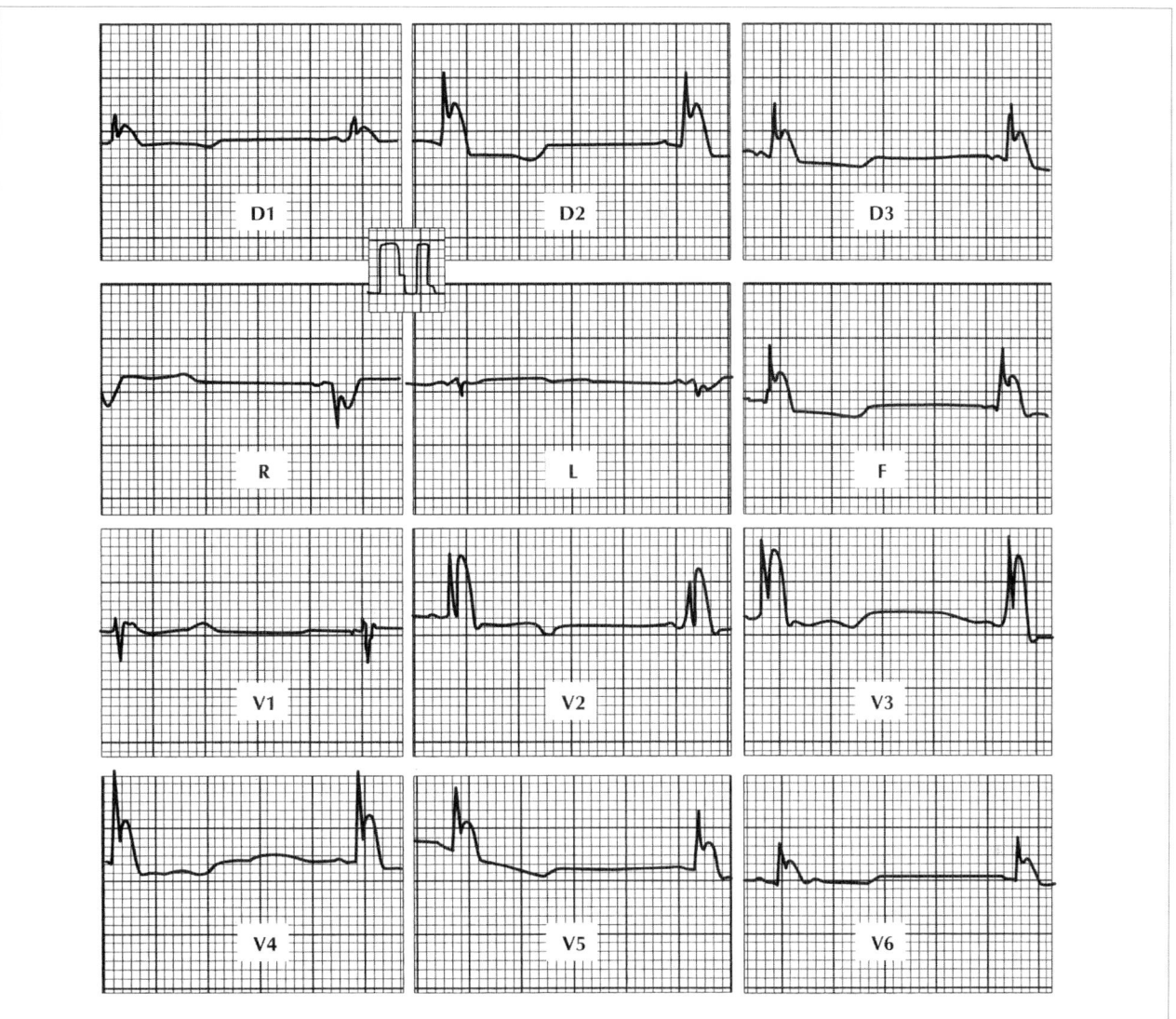

FIGURA 216.1 Eletrocardiograma típico de hipotermia: presença de onda J de Osborn (sucedendo a onda R).

A ressuscitação do paciente hipotérmico deve prosseguir até o paciente estar reaquecido. Uma vez que a hipotermia confere proteção ao dano neurológico, o paciente pode se recuperar mesmo de paradas circulatórias prolongadas. Após a ressuscitação, deve-se prestar atenção às complicações, como hipotensão arterial, arritmias, hipercalemia, hipoglicemia, rabdomiólise, atonia vesical e diáteses hemorrágicas.

O reaquecimento pode ser passivo ou ativo, externo ou central (Tabela 216.2). O reaquecimento passivo aplica-se aos pacientes com hipotermia leve e sem patologias de base, os quais devem ser colocados em ambiente morno, possibilitando o reaquecimento decorrente da energia calórica emanada do próprio metabolismo do paciente.

O reaquecimento ativo externo consiste na exposição da pele do paciente a uma fonte de calor. As opções mais comuns são colchão térmico, imersão, radiação luminosa, ar quente, cobertores elétricos e bolsas térmicas. O maior problema do reaquecimento externo é o chamado *after-drop*, que consiste em queda da temperatura central, consequente da vasodilatação periférica provocada pelo aquecimento rápido da periferia. A vasodilatação periférica propicia a perfusão de áreas hipotérmicas antes "exclusas" da circulação, o que provoca maior perda calórica e consequente resfriamento da temperatura central, geralmente acompanhada de colapso circulatório.

O reaquecimento ativo central pode ser processado por meio de várias técnicas. O reaquecimento de vias aéreas é feito pela nebulização de ar aquecido e umidificado por máscara ou tubo endotraqueal. Apesar do fácil procedimento, o reaquecimento de vias aéreas não é muito eficiente; eleva a temperatura corporal de 1 a 2°C/hora quando a temperatura do ar inalado é de 40 a 45°C.

Outra técnica eficaz, porém mais trabalhosa, é a irrigação pleural com solução aquecida entre 40 e 42°C. A infusão contínua é feita por dreno de tórax de grosso calibre inserido na face anterior do tórax e drenado por outro dreno posicionado na linha axilar. Os drenos devem ser colocados no hemitórax direito para evitar indução de arritmias ventriculares. A vantagem inerente ao método é o aquecimento direto do mediastino.

TABELA 216.2. Tratamento da hipotermia.

Sintomas clínicos	Temperatura (°C)	Tratamento
Nível de consciência preservado e tremores presentes	35 a 32	Ambiente aquecido e movimentação ativa (se possível)
Nível de consciência alterado e sem tremores	32 a 28	Imobilização, posição horizontal, aquecimento ativo externo
Inconsciente, sem tremores e sinais vitais presentes	28 a 24	ECMO se instabilidade hemodinâmica grave
Ausência de sinais vitais	< 24	ECMO

ECMO: oxigenação por membrana extracorpórea.

Irrigações contínuas do estômago, bexiga e colo são de pouca utilidade, pois o ganho calórico é pequeno, e não são isentas de complicações.

O ECMO é o método mais eficiente para os pacientes hipotérmicos com instabilidade hemodinâmica ou em parada cardíaca. O equipamento básico consiste de circulação extracorpórea por bomba mecânica, oxigenador e aquecedor. Um fluxo sanguíneo de 2 a 3 L/minuto com aquecedor entre 38 e 40°C permite um ritmo de aquecimento de 1 a 2°C a cada 5 minutos; o fluxo pode ser aumentado para até 7 L/minuto. Outro método extracorpóreo é o reaquecimento contínuo arteriovenoso por meio de cateteres femorais arterial e venoso com fluxo de contracorrente de fluido aquecido. Quando a perfusão está comprometida, pode-se utilizar o método venovenoso com o emprego de bomba de circulação extracorpórea (Tabela 216.3).[7-8]

TABELA 216.3. Transferência aproximada de calor com os métodos de reaquecimento disponíveis.

Técnica de reaquecimento	Transferência de calor (kcal/h)
Reaquecimento das vias aéreas	8 a 12
Calor radiante	17
Cobertor térmico/ar quente	20 a 26
Lavagem da cavidade corporal (peritoneal/pleural)	66 a 200
Aquecimento arteriovenoso contínuo	92 a 139
Circulação extracorpórea	710

POTÁSSIO

Níveis elevados de potássio podem ser encontrados com frequência em vítimas de hipotermia acidental em função da presença de morte celular extensa induzida por hipóxia e/ou trauma. A presença de hiperpotassemia é um importante marcador de desfecho clínico desfavorável como óbito ou disfunção neurológica grave nos pacientes com hipotermia acidental. Entretanto, níveis normais de potássio não representam melhora da sobrevida, devendo-se considerar também a presença de outros marcadores biológicos importantes, como hiperlactatemia e acidose metabólica. A presença de hiperpotassemia extrema (> 12 mEq/L) representa uma indicação formal para interromper as manobras de ressuscitação cardiopulmonar.

TERAPIA FARMACOLÓGICA

É importante lembrar que com a diminuição da temperatura corporal, a farmacocinética das drogas se altera; os órgãos e sistemas passam a responder menos às medicações, o metabolismo hepático diminui, enquanto a ligação proteica aumenta. Portanto, grandes quantidades de drogas podem ser ineficazes durante a hipotermia, mas, com o reaquecimento, passam a produzir reações tóxicas. Entretanto não existem contraindicações formais ao emprego de drogas vasoativas em elevadas doses para reverter situações de instabilidade hemodinâmica grave ou prescrever doses usuais de inotrópicos e vasopressores na tentativa de reverter situações catastróficas, como uma parada cardíaca na vigência de hipotermia profunda (< 24°C). As arritmias cardíacas são problemas frequentes, sendo provocadas pela condução dispersa no miocárdio com diferentes temperaturas que leva ao aumento da duração do potencial de ação e à diminuição do potencial de repouso da membrana. As arritmias atriais, em geral, não precisam de tratamento específico e revertem com o aumento da temperatura corpórea.[9]

Outro aspecto importante consiste na infusão intravenosa de soluções aquecidas (38 a 42°C) em grandes quantidades para restabelecimento da hipovolemia induzida pela acentuada vasodilatação periférica e perda renal de fluidos em função do desenvolvimento de resistência ao hormônio antidiurético. A administração de solução salina em grandes quantidades pode agravar a acidose metabólica em função do aumento dos níveis séricos de cloro. Assim, é recomendável a prescrição de soluções cristaloides pobres em cloro atualmente disponíveis no mercado (p. ex.: Ringer Lactato ou Plasma-Lyte®).

REFERÊNCIAS BIBLIOGRÁFICAS

1. Bjornstad H, Tande PM, Refsum H. Cardiac eletrophysiology during hypothermia: implications for medical treatment. Artic Med Res. 1991;50(Suppl 6):71-5.
2. Danzl DF, Pozo RS. Accidental hypothermia. N Engl J Med. 1994;331(26):1756-60.
3. Delaney KA, Howlnad MA, Vassallo S, Goldfrank LR. Assessment of acid-base disturbances in hypothermia and their physiologic consequences. Ann Emerg Med. 1989;18:72-82.
4. Gregory JS, Bergstein JM, Aprahamian C, Wittmann DH, Quebbeman EJ. Comparison of three methods of rewarming from hypothermia: advantages of extracorporeal blood warming. J Trauma. 1991;31:1247-52.
5. Hanania NA, Zimmerman JL. Acidental hypothermia. Crit Care Clin. 1999;15:235.
6. Hayward JS, Eckerson JD, Kemna D. Thermal and cardiovascular changes during three methods of resuscitation from mild hypothermia. Resuscitation. 1994;11:21-33.
7. Hector MG. Treatment of accidental hypothermia. Am Fam Physician. 1992;45(2):785-92.
8. Hernandez E, Praga M, Alcazar JM, Morales JM, Montejo JC, Jimenez MJ, et al. Hemodialysis for treatment of accidental hypothermia. Nephron. 1993;63:214-6.
9. Brown DJA, Brugger H, Boyd J, Paal P. Accidental Hypothermia. N Engl J Med. 2012;367:1930-8.

CAPÍTULO 217

BIOTERRORISMO – ARMAS QUÍMICAS E BIOLÓGICAS

Claudio Schvartsman
Jacyr Pasternak

DESTAQUES

- Agentes utilizados em bioterrorismo podem ser divididos em: químicos (gases de ação sobre sistema nervoso, agentes vesicantes, biotoxinas, asfixiantes químicos e irritantes) e biológicos (esporos, bactérias e vírus).
- A principal medida quando da suspeita de uso de agentes químicos é a evacuação imediata do ambiente suspeito de contaminação, a retirada imediata de roupas, a descontaminação de pele e mucosas, o uso do ABC de suporte à vida e a procura de antídotos específicos, além de informar as autoridades competentes.
- Gases de ação sobre o sistema nervoso, tipo sarin, são inibidores de acetilcolinesterase, em sua maioria. Os antídotos são a atropina e a pralidoxima.
- Outros agentes químicos apresentam alguns antídotos específicos, mas medidas efetivas de suporte (ABC de ressuscitação), além da evacuação, são vitais e de prioridade imediata.
- A principal medida na suspeita de uso de agente biológico de forma belicosa é a informação de autoridades de saúde e segurança para a identificação apropriada do agente, e a organização de medidas efetivas de interrupção da cadeia de transmissão.
- A suspeita de uso agressivo desses agentes deve ser feita pelo profissional da saúde ao identificar o foco de certa patologia em situação anômala.
- Os agentes de uso mais provável são o vírus da varíola, a toxina botulínica e o esporo do antraz.

ARMAS QUÍMICAS
INTRODUÇÃO

São consideradas instrumentos de destruição em massa. Os chamados gases de guerra são, até o momento, sua forma mais comum. No entanto, podem exercer seus efeitos lesivos por qualquer via, incluindo a via oral ou dérmica. Apesar de seu uso jamais ter sido descrito no Brasil, as características da situação mundial, com a possibilidade crescente de sua utilização não apenas em guerras, mas em atividades terroristas, exigem que o profissional de saúde tenha, ao menos, conhecimentos básicos sobre o assunto.

As crianças apresentam vulnerabilidade especial.[10] Quando expostas aos aerossóis, seu maior número de movimentos respiratórios por minuto pode resultar em exposição relativamente maior. Gases mais pesados que o ar, como o sarin, o cloro e o gás mostarda, ficam em concentrações mais elevadas perto do solo, que é a zona respiratória da criança pequena. Além disso, deve-se ressaltar que a criança não possui capacidades motoras e cognitivas suficientes para escape rápido da região contaminada.

Os agentes, até o momento, usados para essas finalidades podem ser incluídos na seguinte classificação:[3]

- Agentes que agem sobre o sistema nervoso;
- Agentes vesicantes;
- Biotoxinas;
- Asfixiantes químicos;
- Irritantes pulmonares;
- Agentes incapacitantes;
- Agentes antitumulto.

AGENTES QUE AGEM SOBRE O SISTEMA NERVOSO[2,5]

Também conhecidos como "gases de nervos", compreendem dois grupos de agentes químicos. O grupo G (*Germany*) e o grupo V. O primeiro foi assim chamado por ter sido desenvolvido na Alemanha, por ocasião da Segunda Guerra Mundial (1936-1944). Inclui principalmente compostos organofosforados: sarin (também conhecido como GB), soman (conhecido como GD) e tabun (GA). O grupo V, particularmente o VX, foi desenvolvido na Grã-Bretanha no início da década de 1950. Suspeita-se que todos esses compostos poderiam ter sido utilizados na guerra Irã-Iraque, na década de 1980. O sarin foi usado em dois ataques terroristas no Japão em 1994 e 1995. Recentemente em 2013, foi utilizado em um ataque em um subúrbio da cidade de Damasco, por ocasião da guerra civil que se desenrola na Síria, provocando mais de 1.500 mortes em um único ataque.[8]

São considerados, entre todos os agentes usados em guerra química, como os mais tóxicos e de atuação mais rápida. São similares aos pesticidas organofosforados, mas sua ação é bem mais potente. Quando liberados no ar, as pessoas podem ser expostas mediante o contato com a pele, com os olhos ou por inalação ou, então, por ingestão de água ou alimentos contaminados. As roupas das pessoas expostas podem liberar os agentes por cerca de 30 minutos.

O sarin é um líquido incolor, insípido e inodoro, que evapora quando aquecido; o soman é um líquido incolor, insípido e com discreto odor de cânfora; o tabun também é incolor, insípido, com discreto cheiro de frutas. O VX é um líquido oleoso, de coloração âmbar, insípido, inodoro e muito pouco volátil. Este último parece ser o mais perigoso de todos e suas características contribuem para aumentar a periculosidade. O contato de algumas gotas com a pele, se não for interrompido por lavagem rigorosa, pode ser fatal. A evaporação do líquido é muito lenta. Consequentemente, o agente constitui uma ameaça tanto em curto quanto em longo prazo.[4]

Os efeitos clínicos podem ocorrer em apenas poucos segundos, após a exposição aos gases, e alguns minutos a 18 horas após a exposição à forma líquida, e são decorrentes da ação inibidora da acetilcolinesterase, com consequente acúmulo de acetilcolina.

Caracterizam-se por três grupos de manifestações: muscarínicas (bradicardia, miose, hipertermia, aumento das secreções de glândulas exócrinas etc.), nicotínicas (fasciculação, tremores e fibrilações musculares etc.) e do sistema nervoso central (torpor, coma, convulsões etc.). São extremamente potentes e podem determinar o óbito com relativa frequência.

Existem antídotos específicos para o tratamento da intoxicação: atropina e oximas,[9] por exemplo, pralidoxima. Em vários países, estão disponíveis para uso militar e proteção da população civil estojos autoinjetáveis, contendo geralmente 2 mg de atropina e 600 mg de 2-PAM (2-piridina aldoxima metaiodato).

No entanto, a melhor conduta é a de evitar ou diminuir a exposição, seguindo algumas regras básicas:

- Abandonar rapidamente a área onde o agente foi liberado e procurar um local com ambiente límpido;
- Procurar locais elevados, não permanecer deitado, segurar crianças pequenas no colo, pois os agentes são mais pesados que o ar e tendem a se concentrar nos níveis mais baixos;
- Ocorrendo contato com o agente tóxico, remover as roupas, lavar o corpo com água e sabão e procurar atendimento médico. Não remover a roupa contaminada pela cabeça. É preferível cortar ou rasgar, colocando os restos em um saco plástico.

AGENTES VESICANTES[3-4]

Têm em comum um potente efeito irritativo sobre a pele e mucosas, ocasionando a formação de vesículas e bolhas. Os tipos mais comuns são:

- mostardas:
  - mostarda sulfurada;
  - mostarda nitrogenada;
- *Lewisites*.

A mostarda sulfurada ou gás mostarda, conhecida militarmente como H, HD e HT, pode-se apresentar sob a forma de vapor, de um sólido ou de um líquido oleoso. Às vezes, tem odor aliáceo ou de cebola e pode ter coloração amarela ou acastanhada. Foi introduzida na Primeira Guerra Mundial como arma química.

Quando liberada no ar como vapor, as pessoas podem ser expostas por meio da pele, do contato com os olhos ou da respiração. Os vapores podem ser deslocados pelo vento, em grandes distâncias. Pode ocorrer também a contaminação da água. Os efeitos respiratórios observados após a exposição podem incluir: irritação ou queimação das mucosas, epistaxe, irritação brônquica e comprometimento pulmonar. São frequentes tosse seca, dispneia e edema pulmonar hemorrágico.

O gás é mais pesado que o ar, representando, portanto, maior risco para crianças pequenas. Não existe antídoto específico para tratamento da intoxicação. A melhor conduta é abandonar o local, remover a roupa contaminada e lavar o corpo com água e sabão.

As mostardas nitrogenadas são também conhecidas pelas designações militares HN-1, HN-2 e HN-3. Em temperatura ambiente, apresentam-se como líquidos, mas podem assumir formas gasosas ou sólidas. Sua cor pode variar do âmbar ao amarelado e o odor pode variar de saponáceo ao de frutas. Os vapores são mais pesados que o ar.

São irritantes de pele e mucosas (ocular, respiratória e digestiva) Não têm antídotos específicos. Entre seus efeitos em longo prazo, destacam-se a depressão medular e um efeito carcinogênico em animais. Existem algumas evidências de que as exposições crônicas podem causar leucemias no ser humano.

O *lewisite* é um agente vesicante que produz efeitos imediatos quando em contato com a pele (eritemas e bolhas), olhos (queimação, blefarospasmo, irite, lesão corneana) e vias aéreas (irritação de mucosas, edema pulmonar). Como contém arsênico, pode determinar os distúrbios gastrintestinais e circulatórios característicos da intoxicação.

Apresenta-se em temperatura ambiente sob a forma de um líquido oleoso, com odor de gerânio e incolor quando puro. O vapor é mais pesado que o ar. Nos casos de exposição ambiental, as medidas de escape para áreas mais elevadas, a remoção das roupas e a lavagem corporal são básicas. Dimercaprol ou BAL (*British anti-lewisite*) é o antídoto específico.[3,9]

BIOTOXINAS[3,11]

São substâncias químicas de propriedades tóxicas, extraídas de seres vivos, especialmente de vegetais, para uso como armas químicas. Não devem ser confundidas com as toxinas produzidas por microrganismos, como, por exemplo, as botulínicas ou estafilocócicas, responsáveis por doenças importantes incluídas no grupo das chamadas intoxicações alimentares.

Vários agentes já são conhecidos, como a abrina, encontrada na semente do jequiriti (*Abrus precatorius*), e a estricnina, produzida pela *Stychnos nux vomica*. No entanto, apenas a ricina, encontrada na semente da mamona (*Ricinus communis*), parece ter sido usada como arma química na guerra Irã-Iraque, e certa quantidade foi escondida pela Al Qaeda, em cavernas no Afeganistão.

A toxina pode-se apresentar sob a forma de pó, de névoa, de *pellets* ou como contaminante da água e de alimentos. Seus efeitos lesivos podem ocorrer após contato com a pele e mucosas, por inalação, ingestão ou administração parenteral. A sintomatologia após a inalação é principalmente respiratória, podendo evoluir para insuficiência respiratória aguda e circulatória, responsáveis pelo óbito. Nos casos de ingestão, o quadro é gastrintestinal, com diarreia e vômitos intensos, que levam rapidamente a desidratações graves.

Não existe antídoto específico para tratamento da intoxicação.

ASFIXIANTES QUÍMICOS[3,5]

Os cianetos são agentes químicos altamente tóxicos. Podem ser encontrados sob várias formas: gás incolor, como o gás cianídrico ou cianeto de hidrogênio (HCN) e o cloreto de cianogênio (CNCl), ou sob a forma cristalina, como o cianeto de sódio (NaCN) e o cianeto de potássio (KCN).

Os cianetos têm uma história trágica como armas de destruição em massa. O gás cianídrico (Zyclon B) foi muito utilizado em campos de extermínio na época da Segunda Guerra Mundial. Existem também relatos sobre seu possível uso contra os habitantes da cidade curda Halabja, no norte do Iraque.

Seus efeitos tóxicos são consequentes à ligação com o íon férrico da hemoglobina, da mioglobina e da citocromo-oxidase. São rapidamente letais nos níveis ambientais de 150 a 200 ppm.

Altas concentrações podem produzir desconforto respiratório e convulsões em segundos, parada respiratória em 3 a 5 minutos e colapso cardiovascular em até 10 minutos. O tratamento da intoxicação ainda recomendado é feito com nitritos (de amila e de sódio) e tiossulfato de sódio. A hidroxicobalamina é também considerada de alguma eficácia, pois pode combinar-se com o íon CN⁻ para formar cianocobalamina, praticamente atóxica.

Os cianetos são mais leves que o ar. Por esse motivo, recomenda-se que as pessoas que estejam no local contaminado permaneçam ou se locomovam nos níveis mais baixos possíveis.

IRRITANTES PULMONARES[1,6-7]

O cloro e o fosgeno são convertidos em ácido clorídrico em presença da água, podendo produzir lesões nos olhos, nariz, garganta e pulmões. A exposição intensa pode produzir tosse estridulosa, sibilos, estridores, dispneia e edema pulmonar não cardiogênico. O cloro foi usado na Primeira

Guerra Mundial como gás de guerra. O gás tem odor pungente e coloração amarelo-esverdeada. Processos de pressurização e resfriamento permitem transformá-lo em líquido, que pode ser armazenado e transportado.

O fosgeno apresenta-se em temperatura ambiente como um gás venenoso. Os processos de pressurização e resfriamento também permitem transformá-lo em líquido, que pode ser armazenado e transportado. Foi utilizado como gás de guerra durante a Primeira Guerra Mundial, tendo sido responsável por grande número de óbitos (cerca de 80% dos consequentes ao uso de armas químicas). O fosgênio é mais pesado que o ar. Por essa razão, nas tentativas de escape, é importante evitar a permanência em níveis baixos próximos ao solo.

Não existem, até o momento, antídotos específicos para tratamento da intoxicação.

AGENTES ANTITUMULTOS[3]

São substâncias químicas utilizadas pela polícia por seus efeitos temporariamente incapacitantes para controle de tumultos urbanos e também podem ser usados para defesa pessoal.

A cloroacetofenona, CN ou mace, o clorobenzilato ou gás lacrimogêneo e a *oleoresina capsicum* ou *spray* de pimenta são os mais comumente utilizados. Produzem quase que instantaneamente dor ocular, lacrimejamento e blefarospasmo. Quando inalados, ocasionam irritação intensa da mucosa respiratória. Seus efeitos são geralmente fugazes e não costumam representar risco de morte. Não existem, até o momento, antídotos específicos.

O fentanil é um narcótico opiáceo usado principalmente em anestesia. Seus efeitos incluem euforia, sonolência, miose e náuseas. Quando em doses excessivas, pode determinar o óbito, geralmente por insuficiência respiratória. O agente, sob a forma de gás, foi utilizado no combate de um atentado terrorista na Rússia, em 2002, em que mais de 800 pessoas eram mantidas como reféns por cerca de 41 sequestradores. Após seu uso, verificaram-se que todos os sequestradores haviam sido mortos, bem como 129 reféns, com uma taxa de letalidade de 21%.

ARMAS BIOLÓGICAS
HISTÓRIA

O uso de agentes infecciosos como arma é muito antigo. Uma das primeiras descrições desse particular tipo de agressão é o cerco de Kuffa, uma cidade na Crimeia, pelos tártaros.[11] O cerco já durava algum tempo, quando muitos tártaros ficaram doentes e morreram; algum tártaro mais observador notou que se a doença era contagiosa entre eles, também deveria ser nos antagonistas, e prontamente mandou catapultar cadáveres dos mortos pela epidemia para dentro dos muros da cidade. Sua tese foi rapidamente comprovada, muitos defensores da cidade adoeceram e morreram e Kuffa caiu. Um grupo de arqueiros genoveses que faziam parte do grupo de defesa foi liberado pelos tártaros, rumou para a Itália e levou para a Europa a Peste Negra, que matou pelo menos um terço da população europeia a partir de 1436. Em tempos recentes, o vírus da varíola foi usado, tanto na América do Norte[12] quanto no Brasil,[13] para dizimar populações indígenas: em períodos contemporâneos ao século XIX, fazendeiros brasileiros davam de presente aos índios cobertores contaminados com cascas de feridas de variolosos, com excelente eficiência, já que a varíola é uma das mais contagiosas doenças humanas.

Os agentes biológicos têm alguns condicionantes que não os tornam particularmente eficientes para uso bélico: uma vez soltos, não são particularmente controláveis, atacam amigos e inimigos e não funcionam com a velocidade ideal em termos militares, qual seja, têm período de incubação, não incapacitam toda população ao mesmo tempo e seus efeitos são, em longo prazo, comparados com projéteis, explosivos e agentes químicos, que igualmente têm efeitos muito mais imediatos. Adicionalmente, nem todos têm vacinas eficientes e há certa repulsa ao uso de recursos científicos nessa área.

Após a Segunda Guerra Mundial, tanto os Estados Unidos quanto a extinta União Soviética fizeram experiências para usar agentes biológicos como armas de destruição em massa; havia um ativo programa de armas biológicas em Ford Dedrick[14] e um ainda mais ativo na antiga União Soviética. Quando foi assinada a convenção, em 1972, que proibiu o uso de agentes biológicos como armas, os Estados Unidos essencialmente desmontaram seu programa. Os russos assinaram a convenção, mas nunca abandonaram seus estudos na área. Em 1979, ocorreu o mais grave acidente com armas biológicas, em Sverdlosk, uma cidade nos Urais, onde uma fábrica de antraz funcionava e houve um vazamento do produto na atmosfera, matando pelo menos 88 pessoas, se não mais. Essa história só veio à tona quando uma cientista norte-americana, Jeanne Guillemin, pôde visitar a cidade, cujo nome voltou a ser Ekaterinburg em 1988, e estudar a epidemia com recursos adequados, traçando a disseminação da doença pela pluma aérea a partir do foco. Na época, não só os soviéticos não reconheceram o fato, como não informaram aos médicos da cidade que aquela gripe peculiar era antraz, provavelmente aumentando a mortalidade da epidemia. Quando reconheceram que se tratava de antraz, atribuíram à carne contaminada, antraz alimentar. A quem quiser ler a história completa, recomendamos o livro de Jeanne Guillemin, *Anthrax, the investigation of a deadly outbreak,* 1999.

Um dos mais sérios aspectos é que, após a erradicação da varíola selvagem no mundo – a única doença extinta na natureza pela ação humana –, sobraram cepas do vírus da varíola em dois centros, no Centers for Disease Control and Prevention, em Atlanta (EUA), e outro no laboratório Vektor, perto de Novossibirsk, na Sibéria. Uma visita de cientistas norte-americanos a esse laboratório russo revelou uma situação de muito pouca segurança: alguns prédios em más condições e guardas ganhando 10 dólares de salário oficial por mês. Várias vezes, foi marcada a data da incineração dos últimos vírus de varíola congelados – mas a extinção final não se concretizou. A varíola é uma arma de guerra já testada, com várias vantagens sobre outros agentes: extremamente contagiosa (o risco de adquirir varíola em pessoa não imune em contato com o paciente é estimado entre 37% e 88%), altamente incapacitante, com alterações cutâneas importantes que dão maior impacto ao terror que as armas biológicas impõem e tem uma razoável mortalidade – 30% no mínimo em varíola *major*. A quem quiser mais detalhes sobre a extinção da doença selvagem, e o que ocorreu depois, recomendamos o livro de Richard Preston, *The demon in the freezer* (2002). Além deste, o autor tem outro livro, em que aborda aspectos de bioterrorismo, *The hot zone*, NY, Random House (1994).

AGENTES DE DOENÇAS QUE SE PRESTAM A BIOTERRORISMO

- Virais: influenza, varíola, ebola, hantavírus, o agente da SARS, entre outros;
- Bacterianos: febre Q, tularemia, peste, febre tifoide, antraz;[15]
- Toxinas: botulínica.

Entre as possíveis armas para o bioterrorismo, existem as antigas e já testadas – a varíola, a peste bubônica e o antraz – e algumas novas doenças emergentes, como o ebola, o coronavírus, que provoca a SARS, o hantavírus e o próprio vírus da influenza. Os pessimistas acham que é apenas uma questão de tempo para que ocorram atentados com esses agentes.

Isso corresponde à mais recente proeza na área, os ataques com antraz logo após os atentados de 11 de setembro de 2001, em Nova York.[16] Esses atentados mostram como o diagnóstico desse tipo de situação é difícil: os primeiros casos foram confundidos com influenza, e só depois que se fez a ligação entre o pó branco, que caía de algumas cartas, e a doença. A mortalidade não foi tão alta assim, em relação ao volume de esporos espalhados, mas o pânico ultrapassou o número de vítimas. Uma das vítimas, incidentalmente, não trabalhava nos correios, não recebeu carta nenhuma, devendo ser apenas uma pessoa qualquer, que acidentalmente cruzou o percurso do criminoso, ainda não identificado. Se, por um lado, os agentes biológicos têm o "inconveniente" militar de demorarem a agir, para grupos terroristas que os usam isso é uma enorme vantagem, já que fica muito difícil traçar de onde vem o foco da epidemia.

O primeiro ponto que gostaríamos de destacar é exatamente esse: em um ataque com agentes biológicos, os primeiros casos não vão ser identificados. Apenas por dados epidemiológicos é possível imaginar que esteja ocorrendo o bioterrorismo. Um dado crítico é o aparecimento de doenças, como o próprio antraz ou a peste bubônica, em locais onde não há nenhum motivo para que isso aconteça. O segundo dado é a agregação dos casos em locais, como os correios, como ocorreu com o antraz. Não sabemos incidentalmente se era essa a vontade do criminoso: talvez ele quisesse que o Senado norte-americano (para onde eram endereçadas várias cartas) fosse o foco, mas as máquinas de separar correspondência dos correios tiveram efeito similar ao de aerossol nos esporos, e acabaram vitimando alguns empregados dos correios.

Uma vez determinado que esteja havendo bioterrorismo, são essenciais duas providências: uma é policial, traçar de onde saiu o ataque; e a outra envolve a atuação médica – tratar as vítimas e prevenir a doença em expostos ainda não doentes.

A doença pode ser muito difícil de tratar: se um caso de antraz aparecer no hospital já com mediastinite, hemorragia ou meningite ou ambos, na sua forma mais grave, o tratamento de suporte e antibiótico pode não ser eficiente. Um problema sério é o pânico com pessoas imaginando estar contaminadas ou doentes sem motivo para tal suspeita. No caso do antraz, uma possível exposição leva à prescrição de 60 dias de ciprofloxacina como agente profilático. O esporo, uma vez inalado, pode demorar esse período para germinar e, só quando germina, é que vai originar o agente da doença, o bacilo. Cabe usar essa profilaxia em pessoas que não têm por que tomá-la, mas que estão preocupadas com uma possível contaminação? Isso pode ser minimizado cultivando as fossas nasais dos possíveis expostos para cultivar o *Bacillus antracis*. Se ele não for cultivável das fossas nasais, provavelmente (mas isso não é absoluto), a pessoa não foi exposta ao patógeno e pode interromper a ingestão de antibiótico profilático. Há uma vacina contra o antraz, que envolve oito doses de um imunógeno, e é usada exclusivamente em militares norte-americanos – a vacina não está disponível para uso civil e, além do mais, como toda vacina, precisa ser tomada antes da exposição; se bem que, como a doença tem um período de incubação que pode ser longo, poderia ser útil mesmo após a exposição, se aplicada logo em seguida a esta.

Um ponto importante é que o antraz, como doença, não é contagioso, já que o paciente tem o bacilo, não o esporo. O exposto, no entanto, pode ter no pó que caiu sobre ele o esporo, de modo que ele precisa ser descontaminado. A descontaminação se faz com um banho e tratamento das roupas para inativar o esporo.

As doenças como a varíola ou o ebola apresentam sintomas facilmente reconhecíveis – e, nesse caso, os pacientes são contagiosos. Por via aérea no caso da varíola, e pelo sangue e secreções no caso do ebola. Os hospitais devem ser competentes para que existam normas de isolamento adequadas para quando receberem esse tipo de casos, e quartos com fluxo laminar para os casos em que a doença tenha disseminação respiratória. Entre os possíveis expostos, estarão os profissionais de saúde que atenderem esses casos em pronto-socorro – e eles precisarão de apoio e orientação dos infectologistas, que controlam a infecção hospitalar. Igualmente, em doenças que permitam vacinação – varíola, por exemplo –, uma vez que ocorram atentados com esses agentes, as pessoas que devem ser prioritariamente vacinadas são esses profissionais.

Cada agente tem normas específicas de profilaxia e tratamento.

SITUAÇÃO ATUAL DE PREPARAÇÃO DOS HOSPITAIS PARA EVENTUAL EPISÓDIO DE BIOTERRORISMO

A providência essencial é a informação, que precisa ser rápida. Assim que for identificado o uso de agente biológico como arma este fato precisa ser comunicado. Os recursos para limitar a sua disseminação e para tratar os expostos e os doentes devem estar disponíveis o mais rápido possível. Nesse ponto, as melhores providências para atenuar, e até para evitar o bioterrorismo, são: a existência de bons laboratórios de Saúde Pública, como os dos *Centers for Disease Control and Prevention*; uma rede de informações muito eficiente, capaz de informar a verdade (esconder uma epidemia ou risco de doença infecciosa é, seguramente, uma péssima prática, já que a informação acaba sendo difundida com enormes distorções e leva a métodos inapropriados de lidar com a situação, como ocorreu com a epidemia de meningite de 1974, em São Paulo); diminuir o pânico definindo quais os reais riscos e orientar a população sobre riscos e condutas do dia a dia, no caso de exposição ou na suspeita de doença.

O risco do bioterrorismo obriga os sistemas de saúde a se equiparem e se prepararem. Os hospitais e os prontos-socorros são igualmente obrigados a desenvolver normas claras e ter capacidade para agir apropriadamente a cada agente. Devem estar integrados a redes de autoridades públicas – por exemplo, no estado de São Paulo, o primeiro contato de locais potencialmente infectados com agentes biológicos se dará por meio do corpo de bombeiros, que tem conhecimentos e treinamento para lidar com essa situação. Os exercícios de atendimento – como já existem para alarmes de incêndio e para a ocorrência de catástrofes – deveriam fazer parte do treinamento dos profissionais de pronto-socorro, para que se mantenham competentes quando ocorrer algum ataque.

REFERÊNCIAS BIBLIOGRÁFICAS

1. Ambdur MD. Air pollutants. In: Klaassen CD, et al. Toxicology. 3th ed. New York: Mc Millan Publ. 1986.
2. Bozeman WP, Dilbero D, Schauben JI. Biological and chemical weapons of mass destruction. Emerg Med Clin N Amer. 2002;20:1.
3. Ellenhorn MJ, Barceloux. Medical Toxicology. New York: Elsevier, 1986.
4. Federation of American Scientists – Chemical Warfare Agents. [Internet] [Acesso em 27 jan 2016]. Disponível em: http://fas.org/cw/cwagents.htm
5. Joseph B, Brown CV, Diven C, Aziz H, Rhee P. Current concepts in the management of biologic and chemical causalities. J Trauma Acute Care Surg. 2013;75(4):582-9.
6. Menzel DB, Amdur MD. Toxic response of the respiratory system. In: Klaassen CD, et al. Toxicology. 3th ed. New York: Mc Millan Publ., 1986.
7. Miller K, Chang A. Acute inhalation exposure. Emerg Med Clin N Amer. 2003;21:1.
8. Rosman Y, Eisenkraft A, Milk N, Shiyovich A, Ophir N, Shrot S, et al. Lessons learned from the syrian sarin attack. Ann Intern Med. 2014;160(9):644-8.
9. Schvartsman S. Intoxicações Agudas. São Paulo: Sarvier, 1991.
10. Shenoi R. Chemical warfare agents. Clin Ped Emerg Med. 2002;3:239.
11. Thiermann H, Worek F, Kehe K. Limitations and challenges in treatment in acute chemical warfare agent poisoning. Chem Biol Interact. 2013;206(3):435-43.
12. Wheelis T. Biological warfare at the 1346 siege of Kuffa. Emerg Infect Dis. 2002;8(9):971-5.
13. Gill H. Smallpox and colonial indian wars. Spring: Colonial Willianburg Journal, 2004.
14. Mercio Moreira Gomes. Os indios e o Brasil. São Paulo: ed Vozes, 1988.
15. Johnson RJ. Review of Fall 2001 Antrax bioattacks. CDC site, last modified 17 march 2005.
16. Covert N. A history of Fort Dedrick Mariyland, 4th Edition. 2000.

CAPÍTULO 218

INTOXICAÇÕES AGUDAS

Claudio Schvartsman
Samuel Schvartsman *(in memoriam)*

DESTAQUES

- Intoxicação grave, com frequência, não vem com informação na anamnese e é o médico assistente que deve estar familiarizado com as principais síndromes tóxicas para poder fazer o diagnóstico em tempo hábil.
- O atendimento do paciente intoxicado deve seguir cinco etapas, entre as quais a etapa de estabilização é a mais importante e nunca deve ser postergada por outros tratamentos, incluindo antídotos.
- Medicamentos são os principais agentes envolvidos em todas as faixas etárias.
- Na etapa de descontaminação gastrintestinal, carvão ativado é normalmente o agente de escolha. Não é recomendado provocar vômitos e a lavagem gástrica pode ser indicada em casos selecionados como em tentativa de suicídio por ingestão de grande número de comprimidos.
- Conduta de suporte em terapia intensiva é crítica para o prognóstico.
- Antídotos de eficácia comprovada são em número restrito e não devem atrasar as demais etapas do tratamento.
- Técnicas de remoção extracorpórea têm papel decisivo no paciente intoxicado grave. O médico assistente deve estar familiarizado com parâmetros toxicocinéticos, principalmente meia-vida, volume de distribuição e ligação proteica.
- Intoxicação aguda grave representa exemplo típico de contexto em que as medidas preventivas têm fundamental importância.

INTRODUÇÃO

Acidente tóxico é reconhecido, há muitos anos, como uma importante causa de morbidade e mortalidade. O problema tende a se agravar, não apenas em virtude da introdução crescente de novas substâncias químicas, como também pela sua progressiva complexidade e pelo relativo desconhecimento dos seus efeitos sobre os seres humanos. Acresce ainda o grande número de situações incluindo a presença de resíduos tóxicos nos alimentos e a contaminação ambiental (solo, água e ar), geralmente responsável por intoxicações crônicas, cujos possíveis efeitos sobre a saúde e o crescimento e desenvolvimento da criança ainda não estão bem esclarecidos.

ATENDIMENTO DO PACIENTE INTOXICADO

O atendimento de um intoxicado grave internado em unidade de terapia intensiva (UTI) é semelhante ao de qualquer outro doente portador de quadro clínico grave. As possíveis diferenças são a necessidade de conhecer e utilizar corretamente as medidas de descontaminação, os antídotos específicos, alguns procedimentos de eliminação e as peculiaridades do diagnóstico e da conduta terapêutica em algumas intoxicações que costumam ter evolução grave.

A sequência das cinco etapas básicas no atendimento da criança vítima de um acidente tóxico continua sendo utilizada até o momento, mas com modificações significativas. As etapas são as seguintes:[1]

1. Estabilização;
2. Reconhecimento da *toxíndrome* e identificação do agente causal;
3. Descontaminação;
4. Eliminação;
5. Antídotos.

Estabilização

Consiste na série de medidas para manter o paciente em condições apropriadas, corrigindo distúrbios graves ou que podem representar risco de morte, permitindo, assim, a realização das demais etapas terapêuticas.[1,2]

As providências básicas para estabilização inicial do paciente intoxicado são semelhantes àquelas em qualquer outra emergência clínica e incluem:

- Controle das vias aéreas:
  - Limpeza, aspiração;
  - Sonda naso ou orofaríngea ou orotraqueal.
- Controle da ventilação/perfusão:
  - Intubação traqueal;
  - Oxigenação.
- Controle da circulação.
- Controle da hipotensão, da hipertensão e/ou da disritmia cardíaca.
- Controle das condições neurológicas.
- Controle da depressão do sistema nervoso central (SNC) e das convulsões.

Entre as medidas de suporte avançado especificamente relacionadas com a toxicologia, de introdução relativamente recente, podem ser citadas:[3,4]

- Nas síndromes coronarianas agudas e disritmias ventriculares associadas com intoxicação por cocaína, são medicamentos de 1ª escolha, particularmente nas síndromes coronarianas, os nitratos e os benzodiazepínicos. Pode-se considerar o uso de antagonistas alfa-adrenérgicos (fentolamina) nos casos refratários.
- Bloqueadores beta-adrenérgicos não seletivos (propranolol) são contraindicados. Bloqueadores seletivos β_1 (esmolol e metoprolol) podem induzir hipotensão. Em pacientes intoxicados por cocaína com taquicardia ventricular, hemodinamicamente estáveis, é recomendável o uso de bicarbonato de sódio e lidocaína, sendo contraindicados os beta-bloqueadores não seletivos.
- Na intoxicação por bloqueadores do canal de cálcio e por beta-bloqueadores, as infusões de cloreto de cálcio são recomendadas nos casos refratários ao tratamento convencional com catecolaminas vasopressoras.
- Nos casos de insuficiência respiratória induzida por opioides, o melhor tratamento é a ventilação. Antagonistas do opioides (naloxona) e ventilação assistida devem ser iniciados logo que possível. Não convém concluir que o paciente não responde à naloxona até que sejam administrados 4 a 6 mg do medicamento.
- Bicarbonato de sódio é a droga de escolha no tratamento das disritmias ventriculares e/ou hipotensão produzida pelos antidepressores tricíclicos. Quando forem resistentes, deve-se utilizar lidocaína.

Reconhecimento da toxíndrome e identificação do agente causal

Toxíndrome ou síndrome tóxica pode ser definida como um complexo de sinais e sintomas produzido por doses tóxicas de substâncias químicas, que, apesar de diferentes, têm um efeito mais ou menos semelhante. O reconhecimento da síndrome permite a identificação mais rápida do agente causal e, consequentemente, a realização do tratamento adequado. Para tanto, é preciso realizar, como em qualquer outra afecção clínica atendida em serviço de emergência, anamnese e exame físico cuidadosos.

Alguns aspectos específicos devem ser enfatizados ou mais detalhados.[1,2,5] Na história, quando o tóxico for conhecido, deve-se fazer uma estimativa da quantidade em contato com o organismo, o tempo decorrido desde o acidente até o atendimento, a sintomatologia inicial, o tipo de socorro domiciliar e os antecedentes médicos importantes. Quando o tóxico for desconhecido, são dados suspeitos: início agudo da sintomatologia, idade entre 1 e 5 anos, transtorno do comportamento alimentar (Pica), problemas domésticos, estado mental alterado, quadro clínico estranho ou complexo, excesso de medicamentos no domicílio e informações dos parentes ou dos companheiros.

O exame físico deve detalhar, além dos sinais usuais, características da pele e mucosas (temperatura, coloração, odor, hidratação), do hálito, da boca (lesões corrosivas, odor, hidratação), dos olhos (conjuntiva, pupila, movimentos extraoculares), o sistema nervoso central (nível de consciência, escala do coma, estado neuromuscular), cardiocirculatório (frequência e ritmo cardíaco, pressão arterial, perfusão) e o respiratório (frequência, movimentos respiratórios, ausculta).

Os dados de anamnese e exame físico poderão permitir o reconhecimento das síndromes tóxicas (*toxíndromes*), algumas das quais já são bem caracterizadas, como as seguintes:

a) Síndrome anticolinérgica
- Sintomatologia: rubor de face; mucosas secas; hipertermia; taquicardia; midríase; retenção urinária; agitação psicomotora; alucinações e delírios.
- Principais agentes: atropina; derivados e análogos; anti-histamínicos; antiparkinsonianos; antidepressivos tricíclicos; antiespasmódicos; midriáticos e plantas da família Solanaceae, particularmente do gênero Datura.

b) Síndrome anticolinesterásica
- Sintomatologia: sudorese; lacrimejamento; salivação; aumento das secreções brônquicas; diarreia; miose; bradicardia; fibrilações e fasciculações musculares.
- Principais agentes: inseticidas organofosforados (incluindo gases militares, como sarin); inseticidas carbamatos; fisostigmina e algumas espécies de cogumelos.

c) Síndrome narcótica
- Sintomatologia: depressão respiratória; depressão neurológica; miose; bradicardia; hipotermia; hipotensão e hiporreflexia.
- Principais agentes: opiáceos, incluindo também elixir paregórico, difenoxilato e loperamida.

d) Síndrome depressiva
- Sintomatologia: depressão neurológica (sonolência, torpor, coma); depressão respiratória; cianose; hiporreflexia e hipotensão.
- Principais agentes: barbitúricos; benzodiazepínicos e etanol.

e) Síndrome simpatomimética
- Sintomatologia: midríase; hiper-reflexia; distúrbios psíquicos; hipertensão; taquicardia; piloereção; hipertermia e sudorese.
- Principais agentes: cocaína; anfetamínicos (derivados e análogos); descongestionantes nasais; cafeína e teofilina.

f) Síndrome extrapiramidal
- Sintomatologia: distúrbios do equilíbrio; distúrbios da movimentação; hipertonia; distonia orofacial; mioclonias; trismo; opistótono e parkinsonismo.
- Principais agentes: fenotiazínicos; butirofenonas; fenciclidina e lítio.

g) Síndrome metemoglobinêmica
- Sintomatologia: cianose de pele e mucosas; de tonalidade e localização peculiar; palidez de pele e mucosas; confusão mental e depressão neurológica.
- Principais agentes: acetanilida; azul de metileno; dapsona; doxorubicina; fenazopiridina; furazolidona; nitratos; nitritos; nitrofurantoína; piridina e sulfametoxazol.

O reconhecimento da síndrome tóxica agiliza a identificação do agente causal e permite um tratamento mais adequado. A confirmação laboratorial da intoxicação é de valor relativamente pequeno no atendimento de emergência, em virtude da escassez de métodos adequados de detecção e da demora da obtenção dos resultados.

Os exames laboratoriais podem ser diretos (qualitativos ou quantitativos) ou indiretos. Exames diretos qualitativos ou semiquantitativos, como o *screening* urinário para drogas de abuso, podem ser úteis no esclarecimento do diagnóstico, detectando acetona, anfetaminas, anticolinérgicos, barbitúricos, benzoilecgonina, cafeína, canabinoides, cocaína, codeína, deidrocodeína, etanol, fenotiazínicos, heroína, morfina, nicotina. Além disso, podem detectar antidepressores tricíclicos, beta-bloqueadores, cloroquina, diquat, disopiramida, estricnina, glicóis, herbicidas fenoxiclorados, isopropanol, metanol, metoclopramida, paracetamol, paraquat, salicilatos, teofilina.

Os exames quantitativos, geralmente realizados no sangue, são importantes no controle da intoxicação ocorrida por causa, principalmente, dos seguintes agentes: acetaminofeno (> 20 mg/L); chumbo (> 25 µg/dL); digitálicos (> 2 ng/mL); etanol (> 100 mg/dL); etilenoglicol (> 20 mg/dL); fenobarbital (> 30 µg/mL); ferro (> 300 µg/dL); salicilato (> 30 mg/dL) e teofilina (20 mg/mL).

Os exames indiretos consistem na dosagem de marcadores sugestivos de intoxicações. São exemplos a dosagem da atividade da colinesterase sanguínea e dos níveis de metemoglobinemia. No primeiro caso, queda superior a 50% é altamente sugestiva de intoxicação por inseticidas organofosforados e carbamatos. Metemoglobinemia superior a 15% é acompanhada por sintomatologia tóxica.

Descontaminação

Consiste no conjunto de medidas tomadas com o objetivo de diminuir a exposição do organismo ao tóxico e dependem, evidentemente, do tipo de exposição, ou seja, da via pela qual o tóxico poderá ser absorvido. As principais vias são o trato gastrintestinal (ingestão), a forma mais comum em pediatria; sistema respiratório (inalação ou aspiração) e transcutânea. As demais vias, como a retal ou ocular, praticamente não são significativos.[1]

Descontaminação gastrintestinal[6]

Medida rotineiramente utilizada há décadas, especialmente no atendimento do paciente pediátrico, no qual a maioria das intoxicações ocorre por ingestão do produto químico. No entanto, nos últimos anos, sua eficácia tem sido questionada pela insuficiência de evidências científicas apropriadas. A tendência atual sobre a realização dos diversos procedimentos habituais é descrita a seguir.

A utilização do xarope de ipeca (medicamento emetizante) não é recomendável no atendimento em serviços hospitalares de emergências, bem como o seu uso rotineiro em todos os casos de ingestão. A quantidade de tóxico removida é muito variável e diminui com o tempo. Além disso, não há evidência científica de que a ipeca melhore o prognóstico do paciente. Ainda mais, os sintomas induzidos pelo medicamento são, com frequência, mais desagradáveis do que aqueles decorrentes do tóxico. Esse contexto levou, inclusive, a um recente posicionamento oficial da Academia Americana de Pediatria contraindicando seu uso.[7]

A lavagem gástrica, tendo em vista a ausência de evidências científicas que demonstrem seus claros benefícios, não deve ser mais considerada rotineiramente. Seu uso deve ser analisado em cada caso e está provavelmente reservado para quando a ingestão incluir substância pouco adsorvida pelo carvão ativado (lítio e ferro), desde que um atraso considerável não tenha ocorrido e em casos de apresentação precoce ao serviço de emergência, em pacientes sintomáticos e que tenham ingerido doses potencialmente perigosas de uma substância tóxica, respeitando-se as contraindicações (cáusticos e derivados do petróleo). Pacientes com depressão do sistema nervoso central (SNC) representam um risco a mais para o procedimento e todo o cuidado deve ser tomado no sentido de evitar aspiração do material gástrico para via respiratória. Essa é a principal complicação do procedimento de lavagem gástrica que, segundo as séries clínicas analisadas, pode atingir até 3% dos pacientes atendidos.

Carvão ativado pode ser administrado nos casos de ingestão de produtos tóxicos que sejam adsorvidos pelo medicamento. Entretanto, para sua maior eficácia, o procedimento deve ser realizado na primeira hora após a ingestão do tóxico e é possível que pacientes que se apresentam ao serviço de emergência depois de mais de 2 a 3 horas, assintomáticos, não necessitem de medida de descontaminação gastrintestinal.

A administração de doses múltiplas deve ser considerada nos pacientes que ingeriram doses elevadas de carbamazepina, dapsona, fenobarbital, quinino ou teofilina. Não existem evidências científicas que apoiem ou contraindiquem seu uso na intoxicação por amitriptilina, dextropropoxifeno, digitoxina, digoxina, disopiramida, nadolol, fenilbutazona, fenitoína ou piroxicam, apesar de haver relatos sobre seus possíveis efeitos benéficos.

Não há motivo para administração isolada de laxantes no tratamento do paciente intoxicado. Seu uso, mesmo com carvão ativado, não é recomendado. A irrigação intestinal total (com a solução PEG) pode ser considerada apenas nos casos de ingestão de doses potencialmente tóxicas de drogas com revestimento entérico e drogas mal adsorvidas pelo carvão ativado (ferro).

Apesar de todas essas restrições, é preciso ter presente que a remoção de alguns miligramas ou mesmo microgramas do tóxico pode representar para o paciente, às vezes, significativa mudança da evolução. Assim sendo, é imperioso destacar que as recomendações sobre a descontaminação gastrintestinal devem ser seguidas de modo racional, caso a caso e com conhecimento adequado dos seus possíveis efeitos sobre a cinética do tóxico.

Descontaminação respiratória

Quando o tóxico é inalado ou aspirado, a providência imediata que continua a ser recomendada é a remoção da vítima do ambiente contaminado. Quando houver necessidade de intervenção de um socorrista, é indispensável que este tome as medidas de proteção para não ser também afetado e que envolvem sempre a necessidade de promover a ventilação do ambiente contaminado.

Descontaminação cutânea

Nos casos de exposição cutânea, é recomendável a lavagem corporal, realizada com água corrente, com especial atenção aos sítios comuns de depósito: cabelos; orelhas; axilas; e regiões umbilical; genital e subungueal. O procedimento é indispensável nos casos de tóxicos bem absorvidos pela pele, como os inseticidas organofosforados.

Eliminação

Consiste em diversos tipos de medidas que têm por objetivo promover a excreção mais rápida e/ou mais intensa, do tóxico já absorvido pelo organismo. De modo geral, exigem atendimento em serviços bem equipados e por pessoal experiente. Conhecimento insuficiente da cinética do tóxico no organismo humano constitui sua principal contraindicação.[1,2,4,8]

As principais medidas utilizadas são as seguintes:

Diurese forçada

Procura aumentar, com o uso de medicamentos específicos e hiper-hidratação, o débito urinário e, consequentemente, a excreção da substância química que apresenta a via renal como sua principal via de eliminação do organismo. Torna-se igualmente imprescindível que o tóxico envolvido apresente um baixo volume de distribuição. Até o momento, a medicação mais utilizada para essa finalidade é a furosemida. A dose geralmente usada para crianças é de 1 a 3 mg/kg, por via oral (VO), e de 0,5 a 1,5 mg/kg, por via

CAPÍTULO 218 Intoxicações Agudas

parenteral. A hiper-hidratação é obtida pela administração de volumes 20% a 30% maiores do que o recomendado habitualmente para a faixa etária e condição clínica.

Diurese alcalina

- **Características:** o objetivo é alterar o pH para tornar o tóxico mais polar ou iônico, dificultando sua passagem através das membranas biológicas, diminuindo principalmente a reabsorção pelo túbulo renal, com o consequente aumento da excreção.

  Tóxico de natureza ácida, especialmente um ácido fraco, mantém-se mais tempo no soro sanguíneo que é levemente alcalino (pH 7,4) e é de excreção mais demorada na urina ácida. A alcalinização do paciente pode reverter esta situação.

  A medida é mais eficaz quando o tóxico tem baixa ligação proteica, baixo volume de distribuição, é um ácido fraco e tem como principal via de eliminação a renal. Incluem-se nessa lista intoxicação por fenobarbital, salicilatos, 2,4-D e antidepressores tricíclicos.

- **Procedimento usual:** administrar 1 a 2 mg/kg de bicarbonato de sódio em 3 a 4 horas. Controlar de hora em hora o pH urinário, que deve ser mantido em torno de 7,5 ou mais e monitorizar gases e eletrólitos sanguíneos.

Medidas dialisadoras[4,8-10]

Diálise peritoneal

- **Características:** consiste na eliminação do tóxico ou do metabólito tóxico do sangue, utilizando o peritônio como membrana dialisadora. É mais fácil do que as outras medidas dialisadoras, não exige equipamento complexo ou dispendioso, mas é relativamente menos eficaz.
- **Indicações genéricas:** tóxicos com baixo peso molecular (< 500 daltons); ligação proteica, lipossolubilidade e volume de distribuição baixos.
- **Indicações específicas:** são, de um modo geral, idênticas às das demais medidas dialisadoras, devendo se ter presente que, apesar de mais fáceis, são menos eficazes. Atualmente, seu uso é bastante restrito em toxicologia.

Hemodiálise

Consiste em circular o sangue através de uma membrana semipermeável utilizando um método extracorpóreo. O tóxico existente no sangue é removido por difusão a favor do gradiente de concentração.

- **Indicações genéricas:** tóxicos de baixo peso molecular (< 500 daltons), lipossolubilidade, ligação proteica e volume de distribuição baixos e concentrações plasmáticas elevadas.
- **Indicações específicas:** indicações clínicas: piora clínica apesar do tratamento correto, coma prolongado com complicações e insuficiência renal ou hepática. Indicações toxicológicas: história significativamente sugestiva de absorção de doses letais e exames laboratoriais mostrando níveis do tóxico potencialmente letais. De modo geral, as substâncias químicas para as quais a hemodiálise é indicada são as mesmas para as quais a diálise peritoneal é sugerida (ver Quadro 218.1).

QUADRO 218.1. Agentes comumente dialisáveis.

Acetaminofeno	Cloroquina	Metais inorgânicos
Acetona	Colchicina	Metanol
Ácido fólico	Cicloserina	Metildopa
Ácido salicílico	Ergotamina	Metilprednisolona
Álcool	Estricnina	Metilsalicilato
Amicacina	Etanol	Neomicina
Aminofilina	Etilenoglicol	Paraldeído
Atenolol	Fenacetina	Paraquat
Azatiprina	Fenitoína	Penicilina
Bacitracina	Fenobarbital	Potássio
Brometo	Fosfato	Procainamida
Canamicina	Fluoreto	Propranolol
Cânfora	5-Fluorouracil	Quinidina
Carbenicilina	Gentamicina	Quinino
Cefamandol	Inibidores da MAO	Salicilato
Cefalotina	Iodeto	Sódio
Chumbo	Iosaniazida	Sulfonamida
Cloranfenicol	Isopropanol	Tetraciclina
Cloreto	Lítio	Teofilina

- **Procedimento usual:** a técnica de realização é a mesma usada em outras situações clínicas em que a hemodiálise é indicada. As sessões costumam durar 3 a 6 horas, na dependência do equipamento e da solução utilizada.

Hemoperfusão

- **Características:** consiste na remoção de sangue arterial, fazendo-o circular por um filtro extracorpóreo, que contém substâncias adsorventes (resinas ou carvão ativado). Após isso, o sangue retorna para uma veia.
- **Indicações genéricas:** semelhantes às das demais medidas dialisadoras. A ligação proteica não representa fator limitante para este procedimento.

  O *clearance* proporcionado pela hemoperfusão é sistematicamente superior ao da hemodiálise. Entretanto, não promove correção de nenhum distúrbio de equilíbrio acidobásico ou hidreletrolítico. Dessa maneira, em quadros tóxicos em que tais manifestações predominam, a hemodiálise passa a ser o procedimento de eleição, embora oferecendo um *clearance* menor (p. ex.: intoxicação por ácido acetilsalicílico).

- **Indicações específicas:** apesar da experiência limitada em terapêutica toxicológica, é justificável seu uso em intoxicações graves por barbitúricos, diquat, fenitoína, fenotiazínicos, paraquat e teofilina.

- **Procedimento usual:** O sangue é bombeado do lado arterial de um *shunt* arteriovenoso até uma coluna de hemoperfusão, voltando, a seguir, para a veia do paciente. Existem, na prática, dois tipos de coluna. Uma contendo carvão ativado em microcápsulas, que pode ser usada para remoção de toxinas polares e não polares. Outra, contendo resinas (geralmente Amberlite XAD-4), é mais indicada para substâncias não polares e lipossolúveis.

Exsanguineotransfusão
- **Características:** Consiste na remoção do sangue do paciente e reposição de sangue fresco.
- **Indicações genéricas:** Remoção de tóxicos que apresentam meia-vida de eliminação sanguínea lenta ou que têm características que dificultam a ação de medidas dialisadoras.
- **Indicações específicas:** A principal indicação é a metemoglobinemia tóxica quando o antídoto (azul de metileno) for ineficaz. Pode ser útil na intoxicação por ácido bórico, bromatos, ferro, isoniazida e quinino.
- **Procedimento usual:** É o mesmo utilizado em outras situações clínicas, realizando-se, geralmente, a troca de 1,5 a 2 volemias.

Plasmaferese
- **Características:** Consiste na retirada do organismo de um determinado volume de sangue, fazendo retornar todos os componentes sanguíneos, exceto o plasma, que é substituído por uma solução cristaloide.
- **Indicações genéricas:** Apesar da experiência limitada em toxicologia, o método é mais indicado para a remoção de tóxicos que apresentam elevada ligação proteica ou que apresentam características que dificultam a ação de medidas dialisadoras.
- **Indicações específicas:** Existem referências limitadas sobre sua possível eficácia no tratamento da intoxicação por digitoxina, digoxina, fenitoína, propranolol, quinina e tobramicina.
- **Procedimento usual:** O sangue é retirado, misturado com anticoagulantes, passando, a seguir, por um separador de células. O separador pode ser de centrífuga, com o qual há geralmente perda de plaquetas, ou, então, de membrana, que conserva as plaquetas. Os componentes celulares são misturados com solução cristaloide, retornando ao organismo.

Antídotos[5,11]

Antídotos com evidências suficientes de eficácia
- **Acetilcisteína:** tem um efeito poupador de glutation, prevenindo a formação de metabólitos hepatotóxicos do acetaminofeno. Sua principal indicação terapêutica é a intoxicação por esse medicamento. Outras indicações ainda não têm evidências suficientes. As doses usuais são de 140 mg/kg, por VO e, a seguir, 70 mg/kg, VO, durante 3 dias.
- **Atropina:** antagonista dos estímulos colinérgicos nos receptores muscarínicos, com pouco efeito nos nicotínicos. Sua principal indicação, sobre a qual existem evidências suficientes, é o tratamento da intoxicação por inseticidas organofosforados e carbamatos. As doses usuais para crianças são de 0,01 a 0,05 mg/kg, preferencialmente por via intravenosa (IV), repetidas em intervalos de minutos até a melhora do quadro clínico ou o aparecimento de sinais de intoxicação atropínica.
- **Azul de metileno:** medicamento que age como transportador de elétrons, ativando a via da hexose-monofosfato eritrocitária, na qual a G-6-PD é enzima básica, permitindo a redução da metemoglobina em hemoglobina. É indicado no tratamento das metemoglobinemias tóxicas, particularmente as induzidas por derivados da anilina e nitritos. Em indivíduos com deficiência de G-6-PD, seus efeitos são menos evidentes.
- **BAL (ou dimercaprol):** é um quelador cujos grupos sulfidrila competem com os das enzimas teciduais na ligação com metais pesados. Existem evidências suficientes demonstrando sua eficácia no tratamento da intoxicação por arsênico e ouro e na encefalopatia saturnina (juntamente com o EDTA). As doses usuais são de 2 a 4 mg/kg, a cada 4 horas no primeiro dia e, a seguir, doses menores em intervalos maiores. Como é um medicamento de difícil manuseio, que somente pode ser aplicado por via intramuscular (IM) em injeção muito dolorosa, apresentando, além disso, importantes efeitos colaterais, há atualmente tendência para o uso de outras alternativas.
- **Deferoxamina:** agente quelador com especial afinidade pelo ferro, com o qual forma um complexo hidrossolúvel rapidamente eliminado. Pode ser usado na intoxicação aguda, mas é mais indicado no tratamento da sobrecarga crônica de ferro. As doses devem ser individualizadas, utilizando-se genericamente 75 mg/kg/dia, IM ou IV.
- **EDTA-cálcico:** agente quelador que forma complexos estáveis e hidrossolúveis com alguns metais pesados. Sua principal indicação é a intoxicação por chumbo. As doses usuais são de 30 a 50 mg/kg/dia, a cada 12 horas, por IV ou IM, durante 5 dias. Esta é mais usada no tratamento da encefalopatia saturnina, juntamente com o BAL. Dificuldade da administração, efeitos colaterais importantes e resultados nem sempre satisfatórios justificam a tendência atual de procura de medicamentos alternativos.
- **Etanol:** age bloqueando a metabolização pela desidrogenase alcoólica de outros álcoois, particularmente metanol e etilenoglicol, impedindo a formação dos derivados que são tóxicos. As doses usuais têm por objetivo manter uma alcoolemia em torno de 100 mg/dL, geralmente obtida com 50 g de álcool, por VO ou, se necessário, pela IV. Em virtude da incerteza sobre seus resultados, estão sendo procuradas alternativas terapêuticas.

- **Flumazenil:** medicamento que antagoniza a ação de benzodiazepínicos por inibição competitiva no complexo receptor GABA-benzodiazepina. Existem evidências suficientes sobre sua eficácia na reversão do coma induzido por esse grupo de drogas e relatos, que ainda necessitam confirmação, sobre a melhora da consciência de pacientes com intoxicação alcoólica. A dose usual inicial é de 0,01 a 0,02 mg/kg, máximo de 0,2 a 0,3 mg, por via IV, em 15 segundos. A seguir, 0,01mg/kg, máximo de 0,1 mg em intervalos de 1 minuto, até a melhora do paciente, que geralmente ocorre com menos de 3 mg.
- **Hipossulfito:** o hipossulfito (tiossulfato) de sódio faz parte do esquema terapêutico da intoxicação cianídrica grave juntamente com os nitritos e pode ser de uso isolado na intoxicação leve. Transforma o cianeto em tiocianato, que é rapidamente eliminado e bem menos tóxico. Sua ação é lenta e exige a presença da enzima rodanase. As doses usuais são de 1,5 mL/kg da solução a 25% para crianças e 50 mL para adultos, por via IV.
- **Naloxona**[12]**:** medicamento de 1ª escolha no tratamento da intoxicação por opiáceos. Atua como antagonista puro, podendo ser usado mesmo quando houver dúvida diagnóstica. As doses utilizadas são de 0,1 mg/kg, bem maiores do que as inicialmente recomendadas, para crianças com menos de 5 anos de idade e 2 mg para crianças maiores, de preferência por via IV.
- **Nitritos:** os nitritos, de amila e de sódio, continuam sendo os medicamentos mais utilizados no tratamento da intoxicação cianídrica grave. Induzem a formação de metemoglobina, que, ligando-se ao cianeto, compõe um complexo, o qual, apesar de dissociável, é menos tóxico e facilita a ação do hipossulfito, administrado em seguida. As doses usuais são: nitrito de amila, inalação de 30 segundos a cada minuto, enquanto é preparado o nitrito de sódio, administrado na dose de 0,3 mL/kg da solução a 3%, por via IV.
- **Piridilaldoxima:** reativador de colinesterase utilizado na intoxicação por inseticidas organofosforados, no tratamento das manifestações nicotínicas. Não deve ser usada na intoxicação por inseticidas carbamatos, apesar de estes serem também inibidores da colinesterase. A dose recomendada é de 20 a 40 mg/kg, para crianças, preferencialmente por via IV. Em crianças maiores e adultos, as doses são de 400 a 1 mg como dose inicial e, a seguir, 200 mg repetidos várias vezes, até 1 a 2 g/dia.
- **Vitamina K$_1$:** vitamina K$_1$ ou fitonadiona é utilizada para restaurar o tempo de protrombina e interromper o sangramento na intoxicação por medicamentos ou pesticidas anticoagulantes. A dose usualmente recomendada para crianças é de 5 a 10 mg, por VO, repetida várias vezes por dia. Por via IM a dose costuma ser de 1 a 5 mg.

Antídotos recentes de eficácia promissora

- **Ácido dimercaptosuccínico:** conhecido também como DMSA ou succimer, é um agente quelador com dois grupos sulfidrila e que pode ser administrado por VO. Parece ser uma boa alternativa para os queladores tradicionais, particularmente BAL e EDTA, cujo uso é difícil e que apresentam importantes efeitos colaterais. É indicado especificamente no tratamento da intoxicação por arsênico, chumbo, mercúrio e prata. As doses recomendadas para crianças de até 5 anos de idade são de 30 mg/kg/dia, durante 5 dias. Em seguida, 20 mg/kg/dia, durante 14 dias.
- **4-Metilpirazol (4-MP):** potente inibidor da atividade da desidrogenase alcoólica, considerado uma possível alternativa para tratamento da intoxicação por metanol e etilenoglicol. Apresenta uma ação mais prolongada e menos efeitos colaterais. Tem sido usado em intoxicações graves por etilenoglicol, juntamente com a hemodiálise. Nesses casos, as doses recomendadas são de 10 a 20 mg/kg antes da hemodiálise e infusão de 1 a 1,5 mg/kg/h durante.

Antídotos de uso restrito ou em desuso

- **Azul da Prússia (ou ferrocianeto férrico):** é utilizado no tratamento da intoxicação por tálio, com o qual forma complexos eliminados pela urina. O medicamento está em desuso por seus resultados discutíveis, dificuldade de obtenção e atual raridade da intoxicação aguda.
- **EDTA-Cobalto (ou tetracemato dicobáltico):** é utilizado no tratamento da intoxicação por cianeto, com o qual forma complexos rapidamente eliminados por via renal. Sua obtenção é difícil e os resultados duvidosos.
- **EDTA Sódico (ou edatamil sódico):** é um agente quelador com afinidade pelo cálcio, indicado no tratamento da hipercalcemia tóxica e disritmias induzidas pelos digitálicos. Está em desuso em virtude da existência de alternativas melhores, da dificuldade de obtenção e dos resultados controversos.
- **Fisostigmina:** é um agente inibidor da colinesterase indicado no tratamento da intoxicação por atropina e derivados, fenotiazínicos e antidepressores tricíclicos. Em virtude do seu alto potencial de risco, seu uso é restrito apenas a serviços com experiência suficiente.
- **Fragmento Fab-antidigoxina**[13]**:** é obtido de anticorpos específicos antidigitálicos. É um medicamento eficaz, mas seu uso é restrito pela dificuldade de obtenção e pelo custo muito elevado. É indicado para arritmias potencialmente letais e considera-se que doses menores possam ter benefício clínico equivalente à dose neutralizante calculada total.
- **Hidroxocobalamina (ou vitamina B$_{12}$):** tem a propriedade de se combinar com o cianeto formando cianocobalamina, rapidamente excretada por via urinária. O uso é restrito pela dificuldade de obtenção de preparados comerciais com as concentrações elevadas necessárias e pelo fato de grande parte dos relatos fazer referências ao seu uso apenas na intoxicação por nitroprussiato.

- **Nalorfina:** em desuso, pois, indicado no tratamento da intoxicação opiácea, mostrou ser um antagonista parcial. É largamente suplantado pela naloxona, que é um antagonista puro.

AGENTES COMUMENTE RESPONSÁVEIS POR INTOXICAÇÕES GRAVES[1-4,5]
ANTIDEPRESSORES TRICÍCLICOS
Características

Medicamentos com núcleo de três anéis, de estrutura química semelhante à dos fenotiazínicos. São exemplos: amitriptilina; clomipramina; imipramina; maprotilina; mianserina; nortriptilina e trazodone.

INTOXICAÇÃO AGUDA
FISIOPATOLOGIA

Os antidepressores são rapidamente absorvidos pelo tubo digestivo, mas sua biodisponibilidade é baixa em virtude do metabolismo hepático de primeira passagem. A absorção é bem mais lenta após a ingestão de grande número de comprimidos.

Atuam aparentemente inibindo a recaptação da noradrenalina ou da serotonina nas sinapses, aumentando sua concentração nos receptores do SNC. São também antagonistas competitivos dos receptores muscarínicos da acetilcolina.

As alterações cardíacas ocorrem por causa dos seus efeitos anticolinérgicos, ao bloqueio da captação da noradrenalina e alfa-adrenérgicos, bem como às suas ações estabilizadoras da membrana.

CLÍNICA

Em uma primeira fase, nas primeiras horas após a ingestão, ocorrem principalmente manifestações neurológicas anticolinérgicas seguidas por depressão do SNC, com torpor e coma de curta duração. Às vezes, a depressão neurológica aparece isoladamente, mas também é de curta duração.

As manifestações anticolinérgicas compreendem midríase, visão borrada, secura de mucosas, pele quente e seca, retenção urinária, diminuição do peristaltismo intestinal e taquicardia sinusal. Esta é de aparecimento precoce e costuma persistir durante períodos prolongados.

Nos casos mais graves, os distúrbios anticolinérgicos podem ser acompanhados por outras manifestações neurológicas incluindo agitação, delírio, alucinações, coreoatetose, rigidez e câimbras musculares, convulsões e coma.

A segunda fase, de duração variável, é caracterizada por aparente melhora, com rápida recuperação do coma, podendo persistir apenas a taquicardia sinusal.

Na terceira fase, evidencia-se de modo significativo a cardiotoxicidade, podendo-se observar desde taquicardia sinusal até fibrilação ventricular e parada cardíaca.

Foram descritas complicações respiratórias (pneumonia aspirativa, síndrome do desconforto respiratório agudo (SDRA), além de hipotensão arterial, crises convulsivas refratárias ao tratamento, rabdomiólise, insuficiência renal aguda e coagulação intravascular disseminada.

LABORATÓRIO
- **Dosagem dos níveis sanguíneos do antidepressor:** admite-se que níveis sanguíneos superiores a 1 ng/mL estão associados com sintomatologia ou complicações graves.
- **Eletrocardiograma:** taquicardia sinusal é o achado mais comum, mas também foram descritos bloqueio atrioventricular, distúrbios de condução intraventricular, alterações da onda T e prolongamento do intervalo QRS.
- **Gasometria:** hipoxemia, acidose metabólica e/ou respiratória são relativamente frequentes.

CONDUTA TERAPÊUTICA
Tratamento específico

- **Fisostigmina:** admite-se que pode reverter as manifestações anticolinérgicas e que favorece uma recuperação mais rápida do coma. Sua validade no tratamento dos distúrbios cardiocirculatórios e neurológicos mais graves é atualmente discutida, havendo relatos sobre seus possíveis efeitos lesivos.

    A dose recomendada para adultos é de 1 a 2 mg lentamente por via IV. Para crianças, a dose inicial é de 0,5 mg, por via IV, repetida até um máximo que não deve ultrapassar a dose de adulto.
- **Carvão ativado:** recomendável em virtude da capacidade significativa de adsorver os antidepressores. Sugere-se também a administração seriada para interromper a recirculação entero-hepática do tóxico. Dose inicial de 1 g/kg, seguida por 20 a 25 g a cada 4 a 6 horas.
- **Medidas dialisadoras:** a farmacocinética dos antidepressores não justifica seu uso. No entanto, existem referências sobre alguma eficácia da hemoperfusão com *Amberlite*. O procedimento pode ser tentado nos casos graves.

Tratamento sintomático e de suporte

- **Tratamento dos distúrbios cardiocirculatórios:** usados mais para tratamento das alterações de ritmo os medicamentos a seguir relacionados. A escolha e o modo de usar dependem da experiência do serviço:
    a) **Fenitoína:** atenua os efeitos depressivos sobre a condução intracardíaca e sobre a contratilidade do miocárdio. Deve ser administrada lentamente por via IV.
    b) **Lidocaína:** deve ser usada com cautela no tratamento das disritmias ventriculares, pois quando em doses elevadas pode potencializar a depressão miocárdica produzida pelo medicamento tricíclico.
    c) **Quinidina:** não deve ser usada na intoxicação, assim como os demais antiarrítmicos da classe Ia, pois potencializa a ação depressora.
    d) **Propranolol:** não deve ser usado na intoxicação, assim como os demais betabloqueadores.

- **Hipotensão arterial:** deve ser tratada inicialmente com reposição de volume. Quando ineficaz, justificam-se aminas vasopressoras (dobutamina ou norepinefrina).
- **Tratamento do desequilíbrio acidobásico e convulsões:** de acordo com a rotina terapêutica habitual.

BARBITÚRICOS
CARACTERÍSTICAS

Geralmente, são classificados, de acordo com a duração de sua ação, em barbitúricos de ação prologada, intermediária, rápida e ultrarrápida. O tempo de ação quase sempre coincide com a rapidez de seu início. Fenobarbital (ação prolongada) ainda é o mais usado em tentativas de suicídio e o principal responsável por acidentes tóxicos pelo grupo. Barbitúricos de ação rápida e ultrarrápida (secobarbital, pentobarbital, tiopental) causam intoxicações geralmente como consequência de acidentes terapêuticos.

INTOXICAÇÃO AGUDA
Fisiopatologia

Fenobarbital é bem absorvido por via digestiva. Tem uma meia-vida prologada (75 a 100 horas) e ligação proteica relativamente baixa (40% a 50%). Cerca de 25% da dose absorvida é eliminada pelos rins sem alterações e o restante sofre metabolização hepática. O pKa é 7,2.

Barbitúricos de ação rápida têm meia-vida mais curta (6 a 46 horas). São metabolizados no fígado e o pKa é um pouco mais elevado (7,6 a 7,9).

Barbitúricos são depressores do SNC por inibição das sinapses GABAérgicas e por inibirem a atividade noradrenérgica. Deprimem a respiração e a contratilidade miocárdica e são vasodilatadores e hipotensores.

Clínica

A sintomatologia dos casos graves corresponde aos estágios 3 e 4 de Reed e colaboradores do coma: arreflexia; ausência dos reflexos e sinais vitais estáveis ou não.

O coma é profundo, com resolução muscular total. Não há reação à dor e os reflexos tendinosos estão muito diminuídos. A deglutição está abolida e os reflexos fotomotores conservados ou ausentes, podendo ser observada midríase bilateral sem reação à luz.

Há depressão respiratória e as complicações são intensas e frequentes: respiração lenta e superficial com períodos de apneia; respiração de Cheyne-Stokes; secreção brônquica excessiva e broncopneumonias. Pode ocorrer insuficiência respiratória global com hipoxemia e hipercapnia.

Complicações cardiocirculatórias são significativas: hipotensão arterial; débito cardíaco baixo; pressão venosa central normal ou diminuída e resistência vascular periférica aumentada. Como consequência, há diminuição do volume plasmático ou aumento da capacitância do leito vascular com resultante hipovolemia.

Parada e infecção respiratória são as principais causas de óbito, respectivamente precoce e tardio.

Laboratório

Dosagem da barbituremia: coma profundo está associado com níveis entre 2,6 e 3,4 mg/dL. Os níveis tóxicos situam-se entre 0,7 e 1,4 mg/dL e os potencialmente letais entre 3 e 4 mg/dL. Com relação ao fenobarbital, admite-se que concentrações de 4 a 6 mg/dL são tóxicas e, quando entre 10 e 20 mg/dL, potencialmente fatais.

Conduta terapêutica
Tratamento específico

- **Carvão ativado:** eficácia significativa. Deve ser administrado mesmo decorridas várias horas após ingestão. A dose usual é de 1 g/kg.
- **Diurese iônica:** alcalinização do paciente é justificada para correção da acidose metabólica e como procedimento para aumentar a excreção do barbitúrico.

  Como o pKa do fenobarbital é 7,2, o objetivo é produzir um pH no compartimento urinário mais elevado, no qual sua ionização é favorecida e, consequentemente, dificultada sua reabsorção. Para os barbitúricos de ação rápida, que apresentam pKa entre 7,6 e 7,9, o procedimento é menos eficaz.

  Administram-se bicarbonato de sódio e soluções hidratantes para produção de uma diurese de 3 a 4 mL/kg/min e um pH urinário entre 7,45 e 7,5. Para atingir esses valores, a terapêutica envolve riscos e exige que as funções cardíaca e renal estejam conservadas. Bicarbonato pode ser administrado na dose de 2 mEq/kg, por via IV, durante a primeira hora, seguida geralmente por 2 mEq/kg a cada 6 a 8 horas.
- **Hemoperfusão:** indicada nos casos graves, na ingestão de doses ou presença de níveis sanguíneos de barbitúricos potencialmente letais ou nos casos que não estão respondendo ao tratamento usual. É mais recomendada na intoxicação por fenobarbital e é a única medida dialisadora que parece ter alguma eficácia na intoxicação por barbitúricos de ação rápida. Realiza-se, de preferência, com resina XAD-4.
- **Hemodiálise:** pode ser usada na intoxicação grave. O procedimento não parece ser útil na intoxicação por barbitúricos de ação rápida em virtude de seu maior volume de distribuição, maior ligação proteica e intensa metabolização hepática.

Tratamento sintomático e de suporte

A base do tratamento é o controle das condições respiratórias e cardiocirculatórias, do equilíbrio acidobásico, metabólico e hidreletrolítico.

CIANETOS
CARACTERÍSTICAS

Gás cianídrico ou cianeto de hidrogênio é um gás incolor com odor característico, utilizado como fumigante ou em síntese química.

Cianeto é encontrado nos gases liberados pela combustão de diversos materiais, principalmente plásticos, tecidos de seda e madeiras.

Vegetais cianogênicos têm glicosídeos que, em determinadas condições, liberam cianetos. São mais importantes: mandioca brava; broto de bambu; sorgo; amêndoa amarga; sementes de pêssego damasco; pera; maçã; ameixa; sabugeiro e louro-cereja.

Medicamentos como o nitroprussiato podem produzir cianeto por conversão metabólica, podendo ocorrer a intoxicação com uso prolongado ou na infusão intravenosa muito rápida.

INTOXICAÇÃO AGUDA
Fisiopatologia

Cianeto inibe o sistema da citocromoxidase e, de modo geral, as enzimas que contêm ferro trivalente. Como consequência, há uma incapacidade de aproveitar o oxigênio e, então, morte celular. Ocorre, com frequência, desvio do metabolismo de carboidratos, com produção de lactato em lugar do piruvato e decorrente acúmulo de ácido láctico.

Clínica
- **Intoxicação fulminante:** ingestão ou inalação de grandes quantidades produz inconsciência, convulsões e óbito em poucos segundos.
- **Intoxicação grave:** caracterizada principalmente por distúrbios neurológicos e cardiovasculares.
- **Distúrbios neurológicos:** tontura; distúrbios do equilíbrio; ataxia; inquietude; ansiedade; cefaleia; confusão mental; convulsões tônicas; opistótono; torpor e coma. São comuns também: náuseas; vômitos e taquipneia seguida por depressão respiratória.
- **Distúrbios cardiovasculares:** taquicardia seguida por bradicardia; disritmias cardíacas e hipotensão arterial.

Laboratório
- **Dosagem de cianeto:** admite-se que os níveis normais, plasmáticos e no sangue total situam-se respectivamente em 4 ng/mL e 15 ng/mL em não fumantes e em 5 ng/mL e 40 ng/mL em fumantes.

  Considera-se que níveis inferiores a 200 ng/mL não são associados com sintomatologia e que níveis superiores a 2,5 µg/mL são potencialmente fatais.
- **Dosagem de tiocianato:** como a maior parte do cianeto é metabolizada em tiocianato, que é excretado por via renal, o encontro de níveis excessivos no sangue ou na urina pode sugerir intoxicação cianídrica. Níveis sanguíneos superiores a 12 µcg/dL são considerados tóxicos.

Conduta terapêutica
Tratamento específico

Existem vários esquemas terapêuticos, mas apenas três são ainda empregados:

1. Nitrito de amila + nitrito de sódio + hipossulfito de sódio – apesar de antigo e de envolver numerosos riscos, parece ainda ser o mais eficaz. Posologia e modo de usar são descritos na primeira parte.
2. Hidroxocobalamina – mais utilizada na prevenção da intoxicação cianídrica durante o uso do nitroprussiato. Infusão intravenosa, 25 mg/h. Na intoxicação aguda, recomendam-se doses elevadas: 4 g, por via IV.
3. Tetracemato dicobáltico – ainda não disponível no Brasil. Recomendam-se 300 mg por via IV, seguidos por 50 mL de soro glicosado a 5%.

Tratamento sintomático e de suporte
- **Controle das condições respiratórias:** pneumonia aspirativa e edema pulmonar agudo são complicações relativamente frequentes.
- **Correção dos distúrbios hidreletrolíticos e acidobásicos e convulsões:** devem ser tratados de acordo com os protocolos habituais.

INSETICIDAS ORGANOFOSFORADOS
CARACTERÍSTICAS

Constituem um grande grupo de compostos químicos muito usados em agricultura. Têm em comum o fato de derivarem do ácido fosforoso, mas são apresentados sob fórmulas químicas muito diversificadas e sob diferentes apresentações.

INTOXICAÇÃO AGUDA
Fisiopatologia

Os inseticidas organofosforados podem ser absorvidos por via digestiva, respiratória ou dérmica, com maior ou menor intensidade na dependência da formulação e do ingrediente ativo.

Os efeitos lesivos resultam de suas propriedades colinérgicas indiretas, inibindo a ação da colinesterase. Como consequência, diminui a inativação da acetilcolina, permitindo sua ação mais intensa e prolongada nas sinapses colinérgicas.

O acúmulo de acetilcolina é responsável pela sintomatologia, que compreende efeitos muscarínicos, nicotínicos e sobre o SNC. Neuropatia retardada, de descrição relativamente recente, parece se correlacionar com a inibição da esterase neurotóxica induzida pelos fosforados. É caracterizada por uma degeneração retrógrada dos axônios, e não por desmielinização.

Clínica
- **Síndrome muscarínica:** miose bilateral, broncoconstrição e hipersecreção brônquica, aumento do peristaltismo uretral, diminuição da contratilidade cardíaca, bradicardia, hipotensão arterial, aumento dos movimentos peristálticos intestinais e das secreções digestivas, diarreia, cólicas abdominais e vômitos.
- **Síndrome nicotínica:** tremores de língua, lábios, olhos e pálpebras, espasmos e tremores da musculatura es-

quelética, flacidez muscular, fasciculações e fibrilações musculares, principalmente dos músculos da face e pescoço e hipertensão arterial.
- **Síndrome do SNC:** cefaleia, inquietude, insônia, tremores, ataxia, confusão mental, convulsões e coma.

Nos casos muito graves, a sintomatologia pode ter início em minutos, com respiração de Cheyne-Stokes, convulsões generalizadas, coma profundo, dispneia, cianose e hipotensão arterial.

Laboratório
- **Determinação da atividade da colinesterase:** existem dois tipos principais de colinesterase: verdadeira ou eritrocitária e pseudocolinesterase ou plasmática. A primeira se correlaciona melhor com a existente no tecido nervoso e sofre menos influência de fatores interferentes. A plasmática pode apresentar grandes variações e sofre maior influência de fatores interferentes. Apesar da eritrocitária fornecer resultados mais seguros, a plasmática é de uso mais comum.

Considera-se que níveis de colinesterase abaixo de 10% dos normais são associados com intoxicação grave; quando situados entre 10% e 20% dos valores normais são associados com intoxicação menos intensa; e entre 20% e 50%, com intoxicação moderada.

Conduta terapêutica
Tratamento específico
- **Atropina:** antagonista não competitivo dos efeitos muscarínicos e sobre o SNC. Deve sempre ser administrada em qualquer caso de intoxicação e em doses bem maiores do que as normalmente usadas.
- **Pralidoxima (Contrathion®):** reativador da colinesterase eficaz contra os efeitos nicotínicos da intoxicação. Não atua sobre os efeitos muscarínicos e do SNC. Deve ser aplicado precocemente, pois a ligação colinesterase-fosforado torna-se estável com o passar do tempo.

Tratamento sintomático e de suporte
- **Controle das condições cardiorrespiratórias:** o grande aumento das secreções brônquicas pode simular um quadro de edema agudo do pulmão. Como não é cardiogênico, não responde ao tratamento convencional.
- **Correção dos distúrbios hidreletrolíticos e acidobásicos:** alcalinização com bicarbonato deve ser realizada nos pacientes que apresentam acidose metabólica. Existem relatos sobre a possível eficiência da alcalinização como procedimento de degradação do fosforado, que, no entanto, exigem confirmação.
- **Convulsões:** tratadas com diazepínicos por via IV.
- **Medicamentos contraindicados:** fisostigmina, succinilcolina, fenotiazínicos e morfina e similares.

MONÓXIDO DE CARBONO (CO)
CARACTERÍSTICAS

Gás incolor, insípido, muito difusível e um pouco mais leve do que o ar. É liberado sempre quando houver combustão incompleta de qualquer material contendo carbono. Em ambientes mal ventilados, em temperaturas elevadas ou em combustões lentas, o CO_2 formado é reduzido pelo carbono em CO.

INTOXICAÇÃO AGUDA
Fisiopatologia

Os principais efeitos lesivos do CO são consequentes à hipóxia celular que determina. Praticamente todos os órgãos e sistemas podem ser atingidos, mas alguns são mais suscetíveis como o cérebro e o coração.

Após absorção pulmonar, que é rápida, o CO desloca o oxigênio da hemoglobina, pois sua afinidade é cerca de 200 a 300 vezes maior, formando carboxiemoglobina (COHb). Esta, por sua vez, induz o desvio da curva de dissociação da oxiemoglobina residual para esquerda. Por outro lado, a dissociação do COHb é cerca de 250 vezes mais lenta que a da oxiemoglobina, favorecendo mais ainda a hipóxia celular. A saturação da mioglobina pelo CO é intensa e contribui para depressão miocárdica e hipotensão arterial.

Clínica

Esquematicamente podem ser identificadas três situações genéricas de intoxicação: fulminante, grave e moderada.
- **Intoxicação fulminante:** descrita mais comumente nas vítimas de incêndio. Provoca inconsciência súbita seguida por crises convulsivas e óbito.
- **Intoxicação grave:** sintomatologia variável, compreendendo principalmente:

1. *Distúrbios neurológicos:* evidenciados inicialmente por cefaleia, letargia, agitação e confusão mental, seguidos por coma, espasmos musculares, hiper-reflexia e convulsões. Sequelas são comuns e importantes, descrevendo-se também a síndrome pós-intervalar caracterizada principalmente por sintomatologia neuropsíquica, cerca de 2 a 4 semanas após aparente recuperação do paciente.
2. *Distúrbios cardiocirculatórios:* são mais significativos em pacientes que apresentam doença cardiovascular prévia. Pode ocorrer sintomatologia de isquemia, com náuseas, sudorese, dor torácica e síncope. São descritas alterações eletrocardiográficas, principalmente fibrilação atrial e contrações ventriculares prematuras. Hipotensão arterial é comum. Pode ocorrer até infarto do miocárdio.
3. *Distúrbios respiratórios:* não são proeminentes nas fases iniciais da intoxicação, mas podem aparecer como complicações, incluindo pneumonia aspirativa, síndrome do desconforto respiratório agudo (SDRA), e edema agudo do pulmão.

4. *Distúrbios cutâneos:* bolhas são frequentes, principalmente nas áreas de pressão. A coloração rosa-cereja da pele, tradicionalmente descrita, é pouco encontrada.
5. *Outros distúrbios:* náuseas, vômitos e diarreia.

- **Intoxicação moderada:** inicia-se com astenia, fraqueza de membros inferiores e cefaleia acentuada. A seguir, náuseas, vômitos, distúrbios de equilíbrio, confusão mental e distúrbios visuais.

Laboratório

- **Dosagem da carboxiemoglobina (COHb):** admite-se que com níveis de 10% a 20%, o intoxicado já pode apresentar sintomatologia e que níveis superiores a 50% são sugestivos de casos graves e potencialmente fatais.
- **Eletrocardiograma:** pode evidenciar disritmias relativamente comuns e sinais de isquemia do miocárdio.
- **Gasometria:** geralmente, a PO_2 é normal, mas a saturação de oxigênio está diminuída. Acidose metabólica é frequente.

Conduta terapêutica

Tratamento específico

Devem ser internados em UTI os pacientes que apresentam:

- Inconsciência;
- Distúrbios neuropsíquicos;
- Dores torácicas tipo isquêmicas;
- Hipopotassemia significativa;
- Acidose metabólica ou hipóxia significativa;
- Distúrbios eletrocardiográficos;
- Sintomatologia e níveis de COHb superiores a 25%;
- Doença cardiovascular prévia e níveis de COHb superiores a 15%;
- Gestantes com níveis de COHb superiores a 10%
  - *Câmara hiperbárica:* quando disponível, este procedimento deve ser tentado, apesar dos resultados controversos, especialmente nos pacientes sintomáticos com COHb superior a 40%. Utilizam-se geralmente 2,5 a 3 atmosferas.
  - *Exsanguinitransfusão:* apesar de alguns relatos sobre possíveis bons resultados, atualmente é pouco indicada.

Tratamento sintomático e de suporte

Controle das condições neurológicas, respiratórias, cardíacas, hidreletrolíticas e metabólicas.

OPIÁCEOS[12]
CARACTERÍSTICAS

Os principais componentes de interesse toxicológico são o ópio, extraído do exsudato da *Papaver somniferum*; codeína; morfina; apomorfina; heroína; meperidina; metadona, elixir paregórico; loperamida; difenoxilato (antidiarreicos); propoxifeno e pentazocina.

INTOXICAÇÃO AGUDA
Fisiopatologia

O mecanismo de ação tóxica dos opiáceos começou a ser devidamente esclarecido há pouco tempo, com a identificação dos análogos endógenos neurotransmissores (encefalinas e dinorfinas) e dos receptores específicos. Entre eles, são considerados mais importantes os receptores mi, kapa, sigma e delta. Os diversos tipos de opiáceos agiriam como agonistas, antagonistas ou agonistas parciais.

Clínica

Há uma significativa diminuição dos movimentos respiratórios, a respiração é superficial e ocorrem períodos de apneia. Cianose é frequente, contrastando com a tonalidade pálida ou acinzentada da pele. A hipóxia contribui para agravamento da hipotensão arterial induzida por ação direta do tóxico. A depressão neurológica é caracterizada por sonolência, torpor e coma, mas, conforme o opiáceo, podem ocorrer convulsões, alucinações, delírios e hipertensão endocraniana.

Laboratório

Dosagem do opiáceo: apesar de existirem exames laboratoriais para detecção qualitativa e quantitativa de vários opiáceos e seus metabólitos, sua contribuição para a clínica é pequena.

Conduta terapêutica

Tratamento específico

- **Naloxona:** constitui, até o momento, o medicamento de escolha para tratamento da intoxicação aguda pela maioria dos opiáceos. Deve ser administrada a todo paciente sintomático, mesmo quando houver dúvida diagnóstica ou uma intoxicação múltipla. É considerado antagonista puro dos opiáceos.
- **Nalorfina:** antagonista parcial dos opiáceos. Atualmente considerado medicamento obsoleto ou de 2ª escolha. Somente deve ser utilizado quando o naloxona não for disponível e não houver dúvida diagnóstica. A dose usual é 0,1 mg/kg, por via IV.

Tratamento sintomático e de suporte

A intoxicação opiácea é exemplo de situação em que o atendimento em UTI tem influência marcante sobre o prognóstico do intoxicado. Controle das condições respiratórias, cardiocirculatórias e neurológicas, além de correção dos distúrbios hidreletrolíticos e metabólicos, são básicos.

PARAQUAT
CARACTERÍSTICAS

Usado predominantemente como herbicida, é um composto bipiridílico quaternário de amônia. As apresentações comerciais contêm geralmente 20% do ingrediente ativo.

INTOXICAÇÃO AGUDA

Fisiopatologia

A absorção gastrintestinal do paraquat é pequena, mas constitui a principal via da toxicidade sistêmica. Quando inalado, seus efeitos são preponderantemente locais (mucosa respiratória), pois as dimensões das partículas dos aerossóis dificultam o acesso aos alvéolos.

O mecanismo tóxico parece ser a redução do NADPH, tornando a célula mais suscetível à ação lesiva de hidroperóxidos lipídicos. A peroxidação converte o oxigênio molecular em radicais superóxidos, hidroperóxidos e peróxido de hidrogênio, que destroem a estrutura celular.

Como o herbicida se distribui nos principais órgãos, mas seletivamente e com maior intensidade nos pulmões, isso explica os seus efeitos clínicos. Nos pulmões, causa inicialmente a destruição dos pneumócitos tipo I e a degeneração nos pneumócitos tipo II e, a seguir, migração de fibroblastos proliferantes para os alvéolos. Resulta uma fibrose pulmonar, caracteristicamente de aparecimento tardio, favorecida e agravada pela exposição ao oxigênio.

Clínica

A inalação pode determinar irritação das vias aéreas superiores, hemorragias e até edema pulmonar agudo, mas sem evolução para fibrose pulmonar.

Após ingestão, ocorrem inicialmente dor em queimação na boca e garganta, dor retroesternal, disfagia, náuseas, vômitos, cólicas abdominais e diarreia. Quando as doses forem muito grandes, essa fase inicial é seguida, após alguns dias, por falência de múltiplos órgãos, incluindo necrose centrolobular com insuficiência hepática, necrose tubular proximal com insuficiência renal aguda, necrose miocárdica, hemorragias e edema pulmonar, com rápida evolução para óbito.

Após absorção de menores quantidades, depois da fase inicial de irritação de mucosas e de discreto comprometimento de múltiplos órgãos, que melhora em mais ou menos 1 semana, o paciente começa a desenvolver fibrose pulmonar progressiva, que invariavelmente evolui para óbito.

Laboratório

Níveis sanguíneos de paraquat: segundo Hart e colaboradores, níveis superiores a 2 mg/L, 8 horas após ingestão, indicam mau prognóstico, com uma chance de sobrevivência de apenas 10%.

Conduta terapêutica

Tratamento específico

- **Terra de Fuller:** adsorvente mais recomendado nos casos de ingestão, usado em suspensão a 30%. Quando não disponível, pode-se utilizar carvão ativado (1 g/kg) ou suspensão de bentonita a 7%.
- **Hemoperfusão:** apesar dos resultados controversos, a hemoperfusão deve ser tentada após ingestão de grandes doses ou quando os níveis sanguíneos forem elevados. É conveniente a realização de hemoperfusão seriada, em sessões de 8 horas diárias, durante vários dias.

Tratamento sintomático e de suporte

Consiste essencialmente no controle das condições respiratórias, renais, hepáticas e cardíacas.

REFERÊNCIAS BIBLIOGRÁFICAS

1. Schvartsman S. Intoxicações Agudas. 4aed. São Paulo: Sarvier, 1991.
2. Ellenhorn MJ, Barceloux DG. Medical Toxicology. 2nd ed. Baltimore: Williams & Wilkins, 1997.
3. Mokhlesi B, Corbridge T. Toxicology in the critically ill patient. Clin Chest Med. 2003;24(4):110.
4. Zimmerman JL. Poisoning and overdoses in the intensive care unit: general and specific management issues. Crit Care Med. 2003;31(12):125.
5. Barrueto F, Gatu R, Mazer-Amirshahi M. Updates in the general approach to the pediatric poisoned patient. Pediatr Clin North Am. 2013;60(5):1003-20.
6. Bond GR. The role of activated charcoal and gastric emptying in gastrointestinal decontamination. Ann Emergency Med. 2002;39(3):145.
7. AAP. Poison Treatment in the home. American Academy of Pediatrics Committee on Injury, Violence, and Poison Prevention. Pediatrics. 2003;112(5):1182-5.
8. Homan CS, Ryan JG. Enhancement of Elimination. In: Vicellio P. Handbook of Medical Toxicology. Boston: Little, Brown and Co, 1993.
9. Borkan SC. Extracorporeal therapies for acute intoxications. Crit Care Clin. 2002;18(2):393-420.
10. De Lange DW, Sikma MA, Meulenbelt J. Extracorporeal membrane oxigenation in the treatment of poisoned patients. Clin Toxicol (Phila). 2013,11(12).2111-7.
11. Schvartsman S. Antídotos, Antagonistas e Medicamentos Úteis em Toxicologia. São Paulo: ANDEF, 1989.
12. Boyer EW. Management of opioid analgesic overdose. N Engl J Med. 2012;367(2):146-55.
13. Chan BS, Buckley NA. Digoxin-specific antibody fragmentes in the treatment of digoxin toxicity. Clin Toxicol (Phila). 2014;52(8):824-36.

CAPÍTULO 219

INTERFERÊNCIAS ELETROMAGNÉTICAS

Heitor Akira Kuramoto
Marcello Dias Bonfim

DESTAQUES

- Os equipamentos mais suscetíveis a interferências eletromagnéticas (IEM) são: bombas de infusão, monitores cardíacos, monitores de respiração e de apneia, oxímetros, ventiladores e aparelhos de eletroencefalografia.
- Existem basicamente dois tipos de IEM: a conduzida e a irradiada.
- Quanto maior a distância do equipamento em relação à fonte eletromagnética, menor será a interferência.
- A distância considerada segura para se manter um telefone celular convencional de um equipamento médico é 1,5 metro.
- O reparo do equipamento deverá ser feito por oficinas habilitadas pelo fabricante.
- Deve ser observada a localização em que os equipamentos eletromédicos estão instalados. Equipamentos muito próximos a subestação e antenas de transmissão devem ser evitados.
- Seguir as recomendações da agência americana *Food and Drug Administration* (FDA) em relação às IEM.

INTRODUÇÃO

A radiação eletromagnética ocorre quando uma corrente alternada é gerada e um campo eletromagnético é criado na vizinhança da fonte. A escala ou distância do campo eletromagnético irradiado pode ser incrementada quando acoplado a um condutor. O campo magnético é mais irradiado pelo fluxo de corrente ao longo desse condutor. O campo irradiado terá muitas características, dentre elas, as mais importantes são a amplitude, a periodicidade e a forma de onda.

As IEM são oriundas de uma multidão de fontes, divididas em duas categorias: dispositivos que emitem radiação eletromagnética intencional e dispositivos que, como um subproduto de sua operação, emitem radiação não intencional. A seguir, são citadas algumas das maiores e mais comuns fontes de IEM encontradas no ambiente clínico:

RADIAÇÃO INTENCIONAL

- Estações de TV: analógicas e digitais;
- Estações de rádio comercial: analógicas e digitais;
- Rádio móvel terrestre: base fixa, móvel e fontes de rádio bidirecionais portáteis (walkie-talkies);
- Pager: serviços de transmissão de mensagens unidirecionais e bidirecionais;
- Telefones celulares e seus transmissores;
- Assistentes pessoais sem fio (PDA);
- Dispositivos de rede sem fio;
- Rádio comunicação não autorizada (rádio "pirata").

RADIAÇÃO NÃO INTENCIONAL

- Sistemas de iluminação (especialmente as fluorescentes);
- Controladores variáveis de velocidade de alta energia;
- Serviços elétricos com mau funcionamento;
- Motores elétricos do tipo universal;
- Oxímetros de pulso;
- Displays (CRT, plasma, LED, etc.), computadores, televisores e instrumentação;
- Redes de computadores cabeadas;
- Dispositivos inteligentes de detecção e alarme de incêndio;
- Unidades eletrocirúrgicas;
- Desfibriladores.

Com o avanço da tecnologia, a demanda por dispositivos eletroeletrônicos tem crescido exponencialmente nos últimos anos. O fenômeno pode ser atribuído a vários fatores, como a facilitação de tarefas cotidianas, trazendo conforto, acessibilidade em virtude da otimização dos processos fabris e, consequentemente, diminuição dos custos, tornando a tecnologia acessível financeiramente às massas, segurança e outros fatores que popularizam esses dispositivos.

Não distante, a utilização de equipamentos e dispositivos eletromédicos tem também crescido em razão de alguns desses fatores. É possível associar também a esse fenômeno o desenvolvimento de novas técnicas clínicas e, portanto, de novos dispositivos eletromédicos.

Com a crescente demanda de equipamentos eletromédicos e pelo fato de que todos os equipamentos eletroeletrônicos serem suscetíveis e/ou causarem, em diferentes graus, IEM surgiu a preocupação de como e quando a interferência de ondas eletromagnéticas emitidas por telefones celulares, telefones sem fios, *walkie-talkies* e aparelhos similares afeta o desempenho e os sinais gerados por equipamentos médicos. Esse tipo de interferência é conhecido como IEM irradiada.

Muitos documentos já foram publicados e demonstram ser este um problema sério. Contudo, os fabricantes preocupados com as IEM têm projetado e construído equipamentos cada vez mais protegidos. Nos últimos anos, normas têm sido estabelecidas, como a IEC 60601 e suas instruções específicas, exatamente para minimizar os distúrbios provocados pelas IEM nos equipamentos eletromédicos.[1,6]

Outra preocupação não menos importante é a IEM conduzida, ou seja, as interferências eletromagnéticas causadas pela rede elétrica. A escassez de trabalhos, pesquisas e relatos de casos de IEM conduzida em equipamentos eletromédicos é também preocupante.

As IEM, tanto induzidas, como os celulares, por exemplo, quanto conduzidas, ou seja, provocadas por distúrbios de rede elétrica, consistem em uma das preocupações relativas à segurança médica do momento. Embora este seja um problema sério e, portanto, digno de muito estudo e pesquisa, os dados até agora obtidos não chegam a ser alarmantes. O Center for Device and Radiological Health (CDRH), da Food and Drug Administration (FDA), órgão norte-americano responsável pela regulamentação de dispositivos médicos, tem cadastrado, desde 1979, vários incidentes causados por IEM.

Não obstante, tais interferências devem ser tradas com total seriedade e responsabilidade. A própria FDA tem recebido, mais recentemente, relatórios com suspeitas de interferências de telefones celulares em marca-passo, incubadoras, bombas de infusão, desfibriladores e equipamentos de diálise, entre outros.

A possibilidade de a IEM causar problemas de funcionamento surge quando a força do ambiente eletromagnético é maior do que a capacidade de imunidade do equipamento a essas forças. Essa condição pode se apresentar em qualquer local e hora desde que os equipamentos médicos estejam na presença de fontes emissoras de ondas eletromagnéticas. Os equipamentos médicos podem ser tanto fontes como vítimas de tais interferências, sendo mais suscetíveis os seguintes: bombas de infusão, monitores cardíacos, monitores de respiração e apneia, oxímetros de pulso, ventiladores pulmonares e aparelhos de eletroencefalografia.

RECOMENDAÇÃO

Em 1994, foi demonstrado o efeito de vários modelos de telefones celulares operando na faixa de 0,6 W, em equipamentos médicos. Em 2001, a Universidade Estadual de Campinas (Unicamp), em São Paulo, desenvolveu um estudo, que foi tese de mestrado, demonstrando novamente esses efeitos,[10] repetindo em 2004, em um estudo tendo como fontes de interferência eletromagnética a rede de alimentação (rede elétrica).[11]

Todos os estudos demonstraram a suscetibilidade dos efeitos nocivos aos equipamentos eletromédicos quando submetidos à IEM, sejam conduzidas (rede elétrica), sejam irradiadas (p. ex.: celulares).[2-5,7-12]

Diversos órgãos governamentais como a FDA e não governamentais têm gerado diversas recomendações principalmente para os fabricantes, buscando aumentar a segurança dos equipamentos eletromédicos. Os fabricantes, por sua vez, têm atendido a essas recomendações tornando os dispositivos mais seguros, mas, mesmo assim, as IEM são uma fonte potencial de falhas nos equipamentos eletromédicos.

Felizmente, não há casos graves atuais relacionados de forma direta às IEM, mas todo o cuidado é necessário já que o risco existe.

A força eletromagnética é inversamente proporcional à distância, ou seja, quanto maior a distância do equipamento da fonte eletromagnética, menor será a interferência. Em teoria, se o emissor eletromagnético for detectado e se o equipamento for colocado a uma distância de segurança calculada, a IEM irradiada não deverá ocorrer. Infelizmente, essa teoria é de difícil aplicação em um hospital, pois existem inúmeras fontes fixas e móveis, além de as ondas eletromagnéticas "atravessarem paredes". Se é praticamente impossível de ser extinta, a interferência pode, ao menos, ser diminuída.

Duas das principais formas de minimizar a IEM são:

- Estabelecer distâncias de proteção entre fontes e possíveis vítimas (equipamentos eletromédicos suscetíveis à IEM);
- A aquisição de equipamentos que possuam máxima proteção.

Uma distância considerada de certa forma segura para se manter um telefone celular convencional de um equipamento médico é de 1,5 metro (segundo estudo desenvolvido pela Unicamp).

Os equipamentos fabricados dentro das normas têm forma de escudo protegendo contra tais interferências, mas seguramente a institucionalização de distância de segurança para IEM irradiada é a maneira mais rápida, menos dispendiosa e, talvez, mais segura de remediar as IEM.

Para combater as IEM conduzidas, a melhor prática é constatar se o equipamento foi construído dentro de normas técnicas.

Quando da aquisição de um novo equipamento, é importante que sejam verificados o seu grau de segurança e a proteção contra os diversos tipos de interferências.

Pesquisas sugerem que telefones celulares devem ser evitados em UTI e nas unidades de tratamento semi-intensivo, entre outras unidades com grande concentração de dispositivos eletromédicos.

Importante: quanto mais antigo um equipamento, menor é a sua proteção contra IEM.

A manutenção é também um ponto crítico e objeto de discussão. Todas as vezes que um equipamento necessitar de manutenção corretiva, ele deve ser encaminhado a uma assistência técnica habilitada pelo respectivo fabricante. Muitos técnicos que reparam equipamentos eletromédicos não têm consciência de quão importante é uma blindagem e, não raro, deixam aberturas através das quais as ondas eletromagnéticas invadem o interior do equipamento (p. ex.: não colocam todos os parafusos ou montam sem algumas tampas internas por não acharem importante tal procedimento). Uma outra consideração é o momento necessário para substituição de peças. Não raro também, elas são substituídas por similares que reproduzem a mesma função, mas não têm proteção suficiente para bloquear as IEM (p. ex.: transformadores internos, abaixadores de tensão).

Um último aspecto é a localização do eletromédico. Algumas UTI ou centros cirúrgicos são construídos muito próximos a fontes que podem provocar interferência eletromagnética, como subestação de energia elétrica ou antenas de transmissão. Devem ser observadas as áreas ao redor desses locais.

A FDA faz as seguintes recomendações quanto à IEM:

- Para evitá-la, os usuários de equipamentos médicos devem seguir as recomendações dos fabricantes;
- Comprar os equipamentos que atendam às normas de compatibilidade eletromagnética;
- Tomar precauções com relação a fontes conhecidas de IEM (telefone celulares e *walkie-talkies*), caso sejam utilizadas próximas a equipamentos eletromédicos;
- Em caso de suspeita de IEM, entrar em contato com o fabricante do equipamento;
- A responsabilidade para análise dessas ocorrências cabe ao departamento de Engenharia Clínica da instituição;
- Reportar a FDA (MedWatch Program) ou outro órgão no Brasil.

REFERÊNCIAS BIBLIOGRÁFICAS

1. ABNT NBR-IEC 60601-1-2:2010 Equipamentos eletromédicos – Parte 1-2: Requisitos gerais para segurança básica e desempenho essencial - Norma colateral: Compatibilidade eletromagnética - Requisitos e ensaio – Rio de Janeiro, 2015.

2. Adler D, Mahler Y, Israeli A. Cellular pone interference with medical instruments. Harefuah. 1997;132(5):313-8.
3. Azis O, Sheikh A, Paraskeva P, Darzi A. Use of móbile phones in hospital: time to lift the ban? Lancet. 2003;36:788.
4. Cabral B, Cristina. S. Interferência eletromagnética em equipamentos eletromédico ocasionado por telefonia móvel celular. Dissertação de mestrado. Campinas: Unicamp, 2001.
5. Hamilton J. Electromagnetic interference can cause hospital devices to malfunction, McGill group warns. Can Med Asso J. 1996;154(3):373-5.
6. IEC 60601-1-2 Ed. 4.0 B:2014 - Medical electrical equipment - Part 1-2: General requirements for basic safety and essential performance - Collateral Standard: Electromagnetic disturbances - Requirements and tests. Geneva: Switzerland, 2014. p.100.
7. Kidd AG, Sharratt C, Cikenab J. Mobile communication regulations updated: how safely are doctors telephones used? Qual Saf Health Care. 2004;13:478.
8. Segal B, Rétfalvi S, Pavlasek T. "Silent" malfunction of a critical-care device caused by electromagnetic interference. Biomed Instrum Technol. 1995;29(4):450-4.
9. Silberg JL. What can/should we learn from reports of medical device electromagnetic interference? Compliance Engineering. 1996:41-57.
10. Zevzikoovas M, Efeitos da interferência eletromagnética conduzida em equipamentos eletromédicos no ambiente hospitalar. Dissertação de mestrado. Campinas: Unicamp, 2004.
11. Zevzikovas M, Mühlen SS. Efeitos da interferência eletromagnética conduzida em equipamentos eletromédicos no ambiente hospitala. Simpósio de Metrologia na área da saúde 2005.
12. Dyro .JF Clinical Engineering Handbook, Elsevier Academic Press. Eletromag Interfer Hosp. 2004;63:263.

SEÇÃO 15

RISCO CIRÚRGICO, CUIDADOS PERIOPERATÓRIOS E ANESTESIA NO PACIENTE GRAVE

COORDENADORES

Maurizio Cecconi ▪ Diego Marcelo May

CAPÍTULO 220

AVALIAÇÃO DE RISCO CIRÚRGICO NOS PACIENTES CARDIOPATAS

Maria José Carvalho Carmona
Marcelo Souza Xavier
Matheus Fachini Vane

DESTAQUES

- Em casos nos quais ocorre complicação cardíaca a internação hospitalar se prolonga em média 11 dias.
- Os casos de infarto agudo do miocárdio (IAM) são responsáveis pela maioria dos casos de complicações cardíacas.
- A principal causa de IAM é a rotura de placa aterosclerótica, por ação direta e por reação inflamatória.
- O uso do escore de risco permite otimizar a assistência ao paciente e informar os riscos de forma direta e clara ao paciente.
- A avaliação pré-anestésica permite ao anestesiologista conhecer a situação clínica do paciente e propiciar o melhor cuidado perioperatório.

INTRODUÇÃO

Em torno de 100 milhões de pessoas com doença cardíaca são submetidas à cirurgia não cardíaca no mundo, anualmente. Elas estão sujeitas a complicações cardíacas com maior frequência que a população geral, sendo as mais comuns associadas à doença coronariana. A incidência exata diverge na literatura, de acordo com os critérios utilizados no diagnóstico de infarto agudo do miocárdio (IAM), com os resultados variando de 1,9% a 11,6%. Nos casos em que ocorre a complicação cardíaca, a internação hospitalar prolonga-se em média por 11 dias.[1-2]

Os pacientes que tiveram IAM após cirurgia não cardíaca apresentaram uma taxa de mortalidade hospitalar de 15 a 25%, sendo um fator de risco independente para IAM e morte nos 6 meses seguintes. De forma mais grave, os pacientes que tiveram parada cardiorrespiratória (PCR) no intraoperatório apresentaram taxa de mortalidade de 65%. O risco geral aumenta se a cirurgia for de urgência.[1]

Ao avaliar as causas de morte cardíaca, o IAM foi responsável por 66% delas, enquanto as arritmias e a falência cardíaca representaram as demais causas. A ocorrência de morte por falência cardíaca pode ser reduzida com a compensação da insuficiência cardíaca congestiva (ICC), porém esses pacientes, assim como outros com cardiopatia, têm maior risco de reinternação, de internação prolongada, e maior mortalidade em longo prazo.[1-2]

Considerando a alta prevalência de doença cardíaca na população e a existência de casos não diagnosticados, a avaliação pré-anestésica tem papel fundamental na evolução perioperatória dos pacientes. O procedimento anestésico-cirúrgico ocasiona risco aumentado de complicações pelo estresse cirúrgico e pelo efeito das medicações no organismo. A ocorrência de isquemia miocárdica no despertar da anestesia aumenta 9 vezes o risco de eventos cardiovasculares durante a internação e 14 a 20 vezes a mortalidade em 2 anos.[3]

FISIOPATOLOGIA

Os casos de IAM no perioperatório são atribuídos a duas causas principais: rotura de placa aterosclerótica ou aumento da demanda de oxigênio em regiões, em que o débito coronário é reduzido por estenoses. O procedimento anestésico-cirúrgico, associado ao processo inflamatório agudo, aumenta a demanda metabólica de oxigênio, e pacientes limítrofes de perfusão por obstrução coronariana têm potencial para descompensar durante o procedimento ou logo após.[4]

Conforme apresentado na Figura 220.1, o estado de estresse gerado pelo procedimento anestésico-cirúrgico ocasiona diversas alterações no organismo, como o aumento da pressão arterial, da frequência cardíaca, a deficiência relativa à insulina e o estresse nas artérias coronárias de forma isolada. Outro fator importante é o aumento da demanda de oxigênio pela alteração no metabolismo durante o procedimento. Esses fatores ocasionam o risco de IAM por rotura de placa aterosclerótica e trombose coronariana aguda, ou aumento da demanda de oxigênio, com isquemia miocárdica perioperatória, em áreas com perfusão limítrofe em situações normais.[1,5]

A variação de volemia, distúrbios eletrolíticos e ácido-base, são outros fatores associados à descompensação cardíaca, durante os procedimentos cirúrgicos. A deficiência de volume pode ocasionar isquemia miocárdica por baixa perfusão e propiciar arritmias, enquanto o excesso de volume ocasiona a sobrecarga cardíaca. As variações de eletrólitos ou do equilíbrio ácido-base potencializam a ocorrência de arritmias, que podem terminar em PCR.

ESTRATIFICAÇÃO DO RISCO

A estratificação do risco, além de pautar as condutas a serem tomadas no intraoperatório e pós-operatório, define a necessidade de maior avaliação do paciente. Serve também de base para informar ao paciente e seus familiares a respeito dos riscos do procedimento cirúrgico, apesar de serem focados, principalmente, no desfecho mortalidade, avaliando pouco a influência na morbidade. A informação mais objetiva possibilita a família e o paciente definirem sobre a realização ou não do procedimento cirúrgico.[1]

Há diversos preditores de risco cardíaco, como índices de Lee, Goldman, Larsen, Gilbert, que estimam o risco por meio da avaliação de diversas características como histórico de angina, diabetes, cirurgia de emergência.[1] Outros preditores de risco disponíveis são capazes de contemplar variáveis de aspecto cirúrgico, como o regime de urgência da cirurgia, como é o caso do índice da Sociedade Cardiovascular Canadense, do índice de Detsky multifatorial modificado, do Revised Cardiac Risk Index (RCRI) e a da avaliação da Sociedade Nacional para Melhoria da Qualidade em Cirurgia (NSQIP), do Colégio Norte-americano de Cirurgiões.[6-7]

O índice de Lee é muito utilizado pela facilidade do teste. Lee revisou diversos índices e definiu seis fatores, identificados como fatores de risco para complicações cardíacas perioperatórias em cirurgias de alto risco. De acordo com o número de fatores presentes era possível estimar a morbidade, sendo 0,4% na presença de zero fator e 11% na presença de três, como exemplo. É um dos índices mais avaliados e mais precisos. Inclui seis itens: cirurgia de alto risco, histórico de doença cardíaca isquêmica, de ICC, de doença vascular cerebral, uso de insulina e níveis de creatinina acima de 2 mg/dL. Um possível viés dessa avaliação é que a análise incluiu somente procedimentos eletivos e poucas cirurgias vasculares de grande porte.[1,8]

Com o intuito de predizer o risco cirúrgico, em 1977, Goldman e Caldera esquematizaram um sistema de pontos, com sinais e sintomas que pudessem predizer risco aumentado de mortalidade. O risco era estratificado em alto risco (acima de 25), médio (entre 24 e 6) e baixo (menor que 6), com riscos de óbito de 56%, 4% e 0,2%, respectivamente.[9]

O índice de Detsky data de 1986, ano em que foi modificado, aumentando o valor preditivo entre os pacientes graves (Tabelas 220.1 e 220.2).[10]

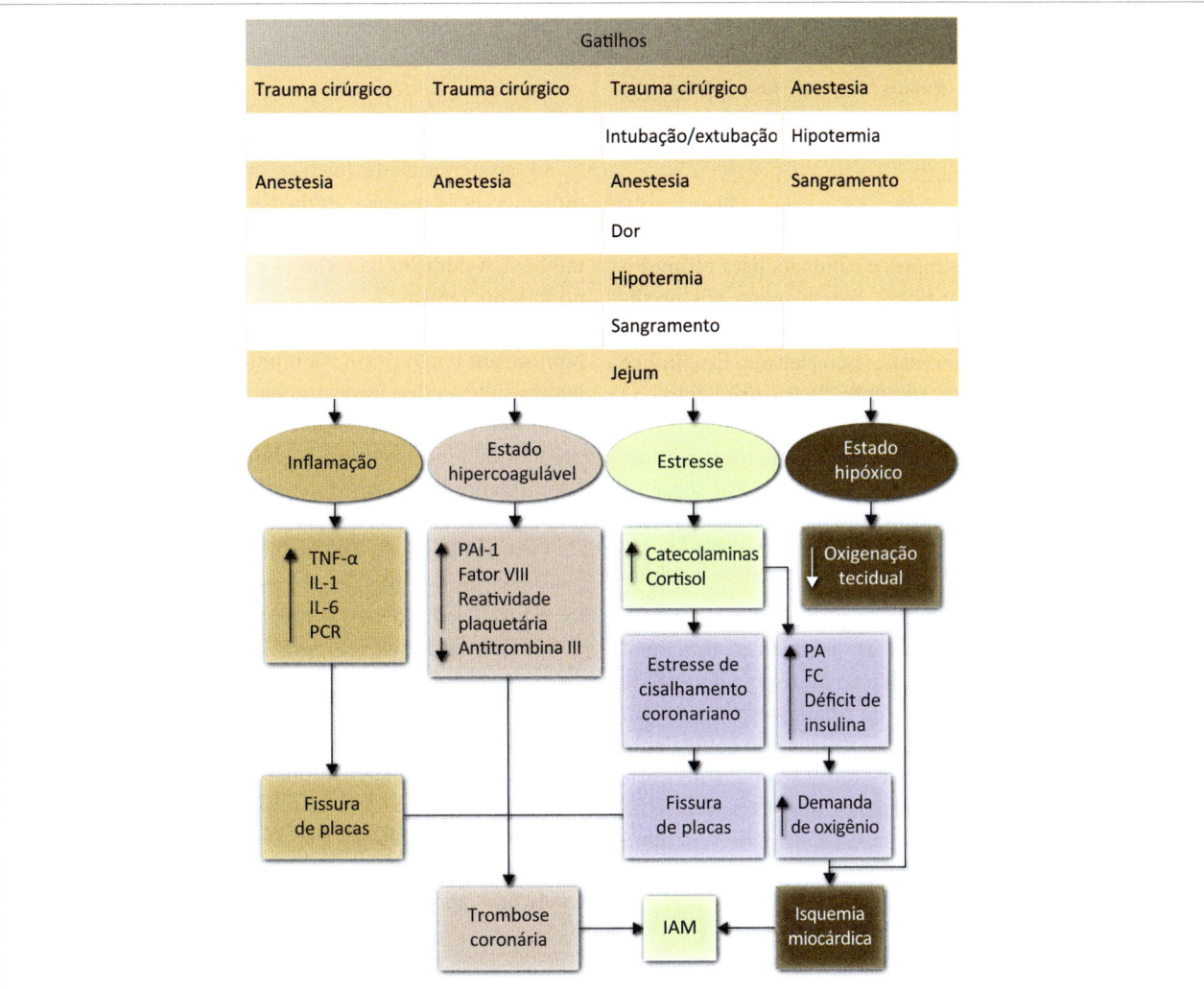

FIGURA 220.1. Reação inflamatória no procedimento anestésico-cirúrgico.
Fonte: Adaptada de Devereaux e colaboradores, 2005.[1]
TNF-α: fator de necrose tumoral-alfa; IL-1: interleucina-1; IL-6: interleucina-6; PCR: proteína C reativa; PAI-1: ativador do inibidor do plasminogênio tipo I; PA: pressão arterial; FC: frequência cardíaca. IAM: infarto agudo do miocárdio.

TABELA 220.1. Índice de Detsky modificado para avaliação de cardiopatas submetidos à cirurgia não cardíaca.

Avaliação	Achado clínico	Pontos
Idade	> 70 anos	5
Doença cardíaca isquêmica	Há menos de 6 meses	10
	Há mais de 6 meses	5
	Angina classe III	10
	Angina classe IV	20
	Angina instável nos últimos 6 meses	10
Insuficiência cardíaca congestiva	Edema pulmonar < 1 semana	10
	Edema pulmonar > 1 semana	5
Ritmo cardíaco	Outro que não sinusal ou extrassístoles no último ECG	5
	> 5 extrassístoles/minuto, antes da cirurgia	5
Doença valvar	Estenose aórtica crítica	20
Estado geral	PO_2 < 60 mmHg PCO_2 > 50 mm K < 3,0 HCO_3 < 20 Ureia > 107,5; creatinina > 3,0	5
Tipo de cirurgia	Emergência	10

Fonte: Adaptada de Detsky e colaboradores, 1986.[11]
AST/TGO: aspartato aminotransferase/transaminase glutâmica oxalacética.

TABELA 220.2. Categoria de risco no escore de Detsky.[11]		
Classe	Pontos	Risco relativo
I	0-15	0,43
II	20-30	3,38
III	> 30	10,6

O RCRI é um índice simples e validado, para estimar o risco em complicações cardíacas. Baseia-se em seis preditores, na presença de 0 (zero) ou 1 (um) preditor há baixo risco, e na presença de 2 ou mais, risco elevado. Esse índice não prediz risco cirúrgico, somente risco cardiológico. O NSQIP do colégio norte-americano de cirurgiões apresenta uma calculadora com excelente estimativa de risco de morte e complicações cardíacas. Há questionamentos sobre os critérios utilizados no diagnóstico de IAM, ao desenvolver a calculadora, sendo critérios muito rígidos, o que pode subestimar o risco real.[2,12]

Outra forma de estratificar os pacientes é a associação de três avaliações, sendo elas: a avaliação funcional quanto à atividade física, a avaliação do risco pelo tipo de cirurgia (Tabela 220.3) e o uso de preditores clínicos. Na avaliação da capacidade funcional utiliza-se o equivalente metabólico (Tabela 220.4) para estratificação quanto à atividade física, parâmetro que depende apenas de avaliação clínica. Outras formas de avaliar a capacidade funcional são o Duke Activity Scale Index (DASI) e a escala específica de atividade, disponíveis na internet e validadas para português.[2,12-14]

FLUXOGRAMA DE AVALIAÇÃO PARA CIRURGIA NÃO CARDÍACA

O caráter urgente (eletivo ou emergência) do procedimento altera o risco, sendo a urgência um fator que aumenta de 2 a 5 vezes o risco. Acrescentam-se como risco, também, a duração da cirurgia e a presença de taquicardia no intraoperatório.[12]

Para Monk e colaboradores, a profundidade do grau de hipnose em longo prazo e a hipotensão intraoperatória são fatores independentes de aumento de mortalidade no prazo de 1 ano.[14] A hipertensão foi também considerada como preditor de pior prognóstico, sendo considerada não como fator isolado, e sim como representação de maior estresse do organismo durante a cirurgia.[12]

O fluxograma de avaliação de risco envolve também questões como a urgência do procedimento, se o paciente foi revascularizado recentemente, a avaliação funcional e dos preditores de risco (Figura 220.2).

AVALIAÇÃO DE RISCO PARA CIRURGIA CARDÍACA

O paciente a ser submetido à cirurgia cardíaca passa pelo mesmo fluxograma de avaliação do paciente cardiopata a ser submetido à cirurgia não cardíaca, porém tem índices de avaliação específicos, sendo o principal o EuroSCORE. Os escores apresentam bom valor preditivo positivo para

TABELA 220.3. Estratificação do risco pelo porte cirúrgico.		
Alto risco (> 5%)	Intermediário (1-5%)	Baixo risco (< 1%)
Cirurgias de emergência	Endarterectomias de carótida	Procedimentos endoscópicos
Cirurgias de aorta e revascularização periférica	Cirurgias de cabeça e pescoço	Procedimentos superficiais
Procedimentos prolongados	Cirurgias intratorácicas e intraperitoneais	Cirurgia de catarata
Procedimentos com grande perda sanguínea	Cirurgias ortopédicas e de próstata	Cirurgias de mama

Fonte: Ramos, 2010.[15]

TABELA 220.4. Estado funcional quanto à atividade física.	
Equivalente metabólico (MET)*	Tipo de atividade
10	Prática de esportes extenuantes como natação, tênis, futebol
4-10	Andar 5 km/h Correr curtas distâncias Realizar tarefas pesadas na casa, como carregar móveis Participar de atividades recreativas, como boliche e dança
4	Subir um lance de escada ou morro
1	Tomar conta de si Alimentar-se, vestir-se sozinho Andar pela casa sem ajuda Andar 1 ou 2 quarteirões

* MET: O consumo de oxigênio (VO_2) de um homem de 40 anos, com 70 kg e em repouso é de 3,5 mL/kg ou o correspondente a 1 MET.

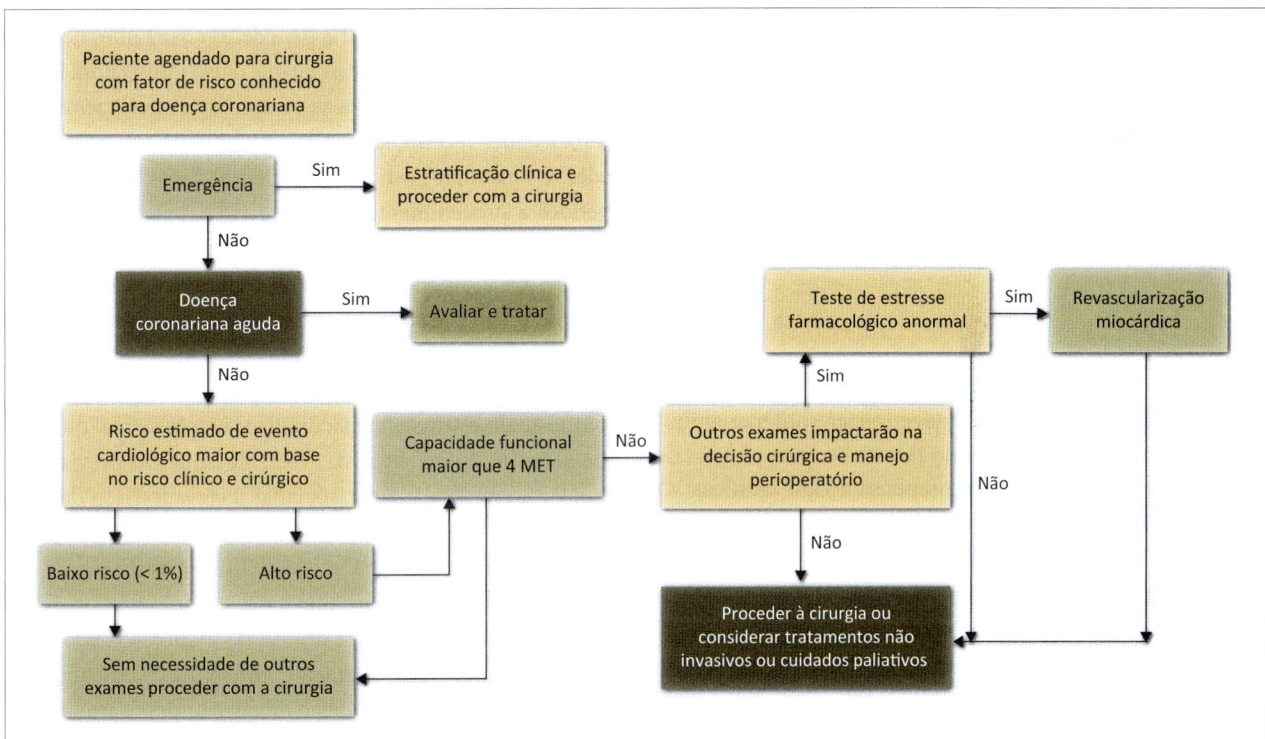

FIGURA 220.2. Estratificação pré-operatória e abordagem clínica — AHA/ACC, 2014.
Fonte: Adaptada de Fleisher et al., 2014.[2,16]

as cirurgias eletivas e de urgência. O EuroSCORE foi desenvolvido coletando-se dados de 128 centros de oito países europeus, com resultados publicados em 1999. Em 2012, foi publicada uma atualização com dados de 154 centros de 43 países diferentes. O cálculo pode ser realizado via internet, utilizando-se o site www.euroscore.org.[17-19]

TABELA 220.5. EuroSCORE.

Critério	Definição	Pontos
Idade	5 anos ou a partir de 60 anos	1
Sexo	Feminino	1
Doença pulmonar crônica	Uso prolongado por doença pulmonar de broncodilatadores e esteroides	1
Arteriopatia extracardíaca	Um ou mais de: claudicação, oclusão da carótida ou estenose > 50%, cirurgia de aorta abdominal, artérias dos membros ou carótidas, prévia ou planejada	2
Alteração neurológica	Doença que afeta gravemente a deambulação ou função do dia a dia	2
Cirurgia cardíaca prévia	Necessidade de abertura do pericárdio	3
Creatinina sérica	> 200 μmol/L no pré-operatório	2
Endocardite ativa	Paciente em uso de antibiótico por endocardite	3
Estado crítico no pré-operatório	Um ou mais de: TVSP/FV, morte súbita, massagem cardíaca prévia, intubação pré-operatória, uso de inotrópicos, balão intra-aórtico, insuficiência renal pré-operatória (oligúria mL/h ou anúria)	3
Angina instável	Angina em repouso, que necessita de nitratos endovenosos da chegada à cirurgia	2
Disfunção de ventrículo esquerdo (FE)	FE 30-50% FE < 30%	1 3
Infarto do miocárdio recente	< 90 dias	2
Hipertensão pulmonar	PA sistólica > 60 mmHg	2
Emergência	Executado como proposto antes do início do próximo dia útil	2
Outro além de revascularização do miocárdio (RM)	Cirurgia cardíaca de grande porte que não RM ou adicional à RM	2
Cirurgia em aorta torácica	Cirurgia de aorta ascendente, arco ou descendente	3
Ruptura do septo pós-infarto		4

Fonte: Adaptada Nashef et al, 1999.[20]
TVSP/FV: taquicardia ventricular sem pulso/fibrilação ventricular; FE: fração de ejeção; PA: pressão arterial; RM: revascularização do miocárdio.

São diversos dados clínicos e laboratoriais que, somados, são lançados em uma planilha ou gráfico para estratificação do risco, conforme apresentado nas Tabelas 220.5 e 220.6.[18-19]

TABELA 220.6. Categoria de risco no EuroSCORE.

Categoria no EuroSCORE	Risco
Baixo risco (0-2)	2%
Médio risco (3-5)	5%
Alto risco (> 6)	10%

AVALIAÇÃO PRÉ-OPERATÓRIA

A avaliação pré-operatória deve iniciar com a anamnese e avaliação clínica, levantando fatores de risco e sinais de doenças cardiovasculares descompensadas ou crônicas. O segundo passo seria a solicitação de exames, de acordo com a necessidade de cada paciente, de forma individualizada. Os fluxogramas sobre como conduzir a avaliação pré-operatória e as orientações sobre o grau de evidência de cada exame existem em diversas fontes na literatura, incluindo as diversas sociedades médicas, porém ainda não existe um fluxograma ideal, que sirva para qualquer população, podendo ser generalizado. As informações existentes devem servir como guia para o médico, podendo seguir o fluxograma ou individualizar as condutas, de acordo com o paciente avaliado.

Segundo Richman e colaboradores, a maioria das complicações perioperatórias poderia ser evitada com uma avaliação adequada no pré-operatório, com identificação das particularidades e necessidades de cada paciente.[22] Rogers e colaboradores apontam um estudo que apresentou maior mortalidade em 30 dias, em pacientes que não realizaram avaliação pré-anestésica.[21] A definição da função cardíaca e demais alterações fisiopatológicas possibilitam melhor manejo anestésico.[21]

AVALIAÇÃO CLÍNICA

A avaliação clínica, com a anamnese e o exame físico, é importante para avaliar os sinais de gravidade e avaliar a capacidade funcional. Alguns achados têm significado importante, como a terceira bulha (B3), que é um indicador de mau prognóstico, pois há risco aumentado de infarto agudo do miocárdio, edema pulmonar agudo e morte cardíaca.[23]

A Sociedade Brasileira de Cardiologia recomenda como passos para a avaliação pré-operatória:

- Verificar condições clínicas do paciente;
- Avaliar a capacidade funcional;
- Definir o risco relativo ao procedimento cirúrgico;
- Verificar a necessidade de exames complementares;
- Adequar o tratamento medicamentoso (Quadro 220.1).

EXAMES COMPLEMENTARES

O uso de exames complementares permanece uma discussão na literatura, com dificuldade para estratificar grupos amplos, como por faixa etária para definir os exames necessários. Como não há evidências de que o uso indiscriminado de exames subsidiários reduza as complicações perioperatórias, as sociedades recomendam que seja feito um uso consciente deles. Os exemplos seriam os pacientes de baixo risco, submetidos a procedimentos de baixo risco, para os quais não haveria necessidade de solicitação de exames.[2,23]

Não há indicação de solicitação de exames de estresse de rotina para pacientes com baixo risco, por exemplo, um paciente com capacidade funcional > 10 MET. No outro extremo, pacientes com menos de 4 MET devem ser avaliados com teste de estresse farmacológico, não invasivo, que tem alto valor preditivo negativo. Áreas de isquemia prévia, moderadas a grandes, estão associadas a elevado risco de IAM e morte.[2]

Os pacientes cardiopatas submetidos à avaliação da capacidade funcional e sem alterações clínicas não precisam repetir os exames em um período de 2 anos. Os pacientes submetidos à revascularização miocárdica (cirúrgica ou percutânea) e sem alterações clínicas não precisam de avaliação adicional por um período de, no mínimo, 6 meses.

Os exames laboratoriais, geralmente, terão validade de 6 meses, desde que o paciente não tenha alteração clínica substancial nesse período.[6]

Eletrocardiograma

Exame simples e de baixo custo, que permite detectar distúrbios do ritmo, isquemia e infarto do miocárdio antigo, sobrecargas atriais e ventriculares e efeitos de medicamentos. Serve também como referência para alterações no intraoperatório, como bloqueio de ramo esquerdo novo.[23]

Apresenta anormalidade em 4,6% a 44,9% dos casos, postergando a cirurgia apenas em 2,6%.[6] No entanto, segundo Noordzij, a presença de alterações eletrocardiográficas no pré-operatório aumenta a incidência de mortes por causa cardíaca em 30 dias.[24]

A solicitação desse exame deve ser dirigida pela história clínica e fatores de risco do paciente, não sendo possível estabelecer uma idade mínima a partir da qual o exame deva ser solicitado como rotina.[6] Podem ser utilizadas como referência para a solicitação, a presença de doença coronariana, arritmia significativa, doença arterial periférica, doença cerebrovascular e outras cardiopatias estruturais.[2]

Radiografia de tórax

Deve ser solicitado para pacientes com doença pulmonar crônica, infecção recente de vias aéreas, tabagismo e doença cardíaca, conforme situação clínica do paciente. Não é recomendado de rotina, pois, apesar de útil na avaliação de doenças pulmonares e cardíacas, não é um bom preditor de complicações pré-operatórias.[6,23]

QUADRO 220.1. Fluxograma de avaliação perioperatória.

ETAPA I Excluir condições cardíacas agudas	Se angina instável, infarto agudo do miocárdio, choque cardiogênico, edema agudo dos pulmões, bradiarritmia ou taquicardia grave, o paciente tem risco espontâneo elevado, e a operação não cardíaca só deve ser realizada após a estabilização cardíaca.	
ETAPA II Estratificar o risco, conforme algoritmo de preferência: Lee, ACP, EMAPO etc.	**Algoritmo de Lee**	**Classe de risco**
	Operação intraperitoneal, intratorácica ou vascular suprainguinal	
	Doença arterial coronariana (ondas Q, sintomas de isquemia, uso de nitrato)	I – nenhuma variável, risco 0,4%
	Insuficiência cardíaca congestiva	II – Uma variável, risco 0,9%
	Doença cerebrovascular	III – Duas variáveis, risco 7,0%
	Diabetes com insulinoterapia	IV – > 2 variáveis, risco 11,0%
	Creatinina maior que 2,0 mg/dL	
	Avaliação pelo algoritmo do American College of Physicians (ACP)	
	IAM < 6 meses (10 pontos)	IAM > 6 meses (5 pontos)
	Angina classe III (10 pontos)	ESV > 5 no ECG (5 pontos)
	Angina classe IV (20 pontos)	pO_2 < 60, pCO_2 > 50, K < 3, BUN > 50, Cr > 3,0 ou restrito ao leito (5 pontos)
	EAP na última semana (10 pontos)	EAP alguma vez na vida (5 pontos)
	Suspeita de EAo crítica (20 pontos)	Cirurgia de emergência (10 pontos)
	Classes de risco: se > 20 pontos: alto risco, superior a 15%. Se 0 a 15 pontos, avaliar número de variáveis de Eagle e Vanzetto para discriminar riscos baixo e intermediário	
	Idade > 70 anos	História de ICC
	História de angina	História de IAM
	DM	Alterações isquêmicas do segmento ST
	Ondas Q no ECG	HAS com HVE importante
	Se no máximo 1 variável: baixo risco (< 3,0%) **Se > 1 variável**: risco intermediário (3-15%)	
ETAPA III Conduta	**Baixo risco**	**Risco intermediário**	**Alto risco**
	Lee: Classe I e II **ACP:** baixo risco **EMAPO:** até 5 pontos	**Lee:** Classe III e IV (+) ICC ou angina classe II **ACP:** risco intermediário **EMAPO:** 6-10 pontos	**Lee:** Classe III e IV, (+) angina ou ICC CF III ou IV **ACP:** alto risco **EMAPO:** > 10 pontos
	Proceder à operação	Teste funcional de isquemia, se mudar conduta, quando cirurgia vascular ou cirurgia de médio risco	Sempre que possível adiar operação até a estabilização da condição cardiológica. Se a natureza do risco for isquêmica, cateterismo

ACP: American College of Physician; EMAPO: estudo multicêntrico de avaliação pré-operatória; IAM: infarto agudo do miocárdio; EAP: edema pulmonar agudo; EAo: estenose aórtica; RS: ritmo sinusal; ESV: extrassístoles ventriculares; ECG: eletrocardiograma; BUN: nitrogênio ureico sanguineo (blood urea nitrogen); Cr: creatinina; DM: diabetes melito; ICC: insuficiência cardíaca congestiva; HAS: hipertensão arterial sistêmica; CF: classe funcional.

Ecodopplercardiograma

Exame amplamente disponível, que permite avaliar as válvulas cardíacas, hipertrofia de ventrículo esquerdo e outras alterações estruturais. Não há recomendação de solicitar ecocardiograma para avaliação da função ventricular de rotina, exceto em transplante de órgãos sólidos, nos quais é recomendada a avaliação estrutural, e em pacientes com sinais de hipertensão pulmonar.[2,23]

Entretanto, segundo a Sociedade Britânica de Ecocardiografia, há recomendação para a realização de ecocardiograma transtorácico em pacientes com doença cardíaca isquêmica documentada que apresentem MET < 4, com falta de ar inexplicada e sem alterações no ECG e radiografia de tórax, nos casos com achados cardiológicos novos, por exemplo, sopros ou alterações eletrocardiográficas novas, e na presença de doença cardíaca estrutural grave. O ecocardiograma não deve ser utilizado unicamente para repetir achados prévios em um paciente que não apresentou alterações clínicas, em prazo de 12 meses.[25]

Além disso, o ecocardiograma permite que o anestesiologista conheça o grau de disfunção sistólica ou diastólica, tornando a reposição volêmica mais adequada.[25-26]

Teste ergométrico (TE)

É o exame de menor custo para detecção de isquemia miocárdica, com sensibilidade de 68%, especificidade de 77% e valor preditivo negativo de 93%, para predizer morte cardíaca e IAM.[26-27] Trata-se de um exame inferior aos exames de imagem com o mesmo objetivo, porém é um teste amplamente disponível. Tem como limitações pacientes com alterações basais no eletrocardiograma (bloqueio de ramo, sobrecarga ventricular e alterações de repolarização) e pacientes com limitação física. Nos casos em que o paciente consegue atingir 85% da frequência cardíaca prevista, o teste tem valor preditivo negativo alto e permite a avaliação objetiva da capacidade funcional.[23]

Os pacientes que toleram exercícios até uma carga de 4 a 5 MET apresentam bom prognóstico perioperatório, e em longo prazo. Não é recomendado para pacientes de baixo risco, por não trazer benefícios, nem para pacientes de alto risco, nos quais deve ser realizada uma estratificação mais invasiva.

Ecodopplercardiograma de estresse

É um exame preciso e seguro para avaliar a doença coronariana e predizer risco de eventos cardíacos. Tem valor preditivo positivo de 25% a 55% e valor preditivo negativo de 93 a 100%. Possui maior valor prognóstico que a cintilografia de perfusão do miocárdio. Apesar de sensibilidades semelhantes, o ecocardiograma apresenta melhor especificidade, além da possibilidade de avaliação da função valvar, da função ventricular e da hipertensão pulmonar.[2,27]

A realização do ecocardiograma com estresse, em pacientes cardiopatas, mostrou redução da morbimortalidade em 30 dias.[28]

Cintilografia de perfusão do miocárdio

Tem indicações semelhantes ao teste ergométrico, sendo uma opção nos pacientes com limitação física e nos casos de suspeita de resultado falso-positivo no teste de esforço. Tem sensibilidade de 83% e especificidade de 49%, para predição de complicação cardíaca. O valor preditivo negativo é próximo a 100%.[29-30] Exames que apresentam áreas de isquemia reversível de moderadas a grandes indicam pacientes com risco alto de IM e morte por causa cardíaca.[2]

O volume sistólico anormal foi o único preditor independente para a predição de eventos cardíacos.[23]

Holter de 24 horas – Monitorização eletrocardiográfica ambulatorial

Avalia disritmias atriais e ventriculares, além de alterações transitórias do segmento ST. Pode ser utilizado no perioperatório para avaliar alterações isquêmicas.[23]

Cineangiocoronariografia

Indicado quando os testes não invasivos forem positivos para isquemia, demonstrando áreas de isquemia moderadas a grandes ou sinais de alto risco. Se os testes não invasivos forem inconclusivos, na presença de alto risco clínico, também existe a indicação do exame. Permite avaliar a anatomia coronariana e a função ventricular.[23]

Exames laboratoriais

Há discussão, na literatura, em relação ao nível de hemoglobina tolerável para procedimentos cirúrgicos no pré-operatório e no intraoperatório. A literatura mostra que pacientes com níveis de hemoglobina de 12 g/dL ou maior têm taxas de mortalidade de 1,3%, aumentando para 33,3% com níveis de 6 g/dL ou menor. A anemia piora a oferta de oxigênio ao miocárdio. Considera-se seguro o nível de hemoglobina de até 8 g/dL em pacientes coronariopatas. Os pacientes com infarto agudo e angina instável não são bons candidatos à terapia transfusional restritiva.[30,31] Na circulação extracorpórea(CEC) considera-se que um hematócrito menor que 22% está associado a maior mortalidade e complicações no pós-operatório.[32]

Entretanto, não há recomendação para solicitação dos níveis de hemoglobina e da análise da coagulação de rotina para todos os pacientes. A hemoglobina deve ser considerada em extremos de idade, hepatopatias, histórico de sangramento ou distúrbio da coagulação, anemia prévia, doença renal crônica ou cirurgias com grande probabilidade de sangramento, por exemplo, cirurgias cardíacas.[6]

Exames laboratoriais cardiológicos

Os marcadores cardíacos troponina T e I e BNP, dosados no pré-operatório, mostram uma foto dinâmica da lesão cardíaca cumulativa. Estudos têm mostrado que o acompanhamento destes marcadores no perioperatório possibilita melhor diagnósticos dos casos de IAM, porém ainda não há definição em relação aos momentos exatos para dosagem deles.

O peptídeo natriurético cerebral (BNP) ou o N-terminal do pró hormônio BNP (N-terminal probrain natriuretic peptide – NT-proBNP) são bons preditores de risco cardiovascular, quando elevado no pré-operatório. São preditores isolados de risco no pré-operatório e no pós-operatório, com avaliação de risco no período de 30 e de 180 dias, após o procedimento cirúrgico (grau de recomendação IIa, nível de evidência B). A associação da dosagem do BNP a algum índice de risco cardíaco aumenta o grau de precisão da avaliação, com melhor estratificação do paciente.[23,33-34]

Com relação à dosagem de troponina no pré-operatório, ainda há discussão sobre a validade como fator prognóstico dessa dosagem. No entanto, a dosagem no pós-operatório tem validade, sendo qualquer elevação no perioperatório, independente de confirmação do quadro isquêmico, elevando o risco de morte no pós-operatório.[2,23]

Alguns casos a elevação do BNP precede a elevação da troponina, prevendo injúria do miocárdio. No entanto, o mais comum é a elevação do BNP pouco após ou junto da elevação da troponina, sendo preditor da gravidade da lesão miocárdica e do prognóstico.

MANEJO DE MEDICAMENTOS
ANTIAGREGANTES PLAQUETÁRIOS

Os principais antiagregantes utilizados são o ácido acetilsalicílico (AAS) e os tienopiridínicos, entre estes o clopidogrel.

Ácido acetilsalicílico

Age por meio da acetilação irreversível da ciclo-oxigenase-1 (COX-1), enzima essencial para a formação das prostaglandinas, e finalmente bloqueando a formação de tromboxano A2 (TxA2), que tem efeito vasoconstrictor, e realiza a ativação plaquetária. Outro efeito é a acetilação do fibrinogênio, formando trombos mais fracos e mais suscetíveis a fibrinólise. Como ações indiretas reduz o nível de citocinas pró-inflamatórias e de proteína C reativa.[35]

O ácido acetilsalicílico tem efeito importante no pós-operatório também. Nesse momento ocorre a reação inflamatória de fase aguda com o aumento da reatividade plaquetária, aumento de fatores pró-coagulantes e diminuição de anticoagulantes endógenos (proteína C, antitrombina III e alfa-2 macroglobulina). A suspensão do ácido acetilsalicílico antes da cirurgia intensifica esses efeitos.[35] A suspensão foi responsável pelo aumento em três vezes do risco de eventos cardíacos adversos e por 10,2% das síndromes coronarianas agudas.[23,35] No outro extremo o tratamento com ácido acetilsalicílico apresentou redução do risco absoluto em 7,2% e no risco relativo em 80%.[35]

Com relação ao sangramento, o uso de ácido acetil salicílico apresentou aumento do sangramento em 50% dos procedimentos, mas sem sangramentos graves, exceto em neurocirurgia e ressecção transuretral, cirurgias nas quais está recomendada a suspensão do ácido acetilsalicílico.[23,35-36] Não há necessidade da suspensão do ácido acetilsalicílico para bloqueio espinhal, porém, pela carência de estudos, os tienopiridínicos ainda devem ser suspensos previamente.

Recentemente, o uso do ácido acetilsalicílico tem sido questionado, principalmente com os resultados do 2014 Perioperative Ischemic Evaluation 2 (POISE-2). Esse estudo avaliou 10.010 pacientes com risco cardiológico alto, que seriam submetidos a cirurgias não cardíacas. Na avaliação de 30 dias após a cirurgia, o ácido acetilsalicílico não reduziu a mortalidade ou o IAM. Além disso, o ácido acetilsalicílico estava associado a um aumento do risco de sangramento pelo uso de ácido acetilsalicílico.[37] Esse estudo determinou algumas mudanças nas recomendações para uso do ácido acetilsalicílico no pré-operatório, sendo a Sociedade Americana de Cardiologia determinado que o ácido acetilsalicílico siga as recomendações a seguir:[2]

- Se cirurgia não emergencial e não cardíaca, sem *stent* coronário, pode ser razoável a continuação do ácido acetilsalicílico, se a probabilidade de evento cardiológico superar o risco de sangramento (Classe IIb, Nível B).
- Se cirurgia não cardíaca e não carotídea, sem *stent* coronário prévio, o início ou a continuação do ácido acetilsalicílico não é benéfico (Classe III, Nível B), a menos que o risco de evento isquêmico supere o risco de sangramento (Classe III, Nível C) (Figura 220.3).

Entretanto, alguns questionamentos merecem destaque no estudo POISE-2. O primeiro questionamento surge ao analisarmos os pacientes incluídos: menos de 36,3% dos pacientes que foram designados ao grupo ácido acetilsalicílico tinham uma indicação definitiva para o uso contínuo de ácido acetilsalicílico, seja ela como profilaxia primária ou secundária (32,7% tinham histórico de doença vascular; 3,6% histórico de acidente vascular), mas foram incluídos porque fariam cirurgia de alto risco, sendo somente 4,9% cirurgias vasculares. Além disso, no terceiro dia de pós-operatório, 65% dos pacientes receberam anticoagulação profilática, 5% anticoagulação terapêutica e 1,2% inibidores P2Y12. Outra particularidade do estudo foi a administração concomitante de anti-inflamatórios não esteroidais a 9,5% dos pacientes, no braço ácido acetilsalicílico, medicação essa relativamente contraindicada nesses pacientes pelo risco aumentado de trombose.[38] Assim, o cuidado se faz necessário ao interpretar esses estudos, principalmente no manejo pré-operatório desses pacientes. Considerando que a maioria dos infartos perioperatórios é decorrente do desbalanço entre oferta e demanda de oxigênio, a prevenção da formação de coágulos pode, de fato, ter sua menor importância, mas até o momento maiores estudos são necessários.[39]

Nos casos de colocação de *stent* não farmacológico, recomenda-se manter antiagregação por 6 semanas a 3 meses, e por 12 meses em caso de *stent* farmacológico. O período de maior risco situa-se nas primeiras 4 a 6 semanas após a colocação.[23] O risco de trombose na suspensão precoce dos antiplaquetários é de 29% a 45%.[36,40] O ácido acetilsalicílico, isoladamente, é mantido após esses períodos, indefinidamente. Em caso de necessidade de suspensão, deve ser reintroduzido 24 horas após o procedimento ou o mais precocemente possível.[2,35] Em casos de baixo risco de sangramento pode-se considerar realizar a cirurgia na vigência da antiagregação dupla.[23]

Em caso de necessidade de suspensão por alto risco de sangramento, pode ser feita a substituição dos antiagregantes com meia-vida longa por cloridrato de tirofiban (ini-

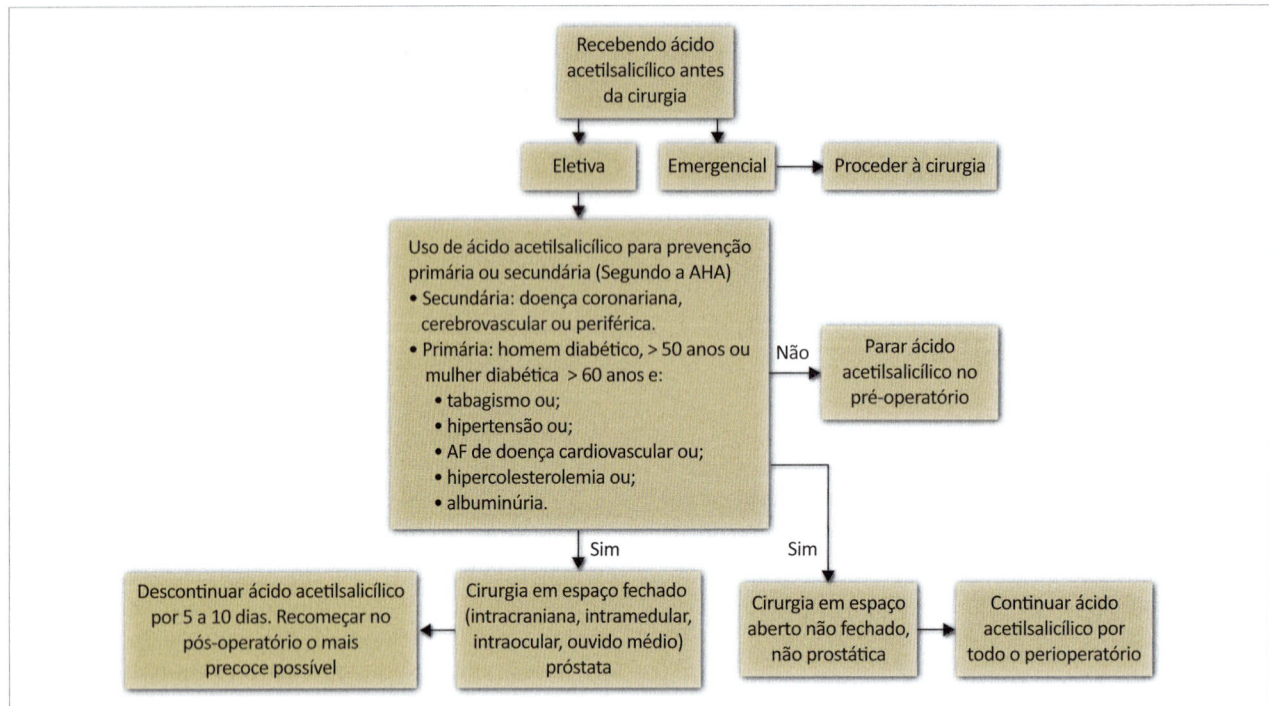

FIGURA 220.3. Recomendação de uso de ácido acetilsalicílico em pacientes que já a utilizam.
Fonte: Adaptada de Gerstein e colaboradores, 2015.[38]

bidor da glicoproteína IIb-IIIa). O cloridrato de tirofiban pode ser mantido até 4 horas antes da cirurgia e reintroduzido 2 horas após.[35] Porém, não há evidências convincentes de que o warfarin, antitrombóticos, cangrelor e inibidores da glicoproteína IIb-IIIa reduzam o risco de trombose do *stent* após suspensão do antiagregante plaquetário.[2]

Clopidogrel

Agem por meio de uma ligação covalente a um resíduo de cisteína do receptor plaquetário P2Y. O clopidogrel impede a ligação do ADP (adenosina difosfato) aos receptores plaquetários, impedindo, assim, a ativação plaquetária e consequente formação do coágulo. É o medicamento de ação mais rápida e com menores efeitos colaterais entre as tienopiridinas.

Nos casos necessários, recomenda-se suspender 5 dias antes do procedimento.[40]

Inibidores da glicoproteína IIb/IIIa

Há dois tipos de fármacos nessa classe, sendo a dos inibidores competitivos e dos anticorpos monoclonais. Os inibidores competitivos (cloridrato de tirofiban, eptifibatide) tem meia-vida curta, podendo ser suspensos 4 horas antes do procedimento. Já os anticorpos monoclonais, por exemplo, o abciximab, produzem uma inibição quase irreversível dos receptores, e 12 horas após o término da infusão ainda se terão 50% dos receptores ocupados.[40]

Em resumo, deve ser sempre avaliado o risco de manter e suspender o antiagregante, definindo a conduta individualmente (Quadro 220.2).[40] O tempo médio para ocorrência de trombose após interrompido o uso de antiagregantes plaquetários é de 7 dias após pausa dos AAS e clopidogrel e de 122 após interromper somente o clopidogrel.[36]

QUADRO 220.2. Comparativo entre o risco de manter e suspender antiagregantes plaquetários.

Riscos da manutenção	Riscos da suspensão
Não aumenta a morbimortalidade	Incidência de morte cardíaca perioperatória aumenta 5-10 vezes
Aumenta em 30% a taxa de transfusão	Incidência de IAM e morte por isquemia coronariana aguda aumentam até 100%
Incidência de eventos isquêmicos é semelhante ao de pacientes coronariopatas estáveis, com mortalidade de 1% a 5%	Efeito rebote: aumento da adesividade plaquetária, síndrome inflamatória sistêmica, redução da fibrinólise

Não há dados na literatura que suportem a substituição dos antiagregantes plaquetários por heparina na prevenção de trombose do *stent*. As taxas de trombose são semelhantes nos pacientes que utilizaram heparina e nos que não utilizaram. Uma alternativa ao AAS seria os anti-inflamatórios não esteroidais inibidores da COX-1 (cicloxigenase-1), como o ibuprofeno e o indobufeno, pois bloqueiam a atividade plaquetária de forma reversível, sendo completamente recuperada após 24 horas da suspensão do medicamento. Essa alternativa pode ser uma opção em cirurgias com espaço fechado.[41] Outra opção ainda em estudo é a utilização do inibidor da GP IIb/IIII como o cloridrato de tirofiban, que pode ser suspenso 4 horas antes, em razão da ação curta, porém sua utilização é venosa, em infusão contínua. A conduta seria a suspensão do clopidogrel, iniciar infusão contínua do cloridrato de tirofiban após 24 horas e suspender 4 horas antes da cirurgia. Reiniciar a infusão 2 horas após a cirurgia, substituindo assim que possível pelo clopidogrel.[36,40]

ANTICOAGULANTES

O uso de anticoagulantes aumenta o risco de sangramento grave em 3,0% no perioperatório. Assim, considera Cuidado intensivo deve ser realizado para pacientes com alto risco de eventos tromboembólicos, como paciente com válvula cardíaca artificial, pacientes oncológicos, cirurgias de prótese de joelho e quadril, pois o risco de embolismo torna-se significativamente aumentado. Nesses casos, a heparina de baixo peso molecular ou a heparina não fracionada podem ser utilizadas como prevenção desses eventos. Nesse caso, a heparina não fracionada e a heparina de baixo peso molecular (HBPM) devem ser suspensas de 4 a 6 horas e 12 antes da cirurgia, respectivamente. Caso a HBPM tenha como objetivo a anticoagulação terapêutica, 24 horas de suspensão serão necessárias antes do procedimento. O reinício da HBPM deve ser após 24 horas em cirurgia de baixo risco de sangramento e 48 a 72 horas em cirurgias de maior risco.[36]

Nos casos em que a cirurgia possa aguardar até 24 horas, o uso de vitamina K, na dose de 2,5 a 5 mg, geralmente normaliza o RNI em 18 a 24 horas, quando o RNI estiver em nível terapêutico. Em casos de cirurgia de urgência, deve ser suspenso o anticoagulante, administrada a vitamina K por via endovenosa (importante para manutenção dos fatores de coagulação no pós-operatório) e administrado o plasma fresco congelado ou o complexo protrombínico, para repor os fatores de coagulação. O plasma fresco congelado deve ser administrado na dose de 15 mL/kg de peso. O complexo protrombínico ainda não dispõe de consenso na literatura, com cada sociedade adotando um padrão.[23] O uso de vitamina K em cirurgias de urgência, em que ocorre reversão com uso de PFC ou complexo protrombínico, é questionável, pois pode dificultar a anticoagulação no pós-operatório com uso dos antagonistas como o varfarina.[2]

A dabigatrana deve ser suspensa 48 horas antes do procedimento cirúrgico e 24 horas em procedimentos de baixo risco de sangramento (cateterismo, ablação, endoscopia, colonoscopia sem remoção de pólipos, laparoscopia não complicada). Em casos de cirurgia de urgência o ideal seria aguardar, pelo menos, 12 horas da última dose do medicamento. Para a rivaroxabana devem ser seguidas as mesmas condutas, e no caso de cirurgia de urgência seu efeito deve ser revertido com concentrado de complexos de protrombina fator IV, na dose de 50 IU/kg, não sendo revertido seu efeito com plasma fresco congelado e crioprecipitado.[36]

BETABLOQUEADORES

Os betabloqueadores estão indicados nos pacientes de alto e moderado riscos, nos quais há benefício definido e potencial, respectivamente. Nos pacientes de baixo risco, o uso da medicação aumenta o risco de complicações. Recomenda-se que o início da medicação seja feito o mais precoce possível (preferencialmente 30 dias antes), com FC entre 55 e 65 bpm e mantido por pelo menos 30 dias no pós-operatório.[2,23,26]

A suspensão abrupta para o procedimento cirúrgico pode ocasionar alteração na estabilidade do sistema nervoso simpático, aumentando a atividade adrenérgica e risco cardiológico. Esse estado causado pela retirada do betabloqueador pode permanecer pelo período de 2 a 6 dias depois de interrompida a administração.[2]

Atualmente, recomenda-se o uso de betabloqueadores em pacientes coronariopatas ou com risco de doença coronariana, definido pela presença de 2 fatores como idade maior ou igual a 65 anos, HAS, tabagismo, colesterol sérico maior ou igual a 240 mg/dL e diabetes.[26]

INIBIDORES DA ENZIMA CONVERSORA DE ANGIOTENSINA (IECA)

Apesar de ocasionarem maior labilidade pressórica no intraoperatório, não aumentam a ocorrência de complicações cardiovasculares. A descontinuação do uso pode ocasionar hipertensão, com maior morbimortalidade perioperatória.[2]

ESTATINAS

O uso de estatinas para prevenção de eventos cardiovasculares está bem estabelecido. O resultado obtido com o uso de estatinas sugere uma ação maior que a redução dos níveis de colesterol LDL, tendo também ação na inibição da resposta inflamatória, redução de trombose, otimizando a fibrinólise, reduzindo a atividade e a estabilidade plaquetárias. A suspensão no perioperatório é um preditivo independente de complicações cardiovasculares.[23,42]

O início da terapia antes de cirurgias é sugerido em pacientes que serão submetidos à cirurgia vascular,[2] e, por causa do seu efeito benéfico, há questionamentos se não seria indicado o uso desse medicamento em todas as cirurgias de alto risco.[26]

AGONISTAS ALFA-2-ADRENÉRGICOS

Esses medicamentos modulam a resposta adrenérgica, reduzindo a liberação de noradrenalina, com melhor controle hemodinâmico. Há benefício estabelecido em cirurgias vasculares, porém não há estudos mostrando benefício em cirurgias não vasculares.[23] Os efeitos benéficos se devem a dilatação pós-

-estenótica de vasos coronarianos e a atenuação da intensidade de anormalidades hemodinâmicas perioperatórias.[43]

Não há recomendação para início desses medicamentos no pré-operatório, porém a suspensão próxima a cirurgia está ligada a ocorrência de hipertensão, cefaleia, agitação e tremor.[2]

O uso de clonidina em pacientes sabidamente cardiopatas e com dois ou mais fatores de risco de coronariopatia (diabetes melito, hipercolesterolemia, hipertensão arterial e idade acima de 60 anos) reduziu o risco de complicações perioperatórias, abrangendo um período de até 30 dias após a cirurgia.[44]

BLOQUEADORES DE CANAIS DE CÁLCIO

Estão associados à redução da mortalidade e IAM, reduzindo o risco de isquemia e taquicardia supraventricular no intraoperatório. A maioria dos benefícios está associada ao uso de diltiazem. O verapamil reduz somente o risco de taquicardia.[2,26] Quando associado a betabloqueador, pode causar hipotensão importante, parcialmente pelo efeito inotrópico negativo dos bloqueadores de canal de cálcio, que responde a doses mais elevadas de vasopressores de efeito alfa-adrenérgico. A hipotensão resultante da interação entre esses fármacos não apresenta resolução com o uso de cálcio.

NITRATOS

A nitroglicerina é utilizada em pacientes com insuficiência coronariana aguda. Não reduz o risco de eventos isquêmicos no intraoperatório, devendo seu uso ser destinado somente ao controle pressórico.[45]

DIURÉTICOS

O paciente cardiopata com uso rotineiro de diuréticos apresenta um volume circulante diminuído e pode apresentar alterações eletrolíticas. Essas alterações podem predispor o paciente a hipovolemia, pela vasodilatação ocasionada com os anestésicos, e arritmias, pelos distúrbios eletrolíticos (hipocalemia, hipomagnesemia, hipofosfatemia).

Os distúrbios eletrolíticos devem ser corrigidos, lembrando que a reposição do potássio deve ser lenta e que em cirurgias cardíacas haverá o potássio da solução de preservação, utilizada durante a circulação extracorpórea. O magnésio também participa da estabilização de membranas, tendo papel também na estabilidade elétrica do miocárdio. A hipofosfatemia está associada à disfunção respiratória, com maior tempo de ventilação mecânica, maior disfunção do miocárdio e maior necessidade de drogas vasoativas.[46]

OUTROS MEDICAMENTOS UTILIZADOS EM CARDIOLOGIA

Os digitálicos devem ser mantidos no período pré-operatório.

A amiodarona em associação aos anestésicos inalatórios pode causar hipotensão e depressão miocárdica. O uso crônico pode ocasionar fibrose pulmonar, hepática e hipotireoidismo.

ANTIBIÓTICO PARA PROFILAXIA DE ENDOCARDITE

O consenso mais recente não recomenda antibioticoprofilaxia para cirurgias no trato gastrintestinal e geniturinário, em razão da ausência de dados para correlacionar esses procedimentos a incidência de endocardite infecciosa (EI). Existe fraca recomendação para pacientes com elevado risco de EI, durante a realização de tratamentos odontológicos com alta possibilidade de bacteremia (Quadro 220.3). Porém, considerando a realidade brasileira, o consenso da Sociedade Brasileira de Cardiologia recomenda a profilaxia nos casos a seguir (Quadro 220.4):[2]

- Pacientes com valvopatias anatomicamente significativas;
- Procedimentos potencialmente contaminados ou com manipulação da mucosa do trato grastrintestinal ou genituinário.

CARDIOPATIAS MAIS RELEVANTES AO ATO CIRÚRGICO

VALVOPATIAS

A valvopatia anatomicamente importante é fator de risco isolado para complicação cardíaca, seja para edema pulmonar agudo, IAM, choque cardiogênico, sangramento, EI e/ou embolias. Os pacientes com valvopatia definida, que não tenham realizado ecocardiografia no último ano ou que tenham apresentado alteração clínica nesse período, devem repetir o exame no pré-operatório. Esse exame permitirá avaliar a situação atual da valvopatia, calcular a fração de ejeção do ventrículo esquerdo e estimar as pressões no ventrículo direito. Recomenda-se que seja sempre avaliada a existência de coronariopatia nesses pacientes.[2,23]

No pós-operatório de valvopatias graves, recomenda-se a monitorização em unidade de terapia intensiva (UTI) por 72 horas, com dosagem de marcadores de necrose miocárdica. Em casos de maior gravidade, recomenda-se a correção da valvopatia antes da cirurgia não cardíaca.[2,23]

Estenose aórtica grave

Além das complicações típicas de valvopatia, ocasiona risco de sangramento por alteração do fator de Von Willebrand.[23]

Está associada ao maior risco de IAM perioperatório e pior desfecho no pós-operatório, com mortalidade estimada de 10%.[2,29]

Estenose mitral

Importante controle da frequência cardíaca e da volemia, tendo como objetivo evitar a taquicardia. Além disso, deve-se manter volemia adequada, evitando sobrecarga de pressão no átrio esquerdo e nos capilares pulmonares, pois ocasiona risco elevado de edema pulmonar agudo.[2,13] Os casos graves têm alto risco de falência cardíaca no intra e pós-operatório.[29]

QUADRO 220.3. Esquemas de profilaxia de endocardite infecciosa para tratamento dentário.

Via de administração	Medicação	Dose única 30 a 60 minutos antes do procedimento	
		Criança	Adulto
Oral	Amoxicilina	50 mg/kg	2 g
Oral – alergia à penicilina	Clindamicina	20 mg/kg	600 mg
	Cefalexina	50 mg/kg	2 g
	Azitromicina ou Claritromicina	15 mg/kg	500 mg
Parenteral (IV ou IM)	Ampicilina	50 mg/kg	1 g
	Cefazolina ou Ceftriaxona	50 mg/kg	1 g
Parenteral (IV ou IM) – alergia à penicilina	Clindamicina	20 mg/kg	600 mg
	Cefazolina ou Ceftriaxona	50 mg/kg	1 g

QUADRO 220.4. Esquemas de antibioticoterapia para profilaxia de endocardite infecciosa antes de procedimentos geniturinários e gastrintestinais.

Via de administração	Medicação	Dose única 30 minutos antes	
		Criança	Adulto
Parenteral (IV)	Ampicilina* e Gentamicina	50 mg/kg	2 g
		1,5 mg/kg	
Parenteral (IV) – alergia à penicilina	Vancomicina e Gentamicina	20 mg/kg	1 g
		1,5 mg/kg	

* Realizar reforço com 1,0 g 6 horas após o procedimento.

Valvopatias com regurgitação

As valvopatias com regurgitação à esquerda aumentam a morbidade de procedimentos cirúrgicos, mas são mais bem toleradas que as estenoses. Sugere-se a manutenção da pré-carga em níveis adequados, e evitar a vasoconstrição periférica.[2,13]

Os preditores de maior risco de mortalidade intra-hospitalar incluem a fração de ejeção do ventrículo esquerdo menor que 55%, a insuficiência renal (creatinina > 2 mg/dL), o risco cirúrgico elevado e o uso inadequado das medicações no pré-operatório.[2]

HIPERTENSÃO ARTERIAL

É a condição clínica mais comum para adiamento de cirurgia. Além de ser um fator de risco para doença coronariana, a hipertensão arterial está associada a alterações estruturais cardíacas e a complicações não cardíacas como insuficiência renal e doenças cerebrovasculares.[23]

Os pacientes hipertensos, geralmente, apresentam algum grau de disfunção autonômica, sendo mais suscetíveis à hipotensão no intraoperatório, principalmente nos pacientes usuários de IECA. No entanto, a suspensão desses medicamentos não é recomendada, pois a descompensação ocasionada pela sua suspensão aumenta o risco de complicações cardiovasculares.

Em casos de descontrole pressórico, com pressão arterial sistólica (PAS) > 180 mmHg e pressão arterial diastólica (PAd) > 110 mmHg, a cirurgia deve ser postergada até o adequado controle. Níveis pressóricos acima desses valores estão associados a maior incidência de arritmias, isquemia perioperatória e labilidade cardiovascular. A redução aguda (menos de 10 dias) dos níveis pressóricos também está associada a maior labilidade cardiovascular perioperatória.[23,26]

O uso de clonidina no perioperatório mostrou redução na variação da pressão arterial e frequência cardíaca, além de reduzir a necessidade de hipnóticos e analgésicos.[23]

HIPERTENSÃO PULMONAR (HP)

É definida como pressão arterial pulmonar média maior ou igual a 25 mmHg, medida com cateter no coração direito. A presença de hipertensão pulmonar aumenta duas vezes a mortalidade perioperatória, que já é alta, sendo estimada entre 1% e 18%, além de aumentar as morbidades de causa cardíaca e respiratória. Considera-se que o risco cardiológico seja maior em razão do aumento do trabalho do ventrículo direito, do aumento da resistência vascular pulmonar, da redução do fluxo sanguíneo pulmonar, da redução do enchimento do ventrículo esquerdo, da piora da oxigenação e da disfunção endotelial pulmonar.[2,47]

Há diversos tratamentos possíveis para a HP, porém ainda há poucos estudos com comprovação de resultado. Alguns tratamentos como diuréticos e oferta de oxigênio apresentam resultado clínico, porém ainda não foi possível demonstrar alteração na morbimortalidade.

Os pacientes com HP devem ser encaminhados para avaliação do especialista no pré-operatório e os medicamentos mantidos até o dia da cirurgia. Além disso, esses pacientes devem ser informados do risco aumentado de mortalidade com maior permanência no hospital por causa da HP. Os pacientes com HP descompensada devem ter a cirurgia postergada até a estabilização, excetuando os casos de urgência e emergência. No caso de coexistência de doença pulmonar obstrutiva crônica, os pacientes devem ser preparados com broncodilatadores, corticosteroide. Caso esteja presente a apneia do sono, o uso de BiPAP melhora a condição pré-operatória.[2,45] Os anticoagulantes, como a varfarina, podem ser suspensos, porém deve ser realizada a profilaxia para tromboembolismo venoso.

No intraoperatório, algumas particularidades em relação ao paciente com HP devem ser atentadas. Alterações como mudança da ventilação espontânea para controlada, pneumoperitônio, compressão do diafragma e posicionamento do paciente podem aumentar a pós-carga no ventrículo direito (VD) e precipitar uma crise de hipertensão pulmonar. Os anestésicos isoflurano e desflurano reduzem a contratilidade do ventrículo direito, de forma dose-dependente, e impactam de forma negativa na pós-carga do VD. O sevoflurano causa a redução na função do VD, porém sem alterar a resistência vascular pulmonar (RVP). O óxido nitroso, ao contrário do óxido nítrico, está diretamente relacionado com o aumento da RVP.

Entre os anestésicos venosos, o etomidato tem sido considerado o medicamento de escolha, porém não há estudos comparativos com outros indutores. A cetamina não deve ser utilizada por aumentar a RVP, com exceção para as crianças, nas quais esse efeito não está presente. O propofol causa depressão miocárdica, porém não causa alteração nos *shunts* intrapulmonares, efeito percebido com os anestésicos inalatórios. Os opioides não têm influência relevante na HP.

A analgesia deve ser cuidadosa, devendo ter cuidado com bloqueios medulares, pois o bloqueio das fibras cardioaceleradoras pode desequilibrar o quadro hemodinâmico do paciente.

Com relação à ventilação pulmonar, devem ser evitadas a hipercarbia, a acidose e elevadas pressões inspiratória e de PEEP (pressão positiva no final da expiração).

Não há indicação de monitorização de rotina com cateter pulmonar como swan-ganz, porém a monitorização por meio da pressão arterial invasiva, antes da indução anestésica, é indicada, permitindo manter maior estabilidade hemodinâmica. Esses pacientes, por causa dos medicamentos utilizados, têm maior propensão à hipotensão, sendo recomendado o uso de vasoconstritores para manutenção dos níveis pressóricos basais, como a noradrenalina e a vasopressina. Os agentes inotrópicos, como a adrenalina, a dobutamina e o levosimendam, podem auxiliar o manejo desses pacientes em caso de falência do VD. Entretanto, não há estudos que evidenciam melhora da sobrevida com uso de vasoconstritor e/ou inotrópicos.[47]

Recomenda-se a realização do pós-operatório em unidade de terapia intensiva.[47]

DOENÇA ARTERIAL CORONARIANA

Estima-se que 12% dos pacientes que serão submetidos a cirurgias não cardíacas estão sob o risco de doença coronariana.[15] O sintoma mais característico é a angina, podendo ser típica, atípica ou isquemia silenciosa, percebida somente por alteração eletrocardiográfica. A doença arterial coronariana é classificada, pela New York Heart Association (NYHA), em:

- **Classe I:** angina sem limitações de atividade física;
- **Classe II:** leves alterações, como fadiga, palpitação, dispneia, dor anginosa durante atividade física;
- **Classe III:** sintomas que ocorrem com mínimos esforços;
- **Classe IV:** sintomas durante o repouso.

O paciente com angina classe IV, obstrução de mais de 75% do tronco da artéria coronária esquerda, obstrução importante em duas ou mais artérias, com disfunção ventricular e estenose crítica de artéria descendente anterior com teste de esforço positivo deve ser submetido a revascularização do miocárdio antes de cirurgia não cardíaca.[15,26]

Em aproximadamente 80% dos casos de síndrome coronariana aguda perioperatória, a angina é silenciosa, ocorrendo logo após a intervenção cirúrgica. Caracteristicamente, a síndrome coronariana aguda perioperatória é do tipo não Q e é, em grande parte, precedida de taquicardia com infradesnivelamento de segmento ST. Outro fator que dificulta o diagnóstico pós-operatório é a existência de dor de causa cirúrgica e do uso de analgésicos mais potentes, que podem mascarar a dor precordial.[15-48]

Os pacientes que apresentam síndrome coronariana aguda têm recomendação das sociedades norte-americana e europeia para realizar antiagregação dupla com AAS e clopidogrel. Em casos de risco elevado, há a indicação de terapia tripla, com a associação dos inibidores da GP IIb/IIIa.[40]

Aproximadamente 4 milhões de pacientes serão submetidos anualmente a colocação de *stent* coronariano, com 5% deles necessitando de intervenção cirúrgica não cardíaca no período de risco para trombose.[36,40] As cirurgias eletivas devem ser postergadas para 14 dias após a angioplastia com balão, após 365 dias de *stent* farmacológico. Nos casos em que a cirurgia não possa aguardar 365 dias, deve-se considerar um período mínimo de 180 dias para a realização da cirurgia. Nesse intervalo entre 180 e 365 dias o risco-benefício deve ser avaliado.[2]

O risco de IAM no perioperatório, de pacientes que já tiveram IAM prévio, chega a 37%, se o IAM < 3 meses, 16% se o IAM ocorreu de 4 a 6 meses, 28% nos pacientes com angina instável e 0,3% nos pacientes cardiopatas sem IAM prévio. Entre esses pacientes, os diabéticos e idosos com doença vascular têm risco ainda maior de apresentarem síndrome coronariana.[26]

Além disso, é recomendada a utilização de medicação pré-anestésica em pacientes coronariopatas, pois o estresse antes da cirurgia já pode ocasionar isquemia miocárdica.[13]

CARDIOMIOPATIAS E INSUFICIÊNCIA CARDÍACA

Em pacientes com cardiomiopatia restritiva, como as respectivas amiloidose e hemocromatose, o débito cardíaco é dependente da pré-carga e da frequência cardíaca. Reduções do volume sanguíneo e alterações da frequência cardíaca podem não ser bem toleradas pelo paciente. Dessa forma, esses pacientes devem ser otimizados no pré-operatório, visando menor incidência de repercussões no intra e pós-operatório.

Na cardiomiopatia hipertrófica obstrutiva, quedas na resistência vascular sistêmica, no volume sanguíneo ou na pré-carga podem ocasionar descompensação do paciente. Agente inotrópicos não são utilizados de rotina, por causa da limitação do débito cardíaco ocasionado pela miocardiopatia.[2] Assim, a adequada reposição volêmica e correções da resistência vascular, muitas vezes, são suficientes para a manutenção da estabilidade hemodinâmica destes pacientes.

A presença de insuficiência cardíaca é fator de risco para complicações cardiovasculares. Além da estratificação quanto ao grau de disfunção miocárdica, os sinais clínicos de descompensação são de extrema importância. Recomenda-se a compensação clínica antes de qualquer procedimento cirúrgico. Nos casos de pacientes sintomáticos de classe funcional III e IV da NYHA, o pós-operatório deve ser realizado em UTI.

Há variáveis clínicas e laboratoriais que sugerem maior gravidade, e com menor sobrevida: função ventricular do ventrículo esquerdo < 30% ou ventrículo direito < 35%; classe funcional IV; andar menos de 300 metros no teste de caminhada de 6 minutos; cardiomegalia, sódio sérico < 134 mEq/L; nível sérico de norepinefrina > 600 pg/mL; dosagem de peptídeo natriurético atrial > 125 pg/mL; idade maior 70 anos; sexo feminino. Fleisher e colaboradores consideram a fração de ejeção um fator independente na definição do desfecho da cirurgia e na sobrevida em longo prazo, considerando como valor limite de risco a fração de ejeção do ventrículo esquerdo menor ou igual a 29%.[2,23]

ARRITMIAS

Os distúrbios do ritmo têm maior incidência com o aumento da idade. Porém, mais importante que a existência da arritmia, é a associação à sintomatologia. Os casos assintomáticos não aumentam o risco de complicações no perioperatório. Entretanto, deve sempre ser lembrado que a presença de arritmia pode estar relacionada com a doença subjacente, toxicidade por drogas ou distúrbio metabólico.[2,23]

Em pacientes com fibrilação atrial recomenda-se o controle da frequência cardíaca, mantendo abaixo de 90 bpm, uma vez que a descarga adrenérgica do procedimento anestésico-cirúrgico pode aumentar a FC, ocasionando sintomas.

Casos sintomáticos, com lipotimia, ou associados à Wolff-Parkinson-White devem ser avaliados pelo cardiologista.[23] Além disso, os casos que apresentam taquicardia ventricular, seja ela sustentada ou não, durante o intraoperatório, devem ser encaminhados ao cardiologista no pós-operatório para investigação de coronariopatia e de disfunção ventricular.[2]

DISTÚRBIOS DE CONDUÇÃO E USO DE MARCA-PASSO

Os bloqueios de condução simples, como bloqueios atrioventriculares de 1º grau e bloqueios fasciculares, assintomáticos, não aumentam o risco do procedimento.

Já o manejo do marca-passo gera sempre dúvidas a equipe médica. O *American College of Cardiology* (ACC) e a *American Heart Association* (AHA) recomendam que todos os pacientes devam ter consigo uma orientação do cardiologista contendo tipo de marca-passo, detalhes de indicação e contatos, facilitando o manejo em casos de procedimento cirúrgico, e que as condutas para cada paciente devam ser individualizadas.[2] O paciente com implante de marca-passo há menos de 60 dias está suscetível a hematoma local e infecção do gerador, sendo recomendados a evitarem cirurgias eletivas antes de completados 60 dias da colocação do marca-passo.

Recomenda-se, também, que os marca-passos sejam reprogramados para realização do procedimento cirúrgico, devendo-se utilizar, sempre que possível, bisturi bipolar em vez do monopolar. Sugere-se que, no caso de utilizar o monopolar ou unipolar, o eletrodo dispersivo (placa do bisturi) seja colocado distante do marca-passo e o mais próximo possível do campo cirúrgico. Caso durante o uso do bisturi houver interferência, ocasionando taquicardia ou bradicardia, colocar um ímã sobre o marca-passo pode ser uma saída, e ele deve permanecer somente durante a utilização do bisturi.[22] Essa medida é apenas paliativa, uma vez que todos os marca-passos devem ser programados para desligar a sensibilidade elétrica antes de procedimentos cirúrgicos.

No caso de uso de cardioversores desfibriladores implantáveis (CDI), recomenda-se desligar a função antitaquicardia. Em caso de permanência dessa função, o paciente poderá precisar ser cardiovertido ou desfibrilado manualmente. Caso não seja possível religar a função do CDI, alguns cuidados devem ser tomados no uso das pás externas: dar preferência ao uso de pás adesivas e ao uso anterior e posterior, em vez de ambas anteriores; tentar colocar as placas distantes do gerador do marca-passo; usar a menor energia possível; colocar um ímã sobre o gerador durante a aplicação da carga elétrica.

É contraindicada a realização de ressonância magnética (RM) em pacientes com marca-passo. Há um gerador que permite a realização de RM, porém com limite de 0,5 tesla de campo magnético.[23] A radioterapia é permitida, desde que o foco da terapia não seja sobre o marca-passo. Caso seja nas proximidades, recomenda-se cobrir o gerador com protetor de chumbo.

TRATAMENTOS ODONTOLÓGICOS

Em pacientes cardiopatas, o uso de pequenas quantidades de anestésico local com vasoconstritor é permitido, sendo preferíveis ao uso da solução sem vasoconstritor (limite de 72-108 mg de lidocaína com 1:100.000 de epinefrina).

Em casos de uso de anticoagulantes, recomenda-se o controle do RNI com 24 horas de antecedência do procedimento. Se estiver < 3,0 não há necessidade de suspender a medicação para procedimentos simples, como extração de até três dentes ou raspagem periodontal (nível de evidência C). O ácido acetilsalicílico não deve ser suspenso em nenhum caso para tratamento odontológico (nível de evidência B).[23]

OPERAÇÕES DE AORTA

Esses pacientes, geralmente, apresentam outras doenças vasculares associadas, sendo a principal a coronariopatia. Ela é responsável por 50% dos óbitos no pós-operatório.

Apesar de a AHA e o ACC considerarem a cirurgia convencional como de alto risco e a endovascular como de moderado risco, estudos têm demonstrado que não há diferença entre as técnicas, em relação à mortalidade em médio e longo prazo. A técnica endovascular é capaz de reduzir somente a incidência de complicações agudas, ocorrendo em longo prazo reintervenções nos dois casos com a mesma frequência.[23]

O principal escore de classificação de risco utilizado é o British Aneurysm Repair Score (BAR), que pode ser acessado on-line. Apesar de existirem outros, como o Medicare e o Vascular Governance North West (VGNW), o BAR é o único calibrado para os subgrupos de cirurgia convencional e endovascular.[49,50]

MONITORIZAÇÃO NO PERIOPERATÓRIO

Recomenda-se a transfusão de hemácias sempre que houver situações de hipóxia tecidual ou desequilíbrio entre oferta e consumo de oxigênio.

Em situações de reposição volêmica maciça, acima de 60 mL/kg de peso, recomenda-se associar albumina ou amido a hidratação. Porém, a alternativa liberal de hidratação deve ser evitada, pois está relacionada com o aumento de morbimortalidade.[23]

Os pacientes com alto risco de eventos cardíacos devem ter débito cardíaco e saturação venosa central monitorizadas, visando otimização hemodinâmica e saturação venosa central em torno de 70%.[2] A terapia-alvo guiada para hidratação tem sido defendida como benéfica, com menor morbimortalidade para os pacientes no pós-operatório.[5]

Não há dados na literatura sobre redução de eventos cardíacos no intraoperatório na associação de anestesia regional e anestesia geral, porém favorece melhor analgesia no pós-operatório, com redução das complicações nesse período. Da mesma forma não há indícios que justifiquem o uso de anestésicos inalatórios em detrimento da anestesia venosa, devendo a escolha basear-se em outros fatores.[2]

A monitorização com ecocardiograma transesofágico não é recomendada, porém o seu uso é recomendado em instabilidade hemodinâmica, principalmente em casos com pouca resposta ao tratamento.[2]

Deve-se manter a normotermia, pois a hipotermia está associada a hipertensão, taquicardia e liberação de mediadores de estresse, com maior risco de IAM (nível de evidência A).

Não há evidências que defendam um modo ventilatório em detrimento de outro, no paciente cardiopata, porém há recomendação para uso de PEEP em todos os pacientes, com valor mínimo de 5 cmH_2O. Existe a recomendação para que seja realizado recrutamento alveolar no intraoperatório, sendo um momento importante o início da anestesia, momento em que 90% dos pacientes apresentam algum grau de atelectasia.

Na monitorização de complicações podem ser utilizados o eletrocardiograma de 12 derivações, a dosagem de troponina e o ecocardiograma transesofágico. Recomenda-se a monitorização do ECG de 12 derivações no pós-operatório por até 72 horas da cirurgia, momento em que a maioria das complicações acontece, por ser um método simples e eficaz. Na monitorização contínua do ECG, deve ser dada preferência para a análise automatizada, em razão da maior sensibilidade. A análise visual pelo médico só detecta 20% das alterações.

Entretanto, apenas o ECG não é suficiente para detectar eventos isquêmicos. A melhor forma de detectar o IAM no pós-operatório seria a realização de ECG e dosagem de troponina seriados por 72 horas, porém ainda persiste dúvida na literatura sobre a real necessidade da realização de monitoramento em pacientes sem sinais sugestivos de isquemia ou outras complicações. Doenças que não o IAM podem cursar com elevação da troponina, devendo ser lembradas como diagnóstico diferencial (miocardite, pericardite aguda, insuficiência cardíaca descompensada, sepse, choque, insuficiência renal). Na ausência de troponina deve ser dosada a CKMB/CPK de 8/8 horas.[2,23]

Os pacientes com risco alto ou intermediário devem permanecer em observação em unidades de terapia semi-intensiva ou intensiva por 72 horas, com exames seriados. Mais da metade dos casos não tem dor precordial clássica e o diagnóstico requer alto grau de suspeita clínica.

Os casos de IAM sem supradesnivelamento de ST devem ter como tratamento a correção dos fatores desencadeantes e, caso não haja contraindicação, iniciar ácido acetilsalicílico e terapia anticoagulante, analgesia com morfina e nitratos, IECA e estatinas. Nos casos com supradesnivelamento de ST, pressupõe-se uma oclusão total da coronária, devendo ser realizada angioplastia primária.[21] Vale ressaltar, novamente, que a maioria dos casos de IAM no pós-operatório é assintomáticas, sendo somente 14% com dor torácica típica.[33]

O nível de hemoglobina deve ser mantido acima de 7 a 8 g/dL, sendo esse valor considerado para avaliar a necessidade de transfusão. Só deve ser considerada transfusão com níveis maiores, em pacientes sintomáticos por sangramento.

Na UTI deve ser mantido o mesmo parâmetro, mantendo pacientes com nível de hemoglobina de 8 g/dL ou maior.[2]

CONDUÇÃO NO PÓS-OPERATÓRIO

Estudo realizado no Reino Unido mostrou que somente 12,4% das internações cirúrgicas eram relativas a procedimentos de alto risco, porém eram responsáveis por 80% dos óbitos. Apesar disso, somente 15% dos pacientes submetidos a procedimentos cirúrgicos de alto risco eram encaminhados à UTI.[51] Dados semelhantes são apresentados por Rogers e colaboradores. Outro dado relevante é que, dos pacientes que apresentaram complicações, 60% tinham apresentado alguma alteração fisiológica como hipotensão ou queda na escala de coma de Glasgow, podendo predizer o risco de mortalidade de acordo com o número de alterações fisiológicas. Caso não haja nenhuma alteração fisiológica, a mortalidade pós-operatória é de 0,7%, chegando a 21,3% na presença de três ou mais anormalidades.[21]

Em casos de arritmias pensar em infecção, hipotensão, alterações metabólicas e eletrolíticas.[26] A taquicardia ventricular deve ser tratada de acordo com protocolos bem estabelecidos, como o da American Heart Association, recomendando a cardioversão elétrica em casos de instabilidade e cardioversão química, em caso estável.

O marca-passo deve ser reprogramado o mais precocemente possível, principalmente em caso de CDI, evitando a ocorrência de morte súbita.[2]

Apesar de algumas sociedades como o *American College of Critical Care Medicine*, a *Società Italiana di Anestesia Analgesia Rianimazione e Terapia Intensiva* (SIAARTI) e o Israeli Consensus Guideline terem publicado orientações sobre critérios para encaminhamento do paciente para UTI, ainda não há critérios específicos que possam ser generalizados para todos os serviços.[12]

Em casos de suspeita de IAM, a angioplastia ou a revascularização do miocárdio deve ocorrer em até 12 horas.[26]

CONSIDERAÇÕES FINAIS

A avaliação de risco do paciente cardiopata envolve múltiplos aspectos clínicos, laboratoriais e farmacológicos. Em razão das múltiplas comorbidades e da interação entre a polifarmácia utilizada por essa população, a avaliação pré-anestésica se torna uma tarefa árdua, que muitas vezes não é passível de ser resumida em um único protocolo, devendo ser individualizada. Além disso, infelizmente, muitos questionamentos sobre o melhor manejo desses pacientes no período pré-operatório ainda permanecem no lado escuro da academia.

REFERÊNCIAS BIBLIOGRÁFICAS

1. Devereaux PJ, Goldman L, Cook DJ, Gilbert K, Leslie K, Guyatt GH. Perioperative cardiac events in patients undergoing noncardiac surgery: a review of the magnitude of the problem, the pathophysiology of the events and methods to estimate and communicate risk. CMAJ. 2005;173(6):627-34.
2. Fleisher LA, Fleischmann KE, Auerbach AD, Barnason SA, Beckman JA, Bozkurt B, et al. 2014 ACC/AHA Guideline on Perioperative Cardiovascular Evaluation and Management of Patients Undergoing Noncardiac Surgery. J Am Coll Cardiol. 2014;64(22):2406-25.
3. Mangano DT, Browner WS, Hollenberg M, Li J, Tateo IM. Long-term cardiac prognosis following noncardiac surgery. The Study of Perioperative Ischemia Research Group. JAMA. 1992;268(2):233-9.
4. Dawood MM, Gutpa DK, Southern J, Walia A, Atkinson JB, Eagle KA. Pathology of fatal perioperative myocardial infarction: implications regarding pathophysiology and prevention. Int J Cardiol. 1996;57(1):37-44.
5. Pearse RM, Rhodes A, Grounds RM. Clinical review: how to optimize management of high-risk surgical patients. Crit Care. 2004;8(6):503-7.
6. Apfelbaum JL, Connis RT, Nickinovich DG. Practice advisory for preanesthesia evaluation: an updated report by the American Society of Anesthesiologists Task Force on Preanesthesia Evaluation. Anesthesiology. 2012;116(3):522-38.
7. Gilbert K, Larocque BJ, Patrick LT. Prospective evaluation of cardiac risk indices for patients undergoing noncardiac surgery. Ann Intern Med. 2000;133(5):356-9.
8. Lee TH, Marcantonio ER, Mangione CM, Thomas EJ, Polanczyk CA, Cook EF, et al. Derivation and prospective validation of a simple index for prediction of cardiac risk of major noncardiac surgery. Circulation. 1999;100(10):1043-9.
9. Goldman L, Caldera DL, Nussbaum SR, Southwick FS, Krogstad D, Murray B, et al. Multifactorial Index of Cardiac Risk in Noncardiac Surgical Procedures. N Engl J Med. 1977;297:845-50.
10. Hernandez AF, Newby LK, O'Connor CM. Preoperative evaluation for major noncardiac surgery: focusing on heart failure. Arch Intern Med. 2004;164(16):1729-36.
11. Loureiro BMC, Feitosa-Filho GS. Escores de risco perioperatório para cirurgias não-cardíacas: descrições e comparações. Rev Soc Bras Clin Med. 2014:12(4):314-20.
12. Sobol JB, Wunsch H. Triage of High-risk surgical patients for intensive care. Crit Care. 2011;15:217.
13. Hobaika ABS, Pereira WVC, Santos GM. Anestesia no paciente cardiopata. Rev Med Minas Gerais. 2010;20:528-33.
14. Coutinho-Myrrha MA, Dias RC, Fernandes AA, Araujo CG, Hlatky MA, Pereira DG, et al. Duke Activity Status Index em Doenças Cardiovasculares: Validação de Tradução em Português. Arq Bras Cardiol. 2014;102(4):383-90.
15. Ramos GC. Aspectos relevantes da doença arterial coronariana em candidatos à cirurgia não cardíaca. Rev Bras Anestesiol. 2010;60:659-65.
16. Eagle KA, Berger PB, Calkins H, Chaitman BR, Ewy GA, Fleischmann KE, et al. ACC/AHA Guideline Update for Perioperative Cardiovascular Evaluation for Noncardiac Surgery-Executive Summary. A report of the American College of Cardiology/American Heart Association Task Force on Practice Guidelines (Committee to Update the 1996 Guidelines on Perioperative Cardiovascular Evaluation for Noncardiac Surgery). Anesth Analg. 2002;94(5):1052-64.
17. Nery RM, Pietrobon RC, Mahmud MI, Zanini M, Barbisan JN. Comparação de dois modelos de estratificação de risco em pacientes eletivamente submetidos à cirurgia de revascularização do miocárdico. Rev Assoc Med Bras. 2010;56:547-50.
18. Bernstein AD, Parsonnet V. Bedside estimation of risk as an aid for decision-making in cardiac surgery. Ann Thorac Surg. 2000;69(3):823-8.
19. Geissler HJ, Holzl P, Marohl S, Kuhn-Regnier F, Mehlhorn U, Sudkamp M, et al. Risk stratification in heart surgery: comparison of six score systems. Eur J Cardiothoracic Surg. 2000;17(4):400-6.
20. Nashef SAM, Rolves F, Michel P, Gauduchean E, Lemeshow S, Salamon R. European system for cardiac operative risk evaluation (EuroSCORE). Eur J Cardiothorac Surg. 1999;16(1):9-13.
21. Rogers BA, Carrothers AD, Jones C. Reducing mortality for high risk surgical patients in the UK. J Perioper Pract. 2012;22(6):204-6.
22. Richman JS, Hosokawa PW, Min SJ, Tomeh MG, Neumayer L, Campbell DA Jr, et al. Toward prospective identification of high-risk surgical patients. Am Surg. 2012;78(7):755-60.

23. Gualandro DM, Yu PC, Calderaro D, Marques AC, Pinho C, Caramelli B, et al. II Diretriz de Avaliação Perioperatória da Sociedade Brasileira de Cardiologia. Arq Bras Cardiol. 2011;96(3 supl. 1):1-68.
24. Noordzij PC, Boersma E, Bax JJ, Feringa HH, Schreiner F, Schouten O, et al. Prognostic value of routine preoperative electrocardiography in patients undergoing noncardiac surgery. Am J Cardiol. 2006;97:1749-57.
25. Echocardiography BSo. Clinical Indications for echocardiography. [Internet] [Acesso em 28 jan 2016]. Disponível em: http://www.bsecho.org/indications-for-echocardiography/
26. Miranda RF. Risco coronariano para cirurgia não cardíaca. Revista da SOCERJ. 2006;19:170-6.
27. Kertai MD, Boersma E, Bax JJ, Heijenbrok-Kal MH, Hunink MG, L'Talien G J, et al. A meta-analysis comparing the prognostic accuracy of six diagnostic tests for predicting perioperative cardiac risk in patients undergoing major vascular surgery. Heart. 2003;89(11):1327-34.
28. Fleisher LA, Eagle KA, Shaffer T, Anderson GF. Perioperative- and long-term mortality rates after major vascular surgery: the relationship to preoperative testing in the medicare population. Anesth Analg. 1999;89(4):849-55.
29. Machado FS, Hoelz C. Avaliação de risco cirúrgico nos pacientes cardiopatas. In: Knobel E.
30. Eagle KA, Coley CM, Newell JB, Brewster DC, Darling RC, Strauss HW, et al. Combining clinical and thallium data optimizes preoperative assessment of cardiac risk before major vascular surgery. Ann Intern Med. 1989;110(11):859-66.
31. Fakhry SM, Fata P. How low is too low? Cardiac risks with anemia. Crit Care. 2004;8 Suppl 2:S11-4.
32. Dafoe G. Lowest hematocrit on bypass and adverse outcomes associated with coronary artery bypass grafting. Ann Thorac Surg. 2001:769-76.
33. Biccard BM, Devereaux PJ, Rodseth RN. Cardiac biomarkers in the prediction of risk in the non-cardiac surgery setting. Anaesthesia. 2014;69(5):484-93.
34. Rodseth RN, Biccard BM, Le Manach Y, Sessler DI, Lurati Buse GA, Thabane L, et al. The prognostic value of pre-operative and post-operative B-type natriuretic peptides in patients undergoing non-cardiac surgery: B-type natriuretic peptide and N-terminal fragment of pro-B-type natriuretic peptide: a systematic review and individual patient data meta-analysis. J Am Coll Cardiol. 2014;63(2):170-80.
35. Magarão RVQ MA, Feitosa-Filho GS. Aspirina no perioperatório de cirurgias não cardíacas: o dilema entre manter ou suspender. Rev Bras Clin Med. 2011;9:218-24.
36. Serrano Junior CV, Fenelon G, Soeiro AM, Nicolau JC, Piegas LS, Montenegro ST, et al. Sociedade Brasileira de Cardiologia. Diretrizes Brasileiras de Antiagregantes Plaquetários e Anticoagulantes em Cardiologia. Arq Bras Cardiol. 2013;101(3Supl.3):93.
37. Devereaux PJ, Mrkobrada M, Sessler DI, Leslie K, Alonso-Coello P, Kurz A, et al. Aspirin in patients undergoing noncardiac surgery. N Engl J Med. 2014;370(16):1494-503.
38. Gerstein NS, Carey MC, Cigarroa JE, Schulman PM. Perioperative aspirin management after POISE-2: some answers, but questions remain. Anesth Analg. 2015;120(3):570-5.
39. Landesberg G, Beattie WS, Mosseri M, Jaffe AS, Alpert JS. Perioperative myocardial infarction. Circulation. 2009;119(22):2936-44.
40. Jorge JC, Pires BL, Braga GM, Santana JA. Stent coronariano, cirurgia eletiva e cirurgia de urgência: como proceder. Rev Med Minas Gerais. 2010;20:S55-S62.
41. Samama CM. Preoperative nonsteroidal antiinflammatory agents as substitutes for aspirin: already too late? Anesthesiology. 2007;106(2):205-6.
42. Raju MG, Pachika A, Punnam SR, Gardiner JC, Shishehbor MH, Kapadia SR, et al. Statin therapy in the reduction of cardiovascular events in patients undergoing intermediate-risk noncardiac, nonvascular surgery. Clin Cardiol. 2013;36(8):456-61.
43. Talke P, Li J, Jain U, Leung J, Drasner K, Hollenberg M, et al. Effects of perioperative dexmedetomidine infusion in patients undergoing vascular surgery. The Study of Perioperative Ischemia Research Group. Anesthesiology. 1995;82(3):620-33.
44. Wallace AW, Galindez D, Salahieh A, Layug EL, Lazo EA, Haratonik KA, et al. Effect of clonidine on cardiovascular morbidity and mortality after noncardiac surgery. Anesthesiology. 2004;101(2):284-93.
45. Coriat P, Daloz M, Bousseau D, Fusciardi J, Echter E, Viars P. Prevention of intraoperative myocardial ischemia during noncardiac surgery with intravenous nitroglycerin. Anesthesiology. 1984;61(2):193-6.
46. Cohen J, Kogan A, Sahar G, Lev S, Vidne B, Singer P. Hypophosphatemia following open heart surgery: incidence and consequences. Eur J Cardiothorac Surg. 2004;26(2):306-10.
47. Pilkington SA, Taboada D, Martinez G. Pulmonary hypertension and its management in patients undergoing non-cardiac surgery. Anaesthesia. 2015;70(1):56-70.
48. Hobalka ABS, Selberlich E, Issa MRN. Sindrome coronariana aguda em paciente com doença coronariana de alto risco no pós-operatório de colecistectomia videolaparoscopica. Rev Bras Anestesiol. 2007;57:406-9.
49. Grant SW, Hickey GL, Carlson ED, McCollum CN. Comparison of three contemporary risk scores for mortality following elective abdominal aortic aneurysm repair. Eur J Vasc Endovasc Surg. 2014;48(1):38-44.
50. Pearse RM, Harrisson DA, James P, Watson D, Hinds C, Rhodes A, et al. Identification and characterisation of the high-risk surgical population in the United Kingdom. Crit Care. 2006;10:R81.
51. Pearse RM, Harrison DA, James, P et al. Identification and characterisation of the high-risk surgical population in the United Kingdom. Critical Care. 2006;10(3):R81. doi:10.1186/cc4928.

CAPÍTULO 221

AVALIAÇÃO DE RISCO CIRÚRGICO NOS PACIENTES PNEUMOPATAS

Sônia Perez Cendon Filha
Helio Romaldini
Ricardo Mingarini Terra

DESTAQUES

- A fim de evitar as complicações no pós-operatório há a necessidade de realizar uma boa e detalhada avaliação pré-operatória do risco pulmonar em todos os pacientes.
- Esse tipo de avaliação ganha ainda mais importância nos pneumopatas, por correrem maior risco no intra e pós-operatórios.
- A avaliação pulmonar se dá por exame de raios X de tórax (frente e perfil), medida de saturação arterial de oxigênio e provas de função pulmonar. Excepcionalmente, sobretudo em cirurgias torácicas, a tomografia computadorizada de tórax deve ser solicitada.
- A espirometria ganha importância nas cirurgias torácicas, com ressecção pulmonar e nas cirurgias abdominais do andar superior, quando os pacientes são tabagistas ou quando já são rotulados como pneumopatas crônicos com fibrose pulmonar idiopática e, principalmente, com doença pulmonar obstrutiva crônica (DPOC).
- As estratégias para redução do risco de complicações pulmonares (pré, intra e pós-operatórias) devem ser individualizadas. Em situações de alto risco, deve-se tratar precoce e agressivamente as complicações no pós-operatório com o objetivo de reduzir a mortalidade.
- Avaliações pré-operatórias em pacientes candidatos a ressecção pulmonar devem incluir exames funcionais e exames fisiológicos, como o teste de exercício cardiopulmonar. Atualmente, os fluxogramas definem qual a sequência ideal para a aplicação desses exames.

INTRODUÇÃO

As intervenções cirúrgicas podem levar a várias complicações clínicas. O chamado risco cirúrgico traduz exatamente a chance do surgimento de eventos clínicos relacionados ou não à própria técnica cirúrgica nos pacientes submetidos a cirurgias de urgência, emergência ou eletivas.

A avaliação de possíveis complicações relacionadas às cirurgias é ainda mais delicada quando se trata de pacientes pneumopatas (portadores de doenças pulmonares agudas ou crônicas).

Nesse grupo de pacientes podem aparecer, de forma mais exuberante, alterações graves da função pulmonar, além de broncoespasmo, infecções das vias aéreas e do parênquima pulmonar (pneumonias). Isso ocorre por retenção de secreções, que também é a causa do surgimento de áreas de atelectasias. São descritos casos extremamente graves de lesão pulmonar aguda, que acabam por levar a insuficiência respiratória aguda no pós-operatório.[1,2]

Os casos de lesão pulmonar aguda após cirurgias eletivas podem representar 3% dos eventos. Complicações pulmonares podem responder por 1%, em cirurgias de pequeno e médio porte, e até 20% em pós-operatórios de cirurgias abdominais altas e cirurgias torácicas de grande porte.[3]

Evidentemente, as complicações pulmonares são muito mais frequentes e graves nas cirurgias de urgência, embora estejam também presentes em cirurgias eletivas.

As complicações pulmonares pós-operatórias acarretam em prolongamento do período de internação hospitalar, aumentando a taxa de morbidade e mortalidade, necessitando, frequentemente, de intervenção terapêutica em unidades de terapia intensiva.

A fim de evitar essas complicações no pós-operatório há a necessidade de realizar uma boa e detalhada avaliação pré-operatória do risco pulmonar em todos os pacientes, o que permitirá elaborar intervenções preventivas, minimizando o risco de complicações no pós-operatório. Esse tipo de avaliação ganha ainda mais importância nos pneumopatas, que, evidentemente, correm maior risco no intra e pós-operatórios.

Vários fatores devem ser levados em consideração, quanto ao risco cirúrgico: fatores relacionados ao paciente, ao tipo de cirurgia, ao tipo de anestesia e ao tempo anestésico cirúrgico.

PRÉ-OPERATÓRIO EM CIRURGIAS GERAIS

A anamnese e o exame físico direcionam os exames complementares, de laboratório clínico, de imagem, cardiológicos e pulmonares.[4] Considerando-se as características da cirurgia a ser realizada e tipo e duração da anestesia que será aplicada.

EXAMES COMPLEMENTARES NA AVALIAÇÃO PRÉ-OPERATÓRIA

Habitualmente, são solicitados exames que possam avaliar condições gerais do paciente sob o ponto de vista nutricional e metabólico (hemograma, dosagem de eletrólitos, glicemia e proteínas totais e frações), condição renal (creatinina, ureia), condição cardíaca (eletrocardiograma, ecocardiograma) e quando há antecedentes coronarianos: teste ergométrico e, em casos selecionados, angiotomografia coronariana ou mesmo cateterismo cardíaco.

A avaliação pulmonar se dá por exame de raios X de tórax (frente e perfil), medida de saturação arterial de oxigênio e provas de função pulmonar. Excepcionalmente, sobretudo em cirurgias torácicas, a tomografia computadorizada de tórax deve ser solicitada.[5]

Com relação aos testes para avaliação da função pulmonar, a espirometria não acrescenta muito à avaliação clínica como preditor de complicações pulmonares no pós-operatório de pacientes não pneumopatas.

A espirometria ganha maior importância nas cirurgias torácicas com ressecção pulmonar e nas cirurgias abdominais do andar superior, quando os pacientes são tabagistas ou quando já são rotulados como pneumopatas crônicos com fibrose pulmonar idiopática e, principalmente, com doença pulmonar obstrutiva crônica (DPOC).[6]

A espirometria também é de grande utilidade em pacientes com obesidade mórbida candidatos à cirurgia bariátrica, pacientes com doenças neuromusculares ou com defeitos da estrutura torácica: cifoescoliose, *pectus excavatum*, tórax em sapateiro, que deverão ser submetidos à anestesia geral.

É interessante avaliar as medidas da pressão inspiratória e expiratória máximas, nas situações em que há comprometimento da estrutura da caixa torácica, diafragma e doenças neuromusculares. A presença de capacidade vital abaixo de 40% do previsto associada às pressões máximas abaixo de 30 cmH_2O apontam para elevado risco de insucesso para extubação no pós-operatório.[6]

Em qualquer tipo de cirurgia a espirometria não contraindica o procedimento, mas alerta quanto ao risco que se corre sob anestesia geral, portanto, alertando quanto à necessidade de muita atenção nos cuidados pré, intra e pós-operatórios.

Nos pacientes com hipoxemia crônica, hipertensão arterial pulmonar, associada à pneumopatia crônica, que serão submetidos a cirurgias de médio e grande porte, cirurgias abdominais altas e cirurgias torácicas, é importante realizar eletrocardiograma, ecocardiograma e teste de caminhada de 6 minutos. Distâncias menores que 400 metros no teste de caminhada, com pressão estimada de átrio direito acima de 10 mmHg pelo ecocardiograma são indicativos de maior morbimortalidade no pós-operatório. O papel do teste cardiopulmonar, embora possa ser útil na avaliação da gravidade da doença, não é, ainda, considerado preditor do risco cirúrgico.[7]

A gasometria arterial somente deve ser solicitada em pacientes pulmonares crônicos hipoxêmicos ($SatO_2 < 89\%$) e na suspeita de hipercapnia. Assim como nos portadores de alterações na espirometria que apresentam distúrbios ventilatórios moderados a graves.

FATORES RELACIONADOS COM A CIRURGIA

O tempo de cirurgia é um fator de risco para a ocorrência de complicações pulmonares no pós-operatório. Anestesias acima de 3 horas aumentam o risco de morbidade, eventos pulmonares e cardíacos no pós-operatório.[8]

As características da cirurgia também são importantes na incidência de complicações no pós-operatório: cirurgias com cavidades abertas oferecem maior risco do que as videoassistidas e do que as cirurgias periféricas. As cirurgias torácicas e as de abdome superior são as que mais oferecem risco.

As cirurgias cardíacas oferecem risco de lesões do nervo frênico levando a paralisia ou paresia diafragmática. Se houver uso de circulação extracorpórea há risco de desenvolvimento no pós-operatório de síndrome de desconforto respiratório agudo, patologia com baixa incidência (< 2%), porém com elevada mortalidade (> 50%). O tempo de duração da extracorpórea (acima de três horas) tem relação direta à instalação de lesões pulmonares.[9]

FATORES RELACIONADOS COM A ANESTESIA

As complicações pós-operatórias são altamente dependentes do tipo de anestesia: geral, regional (peridural e raque) e bloqueios periféricos.

A anestesia geral é a que pode trazer maiores consequências ao sistema respiratório, e a partir daí pode levar a maior incidência de complicações pós-operatórias. A exposição prolongada aos anestésicos, posição supina, intubação traqueal, ventilação mecânica invasiva levam a alterações das trocas gasosas e da mecânica ventilatória.[10]

As trocas gasosas são alteradas em função da posição supina e da menor movimentação diafragmática. Há a redução dos volumes e capacidades pulmonares levando a microatelectasias e ao desenvolvimento de áreas de baixa relação ventilação/perfusão e *shunts* intrapulmonares. Consequentemente, ocorre hipoxemia e acúmulo de secreções pulmonares.

Paralelamente, pode haver disfunção dos músculos abdominais, torácicos e do diafragma. Os próprios anestésicos gerais podem levar a alterações nas trocas gasosas e imunossupressão, em razão da redução do surfactante e da inibição dos macrófagos alveolares, bem como do movimento ciliar.

Todos esses fatores, aliados à dificuldade de tosse no pós-operatório, facilitam o acúmulo de secreções na via respiratória, levando à traqueobronquite catarral e, até, à pneumonia no pós-operatório.

Nas anestesias regionais, dependendo do tipo de anestesia (peridural ou raquianestesia) e da extensão do bloqueio, haverá diferentes efeitos ventilatórios e mínimas alterações nas trocas gasosas, não havendo grande comprometimento dos níveis de oxigênio ou retenção de gás carbônico.

Nos bloqueios de segmentos torácicos há acentuada redução da capacidade inspiratória e do volume de reserva expiratório da ordem de 20% a 30%, porém a função diafragmática é preservada. Com a anestesia peridural consegue-se boa analgesia pós-operatória, havendo menor necessidade de opioides e derivados. Em obesos mórbidos, o bloqueio dos músculos abdominais pode levar à redução da capacidade vital (CV) e do volume expiratório forçado no primeiro segundo (VEF_1), além de interferir na capacidade de tossir, podendo provocar acúmulo de secreções nas vias aéreas.[11]

Os bloqueios regionais como o do plexo braquial via interescalênica levam, com frequência, ao bloqueio do nervo frênico ipsilateral. O feixe nervoso do nervo frênico tem origem nas raízes cervicais C3 a C5, que o torna vulnerável a bloqueios anestésicos, que alcançam a região cervical. O bloqueio do nervo frênico tem como consequência a paralisia diafragmática homolateral, e no caso de o paciente ser pneumopata, com reservas ventilatórias limitadas, esse fato pode acarretar em dificuldades no pós-operatório, como o desmame de ventilação mecânica, dispneia e atelectasias.

Atualmente, com a realização de bloqueios de plexo braquial guiado por ultrassom, pode-se reduzir acentuadamente o volume de anestésico local a ser injetado, o que reduz em até 50% a incidência de paralisia diafragmática.[12]

A utilização do bloqueio do plexo braquial não é recomendada em pacientes com insuficiência respiratória grave, pois pode causar agravamento da insuficiência respiratória preexistente, com risco de morte para o paciente. Entretanto, em pacientes saudáveis a paralisia diafragmática pode ser assintomática.

FATORES RELACIONADOS COM O PACIENTE

Os pacientes que apresentam doenças clínicas controladas, tratados adequadamente, apresentam menor chance de complicações intra e pós-operatórias (menor que 0,5%). Entretanto, os pacientes que não estão sendo tratados adequadamente devem ter a sua terapêutica corrigida e otimizada, antes de serem submetidos a procedimentos anestésicos e cirúrgicos.

Fatores que são muito importantes na avaliação pré-operatória quanto ao risco de complicações intra e pós-operatórias são: pneumopatas crônicos (doença pulmonar obstrutiva crônica – DPOC) e fibrose intersticial idiopática (FIP), adição a drogas (tabagismo, alcoolismo), idade, estado nutricional (obesidade, desnutrição), pacientes imunossuprimidos (uso crônico de corticosteroides, quimioterápicos, radioterapia, neoplasia maligna), síndrome de apneia obstrutiva do sono (SAOS).

Entre os pneumopatas crônicos para o mesmo grau de gravidade, em termos clínicos e funcionais, sempre os pacientes com DPOC oferecem maiores dificuldades e riscos no intra e pós-operatórios.

Em geral, o risco de complicações é diretamente proporcional ao quadro clínico e ao comportamento funcional pré-operatório:

- VEF_1 50% a 80% risco moderado.
- VEF_1 < 50% risco acentuado.

O prognóstico é pior nos pacientes com DPOC, com hipertensão arterial pulmonar e necessidade de oxigenoterapia domiciliar.

Os testes de função pulmonar não impedem a realização da cirurgia que seja imprescindível, mas requerem cuidados de maximização de tratamento no pré-operatório, intraoperatório e extrema vigilância pós-operatória. Nos pacientes dependentes de oxigênio e naqueles com hipertensão arterial pulmonar, os riscos e, portanto, os cuidados devem der ainda maiores.[13]

Nos pacientes com DPOC, a intubação associada à administração dos anestésicos leva ao aumento do processo inflamatório das vias aéreas e ao maior risco de broncoespasmo por hiper-reatividade brônquica, bem como maior produção de secreções nas vias aéreas, o que leva a dificuldades no pós-operatório. É necessário intenso trabalho de fisioterapia respiratória, uso de ventilação não invasiva e cobertura antibiótica adequada, pois esses pacientes já são cronicamente colonizados.

No caso de fibrose pulmonar e nos pneumopatas com insuficiência respiratória restritiva, a evolução intra e pós-operatórias, geralmente, é melhor do que nos pacientes com DPOC. Porém, a anestesia geral, a intubação e a ventilação mecânica podem gerar surtos inflamatórios no parênquima pulmonar, nesses pacientes, chegando à síndrome do desconforto respiratório do adulto.

Por outro lado, em pacientes cuja restrição deve-se a doenças da caixa torácica – *pectus excavatum*, cifoescoliose – principalmente esta última, a cirurgia de correção pode levar à diminuição de até 40% a 60% das variáveis espirométricas, prolongando o tempo de ventilação mecânica no pós-operatório e aumentando a dificuldade para desmame e extubação.[14]

Ante o pneumopata crônico é fundamental:

1. A avaliação clínica rigorosa.
2. A observação da gravidade da insuficiência respiratória preexistente.
3. A avaliação radiológica torácica, eventualmente incluindo tomografia computadorizada de tórax.
4. Solicitar provas funcionais pulmonares: espirometria e pletismografia, medidas de fluxos, volumes e capacidades pulmonares, bem como teste cardiorrespiratório.
5. Solicitar a gasometria arterial apenas aos pacientes dependentes de oxigênio e naqueles em que há suspeita de retenção de gás carbônico. Ela serve para orientar quanto ao momento adequado para o desmame da ventilação mecânica no pós-operatório e orientar o anestesista no intraoperatório, quanto à melhor estratégia de ventilação mecânica.
6. A avaliação da repercussão cardiológica da doença pulmonar (detecção de arritmias e de sobrecargas ventriculares, avaliar presença e grau de hipertensão arterial pulmonar e o desempenho ventricular direito).
7. Avaliar o possível comprometimento coronariano fazendo testes ergométricos, cintilografia de miocárdio, angiotomografia de coronárias e, eventualmente, até a cinecoronariografia, quando há forte suspeita de doença coronariana.
8. Considerar a presença de outras comorbidades como: diabetes melito, insuficiência renal, hipertensão arterial, obesidade e desnutrição.
9. Observar a idade do paciente, outro fator importante que deve ser levado em consideração. Sabe-se que, acima dos 60 anos de idade, o risco de complicações aumenta progressiva e significativamente, sobretudo quando as atividades da vida diária e as laborativas já estão comprometidas.
10. Avaliar com cuidado o estado nutricional dos pacientes. A obesidade, principalmente quando o índice de massa corporal (IMC) > 40 kg.m^{-2}, aumenta a chance de haver complicações decorrentes de hipoventilação com atelectasias no pós-operatório, que acabam por levar a infecções pulmonares. Sabe-se também que os obesos apresentam riscos mais elevados de trombose venosa profunda (TVP) e, em consequência, tromboembolismo pulmonar (TEP). Há também nesse grupo de pacientes maior dificuldade de cicatrização da ferida operatória, com maior chance de infecção local. Já os pacientes que apresentam perda acentuada de peso e os desnutridos (albumina sérica < 3,0 g/L^{-1}, anemia) também têm maior probabilidade de complicações pós-operatórias.[15]
11. Investigar a presença de adição a drogas. As drogas frequentemente usadas são o tabaco e o álcool. O uso de álcool – etilismo crônico (consumo de mais que 60 g/dia) predispõe a infecções e a hemorragias, além de poder comprometer a função hepática no pós-operatório com o uso de anestésicos, analgésicos, anti-inflamatórios e outros medicamentos de metabolização hepática.

    O tabagismo, principalmente naqueles com carga tabágica acima de 20 anos/maço, mesmo que não haja doença pulmonar detectável na época da cirurgia, tem o risco de complicações pós-operatórias bastante aumentado. O tabagismo, sabidamente, leva à agressão das vias aéreas, o que contribui no pós-operatório para o aumento das secreções traqueobrônquicas, induzindo ao maior risco de broncoespasmo e de infecções de vias aéreas e pneumonia.[16]
12. Avaliar a possibilidade do diagnóstico de síndrome da apneia obstrutiva do sono (SAOS). Ela está presente em aproximadamente 20% da população adulta, sendo a maioria desses (cerca de 60%) não tendo o diagnóstico estabelecido. Na avaliação pré-operatória é importante questionar o paciente sobre a qualidade do sono, sonolência diurna, cansaço excessivo e desatenção, bem como ronco e paradas respiratórias durante o sono. Em geral, são homens obesos com IMC

> 30 kg.m⁻², acima de 45 anos, com queixas de obstrução de vias aéreas altas e circunferência de pescoço maior que 40 cm.[17]

Se houver queixas sugestivas é mandatório solicitar a polissonografia, ainda no pré-operatório, para preparar o paciente, evitando complicações pós-operatórias. Pois, no pós-operatório imediato do paciente submetido à cirurgia geral há comprometimento do sono, fragmentação e diminuição do tempo de sono, bem como pode haver piora da apneia. A presença de SAOS pode levar a complicações cardiovasculares (arritmias, crises hipertensivas) no pós-operatório. Usando-se analgésicos e principalmente sedativos (opioides e benzodiazepínicos), há a piora do tônus faríngeo, facilitando aspirações de secreções para as vias aéreas, hipoventilação e hipoxemia e aumento do risco de infecções de vias aéreas e de intubação no pós-operatório.[18]

ESTRATÉGIAS PARA REDUÇÃO DO RISCO DE COMPLICAÇÕES PULMONARES (PRÉ, INTRA E PÓS-OPERATÓRIAS)

As estratégias perioperatórias devem ser individualizadas. Em situações de alto risco, deve-se tratar precoce e agressivamente as complicações no pós-operatório, com o objetivo de reduzir a mortalidade.

PRÉ-OPERATÓRIO

O tabagismo aumenta o risco de complicações cardíacas e pulmonares e a abstinência ao tabaco pode reduzir a taxa dessas complicações.[19] Há evidências bem estabelecidas que a abstinência de quatro semanas é eficiente na redução dessas complicações no pós-operatorio.[20] Porém, os benefícios são questionáveis quando se trata de período curto de abstinência ao tabaco. Assim, a avaliação pré-operatória deve ser um importante momento para se encorajar a cessação do tabagismo.

Para os pacientes com hiper-reatividade brônquica, que serão submetidos à anestesia geral com intubação endotraqueal, recomenda-se iniciar a corticoterapia sistêmica via oral, cinco dias antes do procedimento. Imediatamente antes da cirurgia, o paciente deve usar beta-2 agonista de curta duração e corticosteroide endovenoso.[21]

Os pacientes tratados com radioterapia na região de hipófise, portadores de insuficiência adrenal, de doenças autoimunes e tomadores crônicos de corticosteroide pertencem ao grupo de risco para o desenvolvimento de insuficiência adrenal no pós-operatório. Recomenda-se, nesses pacientes, a suplementação empírica de corticosteroide no pré-operatório.[22]

A fisioterapia respiratória e a prática de atividade física, como caminhadas, no pré-operatório são fundamentais na redução do risco de complicações pulmonares.[23] A demonstração da ventilação não invasiva, de forma educativa, assim como o ensino das estratégias de respiração minimizando a dor e promovendo a maior expansão pulmonar são de enorme valia. Medidas simples que fazem a diferença na extubação precoce e recuperação mais rápida dos pacientes.

INTRAOPERATÓRIO

Deve-se privilegiar o uso de anestésicos inalatórios, como o isofluorano e o sevofluorano, com base nas evidências de que eles podem reduzir a chance de lesão pulmonar induzida pela ventilação mecânica e por terem efeito cardioprotetor.[24-25] Por outro lado, o desflurano deve ser com usado com parcimônia, em razão do seu efeito de tosse, laringoespasmo, broncoespasmo e hipersecreção brônquica.[26]

Recomenda-se o modo de ventilação mecânica protetor durante as cirurgias de pneumopatas, utilizando baixos volumes e alta frequência para prevenir lesões pulmonares.[27]

A anestesia regional para as cirurgias dos membros superiores e o bloqueio do plexo braquial em pneumopatas crônicos devem ser feitos guiado por ultrassonografia, e com mínimos volumes de anestésicos, para evitar o risco de paralisia diafragmática ipsilateral.[28]

PÓS-OPERATÓRIO

A recomendação de unidade de terapia intensiva (UTI) deve ser feita de forma criteriosa, com base na avaliação pré-operatória.

A analgesia eficiente é fundamental, sobretudo nas cirurgias torácicas e abdominais, evitando áreas de atelectasias e suas consequências.

A prevenção de trombose venosa profunda e tromboembolismo pulmonar deve ser feita durante a hospitalização e após a alta hospitalar, sobretudo em cirurgias ortopédicas como a artroplastia de joelho e de quadril.[29]

A transfusão de sangue e seus derivados deve ser reduzida ao máximo, não só por causa dos aspectos de transmissão viral e bacteriana, como pela indução a alteração da permeabilidade pulmonar capilar, levando a síndrome do desconforto respiratório do adulto.[30]

AVALIAÇÃO PRÉ-OPERATÓRIA EM PACIENTES CANDIDATOS A RESSECÇÃO PULMONAR

As ressecções pulmonares são procedimentos realizados, frequentemente, para o tratamento cirúrgico do câncer de pulmão e também para as complicações de infecções pulmonares, como as bronquiectasias e sequelas de tuberculose. As complicações mais frequentes de ressecções pulmonares são: pneumonia, arritmias cardíacas, empiema, acidente vascular cerebral (AVC), infarto do miocárdio, atelectasia pulmonar, ventilação mecânica prolongada, tromboembolismo pulmonar, fístula aérea, drenagem prolongada e hemotórax.

A mortalidade esperada para as pneumonectomias varia entre 3% e 6%, e para as lobectomias de 1% a 4%, conforme a população operada. A predição de risco é crítica para um bom resultado. No caso das ressecções pulmonares a avaliação da função é particularmente importante, pois habitualmente o paciente tem doença pulmonar de base (p. ex.: DPOC secundária a tabagismo em pacientes com câncer de pulmão) e a esse fato acrescenta-se a ressecção. Para uma adequada avaliação pré-operatória devem ser utilizados exames funcionais, que mensuram os volumes pulmonares, e exames fisiológicos, como o teste de exercício cardiopulmonar, que mensura o consumo máximo de oxigênio. Atualmente, como detalharemos na Figura 221.1, os fluxogramas definem qual a sequência ideal para a aplicação desses exames.[31-33]

ESPIROMETRIA E CAPACIDADE DE DIFUSÃO

O VEF_1 e o VEF_1 predito pós-operatório são tradicionais preditores de morbidade respiratória e mortalidade após ressecção pulmonar em pacientes com câncer de pulmão. O $VEF_1 < 30\%$ estaria associado à morbidade respiratória de 43%, enquanto o $VEF_1 > 60\%$ com morbidade respiratória de cerca de 12%. Consensualmente, o ponto de corte mais utilizado é 60%. Porém, para pacientes com DPOC, o VEF_1 parece subestimar o desempenho pós-operatório, haja vista o efeito de redução pulmonar que as ressecções podem provocar nessa população.[31-33]

A capacidade de difusão do monóxido de carbono (DLCO) tem maior correlação com a ocorrência de mortalidade após ressecção pulmonar. À semelhança do VEF_1 pós-operatório predito (PPO), o DLCO predito pós-operatório (PPO DLCO) é capaz de predizer morbidade e mortalidade pós-operatórios.

A correlação entre VEF_1 e DLCO é pobre, até 40% de pacientes com $VEF_1 > 80\%$ têm DLCO < 80%, e 7% deles terão PPO DLCO < 40%. Portanto, o DLCO deve ser integrado na avaliação pré-operatória de pacientes candidatos à ressecção pulmonar, pois a ausência de limitação de fluxo não significa ausência de comprometimento de capacidade de difusão. Os métodos para ajuste da DLCO devem ser considerados como hemoglobina e volume alveolar.[33-34]

FUNÇÃO PULMONAR PREDITA NO PÓS-OPERATÓRIO

As alterações nos testes de função pulmonar devem ser investigadas, pois podem corresponder a DPOC, obstrução brônquica, fraqueza muscular etc. Diferentes diagnósticos representam diferentes desfechos para os mesmos valores em testes de função pulmonar. É importante ressaltar que os algoritmos usados para predição de complicações e mortalidade em candidatos a ressecção pulmonar pressupõem que a doença de base é a DPOC.

O risco de complicações pós-operatórias está ligado à função pulmonar predita no pós-operatório. As fórmulas utilizadas para estimar essa função são:

1. Pacientes candidatos a pneumonectomia (método perfusional):

$$PPO\ VEF_1 = VEF_1\ \text{pré-operatório} \times (1 - \text{fração de perfusão total para o pulmão a ser ressecado})$$

2. Pacientes candidatos a lobectomia (número de segmentos):

$$PPO\ VEF_1 = VEF_1\ \text{pré-operatório} \times (1 - y/z)$$

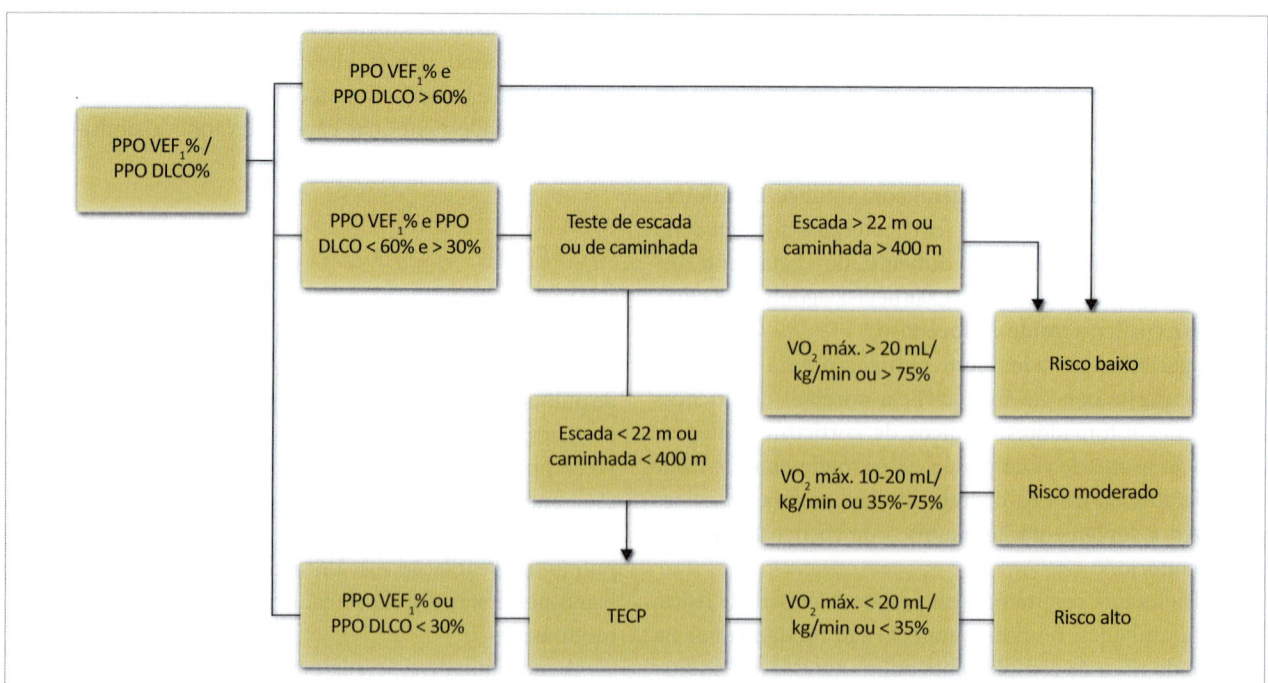

FIGURA 221.1. Fluxograma da avaliação pré-operatória em pacientes candidatos a ressecção pulmonar.
PPO: pós-operatório predito; DLCO: capacidade de difusão do monóxido de carbono; TECP: teste de exercício cardiopulmonar.

y = número de segmentos não obstruídos a serem ressecados e

z = número total de segmentos funcionais.

É importante ressaltar que o VEF_1 utilizado nos cálculos acima deve ser o melhor volume obtido após a administração do broncodilatador, e que as mesmas fórmulas são utilizadas para o cálculo do PPO DLCO. No total são 19 segmentos, 10 no pulmão direito (três no lobo superior direito (LSD), dois no lobo médio (LM) e cinco no lobo inferior direito (LID) e nove no pulmão esquerdo (cinco no lobo superior esquerdo (LSE) e quatro no lobo inferior esquerdo (LIE).[33-35]

O risco de complicações aumenta conforme diminui o PPO VEF_1 e a PPO DLCO. Portanto, as diretrizes internacionais para avaliação pré-operatória de pacientes candidatos a ressecção pulmonar sugerem predição da função pulmonar pós-operatória para pacientes com VEF_1 alterado (VEF_1 < 80% do predito). Classicamente, considerava-se o risco aceitável quando a função predita era superior a 40% (tanto PPO VEF_1 quanto PPO DLCO). Contudo, estudos recentes baixaram essa linha de corte para 30%. A evolução da técnica cirúrgica, como o uso de ressecções limitadas, a da videotoracoscopia propiciaram essa mudança.[34-35]

As diretrizes atuais sugerem que pacientes com PPO VEF_1 ou PPO DLCO > 60% do predito não necessitam de exames adicionais. Já os pacientes com uma dessas variáveis com valor inferior a 60% devem ser submetidos a exames adicionais, como teste de caminhada, teste de escada ou teste cardiopulmonar. É importante ressaltar que os mesmos valores de PPO VEF_1 abaixo de 30% não necessariamente contraindicam cirurgia, mas levam à investigação adicional com teste cardiopulmonar, uma vez que parte desses pacientes tem bons resultados pós-operatórios, apesar da obstrução acentuada.[31-33]

TESTES DE ESCADA, DE CAMINHADA E DE EXERCÍCIO CARDIOPULMONAR

Os pacientes candidatos a ressecção pulmonar com alteração de função respiratória devem ser submetidos a testes adicionais para estratificação de risco. Destes, o mais informativo é o teste de exercício cardiopulmonar (TECP). O TECP permite a análise de vários parâmetros, durante o exercício incremental, entre eles: o eletrocardiograma, a frequência cardíaca, a ventilação por minuto, a captação de oxigênio e o consumo máximo de oxigênio (VO_2 máx.).[33-36]

O VO_2 máx. foi utilizado para estratificação de risco em muitos estudos e demonstrou grande correlação com a ocorrência de complicações pós-operatórias. Quando o VO_2 máx. é > 20 mL/kg/min ou 75% do predito, o paciente pode ser submetido à ressecção pulmonar com segurança. Entretanto, quando o VO_2 máx. é < 10 mL/kg/min ou 35% do predito, o risco é muito elevado, e a cirurgia deve ser evitada. Além do VO_2 máx., outros parâmetros do TECP, como pulso de oxigênio ou relação entre ventilação-minuto e produção de CO_2, permitem a predição de complicações pulmonares e cardíacas.[33-35]

O TECP é um teste elaborado e muitas vezes não disponível na prática clínica. Nesse contexto, o teste de escada é uma alternativa simples e econômica, que já demonstrou apresentar uma forte correlação tanto com o VO_2 máx. como também com a prova de função pulmonar. Os pacientes incapazes de subir 12 metros (geralmente três lances de escada) estão sob o risco muito elevado de mortalidade pós-operatória. A correlação mais forte, entretanto, está relacionada com a linha de corte de 22 metros. Ou seja, pacientes capazes de subir 22 metros têm 86% de chance de ter mais de 15 mL/kg/min VO_2 máx., sendo classificados como de baixo risco, dispensando exames adicionais.

Testes de caminhada, *shuttle* ou 6 minutos também se correlacionam com o VO_2 máx. e podem ser utilizados para avaliação pré-operatória. No teste *shuttle*, a correlação mais significativa ocorre em 400 metros. De acordo com alguns estudos, pacientes capazes de percorrer mais de 400 metros durante o teste têm VO_2 máx. mensurado pelo TECP > 15 mL/kg/min, sendo considerados de baixo risco para as complicações cardiopulmonares. A dessaturação durante os testes de caminhada ou de escada parece também ter relação ao desfecho cirúrgico, contudo é assunto ainda controverso e esse dado não foi incluído nas diretrizes de avaliação pré-operatória.[32-33]

MENSURAÇÃO DE GASES ARTERIAIS

A hipercapnia ($PaCO_2$ > 45 mmHg), assim como a hipoxemia saturação de oxigênio < 90%, foram associadas a maior incidência de complicações pós-operatórias em alguns estudos. Entretanto, as análises multivariadas falharam em identificá-las como fator independente de aumento de risco. Pela falta de evidência, comprovando que tais condições representem variáveis independentes de predição de complicações pós-operatórias, elas não foram incluídas nas diretrizes atuais.[32-33]

RISCO CARDIOVASCULAR

Durante a avaliação pré-operatória devemos considerar que 11% a 17% dos pacientes com câncer de pulmão em programação cirúrgica têm doença coronariana pelo tabagismo. Além disso, 2% a 3% dos pacientes submetidos à ressecção de câncer de pulmão desenvolvem complicações cardiovasculares graves como o infarto, o edema pulmonar, a fibrilação ventricular, a parada cardíaca ou a morte associada a eventos cardíacos.

- As diretrizes da American Heart Association/American College of Cardiology e da European Society of Cardiology/European Society of Anesthesiology recomendam o índice de risco cardíaco revisado (RCRI). Esse índice foi para a população específica de pacientes submetidos à cirurgia torácica. Quando o índice for > 1,5, o uso de

medicações cardiológicas ou restrições ao exercício e a consulta cardiológica são necessários;
- Estratégias perioperatórias para redução do risco de complicações pulmonares no pós-operatório.

Os procedimentos invasivos profiláticos não trazem muitos benefícios e devem ser realizados apenas aqueles com indicação independente da cirurgia torácica.

O uso de betabloqueadores deve ser mantido em quem já recebe, e apenas introduzido em casos de alto risco, em que o benefício supera os riscos associados à hipotensão. O teste cardiopulmonar pode contribuir na investigação de pacientes sob o risco de complicações cardíacas, pois aponta as alterações isquêmicas e na função ventricular, desencadeadas pelo aumento gradual do exercício. O exame é, portanto, recomendado para pacientes com risco aumentado de complicações cardíacas.[33-37]

REFERÊNCIAS BIBLIOGRÁFICAS

1. Duggan M, Kavanagh BP. Perioperative modifications of respiratory function. Best Pract Res Clin Anaesthesiol. 2010;24:145-55.
2. Hedenstierma G, Edmark L. Mechanisms of atelectasis in the perioperative period. Best Pract Res Clin Anesthesiol. 2010;24:157-69.
3. Kroenke K, Lawrence VA, Theroux JF, Tuley MR, Hilsenbeck S. Postoperative complications after thoracic and major abdominal surgery in patients with and without obstructive lung disease. Chest. 1993;104:1445-51.
4. Smeta GW, Lawrence VA, Cornell JE. Preoperative pulmonary risk stratification for noncardiothoracic surgery: systematic review for the American College of Physicians. Ann Intern Med. 2006;144:581-95.
5. Archer C, Levy AR, McGregor M. Value of routine preoperative chest x-rays: a meta-analysis. Can J Anaesth. 1993;40:1022-7.
6. Zibrak JD, O`Donnell CR, Mrton K. Indications for pulmonary function testing. Ann Intern Med. 1990;112:763-71.
7. Meyer S, McLaughlin VV, Seyfarth HJ, Bull TM, Vizza CD, Gomberg-Maitland M, et al. Outcome of non-cardiac, non-obstetric surgery in patients with pulmonary arterial hypertension: results from an international prospective surgery. Eur Respir J. 2013;41(6):1302-7.
8. Arozullah AM, Khuri SF, Henderson WG, Daley J. Development and validation of a multifactorial risk index for predicting postoperative pneumonia after major noncardiac surgery. Ann Intern Med. 2001;135:847-57.
9. Ng CS, Wan S, Yim AP, Arifi AA. Pulmonary dysfunction after cardiac surgery. Chest. 2002;121:1269-77.
10. Apostolakis EE, Koletsis EN, Baikoussis NG, Siminelakis SN, Papadopoulos GS. Strategies to prevent intraoperative lung injury during cardiopulmonary bypass. J. Cardiothorac Surg. 2010;5:1.
11. Regli A, Von Ungern-Sternberg BS, Reber A, Schneider MC. Impact of spinal anaesthesia on peri-operative lung volumes in obese and morbidly obese female patients. Anaesthesia. 2006;61:215-21.
12. Urmey WF, Talts KH, Sharrock NE. One hundred percent incidence of hemidiaphragmatic paresis associated with interscalene brachial plexus anesthesia as diagnosed by ultrasonography. Anesth Analg. 1991;72:498-503.
13. Ramakrishna G, Sprung J, Ravis BS, Chandrasekaran K, McGroon MD. Impact of pulmonary hypertension on the outcomes of non-cardiac surgery: predictors of perioperative morbidity and mortality. J Am Coll Cardiol. 2005;45:1691-9.
14. Yuan N, Fraire JA, Margetis MM, Shaggs DL, Tolo VT, Keens TG. The effect of scoliosis surgery on lung function in the immediate postoperative period. Spine. 2005;30:2182-5.
15. Von Ungern-Sternberg BS, eRegli A, Schneider MC, Kunz F, Reber A. Effect of obesity and site of surgery on perioperative lung volumes. Br J Anaesth. 2004;92:202-7.
16. Warner MA, Divertie MB, Tinker JH. Preoperative cessation of smoking and pulmonary complications in coronary artery bypass patients. Anesthesiology. 1984;60:380-3.
17. Finkel KJ, Searleman AC, Tymkew H, Tanaka CY, Saager L, Safer-Zadeh E, et al. Prevalence of undiagnosed obstructive sleep apnea among adult surgical patients in an academic medical center. Sleep Med. 2009;10:753-8.
18. Adesanya AO, Lee W, Greilich NB, Joshi GP. Perioperative management of obstructive sleep apnea. Chest. 2010;138:1489-98.
19. Warner DO. Perioperative abstinence from cigarettes: physiologic and clinical consequences. Anesthesiology. 2006;104:356-67.
20. Nakagawa M, Tsukuma H, Tanaka H, Kishi Y. Relationship between the duration of the preoperative smoke-free period and the incidence of postoperative pulmonar complications after pulmonary surgery. Chest. 2001;120:705-10.
21. Groeben H, Silvanus MT, Beste M, Peters J. Combined lidocaine and salbutamol inhalation for airway anesthesia markedly protects against reflae bronchoconstriction. Chest. 2000;118:509-15.
22. Gualandro DM, Yu PC, Calderaro D, Marques AC, Pinho C, Caramelli B, et al. II Guidelines for perioperative evaluation of the Brazilian Society of Cardiology. Arq Bras Cardiol. 2011;96:1-68.
23. Dronkers J, Veldman A, Hoberg E, van der Waal C, van Meeteren N. Prevention of pulmonary complications after upper abdominal surgery by preoperative intensive inspiratory muscle training: a randomized controlled pilot study. Clin Rehabil. 2008;22:134-42.
24. Schlapfer M, Leutert AC, Voigstsberger S, Lachmann RA, Booy C, Beck-Schimmer B. Sevoflurane reduces severity of acute lung injury possibly by impairing formation of alveolar edema. Clin Exp Immunol. 2012;168:125-34.
25. Faller S, Strosing KM, Ryter SW, Buerkle H, Loop T, Schmidt R, et al. The volatile anesthetic isoflurane prevents ventilator-induced lung injury via phosphoinositide 3-kinase/Akt signaling in mice. Anesth Analg. 2012;114:747-56.
26. Volta CA, Alvisi V, Petrini S, Zardi S, Marangoni E, Ragazzi R, et al. The effect of volatile anesthetics on respiratory system resistance in patients with chronic obstructive pulmonary disease. Anesth Analg. 2005;100:348-53.
27. Beitler JR, Schoenfeld DA, Thompson BT. Progress, promise, and pitfalls. Chest. 2014;146(4):1102-13.
28. Falcão LF, Perez MV, de Castro I, Yamashita AM, Tardelli MA, Amaral JL. Minimum effective volume of 0,5% bupivacaine with epinephrine in ultrasound guided interscalene brachial plexus block. Br J Anaesth. 2013;110:450-5.
29. Lazo-Langner A, Fleet JL, McArthur E, Garg AX. Rivaroxaban vs. low molecular weight heparin for the prevention of venous thromboembolism after hip or knee arthroplasty: a cohort study. J Thromb Haemost. 2014;12(10):1626-35.
30. Engelbrech S, Wood EM, Cole-Sinclair MF. Clinical transfusion practice update: haemovigilance, complications, patient blood management and national standards. Med J Aust. 2013;199(6):397-401.
31. Lim E, Baldwin D, Beckles M, Duffy J, Entwisle J, Faivre-Finn C, et al. Guidelines on the radical management of patients with lung cancer. Thorax. 2010;65(suppl 3):iii1-27.
32. Brunelli A, Charloux A, Bolliger CT, Rocco G, Sculier JP, Varela G, et al. ERS/ESTS clinical guidelines on fi tness for radical therapy in lung cancer patients (surgery and chemo-radiotherapy). Eur Respir J. 2009;34(1):17-41.
33. Brunelli A, Kim AW, Berger KI, Addrizzo-Harris DJ. Physiologic evaluation of the patient with lung cancer being considered for resectional surgery diagnosis and management of lung cancer, 3rd ed: American College of Chest Physicians Evidence-Based Clinical Practice Guidelines. Chest. 2013;143(5)(Suppl):e166S-e190S.
34. Brunelli A, Refai M, Salati M, Xiumé F, Sabbatini A. Predicted versus observed FEV1 and DLCO after major lung resection: a prospective evaluation at different postoperative periods. Ann Thorac Surg. 2007;83(3):1134-9.
35. Brunelli A, Xiumé F, Refai M, Salati M, Marasco R, Sciarra V, et al. Evaluation of expiratory volume, diffusion capacity, and exercise tolerance following major lung resection: a prospective follow-up analysis. Chest. 2007;131(1):141-7.
36. Brunelli A, Belardinelli R, Pompili C, Xiumé F, Refai M, Salati M, et al. Minute ventilationto- carbon dioxide output (VE/VCO$_2$) slope is the strongest predictor of respiratory complications and death after pulmonary resection. Ann Thorac Surg. 2012;93(6):1802-6.
37. Ferguson MK, Celauro AD, Vigneswaran WT. Validation of a modified scoring system for cardiovascular risk associated with major lung resection. Eur J Cardiothorac Surg. 2012;41(3):598-602.

CAPÍTULO 222

AVALIAÇÃO PRÉ-ANESTÉSICA NO PACIENTE GRAVE

Flávio Takaoka
Diego Marcelo May
Raffael P. C. Zamper

DESTAQUES

- Os pacientes de alto risco respondem por 80% dos óbitos no período pós-operatório.
- A classificação de risco do paciente é fundamental para orientar o cuidado pós-operatório.
- A otimização pré-operatória, a manutenção da oferta de oxigênio tecidual (DIO_2) do paciente e a reposição hídrica guiada por metas podem reduzir a mortalidade e morbidade do paciente grave.
- A cessação do tabagismo pré-operatório reduz a morbidade pós-operatória de qualquer paciente.
- O controle hemodinâmico e manutenção de normotermia e glicemia dentro de padrões aceitáveis reduzem a morbidade pós-operatória.

INTRODUÇÃO

Atualmente, os pacientes de alto risco perfazem 80% das mortes no período perioperatório.[1] A avaliação pré-anestésica do paciente grave é um dos momentos mais importantes do cuidado perioperatório, pois é nessa hora que se determinam o risco da anestesia e do procedimento para o paciente, os exames subsidiários necessários para avaliação, qual anestesia será realizada, a estratégia de suporte clínico do paciente no intraoperatório, o cuidado no pós-operatório e o que se espera em curto, médio e longo prazo para o paciente grave. Além disso, a avaliação pré-anestésica é obrigatória por lei em diversos países e é preconizada por órgãos de acreditação de serviços médicos como a Joint Comission International (JCI).[2]

De alguma forma, a maioria dos pacientes apresenta alguma morbidade pós-operatória, em razão da resposta inflamatória do trauma cirúrgico e das alterações fisiológicas causadas pela anestesia. Na maioria das vezes esses eventos são de menor consequência, como dor pós-operatória ou restrição de deambulação, entretanto, eventos mais graves como pneumonias, infecções relacionadas com a ferida operatória, arritmias, lesão renal, acidente vascular cerebral, infarto agudo do miocárdio, entre outros, também podem ocorrer. Esse tipo de evento é mais frequente quando o paciente é portador de alguma comorbidade (diabetes melito, insuficiência cardíaca, insuficiência renal, mau estado nutricional ou alto índice de fragilidade).[1,3]

Do ponto de vista anestesiológico, os pacientes graves podem ser divididos segundo a avaliação do estado clínico, conforme a classificação proposta pela American Society of Anesthesiologists (ASA) (Quadro 222.1). No paciente crítico, a avaliação pré-anestésica, além de estimar o risco anestésico-cirúrgico, visa à diminuição dele, muitas vezes com intervenções pré-operatórias complexas (p. ex.: angioplastia coronariana). Além da classificação de risco proposto pela ASA, diversos outros critérios de avaliação de risco foram desenvolvidos por diferentes sociedades de especialidades e grupos de pesquisa, incluindo, além da avaliação clínica do paciente, a cirurgia a ser realizada e o resultado de exames diagnósticos.

QUADRO 222.1. Avaliação do estado clínico.

P1 – Paciente saudável, hígido.
P2 – Paciente com doença sistêmica moderada.
P3 – Paciente com doença sistêmica grave.
P4 – Paciente com doença sistêmica grave, que é uma constante ameaça à vida.
P5 – Paciente moribundo, que não apresenta expectativa de sobreviver sem a cirurgia.
P6 – Paciente com morte cerebral que terá os órgãos removidos para doação.
E: Utiliza-se a letra E quando o procedimento é de emergência.

AVALIAÇÃO DE RISCO PERIOPERATÓRIO (CALCULADORAS)

Um dos maiores desafios atuais é conseguir avaliar corretamente quem são os pacientes de alto risco que precisam de um cuidado perioperatório mais intensivo, uma vez que um estudo realizado no Reino Unido avaliou que apenas um terço dos pacientes com necessidade de cuidados pós-operatórios em UTI era efetivamente encaminhado a uma UTI no período pós-operatório.[4]

Entre os critérios mais comumente utilizados estão os da ASA, os Critérios de Risco Cardíaco Revisado de Lee, a classificação da American Heart Association (AHA), o PPOSSUM, entre outros.[5] É importante lembrar que todos eles possuem limitações em termos de sensibilidade e especificidade, podendo tanto subestimar como superestimar o risco do paciente. Atualmente, o Colégio Americano de Cirurgiões (ACS) disponibiliza online uma calculadora de risco cirúrgico que apresenta diversos riscos.[6]

Além das diversas calculadoras e critérios de risco descritos, o uso de marcadores sanguíneos também tem mostrado boa correlação com a morbidade pós-operatório. De especial interesse podemos citar o peptídeo natriurético cerebral (do tipo B) (BNP), que é recomendado na avaliação pré-operatória pelas diretrizes das sociedades europeias de anestesiologia e cardiologia[7]. Esse peptídeo é liberado quando a parede miocárdica é submetida a estresse ou isquemia, sendo um bom marcador para esse tipo de evento. Os índices elevados desse marcador no perioperatório estão associados a um aumento de aproximadamente 20 vezes de eventos cardiovasculares perioperatórios, em quase 10 vezes a mortalidade pós-operatória e 23 vezes a mortalidade por causas cardiológicas.[8]

OTIMIZAÇÃO PRÉ-OPERATÓRIA DO PACIENTE GRAVE

O preparo adequado do paciente grave pode reduzir sua morbidade e mortalidade.[1] A proposta do Enhanced Recovery After Surgery (ERAS) traz algumas metas para serem atingidas a fim de reduzir a morbidade e mortalidade pós-operatória como terapia de fluidos guiada por metas, analgesia epidural e reintrodução precoce de dieta enteral.[9] Abaixo discutiremos os pontos que fazem parte do ERAS e suas evidências.

TERAPIA DE REPOSIÇÃO DE FLUIDOS GUIADA POR METAS

Apesar de ainda necessitar de uma consolidação maior, diversos autores já tratam a terapia de fluidos guiada por metas de débito cardíaco e oferta de oxigênio tecidual (DIO_2) perioperatória como um dos fatores para reduzir morbidade e mortalidade. Atualmente, diversos monitores minimamente invasivos com base na análise da forma da onda de pulso arterial podem auxiliar na avaliação da responsividade do paciente ao volume, como LIDCO®, EV

1000®, Vigileo®, entre outros. Além deles o Doppler aórtico transesofágico também é capaz de fornecer dados importantes para essa avaliação.[10]

ANALGESIA EPIDURAL

Embora colocado dentro do protocolo ERAS, diversas metanálises que se seguiram falharam em evidenciar a real vantagem da analgesia epidural em relação à analgesia venosa multimodal (anti-inflamatórios não hormonais [AINH], analgésicos, bloqueadores NMDA, outros adjuvantes).[11] Tampouco, foi possível evidenciar em grandes estudos randomizados recentes os benefícios da analgesia epidural em relação à redução de mortalidade, morbidade ou tempo de permanência, a não ser em cirurgias torácicas específicas, entretanto, com o avanço das técnicas cirúrgicas menos invasivas, a importância da analgesia peridural tem diminuído em relação às formas de analgesia por meio de bloqueios de nervos periféricos ou de incisão cirúrgica com anestésicos locais. Aparentemente, essas técnicas também reduziriam a incidência de metástases pós-operatórias por não levarem a uma redução da imunidade pós-operatória.[12]

Aparentemente, mesmo sendo parte do protocolo ERAS a anestesia epidural não pode ser responsabilizada pelo sucesso do protocolo. Provavelmente, o fato de ter um protocolo em si seria um dos fatores a reduzir a morbidade e mortalidade, não sendo todas as partes responsáveis pelo sucesso.[11]

USO DE BETABLOQUEADORES

O uso de betabloqueadores para redução de riscos de pacientes submetidos à cirurgia cardíaca e não cardíaca pareceu ser bastante promissor em pesquisas iniciais. Entretanto, estudos controlados e randomizados, assim como as metanálises desses estudos, não foram capazes de concluir se realmente há redução de risco para eventos cardiovasculares no pós-operatório, e alguns desses estudos mostraram um aumento significativo nos casos de bradicardia e hipotensão intraoperatórias.[13]

USO DE ESTATINAS

A redução do colesterol em pacientes submetidos a cirurgias cardíacas causado pelo uso de estatinas no período perioperatório parece reduzir a mortalidade por qualquer causa em 31%, além de reduzir a incidência de fibrilação atrial e acidente vascular cerebral (AVC) no período pós-operatório, tanto para aqueles que já fazem uso como para os virgens de tratamento. Não há evidências de que o uso das estatinas seja capaz de melhorar a função renal nem de reduzir a incidência de infarto agudo do miocárdio (IAM) no pós-operatório.[10]

AVALIAÇÃO CLÍNICA

A compreensão da fisiologia e fisiopatologia é a base para o correto manejo do paciente grave. Na última década, houve um grande interesse em reduzir os custos e tornar o processo perioperatório mais eficiente. Em populações de baixo risco, a dificuldade é relacionar o valor da realização de testes a eventos mórbidos raros. Em muitos casos, estudos são feitos para mostrar que testes não afetam o resultado final nessas populações. Todos esses estudos enfatizam a história clínica e o exame físico, para definir quais pacientes se beneficiariam de uma avaliação mais profunda e da realização de mais testes laboratoriais. No paciente crítico, a história clínica e o exame físico também são de suma importância na avaliação pré-operatória, para obter sinais e sintomas que informem a reserva funcional orgânica. É importante para o anestesiologista determinar a presença ou ausência de certos processos patológicos, em todos os pacientes, mas, frequentemente, a avaliação é abreviada e focada nos sistemas de interesse. Dessa forma, o anestesiologista usualmente aplica um julgamento clínico individualizado para considerar a necessidade de solicitar exames, a fim de investigar a existência de patologias.[14,15,16,17,18,19]

Paciente coronariopata

As alterações cardiovasculares são a principal causa de complicações no período perioperatório, sendo a isquemia miocárdica perioperatória o evento mais frequente. Portanto, a prevenção dos eventos isquêmicos é um requisito para o sucesso de qualquer cirurgia. A etiologia da IMP é multifatorial, mas o mecanismo básico é o desequilíbrio entre a oferta e o consumo de oxigênio. O período perioperatório pode induzir situações que cursam com aumento de consumo de oxigênio (taquicardia, hipertensão arterial sistêmica, estresse, uso de drogas simpatomiméticas e descontinuação de betabloqueadores), com diminuição da oferta de oxigênio (hipoxemia, hipotensão, choque e anemia) ou ainda com alterações na morfologia, função e progressão da placa coronariana e espasmo da artéria coronária.[20] Assim, com tantos fatores envolvidos o sucesso do procedimento cirúrgico somente será alcançado com o cuidado perioperatório minucioso com base na estabilização farmacológica da placa coronariana, no aumento da oferta e diminuição do consumo de oxigênio miocárdico.[21]

Na avaliação pré-operatória, fatores como idade avançada, sexo masculino, hipercolesterolemia, tabagismo, história familiar, sedentarismo, obesidade, sinais e sintomas de insuficiência cardíaca congestiva, valvopatias, arritmias, hipertensão e diabetes melito podem aumentar o risco de infarto do miocárdio perioperatório.[22,23] Além da identificação de doença cardíaca preexistente, é essencial definir a gravidade, a estabilidade e o tratamento de tal doença. A presença de insuficiência cardíaca congestiva pré-operatória tem sido associada à incidência aumentada de morbidade cardíaca pós-operatória. Assim, a estabilização da função ventricular e o tratamento da congestão pulmonar são recomendados antes de cirurgia eletiva. Além disso, é importante determinar a etiologia da insuficiência cardíaca esquerda. Os sintomas congestivos podem ser por causa da cardiomiopatia não isquêmica, da insuficiência mitral e da insuficiência ou estenose aórtica. Uma vez que o tipo de monitoramento intraoperatório e o tratamento são diferentes, determinar a causa da congestão cardíaca é importante.[24]

A American Heart Association definiu três grupos de risco: maior, intermediário e menor (Quadro 222.2) para complicações cardiovasculares perioperatórias. Os maiores preditores clínicos de aumento de risco cardiovascular perioperatório são síndrome coronariana recente (IAM prévio com menos de 30 dias antes da cirurgia), angina grave ou instável, insuficiência cardíaca descompensada, arritmias significativas e doenças valvares graves.[13]

Para aqueles pacientes sem sintomas cardíacos específicos, a probabilidade de doença coronariana varia com o tipo e número de fatores de riscos presentes para aterosclerose. A doença arterial periférica é associada à doença arterial coronariana.

O diabetes melito é comum no idoso, afetando vários sistemas, acelerando o processo de aterosclerose e aumentando o índice de infarto silencioso e isquemia do miocárdio. A neuropatia autonômica é fortemente associada à doença coronariana silenciosa.[17]

A hipertensão arterial sistêmica (HAS) também está associada à isquemia miocárdica e infarto. Os pacientes hipertensos que têm hipertrofia ventricular esquerda e que vão para cirurgia não cardíaca têm risco aumentado para complicações perioperatórias (Quadro 222.2). A hipertensão arterial sistêmica estágio 3 (pressão sistólica maior ou igual que 180 mmHg e pressão diastólica maior ou igual a 110 mmHg) deve ser controlada de preferência alguns dias ou semanas antes da cirurgia. Nas cirurgias de urgência, os agentes de ação rápida podem ser administrados para o controle efetivo em minutos ou horas; nesses casos, os betabloqueadores são os mais indicados. A terapia anti-hipertensiva não deve ser descontinuada no período perioperatório.[13]

O risco cardíaco em cirurgias não cardíacas é relacionado com dois importantes fatores: o tipo de cirurgia e o grau de instabilidade hemodinâmica associado ao procedimento. É dividido em alto, intermediário e baixo (Quadro 222.3). A duração e a intensidade do estresse aos quais são submetidas as artérias coronárias e o miocárdio, durante a cirurgia, são importantes para estimar os eventos cardíacos perioperatórios, particularmente nas urgências. O risco cardíaco também auxilia nas estratégias anestésicas e de monitorização.[13]

QUADRO 222.2. Fatores de risco para complicações cardiovasculares perioperatórias (infarto do miocárdio, insuficiência cardíaca congestiva e morte).

Maiores
- Síndromes coronarianas instáveis
- Infarto do miocárdio recente (há menos de 1 mês)
- Angina instável ou grave
- Insuficiência cardíaca descompensada
- Arritmias instáveis
- Bloqueio atrioventricular de graus II e III
- Arritmias ventriculares sintomáticas
- Arritmias supraventriculares com frequência ventricular instável
- Doença valvar grave

Intermediários
- Angina *pectoris* leve
- História de infarto do miocárdio prévio ou onda Q patológica
- Insuficiência cardíaca congestiva compensada
- Diabetes melito
- Insuficiência renal

Menores
- Idade avançada
- Anormalidades eletrocardiográficas (hipertrofia ventricular esquerda, bloqueio de ramo esquerdo, anormalidades ST-T)
- Ritmo não sinusal (p. ex.: fibrilação atrial)
- Capacidade funcional baixa (incapacidade de subir um lance de escadas ou fração de ejeção reduzida)
- Hipertensão sistêmica não controlada

QUADRO 222.3. Risco cardíaco para cirurgias não cardíacas.

Alto
- Operações de grande porte, especialmente no idoso
- Cirurgias valvares
- Cirurgias vasculares periféricas
- Cirurgias prolongadas associadas à perda líquida e/ou sanguínea

Intermediário
- Endarterectomia de carótida
- Cabeça e pescoço
- Intraperitoneal e intratorácica
- Ortopédica
- Próstata

Baixo
- Procedimentos endoscópicos
- Catarata
- Mama
- Procedimentos superficiais

Testes cardiovasculares

O ponto de partida deve ser o eletrocardiograma de repouso de 12 derivações, que pode fornecer informações valiosas, como depressões ou elevações do segmento ST, inversões de onda T, distúrbios do ritmo e da condução, presença de ondas Q ou sobrecarga ventricular esquerda. No caso de infarto prévio, sugere ainda a localização anatômica da lesão.[24]

O eletrocardiograma de esforço é o teste menos invasivo e o que possui melhor relação custo-benefício na estratificação de doença coronária. Possui sensibilidade de 68% a 81% e especificidade de 66% a 77%. As evidências eletrocardiográficas de isquemia miocárdica ou clínicas de disfunção ventricular configuram o resultado positivo do teste.

A associação de cintilografia com MIBI ao eletrocardiograma (ECG) de esforço aumenta sua sensibilidade e especificidade. São avaliados tipo e dimensões das falhas de captação, grau de captação pulmonar e presença ou não de dilatação transitória do ventrículo esquerdo.[24]

O exame de tálio com dipiridamol é especialmente utilizado em pacientes limitados à realização de esforço por causas não cardíacas, como insuficiência vascular periférica com claudicação.

A ecocardiografia é útil na avaliação da contratilidade miocárdica e na estimativa de sua fração de ejeção. A ecocardiografia com estresse (ecocardiografia dinâmica durante administração de doses crescentes de dobutamina) identifica novas áreas de alteração segmentar na movimentação da parede ventricular ou piora das antigas, quando submetidas a estresse farmacológico.[25]

A cineangiocoronariografia, por ser um exame invasivo, é reservada aos pacientes que necessitam de elucidação adicional aos testes já realizados ou para candidatos à revascularização miocárdica.[26]

Paciente pneumopata

Embora as atenções estejam voltadas ao sistema cardiovascular, as complicações pulmonares ocorrem frequentemente e são causa de aumento de morbimortalidade. A ocorrência de broncospasmo no intra e no pós-operatório, a necessidade de ventilação controlada no pós-operatório, as atelectasias e a pneumonia são exemplos dessas complicações. Inúmeras estratégias têm sido propostas para diminuir o risco cirúrgico desses pacientes (Quadro 222.4), mas elas demandam tempo e recursos.[27]

QUADRO 222.4. Estratégias de redução de risco.

Pré-operatório
- Parar de fumar no mínimo por oito semanas
- Tratar pacientes asmáticos e com doença pulmonar obstrutiva crônica (DPOC)
- Antibioticoterapia e adiar a cirurgia, em caso de infecção recente
- Iniciar educação para manobras de expansão pulmonar

Intraoperatório
- Limitar a duração da cirurgia a 3 horas
- Usar procedimentos laparoscópicos
- Usar relaxantes musculares de ação rápida

Pós-operatório
- Fisioterapia respiratória
- Pressão positiva de vias aéreas

Fonte: N Engl J Med 340(12):942, 1999.

A avaliação do paciente com doença pulmonar deveria incluir a determinação do tipo e da gravidade da doença. Os pacientes asmáticos são especialmente propensos a broncospasmo intraoperatório, por isso é importante verificar a reversibilidade dos sintomas, a otimização do tratamento medicamentoso pré-operatório e, em alguns casos de cirurgias grandes, a possibilidade de administração de corticosteroides no pré-operatório.

Os pacientes devem ser avaliados em relação à ocorrência de apneia obstrutiva do sono. Por ser um fenômeno obstrutivo alto, pode prejudicar a adequada ventilação no pós-operatório, levando a atelectasias, hipercarbia e hipoxemia. Além disso, geralmente são pacientes com difícil acesso à via aérea e uma intubação com fibroscopia pode ser antecipada.[27]

O cigarro é um importante fator de risco tanto para doença cardíaca como para doença pulmonar. A parada do ato de fumar 24 horas antes da cirurgia melhora a oxigenação, provavelmente por diminuir a quantidade de meta-hemoglobina circulante e pode ser benéfica ao paciente. No entanto, parar de fumar de 24 horas a 6 semanas leva a um aumento da morbidade, em razão da diminuição do movimento ciliar. Após esse período, a oxigenação e o movimento ciliar voltam gradativamente próximos ao normal.

Infecções virais não complicadas da via aérea superior não causam aumento importante na morbidade pós-operatória.

A insuficiência respiratória aguda no paciente crítico é, geralmente, sinônimo de síndrome do desconforto, referida anteriormente como síndrome do desconforto respiratório agudo (SDRA). Esse é um termo descritivo aplicado a muitas lesões pulmonares agudas com infiltrado difuso de diversas etiologias (Quadro 222.5). Tem sido chamado de edema pulmonar de alta permeabilidade. Apesar do tratamento de suporte de UTI, a mortalidade permanece acima dos 50%. Eventualmente, biópsias pulmonares são necessárias para elucidar a etiologia da doença. Na avaliação pré-operatória, deve-se tentar otimizar ao máximo as condições ventilatórias e hemodinâmicas do paciente.[27]

QUADRO 222.5. Condições associadas à SDRA.

Choque
- Embolia gordurosa ou aérea

Aspiração
- Queimadura

Sepse
- Ingestão de drogas

Trauma
- Uremia

Pancreatite
- Transfusão sanguínea maciça

Trauma cranioencefálico
- *Bypass* cardiopulmonar

Radiação do tórax
- Afogamento

Fonte: Barash PG, 2000.

Testes da função pulmonar

Os testes pré-operatórios da função pulmonar são: a gasometria arterial e a espirometria.

A espirometria pode ser feita à beira do leito do paciente e mede a capacidade vital forçada (CVF), o volume forçado expirado em 1 segundo (VFE_{1s}) e o fluxo expiratório. A capacidade vital de no mínimo três vezes o volume-corrente é necessária para uma tosse efetiva. A capacidade vital de 50% do normal ou de 2 litros é um indicador de risco cirúrgico.[24]

O volume expiratório em 1 segundo baixo é um indicador direto de obstrução da via aérea. A relação VFE_{1s}/CVF é útil para diferenciar a doença restritiva da obstrutiva. Na doença restritiva, a relação VFE_{1s}/CVF é normal, visto que os dois valores estão diminuídos. Na doença obstrutiva é baixa, pois o VFE_{1s} está mais diminuído.

Concentração de oxigênio e o CO_2 arterial avaliarão a oxigenação e respiração. A oximetria de pulso e a dosagem do bicarbonato venoso podem ser medidas com o mesmo intuito. A concentração de bicarbonato normal exclui o diagnóstico de retenção de CO_2.[15]

Paciente hepatopata

Os pacientes com disfunção hepática grave apresentam alto risco para complicações pós-operatórias. O grau de disfunção hepática (Tabela 222.1) correlaciona-se com a incidência de complicações perioperatórias (insuficiência hepática, sangramento, infecção, sepse, insuficiência renal, insuficiência pulmonar e ascite) e mortalidade.[28]

TABELA 222.1. Escore de Child-Pugh modificado.

Parâmetro	1	2	3
Albumina (g/dL)	> 3,5	2,8-3,5	< 2,8
Tempo de protrombina (RNI)	< 4	4-6	> 6
Bilirrubina (mg/dL)	< 2	2-3	> 3
Ascite	Ausente	Leve a moderada	Tensa
Encefalopatia	Ausente	Grau I ou II	Grau III ou IV

Classes A: 5 a 6 pontos;
B: 7 a 9 pontos;
C: 10 a 15 pontos.
RNI: relação normatizada internacional.

A história clínica deve avaliar a presença de icterícia, transfusões sanguíneas, sangramentos digestivos e cirurgias anteriores. É fundamental conhecer os medicamentos utilizados pelo paciente, como diuréticos, betabloqueadores, anti-hipertensivos, entre outros, por causa dos efeitos secundários dessas medicações e as potenciais interações medicamentosas. No exame físico, sinais e sintomas importantes devem ser pesquisados, como: estado nutricional, icterícia, ascite, edema dos membros inferiores, anemia, cianose, presença de equimoses e telangiectasias e pesquisa de encefalopatia.

A avaliação laboratorial deve incluir: dosagem de hemoglobina e hematócrito, contagem plaquetária, bilirrubina sérica, albumina sérica, eletrólitos, ureia e creatinina, gasometria arterial, coagulograma, tromboelastograma e algumas enzimas hepáticas, incluindo aminotransferases, fosfatase alcalina e desidrogenase láctica.[28]

Em situações não emergenciais, a preparação cirúrgica deveria focar o tratamento das anormalidades clínicas e laboratoriais, encontradas na avaliação pré-operatória. Muitas vezes a coagulopatia é tratada no pré-operatório, mesmo sem sinais de sangramento ativo. No entanto, sabemos que os exames convencionais para a avaliação da coagulopatia no hepatopata não predizem sangramento intraoperatório, pois tanto os fatores pró-coagulantes como os anticoagulantes estão diminuídos, nesse tipo de paciente, o que pode gerar um estado pró-coagulante, mesmo com os exames convencionais alterados.

Nesse aspecto, o tromboelastograma tem grande utilidade, pois avalia a coagulação do ponto de vista qualitativo, guiando a reposição de fatores sintéticos ou de hemocomponentes, quando o paciente apresenta sangramento ativo.[29]

Embora atualmente exista uma tendência extremamente conservadora ao tratamento da coagulopatia no hepatopata, é importante ressaltar que determinadas cirurgias, como as neurocirurgias, as cirurgias oftalmológicas de retina, as cirurgias na coluna vertebral e até as ressecções transuretrais da próstata, talvez mereçam um tratamento individualizado e liberal da coagulação. Pois os sangramentos em cavidades fechadas que podem gerar síndromes compressivas ou sangramentos em regiões onde não se consegue tamponar podem ser de grande repercussão.

A volemia do paciente deve ser otimizada previamente à cirurgia. O débito urinário de 1 mL/kg/hora sem a presença de diuréticos significa volemia adequada. Se uma terapia diurética agressiva foi utilizada, o déficit de volume e de eletrólitos deve ser corrigido. Nos pacientes com edema e ascite volumosa, a terapia com furosemida ou manitol, ou ambos, deve ser considerada.

A pressão venosa central e o débito urinário são, geralmente, suficientes para guiar a administração de líquidos, mas, se houver comprometimentos importantes cardiopulmonares e renais, a pressão capilar pulmonar poderá ser mais apropriada. A utilização do cateter de artéria pulmonar com monitorização contínua de débito cardíaco e volume diastólico final de ventrículo direito pode ser útil em pacientes com alteração de relaxamento ou desempenho miocárdico, como os que apresentarem miocardiopatia cirrótica.

Os sedativos, quando utilizados, devem ser administrados em doses baixas, em razão das alterações farmacocinéticas associadas à doença.[28]

PACIENTE NEFROPATA

As principais funções renais são a regulação do volume e composição do líquido extracelular e excreção do produto de catabolismo e outras substâncias. A disfunção renal pré-operatória e a exposição do paciente a fatores de agressão renal, durante o procedimento cirúrgico, aumentam o risco da anestesia e podem levar à insuficiência renal pós-operatória, uma das principais causas de morbidade e mortalidade perioperatórias. Por isso, a necessidade de uma avaliação cuidadosa para identificar os fatores que podem ser manipulados para preservar a função renal. Na avaliação da função renal, além da história clínica e do exame físico, outros exames podem nos auxiliar e são essenciais na seleção desses pacientes.

Os fatores que predispõem à disfunção renal perioperatória são: função renal prévia limitada pela idade, diuréticos, doenças associadas (insuficiência renal preexistente, disfunção cardíaca, diabetes melito, hipertensão arterial, doença vascular periférica, disfunção hepática e sepse); procedimento cirúrgico com risco de isquemia renal (cirurgia vascular, circulação extracorpórea, procedimentos longos e com grandes variações de volemia); fatores intraoperatórios (antibióticos, contrastes radiológicos, hipotensão arterial e hipovolemia).

As dosagens de creatinina e ureia auxiliam na avaliação, e os níveis de creatinina começam a subir somente após a perda de 50% da função renal. Os pacientes com 20 a 40% da função renal, com níveis de creatinina e ureia aumentados, podem se manter compensados sob condições normais, mas essa limitada função renal sob o estresse perioperatório pode descompensar. Na avaliação do paciente com disfunção renal, podemos dividi-la em: aguda, crônica e crônica agudizada.

A insuficiência renal aguda (IRA) é causada por uma variedade de fatores e é caracterizada por perda da função renal aguda, que pode durar horas ou alguns dias. As alterações típicas observadas são: distúrbios do balanço hidreletrolítico e do metabolismo ácido-base. O diagnóstico é feito pelo aumento dos níveis de ureia e creatinina, geralmente associado à oligúria ou anúria. A IRA é observada em 1% dos pacientes hospitalizados, em 20% dos pacientes da terapia intensiva e em 15% dos pacientes submetidos à cirurgia cardiovascular. Desses pacientes, aproximadamente 30% necessitarão de diálise.

A IRA pode ser dividida em três categorias: pré-renal, renal e pós-renal. A pré-renal é causada por diminuição do fluxo plasmático renal, por hipovolemia, insuficiência cardíaca, síndrome nefrótica, cirrose, sepse e uso de medicamento anti-hipertensivo. A renal é causada por alterações tubulares (p. ex.: necrose tubular aguda), vasculares (p. ex.: aterosclerose e hipertensão arterial), intersticiais (p. ex.: nefrite, glomerulonefrite, uso de antibiótico e anti-inflamatório não hormonal). A IRA pós-renal é causada por prostatismo, litíase, doenças do retroperitônio e uso de medicamentos que induzam formação de cristais.

Os testes laboratoriais devem incluir a dosagem sérica de eletrólitos urinários e exame qualitativo de urina. Os testes urinários são importantes, pois avaliam a função tubular. Uma baixa fração de excreção de sódio (menos de 1%) e oligúria sugere que o néfron responda apropriadamente, diminuindo a excreção do sódio filtrado para compensar a hipovolemia. Uma baixa osmolalidade urinária (menor que 300 mOsmol/kg), fração de excreção de sódio maior que 1% e sódio urinário maior que 20 mEq/L sugerem disfunção tubular causada por doença intrínseca do parênquima renal. Os exames ultrassonográficos das vias urinárias são solicitados na suspeita de obstrução urinária, e a biópsia renal deve ser considerada para confirmar as patologias glomerulares. Os pacientes portadores de insuficiência renal com diagnóstico recente devem ter o procedimento eletivo cirúrgico adiado até a completa avaliação da função.

A insuficiência renal crônica é definida com a persistente e progressiva diminuição da função renal, resultando em completa falência, necessitando de terapia específica, diálise ou transplante renal. A IRC está relacionada com o diabetes melito, a nefroesclerose hipertensiva, a nefrite intersticial crônica, a glomerulonefrite crônica e a doença renal policística, por exemplo. O paciente portador de IRC com até 20% da taxa de filtração glomerular normal, em condições normais, mantém-se compensado e pouco sintomático. Com a taxa de filtração glomerular menor que 20%, os sinais e sintomas da insuficiência renal franca são evidentes (proteinúria, hipertensão, noctúria, prurido, anemia, hipercalemia, acidose e hiperparatireoidismo). A uremia ocorre quando a taxa de filtração glomerular é menor que 10%, e, normalmente, os pacientes necessitam de diálise.[28]

A insuficiência renal crônica agudizada ocorre quando um quadro de deterioração renal agudo atinge uma função renal já debilitada, associando os fatores descritos anteriormente. São pacientes de alto risco para desenvolver a insuficiência renal perioperatória.

A doença renal em estágio terminal causa uma série de alterações:

- **Cardiovasculares:** hipertensão arterial, insuficiência cardíaca congestiva, edema pulmonar, aterosclerose (coronária, cerebral, vascular periférica), pericardite e arritmias;
- **Hidreletrolíticas:** acidose metabólica, hipervolemia, hipercalemia, hiponatremia, hiperfosfatemia, hipocalcemia e osteodistrofia renal;
- **Metabólicas:** hipertrigliceridemia, desnutrição e hipoalbuminemia;

- **Gastrintestinais:** sangramento digestivo por gastrite e duodenites, refluxo gastroesofágico e diminuição do esvaziamento gástrico;
- **Hematológicas e coagulação:** queda da eritropoetina causa a anemia normocítica e normocrômica, e a disfunção plaquetária aumenta riscos de sangramento;
- **Imunológicas:** a disfunção de macrófagos, de neutrófilos e de monócitos aumenta o risco de infecção;
- **Neurológicas:** encefalopatia urêmica, que pode levar ao coma, e neuropatias sensorial e motora são causadas pelo distúrbio metabólico dos urêmicos.

Os pacientes transplantados renais são medicados com combinação de imunossupressores, como a prednisona, a azatioprina, a ciclosporina e o tacrolimo. Os efeitos colaterais dessas medicações são: a aplasia de medula óssea (azatioprina), a hiperglicemia, a irritação gástrica, a cicatrização alterada (corticosteroides) e as toxicidades renal e hepática (ciclosporina e tacrolimo). Por isso, na avaliação pré-operatória, devem ser solicitados o hemograma, a glicemia, os eletrólitos, a ureia e a creatinina.

A avaliação anestésica do paciente com insuficiência renal em estágio terminal deve observar todas as doenças associadas, como a hipertensão arterial, a coronariopatia, a insuficiência cardíaca congestiva, a anemia e os distúrbios hidreletrolíticos. A diálise deve ser realizada antes do procedimento, melhorando assim a hipervolemia, a acidose metabólica e a hipercalemia. Os pacientes transplantados renais devem manter os medicamentos imunossupressores e corticosteroides.

PACIENTE NEUROLÓGICO

O cérebro é um órgão com alto fluxo sanguíneo, de metabolismo aeróbio, com pouca capacidade de armazenar glicose e glicogênio, portanto, depende da oferta contínua e adequada de substrato energético. Em condições normais, a oferta de substrato fornecido pelo fluxo sanguíneo é proporcional ao gasto de energia. Esse acoplamento entre consumo e oferta ocorre em todo o encéfalo, a adenosina parece ser o mediador responsável por esse controle metabólico do fluxo sanguíneo cerebral. O fluxo sanguíneo cerebral é controlado por mecanismo de autorregulação da resistência vascular, para manter estável a pressão de perfusão, e por variações dos gases arteriais, como hipercarbia ou hipóxia, que reduzem a contratilidade vascular.[14]

Considera-se a pressão intracraniana normal, com valores até 15 mmHg, em consequência do equilíbrio entre o volume intravascular (volume sanguíneo), o volume extravascular (encéfalo) e o volume liquórico, dentro do crânio. As variações desses volumes, causadas por processo expansivo (tecido ou fluido), por alteração da absorção liquórica, pelo aumento do fluxo sanguíneo cerebral ou pelo distúrbio sistêmico ocasionando edema cerebral, levam à hipertensão intracraniana.

O edema cerebral pode ser causado por vários mecanismos. O edema vasogênico ocorre por falha da barreira hematoencefálica em trauma, lesões inflamatórias, tumores, infartos e hipertensão arterial. O edema citotóxico ocorre por alterações metabólicas como a hipóxia ou a isquemia, resultando na inabilidade da célula em manipular ativamente o sódio, causando o inchaço celular. O edema intersticial ocorre por extravasamento do liquor, na hidrocefalia obstrutiva. O edema cerebral pode ser causado por queda aguda da osmolaridade sérica, com migração de água para o intracelular.[14]

As lesões expansivas intracranianas podem ser congênitas, neoplásicas (benignas ou malignas), infecciosas (abscessos ou cistos) ou vasculares (hematoma ou malformação arteriovenosa).

Os tumores primários são frequentemente oriundos das células gliais (astrocitoma, oligodendroglioma e glioblastoma), das células do epêndima (ependimoma) ou dos tecidos de sustentação (meningioma, schwanoma e papiloma coroidal).

Na população pediátrica, encontramos meduloblastoma, neuroblastoma e cordoma. O acidente vascular isquêmico está relacionado a hipertensão arterial sistêmica, diabetes melito, doença aterosclerótica, tabagismo, alcoolismo, hipercolesterolemia, cardiopatias e procedimentos cirúrgicos cardíacos. O quadro clínico dependerá da localização e extensão do infarto e edema consequentes.

O acidente vascular hemorrágico localizado nos núcleos da base e tálamo é frequentemente associado à ruptura de artérias perfurantes, em razão da hipertensão arterial. Os aneurismas cerebrais ocorrem comumente nas bifurcações de grandes artérias, em sua maioria anteriores ao polígono de Willis, sendo a principal causa de hemorragia subaracnóidea, com 10% de mortalidade na fase aguda e 25% de mortalidade nos três meses posteriores, por causa das complicações. As principais complicações são: vasospasmo, ressangramento e hidrocefalia. O vasospasmo ocorre em 30% dos pacientes, sendo a principal causa de morbimortalidade. De mecanismo incerto, o coágulo ao redor do vaso cerebral parece ser a causa dessa complicação, que, geralmente, ocorre entre o 4º e o 14º dia pós-ruptura. Os bloqueadores de canal de cálcio (nimodipina e nicardipina) são usados para prevenção do vasospasmo; quando já estabelecida a terapia eficaz, ela consiste em hemodiluição, hipervolemia e hipertensão arterial. O risco de ressangramento é de 10% a 30% com mortalidade de 60%. Por essa razão, a abordagem precoce está indicada. As malformações arteriovenosas causam frequentemente hemorragia intracerebral, em indivíduos jovens, entre 10 e 30 anos. Essas lesões resultam em fístulas arteriovenosas que, em alguns casos, podem ocasionar em falência cardíaca, por causa do seu alto fluxo.[24]

No trauma cranioencefálico, a gravidade do quadro depende não somente do dano direto, como também das agressões secundárias a que o cérebro está sujeito, que incluem fatores sistêmicos (hipoxemia, hipercarbia e hipotensão arterial), formação e expansão de hematomas (epidural, subdural ou intracraniano) e hipertensão intracraniana. Os pacientes avaliados segundo a escala de coma de Glasgow, com valores abaixo de 8, apresentam mortalidade de 35%.[23]

Os sinais e sintomas de hipertensão intracraniana característicos são: cefaleia, tontura, náusea, vômito, papiledema, déficit focal e alteração da consciência. A convulsão, a hemiplegia e a afasia são sintomas típicos de lesão supratentorial. A lesão infratentorial pode gerar disfunção cerebelar (ataxia, nistagmo e disartria) ou compressão do tronco cerebral (alteração de nervos cranianos, da respiração e da consciência). A hipertensão arterial e a bradicardia (reflexo de Cushing) ocorrem com o aumento abrupto da pressão intracraniana, resultado do mecanismo de autorregulação, com queda da resistência vascular cerebral em resposta à isquemia, inclusive do centro vasomotor em tronco cerebral. Em casos de isquemia grave e acidose, os mecanismos de autorregulação ficam abolidos (paralisia vasomotora), deixando a pressão intracraniana e o fluxo sanguíneo cerebral diretamente dependentes da pressão arterial sistêmica. Quando a pressão intracraniana ultrapassa 30 mmHg, inicia-se um ciclo nocivo em que a isquemia cerebral aumenta o fluxo sanguíneo e o edema, piorando a hipertensão intracraniana causando lesões irreversíveis ou herniação. Estudos mostram que a pressão intracraniana acima de 60 mmHg sustentada resulta em edema cerebral irreversível. As lesões encefálicas graves podem causar uma descarga simpática reflexa, gerando hipertensão arterial, arritmias, bloqueios atrioventriculares e isquemia coronária.

Na avaliação, deve-se estar atento à presença de hipertensão intracraniana. Os exames de imagem, tomografia computadorizada e ressonância magnética auxiliam a definir massas, edema cerebral, desvio da linha média e tamanho dos ventrículos. O exame físico deve ser cuidadoso, a fim de documentar a condição mental, o déficit motor ou sensitivo. As medicações devem ser revistas com especial atenção para corticosteroides, diuréticos e anticonvulsivantes. Na avaliação laboratorial é comum a hiperglicemia induzida por corticosteroides e distúrbios eletrolíticos, por causa do uso de diuréticos e alteração na secreção do hormônio antidiurético.[24]

O tratamento da hipertensão intracraniana é a essência da abordagem do paciente com lesão cerebral em estado crítico. Essas medidas visam a preservar o cérebro, evitando maiores danos. Todo paciente grave deve ter a pressão intracraniana monitorizada continuamente para o diagnóstico e a abordagem precoce desta, controlando assim a progressão da lesão tecidual cerebral e melhorando o prognóstico desses pacientes.

PACIENTE COM ENDOCRINOPATIA
PACIENTE DIABÉTICO

O diabetes melito (DM) é a mais comum das doenças endócrinas, caracterizada por uma deficiência relativa ou absoluta de insulina ou pela menor efetividade junto aos receptores.

Atualmente, classificamos o DM em quatro tipos, dependendo da sua patogênese. O DM tipo 1, causado por mecanismo autoimune, ocasionando disfunção da célula betapancreática e deficiência absoluta de insulina, acomete principalmente pacientes jovens de ambos os sexos. O DM tipo 2, causado pela secreção anormal de insulina e disfunção do receptor, que leva a uma resistência à insulina nos tecidos periféricos, encontrada na população de adultos obesos. O DM tipo 3 está associado a outras endocrinopatias (Cushing, acromegalia e feocromocitoma), defeitos genéticos das células betapancreáticas, abuso de drogas e infecções. O DM tipo 4 é o diabetes gestacional causado por defeitos genéticos, resistência à insulina e alterações no transporte de glicose e sua utilização, que se manifesta geralmente no segundo ou terceiro trimestre de gestação.

A insulina é um hormônio anabólico, secretado com o aumento da glicemia, que se liga a receptores específicos na membrana celular do tecido muscular, do tecido adiposo e do tecido hepático, aumentando o transporte de glicose, aminoácidos e potássio. A insulina é anticatabólica, pois evita a gliconeogênese e cetogênese hepática, proteólise muscular e lipólise do tecido adiposo. No período de jejum, com glicemia baixa, os hormônios de contrarregulação (catabólicos), glucagon, cortisol e adrenalina, estão aumentados para manter o substrato metabólico.[19]

O tratamento do diabético consiste no uso de hipoglicemiantes orais e de insulinas. Os hipoglicemiantes orais são:

a) Sulfonilureias (clorpropamida, tolbutamida, acetoexamida, tolazamida, glicazida, glipizida, glibenclamida e glimepirida), que estimulam a secreção pancreática de insulina e ativam receptores na periferia. Todos têm ação longa de 12 a 24 horas, exceto a clorpropamida, que pode ter ação de 48 a 72 horas, podendo causar hipoglicemia em período de jejum prolongado;

b) Biguanidas (fenformina e metformina) aumentam a sensibilidade dos receptores teciduais à ação da insulina, elevando o transporte de glicose, e devem ser evitadas em insuficiências renal e hepática pelo risco de acidose lática;

c) Inibidores da glicosidase (acarbose) diminuem a absorção intestinal de açúcares, não sendo efetivos no período de jejum nem causando hipoglicemia;

d) Tiazolidinadionas (rosiglitazona, troglitazone e progatazone) aumentam a sensibilidade dos receptores à insulina, ação similar à das biguanidas, mas não estão associadas à acidose lática. As insulinas disponíveis no mercado são de vários tipos, e conhecer o tempo do início, o tempo do pico e a duração da ação são importantes para o manejo correto da glicemia do paciente diabético.[17] Quando são administradas via subcutânea, observamos os seguintes tempos:

- Insulina muita rápida com início em 15 a 30 minutos, com pico em 1 hora e duração de 2 a 4 horas;
- Insulina de ação rápida com início em 30 a 60 minutos, com pico em 2 a 4 horas e duração de 6 a 8 horas;
- Insulina de ação intermediária com início em 2 a 3 horas, com pico em 6 a 12 horas e duração de 12 a 24 horas;
- Insulina de ação prolongada com início em 4 a 8 horas, com pico em 12 a 24 horas e duração de 24 a 36 horas.

O paciente diabético está sujeito a inúmeras complicações, como resultado de lesão vascular nos órgãos-alvo. No sistema cardiovascular, a aterosclerose aumenta as doenças: cerebrovasculares, cardíaca isquêmica, isquêmica periférica e a hipertensão arterial. Até 60% dos diabéticos apresentam alterações eletrocardiográficas aos esforços, podendo apresentar isquemia ou infarto silencioso por disfunção autonômica. A doença coronariana é a principal causa de morbidade no pós-operatório.[30] A miocardiopatia idiopática diabética é consequência de alterações na estrutura e função do miocárdio, diminuindo a contratilidade. A nefropatia diabética característica é a glomerulosclerose e a necrose papilar, levando à queda da taxa de filtração glomerular e proteinúria. A neuropatia autonômica está presente em até 40% dos diabéticos, causada pela degeneração das inervações aferente e eferente, dos sistemas nervosos simpático e parassimpático. Esses pacientes respondem mal ao estresse, podem apresentar hipotensão ortostática e gastroparesia, sendo sujeitos a complicações pulmonares aspirativas e disfunção vesical, sendo frequentes as infecções por causa da estase. A neuropatia periférica é muito frequente, podendo apresentar dor, parestesias e insensibilidade. A microangiopatia é a causa da retinopatia. As alterações articulares são causadas por glicolisação do colágeno, que envolve as articulações e outros tecidos conectivos. A síndrome de *stiff joint* é observada em um terço dos diabéticos tipo 1 e caracteriza-se por limitação da mobilidade articular, baixa estatura, alterações da pele e microangiopatia. A avaliação da via aérea deve ser cuidadosa para evitar futuros imprevistos. A disfunção imunológica como alteração da quimiotaxia de leucócitos e da fagocitose dos macrófagos, as proliferações bacterianas e fúngicas, em vigência de hiperglicemia, predispõem a infecções, aumentando a morbidade e a mortalidade desses pacientes.

Além das complicações crônicas já descritas do diabético, podemos encontrar na avaliação desses pacientes complicações agudas, como: hipoglicemia, hiperglicemia, estado hiperglicêmico hiperosmolar e cetoacidose. A hipoglicemia (abaixo de 50 mg/dL) é um distúrbio que necessita de correção imediata, pelo risco de danos irreversíveis, consequência do uso inadequado de hipoglicemiantes orais ou insulina, menor aporte de glicose ou aumento do consumo de glicose. A hiperglicemia é o distúrbio mais comum, causado por falta de medicação ou necessidade maior, por um desequilíbrio (p. ex.: estresse cirúrgico ou infecções). O estado hiperglicêmico hiperosmolar é um distúrbio grave, observado no DM tipo 2, geralmente em idosos com outras morbidades associadas, e taxa de 15% de mortalidade. Esses pacientes apresentam glicemia acima de 600 mg/dL, osmolaridade acima de 330 mOsmol/L e sem cetoacidose. A cetoacidose ocorre, principalmente, no DM tipo 1. Esses pacientes apresentam hiperglicemia, acidose, cetonemia e hiperosmolaridade, tendo como desencadeantes o estresse com aumento dos hormônios de contrarregulação e a falta de insulina. O tratamento desses distúrbios graves consiste em hidratação vigorosa, uso de insulina, reposição de eletrólitos e bicarbonato, quando o pH é menor que 7,0.

No preparo pré-operatório dos pacientes diabéticos, que recebem insulina, pode-se administrar a insulina de ação intermediária (fração da dose ou dose total), infundir glicose a 5% (80 a 100 mL/h), controlar a glicemia a cada 1 a 2 horas, no perioperatório, e tratar, caso a glicemia esteja maior que 200 mg/dL, com insulina regular. Nos casos de difícil controle, infundir insulina contínua (0,025 U/kg/h). No preparo dos pacientes que usam hipoglicemiantes orais, deve-se suspender a dose do dia do procedimento, iniciar infusão de glicose a 5%, controlar a glicemia a cada 2 a 4 horas no perioperatório e tratar, se maior que 200 mg/dL. Reiniciar o hipoglicemiante somente após introdução da dieta.[17]

PACIENTE COM DOENÇA ADRENAL

As glândulas suprarrenais são constituídas de córtex e medula. O córtex produz hormônios esteroides e a medula produz catecolaminas.

O córtex, por sua vez, é composto de três zonas: glomerulosa, fasciculada e reticulada. A zona glomerulosa produz mineralocorticoide e aldosterona, que regula o balanço de sódio, agindo no túbulo distal do néfron. A renina e o hormônio adrenocorticotrófico (ACTH) estimulam a liberação de aldosterona. A queda da volemia, o sódio sérico baixo, o potássio sérico alto e o aumento dos níveis de estrógenos são estímulos para liberação de aldosterona. A zona fasciculada produz glicocorticoides. A síntese de cortisol é regulada pelo eixo hipotálamo-hipófise-suprarrenal. O hipotálamo libera o hormônio corticostimulante (CRH), que estimula a hipófise a secretar ACTH, aumentando a produção de cortisol. O cortisol tem ação na regulação do metabolismo de carboidratos, lipídeos e proteínas. Em altas doses tem ação anti-inflamatória pela estabilização da membrana e inibição da liberação de mediadores da inflamação. A zona reticulada produz andrógenos e estrógenos.

A medula adrenal produz catecolaminas em resposta a um estímulo neural.[14]

Discutiremos sobre doenças com excesso ou deficiência de glicocorticoide e excesso de catecolaminas.

PACIENTE COM SÍNDROME DE CUSHING

A síndrome de Cushing é causada por excesso na produção de glicocorticoide provocado por tumor de hipófise produtor de ACTH, tumor extracerebral, produtor de ACTH ou tumor de suprarrenal. O excesso de ACTH liberado pela hipófise estimulando a hiperplasia bilateral da suprarrenal (doença de Cushing) é responsável por 60% das ocorrências de síndrome de Cushing.

Os sinais e sintomas observados são: hipocalemia, alcalose metabólica, hipertensão arterial, obesidade, diabetes, hipervolemia, fraqueza muscular, osteoporose, cicatrização alterada e risco de infecções.

Os pacientes com síndrome de Cushing são geralmente programados para hipofisectomia transesfenoidal e/ou adrenalectomia.

Na avaliação desses pacientes, além dos sinais e sintomas presentes, os exames laboratoriais para medida do ACTH, do cortisol no plasma e na urina podem auxiliar na melhor avaliação. O tratamento dos distúrbios de eletrólitos, metabólico e de volemia deve ser realizado antes da cirurgia. Esses pacientes podem estar fazendo uso de drogas que inibem a síntese de cortisol, como metirapone, mitotane e aminoglutetimida (adrenalectomia farmacológica) e, portanto, com supressão da suprarrenal, necessitando de reposição de corticosteroide no período perioperatório.[19]

PACIENTE COM INSUFICIÊNCIA ADRENAL

A principal causa de insuficiência adrenal primária é autoimune, com destruição da glândula. Geralmente, associada à tireoidite de Hashimoto ou outras doenças autoimunes. Infecções por tuberculose, citomegalovírus e vírus da imunodeficiência humana também podem causar insuficiência adrenal primária, assim como tumores e necrose hemorrágicos.

A insuficiência adrenal secundária ocorre com a suspensão do uso crônico de glicocorticoide ou disfunção do eixo hipotálamo-hipófise.

Os sinais e sintomas da insuficiência adrenal secundária são: sonolência, fraqueza, náusea e vômitos, dor abdominal, hiponatremia, hipercalemia e hipotensão.

Os pacientes com insuficiência primária de adrenal, e recebendo altas doses de hidrocortisona, não precisam de suplementação de mineralocorticoides, mas se estiverem com baixas doses de hidrocortisona (menor que 50 mg/dia) ou apresentarem hiponatremia e hipercalemia indica-se a suplementação com mineralocorticoide (fludrocortisona).

Todo paciente fazendo uso de glicocorticoide, em dose suprafisiológica por mais de duas semanas, deve ser considerado com supressão adrenal, portanto, com depressão ou eliminação da capacidade de produzir cortisol, em resposta ao estresse. Há muita controvérsia no uso de dose de estresse para prevenção de instabilidade hemodinâmica no período perioperatório. Parece prudente a utilização de doses moderadas pelo seu uso seguro, com poucos efeitos colaterais.[19]

PACIENTE COM FEOCROMOCITOMA

São tumores do tecido cromafim da medula suprarrenal e de outros paragânglios do sistema nervoso simpático. Produzem secreção excessiva de catecolaminas que causam os efeitos sistêmicos, característicos de cada hormônio liberado. Essas catecolaminas levam a inibição da secreção de insulina, intolerância à glicose, gliconeogênese e lipólise, com o aumento dos ácidos graxos livres usados como fonte de energia.

O quadro clínico é variável, dependendo do tipo de hormônio liberado. Com a noradrenalina liberada, observam-se hipertensão arterial e redução do volume circulante, em razão da vasoconstrição prolongada; com a adrenalina, observam-se mais taquicardia e taquiarritmias, além desses sintomas, sudorese, cefaleia, tremores, emagrecimento, alterações psicológicas e insuficiência cardíaca, por causa da cardiomiopatia (de etiologia incerta).

O diagnóstico é confirmado por análise das catecolaminas e seus metabólitos (metanefrina, normetanefrina e ácido vanilmandélico) no plasma e urina, por exames de imagem que localizam esses tumores, com frequência na medula suprarrenal, mas também podem ser encontrados no átrio direito, baço, ligamento largo do ovário e na bifurcação da aorta.[19, 27]

O tratamento curativo do feocromocitoma é a sua remoção cirúrgica. A terapêutica farmacológica visa o controle da pressão arterial, da frequência cardíaca e a correção da volemia circulante efetiva. No controle da hipertensão arterial sistêmica, está indicado o uso de bloqueadores alfa-adrenérgicos, tais como:

- **Fenoxibenzamina e fentolamina:** utilizadas no controle da sobrecarga de catecolaminas e têm ação alfa-1 e alfa-2 antagonista;
- **Prazosina:** uma droga bloqueadora alfa-1 seletiva e de ação curta, sendo a primeira escolha nos tumores produtores de epinefrina, pois induz menos taquicardia;
- **Doxazosina:** um bloqueador alfa-1 seletivo, não lipofílico, de ação mais longa. Deve-se ter cuidado com a hipovolemia relativa desses pacientes para evitar a hipotensão arterial com o uso dos alfabloqueadores. Os betabloqueadores são utilizados no controle dos pacientes com tumores produtores de epinefrina, para diminuir a taquicardia e arritmias; produzem um bloqueio simpático cardíaco intenso quando são associados a al-

fabloqueadores. O betabloqueador só deve ser introduzido ao tratamento, após um adequado bloqueio alfa-adrenérgico, pois há risco de hipertensão arterial, edema pulmonar agudo e isquemia cardíaca.[31]

Podemos considerar que a terapêutica está satisfatória quando:

- A pressão arterial sistêmica não ultrapassa 160 × 90 mmHg;
- A hipotensão ortostática está presente, mas o limite inferior de pressão não ultrapassa 80 × 40 mmHg;
- O eletrocardiograma está sem arritmias e sem alterações do segmento ST.

PACIENTE COM HIPOTIREOIDISMO

O hipotireoidismo tem como principal causa a disfunção da glândula tireoide, diminuindo a liberação dos seus hormônios (tri-iodotironina-T3 e tetraiodotironina-T4). Essa disfunção tem como principal causa a ressecção cirúrgica e o uso de iodo radioativo, mas a tireoidite crônica, a deficiência de iodo a disfunção pituitária ou hipotalâmica também podem ser responsáveis, com menor frequência. O diagnóstico é feito pelo quadro clínico e exames laboratoriais (níveis baixos de T3-T4 e nível alto do hormônio estimulante da tireoide [TSH]).

As manifestações clínicas gerais características são: letargia, intolerância ao frio, pele seca, perda de cabelo, face inexpressiva, rouquidão, edema periorbital, dificuldade de concentração e fadiga.

As manifestações cardiovasculares ocorrem por disfunção miocárdica. A queda do débito cardíaco ocorre por bradicardia e diminuição do volume sistólico. Contribuem para a instabilidade hemodinâmica a resistência vascular aumentada, a hipovolemia, a disfunção de barorreceptores e o derrame pericárdico. Na radiografia de tórax, observamos com frequência cardiomegalia, em razão do derrame, e, no eletrocardiograma, bradicardia e baixa voltagem.

A manifestação neurológica característica é a hiporreflexia tendínea, valendo lembrar que são pacientes com risco para isquemia cerebral, pela queda do fluxo sanguíneo, apesar de o consumo de oxigênio se manter. O coma mixedematoso pode ser fatal e é caracterizado por hipoventilação, hipotermia, hipotensão, hiponatremia, hipoglicemia e insuficiência adrenal, sendo desencadeado por fatores como infecção, trauma, exposição ao frio e uso de drogas depressoras do sistema nervoso central.

A hiponatremia e a hipovolemia são achados frequentes nesses pacientes. A associação à doença de Hashimoto e à doença de Addison é comum, mas devemos investigar insuficiência adrenal e outros distúrbios endócrinos.

As alterações hematológicas e da coagulação são frequentes, caracterizadas por anemia da doença crônica, alteração da adesividade plaquetária e diminuição de fatores da coagulação (fatores VII, VIII, IX e XI).

A avaliação da via aérea deve ser criteriosa, pois a presença de bócio pode dificultar o acesso à glote, mas devemos lembrar que são pacientes sujeitos à hipoxemia, por diminuição da capacidade funcional e presença de derrame pleural.

O tratamento do hipotireoidismo consiste na administração de tiroxina (T4), que tem meia-vida de sete dias e tri-iodotiramina (T3), com meia-vida de 1 a 2 dias. O paciente hipotireoideano, mal compensado, programado para cirurgia eletiva deve aguardar a normalização dos níveis de TSH; somente uma emergência justifica o procedimento anestésico-cirúrgico, no paciente descompensado, quando, então, uma terapêutica específica com T3, T4 e corticosteroides é instituída, com a administração de doses de ataque e manutenção.[14,19,27]

PACIENTE COM HIPERTIREOIDISMO

As principais causas de hipertireoidismo são doença de Graves, bócio nodular tóxico, tireoidites e iatrogenia. O quadro clínico apresenta-se com sintomas gerais como: palpitação, tremores, sudorese, intolerância ao calor e ansiedade, causados por estimulação dos receptores beta-adrenérgicos.

O sistema cardiovascular sofre grandes repercussões, por causa do estímulo adrenérgico, com o aumento do débito cardíaco, da resistência vascular periférica, do inotropismo e do cronotropismo. A hipertrofia ventricular associada ao aumento de consumo de oxigênio predispõe a isquemia miocárdica, arritmias e insuficiência cardíaca, sendo a principal causa de mortalidade desses pacientes.

No sistema respiratório, observamos a diminuição da mecânica ventilatória por alterações musculares que, associada ao estado hipermetabólico, pode gerar hipercapnia.

No sistema digestivo, os sintomas são inespecíficos, como dor abdominal e aumento da motilidade intestinal.

A plaquetopenia, a leucopenia, a anemia, a deficiência de fatores da vitamina K dependentes e o aumento de fator VIII podem ser observados.

As alterações endócrinas, como a insuficiência adrenal, e metabólicas, como a desnutrição, a hipercalcemia, a hipoalbuminemia e a hiperglicemia, são encontradas e causadas pelo estado hipercatabólico desses pacientes.

O diagnóstico baseia-se nas manifestações clínicas e níveis de T4 altos e TSH baixo.

O tratamento do hipertireoidismo consiste na utilização de:

- **Fármacos antitireoidianos:** o metimazol e o propiltiouracil inibem a síntese de T4 e a conversão periférica de T4 em T3;
- **Betabloqueadores:** o propanolol, o atenolol, o nadolol e o esmolol são usados para controle das manifestações adrenérgicas;
- **Iodetos:** o lugol e o iodeto de potássio inibem agudamente a síntese e a liberação dos hormônios tireoidianos, por isso são utilizados em pacientes descom-

pensados, que necessitam de procedimento anestésico-cirúrgico de emergência ou naqueles com tempestade tireotóxica.

A tempestade tireotóxica é uma exacerbação do hipertireoidismo causada por estresse cirúrgico ou infeccioso. Atualmente é rara, mas com alta taxa de mortalidade (20% a 30%). O quadro clínico é caracterizado por febre, diaforese, arritmias, hipotensão arterial, insuficiência cardíaca, confusão mental, agitação e sonolência, podendo chegar ao coma. O tratamento consiste na utilização das drogas mencionadas anteriormente, uso de corticosteroides que diminuem os níveis de TSH e T4, além de compensar a insuficiência adrenal, correção da hidratação e temperatura.[14,15,19,27]

PACIENTE POLITRAUMATIZADO

O trauma é a terceira maior causa de morte no Brasil, vitimando principalmente jovens do sexo masculino em idade produtiva. O atendimento desses pacientes é um dos maiores desafios do anestesiologista, pois, em razão da urgência da situação, impossibilita a avaliação e o preparo operatório adequados, expondo o anestesiologista a condições diversas, por exemplo: estômago cheio, intoxicação exógena, alteração da consciência, instabilidade cardiovascular, insuficiência respiratória, desequilíbrio hidreletrolítico e ácido-basico.

O mecanismo da lesão traumática é causa direta da desaceleração sobre órgãos externos e internos. O trauma provoca uma resposta endócrina e metabólica que visa a estabilidade hemodinâmica (manter a pressão arterial e a volemia) e as fontes de energia. A liberação de catecolaminas, por estímulo direto do sistema nervoso ou por ação do cortisol liberado pela suprarrenal, causa aumento do débito cardíaco, da pressão arterial e da resistência vascular periférica na tentativa de desviar o fluxo sanguíneo para os órgãos nobres. As catecolaminas agem no sistema respiratório, provocando a broncodilatação e o aumento da frequência, otimizando assim a oxigenação. A liberação de aldosterona pela suprarrenal em resposta ao estresse, e pela ativação do sistema renina-angiotensina, causa a retenção de sódio e água para manter a volemia. A vasopressina liberada pela hipófise anterior provoca a reabsorção de água nos túbulos renais distais, contribuindo para manutenção da volemia. Há a diminuição dos níveis de insulina e o aumento da resistência dos receptores à insulina e do glucagon, que estimula a glicogenólise hepática e glicogênese muscular; todos esses mecanismos aumentam a glicemia. As catecolaminas estimulam a lipólise, com liberação de ácidos graxos que são usados como fonte de energia.

A avaliação do traumatizado grave pode ser dividida em: avaliação primária e secundária. A avaliação primária assemelha-se à da ressuscitação cardiopulmonar (A – via aérea, B – respiração e C – circulação), acrescentando duas fases: controle da hemorragia e reparação da lesão. A avaliação secundária, mais abrangente, sucede a primária.

A via aérea pérvia é vital para o tratamento desses pacientes. Os traumas de face, orofaringe e cervical causando lacerações, sangramento, hematoma, edema e fratura cervical podem dificultar o acesso à via aérea. A intubação nasotraqueal está indicada na suspeita de fratura cervical, mas está contraindicada nas fraturas de crânio mesofacial e basal. Nas lesões de face e pescoço que impedem a intubação traqueal, a traqueostomia deve ser considerada. A radiografia e a tomografia da face, e a cervical, auxiliam nessa avaliação.

A ventilação nos traumatizados graves, geralmente, necessita de suporte. O trauma torácico pode causar contusão pulmonar e alterações mecânicas da ventilação, com fratura de costela, lesão perfurante, pneumotórax e hemotórax.

No choque hipovolêmico, os sítios óbvios de hemorragia devem ser identificados e controlados, mas os sangramentos ocultos em tórax, abdome e membros são difíceis de avaliar e controlar.

A seguir, a classificação do choque hipovolêmico:[14]

- **Hipovolemia leve:** quando há perda de 10 a 20% do volume sanguíneo, observa-se queda da perfusão da periferia (pele, gordura e osso); e o paciente apresenta-se hemodinamicamente estável, pálido, com frio e sede;
- **Hipovolemia moderada:** quando há perda de 20% a 40% do volume sanguíneo, observa-se queda da perfusão visceral com desvio do fluxo para órgãos nobres; o paciente apresenta-se oligúrico, hipotenso, taquicárdico, com tremores e acidose metabólica;
- **Hipovolemia grave:** quando há perda de mais de 40% da volemia superando os mecanismos compensatórios, observa-se queda dos fluxos cerebral e coronariano; o paciente apresenta alterações da consciência, hipotensão, taquicardia, aumento da frequência respiratória, acidoses metabólica e respiratória.

Os pacientes jovens são mais resistentes, podem perder até 40% do volume sanguíneo antes de apresentar sinais e sintomas. Por outro lado, os pacientes idosos, por apresentarem menor reserva cardíaca e resistência vascular periférica fixa, são mais sensíveis à variação de volemia.

Na avaliação secundária do paciente traumatizado grave, o exame físico é minucioso, e os exames pertinentes são solicitados.

No trauma torácico, devemos suspeitar de falência de bomba cardíaca, quando observamos persistência da instabilidade hemodinâmica, apesar da reposição volêmica adequada com estase jugular. O pneumotórax hipertensivo causa a diminuição do retorno venoso, com queda do débito cardíaco e diminuição da oxigenação, radiografia de tórax com desvio de mediastino nos casos graves. O tamponamento cardíaco pode ser causado por pequeno volume de sangue, pois o pericárdio é pouco complacente. Na radiografia, observamos aumento da área cardíaca; e, no eletrocardiograma, complexo de baixa voltagem. A contusão miocárdica está presente em 20% das fraturas de esterno, e no eletrocardiograma a lesão decorrente com alteração do segmento ST e onda T pode ser vista, além de aumento da creatinofosfoquinase fração MB. A embolia gasosa ou gordurosa e o infarto são causas de disfunção miocárdica.[23]

O trauma raquimedular se manifesta de acordo com o nível de lesão. A lesão cervical alta pode provocar apneia, por envolver os nervos frênicos, perda da função intercostal e diminuição da reserva pulmonar. A lesão torácica alta elimina a inervação simpática do coração causando bradicardia. O choque medular é caracterizado por perda do tônus simpático, abaixo do nível da lesão.

O trauma abdominal pode estar presente quando observamos lesão perfurante, presença de íleo paralítico e irritação peritoneal. Grande volume de sangue pode estar na cavidade abdominal, às vezes com sinais clínicos mínimos. As radiografias, a lavagem peritoneal, a ultrassonografia e a tomografia podem auxiliar no correto diagnóstico.

O trauma dos membros, principalmente em fêmur e bacia, causa grandes perdas sanguíneas, pode levar à perda de mais de 2 litros de volume sanguíneo, associado ou não a lesões vasculares. A embolia gordurosa após fratura de ossos longos e pélvicos pode causar insuficiência respiratória, arritmias, embolia paradoxal (cardíaca e cerebral), petéquias e alterações mentais. O diagnóstico laboratorial é confirmado pela elevação da lipase sérica, lipídeos na urina e trombocitopenia.[23]

O PACIENTE GRANDE QUEIMADO

As queimaduras podem ser agrupadas, de acordo com a sua etiologia, em térmicas, químicas e elétricas. A mortalidade dos pacientes queimados grave está relacionada com a extensão e profundidade da lesão, idade, presença de lesões pulmonares, infecção e outras disfunções orgânicas.

A pele é o maior órgão humano, tem papel importante na proteção contra agentes do meio ambiente, homeostase hidreletrolítica e manutenção da temperatura. Dependendo da extensão da lesão, uma série de respostas fisiopatológicas ocorre, comprometendo vários órgãos e sistemas.

Para avaliar a extensão da área queimada, o método mais prático é o da "regra dos nove", segundo a qual o corpo é dividido em áreas correspondentes a 9% ou seu múltiplo (cabeça e membros superiores correspondem a 9% cada um; tronco anterior, tronco posterior e membros inferiores correspondem a 18% cada um). Queimaduras com lesões em 60% da área corpórea estão associadas a 50% de mortalidade.[14]

As lesões térmicas em vias aéreas superiores e inferiores podem ser diretas ou indiretas, causadas por agressão térmica, inalação de vapores, exposição à fumaça e produtos tóxicos da combustão. Os sinais e sintomas, como queimaduras em face, estridor, rouquidão e desconforto respiratório, sugerem lesão em via aérea. As alterações da substância surfactante pela inalação de produtos da combustão podem causar atelectasias e *shunt* pulmonar. Além disso, há ativação de leucócitos com liberação de mediadores que causam edemas alveolar e intersticial, por aumento da permeabilidade vascular. As infecções pulmonares são as principais causas de morbidade e mortalidade nesses pacientes. Nas vítimas de incêndio, na fase aguda, devemos lembrar as intoxicações por monóxido de carbono e cianureto, que podem ser fatais em exposição prolongada.[27]

No sistema cardiovascular, observamos queda do débito cardíaco por diminuição da pré-carga, da diminuição da resistência vascular e da redução da contratilidade miocárdica. A perda hídrica por evaporação pode ser até quatro vezes maior na pele lesada, e o sequestro de volume para o interstício, pelo aumento da permeabilidade capilar desencadeada por mediadores químicos da inflamação, reduz o volume plasmático circulante. Em queimaduras com mais de 30% de área corpórea, a vasodilatação e o aumento da permeabilidade capilar, causada pelos mediadores inflamatórios (citocinas, prostaglandinas, óxido nítrico e íons superóxidos), estendem-se para outros sistemas, causando alterações pulmonares e edema generalizado. A redução da função contrátil miocárdica é causada por fatores depressores circulantes do miocárdio, liberados nos traumas graves. Observa-se, em alguns casos, a hipertensão arterial como consequência do aumento da liberação de renina por hipoperfusão renal.

A instabilidade hemodinâmica pode causar insuficiência renal pré-renal. Além disso, os fatores renais intrínsecos, como o depósito de mioglobina (queimadura elétrica) e hemoglobina, podem promover a obstrução dos túbulos, contribuindo para piora do quadro renal.

A anemia hemolítica microangiopática é responsável pela diminuição da meia-vida das hemácias. A trombocitopenia na primeira semana é por causa da agregação e do sequestro pulmonar, e após esse período o número e a adesividade plaquetária aumentam. Associado ao aumento do nível de fibrinogênio instala-se, então, um estado de hipercoagulabilidade. A perda sanguínea pode atingir até 3 mL por porcentual de área debridada, e geralmente pacientes com mais de 5% de área queimada necessitarão de transfusão sanguínea.

A hipercalemia é um distúrbio eletrolítico comum no queimado, associada à extensão da lesão tecidual.

No preparo para procedimento cirúrgico, o volume intravascular, o distúrbio ácido-basico, os eletrólitos, a glicemia e a coagulação devem ser compensados. O suporte nutricional, principalmente na fase hipermetabólica, deve ser mantido, seja em via parenteral, seja em enteral. Os períodos de jejum devem ser minimizados para não restringir o aporte calórico.[24]

MEDICAÇÃO PRÉ-ANESTÉSICA NO PACIENTE CRÍTICO

A ansiedade é uma sensação comum e esperada na maioria dos pacientes que se submeterão a procedimentos cirúrgicos. Ela pode desencadear a resposta fisiológica ao estresse, aumentando a necessidade de anestésicos, durante a cirurgia, o que oferece maior risco à anestesia. Além disso, pacientes mais ansiosos têm maior demanda por medicações para controle da dor pós-operatória, que frequentemente retardam a recuperação pelo risco de causar depressão respiratória, inibição da motilidade do trato gastrintestinal e diminuição da mobilidade, elevando o risco de tromboses. A ansiedade também tem um papel na elevação do risco de infecção e na inibição da atividade do sistema imunológico.[14] O uso de medicação pré-anestésica visa a diminuir ansiedade, a oferecer mais conforto ao paciente e promover a amnésia. Em pacientes críticos, a associação da indicação cirúrgica a outras disfunções orgânicas pode comprometer a segurança desse importante recurso. Frequentemente, as doses habituais devem ser ajustadas, e os efeitos da medicação pré-anestésica devem ser monitorados de perto pelo anestesiologista.[32]

A utilização de medicação pré-anestésica por via intramuscular deve ser evitada em pacientes com vasoconstrição, pois os fármacos podem ser mal absorvidos, e com distúrbios da coagulação, com grandes hematomas, podendo ser gerados pela injeção intramuscular profunda. A via venosa exige doses adaptadas, para evitar as alterações cardiocirculatórias e respiratórias.

O medicamento comumente indicado é o midazolam, em razão do tempo de latência curto e da duração de ação próxima a 2 horas, além de alterar pouco as condições hemodinâmicas e respiratórias.

A dose de midazolam é de 0,05 a 0,2 mg/kg, por via intramuscular, ou 0,025 a 0,1 mg/kg, por via endovenosa. Se houver dor, podem-se empregar opioides como a meperidina na dose de 0,5 a 2,0 mg/kg, por via IM, e 0,25 a 1,0 mg/kg, por via EV. Os opioides podem induzir taquicardia, hipotensão arterial, náuseas, vômitos e depressão respiratória, requerendo atenção na dose administrada.[32,33]

PLANEJAMENTO PARA REDUÇÃO DE MORBIDADE E MORTALIDADE PERIOPERATÓRIA

Durante o procedimento cirúrgico o anestesiologista deve se preocupar com os aspectos, que não só reduzirão a morbimortalidade no perioperatório, como também garantirão o melhor prognóstico em curto e, muitas vezes, em longo prazo ao paciente.[34,35]

- **Controle hemodinâmico:** medida de maior impacto direto para reduzir riscos de complicações perioperatórias. Manter os níveis adequados de pressão arterial e frequência cardíaca, durante o procedimento cirúrgico, é imprescindível para garantir boa perfusão de órgãos e tecidos, com taxa de consumo de O_2 dentro dos limites aceitáveis para o paciente. A reposição volêmica consciente e o uso de vasopressores são condutas de grande valia nesse aspecto.[36,37]

- **Temperatura:** sob anestesia, a capacidade do organismo em manter normotermia está prejudicada. Há exposição a ambientes que aumentam a perda corporal e o declínio na produção de calor pela redução do metabolismo, ocasionando, portanto, uma tendência a baixar a temperatura corporal. Estados hipermetabólicos, como sepse, hipertireoidismo e feocromocitoma, de maneira oposta aumentam os níveis térmicos do organismo.[14]

- **Estados hipo ou hipertérmicos colocam o paciente em risco de desenvolver complicações:** maior perda sanguínea (coagulopatia), tremores pós-operatórios com aumento no consumo de O_2, prejuízo na cicatrização e maiores taxas de infecção de feridas operatórias, maior tempo de recuperação pós-anestésica e de internação hospitalar.

- Aquecer o paciente utilizando mantas ou colchões térmicos, controlar a temperatura da sala de cirurgia, infundir soluções aquecidas e monitorizar a temperatura central durante o ato operatório são algumas das medidas que garantem menores taxas de complicações.

- **Glicemia:** para todos os pacientes, sejam eles portadores ou não de diabetes melito, níveis elevados de glicemia no sangue no período perioperatório estão associados ao aumento nos índices de infecções pós-operatórias, maior tempo de internação hospitalar e retardo na cicatrização. A hipoglicemia, por outro lado, predispõe a alterações cardiovasculares, confusão mental e coma. O controle glicêmico é necessário e deve ser feito ainda no pré-operatório.[38,39,40]

PLANEJAMENTO PARA O PÓS-OPERATÓRIO

No período pós-operatório imediato, é importante monitorizar os sinais vitais, controlar adequadamente a dor, otimizar a volemia observando a taxa e tipo de fluidos intravenosos oferecidos, monitorizar o débito urinário e avaliar o funcionamento do trato gastrintestinal, checando as medicações em uso e resultados de exames laboratoriais.

Na evolução devem estar presentes: avaliações médicas e da equipe de enfermagem, descrição do local e características da ferida operatória, complicações durante a internação e mudanças no tratamento.

- **Controle de náusea e vômito:** nas primeiras 24 horas após a cirurgia, entre 20% e 30% dos pacientes são acometidos por náusea e vômitos, o que gera elevados níveis de desconforto e insatisfação por parte do paciente, além de aumentar os custos, com maior tempo de internação hospitalar. A etiologia é multifatorial, envolvendo aspectos pessoais (sexo feminino, não fumante, história prévia de náusea e vômitos pós-operatórios e discinesia), anestésicos (uso de anestésicos voláteis entre 0 e 2 horas, óxido nitroso, opioides, altas doses de neostigmina) e cirúrgicos (duração da cirurgia, tipo de cirurgia). A profilaxia inicia-se ainda no pré-operatório, quando o anestesiologista identifica os fatores de risco e tenta reduzi-los, quando possível. Algumas drogas anti-heméticas, comumente utilizadas na prevenção, são: inibidores dos receptores serotoninérgicos 5-HT3 (p. ex.: ondansetrona), dexametasona, droperidol e escopolamina. A profilaxia é indicada para pacientes identificados como tendo risco moderado e alto, sendo para estes últimos recomendada a administração combinada de medicações profiláticas. Para o tratamento de náuseas e vômitos, utilizam-se as mesmas classes de drogas, adicionando-se, nesse caso, a metoclopramida. Evita-se utilizar para tratamento as mesmas drogas que foram usadas na profilaxia sem sucesso para o mesmo paciente.[41,42]

- **Analgesia:** o controle da dor pós-operatória tem papel na redução da morbimortalidade, permitindo a realização de fisioterapia e deambulação precoces e diminuindo o estresse físico e psicológico desses pacientes. Teoricamente, a inibição prévia das vias nociceptivas, por meio de um bloqueio perineural, com anestésicos locais ou administração de opioides ou anti-inflamatórios, impediria a sua hiperexcitabilidade e diminuiria a dor pós-operatória. Esse é o princípio do que se chama de analgesia preemptiva, em que a escolha da técnica anestésica e a utilização de analgésicos, previamente ao ato operatório, influenciariam diretamente na qualidade do controle da dor pós-operatória. No entanto, ainda existem controvérsias sobre a eficácia da analgesia preemptiva, por causa da dificuldade de comprovação de que a qualidade analgésica de determinada técnica seja melhor, quando ela é administrada antes do estímulo cirúrgico. Quando possíveis de serem realizados, os bloqueios periféricos e axiais com emprego de anestésicos locais, com ou sem opioides, conferem excelentes resultados em reduzir a incidência no pós-operatório. Paralelamente, costuma-se associar ao que se denomina de analgesia escalonada, individualizando os tipos de cirurgia a sensibilidade individual dos pacientes. Os medicamentos comumente empregados são: a dipirona e o acetaminofeno, os anti-inflamatórios não esteroidais e os opiáceos. A cetamina e os agonistas alfa-2 são classes de analgésicos efetivos, porém menos utilizados, por alguns efeitos colaterais indesejados, como a agitação e/ou sedação, que exigem a vigilância intensa.[43]

- **Planejamento de extubação:** saber se o paciente vai tolerar a extubação traqueal após a anestesia geral requer conhecimento da sua condição cardiopulmonar prévia, bem como a presença e o impacto de anestésicos residuais, incluindo relaxantes musculares. Fatores relacionados com o sistema respiratório envolvem: padrão e drive ventilatório, função da via aérea, forma dos músculos respiratórios e troca gasosa. Quanto ao sistema cardiovascular, deve-se considerar: estabilidade hemodinâmica e função cardíaca. Se o paciente atinge os critérios que garantirão o sucesso da extubação, ela deve ser planejada e realizada com o paciente ainda na sala de cirurgia, com o indivíduo em plano anestésico ou acordado, a depender da indicação e da experiência do anestesiologista. Quando os requisitos não são preenchidos, opta-se por transferir o paciente intubado à unidade de terapia intensiva, para que os fatores complicadores sejam compensados, até que o paciente retorne a ter bom funcionamento cardiorrespiratório, garantindo o sucesso do desmame.[44]

- **Distúrbios neurocomportamentais:** o cérebro fica vulnerável no período perioperatório em pacientes de todas as idades. Os distúrbios neurocomportamentais são complicações comuns no perioperatório, manifestando-se em três diferentes formas: *delirium* de emergência, *delirium* pós-operatório e déficit cognitivo pós-operatório. O *delirium* é definido pela presença de distúrbios da consciência (desorientação espacial com dificuldade de concentração) e mudança na cognição (como o déficit de memória ou os distúrbios de linguagem), sem história prévia de demência. O *delirium* de emergência ocorre no despertar da anestesia geral ou sedação, sem intervalo lúcido, com duração de aproximadamente 30 minutos, sendo os pacientes mais jovens com maior predisposição a desenvolvê-lo. O *delirium* pós-operatório é o mais grave dos subtipos. É equivalente a uma falência cerebral aguda, sendo mais comum em pacientes idosos. É provável que a prevenção do *delirium* seja a estratégia mais eficaz para reduzir sua incidência. Alguns recursos profiláticos são: a avaliação e o tratamento das doenças associadas, a história detalhada do uso de medicações correntes, a história pregressa de uso de álcool e outras drogas, evitar o uso de fármacos com ação anticolinérgica, evitar desidratação, manter o equilíbrio eletrolítico, evitar dor e dar suporte a síndromes de abstinência. Após o diagnóstico, a primeira conduta é buscar e eliminar as prováveis causas. Deve-se tratar a dor, usando haloperidol ou clorpromazina, nos casos de agitação, e benzodiazepínicos, nos casos de abstinência alcoólica.[45,46]

REFERÊNCIAS BIBLIOGRÁFICAS

1. Pearse RM, Holt PJE, Grocott MP. Managing perioperative risk in patients undergoing elective non-cardiac surgery. BMJ. 2011;343:d5759.
2. Padrões de Acreditação da Joint Commission International para Hospitais 5ª Ed. Illinois: Joint Commission International, 2014.
3. Holt NF. Trends in HeathCare and the Roll of the Anesthesiologist in the Perioperative Surgical Home – The US Perspective. Curr Opin Anesthesiol. 2014;27(3):371-6.
4. Pearse RM, Harrison DA, James P, Watson D, Hinds C, Rhodes A, et al. Identification and characterisation of the high-risk surgical population in the United Kingdom. Crit Care. 2006;10:R81.

5. Scott S, Lund JN, Gold S, et al. An evaluation of Possum and P-Possum scoring in predicting post-operative mortality in a level 1 critical care setting. BMC Anesthesiol. 2014;14(104).
6. Surgical Risk Calculator. [Internet] [Acesso em 29 jan 2016]. Disponível em: http://riskcalculator.facs.org
7. Shang C. B-type natriuretic peptide-guided therapy for perioperative medicine?. Open Heart. 2014;1:e000105.
8. Alisdair DS, Ryding MRCP, Saurabh Kumar MBBS, et al. Prognostic Value of Natural Brain Peptide in Non Cardiac Surgery: A Meta-Analysis. Anesthesiology. 2009;111(2):311-9.
9. Nygren J, Thacker J, Fearon KCH, et al. Guideline for perioperativecare in elective rectal/pelvic surgey: Enhanced Recovery After Surgey(ERAS®) Society Rcommendations. Clin Nutr. 2012;31(6):801-16.
10. Elmar W. Kuhn, Oliver J. Liakopoulos, Sebastian Stange, Antje-Christin Deppe, Ingo Slottosch, Yeong-Hoon Choi and Thorsten Wahlers Preoperative statin therapy in cardiac surgery: a meta-analysisof 90 000 patients. Eur J Cardiothorac Surg. 2014;45(1):17-26.
11. Thiele RH, Bartels K, Gan TJ. Inter-device differences in monitoring for goal-directed fluid therapy. Can J Anaesth. 2015; 62(6)169-81.
12. Kooji FO, Schlack WS, Preckel B, Hollmann MW. Does regional analgesia for major surgery improve outcome? Focus on epidural analgesia. Anesth Analg. 2014;119(3):740-4.
13. 2014 ACC/AHA Guideline on Perioperative Cardiovascular Evaluation and Management of Patients Undergoing Noncardiac Surgery. J Am Coll Cardiol. 2014;64(22):e77-e137.
14. Barash P, Cullen B, Stoelting R. Clinical anesthesia. 4. ed. Philadelphia: Lippincott Williams & Wilkins, 2001.
15. Cole DJ, Schlunt M. Adult perioperative anesthesia: the requisites in anesthesiology. Philadelphia: Elsevier Mosby, 2004.
16. Detsky A, Abrams H, McLaughlin J, et al. Predicting cardiac complications in patients undergoing non-cardiac surgery. J Gen Intern Med. 1996;1:211.
17. Dierdorf SF. Anesthesia for patients with diabetes mellitus. Curr Opin Anaesthesiol. 2002;15:351-7.
18. Egbert LD, Battit GE, Turndorf H, et al. The value of the preoperative visit by an anesthetist: a study of doctor-patient rapport. JAMA. 1963;185:553.
19. Graham GW, Unger BP, Coursin DB. Perioperative management of selected endocrine disorders. Int Anesthesiol Clin. 2000;38:31-67.
20. Hertzer NR, Bevan EG, Yonug JR, et al. Coronary artery disease in peripheral vascular patients: a classification of 1,000 coronary angiograms and results of surgical management. Ann Surg. 1984;199:223.
21. Kannel W, Abbott R. Incidence and prognosis of unrecognized myocardial infarction: an update on the Framingham study. N Engl J Med. 1984;311:1144.
22. Machado FS, Martins MA, Caramelli B. Perioperatório: procedimentos clínicos. São Paulo: Sarvier, 2004.
23. Morgan GE, Mikhaul MS. Anesthesia for the trauma patient. In: Morgan GE, Mikhail MS. Clinical anesthesiology. Stanford: Appleton Lange, 1996. p.683-91.
24. Penna AMB. Avaliação pré-anestésica. In: Manica J. Anestesiologia: princípios e técnicas. Porto Alegre: Artmed, 2004. p.323-41.
25. Poldermans D, Fioretti PM, Forster T, et al. Dobutamine stress echocardiography for assessment of perioperative cardiac risk in patients undergoing major vascular surgery. Circulation. 1993;87:1506.
26. Priebe HJ. Perioperative myocardial infarction – aetiology and prevention. Br J Anaesth. 2005;95:3-19.
27. Roizen MF. Preoperative preparation and Anesthetic implications of concurrent diseases. In: Miller RD. Anesthesia. New York: Churchill Livingstone, 2000.
28. Sladen RN. Perioperative care for renal or hepatic disease. Anaesthesia. 2001;93:99-103.
29. Tripodi A, Primignani M, Chantarangkul V, Viscardi Y, Dell'Era A, Fabris FM, et al. The coagulopathy of cirrhosis assessed by thromboelastometry and its correlation with conventional coagulation parameters. Thromb Res. 2009;124(1):132-6.
30. Shah KB, Kleinman BS, Sami H, et al. Reevaluation of perioperative myocardial infarction in patinets with prior myocardial infarction undergoing noncardiac operations. Anesth Analg. 1990;71:231.
31. Sixth report of the Joint National Committee on Prevention, Detection, Evaluation, and Treatment of High Blood Pressure. Arch Intern Med. 1997;157:2413.
32. Bailey L. Strategies for decreasing patient anxiety in the perioperative setting. AORN J. 2010 Oct;92(4):445-57; quiz 458-60. doi: 10.1016/j.aorn.2010.04.017. Review. Erratum in: AORN J. 2010 Dec;92(6):708.
33. McCann ME, Kain ZN. The management of preoperative anxiety in children: an update. Anesth Analg. 2001 Jul;93(1):98-105. Review. PubMed PMID: 11429348.
34. Minto G, Biccard B. Assessment of the high-risk perioperative patient. Contin Educ Anaesth Crit Care Pain. 2014;14(1):12-7.
35. AAGBI Safety Guideline – Pre-operative Assessment and Patient Preparation. The Role of the Anesthetist – Preop2010.pdf [Internet] [Acesso em 29 jan 2016]. Disponível em: http://www.aagbi.org/sites/default/files/preop2010.pdf
36. Tripodi A, Primignani M, Chantarangkul V, Viscardi Y, Dell'Era A, Fabris FM, et al. The coagulopathy of cirrhosis assessed by thromboelastometry and its correlation with conventional coagulation parameters. Thromb Res. 2009;124(1):132-6.
37. Marik PE. Perioperative hemodynamic optimization: a revised approach. J Clin Anesth. 2014 Sep;26(6):500-5. doi: 10.1016/j.jclinane.2014.06.008. Epub 2014 Sep 6.
38. Butterworth JF, Mackey DC, Wasnick JD, Mikhail MS, Morgan GE. Morgan & Mikhail's clinical anesthesiology. New York: McGraw-Hill Education LLC., 2013.
39. Malmstedt J, Wahlberg E, Jörneskog G, Swedenborg J. Influence of perioperative blood glucose levels on outcome after infrainguinal bypass surgery in patients with diabetes. Br J Surg. 2006 Nov;93(11):1360-7.
40. Buchleitner AM, Martínez-Alonso M, Hernández M, Solà I, Mauricio D. Perioperative glycaemic control for diabetic patients undergoing surgery. Cochrane Database Syst Rev. 2012 Sep 12;9:CD007315.
41. Kwon S, Thompson R, Dellinger P, Yanez D, Farrohki E, Flum D. Importance of perioperative glycemic control in general surgery: a report from the Surgical Care and Outcomes Assessment Program. Ann Surg. 2013 Jan;257(1):8-14. doi: 10.1097/SLA.0b013e31827b6bbc. PubMed PMID: 23235393; PubMed Central PMCID: PMC4208433.
42. Postoperative care – postoperativecare.pdf [Internet] [Acesso em 30 jan 2016]. Disponível em: http://www.who.int/surgery/publications/Postoperativecare.pdf
43. McCracken G, Houston P, Lefebvre G. Guideline for the management of postoperative nausea and vomiting. J Obstet Gynaecol Can. 2008 Jul;30(7):600-7, 608-16.
44. Betina Sílvia Beozzo Bassanezi. Analgesia pós-operatória. Rev Col Bras Cir. 2006;33(2).
45. Miller KA, Harkin CP, Bailey PL. Postoperative tracheal extubation. Anesth Analg. 1995 Jan;80(1):149-72.
46. Sanders RD, Pandharipande PP, Davidson AJ, Ma D, Maze M. Anticipating and managing postoperative delirium and cognitive decline in adults. BMJ. 2011 Jul 20;343:d4331.
47. Barbosa FT, Cunha RM, Teixeira Pinto ALCL. Delirium pós-operatório em idosos. Rev Bras Anestesiol. 2008;58(6).

CAPÍTULO 223

CUIDADOS PERIOPERATÓRIOS E LESÃO RENAL AGUDA

Bruno Caldin da Silva
Ligia Fidelis Ivanovic
Jordana Dantas de Oliveira Lira

DESTAQUES

- Lesão renal aguda (LRA) aumenta a mortalidade no pós-operatório.
- Características clínicas dos pacientes e porte cirúrgico são fatores que podem predizer a incidência de lesão renal aguda.
- A injúria renal secundária à cirurgia está em grande parte associada à ativação neuro-humoral e ao processo inflamatório sistêmico.
- Monitorização hemodinâmica no intraoperatório e no pós-operatório imediato pode guiar a utilização de fluidos e contribuir para reduzir a incidência de lesão renal aguda no pós-operatório.
- Balanço hídrico positivo ao longo do pós-operatório está associado à maior mortalidade.
- Uso de diuréticos pode contribuir para reduzir a sobrecarga hídrica, porém, não deve retardar o início de terapias de substituição renal quando indicadas.
- Algumas estratégias, como expansão com cristaloides balanceados, suspensão de drogas nefrotóxicas, controle glicêmico, entre outras, podem contribuir para redução da injúria renal no pós-operatório.

INTRODUÇÃO

O desenvolvimento de LRA após qualquer intervenção cirúrgica acarreta aumento de mortalidade em até 8 vezes no pós-operatório. Portanto, a identificação dos fatores de risco associados ao desenvolvimento de LRA e intervenções específicas durante todo o perioperatório podem modificar a evolução clínica desses pacientes.

INCIDÊNCIA

Dados de literatura são muito diversos com relação à incidência de LRA, sendo a falta de uniformidade de critérios para sua definição um dos principais fatores que contribui para isso. Atualmente, acredita-se que sua incidência em cirurgias gerais seja da ordem de 1%, podendo atingir valores ainda maiores em cirurgias de grande porte, como cirurgias cardíacas (ao redor de 12%) e transplantes, da ordem de 5% a 15% no caso do transplante cardíaco. A incidência de LRA pós transplante hepático é a que encontra maior variabilidade na literatura, mas um dado mais objetivo, como a necessidade de terapias de substituição renal (TSR) no pós-operatório, varia entre 5% e 35%.[1]

Para qualquer cirurgia, a necessidade de TSR no pós-operatório também está associada à maior mortalidade (da ordem de 50%) por refletir uma maior gravidade da injúria renal.

FATORES PREDISPONENTES
RELACIONADOS COM O PACIENTE

As principais comorbidades relacionadas com o paciente e associadas ao desenvolvimento de LRA no pós-operatório estão listadas no Quadro 223.1:[2]

QUADRO 223.1. Fatores de risco para desenvolvimento de LRA em cirurgias.

Lesão renal prévia	Presença de icterícia
Hipertensão arterial	Idade
Diabetes melito	Hemorragia
Doença cardíaca	Sepse
Doença arterial periférica	

Presença de doença renal crônica prévia constitui o principal fator de risco para desenvolvimento de LRA no pós-operatório. Em particular, pacientes em hemodiálise ou em diálise peritoneal, em geral, apresentam mais comorbidades e maior gravidade das doenças de base à admissão em UTI, com maiores chances de desenvolver disfunções orgânicas e, consequentemente, maior mortalidade em situações cirúrgicas. Nestes, a propensão para síndromes coronarianas agudas, sepse e sangramentos é maior.[3]

Pacientes idosos são mais suscetíveis a desenvolver LRA, tanto pela menor massa glomerular secundária à glomeruloesclerose quanto por uma menor capacidade de regeneração a partir de insultos agudos, especialmente em pós-operatórios de cirurgias cardiovasculares, oncológicas, ortopédicas e abdominais.[4]

Pigmentos biliares podem predispor à injúria renal por alguns mecanismos, como vasoconstrição em arteríola aferente renal, toxicidade tubular direta e obstrução tubular.

RELACIONADOS COM A CIRURGIA

Cirurgias de grande porte, como transplantes e cirurgia cardíaca, apresentam alguns fatores específicos para o desenvolvimento de LRA. No caso do transplante hepático, a presença de hipertensão portal prévia, uso de imunossupressores no pós-operatório (notadamente aqueles associados à maior nefrotoxicidade, como os inibidores de calcineurina), além da coagulopatia (associada ao aumento de sangramentos) podem aumentar a incidência de LRA após a cirurgia. Além disso, a atual alocação para o transplante, que leva em consideração a gravidade da doença hepática acessada pelo modelo para doença hepática terminal (MELD), acarretou aumento em cerca de 25% dos transplantes em pacientes já em diálise antes mesmo do ato cirúrgico.[5]

No caso das cirurgias cardíacas, o uso da circulação extracorpórea também está associado à maior incidência de LRA pelo mecanismo de isquemia e reperfusão, com consequente ativação endotelial renal e desbalanço entre vasoconstrição e vasodilatação e também disfunção tubular pelo quadro inflamatório sistêmico.[6] No caso específico do transplante cardíaco, há ainda outros riscos, como a disfunção do enxerto por isquemia e reperfusão, transplante de enxerto subótimo, tamponamento cardíaco, disfunção de ventrículo direito, uso de imunossupressores, além da possível necessidade de uso de contraste iodado no pós-operatório.

Por fim, algumas cirurgias vasculares também podem desencadear lesão renal por uso de contraste endovenoso no intraoperatório e pelo risco de embolia gordurosa por manipulação endovascular. Além disso, a necessidade de clampeamento suprarrenal está associada à lesão de isquemia e reperfusão. Clampeamento infrarrenal também pode desencadear LRA por redução de débito cardíaco e consequente ativação do sistema renina-angiotensina-aldosterona (SRAA).

ESTRATIFICAÇÃO DE RISCO

Atualmente, um escore clínico com base em características clínicas do paciente e tipo de cirurgia a ser utilizada foi criado por Ketherpal e colaboradores[7] para predizer o risco relativo para desenvolvimento de LRA em cirurgia geral, com base em uma coorte de validação com quase 76 mil pacientes. Os fatores de risco e suas respectivas associações com risco para desenvolvimento de LRA estão exemplificados na Tabela 223.1.

PATOGENIA DA LESÃO RENAL AGUDA

O desenvolvimento de LRA no pós-operatório, em geral, apresenta etiologia multifatorial e depende do tipo de anestesia empregada e do próprio ato cirúrgico em si.

CAPÍTULO 223 Cuidados Perioperatórios e Lesão Renal Aguda

TABELA 223.1. Classe de risco e incidência de LRA perioperatória.

Fatores de risco	Número de fatores de risco	Classe de risco	Incidência(%)/Razão de risco (IC 95%) para LRA	
Idade ≥ 56 anos	0-2	I	0,2	
Sexo masculino	3	II	0,8/3,1	(1,9 – 5,3)
Insuficiência cardíaca	4	III	2/8,5	(5,3 – 13,7)
Presença de ascite	5	IV	3,6/15,4	(9,4 – 25,2)
Hipertensão arterial	6	V	9,5/46,2	(26,3 – 70,9)
Cirurgia de emergência				
Cirurgia intraperitoneal				
Creatinina ≥ 1,2 mg/dL				
Diabetes melito				

RELACIONADO COM A ANESTESIA

Muitos anestésicos acarretam vasodilatação periférica e depressão miocárdica, especialmente os inalatórios. Tal efeito também é importante em anestesias com uso de propofol e tiopental. Tal efeito pode culminar com hipoperfusão renal, uma vez que os rins recebem cerca de 20% do débito cardíaco.

RELACIONADOS COM A CIRURGIA

O estresse cirúrgico acarreta aumento de hormônios catabólicos, citocinas inflamatórias e vasodilatação. Há associadamente uma ativação neuro-humoral, com ativação do SRAA e aumento da secreção de hormônio antidiurético (ADH), com maior retenção de sódio e água, com consequente redução de diurese.

Ocorre, ainda, uma grande perda de fluidos durante o ato operatório, não somente por perdas intravasculares, mas também por perdas insensíveis e para o terceiro espaço. Estima-se que grandes cirurgias necessitem de reposição de fluidos da ordem de 5 a 15 mL/kg por hora.

ESTRATÉGIAS PERIOPERATÓRIAS PARA PREVENÇÃO E MANEJO DA LESÃO RENAL AGUDA

Recentemente, tem-se reconhecido a profunda importância que a ativação neuro-humoral e a inflamação sistêmica exercem no desenvolvimento de LRA no pós-operatório de grandes cirurgias. A compreensão desses mecanismos é essencial para entender o contexto pelo qual houve desenvolvimento de LRA. Assim posto, nem sempre a redução de diurese está associada à hipovolemia, e o uso excessivo de soluções para expansão volêmica nesse contexto pode acarretar balanços hídricos extremamente positivos, o que, reconhecidamente, pode aumentar a mortalidade em pacientes críticos.[8]

A seguir, são descritas algumas estratégias de manejo perioperatório.

AJUSTE DE VOLEMIA

- **No pré-operatório:** assegurar uma hidratação adequada, de modo a evitar que o paciente inicie o procedimento cirúrgico hipovolêmico e, consequentemente, mais suscetível à injúria renal.
- **No intraoperatório:** esta é a situação em que o uso de monitorização hemodinâmica invasiva apresenta evidência de benefício com relação aos desfechos pós-cirúrgicos. Para tanto, o uso de cateteres que permitam avaliação de pressões arteriais sistêmicas e pulmonares, débito cardíaco, pressões venosa central e de câmaras cardíacas e avaliação de perfusão tissular podem predizer com maior acurácia a responsividade a volume em cada momento cirúrgico. Um manejo volêmico ótimo, guiado por monitorização hemodinâmica adequada, está associado à menor incidência de LRA no pós-operatório[9]
- **No pós-operatório:** as primeiras horas após o ato cirúrgico em ambiente de terapia intensiva também apresentam características semelhantes às encontradas no intraoperatório, e a monitorização hemodinâmica deve ser mantida como auxílio à tomada de decisões quanto à reposição volêmica. Posteriormente, evitar hipervolemia por meio de avaliações sequenciais de peso do paciente, débito urinário e demais avaliações clínicas gerais ganham importância e devem ser persistentemente realizadas.

TIPOS DE SOLUÇÕES UTILIZADAS EM REPOSIÇÕES VOLÊMICAS

Este é um dos temas de maior discussão na literatura atualmente. Alguns dados consolidados estão descritos abaixo:

- Uso de coloides semissintéticos, como gelatinas e amidos, está associado à maior incidência de LRA e mortalidade;
- Hipercloremia está associada à maior mortalidade em cirurgia não cardíaca, além de maior incidência de

LRA. Portanto, uso excessivo de soluções fisiológicas a 0,9% deve ser evitado;

- Expansão com soluções cristaloides do tipo Ringer lactato ou Plasma-Lyte™ promove menor acidose hiperclorêmica por apresentar diferença de íons fortes (SID) muito próximo ao plasmático. Expansão com essas soluções ou eventualmente com coloide natural (albumina) parecem ser as mais seguras para expansão volêmica em pacientes após grandes cirurgias.[10]

USO DE VASOPRESSORES

Uso de drogas que causem vasoconstrição sistêmica, como a noradrenalina e a vasopressina, não está associado à redução de fluxo renal, desde que evitada hipovolemia. A vasopressina, em particular, exerce essa função por meio da interação com receptores V1 localizados nos vasos. Nos rins, tal ação apresenta um interessante efeito, ao promover vasoconstrição preferencial da arteríola eferente, o que permite aumentar a pressão de perfusão glomerular e, consequentemente, aumentar o débito urinário e a depuração de solutos. Deve-se monitorizar o sódio sérico, pela possibilidade de ocorrência de hiponatremia, secundária à maior inserção de aquaporinas em túbulos coletores em função da ação da vasopressina sobre receptores V2.

Uso de drogas inotrópicas ou cronotrópicas positivas (como dobutamina e milrinone) pode aumentar a perfusão renal em pacientes com falência de contratilidade miocárdica, desde que afastada hipovolemia. É necessária a avaliação hemodinâmica seriada para acompanhar os efeitos do uso de tais drogas.

A dopamina não deve ser empregada nesses pacientes. Como droga vasoconstritora, ela é inferior à noradrenalina, por aumentar o risco de arritmias e de mortalidade. Doses baixas (até 2,5 µg/kg/min) eram muito empregadas em décadas passadas como forma de aumentar o débito urinário. No entanto, tais doses não reduzem a incidência de LRA ou necessidade de TSR.

USO DE DIURÉTICOS

Diuréticos não estão associados ao desenvolvimento ou à prevenção de LRA no pós-operatório, desde que iniciados no momento adequado: após estabilização hemodinâmica inicial (após uso de volume e vasopressores, guiados por metas) e se houver tendência a balanço hídrico positivo.[11] Os mais frequentemente utilizados são os diuréticos de alça (furosemida), pela possibilidade de uso endovenoso e por sua maior potência de ação. Diuréticos que atuam em outras porções dos túbulos renais (proximal, distal ou coletor) podem ser utilizados como forma de potencializar a ação diurética da furosemida. O uso de diuréticos osmóticos como o manitol apresenta maior evidência em quadros de rabdomiólise secundária ao trauma, desde que associado à expansão volêmica adequada e alcalinização da urina, como forma de profilaxia à injúria renal mediada pela mioglobina.

USO DE ESTATINAS

O uso de estatinas para evitar desenvolvimento de LRA é controverso. Existem dados na literatura que demonstram que seu uso, em cirurgias de revascularização miocárdica, parece reduzir a incidência de LRA em pacientes mais jovens (com idade inferior a 65 anos), inclusive com menor necessidade de uso de TSR.[12-13]

USO DE ÁCIDO ACETILSALICÍLICO

Estudos observacionais mostram que, por seu efeito anti-inflamatório e antitrombótico (redução de produção de prostaglandinas e tromboxano, com potencialização de geração de óxido nítrico), parece reduzir a incidência de LRA tanto em cirurgias cardíacas quanto em cirurgias eletivas.[14-15] No entanto, em um recente estudo randomizado e controlado, o uso de ácido acetilsalicílico aumentou a incidência de LRA com necessidade de diálise, especialmente naqueles que apresentaram complicações hemorrágicas.[16]

USO DE INIBIDORES DA ENZIMA DE CONVERSÃO DE ANGIOTENSINA OU ANTAGONISTA DO RECEPTOR DE ANGIOTENSINA II (BRA)

Em cirurgia cardíaca, uso de tais medicações poderia reduzir a ativação do SRAA devido ao estresse cirúrgico e uso da circulação extracorpórea, o que poderia reduzir isquemia miocárdica. Do ponto de vista renal, estas drogas apresentam uma característica de redução do tônus da arteríola eferente, reduzindo a pressão intraglomerular e, consequentemente, o débito urinário e a depuração de toxinas urêmicas. Uma recente metanálise, que incluiu preponderantemente estudos retrospectivos, evidenciou uma maior incidência de LRA em pacientes que utilizaram tais drogas em diversos contextos cirúrgicos.[17]

CONTROLE GLICÊMICO

Hiperglicemia está associada à maior incidência de LRA em estudos com circulação extracorpórea em revascularização miocárdica, especialmente quando tais valores são superiores a 150 mg/dL.[18] No entanto, controle estrito (< 110 mg/dL) não se associa à melhor prognóstico renal, com maiores riscos de complicações associadas à hipoglicemia.

DROGAS NEFROTÓXICAS

Uso de drogas com toxicidade renal direta, como anti-inflamatórios não hormonais, alguns antimicrobianos (anfotericina B, aminoglicosídeos), quimioterápicos (metotrexato, cisplatina, ifosfamida), agentes diagnósticos (contraste iodado, gadolíneo), deve ser evitado sempre que possível, no pós-operatório de grandes cirurgias. Naturalmente, isso nem sempre é possível. Nesses casos, medidas profiláticas para evitar desenvolvimento de injúria renal devem ser tomadas, além da monitorização de biomarcadores de lesão renal.

OUTRAS INTERVENÇÕES

Outras possíveis intervenções, como o uso de peptídeo natriurético atrial, bloqueadores de canal de cálcio, eritropoetina, N-acetilcisteína e fenoldopam, até o momento se mostraram ineficazes para prevenção de LRA em pós-operatório, como mostrado por uma recente metanálise da Cochrane.[11]

TERAPIAS DE SUBSTITUIÇÃO RENAL

As indicações de TSR nos pacientes cirúrgicos seguem as mesmas premissas de pacientes críticos em ambiente de terapia intensiva, ou seja, quando houver desequilíbrios ao meio interno não compensados clinicamente. Desse modo, hipervolemia, distúrbios hidreletrolíticos e ácido-básicos refratários constituem as indicações clássicas e mais frequentes de TSR nesses pacientes. Uma importante consideração a ser feita é que a maior mortalidade observada nos pacientes que realizam terapias renais substitutivas não decorre do método em si, mas da maior gravidade da injúria renal, geralmente associada a maiores disfunções orgânicas. Dados do *Best Kidney Study* demonstram claramente que o retardo no início dessas terapias a partir da admissão à unidade de terapia intensiva está associado à maior mortalidade.[19]

REFERÊNCIAS BIBLIOGRÁFICAS

1. Apel M, Maia VP, Zeidan M, Schinkoethe C, Wolf G, Reinhart K, et al. End-stage renal disease and outcome in a surgical intensive care unit. Crit Care. 2013 Dec 23;17(6):R298.
2. Sear JW. Kidney dysfunction in the postoperative period. Br J Anaesth. 2005 Jul;95(1):20-32.
3. Cherng YG, Liao CC, Chen TH, Xiao D, Wu CH, Chen TL. Are non-cardiac surgeries safe for dialysis patients? - A population-based retrospective cohort study. PLoS One. 2013;8(3):e58942.
4. Mårtensson J, Bellomo R. Prevention of renal dysfunction in postoperative elderly patients. Curr Opin Crit Care. 2014 Aug;20(4):451-9.
5. Guerrero-Domínguez R, López-Herrera Rodríguez D, Acosta-Martínez J, Bueno-Pérez M, Jiménez I. Perioperative renal protection strategies in liver transplantation. Nefrologia. 2014 May 21;34(3):276-84.
6. Vives M, Wijeysundera D, Marczin N, Monedero P, Rao V. Cardiac surgery-associated acute kidney injury. Interact Cardiovasc Thorac Surg. 2014 May;18(5):637-45.
7. Kheterpal S, Tremper KK, Heung M, Rosenberg AL, Englesbe M, Shanks AM, et al. Development and validation of an acute kidney injury risk index for patients undergoing general surgery: results from a national data set. Anesthesiology. 2009 Mar;110(3):505-15.
8. Stein A, de Souza LV, Belettini CR, Menegazzo WR, Viégas JR, Costa Pereira EM, et al. Fluid overload and changes in serum creatinine after cardiac surgery: predictors of mortality and longer intensive care stay. A prospective cohort study. Crit Care. 2012 May 31;16(3):R99.
9. Brienza N, Giglio MT, Marucci M, Fiore T. Does perioperative hemodynamic optimization protect renal function in surgical patients? A meta-analytic study. Crit Care Med. 2009 Jun;37(6):2079-90.
10. Phillips DP, Kaynar AM, Kellum JA, Gomez H. Crystalloids vs. colloids: KO at the twelfth round? Crit Care. 2013 May 29;17(3):319.
11. Zacharias M, Mugawar M, Herbison GP, Walker RJ, Hovhannisyan K, Sivalingam P, Conlon NP. Interventions for protecting renal function in the perioperative period. Cochrane Database Syst Rev. 2013 Sep 11;9:CD003590.
12. Singh I, Rajagopalan S, Srinivasan A, Achuthan S, Dhamija P, Hota D, et al. Preoperative statin therapy is associated with lower requirement of renal replacement therapy in patients undergoing cardiac surgery: a meta-analysis of observational studies. Interact Cardiovasc Thorac Surg. 2013;17:345-52.
13. Layton JB, Kshirsagar AV, Simpson RJ Jr, Pate V, Jonsson Funk M, Stürmer T, et al. Effect of statin use on acute kidney injury risk following coronary artery bypass grafting. Am J Cardiol. 2013;111:823-8.
14. Cao L, Young N, Liu H, Silvestry S, Sun W, Zhao N, et al. Preoperative aspirin use and outcomes in cardiac surgery patients. Ann Surg. 2012 Feb;255(2):399-404.
15. Cao L, Silvestry S, Zhao N, Diehl J, Sun J. Effects of preoperative aspirin on cardiocerebral and renal complications in non-emergent cardiac surgery patients: a sub-group and cohort study. PLoS One. 2012;7(2):e30094.
16. Garg AX, Kurz A, Sessler DI, Cuerden M, Robinson A, Mrkobrada M, et al. Perioperative Aspirin and Clonidine and Risk of Acute Kidney Injury: A Randomized Clinical Trial. JAMA. 2014 Nov 15.
17. Yacoub R, Patel N, Lohr JW, Rajagopalan S, Nader N, Arora P. Acute kidney injury and death associated with renin angiotensin system blockade in cardiothoracic surgery: a meta-analysis of observational studies. Am J Kidney Dis. 2013 Dec;62(6):1077-86.
18. Song JW, Shim JK, Yoo KJ, Oh SY, Kwak YL. Impact of intraoperative hyperglycaemia on renal dysfunction after off-pump coronary artery bypass. Interact Cardiovasc Thorac Surg. 2013 Sep;17(3):473-8.
19. Bagshaw SM, Uchino S, Bellomo R, Morimatsu H, Morgera S, Schetz M, et al. Beginning and Ending Supportive Therapy for the Kidney (BEST Kidney)Investigators. Timing of renal replacement therapy and clinical outcomes in critically ill patients with severe acute kidney injury. J Crit Care. 2009 Mar;24(1):129-40.

CAPÍTULO 224

PÓS-OPERATÓRIO E COMPLICAÇÕES EM NEUROCIRURGIA

Airton Leonardo de Oliveira Manoel
André Felix Gentil

DESTAQUES

- Pacientes submetidos a procedimentos neurocirúrgicos estão sob risco de complicações sistêmicas e neurológicas, em especial instabilidade cardiopulmonar e lesão neurológica secundária.
- A etiologia da doença que levou ao procedimento e seu grau de complexidade são alguns dos fatores que podem trazer complicações no período pós-operatório.
- Um dos objetivos do cuidado pós-operatório em neurocirurgia é evitar ou minimizar danos neurológicos secundários, otimizando a recuperação funcional do sistema nervoso central (SNC).
- Os pacientes a serem admitidos em unidades de terapia intensiva (UTI) são aqueles em pós-operatório imediato de craniotomias e outros procedimentos neurocirúrgicos invasivos.
- A monitorização em UTI, muitas vezes, depende da decisão subjetiva do neurocirurgião, mas também se baseia em fatores como: idade, comorbidades, condição pré-cirúrgica, dificuldades intraoperatórias e necessidade de suporte ventilatório ou hemodinâmico.
- No cuidado pós-operatório é importante distinguir os sinais de patologia intracraniana dos efeitos residuais dos anestésicos; estes exacerbam quadros confusionais ou estados demenciais; e déficits neurológicos focais, deterioração progressiva ou flutuante serão considerados complicações do procedimento cirúrgico até que se prove o contrário.
- Na craniotomia, as complicações podem ser gerais ou específicas do tipo de cirurgia; as mais comuns são inchaço cerebral, convulsões, disfunções de circulação líquido cefalorraquidiano, lesão vascular e hemorragia pós-operatória.
- Na endarterectomia carotídea, as complicações a serem monitorizadas incluem: arritmias cardíaca, isquemia miocárdica, comprometimento respiratório, convulsões, hipertensão e bradicardia.
- As complicações cirúrgicas e neurológicas abrangem: acidente vascular cerebral isquêmico, hematoma pós-operatório, lesão de nervo craniano, rouquidão e lesão de reperfusão.
- Complicações no sítio de punção em procedimentos endovasculares incluem fístulas arteriovenosas, sangramento local, formação de pseudoaneurisma e lesão do nervo femoral. Lesões nervosas e formação de pseudoaneurisma requerem intervenção imediata.
- Outras complicações: ocular, hipotensão intracraniana ou hemorragia em sítio distante do local cirúrgico; cirurgia cervical anterior enseja inchaço local de partes moles, o que pode provocar obstrução das vias aéreas ou alteração da deglutição.
- Pacientes submetidos à craniotomia para ressecção de tumores cerebrais estão propensos a crises epilépticas cuja profilaxia é controversa. Os possíveis benefícios devem ser pesados com os potenciais prejuízos e interações com outros medicamentos.
- Os procedimentos neurológicos propiciam a ocorrência de infecções cuja profilaxia antimicrobiana depende do fator de risco (diabetes, procedimento longo, inserção de corpo estranho, reoperação etc.), do agente infeccioso e do tipo de procedimento.

INTRODUÇÃO

Pacientes submetidos a procedimentos neurocirúrgicos estão sob risco de complicações sistêmicas e neurológicas, em especial instabilidade cardiopulmonar e lesão neurológica secundária. Dependendo da etiologia da doença que levou à necessidade de realização de um procedimento neurocirúrgico e de sua maior ou menor complexidade, diversos fatores podem trazer complicações no período pós-operatório. Incisões cirúrgicas, leito de ressecção cirúrgico friável, modificações da circulação e absorção do líquido cefalorraquidiano (LCR), alterações de permeabilidade capilar de vasos cerebrais manipulados recentemente, entre outros fatores, tornam esses pacientes mais vulneráveis a complicações pós-operatórias. Portanto, um dos objetivos do cuidado pós-operatório em neurocirurgia é evitar ou minimizar danos neurológicos secundários, otimizando a recuperação funcional do sistema nervoso central (SNC).

QUEM DEVE SER ADMITIDO EM UNIDADE DE TERAPIA INTENSIVA?

Tradicionalmente, pacientes em pós-operatório imediato de craniotomias e outros procedimentos neurocirúrgicos invasivos devem ser monitorizados nas primeiras 24 horas em unidade de terapia intensiva (UTI) como medida de precaução. Em casos menos complexos e mais estáveis, também podem ser monitorizados em ambiente de semi-intensiva. A maioria dos pacientes terá estadia breve e apenas 15% realmente necessitarão de alguma intervenção, além de exame neurológico frequente.[1]

A indicação de monitorização em UTI é, muitas vezes, subjetiva e depende da decisão do neurocirurgião, mas também pode ser baseada em outros fatores como idade, comorbidades, condição pré-cirúrgica, dificuldades intraoperatórias (hemostasia difícil, inchaço cerebral inesperado) ou mesmo indicações clássicas para internação em UTI como necessidade de suporte ventilatório ou hemodinâmico.[2] O risco de permanência prolongada em UTI (maior que 1 dia) pode ser estimado com base em: a) achados radiológicos pré-operatórios (p. ex.: localização da lesão, efeito de massa associado); b) sangramento intraoperatório significativo; c) necessidade de reposição volêmica intraoperatória significativa; e d) necessidade de manter o paciente em ventilação mecânica.[1]

EFEITO DOS AGENTES ANESTÉSICOS NO SISTEMA NERVOSO CENTRAL

Um aspecto importante no cuidado pós-operatório em neurocirurgia é a distinção entre efeitos residuais dos agentes anestésicos (p. ex.: sonolência ou confusão) e sinais que possam indicar alteração intracraniana. Nem todos os pacientes com doenças neurológicas são mais suscetíveis aos efeitos dos anestésicos, principalmente aqueles que estão totalmente despertos no pré-operatório. Quadros confusionais ou estados demenciais podem ser exacerbados pelo uso de agentes anestésicos, enquanto déficits neurológicos focais, deterioração progressiva ou flutuante devem sempre ser considerados complicações do procedimento cirúrgico até que se prove o contrário.

Os efeitos dos agentes anestésicos são complexos e está além do escopo deste capítulo fazer uma revisão completa sobre o tema. Entretanto, vale citar:

a) **Bloqueadores neuromusculares não despolarizantes** podem estar associados à fraqueza ou oftalmoplegia persistente (especialmente em pacientes com doenças neuromusculares subjacentes) e o restante do exame neurológico é normal.

b) **Toxicidade por anticonvulsivante**, particularmente fenitoína, pode alterar a recuperação anestésica, embora isso seja pouco frequente com uso de dosagens terapêuticas. Esse diagnóstico diferencial deve ser considerado se o paciente recebeu doses excessivas de anticonvulsivantes.

c) **Regime anestésico ideal em neurocirurgia** ainda não é completamente estabelecido. Anestésicos com meia-vida contexto sensitiva de curta duração (tempo necessário para a concentração no sítio de ação de um fármaco intravenoso diminuir em 50%, no estado de equilíbrio), tais como remifentanil e sufentanil, são uma excelente opção quando há necessidade de avaliação neurológica precoce. Vários estudos têm comparado de forma randomizada o impacto na recuperação pós-anestésica de diferentes combinações, anestesia balanceada sevoflurano-fentanil, anestesia venosa total ou anestesia inalatória. Os resultados são variados, e o efeito anestésico pode depender mais da forma como determinado agente é utilizado do que do agente em si.[3]

COMPLICAÇÕES COMUNS APÓS PROCEDIMENTOS NEUROCIRÚRGICOS

Entre 20% e 50% dos pacientes neurocirúrgicos podem apresentar complicações pós-operatórias precoces e cerca de 25% desenvolverão mais de uma complicação.[4] Muitas dessas complicações são benignas, sendo náuseas e vômitos (30%) e calafrios (18%) as mais comuns. É difícil estimar a incidência de outras complicações porque ela dependerá do procedimento realizado e da forma como essas complicações são classificadas. Elas podem incluir complicações respiratórias (3%), cardiovasculares (7%), neurológicas (6%) trauma das vias aéreas (4%). A insuficiência respiratória aguda (PaO_2 < 90 mmHg ou $PaCO_2$ > 45 mmHg) pode ocorrer em aproximadamente 25% dos pacientes, geralmente dentro dos primeiros 30 a 60 minutos pós-extubação. Em torno de 1% dos pacientes necessita de reintubação. Complicações graves sistêmicas podem surgir em 10% dos casos. Em pacientes que se submetem a cirurgias de emergência ou têm um nível de consciência pré-operatório deprimido (Glasgow Coma Scale [GCS] ≤ 8), esse risco é maior (> 40%).

O conhecimento das complicações mais comuns e das estratégias associadas ao seu manejo é fundamental para a prática dos cuidados em terapia intensiva neurológica.[5]

CRANIOTOMIA

Complicações podem ser gerais ou específicas do tipo de cirurgia; as mais comuns são inchaço cerebral, convulsões, disfunções de circulação de LCR, lesão vascular e hemorragia pós-operatória.

Complicações pós-craniotomia:

a) **Agitação e desconforto:** são comuns e geralmente tratados com bastante sucesso com analgesia e sedação. Uma boa opção nesse casos é o uso de dexmedetomidina.

b) **Infarto cerebral:** pode ser resultante de lesão arterial ou venosa. Oclusão venosa associada ao infarto pode ocorrer quando uma veia sangrante é coagulada ou quando há compressão venosa extrínseca levando à interrupção do fluxo venoso e oclusão. É preciso atenção especial às lesões venosas após a cirurgia para ressecção de meningiomas localizados perto de seios venosos. Infarto arterial pode acontecer por laceração traumática ou sacrifício de uma artéria para hemostasia. Evento este possível em qualquer tipo de cirurgia, incluindo as de traumatismo craniencefálico (TCE), aquelas para tumores, as vasculares e para tratamento de epilepsia (p. ex.: lesão de artéria coroidea anterior em lobectomias temporais).

c) **Convulsões:** são mais frequentes após TCE penetrante, cirurgias para epilepsia, empiema subdural e ressecção de tumores próximos ao córtex motor, mas podem ocorrer em qualquer paciente no pós-operatório de neurocirurgia.

d) **Pneumoencéfalo:** o ar costuma ficar retido no interior do crânio após craniotomias e é geralmente reabsorvido nas primeiras horas após a cirurgia. Em situações de exceção, mecanismos valvulares podem permitir a entrada unidirecional contínua de ar após a cirurgia (p. ex.: após correção de fraturas de face com fístula liquórica através do seio esfenoidal) causando hipertensão intracraniana, com sintomas que incluem letargia, confusão, náuseas e vômitos e cefaleia. O diagnóstico pode ser realizado facilmente com tomografia computadorizada de crânio (TCC). O pneumoencéfalo hipertensivo, apesar de raro, pode ser uma urgência neurocirúrgica necessitando de reoperação imediata. O pneumoencéfalo não hipertensivo (mais comum) pode ser tratado de forma conservadora, sendo o ar absorvido normalmente com o tempo. Alguns defendem o uso de máscara com oxigênio a 100% por 24 a 48 horas.

e) **Hematomas pós-operatório:** cerca de 2% dos pacientes submetidos a procedimentos neurocirúrgicos desenvolverão um hematoma pós-operatório, porém a minoria desses pacientes vai necessitar de intervenção cirúrgica.

Os sintomas comuns associados a hematoma, risco de hipertensão intracraniana e necessidade de reabordagem pós-operatória:

- 60% dos pacientes apresentam diminuição do nível de consciência ou não se recuperam do efeito anestésico como esperado.
- 33% dos pacientes desenvolvem déficits neurológicos focais.
- 90% dos pacientes apresentarão pressão intracraniana (PIC) elevada (que pode ser identificada se a PIC estiver sendo monitorizada). Em contraste, na ausência de um hematoma, a PIC é elevada em apenas 10% dos casos.
- Na maioria dos pacientes (50%), a deterioração clínica associada a um hematoma pós-operatório ocorre dentro das primeiras 6 horas de cirurgia[6-7] e aproximadamente 20% após 24 horas. Pacientes submetidos à cirurgia de fossa posterior ou craniotomia de emergência possuem maior risco de desenvolvimento de hematoma pós-operatório tardio. São fatores de risco para o desenvolvimento de hemorragia pós-operatória: cirurgia de ressecção de meningioma, hipertensão no pós-operatório imediato (12 horas) ou intraoperatória, perda de sangue intraoperatória > 500 mL, idade > 70 anos, hipóxia, tosse, soluços e coagulopatia.[8]
- Hemorragias distantes do sítio cirúrgico também podem ocorrer. Etiologias e fatores de risco incluem hemorragias de reperfusão, liberando o tamponamento de uma hemorragia contralateral com citorredução da lesão de massa, drenagem de LCR ou terapia hiperosmolar, causando mudança de parênquima (especialmente no cerebelo), coagulopatias (incluindo pacientes com história de abuso de álcool).
- Reoperação para drenagem de hematomas é necessária em cerca de metade dos pacientes com resultado favorável indicando a importância da prevenção intraoperatória dessa complicação. Fatores associados a um pior prognóstico incluem o tipo histológico do tumor e o estado clínico de entrada, GCS antes da reoperação, intervalo de tempo entre a cirurgia primária e a reoperação urgente e idade do paciente.[9]

Complicações específicas pós-craniotomia de acordo com etiologia

- **Ressecção de gliomas:** edema cerebral é mais comum após a ressecção parcial do que após a ressecção total.
- **Cirurgia para epilepsia:** hemiplegia pode ocorrer por lesão de artéria coroidea anterior. Afasia de expressão (dificuldade de encontrar palavras) pode assomar em

lesões do lobo temporal esquerdo e região opercular esquerda. Meningite asséptica pode ocorrer após implante de eletrodo de estimulação profunda.

- **Cirurgia para ressecção de macroadenoma pituitário e cirurgia transesfenoidal:** diabetes insípido (DI), distúrbios neuroendócrinos de pan-hipopituitarismo (insuficiência adrenal, hipotireoidismo central), fístulas liquóricas, lesões nasossinusais, hiponatremia e alterações na função visual (acuidade, campos, movimento ocular).
- **Cirurgia de fossa posterior:** embolia aérea é uma complicação clássica, porém incomum, da cirurgia na posição sentada. É tipicamente diagnosticada e manejada ainda no centro cirúrgico, inundando o campo cirúrgico com irrigação, aplicação de cera de osso em superfícies ósseas cortadas, abaixando a cabeça da cama, colocando o paciente em decúbito lateral esquerdo se possível, aspirando-se ar do átrio direito via cateter venoso central e com hemostasia o mais rapidamente possível. Outra complicação associada à cirurgia de fossa posterior é hipertensão acelerada. Sinais de hipertensão inesperada ou refratária merecem exame cuidadoso e um baixo limiar para realização de TC à procura de hemorragia pós-operatória. Outras complicações incluem hidrocefalia obstrutiva (por compressão do quarto ventrículo), herniação ascendente (por drenagem excessiva de LCR quando uma derivação ventricular externa está instalada), lesões de nervos cranianos, fístulas liquóricas e/ou pseudomeningocele devido à abertura dural.
- **Craniotomia para clipagem microcirúrgica de aneurisma roto:** outro capítulo específico sobre hemorragia subaracnóidea, Capítulo 159 descreverá estratégias para prevenção e tratamento de vasoespasmo e isquemia cerebral tardia.
- **Malformação arteriovenosa (MAV):** exige atenção especial para hemostasia, coagulação e controle pressórico. Analgesia e sedação devem manter o paciente bem acoplado à ventilação mecânica, evitando-se tosse e manobras de Valsalva, principalmente nos primeiros dias após a cirurgia. Crises convulsivas também podem ocorrer no pós-operatório e a profilaxia com anticonvulsivante deve ser utilizada, especialmente em pacientes que já apresentavam crises convulsivas antes da cirurgia.
- Mutismo transitório pode ocorrer com retração bilateral do giro do cíngulo ou do corpo caloso em alguns casos de cirurgias de fossa posterior, principalmente em crianças.

ENDARTERECTOMIA CAROTÍDEA

A necessidade de admissão em ambiente de UTI após endarterectomia é variável e depende das preferências do cirurgião, técnica cirúrgica e anestésica (local *versus* geral), apresentação clínica pré-operatória e comorbidades do paciente. As complicações médicas a serem monitorizadas incluem:

a) Arritmia cardíaca;
b) Isquemia miocárdica (complicações cardíacas podem ser mais comuns se o procedimento for realizado sob anestesia geral);
c) Comprometimento respiratório (edema de partes moles após a dissecção ou hematoma pós-operatório);
d) Convulsões;
e) Hipertensão (alteração de sensibilidade do seio carotídeo ou lesão dos barorreceptores do nervo de Hering, ramo do 9º par craniano);
f) Bradicardia (também por lesão do barorreceptor carotídeo).

COMPLICAÇÕES CIRÚRGICAS E NEUROLÓGICAS

ACIDENTE VASCULAR CEREBRAL ISQUÊMICO

As etiologias:

a) Embólico da superfície endarterectomizada;
b) Hemorrágico a partir de lesões de reperfusão (ver a seguir);
c) Oclusivo de reestenose da artéria carótida interna (causa mais comum de acidente vascular cerebral isquêmico AVCI) grave pós-operatório).

Caso o déficit seja observado logo após a cirurgia, o paciente deve ser levado imediatamente à cirurgia para reabordagem. Se ocorrer de forma tardia, procede-se à avaliação com exames de imagem (p. ex.: TC ou ressonância de crânio) e manejo de acordo com os achados. Opções de intervenções incluem reabordagem cirúrgica, anticoagulação, aumento da perfusão cerebral e reavaliação por meio de exames de imagem neurológicos frequentes.

HEMATOMA PÓS-OPERATÓRIO

Hemorragia venosa ou por ruptura da sutura arterial no sítio operatório são possíveis fontes hemorrágicas pós-endarterectomia. Em caso de suspeita de hemorragia arterial, o cirurgião e uma equipe dedicada a manejar as vias aéreas devem imediatamente ser consultados. Em geral, o paciente apresenta edema pulsátil, desvio de traqueia e desconforto respiratório. Se houver qualquer indício de comprometimento respiratório, este deve ser manejado mediante abertura da ferida operatória, seguida de intubação orotraqueal.

LESÃO DE NERVO CRANIANO

É a complicação mais comum após endarterectomia, com incidência de 8% a 10%.[10] Pares cranianos sob risco:

a) Hipoglosso (apresenta-se com desvio de língua, alteração na mastigação e déficits de deglutição);
b) Vago (rouquidão, diminuição do reflexo da tosse);
c) Nervo glossofaríngeo (disfagia, regurgitação nasal, hipertensão se o nervo Hering for danificado);
d) Nervo acessório (ombro caído);

e) Laríngeo recorrente (paralisia unilateral de corda vocal), nervo auricular magno e ramo mandibular do nervo facial (assimetria de lábio superior).

Essas lesões são, em geral, autolimitadas e melhoram espontaneamente.[10]

ROUQUIDÃO

Mais provável que decorra de edema de laringe pós-intubação do que de lesão do nervo laríngeo recorrente.

LESÃO DE REPERFUSÃO

Evento raro, possível quando da abertura de estenose de carótida de alto grau em paciente hipertenso – especialmente se houver oclusão da carótida contralateral. Esse restabelecimento abrupto do fluxo sanguíneo para uma região com autorregulação alterada pode levar à micro-hemorragias e hematomas intraparenquimatosos extensos. Os sintomas incluem rebaixamento do nível de consciência, dor ocular ipsilateral e cefaleia.[11]

PROCEDIMENTOS ENDOVASCULARES

Esta é uma área de enorme avanço nos últimos anos no manejo de pacientes com AVCI. As complicações específicas dos procedimentos endovasculares serão discutidas adiante e são agrupadas em complicações locais no acesso vascular e complicações neurológicas específicas.

COMPLICAÇÕES LOCAIS DO SÍTIO DA PUNÇÃO ARTERIAL

Em razão do efeito trombogênico dos cateteres utilizados nos procedimentos endovasculares, assim como o risco tromboembólico inerente às condições a serem tratadas (p. ex.: estenose carotídea), o uso de anticoagulação perioperatória é muito mais frequente nesses procedimentos em comparação a procedimentos cirúrgicos (p. ex.: endarterectomia carotídea), o que predispõe a complicações hemorrágicas. Complicações no sítio de punção (geralmente, artéria femoral) incluem fístulas arteriovenosas, sangramento local, formação de pseudoaneurisma e lesão do nervo femoral. Lesões nervosas e formação de pseudoaneurisma são emergências médicas e requerem intervenção imediata. Hipotensão em paciente submetido a um procedimento endovascular requer cuidadosa inspeção do sítio cirúrgico, clínica e por via de ultrassonografia, para detecção de sinais sugestivos de pseudoaneurisma, o que inclui averiguar pulsos distais, sinais de palidez em extremidades e massa pulsátil palpável no sítio de punção. Pseudoaneurisma pode levar à isquemia distal da perna, colocando o membro em risco de isquemia e amputação. Se o diagnóstico de pseudoaneurisma for confirmado, deve-se solicitar avaliação imediata de equipe de cirurgia vascular e aplicação local de pressão por tempo prolongado (pelo menos 30 minutos).

COMPLICAÇÕES NEUROLÓGICAS ESPECÍFICAS

O desenvolvimento de inchaço cerebral focal pode ocorrer após tratamento endovascular de aneurismas cerebrais e embolização de MAV. Complicações bem descritas dos procedimentos endovasculares incluem fenômenos tromboembólicos e trombo-oclusivos. Os cateteres utilizados nesses procedimentos podem romper placas ateroscleróticas causando microêmbolos, dissecar artérias ou gerar trombos em razão da trombogenicidade inerente desses cateteres. Outras possíveis fontes embolígenas incluem embolização de múltiplos microtrombos após trombectomia mecânica ou embolização da cola utilizada no tratamento de MAV. Na maioria das vezes esses êmbolos não são detectados no pós-operatório. Uma vez suspeito, sugere-se investigação com ressonância magnética associada à angiorressonância. Se o diagnóstico for confirmado por imagem, as opções de tratamento incluem anticoagulação, terapia endovascular adicional ou indução de hipertensão. Outras complicações desses procedimentos incluem dissecção arterial, trombose aguda e perfuração. Essas complicações são quase sempre observadas durante o procedimento. Para trombo agudo observado no procedimento, as opções de tratamento incluem a trombólise intra-arterial, trombectomia mecânica e uso de abciximab – um potente inibidor da glicoproteína IIb/IIIa e é bastante eficaz no manejo de eventos trombo-oclusivos que ocorrem durante procedimentos endovasculares. A implicação para o neurointensivista é que, devido à atividade potente antiplaquetária do abciximab, complicações hemorrágicas devem ser cuidadosamente monitorizadas.

OUTRAS COMPLICAÇÕES

É importante reconhecer o que pode acontecer durante a cirurgia para melhor gerenciar o paciente no pós-operatório. Muitas das complicações dependem em parte do decúbito utilizado e do tipo específico do procedimento. Alguns exemplos específicos incluem:

a) **Ocular:** edema periorbitário e/ou da conjuntiva e equimose são mais comuns em cirurgias em posição prona, durante abordagem pterional ou em craniotomias orbitozigomáticas. Neuropatia óptica isquêmica posterior ou oclusão da artéria central da retina também pode ocorrer (particularmente em associação a procedimentos prolongados). A paralisia do terceiro par craniano (oculomotor) ou anopsia pode resultar da manipulação da artéria comunicante posterior ou cirurgia da artéria carótida/oftálmica.

b) **A utilização de um dreno lombar:** pode causar hipotensão intracraniana ou hemorragia em sítio distante do local cirúrgico.

c) **Cirurgia cervical anterior:** inchaço local de partes moles pode provocar obstrução das vias aéreas ou alteração da deglutição.

PROFILAXIA DE CRISES EPILÉPTICAS

Pacientes submetidos à craniotomia para ressecção de tumores cerebrais estão propensos a crises epilépticas. Uma questão controversa em neurocirurgia é a prática comum de administração de profilaxia anticonvulsivante perioperatória a esses pacientes, apesar da escassez de dados na literatura. Os possíveis benefícios da profilaxia anticonvulsivante devem ser pesados com os potenciais efeitos adversos e interações com outros medicamentos, tais como agentes quimioterápicos e corticosteroides. Diversas metanálises foram publicadas sobre o tema, duas, de boa qualidade, concluíram que o tratamento profilático não melhora o controle das crises nesses pacientes e, portanto, essa estratégia não deve ser usada de rotina.[12-13]

PROFILAXIA ANTIMICROBIANA (TABELA 224.1)

Os procedimentos neurocirúrgicos são classificados em cinco categorias: limpos, limpos com corpo estranho, limpo-contaminado, contaminado e infectado. Fatores de risco para infecção pós-operatória incluem diabetes, procedimentos com duração prolongada (> 2 horas), inserção de corpo estranho, reoperação, cirurgia de emergência, presença de fístula liquórica, uso de monitor de pressão intracraniano ou derivação ventricular externa por mais de 5 dias e infecção prévia de incisão cirúrgica ou derivação ventrículo-peritoneal.[14]

CORTICOSTEROIDES (QUADRO 224.1)

- Utilizados rotineiramente em pacientes com tumores cerebrais para o controle do edema cerebral peritumoral. Enquanto o benefício do uso de corticosteroideterapia para o controle do edema é comum, o risco de efeitos adversos não pode ser desprezado. Embora significativos avanços no manejo dos tumores cerebrais primários e secundários ocorressem nas últimas décadas, o prognóstico de alguns tumores continua a ser muito reservado, em particular de glioblastomas multiformes (GBM). O uso cuidadoso e racional de corticosteroides, tentando-se minimizar sua toxicidade, é um dos meios de melhorar a qualidade de vida nesse grupo de pacientes. Apesar do uso generalizado em neuro-oncologia, há pouca evidência na literatura para a utilização ótima e segura de corticosteroideterapia nesse cenário específico.[15] O uso de antibioticoterapia profilática deve ser administrado com dose única intravenosa, iniciando-se 60 minutos antes do procedimento cirúrgico. No caso de utilização de vancomicina, a infusão da medicação deve ser iniciada 60 a 120 minutos antes da incisão para que a medicação atinja nível sérico adequado e diminua a possibilidade de reação relacionada com a infusão da droga.
- Procedimentos cirúrgicos prolongados (> 3 horas, ou aqueles em que haja grande perda sanguínea, ou pacientes com queimaduras extensas, doses intraoperató-

TABELA 224.1. Profilaxia antimicrobiana para procedimentos neurocirúrgicos em adultos.

Procedimento cirúrgico	Microrganismo característico	Antibiótico recomendado	Dose (intravenosa)	Intervalo
1. Craniotomia eletiva 2. Inserção de derivação ventricular externa ou interna	a. *Staphylococcus aureus* b. *S. epidermidis*	a. Cefazolina b. Vancomicina c. Clindamicina	< 120 kg: 2 g > 120 kg: 3 g 15 mg/kg (máx. 2 g) 900 mg	4-4h N/A 6-6h

Fonte: Bratzler e colaboradores, 2013.[14]
h: hora; máx.: máximo; N/A: não se aplica.

QUADRO 224.1. Corticosteroideterapia para controle de edema peritumoral.

1. **Escolha dos corticosteroides:** a dexametasona é o corticosteroide de escolha para o controle de edema cerebral associado a tumores cerebrais, tanto primários quanto secundários. A prednisolona pode ser indicada se ocorrer miopatia proximal grave associada ao uso de dexametasona ou com objetivo de facilitar o desmame lento de corticosteroideterapia no intervalo da dose fisiológica.
2. **Dose inicial:** a dose ótima inicial de dexametasona, que confere o maior benefício e a menor toxicidade, não é conhecida. Uma dose inicial de 16 mg/dia é comumente utilizada (4 mg a cada 6 horas).
3. **Duração:** os pacientes devem ser mantidos em corticosteroideterapia durante o menor tempo possível. Desmame precoce é o único meio para identificação de necessidade de manutenção de dose e tempo de terapia, minimizando o uso prolongamento desnecessário.
4. **Desmame:** deve ser feita uma tentativa de redução gradual em todos os pacientes. A antecipação do reaparecimento dos sintomas não deve impedir tentativas. A tentativa de desmame deve ser rápida nos primeiros 10 dias de tratamento (p. ex.: a cada 1 a 3 dias), porém mais lenta e gradual após (p. ex.: a cada 4 a 7 dias, e ainda mais lenta uma vez que doses fisiológicas são atingidas).
5. **Fase terminal:** a relação de benefício para a carga de corticosteroides durante a fase terminal será diferente entre os casos individuais e pode variar ao longo do tempo. É necessário rever essa relação com regularidade e aproximar-se de decisões individualmente, em paralelo com a comunicação sensível e aberta, dentro de um contexto multidisciplinar.

Fonte: Ryan e colaboradores, 2011.[15]

rias adicionais devem ser administradas em intervalos iguais a uma ou duas vezes a meia-vida da medicação.

- Profilaxia com vancomicina é indicada:
  a) Em hospitais em que *S. aureus* resistente à oxacilina (Oxa-R) ou *S. epidermidis* são causas frequentes de infecção de ferida operatória.
  b) Pacientes previamente colonizados com *S. aureus* resistente à oxacilina (Oxa-R).
  c) Alergia à penicilina ou cefalosporina.

REFERÊNCIAS BIBLIOGRÁFICAS

1. Ziai WC, Varelas PN, Zeger SL, Mirski MA, Ulatowski JA. Neurologic intensive care resource use after brain tumor surgery: an analysis of indications and alternative strategies. Crit Care Med. 2003;31(12):2782-7.
2. Martin DK, Singer PA, Bernstein M. Access to intensive care unit beds for neurosurgery patients: a qualitative case study. J Neurol Neurosurg Psychiatry. 2003;74(9):1299-303.
3. Dinsmore J. Anaesthesia for elective neurosurgery. Br J Anaesth. 2007;99(1):68-74.
4. Manninen PH, Raman SK, Boyle K, el-Beheiry H. Early postoperative complications following neurosurgical procedures. Can J Anaesth. 1999;46(1):7-14.
5. Fontes RBV, Smith AP, Muñoz LF, Byrne RW, Traynelis VC. Relevance of early head CT scans following neurosurgical procedures: an analysis of 892 intracranial procedures at Rush University Medical Center. J Neurosurg. 2014;121(2):307-12.
6. Taylor WA, Thomas NW, Wellings JA, Bell BA. Timing of postoperative intracranial hematoma development and implications for the best use of neurosurgical intensive care. J Neurosurg. 1995;82(1):48-50.
7. Zetterling M, Ronne-Engström E. High intraoperative blood loss may be a risk factor for postoperative hematoma. J Neurosurg Anesthesiol. 2004;16(2):151-5.
8. Basali A, Mascha EJ, Kalfas I, Schubert A. Relation between perioperative hypertension and intracranial hemorrhage after craniotomy. Anesthesiology. 2000;93(1):48-54.
9. Chernov MF, Ivanov PI. Urgent reoperation for major regional complications after removal of intracranial tumors: outcome and prognostic factors in 100 consecutive cases. Neurol Med Chir (Tokyo). 2007;47(6):243-9.
10. Cunningham EJ, Bond R, Mayberg MR, Warlow CP, Rothwell PM. Risk of persistent cranial nerve injury after carotid endarterectomy. J Neurosurg. 2004;101(3):445-8.
11. Dolan JG, Mushlin AI. Hypertension, vascular headaches, and seizures after carotid endarterectomy. Case report and therapeutic considerations. Arch Intern Med. 1984;144(7):1489-91.
12. Sirven JI, Wingerchuk DM, Drazkowski JF, Lyons MK, Zimmerman RS. Seizure prophylaxis in patients with brain tumors: a meta-analysis. Mayo Clin Proc. 2004;79(12):1489-94.
13. Tremont-Lukats IW, Ratilal BO, Armstrong T, Gilbert MR. Antiepileptic drugs for preventing seizures in people with brain tumors. Cochrane Database Syst Rev. 2008;(2):CD004424-CD004424.
14. Bratzler DW, Dellinger EP, Olsen KM, et al. Clinical practice guidelines for antimicrobial prophylaxis in surgery. Surg Infect. 2013;14(1):73-156.
15. Ryan R, Booth S, Price S. Corticosteroid-use in primary and secondary brain tumour patients: a review. J Neurooncol. 2011;106(3):449-59.

CAPÍTULO 225

PÓS-OPERATÓRIO DE CIRURGIA CARDÍACA E SUAS COMPLICAÇÕES

Marcos Knobel
Pedro Silvio Farsky
Walace de Souza Pimentel

DESTAQUES

- É essencial a implementação de protocolos no pós-operatório de cirurgia cardíaca, com rotina de exames e procedimentos e atuação multidisciplinar efetiva.
- O diagnóstico e o tratamento das complicações no pós-operatório devem ser realizados o mais precocemente possível.
- As complicações mais frequentes são insuficiência respiratória aguda, baixo débito cardíaco, hipertensão arterial, lesões neurológicas, sangramento excessivo, lesão renal aguda, infecções e complicações gastrintestinais.
- As causas mais frequentes de baixo débito cardíaco são pré-carga inadequada (hipovolemia), pós-carga excessiva, infarto agudo do miocárdio (IAM), falência ventricular esquerda e/ou direita, arritmias (bradi ou taquiarritmias) e complicações mecânicas.
- O diagnóstico de IAM consiste em aumento de 10 vezes o valor normal de marcadores cardíacos nas primeiras 48 horas após a cirurgia de revascularização miocárdica (CRM), associado a nova onda Q patológica, ou novo bloqueio de ramo esquerdo, ou nova oclusão de coronária nativa ou do enxerto documentada por angiografia, ou imagem evidenciando nova perda de miocárdio viável, ou nova alteração regional de parede.
- Sangramento em pós-operatório é relativamente comum, com incidência de hemorragia grave entre 3% e 5%, e geralmente apresenta causa multifatorial.
- Vários tipos de arritmias cardíacas podem ocorrer, sendo os mais comuns a fibrilação e o *flutter* atrial (até 50% dos pacientes).
- A síndrome vasoplégica é um choque distributivo secundário à agressão cirúrgica e ocorre em 5% a 8% das cirurgias cardíacas.

INTRODUÇÃO

A cirurgia cardíaca enfrenta novos desafios, operando pacientes mais idosos, com mais comorbidades e histórico de procedimentos cardíacos prévios, com pior função ventricular e leitos coronarianos mais comprometidos. Esta conjuntura impõe maior risco, com maior morbidade e mortalidade.[1] Ao mesmo tempo, o desenvolvimento de novas técnicas, como cirurgias minimamente invasivas, por vídeos, com acessos percutâneos, procedimentos híbridos ou mesmo cirurgia robótica, requer o desenvolvimento de novos métodos e novos protocolos. Os dispositivos de suporte ventricular, indicados como ponte para recuperação ou transplante cardíaco, sejam de inserção periférica ou central, são procedimentos cada vez mais frequentes em nosso meio, necessitando de equipe multiprofissional treinada, desde a indicação, passando pela implantação até a manutenção na terapia intensiva.

FISIOPATOLOGIA

A cirurgia cardíaca apresenta particularidades e frequentemente é realizada com o auxílio da circulação extracorpórea (CEC), parada cardiocirculatória total e hipotermia. O contato do sangue com uma superfície não endotelizada leva a uma ativação de vários dos componentes imunológicos, como macrófagos e polimorfonucleares, e liberação de mediadores bioquímicos, predispondo o paciente a uma resposta inflamatória sistêmica.

Os principais problemas em pacientes submetidos à circulação extracorpórea são:

- Disfunção miocárdica (ventrículo esquerdo e/ou direito)
- Síndrome vasoplégica
- Sangramento e coagulopatia
- Arritmias
- Embolia aérea
- Edema pulmonar não cardiogênico
- Distúrbios hidreletrolíticos
- Hiperglicemia
- Hipotermia
- Hemodiluição

PADRONIZAÇÃO DA ROTINA EM PÓS-OPERATÓRIO DE CIRURGIA CARDÍACA

Na admissão do paciente na UTI, a transferência de informações é essencial, assim como detalhes sobre o transoperatório e eventuais intercorrências, os balanços hídrico e sanguíneo, o tempo de perfusão e de clampeamento aórtico durante o ato cirúrgico, os antecedentes patológicos e a função ventricular prévia. Na avaliação clínica, deve-se realizar exame físico completo, observar o nível de consciência, o diâmetro pupilar, coloração das extremidades, a amplitude dos pulsos periféricos, além das auscultas cardíaca, pulmonar e do exame físico do abdome.

A monitorização padrão consta de:

- Ritmo cardíaco;
- Pressão arterial invasiva:
  - Pressão venosa central (PVC);
  - Parâmetros ventilatórios, como: modalidade ventilatória, frequência respiratória (FR), pressão inspiratória, pressão positiva no final da expiração (PEEP), fração inspirada de oxigênio (FiO_2);
  - Saturação periférica de O_2;
  - Diurese;
  - temperatura;
  - Drenos pleural e mediastinal.

Em alguns casos, se disponível, é necessária a monitorização da saturação venosa mista de oxigênio e do débito cardíaco, notadamente em pacientes com disfunção miocárdica ou síndrome de baixo débito cardíaco. Essa monitorização pode ser realizada de forma menos invasiva, por monitores de análise de contorno de pulso arterial ou pelo ecocardiograma. Em alguns casos mais graves pode ser necessária a monitorização com cateter de artéria pulmonar (cateter de Swan-Ganz).[2]

ROTINA DE EXAMES

- **Na admissão:** gasometria arterial, lactato arterial, gasometria venosa central, hemograma, Na, K, Ca ionizado, magnésio, ureia, creatinina, creatino quinase - fração MB (CKMB), troponina, tromboelastrograma (se este exame não for disponível no serviço, realizar relação normatizada internacional [RNI], tempo de tromboplastina parcialmente ativada [TTPa] e fibrinogênio), raios X de tórax e eletrocardiograma (ECG).
- **De 6 em 6 horas nas primeiras 24 horas:** gasometria arterial, lactato arterial, gasometria venosa central, hemoglobina (Hb), hematócrito (Ht), Na, K, Ca ionizado, magnésio, CKMB, troponina.
- **Diariamente:** gasometria arterial, lactato arterial, gasometria venosa central, hemograma, Na, K, Ca ionizado, magnésio, ureia, creatinina, CKMB, troponina, raios X de tórax e ECG.

CUIDADOS ESPECIAIS

Cânula endotraqueal

O paciente deve ser desentubado tão logo os parâmetros hemodinâmicos e ventilatórios estejam adequados, nível neurológico aceitável e sem sangramento excessivo. Isto pode ser realizado na sala cirúrgica, mas a anestesia deve ser realizada de forma a permitir este despertar precoce.

Sonda nasogástrica ou nasoentérica

Não utilizada rotineiramente, a não ser que o paciente apresente complicações na sua evolução, como distensão abdominal, suspeita de sangramento digestivo, ventilação mecânica prolongada ou complicações neurológicas com nível de consciência rebaixado, que necessite de nutrição enteral.

Cateter venoso central/cateter arterial

É rotina nos pacientes submetidos à cirurgia cardíaca.[3] Têm a função de fornecer, em tempo real e de forma constante, a pressão venosa central e a pressão arterial média, respectivamente.

Drenos mediastinal e pleural

Permitem escoamento do sangue das cavidades pleurais e pericárdicas. A drenagem diminui progressivamente e, geralmente, são retirados no segundo dia de pós-operatório, quando a drenagem estiver abaixo de 100 mL em 12 horas.

Nutrição

Em geral, o paciente fica em jejum até a extubação, sendo liberada dieta 6 horas após o procedimento. Inicialmente, libera-se dieta leve, adequada às peculiaridades do paciente (hipossódica, para diabetes etc.). No dia seguinte já pode ser liberada dieta geral. É importante oferecer, caso não haja contraindicação, dieta laxativa, já que é frequente a dificuldade para evacuar nos primeiros dias de pós-operatório.

Fisioterapia respiratória e motora

A fisioterapia é muito importante neste momento, tanto no suporte ventilatório como na mobilização precoce do paciente. A mais frequente complicação no pós-operatório de cirurgia cardíaca é a insuficiência respiratória, e a ventilação não invasiva é eficaz tanto no suporte ao paciente, enquanto o quadro de base é revertido, como na prevenção de falência respiratória. A mobilização precoce do paciente se faz necessária, desde que ele apresente estabilidade clínica. Propicia uma melhor recuperação e diminui complicações do imobilismo prolongado, como perda de força muscular, atelectasias e predisposição à trombose venosa profunda.

Psicologia

O apoio psicológico pode ser importante neste momento, em que a sensação de ameaça à vida e proximidade da morte, trazida pela doença de base e pela cirurgia, impõe aos pacientes e a seus familiares sofrimento e angústia. Este apoio pode ser estendido aos familiares mais próximos, com objetivo de acolhimento de todos.

Este acompanhamento se inicia no período pré-operatório, com orientações de toda a sequência de eventos no período perioperatório.

Fonoaudiologia

Pode ser indicada em casos de intubação orotraqueal prolongada ou em complicações neurológicas, para reintrodução da dieta com segurança.

Reconciliação medicamentosa

Deve ser realizada em 24 a 48 horas após a cirurgia, com a reintrodução das medicações de uso rotineiro dos pacientes, desde que possíveis e adequados, visando à segurança do paciente.

Controle glicêmico

É essencial o controle da glicemia capilar de todos os pacientes, com correção com insulina regular, se necessário. A meta desejável é de 120 a 180 mg/dL. Se ocorrer hiperglicemia persistente, com três glicemias capilares acima de 180 mg/dL, deve ser iniciada insulina regular endovenosa contínua. Neste caso, deve ser iniciado um aporte glicêmico contínuo (soro glicosado endovenoso) para evitar hipoglicemia e monitorização de glicemia capilar de hora em hora.[4]

Analgesia

Todo paciente submetido a procedimento cirúrgico deve receber analgesia adequada. A intensidade da dor pode variar de acordo com sensibilidade individual, sexo e raça, e esta individualidade precisa ser respeitada. Os analgésicos devem estar prescritos de horário nas primeiras 48 horas. Questionamentos regulares sobre presença e intensidade de dor devem ser realizados, registrados em prontuário e tratados adequadamente com analgésicos de maior potência, se for necessário, evitando desconfortos desnecessários.

Transfusões sanguíneas

A transfusão de concentrado de hemácias pode ser realizada objetivando concentração de hemoglobina entre 7,5 e 9 g/dL. Estudo recente comparou a indicação de transfusão sanguínea com valores menores que 9 g/dL vs 7 g/dL, não tendo encontrado diferenças na morbidade ou custos hospitalares.[5]

A transfusão de plasma fresco congelado, plaquetas e crioprecipitado deve ser realizada somente se houver sangramento excessivo e alteração nos exames de coagulação sanguínea. A reposição deve ser guiada preferencialmente pelo tromboelastrograma (que permite maior especificidade) ou pelo RNI, TTPa, fibrinogênio e pelas plaquetas.

Considerar o uso recente de antiagregantes plaquetários, como clopidogrel, ticagrelor e prasugrel, na indicação de transfusão de plaquetas.[6]

COMPLICAÇÕES PÓS OPERATÓRIAS

As complicações mais frequentemente encontradas são: insuficiência respiratória aguda, síndrome de baixo débito cardíaco, hipertensão arterial, lesões neurológicas, sangramento excessivo em sítio cirúrgico, lesão renal aguda, infecções e complicações gastrintestinais.

A prevenção destas complicações começa na avaliação pré-operatória, considerando-se como pacientes de maior risco aqueles com idade avançada, cirurgia de urgência ou emergência, disfunção ventricular esquerda, presença de angina instável ou infarto recente, insuficiência renal, doenças pulmonares, pior classe funcional no pré-operatório, reoperação, diabetes melito, arteropatia extracardíaca, endocardite e hipertensão arterial pulmonar.[6]

Baixo débito cardíaco

No pós-operatório, há várias razões para a ocorrência de baixo débito cardíaco, envolvendo desde desequilíbrios volêmicos até alterações mecânicas.[7] Nessas situações, deve-se considerar a função ventricular pré-operatória, o balanço hídrico e o sanguíneo do intraoperatório, o ritmo e a frequência cardíaca.

As causas mais frequentes de baixo débito cardíaco são:
- Pré-carga inadequada (hipovolemia)
- Pós-carga excessiva
- Infarto agudo do miocárdio
- Falência ventricular esquerda e/ou direita
- Arritmias (bradi ou taquiarritmias)
- Complicações mecânicas (oclusão de enxertos, refluxo protético, tamponamento cardíaco)

Em caso de ocorrência de baixo débito, deve ser realizada uma pesquisa etiológica, com objetivo de diferenciar as causas citadas anteriormente e guiar as condutas subsequentes. Devem ser realizados ECG, raios X de tórax, ecocardiograma e monitorização do débito cardíaco.

O ecocardiograma é um exame fundamental para o esclarecimento deste quadro. Ele pode mostrar graus diversos de disfunção do ventrículo esquerdo ou do direito, disfunção de prótese valvar, regurgitação valvar recém-instalada, sinais indiretos de hipertensão pulmonar e presença de derrame pericárdico, assim como estimar a sua repercussão hemodinâmica. Também pode revelar função ventricular normal em casos de baixo débito por síndrome vasoplégica. Inicialmente devem ser corrigidas a pré e a pós-carga, com reposição volêmica e vasodilatadores, se necessários. Após esta devida ação, se ainda persistir o baixo débito por falência de bomba, deve ser iniciado suporte inotrópico. Podem ser usados dobutamina, dopamina, adrenalina e os inibidores da fosfodiesterase (milrinone).

A monitorização deve ser contínua, até a estabilização do quadro clínico.

Infarto agudo do miocárdio

O IAM que ocorre associado ao procedimento cirúrgico de revascularização miocárdica (RM) é chamado de IAM tipo 5. Numerosos fatores contribuem para a elevação de marcadores cardíacos no perioperatório, denotando injúria cardíaca com necrose,[8] como trauma miocárdico direto de sutura ou manipulação do coração, isquemia global ou regional devido à inadequada proteção cardíaca, dissecção coronariana, eventos microvasculares associados à reperfusão ou devido a áreas que não são passíveis de serem revascularizadas. Os marcadores cardíacos tendem a se alterar mais em procedimentos onde ocorre troca valvar associada à RM e em cirurgias com CEC, quando comparados aos da cirurgia sem CEC.

O conceito de IAM tipo 5 consiste em aumento de 10 vezes o valor normal de marcadores cardíacos nas primeiras 48 horas após a CRM (para aqueles pacientes com valor normal de troponina no pré-operatório), associado a nova onda Q patológica ou novo bloqueio de ramo esquerdo, ou nova oclusão de coronária nativa ou do enxerto documentada por angiografia, ou imagem evidenciando nova perda de miocárdio viável, ou nova alteração regional de parede.[9]

No pós-operatório de CRM, ocorre IAM em 4% a 5% dos casos, devido a leito distal desfavorável, enxertos tecnicamente inadequados, embolias coronárias, embolia gasosa, espasmo da artéria mamária ou choque grave e prolongado. Esta intercorrência apresenta elevada prevalência de arritmias ventriculares e de baixo débito cardíaco, com aumento da mortalidade.

Assistência ventricular

Em casos mais graves, onde há falência ventricular esquerda, direita ou biventricular, que não responde às medidas clássicas, é possível a instalação de dispositivos de suporte ventricular. O balão de contrapulsação aórtico (BIA) é o mais utilizado; entre 14% e 28% dos BIA são utilizados após cirurgia cardíaca com CEC. Em casos mais graves, que não respondem à terapêutica padrão, outros dispositivos de suporte ventricular podem ser utilizados, como a oxigenação por membrana extracorpórea (ECMO) ou CentriMag, com ou sem membrana oxigenadora, dependendo do caso. Estes dispositivos já são uma realidade em nosso meio, mas necessitam de uma equipe treinada na sua implantação e manutenção na terapia intensiva. Eles podem ser instalados por canulação periférica ou central.

Arritmias cardíacas

Vários tipos de arritmias cardíacas podem ocorrer no pós-operatório de cirurgia cardíaca.

As mais comuns são as supraventriculares, como fibrilação e *flutter* atrial. Muitos fatores podem estar envolvidos com o surgimento dessas arritmias, como função ventricular, tamanho do átrio esquerdo, anemia, hipóxia, distúrbios hidreletrolíticos e uso de drogas vasoativas.[10] Na presença de arritmias, os fatores predisponentes devem ser corrigidos tão logo quanto possível. A fibrilação atrial ocorre entre 15% e 30% dos pacientes submetidos à revascularização do miocárdio e este número pode atingir até 50%, quando a cirurgia for valvar.[11] Existem vários estudos demonstrando que o uso de antiarrítmicos profiláticos, com amiodarona e betabloqueadores, reduz de maneira significativa a ocorrência de fibrilação atrial no pós-operatório. A primeira conduta é o controle de frequência cardíaca e posterior reversão para ritmo sinusal. Nos casos de *flutter* atrial, o tratamento de eleição é a cardioversão elétrica, já que esta arritmia dificilmente é revertida com a terapia medicamentosa. Caso ocorra reversão para o ritmo sinusal, as medicações devem ser continuadas por um período variável entre 15 dias e 3 meses.

As arritmias ventriculares, principalmente as extrassístoles, são muito frequentes nas primeiras 24 horas de pós-operatório, devendo ser medicadas somente se causarem repercussão clínica. Nas arritmias ventriculares mais complexas, utiliza-se geralmente amiodarona endovenosa.

Bradiarritmias são frequentes após cirurgias de troca valvar, geralmente secundária à lesão direta ou edema local. Se a bradicardia é sintomática, o marca-passo temporário está indicado. Em alguns casos pode ser necessário o marca-passo definitivo.

Síndrome vasoplégica

A síndrome vasoplégica é um choque distributivo secundário à agressão cirúrgica, que se caracteriza por resistência vascular sistêmica baixa e débito cardíaco tipicamente aumentado. Notadamente relacionado à CEC, mas também presente em menor incidência em cirurgias sem este suporte, apresenta-se em torno de 5% a 8% dos procedimentos, com maior frequência em miocardiopatias (fração de ejeção menor que 35%), prolongado tempo de anóxia, sexo masculino e uso prévio de inibidor da enzima conversora de angiotensina (IECA).[12] Pacientes que desenvolvem esta síndrome apresentam maior sangramento, lesão renal, hepática e neurológica e falência respiratória. A terapêutica de eleição é droga vasopressora (noradrenalina), geralmente em baixas doses. Estudos pequenos indicam a eficácia do azul de metileno em diminuir o tempo de choque.

Crise hipertensiva

A hipertensão arterial é uma ocorrência frequente, ocasionando aumento da pós-carga do ventrículo esquerdo e consequente baixo débito cardíaco. Geralmente ocorre em decorrência da hipotermia no intraoperatório, da superficialização anestésica e da ativação do sistema nervoso autônomo simpático. É importante o controle da pressão arterial com a finalidade de manter o débito cardíaco adequado e diminuir os riscos de hemorragia em locais de anastomoses cirúrgicas, dissecção ou ruptura aórtica. A droga de escolha para a situação de emergência hipertensiva é o nitroprussiato de sódio. As crises hipertensivas são mais comuns após alguns tipos de cirurgia, como coarctação de aorta, persistência de canal arterial e aneurismas de aorta, e em pacientes previamente hipertensos.

Pericardite e síndrome pós-pericardiotomia

Seu diagnóstico é realizado pela presença de dor torácica, que se acentua quando da inspiração profunda ou com a inclinação anterior do tórax. Sempre deve ser diferenciada da dor de isquemia miocárdica e da dor característica da incisão cirúrgica. São frequentes os achados de atrito pericárdico na ausculta e o aparecimento de hipertermia. Geralmente, aparece entre o 4º e o 10º dia de pós-operatório. O tratamento com anti-inflamatórios não hormonais geralmente é eficaz. Casos com derrame pericárdico persistente ao controle ecocardiográfico podem necessitar de corticosteroides. É excepcional a evolução para tamponamento cardíaco.

A síndrome pós-pericardiotomia normalmente ocorre de 2 a 8 semanas após a cirurgia, apresentando sintomas, como febre, dor precordial à inspiração, taquicardia e arritmias atriais, além de leucocitose às custas de linfocitose ou leucopenia e provas inflamatórias aumentadas (velocidade de hemossedimentação [VHS] e reação em cadeia da polimerase [PCR]). Após excluir processos infecciosos, o tratamento é semelhante, e a evolução é habitualmente benigna.

Tamponamento cardíaco

É uma complicação infrequente no pós-operatório de cirurgia cardíaca. É importante que o diagnóstico seja rápido com drenagem pericárdica imediata. O tamponamento deve ser suspeitado quando pacientes estáveis, do ponto de vista hemodinâmico, deterioram e passam a evoluir com hipotensão, principalmente se concomitantemente ocorrer redução súbita da drenagem pericárdica. O período que se segue a retiradas do dreno pericárdico e dos fios de marca-passo é especialmente vulnerável ao desenvolvimento desta complicação. Clinicamente, ocorrem estase jugular, pulsos finos, má perfusão periférica, obnubilação, oligúria e, às vezes, hepatomegalia e estertores pulmonares. Se houver monitorização da pressão arterial invasiva, pode-se observar pulso paradoxal. A radiografia à beira do leito pode revelar alargamento do mediastino. Quando há suspeita clínica, o ecocardiograma pode demonstrar a presença de derrame pericárdico importante, colabamento das cavidades direitas, caracterizando tamponamento cardíaco e dificuldade de esvaziamento das válvulas atrioventriculares para as cavidades ventriculares na análise da curva do Doppler. Os pacientes com monitorização com cateter de Swan-Ganz apresentam diminuição do índice cardíaco com equalização das pressões de enchimento. O tratamento consiste na drenagem pericárdica imediata ou em casos mais críticos na toracotomia de urgência.

COMPLICAÇÕES RESPIRATÓRIAS

São as complicações mais frequentes no pós-operatório de cirurgia cardíaca, sendo uma importante causa de morbidade.

As atelectasias ocorrem com frequência no pós-operatório de cirurgia cardíaca, chegando até 70% dos casos, podendo ser imperceptíveis à radiografia de tórax ou com grande expressão radiológica e repercussão clínica. Para a profilaxia e tratamento desta complicação, recomenda-se fisioterapia respiratória, mobilização precoce no leito, além de analgesia eficaz, permitindo assim respiração e tosse eficaz pelo paciente.

O derrame pleural é frequente, sendo secundário à própria cirurgia, principalmente quando se usa enxerto de artéria mamária. Na maioria dos casos, o derrame é reabsorvido, devendo somente ser drenado em casos de comprometimento da função pulmonar.

A pneumonia ocorre entre 3% e 5% dos pacientes. Os maiores fatores de risco são a doença pulmonar obstrutiva crônica, tabagismo e idade avançada.

Pacientes portadores de hipertensão pulmonar no pré-operatório, notadamente devido à cardiopatia congênita ou estrutural, podem ter seu quadro agravado pelas complicações pulmonares, como pneumonia e atelectasia, causando piora da própria hipertensão pulmonar, da hipoxemia, da função do ventrículo direito e queda do débito cardíaco.

Outras complicações incluem diminuição da complacência torácica, dificuldade de desmame ventilatório, pneumotórax, paralisia diafragmática (por lesão no nervo frênico) e embolia pulmonar.[13] Também podem ocorrer lesão pulmonar aguda e síndrome do desconforto respiratório agudo, que apesar de raras (menos que 2%) apresentam mortalidade elevada.

Sangramento

Sangramento em pós-operatório é relativamente comum, com incidência de hemorragia grave (requerendo mais de 10 unidades de concentrado de hemácias) entre 3% e 5%. Geralmente apresentam causa multifatorial, como hemostasia cirúrgica incompleta, efeito residual de heparina, depleção dos fatores de coagulação, hipotermia, hipertensão arterial, hemodiluição (coagulopatia dilucional) e alterações plaquetárias, tanto em função plaquetária quanto plaquetopenia.[5] A incidência de hemorragia é maior naquelas em que a CEC foi empregada, provavelmente devido à alteração na função e no número de plaquetas e em certos tipos de cirurgias, como correção de aneurismas de aorta.

A avaliação neste cenário necessita de exames que indiquem onde se encontra o déficit do fator de coagulação, com o objetivo de diferenciar aqueles pacientes em que o tratamento é clínico daqueles que necessitam imediata intervenção cirúrgica. São indicadas a realização do coagulograma (no mínimo TTPa, RNI, fibrinogênio e plaquetas) e preferencialmente a tromboelastografia, se disponível no serviço. Este último permite uma reposição mais precisa dos fatores de coagulação, evitando transfusões desnecessárias.

A base para o tratamento ainda são o plasma fresco congelado e o concentrado de plaquetas, com o objetivo de correção do déficit específico, além do concentrado de hemácias se houver queda acentuada da hemoglobina/hematócrito. Já existem opções como complexo protrombínico humano (reposição de fatores II, IX e X e pouco do fator VII) e concentrado de fator VII ativado recombinante, este último indicado em casos de sangramento intratável, não responsivo às medidas clássicas. Contudo, seu uso deve ser ponderado, devido a um potencial risco trombótico. Se a causa da hemorragia for de correção cirúrgica, esta deve ser realizada imediatamente.

COMPLICAÇÕES NEUROLÓGICAS

A incidência de intercorrências neurológicas é de 2% a 6%, com aumento progressivo em pacientes idosos.[14] Podem ocorrer dois tipos de complicações, a primeira com lesão focal (p. ex.: AVC) ou a segunda com deterioração intelectual, déficit de memória ou convulsão. Dano neurológico grave é raro após cirurgia cardíaca. Sua ocorrência habitualmente decorre de deslocamento de placa da aorta quando do pinçamento aórtico, embolia gasosa, deslocamento de trombo de cavidades esquerdas, hipotensão prolongada no intraoperatório ou hemorragia grave.[15] Pacientes idosos, com aterosclerose difusa, diabéticos e com envolvimento sintomático de carótidas constituem população de alto risco. Eventos neurológicos podem contribuir para o retardo na extubação do paciente, com maior risco de complicações infecciosas e respiratórias, trazendo aumento de mortalidade. Apesar de o reconhecimento precoce ser importante, o tratamento destas complicações geralmente inclui apenas medidas de suporte.

Complicações infecciosas

A prevalência de infecções hospitalares no pós-operatório de cirurgia cardíaca gira em torno de 3% a 5%, sendo as mais comuns as infecções respiratórias, de pele, urinárias e mais raramente de esterno.[16,17] Muitos são os fatores de risco para o desenvolvimento de infecções na fase pós-operatória, entre eles: doença pulmonar obstrutiva crônica, idade avançada, internação prolongada, intubação orotraqueal prolongada, reoperações, sangramentos, diabetes melito, obesidade e uso das duas artérias mamárias relacionando-se à infecção de esterno.[18]

Lesão renal aguda

Lesão renal aguda (definida como aumento de 50% na creatinina) ocorre em 30% dos pacientes submetidos à cirurgia cardíaca, mas apenas 1% a 5% requerem métodos dialíticos, sendo a piora da função renal associada ao aumento de mortalidade.[18] Os principais fatores de risco para o desenvolvimento de lesão renal incluem baixo débito cardíaco, instabilidade hemodinâmica, doença vascular avançada, déficit de função renal prévia, tempo de CEC prolongado e uso de contrastes em curto período antes do procedimento.

O tratamento consiste em manter as condições hemodinâmicas estáveis, evitar drogas nefrotóxicas, uso de diuréticos endovenosos em casos de congestão e, se necessário, a realização de procedimento dialítico, geralmente em casos de uremia, hipervolemia ou alterações hidreletrolíticas.

COMPLICAÇÕES GASTRINTESTINAIS

Representam incidência de 1% a 2% no pós-operatório de cirurgia cardíaca, mas provocando aumento da mortalidade global para 15,2%.[19] As principais complicações observadas são: íleoparalítico, hemorragia digestiva alta, perfuração de úlcera gastroduodenal, colecistite aguda calculosa e acalculosa, disfunção hepática e isquemia mesentérica, sendo necessária a intervenção cirúrgica abdominal em 21,2% delas.

Os fatores de risco para complicações abdominais incluem história de úlcera péptica, idade avançada, déficit de função cardíaca, uso de BIA no pré-operatório, prolongado tempo de CEC, baixo débito cardíaco e tempo prolongado de ventilação mecânica.

REFERÊNCIAS BIBLIOGRÁFICAS

1. Hillis LD, Smith PK, Anderson JL, Bittl JA, Bridges CR, Byrne JG, et al. 2011 ACCF/AHA Guideline for coronary artery bypass graft surgery a report of the american college of cardiology foundation/american heart association task force on practice guidelines. Circulation. 2011;124:e652-e735.
2. Wiedeman HP, Matthay MA, Matthay RA. Cardiovascular-pulmonary monitoring in the intensive care unit. Chest. 1984;85:656-68.
3. Weisel RD, Burns RJ, Baird RJ, Hilton JD, Ivanov J, Mickle DA, et al. Optimal postoperative volume loading. J Thorac Cardiovasc Surg. 1983;85:552-63.4.
4. Doenst T, Wijeysundera D, Karkouti K, Zechner C, Maganti M, Rao V, et al. Hyperglycemia during cardiopulmonary bypass is an independent risk factor for mortality in patients undergoing cardiac surgery. J Thorac Cardiovasc Surg. 2005;130(4):1144.
5. Cannon CP, Mehta SR, Aranki SF. Balancing the benefit and risk of oral antiplatelet agents in coronary artery bypass surgery. Ann Thorac Surg. 2005;80:768.
6. Murphy GV, Pike K, Rogers CA. Liberal or restrictive transfusion after cardiac surgery. N Engl J Med. 2015;372:997-1008.
7. Disesa VJ. The rational selection of inotropic drugs in cardiac surgery. J Cardiac Surg. 1987;2:385-406.
8. Baggish AL, MacGillivray TE, Hoffman W, Newell JB, Lewandrowski KB, Lee-Lewandroski E, et al. Postoperative troponin-T predicts prolonged intensive care unit length of stay following cardiac surgery. Crit Care Med. 2004;32(9):1866-71.
9. Thygesen K, Alpert JS, Jaffe AS, Simoons ML, Chaitman BR, White HD, et al. ESC/ACCF/AHA/WHF Expert Consensus Document. Third universal definition of myocardial infarction. Circulation. 2012;126:2020-35.
10. Hogue CW Jr, Creswell LL, Gutterman DD, Fleisher LA. American College of Chest Physicians. Epidemiology, mechanisms, and risks: American College of Chest Physicians guidelines for the prevention and management of postoperative atrial fibrillation after cardiac surgery. Chest. 2005;128(2 Suppl):9S-16S.
11. Villareal RP, Hariharan R, Liu BC, Kar B, Lee VV, Elayda M, et al. Postoperative atrial fibrillation and mortality after coronary artery bypass surgery. J Am Coll Cardiol. 2004;43:742.
12. Gomes WJ, Erlichman MR, Knobel M, Batista-Filho ML, Almeida DR, Carvalho AC, et al. Vasoplegic syndrome after off-pump coronary artery bypass surgery. Eur J Cardiothorac Surg. 2003;23:165-9.
13. Goldhaber SZ, Schoepf UJ. Pulmonary embolism after coronary artery bypass grafting. Circulation. 2004;109:2712.
14. Gardner TJ, Horneffer PJ, Manolio TA, Pearson TA, Gott VL, Baumgartnrer WA, et al. Stroke following coronary artery bypass grafting: a ten year study. Ann Thorac Surg. 1985;40:574-81.
15. Iqbal J, Ghaffar A, Shahbaz AJ, Abid AR. Stroke after coronary artery bypass surgery with and without cardiopulmonary bypass. J Ayub Med Coll Abbottabad. 2014 Apr-Jun;26(2):123-8.
16. Pien FD, Ho PWL, Ferguson DJG. Fever and infection after cardiac operation. Ann Thorac Surg. 1982;33:382-4.
17. Fowler VG Jr, O'Brien SM, Muhlbaier LH, Corey GR, Ferguson TB, Peterson ED. Clinical predictors of major infections after cardiac surgery. Circulation. 2005;30;112(9 Suppl):I358-65.
18. Trouillet JL, Vuagnat A, Combes A, Bors V, Chastre J, Gandjbakhch I, et al. Acute poststernotomy mediastinitis managed with debridement and closed-drainage aspiration: factors associated with death in the intensive care unit. J Thorac Cardiovasc Surg. 2005;129:518.
19. Bahar I, Akgul A, Ozatik MA, Vural KM, Demirbag AE, Boran M, et al. Acute renal failure following open heart surgery: risk factors and prognosis. Perfusion. 2005;20(6):317-22.

CAPÍTULO 226

PÓS-OPERATÓRIO E COMPLICAÇÕES NA CIRURGIA DA AORTA E DA CARÓTIDA

Sergio Kuzniec
Guilherme Linhares Bub

DESTAQUES

- A recuperação pós-operatória imediata de endarterectomia ou *stent* carotídeo deve ser feita em unidade de terapia intensiva para o controle hemodinâmico rigoroso, pois são frequentes as oscilações pressóricas intensas.
- O acidente vascular cerebral e o infarto agudo do miocárdio são as complicações mais frequentes da revascularização carotídea.
- O prognóstico da síndrome de hiperperfusão cerebral com hemorragia intracraniana é ruim; o controle pressórico reduz o risco de hiperfluxo.
- As imperfeições técnicas podem provocar isquemia cerebral; a revisão cirúrgica ou a endovascular imediata têm chance de reverter ou reduzir as sequelas.
- A correção cirúrgica dos aneurismas ou da obstrução arterial crônica do território aortoilíaco é sempre considerada de alto risco.
- O infarto agudo do miocárdio (IAM) é a complicação isolada mais relacionada com a mortalidade precoce e tardia, após a cirurgia de aorta.
- A manutenção da temperatura corpórea durante a cirurgia de aorta é importante para prevenir a coagulopatia, promover a extubação precoce e a manutenção do metabolismo basal.
- Os pacientes que desenvolvem insuficiência renal apresentam aumento significativo na mortalidade em 30 dias.

CIRURGIA DA CARÓTIDA
INTRODUÇÃO

A doença obstrutiva carotídea extracraniana é causa de significativa porção dos acidentes vasculares cerebrais (AVC), e muitos de seus portadores serão submetidos a procedimentos invasivos para tratar as estenoses. A endarterectomia carotídea e a angioplastia com stent são os tratamentos mais empregados nesse contexto.

Certas situações aumentam a possibilidade de complicações para cada um dos métodos. O tratamento endovascular, com passagem de dispositivos pelo lúmen da artéria, tem risco inerente de embolização reduzido e tornado aceitável por métodos de proteção embólica (filtros ou dispositivo de reversão temporária de fluxo carotídeo). As configurações tortuosas do arco e de ramos aórticos, as obstruções e as calcificações de trajeto, o formato e o conteúdo complexo das placas ateroscleróticas dificultam ou contraindicam a angioplastia carotídea. A radioterapia, a operação cervical radical prévia, a paralisia do nervo laríngeo recorrente contralateral, as placas ateroscleróticas com extensão intracraniana ou a condição clínica precária vão contra a endarterectomia.[1]

Após as intervenções espera-se haver recuperação pós-operatória com alguns efeitos previstos e a vigilância para identificar as complicações.

PÓS-OPERATÓRIO

A endarterectomia da bifurcação carotídea é feita por cervicotomia com secção e afastamento de músculos locais, com pouco efeito na recuperação. A dissecção dos vasos cervicais implica cuidados com nervos cranianos regionais, veias e troncos linfáticos, e na manipulação do bulbo carotídeo. A reconstrução da carótida com remendo ou endarterectomia por eversão são preferíveis à sutura primária, por reduzir as complicações precoces e tardias. A pressão arterial invasiva, a sondagem vesical e o cateter venoso central são convenientes para o melhor controle intra e pós-operatório. O risco de sangramento é razão para instalar dreno antes do fechamento da incisão e da cobertura com curativo. Seja a anestesia geral ou locorregional, o paciente deverá ser acordado ao término da cirurgia para se avaliar eventuais novos déficits neurológicos. Não havendo complicações do ato, o paciente é encaminhado para a recuperação em unidade de vigilância hemodinâmica constante, com possibilidade de instalação de drogas vasoativas.[1-3]

A dieta é reintroduzida quando há segurança de não haver sangramento relevante ou instabilidade hemodinâmica. O dreno cervical com baixo volume recuperado é retirado no dia seguinte, assim como a sonda vesical e os cateteres arterial e venoso, desde que não sejam necessários. Assim que possível, o paciente é mobilizado do leito e estimulado a deambular. Os analgésicos simples costumam ser suficientes para garantir conforto nessa fase. O ácido acetilsalicílico em dose antiagregante (clopidogrel como opção, mas não associado ao ácido acetilsalicílico) e estatina são reiniciados o quanto antes.[1-4] A incisão é mantida coberta com curativo por 24 a 48 horas. Com evolução favorável, no segundo dia, após a operação, a alta hospitalar poderá ser cogitada.

A angioplastia com stent é feita geralmente por punção da artéria femoral na região inguinal, raramente sendo usado o acesso transcervical (por dissecção ou punção) ou o acesso por artéria de membro superior.[1,5] Idealmente, deve ser realizada em sala de angiografia com ambiente estéril e possibilidade de realizar operações abertas, como as salas híbridas.[5] O material endovascular específico deve estar disponível e verificado, ressaltando a recomendação de uso de dispositivo de proteção embólica para reduzir o risco de embolização cerebral.[1-2] Normalmente, não há incisão, mas há anticoagulação com heparina durante o procedimento. Os riscos e cuidados com o local de acesso implicam repouso absoluto por no mínimo 6 horas após a retirada dos dispositivos. Similar à endarterectomia deve-se ter o paciente acordado para avaliação neurológica e, após, recuperação em unidade com vigilância hemodinâmica como na endarterectomia. A dupla antiagregação plaquetária (preferencialmente clopidogrel e ácido acetilsalicílico) e a estatina são ministradas assim que possível.[1-2,4] Não havendo eventos desfavoráveis, após 24 horas a alta hospitalar pode ser aventada.

COMPLICAÇÕES

A taxa de complicações graves (AVC, infarto agudo do miocárdio – IAM – ou óbito) em quatro anos observada no estudo multicêntrico Carotid Revascularization Endarterectomy versus Stenting Trial (CREST) foi similar entre os dois métodos, 7,2% na angioplastia com stent e 6,8% na endarterectomia.[6] No entanto, o índice de AVC ou óbito foi significativamente maior no grupo tratado com stent (6,4%) do que no grupo tratado com endarterectomia (4,7%). Em pacientes com doença carotídea sintomática esse índice foi ligeiramente maior do que nos assintomáticos (8,0% stent e 6,4% endarterectomia nos sintomáticos e 4,5% e 2,7%, nos assintomáticos). No período periprocedimento a incidência de eventos finais foi similar (5,2% para stent e 4,5% para endarterectomia), porém houve mais AVC no grupo tratado por angioplastia com stent e mais IAM no grupo tratado por endarterectomia. Após esse período inicial, a incidência de AVC ipsilateral em longo prazo foi baixa para ambos os métodos (2,0% e 2,4%, respectivamente). Esse estudo consagrou a segurança técnica dos dois procedimentos, pois ambos tiveram resultados superiores aos estudos mais antigos.[6]

Cerca de um terço das complicações perioperatórias pode ocorrer após a alta hospitalar. A análise até 30 dias após a endarterectomia de mais de 35.000 pacientes operados nos EUA, entre 2005 e 2010, mostrou 2,9% de eventos graves (AVC, morte ou eventos cardíacos), sendo 38% desses eventos ocorridos após a internação, particularmente em mulheres, em pacientes renais crônicos ou com doença pulmonar obstrutiva crônica.[7]

Acidente vascular cerebral (AVC)

A ocorrência de AVC no pós-operatório da cirurgia de carótida deve-se a diferentes possibilidades: a isquemia durante o pinçamento carotídeo, trombose e embolia pós-operatórios, hemorragia intracerebral, AVC de outros mecanismos associados à cirurgia e AVC não relacionados com a artéria reconstruída.[8]

A isquemia durante o pinçamento da carótida ocorre quando a circulação colateral não é suficiente para manter a perfusão cerebral de áreas dependentes da artéria momentaneamente fechada. Nessas situações, o uso de derivação temporária do fluxo (shunt) pode prevenir o AVC. No entanto, a própria colocação do shunt é passível de dificuldades técnicas que podem gerar isquemia ou microembolização. Hipotensão, bradicardia e obstrução da carótida contralateral aumentam a possibilidade de isquemia.[8]

As imperfeições técnicas levam à formação de trombos na área de reconstrução arterial. A trombose precoce com obstrução da carótida pode ocorrer ainda na sala cirúrgica ou nas primeiras horas de pós-operatório, manifestando-se como déficit neurológico agudo. Implica avaliação urgente por ultrassom Doppler ou tomografia. Caso se demonstre trombose na área de endarterectomia, resultado duvidoso ou os exames de imagem não estejam disponíveis, indica-se a reoperação imediata.[2] Tenta-se identificar e corrigir o possível defeito: lesão pelo pinçamento, acotovelamento, redundância, desnível no final da endarterectomia, estenose da arteriorrafia, superfície irregular na área de placa retirada ou formação de trombo em remendo sintético. Os AVC podem ocorrer por mecanismo embólico sem haver trombose da reconstrução, eventualmente por defeitos sutis, que podem ser fonte embolígena.[8]

Quando os exames demonstram fluxo normal na reconstrução, a tomografia do crânio ou a angiografia podem identificar a causa do AVC. Excluindo-se a hemorragia intracraniana pela tomografia, a anticoagulação pode ser instituída como primeira medida, até obter-se o diagnóstico definitivo.[2] A trombólise intracerebral guiada por cateteres pode ser útil para reversão do quadro neurológico.[3]

As complicações neurológicas do tratamento endovascular podem ocorrer e serem identificadas durante o procedimento. Estão relacionadas com as seguintes situações: trombose do stent, acotovelamento em extremidades do stent, dissecção arterial, embolização de trombos ou partículas da placa, embolia aérea, espasmo carotídeo, parada de fluxo por material preenchendo filtro ou hiperperfusão cerebral.[5]

As complicações podem ocorrer por falha dos dispositivos, ainda que seja um acontecimento infrequente. O mau posicionamento, a deformação do stent e a migração são raros, mas aumentam o risco de eventos neurológicos. Apesar de reduzir o ateroembolismo distal, os dispositivos de proteção embólica (filtros ou mecanismos de reversão de fluxo) são passíveis de falha, incluindo a impossibilidade técnica de colocação na posição almejada, a inadequação de calibre com a artéria e a isquemia por obstrução do fluxo sanguíneo, se houver saturação do filtro com material embólico.[9]

A trombose aguda do stent pode ser desastrosa, devendo ser tentada a restauração do fluxo por trombólise local ou conversão imediata do procedimento para endarterectomia.[2,5] O acotovelamento em extremidades do stent, se relevante, é tratado por colocação adicional de outro stent. Quando ocorre a dissecção arterial, as opções são a tentativa de aposição das camadas dissecadas com balão de angioplastia, a colocação de stent adicional ou a observação clínica, se a dissecção for mínima. Na embolização de trombos ou partículas da placa identificada no procedimento pode-se tentar a resolução por diferentes técnicas, como trombólise direta por microcateter, maceração do trombo, trombectomia por aspiração, captura por laço e administração de inibidor de glicoproteína IIb/IIIa. Pela variabilidade dos resultados, a prevenção ainda é a melhor opção para se evitar as possíveis graves consequências da embolização. A embolia aérea deve ser evitada, pois não tem tratamento específico. A maior parte dos espasmos carotídeos não requer tratamento; no entanto se for intenso a ponto de restringir o fluxo, usam-se vasodilatadores, como o nitrato. A parada de fluxo por material preenchendo filtro requer a retirada cuidadosa do dispositivo para recuperar o material embólico.[1,5]

Na angioplastia carotídea com stent a ocorrência de ataque isquêmico transitório (AIT) está entre 1% e 2%, enquanto o AVC com sinais clínicos ocorrem em cerca de 5,5% dos casos, sendo menos da metade considerados incapacitantes. As convulsões ocorrem, também, em menos de 1% dos casos de angioplastia, associadas principalmente a hipotensão.[9]

A análise com ressonância magnética cerebral mostra a possibilidade de lesões isquêmicas subclínicas após a endarterectomia ou stent, provavelmente causadas por microembolização.[9-10] Essas lesões podem ser únicas ou múltiplas, e numericamente mais frequentes na angioplastia com stent do que na endarterectomia.[10] A monitorização com Doppler transcraniano, capaz de diferenciar êmbolos sólidos de gasosos, flagra a microembolização em praticamente todos os procedimentos, seja endarterectomia, seja stent. No entanto, quanto mais microêmbolos sólidos e gasosos são registrados, maior a ocorrência de AVC ipsilateral ou lesão neural observada por ressonância magnética com imagem ponderada de difusão (Figura 226.1). Os pacientes submetidos à angioplastia têm maior quantidade de microembolização, tanto gasosa quanto sólida, do que os submetidos à endarterectomia.[11]

Infarto agudo do miocárdio (IAM) e eventos hemodinâmicos

É causa de 25% a 50% dos óbitos após a endarterectomia carotídea.[3] Este índice sugere ser alta prevalência de doença coronariana nos pacientes com estenose carotídea significati-

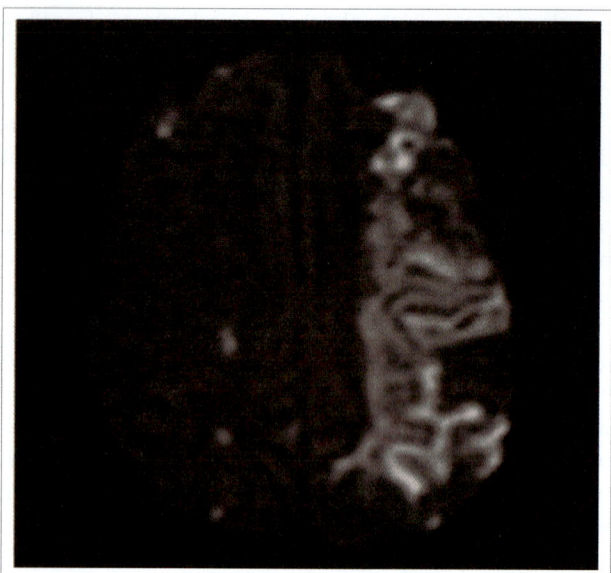

FIGURA 226.1. Imagem de ressonância magnética: AVC por embolização durante a passagem de dispositivo endovascular pelo arco aórtico.

va e mostra a natureza sistêmica da aterosclerose. Em geral, a taxa de IAM na angioplastia com *stent* é cerca de metade da taxa de endarterectomia, e em ambos a incidência de complicações cardíacas perioperatórias vem continuamente sendo reduzida, estando entre 0,8% e 2,3%, para endarterectomia, e 0,4% e 1,1%, na angioplastia com *stent*.[5-6,12]

A hipotensão e a bradicardia são frequentes após a angioplastia com *stent* carotídeo. A hipotensão ocorre em 19% a 51% dos casos após a instalação do *stent* e dilatação do vaso. Normalmente, é transitória e oligossintomática, mas em 3% a 4% dos casos pode perdurar por mais do que 24 horas. A bradicardia incide em até 62% dos casos sem uso de atropina profilática, e em até 37% dos casos em que a atropina é injetada antes da manipulação do bulbo. Após a endarterectomia, também é habitual a ocorrência de hipotensão, normalmente associada à bradicardia e, geralmente, proveniente de disfunção transitória dos barorreceptores.[3,5,13] São controlados com infusão endovenosa de coloides e uso de drogas vasoativas, com a maioria dos casos normalizando-se em até 24 horas.[3,5,13]

Por outro lado, a hipertensão pós-operatória é mais frequente na endarterectomia. É mais comum nos pacientes previamente hipertensos, principalmente naqueles mal controlados. É indicado o uso de nitroprussiato de sódio endovenoso para controle da hipertensão no pós-operatório imediato, pois é comum haver flutuações abruptas da pressão arterial. Se acontecer sofrimento miocárdico associado, usa-se vasodilatador coronariano como a nitroglicerina.[3,13]

Síndrome de hiperperfusão cerebral e hemorragia intracerebral

A síndrome de hiperperfusão cerebral é descrita como déficit neurológico agudo alguns dias após o procedimento carotídeo, precedido por forte cefaleia e associado a hipertensão grave. Pode ocorrer após a endarterectomia ou *stent* carotídeo, entretanto, é mais frequente e grave no procedimento endovascular.[5,14] Os sintomas podem variar desde cefaleia unilateral intensa a convulsões e déficit neural focal até a hemorragia intracerebral, na sua forma mais grave. A fisiopatologia exata dessa complicação é desconhecida, mas relaciona-se com o aumento de fluxo sanguíneo regional no cérebro, secundário à perda da autorregulação cerebrovascular, sendo aceito que o risco é maior após a correção de estenose carotídea grave com doença contralateral intensa.[3,15] A hipertensão arterial sistêmica é também considerada fator de risco; sendo assim, o controle pressórico rigoroso tende a reduzir a sua incidência. O objetivo é manter a pressão sistólica abaixo de 140 mmHg e a diastólica abaixo de 80 mmHg. Na suspeita de hiperperfusão cerebral, é desejável utilizar drogas que não aumentem o fluxo cerebral; os betabloqueadores e a clonidina são aconselháveis nesse contexto. Deve-se documentar a presença de hiperfluxo e a ausência de alterações isquêmicas. Não há consenso sobre o melhor método de avaliação do hiperfluxo, sendo relatados a eletroencefalografia, a tomografia, a angiografia, o Doppler transcraniano, o SPECT (tomografia computadorizada por emissão de fóton único) ou a ressonância magnética. Se o edema cerebral elevar de forma incontrolável a pressão intracraniana, preconiza-se a sedação e o uso de agentes osmóticos como o manitol; não se recomenda a profilaxia anticonvulsivante, mas convulsões devem ser tratadas ativamente.[15]

Evita-se o tratamento de estenoses carotídeas bilaterais simultaneamente ou em intervalos menores do que três meses entre cada lado para reduzir o risco de hiperperfusão e hemorragia cerebral.[3,15]

A síndrome de hiperperfusão cerebral é reportada de forma variável, entre 0,2% e 18,9% dos pacientes.[15] Já a incidência de hemorragia intracerebral situa-se entre 0,2% e 0,7% dos casos de revascularização carotídea sendo, após angioplastia com *stent*, podendo ser seis vezes maior do que na endarterectomia.[14,16] Após *stent* o aparecimento dos sintomas ou a hemorragia são mais precoces, até 36 horas após o procedimento, enquanto na endarterectomia o pico de ocorrência é no sexto dia de pós-operatório.[14-15]

O prognóstico da síndrome de hiperperfusão cerebral na sua forma mais devastadora, a hemorragia intracerebral, é ruim: até 50% vão a óbito e 30% ficam com sequelas neurais.[15]

Lesão de nervos cranianos

A lesão de nervos cranianos é observada em 4,7% a 20% das endarterectomias carotídeas. Pela posição anatômica, os nervos com possibilidade de serem atingidos são: hipoglosso, vago, laríngeo recorrente, laríngeo superior, mandibular marginal, facial, glossofaríngeo, acessório e trigêmeo, além de nervos cutâneos sensoriais. Essas lesões são associadas à ocorrência de hematomas, dissecções extensas ou demoradas e reoperações em áreas fibróticas. Em geral, a disfunção neural é passageira e pouco incapacitante. No entanto, pela sua frequência e pela possibilidade de perdurar por semanas ou meses, os pacientes devem ser avisados desse risco. Além disso, quando é programada a operação contralateral no futuro, a possibilidade de lesão bilateral de algum par craniano pode gerar incapacidade grave de respiração ou deglutição, com ocasional necessidade de traqueostomia ou alimentação por sonda nasoenteral.[3,17]

O nervo mais amiúde atingido é o hipoglosso, seu trauma leva a desvio ipsilateral e protrusão da língua. A disfunção do nervo laríngeo recorrente, frequentemente gerada por lesão no nervo vago, provoca paralisia da corda vocal ipsilateral, manifestando-se por rouquidão e perda da efetividade do mecanismo de tosse. Os pacientes previamente submetidos à operação tireoidiana, paratireoidiana ou carotídea contralateral à nova operação carotídea, com qualquer suspeita de lesão desse nervo, devem ter suas cordas vocais examinadas antes, pois o risco de paralisia bilateral das cordas vocais pode provocar a obstrução das vias aéreas no pós-operatório. O ramo mandibular marginal do nervo facial sofre por pressão excessiva de afastadores cirúrgicos na região do ângulo da mandíbula, levando a queda do lábio inferior ipsilateral. A disfunção do nervo laríngeo superior é mais sutil, com comprometimento da modulação da voz em escalas mais agudas, fadiga da voz e dificuldade leve de deglutição. Raramente atingidos por causa da sua posição, o glossofaríngeo inerva a laringe e sua lesão pode provocar desde disfasia leve até aspirações recorrentes, e o nervo espinhal acessório ferido gera fraqueza do músculo trapézio.[3,17]

Sangramento e hematoma

É complicação especialmente temida em operações cervicais pela possibilidade de obstrução de vias aéreas. Ocorre em 0,7% a 6,1% das operações, sendo relevante em cerca de metade dos casos.[3,17] O sangramento intenso (pelo dreno cervical ou exteriorizado) ou a formação de hematoma expansivo são indicações de reexploração cirúrgica imediata. A reversão da atividade anticoagulante da heparina por protamina, ao final da operação, previne sangramentos difusos de pequenos vasos, que podem ser destamponados por movimentação ou reflexo de tosse. Há discussão se o uso de protamina eleva o risco de AVC; as evidências mostram que não há aumento do risco isquêmico cerebral, mas há menos hemorragias graves.[3,18-19]

Na angioplastia com *stent*, o local de punção arterial na região inguinal pode gerar sangramento com necessidade de transfusão em 2% a 3% dos casos. Há a possibilidade de hemorragia para o retroperitônio, formação de pseudoaneurisma expansivo ou fístula arteriovenosa, além de complicações obstrutivas (trombose ou dissecção arterial) com isquemia do membro. São complicações graves com necessidade de intervenção cirúrgica imediata.[5]

Infecção

A endarterectomia carotídea raramente cursa com infecção, graças ao abundante suprimento vascular do pescoço. Esse risco é maior, se houver radioterapia cervical prévia, causando alguma dificuldade à cicatrização primária. Mesmo com o uso de remendos sintéticos, quando a infecção pode ser catastrófica, o índice encontrado na literatura varia de 0% a 0,5%.[3]

INSUFICIÊNCIA RENAL

Esse risco inerente ao uso de contraste iodado está presente nos procedimentos endovasculares. No entanto, a angioplastia carotídea com *stent* envolve pouca quantidade de contraste e é evitada nos pacientes com insuficiência renal grave.[5]

CIRURGIA DA AORTA
INTRODUÇÃO

As afecções envolvendo a aorta, em qualquer segmento, podem produzir uma variedade de sintomas e complicações, muitas vezes graves, dependendo da localização e etiologia.

A correção cirúrgica dos aneurismas ou da obstrução arterial crônica do território aortoilíaco é sempre considerada de alto risco. Justifica-se isso pelo fato de os pacientes que apresentam alterações vasculares no território aórtico comumente apresentam também aterosclerose coronariana, na circulação cerebral e renal, além de grande associação ao tabagismo e doença pulmonar obstrutiva crônica. Nessa situação, o manejo perioperatório se faz tão ou mais importante que o ato cirúrgico propriamente dito.[20]

A adequada avaliação pré-operatória com estimativa da função e perfusão cardíaca, função renal e pulmonar além do controle pressórico e cessação do tabagismo auxiliam não só na avaliação do risco cirúrgico, como também na decisão da melhor técnica de correção e manejo pós-operatório.[20-21]

Na cirurgia de urgência, comumente relacionada com o aneurisma roto, a instabilidade hemodinâmica sem a otimização clínica pré-operatória incrementa em muitas vezes a mortalidade hospitalar desses pacientes.

O desenvolvimento das técnicas endovasculares trouxe a terapêutica menos invasiva, que vem demonstrando excelentes resultados perioperatórios, com menores taxas de morbimortalidade, permitindo o tratamento de pacientes, outrora inelegíveis ao tratamento cirúrgico. Em contrapartida, necessitam de acompanhamento frequente com grande incidência de reintervenção e alto custo.[22]

CUIDADOS PERIOPERATÓRIOS

Profilaxia antimicrobiana, usualmente com cefalosporina, para evitar a contaminação do material protético, acesso venoso central, saturação venosa central e monitorização invasiva e contínua da pressão arterial, bem como sondagem vesical de demora e, se disponível, monitorização continua do débito cardíaco são medidas comuns a todas as cirurgias aórticas e devem nortear a reposição volêmica, a hemotransfusão e o uso de drogas vasoativas.

Em razão do risco de grandes perdas sanguíneas intraoperatórias, a adequada tipagem e pesquisa de anticorpos irregulares pré-operatória se fazem necessárias para evitar reações transfusionais. Utilizamos, ainda, nas cirurgias abertas, dispositivos de aspiração e processamento de sangue para reinfundir o volume aspirado (cell saver) minimizando as necessidades transfusionais.[23]

A manutenção da temperatura corpórea durante a cirurgia de aorta é importante para prevenir a coagulopatia, promover a extubação precoce e a manutenção do metabolismo basal. Bush e colaboradores verificaram a incidência significativamente maior de falência de múltiplos órgãos em pacientes hipotérmicos (T < 34,5°C) do que em pacientes normotérmicos (54% versus 29%).[24] Em outro estudo randomizado, Frank e colaboradores descreveram queda significativa de morbidade cardíaca em pacientes normotérmicos (36,7°C) do que em hipotérmicos (35,4°C), 1,4% versus 6,3%.[25] Assim, a monitorização contínua da temperatura, o aquecimento de fluidos administrados e a utilização de colchões térmicos se fazem mandatórias.

COMPLICAÇÕES

Apesar dos grandes avanços tecnológicos, do melhor entendimento da doença aterosclerótica e dos cuidados pré-operatórios, as complicações maiores acontecem e devem ser diagnosticadas e tratadas precocemente, para manter a baixa mortalidade necessária que justifique o tratamento profilático (eletivo) dos aneurismas.

As complicações pós-operatórias mais frequentes são: isquemia miocárdica, disfunção renal aguda, insuficiência respiratória, isquemia de membros inferiores e isquemia intestinal.

ISQUEMIA MIOCÁRDICA

O infarto agudo do miocárdio (IAM) é a complicação isolada mais relacionada com a mortalidade precoce e tardia, após a cirurgia de aorta. Associação entre placa aterosclerótica instável e resposta ao estresse cirúrgico, com o aumento das catecolaminas, incremento dos efeitos cronotrópicos e inotrópicos no coração e consequente aumento no consumo de oxigênio, além dos efeitos pró-trombóticos com vasoespasmo, incremento da atividade plaquetária e diminuição da fibrinólise e lesão endotelial comum nas cirurgias vasculares, justificam o risco aumentado de IAM no pós-operatório. Mesmo em pacientes com estudos pré-operatórios negativos para isquemia coronariana. Por essa razão, os estudos disponíveis sugerem que pacientes com doença coronariana estável (assintomáticos) não se beneficiam de revascularização miocárdica preventiva, antes de cirurgias eletiva.[26] Apesar disso, a monitorização de enzimas cardíacas pós-operatórias, o conhecimento pré-operatório do status coronariano por métodos não invasivos (cintilografia e eco stress), bem como da função miocárdica, auxiliam na avaliação do risco cirúrgico e na otimização de medicações.[20-21]

O uso de betabloqueadores ganhou papel de destaque nos últimos anos. A indicação anterior de iniciar bloqueio beta-adrenérgico em todos os pacientes no pré ou pós-operatório de cirurgia vascular maior demonstrou, em estudos recentes, estar associada ao maior risco de acidente vascular cerebral e morte.[27-28] Assim, em pacientes que já usam betabloqueador para tratar hipertensão, controle da frequência cardíaca na fibrilação atrial, angina, insuficiência cardíaca ou com antecedente de IAM prévio, mantemos a administração. Naqueles que optamos por iniciar o bloqueio beta-adrenérgico, o momento de início não está estabelecido, porém deve ser anterior a 24 horas à cirurgia para avaliar hipotensão e bradicardia.[20]

INSUFICIÊNCIA RENAL

A disfunção renal pode ocorrer decorrente de microembolização, resultado da diminuição da perfusão renal durante o pinçamento aórtico, hipovolemia e/ou rabdomiólise. Pacientes que desenvolvem insuficiência renal apresentam aumento significativo na mortalidade em 30 dias, 35% versus 4,3%. Dessa forma, prevenção e tratamento adequados são fundamentais.[29]

A hipovolemia deve ser sempre descartada clinicamente, avaliando-se o volume urinário e os sinais hemodinâmicos (frequência cardíaca – FC – e pressão arterial média – PAM), a pressão venosa central (PVC), a pressão de oclusão da artéria pulmonar (POAP), o débito cardíaco, a saturação venosa de O_2 (SVO_2) e o lactato arterial. É importante ressaltar que dados discrepantes não devem ser valorizados antes de verificar se estão corretos ante os demais dados clínicos, mesmo porque o lactato pode demorar mais para normalizar em relação aos demais parâmetros. A prova de volume deve ser realizada quando houver suspeita de hipovolemia, respeitando a capacidade e função miocárdica conhecida.

Se o pinçamento aórtico ou a liberação da endoprótese foi próximo à origem da artéria renal ou se há suspeita de oclusão das artérias renais, Doppler de artérias renais deve ser realizado à beira do leito. A reoperação com revascularização renal pode ser necessária.

A manutenção da volemia e da pressão de perfusão renal (pressão arterial média superior a 65 mmHg) é de fundamental importância e, quando necessário, usar drogas vasoativas.

Na rabdomiólise a alcalinização da urina com infusão de bicarbonato de sódio a 1 mEq/kg, em 24 horas, e a hidratação adequada fazem justificadas para prevenção da lesão renal.[30]

Nas intervenções endovasculares, o uso de contraste iodado é outro importante agente agressor à função renal. As manifestações clínicas de nefropatia induzida por contraste (NIC) geralmente ocorrem após 24 a 48 horas de uso.

O mecanismo de injúria, que resulta na necrose tubular aguda (NTA), ainda não está bem estabelecido. Acredita-se que a exposição ao contraste promova a vasoconstrição renal mediada por alterações no óxido nítrico, endotelina e/ou adenosina, culminando em isquemia renal. Entretanto, diferentemente de outras etiologias de NTA, a recuperação da função renal pode ser mais rápida. A incidência, a gravidade e a reversibilidade da NIC variam de acordo com a presença de fatores de risco como: doença renal crônica, nefropatia diabética, instabilidade hemodinâmica, volume de contraste administrado e mieloma múltiplo. No caso da NIC o retorno da função renal pode ocorrer em 5 a 7 dias.[31]

Do ponto de vista terapêutico, além da manutenção da volemia e pressão de perfusão, deve-se evitar uso de anti-inflamatórios e outras drogas nefrotóxicas, bem como ajustar a dose de antibióticos. Apesar de controverso, utilizamos o uso profilático de n-acetilcisteína, como antioxidante, na dose de 1.200 mg, de 12 em 12 horas, iniciando 48 horas antes da cirurgia.[32] As estatinas parecem promover melhora da função endotelial (vasodilatação) e redução da atividade inflamatória e do estresse oxidativo.[33] A hemodiálise precoce deve ser iniciada, caso haja dificuldade no manejo da hipervolemia, hipercalemia, síndrome urêmica ou acidose refratária.

INSUFICIÊNCIA RESPIRATÓRIA

No pós-operatório da cirurgia de aorta, as alterações da função pulmonar são frequentes. A prevalência de doença pulmonar obstrutiva crônica nesta população é alta, e as alterações de isquemia e reperfusão e o estado inflamatório com sequestro de volume e recirculação tornam o pulmão vulnerável. Além disso, se por um lado as alterações de coagulação aumentam o risco de sangramento, a maioria dos pacientes submetidos à cirurgia na aorta o risco é de moderado a alto para eventos tromboembólicos venosos.[34] Assim, a profilaxia não medicamentosa com uso de meias compressivas e compressão pneumática intermitente deve ser realizada no pós-operatório imediato, exceto quando há alteração de perfusão dos membros inferiores (embolização distal) e a profilaxia medicamentosa deve ser iniciada, assim que não houver mais risco de hemorragia.[35] A extubação deve ser segura e o mais precoce possível, balizada na análise do nível de consciência, parâmetros ventilatórios e trocas gasosas.[36]

ISQUEMIA DE MEMBROS INFERIORES

Pode ocorrer isquemia dos membros inferiores por causa da embolização de fragmentos aterotrombóticos na manipulação aórtica ou endoluminais (fios-guias e cateteres), lesão arterial no pinçamento, dissecção, trombose ou tromboembolia (Figura 226.2). O conhecimento da permeabilidade dos vasos no pré-operatório com a palpação dos pulsos femorais e distais facilita o diagnóstico. Além do déficit de perfusão com palidez ou cianose, são sinais de isquemia de membro: o enchimento venoso lentificado, a diminuição da temperatura do membro, a dor intensa e, nos casos mais graves, o déficit sensitivo e motor (Quadro 226.1). O Doppler arterial auxilia no diagnóstico. Nas isquemias compensadas, o tratamento é conservador com aquecimento do membro e suporte hemodinâmico (Rutherford I) e anticoagulação sistêmica (Rutherford IIa). Nos casos de Rutherford IIb, a intervenção cirúrgica, com revascularização do membro, se faz necessária, em caráter de urgência. Entretanto, quando a isquemia é irreversível, a amputação primária é a única opção terapêutica.[36]

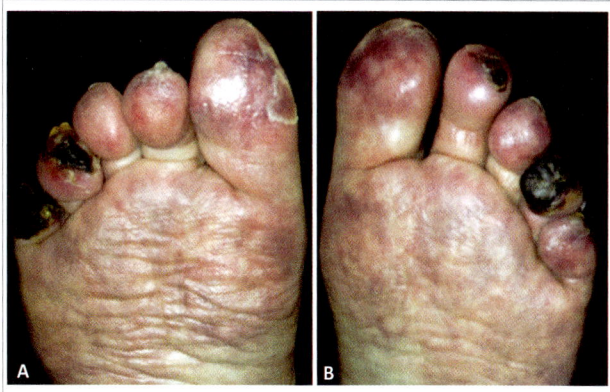

FIGURA 226.2. Embolização distal de fragmentos aterotrombóticos, em paciente submetido ao tratamento endovascular de afecção aórtica, com isquemia e necrose bilateral em pododáctilos. (A) Pé direito. (B) Pé esquerdo.

Algumas vezes há a presença de pulsos distais, porém há déficit de perfusão de falanges, pododáctilos ou parcial dos pés, o que sugere embolização de pequenos fragmentos que ocluem artérias digitais. Nesse caso, iniciamos a anticoagulação sistêmica associada ao aquecimento da extremidade e aguardamos a delimitação ou a compensação. O uso de dro-

QUADRO 226.1. Classificação de Rutherford para isquemia arterial aguda.						
Classe	Risco do membro	Enchimento capilar	Empastamento muscular	Sensibilidade	Doppler arterial	Doppler venoso
I	Sem risco iminente	Normal	Ausente	Normal	Audível	Audível
IIa	Recuperável se tratado	Normal a lento	Ausente	Parestesia distal	Muitas vezes ausente	Audível
IIb	Recuperável se tratado imediatamente	Lento	Discreto	Parestesia e dor em repouso	Inaudível	Audível
III	Perda tecidual	Ausente	Presente	Anestesia	Inaudível	Inaudível

gas vasoativas, principalmente a noradrenalina em altas doses, aumenta a área de isquemia, em razão da vasoconstrição.

ISQUEMIA INTESTINAL

A isquemia de colo é uma complicação infrequente, mas quase sempre fatal. Para prevenção e diagnóstico precoce é importante entender o suplemento sanguíneo do colo sigmoide e pelve, bem como a rede de colaterais que interliga as artérias: mesentérica superior (AMS), mesentérica inferior (AMI), artéria ilíaca interna e femoral profunda.[37]

A incidência de isquemia de colo clinicamente manifesta é reportada em 1% a 3% na cirurgia eletiva, aberta ou endovascular,[38,40] e de 3% a 30% na rotura, porém, com mortalidade associada a 40% a 100%.[39] O diagnóstico pode ser difícil. O quadro clínico típico de diarreia com sangue, logo após a cirurgia, ocorre em apenas 30% dos casos.[40] A dor abdominal, a distensão, a febre, a oligúria, a trombocitopenia e a leucocitose são sinais e sintomas inespecíficos, comumente associados ao estado pós-operatório, principalmente nos casos de rotura. Em razão da alta mortalidade da isquemia intestinal pós-operatória, o conhecimento da condição da circulação mesentérica no pré-operatório, o histórico de ressecção intestinal, a hipotensão intra e pós-operatória e o antecedente de irradiação pélvica devem aumentar a vigilância.

Caso haja qualquer suspeita clínica, a retossigmoidoscopia e a tomografia de abdome com contraste devem ser realizadas.[41] A laparotomia com recção do segmento isquêmico deve ser realizada quando na isquemia transmural.

COMPLICAÇÕES NEUROLÓGICAS

A paraparesia e a paraplegia são complicações catastróficas da cirurgia do aneurisma de aorta. Têm a incidência relatada de 2% a 30 %, sendo mais frequente nas correções dos aneurismas toracoabdominais e nas dissecções agudas.[42] Na correção de aneurisma de aorta infrarrenal é complicação rara.

Os principais fatores de risco para a lesão medular são: a extensão do aneurisma, o tempo de pinçamento aórtico, a instabilidade hemodinâmica, a idade avançada e a cobertura de artéria subclávia esquerda, nas correções endovasculares, quando ela não é revascularizada.[43]

Caso o paciente desenvolva alterações neurológicas ao acordar da anestesia, a pressão arterial média deve ser mantida em torno de 90 mmHg, e 10 a 15 mL de liquor deve ser drenado com o objetivo de manter a pressão liquórica entre 20 e 30 mmHg.[44]

REFERÊNCIAS BIBLIOGRÁFICAS

1. Liapis CD, Bell PR, Mikhailidis D, Sivenius J, Nicolaides A, Biasi G, et al. ESVS guidelines. Invasive treatment for carotid stenosis: indications, techniques. Eur J Vasc Endovasc Surg. 2009 Apr;37(4 Suppl):1-19.
2. Ricotta JJ, Aburahma A, Ascher E, Eskandari M, Faries P, Lal BK. Updated Society for Vascular Surgery guidelines for management of extracranial carotid disease: executive summary. J Vasc Surg. 2011 Sep;54(3):832-6.
3. Arnold M, Perler BA. Carotid artery: endarterectomy. In: Cronenwett JL, Johnston KW. Rutherford's vascular surgery. 8th ed. Philadelphia: Elsevier, 2014. p.1514-43.
4. Perler BA. The effect of statin medications on perioperative and long-term outcomes following carotid endarterectomy or stenting. Semin Vasc Surg. 2007Dec;20(4):252-8.
5. Cao P, De Rango P. Carotid artery: stenting. In: Cronenwett JL, Johnston KW, editors. Rutherford's Vascular Surgery. 8th ed. Philadelphia: Elsevier, 2014. p.1544-67.
6. Brott TG, Hobson RW, Howard G, Roubin GS, Clark WM, Brooks W, et al. Stenting versus endarterectomy for treatment of carotid-artery stenosis. N Engl J Med. 2010 Jul 1;363(1):11-23.
7. Fokkema M, Bensley RP, Lo RC, Hamden AD, Wyers MC, Moll FL, et al. In-hospital versus postdischarge adverse events following carotid endarterectomy. J Vasc Surg. 2013 Jun;57(6):1568-75.
8. Riles TS, Imparato AM, Jacobowitz GR, Lamparello PJ, Giangola G, Adelman MA, et al. The cause of perioperative stroke after carotid endarterectomy. J Vasc Surg. 1994;19:206-16.
9. Brott TG, Halperin JL, Abbara S, Bacharach JM, Barr JD, Bush RL, et al. 2011 ASA/ACCF/AHA/AANN/AANS/ACR/ASNR/CNS/SAIP/SCAI/SIR/SNIS/SVM/SVS guideline on the management of patients with extracranial carotid and vertebral artery disease: a report of the American College of Cardiology Foundation/American Heart Association Task Force on Practice Guidelines, and the American Stroke Association, American Association of Neuroscience Nurses, American Association of Neurological Surgeons, American College of Radiology, American Society of Neuroradiology, Congress of Neurological Surgeons, Society of Atherosclerosis Imaging and Prevention, Society for Cardiovascular Angiography and Interventions, Society of Interventional Radiology, Society of NeuroInterventional Surgery, Society for Vascular Medicine, and Society for Vascular Surgery. Circulation. 2011;124:e54-e130.
10. Gensicke H, Zumbrunn T, Jongen LM, Nederkoorn PJ, Macdonald S, Gaines PA, et al. Characteristics of ischemic brain lesions after stenting or endarterectomy for symptomatic carotid artery stenosis: results from the international carotid stenting study-magnetic resonance imaging substudy. Stroke. 2013;44:80-6.
11. Skjelland M, Krohg-Sørensen K, Tennøe B, Bakke SJ, Brucher R, Russell D. Cerebral microemboli and brain injury during carotid artery endarterectomy and stenting. Stroke. 2009 Jan;40(1):230-4.
12. Bonati LH, Lyrer P, Ederle J, Featherstone R, Brown MM. Percutaneous transluminal balloon angioplasty and stenting for carotid artery stenosis. Cochrane Database Syst Rev. 2012 Sep 12;9:CD000515.
13. Altinbas A, Algra A, Brown MM, Featherstone RL, Kappelle LJ, de Borst GJ, et al. Effects of carotid endarterectomy or stenting on hemodynamic complications in the International Carotid Stenting Study: a randomized comparison. Int J Stroke. 2014 Apr;9(3):284-90.
14. Timaran CH, Veith FJ, Rosero EB, Modrall JG, Valentine RJ, Clagett GP. Intracranial hemorrhage after carotid endarterectomy and carotid stenting in the United States in 2005. J Vasc Surg. 2009 Mar;49(3):623-8.
15. Lieb M, Shah U, Hines GL. Cerebral hyperperfusion syndrome after carotid intervention: a review. Cardiol Rev. 2012 Mar-Apr;20(2):84-9.
16. McDonald RJ, Cloft HJ, Kallmes DF. Intracranial hemorrhage is much more common after carotid stenting than after endarterectomy: evidence from the National Inpatient Sample. Stroke. 2011 Oct;42(10):2782-7.
17. Doig D, Turner EL, Dobson J, Featherstone RL, de Borst GJ, Brown MM, et al. Incidence, impact, and predictors of cranial nerve palsy and haematoma following carotid endarterectomy in the international carotid stenting study. Eur J Vasc Endovasc Surg. 2014 Nov;48(5):498-504.
18. Fearn SJ, Parry AD, Picton AJ, Mortimer AJ, McCollum CN. Should heparin be reversed after carotid endarterectomy? A randomised prospective trial. Eur J Vasc Endovasc Surg. 1997 Apr;13(4):394-7.
19. Treiman RL, Cossman DV, Foran RF, Levin PM, Cohen JL, Wagner WH. The influence of neutralizing heparin after carotid endarterectomy on postoperative stroke and wound hematoma. J Vasc Surg. 1990 Oct;12(4):440-5.

20. Fleisher LA, Fleischmann KE, Auerbach AD, Barnason SA, Beckman JA, Bozkurt B, et al. 2014 ACC/AHA Guideline on perioperative cardiovascular evaluation and management of patients undergoing noncardiac surgery: A report of the American College of Cardiology/ American Heart Association Task Force on Practice Guidelines. J Am Coll Cardiol 2014; 64:e77.
21. Bub GL, Greenberg RK, Mastracci TM, Eagleton MJ, Panuccio G, Hernandez AV, et al. Perioerative cardiac events in endovascular repair of complex aortic aneurysms and association with perioperative studies. J Vasc Surg. 2011 Jan; 53(1):21-7.
22. Epstein D, Sculpher MJ, Powell JT, Thompson SG, Brown LC, Greenhalgh RM. Long-term cost-effectiveness analysis of endovascular versus open repair for abdominal aortic aneurysm based on four randomized clinical trials. Br J Surg. 2014 May;101(6):623-31.
23. Oriel k, Shortell CK, Green RM, DeWeese JA. Intraoperative autotransfusion in aortic surgery. J Vasc Surg. 1993;18:16.
24. Bush HL Jr, Hydo Lj, Fisher E, Fantini GA, Silane MF, Barie PS. Hypothermia during elective abdominal aortic aneurysm repair: The high price avoidable morbidity. J Vasc Surg. 1995;21:392-400.
25. Frank Sm, Fleisher LA, Breslow MJ, Higgins MS, Olson KF, Kelly S, et al. Perioperative maintenance of normothermia reduces the incidence of morbid cardiac events: A randomized clinical trial. JAMA. 1997;277:1127.
26. McFalls EO, Ward HB, Moritz TE, Goldman S, Krupski WC, Littooy F, et al. Coronary artery revascularization before elective major vascular surgery. N Engl J Med. 2004;351:2795.
27. Devereaux PJ, Yang H, Yusuf S, Guyatt G, Leslie K, Villar JC, et al. Effects of extende-released metoprolol succinate in patients undergoing non-cardiac surgery (POISE trial): a radomised controlled trial. Lancet. 2008;371:1839.
28. Bouri S, Shun-Shin MJ, Cole GD, Mayet J, Francis DP. Meta-analysis of secure randomized controlled trials of B-blockade to prevent perioperative death in non-cardiac surgery. Heart. 2014;100:456.
29. Grant SW, Grayson AD, Grant MJ, Purkayastha D, McCollum CN. What are the risk factors for renal failure following open elective abdominal aortic aneurysm repair? Eur J Vasc Endovasc Surg. 2012;43:182-7.
30. Vanholder R, Sever MS, Erek E, Lameire N. Rhabdomyolysis. J Am Soc Nephrol. 2000;11:1553
31. Detrenis S, Maschi M, Musini S, Savazzi G. Lights and shadows on the pathogenesis of contrast-induced nephropathy: state of the art. Nephrol Dial Transplant. 2005;20:1542.
32. Marenzi G, Assanelli E, Marana I, Lauri G, Campodonico J, Grazi M, et al. N-acetylcysteine and contrast-induced nephropathy in primary angioplasty. N Engl J Med. 2006;354:2773.
33. Han Y, Zhu G, Han L, Hou F, Huang W, Liu H, et al. Short-term rosuvastatina therapy for prevention of contrast-induced acute kidney injury in patients with diabetes and chronic kidney disease. J Am Coll Cardiol. 2014;63:62.
34. Matthay MA, Swartz DE. Complication in the intensive care unit. Regnition, and management. New York: Chapman & Hall, 1997
35. Guyatt GH, Akl EA, Crowther M, Gutterman DD, Schuünemann HJ. Executive Summary: Antithrombotic Therapy and Prevention of Thrombosis, 9Th ed: American College of Chest Physicians Evidence-Based Clinical Practice Guidelines. Chest. 2012;141:7s-47s
36. Kasirajan K, Oriel K. Acute Limb Ischemia. In: Cronenwett JL, Johnston KW, editors. Rutherford's Vascular Surgery. 6th ed. Philadelphia: Elsevier, 2005. p.959-71.
37. Cao P, De Rango P. Carotid artery: stenting. In: Cronenwett JL, Johnston KW, editors. Rutherford's Vascular Surgery. 8th ed. Philadelphia: Elsevier, 2014. p.1544-67.
38. Levison JA, Halpern HJ, Kline RG, Faust GR, Cohen JR. Peroperative predictors of colonic ischaemia after rupture abdominal aortic aneurysm. J Vasc Surg. 1999;29:40.
39. Dadian N, Ohki T, Veith FJ, Edelman M, Mehta M, Lipsitz EC, et al. Overt colon ischemia after endovascular aneurysm repair: The importance of microembolization as an etiology. J Vasc Surg. 2001;34:986-96.
40. Bjorck M, Bergqvist D, Troeng T. Incidence and clinical presentation of bowel ischaemia after aortiiliac surgery – 2930 operations from a population-based registry in Sweden. Eur J Vasc Endovasc Surg. 1996;12:139.
41. Champagne BJ, Darling RC, Daneshmand M, Kreienberg PB, Lee EC, Mehta M, et al. Outcome of aggressive surveillance colonoscopy in ruptured abdominal aortic aneurysm. J Vasc Surg. 2004;39:792-6.
42. Coselli JS, LaMarie, SA, Poli de Figueredo LF, Kirby RP. Paraplegia following surgery for thoracoabdominal aortic aneurysm: is dissection a risk factor? Ann Thorac Surg. 1997;63:28-36.
43. Eagleton MJ, Shah S, Petkosevek D, Mastracci TM, Greenberg RK. Hypogastric and subclavian artery patency affects onset and recovery of spinal cord ischemia associated with aortic endograft. J Vasc Surg. 2014 Jan;59(1):89-94.
44. Poli de Figueredo LF. Prevention and amelioration of neurologic dysfunction after complex aortic surgery: a task for critical care practioners. Crit Care Med. 2004;32(6):1-2.

CAPÍTULO 227

PÓS-OPERATÓRIO E COMPLICAÇÕES EM CIRURGIA PULMONAR

Jose Ribas Milanez de Campos
Eduardo de Campos Werebe

DESTAQUES

- A profilaxia é, muitas vezes, o centro da atenção multidisciplinar ao paciente, incluindo fibrilação atrial, trombose venosa profunda, lesão da mucosa gástrica e infecção do sítio cirúrgico.
- Na cirurgia torácica, o posicionamento, a monitorização, os cuidados com a ventilação, a reposição de fluidos e a drenagem da cavidade pleural são fundamentais no intraoperatório.
- No pós-operatório, são fundamentais os cuidados com medicamentos, analgesia, fisioterapia respiratória e motora e a inspeção diária das feridas operatórias.
- Entre as complicações precoces relacionadas diretamente com a cirurgia pulmonar, ressaltem-se a insuficiência respiratória, as atelectasias, as pneumonias, o edema pulmonar e a síndrome de angústia respiratória do adulto.
- Entre as complicações tardias relacionadas diretamente com a cirurgia pulmonar, ressaltem-se fístula broncopleural, fístula broncovascular, síndrome pós-pneumonectomia, empiema pleural e dor crônica.
- Enfatizamos que podem ocorrer complicações extrapulmonares, tais como quilotórax, refluxo gastresofágico, síndrome de Dumping, estenose cicatricial das anastomoses, síndrome miastênica e lesão do nervo laríngeo-recorrente.

INTRODUÇÃO

A cirurgia pulmonar merece atenção especial no que se refere a cuidados perioperatórios. Habitualmente, os pacientes são idosos, com comorbidades clínicas, alterações da função respiratória e do estado nutricional. Somam-se, no pós-operatório, fatores como ressecções de parênquima pulmonar, incisões dolorosas, acúmulo de secreções traqueobrônquicas, alteração da força muscular e da arquitetura da caixa torácica, mobilidade diminuída e aumento do risco de broncoaspiração.

Atualmente, existem várias situações nas quais a atuação multidisciplinar ou multiprofissional é fundamental no resultado que busca. O cuidado perioperatório do paciente a ser submetido a uma ressecção pulmonar é um desses casos. O cirurgião acaba sendo colocado em uma posição de liderança do time apenas pelo fato de ter conhecimento da situação pré-operatória do paciente, dos achados e condições operatórias e das possíveis alterações anatômicas e funcionais a que o doente estará exposto no futuro. Com a mesma importância no time, participam outros médicos (pneumologista, intensivista, patologista, oncologista, anestesista, radiologista, radioterapeuta), assim como profissionais da enfermagem, fisioterapia, fonoaudiologia, nutrição, psicologia, e assim por diante.

PROFILAXIA

Algumas complicações podem ser frequentes após cirurgia torácicas maiores e suas profilaxias podem ser discutidas inclusive no espírito multidisciplinar.

FIBRILAÇÃO ATRIAL

As publicações variam quanto à incidência de fibrilação atrial no pós-operatório da cirurgia torácica, mas, quando compiladas, verifica-se sua ocorrência entre 3% e 30% dos casos.[1-6]

Essa complicação aumenta a mortalidade, o tempo de internação hospitalar e custos.

Os fatores de risco associados a ela foram muito bem estudados em revisão de 2.900 casos, e o risco relativo aumenta conforme o tamanho da ressecção pulmonar. Assim, foi observado o risco de 2,95, 3,89, 7,16 e 8,91 para esofagectomia, lobectomia, bilobectomia e pneumectomia, respectivamente, em comparação ao risco de ressecção em cunha.[7]

No entanto, os trabalhos prospectivos que estudaram a profilaxia com diversas drogas têm resultados controversos. Para pacientes com idade superior a 60 anos, deve ser considerada a profilaxia com betabloqueadores ou bloqueadores de canal de cálcio. O uso de diltiazem endovenoso em estudo de profilaxia mostrou diminuição de sua incidência em 50% (15% versus 25% com placebo).[8]

TROMBOSE VENOSA PROFUNDA

Tem sido estudada com profundidade nos últimos anos por ser considerada uma causa de morte evitável, transformando-se em um símbolo destacado de qualidade hospitalar. Em outras palavras, quanto menor sua incidência, melhor a qualidade da atenção aos pacientes. Nesse sentido, a profilaxia passou a ser vista como uma chave no cuidado ao paciente.

Os pacientes submetidos à cirurgia torácica têm uma tendência maior a se movimentar menos, devido à dor, à insuficiência respiratória e à idade. As revisões em pacientes de terapia intensiva mostram incidência que varia entre 10% e 30% para pacientes clínicos e cirúrgicos.

Atualmente, a estratégia de profilaxia é baseada em estratificação do risco e aplicação de várias formas, isoladamente ou não, de prevenção medicamentosa e mecânica.[9] Acredita-se que a profilaxia deverá seguir o protocolo institucional vigente.

LESÕES AGUDAS DA MUCOSA GASTRINTESTINAL

A profilaxia muda significativamente o cenário de sangramento nos pacientes críticos. Deve ser lembrada em praticamente todos os pacientes sob terapia intensiva. Alguns fatores, no entanto, fazem com que seja imprescindível. Assim, a profilaxia deve ser instituída sempre nos pacientes com coagulopatia, expectativa de ventilação mecânica por mais de 48 horas, história de úlcera ou sangramento no último ano e pelo menos dois dos seguintes critérios: sepse; terapia intensiva por mais de 1 semana; uso de corticosteroides em altas doses e sangramento oculto por mais de 6 dias.[10]

A alimentação via oral precoce é importante na prevenção de sangramentos pós-operatórios. Quando não for possível, várias classes de medicamentos podem ser utilizadas associadas: bloqueadores da bomba de prótons; anti-histamínicos H_2; e sucralfato. Esses agentes, principalmente quando utilizados por mais de 1 semana, podem interferir com metabolismo de outras drogas e com o alumínio e, portanto, devem ser monitorados.

INFECÇÕES

A administração endovenosa de cefalosporina de 1ª geração 1 hora antes da cirurgia é eficaz na prevenção de infecções associadas a patógenos da pele. Para os pacientes com alergia comprovada a betalactâmicos, os substitutos são a vancomicina e a clindamicina.

A dose profilática inclui mais duas doses após a cirurgia. Não existem evidências que suportem a utilização por mais do que 24 horas.

As ressecções pulmonares são consideradas muitas vezes cirurgias potencialmente contaminadas. Assim, pneumonia e empiema são encontrados em até 25% dos pós-operatórios.

Caso o paciente já esteja recebendo antibioticoterapia terapêutica, a profilaxia não faz sentido.

CUIDADOS INTRAOPERATÓRIOS

Todo o planejamento cirúrgico deverá ser de conhecimento do time. Assim, detalhes como tipo de anestesia, uso de cateter peridural, modo de intubação e ventilação, posicionamento, duração estimada, monitorização invasiva, acessos vasculares, controle hídrico, drenagem torácica e condições do pós-operatório imediato devem ser discutidos com a equipe cirúrgica e anestésica antes do início do procedimento.

A comunicação com o anestesista é primordial, pois, durante todo o procedimento, as condições ventilatórias e circulatórias estarão sujeitas a frequentes mudanças.

VENTILAÇÃO

A cirurgia torácica sofreu grande avanço com a incorporação da ventilação monopulmonar em seu arsenal. Esta, por sua vez, pode ser conseguida de diversas maneiras, conforme as necessidades individuais de cada caso. Entretanto, na maioria das vezes, é obtida pela intubação com sondas de duplo-lúmen, também conhecida como intubação seletiva. Qualquer mudança clínica durante o ato anestésico deve ser imediatamente comunicada ao cirurgião, uma vez que pode haver mudanças intraoperatórias que influenciem na fisiologia respiratória. Além disso, frequentemente ocorrem o deslocamento da sonda de intubação, acúmulo de secreções ou manipulação da árvore traqueobrônquica, que podem interferir na ventilação adequada do paciente.

Para cirurgias maiores, tais como a pneumectomia, a utilização de ventilação protetora, com pressões e volumes menores, oferece chance menor de insuficiência respiratória após o procedimento.[11]

MONITORAMENTO

Diferentes cirurgias exigem monitoramentos diferentes.

O eletrocardiograma (ECG) e a oximetria de pulso deverão ser utilizados em todos os casos. Um cateter arterial deverá ser inserido quando for prevista a necessidade frequente de coleta de sangue para exames laboratoriais. A medida contínua da pressão arterial poderá ser útil em cirurgias do mediastino ou quando houver manipulação do coração e grandes vasos. O acesso venoso, periférico ou central, deverá ser discutido com a equipe cirúrgica antes do procedimento, pois será difícil mudar os acessos com o paciente posicionado durante a cirurgia. Basicamente, a dúvida diz respeito à probabilidade de grandes perdas sanguíneas. Em casos de emergência, o cirurgião poderá facilmente ter acesso a grandes vasos, como veia subclávia, veias cavas, veias ázigos e até as câmaras cardíacas.

TEMPERATURA

O monitoramento da temperatura corpórea durante a cirurgia pode ser classificado como central ou periférico, podendo ser realizado de diversas maneiras, dependendo de aparelhos e eletrodos posicionados tais como no tímpano, artéria pulmonar, esôfago distal, nasofaringe, bexiga, reto, boca, axila e pele.

O aumento da temperatura pode estar relacionado com situações graves, inclusive a hipertermia maligna, e seu aparecimento exige uma busca pormenorizada das possíveis causas. Contudo, a hipotermia é muito mais frequente durante as cirurgias extensas e está relacionada com perdas de calor por incisões cirúrgicas. A diminuição moderada da temperatura se correlaciona com complicações como infecção de ferida operatória, perda sanguínea e eventos cardíacos como arritmias, infarto e até parada cardiocirculatória.

A profilaxia da hipotermia é um dever da equipe e envolve a temperatura da sala cirúrgica, o uso de mantas térmicas, lavagem intrapleural com soro fisiológico aquecido e, até mesmo, utilização endovenosa de soluções aquecidas.

POSICIONAMENTO

O posicionamento inicial do paciente deve ser bem planejado, uma vez que sua alteração durante o procedimento pode ser extremamente difícil.

Algumas situações devem ser relembradas no planejamento pré-operatório, tais como acessos vasculares, rotação de retalhos musculares, utilização de circulação extracorpórea e participação de outras equipes cirúrgicas.

A posição mais utilizada em cirurgia torácica geral é o decúbito lateral, em que a colocação de coxins é fundamental na prevenção de neuropraxias e na fixação do paciente para sua estabilidade.

ADMINISTRAÇÃO DE FLUIDOS

O pulmão é sensível ao balanço hídrico e, frequentemente, sofre congestão, o que resulta em uma perda funcional e da complacência do órgão. No pós-operatório de cirurgias torácicas, nas quais se somam aumento de secreções e atelectasias do parênquima pulmonar, a congestão pode ser prejudicial. Assim, de maneira geral preconiza-se, sempre que possível, um balanço negativo. Para uma pneumectomia, por exemplo, estima-se que a administração de 1 litro de fluidos seja adequada para toda a cirurgia.[11] Entretanto, mais uma vez, a comunicação entre o anestesista e o cirurgião é fundamental para que se tenha uma real noção do estado do paciente. Da mesma forma, as comorbidades e situações clínicas específicas de cada indivíduo devem ser levadas em consideração.

A lesão pulmonar aguda (acute lung injury – ALI) é uma forma leve da síndrome do desconforto respiratório agudo (SDRA) que, no entanto, após cirurgias torácicas, pode levar a uma disfunção orgânica resultando em uma taxa de mortalidade de 20% a 100%. O que antigamente se chamava de edema pulmonar não cardiogênico é, hoje, entendido como o espectro de uma síndrome em que não se identificam causas específicas para o edema pulmonar e a hipoxemia refratária que se segue. Alguns fatores predisponentes podem ser elencados e previstos para o pré, trans e pós-operatório.[12]

DRENAGEM

A sondagem vesical estará indicada quando a previsão de tempo operatório for superior a 3 horas. A sondagem gástrica deverá ser utilizada quando houver manipulação esofágica ou, com tubos mais rígidos nos casos de reoperações ou neoadjuvância, envolvendo quimio e/ou radioterapia. Nesses casos, a sonda pode facilitar a identificação do esôfago ao redor de tecidos com intensa fibrose.

A drenagem do espaço pleural está indicada em todos os casos e pode ser realizada de diversas formas, dependendo de cada situação. Assim, drenos menos calibrosos e mais flexíveis podem ser utilizados para evacuação de ar. Por outro lado, em casos de materiais mais viscosos, tais como sangue, material purulento ou quilo, deverão ser utilizados drenos mais calibrosos e menos flexíveis. Para a maioria das ressecções pulmonares, a utilização de apenas um dreno posicionado posteriormente até o ápice da cavidade pleural será suficiente tanto para drenagem de ar como de líquidos.[13] Entretanto, quando se está diante de grandes áreas cruentas, será prudente a colocação de dois drenos. Para casos excepcionais, podem ser utilizados mais drenos em locais específicos do campo operatório, a depender da necessidade de drenar certas condições tais como abscessos, hematoma, fístulas e outros.

Nos casos de pneumectomia, a drenagem pleural continua sendo motivo de discussão entre os cirurgiões. Aqueles que defendem sua utilização argumentam quanto à monitorização de sangramentos, assim como do controle da posição do mediastino centrado. Nesses casos, existe consenso de que o dreno deve ser retirado precocemente, às vezes até na sala de recuperação pós-anestésica. Por outro lado, os que defendem a não colocação do dreno mostram não haver diferença na morbidade e, portanto, não haver motivo para utilizá-lo, a não ser quando o sangramento for uma preocupação.

A gastrostomia descompressiva e a jejunostomia alimentadora deverão ser cogitadas nos casos em que se prevê a ocorrência de um jejum mais prolongado.

Algumas cirurgias mais extensas, com ressecção de parede e/ou rotação de retalhos musculares, demandarão drenos específicos para que se evite a formação de coleções no pós-operatório.

MANUSEIO DAS PEÇAS CIRÚRGICAS

As amostras colhidas durante as cirurgias compreendem, muitas vezes, o motivo do procedimento ou a complementação do caso, para novas discussões e tratamentos multidisciplinares.

O cirurgião presta um serviço fundamental nesse aspecto e todas as coletas devem ser adequadamente identificadas e anexadas ao sistema sem equívocos. Muitas vezes, a presença do patologista durante o procedimento é fundamental. A comunicação e identificação das amostras a mais exatas possível devem ser buscadas pelo cirurgião e patologista.

Os meios de conservação dos materiais coletados devem ser revisados com cuidado para que os resultados sejam confiáveis.

CUIDADOS PÓS-OPERATÓRIOS

O pós-operatório da cirurgia torácica tem aspectos diferentes que devem ser lembrados. Por um lado, a via digestiva se mantém intacta na maioria dos casos e, portanto, os protocolos de realimentação seguem um fluxo mais tranquilo. Por outro lado, a dor torna-se um aspecto frequente e de extrema importância para a recuperação respiratória.

Atualmente, percebe-se uma forte tendência à utilização dos protocolos de recuperação rápida (*fast-track*), inclusive em cirurgia torácica.[14-16] Quase todos os pacientes podem ser encaminhados ao quarto, prescindindo das unidades de terapia intensiva para o pós-operatório imediato.

Para a maioria dos pacientes, o monitoramento inclui a telemetria e a oximetria de pulso. O cateter arterial é mantido até o 1º dia após a cirurgia.

MANUSEIO DE FLUIDOS

Alguns fatores são importantes no pós-operatório da cirurgia torácica e devem ser individualizados. Muitos desses pacientes são idosos, com alterações cardiocirculatórias e uso crônico de medicamentos, além da relevância da anestesia peridural e sua consequente vasodilatação periférica. Muitos desses fatores já foram estudados e o manuseio equilibrado de fluidos e drogas vasoativas é determinante no edema pulmonar pós-cirúrgico.[11-12]

Podem-se citar algumas regras que devem ser seguidas nos primeiros dias de pós-operatório:

1. A infusão de líquidos nas primeiras 24 horas não deve ultrapassar 20 mL/kg;
2. O débito urinário do 1º dia pode ser aceito como 0,5 mL/kg/hora;
3. Uso de vasopressores, caso a infusão de fluidos esteja adequada e a perfusão tecidual continue inadequada.

HEMODERIVADOS

Os níveis de hematócrito e hemoglobina, *per se*, não devem nortear a política de transfusão de sangue na maioria dos pacientes. Em outras palavras, seu uso deverá ser avaliado individualmente, dependendo do estado clínico do paciente e das metas pós-operatórias para cada caso. Entretanto, uma estratégia restritiva é favorecida, exceto nos pacientes com síndrome coronariana.[17]

Intuitivamente, entende-se que, quanto maior o nível de hemoglobina, maior a oferta de oxigênio tecidual. Entretanto, não é exatamente isso o que ocorre, pois a maioria dos órgãos e tecidos sob estresse metabólico diminui sua extração de oxigênio e, portanto, a hemoglobina pode ser tolerada em menores níveis.

A exceção é o miocárdio que, sob estresse, aumenta a necessidade de fluxo sanguíneo e a capacidade de extração do oxigênio. Assim, nos pacientes críticos e com isquemia miocárdica, a mortalidade aumenta com a política restritiva de hemoderivados.[18]

MEDICAÇÕES

No pré-operatório, as medicações de uso contínuo do paciente devem ser revisadas com o objetivo de reinseri-las no momento mais adequado. Assim, os anti-hipertensivos podem ser postergados até que o balanço hídrico seja restabelecido alguns dias depois da cirurgia. Contudo, os betabloqueadores devem ser readministrados assim que possível, para que se evite a taquicardia rebote e o paciente fique protegido das fibrilações atriais.

As náuseas são sintomas frequentes depois de cirurgia torácica, inclusive pelo uso de analgésicos opioides. Portanto, recomenda-se o uso profilático de antieméticos.

A equipe deverá sempre estar atenta para o risco de fenômenos tromboembólicos. Muitas vezes, esses pacientes têm alto risco, pois são idosos, submetidos a cirurgias extensas e com doenças de base como as neoplasias. Dessa forma, a introdução de métodos farmacológicos de prevenção deverá ser discutida diretamente com o cirurgião, que pesará o risco de fenômenos hemorrágicos relacionados ao procedimento cirúrgico.

ANALGESIA

A dor pós-operatória é ainda hoje um grande desafio para o cirurgião torácico. Os pacientes sofrem e as complicações ocorrem com maior frequência quando o seu controle não é alcançado. A literatura é extensa nesse assunto, porém a discussão parece ainda não ter chegado a um fim. Certamente, a dor tem um espectro muito amplo de variáveis, inclusive psíquicas, que dificultam muito sua avaliação e diversas técnicas cirúrgicas já foram propostas para evitar a dor pós-operatória.[16] O conceito da analgesia também deve ser discutido de forma multidisciplinar, uma vez que tem impacto direto no resultado da reabilitação rápida.[14-15,19]

Existe, geralmente, uma grande expectativa quanto à utilização de analgesia peridural com controle do paciente nos pós-operatórios da cirurgia torácica. Uma metanálise comparando essa modalidade com outra estratégia de anestesia-alvo não mostrou superioridade da primeira em relação à segunda.[20] Além disso, verifica-se que a analgesia peridural veio perdendo seu valor ao longo dos anos e especula-se que esse fato esteja ligado à melhor compreensão dos demais fatores envolvidos na dor pós-operatória.[21]

As técnicas minimamente invasivas têm sido amplamente discutidas em cirurgia torácica. Vários autores já demonstraram que elas são eficientes para o tratamento de alguns casos de neoplasia pulmonar.[22-25] Entretanto, um estudo prospectivo recente da literatura não mostrou superioridade da cirurgia minimamente invasiva quanto à dor em até 12 meses de pós-operatório.[26]

FISIOTERAPIA RESPIRATÓRIA

As complicações mais frequentes após cirurgia torácica estão relacionadas ao bom desempenho funcional respiratório o mais precoce possível. Por isso a ênfase atual sobre a reabilitação rápida. Nesse ponto, a fisioterapia tem papel fundamental na evolução e deve ser tratada com todo o cuidado para que o índice de complicações seja menor. A literatura fornece evidências de que a fisioterapia deve ser orientada tanto no pré como no pós-operatório de eventos maiores como cirurgias de grande porte, inclusive torácicas.[27]

Existem várias modalidades a serem utilizadas tais como a espirometria estimulada, tapotagem, inalações, estímulos vibratórios, cateteres nasais e até minitraqueostomias que já foram testadas. A deambulação precoce deve ser estimulada e se mostra eficiente na prevenção de complicações.[4,14-15,19]

FERIDA OPERATÓRIA

Os cuidados com a ferida operatória dependem de vários fatores, mas dois são fundamentais. O primeiro diz respeito ao tipo de ferida, se é aberta ou fechada. O segundo se refere ao tempo, se é aguda ou crônica. Na maioria dos casos, são feridas agudas e fechadas. Nesses casos, a técnica operatória, bem como os curativos, não muda o resultado.[28-29] Um levantamento de dados da Cochrane® indica que a retirada do curativo após 48 horas tem menor custo e o mesmo resultado para esses casos.[30] Para feridas crônicas e com fechamento por segunda intenção, os cuidados variam desde curativos fechados, além de pressão negativa e até utilização de câmera hiperbárica.[31-33]

DRENOS TORÁCICOS

O manuseio dos drenos torácicos tanto durante como depois da cirurgia tem importância fundamental, com impacto direto nas complicações e no resultado final. Com o advento mais recente da filosofia de recuperação rápida, bem como das cirurgias minimamente invasivas, os médicos e os pacientes buscam tempos hospitalares cada vez menores com reinserção breve à vida social e profissional.

A colocação e a retirada dos drenos devem ser realizadas da forma mais rotineira e protocoladas possíveis. Para a maioria dos casos, a utilização de apenas um dreno, sem aspiração contínua e retirado após 3 dias, é conduta considerada adequada de forma consensual pela maioria dos serviços. O volume do débito pleural tem sido cada vez mais questionado como parâmetro de importância para a retirada do dreno, e oscila entre 100 e 400 mL/dia. Os dispositivos digitais para aferição do fluxo e da pressão pleural têm se mostrado decisivos na estratégia de reabilitação precoce. Para os casos de fístula broncopleural prolongada, mormente em pulmão com expansão incompleta, a aspiração contínua pode ser crucial na evolução cirúrgica.[13,34-38]

FISIOTERAPIA MOTORA

O exercício físico precoce tem papel de grande importância na prevenção de complicações no paciente cirúrgico torácico. As funções respiratória, circulatórias e digestivas são beneficiadas. Além disso, aspectos como independência e mobilidade do paciente são bem percebidos na sua recuperação.[39]

MANUSEIO DAS COMPLICAÇÕES
COMPLICAÇÕES PRECOCES
Insuficiência respiratória
Atelectasia/Pneumonia

A complicação mais frequente após cirurgia torácica é a insuficiência respiratória. O que ocorre é um ciclo nocivo que se inicia com a dor torácica, associada a uma diminuição na mobilidade do paciente, resultando em pouca ventilação, retenção de secreções e atelectasias pulmonares. A prevenção de pneumonia, que seria a evolução natural, significa uma hidratação adequada, analgesia personalizada, deambulação precoce, fisioterapia motora e respiratória intensivas, além de inalações e mucolíticos.

No caso de realmente haver suspeita de pneumonia, recomenda-se iniciar antibioticoterapia empírica com cefalosporina de 2ª geração, mesmo sem alterações radiográficas importantes. Clinicamente, os pacientes podem apresentar tosse produtiva, febre com alterações laboratoriais. O tratamento poderá ser ajustado conforme os resultados das culturas. A broncoscopia poderá ser uma arma poderosa nos casos que não evoluírem bem, possibilitando a coleta dirigida do lavado broncoalveolar e a remoção de secreções mucopurulentas.

Edema pulmonar

Após ressecções pulmonares, o edema pulmonar é um fenômeno conhecido e temido. Nos casos de cirurgias menores, as consequências são significativas, mas o edema pós-pneumectomia se transforma em evento catastrófico e com mortalidade de 50%.[12]

Existem evidências de que essa complicação possa ser evitada desde o intraoperatório por meio de algumas precauções:

1. Utilizar-se uma ventilação protetora, com VC 7 mL/kg;
2. Manter balanço hídrico restritivo;
3. Evitar barotrauma;
4. Evitar transfusão de plasma fresco gelado;
5. Administrar corticosteroide.[11-12,40]

O débito urinário no pós-operatório imediato deve ser considerado adequado com 0,5 mL/lg/h e o excesso de fluidos evitado, assim como hipercapnia, dor e atelectasia. A pressão arterial deverá ser mantida baixa e o FiO_2 adequado.

O uso rotineiro de diuréticos deve ser considerado nesses casos.

Síndrome do desconforto respiratório agudo (SDRA)

A ALI e a SDRA são complicações relativamente frequentes em cirurgia torácica e com letalidade alta. Estima-se que ocorram em até 5% dos casos e com mortalidade de até 25%.[41]

A suspeita diagnóstica, com hipoxemia e alterações radiológicas caracterizadas por opacidades mal definidas, devem levar à pronta atitude terapêutica com o objetivo de tratar o edema pulmonar. Assim, intubação traqueal, complementação de oxigênio, pressão positiva no final da expiração (PEEP), posição em prona, óxido nítrico, ventilação em alta frequência, prostaglandinas, oxigenador de membrana e oxigênio líquido podem ser opções agressivas necessárias para a reversão do quadro.[4,12,41]

Deve-se prestar muita atenção em outros órgãos e sistemas, pois a associação de LPL com outras insuficiências orgânicas eleva a mortalidade para até 64%.

COMPLICAÇÕES CARDÍACAS
INFARTO DO MIOCÁRDIO

Deve ser tratado com repouso, oxigenoterapia, monitorização do ECG, morfina e ácido acetilsalicílico (caso não haja risco de sangramentos).

No período de pós-operatório imediato, frequentemente, é necessário o uso de drogas vasopressoras. O uso do balão intra-aórtico para diminuir a pós-carga deverá ser lembrado nos casos refratários. Os anticoagulantes e antiplaquetários mais específicos deverão ser ponderados com muita cautela.[42] As arritmias deverão ser tratadas conforme as diretrizes do Suporte Avançado de Vida e nos casos hemodinamicamente instáveis.[43]

FIBRILAÇÃO ATRIAL

O objetivo fundamental do tratamento das fibrilações atriais pós-operatórias é o controle da frequência cardíaca com betabloqueadores ou bloqueadores de canais de cálcio. Caso não se obtenha esse controle, podem-se utilizar outros agentes tais como amiodarona, magnésio ou diltiazem. Em casos refratários pode-se realizar combinações e/ou desfibrilação elétrica. Nesses casos, o controle do ECG é mandatório.

Quando utilizada a amiodarona, deve-se lembrar do controle periódico da função pulmonar, visto que pode provocar pneumonite aguda e crônica com fibrose pulmonar.[44]

SANGRAMENTO

O sangramento pós-operatório é diagnosticado pelo controle diário do débito do dreno pleural. A ocorrência de perdas volumosas agudas ou sangramentos de mais de 100 mL/h por 2 horas constitui indicação de exploração cirúrgica, uma vez que nestas condições costuma-se encontrar lesões controláveis.[4]

As condições de anticoagulação do paciente devem ser investigadas diante de qualquer sangramento inesperado. As alterações devem ser rigorosamente corrigidas, principalmente nos casos de intervenção cirúrgica.

A correção das anemias deverá seguir os protocolos institucionais baseados nas evidências da literatura.[45]

COMPLICAÇÕES TARDIAS DA CIRURGIA TORÁCICA
COMPLICAÇÕES PULMONARES

A mais frequente é a fístula aérea, um vazamento de ar prolongado definido como aquele que dura mais de 7 dias. Se o paciente tem um pulmão enfisematoso, várias técnicas podem ser realizadas para sanar o vazamento, mesmo pequeno. Caso um espaço residual ainda persista, o aumento da pressão negativa do frasco de drenagem pode ser tentado. A colocação de outro dreno de tórax, em alguns casos, pode ajudar a reexpansão do pulmão. A troca do selo de água por uma válvula de Heimlich pode incentivar e ou facilitar a fístula a selar. A válvula de Heimlich também pode permitir que o paciente deixe o hospital mais cedo. A pleurodese com talco ou com o uso de uma amostra de sangue do próprio paciente pode ser tentada, com a injeção de cerca de 50 a 100 mL através do dreno torácico. Todo o cuidado deve ser tomado, pois as fístulas prolongadas podem aumentar o risco de empiema.[46]

FÍSTULA BRONCOPLEURAL

Complicação que ocorre quando o ar está vazando diretamente do coto brônquico, adequada drenagem torácica para prevenir ou drenar empiema é sempre necessária. A broncoscopia deve ser realizada para diagnóstico e o tratamento pode inclusive consistir em novo ato operatório nos casos precoces. Várias colas, adesivos biológicos, medicamentos e técnicas foram relatados para selar com sucesso pequenas fístulas broncopleurais, a maioria publicada na literatura como relatos de casos.

Em todos os casos mais antigos e ou crônicos, além da reamputação do coto, orienta-se, no final da cirurgia, deixar a cobertura com um retalho de um músculo esquelético (p. ex.: o serrátil anterior ou grande dorsal). Esse tecido vascularizado é, na maioria dos casos, eficiente para ajudar a fechar a fístula broncopleural. O desenvolvimento do empiema pode indicar a reabertura da toracotomia ou a necessidade da drenagem aberta até que a cavidade pleural esteja limpa. Técnicas como a de Eloesser podem ser realizadas ao final com solução de antibiótico. Mobilização da musculatura da parede torácica adicional ou ressecção de costelas pode ainda ser necessária para permitir o fechamento completo das cavidades residuais.

Em casos em que pode ser antecipado um grande espaço pleural após ressecção pulmonar, este é passível de prevenção com utilizando-se uma tenda pleural. A porção apical da pleura parietal é dissecada da parede e drenos torácicos são colocados dentro da cavidade e da tenda pleural. O espaço na parte superior desta enche com fluido seroso, como acontece após uma pneumectomia, ou o pulmão se expande para preencher todo o espaço. Isso também pode ser auxiliado com elevação da cúpula diafragmática através do pneumoperitônio. O gás pode ser instilado pelo diafragma com uma agulha durante a toracotomia ou no abdome no momento da cirurgia. Muito cuidado deve ser tomado para não danificar o fígado, o baço ou o estômago. Injeção do nervo frênico com anestesia local pode causar uma paralisia temporária, que também incentiva o hemidiafragma a subir.[47-48]

FÍSTULA BRONCOVASCULAR

Complicação rara e grave que precisa ser considerada após os procedimentos de broncoplastia e/ou arterioplastia, mais frequentemente realizados nos dias atuais. A fístula, às vezes, aparece pela primeira vez como um sangramento mínimo e persiste durante alguns dias e/ou pode ser seguida de hemoptise maciça. O melhor tratamento é diminuir a chance de sua formação, colocando sempre um tecido vascularizado, como músculo intercostal, pleura, pericárdio ou até mesmo omento, entre as artérias e o brônquio suturado. Se a hemoptise maciça ocorrer, o tubo de duplo-lúmen para isolar o pulmão sem sangramento pode dar tempo suficiente para uma cirurgia de emergência para que o sangramento seja controlado.[49]

SÍNDROME PÓS-PNEUMONECTOMIA

Pode ser definida como o desvio excessivo e gradual do mediastino para a cavidade pleural "vazia", o que culmina com uma torção ou compressão da traqueia e do brônquio principal. Essa compressão se faz contra estruturas anatômicas fixas como a aorta e a coluna vertebral torácica, sendo a responsável pelo sintoma central da doença – a dispneia progressiva. Como relatado na literatura, o lado direito é o mais frequentemente afetado, secundário à ressecção do pulmão direito, e o tamanho e a extensão do brônquio principal esquerdo seriam a maior causa e ensejo para essa ocorrência. Pode acometer ambos os sexos e diferentes faixas etárias, no entanto, a prevalência se concentra no sexo feminino e em crianças. A colocação de um expansor de tecido ou de uma prótese de mama que pode ser expandida com solução salina no espaço pós-pneumonectomia é a técnica mais relatada para reverter o desvio do mediastino e suas consequências.[50]

INFECÇÃO DA FERIDA OPERATÓRIA E O EMPIEMA PLEURAL

Ocorrência rara cuja principal medida, logo depois de identificado o problema, é abrir a ferida para permitir drenagem e limpeza adequadas. Se o paciente também tem um empiema associado, a drenagem da cavidade pleural através de um local separado, mais baixo, deve ser tentada. Se a infecção compromete a expansibilidade do parênquima pulmonar, é melhor levar o paciente de volta para a sala de cirurgia para uma completa drenagem, irrigação, desbridamento e limpeza completa da cavidade pleural no processo que, às vezes, denomina-se decorticação. Se a causa do empiema é uma fístula broncopleural, a infecção deve ser controlada e, em seguida, o tratamento definitivo da fístula broncopleural é realizado como mencionado anteriormente.

DOR PÓS-TORACOTOMIA

Síndrome da dor pós-toracotomia crônica continua a ser um resultado devastador e debilitante após toracotomia. É a dor que se reflete ao longo da cicatriz da toracotomia, pelo menos, 2 meses após a cirurgia, e sua incidência pode ser estimada entre 44% e 67%. O tratamento envolve várias modalidades, incluindo medicamentos, técnicas comportamentais e/ou até procedimentos. As combinações de medicamentos incluem inibidores de ciclo-oxigenase-2 (COX-2), antidepressivos tricíclicos, anticonvulsivantes e opioides. Podem também ser oferecidas técnicas comportamentais, tais como biofeedback, hipnose e técnicas de relaxamento. Tratamentos cirúrgicos que incluem bloqueio intercostal do nervo, ablação por radiofrequência, crioablação e estimulação elétrica nervosa transcutânea (TENS) devem ser acompanhados por uma equipe de especialistas da dor ou, nos caos mais graves, com uma equipe composta de anestesista, fisioterapeuta, psiquiatra ou psicólogo e terapeuta ocupacional para atenção integral ao paciente.[51]

COMPLICAÇÕES APÓS CIRURGIA DO ESÔFAGO

Muitas das complicações da toracotomia ou ressecção pulmonar, particularmente as respiratórias, também ocorrem após a cirurgia do esôfago. A pneumonia é uma das mais graves e os pacientes são de alto risco em razão da possibilidade de aspiração após esofagectomia, especialmente se eles têm lesão do nervo laríngeo recorrente. Precauções para aspiração, incluindo a elevação da cabeceira da cama em todos os momentos, comer e beber apenas quando estão fora da cama e sentar-se sempre em linha reta, associadas a uma reeducação alimentar orientadas por fonoaudiólogos e nutricionistas, são de suma importância.[52]

DISFAGIA

Dificuldade em engolir é uma das complicações mais frequentes após qualquer cirurgia do esôfago. Às vezes, ela é autolimitada em razão da cirurgia recente. No entanto, a persistência da disfagia deve ser investigada. O processamento geralmente inclui estudos de motilidade, esofagogastro-duodenoscopia ou uma combinação destes. Anormalidades anatômicas ou funcionais podem ser encontradas. O tratamento depende da causa da disfagia e varia desde uma simples observação, para a dilatação das anastomoses, a tratamento cirúrgico, incluindo, nos casos mais graves, a necessidade até de reoperação.

FÍSTULA DA ANASTOMOSE

Fístula ou perfuração ocorre por isquemia, distensão do conduto, distensão acentuada das linhas de sutura, má irrigação, tensão da anastomose e/ou inclusive problemas técnicos. A localização e o tamanho do vazamento determinam o tratamento. Se uma anastomose for no pescoço, a abertura da ferida é necessária para permitir a drenagem e a maioria cicatriza ao longo do tempo. Estreitamento pode se formar e exigir dilatações posteriores, mas isso, quase sempre, não é incapacitante. O paciente, geralmente, deverá ser mantido com nutrição parenteral durante esse tempo para reduzir a quantidade e a pressão do fluido. Os antibióticos não são necessários se o vazamento for adequadamente drenado. Se a fístula é maior do que um quarto da circunferência da anastomose, o desbridamento do tecido friável e um novo fechamento primário da anastomose devem ser considerados.

Se a anastomose é dentro do tórax, para dentro da cavidade pleural e no mediastino, a cavidade pleural e o mediastino devem ser drenados, nutrição parenteral, antibióticos são administrados por via intravenosa. A drenagem do mediastino pode ser fatal se não for evacuada para evitar mediastinite e sepse. Se isquemia ou pouco tecido saudável existe próximo da anastomose, pode ser necessário um amplo desbridamento com exclusão de esôfago. Para as pequenas fístulas, os *stents* de poliéster/silicone removíveis e expansíveis *stents* metálicos cobertos têm sido bem-sucedidos.[53]

QUILOTÓRAX

A incidência de quilotórax é baixa e próxima de 0,4% a 0,8% após esofagectomia. Ele, geralmente, se manifesta vários dias após a operação, quando a alimentação por sonda nasogástrica ou ingestão oral é iniciada. Drenagem de moderada a grandes volumes de líquido esbranquiçado leitoso, pelo dreno de tórax, ou acumulado no espaço pleural e retirado com toracocentese é quase sempre diagnóstica. A análise do líquido com nível de triglicerídeos superior a 110 g/dL confirma o diagnóstico. O ducto torácico pode ser lesado durante a mobilização do esôfago torácico inferior, e a manifestação é geralmente no hemitórax direito. As medidas conservadoras, como dietas com baixo teor de gordura ou de triglicerídeos de cadeia média, podem e devem ser iniciadas. Mas, se a drenagem não diminui depois de alguns dias, a nutrição parenteral total deve ser instituída.

Recentemente, a embolização percutânea do ducto ou cisterna do quilo teve bons resultados. Alguns cirurgiões preferem não esperar mais do que 5 a 7 dias para levar o paciente de volta à sala de cirurgia para ligadura do ducto torácico, logo acima do diafragma à direita. Isso pode ser feito por toracoscopicamente ou por toracotomia. Dar ao paciente alimentos ricos em gordura várias horas antes da cirurgia pode elucidar o local do vazamento.[54-55]

SÍNDROME DE *DUMPING*

Resulta da alta carga osmótica do estômago para o intestino delgado devido à falta de controle do antro gástrico após os nervos vagos que foram seccionados. Geralmente ocorre cerca de 20 minutos ou mais raramente várias horas após uma refeição. Ajustes na dieta, tais como a diminuição da ingestão de alimentos com açúcares, comer menor quantidade, mais frequentes refeições sem uma grande quantidade de fluido, são úteis na melhora dos sintomas. O retardo no esvaziamento também pode ocorrer após esofagectomia por causa da divisão dos nervos vago e diminuição da motilidade do estômago. Nestes casos a maioria dos cirurgiões realiza um procedimento de drenagem no piloro para evitar a obstrução da saída gástrica. Os medicamentos conhecidos para aumentar a motilidade gastrintestinal, como a metoclopramida, podem melhorar os sintomas. Mudanças na dieta para diminuir a quantidade de alimentos produtores de gás, evitar bebidas carbonatadas, aliviam os sintomas desta síndrome.[56]

REFLUXO

O refluxo gastresofágico é comum após esofagectomia, devido à porção inferior do estômago permanecer sujeita a pressão positiva intraperitoneal, enquanto a pressão negativa intratorácica exerce uma influência sobre a porção superior do estômago, que após a cirurgia estão sem o esfíncter esofágico. Os pacientes precisam ser orientados para comer e beber na posição vertical e permanecer em pé ou sentado por pelo menos 2 horas após a refeição. A cabeceira da cama deve ser elevada a 30 graus, para evitar o refluxo noturno e aspiração. Evitar danos aos nervos laríngeos recorrentes ajuda muito a diminuir o risco de aspiração, quando ocorre o refluxo.[57]

ESTENOSE DA ANASTOMOSE

Estreitamento ou estenose após a cirurgia de esôfago pode ocorrer em uma das anastomoses; no hiato diafragmático; acima, abaixo ou dentro de uma fundoplicatura; no piloro; ou no local de miotomia. A estenose pode ser secundária a problemas técnicos, isquemia, fístula, ulceração ou refluxo, e pode também, e o mais frequente, ser multifatorial. A maioria das estenoses causadas pela cirurgia de esôfago pode ser tratada com balão ou vela para promover a dilatação. Várias secções de dilatação podem ser necessárias no período logo após a cirurgia. Com o passar do tempo, a frequência de dilatação para cada paciente diminui até que já não seja necessária.[58]

ISQUEMIA DO CONDUTO GÁSTRICO OU DO COLO PARA REPOSIÇÃO DO ESÔFAGO

Isquemia pode ser evitada por meio de uma avaliação do fornecimento de sangue antes da cirurgia, se o paciente tiver sido submetido a qualquer cirurgia gástrica ou operações do colo. Uma angiografia das artérias mesentéricas pode ser solicitada antes dos dois órgãos que poderão ser usados como um condutor. Tratamento cuidadoso do tubo gástrico durante a passagem até o pescoço e prevenção de torção ou dobra são manobras cirúrgicas de suma importância. A ponta distal do tubo condutor deve ser rosa quando posicionada antes da anastomose. A isquemia pode ser difícil de diagnosticar no pós--operatório imediato, mas sintomas e sinais de uma resposta inflamatória sem uma fonte conhecida deve elevar o nível de suspeita e pode levar a uma maior morbidade ou mortalidade.[59]

LESÃO DO NERVO LARÍNGEO RECORRENTE

Danos ao nervo laríngeo recorrente é mais comum após a ressecção trans-hiatal ou ressecção em três campos por causa da extensa dissecção e/ou retração no pescoço, onde os nervos recorrentes estão expostos no sulco traqueoesofágico. Esta lesão não só provoca rouquidão, mas também descoordenação da deglutição e aumento do risco de aspiração. Se a paralisia das cordas vocais já é evidente logo após a cirurgia avaliações radiológica e por um fonoaudiólogo são necessárias antes que se retorne a ingestão oral.

MISCELÂNIA

Crise miastênica caracterizada pela fraqueza dos músculos respiratórios, causando insuficiência respiratória logo após a timectomia para miastenia grave. Ventilação mecânica com pressão positiva deve ser utilizada para apoiar o paciente durante a crise aguda, associando-se o tratamento clínico sob a orientação de um neuroclínico.

Fístula ou vazamento de fluido cerebroespinal é uma complicação muito rara apenas encontrada quando tumores intratorácicos são ressecados e/ou estão invadindo regiões adjacentes ou muito próximas da coluna toracolombar. É recomendável assistência de um neurocirurgião, para tentar um fechamento primário se possível. A cobertura com gordura ou pleura também pode ser usada para ajudar a selar o vazamento.[60]

A lista de medicamentos que o paciente levará para casa, sua finalidade e dosagem devem ser revisadas com o paciente e com os profissionais de saúde antes da alta, incluindo as mudanças de medicamentos necessários. O nível de atividade física e os exercícios devem ser revistos e, para garantir sua correta realização, o paciente deve ser orientado antes de deixar o hospital. Conduzir veículos está limitado por 2 a 3 semanas após a cirurgia. Programas de reabilitação pulmonar ambulatoriais devem ser incentivados e programados. O maior objetivo é devolver o paciente, o mais rapidamente possível, a um estilo de vida normal e compatível com o que ele estava acostumado.

REFERÊNCIAS BIBLIOGRÁFICAS

1. Gharagozloo F, Margolis M, Tempesta B, Strother E, Najam F. Robot-assisted lobectomy for early-stage lung cancer: report of 100 consecutive cases. Ann Thorac Surg. 2009;88(2):380-4.
2. McKenna RJ. Complications and learning curves for video-assisted thoracic surgery lobectomy. Thorac Surg Clin. 2008;18(3):275-80.
3. Singhal S, Ferraris VA, Bridges CR, Clough ER, Mitchell JD, Fernando HC, et al. Management of alveolar air leaks after pulmonary resection. Ann Thorac Surg. 2010;89(4):1327-35.
4. Sellke FW, Nido PJ, Swanson SJ. Perioperative Care of the Thoracic Surgical Patient. 2014:1-42.
5. Cerfolio RJ, Bryant AS. Survival of patients with unsuspected N2 (stage IIIA) nonsmall-cell lung cancer. Ann Thorac Surg. 2008;86(2):362-6; discussion 366-367.
6. Zhong C, Fang W, Mao T, Yao F, Chen W, Hu D. Comparison of Thoracoscopic Segmentectomy and Thoracoscopic Lobectomy for Small-Sized Stage IA Lung Cancer. Ann Thorac Surg. 2012. doi:10.1016/j.Athoracsur.2012.04.047.
7. Frendl G, Sodickson AC, Chung MK, Waldo AL, Gersh BJ, Tisdale JE, et al. 2014 AATS guidelines for the prevention and management of perioperative atrial fibrillation and flutter for thoracic surgical procedures. Executive summary. J Thorac Cardiovasc Surg. 2014;148:772-91.
8. Dunning J, Treasure T, Versteegh M, Nashef SAM. Guidelines on the prevention and management of de novo atrial fibrillation after cardiac and thoracic surgery. Eur J Cardiothorac Surg. 2006;30(6):852-72.
9. Guyatt GH, Norris SL, Schulman S, Hirsh J, Eckman MH, Akl EA, et al. Methodology for the development of antithrombotic therapy and prevention of thrombosis guidelines - Antithrombotic therapy and

9. prevention of thrombosis, 9th ed: American College of Chest Physicians evidence-based clinical practice guidelines. Chest. 2012;141:53-70.
10. Ashp. American Society of Health-System Pharmacists. ASHP Therapeutic Guidelines on Stress Ulcer Prophylaxis. Am J Heal Pharm. 1999;56:347-79.
11. Marret E, Miled F, Bazelly B, EL Metaoua S, de Montblanc J, Quesnel C, et al. Risk and protective factors for major complications after pneumonectomy for lung cancer. Interact Cardiovasc Thorac Surg. 2010;10(6):936-9.
12. Licker M, de Perrot M, Spiliopoulos A, Robert J, Diaper J, Chevalley C, et al. Risk Factors for Acute Lung Injury After Thoracic Surgery for Lung Cancer. Anesth Analg. 2003;97(21):1558-65.
13. Gómez-Caro A, Roca MJ, Torres J, Cascales P, Terol E, Castañer J, et al. Successful use of a single chest drain postlobectomy instead of two classical drains: A randomized study. Eur J Cardio-thoracic Surg. 2006;29:562-6.
14. Muehling BM, Halter GL, Schelzig H, Meierhenrich R, Steffen P, Sunder-Plassmann L, et al. Reduction of postoperative pulmonary complications after lung surgery using a fast track clinical pathway. Eur J Cardiothorac Surg. 2008;34:174-80.
15. Das-Neves-Pereira JC, Bagan P, Coimbra-Israel AP, Grimaillof-Junior A, Cesar-Lopez G, Milanez-de-Ccampos JR, et al. Fast-track rehabilitation for lung cancer lobectomy: a five-year experience. Eur J Cardio-thoracic Surg. 2009;36:383-92.
16. Cerfolio RJ, Bryant AS. Does minimally invasive thoracic surgery warrant fast tracking of thoracic surgical patients? Thorac Surg Clin. 2008;18(3):301-4.
17. Zollo R a, Eaton MP, Karcz M, Pasternak R, Glance LG. Blood transfusion in the perioperative period. Best Pract Res Clin Anaesthesiol. 2012;26(4):475-84.
18. Hébert PC, Yetisir E, Martin C, Blajchman MA, Wells G, Marshall J, et al. Is a low transfusion threshold safe in critically ill patients with cardiovascular diseases? Crit Care Med. 2001;29(2):227-34.
19. Kehlet H, Wilmore DW. Evidence-based surgical care and the evolution of fast-track surgery. Ann Surg. 2008;248(2):189-98.
20. Davies RG, Myles PS, Graham JM. A comparison of the analgesic efficacy and side-effects of paravertebral vs epidural blockade for thoracotomy - A systematic review and meta-analysis of randomized trials. Br J Anaesth. 2006;96(4):418-26.
21. Pöpping DM, Elia N, Marret E, Remy C, Tramèr MR. Protective effects of epidural analgesia on pulmonary complications after abdominal and thoracic surgery: a meta-analysis. Arch Surg. 2008;143(10):990-9; discussion 1000.
22. Flores RM, Alam N. Video-assisted thoracic surgery lobectomy (VATS), open thoracotomy, and the robot for lung cancer. Ann Thorac Surg. 2008;85(2):S710-S715.
23. Walker WS, Codispoti M, Soon SY, Stamenkovic S, Carnochan F, Pugh G. Long-term outcomes following VATS lobectomy for non-small cell bronchogenic carcinoma. Eur J Cardiothoracic Surg. 2003;23:397-402.
24. Park BJ, Flores RM. Cost comparison of robotic, video-assisted thoracic surgery and thoracotomy approaches to pulmonary lobectomy. Thorac Surg Clin. 2008;18(3):297-300, vii.
25. Flores RM, Park BJ, Dycoco J, Aronova A, Hirth Y, Rizk NP, et al. Lobectomy by video-assisted thoracic surgery (VATS) versus thoracotomy for lung cancer. J Thorac Cardiovasc Surg. 2009;138(1):11-8.
26. Rizk NP, Ghanie A, Hsu M, Bains MS, Downey RJ, Sarkaria IS, et al. ORIGINAL ARTICLES: GENERAL THORACIC A Prospective Trial Comparing Pain and Quality of Life Measures After Anatomic Lung Resection Using Thoracoscopy or Thoracotomy. Ann Thorac Surg. 2014;98(4):1160-6.
27. Hoogeboom TJ, Dronkers JJ, Hulzebos EHJ, van Meeteren NLU. Merits of exercise therapy before and after major surgery. Curr Opin Anaesthesiol. 2014;27:161-6.
28. Ubbink DT, Vermeulen H, Goossens A, Kelner RB, Schreuder SM, Lubbers MJ. Occlusive vs gauze dressings for local wound care in surgical patients: a randomized clinical trial. Arch Surg. 2008;143(10):950-5.
29. Vogt KC, Uhlyarik M, Schroeder T V. Moist wound healing compared with standard care of treatment of primary closed vascular surgical wounds: a prospective randomized controlled study. Wound Repair Regen. 2007;15:624-7.
30. Toon CD, Ramamoorthy R, Davidson BR, Gurusamy KS. Early versus delayed dressing removal after primary closure of clean and clean-contaminated surgical wounds. Cochrane database Syst Rev. 2013;9(9):CD010259.
31. Vermeulen H, Ubbink DT, Goossens A, De Vos R, Legemate DA. Systematic review of dressings and topical agents for surgical wounds healing by secondary intention. Br J Surg. 2005;92:665-72.
32. Vig S, Dowsett C, Berg L, Caravaggi C, Rome P, Birke-Sorensen H, et al. Evidence-based recommendations for the use of negative pressure wound therapy in chronic wounds: Steps towards an international consensus. J Tissue Viability. 2011;20 Suppl 1:S1-18.
33. Dauwe PB, Pulikkottil BJ, Lavery L, Stuzin JM, Rohrich RJ. Does hyperbaric oxygen therapy work in facilitating acute wound healing: a systematic review. Plast Reconstr Surg. 2014;133:208e-15e.
34. Pompili C, Detterbeck F, Papagiannopoulos K, Sihoe A, Vachlas K, Maxfield MW, et al. Multicenter international randomized comparison of objective and subjective outcomes between electronic and traditional chest drainage systems. Ann Thorac Surg. 2014;98:490-7.
35. Deng B, Tan Q-Y, Zhao Y-P, Wang R-W, Jiang Y-G. Suction or non-suction to the underwater seal drains following pulmonary operation: meta-analysis of randomised controlled trials. Eur J Cardiothorac Surg. 2010;38(2):210-5.
36. Bertolaccini L, Rizzardi G, Filice MJ, Terzi A. "Six sigma approach" - an objective strategy in digital assessment of postoperative air leaks: a prospective randomised study. Eur J Cardiothorac Surg. 2011;39(5):e128-e132.
37. Varela G, Jiménez MF, Novoa NM, Aranda JL. Postoperative chest tube management: measuring air leak using an electronic device decreases variability in the clinical practice. Eur J Cardiothorac Surg. 2009;35(1):28-31.
38. Brunelli A, Cassivi SD, Salati M, Fibla J, Pompili C, Halgren LA, et al. Digital measurements of air leak flow and intrapleural pressures in the immediate postoperative period predict risk of prolonged air leak after pulmonary lobectomy. Eur J Cardiothorac Surg. 2011;39(4):584-8.
39. Nici L. Preoperative and Postoperative Pulmonary Rehabilitation in Lung Cancer Patients. Thorac Surg Clin. 2008;18:39-43.
40. Cerfolio RJ, Bryant AS, Thurber JS, Bass CS, Lell WA, Bartolucci AA. Intraoperative solumedrol helps prevent postpneumonectomy pulmonary edema. Ann Thorac Surg. 2003;76:1029-35.
41. Kometani T, Okamoto T, Yoshida S, Yoshino I. Acute respiratory distress syndrome after pulmonary resection. Gen Thorac Cardiovasc Surg. 2013;61:504-12.
42. Members WC, Yancy CW, Jessup M, Bbozkurt B, Butler J, Casey DE Jr, et al. 2013 ACCF/AHA Guideline for the Management of Heart Failure: A Report of the American College of Cardiology Foundation/American Heart Association Task Force on Practice Guidelines. Circulation. 2013;128(16):e240-e327.
43. American heart Association. ACLS Provider Manual Supplementary Material. 2011:1-84.
44. Amar D. Postthoracotomy atrial fibrillation. Curr Opin Anaesthesiol. 2007;20:43-47.
45. Ferraris VA, Saha SP, Oestreich JH, Song HK, Rosengart T, Reece TB, et al. 2012 update to the Society of Thoracic Surgeons guideline on use of antiplatelet drugs in patients having cardiac and noncardiac operations. Ann Thorac Surg. 2012;94(5):1761-81.
46. Andreeti C, Venuta F, Anile M, De Giacomo T, Diso D, Di Stasio M, et al. Pleurodesis with an autologous blood patch to prevent persistent air leaks after lobectomy. J Thorac Cardiovasc Surg. 2007;133:759-62.
47. Lois M, Noppen M. Bronchopleural fistulas. An overview with special focus on endoscopic management. Chest. 2005;128:3955-65.
48. Brunelli A, Refai MA, Muti M, Sabbatini A, Fianchini A. Pleural tent after upper lobectomy: a prospective randomized study. Ann Thorac Surg. 2000;69:1722-4.
49. Kawahara K, Akamine S, Takahashi T, Nakamura A, Muraoka M, Tsuji H, et al. Management of anastomotic complications after sleeve lobectomy for lung cancer. Ann Thorac Surg. 1994;57:1529-33.

50. Shen KR, Wain JC, Wright CD, Grillo HC, Mathisen DJ. Postpneumonectomy syndrome: surgical management and long-term results. J Thorac Cardiovasc Surg. 2008;135:1210-6.
51. Erdek MA, Staats PS. Chronic pain and thoracic surgery. In: Klafta JM, Ferguson MK. Philadelphia: Saunders, 2005. p.123-30.
52. Cassivi SD. Leaks, strictures and necrosis: a review of anastomotic complications following esophagectomy. Semin Thorac Cardiovasc Surg. 2004;16:124-32.
53. Kauer WKH, Stein HJ, Dittler HJ, Siewert JR. Stent implantation as a treatment option in patients with thoracic anastomotic leaks after esophagectomy. Surg Endosc. 2008;22:50-3.
54. Binkert CA, Yucel EK, Davison BD, Sugarbaker DJ, Baum RA. Percutaneous treatment of high outputchylothorax with embolization or needle disruption technique. J Vasc Interv Radiol. 2005;16:1257-61.
55. Fahimi H, Casselman FP, Mariani MA, van Boven WJ, Kknaepen PJ, van Swieten HA. Current management of postoperativechylothorax. Ann Thorac Surg. 2001;71:448-50.
56. Burrows WM. Gastrointestinal function and related problems after esophagectomy. Semin Thorac Cardiovasc Surg. 2004;16:142-51.
57. Chrysos E, Tsiaoussis J, Zoras OJ, Athanasakis E, Mantides A, Katsamouirs A, et al. Laparoscopicsurgery for gastroesophagealrefluxdiseasepatientswithimpairedesophagealperistalsis: totalorpartialfundoplication? J Am Coll Surg. 2003;197:8-15.
58. Donington JS. Functional conduit disorders after esophagectomy. Thorac Surg Clin. 2006;16:53-62.
59. Lerut TE, van Lanschot JJB. Chronicsymptomsafter total orsubtotal esophagectomy: diagnosisandtreatment. Best Pract Res ClinGastroenterol. 2004;18:901-15.
60. Doss NW, Ambrish M, Ipe J, Michael R, Gintautas J. Epiduralblood patch afterthoracotomy fortreatmentofheadachecausedbysurgical tear of dura. Anesth Analg. 2000;91:1372-4.

CAPÍTULO 228

OTIMIZANDO A HEMODINÂMICA NO PERIOPERATÓRIO

Suzana M. Lobo
Maurizio Cecconi

DESTAQUES

- Objetivos deste capítulo:
    - Entender a magnitude do risco de grupos específicos de pacientes submetidos a grandes cirurgias não cardíacas.
    - Entender a fisiologia cardiovascular aplicada à otimização hemodinâmica no período perioperatório de pacientes de alto risco.
    - Discutir parâmetros fisiológicos para avaliação de reposição volêmica adequada e otimização hemodinâmica.
    - Entender o conceito de otimização hemodinâmica perioperatória ou terapia guiada por metas e estar apto a aplicar no momento certo e para o paciente correto.

INTRODUÇÃO

Em consequência do envelhecimento da população e dos avanços terapêuticos, os procedimentos cirúrgicos vêm aumentando em número e complexidade.

Complicações pós-operatórias têm grande impacto em custos, na sobrevida a curto e longo prazo e na qualidade de vida.[1] Taxas de complicações de 36% para gastrectomia, que podem chegar a 68% para cirurgias de colorretais e 80% para cirurgias abdominais superiores, são relatadas.[2-4] Dados obtidos de 105 mil pacientes cirúrgicos mostraram que a ocorrência de qualquer uma das 22 complicações avaliadas nos 30 dias de pós-operatório foi preditora independente de morte, reduzindo em 69% a probabilidade de sobrevida a longo prazo.[1]

O estudo *European Surgical Outcomes Study* que incluiu 46.539 pacientes cirúrgicos não cardíacos demonstrou taxa de mortalidade global de 4%, porém com variações significantes entre países europeus.[5] Nesse estudo, do total de pacientes analisados, 14% foram admitidos na unidade de terapia intensiva (UTI) e, destes, 43% morreram. O estudo *Epidemiologia e Desfechos de Pacientes Cirúrgicos Não Cardíacos em Unidades de Terapia Intensiva Brasileiras* encontrou um alto índice de complicações nessa população (38,3%) e taxas de mortalidade de 15% em 30 dias e 20,3% em 90 dias após admissão hospitalar. As taxas de mortalidade quando avaliadas somente em 30 dias podem ser subestimadas. Em um estudo em pacientes submetidos à pancreatectomia, a taxa de 3,7% aos 30 dias aumentou para 7,4% aos 90 dias.[7] Ações que determinem melhores desfechos pós-operatórios em pacientes cirúrgicos não cardíacos de alto risco devem ser vistas como prioridade por especialistas relacionados aos cuidados desses pacientes.

O objetivo da otimização hemodinâmica perioperatória ou terapia guiada por metas (TGM) é prevenir tanto a hipovolemia como a hipervolemia, ambas relacionadas com resultados adversos no período perioperatório, além de prevenir distúrbios da perfusão tecidual. Nos últimos anos, tecnologias minimamente invasivas de monitorização e novas estratégias de cuidados perioperatórios como o ERAS (do inglês *enhanced recovery after surgery*)[8] e *fast-track* foram adotadas com efeitos positivos nos resultados. No entanto, há ainda espaço para melhorias.[5]

HISTÓRICO

O consumo de oxigênio (VO_2) basal aumenta em cerca de 20% durante cirurgias ortopédicas e em até mais de 50% durante grandes traumas cirúrgicos.[9-10] Já nos anos 1960 foi demonstrado que após a indução da anestesia ocorre uma diminuição dramática da oferta de O_2 (DO_2), com consequente queda no VO_2, apesar do aumento da demanda de O_2 em razão do aumento do metabolismo. A recuperação desses parâmetros foi mais rápida nos sobreviventes do que nos não sobreviventes.[11]

Nos anos 1970 e 1980, a partir da observação de que a sobrevivência após cirurgias de alto risco estava associada a índices supranormais de transporte de oxigênio, valores derivados dos alcançados pelos sobreviventes do trauma cirúrgico (particularmente um valor de $DO_2 > 600$ mL/min/m²) foram, inicialmente, preconizados como metas terapêuticas a serem alcançadas durante as operações de alto risco.[12-13]

CONCEITOS

A otimização hemodinâmica perioperatória ou TGM é a intervenção terapêutica com fluidos e, se necessário, drogas inotrópicas, concentrado de hemácias e vasodilatadores, com o intuito de maximizar a DO_2 durante condições críticas, ainda na ausência de déficits perfusionais, na tentativa de preveni-los ou repará-los precocemente. Conceitualmente, a DO_2 é o produto do conteúdo arterial de oxigênio (CaO_2) e fluxo (débito cardíaco, DC) e reflete o volume total de O_2 transportado pelo sistema cardiovascular aos tecidos por minuto (Figura 228.1).[14] O CaO_2 representa a quantidade total de oxigênio presente em uma unidade de volume de sangue arterial e é a soma do oxigênio ligado à hemoglobina com a fração

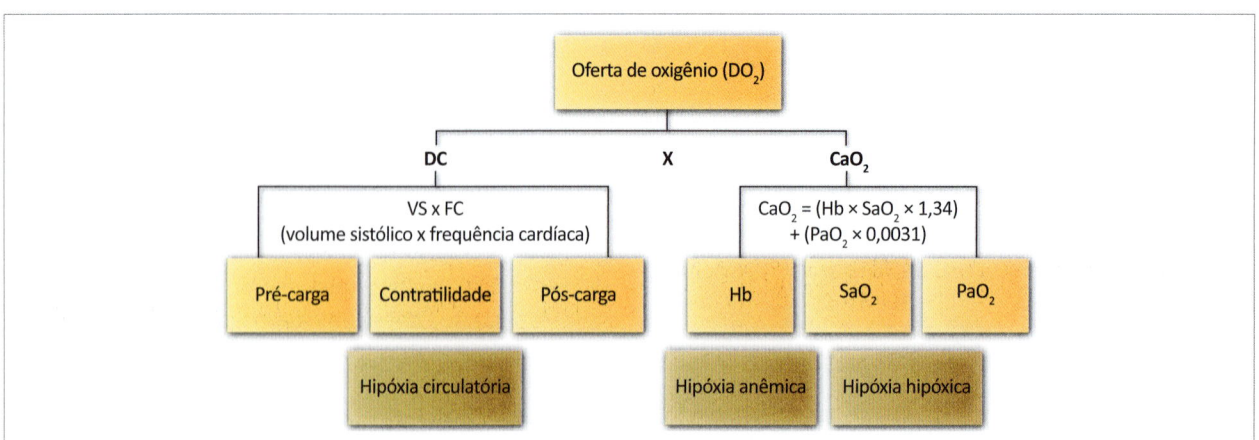

FIGURA 228.1. Determinantes da oferta de oxigênio (DO_2) e tipos de hipóxia.
VS: volume sistólico; DC: débito cardíaco.

diluída no plasma. O CvO_2 representa a quantidade total de oxigênio presente em uma unidade de volume de sangue venoso misto e depende da TeO_2. O consumo de oxigênio é o produto do débito cardíaco (DC) e a diferença entre CaO_2 e o conteúdo de oxigênio no sangue venoso (CvO_2).

FISIOLOGIA CARDIOVASCULAR APLICADA AO CENÁRIO PERIOPERATÓRIO

O problema fisiopatológico comum nesse grupo de pacientes é a hipóxia tecidual.[15] Durante condições clínicas adversas, é necessário que a DO_2 permaneça adequada às demandas metabólicas (VO_2) do organismo para a manutenção das funções aeróbicas. O fluxo sanguíneo regional é determinado pela demanda regional de O_2 e nutrientes, que aumenta em condições de aumento do metabolismo. A adequação da oxigenação tecidual é determinada pelo equilíbrio entre oferta e demanda de O_2.

A falência na manutenção do fluxo sanguíneo adequado aos tecidos, como ocorre quando há diminuição do volume intravascular efetivo ou disfunção miocárdica, determina a hipóxia circulatória ou estagnante.[16] Perdas sanguíneas impossibilitam o suprimento de concentrações adequadas de hemoglobina que liguem o oxigênio, com consequente hipóxia anêmica.[17] A hipóxia hipóxica pode ocorrer devido à redução da pressão parcial de O_2 (PO_2).[18] Por outro lado, o desequilíbrio entre oferta e consumo de oxigênio pode estar relacionado ao aumento do consumo, em situações tais como dor, hipertermia, taquipneia, tremores e estresse (Figura 228.2). Esses diferentes mecanismos de disóxia tecidual interagem no choque levando à lesão celular com disfunção de múltiplos órgãos (DMO).[15] Com exceção à hipóxia citopática, todos os tipos de hipóxia tecidual podem ser prevenidos ou minimizados pela otimização da DO_2 ou por redução no VO_2 para manter o equilíbrio dessa relação.

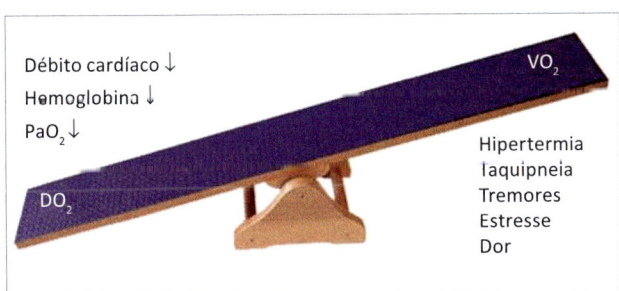

FIGURA 228.2. Equilíbrio entre oferta de oxigênio (DO_2) e consumo de oxigênio (VO_2).

A queda da DO_2 e/ou aumento do VO_2 durante a crise circulatória determinam uma série de respostas compensatórias na tentativa de atender às elevadas demandas teciduais de O_2. A frequência cardíaca, a contratilidade do miocárdio e a extração tecidual de oxigênio aumentam para manter o nível de VO_2. VO_2 é geralmente independente de DO_2 em uma ampla margem de variação de DO_2 (1 a 2) (Figura 228.3). Essas respostas representam os efeitos do insulto cirúrgico associados a compensações fisiológicas adequadas, o que leva à melhoria da perfusão e da oxigenação tecidual.[18] A melhora do VO_2 se reflete clinicamente em redução concomitante da taxa de extração de oxigênio (TeO_2) e menor débito de O_2.

Pacientes de alto risco podem não ser capazes de elevar espontaneamente seu débito cardíaco para acompanhar a demanda elevada de períodos prolongados de estresse operatório. A incapacidade de recuperação nas variáveis de fluxo sanguíneo e transporte de O_2 reflete mecanismos compensatórios inadequados durante o trauma operatório.[12] Como consequência a DO_2 cai ou torna-se inadequada e, quando atinge um valor de DO_2 crítico (2), o VO_2 diminui e torna-se dependente da oferta (2 a 3) (Figura 228.3). Nessa fase, há metabolismo anaeróbico, levando a débito de oxigênio e acidose láctica.[19]

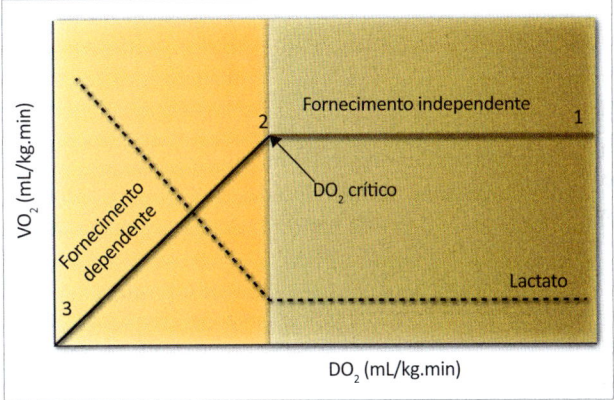

FIGURA 228.3. Relação consumo de oxigênio (VO_2) e oferta de oxigênio (DO_2).

A hipóxia tecidual é o processo fisiopatológico central no desenvolvimento de disfunção de órgãos.[15] A acidose láctica e a depuração de lactato prolongado estão relacionadas ao aumento da mortalidade de pacientes cirúrgicos em unidade de terapia intensiva (UTI).[15,20] Disfunção de múltiplos órgãos (DMO) parece ser a causa mais frequente de morte no pós-operatório de cirurgias não cardíacas em pacientes de alto risco.[6]

Durante a cirurgia, a pressão arterial, frequência cardíaca, diurese, gasometria arterial, saturação de oxigênio podem ser normais, mesmo na presença de hipóxia tecidual.[14] Esses sinais não demonstram o início da instabilidade hemodinâmica, mas sim a falha de mecanismos cardiovasculares compensatórios.[12] Dados obtidos precocemente com o cateter de artéria pulmonar em pacientes cirúrgicos demonstraram que as alterações circulatórias têm início com o evento precipitante, isto é, depressão do miocárdio, hemorragia ou trauma. Quando a monitorização é iniciada após o aparecimento da hipotensão, grande parte da crise circulatória não foi avaliada e corrigida.

Um estudo experimental com choque hemorrágico sugere que o período ideal para a reposição do débito de O_2, evitando disfunções orgânicas, é muito curto, em torno de 2 horas.[21] A magnitude de débito de O_2 evitado nas primeiras duas horas de ressuscitação, e não simplesmente a restauração da volemia, influencia a probabilidade de lesões de órgãos. Esses dados sugerem que os distúrbios que acontecem durante a cirurgia devem ser rapidamente corrigidos na medida em que o paciente pode ainda aumentar seu DC. Em uma fase tardia, quando há hipotensão, a perfusão coronariana é prejudicada e é menor a possibilidade de resposta favorável aos fluidos e inotrópico. A TGM nessa fase pode ser deletéria. A evolução para FMO e morte dependerá do tempo e da magnitude dos déficits de oxigênio e da capacidade de recuperação das complicações.

As revisões sistemáticas e metanálises[22-26] têm demonstrado que a TGM pode melhorar os resultados para pacientes cirúrgicos de risco moderado e alto.

OTIMIZAÇÃO HEMODINÂMICA E DA PERFUSÃO TECIDUAL NO PERÍODO PERIOPERATÓRIO

A manutenção de DO_2 adequada ou maximizada para atender à demanda de O_2 dos tecidos em pacientes de alto risco submetidos a cirurgias de maior porte foi avaliada em muitos estudos nas últimas décadas. Em primeiro lugar, é importante estar ciente da importância do uso de um protocolo terapêutico durante a TGM.

O primeiro passo é avaliar se há hipovolemia e corrigi-la, o que deve ser realizado antes de outras terapias que possam aumentar DO_2, como uso de inotrópicos, vasopressores e de transfusões de sangue.[14] Pacientes de alto risco submetidos a grandes cirurgias estão sob maior risco de perdas significativas do volume intravascular, mesmo na ausência de perdas aparentes de sangue, por vasodilatação e distúrbios na permeabilidade capilar com troca de fluidos entre os compartimentos corporais.

O tônus vascular também pode influenciar a pré-carga e a pós-carga. Se o paciente não for mais responsivo a fluidos e ainda está hipotenso, o tônus vasomotor provavelmente está reduzido. Nesse caso, além da verificação do nível de anestesia, vasopressores serão necessários. São determinantes do retorno venoso a distribuição do volume intravascular, a complacência vascular, a resistência ao retorno venoso, a pressão no átrio direito e o volume estressado. O volume estressado de sangue no compartimento venoso é o volume de sangue que contribui efetivamente para a geração de pré-carga. O uso de vasopressores pode transformar volume não estressado (volume do sistema venoso que não contribui com a pré-carga) em volume estressado, o que pode diminuir a necessidade de grandes ofertas externas de fluidos.

Finalmente, se o paciente não é mais responsivo ao aumento da pré-carga com fluidos e o tônus vascular é normal, e ainda não tem os valores adequados de DO_2 ou sinais de hipoperfusão, então o problema é o coração, e o uso de inotrópicos pode ser de grande auxílio.[14]

MANEJO DE VOLUME

Hipoperfusão oculta e débito de oxigênio podem estar presentes apesar dos sinais vitais e diurese normais.[27] Monitorização das pressões de enchimento cardíaco, como pressão venosa central (PVC), pressão de oclusão de artéria pulmonar (POAP) ou volume diastólico final global (VDFG), não é confiável para avaliar a pré-carga cardíaca em pacientes sob ventilação mecânica[28] e não deve ser usada isoladamente para guiar reposição volêmica. O surgimento de novas tecnologias para monitorização minimamente invasiva do DC e da hemodinâmica funcional, de forma confiável, tem permitido formas mais seguras de avaliação da volemia no período perioperatório.

RESPONSIVIDADE A FLUIDOS

A avaliação funcional do sistema cardiovascular por meio de desafios de fluidos e curva de Frank-Starling é mais acurada se métodos de monitorização do fluxo estiverem disponíveis. A responsividade aos fluidos é, em geral, definida como aumento de 10% a 15% no VS ou no DC em resposta a um desafio intravascular de volume. Fluido respondedores convertem o volume de fluido em um aumento significativo do DC desde que tenham ambos os ventrículos operando na zona de dependência de pré-carga da curva de Frank-Starling, ou seja, em uma condição de dependência de pré-carga indicativa da presença de hipovolemia.[28-30] Aumentos no VS superiores a 10% (Ponto A – parte íngreme da curva) definem o paciente como respondedor a fluido (Figura 228.4). Aumentos de menos de 10% no VS com aumentos significativos na pré-carga (Ponto B ou C – parte plana da curva) indicam que outro desafio fluido é inadequado e poderia diminuir o desempenho ventricular, resultando em congestão vascular e edema pulmonar. Mas, mesmo no contexto de pacientes respondedores a fluidos, a administração de líquidos deve ser tratada cuidadosamente, especialmente na presença de elevadas pressões de enchimento intravascular ou aumento de água extravascular pulmonar.[31]

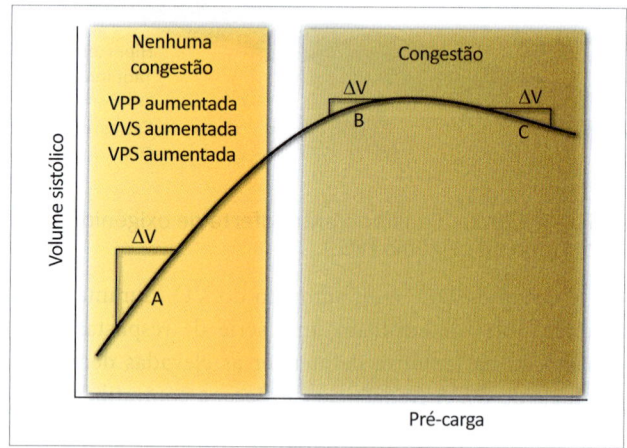

FIGURA 228.4. Curva de Frank-Starling.
VPP: variação de pressão de pulso; VVS: variação de volume sistólico; VPS: variação de pressão sistólica; VPP: variação da pressão de pulso; VPS: variação da pressão sistólica.

Durante TGM, exceto em casos óbvios de hipovolemia, como um sangramento evidente, desafios de fluido devem ser realizados se houver suspeita de hipovolemia ou hipoperfusão ou com intuito de maximizar DO_2. A prova consiste na infusão rápida de alíquotas de fluido e deve ser analisada no contexto de possíveis benefícios (aumentar DC e perfusão tecidual) e riscos (aumentos nas pressões hidrostáticas e edema). A prova de volume pode ser realizada com cristaloides (500 a 1.000 mL) ou coloides (100 a 250 mL) infundidos em um período curto de 30 minutos com o paciente cuidadosamente monitorizado.[30] Devem ser estabelecidos limites de segurança e a prova interrompida, quando necessário.

Caso não se disponham desses métodos, a resposta à administração de fluidos deve ser avaliada por parâmetros usuais como pressão arterial média (PAM) e variação da PVC. Uma variação da PVC menor que 4 mmHg indica que outra prova pode ser realizada. Um estudo de otimização perioperatória utilizou PVC em um protocolo de TGM e determinou uma significativa redução na frequência de hipotensão intraoperatória e uma recuperação mais rápida no pós-operatório.[32]

Mas o padrão ouro para a avaliação da resposta a fluido é a avaliação direta da resposta de VS ou DC para um desafio de fluido com o uso de monitoramento hemodinâmico invasivo ou minimamente invasivo que permite a maximização do DC sem a infusão excessiva de fluidos.[33]

O Doppler transesofágico (DTE) tem sido frequentemente utilizado na TGM em pacientes cirúrgicos.[34-36] Além de fornecer uma estimativa do VS e do DC, também pode informar sobre pré-carga e contratilidade cardíaca. Medidas derivadas das ondas permitem a avaliação do tempo de fluxo corrigido (FTc), que é uma medida da pré-carga, e do pico de fluxo, que é um índice de contratilidade. Com esses valores, é possível a realização de testes de fluido responsividade e a avaliação da posição na curva de Frank-Starling. Respostas induzidas por desafio de fluido sobre substitutos de DC, como FTc ou SV, foram utilizadas para orientar reposição volêmica durante a cirurgia. Uma metanálise relatou que as estratégias usadas na TGM para maximizar essas variáveis determinaram recuperação mais rápida da função do TGI, menos complicações e menor tempo de internação hospitalar.[34-36] Estudos utilizando índices dinâmicos de responsividade a fluidos durante a TGM estão apresentados na Tabela 228.1.[32,37-45]

HEMODINÂMICA FUNCIONAL APLICADA À TGM

A hemodinâmica funcional é uma ferramenta dinâmica que utiliza o princípio fisiológico da interação coração-pulmão em pacientes sob ventilação mecânica com pressão positiva para avaliação de fluido responsividade.[46] As oscilações cíclicas das pressões intratorácicas geradas pelos ciclos ventilatórios atuam nos vasos sanguíneos provocando alterações no retorno venoso e pré-carga ventricular e, consequentemente, no VS. A ventilação com pressão positiva está associada com efeitos diferentes sobre os lados esquerdo e direito do coração e resulta em oscilações na onda da pressão arterial e da pressão de pulso (PP). São observados aumentos no VS e na PP durante a inspiração e diminuição durante a expiração. Essa variação será tão mais acentuada quanto maior for a influência da pré-carga no volume sistólico.

A magnitude dessas oscilações é proporcional ao grau de dependência de pré-carga do paciente. Em pacientes que operam na porção íngreme da relação entre a pré-carga e o VS, a VPP é elevada e a carga de volume conduz a um aumento significativo em VE. Se VPP é maior que 13%, é

TABELA 228.1. Estudos usando índices dinâmicos de responsividade a fluidos durante TGM em cirurgias não cardíacas de acordo com o tipo de sistema de monitorização, parâmetros de responsividade a fluidos e principais resultados.

Autores, ano, referência	Monitorização	Parâmetros de responsividade a fluidos	Complicações	Mortalidade
Mythen e Webb, 1995.[37]	DTE	VS otimizado	↓	↔
Sinclair e colaboradores, 1997.[38]	DTE	FTc 0,35-0,40/VE > 10%	↓	↔
Gan e colaboradores, 2002.[39]	DTE	FTc 0,35-0,40/VE >10%	↓	↔
Conway e colaboradores, 2002.[40]	DTE	FTc > 0,35/VS > 10%	↓	↔
Venn e colaboradores, 2002.[32]	DTE /PVC	VS > 10%	↓	↔
Wakeling e colaboradores, 2005.[41]	DTE	PVC/VS > 10%	↓	↔
Noblett e colaboradores, 2006.[42]	DTE	FTc > 0,35	↓	↔
Pillai e colaboradores, 2012.[43]	DTE	FTc > 0,35	↓	↔
Challand e colaboradores, 2012.[44]	DTE	VS > 10%	↔	↔
Pearse e colaboradores, 2013.[45]	LiDCO rapid	Maximizar VS	↔	↔

DTE: Doppler transesofágico Esophageal Doppler Monitoring (CardioQ-ODM™, Deltex Medical, London, IK, HemoSonic 100, Arrow International, Everett, MA, USA); FTc: tempo de fluxo corrigido Corrected Flow Time; VS: volume sistólico; PVC: pressão venosa central; ↓: diminuição; ↔: sem alterações.

muito provável que o paciente esteja na parte íngreme da curva e aumentará o DC em resposta ao desafio de fluido (fluido respondendor).[47] Em pacientes que operam sobre a parte plana da curva de Frank-Starling, a VPP é menor e uma carga de volume não resultará em um aumento significativo do VS ou DC. Portanto, os preditores dinâmicos de responsividade a fluido não são marcadores de volemia nem marcadores de pré-carga cardíaca, mas da posição do sistema cardiovascular na curva de Frank-Starling (Figura 228.4).[46-47] Neste contexto, eles têm sido utilizados para identificar quando o patamar da relação de Frank-Starling é alcançada sem a necessidade de desafios com fluidos.

Em pacientes sob ventilação mecânica controlada com pressão positiva e sob certas condições (bom traçado de curva de PA no teste do *fast-flush*, ritmo cardíaco regular, ausência de esforço respiratório espontâneo, tórax fechado, sedação adequada, volume-corrente ≥ 8 mL/kg e PEEP < 8 cmH$_2$O e ausência de hipertensão abdominal), essas oscilações são constantes e passíveis de aferição no traçado da onda de pressão arterial ou em monitores minimamente invasivos. As vantagens das medidas dinâmicas em relação às estáticas, sejam elas pressóricas ou volumétricas, devem-se ao fato de que as funções sistólica e diastólica e as alterações valvares não interferem de forma significativa na interpretação dos dados.

VARIAÇÃO DA PRESSÃO DE PULSO (VPP), VARIAÇÃO DA PRESSÃO SISTÓLICA (VPS) E VARIAÇÃO DO VOLUME SISTÓLICO (VVS)

Do ponto de vista fisiológico e de desfechos, a maximização do VS ou a minimização dos índices dinâmicos para orientar a terapia de fluido são equivalentes.[46-47] Vários estudos controlados randomizados testaram a capacidade de fluidoterapia dirigida por metas com base em parâmetros dinâmicos para melhorar o resultado pós-cirúrgico. Uma revisão sistemática da literatura de fluidoterapia dirigida por metas com base em parâmetros dinâmicos no resultado pós-cirúrgico relatou uma redução em torno de 50% na morbidade pós-operatória relacionada a uma diminuição significativa das complicações infecciosas, cardiovasculares e abdominais.[48]

Valores de VPP ≤ 13% como meta de ressuscitação vêm sendo usados para guiar a reposição de fluidos (valor preditivo positivo de 94% e negativo de 96%), considerada superior quando comparada a VPS, PAD e POAP.[49] Demonstrou-se que a minimização de VPP durante a cirurgia com desafios de fluidos diminuiu significativamente a duração média de permanência pós-operatória no hospital, o número de complicações pós-operatórias por paciente e o tempo de ventilação mecânica.[50-51]

VVS ou VPS medidas pela análise do contorno da onda da pressão arterial também permitem fluido responsividade em pacientes ventilados com função cardíaca normal. Pode-se avaliar o VS de forma contínua, batimento a batimento, por algoritmos de avaliação de contorno da curva da pressão arterial (*pulse contour*). Estes podem ser calibrados por técnica de termodiluição (PiCCO plus), por algoritmo matemático (monitor Vigileo, sensor Flo-Trac), por diluição de marcador (LiDCO plus), entre outros. Pontos de corte para VVS, indicativos de fluido responsividade, foram determinados em 10% a 13%.[52] Quanto maior a variação desses índices, maior a resposta de aumento do DC em resposta ao desafio de volume. Otimização de fluido guiado por VVS durante grande cirurgia abdominal foi associada com uma melhor estabilidade hemodinâmica intraoperatória, menor nível sérico de lactato e menos complicações pós-operatórias.[53]

AMPLITUDE DA ONDA DA OXIMETRIA DE PULSO PLETISMOGRÁFICA (ΔPOP)

O formato da onda de pulso em oxímetro (pletismografia) difere do formato da onda da PA por ser dependente de variações no volume, e não na pressão, tanto em vasos arteriais quanto venosos. Estudos que compararam as oscilações na amplitude da onda do pulso-oxímetro (não invasivo) com a técnica padrão de cateterização arterial demonstraram boa acurácia e forte correlação entre ambas as técnicas em pacientes sob ventilação mecânica controlada tanto em pacientes anestesiados quanto na UTI.[54-56] A presença de baixa perfusão periférica e hipotermia são fatores limitantes dessa técnica não invasiva de avaliação de fluido responsividade, além das mesmas limitações observadas para a ΔPP.

A variação na amplitude da onda da oximetria de pulso pletismográfica (ΔPOP) > 15% apresenta elevada acurácia em predizer ΔPP > 13%.[54] Em pacientes de cirurgia cardíaca um ΔPOP > 13 % antes da expansão volêmica permitiu discriminar pacientes respondedores de não respondedores à infusão volêmica com boa acurácia.[55] A minimização da variabilidade na oximetria de pulso pletismográfica, o índice derivado do oxímetro de pulso na TGM, determinou queda mais significativa dos níveis de lactato apesar do uso de menos líquidos durante e após a cirurgia.[56] Estudos utilizando TGM baseados na hemodinâmica funcional são mostrados na Tabela 228.2.[50-51,53,56-62]

OUTRAS TERAPIAS

Inotrópicos

A dobutamina ou dopexamina pode ser necessária em alguns pacientes para alcançar níveis mais elevados de DO$_2$ durante cirurgia prolongada. A dobutamina é um agente inotrópico com propriedades adrenérgicas predominantes beta-1 utilizada para aumentar o DC com doses de 2,5 até 20 μg/kg/min. Os efeitos mais importantes são aumentos da contratilidade do miocárdio, do volume sistólico e do débito cardíaco, além de melhorias no fluxo da microcirculação.[63] A dopexamina é uma catecolamina sintética e tem também atividade dopaminérgica, podendo aumentar o DC e o fluxo sanguíneo renal. Ambos os fármacos podem causar hipotensão e taquicardia em pacientes hipovolêmicos.

TABELA 228.2. Principais resultados de estudos usando DO_2 como meta central na terapia em cirurgias não cardíacas de acordo com o tipo de sistema de monitorização, parâmetros de responsividade a fluidos.

Autores, ano, referência	Monitorização	Responsividade a fluidos/meta	Complicações ou estadia hospitalar	Mortalidade
Hemodinâmica funcional				
Lopes e colaboradores, 2007.[50]	Multiparamétrica	VPP < 10%	↓	↔
Zhang e colaboradores, 2012.[51]	Datex Ohmeda S/5	VPP < 13%	↓	↔
Benes e colaboradores, 2010.[53]	Flo trac/Vigileo	VVS < 10%	↓	↔
Forget e colaboradores, 2010.[56]	Pletismografia	ΔPOP < 13%	↔	↔
Buettner e colaboradores, 2008.[57]	PiCCO plus™	VPS < 10%	↔	↔
Mayer e colaboradores, 2010.[58]	Flo trac/Vigileo	VVS < 12%	↓	↔
Ramsingh e colaboradores, 2013.[59]	Pulsion Med Syst	VVS < 13%	↓	↔
Scheeren e colaboradores, 2013.[60]	Flo trac/Vigileo	VVS < 10%	↓	↔
Salzwedel e colaboradores, 2013.[61]	Pulsion Med Syst	VPP < 13%	↓	↔
Zheng e colaboradores, 2013.[62]	Flo trac/Vigileo	VVS < 13%/çs	↓	↔

EDM: Esophageal Doppler Monitoring (CardioQ-ODM™, Deltex Medical, London, IK, HemoSonic 100, Arrow International, Everett, MA, USA); VVP: variação da pressão de pulso; VPS: variação da pressão sistólica; VVS: variação do volume sistólico; ΔPOP: oximetria de pulso pletismográfica PiCCO plus (Pulsion Medical Systems, Munich, Germany); PulseCO (LiDCO plus Ltd, London, UK); Flo Trac/Vigileo (Edwards LifeSciences, Irvine, USA); ↓: diminuição; ↔: sem alterações.

Após a indução de anestesia pode haver uma queda expressiva do DC em pacientes de alto risco.[12,38,64] Pacientes idosos com insuficiência cardíaca, submetidos a cirurgias de grande porte, têm um risco de morte ou readmissão hospitalar maior do que quaisquer outros pacientes, incluindo aqueles com coronariopatias admitidos para o mesmo procedimento.[65] Inclusive pacientes sem disfunção contrátil do miocárdio conhecida podem apresentar complicações perioperatórias com subsequente insuficiência cardíaca.[66] Até mesmo em pacientes mais jovens a infusão de um bólus de cristaloides pode diminuir o IC em 60% durante cirurgias abdominais.[67]

A dobutamina pode aumentar a tolerância aos fluidos e prevenir a disfunção cardíaca.[64] Lobo e colaboradores avaliaram dois algoritmos de tratamento diferentes para TGM comparando o uso de fluidos isolados com fluidos e dobutamina em pacientes de alto risco submetidos a grandes cirurgias gastrintestinais. Nesses pacientes, a depressão cardiovascular foi um importante componente da resposta hemodinâmica. Houve uma importante redução na DO_2 (Figura 228.5) e na função miocárdica avaliada pelo índice de trabalho sistólico do ventrículo esquerdo (ITSVE), especialmente em dois momentos, após a indução da anestesia e após o transporte para a UTI. O uso de dobutamina foi associado a uma melhor recuperação do DO_2 durante trauma operatório e maior tolerância a fluidos, como demonstrado por menores valores de pressão de oclusão da artéria pulmonar no grupo dobutamina; o que foi associado a menos complicações cardiovasculares pós-operatórias. Não respondedores a fluidos podem ser remanejados para a condição de respondedores (B para A) com a administração de agentes inotrópicos, melhorando a resposta do DC a desafios de fluido (Figura 228.6). Também foi relatado um decréscimo nas complicações cardiovasculares com fluidos e dobutamina em pacientes submetidos à artroplastia total do quadril.[68]

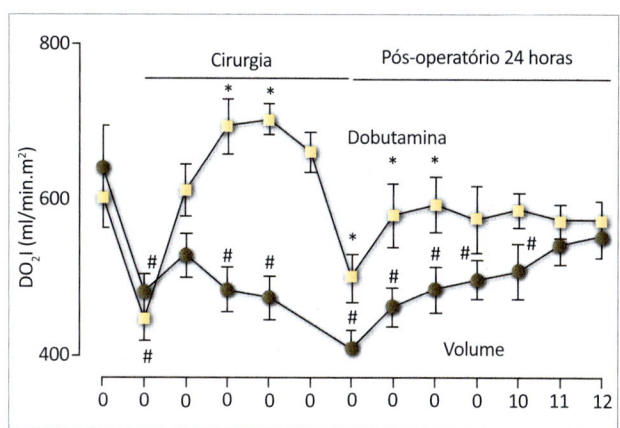

FIGURA 228.5. Índice de oferta de oxigênio (DO_2I) durante cirurgia e pós-operatório para o grupo de volume (●) e o grupo dobutamina (■). *$p < 0,05$ versus grupo de volume, #$p < 0,05$ versus basal.
Os resultados apresentados como média e erro-padrão 0, pré-operatório; 1,30 min intraoperatório (IO); 2,2 horas IO; 3,4 horas IO; 4,6 horas IO; 5,8 horas IO; 6,0 horas pós-operatório (PO); 7,4 horas PO; 8,8 horas PO; 10,12 horas PO; 11,16 horas PO; 12,24 horas PO.
IO: intraoperatório; PO: pós-operatório
Fonte: Adaptada Lobo e colaboradores, 2006.[64]

Ainda não há um consenso sobre qual a meta de DO_2 ideal para a TGM. Na verdade, o uso de metas individualizadas faz mais sentido nos pacientes graves. Um marcador substituto de um equilíbrio adequado da relação DO_2/VO_2 não existe até o momento. Por conseguinte, a maximização de DO_2 para níveis próximos de 600 mL/min/m² podem ser preferíveis de acordo com diversos estudos.[22-26] Em uma revisão sistemática e metanálise,[23] foi demonstrado que a intervenção hemodinâmica preemptiva em pacientes cirúr-

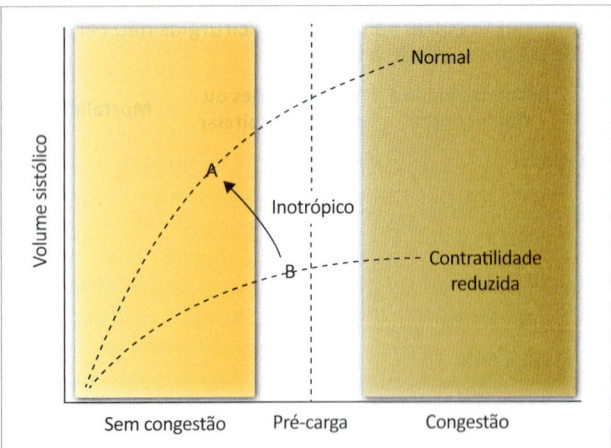

FIGURA 228.6. Efeitos do inotropismo na curva de Frank-Starling.

gicos moderados e de alto risco foi associada a uma redução de 57% nas taxas globais de complicações cirúrgicas (2.392 pacientes) e redução de 52% na mortalidade (4.805 pacientes). Nessa análise, reduções significativas na mortalidade foram observadas em estudos utilizando fluidos e inotrópicos ao contrário de fluidos intravenosos isolados (OR 0,47, 95% CI 0,29-0,76) e usando a maximização de DO_2 como a principal meta da terapia em comparação com outras metas (OR 0,52, 95% CI 0,37-0,74). Outros estudos apresentaram resultados semelhantes.[24-26]

Hemácias

Em pacientes anêmicos, o aumento da hemoglobina mediante transfusão pode resultar em aumento do CaO_2 que, por si só, resultaria no aumento da DO_2 (Figura 228.1). Entretanto, o aumento da DO_2 não determina necessariamente aumento em VO_2, não se traduzindo em benefícios em termos de oxigenação tecidual. Isso pode acontecer em condições tais como a incapacidade de glóbulos vermelhos transfundidos para entregar eficazmente O_2, devido a efeitos de armazenamento de sangue, diminuição da densidade capilar funcional ou pelo fato de que a maioria dos pacientes transfundidos não está na fase dependente de DO_2.[69]

O gatilho transfusional utilizado nos diferentes algoritmos de TGM variou em geral de 8 a 10 mg/dL, no período intraoperatório, para os pacientes de alto risco. As diretrizes da Associação Americana de Bancos de Sangue (*American Association of Blood Bank* – AABB) recomendam estratégias restritivas de transfusão de glóbulos vermelhos em pacientes hospitalizados em geral. No período perioperatório, a transfusão de hemácias é normalmente indicada em pacientes saudáveis se Hb < 6 g/dL e raramente indicada se Hb > 10 g/dL.[70] Em pacientes com Hb 6 a 10 g/dL, a evidência de isquemia do órgão e de fatores de risco para complicações de inadequação de oxigenação deveria ser considerada para guiar decisões de transfusão.[70] Em pacientes submetidos à cirurgia, a transfusão pode ser considerada em pacientes com um nível de Hb abaixo do limite de 8 g/dL, em doentes com baixa reserva cardiopulmonar e aqueles com sintomas de inadequação da DO_2 (p. ex.: taxa e volume de sangramento, dor no peito, insuficiência cardíaca congestiva ou taquicardia apesar da reposição de líquidos adequada). Na UTI, a transfusão pode ser considerada em níveis de hemoglobina de 7 g/dL ou menores, com base na tolerância individual para anemia.

Em um grande estudo de coorte de pacientes cirúrgicos em UTI, as concentrações de hemoglobina foram inferiores a 9 g/dL em pelo menos uma ocasião em 57,6% dos pacientes. Nessa coorte, transfusões de sangue foram independentemente associadas a um menor risco de morte hospitalar, sobretudo em pacientes idosos, naqueles internados na UTI após cirurgia não cardiovascular, em doentes com níveis de gravidade mais elevados e com sepse grave.[71]

COMO FAZER TGM?

TGM NA SALA DE CIRURGIA

O algoritmo de TGM deve ser escolhido em função do risco de pacientes submetidos a grandes cirurgias, bem como a familiaridade da equipe com o método de monitoramento. Hoje em dia, a disponibilidade de sistemas de monitoramento minimamente invasivos tem facilitado a implementação de protocolos.

Os pacientes de alto risco submetidos a grandes cirurgias podem ser classificados em dois grupos para a triagem para a TGM.[72] O primeiro reúne pacientes submetidos a cirurgias de grande porte com risco de perdas significativas de volume plasmático efetivo durante a cirurgia em razão de sangramento ou outras perdas significativas. Para esses pacientes, a otimização hemodinâmica preventiva poderia focar ou no uso de índices dinâmicos de responsividade a fluidos ou nos índices de hemodinâmica funcionais. O primeiro protocolo é baseado na otimização do VS e consiste no uso de pequenos desafios de fluidos (200 a 250 mL) até que o VS atinja um valor de patamar da relação de Frank-Starling (Figura 228.7). O segundo protocolo é baseado em VPP ou VVS e consiste em dar fluido para manter esses parâmetros dinâmicos abaixo do valores de corte predeterminados (Figura 228.8). Inotrópicos ou vasopressores devem ser usados nesse grupo, na presença DC ou pressão arterial inadequadas, redução de débito de urina ou sinais de hipoperfusão, se o teste de resposta a fluidos for negativo.

Para o segundo grupo, em um maior risco de morbimortalidade,[26] um protocolo de DO_2 é recomendado (Figura 228.9).[74] O protocolo de otimização de DO_2 consiste em otimizar o VS com fluidos e, depois, de maneira preemptiva, aumentar o DO_2 com dobutamina ou dopexamina, se necessário, para alcançar o melhor valor possível (cerca de 600 mL/min/m²). Inotrópicos não devem ser usados ou devem ser interrompidos no caso de taquicardia, arritmia cardíaca ou sinais de isquemia miocárdica. Vários ensaios clínicos aleatórios, que mostraram uma redução de complicações pós-operatórias ou tempo de internação hospitalar, usaram um algoritmo de tratamento baseado nesse protocolo (Tabela 228.3).[64,68,73-81]

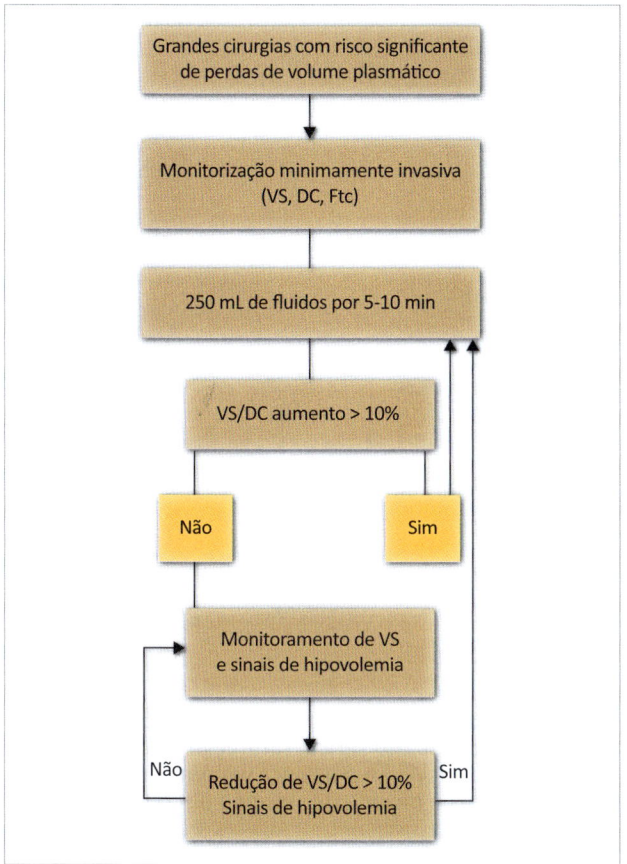

FIGURA 228.7. Algoritmo de TGM baseado em maximização do volume sistólico (VS).
VS: volume sistólico; DC: débito cardíaco; Ftc: tempo de fluxo corrigido

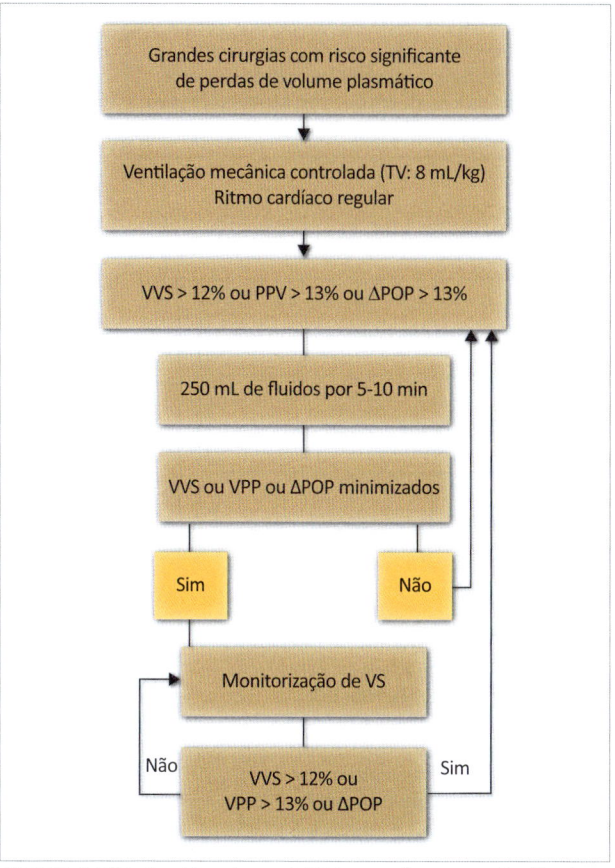

FIGURA 228.8. Algoritmo GDT baseado em variação de pressão de pulso (VPP) ou variação de volume sistólico (VVS).

TABELA 228.3. Principais resultados de estudos usando DO_2 como meta principal na terapia em cirurgias não cardíacas de acordo com o tipo de sistema de monitorização e parâmetros de responsividade a fluidos.

Autores, ano, referência	Monitorização	Parâmetros de RF	Tipo de cirurgia	Complicações ou tempo de internação	Mortalidade
Shoemaker e colaboradores, 1988.[73]	CAP	POAP	TGI	↓	↓
Boyd e colaboradores, 1993.[74]	CAP	POAP	TGI	↓	↓
Wilson e colaboradores, 1999.[75]	CAP	POAP	TGI	↓	↓
Lobo e colaboradores, 2000.[76]	CAP	POAP/DO_2	TGI	↓	↓
Pearse e colaboradores, 2005.[77]	LiDCO plus	VS otimizado	TGI	↓	↔
Lobo e colaboradores, 2006.[64]	PAC	POAP	TGI	↓	↔
Lobo e colaboradores, 2011.[78]	LiDCO Plus	VS otimizado	TGI	↓	↔
Cecconi e colaboradores, 2011.[68]	FloTrac/Vigileo	VS otimizado	Ortopédica	↓	↔
Bisgaard e colaboradores, 2013.[79]	LiDCO Plus	VS otimizado	Vascular	↓	↔
Bisgaard e colaboradores, 2013.[80]	LiDCO Plus	VS otimizado	Aorta abdominal	↔	↔
Amendola e colaboradores, 2015.[81]	FloTrac/Vigileo	VS otimizado	TGI	↓	↓

CAP: cateter de artéria pulmonar; POAP: pressão de oclusão de artéria pulmonar; VS: volume sistólico. PiCCO plus (Pulsion Medical Systems, Munich, Germany); PulseCO; (LiDCO plus Ltd, London, UK); Flo Trac/Vigileo (Edwards LifeSciences, Irvine, USA); ↓: dimiuição; ↔: sem alterações.

TGM NA UTI

TGM deve ser iniciada de preferência na sala de cirurgia ou imediatamente após a admissão na UTI e mantida por um período mínimo de 8 horas e máximo de 12 horas após a cirurgia. Durante a cirurgia, marcadores substitutos para a avaliação do equilíbrio entre DO_2 e VO_2, tais como SvO_2 e lactato, não podem ser usados. O consumo perioperatório de oxigênio é determinado por vários fatores não relacio-

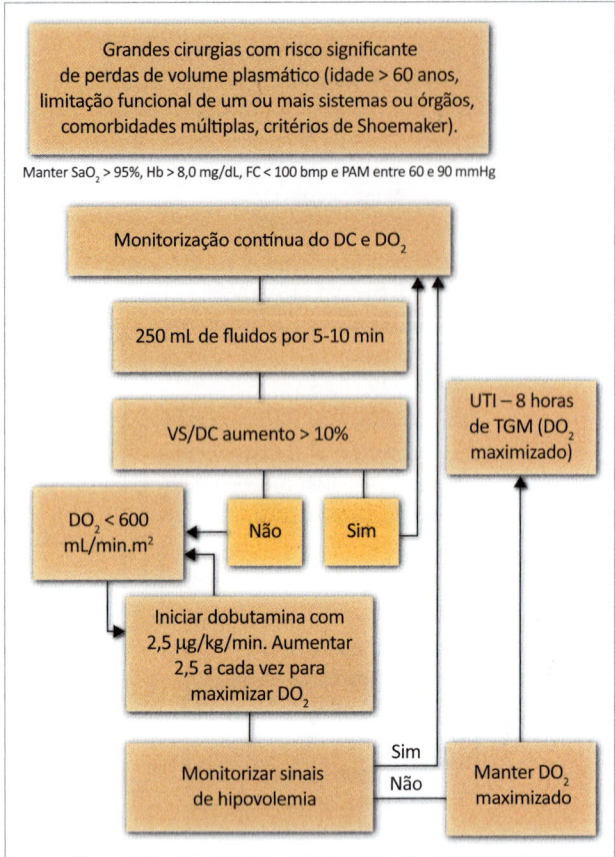

FIGURA 228.9. Algoritmo de TGM baseado em otimização de DO_2.

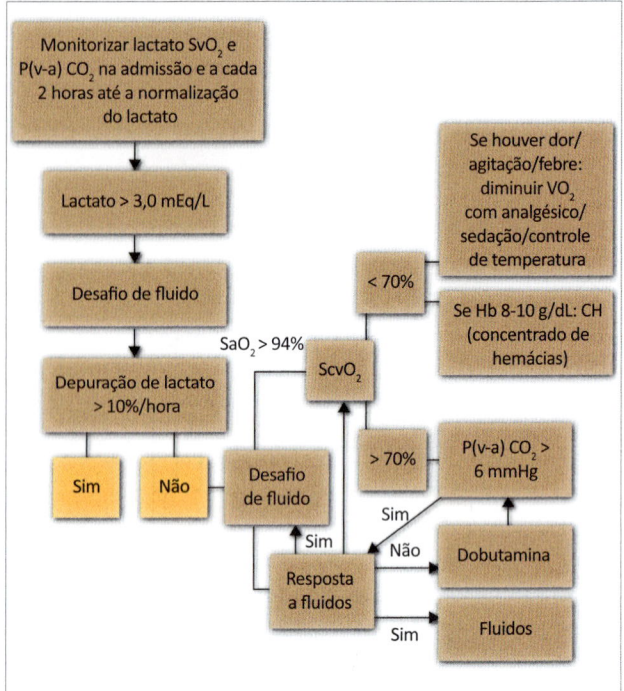

FIGURA 228.10. Algoritmo de TGM baseado no clareamento do lactato sérico, saturação de oxigênio venoso central ($ScvO_2$) e diferença veno-arterial da pressão parcial de dióxido de carbono ($P(v-a)CO_2$).

nados à perfusão, incluindo a profundidade da anestesia, temperatura corporal e sepse. Portanto, durante a cirurgia, valores normais de SvO_2 não podem ser usados para descartar distúrbios de perfusão e o lactato sérico leva algum tempo para aumentar.

Na verdade, os níveis de $SvO_2 > 70\%$ e depuração de lactato de 10% por hora parecem ser objetivos ótimos de terapia para uso em pacientes acordados após a admissão na UTI. TGM em pacientes internados em UTI com níveis séricos de lactato superiores a 3 mEq/L e estratégia terapêutica guiada por níveis de SvO_2 para aumentar DO_2 e diminuir VO_2, juntamente com os testes de resposta de fluido focando na depuração de lactato a uma taxa superior a 10% por hora, diminuiu significativamente a mortalidade em pacientes cirúrgicos e clínicos internados em UTI.[82] Em pacientes com SvO_2 superior a 70%, em caso de hipóxia citopática ou sedação profunda, a diferença veno-arterial da pressão parcial de dióxido de carbono ($P(v-a) CO_2$) pode ser usada para indicar o fluxo sistêmico inadequado. De acordo com a equação de Fick, $P(v-a) CO_2$ está proporcionalmente relacionada à produção de CO_2 e inversamente proporcional ao DC. Quando todas as outras variáveis são constantes, se o DC é baixo a $P(v-a)CO_2$ é elevada (> 6 mmHg).[83] A Figura 228.10 mostra um algoritmo de TGM para pacientes de UTI baseado em lactato, saturação venosa central (SvO_2) e $P(v-a) CO_2$.

MANUTENÇÃO DE FLUIDOS

A administração de fluidos no perioperatório tem implicações importantes sobre a evolução clínica do paciente e o manejo de fluidos no período perioperatório é bastante complexo. Ambas hipovolemia e hipervolemia podem ser prejudiciais.

A diferença entre a pressão média de enchimento sistêmico e a PVC é o gradiente de retorno venoso.[84] A pressão média de enchimento sistêmico é a pressão de distensão da vasculatura em um estado de fluxo zero, isto é, hipoteticamente, durante uma parada cardíaca, a PMES seria obtida quando as pressões em todos os segmentos do sistema circulatório estiverem igualadas, e é considerada a pressão motriz que determina o retorno venoso.[85] Um aumento na PVC ou uma queda na pressão média de enchimento sistêmico reduzirá o retorno venoso, o volume sistólico e, portanto, o débito cardíaco. Assim, um aumento significativo na PVC impedirá o retorno venoso e o débito cardíaco, por aumento da pressão a jusante, determinando aumento da pressão venosa.[85] Pequenos aumento da PVC podem ter um grande impacto na pressão de perfusão capilar e fluxo da microcirculação por congestão, já que a pressão motriz da microcirculação é a diferença entre pressão pós-arterial e venular, podendo levar a disfunção orgânica.[85] Como a PAM pode ser equilibrada pela autorregulação em cada órgão, a PVC se torna o principal determinante do fluxo sanguíneo capilar.[85] Alta PVC está independentemente associada à morte devido a DMO.[15]

Vários autores demonstraram redução nas complicações pós-operatórias com regimes restritivos de fluidos de manutenção no período perioperatório, mas, em geral, estes pacientes foram de baixo ou moderado risco e o DC ou DO_2 não foi otimizado.[86] O que parece conflitante à primeira vista, a otimização da reposição de fluidos guiada por metas pode de fato ser uma ação complementar a uma abordagem de restrição do uso de cristaloides como fluidos de manutenção.[78] A infusão de um regime restritivo de cristaloides de 1 a 4 mL/kg/min para as necessidades de manutenção pode ser combinada com bólus de colóides para otimização da oferta de fluidos e da DO_2. Um estudo com a TGM associada a um regime restritivo de fluidos de manutenção mostrou uma redução significativa de complicações, particularmente, cardiovasculares, em comparação à TGM associada a um regime liberal de fluidos de manutenção.[78]

Após a ressuscitação inical e estabilização, cuidados como restrição dos fluidos de manutenção e de diluição de drogas, a nutrição enteral precoce e o uso cuidadoso de diuréticos são efetivos em evitar o balanço hídrico positivo acumulativo e complicações associadas (Figura 228.11).

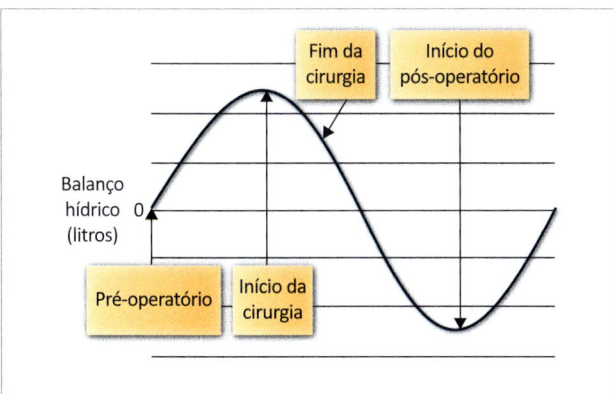

FIGURA 228.11. Meta para equilíbrio de líquidos durante e após a cirurgia.

QUEM É O PACIENTE DE ALTO RISCO QUE PROVAVELMENTE SE BENEFICIARÁ DE TGM?

A mortalidade operatória diminuiu substancialmente para algumas cirurgias de grande porte e isto esteve relacionado ao volumes de cirurgias realizadas no hospital, mas ainda é alta para outras tais como procedimentos emergenciais da aorta, cirurgias ablativas extensas para neoplasias, cirurgias do trato gastrintestinal e emergenciais.[86-89] Idade avançada, trauma cirúrgico extenso, câncer, hemorragia, estado nutricional precário e presença de doenças crônicas graves são condições associadas a graves alterações fisiológicas, metabólicas e dos mecanismos de defesa do organismo. Embora essa população de alto risco represente menos de 10% de todas as admissões hospitalares, com uma mortalidade geral de 12,2%, ela é responsável por mais de 70% das mortes ocorridas.[88]

Metanálise de Kern e Shoemaker nos anos 1990 indicou que pacientes com maiores taxas de mortalidade são os mais suscetíveis a se beneficiar de TGM no perioperatório.[22] Resultados semelhantes foram gerados pela recente metanálise de Cecconi e colaboradores, que relataram um benefício geral do GDT sobre a mortalidade (OR 0,52, IC 95% 0,36-0,74), mas as análises de subgrupo revelaram que o benefício da mortalidade foi observado apenas em estudos que incluíram pacientes de altíssimo risco com taxas de mortalidade esperadas superiores a 20% (0,20, 95% IC 0,09-0,41).[25] Houve uma tendência para a redução da mortalidade no grupo de alto risco com taxas de mortalidade de 5 a 19,9% (OR 0,65, 95% CI 0,39-1,07) e não houve redução da mortalidade em pacientes com expectativa inferior a 5%. Gurgel e Do Nascimento identificaram 32 estudos envolvendo 5.056 pacientes cirúrgicos de alto risco em que protocolos bem definidos foram usados para manter a perfusão tecidual com fluidos ou/e inotrópicos. Testes que incluíam intervenções perioperatórias que visavam a otimização hemodinâmica em pacientes cirúrgicos de maior risco (estudos com taxas de mortalidade no grupo de controle > 20%) relataram significativa redução nas taxas de mortalidade (OR 0,32 IC 95% 0,21-0,47).[24]

Uma previsão o mais precisa possível do risco de complicações e morte no pós-operatório é importante para identificar quem se beneficiará de TGM. Estudos usaram diferentes ferramentas tais como o estado físico *ASA*, o escore POSSUM (*Portsmouth-Physiology* and *Operative Severity Score*) o escore de risco cirúrgico (*Surgical Risk*), critérios de *Shoemaker* ou simplesmente o uso de fatores de risco de morbimortalidade associados ao paciente ou à cirurgia tais como idade, tipo de cirurgia e presença de comorbidades. Uma recente revisão sistemática, que avaliou a acurácia das ferramentas de estratificação de risco para a previsão de morbidade e mortalidade em pacientes adultos submetidos à cirurgia não cardíacas de grande porte, encontratou o escore *POSSUM* e a Escala de Risco Cirúrgico como as mais precisas entre as validadas em vários estudos; no entanto, ambas têm limitações.[90]

CONSIDERAÇÕES FINAIS

O uso de TGM em pacientes cirúrgicos, com o objetivo de otimizar a oferta de oxigênio, diminuir complicações e mortalidade, deve ser encorajado em grupos de alto risco cirúrgico.

REFERÊNCIAS BIBLIOGRÁFICAS

1. Khuri SF, Henderson WG, DePalma RG, Mosca C, Healey NA, Kumbhani DJ. Determinants of long-term survival after major surgery and the adverse effect of postoperative complications. Ann Surg. 2005;242(3):326-41
2. Bartlett EK, Roses RE, Kelz RR, Drebin JA, Fraker DL, Karakousis GC. Morbidity and mortality after total gastrectomy for gastric malignancy using the American College of Surgeons National Surgical Quality Improvement Program database. Surgery. 2014;156(2):298-304.

3. Brandstrup B, Tonnesen H, Beier-Holgersen R, Hjortso E, Ording H, Lindorff-Larsen K, et al. Effects of intravenous fluid restriction on postoperative complications: comparison of two perioperative fluid regimens: a randomized assessor-blinded multicenter trial. Ann Surg. 2003;238:641-8.
4. Kanat F, Golcuk A, Teke T, Golcuk M. Risk factors for postoperative pulmonary complications in upper abdominal surgery. ANZ J Surg. 2007;77:135-41.
5. Pearse RM, Moreno RP, Bauer P, Pelosi P, Metnitz P, Spies C, et al. Mortality after surgery in Europe: a 7 day cohort study. Lancet. 2012;380(9847):1059-65.
6. Lobo SM, Rezende E, Knibel MF, Silva NB, Páramo JA, Nácul F. Epidemiology and outcomes of non-cardiac surgical patients in Brazilian intensive care units. Rev Bras Ter Intensiva. 2008;20(4):376-84.
7. Swanson RS, Pezzi CM, Mallin K, Loomis AM, Winchester DP. The 90-day mortality after pancreatectomy for cancer is double the 30-day mortality: more than 20,000 resections from the national cancer data base. Ann Surg Oncol. 2014;21(13):4059-67.
8. Gustafsson UO, Scott MJ, Schwenk W, Demartine N, Roulin D, Francis N, et al. Guidelines for perioperative care in elective colonic surgery: enhanced recovery after surgery (ERAS) society. World J Surg. 2013;37:259-84.
9. Cuthbertson DP. Observations on disturbances of metabolism produced by injuries to limbs. Q J Med. 1932;1:233-46.
10. Older P, Hall A, Hader R. Cardiopulmonary exercise testing as a screening test for perioperative management of major surgery in the elderly. Chest. 1999;116(2):355-62.
11. Clowes GHA, Clowes GH Jr. Circulatory response to trauma of surgical operations. Metabolism. 1960;9:67-81.
12. Shoemaker WC, Montgomery ES, Kaplan E, Elwyn DH. Physiologic patterns in surviving and nonsurviving shock patients. Use of sequential cardiorespiratory variables in defining criteria for therapeutic goals and early warning of death. Arch Surg. 1973;106(5):630-6.
13. Shoemaker WC, Appel PL, Waxman K, Schwartz S, Chang P. Clinical trial of survivors cardiorespiratory patterns as therapeutic goals in critically ill postoperative patients. Crit Care Med. 1982;10(6):398-403.
14. Lobo SM, Rezende E, Dias FS. Early optimization of oxygen delivery in high-risk surgical patients. In Year Book of Intensive Care and Emergency Medicine. Germany: Springer, 2008. p.654-64.
15. Lobo SM, Rezende E, Knibel MF, Silva NB, Paramo JAM, Nacul FE, et al. Determinants of death due to multiple organ failure after non-cardiac surgery in high-risk patients. Anesth Analg. 2011 Apr;112(4):877-83.
16. Marshall J. Circulatory hypoxia. In: Vincent JL. Tissue oxygenation in acute medicine. Germany: Springer, 2002. p.98-115.
17. Van Der Linden P. Anemic hypoxia. In: Vincent JL. Tissue oxygenation in acute medicine. Germany: Springer, 2002. p.116-27.
18. Walley KR. Hypoxic hypoxia. In: Vincent JL. Tissue oxygenation in acute medicine. Germany: Springer, 2002. p.81-97.
19. Shibutani K, Komatsu T, Kubal K, Sanchala V, Kumar V, Izzarri DV. Critical level of oxygen delivery in anesthetized man. Crit Care Med. 1983;11(8):640-3.
20. McNelis J, Marini CP, Jurkiewicz A, Szomstein S, Simms HH, Ritter G, Nathan IM. Prolonged lactate clearance is associated with increased mortality in the surgical intensive care unit. Am J Surg. 2001;182(5):481-5.
21. Barbee RW, Reynolds PS, Ward KR. Assessing shock resuscitation strategies by oxygen debt repayment. Shock. 2010;33(2):113-22.
22. Kern JW, Shoemaker WC. Meta-analysis of hemodynamic optimization in high-risk patients. Crit Care Med. 2002;30:1686-92.
23. Hamilton MA, Cecconi M, Rhodes A. A systematic review and meta-analysis on the use of preemptive hemodynamic intervention to improve postoperative outcomes in moderate and high-risk surgical patients. Anesth Analg. 2011;112(6):1392-402.
24. Gurgel ST, do Nascimento P Jr. Maintaining tissue perfusion in high-risk surgical patients: a systematic review of randomized clinical trials. Anesth Analg. 2011;112(6):1384-91.
25. Cecconi M, Corredor C, Arulkumaran N, Abuella G, Ball J, Grounds RM, et al. Clinical review: Goal-directed therapy-what is the evidence in surgical patients? The effect on different risk groups. Crit Care. 2013;17(2):209.
26. Pearse RM, Harrison DA, MacDonald N, Gillies MA, Blunt MAckland G, Grocott M, et al. Effect of a perioperative, cardiac output-guided hemodynamic therapy algorithm on outcomes following major gastrointestinal surgery: a randomized clinical trial and systematic review. JAMA. 2014;311(21):2181-90.
27. Meregalli A, Oliveira RP, Friedman G. Occult hypoperfusion is associated with increased mortality in hemodynamically stable, high-risk, surgical patients. Crit Care. 2004;8(2):R60-65.
28. Marik PE, Baram M, Vahid B. Does central venous pressure predict fluid responsiveness? A systematic review of the literature and the tale of seven mares. Chest. 2008;134(1):172-8.
29. Bendjelid K. Romand JA. Fluid responsiveness in mechanically ventilated patients: a review of indices used in intensive care. Int Care Med. 2003;29(3):352-60.
30. Vincent JL, Weil MH. Fluid challenge revisited. Crit Care Med. 2006;34:1333-7.
31. Cecconi M, De Backer D, Antonelli M, Beale R, Bakker J, Hofer C, et al. Consensus on circulatory shock and hemodynamic monitoring. Task force of the European Society of Intensive Care Medicine. Int Care Med. 2014;40(12):1795-815.
32. Venn R, Steele A, Richardson P, Poloniecki J, Grounds M, Newman P. Randomized controlled trial to investigate influence of the fluid challenge on duration of hospital stay and perioperative morbidity in patients in patients with hip fractures. Br J Anaesth. 2002;88(1):65-71.
33. Lobo SMA, Rezende E, Mendes CL, Réa-Neto A, David CM, Dias FS, et al. Brazilian consensus of monitoring and hemodynamic support - Part V: hemodynamic support. Rev Bras Ter Intensiva. 2006;18(2):161-76.
34. Walsh SR, Tang T, Bass S, Gaunt ME. Doppler-guided intraoperative fluid management during major abdominal surgery: systematic review and meta-analysis. Int J Clin Pract. 2008;62(3):466-70.
35. Bundgaard-Nielsen M, Holte K, Secher NH, Kehlet H. Monitoring of peri-operative fluid administration by individualized goal-directed therapy. Acta Anaesthesiol Scand. 2007;51:331-40.
36. Abbas SM, Hill AG. Systematic review of the literature for the use of oesophageal Doppler monitor for fluid replacement in major abdominal surgery. Anaesthesia. 2008;63:44-5.
37. Mythen MG, Webb AR. Perioperative plasma volume expansion reduces the incidence of gut mucosal hypoperfusion during cardiac surgery. Arch Surg. 1995;130:423-9.
38. Sinclair S, James S, Singer M. Intraoperative intravascular volume optimisation and length of hospital stay after repair of proximal femoral fracture: randomised controlled trial. BMJ. 1997;315(7113):909-12.
39. Gan TJ, Soppitt A, Maroof M, el-Moalem H, Robertson KM, Moretti E, et al. Goal-directed intraoperative fluid administration reduces length of hospital stay after major surgery. Anesthesiology. 2002;97(4):820-6.
40. Conway DH, Mayall R, Abdul-Latif MS, Gilligan S, Tackaberry C. Randomised controlled trial investigating the influence of intravenous fluid titration using oesophageal Doppler monitoring during bowel surgery. Anaesthesia. 2002;57:845-9.
41. Wakeling HG, McFall MR, Jenkins CS, Woods WG, Miles WF, Barclay GR, et al. Intraoperative oesophageal Doppler guided fluid management shortens postoperative hospital stay after major bowel surgery. Br J Anaesth. 2005;95(5):634-42.
42. Noblett SE, Snowden CP, Shenton BK, Horgan AF. Randomized clinical trial assessing the effect of Doppler-optimized fluid management on outcome after elective colorectal resection. Br J Surg. 2006;93(9):1069-76.
43. Pillai P, Gaughan M, Snowden C, Nesbitt I, Durkan G, Johnson M, et al. A double-blind randomized controlled clinical trial to assess the effect of Doppler optimized intraoperative fluid management on outcome following radical cystectomy. J Urol. 2011;186(6):2201-6.
44. Challand C, Struthers R, Sneyd JR, Erasmus PD, Mellor N, Hosie KB, et al. Randomized controlled trial of intraoperative goal-directed fluid therapy in aerobically fit and unfit patients having major colorectal surgery. Br J Anaesth. 2012 Jan;108 (1):53-62.
45. Pearse RM, Harrison DA, MacDonald N, Gillies MA, Blunt M, Ackland G, et al. OPTIMIZE Study Groups. Effect of a perioperative, car-

diac output-guided hemodynamic therapy algorithm on outcomes following major gastrointestinal surgery: a randomized clinical trial and systematic review. JAMA. 2014 Jun 4;311(21):2181-90.
46. Pinsky MR. Functional hemodynamic monitoring. Intensive Care Med. 2002;28(4):386-8.
47. Michard F. Changes in arterial pressure during mechanical ventilation. Anesthesiology. 2005;103(2):419-28.
48. Benes J, Giglio M, Brienza N, Michard F. The effects of goal-directed fluid therapy based on dynamic parameters on post-surgical outcome: a meta-analysis of randomized controlled trials. Crit Care. 2014;18(5):584.
49. Michard F, Boussat S, Chemla D, Anguel N, Mercat A, Lecarpentier Y, et al. Relation between respiratory changes in arterial pulse pressure and fluid responsiveness in septic patients with acute circulatory failure. Am J Resp Crit Care Med. 2000;162(1):134-8.
50. Lopes MR, Oliveira MA, Pereira VOS, Lemos IPB, Auler Jr JOC, Michard F. Goal-directed fluid management based on pulse pressure variation monitoring during high-risk surgery: a pilot randomized controlled trial. Crit Care. 2007;11:R100.
51. Zhang J, Qiao H, He Z, Wang Y, Che X, Liang W. Intraoperative fluid management in open gastrointestinal surgery: goal-directed versus restrictive. Clinics (Sao Paulo). 2012;67(10):1149-55.
52. Marik PE, Cavallazzi R, Vasu T, Hirani A. Dynamic changes in arterial waveform derived variables and fluid responsiveness in mechanically ventilated patients: A systematic review of the literature. Crit Care Med. 2009;37(9):2642-7.
53. Benes J, Chytra I, Altmann P, Hluchy M, Kasal E, Svitak R, et al. Intraoperative fluid optimization using stroke volume variation in high risk surgical patients: results of prospective randomized study. Crit Care. 2010;14(3):R118.
54. Desebbe O, Cannesson M. Using ventilation-induced plethysmographic variations to optimize patients fluid status. Curr Opin Anaesthesiol. 2008;21(6):772-7.
55. Cannesson M, Attof Y, Rosamel P, Desebbe O, Joseph P, Metton O, et al. Respiratory variations in pulse oximetryplethysmographic waveform amplitude to predict fluid responsiveness in operating room. Anesthesiology. 2007;106(6):1105-11.
56. Forget P, Lois F, de Kock M. Goal-directed fluid management based on the pulse oximeter-derived pleth variability index reduces lactate levels and improves fluid management. Anesth Analg. 2010;111:910-4.
57. Buettner M, Schummer W, Huettemann E, Schenke S, van Hout N, Sakka SG. Influence of systolic-pressure-variation guided intraoperative fluid management on organ function and oxygen transport. Br J Anaesth. 2008;101:194-9.
58. Mayer J, Boldt J, Mengistu AM, Rohm KD, Suttner S. Goal-directed intraoperative therapy based on autocalibrated arterial pressure waveform analysis reduces hospital stay in high-risk surgical patients: a randomized, controlled trial. Crit Care. 2010;14(1):R18.
59. Ramsingh DS, Sanghvi C, Gamboa J, Cannessom M, Applegate RL. Outcome impact of goal directed fluid therapy during high risk abdominal surgery in low to moderate risk patients: a randomized controlled trial. J Clin Monit Comput. 2013;27(3):249-57.
60. Scheeren TW, Wiesenack C, Gerlach H, Marx G. Goal-directed intraoperative fluid therapy guided by stroke volume and its variation in high-risk surgical patients: a prospective randomized multicentre study. J Clin Monit Comput. 2013;27(3):225-33.
61. Salzwedel C, Puig J, Carstens A, Bein B, Molnar Z, Kiss K, et al. Perioperative goal-directed hemodynamic therapy based on radial arterial pulse pressure variation and continuous cardiac index trending reduces postoperative complications after major abdominal surgery: a multi-center, prospective, randomized study. Crit Care. 2013;17(5):R191.
62. Zheng H, Guo H, Ye JR, Chen L, Ma HP. Goal-directed fluid therapy in gastrointestinal surgerin older coronary heart disease patients: randomized trial. World J Surg. 2013;37(12):2820-9.
63. Jhanji S, Vivian-Smith A, Lucena-Amaro S, Watson D, Hinds CJ, Pearse RM. Haemodynamic optimisation improves tissue microvascular flow and oxygenation after major surgery: a randomised controlled trial. Crit Care. 2010;14(4):R151.
64. Lobo SM, Lobo FR, Polachini CA, Patini DS, Yamamoto AE, de Oliveira NE, et al. Prospective, randomized trial comparing fluids and dobutamine optimization of oxygen delivery in high-risk surgical patients [ISRCTN42445141]. Crit Care. 2006;10(3):R72.
65. Hammill BG, Curtis LH, Bennett-Guerrero E, O'Connor CM, Jollis JG, Schulman KA, et al. Impact of heart failure on patients undergoing major noncardiac surgery. Anesthesiology. 2008;108(4):559-64.
66. Toller WG, Metzler H. Acute perioperative heart failure. Curr Opin Anaesthesiology. 2005;18(2):129-35.
67. Svensen CH, Olsson J, Hahn R. Intravascular fluid administration and hemodynamic performance during open abdominal surgery. Anesth Analg. 2006;103(3):671-6.
68. Cecconi M, Fasano N, Langiano N, Divella M, Costa MG, Rhodes A, et al. Goal-directed haemodynamic therapy during elective total hip arthroplasty under regional anaesthesia. Crit Care. 2011;15(3):R132.
69. Goodnough LT, Shander A. Patient blood management. Anesthesiology. 2012;116(6):1367-76.
70. Carson JL, Grossman BJ, Kleinman S, Tinmouth AT, Marques MB, Fung MK, et al. Red blood cell transfusion: a clinical practice guideline from the AABB. Ann Intern Med. 2012 Jul 3;157(1):49-58.
71. Sakr Y, Lobo S, Knuepfer S, Esser E, Bauer M, Settmacher U, et al. Anemia and blood transfusion in a surgical intensive care unit. Crit Care. 2010;14(3):R92.
72. Lobo SM, de Oliveira NE. Clinical review: What are the best hemodynamic targets for noncardiac surgical patients? Crit Care. 2013;17(2):210.
73. Shoemaker WC, Appel PL, Kram HB, Waxman K, Lee TS. Prospective trial of supranormal values of survivors as therapeutic goals in high-risk surgical patients. Chest. 1988;94:1176-86.
74. Boyd O, Grounds M, Bennett D. Preoperative increase of oxygen delivery reduces mortality in high-risk surgical patients. JAMA. 1993;270:2699-707.
75. Wilson J, Woods I, Fawcett J, Whall R, Dibb W, Morris C, et al. Reducing the risk of major surgery: Randomized controlled trial of preoptimization of oxygen delivery. BMJ. 1999;318:1099-103.
76. Lobo SMA, Salgado PF, Castillo VGT, Borin AA, Polachini J, Palchetti JC, et al. Effects of maximizing oxygen delivery on morbidity and mortality in high risk surgical patients. Crit Care Med. 2000;28:3396-404.
77. Pearse R, Dawson D, Fawcett J, Rhodes A, Grounds RM, Bennett ED. Early goal-directed therapy after major surgery reduces complications and duration of hospital stay. A randomised, controlled trial [ISRCTN38797445]. Crit Care. 2005;9:R687-693.
78. Lobo SM, Ronchi LS, Oliveira NE, Brandão PG, Froes A, Cunrath GS, et al. Restrictive strategy of intraoperative fluid maintenance during optimization of oxygen delivery decreases major complications after high-risk surgery. Crit Care. 2011;15(5):R226.
79. Bisgaard J, Gilsaa T, Rønholm E, Toft P. Haemodynamic optimisation in lower limb arterial surgery: room for improvement? Acta Anaesthesiol Scand. 2013;57(2):189-9.
80. Bisgaard J, Gilsaa T, Rønholm F, Toft P. Optimising stroke volume and oxygen delivery in abdominal aortic surgery: a randomised controlled trial. Acta Anaesthesiol Scand. 2013;57(2):178-88.
81. Amendola C, Silva I, Carvalho T, Lima E, Burdmann E, Malbuisson L, et al. Goal-directed therapy does not reverse AKI in critically ill patients but decreases mortality. CCM. Suppl 2014.
82. Jansen TC, van Bommel J, Schoonderbeek FJ, Sleeswijk Visser SJ, van der Klooster JM, Lima AP, et al. Early lactate-guided therapy in ICU patients: a multicenter, open-label, randomized controlled trial. Am J Respir Crit Care Med. 2010;182(6):752-61.
83. Mallat J, Pepy F, Lemyze M, Gasan G, Vangrunderbeeck N, Tronchon L, et al. Central venous-to-arterial carbon dioxide partial pressure difference in early resuscitation from septic shock: a prospective observational study. Eur J Anaesthesiol. 2014;31(7):371-80.
84. Cecconi M, Aya HD, Geisen M, Ebm C, Fletcher N, Grounds RM, Rhodes A. Changes in the mean systemic filling pressure during a fluid challenge in postsurgical intensive care patients. Intensive Care Med. 2013;4:1299-305.
85. Marik PE. Iatrogenic salt water drowning and the hazards of a high central venous pressure. Ann Intensive Care. 2014;21(4):21.
86. Wang CH, Hsieh WH, Chou HC, Huang YS, Shen JH, Yeo YH, et al. Liberal versus restricted fluid resuscitation strategies in trauma patients: a systematic review and meta-analysis of randomized controlled trials

and observational studies. Crit Care Med. 2014 Apr;42(4):954-61.
87. Finks JF, Osborne NH, Birkmeyer JD. Trends in hospital volume and operative mortality for high-risk surgery. N Engl J Med. 2011;364(22):2128-37.
88. Pearse RM, Harrison DA, James P, Watson D, Hinds C, Rhodes A, et al. Identification and characterisation of the high-risk surgical population in the United Kingdom. Crit Care. 2006;10(3):R81.
89. Hawkins AT, Smith AD, Schaumeier MJ, de Vos MS, Hevelone ND, Nguyen LL. The effect of surgeon specialization on outcomes after ruptured abdominal aortic aneurysm repair. J Vasc Surg. 2014;60(3):590-6.
90. Moonesinghe SR, Mythen MG, Das P, Rowan KM, Grocott MP. Risk Stratification Tools for Predicting Morbidity and Mortality in Adult Patients Undergoing Major Surgery. Anesthesiology. 2013;119(4):959-81.

CAPÍTULO 229

PÓS-OPERATÓRIO E COMPLICAÇÕES DE CIRURGIA ABDOMINAL

Sidney Klajner
Renato Catojo Sampaio
Vladimir Schraibman

DESTAQUES

- A cirurgia do aparelho digestivo abrange procedimentos de variadas complexidades para o tratamento de doenças de alta prevalência e o pós-operatório apresenta nuances que devem ser conhecidas por cirurgiões e intensivistas.
- Grande parte das complicações pós-operatórias é evitável com a adoção de medidas profiláticas simples, que podem reduzir a morbimortalidade significativamente.
- A avaliação do estado nutricional é de suma importância para os pacientes críticos em geral e naqueles submetidos a operações do aparelho digestivo a alimentação por via oral (VO) pode estar restrita, o que torna mais complexo o suporte nutricional.
- O sangramento digestivo por úlceras de estresse é comum em pacientes em terapia intensiva. A profilaxia é simples e apresenta baixos índices de complicação.
- O íleo pós-operatório é condição que pode elevar substancialmente a morbidade perioperatória, quando prolongado, situação na qual deve-se atentar para a possibilidade de complicações clínicas e cirúrgicas.
- A febre pós-operatória pode ocorrer devido ao trauma cirúrgico ou representar a instalação de quadros infecciosos. O conhecimento da evolução da febre pós-operatória é importante no diagnóstico diferencial.
- As infecções de sítio cirúrgico são frequentes na cirurgia digestiva em geral, especialmente nas operações colorretais. O diagnóstico precoce permite a adoção de medidas terapêuticas mais eficazes e otimiza o prognóstico.
- A deiscência de parede abdominal é complicação grave que aumenta a morbidade, o tempo de internação hospitalar e a mortalidade pós-operatória. Reconhecer os pacientes com maior risco é importante para minimizá-la.
- A hipertensão intra-abdominal é condição frequente e subdiagnosticada em pacientes críticos, com causas abdominais ou sistêmicas. Em grau avançado, pode levar à síndrome compartimental abdominal, quadro extremamente grave e de tratamento clínico e cirúrgico complexo.

INTRODUÇÃO

A cirurgia do aparelho digestivo abrange uma variedade extremamente ampla de procedimentos, de diferentes graus de complexidade, relacionados ao tratamento de muitas doenças de alta prevalência. Assim, o conhecimento básico do perioperatório de operações abdominais é de grande interesse ao intensivista. O presente capítulo tem como objetivo revisar os principais tópicos do perioperatório, assim como as principais complicações relacionadas à cirurgia digestiva.

Dessa forma, revisamos os conceitos mais comuns relacionados ao perioperatório, como suporte nutricional, profilaxia de sangramento digestivo por úlceras de estresse, íleo pós-operatório e febre pós-operatória e também as complicações mais importantes, como a infecção de sítio cirúrgico, as deiscências de parede abdominal e a hipertensão intra-abdominal.

SUPORTE NUTRICIONAL PERIOPERATÓRIO

A desnutrição perioperatória é uma condição prevalente nos pacientes cirúrgicos em terapia intensiva, tanto pelo mau estado nutricional pré-operatório naqueles submetidos a operações de grande porte (como as oncológicas e as relacionadas a processos infecciosos e inflamatórios crônicos) quanto naqueles previamente eutróficos que apresentam complicações cirúrgicas, levando à internação prolongada e piora nutricional.[1]

Assim, de maneira geral, o suporte nutricional deve ser indicado para os pacientes desnutridos e os eutróficos candidatos a operações de grande porte, de alto risco de complicações e íleo prolongado. O momento adequado da intervenção nutricional, porém, pode ser incerto em muitos casos.[2]

A redução da ingesta calórica leva à perda de gordura, de massa muscular e ponderal, à atrofia cutânea e, mais tardiamente, à perda de massa óssea e atrofia visceral, trazendo relativo aumento do volume do compartimento extracelular.[3] As necessidades nutricionais diminuem, refletindo a otimização da utilização energética e a diminuição do metabolismo celular. Esses fatores, porém, prejudicam as respostas homeostáticas normais ao trauma cirúrgico e a condições patológicas graves.

A desnutrição afeta gravemente o pós-operatório em razão de fatores como imunossupressão, déficit de cicatrização e aumento da incidência de úlceras de pressão. A resposta a infecções é reduzida pela disfunção da produção e ativação do sistema complemento, diminuição da opsonização bacteriana e disfunção de neutrófilos, macrófagos e linfócitos. Outras consequências adversas da desnutrição são as disfunções cardíacas, pulmonares, renais, hepáticas e neurológicas, de aumento do risco de sangramento digestivo, ventilação prolongada e consequente permanência prolongada em terapia intensiva, além de ser um fator de risco independente de aumento de mortalidade hospitalar.[4]

AVALIAÇÃO DO NUTRICIONAL

Para o diagnóstico de desnutrição, é necessário que o paciente apresente dois ou mais dos seguintes critérios:

- Ingestão calórica deficiente;
- Perda ponderal;
- Perda de massa muscular;
- Perda de gordura subcutânea;
- Edema localizado ou generalizado (pode mascarar a perda ponderal);
- Estado funcional comprometido (pode ser medido pela força do punho).

Na anamnese, são importantes os questionamentos sobre a existência de doenças crônicas, alergias e intolerâncias alimentares, infecções, hospitalizações recentes e cirurgias prévias (especialmente gastrintestinais), além da história de ganho ou perda de peso recentes. Deve-se questionar sobre medicações em uso e suplementos nutricionais, além dos hábitos alimentares.

No exame físico, deve-se atentar para a perda de tecido subcutâneo; as alterações cutâneas como equimoses, petéquias, palidez, ulcerações; e avaliar a cicatrização do sítio cirúrgico. Outros sinais incluem edemas, sinais de insuficiência cardíaca, perda de massa muscular, tireomegalia, alterações neurológicas periféricas e alterações do nível de consciência.[5]

AVALIAÇÃO LABORATORIAL

Entre as proteínas séricas que representam o estado nutricional, a albumina é a que tem a meia-vida mais longa (18 a 20 dias), sendo o parâmetro mais utilizado para essa avaliação. A hipoalbuminemia está associada a um estado de catabolismo e correlaciona-se com pior prognóstico pós-operatório (dificuldade de cicatrização, deiscência de anastomose, suscetibilidade a infecções). A rápida melhora dos seus níveis após o início da terapia nutricional não tem a mesma correlação com seus benefícios clínicos.[4]

A transferrina tem uma meia-vida mais curta (8 a 9 dias) e pode também refletir o estado nutricional, quando o ferro sérico for normal.

Os níveis de ureia e creatinina não são específicos, mas níveis anormalmente baixos podem refletir a perda de massa muscular. O sódio deve ser avaliado no contexto das alterações volêmicas relacionadas à desnutrição. Cálcio, fósforo e magnésio devem ser pesquisados especialmente quando houver baixa ingesta oral ou diarreia. As dosagens de ácido fólico e vitamina B12 devem ser obtidas nos casos de anemias macrocíticas ou em pacientes com distúrbios absortivos do trato gastrintestinal.[6]

SUPORTE NUTRICIONAL

As indicações de suporte nutricional incluem desnutrição preexistente, diminuição da ingesta proteico-calórica por tempo prolongado, além da depreciação do quadro nutricional diante da doença grave e internação prolongada.

No pré-operatório, pacientes gravemente desnutridos devem ter suas operações adiadas para um período de terapia nutricional quando possível. A nutrição enteral ou a suplementação oral são as vias de eleição, mas há estudos que sugerem que subgrupos específicos de pacientes podem se beneficiar de nutrição parenteral pré-operatória (p. ex.: pacientes com malignidades gastrintestinais e desnutrição grave). Pacientes eutróficos ou com desnutrição leve não necessitam dessa abordagem.[7]

Entre os pacientes cirúrgicos, aqueles submetidos à cirurgia de grande porte do aparelho digestivo apresentam risco nutricional significativamente maior pela possibilidade de íleo pós-operatório. Na ausência de íleo, a nutrição pelo trato digestivo (por VO, por sonda nasogástrica, nasojejunal ou por gastrostomia) deve ser iniciada o mais precocemente possível, não havendo evidência de aumento de complicações relacionadas a essa abordagem. A nutrição enteral é superior à parenteral em virtude da menor incidência de complicações infecciosas e metabólicas, além de evitar a atrofia da mucosa intestinal e a consequente translocação bacteriana. A via parenteral deve ser reservada para situações nas quais o trato digestivo não puder ser utilizado por tempo prolongado (mais de 7 a 10 dias).[8]

IMUNONUTRIÇÃO

A instituição de dietas imunomoduladoras (suplementação enteral ou parenteral de arginina, glutamina, ácidos graxos não essenciais ou de cadeia ramificada, RNA) é tema ainda controverso, não havendo evidência de alta qualidade que sustente seu uso rotineiro. Há estudos que mostram diminuição de complicações infecciosas e de tempo de hospitalização, mas sem impacto na mortalidade global. Os dados das metanálises disponíveis são inconsistentes e há falhas metodológicas em estudos individuais, além do fato de que os pacientes com alto risco nutricional são excluídos desses estudos.[9]

PROFILAXIA DE ÚLCERAS DE ESTRESSE

As úlceras de estresse ocorrem frequentemente nos pacientes em terapia intensiva, com uma incidência que varia entre 1,5% e 8,5%, sendo duas vezes mais frequente em pacientes que não recebem profilaxia. Habitualmente, localizam-se no corpo e no fundo do estômago, podendo ocorrer também no antro, duodeno ou esôfago distal. Mais comumente superficiais, causam sangramento de pequena monta, mas podem ser mais profundas, cursando com hemorragia maciça e perfuração, embora esta seja uma complicação mais rara. A ocorrência de sangramento digestivo devido à úlcera de estresse em um paciente crítico está associada a aumento da mortalidade geral.[10-11]

O desenvolvimento de alterações agudas da mucosa gástrica verifica-se precocemente após um evento traumático grave (trauma cranioencefálico grave, queimaduras, politraumatismo) ou durante o desenvolvimento de uma doença aguda grave (p. ex.: quadros infecciosos e inflamatórios). Na maior parte das vezes, ocorre sangramento de pequena monta, sendo rara a ocorrência de alterações hemodinâmicas. Os principais fatores de risco associados à ocorrência de sangramento importante, com instabilidade hemodinâmica, são a ventilação mecânica e a coagulopatia.[10]

A fisiopatologia da úlcera de estresse envolve um desequilíbrio entre a produção ácida gástrica (que aumenta a estimulação excessiva da gastrina, especialmente em pacientes politraumatizados) e a barreira protetora da mucosa (formada de uma camada de prostaglandina que protege a mucosa). A isquemia da mucosa também contribui para o desenvolvimento de ulcerações, e outros mecanismos potencialmente envolvidos são a ação de drogas, como anti-inflamatórios e corticosteroides, e o refluxo biliar. O papel da *H. pylori* é incerto.[12-13]

As indicações formais de profilaxia de úlcera de estresse incluem as discrasias sanguíneas, ventilação mecânica, história recente de sangramento digestivo, traumatismo do sistema nervoso central (SNC), queimaduras, sepse, internação prolongada em UTI, sangramento digestivo oculto e corticosteroideterapia sistêmica. Na ausência dessas situações, a instituição da proteção gástrica pode ser definida caso a caso. Há indícios de que a utilização da nutrição enteral é fator protetor para a mucosa gástrica, porém esse papel é incerto, não devendo se abandonar a profilaxia medicamentosa em função apenas da instituição da dieta enteral. As drogas disponíveis para a profilaxia de úlceras de estresse são os inibidores de bomba de prótons, os bloqueadores H2, os antiácidos e o sucralfato. Os inibidores de bomba de prótons são os mais eficientes, podendo ser utilizados por VO, sonda (quando for possível a utilização do trato digestivo) ou por via intravenosa.

As potenciais complicações da proteção gástrica descritas na literatura são o aumento da incidência de pneumonia nosocomial e da infecção por *Clostridium difficile,* embora os estudos não sejam conclusivos.[15-16] Outros efeitos adversos mais raros são as interações medicamentosas e trombocitopenia.

O manejo do sangramento digestivo por úlceras de estresse é semelhante ao do sangramento da úlcera péptica na população geral, devendo ser realizada a abordagem endoscópica para o diagnóstico e tratamento associados ao uso de inibidores de bomba de prótons por via intravenosa na fase aguda, seguido da manutenção do tratamento por VO quando possível.

ÍLEO PÓS-OPERATÓRIO

O íleo paralítico, ou simplesmente íleo, é uma condição na qual há diminuição do peristaltismo intestinal secundário a fatores não mecânicos, podendo ocorrer no pós-operatório de intervenções abdominais, principalmente, mas também não abdominais. Uma situação de íleo pós-operatório fisiológico é autolimitada e praticamente isenta de morbidade, mas o íleo prolongado pode levar a aumento do tempo de hospitalização, piora do quadro nutricional, complicações pulmonares, aumento do risco de eventos tromboembólicos, úlceras de estresse, *delirium*, entre outros. Entretanto, a diferenciação entre um quadro funcional autolimitado e uma situação patológica nem sempre é tarefa simples, e situações nas quais o íleo se prolonga de maneira inesperada devem alertar quanto à possibilidade de complicações.[17]

O íleo colônico fisiológico, de maneira geral, dura de 2 a 3 dias, enquanto o peristaltismo gástrico e o de intestino delgado retornam ao longo do primeiro dia de pós-operatório. Operações sobre o abdome inferior e pelve tendem a apresentar íleo mais prolongado em relação às operações no abdome superior. Alguns fatores, entretanto, aumentam o risco do desenvolvimento de íleo prolongado:[18]

- Tempo operatório prolongado em intervenções abdominais ou pélvicas;
- Operações no trato digestivo baixo;
- Via de acesso laparotômica com manipulação extensa de alças intestinais;
- Complicações infecciosas abdominais e extra-abdominais;
- Sangramento intraoperatório e transfusão sanguínea;
- obesidade;
- Uso de opioides no perioperatório.

O paciente que apresenta íleo prolongado deve ser investigado quanto à presença de complicações ou fatores que afetem secundariamente o peristaltismo intestinal. O diagnóstico diferencial do íleo pós-operatório inclui a obstrução intestinal mecânica, peritonite, abscessos intraperitoneais, distúrbios hidreletrolíticos, complicações infecciosas extra-abdominais, sangramentos intraperitoneais, pseudo-obstrução intestinal (síndrome de Ogilvie), entre outras.

Os sintomas incluem distensão abdominal, cólicas, náuseas, obstipação e intolerância alimentar. Quanto ao exame físico, normalmente observam-se distensão abdominal e dor leve à palpação. Alterações de sinais vitais como taquicardia, taquipneia, febre ou hipotermia e alterações específicas do exame abdominal como sinais de irritação peritoneal ou massas palpáveis devem levar à suspeita de complicações infecciosas, inflamatórias ou obstrução intestinal.

Os exames abdominais devem incluir o hemograma (anemia e leucocitose sem outras justificativas são indicativas de complicações), eletrólitos, incluindo principalmente o magnésio e potássio (a hipocalemia é causa importante de íleo e a hipomagnesemia pode levar à hipocalemia), função renal (uremia), função hepática, amilase e lípase.

A radiografia de abdome, com o paciente em pé e deitado, evidencia distensão difusa de alças de intestino delgado e de colo, com presença de gás na ampola retal e ausência de pneumoperitônio. Alterações dessa distribuição gasosa devem levar ao prosseguimento da investigação com tomografia abdominal com contraste oral.[19] A presença de distensão gasosa importante e predominantemente cólica deve levantar a suspeita da síndrome de Ogilvie (pseudo-obstrução intestinal), caracterizada pela atonia colônica secundária a distúrbios metabólicos e infecciosos e que se beneficia da colonoscopia esvaziadora para o tratamento.[20]

O manejo do íleo inclui o controle álgico, hidratação, reposição hidreletrolítica, jejum (pequenos goles de líquidos podem ser permitidos) e descompressão nasogástrica. O exame físico abdominal seriado é importante para o controle evolutivo. O suporte nutricional com nutrição parenteral deve ser considerado, levando-se em conta a condição nutricional prévia do paciente e tempo de restrição dietética.

Algumas medidas são comprovadamente eficazes na prevenção do íleo pós-operatório, incluindo o uso de anestesia epidural em operações abdominais de grande porte, o uso de técnicas minimamente invasivas, a parcimônia na utilização dos opioides, a utilização de técnica cirúrgica efetiva e cuidadosa[21] (o tempo operatório prolongado, sangramento e manipulação extensa das alças aumentam o risco de íleo) e há evidências de que o uso de chicletes no pós-operatório pode reduzir o tempo de íleo.[22] Abordagens de *fast-track* em cirurgias de colo, com mobilização precoce do paciente, alimentação precoce, anestesia peridural e uso de laxativos, podem ser benéficas, assim como em histerectomias. O uso rotineiro de sonda nasoenteral não é indicado, pois pode prolongar o tempo de íleo, além de estar associado a desconforto, tempo de internação prolongado e complicações pulmonares.[23]

FEBRE PÓS-OPERATÓRIA

Pode ser causada por várias condições, sendo na maioria das vezes devido ao estado inflamatório pós-operatório, que curso com resolução espontânea. No entanto, podem provocar febre, complicações infecciosas e não infecciosas, como pneumonias, infecções do trato urinário, atelectasia, trombose venosa profunda e febre induzida por medicações. Todos esses diagnósticos diferenciais devem ser considerados no contexto de um paciente febril em convalescença cirúrgica. É importante ter em mente que quadros infecciosos podem ocorrer sem a presença de febre, principalmente em pacientes recebendo corticosteroideterapia intravenosa, quimioterapia, idosos e imunossuprimidos.

O período decorrido entre o procedimento cirúrgico e o tempo de instalação da febre pode ajudar no diagnóstico diferencial. Aquela iniciada horas após o procedimento é comumente causada pelo trauma cirúrgico, reação adversa a medicações utilizadas (especialmente antibióticos), transfusão de hemoderivados, infecções presentes desde o pré-operatório e, mais raramente, hipertermia maligna.

A ocorrência de febre ao longo da 1ª semana de pós-operatório está mais comumente relacionada a quadros infecciosos, especialmente de origem pulmonar e urinária.[24] Outras condições podem ser também implicadas, como flebites, abstinência alcoólica, gota, trombose venosa profunda e tromboembolismo pulmonar, pancreatite e infarto do miocárdio.

Após a 1ª semana, aumenta a incidência de febre secundária a infecções de partes moles, infecção de cateter central, colite pseudomembranosa, reações medicamentosas (especialmente antibióticos betalactâmicos e sulfasprocainamida, fenitoína e heparina).

Com maior frequência, a instalação mais tardia da febre está relacionada a infecções. A manifestação de infecções virais adquiridas por via transfusional é mais comum no pós-operatório tardio,[25] assim como na endocardite bacteriana e, mais raramente, nas infecções indolentes de partes moles.

Causas infecciosas raras de febre pós-operatório incluem sinusite e otite média (principalmente em pacientes com sondas nasotraqueais ou nasogástricas), meningite bacteriana pós-neurocirurgia, parotidite após intervenções sobre a cavidade oral, colecistite aguda alitiásica em pacientes graves e síndrome do choque tóxico estafilocócico, principalmente em pacientes utilizando tampões nasais ou vaginais.

A hipertermia maligna é uma condição grave e rara que pode se desenvolver em pacientes suscetíveis após anestesia geral, especialmente por agentes inalatórios e succinilcolina. Em virtude da alta mortalidade do quadro, a administração de dantrolene deve ser iniciada tão logo ele seja suspeito.

Alguns quadros febris infecciosos e não infecciosos são mais comumente relacionados a tipos específicos de cirurgias:

- **Cirurgia cardíaca:** pneumonia, derrame pleural, mediastinite, infecção de esterno.
- **Neurocirurgia:** meningite, alterações da termorregulação em cirurgias hipotalâmicas e em trombose venosa profunda.
- **Cirurgia vascular:** infecções de enxertos vasculares, febre pós-correção endovascular de aneurisma aórtico, embolização arterial.
- **Cirurgia abdominal:** abscessos intracavitários, deiscência de anastomoses, trombose esplenoportal, pancreatite aguda.
- **Cirurgia ginecológica e obstétrica:** endometrite, abscesso pélvico, deiscência de episiotomia, tromboflebite pélvica, infecção do trato urinário.
- **Cirurgia urológica:** infecção do trato urinário, abscesso periprostático, abscesso perinefrético.
- **Cirurgia ortopédica:** osteomielite, trombose venosa profunda, infecção de partes moles, infecção de próteses ortopédicas, hematoma.

Dessa forma, pode-se verificar que a avaliação da febre no pós-operatório é complexa, não sendo possível a formulação de algoritmos que norteiem uma conduta uniforme. A avaliação deve ser individualizada, considerando-se os fatores específicos de cada paciente para o diagnóstico diferencial e a proposta terapêutica.

INFECÇÃO DE SÍTIO CIRÚRGICO

As complicações infecciosas de sítio cirúrgico envolvem as infecções superficiais e profundas das incisões, e as intracavitárias ou viscerais. Todas resultam em aumento do tempo de hospitalização, custos hospitalares e mortalidade.

O risco de infecção pós-operatória varia conforme o procedimento e a via de acesso. A cirurgia colorretal apresenta risco especialmente alto de complicações infecciosas, entre 4,5% e 10%.[26] Entre todos os procedimentos abdominais, o risco é significativamente menor quando se utiliza a via laparoscópica.

Os microrganismos mais frequentemente envolvidos provêm da flora endógena do paciente. Assim, as operações que incluem a abertura de vísceras ocas e o extravasamento de secreções apresentam maior risco infeccioso, estando implicados os microrganismos gram-negativos nas operações do aparelho digestivo em geral, além dos anaeróbios nas operações colorretais. Os membros da equipe cirúrgica e materiais contaminados também podem contribuir para a instalação de infecções, sendo mais frequentes, nesses casos, os organismos gram-positivos como estafilococos e estreptococos.[26]

As infecções pós-operatórias resultam de uma interação complexa entre a saúde do paciente, os microrganismos que contaminam o sítio cirúrgico e a técnica cirúrgica. Os fatores de risco relacionados ao paciente contemplam idade avançada, presença de comorbidades como diabetes, coronariopatias, câncer, doença pulmonar obstrutiva crônica, desnutrição, obesidade, imunodeficiências, tabagismo, choque, além de hospitalização pré-operatória e tempo de internação. Os fatores relacionados à técnica cirúrgica abrangem a duração do tempo operatório, hemostasia, contaminação intraoperatória, antissepsia da equipe cirúrgica, assepsia do material cirúrgico, degermação da pele do paciente e tricotomia pré-operatória.

A antissepsia da pele do paciente é fundamental e, se realizada de maneira adequada, reduz significativamente o risco infeccioso. Não há estudos que demonstrem benefícios da realização de banhos com antissépticos no pré-operatório de cirurgias do aparelho digestivo. A antibioticoprofilaxia deve ser iniciada no momento da indução anestésica e visa reduzir a população bacteriana no sítio cirúrgico, facilitando a ação do sistema imunológico do paciente, não devendo ser estendida por mais de 24 horas no pós-operatório, pois não acarreta benefício preventivo adicional, além de aumentar o risco de desenvolvimento de colite por *Clostridium difficile*. A manutenção da normotermia no perioperatório é medida eficaz, reduzindo significativamente a instalação e o agravamento de quadros infecciosos relacionados ao sítio cirúrgico.

A tricotomia é efetiva na prevenção de infecções, devendo ser realizada na sala cirúrgica e com técnica que evite o microtraumatismo da pele do paciente. Os protetores de ferida operatória apresentam papel controverso, porém há estudos que sugerem uma diminuição de até 50% do risco de complicações infecciosas.

No pós-operatório, os cuidados com a ferida operatória são simples e devem ser observados pela equipe de enfermagem, paciente e médico assistente. Os curativos devem ser mantidos por 48 horas, removidos antes desse período apenas se houver evidência de secreções, e limpos com solução salina nessa fase. Após esse período, devem ser trocados enquanto houver secreção, podendo-se realizar a higiene da ferida com água. Pode-se prescindir da realização de curativos quando a ferida estiver limpa e seca. Não há indicação de uso de antibióticos tópicos.[27]

INFECÇÕES SUPERFICIAIS

A presença de calor, hiperemia e edema são sinais de infecção superficial de ferida operatória. Ela deve ser tratada com antibioticoterapia sistêmica direcionada aos patógenos mais comumente implicados, levando-se em consideração o tipo de procedimento realizado. O exame da ferida pode mostrar evidências de infecção profunda na presença de secreção, abaulamentos ou áreas de flutuação. Se necessários, exames de imagem podem ser utilizados para avaliar a presença e a extensão de abscessos, podendo-se optar pela tomografia computadorizada ou ultrassonografia. A presença de secreção ou coleções líquidas implica a necessidade de respectiva drenagem, seja com abertura de pontos da incisão para facilitar drenagem procedimento, seja com a inserção de drenos guiados por exames de imagem.

INFECÇÕES PROFUNDAS

As infecções profundas, viscerais e intracavitárias podem originar-se de extravasamento de líquido entérico por deiscências ou perfurações de vísceras ocas ou representar a infecção de hematomas ou seromas por germes adquiridos no intraoperatório ou por translocação bacteriana.

O exame clínico associado apresenta alta sensibilidade na detecção de complicações infecciosas abdominais profundas, sendo a taquicardia o sinal clínico mais precoce, podendo ser acompanhada de outros sinais de resposta inflamatória sistêmica. Em relação à sintomatologia, podem estar presentes a dor, o desconforto e distensão abdominal, porém devem ser diferenciados da sintomatologia normal da evolução pós-operatória. Além disso, sua avaliação pode ser dificultada em pacientes com analgésicos potentes, sedados ou com alterações de nível de consciência. O exame abdominal pode evidenciar a presença de dor localizada ou difusa, rigidez muscular, alterações dos ruídos hidroaéreos, além de sinais de distensão gasosa ou da presença de líquido livre.

Em relação aos exames complementares, o hemograma e as provas de atividade inflamatória (como a proteína C reativa) são úteis quando avaliados em um contexto clínico, podendo aumentar ou diminuir uma eventual suspeita baseada em sintomas, sinais vitais e exame físico. A confirmação pode exigir a realização de exames radiológicos, sendo a tomografia o exame mais sensível e específico. A ultrassonografia de abdome também tem papel importante, tendo boa sensibilidade especialmente no diagnóstico de coleções subfrênicas e pélvicas, além da disponibilidade de realização à beira do leito, o que pode ser útil em pacientes em ventilação mecânica ou em uso de drogas vasoativas.[28] As radiografias simples são de pouca utilidade na avaliação de infecções abdominais pós-operatórias, auxiliando apenas na avaliação de suspeitas de quadros suboclusivos e de pneumoperitônio.

As infecções profundas podem se apresentar como localizadas (abscessos) ou difusas (peritonites). A evolução clínica dos abscessos é mais indolente e o exame clínico, geralmente, mais frustro nas fases iniciais. Os exames radiológicos são imprescindíveis não só para o diagnóstico, mas também para a estratégia terapêutica, visto que o tratamento de eleição é o minimamente invasivo, com a inserção de drenos guiados por ultrassonografia ou tomografia.[29] A cirurgia deve ser indicada na falha da radiologia intervencionista ou na impossibilidade desta, seja pela presença de múltiplos abscessos ou pela ausência de janela de acesso (p. ex.: abscessos entre alças de intestino delgado).

A peritonite, por outro lado, apresenta evolução mais rápida e sinais clínicos mais evidentes desde sua instalação. Em mãos experientes, a presença de dor intensa e rigidez generalizada à palpação do abdome é indicativa de peritonite difusa, situação na qual pode se prescindir da realização de exames complementares e indicar a cirurgia de emergência.

Após a abordagem cirúrgica do foco infeccioso, não é rara a formação de novas coleções intracavitárias. Essa situação leva à reavaliação da necessidade de novas intervenções, minimamente invasivas ou cirúrgicas (relaparotomias). Há estratégias de relaparotomias programadas ou de peritoniostomias (*open-abdomen*) que podem ser indicadas pelo cirurgião, quando ele julga que há alta probabilidade de reintervenção (p. ex.: contaminação grosseira de toda a cavidade abdominal com material fecaloide). Porém, há evidências de que tais abordagens não resultam em maior controle infeccioso, além de aumentar o número de revisões desnecessárias e prolongar a internação, sendo mais adequada a indicação de eventuais reintervenções apenas sob demanda.[28]

DEISCÊNCIA DE PAREDE ABDOMINAL

Constitui uma solução de continuidade da sutura do tecido aponeurótico no pós-operatório. Pode se apresentar como deiscência total de parede abdominal ou evisceração, na qual há exposição do peritônio e vísceras abdominais em razão da deiscência de todas as camadas da parede; e deiscência parcial, na qual o peritônio e as vísceras permanecem contidos pela pele.

A deiscência de parede abdominal, total ou parcial, acarreta aumento da morbimortalidade e tempo de internação hospitalar, estando associada a fatores de risco relacionados ao paciente e à técnica cirúrgica empregada. Os principais fatores de risco relacionados ao paciente são idade avançada, desnutrição, cirurgia de urgência, aumento de pressão abdominal (por fatores intra ou extra-abdominais), anemia, instabilidade hemodinâmica e infecção de sítio cirúrgico.

Outros fatores podem ser também implicados, como uso de corticosteroideterapia sistêmica, obesidade, diabetes melito e presença de malignidade. A associação de fatores eleva substancialmente o risco, requerendo especial atenção tanto à técnica operatória quanto aos cuidados no pós-operatório.[30]

Em relação à técnica, no momento da síntese da parede, o cirurgião deve se empenhar em realizar suturas sem tensão e que envolvam espessura suficiente de tecido aponeurótico sadio, atitudes estas que se baseiam em sua experiência pessoal, além de observar cuidados com hemostasia e antissepsia, a fim de minimizar a ocorrência de infecção de sítio cirúrgico. Não há consenso na literatura em relação ao tipo de sutura aponeurótica a ser empregada (contínua ou interrompida) ou ao material a ser utilizado (fios inabsorvíveis, absorvíveis de curta duração ou absorvíveis de longa duração), embora existam metanálises que demonstrem que os fios absorvíveis de longa duração estão menos associados ao desenvolvimento de deiscências de aponeurose.[32] O diagnóstico das eviscerações é simples, pois a observação da exposição de conteúdo intraperitoneal é bastante evidente. A equipe de enfermagem, ao se deparar com tal fato, deve providenciar imediatamente a oclusão do conteúdo abdominal com compressas úmidas estéreis e informar a equipe médica. A conduta é a ressutura da parede abdominal em caráter de urgência. A deiscência parcial, no entanto, requer frequentemente a avaliação de cirurgião experiente, podendo-se observar abaulamento da incisão, a drenagem de líquido sero-hemático através dela mesma, em grande quantidade, ou apenas a separação das bordas da aponeurose mediante palpação da ferida operatória. A conduta também é o reparo cirúrgico, porém tal situação nem sempre configura uma emergência, pois, a depender do quadro clínico do paciente e das condições da parede abdominal, pode-se optar por adiar a ressutura para uma situação de estabilização clínica geral.

HIPERTENSÃO INTRA-ABDOMINAL E SÍNDROME COMPARTIMENTAL ABDOMINAL

A hipertensão intra-abdominal (HIA) é definida pelo aumento da pressão intra-abdominal (PIA), que é a pressão basal da cavidade peritoneal. A pressão de perfusão abdominal (PPA) é a diferença entre a pressão arterial média (PAM) e a PIA, ou seja, PPA = PAM – PIA. A HIA foi inicialmente descrita em pacientes cirúrgicos, mas pode ocorrer em pacientes com condições clínicas diversas, incluindo aqueles sem afecções abdominais primárias. O aumento da pressão abdominal pode levar ao comprometimento das vísceras abdominais, além de provocar alterações da dinâmica cardiovascular, respiratória e renal. Em fase avançada, leva à disfunção orgânica, condição na qual se reconhece a presença da síndrome compartimental abdominal (SCAbd), que pode levar a choque refratário, isquemia mesentérica, insuficiência orgânica múltipla, com alta mortalidade.[32]

A incidência de HIA em pacientes internados sob terapia intensiva varia entre 30% e 54% e é mais elevada naqueles diagnosticados com choque séptico e pancreatite aguda grave. O desenvolvimento de SCAbd no ambiente da terapia intensiva é subdiagnosticado, e a incidência varia entre 5% e 12%, principalmente no pós-operatório de cirurgias abdominais de grande porte, choque séptico e pancreatite grave.[33]

As causas de aumento da pressão intra-abdominal são variadas e incluem hemoperitônio, tamponamento com compressas, hemorragia retroperitoneal, fraturas pélvicas, pancreatite aguda grave, obstrução intestinal, ascite, pneumoperitônio hipertensivo, reposição volêmica maciça, politransfusão, trombose portal ou mesentérica, síndrome de isquemia-reperfusão intestinal, ruptura de aneurismas de aorta abdominal, correção de hérnias abdominais volumosas, queimaduras, reparo de gastrosquise ou onfalocele, sepse (aumento da permeabilidade vascular), transplante de órgãos abdominais, entre outras.

A HIA é diagnosticada quando a PIA é > 12 mmHg, e pode ser classificada em graus de I a IV:[32]

I – PIA entre 12 e 15 mmHg
II – PIA entre 16 e 20 mmHg
III – PIA entre 21 e 25 mmHg
IV – PIA > 25 mmHg

A SCAbd é diagnosticada quando a PIA é > 20 mmHg e está associada à disfunção orgânica ausente antes da elevação da PIA; define-se como primária quando a causa é abdominal, e secundária quando a causa é extra-abdominal. A forma recorrente é definida pela recidiva da SCAbd após a instituição de tratamento cirúrgico ou clínico.

O diagnóstico se baseia na suspeita clínica (a presença de fatores predisponentes associados a oligúria, hipotensão arterial, aumento da pressão traqueal ou distensão abdominal) e deve ser confirmado por métodos padronizados de medida da PIA, já que o exame físico do abdome apresenta baixa acurácia na detecção da HIA/SCAbd.

A medida da PIA pode se fazer por métodos diretos, através de cateteres colocados na cavidade peritoneal, mas estes não são utilizados rotineiramente na prática clínica. Os métodos indiretos, que realizam a medida por cateteres colocados em órgãos como estômago, bexiga ou até mesmo a veia cava inferior, são mais utilizados, especialmente com cateter vesical. Há forte correlação entre a PIA e pressão intravesical (PIV), exceto na presença de fatores que alteram a complacência da musculatura detrusora, como bexiga neurogênica e aderências ou fraturas pélvicas.[34]

A medida da PIV deve ser realizada com o paciente em posição supina, utilizando-se um cateter vesical de duas vias, sendo uma mantida aberta para dar vazão à urina e outra conectada a um equipo de soro de três vias (semelhante ao utilizado para medida da pressão venosa central). Uma das vias fica conectada à sonda, outra a um frasco de soro fisiológico e a terceira aberta ao ambiente no momento da medida. Para a medida, oclui-se a saída de urina da sonda, instilam-se 25 mL de soro pela outra via e abre-se o equipo de três vias para o ambiente. A pressão é igual à altura da coluna de soro que se estende acima do ponto zero (sínfise púbica ou linha axilar média).

Deve-se ter em mente, no entanto, que o valor absoluto da pressão intra-abdominal nem sempre apresenta correlação com a deterioração do quadro clínico do paciente. Dependendo do contexto clínico, elevações pressóricas discretas podem provocar alterações hemodinâmicas, respiratórias e renais graves, por essa razão a interpretação dos dados deve ser individualizada pelo contexto clínico do paciente.

O tratamento da hipertensão intra-abdominal e da síndrome compartimental abdominal visa otimizar a oferta de sangue de oxigênio às vísceras abdominais e ao rim, diminuir a restrição ventilatória, aumentar a pré-carga cardíaca e diminuir a pós-carga. Ele deve ser guiado não apenas pela medida da pressão intravesical, mas levar em conta cada aspecto do quadro clínico em questão que pode contribuir para o aumento da PIA para que sejam tomadas as medidas clínicas mais adequadas a fim de evitar, ao máximo, a instituição do tratamento cirúrgico, visto que este não é isento de riscos.[34]

O tratamento clínico visa diminuir o efeito de massa provocado pelo aumento do volume de vísceras abdominais ou extravasamento de fluidos no espaço peritoneal, além de aumentar a complacência da parede abdominal. Assim, antes da instituição do tratamento cirúrgico, pode-se lançar mão de uma série de medidas, como:

- Sondagem nasogástrica ou retal;
- Enemas para esvaziamento do colo;
- Paracenteses de alívio;
- Otimização de analgesia, sedação ou mesmo curarização;
- Hemofiltração venovenosa contínua com ultrafiltração;
- Procinéticos;
- Diuréticos;
- Expansão volêmica criteriosa.

A decisão pela descompressão abdominal por laparostomia é complexa, embora esta seja o método mais efetivo para o controle das alterações sistêmicas secundárias à HIA. O tratamento cirúrgico está indicado na falha do tratamento clínico em reverter as condições patológicas associadas à HIA, além das situações de rápida deterioração das funções respiratória e hemodinâmica, especialmente nos quadros de HIA graus III e IV.[35]

A operação envolve a abertura da cavidade peritoneal por meio de uma laparotomia xifopúbica e a manutenção da pele, subcutâneo e aponeurose abertos, apenas suturando-se um material sintético estéril à pele, sem tensão, para prevenção das complicações infecciosas, perda de fluidos e calor. A morbimortalidade do procedimento é elevada, e é comum o desenvolvimento de peritonites, abscessos, fístulas entéricas de difícil tratamento e hérnias complexas da parede abdominal.[32,36]

REFERÊNCIAS BIBLIOGRÁFICAS

1. Bruun LI, Bosaeus I, Bergstad I, Nygaard K. Prevalence of malnutrition in surgical patients: evaluation of nutritional support and documentation. Clin Nutr. 1999;18:141.
2. Martindale RG, McClave SA, Vanek VW, McCarthy M, Roberts P, Taylor B, et al. Guidelines for the provision and assessment of nutrition support therapy in the adult critically ill patient: Society of Critical Care Medicine and American Society for Parenteral and Enteral Nutrition: Executive Summary. Crit Care Med. 2009;37:1757.
3. Elwyn DH, Bryan-Brown CW, Shoemaker WC. Nutritional aspects of body water dislocations in postoperative and depleted patients. Ann Surg. 1975;182:76.
4. van Stijn MF, Korkic-Halilovic I, Bakker MS, van der Ploeg T, van Leeuwen PA, Houdijk AP. Preoperative nutrition status and postoperative outcome in elderly general surgery patients: a systematic review. JPEN J Parenter Enteral Nutr. 2013;37:37.
5. Kondrup J, Rasmussen HH, Hamberg O, Stanga Z. Nutritional risk screening (NRS 2002): a new method based on an analysis of controlled clinical trials. Clin Nutr. 2003;22:321.
6. Klein S, Kinney J, Jeejeebhoy K, Alpers D, Hellerstein M, Murray M, et al. Nutrition support in clinical practice: review of published data and recommendations for future research directions. Summary of a conference sponsored by the National Institutes of Health, American Society for Parenteral and Enteral Nutrition, and American Society for Clinical Nutrition. Am J Clin Nutr. 1997;66:683.
7. Jie B, Jiang ZM, Nolan MT, Zhu SN, Yu K, Kondrup J. Impact of preoperative nutritional support on clinical outcome in abdominal surgical patients at nutritional risk. Nutrition. 2012;28:1022.
8. Osland E, Yunus RM, Khan S, Memon MA. Early versus traditional postoperative feeding in patients undergoing resectional gastrointestinal surgery: a meta-analysis. JPEN J Parenter Enteral Nutr. 2011;35:473.
9. Marik PE, Zaloga GP. Immunonutrition in critically ill patients: a systematic review and analysis of the literature. Intensive Care Med. 2008;34:1980.
10. Cook DJ, Fuller HD, Guyatt GH, Marshall JC, Leasa D, Hall R, et al. Risk factors for gastrointestinal bleeding in critically ill patients. Canadian Critical Care Trials Group. N Engl J Med. 1994;330:377.
11. Cook DJ, Griffith LE, Walter SD, Guyatt GH, Meade MO, Heyland DK, et al. The attributable mortality and length of intensive care unit stay of clinically important gastrointestinal bleeding in critically ill patients. Crit Care. 2001;5:368-75.
12. Geus WP, Lamers CB. Prevention of stress ulcer bleeding: a review. Scand J Gastroenterol Suppl. 1990;178:32.
13. Stremple JF, Molot MD, McNamara JJ, Mori H, Glass GB. Posttraumatic gastric bleeding: prospective gastric secretion composition. Arch Surg. 1972;105:177.
14. Spirt MJ, Stanley S. Update on stress ulcer prophylaxis in critically ill patients. Crit Care Nurse. 2006;26:18.
15. Bateman BT, Bykov K, Choudhry NK, Schneeweiss S, Gagne JJ, Polinski JM, et al. Type of stress ulcer prophylaxis and risk of nosocomial pneumonia in cardiac surgical patients: cohort study. BMJ. 2013;347:f5416.
16. Tleyjeh IM, Abdulhak AB, Riaz M, Garbati MA, Al-Tannir M, Alsmari FA, et al. The association between histamine 2 receptor antagonist use and Clostridium difficile infection: a systematic review and meta-analysis. PLoS One. 2013;8:e56498.
17. Townsend CM, Beauchamp RD, Evers BM, Mattox KL. Textbook of Surgery. The biological basis of modern surgical practice, 17th ed. New York: Elsevier Saunders, 2004.
18. Artinyan A, Nunoo-Mensah JW, Balasubramaniam S, Gauderman J, Essani R, Gonzalez-Ruiz C, et al. Prolonged postoperative ileus-definition, risk factors, and predictors after surgery. World J Surg. 2008;32:1495.
19. Peck JJ, Milleson T, Phelan J. The role of computed tomography with contrast and small bowel follow-through in management of small bowel obstruction. Am J Surg. 1999;177:375.
20. Ben Ameur H, Boujelbene S, Beyrouti MI.Treatment of acute colonic pseudo-obstruction (Ogilvie's Syndrome). Systematic review. Tunis Med. 2013 Oct;91(10):565-72.
21. Chapuis PH, Bokey L, Keshava A, Rickard MJ, Stewart P, Young CJ, et al. Risk factors for prolonged ileus after resection of colorectal cancer: an observational study of 2400 consecutive patients. Ann Surg. 2013;257:909.

22. Li S, Liu Y, Peng Q, Xie L, Wang J, Qin X. Chewing gum reduces postoperative ileus following abdominal surgery: a meta-analysis of 17 randomized controlled trials. J Gastroenterol Hepatol. 2013;28:1122.
23. Nelson R, Edwards S, Tse B. Prophylactic nasogastric decompression after abdominal surgery. Cochrane Database Syst Rev. 2005:CD004929.
24. Horan TC, Culver DH, Gaynes RP, Jarvis WR, Edwards JR, Reid CR. Nosocomial infections in surgical patients in the United States, January 1986-June 1992. National Nosocomial Infections Surveillance (NNIS) System. Infect Control Hosp Epidemiol. 1993;14:73.
25. Dodd RY. Transmission of parasites by blood transfusion. Vox Sang. 1998;74 Suppl 2:161.
26. Poggio JL. Perioperative strategies to prevent surgical-site infection. Clin Colon Rectal Surg. 2013;26(3):168-73.
27. Yao K, Bae L, Yew WP. Post-operative wound management. Australian Family Physician. 2013;42(12):867-70.
28. Sartelli M, Viale P, Koike K, Pea F, Tumietto F, van Goor H, et al. WSES consensus conference: Guidelines for first-line management of intra-abdominal infections. World J Emerg Surg. 2011;6:2.
29. Park J, Charles HW. Intra-abdominal abscess drainage: Interval to surgery. Semin Intervent Radiol. 2012;29(4):311-3.
30. Rodríguez-Hermosa JI, Codina-Cazador A, Ruiz B, Roig J, Gironès J, Pujadas M, et al. Risk factors for acute abdominal wall dehiscence after laparotomy in adults. Cir Esp. 2005;77(5):280-6.
31. Sajid MS, Parampalli U, Baig MK, McFall MR. A systematic review on the effectiveness of slowly-absorbable versus non-absorbable sutures for abdominal fascial closure following laparotomy. Int J Surg. 2011;9(8):615-25.
32. Malbrain ML, Cheatham M, Kirkpatrick A, Sugrue M, Parr M, De Waele J, et al. Results from the International Conference of Experts on Intra-abdominal Hypertension and Abdominal Compartment Syndrome (I. Definitions). Intensive Care Med. 2006;32:1722-32.
33. De Waele JJ, De Laet I, Kirpatrick AW, Hoste E. Intra-abdominal hypertension and abdominal compartment syndrome. Am J Kidney Dis. 2011;57:159-69.
34. De Waele JJ, De Laet I, Malbrain ML. Rational intraabdominal pressure monitoring: how to do it?. Acta Clin Belg. 2007:16-25.
35. Cheatham ML Safcsak K. Is the evolving management of intra-abdominal hypertension and abdominal compartment syndrome improving survival?. Crit Care Med. 2010;38:402-7.
36. Sugrue M. Abdominal compartment syndrome. Curr Opin Crit Care. 2005;11:333-8.

CAPÍTULO 230

HIPERTERMIA MALIGNA

Helio Halpern
Marcos Charf

DESTAQUES

- A hipertermia maligna (HM) pode ser desencadeada por qualquer anestésico inalatório, exceto por óxido nitroso.
- A $ETCO_2$ é o sinal mais precoce de hipertermia maligna.
- É necessário investigar, na família, circunstâncias que possam relacionar-se à hipertermia maligna.
- O dantrolene é a droga de escolha para o tratamento da hipertermia maligna.
- A hipertermia é o resultado, e não a causa, das alterações metabólicas musculares e pode estar ausente em até um terço dos casos.
- A temperatura máxima é variável, mas, geralmente, quanto maior a temperatura maior a mortalidade.
- A evolução do paciente depende do diagnóstico precoce e o acesso rápido aos meios específicos para o tratamento, com início imediato de medidas terapêuticas adequadas. Essa combinação pode reduzir a mortalidade a quase zero.
- A detecção da população suscetível, para possibilitar a prevenção dos episódios, é o desafio e o objetivo das pesquisas em HM.
- A interação mais importante do dantrolene é com o verapamil.
- A profilaxia com dantrolene é controversa.

INTRODUÇÃO

É uma síndrome farmacogenética rara, que se manifesta quando o seu portador é submetido a um ou mais fatores desencadeantes, durante a anestesia geral, induzindo um processo de hipermetabolismo da célula muscular esquelética, podendo levar à sua destruição, produzindo alterações bioquímicas e hematológicas, que podem evoluir para o choque irreversível e a morte. O sinal mais frequente é o aumento do gás carbônico no final da expiração, causado pelo aumento do metabolismo da célula muscular esquelética. Apesar de relativamente bem entendida, a HM apresenta-se com sinais e sintomas e tempo de instalação variados, podendo retardar seu diagnóstico. As principais preocupações são o diagnóstico precoce, suspender a administração do agente desencadeante (anestésico inalatório com ou sem a succinilcolina) e iniciar a administração de dantrolene venoso, e medidas de suporte hemodinâmico.

A mortalidade sem tratamento pode ser de 80 a 90%, enquanto a capnografia e o tratamento precoce podem reduzi-la a menos de 5%.

Como quase toda população portadora de HM aparenta normalidade e não apresenta sinais patológicos é praticamente impossível diagnosticar a suscetibilidade sem expô-la aos agentes desencadeantes ou ao teste de contratura a cafeína e halotano, que é o exame diagnóstico de escolha.

HISTÓRICO: PRIMEIRO CASO DESCRITO

"Oito de abril de 1960. Dá entrada na Emergência do Royal Melbourne Hospital um estudante de engenharia de 21 anos, vítima de atropelamento, por um carro, com fratura exposta de tíbia e perônio direito. Estava acompanhado de sua mãe e menos preocupado com as fraturas do que com a possibilidade de ser submetido a anestesia geral, pois, 10 dos seus parentes próximos haviam morrido durante ou após anestesia geral para procedimentos menores. Em virtude dessa história, foi submetido a apendicectomia sob anestesia local, pelo cirurgião geral, quando tinha 12 anos, assim como sua irmã também o fora, quando desenvolveu apendicite.

Quando o anestesista James Dermont Villiers foi informado que um novo caso havia sido incluído no programa cirúrgico e que havia uma história de 10 mortes, de seus parentes próximos, decorrentes da anestesia, ele suspendeu o início do programa e foi visitar o paciente. Ele entrou em contato com o cirurgião geral, do Royal Children's Hospital, onde o primo do paciente havia sido anestesiado de forma segura, alguns meses antes. Como o éter tinha sido relacionado a todas as mortes, Dr. Villiers optou por usar halotano e todos os monitores disponíveis.

Infelizmente, após 10 minutos de anestesia, o estudante fica agudamente descompensado. Sua pressão arterial caindo, sua frequência cardíaca subindo, foi ficando cianótico e muito quente. A cal sodada rapidamente expirou e foi trocada. A fratura foi rapidamente reduzida e a anestesia encerrada. Dr. Villiers inicialmente pensou que o paciente perdera muito sangue devido a fratura e uma transfusão sanguínea foi iniciada. Na sala de cirurgia cardíaca estavam usando gelo, e ele envolveu o paciente com gelo. Dentro de uma hora do início da cirurgia, o paciente estava acordado e alerta, e o curso subsequente foi sem intercorrências. Ele foi o primeiro paciente registrado a sobreviver ao que hoje conhecemos como hipertermia maligna.

Dr. Villiers encaminhou o paciente ao Dr. Richard Robert Haynes Lovell no dia seguinte, e por causa do meu interesse em Genética Clínica, ele pediu-me para consultar o paciente. Logo e se tornou claro, para mim, que era um erro inato do metabolismo não reconhecido previamente, e que era, obviamente, de considerável importância clínica. Exame clínico detalhado patológico de rotina e testes bioquímicos não revelaram anormalidades. Na esperança de que outros pudessem ter notado eventos clínicos similares, escrevi ao The Lancet sobre a reação, mas não obtive resposta.

A investigação mostrou que, dos 38 parentes que foram submetidos à anestesia geral, 10 morreram. Em todos os casos, parece que os agentes anestésicos usados foram cloreto de etila e éter. Três dos membros afetados eram primos do paciente e sete eram tios ou tias. Dos casos em que foi possível obter dados referentes à morte após a anestesia nessa família, o curso dos eventos tinha sido similar. Com exceção de um paciente, a operação tinha sido menor e bem sucedida e, portanto, pouco provável que tivesse causado a morte. Nos três pacientes com melhor documentação, que eram do sexo feminino e com idades de 39, 16 e 12 anos, tinham retornado à enfermaria, após a operação, e, aparentemente, em boas condições, morrendo após convulsões aproximadamente 30 minutos mais tarde. Em duas, a temperatura era de 43°C e 42°C, respectivamente. No exame post-mortem *nenhuma anormalidade foi encontrada.*

O padrão de herança era compatível com gene dominante ou genes, com uma exceção. A avó do paciente, que se esperava poder ser afetada, sobreviveu à administração de clorofórmio para eclâmpsia. Isto sugeriu que por vezes pode haver uma penetração incompleta do gene ou genes. Assim, membros afetados poderiam sobreviver à anestesia leve.

Quase um ano depois, esse mesmo jovem precisou de outra anestesia para uma pedra impactada em seu ureter esquerdo. Dr. John F.A. Forster foi o responsável pela anestesia, e após uma considerável discussão, o paciente foi submetido a uma raquianestesia com cinchocaína, que transcorreu sem intercorrências. O entendimento de que as anestesias local, regional ou espinhal poderiam ser usadas, de forma segura, nesses pacientes, foi de grande ajuda subsequentemente. Especialmente, para esse paciente, foi de grande significância pelo resto de sua vida, pois sofreu de litíase renal e foi submetido a múltiplos procedimentos sob raquianestesia e sem intercorrências."[1]

Pela exuberante hipertermia, pela monitorização precária, pelo desconhecimento da fisiopatologia e da clínica da doença, tal quadro foi, então, chamado de hipertermia maligna, tendo-se consagrado tal denominação. A partir desse episódio iniciaram-se os estudos para entendê-la.

CONCEITO, DEFINIÇÃO, ETIOLOGIA E EPIDEMIOLOGIA

É uma síndrome hereditária e latente, caracterizada por um processo hipermetabólico da regulação do cálcio da célula muscular esquelética, produzindo rigidez muscular, elevação da temperatura e acidose metabólica, com alta mortalidade, se não diagnosticada e tratada precocemente. Normalmente, está relacionada com a exposição a anestésicos inalatórios com ou sem a exposição a relaxante muscular despolarizante – a succinilcolina. Pode ser desencadeada, em casos raros, por exercício extenuante ou aquecimento, sem a presença de fármacos. Em suínos, o estresse – abate, aquecimento – foi fator desencadeante.

Os primeiros relatos caracterizaram a HM como uma doença autossômica dominante, mas, a partir de séries maiores, essa transmissão explica apenas 40% a 50% dos casos de HM (baixa penetrância e expressão variável).[2-3] No restante, a HM aparece como evento isolado ou de herança recessiva ou multifatorial. Alguns autores sugerem ser a HM uma expressão comum a várias doenças musculares, entre elas as doenças mitocondriais. Somente o avanço na identificação e no mapeamento genético da HM, e de outras doenças relacionadas, possibilitará a compreensão da base genética da síndrome. A HM está associada a diferentes mutações genéticas, em vários cromossomos: 1 gene da subunidade α1 do receptor da di-hidropiridina, gene da Carnitina-Palmitoil Transferase – CPTII; 3 gene não identificado; 5 gene não identificado; 7 gene da subunidade α2/Δ do receptor di-hidropiridina; 17 gene do canal de sódio do músculo esquelético adulto; 19 q13.1 – no gene para o receptor rianodina (RyR1) e receptor di-hidroperidina (DHPR). Outra potencial mutação identificada é no CACANA1S na subunidade α1 do DHPR.[4-6]

O acoplamento excitação-contração do músculo estriado é um evento de transdução de sinal, que culmina na ativação do canal liberador de cálcio, do retículo sarcoplasmático, via receptor da rianodina (RyR1).[7] No musculoesquelético de mamíferos, o DHPR é o elemento acoplador que, uma vez sensibilizado pela variação de voltagem da membrana, ativa fisicamente o RyR1. Até o momento, somente as mutações dos genes para o RyR1 e o DHPR estão relacionadas com a HM. Cerca de 50% dos casos estão associados a mutações de RyR1, e mais mutações diferentes já foram identificadas, algumas dessas são comuns com a doença do núcleo central, que também afeta o RyR1.

A prevalência da HM na população é desconhecida, mas alguns estudos relatam uma incidência que varia de 1 em cada 14 mil anestesias, em crianças; e de até 1 em cada 50 mil anestesias, em adultos. Esses números subestimam a verdadeira predisposição genética para a síndrome, porque muitos episódios ocorrem pela primeira vez em pacientes submetidos a anestesias anteriores sem intercorrências, com manifestações leves e não diagnosticadas, por terem curta exposição ou por nunca serem submetidos à anestesia.

A HM tem sido reportada em todos os países e todas as raças são suscetíveis. A maior ocorrência é do sexo masculino, com maior frequência em crianças e adultos jovens. A causa dessa predominância não está esclarecida, mas as hipóteses incluem as diferenças nos canais iônicos para contração muscular, influenciados pelos hormônios, assim como as diferenças na herança genética. O caso mais precoce foi com seis meses e confirmado por teste laboratorial.[8]

A história de complicações semelhantes na família aumenta a probabilidade da HM e estabelece a necessidade do tratamento específico, que deve ser imediato. Algumas circunstâncias que podem estar relacionadas com a HM na família:

- Morte, durante a anestesia, em paciente hígido e procedimento eletivo;
- Parada cardíaca intraoperatória;
- Rigidez muscular durante a anestesia;
- Febre alta e "esfriamento com gelo" durante a anestesia;
- Urina escura no pós-operatório;
- Dor e fraqueza muscular pós-operatória durando dias ou semanas;
- Aumento de creatina fosfoquinase (CPK) idiopática;
- Rabdomiólise induzida por fármacos (estatinas, *ecstasy*) ou estresse.

Cerca de 60% dos pacientes suscetíveis à HM têm doenças osteoarticulares. Várias doenças neuromusculares foram inicialmente associadas à HM, mas com o avanço da genética molecular, e a melhor compreensão da etiopatogenia dessas doenças, o número de associações diminuiu. As doenças comumente associadas à HM são: doença do núcleo muscular (DNM), síndrome de King, deficiência de carnitina palmitoil transferase, distrofia muscular tipo Duchenne, descritas a seguir. Também há associações ao estrabismo, à cifoescoliose, à osteogênese imperfeita, à hipoplasia mandibular, à síndrome neuroléptica maligna, à miotonia congênita, à artrogripose e ao pé torto congênito.

DOENÇA DO NÚCLEO MUSCULAR (DNM – DOENÇA *CENTRAL CORE*)

A DNM é uma miopatia estável ou lentamente progressiva, diagnosticada na infância. É caracterizada por hipotonia em lactentes e, mais tarde, fraqueza muscular proximal.

SÍNDROME DE KING

É uma doença rara, caracterizada por miopatia congênita, anomalias faciais e HM; pode ser acompanhada de baixa estatura, dismorfismo facial, ptose palpebral, hipertelorismo, hipoplasia malar, micrognatia, criptorquidia, *pectus carinatum*, cifose torácica, lordose lombar, entre outras.

DEFICIÊNCIA DE CARNITINA PALMITOIL TRANSFERASE

É outra doença rara do metabolismo lipídico muscular, que é transmitida por padrão autossômico recessivo.

É caracterizada por episódios de mialgias, rabdomiólise e mioglobinúria, normalmente desencadeadas por jejum ou exercícios físicos.

DISTROFIA MUSCULAR TIPO DUCHENNE

É a forma mais comum e grave de distrofia muscular. É caracterizada por atrofia e fraqueza muscular progressiva com envolvimento também de músculo cardíaco e de musculatura lisa.

Alguns autores sugerem que os episódios de HM, em pacientes com distrofia muscular, estariam relacionados com a instabilidade da membrana muscular, causada pela distrofia e não pela HM.

CLASSIFICAÇÃO E FISIOPATOLOGIA

Os episódios de HM podem ser classificados em leve ou fulminante, de acordo com o tempo de aparecimento, o número e a intensidade das alterações. Aproximadamente 10% dos casos são fulminantes. A variabilidade clínica pode ser decorrente da heterogeneidade genética, de lócus e alelos, além da interação com fatores ambientais.

- **Forma fulminante:** apresenta pelo menos três dos seguintes sinais: alterações cardíacas, acidose, hipercapnia, febre, rigidez. A evolução é extremamente rápida e a progressão da rigidez muscular pode dificultar a intubação traqueal e a ventilação.
- **Forma frustra:** um ou mais sinais da forma fulminante estão ausentes ou atenuados, com resolução espontânea da rigidez ou da taquicardia, assim que se afaste o agente desencadeante.
- **Espasmo de masseter:** o relaxamento incompleto da musculatura da mandíbula, interferindo na intubação, após a dose adequada de succinilcolina, pode ser considerado potencial primeiro indicador de uma crise de HM. Cerca de 59% dos pacientes com espasmo de masseter apresentaram suscetibilidade à HM, pelo teste de contratura a halotano e cafeína.
- **Apresentações atípicas:** fraqueza muscular prolongada, rabdomiólise perioperatória grave, após horas ou dias da exposição, início tardio da forma frustra ou fulminante, febre pós-operatória, recorrência tardia, após tratamento com sucesso da crise.
- **Apresentações não anestésicas:** *heat stroke* com temperatura corporal elevada e disfunção neurológica, síncope, câimbras, exaustão e choque. Podem estar relacionadas com as ondas de calor extremo, principalmente em idosos e ao exercício extremo.

Todos os anestésicos inalatórios, com exceção do óxido nitroso, podem desencadear a HM, mas, em determinadas situações, um episódio pode não ocorrer mesmo com a exposição de pessoa suscetível ao agente. O tempo de latência para a manifestação da síndrome também é imprevisível. Varia de minutos, após a indução, até horas e, em alguns casos, pode ocorrer somente na recuperação pós-anestésica ou até dias após a exposição. Geralmente, o episódio aparece em torno de 1 hora após a indução anestésica. A succinilcolina potencializa o efeito desencadeante do agente inalatório, acelerando o início e aumentando a gravidade do episódio. Pacientes em uso de hipotensores, principalmente inibidores da enzima de conversão da angiotensina e bloqueadores de canais de cálcio, e portadores de doença pulmonar obstrutiva crônica podem demorar a manifestar as alterações metabólicas e clínicas.

Nos pacientes com HM, os agentes desencadeantes agem no retículo sarcoplasmático, causando o aumento abrupto dos níveis de cálcio no mioplasma. A inabilidade desse retículo sarcoplasmático muscular em modular os níveis de cálcio resulta em seu acúmulo no citoplasma, levando à contração muscular excessiva por ligação à troponina, estímulo da fosforilase com aumento da glicólise, que resulta em formação de ácido láctico e produção de calor. Pode haver eventual desacoplamento da fosforilação oxidativa, com diminuição dos níveis de adenosina trifosfato (ATP), causando a instabilidade da membrana e a rabdomiólise. A CPK pode atingir valores acima de 20.000 UI. A mioglobina sérica se eleva, acumulando-se nos túbulos renais e provocando a insuficiência renal aguda. Um ciclo nocivo desenvolve-se pela perda de controle em razão do hipermetabolismo, da acidose e da hipertermia. Portanto, qualquer mecanismo que leve ao aumento do cálcio mioplasmático pode causar as alterações bioquímicas, que levam à HM, em pacientes suscetíveis. A ativação da fosfolipase A2 e o aumento do cálcio circulante ativam os fatores de coagulação, originando a hemorragia de consumo na fase tardia. Ainda, a lesão celular causa a hipercalemia.

DIAGNÓSTICO
CLÍNICO

A manifestação clínica comum é o desenvolvimento de um estado hipermetabólico, com o aumento do consumo de oxigênio e da produção de CO_2.[9-10] Um aumento inexplicável da fração expirada de CO_2 ($ETCO_2$) é o primeiro, mais sensível e específico, sinal de um episódio de HM.[11] A taquipneia está presente nos pacientes em respiração espontânea. Sem a monitorização da concentração de gás carbônico no final da expiração ($ETCO_2$), um aumento abrupto da frequência cardíaca nos primeiros 30 minutos de anestesia pode ser um sinal precoce. As arritmias ventriculares multifocais podem ser encontradas acompanhando a taquicardia. Se a síndrome não é detectada e tratada, pode ocorrer taquicardia ventricular, alterações de condução e parada cardíaca.

A rigidez muscular é o sinal mais característico, mas não é o mais consistente. Apesar de a rigidez muscular intensa ser descrita na apresentação clássica, ela normalmente é um sinal tardio. A rigidez do masseter pode ser detectada com a intubação traqueal, mas não é necessariamente acompanhada de um episódio fulminante de HM.[12] Alguns autores sugerem que a atropina e a succinilcolina aumentam a incidência de rigidez. Sem a succinilcolina, o início da rigidez pode ser retardado ou mais insidioso. Além disso, a rigidez muscular causada pelos agentes inalatórios é mais difícil de ser tratada do que a causada pela succinilcolina, isoladamente.[13] Até 30% dos pacientes que desenvolvem HM podem não apresentar rigidez muscular. Não está claro se esses pacientes têm alteração muscular diferente, um defeito mais leve ou se foram expostos a uma dose menor ou a um agente mais fraco.

A hipertermia é o resultado, e não a causa, das alterações metabólicas musculares, e pode estar ausente em até um terço dos casos. A hipertermia tende a ter um início mais tardio. Entretanto, alguns autores mostraram elevações nos primeiros 30 minutos, em mais de 75% dos pacientes. A temperatura máxima é variável, mas, geralmente, quanto maior a temperatura, maior a mortalidade. Alguns pacientes já sobreviveram a temperaturas de até 45°C. É essencial monitorizar a temperatura central do paciente. A morte após o aumento discreto da temperatura pode ser explicada por uma reação tão grave, que as arritmias cardíacas fatais precedem à elevação da temperatura ou da rigidez muscular tão intensa, que impossibilita a intubação traqueal e a ventilação. O aumento da temperatura também depende de outros fatores como: perfusão cutânea, local da cirurgia, temperatura ambiente e presença de infecções.[14]

No estágio mais avançado, as alterações da coagulação e da coagulação intravascular disseminada (CIVD) podem ocorrer. A mioglobinúria maciça leva à insuficiência renal aguda. A morte resulta da combinação de alterações eletrolíticas, da hipóxia e da insuficiência cardíaca.

LABORATORIAL

No evento da HM, os sinais laboratoriais comumente encontrados são: a acidose metabólica e respiratória, a hipoxemia, a hipercalemia, a hipercalcemia, nos momentos iniciais, e a hipocalcemia tardia, a hiperfosfatemia, a elevação da creatina fosfoquinase (CPK – entre 8 e 24 horas), a mioglobinemia e a mioglobinúria (duas horas após o início da crise). Ainda podem ocorrer alterações da coagulação.

Tardiamente, para diagnóstico de suscetibilidade e confirmação de episódio de HM, os testes de contratura muscular com halotano e cafeína são os mais confiáveis. Pesquisas estão sendo realizadas para o desenvolvimento de teste não invasivo, mas ainda não há viabilidade prática para eles. Entre esses testes, estão a espectroscopia muscular por ressonância magnética, com fósforo 31, e a medida da produção de ácido lático muscular pelo uso de sondas específicas de microdiálise.

Apesar de várias substâncias causarem contratura em pacientes com HM, apenas a cafeína e o halotano são aceitos como testes diagnósticos. Os testes devem ser realizados em:

- Pacientes com episódios suspeitos de HM;
- Parentes de pacientes, que desenvolveram episódios de HM confirmados;
- Pacientes com elevação de CPK sanguínea persistente, sem explicação e com exame neurológico normal;
- Pacientes com história familiar suspeita e câimbras.

É realizada a biópsia padronizada de músculo vasto lateral da coxa no paciente, sob anestesia locorregional (bloqueio espinal ou femoral).[15] Em razão do tamanho da biópsia, o peso mínimo do paciente para se submeter ao exame é de 20 kg. O tecido deve ser submetido ao teste de contratura com cafeína e halotano, em menos de 4 horas após a extração, devendo ser preservado em solução específica. A sensibilidade e a especificidade do teste são de 99% e 87%, respectivamente.

DIAGNÓSTICO DIFERENCIAL

Algumas situações podem ser confundidas com a HM e devem ser descartadas.[16-18]

Nos casos mais graves, na dúvida é melhor iniciar o tratamento até o diagnóstico definitivo, uma vez que a demora compromete a eficácia do tratamento (Quadro 230.1).

QUADRO 230.1. Diagnóstico diferencial da HM.

Estados hipertérmicos	- Hipertermia iatrogênica - Bacteremia, infecção - Câncer - Embolia gordurosa - Hipertermia por garroteamento - Hipertermia por droga (IMAO, *ecstasy*) - Insolação - Embolização arterial percutânea
Estados hipermetabólicos	- Anestesia superficial - Septicemia - Tireotoxicose - Feocromocitoma - Síndrome neuroléptica maligna - Aquecimento após circulação extracorpórea - Porfiria - Liberação de histamina
Estados com rigidez	- Reação distônica aguda - Rigidez por opioides - Disfunção da articulação temporomandibular - Miotonia - Anestesia superficial
Outras condições	- Convulsões - Encefalopatia hipóxica - Traumatismo cranioencefálico - Reação a drogas - Hipovolemia

RIGIDEZ DE MASSETER E HM

Muitos autores relacionam a rigidez de masseter, após a administração de succinilcolina, à HM.[12] Entretanto, nem todos os pacientes com rigidez de masseter apresentam episódio de HM, o que torna mais difícil a definição de conduta. Apesar de não haver consenso, sugere-se que:

- Se a boca puder ser totalmente aberta, apesar de rigidez leve, os agentes anestésicos podem ser mantidos. O anestesiologista deve estar atento para os possíveis sinais de HM;
- Se a boca não puder ser totalmente aberta e a intubação for dificultada, a HM é possível. Devemos suspender os anestésicos desencadeantes, monitorizar o paciente, mas podemos continuar com a anestesia. Após a cirurgia, um teste de contratura muscular para diagnóstico de suscetibilidade está indicado;
- Se a boca não puder ser aberta, com a impossibilidade de intubação, um episódio de HM pode estar se iniciando. A anestesia deve ser suspensa e todas as medidas já descritas devem ser iniciadas.

A escala para estimar a possibilidade da HM pode ajudar nessas situações.

SÍNDROME NEUROLÉPTICA MALIGNA (SNM)[19]

É uma síndrome descrita em pacientes psiquiátricos, em uso de neurolépticos e fenotiazídicos. Seu quadro clínico é muito semelhante ao da HM: rigidez muscular, hipertermia, alterações do nível de consciência. Normalmente é acompanhada de lesão orgânica do sistema nervoso central e acredita-se que uma desregulação do metabolismo da dopamina (depleção de dopamina central) origina a disfunção central, que estimula o hipermetabolismo muscular e suas consequências. Apesar de muito semelhante, e ter também o dantrolene como droga de tratamento, a SNM tem fisiopatologia diferente, e os estudos não conseguiram mostrar relação direta entre as duas síndromes. Na SNM, a bromocriptina é utilizada para bloqueio das reações no nível do SNC.

TRATAMENTO

A evolução do paciente depende do diagnóstico precoce e do acesso rápido aos meios específicos para o tratamento, e início imediato de medidas terapêuticas adequadas. Essa combinação pode reduzir a mortalidade à quase zero (Figura 230.1).[20-21]

O dantrolene, um derivado da hidantoína utilizado no tratamento da espasticidade muscular, é a droga de escolha para o tratamento específico da HM.[22-23] O dantrolene impede a contração muscular dependente do cálcio, alterando assim a curva de contração, diminuindo sua duração, provavelmente limitando a liberação de cálcio pelo retículo sarcoplasmático. O dantrolene diminui o cálcio mioplasmático *in vivo*, especialmente em pacientes suscetíveis à HM, não afetando a junção neuromuscular. Desse modo, o dantrolene é efetivo, porque diminui a hiper-reatividade causada pelo cálcio, controla a espasticidade e pode reduzir as arritmias. Ele também causa relaxamento de fragmentos musculares de pacientes suscetíveis, submetidos ao teste da cafeína e halotano.

O tratamento deve iniciar em bólus endovenoso de 2 a 3 mg/kg, com acréscimos de 1 mg/kg, conforme necessário,

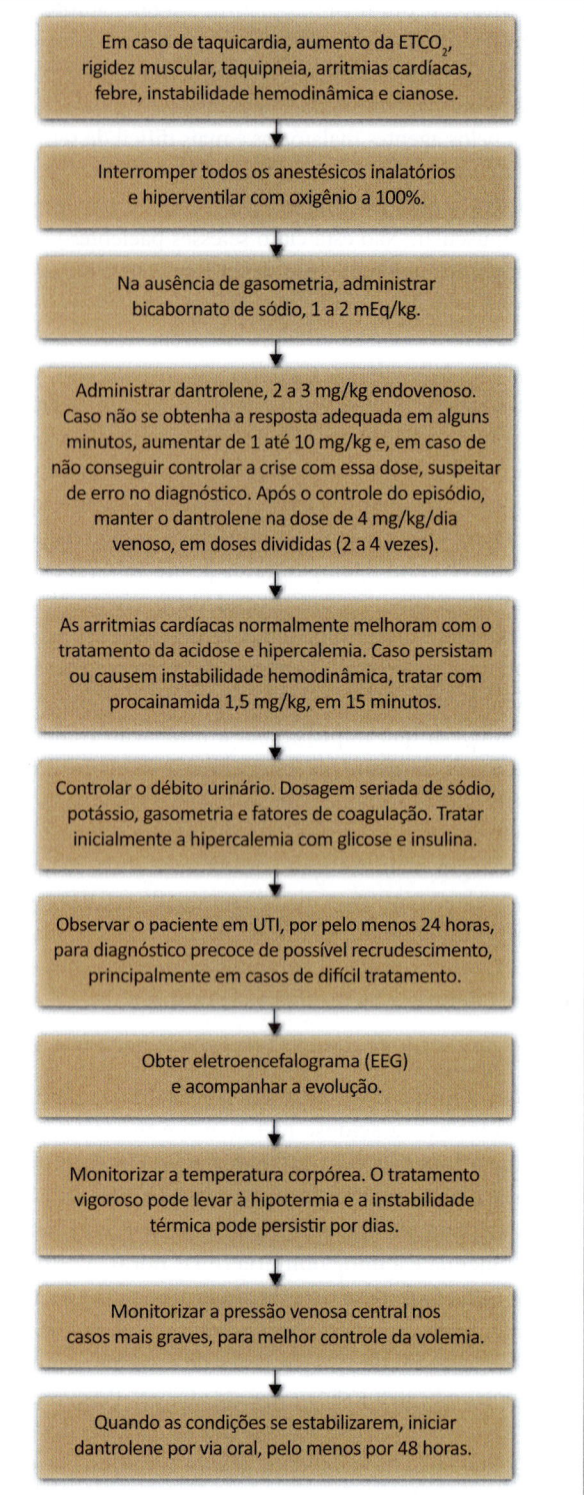

FIGURA 230.1. Algoritmo de conduta na hipertermia maligna.

com doses totais de até 10 mg/kg, para controle da $ETCO_2$, da temperatura, da frequência cardíaca e da rigidez muscular. Alguns pacientes podem requerer mais de 10 mg/kg, mas, nesses casos, o diagnóstico de HM deve ser reconfirmado. Caso persista o diagnóstico, a terapia com dantrolene deve ser mantida. Alguns autores sugerem a manutenção de infusão de 1 a 2 mg/kg/h, por 2 horas após o controle inicial. Doses adicionais a cada 6 a 12 horas podem ser mantidas para o controle do episódio. Raramente, doses maiores que 4 mg/kg são necessárias.

Cada frasco contém 20 mg da substância e 3 g de manitol e deve ser diluído em 60 mL de água destilada, e o aquecimento da solução a 40°C aumenta a solubilidade. A diluição em solução fisiológica deve ser evitada. Portanto, a dose de 10 mg/kg em um adulto de 70 kg exigirá 35 frascos e a infusão de 2.100 mL. Esse volume pode ser mal tolerado em pacientes com sobrecarga hídrica, insuficiência renal ou função ventricular comprometida, com risco de edema pulmonar agudo.

Apesar de aparentemente benigno, o dantrolene pode ocasionar efeitos colaterais. Em razão do seu pH alcalino (9,5), deve ser infundido por meio de cateter venoso central para prevenção de flebites. Náuseas, vômitos e fraqueza muscular também são frequentes. Em pacientes com miopatia prévia, pode levar à insuficiência respiratória. A utilização crônica pode levar à disfunção hepática.

A interação mais importante do dantrolene é com o verapamil, que pode ser indicado no tratamento das taquiarritmias comuns nos episódios de HM. Apesar de não ter ação depressora do miocárdio, o dantrolene, quando associado ao verapamil, causa hipercalemia, alterações de condução e disfunção miocárdica. Portanto, o verapamil é contraindicado, quando da administração do dantrolene.

O dantrolene é metabolizado pelo sistema microssomal hepático, por vias oxidativas e redutivas, com metabólitos com certa ação de relaxamento muscular. É excretado na urina e na bile, e 4% aparecem não metabolizados na urina.

Além da terapia específica com dantrolene, medidas de suporte intensivo devem ser instituídas, conforme o desenvolvimento de complicações que, normalmente, são responsáveis por evolução desfavorável.

Na suspeita de HM, os agentes anestésicos desencadeantes devem ser suspensos, o volume minuto aumentado, utilizando-se altos fluxos de oxigênio a 100%. A troca do circuito anestésico não é obrigatória, mas recomendada por alguns autores. Entre as drogas que desencadeiam a HM, as mais frequentes são:

- Halotano;
- Enflurano;
- Isoflurano;
- Sevoflurano;[24]
- Succinilcolina.

A hipertermia deve ser tratada agressivamente. As temperaturas de até 45°C podem ocorrer. Entretanto, com a utilização da capnografia, muitos casos de HM têm sido diagnosticados antes de aumentos expressivos da temperatura. A monitorização da temperatura central deve ser instituída e medidas de esfriamento adotadas, em caso de hipertermia.

O esfriamento pode ser realizado de várias maneiras:

- Irrigação da cavidade cirúrgica com soluções geladas, com exceção do tórax, que pode ocasionar parada cardíaca;
- Lavagens retal e gástrica com soro gelado;
- Infusão de soro gelado;
- Aplicação de gelo em superfícies com alto fluxo sanguíneo: pescoço, axilas e região inguinal.

Deve-se resfriar o paciente até 38°C, evitando-se, assim, a hipotermia iatrogênica que pode levar a tremores, à vasoconstrição e ao aumento do metabolismo muscular, que promovem a retenção de calor. A redução da temperatura cutânea ocorre antes de qualquer alteração na temperatura central.

Em casos de arritmias persistentes ou com comprometimento hemodinâmico, a lidocaína, 1 a 2 mg/kg, ou a procainamida, 2 a 3 mg/kg, devem ser utilizadas.

A hipercalemia é comum e deve ser tratada agressivamente com glicose e insulina. Em casos mais graves, com comprometimento cardíaco, o cloreto ou o gluconato de cálcio devem ser administrados para tratamento da hipercalemia. A hipocalcemia é também outra alteração normalmente encontrada que exige tratamento com cálcio.

Em casos de acidose grave e persistente, a administração de bicarbonato deve ser considerada. Deve-se lembrar da presença de bicarbonato na solução do dantrolene. Alcalinizar a urina pode ser um fator de proteção renal, diante da mioglobinúria, devendo-se garantir o débito urinário maior que 1 mL/kg/hora.

A CIVD é comum após episódios fulminantes, por causa da hemólise, edema celular com aumento da liberação de tromboplastinas teciduais e perfusão tecidual inadequada (Quadro 230.2).

QUADRO 230.2. Conduta no episódio de HM.

- Solicitar ajuda
- Suspender o anestésico desencadeante
- Aumentar a ventilação
- Aumentar a FiO$_2$
- Dantrolene venoso, 2 a 3 mg/kg (até 10 mg/kg)
- Esfriar o paciente
- Controle metabólico
- Controle de diurese
- Acesso venoso central
- UTI

Após o episódio, o paciente deve ser monitorizado por até 48 horas, pelo risco de recorrência da crise, que pode acontecer em até 25% dos pacientes. A manutenção com dantrolene por via oral (50 a 100 mg), por mais alguns dias, é sugerida por alguns autores.

A evolução pode ser monitorizada pelas dosagens de CPK, mioglobina e mioglobinúria. O pico de CPK pode ocorrer alguns dias após o episódio, mas, geralmente, ocorre em 8 a 12 horas.

COMPLICAÇÕES

A rigidez muscular pode ser tão intensa que impossibilita a intubação traqueal e a ventilação, enquanto a mioglobinúria maciça pode provocar a insuficiência renal aguda. Também podem ocorrer alterações da coagulação e da coagulação intravascular disseminada (CIVD) (Quadro 230.3).

QUADRO 230.3. Complicações no episódio de HM.

- Hipercarbia
- Taquicardia
- Hipoxemia
- Hipertermia
- Arritmias cardíacas
- Rigidez muscular
- Acidose metabólica
- Hipercalemia
- Hipocalcemia
- Hiperfosfatemia
- Mioglobinúria
- Insuficiência renal

PROGNÓSTICO
PREVENÇÃO NO PACIENTE SUSCETÍVEL

A anestesia no paciente com risco para HM pode ser realizada sem complicações, com a utilização de drogas anestésicas, que não desencadeiam o episódio (Quadro 230.4). A associação de óxido nitroso, opioide e relaxante muscular é muito utilizada na rotina anestésica. A anestesia venosa total também é uma opção. É essencial evitar halogenados, succinilcolina e fenotiazídicos.

QUADRO 230.4. Medicamentos que não desencadeiam HM.

- Barbitúricos
- Benzodiazepínicos
- Etomidato
- Propofol
- Opioides
- Cetamina
- Óxido nitroso
- Anestésicos locais
- Bloqueadores neuromusculares não despolarizantes
- Drogas vasoativas
- Catecolaminas
- Cálcio

A anestesia regional, quando possível, está indicada. Os anestésicos locais do grupo amida (lidocaína e bupivacaína) são seguros em pacientes com risco para HM.

A profilaxia com dantrolene é controversa. Parece lógico que a profilaxia reduz o risco e a gravidade de um possível episódio, mas acredita-se que a não utilização dos agentes desencadeantes é suficiente para a prevenção. Alguns autores argumentam que a administração profilática do dantrolene pode mascarar e retardar o diagnóstico, diminuir o estoque da droga e originar efeitos colaterais importantes (fraqueza muscular, náuseas e vômitos).

Caso se decida pela profilaxia, a via venosa parece ser a mais indicada. A via oral tem como inconvenientes a necessidade de início 16 a 24 horas antes. Em razão da possível fraqueza muscular, a profilaxia deve ser realizada no nível hospitalar, exigindo a antecipação da internação do paciente.

Na profilaxia venosa, uma dose de 2 a 3 mg/kg deve ser administrada 5 a 10 minutos antes da indução. Em crianças, o dantrolene pode ser infundido imediatamente após a indução, quando já se dispuser de acesso venoso. É necessária uma observação cuidadosa do paciente por causa da fraqueza muscular, que pode levar à insuficiência respiratória, em paciente com miopatia prévia. A sondagem vesical é recomendada pela presença de manitol na solução.

A cirurgia deve ser programada para o primeiro horário, utilizando-se o circuito anestésico livre de agentes halogenados. Os vaporizadores devem ser retirados do circuito. A monitorização deve incluir: oximetria, ECG, capnografia, pressão arterial e temperatura. A medicação para tratamento de episódio de HM deve estar disponível e a vaga na terapia intensiva, reservada. A cirurgia ambulatorial não é contraindicada, desde que um período de 6 a 8 horas de observação seja possível.[25]

O recém-nascido de pais com suscetibilidade à HM representa uma situação especial, pelo risco da crise ser desencadeada pelo estresse do trabalho de parto. Tanto a mãe quanto o neonato devem ser observados por pelo menos 4 horas, com controle de temperatura, das frequências cardíaca e respiratória e a medida do pH, em sangue do cordão umbilical.

REFERÊNCIAS BIBLIOGRÁFICAS

1. Denborough MA, Forster JFA, Lovell RRH. Anaesthetic deaths in a Family. Br J Anaesth. 1962;34:395-6
2. Brandom BW. The genetics of malignant hyperthermia. Anesthesiol Clin North America. 2005;23(4):615-9.
3. Monnier N, Kozak-Ribbens G, Krivosic-Horber R, Nivoche Y, Qi D, Kraev N, et al. Correlations between genotype and pharmacological, histological, functional, and clinical phenotypes in malignant hyperthermia susceptibility. Hum Mutat. 2005;26(5):413-25.
4. Allen GC. Malignant hyperthermia susceptibility. Anesthesiol Clin North America. 1994;12:513-35.
5. Payen JF, Fouilhé N, Sam-Lai E, Rémy C, Dupeyre R, Mézin P, et al. In vitro P-magnetic spectroscopy of muscle extracts in malignant hyperthermia-susceptible patients. Anesthesiology. 1996;84:1077-82.
6. Carr AS, Lerman J, Cunliffe M, McLeod ME, Britt BA. Incidence of malignant hyperthermia reactions in 2.214 patients undergoing muscle biopsy. Can J Anaesth. 1995;42:281-6.
7. Wappler F, Roewer N, Köchling A, Scholz J, Steinfath M, Schulte am Esch J. In vitro diagnosis of malignant hyperthermia susceptibility with ryanodine-induced contractures in human skeletal muscles. Anesth Analg. 1996;82:1230-6.
8. Urwyler A, Denfel T, McCarthy T, West S. Guidelines for the molecular detection of susceptibility to malignant hyperthermia. Br J Anaesth. 2001;86:283-7.
9. Silverman DG, Rosenberg H. Malignant hyperthermia: etiology, risks, and assessment of susceptibility. In: Silverman DG. Neuromuscular block in perioperative and intensive care. Philadelphia: JB Lippincott, 1994. p.297-313.
10. Silverman DG, Rosenberg H. Malignant hyperthermia: signs, symptoms, and treatment. In: Silverman DG. Neuromuscular block in perioperative and intensive care. Philadelphia: JB Lippincott Company, 1994. p.314-23.

11. Kwetny I, Finucane BT. Negative arterial to end-tidal carbon dioxide gradient: an additional sign of malignant hyperthermia during desflurane anesthesia. Anesth Analg. 2006;102(3):815-7.
12. O'Flynn RP, Shutack JG, Rosenberg H, Fletcher JE. Masseter muscle rigidity and malignant hyperthermia susceptibility in pediatric patients. Anesthesiology. 1994;80:1228-33.
13. Papadimos TJ, Almasri M, Padgett JC, Rush JE. A suspected case of delayed onset malignant hyperthermia with desflurane anesthesia. Anesth Analg. 2004;98(2):548-9.
14. Lichtman AD, Oribabor C. Malignant hyperthermia following systemic rewarming after hypothermic cardiopulmonary bypass. Anesth Analg. 2006;102(2):372-5.
16. Ruffert H, Olthoff D, Deutrich C, Froster UG. Current aspects of the diagnosis of malignant hyperthermia. Anaesthesist. 2002;51(11):904-13.
17. Rusyniak DE, Sprague JE. Toxin-induced hyperthermic syndromes. Med Clin North Am. 2005;89(6):1277-96. Review. Erratum in: Med Clin North Am 2006; 90(1):261-2.
18. Schuster F, Johannsen S, Schneiderbanger D, Roewer N. Evaluation of suspected malignant hyperthermia events during anesthesia. BMC Anesthesiol. 2013;13:24, Published online Sep 23, 2013.
19. Caroff SN, Mann SC, Campbell EB. Hyperthermia and neuroleptic malignant syndrome. Anesthesiol Clin North America. 1994;12:491-511.
20. Amaral JLG, Cunha LBP, Batti MACSB, et al. In: Duarte NMC, Pires OC. Diretrizes da Sociedade Brasileira de Anestesiologia – Projeto Diretrizes AMB – CFM. Rio de Janeiro: Sociedade Brasileira de Anestesiologia, 2011. p.27-46.
21. Resumo e adaptação dos Anais do Xth International Workshop on Malignant Hyperthermia & 22th Annual Meeting of the European Malignant Hyperthermia Group. Suíça: Brunnen, 11 a 14 de junho de 2003.
22. Kolb ME, Horne ML, Maartz R. Dantrolene in human malignant hyperthermia . Anesthesiology. 1982;56(4):254-62.
23. Krause T, Gerbershagen MU, Fiege M, Weisshorn R, Wappler F. Dantrolene a review of its pharmacology, therapeutic use and new developments. Anaesthesia. 2004;59(4):364-73.
24. Banek R, Weatherwax J, Spence D, Perry S, Muldoon S, Capacchione J. Delayed onset of suspected malignant hyperthermia during sevoflurane anesthesia in an Afghan trauma patient: a case report. AANA J. 2013; 81(6):441-5.
25. Pollock N, Langton E, McDonnell N, Tiemessen J, Stowell K. Malignant hyperthermia and day stay surgery. Anaesth Intensive Care. 2006;34(1):40-5.

CAPÍTULO 231

ASSISTÊNCIA DE ENFERMAGEM NO PÓS-OPERATÓRIO DE CIRURGIA DE GRANDE PORTE

Renata Andréa Pietro Pereira Viana
Mariana Torre

DESTAQUES

- O enfermeiro exerce um precioso e fundamental papel na vigilância e assistência direta ao doente, após a realização de um procedimento cirúrgico, principalmente os de grande porte, pois a alteração da homeostase e o consequente desequilíbrio hidreletrolítico podem ser imediatamente detectados por intermédio da simples aferição dos sinais vitais.
- A elaboração pelo enfermeiro intensivista de um plano de cuidados, direcionado individualmente para cada paciente, previne e trata eventuais complicações, ainda na admissão do paciente de cirurgia de grande porte, na unidade de terapia intensiva.
- No plano de cuidados, merece destaque o preparo do leito para a recepção do paciente, em que devem ser conhecidos o perfil do paciente, a sua condição hemodinâmica, o tipo de cirurgia, a abordagem e as intervenções realizadas, a fim de promover a organização dos materiais e equipamentos para que toda a equipe realize uma admissão segura, focada nas necessidades individuais de cada paciente.
- Atentar-se para cada detalhe e analisar criteriosamente as informações obtidas por meio da propedêutica, da monitorização de exames e imagens são cruciais para que o profissional enfermeiro prescreva, realize e delegue à sua equipe intervenções com base e norteadas por evidências clínicas, pois a assistência primorosa contribui, entre muitos fatores, para redução da morbidade e do tempo de internamento na terapia intensiva.

INTRODUÇÃO

Os procedimentos cirúrgicos remontam à Idade Média e ao Renascimento, onde as amputações das extremidades apareciam como paradigma da habilidade cirúrgica, com cirurgias realizadas sem anestesia, hemostasia e assepsia. Consequentemente, a sepse era o mais frequente fenômeno no pós-operatório. No século XVI, a introdução da hemostasia por ligadura substituiu a cauterização por ferro quente ou azeite fervente, porém os cuidados ainda eram precários, o que limitava o prognóstico do doente. Nessa cronologia dos cuidados, a enfermeira Florence Nightingale obteve excelentes resultados no prognóstico dos pacientes graves ao implementar, durante a guerra da Crimeia, a vigilância contínua e sistemática aos feridos. Desde então, a monitorização acirrada ao paciente crítico, principalmente ao submetido à cirurgia de grande porte, mostrou-se como excelente aliada para que a assistência de enfermagem contribua com a segurança do paciente, o melhor desfecho clínico e a redução do tempo de internação, na unidade de terapia intensiva (UTI).

Nos últimos anos, por causa do crescente uso das diferentes tecnologias no ambiente de terapia intensiva (tecnologia leve, leve-dura e dura), presenciamos importantes avanços no cuidado ao paciente crítico, principalmente no período do pós-operatório. Nessa fase, a instabilidade hemodinâmica ou as complicações apresentadas pelo paciente podem estar associadas ao tempo cirúrgico, à habilidade da equipe que conduziu o procedimento, à manutenção e às condições de transporte no transoperatório, e também relacionadas com os conhecimentos, habilidades e atitudes da equipe de intensivistas e na condução dos cuidados ministrados. Por tudo isso, após a admissão do doente cirúrgico, o enfermeiro exerce um precioso e fundamental papel na vigilância e assistência direta, pois a alteração da homeostase e o consequente desequilíbrio hidreletrolítico podem ser imediatamente detectados por esse profissional, mediante uma simples aferição dos sinais vitais.[1-2]

CLASSIFICAÇÃO DAS CIRURGIAS QUANTO À GRAVIDADE E AO PORTE

Nesse cenário, as cirurgias podem ser classificadas quanto à gravidade (cirurgia curativa, paliativa, diagnóstica, reparadora, reconstrutora, eletiva, de urgência e de emergência) e também quanto ao porte (pequeno, médio, grande ou porte especial). De maneira simplificada, o porte cirúrgico está associado ao grau de estresse fisiológico que o paciente sofre, sendo alguns dos exemplos a seguir bastantes conhecidos em nosso meio. Citamos como cirurgias de pequeno porte a excisão de lesões de pele e as drenagens de abscessos mamários; de médio porte o reparo de hérnia inguinal e a safenectomia de membros inferiores; grande porte temos, como exemplo, as cirurgias bariátricas, a histerectomia total abdominal, a ressecção endoscópica da próstata e a tireoidectomia; e, finalmente, como cirurgia de porte especial, destacamos os transplantes de modo geral, as colocações de prótese articular total, a cirurgia pulmonar, a ressecção de colo, o esvaziamento cervical, a neurocirurgia, a cirurgia oncológica do aparelho digestório, e por fim, a cirurgia cardíaca.[2-3]

São preditivos para serem considerados procedimentos cirúrgicos de grande porte e de porte especial: o tempo cirúrgico/anestésico maior que 2 horas, a utilização de material especializado, o treinamento e a habilidade da equipe, além do quantitativo adequado de profissionais, podendo também fazer parte desse grupo a utilização de hemoderivados durante o procedimento.[2-3] Geralmente, nessas cirurgias, o pós-operatório ocorre na UTI, pela necessidade de cuidados ininterruptos de enfermagem, pela contínua monitorização hemodinâmica e laboratorial, combinadas com a monitorização e o suporte ventilatório do paciente, além da presença incessante de uma competente equipe multiprofissional.[3-4]

ORGANIZAÇÃO DA UNIDADE DA TERAPIA INTENSIVA PARA A RECEPÇÃO DO PACIENTE

Durante o processo, a organização e o conhecimento do tipo de procedimento, e a condição em que se encontra o paciente, ainda na sala de recuperação anestésica, influenciam diretamente na qualidade da assistência prestada na UTI; sendo de responsabilidade do enfermeiro intensivista a elaboração de um plano de cuidados direcionado de modo individual para cada paciente, com a finalidade de prevenir e tratar eventuais complicações decorrentes do trans e intraoperatório.[5] Nesse plano de cuidados, merece destaque o preparo do leito para a recepção do paciente, em que deve ser conhecido o seu perfil, a condição hemodinâmica, o tipo de cirurgia, a abordagem e as intervenções realizadas, a fim de promover a organização de materiais e equipamentos para que toda a equipe realize uma admissão segura.

Para o processo admissional seguro, o enfermeiro do centro cirúrgico (CC) deve passar todas as informações importantes e necessárias ao enfermeiro da UTI, devendo ser considerados o histórico e o estado atual do paciente, o tipo de cirurgia realizada e as intercorrências da etapa intraoperatória, como o balanço hídrico e sanguíneo do doente. O transporte é considerado um momento crítico e deve ser realizado pela equipe multidisciplinar do CC, que finalizará seu trabalho ao transferir o paciente para a equipe da terapia intensiva, que estará com o leito montado, com bombas de infusão instaladas ao lado da punção venosa e com reduzido número de conectores e extensões.

Na recepção do paciente na UTI, a presença do cirurgião é de grande importância para a transferência de informações detalhadas, esclarecendo dúvidas quanto aos detalhes cirúrgicos, ao posicionamento de drenos e às orientações específicas do procedimento.[6-8] Em seguida, a equipe da UTI recepciona o paciente acomodando-o em uma posição confortável, atentando-se para não promover o deslocamento de tubos, sondas, drenos, infusões e demais dispositivos instalados. Após a transferência, o enfermeiro e sua equipe devem conferir, identificar e organizar todos os dispositivos necessários ao paciente.[1,3]

INTERVENÇÕES DE ENFERMAGEM

A estabilização do doente é necessária e alcançada nessa fase. O enfermeiro deve realizar o exame físico, observando os detalhes específicos da intervenção cirúrgica, os sistemas afetados e seu reflexo no metabolismo corporal. Para melhor compreensão das necessidades do paciente no pós-operatório de cirurgia de grande porte e de porte especial, serão apresentadas, a seguir, de maneira didática, as possíveis intervenções de enfermagem e suas justificativas para o desenvolvimento da assistência de enfermagem segura nos diferentes sistemas orgânicos, quando acometidos pelo procedimento cirúrgico.

SISTEMA CARDIOCIRCULATÓRIO (QUADRO 231.1)

As cirurgias de grande porte promovem distúrbios hemodinâmicos causados pela perda sanguínea e consequente alteração na homeostase orgânica, sendo crucial que o enfermeiro preconize uma rigorosa monitorização hemodinâmica, pois a instabilidade do sistema cardiocirculatório é um achado frequente nesse tipo de pacientes, sendo tais medidas devendo ser comparadas com as avaliações realizadas, ainda na fase pré-operatória.[1,6,8]

Merece destaque o fato de que em procedimentos cirúrgicos relacionados com o sistema cardiovascular habitualmente são instalados, para o auxílio diagnóstico e da terapêutica, artefatos como o cateter de pressão arterial invasiva (PAI), o cateter de artéria pulmonar (Swan-Ganz), o balão intraórtico e/ou marca-passo, que devem ser avaliados e monitorizados, conforme rotina e protocolos instituídos na unidade.[8-9] As cirurgias torácicas também são dotadas de cuidados especiais, por causa da presença de tubos no tórax e/ou mediastino para drenagem de ar, sangue e outros líqui-

QUADRO 231.1. Intervenções de enfermagem: sistema cardiocirculatório.

Intervenção	Justificativa
- Mensurar a pressão arterial, a frequência cardíaca e a temperatura a cada 15 minutos, nas primeiras 2 horas e a cada 1 hora, nas 4 horas seguintes. E, posteriormente, a cada 2 horas. - Avaliar o nível de consciência e o pulso quanto à frequência e à regularidade. - Realizar medidas da PVC a cada 2 horas, nas primeiras 12 horas, após a admissão do centro cirúrgico.	- Avaliar a resposta hemodinâmica e a metabólica relacionada com o procedimento cirúrgico e anestésico. - Atentar-se para os sinais, como taquicardia, pulso filiforme, oligúria, alteração do estado mental, cianose, palidez e pele fria, que podem ser indicativos de hipotensão ou choque. - Obter informações quanto ao volume sanguíneo intravascular, à pressão diastólica ventricular direita final e à função ventricular direita.
- Atentar-se para as arritmias e os sinais de hipotensão. - Acompanhar os resultados de exames laboratoriais (hemograma, sódio, potássio, cálcio, magnésio, TAP, RNI e lactato arterial).	- Observar as alterações que possam ser causadas pelo agente anestésico, por distúrbios hidreletrolíticos, pela perda sanguínea não detectada ao exame físico, a diurese excessiva, a inadequada reposição volêmica, a fuga para o terceiro espaço, a depressão miocárdica, a sepse, a embolia, a reação transfusional e a dor.
- Aplicar dispositivos de aquecimento, como mantas térmicas e colchões aquecidos.	- Prevenir a hipotermia causada pelo metabolismo basal reduzido, perda de líquidos, vasodilatação, perda física de calor decorrente do uso de campos cirúrgicos úmidos, soluções intravenosas frias, entre outros. Lembrar-se de que a hipotermia prolonga o efeito de bloqueadores musculares.
- Aquecer o paciente de 1 a 2°C por hora, se não houver contraindicação, como nos casos de pacientes neurocríticos e pós-parada cardíaca.	- Prevenir o aquecimento rápido, que pode causar vasodilatação e consequente hipotensão.
- Avaliar a permeabilidade dos acessos venosos. - Realizar balanço hídrico rigoroso. - Atentar-se para o débito urinário menor que 0,5 mL/kg/h.	- Garantir a via adequada para a administração de medicamentos. - Controlar os ganhos e as perdas para avaliar possíveis excessos ou perdas de volemia, que interfiram na estabilidade hemodinâmica.
- Conferir medicações provenientes do centro cirúrgico. - Instalar medicações em bomba de infusão. - Calcular a dose das drogas vasoativas e realizar a dupla checagem na instalação.	- Prevenir evento adverso. - Manter o controle da dose e vazão das medicações. - Direcionar cuidados e conferir a dosagem.[1,6,8-9]

PVC: pressão venosa central; TAP: tempo de ativação da protrombina; RNI: relação normatizada internacional – um tipo de medida de coagulação em exames de sangue.

dos do espaço intrapleural ou mediastinal, e para restabelecer a pressão negativa no espaço intrapleural afetado. Os cuidados também devem ser conduzidos conforme a rotina e protocolo institucional.

SISTEMA RESPIRATÓRIO

Algumas cirurgias de grande porte podem exigir que o paciente permaneça sedado e utilize a ventilação mecânica até completa recuperação do sistema afetado, devendo a retirada do tubo ser realizada o mais precocemente possível. O enfermeiro da UTI deve estar atento às necessidades de oxigenação e ventilação do doente, realizando rigorosa propedêutica, avaliação de sinais vitais, bem como dos exames laboratoriais. As informações sobre antecedentes patológicos e respiratórios contribuem no direcionamento das intervenções e dos resultados esperados (Quadro 231.2).[1,6]

QUADRO 231.2. Intervenções de enfermagem: sistema respiratório.

Intervenção	Justificativa
• Manter cabeceira elevada em 30°, caso não haja contraindicação.	• Diminuir a incidência de broncoaspiração e pneumonia associada à ventilação mecânica.
• Oferecer oxigenoterapia por meio de cateter ou máscara.	• Suplementar a oxigenação por pelo menos 24 horas após o procedimento cirúrgico e a estabilização do paciente, para garantir a oferta de oxigênio tecidual.
• Avaliar a frequência respiratória e o padrão respiratório a cada 15 minutos, nas primeiras 2 horas. • Monitorizar oximetria e capnografia. • Acompanhar resultados de exames laboratoriais como a gasometria arterial.	• Observar as alterações que podem indicar efeito residual da anestesia ou complicações fisiológicas, como o funcionamento inadequado da musculatura respiratória, laringoespasmo, broncoespasmo e obstrução das vias aéreas.
• Realizar propedêutica pulmonar.	• Prevenir que agentes anestésicos, relaxantes musculares não metabolizados, a imobilidade no leito e o tubo traqueal possam causar complicações respiratórias, como a queda da língua, roncos, atelectasias, pneumonia, embolia, retração dos músculos intercostais, movimentos assincrônicos entre o tórax e o abdome e a queda de saturação venosa de oxigênio. • Avaliar os sons pulmonares nos pacientes entubados, para detectar a presença de acúmulo de secreções e a necessidade de aspiração.
• Manter material para intubação orotraqueal preparado para o paciente, que apresente o rebaixamento do nível de consciência.	• Atentar-se para o rebaixamento do nível de consciência, principalmente em pacientes não sedados, por ser um indicativo da necessidade de suporte ventilatório invasivo. A agitação e a confusão mental podem ser causadas por hipóxia.
• Avaliar a necessidade de utilização de cânula oral, como a cânula de Guedel, nos pacientes com rebaixamento de nível de consciência.	• Manter via aérea pérvia, evitando o deslizamento da língua sobre a parede posterior da faringe.
• Estimular o paciente consciente a respirar profundamente, a tossir comprimindo a incisão cirúrgica e a realizar a mobilização e deambulação precoce do leito, assim que possível. • Mudar o decúbito dos pacientes sedados ou inconscientes. • Avaliar parâmetros hemodinâmicos antes e após mudança do decúbito.	• Auxiliar na manutenção da via aérea pérvia, evitar atelectasias e auxiliar no deslocamento de secreções traqueobrônquicas. • Lembrar-se de que pacientes em estado grave podem apresentar instabilidade hemodinâmica, como hipotensão e bradicardia.[1,6,8-9]

• Pacientes com cânula traqueal:
  • Conectar o paciente ao aparelho de ventilação mecânica, previamente testado.
  • Avaliar fixação do tubo traqueal e confirmar o posicionamento do tubo, por meio da avaliação da expansibilidade do tórax, realizar ausculta pulmonar e radiografia do tórax, conforme rotina da unidade.
  • Manter pressão do *cuff* entre 20 e 25 mmHg.
• Avaliar parâmetros do aparelho de ventilação mecânica.
	• Manter adequada oferta de oxigênio e remoção de gás carbônico para o metabolismo orgânico, até a restauração da respiração espontânea pelo doente.
	• Evitar intubação seletiva ou extubação acidental e manter tubo corretamente posicionado para prevenir eventos adversos.
	• Prevenir que pressões elevadas causem lesão na traqueia. Pressões baixas podem favorecer o escape de ar e a entrada de saliva e secreções, podendo causar pneumonia.
	• Identificar as condições do pulmão e direcionar os cuidados específicos.[9-11]

• Dreno de tórax ou mediastino:
  • Avaliar o funcionamento (oscilação e presença de borbulhas), as características e o volume do débito presente no dreno.
  • Zerar o nível do selo d'água com data e hora conforme rotina da unidade*.
  • Manter o dreno em aspiração contínua, se indicado.
	• Acompanhar a eficácia da drenagem e detectar as alterações precocemente, acompanhando o volume de drenagem para detectar sinais de hemorragia.
	• Auxiliar na drenagem das secreções, mantendo a permeabilidade do sistema, para prevenir as complicações ventilatórias e/ou do sítio cirúrgico.[1,8]

NEUROLÓGICO

Todo paciente que passa por um procedimento cirúrgico e recebe anestesia geral tem o nível de consciência afetado, até a total eliminação da droga anestésica pelo organismo. Essa condição pode ser afetada por fatores, como a idade, a instabilidade hemodinâmica e a disfunção orgânica. Por isso, avaliar o nível de consciência orienta os cuidados de enfermagem e deve ser primordial, principalmente em situações como o rebaixamento do nível de consciência (Quadro 231.3).

O paciente submetido à neurocirurgia requer observação especial e protocolos específicos de cuidados, que devem ser desenhados pela UTI, conforme o tipo de procedimento, pois esse cuidado direciona a assistência ofertada, principalmente, pela equipe de enfermagem. Nesse manuscrito é essencial que as informações como o tipo de procedimento, a presença de drenos e cateteres, o posicionamento adequado, a calibração dos aparelhos para que ocorra a adequada monitorização e os reais objetivos terapêuticos sejam contemplados, traçados e alcançados.[10-12]

GASTRINTESTINAL

Na cirurgia de grande porte, o estado nutricional do paciente tem grande relevância, sendo necessário iniciar o adequado aporte calórico o mais precocemente possível, após a estabilização hemodinâmica do paciente e, preferencialmente, nas primeiras horas após o trato gastrintestinal íntegro. Na ocorrência de comprometimento do trato gastrintestinal, deve ser avaliada a necessidade de nutrição parenteral. Os drenos laminares, tubulares e de Kehr® devem ser cuidadosamente avaliados e os cuidados para eles, prescritos pelo enfermeiro. As intervenções de enfermagem prioritariamente estão listadas no Quadro 231.4.

QUADRO 231.3. Intervenções de enfermagem: sistema neurológico.

Intervenção	Justificativa
Pacientes sem sedação: • Avaliar o nível de consciência com escala específica utilizada pelo serviço, como a escala de coma de Glasgow; • Aplicar escala de dor. Por exemplo, a escala numérica verbal associada ao questionário de dor de McGill; • No paciente em uso de sedação contínua deve ser avaliado o nível de sedação com escala específica, como a escala de RASS ou escala de sedação-agitação.	• Avaliar o efeito dos agentes anestésicos sobre o sistema nervoso central, podendo ocorrer, por meio da mudança na percepção sensorial, apatia e resposta não usual aos estímulos, como a sonolência ou a agitação. • Prevenir que alterações, como a taquicardia, a hipertensão arterial, a sudorese, a palidez, a expressão facial de intenso desconforto, a agitação psicomotora, entre outras condições, possam ser causadas pela dor. • Evitar oferta excessiva ou insuficiente de sedativos. A manutenção de um nível de sedação difere conforme a patologia e a cirurgia realizada.
• Avaliar pupila quanto ao tamanho, ao formato, à simetria e à fotorreação a luz.	• Prevenir que a assimetria ou a ausência de fotorreação possam indicar ou serem causadas por lesão estrutural ou expansiva intracraniana, efeito de drogas, hipotensão arterial ou hipóxia.[4,6,8-9,12]

QUADRO 231.4. Intervenções de enfermagem: sistema gastrointestinal.

Intervenção de enfermagem	Justificativa
• Atentar-se para queixas de náusea e vômito. • Avaliar, juntamente com o médico, a necessidade da utilização de medicamentos antieméticos.	• Lembrar-se de que as queixas podem ser causadas pelo uso de anestésicos, por secreções gástricas aumentadas e, ainda, por determinados procedimentos cirúrgicos.
• Realizar propedêutica abdominal.	• Prevenir para que os agentes anestésicos não causem gastroparesia, promovendo distensão abdominal, vômito e risco de broncoaspiração.
• Avaliar o tipo e calibre da sonda do paciente, trocando-a conforme a necessidade e o objetivo terapêutico. • Confirmar, por imagem radiológica, se a sonda encontra-se posicionada adequadamente, para objetivo específico do tratamento. • Confirmar o posicionamento da sonda gástrica e/ou entérica, conforme a rotina da unidade.	• Considerar que as sondas gástricas calibrosas são indicadas na presença de drenagem espessa, enquanto as entéricas são indicadas para a oferta alimentar. • Garantir a drenagem adequada de resíduo gástrico e evitar falso trajeto. • Garantir o posicionamento da sonda conforme o prescrito prevenindo evento adverso.
• Observar e registrar o aspecto e a quantidade da drenagem gástrica. • Avaliar e comunicar quando houver aspecto hemático ou escuro tipo "borra de café".	• Detectar e/ou descartar gastroparesia e sangramento gástrico. • Prevenir evento adverso.

(Continua)

QUADRO 231.4. Intervenções de enfermagem: sistema gastrointestinal. *(Continuação)*

Intervenção de enfermagem	Justificativa
• Instalar dispositivo para mensuração da pressão intra-abdominal.	• Detectar precocemente a síndrome compartimental intrabdominal.
• Observar a quantidade e o aspecto de débito dos drenos.	• Prevenir eventos adversos, pois débitos não usuais, como sangue ou pus, podem indicar complicações.
• Colocar bolsas permanentes em colostomias ou ileostomias, avaliando o aspecto da eliminação e do óstio.	• Facilitar o despejo das eliminações e reduzir o risco de infecção.
• Instalar nutrição parenteral em acesso venoso central exclusivo, e em bomba de infusão contínua identificada.	• Melhorar ou manter o estado nutricional e metabólico do paciente, quando existe a impossibilidade de utilização da via oral ou enteral. • Requer rigoroso cuidado, quanto à manipulação do cateter e à administração da solução.
• Realizar curativos avaliando o aspecto das bordas, o uso de telas e a presença de exsudato.	• Prevenir infecção, avaliar o material e o produto de curativo adequado.[6,8-9,13-15]

RENAL

A avaliação do sistema renal visa a detectar precocemente as alterações da função renal e do equilíbrio hidreletrolítico. Os procedimentos cirúrgicos e anestésicos podem desencadear a secreção inapropriada de hormônio antidiurético e a aldosterona, que frequentemente são utilizados nas reposições volêmicas, transfusões sanguíneas e medicações vasoativas, levando à retenção hídrica e a alterações na homeostase. O êxito no tratamento e a minimização das complicações são possíveis, por intermédio do conhecimento e da habilidade do enfermeiro intensivista, conforme o Quadro 231.5.

Alguns pacientes podem necessitar de tratamento de substituição renal, que deve ser de início imediato, nos casos de hipercalcemia com alterações eletrocardiográficas, edema pulmonar por hipervolemia, acidose grave (pH > 7,0) e complicações urêmicas, como sangramentos, pericardite e encefalopatia.[4]

HEMATOLÓGICO E DE EXTREMIDADES CORPORAIS

Nas cirurgias de grande porte o sistema hematológico, geralmente, apresenta-se comprometido. Nessa fase, as alterações em exames laboratoriais e radiológicos podem estar presentes, assim como as condições de hipertermia ou hipotermia, taquicardia, arritmias e alterações cutaneomucosas. As principais intervenções de enfermagem estão focadas no controle rigoroso da temperatura central.[13-15] O enfermeiro também deve acompanhar os exames laboratoriais e as imagens radiológicas, realizar a avaliação diária de drenos e cateteres, bem como a avaliação cutaneomucosa e dos curativos, nas incisões cirúrgicas e inserções de drenos e cateteres; além de identificar e prescrever a seleção adequada da cobertura para as incisões e lesões.[6,8-9,16]

Os pacientes com comprometimento musculoesquelético devem ser cuidadosamente avaliados, quanto ao transporte correto e adequado, alinhamento do membro afetado,

QUADRO 231.5. Intervenções e justificativas: sistema urinário.

Intervenções de enfermagem	Justificativa
• Observar cor, aspecto e débito urinário e atentar-se para o débito urinário menor que 0,5 mL/kg/h. • Realizar balanço hídrico rigoroso. • Conhecer a quantidade de volume infundido, as transfusões sanguíneas e os medicamentos realizados, ainda no centro cirúrgico.	• A presença de sangue ou coloração alterada do débito urinário pode sugerir trauma, lesão vascular ou glomerular. • Acompanhar o equilíbrio entre ganhos e perdas pode prevenir a sobrecarga hídrica e evitar a insuficiência cardíaca congestiva e o edema pulmonar. • Avaliar a quantidade de volume infundido serve como base para as intervenções de enfermagem.
• Avaliar os exames laboratoriais: ureia, creatinina, EAS, sódio, cálcio e potássio.	• Propiciar a adequada avaliação da função renal, direcionando as intervenções e os cuidados de enfermagem.
• Realizar medidas de PVC conforme rotina do serviço e a estabilidade do paciente.	• Avaliar a volemia atentando para a sobrecarga hídrica.[1,4,6,8,14]

EAS: elementos anormais do sedimento ou urina tipo I; PVC: medir pressão venosa central.

posicionamento quando em uso de tração, fixação e prótese. Em caso de membros afetados, avaliar cuidadosamente os sinais de síndrome compartimental (dor, palidez, ausência de pulso, parestesia, paralisia), perfusão periférica, edema e temperatura, sendo importante aferir a circunferência do membro em intervalos regulares.[9,1]

O CUIDADO INDIVIDUALIZADO AO PACIENTE CIRÚRGICO DE GRANDE PORTE

Uma maneira de aprimorar o trabalho em equipe, e a qualidade da assistência de enfermagem ao paciente cirúrgico, é utilizando normas e protocolos que possam ser individualizados, conforme a necessidade de cada doente. Além disso, é unânime a opinião de autores em todo o mundo de que a utilização das guias para as práticas clínicas reduzem a probabilidade de erros, favorecem a unificação dos cuidados e reduzem tempo de internamento na terapia intensiva.

Jean Louis Vicent propôs uma estratégia para não esquecermo-nos de quais seriam os aspectos mais importantes para o cuidado diário ao paciente crítico, especialmente o doente séptico.[17] Porém esses critérios adquirem singular importância também no cuidado aos submetidos à cirurgia de grande porte e de porte especial. O autor utilizou a expressão inglesa *FAST HUG*, que significa abraço rápido, em que cada uma das letras representa um aspecto que influencia diretamente a evolução e o prognóstico do paciente. O autor agrega ainda a expressão *"at least once a day"*, ou seja, devemos oferecer aos nossos pacientes "um abraço rápido pelo menos uma vez ao dia", conforme descrito a seguir.

- *Feeding* **alimentação (F):** o início precoce da alimentação enteral é um componente importante e deve ocorrer após a estabilização hemodinâmica do paciente. Tal procedimento melhora o fluxo sanguíneo mesentérico, mantendo a integridade da mucosa intestinal, prevenindo a translocação bacteriana e promovendo a motilidade e o peristaltismo gastrintestinal. O suporte nutricional deve iniciar dentro das 24 a 48 horas após a presença de atividade gastrintestinal.[17-19]

   Geralmente, o aumento progressivo da alimentação requer de 2 a 3 dias para o alcance da meta calórica. A via de escolha deve primeiramente ser a enteral, pois a via parenteral apresenta maior risco de infecção e requer cuidados especiais, conforme mencionados anteriormente, e somente deverá ser utilizada quando o paciente, por alguma razão, não tolera a dieta enteral.[17-18] Caso a alimentação gástrica não seja tolerada dentro das 24 horas, deve ser utilizada a alimentação pós-pilórica, abaixo do ligamento de Treitz.[17] Até o momento, não existe um consenso quanto à pausa na alimentação, porém a alimentação contínua aumenta a probabilidade de distensão abdominal.[18]

- **Analgesia (A):** a dor impacta negativamente na recuperação fisiológica e psicológica do paciente, e associada à ansiedade, quando inadequadamente tratada, pode aumentar a incidência de delírio. Por isso, seu adequado tratamento deve ser considerado fundamental para o manejo do paciente cirúrgico. Tal cuidado é importante, pois o paciente sentirá a dor não somente pelo procedimento ao qual foi submetido, mas durante a internação, na rotina e nos cuidados diários oferecidos na unidade, como a mudança de decúbito, a aspiração de secreções, a coleta de exames laboratoriais, entre outros procedimentos realizados exaustivamente nos pacientes dentro do ambiente intensivo.

   Caso o paciente encontre-se consciente, o enfermeiro deve utilizar escalas gráficas, como a escala visual analógica, para avaliar a intensidade da dor. O profissional deve também avaliar os equivalentes somáticos e fisiológicos, como a expressão facial, os movimentos e a postura do doente, pois podem ser considerados excelentes indicadores da condição álgica. Já no doente sedado, é importante avaliar os sinais fisiológicos como a taquicardia, a hipertensão, a taquipneia, o assincronismo com o ventilador mecânico, devendo sempre ser consideradas a prescrição de analgésico e a reavaliação da dose prescrita.

- **Sedação (S):** tanto a insuficiente quanto a excessiva sedação podem refletir em efeitos deletérios para a evolução do paciente em pós-operatório de cirurgia de grande porte e de porte especial. Nos casos de sedação excessiva, o doente poderá desenvolver depressão respiratória e hipotensão; além do desenvolvimento de pneumonia associada à ventilação mecânica (PAV).

Por isso, as estratégias para o manejo da sedação podem ser conduzidas por enfermeiros, e os bons exemplos são os protocolos de interrupção diária de sedação e o controle da analgesia. Em ambas, a intenção é a de individualizar o manejo e promover os ajustes, conforme o plano diário de metas para cada paciente. Por meio da utilização desses tipos de protocolos, a equipe interdisciplinar promove o conforto e previne a sedação excessiva, bem como a analgesia inadequada. Pois essa condição está associada a complicações graves já citadas, e, ainda, podemos incluir o risco de trombose venosa, a redução da motilidade intestinal, a hipotensão, a redução da capacidade de extração de oxigênio, a inibição dos reflexos protetores das vias aéreas, o aumento do risco de polineuropatia por imobilidade, o prolongamento da ventilação mecânica e do tempo de UTI.

Caso o paciente esteja adaptado ao ventilador mecânico e fazendo uso de doses máximas de sedação e analgesia, poderá ser prescrito, pelo médico, o uso de relaxantes musculares, porém o bloqueio neuromuscular deve ser utilizado somente quando necessário, e pelo menor tempo possível.

Nos últimos anos, o desenvolvimento de instrumentos como a escala de sedação e agitação (*Sedation Agitation Scale* – SAS) e o *Richmond Agitation Sedation Scale* (RASS), que são de fácil aplicação à beira do leito, tornou-se um grande aliado do enfermeiro para o cuidado da sedação ao paciente cirúrgico.

- **Profilaxia de tromboembolismo (T):** as opções para a prevenção da trombose venosa profunda (TVP) incluem tanto as intervenções mecânicas como as farmacológicas.

   As terapias mecânicas acarretam menor risco, pois os dispositivos de compressão sequencial devem ser utilizados quando o paciente não pode receber terapia farmacológica como coadjuvante.[17] Consequentemente, recomendam-se medidas de compressão graduada ou medidas de compressão pneumáticas intermitentes, até que o doente possa deambular, não sendo recomendadas caso o paciente apresente uma injúria, trauma ou lesão nas extremidades inferiores que iniba a utilização das compressões.

- **Head cabeceira elevada (H):** vários estudos têm demonstrado que manter decúbito de 30 a 45° pode reduzir a incidência de refluxo gastresofágico nos paciente em ventilação mecânica e reduzir as taxas de PAV.[16-18] Apesar das recomendações e das evidências científicas, essa simples estratégia não conta com a adesão esperada por toda a equipe; mesmo sendo de baixo custo, tal condição necessita ser imbuída, difundia e mantida por todos, até mesmo durante a realização de procedimentos como o banho no leito.

   Nesse cenário, é importante lembrar que falamos da posição semissentada e não somente da elevação da cabeceira, pois na tentativa de reduzir o refluxo gastresofágico o enfermeiro deve assegurar que todo o tronco do paciente encontre-se corretamente posicionado. O que requer contínuas correções da postura, em razão de o doente tender a deslizar pela cama.

   A posição semissentada deve ser aplicada a todos os pacientes, exceto os que apresentem contraindicações, como o pós-operatório de drenagem de hematoma subdural.

- **Úlcera por estresse (U):** a prevenção da úlcera por estresse é importante, principalmente aos pacientes com anormalidades na coagulação, histórico de úlcera gastroduodenal e risco de hemorragia gastrintestinal relacionada com o estresse.[18] Em razão de o processo cirúrgico ser traumático é recomendado que o profissional médico prescreva protetores para úlcera de estresse.

- **Glicemia (G):** níveis elevados de glicemia estão associados à piora do prognóstico, condição valorizada após Greta Van den Berghe e colaboradores reportarem em um artigo a diminuição da morbidade e da mortalidade de pacientes cirúrgicos, que receberam infusão contínua de insulina para manterem o nível da glicemia entre 80 e 110 mg/dL, em UTI.[19] Após essa publicação novos estudos surgiram, bem como os protocolos para o controle glicêmico conduzidos por enfermeiros e não tão restritos, chegando hoje a 180 mg/dL.

   O enfermeiro deve atentar-se ao nível glicêmico do paciente submetido à cirurgia de grande porte e conduzir a terapia de controle glicêmico com precisão e vigilância rigorosas.[20]

Finalmente, com o crescente avanço tecnológico incorporado ao cuidado, principalmente aos pacientes submetidos a procedimentos cirúrgicos e que necessitam realizar o pós-operatório na unidade de terapia intensiva, torna-se fundamental que o enfermeiro aproprie-se dos saberes articulados à inserção de novas técnicas e tecnologias, em que a qualificação profissional ocorre por intermédio da educação permanente, com o objetivo de assistir de forma integral o paciente, provendo e promovendo a segurança em todo o ambiente de cuidados intensivos.[21]

CONSIDERAÇÕES FINAIS

O pós-operatório de cirurgias de grande porte e de porte especial requer uma equipe experiente, com conhecimento abrangente e dedicação, pois corrigir os distúrbios evidentes é apenas o primeiro passo para o cuidado na terapia intensiva. As intervenções devem ser focadas na prevenção das complicações que podem influenciar diretamente o prognóstico e a capacidade de recuperação do doente.

O enfermeiro deve estar atento aos detalhes, desde a admissão, e analisar criteriosamente cada informação obtida por meio da propedêutica, da monitorização de exames e imagens, podendo dessa maneira elaborar, realizar e delegar intervenções com base nas evidências clínicas encontradas em cada paciente, assegurando a melhor prática e uma assistência de enfermagem segura.

REFERÊNCIAS BIBLIOGRÁFICAS

1. Cintra EA, Nishide VM, Nunes WA. Assistência de enfermagem ao paciente gravemente enfermo. São Paulo: Atheneu, 2001.
2. Idemoto BK, Kresevic DM. Emerging nurse-sensitive outcomes and evidence-based practice in postoperative cardiac patients. Crit Care Nurs Clin North Am. 2007;19(4):371-84.
3. Loughrey JP, Fitzpatrick G, Connolly J, Donnelly M. High dependency care: impact of lack of facilities for high-risk surgical patients. J Med Sci 2002;171(4):211-5.
4. Guimarães HP, Falcão LFR, Orlando JMC. Guia Prático de UTI da AMIB. São Paulo: Atheneu, 2008.
5. Dimick JB. Organizational characteristics and the quality of surgical care. Curr Opin Crit Care. 2005;11(4):345-8.
6. Morton PG, Fontaine DK, Hudak CM, Gallo BM. Cuidados críticos de enfermagem: uma abordagem holística, 8 ed. Rio de Janeiro: Guanabara Koogan, 2007.
7. Meeker MH, Rothrock JC. Alexander: Cuidados de Enfermagem ao paciente cirúrgico. Rio de Janeiro: Guanabara Koogan, 1997.
8. John C. Marshall. Sepsis: current status, future prospects. Curr Opin Crit Care. 2004;10:250-64.
9. Irwin RS, Rippe J. Irwin and Rippe's Intensive Care Medicine. 6 ed. Philadelphia: Lippincott Williams & Wilkins, 2008.
10. Iregui M, Kollef MH. Prevention of ventilator-associated pneumonia: selecting interventions that make a difference. Chest. 2002;121(3):679-81.
11. Jelic S, Cunningham JA, Factor P. Clinical review: Airway hygiene in the intensive care unit. Crit Care. 2008;12(2):209.
12. Koizumi MS, Diccini S. Enfermagem em neurociência: fundamentos para a prática clínica. São Paulo: Atheneu, 2006.
13. Cesaretti IUR, Saad SS. Drenos laminares e tubulares em cirurgia abdominal: fundamentos básicos e assistência. Acta Paul Enf. 2002;15(3):97-106.
14. Malbrain MLNG, Cheatham ML, Kirkpatrick A, Sugrue M, Parr M, De Waele J, et al. Results from the International Conference of Experts on Intra-abdominal Hypertension and Abdominal Compartment Syndrome. Intensive Care Med. 2006;32:1722-32.

15. Balogh ZJ, Butcher NE. Compartment syndromes from head to toe. Crit Care Med. 2010;38(9 Suppl):S445-51.
16. Patterson JE, Malani PN, Maragakis LL. Infection control in the intensive care unit: Progress and challenges in systems and accountabilit. Crit Care Med. 2010;38(8):S265-S268.
17. Albers GW, Amarenco P, Easton JD, Sacco RL, Teal P. Antithrombotic and thrombolytic therapy for ischemic stroke: the Seventh ACCP Conference on Antithrombotic and Thrombolytic Therapy. Chest. 2004;126(3 Suppl):483S-512S.
18. Ng I, Lim J, Bee Wong H. Effects of head posture on cerebral hemodynamics: its influence on intracranial pressure, cerebral perfusion, and cerebral oxygenation. Neurosurgery. 2004;54:593-8.
19. Van den Berghe G, Wouters P, Weekers F, Verwaest C, Bruyninckx F, Schetz M, et al. Intensive insulin therapy in the critically ill patients. N Engl J Med. 2001;345:1359-67.
20. Zapata L, Vera P, Betbesé AJ, Perez A, et al. Effects of an intensive glucose Management protocol in critically ill patients. Int Care Med. 2007;33(Sup 2):190.
21. Viana RAPP, Vargas MAO, Carmagnani MIS, et al. Perfil do Enfermeiro de terapia intensiva em diferentes regiões do Brasil. Florianópolis: Texto Contexto Enferm. 2014 Jan-Mar;23(1):151-9.

CAPÍTULO 232

ANESTESIA E SEDAÇÃO EM PROCEDIMENTOS TERAPÊUTICOS EM UTI

Álvaro Antonio Guaratini
Walter Maurer

DESTAQUES

- Uma grande variedade de procedimentos é realizada nos pacientes dentro de unidades de terapia intensiva pela equipe multiprofissional envolvida em seu tratamento. E muitos deles causam medo, desconforto e dor. Compreender esses procedimentos e utilizar as técnicas ou os fármacos no momento correto, e na dose adequada, podem auxiliar os pacientes a terem menor desconforto e melhor evolução, além de menores custos hospitalares associados.
- O maior desafio é manter uma sedação do paciente em níveis adequados, evitando-se a sedação superficial ou excessivamente profunda.
- A sedação inadequada pode causar não apenas dificuldade de ventilação mecânica, como também pode acarretar o aumento do estresse, do consumo de oxigênio pelo miocárdio e demais órgãos, a hipercoagulabilidade, a imunossupressão, a piora das condições clínicas, o aumento do tempo de ventilação mecânica e o aumento dos custos hospitalares associados.
- A utilização de protocolos e escalas de sedação é parte da estratégia para solucionar o imenso desafio da equipe multiprofissional que atende pacientes em unidades de terapia intensiva.
- Devem-se estabelecer alvos para o nível de sedação, e eles devem ser reavaliados frequentemente.
- Os fármacos devem ser selecionados considerando os fatores de risco e patologias envolvidas, bem como as características farmacocinéticas e farmacodinâmicas desses medicamentos.

INTRODUÇÃO

Uma grande variedade de procedimentos é realizada nos pacientes dentro de unidades de terapia intensiva pela equipe multiprofissional envolvida em seu tratamento. E muitos deles causam medo, desconforto e dor. Compreender esses procedimentos e utilizar as técnicas ou os fármacos no momento correto, e na dose adequada, podem auxiliar os pacientes a terem menor desconforto e melhor evolução, além de menores custos hospitalares associados.[1-2]

A sedação e a analgesia em pacientes sob ventilação mecânica em unidades de terapia intensiva foram drasticamente modificadas nos últimos 30 anos. Novos fármacos foram introduzidos para a manutenção da sedação e controle da analgesia, além de técnicas e métodos de avaliação de dor, sedação e agitação desses pacientes. Além disso, a incorporação de novos profissionais e a formação de uma equipe multiprofissional para o atendimento ao paciente crítico contribuíram para esse aprimoramento. As pesquisas iniciais consideravam que na sedação ideal o paciente deveria estar completamente desconectado do meio ambiente e acordado apenas em algumas ocasiões.[3] Atualmente, o grande desafio é manter uma sedação do paciente em níveis adequados evitando-se a sedação superficial ou excessivamente profunda. A utilização de protocolos e escalas de sedação é parte da estratégia para solucionar o imenso desafio da equipe multiprofissional que atende pacientes em unidades de terapia intensiva.[4] Porém, independente do protocolo ou da escala utilizada o profissional deve considerar que tanto a titulação dos fármacos quanto o grau de sedação devem ser individualizados e podem variar ao longo do tratamento e em função das patologias associadas. Além disso, o profissional deve ter em mente que a falta de sedação adequada pode causar não apenas a dificuldade de ventilação mecânica, como também pode acarretar o aumento do estresse, do consumo de oxigênio pelo miocárdio e demais órgãos, a hipercoagulabilidade, a imunossupressão, a piora das condições clínicas, o aumento do tempo de ventilação mecânica e o aumento dos custos hospitalares associados.[5-7]

DEFINIÇÕES

A dor é definida pela Associação Internacional para o Estudo da Dor como sendo uma "sensação desagradável e experiência emocional, associada à lesão tecidual real ou potencial ou descrita em termos relacionados com a lesão". Segundo Bonica, dor é definida como uma complexa constelação de experiências desagradáveis, perceptuais, psicológicas, emocionais e de respostas comportamentais causadas por estimulação nociva sendo esta produzida por lesão ou doença na pele, músculo, estruturas somáticas profundas ou vísceras ou função anormal de músculos ou vísceras mesmo na ausência de lesão.[8]

A sedação é conceituada como um ato médico que proporciona um estado de depressão do nível de consciência, induzido por fármacos em diferentes níveis de intensidade. Esse estado é dependente das doses dos fármacos administrados e das respostas individuais do paciente e pode ser dividido em três níveis:

1. **Sedação leve:** é o estado induzido por fármacos durante o qual o paciente responde normalmente aos comandos verbais, embora as funções cognitivas e de coordenação possam estar comprometidas. As funções cardiovasculares e ventilatórias estão preservadas.
2. **Sedação moderada:** é um estado de depressão da consciência induzido por fármacos durante o qual o paciente desperta intencionalmente, após um comando verbal e/ou um leve estímulo tátil. Nenhuma intervenção é necessária para manter a via aérea permeável. A ventilação espontânea está adequada e a função cardiovascular preservada.
3. **Sedação profunda:** é um estado de depressão da consciência induzido por fármacos durante o qual o paciente não acorda facilmente, respondendo, contudo aos estímulos dolorosos. A habilidade de manter a função ventilatória espontânea pode estar comprometida e ser insuficiente. Pode ocorrer a necessidade de assistência para manutenção da via aérea e da ventilação. A função cardiovascular geralmente é mantida.

A anestesia geral é o passo seguinte à sedação profunda, e é definida como a perda da consciência induzida por fármacos. Nesse processo, o paciente é incapaz de despertar, mesmo aos estímulos dolorosos. A capacidade de manter a função ventilatória está prejudicada, e o paciente necessita de assistência para manter a via aérea livre; a ventilação com auxílio de aparelhos pode ser necessária. A função cardiovascular pode ser comprometida.[9]

As respostas ao uso de fármacos depressores do sistema nervoso central são individuais e os níveis de sedação contínuos, ocorrendo com frequência a transição entre eles. O médico que prescreve ou administra os fármacos anestésicos deve ter habilidade de diagnosticar os vários níveis de sedação e resgatar as intercorrências decorrentes desse processo, quando os níveis mais profundos de sedação/anestesia são atingidos ou quando há necessidade de resgate da ventilação.

No Brasil, a Resolução nº 1670/2003 (DOU 14/07/2003), do Conselho Federal de Medicina, define os critérios sobre sedação profunda no artigo 2º do parágrafo 2º, que descreve: "O médico que realiza o procedimento não pode encarregar-se simultaneamente da sedação profunda/analgesia, devendo isto ficar a cargo de outro médico". Colocado isso, fica claro que há a necessidade de outro médico encarregado da administração dos fármacos anestésicos, e com o treinamento para resgate de complicações. Além disso, o paciente ou seu representante legal deve ser esclarecido sobre os procedimentos a serem realizados e suas potenciais complicações, e deve-se obter autorização para a realização deles.

PROCEDIMENTOS E INTERVENÇÕES

Inúmeros procedimentos realizados nas unidades de terapia intensiva causam desconforto ao paciente. Veja alguns deles:

- Lesão cirúrgica;
- Presença de drenos;
- Presença de fraturas (principalmente costelas);
- Intubação traqueal;
- Aspiração traqueal;
- Mudança de decúbito;
- Sondagem nasogástrica;
- Cateter venoso central e periférico;
- Cateter arterial;
- Escaras;
- Cardioversões elétricas;
- Presença de dor crônica.

Além disso, a realização da sedação e analgesia nas unidades de terapia intensiva tem outros objetivos, como:

- Redução do consumo de oxigênio;
- Sincronismo com a ventilação mecânica;
- Redução da ansiedade;
- Redução de memorização implícita e explícita principalmente em pacientes que utilizem bloqueadores neuromusculares;
- Restrição de pacientes reativos;
- Tratamento de abstenções de álcool, drogas e fármacos;
- Durante a fase de retirada da ventilação mecânica.

AVALIAÇÃO DE DOR E SEDAÇÃO

A avaliação do nível de dor e sedação é complexa dentro das unidades de terapia intensiva e deve fazer parte do fluxo de decisão dos médicos que a realizam. O modelo ideal deve ser em alça fechada, em que uma intervenção (farmacológica ou não) deve ser avaliada com respostas objetivas e claras. Uma das ferramentas mais utilizadas para acompanhar esse processo são as escalas de dor, sedação e agitação. A escala ideal deve ser de fácil aplicação, interpretação, e que possa detectar pequenas alterações dos pacientes e das respostas aos fármacos administrados.

Na avaliação de dor podemos utilizar inúmeras escalas, sendo nos pacientes acordados e comunicativos a escala numérica verbal de dor (que varia de 0 a 10: 0 significa nenhuma dor; e 10 a dor mais intensa observada) podendo ser facilmente aplicada e interpretada pela equipe multidisciplinar.[8-9]

Em pacientes com incapacidade de comunicação devem-se utilizar escalas para avaliação de dor, como a escala comportamental (Behavioral Pain Scale – BPS), em que são utilizados e analisados três critérios: a expressão facial, os movimentos do corpo e a sincronia do ventilador (Quadro 232.1). Os escores dessa escala variam de 3 a 12. São de fácil aplicação e podem ser facilmente reavaliados. Escores acima ou igual a seis são considerados inadequados e se correlacionam com a dor, mesmo com o paciente sedado e em ventilação mecânica.[10-11] A expressão facial é o item mais relevante e que mais contribui para a avaliação da dor, seguido da movimentação dos membros e da sincronia com o ventilador. A mímica facial, com expressão de caretas, testa franzida, rigidez facial, pálpebras cerradas e apertadas, nariz franzido, levantamento de lábio superior e verbalização, é sinal fácil de ser interpretado e é correlacionado com a dor.[12]

QUADRO 232.1. Escala comportamental – *Behavioral Pain Scale* (BPS).

Expressão facial

Relaxada: 1
Parcialmente tensa: 2
Totalmente tensa: 3
Fazendo careta: 4

Movimentos dos membros superiores

Relaxado: 1
Parcialmente flexionado: 2
Totalmente flexionado: 3
Totalmente contraído: 4

Ventilação mecânica

Tolerando movimentos: 1
Tossindo, mas tolerando, durante a maior parte do tempo: 2
Lutando contra o ventilador: 3
Impossibilidade de controle do ventilador: 4

É importante salientar que menos de 50% dos profissionais da saúde avaliam a dor, durante uma internação, em unidade de terapia intensiva.[13-14]

O reconhecimento atual, de que a sedação profunda e por tempo prolongado aumenta a morbidade, tem levado à busca de modelos nos quais a prioridade é proporcionar conforto aos pacientes sem agregar risco. O desafio é conseguir níveis de sedação mínimos e de analgesia máximos, adequados ao conforto e interação do paciente com equipe e familiares. Para que tais níveis sejam alcançados deve-se estimular a utilização de escalas de sedação e analgesia, visto que a utilização dessas ferramentas está associada à melhor evolução desses pacientes.[14-15]

Uma das primeiras escalas de uso prático foi a escala de RAMSAY (Quadro 232.2). Essa é uma das mais citadas em trabalhos de pesquisas e foi uma das primeiras a serem

QUADRO 232.2. Escala de RAMSAY.

Paciente acordado

1 – ansioso, agitado
2 – cooperativo, orientado e tranquilo
3 – dormindo, sonolento e respondendo fácil a comandos

Paciente adormecido

4 – dormindo e respondendo a estímulo na glabela ou estímulo sonoro auditivo
5 – dormindo e respondendo lentamente à pressão na glabela ou estímulo sonoro auditivo
6 – dormindo e não respondendo à pressão na glabela ou estímulo sonoro auditivo

validadas para o uso no ambiente de terapia intensiva. Entretanto, existem inúmeras críticas ao seu uso, em razão da falta de clareza e especificidade.[13-14]

Atualmente, um dos instrumentos amplamente utilizados e validados no monitoramento de sedação é a escala Richmond Agitation-Sedation Scale (RASS), que foi desenvolvida em 2002 (Tabela 232.1). O RASS foi validado por numerosos estudos e mostrou confiabilidade entre avaliadores médicos e profissionais da saúde.[4]

TABELA 232.1. Escala de sedação de RASS.

+4	Combativo	Claramente combativo, violento, representando risco para a equipe
+3	Muito agitado	Puxa ou remove tubos ou cateteres. Agressivo verbalmente
+2	Agitado	Agitado. Movimentos despropositados frequentes. Briga com o ventilador
+1	Inquieto	Inquieto. Apresenta movimentos que não são agressivos ou vigorosos
0	Alerta e calmo	
−1	Sonolento	Adormecido, mas acorda ao ser chamado (estímulo verbal) e mantém os olhos abertos por mais de 10 segundos
−2	Sedação leve	Despertar precoce ao estímulo verbal. Mantém contato visual por menos de 10 segundos
−3	Sedação moderada	Movimentação ou abertura ocular ao estímulo verbal (mas sem contato visual)
−4	Sedação profunda	Sem resposta ao ser chamado pelo nome, mas apresenta movimentação ou abertura ocular ao toque (estímulo físico)
−5	Coma	Sem resposta ao estímulo verbal ou físico

O uso de escalas de sedação melhorou drasticamente a capacidade dos médicos para avaliar a sedação e usar analgésicos e sedativos de forma mais adequada, além de otimizar a comunicação entre as equipes envolvidas no atendimento dos pacientes em unidades de terapia intensiva.[14-16]

Em algumas situações a utilização do monitor de índice biespectral (BIS) pode trazer algumas vantagens para se inferir o grau de sedação no paciente em unidades de terapia intensiva, principalmente em pacientes vítimas de neurotrauma.[17-18] Porém, seu uso não está totalmente estabelecido, por causa das interferências causadas pelos movimentos musculares.[19-20] Os valores do BIS variam de 0 a 100 e as correlações clínicas estão expressas na Tabela 232.2.

TABELA 232.2. Valores do BIS relacionados com o estado clínico.

BIS (valor)	Estado clínico
100	Paciente desperto ou sedação leve
70	Efeito hipnótico leve
60	Efeito hipnótico moderado/estado de inconsciência
40	Anestesia profunda
0	Supressão do EEG

EEG: eletroencefalograma.

SEDAÇÃO E TRATAMENTO DA DOR ASSOCIADOS A PROCEDIMENTOS EM UNIDADES DE TERAPIA INTENSIVA

Cerca de 52% dos pacientes internados em unidades de terapia intensiva recordam-se da dor. Além disso, cerca de 68% relatam ansiedade, e 60% desconforto com o tubo orotraqueal.[14,16]

Os métodos de analgesia podem agir em locais diferentes das vias da dor, reduzindo a ativação de receptores, ativando as vias inibitórias e/ou alterando a percepção da dor. As técnicas de analgesia e sedação quase sempre caminham lado a lado. Os benzodiazepínicos e o propofol são os fármacos mais utilizados para promover o conforto ao paciente e os opioides para o controle da dor. O profissional médico que utiliza os procedimentos de sedação e a analgesia deve conhecer as diferenças farmacocinéticas e farmacodinâmicas dos fármacos, assim como as possíveis interações relacionadas com o uso prolongado, a ligação proteica, a volemia e a disfunção de órgãos envolvidos na metabolização e eliminação.[21]

Como regra geral, a utilização de analgésicos antes da utilização de sedativos tem sido associada a uma redução de 50% no consumo de sedativos, com os pacientes submetidos a essa sequência de tratamento apresentando redução no tempo de ventilação mecânica.[14]

A interrupção diária da sedação de forma individualizada e as tentativas de ventilação espontânea têm mostrado resultados favoráveis em alguns grupos de pacientes, em unidades de terapia intensiva com redução do tempo de ventilação mecânica, tempo de internação na unidade e no hospital, redução na mortalidade e redução dos custos.[22] Deve ser salientado que essa técnica pode não ser adequada a todos os subgrupos de pacientes em uma unidade de terapia intensiva. A interrupção da sedação pode ser associada a um maior número de desintubações acidentais, aumento na frequência cárdica, bem como da pressão arterial, e liberação de catecolaminas.[21-22]

PRINCIPAIS FÁRMACOS UTILIZADOS EM SEDAÇÃO

O fármaco ideal para a sedação deve possuir um rápido início de ação, duração previsível, não produzir metabólitos ativos, ser desprovido de efeitos depressores do sistema cardiorrespiratório, não ser alterado por doença hepática ou renal, não interagir com outros medicamentos, não causar dor a injeção, possuir amplo índice terapêutico, ter baixo custo e possuir um antagonista específico.

BENZODIAZEPÍNICOS

Produzem sedação, amnésia, depressão mínima da ventilação e do sistema cardiovascular. O mecanismo de ação sobre o sistema nervoso central ocorre por meio da potencialização do efeito inibitório do ácido gama-amino-

-butírico sobre a transmissão neuronal. O midazolam é o benzodiazepínico mais utilizado por seu rápido início de ação e duração curta. É praticamente desprovido de ação depressora cardiovascular, mas em situações de hipovolemia ou anemia pode causar hipotensão arterial. Por não possuir atividade analgésica não deve ser utilizado como fármaco único em situações que possam cursar com dor. Em procedimentos dolorosos o seu uso isolado pode provocar intensa agitação.[23-24]

O flumazenil é um antagonista específico para os benzodiazepínicos. A sua meia-vida é menor que a do midazolam e pode causar sedação tardia após a dose única desse fármaco. A rápida reversão dos benzodiazepínicos pelo flumazenil pode causar taquicardia, hipertensão, agitação e síndrome de pânico.

PROPOFOL

O propofol foi introduzido na prática clínica no final da década de 1980. Estudos a respeito do mecanismo molecular dos efeitos do propofol sobre o sistema nervoso central (SNC) sugerem que, assim como os outros depressores do SNC (barbitúricos, etomidato), ele ativa o complexo ionóforo do receptor $GABA_A$.

Esse fármaco permite um despertar precoce, pois apresenta curta duração de ação decorrente de sua rápida meia-vida de redistribuição, rápida biotransformação hepática e em outros tecidos como o pulmão. Mesmo em procedimentos prolongados há o despertar precoce. Possui, ainda, a propriedade de ser um potente antiemético. Aliado ao despertar precoce, o paciente experimenta retorno rápido e claro da consciência.[24-25]

FARMACODINÂMICA

EFEITOS NO SISTEMA NERVOSO CENTRAL

A depressão da atividade elétrica encefálica é dose-dependente. É frequente o aparecimento de movimentos involuntários (tipo contrações tônico-clônicas) no momento da indução da sedação. O propofol diminui o fluxo sanguíneo cerebral, o consumo de oxigênio no cérebro e a pressão intracraniana, podendo ser usado em pacientes com hipertensão intracraniana, desde que se mantenha a pressão de perfusão encefálica adequada. Esse fármaco possui, ainda, propriedades anticonvulsivantes e pode ser usado em pacientes epilépticos.

EFEITOS CARDIOVASCULARES

O propofol é um importante depressor do aparelho cardiovascular. Dependendo da dose de indução, o propofol reduz de 15% a 30% a pressão arterial média. São observadas ainda, redução no débito cardíaco e resistência vascular sistêmica e do volume sistólico de ejeção, após a administração desse fármaco. Seu efeito vagotônico pode levar à bradicardia intensa.

Os pacientes idosos, hipovolêmicos ou com baixa reserva cardiovascular podem apresentar importante redução no débito cardíaco e eventos cardiovasculares decorrentes do uso do propofol.

É importante salientar que a velocidade de administração está diretamente associada aos efeitos depressores do propofol, assim como a dose utilizada.

EFEITOS RESPIRATÓRIOS

É um depressor respiratório de ação central que reduz o volume minuto por diminuição da frequência respiratória e do volume-corrente. A apneia é frequente durante a indução com propofol. O retorno da ventilação ocorre em 30 a 90 segundos e pode ser necessário o auxílio para ventilar e oxigenar o paciente nesse período. Os pacientes que recebem opioides antes da indução com propofol apresentam incidência aumentada de apneia, bem como duração maior dela. A rápida diminuição do volume-corrente e taquipneia precedem a apneia. Depois de restabelecida a ventilação os pacientes respiram espontaneamente e são capazes de manter o volume-corrente normal durante procedimentos terapêuticos de curta duração.

Esse fármaco não causa alteração dos tônus da musculatura brônquica, podendo ser utilizado em pacientes asmáticos. Além disso, a depressão da reatividade das vias aéreas à instrumentação permite a fácil manipulação da orofaringe e da via aérea, bem como facilita a passagem do endoscópio para os procedimentos endoscópicos. A desvantagem da perda dos reflexos é a facilitação para a aspiração pulmonar do conteúdo gástrico e seu uso não deve ser indicado em pacientes com estômago cheio, exceto nos casos em que ocorra intubação orotraqueal.

EFEITO ANTIEMÉTICO

O uso do propofol está associado à redução da incidência de náuseas e vômitos no pós-operatório. O mecanismo de ação é desconhecido, mas parece haver modulação de vias subcorticais relacionadas com o centro do vômito.

O uso do propofol tem sido intensificado em procedimentos em unidades de terapia intensiva, principalmente nos casos em que se deseja a sedação profunda. Para se efetuar uma sedação, a maioria dos pacientes adultos necessita de 1 $mg.kg^{-1}$ como dose de indução e de 1 a 3 $mg.kg^{-1}.h^{-1}$ para a manutenção. A associação de opioides na sedação pode levar à redução da dose de propofol necessária para a realização do procedimento.

A dor à injeção do propofol é frequentemente relatada; contudo a sensação dolorosa pode ser reduzida mediante a aplicação de pequenas doses de opioides, antes da utilização dele ou adicionando-se 10 a 20 mg de lidocaína à solução e injetando-se em veias de grosso calibre.

O principal efeito colateral do propofol é a hipotensão, sendo minimizada mediante a injeção lenta do medicamento. Alguns estudos demonstraram que o uso do Índice

Bispectral (BIS), durante a indução, orientou a dose efetiva para a sedação e esteve associado à diminuição da incidência de hipotensão, pois as doses menores foram necessárias para se atingir um nível de sedação efetivo.[22,25]

É possível ocorrer a reação alérgica aos componentes (ovo e soja) do propofol, porém, há poucos casos registrados na literatura mundial, e eles relatam a ocorrência de broncoespasmo e não a anafilaxia.

O propofol é uma emulsão lipídica, e isso favorece a proliferação bacteriana ou fúngica. A manipulação das ampolas de propofol deve ser precedida de condutas de assepsia e se recomenda a desinfecção da ampola com álcool 70%, antes de sua manipulação. O fármaco deve ser utilizado imediatamente após a abertura das ampolas, e as formulações com seringas previamente preenchidas diminuem o risco de contaminação.

AGONISTAS ADRENÉRGICOS α2

Os agonistas alfa-adrenérgicos α2 (dexmedetomidina e clonidina) são utilizados como alternativa aos benzodiazepínicos para produzir a ansiólise, além de possuírem atividade analgésica relacionada com a inibição descendente, a partir do *locus coeruleus*, com liberação de noradrenalina. A dexmedetomidina está associada à redução de delírio e do tempo de ventilação mecânica.[26-28] Essa classe de fármacos produz pouca depressão respiratória. Com relação ao sistema cardiovascular os agonistas adrenérgicos α2 podem causar a hipertensão na fase inicial seguida de hipotensão e bradicardia, por causa do efeito simpaticolítico central. A dose inicial varia de 0,5 a 1,0 $\mu cg/kg^{-1}$ seguido de infusão de 0,1 a 0,7 $\mu cg/kg^{-1}/h^{-1}$. Após o uso prolongado a sua retirada deve ser gradual, pois há risco de hipertensão e taquicardia (Tabela 232.3).

PRINCIPAIS FÁRMACOS UTILIZADOS EM ANALGESIA

OPIOIDES

Os narcóticos analgésicos possuem a propriedade de interagirem com os receptores opioides e produzirem seus efeitos tanto no sistema nervoso central quanto no periférico.

Os agentes clinicamente disponíveis são a morfina, a meperidina, o fentanil, o sufentanil e o alfentanil. A escolha do opioides, geralmente, se baseia no seu início e duração de ação, sendo o alfentanil com início de ação mais rápido e duração de ação mais curta. Apesar dessa característica é muito frequente o uso do fentanil em associação a outros fármacos, principalmente quando se deseja uma analgesia de duração maior.

O uso de opioides pode resultar em depressão respiratória que é dose-dependente. Essa depressão é causada por diminuição da resposta central a hipercapnia e hipóxia e por mudanças no padrão ventilatório. Os opioides produzem pouca ação depressora sobre o músculo cardíaco; porém causam diminuição da resistência vascular sistêmica, por diminuir a atividade medular simpática. Com exceção da meperidina todos causam a diminuição da frequência cardíaca.

O uso concomitante de opioides com benzodiazepínicos tem sido frequentemente utilizado para sedação em unidades de terapia intensiva e possui grandes vantagens, pois associa o efeito analgésico dos opioides ao efeito ansiolítico dos benzodiazepínicos. Em doses baixas e tituladas essa associação não leva à instabilidade cardiovascular, exceto naqueles pacientes com hipovolemia. Com relação à ventilação a associação agrega efeitos depressores, que devem ser monitorados cuidadosamente pelo médico executor.[26]

A naloxona é um antagonista competitivo que atua nos receptores opioides e pode reverter a hipoventilação, a rigidez muscular e o espasmo do esfíncter de Oddi. A dose necessária para reversão depende da dose total de opioides administrada. A sua utilização pode estar associada a alterações cardiovasculares, como a taquicardia, a hipertensão, a isquemia miocárdica e o edema pulmonar agudo, e o seu uso deve ser criterioso. Em decorrência disso, em casos de superdosagem acidental, é mais prudente iniciar o suporte ventilatório do que realizar a reversão farmacológica dos opioides (Tabela 232.4). Assim como o flumazenil (antagonista dos benzodiazepínicos) a naloxona possui duração de ação inferior aos opioides, e podem ser necessárias doses suplementares para a manutenção dos seus efeitos antagonistas.[26]

TABELA 232.3. Fármacos utilizados em sedação e antagonista.

Fármaco	Dose	Início de ação (min)	Duração de ação (h)	Meia-vida (h)	Efeitos adversos
Midazolam	0,01 a 0,05 mg.kg^{-1}	1 a 3	2	7 a 10	• Depressão respiratória • Hipotensão
Flumazenil	00,2 a 0,1 mg.kg^{-1}	1 a 2	1	1	• Agitação • Retorno da sedação
Propofol	0,5 a 2,0 mg.kg^{-1}	1 a 2	0,5 a 1	3 a 12	• Hipotensão, bradicardia • Depressão respiratória
Dexmedetomidina	0,5 a 1,0 μcg/kg^{-1}	5 a 10	0,5 a 1	1,8 a 3,1	• Hipertensão – início • Hipotensão e bradicardia – tardio

CAPÍTULO 232 — Anestesia e Sedação em Procedimentos Terapêuticos em UTI

TABELA 232.4. Fármacos utilizados em analgesia e antagonista.

Fármaco	Dose inicial µcg/kg⁻¹	Início de ação (min)	Duração de ação (h)	Meia-vida (h)	Efeitos adversos
Fentanil	0,5 a 1,0	1 a 2	1	2 a 4	• Depressão respiratória • Tórax rígido • Bradicardia
Morfina	30 a 50	5 a 10	0,5 a 1	3 a 4	• Liberação de histamina com hipotensão • Acúmulo na disfunção hepática e renal
Remifentanil	0,25 a 1,0	1 a 3	< 0,2	< 0,5	• Depressão respiratória • Hipotensão com doses elevadas
Naloxona	1 a 5	1 a 2	0,5	1	• Hipertensão • Taquicardia • Edema pulmonar agudo

Os opioides de ação ultrarrápida, como o remifentanil, podem representar uma vantagem, em razão do seu rápido início de ação e de recuperação por causa do seu metabolismo, que é independente do fígado. Sua principal vantagem está no uso em pacientes que necessitem avaliação neurológica frequente.[29] A dose usada para analgesia varia de 6 a 60 µcg/kg⁻¹/h⁻¹.

TÉCNICAS DE SEDAÇÃO

A escolha da técnica de sedação deve ser com base no conhecimento farmacológico, estado clínico do paciente e experiência prática, que o médico possui com determinado fármaco e técnica.

Independente da técnica ou fármaco anestésico utilizado o médico que pratica a sedação deve sempre ter em mente que o processo de sedação é continuo e a resposta clínica do paciente é dependente do fármaco administrado, da dose, da velocidade de injeção, do estado físico, do grau de resposta individual, entre outras variáveis (Quadro 232.3).

Com frequência existe transição entre os níveis de sedação durante o procedimento e nem sempre é possível predizer as respostas clínicas dos pacientes, devendo o médico realizador do exame estar preparado para resgatar intercorrências decorrentes da sedação, principalmente relacionadas com ventilação e oxigenação.

É mandatório que no momento do exame o paciente já esteja monitorado e recebendo oxigênio.

A maioria dos procedimentos realizados em unidades de terapia intensiva pode ser realizada sob sedação moderada (Figura 232.1). A complexidade e as dificuldades do procedimento podem direcionar o médico para a realização de um procedimento sob sedação profunda ou até mesmo para anestesia geral, como a intubação orotraqueal, no caso de hemorragia digestiva alta.[9]

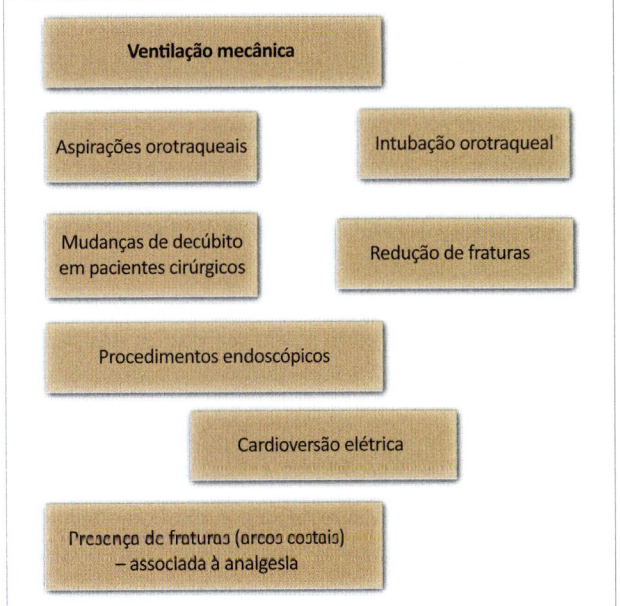

FIGURA 232.1. Procedimentos terapêuticos e níveis de sedação.

QUADRO 232.3. Resumo do processo de sedação.

Parâmetro	Sedação leve	Sedação moderada	Sedação profunda	Anestesia geral
Responsividade	Normal ao estímulo verbal	Estímulo verbal e tátil	Estímulo repetido ou doloroso	Inconsciente apesar de estímulo doloroso
Via aérea	Não afetada	Adequada	Pode ser necessária intervenção	Intervenção necessária
Ventilação espontânea	Não afetada	Adequada	Pode ser inadequada	Frequentemente inadequada
Função cardiovascular	Não afetada	Normalmente mantida	Normalmente mantida	Pode estar prejudicada

ANALGESIA REGIONAL

Em determinadas situações o controle da dor pode ser estabelecido com os bloqueios espinhais, por meio da anestesia regional com opioides, anestésicos locais ou coadjuvantes como a clonidina.

As principais indicações são fraturas de arcos costais, fraturas de ossos de membros inferiores e dor isquêmica. A analgesia decorrente da técnica é de grande qualidade e há menor sedação, quando comparada às técnicas sistêmicas. A administração dessa técnica deve ser realizada por profissional habilitado respeitando as contraindicações, como o distúrbio de coagulação, a infecção sistêmica e no local da punção, bem como recusa do paciente.[30]

RECUPERAÇÃO E CRITÉRIOS DE ALTA

A recuperação e alta são os segmentos finais desse processo. O médico que realiza a sedação para procedimentos terapêuticos é responsável pela recuperação do paciente, sendo ele mantido sob monitorização e vigilância até o retorno das suas funções previas à sedação. Todo o processo deve ser anotado no prontuário do paciente.

CONSIDERAÇÕES FINAIS

A sedação e a analgesia para procedimentos terapêuticos em unidades de terapia intensiva devem seguir as regras aplicadas aos procedimentos cirúrgicos:

- O médico deve conhecer o paciente e sua condição clínica antes de administrar fármacos depressores do sistema nervoso central, do sistema cardiovascular e do sistema respiratório;
- O paciente ou seu representante legal deve ser esclarecido dos procedimentos a serem realizados, dos benefícios e dos riscos. Excetuando-se as situações de urgência;
- Os equipamentos para ressuscitação devem estar prontamente disponíveis antes do procedimento;
- A descrição do procedimento e das condições fisiológicas do paciente deve ser anotada em prontuário ou ficha específica.

A sedação desses pacientes, no momento da realização dos procedimentos terapêuticos, deve ser com base nos seguintes critérios:

- Em pacientes despertos deve-se avaliar o nível de sedação, por meio das manifestações clínicas deles (sedação superficial, moderada e profunda);
- Em pacientes sedados ou inconscientes devem ser utilizadas a escala padronizada e em uso na unidade de terapia intensiva e as respostas autonômicas diante dos estímulos causados pelo procedimento;
- Devem-se estabelecer alvos para o nível de sedação e eles devem ser reavaliados frequentemente;
- Os fármacos devem ser selecionados considerando-se os fatores de risco e as patologias envolvidas, bem como as características farmacocinéticas e farmacodinâmicas desses medicamentos;
- Deve-se evitar a sedação excessiva, profunda e de longa duração;
- A técnica escolhida deve ser simples e de fácil uso;
- Equipamentos e fármacos para resgate das intercorrências, decorrentes da sedação, devem estar disponíveis durante todo o processo;
- Deve-se utilizar protocolos ou algoritmos para o aperfeiçoamento das técnicas utilizadas.

REFERÊNCIAS BIBLIOGRÁFICAS

1. Al-Haddad M, Hayward I, Walsh TS. A prospective audit of cost of sedation, analgesia and neuromuscular blockade in a large British ICU. Anaesthesia. 2004;59(11):1121-5.
2. Kress JP, Hall JB. Cost considerations in sedation, analgesia, and neuromuscular blockade in the intensive care unit. Semin Respir Crit Care Med. 2001;22(2):199-210.
3. Merriman HM. The techniques used to sedate ventilated patients. Intensive Care Med. 1981;7(5):217-24.
4. Sessler CN, Gosnell MS, Grap MJ, Brophy GM, O'Neal PV, Keane KA, et al. The Richmond Agitation-Sedation Scale: validity and reliability in adult intensive care unit patients. Am J Respir Crit Care Med. 2002;166(10):1338-44.
5. Jakob SM, Lubszky S, Friolet R, Rothen HU, Kolarova A, Takala J. Sedation and weaning from mechanical ventilation: effects of process optimization outside a clinical trial. J Crit Care. 2007;22(3):219-28.
6. Mascia MF, Koch M, Medicis JJ. Pharmacoeconomic impact of rational use guidelines on the provision ofanalgesia, sedation, and neuromuscular blockade in critical care. Crit Care Med. 2000;28(7):2300-6.
7. Payen JF, Chanques G, Mantz J, Hercule C, Auriant I, Leguillou JL, et al. Current practices in sedation and analgesia for mechanically ventilated critically ill patients: prospective multicenter patient-based study. Anesthesiology. 2007;106(4):687-95.
8. BONICA JJ. Definitions and taxonomy of pain. In: Bonica JJ., edior. The management of pain. 2nd Edition. Ed. Phyladelphia: Lea & Febiger, 1990. p.18-9.
9. Bonstra AM, Preuper HRS, et al. Cut-off points for mild, moderate, ande severe pain on the visual analogue scale for pain in patients with chronic musculoskeletal pain. Pain. 2014;155(2):2545-50.
10. Ahlers SJ, van der Veen AM, van Dijk M, Tibboel D, Knibbe CA. The use of the Behavioral Pain Scale to assess pain in conscious sedated patients. Anesth Analg. 2010;110(1):127-33.
11. Schnakers C, Chatelle C, Vanhaudenhuyse A, Majerus S, Ledoux D, Boly M, et al. The nociception coma scale: a new tool to assess nociception in disorders of consciousness. Pain. 2010;148(2):215-9.
12. Aïssaoui Y, Zeggwagh AA, Zekraoui A, Abidi K, Abougal R. Validation of a behavioral pain scale in critically ill, sedated, and mechanically ventilated patients. Anesth Analg. 2005;101(5):1470-6.
13. O'Connor M, Bucknall T, Manias E. Sedation management in Australian and New Zealand intensive care units: doctors' and nurses' practices and opinions. Am J Crit Care. 2010;19(3):285-95.
14. Riker RR, Fraser GL. Altering intensive care sedation paradigms to improve patient outcomes. Crit Care Clin. 2009;25(3):527-38.
15. Pun BT, Gordon SM, Peterson JF, Shintani AK, Jackson JC, Foss J, et al. Large-scale implementation of sedation and delirium monitoring in the intensive care unit: a report from two medical centers. Crit Care Med. 2005;33(6):1199-205.
16. Swaiss IG, Badran I. Disconfort, awareness and recall in the intensive care-still a problem? Middle East J Anesthesiol. 2004;17(5):951-8.
17. Ogilvie MP, Pereira BM, Ryan ML, Gomez-Rodriguez JC, Pierre EJ, Livingstone AS, et al.. Bispectral index to monitor propofol sedation in trauma patients. J Trauma. 2011;71(5):1415-21.

18. Deogaonkar A, Gupta R, DeGeorgia M, Sabharwal V, Gopakumaran B, Schubert A, et al. Bispectral Index monitoring correlates with sedation scales in brain-injured patients. Crit Care Med. 2004;32(12):2403-6.
19. Coleman RM, Tousignant-Laflamme Y, Ouellet P, Parenteau-Goudreault É, Cogan J, Bourgault P. The use de biespectral index in the detection of pain in mechanically ventilated adults in the intensive care unit: a review of the literature. Pain Res Manag. 2015;20(1):33-7.
20. Vivien B, Di Maria S, Ouattara A, Langeron O, Coriat P, Riou B. Overestimation of Bispectral Index in sedated intensive care unit patients revealed by administration of muscle relaxant. Anesthesiology. 2003;99(1):9-17.
21. Sessler CN, Pedram S. Protocolized and target-based sedation and analgesia in the ICU. Anesthesiol Clin. 2011;29(4):625-50.
22. Girard TD, Kress JP, Fuchs BD, ThomasonJW, Schweickert WD, Pun BT, et al. Efficacy and safety of a paired sedation andventilator weaning protocol formechanically ventilated patients in intensivecare (Awakening and Breathing Controlledtrial): a randomised controlled trial. Lancet. 2008;371(9607):126-34.
23. Zhou Y, Jin X, kang Y, Liang G, Liu T, Deng N. Midazolam and propofol used alone or sequentially for long-term sedation in criticallly ill, mechanically ventilalated patiets: randomized study. Criti Care. 2014;18(3):R122.
24. Shehabi Y, Bellomo R, Reade MC, Bailey M, Bass F, Howe B, et al.. Early goal-directed sedation versus standard sedation in mechanically ventilated critically ill patients: a pilot study. Crit Care Med. 2013;41(8):1983-91.
25. Weinbroum AA, Halpern P, Rudick V, Sorkine P, Freedman M, Geller E. Midazolam versus propofol for long-termsedation in the ICU: a randomized prospective comparison. Intensive Care Med. 1997;23(12):1258-63.
26. Devlin JW, Roberts RJ. Pharmacology of commonly used analgesicsand sedatives in the ICU: benzodiazepines, propofol, and opioids. Anesthesiol Clin. 2011;29(4):567-85.
27. Wallace S, Mecklenburg B, Hanling S. Profound reduction in sedationand analgesic requirements using extended dexmedetomidine infusionsin a patient with an open abdomen. Mil Med. 2009;174(11):1228-30.
28. Sieber FE. Postoperative delirium in the elderly surgical patient. Anesthesiol Clin. 2009;27:451-64.
29. Muellejans B, Matthey T, Scholpp J, Schill M. Sedation in the intensivecare unit with remifentanil/propofol versus midazolam/fentanyl:a randomised, open-label, pharmacoeconomic trial. Crit Care. 2006;10(3):R91.
30. Wu CL, Raja SN. Treatment of acute postoperative pain. Lancet. 2011;377(9784):2215-25.

SEÇÃO 16

TRANSPLANTES

COORDENADORES

Ben-Hur Ferraz-Neto ▪ Alvaro Pacheco e Silva Filho

CAPÍTULO 233
TRANSPLANTE CARDÍACO

Enio Buffolo
João Nelson Rodrigues Branco

DESTAQUES

- O transplante cardíaco é considerado o melhor tratamento para os pacientes com insuficiência cardíaca refratária de diferentes etiologias, desde que obedecidas as adequadas indicações e respeitadas as contraindicações já bem estabelecidas.
- Considerações sobre o receptor e o doador e cuidados perioperatórios influenciarão o prognóstico. Os receptores devem ser avaliados em seus diversos sistemas orgânicos passíveis de complicações no pós-operatório e determinantes de um prognóstico ruim na evolução.
- Há diferentes diretrizes e protocolos para orientação nos diferentes aspectos do transplante. Também podem ser usados escores para avaliação e determinação do prognóstico do paciente com insuficiência cardíaca avançada, sendo os mais conhecidos: *The Seattle Heart Failure Model* e o *Heart Failure Survival Score* (HFSS).
- Técnica operatória: a tendência atual é a Bicaval que parece oferecer menos alterações de ritmo e insuficiências valvares comparada à técnica biatrial; no entanto, os benefícios na sobrevida ainda são contraditórios. Convém lembrar que o coração transplantado é desnervado e isso tem implicações clínicas.
- Imunossupressão: entre os existem diferentes protocolos, o mais comumente usado é o *esquema tríplice*, com a *ciclosporina* (ou tacrolimus), o micofenolato sódico e os glicocorticosteroides. Nos pacientes com miocardiopatia chagásica, parece haver vantagens com a azatioprina substituindo o micofenolato. O padrão-ouro para o diagnóstico das rejeições celulares, ainda que invasivo, é a biópsia endomiocárdica.
- A imunossupressão pode aumentar a suscetibilidade às complicações infecciosas (bacterianas, virais, fúngicas ou por protozoários). Permanente atenção deve ser dispensada a este problema. A recidiva de doença de Chagas não é incomum.
- As complicações tardias relacionam-se mais a efeitos colaterais das drogas imunodepressoras ou à rejeição. Assim, são comuns a hipertensão arterial, a dislipidemia, o comprometimento renal em diferentes graus e o aparecimento de diabetes.
- O paciente imunossuprimido pode ter incidência maior de neoplasias. A doença vascular do enxerto é a principal complicação tardia, responsável por grande parte dos óbitos após o primeiro ano de seguimento e parece estar relacionada a rejeição crônica e infecções pelo CMV.
- No primeiro ano pós-transplante, as maiores causas de morte são falência primária de enxerto, infecções e rejeição. Após o primeiro ano, as mortes são mais comuns por doença vascular do enxerto, falência não especificada do enxerto e doenças malignas. A sobrevida tem melhorado nas últimas décadas graças a avanços na imunossupressão e na prevenção e no tratamento das infecções oportunistas.
- O transplante cardíaco objetivamente se estabelece como um método terapêutico efetivo, com melhora da qualidade de vida e aumento da sobrevida do miocardiopata terminal.

INTRODUÇÃO

O transplante cardíaco, considerado quase uma ficção no início do século XX, hoje é realizado em todo o mundo, contando com mais de 3.500 procedimento anuais.[1] Tem sua indicação legítima nas insuficiências cardíacas refratárias de diferentes etiologias e é considerado o melhor tratamento para os casos terminais. Oferece relevante alteração na história natural dessa síndrome, oferecendo prolongamento de sobrevida e melhora da qualidade de vida.

Historicamente, Barnard e seu grupo, na África do Sul, em 1967, realizaram o primeiro transplante cardíaco entre humanos.[2] Houve nessa época, no mundo inteiro, grande entusiasmo pelo método. Surgiram, então, diversas complicações como rejeição e infecção, sendo registrada uma alta mortalidade pós-operatória. Isto fez a maioria das equipes interromper temporariamente o programa de transplantes.

Naquele primeiro momento, além do limitado conhecimento sobre o diagnóstico, o manuseio da rejeição era bastante restrito. O arsenal de drogas imunossupressoras na época era basicamente a azatioprina, os corticosteroides e o soro antileucocitário ou antitimocitário.

Com o surgimento da ciclosporina, já na década de 1980, que aumentava a eficiência da imunossupressão com poucas complicações, houve a retomada e o crescimento tanto do número de transplantes como do número de centros que se dispuseram a realizar o procedimento no mundo todo.

Particularmente no Brasil, após três casos pioneiros do professor Zerbini em 1968, houve um lapso de 17 anos de descrédito nessa terapêutica.[3] Só a partir de 1985, como no resto do mundo, os programas de transplantes foram reiniciados em vários centros do país.

Apesar de o transplante cardíaco ser reconhecido atualmente como o tratamento cirúrgico definitivo nas miocardiopatias terminais, ele apresenta importantes limitações que restringem a sua aplicabilidade mais ampla. Essas limitações ou restrições a grupos específicos de pacientes podem ser enumeradas como pouca disponibilidade de doadores, comorbidade dos receptores e complicações específicas pós-operatórias. Então, são importantes, no contexto geral, a criteriosa seleção dos pacientes que mais possam se beneficiar dessa indicação e a atenção quanto às suas contraindicações (previsão das complicações muito graves e limitantes), que certamente influenciarão o prognóstico dos pacientes.[4-6]

O RECEPTOR: INDICAÇÕES E CONTRAINDICAÇÕES AO TRANSPLANTE CARDÍACO

O candidato a transplante é o paciente portador de uma insuficiência cardíaca refratária (também dita em estágio terminal). Esses cardiopatas já vêm sendo submetidos a um tratamento medicamentoso otimizado, mas sem melhora. Trata-se de pacientes com péssima qualidade de vida e prognóstico de sobrevivência encurtada pela sua doença. Para esses casos, também não restaram, ou eventualmente até já foram realizadas, cirurgias corretivas e/ou procedimentos intervencionistas.

Os pacientes referidos são portadores de miocardiopatias primárias ou decorrentes da evolução de miocardiopatias isquêmicas, valvulares, congênitas ou outras. Apresentam sintomas classes III ou IV (NYHA) – mesmo com o tratamento convencional intenso. Geralmente são relatadas, para compensação clínica, internações hospitalares frequentes. A sobrevida estimada para esses casos é comumente inferior a 1 ano.

Diferentes grupos têm adotados protocolos semelhantes de avaliações para selecionar os receptores do transplante. Isso se faz necessário pela pouca disponibilidade de doadores de órgãos, ponderando-se quais deveriam ser os pacientes beneficiados, com melhores chances de sobrevida no pós-operatório. Sempre se levam em conta condições clínicas e a presença de determinadas comorbidades que, por si próprias ou pelo uso das drogas no pós-operatório, abreviariam a sobrevivência. Logicamente, além da minuciosa anamnese e do exame físico detalhados, inúmeros exames subsidiários são usados para avaliar os diversos sistemas orgânicos. Exploram-se, assim, particularidades que possam intervir na boa evolução clínica ou ser causas de complicações no pós-operatório (Quadro 233.1).

QUADRO 233.1. Avaliação pré-operatória para transplante cardíaco.

- Anamnese e exame físico
- Radiografia de tórax (três posições)
- Avaliação cardiocirculatória
    - Eletrocardiograma (Holter de 24h em arritmias importantes)
    - Ecodopplercardiograma
    - Cinecoronariografia com ventriculografia
    - Estudo hemodinâmico – cálculo da resistência vascular pulmonar (RVP)
    - RVP em condições basais e com vasodilatadores
    - Ventriculografia radioisotópica (tecnécio-99m)
    - Expiroergometria (cálculo de consumo de O_2)
- Avaliação geniturinária
    - Urina I, ureia, creatinina, sódio, potássio, depuração de creatinina
    - Ultrassonografia prostática e pélvica (maiores de 50 anos)
- Avaliação hepática
    - Atividade e protrombina, bilirrubina, albumina, fosfatase alcalina, transaminases
- Avaliação hematológica
    - Hemograma, plaquetas, coagulograma
- Avaliação respiratória
    - Provas de função pulmonar (quando indicadas)
- Avaliação infectoparasitária
    - Sorologia para doença de Chagas, hepatites B e C, lues, toxoplasmose, citomegalovírus (CMV), vírus da síndrome de imunodeficiência adquirida (HIV)
- Avaliação gastrenterológica
    - Protoparasitologia (tratar estrongiloidíase, independentemente)
    - Endoscopia digestiva alta
    - Ultrassonografia abdominal
    - Esofagograma e enema opaco (chagásicos ou maiores de 50 anos)
- Perfil imunológico
    - *Cross match* contrapainel
    - Tipagem sanguínea

As diferentes avaliações permitem enquadrar o paciente, segundo os vários protocolos (American College of Cardiology, European Society of Cardiology, Canadian Cardiovascular Society etc.), nos critérios de indicações e contraindicações para o transplante. Obviamente, deve-se sempre usar de bom senso.[7-11]

Também estão disponíveis atualmente, além de diretrizes e protocolos, vários centros que podem ajudar nos casos mais controversos. Isso é particularmente útil no que se refere à predição da sobrevida e da evolução clínica da doença, facilitando, então, a indicação de transplante. Dentre os escores mais conhecidos, citem-se *The Seattle Heart Failure Model* (disponível online no www.seattleheartfailuremodel.org) e o *Heart Failure Survival Score* (HFSS).[12-13]

Quando a resistência vascular pulmonar (RVP) for alta (> 5 a 8 unidades Wood) mesmo após o uso de vasodilatadores, não pode ser indicada a realização do transplante cardíaco clássico (ortotópico). Nesses casos, em decorrência da sobrecarga do novo coração, haveria falência ventricular direita, que constitui complicação muito grave. A opção, nesses casos de RVP alta, seria o transplante heterotópico (coração "auxiliar"). Sob RVP ainda mais alta (> 8 unidades Wood), a única possibilidade restante seria o transplante cardiopulmonar em bloco (raramente indicado).

AVALIAÇÃO DE REATIVIDADE IMUNOLÓGICA

É importante destacar que, para os casos em que tenham havido cirurgia cardíaca prévia, gravidez ou transfusões sanguíneas repetidas, a sorologia é imprescindível para testar a reatividade em um painel de antígenos aleatórios de doadores (*cross match* contrapainel). Se a reatividade contrapainel for maior que 10%, haverá a necessidade, ainda no pré-transplante, da assim chamada prova cruzada (soro do receptor com linfócito do doador).

O desenvolvimento de tecnologia para a detecção de anticorpos específicos anti-HLA (p. ex.: usando o painel Luminex), particularmente identificando antígenos inaceitáveis de um possível doador, tem facilitado o propósito da logística do transplante. Assim, dispõe-se, atualmente, do assim chamado painel virtual, que consiste na determinação prévia dos anticorpos específicos de cada receptor, para então compará-los aos antígenos HLA de um eventual doador. Nesses casos, a compatibilidade pode ser aferida virtualmente, via computador, pela Central de Transplantes, sendo, então, comunicada à equipe transplantadora. Esse recurso, na era moderna, aumenta as chances de um receptor sensibilizado conseguir um doador adequado, mesmo a distância.[14]

INDICAÇÕES PARA O TRANSPLANTE CARDÍACO

Os pacientes com insuficiência cardíaca refratária, considerados candidatos a transplante, deverão estar com suas medicações em doses otimizadas, estando já excluídas as alternativas cirúrgicas clássicas. Como referido, existem diferentes protocolos e diferentes diretrizes disponíveis na literatura médica.[7-11] As principais indicações, em linhas gerais, estão relacionadas no Quadro 233.2, a seguir, de maneira prática e simplificada.

QUADRO 233.2. Indicações gerais para o transplante cardíaco (com medicação otimizada e excluídas alternativas cirúrgicas).

Indicações definitivas
- Consumo de oxigênio (VO_2) máx. < 10 mL/kg/min
- Classe IV da NYHA
- Hospitalizações frequentes
- Isquemia refratária (inoperável) e com fração de ejeção < 0,20
- Arritmias ventriculares recorrentes sintomáticas

Indicações prováveis
- VO_2 máx. < 14 mL/kg/min (ou maior, mas com outros fatores de risco)
- Classes III-IV da NYHA
- Hospitalizações recentes e frequentes
- Angina instável não tratável por cirurgia ou angioplastia e com fração de ejeção do VE < 0,25

CONTRAINDICAÇÕES PARA O TRANSPLANTE CARDÍACO

Algumas condições clínicas ou comorbidades podem, por si mesmas, limitar a sobrevida dos pacientes. Também há que ser lembrada a necessidade de drogas imunossupressoras no pós-operatório, o que pode constituir uma limitação ao transplante (Quadro 233.3).

QUADRO 233.3. Contraindicações relativas e absolutas para o transplante cardíaco.

Contraindicações absolutas
- Infecção ativa
- Sorologia positiva para HIV
- RVP > 5 unidades Wood ou gradiente transpulmonar > 15 ou pressão sistólica pulmonar > 60 mmHg
- Condições psicossocioeconômicas desfavoráveis
- Neoplasia com mau prognóstico
- Infarto pulmonar (< 2 meses)
- Úlcera péptica ativa

Contraindicações relativas
- Idade biológica > 65 anos
- Diabete melito (com lesão de órgão-alvo)
- Diverticulite ativa
- Disfunção significante pulmonar, hepática ou renal
- Prévia demonstração de não adesão ao tratamento e ao seguimento
- Obesidade mórbida
- Doenças vascular cerebral ou vascular graves

DOADOR DE ÓRGÃOS

A disponibilidade de órgãos é o fator limitante mais importante para o aumento do número de transplantes.

No caso do coração, deve ter sido estabelecido o diagnóstico de morte encefálica do doador por neurologistas ou neurocirurgiões não relacionados às equipes transplantadoras. Além da caracterização clínica, é necessária pelo menos uma documentação gráfica da morte (carotidoangiografia, eletroencefalografia, potencial evocado ou cintilografia cerebral). A autorização por escrito dos familiares com testemunhas deve sempre ser requerida.

Mais de 80% das causas de morte encefálica correspondem a traumatismo craniano e hemorragia subaracnóidea, outras causas são: acidente vascular cerebral (AVC) isquêmico, anoxia cerebral, tumor cerebral etc.

Há inúmeros critérios para aceitação desse doador (Quadro 233.5), que deve ser bem avaliado para garantir condições adequadas para a cirurgia (Quadro 233.4).

QUADRO 233.4. Avaliação do doador de coração.

- Anamnese junto aos familiares (doenças cardíacas, infecciosas, fatores de risco para Aids etc.)
- Exame físico completo, peso e altura
- Avaliação pelo neurologista (não pertencente à equipe transplantadora)
- Alguma prova gráfica de morte (carotidoangiografia, eletroencefalografia, Doppler transcraniano etc.)
- Radiografia de tórax
- Ecocardiograma
- Cinecoronariografia: homens > 40 anos, mulheres > 45 anos ou qualquer paciente com história de angina e fator de risco
- Tipagem sanguínea (checar no próprio hospital do transplante)
- Avaliação laboratorial: gasometria, eletrólitos, hemograma, ureia, creatinina, glicemia, CPK, CKMB
- Sorologia para doença de Chagas, hepatites B e C, lues, malária, toxoplasmose, CMV e HIV
- Retirada de linfonodo linfático para prova cruzada com o receptor
- Autorização da família por escrito
- Avaliação do coração após esternotomia, já na sala operatória

CPK: creatinofosfoquinase; CKMB: creatinofosfoquinase fração MB; CMV: citomegalovírus.

QUADRO 233.5. Critérios para aceitação do doador no transplante cardíaco.

- Afastar doenças cardiovasculares ou trauma cardíaco importante
- ECG e ecocardiograma normais
- Compatibilidade dos grupos sanguíneos ABO com o receptor
- Peso ou superfície corporal compatível (diferença não menor do que 20% e não maior do que 60% do receptor)
- Idade biológica < 55 anos
- Ausência de parada cardíaca ou hipotensão prolongada
- Mínimo suporte de aminas vasopressoras (dopamina < 10 µg/kg/min)
- Ausência de neoplasias com potencial metastático
- Ausência de sepse ou doença transmissível
- Sorologias negativas para doença de Chagas, hepatites B e C, lues, malária, toxoplasmose, CMV e HIV
- Hospital de retirada do coração localizado a uma distância do hospital do receptor que permita um tempo total de isquemia cardíaca menor que 4h

ECG: eletrocardiograma; CMV: citomegalovírus.

CUIDADOS COM O DOADOR

Devem ser equivalentes aos prestados a um paciente da unidade de terapia intensiva (UTI).[15]

São necessários cateteres para a infusão fácil de líquidos endovenosos e cateteres para controles de pressão arterial. Também é importante a sondagem vesical para medida do débito urinário.

O diabetes insípido é um fenômeno comum após a morte encefálica e a poliúria, muitas vezes, pode causar desidratação, hipocalemia, hipernatremia e hiperosmolaridade. A volemia adequada deve ser restabelecida com a reposição de Ringer-lactato, que contém concentração relativamente baixa de sódio. Deve ser monitorizada a pressão venosa central (PVC), a ser mantida pelo menos entre 10 e 12 mmHg.

De início, pode até ser necessário administrar cerca de 2 a 5 litros de líquido endovenoso e, posteriormente, usar solução salina hipotônica com glicose a 100 mL/h, adicionando-se ainda o correspondente à perda urinária da hora anterior.

Nos casos de poliúria maciça (mais de 4 mL/kg/h), deve sempre ser usado o hormônio antidiurético (ADH), que também manterá o tônus vascular.

Além da hipovolemia, outros fatores podem contribuir para a hipotensão e instabilidade do doador, já que após a morte encefálica ocorrerão liberação de citocinas e insuficiência neuroendócrina (lesão do hipotálamo e hipófise), levando, assim, à depressão miocárdica e perda do tônus vascular (vasoplegia).

A hipotermia, fator importante após a morte encefálica, é causada não só por alterações nos centros termorreguladores centrais, como também pela infusão de soluções endovenosas e ventilação pulmonar não aquecidas. Contribui ainda para o esfriamento, manter o doador descoberto (sem aquecimento). A hipotermia pode provocar inúmeras complicações, tais como arritmias cardíacas, depressão miocárdica e desvio para a esquerda da curva de dissociação de oxiemoglobina contribuindo para a hipóxia. Temperaturas centrais inferiores a 30ºC é uma predisposição à fibrilação ventricular espontânea.

Para a obtenção de órgãos de boa qualidade, deve ser dada atenção especial ao tempo de isquemia, ou seja, ao tempo de clampeamento da aorta na retirada do órgão, quando o coração fica sem irrigação sanguínea até o seu implante no receptor.

Tempos de isquemia maiores que 4 horas, mesmo com proteção pelas soluções cardioplégicas, contribuem muito na mortalidade hospitalar, em função da falência do órgão.

Por essa razão, prefere-se o transplante cardíaco lado a lado, ou seja, doador e receptor em salas contíguas, situação esta limitada pela carência de doadores. A situação mais frequente é a captação a distância, quando o coração retirado, após uma adequada cardioplegia, deve ser acondicionado em saco plástico com solução salina gelada e transportado em geladeira pequena, o mais rápido possível, ao hospital onde se encontra o receptor.

É recomendável a administração, aos potenciais doadores, de antibióticos profiláticos sistêmicos, em função de haver múltiplos equipamentos de monitorização invasiva, além de exposição ambiental durante os procedimentos na sala de cirurgia. Isso deve ser feito com o uso de cefalosporina de 3ª geração.

É possível a transmissão de uma infecção bacteriana a distância pelo transplante de coração, apesar de muito difícil. A utilização do órgão é contraindicada nas infecções fúngicas.

A determinação do antígeno leucocitário humano (HLA) do doador antes do transplante, até recentemente, era pouco realizada na rotina por causa da limitação de tempo. Essa medida vem sendo progressivamente adotada com a retirada prévia de um gânglio linfático do doador para o *cross match* virtual no caso dos receptores hiper-reativos.

CONSIDERAÇÕES SOBRE O ATO OPERATÓRIO

Quanto à técnica operatória, o transplante cardíaco pode ser ortotópico, quando há praticamente a troca de corações; ou heterotópico, em que se utiliza o coração do doador apenas como auxiliar ao do receptor. Os transplantes heterotópicos, em razão das inúmeras complicações, como tromboembolismo e infecção, são pouco usados.

Com relação à técnica do transplante ortotópico, esta pode ser a técnica *standard* (ou biatrial) ou a variante técnica bicaval. Nenhuma das técnicas apresenta diferença nas anastomoses entre os cotos aórticos e pulmonares, mas sim nas anastomoses das outras estruturas cardíacas, como descrito a seguir.

A técnica *standard*, ou atrial, foi inicialmente apresentada em cães, por Lower e Shumway (1960) e, posteriormente, por Barnard, com poucas modificações. Distingue-se pela facilidade técnica e pela não remoção de parte do coração do receptor (Figura 233.1). Assim, após a cardiectomia (ventriculotomia), são deixadas as partes posteriores do átrio direito (com as veias cavas) e do átrio esquerdo (com as veias pulmonares).[16]

Na técnica bicaval ou total, remove-se a maior parte do coração do receptor, e as anastomoses são feitas entre as veias cavas superiores e inferiores e entre a parte posterior do átrio esquerdo, com as veias pulmonares em conjunto ou separadas (uni ou bipulmonar) (Figura 233.2).[17]

Vários estudos demonstraram, com a técnica *standard*, contribuição anormal dos átrios para o enchimento ventricular, além de muitos casos com insuficiência tricúspide e insuficiência mitral, situação que pode ser melhorada com o método bicaval.[18]

Diversos aspectos relacionados ao doador podem modificar o prognóstico do paciente submetido ao transplante cardíaco. Relacionado ainda ao ato operatório, outro aspecto muito importante e bem relatado em diversos trabalhos é o tempo de isquemia total (da retirada do órgão até sua reperfusão). Se esse tempo ultrapassar 3 a 4 horas (mesmo usando-se a "proteção" de soluções cardioplégicas), haverá maior agressão do órgão transplantado, onerando a mortalidade hospitalar e também a sobrevida em longo prazo.[19-21]

Deve-se ter em mente que, pelo fato de o coração transplantado ser "desnervado" (simpático e parassimpático), é imperioso sempre deixar implantados, no ato operatório, fios de marca-passos temporários ventriculares e atriais.

REJEIÇÃO E IMUNOSSUPRESSÃO
REJEIÇÃO

São fundamentais para a sobrevida do paciente transplantado a prevenção, o diagnóstico e o tratamento da rejeição aguda ou crônica do órgão.

Conceitualmente, as rejeições podem ser classificadas em diferentes tipos imunológicos: a rejeição hiperaguda; rejeição humoral (ou rejeição vascular); rejeição aguda celular; e rejeição crônica.

A rejeição **hiperaguda**, menos frequente, é rápida e mediada por anticorpos pré-formados (trata-se de uma rejeição humoral). É usualmente resultado de exposição prévia aos antígenos durante a gravidez ou transfusão sanguínea. Esse tipo de rejeição pode ocorrer mesmo na ausência de incompatibilidade ABO ou de anticorpos anti-HLA, havendo uma agressão ao sistema endotelial intermediado por anticorpos citotóxicos. Para a sua prevenção, é importante o estudo prévio do grau de sensibilização alogênica do receptor, o que é feito por meio do painel de linfócitos ou pela prova cruzada específica (linfonodo do doador e soro do receptor) nos pacientes já ditos sensibilizados (painel > 10%).[22]

A rejeição chamada *aguda* é mediada pela ativação e proliferação de linfócitos específicos. É fundamentalmente celular, havendo a infiltração linfoide do coração. Pode parecer já na primeira semana após a cirurgia e os pacientes têm uma média de 2 a 3 desses episódios no primeiro ano pós-transplante. Do total, 50% a 60% dos pacientes experimentam pelo menos um episódio de rejeição celular aguda que ocorre, mais comumente, nos 3 primeiros meses de pós-operatório. A partir do 6º mês, a frequência e a intensidade desses episódios de rejeição costumam diminuir.[23]

O diagnóstico clínico das crises de rejeição, às vezes, é tardio e difícil, com sintomas gerais como astenia, apatia e fatigabilidade ou sinais inespecíficos, como febre, taquicardia, ritmo de galope, abafamento de bulhas, sinais de insuficiência cardíaca ou arritmias. O eletrocardiograma, também inespecífico, pode apresentar diminuição da amplitude dos complexos QRS, desvio do eixo cardíaco, distúrbio de condução e arritmias. É imprescindível, então, a realização da biopsia endomiocárdica do ventrículo direito por via transvenosa, que permite não só o diagnóstico específico do grau de rejeição, como também o acompanhamento do tratamento e a evolução.

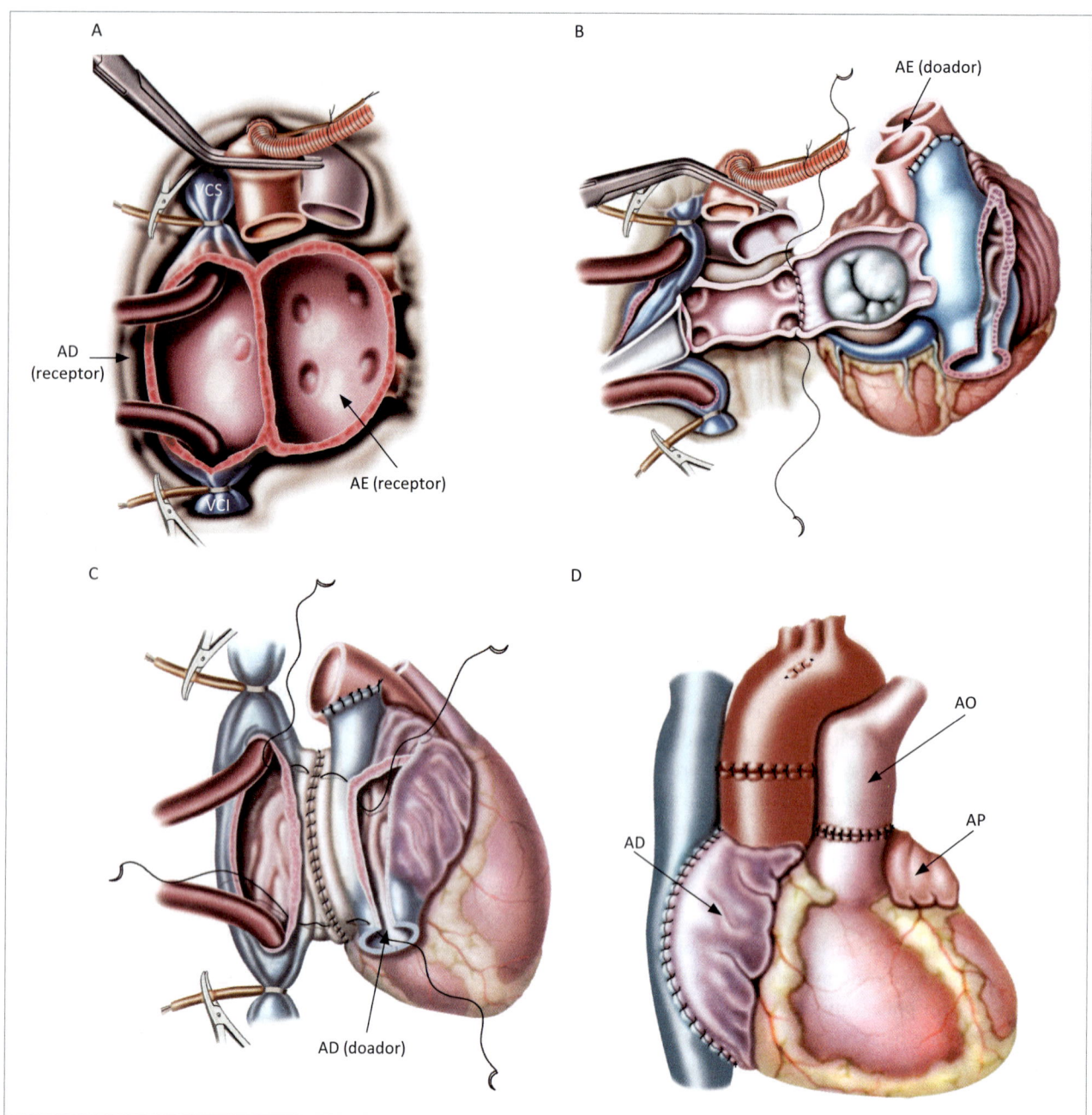

FIGURA 233.1. Transplante cardíaco clássico ou *standard*. (A) Após a retirada do coração nativo. (B) Anastomose dos átrios esquerdos. (C) Abertura do átrio direito a partir da veia cava inferior (modificação de Barnard e Cooley). (D) Átrios direitos já anastomosados e aspecto final após as anastomoses também dos cotos pulmonar e aórtico.
Fonte: Lower e Shumway, 1960.[16]

Inúmeros métodos não invasivos têm sido propostos para substituir a biópsia endomiocárdica do ventrículo direito, porém esta se impõe por sua especificidade e segurança diagnóstica (padrão-ouro). A periodicidade das biópsias varia de acordo com o protocolo de diferentes equipes, mas a maioria dos grupos realiza biópsias endomiocárdicas semanais no 1º mês de pós-operatório, repetindo-as mensalmente até o 3º ou 6º meses. As biópsias devem também ser realizadas quando se julgar conveniente, ou seja, na medida da suspeita clínica de rejeição ou mesmo na presença de alterações de exames não invasivos (ecocardiograma com estresse, cintilografia com gálio 67, índio radioativo, ressonância magnética etc.).[24-27]

SISTEMA DE GRADUAÇÃO DAS BIÓPSIAS ENDOMIOCÁRDICAS (ISHLT)

Os achados histológicos da biópsia endomiocárdica podem ser graduados usando a nomenclatura da International Society for Heart and Lung Transplantation (ISHLT), proposta em 1990 e revisada em 2004.[28-29]

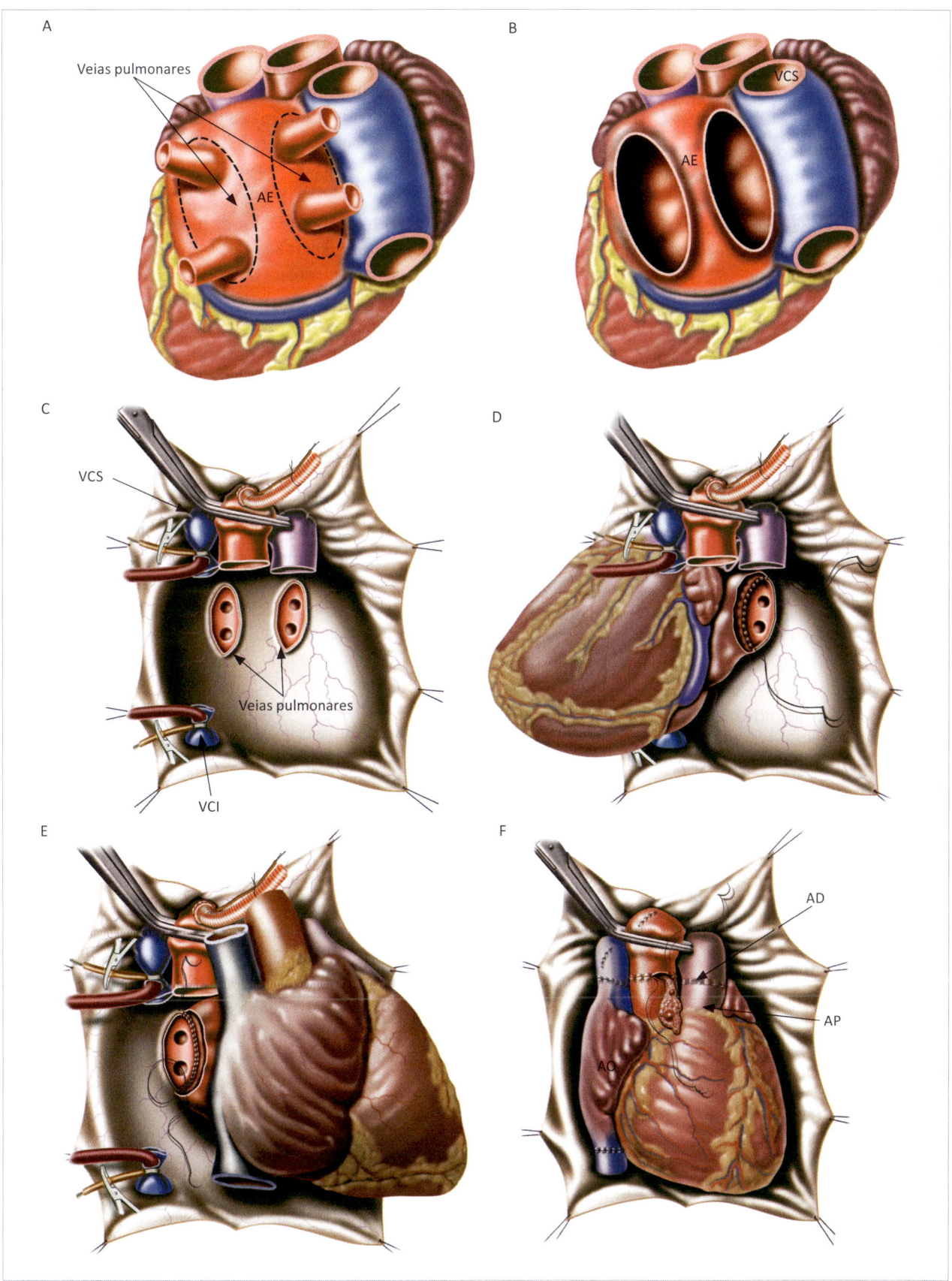

FIGURA 233.2. Transplante cardíaco total ou bicaval. (A) e (B) Vista posterior do coração do doador retirando-se as veias pulmonares. (C) Após a retirada "total" do coração nativo. (D) Início da anastomose com as veias pulmonares esquerdas. (E) Início da anastomose com as veias pulmonares direitas. (F) Finalização: anastomoses das veias e cotos pulmonar e aórtico.
Fonte: Yacoub e colaboradores, 1989, e Dreyfus e colaboradores, 1991.

Assim, para a rejeição celular há:

- **Grau 0:** sem rejeição.
- **Grau 1 R, leve:** infiltrado intersticial e/ou infiltrado de linfócitos mononucleares com até um *focus* de lesão de miócito.
- **Grade 2 R, moderada:** dois ou mais *foci* de infiltrado de linfócitos mononucleares com associação de lesão de miócito.
- **Grade 3 R, grave:** infiltrado difuso de linfócitos mononucleares com dano multifocal de miócitos, com ou sem edema, hemorragia, ou vasculite.

A biópsia endomiocárdica pode também diagnosticar a rejeição humoral, que poderá ser, paralelamente, confirmada pela detecção de anticorpos específicos do doador.

Outros diagnósticos casuais pela biópsia, além da rejeição, são infecções do tipo detecção de citomegalovírus (inclusões citoplasmáticas nos macrófagos) ou *Toxoplama gondii*.

Finalmente, o último tipo é a chamada rejeição crônica (ainda existe controvérsia para essa denominação). Acredita-se que este tipo de rejeição seja expressa basicamente pela **doença** vascular do enxerto e é o resultado da agressão imunológica crônica à íntima das artérias e das veias cardíacas levando a uma isquemia miocárdica (que é "silenciosa" pela desnervação), com consequentes fibrose e deterioração miocárdica. Parece haver, como fatores coadjuvantes na patogênese dessa entidade, a participação de infecções por citomegalovírus, como também alterações do perfil lipídico do paciente.

O diagnóstico definitivo da doença vascular do enxerto é confirmado apenas pela cinecoronariografia, já que exames não invasivos têm baixa sensibilidade. Na evolução para uma fase terminal dessa doença (disfunção ventricular importante), estaria indicado o retransplante.

IMUNOSSUPRESSÃO (IMUNODEPRESSÃO)

Baseia-se no uso de vários agentes que agirão em diferentes pontos do sistema imunológico. Nos primeiros transplantes foram utilizados os corticosteroides, a azatioprina e a globulina antimocitária (ATG). Nos anos 1980, houve a introdução da **ciclosporina**, que apresenta ação mais seletiva na resposta imunológica celular, com diminuição da intensidade dos episódios de rejeição, de infecção e de morbidade e mortalidade.

TERAPIA DE INDUÇÃO

A proposição de terapia de indução com as diferentes drogas imunossupressoras ainda não constitui consenso entre todas as equipes. Aproximadamente 50% dos programas de transplante usam essa estratégia.[1] Em casos específicos, como sugere o bom senso, a terapia de indução seria aconselhável, quando, por exemplo, adota-se a tática de início da ciclosporina somente após alguns dias do pós-operatório. A justificativa dessa estratégia é aguardar o momento mais adequado pós-transplante, no qual as funções cardiovasculares e renais já estivessem estabilizadas. Assim, haveria mais tardiamente uma diminuição da nefrotoxicidade da ciclosporina sem aumentar os episódios de rejeição precoce. Deve-se lembrar que esses pacientes já vêm debilitados do pré-operatório, pelo baixo débito crônico e pela consequente hipoperfusão tecidual global.[30-31]

A seguir, estão relacionados os principais agentes usados na terapia de indução contemporânea:[1,32-36]

- Antagonistas do receptor da interleucina-2 dos linfócitos T (*Basiliximab-Simulect*) – usados em cerca de 27% dos transplantados.
- Anticorpos policlonais antitimocitários (imunoglobulina linfocitária-ATGAM, derivada de soro de cavalo; ou timoglobulina, derivada de soro de coelho) – usados em cerca de 23% dos transplantes.
- Anticorpos monoclonais-OKT3 (Muromonab-CD3) – usados em menos de 1% dos transplantes.[*]
- Alemtuzumab (anticorpo monoclonal em ativa investigação).

IMUNOSSUPRESSÃO DE MANUTENÇÃO

Com relação à **imunossupressão de manutenção**, os mais modernos protocolos empregam um regime de três drogas (esquema tríplice), que consiste de um inibidor da calcineurina (ciclosporina ou tacrolimus), um agente antimetabólico (micofenolato mofetil ou, menos comumente, azatioprina) e doses controladas de glicocorticosteroides (no 1º ano pós-transplante). Esse esquema tem como vantagem o fato de utilizar doses menores de cada um dos medicamentos, o que minimiza os conhecidos efeitos colaterais indesejáveis de cada fármaco isoladamente.

A ciclosporina faz parte da maioria dos protocolos de imunodepressão e apresenta como toxidade maiores insuficiência renal, hipertensão, dislipidemia, hipocalemia, hipomagnesemia e neurotoxidade. A hiperplasia gengival e hirsutismo são efeitos colaterais também ligados à ciclosporina.

Atualmente, está havendo uma tendência progressiva para o uso de outro inibidor da calcineurina, o tacrolimus (previamente conhecido como FK 506), com maior prevenção de rejeição aguda e melhores resultados gerais. Comparado com a ciclosporina, o tacrolimus (Prograf) está associado a menos hipertensão e dislipidemia; no entanto, ele parece ter aumentado a frequência do aparecimento de diabetes melito novo.[38-39]

O micofenolato mofetil não é nefrotóxico e causa menor supressão da medula óssea em comparação à *azatioprina*. Entre seus principais efeitos colaterais, podem ser citados leucopenia e toxidade intestinal (náuseas, gastrite e diarreia). O

---

[*] O uso do OKT3 como terapia de indução em transplante cardíaco, em razão dos efeitos adversos e da disponibilidade de agentes alternativos, declinou significativamente entre 1997 e 2007 e, atualmente, é mantido em menos de 1% dos transplantes cardíacos.[37]

micofenato sódico tem efeitos terapêuticos semelhantes, mas promove a liberação entérica dos sais de ácido micofenólico e melhora a tolerância do trato gastrintestinal (por isso, o comprimido não deve ser esmagado antes de ingerido).[40]

As seguintes conversões entre os dois medicamentos podem ser feitas:

- 1.000 mg de *micofenolato mofetil* = 720 mg de *micofenolato sódico*
- 1.500 mg de *micofenolato mofetil* = 1.080 mg de *micofenolato sódico*

Em nosso meio, nos casos de miocardiopatia chagásica, ficou demonstrada evidente vantagem no uso de azatioprina em vez do micofenolato pelas menores complicações relatadas.[41]

Uma nova classe de drogas conhecida como inibidores de sinal de proliferação vem sendo usada seletivamente em pacientes com insuficiência renal, doença vascular do enxerto e malignidade. O objetivo é reverter a lenta progressão dessas condições. As duas drogas dessa classe, o sirolimus (rapamune) e everolimus (*zortress*), têm efeito similar de ação. Desafortunadamente, uma alta incidência de efeitos colaterais, incluindo deiscência de ferida esternal, depressão de medula óssea e efusões pleurais e pericárdicas, tem impedido o uso mais amplo dessas drogas.[42-43]

A II Diretriz de Transplante da Sociedade Brasileira de Cardiologia sugere que o protocolo de imunossupressão seja baseado nas considerações relacionadas na Tabela 233.1.[44]

Como os episódios de rejeição são mais frequentes nos primeiros meses pós-transplante, já no pós-operatório recente é importante a aferição frequente (2 a 3 vezes por semana após a introdução da droga) dos níveis séricos de ciclosporina. No pós-operatório mais tardio, pode ser diminuída a dosagem dessa droga, mas é primordial a monitorização frequente dos níveis séricos de **ciclosporina** para assegurar uma ação terapêutica eficaz com mínimos efeitos colaterais, não deixando os pacientes mais vulneráveis à infecção por germes oportunistas (Tabela 233.2). Também é possível monitorizar os níveis séricos das drogas: tacrolimus, sirolimus, everolimus. A monitorização dos níveis séricos da *azatioprina* não é necessária.[44-45]

O esquema de imunodepressão sempre deverá ser alterado em decorrência de episódios de rejeição ou dos efeitos colaterais das drogas.

TABELA 233.2. Níveis séricos (C2*) de ciclosporina a serem atingidos.

Mês PO do TX	Nível alvo (mg/mL)
0-3	350-450
3-6	250-350
6-12	200-300
> 12	100-200

*C2: Medida após a administração da droga.
PO: pós-operatório; TX: transplante.

TABELA 233.1. Drogas imunossupressoras.

Drogas	Via	Dose inicial	Manutenção	Nível sérico
Prednisona	Oral	1 mg/kg	Retirada em 6 meses	Não se aplica
Metilprednisolona	Venosa	500-1.000 mg, dose decrescente até terceiro PO	Tratamento de rejeição aguda por 3-5 dias	Não se aplica
Ciclosporina	Oral	3-8 mg/kg/dia	Guiada por sintomas, rejeição e nível sérico	C0: 350-450 (inicial); 250-350 (3 a 6 meses); 200-300 (6 a 12 meses); 100-200 (acima de 1 ano)
	Venosa	1-2 mg/kg/dia (1/3 dose oral)		
Tacrolimus	Oral	0,05-0,1 mg/kg/dia;	Guiada por sintomas, rejeição e nível sérico	Vale: 10-15 ng/mL (inicial); 5-10 ng/mL (pós 6 meses)
	Venosa	0,01-0,02 mg/kg/dia		
Azatioprina	Oral	1,5-2,5 mg/kg/dia	1,5-2,5 mg/kg/dia manter leucócitos acima de 4.000	Não utilizado rotineiramente (manter leucócitos acima de 4.000)
	Venosa	Semelhante a oral		
Micofenolato mofetil	Oral	1 g 12/12h	500-1,5 g 12/12h	MPA 2,5-5 µg/mL
	Venosa	Semelhante a oral		
Micofenolato sódico	Oral	720 mg 12/12h	360-1.080 g 12/12h	MPA 2,5-5 µg/mL
Sirolimus	Oral	Ataque de 6 mg	2 mg/dia – 1 x/dia (ajuste por nível sérico)	Vale: 5-15 ng/mL
Everolimus	Oral	0,5-1,5 mg/dia	0,5-1,5 mg/dia – 12/12h	Vale: 3-8 ng/mL

Fonte: II Diretriz Brasileira de Transplante Cardíaco Arq Bras Cardiol.2009;94(1 supl.1):e16-e73.
PO: pós-operatório.

Dependendo do número de episódios de rejeições ocorridos na fase inicial, a maioria dos protocolos recomenda a retirada do corticosteroide após o período do 3º e o 6º mês de pós-operatório. A partir de então, será mantido o esquema duplo. Isso é particularmente interessante nos pacientes que apresentavam o diagnóstico de miocardiopatia chagásica no pré-operatório. Acredita-se que eles já teriam naturalmente seu sistema imunológico "menos competente" e, sem os corticosteroides, apresentarão, no seguimento, menos recidivas da doença.[46] Ver dosagem de tacrolimus.

Tratamento da rejeição celular aguda

Será baseado no achado da biópsia endomiocárdica, no grau de comprometimento hemodinâmico e/ou sintomas e no número de rejeições precedendo imediatamente a rejeição a ser tratada.

Os casos de rejeição considerados leve a moderada (grau 1-2) podem ser tratados apenas com o ajuste na dosagem dos imunodepressores (verificar se o nível sérico de ciclosporina ou de tacrolimus está subterapêutico).[45] Quando existe comprometimento hemodinâmico concomitante, haverá necessidade de altas doses de corticosteroides (com resolução de 80 a 85% dos casos).

O comprometimento hemodinâmico pode ser sinalizado pela queixa de fadiga profunda e, objetivamente, compreende um ou mais dos seguintes dados:

- Redução no débito cardíaco (< 4,0 L/min) ou índice cardíaco (< 2,0 L/min/m^2).
- Diminuição na saturação da artéria pulmonar (< 50%).
- Uma elevação na pressão da artéria pulmonar ou pressão capilar pulmonar.

O tratamento típico com corticosteroides envolve a pulsoterapia oral com prednisona (3 a 5 mg/kg por 3 a 5 dias) ou a pulsoterapia intravenosa com metilprednisolona (500 a 1.000 mg/dia por 3 dias), que pode ser repetida após nova biópsia que ainda mostre rejeição. Após as pulsoterapias, devem ser feitas novas biópsias (após 1 semana).[47-48]

Quando o comprometimento hemodinâmico for preocupantemente intenso, pode-se apelar para a globulina antitimocitária ou o OKT3 (preferencialmente o primeiro).

O uso de timoglobulina ou soro antimocitária poderá trazer efeitos colaterais como reações alérgicas e imunes e maior suscetibilidade a infecções (especialmente pelo citomegalovírus – CMV – e pelas herpéticas).[49]

O OKT3 (dose usual de 5 mg/dia IV, por 10 a 14 dias) também está associado a importantes efeitos colaterais como febre, tremores, náuseas, vômitos e diarreia. Essa droga pode levar ao aumento na incidência de infecções, doença linfoproliferativa (associada ao Epstein-Barr Vírus) e edema pulmonar.

Nos pacientes tratados com altas doses de corticosteroides ou terapia antilinfocitária, recomenda-se profilaxia antibiótica e antiviral. Um regime típico desses medicamentos inclui:

- **Clotrimazole** (pastilhas) para prevenção oral de candidíase.
- **Acyclovir** para prevenir infecção por herpesvírus (alguns centros usam, no 1º ano de pós-operatório, o ganciclovir para prevenção de infeções pelo CMV).
- **Trimetropim-sulfametoxazol** (na presença de alérgico à sulfa – pentamidine aerosol) para prevenção de pneumonia.

OUTRAS DROGAS E RECURSOS NO MANUSEIO DA REJEIÇÃO

Abordagens alternativas podem ser usadas em pacientes que receberam duas ou três terapias com OKT3 ou globulina antilinfocitária. Essas alternativas incluem fotoférese, irradiação linfoide total e mudanças no regime imunossupressor.

A fotoférese, também chamada fotoquimioterapia, envolve a separação (*ex vivo*) de leucócitos de eritrócitos e a exposição dos leucócitos ao 8-metoxipsoralen e à luz ultravioleta. Seria, em uma analogia, como uma "vacina de células-T" que usualmente é administrada duas vezes por semana por 4 semanas. Pode ser útil para as rejeições resistentes ou com recorrências frequentes e tem como vantagens apresentar poucos efeitos colaterais, apesar de disponibilidade restrita.[50]

A irradiação linfoide total (na dose de 30 Gy) é referida na literatura aplicada em rejeições cardíacas e renais rebeldes. O tratamento com essa técnica é tido como limitado por ser dispendioso, por consumir tempo e ser de ação lenta. Entre os efeitos colaterais, são referidas a leucopenia e náuseas importantes.[51]

As mudanças nos agentes da imunossupressão de manutenção têm mostrado algum benefício na reversão de rejeições rebeldes e recorrentes. Como exemplos, podem ser citados o tacrolimus, que, em um pequeno número de pacientes, apresenta uma vantagem potencial comparado à ciclosporina.[52] Do mesmo modo, o micofenolato mofetil tem se mostrado superior à azatioprina.[53] Também o sirolimus ou o everolimus são boas alternativas à azatioprina.[54-55] Outra droga, o metotrexate, pode também reduzir a frequência e a recorrência de episódios de rejeição, tem a vantagem de ser pouco dispendioso e parece não aumentar o risco de infecções. Os efeitos colaterais maiores dessa droga são pancitopenia e náuseas.[56]

REJEIÇÃO HUMORAL (MEDIADA POR ANTICORPOS) OU REJEIÇÃO VASCULAR

A rejeição humoral, relacionada a anticorpos antidoador, está associada a pior prognóstico do que a rejeição celular, pode ser precoce (de 2 a 7 dias pós-transplante) ou tardia (meses ou anos após o procedimento).[28] É mais grave que a rejeição celular e, quando precoce, leva à disfunção de enxerto em dois terços dos episódios. Também leva a comprometimento hemodinâmico em metade dos episódios (choque, hipotensão, queda do débito cardíaco e/ou aumento da pressão capilar pulmonar).[57] Comparativamente aos casos precoces, a rejeição humoral na presença da disfunção de enxerto nos episódios tardios é mais incomum (10% a 15%).

O tratamento ideal para a rejeição humoral ainda não está bem definido. Os casos com disfunção de enxerto e alterações histológicas têm sido tratados com plasmaférese em combinação com corticosteroides anticorpos antilinfocitários (globulina antitimocitária ou OKT3) e rituximab.[58] Este, que vem tendo seu uso aumentado e associado às diferentes terapias citadas, é um anticorpo monoclonal quimérico contra o CD20 (encontrado na superfície das células B).[59]

Cabe ressaltar, encerrando os comentários sobre a abordagem da rejeição, que, com os pacientes no pós-transplante, sempre estarão em uso esses diferentes tipos de drogas e sempre haverá também a necessidade de monitorizarão sérica dos imunossupressores. Além disso, sempre é necessário atentar para as funções hepática, renal e hematológica com frequentes e periódicos controles no pós-operatório. Também são muito importantes a prevenção e o diagnóstico precoce de eventuais doenças malignas (próstata, colo etc.), mais frequentes nos pacientes imunodeprimidos e mais suscetíveis a essas doenças.

ASPECTOS CLÍNICOS DO PÓS-OPERATÓRIO HOSPITALAR E AMBULATORIAL

Ao lidar com o paciente com insuficiência cardíaca refratária, submetido ao transplante cardíaco, devem-se levar em conta alguns pontos que podem ser importantes na evolução pós-operatória. Dependendo das circunstâncias, o paciente pode estar recebendo um coração já com algum comprometimento em virtude da agressão isquêmica (tempo de isquemia prolongada). O paciente em questão pode ainda ter previamente graus variados de hipertensão pulmonar, situação para a qual o novo órgão (ventrículo direito) ainda não está adaptado. Deve-se considerar, ainda nesse contexto, que pode haver um comprometimento geral do organismo, secundário ao estado de baixo débito crônico e hipoperfusão tecidual crônica dos diferentes órgãos. Assim, essa situação provocará disfunção renal, disfunção hepática etc. Somado a tudo isso, ainda haverá alterações nutricionais e metabólicas (estas geralmente relacionadas ao uso prolongado de altas doses de diuréticos).

De posse desse conhecimento, quando houver diminuição do desempenho hemodinâmico no pós-operatório imediato, é possível ponderar as seguintes situações como prováveis causas:

- Má preservação miocárdica (tempo longo de isquemia) e/ou
- Desproporção entre o tamanho do coração do doador e o tamanho do receptor (superfície corpórea) e/ou
- Receptor com resistência vascular pulmonar alta (que pode determinar falência cardíaca direita).

Para melhor avaliação no pós-operatório imediato de toda essa situação, é recomendada a monitorização hemodinâmica rigorosa à beira do leito, usando-se o cateter de Swan-Ganz. Isso permitirá o ajuste da volemia e a administração de drogas inotrópicas apropriadas para, então, obter-se um desempenho cardíaco mais adequado.

DESNERVAÇÃO CARDÍACA

A situação da desnervação cardíaca, pela abolição cirúrgica das influências simpática e parassimpática, suprime mecanismos reflexos de taquicardia diante de estados de hipovolemia ou vasodilatação. Geralmente, mesmo em repouso, a frequência cardíaca (desadaptação cronotrópica) é mais alta que a habitual. Assim, também é importante lembrar que, no pós-operatório imediato, a frequência cardíaca não se alterará com as drogas que agem especificamente por meio do sistema nervoso autônomo. Exemplo disso é a ineficácia da atropina, uma droga parassimpatolítica.

Nos primeiros dias de pós-operatório, lembrando ainda da abolição dos reflexos pela desnervação, o isoproterenol (isuprel) será uma droga usada rotineiramente. Seu objetivo será manter uma frequência cardíaca satisfatória, além de prevenir assistolia ou, então, uma eventual bradicardia que poderá diminuir o débito cardíaco. Também é igualmente importante, se necessário, lançar mão dos marca-passos temporários (atriais e/ou ventriculares), uma vez que, em geral, o débito cardíaco sempre será dependente da frequência cardíaca.

COMPLICAÇÕES INFECCIOSAS

A antibioticoprofilaxia deverá ser seguida de acordo com o protocolo da instituição hospitalar onde se realizou o transplante.[44] Sempre lembrar que, em razão da imunossupressão, esses pacientes são mais suscetíveis às complicações infecciosas. Essas complicações merecerão cuidados não só no pós-operatório hospitalar, como também ambulatorialmente, pois elas serão um problema permanente no futuro.

Nos primeiros 6 meses pós-transplante, entre as infecções bacterianas, existe predominância para o sítio operatório e os pulmões. A partir daí, de maneira geral, poderá haver predominância por infecções virais, fúngicas ou protozoários. Cuidados intensivos e agressivos devem ser tomados para que qualquer infecção seja prontamente diagnosticada e tratada.[60-63]

COMPLICAÇÕES RELACIONADAS COM O EFEITO COLATERAL DOS IMUNOSSUPRESSORES

Entre as complicações mais tardias, observar-se-á que grande parte delas estará relacionada aos efeitos colaterais das drogas imunodepressoras ou à rejeição (doença vascular do enxerto).

A hipertensão arterial é verificada na maioria dos pacientes tratados com ciclosporina, que aumenta a resistência vascular periférica e apresenta efeito nefrotóxico. Assim, essa droga deve ser usada associada a outros imunodepressores e em baixas doses, com monitorização dos níveis séricos. Existem muitas drogas de uso comum que interferem no metabolismo da ciclosporina (tuberculostáticos, eritomicina etc.); portanto, qualquer droga associada deve ser analisada para evitar a flutuação na ciclosporinemia.[44]

Relacionados a complicações na evolução tardia após o transplante, considerando-se a evolução em 10 anos, em torno de 98% dos pacientes estarão com hipertensão; 93% deles, com dislipidemia; 14%, com comprometimento renal grave; e 37%, com diabetes.[1] O tratamento da hipertensão arterial no transplantado deve sempre ser conduzido de maneira semelhante ao dos pacientes comuns.

Outras complicações associadas também à *ciclosporina* e que merecem ser citadas são hipertricose, congestão nasal, hiperplasia gengival, tremor de extremidades (frequente), neurotoxidade e até mesmo convulsões. Os pacientes tratados com tacrolimus, comparados aos tratados com a ciclosporina, além de menor incidência de episódios de rejeição e infecção, parecem apresentar menor incidência de complicações neurológicas, de hirsutismo e de hiperplasia gengival.[64]

Complicações relacionadas aos corticosteroides são também relevantes: cataratas; úlceras pépticas e gastrite; descompensação ou aparecimento de diabetes melito; osteoporose (às vezes, com fraturas e compressão vertebral); ou ainda necrose avascular da cabeça do fêmur.

No passado, o uso regular da azatioprina mostrou, como principal efeito adverso, a inibição da hematopoiese, o que leva à leucopenia. Nesses casos, o tratamento será diminuir a dose ou suspender a medicação. Outros efeitos danosos relatados pelo uso dessa droga foram hepatotoxicidade, pancreatite, pneumonia intersticial e reações de hipersensibilidade. Nos pacientes não chagásicos, a azatioprina *pode ser* favoravelmente trocada pelo micofenolato mofetil, que apresenta como inconveniente distúrbios gastrintestinais. Esses efeitos podem ser amenizados quando, alternativamente, esse fármaco é substituído pelo micofenolato sódico.

Ainda com referência aos efeito colateral, o tratamento imunossupressor pode ser considerado o principal responsável pela maior incidência de neoplasias após o transplante. Nesses casos, as neoplasias de pele e lábio são mais comuns entre os tumores sólidos. As doenças da linhagem linfoproliferativa, como os linfomas não Hodkins, podem ocorrer nos transplantados tardios e parecem ter alguma correlação com infecção pelo Epstein-Barr Vírus. Nas avaliações ambulatoriais, deve-se sempre atentar para o surgimento de gânglios ou lesões aparentemente inocentes. A investigação precoce permitirá maiores chances com os tratamentos. No homem, deve sempre ser rastreado o câncer de próstata e, na mulher, os de mama e útero. Não esquecer o rastreamento do câncer de pulmão e colo em ambos os sexos.[65-66]

A complicação tardia do transplantado que mais limita a sobrevida em longo prazo é a doença vascular do coração transplantado (aterosclerose coronariana acelerad").[67] Sua prevalência varia conforme o método diagnóstico, sendo, de maneira geral, 8% no 1º ano, 20% no 2º e de 30% a 40% no 5º. Presume-se que sua causa seja um processo crônico de rejeição relacionado também à infecção por CMV. Ao contrário da aterosclerose clássica, esta é tipicamente caracterizada por uma proliferação difusa e concêntrica da camada miointimal dos vasos (arterial e venoso). O diagnóstico é, muitas vezes, difícil, pois, como já foi referido, o coração transplantado é desnervado e os pacientes não apresentarão angina. Assim, pode ocorrer infarto sem dor, morte súbita ou, com a progressão das lesões, comprometimento cardíaco progressivo. Os procedimentos diagnósticos invasivos, como as cinecoronariografias seriadas anuais (após o 1º ano de cirurgia) ou ainda a ultrassonografia intracoronária, constituem os métodos mais efetivos de comprovação da coronariopatia, porém com resultados variáveis. A rejeição aguda deve ser primeiramente afastada e, na atualidade, esses métodos invasivos são indicados apenas em casos mais específicos de deterioração cardíaca progressiva. Apesar da recomendação no pós-operatório de estatinas (pravastatina), bloqueadores de canal de cálcio (diltiazem) e drogas antiproliferativas (sirolimus, everolimus), o tratamento profilático é pouco efetivo para essa doença e, nos casos de evolução avançada e grave, só resta a opção do retransplante.[68-69]

PROGNÓSTICO E QUALIDADE DE VIDA

Vários estudos vêm mostrando que o paciente inscrito como candidato a transplante, caso não tenha tido a oportunidade de um doador, apresentará uma sobrevida muito curta (geralmente inferior a 1 ano), com uma maior mortalidade nos primeiros 6 meses. A sobrevida após o transplante cardíaco tem melhorado progressivamente nas últimas décadas em razão dos avanços na imunossupressão, na prevenção e no tratamento de infecções oportunistas.[70]

As mais completas informações sobre transplantes de órgãos torácicos provêm dos dados coletados pela International Society for Heart and Lung Transplantation (ISHLT), com seu 28º relato oficial publicado em 2011. Assim, já foram cadastrados mais de 1.000.000 de transplantes cardíacos realizados no mundo inteiro desde 1982 por mais de 380 programas de transplantes.[1] Embora sejam possíveis variações em cada programa específico, a sobrevida pode ser superior a 85% no 1º ano e a 70% no 5º ano pós-transplante. Observar-se-á que, desde décadas passadas, foi melhorando a sobrevida dos transplantados. Considerando-se períodos de tempo, são relatadas melhoras nas meias-vidas, que, de 1982 a 1991era de 8,9 anos, passando de 1992 a 2001 para 10,3 anos e a meia-vida projetada de 2002 a 2005 passou para 11 anos ($p < 0,0001$).[71]

De fato, a evolução dos pacientes transplantados tem melhorado nos últimos 30 anos como resultado dos cuidados com os receptores; com a seleção dos doadores; e com os avanços na imunossupressão, na prevenção e no tratamento das infecções. Os maiores ganhos na sobrevida foram claros nos primeiros 6 a 12 meses, Quanto à mortalidade anual após o primeiro ano, comparativamente nos últimos períodos, não há uma melhora consistente. Na verdade, a melhora dos resultados aparentemente pode ser maior do que vem sendo descrita, uma vez que o perfil de risco dos receptores e a idade dos doadores vêm aumentando nos últimos relatos. Assim, os resultados atuais ficam prejudicados se comparados com estudos anteriores.

De maneira ainda não bem determinada, outros fatores podem ter afetado o prognóstico, por exemplo o aumento do uso de dispositivos de assistência ventricular como "ponte" para transplante e também as mudanças dos critérios para a lista de prioridades pelas centrais de transplante.

Com referência à *qualidade de vida*, os pacientes na fila para transplante, geralmente, encontram-se na fase final de sua cardiopatia, com insuficiência cardíaca grave, uso intensivo de medicações em altas doses, limitações importantes, longo tempo acamados e internações frequentes. Após o transplante, segundo a ISHLT, 90% dos pacientes avaliados em 1 e 5 anos de pós-operatório ficam sem limitação de suas atividades habituais.[1] No entanto, a despeito da excelente capacidade funcional pós-transplante, menos de 30% dos pacientes retornam ao trabalho em tempo integral; menos de 10% trabalham apenas parte do tempo, e 40% permanecem desempregados. Esses dados são norte-americanos e podem ter uma explicação na relação entre empregos e seguros nos Estado Unidos. No Brasil, apesar de poucos trabalhos a respeito, todos os grupos constatam que a maioria dos pacientes não mais apresenta sintoma cardiológico limitante (volta ao tipo funcional I da NYHA), e realmente muitos pacientes retornam às suas atividades e trabalhos habituais, iniciando, assim, uma nova vida, agora com poucas restrições. Contudo, deve-se ressaltar a importância de um adequado acompanhamento ambulatorial.[72-73]

CONSIDERAÇÕES FINAIS

A maior indicação para transplante cardíaco, nos pacientes com insuficiência cardíaca avançada, é aumentar a sobrevida. Assim, torna-se fundamental conseguir estimar qual o prognóstico desses pacientes com a combinação do julgamento clínico e diferentes testes.

Nos pacientes com insuficiência cardíaca refratária, já com medicação otimizada e ainda grande limitação nas atividades diárias, o pico de $VO_2 < 10$ mL/kg/min (medidas repetidas) constitui uma indicação objetiva para o transplante cardíaco. Medidas de pico de $VO_2 < 10$-12 mL/kg/min, associadas a outros fatores (referidos neste capítulo), também podem ser indicativas para o transplante.

Como contraindicações absolutas para o transplante cardíaco, incluem-se a hipertensão pulmonar fixa (> 4 unid. Wood) e doenças sistêmicas que, por si, limitariam a sobrevida apesar do transplante. Como contraindicações relativas, citam-se a idade avançada, doenças vasculares periféricas (sem indicação de revascularização), diabetes melito (com lesão de órgão-alvo), doença pulmonar grave, infecção sistêmica ativa e desajuste psicossocial (que comprometa a sobrevida pós-transplante).

Foi comprovado que a sobrevida após o transplante cardíaco tem de fato melhorado significativamente nas últimas décadas, em razão sobretudo dos avanços na imunossupressão, na prevenção e no tratamento das infecções oportunistas. Os melhores resultados são claramente limitados aos primeiros 6 a 12 meses pós-transplante.

Atualmente, a média de sobrevida após o transplante cardíaco é 11 anos. A maior mortalidade acontece nos primeiros 6 meses, seguindo-se, então, uma taxa de mortalidade de cerca de 3,4% ao ano.

Entre as maiores causas de mortalidade no 1º ano pós-transplante, incluem-se a falência primária de enxerto, infecções e rejeição. Após o 1º ano, as mortes são mais comumente causadas pela doença vascular do enxerto, falência não específica do enxerto e doenças malignas.

Sem dúvida, as terapias médicas (inibidores de enzima conversora da angiotensina – ECA – betabloqueadores e antagonistas da aldosterona) e a com dispositivos (cardiodesfibriladores implantáveis e marca-passos ressincronizadores) melhoraram o prognóstico da insuficiência cardíaca moderada a grave. Mas, superando-se os obstáculos e as principais complicações citadas neste capítulo, o transplante cardíaco se estabelece objetivamente como método terapêutico efetivo, demonstrando não só aumento da sobrevida do cardiopata terminal, como também a melhora de sua qualidade de vida e de seu estado funcional.

Obviamente, por motivos éticos, nunca pode ser realizado um grande estudo randomizado comparando-se a terapêutica clínica com o transplante cardíaco. Contudo, não existe contestação de que o transplante é ainda o melhor tratamento para a insuficiência cardíaca refratária.

REFERÊNCIAS BIBLIOGRÁFICAS

1. Stehlik J, Edwards LB, Kucheryavaya AY, Benden C, Christie JD, Dobbels F, et al. The Registry of the International Society for Heart and Lung Transplantation: Twenty-eighth Adult Heart Transplant Report--2011. J Heart Lung Transplant. 2011;30:1078.
2. Barnard C. The operation. A human cardiac transplantation: A interim report of the successful operation performed at Groote Chuur Hospital Cape Town. S Afr Med J. 1967;41:1271-4.
3. Zerbini EJ, Decourt LV. Experience on three cases of human heart transplantation. In: Symposium Mondial Deuxienné Level Heart Transplantation. Annals of the 2nd World Symposium, Quebec, 1969. p.179.
4. Branco JNR. Transplante cardíaco: a experiência da Universidade Federal de São Paulo. São Paulo, 1997. Tese (Livre Docência). Departamento de Cirurgia, UNIFESP-EPM.
5. Branco JNR, Teles CA, Aguiar LF, Vargas GF, Hossne Jr N, Andrade JCS, et al. Transplante Cardíaco Ortotópico: Experiência da Univer-

sidade Federal de São Paulo. Rev Bras Cir Cardiovasc. 1998;13(4):285-94
6. Fonarow GC, Adams KF Jr, Abraham WT, Yancy CW, Boscardin WJ. Risk stratification for in-hospital mortality in acutely decompensated heart failure: classification and regression tree analysis. JAMA. 2005;293(5):572-80.
7. Hunt SA, Abraham WT, Chin MH, Feldman AM, Francis GS, Ganiats TG, et al. 2009 focused update incorporated into the ACC/AHA 2005 Guidelines for the Diagnosis and Management of Heart Failure in Adults: a report of the American College of Cardiology Foundation/American Heart Association Task Force on Practice Guidelines: developed in collaboration with the International Society for Heart and Lung Transplantation. Circulation. 2009;119(14):e391-479.
8. Yancy CW, Jessup M, Bozkurt B, Butler J, Casey DE Jr, Drazner MH, et al. 2013 ACCF/AHA guideline for the management of heart failure: executive summary: a report of the American College of Cardiology Foundation/American Heart Association Task Force on practice guidelines. Circulation. 2013;128(16):1810-52.
9. McMurray JJ, Adamopoulos S, Anker SD, Auricchio A, Böhm M, Dickstein K, et al. ESC Guidelines for the diagnosis and treatment of acute and chronic heart failure 2012: The Task Force for the Diagnosis and Treatment of Acute and Chronic Heart Failure 2012 of the European Society of Cardiology. Developed in collaboration with the Heart Failure Association (HFA) of the ESC. Eur Heart J. 2012;33(14):1787-847.
10. Haddad H, Isaac D, Legare JF Pflugfelder P, Giannetti N, Zieroth S, et al. Canadian Cardiovascular Society Consensus.Conference update on cardiac transplantation 2008: Executive Summary. Can J Cardiol. April 2009;25(4):197-205.
11. Lindenfeld J, Albert NM, Boehmer JP, Collins SP, Ezekowitz JA, Givertz MM, et al. HFSA 2010 Comprehensive Heart Failure Practice Guideline. J Card Fail. 2010;16(6):e1-194.
12. Levy WC, Mozaffarian D, Linker DT, Sutradhar SC, Anker SD, Cropp AB, et al. The Seattle Heart Failure Model: prediction of survival in heart failure. Circulation. 2006;113(11):1424-33.
13. Aaronson KD, Schwartz JS, Chen TM, Wong KL, Goin JE Mancini DM. Development and prospective validation of a clinical index to predict survival in ambulatory patients referred for cardiac transplant evaluation. Circulation. 1997;95(12):2660-7.
14. Organ Procurement and Transplantation Network (OPTN) and Scientific Registry of Transplant Recipients (SRTR). OPTN / SRTR 2010 Annual Data Report. Department of Health and Human Services, Health Resources and Services Administration, Healthcare Sy, Rockville, 2011.
15. Zaroff JG, Rosengard Br, Armstrong WF, Babcock WD, D´Alessandro A, Dec GW, et al. Consensus Conference report: maximizing use of organs recovered from the cadaver donor: Cardiac recommendations, Marchb 28-29, 2001, Crystal Cirt, Va. Circulation. 2002 aug. 13;106(7):836-41.
16. Lower RR, Shumway NE. Studies on orthotopic transplantation of the canine heart. Surg Forum. 1960;11:18-9.
17. Dreyflus G, Jebara V, Mihaileanu S, Carpentier AF. Total Ortothopic heart transplantation: an the standart techinique. Ann Thorac Surg. 1991;52(5):1181-4.
18. Schnoor M, Schafer T, Luhmann D, Sievers HH. Bicaval versus standard technique in orthotopic heart transplantation: a systematic review and meta-analysis. J Thorac Cardiovasc Surg. 2007;134:1322-31.
19. Potapov EV, Loebe M, Hübler M, Musci M, Hummel M, Weng Y, et al. Medium-term results of heart transplantation using donors over 63 years of age. Transplantation. 1999;68(12):1834-8.
20. Marelli D, Laks H, Fazio D, Moore S, Moriguchi J, Kobashigawa J. The use of donor hearts with left ventricular hypertrophy. J Heart Lung Transplant. 2000;19(5):496-503.
21. Jeevanandam V, Furukawa S, Prendergast TW, Todd BA, Eisen HJ, McClurken JB. Standard criteria for an acceptable donor heart are restricting heart transplantation. Ann Thorac Surg. 1996;62(5):1268-75.
22. Michaels PJ, Espejo ML, Kobashigawa J, Alejos JC, Burch C, Takemoto S, et al. Humoral rejection in cardiac transplantation: risk factors, hemodynamic consequences and relationship to transplant coronary artery disease. J Heart Lung Transplant. 2003;22(1):58-69.
23. Hunt SA. Complications of heart transplantation. J Heart Transplant. 1983;3:70.
24. Moidl R, Chevtchik O, Simon P, Grimm M, Wieselthaler G, Ullrich R, et al. Noninvasive monitoring of peak filling rate with acoustic quantification echocardiography accurately detects acute cardiac allograft rejection. J Heart Lung Transplant. 1999;18(3):194-201.
25. Taylor AJ, Vaddadi G, Pfluger H, Butker M, Bergin P, Leet A, et al. Diagnostic performance of multisequential cardiac magnetic resonance imaging in acute cardiac allograft rejection. Eur J Heart Fail. 2010;12:45.
26. Mehra MR. The emergence of genomic and proteomic biomarkers in heart transplantation. J Heart Lung Transplant. 2005;24(7 Suppl):S213-8.
27. Eisen HJ, Eisenberg SB, Saffitz JE, Bolman RM 3rd, Sobel BE, Bergmann SR. Noninvasive detection of rejection of transplanted hearts with indium-111-labeled lymphocytes. Circulation. 1987;75:868.
28. Stewart S, Winters GL, Fishbein MC, Tazelaar HD, Kobashigawa J, Abrams J, et al. Revision of the 1990 working formulation for the standardization of nomenclature in the diagnosis of heart rejection. J Heart Lung Transplant. 2005;24:1710.
29. Billingham ME, Cary NR, Hammond ME, Kemnitz J, Marboe C, McCallister HA, et al. A working formulation for the standardization of nomenclature in the diagnosis of heart and lung rejection: Heart Rejection Study Group. The International Society for Heart Transplantation. J Heart Transplant. 1990;9:587.
30. Rosenberg PB, Vriesendorp AE, Drazner MH, Dries DL, Kaiser PA, Hynan LS, et al. Induction therapy withbasiliximab allows delayed initiation of cyclosporine and preserves renal function after cardiac transplantation. J Heart Lung Transplant. 2005;24(9):1327-31.
31. Cantarovich M, Giannetti N, Barkun J, Cecere R. Antithymocyte globulin induction allows a prolonged delay in the initiation of cyclosporine in heart transplant patients with postoperative renal dysfunction. Transplantation. 2004;78:779.
32. Mehra MR, Zucker MJ, Wagoner L, Michler R, Boehmer J, Koravik J, et al. A multicenter, prospective, randomized, double-blind trial of basiliximab in heart transplantation. J Heart Lung Transplant. 2005;24:1297.
33. Hardinger KL, Rhee S, Buchanan P, Roch M, Miller B, Enkvetchkul D, et al. A prospective, randomized, double-blinded comparison of thymoglobulin versus Atgam for induction immunosuppressive therapy: 10-year results. Transplantation. 2008;86(7):94752.
34. Penninga L, Møller CH, Gustafsson F, Gluud C, Steinbrüchel DA. Immunosuppressive T-cell antibody induction for heart transplant recipients. Cochrane Database Syst Rev. 2013;12:CD008842.
35. Norman DJ. Mechanisms of action and overview of OKT3. Ther Drug Monit. 1995;17:615.
36. Teuteberg JJ, Shullo MA, Zomak R, Toyoda Y, McNamara DM, Bermudez C, et al. Alemtuzumab induction prior to cardiac transplantation with lower intensity maintenance immunosuppression: one-year outcomes. Am J Transplant. 2010;10(2):382-8.
37. Stehlik J, Edwards LB, Kucheryavaya AY, Aurora P, Christie JD, Kirk R, et al. The Registry of the International Society for Heart and Lung Transplantation: twenty-seventh official adult heart transplant report--2010. J Heart Lung Transplant. 2010;29(10):1089-103.
38. Grimm M, Rinaldi M, Yonan NA, Arpesella G, Arizón Del Prado JM, Pulpón LA, et al. Superior prevention of acute rejection by tacrolimus vs. cyclosporine in heart transplant recipients--a large European trial. Am J Transplant. 2006;6:1387.
39. Groetzner J, Meiser BM, Schirmer J, Koglin J, vScheidt W, Klauss V, et al. Tacrolimus or cyclosporine for immunosuppression after cardiac transplantation: which treatment reveals more side effects during long-term follow-up? Transplant Proc. 2001;33(1-2):1461-4.
40. Lehmkuhl H, Hummel M, Kobashigawa J, Ladenburger S, Rothenburger M, Sack F, et al. Enteric-coated mycophenolate-sodium in heart transplantation: efficacy, safety, and pharmacokinetic compared with mycophenolate mofetil. Transplant Proc. 2008;40(4):953-5.
41. Bacal F, Silva CP, Pires PV, Mangini S, Fiorelli AI, Stolf NG, Bocchi EA. Transplantation for Chagas_ disease: an overview of immunosuppression and reactivation in the last two decades. Clin Transplant. 2010;24:E29-E34.

42. Kuppahally S, Al-Khaldi A, Weisshaar D, Valantine HA, Oyer P, Robbins RC, et al. Wound healing complications with de novo sirolimus versus mycophenolate mofetil-based regimen in cardiac transplant recipients. Am J Transplant. 2006;6(5 Pt 1):986-92.
43. Eisen HJ, Kobashigawa J, Starling RC, Pauly DF, Kfoury A, Ross H, et al. Everolimus versus mycophenolate mofetil in heart transplantation: a randomized, multicenter trial. Am J Transplant. 2013;13(5):1203-16.
44. Bacal F, Souza-Neto JD, Fiorelli AI, Mejia J, Marcondes-Braga FG, Mangini S, et al. II Diretriz Brasileira de Transplante Cardíaco. Arq Bras Cardiol. 2009;94(1 supl.1):e16-e73
45. Diciolla F, Scolletta S, Berti L, Maccherini M, Federici D, Bernazzali S, et al. C2 and C0 values for monitoring cyclosporine therapy in stable heart transplant recipients. Transplant Proc 2005;37(2):1355-9.
46. Bacal F, Silva CP, Pires PV, Mangini S, Fiorelli AI, Stolf NG, Bocchi EA. Transplantation for Chagas_ disease: an overview of immunosuppression and reactivation in the last two decades. Clin Transplant. 2010:24:E29-E34.
47. Park MH, Starling RC, Ratliff NB, McCarthy PM, Smedira NS, Pelegrin D, et al. Oral steroid pulse without taper for the treatment of asymptomatic moderate cardiac allograft rejection. J Heart Lung Transplant. 1999;18(12):1224-7.
48. Hosenpud JD, Norman DJ, Pantely GA. Low-dose oral prednisone in the treatment of acute cardiac allograft rejection not associated with hemodynamic compromise. J Heart Transplant. 1990;9(3 Pt 2):292-6.
49. Bia MJ, Andiman W, Gaudio K, Kliger A, Siegel N, Smith D, et al. Effect of treatment with cyclosporine versus azathioprine on incidence and severity of cytomegalovirus infection posttransplantation. Transplantation. 1985;40(6):610-4.
50. Barr ML, Meiser BM, Eisen HJ, Roberts RF, Livi U, Dall'Amico R, et al. Photopheresis for the prevention of rejection in cardiac transplantation. Photopheresis Transplantation Study Group. N Engl J Med. 1998;339:1744.
51. Salter MM, Kirklin JK, Bourge RC, Naftel DC, White-Williams C, Tarkka M, et al. Total lymphoid irradiation in the treatment of early or recurrent heart rejection. J Heart Lung Transplant. 1992;11(5):902-2.
52. Yamani MH, Starling RC, Pelegrin D, Platt L, Majercik M, Hobbs RE, et al. Efficacy of tacrolimus in patients with steroid-resistant cardiac allograft cellular rejection. J Heart Lung Transplant. 2000;19(4):337-42.
53. Eisen HJ, Kobashigawa J, Keogh A, Bourge R, Renlund D, Mentzer R, et al. Three-year results of a randomized, double-blind, controlled trial of mycophenolate mofetil versus azathioprine in cardiac transplant recipients. J Heart Lung Transplant. 2005;24(5):517-25.
54. Keogh A, Richardson M, Ruygrok P, Spratt P, Galbraith A, O'Driscoll G, et al. Sirolimus in de novo heart transplant recipients reduces acute rejection and prevents coronary artery disease at 2 years: a randomized clinical trial. Circulation. 2004;110(17):2694-700.
55. Eisen HJ, Tuzcu EM, Dorent R, Kobashigawa J, Mancini D, Valentine-von Kaeppler HA, et al. Everolimus for the prevention of allograft rejection and vasculopathy in cardiac-transplant recipients. N Engl J Med. 2003;349(9):847-58.
56. Costanzo MR, Koch DM, Fisher SG, Heroux AL, Kao WG, Johnson MR. Effects of methotrexate on acute rejection and cardiac allograft vasculopathy in heart transplant recipients. J Heart Lung Transplant. 1997;16:169.
57. Reed EF, Demetris AJ, Hammond E, Itescu S, Kobashigawa JA, Reinsmoen NL, et al. Acute antibody-mediated rejection of cardiac transplants. J Heart Lung Transplant. 2006;25(2):153-9.
58. Hodges AM, Lyster H, McDermott A, Rice AJ, Smith JD, Rose ML, et al. Late antibody-mediated rejection after heart transplantation following the development of de novo donor-specific human leukocyte antigen antibody. Transplantation. 2012;93(6):650-6.
59. Garrett HE Jr, Duvall-Seaman D, Helsley B, Groshart K. Treatment of vascular rejection with rituximab in cardiac transplantation. J Heart Lung Transplant. 2005;24(9):1337-42.
60. Wilson J. Transplante cardíaco e infecção. São Paulo, 2000. Tese (doutorado) Departamento de Cirurgia, Unifesp-EPM.
61. Montoya JG, Giraldo LF, Efron B, Stinson EB, Gamberg P, Hunt S, et al. Infectious complications among 620 consecutive heart transplant patients at Stanford University Medical Center. Clin Infect Dis. 2001;33(5):629-40.
62. Fishman JA. Infection in solid-organ transplant recipients. N Engl J Med. 2007;357:2601-14.
63. Silveira FP, Husain S. Fungal infections in solid organ transplantation. Med Mycol. 2007;45:305-20.
64. Castello Branco K. Análise clínica evolutiva do uso de tacrolimus como droga imunossupressora em transplante cardíaco pediátrico. São Paulo, 2010. Tese (doutorado). Faculdade de Medicina da Universidade de São Paulo, Programa de Cardiologia.
65. Ippoliti G, Rinaldi M, Pellegrini C, Vigano M. Incidence of câncer after immunosuppressive treatment for heart transplantation. Crit Ver Oncol Hematol. 2005;56:101-13.
66. Mello Junior WT, Branco JNR, Catani R, Aguiar LF, Paez R, Buffolo E. Transplante Cardíaco e Neoplasias: Experiência na Escola Paulista de Medicina da Universidade Federal de São Paulo. Arq Bras de Cardiol. 2006;2:113-9.
67. Sipahi I, Starling RC. Cardiac allograft vasculopathy: an update. Heart Fail Clin. 2007;3:87-95.
68. Kobashigawa JA, Moriguchi JD, Laks H, Wener L, Hage A, Hamilton MA, et al. Ten-year follow-up of a randomized trial of pravastatin in heart transplant patients. J Heart Lung Transplant. 2005;24(11):1736-40.
69. Johnson MR, Aaronson KD, Canter CE, Kirklin JK, Mancini DM, Mehra MR, et al. Heart retransplantation. Am J Transplant. 2007;7(9):2075-81.
70. Robbins RC, Barlow CW, Oyer PE, Hunt SA, Miller JL, Reitz BA, et al. Thirty years of cardiac transplantation at Stanford university. J Thorac Cardiovasc Surg. 1999;117(5):939-51.
71. Taylor DO, Edwards LB, Boucek MM, Trulock EP, Aurora P, Christie J, et al. Registry of the International Society for Heart and Lung Transplantation: twenty-fourth official adult heart transplant report--2007. J Heart Lung Transplant. 2007;26(8):769-81.
72. Pereira WL. Qualidade de vida após o transplante cardíaco. (Análise de pacientes operados na UNIFESP). São Paulo, 2000. Tese (Mestrado). Departamento de Cirurgia, UNIFESP-EPM.
73. Helito RAB. Qualidade de vida do Candidato a transplante cardíaco. São Paulo, 2008. Tese (Livre Docência). Departamento de Cirurgia, UNIFESP-EPM.

CAPÍTULO 234

TRANSPLANTE DE PULMÃO

Paulo Manuel Pêgo Fernandes
José Eduardo Afonso Júnior
Fabio Biscegli Jatene

DESTAQUES

- O transplante pulmonar é um procedimento mundialmente estabelecido para tratar diversas pneumopatias terminais. No entanto, por sua complexidade, poucos centros estão habilitados a realizá-lo, especialmente no Brasil.
- Mais de 47 mil transplantes foram realizados em todo o mundo e, atualmente, os bilaterais correspondem a 70% do total de transplantes. No Brasil, até 2014, foram realizados 810 transplantes de pulmão.
- As principais indicações para transplante pulmonar são: doença pulmonar obstrutiva crônica (DPOC), fibrose pulmonar idiopática, fibrose cística e hipertensão arterial pulmonar. Os critérios clínicos de indicação são específicos para cada doença de base.
- As principais complicações no período perioperatório são a disfunção primária do enxerto, as infecções, a rejeição e as complicações cirúrgicas.
- A sobrevida em transplante pulmonar é de 88, 79, 64, 53 e 31% em três meses, um ano, três anos, cinco anos e dez anos, respectivamente, e tem melhorado ao longo das últimas décadas.

INTRODUÇÃO

O transplante pulmonar é realizado com sucesso desde a década de 1980. Apesar de o primeiro transplante combinado coração-pulmões ter sido relatado como bem-sucedido em 1981 (Universidade de Stanford – Estados Unidos), só em 1983 foi relatado o primeiro transplante unilateral de pulmão, com sucesso, pelo grupo da Universidade de Toronto, Canadá, para um paciente com diagnóstico de fibrose pulmonar idiopática, cuja sobrevida foi maior que seis anos.[1] Ainda em 1986, foi relatado o primeiro transplante pulmonar bilateral e, em 1990, foi descrita a técnica que é a mais utilizada até hoje, que seria o transplante pulmonar bilateral sequencial.[2]

Avanços nos conhecimentos sobre seleção de receptores, técnicas cirúrgicas, cuidados perioperatórios, manejo das complicações e melhores estratégias de imunossupressão transformaram um procedimento antes experimental em opção atualmente consolidada na prática clínica para o tratamento de pacientes portadores de doença pulmonar avançada de diversas etiologias, com benefícios em qualidade de vida e sobretudo prolongamento da expectativa de vida.

PANORAMA INTERNACIONAL DO TRANSPLANTE DE PULMÃO

De 1983 a 2013, a *International Society for Heart and Lung Transplantation* (ISHLT) relatou a realização de 47.647 transplantes pulmonares em todo o mundo, sendo cerca de 70% bilaterais. A partir de 2002, o número de transplantes bilaterais passou a superar o número de transplantes unilaterais. Apesar da possibilidade de se transplantar dois receptores com um doador, o transplante unilateral se mostrou inferior em relação à sobrevida, mesmo em doenças como a fibrose pulmonar idiopática (FPI), que sempre foi uma indicação clássica de transplante unilateral, o que reduziu suas indicações.

As principais indicações de transplante unilateral no mundo são DPOC (45,6%) e FPI (33,4%), ao passo que, para os transplantes bilaterais, as principais indicações são: DPOC (26,6%); fibrose cística (26,3%); e FPI (16,8%). Transplantes bilaterais para hipertensão arterial pulmonar equivalem a apenas 4,7% das indicações e praticamente não se indica mais transplante unilateral para esta doença, pelo maior risco de complicações graves.

Outras indicações menos frequentes para transplantes unilaterais e bilaterais seriam, respectivamente: deficiência de α1-antripsina (5,6% e 6,4%); bronquiectasias (0,4% e 4,3%); outros tipos de fibrose (3,8% e 3,2%); sarcoidose (1,9% e 2,9%); retransplante (3,3% e 2,1%); e linfangioleiomiomatose (0,9% e 1,2%).[3]

DADOS NACIONAIS

No Brasil, os primeiros transplantes pulmonares foram realizados em Porto Alegre (1989) e São Paulo (1990), desde então, efetuaram-se 810 transplantes no Brasil (até junho de 2014). Assim como em outros países, o número de casos aumenta progressivamente. No entanto, a quantidade de centros que realizam transplante de pulmão no Brasil é muito pequena e há uma demanda reprimida muito elevada.

Em 2013, ano em que o maior número de transplantes de pulmão foi obtido no Brasil, apenas seis centros realizaram essa cirurgia, nas cidades de São Paulo (dois centros), Porto Alegre (dois centros), Fortaleza e Belo Horizonte (total de 80 transplantes em 2013). Além dos seis centros citados até 2013, Brasília passou, também, a fazer transplantes em 2014.[4]

INDICAÇÕES E CONTRAINDICAÇÕES

Em paralelo ao aumento do número de transplantes realizados mundialmente e da sobrevida global dos pacientes transplantados, existe uma demanda cada vez maior de candidatos ao tratamento, acarretando aumento desproporcional de pacientes em lista de espera e consequente maior mortalidade destes diante da relativa escassez de órgãos para doação. Assim sendo, a seleção de candidatos para realização do transplante deve ser muito criteriosa, visando beneficiar os indivíduos com chances de maior sobrevida a longo prazo.

O transplante pulmonar pode ser indicado para pacientes com doença pulmonar avançada e em progressão, a despeito de todas as terapias clínicas e cirúrgicas, e que possuam reduzida expectativa de vida. Além disso, os candidatos devem demonstrar conhecimento em relação ao procedimento, boa aderência ao tratamento médico realizado, estrutura psicossocial e suporte familiar adequados. É importante o paciente ter consciência de que, apesar de o tratamento proporcionar melhora na qualidade e na expectativa de vida, não será curativo, e sim a troca de uma doença pulmonar grave por um estado de imunossupressão crônica e suas possíveis complicações por toda a vida.[5]

Contraindicações

Levando-se em consideração que se trata de terapia com elevadas taxas de mortalidade, deve-se lembrar que o candidato ideal ao transplante é o paciente jovem, com doença pulmonar avançada e ausência de doenças em outros órgãos e sistemas, otimizando a sua chance de sobrevida imediata e a longo prazo.

A adequada avaliação das contraindicações contribui para a menor ocorrência de desfechos clínicos desfavoráveis não relacionados ao enxerto, beneficiando os pacientes com maior chance de sucesso e, assim, favorecendo a sobrevida geral com o tratamento.[6]

Contraindicações absolutas

- História de neoplasia tratada nos últimos dois anos (exceção a neoplasias cutâneas que não melanoma).
- Câncer de pulmão: embora existam relatos do uso do transplante como tratamento cirúrgico para carcinoma

pulmonar, atualmente não é recomendado em razão das elevadas taxas de recorrência sistêmica; a indicação para carcinoma bronquíolo alveolar localizado é discutível, porém não aceita na maioria dos centros transplantadores.
- Disfunção cardíaca não relacionada à doença pulmonar, caracterizada por disfunção ventricular esquerda significativa ou insuficiência coronariana não passível de tratamento percutâneo; alguns centros admitem a realização de cirurgia de revascularização miocárdica no mesmo tempo cirúrgico do transplante.
- Disfunção orgânica significativa de qualquer outro órgão nobre (cérebro, rins e fígado) aferida por história clínica e exames de avaliação específica de cada órgão.
- Infecções pelos vírus B e C da hepatite sem controle com o tratamento específico.
- Tuberculose pulmonar ativa.
- Adição a tabaco, álcool, narcóticos, substâncias psicoativas ou cessação dessas dependências há menos de seis meses.
- Doença psiquiátrica grave sem controle ou não passível de tratamento, que possa interferir com a aderência à terapêutica.
- Falta de aderência ao tratamento médico proposto.
- Falta de suporte social e familiar.
- Deformidade grave de caixa torácica.

Contraindicações relativas

- Idade maior que 65 anos. Isoladamente, não deve ser considerada como contraindicação absoluta, porém as taxas de sobrevida após os 60 anos, e sobretudo após os 65 anos, são menores principalmente em consequência das comorbidades apresentadas pelos pacientes e da menor reserva sistêmica aos insultos diversos (cirurgia, disfunções renal e cardíaca, sepse). A somação destes fatores com a idade habitualmente corrobora a contraindicação.[5]
- Instabilidade clínica grave (intubação orotraqueal, membrana extracorpórea, sepse, disfunções orgânicas agudas, embolia pulmonar).
- Limitação funcional de musculatura periférica grave com incapacidade de realização de reabilitação ambulatorial.
- Colonização por agentes infecciosos de difícil tratamento (p. ex.: *Burkholderia cenocepacia*, *Mycobacterium abcessus*).
- Infecções pelo vírus HIV (alguns centros transplantam pacientes portadores do vírus, desde que apresentem boa aderência à terapia antiviral e possuam carga viral indetectável).
- Obesidade ou desnutrição grave.
- Osteoporose grave ou sintomática.
- Outras doenças sistêmicas que não estejam adequadamente controladas, como diabetes melito, hipertensão arterial, doença do refluxo gastresofágico, colagenoses.

REFERÊNCIA E LISTA DE ESPERA

O momento de inclusão em lista de espera para realização do transplante deve ser quando o risco de o paciente permanecer com a doença excede o risco do transplante; isso pode ser abreviado por uma estimativa de risco de mortalidade de 50% nos próximos dois ou três anos. Essa recomendação da sociedade internacional de transplantes de coração e pulmão é baseada sobretudo em dados de países em que o tempo de espera em lista até a realização do transplante varia de 3 a 6 meses.

Dados atuais da Secretaria de Saúde do Estado São Paulo mostram um tempo de espera médio em torno de 26 meses e não há na legislação brasileira, até o momento, critérios para priorização em lista de pacientes mais graves.[7] Assim, o momento de referência ao centro transplantador deve ser o mais precoce possível, no contexto de um paciente com doença pulmonar crônica apresentando piora clínica e funcional. É preciso lembrar que as doenças pulmonares crônicas são heterogêneas na apresentação clínica e no declínio funcional. Portanto, pacientes com FPI e fibrose cística devem ser encaminhados mais precocemente que aqueles com DPOC, visto que estes últimos apresentam evolução mais lenta e maior tempo de sobrevida em estágios mais avançados de doença que os primeiros.

No Brasil, nos últimos dois anos, o assunto da alocação de órgãos para transplante pulmonar tem sido tema de discussões em congressos e junto à Câmara Técnica de Transplante de Pulmão do Sistema Nacional de Transplantes. As opiniões são divergentes dentro das próprias equipes transplantadoras. Tratando-se de pulmão, sabe-se que transplantar pacientes mais graves leva a maior mortalidade pós-operatória, e que o número de doentes muito graves em lista de espera é bastante alto, portanto transplantar pacientes por escore de gravidade elevaria muito a mortalidade perioperatória, inviabilizando a manutenção de vários centros que iniciaram ou estão para iniciar seus programas de transplante pulmonar. O que se tem conseguido fazer, em casos muito selecionados (muito graves, mas não moribundos e com boas chances de ter um bom desfecho), é solicitar a priorização caso a caso para a Câmara Técnica de Transplante de Pulmão. Em 2014, em São Paulo, dois pacientes foram transplantados em situação de priorização.

Em linhas gerais, é sempre melhor avaliar um paciente mais cedo que o indicado para inclusão em lista do que excessivamente tarde. Além de maior chance de inclusão na lista em tempo hábil para chegar à realização do transplante em boas condições clínicas, há também maior contato com a equipe multidisciplinar transplantadora, proporcionando melhor educação do paciente em relação a todo o processo de tratamento. Tal fato é fundamental para a aderência e o consequente sucesso do transplante pulmonar.

CRITÉRIOS DE INDICAÇÃO

Em razão da escassez de estudos com grande número de pacientes especificamente para este tópico, as recomendações atuais têm como base registros internacionais de dados e opinião de especialistas.[5,8] Os critérios de indicações não podem ser generalizados em virtude da heterogeneidade de caracteres clínicos das pneumopatias que representam as indicações de transplante.

A indicação do transplante não deve ser feita com base em dados singulares, mas em um conjunto de características clínicas, laboratoriais e funcionais. A Tabela 234.1 descreve as indicações específicas para as principais doenças de base.

INTRAOPERATÓRIO

Para o transplante pulmonar, o paciente é submetido à intubação com cânula de duplo lúmen para que se mantenha a ventilação de um dos pulmões enquanto o outro é ventilado. É inserido cateter de artéria pulmonar (*Swan-Ganz*) para monitorização hemodinâmica e cateter arterial para monitorização invasiva da pressão arterial, além de coleta de gasometrias.

A incisão, nos transplantes unilaterais, é a posterolateral clássica (Figura 234.1), e nos bilaterais é a bitoracotomia anterolateral transesternal (Figura 234.2). As principais anastomoses realizadas são as do brônquio, da artéria pulmonar e das veias pulmonares, em que na realidade a sutura é feita no átrio esquerdo – retira-se uma parte do átrio esquerdo do doador, onde desembocam as veias pulmonares, e sutura-se

TABELA 234.1. Critérios de indicação por doença específica.

Doença pulmonar	Critérios de indicação
DPOC	- Índice de BODE ≥ 7 - Exacerbação com acidose respiratória ($PaCO_2 > 50$) - Hipertensão pulmonar ou *Cor pulmonale* - VEF1 < 20% do previsto associado a DCO < 20% do previsto ou enfisema heterogêneo
FPI Pneumonia intersticial usual	- DCO < 40% do previsto - Queda da CVF > 10% em 6 meses - Oximetria de pulso < 88% em TC6M - Escore de faveolamento > 2 na tomografia de tórax
Pneumonia intersticial não específica	- DCO < 35% do previsto - Queda de 15% da DCO ou de 10% da CVF em 6 meses
Fibrose cística/bronquiectasias	- VEF1 < 30% ou rápido declínio funcional - Exacerbações mais frequentes, necessidade de terapia intensiva, bactérias multirresistentes - Hemoptise de repetição sem controle com embolização - Hipoxemia com necessidade de oxigenoterapia contínua - Hipercapnia - Hipertensão pulmonar secundária
Hipertensão arterial pulmonar idiopática	- Classe funcional III ou IV da NYHA apesar de terapia otimizada - Distância percorrida no TC6M < 350 m ou em declínio - Ausência de resposta ao tratamento com prostaciclina - Índice cardíaco < 2 L/min/m² - Pressão de átrio direito > 15 mmHg
Sarcoidose	- Classe funcional III ou IV da NYHA - Hipoxemia em repouso - Comprometimento grave dos volumes pulmonares ou da DCO - Hipertensão pulmonar
LAM	- Classe funcional III ou IV da NYHA - Hipoxemia em repouso - Comprometimento grave dos volumes pulmonares ou da DCO
Histiocitose de células de Langerhans	- Classe funcional III ou IV da NYHA - Hipoxemia em repouso - Comprometimento grave dos volumes pulmonares ou da DCO

DPOC: doença pulmonar obstrutiva crônica; VEF1: volume expiratório forçado no primeiro segundo; FPI: fibrose pulmonar idiopática; DCO: capacidade de difusão do monóxido de carbono; CVF: capacidade vital forçada; TC6M: teste de caminhada de seis minutos; NYHA: New York Heart Association; LAM: linfangioleiomiomatose.

diretamente no átrio esquerdo do receptor. É importante o conhecimento desse detalhe da técnica operatória, mesmo por clínicos e intensivistas, pois algumas das complicações pós-operatórias estão relacionadas às anastomoses, como: deiscência e estenose da anastomose brônquica,[9] trombose ou estenose das veias pulmonares e arritmias, cujo foco arritmogênico pode ser a própria sutura do átrio.

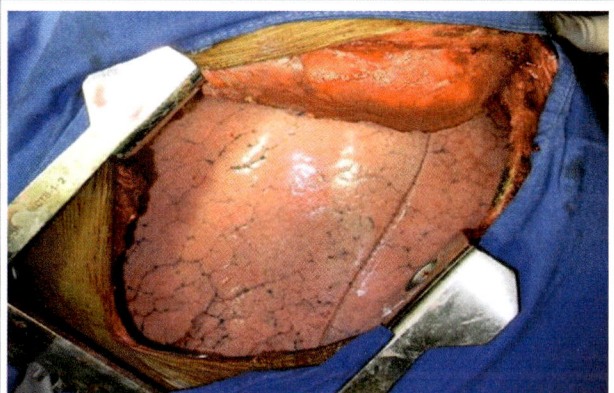

FIGURA 234.1. Imagem do intraoperatório de um transplante pulmonar unilateral mostrando a incisão posterolateral e o pulmão já implantado.

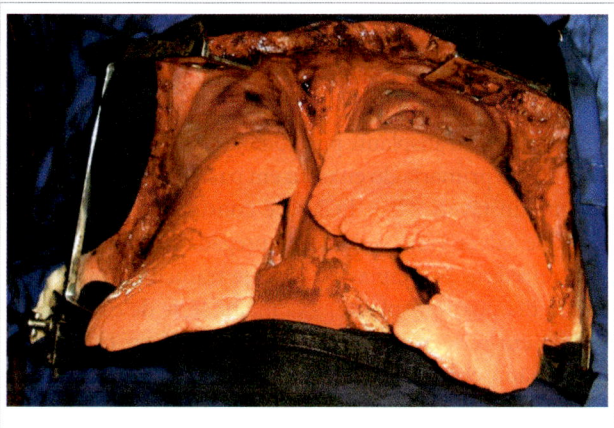

FIGURA 234.2. Imagem do intraoperatório de um transplante bilateral sequencial mostrando o aspecto da bitoracotomia anterolateral transesternal e os pulmões já implantados.

A necessidade de utilização de circulação extracorpórea (CEC) no intraoperatório varia de acordo com a doença de base e as condições clínicas pré-operatórias do paciente. Ela pode partir tanto da condição hemodinâmica quanto da ventilatória. Os principais fatores de risco pré-operatórios para se estimar a necessidade de CEC são: pressão da artéria pulmonar média maior que 50 mmHg (pelo cateterismo direito); pressão arterial de gás carbônico ($PaCO_2$) maior que 50 mmHg; ou difusão de monóxido de carbono menor que 20% do predito.[10]

A utilização da CEC aumenta o risco de sangramentos no pós-operatório, o tempo de ventilação mecânica e o tempo de internação na unidade de terapia intensiva (UTI). Na avaliação pré-operatória do candidato a transplante, deve-se considerar fatores de sangramento como aderências pleurais. Se o paciente tem estas condições e alto risco de necessidade de circulação extracorpórea, deve-se ponderar o risco-benefício da realização do transplante.

MANEJO PÓS-OPERATÓRIO

Os primeiros dias seguintes ao transplante pulmonar são os mais críticos. Além das complicações cirúrgicas como sangramento, complicações das anastomoses vasculares e brônquicas e arritmias, o paciente encontra-se no auge de sua imunossupressão, portanto, sujeito a infecções. Além disso, é muito comum resposta inflamatória sistêmica com ou sem septicemia, síndrome vasoplégica e choque, que pode levar a falências de múltiplos órgãos como insuficiência renal aguda, distúrbios de coagulação, disfunções ventriculares etc. Tudo isso aliado a um pulmão recém-implantado, que possui permeabilidade vascular aumentada, drenagem linfática diminuída e denervação, fazendo com que, além de a fisiologia normal do órgão estar toda alterada, o paciente também apresente tosse ineficiente.

DISFUNÇÃO PRIMÁRIA DO ENXERTO (DPE)

Consiste em um edema pulmonar não cardiogênico de intensidade variável, que se inicia, por definição, do momento do implante dos pulmões até 72 horas de pós-operatório. Sua fisiopatologia consiste na injúria causada pela reperfusão, com aumento de permeabilidade e rotura de capilares pulmonares, extravasamento de líquido, células e proteínas para o espaço alveolar. Sua incidência está em cerca de 25% e é a causa mais frequente de óbito no período perioperatório.[11-13] A Tabela 234.2 descreve os principais fatores de risco relacionados ao desenvolvimento da DPE.

É importe a graduação da DPE para que seja estimado o prognóstico relacionado a ela. De acordo com a International Society for Heart and Lung Transplantation, gradua-se a DPE em:

- **Grau 0:** relação $PaO_2/FiO_2 > 300$ e ausência de infiltrados consistentes com edema;
- **Grau 1:** relação $PaO_2/FiO_2 > 300$ com presença de infiltrados consistentes com edema;
- **Grau 2:** relação PaO_2/FiO_2 entre 200 e 300 com presença de infiltrados consistentes com edema;
- **Grau 3:** relação $PaO_2/FiO_2 < 200$ com presença de infiltrados consistentes com edema.

Considerando os tempos 24, 48 e 72 horas de pós-operatório, a presença de DPE grau 3 leva a uma porcentagem de mortalidade de 24, 33 e 37%, respectivamente. Além disso, a presença de DPE grau 3 no tempo 72 horas de pós-operatório está relacionada a maior chance de desenvolvimento de disfunção crônica do enxerto precocemente e maior mortalidade em 1 em 5 anos de pós-operatório, quando comparada às DPE grau 1 e 2.

As estratégias de manejo e tratamento da disfunção primária do enxerto têm como base o suporte e são similares

TABELA 234.2. Fatores de risco para desenvolvimento da disfunção primária do enxerto.	
Categoria	**Fator de risco para DPE**
Variáveis do doador (inerentes)	• Idade > 45 anos • Idade < 21 anos • Mulher • Tabagismo > 10 anos/maço
Variáveis do doador (adquiridas)	• Ventilação mecânica prolongada • Aspiração • Traumatismo craniano • Instabilidade hemodinâmica após morte encefálica
Variáveis do receptor	• IMC > 25 • Sexo feminino • Diagnóstico de hipertensão arterial pulmonar idiopática • Diagnóstico de hipertensão arterial pulmonar secundária • Pressão pulmonar elevada no momento da cirurgia • Diagnóstico de fibrose pulmonar
Variáveis operatórias	• Uso da solução de preservação Euro-Collins • Transplante unilateral • Tempo de isquemia prolongado • Utilização de circulação extracorpórea • Transfusão de hemoderivados

Em destaque, os fatores mais consistentemente encontrados na literatura ou no trabalho brasileiro.[12-13]
IMC: índice de massa corpórea; DPE: disfunção primária do enxerto.

àquelas utilizadas na síndrome da angústia respiratória aguda síndrome do desconforto respiratório agudo (SDRA), incluindo estratégia,s de ventilação protetora e manejo adequado de fluidos, com intuito de reduzir o edema pulmonar causado pelo aumento da permeabilidade capilar pulmonar.[14]

A implementação de protocolos de manejo ventilatório e hemodinâmico em terapia intensiva é factível, segura e efetiva em reduzir a gravidade da DPE. Apesar de não haver nenhum estudo que tenha avaliado sistematicamente estratégias utilizadas em SDRA e DPE grave, é provável que uma conduta com base em evidência e sistemática ao paciente transplantado de pulmão possa reduzir a incidência da disfunção primária do enxerto. Até lá, seu manejo é amplamente individualizado de centro para centro.[15]

A utilização de óxido nítrico inalatório já foi bastante estudada em transplante pulmonar, tanto no intuito de prevenir a ocorrência quanto no tratamento da disfunção primária do enxerto. Seu efeito na vasodilatação pulmonar, na manutenção da integridade capilar, na prevenção de adesão leucocitária e na agregação plaquetária gerou alguns estudos com a intenção de prevenir a ocorrência da DPE no intraoperatório. Infelizmente, a maioria desses estudos (prospectivos e randomizados) não mostrou benefício na redução da incidência da DPE com a utilização do óxido nítrico inalatório antes da reperfusão pulmonar. Dessa forma, a recomendação formal de sua utilização restringe-se a pacientes que mantêm altas pressões pulmonares após o implante dos pulmões, associada à relação $PaO_2/FiO_2 < 200$. Nessa população, observou-se melhora na troca gasosa e diminuição do tempo de ventilação mecânica.[16-18]

A oxigenação extracorpórea por membrana (*extracorporeal membrane oxigenation* – ECMO) é uma ferramenta bem estudada em situações de hipoxemia refratária no pós-operatório de transplante pulmonar, especialmente durante a disfunção primária do enxerto em pacientes hemodinamicamente instáveis.[19-21] A ECMO é considerada um suporte capaz de salvar vidas quando empregada precocemente na DPE refretária às terapias de suporte tradicionais (antes do sétimo dia pós-transplante). Na maior série de casos já publicada em relação à utilização da ECMO em transplante de pulmão e coração-pulmão, a Universidade de Pittsburgh relatou seu uso em 58 de 763 pacientes (7,6%), tanto na modalidade venovenosa quanto na venoarterial, em DPE grave. A sobrevida para o grupo em que foi utilizada a ECMO foi de 56%, 40% e 25% em 30 dias, um ano e cinco anos, respectivamente.[22]

COMPLICAÇÕES INFECCIOSAS

O manejo adequado do binômio rejeição-infecção é o ponto crucial para o sucesso dos transplantes de órgãos sólidos. Em relação ao transplante pulmonar, as complicações infecciosas são responsáveis por elevada morbimortalidade no período pós-operatório. De acordo com os dados da Sociedade Internacional de Transplante de Coração e Pulmão, as complicações infecciosas correspondem a 35% dos óbitos (Tabela 234.3) e 73% das internações hospitalares no primeiro ano pós-transplante.

O transplante pulmonar possui algumas particularidades que predispõem a ocorrência de infecções. Aproximadamente dois terços das infecções envolvem o trato

TABELA 234.3. Causas de óbito após transplante pulmonar (receptores adultos de janeiro de 1992 a junho de 2013 – excluídos os retransplantes).[3]

Causas de óbitos	0-30 dias (N = 2.679)	31 dias-1 ano (N = 4.792)	> 1-3 anos (N = 4.582)	> 3-5 anos (N = 2.666)	> 5-10 anos (N = 3.175)	> 10 anos (N = 1.074)
Bronquiolite	4 (0,1%)	207 (4,3%)	1.152 (25,1%)	774 (29,0%)	784 (24,7%)	213 (19,8%)
Rejeição aguda	90 (3,4%)	85 (1,8%)	75 (1,6%)	17 (0,6%)	18 (0,6%)	2 (0,2%)
Linfoma	1 (0,0%)	110 (2,3%)	80 1,7%)	40 (1,5%)	57 (1,8%)	35 (3,3%)
Outras neoplasias	5 (0,2%)	141 (2,9%)	369 (8,1%)	295 (11,1%)	442 (13,9%)	133 (12,4%)
CMV	0	111 (2,3%)	45 (1,0%)	7 (0,3%)	4 (0,1%)	1 (0,1%)
Infecção (não CMV)	511 (19,1%)	1.701 (35,5%)	1.002 (21,9%)	490 (18,4%)	573 (18,0%)	182 (16,9%)
Disfunção do enxerto	646 (24,1%)	795 (16,6%)	861 (18,8%)	478 (17,9%)	538 (16,9%)	179 (16,7%)
Cardiovascular	305 (11,4%)	241 (5,0%)	200 (4,4%)	136 (5,1%)	179 (5,6%)	82 (7,6%)
Técnico-cirúrgico	299 (11,2%)	173 (3,6%)	44 (1,0%)	14 (0,5%)	27 (0,9%)	7 (0,7%)
Outros	818 (30,5%)	1.228 (25,6%)	754 (16,5%)	415 (15,6%)	553 (17,4%)	240 (22,3%)

respiratório em receptores de transplante pulmonar e os motivos desta alta incidência relacionam-se às seguintes condições (Quadro 234.1): exposição contínua do enxerto ao meio ambiente e aos patógenos oportunistas e à comunidade; diminuição do *clearance* mucociliar por denervação brônquica e supressão do reflexo de tosse; ausência de circulação linfática; isquemia de vias aéreas por ausência de circulação sistêmica – sangue arterial, deiscência ou estenose da anastomose brônquica; colonização/infecção do pulmão nativo contralateral; colonização/infecção do doador; colonização/infecção de vias aéreas superiores em pacientes portadores de fibrose cística ou bronquiectasias; e dano inflamatório do epitélio brônquico por episódios de rejeição.[23]

Infecções bacterianas

Pacientes submetidos ao transplante pulmonar apresentam maior risco de desenvolver pneumonia e com maior mortalidade quando comparados a receptores de outros órgãos sólidos. Aproximadamente 80% das pneumonias apresentam etiologia bacteriana.[24] As pneumonias bacterianas precoces estão relacionadas à infecção do doador ou à colonização prévia do próprio receptor. Por isso, a antibioticoprofilaxia cirúrgica deve ser baseada no resultado das culturas de escarro e/ou lavado broncoalveolar (LBA) coletadas pré-transplante e durante o intraoperatório (Quadro 234.2). Vale a pena "reconceituar" que o transplante pulmonar, apesar de ser um procedimento cirúrgico torácico, não é uma cirurgia limpa, e sim potencialmente contaminada ou, no caso dos pacientes portadores de doença pulmonar supurativa, contaminada. Portanto, a antibioticoprofilaxia dever ser instituída à indução anestésica e mantida por 7 a 21 dias.[25]

QUADRO 234.1. Condições que predispõem a infecções após transplante pulmonar.

Status pós-cirúrgico do enxerto
- Ausência de circulação sistêmica e consequente isquemia de vias aéreas
- Ausência de drenagem linfática
- Denervação brônquica e consequente diminuição do *clearance* mucociliar/reflexo de tosse

Anatomia
- Contato com orofaringe/esôfago a microaspirações
- Contato com vias aéreas superiores (seios paranasais)
- Transplantes unilaterais: contato com pulmão nativo/linfonodos/pleura parietal
- Exposição contínua do enxerto ao meio ambiente
- Microbiota pulmonar

Imunossupressão
- Tripla terapia: inibidor calcineurina + antiproliferativolinfocítico + corticosteroide
- Níveis séricos e doses de imunossupressores mais elevadas na terapia de manutenção

---

QUADRO 234.2. Cuidados referentes à profilaxia de infecções bacterianas pós-transplante pulmonar.

Período pré-operatório
- Coleta de cultura de escarros em todas as consultas pré-Tx (culturas para aeróbios, fungos e micobactérias)
- Vacinação antipneumocócica e contra influenza
- Avaliação do doador: radiografia de tórax, tempo de IOT, presença de leucocitose, broncoscopia com culturas de LBA

Período intraoperatório
- Coleta de cultura de secreção do coto brônquico dos pulmões do doador (implantes) e do receptor (explantes)

Período pós-operatório
- Antibioticoprofilaxia com cobertura pseudômona para todos os pacientes submetidos ao Tx pulmonar
- Antibioticoprofilaxia guiada conforme culturas coletadas no período pré-Tx para pacientes supurativos (atentar para BGN, multiR e MRSA)

Tx: transplante; IOT: intubação orotraqueal; LBA: lavado broncoalveolar; BGN: bacilos gram-negativos; multiR: resistente a multidrogas; MRSA: *Staphylococcus aureus* resistente à meticilina.

Os bacilos gram-negativos (BGN) são responsáveis por até 75% das infecções bacterianas, seguidos pelo *Staphylococcus aureus*.[24,26] A *Pseudomonas aeruginosa* é o BGN mais frequentemente isolado pré e pós-transplante pulmonar; acredita-se que as baixas concentrações de oxigênio no epitélio brônquico predispõem a colonização por *P. aeruginosa* em pacientes portadores de doença pulmonar crônica, principalmente em pacientes com fibrose cística ou outras causas de bronquiectasias pulmonares.

No início da infecção crônica, a maioria das cepas de *P. aeruginosa* é sensível a diversas classes de antibióticos. Entretanto, após o uso repetido de vários tratamentos antimicrobianos o surgimento de resistência bacteriana é frequente. Ademais, com a progressão da doença e as menores pressões de oxigênio no epitélio brônquico, as cepas de *P. aeruginosa* tendem a produzir a proteína alginato e a formar microcolônias sob este biofilme, tornando-se *Pseudomonas aeruginosa cepa mucoide*. O microambiente fica mais adequado para as bactérias e mais avesso à atividade antimicrobiana. Por isso, para antibioticoprofilaxia cirúrgica ou empírica para tratamento de pneumonia bacteriana, deve-se optar por antimicrobiano com ação pseudômona.[27]

A colonização por cocos gram-positivos (*S. aureus*) e BGN não fermentadores mais raros, como *Stenotrophomonas maltophilia*, é comum em pacientes com doença pulmonar supurativa (fibrose cística e bronquiectasias). Vale lembrar que os seios paranasais são foco de infecção do pulmão enxertado neste grupo de pacientes e, portanto, a cobertura antimicrobiana para estes agentes também deverá ser contemplada. Por esse mesmo motivo, também está indicado uso de antibióticos inalatórios (tobramicina ou colistina) por três meses após o transplante, em inalador comum e com máscara facial para dispersão da droga nas vias aéreas superiores e nos pulmões.

Colonização por *Burkholderia cepacia complex*, em pacientes portadores de doença pulmonar supurativa, principalmente fibrose cística, tem sido associada a maior mortalidade antes e após o transplante pulmonar desde 1994 e, por isso, merece destaque na discussão sobre infecções bacterianas. Apesar da baixa incidência – aproximadamente 3% –, a colonização por *Burkholderia cepacia complex* é grave por estar associada à síndrome *B. cepacia*, que ocasiona febre elevada, bacteremia, pneumonia necrosante rapidamente progressiva e morte.

A partir de 2001, estudos evidenciaram a menor sobrevida de pacientes colonizados/infectados por *Burkholderia cepacia complex* também após o transplante pulmonar (sobrevida no primeiro ano após transplante de pacientes infectados por *B. cepacia* e não infectados: 50% *versus* 83%, respectivamente; $p = 0,006$); porém marcadores de virulência e subtipos específicos (*B. cepaciacenocepacia* – genomovar IIIA/IIIB) têm sido diretamente relacionados a pior prognóstico pós-transplante.[28] Chaparro e colaboradores também discutem a troca de profilaxia antimicrobiana (terapêutica combinada) para pacientes colonizados por *Burkholderia cepacia complex* e a melhora dos resultados na curva de sobrevida em uma série de casos.[29]

Após 2008, três grandes estudos avaliaram a evolução clínica de pacientes colonizados por *B. cepacia* pré-transplante pulmonar e associaram a presença do genomovar III (*B. cepacia cenocepacia*) a pior sobrevida após o procedimento.[30] Em razão desta constatação, e tendo em vista a escassez de doadores e a elevada mortalidade, alguns centros optaram por excluir pacientes colonizados por *B. cepacia cenocepacia* da lista de espera para transplante pulmonar.

No Brasil, o único estudo sobre o tema descreveu as características genotípicas das cepas de *Burkholderia cepacia complex* isoladas em pacientes com fibrose cística, sendo a *B. cenocepacia* e o genomovar IIIA o membro mais frequentemente encontrado neste grupo de pacientes (53%).[31] Entretanto, ainda não foi possível correlacionar estes achados laboratoriais com a evolução clínica de pacientes antes e após o transplante pulmonar.

Infecções virais

A reativação dos vírus da família Herpesviridae após transplante de órgãos sólidos é frequente e apresenta elevada morbidade. A infecção por citomegalovírus (CMV) é a mais importante e está em destaque a seguir. A infecção por *Herpes simplex* (HSV) é precoce, nos primeiros 10 dias pós-transplante, e pode ser grave quando há acometimento do parênquima pulmonar. O uso de aciclovir está indicado para a prevenção da reativação. Entretanto, a profilaxia com ganciclovir para CMV também contempla HSV e outros vírus da família Herpes, como: HHV6, HHV7 e HHV8.

Vírus respiratórios da comunidade (influenza A e B, parainfluenza 1, 2 e 3, vírus sincicial respiratório, adenovírus e metapneumovírus) apresentam incidência estimada entre 5% e 20% e mortalidade em até 10% dos casos.[32] Não raro, ocorre superposição de infecções bacterianas ou fúngicas aos episódios das viroses, tornando-os mais ameaçadores à funcionalidade e à sobrevida do enxerto. Pacientes submetidos ao transplante pulmonar apresentam maior risco de progressão da infecção de vias aéreas superiores por estes agentes para pneumonia.

Trabalhos recentes da literatura têm apontado a infecção por vírus respiratórios adquiridos na comunidade como novo fator de risco independente para evolução da síndrome da bronquiolite obliterante (disfunção crônica do enxerto) em receptores de transplante pulmonar.[33] O diagnóstico é realizado pela pesquisa de presença viral no lavado nasofaríngeo por meio de imunofluorescência direta, cultura viral e reação em cadeia de polimerase em tempo real (RT-PCR).

A incidência da infecção ou da doença por CMV é maior no transplante pulmonar do que em outros órgãos sólidos, atingindo 54% a 92% em relatos de pacientes sem profilaxia. O maior fator de risco é a discordância sorológica entre doador (D+) e receptor (R–).

Além dos efeitos diretos da infecção e da doença por CMV, este vírus está associado a diversos efeitos indiretos, como: rejeição celular aguda e crônica (bronquiolite obliterante) do enxerto; transativação infecciosa com outros vírus (HSV, HPV, VZV, EBV); e imunomodulação sistêmica com infecções oportunistas. A frequência dessas complicações justifica o uso de profilaxia universal para o melhor manejo de pacientes submetidos ao transplante pulmonar. Esquemas com formulações oral e endovenosa de ganciclovir apresentam eficácia comprovada; porém o regime e a duração ideais ainda são controversos.[34]

Infecções fúngicas

Pacientes portadores de doença pulmonar terminal podem ser colonizados por leveduras e fungos filamentosos em razão da distorção do parênquima pulmonar, por exemplo, em bronquiectasias, fibrose cística, fibrose pulmonar e silicose. Ademais, estes pacientes são frequentemente submetidos ao uso crônico de corticosteroides ou de imunossupressores para tratamento da doença de base.

Nos transplantes unilaterais, o pulmão nativo pode ser o foco de reativação de uma infecção fúngica durante a imunossupressão de indução, manutenção ou para tratamento de rejeição aguda. Nos transplantes bilaterais, fungos dos pulmões explantados podem contaminar a cavidade torácica e os novos enxertos. A frequência de colonização por *Aspergillus* sp., nessa população, varia de 22% a 85% e a de doença invasiva, entre 14% e 44%.[35]

O conceito de colonização fúngica é diferente no transplante pulmonar. Um paciente pós-transplantado que apresenta fungos em amostras de trato respiratório deve ser reavaliado e considerado para procedimentos diagnósticos mais invasivos e/ou intervenções terapêuticas. A imunossupressão também deverá ser reavaliada. Vale a pena lembrar que os seios paranasais também são foco de colonização para fungos filamentosos (25% a 30% dos pacientes com sinusopatia crônica), que podem infectar os pulmões transplantados.

A distinção entre colonização e infecção por *Candida* sp é ainda mais difícil de ser estabelecida. Aparentemente, a colonização intensa da árvore brônquica do doador por espécies de *Candida* pode associar-se a maior risco de infecção invasiva. Manifestações graves de doença disseminada e candidemia são raras.

Os tipos de doença fúngica mais observados no período pós-transplante incluem: deiscência da anastomose brônquica, erosão da anastomose arterial, bronquite ou traqueobronquite (ulcerativa e pseudomembranosa), doença pulmonar invasiva, empiema, aspergiloma, doença disseminada, obstrução da prótese endobrônquica. Dessas manifestações, 58% são infecção da anastomose e da traqueobronquite.

O diagnóstico de infecção fúngica invasiva em transplante pulmonar requer o critério microbiológico (cultura positiva); porém, mais recentemente, tem-se discutido a utilidade diagnóstica da detecção de galactomanana no lavado broncoalveolar e no sangue periférico. Em transplante pulmonar, o valor de corte igual ou maior a 1,5, no lavado broncoalveolar, apresenta sensibilidade de 100% e especificidade de 90,4%.[36]

Diante da possibilidade de doença invasiva grave, a profilaxia fúngica, visando cobertura para filamentosos, com anfotericina B inalatória (na concentração de 1 mg/mL), associada ou não ao uso de itraconazol via oral, apesar de controversa, é prática rotineira em mais de 60% dos centros de transplante pulmonar mundiais.[37]

REJEIÇÃO E MANEJO DA IMUNOSSUPRESSÃO

A rejeição celular aguda é frequente no primeiro ano pós-transplante (incidência de até 65%) e normalmente não oferece risco imediato ao paciente. O diagnóstico é feito por meio de biópsia transbrônquica. Seu tratamento consiste em doses altas de corticoesteroides por 3 a 5 dias e, em casos refratários, timoglobulina. A prevenção da rejeição celular aguda é feita com a combinação de três drogas: corticosteroides, um inibidor de calcineurina (ciclosporina ou tacrolimus) e um inibidor de ciclo celular (azatioprina ou micofenolato). Essa combinação de drogas deve ser mantida por toda a vida do paciente, a não ser que haja algum tipo de complicação que justifique a suspensão de alguma delas. Para pacientes que evoluem com insuficiência renal crônica, relacionada ao uso do inibidor de calcineurina, uma opção é a utilização dos inibidores da mTOR (sirolimus ou everolimus).

A partir de um ano de transplante, a principal causa de mortalidade, que segue durante toda a evolução pós-transplante, é a disfunção crônica do enxerto, principalmente na forma da síndrome da bronquiolite obliterante (SBO). Ao longo da história do transplante pulmonar, a disfunção crônica de enxerto já foi chamada de rejeição crônica, porém observou-se que existem diversas causas para o surgimento da entidade além da imunológica, como: infecções por vírus respiratórios, infecção por CMV, doença do refluxo gastroesofágico, episódios recorrentes de rejeição celular aguda etc. Posteriormente, definiu-se a nomenclatura SBO, inclusive com graduação da gravidade.[38] Sua ocorrência inicia-se a partir do terceiro mês pós-transplante e pode acontecer durante toda a evolução. Seu diagnóstico é funcional e se dá a partir de uma queda irreversível de 20% do volume expiratório forçado do primeiro segundo (VEF1), excluídas causas agudas para tal ocorrência, como rejeição aguda e infecções.

Apesar da importância dada ao assunto e de tudo que se estuda sobre ele, poucas intervenções, até o presente, foram capazes de modificar a evolução desfavorável da SBO, que muitas vezes leva ao óbito precoce ou à necessidade do retransplante. Mais recentemente, tem sido discutido que a disfunção crônica do enxerto pode se apresentar de diversas formas e que talvez a diferenciação funcional, citológica e radiológica dessas diversas formas seja o caminho para a definição da conduta terapêutica específica.[39]

SOBREVIDA

De acordo com o registro de 2014 da ISHLT,[3] adultos submetidos a transplante pulmonar tiveram uma mediana de sobrevida de 5,6 anos. A taxa de sobrevida em três meses, um, três, cinco e dez anos foi, respectivamente: 88, 79, 64, 53 e 31%, com sobrevida superior dos pacientes submetidos a transplante bilateral (mediana de sobrevida de sete anos) quando comparados aos submetidos a transplante unilateral (mediana de sobrevida de 4,5 anos).

A sobrevida varia também de acordo com a doença de base, sendo a melhor expectativa de vida, a curto e a longo prazo, para pacientes com fibrose cística. Acredita-se que a melhor sobrevida destes pacientes se deve aos fatos de eles serem jovens e, também, doentes desde o nascimento, situação que propicia a cultura de aderência ao tratamento e o apoio familiar a sua doença (fundamentais para que sobrevivam ao longo dos anos pré-transplante), o que facilita o rigoroso tratamento pós-transplante.

A pior sobrevida perioperatória é a dos pacientes com hipertensão arterial pulmonar (idiopática ou secundária), pela disfunção de ventrículo direito – que pode piorar nos primeiros dias pós-transplante e que melhora totalmente no decorrer das primeiras semanas – e pelo risco aumentado de disfunção primária do enxerto grave, o que, muitas vezes, leva à necessidade de utilização de ECMO, como dito anteriormente. De qualquer forma, esse grupo de pacientes possui a segunda melhor sobrevida em 10 e 15 anos pós-transplante, justificando a indicação do procedimento.

A sobrevida do transplante pulmonar bilateral tende a ser superior à do transplante combinado coração-pulmões para pacientes com hipertensão arterial pulmonar idiopática, mesmo que haja grave dilatação e disfunção do ventrículo direito no pré-operatório. Além disso, um paciente com indicação de transplante cardíaco deixa de ser transplantado quando é indicado o transplante combinado. Dessa forma, o transplante coração-pulmões tem sua indicação restrita, na maior parte do mundo, a pacientes com cardiopatias congênitas que cursam com hipertensão pulmonar e cujo defeito cardíaco não é passível de reparação no ato do transplante.

CONSIDERAÇÕES FINAIS

A ciência que envolve o transplante pulmonar (técnica operatória, indicação e manejo pós-operatório) está em constante evolução e, na maior parte dos seus temas, longe de estar bem estabelecida. No Brasil, vive-se uma carência extrema de novos centros habilitados a realizar este tratamento de forma consistente e com sucesso. Existe uma demanda reprimida gigantesca de pacientes que se beneficiariam do transplante pulmonar no Brasil e que morrem sem sequer ingressarem em lista de espera, dadas as dificuldades de chegarem a um centro transplantador, uma vez que são apenas sete ativos no país.

A consciência do melhor momento para indicar e efetuar o transplante, bem como das principais complicações, suas prevenções e manejos, melhora consideravelmente os resultados do transplante pulmonar, que é a única opção efetiva de tratamento para diversas pneumopatias progressivas e fatais.

REFERÊNCIAS BIBLIOGRÁFICAS

1. Unilateral lung transplantation for pulmonary fibrosis. Toronto Lung Transplant Group. N Engl J Med. 1986;314(18):1140-5.
2. Cooper JD. The evolution of techniques and indications for lung transplantation. Ann Surg. 1990;212(3):249-55; discussion 55-6.
3. Yusen RD, Edwards LB, Kucheryavaya AY, Benden C, Dipchand AI, Dobbels F, et al. The Registry of the International Society for Heart and Lung Transplantation: Thirty-first Adult Lung and Heart-Lung Transplant Report-2014; Focus Theme: Retransplantation. J Heart Lung Transplant. 2014;33(10):1009-24.
4. ABTO. Registro Brasileiro de Transplante (Jan/Jun) 2014. 2014.
5. Shah PD, Orens JB. Guidelines for the selection of lung-transplant candidates. Curr Opin Organ Transplant. 2012;17(5):467-73.
6. Costa da Silva F Jr, Afonso JE Jr, Pego-Fernandes PM, Caramori ML, Jatene FB. Sao Paulo lung transplantation waiting list: patient characteristics and predictors of death. Transplant Proc. 2009;41(3):927-31.
7. Available from: http://www.saude.sp.gov.br/transplante.
8. Orens JB, Estenne M, Arcasoy S, Conte JV, Corris P, Egan JJ, et al. International guidelines for the selection of lung transplant candidates: 2006 update--a consensus report from the Pulmonary Scientific Council of the International Society for Heart and Lung Transplantation. J Heart Lung Transplant. 2006;25(7):745-55.
9. Samano MN, Minamoto H, Junqueira JJ, Yamaçake KG, Gomes HA, Mariani AW, et al. Bronchial complications following lung transplantation. Transplant Proc. 2009;41(3):921-6.
10. Hirt SW, Haverich A, Wahlers T, Schäfers HJ, Alken A, Borst HG. Predictive criteria for the need of extracorporeal circulation in single-lung transplantation. Ann Thorac Surg. 1992;54(4):676-80.
11. Yusen RD, Christie JD, Edwards LB, Kucheryavaya AY, Benden C, Dipchand AI, et al. The Registry of the International Society for Heart and Lung Transplantation: thirtieth adult lung and heart-lung transplant report--2013; focus theme: age. J Heart Lung Transplant. 2013;32(10):965-78.
12. Samano MN, Fernandes LM, Baranauskas JC, Correia AT, Afonso JE, Teixeira RH, et al. Risk factors and survival impact of primary graft dysfunction after lung transplantation in a single institution. Transplant Proc. 2012;44(8):2462-8.
13. Lee JC, Christie JD. Primary graft dysfunction. Clin Chest Med. 2011;32(2):279-93.
14. Shargall Y, Guenther G, Ahya VN, Ardehali A, Singhal A, Keshavjee S, et al. Report of the ISHLT Working Group on Primary Lung Graft Dysfunction part VI: treatment. J Heart Lung Transplant. 2005;24(10):1489-500.
15. Currey J, Pilcher DV, Davies A, Scheinkestel C, Botti M, Bailey M, et al. Implementation of a management guideline aimed at minimizing the severity of primary graft dysfunction after lung transplant. J Thorac Cardiovasc Surg. 2010;139(1):154-61.
16. Meade MO, Granton JT, Matte-Martyn A, McRae K, Weaver B, Cripps P, et al. A randomized trial of inhaled nitric oxide to prevent ischemia-reperfusion injury after lung transplantation. Am J Respir Crit Care Med. 2003;167(11):1483-9.
17. Botha P, Jeyakanthan M, Rao JN, Fisher AJ, Prabhu M, Dark JH, et al. Inhaled nitric oxide for modulation of ischemia-reperfusion injury in lung transplantation. J Heart Lung Transplant. 2007;26(11):1199-205.
18. Moreno I, Vicente R, Mir A, León I, Ramos F, Vicente JL, et al. Effects of inhaled nitric oxide on primary graft dysfunction in lung transplantation. Transplant Proc. 2009;41(6):2210-2.
19. Fiser SM, Kron IL, McLendon Long S, Kaza AK, Kern JA, Tribble CG. Early intervention after severe oxygenation index elevation improves survival following lung transplantation. J Heart Lung Transplant. 2001;20(6):631-6.
20. Meyers BF, Sundt TM, Henry S, Trulock EP, Guthrie T, Cooper JD, et al. Selective use of extracorporeal membrane oxygenation is warranted after lung transplantation. J Thorac Cardiovasc Surg. 2000;120(1):20-6.

21. Smedira NG, Moazami N, Golding CM, McCarthy PM, Apperson-Hansen C, Blackstone EH, et al. Clinical experience with 202 adults receiving extracorporeal membrane oxygenation for cardiac failure: survival at five years. J Thorac Cardiovasc Surg. 2001;122(1):92-102.
22. Bermudez CA, Adusumilli PS, McCurry KR, Zaldonis D, Crespo MM, Pilewski JM, et al. Extracorporeal membrane oxygenation for primary graft dysfunction after lung transplantation: long-term survival. Ann Thorac Surg. 2009;87(3):854-60.
23. Aguilar-Guisado M, Givalda J, Ussetti P, Ramos A, Morales P, Blanes M, et al. Pneumonia after lung transplantation in the RESITRA Cohort: a multicenter prospective study. Am J Transplant. 2007;7(8):1989-96.
24. Campos S, Caramori M, Teixeira R, Afonso J Jr, Carraro R, Strabelli T, et al. Bacterial and fungal pneumonias after lung transplantation. Transplant Proc. 2008;40(3):822-4.
25. Husain S, Chan KM, Palmer SM, Hadjiliadis D, Humar A, McCurry KR, et al. Bacteremia in lung transplant recipients in the current era. Am J Transplant. 2006;6(12):3000-7.
26. Kramer MR, Marshall SE, Starnes VA, Gamberg P, Amitai Z, Theodore J. Infectious complications in heart-lung transplantation. Analysis of 200 episodes. Arch Intern Med. 1993;153(17):2010-6.
27. Gibson RL, Burns JL, Ramsey BW. Pathophysiology and management of pulmonary infections in cystic fibrosis. Am J Respir Crit Care Med. 2003;168(8):918-51.
28. Aris RM, Routh JC, LiPuma JJ, Heath DG, Gilligan PH. Lung transplantation for cystic fibrosis patients with Burkholderia cepacia complex. Survival linked to genomovar type. Am J Respir Crit Care Med. 2001;164(11):2102-6.
29. Chaparro C, Maurer J, Gutierrez C, Krajden M, Chan C, Winton T, et al. Infection with Burkholderia cepacia in cystic fibrosis: outcome following lung transplantation. Am J Respir Crit Care Med. 2001;163(1):43-8.
30. De Soyza A, Meachery G, Hester KL, Nicholson A, Parry G, Tocewicz K, et al. Lung transplantation for patients with cystic fibrosis and Burkholderia cepacia complex infection: a single-center experience. J Heart Lung Transplant. 2010;29(12):1395-404.
31. Martins KM, Fongaro GF, Dutra Rodrigues AB, Tateno AF, Azzuz-Chernishev AC, de Oliveira-Garcia D, et al. Genomovar status, virulence markers and genotyping of Burkholderia cepacia complex strains isolated from Brazilian cystic fibrosis patients. J Cyst Fibros. 2008;7(4):336-9.
32. Billings JL, Hertz MI, Wendt CH. Community respiratory virus infections following lung transplantation. Transpl Infect Dis. 2001;3(3):138-48.
33. Billings JL, Hertz MI, Savik K, Wendt CH. Respiratory viruses and chronic rejection in lung transplant recipients. J Heart Lung Transplant. 2002;21(5):559-66.
34. Zamora MR, Davis RD, Leonard C, Committee CABE. Management of cytomegalovirus infection in lung transplant recipients: evidence-based recommendations. Transplantation. 2005;80(2):157-63.
35. Kubak BM. Fungal infection in lung transplantation. Transpl Infect Dis. 2002;4 Suppl 3:24-31.
36. Pasqualotto AC, Xavier MO, Sánchez LB, de Oliveira Costa CD, Schio SM, Camargo SM, et al. Diagnosis of invasive aspergillosis in lung transplant recipients by detection of galactomannan in the bronchoalveolar lavage fluid. Transplantation. 2010;90(3):306-11.
37. Dummer JS, Lazariashvilli N, Barnes J, Ninan M, Milstone AP. A survey of anti-fungal management in lung transplantation. J Heart Lung Transplant. 2004;23(12):1376-81.
38. Estenne M, Hertz MI. Bronchiolitis obliterans after human lung transplantation. Am J Respir Crit Care Med. 2002;166(4):440-4.
39. Todd JL, Jain R, Pavlisko EN, Finlen Copeland CA, Reynolds JM, Snyder LD, et al. Impact of Forced Vital Capacity Loss on Survival After the Onset of Chronic Lung Allograft Dysfunction. Am J Respir Crit Care Med. 2014;189(2):159-66.

CAPÍTULO 235

TRANSPLANTE HEPÁTICO

Ben-Hur Ferraz-Neto
Thamara Perera
Rogério Carballo Afonso
Darius Mirza

DESTAQUES

- Transplante hepático continua o tratamento de escolha para a insuficiência hepática aguda ou crônica em fase terminal.
- A recidiva da infecção pelo vírus da hepatite C é um dos maiores problemas da atualidade no transplante de fígado, embora as novas medicações contra esse vírus tenham demonstrado enorme eficácia no tratamento pré e pós-transplante.
- Alternativas à escassez de enxertos vêm sendo desenvolvidas, como a ampliação do uso de doadores limítrofes, doadores vivos e das técnicas de bipartição do órgão de doador falecido.
- A particularização da imunossupressão conforme a etiologia da doença de base, com o objetivo de diminuir a sua recidiva, é defendida por diversas tendências.
- O transplante hepático é procedimento seguro e rotineiro no mundo, ultrapassando 15 mil cirurgias anualmente. No Brasil, são aproximadamente 1.700 a cada ano.
- As máquinas de perfusão de órgãos vêm representando uma das promissoras perspectivas do transplante de fígado nos próximos anos, talvez permitindo a ampliação do número de doadores viáveis e a melhoria nos seus resultados.

INTRODUÇÃO

Atualmente, o transplante hepático é o tratamento de escolha para a maioria das hepatopatias crônicas ou agudas quando as opções terapêuticas, clínicas ou cirúrgicas não foram eficazes no controle da doença. Em termos gerais, o procedimento está indicado nos pacientes em que a progressão da doença hepática pode resultar em mortalidade superior àquela decorrente do próprio transplante, e tem por finalidade aumentar a sobrevivência, com qualidade de vida satisfatória e retomada das atividades habituais.[1]

CRITÉRIOS GERAIS

Os critérios de indicação para o transplante de fígado são reconhecidos internacionalmente, embora apresentem pequenas variações entre os países.

As complicações mais comuns que podem indicar um transplante de fígado incluem: a ascite de difícil controle clínico, a encefalopatia hepática ou portossistêmica, a peritonite bacteriana espontânea e o aparecimento do hepatocarcinoma. As principais patologias que indicam esse procedimento são as cirroses hepáticas causadas por vírus, pelo uso excessivo do álcool e por doenças autoimunes, a cirrose biliar primeira e a colangite esclerosante. Além dessas, a insuficiência hepática aguda grave é responsável por aproximadamente 8% dos transplantes de fígado em nosso meio.[2]

CRITÉRIOS ESPECÍFICOS
CIRROSE PELA HEPATITE C

A hepatite causada pelo vírus C (VHC) é a indicação mais frequente de transplante hepático na grande maioria dos centros. Pacientes com RNA-VHC-positivo pré-transplante permanecerão positivos após o transplante e 97% deles desenvolverão recorrência da doença. Embora a sobrevivência do paciente em cinco anos não pareça comprometida, quando comparada às outras hepatopatias, a sobrevivência do enxerto parece ser afetada.[3]

A recorrência precoce e agressiva da hepatite está geralmente associada ao número de episódios de rejeição celular aguda.[4] Devido a certas alterações morfológicas em comum, a distinção histológica entre recidiva e rejeição aguda se torna um desafio para o patologista na grande maioria das vezes.

Altos níveis de imunossupressão estão associados à gravidade da fibrose e, consequentemente, à cirrotização do enxerto, entretanto não parece haver diferença significativa entre os pacientes que recebem ciclosporina ou tacrolimus. A profilaxia com interferon não altera a sobrevivência de paciente e enxerto, além de aumentar o risco de rejeição. A utilização de doadores maiores de 50 anos parece influir negativamente na recidiva da hepatite C, ao passo que doadores VHC-positivos aparentam proteger o enxerto.[5]

Entretanto, as novas drogas antivirais atualmente no mercado vêm se posicionando como enorme revolução no tratamento da recidiva da hepatite C pós-transplante.[6,7]

CIRROSE PELA HEPATITE B

A infecção pelo vírus da hepatite B é problema de saúde pública global. Estima-se que existam 350 milhões de infectados no mundo, dos quais 250 mil morrem anualmente em consequência de doença hepática associada ao vírus da hepatite B (VHB).

No início dos anos 1980, o resultado do transplante hepático para pacientes portadores de VHB era ruim, em razão da recorrência da infecção e subsequente perda do enxerto. Entretanto, com a introdução da imunoprofilaxia passiva, por meio da imunoglobulina hiperimune contra o VHB (HBIG) e, posteriormente, associada ao uso da lamivudina, a sobrevivência do paciente e do enxerto é semelhante à de outras enfermidades. Os critérios para indicação de transplante hepático em portadores de VHB seguem os critérios habituais.[8]

DOENÇA HEPÁTICA ALCOÓLICA (DHA)

Uma das mais frequentes indicações de transplante hepático na atualidade.[9] Inicialmente, os resultados eram insatisfatórios, principalmente em decorrência da probabilidade de recidiva do alcoolismo. Porém, quando indicado com critério, o transplante hepático nessa doença apresenta resultados semelhantes aos dos realizados por outras causas.

Torna-se, portanto, indispensável uma avaliação pré-operatória por equipe multidisciplinar, envolvendo hepatologista, cirurgião, psicólogo e assistente social para avaliar o grau de necessidade do seguimento médico, do uso de imunossupressores e da abstinência total do álcool. Um período de pelo menos seis meses de abstinência é exigido para que o paciente seja inscrito para transplante de fígado.[10] Além disso, a participação em grupos de reabilitação, bem como o suporte familiar e uma estrutura de trabalho estável, deve ser levada em consideração.

CARCINOMA HEPATOCELULAR (CHC)

Tumor hepático primário mais comum que ocorre frequentemente em pacientes cirróticos, principalmente associado aos VHB e VHC e, também, à hemocromatose. Estudos demonstram que pacientes transplantados com nódulo único de até 5 cm ou até três nódulos menores que 3 cm, restritos ao fígado, apresentam sobrevivência semelhante à de pacientes transplantados por outras hepatopatias.[11] A probabilidade de recorrência do tumor aumenta significativamente em razão de seu tamanho, do grau de invasão vascular e do número de lesões.

Critérios bem estabelecidos para inclusão de pacientes portadores de CHC para transplante de fígado são seguidos pelo SNT (Sistema Nacional de Transplantes) (critérios de Mazzaferro):[11]

a) Tumor solitário menor de 5 cm.
b) Até três nódulos menores que 3 cm.
c) Ausência de invasão vascular.
d) Ausência de doença extra-hepática.

Esses pacientes são avaliados com tomografia de abdome, tórax e cintilografia óssea de corpo inteiro.

Durante o período de espera na fila para o transplante, alternativas terapêuticas têm sido utilizadas para evitar o crescimento da lesão, servindo como ponte até o tratamento definitivo. Elas incluem a ressecção cirúrgica, a quimioembolização intra-arterial e os métodos de ablação com uso de radiofrequência ou com injeção de etanol.[12-14]

Vários outros critérios são seguidos como aprimoramento do critério de Milão[11] em outros centros de transplante pelo mundo, sempre visando o melhor resultado e a mais justa utilização de um enxerto hepático.[15]

DOENÇAS COLESTÁTICAS

Cirrose biliar primária (CBP)

Doença hepática colestática crônica causada pela destruição dos ductos biliares intra-hepáticos, com progressão variável. Embora a terapia com ácido ursodesoxicólico reduza a colestase e a progressão da fibrose hepática, retardando a necessidade do transplante hepático, este representa a única opção de cura. Na grande maioria dos centros, obtém-se sobrevivência de aproximadamente 80% a 90% em cinco anos pós-transplante.[16]

As indicações para o transplante incluem as situações: icterícia progressiva (bilirrubina > 10 mg/dL), varizes de esôfago sangrantes, ascite incontrolável, osteodistrofia progressiva, prurido intratável ou encefalopatia hepática. Também se utiliza o modelo matemático desenvolvido pela Clínica Mayo para avaliar a progressão da doença, auxiliando na decisão de indicar o transplante hepático. Esse modelo utiliza variáveis como: idade, nível de bilirrubina, tempo de protrombina, nível de albumina e presença de edema. A recidiva da doença pode ocorrer, mas a evolução para a perda do enxerto é questionada.[17]

Colangite esclerosante primária (CEP)

Caracteriza-se por inflamação e fibrose de ductos biliares tanto intra quanto extra-hepáticos, formando áreas com múltiplas estenoses e saculações, com tendência evolutiva à cirrose e, às vezes, ao colangiocarcinoma (10% a 36%). Aproximadamente 90% dos pacientes com colangite esclerosante apresentam doença inflamatória intestinal, comumente colite ulcerativa, que pode contribuir com a piora do quadro.

Por apresentar bons resultados após o transplante hepático (sobrevivência de 1 e 5 anos, respectivamente, 82% e 75%), pacientes com CEP devem ser avaliados quanto à possibilidade de transplante antes do desenvolvimento de colestase avançada, de falência hepática e do aparecimento de colangiocarcinoma.[18]

Fatores preditivos de sobrevivência como nível de bilirrubina, idade, estadiamento histológico e presença ou ausência de esplenomegalia são utilizados para determinar o momento da indicação do transplante. Também dispõe-se de um modelo matemático de sobrevivência, desenvolvido pela Clínica Mayo.

DOENÇAS METABÓLICAS

Os enxertos hepáticos mantêm suas propriedades metabólicas, portanto patologias caracterizadas por deficiência congênita ou adquirida de enzimas hepáticas podem ser tratadas com o implante de um fígado saudável.

As causas mais frequentes desse tipo de enfermidade são: doença de Wilson, hemocromatose familiar, deficiência de alfa-1-antitripsina, hiperoxalúria primária e para-amiloidose familiar (PAF).[19-21]

CIRROSE AUTOIMUNE

Caracteriza-se pela evolução crônica, às vezes com surtos de agudização de causa desconhecida. Pacientes não tratados adequadamente com imunossupressores não sobrevivem mais do que cinco anos, geralmente vindo a falecer de insuficiência hepática ou hemorragia digestiva alta. O transplante hepático deve ser considerado, uma vez que pode oferecer sobrevivência média de 91% em cinco anos.[22]

Recidiva da doença tem sido observada e, embora a sobrevivência do enxerto não pareça ser afetada pela recorrência, costuma-se indicar uma imunossupressão mais intensa nos pacientes transplantados por essa etiologia.

DOENÇAS VASCULARES

Síndrome de Budd-Chiari (SBC)

Caracterizada pela oclusão das veias hepáticas principais, associada ou não à oclusão da veia cava inferior, que evolui com hipertensão portal e cirrose. Está geralmente associada a situações que apresentam tendência exagerada à coagulação, como: tumores; síndrome mieloproliferativa; policitemia vera; hemoglobinúria paroxística; trombofilias congênitas ou adquiridas, com destaque para o uso de contraceptivos orais e a gravidez, ou mesmo a alteração anatômica da veia cava inferior, como a presença de membrana.

O tratamento medicamentoso costuma ser frustrante, pois, frequentemente, não retarda a evolução para a cirrose e a disfunção hepática grave. A biópsia hepática deve ser realizada para identificar os pacientes que se beneficiarão com a realização de descompressão do sistema porta, por meio de *shunts* portossistêmicos ou do transplante hepático. Pacientes submetidos precocemente a *shunts* cirúrgicos podem apresentar bons resultados em longo prazo. Entretanto, aqueles com fibrose avançada ou cirrose evidenciada na biópsia hepática devem ser submetidos ao transplante.[23]

TRANSPLANTE PEDIÁTRICO

Atualmente é aceito como terapia de escolha para a grande maioria das hepatopatias pediátricas de caráter progressivo e terminal. São candidatos ao transplante os pacientes pediátricos com doenças hepáticas terminais manifestadas por icterícia progressiva, piora progressiva da função hepática (coagulopatia, desnutrição grave, hipoalbuminemia grave), hemorragia varicosa intratável e encefalopatia recorrente. Em geral, dois desses critérios são necessários para referenciar o paciente para o transplante.

São contraindicações: doença maligna extra-hepática, sepse extrabiliar, alterações neurológicas irreversíveis e incapacidade de o paciente ou os familiares entenderem o procedimento e aderirem aos cuidados pós-operatórios.

O grande fator limitante para o transplante pediátrico é a escassez de doadores compatíveis com o peso e o tamanho. As alternativas técnicas utilizadas para minimizar esse problema são o transplante com doador vivo, fígado reduzido e fígado dividido (split-liver).[24-27]

ASPECTOS TÉCNICOS

O transplante hepático é, indiscutivelmente, um dos procedimentos cirúrgicos de maior complexidade do arsenal médico na atualidade. Após a retirada do enxerto hepático do doador, este é mantido sob hipotermia, com a solução de preservação, e poderá ser mantido sob essas condições por um período médio de 18 horas, tornando, atualmente, o procedimento semieletivo. O tempo de isquemia fria, nos casos de cirrose por hepatite C, e do uso de doadores limítrofes deve ser reduzido ao máximo, nunca ultrapassando 12 horas. O procedimento cirúrgico no receptor consiste, basicamente, na retirada do fígado doente e na implantação do enxerto em posição ortotópica.

TÉCNICA TRADICIONAL

A técnica cirúrgica clássica para transplante hepático envolve o clampeamento das veias cava inferior e supra-hepática e da veia porta com ressecção da veia cava retro-hepática. A interrupção do fluxo da veia cava inferior e da veia porta durante a fase anepática resulta em redução do retorno venoso, do débito cardíaco e da pressão arterial, determinando diminuição da perfusão de diversos órgãos vitais.

Pacientes idosos, com doença hepática avançada e aqueles com falência hepática aguda toleram mal a instabilidade hemodinâmica causada pela diminuição do retorno venoso. Para evitar esses problemas, um *bypass* venovenoso pode ser utilizado para permitir o retorno venoso da veia cava inferior e da veia porta através da veia subclávia durante a fase anepática, favorecendo a estabilidade hemodinâmica. Entretanto, hipotermia, tromboembolismo pulmonar e acidentes de punção para canulação dos vasos são possíveis complicações, o que motiva a busca por alternativas técnicas ao procedimento, como a técnica de *piggy-back*.[28-29]

TÉCNICA DE *PIGGY-BACK*

Consiste na realização da hepatectomia total no receptor com preservação da veia cava inferior retro-hepática. Nessa técnica, a reconstrução venosa pode ser feita tanto pela anastomose das veias hepáticas do enxerto com a veia cava inferior do receptor, de forma terminolateral, quanto por meio de anastomose laterolateral entre as veias cava inferiores do enxerto e do receptor, como idealizado por Belghiti.

FÍGADO REDUZIDO

O enxerto hepático pode ter seu tamanho reduzido para ser possível a utilização em um receptor pediátrico. Geralmente, o segmento lateral esquerdo (segmentos II e III) ou o hemifígado esquerdo (segmentos II, III, IV) é utilizado para esses receptores. O tronco celíaco, a veia porta e o ducto hepático comum são transplantados com o fígado reduzido, o que permite a realização de anastomoses com maior segurança.

A proporção entre o peso do doador e o do receptor deve ser utilizada para decidir o tipo de redução (Tabela 235.1):

TABELA 235.1. Tipos de redução do enxerto conforme proporção entre pesos do doador e do receptor.

Peso do doador/receptor	Tipo de redução
> 4	Segmentos II e III
2-4	Segmentos II, III e IV

A redução do enxerto tem se tornado prática comum em muitos centros de transplante pediátricos, com excelentes resultados quando comparada com a utilização de fígado inteiro. No entanto, a atitude ideal para ampliar o número de pacientes beneficiados é dividir o fígado para dois receptores, um adulto e um pediátrico, técnica denominada fígado dividido.

FÍGADO DIVIDIDO (*SPLIT-LIVER*)

Procedimento em que um fígado, proveniente de um doador falecido, é dividido em duas partes, que serão utilizadas em dois receptores diferentes, geralmente um adulto e uma criança, sendo que o adulto fica com o lobo direito e a criança com o esquerdo. Em razão da escassez de órgãos, existe a possibilidade de favorecer dois adultos, desde que um deles seja de peso compatível com um enxerto menor.

A vantagem dessa técnica de bipartição hepática é otimizar um recurso tão escasso, oferecendo, de forma imediata e indireta, aumento no número de pacientes beneficiados, pois dois receptores utilizam um único enxerto.

As técnicas do *split-liver* e do doador vivo são complementares, como estratégias para aumentar o número de doadores, porém a bipartição hepática preserva o benefício do transplante sem os riscos do doador vivo.

Os critérios de seleção do doador falecido e dos receptores, para que seja proposta a bipartição hepática, devem ser rigorosos para que os resultados sejam favoráveis.

Os maiores desafios da técnica são oferecer um enxerto com massa hepática suficiente para a demanda da necessidade funcional do receptor, sem comprometer o aspecto técnico das drenagens biliares e venosas, com fluxos portal e arterial ótimos. Normalmente, o volume mínimo do enxerto é 1% do peso do receptor.

As principais complicações são as fístulas biliares, as tromboses arteriais, as dificuldades de drenagem venosa e as infecções, em razão das áreas de necrose junto à área cruenta, e a insuficiência hepática secundária, transitória ou definitiva, consequência do volume da massa hepática. Outra complicação que tem sido observada é a síndrome *small-for-size*, uma disfunção do enxerto em virtude de um hiperfluxo portal com um quadro de colestase e elevação das transaminases, que pode evoluir com a perda do enxerto.[30-31]

Alguns obstáculos ainda devem ser superados para a aplicação do fígado dividido, principalmente no nosso meio, com a melhora na logística de alocação de órgãos e leis que facilitem sua distribuição.

IMUNOSSUPRESSÃO

Os avanços da terapêutica imunossupressora têm sido um dos principais instrumentos na evolução do transplante de fígado. Os protocolos de imunossupressão usados no transplante hepático foram historicamente derivados do transplante renal.

Nos últimos vinte anos, houve um aumento significativo do número e dos tipos de agentes imunossupressores disponíveis para a prática clínica. Na última década, houve um importante deslocamento no manejo da imunossupressão, como por exemplo a introdução dos receptores antagonistas da interleucina-2 (IL-2R), a substituição da ciclosporina pelo tacrolimus e da azatioprina pelo micofenolato. Vários desses eventos dinâmicos têm acompanhado o desenvolvimento do transplante.[32] Um dos avanços mais recentes, porém ainda incerto, se dá em relação à não utilização dos corticosteroides.

Novas perspectivas de agentes imunossupressores estão por vir, ou em breve serão introduzidas na prática clínica, como sirolimus, leflunamida, FKY720, FKY778 e agentes microbiológicos, entre outros.[32]

O objetivo da imunossupressão, ao longo do tempo, é aumentar a sobrevivência do enxerto e a do paciente, evitando ou tratando as rejeições agudas e crônicas e prevenindo ou reduzindo ao máximo os efeitos colaterais, sejam eles nefrotóxicos, cardiovasculares, infecciosos e neoplásicos.

No universo dos transplantes, o fígado é relativamente privilegiado e está sujeito a menor agressão dos ataques imunológicos se comparado aos outros órgãos.

Atualmente, os imunossupressores disponíveis podem ser divididos conforme o Quadro 235.1:

QUADRO 235.1. Classe dos imunossupressores.

Classe	Agente
Geral	Corticosteroide
Inibidores da calcineurina	Ciclosporina, tacrolimus
Antimetabólitos	Micofenolato, azatioprina
Inibidores da dor	Sirolimus, everolimus
Anticorpos antilinfocitários	Monoclonal (OKT3 e CAMPATH-1H), policlonal (timoglobulina, TAG)
Novos agentes	FTY720, FK778, FK779, leflunomida
Anticorpos anti-IL-2R	Daclizumab, basiliximab

CORTICOSTEROIDES

Potentes agentes anti-inflamatórios não específicos que inibem o recrutamento de todas as células inflamatórias e a transcrição do gen de citocinas, prevenindo o recrutamento dos linfócitos T. Reduzem o número de linfócitos circulantes. Bastante efetivos na prevenção e no tratamento da rejeição aguda, porém apresentam vários efeitos adversos:

- Hipertensão
- Cushing
- Diabetes
- Catarata
- Ganho de peso
- Hirsutismo
- Alterações da personalidade
- Dislipidemias
- Osteoporose
- Complicações cardiovasculares

Alguns estudos mostram que o uso dos corticosteroides nos pacientes transplantados por hepatites virais promove piores resultados em razão da maior possibilidade de replicação viral.

Alguns centros utilizam regimes de imunossupressão sem os corticosteroides ou os retiram de forma precoce.

A maioria dos pacientes sob os nossos cuidados recebe 200 mg de hidrocortisona intravenoso no pós-operatório imediato, divididos em duas tomadas, e, assim que possível, troca-se para 20 mg de prednisona via oral, também divididos em duas tomadas. Sua dose é reduzida, a partir do 45º dia pós-operatório, de 5 mg a cada 15 dias até a total suspensão no fim do 3º mês.

INIBIDORES DE CALCINEURINA (CYA E TACROLIMUS)

Enzima fundamental para produção de IL-2 pelos linfócitos T, crucial para o recrutamento e a ativação do CD-4 das células T. Os dois inibidores de calcineurina mostram-se fundamentais, nos dias de hoje, no transplante de órgãos sólidos. Seu controle se da pela dosagem do nivel sanguineo e seus efeitos colaterais são similares:

- Nefrotoxicidade
- Hipertensão
- Tremor
- Trombose venosa
- Cefaleia
- Parestesias
- Hipercalemia
- Gota
- Hiperplasia gengival

As doses dos inibidores de Calcineurina são ajustadas conforme seu nível sérico. No caso do uso da ciclosporina, é mantido, inicialmente, nível sérico entre 150 e 250 ng/mL e, após 50 meses, em torno de 100 ng/mL. O tacrolimus, que vem sendo usado nos pacientes sob nossos cuidados, ultimamente, mantém-se em um nível entre 5 e 10 ng/mL.

AZATIOPRINA

Pró-droga da 6-mercaptopurina, age inibindo a síntese de DNA, a proliferação e a diferenciação dos linfócitos T e B. Ação efetiva na prevenção da rejeição com pouco efeito na resposta imune estabelecida. Apresenta como principal toxicidade seu efeito supressor medular, causando principalmente leucopenia e plaquetopenia. Pode também ocorrer pancreatite, hepatite, neoplasias e intolerância gastrintestinal.

MICOFENOLATO

Inibidor seletivo da síntese *de novo* das purinas e da replicação do DNA. Vários estudos têm demonstrado efeito superior ao da azatioprina na prevenção da rejeição aguda celular, e estudos experimentais evidenciam seu uso na diminuição da rejeição aguda crônica. Entre seus efeitos colaterais mais comuns, estão:

- Supressão de medula óssea (anemia, leucopenia e trombocitopenia);
- Intolerância gastrintestinal (dor, vômito e diarreia);
- Teratogênico.

Nossa equipe tem usado Micofenolato Mofetil (CellCept®), nas doses de 500 mg, duas vezes ao dia, com possibilidade de ajuste na dose conforme efeito colateral. Deve-se salientar que essa dose é menor (metade) que a utilizada em outros serviços.

SIROLIMUS E EVEROLIMUS

Apresentam estrutura química similar à do tacrolimus, porém não são inibidores de calcineurina. Provocam a parada do ciclo celular por inibição da via de sinalização pós-receptor de IL-2. Atuam em um nível diferente dos inibidores de calcineurina e dos antimetabólitos. São úteis como sinergistas, utilizados com ciclosporina e corticosteroide ou apenas com o segundo, ou, ainda, como monoterapia. Alguns autores descrevem que apresentam efeito antitumoral, porém não tem sido confirmado na prática clínica. Entre seus efeitos colaterais, destacam-se:

- Retardo na cicatrização de feridas
- Hiperdislipidemia
- Edema periférico
- Trombocitopenia
- Anemia
- Leucopenia
- Úlceras orais
- Pneumonia
- Aumento da incidência de trombose da artéria hepática, que não tem sido observado nos recentes estudos.

ANTICORPOS POLICLONAIS (GLOBULINA ANTILINFOCITÁRIA)

São gamaglobulinas fracionadas de animais inoculadas em linfócitos humanos, timócitos ou em culturas de linfoblastos. A fração Ig-G contém várias frações de anticorpos específicos contra células T em um complemento e na depleção das células mediadoras de linfócitos. Apresenta, então, nível imprevisível de imunossupressão. Seus efeitos colaterais estão diretamente associados ao excesso de imunossupressão:

- Sepse
- Doença linfoproliferativa
- Doença do soro
- Trombocitopenia
- Leucopenia
- Anemia.

ANTICORPOS MONOCLONAIS

Anticorpo anti-CD3 (OKT3)

Murina monoclonal (MoAb) contra CD3 que age modulando a expressão do complexo receptor da célula T (TCR-CD3), inibindo a célula T simples e ativando a citotóxica. Como todo potente imunossupressor, apresenta significativos efeitos colaterais, fundamentalmente na primeira dose, em razão da liberação de citocinas, resultando em febre, hipotensão e broncoespasmo. Tem também elevado poder imunogênico, limitando sua eficácia. As contagens total e diferencial de leucócitos devem ser monitoradas pelos níveis de CD3/CD4/CD8 na prática clínica.

Anticorpo anti-CD52 (CAMPATH-1H)

Anti-CD52 contra células T, células B, células *natural-killers* e monócitos marcados. Aparece como um agente promissor, não apenas como imunossupressor, em razão de seus múltiplos braços de ação na resposta imune, e como indutor de tolerância.

ANTICORPO CONTRA IL-2R

Dirigidos contra IL-2R de linfócitos ativados. Existem dois agentes comercializados até o momento: basiliximab e daclizumab. São usados em concomitância com outros agentes, como os inibidores da calcineurina.

FTY720: NOVO AGENTE

Induz o sequestro de células T e B em gânglios periféricos, mesentérios e placas de Peyer. Seu exato mecanismo de ação ainda é pouco conhecido. Seu uso tem demonstrado aumento na sobrevivência dos pacientes de transplantes de órgãos sólidos, incluindo o fígado.

Em estudos fase II, apresentou como importante efeito colateral a bradicardia. Notavelmente, não tem sido associado com episódios de sepse e com toxicidade renal. Em modelos experimentais de transplante, tem demonstrado significativo efeito sinérgico com a ciclosporina.

LEFLUNAMIDA: NOVO AGENTE

Agente antiproliferativo que atua na inibição da síntese *de novo* das pirimidinas. Apresenta efeito antiviral contra citomegalovírus (CMV) e herpes. Seu uso foi liberado para pacientes com artrites reumatoides e tem sido empregada em transplante renal com piora da função do enxerto, como resgate e em alguns casos de transplante hepático. Seu principal efeito colateral costuma ser uma discreta e transitória elevação das enzimas hepáticas.

FK778 E FK779: NOVOS AGENTES

Malononitrilamidas derivadas de um metabólico ativo da leflunamida. Apresentam efeito vasculoprotetor e potente ação imunossupressora. Têm sido usadas como sinergistas junto ao tacrolimus, permitindo menor dose dos inibidores de calcineurina (CNI).

COMPLICAÇÕES

Apesar da padronização cirúrgica e anestésica do procedimento, da seleção adequada dos pacientes, do desenvolvimento de soluções de preservação eficazes e das novas terapias imunossupressoras, o controle pós-operatório do paciente submetido ao transplante hepático é complexo e necessita de equipe multidisciplinar para o diagnóstico precoce e o tratamento das complicações que podem ocorrer. Estas são divididas em imediatas, precoces e tardias.

COMPLICAÇÕES IMEDIATAS

Falência primária do enxerto

Complicação grave que incide em 2% a 23% dos transplantes e, caso um retransplante não seja realizado, resulta na morte do paciente. A variação de incidência se justifica pela variedade de definições da síndrome, que se caracteriza pela instabilidade hemodinâmica, pela acidose metabólica progressiva, pela coagulopatia, pela insuficiência renal, pela hipoglicemia, pela hipotermia, bem como pelas demais características da insuficiência hepática aguda grave.

A causa dessa síndrome é decorrente de problemas do doador (esteatose hepática, hipotensão grave, altas doses de drogas vasoativas, idade avançada e tempo prolongado de isquemia), dano isquêmico do enxerto durante o processo de captação e preservação do órgão, e também da lesão causada na reperfusão do órgão (síndrome pós-reperfusão). No entanto, o mecanismo exato da falência primária do enxerto ainda não está bem caracterizado.[33]

Hemorragia

Rotineiramente, o transplante hepático necessita de pouca ou nenhuma reposição de sangue e hemoderivados. No entanto, pacientes com hipertensão portal grave ou grandes operações abdominais anteriores podem significar um grande desafio ao transplantador e a hemorragia grave pode ocorrer.

A técnica cirúrgica rigorosa para obtenção de hemostasia intraoperatória, associada a medidas que evitem a hipotermia, à utilização de antifibrinolíticos (aprotinina) e de fatores de coagulação é geralmente eficaz no controle da hemorragia. A reperfusão do enxerto está frequentemente associada a sangramento através das anastomoses vasculares, além da piora da coagulação em razão da síndrome pós-reperfusão.

Ao final da cirurgia, imediatamente antes do fechamento da parede abdominal, um dreno tubular é locado na cavidade abdominal, na região sub-hepática, para vigiar eventuais hemorragias pós-operatórias tanto da área cruenta do leito hepático, pela ruptura de varizes intracavitárias, quanto das anastomoses vasculares. Sempre que houver sangramento, além da reposição volêmica, deve-se também corrigir a coagulação antes de decidir por reoperação. O dreno é removido em 24 a 48 horas.

Insuficiência renal

Muitos pacientes em lista de espera para transplante de fígado apresentam algum grau de disfunção renal e, quando associada a fatores como hipotensão intraoperatória, hemorragia, clampeamento da veia cava inferior e utilização de drogas nefrotóxicas, a disfunção renal, na maior parte das vezes, está presente.

Alguns pacientes poderão apresentar anúria e necessitar de terapia renal substitutiva, principalmente se a função do enxerto hepático for inadequada desde o início, caracterizada por transaminases elevadas e coagulopatia no pós-operatório precoce. A terapia renal substitutiva de escolha é a hemofiltração ou hemodiálise venovenosa contínua, em decorrência da menor possibilidade de hipotensão arterial, que representa risco de trombose da artéria hepática na fase precoce de pós-operatório, e a maioria dos pacientes recuperam a função renal em 2 a 3 semanas.

Insuficiência renal aguda é mais comum em pacientes com insuficiência hepática aguda grave que, muitas vezes, necessitam de diálise durante o período que aguardam por um doador compatível, porém, novamente, ocorre recuperação da função renal em 2 ou 3 semanas. Medicações nefrotóxicas devem ser evitadas e não há necessidade de início imediato da ciclosporina ou do tacrolimus em pacientes com instabilidade hemodinâmica ou disfunção renal.

COMPLICAÇÕES PRECOCES

Disfunção do enxerto

Esse termo é utilizado para caracterizar os enxertos que apresentam função inicial inadequada, porém, após alguns dias, recuperam a função. As causas mais frequentes de disfunção do enxerto são as lesões de preservação e de reperfusão. Algum grau de lesão é comum após o transplante hepático, no entanto, a lesão grave resultará em disfunção ou até mesmo no não funcionamento primário do enxerto. Clinicamente, a disfunção do enxerto é caracterizada por elevação acentuada das transaminases nas primeiras 24 a 48 horas, coagulopatia e acidose metabólica transitória. Passados os primeiros dias de transplante, ocorre diminuição das transaminases, com elevação dos níveis de bilirrubinemia e de fosfatase alcalina que, gradativamente, melhoram até completar o primeiro mês de pós-operatório.

O diagnóstico diferencial com trombose da artéria hepática e falência primária do enxerto deve ser realizado por ultrassonografia (US) com Doppler de vasos hepáticos e acompanhamento da evolução dos exames laboratoriais, especificamente gasometria arterial, tempo de protrombina, potássio, glicemia e, eventualmente, AST e ALT.

Trombose da artéria hepática

Complicação devastadora do transplante hepático, ocorre geralmente na primeira semana de pós-operatório, no entanto, pode ser verificada até o primeiro mês, com incidência de aproximadamente 5% em adultos e 10% em crianças, relacionada a problemas técnicos da anastomose arterial.[33] Na tentativa de minimizar o risco dessa complicação, alguns grupos optam por manter a hemoglobina entre 8 e 10 g/dL no período pós-operatório e evitar a reposição excessiva de fatores de coagulação. Trombose hepática tardia, após 30 dias, é menos frequente.

A trombose de artéria hepática se manifestará com elevação das transaminases, particularmente nos primeiros dias de transplante, acompanhada de sinais clínicos e laboratoriais de disfunção do enxerto. O diagnóstico é confirmado pelo US com Doppler de vasos hepáticos e arteriografia hepática. A trombectomia e a reanastomose arterial, bem como o tratamento por radiologia intervencionista, poderão obter sucesso na terapêutica da complicação.[33]

A trombose tardia da artéria hepática causará abscessos hepáticos, estenoses e fístulas biliares decorrentes da necrose isquêmica da via biliar, sendo tratada com o controle da infecção, a drenagem de abscessos e das vias biliares, porém o único tratamento definitivo é o retransplante. Eventualmente, alguns pacientes com trombose da artéria hepática "silenciosa" e assintomática serão acompanhados sem qualquer intervenção.

Rejeição hiperaguda

Evento raro, identificado mais frequentemente nos transplantes renais, associado à necrose hemorrágica e à falência do fígado, com elevação das transaminases e coagulopatia alguns dias após o transplante.

Anticorpos pré-formados no receptor podem causar lesão difusa do endotélio do enxerto, precipitando uma cascata de insultos imunológicos que resulta na necrose hemorrágica e na falência hepática. Diferencia-se das outras causas de perda precoce do enxerto – como a falência primária do enxerto – pela presença de infiltrado inflamatório portal na biópsia hepática, e da trombose de artéria hepática pelo Doppler normal.

Rejeição celular aguda

A mais frequente complicação no pós-operatório do transplante hepático, ocorre em aproximadamente dois terços dos pacientes. Episódios de rejeição podem ser assintomáticos ou associados a febre e mal-estar. Laboratorialmente, as alterações são inespecíficas, com pouca elevação de transaminases, bilirrubinas e fosfatase alcalina, geralmente identificadas após 7 a 10 dias da cirurgia, capazes, no entanto, de se manifestarem a qualquer momento.

A biópsia hepática confirma o diagnóstico com identificação de infiltrado inflamatório portal contendo neutrófilos, eosinófilos e linfócitos nos espaços porta. Necrose centrolobular e colangite não supurativa também podem ser identificadas. Endotelialite dos ramos das veias porta e hepática são menos frequentes.

A rejeição aguda é classificada em discreta, moderada ou grave, e apenas as duas últimas têm indicação de tratamento, que se baseia na manutenção de níveis sanguíneos ideais de tacrolimus (8 a 10 ng/mL) ou ciclosporina (150 a 250 ng/mL), bem como na pulsoterapia com prednisona, 200 mg ao dia, via oral, divididos em duas doses, por três dias consecutivos ou, em pacientes impossibilitados de utilizar medicações via oral, hidrocortisona, 1 g ao dia, endovenoso, dividido em duas aplicações. Atualmente, é incomum a rejeição aguda recorrente e também a necessidade de OKT3 para seu tratamento.

Complicações biliares

Recentemente, com a padronização da técnica cirúrgica e a realização de anastomose biliar sem drenagem externa com tubo em T, as complicações biliares ocorrem em aproximadamente 10% dos transplantes hepáticos. As mais comuns são as fístulas biliares, as estenoses da anastomose biliar e as estenoses biliares não anastomóticas.

A fístula biliar ocorre mais frequentemente no período precoce do transplante hepático, entre o 5º e 10º dia de pós-operatório, e a utilização da drenagem biliar com o tubo em T não previne a ocorrência dessa complicação. Além disso, a fístula biliar é mais comum nos pacientes que tiveram a via biliar drenada e, no momento da retirada do dreno T, evoluíram com fístula pelo orifício do dreno.[34]

Clinicamente, o paciente evolui com dor abdominal no quadrante superior direito, febre e sinais de peritonite. O diagnóstico é realizado com US ou TC (tomografia computadorizada), sugerindo coleção biliar intracavitária. A hipótese de trombose de artéria hepática deve ser afastada antes da programação terapêutica. O tratamento baseia-se na antibioticoterapia e na drenagem percutânea da coleção biliar intracavitária. Posteriormente, realiza-se colangiografia endoscópica retrógrada com identificação do local da fístula e tratamento endoscópico com drenagem (stent) biliar transpapilar, preferencialmente sem papilotomia. Em pacientes com impossibilidade de drenagem percutânea ou com peritonite difusa e septicemia, realiza-se laparotomia exploradora com lavagem exaustiva da cavidade abdominal, anastomose biliodigestiva em Y de Roux e drenagem da cavidade abdominal. Todavia, alguns autores defendem a utilização do tubo em T em casos difíceis e selecionados.[35]

A estenose biliar, no local da anastomose, ocorre em 4% a 10% dos transplantes e geralmente é assintomática, identificada pela alteração das provas de função hepática. O diagnóstico é realizado por meio da US, que identifica dilatação das vias biliares intra-hepáticas e, obrigatoriamente, a trombose da artéria hepática deve se afastada. A colangiografia endoscópica retrógrada confirma o diagnóstico e possibilita seu tratamento por meio da dilatação com balões e da colocação de próteses biliares temporárias, que serão retiradas após dois meses. Nos pacientes em que não se obtém o sucesso no tratamento endoscópico, está indicada a derivação biliodigestiva em Y de Roux (hepatojejunostomia).[36]

As estenoses biliares não anastomóticas ocorrem predominantemente na confluência dos ductos hepáticos direito e esquerdo e nos ductos intra-hepáticos. Geralmente, estão associadas à trombose da artéria hepática, aos tempos de isquemia fria e quente prolongados ou a pacientes nos quais a colangite esclerosante primária foi a causa do transplante. A estenose ocorre, habitualmente, de 1 a 4 meses após o transplante, e o retransplante é o tratamento de escolha. Eventualmente, alguns pacientes poderão responder à dilatação e à drenagem endoscópica ou percutânea das vias biliares.[37]

Infecção por citomegalovírus (CMV)

Infecção viral mais frequente após o transplante hepático, com incidência variando de 25% a 85%. Os pacientes com maior risco de desenvolver esta complicação são aqueles CMV-negativos que receberam enxertos CMV-positivos, os que utilizam terapia antilinfocítica, os retransplantados e os que têm complicações biliares.

O acompanhamento laboratorial para infecção por CMV não é recomendado, e a infecção assintomática não deve ser tratada. A infecção sintomática, classicamente, manifesta-se após 4 a 8 semanas do transplante, com febre, leucopenia e alteração das provas de função hepática. O diagnóstico é realizado com a antigenemia para CMV, PCR (reação em cadeia da polimerase) e biópsia hepática, por meio dos quais os corpos de inclusão do CMV são identificados. Em pacientes com sintomas gastrintestinais, pode ser realizada a biópsia retal ou a gástrica.

O tratamento deve ser considerado quando houver alto índice de suspeita e não requer confirmação laboratorial ou histológica. A redução da imunossupressão (frequentemente, o micofenolato ou a azatioprina serão suspensos) e o ganciclovir endovenoso (10 mg/kg/dia, por 14 dias) são a base do tratamento. A imunoglobulina endovenosa ou o foscarnet poderão ser utilizados nos casos que não responderem ao tratamento convencional, além do acompanhamento da equipe de infectologia.

A terapia antiviral preemptiva ou profilática com ganciclovir ou valganciclovir tem sido preconizada por alguns grupos com a utilização de ganciclovir na tentativa de minimizar a incidência e a gravidade da doença pelo CMV.[38] No entanto, em pacientes que utilizam baixas doses de imunossupressão, essa atitude não é necessária. Mesmo com a profilaxia, a infecção ainda poderá ocorrer.[39]

Complicações pulmonares

O derrame pleural é muito comum, principalmente à direita, após o transplante hepático, porém raramente traz repercussões clínicas significativas e, em 1 a 2 semanas, ocorre a resolução espontânea. As atelectasias são frequentes, também do lado direito, em razão da maior manipulação do diafragma durante a cirurgia e da limitação da inspiração profunda decorrente da dor na incisão. Controle adequado da dor, fisioterapia respiratória intensiva e extubação precoce tratam ou previnem essas complicações.

Infecção pulmonar pós-operatória é causada geralmente por bactérias, com predominância de gram-negativas. Infecções oportunistas são mais comuns no período tardio, causadas por *Pneumocystis carinii*, Cryptococcus, Aspergillus e cândida. De maneira profilática, durante os três primeiros meses após o transplante, período de maior imunossupressão, utiliza-se sulfametoxazol-trimetropim e fluconazol na tentativa de evitar a infecção por *Pneumocystis carinii*. A terapia profilática de infecção fúngica, com fluconazol endovenoso, 200 mg ao dia, também deve ser utilizada em pacientes portadores de insuficiência hepática aguda fulminante, em razão da maior incidência desse tipo de infecção nessa população.

Complicações neurológicas

Podem acontecer em até um terço dos pacientes transplantados, são mais comuns após o retransplante e estão relacionadas a alterações eletrolíticas, encefalopatia hepática na disfunção do enxerto, eventos psiquiátricos ou decorrentes da utilização de medicações como ciclosporina e tacrolimus. A ciclosporina pode causar tremor, confusão mental e convulsões, mais comuns em pacientes com nível sanguíneo reduzido de colesterol e magnésio. Eventos similares foram citados com o tacrolimus.

O tratamento deve ser específico para cada situação, e, nos pacientes cuja causa foi a imunossupressão, a dose deve ser reduzida ou até mesmo suspensa, trocando por outro esquema de imunossupressão.

COMPLICAÇÕES TARDIAS
Doença linfoproliferativa pós-transplante

Varia desde um processo silencioso e indolente até uma neoplasia agressiva, e habitualmente manifesta-se com linfoadenopatia, febre de origem indeterminada e perda de peso.

O diagnóstico histológico é realizado pela biópsia das áreas envolvidas, como, por exemplo, o enxerto hepático, o trato gastrintestinal e os linfonodos. O tratamento inclui a diminuição da imunossupressão e terapia antiviral (ganciclovir) para tratamento do Epstein-Barr. Quimioterapia sistêmica pode ser necessária para pacientes com linfoma maligno.

Em virtude da falta de contato anterior com o vírus, as crianças estão mais sujeitas à doença linfoproliferativa, e o acompanhamento da viremia com PCR está indicado. Em pacientes que apresentam viremia, a redução da imunossupressão está indicada.

Rejeição ductopênica crônica

Ocorre em 5% a 10% dos pacientes transplantados, sendo diagnosticada entre 6 semanas e 6 meses de pós-operatório, com evolução geralmente progressiva e resposta pobre à adição de outros imunossupressores.

Histologicamente, é caracterizada pela perda dos ductos biliares em pelo menos 50% dos espaços porta, vasculopatia obliterativa nas artérias e pouca reação inflamatória. Em pacientes que fazem uso de ciclosporina, deve haver a conversão para tacrolimus, em doses habituais. Naqueles que já utilizam tacrolimus, a dose deve ser aumentada, com o objetivo de atingir níveis sanguíneos entre 10 e 15 ng/mL. Em pacientes que ainda utilizam azatioprina, poderá também ser convertida para micofenolato, em dose habitual. É possível a necessidade de retransplante naqueles que não respondem às medidas terapêuticas instituídas, porém há tendência à rejeição crônica.

Recidiva da doença de base

Hepatite B

Pacientes transplantados por hepatite B frequentemente apresentam recorrência da doença ou a adquirem em decorrência da transfusão de sangue ou do enxerto hepático. Enxertos provenientes de doadores anti-HBc-positivo são utilizados em receptores anti-HBc e anti-HBs-positivos e, ainda assim, recebem lamivudina, nucleosídeo que suprime a replicação viral, na dose de 150 mg ao dia, por tempo indeterminado.

Portadores de cirrose hepática pelo vírus B, com indicação de transplante hepático, iniciam lamivudine na inclusão em fila de espera e são acompanhados com coleta trimestral de VHB-DNA. No momento do transplante, durante a fase anepática, recebem imunoglobulina para hepatite B (HBIG), 10 mil unidades, endovenosa, e 5 mil unidades nos três primeiros dias de pós-operatório. São coletados AgHBs e anti-HBs a cada quatro dias durante a internação hospitalar, e, quando o título de anti-HBs estiver menor que 100 UI/mL, o paciente recebe mais 5 mil unidades de HBIG. Após a alta, em cada consulta ambulatorial, a conduta é repetida e a lamivudina, mantida indefinidamente.

Pacientes que desenvolvem vírus mutantes da hepatite B (mutação na sequência YMDD) poderão responder ao adefovir.[40]

Novas drogas apresentam excelentes resultados no controle do vírus da hepatite B pós-transplante de fígado.[41]

Hepatite C

Possivelmente, todos os pacientes transplantados por hepatite C desenvolverão hepatite, mas a perda do enxerto é menos provável quando comparados aos transplantados por hepatite B. Inicialmente, acreditava-se que a infecção do enxerto não traria impacto à sobrevivência, no entanto está claro que 20% dos pacientes apresentam lesão grave e cirrose do enxerto cinco anos após o transplante em razão da recidiva do VHC. Fatores de risco para desenvolvimento da forma grave da recidiva são o genótipo 1b, os episódios de rejeição aguda, o doador com idade avançada e a corticosteroideterapia.

Ao contrário da hepatite B, não há tratamento profilático para recidiva da hepatite C, e a utilização de monoterapia com interferon se mostrou ineficaz. A associação interferon e ribavirina demonstrou uma taxa de resposta virológica maior, porém com mais efeitos colaterais, como leucopenia e hemólise.

Atualmente, como já mencionado, as novas drogas para o tratamento da hepatite C, que reúnem os inibidores de proteases, têm revolucionado o tratamento da doença pré e pós-transplante e são a nova esperança na recidiva da hepatite C pós-transplante.[42-44]

Doença hepática alcoólica

Aproximadamente 13% dos pacientes transplantados em decorrência dessa moléstia voltam a consumir álcool. No entanto, a doença hepática alcoólica é relativamente incomum, e, mesmo nos pacientes que utilizam álcool abusivamente, a perda do enxerto geralmente ocorre em razão do uso inadequado ou suspensão da imunossupressão.[45]

PERSPECTIVAS

Vale ressaltar, nesse momento, uma das mais promissoras perspectivas no transplante de fígado: as máquinas de perfusão normotérmicas do enxerto. Os *trials* em andamento, que têm por objetivo analisar seus benefícios, ainda não foram finalizados, mas os centros que participam dessas pesquisas têm demonstrado forte esperança de que tais máquinas não apenas melhorem a análise pré-operatória do enxerto hepático, mas possibilitem a análise da função do enxerto hepático antes mesmo de sua implantação. Ou seja, esses dispositivos apresentam potencial para informar, por meio de exames realizados no sangue que perfunde o órgão, se o enxerto tem uma função adequada após sua fase de isquemia fria.

Caso seja possível diminuir ou evitar a disfunção primária do enxerto ou mesmo os desastrosos casos de não funcionamento primário, já será um enorme benefício. No entanto, acredita-se que a utilização dessas máquinas poderá oferecer dados seguros para serem utilizados enxertos que atualmente seriam descartados. Portanto, além de promover maior segurança no tratamento médico, talvez aumente o número de enxertos aceitos e, assim, a chance de cura dos pacientes em lista de espera.

REFERÊNCIAS BIBLIOGRÁFICAS

1. Agopian VG, Petrowsky H, Kaldas FM, Zarrinpar A, Farmer DG, Yersiz H, et al. The evolution of liver transplantation during 3 decades: analysis of 5347 consecutive liver transplants at a single center. Ann Surg. 2013 Sep;258(3):409-21.
2. www.saude.sp.gov.br/transplante2015
3. Gitto S, Belli LS, Vukotic R, Lorenzini S, Airoldi A, Cicero AF, et al. Hepatitis C virus recurrence after liver transplantation: A 10-year evaluation. World J Gastroenterol. 2015 Apr 7;21(13):3912-20.
4. Grassi A, Ballardini G. Post-liver transplant hepatitis C virus recurrence: an unresolved thorny problem. World J Gastroenterol. 2014 Aug 28;20(32):11095-115.
5. Gallegos-Orozco JF, Yosephy A, Noble B, Aqel BA, Byrne TJ, Carey EJ, et al. Natural history of post-liver transplantation hepatitis C: A review of factors that may influence its course. Liver Transpl. 2009 Dec;15(12):1872-81.
6. Dall'Agata M, Gramenzi A, Biselli M, Bernardi M. Hepatitis C virus reinfection after liver transplantation: is there a role for direct antiviral agents? World J Gastroenterol. 2014 Jul 28;20(28):9253-60
7. Roche B, Samuel D. Hepatitis C virus treatment pre- and post-liver transplantation. Liver Int. 2012 Feb;32 Suppl 1:120-8.
8. Ghaziani T, Sendi H, Shahraz S, Zamor P, Bonkovsky HL. Hepatitis B and liver transplantation: molecular and clinical features that influence recurrence and outcome. World J Gastroenterol. 2014 Oct 21;20(39):14142-55.
9. Wong RJ, Chou C, Bonham CA, Concepcion W, Esquivel CO, Ahmed A. Improved survival outcomes in patients with non-alcoholic steatohepatitis and alcoholic liver disease following liver transplantation: an analysis of 2002-2012 United Network for Organ Sharing data. Clin Transplant. 2014 Jun;28(6):713-21.
10. Lucey MR. Liver transplantation for alcoholic liver disease. Nat Rev Gastroenterol Hepatol. 2014 May;11(5):300-7.
11. Mazzaferro V, Llovet JM, Miceli R, Bhoori S, Schiavo M, Mariani L, et al. Predicting survival after liver transplantation in patients with hepatocellular carcinoma beyond the Milan criteria: a retrospective, exploratory analysis. Lancet Oncol. 2009 Jan;10(1):35-43.
12. Akoad ME, Pomfret EA. Surgical resection and liver transplantation for hepatocellular carcinoma. Clin Liver Dis. 2015 May;19(2):381-399.
13. Mosconi C, Cappelli A, Pettinato C, Golfieri R. Radioembolization with Yttrium-90 microspheres in hepatocellular carcinoma: Role and perspectives. World J Hepatol. 2015 Apr 18;7(5):738-52.
14. Lesurtel M, Clavien PA. 2010 International Consensus Conference on Liver Transplantation for Hepatocellular Carcinoma: texts of experts. Liver Transpl. 2011 Oct;17 Suppl 2:S1-5.
15. Menon KV, Hakeem AR, Heaton ND. Review article: liver transplantation for hepatocellular carcinoma - a critical appraisal of the current worldwide listing criteria. Aliment Pharmacol Ther. 2014 Oct;40(8):893-902.
16. Raczyńska J, Habior A, Pączek L, Foroncewicz B, Pawełas A, Mucha K. Primary biliary cirrhosis in the era of liver transplantation. Ann Transplant. 2014 Sep 29;19:488-93.
17. Jacob DA, Bahra M, Schmidt SC, Schumacher G, Weimann A, Neuhaus P, et al. Mayo risk score for primary biliary cirrhosis: a useful tool for the prediction of course after liver transplantation? Ann Transplant. 2008;13(3):35-42.
18. Karlsen TH, Boberg KM. Update on primary sclerosing cholangitis. J Hepatol. 2013 Sep;59(3):571-82.
19. Motobayashi M, Fukuyama T, Nakayama Y, Sano K, Noda S, Hidaka Y, et al. Successful treatment of fulminant Wilson's disease without liver transplantation. Pediatr Int. 2014 Jun;56(3):429-32.
20. Carvalho A, Rocha A, Lobato L. Liver transplantation in transthyretin amyloidosis: issues and challenges. Liver Transpl. 2015 Mar;21(3):282-92.
21. Moini M, Mistry P, Schilsky ML. Liver transplantation for inherited metabolic disorders of the liver. Curr Opin Organ Transplant. 2010 Jun;15(3):269-76.
22. Gish RG, Mason A. Autoimmune liver disease. Current standards, future directions. Clin Liver Dis. 2001 May;5(2):287-314.
23. Akamatsu N, Sugawara Y, Kokudo N. Budd-Chiari syndrome and liver transplantation. Intractable Rare Dis Res. 2015 Feb;4(1):24-32.
24. Karnsakul W, Intihar P, Konewko R, Roy A, Colombani PM, Lau H, et al. Living donor liver transplantation in children: a single North American center experience over two decades. Pediatr Transplant. 2012 Aug;16(5):486-95.
25. Neto JS, Pugliese R, Fonseca EA, Vincenzi R, Pugliese V, Candido H, et al. Four hundred thirty consecutive pediatric living donor liver transplants: variables associated with posttransplant patient and graft survival. Liver Transpl. 2012 May;18(5):577-84.
26. Dutkowski P, Linecker M, DeOliveira ML, Müllhaupt B, Clavien PA. Challenges to liver transplantation and strategies to improve outcomes. Gastroenterology. 2015 Feb;148(2):307-23.
27. Mabrouk Mourad M, Liossis C, Kumar S, Gunson BK, Mergental H, Isaac J, et al. Vasculobiliary complications following adult right lobe split liver transplantation from the perspective of reconstruction techniques. Liver Transpl. 2015 Jan;21(1):63-71.
28. Gurusamy KS, Pamecha V, Davidson BR. Piggy-back graft for liver transplantation. Cochrane Database Syst Rev. 2011 Jan 19;(1):CD008258.
29. Parrilla P, Sánchez-Bueno F, Figueras J, Jaurrieta E, Mir J, Margarit C, et al. Analysis of the complications of the piggy-back technique in 1112 liver transplants. Transplant Proc. 1999 Sep;31(6):2388-9.
30. Kim PT, Marquez M, Jung J, Cavallucci D, Renner EL, Cattral M, et al. Long-term follow-up of biliary complications after adult right-lobe living donor liver transplantation. Clin Transplant. 2015 May;29(5):465-74.
31. Senthil Kumar MP, Perera MT, Isaac J, Mirza DF. Persistent bile leak after deceased donor split liver transplantation. Am J Transplant. 2014 Feb;14(2):485-7.
32. Gotthardt DN, Bruns H, Weiss KH, Schemmer P. Current strategies for immunosuppression following liver transplantation. Langenbecks Arch Surg. 2014 Dec;399(8):981-8.
33. Varotti G, Grazi GL, Vetrone G, Ercolani G, Cescon M, Del Gaudio M, et al. Causes of early acute graft failure after liver transplantation: analysis of a 17-year single-centre experience. Clin Transplant. 2005;19:492-500.
34. Ferraz-Neto BH, Mirza DF, Gunson BK, Ismail T, Mayer AD, Buckels JA, et al. Bile duct splintage in liver transplantation: is it necessary? Transpl Int. 1996;9 Suppl 1:S185-7.
35. Sun N, Zhang J, Li X, Zhang C, Zhou X, Zhang C. Biliary tract reconstruction with or without T-tube in orthotopic liver transplantation: a systematic review and meta-analysis. Expert Rev Gastroenterol Hepatol. 2015 Apr;9(4):529-38.
36. Martins FP, De Paulo GA, Conceição RD, Zurstrassen MP, Thomé T, Ferraz-Neto BH, et al. Incidence, risk factors and ERCP outcome for biliary complications after cadaveric OLT. Hepatogastroenterology. 2011 May-Jun;58(107-108):732-7.
37. Nakamura N, Nishida S, Neff GR, Vaidya A, Levi DM, Kato T, et al. Intrahepatic biliary strictures without hepatic artery thrombosis after liver transplantation: an analysis of 1,113 liver transplantations at a single center. Transplantation. 2005 Feb 27;79(4):427-32.
38. Singh N, Wannstedt C, Keyes L, Gayowski T, Wagener MM, Cacciarelli TV. Efficacy of valganciclovir administered as preemptive therapy for cytomegalovirus disease in liver transplant recipients: impact on viral load and late-onset cytomegalovirus disease. Transplantation. 2005 Jan 15;79(1):85-90.
39. Limaye AP, Bakthavatsalam R, Kim HW, Kuhr CS, Halldorson JB, Healey PJ, et al. Late-onset cytomegalovirus disease in liver transplant recipients despite antiviral prophylaxis. Transplantation. 2004 Nov 15;78(9):1390-6.
40. Curry MP. Hepatitis B and hepatitis C viruses in liver transplantation. Transplantation. 2004 Oct 15;78(7):955-63.
41. Mas A. Liver transplantation for hepatitis B virus. Pre-emptive and peri-operative prophylaxis. Dig Liver Dis. 2009 May;41 Suppl 2:S191-4.
42. Ciria R, Pleguezuelo M, Khorsandi SE, Davila D, Suddle A, Vilca-Melendez H, et al. Strategies to reduce hepatitis C virus recurrence after liver transplantation. World J Hepatol. 2013 May 27;5(5):237-50.
43. Roche B, Samuel D. Hepatitis C virus treatment pre- and post-liver transplantation. Liver Int. 2012 Feb;32 Suppl 1:120-8.

44. Biggins SW, Terrault NA. Management of recurrent hepatitis C in liver transplant recipients. Infect Dis Clin North Am. 2006 Mar;20(1):155-74.

45. Anand AC, Ferraz-Neto BH, Nightingale P, Mirza DF, White AC, McMaster P, et al. Liver transplantation for alcoholic liver disease: evaluation of a selection protocol. Hepatology. 1997 Jun;25(6):1478-84.

CAPÍTULO 236

TRANSPLANTE DE RIM

Eduardo José Tonato
Alvaro Pacheco e Silva Filho

DESTAQUES

- O transplante renal é a melhor opção terapêutica, comparado à diálise, em termos de qualidade de vida, custos e sobrevida.
- O retardo de função do enxerto é um dos fatores que reduzem a sobrevida do transplante renal.
- Os manejos pressórico e volêmico adequados no intraoperatório e no pós-operatório imediato (POI) do transplante renal podem minimizar o risco de retardo de função do enxerto.
- O paciente com doença renal crônica e o transplantado renal apresentam alto risco cardiovascular.
- A avaliação cardiovascular adequada pré-transplante é recomendada, porém não há dados demonstrando que o *screening* de pacientes assintomáticos previna eventos cardiovasculares.
- A abordagem diagnóstica deve ser agressiva e invasiva, e a imunossupressão deverá ser titulada nos casos de infecções graves em transplantados.

INTRODUÇÃO

O transplante renal é a melhor opção terapêutica para pacientes portadores de insuficiência renal crônica terminal. Ele oferece melhor qualidade de vida, maior sobrevida em relação aos pacientes que permanecem em terapia dialítica e menor custo, quando o enxerto permanece viável por mais de 1 a 2 anos.[1-2]

Com a disponibilidade de novas drogas imunossupressoras, que contribuíram para melhor sobrevida do enxerto renal, foi possível aumentar o número de transplantes realizados no mundo. Segundo o Registro brasileiro de transplantes, em 2013 foram realizados 5.433 transplantes de rim no Brasil, 74% dos quais com doadores falecidos.[3]

O sucesso do transplante depende de um conjunto de fatores, mostrados no Quadro 236.1, que, sabidamente, contribuem para a redução da sobrevida do enxerto no primeiro ano.

QUADRO 236.1. Fatores determinantes de menor sobrevida do enxerto renal.

- Sensibilização prévia para antígenos do sistema HLA.
- Retardo inicial de função.*
- Número e intensidade dos episódios de rejeição.
- Tipo de doador.**
- Transplante prévio.
- Idade do doador: < 5 ou > 60 anos.
- Creatinina alta > 2 mg/dL.
- Número de incompatibilidades HLA.

* necessidade de diálise na primeira semana após o transplante.
** sobrevida de doador vivo > doador falecido *standard* > doador com critério expandido.
HLA: Human leucocits Antigens.

Contudo, com a escassez de órgãos em relação às necessidades, tornou-se prática necessária a utilização de doadores definidos como critério expandido, que significa:

- Doadores ≥ 60 anos, ou
- Doadores > 50 anos e com, pelo menos, duas outras condições, como história de hipertensão arterial, creatinina > 1,5 mg/dL ou acidente vascular cerebral como a causa de morte.

Portanto, passa a ser fundamental o cuidado inicial do paciente transplantado, uma vez que o retardo inicial de função talvez seja o único fator no qual seja possível atuar imediatamente após o transplante.[4-5]

AVALIAÇÃO E CUIDADOS ESPECIAIS

As primeiras 12 a 24 horas de pós-operatório do transplante renal estão associadas à instabilidade hemodinâmica, à necessidade de reposição parenteral de grande quantidade de fluidos e às alterações eletrolíticas. A evolução da função renal nesse período está associada ao prognóstico em longo prazo. Além disso, deve-se ter em mente que grande parte desses pacientes apresenta alto risco cardiovascular. Por essas razões, a grande maioria dos centros de transplante renal opta por mantê-los em unidades de terapia intensiva (UTI) ou semi-intensiva durante essas horas iniciais.

Assim que o paciente for admitido, deve-se obter informações sobre suas comorbidades, o intraoperatório, principalmente no que se refere ao estado hemodinâmico, balanços hidreletrolítico e sanguíneo, presença e quantidade de diurese e intercorrências cirúrgicas. O paciente, invariavelmente, chega extubado à UTI e com sonda vesical de demora que permanecerá por 5 a 7 dias, dependendo do tipo de anastomose ureterovesical utilizada.[6-7]

MANUTENÇÃO HEMODINÂMICA

O rim transplantado perde sua autorregulação e, portanto, o fluxo sanguíneo renal depende exclusivamente da pressão arterial. Dessa forma, é fundamental que, desde o intraoperatório, haja preocupação quanto ao estado volêmico e aos níveis pressóricos adequados.

A literatura é escassa em evidências quanto aos alvos pressóricos e volêmicos do intra e do pós-operatório a serem mantidos. Compilando-se vários estudos, preconiza-se hidratação de 15 a 30 mL/kg/hora, com manutenção de PVC acima de 7 mmHg e PAM acima de 80 mmHg. A maioria sugere o uso de cateteres centrais e alguns utilizam-se de cateter de artéria pulmonar para manutenção da pressão de oclusão acima de 20 mmHg.

Quanto ao tipo de fluido a ser utilizado, ainda não existem evidências de melhora no desfecho da função renal inicial com o uso de outras soluções em relação à solução salina a 0,9%. Apesar de relatos de melhora da acidose hiperclorêmica com soluções balanceadas com cloro reduzido (98 a 108 mmol/L) em relação à solução salina 0,9% (cloro 154 mmol/L), esses estudos mostraram que a função renal inicial não foi diferente entre os grupos.[8]

O risco maior com esse tipo de solução é o do desenvolvimento de hipercalemia, pois elas apresentam, em sua composição, concentrações de potássio de 5 mEq/L e, até recentemente, os estudos foram realizados exclusivamente em transplantes com doadores vivos, os quais, via de regra, apresentam função imediata.

Recentemente, Eva Potura e colaboradores utilizaram esse tipo de solução em transplantes com doadores falecidos e, apesar de não significativo, houve aumento maior dos níveis de potássio no grupo que utilizou a solução balanceada, apesar da menor acidose observada. Também não houve diferença entre os grupos com relação à função renal inicial e à diurese nos dias 1, 3 e 7 pós-transplante. Nesse estudo, foi positivo o fato de o grupo que utilizou solução balanceada necessitar menos de vasopressores do que o grupo da solução salina 0,9%, o que pode trazer alguma mudança na estratégia de hidratação intraoperatória no futuro.[9]

O uso de coloides semissintéticos, como gelatinas e amidos, está associado à maior incidência de lesão renal aguda e mortalidade, portanto não é indicado no transplante renal.

Em relação aos níveis de volemia e pressão arterial recomendados para o POI, existem ainda menos evidências do que para os alvos intraoperatórios. Como regra geral, recomenda-se pressão arterial acima dos níveis habituais, pelo menos durante as primeiras 12 a 24 horas.

No Programa de Transplante do Hospital Israelita Albert Einstein, adota-se uma estratégia de hidratação intraoperatória restritiva no início, mantendo-se a PVC próxima de 5 mmHg, porém com alvo de 15 mmHg imediatamente pré-reperfusão,[10] e PAM acima de 90 mmHg antes e após a reperfusão. Utiliza-se Ringer-lactato para hidratação nos transplantes com doador vivo e solução salina naqueles com doador falecido, ainda por receio da hipercalemia que pode advir com a utilização de soluções contendo potássio.

No POI, recomenda-se a manutenção da pressão arterial acima de 90 mmHg por 12 a 24 horas e da PVC acima de 7 mmHg, mesmo que seja necessário o uso de vasopressores (norepinefrina) para esse fim. Os casos de hipertensão devem ser tratados apenas quando a pressão sistólica for superior a 180 mmHg, e desde que o receptor não tenha contraindicação cardiológica para tolerar tais níveis pressóricos.

REPOSIÇÃO DE FLUIDOS NO PÓS-OPERATÓRIO

O controle de diurese deve ser realizado rigorosamente a cada hora. Existem inúmeros protocolos de reposição de fluidos no pós-operatório. No Hospital Israelita Albert Einstein (HIAE), é adotada a estratégia de reposição do volume de diurese da hora anterior até o volume máximo de 500 mL, com solução salina a 0,45%. No caso de balanços hídricos muito negativos, ficará a critério da equipe médica assistente, com base em parâmetros clínicos e/ou hemodinâmicos e alíquotas extras de fluidos (Figura 236.1).

Caso o paciente não apresente diurese e esteja com os parâmetros clínicos e hemodinâmicos adequados, é preciso verificar a possibilidade de obstrução da sonda vesical de demora (SVD). Caso ela se encontre pérvia, o Doppler do enxerto afastará a causa mais temida de anúria no pós-operatório de transplante, a trombose de vasos.

Afastadas as causas mecânicas de anúria e considerando-se que o receptor foi avaliado adequadamente do ponto de vista imunológico, o que eliminará, inicialmente, causas imunológicas graves, resta o diagnóstico de lesão de isquemia reperfusão como causa de retardo de função do enxerto.

A lesão de isquemia-reperfusão acomete aproximadamente 60% a 80% dos transplantes com doador falecido em nosso meio, número bem acima da literatura mundial, o que reflete principalmente o cuidado inadequado do doador. Portanto, a possibilidade de um receptor em oligoanúria é muito frequente em nosso meio e não deve angustiar o intensivista.

ANALGESIA

Dor de difícil controle não é um achado comum no pós-operatório de transplante renal. Em geral, utiliza-se analgesia com dipirona a cada 4 ou 6 horas e morfina apenas para resgate.

Quando ocorre esse tipo de dor, deve-se estar atento a complicações como hematomas mais extensos. Nessa situação, níveis de hematócritos seriados e o débito do dreno devem ser monitorizados. Caso necessário, a tomografia computadorizada é o melhor método diagnóstico.

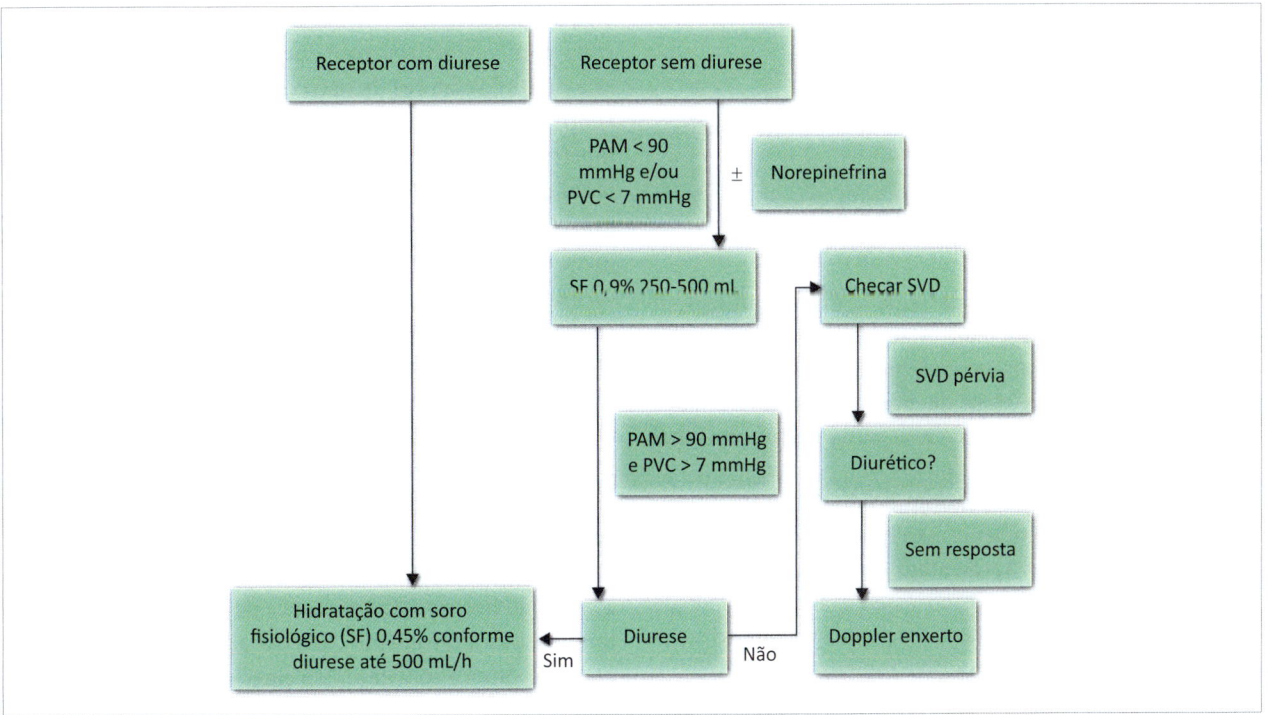

FIGURA 236.1. Representação esquemática do protocolo de hidratação e manutenção hemodinâmica no pós-operatório imediato de transplante renal.
PVC: pressão venosa central; PAM: pressão arterial média; SVD: sonda vesical de demora.

PRESCRIÇÃO DO PÓS-OPERATÓRIO IMEDIATO

No Quadro 236.2, é apresentado um modelo de prescrição do pós-operatório de transplante renal com diurese. De modo geral, o paciente é mantido em jejum por 6 a 12 horas, para seu conforto e segurança, embora a cirurgia seja extraperitoneal e, consequentemente, sem manipulação de alças e com mínimo risco de íleo.

A medicação imunossupressora é iniciada imediatamente antes ou no intraoperatório, com metilprednisolona na dose de 1 g, nos transplantes com doador vivo, ou com timoglobulina 1,5 mg/kg, nos transplantes com doador falecido. Após a liberação de dieta, iniciam-se os imunossupressores orais que consistem em corticosteroide, inibidor de calcineurina (ciclosporina ou tacrolimo) e antimetabólicos (micofenolato sódico ou azatioprina, em outros centros).

QUADRO 236.2. Modelo de prescrição de pós-operatório de transplante renal com diurese.

1. Jejum
2. SG 5%   100 mL   NaCl 20%   40 mL } EV em 24h
3. SF 0,45% EV, conforme diurese, até 500 mL/h
4. Kefazol 1 g EV 8/8h
5. Clexane 20 mg SC 1 ×/d (após 4h do término da cirurgia)
6. Ranitidina 50 mg EV 8/8h
7. Novalgina® 2 mL EV 6/6h
8. Dimorf 2 mg EV, se dor forte, até 4/4h
9. Glicemia capilar 4/4h
10. Protocolo de insulina EV S/N
11. Manter PAM ≥ 90 mmHg

EV: endovenoso; SC: via subcutânea; PAM: pressão arterial média; S/N: se necessário.
Fonte: Programa de Transplante Renal do HIAE.

VIGILÂNCIA E MONITORIZAÇÃO CARDIOLÓGICA

Os pacientes com doença renal crônica apresentam elevado risco cardiovascular. Alan e colaboradores demonstraram que, em uma população de 1.120.295 adultos ambulatoriais, a ocorrência de eventos cardiovasculares aumenta significativamente com a perda de função renal (Figura 236.2).[11]

Além do risco adquirido, oriundo do déficit de função renal, 70% a 80% dos pacientes são hipertensos, 20% a 30% são diabéticos, muitos apresentam doença cardiovascular prévia, doença do metabolismo ósseo e anemia, além de outros fatores de risco clássicos. Portanto, a monitorização cardiovascular no pós-operatório é fundamental.

Esses pacientes devem ser previamente avaliados quanto ao risco cardiovascular, apesar de ser muito controverso qual a melhor estratégia de avaliação.

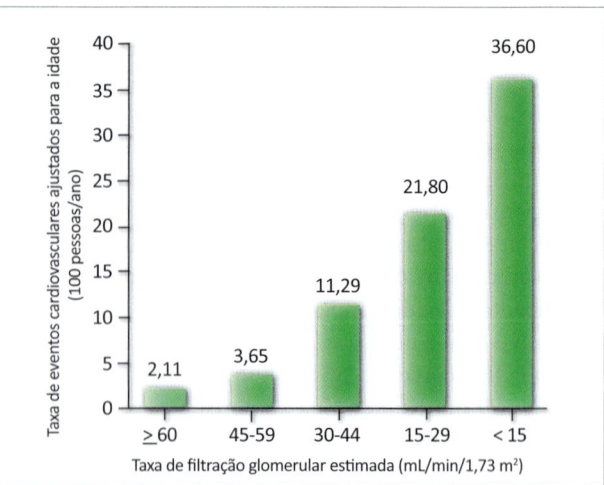

FIGURA 236.2. Taxa de eventos cardiovasculares observados em uma população de 1.120.295 adultos ambulatoriais e ajustados para a idade relacionados com a perda de função renal.

Os testes provocativos para isquemia apresentam sensibilidade e especificidade extremamente variáveis em vários estudos, e o teste invasivo, conforme demonstraram Patel e colaboradores, por meio da cinecoronariografia, em 99 candidatos a transplante com alto risco de doença coronariana, mostrou coronárias isentas de lesões críticas em até 67% dos casos e, portanto, com utilidade muito restrita como *screening* para transplante.[12]

Mario Abbud-Filho e colaboradores recomendam que a avaliação cardiovascular pré-transplante inclua história e exame físico dirigidos à detecção de doença sintomática e eletrocardiograma (ECG). Pacientes assintomáticos de alto risco, como diabéticos, com doença cardiovascular pregressa e múltiplos fatores de risco cardiovasculares (hipertrofia ventricular esquerda, idade acima de 60 anos, tabagismo, hipertensão e dislipidemias), podem ser estudados por meio de exame não invasivo ou invasivo, dependendo da *expertise* do serviço, embora não haja dados demonstrando que o *screening* de pacientes assintomáticos previna eventos cardiovasculares.[13]

No HIAE, adota-se a estratégia invasiva para os pacientes assintomáticos com alto risco coronariano (Figura 236.3). Três grandes fatores de risco são considerados: evidência de doença cardiovascular, presença de diabetes e idade acima de 50 anos, ou a presença de dois ou mais fatores clássicos de risco. A ausência de qualquer fator habilita o paciente ao procedimento sem a necessidade de outros exames. Caso exista um desses fatores, o paciente é submetido a teste não invasivo. Já a presença de dois ou três desses fatores classifica o paciente como de alto risco, circunstância que determina a solicitação de cinecoronariografia.

Assim, esses pacientes de alto risco deverão ter monitorização de marcadores cardíacos e ECG, e podem demandar tempo maior de internação em terapia intensiva.

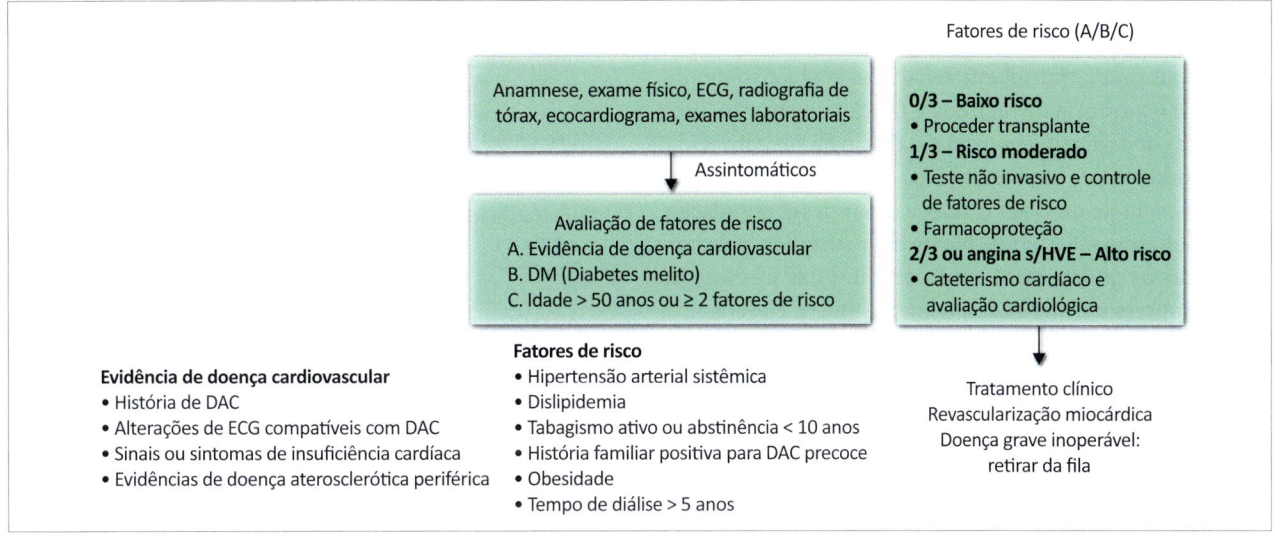

FIGURA 236.3. Estratégia de avaliação cardiovascular invasiva para pacientes candidatos a transplante renal assintomáticos.
Fonte: Programa de Transplante Renal do HIAE.
DM: diabetes melito; DAC: doença arterial coronariana; HVE: hipertrofia ventricular esquerda.

Deve-se lembrar, também, que esses pacientes sofrem manipulação de vasos ilíacos e que raras complicações vasculares podem ocorrer. Portanto, a avaliação de perfusão dos membros inferiores deve ser realizada.

COMPLICAÇÕES TARDIAS

Tardiamente, 50% dos transplantados de rim perdem o enxerto em virtude de sua falência crônica decorrente de diversos motivos, e 50% o perdem por óbito com o enxerto funcionante. Entre as causas de óbito, pelo Registro Americano de Transplantes, 40% são cardiovasculares e 25%, infecciosas.

Portanto, as complicações tardias do transplantado renal estarão restritas, principalmente, a essas duas causas.

Como mostrado anteriormente, o risco cardiovascular do paciente com doença renal crônica é elevado, mesmo que, com a melhora da função renal, alguns fatores de risco desapareçam ou sejam minimizados, como a hipertrofia ventricular, a anemia, o hiperparatireoidismo e a ausência de função renal. Contudo, outros fatores, decorrentes da imunossupressão, são acrescidos, como a obesidade, a dislipidemia, o diabetes adquirido (acréscimo de 20%) etc. Assim, o transplantado tardio mantém alto risco cardiovascular, estando sujeito a eventos coronarianos, cerebrovasculares e à insuficiência cardíaca. Dados do Registro Americano de Transplante mostram que a incidência de doença cardiovascular pós-transplante é de 3,5% a 5% ao ano, e que a insuficiência cardíaca e a doença cerebrovascular são, respectivamente, três e quatro vezes mais frequentes que na população geral.

A principal causa de internação pós-transplante renal é a infecciosa. Infecções durante o primeiro mês, em geral, estão relacionadas à internação e são tratadas como nosocomiais: infecção de corrente sanguínea relacionada a cateteres; infecção urinária relacionada a sondagem; pneumonia associada a ventilação etc. Entre o segundo e o sexto mês, ocorrem infecções oportunistas, relacionadas à imunossupressão e à reativação de infecções latentes, como citomegalovírus (CMV), Pneumocystis, tuberculose, varicela-zóster etc. Após o sexto mês, predominam infecções comunitárias, como as urinárias e as respiratórias.

Algumas considerações do manejo das infecções dos imunossuprimidos que são práticas adotadas:

- Achados clínicos e de radiografia convencional são atípicos, sendo necessárias técnicas mais sensíveis de imagem.
- Procedimentos invasivos devem ser mais frequentes e precoces.
- Testes sorológicos são de pouco valor. Deve-se dar preferência a testes de detecção de antígenos.
- Drenagem de coleções e desbridamentos devem ser agressivos e precoces.
- Redução ou suspensão da imunossupressão nos casos de infecção grave e aumento da dose de corticosteroide em 2 a 5 vezes.
- Reintrodução gradativa dos imunossupressores após o controle infeccioso.

CONSIDERAÇÕES FINAIS

O envelhecimento da população e o maior acesso à saúde têm levado a um aumento do número de pacientes com doença renal crônica terminal e dependência de terapias dialíticas. Consequentemente, são tratados pacientes de maior risco cardiovascular. A demanda crescente por transplantes e a escassez de órgãos têm levado à utilização crescente de órgãos de doadores com critério expandido.

Neste capítulo, foram abordadas as estratégias de manutenção volêmica e os alvos de pressão arterial no intra e no pós-operatório de transplante renal com o objetivo de minimizar a ocorrência de retardo de função do enxerto, uma das causas que contribuem para a redução da sua sobrevida.

Foi destacada a necessidade da avaliação cardiológica pré-transplante e do risco cardiovascular dessa população, mantida mesmo após o transplante bem-sucedido, pela adição de novos fatores de risco decorrentes das medicações imunossupressoras utilizadas, o que justifica a elevada taxa de eventos cardiovasculares após o transplante.

Contudo, apesar das complicações cardiovasculares e infecciosas, responsáveis por 50% das perdas tardias, com o óbito do paciente, a sobrevida do transplante renal continua superior quando comparada à dos pacientes clinicamente aptos e que permanecem na fila de espera (90% *versus* 82% em 5 anos).

REFERÊNCIAS BIBLIOGRÁFICAS

1. Wolfe RA, Ashby VB, Milford EL, Ojo AO, Ettenger RE, Agodoa LY, et al. Comparison of mortality in all patients on dialysis, patients on dialysis awaiting transplantation, and recipients of a first cadaveric transplant. N Engl J Med. 1999 Dec 2;341(23):1725-30.
2. Zelmer JL. The economic burden of end-stage renal disease in Canada. Kidney Int. 2007 Aug 15;72(9):1122-9.
3. Garcia VD, Pacheco L. Dimensionamento dos Transplantes no Brasil e em cada Estado. Registro Brasileiro de Transplantes. 2014. [Internet] [Acesso em 28 jan 2016]. Disponível em: http://www.abto.org.br/abtov03/Upload/file/RBT/2014/rbt2014-lib.pdf
4. Kadambi PV, Brennan DC. Differential diagnosis of renal allograft dysfunction. [Internet] [Acesso em 28 jan 2016]. Disponível em: http//www.uptodate.com
5. Peeters P, Terryn W, Vanholder R, Lameire N. Delayed graft function in renal transplantation. Curr Opin Crit Care. 2004 Dec;10(6):489-98.
6. Singer J, Gritsch HA, Rosenthal JT. The transplant operation and its surgical complications. In: Danovitch GM. Handbook of kidney transplantation. Philadelphia: Lippincott Williams & Wilkins, 2005. p.193-211.
7. Manfro RC, Veronese FJ. Manejo peroperatorio y postoperatorio. In: Noronha. Manual de Transplante Renal. Barueri: Manole, 2007. p.153-75.
8. Hadimioglu N, Saadawy I, Saglam T, Ertug Z, Dinckan A. The Effect of Different Crystalloid Solutions on Acid-Base Balance and Early Kidney Function After Kidney Transplantation. Anesth Analg. 2008 Jul;107(1):264-9.
9. Potura E, Lindner G, Biesenbach P, Funk G-C, Reiterer C, Kabon B, et al. An acetate-buffered balanced crystalloid versus 0.9% saline in patients with end-stage renal disease undergoing cadaveric renal transplantation. Anesth Analg. 2015;120(1):123-9.
10. Othman MM, Ismael AZ, Hammouda GE. The Impact of Timing of Maximal Crystalloid Hydration on Early Graft Function During Kidney Transplantation. Anesth Analg. 2010 May;110(5):1440-6.
11. Go AS, Chertow GM, Fan D, McCulloch CE, Hsu C-Y. Chronic kidney disease and the risks of death, cardiovascular events, and hospitalization. N Engl J Med. 2004 Sep 23;351(13):1296-305.
12. Patel RK, Mark PB, Johnston N, McGeoch R, Lindsay M, Kingsmore DB, et al. Prognostic Value of Cardiovascular Screening in Potential Renal Transplant Recipients: A Single-Center Prospective Observational Study. Am J Transplant. 2008 Aug;8(8):1673-83.
13. Abbud-Filho M, Adams PL, Alber J, Cardella C, Chapman J, Cochat P, et al. A Report of the Lisbon Conference on the Care of the Kidney Transplant Recipient. Transplantation J. 2007 Apr;83(Supplement):S1–S22.

CAPÍTULO 237

TRANSPLANTE INTESTINAL E MULTIVISCERAL

Ben-Hur Ferraz-Neto
Rodrigo Vianna

DESTAQUES

- O transplante de intestino ou multivisceral é a única possibilidade de cura para os pacientes com falência intestinal e complicações graves do uso prolongado da nutrição parenteral total.
- Seus resultados clínicos são satisfatórios nos Estados Unidos e em alguns países da Europa.
- As principais indicações incluem a falência intestinal, os tumores irressecáveis da raiz do mesentério, o abdome com múltiplas cirurgias prévias e fístulas, além da cirrose hepática com trombose complexa do sistema portoesplenomesentérico e da impossibilidade do transplante de fígado isolado.
- No Brasil, essa modalidade de transplante ainda está no início da experiência clínica e apresenta resultados insatisfatórios, apenas um caso com sobrevida superior a seis meses.

INTRODUÇÃO

Richard Lillehei, em Minesota, foi o primeiro a descrever em detalhes a técnica de transplante intestinal em cães. Nesse modelo, Lillehei removia o jejuno e o íleo de cães e os preservava *ex vivo* durante diferentes períodos, seguido por implante ortotópico por meio de anastomose com a artéria e a veia mesentéricas. Nos animais nos quais era utilizada imunossupressão, a sobrevida chegava a 3 a 5 semanas.[1]

O primeiro modelo de transplante multivisceral incluindo o intestino, o estômago, o fígado e o pâncreas foi proposto por Starzl, em 1960, com sobrevida máxima de nove dias em 5 dos 38 cães submetidos ao procedimento. Starzl também observou que a rejeição do fígado acontecia mais lentamente e também era menos grave quando comparada ao transplante hepático isolado.[2]

A experiência clínica do transplante de intestino e multivisceral iniciou-se na década de 1960, quando foram realizados os oito primeiros casos de transplantes de intestino.

Richard Lillehei (1967) publicou, na revista *Surgery*, o primeiro transplante clínico de intestino delgado em humanos. Nesse caso, uma paciente do sexo feminino, de 46 anos, vítima de trombose mesentérica aguda, necessitando de ressecção intestinal extensa, do ligamento de Treitz ao reto. O doador era um jovem de 14 anos, e a vascularização do enxerto foi feita por meio de anastomoses com a artéria e a veia mesentérica do doador aos vasos ilíacos do receptor. A paciente progrediu com múltiplos embolismos pulmonares e faleceu 12 horas após o procedimento.[3]

Em setembro de 1968, o cirurgião Massayuki Okumura, da Universidade de São Paulo, transplantaria o intestino delgado em um paciente vítima de extensa isquemia mesentérica e ressecção intestinal maciça. Anastomoses vasculares foram feitas com os vasos mesentéricos do enxerto e os vasos ilíacos do receptor. Nove dias depois do transplante, o enxerto se tornou necrótico e foi removido em 48 horas. O paciente transplantado faleceria dois dias depois com o diagnóstico de uremia. A patologia do enxerto mostraria isquemia grave, apesar de a artéria e a veia mesentérica estarem pérvias.[4]

Em 1969, mais um transplante foi realizado, em Paris, por Olivier Goulet e colaboradores. Nesse caso, um enxerto composto de intestino delgado e colo direito foi transplantado em um paciente de 35 anos com síndrome de Gardner. Apesar de imunossupressão com globulina antilinfocitária, azatioprina e esteroides, o paciente progrediu com rejeição grave e necrose da ostomia 23 dias após o transplante, vindo a falecer dois dias depois.[5] Ainda no ano de 1969, mais um paciente seria transplantado em Jackson, Mississippi. Apesar da imunossupressão com azatioprina, ALG e esteroides, o paciente teve o enxerto retirado nove dias após o transplante com necrose da ostomia proximal e distal.[6]

Em 1970, Okumura, da Universidade de São Paulo, realizaria um segundo transplante em uma paciente de 12 anos de idade. Cinco dias após o procedimento, o enxerto seria retirado por apresentar sinais de trombose e isquemia das ostomias. Apesar de indução com ALG, azatioprina e esteroides, achados histológicos foram compatíveis com rejeição grave do enxerto. A paciente faleceria sete dias após a retirada do enxerto.[7]

Também em 1970, Fortner e colaboradores realizariam mais um transplante intestinal em Nova Yorque. Nesse caso, uma paciente de 37 anos com síndrome de Gardner receberia um enxerto com HLA idêntico, de sua irmã. Cento e setenta centímetros de jejunoíleo foram perfundidos com solução de Ringer lactato e vascularizados por meio de anastomoses com a veia ilíaca e a artéria hipogástrica do receptor. Imunossupressão consistiu em azatioprina, ALG e esteroides. A paciente teve recuperação adequada, com dieta via oral estabelecida no 23º dia pós-operatório. Entretanto, no final do segundo mês, desenvolveu úlceras no enxerto e faleceu 80 dias após o transplante por choque hemorrágico causado por hemorragia digestiva. O transplante feito por Fortner foi o de maior sobrevida na década de 1970.[8]

CICLOSPORINA

Alguns outros casos anedóticos de transplante intestinal em humanos foram relatados nos anos 1970, porém o efeito imunossupressor da ciclosporina, descoberta no início da referida década, foi fundamental para o desenvolvimento dos transplantes de órgãos sólidos.

Inicialmente aplicada nos transplantes renais e, subsequentemente, nos hepáticos, a ciclosporina foi usada pela primeira vez por Cohen e colaboradores, da Universidade de Toronto, em abril de 1985. A paciente, uma mulher de 26 anos com síndrome de Gardner, recebeu enxerto de intestino delgado vascularizado por meio de anastomoses com a veia cava e artéria aorta. A paciente recebeu ciclosporina endovenosa no pós-operatório com níveis séricos entre 200 e 300 ng/dL. Desenvolveu, durante a primeira semana, grave anemia hemolítica e entrou em coma. Apesar de o enxerto ter sido removido imediatamente, seu quadro clínico deteriorou ainda mais, culminando com seu falecimento nove dias após o transplante. Achados histológicos do intestino mostravam sinais de rejeição aguda combinados com múltiplos infartos no fígado e no baço.[9]

Em 1983, Thomas Starzl realizou pela primeira vez um transplante multivisceral (fígado, pâncreas, estômago, intestino delgado, colo e dois rins). A paciente era uma menina de 7 anos de idade com intestino curto, falências hepática e renal. Durante a cirurgia, hemorragia extensa e coagulopatia de difícil controle levaram a parada cardíaca e morte.[10] Nova tentativa seria feita por Williams, em novembro de 1986, em Chicago. Nesse caso, um menino de 9 meses com intestino curto e cirrose receberia um transplante multivisceral composto de fígado, pâncreas, parte do estômago e intestino delgado. O paciente se recuperou bem, inicialmente, vindo a falecer quatro dias depois por choque hemorrágico em razão da ruptura de parte da anastomose arterial.[11]

Em 1987 Starzl realizaria, novamente o primeiro transplante multivisceral com sobrevida acima de seis meses. A paciente, uma menina de 3 anos, com intestino curto e falência hepática. Dieta enteral foi iniciada após algumas semanas e a criança chegou a ser retirada da nutrição parenteral. Três meses após o transplante, a paciente desenvolveu doença linfoproliferativa pós-transplante. Depois da regressão da doença, com a parada da imunossupressão, nova massa hilar seria diagnosticada, cinco meses depois do transplante. A paciente faleceria 192 dias após o procedimento.[10]

Em agosto de 1988, Deltz e colaboradores realizaram, na Alemanha, o primeiro transplante de intestino isolado com sucesso clínico da história. A paciente, uma mulher de 42 anos, recebeu enxerto composto de parte do jejuno e íleo proximal de sua irmã com HLA idêntico. Imunossupressão consistiu em ciclosporina endovenosa, ATG e esteroides. A dieta oral foi introduzida oito semanas após o transplante. Durante os anos seguintes, a paciente desenvolveu vários episódios de rejeição aguda, revertidos com o uso de corticosteroides. Em 1992, desenvolveu rejeição crônica, com perda da função do enxerto, falecendo em 1993.[12-13]

Em novembro de 1988, o primeiro transplante combinado de fígado e intestino foi realizado com sucesso no Canadá, por David Grant e colaboradores. Uma paciente de 41 anos com intestino curto causado por trombose mesentérica prévia e baixos níveis de antitrombina III recebeu o enxerto composto. Nesse caso, soro antilinfocítico seria usado no doador. O complexo duodenopancreático do receptor foi mantido por meio de anastomose lateral da veia porta do receptor com a veia porta do enxerto. A paciente recebeu indução com OKT3 e ciclosporina endovenosa por 14 dias. Manutenção incluiu azatiprona e esteroides.

Com recuperação bastante prologada, a paciente permaneceu em ventilação mecânica por aproximadamente seis meses e sofreu várias intervenções cirúrgicas. Um episódio de rejeição, nove semanas após o transplante, foi tratado com esteroides e uma semana de OKT3. Após oito meses de internação, recebeu alta com ótima função do enxerto. A paciente sobreviveu ainda por vários anos após o procedimento.[14]

Ainda em 1988, Thomas Starzl e colaboradores fariam o primeiro transplante em bloco de vários órgãos da história. Pacientes com doença maligna abdominal tinham ressecção extensa com um enxerto composto de fígado, pâncreas, duodeno e um pequeno segmento de jejuno em alguns casos. De 1988 a 1993, 57 pacientes foram submetidos a esse procedimento, com sobrevida de 35% em dois anos.[15]

Em 1989, mais um transplante multivisceral foi realizado, na Universidade de Innsbruck, em um paciente com adenocarcinoma de pâncreas infiltrando os vasos mesentéricos e o ligamento hepatoduodenal. O paciente recuperou-se bem do procedimento e foi retirado de nutrição parenteral, falecendo sete meses depois em razão de recorrência tumoral.[16]

FK-506

Com o surgimento da fármaco FK-506 (tacrolimo) e o sucesso com o uso em outros órgãos sólidos, uma nova série de transplantes intestinais foram feitos na Universidade de Pittsburgh. Entre 1990 e 1993, 59 transplantes, incluindo de intestino (22 de intestino isolado, 26 de fígado e intestino combinados, e 11 multivisceraIs), foram feitos em 32 pacientes pediátricos e 27 adultos. Imunossupressão administrada consistia em FK-506, esteroides, prostaglandina E-1, azatioprina e OKT3. Nessa série, a sobrevida do enxerto, em um ano, foi de 60%.[17]

Em 1991, surge em Nebraska mais um centro de transplantes intestinais. Ao final de 1994, 20 transplantes (cinco intestinos isolados e 15 combinados de fígado/intestino) foram feitos, com sobrevida de paciente e enxerto de 75% e 65%, respectivamente.[18]

Ainda na década de 1990, outros programas surgiram em Miami, Nova York e Califórnia.

Ao final de 1995, 25 programas fizeram 182 transplantes, incluindo o intestino, em 172 pacientes. Intestino isolado em 38%, fígado/intestino em 46% e transplante multivisceral em 16%. A sobrevida, em um ano, foi de 65% para intestino isolado, 64% para fígado/intestino e 51% para multivisceraIs; e, em três anos, foi de 29, 38 e 37%, respectivamente. Em 80% dos transplantados, a nutrição parenteral foi retirada com sucesso.

Em 2001, com a progressiva melhora da sobrevida, do aperfeiçoamento da técnica cirúrgica e do cuidado pós-operatório, o transplante intestinal deixou de ser um procedimento experimental e passou a ser reconhecido pelo Sistema Nacional de Saúde Americano (Medicare) como procedimento de aplicabilidade clínica pra as seguintes indicações:[19-21]

- Insuficiência hepática colestática causada pelo uso de nutrição parenteral.
- Trombose de dois acessos venosos centrais (veias subclávias, jugulares ou femorais).
- Dois ou mais episódios de sepse por infecção bacteriana de cateter central com necessidade de internação hospitalar ou um episódio de fungemia.
- Episódios frequentes de desidratação com difícil controle, apesar de otimização de reposição hídrica e uso de nutrição parenteral.

Na America Latina, com exceção da Argentina, poucos transplantes foram realizados e apresentaram maus resultados. Gondolesi, da Fundação Favaloro de Buenos Aires, realizou o primeiro transplante multivisceral da América do Sul, em 2007, e o primeiro transplante combinado de fígado/intestino, em 2008.[22] Até hoje, foram realizados 36 transplantes intestinais, sendo 29 de intestino isolado, cinco multivisceraIs e dois combinados de fígado/intestino (comunicação pessoal).

Nos Estados Unidos, até o ano de 2011, um total de 2.081 transplantes intestinais foram realizados, com sobrevida média anual de 75%. Em centros com grande experiência (acima de 100 transplantes realizados), a sobrevida de um ano ultrapassa os 80%.

Uma vez considerado procedimento experimental, o transplante intestinal e multivisceral se tornou procedimento de escolha para pacientes com complicações decorrentes da nutrição parenteral e outras catástrofes abdominais.

TRANSPLANTE MULTIVISCERAL NO BRASIL

Em abril de 2012, Ben-Hur Ferraz-Neto e colaboradores realizaram o primeiro transplante multivisceral com sucesso, no Hospital Israelita Albert Einstein, em uma paciente portadora de hepatopatia crônica e trombose complexa do sistema portoesplenomesentérico. A paciente recebeu estômago, duodeno, intestino delgado, pâncreas e fígado, e evoluiu bem no pós-operatório imediato, recebendo alta hospitalar por volta da terceira semana depois a cirurgia. Aproximadamente aos nove meses de pós-operatório, a paciente apresentou quadro séptico, vindo a falecer.

Outros procedimentos semelhantes foram realizados desde então no Hospital das Clínicas da Faculdade de Medicina da Universidade de São Paulo e no próprio Hospital Israelita Albert Einstein, contudo, os resultados, até o momento, foram desapontadores, pois nenhum desses outros casos ultrapassou 60 dias de sobrevida.

REFERÊNCIAS BIBLIOGRÁFICAS

1. Lillehei RC, Goott B, Miller FA. The physiological response of the small bowel of the dog to ischemia including prolonged in vitro preservation of the bowel with successful replacement and survival. Ann Surg. 1959;150:543-60.
2. Starzl TE, Kaupp HA. Mass homotransplantation of abdominal organs in dogs. Surg Forum. 1960;11:28-30.
3. Lillehei RC, Idezuki Y, Feemster JA, Dietzman RH, Kelly WD, Merkel FK, et al. Transplantation of stomach, intestine, and pancreas: experimental and clinical observations. Surgery. 1967;62(4):721-41.
4. Okumura M, Fujimura I, Ferrari AA, Nakiri K, Lemos PC, de Andréa EA, et al. [Transplantation of the small intestine. Case report]. Rev Hosp Clin Fac Med Sao Paulo. 1969;24(1):39-54.
5. Olivier C, Rettori R, Baur O, Roux J. [Orthotopic homotransplantation of the small intestine and of the right and transverse colon in man]. J Chir (Paris). 1969;98(4):323-30.
6. Alican F, Hardy JD, Cayirli M, Varner JE, Moynihan PC, Turner MD, et al. Intestinal transplantation: laboratory experience and report of a clinical case. Am J Surg. 1971;121(2):150-9.
7. Okumura M, Mester M. The coming of age of small bowel transplantation: a historical perspective. Transplant Proc. 1992;24(3):1241-2.
8. Fortner JG, Sichuk G, Litwin SD, Beattie EJ. Immunological responses to an intestinal allograft with HL-A-identical donor-recipient. Transplantation. 1972;14(5):531-5.
9. Cohen Z, Silverman RE, Wassef R, Levy GA, Burnstein M, Cullen J, et al. Small intestinal transplantation using cyclosporine. Report of a case. Transplantation. 1986;42(6):613-21.
10. Starzl TE, Rowe MI, Todo S, Jaffe R, Tzakis A, Hoffman AL, et al. Transplantation of multiple abdominal viscera. JAMA. 1989;261(10):1449-57.
11. Williams JW, Sankary HN, Foster PF, Loew JM, Goldman GM, Lowe J. Splanchnic transplantation. An approach to the infant dependent on parenteral nutrition who develops irreversible liver disease. JAMA. 1989;261(10):1458-62.
12. Deltz E, Schroeder P, Gebhardt H, Gundlach M, Engemann R, Timmermann W. [First successful clinical small intestine transplantation. Tactics and surgical technic]. Chirurg. 1989;60(4):235-9.
13. Deltz E, Schroeder P, Gebhardt H, Gundlach M, Engemann R, Timmermann W. Successful clinical small bowel transplantation: report of a case. Clin Transpl. 1989;3:89-91.
14. Grant D, Wall W, Mimeault R, Zhong R, Ghent C, Garcia B, et al. Successful small-bowel/liver transplantation. Lancet. 1990;335(8683):181-4.
15. Starzl TE, Todo S, Tzakis A, Podesta L, Mieles L, Demetris A, et al. Abdominal organ cluster transplantation for the treatment of upper abdominal malignancies. Ann Surg. 1989;210(3):374-85; discussion 85-6.
16. Margreiter R, Königsrainer A, Schmid T, Koller J, Kornberger R, Oberhuber G, et al. Successful multivisceral transplantation. Transplant Proc. 1992;24(3):1226-7.
17. Todo S, Tzakis A, Reyes J, Abu-Elmagd K, Furukawa H, Nour B, et al. Intestinal transplantation at the University of Pittsburgh. Transplant Proc. 1994;26(3):1409-10.
18. Langnas A, Chinnakotla S, Sudan D, Horslen S, McCashland T, Schafer D, et al. Intestinal transplantation at the University of Nebraska Medical Center: 1990 to 2001. Transplant Proc. 2002;34(3):958-60.
19. CMS. Medicare national coverage determinations: intestinal and multivisceral transplantation. 2006 [28 jan 2016]. Disponível em: www.cms.hhs.gov/transmittals/downloads/R58NCD.pdf
20. Sudan D. The current state of intestine transplantation: indications, techniques, outcomes and challenges. Am J Transplant. 2014;14(9):1976-84
21. Pécora RA, David AI, Lee AD, Galvão FH, Cruz-Junior RJ, D'Albuquerque LA. Small bowel transplantation. Arq Bras Cir Dig. 2013;26(3):223-9
22. Gondolesi GE, Rumbo C, Fernández A, Mauriño E, Ruf A. [Intestinal transplant. Review and description of its evolution in Latin America]. Acta Gastroenterol Latinoam. 2009;39(1):63-80.

CAPÍTULO 238

DOAÇÃO DE ÓRGÃOS PARA TRANSPLANTES

Joel de Andrade
Tadeu Thomé

DESTAQUES

- O transplante de órgãos no Brasil se desenvolveu nos últimos anos, o que transformou o país no segundo do mundo em número absoluto de procedimentos e com o maior programa público de transplantes do mundo.
- O país ainda padece de grave escassez no número de doadores de órgãos.
- Mais de 29 mil pacientes aguardavam, em lista de espera, por um transplante de órgão sólido no Brasil em dezembro de 2013.
- Existe crescimento contínuo nas indicações de transplantes, o que acarretará a perpetuação da fila de espera.
- A legislação brasileira dos transplantes concede a disposição gratuita de órgãos e tecidos, em vida ou *post mortem*, e determina que somente equipes e estabelecimentos de saúde previamente autorizados pelo gestor nacional possam realizar transplantes e atividades relacionadas à doação.
- Todos os enxertos obtidos de doador falecido que, para a sua destinação, contarem com potenciais receptores em regime de espera, deverão ser distribuídos conforme o Sistema de lista única.
- O **processo doação-transplante** inicia-se com a identificação e a notificação compulsória, à Central de Transplantes da Secretaria de Estado da Saúde, de um paciente com critérios clínicos de morte encefálica.
- A utilização dos enxertos provenientes de doadores falecidos só pode ser autorizada após o consentimento familiar e a realização, no doador, de todos os testes de triagem para diagnóstico de infecção e infestação exigidos pelo Ministério da Saúde.
- A manutenção do potencial doador deve buscar a estabilidade hemodinâmica e outras medidas que garantam a viabilidade e a qualidade dos órgãos.
- A Agência Nacional de Vigilância Sanitária (Anvisa) regulamentou, em todo o território nacional, todas as atividades relacionadas ao transporte de órgãos humanos em hipotermia para fins de transplantes.

INTRODUÇÃO

O transplante de órgãos no Brasil se desenvolveu nos últimos anos, especialmente desde 1997, com a implantação do Sistema Nacional de Transplantes (SNT), transformando o país no segundo do mundo em número absoluto de transplantes e, mais importante, com o maior programa público de transplantes do mundo. Com 7.656 transplantes de órgãos sólidos realizados em 2013, houve um crescimento de 73% em 10 anos (Figura 238.1).

Os avanços no manejo imunológico, nas técnicas cirúrgicas, nos cuidados intensivos, e a introdução de drogas imunossupressoras mais modernas e de soluções de preservação mais eficientes, contribuíram para melhorar os resultados dos transplantes.[1]

Entretanto, mesmo com toda essa evolução, o país ainda padece de grave escassez no número de doadores de órgãos, atingindo, também em 2013, os números de 8.871 casos de mortes encefálicas notificadas e 2.526 doações, ou seja, 13,2 por milhão de população (pmp), com um índice de conversão (doadores/mortes encefálicas) de 28% (Figura 238.2).[1]

Enquanto isso, dados do SNT mostraram que 29.446 pacientes aguardavam, em lista de espera, por um transplante de órgão sólido no Brasil em dezembro de 2013. Observa-se, ainda, um crescimento contínuo nas indicações dos transplantes, o que acarretará a perpetuação dessa fila. Além disso, existe uma evidente diferença entre os resultados do transplante e da doação de órgãos nas cinco regiões do país, algumas delas com índices muito baixos de doação e/ou falta de um centro de transplante de determinado órgão, o que dificulta sobremaneira o acesso dos pacientes a essa modalidade terapêutica e implica a necessidade de grandes movimentações de recursos públicos para que esses indivíduos possam ser atendidos em outros estados ou regiões do Brasil.[2]

Nas figuras a seguir, estão demonstrados os números de transplantes e de doações de múltiplos órgãos, por milhão de população, por região (Figura 238.3) e por estado (Figura 238.4) em 2013.[1]

Na Figura 238.4, nota-se, grafado em azul e vermelho, que algumas unidades federativas estão abaixo de cinco doadores pmp e outras não têm doações em 2013 (AL, AM, AP, GO, MA, MT, PA, PB, RR, SE, TO).[1]

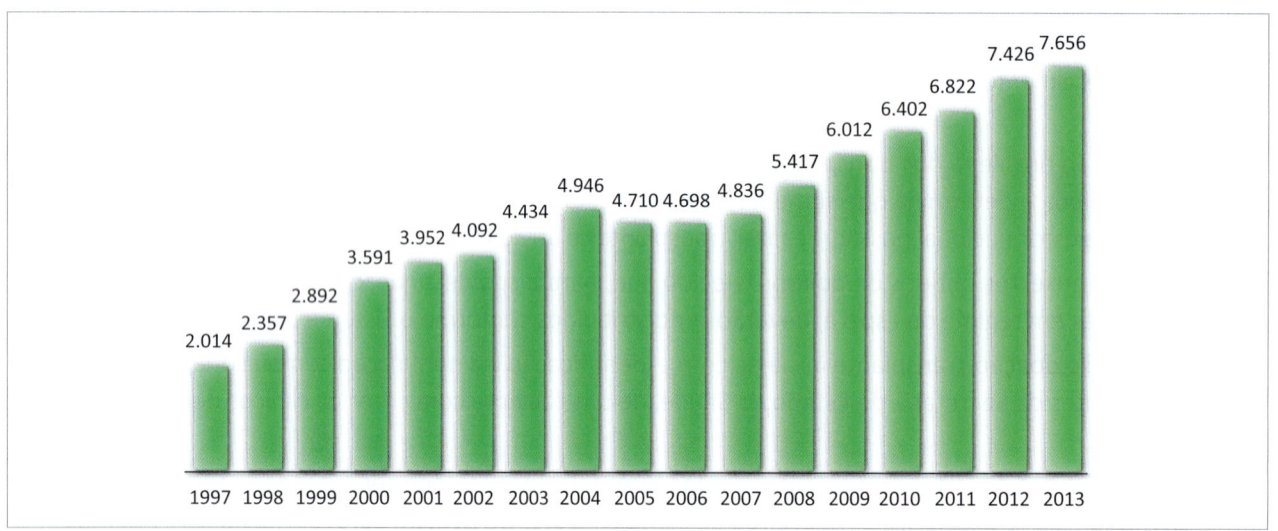

FIGURA 238.1. Número anual de transplantes de órgãos sólidos realizados no Brasil no período de 1997 a 2013.

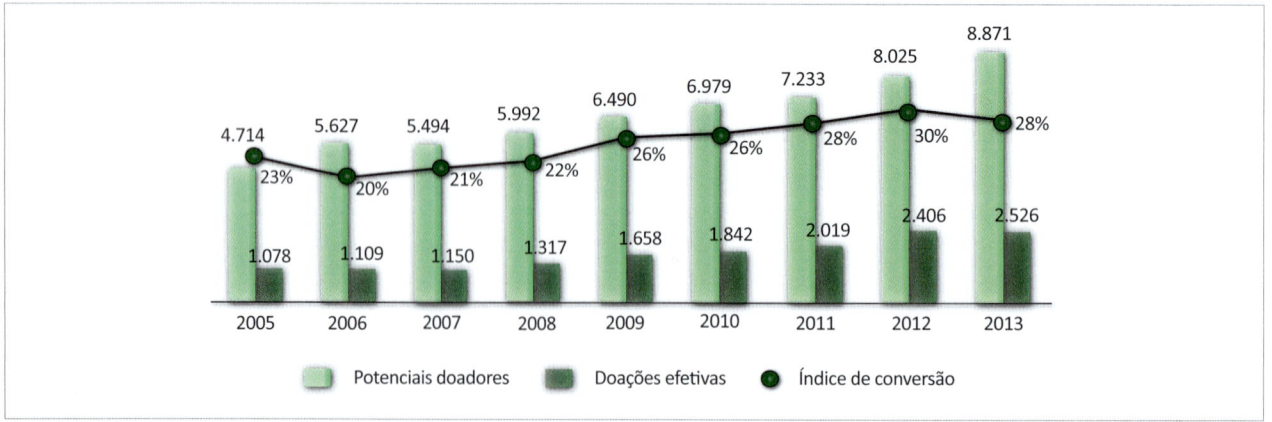

FIGURA 238.2. Número de notificações de mortes encefálicas e doações efetivas de múltiplos órgãos, com o respectivo índice de conversão, no Brasil, no período de 2005 a 2013.

CAPÍTULO 238 Doação de Órgãos para Transplantes

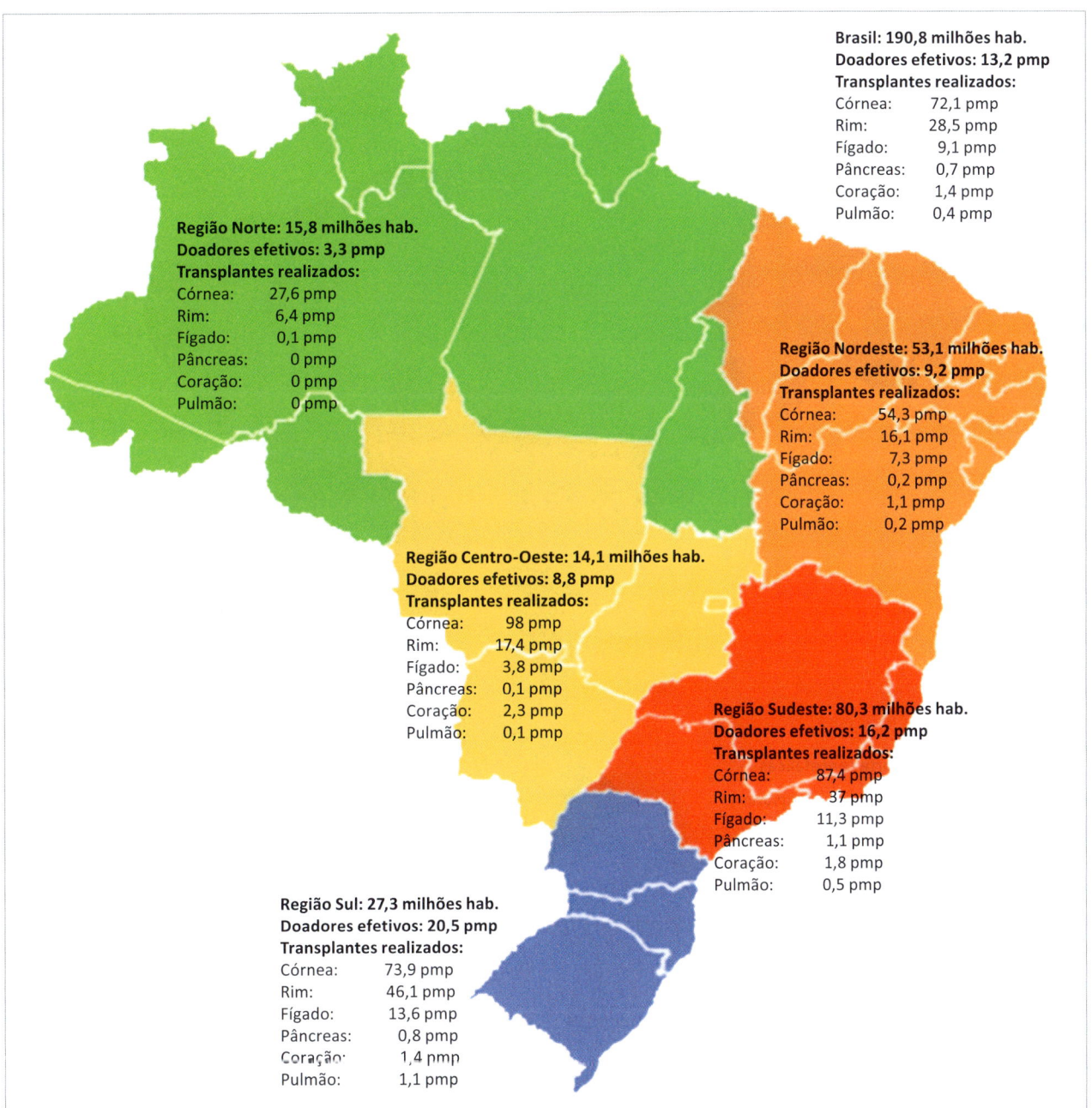

FIGURA 238.3. Dados gerais dos índices de doação e transplante de orgaos e tecidos por região do Brasil.
hab.: habitantes; pmp: por milhão de população.

Portanto, o SNT necessita da efetiva atuação do segmento médico na promoção de acesso, qualidade, integralidade e cuidado da saúde em rede na transplantação nacional, além da viabilização de políticas que aumentem a oferta de doadores de múltiplos órgãos e tecidos para diminuir a mortalidade em lista de espera em todo o território nacional.

O PROCESSO DOAÇÃO-TRANSPLANTE

Inicia-se (Figura 238.5) com a identificação e a notificação compulsória à Central de Transplantes da Secretaria de Estado da Saúde de um paciente com critérios clínicos de morte encefálica. Conforme a Resolução n. 1.480, de 1997, do Conselho Federal de Medicina, esse diagnóstico deve ser realizado de acordo com o protocolo definido para todos os pacientes com a hipótese, independentemente da possibilidade, de doação de órgãos.[3-4]

A utilização dos enxertos provenientes de doadores falecidos e a consequente realização dos transplantes só poderão ser autorizadas após o consentimento familiar e a realização, no doador, de todos os testes de triagem para diagnóstico

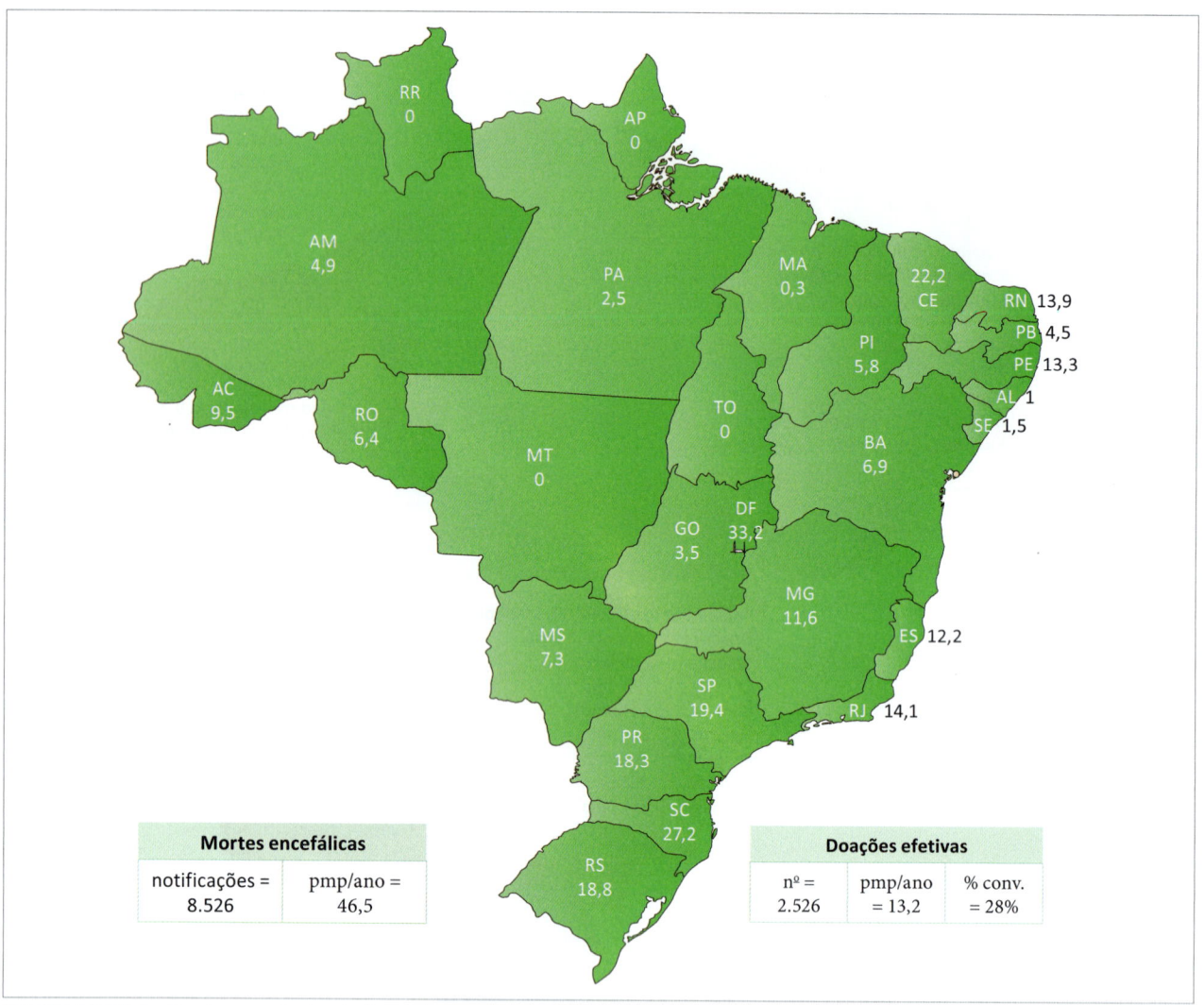

FIGURA 238.4. Dados gerais dos índices de doação de órgãos por estado do Brasil.
pmp: por milhão de população; % conv.: índice de conversão.

de infecção e infestação exigido em normas regulamentares expedidas pelo Ministério da Saúde.[5]

Durante todo esse processo, a manutenção do potencial doador deve buscar a estabilidade hemodinâmica e outras medidas que garantam a viabilidade e a qualidade dos órgãos passíveis de utilização.

Tão logo seja possível e após a comunicação da família da morte do paciente, deve ocorrer a entrevista familiar por profissional capacitado, a qual deverá buscar o consentimento à doação de órgãos e tecidos. Caso haja concordância familiar à doação, o profissional responsável pelo processo de doação-transplante e a Central de Transplantes correspondente passam a considerar os demais fatores para a efetivação do processo, implementando logística predefinida, que culminará no transplante do enxerto.

ASPECTOS LEGAIS

A Lei n. 9.434, de 4 de fevereiro de 1997, regulamenta toda atividade relacionada à doação e ao transplante de órgãos, tecidos e partes do corpo humano em todo o território nacional. Em seus primeiros artigos, concede a disposição gratuita destes, em vida ou *post mortem*, e determina que somente equipes e estabelecimentos de saúde previamente autorizados pelo gestor nacional realizem transplantes e atividades relacionadas à doação.[3]

A retirada *post mortem* de tecidos, órgãos ou partes do corpo humano destinados ao transplante ou ao tratamento deverá ser precedida de diagnóstico de morte encefálica constatada e registrada por dois médicos não participantes das equipes de remoção e transplante, mediante a utilização de critérios clínicos e tecnológicos definidos pela resolução do Conselho Federal de Medicina. Os prontuários médicos contendo os resultados ou os laudos dos respectivos exames referentes deverão ser mantidos nos arquivos das instituições mencionadas por período mínimo de cinco anos.[3]

Em seu artigo 13, determina que todos os estabelecimentos de saúde notifiquem às Centrais de Transplantes (CNCDO – Centrais de notificação, captação e distribuição

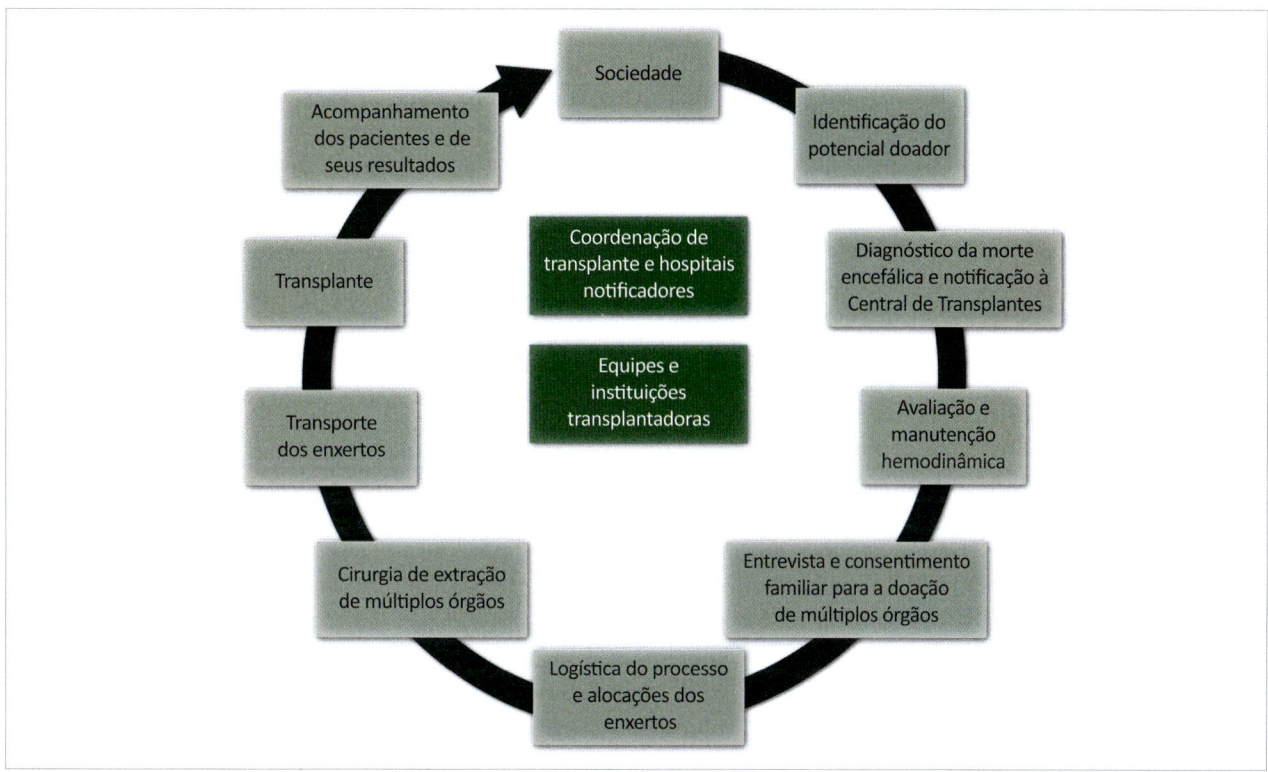

FIGURA 238.5. Fluxograma do processo doação-transplante.

de órgãos) da unidade federada onde ocorrer o diagnóstico de morte encefálica feito em pacientes por eles atendidos. Os estabelecimentos de saúde não autorizados a retirar tecidos, órgãos ou partes do corpo humano destinados a transplante ou tratamento deverão permitir a imediata remoção do paciente ou franquear suas instalações e fornecer o apoio operacional necessário às equipes médico-cirúrgicas de remoção e transplante, hipótese em que serão ressarcidos na forma da lei.

Os procedimentos relacionados à doação e ao transplante de tecidos, órgãos, células ou partes do corpo só poderão ser realizados por estabelecimentos de saúde e equipes especializadas de retirada e transplante previamente autorizados pela Coordenação geral do sistema nacional de transplantes (CGSNT).

Todos os tecidos, órgãos, células ou partes do corpo obtidos de doador falecido que, para a sua destinação, contarem com potenciais receptores em regime de espera, deverão ser distribuídos conforme o Sistema de lista única. Este é constituído pelo conjunto de potenciais receptores brasileiros, natos ou naturalizados, ou estrangeiros residentes no país inscritos para recebimento de cada tipo de órgão, tecido, célula ou parte do corpo, e regulado por um conjunto de critérios específicos para a distribuição deles a esses potenciais receptores, assim constituindo o cadastro técnico único (CTU).

É vedado o transplante de órgãos, tecidos, células ou partes do corpo humano, provenientes de qualquer tipo de doador, de potenciais receptores estrangeiros que não possuam visto de residência permanente no Brasil, salvo a existência de tratados internacionais em bases de reciprocidade.

CONCEITOS BÁSICOS

A Portaria GM n. 2.600, de 2009, e a Resolução SS n. 151, de 2010, dispõem sobre a estrutura organizacional e operacional do Sistema nacional e estadual de transplantes e definem algumas entidades participantes do Sistema nacional de transplantes:[6-7]

- **Sistema nacional de transplantes (SNT):** parte integrante do Ministério da Saúde, organizado a partir do Decreto nº 2.268 (30/6/1997), é a instância responsável pelo controle e pelo monitoramento dos transplantes de órgãos, de tecidos e de partes do corpo humano realizados no Brasil.[8]
- Coordenação geral do sistema nacional de transplantes (CGSNT).
- Central nacional de transplantes (CNT), também denominada Central nacional de notificação, captação e distribuição de órgãos (CNNCDO).
- Sistema estadual de transplantes (SET).
- **Central de transplantes (CT):** parte integrante da Secretaria de Estado da Saúde que realiza a coordenação do SET. Pode ser denominada Central de notificação, captação e distribuição de órgãos (CNCDO).
- **Organização de procura de órgãos (OPO):** entidade com atuação regionalizada para detecção e demais pro-

cedimentos que viabilizam o aproveitamento de órgãos e tecidos de doador potencial nos hospitais de sua área de abrangência. Podem ocorrer variações da nomenclatura dependendo do estado. Em São Paulo, recebe o nome de Serviço de procura de órgãos e tecidos (**SPOT**), e no Paraná, de Comissão de procura de órgãos para transplante (COPOT).
- **Hospital notificante:** qualquer hospital onde há a possibilidade de ser detectado um potencial doador.
- **Equipes médicas de transplante:** equipes autorizadas pelo SNT para realizar captação e transplante de órgãos e tecidos.
- **Estabelecimentos de transplante:** instituições hospitalares autorizadas pelo SNT para realizar a retirada e o transplante de órgãos e tecidos.
- Comissão intra-hospitalar de doação de órgãos e tecidos para transplante (CIHDOTT).
- **Laboratórios de histocompatibilidade:** instituições autorizadas pelo Ministério da Saúde e referenciadas pela Secretaria de Estado da Saúde, responsáveis por realizar estudos de histocompatibilidade, bem como por oferecer manutenção e armazenamento destes.
- **Banco de tecido ocular humano (BTOH):** serviço destinado a captar, transportar, processar e armazenar tecidos oculares de procedência humana, para fins terapêuticos, de pesquisa ou de ensino.
- **Doador potencial:** paciente com o primeiro exame clínico compatível com a morte encefálica ou o coração parado, de quem poderá(ão) ser extraído(s) órgão(s) e/ou tecido(s) para transplante.
- **Doador efetivo de órgãos e/ou tecidos:** doador potencial com o diagnóstico de morte encefálica e/ou coração parado, do qual se utilizou ao menos um órgão ou tecido para transplante.
- **Cadastro técnico único (CTU):** banco de dados do sistema informatizado da SET, com as informações dos receptores potenciais.
- **Receptor potencial:** paciente cadastrado no CTU para recebimento de órgão(s) ou tecido(s) para transplante.
- **Receptor:** receptor potencial que foi submetido a um transplante de órgão ou tecido.
- **Regionalização:** define a alocação de órgãos e receptores potenciais por regiões geográficas em cada modalidade de transplante. O receptor potencial pode ser alocado na Regional/Sub-regional à qual pertence a instituição hospitalar/equipe responsável pela sua inscrição.

COMPETÊNCIAS E ATRIBUIÇÕES

Cada entidade participante do SNT possui competências e atribuições distintas durante a doação de múltiplos órgãos e tecidos e de igual importância para que a cadeia de eventos do processo doação-transplante transcorra e a doação efetiva aconteça. A seguir, são descritas as principais atribuições relacionadas a essa fase do processo.[6-7]

CENTRAL DE TRANSPLANTES (CT)

Cabe à CT manter o *software* do sistema de gerenciamento de dados em funcionamento contínuo e em condições de sigilo e segurança dos dados, disponibilizando informações, visando a transparência e o gerenciamento do cadastro dos receptores e dos doadores notificados em morte encefálica e em coração parado.

A CT também é responsável por comunicar as características do doador, notificado pela OPO, às equipes médicas, indicando o respectivo receptor potencial, e por disponibilizar à Central nacional de transplantes os órgãos não utilizados pelos receptores potenciais inscritos no CTU daquele Estado, além de coordenar a recepção e a destinação de órgãos/tecidos quando disponibilizados pela CNT.

ORGANIZAÇÃO DE PROCURA DE ÓRGÃOS (OPO)

Cabe à OPO e aos hospitais vinculados realizar a busca ativa, a avaliação dos potenciais doadores e informarem a CT quanto às notificações recebidas e aos respectivos desdobramentos.

A organização deve colaborar na viabilização de recursos e procedimentos necessários ao diagnóstico de morte encefálica perante os hospitais correspondentes à sua área de atuação, na viabilização de exames laboratoriais para a avaliação do doador potencial, na entrevista familiar para a obtenção do consentimento à doação e na viabilização da coleta e do envio de amostras de sangue para a realização de tipificação do antígeno leucocitário humano (HLA – *human leukocyte antigen*). Da mesma maneira, deve proceder quanto à coleta e ao envio de gânglios e fragmentos de baço para realização de *crossmatch* ao laboratório de histocompatibilidade correspondente, imediatamente após o início da retirada dos órgãos do doador.

Após a coleta das informações do doador potencial, a OPO deve enviá-las à CT, definir o horário do início da retirada do(s) órgão(s)/tecido(s), providenciar, junto à equipe médica, a nefrectomia e coordenar/acompanhar os procedimentos para captação de outros órgãos, além de colaborar com a otimização das condições clínicas do doador potencial.

Deve, também, acompanhar a entrega do corpo aos familiares do doador e encaminhar para o serviço de anatomia patológica o(s) órgão(s) retirado(s) e não utilizado(s), enviando o respectivo laudo para a CT.

É necessária e importante a entrega, às equipes de extração de órgãos, de cópias dos seguintes documentos do potencial doador:

1. A declaração de morte encefálica (Resolução CFM n. 1.480, de 1997);[3]
2. O laudo do exame complementar gráfico que comprova a morte encefálica;
3. O consentimento à doação assinado pelos familiares com testemunhas;

4. A tipagem sanguínea;
5. Os exames sorológicos; e
6. A ficha de informação do doador, fornecida pela CT-SES e preenchida pela OPO ou pela CIHDOTT.

As atribuições comuns das OPO e das CIHDOTT são exercidas de maneira cooperativa e ambas são corresponsáveis pelo desempenho da rede de atenção à doação de órgãos na sua área de atuação.

COMISSÃO INTRA-HOSPITALAR DE DOAÇÃO DE ÓRGÃOS E TECIDOS PARA TRANSPLANTE (CIHDOTT)

São atribuições da CIHDOTT a organização, no âmbito do estabelecimento de saúde, do protocolo assistencial de doação de órgãos e a viabilização do diagnóstico da morte encefálica, assegurando que o processo seja ágil e eficiente e dentro de estritos parâmetros éticos. Também lhe compete a notificação desses casos à OPO e à CT e a promoção do acolhimento e da entrevista familiar, durante e depois de todo o processo de doação no âmbito da instituição. A preocupação com a estabilidade hemodinâmica e hidreletrolítica deve fazer parte do rol de atividades dessa comissão.

A CIHDOTT deve acompanhar os procedimentos de retirada de órgãos e tecidos e a entrega do corpo aos familiares do doador e encaminhar para o serviço de anatomia patológica o(s) órgão(s) retirado(s) e não utilizado(s), enviando o respectivo laudo para a CT.

Deve estar integrada com os respectivos CT, OPO e BTOH da sua região, para organizar o processo de doação e captação de órgãos e tecidos, além de articular-se com os respectivos Instituto Médico Legal e Serviços de Verificação de Óbitos para, nos casos em que se aplique, agilizar o processo de necrópsia dos doadores.

Do ponto de vista administrativo, deve se responsabilizar pelo arquivo, pela guarda adequada e pelo envio à CT de cópias dos documentos relativos ao doador, mencionados anteriormente.

HOSPITAL NOTIFICANTE

Cabe aos estabelecimentos de saúde notificar à CT ou à OPO os casos de morte encefálica que houver e garantir acesso e apoio operacional necessários às OPO para a busca ativa e os demais procedimentos relacionados. Também devem disponibilizar informações de potenciais doadores quando solicitadas pelo SET.

EQUIPES MÉDICAS TRANSPLANTADORAS

Deverão apresentar o cadastro de cada hospital em que realizam transplantes, mantê-lo atualizado, bem como o roteiro de comunicação (nomes e telefones) dos profissionais a serem contatados quando da disponibilização de órgãos e tecidos. São responsáveis pelo cadastro e pela atualização dos dados de seus receptores potenciais no CTU da central de transplantes com todos os dados requeridos e pela priorização de seus receptores potenciais, em consonância com as normas vigentes.

No caso dos transplantes cardíaco, pulmonar, renal preemptivo e de pâncreas isolado, compete à equipe transplantadora o encaminhamento da amostra de soro para o laboratório de histocompatibilidade correspondente, que realizará a reatividade contra painel (*panel reactive antibody* – PRA) para coração e pulmão ou a tipificação HLA, para os transplantes de rim e pâncreas.

A equipe deve receber a comunicação da CT quando da classificação de seu receptor potencial, bem como dados do doador potencial e, no prazo máximo de uma hora, informar a aceitação ou não do órgão/tecido. Na sequência, precisa realizar a cirurgia de extração do(s) órgão(s) do doador.

A equipe é responsável por garantir os materiais específicos para cada órgão necessários para a cirurgia, pela checagem de toda a documentação do doador potencial, pela realização da retirada e da perfusão do enxerto e por seu correto acondicionamento e transporte para o hospital transplantador, bem como pelo controle do tempo de isquemia. Deve, também, registrar todos os procedimentos realizados no prontuário do doador.

Se o enxerto ofertado for recusado pela equipe, esta deverá informar o motivo, que será registrado no prontuário do receptor potencial na CT.

No caso de enxertos já retirados por outra equipe transplantadora, aquela que fará o transplante deve retirar o órgão/tecido no local definido pela CT e transplantar o receptor potencial indicado pela CT, obedecida a classificação no CTU no estabelecimento onde ocorreu sua inscrição.

Se o enxerto retirado não for utilizado, a equipe o encaminha para a OPO responsável pelo doador ou para o laboratório de anatomia patológica indicado pela CT.

LABORATÓRIOS DE HISTOCOMPATIBILIDADE

São responsáveis por manter atualizadas, no SET, as informações do soro e do painel dos receptores potenciais do CTU e por gerenciar, perante os centros de diálise, a coleta e o envio de amostra de soro para atualização do perfil imunológico dos receptores potenciais inscritos para transplante, realizar a tipificação do HLA de pacientes indicados pelas equipes de transplantes e de doadores falecidos, e realizar a prova cruzada (*crossmatch*) doador falecido *versus* receptor.

O material do doador para realização da prova cruzada será encaminhado ao laboratório pela OPO, pelo hospital notificante ou, eventualmente, pela equipe de transplante.

IDENTIFICAÇÃO DO POTENCIAL DOADOR

A identificação do paciente em provável morte encefálica, com seu posterior diagnóstico, é vital para que ocorram todas as etapas do processo doação-transplante. A busca ativa otimizada desses casos impactará os resultados finais do número de doações de órgãos e, consequentemente, o número de transplantes realizados.

Os órgãos para transplantes podem ser obtidos por meio de doadores vivos ou falecidos, sendo a maior parte destes em morte encefálica. Alguns países desenvolvidos utilizam enxertos provenientes de doadores em morte circulatória (*non-heart-beating donation*).

O doador vivo é a pessoa juridicamente capaz que manifestou desejo de dispor gratuitamente de tecidos, órgãos e partes do próprio corpo vivo para fins terapêuticos ou para transplantes em cônjuge ou parentes consanguíneos até o quarto grau ou em qualquer outra pessoa, mediante autorização judicial, dispensada esta em relação à medula óssea.

O doador de órgãos falecido é o indivíduo em morte encefálica, cuja retirada de tecidos, órgãos e partes do corpo para transplantes ou outra finalidade terapêutica dependerá da autorização de cônjuge ou parente, maior de idade, obedecida a linha sucessória, reta ou colateral, até o segundo grau inclusive, firmada em documento subscrito por duas testemunhas presentes à verificação da morte.[5]

A morte encefálica é definida como a parada total e irreversível das funções encefálicas caracterizada por meio da realização de dois exames clínicos e de um exame gráfico complementar, segundo resolução do Conselho Federal de Medicina.[9]

O doador em morte encefálica pode ser classificado como "ideal" ou "limítrofe", este último quando apresenta maior probabilidade de o enxerto funcionar durante menos tempo ou maior risco de transmissão de infeção ou neoplasia.[10]

No Brasil, não é utilizado o doador sem batimentos cardíacos porque ainda não se aproveitam na totalidade os potenciais doadores em morte encefálica e porque há alguns aspectos éticos e legais que precisam ser resolvidos, como:

1. A determinação do tempo de massagem cardíaca antes de considerar parada cardíaca irreversível;
2. A determinação do tempo em parada cardíaca antes de reiniciar a massagem por outra equipe; e
3. A permissão legal para iniciar a perfusão *in situ*, ou para colocar o doador em circulação extracorpórea antes da autorização dos familiares.

De acordo com a recomendação da Organização Mundial da Saúde, os seguintes termos devem ser utilizados para pacientes em morte encefálica:

- **Possível doador:** paciente que apresenta lesão encefálica grave em ventilação mecânica. Nesses casos, a abertura do protocolo de morte encefálica deve ser considerada.
- **Potencial doador:** paciente no qual se realizou o primeiro exame clínico do protocolo de morte encefálica.
- **Doador elegível:** indivíduo no qual se confirma o diagnóstico de morte encefálica.
- **Doador efetivo:** doador elegível que foi encaminhado ao centro cirúrgico e no qual se iniciou a cirurgia para remoção dos órgãos.
- **Doador com órgãos transplantados:** doador efetivo que teve pelo menos um dos órgãos removido e transplantado.

MORTE ENCEFÁLICA

Definida como um estado de coma aperceptivo, arreativo de causa determinada, cujo processo seja irreversível. Há ausência de reatividade supraespinal, ou seja, ausência de reflexos do tronco encefálico e ausência de padrões motores supraespinais.

Como já mencionado, a retirada *post mortem* de tecidos, órgãos ou partes do corpo humano destinados a transplante ou tratamento deverá ser precedida de diagnóstico de morte encefálica, constatada e registrada por dois médicos não participantes das equipes de remoção e transplante, mediante a utilização de critérios clínicos e tecnológicos definidos por resolução do Conselho Federal de Medicina.[3]

Na mesma legislação, determina-se que os prontuários médicos, contendo os resultados ou os laudos dos exames referentes aos diagnósticos de morte encefálica e cópias dos respectivos documentos, serão mantidos nos arquivos das instituições referidas por período mínimo de cinco anos.

Também orienta que será admitida a presença de médico de confiança da família do falecido no ato da comprovação e da atestação da morte encefálica.

Atendendo a essa determinação, o Conselho Federal de Medicina elaborou a Resolução n. 1.480, de 22 de agosto de 1997, o primeiro critério oficial de uso obrigatório em todo o território nacional para determinação da morte encefálica, que estabelece como obrigatória a execução padronizada do exame clínico e do teste de apneia com um exame complementar obrigatório. O exame clínico deve ser repetido com intervalo mínimo de seis horas e executado por dois médicos diferentes. Os intervalos entre os exames clínicos e o tipo de exame complementar variam conforme a idade do paciente.[9]

O Decreto n. 2.268, de 30/6/1997, que regulamenta a Lei n. 9.434, do mesmo ano, determina que um dos examinadores seja um neurologista: "O diagnóstico de morte encefálica será confirmado, segundo os critérios clínicos e tecnológicos definidos em resolução do Conselho Federal de Medicina, por dois médicos, no mínimo, um dos quais com título de especialista em neurologia reconhecido no País".

As etapas e as premissas para a realização do diagnóstico de morte encefálica serão detalhadas no Capítulo 239. Mas, de forma resumida, estão relacionadas a seguir:

- Confirmar a presença e a causa da lesão encefálica responsável pelo coma, excluindo possíveis causas reversíveis que simulem o mesmo quadro.
- Estabelecer pela avaliação clínica e confirmar por exames de neuroimagem ou outros métodos diagnósticos,

respeitadas as suas limitações e margens de erro, o diagnóstico inequívoco da lesão causadora do coma.
- Respeitar período mínimo de seis horas de observação e tratamento intensivo em ambiente hospitalar após o estabelecimento da lesão irreversível e do coma.
- Considerar o tempo de cessação do uso de drogas depressoras do sistema nervoso central.
- Considerar a ausência de hipotermia.
- Considerar o tempo de realização entre os dois exames clínicos conforme a idade do paciente.

No exame clínico, o objetivo é determinar a ausência de função do tronco cerebral em todos os seus níveis e a presença de coma não perceptivo. Neste exame, é realizado o teste de apneia, que visa confirmar a ausência de movimentos respiratórios após estimulação máxima dos centros respiratórios com hipercapnia ≥ 55 mmHg.

Após o primeiro ou o segundo exame clínico, é feito o exame complementar que busca determinar a ausência de função do encéfalo por meio da avaliação da atividade elétrica (eletroencefalograma, potencial evocado auditivo de tronco encefálico), da avaliação do fluxo sanguíneo cerebral (angiografia cerebral dos sistemas carotídeo e vertebrobasilar, cintilografia de perfusão cerebral, Doppler transcraniano, angiotomografia, tomografia computadorizada com xenônio, angiorressonância, entre outros) e da avaliação da atividade metabólica cerebral (PET e SPECT).[9]

VALIDAÇÃO DO POTENCIAL DOADOR

Nem todos os potenciais doadores de órgãos identificados podem ser utilizados para este fim. Após o término do diagnóstico de morte encefálica, eles devem ser avaliados minuciosamente quanto à sua viabilidade no que diz respeito à doação dos múltiplos órgãos e tecidos. Considera-se viável um doador de órgãos quando pelo menos um dos órgãos (coração, pulmão, fígado, pâncreas, rim ou intestino) pode ser aproveitado para transplante.

No artigo 47 da portaria GM n. 2.600 (2009), determina-se que todos os potenciais doadores falecidos de órgãos, tecidos, células ou partes do corpo deverão ser submetidos, antes da alocação dos enxertos, aos seguintes procedimentos, atendendo as normas de segurança para o receptor:

1. Avaliação de situações de risco acrescida de informações do histórico de antecedentes pessoais e exame clínico;
2. Avaliação de fatores de risco por meio de resultados positivos de exames sorológicos de triagem para doadores de córneas (HIV, HbsAg, Anti-HBs, Anti-HBc total e Anti-HCV) e para doadores de órgãos, outros tecidos, células ou partes do corpo (HIV, HTLV-I e II, HbsAg, Anti-HBs, Anti-HBc total e Anti-HCV, sífilis e doença de Chagas);
3. É facultativa a realização de exames sorológicos para toxoplasmose, citomegalovírus e Epstein-Barr, sua realização, ou não, deve ser regulamentada pela respectiva central estadual e, caso não sejam realizados, os órgãos e tecidos doados devem ser acompanhados de amostra de sangue do doador que permita a pesquisa posterior, se necessária.[6]

Na mesma portaria, são determinados os critérios absolutos de exclusão de doador de órgãos, tecidos, células ou partes do corpo humano. São eles: soropositividade para HIV e para HTLV-I e II; tuberculose em atividade; neoplasias (exceto tumores primários do sistema nervoso central e carcinoma *in situ* de útero e pele); sepse refratária e infecções virais e fúngicas graves ou potencialmente graves na presença de imunossupressão, exceto as hepatites B e C.

É importante saber que a avaliação de viabilidade do potencial doador de órgãos é distinta da avaliação da qualidade dos enxertos. O coordenador de transplante deve excluir os potenciais doadores que apresentem contraindicações absolutas à doação e informar às equipes transplantadoras responsáveis pelos pacientes a serem transplantados sobre as características que possam representar eventuais riscos no resultado do procedimento. A decisão pela utilização de determinado órgão ou tecido, nas contraindicações relativas, pertence à equipe transplantadora.

MANUTENÇÃO HEMODINÂMICA DO POTENCIAL DOADOR

A instabilidade hemodinâmica em indivíduos em morte encefálica é multifatorial, tendo como causas (1) a disfunção autonômica, (2) a hipovolemia, (3) a disfunção cardíaca, (4) a liberação de moléculas inflamatórias e (5) a insuficiência adrenal secundária. Essa condição pode resultar não apenas em colapso cardiocirculatório, mas em um aumento na intensidade da isquemia-reperfusão, levando à disfunção dos órgãos transplantados. A própria instabilidade hemodinâmica é capaz de levar a aumento da inflamação sistêmica e disfunção cardíaca, que, por sua vez, pode resultar em instabilidade hemodinâmica ainda maior, produzindo um ciclo vicioso.

Segundo as diretrizes para manutenção de múltiplos órgãos no potencial doador adulto falecido, da Associação de Medicina Intensiva Brasileira (AMIB), após a realização do diagnóstico de morte encefálica e a autorização familiar para a doação de órgãos, todos os esforços devem ser realizados para a efetivação do transplante o mais rápido possível. Dados mostram a frequente perda de doadores falecidos nas etapas prévias à cirurgia de retirada dos órgãos em razão da demora na realização do diagnóstico e do atraso provocado por aspectos administrativos e assistenciais.[11-12]

Faz-se necessário, portanto, o início precoce e eficaz do manejo do potencial doador a fim de garantir a oferta tecidual de oxigênio, manter as funções orgânicas de acordo com metas terapêuticas definidas e reverter eventuais disfunções orgânicas. Estudos mostram que o atraso na restauração da CO_2 está relacionado ao aumento da resposta inflamatória, que resulta em prejuízo no aproveitamento de órgãos para transplantes.[13-14]

O período de 12 a 24 horas é considerado adequado para reversão de disfunções orgânicas.[11] Durante esse tempo, são essenciais atitudes ágeis, agressivas e organizadas para reversão de disfunção cardiovascular, déficit de oxigenação, eventuais infecções bacterianas, hipotermia, distúrbios hidreletrolíticos, alterações metabólicas de natureza endócrina, renal ou hepática, distúrbios de coagulação e de qualquer outra alteração orgânica tratável.[12]

A adoção de políticas uniformes e agressivas de manutenção do potencial doador falecido aumenta o número de potenciais doadores (19%), de doadores reais (82%), de doações efetivas (71%) e reduz a perda de doadores por instabilidade hemodinâmica (87%). Da mesma forma, Straznicka e colaboradores demonstraram que o manejo agressivo de doadores de pulmões inicialmente classificados como inaceitáveis resultou em aumento da disponibilidade desse órgão para transplante, com excelente sobrevida após um ano.[12,14-15]

ENTREVISTA FAMILIAR PARA DOAÇÃO DE ÓRGÃOS

Essa etapa do processo é definida como uma reunião entre os familiares do potencial doador e um ou mais profissionais da equipe de captação, ou outro profissional capacitado, a fim de oferecer a possibilidade da doação de órgãos e tecidos para transplante. A entrevista tem como objetivo informar os familiares do potencial doador sobre a doação, identificar as causas da negação e desenvolver diferentes argumentos que conduzam à autorização.[16]

Nos Estados Unidos, na Alemanha e no Reino Unido, uma das principais dificuldades na efetivação da doação de órgãos é a alta taxa de famílias que negam o consentimento para doação.[17-18]

No Brasil, dados do Registro brasileiro de transplantes de 2013 mostram que o índice de perda de doações em razão da recusa familiar foi de 41%, e 47% das famílias entrevistadas negaram a autorização para a doação. Por isso, a negação da família representa um dos principais obstáculos para o incremento do número de doadores.[1]

A legislação brasileira diz que a retirada de tecidos, órgãos e partes do corpo de pessoas falecidas para transplantes ou outra finalidade terapêutica dependerá da autorização do cônjuge ou parente, maior de idade, obedecida a linha sucessória, reta ou colateral, até o segundo grau inclusive, firmada em documento subscrito por duas testemunhas presentes à verificação da morte.[5]

Relata, ainda, que a remoção *post-mortem* de tecidos, órgãos ou partes do corpo de pessoa juridicamente incapaz poderá ser feita desde que permitida expressamente por ambos os pais, ou por seus responsáveis legais.

O artigo 6º da mesma lei veda a remoção *post mortem* de tecidos, órgãos ou partes do corpo de pessoas não identificadas.

Após a retirada dos órgãos, o cadáver será imediatamente necropsiado, caso a morte seja decorrente de causa externa, e condignamente recomposto para ser entregue, em seguida, aos parentes ou responsáveis legais para sepultamento.

Devem ser informados previamente e acordados com os profissionais da equipe assistencial, onde o potencial doador estiver, os possíveis desfechos da entrevista familiar. Caso a família opte pela não doação, deve-se suspender os procedimentos de suportes terapêuticos e proceder a devolução do corpo aos parentes.[19]

Para tanto, é imprescindível a escolha adequada do profissional que conduzirá a etapa do processo doação-transplante. É necessário que o entrevistador tenha habilidade de comunicação, conhecimento das etapas do processo de doação, logística, aspectos legais, bem como muito respeito e sensibilidade pela dor da família.[17,20]

LOGÍSTICA DA DOAÇÃO DE ÓRGÃOS

De modo geral, a logística do processo doação-transplante é homogênea no Brasil, salvo pequenas diferenças relacionadas a cada realidade regional. Portanto, pode ser descrito um padrão na ordem dos eventos:

1. Ao constatar a presença de um paciente em provável morte encefálica, o hospital notificante, por meio de sua CIHDOTT, comunica a organização de procura de órgãos de referência via formulário específico. Essa notificação também pode ser feita diretamente à CT, nos casos em que não exista a OPO.
2. A OPO notifica a central de transplantes e auxilia a viabilização do diagnóstico de morte encefálica. Em alguns locais, a CT disponibiliza testes gráficos para sua confirmação após a realização do primeiro teste clínico do protocolo.
3. A OPO auxilia a CIHDOTT na viabilização do doador potencial. Esse auxílio diz respeito aos aspectos técnicos e logísticos.
4. A OPO informa à CT se o doador potencial é viável, se a família consentiu a doação e quais órgãos cuja retirada foi autorizada e depois programa o horário do início da cirurgia de extração dos órgãos. Cabe à CT de cada estado determinar as regras a serem seguidas pelas equipes de transplante, como o tempo de resposta de aceitação dos órgãos e o horário de sua retirada.
5. A CT emite a lista de potenciais receptores (coração, pulmão, fígado, pâncreas e intestino) e entra em contato com as respectivas equipes transplantadoras.
6. As equipes de transplante se dirigem ao hospital notificante e iniciam a retirada dos enxertos.
7. Após a retirada e a perfusão dos enxertos, estes são devidamente acondicionados e identificados e levados ao hospital transplantador.

Para o transplante de rim, o fluxo segue da seguinte maneira:

1. A OPO entra em contato com a equipe da nefrectomia informando o horário da cirurgia de extração de múltiplos órgãos. Esta realiza a retirada dos rins e do material para exames de histocompatibilidade (HLA e *crossmatch*).
2. A OPO encaminha o material para o laboratório de histocompatibilidade credenciado da CT.
3. Os rins ficam sob a guarda da CIHDOTT ou da organização de procura de órgãos até a liberação dos resultados dos exames.
4. O laboratório de histocompatibilidade informa o resultado para a CT.
5. A CT emite a lista de potenciais receptores renais e entra em contato com a equipe de transplante.
6. A equipe de transplante entra em contato com a OPO ou a CIHDOTT para buscar o enxerto e levá-lo ao hospital transplantador onde realizará o procedimento.

A pontualidade das equipes em relação ao horário de chegada ao hospital e início da cirurgia do doador é altamente recomendável. O retardo no início dessa cirurgia está diretamente relacionado com a piora no resultado do transplante.[21-22]

Ao chegarem ao hospital antes do início da cirurgia do doador, os membros das equipes captadoras devem checar todos os documentos do potencial doador, descritos anteriormente.

Cada equipe deve respeitar a sequência e os passos cirúrgicos da outra equipe. Presentes as equipes específicas para a remoção de cada órgão, o potencial doador será encaminhado ao centro cirúrgico, e deverá ser obedecida a sequencia abaixo:[16]

1. Equipe de anestesia: controle das condições clínicas hemodinâmicas e relaxamento muscular do potencial doador.
2. Equipes de cirurgia cardíaca e pulmão: esternotomia e inspeção dos órgãos intratorácicos.
3. Equipes de fígado, pâncreas, intestino e rim: abertura da parede abdominal e inspeção dos órgãos intra-abdominais. Na ausência das equipes de cirurgia cardíaca e pulmão, as equipes de cirurgia abdominal estão autorizadas a realizar esternotomia mediana; da mesma forma, os cirurgiões de tórax poderão proceder à laparotomia. Após a inspeção dos órgãos intra-abdominais, as equipes de fígado e pâncreas realizam a dissecção e o reparo dos vasos para posterior perfusão.[23-24]
4. Equipes de coração e pulmão: início da dissecção dos órgãos intratorácicos.
5. Equipes de fígado e pâncreas: término das respectivas dissecções.
6. Equipe de rim: atua após a retirada dos outros órgãos intra-abdominais.
7. Equipe do banco de tecidos musculoesqueléticos: atua após a retirada de todos os órgãos.
8. Equipe do banco de olhos: atua após a parada circulatória e a retirada dos órgãos.

Observação: para a retirada de múltiplos órgãos em bloco (fígado, pâncreas e intestino delgado, ou intestino delgado isolado), a sequência deverá ser alterada.

O desenvolvimento de métodos para conservação de órgãos é um dos fatores responsáveis pelo sucesso atual da transplantação, pois permite longas isquemias frias do enxerto e, dessa maneira, longas distâncias entre o doador e o receptor, aumentando, portanto, o número de enxertos disponibilizados para os centros transplantadores.

O tempo total de isquemia do enxerto pode ser calculado pela soma do tempo de isquemia fria e da quente, a primeira inicia no clampeamento da aorta do doador (t0 = parada cardíaca) e termina na retirada do enxerto da embalagem refrigerada, com sua colocação na cavidade do receptor (t1). Nesse momento, inicia o tempo de isquemia quente, terminando com a reperfusão do enxerto com o sangue do receptor (t2) (Figura 238.6).

É muito importante que se tenha o cuidado de manter sempre as soluções de preservação resfriadas a 4°C, e elas devem ser infundidas nessa temperatura.[25-26]

A Anvisa, por meio de sua Resolução RDC-66, de 2009, regulamentou, em todo o território nacional, todas as atividades relacionadas ao transporte de órgãos humanos em hipotermia para fins de transplantes, de forma a proporcionar segurança aos órgãos, às pessoas e ao ambiente, e estabele-

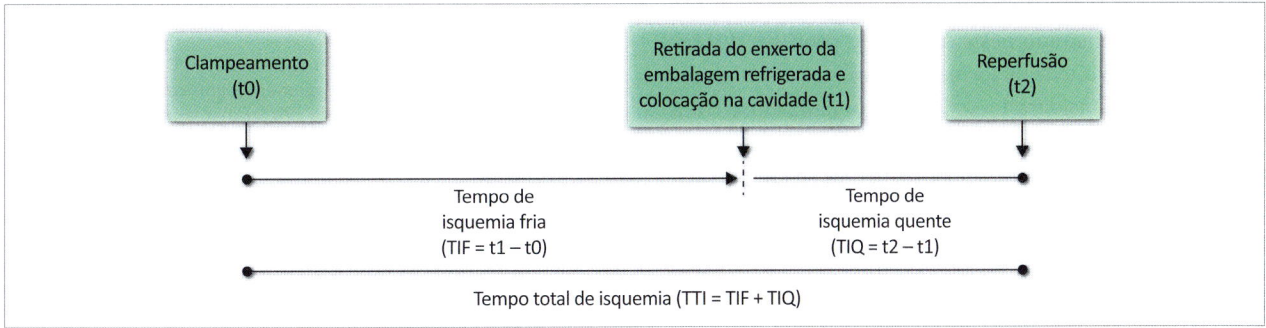

FIGURA 238.6. Conceito e cálculo do tempo total de isquemia do enxerto.

cer critérios em casos de acidentes com risco de exposição ao órgão humano armazenado e/ou transportado.[27]

A recomposição do doador, ou seja, o fechamento condigno das cavidades das quais os órgãos e/ou tecidos foram extraídos, além de ser uma exigência legal, é um dever ético. A legislação vigente determina que, após a retirada de tecidos ou órgãos, o doador falecido seja condignamente recomposto para ser entregue, em seguida, aos familiares ou seus responsáveis legais para sepultamento. Adverte ainda que deixar de fazê-lo ou deixar de entregar ou retardar a entrega do corpo aos familiares acarretará graves punições.[5,16]

Em um estudo realizado em 2001, foi demonstrado que 54% dos familiares de doadores participantes da pesquisa classificaram como algo negativo o tempo de liberação do corpo de seu familiar para o funeral. Os adjetivos mais utilizados a respeito foram "doloroso", "muito demorado", "cruel" etc. Naqueles casos em que, após a doação, o corpo foi encaminhado para o Instituto Médico Legal, o percentual de insatisfação com o tempo se elevou para 84%.[28]

Portanto, faz-se necessário proporcionar uma comunicação eficaz com os familiares, bem como adotar medidas que visem agilizar essa etapa final do processo de doação de órgãos.

OUTRAS CONSIDERAÇÕES

A legislação vigente determina que remover tecidos, órgãos ou partes do corpo de pessoa ou cadáver, ou praticar atividades de compra ou venda destes, ou ainda recolher, transportar, guardar, distribuir ou transplantar enxertos que se tem ciência terem sido obtidos em desacordo com os dispositivos da lei, será passível de pagamento de multas ou mesmo de detenção/reclusão, que variam de 6 meses a 10 anos.[3]

Os prontuários médicos contendo os resultados ou os laudos dos exames referentes aos diagnósticos de morte encefálica e as cópias dos documentos relativos ao doador, como identificação, termo de consentimento familiar livre e esclarecido, exames laboratoriais e outros eventualmente necessários à validação do doador, bem como detalhes dos atos cirúrgicos relativos à retirada e aos transplantes dos enxertos, devem ser mantidos nos arquivos das instituições referidas por período mínimo de cinco anos, e as cópias devem ser enviadas à CT.[3,6]

CONSIDERAÇÕES FINAIS

Como demonstrado neste capítulo, o processo doação-transplante evoluiu de tal forma no Brasil nos últimos anos, que podemos considerá-lo complexo, organizado e transparente. Mas não podemos deixar de mencionar os riscos inerentes a cada etapa do processo. Desde a identificação do doador potencial, o diagnóstico da morte encefálica, o manejo de suas condições clínicas, a retirada e o manuseio dos enxertos, sua identificação, acondicionamento e transporte até serem implantados no receptor são passíveis de eventos adversos que podem comprometer a qualidade e a segurança do transplante, bem como a própria vida do receptor. Portanto, as instituições envolvidas no processo doação-transplante devem criar barreiras de segurança em todas as fases críticas, possibilitando a detecção precoce de falhas e evitando danos aos pacientes receptores de órgãos.

O sucesso dos programas de transplantes em nosso país depende da organização e da efetiva atuação das equipes participantes do processo doação-transplante. Dessa forma, ações que contribuam para o aumento eficaz da notificação de potenciais doadores, de viabilização e aproveitamento de órgãos e tecidos serão sempre necessárias a fim de minimizar a mortalidade em lista de espera.[16]

REFERÊNCIAS BIBLIOGRÁFICAS

1. Registro Brasileiro de Transplantes – RBT, da Associação Brasileira de Transplantes de Órgãos – ABTO, 2013.
2. Brasil. Website do Ministério da Saúde. [Internet] [Acesso em 28 jan 2016]. Disponível em: http://portalsaude.saude.gov.br/index.php?option=com_content&view=article&id=9447&Itemid=480
3. Brasil. Lei n. 9.434, de 4 de fevereiro de 1997. Dispõe sobre a remoção de órgãos, tecidos e partes do corpo humano para fins de transplante e tratamento e dá outras providências. Diário Oficial da União, Brasília. 05/02/1997, P. 2191;1997.
4. Brasil. Resolução n. 1.480, de 8 de agosto de 1997. Critérios para a Caracterização de Morte Encefálica. Conselho Federal de Medicina.1997.
5. Brasil. Lei n. 10.211 de 23 de março de 2001. Altera dispositivos da Lei n. 9.434, de 4 de fevereiro de 1997, que "dispõe sobre a remoção de órgãos, tecidos e partes do corpo humano para fins de transplante e tratamento". Diário Oficial da União. Seção 1. Edição Extra. 24/03/2001. p. 6; 2001.
6. Brasil. Portaria n. 2.600 de 21 de outubro de 2009. Aprova o Regulamento Técnico do Sistema Nacional de Transplantes. Ministério da Saúde, 2009.
7. Brasil. Resolução SS – 151, de 13 de agosto de 2010. Dispõe sobre a estrutura organizacional e operacional do Sistema Estadual de Transplantes de São Paulo. Diário Oficial do Estado; Poder Executivo, São Paulo, SP, 14 ago 2010. Seção I, p.29-35.
8. Brasil. Decreto n. 2.268, de 30 de Junho de 1997. Regulamenta a Lei n. 9.434, de 4 de fevereiro de 1997, que dispõe sobre a remoção de órgãos, tecidos e partes do corpo humano para fim de transplante e tratamento, e dá outras providências. Diário Oficial da União. Seção 1. 01/07/1997. p. 13.739, 1997.
9. Resolução de Conselho Federal de Medicina n. 1.480/97. Dispõe sobre o Termo de Declaração de Morte Encefálica. Diário Oficial da União n. 23222 de 8/8/1997.
10. Garcia VD, Noronha I, Senz IA, Pestana JOM. Doadores limítrofe no Transplante Renal. In: Garcia VD, Abbud Filho M, Neumann J, Pestana JOM. Transplante de Órgãos e Tecidos. São Paulo: Segmento Farma Editora. 2006. p 392-407.
11. Shemie SD, Ross H, Pagliarello J, Baker AJ, Greig PD, Brand T, et al. Organ donor management in Canada: recommenda- tions of the forum on Medical Management to Optimize Donor Organ Potential. CMAJ. 2006;174(6):S13-32.
12. Salim A, Velmahos GC, Brown C, Belzberg H, Demetriades D. Aggressive organ donor man- agement significantly increases the number of organs available for transplantation. J Trauma. 2005;58:991-4.
13. Straznicka M, Follete DM, Eisner MD, Roberts PF, Menza RL, Babcock WD. Aggressive management of lung donors classified as inacceptable: excellent recipient survival one year after transplantation. J Thorac Cardiovasc Surg. 2002;124:250-8.
14. Murugan R, Venkataraman R, Wahed AS, Elder M, Hergenroeder G, Carter M, et al. Increased plasma interleukin-6 in donors is associated with lower recipient hospital-free survival after cadaveric organ transplantation. Crit Care Med. 2008;36:1810-6.

15. Westphal GA, Caldeira Filho M, Vieira KD, Zaclikevis VR, Bartz MCM, Wanzuita R, et al. Diretrizes para manutenção de múltiplos órgãos no potencial doador adulto falecido. Rev Bras Ter Intensiva. 2011;23:269-82.
16. ABTO - Associação Brasileira de Transplante de órgãos. Diretrizes Básicas para captação e retirada de múltiplos órgãos e tecidos da ABTO. Acesso Fev/2015. Disponível em: www.abto.org.br/abtov02/portugues/profissionais/biblioteca
17. Barber K, Favey S, Hamilton C, Collet D, Rudge C. Potencial for organ donation in the united Kingdon: audito of intensive care records. BMJ. 2006;332(7550):1105-6.
18. WesslauC, GrosseK, KrugerR, KucukO, Mauer D, NitschkeFP, et al. How large is the organ donor potential in Germany? Results of an analysis of data collected on deceased with primary and secondary brain demage in intensive care unit from 2002 to 2005. Transpl Int. 2006;20(2):147-55.
19. Resolução CFM n. 1.826, de 24 de outubro de 2007. Dispõe sobre a legalidade e o caráter ético da suspensão dos procedimentos de suportes terapêuticos quanto da determinação de morte encefálica de indivíduo não doador. Diário Oficial da União, Brasilia; 2007.
20. Rodrigues CMF, Rech TH. Entrevista familiar e consentimento. Rev Bras Ter Intensiva. 2007;19(1):85-9.
21. Adam R, Cailliez V, Majno P, Karam V, McMaster P, Caine RY, et al. Normalised intrinsic mortality risk in liver transplantation: European Liver Transplant Registry study. Lancet. 2000;356(9230):621-7.
22. Schnitzler MA, Woodward RS, Brennan DC, Whiting JF, Tesi RJ, Lowell JA. The economic impact of preservation time in cadaveric liver transplantation. Am J Transplant. 2001;1(4):360-5.
23. Carrasco L, Sanchez-Bueno F, Sola J, Ruiz JM, Ramirez P, Robles R, et al. Effects of cold ischemia time on the graft after orthotopic liver transplantation. A bile cytological study. Transplantation. 1996;61(3):393-6.
24. Gubernatis G. Techniques of organ procurement and preservation of liver and pancreas. Baillieres Clin Gastroenterol. 1989;3(4):799-811.
25. Southard JH, Belzer FO. Organ preservation. Annu Rev Med. 1995;46:235-47.
26. Toledo-Pereyra LH. Rapid in vivo multiple organ cooling prior to harvesting. Am Surg. 1984;50(9):493-5.
27. Brasil. Resolução RDC n. 66, de 09 de dezembro de 2011. Prorroga o prazo para adequação às Resoluções da Diretoria Colegiada n. 63, de 18 de dezembro de 2009 e n. 64 de 18 de dezembro de 2009. Diário Oficial da União. Seção 1 n.245. 23 de dezembro de 2009;2011. p. 84.
28. Roza B. Efeitos do processo de doação de órgãos e tecidos em familiares: intencionalidade de uma nova doação. São Paulo: Universidade Federal de São Paulo, 2005.

CAPÍTULO 239

DIAGNÓSTICO DE MORTE ENCEFÁLICA

Luiz Antonio da Costa Sardinha
Venâncio Pereira Dantas Filho

DESTAQUES

- Morte encefálica é definida como uma lesão irreversível no sistema nervoso central (SNC).
- É definida pela Lei 9.434/97.
- A resolução do Conselho Federal de Medicina, 1.480/97, define os critérios para o diagnóstico e estipula passo a passo o protocolo de diagnóstico de morte encefálica (ME).
- O protocolo não pode conter rasuras ou abreviaturas no nome do potencial doador.
- A família deve sempre ser respeitada em sua postura e decisão.

INTRODUÇÃO

O entendimento das questões relacionadas à morte sempre foi um dos maiores desafios, senão o maior deles, do homem desde a antiguidade. A consciência da finitude levou à busca do sentido da existência, procurado nas religiões e espiritualidades que sempre acompanharam toda a história da civilização.

A despeito da grande variabilidade de modos de significação da vida, a presença da morte sempre foi naturalmente contornada durante os séculos da evolução da cultura humana. O conceito cardiocêntrico de vida da antiguidade foi incorporado pela igreja medieval, passando a representar a base do entendimento da vida e morte em nossa cultura ocidental.

Mais recentemente, com o avanço das técnicas de ressuscitação e suporte de vida, os tradicionais conceitos de vida e morte foram questionados com a introdução de novos critérios de definição de morte.

Este capítulo visa apresentar as bases conceituais do diagnóstico atual de morte, bem como os critérios clínicos e legais para o diagnóstico de ME em nosso país, com ênfase para a legislação brasileira, em como aplicar o protocolo de ME, além de dúvidas e dificuldades em sua aplicação.

CONCEITO DE VIDA E MORTE

O conceito cardiorrespiratório de vida do nosso mundo ocidental é baseado em duas grandes influências culturais: o conceito aristotélico clássico que aponta o coração como órgão-sede da alma e de todas as virtudes humanas (como a coragem e o amor), e o conceito judaico-cristão que associa a vida à respiração, uma vez que "Deus formou o homem do barro da terra e soprou-lhe pelas narinas o Sopro da vida e o homem tornou-se um ser vivente" (Gen 2, 7).[1]

Portanto, os critérios milenares para o diagnóstico de morte baseiam-se também nesses conceitos, uma vez que a ausência das funções respiratória e cardiocirculatória sempre foram as premissas básicas tradicionais para seu diagnóstico.

O diagnóstico tradicional de morte baseia-se na ausência de sinais vitais ou sinais abióticos (ou ainda tanatognósticos). O estudo sistematizado desses sinais classifica-os como imediatos, aqueles que se instalam imediatamente após a morte (entre outros, imobilidade, ausência de consciência, parada cardiocirculatória e respiratória, relaxamento de esfíncteres, inclusive midríase etc.); consecutivos, que se manifestam horas ou dias após a morte (manchas hipostáticas, mancha verde abdominal, rigidez cadavérica, hipotermia etc.); e tardios, que aparecem dias ou semanas após a morte (sinais transformativos do cadáver como a putrefação e outros fenômenos como a mumificação natural e a saponificação).[2]

O estudo da evolução temporal da instalação dos sinais abióticos (cronotanatognose) tem grande importância médico-legal para a definição do momento da morte (questões criminais, evitar situações de comoriência, entre outros). Essa importância levou ao aparecimento dos sinais abióticos especiais: uma série de técnicas que objetivam dar maior segurança ao diagnóstico de morte muito recente (uso de eletrocardiograma, cardiopuntura, arteriotomia, entre outros).[2]

A análise da sistematização dos sinais abióticos leva a algumas importantes conclusões, das quais nem sempre se teve consciência:[1]

1. A morte sempre foi definida como ausência de vida.
2. O conceito de morte, desse modo, depende do conceito de vida.
3. Sempre se entendeu a morte como uma sequência de eventos, um processo, e não um evento único.
4. Não existe sinal patognomônico de morte recente. Quanto mais recente, mais difícil seu diagnóstico.
5. Sempre se temeu o diagnóstico de morte real em uma situação de morte apenas aparente. O Código de Processo Penal brasileiro, no seu artigo 162, só autoriza a realização de autópsias após 6 horas de constatação da morte para diminuir o risco desse tipo de erro.

Assim, a morte sempre foi entendida como uma sequência de eventos que progressivamente se instalam, tornando cada vez mais claro o seu diagnóstico.[3]

Com o desenvolvimento de técnicas de ressuscitação cardiorrespiratória e de suporte de vida, foi se tornando possível a reversão de "paradas cardíacas e respiratórias" antes inexoráveis, levando à reintegração de um número cada vez maior de indivíduos à sociedade mesmo após a ocorrência desses eventos. Com o primeiro transplante cardíaco realizado em 1967, o conceito cardiocêntrico de vida e a definição de morte baseada simplesmente na parada das funções cardíacas e respiratórias estavam definitivamente abalados.

Por outro lado, em um contingente também cada vez maior de indivíduos, a ressuscitação (também denominada "ressuscitação") cardiorrespiratória só foi possível após extensas e irreversíveis lesões do sistema nervoso central (SNC). Desse modo, os sistemas orgânicos reanimados passaram a funcionar mantidos artificialmente e independentes entre si, uma vez cessada a ação integradora do SNC irreversivelmente lesado. Vale lembrar que o tecido nervoso, por suas peculiaridades metabólicas (altas demandas e mínimas reservas de oxigênio e glicose), é particularmente mais sensível à privação desses substratos em situações de parada cardiorrespiratória do que qualquer outro tecido do organismo. Podemos até mesmo afirmar que a "morte" do SNC é o primeiro evento da sequência de eventos já citada, uma vez que a ausência da ação integradora do SNC leva inexoravelmente à falência funcional progressiva dos demais órgãos e sistemas e à parada cardíaca, independentemente da qualidade dos métodos de suporte artificial empregados.[1]

Sabe-se hoje que o encéfalo de um indivíduo adulto, que pesa em torno de 2% do peso do corpo (1.400 g), recebe em torno de 15% do débito cardíaco e consome perto de

20% do oxigênio consumido pelo corpo no repouso. Sabe-se também que cerca de 50% dessa energia é consumida para o funcionamento bioelétrico do tecido (metabolismo ativador), e que os 50% restantes são responsáveis pela manutenção da integridade estrutural do tecido nervoso (metabolismo residual), ou seja, metade de toda a enorme quantidade de energia consumida pelo encéfalo serve apenas para "mantê-lo vivo".[4]

Vale lembrar também a diferença de susceptibilidade entre as regiões encefálicas. O córtex cerebral e demais estruturas supratentoriais apresentam sensibilidade maior à hipóxia do que o tronco encefálico onde estão situados os centros respiratórios. Os insultos isquêmicos ao encéfalo de duração suficiente, mesmo após revertidos, podem levar a quadros lesionais de intensidade variável, com o comprometimento progressivo do tecido nervoso de regiões corticais, subcorticais e, finalmente, do tronco encefálico.[4] Esse fenômeno, tradicionalmente conhecido como "degeneração craniocaudal", pode levar a situações em que o tronco encefálico permanece viável juntamente com extensas lesões supratentoriais, resultando em quadros sequelares de gravidade bastante variável. A situação mais grave, conhecida como "estado vegetativo persistente", é quando o paciente, apesar de permanecer totalmente arresponsivo a estímulos do meio ambiente, ainda apresenta a capacidade de respirar espontaneamente. Esse estado exclui o diagnóstico de ME. Somente situações de lesão irreversível de todo o encéfalo (hemisférios e tronco encefálico) e consequente perda da capacidade de respirar espontaneamente devem ser consideradas para o diagnóstico de ME.

O CONCEITO DE MORTE ENCEFÁLICA

O entendimento do papel integrador do SNC, bem como de sua vulnerabilidade desproporcional à injúria com relação aos outros tecidos do corpo, culminou em uma progressiva mudança do conceito tradicional de morte. O conceito de "morte do corpo todo" foi progressivamente substituído pelo conceito de "morte do corpo como um todo", uma vez que o SNC é o responsável pelo funcionamento harmônico e integrado de todos os demais sistemas do corpo. Essas mudanças conceituais, em tempo relativamente rápido (algumas décadas), são hoje ainda objeto de discussões e polêmicas, uma vez que a aceitação do conceito de ME, muito além da sua fundamentação técnica e científica, fica também na dependência de outras influências, como as de ordem filosófica, cultural e religiosa.[1,3] Essa discussão acaba confirmando a ideia de que o conceito de morte, muito mais que meramente relacionado aos seus aspectos biológicos, deve ser entendido como um conceito cultural.

Cabe ressaltar que a morte não mudou. O que mudou, e muito, foi a capacidade humana de entendimento do morrer, uma vez que os recursos atuais possibilitam uma desaceleração do processo natural da morte, como se fosse possível ver a morte se instalando em "câmera lenta".[1]

O conceito atual de ME – "parada total e irreversível de todas as funções encefálicas" (Resolução CFM n. 1.480/97, Anexo 1) – pode ser definido de modo mais prático como a "perda irreversível da capacidade para ter consciência, associada à irreversível perda da capacidade de respirar espontaneamente".[3]

A despeito de todas essas discussões, o entendimento da ME é fundamental para evitar equívocos frequentes, como a confusão entre a aplicação de procedimentos de cuidados paliativos, racionalização de tratamento e até eutanásia (discussões estas que se aplicam a pacientes vivos) e suspensão de suporte artificial avançado em pacientes em ME (pacientes científica, legal e eticamente mortos). Confusões também aparecem em situações de morte iminente que não preenchem critérios de ME, como nos casos de crianças anencéfalas e pacientes em estado clínico muito grave, considerados "desenganados".

Antes do diagnóstico de ME, é necessário e fundamental comunicar a família do que se pretende realizar com o paciente. Tal postura é definida pelo Decreto 2.268/97, que estabelece que a família deverá ser comunicada da abertura do Protocolo de ME, podendo chamar um médico de sua confiança para acompanhar a realização do processo. Tal comunicação deverá obrigatoriamente ser anotada no prontuário, contendo data, hora, local, pessoas que estão na reunião e quem falou com os familiares. Esse encontro será fundamental para a boa relação entre os familiares, a instituição, os médicos envolvidos e, se for a opção da família, a doação dos órgãos e tecidos.

PREENCHIMENTO DO PROTOCOLO DE MORTE ENCEFÁLICA

O preenchimento terá início com a definição do local, em qual hospital está o paciente. Apesar de ser um pouco óbvia essa situação, não é incomum o médico não realizar preencher esse dado.

Outro ponto que não deve ser esquecido é a identificação do paciente. O médico deve solicitar documentos com foto do paciente em questão e escrever o nome completo sem abreviaturas ou rasuras.

O nome é fundamental, apesar de que pacientes internados como desconhecidos devem ter o diagnóstico de ME realizado de acordo com a legislação vigente no país (Anexo 2).

Continuando, deverá ser preenchida a filiação do paciente, data de nascimento, gênero, cor que ele declarou no momento da internação e registro no hospital de origem.

Esses dados são fundamentais, uma vez que esse documento será encaminhado ao Ministério Público e ao cartório para elaboração da declaração de óbito, isto é, esse documento descreve a morte do indivíduo como pessoa frente à sociedade.

A seguir, serão preenchidos os itens da causa da morte conhecida, sendo este o fator de exclusão para o diagnóstico de ME, ou seja, se não se souber do que ele morreu, não se pode realizar o diagnóstico de ME.

ANEXO 1

RESOLUÇÃO CFM n. 1.480/97

O Conselho Federal de Medicina, no uso das atribuições conferidas pela Lei n. 3.268, de 30 de setembro de 1957, regulamentada pelo Decreto n. 44.045, de 19 de julho de 1958 e,

CONSIDERANDO que a Lei n. 9.434, de 4 de fevereiro de 1997, que dispõe sobre a retirada de órgãos, tecidos e partes do corpo humano para fins de transplante e tratamento, determina em seu artigo 3º que compete ao Conselho Federal de Medicina definir os critérios para diagnóstico de morte encefálica;

CONSIDERANDO que a parada total e irreversível das funções encefálicas equivale à morte, conforme critérios já bem estabelecidos pela comunidade científica mundial;

CONSIDERANDO o ônus psicológico e material causado pelo prolongamento do uso de recursos extraordinários para o suporte de funções vegetativas em pacientes com parada total e irreversível da atividade encefálica;

CONSIDERANDO a necessidade de judiciosa indicação para interrupção do emprego desses recursos;

CONSIDERANDO a necessidade da adoção de critérios para constatar, de modo indiscutível, a ocorrência de morte;

CONSIDERANDO que ainda não há consenso sobre a aplicabilidade desses critérios em crianças menores de 7 dias e prematuros,

RESOLVE:

Art. 1º. A morte encefálica será caracterizada através da realização de exames clínicos e complementares durante intervalos de tempo variáveis, próprios para determinadas faixas etárias.

Art. 2º. Os dados clínicos e complementares observados quando da caracterização da morte encefálica deverão ser registrados no "termo de declaração de morte encefálica" anexo a esta Resolução.

Parágrafo único. As instituições hospitalares poderão fazer acréscimos ao presente termo, que deverão ser aprovados pelos Conselhos Regionais de Medicina da sua jurisdição, sendo vedada a supressão de qualquer de seus itens.

Art. 3º. A morte encefálica deverá ser consequência de processo irreversível e de causa conhecida.

Art. 4º. Os parâmetros clínicos a serem observados para constatação de morte encefálica são: coma aperceptivo com ausência de atividade motora supraspinal e apneia.

Art. 5º. Os intervalos mínimos entre as duas avaliações clínicas necessárias para a caracterização da morte encefálica serão definidos por faixa etária, conforme abaixo especificado:

a) de 7 dias a 2 meses incompletos – 48 horas
b) de 2 meses a 1 ano incompleto – 24 horas
c) de 1 ano a 2 anos incompletos – 12 horas
d) acima de 2 anos – 6 horas

Art. 6º. Os exames complementares a serem observados para constatação de morte encefálica deverão demonstrar de forma inequívoca:

a) ausência de atividade elétrica cerebral ou,
b) ausência de atividade metabólica cerebral ou,
c) ausência de perfusão sanguínea cerebral.

Art. 7º. Os exames complementares serão utilizados por faixa etária, conforme abaixo especificado:

a) acima de 2 anos – um dos exames citados no Art. 6º, alíneas "a", "b" e "c";
b) de 1 a 2 anos incompletos: um dos exames citados no Art. 6º, alíneas "a", "b" e "c". Quando optar-se por eletroencefalograma, serão necessários 2 exames com intervalo de 12 horas entre um e outro;
c) de 2 meses a 1 ano incompleto – 2 eletroencefalogramas com intervalo de 24 horas entre um e outro;
d) de 7 dias a 2 meses incompletos – 2 eletroencefalogramas com intervalo de 48 horas entre um e outro.

Art. 8º. O Termo de Declaração de Morte Encefálica, devidamente preenchido e assinado, e os exames complementares utilizados para diagnóstico da morte encefálica deverão ser arquivados no próprio prontuário do paciente.

Art. 9º. Constatada e documentada a morte encefálica, deverá o Diretor Clínico da instituição hospitalar, ou quem for delegado, comunicar tal fato aos responsáveis legais do paciente, se houver, e à Central de Notificação, Captação e Distribuição de Órgãos a que estiver vinculada a unidade hospitalar onde o mesmo se encontrava internado.

Art. 10. Esta Resolução entrará em vigor na data de sua publicação e revoga a Resolução CFM n. 1.346/91.

Brasília-DF, 08 de agosto de 1997.

WALDIR PAIVA MESQUITA
Presidente

ANTÔNIO HENRIQUE PEDROSA NETO
Secretário-Geral

Publicada no D.O.U. de 21.08.97 Página 18.227

IDENTIFICAÇÃO DO HOSPITAL

TERMO DE DECLARAÇÃO DE MORTE ENCEFÁLICA

DIAGNÓSTICO CLÍNICO DE MORTE ENCEFÁLICA

Tem como base as seguintes evidências:[1]

- Conhecimento da causa do coma (ou lesão neurológica conhecida);
- Exclusão de causas reversíveis de coma;
- Ausência de resposta a estímulos dolorosos;
- Ausência de reflexos do tronco encefálico.

As avaliações realizadas no paciente em coma arresponsivo têm como objetivo demonstrar a ausência total de função encefálica, sempre levando em conta que esses exames devem ser feitos e repetidos dentro de um intervalo de tempo suficiente para demonstrar a sua inequívoca irreversibilidade (no mínimo 6 horas em pacientes acima de 2 anos de idade). O diagnóstico de ME não se aplica a neonatos abaixo de 7 dias de vida, como se verá adiante (Resolução CFM n. 1.480/97).

É importante para a confirmação do diagnóstico que todos os passos sejam seguidos com clareza e de maneira sequencial, com a documentação adequada das respostas obtidas.

CONHECIMENTO DA CAUSA DO COMA

O conhecimento preciso das causas do coma, bem como da presença de lesão neurológica estabelecida, é condição fundamental para a confirmação da ME. Na grande maioria dos casos, o diagnóstico é indicado pela história clínica. A tomografia computadorizada de crânio deve demonstrar lesões estruturais, como nos casos de acidente vascular cerebral, tumores e traumatismo de crânio.

Enquanto não houver segurança no diagnóstico etiológico, o tratamento pleno do paciente deve prosseguir, com ênfase na prevenção e correção de situações que possam interferir na elucidação da causa e profundidade do coma (sedação, hipotermia, hipotensão arterial etc.).

Nessa etapa – a principal – surge alguma dúvida quando quadros de hipóxia estão presentes nos relatos dos profissionais médicos. Importante relatar que o quadro de lesão difusa secundária a um episódio de hipoxemia pode, sim, ser um quadro de característica irreversível para o paciente, possibilitando, portanto, a abertura do processo de diagnóstico de ME.

EXCLUSÃO DE CAUSAS REVERSÍVEIS DE COMA

Para o estabelecimento correto da etiologia do coma, é necessário que sejam afastadas as causas reversíveis, como as descritas a seguir:[1]

- Hipotermia (temperatura retal abaixo de 35ºC);
- Agentes sedativos (diazepínicos, barbitúricos, álcool etílico, entre outros).

Pacientes que permanecem em tratamento intensivo apresentam tendência à queda de temperatura em virtude de exposição excessiva, uso de medicações que induzem hipotermia, ventilação mecânica, diálise, ausência de atividade muscular, entre outras causas. A prevenção e a correção desse estado devem estar sempre presentes durante o processo diagnóstico de ME. A Associação de Medicina Intensiva Brasileira (AMIB) lançou, em 2012, diretrizes para os cuidados com o potencial doador de órgãos (Anexo 2), em que estabelece precauções a serem adotadas pelo intensivista nos cuidados dos pacientes hipotérmicos.

O uso de medicações depressoras do SNC pode interferir no diagnóstico de ME, e o conhecimento do tempo médio de metabolismo e excreção desses agentes colabora na programação de intervalos de tempo seguros para a correta condução do quadro e o início do processo de diagnóstico de ME.

Meia-vida das principais drogas depressoras do SNC:[3]

- **Fenobarbital:** 100 horas;
- **Tiopental:** > 24 horas;
- **Fenitoína:** > 140 horas;
- **Valproato de sódio:** 7 a 10 horas;
- **Morfina:** 18 a 60 horas;
- **Fentanil:** 2 a 4 horas;
- **Antidepressivos tricíclicos:** 4 a 24 horas;
- **Carbamazepina:** 10 a 60 horas;
- **Diazepínicos:** 5 a 24 horas;
- **Agentes hipoglicemiantes:** 2 a 36 horas;
- **Anti-histamínicos:** 6 a 24 horas.

Algumas dificuldades no início do protocolo de ME estão relacionadas ao uso contínuo de drogas sedativas do SNC, principalmente os barbitúricos. Sua meia-vida é longa e com alterações hemodinâmicas e fisiológicas, como hipotensão e alterações na função hepática e renal, que levam à dificuldade em sua metabolização. A conduta dos autores do presente capítulo, nesses casos, se baseia inicialmente na dosagem sérica da medicação e na utilização de exame de fluxo sanguíneo como exame complementar ao diagnóstico de ME, e não na utilização de eletroencefalograma (EEG).

Antes do início do protocolo de ME, todo paciente deverá estar hemodinamicamente estável e suas alterações metabólicas, corrigidas.

AUSÊNCIA DE RESPOSTA A ESTÍMULOS DOLOROSOS

A pesquisa da resposta aos estímulos dolorosos deve ser realizada bilateralmente e com estímulos (compressão) de intensidade suficiente, tanto em áreas de periósteo mais superficial (região supraorbitária bilateral, região tibial anterior e esternal), como também em grandes grupos musculares (região superior do ombro – músculo trapézio).

Estímulos dolorosos na face (região supraorbitária) devem ser sempre realizados para a certificação de ausência de resposta em áreas inervadas por nervos cranianos, com mediação no tronco encefálico, afastando possíveis abolições de respostas em membros por lesões da medula espinhal cervical.

ANEXO 2
NÚMERO 10/10 (Res. CFM n. 1.480 de 08/08/97)

Nome:_____
Pai:_____
Mãe:_____
Idade:_____Anos_____meses_____dias
Data de nascimento____/____/____
Sexo: ( )M ( )F Raça: ( )A ( )B ( )N Registro hospitalar: _____

A. Causa do coma
A.1 – Causa do coma:
A.2 – Causas do coma que devem ser excluídas durante o exame
a) Hipotermia ( ) Sim ( ) Não
b) Uso de drogas depressoras do sistema nervoso central ( ) Sim ( ) Não
Se a resposta for sim a qualquer um dos itens, interrompe-se o protocolo

B. Exame neurológico – Atenção: verificar o intervalo mínimo exigível entre as avaliações clínicas, constantes da tabela a seguir:
Idade intervalo
( ) 7 dias a 2 meses incompletos 48 horas   ( ) 2 meses a 1 ano incompleto 24 horas
( ) 1 ano a 2 anos incompletos 12 horas   ( ) Acima de 2 anos 6 horas
(Ao efetuar o exame, assinalar uma das duas opções Sim/Não. Obrigatoriamente, para todos os itens abaixo)
Elementos do exame neurológico Resultados

1º exame	2º exame
Coma aperceptivo ( ) Sim ( ) Não	( ) Sim ( ) Não
Pupilas fixas e arreativas ( ) Sim ( ) Não	( ) Sim ( ) Não
Ausência de reflexo corneopalpebral ( ) Sim ( ) Não	( ) Sim ( ) Não
Ausência de reflexos oculocefálicos ( ) Sim ( ) Não	( ) Sim ( ) Não
Ausência de respostas às provas calóricas ( ) Sim ( ) Não	( ) Sim ( ) Não
Ausência de reflexo de tosse ( ) Sim ( ) Não	( ) Sim ( ) Não
Apneia ( ) Sim ( ) Não	( ) Sim ( ) Não

C. Assinaturas dos exames clínicos – (Os exames devem ser realizados por profissionais diferentes, que não poderão ser integrantes da equipe de remoção e transplante.)

1 – Primeiro exame	2 – Segundo exame
Data:____/____/____ Hora:_____:_____	Data:____/____/____ Hora:_____:_____
Nome do médico:_____	Nome do médico:_____
CRM:_____ Fone:_____	CRM:_____ Fone:_____
End.:_____	End.:_____
Assinatura: _____	Assinatura: _____

D. Exame complementar – Indicar o exame realizado e anexar laudo com identificação do médico responsável.
1. Angiografia cerebral – 2. Cintilografia radioisotópica – 3. Doppler transcraniano – 4. Monitorização da pressão intracraniana – 5. Tomografia computadorizada com xenônio – 6. Tomografia por emissão de fóton único – 7. EEG – 8. Tomografia por emissão de pósitrons – 9. Extração cerebral de oxigênio – 10. Outros (citar)

E. Observações
1 – Interessa, para o diagnóstico de morte encefálica, exclusivamente a arreatividade supraspinal. Consequentemente, não afasta esse diagnóstico a presença de sinais de reatividade infraspinal (atividade reflexa medular), tais como: reflexos osteotendinosos ("reflexos profundos"), cutaneoabdominais, cutaneoplantar em flexão ou extensão, cremastérico superficial ou profundo, ereção peniana reflexa, arrepio, reflexos flexores de retirada dos membros inferiores ou superiores, reflexo tônico cervical.
2 – Prova calórica
2.1 – Certificar-se de que não há obstrução do canal auditivo por cerúmen ou qualquer outra condição que dificulte ou impeça a correta realização do exame.
2.2 – Usar 50 mL de líquido (soro fisiológico, água, etc.) próximo de 0 grau Celsius em cada ouvido.
2.3 – Manter a cabeça elevada em 30 (trinta) graus durante a prova.
2.4 – Constatar a ausência de movimentos oculares.
3 – Teste da apneia
No doente em coma, o nível sensorial de estímulo para desencadear a respiração é alto, necessitando-se da pCO_2 de até 55 mmHg, fenômeno que pode determinar um tempo de vários minutos entre a desconexão do respirador e o aparecimento dos movimentos respiratórios, caso a região pontobulbar ainda esteja íntegra. A prova da apneia é realizada de acordo com o seguinte protocolo:
3.1 – Ventilar o paciente com O_2 de 100% por 10 minutos.
3.2 – Desconectar o ventilador.
3.3 – Instalar cateter traqueal de oxigênio com fluxo de 6 litros por minuto.
3.4 – Observar se aparecem movimentos respiratórios por 10 minutos ou até quando o pCO_2 atingir 55 mmHg.
4 – Exame complementar. Este exame clínico deve estar acompanhado de um exame complementar que demonstre inequivocamente a ausência de circulação sanguínea intracraniana ou de atividade elétrica cerebral, ou de atividade metabólica cerebral. Observar o disposto a seguir (itens 5 e 6) com relação ao tipo de exame e faixa etária.
5 – Em pacientes com 2 anos ou mais – um exame complementar entre os mencionados a seguir:
5.1 – Atividade circulatória cerebral: angiografia, cintilografia radioisotópica, Doppler transcraniano, monitorização da pressão intracraniana, tomografia computadorizada com xenônio, SPECT.
5.2 – Atividade elétrica: eletroencefalograma.
5.3 – Atividade metabólica: PET, extração cerebral de oxigênio.
6 – Para pacientes abaixo de 2 anos:
6.1 – De 1 ano a 2 anos incompletos: o tipo de exame é facultativo. No caso de eletroencefalograma, são necessários DOIS registros com intervalo mínimo de 12 horas.
6.2 – De 2 meses a 1 ano incompleto: dois eletroencefalogramas com intervalo de 24 horas.
6.3 – De 7 dias a 2 meses de idade (incompletos): dois eletroencefalogramas com intervalo de 48 horas.
7 – Uma vez constatada a morte encefálica, cópia deste termo de declaração deve obrigatoriamente ser enviada ao órgão controlador estadual (Lei 9.434/97, Art. 13).

Disponível em: http://www.portalmedico.org.br/resolucoes/cfm/1997/1480_1997.htm

Eventualmente, respostas motoras de integração exclusivamente medular ("reflexos medulares") – tais como reflexos osteotendinosos, cutaneoabdominais, cutaneoplantar em flexão ou extensão, cremastérico superficial ou profundo, ereção peniana reflexa, piloereção, reflexos flexores de retirada dos membros inferiores ou superiores e reflexo tonicocervical – podem ser observadas espontaneamente ou após estímulos variados (sobretudo mobilização, estímulos dolorosos e teste de apneia). Esses reflexos, bem como outros movimentos eventualmente impressionantes, conhecidos também como "sinal de Lázaro", devem ser corretamente reconhecidos e não impedem o diagnóstico de ME.[5]

AUSÊNCIA DE REFLEXOS DO TRONCO ENCEFÁLICO

A presença de tais reflexos evidencia a capacidade de integração do tronco encefálico, demonstrando o funcionamento da via aferente (porção sensitiva de um nervo craniano), sua integração por vias e núcleos intrínsecos do tronco encefálico e sua resposta por intermédio de uma via eferente (porção motora de um nervo craniano). A avaliação sequencial desses reflexos evidencia, portanto, sua integração em cada nível do tronco encefálico.

A ausência de resposta, por outro lado, demonstra o comprometimento multissegmentar do tronco e de suas vias sensitivas e motoras.[1]

A presença de crises convulsivas focais ou generalizadas, eventos estes secundários a descargas neuronais corticais ou subcorticais, evidencia a integridade de vias e a passagem de impulsos nervosos através do tronco, o que indica sua viabilidade e funcionamento e, portanto, exclui o diagnóstico de ME.

Posturas e reações anormais, como a decorticação (situação em que o paciente flexiona os membros superiores e estende os inferiores) ou a descerebração (hiperextensão da cabeça e dos membros), indicam a presença de neurônios viáveis em núcleos do tronco encefálico, bem como a passagem de impulsos através de suas vias intrínsecas ascendentes e descendentes. A presença de qualquer uma dessas situações também afasta o diagnóstico de ME.

PESQUISA DE REFLEXOS DO TRONCO ENCEFÁLICO[1]

REFLEXO FOTOMOTOR OU PUPILAR

Sua pesquisa deve ser realizada em local com o mínimo de luminosidade possível, com o estímulo luminoso vigoroso direcionado a cada um dos olhos do paciente a uma distância de cerca de 25 a 30 cm. Um tempo de estímulo mínimo de pelo menos 10 segundos é recomendado para afastar a possibilidade de pupilotonia (latência aumentada na resposta ao estímulo). A ausência de resposta fotomotora direta (ausência de contração pupilar ipsilateral ao estímulo luminoso) e indireta (contração pupilar contralateral ao estímulo luminoso) é imprescindível para o diagnóstico de ME. Não há necessidade absoluta de isocoria (pupilas exatamente do mesmo tamanho) ou midríase bilateral para o diagnóstico de ME. O achado mais típico é de pupilas de tamanho médio, simétricas e fixas (sem resposta à luz).

A pesquisa do reflexo fotomotor avalia desde a integridade dos meios transparentes do olho, bem como a função da retina e a condução do estímulo aferente (sensitivo) pelo nervo óptico (segundo nervo craniano), sua integração em nível mesencefálico e a resposta eferente constritora da pupila, através do nervo oculomotor (terceiro nervo craniano).

A ausência de resposta em pacientes com trauma grave da face e órbitas, ou outras situações que comprometam as vias envolvidas no reflexo, deve ser cuidadosamente considerada pelos médicos avaliadores.

REFLEXO CORNEOPALPEBRAL

A córnea é ricamente inervada pela porção sensitiva da primeira divisão (nervo oftálmico) do nervo trigêmeo (quinto nervo craniano), que integra na região média do tronco encefálico (ponte) o reflexo córneo-palpebral através do nervo facial, seu eferente motor (sétimo nervo craniano).

Mediante estímulos leves e cuidadosos (com gaze ou algodão) sobre a superfície corneana, avalia-se esse reflexo, um dos últimos a desaparecer nos quadros de depressão do SNC. A ausência da contração da musculatura orbicular dos olhos e do piscamento protetor indica disfunção dessa via reflexógena e é necessária para o diagnóstico de ME. Cabe ressaltar a atenção para prevenção de lesões corneanas nesses pacientes, que vão desde os cuidados no exame desse reflexo até a oclusão e umidificação constantes dos olhos.

REFLEXO OCULOCEFÁLICO

No paciente inconsciente, ao se realizar a rotação da cabeça subitamente para os lados, observar-se-á o desvio conjugado contralateral dos olhos. Esse reflexo, conhecido também como "olhos de boneca", é integrado em todos os níveis do tronco encefálico (mesencéfalo, ponte e bulbo). Tem como aferências as vias vestibulares, provenientes do nervo vestibulococlear (oitavo nervo craniano) e vias proprioceptivas do pescoço. O desvio compensatório dos olhos se realiza através dos nervos oculomotor, troclear e abducente (respectivamente terceiro, quarto e sexto nervos cranianos). Esse reflexo faz parte de complexos mecanismos multissegmentares intrínsecos do tronco encefálico para a conservação e correção do equilíbrio.

A ausência de movimentação dos olhos após a rotação da cabeça indica disfunção das referidas vias. Vale lembrar que lesões da coluna cervical devem ser previamente afastadas.

REFLEXO OCULOVESTIBULAR

O estímulo térmico dos condutos auditivos internos provoca o movimento da endolinfa nos canais semicirculares do ouvido interno. Esse movimento simula situações de aceleração do segmento cefálico, desencadeando reflexos de manutenção e correção do equilíbrio, semelhante ao reflexo oculocefálico citado anteriormente. Dessa forma, em pacientes inconscientes, o estímulo com água ou soro fisiológico frio em um dos condutos auditivos externos provoca desvio conjugado dos olhos para o lado do estímulo.

A realização desse exame deve ser precedida de otoscopia para a exclusão de lesões timpânicas e do conduto auditivo externo, que contraindicam o exame.

O exame deve ser realizado com o paciente em posição de elevação do dorso a 30° (para sensibilização da resposta dos canais semicirculares). Através de um cateter plástico fino introduzido no conduto auditivo externo, procede-se à irrigação da membrana timpânica com cerca de 50 mL de água ou soro fisiológico gelados (próximo a 0°C).

A ausência de desvios dos olhos, após a irrigação de ambos os condutos auditivos externos, demonstra a ausência de função das vias integradoras do reflexo no tronco encefálico.

REFLEXOS DE TOSSE

Mediante manobras de aspiração com sonda estéril do tubo endotraqueal e depois da orofaringe, avaliam-se a função integradora do tronco encefálico baixo (bulbo) e suas aferências sensitivas e eferências motoras através dos nervos cranianos glossofaríngeo (nono par craniano), vago (décimo par) e hipoglosso (décimo segundo par). Quaisquer respostas reflexas de tosse e deglutição devem estar abolidas para o diagnóstico de ME.

Uma dificuldade encontrada na realização dos testes clínicos seriam situações de traumas de face, lesões comprometendo os olhos ou o conduto auditivo, levando a uma situação de comprometimento do exame físico total. O CREMESP (Anexo 3) estabelece que, em situações de dificuldade ou impossibilidade de realização dos exames clínicos devido a alterações estruturais, o profissional médico deverá anotar no prontuário essa situação e dar prosseguimento aos exames.

TESTE DE APNEIA

Como referido anteriormente, a respiração espontânea é uma das provas mais evidentes de vida. A ausência da capacidade de respirar espontaneamente demonstra disfunção grave das porções bulbares do tronco encefálico. Como o CO_2 é o maior fator estimulante do centro respiratório localizado nesses níveis, o teste de apneia tem por objetivo a elevação da $PaCO_2$ a níveis de estímulo máximo, sem levar à hipóxia significativa e riscos de lesões adicionais. São recomendados para a realização do teste o uso da oximetria de pulso e a monitorização cardíaca.

Na primeira fase do teste (fase de pré-oxigenação), o paciente deve ser ventilado com oxigênio a 100% por 15 a 20 minutos. No final dessa fase, é recomendável a coleta de uma gasometria arterial para a confirmação de níveis de PaO_2 pré-apneia acima de 200 mmHg, para prevenção da hipóxia durante o teste. Essa preocupação existia devido ao receio de se induzir um quadro de hipóxia do paciente, mas atualmente, com a existência do oxímetro, o diagnóstico de hipóxia é facilmente estabelecido, não devendo ser este fator a impossibilitar a realização do teste de apneia. Apesar de variações individuais, a $PaCO_2$ nesses pacientes eleva-se em torno de 1 a 3 mmHg por minuto, e o conhecimento dos níveis prévios desse gás pode ser importante para a melhor programação do tempo de apneia necessário,[6] principalmente em pacientes com doença pulmonar obstrutiva crônica (DPOC).

Segue-se a desconexão do ventilador mecânico (fase de apneia) por pelo menos 10 minutos, mantendo-se um cateter de O_2 a seis litros por minuto no interior do tubo traqueal durante todo o tempo da apneia (oxigenação difusional). Durante todo o teste, deve haver observação rigorosa do paciente, e movimentos respiratórios, hipoxemia, bradicardia e hipotensão arterial indicam interrupção do teste, devendo, nesse momento, ser realizadas a coleta da gasometria arterial e a descrição no prontuário médico do ocorrido. A ausência de movimentos respiratórios com uma $PaCO_2$ acima de 55 mmHg demonstra lesão do centro respiratório e incapacidade de respiração fora do ventilador mecânico. A documentação gasométrica do nível de dióxido de carbono alcançado é fundamental para o diagnóstico de ME.

O teste de apneia deverá ser anotado no prontuário, com toda a sua realização e as suas dificuldades. Algumas situações do dia a dia são em relação ao fato de, após 10 minutos em apneia e sem a presença de movimentos inspiratórios, não se consegue atingir os níveis de PCO_2 acima de 55 mmHg. Deve-se, então, tomar alguns cuidados e observar a presença ou não de hipotermia, fato que dificulta a troca de PCO_2: os níveis de PCO_2 iniciais serem muito baixos (p. ex.: com PCO_2 de 18 mmHg, após 10 minutos não se atinge o nível exigido pela lei). Nesses casos, deverá o médico repetir apenas o teste de apneia, observando e cuidando para uma diminuição na frequência respiratória inicial, a temperatura do paciente e do volume-corrente-minuto.

REPETIÇÃO DO EXAME CLÍNICO

A realização de pelo menos dois exames clínicos completos é necessária para o diagnóstico de ME. O intervalo de tempo mínimo recomendado entre os exames varia conforme a faixa etária (Resolução CFM n. 1.480/97). A ausência de respostas aos exames clínicos, respeitados os intervalos de tempo mínimos entre eles, demonstra a irreversibilidade das lesões encefálicas do quadro de ME.

Nas situações em que se fazem necessários cuidados adicionais para a absoluta segurança no diagnóstico de ME (lesões medulares, intoxicação por drogas, hipotermia, coma pós-anóxico com tomografia inocente, lesões faciais traumáticas associadas, entre outras), mais de dois exames clínicos podem ser realizados, por mais de dois médicos e em intervalos de tempo maiores que o mínimo recomendado.

CAPÍTULO 239 Diagnóstico de Morte Encefálica

ANEXO 3
06/12/2007
Resolução CFM n. 1.826

Suspensão de suporte terapêutico na determinação de morte encefálica

CONSELHO FEDERAL DE MEDICINA RESOLUÇÃO CFM N. 1.826, DE 24 DE OUTUBRO DE 2007 Dispõe sobre a legalidade e o caráter ético da suspensão dos procedimentos de suportes terapêuticos quando da determinação de morte encefálica de indivíduo não doador.

O CONSELHO FEDERAL DE MEDICINA, no uso das atribuições conferidas pela Lei n. 3.268, de 30 de setembro de 1957, alterada pela Lei n. 11.000, de 15 de dezembro de 2004, regulamentada pelo Decreto n. 44.045, de 19 de julho de 1958, e **CONSIDERANDO** que os Conselhos de Medicina são ao mesmo tempo julgadores e disciplinadores da classe médica, cabendo-lhes zelar e trabalhar, por todos os meios ao seu alcance, pelo perfeito desempenho ético da medicina e pelo prestígio e bom conceito da profissão e dos que a exerçam legalmente;

CONSIDERANDO o art. 1º, inciso III, da Constituição Federal, que elegeu o princípio da dignidade da pessoa humana como um dos fundamentos da República Federativa do Brasil;

CONSIDERANDO a Lei n. 9.434, de 4 de fevereiro de 1997, que dispõe sobre a retirada de órgãos, tecidos e partes do corpo humano para fins de transplante de órgãos e determina, em seu artigo 3º, que compete ao CFM definir os critérios para a determinação de morte encefálica;

CONSIDERANDO a Resolução CFM n. 1.480, de 21 de agosto de 1997, que normatiza a determinação de morte encefálica;

CONSIDERANDO, finalmente, o decidido em reunião plenária de 24 de outubro de 2007, resolve:

Art. 1º É legal e ética a suspensão dos procedimentos de suportes terapêuticos quando determinada a morte encefálica em não doador de órgãos, tecidos e partes do corpo humano para fins de transplante, nos termos do disposto na Resolução CFM n. 1.480, de 21 de agosto de 1997, na forma da Lei n. 9.434, de 4 de fevereiro de 1997.

§ 1º O cumprimento da decisão mencionada no caput deve ser precedida de comunicação e esclarecimento sobre a morte encefálica aos familiares do paciente ou seu representante legal, fundamentada e registrada no prontuário.

§ 2º Cabe ao médico assistente ou seu substituto o cumprimento do caput deste artigo e seu parágrafo 1º.

Art. 2º A data e hora registradas na Declaração de Óbito serão as mesmas da determinação de morte encefálica.

Art. 3º Esta resolução entra em vigor na data de sua publicação, revogando-se as disposições em contrário.

EDSON DE OLIVEIRA ANDRADE
Presidente do Conselho

LÍVIA BARROS GARÇÃO

EXAMES COMPLEMENTARES

Uma vez realizados os dois exames clínicos por dois médicos, com intervalo de tempo mínimo recomendado e documentada a ausência de respostas em todos os testes já referidos, é necessário realizar um exame gráfico para a complementação diagnóstica. Apesar de o diagnóstico de ME ser eminentemente clínico, a legislação brasileira exige a realização de pelo menos um exame complementar (Resolução CFM n. 1.480/97).

Esses exames, muito mais que confirmatórios, devem ter um caráter documentatório, complementando, como o próprio nome diz, um diagnóstico clínico prévio seguro, e poderá ser realizado entre o primeiro e o segundo exame e após o segundo exame clínico.

A realização desses exames tem dupla função protetora: para o paciente, dando segurança adicional ao diagnóstico clínico de ME; e, para a equipe médica, respaldando e documentando os procedimentos realizados.

Os exames complementares devem demonstrar de maneira inequívoca a ausência de fluxo sanguíneo, de atividade elétrica ou de atividade metabólica intracraniana.

Os principais exames utilizados para documentação da ME de acordo com a Resolução do CFM são:

- Eletroencefalograma;
- Potencial evocado de tronco encefálico;
- Angiografia convencional;
- Cintilografia cerebral;
- Tomografia computadorizada;
- Doppler transcraniano;
- Ressonância magnética;
- Tomografia por emissão de pósitrons;
- Saturação venosa de oxigênio no bulbo jugular.

EXAMES QUE AVALIAM A ATIVIDADE ELÉTRICA ENCEFÁLICA

Eletroencefalograma (EEG)

Não deve haver atividade elétrica cerebral demonstrável (potenciais acima de dois microvolts) ao EEG, realizado com sua sensibilidade máxima, em no mínimo dois registros de pelo menos 30 minutos. A sua realização e interpretação exigem a presença de um neurologista habilitado. São recomendados intervalos mínimos entre os exames de 6 horas em pacientes acima de 2 anos, 12 horas em pacientes entre 1 e 2 anos incompletos, 24 horas em pacientes de 2 meses a 1 ano incompleto e 48 horas em pacientes de 7 dias a 2 meses incompletos. O EEG é o exame recomendado para o diagnóstico de ME em crianças abaixo de 2 anos, conforme a Resolução do CFM.

Os maiores problemas relacionados com a utilização do EEG são os artefatos elétricos secundários ao grande número de equipamentos presentes em UTI. Entre as causas mais comuns, encontram-se: vibração do tubo traqueal, artefatos da ventilação mecânica, eletrocardiografia, medidas de pressão arterial, aspiração orotraqueal, bombas de infusão e gotejamento de medicações, entre outros.[3] A Sociedade Brasileira de Neurofisiologia Clínica publicou os parâmetros técnicos para a realização de exame de EEG para diagnóstico de ME, podendo ser acessados por meio eletrônico em seu site <www.sbnc.org.br>.

Potencial evocado auditivo de tronco encefálico

A estimulação de qualquer receptor sensitivo evoca um potencial (sinal elétrico em microvolts) em uma região determinada do córtex sensorial.[7] Por meio de técnicas eletroencefalográficas especiais de repetição e análise dos estímulos e respostas, é possível a identificação desses potenciais independentemente da atividade elétrica nervosa de fundo. São utilizados também na prática clínica os potenciais evocados visuais e somatossensitivos, além dos auditivos.

Apesar de não estarem explicitados na lista de exames da resolução do CFM, os potenciais evocados auditivos são particularmente úteis para a avaliação da função do tronco encefálico e diagnóstico de ME.[3,7]

São identificadas normalmente cinco ondas nos primeiros 10 milissegundos após o estímulo auditivo que identifica a porção auditiva do nervo vestibulococlear e seu núcleo no tronco encefálico (I e II ondas) e as vias auditivas na ponte e no mesencéfalo (ondas III a V). Os potenciais corticais têm uma latência bem maior (acima de 500 milissegundos).

A ausência de potenciais evocados do tronco encefálico indica ausência de função e é útil para documentar o diagnóstico de ME. Os resultados dessa avaliação não são influenciados pelo uso de drogas depressoras do SNC (inclusive barbitúricos), o que representa sua principal vantagem. Surdez prévia, traumatismos e fraturas do osso temporal contraindicam a realização do exame. As diretrizes estão em destaque no site eletrônico da SBNC <www.sbnc.org.br>.

EXAMES QUE AVALIAM O FLUXO SANGUÍNEO ENCEFÁLICO

Angiografia cerebral

A angiografia contrastada dos vasos intracranianos tem sido um método tradicionalmente empregado para a demonstração da ausência de fluxo sanguíneo intracraniano que se instala no quadro de ME.[3,7]

A técnica de Seldinger, mediante cateterização da artéria femoral, ou a punção direta das artérias no pescoço possibilitam a injeção de contraste e a constatação da ausência de preenchimento de vasos acima da base do crânio. A não visualização dos segmentos intracranianos das artérias carótidas internas e das artérias cerebrais, além da artéria basilar, possibilita a demonstração da parada de circulação intracraniana (*stop* arteriográfico).

É recomendado o estudo completo dos vasos carotídeos e vertebrais (panangiografia), com um tempo de estudo da progressão do contraste de pelo menos 10 minutos. As angiografias com técnicas de subtração digital podem ser úteis também para o diagnóstico de ME.

CINTILOGRAFIA DE PERFUSÃO CEREBRAL

O exame convencional em gamacâmara com tecnécio (pertecnetato 99 mTc) pode também ser utilizado para documentar a ausência de fluxo sanguíneo intracraniano na ME. Após a injeção de 20 a 30 mCi do marcador, é realizada a avaliação nos 60 segundos seguintes. Observa-se a ausência de fluxo sanguíneo acima do tronco encefálico, com perfusão apenas de couro cabeludo e face[3,7] (Figura 239.1).

Outro método também utilizado no diagnóstico de ME é o SPECT (*single photon emission tomography*), ou tomografia por emissão de fóton único, que associa técnicas similares à tomografia computadorizada para melhorar a análise dos marcadores radioativos. O marcador mais usado é o 99 mTc-HMPAO (hexametil-propilenamina oxime), e a técnica aumenta a sensibilidade da avaliação das estruturas da fossa posterior.[3,7]

Tomografia computadorizada de crânio (TCC)

Demonstra a ausência de fluxo sanguíneo associada a um grande edema cerebral e ao desaparecimento dos sulcos cor-

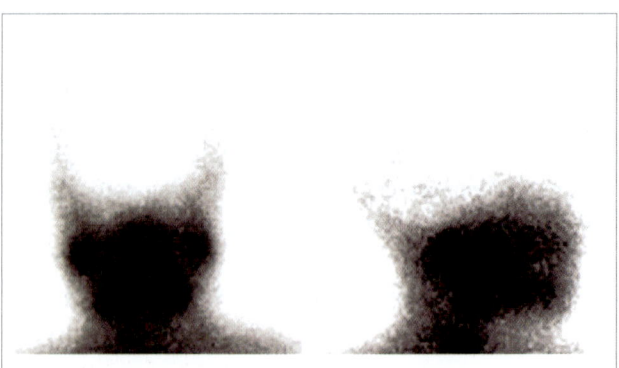

FIGURA 239.1. Cintilografia de perfusão cerebral compatível com parada circulatória cerebral.

ticais. A injeção de contraste iodado e a inalação de xenônio estável (não radioativo) durante a realização do exame, métodos que propiciam uma estimativa do fluxo sanguíneo encefálico, podem também ser úteis nos casos de ME.[3,7-8]

Doppler transcraniano

Aparelhos com frequências mais baixas (2 MHz), além de outras melhorias técnicas, atualmente possibilitam a avaliação da velocidade de fluxo sanguíneo em artérias intracranianas, através de regiões mais finas dos ossos cranianos ("janelas"). O achado de picos sistólicos com ondas diastólicas em espelho configura ausência de fluxo sanguíneo efetivo na artéria examinada (padrão reverberante não progressivo). Esse achado em artérias cerebrais de ambos os hemisférios e na artéria basilar é compatível com a ausência de fluxo sanguíneo intracraniano e considerado suficiente para documentar o diagnóstico clínico de ME.

Esse exame tem como vantagens a não invasibilidade, o baixo custo e a possibilidade de ser realizado à beira do leito. Apresenta especificidade de 100% e sensibilidade acima de 90% para o diagnóstico de ME. Contudo, necessita de profissional experiente para sua realização e interpretação.[3,7,9-10]

Foram publicadas, em 2012, as diretrizes brasileiras para a utilização do Doppler transcraniano no diagnóstico de ME, estabelecendo condições técnicas para a realização do exame e os achados compatíveis com o quadro de ausência de fluxo sanguíneo intracerebral ou parada circulatória cerebral.

As recomendações consideradas importantes durante o exame são as seguintes:

a) Paciente estável hemodinamicamente mesmo com uso de aminas vasopressoras, com pressão arterial sistólica mínima de 90 mmHg;
b) Iniciar pela circulação anterior – utilizar janela temporal;
c) Curvas a serem obtidas de padrão sistólico único, com velocidade inferior a 50 cm/seg; ou curvas de padrão alternando reverberante não progressivo, com pelo menos três diferentes profundidades, anterógrado em sístole e reverso em diástole;
d) Duração do exame de 30 minutos.

Deve-se ter especial atenção em pacientes submetidos à craniectomia extensa, podendo ser obtidos padrões de falso-negativo para a parada circulatória cerebral.

Ressonância magnética

Sequências especiais para avaliação dos vasos intracranianos (angiografia por ressonância magnética) devem demonstrar ausência de fluxo sanguíneo, sendo este exame aceito para a documentação e diagnóstico de ME. Dificuldades no deslocamento e posicionamento de pacientes graves, principalmente aqueles em ventilação mecânica, no interior do tubo dos aparelhos de ressonância, além dos problemas associados aos dispositivos metálicos sob o campo magnético, são alguns inconvenientes que praticamente impossibilitam o uso desta técnica no diagnóstico de ME.[3]

Monitorização da pressão intracraniana

Pode ser utilizada como método indireto de ausência de perfusão encefálica. Em situações em que a pressão intracraniana média ultrapassa a pressão arterial sistêmica, a pressão de perfusão cerebral cai a zero e instala-se a parada de circulação cerebral. Apesar de esta técnica ser aceita pela Resolução CFM n. 1.480/97, os autores recomendam que seja utilizada apenas como método coadjuvante para documentação do diagnóstico de ME.[11]

EXAMES QUE AVALIAM O METABOLISMO ENCEFÁLICO

Tomografia por emissão de pósitrons

Esta técnica utiliza isótopos emissores de pósitrons (15oxigênio, 18flúor, 11carbono) carreados por substâncias de interesse biológico (água, glicose, oxigênio, entre outras) para o estudo de processos fisiológicos específicos.[3,7] Esses isótopos necessitam de complexos aparelhos de aceleração de partículas (ciclotrons) para sua produção e, uma vez que apresentam meia-vida muito curta, somente é possível sua utilização nas imediações desses aparelhos. Esse fator restringe bastante a possibilidade de instalação e uso clínico desses equipamentos, estando a maioria limitada ao uso experimental. Apesar de todas essas limitações, a ausência do metabolismo da glicose marcada (fluorodeoxiglicose) tem sido aceita para demonstrar e documentar a ME.

Saturação venosa de oxigênio do bulbo jugular

A medida da saturação de oxigênio do sangue venoso colhido no bulbo jugular serve para a estimativa da extração de oxigênio pelo tecido nervoso encefálico e tem sido aceita para a documentação de ME.[3] A típica queda, seguida da subida da saturação, é indicativa de ausência de extração e utilização de oxigênio pelo tecido nervoso. Apesar de estudos apontarem especificidade e sensibilidade acima de 95% para diagnóstico de ME,[12] os autores recomendam sua utilização apenas como método coadjuvante para a documentação da ME.

DIAGNÓSTICO DE MORTE ENCEFÁLICA EM CRIANÇAS

Maior resistência aos insultos hipóxicos e maior capacidade compensatória da hipertensão intracraniana em razão do não fechamento das suturas, em associação ao pleno processo de maturação e à mielinização do tecido nervoso, são os principais fatores que colaboram para uma grande variabilidade nas respostas à isquemia pelo SNC em recém-nascidos e crianças, diferenciando sensivelmente esse grupo dos adultos.

Desse modo, uma menor incidência do quadro de ME em crianças é também verificado, sendo apontada uma taxa em torno de 1% de óbitos em UTI pediátricas,[13-14] enquanto é descrita uma incidência média em torno de 5% na de adultos.[15]

Portanto, alguns cuidados adicionais são recomendados, apesar de, do ponto de vista técnico, o processo de diagnóstico de ME em crianças ser essencialmente igual ao dos adultos.[1,3,13-14]

Existe consenso quanto a um maior intervalo de tempo entre os exames clínicos em crianças abaixo de 2 anos ser um cuidado suficiente para assegurar a irreversibilidade do quadro e um diagnóstico preciso.

Além disso, a Resolução n. 1.480/97 do Conselho Federal de Medicina recomenda, para crianças abaixo de 2 anos de idade, segundo a faixa etária, pelo menos:

- 1 a 2 anos incompletos: dois exames clínicos e EEG em intervalo mínimo de 12 horas (dispensa-se o EEG se existe um exame de fluxo encefálico).
- 2 meses a 1 ano incompleto: dois exames clínicos e EEG em intervalo mínimo de 24 horas.
- 7 dias a 2 meses incompletos: dois exames clínicos e EEG em intervalo mínimo de 48 horas.

ANENCEFALIA E TRANSPLANTE DE ÓRGÃOS

A utilização de órgãos de crianças anencefálicas para transplante tem sido proposta em vários países. Apesar de essas crianças não preencherem critérios de ME, são consideradas em situação de morte iminente, já que cerca de 60% delas não sobrevivem mais de 24 horas, e 95% não ultrapassam a 1ª semana de vida.[16]

Embora o assunto tenha sido recentemente discutido no Brasil e o Conselho Federal de Medicina autorize procedimentos de transplante em anencéfalos (Parecer CFM n. 24/2003 e Resolução CFM n. 1.752/04), inúmeras dificuldades práticas inviabilizam o procedimento virtualmente.[17] Além disso, o Ministério da Saúde, após o consenso do Seminário para Discussão sobre Anencefalia e Doação de Órgãos realizado pela Secretaria de Atenção à Saúde em maio de 2006, resolveu que procedimentos de transplante de órgãos somente poderiam ser levados a cabo em anencéfalos após a instalação da parada cardíaca irreversível (Portaria GM/MS n. 487, de 02 de março de 2007).

DOCUMENTAÇÃO E NOTIFICAÇÃO DA MORTE ENCEFÁLICA

Como já mencionado, todo o processo diagnóstico da morte encefálica deve ser cuidadosamente documentado, tanto no prontuário do paciente quanto no Termo de Declaração de Morte Encefálica (Anexo 2). Da mesma forma, os dispositivos legais vigentes no Brasil determinam a comunicação aos responsáveis legais do paciente e à Central de Notificação, Captação e Distribuição de Órgãos a que se vincular a unidade hospitalar onde o paciente estiver internado (Lei Federal n. 9.434/97 e Resolução CFM n. 1.480/97). A melhora na evolução dos transplantados nos últimos anos transforma o profissional médico que realiza os testes clínicos para o diagnóstico de ME em personagem fundamental desse processo. Importante também destacar que não só a visão doadora deve estar presente, mas também a postura de proteção à família que tem o direito de cessar esse sofrimento para uma melhor aceitação da morte.

APÓS O DIAGNÓSTICO DE ME – O QUE FAZER

A primeira recomendação se baseia na verificação de toda a documentação, na certificação do horário de encerramento do protocolo, pois esta será a hora da morte do paciente, conforme resolução do conselho Federal de Medicina (CFM), ter a certeza de que tudo está efetivado, copiado e carimbado. O protocolo jamais poderá estar rasurado. Confirmar que a organização de procura de órgãos (OPO) da região foi notificada e anotar a informação no prontuário.

Realizar todos os cuidados de manutenção do paciente, até a família ser convocada e receber a notícia do falecimento. Orienta-se para que não se convoque a família no meio da noite. O Brasil não tem um sistema de mobilidade urbana seguro e eficiente fora dos horários comerciais. Aguardar o amanhecer e preparar-se para noticiar a morte aos familiares.

Escolher um local seguro e sem trânsito de pessoas, não informar à beira do leito. Se não houver nenhum local reservado, utilizar a copa, mas de portas fechadas. Mais de uma pessoa deve estar presente para iniciar a conversa com a família, sendo obrigatória a presença de algum outro membro da equipe; deve-se desligar qualquer tipo de meio eletrônico, anotar no prontuário a data, hora, local e as pessoas presentes no momento. Quem iniciar a conversa deve se apresentar sem utilizar termos "bom dia", "boa tarde" ou mesmo "boa noite", mas expressões como "olá, meu nome é...". É preciso ser claro, saber toda a história do paciente, a data e a razão da internação, cirurgias pelas quais o paciente passou, se teve ou não infecções, lesão de SNC de características irreversíveis. Considerar a menção de que o melhor foi realizado e, então, dar a notícia da morte.

Em seguida, deve-se aguardar. Não se deve ter pressa, a ansiedade não pode ser a do profissional, pois é a família quem está sofrendo, é ela que teve a perda.

Deve-se estar pronto para repetir todos os esclarecimentos. Saber que a reação de raiva por parte da família é a mais comum, além de reclamar do sistema de saúde. A família tem direito a essa postura, não se deve polemizar a respeito. Tentar identificar qual dos familiares está mais lúcido dentro da dor e compreendeu que o ente querido morreu.

Inicialmente, não se deve propor a doação, ela só deverá ser mencionada quando a família estiver completamente ciente de que o falecimento é um fato mesmo com o coração batendo.

Situações mais comuns:

a) ME em paciente com critérios que contraindicam a doação: casos de pacientes muito idosos, portadores de patologias neoplásicas do sistema hematológico, ou mesmo metastático, não sendo objetivo dos autores descrever aqui os casos de validação ou não de doadores. Diante dessa situação, pode o médico suspender os suportes avançados de vida de acordo com resolução do CFM n. 1.826/07 (Anexo 3), com especial esclarecimento de anotar no prontuário que os familiares estão cientes e de acordo com o procedimento.

b) ME em doador: proceder com todos os cuidados de manutenção para potencial doador.

c) ME em lesão de causa externa: independente da lesão de causa externa e sendo paciente em ME, se doador ou não, o paciente deverá ser encaminhado ao IML para procedimento legal.

d) ME e família não autorizam a suspensão do suporte avançado de vida: possivelmente esta é uma situação que gera grande desconforto a todos.

Deve-se ter bom senso e aplicar o processo de identificar as dúvidas dos familiares com relação ao diagnóstico, o que falta para eles acreditarem na situação de morte com o coração batendo. Deve-se ter paciência com a família, trocar de médico para discutir a situação, dar abertura para novos questionamentos, mas sempre mantendo a informação de que o paciente está morto.

CONSIDERAÇÕES FINAIS

No momento do início de cada exame clínico, deve-se estar diante de um paciente normotérmico, com a etiologia do estado comatoso definida, ausência de uso de sedativos por tempo mínimo seguro, com função mioneural intacta, normoglicêmico, hemodinamicamente estável (pressão arterial sistólica acima de 90 mmHg) e sem resposta a estímulos dolorosos. Outras anormalidades frequentes, como poliúria e distúrbios hidreletrolíticos, devem também ser corrigidas.

O diagnóstico de ME não costuma apresentar problemas na grande maioria dos casos, mas algumas situações podem cursar como desafios adicionais e alguns cuidados devem ser observados para a máxima segurança diagnóstica possível.[3] Apesar de já mencionados neste capítulo, alguns pontos merecem ser ressaltados.

É de grande importância uma rigorosa observação do tempo mínimo de metabolização e excreção de drogas sedativas, com cuidados extremos nas suspeitas de intoxicação ou evidências de insuficiência hepática ou renal. Dosagens séricas são recomendadas para esclarecimento de eventuais dúvidas. Um tempo mínimo após a suspensão do uso terapêutico de drogas depressoras do SNC deve ser observado (barbitúricos – 24 horas, opiáceos – 12 horas, diazepínicos e relaxantes musculares – 8 horas).[18]

A hipotermia primária (por causas externas ou "o paciente que chega hipotérmico ao hospital") não costuma ser problema frequente em países tropicais, mas essa situação deve ser prontamente afastada e não confundida com a hipotermia secundária à instalação da ME (por comprometimento de mecanismos termorregulatórios), que deve também ser corrigida.

A midríase bilateral, como já referido, não é condição indispensável para o diagnóstico de ME, pupilas médio-fixas (e eventualmente anisocóricas) podem estar presentes. Destaque-se o uso de estímulo luminoso vigoroso por tempo suficiente, o afastamento criterioso da presença de doenças oculares preexistentes e lesões oculares ou dos nervos cranianos envolvidos. Deve ser também afastado o uso de anticolinérgicos (p. ex.: atropina na ressuscitação cardíaca) e de colírios midriáticos (para eventuais exames de fundo de olho).

O exame do reflexo oculovestibular deve ser precedido de avaliação otoscópica direta cuidadosa para exclusão de obstruções por cerume e lesões do conduto e da membrana timpânica. A irrigação da membrana timpânica deverá ser feita com pelo menos 50 mL de água ou soro fisiológico gelado com a ajuda de uma sonda plástica, introduzida no conduto auditivo, aguardando um tempo de latência mínimo de 10 segundos. Alguns fatores podem comprometer o reflexo oculovestibular e devem ser afastados antes da realização do exame, entre eles: uso de agentes ototóxicos e depressores vestibulares como sedativos, anticolinérgicos, anticonvulsivantes e antidepressivos tricíclicos, além das fraturas do rochedo do osso temporal.

Como já mencionado, o teste de apneia é de grande valor no diagnóstico de ME, uma vez que demonstra de forma inequívoca a incapacidade de respirar espontaneamente sem o ventilador mecânico. Essa incapacidade para respirar espontaneamente constitui uma das condições básicas para o diagnóstico de ME. Níveis acima de 55 mmHg de $PaCO_2$ são considerados suficientes e seguros para a demonstração da arreatividade do centro respiratório do tronco encefálico.[6,19] A hiperventilação vigorosa antes do início do teste de apneia, levando a níveis de $PaCO_2$ muito baixos, deve ser identificada e controlada para que se alcancem níveis seguros com a realização do teste. A análise gasométrica no início e no final do teste é recomendada para documentação dos valores corretos preconizados. Entre os reflexos medulares desencadeados durante o teste de apneia, são descritos raros movimentos que podem ser bastante semelhantes aos movimentos respiratórios (*spinal respiratory-like movements*) que devem ser criteriosamente interpretados pelos médicos examinadores.[20]

Como já mencionado, a resposta aos estímulos dolorosos e aos demais exames clínicos pode estar prejudicada ou até abolida pelo uso de drogas curarizantes ou sedativas.

Qualquer suspeita de intoxicação ou problemas de metabolização e excreção das drogas (como insuficiência renal, hepática, hipotensão arterial prolongada que reduz a perfusão hepática e a metabolização de drogas etc.) merecem cuidados extremos e atenção especial para a sua identificação e correção.

Possíveis lesões da medula espinhal, principalmente ao nível da coluna cervical, devem ser sempre cogitadas e definitivamente afastadas, sobretudo em pacientes traumatizados.

O mesmo cuidado deve ser direcionado para a correção de anormalidades potencialmente corrigíveis (hipotensão arterial, hipoglicemia, alterações hidreletrolíticas etc.). Vale aqui chamar a atenção para que não seja esquecido que a ME é uma síndrome catastrófica, que evolui com progressiva deterioração funcional orgânica, levando à parada cardíaca, independente da qualidade do "tratamento" instituído. Desse modo, cabe aos médicos examinadores a cuidadosa interpretação das anormalidades encontradas, muitas das quais secundárias à lesão cerebral irreversível, sendo, portanto, não corrigíveis, e que não devem impossibilitar o diagnóstico de ME.

Cuidados adicionais devem ser adotados nos casos de encefalopatia pós-anóxia, principalmente naqueles com poucas evidências de lesão estrutural nos exames subsidiários de imagem (como a tomografia computadorizada de crânio), pois a resistência aos insultos hipóxicos pode variar bastante, sendo eventualmente surpreendente, sobretudo em pacientes mais jovens.

Qualquer dúvida no diagnóstico da causa primária do coma, possibilidade de influência de fatores reversíveis de depressão do SNC e problemas na aplicação e interpretação dos exames clínicos devem postergar o processo de diagnóstico de ME, pelo menos até o seu esclarecimento e controle.

Pallis e Harvey resumem com muita propriedade a situação:[3]

"Diagnosticar como vivo alguém que já está morto deve ser aceitável por algum tempo. A realidade em breve vai se impor. Este erro é o preço que pagamos para evitar o erro oposto. Deverá sempre prevalecer a mais grave proteção ao paciente e o benefício de qualquer dúvida deve sempre ser aplicado em seu favor".

O diagnóstico de ME deve ser firmado sob rígido protocolo, por médicos cientes das responsabilidades éticas e legais que o diagnóstico acarreta. O pleno conhecimento dos aspectos técnicos envolvidos e dos cuidados a serem observados durante todo o processo deve fazer do diagnóstico de ME um procedimento simples, seguro e cada vez mais rotineiro.

REFERÊNCIAS BIBLIOGRÁFICAS

1. Sardinha LAC, Dantas Filho VP. Morte encefálica. In: Cruz J. Neuroemergências. São Paulo: Atheneu, 2005.
2. França G. Medicina legal (4ª ed.). Rio de Janeiro: Guanabara Koogan, 1995.
3. Pallis C, Harley DH. ABC of brainstem death, 2nd ed. London: BMJ Publishing Group, 1996.
4. Prough DS, Rogers AT. Fisiologia e farmacologia do fluxo sanguíneo e metabolismo cerebral. Clínicas de Terapia Intensiva. 1989;4:751-67.
5. Heytens L, Verlooy J, Gheuens J, Bossaert L. Lazarus sign and extensor posturing in a brain-dead patient. J Neurosurg. 1989;71:449-51.
6. Schaefer JA, Caronna JJ. Duration of apnea needed to confirm brain death. Neurology. 1978;28:61-6.
7. Lindsay KW, Bone I, Kallander R. Neurology and neurosurgery illustrated, 3rd ed. Edinburgh: Churchill Livingstone, 1997.
8. Obrist WD, Marion DW. Xenon techniques for CBF measurement in clinical head injury. In: Narayan RK, Wilberger Jr JE, Povlishock JT. Neurotrauma. New York: McGraw-Hill, 1996.
9. Petty GW, Mohr JP, Pedley TA, Tatemichi TK, Lennihan L, Duterte DI, et al. The role of transcranial Doppler in confirming brain death: sensitivity, specificity and suggestions for performance and interpretation. Neurology. 1990;40:300-3.
10. Sardinha LAC, Araújo S, Dantas Filho VP, Zambelli HJL, Boin IFSF. Brain death and transcranial doppler ultrasonography as a confirmatory test and its applicability in potential organ donors. Organs and Tissues and Cells. 2007;3:171-4.
11. Della Corte F, Sandroni C, Manni C. Diagnostic aspects of brain death. Minerva Anestesiol. 1994;60:579-82.
12. Diaz-Reganon G, Minambres E, Holanda M, Gonzalez-Herrera S, Lopez-Espadas F, Garrido-Diaz C. Usefulness of venous oxygen saturation in the jugular bulb for the diagnosis of brain death: report of 118 patients. Intensive Care Med. 2002;28:1724-8.
13. Staworn D, Lewison L, Marks J, Turner G, Levin D. Brain death in pediatric intensive care unit patients: incidence, primary diagnosis, and the clinical occurrence of Turner's triad. Crit Care Med. 1994;22:1301-5.
14. Ashwal S, Serna-Fonseca T. Brain death in infants and children. Crit Care Nurse. 2006;26:117-28.
15. Dantas Filho VP, Boteon YL, Toledo VG, Boin IFSF, Sardinha LAC, Zambelli HJL. Brain death significance in a brazilian public university hospital. Organs, Tissues and Cells. 2008;3:183-5.
16. Baiard PA, Sandovnick AD. Survival in infants with anencephaly. Clin Pediatr. 1984;23:268-71.
17. Peabody JL, Emery JR, Ashwal S. Experience with anencephalic infants as prospective organ donors. N Engl J Med. 1989;321:344-50.
18. Dantas Filho VP, Sardinha LAC, Falcão ALE, Araújo S, Terzi RGG, Damasceno BP. Dos conceitos de morte aos critérios para diagnóstico de morte encefálica. Arq Neuropsiquiatr. 1996;54(4):705-10.
19. Benzel EC, Gross CD, Hadden TA, Kesterson L, Landreneau MD. The apnea test for the determination of brain death. J Neurosurg. 1989;71:191-4.
20. Ropper AH, Kennedy SK, Russel L. Apnea testing in the diagnosis of brain death: clinical and physiological observations. J Neurosurg. 1981;55:942-6.

CAPÍTULO 240

MANUTENÇÃO DO POTENCIAL DOADOR FALECIDO PARA DOAÇÃO MÚLTIPLA DE ÓRGÃOS

Glauco Adrieno Westphal
Leonardo Rolim Ferraz

DESTAQUES

- Perdas de potenciais doadores de órgãos por parada cardíaca em razão de falhas de manutenção ainda são bastante frequentes.
- Ações coordenadas do processo de doação e transplantes podem contribuir de maneira eficaz para diminuir a desproporção entre demanda e oferta de órgãos para transplantes.
- Protocolos clínicos com metas terapêuticas predefinidas podem orientar e alertar a equipe assistencial durante a manutenção do potencial doador.
- A obtenção de metas clínicas definidas em *checklists* pode aumentar o número de doadores, incrementar o número de órgãos transplantados por doador e contribuir para a manutenção da função do enxerto.
- Os alvos do cuidado intensivo durante a manutenção do potencial doador devem se refletir na restauração da fisiologia cardiovascular, respiratória, endócrina, acidobásica, eletrolítica e renal do potencial doador.
- O cumprimento de um conjunto de metas parece ser mais importante do que a obtenção de alvos clínicos isolados como PAM (pressão arterial média), PVC (pressão venosa central), pH, sódio e débito urinário.

INTRODUÇÃO

O transplante de órgãos é a única alternativa terapêutica para muitos pacientes portadores de insuficiência terminal de órgãos. O avanço e o sucesso dessa modalidade terapêutica resultaram em aumento progressivo da necessidade por órgãos para transplantação.[1-3]

Responsável pelo maior sistema público de transplantes do mundo, com cerca de 20 mil procedimentos realizados anualmente, o Brasil é o segundo colocado em número absoluto de transplantes renais (n = 5.385) e hepáticos (n = 1.712). Contudo, em termos relativos, o país ocupa apenas a 30ª (28,3 por milhão de população-pmp) e a 24ª (9 pmp) posições em transplantes renais e hepáticos, respectivamente, e a grande maioria dos órgãos transplantados é oriunda de doadores falecidos (80%).[3]

Em 2013, algumas unidades da federação alcançaram taxas de doadores falecidos efetivos comparáveis às dos países com maiores taxas de doação no mundo, destacando-se Distrito Federal (33,1 pmp), Santa Catarina (27,2 pmp) e Ceará (22,2 pmp). Entretanto, apenas seis estados alcançaram mais de 15 doadores pmp, resultando na taxa nacional de 13,2 pmp. Apesar de ser possível a observação de um claro e substancial crescimento no número de transplantes, a demanda necessária para a população brasileira ainda não é atendida, gerando grandes filas de espera para transplantação para praticamente todos os órgãos.

Entre as diferentes causas dessa desproporção, destacam-se: dificuldades para realização do diagnóstico de morte encefálica (ME), não notificação das ME, recusa familiar, contraindicações mal atribuídas pela equipe médica, problemas logísticos e falhas durante a manutenção do potencial doador.[1-3] No Brasil, as taxas relativas às perdas de potenciais doadores por falhas de manutenção têm diminuído nos últimos anos (23,8% em 2008; 20,1% em 2009; 18,3% em 2010; 16,6% em 2011; 14,8% em 2012; e 14,5% em 2013), mas o número absoluto de perdas por parada cardíaca alcançou quase 1.300 potenciais doadores notificados em 2013.[3]

Considerando que em torno de 50% das perdas de potenciais doadores por parada cardíaca ocorrem nas primeiras 24 horas de ME sem que boa parte das medidas essenciais de manejo tenha sido instituída, é evidente a necessidade da contribuição proativa dos profissionais de terapia intensiva no sentido de atenuar a desproporção entre oferta e demanda de órgãos para transplante. Nesse contexto, iniciativas governamentais e não governamentais têm proposto a utilização de protocolos guiados por metas direcionadas ao cuidado ventilatório, à estabilidade hemodinâmica e ao controle endócrino-metabólico para reduzir perdas de potenciais doadores por parada cardíaca.[2,4]

TERAPIA GUIADA POR METAS NO POTENCIAL DOADOR DE ÓRGÃOS

O manejo do potencial doador em ME é extremamente complexo e depende de grande organização da equipe assistencial envolvida no processo. A utilização de protocolos clínicos predefinidos durante a manutenção do potencial doador pode auxiliar a equipe como uma ferramenta de orientação e alerta na busca de metas a serem atingidas. Além disso, iniciativas governamentais e/ou associativas que promovam ações coordenadas do processo de doação e transplantes podem amplificar os efeitos e contribuir fortemente para diminuir a desproporção entre demanda e oferta de órgãos para transplantes.

A experiência do modelo espanhol de doação e transplantes de órgãos demonstrou que a divulgação maciça do *Guía de Buenas Prácticas em Donaciones de Órganos*, elaborado pela Organización Nacional de Trasplantes, estimulou a utilização de protocolos para orientar o processo de doação e transplantes, resultando em amento de 15% no número de doadores de órgãos em um ano.[29] Uma ação semelhante coordenada pelo HHS (Health & Human Services Department), dos Estados Unidos, centralizou esforços nos hospitais geradores de 80% dos potenciais doadores de órgãos. Houve aumento de quase 20% no número de doadores efetivos e incremento de 3,06 para 3,75 órgãos transplantados/doados entre os anos de 2003 e 2006.[30]

Salim e colaboradores observaram, em um período de oito anos, após a instituição de uma política agressiva de manejo do potencial doador com base em protocolo clínico, a redução de 87% nas perdas de potenciais doadores por instabilidade hemodinâmica e aumento de 71% no número de órgãos transplantados.[4]

Ao avaliar o efeito da uniformização de condutas durante a manutenção do potencial doador de órgãos, uma série de publicações de organizações de procura de órgãos (OPO) norte-americanas demonstrou que a obtenção de metas clínicas definidas em *checklists* predeterminados pode aumentar o número de doadores, incrementar o número de órgãos transplantados por doador e contribuir com a manutenção da função do enxerto. Trata-se de alvos do cuidado intensivo que se refletem na restauração da fisiologia cardiovascular, respiratória, endócrina, acidobásica, eletrolítica e renal do potencial doador.[14,27-28,45-46]

O cumprimento de um conjunto de metas no momento que antecede o explante de órgãos foi identificado como um preditor independente para a obtenção de três ou mais órgãos por doador,[28,46] sendo os órgãos torácicos os mais sensíveis ao cumprimento dessas metas.[46] Entretanto, a obtenção isolada de alvos como PAM, PVC, pH, sódio e débito urinário teve efeito limitado sobre a disponibilização de órgãos para transplante.[46]

No estado de Santa Catarina, adotou-se um protocolo guiado por metas com base na Diretriz brasileira de manutenção de múltiplos órgãos no potencial doador falecido[11,13] e que integrou um *checklist* de manejo. A adesão isolada às metas pressórica, glicêmica, de temperatura e de diurese apresentou apenas uma tendência à redução do risco de paradas cardíacas. Contudo, observou-se que a proporção de paradas foi inversamente proporcional ao número de itens atendidos (0 item: 50%; 1 item: 38%; 2 itens: 45%; 3 itens: 33%; 4 itens: 21%; > 4 itens: 6,7%) e que a adesão ao *checklist* teve clara associação com a redução das perdas de potenciais doadores por parada cardíaca (Odd Ratio = 0,13; $p < 0,001$).[47] Assim, a normalização isolada de parâmetros fisiológicos parece ser insuficiente para evitar disfunções orgânicas e paradas cardíacas em potenciais doadores, mas a aplicação de um conjunto de boas práticas pode conduzir a melhores desfechos (Quadro 240.1).

A disfunção de órgãos e a parada cardíaca são consequências de diferentes mecanismos catastróficos que aco-

QUADRO 240.1. Metas para guiar a manutenção do potencial doador falecido.

Temperatura	**Meta:** temperatura > 35°C • Aferir, preferencialmente, a temperatura central. • Prevenção da hipotermia: aquecer o ar ambiente e o ar inspirado, utilizar mantas térmicas. • Reversão da hipotermia: infusão de líquidos aquecidos (150-200 mL/h de cristaloides em veia central) e/ou instilação gástrica ou colônica de líquidos aquecidos podem ser necessárias.
Hipertensão arterial	**Meta:** PAS < 180 mmHg ou PAM < 95 mmHg • Iniciar nitroprussiato de sódio ou esmolol em casos sustentados de hipertensão associados à tempestade simpática.
Hipotensão arterial	**Metas:** PAM > 65 mmHg ou PAS > 90 mmHg e diurese > 1 mL/kg/h • Monitorizar a pressão arterial de modo invasivo. • Infundir 20-30 mL/kg de cristaloide para PVC ≤ 4 mmHg ou ΔPp ≥ 13%. • Infundir vasopressor após expansão volêmica. • Associar vasopressina IV (bólus de 1 UI + infusão contínua de 0,5-2,4 UI/h) sempre que houver necessidade de vasopressor. • Dobutamina, se houver evidências de disfunção ventricular.
Arritmias cardíacas	**Metas:** ritmo sinusal e frequência cardíaca entre 60 e 120 bpm. • Corrigir distúrbios eletrolíticos. • Taquiarritmias: antiarrítmicos ou cardioversão elétrica. • Bradiarritmias: epinefrina. • Não responsivo à atropina (na ME não há tônus vagal).
Ventilação mecânica	**Meta:** ventilação protetora (pulmões normais ou com SDRA) • VC = 6-8 mL/kg. • FiO_2 para manter SaO_2 > 90 mmHg. • PEEP = 8 a 10 cmH_2O ou de acordo com a hipoxemia (SDRA). • $P_{platô}$ < 30 cmH_2O.
Reposição hormonal	**Metas:** PAM ≥ 65 mmHg, diurese 1 a 4 mL/kg/h e glicemia < 180 mg%. • Vasopressina: necessidade de amina vasoativa (com ou sem poliúria). • Desmopressina: diurese > 4 mL/kg/h sem necessidade de amina vasoativa. • Metilprednisolona 15 mg/kg a cada 24h – controverso. • Hidrocortisona 50 mg de 6/6h (insuficiência suprarrenal) – controverso. • Hormônios tireoidianos – controverso. • Insulina em infusão contínua para controle glicêmico.
Nutrição	**Meta:** 70% a 85% necessidade calórica calculada (Harris-Benedict). • Manter suporte enteral ou parenteral.
Eletrólitos	**Metas:** Na^+ = 130-150 mEq/L e normalizar K^+, Mg^{++}, Ca^{++}, e PO_4^-. • Hipernatremia: SG 5% ou SF 0,45% ou água livre via enteral. • Monitorizar níveis de eletrólitos periodicamente (p. ex.: 6/6h).
Hematológico	**Metas:** Hb ≥ 7 g/dL; plaquetas > 50.000 mm^3; RNI > 1,5; fibrinogênio < 100 mg%. • Transfundir hemácias se Hb < 7 g/dL. • Transfundir plaquetas e/ou fatores de coagulação (plasma ou crioprecipitado) se sangramento ativo associado a distúrbios de coagulação.
Infeccioso	**Metas:** controlar infecção. • Manter antibioticoterapia caso haja indicação clínica. • Considerar a continuação da antibioticoterapia no receptor. • Coletar culturas se houver suspeita clínica de infecção (comunicar resultado à central de transplantes e à equipe transplantadora).

ME: morte encefálica; VC: volume-corrente; RNI: relação normatizada internacional; PAM: pressão arterial média; PAS: pressão arterial sistólica; SADRA: síndrome da deficiência respiratória aguda; PEEP: pressão positiva no final da expiração; SG: soro glicosado; SF: soro fisiológico.

metem o débito cardíaco do potencial doador antes e depois da evolução para ME (Figura 240.1). As alterações fisiológicas mais comuns que requerem atenção imediata são hipotermia, hipotensão (hipovolemia, depressão miocárdica e vasoplegia), diabetes insípido, arritmias cardíacas, disfunção respiratória e coagulopatias.[19,41]

MANEJO DO POTENCIAL DOADOR
CONTROLE DA TEMPERATURA CORPORAL

Com a ME, há perda da capacidade termorreguladora – fluxo contínuo de informações geradas por receptores térmicos situados no hipotálamo, no encéfalo, na medula, na pele e nos tecidos profundos. Além disso, a vasodilatação periférica e a redução na taxa metabólica e da atividade muscular também implicam rápida dissipação da temperatura. A hipotermia resultante pode ocasionar depressão miocárdica, arritmias cardíacas refratárias, diminuição da capacidade de concentração da urina e coagulopatias. Portanto, o controle da temperatura corporal é aspecto essencial durante a manutenção do potencial doador.

A temperatura deve ser medida de modo confiável para permitir a detecção precoce da oscilação térmica, é necessário aferi-la em territórios centrais (sangue, esôfago, nasofaringe, membrana timpânica) e mantê-la acima de 35ºC.[13,26] A hipotermia deve ser revertida e/ou prevenida com múltiplas estratégias, de forma simultânea, por exemplo: aquecendo o ar ambiente e o ar inspirado, utilizando mantas térmicas e infundindo líquidos aquecidos (150 a 200 mL por hora de cristaloides em veia central). Em alguns casos, a instilação gástrica ou colônica de líquidos aquecidos pode ser necessária para reversão da hipotermia, mas a instilação vesical e peritoneal de fluidos aquecidos não deve ser realizada no potencial doador.[13,26]

MANEJO HEMODINÂMICO
TEMPESTADE SIMPÁTICA

Durante a evolução para a ME, ocorrem diversas alterações fisiológicas como resposta à perda das funções do tronco cerebral. Na fase inicial, relacionada à hiperatividade adrenérgica, o paciente apresenta taquicardia, hipertensão, aumento da resistência vascular sistêmica e aumento do consumo de oxigênio pelo miocárdio. Essa fase, denominada tempestade adrenérgica, dura aproximadamente 30 minutos e geralmente é seguida de hipotensão.[13,19]

Durante a tempestade adrenérgica, podem ocorrer isquemia miocárdica e arritmias, e, na persistência da PAM acima de 95 mmHg ou da PAS acima de 160 mmHg por mais de 30 minutos, há risco de hipoperfusão orgânica. Nesses casos, o tratamento medicamentoso endovenoso deve ser instituído com nitroprussiato de sódio ou esmolol.

REPOSIÇÃO VOLÊMICA

A instabilidade hemodinâmica afeta 80% dos potenciais doadores e é resultado da soma de fenômenos que comprometem a pré-carga, a contratilidade miocárdica e a pós-carga (Figura 240.1).

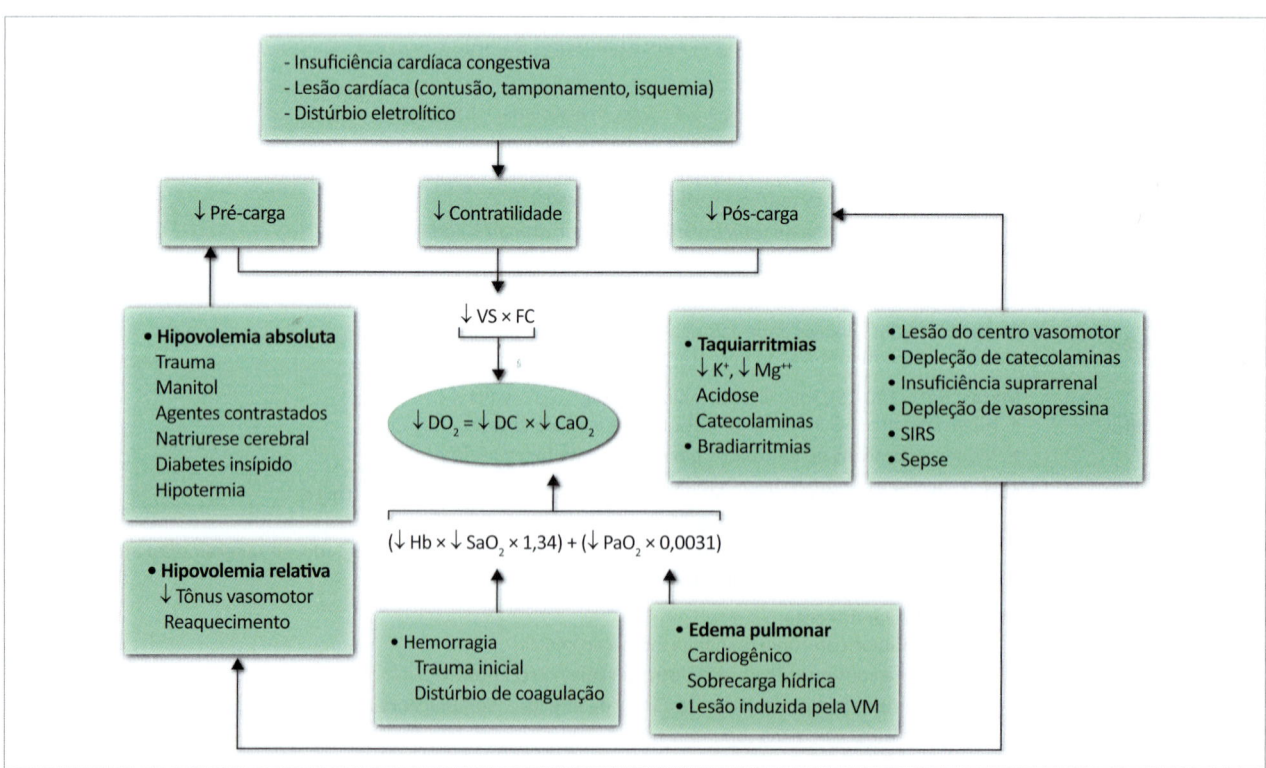

FIGURA 240.1. Fisiopatologia da instabilidade hemodinâmica no potencial doador de órgãos.

A diminuição da pré-carga é a principal causa da instabilidade hemodinâmica no potencial doador, secundária a múltiplos fatores decorrentes da doença de base (SIRS – síndrome da resposta inflamatória sistêmica, hemorragia, trauma), da poliúria (manitol, natriurese cerebral, diabetes insípido, infusão de contraste, hipotermia) e do aumento da capacitância vascular causada pela vasodilatação (hipovolemia relativa).

Infusão rápida e agressiva de cristaloides (20 a 30 mL/kg) é a primeira medida para a restauração de níveis mínimos de pressão arterial (PAM de 65 mmHg ou PAS de 90 mmHg) e de diurese (> 1 mL/kg/hora).[11-14]

A infusão de volume tem o objetivo de deslocar o débito cardíaco da fase ascendente da curva de Frank-Starling (doador responsivo a volume) para o platô dessa curva (doador não responsivo a volume). Potenciais doadores não responsivos são menos inflamados que os responsivos, apresentam títulos significativamente menores de IL-6 ($p = 0,0012$) e de fator de necrose tumoral – TNF ($p = 0,036$), e maior frequência de utilização dos órgãos (pulmões, rins, coração e fígado) para transplante ($p = 0,036$).[8]

A reposição volêmica insuficiente implica ativação inflamatória, disfunção orgânica e menor qualidade de órgãos como rins e fígado para transplante.[8] Contudo, a infusão desnecessária de líquidos pode ocasionar sobrecarga hídrica e comprometer a viabilidade dos pulmões e do pâncreas para transplante.[21]

A utilização isolada da PVC é uma estratégia bastante limitada para avaliar o *status* de responsividade a volume. Entretanto, se respeitadas as limitações, a PVC pode ser útil quando são reveladas medidas menores que 5 mmHg. Esses valores identificam indivíduos responsivos com maior grau de especificidade, além disso, a prova de volume com base na variação da PVC é uma alternativa a ser considerada.[12-13]

A obtenção de variáveis de fluido responsividade fundamentadas na interação cardiopulmonar em pacientes sob ventilação mecânica (variação do volume sistólico ΔVS, variação da pressão de pulso ΔPp) é simples, de baixo custo, e necessita apenas de uma linha arterial invasiva. Alguns pré-requisitos obrigatórios para sua utilização, como ventilação mecânica e ausência de *drive* respiratório, sempre estão presentes no potencial doador de órgãos. Considerando a superioridade das variáveis dinâmicas (ΔVS, ΔPp) em relação às medidas estáticas (PVC, POAP – pressão ocluída da artéria pulmonar) para identificar o estado de fluido responsividade, parâmetros dinâmicos são sugeridos como ferramentas preferenciais (mas não exclusivas) para guiar a reposição volêmica.[8,13]

Algumas publicações sugerem que o lactato seriado e a $SvcO_2 > 60\%$ podem ser usados como alvos terapêuticos, indicando que o acompanhamento evolutivo dessas variáveis poderia ser útil como ferramenta adicional em situações específicas. No entanto, o comportamento de variáveis como lactato, $SvcO_2$ e Gap de CO_2 não é bem conhecido na ME e não há evidências que suportem seu uso.[12-13,15]

Apesar de o cateter de artéria pulmonar ser cada vez menos comum nas UTIs, sua utilização pode estar indicada para auxiliar no manejo hemodinâmico do potencial doador, especialmente quando se requer altas doses de vasopressores e quando há limitação (suspeita ou confirmada) da função cardíaca.[12,41]

VASOPRESSORES E INOTRÓPICOS

A infusão de vasopressores deve ser iniciada sempre que a expansão volêmica não for suficiente para atingir o alvo da pressão arterial (PAM ≥ 65 mmHg ou PAS ≥ 90 mmHg) e visa auxiliar na manutenção do fluxo tecidual.

É importante que a restauração da volemia anteceda a administração dos vasopressores para evitar a vasoconstrição exagerada e a isquemia dos órgãos e tecidos que se deseja preservar para o transplante.[17-18] Contudo, é prudente iniciar fármacos vasopressores antes de completar a reposição volêmica nos casos de hipotensão extrema (PAM < 40 mmHg ou PAS < 70 mmHg).[13,17]

Apesar de alguns autores sugerirem a limitação da infusão de fármacos vasoativos a doses predeterminadas, não há evidências claras sobre dose máxima ou fármaco vasoativo preferencial durante a manutenção do potencial doador. Desse modo, norepinefrina, a dopamina ou a epinefrina podem ser utilizadas, devendo-se buscar a menor dose necessária para obtenção do alvo pressórico.[16-17,26] Os déficits de vasopressina e de cortisol são prevalentes na ME, e a combinação da reposição desses hormônios com a infusão de catecolaminas pode facilitar o controle da pressão arterial, diminuindo o requerimento das aminas vasoativas[11,13,33] (ver item Reposição hormonal).

A manutenção de sinais de hipoperfusão mesmo após a instituição das medidas de ressuscitação inicial (volume e vasopressores) deve suscitar a suspeita de disfunção cardíaca e a possibilidade de terapia inotrópica. No entanto, o uso de dobutamina deve ser reservado às situações em que há evidências clínicas de disfunção ventricular ou fração de ejeção ventricular < 40% ou índice cardíaco < 2,5 L/min/m². Doses de dobutamina > 10 μg/kg/min e infusão de norepinefrina > 0,05 μg/kg/min podem comprometer o sucesso do transplante cardíaco, mas não o contraindicam.[13,41]

HEMODERIVADOS

A hipovolemia e a perda do tônus vasomotor periférico que ocorrem na ME podem resultar em inadequação na distribuição do fluxo sanguíneo e da entrega de oxigênio, e em desbalanço na relação DO_2/VO_2 regional, aumentando o potencial de lesão de órgãos a serem transplantados. Quando a administração adequada de volume, de vasopressores e inotrópicos não é suficiente para restaurar a relação entre oferta e consumo de oxigênio, é possível que a transfusão de hemácias auxilie na adequação da DO_2.

Não há consenso quanto aos melhores níveis de hemoglobina (Hb) na ME, mas a transfusão de hemácias é sugerida quando Hb ≤ 10 g/dL associada à não obtenção de metas de ressuscitação, ou quando Hb < 7 g/dL quando houver estabilidade hemodinâmica.[11-12] Não há alvos definidos para concentração de plaquetas, tempo de atividade da protrombina e tempo de tromboplastina parcial ativado. A reposição de plaquetas e fatores de coagulação está indicada apenas quando houver sangramento significativo associado a distúrbio de coagulação.[12]

CUIDADOS VENTILATÓRIOS

Os pulmões de potenciais doadores frequentemente apresentam deterioração funcional poucas horas após o diagnóstico de ME. Isso pode estar associado tanto ao quadro inflamatório sistêmico quanto ao efeito iatrogênico da ventilação mecânica inadequada.[7-9]

Um estudo multicêntrico constatou que dois terços dos potenciais doadores foram ventilados com volumes correntes excessivos que variaram de 9 a 14 mL/kg. Metade destes utilizou PEEP < 5 cmH_2O (35,3% utilizaram PEEP = 0 cmH_2O), o que sujeita ao colapso alveolar. Nesse estudo, cerca de 45% dos potenciais doadores apresentaram PaO_2/FiO_2 < 300, implicando inelegibilidade dos pulmões para transplante.[10]

Alguns anos depois do referido estudo, um ensaio clínico randomizado avaliou o efeito da ventilação protetora em 118 potenciais doadores sobre a elegibilidade e a disponibilização de pulmões para transplante. O grupo submetido à estratégia protetora (6 a 8 mL/kg e PEEP = 8 cmH_2O) apresentou média de IL-6 quatro vezes menor que o grupo-controle ($p < 0,05$), maior número de doadores elegíveis para transplante após seis horas (56/59, 95% versus 32/59, 54%; $p < 0,001$) e maior número de doadores efetivos de pulmões (32/59, 54% versus 16/59, 27%; $p < 0,004$).[9] Assim, a modalidade de ventilação mais recomendável no potencial doador com pulmões normais é a utilização de baixos volumes correntes (6 a 8 mL/kg) e PEEP mínimo de 8 cmH_2O.[11]

Condições clínicas próprias da doença de base, doenças pulmonares pregressas, edema pulmonar hidrostático, barotrauma e volutrauma podem contribuir para a piora da função respiratória. Em torno de 50% dos potenciais doadores desenvolvem SDRA,[10] e os potenciais doadores nesta condição clínica devem ser ventilados com volumes correntes de 6 a 8 mL/kg, pressão de platô < 30 cmH_2O, e é necessário que a PEEP e a FiO_2 sejam tituladas para obtenção de SaO_2 > 90%. Manobras de recrutamento alveolar devem ser consideradas quando houver piora da hipoxemia e depois da realização do teste de apneia.[10-11]

TERAPIA HORMONAL

A vasoplegia observada no doador falecido é, em parte, decorrência da depleção de vasopressina. O déficit desse hormônio acomete 80% dos potenciais doadores que necessitam de vasopressores e se instala minutos após a evolução para ME.[48-49]

A reposição da vasopressina está associada à recuperação de níveis pressóricos com diminuição significativa da necessidade de aminas vasoativas,[48] além de ser um fator independentemente associado ao incremento na disponibilização de órgãos para transplante.[31] Portanto, a administração de vasopressina (bólus de 1 UI seguido da infusão contínua de 0,5 a 2,4 UI/hora) é recomendada sempre que houver indicação de aminas vasoativas, atentando para o risco de vasoconstrição coronariana, renal e esplâncnica, principalmente quando as doses são superiores a 0,04 UI/min. Assim que houver estabilização da pressão arterial, a infusão das aminas vasoativas deve ser reduzida progressivamente até alcançar a dose mínima requerida para manter a meta pressórica.[11,19]

A falta do ADH (hormônio antidiurético) resulta frequentemente em poliúria (> 4 mL/kg/hora), hipovolemia, hipernatremia e hiperosmolaridade (diabetes insípido). Em potenciais doadores com diabetes insípido e necessidade de vasoconstritores, indica-se a vasopressina para controle da poliúria e da hipotensão (ação em receptores V1 e V2). Quando não houver necessidade de vasoconstritores, a desmopressina (1 a 2 μg, via intravenosa – IV, em bólus, a cada 4 horas até diurese < 4 mL/kg/hora) é o fármaco de escolha para tratar o diabetes insípido (ação em receptores V2).[11-12] Em casos refratários, a combinação da desmopressina com a vasopressina pode ser considerada.

HORMÔNIOS TIREOIDIANOS

Assim como a vasopressina, há diminuição dos hormônios tireoidianos nas primeiras horas após a instalação da ME. Apesar de alguns estudos demonstrarem melhor controle hemodinâmico associado à suplementação desses hormônios, estudos randomizados não conseguiram demonstrar benefícios significativos.[41]

Recentemente, duas metanálises constataram que a administração de hormônios tireoidianos (isolados ou combinados a outros hormônios) não se associa a benefícios sobre o índice cardíaco ou a necessidade de inotrópicos.[11-12,20,32]

CORTISOL

Relatos sobre a incidência da insuficiência suprarrenal na morte encefálica apresentam taxas que variam entre 76 e 87%, havendo demonstrações de intensa diminuição dos níveis de cortisol em vítimas de trauma cranioencefálico que evoluíram para ME (23,5 para 6,8 μg/dL; $p = 0,003$).[21-22] Esse déficit pode ser um dos mecanismos hormonais envolvidos na instabilidade hemodinâmica.[11] Os resultados de um estudo observacional prospectivo envolvendo 31 potenciais doadores sugerem que a administração de 50 mg de hidrocortisona auxilia na manutenção da PAM e reduz o requerimento de norepinefrina.[33]

Estudos retrospectivos demonstraram que a aplicação de altas doses de metilprednisolona (15 mg/kg a cada 24 horas) contribui com maior número de pulmões disponibilizados para transplante[23] e com a proteção do enxerto hepático mediada pela modulação de citoquinas (IL-2, IL-6 e TNF).[24] Em contrapartida, estudos randomizados placebo-controlados, apesar de demonstrarem diminuição da inflamação no fígado e no coração, não foram capazes de comprovar efeito benéfico da administração da metilprednisolona sobre a função do enxerto renal[35] e a sobrevida pós-transplante hepático.[36]

Recente revisão sistemática analisou 11 *trials* randomizados e 14 estudos observacionais para os seguintes desfechos: hemodinâmica, oxigenação, número de órgãos ofertados, sobrevida do receptor e sobrevida do enxerto. Dez dos 11 *trials* apresentaram resultados neutros em relação ao uso da metilprednisolona.[34] Embora a administração de altas doses de corticosteroides com finalidade anti-inflamatória seja recomendada por diferentes autores,[4,12,16,19] seu uso sistemático é controverso e carece de comprovação em estudos futuros.

CONTROLE GLICÊMICO E APORTE ENERGÉTICO

A partir da tempestade simpática que ocorre logo após a instalação da ME, há intensa gliconeogênese que pode induzir hiperglicemia. Esse efeito hiperglicemiante pode ser prolongado pela intensa e persistente inflamação observada na ME.[27] Além disso, o uso de doses elevadas de corticosteroide pode se associar à hiperglicemia (151 mg/dL *versus* 215 mg/dL; $p < 0,008$), exigindo maior atenção para o controle glicêmico.[14]

A análise de 258 potenciais doadores constatou que dois terços apresentavam níveis glicêmicos superiores a 200 mg/dL e 39% tinham glicemias superiores a 250 mg/dL. A hiperglicemia e a intensidade da variação dos níveis glicêmicos apresentaram associação com piora da função renal.[25] Contudo, o controle glicêmico objetivando glicemias < 180 mg/dL está associado a maior número de órgãos ofertados por doador e maior sobrevida do enxerto renal.[37] Estes resultados demonstram que os níveis glicêmicos devem ser monitorizados frequentemente e controlados com a infusão contínua de insulina sempre que a glicemia for maior que 180 mg/dL.[11]

Não há estudos prospectivos que tenham avaliado a influência do suporte nutricional no potencial doador sobre o desempenho dos órgãos doados. Entretanto, algumas publicações sugerem manter o suporte nutricional para garantir o suporte energético mínimo aos tecidos e prevenir complicações metabólicas. Considerando que após a tempestade simpática o gasto calórico diminui de 15% a 30% (hipotermia, ausência de atividade cerebral e muscular), o aporte energético deve ser diminuído para 70% a 85% do requerimento calórico calculado, e descontinuado se houver sinais de hipoperfusão.[11-12,41]

CONTROLE ELETROLÍTICO

Anormalidades eletrolíticas são causadas por poliúria, diurese osmótica ou disfunção renal e podem dificultar a manutenção do potencial doador.

Alguns autores defendem que a hipernatremia no doador falecido pode ser fator de pior prognóstico da função do enxerto. Análises de bancos de dados demonstraram que pode haver pior desfecho nos transplantes de fígados oriundos de doadores com sódio > 155 mEq/L.[38-39] No entanto, evidências recentes não foram capazes de demonstrar a associação de hipernatremia com prejuízo na sobrevida de um ano em transplantados hepáticos.[40]

O prognóstico do transplante cardíaco parece ser comprometido quando os níveis de sódio são menores que 130 mEq/L ou maiores que 170 mEq/L, o que parece refletir mais o cuidado destinado ao potencial doador do que os níveis de sódio propriamente ditos. De todo modo, é consensual a manutenção de níveis séricos de sódio entre 130 e 150 mEq/L, controle que deve ser obtido com a administração de soluções hipotônicas (salina 0,45% ou SG 5%) e suplementação de desmopressina e/ou vasopressina para controle da poliúria. A administração de soluções isotônicas (Ringer lactato) deve ser realizada se houver instabilidade hemodinâmica concomitante à hipernatremia.[11]

Hipofosfatemia, hipocalemia e hipomagnesemia podem estar relacionadas a alterações hemodinâmicas por precipitarem arritmias e/ou reduzirem a contratilidade miocárdica e contribuírem para a hipotensão. Portanto, os níveis séricos desses eletrólitos (Mg^{++}, PO_4^-, Ca^{++}, e K^+) devem ser rapidamente corrigidos sempre que forem constatadas alterações.

A exaustão dos mecanismos de manutenção do meio interno pode provocar a rápida instalação de múltiplas alterações eletrolíticas e dificultar a manutenção do doador falecido. Portanto, é prudente realizar a dosagem seriada desses eletrólitos para permitir sua correção precoce.[11]

TEMPO IDEAL PARA CONCLUSÃO DO PROCESSO DE TRANSPLANTE

A morte encefálica é uma condição pró-inflamatória em que os níveis de interleucina-6 (IL-6) superam, em mais de 120 vezes, o limite superior dos valores de referência já no momento do seu diagnóstico. O estado inflamatório tende a se amplificar ao longo do tempo e contribui com a instabilidade cardiovascular. A hipóxia tecidual resultante é um importante motor inflamatório que retroalimenta a instabilidade hemodinâmica, dificulta o manejo do potencial doador e predispõe à disfunção de diferentes órgãos.[4-8]

É possível, portanto, que a agilidade nos trâmites técnicos e burocráticos visando a retirada de órgãos em até 24 horas após o diagnóstico de ME contribua para a diminuição de perdas de órgãos para transplantes.[12-13]

Contudo, também é plausível considerar que a manutenção adequada do potencial doador, buscando a obtenção precoce de metas, permita planejar o explante de órgãos para um momento em que ele esteja em melhores condições fisiológicas. Em algumas situações, períodos de manutenção maiores se associam a melhora na PaO_2/FiO_2, maior oferta de pulmões para transplantes[42] e melhora da função de corações inicialmente considerados não transplantáveis.[43] Nesse contexto, observou-se que a manutenção de potenciais doadores durante período ≥ 20 horas se associou a maior número de doações efetivas de corações (5 versus 26; $p < 0,01$) e pulmões (6 versus 40; $p < 0,01$), assim como a maior número de órgãos transplantados por doador (2,6 ± 1,5 versus 3,7 ± 1,8; $p < 0,01$).[44]

CONSIDERAÇÕES FINAIS

A morte encefálica deflagra uma série de novos mecanismos fisiopatológicos que induzem progressivamente colapso cardiocirculatório e insuficiência orgânica múltipla. A manutenção do potencial doador de órgãos é um grande desafio e está fundamentada no entendimento desses mecanismos e na implementação de múltiplas intervenções e estratégias simultâneas.

Para realizá-la de forma adequada, é necessário aumentar a utilização de recursos e o número de intervenções. No momento da manutenção, é necessário ter em mente a extensão das implicações da adequação dos cuidados que não se limitam a viabilizar o doador e a captação dos órgãos. As condições do doador no momento da captação têm direta relação com o prognóstico dos órgãos e dos pacientes transplantados.

Não basta evitar a perda do doador por parada cardíaca, é necessário o esforço durante a manutenção para realizar a captação em doadores nas melhores condições possíveis.

REFERÊNCIAS BIBLIOGRÁFICAS

1. The Madrid resolution on organ donation and transplantation: national responsibility in meeting the needs of patients, guided by the WHO principles. Transplantation. 2011;91 Suppl 11:S29-31.
2. DuBose J, Salim A. Aggressive Organ Donor Management Protocol. J Intensive Care Med. 2008;23:367-75.
3. Associação Brasileira de Transplantes de Órgãos (ABTO). Dimensionamento dos Transplantes no Brasil e em cada estado (2006-2013). 2013;19(4). [Internet] [Acesso em 28 jan 2016]. Disponível em: http://www.abto.org.br/abtov03/Upload/file/RBT/2013/rbt2013-parcial(1).pdf
4. Salim A, Velmahos GC, Brown C, Belzberg H, Demetriades D. Aggressive organ donor management significantly increases the number of organs available for transplantation. J Trauma. 2005;58(5):991-4.
5. D'Império F. Brain death, multiorgan donor and lung transplantation. Rev Bras Ter Intensiva. 2007;19(1):74-84.
6. Weil MH, Herbert Shubin H. The "VIP" Approach to the Bedside management of Shock. JAMA. 1969;207(2):337-340
7. Murugan R, Venkataraman R, Wahed AS, Elder M, Hergenroeder G, Carter M, et al. Increased plasma interleukin-6 in donors is associated with lower recipient hospital-free survival after cadaveric organ transplantation. Crit Care Med. 2008;36(6):1810-6.
8. Murugan R, Venkataraman R, Wahed AS, Elder M, Carter M, Madden NJ, et al. Preload responsiveness is associated with increased interleukin-6 and lower organ yield from brain-dead donors. Crit Care Med. 2009;37(8):2387-93.
9. Mascia L, Pasero D, Slutsky AS, Arguis MJ, Berardino M, Grasso S, et al. Effect of a lung protective strategy for organ donors on eligibility and availability of lungs for transplantation: a randomized controlled trial. JAMA. 2010;304(23):2620-7.
10. Mascia L, Bosma K, Pasero D, Galli T, Cortese G, Donadio P, et al. Ventilatory and hemodynamic management of potential organ donors: an observational survey. Crit Care Med. 2006;34(2):321-7
11. Westphal GA, Caldeira Filho M, Vieira KD, Zaclikevis VR, Bartz MC, Wanzuita R, et al. Diretrizes para manutenção de múltiplos órgãos no potencial doador adulto falecido: parte II. Ventilação mecânica, controle endócrino metabólico e aspectos hematológicos e infecciosos. Rev Bras Ter Intensiva. 2011;23(3):269-82.
12. Shemie SD, Ross H, Pagliarello J, Baker AJ, Greig PD, Brand T, et al. Organ donor management in Canada: recommendations of the forum on Medical Management to Optimize Donor Organ Potential. CMAJ. 2006;174(6):S13-32.
13. Westphal GA, Caldeira Filho M, Vieira KD, Zaclikevis VR, Bartz MC, Wanzuita R, et al. Diretrizes para manutenção de múltiplos órgãos no potencial doador adulto falecido: parte I. Aspectos gerais e suporte hemodinâmico. Rev Bras Ter Intensiva. 2011;23(3):255-68.
14. Westphal GA, Zaclikevis VR, Vieira KD, et al. A managed protocol for treatment of deceased potential donors reduces the incidence of cardiac arrest before organ explant. Rev Bras Ter Intensiva. 2012; 24(4):334-40.
15. Powner DJ, Doshi PB. Central venous oxygen saturation monitoring: role in adult donor care? Prog Transplant. 2010;20(4):401-5
16. Kucewicz E, Wojarski J, Zeglen S, Saucha W, Maciejewski T, Pacholewicz J, et al. [The protocol for multi organ donor management]. Anestezjol Intens Ter. 2009;41(4):246-52.
17. Antonelli M, Levy M, Andrews PJ, Chastre J, Hudson LD Manthous C, et al. Hemodynamic monitoring in shock and implications for management. International Consensus Conference, Paris, France, 27-28 April 2006. Intensive Care Med. 2007;33(4):575-90.
18. Magder S: Fluid status and fluid responsiveness. Curr Opin Crit Care. 2010;16:289-96
19. Gordon JK, McKinlay J. Physiological changes after brain stem death and management of the heart-beating donor. Continuing Education in Anaesthesia, Critical Care & Pain, 2012.
20. Macdonald PS, Aneman A, Bhonagiri D, Jones D, O'Callaghan G, Silvester W, et al. A systematic review and meta-analysis of clinical trials of thyroid hormone administration to brain dead potential organ donors. Crit Care Med. 2012 May;40(5):1635-44.
21. Dimopoulou I, Tsagarakis S, Anthi A, Milou E, Ilias I, Stavrakaki K, et al. High prevalence of decreased cortisol reserve in brain-dead potential organ donors. Crit Care Med. 2003 Apr;31(4):1113-7.
22. Nicolas-Robin A, Barouk JD, Darnal E, Riou B, Langeron O. Free cortisol and accuracy of total cortisol measurements in the diagnosis of adrenal insufficiency in brain-dead patients. Anesthesiology. 2011 Sep;115(3):568-74.
23. Follete DM, Rudich SM, Babcock WD. Improved oxygenation and increased lung donor recovery with high-dose steroid administration after brain death. J Heart Lung Transplant. 1998;17(4):423-9.
24. Kotsch K, Ulrich F, Reutzel-Selke A, Pascher A, Faber W, Warnick P, et al. Methylprednisolone therapy in deceased donors reduces inflammation in the donor liver and improves outcome after liver transplantation: a prospective randomized controlled Trial. Ann Surg. 2008;248(6):1042-50.
25. Blasi-Ibanez A, Hirose R, Feiner J, Freise C, Stock PG, Roberts JP, et al. Predictors associated with terminal renal function in deceased organ donors in the intensive care unit. Anesthesiology. 2009 Feb;110(2):333-41.
26. Helms AK, Torbey MT, Hacein-Bey L, Chyba C, Varelas PN. Standardized protocols increase organ and tissue donation rates in the neurocritical care unit. Neurology. 2004;63(10):1955-7.
27. Malinoski DJ, Daly MC, Patel MS, Oley-Graybill C, Foster CE 3rd, Salim A. Achieving donor management goals before deceased donor procurement is associated with more organs transplanted per donor. J Trauma. 2011 Oct;71(4):990-5.
28. Malinoski DJ, Patel MS, Daly MC, Oley-Graybill C, Salim A. The impact of meeting donor management goals on the number of organs transplanted per donor: results from the United Network for Organ Sharing Region 5 prospective donor management goals study. Crit Care Med. 2012 Oct;40(10):2773-80.
29. García Rada A. Number of organ donors rises by 15% in Spain after doctors are given good practice guide. BMJ. 2011;342:d2181.
30. Health & Human Services (HHS). National Collaborative on Organ & Tissue Donation (2000-2006). 2006. [Internet] Disponível em: http://www.acponline.org/about_acp/chapters/ky/mtg06_lucas.pdf

31. Plurad DS, Bricker S, Neville A, Bongard F, Putnam B. Arginine vasopressin significantly increases the rate of successful organ procurement in potential donors. Am J Surg. 2012; 204(6):856-60.
32. Rech TH, Moraes RB, Crispin D, Czepielewski MA, Leitão CB. Management of the brain-dead organ donor: a systematic review and meta-analysis. Transplantation. 2013;95(7):966-74.
33. Nicolas-Robin A, Barouk JD, Amour J, Coriat P, Riou B, Langeron B. Hydrocortisone supplementation enhances hemodynamic stability in brain-dead patients. Anesthesiology. 2010;112:1204-10.
34. Dupuis S, Amiel JA, Desgroseillers M, Williamson DR, Thiboutot Z, Serri K, et al. Corticosteroids in the management of brain-dead potential organ donors: a systematic review. Br J Anaesth. 2014;113(3):346-59.
35. Kainz A, Wilflingseder J, Mitterbauer C, Haller M, Burghuber C, Perco P, et al. Steroid Pretreatment of Organ Donors to Prevent Postischemic Renal Allograft Failure A Randomized, Controlled Trial. Ann Intern Med. 2010 Aug 17;153(4):222-30.
36. Amatschek S, Wilflingseder J, Pones M, Kainz A, Bodingbauer M, Mühlbacher F, et al. The effect of steroid pretreatment of deceased organ donors on liver allograft function: A blinded randomized placebo-controlled trial. J Hepatol. 2012;56(6):1305-9.
37. Sally MB, Ewing T, Crutchfield M, Patel MS, Raza S, De La Cruz S, et al. Determining optimal threshold for glucose control in organ donors after neurologic determination of death: a United Network for Organ Sharing Region 5 Donor Management Goals Workgroup prospective analysis. J Trauma Acute Care Surg. 2014 Jan;76(1):62-8.
38. Totsuka E, Fung U, Hakamada K, Tanaka M, Takahashi K, Nakai M, et al. Analysis of clinical variables of donors and recipients with respect to short-term graft outcome in human liver transplantation. Transplant Proc. 2004;36:2215-8.
39. Totsuka E, Dodson F, Urakami A, Moraes N, Ishii T, Lee MC, et al. Influence of high donor serum sodium levels on early postoperative graft function in human liver transplantation: effect of correction of donor hypernatremia. Liver Transpl Surg. 1999;5:421-8.
40. Mangus RS, Fridell JA, Vianna RM, Milgrom ML, Chestovich P, Vandenboom C, et al. Severe hypernatremia in deceased liver donors does not impact early transplant outcome. Transplantation. 2010;90:438-43.
41. McKeown DW, Bonser RS, Kellum JA. Management of the heartbeating brain-dead organ donor. Br J Anaesth. 2012;108(S1):i96-i107.
42. Wauters S, Verleden GM, Belmans A, Coosemans W, De Leyn P, Nafleux P, et al. Donor cause of brain death and related time intervals: does it affect outcome after lung transplantation? Eur J Cardiothorac Surg. 2011;39:e68.
43. Wheeldon DR, Potter CDO, Oduro A, Wallwork J, Large SR. Transforming the 'unacceptable' donor: outcomes from the adoption of a standardized donor management technique. J Heart Lung Transplant. 1995;14:734-42.
44. Christmas AB, Bogart TA, Etson KE, Fair BA, Howe HR, Jacobs DG, et al. The reward is worth the wait: a prospective analysis of 100 consecutive organ donors. Am Surg 2012;78(3):296-9
45. Patel MS, Zatarain J, De La Cruz S, Sally MB, Ewing T, Crutchfield M, et al. The Impact of Meeting Donor Management Goals on the Number of Organs Transplanted per Expanded Criteria Donor: A Prospective Study From the UNOS Region 5 Donor Management Goals Workgroup. JAMA Surg. 2014 Sep 1;149(9):969-75.
46. Franklin GA, Santos AP, Smith JW. Optimization of donor management goals yields increased organ use. Am Surg. 2010 Jun;76(6):587-94
47. Westphal GA, Wagner S, Horner M, et al. A aplicação de um protocolo guiado por metas reduz as perdas de potenciais doadores por parada cardíaca. RBTI 2014 – Resumo.
48. Chen J, Cullinane S, Spanier T, Artrip JH, John R, Edwards NM, et al. Vasopressin deficiency and pressor hypersensitivity in hemodynamically unstable organ donors. Circulation. 1999;100:244-6.
49. Chen J, Bittner HB, Kendall SW, Van Trigt P. Hormonal and hemodynamic changes in a validated animal model of brain death. Critical Care Med. 1996;24(8):1352-9.

SEÇÃO 17

O PACIENTE PEDIÁTRICO E NEONATAL

COORDENADORES

Adalberto Stape ▪ Eduardo Juan Troster

SEÇÃO 4

CAPÍTULO 241

PARADA CARDIORRESPIRATÓRIA E CUIDADOS PÓS-RESSUSCITAÇÃO CARDIOPULMONAR EM PEDIATRIA E NEONATOLOGIA

Amelia Gorete Afonso da Costa Reis
Ana Claudia Yoshikumi Prestes
Allan DeCaen

DESTAQUES

- A epidemiologia da parada cardíaca da criança é diferente daquela do adulto. Em adultos, na maioria das vezes, é um evento súbito e inesperado, de origem cardíaca primária. Em crianças, frequentemente, é a evolução terminal de evento hipoxicoisquêmico.
- Reconhecer e tratar precocemente os pacientes pediátricos com sinais de insuficiência respiratória e choque de qualquer etiologia é a melhor forma de prevenir a parada cardíaca.
- A sobrevida na ressuscitação está diretamente ligada ao desempenho aplicado na realização das compressões torácicas.
- Há várias maneiras de realizar a respiração artificial, mas, independentemente da técnica, a ventilação deve ser suave, evitando-se fluxos altos de oxigênio e ventilações muito rápidas.
- O melhor acesso vascular na ressuscitação é aquele que não atrapalha as manobras de ressuscitação, oferece o maior calibre e é conseguido rapidamente. Os preferenciais são o periférico e o intraósseo. O acesso central é excelente opção se já estiver instalado previamente.
- É essencial reconhecer e tratar os ritmos de colapso: assistolia, bradicardia, atividade elétrica sem pulso, fibrilação ventricular e taquicardia ventricular sem pulso.
- A epinefrina é a medicação mais importante durante a parada cardíaca por causar vasoconstrição e restaurar a pressão diastólica na aorta, propiciando, assim, melhor perfusão miocárdica.
- Indicam-se desfibrilação ou choque quando o ritmo cardíaco é fibrilação ventricular ou taquicardia ventricular sem pulso.
- A ressuscitação neonatal em sala de parto depende da avaliação simultânea da respiração e da frequência cardíaca, sendo esta determinante na decisão de indicar as diversas manobras de reanimação.
- A ventilação pulmonar com pressão positiva é o procedimento mais simples, importante e efetivo na reanimação do neonato em sala de parto e deve ser iniciada nos primeiros 60 segundos de vida.
- Vários estudos demonstraram os benefícios do tratamento da encefalopatia hipoxicoisquêmica com a hipotermia.
- Os cuidados pós-ressuscitação cardiopulmonar incluem o tratamento da causa de base que desencadeou a parada cardíaca, assim como o manejo da disfunção de múltiplos órgãos associados à síndrome pós-parada cardíaca.

RESSUSCITAÇÃO CARDIOPULMONAR PEDIÁTRICA

Parada cardíaca em criança é, geralmente, o evento final da evolução de uma insuficiência respiratória ou choque, em que hipoxemia sistêmica, hipercapnia e acidose progridem para bradicardia e hipotensão.[1]

A ressuscitação cardiopulmonar (RCP) está indicada na parada cardiorrespiratória e na bradicardia com hipoperfusão (frequência cardíaca abaixo de 60 batimentos por minuto, com sinais de choque, sem melhora apesar da oxigenação adequada). Os sinais de parada cardiorrespiratória são inconsciência, ausência de pulsos em grandes artérias e apneia ou respiração agônica (*gasping*). Na monitorização cardíaca, observa-se um dos seguintes ritmos: assistolia, fibrilação ventricular, taquicardia ventricular ou atividade elétrica sem pulso.[2]

O prognóstico da RCP hospitalar vem melhorando, a sobrevida na década de 1980 era de aproximadamente 9%; por volta de 2000, de 17%; e, mais recentemente, chegou a 27%. O mesmo panorama não é observado na parada cardiorrespiratória pré-hospitalar, em que a sobrevida permanece em torno de 6%.[3-5]

EPIDEMIOLOGIA

A epidemiologia da parada cardiorrespiratória da criança é diferente daquela do adulto. Em adultos, na maioria das vezes (80% a 90%), é um evento súbito e inesperado, de origem cardíaca primária (fibrilação ventricular ou taquicardia ventricular sem pulso), que requer desfibrilação imediata. Em crianças, frequentemente é a evolução terminal de evento hipoxicoisquêmico, a minoria, cerca de 5% a 15% dos casos de parada cardiorrespiratória que ocorrem fora do hospital e até 27% das que ocorrem no ambiente hospitalar resultam da fibrilação ventricular.[1]

A parada cardíaca súbita por distúrbios do ritmo na infância é rara e, mais frequentemente, associada a situações como cardiopatias congênitas, miocardite, miocardiopatias dilatadas, intervalo QT prolongado, síndrome de Wolff-Parkinson-White e uso de drogas ou medicações.[2]

O manejo adequado da criança criticamente enferma é essencial na prevenção da PCR, e para tanto é essencial o reconhecimento e o tratamento precoces da insuficiência respiratória e choque.[6-8]

Na suspeita de parada cardiorrespiratória, as manobras de ressuscitação devem ser imediatamente iniciadas, a fim de manter algum fluxo de sangue oxigenado aos órgãos vitais, principalmente cérebro e coração.

SUPORTE BÁSICO E AVANÇADO DE VIDA

Suporte básico de vida (SBV) compreende uma sequência de manobras realizadas no local de ocorrência da parada cardiorrespiratória, a saber, determinação de nível de resposta, verificação da respiração, chamada de socorro, verificação de pulso cardíaco central, **compressão cardíaca**, ventilação artificial e aplicação do desfibrilador externo automático (DEA). O suporte avançado de vida (SAV) inclui SBV, acesso venoso, administração de medicamentos, monitorização cardíaca e terapias específicas. O SAV deve ser realizado por profissionais de saúde habilitados no atendimento de emergência, propiciando a execução de ações simultâneas em um ambiente previamente organizado.

COMPRESSÃO TORÁCICA

Compressão torácica deve ser imediatamente iniciada nas situações de ausência de pulso central ou bradicardia (FC < 60 por minuto) com sinais de hipoperfusão, enquanto um segundo socorrista se prepara para iniciar ventilação com bolsa-valva-máscara (BVM).[1-2,6,9]

A sobrevida está diretamente ligada ao desempenho aplicado na realização das compressões torácicas.[1] As características de uma RCP de alta qualidade são:

- A frequência da compressão torácica deve ser de 100 a 120 por minuto, com força suficiente para reduzir um terço do diâmetro anteroposterior do tórax, o que equivale a aproximadamente 4 cm nos lactentes, 5 cm na criança e pelo menos 5 cm no adolescente.
- A descompressão deve ser completa para que ocorram retorno venoso e perfusão coronariana adequados. Assim, ao final de cada compressão, a pressão é liberada completamente, mas sem afastar ou retirar a mão ou dedos da superfície do tórax, assim o movimento de compressão e relaxamento se dá suavemente sem "socos"[2] sobre o esterno. Dessa forma, durante a fase de descompressão, o tórax deve ser totalmente liberado, permitindo-se seu completo retorno à posição de repouso.
- As interrupções da compressão devem ser minimizadas ao extremamente necessário, checagem do ritmo cardíaco e confirmação de via aérea avançada. Ventilações excessivas são contraindicadas.
- A compressão cardíaca é mais eficaz com o paciente em superfície firme.
- Na presença de socorrista único e com paciente que não apresenta via aérea avançada (intubação traqueal, máscara laríngea ou outro dispositivo supraglótico), as compressões e ventilações devem ser coordenadas na taxa de 30:2, respectivamente, para qualquer faixa etária. Na presença de mais de um socorrista, a taxa é de 15:2 no lactente e na criança, e 30:2 no adolescente. Ou seja, ao final de cada sequência de compressões, faz-se uma breve pausa para realizar a ventilação.
- Se o paciente possui via aérea avançada, a compressão torácica deve ser contínua, sem interrupção para a ventilação (exceto no período neonatal), ou seja, a compressão, e ventilação passam a ser assíncronas. Um socorrista comprime o tórax na frequência de 100 a 120 por minuto e outro executa de 8 a 12 ventilações por minuto.
- A cada dois minutos durante a RCP, deve-se fazer uma pausa para observar o ritmo no monitor, e, se houver

ritmo organizado, pesquisa-se o pulso. Durante essa brevíssima pausa, os socorristas trocam de posição.
- O local de compressão torácica varia com a faixa etária. Nos lactentes, a compressão é realizada por compressão do esterno imediatamente abaixo da intercessão da linha intermamilar e esternal. O socorrista deve envolver o tórax do recém-nascido com as mãos, colocando os polegares sobre o esterno. Alternativamente, a compressão pode ser executada com dois ou três dedos de uma das mãos sobre o esterno, sendo que a outra mão pode servir como suporte das costas da criança. Nas crianças de 1 ano até aquelas com sinais de puberdade, o socorrista deve fazer compressão com uma ou duas mãos na metade inferior do esterno, fugindo do apêndice xifoide. Essa técnica exige que a criança esteja sobre uma superfície dura e o socorrista de pé bem acima da criança, mantendo os braços esticados durante a compressão. Nos **adolescentes**, o socorrista posiciona uma mão sobre a outra para fazer a compressão na metade inferior do esterno da vítima.

ABERTURA DE VIAS AÉREAS

A criança ou o adolescente deve estar em posição supina sobre uma superfície firme para realizar a RCP e inclinar a cabeça ou elevar o mento para abrir a via aérea, tomando cuidado para não pressionar os tecidos moles abaixo do pescoço e não fechar a boca. No lactente, não se deve hiperestender o pescoço, e sim manter a posição neutra.[1]

A dificuldade na obtenção e manutenção da adequada abertura das vias aéreas é ponto crucial em pediatria, e um coxim pequeno sob o ombro do lactente ou sob a nuca na criança maior pode ser benéfico.

A abertura das vias aéreas nos casos de trauma deve ser feita elevando-se o mento sem inclinação da cabeça. Também deve haver extremo cuidado na manipulação de toda a coluna, principalmente a cervical.

RESPIRAÇÃO ARTIFICIAL

Há várias maneiras de realizar a respiração artificial, mas, independentemente da técnica, a ventilação deve ser suave, evitando-se fluxos altos de oxigênio e ventilações muito rápidas.

A ventilação com BVM é a técnica de respiração inicial de preferência até que a intubação traqueal seja realizada, nesse caso uma máscara de tamanho adequado é adaptada à face da criança envolvendo a boca e o nariz, sendo a ventilação realizada por uma bolsa-valva conectada à fonte de oxigênio, cujo fluxo deve variar de 10 a 15 L/min. Na RCP fora do hospital, a ventilação com BVM é efetiva e pode ser mais segura do que a intubação traqueal.[1-2,9-10]

A intubação traqueal deve ser realizada prontamente nos casos de parada cardiorrespiratória e de bradicardia com hipoperfusão se não ocorrer o retorno imediato da respiração espontânea e se houver profissional habilitado.[11] Em situações de emergência, a via orotraqueal deve ser preferida em relação à nasotraqueal. Cada tentativa de intubação deve ser precedida de oxigenação adequada e não pode ultrapassar de 20 a 30 segundos. É essencial a escolha do tubo traqueal de diâmetro adequado à idade:[12]

Tubos com *cuff*:
- Menores de 1 ano de idade: 3 mm
- Entre 1 e 2 anos de idade: 3,5 mm
- Maiores de 2 anos de idade: 3,5 mm + (idade em anos/4)

Tubos sem *cuff*:
- Menores de 1 ano de idade: 3,5 mm
- Entre 1 e 2 anos de idade: 4 mm
- Maiores de 2 anos de idade: 4 mm + (idade em anos/4)

No preparo do material de intubação, além do tubo de tamanho adequado, deve-se disponibilizar um tubo 0,5 mm menor e outro 0,5 mm maior, já que poderá haver alguma condição que exija tubo diferente do previamente calculado. A locação adequada do tubo na traqueia deve ser confirmada imediatamente após a intubação, depois da fixação do tubo, durante o transporte e sempre que houver alguma movimentação do paciente.

A ventilação por meio da máscara laríngea é uma alternativa temporária para assegurar a via aérea e está indicada nos casos em que a ventilação com BVM é inefetiva e a intubação traqueal não é obtida, seja em razão da inexperiência do socorrista, seja pela presença de via aérea difícil.[13] O domínio dessa técnica é provavelmente mais fácil que o da intubação traqueal, porém, complicações podem ocorrer principalmente em crianças pequenas. Além disso, é fácil acontecer o deslocamento da máscara quando o paciente se movimenta, dificultando, assim, o uso por tempo prolongado. A utilização de outros dispositivos supraglóticos na RCP pediátrica é limitada.

A ventilação com pressão positiva pode levar à insuflação gástrica, que, por sua vez, prejudica a expansão pulmonar e aumenta a chance de regurgitação e aspiração de conteúdo estomacal. Essa complicação pode ser minimizada evitando-se picos inspiratórios de pressão, aplicando-se pressão gentil na cricoide, abrindo-se a gastrostomia nos pacientes portadores desse dispositivo e fazendo descompressão com a passagem de sonda nasogástrica.[14] Saliente-se que a sonda nosogástrica deve ser colocada após a intubação traqueal, já que interfere no esfíncter gastresofágico e facilita a regurgitação durante a intubação.

ACESSO VASCULAR

Para que seja possível a administração de drogas, é necessária a instalação de um acesso vascular, tarefa esta de difícil execução nas crianças que estão em parada cardiorrespiratória. O melhor acesso vascular é aquele que não atrapalha as manobras de ressuscitação e oferece o maior calibre. Um bólus de solução fisiológica, de 5 a 10 mL, deve ser administrado imediatamente após a medicação para que esta atinja rapidamente a circulação central.[15]

O acesso venoso periférico é uma via útil na ressuscitação pediátrica, sendo a veia antecubital mediana no membro superior e o ramo da safena ao nível do maléolo medial as preferenciais.

A via intraóssea é outra forma extremamente útil de alcançar o acesso vascular se a via venosa não for prontamente viável. A punção é realizada, de preferência na porção proximal da tíbia ou distal do fêmur, com agulha apropriada ou agulha de punção de medula óssea.

Se o acesso venoso periférico e/ou intraósseo não for obtido, a melhor técnica alternativa, em pediatria, é a punção da veia femoral, utilizando-a como acesso periférico.

A traqueal é outra via possível para a administração de drogas lipossolúveis como epinefrina, atropina, lidocaína, vasopressina e naloxone. Como a absorção é errática, essa via não deve ser usada de rotina, e somente como alternativa enquanto não se obtém outro acesso. As doses ideais das drogas administradas por essa via necessárias para alcançar níveis equivalentes aos do uso endovenoso não estão bem estabelecidas.[16]

Realizar acesso venoso central não é recomendado na RCP, já que requer treinamento e pode consumir muito tempo; entretanto, se no momento da parada cardiorrespiratória o paciente já possuir essa via instalada, ela deve ser a via preferencial, já que muitas drogas são irritantes quando infundidas na veia periférica. Por outro lado, o comprimento do cateter central pode oferecer resistência à infusão de bólus de fluidos e medicações.

FARMACOTERAPIA

A epinefrina é uma catecolamina endógena com ação estimulante nos receptores alfa e beta; a ação alfa é a mais importante durante a parada cardíaca por causar vasoconstrição e restaurar a pressão diastólica na aorta, propiciando, assim, melhor perfusão miocárdica.[17-18] Deve ser administrada tão logo seja obtido o acesso vascular e deve ser repetida a cada três a cinco minutos durante a RCP. É a droga indicada na RCP, independentemente do ritmo cardíaco, inclusive na bradicardia com hipoperfusão. A dose ideal de epinefrina no paciente pediátrico não está bem determinada. A recomendada da epinefrina por via intraóssea ou intravenosa é 0,01 mg/kg $\Rightarrow$ 0,1 mL/kg da epinefrina 1:10.000 (solução obtida mediante diluição de 1 mL de epinefrina pura,1:1.000, em 9 mL de água destilada ou solução fisiológica).[19] No tubo traqueal, a dose deve ser 10 vezes maior (0,1 mg/kg, ou 0,1 mL/kg da solução 1:1000). A epinefrina é inativada em solução alcalina, portanto não deve ser administrada com bicarbonato de sódio. Na presença de acidemia, a ação da epinefrina é diminuída, assim a ventilação deve ser adequada para que não ocorra acidose respiratória.

O benefício da utilização do **bicarbonato de sódio** não está comprovado. Entretanto, essa medicação pode ter efeito na parada cardíaca prolongada ou nas crianças que já tinham acidose metabólica previamente à parada cardiorrespiratória. O bicarbonato está indicado em causas específicas de parada cardíaca, como hiperpotassemia e intoxicação por antidepressivos tricíclicos.[20-22] Preconiza-se a dose de 1 mEq/kg/dose: 1 mL/kg do bicarbonato de sódio 8,4% em pacientes fora do período neonatal. Doses subsequentes podem ser repetidas de acordo com cada caso.

O cálcio é indicado na parada cardiorrespiratória quando há suspeita ou comprovação de hiperpotassemia, hipocalcemia, hipermagnesemia e intoxicação por bloqueadores de canais de cálcio.[22] Nessas situações, recomendam-se de 5 a 7 mg/kg de cálcio elementar, o que equivale a 0,5 a 0,75 mL/kg de gluconato da cálcio a 10% (1 mL = 9 mg) ou a 0,2 mL/kg de cloreto de cálcio (10%). O cloreto de cálcio apresenta melhor biodisponibilidade, alcançando maiores níveis de cálcio ionizável, entretanto é extremamente irritante se administrado na veia periférica.

A concentração sanguínea de glicose deve ser monitorada à beira do leito durante a RCP pediátrica. A hipoglicemia deve ser tratada com infusão de 0,5 a 1 g/kg de glicose, de preferência na concentração de 25%. Não é aconselhável administrar glicose indiscriminadamente, pois hiperglicemia transitória pode resultar em aumento da osmolaridade e dano neurológico.[23]

A atropina é uma droga parassimpaticolítica que acelera o nó sinusal e aumenta a condução atrioventricular. Pode ser utilizada no tratamento da bradicardia associada à hipotensão ou hipoperfusão, mas nessa situação a epinefrina é mais efetiva. Outra indicação da atropina é na bradicardia associada a bloqueio atrioventricular ou desencadeada pelo procedimento de intubação traqueal.[24] A dose recomendada é de 0,02 mg/kg/dose, sendo a dose mínima 0,1 mg e máxima 0,5 mg na criança e 1 mg nos adolescentes. A mesma dose pode ser repetida após cinco minutos.

A vasopressina é um hormônio que produz aumento do fluxo sanguíneo cardíaco e cerebral em modelos experimentais de parada cardíaca. Alguns estudos em adultos têm revelado que a administração de epinefrina mais vasopressina foi associada a maior sobrevivência em 24 horas, entretanto, os escassos dados de literatura em crianças e lactentes não demonstram o mesmo efeito. Assim, até o momento não se recomenda o uso rotineiro dessa droga na RCP pediátrica.[25]

Em virtude da ação da amiodarona em diminuir a condução atrioventricular, prolongar o intervalo QT e diminuir a condução ventricular, ela está indicada na parada cardíaca em que o ritmo cardíaco é fibrilação ventricular ou taquicardia ventricular sem pulso.[26-27] Nesses casos, a dose é de 5 mg/kg em bólus, sendo que a mesma dose pode ser repetida até duas vezes quando necessário.

A lidocaína é uma alternativa à amiodarona nas situações de fibrilação ventricular ou taquicardia ventricular sem pulso, pois reduz a automatocidade e suprime arritmias ventriculares.[26] A dose na parada cardiorrespiratória é de 1 mg/kg; quando houver retorno da circulação espontânea, pode ser empregada infusão contínua de 20 a 50 mcg/kg/minuto.

TERAPIA ELÉTRICA

A desfibrilação ou choque estão indicados na parada cardiorrespiratória quando o ritmo cardíaco é fibrilação ventricular ou taquicardia ventricular sem pulso. Podem ser realizados com o desfibrilador externo automático, se a parada cardiorrespiratória ocorre fora do hospital, ou com desfibrilador manual, se ocorre ambiente hospitalar, onde há monitorização cardíaca.[28]

Quando se emprega o desfibrilador manual, as pás de adultos (de 8 a 9 cm de diâmetro) são adequadas para crianças acima de 10 kg e, para as abaixo desse peso, devem ser usadas pás pediátricas. As pás com gel apropriado devem ser colocadas firmemente sobre o tórax, sendo uma acima e à direita do mamilo direito e outra abaixo e à esquerda do mamilo esquerdo, ficando o coração, assim, entre as duas pás.

A carga inicial deve ser de 2 a 4 J/kg, a segunda de 4 J/kg, e a terceira e subsequentes 4 J/kg ou mais.[29] Após cada choque, as compressões torácicas devem ser reiniciadas imediatamente, e deve-se checar se houve mudança no ritmo no monitor somente após dois minutos de RCP. A epinefrina deve ser administrada, como em toda parada cardíaca, a cada três a cinco minutos. Nas situações de fibrilação ventricular ou taquicardia ventricular sem pulso, as doses de epinefrina são intercaladas com amiodarona, preferencialmente, ou lidocaína.

MONITORIZAÇÃO DA QUALIDADE DA RCP

A parada cardíaca pediátrica hospitalar ocorre mais frequentemente dentro da unidade de cuidados intensivos. Muitos pacientes podem estar sob monitorização invasiva instalada previamente. Nesses, o formato da onda obtida com cateter arterial deve guiar a qualidade das compressões, adequando o local e das compressões, podendo, assim, obter amplitude maior da onda de pulso. A observação da onda arterial também contribui para o reconhecimento do retorno da circulação espontânea.[17-18]

A **monitorização do CO_2 exalado**, por meio de capnometria ou capnografia, durante a RCP, é preconizada nas diretrizes 2010. A observação do CO_2 exalado confirma o sucesso da intubação traqueal e pode guiar a terapia farmacológica e efetividade das compressões torácicas. Estudos em animais e adultos demonstraram forte correlação entre concentrações de CO_2 exalado e intervenções que aumentam o débito cardíaco, condição altamente desejável na RCP. Valores de CO_2 exalado menores de 10 a 15 mmHg indicam que a qualidade das compressões deve ser melhorada. Contudo, o aumento abrupto e sustentado nos valores de CO_2 exalado pode prever retorno da circulação espontânea.[2]

TERAPIAS ADICIONAIS

A RCP de alta qualidade deve ser aliada à identificação e à correção das potenciais causas reversíveis.[2] De forma a facilitar a lembrança, essas condições são identificadas como os 6 Hs [hipovolemia, hipóxia, hidrogênio (acidose), hiper ou hipopotassemia, hipoglicemia e hipotermia] e como os **5 Ts** [tensão no tórax (pneumotórax), tamponamento cardíaco, toxinas, trombose pulmonar e trombose de coronária].

Conclusão: O Quadro 241.1 resume as ações essenciais durante a RCP.

CUIDADOS PÓS-RESSUSCITAÇÃO CARDIOPULMONAR

Mesmo que bebês e crianças vítimas de parada cardiorrespiratória possam atingir um retorno circulatório espontâneo (RCE), muitos deles ainda sucumbem antes de serem liberados da UTI. Até 30% dos que atingem RCE morrem em 24 horas.[30] Adicionalmente, de 10% a 20% do grupo inicial morre antes da alta. A razão pela qual essas crianças morrem tende a ser o resultado da suspensão ou limitação

QUADRO 241.1. Ações essenciais durante a RCP.

Qualidade da RCP	Desfibrilação: choque	Medicações
Comprimir forte e rápido (≥ 1/3 AP, 100/min)	Primeiro: 2-4 J/kg	Epinefrina 3-5 min
Garantir retorno completo do tórax	Segundo: 4 J/kg	Amiodarona
Minimizar interrupções	Demais: ≥ 4 J/kg	
Evitar ventilação excessiva	Máx: 10 J/kg (adulto)	
Rodar compressor a cada 2 minutos		
Sem via aérea avançada: 15:2		
Via aérea avançada	**Causas reversíveis**	
Intubação traqueal ou	**H**ipovolemia	
Via aérea supraglótica	**H**ipóxia	
Capnografia ou capnometria	**H**idrogênio	
8-10 ventilações/minuto	**H**ipoglicemia	
	Hipo/hiper K	
	Hipotermia	
	pneumotórax	
	Tamponamento cardíaco	
	Tóxicos	
	Trombose Pulmonar	
	Trombose de coronária	

RCP: ressuscitação cardiopulmonar.

da terapia de manutenção de vida, presumivelmente, medidas adotadas em virtude de lesão neurológica grave ou falência múltipla dos órgãos.[31] Uma ressuscitação inicial de sucesso claramente não resulta sempre em sobrevivência à alta hospitalar. Por que essa discrepância ocorre e o que podemos fazer quanto a isso?

Pesquisas sobre parada cardíaca adulta têm descrito uma síndrome pós-parada cardíaca (SPPC). Isto é uma resposta anti-inflamatória de vários órgãos que se inicia no momento de reperfusão do órgão pós-ataque (p. ex.: RCE). Ocorrem uma lesão endotelial e uma microtrombopatia, bem como um perfil de citocinas que apresenta aparência similar àquela vista em sepsia adulta. Os níveis de citocina aumentam em três horas de RCE, atingem seu ponto máximo no dia 1, e retornam ao patamar mínimo de 5 a 7 dias da data inicial da parada cardiorrespiratória.[32] Esse processo inflamatório adiciona uma lesão secundária à primeira lesão (hipóxica-isquêmica) que ocorreu na hora da parada cardiorrespiratória inicial. A gravidade da cascata inflamatória é variável e parece, em estudos com animais, ser dependente de múltiplos fatores, incluindo predisposição individual, a duração da lesão isquêmica, a etiologia específica da parada cardiorrespiratória e qualquer comorbidade pré-ataque do paciente.

O controle do paciente pós-RCE abrange tanto o tratamento do processo de doenças de base que acionaram a parada cardiorrespiratória (p. ex.: sepse, asma etc.) quanto o acompanhamento de disfunção múltipla dos órgãos associada às paradas cardiorrespiratórias.

Os componentes cardíacos da SPPC se apresentam como disfunção diastólica e biventricular sistólica. Modelos de animais demonstram os primeiros sintomas dessa disfunção com 60 minutos de RCE. Esse atordoamento do miocárdio se reverte de 24 a 48 horas do surto inicial.[33] A recuperação das funções sistólica e diastólica em modelos experimentais pode ser apressada com o uso de dobutamina, pequena dose de epinefrina, milrinona ou levosinmedan; mas estudos em humanos ainda estão em falta. Dados pediátricos limitados existem para descrever disfunção cardiovascular em SPPC humana. Um estudo recente encontrou que 56% das crianças ressuscitadas da parada cardiorrespiratória desenvolveram hipertensão pós-ressuscitação nos seis primeiros meses após o RCE.[34] Depois do controle do paciente e das características de parada cardiorrespiratória, a hipotensão nas seis primeiras horas depois de RCE mostrou-se associada com um significativo aumento de chances de mortalidade intra-hospitalar, bem com um aumento de chances em resultados desfavoráveis em geral. Não fica claro na literatura se essa instabilidade hemodinâmica pós-RCE é apenas um marcador da gravidade da SPPC ou se é um alvo potencial para a terapia. Questões não respondidas incluem qual seria a melhor abordagem para controlar essa disfunção cardiovascular (fluidos *versus* inotrópicos *versus* suporte mecânico), os níveis de pressão arterial apropriados e o uso de marcadores de perfusão como lactantes ou saturação de SVo2.

A disfunção neurológica pós-RCE tem múltiplos fatores por natureza. Modelos de parada cardíaca em animais mostram áreas fixas de obstrução vascular que resultam de microangiopatia/trombose que se desenvolvem pós-RCE. Enquanto a heparina sistêmica foi dada aos animais em teste para tentar evitar essas microtromboses, a extrapolação disso para crianças pós-RCE não foi registrada. A autorregulação cerebrovascular anormal também tem sido notada pós-RCE. Estudos em adultos mostram que alguns pacientes têm ou perfusão cerebral dependente da pressão (p. ex.: inabilidade para manter o fluxo de sangue cerebral consistente adequado), ou mudança para a direita da curva de autorregulação vascular cerebral (com necessidade de pressão arterial mais elevada para manter o fluxo sanguíneo cerebral adequado).[35] Não há um limite de pressão arterial definido ou para o uso rotineiro de qualquer dispositivo de monitoramento que permitiria aos clínicos assegurar a perfusão cerebral adequada para todos os pacientes pós-RCE. A hiperventilação pós-RCE potencialmente leva a piores débito cardíaco e fluxo sanguíneo cerebral em razão de pressão intratorácica aumentada e carga cardíaca reduzida.

Teoricamente, a hiperventilação levando à hipocarbia também leva à vasoconstrição e à isquemia em áreas com autorregulação cerebral mantida (no cérebro viável), com desvio inadvertido (e desnecessário) de sangue para áreas menos ativas (lesionadas) do cérebro. Estudos pediátricos recentes têm demonstrado que hipocarbia ou hipercarbia inadvertidas são comuns pós-RCE. Porém, associações com resultado são fracas, com os mesmos estudos falhando em demonstrar uma relação clara entre hipocarbia ou hipercarbia e mortalidade do paciente.

Crises epilépticas comumente ocorrem alguns dias após o RCE. Convulsões, mioclonias ou ambos ocorrerão em 5 a 15% dos pacientes adultos que alcançam RCE, e em 10% a 40% das pessoas que permanecem em coma.[37] Dados pediátricos limitados sugerem que, em crianças pós-RCE, convulsões eletrográficas acometem 47% de pacientes, e 32% de todos os pacientes desenvolvem o estado epiléptico. Esse dado pediátrico também sugere que 67% de todas as crises são não convulsivas, e que essas convulsões tendem a começar durante a fase de reaquecimento da temperatura de controle. Convulsões podem, teoricamente, colocar o cérebro pós-RCE em risco de uma lesão secundária mediante febre, liberação de glicose insuficiente e um descasamento de entrega e consumo de oxigênio cerebral. Convulsões pós-RCE perpetuam lesões secundárias (conceitualmente apoiando o uso contínuo de monitoramento de eletroencefalograma (EEG) e tratamento resultando disso).

A febre é uma ocorrência comum em bebês e crianças pós-RCE, e quando persiste é significantemente associada com um resultado neurológico negativo e morte. O uso de hipotermia como parte do controle de temperatura (32 a

34ºC) pós-RCE e seu papel em melhorar a sobrevivência e o resultado neurológico têm sido intensamente apoiados pelos dados de testes com animais e em duas marcantes publicações sobre adultos em 2002.[38-39] Os resultados de testes de controle de temperatura publicados em 2013 sugerem que a ênfase seria mais bem aplicada na regulação de temperatura e em evitar a febre em oposição à hipotermia como tal. A literatura pediátrica é atualmente limitada a duas séries de casos que não apoiam o papel da hipotermia pós-RCE como parte do controle de temperatura (32 a 34ºC), mas como eles são inerentemente falhos pela sua natureza retrospectiva, significante seleção tendenciosa e pelo número limitado de pacientes.[40] Um estudo prospectivo randomizado, controlado e multicêntrico de controle de temperatura em lactentes e crianças de pós-RCE (o estudo THAPCA) está atualmente em curso, com resultados que, espera-se, esclarecerão o papel do controle de temperatura pós-RCE em pediatria.

A ideia de que a hiperoxemia pós-RCE piora a lesão de reperfusão de tecidos mediados de radicais livres e de que pode ser associada com a piora de resultados neurológicos e sobrevivência não é nova e apoia-se em modelos animais, estudos sobre isquemia neonatal e em seres humanos adultos pós-RCE.[41] Dados mais recentes (e talvez menos tendenciosos) sobre adultos têm refutado estudos anteriores, sugerindo que, quando fatores de confusão são ajustados para PaO2 pós-RCE, a hiperoxemia não está associada com o resultado do paciente. Estudos pediátricos de pós-RCE (todos retrospectivos, inadequadamente alimentados e sofrendo significante risco de preconceitos levados em conta) sugerem que a hiperoxemia pós-RCE não é um fator determinante no resultado neurológico ou na sobrevivência.[36,42] Se levada em conta de qualquer maneira, a associação com um resultado pobre parece ser aquela de hipoxemia pós-RCE.[42] Almejar uma PaO_2 pós-RCE (PaO2 100 – 150), com base em dados pediátricos limitados, seria a abordagem mais adequada a ser efetuada por profissionais.

O diagnóstico depois de um ataque cardíaco é algo que as famílias querem e que os intensivistas têm de fazer da maneira mais precisa e em tempo hábil. Acumulam-se evidências da literatura crítica adulta e pediátrica sugerindo que o exame neurológico continuará a mudar nos dias após o RCE. O tempo exato de exame físico com o qual diagnosticar permanece uma questão indefinida. Dados sobre adultos pós-RCE têm mostrado que "despertadores tardios" ocorrem com frequência até 10 dias após ressuscitação, incluindo pacientes com bons resultados; esses atrasos na recuperação podem ser ainda mais acentuados no controle de temperatura com o uso de hipotermia pós-RCE. Estudos pediátricos têm mostrado atrasos semelhantes na recuperação da função neurológica que ocorrem no controle de temperatura com hipotermia pós-RCE.[43] É necessário cuidado para se evitar um prodiagnóstico prematuro, baseado em exame neurológico conduzido pouco depois do reaquecimento. Caso contrário, o risco que existe é a perpetuação da profecia autorrealizável de que pacientes pós-RCE terão resultados ruins.

RESSUSCITAÇÃO DO RECÉM-NASCIDO

A maioria dos recém-nascidos (RN) nasce com boa vitalidade, mas deve-se estar sempre preparado para realizar manobras de ressuscitação na sala de parto. Pelo menos um profissional treinado e capaz de realizar todas as etapas da ressuscitação deve estar presente em todo nascimento. Quando se antecipa o nascimento de um concepto de alto risco, podem ser necessários dois a três profissionais treinados e capacitados a reanimar o recém-nascido de maneira rápida e efetiva.[44-46]

As práticas da ressuscitação em sala de parto baseiam-se nas diretrizes publicadas pelo International Liaison Committee on Resuscitation (ILCOR).

O preparo para atender o recém-nascido na sala de parto consiste inicialmente na realização de anamnese materna, na disponibilidade do material para atendimento e na presença de equipe treinada em ressuscitação neonatal. A reanimação depende da avaliação simultânea da respiração e da frequência cardíaca (FC). A FC é o principal determinante da decisão de indicar as diversas manobras de reanimação.

Quando o neonato com líquido amniótico meconial, logo após o nascimento, não apresentar ritmo respiratório regular e/ou estiver com o tônus muscular flácido e/ou a FC < 100 bpm, o pediatra deve realizar a retirada do mecônio residual da hipofaringe e da traqueia sob visualização direta, sob fonte de calor radiante apenas uma única vez.[44-46]

Todos os pacientes < 37 semanas de gestação e aqueles de qualquer idade gestacional sem vitalidade adequada ao nascer precisam ser conduzidos à mesa de ressuscitação, indicando-se os seguintes passos: prover calor, posicionar a cabeça em leve extensão, aspirar vias aéreas (se necessário) e secar o paciente. Em pacientes com peso ao nascer inferior a 1.500 g, recomenda-se o uso do saco plástico transparente de polietileno de 30 × 50 cm e emprego de touca para reduzir a perda de calor na região da fontanela. Se o paciente, após os passos iniciais, não apresentar melhora, indica-se a ventilação com pressão positiva (VPP). A ventilação pulmonar é o procedimento mais simples, importante e efetivo na reanimação do RN em sala de parto. Esta precisa ser iniciada nos primeiros 60 segundos de vida (*the golden minute*).[44-46]

Assim, após os passos iniciais, se o RN ≥ 34 semanas apresentar apneia, respiração irregular e/ou FC < 100 bpm, deve-se iniciar a ventilação com ar ambiente. Uma vez iniciada a ventilação, recomenda-se o uso da oximetria de pulso para monitorar a oferta do oxigênio suplementar. Os valores desejáveis de saturação de oxigênio: até 5 minutos, saturação de 70% a 80%; do 5º ao 10º minuto de vida, saturação de 80% a 90%; e depois de 10 minutos de vida, saturação de 85% a 95%. Quando o RN ≥ 34 semanas não melhora e/ou não atinge os valores desejáveis de saturação de oxigênio com a VPP em ar ambiente, recomenda-se o uso do oxigênio suplementar. Indica-se, de preferência, a aplicação da mistura O_2/ar, ajustando-se a concentração de oxigênio desejada por meio de um *blender*. Quando o oxigênio suplementar é indicado, oferece-se inicialmente O_2 a 40% e ajusta-se a oferta. Em relação aos nascidos com idade gestacional < 34 semanas, pode-se utilizar a concentração inicial de 40%, aumentando-a ou reduzindo-a de modo a manter a FC superior a 100 bpm nos minutos iniciais de vida e a saturação de oxigênio nos limites da normalidade. O ventilador mecânico manual em T tem sido empregado de maneira crescente na reanimação neonatal, sobretudo em prematuros. O equipamento permite administrar pressão inspiratória e *pressão* positiva no *final da expiração* (PEEP, do inglês *positive end expiratory pressure*) constantes, ajustáveis de acordo com a resposta clínica do paciente. O emprego da VPP com balão e máscara, na reanimação neonatal em sala de parto, deve ser feito na frequência de 40 a 60 movimentos/minuto, de acordo com a regra prática "aperta/solta/solta/aperta...".[44-46]

As situações para a indicação de intubação traqueal em sala de parto incluem ventilação com máscara facial não efetiva ou prolongada, aplicação de massagem cardíaca e pacientes portadores de hérnia diafragmática. Após a intubação, inicia-se a ventilação com balão autoinflável, na mesma frequência e pressão descritas na ventilação com balão e máscara.[44-46]

Se o RN mantém a FC < 60 bpm, está indicada a compressão cardíaca. A compressão cardíaca é realizada no terço inferior do esterno preferencialmente por meio da técnica dos dois polegares. No RN, a ventilação e a massagem cardíaca são realizadas de forma sincrônica, mantendo-se uma relação de 3:1, ou seja, três movimentos de massagem cardíaca para um de ventilação, com uma frequência de 120 eventos por minuto (90 movimentos de massagem e 30 ventilações). Quando a FC permanece abaixo de 60 bpm após 45 a 60 segundos, a despeito de ventilação efetiva e de massagem cardíaca adequada, o uso de adrenalina e/ou expansor de volume está indicado.[44-46]

A via preferencial para a infusão de medicações na sala de parto é a endovenosa, sendo a veia umbilical de acesso fácil e rápido. Enquanto o acesso venoso está sendo obtido, pode-se administrar uma única dose de adrenalina por via traqueal, sabendo-se que a absorção por via pulmonar é lenta e imprevisível. Quando não há reversão da bradicardia com o uso da adrenalina, pode-se repeti-la a cada 3 a 5 minutos e considerar o uso de expansores de volume caso o paciente esteja pálido ou existam evidências de choque. A expansão de volume é feita com solução cristaloide isotônica ou sangue total, na dose de 10 mL/kg, que pode ser repetida a critério clínico. Administrar o volume lentamente, em especial nos prematuros, pois a expansão rápida da volemia pode se associar à hemorragia intracraniana. Com o uso do expansor, espera-se o aumento da pressão arterial e a melhora dos pulsos e da palidez.[44-46]

A Figura 241.1 resume a ressuscitação do recém-nascido na sala de parto.

As medicações necessárias para a ressuscitação do recém-nascido na sala de parto estão no Quadro 241.2.

HIPOTERMIA NA ENCEFALOPATIA HIPOXICOISQUÊMICA

A encefalopatia hipoxicoisquêmica (EHI) é definida como um comportamento neurológico anormal no período neonatal resultante de uma agressão hipoxicoisquêmica. A incidência estimada da encefalopatia neonatal varia entre 1 e 8 em cada mil nascimentos e é uma causa importante de morbidade e mortalidade.[49-50]

Vários estudos demonstraram os benefícios do tratamento da EHI com a hipotermia que diminuiu em 19% o risco de morte e/ou acometimento neurológico aos 2 anos de idade e aumentou a sobrevida sem paralisia cerebral em 53%. Resultados semelhantes têm sido mostrados nos pacientes acompanhados até 5 e 7 anos de idade que foram submetidos à hipotermia terapêutica, portanto todo recém-nascido com EHI deve ser avaliado quanto à possibilidade em receber o resfriamento corpóreo nas primeiras 6 horas de vida.[50-54]

MECANISMO DE AÇÃO

A lesão cerebral secundária à hipóxia-isquemia se dá em duas fases separadas por um breve período de latência. Na primeira, período agudo de hipóxia e isquemia, ocorre morte celular por falência energética secundária a uma depleção de adenosina trifosfato (ATP) provocada pela hipóxia (o que origina lesão da membrana, acúmulo intracelular de cálcio, sódio e água, edema citotóxico e morte celular).[55] Com a ressuscitação, ocorre a reperfusão e a reoxigenação dos tecidos comprometidos, iniciando-se uma série complexa de processos bioquímicos interligados e que levam a uma morte celular secundária. Esses processos incluem a formação de radicais livres e o acúmulo de neurotransmissores excitatórios, como o glutamato e citocinas pró-inflamatórias, e condicionam disfunção microcirculatória cerebral, lesão celular direta e estímulo da apoptose neuronal. A hipotermia aplicada no período de latência, nas primeiras seis horas, inibe os mecanismos de lesão do sistema nervoso central (SNC) decorrentes da fase tardia da encefalopatia hipoxicoisquêmica. A hipotermia atua por diversos mecanismos fisiopatológicos, tais como a diminuição do metabolismo cerebral, a redução do edema cerebral citotóxico, a redução da pressão intracraniana e a inibição da apoptose. A cada redução de 1ºC na temperatura corporal, o metabolismo cerebral diminui cerca de 7%, e uma redução de 3 a 4ºC associa-se a uma redução dos níveis de glutamato e de radicais livres.[56]

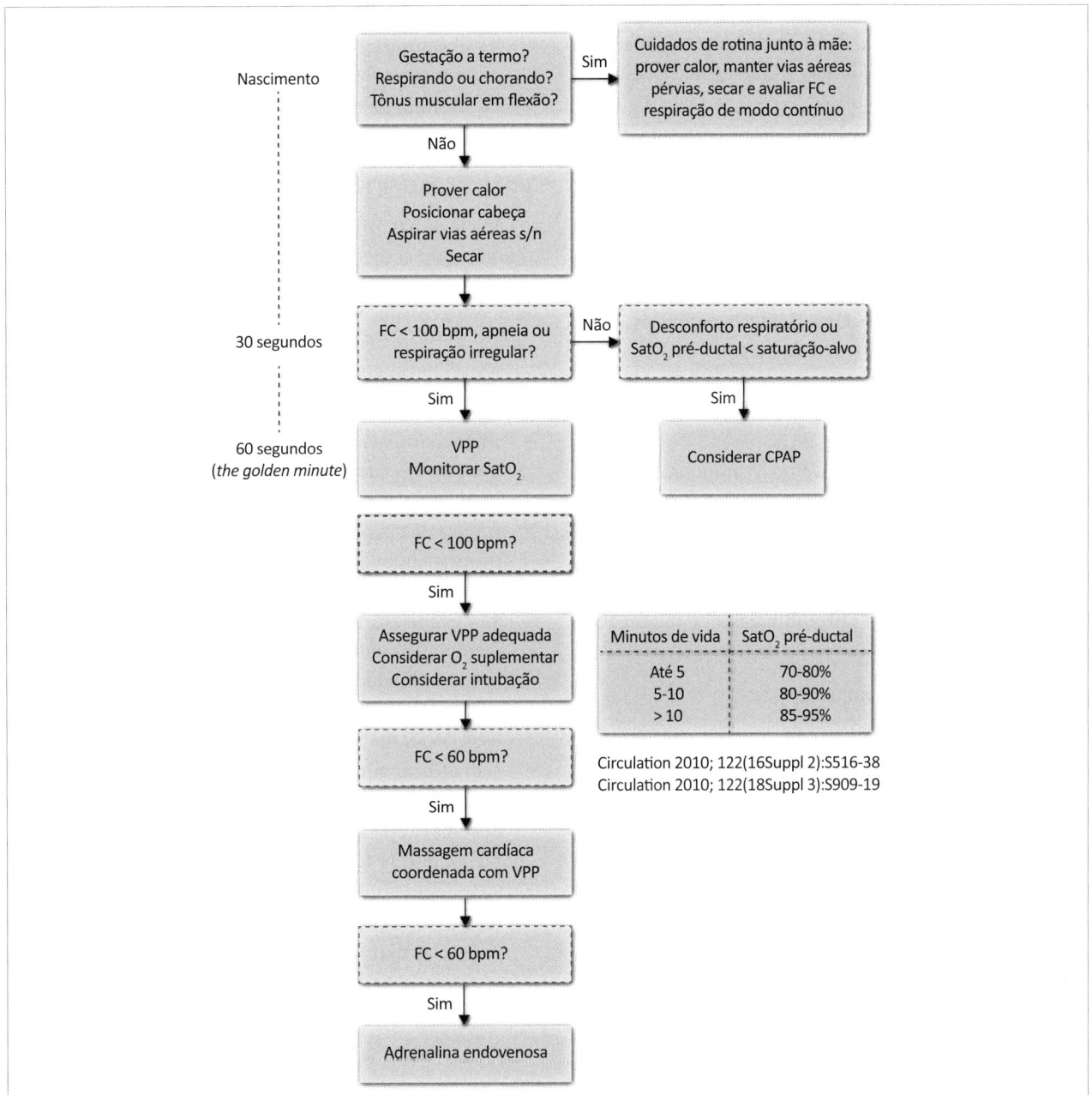

FIGURA 241.1. Fluxograma da ressuscitação do recém-nascido em sala de parto.
VPP: ventilação com pressão positiva; CPAP: pressão positiva contínua das vias aéreas; FC: frequência cardíaca.
Fonte: Documento Científico do Programa de Reanimação Neonatal da Sociedade Brasileira de Pediatria – 1º de abril de 2013.

QUADRO 241.2. Medicações necessárias para a ressuscitação do recém-nascido na sala de parto.

	Adrenalina IV	Adrenalina traqueal	Expansores de volume
Diluição	1:10.000: 1 mL de adrenalina 1:1.000 em 9 mL de SF 0,9%	1:10.000: 1 mL de adrenalina 1:1.000 em 9 mL de SF 0,9%	SF 0,9% Ringer lactato Sangue total
Preparo	1 mL	5 mL	2 seringas de 20 mL
Dose	0,1-0,3 mL/kg	0,5-1,0 mL/kg	10 mL/kg EV

O protocolo para resfriamento corpóreo total de RN com EHI da UTI neonatal da Unidade Materno-Infantil do Hospital Israelita Albert Einstein é apresentado a seguir:

Critérios de inclusão:
1. Todos os critérios:
   - Recém-nascido com idade gestacional maior ou igual a 35 semanas.
   - Evento isquêmico perinatal presente ou suspeito.
   - 6 horas de vida ou menos.
   - Encefalopatia clínica (tônus anormal, irritabilidade excessiva ou resposta neurológica pobre), evidência de encefalopatia moderada ou grave definida como convulsão clínica ou presença de três ou mais itens das seis categorias descritas no Quadro 241.3:
2. Com dois dos critérios:
   - Apgar menor ou igual a 5 no 5º minuto de vida.
   - Necessidade de suporte ventilatório com 5 minutos de vida (intubação ou ventilação com balão autoinflável).
   - Gasometria do cordão ou arterial na primeira hora de vida com pH < 7,10 ou BE maior ou igual a 12.

Critérios de exclusão:
- Idade acima de 6 horas de vida.
- Peso de nascimento < 2 kg.
- Malformações congênitas maiores.
- Pacientes julgados como morte inevitável pela equipe de neonatologia.

Precaução de segurança com o paciente:
- Confirmar a identificação do paciente antes de iniciar o procedimento.
- Se FC for inferior a 70 batimentos por minuto, considerar o risco de parada cardíaca; a bradicardia sinusal é comum durante a hipotermia.

Equipamento necessário:
- Termômetro retal ou esofágico para monitorização constante da temperatura.
- Monitor de temperatura retal ou esofágica contínua.
- Colchão térmico.

PROCEDIMENTO

Inicia-se nas primeiras seis horas de vida e documenta-se o horário do começo da hipotermia. Na sala de ressuscitação neonatal, uma vez decidido pelo protocolo de hipotermia, o berço aquecido deverá ser desligado e o transporte para a UTI neonatal deverá ser em incubadora desligada.

Na UTI neonatal:
- O RN deverá ser mantido em berço aquecido desligado.
- Após a admissão, deverá ser instalado o monitor contínuo de temperatura retal a 5 cm do ânus e fixado no local para evitar a mobilização.
- A meta de temperatura retal é atingir entre 33 e 34ºC na primeira hora do tratamento (temperatura registrada a cada 30 minutos).
- Se a temperatura for superior a 34ºC, realiza-se o resfriamento utilizando o colchão específico para esse fim. Na indisponibilidade do colchão térmico ou se a temperatura não for atingida, utilizam-se bolsas de resfriamento (*cool packs*) mantidas a uma temperatura média de 10ºC.
- Não utilizar aquecimento da cabeça.
- O resfriamento será mantido até que a temperatura fique abaixo de 34,5ºC e interrompido quando esta for menor que 34ºC.
- Se a temperatura cair para valores abaixo de 33ºC, a potência do aquecedor deve ser ajustada manualmente para se atingir uma temperatura retal de 33,5ºC, a que se seguirá o desligamento do berço aquecido.
- Manter a hipotermia por um período de 72 horas.

QUADRO 241.3. Critérios de classificação da encefalopatia clínica.

Categoria	Encefalopatia moderada	Encefalopatia grave
1. Nível de consciência	Letargia	Estupor/coma
2. Atividade espontânea	Diminuída	Ausente
3. Postura	Flexão distal Extensão completa	Descerebração (braços estendidos e rodados internamente, pernas estendidas com pés em flexão plantar forçada)
4. Tônus	Hipotonia (focal ou generalizada)	Flacidez
5. Reflexos primitivos: • Moro • Sucção	 Fraco Incompleta	 Ausente Ausente
6. Sistema autonômico • Pupilas • Frequência cardíaca • Respiração	 Miose Bradicardia Periódica	 Midríase ou sem reação à luz Variável Apneia

REAQUECIMENTO

O processo de reaquecimento deverá ser iniciado 72 horas após o início da hipotermia, a uma velocidade de 0,2 a 0,5°C por hora até a temperatura de 36,5°C ser atingida. Deverá ser utilizada apenas uma técnica de aquecimento por vez. As técnicas permitidas, em ordem preferencial, são:

- Elevação da temperatura ambiente se estiver na incubadora.
- Uso controlado do aquecedor do berço aquecido.

Manter controle contínuo da temperatura retal com anotação da temperatura a cada hora, até 24 horas depois da temperatura de 36,5°C ser atingida. Atenção deve ser dada para o uso de líquidos durante o processo de reaquecimento.

CONSIDERAÇÕES

- A irritabilidade é comum e geralmente relacionada à lesão neurológica.
- Tremores podem ser observados e podem estar relacionados ao estado neurológico.
- Tratar convulsões com fenobarbital. Dose de ataque 20 mg/kg. Se as convulsões não cessarem, realizar bólus de 10 mg/kg até completar a dose total de 40 mg/kg; iniciar a manutenção 4 mg/kg/dia após 12 a 24 horas do ataque. A intoxicação por fenobarbital está relacionada à insuficiência renal e hepática.
- Manter monitorização de pressão arterial invasiva (cateter arterial na artéria umbilical) durante todo o procedimento.
- A bradicardia sinusal é comum durante a hipotermia (tolerar FC entre 80 e 100 bpm). Tolerar FC menor de 80 se a pressão arterial for adequada. Se a FC for inferior a 60 bpm, considerar o uso de atropina (0,01 a 0,03 mg/kg dose a cada 10 a 15 minutos).
- Se ocorrer hipotensão, realiza-se a expansão com soro fisiológico (10 mL/kg em 20 minutos) e inicia-se dobutamina na dose de 7,5 mcg/kg/minuto.
- Controlar a diurese por sonda uretral de demora até o final do reaquecimento.
- Manter acesso vascular central (cateterização umbilical venosa e arterial).
- Manter jejum durante a hipotermia.
- Controle gasométrico pelo menos uma vez ao dia para monitorização da acidose.
- Introduzir analgesia com fentanil na dose de 1 mcg/kg/hora assim que iniciar a hipotermia, aumentar a dose de acordo com escore de dor utilizado na unidade.
- Cuidados da pele do recém-nascido evitando lesões pelo contato direto com superfícies frias ou de decúbito.

O Quadro 241.4 descreve a monitorização do recém-nascido em hipotermia terapêutica por EHI.

QUADRO 241.4. Monitorização do recém-nascido em hipotermia terapêutica por EHI.

Cardiovascular	- Monitorização contínua da FC e pressão arterial invasiva - Acesso venoso central pelo cateter umbilical
Respiratório	- Oximetria de pulso contínua - Gasometria arterial de cordão umbilical ou até no máximo com 1 hora de vida e, depois, com 6 e 24 horas (no mínimo) se não houver necessidade de suporte ventilatório, e a cada 24 horas para controle da acidose
Fluidos Eletrólitos Enzimas	- Controle de eletrólitos com 6, 24 e 72 horas - Ureia, creatinina, magnésio e fósforo séricos diariamente - CPK, CKMB, DHL e troponina com 6 e 24 horas de vida - transaminases, bilirrubina e albumina se necessário
Hematologia	- Hemograma completo, tempo de protrombina e tempo de tromboplastina parcial com 24 e 72 horas de vida
Neurologia	- Avaliação neurológica diária - Monitorização com EEG ou aEEG - Neuroimagem, considerar ultrassonografia de cérebro no 1º dia de vida e ressonância magnética entre 3 e 10 dias de vida
Pele	- Exame de pele de hora em hora - Mudar de posição para evitar pontos de pressão e lesão do tecido local

EHI: encefalopatia hipoxicoisquêmica; FC: frequência cardíaca; CPK: creatinofosfoquinase; CKMB: creatino quinase - fração MB; EEG: Eletroencefalograma; aEEG: eletroencefalograma de amplitude integrada.

OBSERVAÇÕES

O resfriamento será interrompido se houver:

- Persistência de hipoxemia com fração inspirada de oxigênio a 100%.
- Necessidade de tratamento de coagulopatias.
- Arritmia cardíaca que necessite de tratamento.

INFORMAÇÕES AOS PAIS

Explicar que o recém-nascido apresenta riscos de danos cerebrais e que estudos recentes têm mostrado que o resfriamento pode proteger o cérebro e diminuir os danos cerebrais causados pela injúria hipóxica, desde que iniciado até a sexta hora de vida. Esclarecer todo o procedimento e duração da hipotermia e informar que o resfriamento corpóreo é bem tolerado pela maioria dos recém-nascidos.

CUIDADOS COM O RECÉM-NASCIDO PÓS-RESSUSCITAÇÃO

O principal objetivo no período imediato após a ressuscitação cardiopulmonar é a estabilização. Devem-se procurar manter adequadas ventilação, oxigenação e perfusão dos diversos órgãos e tecidos (cerebral, renal, miocárdico, esplâncnico etc.), corrigir os distúrbios hidreletrolíticos e acidobásicos, buscar e tratar a causa principal da parada cardiorrespiratória, evitando-se, assim, danos posteriores ao organismo e recorrência da parada. Durante o período pós-ressuscitação, deve-se identificar e tratar a causa da parada cardiorrespiratória e suas complicações, como infecções, distúrbios hidreletrolíticos e acidobásicos, hipo ou hiperglicemias, hipo ou hipertermia, distúrbios do ritmo cardíaco etc. No período imediato pós-parada cardiorrespiratória, deve-se estabilizar o paciente por meio das avaliações, reavaliações e controle contínuo da ventilação, oxigenação e perfusão.[57]

Se nascer um bebê de alto risco em um hospital que não tenha UTI neonatal, a equipe multiprofissional deve estar preparada e treinada para entrar em contato com a equipe do hospital terciário, passar o caso, receber as orientações necessárias e transportar o recém-nascido para o centro terciário. O apoio à família nesse momento é essencial e deve-se esclarecer o motivo do transporte e as condições do paciente.

Similarmente ao programa de ressuscitação neonatal, foram criados programas educacionais de estabilização do recém-nascido para treinamento da equipe:[58]

1. Manejo integrado da criança e do neonato doentes (IMNC) – fontes: Organização Mundial da Saúde (OMS) e UNICEF (Índia). Conteúdo: identificação das crianças doentes para facilitar a transferência para outro hospital. Foco na alimentação, icterícia, infecção e diarreia.
2. Programa de Educação continuada Neonatal (PCEP) – Universidade de Virgínia. Foco no treinamento da equipe de saúde interdisciplinar nos Estados Unidos e Canadá.
3. Cuidado ao recém-nascido de risco (ACoRN) da Sociedade do Canadá. Foco: identificação do recém-nascido de risco e manejo imediato nas áreas respiratória, cardiovascular, neurológica, cirúrgica, temperatura e infecções.
4. S.T.A.B.L.E. Estabilização pós-ressuscitação pré-transporte pelos profissionais de saúde. Desde 1996 curso de 8 a 9 horas de duração, de Utah (Estados Unidos), baseado na avaliação e manejo imediato de: (**S** = açúcar e segurança, **T** = temperatura, **A** = vias aéreas, **B** = pressão sanguínea, **L** = laboratório, **E** = apoio emocional).

REFERÊNCIAS BIBLIOGRÁFICAS

1. Berg MD, Schexnayder SM, Chameides L, Terry M, Donoghue A, Hickey RW, et al. Part 13: pediatric basic life support: 2010 American Heart Association Guidelines for Cardiopulmonary Resuscitation and Emergency Cardiovascular Care. Circulation. 2010;122(18 suppl 3):s862-s875.
2. Kleinman ME, Chameides L, Schexnayder SM, Samson RA, Hazinski MF, Atkins DL, et al. Part 14: pediatric advanced life support: 2010 American Heart Association Guidelines for Cardiopulmonary Resuscitation and Emergency Cardiovascular Care. Circulation. 2010;122(18 suppl 3):s876-s908.
3. Young KD, Seidel JS. Pediatric cardiopulmonary resuscitation: A collective review. Ann Emerg Med. 1999;33:195-205.
4. Samson RA, Nadkarni VM, Meaney PA, Carey SM, Berg MD, Berg RA. Outcomes of in-hospital ventricular fibrillation in children. N Engl J Med. 2006;354:2328-39.
5. Reis AG, Nadkarni V, Perondi MB, Grisi S, Berg RA. A prospective investigation into the epidemiology of in-hospital pediatric cardiopulmonary resuscitation using the international Utstein reporting style. Pediatrics. 2002;109:200-9.
6. Kitamura T, Iwami T, Kawamura T, Nagao K, Tanaka H, Nadkarni VM, et al. Conventional and chest-compression-only cardiopulmonary resuscitation by bystanders for children who have out-of-hospital cardiac arrests: a prospective, nationwide,cohort study. Lancet. 2010;375:1347-54.
7. Atkins DL, Everson-Stewart S, Sears GK, Daya M, Osmond MH, Warden CR, et al. Epidemiology and outcomes from out-of-hospital cardiac arrest in children: the Resuscitation Outcomes Consortium Epistry-Cardiac Arrest. Circulation. 2009;119:1484-91.
8. Hunt EA, Zimmer KP, Rinke ML, Shilkofski NA, Matlin C, Garger C, et al. Transition from a traditional code team to a medical emergency team and categorization of cardiopulmonary arrests in a children's center. Arch Pediatr Adolesc Med. 2008;162:117-22.
9. Davidovic L, LaCovey D, Pitetti RD. Comparison of 1- versus 2-person bag-valve-mask techniques for manikin ventilation of infants and children. Ann Emerg Med. 2005;46:37-42.
10. Aufderheide TP, Sigurdsson G, Pirrallo RG, Yannopoulos D, McKnite S, von Briesen C, et al. Hyperventilation-induced hypotension during cardiopulmonary resuscitation. Circulation. 2004;109:1960-5.
11. Weiss M, Dullenkopf A, Fischer JE, Keller C, Gerber AC. Prospective randomized controlled multi-centre trial of cuffed or uncuffed endo-tracheal tubes in small children. Br J Anaesth. 2009;103:867-73.
12. Duracher C, Schmautz E, Martinon C, Faivre J, Carli P, Orliaguet G. Evaluation of cuffed tracheal tube size predicted using the Khine-formula in children. Paediatr Anaesth. 2008;18:113-8.
13. Park C, Bahk JH, Ahn WS, Do SH, Lee KH. The laryngeal mask airway in infants and children. Can J Anaesth. 2001;48:413-7.
14. RM Sutton, D Niles, J Nysaether, BS Abella. Quantitative analysis of CPR quality during in-hospital resuscitation of older children and adolescents. Pediatrics. 2009;124:494-9.
15. Kanter RK, Zimmerman JJ, Strauss RH, Stoeckel KA. Pediatricemergency intravenous access. Evaluation of a protocol. Am J Dis Child. 1986;140:132-4.
16. Bettin M, Page B, Knight D. Is there still a place for endotracheal adrenaline in neonatal resuscitation? J Paediatr Child Health. 2007;43:504.
17. Niemann JT, Criley JM, Rosborough JP, Niskanen RA, Alferness C. Predictive indices of successful cardiac resuscitation after prolonged arrest and experimental cardiopulmonary resuscitation. Ann Emerg Med.1 985;14:521-8.
18. Sanders A, Ewy G, Taft T. Prognostic and therapeutic importance of the aortic diastolic pressure in resuscitation from cardiac arrest. Crit Care Med. 1984;12:871-3.
19. Perondi MB, Reis AG, Paiva EF, Nadkarni VM, Berg RA. A comparison of high-dose and standard-dose epinephrine in children with cardiac arrest. N Engl J Med. 2004;350:1722-30.
20. Vukmir RB, Katz L. Sodium bicarbonate improves outcome in pro-longed prehospital cardiac arrest. Am J Emerg Med. 2006;24:156-61.
21. Lokesh L, Kumar P, Murki S, Narang A. A randomized controlled trial of sodium bicarbonate in neonatal resuscitation-effect on immediate outcome. Resuscitation. 2004;60:219-23.
22. Cardiac arrest in special situations: 2010 American Heart Association guidelines for cardiopulmonary resuscitation and emergency cardiovascular care. Circulation. 2010;122(suppl 3):S829-S861. (Circulation. 2010;122[suppl 3]:S829-S861.)
23. Beiser DG, Carr GE, Edelson DP, Peberdy MA, Hoek TL. Derangements in blood glucose following initial resuscitation from in-hospital cardiac arrest: a report from the national registry of cardiopulmonary resuscitation. Resuscitation. 2009;80:624-30.
24. Dauchot P, Gravenstein JS. Effects of atropine on the electrocardiogramin different age groups. Clin Pharmacol Ther. 1971;12:274-80.
25. Mann K, Berg RA, Nadkarni V. Beneficial effects of vasopressin inprolonged pediatric cardiac arrest: a case series. Resuscitation. 2002;52:149-56.
26. Somberg JC, Bailin SJ, Haffajee CI, Paladino WP, Kerin NZ, Bridges D, et al. Intravenous lidocaine versus intravenous amiodarone (in a

26. new aqueous formulation) for incessant ventricular tachycardia. Am J Cardiol. 2002;90:853-9.
27. Dorian P, Cass D, Schwartz B, Cooper R, Gelaznikas R, Barr A. Amiodarone as compared with lidocaine for shock-resistant ventricular-fibrillation. N Engl J Med. 2002;346:884-90
28. Larsen MP, Eisenberg MS, Cummins RO, Hallstrom AP. Predicting-survival from out-of-hospital cardiac arrest: a graphic model. Ann Emerg Med. 1993;22:1652-8
29. Tibballs J, Carter B, Kiraly NJ, Ragg P, Clifford M. External and internal biphasic direct current shock doses for pediatric ventricular fibrillation and pulseless ventricular tachycardia. Pediatr Crit Care Med. 2011;12:14-20.
30. Nadkarni VM, Larkin GL, Peberdy MA, Carey SM, Kaye W, Mancini ME, et al. First documented rhythm and clinical outcome from in-hospital cardiac arrest among children and adults. JAMA. 2006;295:50-7.
31. de Mos N, van Litsenburg RR, McCrindle B, Bohn DJ, Parshuram CS. Pediatric in-intensive-care-unit cardiac arrest: incidence, survival, and predictive factors. Crit Care Med. 2006;34:1209-15.
32. Adrie C, Adib-Conquy M, Laurent I, Monchi M, Vinsonneau C, Fitting C, et al. Successful cardiopulmonary resuscitation after cardiac arrest as a "sepsis-like" syndrome. Circulation. 2002;106:562-8.
33. Kern KB, Hilwig RW, Berg RA, Rhee KH, Sanders AB, Otto CW, et al. Postresuscitation left ventricular systolic and diastolic dysfunction: treatment with dobutamine. Circulation. 1997;95:2610-3.
34. Topjian AA, French B, Sutton RM, Conlon TW, Nadkarni VM, Moler FW, et al. Early post-resuscitation hypotension is associated with increased mortality following pediatric cardiac arrest. Critical Care Medicine. 2014;42:1518-23.
35. Claus S, Fin S L, Tina M H, Soren B, Jan A. Autoregulation of Cerebral Blood Flow in Patients Resuscitated From Cardiac Arrest. Stroke. 2001;32:128-32.
36. Del Castillo J, López-Herce J, Matamoros M, Cañadas S, Rodriguez--Calvo A, Cechetti C, et al. Hyperoxia, hypocapnia and hypercapnia as outcome factors after cardiac arrest in children. Resuscitation. 2012;83:1456-61.
37. Krumholz A, Stern BJ, Weiss HD. Outcome from coma after cardiopulmonary resuscitation: relation to seizures and myoclonus. Neurology. 1988;38:401-5.
38. HACA. Hypothermia After Cardiac Arrest Study Group. Mild therapeutic hypothermia to improve the neurologic outcome after cardiac arrest. N Engl J Med. 2002;346:549-6.
39. Bernard SA, Gray TW, Buist MD, Jones BM, Silvester W, Gutteridge G, Smith K. Treatment of comatose survivors of out-of-hospital cardiac arrest with induced hypothermia. N Engl J Med. 2002;346:557-63.
40. Doherty DR, Parshuram CS, Gaboury I, Hoskote A, Lacroix J, Tucci M, et al. Hypothermia therapy after pediatric cardiac arrest. Circulation. 2009;119:1492-500.
41. Kuisma M, Boyd J, Voipio V, Alaspaa A, Roine RO, Rosenberg P. Comparison of 30 and the 100% inspired oxygen concentrations during early post-resuscitation period: a randomised controlled pilot study. Resuscitation. 2006;69:199-206.
42. Ferguson LP, Durward A, Tibby SM. After Resuscitation From Cardiac Arrest and Mortality in Children. Circulation. 2012;126:335-42.
43. Abend NS, Topjian AA, Kessler SK, Gutierrez-Colina AM, Berg RA, Nadkarni V, et al. Outcome prediction by motor and pupillary responses in children treated with therapeutic hypothermia after cardiac arrest. Pediatr Crit Care Med. 2012;13:3-8.
44. Perlman JM, Wyllie J, Kattwinkel J, Atkins DL, Chameides L, Goldsmith JP, et al. Part 11: neonatal resuscitation: 2010 International Consensus on Cardiopulmonary Resuscitation and Emergency Cardiovascular Care Science With Treatment Recommendations. Circulation. 2010;122(16 Suppl 2):S516-38.
45. Kattwinkel J, Perlman JM, Aziz K, Colby C, Fairchild K, Gallagher J, et al. Part 15: neonatal resuscitation: 2010 American Heart Association Guidelines for Cardiopulmonary Resuscitation and Emergency Cardiovascular Care. Circulation. 2010;122(18 Suppl 3):S909-19.
46. Academia Americana de Pediatria e Associação Americana de Cardiologia. Manual de Reanimação Neonatal 6ª edição 2014.
47. Dawson JA, Kamlin CO, Vento M, Wong C, Cole TJ, Donath SM, et al. Defining the reference range for oxygen saturation for infants after birth. Pediatrics. 2010;125(6):e1340-7.
48. Tan A, Schulze A, O'Donnell CP, Davis PG. Air versus oxygen for resuscitation of infants at birth. Cochrane Database Syst Rev. 2005(2):CD002273.
49. Rede Brasileira de Pesquisas Neonatais [homepage na internet]. Relatórios anuais: 2009. [Internet] [Acesso em 29 jan 2016]. Disponível em: http://www.redeneonatal.fiocruz.br/images/stories/relatorios/rbpn2009.pdf
50. Kurinczuk J, White-Koning M, Badia N. Epidemiology of neonatal encephalopathy and hypoxic-ischaemic encephalopathy. Ear Hum Dev. 2010;86:329-38.
51. Perlman JM. Hypothermia as a therapeutic intervention in term infants with neonatal encephalopathy: is it ready for prime time? Resuscitation. 2008;78(1):1-2.
52. Roka A, Azzopardi D. Therapeutic hypothermia for neonatal hypoxic ischaemic encephalopathy. Early Hum Dev. 2010;86(6):361-7.
53. Darmstadt GL, Bhutta ZA, Cousens S, Adam T, Walker N, de Bernis L. Evidence-based, cost-effective interventions: how many newborn babies can we save? Lancet. 2005;365(9463):977-88.
54. Perlman, JM. Intervention strategies for neonatal hypoxic-ischemic cerebral injury. Clin Ther. 2006;28(9):1353-65.
55. Gluckman P, Pinal C, Gunn A. Hypoxic-ischemic brain injury in the newborn: pathophysiology and potential strategies for intervention. Sem Neonatol. 2001;6(2):109-20.
56. Drury P, Bennet L, Gunn A. Mechanisms of hypothermic neuroprotection. Semin Fetal Neonat Med. 2010;15:287-92.
57. Ringer SA, Aziz K. Neonatal Stabilization and postresuscitation Care. Clin Perinatol. 2012;39:901-18.
58. Kendall AB, Scott PA, Karisen K. The S.T.A.B.L.E. Program. J Perinat Neonat Nurs. 2012;26(2):147-57.

CAPÍTULO 242

NEUROINTENSIVISMO NA CRIANÇA E NO RECÉM-NASCIDO

João Fernando Lourenço de Almeida
Mauricio Magalhães

DESTAQUES

- O *neurointensivismo* pediátrico tem como objetivo primário a melhora dos desfechos relacionados com injúrias do sistema nervoso central (SNC).
- O foco da monitorização e do tratamento deve ser a prevenção da lesão neurológica secundária.
- As principais etiologias envolvidas em casos neurológicos graves incluem trauma (ou traumatismo) cranioencefálico (TCE), estado de mal epiléptico (EME), infecções do SNC, erros inatos do metabolismo e pós-operatório de neurocirurgia.
- Em termos fisiopatológicos, é importante diferenciar algumas das síndromes clínicas específicas, como TCE, coma e EME.
- A monitorização *neurointensiva* em pediatria envolve avaliação clínica, exames gerais e exames específicos do SNC.
- O tratamento de casos neurológicos deve ser focado na prevenção de hipóxia e hipotensão (as principais lesões secundárias), com intubação precoce, ajuste adequado da ventilação mecânica (para evitar hipocapnia inadvertida), adequação volêmica e uso precoce de vasopressores, se necessário.
- O segundo objetivo do tratamento é reduzir a pressão intracraniana (PIC). As soluções hiperosmolares, como o manitol e a solução salina hipertônica, são as terapêuticas que apresentam os melhores resultados clínicos na redução da PIC.

INTRODUÇÃO

Muitos esforços têm sido feitos nos últimos anos para desenvolver cuidados específicos para crianças com problemas neurológicos, utilizando equipes especializadas, geralmente formadas por intensivistas pediátricos e neurologistas. Esses esforços têm dado origem ao que chamamos de *neurointensivismo pediátrico*.

O neurointensivismo pediátrico tem como objetivo primário a melhora dos desfechos relacionados com injúrias do SNC.[1] Após a ocorrência da lesão neurológica primária, os dispositivos, as técnicas e os tratamentos devem convergir para a prevenção da lesão cerebral secundária, evitando que lesões definitivas e irreversíveis do SNC se estabeleçam. Portanto, em outros termos, pode-se dizer que o *neurointensivismo* visa à *neuroproteção*. Diversos avanços nos cuidados respiratórios, anestésicos, farmacológicos e cirúrgicos proporcionam cada vez mais a melhora do prognóstico neurológico.

Os avanços não se limitam ao componente tangível, como novos aparelhos, monitores, cateteres e exames, mas se estendem ao desenvolvimento de profissionais, protocolos e esforços de integração de todos esses membros da equipe multiprofissional no cuidado geral, com foco na *neuroproteção*. O envolvimento de pediatras, intensivistas, neurologistas, cirurgiões, fisioterapeutas, nutricionistas e enfermeiros é fundamental para o sucesso desses objetivos.[2]

HISTÓRICO

O conceito de terapia intensiva neurológica especializada para pacientes pediátricos existiu por quase um século. Em 1928, Philip Drinker e Louis Shaw desenvolveram e testaram em si próprios um dispositivo que mais tarde viria a ser conhecido como o pulmão de ferro. O dispositivo foi utilizado pela primeira vez em uma menina de 8 anos de idade com insuficiência respiratória secundária à poliomielite.[3] Apesar dos esforços para salvar essa criança, sua evolução foi desfavorável, porém essa experiência preparou o palco para o surgimento e o crescimento posteriores das unidades de terapia intensiva pediátrica (UTIP) modernas.

Quanto ao cuidado neurológico específico, se a situação for tomada de um ponto de vista alternativo, Driker e Shaw talvez tenham descrito e criado, além da primeira UTIP, a primeira unidade de neurointensivismo pediátrico, já que cuidavam de crianças com doenças neuromusculares.

O advento dos cuidados neurológicos críticos começou em unidades de terapia intensiva de adultos (UTI) na década de 1980. O objetivo primário da separação foi fornecer a infraestrutura necessária para realizar várias estratégias neuroprotetoras emergentes para o cérebro com lesões específicas, como acidente vascular cerebral (AVC) isquêmico e hemorrágico, TCE, vasoespasmo após hemorragia subaracnóide e lesão cerebral hipóxico-isquêmica após parada cardíaca. Esses tratamentos foram em grande parte dirigidos para atenuar a neurotoxicidade associada com a morte de neurônios e a liberação concomitante de íons de cálcio, radicais livres e glutamato, que levam aos danos excitotóxicos.

Em pediatria, a criação de unidades de cuidados neurocríticos formais tem sido mais cautelosa, por causa de uma variedade de fatores. As UTIs de adultos abrangem um grande número de pacientes com apenas algumas doenças com as mesmas características, principalmente AVC, TCE e lesões hipóxico-isquêmicas. Em contrapartida, na infância, as causas de doenças neurológicas são mais diversificadas e, muitas vezes, de diagnóstico mais difícil. Outros fatores incluem a dificuldade de obter dispositivos e monitores pediátricos, além da questão econômica.

CENTROS DE TERAPIA INTENSIVA NEUROLÓGICA MELHORAM DESFECHOS?

Em UTI neurológica de pacientes adultos, existem evidências de que o cuidado focado em indicadores e protocolos neurológicos reduz a mortalidade, a morbidade e, principalmente, o tempo de internação em UTI e os custos.[4-8]

Nesse contexto, poder-se-ia estimar que tais desfechos também se replicariam em UTIs pediátricas. Entretanto, tanto pelo número mais escasso de centros especializados como pelo menor número de pacientes, não se pode demonstrar a melhora desses desfechos em pediatria. O *neurointensivismo* pediátrico ainda se encontra em desenvolvimento e com dúvidas a serem respondidas, como o real benefício da separação de pacientes (já que a disponibilidade de profissionais médicos e de enfermagem é restrita), sobre a real especificidade dos diagnósticos neurológicos em pediatria (já que os casos neurológicos mais graves em pediatria são secundários a doenças sistêmicas graves) e se o melhor caminho seria o treinamento *neurointensivo* das equipes de UTIP, sem a divisão em duas unidades. Sobre o treinamento específico, com foco na monitorização, na pesquisa e na educação, já existe evidência pediátrica de que esse pode ser o futuro do *neurointensivismo* infantil.[2]

ETIOLOGIA

Como já citado, o número total de casos neurológicos em adultos é maior do que em pediatria, entretanto a amplitude de etiologias de casos *neurointensivos* na faixa etária pediátrica é maior quando comparada com a de etiologias em pacientes adultos.

Um exemplo dessa complexidade são os erros inatos do metabolismo. Além de muitos deles se apresentarem com sintomas neurológicos, como coma e mal epiléptico, a descoberta de novos erros do metabolismo com testes mais específicos, como espectrometria de massas em tandem (MS/MS), tem ajudado no diagnóstico de doenças antes desconhecidas, como defeitos do ciclo da ureia e aminoacidopatias.

Apesar da escassez de estudos epidemiológicos em crianças, podem ser citados alguns estudos europeus e norte-americanos sobre as causas de admissão em UTIs *neurointensivas*.

Na Espanha, um estudo revelou que das 2.198 admissões na UTIP (32%), 711 eram por doenças neurológicas primárias.[9] O TCE foi responsável por 30% dessas patologias neurológicas, o pós-operatório de neurocirurgia ficou em segundo lugar, com 18%, e as convulsões foram responsáveis por 15% das admissões.

Em Washington, de 1.423 admissões, em 26% o motivo primário da internação foi um distúrbio neurológico. O EME representou 18,9%, o TCE correspondeu a 14,2% e tumores do SNC foram responsáveis por 12,8% das admissões. Coma não traumático só ocorreu em 3,8% das internações. O restante dos casos representava manifestações neurológicas de doenças sistêmicas.[10]

Em Boston, 3.719 crianças foram admitidas na UTIP, e 19% delas foram vistas pela equipe de cuidados neurointensivos. O diagnóstico de convulsões e EME representou 48% dos atendimentos, doenças cerebrovasculares foram responsáveis por 14%, coma e/ou morte encefálica corresponderam a 8%, infecções do SNC e doenças desmielinizantes encerraram as etiologias dessa casuística com 5% cada.[10-13]

Em referência ao prognóstico dos casos neurológicos, é importante apontar que, comparativamente, as desordens neurológicas são responsáveis por uma mortalidade maior em UTI pediátrica, quando comparada com a das unidades *neurointensivas* de adultos.[13]

ANATOMIA E FISIOPATOLOGIA

A maioria dos estudos que comparam a *neuroanatomia* de adultos com a de crianças está relacionada ao TCE. A anatomia da criança, em contraste com a dos adultos, pode favorecer a ocorrência de TCE e as lesões associadas. A proporção da cabeça em relação ao corpo é maior na criança do que no adulto. No lactente, os processos de calcificação do crânio e o fechamento das suturas ainda não são definitivos. Além disso, essa população tem mais flexibilidade e fragilidade do osso imaturo. A presença de fontanelas abertas e de cisternas mais amplas permite maior tolerância a aumentos da PIC por parte dos lactentes, entretanto, devido ao reduzido tamanho total do *neuroeixo*, essa capacidade de compensação é limitada. O cérebro imaturo é suscetível a forças biomecânicas, inflamação e autorregulação alteradas.

O conteúdo intracraniano é composto de três compartimentos: cérebro (80% do volume), sangue (10%) e líquido cefalorraquidiano (LCR) (10%). Assim, as estratégias utilizadas para o manejo da PIC baseiam-se no princípio de Monro-Kellie, segundo o qual: "Num continente inelástico (o crânio), o volume total intracraniano deve persistir constante. Se um processo patológico afeta a quantidade normal de qualquer um desses componentes, deve haver diminuição de outro compartimento como compensação; ou seja, um aumento no tamanho do cérebro, do volume de sangue, ou do LCR deve ser acompanhado por uma redução dos demais componentes, senão a elevação da pressão intracraniana irá ocorrer".

Os mecanismos compensatórios do aumento da PIC são: deslocamento do cérebro (herniação); deslocamento do LCR do compartimento intracraniano para o compartimento intratecal; deslocamento de sangue venoso para as veias jugulares e de sangue arterial para o sistema carotídeo.

Entretanto, a redução da PIC pode ser obtida por uma ou mais das seguintes abordagens: reduzindo LCR por drenagem física; reduzindo o volume de sangue por indução à hiperventilação e terapias hiperosmolares; levando à vasoconstrição; ou com a remoção cirúrgica de uma lesão que esteja ocupando espaço, como um tumor ou hematoma.

A lesão encefálica pode ser consequente de forças de contato violentas ou de movimentos de rápida aceleração/desaceleração da cabeça, bem como de lesões tóxicas ou isquêmicas. Por isso, é importante conhecer a história do mecanismo do trauma ou sua evolução clínica prévia. A lesão encefálica se caracteriza por um conjunto de lesões primárias e secundárias de etiologia traumática ou não traumática.

- Lesões primárias: são resultado direto da lesão mecânica provocada pelo trauma, podendo ser causadas por dois mecanismos – pelo impacto ou por aceleração e desaceleração. Ocorrem no momento do trauma e geralmente não podem ser amenizadas pela intervenção médica, mas sim por meio de medidas de prevenção primária. Podem ser causadas também por complicação clínica isquêmica, como choque, parada cardiorrespiratória ou lesão direta por tumores ou sangramentos.

- Lesões secundárias: são decorrentes de alterações da resposta fisiológica com alterações neuroquímicas e desencadeadas, em parte, por isquemia. A correção das lesões secundárias é importante para que não haja progressão para lesão definitiva. Devem-se evitar principalmente eventos secundários, como hipoxemia e hipotensão, que podem levar à diminuição da perfusão do tecido celular, com diminuição do *clearance* de metabólitos celulares e toxinas. A ativação excessiva do glutamato pode levar a influxo de cálcio e morte celular, o que pode causar mais inflamação e edema. Hipoglicemia, hipertermia e convulsões também são consideradas lesões secundárias, que devem ser evitadas e monitorizadas. Após o insulto primário, o cérebro se apresenta com uma heterogeneidade patofisiológica importante, com áreas isquêmicas (edema citotóxico), áreas com quebra de barreira hematocapilar (edema vasogênico), contusões e parênquima normal.

Como será visto a seguir, existem poucas opções terapêuticas para tratar diretamente o neurônio (a célula primariamente lesada) ou o edema cerebral. A maioria das condutas em terapia intensiva neurológica visa a reduzir insultos secundários. Existem evidências cada vez mais robustas, a maioria delas em TCE, de que a ocorrência de hipóxia e hipotensão aumenta de forma significativa a morbidade e a mortalidade.

Outro ponto a ser discutido é a regulação do fluxo sanguíneo cerebral (FSC). O FSC apresenta-se reduzido precocemente após grave dano cerebral pós-trauma, lesão hipóxico-isquêmica e/ou inflamatória e representa um dos principais focos na estratégia terapêutica (ou seja, a manutenção do FSC), conforme citado anteriormente. O FSC tem relação com a pressão de perfusão cerebral (PSC) e responde a variações da pressão arterial média (PAM), da pressão parcial de gás carbônico arterial ($PaCO_2$) e da pressão parcial de oxigênio arterial (PaO_2). A hipoxemia provocam vasodilatação progressiva, podendo ocorrer um aumento de até 300% no FSC, quando a PaO_2 atinge valores menores que 60 mmHg. Em crianças em EME, esse aumento pode chegar entre 400% e 600%. O aumento do gás carbônico (CO_2) e a consequente acidificação do pH provoca vasodilatação cerebral. Em contrapartida, para cada mmHg diminuído na $PaCO_2$, ocorre um decréscimo de 3% no FSC. As respostas às alterações na $PaCO_2$ são rápidas, tornando-se uma opção terapêutica em situações de emergência.[14]

Em crianças, existe um padrão de hipermetabolismo e aumento do consumo de glicose após 72 horas do insulto agudo, o que representa uma grande diferença em termos fisiopatológicos quando comparados com adultos.[14]

Outro dado fisiopatológico que deve ser abordado é a PPC. O dado é obtido calculando-se a diferença entre a PAM e a PIC. O valor recomendado da PPC para a manutenção de um adequado FSC é de 40 a 50 mmHg.[15-16] Valores de PPC inferiores a 40 mmHg levarão a um decréscimo proporcional no FSC. Deve-se utilizar um objetivo mais próximo de 40 mmHg para lactentes e mais próximo de 50 mmHg para crianças maiores.

ALTERAÇÕES E MECANISMOS ESPECÍFICOS TRAUMA CRANIOENCEFÁLICO (TCE)

O TCE é a causa mais comum de morte em crianças vítimas de politraumatismo maiores que 1 ano, em dados tanto norte-americanos como brasileiros.

Em termos fisiopatológicos, apresenta particularidades que merecem discussão mais aprofundada. No TCE, também são utilizadas as definições de lesão cerebral primária e secundária. Lesão primária é o dano cerebral que ocorre ou é iniciada no momento do traumatismo. A lesão cerebral secundária abrange os processos que ocorrem após a lesão inicial e que podem piorar a lesão existente ou influenciar negativamente sua recuperação. Embora não seja definitiva, essa distinção é útil no direcionamento da ressuscitação no TCE grave e na melhor decisão sobre o tratamento definitivo.

Como visto anteriormente, a lesão cerebral primária pode envolver neurônios, glia e tecido vascular, próximos ou distantes do local da lesão. A fratura do crânio, particularmente, pode produzir ou permitir dano focal direto ao tecido cerebral ou subjacente à lesão. Isto pode determinar a formação de hematomas no parênquima ou hematomas externos (p. ex.: hemorragia subdural ou epidural).

Após o trauma, o cérebro e o crânio reagem com forças cinéticas diferentes. Inicialmente, ocorre um trauma direto sob o ponto de impacto. Subsequentemente, conforme o cérebro desacelera contra o crânio contralateral, existe uma lesão no tecido cerebral do lado oposto. Tal lesão de contra-golpe é frequentemente pior do que a lesão de golpe subjacente ao impacto.

Outras forças lineares ou rotativas distribuídas por todo o cérebro podem produzir lesões primárias generalizadas (lesão difusa). Nesse caso, ocorre uma lesão neural das células do córtex e dos núcleos profundos (p. ex.: dos núcleos da base), também conhecida como lesão axonal difusa, que pode romper os neurônios dessas células, que são as principais vias de condução, interrompendo-as.

Nas imagens de tomografia computadorizada (TC), a presença de pequenas áreas de alto sinal consistentes, com hemorragia focal na substância branca de regiões como o corpo caloso, o centro semioval e o tronco cerebral, é sugestiva de danos generalizados, indicando lesão difusa e potencial lesão axonal difusa. Forças rotacionais são comuns e extremamente prejudiciais, produzindo tanto lesão difusa como rompimento de veias do seio venoso, produzindo hemorragia subdural e subaracnóide.

O resultado desses mecanismos fisiopatológicos, principalmente nos casos graves, será a presença de hipertensão intracraniana (HIC), risco de exacerbação da lesão primária e aparecimento de lesão secundária. A seguir, serão discutidas as ferramentas disponíveis para monitorização *neurointensiva* em pediatria e as principais opções terapêuticas.

COMA

Alterações do nível de consciência em crianças gravemente enfermas são frequentes na UTIP. Essas alterações, também conhecidas como síndromes da disfunção cerebral global (SDCG), manifestam-se como disfunções agudas, exemplificadas por coma ou delírio. Tais disfunções podem ser secundárias a uma lesão cerebral direta ou a complicações de doenças sistêmicas graves, como parada cardiorrespiratória, hipoxemia, sepse, intoxicações ou distúrbios metabólicos.

O nível de consciência e o conteúdo de consciência têm estruturas anatômicas distintas, porém correlacionadas. O nível de consciência ocorre por meio de mecanismos fisiológicos que, em situações normais de metabolismo e temperatura, são responsáveis pelo despertar e pela manutenção do estado de alerta. A estrutura *neuroanatômica* responsável por essa função é o sistema reticular ativador ascendente (SRAA), localizado na região pontomesencefálica do tronco cerebral, mais especificamente na substância cinzenta paramediana ventralmente à ponte.

Já foram identificadas três vias principais no SRAA. A comunicação entre ele, o córtex cerebral e o sistema límbico ocorre por vias que conectam o núcleo talâmico reticular, o córtex, o hipotálamo, o prosencéfalo basal e o *locus coeruleus* (rafe mediana do tronco cerebral).

O SRAA recebe ainda estímulos colaterais somáticos e sensoriais, direta ou indiretamente, o que o torna uma estrutura muito mais fisiológica do que anatômica. Com isso, já é possível localizar as estruturas anatomicamente distintas que são responsáveis pelos diferentes aspectos da consciência: o SRAA é responsável pelo despertar ou pelo nível de consciência, ao passo que o córtex cerebral é responsável pelo conteúdo da consciência ou pelas atividades neurológicas mais refinadas dos seres humanos. Isso também explica por que algumas crianças com grandes tumores cerebrais corticais mantêm-se acordadas e com o ciclo sono-vigília preservado (SRAA íntegro), ao passo que outras crianças, livres de lesão estrutural, mas com alguma disfunção orgânica grave (p. ex.: encefalopatia hepática ou urêmica), podem apresentar quadros de coma profundo.

O coma pode ser confundido com duas situações clínicas distintas que devem ser elucidadas para evitar problemas diagnósticos. Esses dois diagnósticos diferenciais mais comuns são o estado vegetativo persistente e o estado de consciência mínima.

Alguns desses pacientes permanecem internados em UTIP ou em regime de internação domiciliar por muitos anos. Poderiam ser classificados como comatosos, devido à ausência de resposta aos estímulos, mas mantêm o ciclo de sono-vigília. Além disso, ficam em estado vegetativo, uma das recuperações possíveis do estado de coma. Caso o paciente permaneça em estado vegetativo por tempo prolongado, tem-se o *estado vegetativo persistente* (EVP). Esse termo é utilizado para pacientes que permanecem vegetativos por mais de três meses após lesões cerebrais não traumáticas (p. ex.: etiologia hipóxico-isquêmica). Em caso de lesões traumáticas, o tempo necessário para definição de EVP é de 12 meses.

Ao contrário do paciente em coma, que deve necessariamente se manter com os olhos fechados, o paciente em EVP começa a abrir os olhos após três ou quatro semanas da instalação do coma. O início da abertura ocular independe da causa do coma e só não ocorre quando há lesão bilateral do nervo oculomotor (III nervo). A abertura ocular pode ocorrer de forma espontânea ou após estímulos.

Os pacientes em EVP não compreendem a linguagem, não se comunicam e apresentam alterações motoras características, com postura em flexão e distonia. Em geral, os reflexos espinais e de alguns nervos cranianos estão preservados. Portanto, a mastigação, a preensão e a deglutição são compatíveis com o quadro de EVP.

O segundo diagnóstico diferencial engloba os pacientes com *estado de consciência mínima* (ECM), os quais também apresentam profunda alteração da consciência. Contudo, diferenciam-se dos pacientes com EVP por apresentarem episódios ocasionais, inconsistentes e inequívocos de reconhecimento de si próprios e do meio ambiente, podendo responder a comandos ou reconhecer objetos e vozes.

O ECM pode acontecer na faixa etária pediátrica, principalmente após lesões cerebrais agudas, doenças metabólicas progressivas ou malformações do desenvolvimento do SNC. O prognóstico dos pacientes com ECM é pouquíssimo estudado. Existem relatos de indivíduos com completa recuperação neurológica.

ESTADO DE MAL EPILÉPTICO (EME)

O EME é definido em pediatria como uma convulsão que dura mais que 30 minutos, embora, em termos práticos, qualquer convulsão que dure mais que cinco minutos já deve ser considerada um EME potencial. A incidência anual de EME em crianças nos países desenvolvidos é de cerca de 20 por 100 mil habitantes.

Atualmente, existe um esforço para se identificar os marcadores genéticos que causam EME. Em um grande estudo colaborativo internacional de 356 pacientes com epilepsias graves e seus pais, foram identificados 429 novos genes de transmissão sináptica. Essas mutações foram consideradas causadoras das epilepsias em 12% dos pacientes. DNM1, GABBR2, FASN e RYR3 são as principais mutações encontradas.

Em pediatria, o EME tem três fases clássicas, com as seguintes características:

- Fase 1: crises parciais discretas ou convulsões generalizadas. As alterações sistêmicas como hipertensão arterial ou taquicardia não estão presentes.
- Fase 2: as crises parciais discretas e parciais se tornam secundariamente generalizadas. Existe uma fase tônica (contração muscular sustentada), seguida de atividades clônicas (contração e relaxamento dos quatro membros alternados). As alterações sistêmicas como hipertensão arterial, taquicardia e hiperglicemia ocorrem com maior frequência.
- Fase 3: as convulsões clínicas se tornam sutis, com movimentos espasmódicos ou mioclônicos, muitas vezes restritos a uma parte do corpo. Pode ser observado como *mioclonus* que afetam somente os pés, as mãos, os músculos faciais ou os olhos (como nistagmo). Hipertermia, depressão respiratória, hipotensão e hipoglicemia pelo consumo dos estoques podem estar presentes. Nessa fase, ou em pacientes com estado de mal não convulsivo, pode ocorrer o EME subclínico, também conhecido como dissociação eletromecânica.

MONITORIZAÇÃO NEUROINTENSIVA EM PEDIATRIA

Um dos principais avanços do *neurointensivismo* ao longo das últimas décadas se deve ao grande incremento na capacidade de monitorização mais fidedigna dos pacientes. Isso pode ser facilmente identificado quando são comparadas as diretrizes para TCE grave em pediatria, tanto na primeira versão de 2003 como na mais atualizada de 2012.[15-16] Além do aumento no número de dispositivos, estes se tornaram mais sensíveis e específicos. Essa melhora tecnológica englobou a disponibilização cada vez maior de interfaces pediátricas, incluindo também a faixa etária dos lactentes, que demandam dispositivos de tamanho reduzido e que mantenham a confiabilidade dos parâmetros observados.

Além da tecnologia propriamente dita, vale ressaltar os grandes avanços no conhecimento médico ao longo das últimas décadas, que permitiram entendimento e melhor utilização de todo o aparato disponível. Um dos grandes exemplos dessa capacidade técnica é o Doppler transcraniano, que será discutido mais adiante. A realização do exame gera uma infinidade de números e marcadores de velocidade de fluxo que, sem a correta interpretação técnica, não teriam sentido ou aplicabilidade prática direta. Em contrapartida, quando os dados são analisados por especialistas, que realizam a análise da autorregulação cerebral, os números são traduzidos em interpretações do FSC que ajudam os intensivistas na melhor forma de conduzir clinicamente seu paciente.

CLÍNICA

Quando uma criança apresenta-se com alteração do nível de consciência na emergência, é útil ter um algoritmo mental estruturado de avaliação geral e neurológica, que será utilizado em conjunto com as condutas e os tratamentos iniciais. Será discutida a avaliação do paciente pautada no exame clínico e neurológico detalhado.

A opção entre realizar primeiramente a avaliação e posteriormente o tratamento é apenas didática, visto que as condutas nunca devem ser retardadas. Portanto, a realização do ABC do suporte de vida adequado independe da avaliação neurológica mais detalhada e pode mudar o prognóstico do paciente, evitando hipóxia e hipotensão a todo custo.

Sempre se deve medir a pressão arterial e a frequência cardiorrespiratória, atentando-se para a presença de sinais de HIC associada, com hipertensão arterial, bradicardia e alterações respiratórias, também conhecidas como tríade de Cushing.

No exame neurológico, tenta-se localizar a lesão e classificar o coma. Aqui será apresentada uma abordagem prática, adaptada da clássica avaliação de Plum e Posner,[17] com foco em cinco parâmetros neurológicos principais:

- Nível de consciência (SRAA e córtex);
- Avaliação das pupilas (3º nervo) e do fundo de olho;
- Padrão respiratório (córtex e tronco cerebral);
- Movimentação ocular extrínseca (III, IV, VI e VIII nervos);
- Padrão de resposta motora.

NÍVEL DE CONSCIÊNCIA

As definições dos estágios intermediários da consciência podem ser confusas e gerar heterogeneidade de interpretações. Para isso, foram criadas as escalas de coma, visando à facilitação e à homogeneidade na avaliação do coma pediátrico e da maioria das situações críticas em *neurointensivismo*. Serão mostradas as duas principais a seguir:

Escala de coma de Glasgow

A escala de coma mais utilizada e universalmente aceita é a escala de coma de Glasgow (ECG). Foi criada originalmente por Teasdale e Jennett em 1974, para pacientes com coma traumático, embora já tenha sido validada para comas não traumáticos. Suas vantagens características são a facilidade e a rapidez de aplicação, além da uniformidade entre observadores. Por ser a mais utilizada, além de definir o nível de consciência, ajuda a classificar a gravidade do coma (principalmente no caso de comas traumáticos) e pode ser útil na definição prognóstica. Suas desvantagens são a dificuldade de avaliação do padrão flexor de resposta motora e a necessidade de adaptação para o uso pediátrico.

Na ECG, são observados três tipos de resposta: abertura ocular, resposta verbal e resposta motora. O escore varia de 3 a 15 (comas mais profundos até estado de alerta).

A ECG é mais adequada para crianças maiores de 5 anos. Abaixo dessa idade, sugere-se o uso das escalas de coma modificadas (Quadro 242.1). Existem pelo menos de 8 a 10 escalas modificadas para crianças, sendo a mais utilizada a escala adaptada de James.

As principais diferenças encontradas nas escalas modificadas estão no padrão de resposta verbal para menores de 5 anos. Os parâmetros de abertura ocular e resposta motora podem ser utilizados tanto em adultos quanto em crianças maiores de 9 meses. A criança só tem plena capacidade de localizar estímulos dolorosos acima dessa idade, devendo-se utilizar com cautela esse parâmetro em lactentes jovens.

Escala de Jouvet

Apesar de pouco utilizada em pediatria, a escala de Jouvet também pode ser aplicada nos casos de coma. Como avalia dois parâmetros, a perceptividade e a reatividade, podem-se diferenciar lesões de perceptividade ou corticais e lesões de reatividade ou de SRAA/tronco cerebral. Foi inicialmente criada para avaliação do estado de consciência no pós-coma, mas pode ser igualmente utilizada em casos agudos.

O escore varia de 4 a 14. Porém, diferentemente da ECG, o paciente com menores escores está mais alerta. Apresenta como desvantagem maior número de avaliações, o que a torna mais complexa e de difícil aplicabilidade.

Deve-se utilizar a escala de Glasgow nos casos em geral e em casos mais complexos. Em casos de alterações mais leves do nível de consciência, deve-se utilizar também a escala de Jouvet (para avaliação mais específica das funções corticais).

AVALIAÇÃO DAS PUPILAS

A avaliação das pupilas pode ajudar na localização de algumas lesões causadoras de coma, assim como auxiliar na determinação do prognóstico. As alterações do exame das

CAPÍTULO 242 Neurointensivismo na Criança e no Recém-nascido

QUADRO 242.1. Escala de coma de Glasgow modificada para crianças.

	Escala de coma de Glasgow	Escore	Escala de coma de Glasgow modificada (James, 1985)
Abertura ocular	Espontânea	4	Espontânea
	Ao chamado	3	Ao chamado
	À dor	2	À dor
	Ausente	1	Ausente
Resposta verbal	Orientado	5	Balbucio
	Confuso	4	Choro irritado
	Palavras inapropriadas	3	Choro à dor
	Palavras incompreensíveis	2	Gemido à dor
	Nenhuma	1	Nenhuma
Resposta motora	Obedece a comandos espontâneos normais	6	Movimentos
	Localiza dor	5	Retirada ao toque
	Retirada inespecífica à dor	4	Retirada à dor
	Flexão à dor (descorticação)	3	Flexão anormal
	Extensão à dor (descerebração)	2	Extensão anormal
	Nenhuma	1	Nenhuma

Fonte: Tatman A Warren A, et al. Development of a modified pediatric coma scale in intensive care clinical practice. Arch Dis Child, 1997, 77:519-21. Arch Dis Child 77:519-21, 1997.

pupilas são significativas pela proximidade das vias de controle dos movimentos pupilares com as áreas responsáveis pela consciência e pela vigília (SRAA, tronco cerebral). O exame das pupilas envolve a avaliação do seu diâmetro em milímetros, a simetria ou a assimetria, o reflexo pupilar direto e consensual. É fundamental que esse exame seja bem feito à admissão e que as reavaliações sejam frequentes. O sistema simpático do nervo oculomotor (III nervo) é responsável pela dilatação pupilar (midríase), ao passo que o sistema parassimpático é responsável pela constrição (miose).

Quando há lesões estruturais, a alteração pupilar inicial definirá as condutas a serem tomadas e terão importância na comparação evolutiva. Isso deve ser levado em conta, já que podem ocorrer modificações no exame das pupilas com o uso de drogas ou deteriorações secundárias, como no caso de edema cerebral e HIC. Portanto, ter conhecimento do uso prévio de medicamentos e fazer a diferenciação entre pupilas estruturais e medicamentosas/metabólicas são ações fundamentais para a correta avaliação pupilar. As principais alterações pupilares estão resumidas na Figura 242.1.

FUNDO DE OLHO

O exame de fundo de olho é útil para indicar a presença de hemorragias e edema de papila, podendo ser um coadjuvante na finalização diagnóstica. Nunca se deve realizar dilatação pupilar com drogas para a avaliação, a fim de não se perder o parâmetro de avaliação evolutivo nem deixar de diagnosticar uma piora neurológica ou síndrome de herniação.

A presença de papiledema na HIC é sinal tardio e geralmente não está presente em casos agudos; porém, sua ausência não exclui HIC. A hemorragia de retina tem maior importância no diagnóstico de coma traumático.

PADRÃO RESPIRATÓRIO

As alterações respiratórias típicas, classicamente descritas, podem ajudar na localização das lesões neurológicas no coma. Porém, em alguns casos, o paciente em coma apresenta comorbidades que podem levar a hipóxia e acidose, o que dificulta a avaliação do padrão respiratório. Por esse motivo, as alterações no padrão respiratório no paciente comatoso devem ser interpretadas com cautela, tornando esse parâmetro diagnóstico relativo e com menor valor para a localização da lesão. Não obstante, o pediatra deve saber reconhecer os principais padrões respiratórios no coma (Quadro 242.2).

MOVIMENTAÇÃO OCULAR EXTRÍNSECA (MOE)

Os movimentos oculares dependem da musculatura extrínseca ocular e, consequentemente, dos nervos cranianos que a controlam. Os nervos oculomotores (III nervo), troclear (IV nervo) e abducente (VI nervo) estão envolvidos na MOE. Como estão integrados no tronco cerebral, por meio do fascículo longitudinal medial, a alteração na MOE geralmente indica suspeita de lesões de tronco cerebral em vários níveis, como mesencéfalo e ponte. Já no paciente comatoso, sem movimentação ocular espontânea, será avaliada basicamente a função dos III e VI pares cranianos.

O exame da MOE pode ser realizado de cinco formas:

- **Observação dos movimentos oculares espontâneos:** realizada em pacientes sem depressão do sensório ou com depressões leves do nível de consciência. Observar

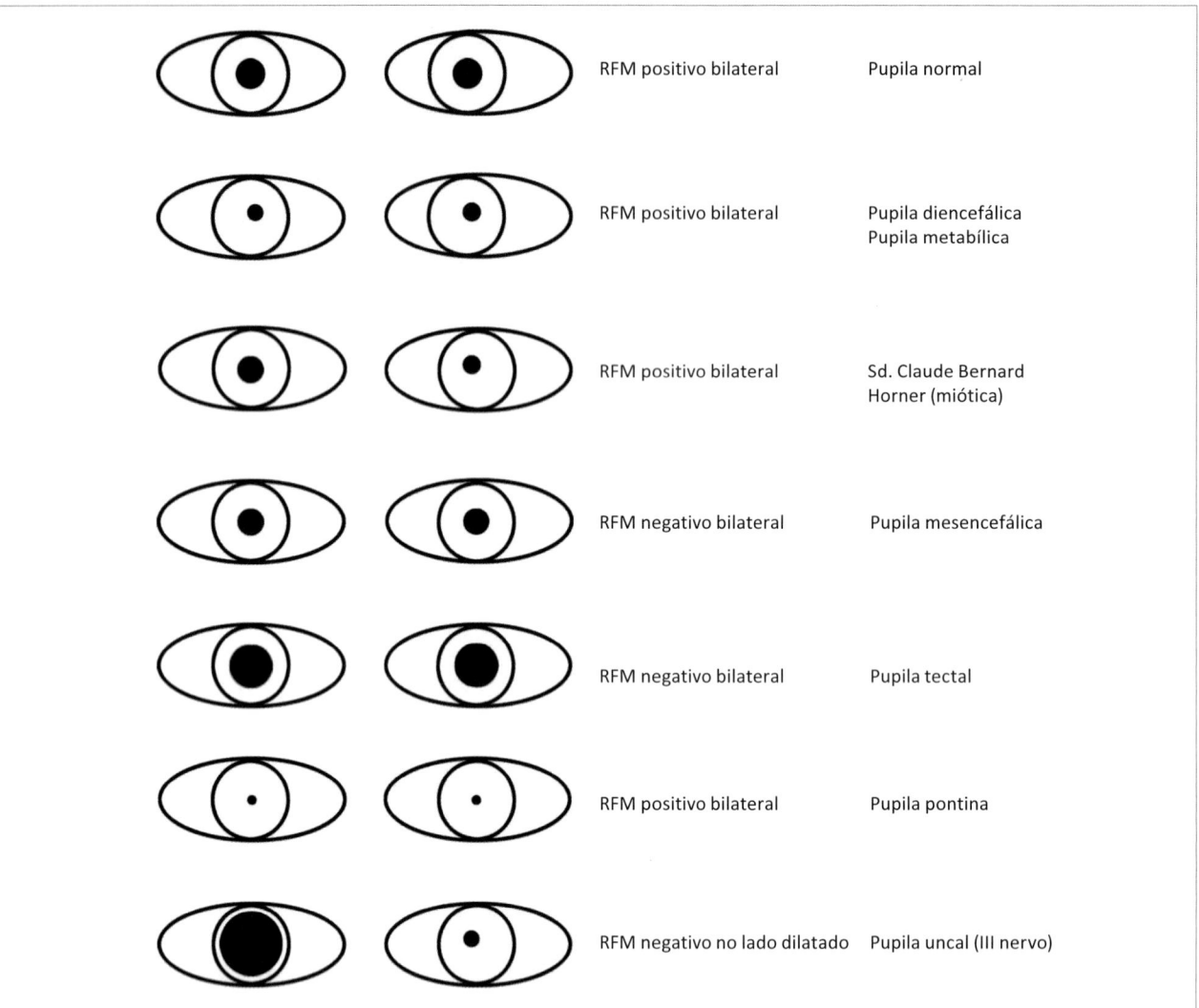

FIGURA 242.1. Principais alterações pupilares.

QUADRO 242.2. Padrões respiratórios e localização no SNC.

Principais padrões respiratórios neurológicos		
Padrão respiratório	Descrição	Localização
Cheyne-Stockes DIENCÉFALO	Respiração que alterna períodos de hiperventilação com amplitude inicialmente baixa com progressão em crescente e decrescente e períodos de apneia.	Hemisférios cerebrais (córtex) Diencefálica Mesencefálica superior
Hiperventilação neurogênica central MESENCÉFALO	Hiperpneia rápida e profunda sustentada.	Mesencefálica superior Mesencefálica inferior
Respiração apneustica PONTE	Inspiração profunda com uma pausa no final da inspiração seguida por expiração.	Ponte
Respiração atáxica BULBO	Padrão irregular com pausas e apneias.	Bulbo Medula

a movimentação em todos os sentidos e direções, assim como a funcionalidade, dando atenção para queixa de diplopia.
- **Reflexo oculocefálico (manobra dos olhos de boneca):** só deve ser realizado em pacientes sem suspeita de trauma cervical e em coma profundo (inabilidade para cooperação da MOE espontânea). Realizam-se movimentos bruscos tanto de lateralização da cabeça quanto de extensão e flexão sobre o tronco. Com essa movimentação, é possível avaliar déficits de movimentação isolados, além de déficits de movimentos conjugados. Pacientes que não apresentam nenhuma movimentação ocular são suspeitos de apresentar lesão de tronco cerebral. Entretanto, convém salientar que a ausência de resposta nessa manobra não define de forma inequívoca a lesão de tronco cerebral, devendo ser confirmada com outros testes.
- **Reflexo oculovestibular:** deve ser realizado em pacientes com coma profundo e suspeita de lesão cervical ou suspeita de morte encefálica. É importante fazer otoscopia prévia ao exame, com o objetivo de afastar perfuração timpânica que impedirá a resposta positiva do reflexo, se estiver presente.
- **Reflexo corneopalpebral:** após estímulo da córnea com gaze ou algodão, a resposta normal é de fechamento dos olhos e desvio de um deles para cima. Com isso, avalia-se o nervo trigêmeo (via aferente) e o nervo facial (via eferente), além da área tectal, que é responsável pelos movimentos verticais dos olhos.
- **Pálpebras:** como já referido na definição de coma, é necessário que o paciente esteja com os olhos fechados. O déficit de fechamento das pálpebras pode significar lesão do VII nervo craniano (nervo facial), ao passo que a ptose pode indicar lesão do III nervo craniano (nervo oculomotor).

PADRÃO DE RESPOSTA MOTORA

As vias de resposta motora iniciam no giro pré-central e vão até o tronco cerebral, mais precisamente até o bulbo, onde há a decussação para o lado oposto, atingindo a medula cervical. Portanto, lesões estruturais do SNC podem apresentar posturas motoras típicas. Existem alguns padrões principais de comportamento motor que devem ser reconhecidos.

A presença de hemiparesia, associada a comprometimento facial, sugere lesão hemisférica contralateral. Já a presença de hemiparesia, com comprometimento facial e paratonia, pode representar lesão hemisférica contralateral com herniação central incipiente. Em caso de padrão motor com predomínio de postura flexora ou decorticação, o paciente apresenta-se com adução, flexão dos cotovelos, dos punhos e dos dedos nos membros superiores e com postura extensora nos membros inferiores (associada a flexão plantar e rotação interna dos membros inferiores). Tal quadro representa lesão supratentorial.

Outro padrão motor que deve ser reconhecido é a postura de descerebração, que consiste na extensão e na hiperpronação de membros superiores, com extensão de membros inferiores. Pode estar associado ao opistótono e ao fechamento da mandíbula, sendo secundário a lesões de tronco cerebral superior. Finalmente, há as respostas extensoras de membros inferiores associadas a flacidez, ou a presença de flacidez com ausência total de resposta motora. Tais respostas representam, respectivamente, lesão em ponte e lesão bulbar.[17]

EXAMES E MONITORIZAÇÃO SISTÊMICA
Exames laboratoriais

Os exames laboratoriais gerais devem estar focados na manutenção da homeostase. O hemograma deve ser realizado para acompanhamento da hemoglobina e do hematócrito, bem como para avaliar necessidade de correção de plaquetas. Foi demonstrado que, na presença de anemia e baixos hematócritos, o FSC pode aumentar em função da diminuição da viscosidade do sangue, entretanto a melhora da viscosidade sanguínea deve ser atingida com reposição adequada de cristaloides e com otimização da oferta de oxigênio, com transfusões de concentrado de hemácias se houver anemia grave e sangramento ativo. Para isso, a coleta de tipagem sanguínea nas fases iniciais é importante caso o paciente necessite receber transfusão sanguínea.

O controle seriado da glicemia (ou glicemia capilar) é fundamental para se evitar hipoglicemia, que pode determinar uma lesão secundária ou piorar a lesão primária original. A hiperglicemia também deve ser evitada, pois as variações intensas na osmolaridade são prejudiciais em quadros neurológicos graves e podem piorar o prognóstico. Entretanto, não existe evidência de que o controle glicêmico rigoroso em pediatria seja benéfico. O ideal é a monitorização rigorosa e a manutenção da glicemia em valores normais para a idade.

O mesmo pode ser dito do sódio sérico, principalmente porque, como se verá a seguir, a solução salina hipertônica é uma das opções de tratamento para a HIC em pediatria. Apesar de alguns estudos demonstrarem benefícios em adultos da manutenção de valores mais elevados de sódio sérico, esses dados não foram confirmados em crianças. Deve-se manter os valores de sódio sérico dentro da normalidade, sabendo que é esperado um aumento transitório desse valor em até 7 mEq/L após infusões de solução salina hipertônica (geralmente NaCl 3%), sem repercussões clínicas.[16]

Exames de imagem

Historicamente, a radiografia simples de crânio foi usada na ausência de tomografia computadorizada (TC) no manejo do TCE. Entretanto, é um exame com baixa sensibilidade para lesões intracranianas, além de sujeito à interpretação individual da imagem, não sendo mais indicado para avaliação do TCE.

Atualmente, o uso da TC para avaliação de TCE se tornou o exame de escolha. Entretanto, para outras causas de coma não traumático ou casos *neurointensivos* difíceis, a ressonância magnética (RM) de crânio traz mais informações diagnósticas quando comparada à TC.

Embora até 8% das crianças sujeitas a TCE e submetidas à TC apresentem alguma alteração craniana ou intracraniana, menos de 1% desses pacientes têm alguma lesão intracraniana clinicamente significativa ou lesões que requeiram abordagem neurocirúrgica. A sensibilidade e a especificidade da TC para detectar hemorragias intracranianas chegam próximo de 100%, e o seu uso precoce é importante para detectar pacientes que necessitem de intervenção cirúrgica. Entretanto, em pacientes que não apresentem deterioração neurológica ou aumentos da PIC, repetir esse exame 24 horas após a admissão ou a avaliação inicial não está indicado. Portanto, repetir a TC está indicado apenas em algumas situações:

- Ausência de melhora neurológica;
- Aumento persistente da PIC ou manutenção de valores elevados;
- Impossibilidade de avaliação do *status* neurológico.

MONITORIZAÇÃO EM TERAPIA INTENSIVA PEDIÁTRICA

Conforme já citado anteriormente, a prevenção da lesão secundária deve ser prioridade em casos *neurointensivos*. Portanto, a monitorização geral de UTIP é de extrema importância na redução da morbidade e da mortalidade.

Recomenda-se a monitorização contínua da frequência cardíaca e respiratória, visando à identificação de alterações como a bradicardia da tríade de Cushing, além das alterações respiratórias típicas citadas anteriormente.

A monitorização contínua da pressão arterial por cateter arterial é imperativa em casos graves, com ajustes adequados dos alarmes para a idade, evitando-se a hipotensão a todo custo. A passagem de sonda vesical também é fundamental, principalmente para se manter a adequação volêmica, inclusive após o uso de soluções hipertônicas, que podem aumentar a diurese osmótica e levar a potencial desidratação. A monitorização contínua do CO_2 exalado deve ser sempre realizada para se evitar hiperventilação inadvertida; quando esta for a opção terapêutica, o CO_2 exalado deve ser extremamente controlado.

Finalmente, há a monitorização contínua da temperatura corporal e cerebral. Em pediatria, diferentemente da neonatologia, a hipotermia terapêutica não apresenta evidências de melhora prognóstica, portanto a monitorização da temperatura cerebral tem como objetivo principal evitar hipertermia, mais do que fazer controle da hipotermia. A presença de hipertermia é relacionada com lesão neurológica e piora prognóstica.

DISPOSITIVOS ESPECÍFICOS DE MONITORIZAÇÃO NEUROLÓGICA

Doppler transcraniano (Figura 242.2).

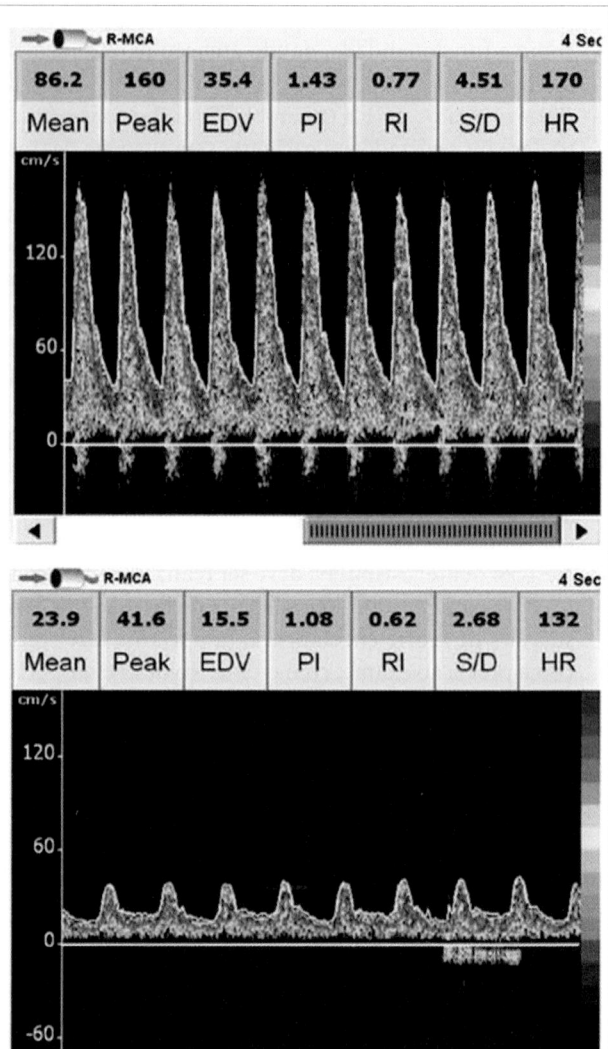

FIGURA 242.2. Doppler transcraniano de paciente com hemorragia intracraniana maciça (imagem superior) e sem lesão neurológica (imagem inferior). Ambos submetidos a oxigenação por membrana extracorpórea (*extracorporeal membrane oxygenation* – ECMO). Notar elevação de pico sistólico, diastólico e velocidade de fluxo na criança com hemorragia em comparação com a criança com cérebro normal.
R-MCA: artéria cerebral média; EDV: velocidade diastólica final; PI: índice de pulsabilidade; RI: índice de resistência; S/D: sistólico/diastólico; HR: frequência cardíaca.
Fonte: O'Brien NF, Hall MW, 2013.[33]

O Doppler transcraniano é um método não invasivo para medir o FSC. É uma ferramenta útil para diagnosticar complicações que podem ocorrer em pacientes com TCE, como vasoespasmo, elevações da PIC e diminuições da PPC, dissecção de carótida e ausência de fluxo cerebral sugestiva de morte encefálica. A sensibilidade do Doppler para confirmar morte encefálica varia de 75% a 88%, já a especificidade é de 98%. Pode-se avaliar a artéria cerebral média para determinar a variação do FSC. Um desafio para a aplicação desse exame é que ele não é amplamente realizado e é altamente dependente do operador, o que requer um ultrassonografista bem treinado para interpretar os resultados. Um estudo mostrou que alterações na velocidade diastólica final e no índice pulsátil (IP) ([pico de velocidade sistólica – velocidade diastólica final/velocidade média do FSC]) na admissão foram preditivas de HIC. Entretanto, outro estudo pediátrico mostrou que o IP teve pouca correlação com a presença de HIC.

O Doppler transcraniano também tem sido usado para avaliar a autorregulação cerebral, que é um processo homeostático em que as arteríolas cerebrais podem dilatar-se ou contrair-se para manter o FSC constante, apesar de variações na pressão arterial sistêmica.[18]

MONITORIZAÇÃO DA PIC E PbtO$_2$ (OXIGENAÇÃO DE TECIDO CEREBRAL)

A presença de PIC elevada é causa importante de lesão cerebral secundária e está associada a pior prognóstico neurológico em pacientes com TCE. Crianças com TCE grave podem apresentar grande incidência de PIC elevada. Por isso, a monitorização da PIC em pacientes com TCE grave (ECG ≤ 8) deve ser considerada, a fim de guiar melhor a terapêutica a partir dos valores obtidos.

Para que possa melhorar o prognóstico, o sistema de monitorização deve: ser usado para a população adequada; ser eficaz e confiável; ter o mínimo possível de complicações; ser interpretado corretamente no contexto clínico; permitir intervenções que gerem prognósticos positivos. Estudos mostraram que a medida isolada da PIC não traz efeitos benéficos, mas somente quando associada à conduta clínica.

Existe uma relação entre a PIC e o volume intracraniano que pode ser demonstrada de acordo com uma curva composta de três fases. A primeira fase é plana, pois reservas compensatórias mantêm a PIC baixa, apesar de incrementos do volume intracerebral. Quando esses mecanismos entram em exaustão, a curva se eleva de forma exponencial (fase 2) até um ponto em que a complacência intracraniana é intensamente reduzida e pequenos aumentos do volume geram grandes aumentos da PIC (fase 3).

O tecido cerebral e a PIC aumentam a cada ciclo cardíaco, portanto a PIC apresenta uma curva de pressão arterial modificada que contém três componentes distintos, associados a parâmetros fisiológicos. O primeiro pico (P1) é uma onda percussiva que reflete a transferência da pressão arterial do plexo coroide ao ventrículo cerebral. O segundo pico (P2), chamado onda "tidal", deve-se à complacência do tecido cerebral; se for mais alto que P1, pode ser devido a uma diminuição expressiva na complacência cerebral. O terceiro pico (P3) se deve ao fechamento da válvula aórtica (Figura 242.3).[19]

A PIC pode ser monitorada de várias formas, mas dois métodos são mais comuns na prática clínica: cateteres intraventriculares e cateteres intraparenquimatosos com transdutores de pressão. O cateter deve ser preferencialmente inserido no hemisfério não dominante, a não ser que haja algum impedimento para isso. Cateteres subdurais e epi-

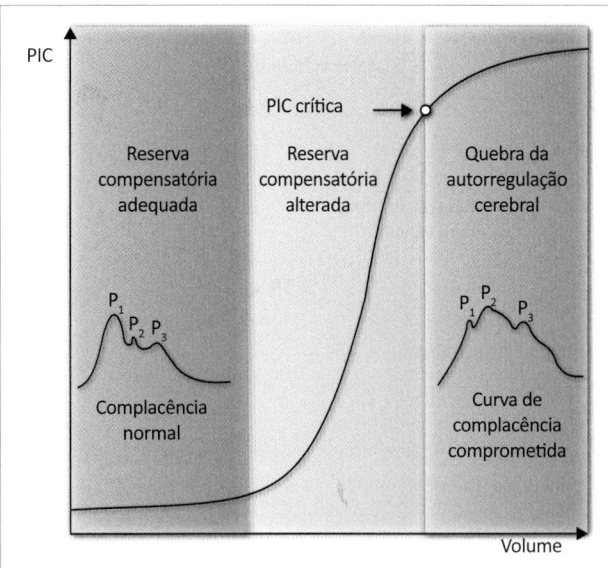

FIGURA 242.3. Curvas de PIC em relação à complacência do sistema vascular do SNC. Atentar para o padrão rápido de descompensação com a perda da complacência na curva clássica de Langfitt.
Fonte: Adaptada de Perez-Barcena J e colaboradores.[19]

durais, apesar de fácil inserção, tem menos acurácia e são menos usados. A medição da PIC em função da pressão liquórica lombar não é confiável, além de ser passível de herniação se houver PIC alta.

O método mais usado atualmente é o cateter intraventricular conectado ao transdutor de pressão por ter melhor acurácia e menor custo. O cateter é inserido no ventrículo lateral por acesso frontal. Esse método é confiável e permite recalibração após inserção. Além disso, também tem papel terapêutico, uma vez que permite drenagem liquórica quando necessário. O transdutor deve ser calibrado à altura do meato acústico externo. Apesar das vantagens do seu uso, o risco de infecção existe e pode chegar a até 10%. Os cateteres intraparequimatosos têm boa correlação de medida com os intraventriculares, além de menor risco de infecção; entretanto, as medidas podem se tornar não tão fidedignas, uma vez que pode existir gradiente de pressão intraparenquimatoso. Além disso, não permitem drenagem liquórica terapêutica e seu custo é maior. Os locais passíveis de implantação de cateteres de monitorização de PIC podem ser vistos na Figura 242.4.

O valor normal de PIC varia de acordo com a idade, a posição e as condições clínicas. Em um adulto, o valor varia de 7 a 15 mmHg; porém, mesmo em indivíduos saudáveis, observam-se aumentos episódicos e rápidos da PIC. A definição de HIC também é distinta de acordo com a idade e a patologia, mas valores acima de 15 mmHg geralmente são considerados anormais. Muitos estudos pediátricos avaliam diferentes limites de PIC como sugestivos de HIC. Contudo, o tratamento também deve ser ponderado de acordo com a patologia. O valor de PIC para o qual deve ser instituída

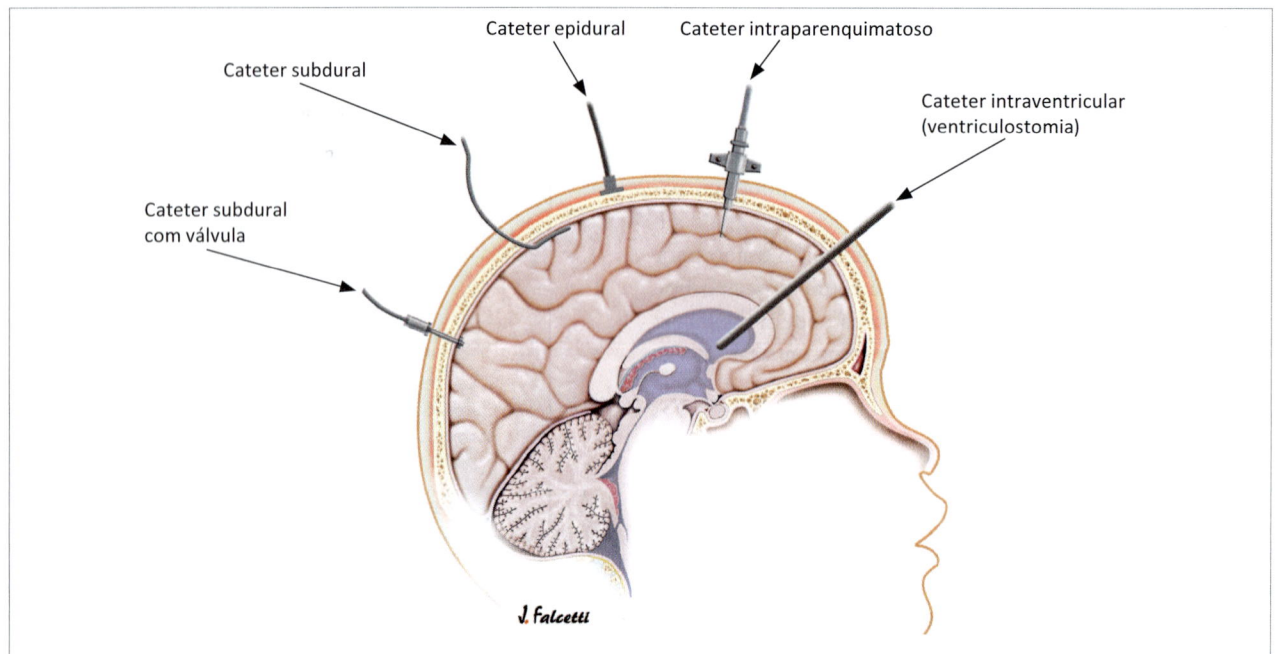

FIGURA 242.4. Locais de inserção do cateter de monitorização de PIC.
Fonte: Adaptada de Perez-Barcena J e colaboradores.[19]

terapêutica nos pacientes pós-TCE ainda é motivo de debate, mas os estudos têm mostrado que, para valores maiores que 20 mmHg, sustentados por mais que cinco minutos, o tratamento parece ser benéfico.

Na discussão da pressão intracraniana (PIC) e da hipertensão intracraniana (HIC), deve-se ressaltar a importância da pressão de perfusão cerebral (PPC), que consiste na diferença da pressão arterial média (MAP) e da PIC, equivalendo ao gradiente de pressão presente no leito vascular cerebral. Manter uma PPC adequada é importante para se atender às demandas metabólicas. Existe algum debate se é a própria HIC ou a perfusão cerebral reduzida que levaria à progressão da lesão secundária. A resposta de mudança da PIC às variações da MAP depende da reatividade da vasculatura cerebral. Quando a reatividade está normal, um aumento na pressão sanguínea pode levar à vasoconstrição em até 15 segundos, com redução secundária do fluxo sanguíneo cerebral (FSC) e consequente diminuição da PIC. Então, em situações normais, a PPC também é autorregulada pelo cérebro por meio do FSC. Com isso, o cérebro é capaz de tolerar variações da MAP por mudanças na resistência vascular cerebral. Existem outros mecanismos que são capazes de influenciar a PPC e o FSC, como a variação de PO_2, PCO_2 e pH sanguíneos. Por exemplo, quedas da concentração de oxigênio podem levar à vasodilatação, e aumentos geram vasoconstrição, diminuindo o FSC. Também elevações de CO_2 levam à vasodilatação, provavelmente por influência do pH, ao passo que reduções dos seus níveis reduzem significativamente o FSC.

Entretanto, assim como a PIC, a PPC também tem valores controversos no universo da pediatria. As novas diretrizes[16] para o manejo do TCE em crianças (2012) sugerem manter um valor mínimo de 40 mmHg de PPC, podendo variar até 50 mmHg, com crianças menores no limite inferior e adolescentes no limite superior. Apesar de ter sido observado que sobreviventes de TCE grave submetidos à monitorização da PIC tinham PPC mais elevadas, não foi demonstrado que a manutenção ativa de valores mais altos levou a redução de mortalidade.

Alguns modelos mais recentes de cateteres de monitorização de PIC permitem monitorizar concomitantemente a temperatura cerebral e a pressão de oxigênio do tecido cerebral. Apesar de ser uma tecnologia recente, sua utilização foi recomendada nas diretrizes de TCE para crianças.[15] A evidência científica mostra que valores $PbtO_2 < 10$ mmHg estão associados a prognósticos mais reservados, portanto, quando da utilização dessa monitorização, devem ser mantidos valores de $PbtO_2 \geq 10$ mmHg. Para se evitar que esses valores caiam abaixo de 10 mmHg, o esforço clínico deve ser para manter a $PbtO_2$ acima de 20 mmHg. O algoritmo para condutas quando a $PbtO_2 \leq 20$ mmHg é apresentado na Figura 242.5.

ELETROENCEFALOGRAMA CONTÍNUO (cEEG) E ÍNDICE BISPECTRAL (BIS®)

O eletroencefalograma contínuo (cEEG) fornece uma maneira dinâmica e não invasiva de avaliar a função cerebral. Recentes avanços no armazenamento de dados, redes e tecnologia de computador tornaram o cEEG um método prático, e seu uso é comum em muitas UTIs *neurointensivas* e UTIPs. Os métodos para analisar e comprimir a vasta quantidade de dados gerados pelo cEEG permitiram que os

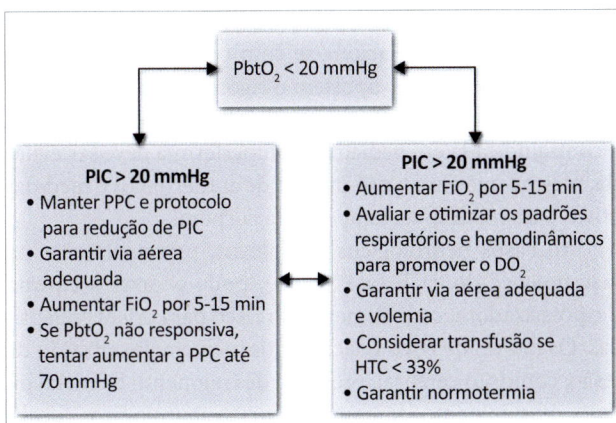

FIGURA 242.5. Algoritmo para condutas em situações de hipóxia de tecido cerebral ($PbtO_2$).

neurofisiologistas conseguissem rever de forma mais eficaz as gravações de muitos pacientes monitorados simultaneamente e fornecessem informações oportunas para orientar o tratamento.

Ainda existem muitos obstáculos para se realizar o adequado monitoramento do cérebro em tempo real, de forma confiável, prática e amplamente disponível, mas a tecnologia está evoluindo rapidamente. As interferências eletromagnéticas ainda são um verdadeiro desafio, além da fixação dos eletrodos na pele sensível de crianças menores e lactentes. As indicações para crianças críticas estão resumidas no Quadro 242.3. Outro capítulo deste livro (Capítulo 242) detalha de forma mais aprofundada essa tecnologia, com exemplos visuais de alguns exames.

QUADRO 242.3. Indicações para utilização de cEEG em UTIP.

Detecção de epilepsias não convulsivas e caracterização de convulsões em alterações agudas do sensório	• História prévia de epilepsia • Oscilação do nível de consciência • Lesão cerebral aguda ou TCE • EME • Monitorização de movimentos estereotipados (paroxismos, nistagmo, tremores, contrações)
Monitorização de terapêutica contínua	• Coma induzido por drogas • Nível de sedação
Detecção de isquemia	• Vasoespasmo na hemorragia subaracnóide • Isquemia cerebral por AVC ou TCE
Prognóstico	• Monitorização após parada cardiorrespiratória • Morte encefálica

O índice bispectral (*bispectral index* – BIS®) é um parâmetro multifatorial derivado do eletroencefalograma que permite a monitorização do grau de sedação da anestesia. Foi desenvolvido inicialmente como método de monitorização adjuvante da anestesia durante a cirurgia.

O aparelho de BIS® possui um adesivo que contempla as derivações na região frontal idênticas às do cEEG. Por meio de uma constante matemática, as informações sobre ondas *alfa*, *beta* e *teta* nessas derivações são convertidas em uma escala numérica de 0 a 100. Uma pontuação entre 90 e 100 indica estado de vigília; entre 70 e 80, sedação; entre 60 e 70, sedação profunda; e entre 40 e 60, anestesia geral.

A monitorização neurológica por meio do BIS® é útil para acompanhar o uso da sedação, exibindo quando se atingiu o estado de surtos/supressão, permitindo titular a dose de barbitúricos. Entretanto, como utiliza apenas as derivações frontais, apresenta limitações para pacientes com traumas cranianos difusos ou lesões isquêmicas em áreas cerebrais profundas.

TRATAMENTO

Os tratamentos em terapia intensiva neurológica dependem da etiologia da lesão neurológica. Com isso, serão discutidos os aspectos gerais do tratamento das principais doenças *neurointensivas*, com foco em dois aspectos principais: prevenção da lesão secundária e tratamento da HIC, que costuma ser uma evolução comum de todos os casos neurológicos graves, independentemente da etiologia. Serão discutidos os tópicos principais da terapêutica e, no final, será dada uma ideia de priorização de condutas com extrapolação dos dados das diretrizes de TCE.[16]

PREVENÇÃO DA LESÃO SECUNDÁRIA

O paciente neurológico deve ser mantido no leito, com cabeça em posição neutra (centralizada), a fim de minimizar acotovelamentos e obstruções das veias jugulares. Também devem permanecer com a cabeceira elevada a 30°. Essas medidas visam a melhorar o retorno venoso cerebral e a manter adequada PPC. Também se deve minimizar estímulos nocivos, como o barulho na unidade, banhos e aspirações desnecessárias.

Protocolos de sedação e analgesia devem ser encorajados e utilizados com o objetivo de reduzir o consumo cerebral de oxigênio, bem como o consumo sistêmico, que pode estar elevado por atividade muscular excessiva e dor. Se necessário, pode-se aumentar o grau de relaxamento com utilização de bloqueadores neuromusculares (BNM). Como recomendação geral para utilização de sedativos, analgésicos e BNM, o intensivista deve evitar drogas que levem a hipotensão e que tenham meia-vida muito prolongada. Deve ser priorizada a utilização de drogas que tenham efeito neuroprotetor e que reduzam a PIC, como propofol, tiopental, midazolam, fentanil e rocurônio.

Um dos pilares do tratamento de qualquer caso neurológico grave é manter ventilação e oxigenação adequadas. Apesar de parecer uma orientação óbvia e desnecessária, muitas vezes os intensivistas pediátricos estão tão focados no diagnóstico e nas condutas específicas para o SNC que acabam permitindo que situações de hipóxia ocorram com frequência muito maior do que a desejada. Se forem trazidos dados de TCE, cerca de 50% apresentam pelo menos uma das duas principais e mais temidas lesões neurológicas secundárias, hipóxia e hipotensão.

Portanto, a oxigenação e a ventilação devem ser priorizadas, avaliando-se a frequência e o padrão respiratórios, a expansibilidade do tórax e a presença ou ausência de murmúrios vesiculares de forma intensa e recorrente.

Como citado anteriormente, o paciente com TCE grave geralmente estará sujeito à ventilação mecânica como forma de proteger a via aérea e, portanto, será ventilado inicialmente com um pulmão sem patologia. A hipóxia e a hiperventilação inadvertida devem ser evitadas, pois podem levar à hipoperfusão do cérebro, que já tem diminuição do FSC logo após o trauma. Os parâmetros ventilatórios devem ser ajustados, a fim de evitar a hipóxia com saturação de O_2 > 95% e para manter eucapnia com $PaCO_2$ de 35 a 40 mmHg. Além disso, preconiza-se ventilação com baixos volumes correntes (Vc), uma vez que altos Vc estão associados a lesão pulmonar. Portanto, ventilação protetora, com baixos Vc e pressão positiva no final da expiração (PEEP) moderada, deve ser utilizada, a fim de minimizar lesão pulmonar induzida por ventilação mecânica. O uso de PEEP alta pode levar a dificuldade de drenagem do fluxo cerebral, com consequente aumento da PIC e queda da PPC, entretanto esse efeito só é exacerbado com PEEP maior que 15 mmHg. Quanto à aspiração do tubo endotraqueal, deve ser rápida e o menos traumática possível, além de ser aplicada sedação no pré-procedimento para evitar aumentos indesejados da PIC.

Em relação à abordagem da circulação, deve-se avaliar frequência cardíaca, pressão arterial sistêmica, tempo de enchimento capilar e presença e características dos pulsos. A presença de hipotensão pode reduzir o FSC e levar à isquemia. A correção inicial da hipotensão deve ser feita com cristaloide. Existem evidências de que a ressuscitação fluídica adequada melhora o prognóstico. Na presença de hipertensão arterial, esta pode ser secundária à existência de HIC e não deve ser corrigida rapidamente. O uso precoce de transfusão de concentrado de hemácias (para otimização da oferta de oxigênio) e o de vasopressores (para impedir que não ocorra nenhum período de hipotensão) são pilares importantes da prevenção de lesão secundária.

A hiponatremia é relativamente comum após o TCE e nos pós-operatórios neurocirúrgicos, podendo ser multifatorial, tanto pela síndrome perdedora de sal como pela síndrome de secreção inapropriada de hormônio antidiurético (SIHAD). Embora a causa mais frequente seja a iatrogênica devido ao uso contínuo de soluções hipotônicas/hiponatrênicas, o magnésio é importante para estabilidade neuronal e influxo do cálcio nas células. Assim, hipomagnesemia pode diminuir o limiar convulsivo, portanto deve ser corrigida.

A glicose é o principal substrato energético para o funcionamento do cérebro. A hipoglicemia é extremamente prejudicial ao neurônio, por falência energética, com danos intracelulares irreversíveis. A hiperglicemia, com valores acima de 200 mg/dL, relaciona-se com pior prognóstico, mas não há evidências que suportem o rigoroso controle glicêmico. Conforme citado anteriormente, a hipotermia terapêutica é contraindicada em pediatria e a hipertermia deve ser evitada, mesmo que com o uso intenso de antitérmicos e medidas ativas para redução da temperatura corporal.

Em casos neurológicos complexos, principalmente na fase precoce do TCE (até 7 dias), pode ocorrer a cascata despolarizadora, com aumento do risco para crises epilépticas. Os fatores de risco relacionados incluem: localização da lesão, contusão cerebral, presença de fragmento de metal ou osso, afundamento de crânio, déficits neurológicos focais, perda de consciência, escala de coma Glasgow (*Glasgow Coma Scale* – GCS) < 10, gravidade da lesão, duração da amnésia pós-traumática, hematoma subdural ou epidural, lesões penetrantes e idade. A incidência de episódios convulsivos precoces pós-TCE em pediatria é de aproximadamente 10%. Com isso, as recentes diretrizes sugerem que o uso de fenitoína profilática para os episódios convulsivos precoces deve ser considerado em pacientes com TCE grave. Em casos mais complexos, deve-se seguir o tratamento para EME, com uso de benzodiazepínicos, hidantal e fenobarbital, e, nos casos refratários, midazolam e tiopental contínuos. Propofol, ácido valproico e topiramato podem ser utilizados em casos especiais.

TRATAMENTO PARA HIPERTENSÃO INTRACRANIANA

Apesar da divisão didática, é importante ressaltar que grande parte das condutas discutidas anteriormente servem também para redução secundária da PIC e devem sempre ser priorizadas em relação às condutas específicas para HIC.

As duas terapêuticas mais classicamente utilizadas para redução da PIC são a hiperventilação e as soluções hiperosmolares. Enquanto as soluções hiperosmolares ganharam evidências mais claras na redução da PIC, além de novas opções do manitol (salinas hipertônicas), o uso da hiperventilação está cada vez mais restrito a situações de emergência, pelo risco de isquemia induzida por vasoconstrição.

Em relação à hiperventilação, a redução da $PaCO_2$ arterial ocorre pela hiperventilação, que determina uma alcalose e o aumento do pH. Isto leva a um efeito direto sobre as arteríolas, provocando vasoconstrição. A vasoconstrição acarreta aumento da resistência vascular cerebral, o que impede o bombeamento de sangue para os vasos de paredes finas, permitindo o esvaziamento (e consequente diminuição) do volume sanguíneo intracraniano e queda da PIC. O efeito da hiperventilação sobre a PIC manifesta-se rapidamente (em 30 segundos), estabiliza-se em cinco minutos e dura algumas horas. Só está indicada em redução aguda da PIC. Evidências limitadas mostram que a hiperventilação profilática com $PaCO_2$ < 30 mmHg deve ser evitada nas primeiras 48 horas após o trauma. As diretrizes para TCE recomendam uma monitorização neurológica avançada ($PbtO_2$) caso a hiperventilação seja necessária para tratamento da HIC refratária, podendo ser extrapolada para os casos não traumáticos de HIC.

O manitol é um diurético osmótico com poder de reduzir a PIC por meio de dois mecanismos distintos. Como efeito imediato, diminui a viscosidade sanguínea, o que resulta em vasoconstrição reflexa (em autorregulação intacta), permitindo que o fluxo cerebral sanguíneo seja mantido, apesar de haver redução de volume. Concomitantemente, causa aumento na osmolaridade sérica, resultando na criação de um gradiente osmótico entre o intravascular e o espaço extracelular cerebral. Esse gradiente permite que o fluido do parênquima cerebral seja arrastado para o intravascular, promovendo uma redução do edema cerebral e, por consequência, da PIC. Esse efeito persiste por mais de seis horas quando há integridade da barreira hematoencefálica.

Similar ao mecanismo de ação do manitol, a solução salina hipertônica reduz a PIC por meio de seus efeitos osmóticos. Em resposta ao aumento da PIC, uma medida dessa solução é administrada em bólus, podendo ser repetida conforme necessário, em um intervalo aceitável ou até a concentração sérica de sódio subir acima do normal (superior a 145-155 mEq/L). Não há evidências suficientes na escolha entre esses agentes hiperosmolares no tratamento do paciente com casos neurológicos graves.

Os barbitúricos são normalmente usados apenas em pacientes com HIC refratária às demais opções de tratamento, devido aos riscos associados às altas doses. Os barbitúricos atuam por dois mecanismos distintos para promover a diminuição da PIC: supressão do metabolismo e alteração do tônus vascular. A terapia barbitúrica parece promover acoplamento regional do fluxo sanguíneo para demanda metabólica, resultando em maior oxigenação do cérebro, com menor FSC e consequente redução da PIC. Entretanto, os efeitos sistêmicos são comuns e potencialmente tóxicos, incluindo diminuição do débito cardíaco, hipotensão e aumento de *shunt* intrapulmonar, causando baixa pressão, perfusão cerebral e hipóxia. Por isso, a administração de altas doses de barbitúricos requer apropriada monitorização hemodinâmica e rápida intervenção nas instabilidades.

Como citado anteriormente, a presença de hipertermia no paciente pós TCE foi associada a pior prognóstico neurológico e deve ser evitada. Dados sugerem que hipertermia (> 38ºC) contribui para maior dano pós-traumático, aumentando a resposta fisiopatológica por meio de múltiplos mecanismos. Já a hipotermia tem sido estudada como alternativa ao tratamento da HIC, sugerindo uma diminuição da demanda metabólica, da inflamação, da morte celular e de episódios convulsivos. Infelizmente, nenhum estudo conseguiu mostrar o benefício dessa terapêutica, e sua utilização é reservada para casos restritos.

NEUROINTENSIVISMO NO PERÍODO NEONATAL

A neonatologia é sem dúvida uma das especialidades médicas com os maiores avanços das últimas décadas. Os adventos do surfactante, do óxido nítrico e da ventilação protetora foram capazes de promover importante redução da mortalidade neonatal, a qual, entretanto, muitas vezes não foi acompanhada de redução de eventos neurológicos. Perante esse fato, um dos maiores desafios atuais da neonatologia reside em associar a redução da mortalidade à qualidade de vida, sem sequelas neurológicas.

O recém-nascido pode ser acometido de uma série de problemas no SNC, como:

1. Malformações cerebrais e cerebrovasculares;
2. Infecções congênitas virais, bacterianas ou por protozoários, como a toxoplasmose congênita;
3. Encefalopatia hipóxico-isquêmica (EHI), que ocorre com alta incidência, em 1 a 6 de cada mil nascidos vivos;
4. Hemorragia peri e intraventricular, que acontece no prematuro, com incidência inversamente proporcional à idade gestacional;
5. Leucomalácea periventricular – geralmente após insulto hipóxico-isquêmico ou pós-hemorrágico.

Para isso, é fundamental entender os possíveis mecanismos de lesão cerebral, a fim de evitar que tal dano aconteça ou simplesmente fazer o diagnóstico precoce e poder relacioná-lo com futuras sequelas neurológicas. Portanto, estão sendo desenvolvidos métodos e tecnologias para melhorar e tornar mais rápido o acesso a injúrias cerebrais no período neonatal. Assim, visa-se a conseguir um manejo mais fino em relação ao SNC, tanto com uma monitorização eficiente quanto com tratamentos neuroprotetores.

Com relação à monitorização, os arsenais mais utilizados hoje em dia são:

a) **Ultrassonografia transfontanelar:** é um exame simples de ultrassonografia, realizado por meio da fontanela anterior do bebê. Podem ser visualizadas algumas estruturas cerebrais e diagnosticados problemas como hemorragia intra e periventricular, hidrocefalia, cistos aracnoides, alterações no corpo caloso e alterações de fluxo de alguns vasos sanguíneos cerebrais, se o Doppler for usado. No caso de forte suspeita clínica de que alguma alteração não foi captada pelo método, ou se o método a captou de forma insatisfatória, outros exames de imagem podem ser necessários (principalmente a ressonância magnética para avaliação do encéfalo), visto que a ultrassonografia possui limitações em relação à TC.

b) **Tomografia axial computadorizada (TAC):** esta técnica analisa as radiografias por meio de um computador, que gera uma imagem bidimensional de alta resolução, semelhante a um corte anatômico, do cérebro ou de qualquer outro órgão estudado. Com a TAC, podem ser detectados muitos tipos de anomalias cerebrais e espinais com tal precisão que a técnica revolucionou a prática da neurologia e contribuiu para melhorar a qualidade da assistência neurológica.

c) **Ressonância magnética cerebral ou da medula espinhal:** efetua-se colocando a cabeça ou o corpo do paciente em um espaço muito reduzido, onde essas estruturas são submetidas a um campo magnético intenso. A técnica proporciona imagens de excelente resolução das estruturas anatômicas. Além disso, essas imagens podem tornar-se ainda mais nítidas quando se administra ao doente uma injeção endovenosa de um meio de contraste. Os novos modelos de RM podem fazer medições do funcionamento cerebral ao incorporarem um processamento especial por computador das imagens obtidas.

d) **EEG e o eletroencefalograma de amplitude integrada (aEEG):** é um novo método de monitorização cerebral contínua à beira do leito, não invasivo e de fácil interpretação. Seu uso é amplamente difundido em UTI neonatal em todo o mundo. Estudos clínicos demonstram grande aplicabilidade clínica dentro da UTI, na avaliação prognóstica e neurológica de recém-nascidos com:

- **Asfixia perinatal:** certamente, é a patologia para a qual o uso de aEEG é o mais consagrado. É importante lembrar que o aEEG em RN com EHI traz informações precoces em relação à atividade elétrica e a possível injúria cerebral, devendo ser instalado ainda nas primeiras horas de vida. Estudos da era pré-hipotermia avaliaram especificidade e sensibilidade de aproximadamente 90% para prognóstico neurológico em RN com EHI por meio da avaliação do traçado do aEEG no período entre três e seis horas de vida. Após o advento da hipotermia, o aEEG ainda se mostra como potente preditor prognóstico, e estudos demonstram que os RNs que não recuperam traçado contínuo até 36 a 48 horas de vida têm pior prognóstico neurológico. Alguns grandes centros e estudos utilizaram o traçado do aEEG como critério adicional de indicação de hipotermia terapêutica. Entretanto, mesmo que não seja considerada critério obrigatório para indicação de hipotermia, a avaliação eletroencefalográfica traz importantes informações acerca do estado neurológico do RN com asfixia.

- **Crises epilépticas:** o aEEG é capaz de detectar até 80% de dissociação entre atividade epiléptica e convulsão clínica. O exame é extremamente útil e tem sensibilidade de aproximadamente 100% para crises generalizadas, porém é pouco sensível em crises focais. Geralmente, é realizado com o uso de um ou dois canais. Aumentar o número de canais e associar a leitura do EEG bruto com certeza aumenta a sensibilidade e a especificidade do método para detecção de crises convulsivas. Sempre que possível, deve-se utilizar o auxílio de videoimagem para auxiliar a leitura e a detecção de crises.

e) **Espectroscopia de infravermelho próximo (*near-infrared spectroscopy* – NIRS):** é uma nova tecnologia que está chegando ao Brasil e mostra uma grande promessa para uma série de pesquisas e aplicações clínicas. Porque é não invasiva e portátil, além de usar luz não ionizante segura, permite aplicações que são impraticáveis ou simplesmente não possíveis com modalidades como RM e TC. E porque a tecnologia é relativamente barata, uma base muito mais ampla de pacientes pode tirar proveito de sua funcionalidade, como tratar o choque do recém-nascido com base não somente em pressão arterial, frequência cardíaca e perfusão periférica, mas também na perfusão tecidual esplâncnica e, principalmente, cerebral.

Como terapia neuroprotetora, o que ocorre hoje é que, até recentemente, o tratamento clínico de EHI consistiu basicamente de suporte de terapia intensiva neonatal, da correção dos distúrbios metabólicos e hemodinâmicos e do uso de anticonvulsivantes. No entanto diversos estudos têm demonstrado, individual ou coletivamente, a eficácia do uso de hipotermia para o tratamento de EHI, promovendo assim o aumento da sobrevida sem sequelas neurológicas, com menos morbidade e mortalidade. No tempo de Hipócrates, hipotermia terapêutica era aplicada a várias condições clínicas. A história da ciência moderna inclui várias tentativas periódicas para padronizar o uso de hipotermia terapêutica para uma variedade de lesões cerebrais; este movimento foi acelerado pelos avanços na ressuscitação cardiopulmonar, e ensaios clínicos randomizados sobre a eficácia da hipotermia terapêutica em pacientes adultos após parada cardíaca têm mostrado melhora da sobrevida e dos resultados neurológicos.

A hipotermia reduz lesão cerebral por meio de seu impacto sobre vários processos biológicos. Reduz o edema vasogênico, a hemorragia e a infiltração de neutrófilos. Também limita a liberação dos neurotransmissores excitatórios e a acumulação de cálcio intracelular. A produção de radicais livres é limitada por hipotermia e, assim, as células e organelas são protegidas da degradação oxidativa durante a reperfusão. Além disso, a hipotermia reduz a ativação de citocinas e cascatas de coagulação, aumentando a concentração de interleucina-10, uma citocina anti-inflamatória, e reduz o fator de necrose tumoral-alfa. Ajuda também a manter o metabolismo cerebral durante e após as injúrias cerebrais por diminuir a taxa de metabolismo da glicose e oxigênio. Há redução da atividade da caspase-3 e aumento da expressão da proteína antiapoptótica Bcl-2.

Entre os recém-nascidos, essa terapia consiste em reduzir a temperatura do corpo em três a quatro graus Celsius (hipotermia moderada), iniciando no prazo de seis horas após o nascimento e continuando por 72 horas. A eficácia e a segurança do tratamento foram confirmadas em outros estudos e metanálises, o que levou à introdução de protocolos terapêuticos na prática clínica diária em muitas unidades neonatais no mundo. O serviço de neonatologia em que atuam os autores deste capítulo utiliza a hipotermia *neuroprotetora* como prática clínica de rotina desde 2009 e foi um dos pioneiros na introdução de um protocolo de hipotermia em unidades neonatais do Brasil, com a participação efetiva de todos os profissionais envolvidos no cuidado do recém-nascido de alto risco, tanto na sala de parto quanto na unidade de terapia intensiva neonatal.

Muitos estudos estão sendo realizados nessa área e é possível que em breve existam outras terapias *neuroprotetoras* na neonatologia, além da hipotermia, como uso de eritropoetina, gás xênon, sulfato de magnésio, entre outros.[20,32]

QUADRO 242.4. Algoritmo de condutas em casos neurointensivos.

1. GCS ≤ 8.
2. Inserir monitor de PIC.
3. Manter PPC adequada para a idade.
4. Se PIC > 20 mmHg (progredir em cada item se PIC persistir > 20 mmHg):
    a. Sedação e analgesia/cabeça em posição neutra/decúbito elevado 30°.
    b. Drenagem liquórica (se cateter intraventricular).
    c. Bloqueador neuromuscular (monitorizar convulsões com eletroencefalograma – cEEG).
    d. Terapia hiperosmolar:
        i. manitol 0,5-1 g/kg;
        ii. solução salina 3%.
    e. Hiperventilação moderada ($PaCO_2$ 30-35 mmHg).
5. Se PIC ainda se mantém maior que 20 mmHg, utilizar terapias de segunda linha:
    a. Ventriculosmia funcionante: considerar drenagem lombar.
    b. Inchaço cerebral presente: considerar craniectomia descompressiva (uni ou bilateral).
    c. EEG com atividade: considerar terapia barbitúrica (com tiopental).
    d. Evidência de isquemia: considerar hipotermia moderada (32-34°C).
    e. Evidência de hiperemia: considerar hiperventilação com $PaCO_2$ < 30 mmHg.
        i. Considerar passagem de cateter de bulbo jugular e monitorização da saturação de oxigênio jugular e/ou $PbtO_2$.

REFERÊNCIAS BIBLIOGRÁFICAS

1. Neurocritical Care Society. [Internet] [Acesso em 29 jan 2016]. Disponível em: http://www.neurocriticalcare.org/
2. LaRovere KL, Riviello JJ. Emerging subspecialties in neurology: building a career and a field, pediatric neurocritical care. Neurology. 2008;70:e89-91.
3. Tasker RC. Pediatric neurocritical care: is it time to come of age? Curr Opin Pediatr. 2009;21(6):724-30.
4. Mirski MA, Chang CWJ, Cowan R. Impact of a neuroscience intensive care unit on neurosurgical patient outcomes and cost of care. J Neurosurg Anesth. 2001;13:83-92.
5. Diringer MN, Edwards DF. Admission to a neurologic/neurosurgical intensive care unit is associated with reduced mortality rate after intracerebral hemorrhage. Crit Care Med. 2001;29:635-40.
6. Suarez JI, Zaidat OO, Suri MF, Feen ES, Lynch G, Hickman J, et al. Length of stay and mortality in neurocritically ill patients: Impact of a specialized neurocritical care team. Crit Care Med. 2004;32:2311-7.
7. Suarez JI. Outcome in neurocritical care: Advances in monitoring and treatment and effect of a specialized neurocritical care team. Crit Care Med. 2006;34:S232-S238.
8. Bershad EM, Feen ES, Hernandez OH, Suri MFK, Suarez JI. Impact of a specialized neurointensive care team on outcomes of critically ill acute ischemic stroke patients. Neuro Crit Care. 2008;9:287-92.
9. Lopez Pison J, Galvin Manso M, Rubio Morales L, Juan Belloc S, Ferreras Amez A, Melendo Gimeno J. [Descriptive analysis of neurological disorders in the pediatric neurocritical care unit of a regional referral hospital]. An Esp Pediatr. 2000;53:119-24.
10. Bell MJ, Carpenter J, Au AK, Keating RF, Myseros JS, Yaun A, Weinstein S. Development of a pediatric neurocritical care service. Neurocrit Care. 2009:10:4-10.
11. LaRovere KL, Graham RJ, Tasker RC, Pediatric Neurocritical Care: A neurology consultation model and implication for education and training. Pediatr Neurol. 2013;48:206-11.
12. Broessner G, Helbok R, Lackner P, Mitterberger M, Beer R, Engelhardt K, et al. Survival and long-term functional outcome in 1,155 consecutive neurocritical care patients. Crit Care Med. 2007;35:2015-30.
13. Graham RJ, Dumas HM, O'Brien JE, Burns JP. Congenital neurodevelopmental diagnoses and an intensive care unit: Defining a population. Pediatr Crit Care Med. 2004;5:321-8.
14. Giza CC, Mink RB, Madikians A. Pediatric traumatic brain injury: not just little adults. Curr Opin Crit Care. 2007;13(2):143-52.
15. Adelson PD, Bratton SL, Carney NA, Chesnut RM, et al. Guidelines for the Acute Medical Management of Severe Traumatic Brain Injury in Infants, Children, and Adolescents. J Trauma. 2003;54(65).
16. Kochanek PM, Carney N, Adelson PD. Guidelines for the Acute Medical Management of Severe Traumatic Brain Injury in Infants, Children, and Adolescents-Second Edition. Pediatr Crit Care Med. 2012;(13):S1-S2.
17. Posner JB, Saper CB, Schiff ND, Plum F. Plumm and Posner's Diagnosis of Stupor and Coma. Fouth edition. Oxford, 2007.

18. O'Brien NF, Hall MW. Extracorporeal Membrane Oxygenation and Cerebral Blood Flow Velocity in Children. Pediatr Crit Care Med. 2013 Mar;14(3):10.
19. Perez-Barcena J, Llompart-Pou JA, O'Phelan KH. Intracranial Pressure Monitoring and Management of Intracranial Hypertension. Crit Care Clin. 2014(30):735-50.
20. Procianoy RS, Silveira RC. Síndrome hipóxico-isquêmica [Hypoxic-ischemic syndrome]. J Pediatr (Rio J). 2001;77(supl.1):S63-S70.
21. Kurinczuk JJ, White-Koning M, Badawi N. Epidemiology of neonatal encephalopathy and hypoxic-ischaemic encephalopathy. Early Hum Dev. 2010;86(6):329-38.
22. Perlman M, Shah PS. Hypoxic-ischemic encephalopathy: challenges in outcome and prediction. J Pediatr. 2011;158(2 Suppl):e51-4.
23. Badawi N, Kurinczuk JJ, Keogh JM, Alessandri LM, O'Sulivan F, Burton PR, et al. Intrapartum risk factors for newborn encephalopathy: the Western Australian case-control study. BMJ. 1998;317(7172):1554-8.
24. Gunn AJ. Cerebral hypothermia for prevention of brain injury following perinatal asphyxia. Curr Opin Pediatr. 2000;12(2):111-15.
25. Wyatt JS, Robertson NJ. Time for a cool head-neuroprotection becomes a reality. Early Hum Dev. 2005;81(1):5-11.
26. Cowan F, Rutherford M, Groenendaal F, Eken P, Mercuri E, Bydder GM, et al. Origin and timing of brain lesions in term infants with neonatal encephalopathy. Lancet. 2003;361(9359):736-42.
27. Gluckman PD, Wyatt JS, Azzopardi D, Ballard R, Edwards AD, Ferriero DM, et al. Selective head cooling with mild systemic hypothermia after neonatal encephalopathy: multicentre randomised trial. Lancet. 2005;365(9460):663-70.
28. Stimbruner G, Mittal RA, Rohlmann F, Muche R. Systemic hypothermia after neonatal encephalopathy: outcomes of neo.nEURO.network RCT. Pediatrics. 2010;126(4):e771-8.
29. Wyatt JS, Thoresen M. Hypothermia treatment and the newborn. Pediatrics. 1997;100(6):1028-30.
30. Thoresen M, Wyatt J. Keeping a cool head, post-hypoxic hypothermia-an old idea revisited. Acta Paediatr. 1997;86(10):1029-33.
31. Arrich J, Holzer M, Havel C, Müllner M, Herkner H. Hypothermia for neuroprotection in adults after cardiopulmonary resuscitation. Cochrane Database Syst Rev. 2012;9:CD004128.
32. Magalhães M, Rodrigues FPM, Chopard MR, Melo VC, Melhado A, Oliveria I, et al. Neuroprotective body hypothermia among newborns with hypoxic ischemic encephalopathy: three-year experience in a tertiary university hospital. A retrospective observational study. Sao Paulo Med J. 2014;133(4):314-9.
33. O'Brien NF, Hall MW. Extracorporeal Membrane Oxygenation and Cerebral Blood Flow Velocity in Children. Pediatr Crit Care Med. 2013 Mar;14(3):10.1097/PCC.0b013e3182712d62.
34. The Monro-Kellie hypothesis. Applications in CSF volume depletion. Neurology. 2001;56(12):1746-8.
35. De Novo Mutations in Synaptic Transmission Genes Including DNM1 Cause Epileptic Encephalopaties. Am J Hum Genet. 2014;95(4):360-70.
36. Teasdale G, Jennett B. Assessment of coma and impaired consciousness. A practical scale. Lancet. 1974;2(7872):81-4.
37. Tatman A, Warren A, Williams A, Powell JE, Whitehouse W. Development of a modified pediatric coma scale in intensive care clinical practice. Arch Dis Child. 1997;77:519-21.

CAPÍTULO 243

SEPSE GRAVE E CHOQUE SÉPTICO EM PEDIATRIA

Cristiane Freitas Pizarro
Denise Varella Katz

DESTAQUES

- A definição de choque séptico em crianças é diferente da de adultos, pois consiste em sepse acompanhada de disfunção cardiovascular. A hipotensão não é critério obrigatório na definição de choque séptico, pois o choque pode estar presente em crianças muito antes que se instale a hipotensão.
- A síndrome do choque tóxico, bastante comum em lactentes e crianças, tem como causa predominante a infecção pelo *Staphylococcus aureus*, e caracteriza-se clinicamente pela presença dos sinais de choque associados à febre alta e *rash* eritematoso com descamação.
- A perspectiva de monitorização hemodinâmica e de transporte de O_2 em crianças criticamente enfermas deve ser entendida em um contexto de heterogeneidade, pois essas alterações variam muito de acordo com a natureza da doença e com as diversas populações pediátricas. No choque séptico, são comuns as características mistas de hipovolêmico, cardiogênico, distributivo.
- As condutas iniciais no tratamento do choque são: estabelecer uma via aérea adequada; acesso venoso; restabelecer o volume circulante efetivo; corrigir os distúrbios metabólicos associados; instituir terapia inotrópica e/ou vasopressora.
- Todas as crianças com choque necessitam de uma agressiva ressuscitação fluídica, pois a hipovolemia é a causa mais comum de choque. Infusões sequenciais de 20 mL/kg de solução cristaloide em bólus até um total de 60 mL/kg nos primeiros 60 minutos são a rotina. Ao definir as drogas vasoativas, a adrenalina é a opção no choque frio (componente cardiogênico), e a noradrenalina, no quente (vasodilatação periférica).

INTRODUÇÃO

Apesar dos avanços na terapia antimicrobiana, manejo de drogas vasoativas e novos métodos de suporte avançado de vida, o choque séptico permanece uma importante causa de morbimortalidade em Unidades de Terapia Intensiva (UTI). A incidência de choque séptico vem aumentando nos últimos 40 anos, apesar dos avanços no entendimento da patogênese, da prevenção e das estratégias terapêuticas da sepse. Estima-se que nos Estados Unidos ocorram cerca de 750 mil novos casos de sepse grave por ano.[1-3]

Estudos clínicos e experimentais de choque séptico sustentam o conceito de que a persistência do choque tem um impacto negativo na sobrevida de forma tempo-dependente.[4] Veja também os conceitos atuais no Capítulo 12 – Sepse e Choque Séptico.

EPIDEMIOLOGIA

A maioria dos estudos referentes à epidemiologia da sepse e choque séptico abrange pacientes adultos e sugere taxas de mortalidade entre 20% e 50%.[5-6]

Na faixa etária pediátrica, são poucos os estudos referentes à epidemiologia da sepse e choque séptico. Dados recentes têm demonstrado uma melhora da sobrevida em crianças com choque séptico, relacionada a melhores recursos de Terapia Intensiva Pediátrica e Neonatal e à disseminação das orientações sugeridas pelo American College of Critical Care Medicine (ACCM) – Clinical Parameters for Hemodynamic Support in Pediatric and Neonatal Septic Shock (Carcillo e colaboradores).[5,7-10]

DEFINIÇÕES

Abrangem os conceitos de síndrome da resposta inflamatória sistêmica, sepse, sepse grave e choque séptico (Quadro 243.1).

A definição de choque séptico em crianças é diferente da de adultos, pois consiste em sepse acompanhada de disfunção cardiovascular. A hipotensão não é critério obrigatório na definição de choque séptico, pois este pode estar presente em crianças muito antes de se instalar a hipotensão.[7]

A disfunção cardiovascular é definida como:

- Apesar da administração de fluidos endovenosos maior ou igual a 40 mL/kg em 1 hora, a presença de:
    - Hipotensão abaixo do percentil 5% para idade ou pressão arterial sistólica abaixo de dois desvios-padrão para idade; ou
    - Necessidade de drogas vasoativas para manter a pressão arterial média (dopamina > 5 µg/kg/min ou dobutamina, epinefrina ou norepinefrina em qualquer dose); ou
    - Dois dos seguintes: acidose metabólica com BE > 5,0 mEq/L
        - Lactato arterial acima de duas vezes o limite superior
        - Oligúria abaixo de 0,5 mL/kg/hora
        - TEC > 5 segundos
        - Gradiente de temperatura central – periférica > 3°C

FISIOPATOLOGIA

A fisiopatologia do choque envolve conceitos relativos à oferta, ao transporte e ao consumo de oxigênio.

A oferta de O_2 (DO_2) é o volume de oxigênio oferecido pelo sangue aos tecidos a cada minuto, sendo calculado como o produto do débito cardíaco (DC) pelo conteúdo arterial de oxigênio (CaO_2):

QUADRO 243.1. Definições de sepse conforme Goldstein e colaboradores.[7]

Síndrome da resposta inflamatória sistêmica (SIRS)

A presença de pelo menos dois dos quatro critérios seguintes, sendo ao menos um deles anormalidade de temperatura ou contagem de leucócitos:
1. Temperatura > 38,5°C < 36°C.
2. Taquicardia definida como média acima de 2SD para idade na ausência de estímulos externos, drogas crônicas ou estímulo doloroso. Bradicardia, válida para crianças menores de 1 ano de idade, definida como frequência cardíaca média menor que o percentil 10 para a idade na ausência de estímulo vagal, drogas betabloqueadoras ou cardiopatia congênita.
3. FR média > 2SD acima do normal para idade ou VM em processo agudo não relacionado com doença neuromuscular ou anestesia geral.
4. Contagem de leucócitos ↑ ou ↓ para idade (não secundária a QT) ou > 10% neutrófilos imaturos.

Infecção
Infecção suspeita ou comprovada (cultura, PCR por qualquer patógeno OU síndrome clínica associada à alta probabilidade de infecção.

Sepse
SIRS na presença, ou como resultado, de uma infecção suspeita ou comprovada.

Sepse grave
Sepse associada a um dos seguintes: disfunção cardiovascular ou SDRA ou duas ou mais disfunções orgânicas.

Choque séptico
Sepse associada à disfunção cardiovascular.

SD: desvio-padrão; VM: ventilação mecânica; QT: quimioterapia; PCR: reação de cadeia polimerase; SDRA: síndrome do desconforto respiratório agudo.

$$DO_2 = DC \times CaO_2$$

$$CaO_2 = (Hb \times 1{,}34^a \times SatO_2) + (PaO_2 \times 0{,}0031^b)$$

[a] Número de mL de O_2 transportado por 1 g de hemoglobina.
[b] Coeficiente de difusão plasmática de O_2.

Ou seja, a oferta de O_2 é determinada por DC, hemoglobina e saturação de O_2 ($SatO_2$). O DC, por sua vez, é determinado pela frequência cardíaca e pelo volume sistólico, segundo a equação:

$$DC = FC \times VS$$

DC: débito cardíaco; FC: frequência cardíaca; VS: volume sistólico.

O volume sistólico depende de três variáveis: pré-carga (depende da volemia e da complacência ventricular), contratilidade cardíaca (inotropismo) e pós-carga (depende da resistência vascular sistêmica, viscosidade sanguínea e capacitância arteriolar).

O consumo de O_2 (VO_2) é a diferença entre as disponibilidades arterial e a venosa de oxigênio:

$$VO_2 = DC \times (CaO_2 - CvO_2)$$

A extração de oxigênio (EO_2) é a relação entre consumo e disponibilidade arterial de oxigênio:

$$EO_2 (\%) = VO_2/DO_2$$

A perfusão inadequada dos tecidos observada no choque resulta em déficits de oxigênio tecidual secundário ao desequilíbrio entre a oferta e o consumo de oxigênio.

Caso ocorra uma redução na oferta de oxigênio, o seu consumo pode ser mantido pelo aumento da extração tecidual de oxigênio. O ponto no qual a disponibilidade de oxigênio reduzida torna o seu consumo dependente da oferta denomina-se DO_2 crítico. Também nesse ponto identifica-se a extração de oxigênio crítica. Ocorre, então, uma queda no consumo de oxigênio e instala-se, na célula, uma situação de anaerobiose que não produz suficiente substrato energético para a manutenção das várias funções celulares. Os diversos mecanismos homeostáticos ativados no choque procuram preservar, preferencialmente, a oferta e o consumo de oxigênio dos órgãos vitais (coração e sistema nervoso central – SNC), em detrimento da perfusão dos outros órgãos.[11]

DIAGNÓSTICO

O reconhecimento precoce do choque tem relação direta com a sobrevida e deve ocorrer antes que se instale a hipotensão (choque descompensado), pelos seguintes critérios clínicos:

- Avaliação do estado geral e nível de consciência.
- Avaliação da função circulatória: frequência cardíaca, qualidade do pulso, temperatura da pele, perfusão (vasodilatação periférica – choque quente ou presença de extremidades frias – choque frio), pressão arterial.
- Avaliação da função e da perfusão de órgãos:
  - Cérebro – nível de consciência.
  - Pele – tempo de enchimento capilar, coloração.
  - Rins – débito urinário (> 1 mL/kg/hora).

SÍNDROME DO CHOQUE TÓXICO (SCT)[12]

Bastante comum em crianças, a SCT tem como causa predominante a infecção pelo *Staphylococcus aureus*.

É clinicamente caracterizada pela presença dos sinais de choque associados ao *rash* eritematoso com descamação e febre alta. A toxina produzida pelo estafilococo, responsável pela lesão dermatológica clássica da SCT, é uma enterotoxina, a toxina da síndrome do choque tóxico-1 (TSST-1). Inicialmente descrita na década de 1980 em mulheres jovens com tampão intravaginal, hoje em dia a SCT ocorre em até 50% dos casos após infecções localizadas em cirurgias, picadas de insetos ou feridas de outras origens.

A definição clínica abrange febre, *rash* eritematoso macular difuso, hipotensão, envolvimento de outros órgãos ou sistemas (SNC, trato gastrintestinal, hematológico, hepático, renal) e descamação das palmas das mãos, plantas dos pés e dedos (até uma a duas semanas da instalação do quadro).

Diagnóstico diferencial

- **Outras infecções bacterianas:** meningococcemia; choque tóxico pelo estreptococo beta-hemolítico do grupo A (SBGA); escarlatina (SBGA); síndrome da pele escaldada estafilocóccica; infecção por salmonela.
- **Infecções virais:** sarampo; enteroviroses acompanhadas de miocardite.
- Febre das montanhas rochosas; leptospirose, erlichiose.
- **Outras:** síndrome Stevens-Johnson e necrólise epidérmica tóxica (farmacodermias); doença de Kawasaki; lúpus eritematoso sistêmico.

Tratamento

A abordagem terapêutica da SCT é igual à da sepse grave e choque séptico, porém a antibioticoterapia deve incluir duas classes de drogas: um antiestafilocóccico bactericida (oxacilina ou vancomicina) e um inibidor da síntese de proteína, que age interrompendo a produção de enzimas e citoquinas (clindamicina). O uso de imuneglobulina endovenosa (IVIG) parece ter ação na modulação da resposta inflamatória segundo modelos experimentais. Doses de 150 a 600 mg/kg/dia durante cinco dias ou uma dose única de 1 a 2 g/kg vêm sendo preconizadas, com melhores resultados quando aplicadas precocemente.[12]

MONITORIZAÇÃO

MONITORIZAÇÃO CLÍNICA

É primordial o reconhecimento precoce do estado de choque para uma melhora da sobrevida. O choque deve ser reconhecido antes de ocorrer hipotensão (choque descompensado) segundo critérios clínicos. A reavaliação clínica frequente permite que se determine o estado hemodinâmico do paciente e a necessidade ou não de se alterar a conduta.[5,7-8]

A monitorização clínica compreende a verificação dos seguintes aspectos:

1. Avaliação da ausculta, frequência e ritmo cardíaco.
2. Observação do padrão respiratório e ausculta pulmonar.
3. Observação da coloração da pele e das mucosas.
4. Aferição da pressão arterial com manguito adequado.
5. Avaliação da perfusão periférica (temperatura das extremidades, amplitude dos pulsos periféricos e velocidade de enchimento capilar).
6. Determinação horária da diurese.
7. Acompanhamento do nível de consciência (frequentemente, observam-se irritabilidade e sonolência).

Exames laboratoriais

Gasometrias arterial e venosa central; dosagem de lactato arterial; hemograma completo com plaquetas; provas de coagulação; provas de atividade inflamatória (proteína C reativa, procalcitonina); culturas; função renal (ureia e creatinina); além de exames bioquímicos, principalmente a dosagem sérica de cálcio e glicose.

Monitorização hemodinâmica básica na primeira hora do choque

- Oximetria de pulso;
- Monitorização cardíaca: eletrocardiograma (ECG) contínuo;
- Controle da pressão arterial;
- Monitorização da temperatura;
- Monitorização do débito urinário.

Monitorização hemodinâmica após a primeira hora do choque

Acrescentar aos parâmetros básicos:

- Pressão arterial média invasiva (PAMi) pela cateterização arterial;
- Pressão venosa central (PVC) pela cateterização venosa central;
- Saturação venosa central de oxigênio ($SVcO_2$) pela coleta seriada ou monitorização contínua (cateter locado na junção da veia cava superior com o átrio direito);
- Ecocardiograma seriado: avaliação do débito cardíaco e complacência da veia cava inferior; avaliação da eficácia das drogas vasoativas, tanto no momento da introdução quanto no do desmame;
- Medida dinâmica do volume intravascular pela variação da pressão de pulso (PPV) – diferença entre a pressão de pulso máxima na inspiração e mínima na expiração: uma diferença maior que 13% representa alta sensibilidade e especificidade para identificar os pacientes hipovolêmicos e responsivos à fluidoterapia;
- Pressão intra-abdominal (PIA) pela sondagem vesical para detecção precoce da hipertensão intra-abdominal e síndrome compartimental,[9,1] ocorrência bastante comum em pediatria.[13-15]

CONSIDERAÇÕES E PERSPECTIVAS SOBRE MONITORIZAÇÃO DO CHOQUE SÉPTICO EM PEDIATRIA

A perspectiva de monitorização hemodinâmica e de transporte de O_2 em crianças criticamente enfermas deve ser entendida em um contexto de heterogeneidade, pois essas alterações variam muito de acordo com a natureza da doença e com as diversas populações pediátricas que tipicamente existem na UTI.[14]

O choque séptico é único, pois pode reunir simultaneamente todas as quatro formas de choque descritas (hipovolêmico, cardiogênico, obstrutivo e distributivo). A criança com choque séptico pode ter choque hipovolêmico resultante do extravasamento capilar, elevada perda insensível de fluidos e volume intravascular efetivo reduzido secundário à vasodilatação; choque *cardiogênico* resultante do efeito miocárdio depressor de toxinas bacterianas e de citoquinas inflamatórias; choque obstrutivo decorrente de trombose de pequenos vasos e de síndrome compartimental abdominal; e choque distributivo por reduzida resistência vascular sistêmica e hipóxia citopática. Em alguns casos, a criança apresenta elevado débito cardíaco com resistência vascular sistêmica diminuída. Os sintomas predominantes nesse cenário são taquicardia e pulsos amplos, característicos do choque distributivo ou o chamado choque "quente". Apesar dessa aparência, a perfusão dos órgãos durante esse estado pode estar gravemente comprometida. Alternativamente, uma criança com débito cardíaco reduzido e elevada resistência vascular sistêmica se apresenta clinicamente fria, com pulsos diminuídos e preenchimento capilar reduzido, característicos do choque "frio". O grau de variabilidade na população pediátrica dentro desses espectros clínicos do choque é enorme e os sinais podem ser dinâmicos no decorrer da doença.[14]

Como o estado hemodinâmico da criança no choque pode ser inconstante e podem surgir mudanças inerentes ao desenvolvimento de acordo com a idade (incluindo grandes variações de peso e estatura), não há um modelo simples para a monitorização hemodinâmica e de transporte de oxigênio que consistentemente vá ao encontro das necessidades dessa população heterogênea.[14]

O ecocardiograma é excelente para avaliar a anatomia e parece ser de grande utilidade para avaliar a função cardíaca na população pediátrica. Outras formas de avaliar a função cardíaca são as medidas seriadas de biomarcadores, como a troponina e o peptídeo natriurético cerebral tipo B (BNP).

Em razão de alterações extremas na função celular e expressão genética nos pacientes críticos, esses marcadores podem estar aumentados na população de UTIP mesmo na ausência de choque cardiogênico. Ainda está para ser determinado o real papel desses biomarcadores na população pediátrica.[14]

Outras novas tecnologias, como o PiCCO, são consideradas acuradas, fáceis de usar e de grande validade para pacientes de gravidades variadas. A monitorização com PiCCO não parece prover de forma consistente informações que sejam mais confiáveis do que outras técnicas mais simples, como a saturação venosa central mista e as medidas seriadas de lactato sérico.[14]

A demonstração há quase uma década de que adultos com choque séptico têm melhor sobrevida quando a ressuscitação inicial é dirigida a níveis normais de saturação venosa na veia cava criou elevado interesse (e controvérsias) na literatura médica. Um estudo análogo ao de Rivers foi realizado na população pediátrica e demonstrou melhora semelhante na sobrevida de pacientes com choque séptico. Porém, a generalização desses dados para outras populações de UTIP é questionável, dada a alta mortalidade de base no estudo pediátrico. Atualmente, acredita-se que a busca de uma medida da saturação venosa de veia cava, assim como de uma medida seriada de lactato arterial deve ser vista como ferramenta bastante útil para adicionar informações, mais do que parâmetros únicos, no manejo de pacientes heterogêneos com instabilidade hemodinâmica em uma UTIP.[4,14]

Não existem métodos capazes de substituir o exame físico em um ambiente de UTIP para avaliar a efetividade (ou a falta dela) frente às intervenções e decisões terapêuticas. Todos os métodos de monitorização hemodinâmica e de transporte de oxigênio citados devem ser integrados ao bom exame físico seriado (Quadro 243.2).[14]

TRATAMENTO (FIGURA 243.1)

Baseia-se no reconhecimento e no diagnóstico precoce da alteração da perfusão (e dos sinais clínicos de disóxia). Deve ocorrer intervenção agressiva e escalonada, da forma mais rápida possível.[5,7-8,16] Han e colaboradores demonstraram que cada hora de atraso na instituição de uma terapêutica consistente com o ACCM-PALS (American College of Critical Care Medicine – Pediatric Advanced Life Support) está associada a um aumento de duas vezes no risco de morte.[17]

Rivers e colaboradores e Oliveira e colaboradores demonstraram uma redução da mortalidade de adultos e crianças com choque séptico quando utilizada uma abordagem precoce guiada por metas (*early-goal directed therapy*). Ou seja, uma abordagem baseada no reconhecimento precoce do choque, na adequação da volemia de forma agressiva e na administração de drogas vasoativas, com o objetivo de restabelecer a pressão de perfusão e a oferta de oxigênio por meio da manutenção da saturação venosa central de O_2 ($SvcO_2$) acima de 70%.[4,18]

Assim, as condutas iniciais no tratamento do choque são:
- Estabelecer uma via aérea adequada;
- Estabelecer acesso venoso;
- Restabelecer o volume circulante efetivo;
- Correção dos distúrbios metabólicos associados;
- Terapia inotrópica/vasopressora.

OFERTA DE OXIGÊNIO

O oxigênio deve ser fornecido inicialmente em altas concentrações. A otimização da oferta de oxigênio e também a redução do seu consumo são alcançadas por controle térmico, redução do esforço respiratório com a utilização de suporte ventilatório e controle da agitação e dor com a administração de sedativos e analgésicos.

ACESSO VASCULAR

A obtenção de acesso venoso deve ser imediata. Nas crianças com choque séptico, descompensado em que não se consegue um acesso venoso imediato, o acesso intraósseo deve ser realizado. A colocação de acesso venoso central será necessária para as infusões de drogas vasoativas e para monitorização.[8,16]

Contudo, recomendações mais recentes autorizam a infusão inicial de drogas vasoativas com efeito inotrópico por acesso venoso periférico até que seja obtido um acesso venoso central.[16,19] Essa recomendação permite que a infusão da droga vasoativa seja iniciada ainda durante a primeira hora do atendimento.

QUADRO 243.2. Fases do choque séptico.

	Choque quente	Choque frio
Sinais clínicos	- Pele quente - TEC < 2 segundos ou *flush* - Taquicardia - Pulsos amplos - Alteração do nível de consciência (irritabilidade/sonolência) - Oligúria < 1 mL/kg/hora - PA adequada para idade ou hipotenso	- Pele marmórea e fria - TEC prolongado (> 2 segundos) - Taquicardia - Pulsos finos - Alteração do nível de consciência (irritabilidade/sonolência) - Oligúria < 1 mL/kg/hora - PA adequada para idade ou hipotenso

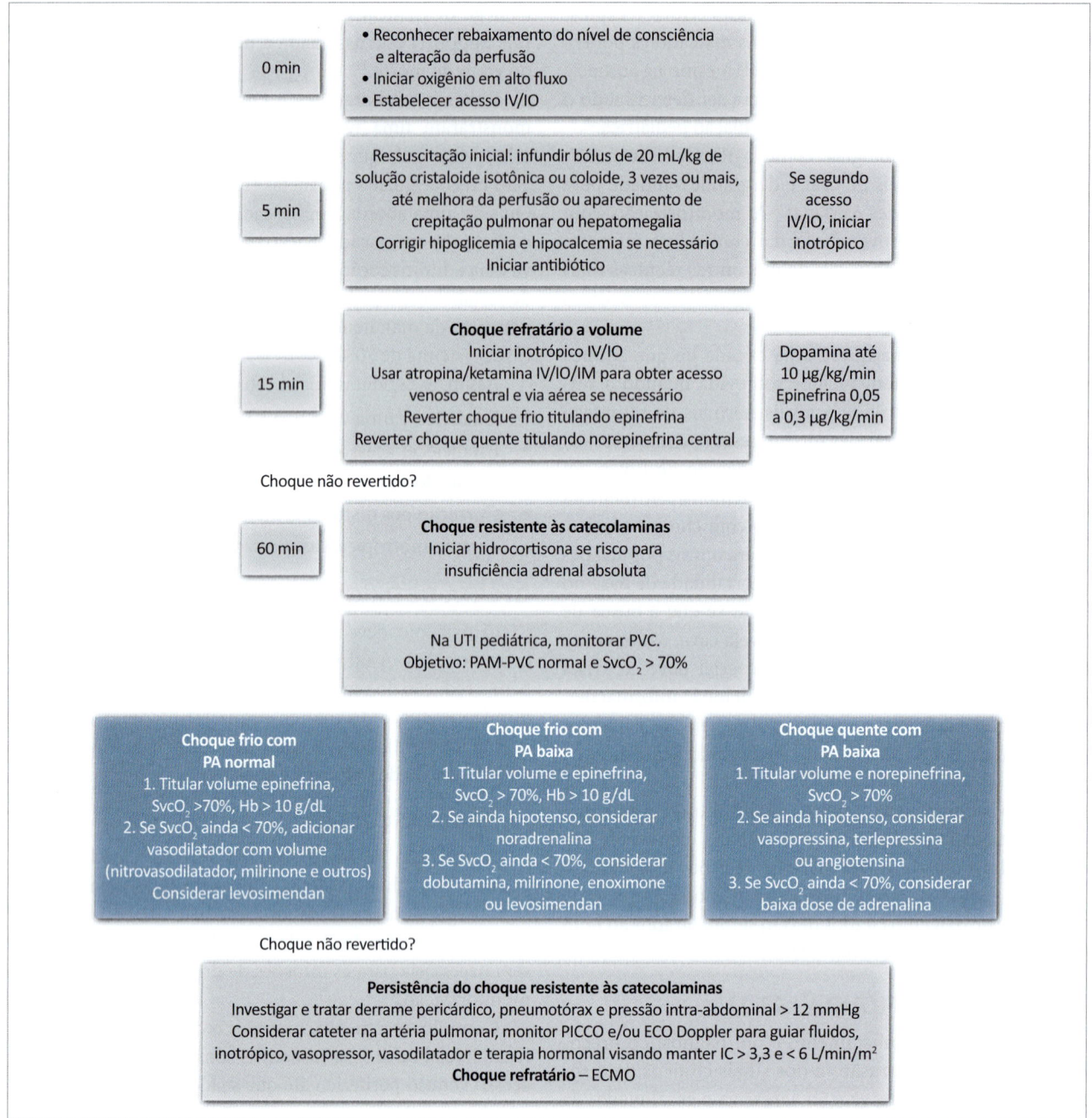

FIGURA 243.1. Recomendações para o manejo do suporte hemodinâmico em crianças com choque séptico.
TIP: unidade de terapia intensiva pediátrica; IV/IO: intravascular/intraósseo; PVC: pressão venosa central; PIA: pressão intra-abdominal; PAMI: pressão arterial média invasiva; PA: pressão arterial; MAP: pressão arterial média; $SvcO_2$: saturação venosa central de oxigênio; PDE: fosfodiesterase; PVC: pressão venosa central; ECO: ecocardiograma; IC: índice cardíaco; ECMO: oxigenação de membrana extracorpórea.
Fonte: Adaptada ACCM – 2013.[16]

ADMINISTRAÇÃO DE FLUIDOS

Todas as crianças com choque necessitam de uma agressiva ressuscitação fluídica, uma vez que a hipovolemia é a causa mais comum de choque em pediatria. Essa ressuscitação deve ser iniciada com a infusões sequenciais de 20 mL/kg em bólus de solução cristaloide até um total de 60 mL/kg nos primeiros 60 minutos. Infusões adicionais podem ser necessárias e, então, podem-se utilizar cristaloides ou coloides (albumina 5%). Algumas crianças necessitam de até 200 mL/kg na primeira hora do choque. O objetivo da ressuscitação fluídica é otimizar a pré-carga e manter o débito cardíaco. Essa infusão de volume deve ser realizada de forma rápida (5 a 10 minutos) até a normalização da perfusão, da pressão sanguínea e $SvcO_2 > 70\%$. Porém, a cada bólus o paciente deve ser reavaliado e o médico deve estar atento aos sinais de descompensação cardíaca (estertores, ritmo de galope, hepatomegalia e aumento de esforço respiratório).[5,7-9,16,19-20]

Perda de fluidos e hipovolemia persistentes secundárias ao extravasamento capilar difuso podem continuar por dias no paciente em choque. Assim, uma reposição contínua de fluidos pode ser necessária para manter a perfusão, o débito cardíaco e a pressão arterial.

Plasma fresco congelado pode ser utilizado para corrigir distúrbio de coagulação ou em pacientes com choque hemorrágico, não devendo ser utilizado apenas como expansor volêmico.

Durante a ressuscitação com $SvcO_2 < 70\%$, deve ser mantido um nível de hemoglobina de 10 g/dL, já que o transporte de oxigênio depende significativamente de sua concentração. Após a estabilização, são aceitos níveis ≥ 7g/dL.[16,21]

USO DE DROGAS VASOATIVAS

A contratilidade miocárdica e o tônus vasomotor podem ser melhorados pela correção de distúrbios metabólicos (hipóxia, acidose, hipoglicemia, hipocalcemia) e pela administração de drogas vasoativas.[5,7-8,10,16,19]

DROGAS VASOATIVAS

A tendência na literatura é que seja escolhida como droga de primeira linha a epinefrina na presença de choque frio e a norepinefrina na presença de choque quente, a fim de normalizar a perfusão e a pressão sanguínea. A dopamina vem sendo menos indicada em razão de sua variabilidade nas doses e efeitos e também por apresentar os seguintes resultados deletérios:

a) Diminuição da liberação da prolactina favorecendo a apoptose de linfócitos, com imunossupressão e hipotireoidismo;
b) Maior suscetibilidade a taquicardia e taquiarritmias;
c) Elevação da pressão capilar pulmonar e agravo de hipertensão pulmonar.[20]

A dopamina tem indicação como primeira opção no choque séptico em neonatos. Os efeitos da dopamina são inotropismo e cronotropismo com doses entre 5 e 10 μg/kg/min; e vasoconstrição com doses de 10 a 20 μg/kg/min. O efeito vasoconstritor ocorre pela liberação de norepinefrina a partir das vesículas simpáticas. Não se recomendam doses superiores a 20 μg/kg/min, pela alta incidência de efeitos adversos. A dopamina em doses menores que 3 μg/kg/min causa vasodilatação esplâncnica e renal, comprovadamente sem nenhum efeito nefroprotetor.

A epinefrina em doses baixas (≤ 0,3 μg/kg/min) estimula os receptores beta-1 cardíacos e beta-2 vasculares; em doses mais elevadas (> 0,3 μg/kg/min) apresenta ação alfa-adrenérgica com elevação da pressão arterial.

A norepinefrina tem potente ação alfa-adrenérgica e pouca ação em receptores beta-adrenérgicos, o que lhe garante maior ação vasoconstritora. É, geralmente, utilizada em pacientes hipotensos com baixa resistência vascular periférica. Em algumas crianças com choque resistente à norepinefrina, a vasopressina (em doses fisiológicas) ou a angiotensina podem agir independentemente dos receptores alfa-adrenérgicos, elevando a pressão arterial.[5,8,16,19]

A dobutamina age nos receptores-beta da célula miocárdica e na vasculatura sistêmica, funcionando principalmente como suporte inotrópico. A dose de dobutamina varia de 5 a 20 μg/kg/min.[5,8,16,19]

A vasopressina em baixas doses pode ter indicação no choque séptico em que predomina a vasodilatação, quando não há resposta adequada ao uso de epinefrina e/ou norepinefrina[22] (Quadros 243.3 e 243.4).

DROGAS VASODILATADORAS

Quando pacientes pediátricos permanecem com alterações de perfusão apesar de uma pressão arterial adequada (compatíveis com choque frio), deve-se considerar o uso de drogas inotrópicas e de vasodilatadores. O milrinone é um inibidor da fosfodiesterase tipo III e tem excelente efeito inotrópico e vasodilatador. Ele age inibindo a hidrólise da adenosina-monofsfato-cíclico (AMPc), aumentando a entrada de cálcio na célula e também potencializando o efeito de estimulação do receptor-beta no tecido cardíaco e vascular. Atualmente não se recomenda a utilização de dose de ataque de milrinone, devendo ser utilizada apenas a infusão contínua na dose de 0,25 a 0,75 μg/kg/min. Por sua meia-vi-

QUADRO 243.3. Diagnóstico clínico de choque.

	Sinais clínicos	Distúrbios fisiológicos	Alterações bioquímicas
Choque quente	<ul><li>Boa perfusão periférica</li><li>Pele quente e seca</li><li>Taquicardia</li><li>Instabilidade térmica</li><li>Pulsos amplos</li><li>Alteração do nível de consciência</li></ul>	<ul><li>Aumento da SvO_2 refletindo queda VO_2</li><li>Aumento do DC</li><li>Diminuição da RVS</li></ul>	<ul><li>Hipocapnia</li><li>Hipóxia</li><li>Lactato elevado</li><li>Hiperglicemia</li></ul>
Choque frio	<ul><li>Cianose</li><li>Pele fria e úmida</li><li>Pulsos fracos</li><li>Taquicardia</li><li>Respiração lenta</li><li>Depressão do nível de consciência</li></ul>	<ul><li>Oligúria</li><li>Diminuição do DC</li><li>Aumento da RVS</li><li>Diminuição da PVC</li><li>Trombocitopenia</li><li>Diminuição da PvO_2</li></ul>	<ul><li>Hipóxia</li><li>Acidose metabólica</li><li>Coagulopatia</li><li>Hipoglicemia</li><li>Lactato elevado</li></ul>

QUADRO 243.4. Receptores farmacológicos e atuação das catecolaminas.					
		Receptores farmacológicos			
Droga	Dose infundida (μg/kg/min)	Alfa	Beta-1	Beta-2	Dopamina
Dopamina	Até 3	—	+	—	++
	5 a 10	+	+++	++	++
	> 10	+++	+++	++	+
Norepinefrina	0,1 a 2	++++	+	+	—
Epinefrina	0,05 a 0,3	++	++++	+++	—
	> 0,3	++++	++	+++	—
Dobutamina	2 a 20	+	++++	+/++	

da longa, ele deve ser descontinuado se observadas taquiarritmia, hipotensão ou evidência de redução da resistência vascular sistêmica.[8,16,19]

Outras drogas vasodilatadoras, como o *nitroprussiato de sódio*, raramente são necessárias no choque séptico em crianças, ficando a sua indicação restrita àqueles que permanecem com sinais de choque frio, mas com pressão arterial adequada ou até elevada.[8,16,19]

REPOSIÇÃO DE GLICOSE E CÁLCIO

A hipoglicemia (abaixo de 40 mg/dL) precisa ser rapidamente diagnosticada e imediatamente tratada, pois pode causar danos neurológicos quando não identificada (glicose 25% 2 a 4 mL/kg em bólus).[8,16,19]

A hipocalcemia é um distúrbio que frequentemente acontece e contribui para a disfunção cardíaca. A reposição de cálcio (1 a 2 mL/kg de gluconato de cálcio) deve ter como principal objetivo normalizar os níveis de cálcio ionizado.[8,16,19]

TERAPIA COM CORTICOSTEROIDES

Como terapia coadjuvante em pacientes com choque séptico, têm sido amplamente discutidos nos últimos anos.

Sabe-se, hoje em dia, que é alta a incidência de insuficiência adrenal absoluta e relativa em pacientes com choque séptico e que ela está diretamente relacionada ao aumento na necessidade de drogas vasoativas e na duração do choque.[23] Todavia, ainda é bastante controversa na literatura a dose de corticosteroides a ser utilizada nos pacientes de risco para insuficiência adrenal, sendo necessários maiores estudos principalmente na população pediátrica.[24,25]

Em estudos realizados em pacientes adultos, recomenda-se o uso de hidrocortisona, para aqueles com choque refratário às catecolaminas, em baixas doses (200 mg/dia), em infusão contínua e por um período de tempo mais prolongado (cinco a sete dias). Contudo, a Surviving Sepsis Campaign 2012 demonstrou um aumento da mortalidade em pacientes adultos com choque séptico tratados com hidrocortisona, mesmo que em baixas doses.[24,25]

Para a faixa etária pediátrica, ainda não existe nenhuma padronização. Na última normatização de conduta (ACCM), sugere-se o uso de hidrocortisona nos quadros de choque refratário às catecolaminas e na presença de algum fator de risco para insuficiência adrenal, em baixas doses, 50 mg/m²/dia a cada seis horas, no máximo 200 mg/dia, por no mínimo cinco dias ou até que sejam suspensas as drogas vasoativas. São considerados fatores de risco para insuficiência adrenal, além da refratariedade do choque às catecolaminas: crianças com *púrpura fulminans*, Síndrome de Waterhouse-Friderichsen, doença hipofisária ou adrenal previamente conhecida e crianças que utilizam corticosteroides de forma crônica.[26]

Quanto à dosagem de cortisol basal e o teste de estímulo com ACTH (hormônio adrenocorticotrófico – *Adrenonocorticotropic hormone*, cortrosina), sugere-se a sua realização, quando possível, com o objetivo de guiar a terapêutica e não de instituí-la.[24]

ANTIMICROBIANOS

Antibióticos, antivirais e/ou antifúngicos devem ser administrados durante a primeira hora da identificação de sepse grave, após a coleta de culturas, de acordo com os critérios de idade, a apresentação do quadro infeccioso e o padrão de resistência antimicrobiana da comunidade e do serviço hospitalar.[16,19] São recomendados o uso de ceftriaxona para sepse com foco domiciliar em criança hígida e a associação com clindamicina no choque tóxico e, para recém-nascidos (RN), a associação de cefotaxima e ampicilina. Para crianças com doença de base ou foco intra-hospitalar, é recomendado seguir diretriz específica, incluindo recomendações para antivirais e antifúngicos.

TERAPIA DE REPOSIÇÃO RENAL

A terapia de remoção de fluidos, quando indicada, pode ser realizada por administração de diuréticos, hemofiltração (CVVHDF) ou diálise peritoneal.

Importante lembrar que a ressuscitação fluídica é o ponto principal da reversibilidade do choque séptico hipovolêmico. Contudo, pode levar ao extravasamento de líquidos para o terceiro espaço e, dessa forma, contribuir para a formação de edema e disfunção orgânica secundária.

A reposição de bicarbonato não está indicada para o tratamento da acidemia láctica induzida pela hipoperfusão.[16,19]

OUTRAS TERAPÊUTICAS

Crianças com linfopenia prolongada (superior a sete dias) têm um aumento na incidência de morte secundária a infecção e depleção de linfócitos. Esse quadro geralmente está associado à hipoprolactinemia, hipogamaglobulinemia e diminuição na contagem de CD4 e, talvez, esses pacientes possam beneficiar-se da terapêutica com imunoglobulina endovenosa e drogas estimuladoras da prolactina.[16,19]

Pacientes com falência orgânica múltipla e superinfecção podem evoluir com uma "desativação" de monócitos caso se beneficiem do tratamento com filgrastima (GM-CSF).[16,19]

A oxigenação de membrana extracorpórea (ECMO) pode estar indicada nos casos de choque séptico refratário e falência respiratória que não respondem à terapia convencional. A sobrevida é em torno de 80% nos recém-nascidos e de 50% nas crianças.[16,19]

REFERÊNCIAS BIBLIOGRÁFICAS

1. Angus DC, Wax RS. Epidemiology of sepsis: an update. Crit Care Med. 2001;29:109-16.
2. Angus D, Linde-Zwirble WT, Clermont G, Carcillo JA, Pinsky MR. The epidemiology of severe sepsis in children in the United States: analysis of incidence, outcome, and associated costs of care. Crit Care Med. 2001;29:1303-10.
3. Sessler CN. Shepherd W. New concepts in sepsis. Curr Opin Crit Care. 2002;8:465-72.
4. Oliveira CF, Oliveira DSF, Gottschald AFC, Moura JD, Costa GA, Ventura AC, et al. ACCM/PALS haemodynamic support guidelines for pediatric septic shock: an outcomes comparison with and without monitoring central venous oxygen saturation. Intensive Care Med. 2008;34(6):1065-75.
5. Carcillo JA. Pediatric septic shock and multiple organ failure. Crit Care Clin. 2003;19:413-40.
6. Rivers EP, Ahrens T. Improving outcomes for severe sepsis and septic shock: Tools for early identification of at-risk patients ant treatment protocol implementation. Crit Care Clin. 2008;23:s1-s47.
7. Goldstein B, Giroir B, Randolph A. International pediatric sepsis consensus conference: definitions for sepsis and organ dysfunction in pediatrics. Ped Crit Care Med. 2005;6(1):2-8.
8. Carcillo JA, Fields AI. ACCM clinical practice parameters for hemodynamic support of pediatric and neonatal septic shock. Crit Care Med. 2003;30:1365-78.
9. Carcillo JA. What's new in pediatric intensive care. Crit Care Med. 2006;34(9Suppl.):s183-190.
10. Brierley J, Carcillo JA, Choong K, Cornell T, Decaen A, Doctor A, et al. 2007 American College of Critical Care Medicine clinical practice parameters for hemodynamic support of pediatric and neonatal septic shock. Crit Care Med. 2009;37(1):666-88
11. Astiz ME. Pathophysiology and classification of shock states. In Fink M: Textbook of Critical Care. 5° ed.Philadelphia: Elsevier, 2005. p.897-904.
12. Chiang Y, Huang YC, Lin TY. Toxic Shock Syndrome in Children. Epidemiolgy, Pathogenesis, and Management. Pediatr Drugs. 2005;7(1):11-25.
13. Malbrain MLNG, Cheatham ML, Kirkpatrick A, Sugrue M, Parr M, De Waele J, et al. Results from the International Conference of Experts on Intra-abdominal Hypertension and Abdominal Compartment Syndrome. I. Definitions. Intensive Care Med. 2006;32(11):1722-32.
14. Wong H, Dalton HJ. The pediatric Intensive care unit perspective on monitoring hemodynamics and oxygen transport. Pediatr Crit Care Med. 2011;12(4 Suppl):S66-S68.
15. Suominen PK, Pakarinen MP, Rautiainen P, Mattila I, Sairanen H. Comparison of direct and intravesical measurement of intraabdominal pressure in children. J Ped Surg. 2006;41(8):1381-5.
16. Dellinger RP, Levy MM, Rhodes A, Annane D, Gerlach H, Opal SM, et al. Surviving sepsis campaign: international guidelines for management of severe sepsis and septic shock: 2012. Crit Care Med. 2013;41(2):580-637.
17. Han YY, Carcillo JA, Dragotta MA, Bills DM, Watson RS, Westerman ME, et al. Early reversal of pediatric-neonatal septic shock by community physicians is associated with improved outcome. Pediatrics. 2003;112:793-9.
18. Rivers EP, Nguyen B, Havstad S, Ressler J, Muzzin A, Knoblich B, et al. Early goal-directed therapy in the treatment of severe sepsis and septic shock. N Engl J Med. 2001;345:1368-77.
19. Dellinger RP, Levy MM, Carlet JM, Bion J, Parker MM, Jaeschke R, et al. Surviving sepsis campaign: international guidelines for management of severe sepsis and septic shock: 2008. Crit Care Med. 2008;36(1):296-327.
20. Backer D, Aldecoa C, Njimi H, Vincent JL. Dopamine versus norepinephrine in the treatment of septic shock: A meta-analysis. Care Med. 2012;40(3):725-30.
21. Lacroix J, Hebert PC, Hutchison JS, Hume HA, Tucci M, Ducruet T, et al. Transfusion strategies for patients in pediatric intensive care units. N Engl J Med. 2007;256:1609-19.
22. Carcillo JA, Tasker RC. Fluid resuscitation of hypovolemic shock: acute medicine's great triumph for children. Intensive Care Med. 2006;32:958-6.
23. Pizarro CF, Troster EJ, Damiani D, Carcillo JA. Absolute and relative adrenal insufficiency in children with septic shock. Crit Care Med. 2005;33(4):855-9.
24. Marik PE, Pastores SM, Annane D, Meduri U, Sprung C, Arlt W, et al. Recommendations for the diagnosis and management of corticosteroid insufficiency in critically ill adult patients: Consensus statements from an International task force by the American College of Critical Care Medicine. Crit Care Med. 2008;36(6):1937-49.
25. Casserly B, Gerlach H, Phillips GS, Lemeshow S, Marshall JC, Osborn TM, et al. Low-dose steroids in adult septic shock: results of the Surviving Sepsis Campaign. Intensive Care Med. 2012;38(12):1946-54.
26. Pizarro CF, Troster EJ. Função adrenal na sepse e choque séptico. J Pediatr. 2007;83(5Suppl):S1-S8.

CAPÍTULO 244
INSUFICIÊNCIA RESPIRATÓRIA AGUDA EM PEDIATRIA

INSUFICIÊNCIA RESPIRATÓRIA AGUDA EM CRIANÇAS

Patrícia Leão Tuma
Cristiane do Prado
Arjan B. Te Pas

DESTAQUES

- A insuficiência respiratória aguda é uma das principais causas de hospitalização na unidade de terapia intensiva pediátrica.
- A insuficiência respiratória é definida como a oferta insuficiente de oxigênio e/ou eliminação inadequada de dióxido de carbono em relação às necessidades metabólicas.
- Gasometricamente, a insuficiência respiratória pode ser definida como hipoxemica quando a PaO_2 < 60 mmHg na atmosfera ambiente; ou hipercápnica quando a $PaCO_2$ > 50 – 55 mmHg associada a acidose respiratória.
- O sistema respiratório de uma criança possuiu uma série de particularidades anatômicas e funcionais que a tornam mais suscetível a insuficiência respiratória. Destacam-se: menor calibre da via aérea com maior resistência a passagem de ar, aumento da complacência da caixa torácica e menor complacência do parênquima pulmonar.
- As infecções respiratórias estão entre as maiores causas de insuficiência respiratória aguda, sendo responsáveis por 15% da mortalidade em crianças abaixo de 5 anos.
- O reconhecimento precoce, associado a intervenção rápida e adequada, minimiza o potencial de morbidade e mortalidade da insuficiência respiratória aguda.

INTRODUÇÃO

As emergências respiratórias estão entre as principais causas de admissão hospitalar na faixa etária pediátrica, contribuindo de forma significativa para a mortalidade, especialmente em pacientes com menos de um ano de idade.[1,2] Até dois terços dos pacientes internados em UTI pediátrica apresentam insuficiência respiratória já na admissão, o que pode ser secundário a múltiplos processos patológicos.[3]

De acordo com a Organização Mundial de Saúde, as infecções respiratórias são uma das principais causas de insuficiência respiratória aguda, sendo responsáveis por 15% das mortes de crianças com idade inferior a 5 anos. No Brasil, houve uma redução desse percentual de 11 para 7% entre os anos 2000 e 2012. Em países de alta renda, as infecções respiratórias agudas representam 4% das causas de morte em pacientes com menos de 5 anos de idade, em contraste com 16% nos países de baixa renda.[4]

A sobrevida de crianças com insuficiência respiratória aguda pura é superior àquelas que já são atendidas em parada cardiorrespiratória na chegada (80% *versus* 9%), o que põe ênfase na importância do reconhecimento precoce dos sinais e sintomas para prevenir ainda deterioração clínica e evolução da parada cardiorrespiratória.[5,6]

DEFINIÇÃO

A insuficiência respiratória aguda é definida como a incapacidade súbita do sistema respiratório em fornecer oxigênio e eliminar gás carbônico em taxas que suportem as demandas metabólicas.[7] Possui um alto potencial de morbimortalidade quando não há intervenção rápida e apropriada. A incapacidade pode ser em relação a oxigenação, ventilação ou ambas.

As trocas gasosas dependem de 4 processos:

1. Transporte de oxigênio para os alvéolos;
2. Difusão de oxigênio pela membrana alveolar-capilar;
3. Transporte de oxigênio dos pulmões para os tecidos (o que depende do débito cardíaco e da hemoglobina);
4. Eliminação de dióxido de carbono pela difusão do sangue para os alvéolos e expiração para a atmosfera.

Os valores de pressão parcial de oxigênio no sangue arterial (PaO_2) e de pressão parcial do gás carbônico ($PaCO_2$) que indicam a insuficiênca respiratória são variáveis, uma vez que os valores normais são influenciados pela pressão atmosférica, idade e processos metabólicos. Classicamente, a insuficiência respiratória pode ser definida como hipoxemica, quando a $PaO_2 < 60$ mmHg em ar ambiente, ou hipercapneica, quando a $PaCO_2$ alcança valores > 50-55 mmHg associada à acidose respiratória. Entretanto, o estado geral do paciente, o grau de esforço respiratório e o potencial para exaustão são indicadores mais importantes que os valores gasométricos.[3,7] Desse modo, a despeito das definições gasométricas da insuficiência respiratória, a instituição de medidas de suporte apropriadas depende mais da condição fisiopatológica de base e da progressão das condições clínicas no decorrer do tempo.

A insuficiência respiratória pode ser primária, como o resultado de uma doença do parênquima pulmonar e/ou vias aéreas, ou decorrente de falência de algum órgão, levando a problemas pulmonares secundários. Nos estágios finais da insuficiência respiratória pode ser muito difícil diferenciar claramente a falência respiratória primária da secundária.[2]

FISIOPATOLOGIA
PARTICULARIDADES PEDIÁTRICAS

Inúmeros fatores, incluindo características anatômicas, fisiológicas, imunológicas e comportamentais, contribuem para uma suscetibilidade aumentada de crianças desenvolverem insuficiência respiratória aguda.

Metabólico

A taxa básica metabólica basal de uma criança é proporcionalmente maior que a de adultos. Dessa forma, mesmo em repouso, a população pediátrica tem as atividades respiratória e cardiovascular aumentadas. Como resultado, a reserva metabólica é menor, predispondo a um desequilíbrio quando o consumo de oxigênio aumenta devido a uma condição crítica.

Controle respiratório

A maturação do controle respiratório nas últimas semanas de gravidez e primeiros dias de vida explica a alta prevalência de apneia em bebês prematuros. O padrão respiratório de um recém-nascido é irregular, aumentando o risco de apneia prolongada e com repercussão clínica na vigência de algum insulto. Além disso, a menor sensibilidade à hipercapnia ou hipoxemia torna o lactente jovem mais vulnerável a qualquer estímulo nocivo ou a qualquer mudança nos mecanismos de controle respiratório.[2]

Anatomia das vias aéreas

O formato anatômico das vias aéreas superiores das crianças, diferente das dos adultos, favorece a obstrução. O tamanho relativamente maior da cabeça e região occipital em lactentes resulta em uma flexão natural do pescoço, favorecendo a obstrução das vias aéreas superiores. O tamanho proporcionalmente maior da língua em relação à boca exacerba a susceptibilidade de obstrução das vias aéreas superiores.[1]

Além da redução do diâmetro, a fragilidade do suporte cartilaginoso das vias aéreas faz com que crianças sejam mais susceptíveis à compressão dinâmica e à obstrução, principalmente em situações associadas a um aumento da resistência das vias aéreas, como asma e bronquite.[3] Além disso, a laringe, a traqueia e os brônquios são mais complacentes que em adultos, fazendo com que as vias aéreas pediátricas sejam mais vulneráveis às forças que geram distensão e colapso. Dessa maneira, quando há obstrução das vias aéreas superiores, as inspirações forçadas levam à diminuição da pressão intratorácica, o que gera colapso dinâmico da traqueia extratorácica, piorando ainda mais a obstrução. Na obstrução das vias aéreas inferiores, a expiração forçada resulta em aumento das pressões intratorácicas, levando a um colapso expiratório dinâmico, o que piora o fluxo expiratório. Entender esse fenômeno é importante porque, ao se tratar uma criança agitada com obstrução de via aérea superior ou inferior, os estímulos que aumentam o seu medo devem ser evitados, mesmo quando intervenções mais invasivas são necessárias.[2]

O menor diâmetro da via aérea pediátrica, associado com acúmulo de secreção ou edema secundário a processos infecciosos, gera uma obstrução ao fluxo de ar e consequente aumento da resistência da via aérea. De acordo com a Lei de Poiseuille, a resistência é inversamente proporcional à quarta potência do raio. Então, se o diâmetro do lúmen da via aérea é reduzido pela metade, a resistência aumenta em 16 vezes. Na presença de um fluxo turbulento, como em choro ou agitação, a resistência aumenta ainda mais. A maior resistência ao fluxo de ar leva a um aumento no trabalho respiratório, predispondo a criança a desenvolver insuficiência respiratória aguda.[3]

A via aérea distal é relativamente estreita e se encontra em menor número nas crianças até 2 anos de idade, o que leva ao aumento da resistência da via aérea periférica nessa faixa etária. Assim sendo, patologias com pouca importância no adulto, como laringite, laringotraqueobronquite e bronquiolite, podem levar a insuficiência respiratória aguda em crianças.[1]

Características do parênquima pulmonar

Outra característica anatômica que predispõe crianças à insuficiência respiratória é a imaturidade pulmonar. Ao nascer, a criança tem por volta de 50 milhões de sacos alveolares; ao atingir a maturidade pulmonar, que se dá entre 2 e 8 anos de idade, o número de alvéolos varia entre 300 a 500 milhões.[8] Com um menor número de alvéolos, a superfície da troca gasosa é reduzida, levando a um aumento compensatório na frequência respiratória para melhorar a ventilação-minuto, a oxigenação e a eliminação de CO_2.[1]

Além do menor número de alvéolos, outro fator que também reduz a complacência pulmonar é a sua qualidade elástica. A menor quantidade de colágeno e elastina leva à redução da capacidade de recolhimento elástico e maior tendência ao colapso alveolar. Além disso, a ventilação colateral através dos poros de Kohn ou canais de Lambert (Figura 244.1) não é presente até os 3 ou 4 anos de idade, favorecendo o colapso alveolar e a formação de atelectasias.[2,3]

CAIXA TORÁCICA E DIAFRAGMA

Lactentes têm a caixa torácica mais complacente, dificultando alcançar a pressão negativa intratorácica necessária para gerar volumes correntes adequados durante a inspiração, especialmente em condições que reduzem a complacência pulmonar.

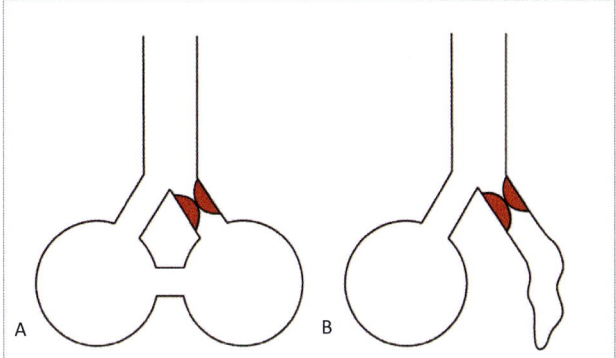

FIGURA 244.1. (A) ventilação colateral. (B) ausência de ventilação colateral favorecendo o colapso alveolar.

O esterno maleável, o aumento no diâmetro anteroposterior do tórax, a alta complacência das costelas e a fraqueza da musculatura intercostal comprometem o mecanismo de alça de balde, dificultando a respiração torácica. Como resultado, a atividade diafragmática é muito importante para a respiração em crianças (respiração abdominal). O diafragma dos lactentes consiste predominantemente em fibras musculares tipo II, de contração rápida, porém menos resistentes à fadiga. Com a maturação, além de um aumento na massa, há também um aumento na proporção das fibras musculares tipo I, mais resistentes à fadiga.[2]

Em situações patológicas, quando os músculos do diafragma se cansam, uma respiração paradoxal aparece (movimento do tórax para dentro durante a inspiração e para fora durante a expiração). Além disso, a distensão gástrica, ascite, pneumoperitônio ou distensão abdominal por outras causas podem comprometer a função do diafragma, levando à insuficiência respiratória em crianças.

VOLUMES PULMONARES

A diminuição da complacência do parênquima pulmonar e o aumento da complacência da caixa torácica podem facilmente levar à diminuição da capacidade residual funcional (CRF). Além disso, graças à menor quantidade de tecido elástico nas vias aéreas distais, o volume crítico de fechamento, a partir do qual as vias aéreas terminais começam a entrar em colapso, é mais alto. Como a CRF é menor e o volume crítico de fechamento é maior, os baixos volumes correntes (normais em crianças pequenas) resultam em maior facilidade de um colapso das vias aéreas, criando atelectasias e áreas de *shunt*. Na tentativa de compensar a CRF, as crianças fazem manobras respiratórias para elevar o volume final expiratório. Nessa manobra, as crianças aumentam a pressão intratorácica aumentada ao contrair os músculos abdominais, levando à expiração forçada contra uma laringe quase fechada (gemido expiratório). Outra maneira de manter a CRF é diminuir a pausa pós-expiratória, levando a uma frequência respiratória mais alta.[2]

MECANISMOS ESPECÍFICOS
OXIGENAÇÃO

Em um modelo ideal, a pressão parcial de oxigênio inspirado nos alvéolos equilibra-se com a pressão parcial de oxigênio no sangue que flui através dos capilares pulmonares como descrito pela equação de gás alveolar.

$PAO_2 = PiO_2 - (PACO_2/R)$
$PiO_2 = FiO_2 (PB - PH_2O)$
$PAO_2 = FiO_2 (PB - PH_2O) - (PACO_2/R)$

PAO_2 = pressão alveolar parcial de oxigênio; PiO_2 = pressão parcial de oxigênio inspirado; $PACO_2$ = pressão parcial de dióxido de carbono (substituída por PaCO2 pela alta eficiência na difusão de CO_2); R = coeficiente respiratório: relação entre produção de CO_2 (VCO_2) e consumo de O_2 (VO_2). Média de 0,8; PB = pressão barométrica; PH_2O = pressão do vapor de água.

A troca gasosa adequada requer que o gás alveolar inspirado alcance a corrente sanguínea através dos capilares pulmonares. Existe uma diferença entre pressão parcial de oxigênio alveolar e arterial chamada de diferença alvéolo-arterial de oxigênio, que é normalmente menor que 10 mmHg. Essa diferença é uma ferramenta útil para entender o mecanismo fisiopatológico envolvido no comprometimento da troca gasosa.[3,10]

A principal causa de hipoxemia grave em crianças é a mudança na relação entre ventilação e perfusão (relação V/Q). Fisiologicamente, as diferenças na pressão intrapleural e de forças gravitacionais resultam em uma redução tanto da ventilação quanto da perfusão da base para o ápice dos pulmões. Entretanto, a diminuição na perfusão ocorre da forma mais rápida. Esse mecanismo leva a um aumento na relação V/Q nos ápices pulmonares e diminuição nas bases.[3] Atelectasias ou edema pulmonar acentuam a mudança na relação V/Q, levando a uma mistura de sangue bem oxigenado (de áreas com alta relação V/Q) com sangue mal oxigenado (áreas com baixa relação V/Q), piorando a hipoxemia e aumentando o gradiente alvéolo-arterial de oxigênio. A hipoxemia causada pela relação V/Q inadequada pode ser corrigida aumentando a fração inspirada de oxigênio, bem como através de pressão positiva, o que recruta unidades pulmonares em colapso e melhora a relação V/Q.[3]

Quando a ventilação é comprometida, a reposição do oxigênio alveolar é insuficiente, leva à diminuição da PaO_2 e ao aumento da $PaCO_2$, mantendo o gradiente alveolar-arterial de oxigênio normal. Na obstrução da via aérea, há inicialmente um aumento na $PaCO_2$, e a hipoxemia só ocorre quando o bloqueio é significante.[3]

Shunt é a mistura de sangue não oxigenado (que não passou pela troca gasosa nos pulmões) com sangue arterial. O shunt anatômico acontece em um indivíduo normal através da drenagem de sangue venoso pelas veias bronquiais diretamente no lado esquerdo do coração. Quando existem áreas pulmonares perfundidas, porém não ventiladas, temos o shunt intrapulmonar. O shunt leva à redução na PaO_2 sem aumentar a $PaCO_2$, aumentando o gradiente alveolar-arterial. O uso de oxigênio suplementar na tentativa de aumentar a PaO_2 tem pouco impacto na hipoxemia, uma vez que o sangue pouco oxigenado não é exposto ao oxigênio alveolar.

O espaço morto refere-se ao volume de ar que não participa na troca gasosa. O espaço morto anatômico refere-se ao volume de ar que fica nas vias aéreas de condução, enquanto o espaço morto patológico pode ocorrer como resultado de embolia ou hiperdistensão do alvéolo, levando à redução relativa da perfusão.

A difusão de oxigênio entre os alvéolos e os capilares pode ser comprometida quando há aumento da espessura da membrana alvéolo-capilar, redução no tempo de exposição dos capilares aos gases dos alvéolos, redução na diferença de pressão entre gás arterial e alveolar ou redução na superfície disponível para troca gasosa. Para repercutir com hipoxemia, mais de 50% da capacidade de difusão pulmonar deve estar comprometida. Problemas na difusão é uma causa rara de hipoxemia em crianças, mas pode contribuir quando associada a alteração na relação V/Q. A suplementação de oxigênio corrige rapidamente a hipoxemia associada à limitação da difusão.[3]

VENTILAÇÃO

A homeostase da ventilação, essencial para a manutenção do pH e da oxigenação, depende dos quimiorreceptores que regulam amplitude e frequência respiratória.[11] A troca de CO_2 depende da ventilação-minuto e do grau de espaço morto presente. A ventilação no minuto é determinada pelo produto da frequência respiratória e o volume-corrente. O espaço morto anatômico (vias aéreas condutoras) e o espaço morto fisiológico (áreas pulmonares ventiladas, mas pouco perfundidas – V > Q), bem como áreas não ventiladas, não participam da eliminação de CO_2.

Mudanças na relação V/Q normalmente não levam a um aumento na $PaCO_2$, porque o alto CO_2 da unidade com baixa relação V/Q é um potente estimulante do centro respiratório, aumentando a ventilação-minuto. As elevações da $PaCO_2$ geralmente resultam de condições que diminuem o volume-corrente (uso de sedativos, doenças do sistema nervoso central – SNC) ou aumentam o espaço morto (asma, baixo débito cardíaco). A hipoventilação pura não muda a diferença alveolar-arterial de O_2.[3]

ETIOLOGIA

Inúmeras condições clínicas podem levar à insuficiência respiratória, desde anormalidades nos pulmões ou vias aéreas, caixa torácica e músculos respiratórios, até quadros neurológicos. As manifestações clínicas dependem principalmente do local do agravo e do grau de comprometimento do tecido envolvido.

As principais causas da insuficiência respiratória aguda incluem as infecções das vias aéreas superiores e inferiores (coqueluche, bronquiolite e pneumonia), asma e aspiração de corpo estranho. Doenças raras, como malformações do sistema respiratório, bronquite plástica e hemorragia pulmonar, também devem ser consideradas. Desordens não pulmonares como insuficiência cardíaca, choque séptico, erros inatos do metabolismo e alterações neurológicas (crises convulsivas, doenças neuromusculares) também podem se apresentar com dificuldades respiratórias.[2]

Principais causas de insuficiência respiratória na pediatria

- Doenças primárias do trato respiratório.
- Obstrução das vias aéreas superiores (atresia de coanas, epiglotite, aspiração de corpo estranho, hipertrofia de amígdalas, abscesso retrofaríngeo, papilomatose laríngea, paralisia de cordas vocais, laringite, estenose subglótica, anel vascular, laringotraqueomalácia, laringotraqueobronquite, anafilaxia).
- Obstrução das vias aéreas inferiores (asma, bronquiolite, displasia broncopulmonar, fibrose cística).
- Doença pulmonar (pneumonia, síndrome do desconforto respiratório agudo, edema pulmonar, quase afogamento).
- Alterações mecânicas na ventilação.
- Doenças neuromusculares: miopatias, Síndrome de Guillain-Barré.
- Alterações da caixa torácica: trauma, malformações, escoliose grave.
- Derrame pleural, pneumotórax, síndrome compartimental abdominal.
- Falência do sistema nervoso central (SNC) no controle da ventilação.
- Estado de mal epilético, infecções do SNC, intoxicações, traumatismo crânio encefálico, tumor de SNC, apneia da prematuridade, acidente vascular cerebral, efeitos de determinados medicamentos.
- Falência em suprir o oxigênio necessário aos tecidos.
- Hipovolemia, choque.
- Insuficiência cardíaca.
- Distúrbios metabólicos, intoxicações (monóxido de carbono).

Na Tabela 244.1, as principais causas de falência respiratória são apresentadas separadamente de acordo com o órgão envolvido.

DIAGNÓSTICO

A insuficiência respiratória aguda é diagnosticada através da observação de sintomas clínicos e parâmetros gasométricos. Para o diagnóstico etiológico, além de história clínica e exame físico, podem ser necessários testes laboratoriais e radiológicos.

TABELA 244.1. Causas principais da insuficiência respiratória de acordo com os órgãos envolvidos.

Cérebro	Meningoencefalite, encefalite e lesão cerebral
Bulbo	Depressão direta do centro respiratório para drogas (principalmente barbitúricos, opiáceos e benzodiazepinas), poliomielite bulbar, lesões na cabeça direta ou herniação
Medula espinhal	Seção acima da medula C4, síndrome de Werdnig-Hoffmann (atrofia muscular espinhal tipo 1)
Nervos periféricos	Polirradiculoneurite e tétano
Junção neuromuscular	*Miastenia gravis*, uso de bloqueadores neuromusculares, botulismo. Intoxicação por organofosforados causa a inibição da colinesterase com acúmulo de acetilcolina, levando à obstrução brônquica e à paralisia dos músculos respiratórios
Parede torácica	Esclerose sistêmica progressiva, dermato-poliomiosite, cifo-escoliose e trauma torácico
Vias aéreas superiores	Amigdalite, abscesso retrofaríngeo, epiglotite, paralisia das cordas vocais, estenose subglótica, corpo estranho, anel vascular e laringotraqueomalácia
Vias aéreas inferiores	Asma, bronquiolite, fibrose cística e broncomalácea
Alvéolos	Pneumonia, quase afogamento e edema agudo pulmonar, síndrome do desconforto respiratório agudo
Espaço intersticial	Pneumonia intersticial, fibrose pulmonar congênita, doenças do colágeno e edema intersticial
Espaço pleural	Derrame pleural e pneumotórax
Circulação pulmonar	Hipoperfusão pulmonar (choque), tromboembolismo pulmonar, hipertensão pulmonar e embolia gordurosa
Alterações hemáticas	Meta-hemoglobinemias, intoxicação por monóxido de carbono e anemias
Alterações diafragmáticas	Hérnia e eventração diafragmática, paralisia do nervo frênico
Alterações abdominais	Distensão abdominal, ascite volumosa, síndrome compartimental abdominal

QUADRO CLÍNICO

Um dos fatores primordiais para a redução da mortalidade infantil é o rápido reconhecimento da gravidade da doença. Nesse contexto, história clínica, exame físico e correta interpretação dos sinais e sintomas podem favorecer a detecção precoce da gravidade, antecipando o suporte e o tratamento necessários para interromper o processo fisiopatológico que levaria a uma parada cardíaca.[2]

A insuficiência respiratória na criança pode ser de instalação abrupta ou insidiosa, com deterioração gradual e progressiva da função respiratória. A ventilação alveolar insuficiente invariavelmente resulta em hipoxemia e hipercapnia, que contribuem para uma subsequente depressão da ventilação, culminando com a falência respiratória franca.

Os sinais e sintomas da insuficiência respiratória geralmente não são específicos de uma doença particular, entretanto, a interpretação adequada pode ajudar a localizar a origem do problema respiratório. Obstrução grave da via aérea superior, doença da via aérea inferior, doença pulmonar do parênquima e causas não pulmonares normalmente se manifestam através de sintomas diferentes.

O primeiro passo durante a avaliação do paciente com insuficiência respiratória aguda é definir se há urgência em se instituir medidas mais invasivas, como a necessidade de intubação traqueal ou uso de ventilação mecânica invasiva ou não invasiva. Essas decisões podem ser tomadas durante os primeiros minutos da avaliação ou mais tarde, quando a progressão da doença é avaliada. Os principais indicadores são os sinais vitais, o trabalho respiratório e o nível de consciência.[2]

Inicialmente, a presença de respiração espontânea e a permeabilidade das vias aéreas superiores devem ser avaliadas. O adequado posicionamento das vias aéreas (usando elevação do queixo/anteriorização da mandíbula) associado à aspiração pode restaurar a oxigenação. A manobra de Heimlich deve ser considerada se há um histórico clínico sugerindo a aspiração de um corpo estranho e se a criança, apesar de responsiva, for incapaz de emitir sons. O uso da cânula orofaríngea (Guedel) ou nasofaríngea pode ser útil em pacientes inconscientes com obstrução de vias aéreas pela língua, o que facilita a ventilação com a bolsa-válvula-máscara quando necessária.

Em pacientes com respiração espontânea e vias aéreas superiores pérvias, deve-se avaliar a frequência respiratória, o esforço respiratório e a eficiência da respiração. As consequências da falência respiratória em outros sistemas também devem ser incluídas nessa avaliação.

A taquipneia é a manifestação inicial mais comum, e pode ou não ser acompanhada por sons anormais na ausculta pulmonar. A ausência de outros sintomas respiratórios associada à ausculta pulmonar normal sugere doença não pulmonar, particularmente acidose metabólica secundária a choque, cetoacidose diabética, erros de inatos do metabolismo ou intoxicação. Em doenças de baixa complacência pulmonar, a respiração é rápida e superficial (baixo volume-corrente), enquanto na obstrução da via aérea como asma e laringotraqueobronquite, a respiração geralmente é profunda e não tão rápida. A bradipneia, normalmente acompanhada de rebaixamento do nível de consciência, é um sinal de gravidade e de fadiga, com o risco de progredir para uma parada cardíaca.

Além da taquipneia, outros sinais de aumento do trabalho respiratório incluem retrações torácicas (subcostais ou supraesternais), assincronia toracoabdominal, batimento de asa de nariz e uso de musculatura acessória, podendo haver, em casos mais graves, balanço da cabeça em lactentes jovens.

O estridor inspiratório indica obstrução de vias aéreas superiores e, em casos mais graves, pode surgir estridor expiratório e expiração ativa (contração da musculatura abdominal na expiração). A presença de sibilos expiratórios reflete a obstrução da via aérea inferior. O gemido expiratório é gerado pelo fechamento precoce da glote durante a expiração forçada, gerando pressão positiva no final da expiração (PEFP intrínseco), e geralmente aparece em doenças com redução da capacidade residual funcional (pneumonia) e obstrução das vias aéreas distais (bronquiolite).

A eficiência respiratória pode ser avaliada de forma não invasiva através da ausculta pulmonar, observação da expansibilidade torácica e monitorização da saturação de oxigênio através da oximetria de pulso. A cianose é uma manifestação tardia da hipoxemia, particularmente em crianças anêmicas. A cianose está presente quando há mais de 5g% de hemoglobina não saturada. Assim, na presença de anemia, a cianose somente aparece quando a saturação de oxigênio é muito baixa.

Atenção também deve ser dada aos efeitos da insuficiência respiratória em outros órgãos e sistemas, com destaque para a avaliação cardiocirculatória (frequência cardíaca, pressão arterial) e neurológica (agitação ou rebaixamento do nível de consciência, secundários à hipoxemia e/ou à hipercapnia).

A análise gasométrica seriada deve ser usada como uma ferramenta extra no auxílio das decisões quanto à necessidade de suporte invasivo, e não como seu principal indicador. A oximetria de pulso também é fundamental durante o acompanhamento de pacientes com insuficiência respiratória, ajudando na detecção da hipoxemia e titulação das necessidades de oxigênio.[10] Deve-se estar ciente de que sua acurácia é prejudicada em situações de perfusão ruim, vasoconstrição, hipotermia, edema, agitação e na presença de meta-hemoglobina.[3]

A radiografia de tórax é o exame de imagem mais importante na avaliação de uma criança com insuficiência respiratória aguda. Seus achados devem ser interpretados em combinação com o histórico clínico e o exame físico, e podem ser úteis no diagnóstico de corpo estranho, pneumonia, atelectasia, pneumotórax, derrame pleural, anormalidades cardíacas, etc. Radiografias rotineiras não são recomendadas durante uma exacerbação asmática que responda ao tratamento inicial, mas pode ser útil em casos em ue não há resposta adequada ao tratamento, na presença de ausculta localizada e em pacientes imunocomprometidos.[1]

Os principais indicadores da necessidade de intubação são: agitação persistente, sensação de fadiga, retrações acentuadas, cabeça balançando e piora da taquicardia. A intubação deve ser conduzida preferencialmente antes que os sinais tardios, como bradipneia, bradicardia ou perda de consciência, tenham se instalado.

A Tabela 244.2 mostra os achados clínicos e laboratoriais da falência respiratória.

TRATAMENTO

Em adição ao tratamento da causa subjacente, toda criança com clínica de insuficiência respiratória deve receber suporte para sua oxigenação, independente dos valores dos gases sanguíneos. Para aumentar a ventilação alveolar, o paciente aumenta o trabalho respiratório com consequente aumento do consumo de oxigênio e produção de dióxido de carbono. Dessa maneira, há um aumento das necessidades de oxigenação. Se a oferta de oxigênio é insuficiente para aumentar a saturação de oxigênio, ou quando os músculos respiratórios começam a fadigar, a ventilação mecânica invasiva pode ser necessária.

ASSISTÊNCIA VENTILATÓRIA

A administração suplementar de oxigênio suplementar é essencial no tratamento da insuficiência respiratória hipoxêmica. Sua administração pode ser feita de diversas formas. Além do oxigênio, o uso de uma pressão expiratória positiva também é importante no tratamento da insuficiência respiratória hipoxêmica. Para escolher o método mais apropriado de administração de oxigênio, deve-se levar em conta a necessidade, o tamanho e a tolerância do paciente ao dispositivo.

Os dispositivos mais comumente utilizados são descritos a seguir.

Cateter/cânula nasal

O cateter nasal é o método mais comumente utilizado para a administração de oxigênio, mas normalmente é limitado a fluxos de 2 L/min em crianças, a fim de evitar lesões da mucosa. O uso de umidificador e aquecedor também evita lesões de mucosa. A desvantagem desse método está na dificuldade de mensurar a FiO_2.

Máscara simples

Fornece FiO_2 de 40% a 60% quando se usa um fluxo de 8 L/min.

Máscara com reservatório

Existem dois tipos, as máscaras não reinalantes (FiO_2 de 100% com um fluxo de 10 L/min) ou máscaras com reinalação parcial (FiO_2 entre 50% e 90%). Normalmente é difícil fixar esse tipo de máscara no rosto da criança, além de prejudicar a alimentação e a higiene brônquica.

Máscara de Venturi

Estas máscaras fornecem uma FiO_2 conhecida e estável durante o ciclo respiratório (FiO_2 entre 24% e 50%).

Cânula nasal de alto fluxo

Desenvolvida para administrar uma mistura aquecida e umidificada de ar e oxigênio com um fluxo maior que 2 L/min., sendo esse fluxo mais alto que o inspirado pelo paciente. O alto fluxo gera uma pressão positiva de aproximadamente 6 cm de H_2O durante a expiração. O valor da pressão gerada depende não somente do alto fluxo ofertado, mas também é determinado pela relação de encaixe entre a cânula nasal e a narina, além do fato de a boca estar fechada ou não. A pressão positiva durante a expiração evita o colapso nas vias aéreas inferiores, aumenta o tempo expiratório e reduz o auto-PEEP.

Alguns autores recomendam um fluxo definido de 2 L/Kg/min. pois gera uma pressão de distensão e reduz o trabalho respiratório. A FiO_2 deve ser ajustada para atingir a saturação alvo.

A cânula nasal de alto fluxo fornece uma umidade relativa de cerca de 100% e gás aquecido entre 34°C e 37°C,

TABELA 244.2. Critérios para o diagnóstico de insuficiência respiratória.

Sinais clínicos		Achados laboratoriais	
Geral	Sudorese, fadiga	Gasométrico	Hipoxemia, hipercapnia e acidose respiratória e/ou metabólica
Respiratório	Sibilos, estridor, diminuição ou ausência de murmúrio vesicular, batimento de asa de nariz, retrações intercostais e subdiafragmáticas, taquipneia, apneia, bradipneia, dispneia ou cianose	Radiológicos	Podem variar de um raio X normal com uma hiperinsuflação pulmonar nas patologias obstrutivas, ou presença de condensação alveolar ou infiltrado intersticial nas patologias restritivas
Cardiovascular	Taquicardia ou bradicardia, hipotensão ou hipertensão, pulso paradoxal, insuficiência cardíaca, parada cardíaca		
SNC	Ansiedade, irritabilidade, cefaleia, sonolência, confusão, convulsões, coma		

o que pode variar com o objetivo de atingir a umidificação adequada. Em ambientes com temperaturas mais baixas, pode haver condensação de água no circuito, o que pode ser evitado diminuindo a temperatura de aquecimento do gás até o mínimo de 34ºC. Comparado com sistemas de baixo fluxo, esse sistema reduz o desconforto causado pelo ressecamento das vias aéreas e aumenta a tolerância do paciente.

Cuidado deve ser tomado ao se utilizar a terapia de alto fluxo para insuficiência respiratória, pois o efeito dessa técnica na relação ventilação/perfusão não está bem definido. Por outro lado, a cânula nasal de alto fluxo tem efeitos positivos na redução do gasto energético, diminuição do trabalho respiratório e prevenção de atelectasias. Essas vantagens podem ser úteis em recém-nascidos e lactentes, que, por terem número reduzido de fibras oxidativas nos músculos respiratórios, são mais vulneráveis à fadiga devido ao trabalho muscular excessivo e prolongado.

A terapia de alto fluxo tem desvantagens como barulho excessivo em razão do fluxo de ar, grande variação na pressão gerada e risco de trauma baro/volutrauma. O paciente deve ser atentamente monitorizado e, em caso de descompensação, o suporte necessário deve ser implementado rapidamente.

Ventilação mecânica invasiva

Ver Capítulos 74. Ventilação Mecânica Invasiva – Princípios e Modos Convencionais; 75. Ventilação Mecânica Invasiva – Novos Modos e suas Aplicações Clínicas; 83. Assistência Fisioterapeutica na Ventilação Mecânica Invasiva; 245. Insuficiência Respiratória Aguda em Recém-nascidas.

Ventilação não invasiva

O uso de ventilação não invasiva (VNI) em insuficiência respiratória aguda tem sido cada vez mais frequente, uma vez que a VNI tem mostrado resultados similares ou melhores que a ventilação mecânica invasiva, além de evitar as complicações envolvidas na intubação orotraqueal (IOT). Desse modo, os principais objetivos da VNI em uma criança com insuficiência respiratória são melhorar a função respiratória, aumentar a ventilação alveolar, diminuir a sobrecarga dos músculos respiratórios e melhorar a troca gasosa, preservando a ventilação espontânea sem a necessidade de IOT ou traqueotomia.

As interfaces utilizadas incluem prongs nasais e máscaras – que podem ser nasal, facial, face total ou capacetes. A VNI deve ser aplicada usando gases aquecidos e umidificados, pois o gás seco e frio pode danificar a mucosa em crianças pequenas, resultando em obstrução nasal e aumentando a resistência da via aérea durante a VNI. O aquecedor e o umidificador não aumentam o espaço morto e trabalho respiratório.

Fisioterapia respiratória

A fisioterapia respiratória tem como objetivo diminuir o desconforto respiratório da criança e melhorar a troca gasosa através da diminuição do trabalho muscular, diminução da resistência das vias aéreas e expansão pulmonar. Para tanto, dispõe-se de:

- Posicionamentos que favoreçam a mecânica respiratória, reduzindo o esforço muscular e, consequentemente, o gasto energético;
- Manobras de higiene brônquica para desobstrução e manutenção das vias aéreas pérvias como: vibrocompressão, percussão torácica, drenagem postural, terapia de inalação, tosse assistida e aspiração quando necessário;
- Uso de osciladores orais de alta frequência, conhecidos como *Flutter*, *Shaker* ou *Acapella*, que podem ser usados em crianças acima de 4 anos;
- Cinesioterapia respiratória, manobras de reexpansão pulmonar e exercícios com pressão positiva com o objetivo de realizar a expansão pulmonar e melhorar a troca gasosa, além de prevenir atelectasias e acúmulo de secreções;
- Exercícios terapêuticos de fortalecimento e alongamento dos músculos respiratórios para melhorar a função pulmonar e a mecânica respiratória.

Fisioterapia motora

A ventilação mecânica, por um período de tempo prolongado, pode levar à disfunção muscular e à perda da capacidade funcional em longo prazo, com recuperação lenta e incompleta, impactando na qualidade de vida dos pacientes e de seus cuidadores. A fraqueza muscular adquirida em unidades de tratamento intensivo como resultado da imobilidade no leito afeta cerca de 60% dos pacientes adultos em estado crítico. Já está bem estabelecido que o posicionamento adequado no leito e a reabilitação precoce desses pacientes melhoram os resultados funcionais e psicológicos. Alguns estudos também demonstram redução do tempo de permanência na UTI e do tempo de internação hospitalar. Entretanto, há uma escassez de pesquisas em pacientes pediátricos.

Sabe-se que o dano muscular começa em 72 horas de imobilidade, mesmo em indivíduos saudáveis e bem nutridos, progredindo com perda da força e massa muscular nos primeiros 10 dias de repouso no leito. Dessa forma, o treinamento físico com estratégias para evitar a atrofia muscular deve ser iniciado o mais precocemente possível. Os grupos musculares que podem perder poder mais rapidamente em razão da imobilização ou repouso são os grupos responsáveis pela manutenção da postura, transferências posturais e deambulação. Como o número de fibras musculares não é inicialmente afetado pela imobilização, acredita-se que o músculo esquelético tenha potencial para recuperar o conteúdo proteico e a força contrátil.

Alguns fatores podem ajudar a reduzir a fraqueza muscular e acelerar o processo de desmame dos paciente sob ventilação mecânica, dentre eles o uso precoce de respiração espontânea, o controle apropriado da sedação, além da mobilização precoce. Os principais benefícios da fisioterapia motora na insuficiência respiratória aguda são ganho de força muscular, ganho de resistência global, melhora da função cardiopulmonar e neuromuscular, melhora na capacidade funcional, otimização do desmame da ventilação mecânica e melhora da qualidade de vida.

A fisioterapia motora deve ser iniciada 48 horas depois do início do quadro crítico, desde que o paciente esteja estável clínica e hemodinamicamente. Pode ser iniciada com exercícios de movimentação passiva, exercícios de extremidades, mobilização global, incluindo posicionamento adequado do paciente no leito e alongamento passivo. Devem ser aplicadas também técnicas de fisioterapia respiratória para melhorar a ventilação e realizar a higiene brônquica.

Com a evolução do paciente, os exercícios ativos assistidos devem ser introduzidos – amplitude de movimentação, exercícios de fortalecimento muscular, uso de cicloergômetro com o paciente no leito, rolar de um lado para o outro, elevação da pelve (ponte), controle do tronco, equilíbrio, sedestação, ortostatismo, transferências (da cama para a poltrona e de sentado para bipedestação). Exercícios preparatórios para a marcha – como marcha estacionária, deambulação com e sem assistência do terapeuta ou com auxílio de andadores.

Ao se implementar um programa de mobilização precoce em pacientes críticos, principalmente em paciente pediátricos, é necessária atenção com a segurança do paciente, pois podem ocorrer eventos adversos relacionados à mobilização, como sangramento, dessaturação de oxigênio, aumento ou diminuição da pressão arterial, extubação acidental, perda de acessos vasculares e até quedas durante a ambulação.

CONSIDERAÇÕES FINAIS

A insuficiência respiratória aguda está presente na maior parte das crianças gravemente doentes. O reconhecimento dos sinais e sintomas iniciais permite o início de suporte clínico antes que o quadro deteriore, melhorando significativamente o prognóstico e reduzindo a mortalidade. O prognóstico varia grandemente, dependendo principalmente da idade, da etiologia e de doenças associadas, além, é claro, do início precoce e adequado do tratamento.

REFERÊNCIAS BIBLIOGRÁFICAS

1. Padlipsky PS, Gausche-Hill M. Respiratory Distress and Respiratory Failure. In: Baren JM, Rothrock SG, Brennan JA, Brown L. Pediatric Emergency Medicine. Philadelphia: Elsevier Saunders, 2008. p.13-27.
2. Hammer J. Acute respiratory failure in children. Paediatr Respir Rev. 2013 Jun;14(2):64-9.
3. Schneider J, Sweberg T. Acute respiratory failure. Crit Care Clin. 2013 Apr;29(2):167-83. http://dx.doi.org/10.1016/j.ccc.2012.12.004
4. World health statistics 2014. World health organization. 2014. p.79-92. [Internet] [Acesso em 17 apr 2016]. Disponível em: http://www.who.int/gho/publications/world_health_statistics/EN_WHS2014_TOC.pdf?ua=1
5. Young KD, Gausche-Hill M, McClung CD, Lewis RJ. A large prospective population-based study of the epidemiology and outcome of out-of-hospital pediatric cardiopulmonary arrest. Pediatrics. 2004;114:157-64.
6. Gausche M, Lewis RJ, Stratton SJ, Haynes BE, Gunter CS, Goodrich SM, et al. Effect of out-of-hospital pediatric endotracheal intubation on survival and neurological outcome: a controlled clinical trial. JAMA. 2000 Feb;283(6):783-90.
7. Sarnaik AP, Clark JA. Respiratory Distress and Failure. In: Kliegman RM, Stanton BF, Schor NF, St. Geme III JW, Behrman RE. Nelson Textbook of Pediatrics, 19th ed. Philadelphia: Elsevier Saunders, 2011. p.314-33.
8. D'Angelis CA, Coalson JJ, Ryan RM. Strucure of the Respiratory System: Lower Respiratory Tract. In: Fuhrman BP, Zimmerman JJ, Carcillo JA, Clark RSB, Relvas M, Rotta AT, et al. Pediatric Critical Care, 4th edition. Philadelphia: Elsevier Saunders, 2011. p.490-8.
9. Dobyns EL. Assessment and Monitoring of Respiratory Function. In: Fuhrman BP, Zimmerman JJ, Carcillo JA, Clark RSB, Relvas M, Rotta AT, et al. Pediatric Critical Care, 4th edition. Philadelphia: Elsevier Saunders, 2011. p.515-9.
10. Powell FL, Heldt GP, Haddad GG. Respiratory physiology. In: Nichols DG. Roger's textbook of pediatric intensive care. 4th edition. Philadelphia: Lippincott Williams & Wilkins, 2008. p.631-61.
11. Caruana-Montaldo B, Gleeson K, Zwillivh CW. The control of breathing in clinical practice. Chest. 2000 Jan 117(1):205-25.
12. Perme CS, Southard RE, Joyce DL, Noon GP, Loebe M. Early Mobilization of LVAD recipients who require prolonged mechanical ventilation. Tex Heart Inst J. 2006;33:130-3.
13. Kress JP. Clinical trials of early mobilization of critically ill patients. Crit Care Med. 2009;37[Suppl.]:S442-S447.
14. Burtin C, Clerckx B, Robbeets C, Ferdinande P, Langer D, Troostrs T, et al. Early exercise in critically ill patients enhances short-term functional recovery. Crit Care Med. 2009;37:2499-505
15. Morris PE. Moving Our Critically Ill Patients – Mobility Barriers and Benefits. Crit Care Clin. 2007;23:1-20.
16. Brochard L, Thille AW. What is the proper approach to liberating the weak from mechanical ventilation. Crit Care Med. 2009;37[Suppl.]:S410-S415
17. Morris PE, Herridge MS. Early Intensive Care Unit Mobility – Future Directions. Crit Care Clin. 2007;23:97-110.
18. Bailey P, Thomsen GE, Spuhler VJ, Blair R, Jewkes J, Bezdjan L, et al. Early activity is feasible and safe in respiratory failure patients. Crit Care Med. 2007;35:139-45.
19. Choong K, Koo KK, Clark H, Chu R, Thabane L, Burns KE, et al. Early mobilization in critically ill children: a survey of Canadian practice. Crit Care Med. 2013;41(7):1745-53.
20. Najaf-Zadeh A, Leclerc F. Noninvasive positive pressure ventilation for acute respiratory failure in children: a concise review. Ann Intensive Care. 2011;1(1):15.
21. Milési C, Boubal M, Jacquot A, Baleine J, Durand S, Odena MP, et al. High-flow nasal cannula: recommendations for daily practice in pediatrics. Ann Intensive Care. 2014;4:29.
22. Hutchings FA, Hilliard TN, Davis PJ. Heated humidified high-flow nasal cannula therapy in children. Arch Dis Child. 2014;100(6):571-5.

CAPÍTULO 245
INSUFICIÊNCIA RESPIRATÓRIA AGUDA EM RECÉM-NASCIDOS

Arjan B. Te Pas
Patrícia Leão Tuma
Cristiane do Prado

DESTAQUES

- A insuficiência respiratória aguda em recém-nascidos é a principal causa de admissão em unidade neonatal, acometendo tanto recém-nascidos a termo quanto pré-termos.
- A história materna e fetal, associada ao tempo de instalação dos sintomas pode facilitar o diagnóstico etiológico.
- As principais causas de insuficiência respiratória no período neonatal são: sídrome do pulmão úmido, sídrome do desconforto respiratório, sídrome de aspiração meconial, pneumonias, cardiopatias congênitas, hipertensão pulmonar persistente.
- O manejo da da insuficiência respiratória em neonatologia tem sido cada vez menos invasivo, evitando complicações da ventilação mecânica invasiva.

INTRODUÇÃO

A Insuficiência respiratória é a razão mais comum de admissão em unidades neonatais, tanto de recém nascidos a termo quanto de prematuros. A incidência de qualquer forma de doença pulmonar neonatal varia entre 2,1 a 3,3%.[1-3] A insuficiência respiratória pode se instalar imediatamente após o parto (p. ex.: síndrome do pulmão úmido, sídrome do desconforto respiratório [SDR], asfixia) ou também posteriormente (sepse, pneumonia, cardiopatia congênita). O quadro clínico pode ser descrito como desconforto respiratório com sintomas como taquipnéia, gemência, tiragens, cianose e hipoxemia. O diagnóstico etiológico pode ser desafiador pois a insuficiência respiratória pode ser causada por doenças primariamente pulmonares, mas também por patologias não pulmonares. Apesar da insuficiência respiratória aguda ser responsável por quase metade da mortalidade neonatal, novas modalidades de ventilação e tratamento com surfactante têm melhorado consideravelmente a taxa de sobrevivência de bebês com doenças respiratórias.

ETIOLOGIA

O diagnóstico diferencial da insuficiência respiratória aguda em recém-nascidos é amplo, e pode ser classificado em doenças pulmonares (Tabela 245.1) e não pulmonares (Tabela 245.2), que podem incluir desordens neuromusculares, obstrutivas-restritivas, diafragmáticas, hematológicas, metabólicas e cardiovasculares. Enquanto em recém nascidos a termo as causas mais comuns de insuficiência respiratória aguda seriam problemas transitórios, como pulmão úmido e asfixia, em prematuros a síndrome do desconforto respiratório secundária a imaturidade pulmonar tem um papel importante. Para a insuficiência respiratória no momento do nascimento, o histórico materno/fetal pode dar dicas da etiologia (ex: diabetes melito [SDR, hipoglicemia, cardiomiopatia], polidrâmnio [fístula traqueo-esofágica], oligoâmnio [pulmões hipoplásicos], fluido amniótico com mecônio, hidropsia fetal, parto prematuro e ruptura prematura das membranas). Mais tardiamente, sepse e pneumonia são causas frequentes de desconforto respiratório. Apesar da displasia broncopulmonar ser um diagnóstico frequente em recém nascidos prematuros, devido ao seu curso mais crônico esta patologia não será discutida neste capítulo.

A SDR é a causa mais frequente de insuficiência respiratória em prematuros. É prevalente em todo o mundo, com uma leve predominância no sexo masculino. A SDR, antes chamada de doença da membrana hialina, resulta da imaturidade pulmonar, particularmente a deficiência em surfactante (ver mecanismos específicos). Não existe uma definição precisa, mas a base de dados "Vermonot Oxford Network (VON)" usa a presença de cianose central e PaO2 < 50 em ar ambiente ou necessidade de oxigênio para manter PaO2 > 50 ou saturação de oxigênio > 85% associados a radiografia de tórax com infiltrado pulmonar característico. Vários fatores contribuem com a imaturidade, aumentando ou diminuindo a chance de desenvolver a SDR. Aproximadamente 1% das crianças desenvolvem SDR,[3] sendo o risco inversamente proporcional à idade gestacional: 50% dos bebês com < 30 semanas de gestação desenvolvem SDR comparado a 2% dos bebês nascidos com 35-36 semanas de gestação.[3,4] Outros fatores de risco são: sexo masculino, raça caucasiana, cesárea, asfixia, diabetes gestacional, hipotireoidismo, gravidez gemelar, hipotermia, má nutrição materna, restrição de crescimento intrauterino, doença hemolítica do recém-nascido. A ruptura prematura das membranas, o uso de narcóticos pela mãe e os corticosteroides diminuem o risco para SDR.

TABELA 245.1. Diagnóstico diferencial de IRA no recém-nascido: causas pulmonares.

Via aérea superior	Atresia de coanas
	Fenda palatina
	Sequência de Pierre Robin
	Estenose ou atresia de laringe
	Hemangioma
	Paralisia das cordas vocais
	Anel vascular
	Estenose traqueobrônquica
	Higroma cístico
Via aérea inferior	
Congênito	Hipoplasia pulmonar
	Hérnia diafragmática congênita
	Quilotórax
	Sequestro pulmonar
	Malformação adenomatoide cística congênita
	Malformação arteriovenosa
	Enfisema lobar congênito
	Displasia alvéolo-capilar
	Discinesia ciliar primária
Adquirido	Taquipneia transitória do recém-nascido
	SDR
	SAM
	Pneumonia
	Sídrome de escape de ar
	Aspiração de leite
	Atelectasia
	Hemorragia pulmonar
	Displasia broncopulmonar
	Hipertensão pulmonar persistente do recém-nascido

TABELA 245.2. Diagnóstico diferencial da insuficiência respiratória aguda em recém-nascidos: causas não pulmonares.

Parede torácica	Distrofia torácica asfixiante
Doenças cardíacas	Cardiopatia congênita, insuficiência cardíaca congestiva, cardiomiopatias, pneumopericárdio
Metabólica	Hipoglicemia, erros inatos do metabolismo
Hematológica	Policitemia, anemia grave, hipovolemia
Neuromuscular	Encefalopatia hipóxico-isquêmica, hemorragia, hidrocefalia, abstinência a opioides, doenças musculares e medulares
Miscelâneas	Asfixia, acidose, hipotermia, hipertermia

A síndrome do pulmão úmido, também conhecida como taquipneia transitória do recém-nascido (TTRN), ocorre em recém-nascidos próximo ao termo, ou pré-termos tardios, afetando de 3,6 a 5,7 a cada 1.000 bebês nascidos a termo e até 10 a cada 1.000 bebês prematuros.[5] O pulmão úmido é uma síndrome respiratória benigna autolimitada ligada ao atraso da liberação do líquido pulmonar ou a reentrada de líquido nos alvéolos. Os fatores de risco são a cesariana, e pode ocorrer em mães com diabetes, asma, parto prolongado e sofrimento fetal, requerendo anestesia ou analgesia.[5] A apresentação clínica é respiração superficial e rápida com gemidos ocasionais e falência respiratória rara. Às vezes é difícil diferenciar a TTRN de outras causas de desconforto respiratório neonatal, mas o diagnóstico de TTRN geralmente é retrospectivo, uma vez que os sintomas se resolvem entre 1 e 5 dias. Esses recém-nascidos quase invariavelmente mostram recuperação completa sem sequelas a longo prazo.[6]

Enquanto a maioria dos bebês com líquido amniótico com traços de mecônio são assintomáticos, bebês (predominantemente nascidos a termo ou pós-termo) com síndrome de aspiração meconial tiveram hipóxia intra-uterina e têm risco aumentado para desconforto respiratório.[5,7] A eliminação de mecônio intra-útero é um sinal de sofrimento fetal provocando um relaxamento do esfíncter anal. A hipóxia resultante e os movimentos respiratórios tipo *gasping* levam à aspiração de mecônio antes do nascimento. Apesar de o líquido amniótico meconial ocorrer em 10 a 15% dos partos, a síndrome de aspiração de mecônio é vista em 4% a 5% desses partos.[7] Fatores de risco incluem pré-eclâmpsia, diabetes, corioamnionite e abuso de substâncias ilícitas. Recém-nascidos com a síndrome de aspiração meconial desenvolvem desconforto respiratório com apenas algumas horas de vida.

A pneumonia continua a ser causa significante de desconforto respiratório em bebês prematuros ou não, e pode ser classificada como precoce (até 7 dias de vida) ou tardia (mais de 7 dias de vida). O estreptococos do grupo B, E-coli e Klebisiella são as bactérias mais comuns que causam pneumonia, enquanto os vírus respiratórios (adenovírus, vírus respiratório sincicial), vírus simples da herpes e CMV são as patógenos virais mais comuns.[8] A pneumonia congênita pode ser muito grave e frequentemente resulta em morte durante o parto ou no primeiro dia de vida. Os sinais tipicamente apresentam-se nas primeiras horas após o parto, a não ser que a pneumonia tenha sido contraída após o nascimento.[8] As pneumonias que são adquiridas mais tarde apresentam-se mais comumente como uma doença sistêmica. Os sinais clínicos em pneumonia neonatal são semelhantes a outras condições, como TTRN, SDR ou SAM, sendo difícil destingui-la destas. Sinais não respiratórios podem incluir letargia, dificuldade de alimentação, icterícia, apneia e instabilidade na temperatura.

A hipertensão pulmonar do recém-nascido (HPPRN), também conhecida como circulação fetal persistente, pode ser vista como uma falha nas mudanças normais da circulação que ocorrem durante a transição após o parto. É caracterizada por um aumento na resistência pulmonar vascular levando a hipoxemia e *shunt* intracardíaco da direita para a esquerda. Estima-se que a HPPRN grave ocorra em 2 a cada 1.000 recém nascidos a termo, mas o curso de mais de 10% de todos os recém-nascidos com insuficiência respiratória também é agravado por um aumento na resistência vascular pulmonar.[9] Apesar de algumas vezes ocorrer em bebês prematuros, a HPPRN é normalmente reconhecida em bebês não prematuros. Fatores de risco significantes são aspiração de mecônio, asfixia, infecção, hipotermia e qualquer anomalia cardíaca congênita. O quadro clínico também se mostra com taquipneia e desconforto respiratório, porém o grau de hipoxemia é desproporcional à gravidade da doença pulmonar.

A apneia da prematuridade é a desordem respiratória não pulmonar mais comum em recém-nascidos. A apneia é definida como a interrupção do fluxo de ar por mais de 20 segundos ou menos de 20 segundos se acompanhada pela dessaturação de oxigênio e braquicardia em bebês com menos de 37 semanas de gestação. A prevalência da apneia é inversamente relacionada à idade gestacional e ao peso com o qual a criança nasce.[10] Em recém-nascidos com menos de 32 semanas, a incidência é de 25% a 50%, mas aumenta para 90% para bebês de menos de 28 semanas de gestação. A apneia é causada pelo controle anormal da respiração devido à imaturidade dos neurônios. Outras causas não pulmonares comuns que devem ser levadas em consideração são asfixia, sepse, doença cardíaca congênita e desordens metabólicas.

FISIOPATOLOGIA

Há vários mecanismos que podem levar em última instância à insuficiência respiratória aguda em recém-nascidos, cujas bases dependem da causa dos problemas respiratórios. Recém-nascidos, especialmente prematuros, são muito predispostos a desenvolver desconforto respiratório e fadiga. Na neonatologia, o grau de maturidade tem um importante papel no desenvolvimento da insuficiência respiratória (ex: o centro respiratório controlando o *drive* respiratório, a estrutura das vias aéreas terminais com maior ou menor tendência ao colapso). Além disso, existem várias limitações estruturais e funcionais no sistema respiratório neonatal que fazem com que o recém-nascido seja mais propenso à insuficiência respiratória.

1. Ao contrário do formato elíptico do tórax de um adulto, o tórax infantil é mais cilíndrico e as costelas mais horizontais que oblíquas. Com isso, os músculos intercostais são mais curtos, o que é uma desvantagem para a elevação das costelas.
2. O diafragma é mais horizontal que em adultos e as costelas inferiores se movimentam mais para dentro do que para cima durante a inspiração.
3. A respiração ineficiente ocorre durante o sono REM quando os músculos intercostais estão inibidos. Especialmente em bebês prematuros, o sono consiste em uma grande proporção do sono REM.
4. Os recém-nascidos têm menos massa muscular e menor porcentagem de fibras musculares tipo 1 (contração lenta) quando comparados a adultos, facilitando a ocorrência de fadiga, especialmente em bebês prematuros.
5. A parede torácica é bem complacente, especialmente em prematuros, o que oferece baixa resistência contra a expansão durante a inspiração, mas também contra o colapso durante a expiração. O colapso pode levar à atelectasia. Por essa razão, o recém-nascido, especialmente o prematuro, tem capacidade residual funcional relativamente baixa, bem como baixo volume torácico.
6. O suporte estrutural das vias aéreas condutoras (colágeno) é relativamente subdesenvolvido e tem a tendência a entrar em colapso, o que pode levar ao aprisionamento de ar.
7. A complacência pulmonar e a resistência das vias aéreas são relacionadas ao tamanho do pulmão. Quanto menor for o pulmão, menor a complacência e maior a resistência. Bebês prematuros podem ter atelectasia persistente.
8. O recém-nascido não tem a força e a resistência para suportar um aumento significativo no trabalho ventilatório, levando à insuficiência respiratória.

A insuficiência respiratória aguda pode ser dividida em duas formas: o recém-nascido não respira (apneia) ou a troca gasosa pulmonar foi comprometida. Ambas podem ser causadas pela falência de outros sistemas do organismo, mas vamos discutir aqui a fisiopatologia quando os pulmões são os responsáveis primários. De forma simplista, fisiologicamente pode-se dividir as doenças pulmonares em dois tipos: 1) atelectasia caracterizada pela diminuição do volume pulmonar e diminuição da capacidade residual funcional (ex: SDR, pneumonia) e 2) doença obstrutiva caracterizada pelo aumento do volume pulmonar e aumento da resistência das vias aéreas (SAM, DBP – displasia broncopulmonar).

CONTROLE RESPIRATÓRIO

No recém-nascido, os controles neurológico e químico da respiração se diferem de diversas maneiras daqueles em adultos. O centro respiratório é imaturo e facilmente influenciado por medicações, equilíbrio ácido-base, sono, temperatura, hipóxia. Os receptores centrais e periféricos respondem diferentemente às mudanças nas tensões de O_2 e CO_2 arteriais. Os proprioceptores de estiramento da parede torácica reflexivamente inibem ou estimulam a respiração.

Complacência

O principal contribuinte para o recolhimento elástico pulmonar é a tensão superficial. A tensão superficial no pulmão é primariamente determinada pela presença ou falta de surfactante. Os bebês com deficiência surfactante devem gerar altas pressões subatmosféricas intrapleurais para expandir e estabilizar as vias aéreas distais (relação de Laplace $p = 2 \times$ tensão superficial/o raio da via aérea terminal). Em circunstâncias em que o surfactante é deficiente (imaturidade, asfixia, pneumonia, hemorragia pulmonar), as vias aéreas terminais se colabam ou se tornam atelectásicas. O ciclo repetitivo das vias aéreas terminais para reabrirem-se leva a dano celular e inflamação, o que, por sua vez, leva a um edema intersticial e à liberação de mediadores inflamatórios, reduzindo ainda mais a complacência e comprometendo a função surfactante.

RESISTÊNCIA

A resistência viscosa é elevada no recém-nascido e pode ser responsável por mais de 40% da resistência pulmonar total.[12] Isso se deve ao aumento na densidade dos tecidos, uma vez que eles têm menos espaços aéreos terminais e relativamente mais estroma (células e interstício) e maior quantidade de líquido pulmonar intersticial. Isso é especialmente presente nos casos de cesariana eletiva e em condições como pulmão úmido.

Em termos absolutos, a resistência aérea é maior em recém-nascidos, já que o diâmetro das vias aéreas do recém-nascido vai levar a um aumento marcado na resistência. Quando as vias aéreas se expandem em diâmetro durante a inspiração e diminuem durante a expiração, um mecanismo valvular pode ocorrer levando ao aprisionamento aéreo e à pressão expiratória final positiva (PEEP) inadvertida, e, em última instância, ao escape de ar. Isso é um dos mecanismos fisiopatológicos para a síndrome de aspiração de mecônio.

Muitas doenças pulmonares do recém-nascido envolvem complacência regional e resistência não uniformes. Em um pulmão doente, diferenças locais na complacência e a resistência aérea são os maiores contribuintes para uma distribuição irregular da ventilação. Variações locais ou regionais na complacência são determinadas pelo conteúdo de água do tecido local, presença ou ausência de surfactante, presença de perda de volume e presença de aprisionamento aéreo.

VENTILAÇÃO/PERFUSÃO

Para uma troca gasosa ocorrer de forma eficiente, a relação entre ventilação e perfusão deve ser adequada. A circulação pulmonar é um sistema de baixa pressão e baixa resistência. A resistência é afetada pela contração da musculatura lisa das arterias (ex: hipóxia). Existem diferenças regionais na ventilação e na perfusão. As regiões dependentes são bem mais ventiladas e mais bem perfundidas que as regiões apicais. Recém-nascidos são capazes de redirecionar o fluxo sanguíneo das regiões hipóxicas produzidas por atelectasia obstrutiva.[13] A quantidade de fluxo sanguíneo redirecionado é diretamente proporcional à quatidade de redução do volume pulmonar, protegendo contra alterações na relação ventilação/perfusão.

O fator primário mantendo a resistência vascular pulmonar alta no feto é a hipóxia relativa. A hipóxia fetal profunda (asfixia) causa aumento ainda mais marcado na resistência vascular pulmonar.[15] A hipóxia crônica no feto produz um aumento no tônus da musculatura lisa das arteríolas pulmonares, o que pode levar à hipertensão pulmonar e ao aumento da vasorreatividade pulmonar (HPPRN).[16] A regulação do tônus vascular pulmonar é complicada, mas uma variedade de substâncias mediadoras contidas nos mastócitos e o óxido nítrico (NO) têm um papel importante.

Em condições nas quais o edema intersticial é estabelecido (sobrecarga hídrica, cardiopatia congênita, persistencia do canal arterial, extravazamento capilar secundário a dano hipóxico ou asfixia, displasia broncopulmonar), a resistência vascular vai aumentar e o fluxo sanguíneo pulmonar diminuir, especialmente em zonas pulmonares dependentes.

MECANISMOS ESPECÍFICOS
DIFICULDADE RESPIRATÓRIA DO BEBÊ PREMATURO AO NASCER

Os esforços respiratórios feitos pelo bebê devem ser suficientes para limpar o líquido pulmonar para que o ar possa entrar em suas vias aéreas dando início a troca gasosa. O bebê então usa padrões respiratórios geralmente caracterizados por redução do fluxo expiratório, para manter a capacidade da função residual (CFR). A CFR aumenta durante cada inspiração e é mantida pela interrupção transitória ao fluxo de ar durante a expiração. Uma vez que a aeração pulmonar é o gatilho para a dilatação da parede vascular pulmonar e um aumento marcado no fluxo sanguíneo pulmonar (FSP), a respiração também é importante para uma troca hemodinâmica de sucesso.

Apesar de a maior parte dos bebês prematuros respirarem ao nascer, a hipóxia durante o trabalho de parto e o nascimento pode inibir o estímulo respiratório. Da mesma maneira, os esforços inspiratórios fracos não conseguem gerar pressões que superem a alta tensão superficial e as forças de fricção do líquido em movimento na via aérea, e, consequentemente não irão expandir os pulmões. Além disso, seus músculos respiratórios lisos são subdesenvolvidos, o que contribui com sua falta de habilidade em gerar pressão suficiente quando há deficiência de surfactante.[17] No mais, a parede torácica complacente leva a uma deformidade interna durante a contração diafragmática, desse modo reduzindo o volume-corrente inspirado. A parede torácica também é incapaz de resistir ao recolhimento elástico pulmonar, reduzindo o volume residual pulmonar.[18,19] Além disso, a ativação de EnaC estimulada pela adrenalina, que ajuda na prevenção do retorno de líquido às vias aéreas, é geralmente ausente em bebês prematuros que são menos capazes que recém-nascidos a termo de manter as vias aéreas livres de líquidos.[20,21]

Para manter a CRF imediatamente após o parto, bebês prematuros têm que se opor a duas maiores forças contrárias: o aumento no recolhimento pulmonar causado pela tensão de superfície e pressões supra-atmosféricas do tecido intersticial que promovem a entrada de líquido nas vias aéreas. Bebês prematuros frequentemente usam manobras de pausa expiratória para prevenir o colapso distal da via aérea e/ou para prevenir a entrada de líquido nas vias aéreas.[22] O bebê expira ativamente contra uma glote fechada, sustentando, dessa maneira, uma pressão supra-atmosférica nas vias aéreas para prevenir a perda de CRF. Além disso, ao reduzir a tensão superficial com o filme cobrindo a superfície interna alveolar, o surfactante faz com que a pressão dentro desse filme seja menos negativa e, desse modo, reduz o gradiente de pressão transepitelial para o enchimento dos alvéolos.

SÍNDROME DO DESCONFORTO RESPIRATÓRIO

O surfactante, produzido pelas células epiteliais das vias aéreas (pneumócitos tipo 2), é geralmente composto de fosfolipídeos (75%) e proteína (10%). Quando liberado na via aérea, funciona para diminuir a tensão superficial e manter a expansão alveolar. A deficiência de surfactante leva a um pulmão pouco complacente, e em combinação com a parede torácica complacente, a falha em manter a CRF irá resultar em atelectasia. O bebê prematuro também não tem habilidade em gerar pressão intratorácica suficiente para superar a pressão de abertura das vias aéreas. Como consequência, isso leva a alteração na relação ventilação-perfusão.

PULMÃO ÚMIDO

Quanto mais líquido presente nas vias aéreas ao nascimento, maior o volume de líquido que deve ser acomodado no compartimento intersticial. Como esse compartimento (interstício) tem um volume fixo, o aumento do liquido gera um aumento na pressão intersticial favorecendo a reentrada de líquido na via aérea. Isso explica por que os bebês nascidos por cesárea são mais propensos a desenvolver pulmão úmido ou taquipnéia transitória do recém-nascido.[24] Para prevenir a reentrada do líquido pulmonar e, esses bebês fazem manobras de pausa expiratória (gemido) e têm taquipnea.

SÍNDROME DA ASPIRAÇÃO DE MECÔNIO

Sofrimento fetal e estímulo vagal (devido à hipóxia) são os fatores prováveis para eliminação de mecônio intrauterina. O mecônio contém sais biliares que desativam os surfactantes. Os plugs de mecônio podem também causar obstrução, resultando em aprisionamento de ar e hiperinsuflação, o que pode, em última instância, progredir para uma escape de ar. As enzimas, os sais biliares e os acidos graxos livres no mecônio também irritam as vias aéreas e o parênquima, causando a liberação de citocinas pró-inflamatórias (incluindo o fator de necrose tumoral TNF-α, interleucina (IL)-1β, I-L6, IL-8, IL-13) e iniciam uma pneumonite difusa que pode começar em poucas horas após a aspiração. Todos esses efeitos pulmonares têm como resultado uma alteração na relação ventilação/perfusão (V/Q) e podem também interferir na difusão gasosa ao nível alveolar. Além disso, muitos bebês com SAM têm HPPRN primária ou secundária como resultado de estresse intrauterino crônico e liberação de substâncias vasoativas e citocinas pró-inflamatórias e espessamento dos vasos pulmonares. A HPPRN contribui ainda mais para a hipoxemia causada pela SAM.[25]

PNEUMONIA

O dano na pneumonia neonatal é causado direta ou indiretamente por microrganismos invasores ou material estranho e por respostas inapropriadas pelo sistema imunológico. A infecção leva a uma cascata de reações inflamatórias, alterando a permeabilidade capilar-alveolar, levando a um edema. Além disso, o dano hipóxico direto nas células epiteliais tipo 2 levam a uma inativação e deficiência de surfactante. A liberação de substâncias vasoativas pode levar à HPPRN.

HPPRN

A HPPRN pode ser o resultado do hipodesenvolvimento pulmonar junto com o seu leito vascular (ex: hérnia diafragmática congênita), má adaptação do leito vascular pulmonar após o nascimento (estresse perinatal, hipóxia, hemorragia, hipoglicemia) e mau desenvolvimento do leito vascular pulmonar intra útero. O tônus da vasculatura pulmonar fetal e neonatal é modulado pelo balanço entre estímulos vasoconstritores (ex: tromboxano, endotelinas) e vasodilatadores (PGI, NO). Em HPPRN, a cascata de eventos que leva à vasodilatação pulmonar no nascimento é alterada. Em HPPRN, a elevada resistência vascular pulmonar leva à hipertensão pulmonar suprassistêmica, levando ao desvio de sangue da direita para esquerda, hipoxemia grave e acidose metabólica, o que pode levar à maior constrição dos vasos pulmonares, danificando a contratilidade miocárdica, a pressão sanguínea sistêmica e o fluxo sanguíneo pulmonar.

APNEIA

No recém nascido pre termo, o sono ativo é 90% do sono total, porcentagem que reduz para 50% ao termo. Durante o REM, os músculos intercostais são inibidos, levando à respiração irregular e apneia.[11] O SNC envolvido no controle da respiração é imaturo, o que se reflete numa diminuição na ventilação sem hiperpnea como resposta à hipóxia. A sensibilidade dos quimiorreceptores ao CO_2 dos prematuros é reduzida, aumentando com a idade gestacional até atingir uma resposta normal ao termo. A imaturidade vagal e dos receptores da carina facilitam a ocorrência de apnéia, em contraste com a resposta normal adquirida no termo que aumenta o esforço respiratório. A imaturidade da parede torácica também contribui para a apneia secundária ao colapso das vias aéreas.

DIAGNÓSTICO

A abordagem inicial para avaliação de um recém-nascido com desconforto respiratório envolve suporte respiratório adequado e imediato, exames físicos e uma avaliação rápida para identificar quaisquer condições que ameacem a vida. Como os recém-nascidos se cansam facilmente, o que ocorre repentinamente, o(a) cuidador(a) deve ser certificado(a) em procedimentos de ressuscitação neonatal e ciente dos passos ABC a serem dados. O histórico pode dar pistas importantes que levem ao diagnóstico, incluindo o tempo de apresentação. Gasometria arterial pode ser útil para determinar o quanto a troca gasosa está comprometida e o grau do suporte respiratório necessário. Outros exames laboratoriais e um raio X do tórax podem dar dicas para um diagnóstico etiológico.

O diagnóstico de insuficiência respiratória aguda baseia-se mais nos sinais/condições clínicas do recém-nascido. Avaliar a gravidade do desconforto respiratório é a parte mais importante do exame. Para isso, a escala de retração de Silverman-Anderson (Tabela 245.3) e a escala de Downe (Tabela 245.4) estão disponíveis. Em ambas, a nota 7 ou mais indica falência respiratória iminente. A necessidade de aumento progressivo na FiO_2 para manter a saturação de 90% a 92% em um prematuro e 94% a 96% em um bebê não prematuro é também um indicador sensível da gravidade e progresso do desconforto. Um escore de 3 ou mais na gasometria arterial indica a necessidade do CPAP ou ventilação mecânica (Tabela 245.5). Um pH < 7,2 com hipercapnia ($pCO_2 > 60$ mm) ou $pO_2 < 50$ mmHg em FiO_2 de 0,8 sugere insuficiência respiratória franca.

HISTÓRICO

A etiologia pode diferir dependendo do tempo de instalação dos sintomas de desconforto respiratório. Em bebês prematuros, a maior parte dos problemas respiratórios co-

TABELA 245.3. Escala de Silverman-Anderson: uma nota de 7 ou mais indica falência respiratória iminente.

Escala	0	1	2
Retração torácica superior	Sincronizado	Declive na inspiração	Balancim
Retração torácica inferior	Nenhum	Pouco visível	Marcada
Retracão xifoide	Nenhum	Pouco visível	Marcada
Batimento de asa nasal	Nenhum	Discreto	Marcada
Gemido expiratório	Nenhum	Somente com estetoscópio	Audível sem estetoscópio

TABELA 245.4. Escala de Downe para desconforto respiratório: uma nota de 7 ou mais indica falência respiratória iminente.

Escore	0	1	2
Cianose	Nenhum	Em ar ambiente	≥ 40% oxigênio
Retrações	Nenhum	Leve	Grave
Gemido	Nenhum	Audível com o estetoscópio	Audível sem o estetoscópio
Entrada de ar	Adequada	Diminuída ou demorada	Pouco audível
Frequência respiratória	< 60	60-80	> 80 ou apneia

TABELA 245.5. Escore gasométrico para IRA.

	0	1	2	3
PaO_2 mmHg	> 60	50-60	< 50	< 50
PH	> 7.	7.20-7.29	7.1-7.19	< 7.1
$PaCO_2$ mmHg	< 50	50-60	61-70	> 70

meça ao nascer (SDR, problemas transitórios), mas, quando o desconforto ocorre mais tarde em bebês que previamente respiravam normalmente, deve-se levar em consideração infecção, persistência do canal arterial ou até mesmo cardiopatia congênita. Se um bebê não prematuro teve desconforto respiratório logo após o nascimento, as causas poderiam ser TTRN ou secundárias à policitemia. Se o desconforto se inicia precocemente e de forma grave, deve-se considerar SAM, pneumonia, asfixia ou malformações. Se o inícios dos sintomas começa após a primeira semana de vida, a causa mais comum é pneumonia, mas cardiopatias congênitas e erros inatos do metabolismo devem ser excluídos. A presença de fenda palatina, histórico de engasgo pode indicar pneumonia aspirativa. O histórico materno também pode dar ajudar no diagnóstico do desconforto respiratório.

EXAME FÍSICO

Recém-nascidos com desconforto respiratório podem ter os seguintes sintomas: taquipneia (> 60/min), retrações (subesternal, intercostal, fúrcula) (Figura 245.1), cianose, gemido, batimento de asa de nariz (Figura 245.2), reaspiração irregular, apneia, envolvimento de outros órgãos: letargia, taquicardia, hipotensão. Se possível, devem ser incluídas no exame as medidas da saturação de oxigênio e do ritmo cardíaco usando um oxímetro de pulso bem como a pressão arterial não invasiva e a temperatura.

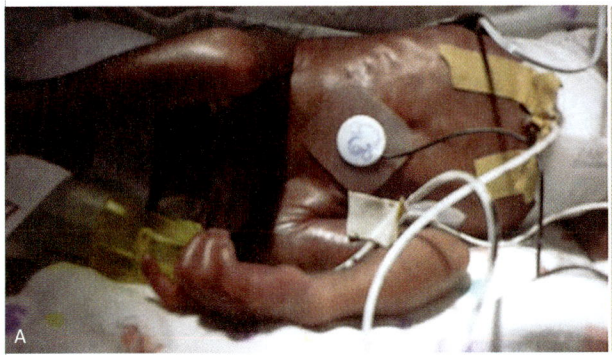
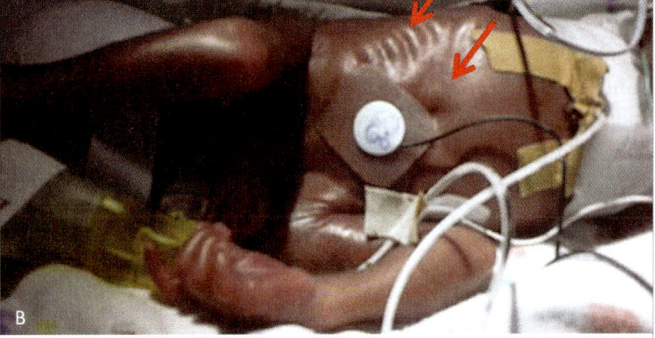

FIGURA 245.1. Exemplo de um bebê com retrações graves. Um bebê prematuro respirando com CPAP nasal, (A) retrata o momento da expiração e (B) a inspiração, na qual pode-se ver claramente retrações intercostais e xifoides (com a permissão dos pais).

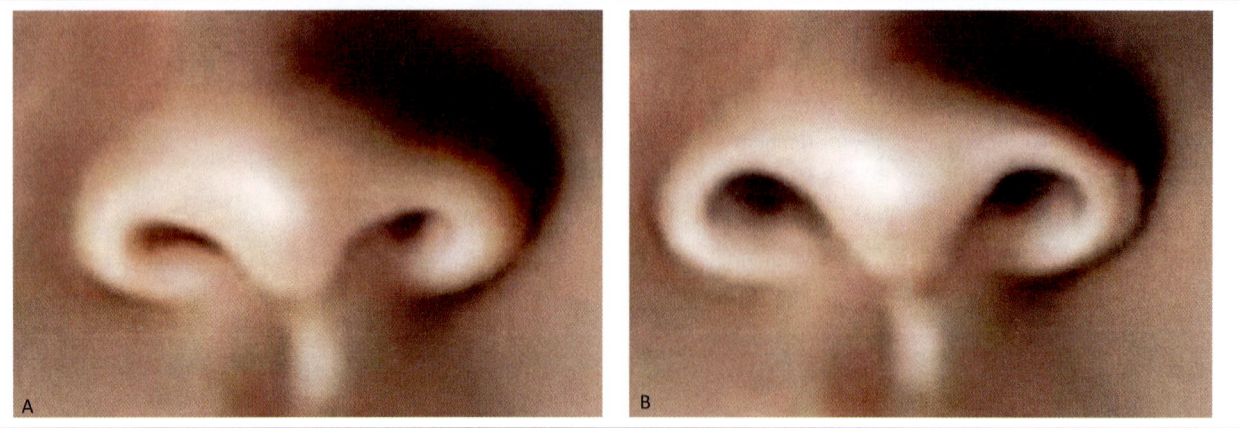

FIGURA 245.2. Desenho das narinas de um recém-nascido. (A) normal, (B) batimento de asa.

Existem vários sintomas que podem sugerir determinadas etiologias. Um estridor inspiratório pode estar presente quando há obstrução do trato respiratório superior (congênito: laringomalácia, adquirida: laringite). Um estridor expiratório aponta para uma obstrução mais baixa. Através da ausculta pode se observar crepitações (SDR, pneumonia) ou ruídos assimétricos (pneumotórax, obstrução), abaulamento do tórax pode indicar pneumotórax hipertensivo ou pode ser um sinal de SAM. Os sons cardíacos podem ser abafados quando há pneumomediastino, e podem estar alterados em casos de pneumotórax ou atelectasias. O abdome escavado pode ser um sinal de hérnia diafragmática congênita. A hipersalivação pode indicar uma atresia no esôfago, e o desconforto respiratório é causado pela aspiração e a presença um cordão umbilical manchado de mecônio pode ser um sinal de SAM. Quando a taquipneia é mais presente que o desconforto respiratório em si, então o pulmão úmido pode ser considerado. Se, entretanto, o bebê tem hepatomegalia ou está em choque, deve-se considerar causa cardíaca. De outro modo, se o bebê estiver desidratado e em choque, a possibilidade de acidose metabólica precisa ser considerada. Uma aparência pletórica sugere policitemia.

INVESTIGAÇÃO ADICIONAL

Oximetria de pulso indica o nível de hipoxemia. A transiluminação pode ser útil para o diagnóstico de um pneumotórax. Uma gasometria arterial pode ser útil para avaliar a gravidade do desconforto respiratório e a duração da hipóxia, lembrando que problemas circulatórios também aumentam o lactato. O hemograma completo é importante para verificar se há policitemia, anemia, ou, em combinação com a proteína C reativa (PCR), se há pneumonia ou sepse (apesar de o valor normal não descartar esses diagnósticos). A glicemia também deve ser incluída na investigação, já que hipoglicemia é uma das causas de apnéia ou de taquipnéia. Alterações eletrolíticas também podem causar apnea. Para diferenciar os tipos de desconforto respiratório um raio X de tórax deve ser realizado. Os achados radiológicos na síndrome do pulmão úmido podem ser variados, desde infiltrado parenquimatoso, infiltrado peri cardíaco e acúmulo de líquido intralobar, mas também podem mimetizar a SDR (vidro fosco, broncograma aéreo e redução do volume pulmonar) (Figura 245.3). A SAM geralmente tem uma aparência heterogênea de atelectasia e consolidação.

TRATAMENTO
SUPORTE RESPIRATÓRIO
Oxigênio

Na maioria das causas de insuficiência respiratória neonatal, o primeiro passo para melhorar a oxigenação deve ser medidas que aumentem a CRF e previnam o copapso da via aérea através da aplicação da pressão expiratória final positi-

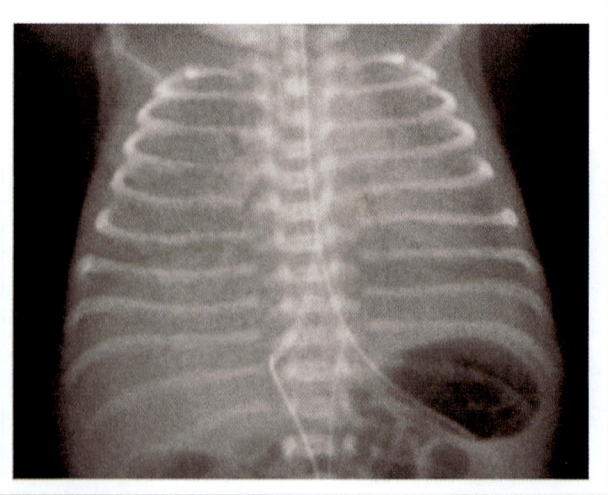

FIGURA 245.3. O raio X de um bebê prematuro com SDR grau 3. Uma aparência típica de vidro fosco, com broncograma aéreo e redução do volume pulmonar. O contorno do coração não é visível.

va (PEEP). O PEEP pode ser aplicado de forma intermitente (IPPV) ou contínua (CPAP). Entretanto, o aumento da FiO$_2$ pode ser usado para corrigir a hipoxemia ao simplesmente aumentar o gradiente de difusão de oxigênio através da barreira de ar/sangue para compensar para uma área de superfície limitada e alteração da relação V/Q.[26]

Cuidado com oxigênio é necessário, e a exposição excessiva deve ser evitada em recém-nascidos. A hiperoxemia (níveis altos de oxigênio no sangue) pode levar à hiperoxia (altos nível de concentração de oxigênio no tecido), causando estresse oxidativo e lesão tecidual.[27, 28] Metanálises indicam que a ressuscitação de recém nascidos com ar ambiente reduz significativamente a mortalidade quando comparado a utilização de oxigênio a 100%.[27-32] Quando a terapia de oxigênio é dada, no momento do nascimento ou mais tarde, isso deve ser cuidadosamente titulado usando a oximetria de pulso para prevenir hipoxemia e hiperoxemia.

Ventilação de máscara

Na maior parte das unidades neonatais, a abordagem inicial ao nascimento é usar ventilação não invasiva, que é aplicada através de uma máscara facial. Em estudos utilizando medidas das funções respiratórias, a ventilação através da máscara facial foi difícil, e os volumes da corrente apresentados foram na maior parte das vezes inadequados.[33, 34] O vazamento da máscara e a obstrução frequentemente ocorrem, e, junto ao uso inadequado de pressões, os volumes correntes são usualmente abaixo do volume de espaço morto.[33,34] Estudos têm demonstrado que um treinamento adequado (Figura 245.4) melhora significativamente a ventilação com máscara administrada por cuidadores experientes ou não.[35, 36] Na maior parte dos estudos, um ressuscitador em formato de T é utilizado, mas Van Vonderen et al. demonstraram que a ventilação por máscara utilizando uma bolsa autoinflável melhorou significativamente após dois minutos de treinamento (Tabela 245.6).[36]

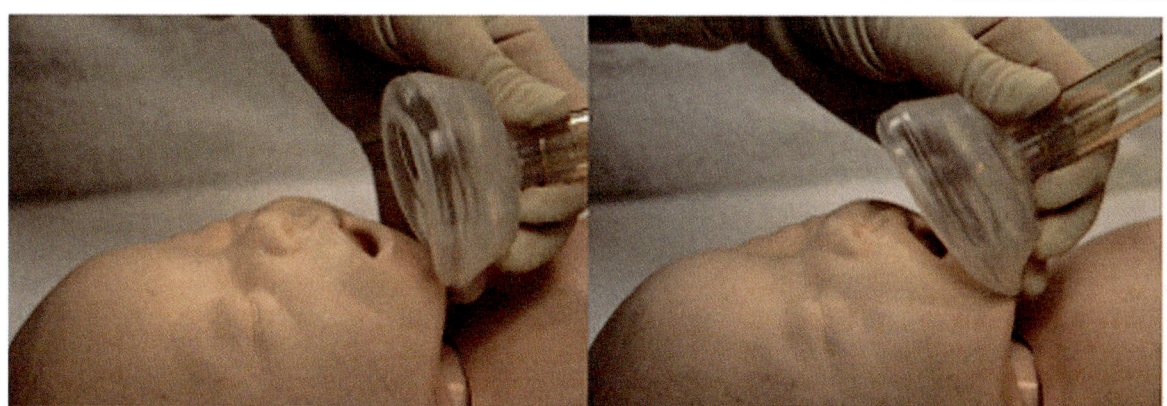
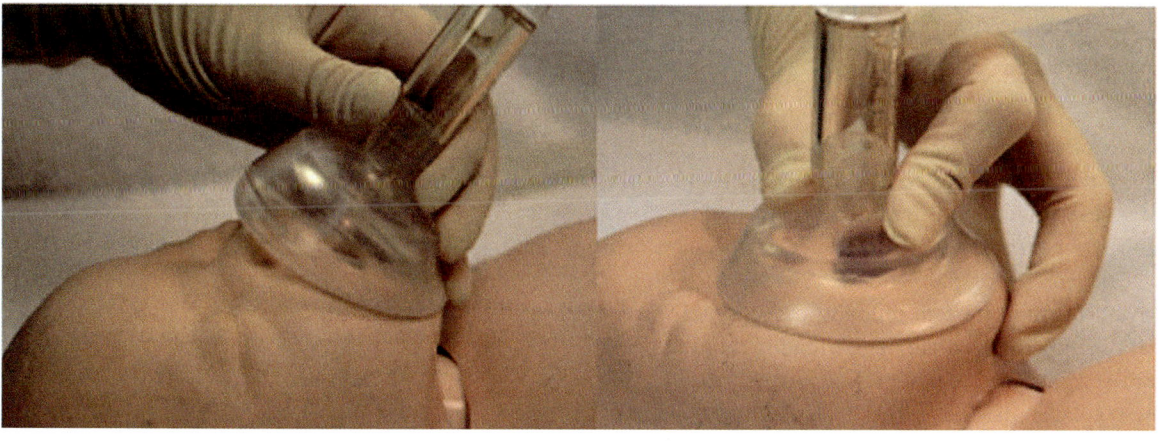

Rolar a máscara da ponta do queixo, fixar em dois pontos (superior e inferior) e elevar o queixo

FIGURA 245.4. Treinamento da técnica de máscara. Coloque a cabeça do manequim na posição neutra e role suavemente a máscara para cima sobre a face a partir da ponta do queixo. Segure a máscara em dois pontos com os dedos. Segure o polegar e o dedo indicador para aplicar pressão equilibrada na parte plana superior da máscara, onde o silicone é mais rígido. A haste não é segurada e os dedos não devem afetar a saída da máscara. O polegar e o dedo indicador aplicam uma pressão uniforme no topo da máscara. O terceiro, quarto e quinto dedos executam uma elevação do queixo com a mesma pressão para cima, conforme aplicada pelo polegar e o dedo indicador para baixo. Nessa técnica, a máscara é espremida no rosto, entre a pressão dos dedos contra a máscara e a elevação do queixo.

TABELA 245.6 Pontos-chave discutidos durante o treinamento de máscara facial utilizando a bolsa autoinflável.

	Ação
1	Colocar a cabeça em posição neutra
2	Coloque a máscara facial no queixo do bebê e role-a sobre o rosto sem cobrir os olhos
3	Use os dois pontos com o dedo indicador e o polegar e aplique pressão sobre a máscara
4	Segure a mandíbula contralateral, a fim de apertar a máscara no rosto com a aplicação da menor pressão possível na região occipital
5	Insufle os pulmões apertando suavemente a bolsa em um frequência de 40 a 60 insuflações por minuto
6	Tenha atenção com a válvula *pop off* pois quando ela esta destravada pressões extremamente altas podem ser administradas.

Considerando as dificuldades que os cuidadores têm de utilizar as máscaras faciais, outras interfaces têm sido sugeridas, incluindo um tubo nasal.[37,38] Entretanto, estudos recentes mostraram que os tubos nasais não foram mais eficientes que as máscaras faciais, e até os volumes correntes eram geralmente também baixos pelas altas taxas de vazamento e obstrução.[39,40] Para a ventilação, um objeto em formato de T, autoinflável ou uma bolsa inflável podem ser usados para administrar pressão positiva, mas o uso de ventilador com "peça em T" é o único dispositivo capaz de administrar pressões consistentes e manter CPAP após a ventilação.

Terapia de baixo fluxo

A terapia de baixo fluxo é normalmente definida quando um fluxo com ar/oxigênio ou uma mistura, dada através de um cateter de oxigênio, é menor que 2 L/min. É mais comumente utilizada como uma terapia de desmame do CPAP. Pode ser utilizada para tratar apneia, mas geralmente não é recomendada para tratar a insuficiência respiratória aguda inicialmente. O baixo fluxo deve ser administrado umidificado e aquecido para prevenir o ressecamento e lesão da mucosa nasal.

CPAP

Esse é normalmente o passo inicial em suporte respiratório para recém-nascidos com insuficiência respiratória. As metanálises têm demonstrado que CPAP pode ser uma boa alternativa para o tratamento inicial de desconforto respiratório em bebês prematuros.[41] Nestes pacientes, a abordagem respiratória tem mudado de ventilação invasiva para menos invasiva para evitar danos causados pela intubação e ventilação mecânica. O CPAP melhora a CRF, previne o colapso das vias aéreas e, desse modo, melhora a troca gasosa e a oxigenação. O CPAP pode ser indicado para tratar desconforto respiratório, mas também a apneia. Os critérios para a utilização do CPAP podem variar entre centros, levando vários sinais clínicos em consideração. Geralmente, o CPAP é iniciado quando o oxigênio necessário é mais de 30% para manter a saturação de oxigênio alvo. Os valores utilizados variam conforme o serviço, mas de forma geral, níveis de CPAP entre 5-8 cmH_2O são comuns. Níveis maiores de CPAP são utilizados, mas também comprometem a circulação pulmonar.[42] Há risco aumentado para o pneumotórax, e danos nas narinas também foram observados.

Ventilação nasal

Vários modos têm sido utilizados e estudados, BiPAP, ventilação não invasiva mandatória (NIMV), ventilação não invasiva mandatória sincronizada (SNIMV). Mas tudo se resume em um mecanismo: há um aumento intermitente na pressão dada para melhorar a troca gasosa e a oxigenação.[44] Os modos de ventilação nasal têm sido estudados na maior parte em bebês prematuros após a extubação. Modalidades sincronizadas são preferíveis já que as não sincronizadas não são tão efetivas.[44]

Cânula nasal de alto fluxo

A cânula nasal de alto fluxo tem sido reintroduzida recentemente como uma terapia alternativa ao CPAP. O fluxo, de 2 a 8 L/min, gera PEEP, mas não se sabe o quanto alcança as vias aéreas distais. Em contraste com o CPAP, onde o prong precisa se encaixar perfeitamente e a boca precisa ser fechada para entregar PEEP suficiente, na terapia de alto fluxo deve haver um escape de ar pelas narinas e pela boca. A terapia de alto fluxo tem se mostrado tão boa quanto o CPAP em prevenir a falha de extubação em prematuros.[45] Entretanto, um maior trabalho respiratório tem sido descrito com a terapia de alto fluxo quando comparado ao CPAP. Atualmente, há uma evidência insuficiente para recomendar a terapia de alto fluxo nasal como terapia inicial em insuficiência respiratória aguda em recém-nascidos.

Ventilação mecânica

Há uma diferença essencial na abordagem de ventilação mecânica endotraqueal em recém-nascidos quando comparados a crianças e adultos. A mucosa das vias aéreas é muito frágil em recém-nascidos prematuros e pode ser bem reativa e facilmente danificada. Especialmente a cricoide, que é o ponto mais estreito da via aérea, tem um risco elevado de lesão devido a falta de tecido submucoso. O dano da subglote pode ocorrer secundário à isquemia de pressão dos tubos endotraqueais, o que pode levar a necrose da mucosa, infecção e inflamação. Isso é então seguido pela granulação, formação de tecido e inflamação. Para minimizar a pressão, tubos sem balonetes são recomendados, especialmente para bebês prematuros. O vazamento ao redor do tubo é aceitável até certo nível. Em bebês prematuros, deve-se observar que o tubo endotraqueal pode ser proporcionalmente mais longo que o comprimento das vias aéreas, e isso pode levar a um espaço morto significante. Encurtar o tubo pode ser recomendado.

Há diferentes maneiras de ventilar o recém-nascido, mas em neonatologia utiliza-se frequentemente pressão limidada ao inves de volume controlado. Para bebês prematuros, a sedação profunda é evitada, sendo-lhes permitido respirar espontaneamente durante a ventilação mecânica. Por essa razão, a ventilação espontânea, através de *trigger* a fluxo é recomendada para evitar assincronia, o que aumenta o risco de pneumotórax.[46] Através do sensor de fluxo, o fluxo pode ser medido e o volume corrente calculado. A ocorrência de um vazamento/escape faz com que os volumes correntes inspiratórios sejam super estimados, sendo, dessa maneira, o volume da corrente expirada o mais utilizado. As metanálises têm mostrado que ventilação com volume garantido (pressões são tituladas para manter o volume corrente expiratório constante) em prematuros reduz a incidência de displasia broncopulmonar e reduz o tempo de ventilação mecânica.[47] A ventilação de alta frequência oscilatória também é utilizada como uma terapia primária ou de resgate e tem se mostrado muito eficaz para eliminar CO_2. A alta frequência oscilatória, se iniciada dentro das 24 horas após o nascimento, diminui as taxas de doença crônica pulmonar, mas pode aumentar o escape de ar e as alterações intracranianas.

TERAPIAS AUXILIARES
Surfactante

A terapia de reposição do surfactante tem sido o pilar de tratamento para bebês prematuros com SDR por mais de vinte anos.[49] O surfactante natural tem reduzido a mortalidade e o risco de escape de ar.[49] O surfactante melhora a complacência pulmonar, gerando uma resposta rápida e sustentada na oxigenação e troca gasosa. A instilação traqueal é o método tradicional de administração, mas as mudanças na neonatologia para ventilação não invasiva geraram um interesse em técnicas de administração menos invasivas: instilação faríngea, através de máscara laríngea, através de sonda traqueal fina sem ventilação mecânica, ou aerosol em pacientes com respiração espontânea.[50] Ensaios clínicos devem avaliar os resultados respiratórios e neurológicos a longo prazo, para ponderar o verdadeiro custo benefício destas técnicas.

Como a fisiopatologia da SAM inclui a inativação de surfactante e produção danificada, o surfactante exógeno tem um efeito benéfico no desfecho destes pacientes. Uma metanálise recente demonstrou que a administração em bólus de surfactante diminui a gravidade da insuficiencia respiratória e a necessidade de oxigenação por membrana extracorpórea (ECMO).[51] Há ainda evidências insuficientes para a lavagem surfactante do pulmão em vez de administração de surfactante em bólus.[25] O surfactante pode ser considerado uma terapia auxiliar para a pneumonia bacteriana em recém-nascidos (especificamente causados por GBS ou clamídia) na fase aguda da doença para auxiliar na melhora do status respiratório.[52]

Óxido nítrico

O óxido nítrico (NO) é liberado pelo endotélio vascular e se difunde para o músculo liso do vaso subjacente, causando vasodilatação. Quando administrado por via inalatória, o NO age como um relaxante muscular vascular seletivo. O óxido nítrico inalado rapidamente melhora a oxigenação de recém nascidos próximo ao termo ou termo com HPPRN, reduzindo a mortalidade e necessidade de ECMO.[53] O óxido nítrico inalado não se mostrou efetivo como terapia de resgate em prematuros.[53]

Estimulantes respiratórios

A cafeína, derivada da metilxantina, é mais comumente utilizada como estimulante respiratório para o tratamento da apneia de prematuridade em UTI neonatal e está associada a redução da displasia broncopulmonar.[54,55] Comparado à teofilina, o citrato de cafeína oferece vantagens de administração em dose única diária e um índice terapêutico elevado, com baixo risco de toxidade. Em bebês com apneia, acredita-se que a cafeína funciona ao estimular o centro respiratório no SNC, diminuindo o limiar de CO_2 e aumentando a resposta para a hipercapnia. A cafeína pode também aumentar o tônus do músculo esquelético e diminuir a fadiga diafragmática, auxiliando no esforço respiratório.[57] O Dopram é utilizado como uma alternativa para tratar a apneia de prematuridade refratária à cafeína, mas há preocupação sobre o neurodesenvolvimento em longo prazo. Entretanto essa preocupação se baseia em estudos retrospectivos, em que os pacientes que receberam dopram podem ter tido apneias mais graves, influenciando os resultados.[56]

REFERÊNCIAS BIBLIOGRÁFICAS

1. Hjalmarson O. Epidemiology and classification of acute, neonatal respiratory disorders. A prospective study. Acta Paediatr Scand. 1981 Nov;70(6):773-83.
2. Bonafe L, Rubaltelli FF. The incidence of acute neonatal respiratory disorders in Padova county: an epidemiological survey. Acta Paediatr. 1996 Oct;85(10):1236-40.
3. Rubaltelli FF, Bonafe L, Tangucci M, Spagnolo A, Dani C. Epidemiology of neonatal acute respiratory disorders. A multicenter study on incidence and fatality rates of neonatal acute respiratory disorders according to gestational age, maternal age, pregnancy compli-

cations and type of delivery. Italian Group of Neonatal Pneumology. Biol Neonate. 1998;74(1):7-15.
4. Chard T, Soe A, Costeloe K. The risk of neonatal death and respiratory distress syndrome in relation to birth weight of preterm infants. Am J Perinatol. 1997 Oct;14(9):523-6.
5. Edwards MO, Kotecha SJ, Kotecha S. Respiratory distress of the term newborn infant. Paediatr Respir Rev. 2013 Mar;14(1):29-36.
6. Yurdakok M. Transient tachypnea of the newborn: what is new? J Matern Fetal Neonatal Med. 2010 Oct;23 Suppl 3:24-6.
7. Dargaville PA, Copnell B. The epidemiology of meconium aspiration syndrome: incidence, risk factors, therapies, and outcome. Pediatrics. 2006 May;117(5):1712-21.
8. Nissen MD. Congenital and neonatal pneumonia. Paediatr Respir Rev. 2007 Sep;8(3):195-203.
9. Cabral JE, Belik J. Persistent pulmonary hypertension of the newborn: recent advances in pathophysiology and treatment. J Pediatr (Rio J). 2013 May;89(3):226-42.
10. Henderson-Smart DJ. The effect of gestational age on the incidence and duration of recurrent apnoea in newborn babies. Aust Paediatr J. 1981 Dec;17(4):273-6.
11. Martin RJ, Miller MJ, Carlo WA. Pathogenesis of apnea in preterm infants. J Pediatr. 1986 Nov;109(5):733-41.
12. Polgar G, String ST. The viscous resistance of the lung tissues in newborn infants. J Pediatr. 1966 Nov;69(5):787-92.
13. Berry D, Jobe A, Jacobs H, Ikegami M. Distribution of pulmonary blood flow in relation to atelectasis in premature ventilated lambs. Am Rev Respir Dis. 1985 Sep;132(3):500-3.
14. Marshall BE, Marshall C. A model for hypoxic constriction of the pulmonary circulation. J Appl Physiol (1985). 1988 Jan;64(1):68-77.
15. Gersony WM, Morishima HO, Daniel SS, Kohl S, Cohen H, Brown W, et al. The hemodynamic effects of intrauterine hypoxia: an experimental model in newborn lambs. J Pediatr. 1976 Oct;89(4):631-5.
16. Goldberg SJ, Levy RA, Siassi B, Betten J. The effects of maternal hypoxia and hyperoxia upon the neonatal pulmonary vasculature. Pediatrics. 1971 Oct;48(4):528-33.
17. te Pas AB, Davis PG, Hooper SB, Morley CJ. From liquid to air: breathing after birth. J Pediatr. 2008 May;152(5):607-11.
18. Gerhardt T, Bancalari E. Chestwall compliance in full-term and premature infants. Acta Paediatr Scand. 1980 May;69(3):359-64.
19. Heldt GP, McIlroy MB. Dynamics of chest wall in preterm infants. J Appl Physiol. 1987 Jan;62(1):170-4.
20. Barker PM, Olver RE. Invited review: Clearance of lung liquid during the perinatal period. J Appl Physiol. 2002 Oct;93(4):1542-8.
21. Barker PM, Gowen CW, Lawson EE, Knowles MR. Decreased sodium ion absorption across nasal epithelium of very premature infants with respiratory distress syndrome. J Pediatr. 1997 Mar;130(3):373-7.
22. Siew ML, Wallace MJ, Allison BJ, Kitchen MJ, te Pas AB, Islam MS, et al. The role of lung inflation and sodium transport in airway liquid clearance during lung aeration in newborn rabbits. Pediatr Res. 2013 Apr;73(4 Pt 1):443-9.
23. te Pas AB, Davis PG, Kamlin CO, Dawson J, O'donnell CP, Morley CJ. Spontaneous breathing patterns of very preterm infants treated with continuous positive airway pressure at birth. Pediatr Res. 2008 Apr 30.
24. Jain L, Eaton DC. Physiology of fetal lung fluid clearance and the effect of labor. Semin Perinatol. 2006 Feb;30(1):34-43.
25. Hahn S, Choi HJ, Soll R, Dargaville PA. Lung lavage for meconium aspiration syndrome in newborn infants. Cochrane Database Syst Rev. 2013;4:CD003486.
26. Sobotka KS, Hooper SB, Allison BJ, Te Pas AB, Davis PG, Morley CJ, et al. An initial sustained inflation improves the respiratory and cardiovascular transition at birth in preterm lambs. Pediatr Res. 2011 Jul;70(1):56-60.
27. Higgins RD, Bancalari E, Willinger M, Raju TN. Executive summary of the workshop on oxygen in neonatal therapies: controversies and opportunities for research. Pediatrics. 2007 Apr;119(4):790-6.
28. Vento M, Saugstad OD. Oxygen supplementation in the delivery room: updated information. J Pediatr. 2011 Feb;158(2 Suppl):e5-e7.
29. Hellstrom-Westas L, Forsblad K, Sjors G, Saugstad OD, Bjorklund LJ, Marsal K, et al. Earlier Apgar score increase in severely depressed term infants cared for in Swedish level III units with 40% oxygen versus 100% oxygen resuscitation strategies: a population-based register study. Pediatrics. 2006 Dec;118(6):e1798-e1804.
30. Rabi Y, Rabi D, Yee W. Room air resuscitation of the depressed newborn: a systematic review and meta-analysis. Resuscitation. 2007 Mar;72(3):353-63.
31. Saugstad OD, Ramji S, Soll RF, Vento M. Resuscitation of newborn infants with 21% or 100% oxygen: an updated systematic review and meta-analysis. Neonatology. 2008;94(3):176-82.
32. Tan A, Schulze A, O'Donnell CP, Davis PG. Air versus oxygen for resuscitation of infants at birth. Cochrane Database Syst Rev. 2005;(2):CD002273.
33. Schilleman K, van der Pot CJ, Hooper SB, Lopriore E, Walther FJ, Te Pas AB. Evaluating manual inflations and breathing during mask ventilation in preterm infants at birth. J Pediatr. 2012 Oct 25.
34. Schmolzer GM, Dawson JA, Kamlin CO, O'donnell CP, Morley CJ, Davis PG. Airway obstruction and gas leak during mask ventilation of preterm infants in the delivery room. Arch Dis Child Fetal Neonatal Ed. 2011;96(4):F254-7.
35. Schilleman K, Witlox RS, Lopriore E, Morley CJ, Walther FJ, te Pas AB. Leak and obstruction with mask ventilation during simulated neonatal resuscitation. Arch Dis Child Fetal Neonatal Ed. 2010 Nov;95(6):F398-F402.
36. van Vonderen JJ, Witlox RS, Kraaij S, te Pas AB. Two-minute training for improving neonatal bag and mask ventilation. PLoS One. 2014;9(10):e109049.
37. Capasso L, Capasso A, Raimondi F, Vendemmia M, Araimo G, Paludetto R. A randomized trial comparing oxygen delivery on intermittent positive pressure with nasal cannulae versus facial mask in neonatal primary resuscitation. Acta Paediatr. 2005 Feb;94(2):197-200.
38. Segedin E, Torrie J, Anderson B. Nasal airway versus oral route for infant resuscitation. Lancet. 1995 Aug 5;346(8971):382.
39. Kamlin CO, Schilleman K, Dawson JA, Lopriore E, Donath SM, Schmolzer GM, et al. Mask versus nasal tube for stabilization of preterm infants at birth: a randomized controlled trial. Pediatrics. 2013 Aug;132(2):e381-e388.
40. van Vonderen JJ, Kamlin CO, Dawson JA, Walther FJ, Davis PG, te Pas AB. Mask versus Nasal Tube for Stabilization of Preterm Infants at Birth: Respiratory Function Measurements. J Pediatr. 2015 Jul;167(1):81-5.
41. Schmolzer GM, Kumar M, Pichler G, Aziz K, O'Reilly M, Cheung PY. Non-invasive versus invasive respiratory support in preterm infants at birth: systematic review and meta-analysis. BMJ. 2013;347:f5980.
42. Probyn ME, Hooper SB, Dargaville PA, McCallion N, Crossley K, Harding R, et al. Positive End Expiratory Pressure during Resuscitation of Premature Lambs Rapidly Improves Blood Gases without Adversely Affecting Arterial Pressure. Pediatr Res. 2004 Aug;56(2):198-204.
43. Morley CJ, Davis PG, Doyle LW, Brion LP, Hascoet JM, Carlin JB. Nasal CPAP or intubation at birth for very preterm infants. N Engl J Med. 2008 Feb 14;358(7):700-8.
44. Roberts CT, Davis PG, Owen LS. Neonatal non-invasive respiratory support: synchronised NIPPV, non-synchronised NIPPV or bi-level CPAP: what is the evidence in 2013? Neonatology. 2013;104(3):203-9.
45. Manley BJ, Owen LS, Doyle LW, Andersen CC, Cartwright DW, Pritchard MA, et al. High-flow nasal cannulae in very preterm infants after extubation. N Engl J Med. 2013 Oct 10;369(15):1425-33.
46. Greenough A, Dimitriou G, Prendergast M, Milner AD. Synchronized mechanical ventilation for respiratory support in newborn infants. Cochrane Database Syst Rev. 2008;(1):CD000456.
47. Wheeler K, Klingenberg C, McCallion N, Morley CJ, Davis PG. Volume-targeted versus pressure-limited ventilation in the neonate. Cochrane Database Syst Rev. 2010;11:CD003666.
48. Greenough A. Respiratory support techniques for prematurely born infants: new advances and perspectives. Acta Paediatr Taiwan. 2001 Jul;42(4):201-6.
49. Sweet D, Carnielli V, Greisen G, Hallman M, Ozek E, Plavka R, et al. [European consensus guidelines on the management of neonatal respiratory distress syndrome in preterm infants--2013 update]. Zhonghua Er Ke Za Zhi. 2014 Oct;52(10):749-55.
50. Gopel W, Kribs A, Ziegler A, Laux R, Hoehn T, Wieg C, et al. Avoidance of mechanical ventilation by surfactant treatment of sponta-

neously breathing preterm infants (AMV): an open-label, randomised, controlled trial. Lancet. 2011 Nov 5;378(9803):1627-34.
51. El Shahed AI, Dargaville PA, Ohlsson A, Soll R. Surfactant for meconium aspiration syndrome in term and late preterm infants. Cochrane Database Syst Rev. 2014;12:CD002054.
52. Keiser A, Bhandari V. The Role of Surfactant Therapy in Nonrespiratory Distress Syndrome Conditions in Neonates. Am J Perinatol. 2015 Jul 14.
53. Barrington KJ, Finer N. Inhaled nitric oxide for respiratory failure in preterm infants. Cochrane Database Syst Rev. 2010;(12):CD000509.
54. Schmidt B, Roberts RS, Davis P, Doyle LW, Barrington KJ, Ohlsson A, et al. Caffeine therapy for apnea of prematurity. N Engl J Med. 2006 May 18;354(20):2112-21.
55. Kreutzer K, Bassler D. Caffeine for apnea of prematurity: a neonatal success story. Neonatology. 2014;105(4):332-6.
56. Sreenan C, Etches PC, Demianczuk N, Robertson CM. Isolated mental developmental delay in very low birth weight infants: association with prolonged doxapram therapy for apnea. J Pediatr. 2001 Dec;139(6):832-7.
57. Hascoet JM, Hamom I, Boutroy MJ. Risks and benefits of therapies for apnoea in premature infants. Drug Saf. 2000 Nov;23(5):363-79.

CAPÍTULO 246

VENTILAÇÃO MECÂNICA EM PEDIATRIA E NEONATOLOGIA

Flavia Feijo Panico Rossi
Renata de Araujo Monteiro Yoshida
Alexandre T. Rotta

DESTAQUES

- A ventilação mecânica (VM), terapia que influencia o desfecho do paciente com insuficiência respiratória, é amplamente utilizada em unidade de terapia intensiva (UTI) pediátrica. De 20% a 55% desses pacientes necessitam de suporte ventilatório em algum momento da internação.
- A falha em reconhecer uma criança em insuficiência respiratória aguda, associada ao manejo inadequado do ventilador, pode piorar a lesão pulmonar existente, provocar lesão pulmonar induzida pela ventilação mecânica (LPIV) e aumentar a morbimortalidade dos pacientes pediátricos.
- A maneira ideal de se iniciar o suporte ventilatório dependerá das peculiaridades da mecânica respiratória de cada paciente, do nível de interação paciente-ventilador e da fisiopatologia da doença envolvida.
- Entre a ventilação a volume e a pressão, em pediatria, a segunda é mais utilizada. Ventiladores modernos oferecem modos híbridos em que o volume-corrente é controlado, mas o fluxo é desacelerado e a onda de pressão é quadrada como nos modos limitados à pressão.
- A sensibilidade do aparelho (disparo ou *trigger*) deve ser ajustada para que o paciente consiga acioná-lo com mínimo esforço respiratório. Os aparelhos podem ter disparo por pressão ou fluxo, este é mais adequado em crianças.
- Há risco de autociclagem se o ajuste do disparo estiver muito sensível. Pacientes traqueostomizados ou com escape na cânula orotraqueal podem apresentar autociclagem com disparo por fluxo, devendo-se optar, nesses casos, pelo disparo por pressão.
- A VM em pulmões sadios realiza-se em pacientes em pós-operatório de neurocirurgia ou cirurgias abdominais eletivas, naqueles com diminuição do *drive* respiratório ou que necessitam de sedação profunda para algum procedimento.
- As patologias que causam obstrução ao fluxo de ar em pediatria são a asma (a mais grave, com o estado de mal asmático e a asma quase fatal), a bronquiolite e a fibrose cística. A VM nesses quadros melhora a troca gasosa, aumenta a ventilação alveolar, reduz o aprisionamento de gás e evita a LPIV.
- A intubação e a ventilação mecânica nos pacientes com estado de mal asmático devem ser utilizadas como último recurso, quando todas as outras medidas farmacológicas e intervenções terapêuticas tiverem falhado.
- Aumentou, nos últimos anos, o uso do volume controlado com pressão regulada (PRVC) que combina as vantagens das ventilações a volume e a pressão, assegurando a entrega de um determinado volume-corrente com um limite de pressão nas vias aéreas.

- Em neonatos com insuficiência respiratória, o tratamento tem de ser equilibrado com o risco de danos iatrogênicos, especialmente no que diz respeito à VM.
- A ventilação não invasiva, cujo uso pode ser iniciado na sala de parto, é cada vez mais utilizada em neonatologia pelo risco potencialmente menor de LPIV. A melhor estratégia ventilatória é baseada na fisiopatologia da doença.
- Na hipertensão pulmonar secundária à síndrome da aspiração meconial, o uso de óxido nítrico, da ventilação de alta frequência e, em casos mais refratários, da oxigenação por membrana extracorpórea (ECMO) está indicado quando a melhora na troca gasosa não é suficiente para reduzir a pressão pulmonar e reverter o *shunt* direita-esquerda pelo canal arterial e forame oval.
- Na hipertensão pulmonar do RN, a ventilação deve ser ajustada para prevenir hipoxemia e manter PaO_2 entre 60 e 80 mmHg. O uso de hiperventilação e alcalinização deve ser evitado pela sua associação com piora do prognóstico neurológico.

INTRODUÇÃO

Os pacientes pediátricos e neonatais são particularmente suscetíveis a desenvolver insuficiência respiratória em razão de características anatômicas e funcionais que os diferenciam da população adulta. Avanços no tratamento de pacientes criticamente doentes (pacientes oncológicos, recém-nascidos prematuros e crianças com outras patologias de alta complexidade) têm levado a um aumento do número de pacientes pediátricos e neonatais que necessitam de suporte ventilatório.[1]

A ventilação mecânica é amplamente utilizada em UTI pediátrica. Cerca de 20% a 55% das crianças admitidas nessas unidades necessitam de suporte ventilatório em algum momento da internação.[2-4]

Hoje, sabe-se que a ventilação mecânica é mais do que uma modalidade meramente de suporte, e sim uma terapia capaz de influenciar o desfecho do paciente com insuficiência respiratória. A falha em reconhecer uma criança em insuficiência respiratória aguda, associada ao manejo inadequado do ventilador, pode contribuir para a piora da lesão pulmonar existente, para o aparecimento da lesão pulmonar induzida pela ventilação mecânica (LPIV) e para a maior morbimortalidade dos pacientes pediátricos.

Fundamentalmente, esse capítulo discute a ventilação pulmonar mecânica em três condições pediátricas principais (ventilação em pulmões sadios, em patologias de baixa complacência e ventilação em patologias de alta resistência), seguidas da descrição da ventilação mecânica em patologias específicas do período neonatal.

VENTILAÇÃO MECÂNICA EM PEDIATRIA
INICIANDO A VENTILAÇÃO MECÂNICA

É impossível descrever com precisão a maneira ideal de se iniciar o suporte ventilatório, uma vez que isso dependerá das peculiaridades da mecânica respiratória de cada paciente, do nível de interação paciente-ventilador e da fisiopatologia da doença envolvida. A ventilação de um paciente com pulmões sadios, com complacência e resistência de vias aéreas normais, difere muito da ventilação de um paciente com síndrome do desconforto respiratório agudo (SDRA), em que há alteração da complacência pulmonar e *shunt*.

Ao iniciar a ventilação mecânica, haverá a mudança de uma respiração desencadeada por uma pressão intratorácica negativa para uma ventilação com pressão positiva. Essa mudança terá um impacto direto nas condições hemodinâmicas do paciente, com diminuição do retorno venoso, alterações na pós-carga do ventrículo direito, na pré-carga do átrio esquerdo e pós-carga do ventrículo esquerdo.[5]

Quanto ao modo de ventilação mecânica a ser utilizado, não há dados disponíveis na literatura sobre o ideal. Os pacientes podem ser ventilados a volume ou a pressão e, em pediatria, os modos a pressão tendem a ser mais utilizados.[6-7] Ventiladores modernos disponibilizam modos híbridos em que o volume-corrente é controlado, mas o fluxo é desacelerado e a onda de pressão é quadrada como nos modos limitados à pressão (volume controlado com pressão regulada [PRVC]).

VENTILAÇÃO MECÂNICA EM PULMÕES SADIOS

Pode ser realizada sem dificuldades, uma vez que a complacência e resistência do sistema respiratório encontram-se normais e a distribuição e troca gasosa ocorrerão normalmente. É a ventilação realizada em pacientes em pós-operatório de neurocirurgia ou cirurgias abdominais eletivas, em pacientes com diminuição do *drive* respiratório ou em pacientes que necessitam de sedação profunda para algum procedimento.[7]

Deve-se ventilar com volumes correntes de 8 a 10 mL/kg, o que pode ser conseguido com pressões de 20 cmH_2O ou menos (caso se esteja ventilando em pressão controlada), dependendo da idade e do peso do paciente. Como o volume-corrente atingido depende da complacência pulmonar e embora evidências justifiquem o uso de volumes correntes baixos em patologias de baixa complacência, quando a complacência pulmonar é normal, volumes correntes acima de 6 mL/kg podem ser atingidos com pressões não lesivas ao pulmão e, em pediatria, provavelmente em virtude da maior complacência da caixa torácica, volumes correntes em torno de 8 mL/kg são facilmente atingidos e amplamente aceitos.[2]

A frequência respiratória utilizada é relacionada à faixa etária e ao tamanho da criança, sendo, em geral, inversamente proporcional a eles. A pressão expiratória final positiva (PEEP) deve ser usada para manter a capacidade residual funcional e prevenir atelectasias. Valores fisiológicos, em torno de 3 a 5 cmH_2O, são suficientes em pulmões sem patologias. A fração inspirada de oxigênio (FiO_2) deve ser menor do que 0,6, tendo como objetivo uma saturação de oxigênio maior ou igual a 90%. No entanto, em pulmões sadios, essas saturações serão atingidas com menores concentrações de O_2, geralmente em torno de 0,21 a 0,30. O tempo inspiratório dependerá da constante de tempo, que é um produto da complacência e da resistência do sistema respiratório. O tempo inspiratório utilizado em pacientes em ventilação mecânica corresponde a 3 a 5 constantes de tempo e aumentará de acordo com a idade do paciente, ficando em torno de 0,4 segundos nos recém-nascidos, 0,6 segundos em lactentes, 0,8 segundos em crianças maiores e 1 segundo em adolescentes e adultos jovens. A sensibilidade do aparelho (disparo ou *trigger*) deve ser ajustada de maneira que o paciente consiga deflagrar o aparelho com um esforço respiratório mínimo. Os aparelhos podem ter disparo por pressão ou fluxo. Em crianças, o disparo por fluxo é o mais adequado. É importante atentar para a autociclagem, que pode ocorrer caso o ajuste do disparo esteja muito sensível. Pacientes traqueostomizados ou com escape na cânula orotraqueal, que persiste mesmo com insuflação do *cuff*, podem apresentar autociclagem com disparo por fluxo, devendo-se optar, nesses casos, pelo disparo por pressão. As principais variáveis a serem ajustadas na ventilação estão dispostas no Quadro 246.1.[6-8]

VENTILAÇÃO MECÂNICA EM PATOLOGIAS DE BAIXA COMPLACÊNCIA (PATOLOGIAS RESTRITIVAS)

As doenças restritivas são muito frequentes em pediatria, acometendo desde os recém-nascidos prematuros com deficiência de surfactante, até as crianças maiores, com pneumonias, edema pulmonar e SDRA. Talvez a SDRA seja a patologia mais emblemática das doenças restritivas em pediatria, por sua apresentação grave e heterogênea, com variação de propriedades mecânicas nas várias regiões pulmonares, e diferença significativa entre as regiões dependentes e não dependentes do pulmão (Figura 246.1).

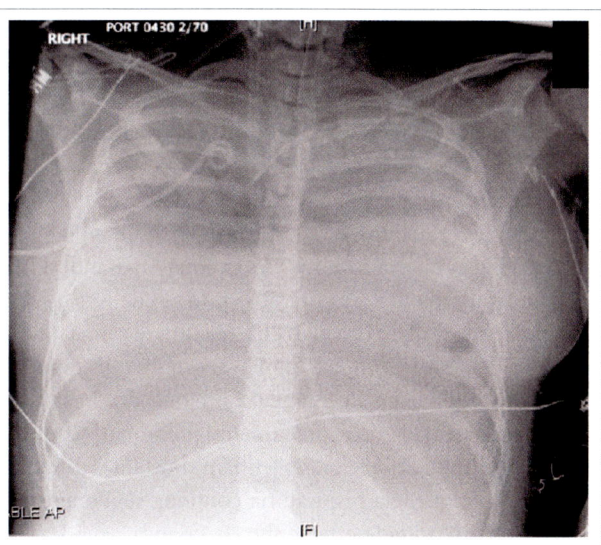

FIGURA 246.1. Radiografia de adolescente com quadro grave da SDRA.

Em virtude de sua incidência mais baixa e menor mortalidade na população pediátrica, trabalhos bem desenhados estudando estratégias ventilatórias específicas nessa patologia não são disponíveis. Como resultado, incorporam-se conhecimentos extrapolados de estudos na população adulta, em que estratégias descritas desde 1994 mudaram o panorama da ventilação mecânica e a mortalidade relacionada à SDRA.[9-11] O uso de modos não convencionais de ventilação mecânica, como a ventilação de alta frequência oscilatória (VAFO), poderia minimizar a LPIV nos pacientes com necessidade de altos parâmetros ventilatórios. Embora estudos clínicos tenham mostrado melhora em desfechos intermediários com o uso da VAFO, faltam estudos que evidenciem melhora na mortalidade, principalmente quando se compara a VAFO à ventilação convencional protetora.[12] Estudos recentes comparando a ventilação de alta frequência à ventilação protetora mostraram desfechos piores nos pacientes ventilados com a VAFO, tanto em adultos como em crianças.[13-14]

QUADRO 246.1. Ventilação mecânica em pulmões sadios.

Pinsp	20 cmH_2O	Suficiente para atingir Vt de 8 mL/kg
PEEP	3 a 5 cmH_2O	Fisiológico
FR	Normal para a idade	Normocapnia na gasometria
FiO_2	≤ 0,6	0,21-0,30
Tinsp	3-5 constantes de tempo	0,4 seg a 1 seg (de acordo com a faixa etária)
Volume-corrente	8-10 mL/kg	—

A ventilação mecânica convencional nas patologias restritivas, em especial na SDRA, está amparada nos conceitos da ventilação protetora, com o objetivo de manter os pulmões abertos, limitando a pressão de distensão e minimizando a LPIV desencadeada pela abertura e fechamento cíclicos das unidades alveolares (atelectrauma), pelo aumento da produção de mediadores inflamatórios (biotrauma), pelo aumento excessivo da pressão transpulmonar (barotrauma) e pelos volumes oferecidos aos pulmões com áreas hiperinsufladas (volutrauma). Recentemente, tem-se dado mais atenção ao papel da pressão transpulmonar (pressão alveolar menos a pressão pleural) no mecanismo de lesão.[15]

A ventilação, nessas patologias, consiste no uso de volumes correntes reduzidos, entre 5 e 7 mL/kg, limitando o pico de pressão inspiratória máxima em 30 cmH$_2$O, usando PEEP suficiente para manter a saturação em torno de 88% a 92%, com uma PaO$_2$ de aproximadamente 60 mmHg e uma *driving pressure* (Pplatô – PEEP) ≤ 15 cmH$_2$O. O tempo inspiratório utilizado é normal ou ligeiramente prolongado, justificado pela heterogeneidade do acometimento pulmonar, o que determina que unidades alveolares tenham constantes de tempo distintas. A frequência respiratória continua sendo ajustada de acordo com a idade e tamanho da criança, embora não se deva almejar a normocapnia, que poderia ser conseguida mediante parâmetros ventilatórios maiores e, portanto, potencialmente prejudiciais. A hipercapnia permissiva é resultado da estratégia ventilatória protetora. Ocorrerá um aumento da PaCO$_2$ com a diminuição do volume-corrente, com consequente diminuição do pH sanguíneo. Um pH acima de 7,15 mmHg é geralmente bem tolerado.[16]

Na abordagem inicial na SDRA, principalmente em pacientes com dificuldade de oxigenação adequada, com necessidade de altas concentrações de oxigênio, pode-se tentar obter uma abertura maior do pulmão com manobras de recrutamento alveolar.[17] A posição prona pode ajudar a recrutar áreas de atelectasia, diminuir a necessidade de oxigênio e levar ao uso de pressões menos lesivas. Em pacientes com SDRA grave, o uso precoce da posição prona reduz a mortalidade.[18] Pela facilidade de mobilização dos pacientes pediátricos em função do seu peso e tamanho, a posição prona tem sido muito utilizada em pediatria, sem aumentar a incidência de complicações (extubação acidental, perda de sondas e cateteres) relacionadas à manobra.[18-19] Outra forma de recrutar áreas colapsadas do pulmão na ventilação convencional seria o recrutamento realizado em pressão controlada, com níveis progressivos de PEEP, com delta pressórico de 15 cmH$_2$O ou com o uso da insuflação sustentada. O recrutamento pode ser feito com o uso da tomografia computadorizada (TC) de tórax, guiado pela complacência do sistema respiratório, pela saturação de oxigênio, com o auxílio de ultrassonografia ou com a tomografia de impedância elétrica (TIE).[20-23] Após manobra de recrutamento, deve-se titular a PEEP ideal por meio da PEEP decremental com diminuições dos níveis de PEEP em 2 a 3 cmH$_2$O a cada quatro minutos. A PEEP deve ser ajustada em 2 a 3 cmH$_2$O acima da PEEP que produz a melhor complacência ou a que resulta em menos de 5% de aumento do colapso pela TC ou TIE. Embora existam algumas técnicas de recrutamento descritas e que do ponto de vista fisiopatológico o recrutamento seja justificado, não há estudos que tenham demonstrado diminuição da mortalidade com essa manobra. No entanto, a utilização de manobras de recrutamento tampouco evidenciou pior prognóstico ou mortalidade, mostrando-se segura em pequenas séries de caso, inclusive pediátricas. Portanto, em casos nos quais a oxigenação está sendo conseguida apenas com parâmetros de ventilação mecânica altos, e em uma fase inicial do quadro, ela deve ser tentada, com atenção especial às condições hemodinâmicas e respeitando-se as contraindicações.[24] Embora a ventilação protetora seja bem fundamentada, estudos recentes em pediatria mostram que, a despeito de pediatras conhecerem os conceitos da ventilação protetora, a ventilação mecânica em pacientes pediátricos com SDRA ainda é inconsistente, com uso de volumes correntes de até 11 mL/kg e gradientes de pressão (PIP sobre PEEP) de até 28 cmH$_2$O.[25-26] Assim como a prática ventilatória, a indicação e uso de outras terapias adjuntas, como recrutamento, uso de posição prona, surfactante e outros, também são irregulares.[25-26] Os parâmetros ventilatórios nas patologias restritivas estão expostos no Quadro 246.2.

QUADRO 246.2. Ventilação mecânica em patologias restritivas pediátricas.

Pinsp	28-30 cmH$_2$O	Suficiente para gerar Vt de 6-8 mL/kg
PEEP	Necessário para conseguir Sat 88-92%	Iniciar com 8-10 cmH$_2$O, com ajustes posteriores
FR	De acordo com a faixa etária	Hipercapnia permissiva
FiO$_2$	< 0,6	—
Tinsp	Normal ou alto	—
Volume-corrente	6-8 mL/kg	—

VENTILAÇÃO MECÂNICA EM PATOLOGIAS OBSTRUTIVAS

As patologias que tipicamente causam obstrução ao fluxo de ar em pediatria são a asma, a bronquiolite e a fibrose cística. Essas doenças têm como característica principal a obstrução ao fluxo de gás, com aumento significativo da resistência das vias aéreas. Isso ocorre por constrição brônquica, compressão extrínseca das vias aéreas, acúmulo de secreção, presença de rolhas de muco ou edema de mucosa, embora todas essas alterações possam coexistir.[27]

Com relação às patologias obstrutivas, a mais representativa delas é asma, com o estado de mal asmático e a asma quase fatal sendo os de apresentação mais grave e responsáveis por internações em UTI. É importante salientar que a intubação e a ventilação mecânica nos pacientes com estado de mal asmático devem ser utilizadas como último recurso, quando todas as outras medidas farmacológicas e intervenções terapêuticas tiverem falhado (Figura 246.2).

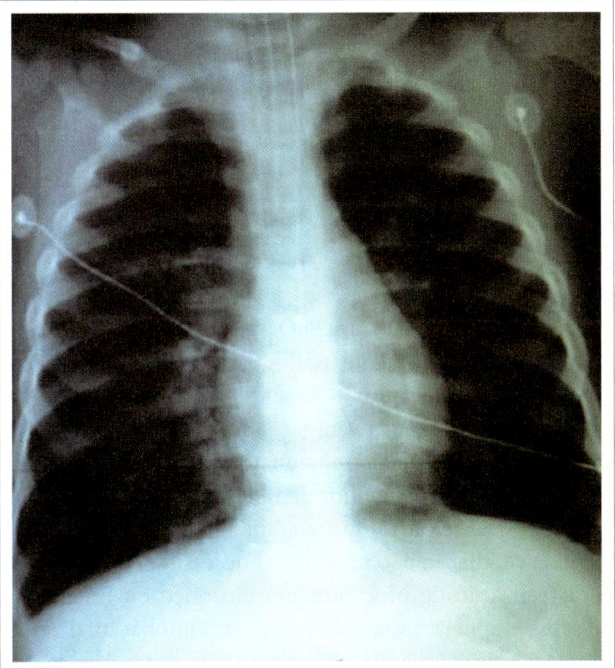

FIGURA 246.2. Radiografia de criança com quadro clínico de asma quase fatal recebendo ventilação mecânica.

A laringoscopia para intubação deve ser realizada por profissional experiente, uma vez que esses pacientes não têm reserva para tolerar quedas significativas de saturação. Os pacientes com falência respiratória aguda por asma são hiperinsuflados e o risco de pneumotórax e pneumomediastino é alto. A sequência rápida de intubação está indicada nesses casos. O uso da cetamina, que produz broncodilatação, seguido de um benzodiazepínico para reduzir o risco de alucinações, acompanhados de um bloqueador neuromuscular são uma boa alternativa.[27]

Novamente, como já citado, não há evidência da superioridade de um modo ventilatório em relação a outro quando se discute ventilação limitada a volume ou pressão. Os modos a pressão têm a vantagem de garantir que um determinado limite de pressão seja respeitado e utilizam um padrão de fluxo desacelerante. A maior desvantagem da utilização desse modo é que o volume-corrente dependerá da resistência das vias aéreas e do grau de hiperinsuflação, o que pode determinar uma ampla e indesejável variação no volume-corrente. Os modos a volume garantem a entrega de um volume-corrente predeterminado, além de permitirem a monitorização e acompanhamento dos níveis de pressão inspiratória e da pressão de platô, que podem servir de marcadores indiretos da melhora de resistência das vias aéreas e da resposta à terapia broncodilatadora. Uma desvantagem dos modos a volume é que se a expiração não ocorrer por completo antes da fase inspiratória seguinte, como a entrega do volume-corrente é fixa, pode haver aumento da hiperinsuflação e, consequentemente, auto-PEEP.[27-28]

Outro modo que pode ser usado em patologias obstrutivas e cujo uso vem aumentando nos últimos anos é o PRVC, que combina as vantagens das ventilações a volume e a pressão, assegurando a entrega de um determinado volume-corrente com um limite de pressão nas vias aéreas.[27-28]

O objetivo da ventilação mecânica na asma e em outras patologias obstrutivas é melhorar a troca gasosa, aumentar a ventilação alveolar, minimizar o aprisionamento de gás (*air trapping* e PEEP intrínseco) e evitar a LPIV. Os elementos-chave da ventilação que influenciam a hiperinsuflação são o volume-corrente e a frequência respiratória. Reduzir o volume-corrente é desejável, e usar frequências respiratórias baixas permitirão uma diminuição do volume-minuto. Isso leva a um aumento da $PaCO_2$ e diminuição do pH, que devem ser tolerados.[29-30]

Como a resistência das vias aéreas está aumentada também na inspiração, a constante de tempo será maior e esses pacientes precisarão de um tempo inspiratório maior. No entanto, como citado anteriormente, é necessário tempo suficiente para a expiração, com o objetivo de manter uma relação inspiratória: expiratória (rel. I:E) em torno de 1:3 a 1:4. Isso só se consegue com o uso de frequências respiratórias baixas. Quanto à oxigenação, a hipoxemia pode ser revertida com oxigênio, tendo como objetivo a manutenção de uma saturação acima de 90%.

O uso de PEEP nesses pacientes é controverso. Estudos clínicos randomizados testando o uso de PEEP baixa *versus* PEEP zero em pacientes asmáticos não foram realizados. A utilização de PEEP é indicada em pacientes com movimentos respiratórios espontâneos, pois propicia uma melhora da sincronia do paciente com o ventilador, diminuindo a necessidade de grandes oscilações de pressão para desencadear a inspiração. Contudo, a PEEP pode aumentar a hiperinsuflação dinâmica e auto-PEEP. Sempre que possível, deve-se monitorizar as curvas de mecânica respiratória. Caso haja aumento da hiperinsuflação, o uso da PEEP deve ser evitado.[28-29] Não existe evidência de que a aplicação de PEEP traga benefício ao paciente asmático recebendo bloqueador neuromuscular.

Os pontos-chave da ventilação nas patologias obstrutivas estão no Quadro 246.3.

QUADRO 246.3. Ventilação mecânica em patologias obstrutivas pediátricas.

Pins	< 35 cmH_2O*	Vte 8-10 mL/kg
PEEP	Baixo (3-5 cmH_2O)	Monitorizar hiperinsuflação
FR	Baixa (< 20 em lactentes, < 15 em crianças maiores e < 12 em adolescentes.)	Monitorizar o término da expiração antes de próximo ciclo
FiO_2	< 0,6	sat ≥ 90%
Tinsp	Normal ou alto	0,8-1,2 segundos
Rel I:E	Elevada	1:3-1:4

* Valor referente à pressão inspiratória de platô. A pressão inspiratória de pico pode ser mais elevada em virtude da alta resistência das vias aéreas durante a inspiração.

VENTILAÇÃO MECÂNICA EM NEONATOLOGIA

Nos últimos 50 anos, observou-se uma significativa redução da mortalidade neonatal como resultado de melhores cuidados pré-natais, especialização das unidades de terapia intensiva neonatal (UTIN), uso da terapia de reposição do surfactante e desenvolvimento de aparelhos de ventilação mecânica e de monitorização específicos à população neonatal.[31] Em associação com essa maior sobrevida, também ocorreu o aumento da morbidade, com recém-nascidos (RN) evoluindo para doenças crônicas como a displasia broncopulmonar.[31-32] A neonatologia atual busca o equilíbrio entre administrar o tratamento necessário e minimizar danos iatrogênicos, especialmente no que diz respeito à ventilação mecânica.[33]

INICIANDO A VENTILAÇÃO EM NEONATOS

A escolha da estratégia de ventilação mecânica deve ser baseada na fisiologia pulmonar, fisiopatologia da doença de base, nas trocas gasosas e no preceito de minimizar a possibilidade de injúria pulmonar associada à ventilação.

O RN apresenta tendência ao colabamento pulmonar. Assim sendo, algumas particularidades devem ser consideradas durante o suporte ventilatório do neonato: caixa torácica muito complacente; pulmões pouco complacentes; estágio de desenvolvimento pulmonar; necessidade de estabelecer uma capacidade residual funcional adequada; maturidade para o início da respiração; maior vulnerabilidade para lesão cerebral.[34]

O diagnóstico da insuficiência respiratória é realizado por achados clínicos e gasométricos. Os sinais clínicos incluem: taquipneia; bradpineia com aumento do esforço respiratório; uso de musculatura acessória com retrações e tiragem; apneia; cianose; bradicardia ou taquicardia; hipotensão, palidez cutânea, diminuição da perfusão periférica; *gasping*; respiração periódica com aumento das pausas respiratórias.

O Boletim de Silverman-Andersen (BSA) é um método que apresenta alta sensibilidade para identificação do paciente com insuficiência respiratória e também é usado como uma forma de quantificar e acompanhar o grau do desconforto respiratório de forma longitudinal.[35] Trata-se de um escore para identificar e avaliar continuamente o RN com insuficiência respiratória. É determinado pela graduação de cinco critérios: retração intercostal superior; retração intercostal inferior; retração xifoide; dilatação de asa nasal e gemido expiratório. É atribuída uma nota – 0, 1 e 2 para cada parâmetro – de acordo com a situação que melhor descreve o RN no momento da avaliação. BSA = 0 indica ausência de insuficiência respiratória e BSA = 10 indica insuficiência respiratória grave (Quadro 246.4).

A gasometria pode ser usada como critério de indicação de ventilação mecânica, embora esses critérios sejam diferentes entre os centros. A dificuldade de ventilação e oxigenação geralmente é decorrente de alteração na relação ventilação/perfusão (VQ), e PaO_2 < 50 mmHg e/ou $PaCO_2$ > 55 mmHg são comumente usados para indicação de suporte ventilatório.

Na última década, a ventilação não invasiva vem sendo cada vez mais utilizada em neonatologia e é preferida pelo risco potencialmente menor de LPIV. Seu uso pode ser iniciado na sala de parto. Entretanto, alguns RN apresentam falha da ventilação não invasiva ou necessitam de intubação para realização de procedimento cirúrgico ou tratamento de sepse e apneia.[36] Quando indicada a intubação, diversas estratégias de ventilação mecânica são descritas. Um estudo Europeu incluindo 173 UTIN e 535 RN que necessitaram de ventilação mecânica mostrou que a ventilação ciclada a tempo e com sincronização mandatória intermitente foi o modo mais utilizado, com volume-corrente de 4 a 7 mL/kg e PEEP 4-7 cmH_2O.[37]

A melhor estratégia ventilatória é aquela que se baseia na fisiopatologia da doença e utiliza técnica e aparelho que a equipe conhece e sabe manusear.

VENTILAÇÃO MECÂNICA EM PATOLOGIAS DE BAIXA COMPLACÊNCIA (PATOLOGIAS RESTRITIVAS)

As principais doenças restritivas em neonatologia são a síndrome do desconforto respiratório (SDR) e a pneumonia. A incidência de pneumonia neonatal é estimada em 1% nos RNs a termo e 10% nos RNs prematuros.[38] A incidência da SDR é inversamente relacionada à idade gestacional, e atinge 50% a 70% dos RNs com peso de nascimento inferior a 1.500 g.[39] A fisiopatologia da SDR consiste na imaturidade estrutural pulmonar associada à deficiência de surfactante com consequente colapso alveolar.[40] Outros fatores como hipotonia muscular, caixa torácica muito complacente e dificuldade no clareamento do líquido pulmonar também podem contribuir para a perda do volume pulmonar. A repetida expansão pulmonar seguida pela atelectasia durante a expiração leva ao dano do epitélio alveolar com extravasamento de fluido dos capilares pulmonares e formação da membrana hialina.[41]

O RN apresenta sinais de desconforto respiratório com taquipneia, dispneia e cianose. A radiografia de tórax pode

QUADRO 246.4. Boletim de Silverman-Andersen.

Parâmetros	0	1	2
Gemência	Ausente	Audível com estetoscópio	Audível sem estetoscópio
Batimento asa nasal	Ausente	Discreto	Acentuado
Tiragem intercostal	Ausente	< 3 espaços intercostais	> 3 espaços intercostais
Retração esternal	Ausente	Discreta	Acentuada
Balancim	Ausente	Discreto	Acentuado

Fonte: Adaptado de Silverman WE, Andersen DH, 1956.[35]

variar de um infiltrado reticulogranular ao redor da área cardíaca ou atingindo totalmente os campos pulmonares com borramento da área cardíaca, sendo difícil o diagnóstico diferencial com pneumonia por estreptococos do grupo B (Figura 246.3).

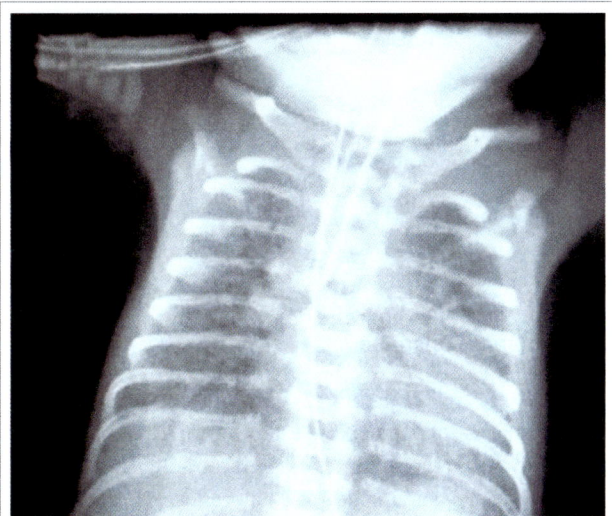

FIGURA 246.3. Radiografia de RN com síndrome do desconforto (SDR).

A SDR é caracterizada por baixa complacência do parênquima pulmonar, capacidade residual funcional reduzida, colapso alveolar e o consequente aumento do *shunt* intrapulmonar.

Uma boa estratégia ventilatória nas patologias restritivas é aumentar a capacidade residual pulmonar usando-se surfactante e PEEP. A lesão pulmonar pode ser causada pelo repetido colapso e abertura alveolar que ocorrem quando PEEP inadequadamente baixa é usada em pulmões imaturos que são particularmente suscetíveis para lesão adquirida. Recomenda-se usar o mínimo pico de pressão possível para garantir volume-corrente de 4 a 8 mL/kg. A frequência respiratória deve ser ajustada entre 20 e 40 rpm, almejando hipercapnia permissiva ($PaCO_2$ até 65 mmHg se pH > 7,2). Geralmente, é usado pico de pressão inspiratória inferior a 20 cmH_2O com atenção para manter o delta de pressão sobre a PEEP até 10 cmH_2O, um delta de pressão maior que 10 cmH_2O pode contribuir para LPIV.[33] Como a complacência pulmonar está diminuída, a constante de tempo é menor, justificando o uso de tempo inspiratório mais curto. Em casos de hipoxemia grave, um tempo inspiratório mais longo pode ser necessário (Quadro 246.5). Após a extubação, é recomendado o uso de pressão positiva contínua nas vias aéreas CPAP (pressão positiva contínua das vias aéreas) para reduzir a falha de extubação e ocorrência da apneia.[42]

VENTILAÇÃO MECÂNICA EM PATOLOGIAS DE ALTA RESISTÊNCIA (PATOLOGIAS OBSTRUTIVAS)

A principal doença que representa as patologias obstrutivas no período neonatal é a síndrome de aspiração meconial (SAM). Aproximadamente 15% das gestações apresentam líquido amniótico meconial e ao redor de 5% desses RNs desenvolvem SAM. Geralmente, acontece no RN a termo, sendo sua incidência diretamente proporcional à idade gestacional.[43]

QUADRO 246.5. Ventilação mecânica em patologias restritivas neonatais.

Pinsp	Delta até 10 cmH_2O	Suficiente para gerar volume-corrente de 4-8 mL/kg
PEEP	Necessária para conseguir $SatO_2$ 90-94%	Geralmente 5-9 cmH_2O, com ajustes posteriores
FR	20-40	Hipercapnia permissiva
FiO_2	< 0,6	PaO_2 50-70 mmHg
Tinsp	Normal ou baixo	0,30-0,40 s
Volume-corrente	4-8 mL/kg	—

A fisiopatologia da SAM é complexa. Acredita-se que a acidemia fetal aumente a atividade peristáltica, passagem de mecônio e o *gasping* fetal, que leva as partículas de mecônio para o pulmão. Ocorrem, então, obstrução das vias aéreas, inativação do surfactante, inflamação e alteração da resistência vascular pulmonar. Essas alterações resultam em atelectasia, distúrbio de ventilação-perfusão e hipertensão pulmonar, causando hipoxemia grave e aumento do *shunt* intra e extrapulmonar.[44]

O raio X de tórax mostra um infiltrado grosseiro bilateral com áreas de atelectasia e outras de hiperinsuflação pulmonar (Figura 246.4).

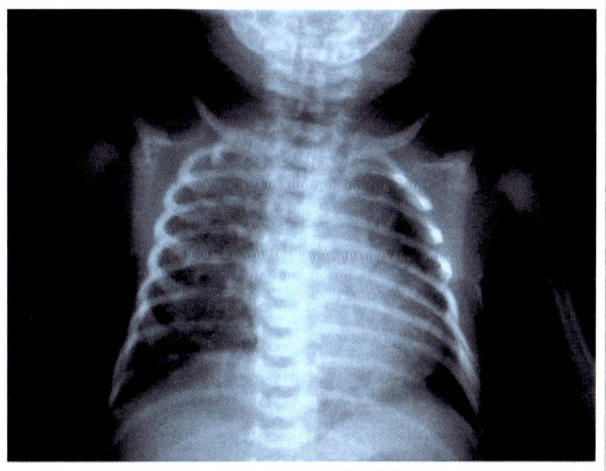

FIGURA 246.4. Radiografia de RN com síndrome de aspiração meconial.

O tratamento da SAM tem o objetivo de restabelecer a função pulmonar e melhorar a troca gasosa usando-se surfactante e ventilação mecânica.[45] A dificuldade na ventilação da SAM consiste no conflito da coexistência de áreas atelectásicas e hiperinsufladas. O objetivo da ventilação é manter o pH 7,3 a 7,4, com PaO_2 60 a 80 mmHg e $PaCO_2$ 40 a

50 mmHg. Recomenda-se o uso de PEEPs mais baixas, porém deve-se garantir que o pulmão está bem recrutado e alguns pacientes podem se beneficiar da ventilação de alta frequência. Deve ser usado PEEP suficiente para manter a saturação de oxigênio entre 90 e 94%, o pico de pressão inspiratório mínimo para que ocorra expansão torácica e limitado a 25 cmH_2O, com delta de pressão inferior a 10 cmH_2O. Como a constante de tempo é o produto da complacência e resistência, e a resistência está aumentada, a constante de tempo é maior, justificando o uso de tempo inspiratório mais longo, com atenção em manter também o tempo expiratório adequado para evitar a ocorrência de auto-PEEP. A frequência respiratória deve ser ajustada entre 20 e 60, com o objetivo de normocapnia, já que a acidose respiratória pode potencializar a vasoconstrição pulmonar com piora da hipertensão pulmonar. A hipocapnia é contraindicada, pois pode causar vasoconstrição cerebral resultando em leucomalácia periventricular e paralisia cerebral (Quadro 246.6).

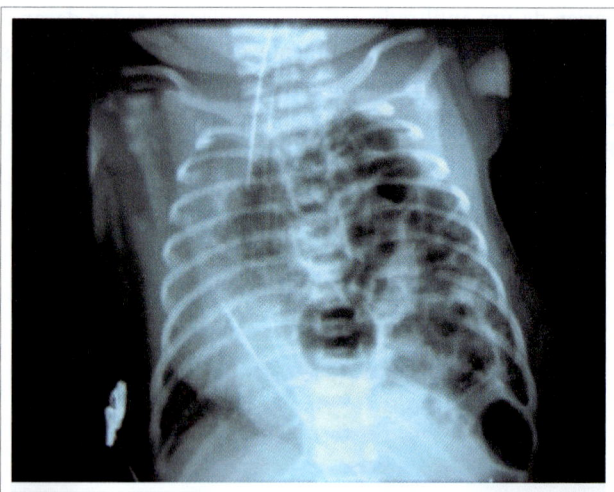

FIGURA 246.5. Radiografia de RN com hérnia diafragmática congênita.

QUADRO 246.6. Ventilação mecânica em patologias obstrutivas neonatais.

Pinsp	Delta até 10 cmH_2O	Suficiente para gerar volume-corrente de 4-8 mL/kg
PEEP	Necessário para conseguir SatO_2 90-94%	Geralmente 4-7 cmH_2O, com ajustes posteriores
FR	20-60	PaCO_2 40-50 mmHg
FiO_2	< 0,6	PaO_2 60-80 mmHg
Tinsp	Normal ou alto	0,40-0,60 s
Volume-corrente	4-8 mL/kg	—

O uso de óxido nítrico, ventilação de alta frequência e, em casos mais refratários, da oxigenação por membrana extracorpórea (ECMO) está indicado quando a melhora na troca gasosa não é suficiente para reduzir a pressão pulmonar e reverter o *shunt* direita-esquerda pelo canal arterial e forame oval.

VENTILAÇÃO MECÂNICA NA HÉRNIA DIAFRAGMÁTICA CONGÊNITA

A dificuldade na troca gasosa decorre da hipoplasia pulmonar devido à compressão pulmonar por vísceras abdominais herniadas na cavidade torácica, complicada pela hipertensão pulmonar (Figura 246.5). Atualmente, a maioria dos centros aguarda a estabilização cardiopulmonar para realizar a correção cirúrgica.[46]

A assistência ventilatória nesses pacientes representa um desafio. Estudos retrospectivos sugerem que a estratégia de ventilação gentil, evitando a hiperventilação e a alcalose, pode estar associada à melhor sobrevida.[46]

Deve ser evitado uso de ventilação não invasiva e de CPAP, que pode aumentar a distensão gasosa nas alças intestinais herniadas e piorar a troca gasosa. A passagem de sonda orogástrica com aspiração contínua é indicada para descomprimir as alças intestinais que estão no tórax. O objetivo da ventilação mecânica é manter oxigenação suficiente (PaO_2 50 a 60 mmHg) e pH acima de 7,25. Valores de pH próximos ou abaixo de 7,20 podem aumentar a resistência vascular pulmonar e contribuir para a hipertensão pulmonar. Uso de pico de pressão inspiratório suficiente para leve excursão torácica, tempo inspiratório curto (0,3 a 0,5 s), PEEP baixa (4 a 5 cmH_2O) e frequência respiratória relativamente alta (40 a 60 rpm) são indicados para atingir hipercapnia permissiva nos casos em que a hipertensão pulmonar estiver ausente e normocapnia naqueles em que estiver presente.

VENTILAÇÃO MECÂNICA NA DOENÇA PULMONAR CRÔNICA

A displasia broncopulmonar geralmente apresenta constante de tempo heterogênea entre as áreas pulmonares. A resistência está aumentada e episódios de exacerbação podem ocorrer. O uso de PEEP 4 a 6 cmH_2O, de tempos inspiratórios e expiratórios mais longos e de baixa frequência respiratória é recomendado. A hipercapnia permissiva é tolerada para reduzir a chance de LPIV.

VENTILAÇÃO MECÂNICA NA HIPERTENSÃO PULMONAR PERSISTENTE DO RN

A hipertensão pulmonar no RN pode ser primária ou secundária a síndromes aspirativas, hipoxemia crônica intrauterina, hérnia diafragmática congênita e infecção ou doença pulmonar crônica. É caracterizada pela elevada resistência vascular pulmonar e *shunt* direita-esquerda pelo canal arterial ou pelo forame oval.

A ventilação deve ser ajustada para prevenir hipoxemia e manter PaO_2 entre 60 e 80 mmHg. O uso de hiperventilação e alcalinização deve ser evitado pela sua associação com piora do prognóstico neurológico. Deve-se objetivar pH 7,3-7,4 e normocapnia. O uso de óxido nítrico tem indicação formal em casos refratários.

REFERÊNCIAS BIBLIOGRÁFICAS

1. Farias JA, Frutos F, Esteban A, Flores JC, Retta A, Baltodano A, et al. What is the daily practice of mechanical ventilation in pediatric intensive care units? A multicenter study. Intensive Care Med. 2004;30:918-25.
2. Farias JA, Fernandes A, Monteverde E, Flores JC, Baltodano A, Menchaca A, et al. Mechanical ventilation in pediatric intensive care units during the season for acute lower respiratory infections. A multicenter study. Pediatr Crit Care Med. 2012;13(2):158-64.
3. Randolph AG, Meert KL, O'Neil ME, Hanson JH, Luckett PM, Arnold JH, et al. The feasibility of conducting clinical trials in infants and children with acute respiratory failure. Am J Respir Crit Care Med. 2001;167(10):1334-40.
4. Lopez-Fernandez Y, Azagra AM, de la Oliva P, Modesto V, Sánchez JI, Parrilla J, et al. Pediatric Acute Lung Injury Epidemiology and Natural History study: Incidence and outcome of the acute respiratory distress syndrome in children. Crit Care Med. 2012;40:3238-45
5. Bronicki RA, Anas NG. Cardiopulmonary interaction. Pediatr Crit Care Med. 2009;10,3:313-22.
6. Panico F. Ventilação Pulmonar Mecânica In: Rozov T. Doenças Pulmonares em Pediatria - Diagnóstico e Tratamento, 2a edição. São Paulo: Atheneu, 2012.
7. Rotta AT, Steinhorn DM. Conventional mechanical ventilation in pediatrics. J Pediatr. 2007;83(suppl 2):S100-108.
8. Bousso A, Yamaguchi RS. Ventilação Mecânica: como começar e monitorizar. In: Schvartsman BGS, Maluf Jr PT. Terapia Intensiva – Pediatria Instituto da Criança. Barueri: Manole, 2010. p.68-76.
9. Albuali WH, Singh RN, Fraser DD, Seabrook JA, Kavanagh BP, Parshuram CS, et al. Have changes in ventilation practice improved outcome in children with acute lung injury? Pediatr Crit Care Med. 2007;8:324-30.
10. Amato MB, Barbas CS, Medeiros DM, Magaldi RB, Schettino GP, Lorenzi-Filho G, et al. Effect of a protective ventilator strategy on mortality in the acute respiratory distress syndrome. N Engl J Med. 1998;338(6):347-54.
11. The Acute respiratory Distress Syndrome network. Ventilation with lower tidal volumes as compared to traditional tidal volumes for acute lung injury and the acute respiratory distress syndrome. N. Engl J Med. 2000;342(18):1301-8.
12. Sud S, Sud M, Friederich JO, Meade MO, Ferguson ND, Wunsch H, Adhikari NK, et al. High frequency oscillation in patients with Acute Lung Injury and Acute Respiratory Distress Syndrome (ARDS): Systematic review and meta-analysis. BMJ. 2010;340:c2327.
13. Ferguson ND, Cook DJ, Guyatt GH, Mehta S, Hand L, Austin P, et al. High-frequency oscillation in early acute respiratory distress syndrome. N Engl J Med. 2013;368:795-805.
14. Gupta P, Green JW, Tang X, Gall CM, Gossett JM, Rice TB, et al. Comparison of High Frequency Oscillatory Ventilation and Conventional mechanical ventilation in pediatric respiratory failure. JAMA Pediatr. 2014;168(3):243-9.
15. Slutsky AS, Ranieri M. Ventilator Induced Lung Injury. N Engl J Med. 2013;369.2126-36.
16. Hass CF. Mechanical Ventilation with lung protective strategies: what works? Crit Care Clin. 2011;27:469-86.
17. Barbas CSV, Matos GFJ, Pincelli MP, da Rosa Borges E, Antunes T, de Barros JM, et al. Mechanical ventilation in acute respiratory failure: recruitment and high positive end expiratory pressure are necessary. Curr Opin Crit Care. 2005;11(1):18-28.
18. Sud S, Friederich JO, Taconne P, Polli F, Adhikari NK, Latini R, et al. Prone ventilation reduces mortality in patients with acute respiratory failure and severe hypoxemia: a systematic review and meta-analysis. Intensive Care Med. 2010;36:585-99.
19. Curley M, Hibberd P, Fineman LD, Wypij D, Shih MC, Thompson JE, et al. Effect of prone positioning on clinical outcomes in children with acute lung injury: a randomized controlled trial. JAMA. 2005;294:229-37.
20. Cruces P, Donoso A, Valenzuela J, Díaz F. Respiratory and Hemodynamic Effects of a Stepwise Lung Recruitment Maneuver in Pediatric ARDS: A Feasibility Study. Pediatr Pulmonol. 2013;48:1135-43.
21. Girgis K, Hamed H, Khater Y, Kacmarek RM. A Decremental PEEP Trial Identifies the PEEP Level That Maintains Oxygenation After Lung Recruitment. Respir Care. 2006;51:1132-9.
22. Bouhemad B, Brisson H, Le-Guen M, Arbelot C, Lu , Rouby JJ. Bedside Ultrasound Assessment of Positive End-Expiratory Pressure–induced Lung Recruitment. Am J Respir Crit Care Med. 2011;183:341-7.
23. Costa ELV, Borges JB, Melo A, Suarez-Sipmann F, Toufen C Jr, Bohm SH, et al. Bedside estimation of recruitable alveolar collapse and hyperdistension by electrical impedance tomography. Intensive Care Med. 2009;35:1132-7.
24. Jobe AH. Lung Recruitment for ventilation: does it work and is it safe? J Pediatr. 2009;154:635-6.
25. Santschi M, Jouvet P, Leclerc F, Gauvin F, Newth CJ, Carroll CL, et al. Acute lung injury in children: Therapeutic practice and feasibility of international clinical trials. Pediatr Crit Care Med. 2010;11:681-9.
26. Santschi M, Randolph A, Rimensberger PC, Jouvet P. Mechanical ventilation strategies in children with acute lung injury: a survey on stated practice pattern. Pediatr Crit Care Med. 2012;14:e332-e337.
27. Rotta AT, Ackerman VL, Eigen H. Asthma. In: Fuhrman BP, Zimmerman JJ. Pediatric Critical Care, 4th ed. Rio de Janeiro: Elsevier, 2011. p.575-89.
28. Bohn D, Kissoon N. Acute asthma. Pediatr Crit Care Med. 2001;2:151-63.
29. Maruvada S, Rotta AT. Mechanical ventilation strategies in children. Pediatric Health. 2008;2(3):301-14.
30. Ventilação Mecânica na Asma. Diretrizes Brasileiras de Ventilação Mecânica, 2013. p.52-6.
31. Henderson-Smart DJ, Wilkinson A, Raynes-Greenow CH. Mechanical ventilation for newborn infants with respiratory failure due to pulmonary disease. Cochrane Database Syst Rev. 2002;(4):CD002770.
32. Jobe AH, Bancalari E. Bronchopulmonary dysplasia. Am J Respir Crit Care Med. 2001;163:1723-9.
33. Miller JD, Carlo AW. Pulmonary Complications of Mechanical Ventilation in Neonates. Clin Perinatol. 2008;35:273-81.
34. Clark RH, Gerstmann DR, Jobe AH. Lung injury in neonates: causes, strategies for prevention, and long-term consequences. J Pediatr. 2001;139:478-86.
35. Silverman WE, Andersen DH. Controlled clinical trial of effects of water mist on obstructive respiratory signs, death rate, and necroscopy findings among premature infants. Pediatrics. 1956;171:1.
36. Van Kaam AH. Lung-protective ventilation in neonatology. Neonatology. 2011;99:338-41.
37. Van Kaam AH, Rimensberger PC, Borensz- tajn D, De Jaegere AP. Ventilation practices in the neonatal intensive care unit: a cross-sectional study. J Pediatr. 2010;157:767-71.
38. Speer CP. Chorioamnionitis, postnatal fators and proinflamatory response in the pathogenetic sequence of bronchopulmonary dysplasia. Neonatology. 2009;95:353-61.
39. Lemons JA, Bauer CR, Oh W. Very low birth weight outcomes of the National Institute of Child Health and Human Development Neonatal Research Network. Pediatrics. 2001;107:E1.
40. Avery ME, Mead J. Surface properties in relation to atelectasis and hyaline membrane disease. Am J Dis Child. 1959;97:517-23.
41. Ikegami M, Jacobs H, Jobe A. Surfactant function in respiratory distress syndrome. J Pediatr. 1983;102:443-7.
42. Davis PG, Morley CJ, Manley BJ. Noninvasive respiratory support: an alternative to mechanical ventilation in preterm infants. The Newborn Lung neonatology questions and controversies. 2012:265-82.
43. Committee on Obstetric Practice, American College of Obstetricians and Gynecologists: ACOG Committe Opinion n379. Management of delivery of a newborn with meconium-stained amniotic fluid. Obstet Gynecol. 2007;110:739.
44. Dargaville PA, Copnell B. The epidemiology of meconium aspiration syndrome: incidence, risk factors, therapies, and outcome. Pediatrics. 2006;117:1712-21.
45. Soll RF, Dargaville P. Surfactant for meconium aspiration syndrome in full term infants. Cochrane Database Syst Rev. 2000;(2):CD002054.
46. Wung JT, Sahni R, Moffitt ST, Lipsitz E, Stolar CJ. Congenital diaphragmatic hernia: survival treated with very delayed surgery, spontaneous respiration, and no chest tube. J Pediatr Surg. 1995;30:406-9.

CAPÍTULO 247

SUPORTE NUTRICIONAL E METABÓLICO NA CRIANÇA

Adalberto Stape
Eduardo Juan Troster

DESTAQUES

- A criança, diferentemente do adulto, é um ser em crescimento e em desenvolvimento, com uma série de características bioquímicas, imunológicas, psicológicas, nutricionais e metabólicas próprias.
- Tem reserva energética e proteica menor, gasto energético e necessidade proteica maiores; a criança é, portanto, mais rapidamente afetada pelo jejum e pelo estresse.
- As necessidades nutricionais são proporcionalmente maiores quanto menor for a criança em função do rápido crescimento somático e visceral.
- Deve-se oferecer terapia nutricional adequada para a condição clínica do paciente pediátrico e compatível com a via de administração.
- Regimes nutricionais completos devem prover suficientes substratos calóricos, proteicos, eletrolíticos, de oligoelementos e vitaminas em quantidade suficiente para incorporar proteínas e repletar os estoques energéticos, propiciando crescimento e desenvolvimento adequados.
- Para evitar sobrecarga durante a fase aguda do estresse, deve-se aumentar a oferta proteica e otimizar a oferta calórica pouco acima das necessidades basais.
- A nutrição enteral (NE) pode ser utilizada como forma nutricional exclusiva, como complemento à nutrição parenteral (NP) ou em quantidades mínimas como estímulo trófico às funções intestinais.
- A NE precoce (iniciada com até 24 a 48 horas via gástrica) deve ser usada em preferência à NP, em pacientes sem disfunção intestinal.
- Deve-se procurar atingir de 50% a 65% das necessidades calóricas por via enteral, ao final da 1ª semana.
- Quando a NP é bem conduzida, muitos exames laboratoriais são dispensados e a avaliação clínica diária passa a ser o elemento principal da análise.
- Nos recém-nascidos (RN) e no lactente abaixo de 6 meses, o leite materno é o alimento ideal. Nos RN de muito baixo peso (RNMBP), o leite materno precisa ser suplementado.
- Nos RNMBP, o objetivo para os primeiros dias de vida é a manutenção da hidratação e da glicemia; normalização dos eletrólitos e início da NP e NE o mais precocemente possível.
- A NP é a mais indicada para iniciar o suporte nutricional em todos os RNMBP, nos quais os benefícios da dieta enteral mínima são a menor presença de colestase, maior atividade motora intestinal, maior tolerância à dieta e menor duração da hospitalização.

INTRODUÇÃO

A terapia nutricional de pacientes pediátricos gravemente doentes está em constante desenvolvimento diante dos novos avanços nas áreas de tecnologia, farmacologia e das bases fisiopatológicas do suporte nutricional e metabólico.

A criança, diferentemente do adulto, é um ser em crescimento e em desenvolvimento, com uma série de características bioquímicas, imunológicas, psicológicas, nutricionais e metabólicas próprias que devem ser respeitadas. Ela tem reservas energética e proteica menores e gasto energético e necessidade proteica maiores; é, portanto mais rapidamente afetada pelo jejum e estresse.

Essas características tornam o paciente pediátrico mais predisposto a desenvolver desnutrição proteico calórica (DPC) aguda e suas implicações quanto à morbidade e mortalidade. Além disso, muitos estudos têm mostrado que aproximadamente 20% dos pacientes admitidos em UTI pediátrica têm algum grau de desnutrição proteicocalórica.[1-2]

Uma abordagem precoce da terapia nutricional tem como objetivo minimizar o estresse metabólico e o catabolismo proteico e melhorar a morbimortalidade e o custo hospitalar.

ALTERAÇÕES METABÓLICAS NO ESTRESSE

As crianças são internadas na terapia intensiva pediátrica com algum grau de disfunção orgânica. Elas necessitam de um suprimento energético efetivo para garantir o adequado funcionamento do seu metabolismo intermediário. As reservas endógenas das crianças comparativamente às dos adultos são reduzidas e podem se tornar críticas em determinados grupos como nos desnutridos e recém-nascidos prematuros e de baixo peso.

Após um agravo agudo como trauma e infecções ou no período pós-operatório, ocorre um desequilíbrio na homeostase interna do organismo, levando a um gasto energético excessivo (hipermetabolismo), balanço nitrogenado negativo, com degradação da proteína somática (hipercatabolismo). A ação de mediadores de resposta inflamatória sistêmica (mediadas pelas endotoxinas, citocinas como o fator de necrose tecidual, interleucinas e prostaglandinas) e a resposta neuroendócrina (hiperatividade adrenérgica e a liberação de hormônios com atividade catabólica) farão o paciente depletar significativa e rapidamente seus depósitos endógenos de substratos energéticos e proteicos.[3-5]

Ocorre aumento da secreção de insulina e dos hormônios contrarreguladores (HCR), como as epinefrinas, cortisol, glucagon e hormônio do crescimento, que determinam uma resistência periférica à insulina, mobilização dos estoques energéticos (glicogenólise e lipólise), mobilização de aminoácidos do músculo esquelético (proteólise) para neoglicogênese hepática, hiperglicemia (sem cetose), aumento da produção de proteínas de fase aguda, aumento do *turnover* proteico, aumento da secreção de aldosterona e hormônio antidiurético, levando à retenção de sódio e água (Quadro 247.1). Há tendência a íleo, depleção das enzimas digestivas, perda da massa proteica, alteração na integridade da barreira intestinal e predisposição à translocação bacteriana.[6-7]

QUADRO 247.1. Alterações no metabolismo na inanição e na sepse/trauma.

Fatores	Inanição	Sepse/trauma
Quebra proteica	+	+++
Síntese proteica hepática	+	+++
Ureagênese	+	+++
Gliconeogênese	+	+++
Gasto energético	Reduzido	Aumentado
Atividade dos mediadores inflamatórios	Baixa	Alta
Capacidade de autorregulação hormonal	Preservada	Desregulada
Metabolismo da cetona	+++	+
Depleção de estoques corpóreos	Gradual	Rápida
Fonte energética primária	Gordura	AA, glicose, TG

AA: aminoácidos; TG: triglicérides.

Dessas respostas decorre a mobilização de substratos nutricionais, com o objetivo de manter a função de órgãos vitais, como coração e cérebro, de reparação tecidual e de melhoria da resposta imunológica. Tais pacientes necessitam de um suprimento energético efetivo para garantir o adequado funcionamento do seu metabolismo intermediário. As reservas endógenas das crianças comparativamente às dos adultos são reduzidas e podem se tornar críticas em determinados momentos. As associações do estresse metabólico com jejum e imobilização determinam um grande balanço nitrogenado negativo, que resultam em imunodepressão, maior risco de infecção e complicações cirúrgicas, maior dependência de ventilação mecânica, maior tempo de hospitalização e mortalidade.

AVALIAÇÃO NUTRICIONAL

Particularmente difícil na terapia intensiva pediátrica em razão das peculiaridades de cada faixa etária, falta de padrões anteriores de comparação, dificuldades técnicas de coleta de dados e mudança rápida no estado nutricional. A avaliação sistemática se torna fundamental na detecção precoce da DPC. O objetivo da avaliação nutricional é a detecção dos grupos de pacientes de maior risco e/ou de portadores de deficiências nutricionais, pois estes se correlacionam com maior morbidade e mortalidade.[1-2]

A avaliação nutricional baseia-se em uma boa anamnese e em um exame físico dirigido para detectar os diversos graus de déficits nutricionais; ela pode ser complementada com dados antropométricos e laboratoriais.

Uma história alimentar completa pode esclarecer a respeito de elementos que predisponham à desnutrição pregressa. O exame físico deve ser cuidadoso com o intuito de detectar deficiências nutricionais como aparência da pele e cabelos, lesões de mucosa e alterações ósseas.

Os dados antropométricos como peso, altura, perímetro cefálico, prega cutânea do tríceps e da escápula e circunferência muscular do braço não são bons índices isoladamente, mas podem ser úteis para uma determinada criança evolutivamente.

A circunferência muscular do braço (CMB) e a área muscular do braço (AMB) avaliam a massa proteica e podem ser calculadas pelas fórmulas:

$$CMB = CB - \pi \times PCT \text{ (mm)} \text{ e } AMB = \frac{(CB - \pi \times PCT)^2 \text{ (mm)}}{4\pi}$$

em que CB = circunferência do braço, π = 3,1416, PCT = prega cutânea tricipital.

A prega tricipital fornece uma estimativa quantitativa do tecido adiposo.

As classificações nutricionais que detectam alterações agudas são as mais adequadas para avaliar a desnutrição proteicocalórica em pacientes não estressados. A classificação baseada na relação peso/altura e altura/altura (escores Z e Waterlow) tem se mostrado adequada (menor que −2 ou maior que +2 desvios-padrão).

O índice de massa corpórea (IMC) pode ser utilizado para ajudar a definir grupos de alto risco de desnutrição (< percentil 5) e obesidade (> percentil 95).[2]

A força muscular também pode ser acompanhada evolutivamente como sinal de recuperação nutricional. Porém, a imobilização tem papel importante na perda de massa muscular e, hoje, programas de mobilização precoce do paciente crítico tentam reverter essa situação.

Os dados bioquímicos como a dosagem das proteínas viscerais (albumina, transferrina, pré-albumina e RBP) e balanço nitrogenado (BN) são importantes para a avaliação e a monitorização do metabolismo proteico. Os níveis baixos das proteínas plasmáticas podem refletir uma síntese diminuída, consumo aumentado e/ou maior espaço de distribuição. Nos pacientes agudamente estressados, ocorre um desvio da produção proteico-hepática para produção de proteínas de fase aguda (como a proteína C-reativa) (Tabela 247.1). O acompanhamento da queda ou elevação desses níveis pode indicar a presença do catabolismo proteico agudo ou recuperação nutricional.[8-9]

O balanço nitrogenado (BN) expressa o equilíbrio entre a incorporação (anabolismo) e a destruição (catabolismo) proteica. O catabolismo significa balanço nitrogenado negativo.

$$BN = N_{ingerido} - N_{excretado}$$
$$N_{ingerido} = \text{Proteínas recebidas}/6,25$$
$$N_{excretado} = (\text{Ureia 24h} \times 0,47) + 75 \text{ mg/kg}$$

Em crianças, o fator limitante para este método é a coleta de urina de 24 horas, somente possível nas crianças com sondas vesicais. A presença de doença diarreica aumenta as perdas não mensuradas.

A avaliação do metabolismo proteico pode ser realizada por outros métodos. Podem-se citar o índice creatinina/altura (ICA) e a excreção urinária de 3-metil-histidina. O ICA é utilizado para estimar a massa muscular e, indiretamente, o balanço nitrogenado. Seu valor normal é próximo de 1 e, se abaixo de 0,8, indica depleção proteica muscular.

$$ICA = \frac{\text{Creatinina urinária de 24h do paciente (mg)}}{\text{Valor para criança normal de mesma estatura (mg)}} \times 100$$

A quantidade de energia diária gasta pelo organismo, ou gasto energético diário (GED), pode ser mensurada por métodos indiretos. A calorimetria indireta é o padrão-ouro para avaliar a taxa metabólica. Pode ser mensurado pela determinação do consumo de O_2 (VO_2) e da produção de CO_2 (VCO_2) em um determinado período de tempo. Com base na interpretação desses dados, pode-se adequar a oferta calórica e proteica. As limitações desse método em criança são as necessidades de intubação com cânula com *cuff*, de FiO_2 < 60%, fluxo constante e que o paciente esteja sedado, sem febre e hemodinamicamente estável. A alternativa ao método é o uso de fórmulas que estimam o gasto energético (Tabelas 247.2, 247.3 e 247.4), mas que, normalmente, superestimam as necessidades diárias.[10-11]

Vários escores têm sido utilizados para avaliar e classificar a gravidade do quadro, tanto em adultos quanto em crianças, prevendo os grupos de maior morbidade e mortalidade. Os dados atuais indicam que existe uma melhor correlação entre a gravidade da doença (dada pelo escore) e os marcadores bioquímicos do estresse (consumo de oxigênio, excreção urinária de nitrogênio, lactato, glicemia) do que com o diagnóstico da patologia. Isso permite a realização de um plano de suporte nutricional independente do diagnóstico e relacionado apenas com a gravidade do quadro.

TABELA 247.1. Meia-vida das principais proteínas viscerais.

Proteínas	Meia-vida
Albumina	20 dias
Transferrina	8 dias
Pré-albumina	2 dias
Fibronectina	24h
Pró-calcitonina	24h
Proteína ligadora de retinol	10h
Proteína C-reativa	8 a 12h

NECESSIDADES NUTRICIONAIS

As necessidades nutricionais são proporcionalmente maiores quanto menor a criança, em função do rápido crescimento tanto somático quanto visceral, com grande incorporação proteica e de gorduras.

NECESSIDADES ENERGÉTICAS

O gasto energético basal (GEB) é definido como a quantidade mínima de energia que o corpo necessita na situação de repouso e em jejum. O GED da criança é o GEB mais o gasto energético com o crescimento e atividade física. O lactente jovem utiliza até 35% a 40% do GED para o crescimento.

Nos pacientes graves como os politraumatizados, sépticos, grandes queimados, portadores de insuficiência respiratória grave e grandes pós-operatórios, as necessidades calóricas aumentam em 50% até 100% do GEB. Se desrespeitada a capacidade metabólica do paciente, pode-se induzir a síndrome de excesso de nutrição (*overfeeding*), caracterizada por sobrecarga metabólica, distúrbios hidreletrolíticos, sobrecarga ao sistema respiratório, hiperglicemia, azotemia, esteatose e colestase hepática, aumento do trabalho cardíaco, aumento do risco de infecção.

O conceito atual é que, na maioria das situações, os pacientes estressados têm pouco mais necessidades do que os não estressados. Poderia ser permitido um déficit nutricional (*underfeeding*) por período de tempo definido. Alguns poucos estudos em crianças que usaram calorimetria indireta mostram que o gasto energético em pacientes críticos podem ter o índice metabólico entre 1,2 e 1,5, ou menor. Mostrando que a maioria das fórmulas e tabelas superestima as necessidades metabólicas.[11-12]

A principal fonte energética são os carboidratos, que devem corresponder de 50% a 65% das necessidades calóricas diárias; os lipídeos, 25% a 40%; e as proteínas, 12% a 15%. A recomendação a indivíduos saudáveis para suprir suas necessidades nutricionais é vista na Tabela 247.2.

TABELA 247.2. Recomendações diárias para crianças normais via oral.[13]

Idade	Gasto energético (kcal/kg/dia)	Proteínas (g/kg/dia)
0 a 6 meses	108	2,2
6 meses a 1 ano	98	1,6
1 a 3 anos	102	1,2
4 a 6 anos	90	1,1
7 a 10 anos	70	1
11 a 14 anos	M 55 / F 47	1 / 0,8 a 1
15 a 18 anos	M 45 / F 40	1 / 0,8 a 1

TABELA 247.3. Equações para cálculo do gasto energético basal.

Equação de Harris-Benedict (cal/dia)
Homem: GEB = 66 + [13,8 × Peso (kg)] + [5 × Altura (cm)] − [6,8 × Idade (anos)]
Mulher: GEB = 65,5 + [9,6 × Peso (kg)] + [1,7 × Altura (cm)] − [4,7 × Idade (anos)]

Equação FAO/WHO/UNU
Homem (3 a 10 anos): GEB = [22,7 × Peso (kg)] + 495
Mulher (3 a 10 anos): GEB = [22,5 × Peso (kg)] + 499
Homem (10 a 18 anos): GEB = [12,2 × Peso (kg)] + 746
Mulher (10 a 18 anos): GEB = [17,5 × Peso (kg)] + 651

Schofield-HW
Homem (3 a 10 anos): GEB = [19,6 × Peso (kg)] + [1.033 × Altura (cm)] + 414,9
Mulher (3 a 10 anos): GEB = [16,97 × Peso (kg)] + [1.618 × Altura (cm)] + 371,2
Homem (10 a 18 anos): GEB = [16,25 × Peso (kg)] + [1.372 × Altura (cm)] + 515,5
Mulher (10 a 18 anos): GEB = [8,365 × Peso (kg)] + [4,65 × Altura (cm)] + 200

Existem diversas tabelas e fórmulas para a estimativa do GEB. Uma das tabelas mais utilizadas é a da OMS para a estimativa do GEB. Para o cálculo do gasto energético diário (GED = GEB × fator atividade × fator estresse × fator térmico), consideram-se os fatores como atividade física e estado da doença do paciente (Tabelas 247.3, 247.4).

TABELA 247.4. Fatores de correção relacionados com o estresse.

Condição do paciente	Fator de estresse
Pós-operatório sem complicação	1
Restrito ao leito	1,1
Sentado em cadeira	1,2
Câncer	1,1 a 1,3
Peritonite	1,1 a 1,3
Sepse	1,2 a 1,4
SDMOS	1,2 a 1,4
Trauma de tecidos moles	1,15 a 1,3
TCE	1,2 a 1,4
Trauma ósseo/fraturas	1,15 a 1,3
Queimaduras, 20% SCQ	1,1 a 1,5
Queimaduras 20% a 40% SCQ	1,4 a 1,8
Queimaduras < 50% SCQ	1,5 a 2,05
Febre	1 + 0,1/°Celsius > 37

TABELA 247.5. Necessidades hídricas do recém-nascido (mL/kg/dia).

Dia/peso	750 a 1.000 g	1.001 a 1.500 g	1.501 a 2.500 g	> 2.500 g
1º	100	80	60 a 70	60 a 70
2º	120	11	90 a 100	80 a 110
3º	140	120	110	100

NECESSIDADES HÍDRICAS

As necessidades hídricas variam dependendo das diversas faixas etárias e peso, principalmente nos prematuros (Tabela 247.5). As necessidades hídricas de manutenção são de aproximadamente 1 mL/kcal metabolizada no lactente e na criança maior, e de 1,3 mL/kcal metabolizada nos recém-nascidos. Utiliza-se a fórmula de Holliday & Segar para calcular as necessidades hídricas da criança internada (Tabela 247.6).

TABELA 247.6. Necessidades hídricas diárias.

Peso	Volume estimado
Até 10 kg	100 mL/kg
11 a 20 kg	1.000 mL + 50 mL/kg (para cada kg acima de 10 kg)
Acima 20 kg	1.500 mL + 20 mL/kg (para cada kg acima de 20 kg)

Sempre é preciso lembrar os fatores que aumentam as necessidades hídricas diárias – como prematuridade, fototerapia, temperatura ambiente elevada, febre, uso de diuréticos, perdas enterais, diabetes, estados hipercatabólicos, insuficiência respiratória e outros – e os fatores que as diminuem como as incubadoras em temperatura e umidades adequadas; insuficiências cardíaca, hepática e renal; ventilação mecânica; pós-operatório e síndrome da secreção inapropriada de hormônio antidiurético (SSIHAD).[14] Pacientes que têm muitas perdas por ostomias, fístulas, síndrome do intestino curto e poliúrias deveriam repor essas perdas paralelamente à NP.[11]

A avaliação diária do peso, da diurese, da osmolaridade urinária e do balanço hídrico dá uma boa estimativa do estado de hidratação da criança. A oferta hídrica deve estar relacionada à oferta de sódio. Soros hipotônicos são deletérios para ressuscitação e manutenção de pacientes críticos. Deve-se lembrar de que o melhor soro para expansão volêmica é o isotônico. Pacientes com trauma de crânio com SSIHAD necessitam de controle rígido da oferta hídrica. Pacientes com síndrome da resposta inflamatória sistêmica (SIRS) que desenvolvem aumento da permeabilidade capilar e desvio de líquidos para o interstício, com edema generalizado, podem necessitar de controle rigoroso da oferta hídrica. Hiper-hidratação no paciente gravemente doente deve ser evitada pelo risco de aumento da mortalidade.[14]

NECESSIDADES DE CARBOIDRATOS

Como são a maior fonte calórica, deve-se dar especial atenção a tais macronutrientes. Na NE, as fontes de carboidratos são normalmente macromoléculas de glicose como os amidos e as maltodextrinas. Isso proporciona soluções com baixa osmolaridade, melhor tolerância e menor risco de diarreia osmótica. As dietas podem ser consideradas hipocalóricas (< 0,8 kcal/mL), normocalóricas (0,8 a 1,2 kcal/mL) e hipercalóricas (1,5 a 2 kcal/mL).[15]

Na NP, a glicose é a principal fonte de carboidratos. Deve-se iniciar com uma velocidade para infusão da glicose (VIG) de aproximadamente 3 mg/kg/min ou igual àquela pela qual a criança já vinha recebendo com o soro de manutenção. Aumentos diários da concentração e/ou da velocidade de infusão devem ser feitos de acordo com a tolerância e o objetivo nutricional proposto. A VIG não deve ultrapassar 5 mg/kg/minuto no adolescente e no adulto. No recém-nascido, taxas acima de 8 mg/kg/min e, na criança, acima de 5 mg/kg/min podem ser utilizadas com controle glicêmico e metabólico.[11,16-17]

NECESSIDADES LIPÍDICAS

Os lipídeos além de ação armazenadora de energia, têm várias ações biológicas e estruturais, principalmente os ácidos graxos polinsaturados (PUFA) de cadeia longa, como componentes da membrana celular, armazenamento de vitaminas, precursores de prostaglandinas e interleucinas, substrato energético para vários tecidos e fundamentais para o desenvolvimento cerebral dos recém-nascidos. As necessidades de ácidos graxos essenciais (ácido linoleico e linolênico) podem ser preenchidas suprindo 4% a 8% das necessidades calóricas diárias com ácidos graxos de cadeia longa. Os lipídeos devem corresponder de 25% a 40% das necessidades calóricas diárias, devendo ser ofertados em 1% a 2% como ácido linoleico (ômega-6 PUFA) e 0,5% como ácido linolênico (ômega-3 PUFA), ambos essenciais para o organismo. Excesso de ácido graxo da família ômega-6 PUFA pode deprimir a função imune. A família ômega-3 PUFA origina a produção do ácido eicosapentaenoico (EPA) e do docosaexaenoico (DHA), com nítidas ações anti-inflamatórias. O equilíbrio entre a família ômega-3 PUFA e ômega-6 PUFA modula a resposta inflamatória do organismo. Os ácidos graxos monoinsaturados de cadeia longa (ômega-9) e os triglicerídeos de cadeia média (TCM) são importantes como fonte energética. A vantagem biológica do uso de TCM nas emulsões é que não precisam do sistema dependente de carnitina para serem transportados ao interior das mitocôndrias, onde são oxidados. Os óleos de peixe e de linhaça contêm ácidos graxos da família ômega-3; o óleo de soja contém os da família ômega-3, ômega-6 e ômega-9; o azeite de oliva, da família ômega-9; o óleo de coco, TCM.[5,18]

NECESSIDADES PROTEICAS

O *turnover* de proteínas está aumentado nas crianças gravemente doentes. O músculo esquelético é o maior responsável pela redistribuição dos aminoácidos corpóreos. Ele fornece aminoácidos para neoglicogênese hepática e para o metabolismo proteico, ajudando na homeostase nutricional e provisão para o sistema imune e reparação tecidual.

A resposta metabólica ao trauma é frequentemente associada ao balanço nitrogenado negativo. Na fase aguda, mesmo aumentando a oferta energética diária nem sempre o balanço nitrogenado é revertido. No entanto, a administração de aminoácidos e substratos energéticos por via endovenosa durante o período pós-trauma atua positivamente no balanço nitrogenado, porém não afeta a degradação proteica. O músculo esquelético tem um sistema de defesa (*heat shock protein* e mioquinas) contra a SIRS, ajudando em sua modulação.[19]

As proteínas devem corresponder a 12% a 15% das necessidades calóricas ingeridas em qualquer faixa etária. Os aminoácidos essenciais são aqueles que não podem ser sintetizados em quantidades adequadas no organismo para satisfazer as necessidades normais de crescimento e desenvolvimento da criança (lisina, leucina, isoleucina, metionina, fenilalanina, treonina, triptofano, valina e histidina). No recém-nascido prematuro, são consideradas condicionalmente essenciais a cisteína, a tirosina, a glutamina, a glicina e a taurina.[20]

ELETRÓLITOS, OLIGOELEMENTOS E VITAMINAS

Os micronutrientes atuam como cofatores dos processos metabólicos e como neutralizadores dos radicais livres de oxigênio. São considerados essenciais ao homem e participam de um grande número de metaloenzimas e, como cofatores, de várias reações enzimáticas, com fundamental importância para o crescimento, reparação tecidual e metabolismo intermediário.

A reposição de eletrólitos, minerais, oligoelementos e de vitaminas deve seguir as recomendações para cada faixa etária e sempre com a preocupação de adequar as necessidades ao balanço metabólico diário. Devem-se repor as perdas anormais como ocorrem nas fístulas digestivas, na diarreia, sondas gástricas abertas, nas tubulopatias renais, nas perdas renais pelo uso de diuréticos, pela diálise, pela perda cutânea exagerada e outras situações clínicas. Na presença de colestase e insuficiência renal, é necessário rever a infusão de oligoelementos, eletrólitos e vitaminas, pois essas situações podem favorecer tanto o acúmulo quanto a deficiência de determinados elementos.[11,16]

Os pacientes desnutridos graves têm perda dos íons intracelulares como o potássio, o fósforo e o magnésio e a retenção de sódio e água. Deve-se atentar para a síndrome de realimentação (*refeeding*), em que durante a fase anabólica existe grande incorporação desses íons e grandes quedas do nível sérico com risco de vida. Hipofosfatemia pode levar à falência respiratória. Dos micronutrientes, o zinco, cobre e selênio são aqueles que se depletam mais rapidamente e merecem atenção e reposição.[11]

As vitaminas são cofatores essenciais em grande número de reações metabólicas. De acordo com sua solubilidade, dividem-se em lipossolúveis (A, D, K, E) e hidrossolúveis (vitaminas do complexo B e C).

As necessidades de micronutrientes na criança são proporcionalmente maiores quanto menor a idade e maior a velocidade de crescimento (Tabelas 247.7, 247.8 e 247.9).

As fórmulas enterais oferecem os micronutrientes com base nas necessidades determinadas pela Requirement Daily Allowance (RDA). Muitas vezes, essas necessidades são insuficientes e devem ser repostas via enteral ou endovenosa.

TABELA 247.7. Necessidades de eletrólitos endovenosos (mEq/kg/dia).

	RN Termo	Lactente/escolar	Adolescente
Sódio	2 a 3	2 a 4	50 a 200
Potássio	2 a 3	2 a 3	30 a 150
Cloro	2 a 4	2 a 4	50 a 250
Cálcio	1 a 2,5	1 a 2,5	10 a 25
Magnésio	0,25 a 0,5	0,25 a 0,5	10 a 30
Fósforo (mmol)	0,5 a 1	0,5 a 1	10 a 40

TABELA 247.8. Necessidades diárias de oligoelementos.

Elemento	Via	Lactente/escolar	Adolescente
Zinco	VO	2 a 4 mg	5 a 15 mg
	EV	100 a 200 µg/kg	2 a 5 mg
Cobre	VO	200 a 300 µg	700 a 900 µg
	EV	20 µg/kg	0,5 a 1,5 mg
Manganês	VO	0,6 a 1,2 mg	1,5 a 1,9 mg
	EV	0,1 a 0,5 µg/kg	0,15 a 0,8 mg
Cromo	VO	10 a 15 µg	25 a 35 µg
	EV	0,2 µg/kg	10 a 20 µg
Selênio	VO	20 a 60 µg	40 a 60 µg
	EV	0,5 a 2 µg/kg	30 a 100 µg
Molibdênio	VO	2 a 20 µg	30 a 50 µg
	EV	0,25 µg/kg	30 a 50 µg

TABELA 247.9. Recomendações para suplementação vitamínica endovenoso diária.

Vitaminas	Prematuros	Lactente/escolar	Adolescente
A	500 a 1500 UI	2.300 UI	3.300 UI
D	40 a 160 UI	400 UI	200-400 UI
E	2 a 4 UI	5 UI	7-10 UI
K	40 a 80 µg	200 µg	200 a 300 µg
C	20 a 50 mg	80 mg	100 mg
Tiamina (B_1)	0,3 a 0,8 mg	1,2 mg	1,5 a 3 mg
Riboflavina (B_2)	0,2 a 0,9 mg	1,4 mg	1,8 a 3,5 mg
Niacina (B_3)	5 a 16 mg	17 mg	40 mg
Ácido pantotênico	1 a 2 mg	5 mg	10 a 15 mg
Piridoxina (B_6)	0,2 a 0,7 mg	1 mg	2,5 a 4 mg
Biotina	6 a 13 µg	20 µg	40 a 60 µg
Ácido fólico	40 a 90 µg	140 µg	200 a 400 µg
Cianocobalamina (B_{12})	0,3 a 0,7 µg	1 a 2 µg	3 a 5 µg
Carnitina	10 a 30 mg	50 a 200 mg	500 a 1.000 mg

OBJETIVOS NUTRICIONAIS

Desnutrição e hipermetabolismo são eventos comuns em terapias intensivas. A desnutrição está associada a aumento da mortalidade e morbidade, particularmente em pacientes cirúrgicos. Entretanto, a quantidade de energia ofertada para melhorar o prognóstico ainda é desconhecida. Alguns estudos observacionais sugerem que atingir oferta calórica de 66% das necessidades possa ser suficiente (*permissive underfeeding*). Outros autores concluem que a persistência de uma oferta energética baixa além de uma semana aumenta os riscos infecciosos e a mortalidade.[20-22]

Com base nesses conceitos, é possível definir como objetivos da administração de terapia nutricional os seguintes aspectos:[16]

1. Oferecer terapia nutricional adequada para a condição clínica do paciente e compatível com a via de administração;
2. Prevenir e tratar a deficiência de macro e micronutrientes;
3. Oferecer quantidades de nutrientes compatíveis com o metabolismo atual do paciente;
4. Promover terapia nutricional que atenue a resposta metabólica, previna a lesão celular por mecanismo oxidativo e tenha uma ação imunomoduladora;
5. Evitar complicações relacionadas à técnica de administração;
6. Melhorar a morbimortalidade e a utilização de recursos.

Regimes nutricionais completos devem prover suficientes substratos calóricos, proteicos, eletrolíticos, de oligoelementos e vitaminas em quantidade suficiente para incorporar proteínas, repletar os estoques energéticos e propiciar crescimento e desenvolvimento adequados. Nos pacientes traumatizados agudos, nem sempre isso é possível. A equipe de suporte nutricional deve estar atenta para definir em cada caso a mínima quantidade de nutrientes requerida para atingir a melhor resposta nutricional, sem sobrecarga aos sistemas metabólico, hepático e de excreção. Excesso de oferta calórica em pacientes traumatizados e estressados causa aumento da taxa metabólica, aumento do consumo de oxigênio, hiperglicemia, sobrecarga hiperosmolar e hídrica, infiltração gordurosa do fígado, imunossupressão, aumento do trabalho respiratório e distúrbios eletrolíticos.[4-5,23]

Para evitar sobrecarga durante a fase aguda do estresse, devem-se aumentar a oferta proteica e otimizar a oferta calórica pouco acima das necessidades basais, promovendo uma oferta calórica entre 40 e 70 kcal/kg/dia e uma relação caloria/nitrogênio de 100 a 150 kcal por g de N ofertada. Após a fase aguda, deve-se incrementar o suporte nutricional progressivamente.

TIPO DE SUPORTE NUTRICIONAL

Os trabalhos mostram que tanto a NE quanto a NP promovem anabolismo. Porém, é consenso que a NE é sempre a via preferencial quando o trato digestório está funcionando, acessível e seguro para uso. Todavia, o impacto da NE precoce *versus* NP, em relação à mortalidade, ainda é objeto de análise.[2,20,24-25] A NE é preferível, pois apresenta uma série de vantagens biológicas, como estímulo trófico intestinal, liberação de hormônios intestinais e enzimas digestivas, modula a resposta imunológica, melhor resposta ao hipermetabolismo, melhor resposta hormonal e menor colestase no recém-nascido. Além disso, tem menores custos e incidência de infecção.[25-27] Alimentação enteral é segura e com menor risco de infecção em pacientes com trauma abdominal aberto. A NP precoce está associada a maior risco infeccioso em pacientes traumatizados.

O suporte nutricional em crianças deveria ser iniciado em até cinco dias após a internação se não é esperada uma alimentação oral adequada em pacientes previamente hígidos. Nos pacientes desnutridos graves ou com hipercatabolismo, deveria ser iniciada em um a dois dias. A NE precoce, iniciada entre 24 e 48 horas de admissão na UTI, é a recomendação, pois melhora o balanço nitrogenado negativo esperado nos pacientes traumatizados graves, melhora o risco infeccioso e promove menos tempo de internação. A NP deveria ser iniciada apenas a partir do 7º dia em pacientes hígidos que não conseguem tolerar a NE. Em presença de desnutrição proteicocalórica na admissão, é recomendado iniciar a NP o mais breve possível, se a NE não é possível. A NP deveria ser iniciada somente se a duração da terapia for exceder sete dias.[11,24]

Nos pacientes com trauma moderado, as necessidades proteicas e energéticas são pouco acima das basais. Naqueles com trauma grave, *Injury Severity Score* > 18 e aqueles com complicações, o aumento da oferta proteica pode ser benéfico e o uso de fórmulas imunomoduladoras, que contêm arginina, glutamina, ômega-3 PUFA e nucleotídeos, diminui a morbidade nesses pacientes. Essas dietas não foram devidamente estudadas em pediatria. O seu uso deve ser restrito entre 7 e 10 dias.

Nos pacientes com TCE grave, ocorrem hipermetabolismo e hipercatabolismo além do esperado em razão do aumento das catecolaminas e hiperatividade do sistema nervoso autônomo especialmente nos primeiros dias pós-trauma e nos pacientes com quadro de descerebração e decorticação. Além disso, o consumo periférico de proteínas aumenta por imobilização, redistribuição interna, uso de esteroides e oferta inadequada de proteínas. Esse quadro persiste por pelo menos três semanas. Suporte nutricional nesses casos deveria ser iniciado assim que houvesse estabilização hemodinâmica. Iniciar o suporte nutricional com NE precoce. Nesses pacientes, existe uma redução da motilidade intestinal, principalmente uma gastroparesia.[28] Se a dieta enteral não progredir em 48 a 72 horas, está indicada a passagem de uma sonda enteral pós-pilórica e/ou introdução de pró-cinéticos. Não se devem fazer grandes ofertas calóricas nos dias pós-trauma por favorecer a hiperglicemia e o aumento da produção de CO_2.[4]

No Quadro 247.2, estão listadas as principais recomendações baseadas em evidências mais sólidas.

QUADRO 247.2. Recomendações baseadas em evidência.[2,5,16,26,28-30]

- A NE precoce (iniciada com até 24 a 48 horas, por via gástrica) deve ser usada em preferência à NP, em pacientes sem disfunção intestinal.
- Pacientes queimados deveriam receber dieta enteral o mais precocemente possível (até 18 horas), para reduzir gastroparesia.
- Pacientes criticamente doentes devem ser alimentados inicialmente com dietas-padrão.
- Pacientes que não toleram dieta-padrão poderiam se beneficiar de dieta semielementar ou elementar.
- Ruídos hidroaéreos, eliminação de flatos ou fezes não são requeridos para início da NE.
- Drogas pró-cinéticas (metoclopramida e eritromicina) podem ser usadas se a dieta enteral não for bem tolerada.
- Deve-se procurar atingir de 50% a 65% das necessidades calóricas por via enteral, ao final da 1ª semana.
- A NE pós-pilórica poderia ser usada se a via nasogástrica de alimentação não é bem tolerada ou se existir grande risco de aspiração.
- Períodos de jejum para realização de exames e procedimentos deveriam ser evitados para prevenir a oferta inadequada de nutrientes e favorecer o íleo.
- A NE suplementada com arginina e outros imunomoduladores não deveriam ser usados em sepse.
- A NE suplementada com imunomoduladores pode ser usada em grandes cirurgias eletivas, traumas, queimados, pacientes críticos sob ventilação mecânica.
- A NE suplementada com ômega-3 PUFA (óleo de peixe, borragem e de linhaça) e antioxidantes pode ser usada em pacientes com SDRA e falências respiratórias graves.
- A NP suplementada com glutamina pode ser usada em pacientes traumatizados e com queimaduras.
- Pré e probióticos, glutamina, arginina, nucleotídeos e fibras não deveriam ser indicados de rotina.
- Probióticos poderiam ser usados em grandes cirurgias abdominais, trauma e transplantes.
- Protocolos de NE devem ser implementados nas terapias intensivas.
- Decúbito elevado a 30 a 45° para todos pacientes críticos.
- A NP pode ser iniciada se a NE não atingir os objetivos nutricionais após três dias no lactenete jovem; cinco na criança e sete em adolescentes.
- A NP pode ser iniciada se houver evidência de DPC na admissão, e se NE não for possível, após adequada ressuscitação.
- A NP poderia ser limitada em calorias para evitar complicações por sobrecarga metabólica na fase crítica.
- Vitaminas e oligoelementos antioxidantes, incluído selênio, devem ser ofertados a todos pacientes gravemente enfermos.
- Fibras solúveis e insolúveis deveriam ser evitadas em pacientes de risco para isquemia intestinal, pancreatite grave ou dismotilidade intestinal.
- Fibras solúveis podem ser utilizadas para diarreia em pacientes hemodinamicamente estáveis.

NUTRIÇÃO ENTERAL

A NE pode ser utilizada como forma de nutrição exclusiva, como complemento à NP ou, em quantidades mínimas, como estímulo trófico às funções intestinais.

As contraindicações são cada vez menores e restringem-se ao íleo paralítico, má perfusão intestinal, processos obstrutivos intestinais, perfurações intestinais, peritonites graves, cirurgias colorretais e fístulas de delgado proximal de alto débito. As principais complicações desse método são isquemias intestinais, bronco aspiração, vômitos, diarreia e cólicas abdominais, que podem ser minimizadas com técnica adequada de administração.

A adequada avaliação do trato digestório e da condição clínica do paciente é essencial para a profilaxia da intolerância da dieta enteral. O marcador mais comum de intolerância é o resíduo gástrico. Outros fatores importantes a serem avaliados são a estabilidade dos sinais vitais, normalização dos distúrbios acidobásicos, desmame da ventilação mecânica, da sedação, do uso de curare e de drogas vasoativas e a melhora do quadro infeccioso.

Tem sido utilizada, de eleição, a via gástrica por sonda ou ostomias. Devem-se manter os cuidados básicos como verificar o posicionamento da sonda, manter decúbito elevado (30 a 45°), proceder à infusão lenta da dieta e fazer a medida do resíduo gástrico. A via pós-pilórica é indicada quando existe um risco muito grande de aspiração, como insuficiência respiratória (sem intubação), refluxos gastresofágicos importantes, anomalias do trato digestivo alto e íleo gástrico persistente que podem ser vistos nos traumatismos cranioencefálicos (TCE), quando de uso de opiáceos, barbitúricos e catecolaminas. Utilizam-se sondas enterais finas de silicone ou de poliuretano. O uso de pró-cinético, como metoclopramida, eritromicina e, em nosso meio, da domperidona e a bromoprida está indicado quando existe dificuldade de progressão da dieta enteral.[16,28,30]

A dieta enteral padrão (polimérica) deve ser compatível com a idade e capacidade digestiva da criança. Ela deve ser equilibrada nutricionalmente; ter osmolaridade baixa (< 300 mOsm/L); com densidade calórica ao redor de 1 kcal/mL; ser livre de lactose; conter proteínas intactas; mistura de carboidratos complexos; apresentar relação kcal:N maior que 150:1; e oferecer vitaminas, eletrólitos e micronutrientes basais. Existem vários tipos de dietas enterais passíveis de utilização em algumas condições clínicas específicas, que estão exemplificadas na Tabela 247.10. A densidade calórica pode variar entre 0,67, 1, 1,2 e 1,5 kcal/mL.

As dietas elementares e semielementares são utilizadas quando existe deficiência absortiva (síndrome do intestino curto, diarreia intratável, intolerância à dieta-padrão, alergias alimentares) e são constituídas de proteínas extensamente hidrolisadas (peptídeos) e/ou aminoácidos livres, carboidratos complexos e algumas fórmulas com aumento da oferta de triglicerídeos de cadeia média (TCM) na composição lipídica. Dietas suplementadas com ômega-3 PUFA (óleo de peixe, linhaça e de borragem) e antioxidantes podem ser usadas em pacientes com SIRS, SDRA e falências respiratórias graves. A NE suplementada com imunomoduladores (glutamina, arginina, nucleotídeos, ômega-3 PUFA, antioxidantes) pode ser

CAPÍTULO 247 Suporte Nutricional e Metabólico na Criança

TABELA 247.10. Fórmulas enterais pediátricas (por 100 mL).

Nome comercial	Proteínas/fonte proteica	Carboidratos/fonte de carboidrato	Lipídeos/fonte lipídica	Distribuição calórica P%	L%	CH%	Osm/L	kcal/ 100 mL	Característica	Indicações	Idade de uso	Fabricante
Enfamil Pre	2,5 g Lactoalbumina Caseína	9 g Lactose 40% Maltodextrina	4,1 g Óleos vegetais TCM (40%)	12	44	44	300	81	Polimérica	Prematuridade	0-3 meses	Mead Johnson
Apatamil Pre	2,5 Lactoalbumina Caseína	7,6 Lactose 82% Maltodextrina	4,4 Óleos vegetais Gordura animal (6%)	13	49	38	320	80	Polimérica com fibras	Prematuridade	0-3 meses	Danone
Nan Pre	2,3 g Lactoalbumina Caseína	8,6 g Lactose 65% Maltodextrina	4,2 g Óleos vegetais Gordura animal (2,6%) TCM (30%)	11	46,5	42,5	320	80	Polimérica	Prematuridade	0-3 meses	Nestlé
Enfamil EnfaCare	2,1 g Lactoalbumina Caseína	7,8 g Lactose 65% Maltodextrina	4 g Óleos vegetais TCM (20%)	11	48	40	280	75	Polimérica	Prematuridade	0-6 meses	Mead Johnson
Neocate	1,95 g Aminoácidos livres 100%	8,1 g Maltodextrina	3,5 g Óleos vegetais	11	44	45	325	71	Elementar	Distúrbios absortivos e alergias	0-24 meses	Danone
Alfaré	2,1 g Hidrolisado do soro de leite	7,8 g Maltodextrina, Amido	3,6 g Óleos vegetais TCM (41%) Óleo de peixe	12	43	45	220	70	Semielementar	Distúrbios absortivos e alergias	0-12 meses	Nestlé
Pregestimil	1,9 g Hidrolisado Caseína AA livres 50%	6,9 g Maltodextrina, Amido	3,8 g Óleos vegetais TCM (55%)	11	35	54	280	67	Semielementar	Distúrbios absortivos e alergias	0-24 meses	Mead Johnson
Pregomin Pepti	1,8 g Hidrolisado do soro de leite	6,8 g Maltodextrina	3,5 g Óleos vegetais TCM (50%) Óleo de peixe	13,3	24	57	190	66	Semielementar	Distúrbios absortivos e alergias	0-24 meses	Danone
Nan Soy	1,9 g Proteína de soja	7,4 g Maltodextrina	3,3 g Óleos vegetais	11	44	45	189	67	Polimérica	Distúrbios absortivos e alergias	6-12 meses	Nestlé
Isomil	2,3 g Proteína de soja	8 g Maltodextrina Sacarose (20%)	3,1 g Óleos vegetais	13	40	47	225	69	Polimérica	Distúrbios absortivos e alergias	6-12 meses	Abbott

(Continua)

TABELA 247.10. Fórmulas enterais pediátricas (por 100 mL). *(Continuação)*

Nome comercial	Proteínas/fonte proteica	Carboidratos/fonte de carboidrato	Lipídeos/fonte lipídica	P%	L%	CH%	Osm/L	kcal/100 mL	Característica	Indicações	Idade de uso	Fabricante
Aptamil Soja 2	2,2 g Proteína de soja	7,6 g Maltodextrina	3,6 g Óleos vegetais	12	46	42	179	72	Polimérica	Distúrbios absortivos e alergias	6 a 12 meses	Danone
Infatrini	2,6 Soro do leite Caseína	10,3 g Maltodextrina Lactose (52%)	5,4 g Óleos vegetais Óleo de peixe	10,4	48,5	41,1	295	100	Polimérica com fibras	Alimentação enteral completa	0 a 12 meses	Danone
Neocate advance	2,5 Aminoácidos livres 100%	15 g Maltodextrina	3,5 g Óleos vegetais TCM (35%)	10	31,5	58,5	520	100	Elementar	Distúrbios absortivos e alergias	2 a 12 anos	Danone
Nutrini Standard	2,5 g Soro deleite Caseína	12 g Maltodextrina	4,4 g Óleos vegetais Óleo de peixe	10	40	50	200	100	Polimérica	Alimentação enteral completa	1 a 6 anos	Danone
Nutrini Multi Fiber	2,5 g Soro de leite Caseína	12 g Maltodextrina	4,4 g Óleos vegetais Óleo de peixe	10	40	50	205	100	Polimérica com fibras	Alimentação enteral completa	1 a 6 anos	Danone
Nutren Júnior Líquido	3 g Soro do leite Caseína	11 g Maltodextrina Sacarose (33%)	5 g Óleos vegetais TCM (21%) Gordura láctea (2,3%)	12	44	44	350	100	Polimérica	Alimentação enteral completa	1 a 10 anos	Nestlé
Frebini Original	2,5 g Soro do leite Caseína	12,5 g Maltodextrina	4,4 g Óleos vegetais TCM (20%) Óleo de peixe	10	40	50	220	100	Polimérica	Alimentação enteral completa	1 a 12 anos	Fresenius
Pediasure	3 g Soro do leite Caseína	11 g Xarope de milho Sacarose (30%)	5 g Óleos vegetais TCM (20%)	12	44	44	299	100	Polimérica	Alimentação enteral completa	1 a 10 anos	Abbott
Fortini	2,2g Caseinato de cálcio	12 g Maltodextrina Sacarose (16%)	4,7 g Óleos vegetais	9	41	50	206	100	Polimérica	Alimentação enteral completa	1 a 10 anos	Danone
Peptamen Júnior Líquido	3 g Soro do leite hidrolisado	10 g Maltodextrina Sacarose (22%) Amido de milho	3,8 g Óleos vegetais TCM (61%) Gordura láctea (5%)	12	33	55	300	100	Semielementar	Distúrbios absortivos	1 a 10 anos	Nestlé
Frebini Original Fibre	2,5 g Soro do leite Caseína	12,5 g Maltodextrina	4,4 g Óleos vegetais TCM (20%) Óleo de peixe	10	40	50	220	100	Polimérica com fibras	Alimentação enteral completa	1 a 12 anos	Fresenius

Produto	Proteína	Carboidrato	Lipídio	% Prot	% CHO	% Lip	Osmol.	kcal/100mL	Classificação	Indicação	Idade	Fabricante
Nutrini Max Multi Fiber	3,2 g Soro do leite Caseína	12 g Maltodextrina	4,2 g Óleos vegetais Óleo de peixe	13	38	49	230	100	Polimérica com fibras	Alimentação enteral completa	7 a 12 anos	Danone
Nutrini Energy Multi Fiber	4,13 g Soro de leite Caseína	18,5 g Maltodextrina	6,66 g Óleos vegetais Óleo de peixe	11	40	49	315	150	Polimérica com fibras	Alimentação enteral hipercalórica	1 a 10 anos	Danone
Nutrison Standart 1.0	4 g Soro de leite Caseína Proteínas vegetais	12,3 g Maltodextrina Amido de arroz	3,9 g Óleos vegetais TCM (17%) Óleo de peixe	16	35	49	255	100	Polimérica	Alimentação enteral completa	> de 10 anos	Danone
Osmolite HN	4 g Caseína Proteína de soja	13,6 g Maltodextrina	3,4 g Óleos vegetais TCM (20%)	16	30	54	252	100	Polimérica	Alimentação enteral hiperprotéica	> de 10 anos	Abbott
Isosource Standard	4,4 g Proteína de soja Caseína	17 g Maltodextrina	4 g Óleos vegetais TCM (48%)	14	30	56	360	120	Polimérica	Alimentação enteral completa	> de 10 anos	Nestlé
Isosource Soya	4,4 g Proteína de soja	17 g Maltodextrina	4,1 g Óleos vegetais TCM (44%)	15	30	55	360	120	Polimérica	Alimentação enteral completa	> de 10 anos	Nestlé
Peptamen HN	9,4 g Soro do leite hidrolisado	13,5 g Maltodextrina Amido de milho	6,5 g Óleos vegetais TCM (70%)	20	33	47	380	135	Semielementar	Alimentação hiperprotéica para pacientes críticos	> de 10 anos	Nestlé
Isosource 1.5	6,5 g Caseinato de cálcio	15 g Maltodextrina	6,7 g Óleos vegetais TCM (32%)	18	41	41	320	150	Polimérica com fibras	Alimentação hipercalórica hiperprotéica	> de 10 anos	Nestlé
Peptamen AF	9,4 g Soro do leite hidrolisado	13,5 g Maltodextrina Amido de milho	6,5 g Óleos vegetais TCM (52%) Óleo de peixe (19%)	25	40	35	380	150	Semielementar com fibras	Alimentação hiperprotéica para pacientes críticos	> de 10 anos	Nestlé
Fresubin HP energy	7,5 g Caseinato Soro do leite	17 g Maltodextrina	5,8 g Óleos vegetais TCM (57%) Óleo de peixe	20	35	45	310	150	Polimérica	Alimentação hiperprotéica para pacientes críticos	> de 10 anos	Fresenius

TCM: triglicerídeos de cadeia média; AA: Aminoácidos.

usada em grandes cirurgias eletivas, traumas, queimados, pacientes críticos sob ventilação mecânica, porém não deve ser utilizada em pacientes com sepse.[5,20,29]

A infusão pode ser contínua ou intermitente (em bólus ou gota a gota), que deve ser aumentada a cada 8 ou 12 horas de acordo com a tolerância (Tabela 247.11). Nas crianças maiores e nos adolescentes, o uso de infusões contínuas em sistema fechado é o padrão e está associado à menor incidência de complicações.

TABELA 247.11. Recomendações para infusão de dietas por sondas.[16]

Idade	Infusão inicial/hora	Aumentos	Objetivo
Prematuro	1 a 2 mL/h	1 a 2 mL/dieta/dia	5 a 10 mL/h
	(1 mL/kg/h)	(1 mL/kg/12h)	(120 mL/kg/dia)
0 a 2 anos	10 a 20 mL/h	5 10 mL/8h	20 a 60 mL/h
	(1 a 2 mL/kg/h)	(1 a 2 mL/kg/12h)	6 mL/kg/h
2 a 7 anos	20 a 30 mL/h	10 a 15 mL/8h	70 a 90 mL/h
	(2 a 3 mL/kg/h)	(1 mL/kg/12h)	(4 a 5 mL/kg/h)
7 a 14 anos	30 a 40 mL/h	15 a 20 mL/8h	100 a 130 mL/h
	(1 mL/kg/h)	(0,5 mL/kg/8h)	(3 a 4 mL/kg/h)
Maior de 14 anos	50 mL/h	25 mL/8h	125 mL/h
	(0,5 mL/kg/h)	(0,4 a 0,5 mL/kg/8h)	125 mL/h

NUTRIÇÃO PARENTERAL

A NP é a infusão intravenosa de fluidos e nutrientes, com o objetivo de manter ou melhorar o estado nutricional em pacientes com incapacidade total ou parcial de tolerância à alimentação enteral; podendo ser como forma de nutrição exclusiva (total) ou complementar (mista) à NE. Ela está indicada sempre que a NE não suprir pelo menos 50% das necessidades nutricionais, em um período de até três dias nos lactentes < de 1 ano; cinco dias nas crianças; de sete dias nos adolescentes eutróficos; e o mais breve possível nos desnutridos graves e de alto risco nutricional.[11,20,31]

Deve-se sempre lembrar que a instalação de NP determina um risco relativo de adquirir infecção pelo menos três vezes maior. A NP periférica e o uso de cateteres centrais de instalação periférica (PICC) também parecem reduzir a taxa de infecção associada.

As técnicas básicas de NP em função da via de administração são duas: a NP via periférica, com concentrações de glicose até 12,5%, e a NP via central com até 20% a 30%. A via central oferece a possibilidade de maiores ofertas proteicas e calóricas em menor volume, e a via periférica é menos invasiva e com menor incidência de complicações. Esta é a de preferência em recém-nascidos ou como complemento à NE.

A oferta energética se baseia nas necessidades calculadas, que devem ser introduzidas progressivamente. Deve-se atentar para o controle glicêmico, pois ele é um fator de pior prognóstico. Em vigência de hiperglicemia, é preciso reduzir a VIG. A relação glicose/lipídeos da NP parece interferir na retenção de nitrogênio pelo organismo (melhor no sistema glicídico) ou no controle glicêmico e prognóstico (melhor no sistema lipídico).[11,20]

CARBOIDRATOS

Na NP, cada um grama de glicose hidratada fornece 3,4 kcal. Deve-se iniciar com uma VIG de aproximadamente 3 a 4 mg/kg/min ou igual àquela pela qual a criança já vinha recebendo com o soro de manutenção. Crianças requerem VIG de 5 a 8 mg/kg/minuto e esta não deve ultrapassar 10 a 12 mg/kg/minuto. VIG abaixo de 1,5 mg/kg/minuto pode levar à cetose.[11]

A infusão de glicose, além da capacidade de utilização, promove o respectivo estoque em forma de glicogênio ou utilizada na lipogênese. As complicações da oferta excessiva são hiperglicemia, estados hiperosmolares, aumento da produção de CO_2, aumento do coeficiente respiratório, aumento do gasto energético, insuficiência respiratória, esteatose hepática, colestase e hemorragia cerebral no recém-nascido.

O controle restrito do nível glicêmico em pediatria normalmente não é praticado, pois o risco de hipoglicemia sintomática é maior do que no adulto, e não há trabalhos que mostrem melhora da sobrevida. Porém, alguns grupos de pacientes com altos níveis de glicemia (> 200 mg/dL), podem se beneficiar de uma oferta de insulina regular, pois esses estados podem aumentar os distúrbios metabólicos. O controle glicêmico é normalmente feito pela redução da VIG.[17,32]

Durante o estresse metabólico, a criança reduz o seu gasto energético, restringindo sua atividade física e deixando de crescer. Se esse paciente estiver sedado e hipotérmico, a redução será ainda maior. Deve-se, então, ter cuidado na oferta calórica para evitar *overfeeding* e suas consequências. As necessidades de um lactente podem estar ao redor de 50 kcal/kg/dia e decaem lentamente até a adolescência para aproximadamente 20 a 25 kcal/kg/dia.[11] A Tabela 247.12 mostra as necessidade calóricas em condições normais.

TABELA 247.12. Necessidades calóricas e aminoácidos endovenosos.

Idade	Aminoácidos (g/kg/dia)	Energia (kcal/kg/dia)
Prematuro	3 a 4	80 a 120
RN Termo	2 a 3	85 a 105
Lactente 1 mês a 2 anos	2 a 2,5	80 a 100
Crianças 2 a 10 anos	1,5 a 2	70 a 90
Crianças 10 a 14 anos	1,3 a 1,7	40 a 70
Adolescentes	1 a 1,5	25 a 50

LIPÍDEOS

As emulsões lipídicas são importantes fontes energéticas disponíveis para o organismo pela alta densidade calórica, metabolização semelhante aos quilomícrons e baixa osmolaridade. As principais apresentações comerciais são as emulsões à base de óleo de soja e aquelas que contêm 50% dos lipídeos como triglicerídeos de cadeia média (TCM). São apresentadas em concentrações de 10% e 20%. As emulsões a 20% fornecem 2 cal/mL. Devem-se utilizar preferencialmente soluções a 20%, pois têm risco menor de hiperfosfolipidemia, hipercolesterolemia e hipertrigliceridemia. Hoje, já há no mercado soluções lipídicas com menor ação pró-inflamatória (menor teor de ômega-6). São aquelas acrescidas de óleo de peixe, óleo de oliva e TCM. Indicam-se paras patologias inflamatórias como SIRS, SDRA e sepse. Não existem estudos em crianças (Quadro 247.3).

QUADRO 247.3. Soluções lipídicas.

A. Intralipid® 20%: Óleo de soja 100%

B. Lipofundin®/Lipovenos® 20%: Óleo soja 50% + TCM 50%

C. Lipidem® 20 %: Óleo de soja 40% + TCM 50% + Ômega 3 e 6,20%

D. ClinOleic® 20%: Óleo de oliva 80% + Óleo de soja 20%

E. LipoPlus® 20%: Óleo de soja 40% + TCM 50% + Óleo de peixe 10%

E. SMOFlipid® 20%: Óleo de soja 30% + TCM 30% + Óleo de oliva 25% + Óleo de peixe 15% + Vitamina E

F. Omegaven® 10%: Óleo peixe + vitamina E

A velocidade de infusão dos lipídeos deve respeitar a capacidade de clareamento e metabolização do organismo. Inicia-se com uma dose de 0,5 a 1 g/kg/dia infundida em 24 horas e aumenta-se diariamente 0,5 g/kg/dia até o máximo entre 2 e 4 g/kg/dia de acordo com a tolerância individual. Recomenda-se velocidade máxima de infusão de 0,16 g/kg/hora no prematuro e 0,25 g/kg/h nas crianças maiores. Normalmente, as soluções de NP não contêm suplementação de carnitina. A heparina não melhora a utilização dos lipídeos endovenosos e, portanto, não deveriam ser indicadas para essa finalidade.[11,33]

Se administrados lipídeos em excesso a pacientes metabolicamente instáveis, podem ocorrer hiperlipemias, hipoxemias, coagulopatias, interferência com imunidade, esteatose e colestase hepática, agravo da hiperbilirrubinemia neonatal.

Os níveis de triglicerídeos deveriam ser monitorizados regularmente e mantidos em < 400 mg/dL no adolescente e < 250 mg/dL nas crianças menores. Níveis superiores a esses valores podem indicar a suspensão da infusão de lipídeos por 24 a 48 horas e redução da oferta calórica total.[11,33]

PROTEÍNAS

A oferta proteica deve ser iniciada assim que o quadro hemodinâmico se estabilizar. Inicia-se com uma oferta de aminoácidos de 1 g/kg/dia e aumenta-se 0,5 g/kg/dia até a dose desejada para cada faixa etária (Tabela 247.12). Os aminoácidos são apresentados em soluções a 10%, com uma composição tipo adulto e outra tipo infantil (Pediamino®, Aminoped®, TrophAmine®) com maior proporção de aminoácidos essenciais (55% a 60%) e de cadeia ramificada (23% a 30%). Essas soluções têm maior importância no período neonatal, em especial nos prematuros.[20] Ofertas excessivas podem levar a hiperamonemia, uremia, acidose metabólica, colestase e outras disfunções hepáticas.

Soluções específicas de aminoácidos têm sido estudadas para insuficiência hepática, insuficiências renais e outras situações específicas. Suplementação com glutamina dada em conjunto com suporte nutricional parenteral tem mostrado reduzir significativamente a mortalidade e o tempo de permanência hospitalar.[34]

ELETRÓLITOS, OLIGOELEMENTOS E VITAMINAS

A reposição de eletrólitos, minerais, oligoelementos e vitaminas devem seguir as recomendações para cada faixa etária e sempre com a preocupação de adequar as necessidades conforme o balanço metabólico diário (Tabelas 247.7, 247.8 e 247.9). A suplementação de oligoelementos (selênio, zinco e cobre) e de vitaminas antioxidantes (vitamina A, C e E) protege os pacientes criticamente doentes contra o aumento da produção de radicais livres e balanço negativo desses elementos.[11,35]

As soluções vitamínicas a serem administradas devem ser adicionadas imediatamente antes da infusão e protegidas da luz solar direta. As soluções de NP devem ser preparadas diariamente, respeitando uma ordem de adição dos elementos e as relações entre os minerais para evitar precipitações.

Na presença de colestase e insuficiência renal, é preciso rever a infusão de oligoelementos e vitaminas, pois essas situações podem favorecer tanto o acúmulo quanto a deficiência de determinados elementos.

CONTROLES

No monitoramento do suporte nutricional, é fundamental a participação de uma equipe multidisciplinar envolvida no processo (médico, nutricionista, enfermeiro, farmacêutico, fisioterapeuta, psicólogo, fonoaudiólogo etc.), pois a integração da equipe propicia um adequado planejamento da dieta em todos seus aspectos. A avaliação clínica e laboratorial durante o suporte nutricional é importante para se monitorizar sua eficácia e detectarem-se possíveis alterações metabólicas. Na monitorização, é importante realizar balanço hídrico diário, quantificar a diurese, mensuração do peso, tolerância à dieta, resíduo gástrico, distensão abdominal, frequência e tipo de evacuação, vômitos e cólicas abdominais, presença de piora do quadro respiratório, tipo e aspecto da secreção traqueal, febre, condições dos cateteres e sondas e análise dos resultados laboratoriais. Deve-se sempre fazer um estudo rigoroso de compatibilidade droga-nutriente e droga-NP. Além disso, seguir o protocolo de prevenção de obstrução de sonda e cuidados com cateteres venosos.[2,16,30]

Quando o suporte nutricional é bem conduzido, os controles laboratoriais serão determinados mais pelo quadro clínico da criança do que por necessidade de exames rotineiros. Em uma fase inicial, os exames devem ser solicitados mais frequentemente, em função do estado metabólico, da patologia de base e de mudanças de estado clínico. Com a estabilização clínica, os exames podem ser colhidos com menos frequência (Quadro 247.4). Os pacientes em NE exclusiva também podem necessitar desses controles em função do seu estado de desnutrição e alterações metabólicas.

QUADRO 247.4. Controles da nutrição parenteral.

Diário	Semanal	Quinzenal ou se necessário
Observação clínica Balanço hídrico e calórico Peso Densidade urinária 3×/dia Glicemia (capilar) 1×/dia (fase inicial 3×/dia) PA e temperatura	Estatura Perímetro cefálico (< 2 anos) Na$^+$, K$^+$, Cl$^-$ Cálcio, fósforo e magnésio Glicemia	Pregas cutâneas Gasometria venosa Albumina e pré-albumina Hemograma Função hepática e renal Lipidograma* Culturas se necessário

* Em infusões > 2 g/kg/dia de lipídeos e nos pacientes de risco, deve ser semanal.

COMPLICAÇÕES

As principais limitações na utilização da NE são a dificuldade para obter e manter um acesso adequado, intolerância digestiva (gastroparesia, resíduo gástrico, vômitos, diarreia e distensão abdominal), o risco do refluxo gastresofágico, esofagite e broncoaspiração. Essas complicações podem ser associadas a menor oferta calórica, pneumonia, maior tempo de permanência na UTI e maior morbimortalidade. Os principais fatores predisponentes dessa intolerância foram a ventilação mecânica, sedação, o uso de bloqueadores neuromusculares, o uso de drogas vasoativas (catecolaminas), os pacientes com sepse, choque, trauma de crânio e íleo adinâmico.

As complicações da dieta enteral podem ser mecânicas (erosão aleta nasal e necrose, sinusites e rinites, esofagite, ulceração esofágica, estenose e fístula traqueoesofágica, obstrução da sonda, saída ou migração acidental da sonda, falso trajeto da sonda); gastrintestinais (náuseas e vômitos, distensão abdominal, diarreia ou obstipação intestinal, cólicas, *dumping*, alteração da flora microbiana); metabólicas (hiperidratação e desidratação, hiperglicemia e hipoglicemia, anormalidades de eletrólitos e oligoelementos, edema, azotemia, hipo ou hipervitaminoses, produção excessiva de CO_2); infecciosas (gastrenterocolites por contaminação microbiana, toxinfecciosas); respiratórias (aspiração pulmonar ou pneumonia infecciosa).[11,20,36]

As complicações ligadas à NP podem ser classificadas em metabólicas e não metabólicas. As complicações não metabólicas são aquelas relacionadas à passagem e permanência do cateter em uma linha venosa profunda e a processos infecciosos decorrentes da solução de NP e/ou do próprio cateter. Essas complicações têm diminuído com o uso de cateteres menos trombogênicos, introduzidos por técnica de Seldinger, posicionados centralmente, manipulados de forma adequada pela equipe de enfermagem conforme protocolo. As complicações metabólicas são desencadeadas por inadequação da oferta nutricional às necessidades da criança, provocando desidratação, hiperglicemias, disfunção hepática, deficiências de oligoelementos, sobrecarga hídrica, distúrbios acidobásicos etc.

SUPORTE NUTRICIONAL NO RECÉM-NASCIDO DE MUITO BAIXO PESO (RNMBP)

O prematuro, após o nascimento, necessita de uma adaptação à vida extrauterina, pois tem imaturidade de sucção, absorção (enzimática, hormonal) das funções secretoras e da motilidade intestinal, o que enseja intolerância à alimentação enteral. A atividade motora gastrintestinal inicia-se com 22 semanas de gestação e a motilidade organizada ocorre entre a 28ª e a 30ª semana de gestação. Problemas com a motilidade são comuns e determinantes da habilidade de tolerar a alimentação enteral nos bebês com peso < 1.500 g.[37-38]

Os RNMBP, com peso menor de 1.000 g, requerem um suporte nutricional especializado em razão da imaturidade metabólica, rápido crescimento e maior incidência de complicações. O aporte ideal seria aquele que mantivesse a taxa de crescimento intrauterino para uma mesma idade gestacional, sem impor uma sobrecarga metabólica.

Uma nutrição inadequada na 1ª semana de vida pode levar à falha no crescimento de difícil correção posteriormente. Portanto, nesses recém-nascidos, o uso de NP precoce minimiza a perda de peso, melhora o crescimento e o desenvolvimento neurológico e reduz a mortalidade.[15]

O objetivo para os primeiros dias de vida é a manutenção da hidratação, da glicemia e da normalização dos eletrólitos e introdução da NP o mais precocemente possível. As perdas insensíveis são muito grandes. Utilizar soluções de glicose a 5% e manter glicemia entre 60 e 120 mg/dL. Os eletrólitos devem ser introduzidos a partir do 3º dia de vida se a função renal for normal. O volume administrado necessita de correções diárias (Tabela 247.5), com controles de diurese (> 1 a 3 mL/kg/h), densidade urinária (1.005 a 1.015) e perda de peso acumulada de, no máximo, 10%.

Para a manutenção do peso, a necessidade enteral de calorias é de 59 a 75 cal/kg/dia e, para o crescimento adequado, geralmente 104 a 126 cal/kg/dia. Durante a NP, a necessidade calórica é reduzida para 85 a 100 cal/kg/dia, pois não há gastos energéticos para a digestão e absorção dos alimentos em nível intestinal nem perdas nas fezes. Devem-

-se iniciar os aminoácidos no primeiro 1º dia de vida e os lipídeos assim que possível.[15,37]

O ganho de peso esperado é de 15 g/dia, e de ganho de 1 cm de estatura e de 1 cm de perímetro cefálico semanalmente.

NUTRIÇÃO PARENTERAL

A NP é a mais indicada para iniciar o suporte nutricional em todos os RNMBP e deve ser continuada até que a alimentação enteral possa prover quantidade suficiente de alimentos para um crescimento adequado. A NP completa deve ser iniciada no 3º ou 4º dia de vida em via periférica.

A necessidade de aminoácidos varia de 3,5 a 4 g/kg/dia e é tanto maior quanto menor a idade gestacional e maior a velocidade de crescimento. Devem ser iniciados o mais precocemente possível (nas primeiras 24 horas de vida). Devem-se sempre utilizar as soluções de aminoácidos infantis, que apresentam uma composição baseada no leite materno, e suprem as necessidades dessa faixa etária. Iniciar aminoácidos na dose de 3,5 g/kg/dia com o melhor aporte calórico possível.[11,20]

A VIG inicial deve estar entre 4 e 6 mg/kg/min e ser aumentada não mais de 2 mg/kg/min por dia. A infusão de glicose acima de 8 a 10 mg/kg/min pode ser prejudicial metabolicamente e é menos eficiente em poupar nitrogênio do que os regimes combinados de glicose e lipídeos (até 40% da oferta calórica total).[30]

As emulsões lipídicas devem ser administradas nas primeiras 24 horas, iniciando com 0,5 g/kg/dia e com aumentos progressivos, até atingir a dose de 3 g/kg/dia. Há uma tendência ao uso, nessa faixa etária, das emulsões a 20% por seu maior um valor calórico e uma concentração de fosfolipídeos menor, o que favorece a depuração de triglicerídeos e diminuem os níveis circulantes de lipoproteínas de baixa densidade e colesterol.[30] Em neonatologia, têm sido usadas emulsões de lipídeos que contêm uma combinação de óleos de soja, de oliva, de peixe e TCM, o que proporciona uma melhor relação entre ômega-3 PUFA e ômega-6 PUFA.[20]

O uso de heparina na dose de 0,5 a 1 UI por mL de solução de NP favorece o clareamento sérico dos lipídeos por ativar as lipases lipoproteicas periférica e hepática, porém aumenta os níveis séricos de ácidos graxos livres que podem ser tóxicos. Está indicado também para manutenção do acesso venoso. Seu uso rotineiro é controverso.

O RNMBP tem uma fração de excreção de sódio maior, o que eleva as suas necessidades basais para 3 a 6 mEq/kg/dia, muitas vezes, até maiores. Ao prematuro que persiste com tendência à acidose metabólica, podem ser ofertadas 50% nas necessidades de sódio como acetato de sódio e ajustada a oferta de aminoácidos.[20]

A hiperpotassemia no RNMBP ocorre por aumento do metabolismo proteico da célula e imaturidade da função tubular renal. Iniciar oferta de potássio após diurese fraca. Glicosúria com diurese osmótica pode aumentar as perdas de água livre, de sódio e potássio urinários.

O feto deposita cerca de 100 mg/kg/dia de cálcio durante o último trimestre de gestação, o qual é estocado no osso, e, em regime de NP, não se consegue fornecer mais de 40 a 60 mg/dia. A quantidade de cálcio (Ca) e fósforo (P) na NP é limitada por sua solubilidade, a qual é afetada pela concentração de aminoácidos e pH, tipo de sal e sequência de adição de Ca e P na solução e da fração Ca/P (ideal é de 1,7:1 com retenção de 90% de ambos minerais sem hipercalciúria). É comum surgir osteopenia, raquitismo e fraturas patológicas. Baixas quantidades de fósforo ou terapia crônica com furosemida podem levar a hipercalciúria e nefrolitíase.[20]

Os oligoelementos são essenciais nessa faixa etária, em especial o zinco, que deve ser suplementado na dose de 400 a 600 µg/kg/dia.

As vitaminas são ofertadas em complexos multivitamínicos e, muitas vezes, são necessárias suplementações com vitamina A, como nos pacientes com broncodisplasia, e vitamina K semanalmente. O resumo dessas necessidades encontra-se na Tabela 247.13.

TABELA 247.13. Recomendações diárias para nutrição enteral e parenteral em recém-nascidos prematuros.[15]

Componentes	Nutrição enteral	Nutrição parenteral
Macronutrientes		
Água (mL)	150	150
Energia (kcal)	120 a 130	80 a 100
Proteína (g)	3,5	3 a 3,5
Gordura (g)	5 a 7	1 a 4
Carboidrato (g)	12 a 14	16
Eletrólitos e oligoelementos		
Sódio (mEq)	2 a 8	2-4
Potássio (mEq)	2 a 3	2-3
Cloro (mEq)	2 a 3	2-3
Cálcio (mg)	200 a 220	80 a 120
Fosforo (mg)	100 a 110	60 a 90
Magnésio (mg)	7 a 10	9 a 10
Zinco (µg)	1.000 a 2.000	350 a 450
Cobre (µg)	65 a 300	65
Cromo (µg)	0,1 a 0,4	0,4
Manganês (µg)	7,5	1
Selênio (µg)	13 a 30	1,5 2
Molibdênio (µg)	0,5 a 1	0,25
Vitaminas		
Vitamina A (unidade)*	700 a 1.500	500 a 1.000
Vitamina D (unidade)*	400	160
Vitamina E (unidade)	6 a 12	2,8
Vitamina K (µg)	8 a 10	80
Vitamina C (mg)	18 a 24	15 a 25
Niacina (mg)	3,6 a 4,8	16,8
Piridoxina (µg)	150 a 210	180
Riboflavina (µg)	250 a 360	150
Tiamina (µg)	180 a 240	350
Biotina (µg)	20 a 30	6 a 13
Ácido fólico (µg)	25 a 50	56
Vitamina B12 (µg)	0,1 a 0,5	0,3

* Dose não ajustada para o peso.

NUTRIÇÃO ENTERAL

A introdução de dieta enteral precoce e em quantidades mínimas, independentemente da NP (alimentação trófica), tem-se mostrado benéfica e segura para os RNMBP. Estão contraindicadas naqueles com distensão abdominal, anomalias gastrintestinais e ausência de ruídos hidroaéreos e de eliminação de mecônio. Deve ser iniciada nos primeiros dias no prematuro estável e após cinco dias quando ocorrer asfixia perinatal grave, para evitar enterocolite necrosante.[37,39] O aumento da dieta deve ser iniciado quando o prematuro estiver estável dos pontos de vista hemodinâmico, infeccioso e metabólico, conforme a Tabela 247.11.

A primeira alimentação pode ser com água estéril ou leite materno fresco e/ou pasteurizado (1 a 2 mL/kg), e o estômago deve ser aspirado 2 a 3 horas após, para verificação de resíduo gástrico.

Nos RNMBP, os volumes devem ser pequenos e, no início, têm a finalidade de aumentar a motilidade intestinal, produção e liberação de enzimas e hormônios intestinais (nutrição enteral mínima).

Quando o RNMBP tolerar 100 mL/kg/dia de dieta de leite materno ou leite de fórmula diluído, então a concentração da dieta pode ser aumentada acrescentando-se os fortificantes ao leite materno ou concentrando as fórmulas. Caso a alimentação seja por fórmula, a concentração deve ser aumentada até a ideal antes de novo avanço do volume do leite. É necessário evitar aumentar a concentração e o volume ao mesmo tempo. O leite materno nunca deve ser diluído.[15]

Aumentos do volume da dieta > 15 a 20 mL/kg/dia devem ser feitos conforme tolerância do RN. O resíduo não deve ser mais do que 20% do volume dado previamente.

Os benefícios dessa dieta são a menor presença de colestase, maior atividade motora intestinal, maior tolerância à dieta e menor duração da hospitalização.

A administração por lavagem gástrica é a via de escolha e, se possível, em decúbito ventral.

A eritromicina, como pró-cinético, tem sido utilizada. A dose e sua real utilidade ainda estão em estudo.[15]

O leite materno da própria mãe é o de escolha por suas propriedades imunológicas e biológicas e pela presença de fatores de crescimento. O leite materno é inadequado para o crescimento do RNMBP no seu teor de proteína, de cálcio e fósforo, sódio, ferro, cobre, zinco e vitaminas. Suplementação desses elementos podem ser feitos com os fortificantes do leite materno (Enfamil Fortifier®, Natural Care®, FM85®, Aptamil FMS®). Essa suplementação deve ser iniciada quando a alimentação enteral for bem tolerada, e não houver um bom ganho de peso ou crescimento (15 g/kg/dia e 1 cm/semana). Na ausência do leite materno, as fórmulas infantis para o prematuro (Aptamil Pre®, Enfamil Pre®, Pré Nan®, Enfamil Enfacare®) são o substituto mais apropriado.

A suplementação com ferro deve ser iniciada entre a 4ª e a 6ª semana de vida ou quando o RN dobrar o seu peso, na dose de 2 a 4 mg/kg/dia. As vitaminas A e D, por via oral, devem ser introduzidas assim que a NP for suspensa.

REFERÊNCIAS BIBLIOGRÁFICAS

1. Stape A, Delgado AF. Avaliação nutricional. In: Stape A, et al. Terapia Intensiva Pediátrica. 2ª Ed. São Paulo: Savier, 2009. p.517-21.
2. Mehta NM, Compher C. A.S.P.E.N. board of directors. A.S.P.E.N. Clinical Guidelines: Nutrition Support of the Critically Ill Child. J Parenter Enteral Nutr. 2009;33:260.
3. Griffiths RD. Nutrition support in critically ill septic patients. Curr Opin Clin Nutr Metab Care. 2003;6:203-10.
4. Genton L, Romand JA, Pichard C. Basics in clinical nutrition: nutritional support in trauma. E-SPEN J. 2010;5(2)
5. Preiser JC, van Zanten ARH, Berger MM, Biolo G, Casaer MP, Doig GS, et al. Metabolic and nutritional support of critically ill patients: consensus and controversies. Critical Care. 2015;19:35.
6. Steinhor DM, Green TP. Severity of ilness correlates with alterations in energy metabolism in pediatric intensive care unit. Crit Care Med. 1991;19:1503.
7. Shenkin A, Neuhäser M, Bergström J, Chao L, Vinnars E, Larsson J, et al. Biochemical changes associated with severe trauma. Am J Clin Nutr. 1980;33(10):2119-27.
8. Bettler J, Roberts KE. Assessment of the critically ill child. AACN Clinical Issues. 2000;11(4):498-506.
9. Eve R, Sair M. Nutritional support in the critically ill. Anaest Int Care Med. 2008;10:127-30.
10. Slone S. Nutritional support of the critically ill and injured patient. Crit Care Clin. 2004;20:135-57.
11. Baker RD, Baker SS, Briggs J, Bojczuk G. Parenteral nutrition in infant and children. UpToDate. [Internet] [Acesso em 29 jan 2016]. Disponível em: http://www.uptodate.com/home
12. Coss-Bu JA, Klish WJ, Walding D, Stein F, Smith EOB, Jefferson LS. Energy metabolism, nitrogen balance and substrate utilizatuion in critically ill children. Am j Clin Nutr. 2001;74(5):664-9.
13. National Reseach Council. Recommended Dietary Allowances. 10ed Washington National Academy Press, 1989. p.284.
14. Choong K, Bohn D. Maintence parenteral fluids in the critically ill child. J Pediatr (Rio J). 2007;83(suppl):S3-S10.
15. Scanler RJ, Abrams SA, Hoppin AG. Approach to enteral nutrition in the premature infant. UpToDate. [Internet] [Acesso em 29 jan 2016]. Disponível em: http://www.uptodate.com/home
16. Stape A, Modesto PC. Suporte Nutricional e Metabólico. In: Stape A, et al. Trauma na criança da prevenção a reabilitação. 1.ed. São Paulo: Roca, 2013. p.237-53.
17. Srinivasan V. Hyperglycemia in the pediatric intensive care unit: A few steps closer to sweetening the pot. Pediatr Crit Care Med. 2008;9:231-3.
18. Mehta N, Castillo L. Nutrition in the critically ill child. In: Fuhrman BP, Zimmerman J. Pediatric Critical Care, 3ª Ed. Philadelphia: Mosby-Elsevier, 2006. p.1069-84.
19. Lightfoot A, MacArdle A, Griffits RD. Muscle in defense. **Crit Care Med. 2009;37(Suppl.):S384-S390.**
20. Scanler RJ, Abrams SA, Hoppin AG. Parenteral nutrition in premature infant. UpToDate. [Internet] [Acesso em 29 jan 2016]. Disponível em: http://www.uptodate.com/home
21. Stapleton RD, Jones N, Heyland DK. Feeding critically ill patients: What is the optimal amount of energy? Crit Care Med. 2007;35[suppl.]:S535-S540.
22. Berger M, Chiolero R. Hypocaloric feeding: pros and cons. Curr Opin Crit Care. 2007;13:180-6.
23. Slone S. Nutritional support of the critically ill and injured patient. Crit Care Clin. 2004;20:135-57.
24. Scurlock C, Mechanick JI. Early nutrition in intensive care unit: a US perspective. Curr Opin Clin Nutr Metab Care. 2008;11:152-5.
25. Peter JV, Moran JL, Phillips-Hughes J. A metaanalysis of treatment outcome of early enteral versus early parenteral nutrition in hospitalized patients. Crit Care Med. 2005;33:213-20.
26. Kreymann KG, Berger MM, Deutz NE, Hiesmayr M, Jolliet P, Kazandjev G, et al. ESPEN guidelines on enteral nutrition: intensive care. Clin Nutr. 2006;25:210-23.
27. Kreymann KG. Early nutrition support in critical care: a European perspective. Curr Opin Clin Nutr Metab Care. 2008;11:156-9.
28. Martindale RG, McClave SA, Vanek VW, McCarthy M, Roberts P, Taylor B, et al. Guidelines for the provision and assessment of nutri-

tion support therapy in the adult critically ill patient: SCCM and ASPEN: Executive summary. Crit Care Med. 2009;37:1757-61.
29. Collier S, Duggan C. Enteral nutrition in infants and children. UptoDate. [Internet] [Acesso em 29 jan 2016]. Disponível em: http://www.uptodate.com/pt/home
30. Fusch C, Bauer K, Bohles HJ, Jochum F, Koletzko B, Krawinkel M, et al. Neonatology/Paediatrics-Guidelines on Parenteral Nutrition, Chapter13. Ger Med Sci. 2009;7:DOC15.
31. Shulman RJ, Phillips S. Parenteral nutrition in infants and children. J Pediat Gastroent Nutr. 2003;36:587-607.
32. Gore DC, Chinkes D, Heggers J, Herndon DN, Wolf SE, Desai M. Association of hyperglycemia with increased mortality after severe burn injury. J Trauma. 2001;51:540-4.
33. Guidelines on paedriatric parenteral nutrition. 4. Lipids. J Ped Gastroenterol Nutr. 2005;41:S19-S27.
34. Wischmeyer PE, Dhaliwal R, MacCall M, Ziegler TR, Heyland DK. Parenteral glutamine supplementation in critical illness: a systematic review. Critical Care. 2014;18:R76.
35. Davies AR. Practicalities of nutrition support in the intensive care unit. Curr Opin Clin Nutr Metab Care. 2007;10:284-90.
36. Shulman RJ, Phillips S. Parenteral Nutrition in infants and children. J Pediat Gastroenterol Nutr. 2003;36:587-607.
37. Adan D, La Gamma EF, Browne LE. Nutritional manegement in critically ill preterm neonates. Crit Care Clin. 1995;11(3):751.
38. Pereira GR. Nutritional care of the extremely premature infant. Clin Perinatol. 1995;22(1):61.
39. Berseth CL. Minimal enteral feedings. Clin Perinatol. 1995;22(1):61.

CAPÍTULO 248

DISTÚRBIOS HIDRELETROLÍTICOS EM CRIANÇAS

Ana Paula de Carvalho Panzeri Carlotti
Audrey Rie Ogawa Shibata
Desmond Bohn

DESTAQUES

- Este capítulo apresenta a fisiopatologia, as principais etiologias, as manifestações clínicas, a abordagem diagnóstica e o tratamento dos distúrbios hidreletrolíticos em crianças gravemente doentes.

- A hiponatremia é o distúrbio hidreletrolítico mais frequente em pacientes hospitalizados. A principal causa de hiponatremia adquirida durante a hospitalização em pacientes pediátricos é a administração de fluidos hipotônicos em situações em que há aumento da secreção de hormônio antidiurético.

- Em pacientes graves, a manutenção da homeostase hidreletrolítica é fundamental, especialmente naqueles com comprometimento do sistema nervoso central (SNC), pois a hiponatremia agrava o edema cerebral associado à patologia de base ou subsequente à manipulação cirúrgica do cérebro, enquanto a hipernatremia relaciona-se a risco de hemorragia intracraniana.

- Os distúrbios do potássio, cálcio, fósforo e magnésio são ameaçadores à vida, pois alterações em suas concentrações plasmáticas podem causar insuficiência respiratória decorrente de fraqueza muscular e arritmias cardíacas potencialmente fatais.

DISTÚRBIOS DO SÓDIO

INTRODUÇÃO

Os distúrbios do sódio (Na^+) são os mais frequentes em pacientes hospitalizados, frequentemente são iatrogênicos e associam-se ao aumento da morbimortalidade. Entretanto, os distúrbios do Na^+ podem ser prevenidos por meio de medidas terapêuticas apropriadas e monitorização frequente da concentração plasmática de sódio.[1]

FISIOLOGIA DO SÓDIO E DA ÁGUA

A água é o componente mais abundante do corpo. A porcentagem de peso corporal que corresponde ao teor de água varia de acordo com as proporções relativas de músculo e gordura no corpo. Em adolescentes e adultos, a água representa cerca de 60% da massa corporal, enquanto recém-nascidos e lactentes jovens têm proporção mais elevada de água por quilo de peso (70%) porque eles têm menos tecido adiposo. Dois terços da água corporal situam-se no compartimento intracelular (IC) e um terço, no compartimento extracelular (EC). A regulação da água corporal pelos rins é um sistema muito eficiente. Setenta por cento do fluido filtrado pelos rins são reabsorvidos no túbulo proximal, com o restante da concentração urinária ocorrendo sob a influência do hormônio antidiurético (ADH) no túbulo distal e no duto colector.[2-3]

O Na^+ é o principal cátion do EC. O conteúdo de Na^+ determina o volume do EC porque o Na^+ e os ânions que o acompanham — cloro (Cl^-) e bicarbonato — são primariamente restritos ao EC. Déficit de Na^+ implica contração do volume EC, enquanto excesso de Na^+ no organismo leva à expansão do compartimento EC. A concentração de Na^+ no EC, ou seja, a quantidade de Na^+ em relação à água, reflete o volume do IC, porque a água se move livremente através das membranas celulares em direção ao equilíbrio osmótico. Assim, a hiponatremia indica diminuição do conteúdo de Na^+ em relação à água e sinaliza expansão do volume IC (edema celular). A hipernatremia reflete aumento da quantidade de Na^+ em relação à água e associa-se à redução do volume IC (desidratação celular).[2-3]

A resposta renal apropriada à contração do volume EC é a excreção de urina com baixo conteúdo de Na^+ e Cl^-. Normalmente, 99,5% da carga filtrada de Na^+ são reabsorvidos, podendo atingir quase 100% na presença de contração do volume EC. Além disso, a taxa de filtração glomerular diminui quando o volume do EC é reduzido. A falha em conservar Na^+ e Cl^- em situações de contração do volume EC indica perda renal de sal. Por outro lado, havendo expansão do volume EC, ocorre ativação de mecanismos renais que causam aumento da natriurese. Esses mecanismos incluem o aumento da taxa de filtração glomerular e a diminuição da reabsorção de Na^+.[2-3]

O Na^+ e os ânions que o acompanham são os principais determinantes da osmolalidade plasmática, que pode ser calculada pela fórmula:

$$\text{Osmolalidade plasmática (mOsm/kg } H_2O) = 2 \times [Na^+] + [\text{ureia}]/6 + [\text{glicose}]/18$$

Sendo: $[Na^+]$ em mEq/L, [ureia] em mg/dL e [glicose] em mg/dL.

Para o cálculo da osmolalidade plasmática efetiva, deve-se excluir a ureia porque ela atravessa livremente as membranas celulares e não influencia o movimento de água através das membranas.[2-3]

HIPONATREMIA

É definida pela concentração plasmática de Na^+ abaixo de 135 mEq/L.

Hiponatremia por translocação

É causada pelo desvio de água do compartimento IC para o EC, decorrente da adição de partículas em grande parte restritas ao EC (hiperglicemia ou uso de manitol) ou perda de partículas do IC (sais de potássio (K^+)).[2-3]

Pseudo-hiponatremia

Ocorre quando há aumento da fase não aquosa do plasma, como na hiperlipidemia ou hiperproteinemia, e o método laboratorial utilizado (p. ex.: fotometria de chama) realiza a medida da concentração de Na^+ no volume plasmático total, e não na água plasmática.[2-3]

RESPOSTAS FISIOLÓGICAS À HIPONATREMIA

A resposta renal apropriada ao déficit de Na^+ (contração do volume EC) é evitar a excreção adicional de Na^+, Cl^- e água na urina. A urina deve ter baixa concentração de Na^+ e Cl^- e alta osmolalidade. Altas concentrações de Na^+ e Cl^- na urina de pacientes com hiponatremia e contração do volume EC sugerem perda renal de Na^+. A resposta renal apropriada ao excesso de água é excretar volume máximo de urina diluída (osmolalidade urinária < 100 mOsm/kg H_2O). Se essa resposta não for observada, o ADH pode estar agindo.[2-3]

ETIOLOGIAS

As principais causas de hiponatremia estão listadas no Quadro 248.1.

Síndrome de Secreção Inapropriada do Hormônio Antidiurético (SIADH)

O ADH (ou arginina vasopressina) é secretado pelos núcleos supraóptico e paraventricular do hipotálamo e liberado pela neuro-hipófise em resposta ao aumento da osmolalidade sérica e à diminuição do volume arterial efetivo. No túbulo distal e no duto colector, o ADH se liga a receptores V2 na membrana basolateral, favorecendo a inserção de canais de água (aquaporina 2) na membrana luminal e promovendo a reabsorção de água livre. Além do aumento da osmolalidade sérica e da redução do volume arterial efetivo, outros estímulos fisiológicos aumentam a liberação de

QUADRO 248.1. Causas de hiponatremia.

Perda de sódio

Extrarrenal
- Gastrointestinal (diarreia, vômito)
- Perdas para o terceiro espaço (queimadura, íleo adinâmico)
- Cutânea (fibrose cística)

Renal
- Uso de diuréticos
- Hipoaldosteronismo
- Acidose tubular renal
- Síndrome perdedora de sal (cerebral salt wasting)
- Insuficiência renal aguda poliúrica

Ganho de água
- Administração intravenosa excessiva de fluidos hipotônicos
- Ingestão de grandes volumes de água (polidipsia primária)
- Síndrome de secreção inapropriada do hormônio antidiurético (SIADH)
- Insuficiência renal aguda e crônica
- Insuficiência cardíaca congestiva
- Síndrome nefrótica
- Deficiência de glicocorticosteroide
- Hipotireoidismo

ADH, como dor, náuseas, ansiedade e estresse. A SIADH é caracterizada pela liberação excessiva de ADH na ausência de um estímulo fisiológico, resultante de doença subjacente (patologias pulmonares e do SNC), uso de drogas (opioides, antidepressivos tricíclicos, *ecstasy*) ou produção ectópica de ADH (algumas neoplasias). O diagnóstico de SIADH baseia-se na presença de hiponatremia e excreção de urina inapropriadamente concentrada, sem evidência de doença renal ou adrenal (Quadro 248.2). A geração de água livre em pacientes com aumento da secreção de ADH ocorre por dessalinização da salina infundida. A infusão de salina isotônica causa expansão do volume EC e as ações do ADH levam à excreção de salina como uma solução hipertônica e retenção de água livre no corpo.[2-3]

QUADRO 248.2. Critérios diagnósticos da síndrome de secreção inapropriada do hormônio antidiurético (SIADH)

- Hiponatremia
- Baixa osmolalidade plasmática (< 280 mOsm/kg H_2O)
- Osmolalidade urinária > osmolalidade plasmática
- Concentração urinária de Na^+ elevada (geralmente > 50 mEq/L)
- Normo ou hipervolemia
- Função renal, adrenal e tireoidiana normais
- Ausência de edema periférico, hipovolemia ou uso de diurético

Recentemente, o termo "síndrome de antidiurese inapropriada" foi proposto, pois, em alguns pacientes com hiponatremia e baixo débito urinário, as concentrações plasmáticas de arginina vasopressina podem ser baixas ou indetectáveis, como naqueles com mutações do receptor de vasopressina no canal regulador de água, resultando em urina concentrada na ausência de vasopressina.[4] Além disso, os pacientes que têm baixa entrega distal de filtrado associada a dieta pobre em sódio podem ter baixos níveis plasmáticos de vasopressina, com up-regulação dos receptores V2 no néfron distal, que também pode causar a excreção de urina concentrada e hiponatremia.[2]

Síndrome Perdedora de Sal (Cerebral Salt Wasting – CSW)

É definida pela excreção excessiva de Na^+ e Cl^-, na presença de contração do volume arterial efetivo, em pacientes com lesão cerebral e sem evidência de outras causas para o aumento da excreção de Na^+ e Cl^- (Quadro 248.3). Os critérios de exclusão do diagnóstico de CSW é a presença de uma razão fisiológica para a excreção de Na^+ e Cl^-, como a expansão do volume EC, ou uma causa não cerebral para a natriurese, como a administração exógena de diurético, estados diuréticos-*like* (síndrome de Bartter, síndrome de Gitelman, hipoaldosteronismo) e insuficiência renal poliúrica. Deve ser enfatizado que o diagnóstico de CSW é de exclusão e só pode ser feito na ausência de um estímulo fisiológico para o aumento da natriurese.[5] Por exemplo, pacientes com trauma cranioencefálico frequentemente recebem grandes volumes de ressuscitação hídrica durante o atendimento inicial na sala de trauma e mesmo antes de chegar ao hospital, na cena do trauma ou durante o transporte para a unidade de saúde. Pacientes com hemorragia subaracnóidea geralmente recebem infusões agressivas de solução salina, a terapia dos 3-H (hipertensão, hipervolemia e hemodiluição) para a prevenção de vasoespasmo. Assim, a expansão prévia do volume EC pode ser responsável pela natriurese excessiva nesses pacientes.[6]

QUADRO 248.3. Critérios diagnósticos da síndrome perdedora de sal (*cerebral salt wasting*).

- Hiponatremia
- Aumento da natriurese e da diurese
- Concentração urinária de Na^+ elevada (> 80 mEq/L)
- Osmolalidade urinária > osmolalidade plasmática
- Balanço cumulativo negativo de $Na^+ + K^+$ e/ou Cl^-
- Contração do volume arterial efetivo

Uma dificuldade encontrada na prática clínica é estabelecer se o volume do EC está contraído com base no exame físico. Uma vez que o volume do EC é diretamente proporcional ao conteúdo de Na^+, a presença de déficit total de Na^+ e Cl^- deve ser confirmada para determinar contração do volume do EC. Para estabelecer se há realmente um déficit de Na^+, é necessário calcular o balanço de Na^+ e água, o chamado "balanço da tonicidade", e não se basear apenas na concentração urinária de Na^+ ou em sua taxa de excreção.[7] Quando se faz o balanço de Na^+, é incluído o K^+ nos cálculos porque o Na^+ pode entrar nas células com a saída do K^+. Frequentemente, o diagnóstico de CSW é feito com base no balanço negativo de

Na⁺ em apenas um dia. Entretanto, é importante que se analise o balanço cumulativo, considerando todas as infusões e eliminações, desde o início do atendimento (incluindo aquelas na ambulância, sala de trauma, centro cirúrgico, etc.). Para que se estabeleça o diagnóstico de CSW, um balanço cumulativo negativo de Na⁺ + K⁺ e Cl⁻ deve estar presente. Entretanto, balanço cumulativo negativo de Na⁺ apenas não é suficiente para confirmar CSW. Este balanço deve ser maior que 2 mEq/kg, que é a excreção esperada de Na⁺ em pessoas saudáveis que diminuem agudamente sua ingestão de sal. Na maioria dos casos, as medidas dos eletrólitos urinários não estão disponíveis durante toda a internação, porque as urinas iniciais costumam ser desprezadas. Contudo, é possível calcular estimativas bastante razoáveis de balanços de Na⁺ + K⁺ e Cl⁻, com os dados obtidos dos prontuários dos pacientes, desde que se conheça o volume total de fluido administrado, o volume total de urina e de outros fluidos eliminados e as concentrações plasmáticas iniciais e finais de Na⁺, K⁺ e Cl⁻.[7] Assim:

$$\text{Balanço de } (Na^+ + K^+) = \{([Na^+]f + [K^+]f) \times ACTf\} - \{([Na^+]i + [K^+]i) \times ACTi\}$$

$$\text{Balanço de } Cl^- = ([Cl^-]f \times ACTf) - ([Cl^-]i \times ACTi)$$

Em que:
ACT = água corporal total (70% do peso corporal em lactentes jovens, 65% do peso em crianças e 60% do peso em adolescentes e adultos)
i = inicial
f = final
ACTf = ACTi + balanço hídrico

Hiponatremia adquirida na hospitalização

A principal causa de hiponatremia adquirida durante a hospitalização é a administração de fluidos hipotônicos em situações em que há aumento da secreção de ADH.[1,8,9] Na maioria dos serviços pediátricos, as necessidades hídricas de manutenção de crianças hospitalizadas são calculadas pela regra de Holliday e Segar, que relaciona as necessidades hídricas do indivíduo ao gasto energético determinado pelo peso:[10]

0 a 10 kg: 100 kcal/kg/dia
10 a 20 kg: 1.000 kcal + 50 kcal/kg para cada kg acima de 10 kg
> 20 kg: 1.500 kcal + 20 kcal/kg para cada kg acima de 20 kg

A quantidade recomendada de água com base na regra de Holliday e Segar é de 100 mL/100 kcal/dia: 50 mL/100 kcal/dia para reposição das perdas insensíveis de água e 66,7 mL/100 kcal/dia para reposição das perdas renais, considerando a eliminação de urina isso-osmótica em relação ao plasma (~300 mOsm/L), e descontando 16,7 mL/100 kcal/dia da produção de água endógena pelo metabolismo. As necessidades recomendadas de manutenção de Na⁺, K⁺ e Cl⁻ são de 3, 2 e 2 mEq/100 kcal/dia, respectivamente. Dessa forma, o soro de manutenção conterá 30 mEq/L de Na⁺ e, portanto, será hipotônico em relação ao plasma.[10] Embora essas recomendações possam ser apropriadas para crianças saudáveis, não são apropriadas para crianças com patologias agudas ou no período pós-operatório, que frequentemente têm diminuição da capacidade de excretar água livre resultante do aumento da liberação de ADH. Em crianças hospitalizadas, vários estímulos não osmóticos para a secreção de ADH podem estar presentes, como depleção de volume, dor, náusea, ansiedade, estresse e uso de drogas (p. ex.: opiáceos). Além disso, esses pacientes têm menos perdas insensíveis de água, em decorrência do jejum prolongado e da inatividade física, que diminuem o gasto energético e, consequentemente, a quantidade de água necessária para compensar as perdas por evaporação para dissipação do calor. Em crianças submetidas à ventilação mecânica, não há perdas insensíveis de água pelos pulmões em virtude da umidificação e do aquecimento dos gases inspirados.[11,12] Portanto, em crianças gravemente enfermas, a administração de 100% do volume de manutenção calculado segundo a regra de Holliday e Segar, sob a forma de solução hipotônica, pode resultar em hiponatremia aguda.[13] Na verdade, a administração de grandes volumes de salina isotônica também pode causar hiponatremia associada ao fenômeno de dessalinização.[14] Após a restauração do volume arterial efetivo com bólus de fluido isotônico, um ponto de partida razoável é administrar 50% das necessidades de manutenção calculadas pela regra de Holliday-Segar sob a forma de salina isotônica. Ajustes diários no volume e na composição da solução devem ser feitos de acordo com o balanço hídrico e com a concentração plasmática de Na⁺.

MANIFESTAÇÕES CLÍNICAS

Hiponatremia aguda (< 48 horas de duração)

Associa-se a edema celular. Os sintomas são geralmente relacionados ao edema cerebral, como cefaleia, vômitos, convulsões, coma e alteração do ritmo respiratório, podendo evoluir para lesão cerebral irreversível e morte, resultante do aumento da pressão intracraniana e herniação cerebral.[2,3] Os sintomas neurológicos raramente se manifestam até que a concentração plasmática de Na⁺ caia abaixo de 125 mEq/L.

Hiponatremia crônica (> 48 horas de duração)

O cérebro desenvolve mecanismos adaptativos para a regulação do volume celular (perda de partículas IC) para retornar o volume das células cerebrais a seu tamanho normal. Os sintomas são sutis, como quedas e déficit de atenção.[2,3]

DIAGNÓSTICO

A abordagem diagnóstica da hiponatremia está na Figura 248.1.

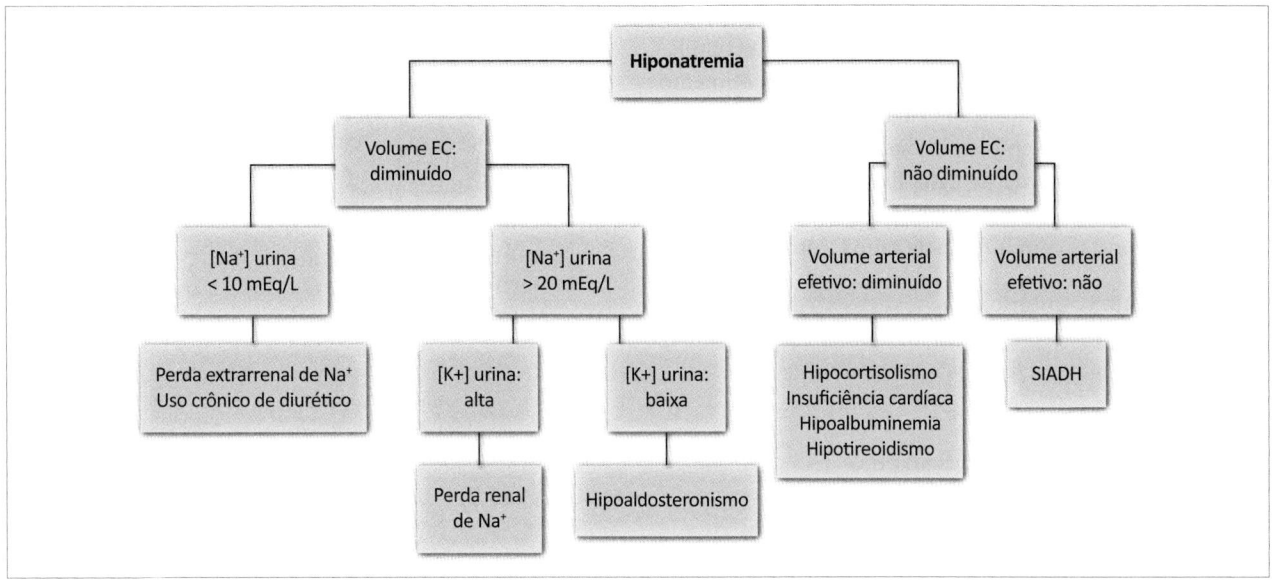

FIGURA 248.1. Abordagem diagnóstica da hiponatremia.
Adaptada de Halperin & Goldstein, 1999.[3]

TRATAMENTO

A hiponatremia causada por excesso de água deve ser tratada com restrição hídrica, enquanto a hiponatremia secundária à perda de Na^+, com reposição de Na^+. A hiponatremia aguda (duração < 48 horas) deve ser tratada agressivamente, com o objetivo de reduzir o edema cerebral, utilizando solução salina hipertônica (NaCl 3% 5 mL/kg via endovenosa (EV), em 30 minutos) para elevar a concentração plasmática de Na^+ acima de 135 mEq/L. Em serviços em que não se dispõe de NaCl 3%, deve-se diluir a solução de NaCl 20% 1:7, adicionando uma parte de NaCl 20% a seis partes de água destilada, transformando-a em solução a aproximadamente 3%. Manitol também pode ser eficaz no tratamento de emergência da hiponatremia aguda sintomática. A quantidade de Na^+ necessária para elevar suas concentrações plasmáticas pode ser calculada pela seguinte fórmula:

$$\text{Quantidade de } Na^+ (mEq) = ([Na^+] \text{ desejada} - [Na^+] \text{ atual}) \times ACT$$

Se houver risco de expansão rápida do volume EC, recomenda-se a administração de diurético de alça (furosemida).

A hiponatremia crônica (duração > 48 horas) deve ser corrigida lentamente, para prevenir a desmielinização osmótica. Na ausência de sintomas, deve-se elevar a concentração plasmática de Na^+ no máximo a 8 mEq/L/dia. Em casos sintomáticos (convulsões, coma), recomenda-se a correção rápida inicial com salina hipertônica 3%, elevando a concentração plasmática de Na^+ 5 mEq/L em duas a três horas, até a melhora dos sintomas, mas não excedendo 8 mEq/L/dia.

HIPERNATREMIA

É definida pela concentração plasmática de Na^+ acima de 145 mEq/L.

RESPOSTAS FISIOLÓGICAS À HIPERNATREMIA

O aumento da concentração plasmática de Na^+ é sentido por um grupo de células no hipotálamo (chamado "osmostato"), causando estimulação do centro da sede e produção e liberação de vasopressina. É virtualmente impossível ter um grau significativo de hipernatremia se o paciente tem acesso à água e o centro da sede está intacto. Além disso, a liberação de vasopressina torna o néfron distal permeável à água. Assim, a resposta renal apropriada à hipernatremia é a excreção de volume mínimo de urina com máxima osmolalidade urinária.[2-3]

ETIOLOGIAS

As principais causas de hipernatremia estão ilustradas no Quadro 248.4.

QUADRO 248.4. Causas de hipernatremia.

Perda de água
Extrarrenal
▪ Gastrintestinal (diarreia)
▪ Pele e trato respiratório (sudorese excessiva, febre, taquipneia)
Renal
▪ Diabetes insípido
▪ Diurese osmótica (glicose, ureia, salina, manitol)
▪ Iatrogênica secundária a tratamento com diurético de alça
Ganho de sódio
▪ Administração excessiva de Na^+
▪ Bicarbonato de sódio, salina hipertônica, adição de sal na fórmula láctea
▪ Hiperaldosteronismo

Diabetes insípido central

É complicação comum de cirurgias em região hipotalâmica e hipofisária, após trauma cranioencefálico, infecções do SNC ou evento hipóxico-isquêmico. Ocorre quando a secreção de ADH pela neuro-hipófise é parcial ou completamente interrompida, resultando em comprometimento da capacidade de concentração urinária (Quadro 248.5). A hipernatremia em pacientes com diabetes insípido é geralmente causada por perda de água livre. Pode também ser secundária ao ganho de Na^+, quando as perdas hipotônicas de Na^+ são repostas com infusão de salina isotônica.[2,3,6]

> **QUADRO 248.5.** Critérios diagnósticos do diabetes insípido central.
>
> - Poliúria (diurese > 5 mL/kg/h ou > 80 mL/m^2/h)
> - Polidipsia
> - Hipernatremia
> - Osmolalidade urinária < 150 mOsm/kg H_2O
> - Responsivo ao hormônio antidiurético

MANIFESTAÇÕES CLÍNICAS

Hipernatremia aguda (< 48 horas de duração)

Causa desidratação celular e suas manifestações clínicas incluem sede, irritabilidade, febre, confusão mental, convulsões, hiper-reflexia, espasticidade e coma. A hipernatremia aguda grave pode causar hemorragia intracraniana e associa-se com alta morbimortalidade.[2-3]

Hipernatremia crônica (> 48 horas de duração)

O cérebro desenvolve mecanismos adaptativos para a preservação do volume celular (ganho de partículas IC) e é geralmente assintomática.[2-3]

DIAGNÓSTICO

Poliúria é comumente associada à hipernatremia. Define-se como volume urinário inapropriadamente elevado para o contexto clínico. Portanto, a interpretação de poliúria deve considerar cada componente da excreção de osmoles, como descrito a seguir.[2-3]

O volume urinário é determinado pelo número de osmoles que o paciente deve excretar e a osmolalidade urinária que o paciente consegue atingir. Assim:

> Volume urinário = número de osmoles/osmolalidade urinária

Os principais osmoles urinários são a ureia, o Na^+, o K^+ e os ânions que os acompanham, e a glicose, caso glicosúria esteja presente. A osmolalidade urinária pode ajudar a esclarecer a causa da poliúria (hipo-osmolar ou iso/hiperosmolar) (Figura 248.2).

A abordagem diagnóstica da hipernatremia está no Figura 248.3.

TRATAMENTO

A hipernatremia causada por perda de água deve ser tratada com reposição de água livre. Inicialmente, deve-se interromper a perda de água livre (p. ex.: administrando

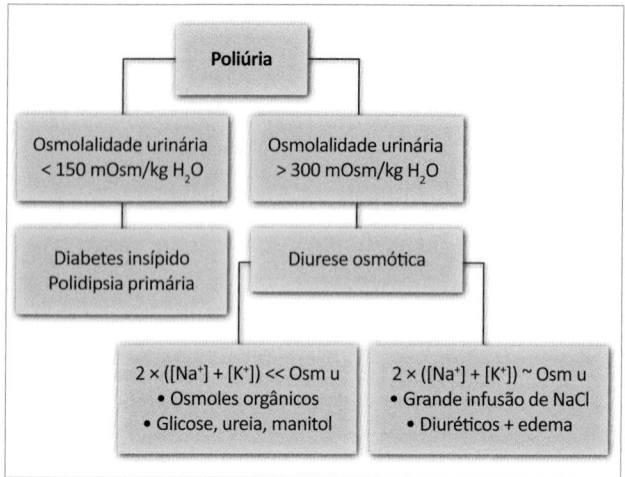

FIGURA 248.2. Abordagem de pacientes com poliúria.
Adaptada de Halperin & Goldstein, 1999.[3]

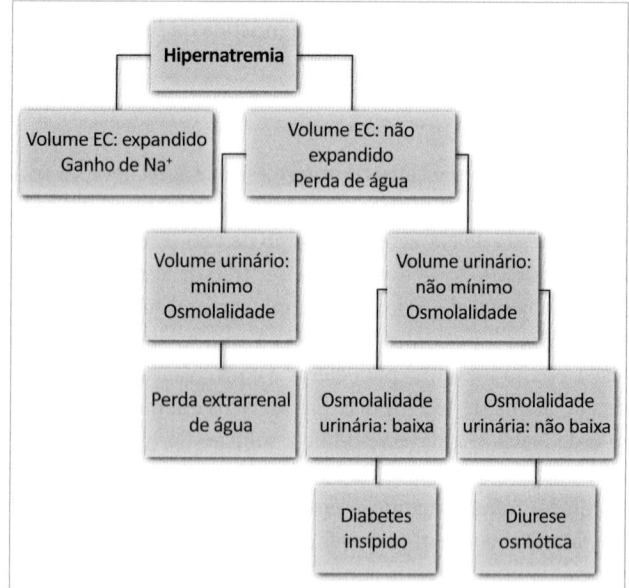

FIGURA 248.3. Abordagem diagnóstica da hipernatremia.
Adaptada de Halperin & Goldstein, 1999.[3]

1-deamino-8-arginina vasopressina (DDAVP) a pacientes com diabetes insípido central). Subsequentemente, deve-se administrar uma solução hipotônica em relação ao paciente e à urina eliminada. Ressalta-se que em situações em que se administra salina hipotônica com solução glicosada via EV, há o risco de induzir hiperglicemia e diurese osmótica caso grandes volumes sejam infundidos rapidamente. Isso pode agravar a hipernatremia. Na verdade, se o paciente estiver consciente e alerta, a melhor maneira de repor água livre é por via oral. Se a causa da hipernatremia for ganho de Na^+, recomenda-se a administração de diurético de alça para induzir a perda de salina isotônica na urina e este volume deve ser reposto sob a forma de salina 0,45%.[2-3]

Os pacientes com choque hipovolêmico devem ser tratados, inicialmente, com salina 0,9% em bólus via EV (10 a

20 mL/kg). Na hipernatremia aguda sintomática, a concentração plasmática de Na⁺ deve ser reduzida a 2 mEq/L/h nas primeiras três a quatro horas, seguida por taxa de declínio não superior a 1 mEq/L/h. Na hipernatremia crônica, há risco de edema cerebral e aumento da pressão intracraniana, em decorrência da queda rápida da concentração plasmática de Na⁺. Assim, o máximo de 8 mEq/L/dia é recomendado para a redução na concentração plasmática de Na⁺. A quantidade de água necessária para corrigir a hipernatremia pode ser calculada pela equação seguinte:[2-3]

$$\text{Déficit de } H_2O \text{ (L)} = ACT \times (1 - [Na^+] \text{ atual}/[Na^+] \text{ desejada})$$

DISTÚRBIOS DO POTÁSSIO

Fisiologia do potássio

O K⁺ é o principal cátion do IC e desempenha papel fundamental na geração do potencial de repouso de membrana e geração e condução do potencial de ação cardíaca. A insulina e as catecolaminas promovem o deslocamento do K⁺ para o IC: a insulina, pelo estímulo da bomba de Na⁺ e hidrogênio (H⁺) e os Beta-2-adrenérgicos, pela ativação da Na⁺/K⁺ – adenosina trifosfatase (ATPase). A principal via de excreção do K⁺ é a urina (90%). A excreção urinária de K⁺ é, em sua maior parte, regulada no néfron distal sensível à aldosterona.[15-17] O principal mecanismo de secreção de K⁺ neste segmento do néfron é via geração de voltagem negativa luminal pela reabsorção de Na⁺ através do canal epitelial de sódio (ENaC) apical, combinada com a atividade da Na⁺/K⁺ ATPase localizada na membrana basolateral, que faz a extrusão do Na⁺ intracelular, mantendo o gradiente eletroquímico para a entrada apical de Na⁺, e transporta K⁺ para dentro das células epiteliais tubulares contra um gradiente de concentração.[15-16] Isso resulta em secreção de K⁺ através dos canais apicais de K⁺, especialmente os canais medulares externos renais de K⁺ (ROMK). A aldosterona aumenta a atividade e a densidade de ENaCs na membrana apical, aumenta a expressão da Na-K-ATPase basolateral e a expressão de canais apicais de K⁺, dessa forma, estimulando a secreção de K⁺.[15,18] Recentemente, demonstrou-se que a insulina também tem ação semelhante à aldosterona, aumentando a excreção urinária de K⁺ quando administrada via EV em doses elevadas durante tempo prolongado.[19]

HIPOPOTASSEMIA

É definida pela concentração plasmática de K⁺ abaixo de 3,5 mEq/L.

ETIOLOGIAS

As principais causas de hipopotassemia estão listadas no Quadro 248.6.

QUADRO 248.6. Causas de hipopotassemia.

Baixa ingestão de K⁺
- Associada à perda de K⁺

Aumento das perdas de K⁺

Perda renal
- Uso de diuréticos
- Síndrome de Bartter, síndrome de Gitelman
- Hiperaldosteronismo

Perda extrarrenal
- Diarreia
- Vômitos
- Íleo adinâmico

Desvio do K⁺ para o intracelular
- Insulina
- β-2-adrenérgicos
- Alcalemia
- Anabolismo
- Paralisia periódica hipocalêmica

MANIFESTAÇÕES CLÍNICAS

- **Cardíacas:** arritmias cardíacas, intoxicação digitálica e alterações eletrocardiográficas:
  - Achatamento de onda T, onda U, depressão do segmento ST, onda T invertida, onda U proeminente.
- **Musculatura esquelética:** fraqueza muscular, câimbras, mialgia.
- **Musculatura lisa:** constipação intestinal, íleo paralítico.
- **SNC:** hipoventilação, hiporreflexia, parestesia.
- **Renais:** poliúria, nictúria.[2-3]

DIAGNÓSTICO

Os exames laboratoriais úteis ao diagnóstico da causa da hipopotassemia incluem:

- [K⁺] urina/[Creatinina] urina (mmol/mmol*):[15]
  - < 1 na hipopotassemia por perda extrarrenal.
  - > 2,5 na hipopotassemia por perda renal.
- Excreção fracionada de K⁺: ([K⁺] urina/[K⁺] plasma)/ ([Creatinina] urina/[Creatinina] plasma) × 100 (%):[20]
  - < 6,5% na hipopotassemia por perda extrarrenal.
  - > 10% na hipopotassemia por perda renal.

TRATAMENTO

- Reposição de K⁺, sempre que possível, via oral, gástrica ou enteral:
  - **Preparações orais de K⁺:** KCl 6% (0,8 mEq/mL) ou KCl 20% (~2,5 mEq/mL).
- Reposição endovenosa deve ser administrada em situações de emergência (p. ex.: arritmias cardíacas, fraqueza muscular grave) ou quando a via oral/enteral não

---

* Para converter creatinina em mg/dL para mmol/L, multiplique por 0,088.

estiver disponível: infusão máxima de K⁺ de 0,3 a 0,5 mEq/kg/h ou 40 a 60 mEq/h.
- **Preparações endovenosas de K⁺:** KCl 19,1% (2,5 mEq/mL): máxima concentração de K⁺ de 60 mEq/L em acesso venoso periférico e 80 a 100 mEq/L em acesso venoso central.

HIPERPOTASSEMIA

É definida pela concentração plasmática de K⁺ acima de 5 mEq/L.

Pseudo-hiperpotassemia

Representa um erro decorrente de técnica inadequada na retirada de sangue que leva a hemólise e liberação de K⁺ das células. Deve-se coletar imediatamente nova amostra de sangue de vaso que proporcione bom fluxo sanguíneo, para verificar se a concentração verdadeira de K⁺ é normal.[2-3]

ETIOLOGIAS

As principais causas de hiperpotassemia estão listadas no Quadro 248.7.

QUADRO 248.7. Causas de hiperpotassemia.

Aumento da ingestão ou da infusão de K⁺
- Associada à baixa excreção de K⁺

Diminuição da excreção renal de K⁺
- Insuficiência renal aguda ou crônica
- Hipoaldosteronismo
- Uso de inibidores da enzima conversora de angiotensina
- Antagonistas do receptor de angiotensina II (BRA)
- Diuréticos poupadores de potássio

Desvio do K⁺ para o extracelular
- Acidose metabólica
- Uso de betabloqueadores
- Succinilcolina
- Deficiência de insulina
- Necrose celular extensa
- Síndrome de lise tumoral
- Paralisia periódica hipercalêmica

MANIFESTAÇÕES CLÍNICAS

- Alterações eletrocardiográficas:
  - **[K⁺] plasma 6 a 7 mEq/L:** onda T apiculada, prolongamento do intervalo PR.
  - **[K⁺] plasma 8 a 9 mEq/L:** alargamento do QRS.
  - **[K⁺] plasma 9 a 10 mEq/L:** ausência de onda P, depressão do segmento ST, alargamento progressivo do QRS.
- **Arritmias cardíacas:** bloqueio atrioventricular completo, taquicardia ventricular, fibrilação ventricular e assistolia.
- Fraqueza muscular.
- Hiporreflexia.[2-3]

TRATAMENTO

A hiperpotassemia é uma emergência médica. O tratamento é recomendado na presença de alterações eletrocardiográficas ou quando as concentrações plasmáticas de K⁺ são maiores que 6 a 6,5 mEq/L, independentemente do eletrocardiograma. Inicialmente, todas as fontes exógenas de K⁺ devem ser imediatamente descontinuadas, incluindo suplementação oral e endovenosa de K⁺, nutrição parenteral total, transfusão de sangue e drogas contendo K⁺. Em pacientes com hiperpotassemia grave, o tratamento deve ser focado na estabilização imediata da membrana celular do miocárdio, deslocamento rápido do K⁺ para o IC e remoção de K⁺ do corpo.[2-3,21]

Antagonizar os efeitos eletrofisiológicos do K⁺

- Administrar gluconato de cálcio 10% 1 mL/kg via EV em 5 a 10 minutos. O efeito é imediato e a duração de ação é de 30 a 60 minutos. A dose pode ser repetida após 5 minutos, caso as alterações eletrocardiográficas persistam.

Dirigir K⁺ para dentro das células

- **Infusão endovenosa de glicose e insulina:** 1 a 2 g/kg de glicose e 0,3 UI de insulina/g de glicose em duas horas. O efeito se inicia em 15 a 30 minutos e a duração de ação é de três a seis horas. A glicemia deve ser cuidadosamente monitorada, a fim de se evitar hipoglicemia.
- **Beta-2-agonistas:** o início de ação é rápido e os efeitos duram até duas horas. O principal efeito colateral é taquicardia.
  - **Terbutalina:** 10 µg/kg via EV em bólus, em 10 minutos.
  - **Salbutamol nebulizado:** 2,5 mg se peso < 25 kg ou 5 mg se peso > 25 kg, em 10 minutos.
  - **Salbutamol endovenoso:** 4 µg/kg em bólus, em 10 minutos.
- A infusão de bicarbonato de sódio pode ser útil em pacientes com acidose metabólica. A dose usual é de 1 mEq/kg via EV em bólus, em 10 a 15 minutos. O início de ação ocorre em 20 minutos e a duração de ação é de uma a quatro horas. A ventilação deve ser adequada para garantir eliminação apropriada de dióxido de carbono.

Remover K⁺ do corpo

- Aumentar a excreção de K⁺ na urina.
  - **Diurético de alça:** furosemida 1 a 2 mg/kg via EV.
- **Resina de troca iônica:** dose de ataque: 1 g/kg via retal, enema por 30 a 60 minutos. Pode ser repetida duas vezes. Dose de manutenção: 1 g/kg/dia via oral em 2 a 3 doses. Dissolver cada grama de resina em, no mínimo, 2 a 3 mL de dextrose 10% ou sorbitol, pois pode ocorrer obstipação e obstrução intestinal se a diluição for ina-

dequada. O início de ação das resinas de troca é lento (1 a 2 horas) e pode levar seis horas até o efeito máximo.
- **Poliestireno sulfonato de sódio:** cada grama de resina contém 4,1 mEq de Na^+ e remove 1 mEq de K^+.
- **Poliestireno sulfonato de cálcio:** cada grama de resina contém 3,3 mEq de cálcio (Ca^{++}) e remove 1 mEq de K^+.
- Mineralocorticosteroides devem ser dados a pacientes com hipoaldosteronismo.
- Terapia de substituição renal é indicada quando há falha do tratamento conservador. A hemodiálise é mais efetiva que a diálise peritoneal para remover K^+.

DISTÚRBIOS DO CÁLCIO

FISIOLOGIA DO CÁLCIO

A manutenção da concentração sérica de Ca^{++} resulta da regulação integrada do fluxo de Ca^{++} proveniente do intestino, rins e ossos, mediado, predominantemente, pela 1,25-di-hidróxi vitamina D_3 ($1,25(OH)_2D_3$) e pelo paratormônio (PTH). A $1,25(OH)_2D_3$ aumenta a absorção intestinal de Ca^{++} e sua mobilização óssea. O PTH estimula a conversão de 25-hidróxi vitamina D_3 ($25(OH)D_3$) a $1,25(OH)_2D_3$ e aumenta a mobilização óssea e a reabsorção renal de Ca^{++}. Cerca de 98% do Ca^{++} corporal total encontra-se nos ossos e 2%, no fluido EC. Aproximadamente 50% do Ca^{++} sérico apresenta-se sob a forma ionizada (biologicamente ativa), 40% ligada a proteínas (especialmente a albumina) e 10% sob a forma de complexos com ânions, como bicarbonato, citrato e fosfato. Distúrbios que reduzem a albumina sérica diminuem o Ca^{++} sérico total, mas têm pouco efeito na concentração de Ca^{++} iônico.[22-23]

HIPOCALCEMIA

É definida pela concentração sérica de Ca^{++} iônico abaixo de 1,12 mmol/L ou Ca^{++} total menor que 8,5 mg/dL.

ETIOLOGIAS

As principais causas de hipocalcemia estão listadas no Quadro 248.8.

MANIFESTAÇÕES CLÍNICAS

- Parestesias, câimbras, tetania, hiperreflexia, convulsões, laringoespasmo.
- **Sinal de Chvostek:** contração facial provocada por leves toques no nervo facial logo abaixo do osso zigomático com a boca do paciente levemente aberta.
- **Sinal de Trousseau:** induzido pela oclusão da artéria braquial com o manguito do esfigmomanômetro inflado acima da pressão sistólica por três minutos, observando-se flexão do punho e da articulação metacarpofalangeana, dedos hiperextendidos e flexão do polegar sobre a palma da mão.

QUADRO 248.8. Causas de hipocalcemia.

Hipoparatireoidismo
- Primário
- Secundário
  - Sepse
  - Queimaduras
  - Hiper ou hipomagnesemia
  - Pancreatite

Deficiência de vitamina D
- Oferta inadequada/baixa exposição à luz solar
- Má-absorção intestinal
- Uso de corticosteroides, fenobarbital, difenil-hidantoína
- Hepatopatia
- Insuficiência renal

Uso de quelantes ou aumento da excreção de Ca^{++}
- Transfusão de sangue citratado
- Hiperfosfatemia
- Alcalose metabólica
- Correção rápida de acidose
- Uso de furosemida

- Diminuição da contratilidade cardíaca, arritmias cardíacas (bradicardia, prolongamento do intervalo QT, bloqueio de condução).
- Demência, confusão, psicose, distúrbios do movimento.[22]

TRATAMENTO

Os pacientes com hipocalcemia sintomática devem ser tratados com Ca^{++} parenteral até a cessação dos sintomas. Recomenda-se a administração endovenosa de gluconato de cálcio 10% 1 mL/kg em 5 a 10 minutos.

Hipocalcemia crônica leve assintomática é geralmente tratada com suplementos de Ca^{++} via oral. Inicialmente, deve-se administrar 500 a 1.000 mg/m²/dia de Ca^{++} elementar em duas a quatro doses (gluconato de cálcio 10% contém 10 mg de Ca^{++} elementar/mL; carbonato de cálcio contém 400 mg de Ca^{++} elementar/g de pó). As doses devem ser ajustadas de acordo com as concentrações sequenciais de Ca^{++}. Como o Ca^{++} se liga com o fosfato e o oxalato da dieta, formando sais insolúveis, os suplementos de Ca^{++} devem ser dados entre as refeições, para melhor absorção.

Os pacientes com deficiência de vitamina D ou insuficiência renal necessitam de terapia com vitamina D. O calcitriol ($1,25(OH)_2D_3$) atua rapidamente porque não requer metabolismo adicional para funcionar. As doses usuais são de 0,25 a 1 μg/dia ou 3 vezes/semana, via oral ou endovenosa. Alternativamente, compostos mais baratos, como a vitamina D_2 ou D_3, podem ser utilizados (50.000 a 100.000 UI) via intramuscular para pacientes com deficiência nutricional.

Hipomagnesemia, quando presente, deve ser corrigida.

A administração de bicarbonato de sódio para corrigir acidose metabólica pode levar a rápido declínio da concentração de Ca^{++} iônico e agravar a hipocalcemia. Portanto, deve-se repor Ca^{++} antes da correção da acidose metabólica.

Nos pacientes com hiperfosfatemia, a suplementação de Ca^{++} deve ser acompanhada por quelantes orais de fosfato, para prevenir a precipitação de fosfato de Ca^{++} em tecidos moles.[22]

HIPERCALCEMIA

É definida pela concentração sérica de Ca^{++} iônico acima de 1,32 mmol/L ou Ca^{++} total maior que 11 mg/dL.

ETIOLOGIAS

As principais causas de hipercalcemia estão listadas no Quadro 248.9.

QUADRO 248.9. Causas de hipercalcemia.
- Hiperparatireoidismo
- Intoxicação pela vitamina D
- Imobilização prolongada
- Transplante renal
- Uso de diuréticos (tiazídicos)
- Neoplasias

MANIFESTAÇÕES CLÍNICAS

- Náusea, vômito, constipação.
- Fraqueza muscular, letargia, torpor, coma.
- Poliúria (diabetes insípido nefrogênico induzido por hipercalciúria).
- Arritmias cardíacas (bradicardia, bloqueio de condução), potenciação de intoxicação digitálica.
- Hipertensão arterial.
- Cálculo renal, nefrocalcinose.[22-23]

TRATAMENTO

Os pacientes com hipercalcemia leve, que têm poucos sintomas ou sintomas leves, são manejados com diminuição da ingestão de Ca^{++} e tratamento da doença de base (p. ex.: paratireoidectomia no hiperparatireoidismo primário).

Os pacientes sintomáticos com hipercalcemia grave devem ser tratados com hidratação com soro fisiológico endovenoso, seguido de diurético de alça. Tiazidas não devem ser utilizadas porque diminuem a excreção urinária de Ca^{++}. A imobilização deve ser evitada, pois causa aumento da reabsorção óssea e pode agravar a hipercalcemia. Os bifosfonatos reduzem as concentrações séricas de Ca^{++} pela inibição da reabsorção óssea osteoclástica. O pamidronato é a droga de escolha em crianças (infusão de 0,5 a 1 mg/kg em quatro a seis horas). Uma redução na concentração sérica de Ca^{++} ocorre de 12 a 24 horas após a infusão e pode durar de duas a quatro semanas. A calcitonina (4 UI/kg, via EV) inibe a reabsorção óssea osteoclástica e aumenta a excreção renal de Ca^{++}, mas seus efeitos são modestos e transitórios (24 horas). Os glicocorticosteroides atuam pela inibição da síntese de $1,25(OH)_2D_3$ a partir de $25(OH)D_3$ e são eficazes em hipercalcemia associada com neoplasias hematológicas (linfoma e mieloma múltiplo) e condições relacionadas com o excesso de vitamina D (sarcoidose, intoxicação por vitamina D). Diálise utilizando um dialisato com baixa concentração de Ca^{++} é indicada para hipercalcemia grave resistente ao tratamento clínico.[22-23]

DISTÚRBIOS DO FÓSFORO

FISIOLOGIA DO FÓSFORO

O fósforo é o principal ânion do IC. Aproximadamente 85% do conteúdo total de fósforo do organismo encontra-se nos ossos e 15%, no fluido EC e tecidos moles. Dois terços do fósforo circulam sob a forma orgânica (ésteres e fosfolipídeos) e um terço, sob a forma inorgânica, que é a fração medida como fosfato. A maior parte do fosfato inorgânico (52%) circula na forma livre, 13% ligados à proteína e 35% sob a forma de complexos, especialmente com Ca^{++}. A principal via de excreção de fósforo é a urina (90%). Mais de 80% da carga filtrada de fósforo é reabsorvida no túbulo proximal, por transporte passivo acoplado ao Na^+. A $1,25(OH)_2D_3$ aumenta a absorção intestinal de fósforo, enquanto o PTH induz fosfatúria, pela inibição do cotransporte de Na^+ e fósforo no túbulo proximal.[24]

HIPOFOSFATEMIA

É definida pela concentração sérica de fosfato abaixo de 4 mg/dL em crianças e menor que 2,8 mg/dL em adolescentes e adultos.

ETIOLOGIAS

As principais causas de hipofosfatemia estão listadas no Quadro 248.10.

QUADRO 248.10. Causas de hipofosfatemia.

Absorção intestinal diminuída
- Baixa ingestão de fósforo
- Deficiência de vitamina D
- Diarreia crônica
- Abuso de antiácidos

Excreção urinária aumentada
- Hiperparatiroidismo
- Transplante renal
- Expansão de volume
- Acidose tubular renal proximal

Deslocamento transcelular
- Alcalose respiratória
- Síndrome de realimentação
- Recuperação de cetoacidose diabética
- Hormônios (insulina, glucagon, catecolaminas)
- Sepse

MANIFESTAÇÕES CLÍNICAS

- Fraqueza muscular, insuficiência respiratória, íleo, rabdomiólise.
- Parestesia, convulsão, coma.
- Hemólise, trombocitopenia e diminuição da fagocitose e da quimiotaxia de polimorfonucleares, relacionados à diminuição do ATP intracelular.
- Diminuição da concentração eritrocitária de 2,3 difosfoglicerato, aumentando a afinidade da hemoglobina pelo oxigênio e reduzindo a liberação de oxigênio aos tecidos.
- Redução da contratilidade cardíaca, em consequência da diminuição da concentração de ATP nas células miocárdicas.[24]

TRATAMENTO

A reposição de fosfato, sempre que possível, deve ser administrada via oral, gástrica ou enteral. A reposição endovenosa é indicada para pacientes com hipofosfatemia grave sintomática. A dose usual é de 1 a 2 mmol/kg/dia de fosfato a cada seis horas via oral ou por infusão endovenosa contínua em 24 horas.

- **Preparações de fosfato:**
  - **Fosfato de potássio:** 1 mL da solução contém 1 mmol de fosfato e 2 mEq de K^+ (uso oral ou endovenoso). Concentração máxima da infusão endovenosa de 60 mEq/L de K^+ em acesso venoso periférico e 80 a 100 mEq/L de K^+ em acesso venoso central.
  - **Fosfato de sódio:** 1 mL da solução contém 0,67 mmol de fosfato e 1,2 mEq de Na^+ (uso oral).
  - **Fosfato de cálcio 3,19%:** 1 mL da solução contém 0,19 mmol de fosfato e 0,64 mEq (127 mg) de Ca^{++} (uso oral).

HIPERFOSFATEMIA

É definida pela concentração sérica de fosfato acima de 7 mg/dL em crianças e maior que 4,5 mg/dL em adolescentes e adultos.

Pseudo-hiperfosfatemia

Ocorre quando há hemólise *in vitro* relacionada à dificuldade de coleta do sangue.

ETIOLOGIAS

As principais causas de hiperfosfatemia estão listadas no Quadro 248.11.

QUADRO 248.11. Causas de hiperfosfatemia.

- Insuficiência renal
- Hipoparatireoidismo
- Intoxicação pela vitamina D
- Síndrome de lise tumoral
- Rabdomiólise
- Cetoacidose diabética

MANIFESTAÇÕES CLÍNICAS

- Hipocalcemia e tetania podem ocorrer com aumentos rápidos na concentração sérica de fosfato.
- Calcificação metastática: o aumento no produto cálcio *versus* fósforo sérico acima de 70 resulta em deposição de Ca^{++} em tecidos moles e redução das concentrações de Ca^{++} circulante. É comum em pacientes com doença renal crônica terminal recebendo suplementação de vitamina D, quando a correção da hiperfosfatemia é inadequada.[24]

TRATAMENTO

- Diminuição da ingestão de compostos contendo fósforo (proteínas).
- Administração de quelantes de fósforo:
  - **Sais de cálcio atuam como quelantes de fósforo quando ingeridos junto com as refeições:** 500 a 1.000 mg de Ca^{++} elementar/m^2/dia via oral.
  - **Hidróxido de alumínio:** 5 a 10 mL via oral, três vezes ao dia junto com as refeições. O uso prolongado é contraindicado pelo risco de lesão neurológica secundária ao acúmulo de alumínio.
  - **Sevelamer (cloridrato ou carbonato):** 800 mg/1,73 m^2 via oral, três vezes ao dia junto com as refeições.
- Diálise pode ser necessária em pacientes com hiperfosfatemia grave.[24]

DISTÚRBIOS DO MAGNÉSIO
FISIOLOGIA DO MAGNÉSIO

O magnésio (Mg^{++}) é o segundo cátion mais abundante do IC. É essencial a reações enzimáticas, especialmente as que envolvem o ATP, e desempenha papel importante em estabilização de membranas, condução nervosa e transporte iônico. Cerca de 50% a 60% do conteúdo corporal total de Mg^{++} encontra-se nos ossos, 27% nos músculos e 1% no EC. No compartimento EC, 55% apresentam-se na forma livre biologicamente ativa, 32% ligam-se à proteína e 13% sob a forma de complexos. A principal via de excreção de Mg^{++} é a urina.[24]

HIPOMAGNESEMIA

Definida pela concentração sérica de Mg^{++} abaixo de 1,4 mEq/L; é geralmente sintomática, quando menor que 1 mEq/L.

ETIOLOGIAS

As principais causas de hipomagnesemia estão listadas no Quadro 248.12.

QUADRO 248.12. Causas de hipomagnesemia.

Baixa ingestão de Mg^{++}

Perdas gastrintestinais
- Diarreia aguda e crônica
- Síndromes de má-absorção
- Pancreatite aguda
- Fístulas intestinais

Perdas renais
- Diurese osmótica (glicose, ureia, manitol)
- Nefropatia pós-desobstrutiva
- Transplante renal
- Drogas: diuréticos (de alça ou tiazídicos), anfotericina B, aminoglicosídeos, cisplatina, ciclosporina, foscarnet
- Hipercalcemia e hipercalciúria
- Hipofosfatemia
- Estados de expansão de volume

MANIFESTAÇÕES CLÍNICAS

- Fraqueza muscular, ataxia.
- Sinais de Chvostek e Trousseau, espasmo carpopedal espontâneo.
- Convulsão, coma, psicose.
- Alterações eletrocardiográficas:
    - Prolongamento de intervalos PR e QT.
    - Inversão de onda T, onda U.
    - Alargamento do complexo QRS.
    - Depressão do segmento ST.
- **Arritmias cardíacas:** extrassístoles ventriculares, taquicardia ventricular polimórfica (*torsades de pointes*), fibrilação ventricular.
- Intoxicação digitálica.
- Hipertensão arterial.
- Hiperinsulinismo.
- Hipocalcemia, hipofosfatemia.[24-25]

TRATAMENTO

A hipomagnesemia sintomática deve ser tratada pela reposição parenteral de magnésio. A dose recomendada é de 0,5 a 1 mEq/kg por infusão endovenosa contínua em 24 horas ou 0,25 mEq/kg, via intramuscular, a cada seis horas.

Em pacientes assintomáticos, a reposição via oral é preferida. A dose habitual é de 0,3 a 0,4 mEq/kg/dia de suplementação, adicionada às necessidades diárias. O efeito colateral das preparações orais é a diarreia.[24-25]
- Preparações de magnésio:
    - Sulfato de magnésio 10% contém 0,8 mEq de Mg^{++}/mL (uso oral ou endovenoso).
    - Pidolato de magnésio 1,5 g/10 mL contém 1 mEq de Mg^{++}/mL (uso oral).
    - 1 mEq = 0,5 mmol = 12 mg de Mg^{++}.

HIPERMAGNESEMIA

Definida pela concentração sérica de Mg^{++} acima de 2 mEq/L; é geralmente sintomática, quando maior que 4 mEq/L.

ETIOLOGIAS

As principais causas de hipermagnesemia estão listadas no Quadro 248.13.

QUADRO 248.13. Causas de hipermagnesemia.

Insuficiência renal

Iatrogênica
- Abuso de laxativos e antiácidos contendo magnésio
- Doses excessivas na eclâmpsia e pré-eclâmpsia (hipermagnesemia no recém-nascido)

Distúrbios hormonais
- Hiperparatireoidismo
- Hipotireoidismo
- Insuficiência adrenal

MANIFESTAÇÕES CLÍNICAS

- Hiporreflexia, hipotonia.
- Depressão respiratória.
- Letargia, coma.
- Hipotensão.
- Alterações eletrocardiográficas:
    - Prolongamento do intervalo PR.
    - Aumento da amplitude da onda T.
    - Alargamento do complexo QRS.
- **Arritmias cardíacas:** bloqueio atrioventricular, parada cardíaca.[24-26]

TRATAMENTO

- Interromper a administração de Mg^{++}.
- Em pacientes com hipermagnesemia sintomática, administrar bólus endovenoso de gluconato de cálcio 10% 1 mL/kg, seguido de bólus de soro fisiológico 10 a 20 mL/kg e diurético de alça (furosemida 1 mg/kg).
- Diálise pode ser necessária em casos graves.[26]

REFERÊNCIAS BIBLIOGRÁFICAS

1. Hoorn EJ, Geary D, Robb M, Halperin ML, Bohn D. Acute hyponatremia related to intravenous fluid administration in hospitalized children: an observational study. Pediatrics. 2004;113(5):1279-84.
2. Halperin ML, Kamel KS, Goldstein MB. Fluid, electrolyte, and acid-base physiology: a problem-based approach. 4th ed. Philadelphia: Saunders Elsevier, 2010.
3. Halperin ML, Goldstein MB. Fluid, electrolyte, and acid-base physiology: a problem-based approach. 3rd ed. Philadelphia: WB. Saunders, 1999.
4. Ellison DH, Berl T. Clinical practice. The syndrome of inappropriate antidiuresis. N Engl J Med. 2007;356(20):2064-72.
5. Carlotti AP, Bohn D, Rutka JT, Singh S, Berry WA, Sharman A, et al. A method to estimate urinary electrolyte excretion in patients at risk for developing cerebral salt wasting. J Neurosurg. 2001;95(3):420-4.

6. Singh S, Bohn D, Carlotti AP, Cusimano M, Rutka JT, Halperin ML. Cerebral salt wasting: truths, fallacies, theories, and challenges. Crit Care Med. 2002;30(11):2575-9.
7. Carlotti AP, Bohn D, Mallie JP, Halperin ML. Tonicity balance, and not electrolyte-free water calculations, more accurately guides therapy for acute changes in natremia. Intensive Care Med. 2001;27(5):921-4.
8. Halberthal M, Halperin ML, Bohn D. Lesson of the week: acute hyponatremia in children admitted to hospital: retrospective analysis of factors contributing to its development and resolution. Br Med J. 2001;322(7289):780-2.
9. Wang J, Xu E, Xiao Y. Isotonic versus hypotonic maintenance IV fluids in hospitalized children: a meta-analysis. Pediatrics. 2014;133(1):105-13.
10. Holliday MA, Segar WE. The maintenance need for water in parenteral fluid therapy. Pediatrics. 1957;19(5):823-32.
11. Shafiee MAS, Bohn D, Hoorn EJ, Halperin ML. How to select optimal maintenance intravenous fluid therapy. QJM. 2003;96(8):601-10.
12. Bohn D. The problem of acute hyponatremia in hospitalized children: The solution is in the solution. Pediatr Crit Care Med. 2008;9(6):658-9.
13. Foster BA, Tom D, Hill V. Hypotonic versus isotonic fluids in hospitalized children: a systematic review and meta-analysis. J Pediatr. 2014;165(1):163-9.
14. Steele A, Gowrishankar M, Abrahamson S, Mazer CD, Feldman RD, Halperin ML. Postoperative hyponatremia despite isotonic saline infusion: a phenomenon of "desalination". Ann Intern Med. 1997;126(1):20-5.
15. Halperin ML, Kamel KS. Potassium. Lancet. 1998;352(9122):135-42.
16. Giebish G, Malnic G, Berliner R. Control of renal potassium excretion. In: Brenner BM, ed. Brenner and Rector's, The Kidney. 5th ed. Philadelphia: WB Saunders Company, 1996. p.371-407.
17. Unwin RJ, Luft FC, Shirley DG. Pathophysiology and management of hypokalemia: a clinical perspective. Nature Reviews. Nephrology. 2011;7(2):75-84.
18. Rodan AR, Cheng CJ, Huang CL. Recent advances in distal tubular potassium handling. Am J Physiol Renal Physiol. 2011;300(4):F821-827.
19. Carlotti AP, St George-Hyslop C, Bohn D, Halperin ML. Hypokalemia during treatment for diabetic ketoacidosis: clinical evidence for an aldosterone-like action of insulin. J Pediatr. 2013;163(1):207-12.
20. Elisaf M, Siamopoulos KC. Fractional excretion of potassium in normal subjects and in patients with hypokalaemia. Postgrad Med J. 1995;71(834):211-2.
21. Masilamani K, Van Der Voort J. The management of acute hyperkalaemia in neonates and children. Arch Dis Child. 2012;97(4):376-80.
22. Bushinsky DA, Monk R. Electrolyte quintet: Calcium. Lancet. 1998;352(9124):306-11.
23. Davies JH, Shaw NJ. Investigation and management of hypercalcemia in children. Arch Dis Child. 2012;97,(6):533-8.
24. Weisinger JR, Bellorín-Font E. Magnesium and phosphorus. Lancet. 1998;352(9125):391-6.
25. Salem M, Munoz R, Chernow B. Hypomagnesemia in critical illness: a common and clinically important problem. Crit Care Clin. 1991;7(1):225-52.
26. Van Hook JW. Endocrine crises. Hypermagnesemia. Crit Care Clin. 1991;7(1):215-23.

CAPÍTULO 249
INFECÇÕES E ANTIMICROBIANOS – ASPECTOS PECULIARES EM PEDIATRIA

Marcio Caldeira Alves Moreira
Alfredo Elias Gilio

DESTAQUES

- O cuidado de crianças em estado grave se divide entre unidade de tratamento intensivo (UTI) pediátrica e UTI neonatal em razão de particularidades clínicas e de cuidados específicos dos recém-nascidos.
- No período neonatal, as infecções podem ser congênitas ou relacionadas à via pela qual se fez o parto e à colonização materna por agentes patológicos; a possibilidade da infecção é inversamente proporcional à qualidade do cuidado prestado ao recém-nascido.
- O estreptococo beta-hemolítico do grupo B é o agente mais comum da sepse neonatal, com alto índice de mortalidade, exigindo a introdução do antibiótico o mais precocemente possível nos quadros suspeitos.
- A profilaxia intraparto, por via endovenosa com penicilina, ampicilina ou cefazolina, se faz pelo menos quatro horas antes do parto. São fundamentais a hemocultura e antibioticoterapia para outros agentes comuns como a *Escherichia coli* e outros gram-negativos e a *Listeria monocytogenes,* nos casos pertinentes.
- A meningite neonatal também é quadro comum nas UTI neonatais. A apresentação inicial pode ser oligossintomática, exigindo um alto grau de suspeição para que a introdução da antibioticoterapia seja precoce.
- Complicações também são muito frequentes, principalmente quanto a gram-negativos e, em alguns casos, é necessária a derivação ventriculoperitoneal. É mandatória a monitorização de eventuais sequelas auditivas, visuais e do neurodesenvolvimento desses bebês.
- As pneumonias são a causa infecciosa mais comum nas crianças admitidas em UTI. O suporte respiratório e a instituição do tratamento adequado são igualmente importantes. Lactentes e pré-escolares permanecem sob observação contínua até que não exista mais risco.
- Nas meningites da infância, os agentes e o tratamento são semelhantes aos dos adultos. Epiglotite, mastoidite, tétano frequentemente requerem internação em UTI. Também é comum o paciente com imunodeficiência adquirida, sobretudo relacionada ao HIV.
- As infecções de partes moles, as osteomielites e as artrites sépticas podem ser tratadas sem cuidados intensivos na enorme maioria das vezes, apesar da antibioticoterapia endovenosa prolongada.
- Na ampla faixa etária atendida pela pediatria, desde o recém-nascido prematuro com menos de 1 kg de peso até o adolescente com mais de 80 kg, é fundamental compreender as diferenças importantes entre os extremos para poder elaborar uma prescrição adequada de um antimicrobiano
- No fenômeno do crescimento, as alterações anatômicas e fisiológicas afetam a farmacocinética dos antibióticos, resultando em falha terapêutica ou toxicidade. Assim, é fundamental conhecer as peculiaridades das crianças e, especialmente, dos recém-nascidos para prescrição adequada de antimicrobianos.

- As principais diferenças que afetam a correta utilização dos antibióticos entre as crianças e os adultos serão discutidas a seguir e dizem respeito à absorção, distribuição, metabolismo e excreção dos antimicrobianos.
- Os principais antibióticos em pediatria estão divididos em cinco grupos: betalactâmicos; aminoglicosídeos; glicopeptídeos; macrolídeos; miscelânea (sulfonamidas, cloranfenicol, clindamicina, metronizadol, tetraciclinas, polimixinas e oxazolidinonas).
- São prescritos de acordo com a infecção, o peso e a idade do paciente; muitas vezes, administrados de forma empírica pela necessidade de alto grau de suspeição diagnóstica.

INFECÇÕES EM UNIDADE DE TRATAMENTO INTENSIVO – PEDIATRIA

INTRODUÇÃO

O cuidado intensivo de crianças com quadros graves é ciência relativamente nova em nosso meio, tendo se iniciado no Brasil há menos de 50 anos, no final da década de 1970. A necessidade de pessoal especializado, tanto na equipe de enfermagem e multiprofissional quanto na dos médicos, já não se discute, posto que proporciona resultados significativamente melhores para os doentes. Existe, há muitos anos, na prática do cuidado com esses pacientes, a subdivisão entre unidade de tratamento intensivo (UTI) pediátrica e UTI neonatal em razão de particularidades clínicas e de cuidados específicos dos recém-nascidos.

Os quadros infecciosos graves dos pacientes pediátricos também apresentam características particulares em cada um desses grupos. Serão discutidas neste capítulo, apenas por questões didáticas, as patologias mais frequentes separadas por faixa etária.

PERÍODO NEONATAL

Fase em que os quadros infecciosos podem ser congênitos ou estar relacionados à via pela qual se fez o parto e à colonização materna por agentes patológicos; a possibilidade da aquisição precoce da infecção é inversamente proporcional à qualidade do cuidado prestado ao recém-nascido nesse período. O acompanhamento pré-natal regular e bem feito também é de extrema relevância na incidência de agravos, inclusive os infecciosos, à saúde do recém-nascido, mas a maior viabilidade de bebês prematuros extremos e a ocorrência cada vez maior de gestações múltiplas obrigam os profissionais de saúde da respectiva área a lidar com bebês cada vez mais suscetíveis a quadros infecciosos de maior gravidade. O estreptococo beta-hemolítico do grupo B é o agente mais comum da sepse neonatal,[1] tanto precoce quanto tardia, com alto índice de mortalidade, exigindo a introdução do antibiótico o mais precocemente possível nos quadros suspeitos. A profilaxia intraparto deve ser feita por via endovenosa com penicilina, ampicilina ou cefazolina, pelo menos quatro horas antes do parto. É sempre importante a coleta de hemocultura e antibioticoterapia direcionada para outros agentes comuns como a *Escherichia coli* e outros gram-negativos e a *Listeria monocytogenes*, nos casos pertinentes.

A meningite neonatal também é quadro comum nas UTI neonatais. A apresentação inicial pode ser oligossintomática, portanto é muito importante um alto grau de suspeição para que a introdução da antibioticoterapia seja precoce. Os agentes mais frequentes são novamente o estreptococo beta-hemolítico do grupo B, a *Escherichia coli* e a *Listeria monocytogenes*. Complicações também são muito frequentes,[2] principalmente quando se trata de gram-negativos e, em alguns casos, faz-se necessária a derivação ventriculoperitoneal, fator de risco para eventuais reinternações futuras. É mandatória a monitorização de eventuais sequelas auditivas, visuais e do neurodesenvolvimento desses bebês.

PERÍODO PÓS-NEONATAL

Diferentemente dos adultos admitidos em unidades de tratamento intensivo, é muito comum que pacientes pediátricos com infecções graves sejam previamente hígidos, sem qualquer fator de risco ou doença de base que possa interferir tanto no cuidado quanto no seu prognóstico. Entretanto, tem sido cada vez mais comum o intensivista se deparar com pacientes portadores de doenças crônicas como diabetes, fibrose cística, anemia falciforme, imunodeficiências congênitas e, principalmente, neoplasias,[3] tanto pacientes em tratamento, em remissão ou transplantados. Sempre que possível, é muito útil que o pediatra responsável pelo seguimento clínico desses pacientes acompanhe seu tratamento, posto que são condições que interferirão diretamente na escolha da antibioticoterapia empírica adequada e até na evolução e prognóstico da criança. Outra situação também frequente é o paciente com imunodeficiência adquirida, principalmente relacionada ao vírus HIV. Lactentes, pré-escolares, escolares e pré-adolescentes serão incluídos todos no mesmo subgrupo, apenas por praticidade, mencionando-se especificamente alguma particularidade relevante, quando pertinente.

Certamente, as pneumonias são a causa infecciosa mais comum nas crianças admitidas em UTI.[4] O suporte respiratório é tão importante quanto a instituição do tratamento adequado, posto que mesmo que a antibioticoterapia seja adequada, a insuficiência respiratória pode surgir no seu curso. Lactentes e mesmo crianças pré-escolares precisam continuar sob observação contínua até que não exista mais risco.[5] Com pequenas variações, em algumas faixas etárias, os agentes bacterianos mais comuns das pneumonias são o *Streptococcus pneumoniae*, *Mycoplasma pneumoniae*, *Haemophilus influenzae*, *Staphylococcus aureus*, *Bordetella pertussis* e *Chlamydophila pneumoniae*.

As meningites na infância são muito mais comuns do que em adultos, mas tanto os agentes quanto a abordagem terapêutica são semelhantes. A utilização de dexametasona, desde que imediatamente antes ou junto da primeira dose de antibiótico, pode ser benéfica apenas para diminuir o risco de complicações auditivas e neurológicas, nas meningites por *Haemophilus influenzae* do tipo b, cada vez mais raras depois da introdução da vacina conjugada contra esse agente nos calendários vacinais oficiais.

Epiglotite é uma emergência médica, também associada ao *Haemophilus influenzae*, mais comum em crianças pré-escolares, e requer sempre internação em UTI.

Mastoidite também pode ser uma complicação grave e frequente das otites médias da infância, podendo evoluir para meningite se não houver acurácia diagnóstica.

Tétano também é uma emergência médica cuja incidência vem diminuindo em função de cobertura vacinal universal. Necessita de internação em UTI, de preferência com equipe habituada a lidar com esses casos.

As infecções de partes moles,[6] as osteomielites e as artrites sépticas[7] não costumam comprometer significativamente os órgãos vitais, podendo ser tratadas sem necessidade de cuidados intensivos na enorme maioria das vezes, apesar da antibioticoterapia endovenosa prolongada. Os agentes infecciosos mais comumente envolvidos são o *Staphylococcus aureus*, *Streptococcus pyogenes*, *Kingella kingae*, *Haemophilus influenzae* do tipo b e, até os três primeiros meses de vida, o estreptococo beta-hemolítico do grupo B e bactérias gram-negativas.

ANTIMICROBIANOS

A pediatria atende uma faixa muito ampla de idade, desde o recém-nascido prematuro com menos de 1 kg de peso até o adolescente com mais de 80 kg. Compreender as importantes diferenças entre esses dois extremos é fundamental para que se possa prescrever adequadamente um antimicrobiano para uma criança gravemente doente.[8]

No fenômeno do crescimento, ocorrem profundas alterações anatômicas e fisiológicas que apresentam um grande impacto na farmacocinética e farmacodinâmica dos antimicrobianos.[9-10] Farmacocinética é o estudo das concentrações do antibiótico no corpo ao longo do tempo e farmacodinâmica define as relações entre as concentrações do antibiótico e seu efeito.[11] As rápidas alterações fisiológicas que acontecem, por exemplo, no período neonatal afetam profundamente as propriedades farmacocinéticas dos antibióticos. Essas alterações podem resultar em concentrações subterapêuticas do antibiótico, acarretando em falha terapêutica ou em concentrações tóxicas, que podem causar eventos adversos importantes.[12] Dessa forma, é fundamental conhecer as peculiaridades das crianças e, especialmente, dos recém-nascidos para uma prescrição adequada de antimicrobianos.[13-14] As principais diferenças que afetam a correta utilização dos antibióticos entre as crianças e os adultos serão discutidas a seguir.

Absorção

Após a administração oral, há vários fatores que podem interferir na absorção do antibiótico. Um dos mais importantes é o pH gástrico. O recém-nascido apresenta pH gástrico elevado e, como o estômago é um importante sítio de degradação de drogas pH-dependentes, o pH gástrico elevado pode afetar a quantidade de droga intacta que chega ao intestino delgado para absorção. Esse efeito pode tanto aumentar a absorção do antibiótico utilizado por via oral, como ocorre com a penicilina quando utilizada por via oral nos recém-nascidos ou prematuros,[10] quanto prejudicar a absorção, como ocorre com o cloranfenicol.[15] Outro aspecto importante quando se utiliza antimicrobiano por via oral é o tempo de esvaziamento gástrico, que influencia a velocidade com que o antibiótico é liberado para a superfície absortiva do intestino delgado.[10] O tempo de esvaziamento gástrico é prolongado nas primeiras semanas de vida e somente atinge os níveis do adulto aproximadamente aos oito meses de idade.[16]

Após a administração intramuscular, de maneira geral, os antibióticos são bem absorvidos pelas crianças, exceto aquelas que estão com alterações de perfusão. A explicação é que o recém-nascido e o lactente apresentam densidade capilar aumentada entre 25% e 50% em relação às crianças mais velhas e aos adultos.[17] Dessa forma, a concentração plasmática de alguns antimicrobianos utilizados por via intramuscular, tais como cefalosporinas e aminoglicosídeos, é significantemente mais alta em recém-nascidos do que em crianças mais velhas e adultos.[18]

Distribuição

O volume de distribuição (Vd) é a extensão na qual uma determinada droga penetra o espaço extravascular, uma vez absorvida, e a circulação sistêmica.[10] Nesse sentido, os fenômenos fisiológicos próprios do crescimento determinam um enorme impacto na distribuição da droga. Um dos aspectos mais importantes é a composição corpórea. No recém-nascido, 80% de seu peso é água cuja maior parte está no espaço extracelular. Essa porcentagem de água corpórea total vai caindo e, aos três anos de idade, aproxima-se dos valores do adulto.[19] Assim, antibióticos restritos primariamente aos compartimentos aquosos, chamados antibióticos hidrofílicos, têm um volume de distribuição aumentado e concentração plasmática reduzida em recém-nascidos e lactentes, quando se comparam doses correspondentes com adultos. É o que acontece, por exemplo, com gentamicina e linezolida.[20-21]

Em contraposição à quantidade de água corpórea total, a quantidade de gordura corpórea total está reduzida nos lactentes (em média 15% nos lactentes *versus* 20% nos adultos). Além disso, o peso proporcional de vários órgãos é diferente nas crianças em relação aos adultos. Por exemplo, nos primeiros anos de vida, o cérebro, o fígado e os rins apresentam uma proporção maior em relação ao peso corpóreo comparado aos adultos. Dessa forma, essas diferenças podem contribuir para alterações no volume de distribuição.[10]

Outro aspecto relevante é a ligação proteica dos antibióticos. Ela depende da quantidade das proteínas plasmáticas, da afinidade proteica dos antibióticos e da presença de outras substâncias que podem competir com a ligação proteica dos antibióticos. De maneira geral, os recém-nascidos e lactentes têm concentrações reduzidas de albumina e glicoproteína quando comparados com os adultos. Assim, geralmente apresentam taxas mais elevadas de frações livres dos antimicrobianos.[10]

Metabolismo

O fígado é o principal órgão para o metabolismo da maioria dos antimicrobianos. A fase I do metabolismo hepático é composta por oxidação, redução e hidrólise e depende das citocromo-oxidases e outras enzimas. Algumas das quais apresentam nível reduzido no recém-nascido, o que pode elevar a meia-vida de alguns antimicrobianos. A fase II da metabolização hepática é a conjugação que tem o objetivo principal de aumentar a solubilidade em água da molécula e facilitar a sua excreção.[10]

Excreção

O rim é o principal órgão responsável pela excreção das drogas e seus metabólitos. A função renal dos recém-nascidos é diferente daquela das crianças mais velhas e dos adultos. O ritmo de filtração glomerular no recém-nascido é de 30% a 60% dos valores do adulto.[12] A secreção tubular também está reduzida no recém-nascido.[10] Nas primeiras semanas de vida, ocorre um aumento importante da função renal. Dessa forma, muitos antibióticos apresentam meia-vida prolongada nos recém-nascidos, especialmente nos prematuros. Por exemplo, com duas semanas de idade, a meia-vida dos antibióticos betalactâmicos é aproximadamente o dobro dos valores no adulto.[12] Além disso, a eliminação dos antibióticos pode estar reduzida na criança gravemente doente por condições que afetam o fluxo renal.[22]

Farmacocinética e farmacodinâmica

Os três parâmetros de farmacocinética mais importantes para avaliação da eficácia de um antibiótico são o pico de concentração plasmática; a concentração do antibiótico ao longo do tempo; e a área da curva de concentração ao longo do tempo.[11] A medida primária da atividade de um antibiótico é a concentração inibitória mínima, que é a menor concentração de um antibiótico que inibe completamente o crescimento bacteriano *in vitro*.[11] Com base nesses princípios, a atividade antibacteriana de um antibiótico pode ser dividida em: tempo-dependente ou concentração-dependente.[23]

O grupo de antibióticos com atividade tempo-dependente é composto pelos betalactâmicos, glicopeptídeos e as oxazolidinonas. Para esses antibióticos, a intensidade do efeito é determinada pelo tempo que sua fração livre se mantém em concentrações acima daquela inibitória mínima para aquele agente, no sítio de infecção.[24]

O grupo de antibióticos com atividade concentração-dependente é composto pelos aminoglicosídeos e quinolonas. Para esses antibióticos, a intensidade do efeito é determinada pela relação entre o pico de concentração atingida do antimicrobiano e a concentração inibitória mínima daquele agente etiológico.[24]

Para os antibióticos com atividade tempo-dependente, por exemplo penicilinas e cefalosporinas, o melhor esquema é o que maximiza a duração da exposição da bactéria ao antimicrobiano. Para os antibióticos com atividade concentração-dependente, como os aminoglicosídeos, o melhor esquema de dosagem é aquele que maximiza a concentração porque quanto maior a concentração, mais extensa e duradoura será a lise bacteriana.[11]

PRINCIPAIS ANTIBIÓTICOS EM PEDIATRIA

Foge ao objetivo deste capítulo uma abordagem completa sobre todos os antibióticos utilizados em pediatria. Será apresentado um resumo dos mais importantes, com ênfase nas suas indicações e dosagem.

Os antibióticos utilizados em pediatria podem ser divididos em cinco grupos:

1. Os betalactâmicos, incluindo as penicilinas, cefalosporinas e os carbapenens.
2. Os aminoglicosídeos.
3. Os glicopeptídeos (p. ex.: vancomicina).
4. Os macrolídeos.
5. Miscelânea: sulfonamidas, cloranfenicol, clindamicina, metronizadol, tetraciclinas, polimixinas e oxazolidinonas.

Betalactâmicos

É um amplo grupo que apresenta em comum o anel betalactâmico. Inclui as penicilinas, cefalosporinas e carbapenens. Atuam basicamente mediante a inibição da síntese da parede bacteriana. Geralmente, são bactericidas para as bactérias suscetíveis. A sua atividade bactericida é tempo-dependente e é ótima quando a concentração do antibiótico no local de infecção atinge níveis 4 a 10 vezes acima da concentração inibitória mínima para a bactéria, e o determinante mais importante para obter a sua ação máxima é o tempo que o antibiótico mantém essas concentrações no sítio de infecção.[25]

As penicilinas constituem um dos grupos de antibióticos mais utilizados em pediatria. Podem ser divididas em penicilinas naturais: penicilina G e penicilina V; aminopenicilinas: ampicilina e amoxacilina; penicilinas resistentes à penicilinase: meticilina, oxacilina e penicilinas de espectro expandido: ticarcilina, piperacilina.

Todas produzem bons níveis no soro, urina, líquido sinovial, pleural e pericárdico. A penetração no liquor é apenas parcial e somente algumas apresentam bons níveis. São excretadas pelos rins por filtração glomerular e secreção tubular.

Penicilinas

De maneira geral, a penicilina G é muito ativa para os estreptococos, o do Grupo A e o *Streptococcus viridans*. Alguns agentes etiológicos importantes em pediatria mantêm-se sensíveis à penicilina, como o *Streptococcus pyogenes* e o *Streptococcus agalactie* ou estreptococo beta-hemolítico do grupo B, que é um importante agente de infecções graves no período neonatal. Um outro agente muito importante, o *Streptococcus pneumoniae*, vem apresentando taxas de resistência crescentes à penicilina quando se considera o tratamento das infecções do sistema nervoso central (SNC).

As aminopenicilinas, ampicilina e amoxacilina ampliam o espectro da penicilina G e também são ativas para bacilos gram-negativos, tais como *Haemophilus influenzae, Escherichia coli, Proteus mirabilis* e para outros agentes importantes em pediatria (p. ex.: *Listeria monocytogenes, Clostridium sp* e enterococos).[26]

Das penicilinas resistentes à penicilinase, a mais utilizada em nosso meio é a oxacilina. Tem ação contra os *Staphylococcus aureus*, especialmente aqueles de origem comunitária e mantém ação também contra os estreptococos. Importante frisar que os estafilococos coagulase-negativa, como o *Staphylococcus epidermidis* e o *Staphylococcus aureus* de origem hospitalar, geralmente são resistentes à oxacilina.

As penicilinas de espectro expandido, ticarcilina e piperacilina, são inativadas facilmente pelas betalactamases. Por essa razão, geralmente são utilizadas em associação com os inibidores das betalactamases, tais como ácido clavulânico, sulbactam e tazobactam. Com tais associações, esses antibióticos são ativos para *Staphylococcus aureus, Pseudomonas aeruginosa*, anaeróbios e enterobactérias produtoras de betalactamases. Assim, são indicadas para situações clínicas em que há suspeita de infecções polimicrobianas.[27]

As penicilinas, em geral, são bem toleradas. Os efeitos colaterais mais graves são as reações de hipersensibilidade, que não são muito comuns nas crianças. As reações anafiláticas à penicilina ocorrem em aproximadamente 0,004% a 0,4% dos pacientes tratados com penicilina e podem ser vistas no Quadro 249.1.

Cefalosporinas

Nas cefalosporinas, o anel betalactâmico está ligado a um anel didrotiazínico, o que a torna mais resistente à ação das

QUADRO 249.1. Efeitos colaterais mais comuns das penicilinas.

Tipo de reação	Frequência	Penicilina
Anafiláticas	0,04% a 0,4%	Penicilina
Rash cutâneo	4% a 8%	Ampicilina
Doença do soro	Rara	Penicilina
Diarreia	25%	Ampicilina
Anemia hemolítica	Rara	Penicilina
Neutropenia	Rara	Penicilina
Hepatite	Rara	Oxacilina
Convulsões	Rara	Imipenem

Adaptado de Gilio – Antibióticos em Cirurgia Pediátrica.[28]

betalactamases. Por essa razão, as cefalosporinas apresentam um maior espectro de ação que abrange os cocos gram-positivos, os bacilos gram-negativos entéricos e os anaeróbios. A sua molécula é também aquela que oferece maior oportunidade de manipulação, de tal forma que, atualmente, existem quatro gerações de cefalosporinas. As principais cefalosporinas de uso em pediatria estão listadas no Quadro 249.2.

QUADRO 249.2 Principais cefalosporinas de uso em pediatria.

Cefalosporina	Uso parenteral	Uso oral
1ª geração	Cefalotina	Cefalexina
	Cefazolina	Cefadroxil
2ª geração	Cefoxitina	Cefaclor
	Cefuroxima	Axetil Cefuroxima
3ª geração	Ceftriaxona	
	Cefotaxima	
	Ceftazidima	
4ª geração	Cefepima	
	Cefpiroma	

As cefalosporinas de 1ª geração têm excelente atividade contra os estreptococos e os estafilococos sensíveis à oxacilina, além de atividade para algumas cepas de *E. coli, Proteus mirabilis* e *Klebsiella pneumoniae*. Não apresentam boa penetração no liquor.

A cefazolina tem meia-vida mais longa, permitindo sua administração a cada 8 a 12 horas. Ela é, na verdade, uma cefamicina, mas, geralmente, é incluída no grupo das cefalosporinas de 2ª geração. Apresenta excelente atividade contra os anaeróbios e boa atividade para os gram-negativos, mas tem seu uso limitado porque exerce um potente efeito indutor da produção de betalactamases. A cefuroxima tem boa ação contra os pneumococos, estreptococos e *S. aureus* sensíveis à oxacilina, além de vários bacilos entéricos gram-negativos. Também é ativa para *Haemophilus influenzae*, o que a torna uma boa opção para as infecções nas quais os principais agentes são *S. aureus* e *Haemophilus influenzae*, como a celulite periorbitária.[26] Também é uma opção para tratamento de infecção do trato urinário.

As cefalosporinas de 3ª geração são muito utilizadas na prática pediátrica porque são eficazes para muitas bactérias que frequentemente causam infecções em crianças e, além disso, distribuem-se bem nos tecidos, inclusive no liquor. São ativas para enterobactérias, especialmente *E.coli, Klebsiella sp, Proteus sp, Serratia sp,* e apresentam também atividade para *Haemophilus influenzae, Neisseria meningitidis, Streptococcus pneumoniae,* estreptococos beta-hemolíticos do grupo A.

A cefotaxima é muito utilizada na neonatologia para tratamento de infecções graves e sepse, incluindo meningite. Não tem boa ação para *Listeria monocytogenes* e não tem atividade muito boa para estreptococo do grupo B. Por essa razão, nos casos de infecção grave nos recém-nascidos, geralmente é utilizada em associação com ampicilina.

O ceftriaxona é um antimicrobiano muito utilizado em pediatria. Além do seu espectro de ação, apresenta boa penetração no liquor e meia-vida longa, o que permite a sua administração a cada 12 horas nas infecções mais graves, ou até a cada 24 horas nos casos mais leves. Entretanto, apresenta grande taxa de ligação proteica, o que teoricamente pode deslocar a bilirrubina da albumina em recém-nascidos ictéricos e aumentar o risco de kernicterus. Por isso, em berçários, geralmente, utiliza-se a cefotaxima. Outro efeito colateral do ceftriaxona é a possibilidade da formação de acúmulo biliar ("barro biliar"), provocando um quadro clínico semelhante à colecistite calculosa.[27]

Das cefalosporinas de 3ª geração, a ceftazidima apresenta melhor atividade contra *Pseudomonas aeruginosa*. Por isso, geralmente, é utilizada em associação com aminoglicosídeos para o tratamento das infecções graves por essa bactéria. Um problema sério com a utilização de ceftazidima no ambiente hospitalar é o grande potencial desse antibiótico para o desenvolvimento de resistência.[24]

As cefalosporinas de 4ª geração, cefepima e cefpiroma, apresentam boa atividade contra cocos gram-positivos, incluindo *Staphylococcus aureus* sensíveis à oxacilina, enterobactérias e *Pseudomonas aeruginosa*. São indicadas basicamente para infecções hospitalares por bactérias multirresistentes, para terapia empírica inicial de crianças neutropênicas febris e para agudização respiratória de crianças com fibrose cística que estejam colonizadas por *Staphylococcus aureus* e *Pseudomonas aeruginosa*.[26] Um dos grandes problemas com a utilização desse grupo de antibióticos é o surgimento de infecções fúngicas.[27]

Os efeitos colaterais das cefalosporinas incluem as reações alérgicas, como *rash* cutâneo, doença do soro e, mais raramente, anafilaxia. Outros efeitos colaterais são diarreia, leucopenia, trombocitopenia e alterações da coagulação.

Monobactâmicos

Aztreonam é o único antibiótico desta classe. Tem apenas o anel betalactâmico. O seu espectro de ação é restrito aos bacilos aeróbicos gram-negativos. Não é ativo para gram-positivos ou anaeróbios. Não é nefrotóxico e, dessa forma, pode ser considerado uma alternativa para tratamento para infecções por gram-negativos em pacientes com insuficiência renal.[27]

Carbapenens

O imipenem foi o primeiro antibiótico carbapenem para utilização na prática clínica. Na verdade, trata-se de uma combinação 1:1 de um antibiótico – imipenem, com um inibidor enzimático que impede a sua degradação renal – cilastatina. Apresenta amplo espectro de ação e tem atividade contra gram-positivos e gram-negativos, incluindo anaeróbios. Algumas bactérias são intrinsecamente resistentes: *Stenotrophomonas maltophilia, Enterococcus faecium* e *Burkolderia cepacia*.[27] O principal efeito colateral do imipenem é a possibilidade de desencadear crises convulsivas, especialmente em recém-nascidos com meningite.

O meropenem é o outro antibiótico carbapenem. Tem o mesmo espectro de ação do imipenem, mas é mais ativo contra *Pseudomonas aeruginosa*. O risco do desenvolvimento de crises convulsivas com o meropenem é menor do que com o imipenem.[27]

Aminoglicosídeos

Atualmente, os mais utilizados em pediatria são gentamicina, amicacina e tobramicina. Penetram na bactéria e ligam-se à subunidade 30S do ribossoma, causando uma leitura incorreta do RNA mensageiro, o que resulta em uma alteração da síntese proteica. São ativos principalmente para os gram-negativos aeróbios *E. coli, Klebsiella sp, Proteus sp, Acinetobacter, Providencia, Pseudomonas sp*. Alguns gram-negativos são intrinsecamente resistentes: *Stenotrophomonas maltophilia* e *Burkholderia cepacia*. Têm atividade contra alguns gram-positivos, como *Staphylococcus aureus* sensível à oxacilina, *Streptococcus viridans* e enterococos.

Atingem boas concentrações nos tecidos, exceto no liquor, mesmo com as meninges inflamadas. A excreção é predominantemente renal por filtração glomerular e a concentração na urina atinge 100 vezes o nível sérico. Não atuam bem em pH ácido e, por isso, têm eficácia reduzida em coleções purulentas. A sua toxicidade é basicamente auditiva e renal. Novos conhecimentos de farmacodinâmica permitem utilização em dose única diária, com menor toxicidade e maior eficácia. São antibióticos com ação concentração-dependente. Portanto, a eficácia é maior quando o pico de concentração do antibiótico é maior.[26]

Para o seu uso em pediatria e, especialmente em neonatologia, é fundamental que se conheça o seu esquema de dosagem. A dosagem dos principais antibióticos utilizados em pediatria pode ser observada nos Quadros 249.3 e 249.4.

CAPÍTULO 249 — Infecções e Antimicrobianos – Aspectos Peculiares em Pediatria

QUADRO 249.3. Dosagem dos principais antibióticos nos recém-nascidos.

Antibiótico	Via	Peso < 2 kg				Peso > 2 kg			
		< 7 dias		> 7 dias		< 7 dias		> 7 dias	
Penicilina G	EV, IM	50.000 U	12h	75.000 UI	8h	50.000 UI	8h	100.000 UI	6h
Ampicilina	EV, IM	50 mg	12h	75 mg	8h	75 mg	8h	100 mg	6h
Oxacilina	EV, IM		50 mg	100 mg	8h		75 mg	8h	150 mg 6h
Ticarcilina	EV, IM	150 mg	12h	225 mg	8h	225 mg	8h	300 mg	6h
Cefalotina	EV, IM	40 mg	12h	60 mg	8h	60 mg	8h	80 mg	6h
Cefazolina	EV, IM	40 mg	12h	40 mg	12h	40 mg	12h	60 mg	8h
Cefotaxime	EV, IM	100 mg	12h	150 mg	8h	100 mg	8h	150 mg	8h
Ceftriaxona	EV, IM	50 mg	24h	50 mg	24h	50 mg	24h	75 mg	24h
Ceftazidima	EV, IM	100 mg	12h	100 mg	8h	100 mg	12h	150 mg	8h
Amicacina[1]	EV, IM	15 mg	12h	22,5 mg	8h	20 mg	12h	30 mg	8h
Gentamicina[1]	EV, IM	5 mg	12h	7,5 mg	8h	5 mg	12h	7,5 mg	8h
Tobramicina[1]	EV, IM	5 mg	12h	7,5 mg	8h	5 mg	12h	7,5 mg	8h
Clindamicina	EV, IM	10 mg	2h	15 mg	8h	15 mg	8h	20 mg	6h
Vancomicina	EV	30 mg		12h	45 mg 8h		30 mg 12 h	45 mg	8h

[1] Alguns autores sugerem utilização em dose única diária.[6]
EV: endovenosa; IM: intramuscular; h: hora(s).

QUADRO 249.4. Dosagem dos principais antibióticos nas crianças maiores de 1 mês de idade para tratamento das infecções graves.

Antibiótico	Via	Dose total diária (mg/kg/dia)	Intervalo	Dose máxima total diária
Penicilina G	EV, IM	200.000 a 400.000 UI	4 a 6h	18 milhões UI
Ampicilina	EV, IM	100 a 400 mg	6h	12 g
Oxacilina	EV, IM	200 a 300 mg	4 a 6h	12 g
Ticarcilina	EV	200 a 300 mg	4 a 6h	24 g
Piperacilina	EV	200 a 300 mg	4 a 6h	12 g
Cefalotina	EV, IM	100 a 125 mg	4 a 6h	12 g
Cefazolina	EV, IM	50 a 100 mg	6 a 8h	6 g
Cefuroxime	EV, IM	100 a 200 mg	8h	6 g
Cefoxitina	EV	80 a 160 mg	4h	12 g
Cefotaxime	EV, IM	100 a 200 mg	6h	10 g
Ceftriaxona	EV, IM	100 mg	12 a 24h	4 g
Ceftazidime	EV, IM	100 a 150 mg	8h	6 g
Clindamicina	EV, IM	25 a 40 mg	6 a 8h	2,5 g
Vancomicina	EV	30 a 60 mg	6h	4 g
Cloranfenicol	EV	50 a 100 mg	6h	4 g
SMX-TMP [1]	EV	12 a 20 mg (TMP)	6h	1.600 mg
Amicacina [2]	EV, IM	15 a 22 mg	8h	1,5 g
Gentamicina [2]	EV, IM	5 a 7,5 mg	8h	500 mg
Tobramicina	EV, IM	3 a 6 mg	8h	500 mg

[1] Sulfametoxazol-trimetoprim.
[2] Podem ser utilizados em dose única diária.[26]
EV: endovenosa; IM: intramuscular.

Glicopeptídeos

Este grupo é composto pela vancomicina e pela teicoplanina. Atuam mediante inibição da síntese da parede bacteriana, mas de forma diferente da dos betalactâmicos. São ativos exclusivamente contra as bactérias gram-positivas, especialmente *Staphylococcus aureus* (mesmo os resistentes à oxacilina), *Staphylococcus epidermidis*, pneumococos, estreptococos, enterococos e anaeróbios, como *Clostridium difficile*.

A vancomicina é utilizada exclusivamente por via endovenosa. Atinge boa concentração nos tecidos e penetra nas meninges inflamadas. Sua excreção é renal e apresenta grandes variações de nível sérico com as doses habituais. Por essa razão, nos casos graves, é desejável que seus níveis séricos sejam monitorizados. Níveis séricos de pico entre 25 e 40 mcg/mL e de vale entre 5 e 15 mcg/mL são considerados adequados.[27,29] É uma das principais opções para infecções graves por *S. aureus* resistentes à oxacilina. Também pode ser utilizada nas infecções estreptocócicas graves em pacientes alérgicos às penicilinas. Os efeitos colaterais mais comuns são *rashes* cutâneos, que afetam geralmente tronco e face, e estão relacionados à infusão rápida. Os efeitos mais graves são ototoxicidade e nefrotoxicidade.

A teicoplanina apresenta a vantagem da utilização por via intramuscular e da administração em um número menor de doses diárias por causa de sua meia-vida mais longa (Quadro 249.4).

Macrolídeos

Este grupo de antibióticos atua por interferência na síntese proteica. O macrolídeo padrão é a eritromicina. Uma das características fundamentais desse grupo é uma ação intracelular em fagócitos. Apresentam atividade para vários agentes etiológicos importantes em pediatria: *Streptococcus pyogenes*, *Streptococcus pneumoniae*, *Staphylococcus aureus*, *Bordetella pertussis*, *Campylobacter jejuni*, *Chlamydia pneumoniae*, *Chlamydia trachomatis*, *Legionella* sp., *Listeria monocytogenes*, *Mycoplasma pneumoniae*, *Moraxella catarrhalis*. As taxas de resistência de vários desses microrganismos para eritromicina é elevada. Por essa razão, foram desenvolvidos novos macrolídeos.[26]

A claritromicina e a azitromicina são os mais utilizados dentre eles. A claritromicina é mais ativa contra *Haemophilus influenzae* e *Moraxella catarrhalis*. Dessa forma, pode ser uma boa opção para infecções respiratórias. A azitromicina apresenta como característica uma grande concentração intracelular e pode ser utilizada como opção para infecções de vias aéreas em pacientes alérgicos à penicilina.

Os principais efeitos colaterais desse grupo de antibióticos são a intolerância gastrintestinal e a hepatite colestática, mais comuns com a eritromicina.[26]

Miscelânea

Constituem um grupo heterogêneo de antibióticos. Pertencem a este grupo as sulfonamidas, o cloranfenicol, a clindamicina, o metronizadol, as tetraciclinas, as polimixinas e as oxazolidinonas.

Sulfonamidas

Grupo de antibióticos que age por bloqueio da síntese de ácido fólico, interferindo na síntese de DNA. A associação sulfametoxazol-trimetoprim é a mais utilizada em pediatria, mas, atualmente, as taxas de resistência a esse antimicrobiano é muito elevada.

Para os casos graves, suas indicações ficam restritas a tratamento da pneumonia por *Pneumocistis jirovecci* nos pacientes imunodeprimidos e algumas infecções por estafilococos resistentes.[30]

Cloranfenicol

Atua mediante a inibição da síntese proteica. Trata-se de um antibiótico de amplo espectro, apresentando atividade contra cocos gram-positivos aeróbicos, exceto enterococo e *S. aureus* e alguns gram-negativos como *Neisseria* sp. e *Haemophilus influenzae*. Também apresenta excelente atividade contra os anaeróbios, incluído *Bacteroides fragilis*.

É bem absorvido por via oral, atingindo boa concentração nos tecidos, inclusive no liquor. A via intramuscular não deve ser utilizada. A grande limitação para sua utilização é a toxicidade. Apresenta depressão medular dose-dependente, o que obriga a um controle hematológico com a sua utilização por tempo mais prolongado.[31] O seu efeito colateral mais grave é a aplasia medular. Estima-se que essa complicação ocorra em 1/40.000 casos.[28]

Clindamicina

Deriva da lincomicina, com atividade antibacteriana superior. Atua inibindo a síntese proteica. É ativa contra os gram-positivos aeróbicos, incluindo *Staphylococcus aureus* e os estreptococos, com exceção do enterococo. É muito ativa contra os anaeróbios, incluindo *Bacteroides fragilis* e *Clostridium perfringens*. Não tem atividade contra os gram-negativos.[28]

É muito bem absorvida por via oral. Penetra bem nos tecidos, incluindo bile, escarro, osso, mas não penetra bem no liquor, mesmo na presença de meningite. É metabolizada no fígado e excretada sob forma inativa na urina.

Por seu espectro de ação, pode ser considerada uma boa escolha para infecções da cavidade oral e infecções graves de pele e partes moles.

O seu principal efeito colateral é a colite pseudomembranosa, que pode acontecer após uso oral ou parenteral. Outros efeitos colaterais são diarreia ou *rash* morbiliforme.[28]

Metronidazol

Atua interferindo na síntese de DNA da bactéria. É bem absorvido por via oral e penetra bem nos tecidos, incluindo o liquor com meninges inflamadas. É muito ativo contra os anaeróbios, incluindo *Bacteroides fragilis*, *Clostridium* sp., *Peptococcus* sp., *Peptostreptococcus* sp. Não é ativo contra os aeróbios, tanto os gram-positivos quanto os gram-negativos.

Embora seja um antibiótico bastante utilizado em adultos, a sua experiência para tratamento de infecções graves em crianças é limitada.

Os seus principais efeitos colaterais são náuseas, vômitos, desconforto abdominal, alterações da coagulação, neuropatias periféricas.[28]

Tetraciclinas

Antibióticos bacteriostáticos por ligação ao ribossomo, inibindo a síntese proteica. Atualmente são antibióticos com indicações bastante restritas em pediatria porque apresentam toxicidade para o tecido dentário e há taxas elevadas de resistência. A tetraciclina e a doxiciclina são as drogas do grupo com maior utilidade em pediatria. As tetraciclinas são indicadas para tratamento de riquetsioses, brucelose e cólera.[26]

Polimixinas

Atuam por meio de alterações na permeabilidade da membrana citoplasmática da bactéria. São ativas exclusivamente para gram-negativos, incluindo *Pseudomonas sp.* Existem dois produtos: a polimixina B; e a polimixina E. Apresentam toxicidade renal e neurológica e, por essa razão, a sua utilização deve ser reservada para infecções graves por agentes resistentes aos tratamentos convencionais, com monitorização das funções renal e neurológica.[26]

Oxazolidinonas

A linezolida é o primeiro antibiótico deste grupo liberado para uso clínico. É ativa para *Staphylococcus aureus* e *Staphylococcus epidermidis*, incluindo as cepas resistentes à oxacilina; pneumococos, incluindo as cepas resistentes à penicilina e cefalosporinas; e enterococos, incluindo as cepas resistentes à vancomicina. Dessa forma, a sua utilização deve ser reservada exclusivamente para as infecções graves por bactérias multirresistentes, quando não há outras opções terapêuticas.

INDICAÇÕES DE ACORDO COM O LOCAL DA INFECÇÃO

Serão discutidas, a seguir, as indicações dos antibióticos para as principais infecções graves em pediatria, de acordo com o local da infecção. Em pediatria, é muito comum que a introdução inicial do antimicrobiano seja feita de forma empírica, sem o conhecimento do agente etiológico. É muito importante frisar que se trata apenas de uma sugestão para introdução empírica de antibiótico, que, de forma alguma, pretende ser a única opção e que é muito importante acompanhar o perfil etiológico e de sensibilidade local para uma tomada de decisão mais adequada.

Além disso, vários outros fatores podem interferir na decisão, por exemplo, o estado imunitário do paciente, se a infecção for comunitária ou hospitalar e se o paciente tiver recebido antibiótico recentemente. Como a etiologia varia de acordo com a faixa etária, as indicações iniciais de antibiótico serão referidas de acordo com a da criança. Evidentemente, quando se consegue a etiologia de uma determinada infecção (p. ex.: de uma infecção urinária ou meningite), a terapêutica poderá ser dirigida de acordo com o agente etiológico encontrado.

Com todas essas limitações em mente, são apresentadas no Quadro 249.5, as principais indicações para uso empírico inicial dos antibióticos em pediatria, de acordo com o local de infecção e faixa etária.

QUADRO 249.5. Terapêutica antimicrobiana empírica inicial das infecções graves, de acordo com a idade, o foco e os agentes etiológicos mais prováveis.

Idade	Foco	Agentes etiológicos	Antimicrobianos
0 a 3 meses	Intestinal	Bacilos gram-negativos	Amicacina ou cefotaxima ou ceftriaxona[1]
	Urinário	Bacilos gram-negativos	Amicacina ou cefotaxima ou ceftriaxona[1]
	Pele e subcutâneo	*Staphylococcus aureus* *Streptococcus pyogenes*	Oxacilina[2] ou cefalotina Penicilina ou ampicilina
	Ossos e articulações	*Staphylococcus aureus* Estreptococos do grupo B Bacilos gram-negativos	Oxacilina ou vancomicina[2] + gentamicina ou cefotaxima
	Pulmões	Estreptococos grupo B Bacilos gram-negativos *Staphylococcus aureus*	Penicilina + amicacina ou Oxacilina[2] + amicacina
	Meninges	Bacilos gram-negativos Estreptococos grupo B *Listeria monocytogenes*	Ampicilina + cefotaxima ou cefriaxone[1]
3 meses a 5 anos	Intestinal	Bacilos gram-negativos	Amicacina ou ceftriaxona
	Urinário	Bacilos gram-negativos	Amicacina ou ceftriaxona
	Pele e subcutâneo	*Staphylococcus aureus* *Streptococcus pyogenes*	Oxacilina[1] Penicilina ou ampicilina
	Ossos e articulações	*Staphylococcus aureus* *Haemophilus influenzae*[2]	Oxacilina[1] ou cefalotina ou clindamicina
	Pulmões	*Streptococcus pneumoniae* *Staphylococcus aureus* *Haemophilus influenzae*[2]	Penicilina ou ampicilina ou Oxacilina[1] + ceftriaxona
	Meninges	*Neisseria meningitidis* *Streptococcus pneumoniae* *Haemophilus influenzae*[2]	Ceftriaxona
Acima de 5 anos	Urinário	Bacilos gram-negativos	Amicacina ou ceftriaxona
	Pele e subcutâneo	*Staphylococcus aureus* *Streptococcus pyogenes*	Oxacilina[1] Penicilina
	Ossos e articulações	*Staphylococcus aureus*	Oxacilina[1], Clindamicina
	Pulmões	*Streptococcus pneumoniae* *Staphylococcus aureus*	Penicilina ou ampicilina ou oxacilina[1]
	Meninges	*Neisseria meningitidis* *Streptococcus pneumoniae*	Ceftriaxona

Obs.: 1) Geralmente, utiliza-se cefotaxima no 1º mês de vida e ceftriaxona nas crianças acima de 1 mês de idade. 2) Em locais com alta prevalência de *Staphylococcus aureus* resistente à oxacilina, deve-se introduzir a vancomicina.

REFERÊNCIAS BIBLIOGRÁFICAS

1. Verani JR, McGee L, Schrag SJ. Prevention of perinatal group B streptococcal disease – revised guidelines from CDC, 2010. MMWR Recomm Rep. 2010;59(RR-10):1-36
2. Harvey D, Holt DE, Bedford H. Bacterial meningitis in the newborn: a prospective study of mortality and morbidity. Semin Perinatol. 1999;23:218-28.
3. Lewis MA, Hendrikson AW, Moynihan TJ. Oncologic emergencies: pathophysiology, presentation, diagnosis and treatment. Cancer J Clin. 2011;61(5) :237-314.
4. McIntosh K. Community-acquires pneumonia in children. N Engl J Med. 2002;346:429-43.
5. Bradley JS, Byinton CL, Shah SJ, Alverson B, Carter ER, Harrison C, et al. The management of community-acquired pneumonia in infants and children older than 3 months of age: clinical practice guidelines by the Pediatric Infectious Diseases Society and the Infectious Diseases Society of America. Clin Inf Dis. 2011;53(7):e25-76.
6. Steven DL, Bisno AL, Chambers HF, Dellinger EP, Goldstein EJ, Gorbach SL, et al. Practice guidelines for the diagnosis and management of skin and soft tissue infections: 2014 update by the Infectious Diseases Society of America. Clin Inf Dis. 2014;59:147-63.
7. Faust SN, Clark J, Pallett A, Clarke NM. Managing bone and joint infection in children. Arch Dis Child. 2012;97:545-61.
8. Funk RS, Brown JT, Abdel-Rahman SM. Pediatric pharmacokinetics – human development and drug disposition. Pediatr Clin N Am. 2012;59:1001-16.
9. Jacqz-Aigrain E, Kaguelidou F, vanden Anker JN. How to optimize the evaluations and use of antibiotics in neonates. Pediatr Clin N Am. 2012;59:1117-28.
10. Sáez-Llorens X, McCracken GH Jr. Clinical pharmacology of antibacterial agents. In: Remington JS, Klein JO, Wilson CB, Baker CJ. Infectious diseases of the fetus and newborn infant. 6th ed. São Paulo: Elsevier, 2006. p.1223-67.
11. Kearns Gl, Abdel-Raham SM, Alander SW, Blowey DL, Leeder JS, Kauffman RF. Developmentall phamacolgy-durg disposition, action, and therapy in infants and children. N Engl J Med. 2003;349:1157-67.
12. AllegaertK, Verbesselt R, Naulaers G, van den Anker JN, Rayyan M, Debeer A, et al. Developmental pharmacology: neonates are not just small adults. Acta Clin Belg. 2008;63:16-24.
13. Shankaran S, Kauffman RE. Use of chloranphenicol palmitate in nenoates. J Pediatr. 1984;105:113.
14. Gupta M, Brans YW. Gastric retention in neonates. Pediatrics. 1978;62(1):26-9.
15. Carry MR, Ringel SP, Starcevich JM. Distribution of capillaries in normal and diseased human skeketal muscle. Muscle Nerve. 1986;9(5):445-54.
16. Kafetzis Da, Sinaniotis CA, Papadatos CJ, Kosmidis J. Phamacokinetics of amikacin in infants and children and pré-school children. Acta Paediatr Scand. 1979;68(3):419-22.
17. Friis-Hanse B. Water distribution in the foetus and newborn infat. Acta paediatr Scand. 1983;305:7–11.
18. Siber GR, Echeverria P, Smith AL, Paisley JW, Smith DH. Pharmacokinetics of gentamicin in children and adults. J Infect Dis. 1975;132(6):637-51.
19. Kearns GL, Abdel-Rahamn SM, Blumer JL, Reed MD, James LP, Jacobs RF, et al. Single dose pharmacokinectcs of linezolid in infants and children. Pediatr Infect Dis J. 2000;19(12):1178-84.
20. Guignard JP. Durgs and the neonatal kidney. Dev Pharmacol Ther. 1982;4(Suppl 1):19.
21. Li RC, Zhu ZY. The integration of four major determinants of antibiotic action: bactericidal activity, pos-antibiotic effect, susceptibility, anda pharmacokinectis. J Chemother. 2002;14:579-83
22. Tenover FC. Mechanisms of antimicrobil resistence in bacteria. Am J Med. 2006;119(6A):S3-S10.
23. Hickey SM, McCrackent GH Jr. Antibacterial therapeutic agents. In: Feigin RD, Cherry JD. Textbook of Pediatric Infectious Diseases, 4th ed. Philadelphia: WB Saunders Company, 1998. p.2614-49.
24. Rossi Jr A, Sakane PT. Classificação, mecanismo de ação e de resistência dos antimicrobianos. In: Marques HHS, Sakane PT, Baldacci ER. Pediatria – Infectologia, 1ª. Edição. São Paulo: Editora Manole, 2011. p.103-19.
25. Lorian V. Antibiotics in laboratory medicine. Baltimore: Lippincott William e Wilkins, 2005
26. Gilio AE. Antibióticos em cirurgia pediátrica. In: Maksoud JG. Cirurgia Pediátrica, 1a. edição. Rio de Janeiro: Editora Revinter, 1998. p.321-30.
27. Woodfor N, Livermore DM. Infections caused by Gram-positive bacteria: a review of the global challenge. J Infect. 2009;59(Suppl 1):S4-6.
28. American Academy of Pediatrics. Report of the Committee on Infectious Diseases 28th ed. Elk Gorve Village: Amercian Academy of Pediatrics, 2009.
29. Balbi HJ. Chloramphenicol. Pediatr Rev. 2004;25(8):284-8.
30. SpizekJ, Novotná J, Rezanka T. Lincosamides: chemical structure, biosyntheis, mechanms of action, resistance, and aplilications. Adv App Microbiol. 2004;56:121-54.
31. Kaye KS, Engemann JJ, Fraimow HS, Abrutyn E. Pathogens resistant to antimicrobial agents: epidemiology, molecular mechanisms, and clinical management. Infect Dis Clin North Am. 2004;18(3):467-511.

CAPÍTULO 250

TERAPIA DE SUBSTITUIÇÃO RENAL EM PEDIATRIA

Benita Galassi Soares Schvartsman
Luciana dos Santos Henriques Sakita

DESTAQUES

- A insuficiência renal aguda é bastante comum em pediatria e exerce importante contribuição na morbidade, sendo um fator de risco independente de mortalidade em crianças gravemente enfermas.
- As indicações de terapia de substituição renal devem levar em consideração a necessidade de ultrafiltração (isto é, a remoção de fluido), seja por sobrecarga de volume, medicações e hemoderivados e/ou a remoção de solutos ou uma toxina dialisável.
- A decisão sobre o momento correto de iniciar a diálise e escolha do método pode ser afetada por experiência pessoal do profissional envolvido, pelas características do paciente (p. ex.: idade e comorbidades) e aspectos organizacionais (p. ex.: disponibilidade de recursos e tipo de UTI).
- A diálise peritoneal é a primeira opção em crianças por facilidade de instalação e manejo, menor risco de instabilidade hemodinâmica e sangramento e pela não utilização de anticoagulação, com boa eficiência na maioria dos casos.
- A hemodiálise intermitente é a modalidade mais eficiente no controle metabólico e volêmico, mas não em pacientes pequenos e instáveis hemodinamicamente em razão da baixa tolerância à retirada de grande quantidade de fluido, com risco de hipotensão intradialítica e piora da insuficiência renal aguda por isquemia. Nesse caso, a diálise peritoneal ou terapias contínuas (cada vez mais empregada) são necessárias.

INTRODUÇÃO

A insuficiência renal aguda (IRA) é bastante comum em pediatria, com incidência entre 10% e 18% das admissões em unidades de terapias intensivas pediátricas (UTIP), quando definida por critérios mais recentes de padronização como RIFLEp e AKIN.[1] Exerce importante contribuição na morbidade e é fator de risco independente de mortalidade em crianças gravemente enfermas.[1] Historicamente, as taxas de mortalidade em crianças que necessitam de diálise variam de 35% a 73%.[2-6] Entretanto, dados demográficos pediátricos mais recentes sobre terapia de substituição renal (TSR) sugerem que o refinamento de algumas variáveis, uso de escores de gravidade da doença e intervenção terapêutica mais precoce na IRA constituem o primeiro passo na melhoria do prognóstico desses pacientes.[7]

O aprimoramento dos equipamentos e técnicas hemodialíticas contínuas, com a evolução técnico-científica dos centros de terapia intensiva, permitiu o tratamento de pacientes mais graves e instáveis em pediatria, incluindo lactentes e recém-nascidos, preservando a estabilidade hemodinâmica e promovendo ultrafiltração (UF) e depuração adequada de solutos. Diálise peritoneal (DP), hemodiálise intermitente (HDI), e terapias contínuas de substituição renal (TRRC), tais como hemodiálise venovenosa contínua (HDVVC), hemofiltração venovenosa contínua (HFVVC) e hemodiafiltração venovenosa contínua (HDFVVC) têm sido empregadas com sucesso em crianças com IRA, à semelhança de pacientes adultos.[8-10]

INDICAÇÕES DE TSR EM CRIANÇAS

As indicações de TSR (Quadro 250.1) devem levar em consideração a necessidade de ultrafiltração (isto é, a remoção de fluido), seja por sobrecarga de volume, medicações e hemoderivados e/ou a remoção de solutos ou uma toxina dialisável. Além dessas variáveis clínicas, o uso de modalidades específicas deve ser considerado de acordo com a necessidade de suporte nutricional para recuperação do paciente com IRA ou de sua doença de base.[11-13] A rápida remoção de soluto e correção dos distúrbios eletrolíticos (particularmente níveis elevados de potássio) são de extrema importância no cenário da IRA e na indicação da modalidade dialítica.

Embora essas indicações sejam bem reconhecidas, ainda não há consenso sobre o melhor momento para se iniciar a TSR. Em crianças, estudo multicêntrico prospectivo mostrou que o excesso de fluido é um fator de risco independente para mortalidade.[7, 14-18] Dados de pacientes adultos[19] sugeriram que a intervenção dialítica precoce foi essencial para a melhora da taxa de mortalidade. A intervenção mais precoce utilizando DP em crianças no pós-operatório de doença cardíaca congênita também mostrou vantagens de sobrevida.[20] Esses e outros dados sustentam a hipótese de que a intervenção dialítica precoce, prévia à sobrecarga volêmica significativa (acima de 15% do peso corporal), contribui significativamente para a melhora da sobrevida dos pacientes pediátricos em IRA.[18, 21-23]

A decisão sobre o momento de iniciar a diálise e a escolha do método pode ser afetada ainda por experiência pessoal do profissional envolvido, pelas características do paciente (incluindo idade, tamanho, doença e comorbidades) e características organizacionais (incluindo a disponibilidade de recursos, tipo de instituição, tipo de UTI, tipo de prestador e custo da terapia). Todos esses fatores determinarão a adequação e disponibilidade da escolha da modalidade dialítica.[1-2]

ESCOLHA DA MODALIDADE DE TSR

A DP é a primeira opção em crianças por facilidade de instalação e manejo, menor risco de instabilidade hemodinâmica e sangramento e pela não utilização de anticoagulação, com eficiência na maioria dos casos. Os métodos contínuos permitem ajuste mais preciso na remoção de fluidos e solutos, o que torna essas modalidades atraentes para o tratamento de pacientes hemodinamicamente instáveis, em uso de drogas vasoativas e que necessitam de grandes administrações de fluidos e hemoderivados e suporte nutricional. Os métodos hemodialíticos (contínuos ou intermitentes) devem ser também considerados se houver contraindicação ou ineficiência da DP (ver mais adiante) ou em situações como hiperamonemia e hiperlactatemia em erros inatos do metabolismo e algumas intoxicações.

Enquanto a HDI é a modalidade mais eficiente no controle metabólico e volêmico, em geral, não é a melhor opção para pacientes pequenos e instáveis hemodinamicamente em virtude da baixa tolerância à retirada de grande quantidade de fluido em pouco tempo, com risco de hipotensão intradialítica e piora da IRA por isquemia. Nesse caso, o uso alternativo da DP ou das terapias contínuas de substituição renal (TRRC) é necessário, sendo estas últimas cada vez mais empregadas recentemente.[2] A HD estendida, com sessões mais prolongadas e fluxo sanguíneo reduzido, pode também ser uma alternativa em situações clínicas intermediárias.

QUADRO 250.1. Indicações de terapia de substituição renal (TSR).[2]

- Oligúria (volume urinário insuficiente para as necessidades de fluidos da criança)
- Hipervolemia
- Distúrbios hidreletrolíticos não responsivos às medidas terapêuticas iniciais:
  - Hipercalemia (K > 6,5 mEq/L)
  - Distúrbios graves da natremia (Na > 160 ou < 115 mEq/L)
- Acidemia grave, com acidose metabólica grave (pH < 7,1) não responsiva a tratamento clínico
- Complicações urêmicas: pericardite; encefalopatia e hemorragia digestiva
- Intoxicações por drogas dialisáveis
- Alguns erros inatos do metabolismo
- Melhorar o aporte nutricional

Características do paciente tais como a doença subjacente, tamanho, procedimentos cirúrgicos anteriores e estabilidade hemodinâmica, muitas vezes, ditam a escolha da modalidade. O tamanho do paciente pode inclusive impedir o sucesso do acesso vascular, modificando a escolha da modalidade de TSR.[2] Em prematuros e recém-nascidos, a DP é preferível, sempre que possível.

A escolha entre DP, HDI e TRRC envolve também a prática individual do profissional e equipamentos disponíveis no serviço. Considerando que o volume dos circuitos extracorpóreos podem compreender mais do que 15% da volemia de pacientes pequenos, pequenas imprecisões nos volumes ultrafiltrados podem representar perdas significativas de água corpórea, tornando clara a necessidade de filtros e linhas adequados para a criança. A produção de máquinas para procedimentos hemodialíticos com controle volumétrico preciso facilitou a execução das terapias hemodialíticas contínuas na criança e trouxe uma mudança de padrão na indicação e utilização dos métodos dialíticos nessa população. Warady e Bunchman observaram que, de 1995 a 1999, o número de centros pediátricos com indicação preferencial de terapias dialíticas contínuas na IRA aumentou de 18% para 36%, ao passo que, para diálise peritoneal, diminuiu de 45% para 31%, permanecendo estável a indicação para hemodiálise clássica (37% para 33%).[24]

O Quadro 250.2. mostra uma comparação entre as diferentes modalidades de TSR em crianças.

INDICAÇÕES ESPECÍFICAS E EFICÁCIA COMPARATIVA DOS MÉTODOS DIALÍTICOS

Todas as modalidades dialíticas (DP, HDI e TRRC) podem corrigir efetivamente a hipercalemia, uremia e o excesso de volemia corpórea, porém as características de cada modalidade podem ser mais bem aproveitadas nas diversas situações clínicas. A HDI e as TRRC proporcionam maior depuração de solutos de peso molecular mais elevado do que a DP. A rapidez de geração de soluto e sua urgência de remoção, como na síndrome de lise tumoral, erros inatos do metabolismo, hiperamonemia, hipercalemia sintomática ou ingestão de toxinas dialisáveis são mais bem manejados com HDI ou TRRC em vez de DP, enquanto casos de uremia leve podem ser tratados com qualquer uma das modalidades.[25-29] Remoção urgente de fluido, necessária para pacientes com edema pulmonar e dificuldade de ventilação só pode ser alcançada por meio da HDI ou TRRC. Contudo, sobrecarga leve de volume pode ser tratada com qualquer modalidade. A HD clássica requer estabilidade hemodinâmica e ausência de hipertensão intracraniana. Os métodos hemodialíticos lentos e contínuos podem ser utilizados em pacientes com instabilidade hemodinâmica e risco de edema cerebral.

As características físicas do tipo de soluto a ser retirado (isto é, tamanho molecular e porcentagem de ligação às proteínas) também determinam a necessidade de iniciar HDI, DP ou TRRC (HFVVC ou HDVVC).

QUADRO 250.2. Comparação das vantagens e desvantagens de cada modalidade de TSR em crianças.[2]

Variável	TRRC	DP	HDI
Terapia contínua	Sim	Sim	Não
Estabilidade hemodinâmica	Sim	Sim	Não
Balanço hídrico	Sim, bem controlado	Sim, variável	Sim, intermitente
Facilidade de realização	Não	Sim	Não
Controle metabólico	Sim	Sim	Sim, intermitente
Nutrição adequada	Sim	Não	Não
Remoção contínua de toxinas	Sim	Depende da natureza da toxina	Não
Velocidade na remoção de toxinas	Depende do tamanho do paciente e dose da diálise	Não	Sim
Anticoagulação	Sim	Não	Sim, intermitente
Mobilidade do paciente	Não	Não	Sim
Custo	Alto	Baixo/moderado	Alto/moderado
Acesso vascular requerido	Sim	Não	Sim
Cirurgia abdominal recente	Sim	Não	Sim
Controle de ultrafiltração	Sim	Sim/Não	Sim, intermitente
Risco de infecção	Sim	Sim	Sim
Erros inatos do metabolismo (eficácia)	Sim	Não	Sim

TRRC: terapia de reposição renal contínua; DP: diálise peritoneal; HDI: hemodiálise intermitente.

Atualmente, não existem ensaios clínicos randomizados comparando a eficácia da DP, HDI e TRRC no tratamento de crianças com IRA. Em adultos, em estudo clínico randomizado, Phu e colaboradores.[30] estudaram 70 pacientes com sepse e IRA dialítica (34 em métodos contínuos e 36 em DP) e verificaram que, para atingir os principais objetivos da TSR, a TRRC foi significativamente superior à DP. Além disso, verificaram como desfecho secundário uma diferença significativa na sobrevida desses pacientes, resultando em uma taxa de sobrevida de 85% para TRRC e de 53% para DP. Também constataram uma redução do custo total na assistência ao paciente com o uso dos métodos contínuos, apesar dos custos técnicos mais elevados dessa terapia. A conclusão desses autores foi que houve superioridade da CRRT em relação à DP no tratamento da IRA associada à sepse em adultos.[30] Contudo, embora não seja esperado, considerando-se a natureza das modalidades, estudos randomizados em adultos não evidenciaram melhor evolução em pacientes críticos tratados com terapêuticas hemodialíticas contínuas quando comparadas com hemodiálise intermitente.[31] Em crianças, não foram feitos estudos prospectivos comparando essas duas modalidades, porém em registro prospectivo multicêntrico envolvendo 13 centros, mais de 90% dos pacientes receberam terapias contínuas para tratamento das complicações da *Acute Kidney Injury* (AKI)[7], evidenciando ser esta a preferência da maior parte dos centros de terapia intensiva pediátricos nos Estados Unidos, onde o estudo foi realizado.

Com relação à intensidade da diálise, em estudo randomizado prospectivo envolvendo 1.508 adultos com AKI, não foi superior a sobrevida dos pacientes tratados com HDVVC com alta intensidade, quando comparada com a intensidade normal (33,4 ± 12,8 mL/kg/h × 22 ± 17,8 mL/kg/h), mostrando que doses-padrão de diálise são adequadas para o tratamento desses pacientes.[32]

ASPECTOS TÉCNICOS DOS PROCEDIMENTOS

DIÁLISE PERITONEAL

Em razão da facilidade do acesso e manuseio, ausência de necessidade de enfermagem especializada, custo operacional reduzido e mínimo aparato, entre outras vantagens, constitui-se na forma dialítica de maior experiência em terapia intensiva pediátrica, podendo ser utilizada inclusive em prematuros. A relação superfície do peritônio/peso corpóreo é muito maior na criança e, por sua vez, muito maior no neonato (dobro dos adultos), proporcionando maior eficiência dialítica da DP nesta faixa etária.[33]

No Quadro 250.3 são encontradas as contraindicações para a execução da DP.

A DP não requer anticoagulação ou cateter central e é muito bem tolerada em pacientes com instabilidade hemodinâmica. Tem como principal desvantagem sua natureza lenta e pouco eficiente em relação aos métodos hemodialíticos, o que dificulta sua utilização em hipercalemia ou acidemia graves, hipercatabolismo intenso, hipervolemia com edema pulmonar e outras situações clínicas emergenciais.[2,33] Requer ainda passagem cirúrgica de cateter, embora um cateter percutâneo possa ser usado, à beira do leito, em crianças mais instáveis, sem possibilidades de deslocamento ao centro cirúrgico. A ultrafiltração nesta modalidade ocorre por gradiente de concentração determinado pela glicose do líquido infundido. É influenciada também pela superfície de troca, drenagem venosa e linfática e características intrínsecas da membrana peritoneal. A retirada de ureia se dá por difusão.

QUADRO 250.3. Contraindicações de diálise peritoneal.[2]

Contraindicações absolutas
- Cirurgias abdominais recentes, colocação de drenos
- Fístulas pleuroperitoneais
- Peritonite fecal ou fúngica

Contraindicações relativas
- Choque, instabilidade hemodinâmica com doses altas de drogas vasoativas
- Massas abdominais significativas (visceromegalias e outras massas)
- Íleo adinâmico
- Derivação ventriculoperitoneal

Características gerais

- **Sistemas:** preferível sistema fechado, pelo menor risco de infecção: sistema "aranha" (equipo múltiplo de transferência de soluções), buretas (para pequenos volumes de dialisado) e automatizado (cicladoras).
- **Cateteres:** preferível cateter tipo Tenckhoff®, de implantação cirúrgica (durável, melhor funcionamento e menor risco de hematomas e infecção). Na impossibilidade de cirurgia, utilizar cateter por punção (Cook®) à beira do leito (túnel por abertura contralateral). Deve-se evitar cateter rígido. É aconselhável verificar a posição do cateter por radiografia simples de abdome (idealmente na fossa ilíaca esquerda, voltado posteriormente).
- **Soluções:** as mais utilizadas são baseadas em lactato, com concentração de glicose variável (de 1,5% a 4,25%). Na presença de hiperlactatemia, deve-se utilizar solução de bicarbonato de sódio, que deve ser formulada pelas farmácias locais.
- **Prescrição inicial:** inicia-se a diálise com 10 mL/kg de solução a 1,5%, aquecida a 37°C. Acrescentam-se heparina, se necessário (500 a 1.000 UI/L), e potássio (0 a 4 mEq/L), de acordo com a concentração sérica. O tempo de permanência inicial pode ser de 30 minutos a 1 hora, de acordo com a resposta e a necessidade do paciente. O tempo de drenagem não deve exceder 20 minutos.
- **Evolução:** recomenda-se a medida da pressão intra-abdominal (PIA) para aumento do volume de infusão, não excedendo 10 cmH$_2$O. Altas pressões intra-abdominais

podem se relacionar com piora ventilatória, alteração hemodinâmica e falência de UF. Para otimizar a ultrafiltração, pode-se diminuir o tempo de permanência, aumentar volume de infusão e aumentar a concentração do líquido de diálise gradualmente.

MÉTODOS HEMODIALÍTICOS

Compreendem as modalidades contínuas e intermitentes de terapêutica renal substitutiva. Requerem equipamentos específicos, enfermagem e equipe especializada e acesso venoso adequado para os procedimentos. A disposição dos componentes dos circuitos hemodialíticos contínuos encontra-se na Figura 250.1.

Equipamentos

- **Máquinas para diálise contínua:** PRISMA (Gambro); FAD 100R (BBraun); AccuraR (Baxter); GeniusR (Fresenius).
- **Dialisador:** utilizam-se membranas sintéticas ou de celulose modificada. Membranas com alto coeficiente de ultrafiltração (Kuf) favorecem a ultrafiltração e membranas com grandes superfícies favorecem difusão em hemodiálise (HD). Na população pediátrica, ainda não foram realizados estudos comparativos entre os diferentes tipos de membrana do dialisador e seu impacto na morbidade e mortalidade de pacientes em IRA. Em adultos, estudo de metanálise[35] sugere melhor sobrevida com membranas biocompatíveis em relação às de celulose. Nas terapias dialíticas contínuas, frequentemente utilizam-se filtros compostos de membranas sintéticas biocompatíveis (polissulfona, poliamida, policarbonato e poliacrilonitrila), por induzirem menor resposta inflamatória e terem coeficiente de ultrafiltração e capacidade adsortiva elevados.
- A escolha do dialisador e das linhas venosas na criança deve considerar o volume extracorpóreo, que deve ser o menor possível, sem exceder 5% a 8% do volume sanguíneo (cerca de 80 mL/kg) da criança, com área de superfície do dialisador menor ou igual à superfície corpórea da criança.[36] O fluxo de sangue utilizado, em geral, situa-se entre 3 e 8 mL/min, conforme a tolerância individual, podendo ser maior nos lactentes jovens e recém-nascidos.

Acessos venosos e cateteres

Para os métodos hemodialíticos, é necessária a passagem de cateter de duplo lume de curta (tipo Shiley®) ou de longa permanência (tipo Permcath®) em uma veia calibrosa. A colocação do acesso vascular deve levar em conta também a facilidade de mobilização do paciente para os outros procedimentos necessários na UTI. Na criança, utiliza-se, preferencialmente, acesso por veia jugular interna (direita antes de esquerda), seguido pelos acessos femorais, os quais apresentam maior risco de trombose, infecção e de perda do filtro por maior mobilidade do membro. Evita-se o acesso subclávio pelo maior risco de pneumotórax, punção arterial e estenose.[36-37] Os tamanhos do cateter sugeridos para o peso corpóreo da criança são apresentados no Quadro 250.4.

QUADRO 250.4. Diâmetro do cateter de acordo com o peso corpóreo.[37]

Peso corpóreo	Diâmetro do cateter
Recém-nascido (2 a 3 kg)	Lume duplo 7 Fr
3 a 6 kg	Lume duplo 7 Fr Lume triplo 7 Fr
6 a 30 kg	Lume duplo 8 Fr
> 15 kg	Lume duplo 9 Fr
> 30 kg	Lume duplo 10 Fr Lume triplo 12 Fr

Modalidades hemodialíticas

- **HD – Hemodiálise clássica ou estendida**
  - Remoção de solutos por difusão e de água por UF.
  - HD estendida: maior duração e fluxo de sangue intermediário.
- **HFVVC – Hemofiltração venovenosa contínua**
  - Promove taxas elevadas de UF, o que requer solução de reposição.
  - A remoção de solutos ocorre por convecção e de água por UF.
- **HDVVC – Hemodiálise venovenosa contínua**
  - Remoção de solutos por difusão e de água por UF.
- **HDFVVC – Hemodiafiltração venovenosa contínua**
  - Remoção de solutos por difusão e convecção e de água por UF.
  - Requer solução de reposição, além do dialisato.

Tipos de clareamento dos métodos venovenosos

- **Clareamento convectivo:** a remoção de solutos ocorre por UF, determinada pela pressão hidrostática no lado

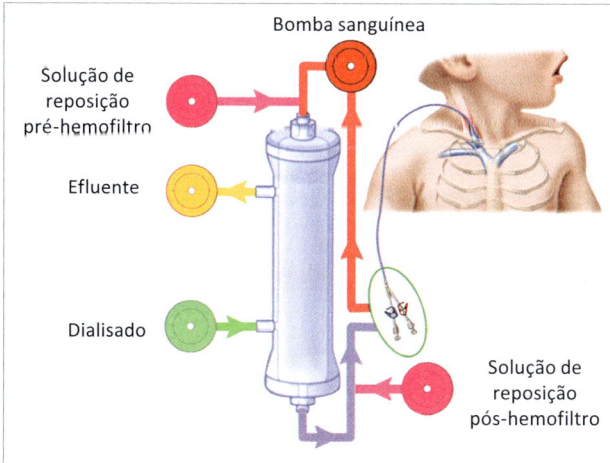

FIGURA 250.1. Componentes do circuito hemodialítico.
Fonte: Tolwani A. Continuous renal replacement therapy for acute kidney injury: Terapia de Reposição de Substituição Renal para o tratamento de insuficiência renal aguda.[34]

venoso do hemofiltro. A HFVVC caracteriza-se por perda de grande volume de ultrafiltrado, com clareamento de solutos proporcional à perda volumétrica, ao tamanho do poro da membrana e peso molecular da substância clareada (Figura 250.2). Remove água, moléculas de peso molecular médio (incluindo citocinas) e moléculas pequenas. Partículas menores do que os poros da membrana passam livremente. A água e os solutos se movem simultaneamente e a solução removida é isotônica à original. Na criança, a taxa de ultrafiltração não deve exceder um terço do fluxo sanguíneo. O procedimento HFVVC requer a infusão concomitante de solução de reposição, que pode ser instalada pré ou pós-filtro.[34] A reposição pré-filtro diminui a eficiência dialítica, uma vez que dilui o sangue que entra no sistema. Por outro lado, diminuindo o hematócrito, permite a remoção de maior volume de ultrafiltrado, o que melhora a sua eficiência. Para uma determinada taxa de fluxo sanguíneo, a pré-diluição resulta em clareamento de solutos maior em relação à pós-diluição, porém requerendo maior uso de solução de reposição (cerca de 20% a 50%). A pré-diluição tem também vantagem potencial de ampliar a duração do hemofiltro. A taxa de fluxo da solução de reposição deve ser proporcional ao volume ultrafiltrado (em geral 2.000 mL/1,73 m^2/h). São utilizadas soluções de reposição com concentrações eletrolíticas próximas das plasmáticas, levando-se em conta o tipo de anticoagulação.[10,36]

- **Clareamento difusivo:** os solutos são removidos por difusão entre o sangue e o dialisado, que passam em contracorrente através de compartimentos separados por uma membrana semipermeável (Figura 250.3).[34] É a propriedade utilizada na HD venovenosa, que pode ser instalada na forma clássica, lenta (estendida) ou contínua (HDVVC). O fluxo de dialisado, geralmente, é próximo de 2.000 mL/1,73 m^2/h na criança no método contínuo.[38]

A hemodiafiltração (HDFVVC) utiliza clareamento difusivo e convectivo. Requer fluido de reposição com dialisato. Frequentemente, é utilizada em pacientes críticos na forma contínua, especialmente em pacientes sépticos, em disfunção de múltiplos órgãos, com elevado hipercatabolismo e instáveis hemodinamicamente.

Anticoagulação

- **Heparina:** pode ser usada em pacientes com baixo risco de sangramento (dose de ataque de 10 a 30 U/kg e infusão contínua de 10 a 20 U/kg/h). A heparinização sistê-

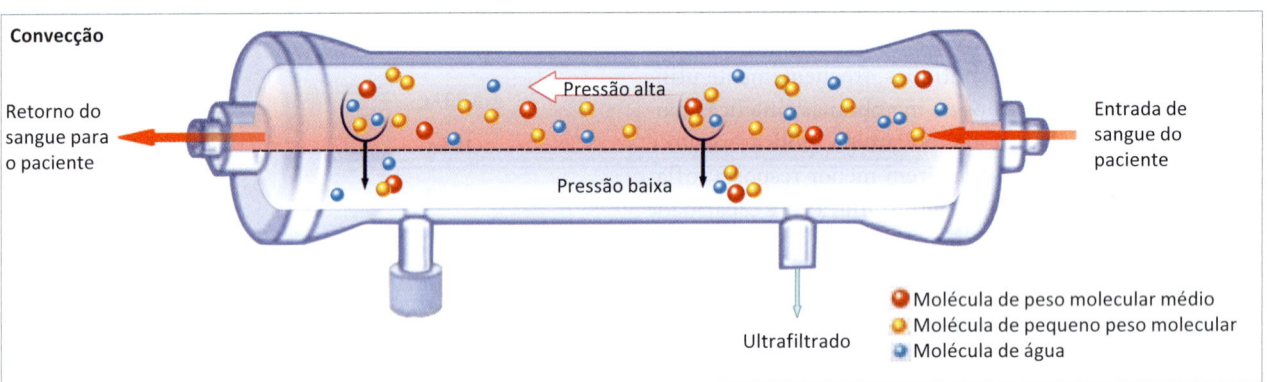

FIGURA 250.2. Passagem de moléculas através de membrana semipermeável por convecção.
Fonte: Tolwani A. Continuous renal replacement therapy for acute kidney injury.[34]

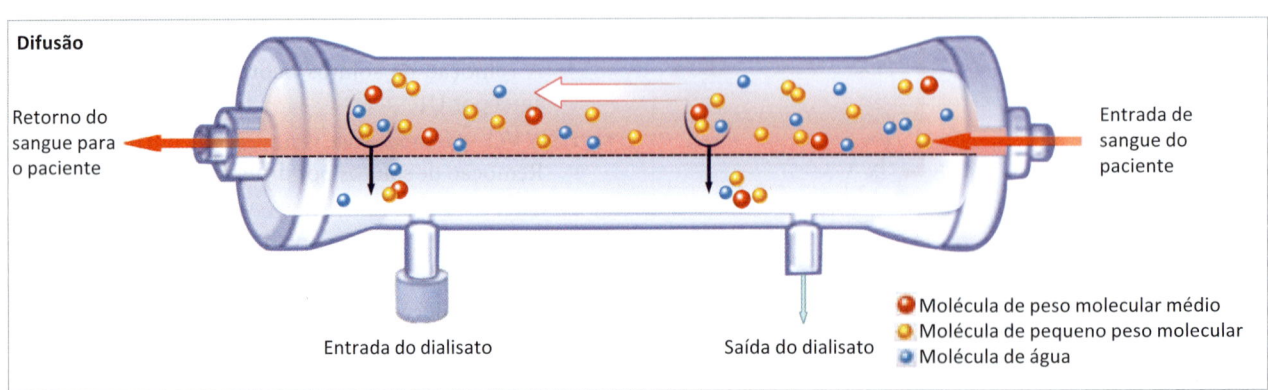

FIGURA 250.3. Passagem de moléculas através de membrana semipermeável por difusão.
Fonte: Tolwani A. Continuous renal replacement therapy for acute kidney injury.[34]

mica é o método mais difundido em pediatria, tanto na hemodiálise intermitente quanto nos métodos dialíticos contínuos. Tem como principal vantagem a familiaridade e experiência das equipes e a maior facilidade de monitorização, realizada pelo controle laboratorial do tempo de tromboplastina parcial ativada (TTPA), que deve ser mantido entre 60 e 85 segundos (1,2 a 2 vezes o basal do paciente) no sangue total ou do tempo de coagulação ativada (TCA) à beira do leito (120 a 220 segundos). O principal risco é a anticoagulação excessiva resultando em maior incidência de sangramentos clinicamente significativos. Evita-se anticoagulação regional com heparina e protamina. Outro efeito adverso é a trombocitopenia induzida pela heparina.[16,36,38]

- **Anticoagulação regional com citrato trissódico a 4%:** pode ser utilizada também em pacientes com risco de sangramento. Baseia-se no fato de que o citrato se associa ao cálcio livre, impedindo sua ação como cofator na cascata de coagulação. Inicia-se infusão de citrato trissódico a 4% (ACD-A), na linha arterial do acesso venoso. A velocidade inicial em mL/h é igual a 1,5 vezes o fluxo sanguíneo em mL/min. Posteriormente, a infusão de citrato é corrigida conforme o cálcio dosado pós-filtro (idealmente entre 0,35 e 0,5 mmol/L). O procedimento requer reposição sistêmica de cloreto de cálcio a 10% em outro acesso venoso central, na velocidade inicial de 0,4 vezes o fluxo de citrato (em mL/h) (para manter as concentrações de cálcio do paciente), além de metabolização adequada do citrato (pelo fígado) e sua remoção pela diálise. A velocidade de infusão de cálcio deve ser corrigida de acordo com o cálcio iônico do paciente, que deve ser mantido na faixa de normalidade para a idade. A anticoagulação com citrato deve ser evitada na insuficiência hepática grave e também usada com cautela em recém-nascidos (requerem redução da dosagem de citrato). Os principais efeitos colaterais relacionados ao citrato são hipernatremia, hipocalcemia e alcalose metabólica.[10,16,36,38]

CONSIDERAÇÕES FINAIS

A abordagem global de crianças com IRA inclui identificar o principal objetivo da terapia dialítica a ser empregada, bem como suas reais indicações e contraindicações, a fim de alcançar o melhor tratamento para cada paciente, o que influencia diretamente na sua sobrevida. Para isso, algumas questões individuais devem ser consideradas, como o tipo de soluto a ser filtrado ou qual a intensidade de ultrafiltração necessária a cada paciente, além de sua estabilidade hemodinâmica. Todas as modalidades dialíticas intermitentes ou contínuas estão, atualmente, ao alcance do paciente pediátrico, porém as condições técnicas do serviço e disponibilidade de enfermagem especializada também influenciam a escolha da diálise.

Toda essa abordagem representa um grande desafio para nefrologistas e intensivistas pediátricos cujo objetivo final é melhorar a sobrevida dos seus pacientes. Estudos multicêntricos randomizados e controlados comparando pacientes pediátricos em estágios semelhantes de IRA, estratificados nas várias modalidades de TSR, são extremamente necessários no cenário atual da IRA pediátrica e certamente contribuirão para o aprimoramento e o crescimento das terapias de substituição renal na criança.

REFERÊNCIAS BIBLIOGRÁFICAS

1. Fortenberry JD, Paden ML, Goldstein SL. Acute kidney injury in children. An update on diagnosis and treatment. Pediatr Clin N Am. 2013;60:669-88.
2. Walters S, Porter C, Brophy PD. Dialysis and pediatric acute kidney injury: choice of renal support modality. Pediatr Nephrol. 2009;24:37-48.
3. Bunchman TE, Smoyer WE, Valentini RP, Kershaw DB, Gregory MJ, Sedman AB. Modality and mortality in pediatric renal replacement therapy. J Am Soc Nephrol. 1994;5:436.
4. Arora P, Kher V, Rai PK, Singhal MK, Galati S, Gupta A. Prognosis of acute renal failure in children: a multivariate analysis. Pediatr Nephrol. 1997;11:153-5.
5. Wong W, McCall E, Anderson B, Segedin E, Morris M. Acute renal failure in the paediatric intensive care unit. N Z Med J. 1996;109:459-61.
6. Acharya UT, Singla PN, Singh RG, Usha Mishra OP. Outcome of dialysed patients with acute renal failure. Indian Pediatr. 1996;33:387-90.
7. Symons JM, Chua AN, Somers MJ, Baum MA, Bunchman TE, Benfield MR, et al. Demographic characteristics of pediatric continuous renal replacement therapy: a report of the prospective pediatric continuous renal replacement therapy registry. Clin J Am Soc Nephrol. 2007;2:732-8.
8. Benfield MR, Bunchman TE. Management of acute renal failure. In: Avner ED, Harmon WE, Niaudet P. Pediatric nephrology. 5th ed. Philadelphia: Lippincott Williams & Wilkins, 2004. p.1253-66.
9. Parakininkas D, Greenbaum LA. Comparison of solute clearance in three modes of continuous renal replacement therapy. Pediatr Crit Care Med. 2004;5:269-74.
10. Bunchman TE, Maxvold NJ, Brophy PD. Pediatric convective hemofiltration: Normocarb replacement fluid and citrate anticoagulation. Am J Kidney Dis. 2003;42:1248-52.
11. Sponsel H, Conger JD. Is parenteral nutrition therapy of value in acute renal failure patients? Am J Kidney Dis. 1995;25:96-102.
12. Ikizler TA, Himmelfarb J. Nutrition in acute renal failure patients. Adv Ren Replace Ther. 1997;4[Suppl 1]:54-63.
13. Riella MC. Nutrition in acute renal failure. Ren Fail. 1997;19:237-52.
14. Goldstein SL, Somers MJ, Brophy PD, Bunchman TE, Baum M, Blowey D, et al. The Prospective Pediatric Continuous Renal Replacement Therapy (ppCRRT) Registry: design, development and data assessed. Int J Artif Organs. 2004;27:9-14.
15. Goldstein SL, Hackbarth R, Bunchman TE, Blowey D, Brophy PD, Prospective Pediatric CRRT Registry Group, Houston. Evaluation of the PRISMA M10 circuit in critically ill infants with acute kidney injury: a report from the Prospective Pediatric CRRT Registry Group. Int J Artif Organs. 2006;29:1105-8.
16. Brophy PD, Somers MJ, Baum MA, Symons JM, McAfee N, Fortenberry JD, et al. Multi-centre evaluation of anticoagulation in patients receiving continuous renal replacement therapy (CRRT). Nephrol Dial Transplant. 2005;20:1416-21.
17. Symons JM, Brophy PD, Gregory MJ, McAfee N, Somers MJ, Bunchman TE, et al. Continuous renal replacement therapy in children up to 10 kg. Am J Kidney Dis. 2003;41:984-9.
18. Goldstein SL, Somers MJ, Baum MA, Symons JM, Brophy PD, Blowey D, et al. Pediatric patients with multi-organ dysfunction syndrome receiving continuous renal replacement therapy. Kidney Int. 2005;67:653-8.
19. Ronco C, Bellomo R, Homel P, Brendolan A, Dan M, Piccinni P, et al. Effects of different doses in continuous venovenous haemofiltra-

tion on outcomes of acute renal failure: a prospective randomized trial. Lancet. 2000;356:26-30.
20. Werner HA, Wensley DF, Lirenman DS, LeBlanc JG. Peritoneal dialysis in children after cardiopulmonary bypass. J Thorac Cardiovasc Surg. 1997;113:64-70.
21. Goldstein SL, Currier H, Graf JM, Cosio CC, Brewer ED, Sachdeva R. Outcome in children receiving continuous venovenous hemofiltration. Pediatrics. 2001;107:1309-12.
22. Foland JA, Fortenberry JD, Warshaw BL, Pettignano R, Merritt RK, Heard ML, et al. Fluid overload before continuous hemofiltration and survival in critically ill children: a retrospective analysis. Crit Care Med. 2004;32:1771-6.
23. Gillespie RS, Seidel K, Symons JM. Effect of fluid overload and dose of replacement fluid on survival in hemofiltration. Pediatr Nephrol. 2004;19:1394-9.
24. Warady BA, Bunchman T. Dialysis therapy for children with acute renal failure: survey results. Pediatr Nephrol. 2000;15:11-3
25. Hiroma T, Nakamura T, Tamura M, Kaneko T, Komiyama A. Continuous venovenous hemodiafiltration in neonatal onset hyperammonemia. Am J Perinatol. 2002;19:221-4.
26. Summar M. Current strategies for the management of neonatal urea cycle disorders (proceedings of a consensus conference for the management of patients with urea cycle disorders). J Pediatr. 2001;138:S30-S9.
27. McBryde KD, Kershaw DB, Bunchman TE, Maxvold NJ, Mottes TA, Kudelka TL, et al. Renal replacement therapy in the treatment of confirmed or suspected inborn errors of metabolism. J Pediatr. 2006;148:770-8.
28. Brophy PD, Flynn JT, Kershaw DB, Smoyer WE, Mottes T, Maxvold NJ, et al. Pediatric overdose: effective treatment with high-efficiency hemodialysis. J Am Soc Nephrol. 1999;10:137A.
29. Meyer RJ, Flynn JT, Brophy PD, Smoyer WS, Kershaw DB, Custer JR, et al. Hemodialysis followed by continuous hemofiltration for treatment of lithium intoxication in children. Am J Kidney Dis. 2001;37:1044-7.
30. Phu NH, Hien TT, Mai NT, Chau TT, Chuong LV, Loc PP, et al. Hemofiltration and peritoneal dialysis in infection-associated acute renal failure in Vietnam. N Eng J Med. 2002;347:895-902.
31. Murray P, Udani S, Koyner JL. Does renal replacement therapy improve outcome? Controversies in acute kidney injury. Contrib Nephrol. 2011;174:212-21.
32. Bellomo R, Cass A, Cole L, Finfer S, Gallagher M, Lo S, et al. Intensity of continuous renal replacement therapy in critically ill patients. N Engl J Med. 2009;361:1627-38.
33. Bonilla-Felix M. Peritoneal dialysis in the pediatric intensive care unit setting. Perit Dial Int. 2009;29(S2):S183-185.
34. Tolwani A- Continuous renal replacement therapy for acute kidney injury. N England J Med. 2012;367:2505-14.
35. Subramanian S, Venkataraman R, Kellum JA. Influence of dialysis membranes on outcomes in acute renal failure: A meta-analysis. Kidney Int. 2002;62:1819-23.
36. Strazdins V, Watson AR, Harvey B. Renal replacement therapy for acute renal failure in children: European guidelines. Pediatr Nephrol. 2004;19:199-207.
37. Goldstein SG. Advances in pediatric renal replacement therapy for acute kidney injury. Semin Dialysis. 2011;24(2):187-91.
38. Maxvold NJ, Bunchman TE. Renal failure and renal replacement therapy. Crit Care Clin. 2003;19(3):1-7.

CAPÍTULO 251

TRATAMENTO INTENSIVO PARA O RECÉM-NASCIDO – UTI NEONATAL

Alice D'Agostini Deutsch
Paula Alves Gonçalves
Paolo Biban

DESTAQUES

- Aspectos diferenciais da unidade e do tratamento neonatal em relação a outros grupos etários bem como especificidades na assistência a recém-nascidos prematuros com peso muito baixo ao nascer comparado aos nascidos a termo.
- Abordagem ao desconforto respiratório após o nascimento, que é uma das principais causas de admissão em UTIs neonatais.
- Asfixia perinatal é a principal causa de mortalidade perinatal e morbidade em recém-nascidos a termo em vários países.
- Assistência multiprofissional aos pais, capacitação e encorajamento, além de manutenção ao aleitamento materno são prioridades no cuidado dos recém-nascidos.

INTRODUÇÃO GERAL

Unidades de Tratamento Intensivo Neonatal (UTINs) têm sido elaboradas para garantir monitoramento e suporte adequados às funções vitais em recém-nascidos (prematuros ou não) em condições críticas, afetados por uma vasta gama de condições clínicas. A assistência é garantida por médicos e enfermeiros especialmente treinados e pela presença de equipamentos e aparelhos de alto nível, projetados ou adaptados para atender as necessidades anatômicas e fisiológicas da população neonatal, caracterizada por peso ao nascer e idades gestacionais extremamente variáveis, bem como por uma gama de condições patológicas congênitas ou adquiridas. O neonatologista deve ser capaz de lidar com bebês recém-nascidos doentes, afetados por falência múltipla dos órgãos ou más-formações que apresentem risco à vida, mas também com baixo peso extremo (peso ao nascer < 1.000 g), que possam apresentar necessidades clínicas únicas na primeira fase de suas vidas, e que, uma vez estabilizadas, possam requerer suporte enquanto esperam o amadurecimento e o ganho de peso. Particularmente em bebês prematuros, deve-se dar uma atenção especial a aspectos como adaptação cardiocirculatória e pulmonar, risco relativamente alto de infecções devido à imaturidade fisiológica do sistema imune e necessidades nutricionais específicas. De fato, esses pequenos pacientes são comumente os mais complexos, para os quais o tratamento e a assistência devem ser individualizados, incluindo apoio aos pais, normalmente apreensivos e vulneráveis.

CUIDADOS AO RECÉM-NASCIDO NOS PRIMEIROS DIAS DE VIDA

RECÉM-NASCIDO A TERMO (≥ 37 SEMANAS DE GESTAÇÃO)

As manobras de ressuscitação na sala de parto devem ser aplicadas por um pediatra neonatologista ou por profissional de saúde com experiência em ressuscitação neonatal.

Recém-nascidos saudáveis devem ser colocados imediatamente em contato direto com suas mães na primeira hora de vida, com o principal intuito de prevenção de hipotermia e promoção do aleitamento materno.

O campleamento do cordão deve ser feito após um a três minutos do nascimento, se possível. O corte precoce do cordão pode ser considerado nos casos em que o bebê precise ser removido imediatamente para iniciar a ressuscitação.

O aleitamento materno deve ser fortemente encorajado para todos os recém-nascidos sadios, iniciando-se o mais rápido possível após o nascimento quando eles estiverem clinicamente estáveis e se a condição da mãe permitir.

Todos os recém-nascidos devem receber 1 mg de vitamina K via intramuscular após o nascimento.

Recém-nascidos que não respiram espontaneamente após o nascimento devem ser secos e estimulados imediatamente.

Ao nascer, a sucção nasal ou oral não é rotineiramente recomendada para os recém-nascidos que começaram a respirar sozinhos, independente se o fluido amniótico é claro ou não. Entretanto, a sucção deve ser feita se a boca ou o nariz forem obstruídos por secreções.

A aspiração traqueal não é recomendada mesmo em presença de mecônio espesso se o recém-nascido começar a respirar sozinho.

Em recém-nascidos sem vigor, nascidos com fluido amniótico com traços de mecônio, sem respirar sozinhos, devem receber ventilação com balão e máscara e ser intubados se não apresentarem melhora da vitalidade. A aspiração de mecônio sob visualização através de laringoscopia deve ser realizada se houver dificuldade de ventilação por obstrução de via aérea.

Em caso de apneia ou dificuldade de respirar persistente, ventilação com pressão positiva deve ser prontamente instituída. Em recém-nascidos com mais de 32 semanas de gestação, a ventilação deve se iniciar com fração inspirada de oxigênio de 21%.

A eficácia da ventilação deve ser avaliada pela medição da frequência cardíaca após 60 segundos de ventilação com movimentos torácicos visíveis. A frequência cardíaca deve ser mantida em no mínimo 100 batidas por minuto e se a mesma não for atingida, deve-se proceder aos próximos passos da reanimação em sala de parto que podem incluir intubação orotraqueal, compressões torácicas, cateterismo umbilical venoso e infusão endovenosa de Adrenalina.

Após a estabilização na sala de parto, o recém-nascido deve ser transferido para a unidade neonatal, com manipulação mínima, manutenção de eutermia, oferta de oxigênio e pressão positiva contínua em vias aéreas se necessário. Amostras de sangue para testes laboratoriais devem ser coletadas de acordo com a evolução clínica e com o histórico gestacional.

Hidratação e ingestão metabólica inicial: nos primeiros dias, necessidades estimadas variam entre 60 e 70 mL/kg/dia. Controles glicêmicos em série devem ser realizados para manter níveis acima de 50 mg/dL.

Após o segundo dia de vida, sódio e potássio podem ser oferecidos por via parenteral, de acordo com os resultados de testes sanguíneos e se o recém-nascido estiver estável. A nutrição enteral deve ser iniciada assim que as condições clínicas permitirem, dando prioridade para o leite materno.

Em recém-nascidos com asfixia grave, alimentação enteral deve ser gradualmente aumentada de 12 a 24 horas, dependendo da tolerância do recém-nascido. O uso de sonda gástrica alimentar via nasal ou oral pode ser necessário.

Recém-nascidos prematuros (< 37 semanas de gestação)

Após a fase de estabilização, o recém-nascido prematuro deve ser transportado para a UTIN o mais rápido possível, mantendo adequada ventilação e oxigenação e a eutermia.

Manuseio mínimo: se possível, é importante minimizar o manuseio do bebê prematuro pelo time multidisciplinar, mantendo incubadora aquecida, ambiente silencioso e com baixa iluminação. Atenção absoluta deve ser prestada na higiene das mãos. A saturação de oxigênio e a frequência cardíaca devem ser constantemente monitoradas por oximetria de pulso; o uso de monitor cardíaco é recomendado se a leitura das ondas de pulso não for regular. Particularmente nos bebês prematuros, acesso venoso e arterial seguros devem ser obtidos, normalmente através dos vasos umbilicais. Após 3 a 5 dias, o cateter percutâneo deve ser inserido por um time especializado.

Hidratação e ingestão metabólica inicial: manter o nível de ingestão de líquidos adequado é essencial. No primeiro dia, estima-se necessidade de 80 a 100 mL/kg/dia – o que pode ser aumentado para bebês muito imaturos em razão da perda insensível aumentada, que ocorre principalmente através da pele e da ventilação mecânica. Esse volume pode ser suprido com soro em concentração apropriada ao acesso venoso (12,5% periférica, 20% central) e velocidade de infusão de glicose (VIG) em mg/kg/min. de acordo com o controle glicêmico (de 80 a 150 mg/dL). Ainda no primeiro dia de vida, 3 g/kg/dia de ingestão de aminoácidos é recomendada com aumentos até 4 g/kg/dia. Atenção especial deve ser dada ao balanço ácido-base e eletrolítico. Após o segundo dia de vida, sódio, potássio, cálcio podem ser adicionados, de acordo com os níveis sanguíneos. Após o período de 24 a 48 horas, os bebês prematuros que estiverem metabolicamente estáveis, mas ainda incapazes de receber dieta via enteral, ou aqueles que não forem esperados atingirem suas necessidades nutricionais em médio prazo, a nutrição parenteral com intralipídeos até 3,5 g/kg/dia, eletrólitos e microelementos deve ser iniciada.

A nutrição enteral deve ser iniciada uma vez que o bebê prematuro atingir estabilidade, sempre dando prioridade ao leite materno. Fórmulas especiais de leite para bebês prematuros podem ser utilizadas, gradualmente aumentando a alíquota diária a cada 12-24 horas (10 a 20 mL/kg/dia), monitorando se há boa aceitação pelo recém-nascido. Em geral, para os bebês com idade gestacional menor que 34 semanas deve-se utilizar sonda gástrica nasal ou oral.

A suplementação de oxigênio deve ser adaptada para necessidades individuais, com o objetivo de manter valores de saturação entre 88% e 94%. O suporte de ventilação com pressão positiva (tanto CPAP nasal como a ventilação invasiva) pode ser considerado logo na sala de parto.

Testes laboratoriais: nos primeiros dias de vida, repetidas análises de dosagens diárias de Na, K, Ca iônico e Mg são geralmente requeridas. Hemograma completo, proteína C-reativa e hemocultura são geralmente indicados, particularmente quando há o risco de infecção ou necessidade de avaliar se há anemia ou policitemia nas primeiras 24 horas de vida. Um controle rigoroso da icterícia é fundamental, enquanto outros testes clínicos e laboratoriais podem ser requeridos na primeira semana de vida, de acordo com as condições clínicas. A avaliação da creatinina neonatal pode ser influenciada por valores maternos nas primeiras 48 a 72 horas, então sua dosagem é mais relevante após o terceiro dia de vida.

DOENÇAS RESPIRATÓRIAS NEONATAIS COMUNS

INTRODUÇÃO

O desconforto respiratório é a causa mais frequente de admissão nas UTINs, tanto para recém-nascidos a termo como para prematuros. Esses bebês podem apresentar desconforto por diferentes razões, incluindo uma transição suboptimizada do ambiente fetal para o extrauterino, uma deficiência de surfactante relacionada à imaturidade, ou o desenvolvimento da Síndrome de Aspiração de Mecônio (SAM). Entretanto, apesar de o desconforto respiratório ser mais frequentemente ligado a origens pulmonares, em alguns casos, a etiologia pode ser infecciosa, cardíaca ou por outras condições mais raras.

SÍNDROME DO DESCONFORTO RESPIRATÓRIO (SDR)

A SDR é uma condição de falência respiratória em vários graus que normalmente afeta bebês prematuros com deficiência de surfactante, primária ou secundária, com a consequência de perda de complacência pulmonar, levando à deterioração progressiva do paciente.

Além de historicamente conhecida como doença da membrana de hialina, a síndrome do desconforto respiratório (SDR) é a condição respiratória mais comum de bebês prematuros com falência respiratória devido à prematuridade. Outros fatores além da maturidade do feto/recém-nascido podem atrasar a maturação dos pulmões, por exemplo doenças como diabetes materna, Isoimunização Rh, sífilis, anencefalia e doença intrínseca renal.[1] Por outro lado, a hipertensão materna e a restrição de crescimento intrauterino podem acelerar a maturação dos pulmões. A SDR é comumente observada em bebês prematuros e é associada com deficiência surfactante. O risco de desenvolver a SDR é inversamente relacionado à idade gestacional, ocorrendo raramente em bebês quase a termo, em um terço dos bebês com menos de 30 semanas e em dois terços dos bebês extremamente prematuros, com menos de 28 semanas de gestação.

A condição clássica é devida à deficiência primária na produção de surfactante, mas outras entidades clínicas que causem a inatividade ou disfunção de surfactante endógeno podem também contribuir para a SDR, incluindo pneumonia, sepse, aspiração de mecônio, entre outras. A deficiência em surfactante, além da qualidade modificada de seus componentes (por exemplo, proteína SP-A diminuída) nos pulmões promove condição favorável a formação de atelectasia, diminuição da capacidade residual e o desbalanço entre a ventilação e a perfusão, com efeito de *shunt* intrapulmonar. Hipoxemia e acidose respiratória resultantes podem determinar um aumento na pressão arterial pulmonar, reduzindo o fluxo sanguíneo pulmonar e facilitando o desvio extrapulmonar da direita para a esquerda através de estruturas típicas do bebê recém-nascido, que são o canal arterial e o forame oval. Como resultado, pode ocorrer hipoxemia severa secundária à má oxigenação devido à atelectasia pulmonar e ao desvio do sangue venoso, imitando a persistência da circulação fetal. Geralmente, a produção exógena de surfactante tende a melhorar após os primeiros dias de vida, mesmo com os recém-nascidos mais imaturos. Entretanto, sua inatividade pode ainda ser relevante devido à presença de edema e de proteínas alveolares.[1] A possibilidade de usar o surfactante exógeno, a partir dos anos 1990, levou a uma mudança radical na evolução da doença, reduzindo dramaticamente sua mortalidade associada, bem como sua morbidade. O obstetra tem um papel fundamental na prevenção de SDR ao administrar apropriadamente esteroides pré-natais à mãe, de modo a reduzir a incidência de SDR ou ao menos limitar a sua gravidade clínica.

Características clínicas

O desencadeamento da síndrome do desconforto respiratório (SDR) é normalmente observado nas primeiras horas após o nascimento, piorando progressivamente durante as horas seguintes:

- Dados clínicos iniciais claros incluem cianose, uso de músculos respiratórios acessórios (batimento de aba nasal, retração intercostal e subdiafragmática), taquipneia e gemido expiratório, na tentativa de aumentar a capacidade residual funcional ao fechar a glote;
- Análise de gasometria pode revelar uma deficiência da troca gasosa, com grave hipoxemia e acidose respiratória. A contagem de células brancas, de cultura sanguínea e de marcadores de infecção como a proteína C-reativa pode dar pistas importantes sobre possíveis infecções associadas;
- O exame radiológico mostra uma aeração pulmonar reduzida, microatelectasia em vários níveis, caracterizadas por uma infiltração retículo-granular com distribuição difusa (com aparência de vidro estilhaçado) e a presença de broncogramas aéreos (Figura 251.1). Alguns bebês recém-nascidos podem apresentar condições de falência respiratória mais brandas e transientes, normalmente devidas a um atraso na absorção de fluido fetal pulmonar, com características radiológicas similares a formas menos graves de SDR. Dessa maneira, pode ser difícil diferenciar essas duas condições no estágio inicial. Em alguns casos, a pneumonia bacteriana, especialmente pelo Grupo Estreptococo B, pode ser assemelhante à deficiência surfactante primária.

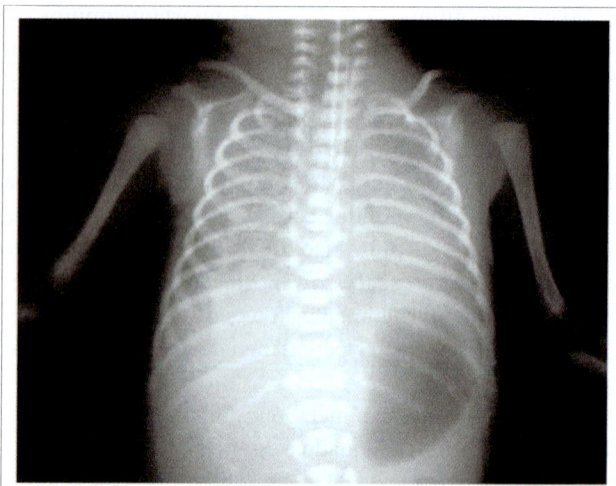

FIGURA 251.1. Radiografia plana de um recém-nascido.

TRATAMENTO

- O tratamento inicial tem como objetivo restaurar uma troca gasosa adequada e a capacidade funcional residual, sendo proporcional ao nível de comprometimento respiratório. O uso precoce de pressão positiva das vias aéreas, normalmente através de uma cânula nasal (CPAP nasal), pode ser benéfico e capaz de reduzir a progressão para atelectasia na disfunção de surfactante endógeno. A pressão positiva expiratória contínua é geralmente ajustada em 5 a 8 cmH_2O. Em caso de hipoxemia persistente, com necessidade de suplemento de oxigênio inspirado maior que 30% a 40%, o uso de surfactante exógeno pode ser indicado. A primeira dose de surfactante pode ser administrada de diferentes formas. Pode-se realizar a laringoscopia e injetar o surfactante através de tubo orotraqueal com a extubação realizada imediatamente ou logo após estabilização. Técnicas chamadas de minimamente invasivas administram o surfactante ainda por laringoscopia, mas através de sonda alocada na traquéia ao mesmo tempo que se mantêm o bebê acoplado ao CPAP nasal.

Em caso de hipoxemia persistente associada a dispneia progressiva, hipercapnia ou acidose, um suporte com ventilação mecânica invasiva seguido de uma segunda dose de surfactante pode ser indicado.

Vários estudos têm demonstrado que o surfactante exógeno pode reduzir a mortalidade perinatal e a síndrome de escape de ar. Seu uso deve ser considerado um tratamento de resgate em pacientes que não respondem ao CPAP nas primeiras horas de vida. A dose recomendada de surfactante é de 100 a 200 mg/kg em bolus e pode ser repetida conforme evolução clínica.

Se o recém-nascido estiver sob ventilação mecânica (VM), volumes correntes baixos (Vt) de 6 a 8 mL/kg devem ser utilizados, auxiliados por uma pressão expiratória positiva (PEEP) para manter os pulmões abertos e uma FiO_2 < 30%. A análise do gás sanguíneo arterial deve visar um pH de 7,25 a 7,35. É preferível uso de ventilação convencional, em modo assistido inicialmente ou com Ventilação Mandatória Intermitente Sincronizada (SIMV) com pressão de suporte, apesar de vários estudos mostrarem equivalência no uso precoce de ventilação oscilatória de alta frequência.

Na suspeita de pneumonia associada, antibióticos endovenosos (por exemplo ampicilina e amicacina) devem ser instituídos o mais cedo possível.

SÍNDROME DE ASPIRAÇÃO DE MECÔNIO (SAM)

Introdução

De 10% a 20% das gestações são complicadas por uma presença de mecônio no fluido amniótico. A incidência de líquido amniótico com sinais de mecônio pode variar de 3% a 14%, geralmente variando em diferentes idades gestacionais, sendo vista antes das 34 semanas, mas presente em um terço das gestações que se estendem por mais de 42 semanas. Digno de nota, crianças expostas ao líquido amniótico têm por volta de 10 vezes mais chances de apresentar síndrome do desconforto respiratório ao nascer e risco de morte perinatal cinco vezes maior que aquelas expostas a um líquido amniótico claro. Apesar de sua alta incidência, somente de 5% a 10% dos bebês nascidos em líquido amniótico com sinais de mecônio desenvolvem subsequentemente uma forma de falência respiratória aguda, definida como síndrome de aspiração de mecônio (SAM). A SAM é uma condição clínica grave associada com alta morbidade e mortalidade, sendo causada pela aspiração de mecônio antes, durante ou imediatamente após o parto.

Classicamente, em especial quando houve a presença de mecônio espesso no fluido amniótico, esses bebês foram agressivamente tratados com sucção direta traqueal, independentemente de seu status clínico de reatividade. Entretanto, nas últimas décadas, o gerenciamento da SAM tem demonstrado mudanças substanciais devido a um melhor entendimento de sua fisiopatologia e dados controversos da literatura, que levantaram dúvidas sobre intubação endotraqueal e sucção oral-faríngea reduzir a incidência e a gravidade da SAM.

Fisiopatologia

A incidência de mecônio no líquido amniótico é facilitada por eventos de estresse intrauterinos. Entretanto, pode ocorrer sem estar associada ao desconforto fetal ou aumento do risco de morbidade. Em muitos casos, pode se apresentar em bebês saudáveis em forma de um líquido amarelo-esverdeado de mecônio, mais associado com a maturação fisiológica fetal. Diferentemente, quando espesso ou marcado por partículas, com aspecto verde a marrom, o mecônio é normalmente responsável pelas formas mais severas de SAM.

Asfixia, hipóxia, acidose, compressão transiente do cordão umbilical ou cabeça do feto facilitam a liberação de mecônio intrauterino pelo feto. A SAM, antes considerada um evento estritamente pós-natal, pela aspiração de mecônio na primeira respiração, é agora entendida como um evento que pode ser causado no período intrauterino. Em suas formas mais severas, a SAM é frequentemente associada à síndrome de hipertensão pulmonar neonatal persistente (HPPN), uma condição que ameaça a vida e frequentemente requer ventilação mecânica agressiva, óxido nítrico inalado ou ECMO, ainda possuindo um risco de resultado fatal.

Dados de autópsias obtidos de recém-nascidos com SAM grave que morreram dentro das primeiras 48 horas de vida demonstram um aumento difuso nas fibras musculares das arteríolas pulmonares, sugerindo que o processo de remodelamento desses músculos pode até preceder o evento de aspiração de mecônio. Então, em situações que causam hipóxia ao feto há uma resposta temporária de vasoespasmo (pela musculatura hipertrófica e hiperreativa). Situações como asfixia fetal prolongada podem estimular a respiração fetal provocando a aspiração de mecônio antes do parto. Após o parto, a obstrução mecânica da via aérea, parcial ou total, pode criar condições que facilitem o aprisionamento de ar alveolar ou colapso e atelectasia das regiões distais do pulmão. Um mecanismo de válvula pode intervir, permitindo o ar entrar durante a fase de inspiração mas causando resistências a saída do ar do sistema respiratório. Áreas com colapso alveolar geram efeito de desvio intrapulmonar e hiperexpandem áreas em risco de baro e volutrauma. Outros mecanismos de injúria pulmonar na SAM incluem pneumonite inflamatória, desativação do surfactante pulmonar e possibilidade de associação com a corioamnionite.

Características clínicas

Recém-nascidos afetados pela SAM são geralmente pequenos para a idade gestacional e/ou de gravidez pós-termo, demonstram presença de oligo-hidrâmnios ou nascem com sinais de impregnação de mecônio (na pele e nas unhas) e depressão neurológica. A condição respiratória é caracterizada, em níveis variantes, por cianose, gemido, batimento nasal, retrações torácicas e taquipneia, com tórax hiperinsuflado e presença de crepitação com estalos e ronco. A pneumonite pode ser predominante secundariamente à aspiração de mecônio, com condições clínicas similares àquelas descritas acima, e o raio X torácico revela opacificação heterógena. Porém a hipoxemia pode ter severidade desproporcional ao dano pulmonar radiológico, associada com circulação fetal persistente ou hipertensão pulmonar. A ocorrência de ar extra-alveolar como pneumotórax e pneumomediastino, é frequente na SAM. A hiperinsuflação pulmonar pode ser notada na radiografia torácica devido a presença de espaços intercostais altos e abaixamento do diafragma, sendo comum um aspecto heterogêneo, com áreas veladas (atelectasia devido à obstrução total das vias aéreas) e áreas hiperexpandidas (devido ao mecanismo de válvula gerado pelo bloqueio parcial das ramificações bronquiais) (Figura 251.2). A gasometria mostra a hipoxemia, hipercapnia e acidose mista em graus variados, dependendo da intensidade do dano provocado pela asfixia e o shunt circulatório da direita para a esquerda resultante da hipertensão pulmonar. Recém-nascidos expostos ao mecônio são mais propensos a terem outras complicações como sepse, convulsões, internação prolongada na unidade de tratamento intensivo neonatal (UTIN).[5]

O diagnóstico diferencial inclui doenças que podem resultar em falência respiratória dos recém-nascidos e que acompanham a eliminação do mecônio intrauterino como taquipneia, circulação neonatal persistente (não secundária à SAM), sepse ou pneumonia, edema pulmonar ao nascer.

Tratamento

Na reanimação neonatal deve-se enfatizar que a demora excessiva em prover ventilação com pressão positiva pode provocar hipóxia desnecessária, acidose e hipercapnia, aumentando o risco de hipertensão pulmonar e danos neurológicos.

A primeira abordagem à SAM é a prevenção do sofrimento fetal e a exposição do recém-nascido ao mecônio.[2] Se há evidência de mecônio em vezes anteriores ao parto, o time obstétrico e neonatal deve estar preparado para lidar com um recém-nascido deprimido, provendo ressuscitação imediata se necessário.

Em geral, o fluido amniótico de mecônio muito espesso pode ser um indício de sofrimento perinatal e deve alertar a equipe sobre a necessidade potencial de ressuscitação. De acordo com o conhecimento disponível, a aspiração oral e nasofaríngea deve ser feita apenas se impedir a ventilação do neonato. No caso de aspiração traqueal, é indicado um tubo traqueal de grande calibre, o adaptador para a aspiração de mecônio e um sistema de aspiração contínuo, com pressão negativa entre -100 e -150 mmHg, deve estar disponível para maximizar a eficácia da manobra. O tubo endotraqueal deve ser usado com um aparelho de sucção enquanto retira do lúmen traqueal, possivelmente antes de iniciar uma ventilação de pressão positiva.

O uso de pressão positiva não invasiva e fração inspirada de oxigênio adequada podem contribuir para manter a via aérea aberta, manter o recrutamento alveolar e reduzir a hipóxia devido ao shunt pulmonar. O suporte respiratório pode ser realizado através do uso de CPAP nasal ou via ventilação mecânica invasiva, tanto convencional como por oscilação de alta frequência. O dano pulmonar, através de barotrauma, volutrauma, tendência a atelectasia deve ser limitado ao mínimo, com o intuito de reduzir a alta morbidade e a mortalidade associada com falência respiratória severa secundária à SAM.

O uso rotineiro de surfactante exógeno, tanto com uma terapia de reposição como lavagem broncoalveolar ainda não constitui recomendação científica. Nos casos mais severos, a reposição de surfactante ou óxido nítrico inalatório pode ser considerado terapia de resgate, na tentativa de evitar a necessidade de oxigenação por membrana extracorpórea (ECMO).

Apesar de não existir forte evidência suportando o uso rotineiro de antibióticos para SAM, antibióticos de amplo espectro podem ser considerados até que a hipótese de infecção seja excluída.

HIPERTENSÃO PULMONAR PERSISTENTE DO RECÉM-NASCIDO (HPPRN)

Introdução

A hipertensão pulmonar persistente neonatal (HPPN) é uma das condições clínicas mais graves da transição pós-natal, que carrega morbidade substancial e mortalidade. A HPPN é caracterizada por hipoxemia severa devido aos grandes desvios da direita para a esquerda nos níveis atrial e ducto, secundários à hipertensão pulmonar, com um coração estruturalmente normal. No início dos anos 1960, essa desordem era originalmente chamada de circulação fetal persistente, mas esse termo foi abandonado e substituído por HPPN. De fato, o circuito de alto fluxo e baixa resistência através da placenta que caracterizam a circulação fetal não estão presentes na HPPN.

Na maioria dos casos, a HPPN é secundária a outras condições, incluindo a asfixia perinatal, síndrome de aspiração de mecônio, sepse e raramente anormalidades congênitas pulmonares ou vasculares. Menos frequentemente, no caso de nenhuma outra patologia ser identificada, a HPPN pode constituir uma diagnóstico primário.

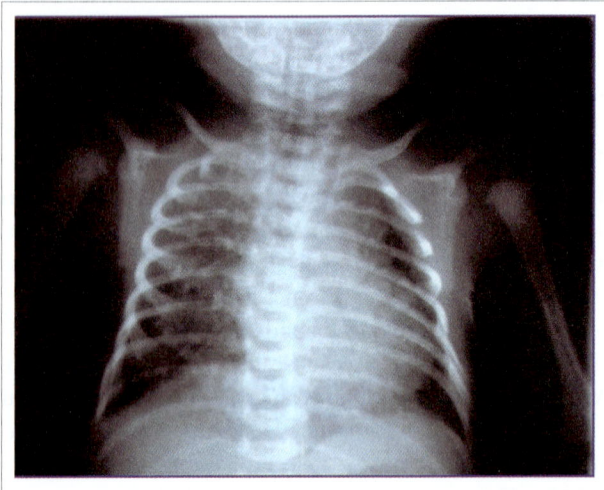

FIGURA 251.2. Radiografia plana de um recém-nascido com SAM.

TABELA 251.1. Fatores que contribuem para o declínio da resistência pulmonar.

Expansão pulmonar	Os movimentos respiratórios, com abertura mecânica dos vasos pulmonares e reabsorção do líquido alveolar.
Mediadores humorais	↑ Prostaglandinas vasodilatadoras e óxido nítrico.
↑ Oxidação	Pulmão capta oxigênio da atmosfera, em vez de placenta.
↓ Acidose antenatal	Melhor oxigenação e ventilação pulmonar.
Adaptação cardiocirculatória	↑ PA sistêmica após a remoção da placenta → fechamento do forame oval e fluxo reverso através do canal arterial.

Fisiopatologia

Durante o período intrauterino de vida, as artérias do feto têm uma maior resistência e o fluxo pulmonar sanguíneo é baixo. Ao nascer, vários fatores contribuem para o declínio da resistência vascular pulmonar (Tabela 250.1). Esses mecanismos permitem a transição do tipo de circulação "fetal" para "adulta", com pressões das artérias pulmonares abaixo das sistêmicas, a passagem de sangue venoso da direita para a esquerda para ser completamente oxigenado e oferecido aos vários órgãos e sistemas. Entretanto, a adaptação pós-natal pode ser comprometida por diversos fatores, que podem causar uma transição anormal da circulação pulmonar de alta resistência intrauterina para um circuito de baixa resistência extrauterino.

Desse modo, a fisiopatologia da HPPN é a soma da resistência aumentada das arteríolas pulmonares e perfusão pulmonar diminuída, com desvios intra e extrapulmonares, resultando em hipóxia profunda dos tecidos, acidemia mista, pós-carga aumentada para o ventrículo direito, regurgitação tricúspide e disfunção ventricular direita.[3] Fatores associados com hipertensão pulmonar podem ser vistos na Tabela 250.2.

Características clínicas

Vale lembrar que bebês com HPPN podem ser virtualmente assintomáticos na fase inicial de vida, com taquidispneia moderada e pouca necessidade de suplementação de oxigênio. Porém, um diferencial entre valores pré e pós-ductais de saturação deve ser observado, particularmente se o desvio da direita para a esquerda estiver ocorrendo principalmente através do canal arterial, e não através do forame oval.

Subsequentemente, as exacerbações agudas e hipóxicas podem acontecer, particularmente associadas com vários estímulos como hipotermia, dores, hipóxia, acidose ou desordens metabólicas.

Esses eventos podem estabelecer um ciclo vicioso de fluxo sanguíneo pulmonar reduzido, hipoxemia, acidose, dissonância da perfusão-ventilação e disfunção cardíaca, com falência respiratória grave e colapso hemodinâmico, levando a um alto risco para desfecho negativo se não tratado prontamente.[4]

Em casos de hérnia diafragmática, um abdome escavado e a presença de barulhos intestinais na ausculta do tórax podem ser encontrados. Em casos raros podem ser diagnosticados bebês com hipoplasia pulmonar devido a oligo-hidraminio grave.

Apesar de ter uma causa subjacente, o diagnóstico de HPP deve ser clinicamente suspeito em qualquer recém-nascido que apresente falência respiratória durante as primeiras 12 a 36 horas de idade, especialmente quando isso ocorre no contexto de asfixia intraparto, sepse, aspiração de mecônio no fluido amniótico ou hipoplasia pulmonar.

A HPPN é mais comum em bebês a termo ou quase, devido ao aumento fisiológico nas fibras musculares das arteríolas pulmonares, particularmente em formas primárias.[5] Entretanto, a hipertensão arterial pulmonar pode ser encontrada em bebês extremamente prematuros, em parte devido à expansão inadequada do pulmão com um consequente aumento na resistência pulmonar vascular.

Investigações

- Raio X: na HPPN primária ou "idiopática", os campos pulmonares podem aparecer bem aerados e pobres em identificar os vasos, além de um aumento na silhueta

TABELA 251.2. Fatores e desordens associados a hipertensão pulmonar.

Expansão não pulmonar	Hipoplasia pulmonar, asfixia, hérnia diafragmática, ↓ surfactante (primária ou secundária).
Desequilíbrio de prostaglandinas	Prostaglandinas vasodilatadoras e vasoconstrição, predominantemente dos últimos, mantendo a circulação pulmonar "fechada".
Acidemia e/ou hipoxemia	Manutenção da constrição do leito pulmonar e persistência do canal arterial.
Anormalidades cardiovasculares	↑ fluxo pulmonar → ↑ músculo das arteríolas pulmonares. Por exemplo fechamento intrauterino do canal arterial, veias pulmonares anômalas.
Ausência de superfície de troca	Alvéolo capilar de não alinhamento.

cardíaca direita. Mais frequentemente, a HPPN secundária às condições estruturais podem demonstrar padrões radiológicos diferentes, associados com a deficiência surfactante, síndrome de aspiração de mecônio, hérnia diafragmática, entre outros.[6]

- Diferenciais na saturação de oxigênio transcutâneo em PaO_2 através da medição do gás arterial: Como o desvio da direita para a esquerda ocorre predominantemente através do canal arterial, a comparação dentre os valores pré-ducto (por exemplo, na mão direita) e áreas pós-ducto (como por exemplo no pé) pode gerar diferenças maiores que 10% na medição das saturações. De modo contrário, quando o fluxo é predominantemente através do forame oval, essa diferença pode ser ausente ou menos evidente. Em geral, os gradientes de PaO_2 entre áreas pré e pós-duto são considerados clinicamente relevantes se excederem 20 mmHg.

- A ecocardiografia é o método padrão de excelência para confirmar o diagnóstico de HPPN, para monitorar a evolução da doença, bem como sua resposta ao tratamento. A maior vantagem dessa técnica relativamente simples e não invasiva é a possibilidade de ser aplicada na cama, até nos pacientes mais instáveis. Quando combinada ao Doppler, a ecocardiografia permite uma avaliação funcional e confiável do coração e das veias maiores ao mostrar a direção dos fluxos intracavidades e o desvio através dos dutos arteriosos e forâmen oval, e vai estimar a pressão pulmonar arterial e o nível de regurgitação tricúspide (Figura 250.3). A ecocardiografia é também essencial em excluir anormalidades anatômicas congênitas que podem mimicar a HPPN.

- Hoje em dia, após a invenção da era do ultrassom, a cateterização é raramente necessária, a não ser que haja um diagnóstico persistente de incerteza quanto as condições estruturais cardíacas que possam requerer tratamento cirúrgico.

Tratamento

O controle da HPPN requer um número de passos subsequentes, incluindo identificação precoce dos sintomas, intervenções cardiorrespiratórias rápidas com o recrutamento pulmonar e suporte cardíaco, monitoramento próximo e uso de terapias vasodilatadoras específicas como indicado.

A suplementação de oxigênio, a ventilação de pressão positiva e o suporte hemodinâmico para manter a pressão sanguínea sistêmica através de inotrópicos são os pilares do tratamento inicial. Ainda assim, nos casos mais severos, caracterizados por hipoxemia profunda e pressão arterial pulmonar suprassistêmica, suporte ventilatório com alta fração de oxigênio inspirado podem não ser suficientes para reestabelecer a troca gasosa adequada e reverter as resistências pulmonares vasculares.

De fato, o óxido nítrico (NOi) é um vasodilatador seletivo, que pode ser administrado por inalação com o CPAP nasal, ventilação convencional ou ventilação de alta frequência. Classicamente, a indicação de tratamento com NOi em pacientes com HPPN ocorre com o índice de oxigenação (IO) maior que 15. O tratamento com NOi é normalmente iniciado a 20 ppm, diminuindo a dose de acordo com a resposta clínica do paciente. Concentrações mais altas de NOi não se mostram mais efetivas e podem causar metahemoglobinemia. O processo de desmame de NOi deve ser gradual, guiado pela melhora clínica na saturação de oxigênio

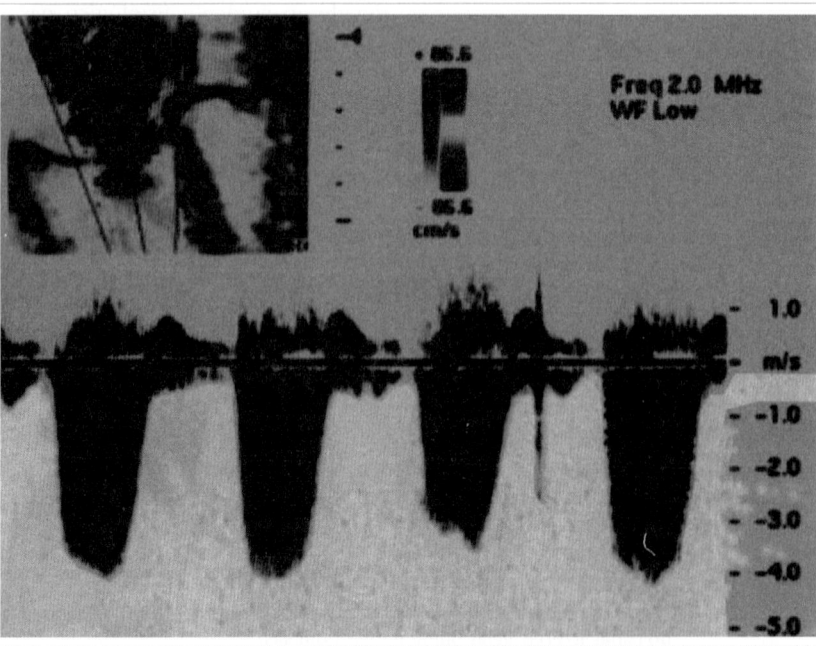

FIGURA 251.3. Refluxo tricúspide secundário à condição HPP. Foto por cortesia da Dra. Samira M. B. Leal.

do paciente. Quando reduz-se o NOi de 5 ppm para zero, deve-se estar ciente de potencial efeito rebote no momento da suspensão, o que às vezes requer o reinício do tratamento com NOi. Em pacientes não responsivos ao NOi, o uso de estratégia alternativa incluindo ECMO deve ser prontamente considerada.

Com exceção do uso de óxido nítrico e da ECMO, outras terapias estratégicas são normalmente baseadas em pequenas séries de casos, experiências individuais de diferentes autores ou dados extrapolados por estudos experimentais. Tratamentos alternativos incluem prostaciclinas inaladas ou intravenosas, sildenafil e milrinone.

TAQUIPNEIA TRANSIENTE DO RECÉM--NASCIDO (TTRN)

Introdução

A taquipneia transiente do recém-nascido (TTRN) é uma das causas mais frequentes de admissão na UTIN, com um grau variável de intensidade clínica e radiológica. Em manifestações moderadas, tem sido chamada também de "desconforto respiratório adaptativo".

A TTRN pode afetar cerca de 0,5% a 1% de bebês a termo ou quase, respectivamente. Fatores de risco comuns incluem parto prolongado, sofrimento fetal ou asfixia perinatal, diabetes materna ou asma materna. Além disso, a cesariana é associada com um risco maior para essa condição, especialmente na ausência de indícios de trabalho de parto.[5]

Fisiopatologia

Dois mecanismos aparentam ser relacionados à TTRN: atraso na liberação do fluido pulmonar fetal e um déficit multifatorial de síntese de surfactante, com complacência reduzida dos pulmões.

Características clínicas

A apresentação clínica de TTRN se dá normalmente nas primeiras duas a três horas após o nascimento, com a respiração superficial rápida, gemido ocasional, retrações moderadas subdiafragmáticas e retrações intercostais e hipoxemia moderada, com necessidade de suplementação de oxigênio.

As gasometrias podem revelar hipoxemia moderada, tanto com normocarbia ou hipercarbia.

O raio X torácico pode não ser conclusivo mas pode ter sinais de edema alveolar, ocasionalmente com cardiomegalia moderada relacionada à asfixia.

O quadro clínico pode se estender de algumas horas até quatro a cinco dias, geralmente requerendo suplementação de oxigênio e outras intervenções terapêuticas mínimas.

Todavia, na fase inicial é importante excluir outras causas de desconforto respiratório. Diagnósticos diferenciais incluem sepse, pneumonia, aspiração de fluido amniótico com sinais de mecônio, anormalidades cardíacas congênitas ou hipoplasia pulmonar moderada.

Tratamento

O tratamento de TTRN é tolerante e geralmente requer terapia de oxigênio para manter saturação de oxigênio. Um regime de restrição de fluido pode auxiliar. A pressão positiva contínua das vias aéreas (CPAP) pode ser um tratamento adjunto ao facilitar a absorção do fluido pulmonar e

restaurar a capacidade funcional residual. A ventilação mecânica invasiva é raramente necessária.

ASFIXIA PERINATAL E ENCEFALOPATIA HIPÓXICA-ISQUÊMICA (EHI)

INTRODUÇÃO

A asfixia perinatal é um insulto ao feto ou recém-nascido devido à falta de oxigênio (hipóxia) e/ou falta de perfusão (isquemia) a diferentes órgãos, de magnitude e duração suficientes para causar alterações funcionais e bioquímicas (hipoxemia, acidose e hipercapnia). Em suas formas mais severas, a asfixia perinatal pode provocar dano neurológico permanente, caracterizado pela encefalopatia hipóxica-isquêmica em três diferentes níveis, de acordo com a definição de estágios Sarnat.

Apesar do uso difundido de estratégias terapêuticas de hipotermia, a encefalopatia hipóxica-isquêmica continua a ser uma principal causa de mortalidade perinatal e morbidade neurológica, com a incidência sendo proporcional à idade gestacional e ao peso ao nascer, predominantemente afetando bebês a termo. A incidência de EHI varia entre um a oito por 1.000 nascimentos de bebês com vida em países desenvolvidos, sendo quatro vezes maior em países subdesenvolvidos.[1] Em um serviço obstétrico de parto de 10.000 bebês por ano, isso se iguala a 10 a 80 casos de encefalopatia neonatal por ano, escalando para mais de 300 casos em situações menos afortunadas.

De acordo com a Força-Tarefa de Encefalopatia e Paralisia Cerebral Neonatal, patrocinada pelo American College of Obstetricians and Gynecologists e pela American Academy of Pediatrics, a encefalopatia hipóxica-isquêmica é considerada a causa de paralisia cerebral (PC) se os critérios a seguir se aplicarem. pH da artéria umbilical de menos de 7,0, encefalopatia moderada a severa, quadriparesia espástica ou não cinética, na ausência de outras causas para a PC.[1]

A escala de Apgar nos primeiros dez minutos de vida não pode ser utilizada como um marcador único para afirmar o diagnóstico de EHI, mas valor abaixo de 7 no quinto minuto de vida corrobora a suspeita diagnóstica.

Apesar de a EHI ser uma das desordens neurológicas neonatais mais comuns, geralmente a precisão do momento do dano da asfixia e seus determinantes ainda permanece não esclarecida.

Fisiopatologia

Condições clínicas podem diminuir a perfusão da placenta ou comprometer a entrega de oxigênio e glicose ao feto, incluindo a ruptura da placenta, prolapso ou nó no cordão umbilical e ruptura intrauterina. A hipóxia eventualmente leva à diminuição do ritmo cardíaco fetal e a um fluxo sanguíneo cerebral reduzido, potencialmente causando dano cerebral severo, particularmente ao córtex cerebral. Dependendo do momento do dano e do nível de intervenção médica, uma recuperação parcial ocorre durante 30 a 60 minutos após o insulto agudo da primeira fase do dano. Essa recuperação parcial é seguida por uma fase latente da injúria, o que pode durar até seis horas.[6]

Após isso, em recém-nascidos com danos moderados a graves, uma deterioração secundária segue a fase latente, com aproximadamente seis a quinze horas após o insulto original. A falência energética secundária e a deficiência grave da atividade mitocondrial caracterizam essa fase secundária, com a morte celular cerebral e ainda mais deterioração, incluindo o início de convulsões nesses recém-nascidos.[7] Finalmente, a fase terciária ocorre nas semanas seguintes a esse episódio de dano agudo, caracterizado pela morte celular tardia e remodelamento do cérebro lesado.[8]

Características clínicas

Bebês que sofrem de encefalopatia hipóxica-isquêmica estão em risco de morrer ou desenvolver paralisia cerebral severa. Níveis reduzidos de consciência, geralmente com depressão respiratória, anormalidade do tom muscular, depressão do tendão profundo e reflexos primitivos e convulsões, são sinais precoces típicos de encefalopatia neonatal.[9] Notas baixas na escala de Apgar e acidose metabólica no sangue do cordão ou em amostras sanguíneas após o nascimento são frequentemente associadas ao status neurológico alterado.[9] Outros órgãos importantes podem ser lesados também, incluindo o coração, o fígado e os rins.[10] Adicionalmente, um padrão compatível de lesão visto na ressonância magnética (MRI) cerebral pode confirmar a EHI.

No presente, o método mais difundido para classificar a encefalopatia continua sendo o sistema de estágios propiciado por Sarnat & Sarnat em 1976, que classifica a EHI neonatal em três categorias, de acordo com o nível de consciência, tom muscular, reflexos e função autônoma: estágio I (moderado), estágio II (moderado) e estágio II (grave). Uma versão modificada da escala de Sarnat é utilizada para checar o critério de entrada para aplicar a hipotermia terapêutica a bebês com asfixia.

Em bebês prematuros, os sinais clínicos de EHI podem não ser tão evidentes após eventos hipóxicos do sistema nervoso central, como hemorragia ou leucomalácia periventricular que podem ser detectados por ultrassom craniano.[8,9]

As ferramentas de diagnóstico clínico para identificar e avaliar a severidade da EHI incluem o eletroencefalograma (EEG), o EEG de amplitude (AEG), ultrassom craniano, tomografia computadorizada (CT), ressonância magnética de imagem com difusão (MRI) e espectroscopia de ressonância magnética.

A eletroencefalografia mede a intensidade da EHI e pode providenciar uma informação de prognóstico por avaliações repetitivas. Com o aumento do grau de severidade, o EEG pode revelar simples depressão da voltagem e frequência das ondas elétricas, supressão do disparo de ondas elétricas ou traços isoelétricos. Os traços de um EEG na primeira semana após o nascimento constituem um bom sinal de prognóstico.[8] Além disso, o EEG é crucial no processo de tomada de decisão relativo ao início da terapia da hipotermia.

O ultrassom craniano pode ser útil para avaliar as complicações como áreas isquêmicas, hemorragia cerebral e edema cerebral. O uso do "Doppler" para avaliar o fluxo sanguíneo cerebral permite o diagnóstico de obstrução venosa ou arterial, e a resistência cerebral vascular se modifica.[9]

A tomografia computadorizada não é rotineiramente recomendada, mas pode mostrar áreas danificadas do cérebro, lesões hipóxico-isquêmicas e edema cerebral.

A ressonância cerebral pode definir de melhor maneira as áreas de dano cerebral e edema, bem como o prognóstico através de testes em série na evolução do paciente.[10] A tomografia e a ressonância usualmente implicam a necessidade de mover o bebê da UTIN para o departamento radiológico, o que pode ser um procedimento arriscado em pacientes hemodinamicamente instáveis.

TRATAMENTO

A medida mais importante é a prevenção de asfixia através de cuidados pré-natais apropriados, alta qualidade de tratamento perinatal e disponibilidade imediata de profissionais da saúde qualificados para todos os partos, capazes de garantir completa ressuscitação neonatal se necessário. Deve-se enfatizar que o aumento da taxa de cesariana não reduz significativamente as taxas de paralisia cerebral ao nível populacional.

Infelizmente, não há tratamento específico para a EHI.[10] Medidas de suporte devem ser adotadas, enquanto trata-se potenciais complicações neurológicas, como sumarizado na Tabela 250.3.

Interessantemente, a hipotermia terapêutica tem se mostrado benéfica para certos bebês nascidos com EHI moderada a grave ao melhorar os resultados neurológicos.

De fato, na última década a hipotermia terapêutica moderada (33,5°C a 35,0°C) tem se tornado a prática estandarte de cuidados para recém-nascidos com EHI. Vários testes em grandes centros têm demonstrado que a hipotermia terapêutica é segura e eficaz, melhorando resultados em curto e longo prazos.[38-40] Recentemente, uma grande metanálise revisou os resultados de sete grandes testes por amostragem de terapias de hipotermia, reportando um risco reduzido significante para morte ou deficiências significativas no neurodesenvolvimento aos 18 meses de idade em recém-nascidos com EHI moderada ou grave.[41] Entretanto, apesar de existir há relativamente pouco tempo, a hipotermia terapêu-

TABELA 251.3. Manejo da encefalopatia hipóxico-isquêmica.	
Medidas de suporte	**Tratamento das complicações neurológicas**
Manter a oxigenação normal (PaO_2 50-70 mmHg).	Convulsão: Phenobarbital sodium (20 mg/kg, EV, com nova dose até 40 mg/kg dose total – manter 4-5 mg/kg/dia, iniciar após 24 horas). Se não houver melhora, Phenytoin 20 mg/kg, EV, infusão < 1 mg/kg/min – manter 5-7 mg/kg, a cada 12 horas. Midazolam 0,2-0,4 mg/kg, EV, manter 0,05 a 0,4 mg/kg/hora.
Manter normocapnia. Evitar a hipercapnia e a hipocapnia.	
Manter a pressão sanguínea normal.	
Diagnosticar e tratar os distúrbios de eletrólitos – cálcio, potássio, sódio e magnésio.	
Glicose em torno de 70 mg/dL. Evitar hipoglicemia.	Edema cerebral: cabeça elevada a 30°, posição neutra. Diuréticos osmóticos, monitorar ICP**.
Evitar hiper-hidratação – risco de SIADH*.	

*SIADH – Síndrome de secreção hormonal antidiurética inapropriada.
** ICP – Pressão intracraniana.

tica demonstra uma melhora modesta nos resultados até o momento, o que requer mais pesquisas e novas terapias de sinergia.

Todos os recém-nascidos com EHI devem ser avaliados pelo critério de elegibilidade para receber o resfriamento corporal.[11] Idealmente, o resfriamento deve ser iniciado seis horas após o parto.

O critério de inclusão conta com a presença de: idade gestacional ≥ 35 semanas, histórico de evento isquêmico perinatal e presença de encefalopatia clínica nas primeiras seis horas de vida. A esses critérios, de dois a três dos seguintes parâmetros devem ser adicionados: Apgar de cinco minutos ou menor ou igual a cinco, necessidade de suporte ventilatório no quinto minuto de vida, gases sanguíneos arteriais ou de cordão na primeira hora de vida com pH < 7,1 ou análise do gás sanguíneo arterial nas primeiras horas de vida com o BE maior que -12.[11]

O momento de iniciar a hipotermia parece relacionado aos resultados no que diz respeito aos recém-nascidos que passaram pela terapia de resfriamento precoce (com 180 minutos de vida) e que têm melhores resultados se comparados àqueles que passaram pelo tratamento mais tarde (com 180 a 360 minutos após o nascimento).[47] Essa questão pode suportar a ideia de transportar os recém-nascidos enquanto estiverem ativamente resfriados.[48-50] Na UTIN, o recém-nascido deve ser mantido em um berço com o aquecimento desligado. O objetivo da temperatura do reto é atingir entre 33 °C a 34 °C na primeira hora de tratamento. Se a tempe- ratura for maior que 34 °C, o resfriamento deve ser aplicado ao utilizar o colchão adequado para tal propósito.

O processo de reaquecimento deve ser iniciado com 72 horas após o início da hipotermia terapêutica, progressivamente aumentando a temperatura de 0,2 a 0,5 °C por hora, até que os 36,5 °C sejam atingidos. O controle contínuo da temperatura retal deve ser mantido até 24 horas após atingir a temperatura de 36,5 °C.

O monitoramento invasivo da pressão sanguínea (p. ex. por cateter umbilical arterial) é útil durante o procedimento. A bradicardia sinusal é comum durante a hipotermia (FC tolerada: 80-100 bpm). Deve-se tolerar FC < 80 bpm somente se a pressão arterial for adequada. Se a FC for menor que 80 bpm, um pequeno aumento da temperatura de resfriamento deve ser considerado.

A diurese deve ser monitorada utilizando-se de uma sonda urinária até o fim da fase de resfriamento. Manter o acesso vascular seguro durante a hipotermia, com a cateterização da veia umbilical e arterial, por exemplo. Fentanil a 1 mcg/kg/h deve ser iniciado assim que a hipotermia for aplicada, ajustando a dose de acordo com o nível de dor.

ENTEROCOLITE NECROSANTE (ECN)
INTRODUÇÃO

A enterocolite necrosante (ECN) é uma condição clínico-patológica grave de etiologia multifatorial, caracterizada pela debilitação do trato intestinal, o que pode progredir para inamação intestinal e necrose. De fato, a ECN é a emergência intestinal adquirida mais comum na UTIN, sendo responsável por 2% a 5% de todas as admissões. A incidência de ECN pode variar de centro para centro, de 1% a 3% dos bebês nascidos vivos, afetando principalmente os bebês com baixo peso (menor que 1.500 g). De fato, os bebês prematuros são envolvidos na maioria dos casos com uma relação inversa à idade gestacional e ao peso. Somente 10% a 15% de todos os casos de ECN ocorrem em bebês a termo ou quase. Em bebês a termo, nor- malmente se associa nesses casos com doenças cardíacas congênitas graves ou com outras anomalias como gastrosquise.[10] A mortalidade geral para casos de ECN varia entre 20% e 40% com homens tendo um risco de morte maior que as mulheres. Entretanto, o resultado fatal pode ser esperado em aproximadamente 100% dos casos mais severos da doença.

A fisiopatologia de ECN não foi ainda completamente esclarecida, ainda que haja forte associação com prematuridade, fenômeno intestinal isquêmico – que pode ser causado pela microagregação das plaquetas, proliferação bacteriana secundária, suprimento de nutrição enteral –, especialmente na fórmula infantil, e asfixia perinatal.

É caracterizada por áreas de necrose intestinal, com ou sem perfuração, sendo associada com alta morbidade e mortalidade. Pode afetar todas as porções do trato gastrintestinal, principalmente no jejuno, íleo e cólon.

- A prematuridade em si é o fator de risco mais importante para o desenvolvimento da ECN devido ao número de fatores que incluem a imaturidade do sistema imune;
- A função anormal de IgA secretivo, mucosa intestinal imatura, atividade hormonal e enzimas gastrintestinais modificadas, mudança na autorregulação do fluxo sanguíneo gastrintestinal, desregulação do fator ativador de plaquetas (PAF), entre outros.

FATORES CLÍNICOS

A apresentação clínica de ECN é bem variável, indo de sinais não específicos que podem inicialmente mimetizar outras condições benignas, como a intolerância à alimentação, ao início de sinais gastrintestinais fulminantes, disfunção sistêmica dos órgãos e choque durante algumas horas, assemelhando-se a um status de choque séptico grave.[6] A intolerância à alimentação pode se manifestar com a distensão abdominal, presença de resíduos gástricos, vômito biliar e fezes com sangue. As condições de perfuração intestinal podem trazer sintomas de abdome agudo. A perfuração do intestino pode dar ao abdome uma aparência azul ou descolorida. Bebês com ECN podem parecer letárgicos, pobremente perfundidos, taquicardíacos e hipotensivos com hipo ou hiperglicemia, instabilidade da temperatura, falência respiratória, episódios de apneia e bradicardia.

O hemograma mostra leucopenia, trombocitopenia. Acidose mista e anormalidades metabólicas. A radiografia abdominal pode mostrar áreas dilatadas por gás, pneumoperitônio ou pneumomatose (Figuras 250.4 e 250.5). A pneumomatose é típico sinal de ECN.

Entretanto a ausência de sinais radiológicos não exclui a ECN.

O ultrassom abdominal pode ser uma ferramenta muito útil para avaliar a espessura e a ecogenicidade da parede intestinal, checar os movimentos peristálticos e identificar os pequenos volumes de gás livre, fluido abdominal e ascite.

TRATAMENTO

Logo ao receber o diagnóstico de suspeita de ECN, toda a alimentação enteral e a medicação oral devem ser descontinuadas, enquanto uma sonda gástrica é inserido para descomprimir o trato gastrintestinal. Às vezes o CPAP nasal deve ser interrompido e a intubação pode ser necessária para pacientes mais instáveis.

Uma quantidade adequada de fluidos para manter a perfusão sistêmica, a nutrição parenteral e antibióticos de amplo espectro devem ser estabelecidos. O manuseio mínimo e o controle efetivo da dor são partes integrais do controle.

O controle de ECN é sumarizado como a seguir:

- Jejum por um período de 7 a 14 dias. Manter o tubo gástrico de grande calibre aberto para a descompressão do trato intestinal.

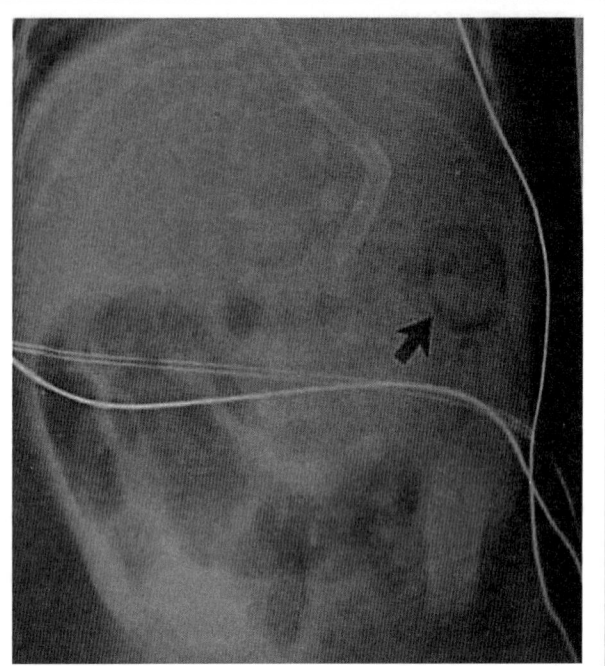

FIGURA 251.4. Note a distensão intestinal com a presença de pneumatose.

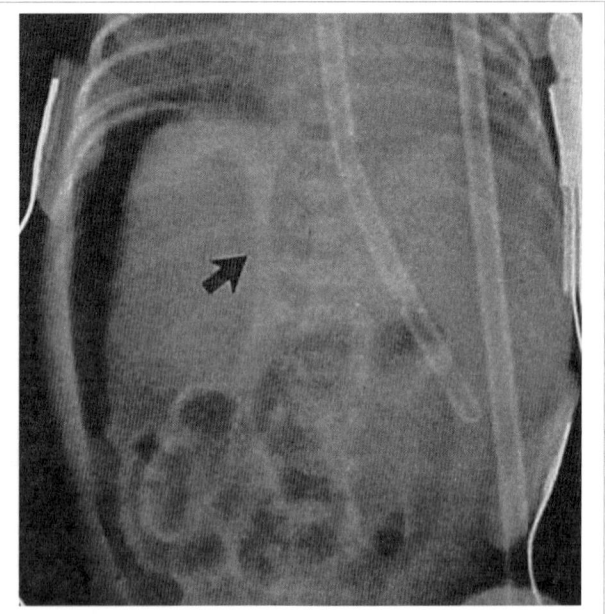

FIGURA 251.5. Sinal do pneumoperitônio no raio X abdominal do RN com ECN.

- Iniciar a nutrição parenteral o mais rápido possível para providenciar de 90 a 110 cal./kg/dia.
- Manter hidratação adequada. O suprimento de água deve ser de 100 a 150 mL/kg/dia para manter a taxa de fluxo da urina em 1 a 2 mL/kg/hora.
- Uso de agentes inotrópicos como a dopamina e a dobutamina para manter o débito cardíaco e a perfusão periférica, se necessário.

- Correção da trombocitopenia e anemia com plaquetas e hemácias concentradas. Manter o hematócrito maior que 35-40% e a contagem de plaquetas acima de 50.000. Usar plasma congelado fresco e crio precipitado se houver distúrbio de coagulação.
- Corrigir a acidose metabólica.
- Prover terapia de oxigênio e ventilação mecânica no caso de apneia e falência respiratória.
- Iniciar os antibióticos endovenosos de amplo espectro após a coleta da culturas.
- Consultar urgentemente radiologista e cirurgião infantil para definir diagnóstico e condutas.
- Fazer radiografias a cada 6 a 12 horas na fase aguda. As posições mais corretas para avaliação são: radiografias planas do abdome, em decúbito esquerdo lateral ou de incidência lateral cruzada.
- Uma abordagem cirúrgica é indicada no caso de perfuração intestinal ou quando houver sinais de necrose intestinal avançada (piorando as condições gerais, distensão abdominal, trombocitopenia, anemia e choque).

REFERÊNCIAS

1. Fanaroff AA, Martin RJ. Neonatal-Perinatal Medicine. Diseases of the Fetus and Infant, 6. ed. St. Louis: Mosby-Year Book Inc., 1997.
2. Wiswell TE, Gannon CM, Jacob J, Goldsmith L, Szyld E, Weiss K, et al. Delivery room management of the apparently vigorous meconium-stained neonate: results of the multicenter, international collaborative trial. Pediatrics. 2000;105(1 Pt 1):1-7.
3. Roberts JD, Fineman JR, Morin FC, Shaul PW. The Inhaled Nitric Oxide Study Group. Inhaled nitric oxide and persistent pulmonary hypertension of the in the newborn: Pathophysiology and potencial
4. strategies for intervention. Semin Neonatol. 2001;6(2):109-20. 4. Walsh-Sukys MC. Persistent pulmonary hypertension of the new-
5. born. The black box revisited. Clin Perinatol. 1993;20(1):127-43. 5. Marcondes E, Vaz FAC, Ramos JLA, Okay Y. Pediatria básica. Tomo I,
6. Pediatria Geral e Neonatal. 9. ed. São Paulo: Sarvier, 2003. 6. Gunn VL, Nechyba C. The Harriet Lane Handbook: A manual for Pe-
7. diatric House Officers. 16. ed. Philadelphia: Mosby Inc., 2002. 7. Gluckman PD, Pinal CS, Gunn AJ. Hypoxic-ischemic brain injury in the newborn. Pathophysiology and potencial strategies for inter-
8. vention. Semin Neonatol. 2001;6(2):109-20. 8. Sarnat HB, Sarnat MS. Neonatal encephalopaty following fetal dys-
9. tress: a clinical and electroencephalographic study. Arch Neurol. 1976;33(10):696-705. 9. Volpe JJ. Hypoxic-ischemic encephalopathy. In: Volpe JJ. Neurology of the newborn. 3. ed. Philadelphia: Saunders, 2001. p.217, 277, 296, 331.
10. Massaro AN, Murthy K, Zaniletti I, Cook N, DiGeronimo R, Dizon M, et al. Short-term outcomes after perinatal hypoxic ischemic encephalopathy: a report from the Children's Hospitals Neonatal Consortium HIE focus group. J Perinatol. 2014 Nov 13. doi: 10.1038/jp.2014.190. [Epub ahead of print]
11. Magalhães M, Rodrigues FP, Chopard MR, Melo VC, Melhado A, Oliveira I, et al. Neuroprotective body hypothermia among newborns with hypoxic ischemic encephalopathy: three-year experience in a tertiary university hospital. A retrospective observational study. Sao Paulo Med J. 2014 Oct 28;0:0.

SEÇÃO 18

O PACIENTE GERIÁTRICO

COORDENADORES

Manes Roberto Erlichman ▪ Roberto Dischinger Miranda

CAPÍTULO 252

INTERAÇÃO ENVELHECIMENTO E DOENÇA: IMPLICAÇÕES NO PACIENTE GRAVE

João Toniolo Neto
Clineu de Mello Almada Filho
Fábio Nasri

DESTAQUES

- O envelhecimento humano está associado ao declínio das reservas fisiológicas orgânicas e ao aumento da suscetibilidade a doenças.
- A idade *per se* é um fator prognóstico menos importante do que o estado funcional de base (capacidade funcional) do indivíduo idoso.
- Os idosos frágeis apresentam manifestações atípicas dos sinais e sintomas decorrentes das doenças que os vitimam, retardando o diagnóstico e o tratamento adequado.
- A fisiologia do envelhecimento deve ser compreendida para um melhor cuidado terapêutico aos idosos gravemente doentes.
- Em razão da dependência da pré-carga, mesmo uma pequena depleção volumétrica pode resultar em significativo comprometimento da função cardíaca.

INTRODUÇÃO

O envelhecimento populacional é hoje um proeminente fenômeno mundial, o que significa crescimento mais elevado da população idosa com relação aos demais grupos etários. Para a Organização Mundial de Saúde (OMS), os critérios para se considerar um indivíduo idoso baseiam-se na idade cronológica e no grau de desenvolvimento socioeconômico e educacional da região onde ele vive. Assim, nos países desenvolvidos, considera-se o indivíduo idoso quando possui 65 anos ou mais de idade, enquanto nos países em desenvolvimento a idade considerada para essa transição é 60 anos. No Brasil, projeções estatísticas indicam que a população idosa passará dos 7,5% aferidos em 1991 para 15% em 2025, quando o país terá a sexta maior população de idosos, em números absolutos, do mundo. Além disso, a proporção da população com 80 anos ou mais também está aumentando, alterando a composição etária dentro do próprio grupo, ou seja, a população considerada idosa também está envelhecendo. Isso leva à heterogeneidade do segmento populacional idoso.[1-3]

Os idosos utilizam os serviços hospitalares de maneira mais intensiva que os demais grupos etários, envolvendo maiores custos, requerendo tratamento de duração mais prolongada e de recuperação mais lenta e complicada.[4]

A hospitalização é considerada de grande risco, especialmente para as pessoas mais idosas. Cerca da metade das internações hospitalares de idosos tem como causas mais frequentes as doenças dos aparelhos circulatório e respiratório. Como repercussão, a hospitalização é seguida, em geral, pela diminuição da capacidade funcional e mudanças na qualidade de vida, muitas vezes irreversíveis.[5-6]

IDOSO FRÁGIL

O processo de envelhecimento encontra-se associado ao declínio das reservas fisiológicas e ao aumento da suscetibilidade a doenças. O idoso utiliza suas reservas fisiológicas para manter a homeostase nas condições ambientais habituais. Porém, quando há maior demanda, secundária a uma doença aguda ou a um estresse cirúrgico, geralmente se observa menor capacidade de adaptação orgânica a essa variação ambiental, sobrevindo a falência dos mecanismos homeostáticos. Esse estado de vulnerabilidade, resultado da reserva homeostática diminuída levando à menor capacidade para superar fatores de estresse, pode caracterizar o estado de fragilidade no idoso e confere alto risco de desfechos adversos, tais como quedas, hospitalização e morte.[7-9]

Os idosos frágeis são, geralmente, aqueles portadores de múltiplas condições crônicas, cujos problemas de saúde poderão levar a limitações funcionais e, frequentemente, ao desenvolvimento de dependência funcional. Ao lado dessas comorbidades, devem-se ressaltar os fatores que resultam intrinsecamente do envelhecimento, como o declínio da função de órgãos e sistemas, acoplado ao balanço energético negativo, que contemplam a síndrome da fragilidade. Assim, considerando-se a própria idade avançada (80 anos ou mais), estão os que já são imediatamente caracterizados como frágeis.[8]

As alterações fisiológicas que mais determinam a síndrome da fragilidade são a sarcopenia, a disfunção imunológica (tornando vulneráveis os agentes infecciosos e provocando a ativação de processos inflamatórios e de autoimunidade) e as alterações neuroendócrinas (sobretudo queda dos hormônios sexuais e do hormônio do crescimento, além das alterações na fisiologia do cortisol).[9-10]

A sarcopenia é uma manifestação clínica central na síndrome da fragilidade, caracterizada por uma perda progressiva da massa e da força muscular com o envelhecimento. A síndrome sarcopênica resulta da perda da reserva fisiológica do sistema neuromuscular, é definida por um declínio progressivo da massa magra na composição corporal (principalmente representada pelo tecido muscular), configura-se em uma manifestação quase obrigatória do envelhecimento e, a partir de um limiar de gravidade, também da fragilidade. A taxa de declínio funcional associado à idade, da força e da massa muscular é também modulada por fatores fisiológicos que incluem a capacidade de resposta inflamatória, o sistema neuroendócrino, o estado nutricional e o grau de condicionamento físico dos idosos.[9-10]

Esses indivíduos desenvolvem, muito frequentemente, manifestações atípicas dos processos mórbidos, exigindo avaliação mais ampla e criteriosa, e são, também, os que mais se beneficiam do atendimento global gerontológico.[10]

É necessário que se entenda o impacto do envelhecimento no desempenho fisiológico dos pacientes idosos para melhor compreensão e tratamento de suas doenças.

ALTERAÇÕES CARDIOVASCULARES DO IDOSO

Considerando-se as alterações fisiológicas no sistema cardiovascular durante o envelhecimento, deve-se ressaltar a diminuição progressiva no número de miócitos, bem como o aumento do conteúdo colágeno que, habitualmente, resulta no declínio da complacência ventricular. Também, o tecido autonômico passa a ser substituído por tecidos colagenosos e gordurosos, enquanto a fibrose causa anormalidades de condução no sistema intranodal e no feixe de His. Essas alterações contribuem para a alta incidência de doença do nó sinusal, arritmias atriais e bloqueios de ramo observados nos indivíduos idosos. Há também progressivo enrijecimento das paredes arteriais resultando em aumento da pressão arterial sistólica, aumento da resistência ao enchimento ventricular e hipertrofia ventricular compensatória.[11]

É difícil separar as implicações funcionais dessas alterações das alterações relacionadas à idade na composição corporal, na taxa metabólica e no estado geral de condicionamento, que também podem afetar o desempenho cardíaco. O débito cardíaco e a fração de ejeção em repouso são mantidos a despeito do aumento na pós-carga imposta pelo enrijecimento do sistema arterial. Entretanto, a frequência cardíaca máxima, a capacidade aeróbica máxima, o débito cardíaco no pico do esforço físico e o pico da fração de ejeção diminuem com o envelhecimento. O coração idoso mantém o débito cardíaco em situações de estresse por meio do aumento do enchimento ventricular (pré-carga) e do volume sistólico. Por causa dessa dependência da pré-carga, mesmo uma pequena depleção volumétrica pode resultar em significativo comprometimento da função cardíaca. Depreende-se, então, que a manutenção do volume intravascular apropriado é essencial.[11]

Sendo a estabilidade hemodinâmica bastante tênue nesses pacientes, deve-se entender que o excesso de volume também pode gerar instabilidade. Como resultado do aumento da pós-carga causado pelo enrijecimento do sistema arterial, da redução das respostas inotrópica e cronotrópica causada pela diminuição da sensibilidade às catecolaminas e do prejuízo na resposta vasoconstritora, o coração do idoso depende muito da adequada pré-carga.[11]

A desidratação decorrente de doença, de hospitalização, de exames subsidiários invasivos e de diuréticos surge comumente no idoso e pode ser despercebida pela resposta precária à sede. A liberalização da ingestão oral de líquido no pré-operatório (duas a três horas), o início precoce da administração intravenosa de fluidos e o cuidado com o uso de diuréticos podem ser benéficos. A pré-carga inadequada pode levar à hipotensão arterial na indução anestésica, bem como à piora da função diastólica e ao ulterior decréscimo da já diminuída taxa de filtração glomerular.[11]

O relaxamento ventricular, dependente de oxigênio, também é afetado pelo envelhecimento. Quando mesmo uma leve hipoxemia se sobrepõe ao declínio da pressão parcial de oxigênio observada no envelhecimento, relaxamento ventricular prolongado, alta pressão diastólica, congestão pulmonar e subsequente disfunção diastólica podem ocorrer. Em razão de o enchimento diastólico inicial ser afetado pela idade, a manutenção da pré-carga torna-se mais importante na sístole atrial, ao fim da diástole. A perda dessa contribuição atrial para a pré-carga pode resultar em falência cardíaca. A disfunção diastólica é responsável por cerca de 50% dos casos de insuficiência cardíaca em pacientes com mais de 80 anos de idade.[11]

A doença cardíaca é comorbidade comum no idoso, sendo a aterosclerose coronariana prevalente em aproximadamente 70% dos idosos. Apesar de o impacto funcional dessa doença ser significativo, sua apresentação é frequentemente inespecífica e atípica. No *Framingham Heart Study*, o infarto do miocárdio não foi reconhecido ou foi considerado silencioso em mais de 40% das pessoas entre 75 e 84 anos de idade, comparado a menos de 20% naquelas de idade entre 45 e 54 anos. Embora a dor precordial seja ainda o sintoma mais comum de infarto do miocárdio em todos os grupos etários, os pacientes idosos podem apresentar-se com outros sintomas, tais como cansaço ou falta de ar, síncope, estado confusional agudo (*delirium*) ou acidente vascular cerebral (AVC).[12]

ALTERAÇÕES RESPIRATÓRIAS DO IDOSO

Outro sistema que apresenta alteração significativa com o envelhecimento é o respiratório, em que o declínio da função respiratória resulta de alterações estruturais na parede torácica e no pulmão. Ocorre diminuição progressiva da complacência da parede torácica causada por alterações estruturais, como a cifose dorsal e o colapso vertebral. As contraturas dos músculos intercostais e as calcificações condrocostais impedem a mobilidade das costelas. Também há progressiva diminuição da força dos músculos respiratórios que provoca declínio de aproximadamente 50% nas forças inspiratória e expiratória máximas.[11]

Outra alteração nesse sistema ocorre pela perda da elasticidade pulmonar que acarreta aumento na complacência alveolar com colapso das vias aéreas menores e ventilação alveolar irregular subsequente, com aprisionamento de ar. A ventilação alveolar irregular acaba por propiciar inadequada relação ventilação-perfusão, reduzindo a tensão de oxigênio arterial em aproximadamente 0,3 a 0,4 mmHg ao ano. A pressão parcial de dióxido de carbono permanece inalterada em função do processo de envelhecimento, a despeito do aumento do denominado espaço morto. Isso ocorre em razão, ao menos parcialmente, do declínio na produção de dióxido de carbono que acompanha a queda da taxa metabólica basal verificada com o envelhecimento. A resposta ventilatória à hipóxia e à hipercapnia cai em torno de 50% e 40%, respectivamente.[11,13]

ALTERAÇÕES RENAIS DO IDOSO

Entre 25 e 85 anos de idade, aproximadamente 40% dos néfrons tornam-se escleróticos. As unidades funcionais remanescentes se hipertrofiam de maneira compensatória. Essa esclerose glomerular vem acompanhada pela atrofia das arteríolas aferentes e eferentes e pela diminuição do número de células tubulares renais. O fluxo sanguíneo renal também cai aproximadamente 50%. Biópsias renais em idosos mostram sinais de glomeruloesclerose progressiva (focal e segmentar), fibrose tubulointersticial e hialinose arteriolar.[11,14]

Funcionalmente, ocorre declínio na taxa de filtração glomerular de aproximadamente 45% aos 80 anos de idade. Essa queda na taxa de filtração glomerular é refletida no declínio do *clearance* de creatinina, estimado ser de 0,75 mL/min ao ano em homens idosos saudáveis. A creatinina sérica, no entanto, permanece inalterada em virtude da concomitante redução na massa corporal magra com diminuição da produção de creatinina. Dessa forma, a avaliação isolada da creatinina sérica não deve ser empregada para estimativa da função renal em idosos, particularmente naqueles considerados frágeis.[11,14-15]

A função renal tubular também declina com o avançar da idade. A capacidade de excretar sódio e íon hidrogênio encontra-se diminuída, resultando na reduzida capacidade de regular fluidos e o equilíbrio acidobásico. A desidratação torna-se um problema particular porque o rim envelhecido não está compensado (equilibrado) para perdas não renais de sódio e água pelos mecanismos usuais de aumento da retenção renal de sódio e de aumento da concentração urinária, assim como pelo aumento da sede. As alterações ocorrem provavelmente por causa do declínio na atividade do sistema renina-angiotensina e da diminuição da responsividade do órgão terminal ao hormônio antidiurético. As alterações na função do osmorreceptor hipotalâmico também podem ser responsáveis pelo reconhecimento da sede, a despeito de elevações significativas na osmolalidade plasmática. A sobrecarga de volume também pode ocorrer pelo declínio na taxa de filtração glomerular e pelo prejuízo funcional do segmento diluidor do néfron. Isso pode ser exacerbado pela habitual elevação nos níveis de hormônio antidiurético observado no período pós-operatório.[14-15]

As alterações na função renal também têm importantes implicações para o tipo e dosagem das drogas prescritas aos pacientes idosos. Embora as drogas sejam manuseadas pelos rins de diferentes maneiras, há muitas alterações no processamento dessas drogas, paralelas ao declínio da taxa de filtração glomerular. Portanto, o *clearance* de creatinina deve ser utilizado para se estimar a depuração da maioria dos agentes processados pelo sistema renal e a dose dessas drogas deve ser ajustada adequadamente.

ALTERAÇÕES DIGESTIVAS DO IDOSO

Embora as queixas gastrintestinais sejam muito comuns nos idosos, em geral a função do sistema digestório é bem preservada no envelhecimento saudável. Há redução do fluxo salivar e da força mastigatória, podendo haver limitação na quantidade e variedade de alimentos a serem ingeridos. A secreção ácida gástrica não se reduz apenas em função da senescência, mas é afetada pela gastrite crônica atrófica, comumente presente nos indivíduos idosos. O retardo no esvaziamento gástrico pode ser significativo no período pós-operatório imediato e a aspiração secundária ao não reconhecimento da atonia gástrica é bastante comum. A motilidade intestinal se encontra reduzida com o envelhecimento por redução no número de neurônios mioentéricos, por menor tensão produzida pela camada muscular da parede do colo e, também, por redução no fluxo sanguíneo esplâncnico.[11]

ALTERAÇÕES NEUROLÓGICAS DO IDOSO

A função intelectual geralmente declina após os 80 anos e a prevalência de demência, que aumenta com a idade, encontra-se em torno de 40% nessa faixa etária. Essa condição mórbida é o maior fator de risco para a presença de *delirium* no período pós-operatório. Entretanto, o estresse causado por uma doença aguda, por uma cirurgia ou mesmo pela condição de hospitalização pode causar declínio cognitivo e *delirium* em pessoas idosas, mesmo naquelas que aparentemente não apresentavam distúrbio cognitivo prévio.[16-17]

Provavelmente, o desequilíbrio que ocorre com o avançar da idade nos sistemas neurotransmissores (colinérgico, dopaminérgico, serotoninérgico e histaminérgico) desempenha relevante influência na patogênese do *delirium*, mormente em condições que determinam uma ruptura no estado de saúde do indivíduo idoso.

ALTERAÇÕES SENSORIAIS DO IDOSO

A percepção sensorial também declina com o envelhecimento. As alterações visuais ocorrem tanto nos olhos como nas vias centrais da visão, diminuindo a acuidade visual e a percepção de profundidade. Alterações anatômicas e funcionais se desenvolvem no aparelho auditivo e vestibular, reduzindo a sensibilidade aos sons e alterando a frequência discriminatória. Outras alterações também ocorrem como na propriocepção, no equilíbrio e no controle postural. Essas alterações dificultam ainda mais a adaptação do idoso às mudanças ambientais. Assim, a dificuldade de reconhecimento de lugares e sons no ambiente hospitalar e o estado de imobilidade, mesmo que por curto período, podem propiciar tanto estados confusionais quanto estados depressivos nesses pacientes.[18-19]

ALTERAÇÕES IMUNOLÓGICAS DO IDOSO

Nos indivíduos idosos, particularmente naqueles considerados frágeis, observa-se disfunção do sistema imunológico, que aumenta o risco desses indivíduos para processos infecciosos. Embora não haja redução no número de células referentes tanto à imunidade inata (granulócitos, monócitos/macrófagos e células *natural killer*) quanto à imunidade adaptativa (linfócitos B e T) durante o envelhecimento, verificam-se alterações funcionais em muitas dessas células. Por exemplo, durante estados infecciosos agudos, pode-se não evidenciar a alteração na neutrofilia e possivelmente há prejuízo na função fagocítica dos granulócitos. Também ocorrem prejuízos na secreção de citocinas, bem como diminuição na efetividade de suas funções.[20-21]

Nos elementos de imunidade específica, também se constatam prejuízos, como dificuldade na proliferação de células T, diminuição na resposta Th1 e aumento na resposta Th2, além do decréscimo na geração de anticorpos específicos (respostas primária e secundária) e produção aumentada de autoanticorpos.[20-21]

O sistema imunológico no envelhecimento é caracterizado por um estado de inflamação sistêmica crônica, conhecido por *inflammaging*. Esse fenótipo inflamatório é caracterizado pela elevação de moléculas inflamatórias e está associado com o aumento da morbidade e da mortalidade em idosos. Proteína C-reativa e citocinas pró-inflamatórias, como a interleucina 6 (IL-6), são bem conhecidas como moléculas inflamatórias. Estudos recentes sugerem que haja um maior estado inflamatório nos idosos frágeis em comparação com os robustos, evidenciado pelo aumento desses marcadores inflamatórios.[22-23]

OUTRAS ALTERAÇÕES FREQUENTES NOS IDOSOS

O declínio na função hipotalâmica associado à redução da taxa metabólica basal e às alterações no limiar para vasoconstrição periférica pode dificultar as capacidades de geração e conservação de calor corpóreo. As alterações na temperatura corporal durante cirurgias podem ser mais pronunciadas e também mais prolongadas. A presença de doenças sistêmicas, tais como hipotireoidismo, diabetes e desnutrição, pode exacerbar a hipotermia pós-operatória. A resposta febril nesses pacientes também pode estar ausente.[11,24]

Alterações na percepção de dores agudas pelos idosos também são de difícil constatação. Entretanto, existem vários indícios de que o reconhecimento dessas dores por esses pacientes possa ser menor, por exemplo, a alta incidência de infarto do miocárdio silencioso nesses indivíduos (40%) e a presença de úlcera duodenal sem queixa epigástrica (35%).[25]

A prevalência de disfagia é considerável nos idosos, principalmente entre aqueles frágeis, portadores de demência e de sequelas de AVE. Habitualmente, essa disfunção predispõe ao desenvolvimento de inadequação dietética, culminando em estados de desnutrição proteico-calórica. Também predispõe a um aumentado risco de pneumonia aspirativa.[26-27]

CONSIDERAÇÕES FINAIS

Os idosos constituem um segmento da população bastante heterogêneo, particularmente quando se dimensiona sua vulnerabilidade às doenças agudas. A redução de sua capacidade homeostática instala-se muito mais em função de seu estado funcional, medido pelo seu nível de dependência para realizar suas atividades de vida diária e pelo seu grau de autonomia para gerir sua própria vida, do que pela sua idade cronológica ou pelo número de doenças crônicas que apresenta. Quanto mais frágil estiver o idoso, menor sua possibilidade de manifestar sintomas e sinais de doenças de maneira típica e, portanto, mais difícil a caracterização diagnóstica, a introdução de um tratamento adequado e o estabelecimento de um perfil prognóstico favorável. Provavelmente, o retardo no diagnóstico e na instituição de terapêutica adequada seja o principal fator amplificador do risco de morte nessa população. Conhecer o processo fisiológico da senescência contribui para maior sucesso terapêutico, bem como a aplicação de uma avaliação multidimensional e de uma abordagem multiprofissional a esse indivíduo.

REFERÊNCIAS BIBLIOGRÁFICAS

1. Lebrão ML. O envelhecimento no Brasil: aspectos da transição demográfica e epidemiológica. Saúde Coletiva. 2007;4(17):135-40.
2. Camarano AA, Kanso S. Perspectivas de crescimento para a população brasileira: velhos e novos resultados. Rio de Janeiro: Ipea. 2009;1426:7-30.
3. Camarano AA, Kanso S. Envelhecimento da população brasileira: uma contribuição demográfica. In: Freitas EV, Py L, Cançado FAX, Doll J, Gorzoni ML. Tratado de geriatria e gerontologia. 3ª ed. Rio de Janeiro: Guanabara Koogan, 2011. p.58-73.
4. Baldoni AO, Pereira LRL. O impacto do envelhecimento populacional brasileiro para o sistema de saúde sob a óptica da farmacoepidemiologia: uma revisão narrativa. Rev Ciênc Farm Básica Apl. 2011;32(3):313-21.
5. Siqueira AB, Cordeiro RC, Perracini MR, Ramos LR. Functional impact of hospitalization among elderly patients. Rev Saúde Pública. 2004;38(5):687-94.
6. Zisberg A, Shadmi E, Gur-Yaish N, Tonkikh O, Sinoff G. Hospital-associated decline: the role of hospitalization process beyond individual risk factors. J Am Geriatr Soc. 2015;63:55-62.
7. Fedarko NS. The Biology of Aging and Frailty. Clin Geriatr Med. 2011;27(1):27-37.
8. Xue QL. The Frailty Syndrome: Definition and Natural History. Clin Geriatr Med. 2011;27(1):1-15.
9. Clegg A. The frailty syndrome. Clinical Medicine. 2011;11(1):72-5.
10. Fried LP, Walston JD, Ferrucci, L. Frailty. In: Hazzard WR, Halter JB, Ouslander JG et al., eds. Principles of Geriatric Medicine and Gerontology, 6ª ed. New York: McGraw-Hill, 2009. p.631-45.
11. Almada-Filho CM, Cendoroglo MS. Fisiologia do envelhecimento humano. In: Aires MM. Fisiologia. 4ª ed. Rio de Janeiro: Guanabara Koogan, 2012. p.1270-9.
12. Aronow WS. Ischaemic heart disease. In: Sinclair AJ, Morley JE, Vella B. Pathy's principles and practice of geriatric medicine. 5ª ed. Chichester: Willey-Blackwell, 2012. p.437-47.
13. Marcus BS, McAvay G, Gill TM, Fragoso CAV. Respiratory symptoms, spirometric respiratory impairment, and respiratory disease in middle-aged and older persons. J Am Geriatr Soc. 2015;63:251-7.
14. Sesso R, Prado F, Vicioso B, Ramos LR. Prospective study of progression of kidney dysfunction in community-dwelling older adults. Nephrology. 2008;13(2):99-103.
15. Lerma EV. Anatomic and physiologic changes of the aging kidney. Clin Geriatr Med. 2009;25:325-9.
16. Fong TG, Tlubaev SR, Inoue SK. Delirium in elderly adults: diagnosis, prevention and treatment. Nat Rev Neurol. 2009;5(4):201-20.
17. Van Meenen LCC, Van Meenen DMP, Rooij SE, Ter Riet G. Risk prediction models for postoperative delirium: a systematic rewiew and meta-analysis. J Am Geriatr Soc. 2014;62:2383-90.
18. Tumosa N. Disorders of the eye. In: Sinclair AJ, Morley JE, Vella B. Pathy's principles and practice of geriatric medicine. 5ª ed. Chichester: Willey-Blackwell, 2012. p.1025-32.
19. Marx M, Deguine O. The ageing auditory system – pathology and epidemiology of age-related hearing loss. In: Sinclair AJ, Morley JE, Vella B. Pathy's principles and practice of geriatric medicine. 5ª ed. Chichester: Willey-Blackwell, 2012. p.1033-45.
20. Weiskopf D, Weinberger B, Grubeck-Loebenstein B. The aging of the immune system. Transpl Int. 2009;22(11):1041-50.
21. McElhaney JE, Effros RB. Immunosenescence: what does it mean to health outcomes in older adults? Curr Opin Immunol. 2009;21(4):418-24.
22. Fulop T, Larbi A, Witkowski JM, McElhaney J, Loeb M, Mitnitski A, et al. Aging, frailty and age-related diseases. Biogerontology. 2010;11(5):547-63.
23. Yao X, Li H, Leng SX. Inflammation and Immune System Alterations in Frailty. Clin Geriatr Med. 2011;27(1):79-87.
24. Little MO. Perioperative and postoperative medical assessment. In: Sinclair AJ, Morley JE, Vella B, eds. Pathy's principles and practice of geriatric medicine. 5ª ed. Chichester: Willey-Blackwell, 2012. p.1545-55.
25. Souza PMR, Martuscello JC, Cendoroglo MS. Dor e envelhecimento. In: Santos FC, Souza PMR. Força-tarefa na do rem idosos. 1ª ed. São Paulo: Editora Ltda, 2011. p.13-8.
26. Smith PA. Nutrition, hydration, and dysphagia in long-term care: differing opinions on the effects of aspiration. J Am Med Dir Assoc. 2006;7(9):545-9.
27. Silva LBC, Antunes AE, Botelho I, Paula A, Silva AA, Amaya-Farfan J. Nutrition and dysphagia: body mass index, food consistency, and food intake. Rev Bras Nutr Clin. 2008;23(2):91-6.

CAPÍTULO 253

ALTERAÇÕES CARDIOVASCULARES RELACIONADAS COM O ENVELHECIMENTO

Alberto Liberman
Marcelo Franken
Marcel Liberman

DESTAQUES

- A idade é o principal fator de risco para doença coronária, hipertensão arterial, insuficiência cardíaca, acidente vascular cerebral (AVC) e fibrilação atrial.
- As alterações anatômicas e funcionais que ocorrem no idoso alteram o substrato e agem sinergicamente com os mecanismos fisiopatológicos das doenças.
- O efeito final das alterações arteriais do envelhecimento é o aumento da pós-carga.
- A função sistólica em repouso não se altera com o envelhecimento, mas a diminuição da reserva funcional torna-se evidente em situações que exijam o aumento do débito cardíaco.
- A disfunção diastólica subclínica pode desenvolver insuficiência cardíaca sintomática na presença de patologias como a hipertensão arterial e doença coronária.

INTRODUÇÃO

A população está envelhecendo em todo o mundo. As mudanças demográficas no Brasil são muito velozes e o que era para ser alcançado em 2020, já o foi em 2011 (23,5 milhões de idosos). A estimativa é de quase 80 milhões de idosos em 2050.[1]

Um dos aspectos mais evidentes do envelhecimento é a heterogeneidade com que o processo se desenvolve. Essa variabilidade se explica por fatores intrínsecos como diferenças genéticas, de personalidade e morte celular programada ou por fatores externos como doenças, dieta, exercício e estilo de vida ou a combinação deles. A impossibilidade de distinguir a importância dessas variáveis no sistema cardiovascular dificulta estabelecer se essas alterações são próprias do envelhecimento ou resultantes de todos estes fatores. Nos pacientes muito idosos, a interpretação da fisiologia cardiovascular normal também é dificultada pela alta prevalência de doenças subclínicas, principalmente a doença coronária silenciosa.

IDADE COMO FATOR DE RISCO

Apesar de os estudos epidemiológicos terem demonstrado que dislipidemias, diabetes, vida sedentária e fatores genéticos são os principais fatores de risco para doença coronária, hipertensão arterial, insuficiência cardíaca e AVC (as patologias cardiovasculares mais frequentes no Brasil), a idade é o principal fator de risco. As alterações associadas à idade na função e estrutura cardiovasculares aumentam significativamente o risco de doenças cardiovasculares do paciente.

As alterações anatômicas e funcionais que ocorrem no idoso alteram o substrato e agem sinergicamente com os mecanismos fisiopatológicos das doenças. Essa parceria do envelhecimento com a doença altera o limiar, gravidade e prognóstico das doenças cardiovasculares no idoso.[2]

O envelhecimento promove uma verdadeira conspiração, aumentando a prevalência e a gravidade das doenças cardiovasculares. É necessário conhecer as alterações anatômicas e funcionais que ocorrem em idosos aparentemente normais e a maneira pelas quais elas se associam a maiores riscos de ocorrência de doença cardiovascular subsequente. Deve-se conhecer a terapêutica para prevenir ou retardar as alterações cardiovasculares que acompanham o envelhecimento, reduzindo o risco das doenças cardiovasculares. Para tanto, é importante entender as alterações nos âmbitos celular e molecular que ocorrem no coração e nas artérias com o envelhecimento.

ALTERAÇÕES ARTERIAIS DO ENVELHECIMENTO

As alterações arteriais surgidas com o envelhecimento, em virtude da remodelação da parede das grandes artérias elásticas, são bastante similares nos animais e nos humanos, sendo as principais: dilatação da luz do vaso; aumento da espessura da parede, principalmente da camada íntima; rigidez das artérias elásticas e disfunção endotelial. O efeito final é o aumento da pós-carga (Quadro 253.1).

QUADRO 253.1. Alterações arteriais do envelhecimento.
- Aumento da rigidez arterial
- Aumento da luz dos vasos
- Aumento da espessura da parede (principalmente da íntima)
- Aumento da pressão sistólica e pressão de pulso
- Aumento da velocidade da onda de pulso
- Disfunção endotelial
- Efeito final: aumento da pós-carga

ALTERAÇÕES ESTRUTURAIS DAS ARTÉRIAS CENTRAIS

Estudos transversais em humanos verificaram que o espessamento e a dilatação são as principais alterações anatômicas ocorridas nas grandes artérias elásticas com o envelhecimento.[3] Estudos de necrópsia demonstraram que o espessamento na parede da aorta no idoso consiste principalmente do espessamento da camada íntima, mesmo em populações com baixa incidência de aterosclerose.[4] Medidas realizadas em exames não invasivos, por ocasião de estudos epidemiológicos, verificaram que o espessamento da camada íntima das artérias carótidas aumenta 2 a 3 vezes entre os 20 e 90 anos de idade.[5] Apesar da remodelação arterial que ocorre com a idade, não existem informações sobre os fatores envolvidos no progressivo espessamento da íntima nos idosos, a despeito da disfunção endotelial presente nessa faixa etária.

O espessamento da íntima não é necessariamente sinônimo de doença precoce ou subclínica; ele está fortemente associado com o envelhecimento e é o substrato para o desenvolvimento da aterosclerose. A remodelação da parede arterial no idoso interage com os fatores de risco, reduzindo o limiar para o desenvolvimento da aterosclerose.

Estudos recentes demonstram que a rigidez da artéria pode ter efeito deletério sobre a função celular. Alterações na composição das proteínas da matriz extracelular contribuem para a aterosclerose na parede do vaso. As mudanças na rigidez arterial afetam diretamente a função das células endoteliais contribuindo para a aterogênese.[6] As células endoteliais respondem a estímulos mecânicos da matriz extracelular em que o aumento da rigidez tem efeitos prejudiciais na produção de óxido nítrico endotelial (eNO) e na integridade da membrana.[7]

AUMENTO DA RIGIDEZ ARTERIAL NO IDOSO

As alterações da espessura da íntima que surgem com o envelhecimento são acompanhadas pela dilatação da luz do vaso e redução de sua complacência ou distensibilidade que aumentam a sua rigidez.

O enrijecimento arterial é um processo próprio do envelhecimento, independentemente da degeneração por doença aterosclerótica, em virtude do desgaste acumulado ao longo dos anos que leva à ruptura das fibras de elastina nas paredes arteriais e sua substituição pelas fibras de colágeno menos distensíveis.[8] O enrijecimento das artérias de médio e grande calibres eleva o comportamento pulsátil da pós-carga. Esse componente eleva-se em 140% entre a 2ª e a 6ª décadas de vida, enquanto a resistência vascular sistêmica aumenta 20%.[9] O aumento da rigidez arterial aumenta a pós-carga direta e indiretamente. Diretamente, pela diminuição da complacência arterial e, indiretamente, pelo aceleramento da velocidade de propagação da onda de pulso pelo sistema vascular, promovendo o retorno precoce das ondas refletidas na parede da raiz da aorta. Esse retorno precoce, ainda no período sistólico, sobrepõe-se à elevação da pressão originada pela ejeção de sangue, ocorrendo aumento do nível sistólico de pressão arterial e aparecimento de um pico tardio da pressão sistólica. Como consequência, verifica-se um aumento da pressão arterial sistólica, da pressão de pulso e da pós-carga (Figura 253.1).

Existe uma relação linear entre a idade e a velocidade de propagação da onda de pulso, sendo o índice de distensibilidade arterial fator de risco independente para mortalidade cardiovascular, método não invasivo para avaliar a rigidez arterial, mesmo em comunidades com baixa prevalência de hipertensão arterial e aterosclerose.

As alterações do envelhecimento cardiovascular assumem papel fisiopatológico importante no miocárdio isquêmico. O enrijecimento arterial aumenta o consumo de oxigênio durante a sístole e, ao lado dos outros fatores, aumenta a participação do fluxo coronário. O coração torna-se mais dependente da pressão arterial sistólica, aumentada pelo reflexo precoce das ondas refletidas na raiz da aorta para manter a perfusão coronária e, dessa forma, passa a ficar mais vulnerável à isquemia na vigência de reduções da pressão arterial sistólica.[10] Isso torna o ventrículo esquerdo (VE) mais sensível a quedas da pressão arterial sistólica que resultam em um aumento da isquemia. A rigidez arterial é uma das alterações do envelhecimento que influenciam o mau prognóstico dos pacientes idosos com infarto agudo do miocárdio.

O espessamento da íntima, a rigidez arterial e a disfunção endotelial em idosos aparentemente sadios, associados à elevação da pressão arterial sistólica e pressão de pulso, precedem a doença e são fatores de alto risco para o desenvolvimento da aterosclerose, hipertensão arterial e AVC. Essas alterações em indivíduos assintomáticos são manifestações de um envelhecimento malsucedido.

DISFUNÇÃO ENDOTELIAL

A disfunção endotelial do idoso envolve múltiplos mecanismos fisiopatológicos relacionados não somente ao envelhecimento celular, mas também à convergência direta ou indireta de fatores de risco muito prevalentes nessa população como diabetes, hipertensão arterial, sedentarismo, dislipidemias e aterosclerose vascular.

A função endotelial sistêmica e a biodisponibilidade de NO (óxido nítrico, derivado do endotélio *in vivo*) podem ser estimadas pela dilatação arterial mediada por fluxo (DAMF), metodologia padronizada que utiliza a resposta fisiológica à hiperemia reativa da artéria braquial após uma isquemia transitória. Estudo de uma população com nenhum ou mínimos fatores de risco cardiovascular[11] demonstrou que a idade é uma das principais variáveis responsáveis pela diminuição da DAMF. Os pacientes da população geriátrica com hipertensão arterial sistêmica têm disfunção endotelial ainda pior[12] do que seus controles pareados por idade. Existe uma diminuição progressiva da relação nitrato/nitrito (produto de decomposição do nitrato) em ratos Sprague-Dawley mais idosos, tanto no plasma quanto na urina.[13] Em ratos Wistar velhos, demonstra-se uma menor atividade de NO sintase (NOS) endotelial (eNOS),[14] o que explica a menor biodisponibilidade de NO nesses animais e pior relaxamento vascular derivado do endotélio.

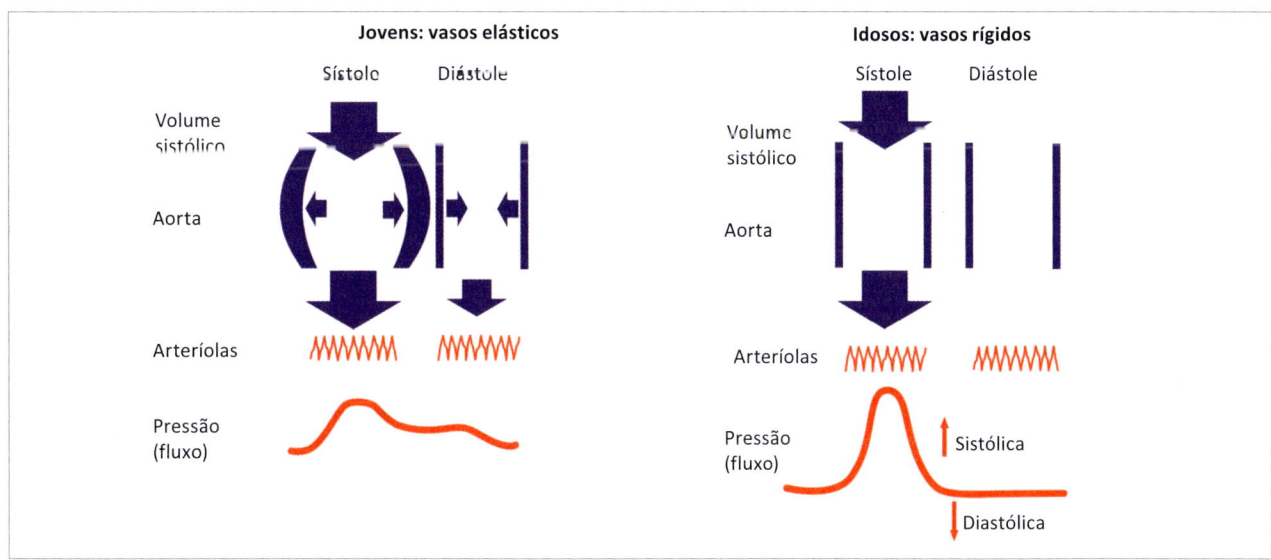

FIGURA 253.1. Patogênese do aumento da pressão de pulso.

A regulação do tônus e da complacência vascular é, em grande parte, feita pelo endotélio. Animais que tiveram o endotélio retirado mecanicamente desenvolveram enrijecimento vascular.[15] Muito comum em idosos, esse fenômeno pode ser explicado pela disfunção endotelial e consequente redução da biodisponibilidade de NO. Corroborando esse fato, há um acúmulo de inibidores de NOS como a dimetilarginina assimétrica (ADMA), principalmente em pacientes com redução da filtração glomerular.[16] O aumento da ADMA em 2mcM/L no plasma pode levar a um incremento de 37% em eventos cardiovasculares nessa população. A velocidade de onda de pulso está aumentada em camundongos *knockout* para o gene da eNOS,[17] o que também se observa quando administrado L-NAME (NG-nitro-L-arginina metil éster) aos animais-controles, um inibidor da NOS, e também a voluntários humanos normais.[18] Pelo mesmo raciocínio, após a infusão de drogas que estimulam a liberação de NO, como o gliceril-trinitrato, há uma redução da velocidade de onda de pulso e, portanto, do enrijecimento arterial.[19] No idoso, a arginase, enzima que degrada L-arginina em ornitina e ureia, está aumentada e tem função inibitória na atividade da eNOS, o que ratifica uma diminuição da síntese e da biodisponibilidade de NO.[20]

A célula endotelial da população geriátrica pode ser caracterizada pela betagalactosidase (Beta-Gal), um marcador de senescência celular, em virtude da afinidade de mediadores típicos do ciclo celular da célula velha, assim como pela demonstração da supressão da atividade da telomerase, do desgaste e do atrito dos telômeros.[21] O comprimento do telômero é inversamente proporcional à idade da célula.[22]

Espécies reativas de oxigênio são importantes mediadores do tônus vascular, da inflamação e aterosclerose vascular, da sinalização, apoptose e sobrevivência celular. No idoso, há um aumento da produção de superóxido e de peroxinitrito e uma diminuição das defesas antioxidantes, além de síntese deficiente de óxido nítrico (NO).[23] Esse desequilíbrio não controlado, fora de um padrão fisiológico entre espécies pró-oxidantes e antioxidantes, é o que se define como estresse oxidativo, podendo provocar perda da capacidade de relaxamento vascular dependente do endotélio, trombogenicidade vascular exagerada, infiltração de células inflamatórias, ativação de metaloproteinases e secreção de fatores de crescimento com consequente proliferação de células musculares lisas da parede vascular. Nesse *milieu*, floresce a doença da parede vascular do idoso, caracterizada por um acréscimo da proporção de fibras colágenas/elásticas, da relação íntima/média, aterosclerose e, por fim, incremento do diâmetro, rigidez e da espessura vascular.

ALTERAÇÕES DO CORAÇÃO COM O ENVELHECIMENTO

As alterações estruturais e funcionais do coração de idosos saudáveis associadas com a idade têm importância no aumento significativo da hipertrofia ventricular esquerda, insuficiência cardíaca e fibrilação atrial que aparecem com o envelhecimento.

A função da bomba cardíaca em repouso (fração de ejeção do VE e débito cardíaco) não se altera com o envelhecimento.[24] A diminuição da reserva funcional torna-se evidente em situações que exijam o aumento do débito cardíaco, como durante o exercício e situações de estresse. A menor capacidade de adaptação do idoso ocorre principalmente pela diminuição da resposta beta-adrenérgica, pelo comprometimento do enchimento diastólico de VE e pelo aumento da pós-carga em virtude da rigidez arterial. Outro fator que influencia o envelhecimento cardiovascular e suas consequências é o estilo de vida cada vez mais sedentário com o aumento da idade.

ALTERAÇÕES ESTRUTURAIS DO CORAÇÃO

Estudos transversais em idosos sem hipertensão arterial ou doença cardiovascular demonstram um aumento progressivo da espessura da parede do VE com a idade. Em idosos hospitalizados sem doença cardiovascular aparente, foi observado aumento do tamanho do miócito na autópsia, apesar da diminuição de sua quantidade. Foi também observado um aumento de alterações nas propriedades físicas do colágeno. A razão entre o miócito e o colágeno no coração do idoso permanece constante ou aumentada em razão de um aumento no tamanho do miócito[25] (Quadro 253.2).

QUADRO 253.2. Alterações anatômicas do coração no idoso.[25]

- Diminuição da quantidade dos miócitos (necrose e apoptose)
- Aumento do volume dos miócitos
- Alteração das propriedades do colágeno
- Relação miócitos/colágeno inalterada
- Aumento da espessura e massa do VE
- Aumento do átrio esquerdo

As propriedades diastólicas do VE não são determinadas somente pelos miócitos, mas também pelos vasos, nervos e tecido conjuntivo composto de fibroblastos e tipos I e III de colágeno. Weber e colaboradores relataram que as propriedades diastólicas do VE são influenciadas de maneira significativa pela quantidade de colágeno, pela relação entre o miócito e o colágeno e pelas propriedades elásticas e disposição estrutural do colágeno.[26] O RNA mensageiro para os tipos I e III de colágeno, presentes nos fibroblastos, aumenta com o aumento da pós-carga, além de a concentração de colágeno no VE aumentar, em estudos experimentais, como consequência do aumento da pós-carga e da hipertrofia.[27]

HIPERTROFIA VENTRICULAR ESQUERDA

A prevalência de hipertrofia ventricular esquerda (HVE) aumenta progressivamente com a idade,[28] com a elevação da pressão arterial e o aumento do índice de massa corporal, mas também em idosos normotensos e sem doença cardiovascular. Está associada ao aumento de risco de doença coronária, morte súbita, AVE e doenças cardiovasculares em geral.

A HVE é um processo de remodelação para compensar a sobrecarga de pressão ou de volume. Enquanto os sinais moleculares subjacentes a esses processo permanecem pouco claros, os estudos mostraram que o desenvolvimento da HVE em resposta a essa sobrecarga é mais significativo em pacientes idosos.

Existem diferentes padrões de adaptação em função da sobrecarga; sobrecarga de pressão, em geral, promove um aumento da espessura da parede e uma diminuição do volume da cavidade, resultando na hipertrofia concêntrica. A sobrecarga de volume ocasiona alongamento das unidades contráteis com o aumento do volume da câmera resultando na hipertrofia excêntrica.

Fatores hemodinâmicos e não hemodinâmicos contribuem para o desenvolvimento da HVE em idosos.[29] Um importante fator hemodinâmico de conexão da massa do VE elevada em idosos é o aumento da rigidez arterial. O aumento da rigidez arterial nos idosos se manifesta clinicamente por um aumento da incidência da hipertensão sistólica isolada e um aumento da pressão de pulso (PP), ambos associados à HVE.

O diagnóstico de HVE, mesmo em pacientes não hipertensos, sugere vias não hemodinâmicas para a ocorrência de HVE que podem ser aceleradas com o envelhecimento, entre as quais se incluem a ativação de fatores de crescimento, o estresse oxidativo e mediadores inflamatórios como as citocinas.

Uma das causas do aumento do estresse oxidativo no envelhecimento é a reduzida autofagia.[30] Os medicamentos que a induzem aumentam o ciclo de vida em animais e se constituem em uma área de pesquisa atual.

FUNÇÃO DIASTÓLICA DO VENTRÍCULO ESQUERDO NO IDOSO

O enchimento diastólico inicial do VE diminui progressivamente após os 20 anos e, aos 80, a redução é de 50%.[31] Isso pode ser avaliado pela ecodopplercardiografia, na diminuição do pico da onda E no fluxo transvalvar mitral. A onda E corresponde ao enchimento diastólico inicial do VE.

Várias alterações do coração do idoso como a hipertrofia ventricular esquerda, aumento da pós-carga e a diminuição da distensibilidade do VE contribuem para o prolongamento da contração e do relaxamento do VE. O aumento da espessura da parede com o envelhecimento, mais o aumento da fibrose do miocárdio não só comprometem o relaxamento do VE, mas também alteram suas propriedades passivas, diminuindo a distensibilidade do VE, que resulta nas alterações do enchimento deste. Uma alteração frequentemente associada com a idade no desempenho do músculo cardíaco isolado é o aumento da duração da contração e do relaxamento do ventrículo.

A duração prolongada da contração e relaxamento do músculo cardíaco isolado em animais idosos é explicada, em parte, pela diminuição da retirada do cálcio do retículo sarcoplasmático durante a despolarização. Ocorre uma diminuição da velocidade da retirada do cálcio do retículo sarcoplasmático em ratos idosos quando comparados aos mais jovens,[32] atribuída à redução da atividade da bomba de cálcio do retículo sarcoplasmático (SERCA 2). A diminuição da velocidade de retirada de cálcio prolonga a contração do músculo cardíaco no rato idoso e dificulta o relaxamento na fase inicial da diástole.

Em virtude da diminuição do enchimento do VE no início da diástole, o enchimento maior ocorre na fase tardia da diástole, parcialmente em virtude de uma contração atrial mais intensa, que ocasiona um aumento da onda A no ecodopplercardiograma do fluxo mitral. O aumento da contração atrial é acompanhado da hipertrofia e dilatação do átrio esquerdo, predispondo à fibrilação atrial. A idade é o principal determinante das alterações do fluxo transvalvar mitral com diminuição da onda E, aumento da onda A e inversão da relação E/A com o aumento da idade[28] (Figura 253.2).

O envelhecimento também provoca alterações importantes nas propriedades passivas do VE, alterando a sua distensibilidade e sua função diastólica. A função diastólica depende essencialmente do relaxamento do miocárdio e da distensibilidade do VE. Ambos estão alterados no idoso

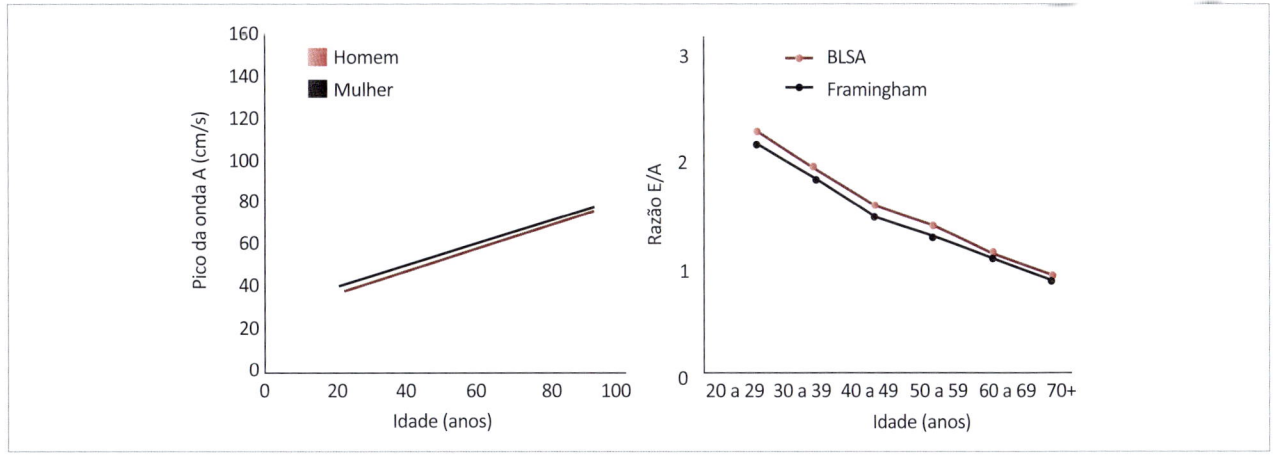

FIGURA 253.2. Importância do átrio esquerdo no enchimento ventricular no idoso.[28]

pelas modificações anatômicas (hipertrofia ventricular) e pelas alterações fisiológicas (retardo na captação do cálcio pelo retículo sarcoplasmático), o que resulta na elevação da pressão diastólica final do VE com um volume diastólico final menor (Figura 253.3).

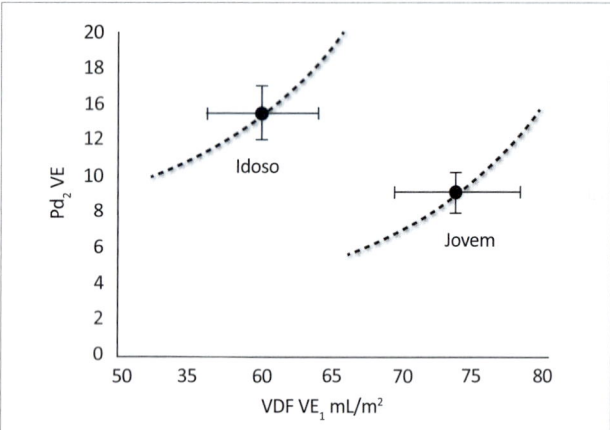

FIGURA 253.3. Função diastólica e envelhecimento.

A diminuição progressiva da distensibilidade ventricular com a idade pode não ser reconhecida por muitos anos (disfunção diastólica subclínica), mas pode desenvolver insuficiência cardíaca sintomática com a presença de várias doenças como a hipertensão arterial e a doença coronária.

A Figura 253.4 mostra os fatores responsáveis pelas alterações da função diastólica do VE.[33]

FUNÇÃO SISTÓLICA DO VENTRÍCULO ESQUERDO

A fração de ejeção do VE, a medida mais usada para avaliar o seu desempenho sistólico, não se altera com a idade. O valor médio da fração de ejeção é de aproximadamente 65% e poucos idosos saudáveis sem doença clínica ou isquemia silenciosa têm uma fração de ejeção menor que 50%.[34] Entretanto, a fração de ejeção máxima obtida durante um exercício exaustivo diminui com a idade em idosos saudáveis rigorosamente selecionados e sem doenças subclínicas.

A impossibilidade de o idoso aumentar a fração de ejeção com o exercício está associada à dificuldade em reduzir o volume sistólico final. O resultado final são alterações do volume diastólico final e do volume sistólico final durante o exercício, e o débito cardíaco é preservado nos idosos, com a utilização do mecanismo de Frank Starling. Apesar de os idosos saudáveis utilizarem esse mecanismo durante o exercício exaustivo, ele é deficiente porque não consegue reduzir o volume sistólico final de maneira adequada. Por isso, apesar de o volume diastólico final aumentar nos idosos, quando comparado com os jovens, o volume sistólico não aumenta durante o exercício.

DIMINUIÇÃO DA RESPOSTA BETA-ADRENÉRGICA OU MODULAÇÃO SIMPÁTICA

A modulação simpática do sistema cardiovascular aumenta a frequência cardíaca e a contratilidade do miocárdio e redistribui o fluxo sanguíneo durante o exercício entre os músculos e a pele para eliminar o calor. Esses fatores têm sido identificados na deficiente regulação cardiovascular associada ao envelhecimento, incluindo a frequência cardíaca (e o tempo de enchimento), a pós-carga (cardíaca e vascular), a contratilidade do miocárdio e a redistribuição do fluxo sanguíneo.

O número e a afinidade dos betarreceptores diminuem com o aumento da idade. A diminuição da resposta vasodilatadora contribui para o aumento da pós-carga. As reduções das respostas cronotrópicas e inotrópicas sobrepostas à ele-

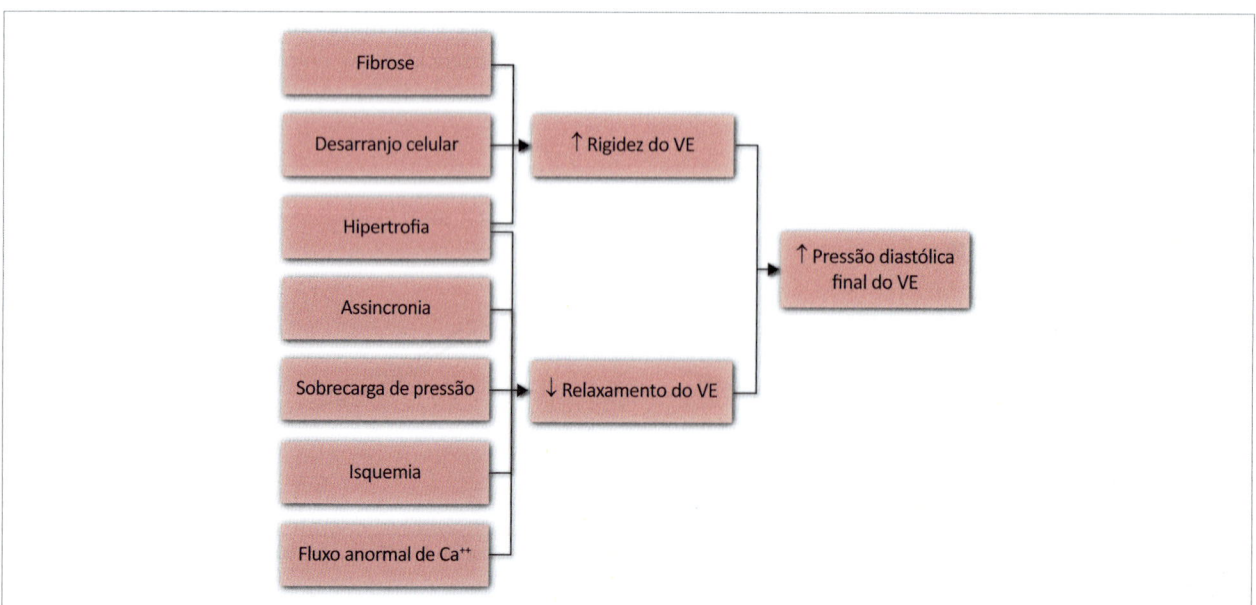

FIGURA 253.4. Fatores responsáveis pelas alterações da função diastólica do ventrículo esquerdo.[33]

vação da pós-carga aumentam a dependência do mecanismo de Frank Starling para o aumento do débito cardíaco em situações de maior solicitação. Assim, enquanto no jovem o aumento do débito cardíaco depende preferencialmente da elevação da frequência cardíaca, no idoso o débito cardíaco é dependente da dilatação do ventrículo na diástole.

O EXERCÍCIO NO IDOSO

Uma das alterações mais conhecidas do envelhecimento é a diminuição do desempenho durante o exercício exaustivo, que tem como consequência a queda do consumo máximo de oxigênio.[34]

A frequência cardíaca máxima (FCM) diminui com a idade, contribuindo para a redução da capacidade aeróbia do idoso. A FCM menor nos idosos é resultado da depressão da atividade espontânea dos miócitos do nó sinusal (SAM). Mensurações eletrofisiológicas demonstraram que os SAM no idoso apresentam lentificação da frequência de disparo, alterações no potencial de ação e mudanças nas propriedades dos canais de cálcio,[35] principal causa da diminuição da FCM com o envelhecimento.

Entretanto, fatores não cardíacos também contribuem para a diminuição da capacidade do exercício no idoso como: diminuição da massa musculoesquelética; fadiga muscular e um aumento da sensação de dificuldade respiratória. As diferenças hemodinâmicas no exercício entre jovens e idosos saudáveis refletem a diminuição da resposta beta-adrenérgica e o aumento da rigidez da aorta. As diferenças resultam da diminuição da resposta ao estímulo das catecolaminas, limitando a frequência cardíaca e a contratilidade do miocárdio, além da diminuição da resposta vasodilatadora ao exercício com aumento da pós-carga.

Ritmo cardíaco

A variabilidade da frequência cardíaca diminui de maneira significativa com a idade, é um indicador da regulação autonômica, e tem sido relacionada com o aumento da morbimortalidade.

A fibrose intranodal é considerada um importante modulador da integridade estrutural e funcional do nó sinusal (NS). A quantidade de fibrose dentro do NS é inversamente correlacionada com a frequência cardíaca, enquanto a idade e o tamanho do coração são positivamente correlacionados com a fibrose.[36] O aumento da fibrose do NS com o envelhecimento está relacionado com a diminuição da frequência cardíaca e com o retardo da condução no NS nos corações de humanos e de outros mamíferos.

O aumento da fibrose na estrutura do NS está associado com a doença do nó sinusal (DNS) e outras arritmias.[37] A DNS é o protótipo das bradiarritmias e sua incidência aumenta de forma exponencial com a idade, sendo a principal causa de síncope nessa faixa etária.

O aumento na prevalência e complexidade das arritmias supraventriculares e ventriculares assoma em idosos mesmo sem doença cardíaca estrutural estabelecida. O impacto desse aumento está relacionado ao tipo de arritmia e aos eventos analisados.

A presença de extrassístoles supraventriculares em idosos, embora muito frequente, não é preditiva de maior risco cardiovascular.[38] A taquicardia paroxística supraventricular não está associada à ocorrência de doença coronária, mas à maior ocorrência de fibrilação atrial.[39]

Os resultados disponíveis em idosos, embora limitados, sem doença cardiovascular demonstram um aumento da prevalência e complexidade das arritmias ventriculares. O aumento significativo das extrassístoles ventriculares ocorre com a idade tanto em idosos saudáveis quanto em populações não selecionadas.

A complexidade e a prevalência das arritmias ventriculares não foram determinantes de futuros eventos coronários após um segmento de 10 anos.[38]

Reserva cardíaca

Quando a função cardiovascular é avaliada em adultos com idade entre 20 e 85 anos, o aumento da espessura da parede do VE, alterações no padrão de enchimento ventricular, comprometimento da fração de ejeção durante o exercício e alterações do ritmo cardíaco são as principais modificações associadas com o envelhecimento. Apesar de essas alterações não resultarem em doença, elas comprometem a reserva do coração e alteram o limiar de sinais e sintomas, bem como a gravidade e o prognóstico das doenças cardiovasculares[28] (Quadro 253.3).

QUADRO 253.3. O envelhecimento e a reserva miocárdica.

- Aumento da espessura do ventrículo esquerdo
- Diminuição do relaxamento e distensibilidade do ventrículo esquerdo
- Diminuição da resposta ao estímulo beta-adrenérgico
- Dificuldade para aumentar o débito cardíaco no exercício
- Diminuição da frequência cardíaca máxima
- Aumento da prevalência das bradiarritmias e síncope
Efeito final: diminuição reserva miocárdica

Um exemplo é o aumento da massa ventricular que diminui a distensibilidade do VE, com aumento da pressão diastólica final, aumentando a prevalência da insuficiência cardíaca tipo diastólica nos idosos. O aumento do enchimento tardio do VE provoca dilatação do átrio esquerdo que predispõe à fibrilação atrial a qual, por sua vez, é associada à taquicardia, reduzindo o tempo de enchimento e eliminando a contribuição atrial no enchimento ventricular esquerdo.

ENVELHECIMENTO DO SISTEMA CARDIOVASCULAR E SUAS IMPLICAÇÕES CLÍNICAS[40]

- Aumento da pressão arterial sistólica, da pressão de pulso e da velocidade da onda de pulso.

- Aumento da prevalência da fibrilação atrial.
- Aumento da prevalência da insuficiência cardíaca (principalmente do tipo diastólica).
- Aumento da prevalência de bradiarritmias, síncope e risco de quedas.
- Aumento da prevalência e complexidade das arritmias ventriculares e supraventriculares.
- Aumento da prevalência e gravidade de doenças ateroscleróticas.
- Diminuição da reserva do miocárdio.
- Diminuição da frequência cardíaca máxima contribuindo para a diminuição da capacidade aeróbica.
- Pior prognóstico de doenças cardiovasculares associadas.

REFERÊNCIAS BIBLIOGRÁFICAS

1. Silva A, Dal Prá KR. Envelhecimento populacional no Brasil: o lugar das famílias na proteção aos idosos. Argumentum. 2014 jan;1(6):99-115.
2. Lakatta EG, Levy D. Arterial and cardiac aging: major shareholders in cardiovascular disease enterprises: Part I: aging arteries: a "set up" for vascular disease. Circulation. 2003 jan;107(1):139-46.
3. Lakatta EG. Cardiovascular regulatory mechanisms in advanced age. Physiol Rev. 1993 apr;73(2):413-67.
4. Virmani R, Avolio AP, Mergner WJ, Robinowitz M, Herderick EE, Cornhill JF, et al. Effect of aging on aortic morphology in populations with high and low prevalence of hypertension and atherosclerosis. Comparison between occidental and Chinese communities. Am J Pathol. 1991;139(5):1119-29.
5. Nagai Y, Metter EJ, Earley CJ, Kemper MK, Becker LC, Lakatta EG, et al. Increased carotid artery intimal-medial thickness in asymptomatic older subjects with exercise-induced myocardial ischemia. Circulation. 1998 Oct;98(15):1504-9.
6. Kohn JC, Lampi MC, Reinhart-King CA. Age-related vascular stiffening: causes and consequences. Front Genet. 2015 Mar;30(6):112.
7. Kohn JC, Zhou DW, Bordeleau F, Zhou AL, Mason BN, Mitchell MJ, et al. Cooperative effects of matrix stiffness and fluid shear stress on endothelial cell behavior. Biophys J. 2015 Feb;108(3):471-8.
8. Wolinsky H. Long-term effects of hypertension on the rat aortic wall and their relation to concurrent aging changes. Morphological and chemical studies. Circ Res. 1972 Mar;30(3):301-9.
9. Nichols WW, O'Rourke MF, Avolio AP, Yaginuma T, Murgo JP, Pepine CJ, et al. Effects of age on ventricular-vascular coupling. Am J Cardiol. 1985 Apr;55(9):1179-84.
10. Schulman SP. Cardiovascular consequences of the aging process. Cardiol Clin. 1999 Feb;17(1):35-49.
11. Ryliskyte L, Ghiadoni L, Plantinga Y, Yanaviciene S, Petrulioniene Z, Laucevicius A, et al. High-frequency ultrasonographic imaging of the endothelium-dependent flow-mediated dilatation (FMD) in a brachial artery: normative ranges in a group of low CV risk subjects of different ages. Proc West Pharmacol Soc. 2004;47:67-8.
12. Saka B, Oflaz H, Erten N, Bahat G, Dursun M, Pamukcu B, et al. Non-invasive evaluation of endothelial function in hypertensive elderly patients. Arch Gerontol Geriatr. 2005 Jan;40(1):61-71.
13. Reckelhoff JF, Kellum JA, Blanchard EJ, Bacon EE, Wesley AJ, Kruckeberg WC. Changes in nitric oxide precursor, L-arginine, and metabolites, nitrate and nitrite, with aging. Life Sci. 1994;55:1895-902.
14. Cernadas MR, Sanchez de Miguel L, Garcia-Duran M, et al. Expression of constitutive and inducible nitric oxide synthases in the vascular wall of young and aging rats. Circ Res. 1998 Aug;83(3):279-86.
15. Boutouyrie P, Bezie Y, Lacolley P, Challande P, Chamiot-Clerc P, Benetos A, et al. In vivo/in vitro comparison of rat abdominal aorta wall viscosity: influence of endothelial function. Arterioscler Thromb Vasc Biol. 1997 Jul;17(7):1346-55.
16. Vallance P, Leone A, Calver A, Collier J, Moncada S. Accumulation of an endogenous inhibitor of nitric oxide synthesis in chronic renal failure. Lancet. 1992 Mar;339(8793):572-5.
17. Van Vliet BN, Chafe LL, Montani JP. Characteristics of 24-hour telemetered blood pressure in eNOS-knockout and C57Bl/6J control mice. J Physiol. 2003 May;549(Pt 1):313-25.
18. Wilkinson IB, MacCallum H, Cockcroft JR, Webb DJ. Inhibition of basal nitric oxide synthesis increases aortic augmentation index and pulse wave velocity in vivo. Br J Clin Pharmacol. 2002 Feb;53(2):189-92.
19. Kinlay S, Creager MA, Fukumoto M, Hikita H, Fang JC, Selwyn AP, et al. Endothelium-derived nitric oxide regulates arterial elasticity in human arteries in vivo. Hypertension. 2001 Nov;38(5):1049-53.
20. Berkowitz DE; White R; Li D. Arginase Reciprocally Regulates Nitric Oxide Synthase Activity and Contributes to Endothelial Dysfunction in Aging Blood Vessels. Circulation. 2003 Oct;108(16):2000-6.
21. Sherr CJ, DePinho RA. Cellular senescence: mitotic clock or culture shock? Cell. 2000 Aug;102(4):407-10.
22. Aviv H, Khan MY, Skurnick J, Okuda K, Kimura M, Gardner J, et al. Age dependent aneuploidy and telomere length of the human vascular endothelium. Atherosclerosis. 2001 Dec;159(2):281-7.
23. Yu BP; Chung HY. Oxidative stress and vascular aging. Diabetes Research and Clinical Practice 54, 2001 Dec;54 Suppl 2:S73-80.
24. Wajngarten M; Sanches PCR; Trota MBF; et al. Doença das artérias coronárias no idoso. In: Cardiogeriatria. São Paulo: Edit. Rocca Ltd, 2005. p.65-99.
25. Lakatta EG, Levy D. Arterial and cardiac aging: major shareholders in cardiovascular disease enterprises: Part II: the aging heart in health: links to heart disease. Circulation. 2003 Jan 7;107(1):139-46.
26. Weber KT, Jalil JE, Janicki JS, Pick R. Myocardial collagen remodeling in pressure overload hypertrophy. A case for interstitial heart disease. Am J Hypertens. 1989 Dec;2(12 Pt 1):931-40.
27. Weber KT, Janicki JS, Shroff SG, Pick R, Chen RM, Bashey RI. Collagen remodeling of the pressure-overloaded, hypertrophied nonhuman primate myocardium. Circ Res. 1988 Apr;62(4):757-65.
28. Benjamin EJ, Levy D, Anderson KM, Wolf PA, Plehn JF, Evans JC, et al. Determinants of Doppler indexes of left ventricular diastolic function in normal subjects (the Framingham Heart Study). Am J Cardiol. 1992 Aug 15;70(4):508-15.
29. Leibowitz D. Left Ventricular Hypertrophy and Chronic Renal Insufficiency in the Elderly. Cardiorenal Med. 2014 Dec;4(3-4):168-75.
30. Yamaguchi O, Otsu K. Role of autophagy in aging. J Cardiovasc Pharmacol. 2012 Sep;60(3):242-7.
31. Schulman SP, Lakatta EG, Fleg JL, Lakatta L, Becker LC, Gerstenblith G. Age-related decline in left ventricular filling at rest and exercise. Am J Physiol. 1992 Dec;263(6 Pt 2):H1932-8.
32. Colucci, WS, Braunwald E. Pathophysiology of heart failure. In: Heart Disease. Edited by E. Braunwald, 5th edition. Philadelphia: WB Saunders Company, 1997. p.394-420.
33. Fleg JL, O'Connor F, Gerstenblith G, Becker LC, Clulow J, Schulman SP, Lakatta EG. Impact of age on the cardiovascular response to dynamic upright exercise in healthy men and women. J Appl Physiol. 1995 Mar;78(3):890-900.
34. Guarnieri T, Filburn CR, Zitnik G, Roth GS, Lakatta EG. Contractile and biochemical correlates of beta-adrenergic stimulation of the aged heart. Am J Physiol. 1980 Oct;239(4):H501-H508.
35. Larson ED, St Clair JR, Sumner WA, Bannister RA, Proenza C. Depressed pacemaker activity of sinoatrial node myocytes contributes to the age-dependent decline in maximum heart rate. Proc Natl Acad Sci U S A. 2013;110(44):18011-6.
36. Csepe TA, Kalyanasundaram A, Hansen BJ, Zhao J, Fedorov VV. Fibrosis: a structural modulator of sinoatrial node physiology and dysfunction. Front Physiol. 2015 Feb;12(6):37.
37. Jensen PN, Gronroos NN, Chen LY, Folsom AR, deFillippi C, Heckbert SR, et al. Incidence of and risk factors for sick sinus syndrome in the general population. J Am Coll Cardiol. 2014 Aug;64(6):531-8.
38. Fleg JL, Kennedy HL. Cardiac arrhythmias in a healthy elderly population: detection by 24-hour ambulatory electrocardiography. Chest. 1982 Mar;81(3):302-7.
39. Fleg JL, Kennedy HL. Long-term prognosis significance of ambulatory electrocardiographic findings in apparently healthy subjects 60 years of age. Am J Cardiol. 1992 Sep 15;70(7):748-51.
40. Liberman A, Liberman M, Saraiva JF. Envelhecimento do Sistema Cardiovascular do Fisiológico ao Patológico. In: Liberman A, Freitas EV, Neto Savioli F, Taddei CFG. Diagnóstico e Tratamento em Cardiologia Geriátrica. Barueri: Ed. Manole, 2005. p.5-12.

CAPÍTULO 254

PECULIARIDADES DA CARDIOPATIA ISQUÊMICA AGUDA NO IDOSO

Anna Maria Andrei
Marcos Knobel

DESTAQUES

- Os idosos podem apresentar quadro clínico atípico, caracterizado pelos chamados "equivalentes isquêmicos".
- Os idosos apresentam alta prevalência de comorbidades cardiovasculares e clínicas.
- As síndromes isquêmicas agudas nos idosos apresentam mortalidade hospitalar três vezes maior que os mais jovens.
- O desconforto precordial ainda é a queixa mais comum até 75 anos, porém rapidamente declina a partir dessa idade.
- Por meio da análise de estudos clínicos, os idosos, quando comparados com os mais jovens, apresentam maior benefício com a estratégia invasiva precoce, às custas de maior risco de sangramento.
- Recomenda-se a introdução cuidadosa do betabloqueador por via oral em idosos, visando à prevenção secundária a longo prazo.
- O uso de prasugrel deve ser evitado em pacientes com idade superior a 75 anos, em razão da maior incidência de sangramento nessa faixa etária.

INTRODUÇÃO

A cardiopatia isquêmica aguda é a principal causa de mortalidade em idosos, sendo responsável por mais de uma em cada três mortes, em indivíduos com idade superior a 65 anos. Os idosos representam a população com pior evolução, pois cerca de 85% das mortes por infarto agudo do miocárdio (IAM) ocorrem na população idosa. Em idosos com idade superior a 75 anos, são responsáveis por mais de um terço dos infartos e mais da metade dos desfechos letais. No entanto, apesar da piora e maior mortalidade, menos de 10% dos pacientes dos grandes estudos clínicos incluem grandes idosos.[1]

O retardo na procura de assistência médica e manifestações clínicas menos evidentes dificultam o diagnóstico, com repercussão no tratamento e prognóstico. Os idosos podem apresentar quadro clínico atípico, caracterizado pelos chamados "equivalentes isquêmicos", como dispneia, mal-estar, confusão mental, síncope ou edema pulmonar, em vez do quadro de dor precordial. Ainda, em relação aos jovens, os idosos têm menor elevação dos marcadores de necrose miocárdica e maior ocorrência de IAM-sST;[2] apresentam maior incidência de complicações, o que resulta na necessidade de tratamento mais intensivo. Entretanto, especialmente naqueles acima de 75 anos, a terapêutica mais adequada, com betabloqueador, ácido acetilsalicílico, anticoagulante e hipolipemiante, frequentemente não é utilizada, assim como a terapêutica trombolítica e a revascularização por angioplastia ou por cirurgia.[3-4]

CONCEITO

Estudos anatomopatológicos e angioscópicos mostraram que a angina instável e o IAM são diferentes apresentações clínicas, resultantes de um mecanismo fisiopatológico comum: rotura ou fissura da placa aterosclerótica, com diferentes graus de trombose e estenose coronária. As manifestações clínicas e o tratamento da angina instável são semelhantes às da síndrome coronariana aguda sem supradesnivelamento do segmento ST (SCA-sST). As SCA-sST constituem, aproximadamente, 60% a 70% de todas as cardiopatias isquêmicas agudas. Os idosos apresentam maior incidência e pior prognóstico (três vezes mais óbitos intra-hospitalares) que os mais jovens.[5] As principais razões para essa evolução desfavorável são: atraso na chegada ao hospital, dificuldade diagnóstica, menor probabilidade de receber tratamento intervencionista, menor uso de betabloqueadores, insuficiência cardíaca prévia e presença de comorbidades. Os idosos, geralmente, apresentam maior prevalência de hipertensão arterial, diabetes melito, IAM prévio, angina, doença arterial periférica, acidente vascular cerebral (AVC), doença multiarterial e insuficiência cardíaca. No entanto, apresentam níveis menos elevados de colesterol e menor prevalência de tabagismo.

DIAGNÓSTICO

O diagnóstico das cardiopatias isquêmicas agudas baseia-se no quadro clínico, nos achados eletrocardiográficos e de imagens e nas alterações dos marcadores de necrose miocárdica. A história estratifica o paciente, sendo a idade uma variável importante e independente de pior prognóstico. Dentre as várias classificações para identificar a maior gravidade do quadro entre os pacientes atendidos na emergência com dor torácica, a que mais facilita o entendimento é a que considera o risco como alto, médio e baixo de acordo com as variáveis clínicas, uma adaptação que levou em consideração a classificação de Braunwald.[6] Deve-se observar que idade maior ou igual a 75 anos define alto risco, enquanto idade entre 70 e 75 anos, isoladamente, seleciona pacientes com risco moderado de morte ou de evoluir para IAM.

O desconforto precordial ainda é a queixa mais comum até 75 anos, porém rapidamente declina a partir dessa idade. Segundo o National Registry of Myocardial Infarction (NRMI), somente 40% dos pacientes com mais de 85 anos manifestaram dor torácica à apresentação. Outros sintomas, relatados como "equivalentes isquêmicos", como dispneia (49%), sudorese (26%), náuseas, vômitos (24%) e síncope (19%) são mais comuns entre os idosos. A dispneia, ou até o edema agudo dos pulmões, pode estar presente em cerca de 50% dos pacientes com cardiopatia isquêmica aguda.[7] A isquemia miocárdica transitória pode ser responsável por síncope, agitação psicomotora e outros sintomas neurológicos, pelo hipofluxo cerebral transitório. Palpitações de início recente, sem desconforto precordial, podem estar relacionadas com as arritmias ventriculares induzidas pela isquemia. Frequentemente, ocorrem em idosos com outras comorbidades agudas, como pneumonias, ou após quedas. Essas comorbidades confundem o diagnóstico inicial e levam a atrasos na terapêutica. As apresentações atípicas estão associadas ao pior prognóstico.[8]

O exame físico no idoso com suspeita de coronariopatia é, muitas vezes, inespecífico. Entretanto, a presença de 3ª bulha na admissão tem implicação prognóstica de mortalidade hospitalar em idosos. A presença de xantomas, níveis elevados de pressão arterial, pulsos periféricos ausentes ou assimétricos e constatação de aneurisma de aorta aumentam a probabilidade de doença coronária no idoso. Em pacientes com quadro recente de hipotensão arterial e taquicardia, sem causa aparente, deve-se suspeitar de cardiopatia isquêmica aguda.

DIAGNÓSTICO POR IMAGEM E LABORATORIAL

Pelo fato de a manifestação clínica do idoso ser muitas vezes atípica, deve-se ater aos exames subsidiários como o eletrocardiograma para auxiliar no diagnóstico. Na suspeita de síndrome coronária aguda, o eletrocardiograma deve ser feito imediatamente para o diagnóstico de IAM-cST e consequente tratamento. O mesmo se aplica aos exames laboratoriais, com dosagem de marcadores cardíacos diagnósticos. Muitas vezes, por uma apresentação clínica atípica, o diagnóstico é feito somente com a positividade de troponina e CKMB. O ecodopplercardiograma nessas situações pode não ser diagnóstico, mas auxilia no tipo de cardiopatia (isquêmica, valvar etc.) e, principalmente, fornece informações importantes para o tratamento desses pacientes, como a função ventricular em pacientes que necessitem de expansão volêmica.

TRATAMENTO

As recomendações do tratamento descritas a seguir são baseadas nas II Diretrizes em Cardiogeriatria da Sociedade Brasileira de Cardiologia e nas Diretrizes da Sociedade Brasileira de Cardiologia sobre Angina Instável e Infarto Agudo do Miocárdio sem Supradesnível do Segmento (IAM-sST) (Atualização 2013 a 2014).

MEDIDAS INICIAIS

Oxigenoterapia

Evitar hipoxemia na fase aguda: deve ser administrado se a saturação de oxigênio for inferior a 90%.

Nitratos

Nitrato sublingual ou intravenoso deve ser administrado na presença de angina ou congestão pulmonar. Recomenda-se cautela quando a pressão arterial sistólica for inferior a 90 mmHg.

Analgesia e sedação

Recomenda-se utilizar 3 a 5 mg de sulfato de morfina, por via endovenosa para alívio da dor precordial, quando necessário. O uso de ansiolíticos (geralmente benzodiazepínicos) deve ser reservado para situações especiais.

ANTITROMBÓTICOS

A terapêutica antitrombótica é um dos pilares fundamentais do tratamento, particularmente em idosos, nos quais o tratamento produz os maiores benefícios, por se tratar da população de maior risco.[9-10] No entanto, essa população apresenta maior risco de sangramento associado ao tratamento.

Os agentes antitrombóticos mais potentes reduzem mais o risco de eventos isquêmicos, porém às custas de maior risco de sangramento. Os preditores de risco para complicações isquêmicas são os mesmos que aumentam o risco de sangramento. Isso afeta, particularmente, os idosos, que, geralmente, apresentam maior risco tanto para complicações isquêmicas quanto para hemorrágicas.

A terapêutica antitrombótica deve incluir o uso de terapia antiplaquetária dupla (TAPD): ácido acetilsalicílico e um inibidor de receptor plaquetário $P2Y_{12}$ (clopidogrel ou ticagrelor), associada a um agente anticoagulante. O prasugrel deve ser evitado em idosos.

Antiplaquetários

Ácido acetilsalicílico

É o antiplaquetário de excelência. Seu uso em todas as formas de cardiopatia isquêmica aguda é talvez o maior alicerce no tratamento dessa síndrome. Deve ser sempre prescrito, exceto nos raros casos de reação alérgica grave, previamente conhecida (prevalência estimada em menos de 0,5% da população) e na vigência de sangramento digestivo ativo. Confere uma redução do risco de morte ou infarto em 40% a 50%.[11] Por se tratar da população de maior risco, os idosos representam a faixa populacional que mais se beneficia com o uso do ácido acetilsalicílico. A dose inicial recomendada em idosos é de 162 a 200 mg. Doses de manutenção superiores a 100 mg/dia não apresentam melhor benefício, e aumentam o risco de sangramento.[12]

Deve-se considerar doses entre 81 e 100 mg, especialmente em idosos. Preconiza-se seu uso por tempo indeterminado.[13]

Terapia antiplaquetária dupla (TAPD) com ácido acetilsalicílico e clopidogrel

O estudo CURE[14] demonstrou que a associação de ácido acetilsalicílico com clopidogrel, em pacientes com SCA-sST, reduz o risco de infarto, morte ou acidente vascular cerebral (AVC) quando comparado com a monoterapia com ácido acetilsalicílico, porém com maior risco de sangramento. Os efeitos benéficos com a utilização do clopidogrel ocorreram tanto em pacientes de alto risco quanto naqueles de risco intermediário ou baixo. Análises subsequentes sugerem que existe benefício adicional com a utilização do clopidogrel, após o primeiro mês e até um ano após o evento agudo, além de demonstrarem que o clopidogrel é particularmente útil no subgrupo submetido à intervenção coronária percutânea (ICP), durante o período de internação hospitalar[15] e que o aumento de sangramento com a utilização da associação ao ácido acetilsalicílico ocorre, fundamentalmente, com o uso de doses maiores de aspirina.[16]

Desde a publicação do estudo CURE, a TAPD com ácido acetilsalicílico e clopidogrel se estabeleceu como um dos principais alicerces do tratamento da cardiopatia isquêmica aguda. Nesse estudo, foi utilizada uma dose de ataque de clopidogrel de 300 mg seguido de dose de manutenção de 75 mg/dia.[14] Atualmente, é prática comum utilizar uma dose de ataque de 600 mg em pacientes submetendo-se a angioplastia, visando à máxima ação antiplaquetária, em até três horas. Há evidências de que essa estratégia reduz os riscos de complicações isquêmicas,[17] porém às custas de maior risco de sangramento. Essa dose não pode ser recomendada como de praxe em pacientes com idade superior a 75 anos, pois não há dados de literatura relativos aos idosos, sendo seu uso restrito aos casos em que se julgue que o risco isquêmico justifique o maior risco de sangramento.

Os estudos CLARITY – TIMI 28[18] e COMMIT[19] comprovaram o benefício do uso da associação do ácido acetilsalicílico ao clopidogrel no IAM-cST, principalmente em pacientes submetidos à fibrinólise (e não à angioplastia primária, em que tal terapêutica estaria indicada pelo implante de *stent*). Ambos mostraram benefício da TAPD, sem aumento significativo de sangramento maior e, especialmente, de sangramento cerebral.

Um ponto importante, em relação ao uso do clopidogrel, refere-se à grande variabilidade intra e interindividual na resposta a esse composto, o que se observa, aparentemente, em escala muito menor com antiplaquetários mais modernos. A "má resposta" (ou "resistência") ao clopidogrel, expressão utilizada para caracterizar os pacientes que não atingem o nível esperado de inibição plaquetária, é identificada por meio de ensaios laboratoriais *in vitro*, que quantificam a intensidade da agregabilidade plaquetária mediada pela via do ADP. Dados consistentes associam a má resposta ao clopidogrel à maior incidência de eventos trombóticos, principalmente em pacientes submetidos à ICP com implante de *stent*.[20] Atualmente, três principais fatores estão relacionados com a má resposta ao clopidogrel: a variabilidade genética, caracterizada por polimorfismos associados às enzimas do citocromo P450 envolvidas no processo de metabolização hepática, notadamente CYP2C19 e CYP3A4; a alteração no processo de absorção intestinal do medicamento relacionado com a expressão da glicoproteína P nas células epiteliais intestinais; a utilização concomitante de outros fármacos, que podem interferir no metabolismo hepático mediado por enzimas do citocromo P450, como o cetoconazol (que inibe o citocromo P450 e reduz a ação do clopidogrel) e a rifampicina (que estimula o citocromo P450 e acentua a ação do clopidogrel). Os estudos que analisaram a associação de clopidogrel e inibidor da bomba de prótons (IBP) à ocorrência de eventos isquêmicos mostraram resultados conflitantes. Assim, sugere-se que, em princípio, o uso de IBP (principalmente omeprazol) em conjunto com o clopidogrel deve ser evitado. Os pacientes com maior risco de sangramento gastrintestinal (antecedente de hemorragia digestiva, úlcera péptica diagnosticada, infecção por *H. pylori*, idade ≥ 65 anos, uso concomitante de anticoagulantes ou esteroides) podem empiricamente receber bloqueadores dos receptores H2 (p. ex.: ranitidina). Caso seja necessário o uso de um IBP, sugere-se o pantoprazol, cujo metabolismo via CYP P450 é menos pronunciado.

Novos agentes bloqueadores de ADP (receptor $P2Y_{12}$) – prasugrel e ticagrelor

Com o passar dos anos, agentes antiplaquetários mais potentes que o clopidogrel foram desenvolvidos para serem utilizados em associação ao ácido acetilsalicílico para TAPD. Nessa categoria, incluem-se os novos agentes antiADP, prasugrel e ticagrelor.

O prasugrel é um tienopiridínico que possui um metabolismo muito mais simples, em relação ao clopidogrel, com apenas uma fase de metabolização hepática, já que a primeira fase de seu metabolismo ocorre no plasma por ação de esterases. Como consequência, seu metabólito ativo atinge pico plasmático em apenas 30 minutos, além de apresentar menor interação com medicações metabolizadas pelo citocromo P450. O prasugrel mostrou-se superior ao clopidogrel somente em pacientes submetidos à angioplastia,[21] mas não nos pacientes submetidos a tratamento conservador.[22] É uma alternativa atraente em pacientes, em que se opta por utilizar o segundo agente antiplaquetário, apenas após avaliação da anatomia coronária e definição da opção por angioplastia. No entanto, o risco de sangramento é maior que com a TAPD com clopidogrel. Os resultados com prasugrel não foram bons em três subgrupos de pacientes: idosos, pacientes de baixo peso e pacientes com acidente vascular cerebral prévio, pelo maior risco de sangramento.[21] Assim, o uso de prasugrel deve ser evitado em pacientes com idade superior a 75 anos. Seu uso deve ser de exceção nesses grupos e sua indicação reservada a pacientes com alto risco isquêmico, que irão se submeter à angioplastia (após definição da anatomia coronária à angiografia), quando o risco isquêmico justifica o maior risco de sangramento. Nesses casos, deve-se considerar uma dose de manutenção de 5 mg/dia (metade da dose habitual).

Diferentemente do clopidogrel e do prasugrel, o ticagrelor é um bloqueador ADP não tienopiridínico. É um bloqueador reversível do receptor $P2Y_{12}$. Possui uma meia-vida de 12 horas e não depende da metabolização hepática para o início de sua ação, sendo assim, mais potente e com início de ação mais rápido que o clopidogrel. A reversibilidade do bloqueio lhe confere retorno mais rápido da função plaquetária, quando necessário.[23] O estudo PLATO mostrou que o ticagrelor foi superior ao clopidogrel, tanto em pacientes com SCA-sST como em pacientes com IAM-cST, quanto à redução de morte vascular, infarto ou AVC.[24] A maior eficácia do ticagrelor não se acompanhou de maior risco de sangramento. Entretanto, houve mais sangramento não relacionado com a cirurgia de revascularização do miocárdio, provavelmente decorrente da maior potência antitrombótica, ao passo que nos pacientes submetidos à cirurgia o sangramento não foi maior, denotando a rapidez da reversibilidade do bloqueio da função plaquetaria, naqueles pacientes que necessitaram ser operados.[24] Alguns efeitos adversos apresentaram maior incidência nos pacientes em uso de ticagrelor. Houve aumento significativo na ocorrência de dispneia, que, geralmente, foi transitória e levou à suspensão do medicamento em menos de 1% dos pacientes. Admite-se que esse efeito colateral tenha relação com um aumento na adenosina circulante, que guarda relação com o metabolismo do ticagrelor, e poderia explicar parte dos efeitos benéficos do medicamento, além do bloqueio da agregação plaquetária.[25-26] Também houve aumento na incidência de bradicardia transitória, com elevação significativa na ocorrência de pausas ventriculares acima de três segundos, nos primeiros sete dias de uso da medicação, mas que perde a significância após 30 dias de utilização do medicamento.[27] As pausas raramente foram associadas a sintomas, e não houve diferença entre os grupos, no global da população estudada, quanto à necessidade de implante de marca-passo, ocorrência de síncope ou bloqueio cardíaco. Outros efeitos adversos de menor relevância clínica foram os aumentos significativos nos níveis de creatinina e de ácido úrico[27] com o ticagrelor, que foram revertidos um mês após o final do tratamento.

Inibidores da glicoproteína IIb/IIIa (GP IIb/IIIa)

Os inibidores da GP IIb/IIIa são os agentes antiplaquetários mais potentes, pois atuam na via final da ativação plaquetária. As drogas desse grupo são de uso intravenoso e bloqueiam a ação plaquetária de forma rápida e efetiva. Esses fármacos têm sido utilizados em situações clínicas com grande potencial de ativação plaquetária, como em intervenções coronárias percutâneas complexas, SCA-sST e IAM-cST em situações de *no-reflow* após angioplastia primária. No Brasil, são comercializados o abciximab e o tirofiban. Os estudos que demonstram seu benefício são da era que antecedeu o uso rotineiro de dupla antiagregação plaquetária oral, a maioria deles em pacientes de alto risco isquêmico, submetidos à ICP.[28-29] Não há estudos que compararam a utilização da dupla antiagregação plaquetária com ácido acetilsalicílico e inibidores da GP IIb/IIIa contra a dupla antiagregação oral (ácido acetilsalicílico com clopidogrel, prasugrel ou ticagrelor). Dois estudos recentes (EARLY ACS[30] e ACUITY[31]) que compararam dupla antiagregação plaquetária com ácido acetilsalicílico e clopidogrel com o uso rotineiro de tripla antiagregação plaquetária (dupla antiagregação oral e inibidores da GP IIb/IIIa) não observaram maior eficácia da tripla antiagregação, quando comparada com a dupla, mas uma maior ocorrência de sangramento. Dessa forma, o uso de inibidores da GP IIb/IIIa e, particularmente, de terapêutica antiplaquetária tripla deve, de maneira geral, ser evitado, especialmente em indivíduos idosos, que apresentam maior risco de sangramento, sendo seu uso reservado aos pacientes de maior risco isquêmico, em que se julgue que tal risco justifique o aumento do risco hemorrágico.

O abciximab é um anticorpo monoclonal que atua como bloqueador não competitivo e irreversível dos receptores de GP IIb/IIIa. Tem meia-vida plasmática curta, de 5 a 10 minutos, pois a molécula rapidamente se liga aos receptores plaquetários. Sua meia-vida biológica é de 6 a 12 horas, após a injeção de um bólus isolado. Com essas doses terapêuticas consegue-se o bloqueio de 80% a 90% dos receptores de superfície. Cinquenta por cento desses receptores ainda permanecem bloqueados uma semana após sua utilização. A dose recomendada é de 0,25 mg/kg em bólus, seguido da administração de 0,125 mg/kg durante 12 horas.

O tirofiban é um derivado sintético, não peptídeo, que age competitivamente no receptor celular IIb/IIIa, impedindo sua ligação ao fibrinogênio. A dose recomendada é de 0,4 mg/kg/min por 30 minutos seguida da dose de manutenção de 0,1 mg/kg/min por 48 a 96 horas. No caso de se iniciar a utilização do medicamento na sala de hemodinâmica, deve-se iniciar com a dose de 10 mg/kg administrada em bólus em três minutos, seguida de 0,15 mg/kg/min durante 48 a 96 horas.

A conduta atual na estratégia intervencionista precoce recomenda o uso de abciximab ou tirofiban em pacientes de alto risco quando se opta por não ministrar tienopiridínicos e a adição de um inibidor da GP IIb/IIIa em pacientes com baixo risco hemorrágico, sob dupla antiagregação plaquetária, submetidos à ICP de alto risco (presença de trombos, complicações trombóticas da ICP). Com relação à estratégia conservadora, recomenda-se o uso de tirofiban em pacientes de alto risco quando se opta por não administrar tienopiridínico e a adição de inibidores da GP IIb/IIIa em pacientes que apresentam recorrência de sintomas isquêmicos na vigência de dupla antiagregação plaquetária oral e anticoagulação.

ANTICOAGULANTES

A terapêutica antitrombótica para a cardiopatia isquêmica aguda inclui a associação de agentes antiplaquetários (TAPD) e anticoagulantes, à exceção dos casos em que se utiliza estreptoquinase como trombolítico no IAM-cST, em que estes últimos não são prescritos nas primeiras 24 horas.

Em idosos, a TAPD deve consistir de ácido acetilsalicílico associado ao clopidogrel ou ao ticagrelor. A escolha do agente anticoagulante inclui três possíveis opções: heparina não fracionada (HNF), enoxaparina ou fondaparinux. Apesar de resultados distintos em diferentes estudos quanto à segurança em termos de risco de sangramento entre HNF e enoxaparina, a HNF oferece a vantagem de maior controle do nível de anticoagulação por meio da infusão intravenosa e controle de TTPa e menor risco de dose excessiva relacionada com a depuração renal, apresentando assim um perfil de segurança melhor em idosos. Por este motivo, a HNF seria a primeira escolha (comparada à enoxaparina) em pacientes com maior risco de sangramento. Em relação à enoxaparina, é de fundamental importância que se ajuste a dose conforme a idade e o *clearance* estimado de creatinina (em pacientes com ≥ 75 anos de idade, deve-se omitir a dose de ataque, reduzir a dose de manutenção para 0,75 mg/kg a cada 12 horas, mesmo com função renal preservada e reduzir a dose de manutenção para 1 mg/kg a cada 24 horas quando o *clearance* estimado de creatinina for inferior a 30 mL/min). Idosos com baixo *clearance* de creatinina são geralmente os pacientes com maior risco de sangramento e este pode ser um fator determinante para escolha de HNF em detrimento de enoxaparina. O *crossover* de heparinas

(HNF e enoxaparina) deve ser evitado, isto é, uma vez iniciado um regime de heparina, deve-se evitar trocar para outro (piores resultados quando ocorre tal *crossover*). O fondaparinux pode constituir uma escolha particularmente interessante para idosos com SCA-sST em que se opte por uma abordagem conservadora (sem cinecoronariografia precoce), visto que parece oferecer o melhor balanço em termos de redução de risco isquêmico sem aumentar excessivamente o risco de sangramento. Os novos anticoagulantes orais como alternativa anticoagulante para cardiopatia isquêmica aguda devem ser, no momento, evitados em idosos, pois as evidências são de aumento excessivo no risco de sangramento com todos os agentes estudados.

Heparina não fracionada (HNF) e heparina de baixo peso molecular (HBPM)

O uso de heparina não fracionada sob infusão contínua com controle de TTPa permite a titulação da dose visando minimizar o risco de sangramento. As HBPM têm a capacidade de ligar-se preferencialmente ao fator Xa (e menos ao fator II), inativando-o. Essa característica confere-lhes a singular capacidade de exercer efeito antitrombótico sem alterar substancialmente (a não ser em altas doses) os testes de coagulação usualmente empregados para monitorizar o efeito terapêutico da HNF. Outra diferença marcante é derivada do fato de as HBPM não se ligarem às proteínas plasmáticas nem às superfícies celulares (plaquetas, macrófagos e osteoblastos) e ao endotélio de forma tão intensa como a HNF. Dessa forma, a HBPM, quando administrada por via subcutânea, apresenta maiores biodisponibilidade e meia-vida em relação à HNF.

A metanálise de dois grandes estudos (Efficacy and Safety of Subcutaneous Enoxaparin in Non-Q-Wave Coronary Events/Thrombolysis in Myocardial Infarction 11B – ESSENCE[32] e TIMI 11B[33])[34] demonstrou superioridade da enoxaparina em relação à HNF quanto à redução de morte ou infarto. Apesar de não ter havido diferença entre as duas heparinas em termos de sangramento maior, a ocorrência de sangramento menor foi duas a quatro vezes mais alta com enoxaparina. O estudo SYNERGY[35] também comparou enoxaparina e HNF em pacientes com SCA submetidos à ICP precoce. Diferentemente dos estudos ESSENCE e TIMI 11B, o desfecho de morte ou infarto foi semelhante com as duas heparinas, mas sangramento maior foi mais frequente com enoxaparina, especialmente nos pacientes em que ocorreu *crossover* de enoxaparina para HNF (no laboratório de hemodinâmica, para realização de ICP).[35] No IAM-cST, o estudo EXTRACT TIMI 25 comparou enoxaparina com HNF em pacientes submetidos à trombólise. Os resultados foram melhores com enoxaparina em termos de morte ou infarto, mas com mais ocorrência de sangramento maior, apesar da omissão da dose de bólus e redução da dose de manutenção da enoxaparina em 25% em pacientes com idade superior a 75 anos e 50% em pacientes com *clearance* de creatinina estimado inferior a 30 mL/min.[36] A monitorização do efeito anticoagulante da enoxaparina rotineiramente não se faz necessária e se reserva apenas para situações especiais (como obesidade e insuficiência renal), nas quais deve ser realizada a dosagem da atividade antiXa sempre que possível (alvo terapêutico de 0,6 a 1 UI/mL). Em resumo, pode-se concluir que as HBPM, de uma forma geral, são pelo menos tão eficazes quanto a HNF, entretanto a enoxaparina aparentemente é superior à HNF. Nos pacientes que receberam enoxaparina para tratamento de SCA-sST e são enviados para ICP em até oito horas após a última dose SC, não há necessidade de anticoagulação adicional. Naqueles que vão à ICP entre 8 e 12 horas, uma dose adicional de 0,3 mg/kg IV deve ser administrada imediatamente antes do procedimento. Finalmente, sugere-se manter a heparina inicialmente utilizada durante todo o período de heparinização, evitando-se o uso de HBPM e HNF concomitante ou alternadamente.

Fondaparinux

Fondaparinux é um pentassacarídeo sintético que se liga seletivamente à antitrombina e leva à inibição indireta do fator Xa. Em razão da sua discreta interação com componentes do plasma, possui ação previsível e pouca variabilidade individual. Apresenta boa biodisponibilidade subcutânea, atinge seu pico plasmático em duas horas, possui meia-vida de 17 horas, tem excreção renal, não induz trombocitopenia e não necessita de monitoramento da ação sobre a cascata de coagulação. É contraindicado em pacientes com *Clearance* de creatinina inferior a 20 mL/min. Os estudos OASIS-5 e OASIS-6 avaliaram o fondaparinux em pacientes com SCA-sST[37] e IAM-cST,[38] respectivamente. No estudo OASIS-5, fondaparinux foi comparado à enoxaparina em pacientes com SCA-sST. O desfecho morte, infarto ou recorrência de isquemia foi semelhante, mas ocorreu menos sangramento (metade) e a mortalidade também foi menor com fondaparinux.[37] No estudo OASIS-6 envolvendo pacientes com IAM-cST, fondaparinux foi comparado a HNF em pacientes que receberam trombolítico ou a placebo nos demais. O desfecho morte ou infarto foi menor nos pacientes que receberam fondaparinux, com resultado de sangramento semelhante.[38] Apenas pacientes submetidos à ICP primária tiveram resultado pior com fondaparinux, por aumento na incidência de trombose de cateter.

O fondaparinux pode constituir uma escolha particularmente interessante para idosos com SCA-sST em que se opte por uma abordagem conservadora, visto que parece oferecer o melhor balanço em termos redução de risco isquêmico sem aumentar excessivamente o risco de sangramento.[37]

Novos anticoagulantes orais (novel oral anticoagulants – NOAC): inibidores de trombina (dabigatran) e inibidores do fator Xa (apixaban e rivaroxaban)

O dabigatran, o apixaban e o rivaroxaban foram avaliados em pacientes com SCA em uso de TAPD. O estudo

RE-DEEM avaliou o dabigatran e revelou importante aumento na incidência de sangramentos nas quatro doses avaliadas (50, 75, 110 e 150 mg).[39] O estudo APRAISE (apixaban) foi interrompido prematuramente por importante aumento de sangramento maior com apixaban, sem redução de eventos isquêmicos.[40] O estudo ATLAS ACS 2-TIMI 51 avaliou o rivaroxaban em doses mais baixas que as utilizadas em fibrilação atrial (2,5 mg a cada 12 horas ou 5 mg a cada 12 horas). O esquema em menor dose (2,5 mg a cada 12 horas) reduziu o desfecho de morte cardiovascular, infarto ou AVC, mas com aumento na incidência de sangramento maior e intracraniano.[41] Tendo em vista o aumento significativo no risco de sangramento quando se associa NOAC a TAPD, esta estratégia não é recomendada no momento para pacientes idosos.

ESTRATÉGIA INVASIVA PRECOCE *VERSUS* CONSERVADORA EM IDOSOS COM SCA-sST

A análise do estudo TACTICS-TIMI 18 demonstrou que, comparados aos mais jovens, os idosos apresentam maior benefício com a estratégia invasiva precoce às custas de maior risco de sangramento.[42]

Estratégia de reperfusão miocárdica em idosos com IAM-cST

O principal objetivo no tratamento do SCA-cST é a rápida, precoce, completa e sustentada recanalização da artéria relacionada com o IAM. A reperfusão pode ser realizada com terapia fibrinolítica ou com intervenção coronária percutânea primária.

Terapia fibrinolítica

A metanálise Fibrinolytic Therapy Trialist (FTT)[43] realizada com 150 mil pacientes submetidos à terapia fibrinolítica, comparada ao placebo e iniciada em até seis horas após o início dos sintomas, mostrou benefício de 30 vidas salvas em mil pacientes tratados e, quando iniciada entre 7 e 12 horas de evolução, 20 vidas salvas em mil pacientes tratados. O benefício absoluto na sobrevida de pacientes com idade igual ou superior a 75 anos de idade submetidos à terapia fibrinolítica foi por algum tempo questionado. A análise desse grupo de pacientes tratados em até 24 horas do início dos sintomas mostrou benefício pequeno e não estatisticamente significante.[44] Entretanto, nova análise do estudo FTT em 3.300 pacientes com mais de 75 anos com critérios estritos de elegibilidade para trombólise mostrou benefício de 18 vidas salvas em mil pacientes tratados no grupo fibrinolítico em relação ao grupo placebo.[45] Recentemente, metanálise de 11 estudos randomizados analisou 24.531 pacientes com 75 anos ou mais e 123.568 pacientes não idosos que fizeram uso de trombolítico. Esse estudo avaliou mortalidade e incidência de AVC total e AVC hemorrágico em 30 dias de evolução e mostrou mortalidade 4,37 vezes maior nos idosos.[46]

Intervenção coronária percutânea primária (ICPP)

A comparação entre a terapia fibrinolítica e a ICPP em 7.739 pacientes mostrou menor mortalidade e menor taxa de reinfarto não fatal e de AVC no grupo submetido à ICPP,[47] entretanto, a maioria dos pacientes selecionados nos estudos era composta por jovens, o que limita a utilização desses resultados na população idosa. O estudo PAMI comparou o uso da terapia fibrinolítica *versus* ICPP. Cerca de 38% dos pacientes tinham idade igual ou superior a 65 anos. Os pacientes submetidos a ICPP apresentaram menor mortalidade e IAM combinados (8,6% *versus* 20%, $p = 0,048$).[48]

Intervenção coronariana percutânea primária (ICPP) *versus* fibrinólise em idosos

Aparentemente, a ICPP é superior à terapia fibrinolítica no idoso na redução de isquemia recorrente, reinfarto, AVC e óbito, embora apresente mortalidade cinco vezes maior comparado com pacientes jovens submetidos à ICPP.[49] Existem poucas informações sobre pacientes com mais de 80 anos de idade. Ajuste da dose antitrombótica associada diminui o risco de eventos hemorrágicos em idosos. A decisão sobre a estratégia de reperfusão a ser adotada deve avaliar a disponibilidade dos recursos de reperfusão em cada serviço.

Em geral, a ICPP é preferível em pacientes com estratificação de risco mais elevada, particularmente para pacientes em choque e idosos. ICPP e a fibrinólise oferecem desfechos semelhantes quando instituídos com até três horas de dor. A ICPP é geralmente preferível após seis horas e ainda pode trazer benefício até 12 horas após o início da dor.

TERAPÊUTICA FARMACOLÓGICA ADJUVANTE

Betabloqueadores

Os betabloqueadores reduzem a evolução para IAM-cST em pacientes com angina instável e também reduzem a mortalidade no IAM, principalmente em idosos.[50] Dois estudos mostraram benefícios em pacientes idosos, embora tenham sido realizados antes da era da reperfusão. Os dados combinados desses estudos mostram uma redução de 5% da mortalidade em jovens e de 23% nos idosos.[51-52]

O estudo COMMIT[19] demonstrou que a utilização rotineira de betabloqueador intravenoso seguido de sua introdução via oral pode aumentar a incidência de choque cardiogênico, principalmente quando utilizado nas primeiras 24 a 48 horas de evolução, em especial em pacientes com quadro clínico de disfunção ventricular esquerda e em idosos (principalmente com idade superior a 70 anos). Assim, recomenda-se a introdução cuidadosa do betabloqueador em idosos, por via oral e com o paciente estável hemodinamicamente, visando à prevenção secundária em longo prazo. O betabloqueador intravenoso deve ser utilizado apenas em situações excepcionais na população idosa, jamais de forma rotineira.

Nitratos

Não existem informações conclusivas dos benefícios proporcionados por essa classe de medicamentos no alívio dos sintomas e na redução de eventos adversos graves (IAM e óbito). Os estudos clínicos demonstram modesto benefício dos nitratos no tratamento do IAM-cST. Podem ser administrados como sintomático para aliviar a dor anginosa e como vasodilatador em pacientes com insuficiência cardíaca. Seus benefícios terapêuticos estão relacionados com os seus efeitos na circulação periférica e coronária. Seu efeito venodilatador diminui o retorno venoso ao coração e o volume diastólico final do VE e reduz o consumo miocárdico de oxigênio. Observam-se efeitos de vasodilatação de artérias coronárias, normais ou ateroscleróticas, redirecionamento de fluxo intercoronariano, com aumento da circulação colateral e inibição da agregação plaquetária. Assim, além do efeito sintomático, os nitratos agem reduzindo a congestão pulmonar, principalmente pela redução do retorno venoso sistêmico. Estão contraindicados na presença de hipotensão arterial importante (PAS < 90 mmHg), naqueles em que determina queda igual ou superior a 30 mmHg na pressão arterial sistólica, bradicardia ou taquicardia ou em pacientes com infarto de ventrículo direito ou em uso de bloqueadores de fosfodiesterase-5.

Antagonistas dos canais de cálcio

Existem evidências favoráveis à utilização de verapamil e diltiazem em portadores de SCA-sST, sem disfunção do ventrículo esquerdo. Assim, recomenda-se seu uso em pacientes com risco intermediário e alto nos casos de contraindicação aos betabloqueadores e em pacientes com angina variante (Prinzmetal). A utilização da nifedipina isoladamente é contraindicada por aumentar eventos cardíacos adversos.

Inibidores da enzima de conversão da angiotensina

O estudo HOPE[53] demonstrou que portadores de doença arterial coronária apresentaram reduções significativas de morte, infarto e AVC após cinco anos da utilização de ramipril (10 mg/dia). Os resultados em pacientes idosos foram melhores do que nos mais jovens. O benefício da utilização precoce dos inibidores de enzima de conversão (IECA) na IAM-cST foi avaliado nos estudos GISSI-3[54] e ISIS-4,[55] que mostraram pequenas reduções de mortalidade em 35 dias de seguimento, sem efeito na mortalidade em pacientes com idade igual ou superior a 70 anos. Uma metanálise de vários estudos, com mais de 100 mil pacientes, identificou que aqueles com idade entre 55 e 74 anos, com IAM-cST de parede anterior e com frequência cardíaca igual ou maior do que 80 batimentos foram os que mais se beneficiaram com o uso de IECA.[56] A análise retrospectiva de 14.129 pacientes com idade igual ou superior a 65 anos hospitalizados com IAM-cST, mostrou redução de mortalidade em um ano.[57] Dessa forma, recomenda-se administrar IECA aos pacientes de risco intermediário e alto, com disfunção ventricular esquerda, hipertensão arterial ou diabetes melito. Administrar bloqueadores dos receptores da angiotensina II a pacientes de risco intermediário e alto, com contraindicação ao uso de IECA.

Estatinas

Há um grande número de evidências dos benefícios da redução farmacológica do colesterol em pacientes com doença coronária e hipercolesterolemia, mesmo naqueles com discretas elevações do colesterol. O estudo MIRACL[58] demonstrou que a redução precoce e agressiva do LDL-colesterol com atorvastatina (80 mg/dia) reduz a incidência de eventos isquêmicos recorrentes nas primeiras 16 semanas da SCA-sST. No estudo PROVE-IT TIMI 22,[59] observou-se redução de 16% no risco para o objetivo primário composto de mortalidade por todas as causas, (re)infarto do miocárdio, angina instável, revascularização do miocárdio e AVC no grupo que recebeu altas doses de atorvastatina. Assim, as diretrizes atuais recomendam uma avaliação do perfil lipídico em jejum nas primeiras 24 horas de internação. Nos pacientes com SCA-sST e LDL-C igual ou superior a 100 mg/dL, as estatinas devem ser utilizadas na ausência de contraindicações, visando alcançar uma meta de LDL-C menor que 70 mg/dL. Caso o paciente não apresente efeitos colaterais importantes, a estatina deve ser mantida indefinidamente. Caso o paciente já esteja em uso de estatina, ela não deve ser suspensa, independentemente do nível do LDL-C.

A evidência de benefício em idosos é escassa em decorrência da sub-representação dessa faixa etária na maioria dos estudos, mas não há motivo para se supor que os benefícios observados com as estatinas não devam ser estendidos a esse grupo populacional.

REFERÊNCIAS BIBLIOGRÁFICAS

1. Lee PY, Alexander KP, Hammill BG, Pasquali SK, Peterson ED. Representation of elderly persons and women in published randomized trials of acute coronary syndromes. JAMA. 2001;286:708-13.
2. Keller NM, Feit F. Coronary artery disease in the geriatric population. Prog Cardiovasc Dis. 1996;38(5):407-18.
3. Randomised trial of intravenous streptokinase, oral aspirin, both, or neither among 17,187 cases of suspected acute myocardial infarction: ISIS-2. ISIS-2 (Second International Study of Infarct Survival) Collaborative Group. Lancet. 1988;2(8607):349-60.
4. Sokolyk S, Tresch D. Treatment of myocardial infarction in elderly patients. Compr Ther. 1994;20(10):537-44.
5. Bosch X, Theroux P, Pelletier GB, Sanz G, Roy D, Waters D. Clinical and angiographic features and prognostic significance of early postinfarction angina with and without electrocardiographic signs of transient ischemia. Am J Med. 1991;91(5):493-501.
6. Gersh BJ, Braunwald E. Chronic coronary artery disease. In: Braunwald E. Heart disease: a textbook of cardiovascular medicine. 5th ed. Philadelphia: W. B. Saunders Company, 1997. p.1289-365.
7. Chung MK, Bosner MS, McKenzie JP, Shen J, Rich MW. Prognosis of patients > 70 years of age with non Q-wave infarction compared with younger patients with similar infarcts and with patients > 70 years of age with Q-wave acute myocardial infarction. Am J Cardiol. 1995;75:18-22.

8. Gibbler WB. Diagnosis of acute coronary syndromes in the emergency department. In: Topol EJ. Acute coronary syndromes. New York: Marcel Dekker, 1998. p.405-35.
9. Alexander KP, Roe MT, Chen AY, Lytle BL, Pollack CV Jr, Foody JM, et al.. Evolution in cardiovascular care for elderly patients with non–ST-segment elevation acute coronary syndromes: results from the CRUSADE National Quality Improvement Initiative. J Am Coll Cardiol. 2005;46:1479-87.
10. Avezum A, Makdisse M, Spencer F, Gore JM, Fox KA, Montalescot G, et al. Impact of age on management and outcome of acute coronary syndrome: observations from the Global Registry of Acute Coronary Events (GRACE). Am Heart J. 2005;149:67-73.
11. Antithrombotic Trialists' Collaboration. Collaborative meta-analysis of randomised trials of antiplatelet therapy for prevention of death, myocardial infarction, and stroke in high risk patients. BMJ. 2002;324:71-86.
12. Mehta SR, Tanguay JF, Eikelboom JW, Jolly SS, Joyner CD, Granger CB, et al. CURRENT-OASIS 7 trial investigators. Double-dose versus standard-dose clopidogrel and high-dose versus low-dose aspirin in individuals undergoing percutaneous coronary intervention for acute coronary syndromes (CURRENT-OASIS 7): a randomised factorial trial. Lancet. 2010;376(9748):1233-43.
13. Bhatt DL, Hulot JS, Moliterno DJ, Harrington RA. Antiplatelet and anticoagulation therapy for acute coronary syndromes. Circ Res. 2014;114:1929-43.
14. Yusuf S, Zhao F, Mehta SR, Chrolavicius S, Tognoni G, Fox KK. Effects of clopidogrel in addition to aspirin in patients with acute coronary syndromes without ST-segment elevation. N Engl J Med. 2001;345:494-502.
15. Mehta SR, Yusuf S, Peters RJ, Bertrand ME, Lewis BS, Natarajan MK, et al. Clopidogrel in Unstable angina to prevent Recurrent Events trial (CURE) Investigators. Effects of pretreatment with clopidogrel and aspirin followed by long-term therapy in patients undergoing percutaneous coronary intervention: the PCI-CURE study. Lancet. 2001;358:527-33.
16. Peters RJ, Mehta SR, Fox KA, Zhao F, Lewis BS, Kopecky SL, et al. Clopidogrel in Unstable angina to prevent Recurrent Events (CURE) Trial Investigators. Effects of aspirin dose when used alone or in combination with clopidogrel in patients with acute coronary syndromes: observations from the Clopidogrel in Unstable angina to prevent Recurrent Events (CURE) study. Circulation. 2003;108(14):1682-87.
17. Mehta SR, Bassand JP, Chrolavicius S, Diaz R, Eikelboom JW, Fox KA, et al. CURRENT-OASIS 7 Investigators. Dose comparisons of clopidogrel and aspirin in acute coronary syndromes. N Engl J Med. 2010;363:930-42.
18. Sabatine MS, Cannon CP, Gibson CM, López-Sendón JL, Montalescot G, Theroux P, et al. CLARITY-TIMI 28 Investigators. Addition of clopidogrel to aspirin and fibrinolytic therapy for myocardial infarction with ST-segment elevation. N Engl J Med. 2005;352:1179-89.
19. Chen ZM, Jiang LX, Chen YP, Xie JX, Pan HC, Peto R, et al. COMMIT (ClOpidogrel and Metoprolol in Myocardial INfarction Trial) collaborative group. Addition of clopidogrel to aspirin in 45,852 patients with acute myocardial infarction: randomised placebo-controlled trial. Lancet. 2005;366:1607-21.
20. Breet NJ, van Werkum JW, Bouman HJ, Kelder JC, Ruven HJ, Bal ET, et al. Comparison of platelet function tests in predicting clinical outcome in patients undergoing coronary stent implantation. JAMA. 2010;303(8):754-62. Erratum in: JAMA. 2010;303(13):1257. JAMA. 2011;305(21):2174. JAMA. 2011;305(21):2172-3.
21. Wiviott SD, Braunwald E, McCabe CH, Montalescot G, Ruzyllo W, Gottieb S, et al. TRITON-TIMI 38 Investigators. Prasugrel versus clopidogrel in patients with acute coronary syndromes. N Engl J Med. 2007;357:2001-15.
22. Roe MT, Armstrong PW, Fox KA, White HD, Prabhakaran D, Goodman SG, et al. TRILOGY ACS Investigators. Prasugrel versus clopidogrel for acute coronary syndromes without revascularization. N Engl J Med. 2012;367:1297-309.
23. Bhatt DL. Antiplatelet therapy: ticagrelor in ACS-what does PLATO teach us? Nat Rev Cardiol. 2009;6:737-38.
24. Wallentin L, Becker RC, Budaj A, Cannon CP, Emanuelsson H, Held C, et al. PLATO Investigators, Freij A, Thorsén M. Ticagrelor versus clopidogrel in patients with acute coronary syndromes. N Engl J Med. 2009;361:1045-57.
25. Nilsen DW. Potential benefits of ticagrelor beyond platelet inhibition. Cardiology. 2013;125(1):31-3.
26. Scirica BM, Cannon CP, Emanuelsson H, Michelson EL, Harrington RA, Husted S, et al. PLATO Investigators. The incidence of bradyarrhythmias and clinical bradyarrhythmic events in patients with acute coronary syndromes treated with ticagrelor or clopidogrel in the PLATO (Platelet Inhibition and Patient Outcomes) trial: results of the continuous electrocardiographic assessment substudy. J Am Coll Cardiol. 2011;57(19):1908-16.
27. Wallentin L, Becker RC, Budaj A, Cannon CP, Emanuelsson H, Held C, et al. PLATO Investigators. Ticagrelor versus clopidogrel in patients with acute coronary syndromes. N Engl J Med. 2009;361(11):1045-57.
28. The CAPTURE investigators. Randomised placebo-controlled trial of abciximab before and during coronary intervention in refractory unstable angina: the CAPTURE Study. Lancet. 1997;349(9063):1429-35.
29. PRISM-PLUS Study Investigators. Inhibition of the platelet glycoprotein IIb/IIIa receptor with tirofiban in unstable angina and non-Q-wave myocardial infarction. Platelet Receptor Inhibition in Ischemic Syndrome Management in Patients Limited by Unstable Signs and Symptoms. N Engl J Med. 1998;338(21):1488-97.
30. Giugliano RP, White JA, Bode C, Armstrong PW, Montalescot G, Lewis BS, et al. EARLY ACS Investigators. Early versus delayed, provisional eptifibatide in acute coronary syndromes. N Engl J Med. 2009;360(21):2176-90.
31. Stone GW, Bertrand ME, Moses JW, Ohman EM, Lincoff AM, Ware JH, et al. ACUITY Investigators. Routine upstream initiation versus deferred selective use of glycoprotein IIb/IIIa inhibitors in acute coronary syndromes: the ACUITY Timing trial. JAMA. 2007;297(6):591-602.
32. Cohen M, Blaber R, Demers C, Gurfinkel EP, Langer A, Fromell G, et al. The Essence Trial: Efficacy and Safety of Subcutaneous Enoxaparin in Unstable Angina and Non-Q-Wave MI: A Double-Blind, Randomized, Parallel-Group, Multicenter Study Comparing Enoxaparin and Intravenous Unfractionated Heparin: Methods and Design. J Thromb Thrombolysis. 1997;4(2):271-274.
33. Antman EM, McCabe CH, Gurfinkel EP, Turpie AG, Bernink PJ, Salein D, et al. Enoxaparin prevents death and cardiac ischemic events in unstable angina/non-Q-wave myocardial infarction. Results of the thrombolysis in myocardial infarction (TIMI) 11B trial. Circulation. 1999;100:1593-601.
34. Antman EM, Cohen M, Radley D, McCabe C, Rush J, Premmereur J, et al. Assessment of the treatment effect of enoxaparin for unstable angina/non-Q-wave myocardial infarction. TIMI 11B-ESSENCE meta-analysis. Circulation. 1999;100:1602-8.
35. Ferguson JJ, Califf RM, Antman EM, Cohen M, Grines CL, Goodman S, et al. Enoxaparin versus unfractionated heparin in high-risk patients with non-ST-segment elevation acute coronary syndromes managed with an intended early invasive strategy: primary results of the SYNERGY randomized trial. JAMA. 2004;292(1):45-54.
36. Antman EM, Morrow DA, McCabe CH, Murphy SA, Ruda M, Sadowski Z, et al. ExTRACT-TIMI 25 Investigators. Enoxaparin versus unfractionated heparin with fibrinolysis for ST-elevation myocardial infarction. N Engl J Med. 2006;354:1477-88.
37. Yusuf S, Mehta SR, Chrolavicius S, Afzal R, Poque J, Granger CB, et al. Fifth Organization to Assess Strategies in Acute Ischemic Syndromes Investigators1. Comparison of fondaparinux and enoxaparin in acute coronary syndromes. N Engl J Med. 2006;354:1464-76.
38. Yusuf S, Mehta SR, Chrolavicius S, Afzal R, Poque J, Granger CB, et al. OASIS-6 Trial Group. Effects of fondaparinux on mortality and reinfarction in patients with acute ST-segment elevation myocardial infarction: the OASIS-6 randomized trial. JAMA. 2006;295:1519-30.
39. Oldgren JL, Budaj A, Granger C, Khder Y, Roberts J, Siegbahn A, et al. RE-DEEM Investigators. Dabigatran vs. placebo in patients with acute coronary syndromes on dual antiplatelet therapy: a randomized, double-blind, phase II trial. Eur Heart J. 2011;32:2781-9.

40. Alexander J, Becker R, Bhatt D, Cools F, Crea F, Dellborg M, et al. APPRAISE Steering Committee and Investigators. Apixaban, an oral, direct, selective factor Xa inhibitor, in combination with antiplatelet therapy after acute coronary syndrome: results of the Apixaban for Prevention of Acute Ischemic and Safety Events (APPRAISE) trial. Circulation. 2009;119(22):2877-85.
41. Mega JL, Braunwald E, Wiviott SD, Bassand JP, Bhatt DL, Bode C, et al. ATLAS ACS 2–TIMI 51 Investigators. Rivaroxaban in patients with a recent acute coronary syndrome. N Engl J Med. 2012;366:9-19.
42. Cannon CP, Weintraub WS, Demopoulos LA, Vicari R, Frey MJ, Llakkis N, et al. TACTICS (Treat Angina with Aggrastat and Determine Cost of Therapy with an Invasive or Conservative Strategy) – Thrombolysis in Myocardial Infarction 18 Investigators. Comparison of early invasive and conservative strategies in patients with unstable coronary syndromes treated with the glycoprotein IIb/IIIa inhibitor tirofiban. N Engl J Med. 2001;344:1879-87.
43. Indications for fibrinolytic therapy in suspected acute myocardial infarction: collaborative overview of early mortality and major morbidity result from all randomized trials of more than 1000 patients Fibrinolytic Therapy Trialists (FTT) Collaborative. Group. Lancet. 1994;343(8893):311-22.
44. Berger AK, Radford MJ, Wang Y, Krumholz HM. Thrombolytic therapy in older patients. J Am Coll Cardiol. 2000;36:366-74.
45. Stenestrand U, Wallentin L. Fibrinolytic therapy in patients 75 years and older with ST segment elevation myocardial infarction: one year follow up of a large prospective cohort. Arch Intern Med. 2003;163:965-71.
46. Ahmed S, Antman EM, Murphy AS, Giugliano RP, Cannon CP, White H, et al. Poor outcomes after fibrinolytic terapy for ST-segment elevation myocardial infarction: impact of age – a metanalysis of a decade of trials. J Thromb Thrombolysis. 2006;21:119-29.
47. Keeley EC, Boura JA, Grines CL. Primary angioplasty versus intravenous thrombolytic therapy for acute myocardial infarction: a quantitative review of 23 randomized trials. Lancet. 2003;361:13-20.
48. Stone GW, Grines CL, Browne KF, Marco J, Rothbaum D, O'Keefe J, et al. Predictors of in-hospital and 6 month outcome after acute myocardial infarction in the repefusion era; the Primary Angioplasty in Myocardial Infarction (PAMI) Trial. J Am Coll Cardiol. 1995;25:370-7.
49. De Geare VS, Stone GW, Grines L, Brodie BR, Cox DA, Garcia E, et al. Angiografic and clinical characteristics associated with increase in hospital mortality in elderly patients with acute myocardial infarction undergoing percutaneous intervention (a pooled analysis of the primary angioplasty in myocardial infarction trials). Am J Cardiol. 2000;86:30-4.
50. Krumholz HM, Radford MJ, Wang Y, Chen J, Heiat A, Marciniak TA. National use and effectiveness of beta-blocker for the treatment of elderly patients after acute myocardial infarction: National Cooperative Cardiovascular Project. JAMA. 1998;280:623-9.
51. First International Study Of Infarct Collaborative Group. Randomized Trial of intravenous atenolol among 16027 cases of suspected acute myocardial infarction; ISIS -1. Lancet. 1986;11:57-66.
52. Hjalmarson A, Elmfeldt D, Herlitz J, Holmberg S, Málek I, Nyberg G, et al. Effect on mortality of metropololin acute myocardial infarction: a double-blind randomized Trial. Lancet. 1981;11:823-7.
53. Yusuf S, Sleight P, Pogue J, Bosh J, Davies R, Dagenais G. Effects of an angiotensin-converting-enzyme inhibitor, ramipril, on cardiovascular events in high-risk patients. The Heart Outcomes Prevention Evaluation Study Investigators. N Engl J Med. 2000;342:145-53.
54. GISSI-3. effects of lisinopril and transdermal glyceryl trinitrate singly and together on 6-week mortality and ventricular function after acute myocardial infarction. Gruppo Italiano per lo Studio della Sopravvivenza nell'infarto Miocardico. Lancet. 1994;343:1115-22.
55. ISIS-4. a randomised factorial trial assessing early oral captopril, oral mononitrate, and intravenous magnesium sulphate in 58,050 patients with suspected acute myocardial infarction. ISIS-4 (Fourth International Study of Infarct Survival) Collaborative Group. Lancet. 1995;345:669-85.
56. ACE Inhibitor Myocardial Infarction Collaborative Group. Indications for ACE inhibitors in the early treatment of acute myocardial infarction systematic overview of individual data from 100000 patients in randomized trials. Circulation. 1998;97:2202-12.
57. Krumholz HM, Chen YT, Wang Y, Radford MJ. Aspirin and angiotensin converting enzyme inhibitors among elderly survivors hospitalization for an acute myocardial infarction. Arch Intern Med. 2001;161:538-54.
58. Schwartz GGL, Olsson AG, Ezekowitz MD, Ganz P, Oliver MF, Waters D, et al. Myocardial Ischemia Reduction with Aggressive Cholesterol Lowering (MIRACL) Study Investigators. Effects of atorvastatin on early recurrent ischemic events in acute coronary syndromes: the MIRACL study: a randomized controlled trial. JAMA. 2001;285:1711-8.
59. Christopher P, Cannon MD, Braunwald E, Rader DJ, Rouleau JL, Belder R, et al. For the Pravastatin or Atorvastatin Evaluation and Infection Therapy-Thrombolysis in Myocardial Infarction 22 Investigators. Intensive versus Moderate Lipid Lowering with Statins after Acute Coronary Syndromes. N Engl J Med. 2004;350:1495-15.

CAPÍTULO 255

INSUFICIÊNCIA CARDÍACA NO IDOSO – CARACTERÍSTICAS E TRATAMENTO

Amit Nussbacher
Mauricio Wajngarten

DESTAQUES

- O envelhecimento aumenta a vulnerabilidade às doenças cardiovasculares em razão de alterações inerentes a esse processo que afetam a anatomia e fisiologia, do tempo de exposição aos fatores de risco e das sequelas de doenças prévias.
- Fatores psicossociais também contribuem para a vulnerabilidade do idoso quando este tem dificuldade no acesso à saúde.
- Diagnósticos e tratamentos são mais difíceis no idoso. As alterações próprias do envelhecimento e as comorbidades dificultam a interpretação dos achados clínicos. Frequentemente, as manifestações clínicas são atípicas.
- A concomitância de afecções implica o uso de vários medicamentos cuja interação e o comportamento farmacológico modificado pela idade aumentam o risco de efeitos indesejáveis.
- Procedimentos invasivos diagnósticos e terapêuticos apresentam mais complicações. Os limites entre atingir os objetivos e provocar iatrogenia são tênues. Assim, é fundamental avaliar o idoso de modo abrangente, em múltiplos domínios.
- Os idosos têm comportamentos heterogêneos e são pouco representados nos grandes estudos (*trials*). Algumas diretrizes os incluem nas "populações especiais", salientando a falta de dados para recomendações baseadas em fortes evidências. Por isso, as condutas devem ser individualizadas.

INTRODUÇÃO

O aumento da população de idosos promove um grande impacto das doenças crônicas não transmissíveis, especialmente as cardiovasculares. A frequência de insuficiência cardíaca aumenta nas faixas etárias maiores. Ela é, sabidamente, "via final" das afecções miocárdicas, coronarianas e valvares. Além das próprias cardiopatias, várias condições não cardíacas podem desencadeá-la. O envelhecimento aumenta a vulnerabilidade às doenças cardiovasculares. Contribuem para isso as alterações próprias do envelhecimento que influem na anatomia e fisiologia, o tempo de exposição aos fatores de risco e as sequelas de doenças prévias. Fatores psicossociais também contribuem à medida que o idoso menos independente tem dificuldade até mesmo para obter acesso à saúde. Diagnósticos e tratamentos são mais difíceis no idoso.

As alterações próprias do envelhecimento e as comorbidades dificultam a interpretação dos achados clínicos. Frequentemente, as manifestações clínicas são atípicas. A concomitância de afecções implica o uso de vários medicamentos cuja interação e comportamento farmacológico modificado pela idade propiciam maior risco de efeitos indesejáveis. Procedimentos invasivos diagnósticos e terapêuticos apresentam mais complicações. Os limites entre atingir os objetivos desejados ou provocar iatrogenia são tênues. Por isso mesmo, é fundamental avaliar o idoso de modo abrangente, em múltiplos domínios e conduzir cada caso de modo individualizado. Os idosos têm comportamentos muito heterogêneos e são pouco representados nos grandes estudos (*trials*). Algumas diretrizes os incluem entre as "populações especiais", salientando a falta de dados disponíveis para recomendações baseadas em fortes evidências. Esse cenário fica escancarado nas últimas Diretrizes Norte-Americanas de Insuficiência Cardíaca.[1] Apesar de a insuficiência cardíaca (IC) ser uma condição "dos velhos", essas Diretrizes não incluem tópico específico e apenas enfatizam a falta de evidências. O presente capítulo pretende rever e atualizar o conhecimento sobre o tema para aprimorar a atenção à crescente população idosa.

EPIDEMIOLOGIA

A IC com fração de ejeção (FE) preservada é a apresentação mais comum entre os idosos,[2] principalmente em mulheres e hipertensos.[2] Estudos epidemiológicos estimam que pelo menos 50% dos casos de IC em idosos ocorram com função sistólica preservada (FE ≥ 45%).[2]

No Brasil, a IC é a terceira maior causa total e a primeira entre as doenças cardiovasculares de internação pelo SUS de pacientes acima de 65 anos de idade.[3] De acordo com dados referentes às autorizações de internação hospitalar (AIH) do Sistema Único de Saúde (SUS), a IC é responsável por mais de 78% das internações hospitalares no país.[4] O tempo de permanência hospitalar desses pacientes é maior entre os idosos do que para os indivíduos mais jovens. As readmissões hospitalares também são mais frequentes nos idosos, decorrentes, em parte, do número de comorbidades que contribuem tanto para o maior tempo de permanência hospitalar quanto para o aumento da mortalidade.[2]

As causas mais comuns de IC nos idosos são a doença aterosclerótica coronariana (DAC) e a hipertensão arterial sistêmica (HAS), que frequentemente coexistem. Outras causas incluem cardiopatia valvar, miocardiopatia hipertrófica, infecção, álcool, arritmias, miocardiopatias infiltrativas, miocardiopatia dilatada idiopática e endocrinopatias.[2] A idade também é um fator de risco isolado para o desenvolvimento de IC após infarto agudo do miocárdio (IAM).

PECULIARIDADES DA INSUFICIÊNCIA CARDÍACA NO IDOSO

A DAC e a HAS, principais causas de IC, têm alta prevalência nessa faixa etária e frequentemente coexistem no mesmo paciente. O processo de envelhecimento, acompanhado de alterações estruturais e funcionais cardiovasculares, torna o idoso mais suscetível ao desenvolvimento de IC. As artérias tendem a tornar-se mais rígidas com a idade, diminuindo a elasticidade e a complacência da aorta e de grandes artérias, promovendo o aumento da pressão arterial sistólica e a diminuição da diastólica. Em consequência, a pressão de pulso aumenta,[2] com aumento da impedância à ejeção ventricular esquerda, resultando em hipertrofia miocárdica leve e fibrose intersticial. O déficit de relaxamento ventricular e o aumento da rigidez do ventrículo esquerdo (VE) são mecanismos subjacentes que levam à disfunção diastólica e, subsequentemente, à IC com FE preservada. A contratilidade miocárdica não se altera significativamente em função da idade, mas sim por doenças associadas. O débito cardíaco tende a manter-se normal em repouso. Durante o exercício, porém, a frequência cardíaca máxima e o consumo máximo de oxigênio são reduzidos em idosos saudáveis, em comparação com indivíduos mais jovens.

DIAGNÓSTICO
DIAGNÓSTICO CLÍNICO

A investigação etiológica (cardíaca e não cardíaca) e diagnóstica inicia-se a partir da suspeita clínica, fundamentada em critérios obtidos pela história clínica e pelo exame físico. Estabelecida a suspeita clínica, o diagnóstico deve ser confirmado pela evidência objetiva de anormalidades na função ventricular sistólica e diastólica em repouso. Depois de estabelecido o diagnóstico de IC recomenda-se a estratificação de acordo com a gravidade, estratégia útil para avaliar e orientar a terapêutica e para estimar o prognóstico (Quadro 255.1).

QUADRO 255.1. Classificação da insuficiência cardíaca pela presença de cardiopatias estruturais (ACC/AHA) e pela capacidade funcional (NYHA).

ACC/AHA: estágios		NYHA: classes funcionais	
Estágio	Descrição	Classe	Descrição
A	Presença de fatores de risco para IC, tais como hipertensão, diabetes melito ou DAC, porém sem sintomas ou evidência de anormalidade estrutural	Sem correspondência	
B	Ausência de sintomas e/ou sinais de IC. Presença de cardiopatia estrutural correlacionada à IC	I	Sem limitação para atividades físicas. Atividades habituais não causam dispneia, cansaço ou palpitações
C	Presença de sintomas e/ou sinais de IC associados à cardiopatia estrutural	II	Discreta limitação para atividades físicas. Atividades habituais causam dispneia, cansaço ou palpitações
		III	Importante limitação para atividades físicas. Atividades com intensidades inferiores às habituais causam dispneia, cansaço ou palpitações
D	Cardiopatia estrutural avançada, com sintomatologia exuberante, em repouso, apesar de terapêutica otimizada	IV	Limitação para qualquer tipo de atividade física. Sintomas de IC em repouso

IC: insuficiência cardíaca; ACC: American College of Cardiology; AHA: American Heart Association; NYHA: New York Heart Association; DAC: doença arterial coronariana.

SINTOMAS E SINAIS

O diagnóstico de IC estabelecido pelas manifestações clínicas é difícil e impreciso, sobretudo na população geriátrica. Nos idosos, a sobreposição de alterações cardiovasculares próprias do envelhecimento e processos patológicos pode dificultar a correta interpretação dos sintomas e sinais clínicos de IC.[2] Somam-se a isso os baixos níveis de atividade física e o rebaixamento da capacidade funcional, que podem implicar a não percepção das manifestações de IC. Além disso, a autolimitação física e a elevada prevalência de comorbidades reduzem ainda mais a sensibilidade e a especificidade dos critérios clínicos, aumentando a dificuldade e diminuindo a confiabilidade do diagnóstico clínico de IC nos idosos.[2] Como agravante, tem-se o fato de que apresentações atípicas, como sonolência, confusão mental, náuseas, dores abdominais, perda do apetite, insônia e *delirium* são mais frequentes nessa faixa etária.[2] A fadiga, o cansaço, a dispneia e a baixa tolerância aos esforços são manifestações frequentes, porém inespecíficas de IC. Por outro lado, dispneia paroxística noturna e ortopneia parecem constituir manifestações mais específicas de IC. Com a finalidade de aumentar a precisão do diagnóstico clínico da IC, foram sugeridos diversos critérios, constituídos por esquemas de pontuações relacionados a sintomas, sinais e a métodos complementares. Entretanto, tais critérios demonstraram ser úteis apenas em estágios avançados, ou seja, em cerca de 20% a 40% dos pacientes com disfunção sistólica do VE.[2]

As atuais recomendações da Sociedade Europeia de Cardiologia para o diagnóstico da IC incluem a presença de sintomas, evidência ecocardiográfica de disfunção ventricular e, nos casos dúbios, a resposta terapêutica.[5]

EXAMES COMPLEMENTARES

Radiografia do tórax

Apresenta baixa sensibilidade e especificidade em idosos. Pode identificar sinais sugestivos de edema intersticial relacionados à hipertensão venosa pulmonar, como inversão do padrão vascular e linhas de Kerley. Além disso, pode sugerir doenças pulmonares crônicas, neoplasias pulmonares, infecções pulmonares e deformidades torácicas.[2]

Eletrocardiograma

Exame inespecífico no diagnóstico da IC sistólica raramente se apresenta dentro dos limites da normalidade e tem valor preditivo negativo superior a 90%. Assim, a presença de traçado eletrocardiográfico normal deve sugerir revisão no diagnóstico.[2] Entretanto, pode ser útil na detecção de fatores desencadeantes de IC – fibrilação atrial (FA) ou outras taquiarritmias –, identificação da etiologia isquêmica (ondas Q patológicas) e de pacientes com pior prognóstico (taquicardias ventriculares ou bloqueio completo do ramo esquerdo). A presença de sinais de hipertrofia de VE ao eletrocardiograma se associa a risco aumentado de IC (principalmente IC com FE preservada) e FA.[2]

Ecocardiograma

O ecocardiograma transtorácico avalia as dimensões das estruturas cardíacas, assim como analisa suas funções – sistólica e diastólica. A característica não invasiva e a ótima relação custo/efetividade fazem do ecocardiograma o método ideal para confirmar o diagnóstico, identificar o tipo de disfunção cardíaca e orientar a melhor terapêutica.

Nos pacientes idosos, a aquisição de imagens ecocardiográficas pode ser dificultada por deformidades da caixa torácica ou por doenças pulmonares crônicas, e a análise da função ventricular pode estar comprometida pela concomitância de FA. O diagnóstico da disfunção sistólica do VE é estabelecido pela FE com valores inferiores a 45%. Na disfunção diastólica, o estudo com Doppler tem sido consistentemente empregado, com análises do padrão de enchimento diastólico do VE. Na IC com FE preservada, os critérios incluem sintomas e/ou sinais de IC, função sistólica preservada ou discretamente comprometida (FE ≥ 45%) e evidências ecocardiográficas de anormalidades no padrão de enchimento do VE.[2] Diversas técnicas ecocardiográficas têm sido empregadas no diagnóstico da disfunção diastólica do VE, em especial o Doppler tecidual.

Peptídeo natriurético tipo B

O peptídeo natriurético cerebral tipo B (brain natriuretic peptide – BNP) é um hormônio produzido principalmente por cardiomiócitos ventriculares, cuja secreção está associada à sobrecarga de volume ou de pressão. O NT-proBNP é uma proteína inativa N-terminal de 76 aminoácidos clivada a partir do pró-hormônio do BNP (proBNP) para liberar o BNP. Seu método de aplicação é fácil e rápido, com boa relação de custo-efetividade, e está particularmente indicado no diagnóstico diferencial de sintomas de IC, sobretudo em pacientes atendidos nos serviços de urgência. Os valores de corte não são consensuais, tanto para o BNP quanto para o NT-proBNP, sendo considerados valores diferentes nos diversos cenários. No atendimento de emergência, pacientes com suspeita clínica de IC com concentrações plasmáticas de BNP > 100 pg/mL apresentam sensibilidade de 97% e especificidade de 84% para o diagnóstico de IC por disfunção sistólica, com valor preditivo negativo em torno de 98%.[1] Em condições semelhantes, concentrações plasmáticas do NT-proBNP com valores inferiores a 300 pg/mL foram consideradas para excluir o diagnóstico de IC (valor preditivo negativo de 99%). Nos pacientes idosos com sintomas e sinais de IC, o teste do BNP pode aumentar a precisão do diagnóstico clínico em 21%, principalmente pelo maior número de casos corretamente excluídos.[6] Na IC diastólica, apesar da sensibilidade elevada, a baixa especificidade limita seu valor diagnóstico. Os níveis de BNP aumentam com a idade, principalmente no sexo feminino, fazendo a especificidade de BNP elevado diminuir com a idade. No entanto, tais concentrações podem estabelecer o diagnóstico diferencial entre dispneia por IC diastólica daquela por doenças não cardíacas.[2]

Exames laboratoriais

São recomendados na complementação da investigação diagnóstica da IC: hemograma completo, dosagens plasmáticas de creatinina, ureia, sódio, potássio, glicose, enzimas hepáticas, hormônio tireotrófico e ácido úrico. Tais exames podem identificar possíveis causas de IC, reforçar a suspeita clínica e mesmo orientar a melhor opção terapêutica.

Classificação

Confirmado o diagnóstico da IC, a estratificação segundo sua gravidade é estratégia útil para avaliar e orientar a terapêutica, assim como para estimar o prognóstico. A classificação funcional estabelecida pela New York Heart Association é a mais antiga e a mais empregada na prática clínica. No entanto, a baixa sensibilidade e a inespecificidade do quadro clínico, as comorbidades e a inatividade física são fatores que dificultam a identificação da classe funcional da IC nos pacientes idosos. O sistema classificatório desenvolvido pelas ACC/AHA[1] enfatiza a presença de sintomas e de cardiopatias estruturais, estratificando a disfunção ventricular em estágios, de acordo com sua evolução e sua progressão (Quadro 255.1). Note-se que apenas os estágios C e D correspondem à forma sintomática das disfunções ventriculares.

TRATAMENTO
TRATAMENTO NÃO FARMACOLÓGICO
Nutrição e monitorização do peso corpóreo

A intervenção nutricional visa à manutenção do peso ideal, com aporte adequado de proteínas, carboidratos, lipídeos e restrição de sódio.

Nos pacientes que apresentam desnutrição (caquexia cardíaca), deve-se recorrer a suporte nutricional, com dieta de alto teor energético em pequenas quantidades. Na impossibilidade de alimentação oral, indica-se nutrição enteral ou parenteral. O peso deve ser monitorizado, já que seu aumento pode significar retenção hídrica, com piora da IC.[2]

Nos casos de IC grave, com hiponatremia dilucional (Na^+ < 130 mEq/L), a restrição hídrica é necessária.[2]

Restrição de sódio

A restrição de cloreto de sódio depende da classe funcional da IC. Uma dieta com 4 g de cloreto de sódio é alvo razoável e realista para IC leve e moderada. Uma dieta com 2 g de cloreto de sódio é insípida e deve ser restrita aos casos mais graves. Deve-se restringir o sal na preparação dos alimentos, não permitir o sal de adição e evitar alimentos ricos em sódio. Restrições muito acentuadas de sal podem ser prejudiciais aos idosos, induzindo à desnutrição, pois as modificações estruturais inerentes ao envelhecimento causam perda de apetite, redução da capacidade de mastigação, deglutição e absorção dos alimentos.[2]

Restrição ao consumo de álcool

Deprime a contratilidade miocárdica e pode precipitar arritmias cardíacas. A ingestão de álcool, em presença de IC, deve ser evitada.[2]

Atividade física

É importante atentar para os riscos da imobilidade em idosos pela possibilidade de complicações, como declínio da capacidade funcional, perda dos reflexos vasomotores posturais, atrofias musculares, osteoporose, retenção urinária, obstipação intestinal e infecções pulmonares.

Diversos estudos demonstraram o benefício e a segurança de programas de condicionamento físico bem planejado para pacientes idosos com IC, resultando em aumento da tolerância ao exercício. A prescrição da atividade física deve ser individualizada, de acordo com a classe funcional e a idade, em um nível que não produza sintomas. Um programa de exercício de baixa intensidade, como caminhadas, uma ou mais vezes ao dia, pode ser a melhor opção para evitar as consequências negativas, fisiológicas e psicológicas da inatividade. As distâncias percorridas podem ser aumentadas, gradativamente, com intervalos de vários dias ou semanas, desde que toleradas.[2]

Imunização

Os idosos com IC devem ser imunizados contra influenza e pneumococo.

TRATAMENTO FARMACOLÓGICO – INSUFICIÊNCIA CARDÍACA COM DISFUNÇÃO SISTÓLICA

Digitálicos

O coração senescente responde menos aos efeitos inotrópicos dos digitálicos, sem redução concomitante dos efeitos tóxicos; ao contrário, idosos são mais suscetíveis à intoxicação digitálica.[2] Como a digoxina é excretada primariamente pelos rins (cerca de 85% na forma inalterada), o declínio da função renal no idoso pode reduzir a depuração do fármaco em até 40% e aumentar proporcionalmente a meia-vida plasmática.[2] A redução do volume de distribuição, em virtude da diminuição da massa muscular corpórea, associa-se à maior concentração miocárdica para a mesma dose; a menor ligação proteica resulta em maior proporção de fármaco livre.[2]

Os digitálicos têm índice terapêutico/tóxico muito baixo. Pequenos aumentos dos níveis séricos, acima do limite terapêutico, podem induzir efeitos colaterais. A concentração sérica terapêutica de digoxina é de 0,5 a 0,9 ng/mL. Níveis mais altos associam-se à toxicidade aumentada, inclusive morte, sem benefício adicional. Os sintomas mais frequentes da saturação digitálica no idoso relacionam-se ao aparelho digestivo (inapetência, náuseas e vômitos) e ao sistema nervoso central (sedação, sonolência, confusão, letargia). Mais importantes, porém, são as consequências eletrofisiológicas, que podem resultar em bradicardia, arritmias ventriculares e supraventriculares e vários graus de bloqueio sinoatrial e atrioventricular.[2]

A intoxicação digitálica é mais frequente na população geriátrica. Os seguintes fatores podem estar envolvidos: menor resposta inotrópica positiva; maior sensibilidade do miocárdio ao fármaco, provavelmente em consequência da depleção miocárdica de potássio e magnésio; e insuficiência renal (digoxina) ou hepática (digitoxina).[2]

Múltiplas interações podem ocorrer quando a digoxina é administrada simultaneamente a outros fármacos cardioativos. Quinidina e verapamil reduzem o *clearance* renal da digoxina em cerca de 50%. Amiodarona e espironolactona aumentam os níveis séricos do cardiotônico por reduzirem sua secreção tubular renal. Em todas essas associações, a dose de digoxina deve ser reduzida em 30% a 50%.

No paciente geriátrico, a dose de digoxina é mais baixa do que nos adultos jovens e deve ser a metade em pacientes acima de 75 a 80 anos. A dose diária de digoxina não deve ultrapassar 0,25 mg e habitualmente situa-se ao redor de 0,125 mg. A determinação da concentração sérica da digoxina – que no idoso deve oscilar entre 0,5 e 1,0 ng/mL – é útil para ajustar as doses e na suspeita de intoxicação.

Os estudos de retirada – PROVED[7] e RADIANCE[8] – evidenciaram a importância dos digitálicos no controle sintomático e na tolerância ao exercício dos pacientes com IC classe funcional II e III, em uso de diuréticos, ou de diuréticos e inibidores da ECA, respectivamente. O grande ensaio clínico DIG[9] mostrou que a digoxina não influenciou a mortalidade total em comparação com placebo, porém as hospitalizações por IC foram reduzidas.

Baseado nas evidências desses estudos, as Diretrizes de Insuficiência Cardíaca da Sociedade Brasileira de Cardiologia recomendam como classe I o uso de digoxina para melhora de sintomas em pacientes com FE abaixo de 45% em ritmo sinusal que permanecem sintomáticos com terapêutica otimizada com betabloqueador e IECA e para controle de frequência cardíaca em pacientes com FE abaixo de 45%, em FA que permanecem sintomáticos com terapêutica otimizada com betabloqueadores e IECA. Além disso, as diretrizes recomendam que a digoxina não deve ser utilizada em paciente com IC em ritmo sinusal e que estejam assintomáticos e em pacientes em ritmo sinusal e FE ≥ 45% (recomendação classe III).[2]

Inotrópicos não digitálicos

Vários estudos foram realizados com diversos fármacos inotrópicos positivos não digitálicos, em pacientes com IC classe funcional III/IV e idades entre 50 e 74 anos.[1] Esses agentes podem melhorar o desempenho cardíaco por aumentar a contratilidade miocárdica e provocar dilatação da vasculatura periférica e renal. Entretanto, apesar desses resultados hemodinâmicos e do alívio dos sintomas em curto prazo, efeitos deletérios foram observados na evolução dos pacientes em todos os estudos, com aumento significativo da mortalidade no tratamento em longo prazo.[2] A ação deletéria deve-se, provavelmente, a uma combinação de efeitos: aumento do consumo de oxigênio miocárdico, aumento de arritmias ventriculares, esgotamento energético celular, alteração do relaxamento ventricular, redução da densidade e sensibilidade de betarreceptores cardíacos, morte celular e progressão da doença miocárdica. Portanto, inotrópicos não digitálicos não devem ser utilizados no tratamento da IC crônica estável.

De outra parte, duas classes desses agentes – agonistas beta-adrenérgicos (dobutamina) e inibidores da fosfodiesterase (milrinone) –, que aumentam a contratilidade miocárdica por elevarem as concentrações miocárdicas do monofosfato de adenosina cíclico, utilizados via intravenosa, em curto prazo, podem ser úteis e necessários em algumas condições: IC aguda, síndrome de baixo débito, após IAM, após cirurgia de revascularização miocárdica e IC refratária ao tratamento convencional.

Diuréticos

Desempenham papel crucial no manuseio clínico da IC por aliviarem o edema pulmonar e periférico em poucas horas ou dias, enquanto os efeitos dos digitálicos e inibidores da ECA podem demandar vários dias ou semanas.[2] Diuréticos são os únicos fármacos capazes de controlar adequadamente a retenção de fluidos e o balanço de sódio na IC.

Efeitos adversos e precauções: idosos são mais propensos a desenvolver reações adversas aos diuréticos, tais como depleção de volume, que acentuam a redução do débito cardíaco e induzem astenia, fadiga, apatia, alterações psíquicas, hiperazotemia e hipotensão ortostática. Quando a contração do volume plasmático é muito rápida, sobretudo em pacientes acamados por tempo prolongado, a hipotensão ortostática é mais acentuada e pode acarretar tontura, queda e até mesmo síncope. Idosos apresentam maior risco de piora da função renal induzida por diuréticos, provavelmente por declínio da taxa de filtração glomerular ocasionada pelo envelhecimento.

Diuréticos que depletam potássio (tiazídicos e de alça), associados à ingestão dietética reduzida de potássio e à diminuição da absorção gastrintestinal do íon, podem provocar hipopotassemia importante.[2] A redução da massa muscular pode baixar adicionalmente as reservas totais de potássio do organismo. De outra parte, diuréticos poupadores de potássio (amilorida e triantereno) podem provocar hiperpotassemia, especialmente em idosos com insuficiência renal, e/ou em associação com inibidores da ECA ou antagonistas dos receptores de angiotensina II (BRA). Idosos são mais predispostos também a apresentar hiponatremia e hipomagnesemia, favorecidos pela redução da filtração glomerular. A sobrecarga vesical pode ocasionar retenção urinária em presença de hipertrofia prostática, ou incontinência em pacientes predispostos. Constituem contraindicações ao uso de diuréticos: desidratação, hipovolemia, hipopotassemia acentuada e hipotensão.

O uso de diuréticos em idosos requer cuidados especiais conforme descrito no Quadro 255.2.

Espironolactona

É um antagonista específico da aldosterona. O estudo *Randomized Aldactone Evaluation Study* (RALES),[10] realizado em pacientes com IC classe funcional III e IV, mostrou que a adição de espironolactona, em dose de 25 a 50 mg/dia, associou-se à redução de 27% na mortalidade total.

A utilização de espironolactona em doses baixas deve ser considerada nos pacientes com IC III e IV, com níveis séricos de potássio abaixo de 5 mEq/L e creatinina < 2,5 mg/dL para homens e 2 para mulheres. Os níveis séricos de potássio devem ser monitorizados nas primeiras semanas de tratamento ou se houver aumento da dose do fármaco. É recomendação formal não haver uso concomitante, especificamente em idosos, de três drogas com potencial hipercalemiante: IECA, BRA e inibidores de aldosterona.

O uso prolongado de espironolactona, sobretudo em associação com digitálicos, frequentemente induz ao aparecimento de ginecomastia ou dor mamária.

O estudo *Eplerenone Post-Acute Myocardial Infarction Heart Failure Efficacy and Survival Study* (EPHESUS)[11] avaliou o eplerenone em pacientes pós-IAM com déficit de função sistólica. Após acompanhamento médio de 24 meses, houve redução de 21% de morte súbita e 17% de óbitos por causas cardiovasculares no grupo que recebeu o fármaco (não disponível no Brasil).

QUADRO 255.2. Dez cuidados especiais com o uso de diurético em idosos.

1.	Não iniciar terapêutica com doses elevadas ou com associação de diuréticos.
2.	Recomendar ingesta moderada de sal: 3 a 4 g/dia.
3.	Verificar peso pelo menos 1 a 2 vezes/semana.
4.	Não permitir que o peso fique menos de 3 a 4 kg abaixo do usual.
5.	Não utilizar diurético como terapêutica isolada (preferência, em geral, para associação com IECA ou BRA e betabloqueador).
6.	Orientar quanto a efeitos colaterais: desidratação, hipotensão ortostática, incontinência e retenção urinária, fadiga, astenia.
7.	Verificar frequentemente função renal, incluindo *clearance* estimado de creatinina e eletrólitos (especialmente sódio e potássio).
8.	Avaliar se há possibilidade de interação farmacológica desfavorável com outros medicamentos. O uso concomitante de quatro medicamentos tem 50% a 60% de chance de efeitos adversos, enquanto com 8 ou 9 medicamentos a chance é de 90% a 100%.
9.	Checar aderência e uso correto da medicação.
10.	A dose de diurético é dinâmica e deve se adequar às necessidades de controle volêmico.

Inibidores da enzima conversora da angiotensina

Em 32 estudos, abrangendo mais de 7 mil indivíduos com disfunção ventricular esquerda importante (FE ≤ 40%), os resultados mostraram que os pacientes tratados com IECA apresentaram redução da mortalidade total e por IC. Vários estudos randomizados, placebo-controlados, incluindo grande número de pacientes com IC classe funcional II a IV, demonstraram melhora dos sintomas, da progressão da doença e diminuição da mortalidade e das hospitalizações por IC. Esses benefícios foram também observados na disfunção ventricular sistólica assintomática.[1-2] No entanto, os dados com uso de IECA em pacientes com mais de 75 anos são limitados.[2]

O uso dos inibidores da ECA deve ser iniciado em todos os pacientes que não têm contraindicação, em doses inicialmente baixas, objetivando-se atingir as doses preconizadas nos grandes estudos, uma vez que o efeito dessa classe de medicamentos é dose-dependente, ou seja, a maior dose alcançada promoverá maior benefício clínico e hemodinâmico.[2] No entanto, aproximadamente 20% dos pacientes apresentam intolerância aos inibidores da ECA por tosse seca irritativa, hipotensão ou insuficiência renal (creatinina ≥ 2,5 mg/dL).[2]

São contraindicações para o uso de IECA: potássio sérico > 5,5 mEq/L, estenose de artéria renal bilateral, história de angioedema documentado com uso prévio de IECA, hipotensão arterial sistêmica sintomática e insuficiência renal.[2]

BLOQUEADORES DOS RECEPTORES DE ANGIOTENSINA II (BRA)

Os principais estudos que analisaram o benefício dos BRA no tratamento da IC foram VAL-HEFT[12] e CHARM.[13] Vale a pena assinalar que no estudo CHARM, houve aproximadamente duas vezes mais pacientes com mais de 75 anos que em todos os estudos com IECA combinados. Observou-se claro benefício com uso de candesartan em pacientes com idade igual ou maior que 75 anos. De forma geral, os BRA têm sua principal indicação em pacientes portadores de IC crônica com disfunção ventricular sistólica e que apresentam intolerância aos IECA, com resultados bem demonstrados na redução da morbimortalidade.[1-2]

A revisão sistemática de nove estudos que avaliaram a segurança e tolerabilidade da associação IECA/BRA em pacientes com IC sugeriu que tal associação não deve ser usada de forma rotineira, pela possibilidade de complicações, como agravamento da insuficiência renal, hipercalemia e hipotensão sintomática.[2]

Betabloqueadores

A terapia crônica com betabloqueadores na IC reduz progressivamente o volume ventricular esquerdo[2] e a massa miocárdica e aumenta a FE do VE,[2] em magnitude maior do que a observada com qualquer outro medicamento. Melhora a geometria do VE, que adquire forma menos esférica, e diminui a regurgitação mitral.[2] Assim, os betabloqueadores podem reverter as alterações associadas ao remodelamento ventricular,[2] aumentam o tono parassimpático e reajustam a sensibilidade dos barorreceptores,[2] restauram a variabilidade da frequência cardíaca, reduzem a dispersão do intervalo QT e previnem a hipopotassemia induzida por catecolaminas, exercendo efeitos antiarrítmicos.[2]

Múltiplos ensaios clínicos mostraram convincentemente que a adição de um betabloqueador à terapia convencional da IC com diuréticos, inibidor da ECA e digital induz cronicamente a melhora dos sintomas, da classe funcional e da função ventricular esquerda, traduzida por aumento significante da FE.[2] Os efeitos na capacidade de exercício máximo são inconsistentes. Não obstante a piora clínica inicial em alguns casos, provavelmente pela retirada do suporte adrenérgico, esses estudos mostraram melhora clínica em longo prazo na evolução da IC, com redução dos episódios de agravamento da síndrome e da necessidade de hospitalização nos grupos tratados com betabloqueadores. Posteriormente, vários estudos randomizados, duplo-cegos e controlados mostraram também redução significante da mortalidade com a terapêutica betabloqueadora. Quatro grandes estudos devem ser destacados: *Metoprolol CR/XL Randomized Intervention Trial in Heart Failure* (MERIT HF),[14] *Cardiac Insufficiency Bisoprolol Study* (CIBIS II),[15] *US Heart Failure Study*[16] e *Carvedilol Prospective Randomized Cumulative Survival Study* (COPERNICUS).[17] Embora nenhum desses estudos incluísse número significativo de idosos, os benefícios foram similares em pacientes abaixo e acima de 65 anos, bem como na IC de etiologia isquêmica ou não. O estudo SENIORS, placebo-controlado, que envolveu 2.128 idosos com idade ≥ 70 anos, utilizou nebivolol e resultou em uma redução de risco de 14% nos objetivos primários (morte e admissões hospitalares por qualquer razão cardíaca).[18]

Constituem contraindicação ao uso de betabloqueadores: bradicardia, especialmente sintomática, bloqueio atrioventricular avançado (exceto se tratado com marca-passo), hipotensão (PAS < 90 mmHg) e doença broncoespástica. Betabloqueadores não devem ser iniciados em pacientes com IC descompensada, sobretudo se aguda ou necessitam do tratamento com agente inotrópico beta-agonista.

O tratamento com betabloqueador na IC deve ser iniciado com doses muito baixas: carvedilol, 3,125 mg, 2×/dia; metoprolol de liberação sustentada, 12,5 mg, 1×/dia; bisoprolol, 1,25 mg, 1×/dia.[2] Os aumentos devem ser graduais, duplicando-se a dose (se bem tolerada) a cada duas a quatro semanas. Se ocorrerem efeitos colaterais, os aumentos devem ser postergados até que aqueles tenham desaparecido. As doses-alvo preconizadas são: 25 mg, 2×/dia para o carvedilol; 200 mg, 1×/dia para o metoprolol de ação prolongada; e 10 mg, 1×/dia para o bisoprolol.[2] Embora se deva procurar atingir as doses-alvo utilizadas nos grandes ensaios clínicos, doses menores devem ser mantidas se as maiores não forem toleradas.

Os efeitos adversos mais comuns, especialmente no início do tratamento ou com o aumento das doses de betabloqueadores, que requerem atenção e manejo apropriado, são: hipotensão, bradicardia e bloqueio atrioventricular por disfunção intrínseca do nó sinusal, fadiga, perda de energia, retenção de fluido e agravamento de IC. Em consequência, os pacientes devem ser estritamente monitorizados em relação à pressão arterial, frequência cardíaca, retenção de fluidos (peso corpóreo) ou piora da IC durante o início e titulação das doses. Como a depleção excessiva de fluidos pode potencializar o risco de hipotensão e sua retenção aumentar o risco de piora da IC, as doses de diuréticos, bem como de inibidor da ECA e digoxina, devem ser otimizadas antes e durante o tratamento com betabloqueadores.[2] Nos grandes ensaios clínicos, cerca de 90% dos pacientes toleraram o tratamento em curto e longo prazo.

Três aspectos relevantes do tratamento com betabloqueador devem ser enfatizados e informados ao paciente:

1. Os efeitos adversos iniciais são habitualmente transitórios e não impõem, em geral, a suspensão do medicamento;
2. As respostas clínicas benéficas podem demandar semanas e até dois a três meses para tornarem-se evidentes[2] – ainda que os sintomas não melhorem em curto prazo, o tratamento deve ser mantido cronicamente para diminuir o risco de eventos clínicos importantes; e
3. A medicação não deve ser interrompida em caso de descompensação (eventualmente diminuir a dose), a não ser em casos em que houver choque.

Pacientes com IC crônica, classe funcional II/IV, FE < 0,40, estáveis e com doses de manutenção adequadas de diuréticos, além de inibidores da ECA, com ou sem digital, devem receber betabloqueador, exceto se incapazes de tolerá-lo ou em presença de contraindicação.

Vasodilatadores – hidralazina e dinitrato de isossorbida

O uso do dinitrato de isossorbida (DNI) em associação com hidralazina (HID) no tratamento da IC tem como base seus efeitos hemodinâmicos complementares: ação venodilatadora dos nitratos e vasodilatadora arterial da hidralazina na circulação periférica, reduzindo a pré e a pós-carga,[2] além de efeitos favoráveis no remodelamento miocárdico e vascular, como também na progressão da IC.[2]

O estudo V-HeFT I demonstrou aumento na FE, tolerância ao exercício e sobrevida no grupo HID-DNI.[19] O estudo V-HeFT II também demonstrou aumento persistente da FE no grupo HID-DNI em comparação com enalapril, embora a mortalidade tenha sido menor neste grupo.[20] O estudo A-HeFT avaliou 1.050 pacientes americanos negros, homens e mulheres, em classe funcional III e IV, sob terapêutica otimizada para IC (diurético + digital + IECA ou BRA + betabloqueador + espironolactona), que foram randomizados para placebo ou HID-DNI. O estudo foi interrompido com 10 meses por causa da significante redução de mortalidade (43%) no grupo HID-DNI. Essa associação também reduziu o risco de hospitalização por IC e aumentou a qualidade de vida.[21] Tais estudos foram formatados para avaliação da população adulta, na qual os idosos não tiveram representação significativa. Taylor e colaboradores analisaram a *performance* no A-HeFT de pacientes com idade < 65 anos e > 65 anos. A análise desse subgrupo demonstrou que a associação HID-DNI reduziu o risco de morte e morbidade por IC em ambas as faixas etárias, com discreto benefício para aqueles com idade igual ou superior a 65 anos.[22]

As diretrizes da ACC/AHA[1] recomendam o uso da associação HID-DNI em pacientes que estão sendo tratados com digital, diurético e betabloqueador e que não podem usar IECA ou BRA pela intolerância, disfunção renal, hipercalemia (K^+ > 5,5) ou piora da função renal com o tratamento (creatinina sérica > 2,5 mg/dL). As diretrizes também recomendam o uso da associação para reduzir hospitalizações por IC, aumentar a função ventricular e a tolerância ao exercício.

A dose inicial do dinitrato de isosorbida em idosos é de 10 mg, com aumento progressivo até a dose máxima de 40 mg. A hidralazina deve ser iniciada com 10 a 25 mg, com aumento progressivo até dose máxima de 100 mg. Todas as doses devem ser ministradas 3×/dia.

Os efeitos adversos mais comuns da associação HID-DNI encontrados nesses estudos foram cefaleia, hipotensão e náuseas. Artralgia resultou em redução de dose ou suspensão da associação (5% a 10%), e aumento persistente do anticorpo antinuclear foi detectado em 2% a 3% dos pacientes.

TRATAMENTO FARMACOLÓGICO – INSUFICIÊNCIA CARDÍACA COM FRAÇÃO DE EJEÇÃO PRESERVADA (ICFEP)

Na prática clínica, o diagnóstico é feito com base na sintomatologia típica e nos sinais de IC em pacientes com FE normal e sem nenhuma doença valvar ao ecocardiograma. Outras possíveis causas que apresentem manifestações clínicas, similares às da ICFEP, devem ser excluídas.[2]

Exames não invasivos, especialmente ecodopplercardiograma, devem ser realizados para o diagnóstico de ICFEP, porém eles têm limitações importantes, uma vez que os padrões de sensibilidade são modificados por alterações específicas e transitórias em função de idade, mudanças da frequência ventricular e presença de regurgitação mitral.[2] A análise dos níveis de BNP, em associação com o ecocardiograma, pode melhorar a acurácia diagnóstica.[2]

Em contraste ao tratamento da IC causada pela redução de FE, poucos ensaios clínicos estão disponíveis para orientar o manejo de pacientes com ICFEP. Alguns estudos controlados têm sido realizados utilizando digital, IECA, ARA II, betabloqueadores e bloqueadores de canais de cálcio. Em sua maioria, esses estudos apresentaram resultados inconsistentes.[2] Apesar disso, muitos pacientes com ICFEP são tratados com esses fármacos por causa das comorbidades, tais como FA, HAS, DM e DAC. O tratamento desses pacientes deve ter como base o controle de fatores fisiológicos, como pressão arterial, frequência cardíaca, volume circulatório e isquemia miocárdica, conhecidos por exercerem efeitos importantes sobre o relaxamento ventricular.[2] A hipotensão pode ser um problema importante nessa população, especialmente nos idosos, visto que estes já são sensíveis à redução da pré-carga.[1] Os diuréticos têm indicação para redução do edema periférico e congestão visceral, porém, por causa da sensibilidade dos idosos, deve-se ter o cuidado de evitar a depleção de volume.

Recomendações para o tratamento de pacientes com ICFEP

- Controle adequado da hipertensão arterial sistólica e diastólica.
- Controle da frequência ventricular em pacientes com FA.
- Diuréticos para o controle da congestão pulmonar e edema periférico.
- Revascularização miocárdica deve ser considerada em pacientes com ICFEP e doença arterial coronária, cuja isquemia miocárdica comprovada seja a causa de alterações da função cardíaca.
- A restauração e a manutenção do ritmo sinusal em pacientes com FA poderão melhorar os sintomas.
- O uso de betabloqueadores, IECA, ARA II ou antagonistas de canal de cálcio em hipertensos pode ser útil para minimizar os sintomas.
- O uso de digital não está bem estabelecido, exceto em presença de FA com alta resposta ventricular.

Anticoagulantes

A IC aumenta o risco de tromboembolismo venoso e o risco aumenta à medida que a FE diminui. Em estudo realizado com 790 pacientes, a razão de risco de tromboembolismo venoso passou de 1,7, em casos com FE > 45%, para 2,8, com FE entre 20% a 40% e 38,3, com FE < 20%.[23] Em análise de 100 pacientes com IC, a utilização de heparina não fracionada, na dose de 5.000 UI por via subcutânea (SC) a cada oito horas, reduziu a incidência de tromboembolismo venoso de 26% para 4%.[24] Estudo avaliando 333 pacientes com IC, grau funcional III e IV, mostrou que a enoxaparina, na dose de 40 mg por via SC 1×/dia, reduziu a incidência de tromboembolismo venoso mais do que a heparina não fracionada, respectivamente 9,7 e 16,1%, $p = 0,014$.[25] Em pacientes acompanhados ambulatorialmente, a anticoagulação profilática é assunto controverso, principalmente quando se refere à população de idosos. São clássicas as indicações de anticoagulação definitiva nos casos em que a IC se acompanha de tromboembolismo prévio, trombos intracavitários demonstrados e FA, condição muito prevalente entre os idosos.[2] Todavia, a terapêutica anticoagulante não é isenta de efeitos adversos potencialmente graves e sua utilização requer avaliação pormenorizada do risco/benefício. Estudos têm mostrado aumento significativo do risco de sangramento com a utilização de anticoagulação oral crônica,[26] bem como aumento do risco de tromboembolismo com o aumento da idade,[2] ocasionando dificuldade da decisão terapêutica nesses casos.[2]

Antiarrítmicos

Na presença de disfunção sistólica, a amiodarona mostrou-se segura, tanto no Estudo GESICA, que analisou 516 pacientes com IC avançada e que não necessitavam de tratamento antiarrítmico,[27] quanto no CHF STAT, que avaliou 674 pacientes com IC classe funcional II, III e IV, com medicação plena e randomizados para amiodarona ou placebo.[28]

As diretrizes da Sociedade Europeia de Cardiologia recomendam que na IC com FA, a reversão química, quando indicada, seja feita com amiodarona, bem como para prevenir sua recorrência. Quando se opta pelo controle da frequência cardíaca e há disfunção sistólica, este deve ser feito com betabloqueadores (carvedilol, metoprolol ou bisoprolol) e/ou digoxina. Na presença de IC com FE preservada e FA, o controle da frequência pode ser obtido com bloqueadores dos canais de cálcio (não di-hidropiridínicos) e/ou digoxina ou betabloqueador. No entanto, metanálise recente questionou se betabloqueadores devem continuar sendo recomendados para controle de resposta ventricular em pacientes com FA e IC com FE rebaixada. A metanálise avaliou 18.254 pacientes com IC com FE rebaixada em 10 estudos randomizados. Destes, 13.946 estavam em ritmo sinusal e 3.066, em FA. Betabloqueadores reduziram mortalidade e hospitalização por IC somente nos pacientes em ritmo sinusal, mas não beneficiaram aqueles em FA.[29]

Na presença de arritmia ventricular complexa, o tratamento farmacológico, quando indicado, deve ser feito com amiodarona.[2]

Marca-passo/ressincronizador/desfibrilador

Em pacientes com IC, a ocorrência de bloqueio do ramo esquerdo ou de outro distúrbio da condução intraventricular associa-se à piora da função sistólica e da classe funcional, assim como a pior prognóstico.[2] Influência semelhante foi observada em pacientes com marca-passo, com elevado percentual de estimulação ventricular direita (dessincronização induzida pelo marca-passo).[30] Essa influência negativa na função sistólica é causada pela dessincronia interventricular e intraventricular esquerda derivada da ativação tardia do VE, assim como por ativação septal mais precoce em relação à parede lateral do VE.

Metanálise (1.634 pacientes), que incluiu os estudos CONTAK-CD,[31] InSync ICD,[32] MIRACLE[33] e MUSTIC,[34] mostrou que a ressincronização cardíaca associou-se à redução estatisticamente significante da mortalidade relacionada à progressão da IC e das hospitalizações entre três e seis meses de seguimento.

No estudo CARE-HF,[35] 813 pacientes em classe funcional III e IV, FE ≤ 35% e QRS ≥ 120 ms foram randomizados para terapia farmacológica apenas ou associada à ressincronização cardíaca. Aqueles com duração de QRS < 150 ms deveriam apresentar evidências ecocardiográficas de dissincronia ventricular.

A mortalidade total no grupo ressincronizado foi de 20% *versus* 30% no grupo-controle ($p < 0,002$). Além disso, o grupo ressincronizado obteve maior aumento na pressão arterial sistólica, maior incremento na FE, maior redução no diâmetro diastólico final de VE, maior redução na área de regurgitação mitral e maior redução nos níveis plasmáticos do peptídeo natriurético cerebral.

O estudo COMPANION[36] avaliou o impacto da ressincronização associada ou não ao desfibrilador automático na mortalidade e risco de hospitalização por qualquer causa (objetivo primário). Houve redução do risco de aproximadamente 20% para os grupos ressincronizador isolado ou associado ao desfibrilador. Em relação à mortalidade por qualquer causa, o grupo com ressincronizador mostrou redução na mortalidade com significância estatística marginal. O grupo com ressincronizador associado ao desfibrilador mostrou 36% de redução no risco de mortalidade ($p = 0,004$).

A necessidade de implante de marca-passo por bradicardia sintomática é comum em cardiopatas com disfunção ventricular grave. A estimulação biventricular mostrou-se superior à estimulação apenas de VD, produzindo redução do diâmetro diastólico e sistólico final de VE e aumento na FE.

A FA é comum em pacientes com IC avançada e muitos deles são candidatos à ressincronização cardíaca. Alguns estudos mostraram resultados similares em relação à melhora sintomática e maior sobrevida nos subgrupos com FA ou ritmo sinusal.[2]

Dois estudos avaliaram os efeitos da ressincronização cardíaca em pacientes idosos. Em ambos, os pacientes idosos (≥ 70 ou ≥ 75 anos) apresentaram melhora da classe funcional, da FE e da intensidade do remodelamento reverso, bem como da sobrevida, similar à dos subgrupos com idade inferior.[37-38] Entretanto, vale a pena assinalar que o número de pacientes com mais de 80 anos foi extremamente limitado: apenas 39 (15% dos pacientes).[38]

Embora os dados disponíveis acerca da aplicabilidade da ressincronização cardíaca em idosos e nos muito idosos não sejam definitivos, eles sugerem que este grupo de pacientes possa apresentar benefícios semelhantes aos do grupo dos mais jovens.

CONSIDERAÇÕES SOBRE TERMINALIDADE DE VIDA

A sobrevida geral de pacientes com IC é de menos de 50%, representando, portanto, um prognóstico pior que a maiorias dos cânceres.[39] Parâmetros clínicos associados a pior prognóstico incluem idade avançada, sintomas mais graves e repercussão funcional, FE mais baixa, coronariopatia de base e disfunção renal.[2] Idosos com IC avançada (classe funcional III e IV) têm mortalidade de 1 ano de 25% a 50%. Para muitos desses pacientes, a IC pode ser considerada uma doença terminal. Assim, é importante discutir e planejar os desejos do paciente quanto ao grau de intensidade e invasibilidade de tratamento em caso de descompensação, incluindo hospitalização, intubação orotraqueal e nutrição enteral. Pacientes podem e frequentemente mudam de opinião à medida que sua situação clínica se altera,[40] sendo essencial checar se seus desejos não se alteraram.

CONSIDERAÇÕES FINAIS

Apesar de a IC ser uma doença predominantemente do idoso, população responsável por mais de 75% das hospitalizações por essa condição, o tratamento da IC em idosos é caracterizado por enorme subutilização de terapêuticas comprovadas[1-2] e evidência insuficiente para guiar o tratamento nos subgrupos em que a doença é mais prevalente, como os muito idosos (octogenários e mais velhos), idosos frágeis e portadores de comorbidades avançadas e pacientes com IC e FE preservada, a principal forma de apresentação da doença nos mais idosos.

Essa doença "do idoso" caracteriza-se por uma enorme evidência científica para guiar tratamento em indivíduos mais jovens, sem comorbidades e com disfunção sistólica, a forma menos comum nos idosos. Urge pesquisa que possa gerar evidências para guiar o tratamento da insuficiência cardíaca aguda e crônica nos idosos.

REFERÊNCIAS BIBLIOGRÁFICAS

1. Yancy CW, Jessup M, Bozkurt B, Butler J, Casey DE Jr, Drazner MH, et al. 2013 ACCF/AHA guideline for the management of heart failure: a report of the American College of Cardiology Foundation/American Heart Association Task Force on Practice Guidelines. J Am Coll Cardiol. 2013;62:e147-239.
2. Gravina CF, Franken R, Wenger N, Freitas EV, Batlouni M, Rich M, Liberman A, et al. Sociedade Brasileira de Cardiologia. II Guidelines of Brazilian Society of Cardiology in geriatric cardiology. Arq Bras Cardiol. 2010;95:e16-76.
3. Ministério da Saúde. DATASUS. Morbidade hospitalar do SUS. [Internet]. [Acesso em 29 jan 2016]. Disponível em: http://www.datasus.gov.br
4. Albanesi F FM. O que vem ocorrendo com a insuficiência cardíaca no Brasil. Arq Bras Cardiol. 2005;85:155-6.
5. ESC guidelines for the diagnosis and treatment of acute and chronic heart failure 2012: The Task Force for the Diagnosis and Treatment of Acute and Chronic Heart Failure 2012 of the European Society of Cardiology. Developed in collaboration with the Heart Failure Association (HFA) of the ESC. Eur J Heart Fail. 2012;14:803-69.
6. Wright SP, Doughty RN, Pearl A, Gamble GD, Whalley GA, Walsh HJ, et al. Plasma amino-terminal pro-brain natriuretic peptide and accuracy of heart failure diagnosis in primary care: a randomized, controlled trial. J Am Coll Cardiol. 2003;42:1793-800.
7. Uretrsky BF, Young JB, Sahidi FE, Yellen LG, Harrison MC, Jolly MK. Randomized study assessing the effect of digoxin withdrawal in patients with mild to moderate chronic congestive heart failure: results of the PROVED trial. J Am Coll Cardiol. 1993;22:955-62.
8. Packer M, Gheorghiade M, Young JB, Constantini PJ, Adams KF, Cody RJ, et al. Withdrawal of digoxin from patients with chronic

heart failure treated with angiotensin-converting-enzyme inhibitors (RADIANCE/ Study). N Engl J Med. 1993;329:1-7.
9. The effect of digoxin on mortality and morbidity in patients with heart failure. The Digitails Investigation Group. N Engl J Med. 1997;336:525-33.
10. Pitt B, Zannad F, Remme W, Cody R, Castaigne A, Perez A, et al. for the Randomized Aldactone Evaluation Study (RALES) investigators. The effect of spironolactone on morbidity and mortality in patients with severe heart failure. N Engl J Med. 1999;341:709-17.
11. Pitt B, Remme W, Zannad F, Neaton J, Martinez F, Roniker B, et al. Eplerenone, a selective aldosterone blocker, in patients with left ventricular dysfunction after myocardial infarction. N Engl J Med. 2003;348:1309-21.
12. Pfeffer MA, McMurray JJ, Velazquez EJ, Rouleau JL, Køber L, Maggioni AP, et al. Valsartan in Acute Myocardial Infarction Trial Investigators. Valsartan, captopril, or both in myocardial infarction complicated by heart failure, left ventricular dysfunction, or both. N Engl J Med. 2003;349:1893-906.
13. Granger CB, McMurray JJ, Yusuf S, Held P, Michelson EL, Olofsson B, et al. CHARM Investigators and Committees. Effects of candesartan in patients with chronic heart failure and reduced left-ventricular systolic function intolerant to angiotensin-converting-enzyme inhibitors: the CHARM Alternative trial. Lancet. 2003;362:772-6.
14. MERIT-HF Study Group. Effect of metoprolol CR/XL in chronic heart failure: Metoprolol CR/XL Randomized Intervention Trial in Congestive Heart Failure (MERIT-HF). Lancet. 1999;353:2001-7.
15. CIBIS-II Investigators and Committees. The Cardiac Insufficiency Bisoprolol Study (CIBIS II): a randomized trial. Lancet. 1999;353:9-13.
16. Packer M, Bristow MR, Cohn JN, Colucci WS, Fowler MB, Gilbert EM, et al. for the US Carvedilol Heart Failure Study Group. The effects of carvedilol on morbidity and mortality in patients with chronic heart failure. N Engl J Med. 1996;334:1349-55.
17. Packer M, Coats AJS, Fowler MB, Katus HA, Krum H, Mohacsi P, et al. for the Carvedilol Prospective Randomized Cumulative Survival Study Group. Effect of Carvedilol in several chronic heart failure. N Engl J Med. 2001;344:1651-8.
18. Flather MD, Shibata MC, Coats AJ, Van Veldhuisen DJ, Parkhomenko A, Borbola J, et al. Randomized trial to determine the effect of nebivolol on mortality and cardiovascular hospital admission in elderly patients with heart failure (SENIORS). Eur Heart J. 2005;26:215-25.
19. Cohn JN, Archibald DG, Ziesche S, Franciosa JA, Harston WE, Tristani FE, et al. Effect of vasodilator therapy on mortality in chronic congestive heart failure: results of a Veterans Administration Cooperative Study – V-HeFT I Study. N Engl J Med. 1986;314:1547-52.
20. Cohn JN, Johnson G, Ziesche S, Cobbs F, Francis G, Tristani F, et al. A comparison of enalapril with hydralazine-isossorbide dinitrate in the treatment of chronic congestive heart failure – V-HeFT II Study. N Engl J Med. 1991;325:303-10.
21. Taylor AL, Ziesche S, Yancy C, Carson P, D'Agostino R Jr, Ferdinand K, et al. Combination of isosorbide dinitrate and hydralazine in blacks with heart failure – A-HeFT Study. N Engl J Med. 2004;351:2049-57.
22. Taylor AL, Sabolinski ML, Tam SW, Worcel M, Cohn JN. Fixed-dose combination of isososrbide dinitrate / hydralazine improves outcomes in elderly heart failure patients in the African-American Heart Failure Trial. J Card Fail. 2007;13(6):S136-S137.
23. Douketis JD, Foster GA, Crowther MA, Prins MH, Ginsberg JS. Clinical risk factors and timing of recurrent venous thromboembolism during the initial 3 months of anticoagulant therapy. Arch Intern Med. 2000;160:3431-6.
24. Belch JJ, Lowe GD, Ward AG, Forbes CD, Prentice CR. Prevention of deep vein thrombosis in medical patients by low-dose heparin. Scott Med J. 1981;26:115-7.
25. Alikhan R, Cohen AT, Combe S, Samama MM, Desjardins L, Eldor A, et al. Prevention of venous thromboembolism in medical patients with enoxaparin: a subgroup analysis of the MEDENOX study. Blood Coagul Fibrinolysis. 2003;14:341-6.
26. Hutten BA, Lensing AW, Kraaijenhagen RA, Prins MH. Safety of treatment with oral anticoagulants in the elderly: a systematic review. Drugs Aging. 1999;14:303-12.
27. Doval HC, Nul DR, Grancelli HO, Perrone SV, Bortman GR. GESICA TRIAL – Grupo de Estudio de la Sobrevida en la Insuficiencia Cardiaca en Argentina. Lancet. 1994;344:493-8.
28. Massie BM, Fisher SG, Deedwania PC, Singh BN, Fletcher RD, Singh SN. CHF STAT – Congestive heart failure: survival trial of antiarrhythmic therapy. Circulation. 1996;93:2128-34.
29. Kotecha D, Holmes J, Krum H, Altman DG, Manzano L, Cleland JG, et al. Efficacy of β blockers in patients with heart failure plus atrial fibrillation: an individual-patient data meta-analysis. Lancet. 2014;384(9961):2235-43.
30. Sweeney MO, Hellkamp AS, Ellenbogen KA, Greenspon AJ, Freedman RA, Lee KL, et al. Adverse effect of ventricular pacing on heart failure and atrial fibrillation among patients with normal baseline QRS duration in a clinical trial of pacemaker therapy for sinus node dysfunction. Circulation. 2003;107:2932.
31. Higgins SL, Hummel JD, Niazi IK, Giudici MC, Worley SJ, Saxon LA, et al. Cardiac resynchronization therapy for the treatment of heart failure in patients with intraventricular conduction delay and malignant ventricular tachyarrhythmias. J Am Coll Cardiol. 2003;42:1454-9.
32. Landolina M, Lunati M, Gasparini M, Santini M, Padeletti L, Achilli A, et al. InSync/InSync ICD Italian Registry Investigators. Comparison of the effects of cardiac resynchronization therapy in patients with class II versus class III and IV heart failure (from the InSync/InSync ICD Italian Registry). Am J Cardiol. 2007;100(6):1007-12.
33. Aranda JM, Conti JB, Johnson JW, Petersen-Stejskal S. Cardiac resynchronization therapy in patients with heart failure and conduction abnormalities other than left bundle-branch block: analysis of the Multicenter InSync Randomized Clinical Evaluation (MIRACLE). Clin Cardiol. 2004;27:678-82.
34. Leclercq C, Walker S, Linde C, Clementy J, Marshall AJ, Ritter P, et al. on behalf of the MUSTIC study group. Comparative effects of permanent biventricular and right-univentricular pacing in heart failure patients with chronic atrial fibrillation. Eur Heart J. 2002;23:1780-7.
35. Cleland JGF, Daubert JC, Erdmann E, Freemantle N, Gras D, Kappenberger L, Tavazzi L, for the Cardiac Resynchronization — Heart Failure (CARE-HF) Study Investigators. The effect of cardiac resynchronization on morbidity and mortality in heart failure. N Eng J Med. 2005;352:1539-49.
36. Bristow MR, Feldman AM, Saxon LA. Heart failure management using implantable devices for ventricular resynchronization: comparison of medical therapy, pacing, and defibrillation in chronic heart failure (COMPANION) Trial. J Card Fail. 2000;6:276-85.
37. Bleeker GB, Schalij MJ, Molhoek SG, Boersma E, Steendijk P, van der Wall EE, et al. Comparison of effectiveness of cardiac resynchronization therapy in patients <70 versus > or =70 years of age. Am J Cardiol. 2005;96(3):420-2.
38. Delnoy PP, Ottervanger JP, Luttikhuis HO, Elvan A, Misier AR, Beukema WP, et al. Clinical response of cardiac resynchronization therapy in the elderly. Am Heart J. 2008;155(4):746-51.
39. Croft JB, Giles WH, Pollard RA, Keenan NL, Casper ML, Anda RF. Heart failure survival among older adults in the United States: a poor prognosis for an emerging epidemic in the Medicare population. Arch Intern Med. 1999;159:505-10.
40. Krumholz HM, Phillips RS, Hamel MB, Teno JM, Bellamy P, Broste SK, et al. Resuscitation preferences among patients with severe congestive heart failure: results from the SUPPORT project. Study to Understand Prognoses and Preferences for Outcomes and Risks of Treatments. Circulation. 1998;98:648-55.

CAPÍTULO 256

ASSISTÊNCIA DE ENFERMAGEM AO IDOSO GRAVE

Satiro Ribeiro França
Vivian Valéria Fernandes de Oliveira

DESTAQUES

- O paciente idoso grave monitorizado em um centro de terapia intensiva (CTI) nos possibilita obter dados que possa direcionar a atuação da equipe multiprofissional.
- A análise, o planejamento, os protocolos e as auditorias são ferramentas que auxiliam a equipe multiprofissional no atendimento do idoso.
- A atuação da equipe multidisciplinar (enfermeiro, fisioterapia, nutricionista, farmacêutico, fonoaudiólogo, psicólogo e terapeuta ocupacional), criando protocolos para melhoria da qualidade de assistência.
- Avaliação dos eventos adversos decorrentes da assistência de enfermagem como: o risco de úlcera por pressão (UP), risco de queda, risco de complicações intravasculares, risco de dor e *delirium*, podendo ser reduzidos com a implementação de novas ações.
- Pelo cateter venoso central (CVC), é possível verificar a pressão venosa central, que pode contribuir para avaliação e controle do volume intravascular por meio da resposta à infusão de líquidos.
- A monitorização hemodinâmica permite a obtenção de dados sobre oferta e consumo de oxigênio aos tecidos, associado a manejo no débito cardíaco e resistência vascular sistêmica.
- O CTI humanizado, os cuidados paliativos e a finitude são ações importantes no cuidado do idoso sendo um processo natural do ciclo da vida.

INTRODUÇÃO

A enfermagem está enfrentando um grande desafio na assistência ao paciente grave com maior expectativa de vida, com o crescimento no número de idosos internados nos Centros de Terapia Intensiva (CTI). O idoso apresenta alterações relacionadas ao envelhecimento em vários sistemas funcionais, que podem acontecer de forma progressiva e irreversível. Em idades mais avançadas, as limitações visuais, auditivas, motoras e intelectuais, bem como o surgimento de doenças crônico-degenerativas que podem se intensificar ocasionando a diminuição das reservas funcionais fisiológicas dos pacientes idosos e agravamento do quadro inicial. Dessa forma existe a probabilidade de desenvolvimento de várias complicações durante o período de internação no CTI.[1]

O idoso internado em um CTI em estado grave com instabilidade hemodinâmica pode estar com sedação contínua, com suporte de ventilação mecânica invasiva ou não invasiva, pode estar em uso de drogas vasoativas, recebendo medicações vesicantes e irritantes, em período de imobilização prolongado, realizando hemodiálise, em pós-operatório imediato (POI) de cirurgias, ou necessitando de um controle rigoroso do balanço hídrico.[2]

Diante desse cenário, nos últimos anos, as instituições de saúde, com seus profissionais de saúde (Equipe Multidisciplinar), passaram a analisar, planejar e implementar ações para criar um ambiente humanizado, com o objetivo de identificar as necessidades de saúde, avaliar as mudanças nos modelos de atenção e gestão dos processos de trabalho, tendo como foco as necessidades dos pacientes. É possível citar, por exemplo, as seguintes ações: permanência do acompanhante 24 horas no CTI, liberação de visita, intensificando ações na prevenção de eventos adversos e situações de risco existentes no cenário do cuidado, criando ou adaptando protocolos institucionais com objetivo de melhorar a qualidade da assistência.[3-5]

Entre os principais eventos adversos decorrentes da assistência à saúde, o risco de úlcera por pressão (UP), o risco de queda, o risco de complicações intravasculares, o desenvolvimento de *delirium* e o risco de dor podem ser reduzidos com a implementação de ações desenvolvidas pela equipe multidisciplinar (enfermeiro, fisioterapeuta, nutricionista, farmacêutico, fonoaudiólogo, psicólogo e terapeuta ocupacional). Essas complicações podem ser identificadas em um formulário específico, por meio de uma pontuação obtida após a aplicação de uma escala de avaliação, podendo acionar um determinado profissional para uma avaliação, permitindo, assim, a elaboração da prescrição de enfermagem individualizada.[6-9]

Os eventos adversos muitas vezes estão relacionados com as falhas na prevenção e no diagnóstico das doenças; no tratamento medicamentoso; no sistema de monitorização dos riscos; na indicação, na colocação, na manutenção e nas retiradas de dispositivos invasivos. Por isso é importante que cada instituição realize auditorias dos processos e possua um sistema de notificação e investigação de eventos, para que, após a análise de cada notificação, sejam desenvolvidos processos cada vez mais seguros.[6]

AVALIAÇÃO PARA IDENTIFICAÇÃO DOS RISCOS

Realizar avaliação dos riscos na admissão do paciente para identificar os riscos e reavaliá-los sempre que houver mudança clínicas ou conforme rotina de cada instituição. Por meio da tabela de identificação de riscos, pode-se acionar a equipe multiprofissional. Deve-se levar em conta que alguns profissionais necessitam da anuência médica antes do acionamento.

Avaliação do idoso pela nutricionista tem o objetivo de saber qual o estado nutricional, quais as doenças de base e acompanhar qual será o tratamento esperado, oferta de dieta via oral, enteral ou parenteral.

Durante o período de imobilidade prolongado a fisioterapia tem um papel importante na prevenção de pneumonia associada à ventilação mecânica (PAV), no desmame da ventilação mecânica invasiva e não invasiva, na mobilização precoce, realizando fisioterapia motora.

A fonoaudiologia atua principalmente no exercício da deglutição e avaliando a presença de disfagia e orientando a equipe sobre qual a melhor estratégia para liberação de dieta e oferta de líquidos via oral.

Psicologia no CTI humanizado atua, principalmente, na orientação e apoio a familiares com medo ou dificuldades de compreensão de procedimentos e tratamento a serem realizados.

O farmacêutico tem um papel importante na dispensação e manipulação dos medicamentos prescritos, ele avalia a diluição, o tempo de infusão, a incompatibilidade de drogas, o tipo de dieta parenteral, e otimiza a diluição dos medicamentos para os pacientes com restrição hídrica.

Análise de riscos
Risco de úlcera por pressão

A UP é definida como lesão localizada na pele ou tecido subjacente, geralmente relacionada com a proeminência óssea, como resultado da pressão. Ocorre, geralmente, em pacientes com mobilidade prejudicada.[8]

Alguns fatores de risco para UP incluem: idade avançada, raça, baixo peso corporal, comprometimento cognitivo, deficiências físicas, incontinência, diabetes, edema e desnutrição. Para a avaliação do risco podem-se utilizar escalas, por exemplo, a Braden, Norton entre outras.[9]

Após a identificação do risco, muitas intervenções podem ser implementadas, tais como:

- Manter o paciente em superfície de redistribuição de pressão;
- Posicionar e reposicionar o paciente de forma adequada;
- Fazer suplementação nutricional se necessário;
- Hidratar a pele;

- Controlar a umidade excessiva da pele, por meio da utilização de produto tópico que previna a dermatite associada à incontinência.

É importante ressaltar que a aplicação da escala é uma ferramenta importante no rastreio de pacientes com risco para UP, mas, em pouco tempo, o paciente pode apresentar mudanças, por isso o julgamento clínico deve ser utilizado para orientar as decisões de cuidados.

Risco de queda

A queda pode ser definida como um evento em que a pessoa se desloca de maneira não intencional a um nível diferente do anterior com incapacidade de correção em tempo hábil.

O idoso pode apresentar tendência à lentidão para reflexos, pode possuir alteração cognitiva, história de queda, estar em uso de medicamentos, que aumentem o risco de queda, entre outros fatores. Prevenir a queda é importante, pois esse evento pode gerar morbidade.[4] O risco de queda pode ser identificado por meio de escalas. Para prevenir esse evento indesejável pode-se:

- Checar a segurança e o conforto do paciente por meio de visitas horárias ao paciente.
- Manter a cama baixa, com rodas travadas e grades elevadas.
- Orientar ao responsável que é importante manter o paciente sempre acompanhado.
- Orientar que o paciente e/ou acompanhante devem solicitar o auxílio da enfermagem antes de qualquer mobilização.
- Atentar para reações medicamentosas que possam interferir na marcha ou atenção.
- Manter a campainha ao alcance do paciente.
- Manter o ambiente organizado e com iluminação adequada, mesmo no período noturno.

Risco de complicações intravasculares

A punção intravascular periférica (venosa ou arterial) tem como primeiro objetivo coletar amostras sanguíneas para exames (análises laboratoriais), infundir soluções (soro) e administrar medicações. Em um segundo momento esta punção intravascular poderá ser um acesso venoso central, que pode ter o objetivo de infusão de grandes volumes, administrar medicações irritantes, vesicantes, drogas vasoativas, dieta parenteral. Outros tipos de cateteres são utilizados, tais como aqueles para realizar hemodiálise, monitorização hemodinâmica; para verificação da pressão arterial média, e os mais comumente empregados para a monitorização da pressão venosa central.[7] No Quadro 256.1 são descritos os cuidados de enfermagem com os diferentes tipos de acessos.

DELIRIUM

É frequente entre os pacientes idosos e críticos. E, apesar de estar associado a aumento da morbimortalidade, ainda é pouco reconhecido pelos profissionais de saúde, talvez por ser raramente a razão da admissão do paciente no CTI.

O *delirium* é um distúrbio de início agudo e com sintomas que flutuam, alteram a atenção o pensamento e o e nível de consciência.

Atualmente, utiliza-se o método de avaliação *Confusion Assessment Method in an Intensive Care Unit* (CAM-ICU) para diagnosticar o *delirium* em pacientes críticos. Esse método é uma adaptação do método *confusion assessment method* (CAM), desenvolvido inicialmente com o objetivo de identificar *delirium* em pacientes capazes de se comunicar verbalmente.[10]

O tratamento e a prevenção do *delirium* podem incluir:

- Estimular o autocuidado.
- Estabelecer e manter padrões de dormir e despertar.
- Manter o quarto iluminado no final da tarde.
- Diminuir os estímulos, durante as refeições e a noite.
- Manter ambiente calmo, com luz e níveis de ruídos adequados.
- Monitorizar efeitos adversos dos medicamentos.
- Observar sinais e sintomas de infecção.
- Auxiliar na orientação de tempo e espaço por meio do uso de óculos e dispositivo de audição; providenciar calendário e relógio.
- Hidratar e aplicar medidas para evitar constipação intestinal.

QUADRO 256.1. Cuidados de enfermagem com os tipos de acessos.

Tipos de acessos	Cuidados de enfermagem
Cuidado com acesso venoso periférico	▪ Manter permeabilidade do cateter com solução salina ▪ Realizar troca de acesso venoso a cada 72 horas ▪ Avaliar e registrar condições do acesso venoso periférico a cada 6 horas ▪ Trocar curativo se úmido, solto ou sujo
Cuidado com acesso venoso central	▪ Curativo com película, trocar a cada 7 dias ou se necessário ▪ Curativo com gaze, trocar diariamente e se necessário ▪ Avaliar inserção do cateter diariamente a cada troca do curativo
Cuidado com acesso arterial	▪ Avaliar nas primeiras 24 horas e a cada 6 horas, diariamente, a presença de sangramento, hiperemia, calor, rubor, dor e perfusão periférica ▪ Trocar curativo se úmido, solto ou sujo

- Manter um familiar acompanhando o paciente.
- Avaliar o risco de disfagia e atentar para o risco de queda e UP.

Nota: para mais informações, ver o Capítulo 150 – *Delirium* na UTI.

MANEJO DA DOR

A avaliação da dor deve ser realizada a cada seis horas e sempre que necessária, pontuando qual o escore da dor, utilizando escalas adequadas para cada tipo de paciente (criança, adulto, idoso), sedados ou com limitações cognitivas. Deve-se monitorarizar e acompanhar a evolução do tratamento.[11]

- Anotar qual a queixa da dor: local, duração e característica (pontada ou aperto).
- Anotar qual foi a conduta para controlar a dor (farmacológica ou não farmacológica).
- Anotar se houve melhora na conduta utilizada para controlar a dor.
- Reavaliar.

FINITUDE E CUIDADOS PALIATIVOS

Durante a assistência do idoso grave é importante que a equipe multiprofissional esteja ciente dos reais interesses do paciente portador de doença irreversível, em relação ao tratamento, incluindo a discussão sobre as diretrizes antecipadas, pois a morte é um processo natural do ciclo de vida.[12]

REFERÊNCIAS BIBLIOGRÁFICAS

1. Sitta MC, Jacob Filho W, Farfel JM. O idoso no centro de terapia intensiva. In: Freitas EVF, Py L, Neri AL et al. Tratado de geriatria e gerontologia. 2. ed. Rio de Janeiro: Guanabara Koogan, 2006. p.1090-3.
2. Ribeiro CG, Silva CVNS, Miranda MM. O paciente crítico em uma unidade de terapia intensiva: uma revisão de literatura. Rev Min Enferm. 2005;9:371-7.
3. D'Inocenzo M. Indicadores, auditorias, certificações: ferramentas de qualidade para a gestão em saúde. São Paulo: Martinari, 2006.
4. Correa AD, Marques IAB, Martinez MC, Laurino OS, Leão ER, Chimentão DM. Implantação de um protocolo para gerenciamento de quedas em hospital: resultados de quatro anos de seguimento. Rev Esc Enferm. USP 2012;46(1):67-74.
5. Casate JC, Corrêa AK. Humanização do atendimento em saúde: conhecimento veiculado na literatura brasileira de enfermagem. Rev Latino-am Enferm. 2005;13(1):105-11.
6. Canineu R, Guimarães HP, Lopes RD, Vendrame LS, Fonseca Júnior MA, Lopes AC. Iatrogenia em Medicina Intensiva. Rev Bras Ter Intensiva. 2006;18(1):95-8.
7. Araújo S. Acessos venosos centrais e arteriais periféricos - Aspectos técnicos e práticos. Revista Brasileira Terapia Intensiva. 2003;15(2):70-82.
8. Qaseem A, Mir TP, Starkey M, Denberg TD. Risk Assessment and Prevention of Pressure Ulcers: A Clinical Practice Guideline From the American College of Physicians. Ann Intern Med. 2015;162(5):359-70.
9. Black J. Pressure Ulcer Prevention and Management: A Dire Need for Good Science. Ann Intern Med. 2015;162(5):387-88.
10. Pessoal RF, Nácul FE. Delirium em Pacientes Críticos. Rev Bras Ter Intensiva. 2006;18(2):190-5.
11. Rigotti MA, Ferreira AM. Intervenções de enfermagem ao paciente com dor. Arq Ciênc Saúde. 2005;12(1):50-4.
12. Moritz RD, Lago PM, Souza RP, Silva NB, Meneses FA, Othero JC, et al. Terminalidade e cuidados paliativos na unidade de terapia intensiva. Rev Bras Ter Intensiva. 2008;20(4):422-8.

SEÇÃO 19

O PACIENTE ONCOLÓGICO

COORDENADORES

Márcio Soares ▪ Rafael Aliosha Kaliks Guendelmann

CAPÍTULO 257

AVALIAÇÃO PROGNÓSTICA E CRITÉRIOS PARA A INTERNAÇÃO EM UTI

Márcio Soares
Luciano Cesar Pontes Azevedo
Jorge Ibrain Figueira Salluh

DESTAQUES

- Até um em cada cinco pacientes internados em unidade de terapia intensiva (UTI) tem câncer.
- O prognóstico dos pacientes com câncer criticamente enfermos melhorou nos últimos anos em função de avanços na oncologia e na medicina intensiva, e também por causa de refinamentos na referência destes pacientes para a UTI.
- Fatores relacionados à doença de base, como neoplasias hematológicas, neutropenia de curta duração, transplante autólogo de medula óssea e a exposição recente à quimioterapia, de modo geral, não se associam mais ao pior prognóstico em curto prazo.
- Escores de prognóstico não devem ser utilizados para orientar decisões para a internação na UTI ou relacionadas ao tratamento de um paciente.
- A decisão de internar um paciente com câncer na UTI é complexa e requer a colaboração muito próxima e alinhada entre intensivistas e oncologistas para definir o melhor plano de cuidado para o paciente que deve se alinhar com as preferências e valores dele e de seus familiares.

INTRODUÇÃO

O câncer é um problema de saúde pública mundial. De acordo com a Organização Mundial da Saúde (OMS), em 2012, ocorreram no mundo 14,1 milhões de casos novos e um total de 8,2 milhões de mortes relacionadas à doença.[1] A maioria dos óbitos ocorreu em países emergentes, provavelmente como reflexo do aumento na incidência das doenças não comunicáveis observado nos últimos anos nestes países. No Brasil, o câncer é a segunda causa de mortalidade na população após as doenças cardiovasculares, e estima-se que 596 mil novos casos sejam diagnosticados no ano de 2016.[2]

Nas últimas duas décadas, diversos avanços na oncologia possibilitaram ganhos em termos de sobrevida para os pacientes com câncer. A disponibilidade de métodos diagnósticos mais acurados, a ampliação do acesso ao sistema de saúde, o surgimento de tratamentos mais específicos e com menores toxicidades, o emprego de terapias multimodais e avanços nos cuidados paliativos foram fatores cruciais que contribuíram para um melhor manejo dos pacientes com câncer.

Nesse contexto, os cuidados intensivos têm papel fundamental para os pacientes com câncer. De acordo com estudos multicêntricos recentes, cerca de 15% a 20% dos pacientes internados em UTI têm câncer.[3-4] Somente pacientes com neoplasias hematológicas correspondem de 1% a 3% das internações em UTI.[3-6] Pacientes com câncer podem necessitar de internação nessas unidades por razões diversas, incluindo complicações agudas relacionadas ou não à neoplasia de base (p. ex.: envolvimento de vias aéreas por tumores de pulmão ou de cabeça e pescoço, complicações tromboembólicas graves), complicações relacionadas ao tratamento oncológico (p. ex.: sepse em pacientes neutropênicos, síndrome de lise tumoral após a quimioterapia), cuidados pós-operatórios de grandes ressecções, monitoramento de tratamentos com potencial elevado ou desconhecido de complicações e por outras intercorrências agudas graves.[7] Além disso, tais pacientes frequentemente apresentam comorbidades, podendo necessitar de cuidados intensivos por descompensações de doenças crônicas preexistentes.

O manejo dos pacientes com câncer na UTI é geralmente complexo e requer a atuação de intensivistas, oncologistas e hematologistas de forma colaborativa e concatenada para a identificação precoce de uma complicação grave, avaliação quanto à propriedade da transferência do paciente para a UTI e definição da melhor abordagem diagnóstica e terapêutica. Neste capítulo, serão abordados os principais fatores relacionados à avaliação prognóstica dos pacientes com câncer criticamente enfermos e os aspectos para subsidiar a tomada de decisão para interná-los na UTI.

SOBREVIDA À INTERNAÇÃO NA UTI EM ESTUDOS RECENTES

Por muito tempo, o prognóstico dos pacientes com câncer que necessitavam de cuidados intensivos foi considerado excessivamente ruim *a priori*, e muitos deles simplesmente não eram internados nas UTI por causa da sua doença de base. Estudos realizados na década de 1980 e início dos anos 1990 relatavam taxas de mortalidade desproporcionalmente elevadas, superiores a 80% a 90% em alguns subgrupos de pacientes, tais como aqueles com necessidade de suporte ventilatório invasivo, neutropenia, neoplasias hematológicas e os submetidos a transplante de medula óssea. Entretanto, esse cenário modificou-se de forma relevante nas últimas duas décadas. Avanços na medicina em geral, particularmente nas áreas da oncologia, hematologia e medicina intensiva, associados ao melhor entendimento da fisiopatologia e do manejo das complicações agudas graves nesses pacientes, foram fundamentais para a melhora do prognóstico. Um exemplo bastante ilustrativo é o caso dos pacientes com mieloma múltiplo internados em UTI. Em um estudo ao longo de 16 anos, Peigne e colaboradores demonstraram que a mortalidade hospitalar nestes pacientes no início dos anos 1990 (1990 a 1995) era de 75% e foi reduzida para 49% quando introduzida a quimioterapia em altas doses sucedida pelo transplante de medula óssea (1996 a 2001) e, posteriormente, para 40% quando novos agentes terapêuticos (talidomida, bortezomida, lenalidomida) foram mais amplamente incorporados ao tratamento daquela população.[8] Em paralelo, cabe ressaltar que a melhora da sobrevida à internação na UTI deve-se também ao fato de que a capacidade de os médicos identificarem os pacientes em situações de terminalidade da vida melhorou e, atualmente, a transferência destes para a UTI é menos frequente, havendo a priorização para cuidados paliativos fora do ambiente da terapia intensiva.[9]

Em estudos multicêntricos recentes, de forma geral, a mortalidade em pacientes não cirúrgicos com câncer (incluindo estudos envolvendo apenas pacientes hematológicos) variou de 30% a 60%.[3-5,10-11] No estudo multicêntrico em 28 UTI brasileiras, realizado pelo nosso grupo, a mortalidade hospitalar para todos os pacientes avaliados foi de 30%, 60% nos pacientes hematológicos e 58% nos pacientes internados por complicações clínicas.[4] Mesmo em subgrupos de pacientes de maior gravidade, tais como aqueles com necessidade de suportes ventilatório ou renal, com sepse grave e choque séptico, a mortalidade hospitalar varia de 40% a 70%.[9,12-15] Certamente, a sobrevida dos pacientes com câncer ainda é menor quando comparada à dos demais internados em UTI. Entretanto, as taxas de mortalidades nesses grupos de pacientes são semelhantes ou inferiores às daqueles internados com outras comorbidades graves com cirrose hepática e insuficiência cardíaca.[5]

A maioria dos estudos avaliou a mortalidade em curto prazo (em geral, a hospitalar), e informações acerca da sobrevida em longo prazo dos pacientes com câncer após a internação na UTI ainda são limitadas. Azoulay e colaboradores estudaram uma coorte de 1.011 pacientes com neoplasias hematológicas internados em 17 UTI da França e Bélgica e observaram que a mortalidade após um ano nesses pacientes foi de 56,7%.[10] Além disso, houve continuidade do tratamento oncológico para a quase totalidade dos sobreviventes à internação na UTI. Recentemente também, um estudo avaliou uma coorte de 449 pacientes internados em 22 UTI em seis países da América Latina e Europa e a taxa de mortalidade em seis meses foi de 55%.[11] Nesse estudo, aproximadamente 71% dos sobreviventes estavam em casa ao final do seguimento e 66% daqueles que tinham indicação para a continuidade do tratamento oncológico não necessitaram de redução ou modificação do esquema terapêutico mais apropriado.

De modo semelhante, estudos sobre a qualidade de vida percebida pelos sobreviventes à terapia intensiva são escassos. Oeyen e colaboradores observaram um declínio significativo na qualidade de vida após 90 dias de seguimento em sobreviventes da UTI com posterior recuperação após um ano, embora em níveis inferiores à qualidade de vida basal.[16] Os fatores associados com uma pior qualidade de vida foram a idade mais avançada, a presença de comorbidades e neoplasia hematológica.

PRINCIPAIS FATORES DE PROGNÓSTICO COM CÂNCER CRITICAMENTE ENFERMOS

O prognóstico dos pacientes com câncer criticamente enfermo varia amplamente em função de diversas características clínicas, incluindo as relacionadas a neoplasia, reserva fisiológica, gravidade das comorbidades, gravidade e potencial de reversibilidade das complicações agudas e precocidade das intervenções terapêuticas. É certo que a gravidade da doença aguda e das disfunções orgânicas e a necessidade de suporte invasivo avançado, como ventilação mecânica, vasopressores e suporte renal, estão associadas com maior mortalidade. Entretanto, nos últimos anos, os resultados de diversos estudos ampliaram o entendimento sobre os fatores nesses pacientes.

1. Fatores relacionados à doença de base, tais como neoplasias hematológicas,[5,10] neutropenia de curta duração[17] e transplante autólogo de medula óssea,[18-19] e a exposição recente a quimioterapia,[20-21] de modo geral, não estão mais associados ao pior prognóstico em curto prazo (Quadro 257.1). O impacto prognóstico do estadiamento da neoplasia dependerá fundamentalmente da doença de base, pois, com as novas modalidades terapêuticas, o prognóstico e a evolução em diversos tipos de neoplasias melhoraram significativamente. Todas essas observações certamente são também influenciadas pelo fato de que hematologistas e oncologistas estão mais criteriosos na referência dos pacientes para a internação na UTI.[9]

2. Atrasos na internação na UTI e no início dos cuidados intensivos são determinantes cruciais do prognóstico.[10,22-23] Song e colaboradores demonstraram que o tempo até o início da intervenção médica foi o principal fator associado ao óbito em pacientes com câncer referenciados para a UTI.[22] Nesse estudo, a mortalidade foi de 30% em pacientes nos quais a intervenção ocorreu em até 1,6 horas, 55% entre 1,6 e 4,7 horas, e 88% nos pacientes que a receberam após esse período ($p < 0{,}001$). Contudo, a internação prolongada na UTI não está associada com a irreversibilidade da condição clínica do paciente, não devendo, portanto, ser utilizada com parâmetro isolado para a limitação do nível dos cuidados intensivos.[24]

3. A indicação de ventilação não invasiva (VNI) deve ser feita com cautela, pois a subsequente necessidade de ventilação mecânica invasiva está associada ao pior prognóstico.[14,25-27] No início da década passada, com os resultados de um pequeno ensaio clínico randomizado e estudos observacionais, o uso da VNI ganhou impulso no manejo inicial da insuficiência respiratória hipoxêmica em pacientes com câncer.[25] Entretanto, estudos subsequentes demonstraram que a "falha" da VNI com decorrente necessidade de ventilação mecânica invasiva surgia em cerca de 50% dos pacientes e estava associada à maior mortalidade.[14,26-27] O uso da VNI deve ser desaconselhado em pacientes com disfunção de múltiplos órgãos, envolvimento da via aérea pela neoplasia, diagnóstico da insuficiência respiratória indeterminado, quadros respiratórios arrastados, síndrome do desconforto respiratório agudo e necessidade de vasopressores.[25,27]

4. Gravidade das comorbidades e *performance status* são fatores prognósticos importantes e determinantes da continuidade do tratamento oncológico após a internação na UTI.[7,11,28]

5. O impacto prognóstico da idade *per se* em pacientes internados na UTI é relativamente pequeno.[29] Entretanto, em função da reserva fisiológica muito limitada, pacientes idosos com câncer, comorbidades graves e *performance status* comprometido têm prognóstico muito desfavorável no evento de uma doença crítica, além de limitações importantes para a oferta de tratamentos oncológicos.[29]

ESCORES PROGNÓSTICOS EM PACIENTES COM CÂNCER

Os escores de gravidade de doença, ou simplesmente escores de prognóstico, são amplamente utilizados nas UTI. Estes instrumentos não têm utilidade na avaliação prognóstica individual nem devem ser utilizados para subsidiar tomadas de decisão nos cuidados de um paciente e como critério para

QUADRO 257.1. Características clínicas não mais associadas a pior prognóstico em pacientes com câncer criticamente enfermos.

- Idade, como critério prognóstico isolado
- Neutropenia
- Quimioterapia de "2ª linha"
- Tipo da neoplasia hematológica
- Transplante de medula óssea autólogo
- Tratamento recente com quimioterapia

a internação na UTI. Entretanto, os escores de prognóstico são úteis para caracterizar os pacientes em termos de gravidade da doença aguda, para avaliação do desempenho da UTI, em iniciativas de qualidade e para *benchmarking* entre as UTI. Os escores mais utilizados são o Acute Physiology and Chronic Health Evaluation (APACHE), o Simplified Acute Physiology Score (SAPS) e o Mortality Prediction Model (MPM).[30] Esses escores englobam diversas variáveis, incluindo dados demográficos, clínicos, fisiológicos, laboratoriais e as razões que levaram à internação na UTI, e foram desenvolvidos em estudos envolvendo populações gerais de pacientes internados em UTI. Antes que um escore seja adotado para avaliar uma UTI ou uma população de pacientes internados em UTI, é necessário avaliar o seu desempenho, particularmente no caso de uma população específica de pacientes críticos, como pacientes com câncer. A avaliação do desempenho de um escore é feita pela estimativa de três parâmetros: a discriminação a calibração e a taxa de mortalidade padronizada. A discriminação é a acurácia do modelo e indica a sua capacidade de discriminar sobreviventes e não sobreviventes. A calibração avalia a capacidade de um modelo classificar corretamente sobreviventes e não sobreviventes nas diversas faixas de probabilidade de óbito de um escore. A taxa de mortalidade padronizada é a razão entre a mortalidade observada em uma população de pacientes e a estimada por um modelo. Neste capítulo, revisamos apenas artigos que tenham avaliado as versões mais recentes dos principais escores de prognóstico (APACHE IV, SAPS 3 e MPM-III), uma vez que as versões mais antigas desses escores estão desatualizadas, tendem invariavelmente à subestimação da mortalidade, e devem, portanto, ter seu uso desestimulado para avaliação prognóstica.[31]

A primeira validação do escore SAPS 3 em pacientes com câncer foi realizada em um estudo retrospectivo envolvendo 952 pacientes internados em uma UTI oncológica.[32] Nele, o escore SAPS 3, utilizando a equação customizada para países da América Latina, teve boas discriminação e calibração, com desempenho superior ao do escore SAPS II. Subsequentemente, o mesmo grupo de autores realizou a validação prospectiva em um estudo multicêntrico que obteve resultados semelhantes.[33] Nesse estudo, o escore MPM0-III foi também avaliado, mas, ao contrário do SAPS 3, teve discriminação razoável, calibração inadequada e tendência à subestimação da mortalidade.

Escores de avaliação das disfunções orgânicas, tais como o Logistic Organ Dysfunction Score (LODS) e o *Sequential Organ Failure Assessment* (SOFA), também foram estudados. Alterações evolutivas nas pontuações desses escores nos primeiros dias de internação na UTI estão associadas com a sobrevida nesses pacientes.[10,34]

CRITÉRIOS PARA A INTERNAÇÃO DE PACIENTES COM CÂNCER EM UTI

O propósito dos cuidados intensivos é restabelecer o estado de saúde e a qualidade de vida prévia dos pacientes portadores de doenças graves agudas.[35] Idealmente, devem ser internados na UTI pacientes com maior potencial de benefício dos cuidados intensivos. Entretanto, o processo de tomada de decisão quanto à propriedade da internação de um paciente com câncer na UTI é frequentemente complexo, envolvendo diferentes parâmetros multidimensionais e deve também levar em consideração os valores e preferências individuais dos pacientes acerca da modalidade e intensidade de tratamento que desejam receber em caso de complicação grave.[7]

Como descrito neste capítulo, a evolução clínica e o prognóstico dos pacientes com câncer criticamente enfermos melhoraram substancialmente nas últimas décadas. Em paralelo com avanços na medicina em geral, especialmente na oncologia e nos cuidados intensivos, a maior habilidade dos médicos em reconhecer pacientes com benefício da internação na UTI contribui para mudanças desse cenário. Todavia, controvérsias acerca da propriedade da internação de um paciente com câncer na UTI ainda são frequentes, propiciando a ocorrência de conflitos e retardos na priorização da modalidade de cuidados mais apropriada para o doente, com consequências adversas físicas e psicológicas para ele, seus familiares e para os profissionais de saúde.[9] Mesmo em instituições especializadas e com experiência no manejo clínico desses pacientes, a acurácia dos critérios de triagem para a internação na UTI é baixa. Em um estudo bastante provocativo, pesquisadores do Hospital Saint Louis, em Paris, observaram que, por um lado, 20% dos pacientes que não foram internados na UTI por terem sido considerados "muito bem" morreram antes da alta hospitalar e, por outro lado, 25% dos pacientes que tiveram a internação recusada na UTI por terem sido considerados "muito mal" sobreviveram.[36] Contudo, resultados de diversos estudos realizados nos últimos anos possibilitaram melhor compreensão dos aspectos relacionados à internação desses pacientes na UTI e na proposição de critérios para auxiliar no processo de tomada de decisão que estão sumarizados na Figura 257.1.

PACIENTES PARA OS QUAIS CUIDADOS INTENSIVOS PLENOS (*FULL CODE*) DEVAM SER PRIORIZADOS

Neste grupo, deve se enquadrar a maioria dos pacientes com câncer internados em uma UTI, e estão reunidos aqueles com bom *performance status*, diagnóstico recente da neoplasia (especialmente quando submetidos a tratamentos com potencial curativo e tratamentos adjuvantes), em pós-operatório de grandes ressecções cirúrgicas, e com complicações agudas potencialmente reversíveis de tratamentos oncológicos (p. ex.: sepse em pacientes neutropênicos, síndrome de lise tumoral aguda). Avanços no tratamento de diversas neoplasias modificaram de forma substancial a história natural, mesmo em estadiamentos mais avançados, como o caso da maioria dos pacientes com neoplasias hematológicas de baixo grau, mieloma múltiplo, linfomas difusos de grandes células, tumores de mama, ovário e colo.

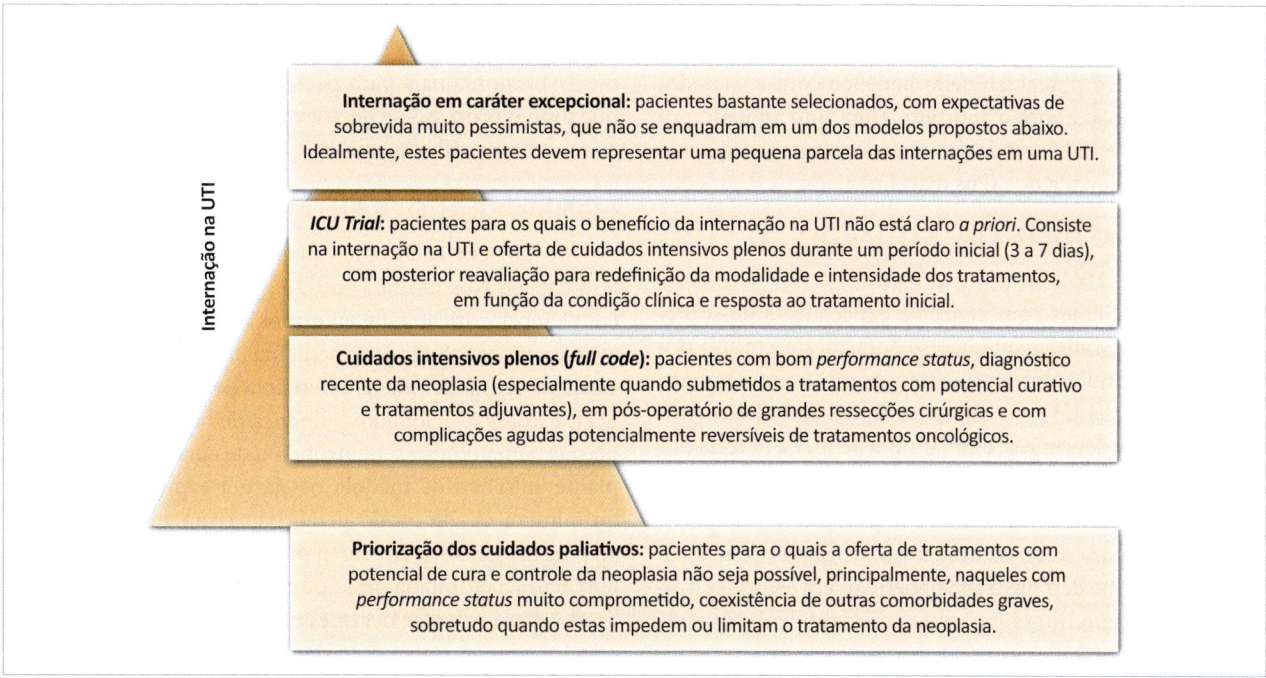

FIGURA 257.1. Modalidades de estratégias para orientar processos de tomada de decisão para a internação de pacientes com câncer na UTI.
Fonte: Adaptada de Azoulay e colaboradores, 2011.[7]

PACIENTES PARA OS QUAIS CUIDADOS INTENSIVOS DEVAM SER DESCONSIDERADOS, COM PRIORIZAÇÃO PARA CUIDADOS PALIATIVOS

A priorização dos cuidados paliativos, sem a internação na UTI, deve ser fortemente considerada nos pacientes para os quais a oferta de tratamentos com potencial de cura e controle da neoplasia não seja possível, principalmente naqueles com *performance status* muito comprometido, coexistência de outras comorbidades graves, especialmente quando estas impedem ou limitam o tratamento da neoplasia. Existem subgrupos de pacientes para os quais o prognóstico permanece muito ruim e que podem ser enquadrados neste grupo, tais como:

a) Pacientes submetidos ao transplante de medula óssea alogenético que apresentem doença enxerto contra hospedeiro grave sem resposta ao tratamento com imunossupressores;[18]

b) Pacientes com tumores sólidos e complicações avançadas da neoplasia como aqueles com tumores de pulmão e insuficiência respiratória secundária a linfangite carcinomatosa ou comprometimento extenso das vias aéreas,[11] e, em caso de coma secundário, à infiltração meníngea pelo tumor;

c) Pacientes para os quais houve retardo significativo do início do tratamento que apresentem sinais de disfunção orgânica múltipla avançada ou irreversível.

O ICU TRIAL E QUANDO CONSIDERÁ-LO

O conceito do ICU trial foi cunhado por Lecuyer e colaboradores, do Hospital Saint Louis, para os pacientes nos quais o benefício da internação na UTI não está claro *a priori*, ou seja, para os pacientes que não se encaixam claramente em um dos dois grupos descritos anteriormente.[34] O ICU trial consiste na internação na UTI e oferta de cuidados intensivos plenos durante um período inicial (3 a 7 dias), com posterior reavaliação para redefinição da modalidade e intensidade dos tratamentos, em função da condição clínica e resposta ao tratamento inicial. Ele não deve ser considerado uma justificativa para a internação de todos os pacientes com câncer na UTI, o que seria um retrocesso, mas como uma alternativa nos casos de dúvida ou indefinição real quanto ao paciente, e deve ser pactuado *a priori* entre intensivistas, onco-hematologistas, familiares e, quando possível, os próprios pacientes. A proposta de tratamento por um período inicial vem da observação de que a mortalidade é extremamente elevada nos pacientes sem reversão das disfunções orgânicas mais relevantes após esse período.[10,34] No estudo de Lecuyer e colaboradores, a sobrevida hospitalar global dos pacientes que receberam o ICU trial foi de 20%, mas 40% dos pacientes nos quais as disfunções orgânicas foram revertidas sobreviveram.[34] Certamente, por um lado, a adoção do ICU trial implicará uma política de internação mais "abrangente" e evitará que uma parcela de pacientes cujo benefício não estava claro inicialmente deixe de receber os cuidados intensivos, mas, por outro lado, implicará aumento das taxas de mortalidade na UTI. A redução de conflitos é outro potencial efeito benéfico com a sua adoção. Entretanto, embora o conceito tenha sido adotado por diversas UTI, estudos ainda são necessários para uma avaliação mais adequada dos seus reais impactos.

INTERNAÇÃO NA UTI EM SITUAÇÕES EXCEPCIONAIS

Alguns pacientes com câncer e expectativas de sobrevida muito pessimistas que não se enquadram em um dos modelos discutidos anteriormente podem, eventualmente, ser internados na UTI em caráter excepcional.[9] Idealmente, esses pacientes devem representar uma pequena parcela dos pacientes internados em uma UTI. Nesse grupo bastante selecionado, podem-se enquadrar:

1. Pacientes para os quais uma nova droga ou opção terapêutica tenha demonstrado benefícios em estudos clínicos. Drogas e intervenções experimentais ou que tenham sido testadas em estudos fase I não se encaixam nesta recomendação;
2. Pacientes com *performance status* comprometido, majoritariamente atribuível à atividade da doença neoplásica, e tumores com resposta rápida à quimioterapia ou radioterapia, para os quais existe a expectativas de recuperação da capacidade funcional com o início do tratamento;
3. Em situações envolvendo graves conflitos ou quebra de confiança entre (e dentro da própria) equipe médica assistente, familiares e os próprios pacientes. A internação na UTI nestas situações pode ajudar na melhor definição do plano de cuidado para o paciente e permitir a resolução dos conflitos;
4. Pacientes com clara indicação para cuidados paliativos para os quais as demandas de cuidados e monitorização para garantir conforto e minimização do sofrimento sejam muito elevadas de modo a somente serem adequadamente atendidas na UTI. Nestas situações, o fácil acesso e a privacidade do paciente e seus familiares devem ser garantidos;
5. Pacientes com altíssimo risco antecipado de desenvolvimento de disfunções orgânicas graves, como aqueles com tumores de alto grau de proliferação e risco de síndrome de lise tumoral aguda após o início da quimioterapia. A internação precoce ou "profilática" destes pacientes visa garantir a monitorização das funções orgânicas e otimizar a implementação de estratégias de prevenção das disfunções orgânicas.

É extremamente importante enfatizar que as situações que envolvem a internação em caráter excepcional de pacientes com câncer na UTI são motivo de muita controvérsia na literatura e demandam uma colaboração muito próxima e alinhada entre intensivistas e oncologistas para a definição do melhor plano de cuidado para o paciente. A decisão para internar um paciente em caráter de excepcionalidade não deve ser utilizada para criar expectativas falsas ou desproporcionais para pacientes e familiares, de modo que todo o processo de decisão deve ser feito da forma mais clara e compartilhada com eles.

CONSIDERAÇÕES FINAIS

Até um em cada cinco pacientes internados em UTI tem câncer. Nos últimos anos, o prognóstico dos pacientes com câncer criticamente enfermos melhorou em função de avanços na oncologia e na medicina intensiva, e também por causa de refinamentos na referência destes pacientes para a UTI. Fatores relacionados à doença de base, tais como neoplasias hematológicas, neutropenia de curta duração, transplante autólogo de medula óssea, e a exposição recente a quimioterapia, de modo geral, não estão mais associados ao pior prognóstico em curto prazo. Escores de prognóstico têm acurácia limitada nesta população e não devem ser utilizados para orientar decisões para a internação na UTI ou relacionadas ao tratamento de um paciente. A decisão para a internação de um paciente com câncer na UTI é complexa e requer a colaboração muito próxima e alinhada entre intensivistas e oncologistas para a definição do melhor plano de cuidado para o paciente que deve estar de acordo com as preferências e valores deste e seus familiares. Foram descritas modalidades de propostas para manejo destes pacientes, na eventualidade de uma intercorrência grave, que podem ajudar os profissionais de saúde nos processos de tomada de decisão.

REFERÊNCIAS BIBLIOGRÁFICAS

1. Ferlay J1, Soerjomataram I, Dikshit R, Eser S, Mathers C, Rebelo M, Parkin DM, Forman D, Bray F. Cancer incidence and mortality worldwide: Sources, methods and major patterns in GLOBOCAN 2012. Int J Cancer. 2015 Mar 1;136(5):E359-86.
2. INCA - Instituto Nacional de Câncer. Incidência de Câncer no Brasil – Estimativa 2014. Disponível na internet: http://www.inca.gov.br/estimativa/2014/estimativa-24042014.pdf(acesso em 23/12/2014).
3. Taccone FS, Artigas AA, Sprung CL, Moreno R, Sakr Y, Vincent JL. Characteristics and outcomes of cancer patients in European ICUs. Crit Care. 2009;13(1):R15.
4. Soares M, Caruso P, Silva E, Teles JM, Lobo SM, Friedman G, et al.Dal Pizzol F, Mello PV, Bozza FA, Silva UV, Torelly AP, Knibel MF, Rezende E, Netto JJ, Piras C, Castro A, Ferreira BS, Réa-Neto A, Olmedo PB, Salluh JI; Brazilian Research in Intensive Care Network (BRICNet). Characteristics and outcomes of patients with cancer requiring admission to intensive care units: a prospective multicenter study. Crit Care Med. 2010 Jan;38(1):9-15.
5. van Vliet M, Verburg IW, van den Boogaard M, de Keizer NF, Peek N, Blijlevens NM, et al.Pickkers P. Trends in admission prevalence, illness severity and survival of haematological patients treated in Dutch intensive care units. Intensive Care Med. 2014 Sep;40(9):1275-84.
6. Hampshire PA, Welch CA, McCrossan LA, Francis K, Harrison DA. Admission factors associated with hospital mortality in patients with haematological malignancy admitted to UK adult, general critical care units: a secondary analysis of the ICNARC Case Mix Programme Database. Crit Care. 2009;13(4):R137.
7. Azoulay E1, Soares M, Darmon M, Benoit D, Pastores S, Afessa B. Intensive care of the cancer patient: recent achievements and remaining challenges. Ann Intensive Care. 2011 Mar 23;1(1):5.

8. Peigne V, Rusinová K, Karlin L, Darmon M, Fermand JP, Schlemmer B, et al.Azoulay E. Continued survival gains in recent years among critically ill myeloma patients. Intensive Care Med. 2009 Mar;35(3):512-8.
9. Benoit DD, Soares M, Azoulay E. Has survival increased in cancer patients admitted to the ICU? We are not sure. Intensive Care Med. 2014 Oct;40(10):1576-9.
10. Azoulay E, Mokart D, Pène F, Lambert J, Kouatchet A, Mayaux J, et al.Vincent F, Nyunga M, Bruneel F, Laisne LM, Rabbat A, Lebert C, Perez P, Chaize M, Renault A, Meert AP, Benoit D, Hamidfar R, Jourdain M, Darmon M, Schlemmer B, Chevret S, Lemiale V. Outcomes of critically ill patients with hematologic malignancies: prospective multicenter data from France and Belgium--a groupe de recherche respiratoire en réanimation onco-hématologique study. J Clin Oncol. 2013 Aug 1;31(22):2810-8.
11. Soares M, Toffart AC, Timsit JF, Burghi G, Irrazábal C, Pattison N, et al.Tobar E, Almeida BF, Silva UV, Azevedo LC, Rabbat A, Lamer C, Parrot A, Souza-Dantas VC, Wallet F, Blot F, Bourdin G, Piras C, Delemazure J, Durand M, Tejera D, Salluh JI, Azoulay E; Lung Cancer in Critical Care (LUCCA) Study Investigators. Intensive care in patients with lung cancer: a multinational study. Ann Oncol. 2014 Sep;25(9):1829-35.
12. Legrand M, Max A, Peigne V, Mariotte E, Canet E, Debrumetz A, et al.Lemiale V, Seguin A, Darmon M, Schlemmer B, Azoulay E. Survival in neutropenic patients with severe sepsis or septic shock. Crit Care Med. 2012 Jan;40(1):43-9.
13. Zuber B, Tran TC, Aegerter P, Grimaldi D, Charpentier J, Guidet B, et al.Mira JP, Pène F; CUB-Réa Network. Impact of case volume on survival of septic shock in patients with malignancies. Crit Care Med. 2012 Jan;40(1):55-62.
14. Azevedo LC, Caruso P, Silva UV, Torelly AP, Silva E, Rezende E, et al.Netto JJ, Piras C, Lobo SM, Knibel MF, Teles JM, Lima RA, Ferreira BS, Friedman G, Rea-Neto A, Dal-Pizzol F, Bozza FA, Salluh JI, Soares M. Outcomes for patients with câncer admitted to the ICU requiring ventilatory support: results from a prospective multicenter study. Chest. 2014 Aug;146(2):257-66. doi: 10.1378/chest.13-1870.
15. Soares M, Salluh JI, Carvalho MS, Darmon M, Rocco JR, Spector N. Prognosis of critically ill patients with cancer and acute renal dysfunction. J Clin Oncol. 2006 Aug 20;24(24):4003-10.
16. Oeyen SG, Benoit DD, Annemans L, Depuydt PO, Van Belle SJ, Troisi RI, et al.Noens LA, Pattyn P, Decruyenaere JM. Long-term outcomes and quality of life in critically ill patients with hematological or solid malignancies: a single center study. Intensive Care Med. 2013 May;39(5):889-98.
17. Souza-Dantas VC, Salluh JI, Soares M. Impact of neutropenia on the outcomes of critically ill patients with cancer: a matched case-control study. Ann Oncol. 2011 Sep;22(9):2094-100.
18. Pène F, Aubron C, Azoulay E, Blot F, Thiéry G, Raynard B, et al.Schlemmer B, Nitenberg G, Buzyn A, Arnaud P, Socié G, Mira JP. Outcome of critically ill allogeneic hematopoietic stem-cell transplantation recipients: a reappraisal of indications for organ failure supports. J Clin Oncol. 2006 Feb 1;24(4):643-9.
19. Khassawneh BY, White P Jr, Anaissie EJ, Barlogie B, Hiller FC. Outcome from mechanical ventilation after autologous peripheral blood stem cell transplantation. Chest. 2002 Jan;121(1):185-8.
20. Vandijck DM, Benoit DD, Depuydt PO, Offner FC, Blot SI, Van Tilborgh AK, et al.Nollet J, Steel E, Noens LA, Decruyenaere JM. Impact of recent intravenous chemotherapy on outcome in severe sepsis and septic shock patients with hematological malignancies. Intensive Care Med. 2008 May;34(5):847-55.
21. Darmon M, Thiery G, Ciroldi M, de Miranda S, Galicier L, Raffoux E, et al.Le Gall JR, Schlemmer B, Azoulay E. Intensive care in patients with newly diagnosed malignancies and a need for cancer chemotherapy. Crit Care Med. 2005 Nov;33(11):2488-93.
22. Song JU, Suh GY, Park HY, Lim SY, Han SG, Kang YR, et al.Kwon OJ, Woo S, Jeon K. Early intervention on the outcomes in critically ill cancer patients admitted to intensive care units. Intensive Care Med. 2012 Sep;38(9):1505-13.
23. Mokart D, Lambert J, Schnell D, Fouché L, Rabbat A, Kouatchet A, et al.Lemiale V, Vincent F, Lengliné E, Bruneel F, Pene F, Chevret S, Azoulay E. Delayed intensive care unit admission is associated with increased mortality in patients with cancer with acute respiratory failure. Leuk Lymphoma. 2013 Aug;54(8):1724-9.
24. Soares M, Salluh JI, Torres VB, Leal JV, Spector N. Short- and long-term outcomes of critically ill patients with cancer and prolonged ICU length of stay. Chest. 2008 Sep;134(3):520-6.
25. Soares M, Depuydt PO, Salluh JI. Mechanical ventilation in cancer patients: clinical characteristics and outcomes. Crit Care Clin. 2010 Jan;26(1):41-58.
26. Depuydt PO, Benoit DD, Roosens CD, Offner FC, Noens LA, Decruyenaere JM. The impact of the initial ventilatory strategy on survival in hematological patients with acute hypoxemic respiratory failure. J Crit Care. 2010 Mar;25(1):30-6.
27. Adda M, Coquet I, Darmon M, Thiery G, Schlemmer B, Azoulay E. Predictors of noninvasive ventilation failure in patients with hematologic malignancy and acute respiratory failure. Crit Care Med. 2008 Oct;36(10):2766-72.
28. Soares M, Salluh JI, Ferreira CG, Luiz RR, Spector N, Rocco JR. Impact of two different comorbidity measures on the 6-month mortality of critically ill cancer patients. Intensive Care Med. 2005 Mar;31(3):408-15.
29. Soares M, Carvalho MS, Salluh JI, Ferreira CG, Luiz RR, Rocco JR, et al.Spector N. Effect of age on survival of critically ill patients with cancer. Crit Care Med. 2006 Mar;34(3):715-21.
30. Salluh JI, Soares M. ICU severity of illness scores: APACHE, SAPS and MPM. Curr Opin Crit Care. 2014 Oct;20(5):557-65.
31. den Boer S, de Keizer NF, de Jonge E. Performance of prognostic models in critically ill cancer patients - a review. Crit Care. 2005 Aug;9(4):R458-63.
32. Soares M, Salluh JI. Validation of the SAPS 3 admission prognostic model in patients with cancer in need of intensive care. Intensive Care Med. 2006 Nov;32(11):1839-44.
33. Soares M, Silva UV, Teles JM, Silva E, Caruso P, Lobo SM, et al.Dal Pizzol F, Azevedo LP, de Carvalho FB, Salluh JI. Validation of four prognostic scores in patients with cancer admitted to Brazilian intensive care units: results from a prospective multicenter study. Intensive Care Med. 2010 Jul;36(7):1188-95.
34. Lecuyer L1, Chevret S, Thiery G, Darmon M, Schlemmer B, Azoulay E. The ICU trial: a new admission policy for cancer patients requiring mechanical ventilation. Crit Care Med. 2007 Mar;35(3):808-14.
35. Task Force of the American College of Critical Care Medicine, Society of Critical Care Medicine. Guidelines for intensive care unit admission, discharge, and triage. Crit Care Med. 1999 Mar;27(3):633-8.
36. Thiéry G, Azoulay E, Darmon M, Ciroldi M, De Miranda S, Lévy V, et al.Fieux F, Moreau D, Le Gall JR, Schlemmer B. Outcome of cancer patients considered for intensive care unit admission: a hospital-wide prospective study. J Clin Oncol. 2005 Jul 1;23(19):4406-13.

CAPÍTULO 258

INSUFICIÊNCIA RESPIRATÓRIA NO PACIENTE ONCOLÓGICO

Carmen Silva Valente Barbas
Ary Serpa Neto

DESTAQUES

- A insuficiência respiratória aguda acomete 1% dos portadores de neoplasias de órgãos sólidos, 20% dos pacientes portadores de neoplasias hematológicas e cerca de 40% dos pacientes neutropênicos portadores de transplante de medula óssea.
- A insuficiência respiratória aguda geralmente é causada por infecção respiratória não oportunista e oportunistas, edema cardiogênico, lesão pulmonar tóxica das drogas quimioterápicas, lesão induzida pela radioterapia e/ou extensão da própria neoplasia.
- Cerca de 50% dos pacientes com quadro de insuficiência respiratória aguda requerem admissão em unidades de terapia intensiva (UTI) pelo quadro de insuficiência respiratória e/ou disfunção associada de órgãos com 50% a 90% de mortalidade.
- A alta mortalidade destes pacientes está associada a transplante de medula alogênico, disfunção de outros órgãos além dos pulmões e o diagnóstico de aspergilose pulmonar invasiva.

INTRODUÇÃO

Os pacientes oncológicos, isto é, portadores de tumores malignos cujos sítios primários são bastante variáveis (cânceres do aparelho reprodutor, digestivos, hematológicos, pulmonares e outros) podendo ou não estar acompanhados de disseminação da doença (metástases).[1] As doenças neoplásicas desenvolvem-se progressivamente, a partir de qualquer tecido no interior de qualquer órgão, quando células normais perdem a sua capacidade funcional, dividindo-se descontroladamente, até produzir uma massa de tecido cancerosa. Estimam-se 518.510 novos casos de câncer por ano no Brasil.[1] Esses pacientes normalmente são submetidos a tratamentos oncológicos (cirurgia, radioterapia e quimioterapia), os quais podem trazer complicações respiratórias diretas (complicações de cirurgias torácicas e lesão pulmonar induzida pela radioterapia) e/ou complicações indiretas (infecções pós-imunossupressão pela quimioterapia e toxicidade pulmonar das drogas utilizadas na quimioterapia).[2]

Assim, a insuficiência respiratória pode afetar cerca de 1% dos pacientes oncológicos e até 20% dos pacientes com neoplasia de origem hematológica, podendo atingir 40% dos pacientes neutropênicos e receptores de transplante de medula óssea. Cerca de metade dos pacientes oncológicos que apresentam complicações respiratórias necessita de internação UTI pelo próprio quadro de insuficiência respiratória e/ou por disfunção de órgãos associada à insuficiência respiratória, podendo atingir taxas de mortalidade de 50% a 90%, especialmente nos pacientes que necessitam de intubação e ventilação mecânica invasiva.

INSUFICIÊNCIA RESPIRATÓRIA NOS PACIENTES SUBMETIDOS À CIRURGIA PULMONAR PARA RESSECÇÃO DE TUMORES PULMONARES E METASTÁTICOS

A cirurgia de ressecção pulmonar nos portadores de câncer pulmonar primário é a melhor opção curativa de tratamento em estágio precoce da doença (estágio I e II), assim como a cirurgia de ressecção de metástases em alguns casos específicos. Também é uma terapêutica fundamental no tratamento multimodal de pacientes selecionados em estádios avançados de câncer de pulmão (estágio II e IV).[3] As complicações pulmonares após a cirurgia de ressecção não são raras, podendo evoluir para insuficiência respiratória aguda e necessidade de internação nas UTI, com predominância das causadas por arritmias cardíacas (especialmente fibrilação atrial de alta frequência), pneumonias evoluindo para síndrome do desconforto respiratório agudo, fístulas broncopleurais, sangramentos, *delirium* e complicações cerebrovasculares especialmente em pacientes idosos e portadores de comorbidades.[4-6] Assim, uma avaliação pré-operatória cuidadosa, avaliação e tratamento adequado das comorbidades, prevenção de arritmias, infecção e de broncoaspiração, assim como um planejamento cirúrgico detalhado com a respectiva técnica adequada para evitar sangramento excessivo e fístulas broncopleurais e com o mínimo tempo cirúrgico possível são fundamentais para uma cirurgia torácica de sucesso e com mínimas complicações. No caso de ocorrência de complicações, devem-se detectar e tratar o mais rapidamente possível as arritmias, os sangramentos e as infecções para melhora do prognóstico destes pacientes.

LESÃO PULMONAR INDUZIDA PELA RADIOTERAPIA

A radioterapia vem sendo utilizada para tratamento de pacientes portadores de câncer de pulmão localizado que não tenham condições cirúrgicas (ou por falta de reserva funcional pulmonar por falta de condições clínicas para o procedimento cirúrgico), em associação à quimioterapia em carcinomas de pequenas células pulmonares localizados, pós-ressecção de carcinomas de mama e ainda no pós-operatório de ressecção de câncer pulmonar com metástases mediastinais.[3] A radioterapia pode ensejar pneumonite actínica, pneumonite de hipersensibilidade e/ou até a fibrose pulmonar após a lesão induzida pela radiação. A lesão, geralmente, é mais intensa quanto maior a dose da radiação e pode ser sensibilizada por agentes quimioterápicos utilizados concomitantemente. Os fatores de risco descritos para o desenvolvimento da pneumonite actínica incluem radiação torácica prévia, história de tabagismo, função pulmonar deteriorada, idade jovem, doença pulmonar obstrutiva crônica, sexo feminino, uso de terapia endócrina para câncer de mama e retirada da terapêutica com corticosteroide durante a radioterapia.[7-8]

Os sintomas da pneumonite actínica aparecem 4 a 12 semanas após a radioterapia e os sinais da fibrose actínica surgem depois de 6 a 12 meses da radiação. Caracterizam-se por tosse e dispneia, podendo ser acompanhados de febre baixa e perda de peso. Estertores crepitantes e atrito pleural podem ser encontrados na ausculta pulmonar. O diagnóstico da pneumonite actínica é feito pelo surgimento de sintomas pulmonares após radiação pulmonar. A radiografia de tórax pode se apresentar normal no início dos sintomas e progredir para infiltrados alveolares focais que usualmente se apresentam no campo da radiação, inclusive podendo ser encontrada uma linha nítida do campo da radioterapia sugerindo seu diagnóstico. Na fase crônica da pneumonite actínica, encontram-se densificações do parênquima pulmonar com retração e diminuição de seu volume. A tomografia por emissão de pósitrons (PET-CT) pode auxiliar no diagnóstico da pneumonite actínica (Figura 258.1), assim como a ressonância magnética funcional. Na prova de função pulmonar, é possível encontrar uma diminuição da capacidade vital forçada, da capacidade pulmonar total, do volume residual e da difusão. O volume-corrente pode estar diminuído, a frequência respiratória aumentada e hipoxemia detectada na oximetria de pulso ou mesmo na gasometria arterial. A broncoscopia com lavado broncoalveolar e biópsia transbrônquica podem

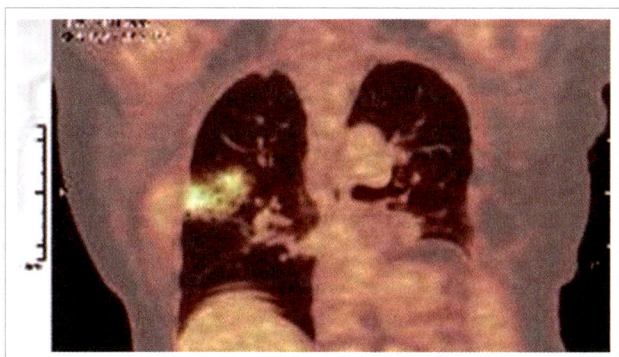

FIGURA 258.1. PET-CT mostrando lesão inflamatória pulmonar pós-radioterapia para adenocarcinoma pulmonar.

ser de auxílio principalmente nos casos de dúvida diagnóstica (diferencial com infeção pulmonar, hipersensibilidade a drogas, piora da doença neoplásica de base e linfangite carcinomatosa). O lavado broncoalveolar na pneumonite actínica geralmente mostra um aumento no número de linfócitos CD4+ e células T ICAM-1 positivas nos pacientes com manifestações radiológicas.[7-8]

INSUFICIÊNCIA RESPIRATÓRIA POR PNEUMONIA DE HIPERSENSIBILIDADE ÀS DROGAS QUIMIOTERÁPICAS

O tratamento da pneumonite actínica deve ser realizado nos pacientes sintomáticos ou com piora progressiva da função respiratória com prednisona 60 mg/kg/dia por quatro semanas e descontinuadas após 3 a 12 semanas. Outros imunossupressores, como azatioprina e ciclosporina e outros agentes antifibróticos em investigação como a pirfenidona, poderão ser utilizados no tratamento da pneumonite actínica e na sua forma fibrótica.[7-8]

Dos pacientes que recebem agentes quimioterápicos sistêmicos para tratamento da sua doença neoplásica, 10% a 20% desenvolverão algum grau de toxicidade pulmonar. Os mecanismos da toxicidade pulmonar das drogas antineoplásica são pouco conhecidos acreditando-se tratar de toxicidade direta das drogas. As apresentações clínicas da toxicidade pulmonar das drogas antineoplásicas variam, podendo se apresentar como broncoespasmo agudo, reação anafilática durante a infusão das drogas, hemorragia alveolar, pneumonia eosinofílica, pneumonia de hipersensibilidade, pneumonia intersticial, pneumonia organizante, síndrome do desconforto respiratório agudo e síndrome de vazamento capilar. As manifestações clínicas incluem tosse, dispneia, febre baixa e hipoxemia. Calafrios e secreção pulmonar são menos relatados. A ausculta pulmonar pode revelar estertores crepitantes, sibilos ou ser normal. Eritema cutâneo e eosinofilia podem ser sinais de hipersensibilidade a drogas (DIHS ou hipersensibilidade induzida por drogas) quando associada a sintomas sistêmicos (DRESS). As manifestações clínicas podem aparecer já no primeiro ciclo da quimioterapia ou durante a sequência de ciclos. Fibrose pulmonar tardia pode assomar com o uso de nitrosoureia e bleomicina. Como os ciclos de quimioterapia são realizados com diversas drogas associadas quando ocorre a toxicidade pulmonar, fica difícil identificar a causadora. As drogas quimioterápicas que podem provocar toxicidade pulmonar incluem bleomicina, gencitabine, paclitaxel, platina, ciclofosfamida, doxirrubicina, metotrexate, doxirrubicina, etoposide, gefitinib, trantuzumab, evorolimus, entre outras. A radiografia e tomografia de tórax revelam infiltrado pulmonar em vidro fosco, infiltrado intersticial reticular unilateral e/ou bilateral, consolidações pulmonares, espessamento septal interlobular bilateral e nódulos centrolobulares. O diagnóstico da toxicidade pulmonar por quimioterápicos é feito mais pela história clínica da associação do uso das drogas quimioterápicas e o aparecimento dos sintomas e as alterações radiológicas e/ou tomográficas. A broncoscopia com lavado broncoalveolar e biópsia transbrônquica é realizada mais para afastar infecção respiratória e mesmo disseminação da doença neoplásica, como linfangite carcinomatosa. No lavado broncoalveolar, pode ser observado aumento de neutrófilos, linfócitos e, mais raramente, de eosinófilos. Na biópsia transbrônquica, podem ser observados pneumonia intersticial usual, pneumonia intersticial não específica, pneumonia intersticial descamativa, pneumonia eosinofílica, pneumonia de hipersensibilidade, pneumonia organizante, dano alveolar difuso, hemorragia alveolar e, mais raramente, granulomatose não necrosante, doença pulmonar veno-oclusiva e proteinose alveolar. O tratamento da toxicidade pulmonar consequente a drogas quimioterápicas consiste na retirada destas, administração de corticosteroides, na mudança do esquema quimioterápico e na implementação de medidas de suporte como oxigenoterapia, ventilação não invasiva, intubação e ventilação mecânica invasiva até a recuperação dos pacientes.[9-11]

INFECÇÃO RESPIRATÓRIA NO PACIENTE ONCOLÓGICO

A infecção respiratória no paciente oncológico pode ter várias etiologias e a falha na identificação da causa está associada com aumento na mortalidade.[12-21] Em estudo prospectivo, randomizado, multicêntrico em 16 UTI na França, Lemiale e colaboradores avaliaram 219 pacientes portadores de neoplasias hematológicas e neoplasias sólidas, internados naquelas unidades pelo quadro de insuficiência respiratória aguda. Nesses pacientes, cerca de 35% tiveram diagnóstico de infecção respiratória por vírus (Figura 258.2) ou bactérias e 30% tiveram diagnóstico de infecção oportunista estabelecido com ou sem auxílio de broncoscopia com lavado broncoalveolar e biópsia transbrônquica. Cerca de 20% dos pacientes não tiveram diagnóstico estabelecido. A aspergilose pulmonar é a pneumonia fúngica mais comum em transplantados de medula óssea. O *Aspergilus fumigatus* e o *Aspergilus flavus* são os mais encontrados. Os fatores de risco para intubação e ventilação mecânica

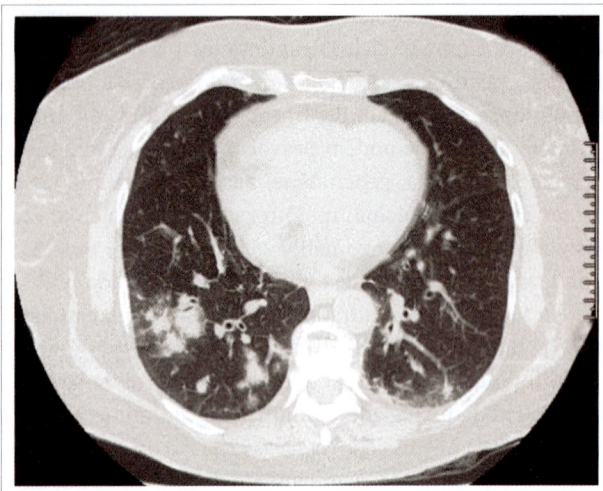

FIGURA 258.2. Pneumonias multifocais pelo vírus metapneumovírus B em paciente pós-quimioterapia e radioterapia para adenocarcinoma pulmonar.

nesses pacientes foram presença de hipoxemia, extensão do infiltrado radiológico para os quatro quadrantes e disfunção hemodinâmica. A mortalidade dos pacientes que necessitaram de ventilação mecânica invasiva (cerca de 50%) foi semelhante à dos pacientes que falharam na ventilação mecânica não invasiva.[2]

COMPLICAÇÕES PULMONARES PÓS-TRANSPLANTE DE CÉLULAS-TRONCO HEMATOPOIÉTICAS

O transplante de células-tronco hematopoiéticas (TCTH) é um tratamento bem estabelecido para várias doenças oncológicas e hematológicas. Diferentes tipos de transplante estão disponíveis e podem afetar diretamente o desfecho clínico do paciente. Em particular, a origem das células a serem transplantadas é um fator importante para o tipo e a gravidade das complicações relacionadas ao transplante. As complicações pulmonares são comuns em receptores de TCTH e são uma das principais causas de morbidade e mortalidade neste grupo de pacientes. Embora as infecções pulmonares sejam amplamente reconhecidas e bem descritas na literatura, pouca ênfase tem sido dada a complicações não infecciosas, que são determinantes importantes no desfecho clínico do paciente.[22]

O sucesso do transplante é em grande parte limitado pelas complicações secundárias à imunossupressão, toxicidade relacionada ao tratamento e interações imunológicas entre o receptor e o enxerto. As complicações pulmonares são comuns, afetando aproximadamente 40% a 60% dos receptores e contribui significativamente para a morbidade e mortalidade destes pacientes. De acordo com alguns estudos, as complicações pulmonares são responsáveis por 50% de todos os óbitos nessa população,[23] e pacientes com complicações pulmonares têm uma mortalidade maior do que aqueles sem essas complicações.[22,24]

Nos últimos anos, as complicações pulmonares foram em grande parte atribuídas a causas infecciosas. Mais recentemente, contudo, existe uma mudança na etiologia destas complicações, e a lesão pulmonar não infecciosa tem emergido como uma das principais causas de morbidade e mortalidade. Em contraste com as infecções pulmonares, que podem ser confirmadas pela identificação dos patógenos em exames laboratoriais, o diagnóstico definitivo das complicações não infecciosas é difícil. Isso ocorre por causa de vários fatores, incluindo a sobreposição de síndromes clínicas; presença de comorbidades; coexistência de doenças infecciosas e não infecciosas; e os riscos associados com os procedimentos diagnósticos invasivos, particularmente no período pós-transplante imediato quando os pacientes apresentam trombocitopenia importante. O diagnóstico histopatológico, considerado padrão-ouro, é raramente obtido, e esses fatores enfatizam a importância dos exames de imagem no diagnóstico destas complicações.[22]

As complicações pulmonares, tanto infecciosas quanto não infecciosas, seguem um cronograma previsível após o TCTH. Após o transplante, o grau e a duração da imunossupressão é influenciada pelo tempo de recuperação da função da medula e a reconstituição imunológica, bem como do tipo de transplante. Além disso, as complicações pulmonares podem ocorrer como resultado de terapias específicas utilizadas nos receptores, tais como transfusões de sangue, e da toxicidade pulmonar induzida por drogas. Semelhante às complicações infecciosas, as complicações não infecciosas podem ser classificadas como ocorrendo no período precoce ou tardio do pós-transplante, dependendo do seu tempo de início após o transplante.[23]

COMPLICAÇÕES PULMONARES PRECOCES

As complicações pulmonares precoces ocorrem nos primeiros 100 dias após o transplante. Embora algumas sobreposições ocorram, o período de complicação precoce é subdividido em período neutropênico ou pré-enxerto (até 30 dias após transplante) e em período pós-transplante imediato (30 a 100 dias após o transplante).[23]

PERÍODO NEUTROPÊNICO OU PRÉ-ENXERTO

O período neutropênico inclui os primeiros 30 dias após o transplante, quando a medula transplantada ainda não está funcionando e o paciente continua neutropênico. Durante este período, a frequência de complicações pulmonares infecciosas e não infecciosas é semelhante. As principais complicações estão descritas a seguir.

SÍNDROME DA PNEUMONIA IDIOPÁTICA (SPI)

A SPI é uma complicação grave e sua incidência é maior em receptores de TCTH alogênico que se submeteram a regimes mieloablativos. A SPI ocorre em 3% a 15% destes pacientes e a mediana de tempo de início descrito na literatura é de 20 a 42 dias após o transplante.[4] A mortalidade é elevada (ao redor de 60% a 80%) e geralmente ocorre logo após o diagnóstico.[1]

A SPI é uma síndrome clínica pós-transplante que se manifesta com lesão alveolar difusa e disfunção pulmonar aguda na ausência de infecção, doença cardíaca ou renal, ou outra causa iatrogênica, como sobrecarga de fluído.[4] Acredita-se que a SPI resulte de uma variedade de insultos pulmonares, incluindo toxicidade direta de regimes de condicionamento, infecção oculta, liberação de citocinas inflamatórias e, possivelmente, de fatores imunológicos.[4] As entidades incluídas na classificação da SPI incluem a síndrome do desconforto respiratório agudo (SDRA), edema não cardiogênico, síndrome do vazamento capilar, síndrome de toxicidade pulmonar tardia e outras.[1]

A manifestação clínica e radiológica da SPI não é específica. No entanto, os doentes apresentam invariavelmente sinais de disfunção respiratória aguda e rapidamente progressiva e, muitas vezes, associada à tosse e febre. Estudos de imagem podem demonstrar achados inespecíficos de opacidade lobar ou multilobar difusa que podem ser indistinguíveis de achados de infecção pulmonar. Ainda, uma vez que a definição de SPI é clínica, não existe nenhum diagnóstico histopatológico definitivo.[1] De forma geral, a presença de opacidade no parênquima pulmonar em um paciente com sintomas respiratórios progressivos e de rápida instalação após um TCTH e na ausência de infeção (confirmada por exames laboratoriais) sugere o diagnóstico da SPI. O tratamento da SPI envolve suporte clínico e uso de corticosteroide endovenoso.

EDEMA PULMONAR

O edema pulmonar é a complicação não infecciosa mais comum nas primeiras semanas após o transplante, com um pico de incidência na segunda/terceira semana após o transplante. A etiologia é multifatorial e o edema pulmonar pode ser hidrostático ou por aumento da permeabilidade. As causas de edema pulmonar hidrostático incluem a sobrecarga de fluídos, disfunção cardíaca secundária à quimioterapia, radioterapia e insuficiência renal. O edema por aumento de permeabilidade pode ser causado pela toxicidade pulmonar induzida pela quimioterapia, radioterapia ou secundário a uma reação transfusional.[23]

As manifestações clínicas incluem dispneia súbita, ganho de peso e crepitações a ausculta pulmonar. Os principais achados nos exames de imagem são: espessamento do septo, vasos pulmonares dilatados, espessamento da parede brônquica, opacidades em vidro fosco, cardiomegalia e derrame pleural. Durante o período pós-transplante, o aparecimento rápido dos achados de imagem descritos anteriormente em pacientes com dispnéia aguda sugerem edema pulmonar.[26] O tratamento envolve o uso de ventilação não invasiva e diuréticos.

HEMORRAGIA ALVEOLAR DIFUSA

A hemorragia alveolar difusa (HAD) ocorre no período pós-transplante inicial com um tempo médio de início de 12 a 15 dias após o transplante, a incidência varia de 5% a 30%[4] e a mortalidade é elevada (60% a 100% dos casos, nas primeiras três semanas após o diagnóstico).[22] A HAD é parte de um espectro de lesões pulmonares agudas após o TCTH e compreende o sangramento capilar induzido pela quimioterapia e radioterapia e possivelmente por infecções ocultas.[23]

Os pacientes apresentam-se com dispneia e tosse, podendo ter ou não febre. A hemoptise sugere o diagnóstico, mas ocorre somente em 66% dos casos.[25] Os achados de imagem iniciais incluem opacidades pulmonares com graus variáveis de vidro-fosco e consolidação, e as opacidades em vidro-fosco podem ser os achados principais. Embora possa haver padrões semelhantes ao observado em pacientes com edema pulmonar, o tamanho do coração tipicamente é normal e a presença de derrame pleural não está presente. Os critérios diagnósticos para a HAD incluem opacidades pulmonares e a presença de sangue no lavado broncoalveolar na ausência de infecção. A exclusão de infecção associada é crucial, uma vez que o tratamento da HAD envolve a administração de corticosteroides.[25]

SÍNDROME DO DESCONFORTO RESPIRATÓRIO PERIENXERTO (PERDS)

A PERDS é caracterizada por aumento difuso da permeabilidade capilar, erupção cutânea e febre que ocorre durante o enxerto de células-tronco hematopoiéticas e recuperação dos neutrófilos.[22] A ocorrência da síndrome usualmente é nos primeiros cinco dias de enxerto ou 7 a 21 dias pós-transplante.[25] O achado predominante é o espessamento dos septos interlobulares que, muitas vezes, está associado com opacidades em vidro fosco bilateral, consolidações peri-hilar ou peribrônquico e derrames pleurais. Os achados de imagem da PERDS podem ser indistinguíveis daqueles do edema pulmonar e podem simular os achados da SDRA. A ausência de cardiomegalia ou de outros achados clínicos de edema pulmonar e a presença de um exantema e febre podem ser úteis para a diferenciação.[25, 26] O prognóstico da PERDS é bom e a resolução pode ser espontânea ou após o uso de corticosteroides.

PERÍODO PÓS-TRANSPLANTE IMEDIATO

O período de pós-transplante imediato se estende a partir de 30 até 100 dias após o transplante. Durante esta fase, a contagem de neutrófilos é normal, mas a imunidade celular e humoral apresenta-se prejudicada. Como resultado da reconstituição do sistema imunológico, a frequência de complicações infecciosas diminui. A SPI, embora descrita para fase mais precoce, pode ter um início mais tardio e pode manifestar-se 30 dias ou mais após o transplante.

DOENÇA ENXERTO-*VERSUS*-HOSPEDEIRO (GVHD) AGUDA

A GVHD é uma das principais causas de morbidade e mortalidade em pacientes após transplante alogênico e é causada por uma reação imune entre as células do doador e os tecidos do hospedeiro. A GVHD foi relatada em 20% a 75% dos receptores de TCTH alogênico e afeta principalmente a pele, o fígado e o sistema gastrintestinal. Embora os pulmões não sejam considerados um alvo clássico, a GVHD pulmonar pode apresentar-se como lesão aguda até dano crônico irreversível.[27] A GVHD pulmonar aguda é rara e os achados são inespecíficos, podendo incluir opacidades intersticiais e alveolares difusas que se assemelham a edema pulmonar.[22]

COMPLICAÇÕES PULMONARES TARDIAS

As complicações tardias ocorrem mais de 100 dias ou três meses após o transplante e, durante este período, as causas não infecciosas são mais comuns do que as complicações infecciosas.[25] A complicação tardia mais comum após o transplante é a GVHD crônica, que se manifesta como bronquiolite obliterante, pneumonia organizante ou pneumonia intersticial não classificada.

REFERÊNCIAS BIBLIOGRÁFICAS

1. Rosas MSL, Silva BNM, PintoRGMP, Silva BV, Silva RA, Guerra LR, et al. Incidência do Câncer no Brasil e o Potencial Uso dos Derivados de Isatinas na Cancerologia Experimental. Rev. Virtual Quim. 2013;5(2):243-65.
2. Lemiale V, Lambert J, Canet E, Mokart D, Pène F, Rabbat A, et al. Identifying cancer subjects with acute respiratory failure at high risk for intubation and mechanical ventilation. Respir Care. 2014 Oct;59(10):1517-23.
3. Lang-Lazdunski L Surgery for nonsmall cell lung cancer. Eur Respir Rev. 2013 Sep 1;22(129):382-404.
4. Shiono S, Abiko M, Sato T. Postoperative complications in elderly patients after lung cancer surgery. Interact Cardiovasc Thorac Surg. 2013 Jun;16(6):819-23.
5. Aoki T, Yamato Y, Tsuchida M, Watanabe T, Hayashi J, Hirono T. Pulmonary complications after surgical treatment of lung cancer in octogenarians. Eur J Cardiothorac Surg. 2000;18:662-5.
6. Schussler O, Alifano M, Dermine H, Strano S, Casetta A, Sepulveda S, et al. Postoperative pneumonia after major lung resection. Am J Respir Crit Care Med. 2006;173:1161-9.
7. Abratt RP, Morgan GW. Lung toxicity following chest irradiation in patients with lung cancer. Lung Cancer. 2002;35:103.
8. Borst GR, De Jaeger K, Belderbos JS, Burgers S, Lebesque JV. Pulmonary function changes after radiotherapy in non-small-cell lung cancer patients with long-term disease-free survival. Int J Radiat Oncol Biol Phys. 2005;62(3):639-44.
9. Cleverley JR, Screaton NJ, Hiorns MP, Flint JD, Müller NL. Drug-induced lung disease: high-resolution CT and histological findings. Clin Radiol. 2002;57(4):292-9.
10. Vahid B, Marik PE. Pulmonary complications of novel antineoplastic agents for solid tumors. Chest. 2008;133:528.
11. Lee C, Gianos M, Klaustermeyer WB. Diagnosis and management of hypersensitivity reactions related to common cancer chemotherapy agents. Ann Allergy Asthma Immunol. 2009;102:179.
12. Azoulay E, Thie´ry G, Chevret S, Moreau D, Darmon M, Bergeron A, et al. The prognosis of acute respiratory failure in critically ill cancer patients. Medicine. 2004;83(6):360-70.
13. Depuydt PO, Benoit DD, Vandewoude KH, Decruyenaere JM, Colardyn FA. Outcome in noninvasively and invasively ventilated hematologic patients with acute respiratory failure. Chest. 2004;126(4):1299-306.
14. Lecuyer L, Chevret S, Guidet B, Aegerter P, Martel P, Schlemmer B, Azoulay E. Case volume and mortality in haematological patients with acute respiratory failure. Eur Respir J. 2008;32(3):748-54.
15. Soares M, Darmon M, Salluh JI, Ferreira CG, Thie´ry G, Schlemmer B, et al. Prognosis of lung cancer patients with life-threatening complications. Chest. 2007;131(3):840-6.
16. Vincent JL, Akc¸a S, De Mendonca A, Haji-Michael P, Sprung C, Moreno R, et al. The epidemiology of acute respiratory failure in critically ill patients. Chest. 2002;121(5):1602-9.
17. Rabbat A, Chaoui D, Lefebvre A, Roche N, Legrand O, Lorut C, et al. Is BAL useful in patients with acute myeloid leukemia admitted in ICU for severe respiratory complications? Leukemia. 2008;22(7):1361-7.
18. Azoulay E, Mokart D, Lambert J, Lemiale V, Rabbat A, Kouatchet A, et al. Diagnostic strategies in cancer patients with acute respiratory failure: a multicenter randomized controlled trial. Am J Respir Crit Care Med. 2010;182(8):1038-46.
19. Azoulay E, Bergeron A, Chevret S, Bele N, Schlemmer B, Menotti J. Polymerase chain reaction for diagnosing pneumocystis pneumonia in non-HIV immunocompromised patients with pulmonary infiltrates. Chest. 2009;135(3):655-61.
20. Azoulay E. Pulmonary infiltrates in patients with malignancies: why and how neutropenia influences clinical reasoning. Eur Respir J. 2009;33(1):6-8.
21. Hilbert G, Gruson D, Vargas F, Valentino R, Gbikpi-Benissan G, Dupon M, et al. Noninvasive ventilation in immunosuppressed patients with pulmonary infiltrates, fever, and acute respiratory failure. N Engl J Med. 2001;344(7):481-7.
22. Peña E, Souza CA, Escuissato DL, Gomes MM, Allan D, Tay J, et al. Noninfectious Pulmonary Complications after Hematopoietic Stem Cell Transplantation: Practical Approach to Imaging Diagnosis. Radiographics. 2014;34:663-83.
23. Brodoefel H, Faul C, Salih H, Vogel W, Fenchel M, Horger M. Therapy-related noninfectious complications in patients with hematologic malignancies: high-resolution computed tomography findings. J Thorac Imaging. 2013;28:W5-W11.
24. Soubani AO, Miller KB, Hassoun PM. Pulmonary complications of bone marrow transplantation. Chest. 1996;109:1066-77.
25. Panoskaltsis-Mortari A, Griese M, Madtes DK, Belperio JA, Haddad IY, Folz RJ, et al. An official American Thoracic Society research statement: noninfectious lung injury after hematopoietic stem cell transplantation—idiopathic pneumonia syndrome. Am J Respir Crit Care Med. 2011;183:1262-79.
26. Franquet T, Müller NL, Lee KS, Giménez A, Flint JD. High-resolution CT and pathologic findings of noninfectious pulmonary complications after hematopoietic stem cell transplantation. AJR Am J Roentgenol. 2005;184:629-37.
27. Yousem SA. The histological spectrum of pulmonary graft-versus-host disease in bone marrow transplant recipients. Hum Pathol. 1995;26:668-75.

CAPÍTULO 259

INSUFICIÊNCIA RENAL NO PACIENTE COM CÂNCER

Óren Smaletz
Bento Fortunato Cardoso dos Santos

DESTAQUES

- Pacientes com câncer podem desenvolver disfunção renal que interfere na sobrevida e também impede o tratamento adequado para o tumor.
- Fatores de risco de lesão renal em pacientes com câncer podem ser divididos em fatores inerentes ao câncer, toxicidade induzida pela droga, fatores clínicos do paciente e fatores relacionados à interação entre rim e medicação oncológica.
- A síndrome de lise tumoral (SLT) descreve as sequelas clínica e laboratorial que resultam da liberação rápida de componentes intracelulares das células malignas mortas, levando a hipercalemia, hiperfosfatemia com hipocalcemia secundária, hiperuricemia.
- A SLT é situação de emergência oncológica e deve ser tratada como tal, pois pode levar à insuficiência renal aguda (IRA) e ser letal.
- A lesão renal decorrente da agressão tumoral direta pode ser vista na infiltração linfomatosa renal, na síndrome nefrótica por lesão mínima e na nefropatia do mieloma múltiplo.
- Drogas comumente associadas com nefrotoxicidade são cisplatina, carboplatina, gemcitabina, mitomicina C, ifosfamida e pemetrexed, mas novos agentes antiangiogênicos, como bevacizumabe, e outros novos anticorpos mononucleares já foram identificados como causadores de lesão renal.
- Pacientes com câncer, com IRA e que necessitam de diálise em uma unidade de terapia intensiva (UTI) têm mortalidade similar a pacientes sem câncer.

INTRODUÇÃO

O campo da oncologia mudou rapidamente com o advento de novas terapias e com a melhora dos resultados dos tratamentos dos diversos tumores. Contudo, pacientes com câncer podem desenvolver uma série de lesões renais que interferem na sobrevida e também impedem o tratamento adequado para o tumor.

Ao mesmo tempo, pelo aumento da expectativa de vida da população em geral, um número maior de pacientes idosos são diagnosticados com câncer, o que faz com que muitos deles sejam diagnosticados e tratados do seu câncer na vigência de outras comorbidades, incluindo a disfunção renal. A identificação correta dos pacientes em risco de lesão renal e o seu correto manejo são de suma importância para o sucesso do tratamento oncológico.

FATORES DE RISCO

Para o desenvolvimento de alguma lesão renal no paciente oncológico, pode-se separar os fatores de risco em fatores inerentes ao câncer, toxicidade induzida pela droga, fatores clínicos do paciente e fatores relacionados à interação rim-medicação oncológica. O Quadro 259.1 exemplifica os fatores de risco mais comuns. Na grande maioria das vezes, a lesão renal estabelece-se pela ocorrência de vários fatores de risco. Dessa forma, os clínicos devem estar atentos a medidas preventivas disponíveis durante o tratamento, assim como às opções de tratamento para as consequências renais.

SÍNDROME DE LISE TUMORAL (SLT)

Descreve as sequelas clínica e laboratorial que resultam da liberação rápida de componentes intracelulares das células malignas mortas. Trata-se de situação de emergência oncológica caracterizada pela liberação de potássio, fósforo e ácidos nucleicos pelas células malignas que pode resultar em hipercalcemia, hiperfosfatemia com hipocalcemia secundária, hiperuricemia, IRA, e pode ser letal.

É mais comumente associada ao tratamento de tumores hematológicos de alto volume (*bulky*) ou com alta replicação celular, como leucemia linfocítica ou linfoblástica aguda, leucemia mieloide aguda, linfoma de Burkitt, mas pode também estar associada, mais raramente, a tumores sólidos[1] (carcinomas de pequenas células, tumores de células germinativas, tumores de mama, timoma, tumores de ovário, melanoma) ou a mieloma múltiplo, neste caso geralmente associado ao uso de bortezomibe.[2] Há também descrição na literatura de SLT espontânea, ou seja, corre antes do início da quimioterapia.[3-4]

Além dos tipos de tumores mais comumente associados, suspeitar de SLT quando houver os seguintes fatores de risco: doença renal preexistente, altos níveis de desidrogenase lática sérica (> 2 vezes o limite superior da normalidade), altos níveis basais de ácido úrico (> 7,5 mg/dL), doença volumosa (> 10 cm) e leucocitose (> 25.000/μL).[5]

A classificação de Cairo-Bishop é a mais utilizada para a definição de SLT.[6] Para confirmar a SLT laboratorial, é preciso que haja dois ou mais fatores laboratoriais em um

QUADRO 259.1. Fatores de risco para disfunção renal em pacientes oncológicos.

Fatores inerentes ao câncer	- Envolvimento renal direto pelo tumor (linfoma, leucemia) - Lesão renal pelo mieloma múltiplo - Obstrução urinária - Glomerulopatias associadas ao tumor - SLT
Toxicidade induzida pela droga	- Drogas altamente nefrotóxicas - Drogas ou metabólitos insolúveis - Exposição renal a curso prolongado de tratamento com altas doses - Combinação de injúria por outros medicamentos (anti-inflamatórios não hormonais, aminoglicosídeo e contraste iodado)
Fatores clínicos	- Pacientes idosos - Desidratação, náusea/vômitos, diarreia - Depleção de volume por cardiomiopatia, ascite volumosa e derrame pleural - Insuficiência renal crônica previamente estabelecida - Mutações genéticas nos sistemas enzimáticos hepático e renal da CYP450 - Mutações genéticas nas proteínas transportadoras
Interação rim-medicação	- Distribuição renal de altas concentrações da droga - Captação tubular proximal por endocitose - Transporte tubular basolateral pelas vias de OAT e OCT - Aumento da concentração da medicação na medula renal e no interstício - Alta taxa metabólica nas células tubulares da alça de Henle

OAT: *Organic Anion Transporter*; OCT: *Organic Cation Transporter*; SLT: síndrome de lise tumoral.
Fonte: Adaptado de Perazella.[33]

período de 24 horas, que varia de três dias antes até sete dias após a quimioterapia. Para confirmar a SLT clínica, é necessário confirmar a SLT laboratorial e ter ao menos um critério clínico de SLT (Quadro 259.2). A mortalidade em seis meses da SLT varia de 21% em pacientes sem disfunção renal aguda a 66% para aqueles que a desenvolveram.[7]

Antigamente acreditava-se que a SLT levava à lesão renal aguda (LRA) por meio da nefropatia por ácido úrico, que, após liberado na morte celular, deposita-se em forma de cristais nos túbulos renais.[8] Hoje, sabe-se que o ácido úrico pode levar à lesão renal por efeitos hemodinâmicos com aumento de pressão hidrostática nos capilares peritubulares e com resistência vascular distal.[9]

O ácido úrico pode ser nefrotóxico diretamente por sequestro de óxido nítrico, levando à vasoconstrição e à isquemia renal.[10] Mas há um dano renal independente do ácido úrico resultante da quelação dos altos níveis de fosfato pelo cálcio e a deposição de sais de cálcio-fosfato em partes moles, incluindo os rins,[11] o que justifica a LRA da SLT, apesar do uso de urato-oxidase recombinante.

A avaliação de risco de SLT para cada paciente é essencial para as medidas profiláticas. Recomendam-se pelo menos três litros de hidratação intravenosa por dia antes do início da quimioterapia, contanto que o paciente não tenha contraindicações para expansão volêmica,[12-13] além de evitar o uso de anti-inflamatórios não hormonais e de contraste iodado.

Para pacientes de médio a alto risco, deve-se considerar o uso de inibidores de xantina-oxidase (alopurinol); para pacientes com tumores de muito alto risco, o uso de urato-oxidase recombinante (rasburicase), especialmente naqueles pacientes em que o atraso da quimioterapia pode comprometer seu estado clínico.[13]

Uma vez estabelecida a SLT, os cuidados devem se voltar para estabelecer as concentrações normais de solutos extracelulares com hidratação intravenosa de 3 L/dia.[14] O uso de diuréticos pode piorar as condições renais do paciente. O alopurinol, muito importante na prevenção da SLT, pode ser prejudicial no tratamento, uma vez que eleva os níveis de xantina, levando à formação de cristais nos túbulos renais.[15]

Além disso, a sua forma ativa, oxipurinol, é excretada pelos rins, o que causa certa preocupação em pacientes com disfunção renal aguda ou crônica, podendo propiciar síndrome de hipersensibilidade, que pode variar de *rash* cutâneo a hepatite aguda com eosinofilia.[16]

A alcalinização da urina deve ser feita somente em casos de hiperuricemia grave, quando não está disponível a urato-oxidase recombinante, pois a alcalinização pode aumentar a deposição de cristais de cálcio-fosfato nos rins, piorando a função renal, e pode piorar a hipocalcemia, levando à tetania. O uso de rasburicase foi estudado em vários estudos randomizados e uma metanálise mostrou que é bastante eficaz na redução do ácido úrico, mas não mostrou melhoras em termos de IRA e de mortalidade.[17]

A reposição de cálcio somente deve ser feita em casos de manifestações clínicas da hipocalcemia (tetania, alterações eletrocardiográficas, convulsão), pois a reposição de cálcio aumenta a taxa de deposição de cristais cálcio-fosfato nos rins. Em caso de IRA, a diálise contínua é o método preferido para a retirada extracorpórea de potássio, ácido úrico e fósforo.[14]

LESÃO RENAL POR INFILTRAÇÃO

A LRA é comum em pacientes com câncer e causa a interrupção no tratamento, prolongando a internação e aumentando os custos e a mortalidade. Entre as várias causas de lesão renal nos pacientes com câncer, encontram-se a infiltração linfomatosa renal (ILR), a síndrome nefrótica por lesão mínima (SNLM) e a nefropatia do mieloma múltiplo. A ILR é relativamente comum, mas pode cursar de maneira subclínica. Cerca de 50% dos pacientes com linfoma não Hodgkin tem doença extranodal, por volta de um terço deles tem invasão do parênquima renal e somente 14% tiveram o diagnóstico de ILR antes da morte.[18]

Os achados mais frequentes são aumento do tamanho renal nos exames de imagens, alteração da taxa de filtração glomerular e proteinúria subclínica, mas pode ser diagnosticado por biópsia.[19] O foco do tratamento é o tratamento oncológico da doença de base (linfoma).

A SNLM representa 40% das glomerulopatias associadas à doença de Hodgkin e pode ser diagnosticada em 30% dos casos antes do diagnóstico oncológico. Ela é causada por um fator de permeabilidade soluvel, que causa perda seletiva de permeabilidade capilar e permite que a albumina cruze a barreira glomerular.[20]

QUADRO 259.2. Definição de Cairo-Bishop para SLT.[6]	
SLT laboratorial Requer pelo menos dois ou mais fatores laboratoriais em um período de 24h, que varia de três dias antes até sete dias após a quimioterapia	• Aumento do ácido úrico > 25% do basal ou ≥ 8,0 mg/dL • Aumento do potássio > 25% do basal ou ≥ 6,0 mEq/L • Aumento do fósforo > 25% do basal ou ≥ 0,5 mg/dL (≥ 6,5 mg/dL em crianças) • Queda do cálcio > 25% do basal ou < 7,0 mg/dL
SLT clínica Confirmar a SLT laboratorial e ter ao menos um critério clínico de SLT	• Creatinina > 1,5 × o limite superior da normalidade para a idade • Convulsões • Arritmia cardíaca ou morte súbita

Cerca de 20% a 40% dos pacientes com diagnóstico recente de mieloma múltiplo tem insuficiência renal ao diagnóstico, que é um fator independente de morbidade e de mortalidade. A produção excessiva de proteínas de cadeia leve pelos plasmócitos não permite que os túbulos proximais consigam exercer a função de reabsorção delas e promover a endocitose e a degradação nos lisossomos.

Assim, essas proteínas de baixo peso, em excesso, ligam-se à proteína de Tamm-Horsfall no túbulo distal, causando obstrução, lesão celular direta e redução no ritmo de filtração glomerular.[21] Se tratado precocemente, a nefropatia por mieloma múltiplo pode ser reversível. O tratamento com hidratação rigorosa com soro fisiológico e bicarbonato de sódio deve ser instituído, e o tratamento do mieloma deve ser iniciado, para diminuir a produção de proteínas de cadeia leve.[22-23]

LESÃO RENAL ASSOCIADA A AGENTES QUIMIOTERÁPICOS

Tanto as drogas antigas quanto as novas recentemente aprovadas para o tratamento oncológico podem levar à lesão renal como efeito colateral, mas nem todos os pacientes com câncer expostos a drogas nefrotóxicas desenvolvem lesão renal, sugerindo haver fatores intrínsecos do paciente que aumentam a chance de nefrotoxicidade.

O bevacizumabe,[24] anticorpo monoclonal antiangiogênico, a mitomicina C, a carboplatina e a gemcitabina[25] podem lesionar a vasculatura renal e causar a microangiopatia trombótica, que se manifesta por anemia hemolítica microangiopática, trombocitopenia, hipertensão e IRA com hematúria e proteinúria.

A lesão tubular aguda pode ser decorrente da administração da cisplatina, da ifosfamida e do pemetrexede. No caso da cisplatina, o uso de diurese forçada com hidratação com soro fisiológico pode ajudar na prevenção. O uso de manitol para prevenção de lesão tubular é muito comum, apesar de não haver muita evidência para tal.[26] Já no caso da ifosfamida, a hidratação pode ser usada como prevenção de lesão renal. O uso de mesna, agente que previne a cistite hemorrágica pela ifosfamida, tem pouca ação preventiva na lesão tubular por esta droga.[27]

Há ainda algumas drogas que atacam os túbulos renais, como o cetuximabe, anticorpo monoclonal antirreceptor de fator de crescimento epidérmico, que leva à hipomagnesemia em mais de 50% dos pacientes,[28] e o metotrexato, usado em altas doses em linfomas e em osteossarcomas, causando IRA em até 12% dos pacientes por deposição de precipitados de metotrexato e de seus metabólitos.[29]

Vale a pena ressaltar que os dados da literatura sugerem que pacientes com câncer, com LRA e que necessitam de diálise em uma UTI tem mortalidade similar com a de pacientes sem câncer,[30-31] e, apesar de a mortalidade ser alta, iniciar terapia de reposição renal por LRA em pacientes com câncer não os condena à diálise crônica em muitos casos.[32]

REFERÊNCIAS BIBLIOGRÁFICAS

1. Baeksgaard L, Sorensen JB. Acute tumor lysis syndrome in solid tumors--a case report and review of the literature. Cancer Chemother Pharmacol. 2003;51(3):187-92.
2. Sezer O, Vesole DH, Singhal S, Richardson P, Stadtmauer E, Jakob C, et al. Bortezomib-induced tumor lysis syndrome in multiple myeloma. Clin Lymphoma Myeloma. 2006;7(3):233-5.
3. Riccio B, Mato A, Olson EM, Berns JS, Luger S. Spontaneous tumor lysis syndrome in acute myeloid leukemia: two cases and a review of the literature. Cancer Biol Ther. 2006;5(12):1614-7.
4. Agnani S, Gupta R, Atray NK, Vachharajani TJ. Marked hyperuricemia with acute renal failure: need to consider occult malignancy and spontaneous tumour lysis syndrome. Int J Clin Pract. 2006;60(3):364-6.
5. Coiffier B, Altman A, Pui C-H, Younes A, Cairo MS. Guidelines for the Management of Pediatric and Adult Tumor Lysis Syndrome: An Evidence-Based Review. J Clin Oncol. 2008;26(16):2767-78.
6. Cairo MS, Bishop M. Tumour lysis syndrome: new therapeutic strategies and classification. Br J Haematol. 2004;127(1):3-11.
7. Darmon M, Guichard I, Vincent F, Schlemmer B, Azoulay E. Prognostic significance of acute renal injury in acute tumor lysis syndrome. Leuk Lymphoma. 2010;51(2):221-7.
8. Shimada M, Johnson RJ, May WS, Lingegowda V, Sood P, Nakagawa T, et al. A novel role for uric acid in acute kidney injury associated with tumour lysis syndrome. Nephrol Dial Transplant. 2009;24(10):2960-4.
9. Conger JD, Falk SA. Intrarenal dynamics in the pathogenesis and prevention of acute urate nephropathy. J Clin Invest. 1977;59(5):786-93.
10. Kang DH, Park SK, Lee IK, Johnson RJ. Uric acid-induced C-reactive protein expression: implication on cell proliferation and nitric oxide production of human vascular cells. J Am Soc Nephrol. 2005;16(12):3553-62.
11. Boles JM, Dutel JL, Briere J, Mialon P, Robasckiewicz M, Garre M, et al. Acute renal failure caused by extreme hyperphosphatemia after chemotherapy of an acute lymphoblastic leukemia. Cancer. 1984;53(11):2425-9.
12. Will A, Tholouli E. The clinical management of tumour lysis syndrome in haematological malignancies. Br J Haematol. 2011;154(1):3-13.
13. Tosi P, Barosi G, Lazzaro C, Liso V, Marchetti M, Morra E, et al. Consensus conference on the management of tumor lysis syndrome. Haematologica. 2008;93(12):1877-85.
14. Wilson FP, Berns JS. Tumor Lysis Syndrome: New Challenges and Recent Advances. Adv Chronic Kidney Dis. 2014;21(1):18-26.
15. Band PR, Silverberg DS, Henderson JF, Ulan RA, Wensel RH, Banerjee TK, et al. Xanthine nephropathy in a patient with lymphosarcoma treated with allopurinol. N Engl J Med. 1970;283(7):354-7.
16. Arellano F, Sacristan JA. Allopurinol hypersensitivity syndrome: a review. Ann Pharmacother. 1993;27(3):337-43.
17. Cheuk DK, Chiang AK, Chan GC, Ha SY. Urate oxidase for the prevention and treatment of tumor lysis syndrome in children with cancer. Cochrane Database Syst Rev. 2010(6):Cd006945.
18. Richmond J, Sherman RS, Diamond HD, Craver LF. Renal lesions associated with malignant lymphomas. Am J Med. 1962;32:184-207.
19. Tornroth T, Heiro M, Marcussen N, Franssila K. Lymphomas diagnosed by percutaneous kidney biopsy. Am J Kidney Dis. 2003;42(5):960-71.
20. Dabbs DJ, Striker LM, Mignon F, Striker G. Glomerular lesions in lymphomas and leukemias. Am J Med. 1986;80(1):63-70.
21. Hutchison CA, Batuman V, Behrens J, Bridoux F, Sirac C, Dispenzieri A, et al. The pathogenesis and diagnosis of acute kidney injury in multiple myeloma. Nature Rev Nephrol. 2011;8(1):43-51.
22. Hutchison CA, Bradwell AR, Cook M, Basnayake K, Basu S, Harding S, et al. Treatment of acute renal failure secondary to multiple myeloma with chemotherapy and extended high cut-off hemodialysis. Clin J Am Soc Nephrol. 2009;4(4):745-54.
23. Peters NO, Laurain E, Cridlig J, Hulin C, Cao-Huu T, Frimat L. Impact of free light chain hemodialysis in myeloma cast nephropathy: a case-control study. Hemodial Int. 2011;15(4):538-45.

24. Gurevich F, Perazella MA. Renal effects of anti-angiogenesis therapy: update for the internist. Am J Med. 2009;122(4):322-8.
25. Glezerman I, Kris MG, Miller V, Seshan S, Flombaum CD. Gemcitabine nephrotoxicity and hemolytic uremic syndrome: report of 29 cases from a single institution. Clin Nephrol. 2009;71(2):130-9.
26. Morgan KP, Buie LW, Savage SW. The role of mannitol as a nephroprotectant in patients receiving cisplatin therapy. Ann Pharmacother. 2012;46(2):276-81.
27. Ciarimboli G, Holle SK, Vollenbrocker B, Hagos Y, Reuter S, Burckhardt G, et al. New clues for nephrotoxicity induced by ifosfamide: preferential renal uptake via the human organic cation transporter 2. Mol Pharm. 2011;8(1):270-9.
28. Schrag D, Chung KY, Flombaum C, Saltz L. Cetuximab Therapy and Symptomatic Hypomagnesemia. J Natl Cancer Inst. 2005;97(16):1221-4.
29. Perazella MA. Crystal-induced acute renal failure. Am J Med. 1999;106(4):459-65.
30. Darmon M, Thiery G, Ciroldi M, Porcher R, Schlemmer B, Azoulay E. Should dialysis be offered to cancer patients with acute kidney injury? Intensive Care Med. 2007;33(5):765-72.
31. Salahudeen AK, Kumar V, Madan N, Xiao L, Lahoti A, Samuels J, et al. Sustained Low Efficiency Dialysis in the Continuous Mode (C-SLED): Dialysis Efficacy, Clinical Outcomes, and Survival Predictors in Critically Ill Cancer Patients. Clin J Am Soc Nephrol. 2009;4(8):1338-46.
32. Soares M, Salluh JIF, Carvalho MS, Darmon M, Rocco JR, Spector N. Prognosis of Critically Ill Patients With Cancer and Acute Renal Dysfunction. J Clin Oncol. 2006;24(24):4003-10.
33. Perazella MA. Onco-Nephrology: Renal Toxicities of Chemotherapeutic Agents. Clin J Am Soc Nephrol. 2012;7(10):1713-21.

CAPÍTULO 260

COMPROMETIMENTO CARDÍACO NO PACIENTE ONCOLÓGICO

Tatiana de Fátima Gonçalves Galvão
Juliana Soares

DESTAQUES

- A quimioterapia é um importante fator de risco adicional para doença cardiovascular. A identificação precoce dos pacientes sob risco para o desenvolvimento de cardiotoxicidade e o diagnóstico subclínico de tal complicação são medidas imprescindíveis para garantir que tais pacientes não cursem com comorbidades cardíacas após o tratamento da neoplasia.
- Cardiotoxicidade é a condição na qual agentes físicos ou químicos promovem adversidades no coração, determinando alterações estruturais e/ou funcionais no miocárdio.
- O diagnóstico definitivo de cardiotoxicidade baseia-se em dados de biópsia endomiocárdica. Entretanto, atualmente, os exames de imagem constituem o principal método para avaliar tal complicação. Além disso, a dosagem dos biomarcadores é ferramenta útil para diagnóstico precoce.
- De acordo com as evidências atuais, o emprego profilático de medicações para prevenção de cardiotoxicidade é bastante restrito. Indica-se o uso de inibidor da enzima conversora de angiotensina (IECA) ou de carvedilol para pacientes com alteração de troponina I, ou do ecocardiograma durante a quimioterapia. Sabe-se que, quanto mais precocemente é iniciada a terapia para disfunção ventricular, maiores são as taxas de recuperação de função, mesmo em pacientes vítimas de cardiotoxicidade secundária ao uso de doxorrubicina.
- Na vigência de um evento coronariano agudo, o uso de ácido acetilsalicílico e o de clopidogrel estão totalmente autorizados, e recomenda-se que se dê preferência ao uso de *stent* convencional, e não o farmacológico.
- Os avanços no diagnóstico e na terapia do câncer acarretam acentuada mudança no prognóstico do paciente com neoplasia. Dessa forma, a interação entre cardiologia e oncologia acarreta melhoria no tratamento global do paciente, promovendo diagnóstico precoce e tratamento adequado das intercorrências cardiovasculares no paciente oncológico.

INTRODUÇÃO

O aumento da sobrevida dos pacientes oncológicos correlaciona-se com o diagnóstico precoce e com a melhoria na terapêutica empregada. A maior expectativa acarreta incremento dos fatores de risco cardiovascularares aos quais tal população fica sujeita. Ademais, a quimioterapia é um importante fator de risco adicional para doença cardiovascular.

Os efeitos cardiotóxicos dos quimioterápicos são cada vez mais diagnosticados, em virtude da monitorização clínica mais intensiva, associado ao uso de biomarcadores, como a troponina, o peptídeo natriurético cerebral (BNP), e dos exames de imagem, incluindo ecocardiografia convencional, ecocardiografia *speckle tracking* (*strain*) e ressonância magnética.

A identificação precoce dos pacientes sob risco para o desenvolvimento de cardiotoxicidade e o diagnóstico subclínico de tal complicação são medidas imprescindíveis para garantir que tais pacientes não cursem com comorbidades cardíacas após o tratamento da neoplasia.

Existe um grande número de quimioterápicos com potencial de induzir miocardiopatia, destacando-se as antraciclinas (principal exemplo, a doxorrubicina), terapias-alvo molecular, como trastuzumabe, inibidores da tirosina-quinase, 5-fluoracil, entre outros.

CARDIOTOXICIDADE: DEFINIÇÃO E CLASSIFICAÇÃO

É a condição na qual agentes físicos ou químicos promovem adversidades no coração, determinando alterações estruturais e/ou funcionais no miocárdio.[1-2] A cardiomiopatia induzida por quimioterápicos divide-se classicamente em dois tipos:

- **Carditoxicidade tipo I:** definida como cardiotoxicidade teoricamente não reversível, associada à dose cumulativa recebida do quimioterápico, com achados na biópsia de vacuolização do citoplasma e necrose. Determinada classicamente por antracíclicos e ciclofosfamida.
- **Cardiotoxicidade tipo II:** cardiotoxicidade reversível, com aspecto benigno à biópsia, promovida por drogas utilizadas na terapia-alvo molecular, como os inibidores da tirosina-quinase. Sem relação com dose cumulativa.

A estratificação da cardiotoxicidade baseia-se na fração de ejeção do ventrículo esquerdo (FEVE). Dessa forma, tem-se:

- **Cardiotoxicidade grau I:** redução assintomática da FEVE basal entre 10% e 20%.
- **Cardiotoxicidade grau II:** redução assintomática superior a 20% da FEVE basal ou queda da FEVE para valor abaixo do limite da normalidade.
- **Cardiotoxicidade grau III:** insuficiência cardíaca sintomática.

Ademais, a cardiotoxicidade também se classifica em relação à forma de apresentação:

- **Cardiotoxicidade aguda ou subaguda:** manifesta-se no período compreendido entre o início da quimioterapia e até 14 dias após o término do tratamento. Caracterizada por miocardite, alterações de intervalo QT, arritmias, fenômenos embólicos e síndromes coronarianas agudas.
- **Cardiotoxicidade crônica:** manifesta-se principalmente por disfunção ventricular esquerda. Divide-se em:
    - **Precoce:** até um ano após o término da quimioterapia.
    - **Tardia:** após um ano do término do tratamento.

FATORES DE RISCO E FISIOPATOLOGIA

Entre os principais fatores de risco relacionados ao desenvolvimento de cardiotoxicidade secundária ao uso de quimioterápicos, é possível citar:[3-4]

- **Idade:** população pediátrica e idosos são mais suscetíveis.
- **Sexo:** maior incidência no sexo feminino.
- Infusão rápida.
- **Dose cumulativa:** doses cumulativas de doxorrubicina superiores a 300 mg/m² correlacionam-se com cardiotoxicidade.
- Associação com radioterapia mediastinal prévia ou concomitante.
- Uso concomitante de outros quimioterápicos.
- **Presença de doenças cardíacas:** disfunção miocárdica prévia, hipertensão, coronariopatia.

Os mecanismos responsáveis pela cardiotoxicidade ainda não estão completamente elucidados. A ação antineoplásica das antraciclinas decorre da inibição da transcrição, da síntese e da replicação do ácido desoxirribonucleico (DNA) e da geração de radicais livres.

A ação desses radicais é definida como estresse oxidativo e designa uma condição na qual ocorre um desequilíbrio entre as concentrações de espécies pró-oxidantes e antioxidantes. O excesso de radicais livres apresenta efeitos prejudiciais, como a peroxidação dos lipídeos de membrana e a agressão às proteínas, às enzimas e ao DNA. Ademais, tal mecanismo relacionar-se-ia à ativação de proteases que degradam a tinina, uma importante proteína estrutural celular.

São propostas diversas teorias para explicar o motivo pelo qual o coração é um importante alvo da toxicidade dos quimioterápicos. Uma teoria sugere que a abundância de mitocôndrias neste tecido pode aumentar significativamente a produção de espécies reativas de oxigênio. Além disso, os níveis aumentados das enzimas catalase e glutationa peroxidase exacerbariam a ação inibidora da topoisomerase II, uma enzima importante no processo de replicação do DNA.

A radioterapia também pode cursar com alterações cardíacas. O dano em geral correlaciona-se com o sítio irradiado e com a dose total de radiação recebida. Os eventos cardíacos secundários à radioterapia decorrem da inflamação e fibrose das estruturas irradiadas. Entre as principais complicações cardiovasculares da radioterapia, é possível citar: aterosclerose coronariana, pericardite, doença valvar, distúrbios da condução e miocardiopatia.

DIAGNÓSTICO

O diagnóstico definitivo de cardiotoxicidade baseia-se em dados de biópsia endomiocárdica. Entretanto, atualmente, os exames de imagem constituem o principal método para avaliar tal complicação. A ecocardiografia tradicional é o exame mais amplamente empregado para diagnosticar cardiotoxicidade.[5]

A ventriculografia radioisotópica (MUGA) pode ser utilizada principalmente em pacientes com antecedente de irradiação torácica e cirurgias prévias. A ressonância magnética é o exame disponível com maior sensibilidade para avaliação de alterações miocárdicas relacionadas à cardiotoxicidade, entretanto, por causa do elevado custo e da pouca disponibilidade, tal exame restringe-se, em geral, aos grandes centros médicos.

A dosagem dos biomarcadores é ferramenta útil para diagnóstico precoce. A alteração sustentada dos níveis séricos de troponina associa-se ao desenvolvimento de cardiotoxicidade.[3] Estudos buscam definir mais claramente o papel do BNP (e, atualmente, o NT-proBNP) em relação a diagnóstico precoce de cardiotoxicidade, no entanto estudos recentes evidenciam que a alteração de ambos os marcadores no contexto de quimioterapia não demonstrou ser preditora de cardiotoxicidade.

Publicações recentes buscam evidenciar o papel de outros biomarcadores (como a mieloperoxidase, a galectina-3 e a proteína C-reativa) como preditores de cardiotoxicidade. Alguns desses estudos demonstraram que eles não têm papel preditivo neste contexto.[6]

Ainda em relação aos exames de imagem, a ecodoppler-cardiografia *speckle tracking* (ecocardiograma *strain*) é método para detecção precoce de cardiotoxicidade, dado que, em diversos estudos, foram evidenciadas alterações precoces no ecocardiograma com *strain*, em relação às alterações encontradas na ecocardiografia convencional.[3]

Recomenda-se a realização de ecocardiograma, de preferência com *strain*, antes do início, após 3, 6 e 12 meses do tratamento com trastuzumabe e antracíclicos (ou baseando-se na dose cumulativa de antracíclicos), e pelo menos uma vez por ano, até o quinto ano após o término da quimioterapia.

TRATAMENTO

De acordo com as evidências atuais, o emprego profilático de medicações para prevenção de cardiotoxicidade é bastante restrito. Recomenda-se o uso do dexrazoxane para pacientes que utilizarão dose superior a 300 mg/m² de doxorrubicina. Nestas situações, também se deve considerar o uso de doxorrubicina lipossomal. Demais agentes, como n-acetilcisteína e vitamina C, não demonstraram benefício em relação à cardioproteção, e, dessa forma, o uso deles não é recomendado.[3-4,7-8]

Indica-se o uso de inibidor da enzima conversora de angiotensina (IECA) ou carvedilol para pacientes com alteração de troponina I, ou do ecocardiograma durante a quimioterapia.

Uma vez instalada a disfunção miocárdica, recomenda-se o tratamento convencional para insuficiência cardíaca com uso de betabloqueador, IECA ou antagonista do receptor da angiotensina II (BRA) e espironolactona quando indicada.

Sabe-se que, quanto mais precoce é iniciada a terapia para disfunção ventricular, maiores são as taxas de recuperação de função, mesmo em pacientes vítimas de cardiotoxicidade secundária ao uso de doxorrubicina (descrita classicamente como cardiotoxicidade tipo I – irreversível). Destaca-se ainda que o prognóstico da miocardiopatia relacionada a agentes quimioterápicos é pior até mesmo que o prognóstico da miocardiopatia isquêmica.

Na vigência de insuficiência cardíaca aguda, com necessidade de internação em Unidade de Terapia Intensiva (UTI), o tratamento do paciente oncológico não deve diferir do tratamento do paciente não oncológico, com uso de inotrópicos e de dispositivos de assistência ventricular, quando indicado.

Pacientes com miocardiopatia secundária ao uso de quimioterápicos também são candidatos a transplante cardíaco, caso este seja indicado, desde que a doença neoplásica seja considerada curada.

De acordo com a I Diretriz Brasileira de Cardio-oncologia (Sociedade Brasileira de Cardiologia, 2011), as recomendações para o seguimento dos pacientes durante o tratamento com trastuzumabe são:[3]

- Manutenção do tratamento em pacientes assintomáticos com FEVE normal que não apresentam redução da FEVE (Classe I, nível de evidência C).
- Manutenção do tratamento em pacientes assintomáticos com queda da FEVE > 10%, mas ainda com valor dentro da normalidade. Recomenda-se repetir ecocardiograma em quatro semanas (Classe I, nível de evidência C).
- Manutenção do tratamento em pacientes assintomáticos com queda da FEVE entre 10% e 15%, mas ainda com valor acima de 40%. Recomenda-se iniciar terapia, com betabloqueador e IECA, e repetir ecocardiograma em duas a quatro semanas. Se não houver recuperação da função, recomenda-se suspender o trastuzumabe (Classe I, nível de evidência C).
- Interrupção do tratamento em pacientes assintomáticos com queda da FEVE > 15% ou FEVE < 30%. Recomenda-se terapia com betabloqueador e IECA e repetir ecocardiograma em duas a quatro semanas. Se a FEVE não melhorar, manter terapia suspensa. Se a FEVE estiver acima de 45%, pode-se reiniciar o trastuzumabe (Classe I nível de evidência C).

- Pacientes sintomáticos com queda da FEVE > 10%, mas ainda com valor dentro da normalidade, podem ter seu tratamento continuado. Recomenda-se terapia com IECA e betabloqueador e repetição de ecocardiograma em duas a quatro semanas. Se a FEVE permanecer estável ou melhorar, a terapia deve ser mantida. Se houver queda, o trastuzumabe deve ser suspenso (Classe I, nível de evidência C).
- Interrupção do tratamento em pacientes sintomáticos com queda da FEVE > 15% (Classe I, nível de evidência C).

ISQUEMIA MIOCÁRDICA

Com o aumento da expectativa global de vida, os pacientes com câncer estão mais expostos a fatores de risco associados a aterosclerose. O aparecimento de doença coronária em pacientes oncológicos associa-se também ao uso terapêutico de alguns fármacos antineoplásicos, particularmente capecitabina, 5-fluoracil (5-FU) e bevacizumab.

No entanto, outras drogas também estão relacionadas com eventos isquêmicos, como os agentes antimicrotúbulos (paclitaxel e docetaxel), os inibidores da tirosina-quinase (sorafenib, sunitinib) e os alcaloides da vinca (vincristina, vinorelbina). O mecanismo fisiopatológico, que proporciona a isquemia, relacionado com a administração de 5-FU, é o vasoespasmo. Muitos dos indivíduos afetados possuem doença arterial coronária prévia, o que pode aumentar o potencial isquêmico do 5-FU. Com o evento isquêmico controlado, o tratamento deve ser realizado continuamente e com maior atenção na prevenção de recidiva.

Além disso, o bevacizumab é um anticorpo monoclonal contra o fator de crescimento vascular endotelial (e demonstra uma atividade antitumoral significativa quando combinado com quimioterapia). O uso desse agente terapêutico está associado, raramente, a eventos trombóticos arteriais, incluindo a ocorrência de infarto agudo do miocárdio em até 1,5% dos pacientes. Os mecanismos de ação responsáveis pela sua cardiotoxicidade ainda não foram completamente elucidados.

Na vigência de um evento coronariano agudo, o uso de ácido acetilsalicílico e de clopidogrel está totalmente autorizado e recomenda-se que se dê preferência ao uso de stent convencional, e não o farmacológico.

ARRITMIAS

A taxa de incidência de arritmias no doente oncológico varia de acordo com o tratamento empregado e ainda não está bem determinada. Fatores de risco incluem a idade, o uso de radiação cardíaca, a ocorrência de infiltrações amiloides e qualquer outra anomalia subjacente ao sistema de condução.

Contudo, o câncer gera por si só um ambiente pró-arritmogênico, independentemente de outros fatores de risco. A fibrilação atrial é a arritmia mais prevalente em doentes com câncer. Atualmente, existe grande dificuldade em determinar a relação causal dos eventos arrítmicos com cada um dos fármacos utilizados clinicamente.

Os quimioterápicos mais conhecidos por causar arritmias são as antraciclinas (DOX, EPI), os agentes antimicrotúbulos (paclitaxel e docetaxel), os antimetabólitos (capecitabina, 5-FU e gemcitabina), os agentes alquilantes (cisplatina e ciclofosfamida), os inibidores da tirosina-quinase (trastuzumab e cetuximab), o trióxido de arsênio, a talidomida e a interleucina-2.

Deve-se também, durante a quimioterapia, ter cautela no uso de antieméticos, especialmente de antagonistas do HT3 (ondansetrona, granisetrona ou palonosetrona), principalmente nos pacientes cardiopatas, particularmente naqueles recebendo antiarrítmicos, uma vez que estes antieméticos podem prolongar o intervalo QT. Pacientes com hipocalemia e hipomagnesemia devem ser monitorizados com muito mais cuidado.

HIPERTENSÃO ARTERIAL SISTÊMICA

Alguns agentes quimioterápicos que inibem a angiogênese, como o bevacizumab, sutinib e sorafenib, agravam ou induzem o aumento da pressão arterial sistêmica. Antes da introdução deste tipo de fármacos, a prevalência de hipertensão arterial nos doentes oncológicos era semelhante à da população adulta em geral. No entanto, com a maior sobrevida dos doentes e o aumento da utilização de quimioterápicos que interferem com pressão arterial sistêmica, a hipertensão arterial tem sido diagnosticada mais frequentemente nesses indivíduos.

Os agentes antineoplásicos inibidores da angiogênese diminuem a atividade da tirosina-quinase do receptor do fator de crescimento endotelial vascular, que é responsável por produção de óxido nítrico, aumento da permeabilidade capilar e proliferação das células endoteliais. A hipertensão arterial preexistente nos doentes é um importante fator de risco para a ocorrência de hipertensão durante o tratamento com esse grupo de quimioterápicos.

TROMBOEMBOLISMO

O tromboembolismo venoso (TEV) é uma das principais causas de morte nos pacientes oncológicos. A doença tromboembólica venosa tem sido associada a uso de drogas antiangiogênicas, talidomida, lenalidomida, bevacizumab e terapias hormonais (tamoxifeno).

É importante salientar que o câncer aumenta o risco de TEV em até quatro vezes e a quimioterapia pode aumentar este risco em até seis vezes (drogas e terapia hormonal). Para o diagnóstico de TEV no paciente oncológico, o Dímero D não é recomendado, pela alta probabilidade de falso-positivo. Em casos de alta probabilidade, sugere-se a angiotomografia pulmonar.

A talidomida é o agente antineoplásico mais comumente relacionado com os eventos tromboembólicos. O uso desta droga está associado a uma incidência de 5% de fenômenos trombóticos. A lenalidomida é um análogo da talidomida com um perfil de toxicidade geral mais favorável, contudo o risco de eventos tromboembólicos relacionados com a sua utilização também é alto.

O mecanismo trombogênico dessas drogas envolve uma ação direta nas células endoteliais e o aumento da agregação plaquetária. O tamoxifeno, antagonista do receptor do estrógeno, também está associado a um aumento da incidência de complicações tromboembólicas.

PERSPECTIVAS FUTURAS

Os avanços no diagnóstico e na terapia do câncer acarretam acentuada mudança no prognóstico do paciente com neoplasia. Dessa forma, a interação entre cardiologia e oncologia promove melhoria no tratamento global do paciente, promovendo diagnóstico precoce e tratamento adequado das intercorrências cardiovasculares no paciente oncológico.

REFERÊNCIAS BIBLIOGRÁFICAS

1. Barrett Lee PJ, Dixon JM, Farrel C, Jones A, Leonar R, Murray N, et al. Expert opinion on the use of anthracyclines in patients with advanced breast cancer at cardiac risk. Ann Oncol. 2009;20(5):816-27.
2. Ewer MS, Lippman SM. Type II Chemotherapy-related cardiac dysfunction: time to recognize a new entity. J Clin Oncol. 2005;23(13):2900-2.
3. Kalil Filho R, Hajjar LA, Bacal F, Hoff PM, Diz Mdel P, Galas FR, et al. I Diretriz Brasileirade Cardio-oncologia da Sociedade Brasileira de Cardiologia. Arq Bras Cardiol. 2011;96(2 supl.1):1-52.
4. Santos MVC, Paiva MG, Macedo CRDP, Petrilli AS, Azeka E, Jatene IB, et al. I Diretriz Brasileira de Cardio-Oncologia Pediátrica da Sociedade Brasileira de cardiologia. Arq Bras Cardiol. 2013;100(5 supl.1):1-68.
5. Cheitlin MD, Armstrong WF, Aurigemma GP, Beller GA, Bierman FZ, Davis JL, et al. ACC/AHA/ASE 2003 guideline update for the clinical application of echocardiography: summary article: A report of the American College of Cardiology/American Heart Association Task Force on Practice Guidelines (ACC/AHA/ASE Committee to Update the 1997 Guidelines for the Clinical Application of Echocardiography). Circulation. 2003;108(9):1146-62.
6. Ky B, Putt M, Sawaya H, French B, Januzzi JL Jr, Sebag IA, et al. Early increases in multiple biomarkers predict subsequent cardiotoxicity in patients with breast cancer treated with doxorubicin, taxanes, and trastuzumab. J Am Coll Cardiol. 2014 Mar 4;63(8):809-16.
7. Swain SM, Whaley FS, Ewer MS. Congestive heart failure in patients treated with doxorubicin: a retrospective analyses of three trials. Cancer. 2003;97:2869-79.
8. Libby P, Bonow R, Mann D, Zipes D, Braunwald. Tratado de Doenças Cardiovasculares 8ª Edição. Rio de Janeiro: Elsevier, 2009.

CAPÍTULO 261

SEPSE NO PACIENTE ONCOLÓGICO

Cláudio Galvão de Castro Junior
Murillo Santucci Cesar de Assunção

DESTAQUES

- A taxa de mortalidade entre pacientes oncológicos com sepse é muito elevada.
- Deve-se atentar para o reconhecimento de disfunção orgânica em pacientes com infecção, visto que muitos imunodeprimidos podem não desenvolver critérios de síndrome da resposta inflamatória sistêmica (SIRS).
- Diante de pacientes oncológicos com sepse grave, deve-se pensar em infecção de origem viral ou fúngica, e não se deve atrasar o início da terapia específica, semelhante aos antimicrobianos.
- Devem ser feitas as pesquisas de vírus de acordo com a suspeita do sítio de infecção e a de marcadores para infecções fúngicas.
- O uso de antimicrobianos pode ser pela estratégia de escalonamento ou descalonamento de acordo com a gravidade e condição do paciente.
- A abordagem durante a ressuscitação hemodinâmica deve ser semelhante à de pacientes não oncológicos.
- A interação entre o intensivista, os hematologistas e oncologistas e os serviços de controle de infecção hospitalar, associada a protocolos de atendimento bem desenhados e executados, pode fazer a diferença nessa população de pacientes graves.

INTRODUÇÃO

A sepse é uma doença com alta morbidade e mortalidade, principalmente entre pacientes com comorbidades.[1] É definida pela síndrome da resposta inflamatória secundária a um processo infeccioso. A partir do desenvolvimento de disfunções orgânicas decorrentes da exacerbação da resposta inflamatória, torna-se mais grave e passa a ser denominada de sepse grave. Caso o paciente apresente disfunção cardiovascular refratária à adequada infusão de fluidos com necessidade de vasopressor para garantir pressão de perfusão, renomeia-se como choque séptico.[2] Existem muitas discussões sobre a melhor definição de sepse, pois o que realmente colabora para a alta mortalidade são o desenvolvimento e a evolução das disfunções orgânicas. Por isso, muitos autores defendem que a sepse deveria ser redefinida e considerados apenas os casos com disfunções orgânicas.[3] Entre pacientes imunodeprimidos, a resposta inflamatória pode não ser tão exacerbada a ponto de poder se observar os sinais clínicos clássicos de síndrome da resposta inflamatória sistêmica (SIRS) e, além disso, o objetivo é a identificação do desenvolvimento de disfunção orgânica secundária à infecção. Esse é um ponto que se destaca na revisão da SSC 2012, para o qual deve-se atentar quando se trata de pacientes imunodeprimidos.[4] Entretanto, quando os pacientes neutropênicos desenvolvem sinais de SIRS e, quanto maior o número de critérios para SIRS (dois critérios, três critérios e quatro critérios; OR 3,39; 95% CI 0,96-11,94; $p = 0,056$), apresentam um risco maior de evoluir a óbito, conforme evidenciado por Regazzoni e colaboradores (Figura 261.1).[5]

Além disso, as definições do Consenso de 1992 apresentam alta sensibilidade e baixa especificidade no que se refere à gravidade do paciente quanto à definição de sepse.[6] A má interpretação das diretrizes associada à definição com alta sensibilidade pode corroborar para que exista tratamento excessivo à sepse. De acordo com as diretrizes atuais, os casos de sepse grave e choque séptico é que devem ser o foco de maior atenção na intensidade do tratamento e muitos pacientes têm tido grandes intervenções sem precisar delas por causa da interpretação errônea das diretrizes.[7] Qualquer paciente de qualquer especialidade pode desenvolver sepse, entretanto existem algumas condições que podem favorecer a gravidade e intensidade da doença como o local onde se adquiriu a infecção, o tipo de agente infeccioso, a capacidade de o indivíduo intensificar a resposta inflamatória e também a predisposição em desenvolver quadros infecciosos (p. ex.: os imunodeprimidos).[6]

Nos dias atuais, com a melhora da tecnologia e novos modos de intervenções terapêuticas, a sobrevida de pacientes graves aumentou progressivamente, principalmente entre os imunodeprimidos.[8] Mas isso também está associado a um aumento do número de infecções, como também da mudança ao perfil dos agentes etiológicos. Inicialmente, a sepse estava associada a infecções por bactérias e percebeu-se que pode ser desencadeada tanto por fungos quanto por vírus. Entre as bactérias, os germes gram-negativos eram de maior prevalência, mas, com o passar dos anos, esse perfil se modificou e não só aumentou a incidência de infecções graves por bactérias gram-positivas, como também a de infecções fúngicas, principalmente infecções relacionadas aos cuidados com a saúde.[9-10] As infecções fúngicas por *Candida albicans* eram as mais frequentes e, atualmente, o perfil passa por uma mudança apresentando maior frequência das infecções por cândidas não *albicans*, como as subespécies *torulopsis*, *glabrata* e *krusei*.[11] No Brasil, a candidemia está associada à alta taxa de mortalidade tanto em pacientes que tiveram o diagnóstico internados em unidade de terapia intensiva (UTI), quanto naqueles fora da UTI.[12] Entre os casos do primeiro grupo, cerca de 26,9% apresentam neoplasia, sendo 22,4% de tumores sólidos e 4,5% de doenças hematológicas.

Os pacientes imunodeprimidos, especificamente aqueles com doença hematológica maligna e os portadores de tumores sólidos submetidos à quimioterapia citotóxica intensiva, apresentam a sepse como a primeira causa de óbito.[13] A sepse é responsável por cerca de 30% de todos os óbitos de pacientes com câncer hospitalizados. Essa população apresenta quase 10 vezes mais risco de desenvolver sepse do que a população geral. Apesar do risco aumentado de morte, com o passar dos anos, provavelmente em razão de maior segurança nos esquemas de terapia quimioterápica e da melhora da sistematização de abordagem do paciente com sepse grave, os casos fatais diminuíram de 44,7% em 1979 para 23,8% em 2001. Ao comparar os casos com doença hematológica maligna com os de portadores de tumores sólidos, pode-se observar que os primeiros apresentam um risco aumentado de cerca de 8,7 vezes de desenvolver sepse grave, apesar do desfecho clínico quanto a mortalidade ser semelhantes entre as duas populações.[8]

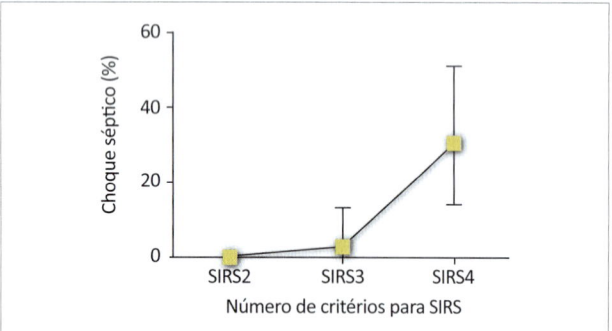

FIGURA 261.1. Taxa de progressão para choque séptico e o IC 95% de acordo com o número de critérios para SIRS na admissão.

A taxa de progressão para choque séptico foi de 0% (95% CI 0 a 0,2%), 2,7% (1/36; 95% CI 0,14 a 13,29%; $p = 0,7$) e 30,4% (7/23; 95% CI 14 a 51%; $p = 0,019$) nos pacientes admitidos com SIRS 2, SIRS 3 e SIRS 4, respectivamente. Sendo que o risco relativo de evoluir em choque séptico foi maior entre pacientes com SIRS 4 na admissão do que aqueles com SIRS 3 (RR 10,96, 95% CI 1,44 a 10,96; $p = 0,0042$).

Fonte: Adaptada de Regazzoni e colaboradores, 2003.[5]

Uma das frequentes causas de neutropenia febril é a infecção relacionada ou bacteremia associada a cateter de longa permanência com incidência em torno de 10 a 20/1.000 dias-neutropenia em pacientes oncológicos.[14-15] Estima-se que mais de 50% dos casos de neutropenia de acordo com as definições de consenso ACCP-SCCM apresentam sepse, sendo que a sepse grave e o choque séptico, nos poucos estudos disponíveis, têm incidência de 20% a 30% e 5% a 10% nos pacientes neutropênicos febris respectivamente.[16-17] Além disso, uma outra causa que pode contribuir para o desenvolvimento de bacteremia são as translocações bacterianas em pacientes colonizados por enterococos resistentes à vancomicina e, entre os pacientes neutropênicos febris, até cerca de 40% podem evoluir com sepse.[18-19]

Os grandes ensaios clínicos acabam excluindo esse tipo de paciente e as próprias diretrizes não apontam ações específicas no que se refere ao diagnóstico e manejo de sepse nessa população de pacientes graves, principalmente entre os neutropênicos. Alguns trabalhos mostram que um em cada cinco pacientes admitidos em uma UTI tem como diagnóstico de base algum tipo de câncer.[20]

No passado, pacientes com neutropenia febril em tratamento de neoplasias apresentavam prognóstico muito desfavorável, o que tornava isso um motivo de recusa de atendimento.[21] Essa população de pacientes que evolui com sepse grave ou choque séptico apresenta alta mortalidade tanto intra-hospitalar quanto a longo prazo.[1,22] Nos últimos anos, com os avanços terapêuticos das doenças malignas e a melhora na abordagem da sepse, a mortalidade tem diminuído. Ao comparar dois períodos, 1998 a 2002 e 2003 a 2008, Legrand e colaboradores constataram, em uma grande amostra de pacientes neutropênicos com câncer admitidos em UTI com sepse grave ou choque séptico, redução significativa de mortalidade no segundo período. Relacionou-se essa redução a dois fatores independentes, o primeiro foi a associação de aminoglicosídeos ao esquema inicial de antimicrobianos para tratar a sepse e o segundo foi a remoção precoce de cateteres de longa permanência tunelizados quando um foco de infecção não era identificado.[17]

Os pacientes oncológicos apresentam algumas diferenças daqueles que têm sepse com outras comorbidades. A grande parte dessa população oncológica, além da agressão pela infecção propriamente dita, também sofre múltiplas agressões em virtude da quimioterapia que afeta a mucosa gastrintestinal, causando apoptose das células endoteliais, o que resulta em aumento de permeabilidade da mucosa que pode favorecer a translocação bacteriana.[23]

Esses pacientes podem apresentar diversas internações decorrentes de intercorrências oriundas da doença e do respectivo tratamento. Em razão desse aspecto importante, algumas informações relevantes devem ser consideradas nessa população de pacientes. Nos casos em que o paciente desenvolve o quadro infeccioso durante uma internação ou que apresenta internações nos últimos três meses, o conhecimento do perfil microbiológico das principais infecções da instituição é a primeira informação importante a se obter. Os perfis microbiológicos podem mudar bastante entre um local e outro, mesmo dentro de uma mesma instituição e isso implica diretamente a escolha de esquemas de antimicrobianos. Em segundo lugar, deve-se verificar se o paciente já teve outras infecções ou evidência de colonização por patógenos multirresistentes. Muitos pacientes fazem uso de quinolonas de modo profilático, o que, de um lado, pode ter um efeito protetor e, de outro, levar ao surgimento de bactérias resistentes.

FATORES DE RISCO PARA O DESENVOLVIMENTO DE SEPSE GRAVE

Entre os pacientes com câncer, a população que evolui com neutropenia apresenta maior risco de desenvolver complicações. Deve-se separar aqueles que estão em uma neutropenia de curta duração por tratamento de um tumor sólido daqueles com neoplasias hematológicas ou mesmo submetidos ao transplante de medula óssea. Um subgrupo de pacientes neutropênicos pode apresentar menor risco de complicações incluindo mortalidade. A aplicabilidade do Multinational Association for Supportive Care in Cancer Score (MASSC) pode auxiliar na identificação desses pacientes com baixo risco de desenvolver complicações (Quadro 261.1).[24] Pacientes que apresentam pontuação maior ou igual a 21 podem ser considerados de baixo risco para complicações.

QUADRO 261.1. Escore MASSC para adultos.

Calcular o escore para cada item. Se o escore ≥ 21, o paciente pode ser considerado de baixo risco quando apresentar:

Tumor sólido ou linfoma sem infecção fúngica prévia	4
Paciente em regime ambulatorial no momento de aparecimento da febre	3
Idade inferior a 60 anos	2
Sintomas:	
• Sem sintomatologia ou com sintomatologia leve	5
• Sintomas moderados	3
• Sintomas graves	0
Sem hipotensão (> 90 mmHg)	5
Sem doença pulmonar obstrutiva crônica	4
Sem desidratação	3

Fonte: Adaptado de Klatersky e colaboradores, 2000.[24]

Para poder excluir aqueles com baixo risco e que possam evoluir com complicações, sugere-se adicionar a dosagem de procalcitonina (PCT). Em importante estudo, Ahn e colaboradores demonstraram que a associação entre o escore MASSC e a PCT consegue predizer a probabilidade de pacientes neutropênicos febris evoluírem com choque séptico ou mesmo apresentarem bacteremia (Tabela 261.1).[25]

TABELA 261.1. Teste de acurácia do escore de risco MASSC e a dosagem de PCT sérica na identificação de bacteremia e choque séptico em pacientes com neutropenia febril.

	Sensibilidade (%)	Especificidade (%)	VPP (%)	VPN (%)	Acurácia
Bacteremia					
MASCC < 21	46	90	33	94	85
PCT > 0,5 ng/mL	71	82	30	96	81
MASCC < 21 e PCT > 0,5 ng/mL	37	94	41	93	88
Choque séptico					
MASCC < 21	68	90	35	97	89
PCT > 1,5 ng/mL	84	90	40	99	90
MASCC < 21 e PCT > 1,5 ng/mL	56	98	64	97	95

VPP: valor preditivo positivo; VPN: valor preditivo negativo; MASSC: *Multinational Association for Supportive Care in Cancer Score;* PCT: procalcitonina.
Fonte: Adaptada de Ahn e colaboradores, 2013.[25]

Sakr e colaboradores não conseguiram realizar metanálise em razão da heterogeneidade dos estudos e do número pequeno de pacientes envolvidos nestes. Entretanto, foi importante porque contribui para esclarecer alguns limites entre os valores de PCT nessa população de pacientes graves.[26] Com base nos dados disponíveis, valores de PCT abaixo de 0,5 ng/mL indicam baixa probabilidade de que o paciente apresente infecção durante as primeiras 24 horas de febre, é importante lembrar que pacientes com infecção fúngica ou com infecção viral podem apresentar valores dentro da normalidade nessa fase e a dosagem sequencial de PCT se torna importante para descartar ou não a infecção ou auxiliar na condução terapêutica. Valores de PCT entre 0,5 e 1,0 ng/mL, comumente, ocorrem em infecções sistêmicas não complicadas, enquanto valores entre 1,0 e 2 ng/mL são altamente sugestivos de bacteremia ou infecção fúngica grave. Pacientes com sepse grave ou choque séptico, frequentemente, apresentam valores de PCT acima de 2 ng/mL e devem ser considerados pacientes graves de mau prognóstico.[26-27]

Para pacientes de idade inferior a 18 anos, o escore MASSC foi modificado com o objetivo de identificar pacientes neutropênicos febris de baixo risco para complicações. O Quadro 261.2 contempla esse escore com o critério para que o paciente seja considerado de baixo risco. Para tanto, não deve apresentar nenhuma das variáveis citadas na reavaliação em 48 horas, tornando-se assim elegível para o protocolo de baixo risco com esquema de antimicrobianos alterado para via oral após 48 horas do início da terapia intravenosa. Os fatores que colocam esses paciente na classificação de alto risco são: tratamento para leucemia mieloide aguda; linfoma de Burkitt; leucemia linfoide aguda em fase de indução; e doença progressiva e recidiva. Alteração do *status* mental, neutropenia com contagens inferiores a 100 neutrófilos e mucosite grave também os incluem no grupo de alto risco.[28]

Todo e qualquer tipo de classificação e de escore terá suas falhas, porém reconhecê-las auxilia o médico a verificar a gravidade do caso.

ABORDAGEM DO PACIENTE ONCOLÓGICO

Semelhante a qualquer outro paciente com sepse grave, o paciente oncológico complicado com sepse grave também deve ser abordado o mais precocemente possível. Além disso, deve-se atentar para essa população de pacientes graves que apresenta risco aumentado de desenvolver disfunção orgânica. Assim, sugere-se que, nos casos de infecção confirmada ou presumida, a investigação das funções orgânicas deva ser realizada.

De acordo com a campanha sobrevivendo à sepse (*Surviving Sepsis Campaign* – SSC), o pacote de seis horas contempla as seguintes orientações a serem realizadas nas primeiras três horas após o reconhecimento precoce dos pacientes com sepse grave: coleta de lactato; coleta de hemoculturas; administração de antimicrobianos na primeira hora após a coleta das hemoculturas e a infusão de fluidos (cristaloides – 30 mL/kg em até três horas) para aqueles com hipotensão arterial ou hiperlactatemia maior que 4 mmol/L. As três horas finais desse pacote apontam para que a ressuscitação e o restabelecimento da perfusão tecidual sejam realizados e garantidos.[4] Deve-se otimizar e corrigir a perfusão tecidual pela otimização do fluxo ao avaliar parâmetros dinâmicos de responsividade a fluido, procedendo com manobra de elevação dos membros inferiores, realização de ecocardiografia com o objetivo de avaliar o estado volêmico e também reavaliar os parâmetros de perfusão tecidual após as intervenções.[29]

Nos pacientes que apresentam cateteres de longa permanência, as hemoculturas devem ser pareadas com as amostras coletadas em veias periféricas e, se não houver suspeita de foco infeccioso que justifique o quadro, na presença de sepse grave, os cateteres devem ser removidos. Principalmente nessa população de pacientes, a remoção dos cateteres tem um grande impacto na redução da mortalidade.[30-31] Outras culturas pertinentes como urocultura, cultura de escarro com contagem de leucócitos, liquor, líquido ascítico e derrame pleural podem ser realizadas sendo que não devem atrasar o

QUADRO 261.2. Fatores de risco para excluir paciente neutropênico febril do protocolo de baixo risco de complicações.

Admissão e reavalição em 48 horas

- Idade < 1 ano

Condições médicas associadas que requerem internação hospitalar

- Choque ou choque compensado
- Hemorragia
- Desidratação
- Instabilidade metabólica
- Alteração do nível de consciência
- Pneumonite
- Mucosite (incapaz de tolerar líquidos via oral ou necessidade de analgesia)
- Insuficiência respiratória/comprometimento respiratório
- Abscesso perirretal ou em outros tecidos de partes moles
- Calafrios
- Meningismo/irritabilidade
- Disfunção orgânica

Câncer associado a comorbidades

- LLA no diagnóstico/recidiva < 28 dias
- LLA fora de remissão há mais de 28 dias
- LMA
- LLA infantil
- Protocolo intensivo para linfoma não Hodgkin tipo célula B
- Transplante de células tronco-hematopoiéticas
- Altas doses de quimioterapia sequência com resgate de células-tronco de sangue periférico

História

- Internação prévia em UTI durante o último episódio de neutropenia febril
- Não aderência (razões sociais ou relacionadas ao paciente)
- Inabilidade para intolerância a antimicrobianos por via oral

Avaliação somente após 48 horas

- Hemoculturas positivas em 48 horas
- Contagem absoluta de neutrófilos $< 0,1 \times 10^9$/L em 48 horas
- Criança não se encontra clinicamente bem em 48 horas (julgamento clínico)

LLA: leucemia linfoblástica aguda; LMA: leucemia mieloide aguda.
Fonte: Adaptado de Dommett R e colaboradores, 2009.[28]

início imediato dos antibióticos após a coleta da hemocultura. É possível aguardar até 45 minutos para realizar as culturas pertinentes para iniciar os antimicrobianos. A pesquisa de *Clostridium dificille* deve ser realizada nos casos de diarreia.

A coleta de painel de vírus respiratório é particularmente útil no caso de sintomas respiratórios. Vírus como a influenza e mesmo o vírus sincicial respiratório podem ser particularmente mais agressivos nessa população de pacientes, em especial naqueles submetidos ao transplante de medula óssea e naqueles com neoplasias hematológicas, que podem resultar em pneumonias graves de etiologia puramente viral ou com infecção bacteriana secundária.

O paciente neutropênico, muitas vezes, não forma abscessos; eventuais fissuras anais podem ficar ocultas; e o aumento de temperatura é, frequentemente, o sinal inicial de acometimento nessa população.

O diagnóstico da infecção é importante e a pesquisa de candidemia deve ser realizada por métodos que dosem 1,3 beta-D-glucana (evidência 2B) e anticorpos antimanana (evidência 2C). Para a investigação do diagnóstico diferencial da causa da infecção, há o teste de galactomanana cujo uso é indicado para diagnóstico precoce e monitorização de aspergilose invasiva, com baixa sensibilidade do nível sérico em pacientes não neutropênicos.[32]

Na população de pacientes oncológicos, a elevação da temperatura oral para 38,3°C ou mantida por mais de uma hora em 38°C, na maioria das diretrizes, indica-se o início da terapia com antimicrobianos.[33]

A hipotensão arterial deve ser tratada prontamente pela infusão de fluidos, 30 mL/kg de peso em até três horas, e, semelhante a outras populações de pacientes, com o início de vasopressores cujo atraso para restabelecimento da pressão de perfusão tecidual está associado a piora do desfecho clínico.³⁴ A infusão de fluidos inicial sugerida pela SSC é de 30 mL/kg de peso em até três horas. É importante lembrar que, dependendo da gravidade e necessidade, alguns pacientes precisarão receber alíquotas maiores e a velocidade da infusão terá de ser maior.

A escolha dos antimicrobianos deve ser de amplo espectro de acordo com o foco infeccioso e os antecedentes do paciente. Deve-se atentar para a presença de dispositivos vasculares (cateteres); internações pregressas e condições imunológicas do pacientes que, muitas vezes, encontram-se em períodos pós-quimioterapia, o que os deixa suscetíveis a infecções oportunistas. No geral, o esquema de antibióticos é amplo e, por isso, a coleta de culturas e a investigação de prováveis agentes etiológicos como vírus e fungos se fazem necessárias para que se realizem o descalonamento dos antimicrobianos e os ajustes destes quando os agentes isolados não forem sensíveis ao esquema escolhido.

Uma revisão sistemática recente falhou em demonstrar vantagem sobre a estratégia do descalonamento *versus* a estratégica convencional.³⁵ Entretanto, a crítica que se pode fazer a esse tipo de revisão é que ela inclui uma população de pacientes com sepse, e não propriamente pacientes oncológicos. Todavia, Garnacho-Montero J e colaboradores demonstraram que o de escalonamento é uma estratégia protetora para os pacientes graves.³⁶ Embora os estudos randomizados não sejam muitos, costuma-se adotar a estratégia de descalonamento dos antimicrobianos. A introdução de antibióticos e a associação de antifúngicos e de eventuais antivirais dependem fundamentalmente do quadro clínico.

O tempo de início do tratamento com antibióticos também se mostrou fundamental na redução da mortalidade desses pacientes, sendo este limite de tempo adotado em vários protocolos do manejo de sepse atualmente.³⁷⁻³⁹ E isso também é importante nos casos em que os pacientes possam apresentar candidemia invasiva, o atraso na terapia antifúngica e adequada está associado ao aumento da taxa de mortalidade.⁴⁰ Em estudo epidemiológico realizado no Brasil, envolvendo pacientes com candidemia, em 22 hospitais terciários, Colombo e colaboradores encontraram que cerca de 32% dos casos eram de pacientes com câncer tumor sólido ou hematológico e, daqueles pacientes que se encontravam em UTI (n = 647), 26,9% apresentavam diagnóstico de câncer tumor sólido ou hematológico. Por isso, é importante, nos casos graves, pensar em infecções fúngicas nessa população de pacientes graves.

Resumindo-se as recomendações, esses pacientes devem ser rapidamente avaliados quando de sua admissão no serviço de emergência, usando-se um dos escores citados. Em posse das informações fornecidas pelo escore escolhido e dos exames dos sítios específicos, deve-se ter em mente o perfil de sensibilidade dos antibióticos na unidade em que se está trabalhando e saber se o paciente fez uso recente de antibióticos ou está em uso na profilaxia.

O exame físico deve ser abrangente, lembrando-se de que esses pacientes, em sua maioria, têm cateteres implantados. Também não deve ser esquecido que fissuras anais podem ser portas de entrada para infecções, principalmente daqueles por gram-negativos.

Em pacientes neutropênicos febris, a escolha do esquema de antimicrobianos pode ser feita com estratégia de escalonamento ou descalonamento. Escalonamento, quando o regime se inicia com monoterapia empírica que atinge a maioria das enterobactérias e pseudômonas aeruginosa excluindo as cepas produtoras de betalactamase ou carbapenemase, ou aquelas que apresentam multirresistência. Posteriormente, se ocorrer piora clínica ou se o agente isolado for resistente à terapia iniciada, escalona-se o antimicrobiano com a ampliação do espectro ou associação de terapia combinada. A estratégia de descalonamento é definida pela introdução de um regime inicial de antimicrobianos empírico de amplo espectro com o objetivo de cobrir patógenos multirresistentes como enterobactérias produtoras de betalactamase de espectro estendido e pseudômonas multirresistentes.⁴¹ Sempre que possível, ao identificar o agente etiológico, deve ser encorajado o descalonamento com o objetivo de adequar e direcionar a terapia com antimicrobianos, o que certamente contribui com menor toxicidade para o paciente, menor exposição a antimicrobianos de amplo espectro com consequente menor chance de desenvolvimento de cepas resistentes e, por último, pode implicar redução de custos. O descalonamento para antimicrobianos de espectro restrito é bem tolerado em pacientes graves sem aumentar a mortalidade.⁴²

Optando-se pela estratégia de escalonamento, caso seja isolado um agente, a terapêutica deverá ser adaptada para ele.

Havendo deterioração de quadro clínico, novos esforços devem ser feitos na tentativa de se encontrar o agente causador da febre, como radiografia, tomografia de tórax, seios da face e abdome. O ecocardiograma também pode ser útil, particularmente em pacientes com acesso central.

A maioria desses pacientes está sob risco de infecções fúngicas por filamentosos, então a dosagem seriada de galactomanana é um exame extremamente útil.

As hemoculturas podem ser repetidas em 24 a 48 horas, lembrando-se de fazer coleta periférica e das vias do cateter.

No caso de se optar pelo descalonamento, em que não se conseguiu isolar o agente responsável pela infecção e os pacientes tenham se estabilizado, o esquema de antimicrobianos deve ser mantido. Também nessa situação, devem ser feitos todos os esforços para que se encontre o agente causador da infecção.

Os antibióticos empíricos podem ser retirados caso não se confirme o quadro infeccioso, isso pode ser feito em até 72 horas ou assim que se confirme a ausência de infecção.⁴³

Sugere-se que, em situações nas quais o paciente apresente fatores de alto risco (Tabela 261.2), seja usada a estratégia do descalonamento (Tabela 261.3). Nos casos em que não há fatores de risco conhecidos maiores, utiliza-se o escalonamento.

TABELA 261.2. Principais fatores de risco para considerar a escolha de antimicrobianos empíricos em paciente neutropênico febril.

Fatores de risco para infecção com bactéria multirresistente	Fatores de risco para evolução clínica complicada
1. Pacientes com colonização ou infecção prévia por patógenos resistentes, particularmente: • ESBL ou carbapenemase • Enterobactérias produtoras • Não fermentadores resistentes: *Acinetobacter baumannii*, Acinetobacter baumannii • MRSA, especialmente com MIC ≥ 2mg/L para vancomicina • Enterococo vancomicina resistente	1. Choque, instabilidade hemodinâmica, hipotensão, alteração do nível de consciência
2. Exposição previa a antimicrobianos de amplo espectro, não limitado ao uso de cefalosporina de 3ª geração	2. Local da infecção (i.e., pneumonia, enterite, infecção de cateter venoso central)
3. Paciente grave (i.e., doença em estágio terminal, sepse, pneumonia)	3. Paciente internado
4. Infecção nosocomial	4. Aplasia medular grave e prolongada
	5. Comorbidades (sangramento, desidratação, falência orgânica, doença crônica)
	6. Idade avançada (> 60 anos)

Fonte: Adaptada de Averbuch D e colaboradores, 2013.[41]

TABELA 261.3. Critérios para opção da estratégia empírica de antimicrobianos.

Escalonamento	Descalonamento
• Apresentação não complicada • Nenhuma colonização com bactérias resistentes • Nenhuma infecção com bactérias resistentes • Em centros onde patógenos multirresistentes não são comuns	• Apresentações complicadas • Colonização prévia com bactérias resistentes • Infecções prévias com bactérias resistentes • Centros com existência conhecida de patógenos multirresistentes
Opções de início	
• Cefepime • Piperacilina – Tazobactan • Ceftazidima	• Carbapenêmicos (eventualmente associados a aminoglicosídeos) • Glicopeptídeos ou novos agentes para cobertura de gram-positivos (vancomicina, linezolina, teicoplamina, daptomicina)

Fonte: Adaptada de Averbuch D e colaboradores, 2013.[41]

Quadros virais como influenza e vírus sincicial respiratório devem ser considerados em pacientes com comprometimento pulmonar. Na suspeita clínica de influenza, pode ser usado o tratamento com oseltamivir, que pode ser mantido ou retirado conforme os resultados dos exames posteriores.

Sumarizando, a sepse no paciente oncológico é de extrema gravidade, mas pode ter um desfecho favorável se identificada e tratada corretamente, sendo fundamental a interação entre o intensivista, os hematologistas e oncologistas e os serviços de controle de infecção hospitalar. É um exemplo de situação em que os protocolos de atendimento bem desenhados e executados podem fazer a diferença.

REFERÊNCIAS BIBLIOGRÁFICAS

1. Weycker D, Akhras KS, Edelsberg J, Angus DC, Oster G. Long-term mortality and medical care charges in patients with severe sepsis. Crit Care Med. 2003;31(9):2316-23.
2. Bone RC. Definitions for sepsis and organ failure and guidelines for the use of innovative therapies in sepsis. The ACCP/SCCM Consensus Conference Committee. American College of Chest Physicians/Society of Critical Care Medicine. CHEST J. 1992;101(6):1644.
3. Vincent JL, Opal SM, Marshall JC, Tracey KJ. Sepsis definitions: time for change. Lancet. 2013;381(9868):774-5.
4. Dellinger RP, Levy MM, Rhodes A, Annane D, Gerlach H, Opal SM, et al. Surviving Sepsis Campaign: international guidelines for management of severe sepsis and septic shock, 2012. Intensive Care Med. 2013;39(2):165-228.
5. Regazzoni CJ, Khoury M, Irrazabal C, Myburg C, Galvalisi NR, O'Flaherty M, et al. Neutropenia and the development of the systemic inflammatory response syndrome. Intensive Care Med. 2003;29(1):135-8.
6. Levy MM, Fink MP, Marshall JC, Abraham E, Angus DC, Cook D, et al. 2001 SCCM/ESICM/ACCP/ATS/SIS International Sepsis Definitions Conference. Intensive Care Med. 2003;29(4):530-8.
7. Rhee C, Gohil S, Klompas M. Regulatory mandates for sepsis care--reasons for caution. N Engl J Med. 2014;370(18):1673-6.
8. Mayr FB, Yende S, Angus DC. Epidemiology of severe sepsis. Virulence. 2014;5(1):4-11.
9. Pittet D, Wenzel RP. Nosocomial bloodstream infections. Secular trends in rates, mortality, and contribution to total hospital deaths. Arch Intern Med. 1995;155(11):1177-84.

10. Martin GS, Mannino DM, Eaton S, Moss M. The epidemiology of sepsis in the United States from 1979 through 2000. N Engl J Med. 2003;348(16):1546-54.
11. Martin GS. Sepsis, severe sepsis and septic shock: changes in incidence, pathogens and outcomes. Expert Rev Anti Infect Ther. 2012;10(6):701-6.
12. Colombo AL, Guimaraes T, Sukienik T, Pasqualotto AC, Andreotti R, Queiroz-Telles F, et al. Prognostic factors and historical trends in the epidemiology of candidemia in critically ill patients: an analysis of five multicenter studies sequentially conducted over a 9-year period. Intensive Care Med. 2014;40(10):1489-98.
13. Penack O, Becker C, Buchheidt D, Christopeit M, Kiehl M, von Lilienfeld-Toal M, et al. Management of sepsis in neutropenic patients: 2014 updated guidelines from the Infectious Diseases Working Party of the German Society of Hematology and Medical Oncology (AGIHO). Ann Hematol. 2014;93(7):1083-95.
14. Apostolopoulou E, Raftopoulos V, Terzis K, Elefsiniotis I. Infection Probability Score, APACHE II and KARNOFSKY scoring systems as predictors of bloodstream infection onset in hematology-oncology patients. BMC Infect Dis. 2010;10:135.
15. Chaberny IF, Ruseva E, Sohr D, Buchholz S, Ganser A, Mattner F, et al. Surveillance with successful reduction of central line-associated bloodstream infections among neutropenic patients with hematologic or oncologic malignancies. Ann Hematol. 2009;88(9):907-12.
16. Kang CI, Song JH, Chung DR, Peck KR, Ko KS, Yeom JS, et al. Risk factors and pathogenic significance of severe sepsis and septic shock in 2286 patients with gram-negative bacteremia. J Infect. 2011;62(1):26-33.
17. Legrand M, Max A, Peigne V, Mariotte E, Canet E, Debrumetz A, et al. Survival in neutropenic patients with severe sepsis or septic shock. Crit Care Med. 2012;40(1):43-9.
18. Liss BJ, Vehreschild JJ, Cornely OA, Hallek M, Fatkenheuer G, Wisplinghoff H, et al. Intestinal colonisation and blood stream infections due to vancomycin-resistant enterococci (VRE) and extended-spectrum beta-lactamase-producing Enterobacteriaceae (ESBLE) in patients with haematological and oncological malignancies. Infection. 2012;40(6):613-9.
19. Bossaer JB, Hall PD, Garrett-Mayer E. Incidence of vancomycin-resistant enterococci (VRE) infection in high-risk febrile neutropenic patients colonized with VRE. Support Care Cancer. 2010;19(2):231-7.
20. Azoulay E, Afessa B. The intensive care support of patients with malignancy: do everything that can be done. Intensive Care Med. 2006;32(1):3-5.
21. Johnson MH, Gordon PW, Fitzgerald FT. Stratification of prognosis in granulocytopenic patients with hematologic malignancies using the APACHE-II severity of illness score. Crit Care Med. 1986;14(8):693-7.
22. Quartin AA, Schein RM, Kett DH, Peduzzi PN. Magnitude and duration of the effect of sepsis on survival. Department of Veterans Affairs Systemic Sepsis Cooperative Studies Group. JAMA. 1997;277(13):1058-63.
23. van der Velden WJ, Blijlevens NM, Feuth T, Donnelly JP. Febrile mucositis in haematopoietic SCT recipients. Bone Marrow Transplant. 2009;43(1):55-60.
24. Klastersky J, Paesmans M, Rubenstein EB, Boyer M, Elting L, Feld R, et al. The Multinational Association for Supportive Care in Cancer risk index: A multinational scoring system for identifying low-risk febrile neutropenic cancer patients. J Clin Oncol. 2000;18(16):3038-51.
25. Ahn S, Lee YS, Lim KS, Lee JL. Adding procalcitonin to the MASCC risk-index score could improve risk stratification of patients with febrile neutropenia. Support Care Cancer. 2013;21(8):2303-8.
26. Sakr Y, Sponholz C, Tuche F, Brunkhorst F, Reinhart K. The role of procalcitonin in febrile neutropenic patients: review of the literature. Infection. 2008;36(5):396-407.
27. Ahn S, Lee YS. Predictive factors for poor prognosis febrile neutropenia. Curr Opin Oncol. 2012;24(4):376-80.
28. Dommett R, Geary J, Freeman S, Hartley J, Sharland M, Davidson A, et al. Successful introduction and audit of a step-down oral antibiotic strategy for low risk paediatric febrile neutropaenia in a UK, multicentre, shared care setting. Eur J Cancer. 2009;45(16):2843-9.
29. Campaign SS. Surviving Sepsis Campaign - Updated Bundles in Response to New Evidence 2015. Available from: http://www.survivingsepsis.org/SiteCollectionDocuments/SSC_Bundle.pdf
30. Puig-Asensio M, Peman J, Zaragoza R, Garnacho-Montero J, Martin-Mazuelos E, Cuenca-Estrella M, et al. Impact of therapeutic strategies on the prognosis of candidemia in the ICU. Crit Care Med. 2014;42(6):1423-32.
31. Andes DR, Safdar N, Baddley JW, Playford G, Reboli AC, Rex JH, et al. Impact of treatment strategy on outcomes in patients with candidemia and other forms of invasive candidiasis: a patient-level quantitative review of randomized trials. Clin Infect Dis. 2012;54(8):1110-22.
32. Morrissey CO, Chen SC, Sorrell TC, Milliken S, Bardy PG, Bradstock KF, et al. Galactomannan and PCR versus culture and histology for directing use of antifungal treatment for invasive aspergillosis in high-risk haematology patients: a randomised controlled trial. Lancet Infect Dis. 2013;13(6):519-28.
33. Freifeld AG, Bow EJ, Sepkowitz KA, Boeckh MJ, Ito JI, Mullen CA, et al. Clinical practice guideline for the use of antimicrobial agents in neutropenic patients with cancer: 2010 update by the infectious diseases society of america. Clin Infect Dis. 2011;52(4):e56-93.
34. Waechter J, Kumar A, Lapinsky SE, Marshall J, Dodek P, Arabi Y, et al. Interaction between fluids and vasoactive agents on mortality in septic shock: a multicenter, observational study. Crit Care Med. 2014;42(10):2158-68.
35. Gomes Silva BN, Andriolo RB, Atallah AN, Salomão R. De-escalation of antimicrobial treatment for adults with sepsis, severe sepsis or septic shock. Cochrane Database Syst Rev. 2010;12:CD007934.
36. Garnacho-Montero J, Gutierrez-Pizarraya A, Escoresca-Ortega A, Corcia-Palomo Y, Fernandez-Delgado E, Herrera-Melero I, et al. De-escalation of empirical therapy is associated with lower mortality in patients with severe sepsis and septic shock. Intensive Care Med. 2014;40(1):32-40.
37. Houck PM, Bratzler DW, Nsa W, Ma A, Bartlett JG. Timing of antibiotic administration and outcomes for Medicare patients hospitalized with community-acquired pneumonia. Arch Intern Med. 2004;164(6):637-44.
38. Kumar A, Roberts D, Wood KE, Light B, Parrillo JE, Sharma S, et al. Duration of hypotension before initiation of effective antimicrobial therapy is the critical determinant of survival in human septic shock. Crit Care Med. 2006;34(6):1589-96.
39. Flowers CR, Seidenfeld J, Bow EJ, Karten C, Gleason C, Hawley DK, et al. Antimicrobial prophylaxis and outpatient management of fever and neutropenia in adults treated for malignancy: American Society of Clinical Oncology clinical practice guideline. J Clin Oncol. 2013;31(6):794-810.
40. Garey KW, Rege M, Pai MP, Mingo DE, Suda KJ, Turpin RS, et al. Time to initiation of fluconazole therapy impacts mortality in patients with candidemia: a multi-institutional study. Clin Infect Dis. 2006;43(1):25-31.
41. Averbuch D, Orasch C, Cordonnier C, Livermore DM, Mikulska M, Viscoli C, et al. European guidelines for empirical antibacterial therapy for febrile neutropenic patients in the era of growing resistance: summary of the 2011 4th European Conference on Infections in Leukemia. Haematologica. 2013;98(12):1826-35.
42. Garnacho-Montero J, Escoresca-Ortega A, Fernandez-Delgado E. Antibiotic de-escalation in the ICU: how is it best done? Curr Opin Infect Dis. 2015;28(2):193-8.
43. Averbuch D, Cordonnier C, Livermore DM, Mikulska M, Orasch C, Viscoli C, et al. Targeted therapy against multi-resistant bacteria in leukemic and hematopoietic stem cell transplant recipients: guidelines of the 4th European Conference on Infections in Leukemia (ECIL-4, 2011). Haematologica. 2013;98(12):1836-47.

CAPÍTULO 262

COMPLICAÇÕES GRAVES RELACIONADAS COM O TRATAMENTO SISTÊMICO DO CÂNCER

Heloisa Veasey Rodrigues
Rafael Aliosha Kaliks Guendelmann

DESTAQUES

- A recente descoberta das alterações moleculares relacionadas ao câncer possibilita o desenvolvimento de novas terapias antineoplásicas cujo mecanismo de ação é peculiar a cada uma dessas alterações, proporcionando um tratamento mais específico e personalizado.
- O câncer é uma doença complexa e multifacetada, portanto o seu tratamento consiste na associação de diversas estratégias capazes de causar a morte e de inibir o crescimento, a divisão e a disseminação da célula cancerígena.
- O tratamento sistêmico antineoplásico conta, atualmente, com um arsenal de drogas que se diferenciam por seu mecanismo de ação, podendo, de forma abrangente, ser divididas em terapias-alvo e em anticorpos monoclonais, imunoterapia, hormonioterapia e quimioterapia.
- O aumento da incidência de câncer no mundo e a constante inovação terapêutica determinam a necessidade de conhecermos as principais classes de drogas terapêuticas e suas complicações.

INTRODUÇÃO

O avanço no conhecimento das alterações moleculares associadas aos mais diversos tipos de câncer vem mudando a forma pela qual cânceres são classificados e tratados. Nas últimas duas décadas têm sido identificados marcadores moleculares que definem subgrupos dentro de determinadas doenças (p. ex.: hiperexpressão de Her2 em 20% dos cânceres de mama, mutações ativadoras de fator epidermal de crescimento (EGFR) em 7% dos cânceres de pulmão não pequenas células, entre outros).

Alguns desses marcadores têm valor prognóstico (identificado por análise retrospectiva de sobrevida em subgrupo determinado pelo marcador), outros apresentam ainda valor preditivo de resposta a determinadas drogas, que muitas vezes são desenvolvidas como terapias-alvo contra este próprio marcador (p. ex.: rearranjo de *anaplastic lymphoma kinase* (ALK) em uma pequena fração de câncer de pulmão indicando sensibilidade ao crizotinibe, mutação V600E no *gene BRAF* em metade dos casos de melanoma indicando sensibilidade ao vemurafenibe, entre outros).

Esses avanços na reclassificação dos tumores com base no maior conhecimento molecular e a pesquisa de marcadores moleculares prognósticos e de marcadores moleculares preditivos ainda não estão suficientemente disseminados, devido à sofisticação laboratorial necessária para tal. Soma-se a esta dificuldade laboratorial a tendência de se agregarem à classificação das doenças aspectos que tenham de fato repercussão, prognóstica ou preditiva, de benefício com terapias existentes.

As diversas terapias modernas contra o câncer, sejam elas terapias-alvo ou não, têm um custo financeiro muito significativo. Somando a limitação imposta pela sofisticação diagnóstica aos altos custos de novas drogas, defrontamo-nos com situações nas quais pacientes com uma mesma doença recebem tratamentos sistêmicos diferentes em função do grau de disponibilidade tanto dos testes preditivos quanto das drogas modernas.

As novas moléculas desenvolvidas para o tratamento do câncer tendem a alvejar um ou mais dos mecanismos moleculares conhecidos que levam à proliferação tumoral. Esses mecanismos são em sua maioria constituídos por vias de sinalização bioquímica intracelulares, que determinam em última instância uma ou mais das propriedades das células cancerosas: proliferação sustentada, resistência à morte celular, indução da angiogênese, ativação da capacidade replicativa, ativação da capacidade de invasão e metastatização e evasão aos mecanismos supressores de crescimento.[1]

Essas propriedades essenciais da célula cancerosa podem ser alvejadas. Os alvos terapêuticos das novas moléculas hoje em uso ou em pesquisa para o tratamento do câncer se subdividem entre as seguintes classes: inibidores de EGFR, inibidores de *cycline dependent kinase* (CDK), anticorpos anti-CTLA4, inibidores de telomerase (ainda em desenvolvimento), inibidores de c-Met, inibidores de *vascular endotelial growth factor* (VEGF), inibidores de *poly ADP ribose polymerase* (PARP), inibidores de *mammalian target of rapamicin* (m-TOR), inibidores de *phosphatidylinositol 3-kinase* (PI3K), inibidores de ALK, inibidores de *mitogen-activated protein kinase* (RAS/RAF/MAPK), inibidores de *insulin-like growth factor-1 receptor* (IGF-1R), inibidores de sinalização dos receptores de estrógeno e de andrógeno, entre outros.

Até o momento, a maioria dos cânceres que se beneficiam de terapias contra esses alvos não é curada por elas, mas pode ter um controle da doença por período mais longo ou com menor toxicidade quando comparado com tratamento quimioterápico tradicional.

MARCADORES PREDITIVOS USADOS NA ATUALIDADE

O Quadro 262.1 descreve, de maneira resumida, marcadores preditivos de respostas a medicações antineoplásicas, seja por constituírem um alvo, seja por determinarem resistência a determinada medicação. Vale mencionar que este constitui um campo extraordinariamente dinâmico do conhecimento na oncologia atual, sendo descritas novas descobertas com frequência. A importância para o não oncologista em conhecer esses marcadores se deve à necessidade de reconhecer os efeitos colaterais das medicações.

TERAPIAS-ALVO E IMUNOTERÁPICOS EM USO NA ATUALIDADE

O Quadro 262.2 lista imunoterápicos inespecíficos, terapias hormonais, outros antineoplásicos novos com as respectivas indicações oncológicas mais comuns e seu mecanismo de ação.

NOMENCLATURA DOS ANTICORPOS USADOS EM ONCOLOGIA

Como se observa na coluna da lista de medicações-alvo no Quadro 262.1, grande parte tem uma de duas terminações: "mabe" ou "nibe". Vale conhecimento básico sobre esta terminologia.

A terminação "mabe" identifica anticorpos monoclonais produzidos artificialmente a partir de um clone celular, que agem na membrana celular, administrados por via parenteral, por exemplo: trastuzumabe, pertuzumabe, rituximabe, bevacizumabe, cetuximabe.

Quando este anticorpo monoclonal é quimérico, o "mabe" vem precedido de "xi" (exemplo: cetuximabe); quando o anticorpo é humanizado, o "mabe" vem precedido por "zu" (exemplo: trastuzumabe); e quando é totalmente humanizado, o "mabe" vem precedido de "mu" (p. ex.: panitumumabe).

A terminação "nibe" identifica inibidores de tirosina-quinase, que constituem moléculas pequenas que agem dentro da célula, administrados por via oral, por exemplos lapatinibe, gefitinibe, erlotinibe, vemurafenibe, imatinibe, sunitinibe, nilotinibe, sorafenibe, pazopanibe.

QUADRO 262.1. Marcadores preditivos de resposta a medicações antineoplásicas.

Tipo de tumor	Marcador preditivo de resposta ou resistência	Medicação selecionada com base no marcador
Câncer de mama	Amplificação ou Hiperexpressão de Her2	Trastuzumabe, pertuzumabe lapatinibe, T-DM1
Câncer de mama	Receptor de estrógeno e/ou receptor de progesterona	Tamoxifeno, fulvestranto, exemestano, anastrazol, letrozol
Câncer de mama	Oncotype DX	Tamoxifeno, inibidores de aromatase, quimioterapia
Câncer de pulmão não pequenas células	Mutação ativadora de EGFR	Erlotinibe, gefitinibe, afatinibe
Câncer de pulmão não pequenas células	Rearranjo de ALK	Crizotinibe, ceritinibe
Câncer colorretal	KRAS/NRAS selvagem (ausência de mutação)	Cetuximabe, panitumumabe
Câncer de estômago	Expressão de Her2	Trastuzumabe
Melanoma	Mutação V600E ou V600K no gene BRAF	Vemurafenibe, dabrafenibe + trametinibe
GIST	Mutação do exon 11 do gene c-kit	Imatinibe, sunitinibe
Glioblastoma	Metilação do promotor de MGMT	Temozolamida

QUADRO 262.2. Novos antineoplásicos e seu mecanismo de ação.

Tipo de tumor	Mecanismo de ação	Medicação
Imunoterápicos		
Melanoma	Imunomodulador e antiangiogênico	Interferon-α-2b
Melanoma	Inibidor de CTLA4	Ipilimumabe
Melanoma	Inibidor de PD1	Pembrolizumabe
Melanoma	Inibidor de PD1	Nivolumabe
Manipulação hormonal		
Câncer de mama	Inibidores de aromatase	Letrozol, anastrazol, exemestano
Câncer de mama	Modulador e bloqueador do receptor de estrógeno e de progesterona	Tamoxifeno, fulvestranto
Câncer de próstata	Análogos de LHRH	Goserelina, leuprolida, degarelix
Câncer de próstata	Bloqueador de receptor de andrógenos	Bicalutamida, futamida, enzalutamida
Câncer de próstata	Bloqueador de biossíntese de andrógenos (CYP17)	Abiraterona
Outros		
Câncer de mama, câncer renal, tumor neuroendócrino	Inibidor de m-TOR	Everolimus
Câncer colorretal, glioblastoma, câncer de pulmão	Inibidor do fator endotelial de crescimento (VEGF)	Bevacizumabe

CONCEITO DE COMPLICAÇÕES GRAVES RELACIONADAS COM O TRATAMENTO DO CÂNCER

Complicações graves são todos os eventos adversos possivelmente relacionados ao tratamento e que necessitam de intervenção terapêutica específica, pois ameaçam a vida. Tratando-se de medicamentos antineoplásicos, convenciona-se graduar a toxicidade de acordo com tabelas padronizadas. O padrão mais utilizado no mundo é o Common Toxicity Criteria Adverse Event (CTC), que atualmente está na versão 4.0, de 2009,[2] mas uma nova versão deverá ser publicada em breve pelo National Cancer Institute.

Em linhas gerais, essa classificação consiste na graduação das toxicidades em uma escala variável de 1 a 5, sendo toxicidades grau 1 as que são assintomáticas ou pouco sintomáticas, que não exigem intervenção terapêutica específica, evoluindo em gravidade a depender da sintomatologia e da necessidade de intervenções simples (grau 2) ou mais invasivas (graus 3 e 4), até o grau 5, que consiste no óbito associado à toxicidade.

A importância dessa padronização reside no fato de que, conforme o grau da toxicidade, podem ser necessárias: apenas observação, ou redução de dose, ou interrupção temporária associada à redução, ou até interrupção permanente da droga em questão. Por se tratarem de toxicidades potencialmente graves, as correções nas doses das medicações têm de seguir padronização e diretrizes bastante rígidas.

Assim, é de extrema importância que, frente à toxicidade de terapia antineoplásica, sejam estabelecidos o agente e o grau da toxicidade de acordo com CTC, e que esta informação seja passada ao prescritor do tratamento oncológico.

COMPLICAÇÕES DO TRATAMENTO SISTÊMICO

A porcentagem de pacientes cujo tratamento sistêmico leva a complicações graves varia em razão não só da medicação antineoplásica, mas em função de características do paciente, de comorbidades e de interações medicamentosas (sugerimos o micromedex como fonte de pesquisa de interações).

Em face da relativa raridade do uso de antineoplásicos na população em geral e da consequente falta de familiaridade dos médicos não oncologistas com essas medicações, é estritamente necessária a avaliação formal de possíveis interações medicamentosas diante de qualquer evento adverso em paciente que está sendo tratado de câncer. Equipes médicas que atendem urgências e equipes de terapia intensiva devem ter algum grau de familiaridade com as modalidades de terapias sistêmicas e com seus efeitos colaterais mais graves, descritos de maneira breve, a seguir.

Muitos pacientes recebem hoje combinação de terapias-alvo (sejam anticorpos monoclonais ou não) associadas a quimioterápicos tradicionais. Existe sobreposição de algumas toxicidades em decorrência dessas associações, embora na maioria dos casos as toxicidades sejam distintas. Além de interações medicamentosas levando a aumento de toxicidade, pode também ocorrer potencialização da toxicidade de outras modalidades de tratamento oncológico, como a toxicidade da radioterapia.

Assim, em pacientes que estejam em tratamento radioterápico, a toxicidade excessiva deste pode ser causada pela concomitância de um antineoplásico. Mesmo em pacientes que tenham recebido radioterapia no passado, é possível reativação da toxicidade pela radioterapia, em fenômeno denominado *radiation recall*.

EFEITOS COLATERAIS GRAVES DE ANTICORPOS MONOCLONAIS E INIBIDORES DE TIROSINA QUINASE[3]

Reações imunológicas agudas

Reações agudas, quando da infusão endovenosa de anticorpos, podem ser desencadeadas por diversos mecanismos, incluindo mediação por IgE (reação anafilática), reação anafilactoide, doença do soro, síndrome de lise tumoral, ou síndrome de liberação de citocinas. Reações infusionais geralmente ocorrem já na primeira infusão. Reações anafiláticas e anafilactoides ocorrem mais frequentemente quando do uso de anticorpos quiméricos. A imunogenicidade das novas medicações vem sendo descrita de maneira sistemática, assim como era descrito o potencial emetogênico para quimioterápicos.[4]

Dermatite

Dermatites são frequentes quando do uso de anticorpos monoclonais ou inibidores de tirosina quinase. A depender do alvo dessas medicações, as reações cutâneas podem apresentar padrões distintos, por exemplo, as drogas que alvejam o EGFR (cetuximabe, panitumumabe, gefitinibe, erlotinibe e afatinibe) manifestam-se mais comumente com *rash* e reações acneiformes em face, tronco e membros superiores.

Inibidores de tirosina quinase de *vascular endothelial growth factor receptor* (VEGFR) e *platelet derived growth factor* PDGFR (sorafenibe, sunitinibe e pazopanibe) manifestam-se com eritema palmoplantar, denominado síndrome mão-pé, que pode estar associado a descamação e dor nas regiões afetadas. Já os inibidores de tirosina quinase de BRAF estão associados a papilomas, carcinoma espinocelular de pele, queratose e disqueratoses.[5] Essas reações geralmente são leves, mas podem adquirir maior gravidade na dependência da extensão e na intensidade.

Infecções

Infecções são descritas como consequência da imunossupressão causada por determinados anticorpos monoclonais que alvejam células imunes. Exemplo é a supressão imune causada por rituximabe, muito usado em linfomas que expressam o antígeno CD20 na superfície das células, ou alentuzumabe, que alveja CD52, usado em leucemia linfocítica crônica e algumas vasculites. Entre as infecções, vale mencionar a leucoencefalopatia multifocal progressiva, decorrente de reativação de infecção latente pelo vírus JCV.[6]

Cardiotoxicidade

Porcentagem pequena (aproximadamente 3% a 4%), porém significativa, de pacientes que recebem trastuzumabe desenvolvem queda assintomática da fração de ejeção, que, geralmente, normaliza-se quando da interrupção da medicação por algumas semanas.

Como trastuzumabe é usado em mulheres com câncer de mama, que frequentemente também recebem antraciclinas (quimioterápico sabidamente cardiotóxico, embora por mecanismo diverso), estas pacientes devem ser monitoradas com cuidado.[7] O manejo clínico da cardiotoxicidade que não reverte com a interrupção da medicação segue as linhas gerais do manejo de insuficiência cardíaca.

Hipertensão, trombose e sangramento decorrentes do uso de inibidores de VEGF e VEGFR[8]

A angiogênese a partir de vasos preexistentes é necessária para o crescimento tumoral das metástases. A angiogênese é mediada pelo HIFα (*hypoxia-inducible factor* α), que controla a transcrição não só do VEGF, mas de outros fatores pró-tumorigênicos. O bloqueio de VEGF tem sido associado a hipertensão, trombose tanto venosa quanto arterial, e insuficiência cardíaca.

Alguns inibidores de VEGFR também inibem outros receptores, como PDGFR (*platelet-derived growth factor*) e c-kit (*receptor for stem cell factor*), o que também pode contribuir para a toxicidade. A hipertensão parece estar relacionada ao efeito inibidor que bloqueia a promoção de expressão de óxido nítrico em células endoteliais, expressão esta que depende do receptor de VEGF não estar inibido.

Com o bloqueio do VEGF e com a consequente diminuição do óxido nítrico, diminuem-se a permeabilidade vascular e a vasodilatação. Há similaridade da fisiopatologia entre hipertensão e proteinúria induzida por inibidores de VEGF e a encontrada em pré-eclâmpsia.

A trombogenicidade relacionada aos inibidores de VEGF não está bem elucidada, mas parece também estar relacionada à diminuição de óxido nítrico, que determinaria aumento na agregação plaquetária. Além disso, a inibição de VEGF resulta em injúria endotelial, com consequente exposição de colágeno subendotelial e ativação de fator tecidual, que, por sua vez, estão associados a aumento do risco de trombose.[9]

Paralelamente, inibidores de VEGF levam a maior necrose tumoral e inibição da renovação de células endoteliais, o que determina maior risco de sangramento, que é aumentado pelo uso concomitante de inibidores de agregação plaquetária.

Eventos autoimunes

Têm sido descritos hipotireoidismo, síndromes lúpus-*like*, enterocolite (especificamente descrita para pacientes que recebem ipilimumabe, inibidor de CTLA4, atualmente, usado no tratamento do melanoma), hepatite autoimune, entre outros (ver tópico Ipilimumabe a seguir).

Alterações de cicatrização e reparação tecidual

Inibidores de VEGF interferem com a cicatrização, por impedirem migração de células endoteliais e permeabilidade vascular, deposição de colágeno e formação de neovasos. Portanto, pacientes com feridas não cicatrizadas podem evoluir com ulceração crônica e pacientes com doença abdominal e radioterapia abdominal prévia têm maior risco de apresentar perfuração intestinal espontânea, que, apesar de muito rara, é potencialmente letal se não diagnosticada prontamente.[10]

EFEITOS COLATERAIS GRAVES DOS HORMONOTERÁPICOS

Entre os efeitos colaterais graves do uso de tamoxifeno, citamos eventos tromboembólicos (geralmente em território venoso), câncer de endométrio, retinopatia, priapismo, eritema multiforme e hepatotoxicidade.

Os inibidores de aromatase (letrozol, anastrazol e exemestano) podem ser associados com anafilaxia, osteoporose com fraturas, angina, acidente vascular cerebral e hipertensão.

Os análogos de LHRH podem causar anafilaxia, ideação suicida, apoplexia pituitária, obstrução uretral, compressão medular, angina, infarto, prolongamento de QT e hepatotoxicidade.

Os bloqueadores de receptor de testosterona (bicalutamida, flutamida, enzalutamida) podem causar hepatotoxicidade, insuficiência cardíaca congestiva, pneumonite intersticial, fibrose pulmonar, angina, síncope, angioedema, convulsão e neutropenia.

A abiraterona, bloqueador da citocromo P17 (com consequente bloqueio da síntese de andrógenos na adrenal), está associada a hipocalemia, hipertensão arterial, arritmias, insuficiência cardíaca, hepatotoxicidade e insuficiência adrenal.

EFEITOS COLATERAIS GRAVES DE IMUNOTERÁPICOS INESPECÍFICOS

Imunoterápicos no tratamento do câncer podem ser categorizados em três classes: anticorpos monoclonais (descritos acima), vacinas e imunoterápicos inespecíficos (como Interferon e Interleucina).

Peginterferon-α-2b

Continua sendo usado para tratamento de melanoma. Tem sido associado a uma lista extensa de efeitos colaterais graves, como depressão grave, ideação suicida, distúrbios psiquiátricos, infarto do miocárdio, arritmias, hipotensão, acidente vascular cerebral, trombose de veia retiniana, descolamento de retina, síndrome de Stevens-Johnson, doenças autoimunes, colite, pancreatite, mielossupressão, toxicidade pulmonar, entre outros mais raros.

Interferon-α-2b

Usado mais raramente em melanoma, além de sarcoma de Kaposi, foi associado com efeitos colaterais graves semelhantes aos descritos para o peginterferon, além de crise convulsiva, síndrome nefrótica e insuficiência renal.

Ipilimumabe

Bloqueador de CTLA4 (levando a aumento de ativação e à proliferação de linfócitos T) que vem sendo utilizado em melanoma, e dados preliminares sugerem atividade em diversas outras neoplasias. Efeitos colaterais graves associados à medicação são enterocolite grave, perfuração de trato gastrintestinal, hepatotoxicidade, síndrome de Stevens-Johnson, síndrome de Guillain-Barré, *miastenia gravis*, insuficiência adrenal, hipotireoidismo, uveíte, irite, anemia hemolítica, pneumonite, pericardite, nefrite, encefalopatia, pancreatite e hipogonadismo.

EFEITOS COLATERAIS GRAVES DE OUTRAS DROGAS-ALVO

Pneumonite relacionada com inibidores de m-TOR

Pneumonite não infecciosa tem sido descrita em pacientes em uso de inibidores de m-TOR, podendo ser grave em 2% a 4% dos casos (CTC graus 3 ou 4). Embora o mecanismo não esteja bem estabelecido, a pneumonite parece decorrer de fenômeno de hipersensibilidade. Do ponto de vista histológico, pode corresponder a *bronchiolitis obliterans organizing pneumonia* (BOOP), inflamação granulomatosa não necrosante, pneumonite intersticial ou vasculite. A pneumonite geralmente ocorre após alguns meses do uso da medicação.

Do ponto de vista do tratamento, quando a toxicidade é grave (graus 3 e 4), além da interrupção, ao menos temporária, obrigatória da medicação, tem sido recomendado o uso de corticoterapia. Para pneumonite em graus leves (CTC graus 1 e 2), não é necessária a interrupção da droga, mas sim o ajuste de dose.[11]

EFEITOS COLATERAIS GRAVES DE QUIMIOTERÁPICOS CITOTÓXICOS

Agentes quimioterápicos citotóxicos são aqueles que agem nas diferentes etapas de divisão celular, as quais são comuns, tanto para a replicação das células cancerígenas como das células normais, e, portanto, não são agentes específicos às células malignas, muito embora sejam essas as células mais sensíveis, devido aos altos índices de divisão celular. Diversas células normais que se dividem com maior frequência sofrem com os efeitos dos agentes citotóxicos.

Complicações infecciosas

A neutropenia febril (NF) é a complicação infecciosa mais temida nos pacientes em quimioterapia. Sua incidência depende de fatores do paciente (idade, carências nutricionais, condições patológicas concomitantes e neoplasia de base) e de fatores relacionados ao tratamento (mielotoxicidade do agente, poliquimioterapia, radioterapia, dose-intensidade e tempo de tratamento).

O risco de neutropenia aumenta 7 a 14 dias após o início do tratamento. O nível mais baixo dos neutrófilos (nadir) é atingido por volta do 10º ao 14º dia (há, porém, algumas quimioterapias cujo nadir ocorre bem mais tarde). Nesse período, o paciente deve ser orientado a contatar a equipe médica ou se dirigir ao serviço de emergência na ocorrência de temperatura axilar ≥ 37,8ºC. Muitos pacientes em quimioterapia apresentam neutropenia transitória e de grau leve, sem prejuízo ao tratamento e com baixo risco de complicações. Alguns pacientes, porém, principalmente aqueles com neutropenia grau ≥ 3 (neutrófilos < 500) ou prolongada (> 7 dias), terão maior risco de evoluir com sepse (ver Quadro 262.3). Diante do diagnóstico de NF, o início precoce de antibioticoterapia endovenosa se faz necessário. Devido à morbimortalidade dessa afecção e a fim de se evitar atrasos ou redução de doses do tratamento, sobretudo no cenário curativo, a profilaxia primária com fator de crescimento de granulócitos (G-CSF) pode ser indicada.

Listamos a seguir os agentes quimioterápicos mais comumente associados à NF – vale lembrar que a sensibilidade a quimioterápicos varia entre indivíduos, havendo casos de neutropenia, mesmo com doses reduzidas em alguns casos.

QUADRO 262.3. Quimioterápicos mais frequentemente associados com neutropenia febril.

Agentes
Antraciclinas (> 90 mg/m^2)
Cisplatina (> 100 mg/m^2)
Ifosfamida (> 9 g/m^2)
Ciclofosfamida (> 1 g/m^2)
Etoposide (> 500 mg/m^2)
Citarabina (> 1 g/m^2)
Esquema dose-densidade (RCHOP, AC)
Antraciclina + taxano +/– ciclofosfamida
Antraciclina + gencitabina

Fonte: Adaptado de ASCO: *Antimicrobial Prophylaxis and Outpatient Management of Fever and Neutropenia in Adults Treated for Malignancy*: American Society of Clinical Oncology Clinical Practice Guideline, 2011.[12]

Complicações cardíacas

Embora não muito frequentes, as complicações cardíacas têm grande impacto para os pacientes com câncer, pois nem sempre são reversíveis e podem associar-se a morbidades comuns à população mais idosa. As complicações cardiológicas mais comuns são insuficiência cardíaca congestiva, arritmias, isquemia, pericardite e miocardite (ver Quadro 262.4). Cada classe de quimioterápico se relaciona mais comumente a uma dessas manifestações.

Complicações pulmonares

Menos de 10% dos pacientes que recebem tratamento quimioterápico irão apresentar toxicidade pulmonar. Diversos agentes podem causar danos pulmonares, entre esses, vale destacar bleomicina, gencitabina, metotrexato, taxanos e oxaliplatina, tanto por estarem comumente associados a injúria pulmonar, quanto pelo frequente uso desses agentes na terapêutica oncológica. As manifestações clínicas mais comuns são dispneia, tosse seca e febre, que se apresentam de forma aguda ou insidiosa.

O diagnóstico diferencial com síndromes infecciosas pode ser difícil de ser estabelecido inicialmente. Exames de imagem podem mostrar aparecimento de infiltrado intersticial bilateral difuso, que pode ser compatível com infecções atípicas, congestão e toxicidade pulmonar. As causas medicamentosas são sempre consideradas como diagnóstico de exclusão, mas é de extrema importância lembrar essa entidade, pois em muitas o quadro é reversível com a suspensão do agente agressor e tratamento de suporte.[13]

Complicações neurológicas

A neuropatia periférica é a complicação neurológica mais relacionada a agentes quimioterápicos. Está associada, em muitos casos, ao grande impacto na qualidade de vida dos pacientes, podendo ou não ser reversível.

QUADRO 262.4. Toxicidade cardíaca de quimioterápicos.

Classe da droga	Toxicidade cardíaca	Frequência relativa da toxicidade	Frequência relativa do uso terapêutico	Fatores associados
Antracíclicos	ICC e Disfunção VE	6% a 10%	+++	Dose-dependente, cardiopatia prévia, radioterapia torácica prévia
Mitoxantrone	ICC e Disfunção VE	1% a 5%	+	Pode ocorrer agudamente na infusão
Agentes alquilantes Bussulfano	Fibrose miocárdica e TC	< 1%	+	
Cisplatina	Isquemia e ICC Hipertensão	1% a 5% 10%	+++	Idade, exposição prévia a antraciclina, radioterapia torácica
Ciclofosfamida	Peri/miocardite e ICC	< 1% 1% a 5%	+++	
Ifosfamida	ICC e arritmia	5% a 6%	++	
Mitomicina	ICC	6% a 10%	+	
Antimetabólitos Capecitabina	Isquemia	< 1%	+++	Ocorre por vasoespasmo, mais comum em coronariopata –
Citarabina	Pericardite e ICC	< 1%	+++	Ocorre por vasoespasmo, mais comum em coronariopata
Fluoracil	Isquemia	1% a 5%	+++	
Antimicrotúbulos Paclitaxel	Arritmia, hipotensão, ICC	< 1%, < 1% 1% a 5%	+++	Comumente associado à reação de hipersensibilidade –
Alcaloides da vinca	Isquemia	1% a 5%	++	
Miscelânea Etoposide	Hipotensão	1% a 5%	+	Infusão rápida
Ácido arsênico	Prolongamento QT	10%		Evitar uso de outras medicações que prolongam QT

+: pouco frequente; ++: frequente; +++: muito frequente.
Fonte: Adaptado de *Circulation*, 2004.[14]

Pacientes em tratamento com platinas, especialmente oxaliplatina, taxanos, alcaloides da vinca e talidomida/lenalidomida, apresentam maior risco para desenvolver neuropatia periférica, que se manifesta por dor e parestesia, geralmente de extremidades e de acometimento bilateral, raramente levando a déficit motor.

Sua fisiopatologia é desconhecida, porém lesões axonal, dos corpos celulares e dos gânglios das raízes dorsais estão envolvidas.[15] Infusões de cálcio e magnésio eram administradas para profilaxia de neuropatia relacionada à oxaliplatina até recentemente, porém estudo randomizado de fase 3 mostrou que tal estratégia é ineficiente.[16] No surgimento desses sintomas, diminuição de dose, aumento do tempo de infusão e até a suspensão definitiva da medicação podem ser necessários.[17]

Complicações do trato gastrintestinal

A mucosa do sistema digestivo está em constante renovação e, portanto, torna-se muito suscetível a efeitos adversos. Mucosite e diarreia são manifestações típicas deste acometimento, podem ocorrer em 50% a 80% dos casos a depender dos agentes em uso e sua forma de administração, como indicado no Quadro 262.5.[18]

Náusea é um dos eventos adversos mais frequentes dos agentes citotóxicos e também é um dos mais temidos pelos pacientes (Quadro 262.6). Sua gravidade depende do potencial emetogênico de cada medicação, do uso de agentes únicos ou associados, do sítio primário e de fatores individuais de cada paciente.

Hoje contamos com medicações muito potentes para a prevenção de náuseas e de vômitos, estratégia mais eficiente

QUADRO 262.5. Agentes associados à diarreia graus 3 a 4.

Agente	Diarreia G ¾	
	Único (%)	Combinado (%)
5-FU bólus	32	25 a 28 (IFL bólus)
5-FU infusão contínua	6 a 13	11 a 14 (FOLFIRI)
Irinotecano	16 a 22	–
Capecitabina	11	26 (XELIRI)
Taxano	4	14 (Capecitabina + docetaxel) 19 (DCF)

Fonte: Adaptado de *Ther Adv Med Oncol*, 2010.[18]

QUADRO 262.6. Potencial emetogênico dos agentes antineoplásicos.

Risco emetogênico	Agente	
Alto	Carmustina	Dacarbazina
	Cisplatina	Dactinomicina
	Ciclofosfamida ≥ 1.500 mg/m²	
Moderado	Azacitidina	Antraciclinas
	Alemtuzumabe	Ifosfamida
	Bendamustina	Irinotecano
	Carboplatina	Oxaliplatina
	Ciclofosfamida < 1.500 mg/m²	Citarabina > 1.000 mg/m²
Baixo	Fluoracil	Bevacizumabe
	Cabazitaxel	Bleomicina
	Citarabina < 1.000 mg/m²	Doxorrubicina lipossional
	Docetaxel	Busulfano
	Etoposide	Cetuximabe
	Gencitabina	Fludarabina
	Ixabepilona	Rituximabe
	Metotrexate	Temsirolimo
	Mitomicina	Topetecano
	Mitoxantrone	Trastuzumabe
	Paclitaxel	Vimblastina
	Pemetrexed	Vincristina
	Panitumumab	Vinorelbina

Fonte: Adaptado de Antiemetics: *American Society of Clinical Oncology Clinical*, 2011.[19]

que o tratamento dos sintomas, uma vez que eles ocorrem. Pacientes que evoluem com náuseas e com vômitos intensos e refratários necessitam de intervenção terapêutica imediata, a fim de evitar desidratação, choque e distúrbios hidreletrolíticos potencialmente fatais.

Hepatotoxicidade

A lista de agentes quimioterápicos potencialmente hepatotóxicos é extensa, a maioria das alterações hepáticas é transitória e clinicamente insignificante. Recentemente, irinotecano e oxaliplatina ganharam maior notoriedade dentro do contexto do tratamento cirúrgico de metástases hepáticas de câncer colorretal após tratamento quimioterápico.

As injúrias hepáticas decorrentes do tratamento oncológico são variadas e não patognomônicas, embora determinados padrões de lesões correspondam a determinadas drogas com maior frequência (ver Quadro 262.7). A presença de metástase, de doença hepática preexistente, mesmo que subclínica (esteatose hepática), a obesidade e a associação de outras terapêuticas (cirurgia, radioterapia e tratamentos ablativos) contribuem de maneira negativa para o desenvolvimento de hepatotoxicidade clinicamente significativa e até insuficiência hepática.

QUADRO 262.7. Agentes oncológicos e hepatotoxicidade.[20]

Agente	Frequência (%)	Tipo de lesão
5-FU	30 a 47	Esteatose
Irinotecano	20,2	Esteato-hepatite
Oxaliplatina	18,9	Lesão hepática sinusoidal/doença veno-oclusiva
Tamoxifeno	40	Esteato-hepatite
Lapatinibe	–	Necrose porto-portal
Ipilimumabe	3 a 9	Hepatite autoimune

Ainda como agravante, temos que grande número de medicações, tanto de uso habitual como de uso oncológico, é metabolizado pelo fígado, e suas doses merecerão ajuste em vigência de alterações hepáticas.

FISIOPATOLOGIA

A fisiopatologia da toxicidade do tratamento oncológico é extraordinariamente variável e depende da classe de medicação em questão, de comorbidades preexistentes, de medicações concomitantes, de características individuais relacionadas à capacidade de metabolização e de excreção das medicações, entre outras.

Toxicidades órgão-específicas são abordadas em capítulos específicos, de modo que o leitor poderá ler o capítulo 258 no que tange à toxicidade renal, o capítulo 259 no que se refere a complicações cardíacas e o capítulo 260, referente à neutropenia.

DIAGNÓSTICO E TRATAMENTO

Sempre que estivermos diante de um paciente em tratamento oncológico, devemos procurar saber os nomes das medicações em uso, sejam elas de administração endovenosa, subcutânea ou oral, e a data da última administração. Muitos dos pacientes oncológicos têm cadernetas fornecidas pelo centro de oncologia nas quais estão especificadas as drogas em uso, a dosagem e a data de administração.

Todo paciente oncológico deve ser orientado a estar de posse dessas informações, especialmente em situações de urgência, nas quais será preciso avaliação em unidade de emergência. Muitos dos efeitos adversos relacionados ao tratamento oncológico são autolimitados (ver Quadro 262.8), mas podem também ocorrer de forma cumulativa ou súbita, mesmo após exposição prévia crônica.

De maneira geral, a conduta terapêutica diante de uma complicação grave secundária a tratamentos oncológicos

QUADRO 262.8. Toxicidades selecionadas e seus causadores mais comuns.

Complicação	Classes comumente envolvidas	Tratamento	Referência
Neutropenia febril	Agentes citotóxicos	Antibioticoterapia de amplo espectro, uso de fator estimulador do crescimento de granulócitos (GCSF) e suporte hemodinâmico e ventilatório se necessário	Ver Capítulo 261[12]
Toxicidade gastrintestinal (náusea/vômitos/diarreia)	Fluoroperimidinas, irinotecano	Hidratação, correção de distúrbio hidreletrolítico, anticolinérgicos	[18]
Pneumonite	Gencitabina, inibidores de m-TOR, bleomicina, docetaxel	Corticoterapia, cobertura antibiótica e suporte ventilatório conforme necessidade	Ver Capítulo 257[13]
Insuficiência renal	Platinas	Hidratação, evitar nefrotoxinas, suporte dialítico se necessário	Ver Capítulo 258[15]
Síndrome coronariana	Fluoroperimidinas, antracíclicos, transtuzumabe, platinas	Monitorização, ECG, enzimas cardíacas, avaliar necessidade de testes mais invasivos que confirmem episódio isquêmico ou continuidade do tratamento. Confirmado episódio isquêmico, estabelecer medidas-padrão para tal	Ver Capítulo 259[14]
Cardiopatia/insuficiência cardíaca	Antracíclicos, mitoxantrone, trastuzumabe	Inibidores de ECA	[13]
Neuropatia periférica	Oxaliplatina, taxanos	Duloxetina, gabapentina, antidepressivos tricíclicos	[14]

ECA: enzima conversora da angiotensina.

não difere da conduta-padrão, não existem antídotos que revertam os eventos adversos ou que eliminem a medicação do organismo, portanto, diante de toxicidade grave, é importante que se estabeleça o tratamento padronizado, de maneira rápida e eficiente, e que a medicação suspeita seja suspensa. Lembrar que é cada vez mais comum o uso de agentes antineoplásicos orais e que, portanto, o paciente pode ainda estar em uso do agente agressor.

CONSIDERAÇÕES FINAIS

O arsenal terapêutico em oncologia é vasto e está em constante renovação. Os mecanismos de ação das drogas são os mais variados possíveis, portanto, a gama de efeitos colaterais é extensa. Diante de um paciente em tratamento oncológico é importante estar familiarizado com as principais complicações graves relacionadas ao tratamento.

O questionamento ativo ao paciente sobre medicações em uso é essencial, pois muitas vezes o paciente pode ter feito uso da medicação agressora há pouco tempo e continuará fazendo (medicações orais), caso não seja orientado do contrário. Como complicações induzidas por medicações são sempre etiologias de exclusão, é de extrema importância que o tratamento-padrão para a condição em particular seja estabelecido imediatamente, mesmo na incerteza do fator causal. Será esse tratamento de suporte inicial que terá impacto na morbimortalidade da complicação.

REFERÊNCIAS BIBLIOGRÁFICAS

1. Hanahan D, Weinberg RA. Hallmarks of cancer: the next generation. Cell. 2011;144(5):646-74.
2. Common Toxicity Criteria Adverse Event. [Internet] [Acesso em 29 jan 2016]. Disponível em: http://evs.nci.nih.gov/ftp1/CTCAE/CTCAE_4.03_2010-06-14_QuickReference_5x7.pdf
3. Hansel TT, Kropshofer H, Singer T, Mitchell JA, George AJ. The safety and side effects of monoclonal antibodies. Nat Rev Drug Discov. 2010;9(4):325-38.
4. Guideline on immunogenicity assessment of monoclonal antibodies intended for in vivo clinical use. [Internet] [Acesso em 29 jan 2016]. Disponível em: http://www.ema.europa.eu/docs/en_GB/document_library/Scientific_guideline/2012/06/WC500128688.pdf
5. Belum VR, Fontanilla Patel H, Lacouture ME, Rodeck U. Skin toxicity of targeted cancer agents: mechanisms and intervention. Future Oncol. 2013;9(8):1161-70.
6. Keene DL, Legare C, Taylor E, Gallivan J, Cawthorn GM, Vu D. Monoclonal antibodies and progressive multifocal leukoencephalopathy. Canadian J Neurol Sci. 2011;38(4):565-71.
7. Albini A, Pennesi G, Donatelli F, Cammarota R, De Flora S, Noonan DM. Cardiotoxicity of anticancer drugs: the need for cardio-oncology and cardio-oncological prevention. J Natl Cancer Inst. 2010;102(1):14-25.
8. Nazer B, Humphreys BD, Moslehi J. Effects of novel angiogenesis inhibitors for the treatment of cancer on the cardiovascular system: focus on hypertension. Circulation. 2011;124(15):1687-91.
9. Isenberg JS, Martin-Manso G, Maxhimer JB, Roberts DD. Regulation of nitric oxide signalling by thrombospondin 1: implications for anti-angiogenic therapies. Nat Rev Cancer. 2009;9(3):182-94.
10. Badgwell BD, Camp ER, Feig B, Wolff RA, Eng C, Ellis LM, et al. Management of bevacizumab-associated bowel perforation: a case series and review of the literature. Ann Oncol. 2008;19(3):577-82.
11. Peddi PF, Shatsky RA, Hurvitz SA. Noninfectious pneumonitis with the use of mTOR inhibitors in breast cancer. Cancer Treat Rev. 2014;40(2):320-6.
12. Flowers CR, Seidenfeld J, Bow EJ, Karten C, Gleason C, Hawley DK, et al. Antimicrobial prophylaxis and outpatient management of fever and neutropenia in adults treated for malignancy: American Society of Clinical Oncology clinical practice guideline. J Clin Oncol.. 2013;31(6):794-810.
13. Limper AH. Chemotherapy-induced lung disease. Clin Chest Med. 2004;25(1):53-64.
14. Yeh ET, Tong AT, Lenihan DJ, Yusuf SW, Swafford J, Champion C, et al. Cardiovascular complications of cancer therapy: diagnosis, pathogenesis, and management. Circulation. 2004;109(25):3122-31.
15. Miltenburg NC, Boogerd W. Chemotherapy-induced neuropathy: A comprehensive survey. Cancer Treat Rev. 2014;40(7):872-82.
16. Loprinzi CL, Qin R, Dakhil SR, Fehrenbacher L, Flynn KA, Atherton P, et al. Phase III randomized, placebo-controlled, double-blind study of intravenous calcium and magnesium to prevent oxaliplatin-induced sensory neurotoxicity (N08CB/Alliance). J Clin Oncol. 2014;32(10):997-1005.
17. Hershman DL, Lacchetti C, Dworkin RH, Lavoie Smith EM, Bleeker J, Cavaletti G, et al. Prevention and management of chemotherapy-induced peripheral neuropathy in survivors of adult cancers: American Society of Clinical Oncology clinical practice guideline. J Clin Oncol. 2014;32(18):1941-67.
18. Stein A, Voigt W, Jordan K. Chemotherapy-induced diarrhea: pathophysiology, frequency and guideline-based management. Ther Adv Med Oncol. 2010;2(1):51-63.
19. Basch E, Prestrud AA, Hesketh PJ, Kris MG, Feyer PC, Somerfield MR, et al. Antiemetics: American Society of Clinical Oncology clinical practice guideline update. J Clin Oncol. 2011;29(31):4189-98.
20. Maor Y, Malnick S. Liver injury induced by anticancer chemotherapy and radiation therapy. Int J Hepatol. 2013;2013:815105.

CAPÍTULO 263

URGÊNCIAS NO PACIENTE ONCOLÓGICO GRAVE

Geila Ribeiro Nuñez
Eduardo Weltman

DESTAQUES

- Pacientes com câncer estão sob o risco de desenvolver, ao longo de suas patologias, diversas complicações clínicas, algumas delas ameaçadoras à vida.
- O fato de o paciente uma neoplasia avançada e/ou complicada não necessariamente contraindica medidas vigorosas de resgate desses quadros clínicos, devendo-se sempre ter em mente o prognóstico geral do paciente na fase da doença em que ele se encontra para definir qual o limite de intervenção aceitável.
- Bom senso e observação aos desejos do paciente e de seus familiares são fundamentais na tomada de conduta nesses casos.
- Entre essas complicações, as mais frequentes são relacionadas a alterações metabólicas, neurológicas, cardiovasculares e infecciosas e deve-se atentar para essas possibilidades sempre que houver um desbalanço clínico nesses pacientes.
- Cada uma das situações de risco possíveis nesses pacientes deve ser diagnosticada precocemente, sob o risco de estabelecimento de uma sequela grave definitiva e até mesmo de morte.
- Os pacientes oncológicos graves, internados ou com indicação de serem internados em unidade de terapia intensiva (UTI), são particularmente propensos a apresentar situações de urgência.

INTRODUÇÃO

Pacientes com diagnóstico de câncer estão sob o risco de desenvolver, ao longo de suas patologias, diversas complicações clínicas, algumas delas ameaçadoras à vida. Nas últimas décadas, com o aumento da incidência do câncer associado ao aumento da sobrevida dessa população, em virtude dos avanços no tratamento, cresce a importância do conhecimento das emergências/urgências associadas às doenças malignas. O diagnóstico precoce e o manejo correto são essenciais para melhor desfecho do quadro.

Como o primeiro atendimento geralmente é feito por médicos emergencistas não oncologistas, é fundamental o conhecimento sobre o assunto e, dessa forma, a suspeita clínica inicial prossegue para uma intervenção imediata. O manejo definitivo desses pacientes, muito comumente, é multidisciplinar, envolvendo cirurgiões, radio-oncologistas, oncologistas clínicos e outras especialidades.

EMERGÊNCIAS METABÓLICAS
HIPERCALCEMIA
Elementos essenciais para diagnóstico

Dosagem de cálcio iônico sérico elevado ou de cálcio total corrigido pela albumina, elevado, e o quadro clínico compatível com letargia, sonolência, confusão mental, obstipação, dor abdominal e desidratação.

CONSIDERAÇÕES GERAIS

Hipercalcemia é a emergência metabólica mais comum entre pacientes com diagnóstico de câncer. Em torno de 30% deles desenvolvem essa complicação ao longo de sua patologia e, naqueles pacientes hospitalizados, a neoplasia maligna é a causa mais comum de hipercalcemia, mais frequente em doenças como mieloma múltiplo, cânceres de pulmão e de mama.[1]

O mecanismo fisiopatológico da hipercalcemia no câncer pode ser de quatro tipos,[1-2] conforme mostrado no Quadro 263.1, ocorrendo, em quase 80% das vezes, por um mecanismo humoral. A secreção tumoral de um hormônio paratireoide símile (PTHrP) estimula a reabsorção óssea por aumento da atividade osteoclástica e amplia a retenção renal de cálcio, diminuindo sua excreção. Os tumores escamocelulares (esôfago, cabeça e pescoço, pulmão e cérvice) e outros, como câncer renal, ovariano, de endométrio e de mama são mais frequentemente associados à hipercalcemia humoral, mas, potencialmente, qualquer tumor é capaz de produzir o PTHrP.

A segunda causa mais frequente está associada à atividade osteolítica e à reabsorção óssea por metástases ósseas secundárias, mecanismo que ocorre em doenças como câncer de mama, mieloma múltiplo e linfomas. Para que esse tipo de hipercalcemia aconteça, é necessária a produção de certas citocinas que estimulam reabsorção óssea, e não apenas a presença de metástases ósseas. Por essa razão, tumores como câncer de próstata, apesar da alta frequência de acometimento ósseo secundário, usualmente não estão associados a episódios de hipercalcemia.

Outro mecanismo, presente em menos de 1% dos casos e exclusivo dos linfomas, é a secreção da forma ativa da vitamina D (1,25-di-hidroxivitamina D), produto que estimula a reabsorção óssea e aumenta a absorção intestinal de cálcio. Uma forma muito rara de hipercalcemia é por produção ectópica de paratormônio (PTH), no entanto, foi descrita em poucos casos na literatura.[1]

QUADRO 263.1. Mecanismos fisiopatológicos da hipercalcemia e tipos de neoplasia.

1. Hipercalcemia humoral (secreção de PTHrP)	<ul><li>Carcinomas escamocelulares</li><li>Carcinoma renal</li><li>Carcinoma de mama</li><li>Carcinoma de ovário</li><li>Carcinoma de bexiga</li><li>Carcinoma de endométrio</li><li>Linfoma</li><li>Leucemia</li></ul>
2. Metástases osteolíticas (atividade osteolítica e reabsorção óssea)	<ul><li>Carcinoma de mama</li><li>Mieloma múltiplo</li><li>Linfoma</li><li>Leucemia</li></ul>
3. Produção de 1,25 di-hidroxivitamina D	<ul><li>Linfoma</li><li>Disgerminomas ovarianos</li></ul>
4. Secreção ectópica de PTH (muito raro)	<ul><li>Carcinoma de ovário</li><li>Carcinoma de pulmão</li><li>Carcinoma de pâncreas</li><li>Tumor neuroectodérmico</li><li>Rabdomiossarcoma</li><li>Carcinoma papilar da tireoide</li></ul>

Dados clínicos
Sintomas e sinais

Os sinais e sintomas da hipercalcemia variam com o nível do cálcio sérico e com a velocidade de aumento desse eletrólito. O espectro de sintomas pode ser desde assintomático, tendo a hipercalcemia apenas como achado laboratorial, até coma e morte.

O quadro clínico mais clássico é letargia, sonolência, confusão mental, dor abdominal, constipação, poliúria e polidipsia (se o paciente ainda está acordado e orientado), já nos casos mais graves, a evolução é para oligúria, insuficiência renal aguda, coma e morte.

Exame físico

Pacientes com hipercalcemia, como regra, inicialmente estão desidratados em razão da perda excessiva de líquidos e/ou da diminuição de ingesta. Outras alterações, como hiporreflexia e desorientação, podem estar presentes.

Exames laboratoriais

O diagnóstico é confirmado pela presença de cálcio iônico sérico elevado. Na falta desse exame, pode-se estimar o valor pelo cálcio total corrigido pela albumina: cálcio corrigido = cálcio total mensurado + [0,8 × (4 – albumina)].

Importante ressaltar, portanto, que pacientes com hipoalbuminemia (frequente em indivíduos com câncer que são desnutridos), possuem cálcio total falsamente baixo ou normal, o que pode confundir o médico emergencista, por isso, deve-se lembrar sempre de solicitar albumina sérica para correção.

Diagnóstico por imagem

Não é necessário exame de imagem, mas pode haver alterações no ECG, como bradicardia, prolongamento do intervalo PR e diminuição do intervalo QT ou arritmias.

Diagnóstico diferencial

Geralmente, a hipercalcemia ocorre em pacientes com diagnóstico prévio de doença maligna, portanto se o diagnóstico da primeira for anterior ao da segunda, é importante descartar causas benignas como hiperparatireoidismo primário, uso de drogas como diuréticos tiazídicos, lítio ou suplementos de cálcio e vitamina D, ou doenças granulomatosas como a sarcoidose.

Se foram descartadas outras causas, o paciente deve ser avaliado com exames de rastreamento em busca de um diagnóstico de câncer.

Tratamento

O principal tratamento para hipercalcemia é a adequada hidratação do paciente. Deve-se restabelecer o volume intravascular com solução salina (soro fisiológico a 0,9%) à velocidade de 200 a 500 mL por hora. A quantidade de hidratação, assim como a velocidade, dependem da capacidade funcional cardiovascular e renal, e da gravidade de desidratação de cada paciente. O objetivo é aumentar a taxa de filtração glomerular, garantindo efeito calciurético, com solução salina nos túbulos proximais dos néfrons. A quantidade de hidratação deve ser guiada pelo débito urinário, mantida, necessariamente, entre 100 e 150 mL por hora e interrompida caso o paciente desenvolva sinais de edema e hipervolemia.

Quando o paciente estiver euvolêmico, a excreção de cálcio pode ainda ser otimizada com o uso de diuréticos de alça, porém é importante ressaltar que o uso precoce dessas substâncias, se o paciente ainda estiver desidratado, pode ter efeito maléfico por diminuição do filtrado glomerular. Dessa forma, a administração do diurético de alça deve ser feita com cautela e, geralmente, é reservada para pacientes com sinais de falência cardíaca ou renal, ou hipervolemia após a realização da hidratação.

O advento dos bisfosfonados foi um grande avanço para o tratamento da hipercalcemia. O zolendronato ou o pamidronato são os bisfosfonados aprovados para uso clínico nessa emergência oncológica. Essa medicação deve ser utilizada o mais precocemente possível, já que sua ação é iniciada 48 horas após a administração e o seu nadir em torno de 4 a 7 dias. O zolendronato tem a desvantagem de ser mais caro, no entanto, é um pouco mais eficaz e de fácil administração (zolendronato 4 mg diluído em 100 mL de soro fisiológico com administração endovenosa por 15 minutos).[3] Deve-se ter cautela com o uso de bisfosfonados em pacientes com insuficiência renal aguda já instalada e também não são recomendados quando a creatinina sérica for > 4,5 mg/dL.[4]

O uso de corticosteroide é válido apenas nos casos de hipercalcemia por linfoma originado por secreção de 1,25 $(OH)_2D$. Como essa causa não é a mais frequente, os costicorteroides não são medicamentos empregados de forma rotineira.

Outras medicações, como calcitonina, também têm efeito na redução do cálcio sérico, apesar de o início de sua ação ser mais rápido, em torno de 6 horas, é um efeito transitório (dura até 48 horas), menos efetivo que os bisfosfonados e com indução de taquifilaxia. Por esse motivo, após a instituição do uso rotineiro dos bisfosfonados na prática clínica, medicações como calcitonina, mitramicina e nitrato de gálio são bem menos empregadas. No entanto, vale ressaltar que, em casos graves de hipercalcemia, com necessidade de intervenção imediata por risco de vida, a administração simultânea de hidratação com solução salina associada a calcitonina e bisfosfonados se configura em uma excelente estratégia. A calcitonina é empregada na dose de 4 UI/kg, por via intramuscular ou subcutânea, com intervalos que podem ser repetidos a cada 12 horas.

Para casos refratários a bisfosfonados, há um número crescente de publicações na literatura mostrando a eficácia do desonumab no tratamento da hipercalcemia associada a neoplasias malignas.[5-6] Em uma série com 33 pacientes com hipercalcemia associada à malignidade, persistente mesmo após tratamento com zolendronato, o uso de desonumab, em uma dose de 120 mg, subcutâneo, semanal, por quatro semanas, seguido por aplicações mensais, mostrou, em um intervalo de dez dias do início do tratamento, a normalização do valor sérico do cálcio em 21 pacientes (64%).[6]

Para casos de hipercalcemia muito grave, com pacientes em insuficiência renal ou em falência cardíaca, quando medidas efetivas, como hidratação vigorosa, não conseguem ser utilizadas e o uso do bisfosfonados é restrito em razão da falência renal, a hemodiálise com pouco ou nenhum cálcio no fluido dialítico e diálise peritoneal é um tratamento eficaz.[7]

Prognóstico

A hipercalcemia é uma complicação clínica que geralmente ocorre na fase terminal da doença. A sobrevida global, em trinta dias, dessa população é em torno de 50%, ou seja, metade dos pacientes com hipercalcemia por doença maligna, mesmo que tratados adequadamente dessa emergência oncológica, morre no intervalo de um mês. Portanto, a hipercalcemia, por si só, dita um mau prognóstico.

Existem exceções, por exemplo, pacientes com linfoma que, independentemente de apresentarem hipercalcemia no curso de sua doença, são potencialmente curáveis ou pacientes com mieloma múltiplo que podem ter sua doença sob controle por anos.

Caso seja confirmado que o doente se encontra em fase terminal e não há mais recursos terapêuticos para tratamento da patologia de base, a real necessidade da correção da hipercalcemia é uma conduta ética a ser definida entre paciente, familiares e médicos assistentes.

HIPONATREMIA

Elementos essenciais para diagnóstico

Dosagem sérica de sódio menor que 135 mEq/L.

- **Hiponatremia leve:** 131 a 135 mEq/L
- **Hiponatremia moderada:** 126 a 130 meq/L
- **Hiponatremia grave com risco de vida:** ≤ 125 mEq/L

Considerações gerais

A causa mais frequente de hiponatremia associada a doenças malignas é a secreção inapropriada do hormônio antidiurético (SIADH). Como a depleção de volume também pode estar ligada à doença, considera-se SIADH o quadro de um paciente euvolêmico, com função adrenal e tireoidiana normais, com osmolaridade sérica baixa a despeito de uma urina hipertônica.

O tumor que classicamente produz hormônio antidiurético (ADH) é o câncer de pulmão de pequenas células. No entanto, outros tumores de pulmão, câncer de cabeça e pescoço, tumores de sistema nervoso central (SNC), geniturinários, de pâncreas e, muito raramente, linfomas e sarcomas podem estar associados também a essa síndrome.

Além da patologia de base, a instituição da terapêutica com alguns quimioterápicos também pode ser a causa da SIADH. Drogas como cisplatina, ifosfamida, vincristina e ciclofosfamida podem estimular a produção ativa do hormônio antidiurético ou aumentar sua atividade. Náuseas e vômitos, efeitos colaterais comuns da quimioterapia, também são fatores desencadeantes de liberação de ADH.

Outras drogas não quimioterápicas, mas frequentemente usadas para controle de sintomas nessa população, também estimulam a produção do ADH, como os opioides, os antidepressivos tricíclicos e a carbamazepina.

Dados clínicos

Sintomas e sinais

Hiponatremia leve geralmente é assintomática, sendo apenas um achado laboratorial. Na moderada, podem ocorrer adinamia, cefaleia, dificuldade de concentração, perda de memória e cãibras musculares. Já a hiponatremia grave, caso não tratada, pode levar a confusão mental, alucinações, convulsão, sonolência, coma e morte.

Exames laboratoriais

Dosagem sérica de sódio inferior a 135 mEq/L.
Para diagnóstico da SIADH são necessários:

- Osmolaridade sérica < 275 mOsm/kg
- Osmolaridade urinária > 100 mOsm/kg
- Sódio urinário > 40 mmol/L
- Fração de excreção urinária > 1%

Esses valores laboratoriais são válidos em pacientes euvolêmicos e prévios ao uso de diuréticos, já que esses medicamentos podem interferir nos resultados. A dosagem do ADH não é necessária, portanto não é realizada na prática clínica.

Tratamento

A resolução definitiva do quadro é o tratamento da SIADH por meio da ressecção do tumor produtor do hormônio ou, caso não seja possível, pela instituição de um tratamento paliativo com quimioterapia. Se a causa da SIADH for a droga quimioterápica, se faz necessária a suspensão dessa medicação.

Se a hiponatremia for leve ou moderada, com sintomas não ameaçadores à vida, recomenda-se a restrição hídrica rigorosa de 0,5 a 1 L de água livre por dia. É válido aumentar a ingesta de sal e proteínas.

Em casos mais graves e com sintomas mais exuberantes, a reposição de solução salina a 3% é necessária. Para evitar complicações como mielinólise pontina por alterações rápidas da osmolaridade, a reposição do sódio deve ser feita de maneira cautelosa, com aumento máximo de 10 mmol/L nas primeiras 24 horas.

Recentemente, o uso de diurético de alça, como a furosemida, tem sido questionado, mas, apesar da controvérsia, a recomendação é que não seja empregado enquanto o paciente estiver recebendo reposição com solução salina a 3%.

Medicações como a demeclociclina (900 a 1.200 mg a cada 12 horas) e o carbonato de lítio (300 mg a cada 8 horas) inibem a ação do ADH no rim e podem ser úteis.[8-9]

SÍNDROME DE LISE TUMORAL

ELEMENTOS ESSENCIAIS PARA DIAGNÓSTICO

Hiperuricemia, hipercalcemia, hiperfosfatemia e hipocalcemia secundária.

CONSIDERAÇÕES GERAIS

A síndrome de lise tumoral (SLT) ocorre em razão da morte celular rápida, com liberação para a circulação de conteúdo intracelular.

A liberação, em grande monta, de ácidos nucleicos, potássio e fósforo para a circulação resultam em uma série de alterações metabólicas que podem oferecer graves riscos à vida. Os ácidos nucleicos são rapidamente convertidos em ácido úrico, componente pouco hidrossolúvel, que facilmente se deposita, em forma de cristais, nos túbulos renais causando obstrução e insuficiência renal aguda (IRA) oligoanúrica.

A SLT ocorre usualmente após o tratamento citotóxico de tumores muito quimiossensíveis, como leucemias e linfomas. No entanto, ela pode acontecer, de forma espontânea, com tumores de alto índice de proliferação e morte celular, como o linfoma de Burkitt. Na SLT espontânea não há hiperfosfatemia, já que o fósforo liberado pela lise celular é utilizado na produção de ácido nucleico para novas células tumorais.

DADOS CLÍNICOS
Avaliação inicial

Antes de iniciar o tratamento quimioterápico, é necessário avaliar os fatores de risco de desenvolvimento da SLT, a fim de serem tomadas as medidas preventivas.

Esses fatores de risco incluem doença de grande volume tumoral e quimiossensível como linfomas de alto grau, leucometria acima de 50.000 células/mm^3 em leucemias, ácido úrico elevado prévio ao início do tratamento, níveis de desidrogenase lática (DHL) elevados, hipovolemia e/ou disfunção renal.

Sintomas e sinais

Os sinais e sintomas da SLT são inespecíficos e relacionados às alterações eletrolíticas e à disfunção renal. Usualmente, o paciente tem história de tratamento citotóxico recente, evoluindo com diminuição do débito urinário com possíveis manifestações de uremia. Sintomas como convulsões e arritmias podem ocorrer em situações de maior gravidade.

Exames laboratoriais

Segundo definição feita por Cairo-Bishop,[10] o diagnóstico da SLT é feito com duas ou mais anormalidades laboratoriais ou com uma anormalidade laboratorial associada a uma anormalidade clínica (Figura 263.1).

Tratamento

O melhor tratamento para SLT é a prevenção da emergência oncológica. A hidratação adequada do paciente e a reversão de qualquer grau de disfunção renal prévio ao início do tratamento citotóxico são essenciais. A introdução do alopurinol dois a três dias antes do início da quimioterapia, na dose de 300 mg/dia, inibe a conversão de xantinas em ácido úrico, diminuindo o risco de SLT. No entanto, caso o paciente seja de alto risco, com ácido úrico já elevado antes do tratamento ou sem melhora com o uso do alopurinol, recomenda-se o uso da rasburicase, enzima que converte o ácido úrico rapidamente em alantoína, componente muito hidrossolúvel e facilmente excretado por via renal.

Para os casos em que a SLT já está instalada, é necessária a hidratação intravenosa vigorosa; o débito urinário deve estar em 100 mL/m^2/hora. Se a condição cardiovascular do paciente permitir, devem ser administrados 3 L/m^2 de líquidos por dia.

A hipercalemia deve ser abordada com as medidas cabíveis, como o gluconato de cálcio, o bicarbonato de sódio, a solução de glicoinsulinoterapia, os β-2 agonistas e o sulfonato poliestireno de sódio (Sorcal). Em casos de hipercalemia associada à IRA e à sobrecarga hídrica, deve-se avaliar o uso de hemodiálise.

Hiperfosfatemia deve ser tratada com restrição de ingesta de fósforo e, se necessário, uso de quelantes como hidróxido de alumínio.

A hipocalcemia secundária só deve ser tratada se sintomática, já que a reposição de cálcio em um cenário de hiperfosfatemia pode causar formação de depósitos de fosfato de cálcio e possíveis complicações, como arritmias. A alcalinização da urina com bicarbonato de sódio é muito controversa, pois o pH alcalino aumenta a solubilidade do ácido úrico na urina, no entanto, diminui a solubilidade da xantina, logo, se o paciente estiver em uso do alopurinol pode haver aumento do risco de depósitos de cristais de xantina nos túbulos renais e consequente piora da disfunção renal.[8-9,11]

EMERGÊNCIAS NEUROLÓGICAS
SÍNDROME DE COMPRESSÃO MEDULAR (SCM)
Elementos essenciais para diagnóstico

A suspeita clínica com base em dor nas costas ou no pescoço, com ou sem evidência de alguma disfunção medular (fraqueza muscular, alteração de sensibilidade ou controle de esfíncteres).

Ressonância magnética da coluna vertebral evidenciando compressão da medula e diagnóstico prévio de câncer.

Considerações gerais

A SCM ocorre em torno de 5% dos pacientes com diagnóstico de câncer ao longo da vida. É uma complicação neurológica frequente que exige diagnóstico precoce e início imediato do tratamento para evitar plegia permanente.

Potencialmente, qualquer tumor pode causar compressão medular, no entanto, os mais frequentes são cânceres de mama, próstata e pulmão. Cada um desses tipos histológicos é responsável por 15% a 20% das SCM. Mieloma múltiplo, câncer de rim e linfoma não Hodgkin, juntos, são responsáveis por 5% a 10% dos casos. E o restante está distribuído entre câncer colorretal, sarcomas e tumores de sítio primário desconhecido.

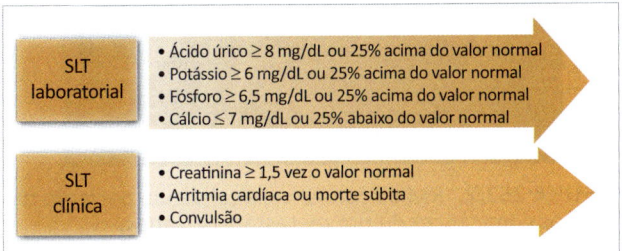

FIGURA 263.1. Definição de Cairo-Bishop de síndrome de lise tumoral (SLT).

O sítio mais comum de compressão medular é a coluna torácica (60%), seguida pela região lombossacral (25%) e pela região cervical (15%). Não é rara a existência de múltiplos pontos de compressão medular (20% a 35% dos casos).

Dados clínicos

A compressão medular, em 85% dos casos, ocorre por extensão de uma metástase óssea em corpo vertebral que invade o espaço epidural com consequente compressão da medula. Na minoria dos casos, a SCM pode ser decorrente de um tumor paravertebral, que invade o canal espinal através do forâmen intervertebral, sem acometimento ósseo secundário. Muito raramente, a metástase pode ocorrer diretamente na medula espinal ou na meninge.

O mecanismo de dano medular da metástase epidural ocorre por compressão direta das estruturas neurais, causando dano axonal e desmielinização e, principalmente, por compressão vascular e subsequente oclusão do plexo epidural venoso. A interrupção do fluxo venoso leva a importante edema vasogênico, causando disfunção neurológica que, nessa etapa, ainda pode ser revertida com o uso de corticosteroide. Caso o dano não seja revertido de imediato, o fluxo arterial também é interrompido, causando infarto medular e dano permanente. Por esse motivo, o diagnóstico precoce é essencial, nessa complicação neurológica, para garantir a manutenção da capacidade de deambular.

Sintomas e sinais

Dor na coluna é o sintoma inicial em torno de 90% dos pacientes, antecedendo de semanas a meses a disfunção neurológica. A dor da SCM, classicamente, piora à noite, quando o paciente se deita, por distensão do plexo venoso. Dor mecânica correlacionada diretamente a qualquer movimento pode ocorrer quando associada a fraturas patológicas ou colapso de vértebra com instabilidade de coluna vertebral. Dessa forma, em pacientes com diagnóstico prévio de câncer, é obrigatório afastar SCM se existir queixa de dor nova em região de coluna.

O segundo sintoma mais frequente ao diagnóstico é a fraqueza muscular; em torno de 50% dos pacientes já estão incapazes de deambular quando diagnosticados. A perda de sensibilidade geralmente ocorre após a disfunção da atividade motora. Em fase mais tardia, pode ocorrer disfunção autonômica com incapacidade de continências urinária e fecal. Alteração de controle de esfíncteres sugere prognóstico pior, com poucas chances de o paciente retomar a capacidade de deambular, pois geralmente ocorre em uma fase mais tardia, quando dano medular já é irreversível.

Exame físico

O exame físico neurológico deve ser feito de forma completa à procura de déficits motores e sensitivos, tentando localizar possível nível da compressão medular.

Usualmente, as alterações motoras e sensitivas superficiais (tátil e térmica) antecedam as alterações sensitivas profundas (vibratória e pressórica) e a disfunção autonômica. Pode haver alterações de reflexos geralmente refletindo dano de neurônio motor superior. Um exame neurológico normal não afasta SCM, já que a dor geralmente antecede o dano funcional, e, de fato, o ideal é que o diagnóstico seja feito antes de alterações neurológicas detectáveis ao exame físico.

Diagnóstico por imagem

Ressonância magnética (RM) da coluna vertebral é o exame padrão-ouro para o diagnóstico de SCM, com sensibilidade de 93% e especificidade de 97%. Como em torno de 30% dos pacientes têm mais de um ponto de compressão, o ideal é realizar RM de toda a extensão da coluna. Se não for possível e o paciente não tiver nenhum sintoma que sugira lesão cervical, pode ser feita apenas das colunas torácica e lombar (Figura 263.2).

Caso a RM não esteja disponível ou haja alguma contraindicação ao exame, a mielografia por tomografia computadorizada pode ser utilizada com bons resultados.

Radiografia simples da coluna é um método falho, pois não permite visualizar o canal espinal; esse exame favorece o diagnóstico apenas quando há lesões ósseas evidentes, com fraturas ou colapsos de vértebras, já que é rápido e barato. No entanto, a radiografia normal não afasta SCM e deve-se prosseguir com a RM assim que disponível.[12]

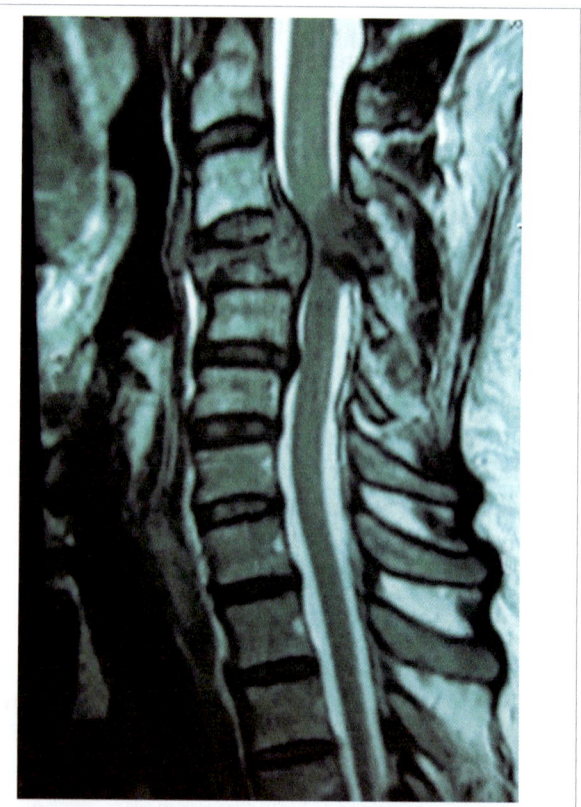

FIGURA 263.2. RM de coluna cervical de um paciente de 52 anos com câncer de rim metastático, fratura patológica de C4 associada à extensa lesão de partes moles, que ocupa espaço epidural e forames neurais.
RM: ressonância magnética.

Diagnóstico diferencial

Como o principal sintoma inicial é dor nas costas, o diagnóstico diferencial inclui doenças degenerativas e inflamatórias da coluna como a osteoartrose e as hérnias discais.

Tratamento

Se o paciente, ao exame físico, já apresentar algum déficit neurológico, antes mesmo da realização da RM deve ser feita a primeira dose de ataque de corticosteroide. É clara a evidência de que esse medicamento atua diminuindo o edema vasogênico e melhorando a taxa de deambulação após o tratamento, no entanto, a dose de corticosteroide ideal é ainda controversa. Altas doses de ataque de dexametasona, 100 mg, seguidos de 96 mg/dia de manutenção, estão associadas, em torno de 11% dos casos, a efeitos adversos graves como perfuração intestinal, úlceras gástricas com necessidade de intervenção cirúrgica, sangramento retal e psicose grave.[13]

Um pequeno estudo randomizado tentou responder a essa questão comparando o uso de dexametasona de ataque 10 mg *versus* 100 mg e não evidenciou diferença estatística na taxa de deambulação, na redução da dor ou na função esfincteriana, porém, por ser um estudo com apenas 37 pacientes, não teve poder estatístico para comprovar a equivalência dos dois grupos.[14] Na prática clínica, o mais utilizado é fazer dose de ataque de dexametasona 10 mg, seguida de 4 mg, a cada 6 horas. Após a instituição do tratamento definitivo, deve-se reduzir gradativamente a dose fornecida.[15]

Uma vez confirmado o diagnóstico de SCM, é imprescindível a análise da equipe cirúrgica e da equipe da radioterapia para uma avaliação multidisciplinar. A indicação de descompressão cirúrgica é clara diante de casos de instabilidade de coluna, ou colapso de vértebras, ou fragmentos ósseos no canal vertebral, ou tumores radiorresistentes como o carcinoma renal, situações nas quais o tratamento com radioterapia não trará alívio de dor para o paciente e não será efetivo na reversão dos sintomas neurológicos.

Com a melhora das técnicas cirúrgicas e a maior viabilidade desses procedimentos, surgiu o questionamento do aumento de eficácia da taxa de deambulação se associado o tratamento cirúrgico descompressivo, seguido de radioterapia em pacientes com SCM.

Patchell e colaboradores, em estudo randomizado, compararam a realização de corticosteroide associado à cirurgia descompressiva direta, seguida de radioterapia com corticosteroide e radioterapia apenas em pacientes com diagnóstico de SCM com déficit neurológico instalado há menos de 48 horas. O estudo, planejado para incluir 200 pacientes, foi interrompido precocemente com 101 pacientes, pela diferença estatística, beneficiando grupo da intervenção cirúrgica.

A capacidade de deambular após o tratamento foi de 84% comparado com 57%, nos grupos de cirurgia associada à radioterapia e radioterapia isolada, respectivamente. Além disso, a manutenção da capacidade de deambular (122 *versus* 13 dias), o maior controle de dor e sobrevida mediana global favoreceram o grupo submetido à descompressão cirúrgica.[16-17] Por esse motivo, é essencial considerar tratamento cirúrgico e ter uma avaliação adequada da equipe especializada em cirurgia de coluna, principalmente se o paciente preencher os critérios de inclusão utilizados nesse estudo (Quadro 263.2), que incluiu considerar expectativa de vida do paciente e o seu estado geral.

QUADRO 263.2. Indicações para tratamento cirúrgico de SCM.

- Tumor de sítio primário desconhecido.
- Progressão de doença em vigência de radioterapia.
- Instabilidade de coluna ou fratura patológica.
- Critérios de inclusão definidos pelo estudo de Patchell e colaboradores:
  - Pacientes acima de 18 anos.
  - Diagnóstico histológico comprovado de câncer (exceto de origem do SNC ou da coluna espinal).
  - Compressão medular comprovada por RM.
  - Pelo menos um sinal ou sintoma neurológico (inclusive dor).
  - Paraplegia com duração de, no máximo, 48 horas.
  - SCM restrita a apenas uma área (pode incluir vértebras contínuas).
  - Expectativa de vida de pelo menos três meses.
  - Estado médico geral adequado para cirurgia.
  - Excluídos pacientes com tumores muito radiossensíveis como linfomas, leucemias, mieloma múltiplo, neoplasia germinativa.

A radioterapia tem um papel essencial no tratamento dessa complicação oncológica. Apesar de não haver um consenso da dose e do fracionamento ideal da radioterapia, geralmente é feita dose de 30 Gy em 10 frações em um campo que inclui de um a dois corpos vertebrais acima e abaixo do ponto de compressão.

Prognóstico

O principal fator prognóstico para manutenção de deambulação após episódio de SCM seguido de tratamento é o *status* neurológico prévio ao início do tratamento e quanto tempo decorreu, após o déficit neurológico instalado, para que fosse instituído o tratamento. Por esse motivo, a rapidez da suspeita clínica e o início imediato do tratamento, caso algum déficit neurológico esteja presente no exame físico, são essenciais para o melhor desfecho dessa emergência.

Dados de estudos retrospectivos estimam a sobrevida global mediana de pacientes acometidos por SCM em torno de seis meses. É claro que esse dado inclui todos os tipos de câncer capazes de levar à SCM, no entanto o prognóstico, em termos de sobrevida difere muito, a depender do tipo histológico da neoplasia. Fatores prognósticos associados à maior sobrevida incluem habilidade de deambular antes e depois do tratamento da SCM, radiossensibilidade do tumor de base, ausência de metástases viscerais e único ponto de compressão medular.

METÁSTASES CEREBRAIS (MC)
ELEMENTOS ESSENCIAIS PARA DIAGNÓSTICO

A suspeita clínica se dá por cefaleia, náuseas e vômitos (sintomas de hipertensão intracraniana), déficits motores ou sensitivos agudos, convulsões e alteração de comportamento.

Também são fundamentais para o diagnóstico a ressonância magnética cerebral evidenciando nódulos hipercaptantes de contraste, em T1, e com halo de hipersinal, em T2 e/ou *flair* e o diagnóstico prévio de câncer.

CONSIDERAÇÕES GERAIS

As MC são um problema clínico extremamente frequente, superando, em muito, a incidência de tumores cerebrais primários. Estima-se que, de 1,3 milhão de norte-americanos diagnosticados com câncer anualmente, entre 100 e 170 mil desenvolverão MC, resultando em um verdadeiro problema de saúde pública.[18]

O aparecimento das MC, com um quadro clínico relacionado à localização, volume e efeito de massa causado pelo tumor e pelo edema secundário, indica piora importante da qualidade de vida e do prognóstico dos pacientes oncológicos. As MC podem, em diversas situações, determinar risco de vida por efeito de massa (pelas MC, em si, pelo edema peritumoral ou pela hemorragia intratumoral), levando à hipertensão intracraniana (como consequência direta do efeito de massa ou pela obstrução do fluxo liquórico, especialmente em lesões de fossa posterior) ou pelo comprometimento direto de sítios vitais, como o tronco cerebral.[19]

Dados clínicos

Sintomas

Entre os mais frequentes, a cefaleia ocorre em 40% a 50% dos casos; convulsões, entre 15% e 25%; alterações cognitivas, em até 65%; e sintomas neurológicos, como hemiparesia, afasia ou hemianopsia, em 40%.

Exame físico

Embora o exame físico inicial frequentemente não mostre alterações significativas, papiledema e déficits neurológicos focais podem estar presentes.

Diagnóstico por imagem

O diagnóstico das metástases cerebrais reside na documentação por imagem (de preferência, RM) de lesões nodulares captantes de contraste em parênquima cerebral, em geral, na transição entre as regiões cortical e subcortical, em um paciente apresentando o diagnóstico de neoplasia primária extracraniana.

A regra é essas lesões causarem bastante edema cerebral e efeito de massa, levando a sintomas neurológicos relacionados a sua localização. Quando não houver a detecção de um câncer primário ou quando as imagens não forem conclusivas para fechar esse diagnóstico, impõe-se uma biópsia para concluí-lo.

Diagnóstico diferencial

Processos inflamatórios e infecciosos podem mimetizar o aspecto das MC à RM. Tumores primários do SNC devem também ser incluídos no diagnóstico diferencial.

Tratamento

Uma vez feito o diagnóstico de MC, seu tratamento é constituído de medidas sintomáticas ou de suporte e tratamentos específicos. As primeiras, incluem agentes antiedematosos (particularmente, os corticosteroides) e drogas anticonvulsivantes. As específicas incluem radioterapia (em geral, radioterapia cerebral total – RCT), radiocirurgia (RC), neurocirurgia (NC), quimioterapia e terapia biológica.[19]

A abordagem terapêutica dos pacientes com metástases cerebrais deve ser feita tendo-se em vista que essa condição clínica é, na maioria das vezes, incurável, portanto seu tratamento tem finalidade paliativa. Contudo, não é possível adotar uma atitude niilista diante de todos os pacientes, pois muitos sobreviverão por um longo período e poderão se beneficiar muito dos tratamentos. Dessa forma, antes de qualquer intervenção, é necessário ter uma estimativa do prognóstico dos pacientes para que seu tratamento seja individualizado.

As urgências secundárias às MC, causadas pela hipertensão intracraniana, devem ser socorridas por cirurgia, pela retirada mecânica da lesão que está causando o efeito de massa ou pela derivação liquórica interna. Quando o tumor, em si, seu edema secundário ou sangramento levarem ao risco de vida, a exérese cirúrgica emergencial se faz necessária. Excepcionalmente, em tumores muito radiossensíveis e quando a intervenção não for urgente, a RTC pode paliar esses sintomas, tornando óbvia a necessidade aguda de cirurgia. A corticoterapia, com doses de 16 mg de dexametasona por dia, em quatro tomadas, pode aliviar temporariamente o quadro e ganhar tempo até que as intervenções definitivas sejam tomadas.[20]

O emprego de drogas anticonvulsivantes deve ser feito nos pacientes que apresentarem convulsões ao diagnóstico ou na evolução da doença, sendo seu uso profilático discutível nos demais casos, mesmo em situações nas quais a MC esteja em uma região epileptogênica.[21]

Prognóstico

Os fatores prognósticos mais frequentemente relacionados às MC são a idade, a *performance* clínica, a presença de metástases extracranianas, o número e o volume das metástases cerebrais, que estão relacionados ao prognóstico de cada paciente e devem ser levados em conta no processo decisório.

Foram criados índices para melhorar a acurácia na determinação do prognóstico, entre o quais destacam-se o RPA (*recursive partitioning analysis* – índice prognóstico do RTOG – Radiation Oncology Therapy Group)[22] e o SIR (*score index for brain metastases radiosurgery*).[23] O RPA foi elaborado a partir da análise matemática da evolução de

1.200 pacientes e concluiu pela divisão destes em três classes com prognóstico declinante:

- **Classe 1:** pacientes com estado de *performance* de Karnofsky (KPS) igual ou superior a 70; tumor primário controlado; menos que 65 anos de idade; e ausência de metástases extracranianas.
- **Classe 2:** do RPA é definida como "os demais pacientes", ou seja, aqueles que não se encaixam nem na Classe 1, nem na Classe 3
- **Classe 3:** KPS menor que 70.

O SIR é um índice que integra as variáveis: KPS, idade, status da doença sistêmica, volume da maior metástase cerebral e o número de metástases cerebrais. Cada uma destas cinco variáveis recebe uma nota (0, 1 ou 2) cuja somatória resulta em um número puro (Quadro 263.3).

EMERGÊNCIAS CARDIOVASCULARES
SÍNDROME DE VEIA CAVA SUPERIOR (SVCS)
Elementos essenciais para diagnóstico

O diagnóstico é feito pela observação dos seguintes fatores:

- Edema de membros superiores e face.
- Distensão da rede venosa cervical e da circulação colateral em tronco e pescoço.
- Em casos mais graves, sintomas respiratórios (dispneia e estridor) e sintomas neurológicos (cefaleia, confusão mental e coma).
- Tomografia com ou sem venografia evidenciando obstrução da veia cava superior.

Considerações gerais

A SVCS ocorre por obstrução do fluxo sanguíneo da veia cava superior que impede a drenagem venosa das regiões cefálica, cervical e dos membros superiores. Na maioria dos casos, essa obstrução ocorre por compressão extrínseca de tumores malignos em crescimento, sendo o principal tumor associado a essa emergência oncológica o câncer de pulmão (pequenas células e não pequenas células), responsável por 60% a 85% dos casos. A segunda causa maligna mais frequente é o linfoma não Hodgkin e outras causas malignas de menor importância são os tumores germinativos e o câncer de mama. O linfoma de Hodgkin, muito raramente, está associado à SVCS.

Uma causa benigna, mas associada a pacientes oncológicos, é a trombose de veia cava superior por uso de acesso central. A utilização frequente desse acesso, associada a maior risco de trombose nessa população, tem aumentado a importância dessa causa de SVCS, sendo responsável por 20% a 40% dos casos.

DADOS CLÍNICOS
Avaliação inicial

Na maioria das vezes, o quadro clínico inicial de SVCS é brando, permitindo um adequado diagnóstico por exame de imagem, seguido pela realização de biópsia para esclarecimento da causa histológica da tumoração.

É essencial o diagnóstico histopatológico para que seja instituído o melhor tratamento citorredutor direcionado à patologia de base. Apenas em caso de iminente risco de vida por obstrução de vias aéreas, com insuficiência respiratória ou sintomas neurológicos graves como o rebaixamento do nível de consciência e o risco de herniação cerebral, justifica-se o início imediato do tratamento. Nesses casos, pode ser tentado o procedimento hemodinâmico com colocação de prótese vascular para alívio imediato da obstrução.

Sintomas e sinais

Os sintomas mais frequentes são: tosse, dispneia, cefaleia e edema de face. Nos casos mais graves, em decorrência do edema, pode ocorrer compressão de laringe e faringe causando dispneia com estridor e disfagia, e quadro de confusão mental com evolução para coma por isquemia cerebral por edema.

Os sinais principais são: pletora e edema facial, além de edema de membros superiores e tronco, associados à distensão venosa da região cervical.

Exame físico

Dependendo do tempo de evolução do quadro, pode se evidenciar rica rede de circulação colateral em tronco superior e região cervical.

QUADRO 263.3. SIR – variáveis prognósticas.

	Pontuação		
	2	1	0
KPS	≥ 80	60-70	≤ 50
Idade	≤ 50 anos	51-59	≥ 60
Estado da doença extracraniana	Sem evidência de neoplasia	Resposta parcial/doença estável	Doença progressiva
Volume da maior lesão metastática	< 5 cm³	5-13 cm³	> 13 cm³
Número de lesões metastáticas	1	2	≥ 3

SIR: *recursive partitioning analysis*; KPS: estado de *performance* de Karnofsky.
Fonte: Adaptado de Weltman E; Salvajoli JV, Brandt RA e colaboradores, 2000.[22]

Diagnóstico por imagem

A tomografia computadorizada do tórax com contraste consegue mostrar, na maioria dos casos, a causa da obstrução da veia cava. Se necessário, é possível associar uma venografia para melhorar a avaliação na região intraluminal.[24]

Diagnóstico diferencial

Outras causas benignas fazem parte do diagnóstico diferencial. Doenças granulomatosas, como a sarcoidose, e doenças infecciosas, como a tuberculose, a histoplasmose e a sífilis são capazes, raramente, de causar a SVCS.

TRATAMENTO

Depende da causa da obstrução vascular, caso seja por tumor radiossensível como câncer de pulmão, o tratamento é radioterapia, no entanto, o efeito terapêutico demora em torno de duas semanas para melhorar os sintomas. Tumores muito quimiossensíveis como neoplasia germinativa, por exemplo, devem ser abordados com quimioterapia citorredutora. Nos casos de SVCS secundária a trombose, deve ser instituído, de imediato, tratamento de anticoagulação plena.

A colocação de *stents* endovenosos constitui tratamento eficaz para se reestabelecer rapidamente o fluxo venoso e, com isso, obter a reversão dos sintomas de forma mais imediata até que o tratamento da patologia de base (radioterapia ou quimioterapia) seja instituído e comece a surtir efeito. A taxa de sucesso do *stent* endovenoso para tratamento de SVCS associada a doenças malignas é em torno de 95%, e mais de 90% dos pacientes reportam alívio dos sintomas após o procedimento.[25]

PROGNÓSTICO

A SVCS ao diagnóstico do câncer prediz mau prognóstico quando associada a câncer de pulmão e a linfoma, com sobrevida mediana em torno de cinco meses.

EMERGÊNCIAS INFECCIOSAS
NEUTROPENIA FEBRIL (NF)

Elementos essenciais para diagnóstico

Temperatura axilar acima de 38°C sustentada por mais de uma hora ou temperatura acima de 38,3°C independentemente do tempo e da contagem absoluta de neutrófilos abaixo de 500 células/mm³ ou abaixo de 1.000 células/mm³ com perspectiva de queda abaixo de 500 células/mm³ nas próximas 48 horas.

CONSIDERAÇÕES GERAIS

Neutropenia febril é uma emergência oncológica frequente entre pacientes submetidos à quimioterapia citotóxica.

O risco de desenvolver NF depende de quão mielotóxico é o regime quimioterápico, ou seja, da intensidade e da duração do nadir da neutropenia, assim como das comorbidades do paciente e do desenvolvimento de outros possíveis efeitos colaterais combinados, tal como mucosite. O período crítico de desenvolvimento da NF, para a maioria das drogas quimioterápicas, gira em torno de sete a dez dias.

De forma bem menos frequente, a neutropenia febril pode ocorrer no curso natural de doenças malignas como leucemias agudas, síndromes mielodisplásicas ou invasão de medula óssea por neoplasia secundária.

Os agentes microbiológicos patogênicos geralmente são bactérias gram-negativas (*E. coli*, seguidas de *P. aeruginosa* e *K. pneumoniae*) ou gram-positivas (*staphylococci* coagulase-negativo seguido de *S. aureus* e *Streptococci*).

DADOS CLÍNICOS
Avaliação inicial

Qualquer paciente que tenha realizado última dose de quimioterapia há menos de duas semanas e que apresente episódio de febre deve ter amostra sanguínea coletada o mais brevemente possível para afastar quadro de NF.

Paciente neutropênico febril deve ser examinado meticulosamente. Como há escassez de neutrófilos, não é incomum o paciente ter infecção sem sinais flogísticos, por exemplo: pneumonia sem tosse, com expectoração ou radiografia de tórax sem infiltrados em parênquima; ou uma infecção de trato urinário sem disúria ou piúria; celulite ou abscesso sem secreção purulenta, por vezes apenas com discreta hiperemia local. Importante lembrar-se de avaliar a região perineal à procura de abscessos, mas deve ser evitado qualquer exame mais invasivo, como toque vaginal ou toque retal.

Sintomas e sinais

O paciente deve ser avaliado quanto a sinais de instabilidade hemodinâmica e fatores de risco para NF de maior gravidade como hipotensão, desidratação, falência de órgãos, dor abdominal, vômitos e diarreia, alterações cognitivas e sintomas neurológicos.

Exame físico

Como foi mencionado, o exame físico deve se concentrar em encontrar sinais que indiquem possível foco da infecção. Sempre é necessário avaliar se o paciente é portador de algum acesso venoso central e, caso seja, analisar cautelosamente se há presença de algum sinal flogístico.

Exames laboratoriais

Uma vez confirmada a NF, deve-se prosseguir com coleta de, no mínimo, duas hemoculturas: uma amostra de sangue periférico e outra do acesso central, caso este esteja presente. Cultura de urina deve ser feita de rotina e, se tosse produtiva, a secreção respiratória também deve ser analisada.

Análise de amostra fecal e de líquido cefalorraquidiano devem ser feitas se houver suspeita clínica de foco infeccioso intestinal e/ou neurológico, respectivamente.

Diagnóstico por imagem

Radiografia de tórax comumente é normal ou apresenta achados muito inespecíficos em pacientes com NF, mesmo que o foco seja respiratório. Em casos de suspeita clínica de infecção respiratória e radiografia de tórax normal, deve-se prosseguir a investigação com tomografia de alta resolução de tórax.

TRATAMENTO

Logo após a coleta das culturas, a primeira dose de um antibiótico intravenoso de amplo espectro deve ser instituída, o mais brevemente possível. A recomendação é que a antibioticoterapia empírica seja iniciada em um intervalo máximo de 60 minutos após início do sintoma do paciente neutropênico febril. Existem vários regimes de antibióticos validados para tratamento inicial empírico da NF, sendo aqueles com monodroga, como cefalosporinas com ação contra *Pseudômonas* (cefepime ou ceftazidima), carbapenêmicos (imipenem ou meropenem) ou piperacilina-tazobactam, efetivos e com menos efeitos adversos quando comparados a regimes com duas drogas (um dos agentes previamente citados associado ao aminoglicosídeo).

Caso exista suspeita clínica de infecção causada por gram-positivo como evidência de infecção de pele, mucosite, uso de acesso central ou sinais de maior gravidade, como instabilidade hemodinâmica, deve-se iniciar, imediatamente, vancomicina associada ao esquema de antibiótico escolhido.

Tratamentos com antifúngicos e antivirais não devem ser feitos inicialmente de forma empírica, exceto se houver alta suspeita clínica de alguma dessas ser a causa do processo infeccioso. O acréscimo desses agentes geralmente é feito quando o paciente permanece febril a despeito de uma cobertura antibiótica completa de amplo espectro, já modificado, por persistência da febre e sem melhora do quadro.

O usual é que o paciente seja internado após o diagnóstico de NF e receba tratamento antibiótico intravenoso, com vigilância da equipe de saúde. Em casos muito selecionados, em que há baixo risco de complicação e o paciente tenha bom nível de compreensão, condições sociais e fácil acesso ao hospital para ser avaliado diariamente, é possível manter o tratamento ambulatorial, com o uso de antibiótico oral (ciprofloxacino associado à amoxicilina-clavulonato).

Fatores que indicam menor risco incluem neutropenia menos grave, com maior número de monócitos (> 1.000 monócitos/mm^3), indicando recuperação medular, e menor duração de neutropenia, tumores sólidos, temperatura < 39°C, ausência de disfunção renal ou hepática, bom estado geral, sem comorbidades importantes.

A validação do escore de risco MASCC (*multinational association for supportive care in cancer*) facilitou a identificação dos pacientes de menor risco e com possibilidade de tratamento antibiótico oral. Vários fatores são avaliados e fornecem um valor de escore. Um escore total maior ou igual a 21 indica baixo risco de infecção grave (Quadro 263.4).

A duração do tratamento antibiótico depende da evolução do paciente e se o foco foi identificado. Caso seja possível identificar o foco, o antibiótico e o tempo de tratamento

QUADRO 263.4. Índice de escore MASCC.

Características	Escore
Atividade de doença: sem sintomas ou sintomas leves	5
Ausência de hipotensão	5
Ausência de doença pulmonar obstrutiva crônica	4
Tumor sólido ou ausência de infecção fúngica prévia	4
Ausência de desidratação	3
Atividade de doença: sintomas moderados	3
Paciente ambulatorial	3
Idade < 20 anos	2

devem ser direcionados para a doença infecciosa em questão. Se não for identificável (maioria dos casos) o tempo de tratamento será direcionado pelo momento que o paciente se torna afebril e recupera sua contagem de neutrófilos:

- Se paciente afebril e neutrófilos ≥ 500 células/mm^3 em 48 horas:
  - Se paciente de baixo risco: modificar antibiótico para oral.
  - Se paciente de alto risco e em tratamento com dois antibióticos: descontinuar aminoglicosídeo.
- Se paciente febril após 48 horas de antibiótico:
  - Se clinicamente estável, manter mesmo esquema antibiótico por mais 24 horas.
  - Se clinicamente instável, ampliar espectro do esquema acrescentando vancomicina, se ainda não estiver em uso, e/ou modificar esquema antibiótico inicial. Se a febre persistir por mais de quatro dias, considerar acréscimo de terapias antifúngica e antiviral.
- Se paciente afebril e neutrófilos < 500 células/mm^3:
  - Se paciente afebril por mais de sete dias, permitida suspensão do antibiótico.
  - Se paciente de alto risco, como portador de leucemia aguda, mesmo que afebril, manter antibiótico pelo menos por dez dias.

O uso de fator de crescimento de colônias mieloides (filgrastina) não é recomendado de rotina. Essa medicação diminui o tempo de hospitalização e duração de neutropenia, mas não interfere na taxa de mortalidade.

PROGNÓSTICO

A taxa de mortalidade de pacientes com tumores sólidos que desenvolvem neutropenia febril é em torno de 5%. Para doenças hematológicas malignas como leucemias, essa taxa alcança 11%.[26-28]

REFERÊNCIAS BIBLIOGRÁFICAS

1. Stewart AF. Hypercalcemia associated with cancer. N Engl J Med. 2005;352:373-9.

2. Clines GA, Guise TA. Hypercalcemia of malignancy and basic research on mechanisms responsible for osteolytic and osteoblastic metastasis to bone. Endocr Relat Cancer. 2005;12(3):549.
3. Major P, Lortholary A, Hon J, Abdi E, Mills G, Menssen HD, et al. Zoledronic acid is superior to pamidronate in the treatment of hypercalcemia of malignancy: a pooled analysis of two randomized, controlled clinical trials. J Clin Oncol. 2001;19(2):558-67.
4. Lacy FC, Armstrong LL, Goldman MP, Lance LL. Drug Information Handbook. 23ª ed. American Pharmacists Association. Lexi-comp. 2014.
5. Adkikaree J, Newby Y, Sundar S. Denosumab should be the treatment of choice for bisphosphonate refractory hipercalcaemia if malignancy. BMJ Case Rep. 2014;30;2014.
6. Hu MI, Glezerman IG, Leboulleux S, Insogna K, Gucalp R, Misiorowski W, et al. Denosumab for treatment of hypercalcemia of malignancy. J Clin Endocrinol Metab. 2014;99(9):3144-52.
7. Koo WS, Jeon DS, Ahn SJ, Kim YS, Yoon YS, Bang BK. Calcium-free hemodyalisis for the management of hypercalcemia. Nepron. 1996;72(3):424-8.
8. Behl D, Hendrickson AW, Moynihan TJ. Oncologic Emergencies. Crit Care Clin. 2010;26:181-205.
9. Halfdanarson TR, Hogan WJ, Moynihan TJ. Oncologic Emergencies: diagnosis and treatment. Mayo Clin Proc. 2006;81(6):835-48.
10. Cairo MS, Bishop M. Tumour lysis syndrome: new therapeutic strategies and classification. Br J Haematol 2004; 127:3.
11. Coiffer B, Altman A, Pui CH, Younes A, Cairo MS. Guidelines for the management of pediatric and adult tumor lysis syndrome: an evidence-based review. J Clin Oncol. 2008;26(16):2767-78.
12. Loblaw DA, Perry J, Chambers A, Laperriere NJ. Systematic review of the diagnosis and management of malignant extradural spinal cord compression: the Cancer Care Ontario Practice Guidelines Initiative's Neuro-oncology Disease Site Group. J Clin Oncol. 2005;23:2028.
13. Sorensen S, Helweg-Larsen S, Mouridsen H, Hansen HH. Effect of high-dose dexamethasone in carcinomatous metastatic spinal cord compression treated with radiotherapy: a randomized trial. Eur J Cancer. 1994;30A:22.
14. Vecht CJ, Haaxma-Reiche H, van Putten WL, de Visser M, Vries EP, Twijnstra A. Initial bolus of conventional versus high-dose dexamethasone in metastatic spinal cord compression. Neurology 1989;39(8):1255-7.
15. Loblaw D, Mitera G, Ford M, Laperriere NJ. A 2011 updated systematic review and clinical practice guideline for the management of malignant extradural spinal cord compression. Int J Radiat Oncol Biol Phys. 2013;84:312.
16. Patchell RA, Tibbs PA, Regine WF, Payne R, Saris S, Kryscio RJ, et al. Direct descompressive surgical resection in the treatment of spinal cord compression caused by metastatic cancer: a randomized trial. Lancet. 2005;366(9486):643-8.
17. Cole JS, Patchell RA. Metastatic epidural spinal cord compression. Lancet Neurol. 2008;7:459-66.
18. Gavrilovic IT, Posner JB. Brain metastases. epidemiology and pathophysiology. J Neurooncol. 2005;75:5-14.
19. Kaal ECA, Niël CGJH, Vecht CJ. Therapeutic management of brain metastasis. Lancet Neurol. 2005;4:289-98.
20. Vecht CJ, Hovestadt A, Verbiest HB, van Vliet JJ, van Putten WL. Dose-effect relationship of dexamethasone on Karnofsky performance in metastatic brain tumors: a randomized study of doses of 4, 8, and 16 mg per day. Neurology. 1994;44:675-80.
21. van Breemen MS, Wilms EB, Vecht CJ. Epilepsy in patients with brain tumors: epidemiology, mechanisms, and management. Lancet Neurol. 2007;6:421-30.
22. Gaspar LE, Scott C, Rotman M, et al. Recursive partitioning analysis (RPA) of prognostic factors in three radiation therapy oncology group (RTOG) brain metastases trials. Int J Radiat Oncol Biol Phys. 1997;37:745-51.
23. Score Index for Brain Metastases Radiosurgery) (Weltman E. Salvajoli JV, Brandt RA, et al. Radiosurgery for brain metastases: a score index for predicting prognosis. Int J Radiat Oncol Biol Phys. 2000;46:1155-61.
24. Wilson LD, Detterbeck FC, Yahalom J. Clinical Practice. Superior vena cava syndrome with malignant causes. N Engl J Med. 2007;356:1862.
25. Courtheoux P, Alkofer B, Al Refaï M, et al. Stent placement in superior vena cava syndrome. Ann Thorac Surg. 2003;75:158.
26. Marti FM, Cullen MH, Roila F. Management of febrile neutropenia: ESMO Clinical Recommendations. Ann Oncol. 2009;20(suppl 4):166-9.
27. Freifeld AG, Bow EJ, Sepkowitz KA, et al. Clinical practice guideline for the use of antimicrobial agents in neutropenic patients with cancer: 2010 update by the infectious diseases society of America. Clin Infect Dis. 2011;52:e56.
28. Flowers CR, Seidenfeld J, Bow EJ, et al. Antimicrobial prophylaxis and outpatient management of fever and neutropenia in adults treated for malignancy: American Society of Clinical Oncology clinical practice guideline. J Clin Oncol. 2013;31:794.

CAPÍTULO 264

QUANDO CESSAR CUIDADOS INTENSIVOS EM UM PACIENTE COM CÂNCER

Auro del Giglio
Theodora Karnakis

DESTAQUES

- É crescente o número de pacientes oncológicos que utilizam recursos de Terapia Intensiva para os quais a agressividade dos tratamentos oferecidos deve ser sempre contrastada com o seu prognóstico oncológico.
- O oncologista deve poder antecipar a piora clínica de um paciente oncológico e, sempre que possível, ainda em contexto ambulatorial, tentar entender como o próprio paciente gostaria de ser tratado em caso de necessidade de cuidados intensivos.
- Na ausência de diretivas claras prévias do paciente, decisões quanto à manutenção ou à suspensão de cuidados intensivos uma vez iniciados devem sempre ser conduzidas em conjunto com o oncologista do paciente. O oncologista, que melhor conhece os valores do paciente e as peculiaridades oncológicas do caso, deve se comunicar frequentemente com a família do paciente e com a equipe multidisciplinar da unidade de terapia intensiva (UTI).
- Reuniões conjuntas do oncologista, equipe da UTI e a família do paciente podem esclarecer de forma transparente a situação clínica do paciente e facilitar sobremaneira a tomada de decisões médicas.

INTRODUÇÃO

Avanços impactantes ocorreram no diagnóstico precoce e no tratamento de pacientes com doenças malignas, resultando em melhorias significativas na taxa de sobrevida global.[1-2] Como resultado, um número crescente de pacientes internados na UTI, seja por complicações relacionadas ao câncer, seja por efeitos colaterais associados ao tratamento, até o momento há relativamente poucos dados relativos à epidemiologia e ao prognóstico de pacientes com câncer internados em UTI gerais, tornando a decisão de cessar os cuidados intensivos um desafio para a equipe que os assiste.[3]

Aproximadamente 20% de todas as mortes nos Estados Unidos, ou cerca de 540 mil mortes por ano, ocorrem em uma Unidade de Terapia Intensiva (UTI).[4] Portanto, é esperado que em boa parte destes casos tenhamos discussões acerca da parada ou da retirada de cuidados de suporte intensivos. Além de julgarmos a propriedade ou não de cessarmos os cuidados intensivos, e em qual momento fazê-lo, várias outras dúvidas e desafios surgem neste contexto,[5] por exemplo:

1. Qual é o prognóstico do paciente em questão?
2. Como se comunicar eficientemente com a família deste paciente acerca de suas expectativas quanto ao sucesso ou não das medidas intensivas que estão sendo utilizadas?
3. Como proceder com a transição para cuidados paliativos no caso de um paciente para o qual até então cuidados intensivos estavam sendo oferecidos?
4. Como lidar com problemas emocionais da própria equipe médica e de profissionais paramédicos relacionados à discussão de temáticas relativas ao final de vida?

Neste capítulo, abordaremos estes pontos para dar ao médico que se dedica a este tipo de paciente uma base para sua própria reflexão crítica.

PROGNÓSTICO E TOMADA DE DECISÃO EM PACIENTES COM CÂNCER NA UTI

Muitos estudos relatam taxas de mortalidade elevadas para pacientes com câncer após a internação na UTI por muito tempo, especialmente quando eles apresentam leucopenia[6] ou necessitaram de ventilação mecânica.[7] A adoção de medidas invasivas nesses pacientes cada vez mais tem sido questionada; há situações clínicas em que está claro para a equipe médica que assiste a um paciente crítico que seu prognóstico é muito ruim e que as chances de sucesso são exíguas. Cabe aos médicos responsáveis pelo paciente neste caso comunicar a situação do paciente para a família. Vários autores tentaram avaliar o prognóstico de pacientes oncológicos críticos internados em UTI, criando-se inclusive algoritmos prognósticos com base em variáveis, como contagem de plaquetas, quociente entre pressão arterial parcial de oxigênio e fração de oxigênio inspirada (PaO_2/FiO_2), nível de ureia, albumina e bilirrubina, bem como se o paciente foi ou não submetido a transplante de medula óssea, *performance status* prévio à internação na UTI, presença de câncer em progressão etc.[8] Baseando-se em dados como esses[6] ou em outros algoritmos equivalentes, ao se chegar à conclusão de que o prognóstico do paciente é muito ruim, deve-se estabelecer um diálogo com sua família. Essa comunicação deve ocorrer de forma clara, servindo-se de uma linguagem inteligível e isenta de preconceitos pessoais dos médicos e de outros conflitos de interesse que eventualmente ocorram. Por exemplo, custos envolvidos com os procedimentos intensivos a que o paciente está sendo submetido não deveriam entrar nesta discussão,[5] pois o julgamento da gravidade e do prognóstico da situação clínica do doente em questão independem destas considerações. É fundamental também se levar em conta os valores do paciente e, sempre que estes não tenham sido expressos pelo doente, tentar abstraí-los por meio de uma comunicação franca com sua família.

Apesar do crescente acordo sobre os princípios éticos que norteiam a tomada de decisões de fim de vida, há muita variabilidade entre diversas UTI na Europa e nos Estados Unidos quanto à natureza das decisões tomadas no final da vida.[7] Entre os fatores responsáveis por esta variabilidade figuram: peculiaridades culturais e de *status* socioeconômico de pacientes e suas famílias, preconceitos perante atitudes médicas, diferenças geográficas, entre outros.[5]

Enquanto o papel da autonomia do paciente aumentou na sociedade ocidental nos últimos anos, a importância da escolha autônoma para cada paciente é muito variável, com alguns indivíduos preferindo delegar ou compartilhar a tomada de decisão com outros membros da família ou com seus médicos.[8] Na maioria das vezes, os pacientes criticamente doentes não podem participar de discussões sobre seus próprios cuidados e esta dura responsabilidade recai então inteiramente sobre seus familiares, que podem inclusive experimentar sintomas de ansiedade e depressão. O médico tem, portanto, uma responsabilidade importante para preparar os membros da família para tomar decisões difíceis, ajudando-os a compreender o prognóstico do paciente e se há expectativa de que ocorram limitações importantes que prejudiquem a qualidade de vida futura do doente, caso ele consiga sobreviver a esta internação. É importante também conhecer os valores dos familiares e os do paciente para poder, assim, desenvolver uma parceria que estipule um plano de tratamento adequado[9] e personalizado para cada situação.

O PAPEL DO CONCEITO DE FUTILIDADE MÉDICA NA TOMADA DE DECISÃO NA UTI

O conceito de futilidade médica permanece controverso, e não há um consenso geral sobre seu uso apropriado na tomada de decisão médica. Futilidade pode ser definida como a situação na qual a probabilidade de que uma dada terapia resulte em um benefício clínico inexiste ou é extremamente baixa.[10] A American Medical Association recomenda que, quando um paciente ou familiar insiste em uma terapia que o médico acredita ser inútil, deve-se estabelecer comunicação adequada, e um processo de negociação deve ser iniciado para conciliar essas diferenças, sendo que o presente tratamento deve ser fornecido até que se chegue a um acordo.[11] Algumas vezes, o envolvimento de um médico que cuidava do paciente anteriormente à sua internação, com o qual a família tem um sólido vínculo de confiança, pode ser uma estratégia interessante para gerenciar um eventual conflito. Raras vezes faz-se necessário o envolvimento de uma junta médica ou do comitê de ética médica institucional para mediar essas diferenças de opinião.[5]

De fato, invocar futilidade médica para suspender tratamentos de suporte à vida contra a vontade do paciente ou de seus familiares é eticamente problemático e raramente é necessário, se a comunicação com os médicos for boa e houver um sólido vínculo de confiança com a equipe médica.[5] Na maioria dos casos, entretanto, os pacientes ou as famílias concordarão com a determinação de um médico e apreciarão não terem que diretamente escolher renunciar a um tratamento que não é indicado.

COMUNICAÇÃO COM FAMILIARES NO FINAL DA VIDA

Esforços para melhorar a comunicação e o apoio aos familiares de pacientes em UTI pode reduzir os sintomas de ansiedade, depressão e estresse pós-traumático entre os membros da família após a morte de um doente crítico.[12] Todavia, há importantes deficiências no treino de médicos para estabelecer este tipo de conversa no sentido de suscitar as preocupações e os medos existentes por parte dos familiares, depreender quais os valores dos familiares e do paciente, assim como reconhecer e saber se portar adequadamente diante das emoções que forem despertadas durante um destes encontros.

Devemos aproveitar estes encontros, após uma breve introdução, para principalmente ouvir e responder às dúvidas existentes. Este tipo de conversa deve ocorrer em um lugar apropriado e silencioso, no qual se possa respeitar a privacidade e a dignidade de todos os participantes. Não se deve dedicar pouco tempo a este tipo de comunicação, mas sim o tempo necessário para dirimir todas as dúvidas que porventura possam ser trazidas pelos familiares. Ressalte-se também a necessidade de o médico conhecer profundamente os dados clínicos e laboratoriais do paciente, seu prognóstico e o plano terapêutico até então seguido e quais as perspectivas para o seu cuidado. Não se pode minimizar também a necessidade de uma visão consensual de toda a equipe que assiste ao paciente em relação ao seu quadro clínico, seu prognóstico e quanto ao plano terapêutico que se deve seguir.[5] Discussões multidisciplinares prévias entre os membros das equipes médica e paramédica que cuidam do paciente são essenciais para alinhar ideias e conseguir um consenso acerca do prognóstico e plano terapêutico do paciente. É o resultado deste consenso que deve sempre ser trazido para familiares do paciente pelo médico responsável por este tipo comunicação.

Preferivelmente deveríamos tentar discutir, sempre que exequível, com o paciente e seus familiares ainda em contexto ambulatorial, antes de um previsível agravamento de sua condição clínica, acerca de quais medidas deveriam ser adotadas no caso de piora clínica. Conversas francas com a participação do paciente, quando isto for possível, podem esclarecer tanto os familiares quanto o médico os valores e preferências do próprio paciente, e isto pode em muito facilitar conversas futuras. O paciente pode formalizar seus pontos de vista quanto a decisões a serem tomadas, em caso de sua incapacidade, na forma de um testamento vital ou ainda elegendo alguém com a responsabilidade de decidir em seu lugar em caso de sua incapacidade.[13]

A SUSPENSÃO DE CUIDADOS DE SUPORTE À VIDA

A maioria das mortes de pacientes em ambientes de UTI, ocorre depois de uma decisão de limitar os tratamentos de suporte que lhes vêm sendo ministrados.[14] Tal suspensão pressupõe uma ênfase continuada em medidas de conforto para minimizar o sofrimento do paciente e de sua família. Em centros médicos e em contextos socioculturais, em que a suspensão de cuidados de suporte à vida pode ser contemplada, considera-se esta atitude como um procedimento clínico e, portanto, a justificativa para a decisão de retirar o suporte de vida deve ser documentada no prontuário médico. Nesses casos, vários temas devem ser discutidos com as famílias, inclusive explicando como as intervenções serão retiradas, como o conforto do paciente será assegurado, e um plano explícito para realizar o procedimento. O monitoramento irrelevante deve ser removido e, se necessário, o aumento da sedação ou analgesia assegurado. Peculiaridades culturais e religiosas de cada família devem ser sempre respeitadas no tocante à remoção do suporte a funções vitais, como é o caso de respiração artificial, nutrição, antibióticos, vasopressores e insulina.[15-16]

Nos casos em que há a indicação de suspensão de cuidados essenciais de suporte à vida e sem impedimentos de ordem religiosa ou cultural, um protocolo que detalha explicitamente uma abordagem para a retirada de suporte vital na UTI, incluindo ventilação mecânica, tem sido associada com altos índices de satisfação da equipe médica e de enfermagem.[16] Nestas situações, um protocolo bem definido pode ajudar a melhorar a qualidade do atendimento, especialmente em locais onde os médicos não estão familiarizados com a retirada destas medidas de suporte. Qualquer protocolo para reter os tratamentos de suporte de vida deve incluir um protocolo explícito para sedação e analgesia durante este procedimento.

AUTOCUIDADO DA EQUIPE MÉDICA E PREVENÇÃO DA SÍNDROME DE EXAUSTÃO (BURNOUT)

Trabalhando com pacientes terminais e suas famílias muitas vezes coloca os médicos em situações difíceis e que necessitam de uma intensa gestão de relacionamentos interpessoais. A síndrome de exaustão profissional ou *burnout* é comum em médicos que trabalham em UTI[17] e em oncologistas[18] e podem interferir com a satisfação laboral, aumento do estresse, depressão e ansiedade. A criação de ambientes mais saudáveis, com elevado espírito de equipe, cultivo de boa comunicação entre profissionais e com os pacientes e seus familiares, assim como hábitos pessoais saudáveis de sono, alimentação, atividade física e períodos de férias são reconhecidos antídotos para evitar o *burnout*.

CONSIDERAÇÕES FINAIS

A suspensão do suporte intensivo em pacientes oncológicos é um desafio para a equipe assistente e para os familiares. Isso requer o estabelecimento prévio de confiança, em que sejam priorizados os desejos expressos ou não do paciente. Para que este objetivo seja alcançado, a definição do prognóstico oncológico, o estabelecimento de uma comunicação clara e o suporte psicoemocional à família e à equipe assistente são fundamentais.

REFERÊNCIAS BIBLIOGRÁFICAS

1. Staudinger T, Stoiser B, Mullner M, Locker GJ, Laczika K, Knapp S, et al. Out- come and prognostic factors in critically ill cancer patients admitted to the intensive care unit. Crit Care Med. 2000;28:1322-8.
2. Brenner H. Long-term survival rates of cancer patients achieved by the end of the 20th century: a period analysis. Lancet. 2002;360:1131-5.
3. Azoulay E, Afessa B. The intensive care support of patients with malignancy: do everything that can be done. Intensive Care Med. 2006;32:3-5.
4. Angus DC, Barnato AE, Linde-Zwirble WT, Weissfeld LA, Watson RS, Rickert T, et al. Use of intensive care at the end of life in the United States: an epidemiologic study. Crit Care Med. 2004;32(3):638-43.
5. Shanawani H, Wenrich MD, Tonelli MR, Curtis J. Meeting Physicians' Responsibilities In Providing End-Of-Life Care. Chest. 2008;133(3):775-86.
6. Prendergast TJ, Claessens MT, Luce JM. A national survey of end-of-life care for critically ill patients. Am J Respir Crit Care Med. 1998;158,1163-7.
7. Heyland DK, Cook DJ, Rocker GM, Dodek PM, Kutsogiannis DJ, Peters S, et al. Decision-making in the ICU: perspectives of the substitute decision-maker. Intensive Care Med. 2003;29:75-82.
8. Groeger JS, Lemeshow S, Price K, Nierman DM, White P Jr, Klar J, et al. Multicenter outcome study of cancer patients admitted to the intensive care unit: a probability of mortality model. J Clin Oncol. 1998 Feb;16(2):761-70.
9. Hines SC, Glover JJ, Babrow AS, Holley JL, Badzek LA, Moss AH. Improving advance care planning by accommodating family preferences. J Palliat Med. 2001;4:481-9.
10. Schneiderman, LJ, Jecker NS, Jonsen AR. Medical futility: its meaning and ethical implications. Ann Intern Med. 1990;112:949-54.
11. Council on Ethical and Judicial Affairs AMA. Medical futility in end-of-life care. JAMA. 1999;281:937-41.
12. Lautrette A, Darmon M, Megarbane B, Joly LM, Chevret S, Adrie C, et al. A communication strategy and brochure for relatives of patients dying in the ICU. N Engl J Med. 2007;356:469-78.
13. Danis M, Southerland LI, Garrett JM, Smith JL, Hielema F, Pickard CG, et al. A prospective study of advance directives for life-sustaining care. N Engl J Med. 1991;324:882-8.
14. Lo B, Ruston D, Kates LW, Arnold RM, Cohen CB, Faber-Langendoen K, et al. Discussing religious and spiritual issues at the end of life: a practical guide for physicians. JAMA. 2002;287:749-54.
15. Kwak J, Haley WE. Current research findings on end-of-life decision making among racially or ethnically diverse groups. Gerontologist. 2005 Oct;45(5):634-41.
16. Treece PD, Engelberg RA, Crowley L, Chan JD, Rubenfeld GD, Steinberg KP, et al. Evaluation of a standardized order form for the withdrawal of life support in the intensive care unit. Crit Care Med. 2004;32:1141-8.
17. Guntupalli KK, Fromm RE Jr. Burnout in the internist–intensivist. Intensive Care Med. 1996;22:625-30.
18. Whippen DA, Canellos GP. Burnout syndrome in the practice of oncology: results of a random survey of 1,000 oncologists. J Clin Oncol. 1991;9:1916-20.

CAPÍTULO 265

ASSISTÊNCIA DE ENFERMAGEM AO PACIENTE ONCOLÓGICO NA UTI

Eliana Muta Yoshioka
Patrícia Pereira dos Anjos

DESTAQUES

- O paciente oncológico pode ser admitido em uma unidade de terapia intensiva (UTI) em decorrência de complicações relacionadas à terapia antineoplásica ou devido à própria neoplasia.
- A hipercalcemia manifesta-se no paciente com doença oncológica avançada. Alguns pacientes com hipercalcemia grave podem estar assintomáticos, mas, quando diagnosticados, necessitam de tratamento imediato.
- A hiponatremia ocorre em algumas neoplasias hematológicas sólidas ou em decorrência do tratamento com alguns tipos de quimioterápicos. Uma vez identificada, a correção do sódio deve ser lenta e monitorizada continuamente, bem como o nível de consciência do paciente.
- A síndrome da lise tumoral pode ocorrer espontaneamente ou em decorrência da terapia antineoplásica. Além de identificar a população de alto risco, é necessária a vigilância desses pacientes em relação ao volume urinário e exames laboratoriais, principalmente potássio e ácido úrico.
- A compressão medular ocorre também em casos oncológicos avançados. A principal queixa é a dor que piora com o decúbito. Deve-se ficar atento às queixas álgicas e alterações de disfunções motoras, como fraqueza muscular e espasticidade.
- Casos de cefaleia intensa que não melhoram com o analgésico comum em pacientes oncológicos pode ser um dos sinais de hipertensão intracraniana por metástase cerebral. Se não investigado, pode evoluir para sonolência e rebaixamento do nível de consciência.
- Pacientes com fadiga, dispneia que evoluem com edema de face, membros superiores e início de circulação colateral na região torácica são sinais e sintomas de síndrome de veia cava superior, que necessitam de terapia adequada ou podem evoluir a uma complicação do quadro clínico oncológico.
- Pacientes com câncer podem cursar com acúmulo de líquido, sangue, coágulos ou gás no espaço pericárdico. Se o volume for pequeno poderá estar assintomático e sua evolução levar a quadro de insuficiência respiratória e instabilidade hemodinâmica. Pacientes com melanoma avançado, mas com bom estado físico geral podem ser candidatos a tratamento com interleucinas em altas doses. Devido à toxicidade, este tipo de tratamento exige que seja realizado em ambiente de UTI. Dentre os principais efeitos colaterais destacam-se taquicardia, hipotensão arterial, aumento do peso corpóreo e aumentos de ureia, creatinina e bilirrubinas.
- Pacientes oncológicos podem ser submetidos a cirurgias que, muitas vezes, são de grande porte, necessitando obrigatoriamente de recuperação na UTI.

- Dentre as diversas complicações destacam-se instabilidade hemodinâmica (taquiarritmias, hipotensão), sangramentos etc.
- Um destaque da cirurgia oncológica é a citorredução com quimioterapia intraperitoneal hipertérmica. Neste tipo de cirurgia, após a ressecção macroscópica da massa tumoral, é colocada na cavidade abdominal solução quimioterápica na temperatura de 41°C a 42°C. No pós-operatório imediato é necessário monitorizar a dor e as variáveis hemodinâmicas, pois o paciente pode apresentar sinais de síndrome da resposta inflamatória sistêmica (SIRS).
- Independentemente do motivo da admissão do paciente oncológico dentro da UTI, a equipe de enfermagem desempenha o papel importante de cuidados e, principalmente, de vigilância, pois permanece ao seu lado nas 24 horas.

INTRODUÇÃO

Nas últimas décadas, o progresso na detecção e no tratamento precoce de pacientes com câncer levou a um aumento significativo nas taxas de sobrevivência. Além disso, o índice de sobrevida do paciente oncológico em UTI é semelhante ao de outros pacientes sem câncer.[1]

Os principais motivos que levam o paciente com câncer a ser admitido na UTI são pós-operatório imediato, as emergências oncológicas[2] e também o tratamento com interleucina em altas doses.[3-4]

Neste capítulo serão abordados, os cuidados de enfermagem frente ao paciente oncológico admitido na UTI.

EMERGÊNCIAS ONCOLÓGICAS

HIPERCALCEMIA

A hipercalcemia é um marcador de doença neoplásica avançada e de mau prognóstico. Os tumores mais frequentes associados à hipercalcemia são os primários de pulmão, mama e mieloma.[5-6]

O aumento do cálcio está associado em consequência à atividade osteoclástica nas áreas de infiltração neoplásica na medula óssea. Há secreção do paratormônio na circulação sistêmica pelas células tumorais. A proteína relacionada ao hormônio da paratireoide (PTHrP) aumenta a reabsorção óssea; também ocorre a reabsorção de cálcio na porção ascendente da alça de Henle e no túbulo distal, promovendo a fosfatúria. Os tumores que estão relacionados a essa condição são carcinomas de células escamosas (cabeça e pescoço, esôfago, colo uterino, pulmão), rim, ovário e endométrio, câncer de mama. Outra possibilidade é a secreção de forma ativa de vitamina D (1,25 di-hidrovitamina D) pelo tumor que leva à hipercalcemia por maior absorção intestinal de cálcio.[5-6]

Sinais e sintomas

Náuseas, constipação, poliúria, polidipsia, letargia, confusão mental e coma.

Diagnóstico médico

A partir da dosagem de cálcio sérico ionizado.

Tratamento

O objetivo é a correção do cálcio e, se possível, a doença de base. Tenta-se inibir a reabsorção óssea, aumento da excreção urinária ou diminuição da absorção de cálcio intestinal. Na hipercalcemia grave (nível de cálcio total acima de 14 mg/dL) há depleção grave de volume pela urina e eventualmente vômitos, sendo, portanto, necessária a reposição volêmica. A velocidade de infusão depende da idade do paciente, assim como presença de disfunção renal ou cardíaca. Em alguns casos, pode ser necessário lançar mão de algum método dialítico. A calcitonina é uma droga capaz de baixar os níveis de cálcio, mas seu efeito é curto. Promove a redução do cálcio de 1 a 2 mg/dL a partir de 4 horas da aplicação. Já os bifosfonatos têm duração mais prolongada no controle do cálcio sérico. Seu efeito varia de 48 a 72 horas. O mecanismo de ação ocorre por bloqueio da reabsorção óssea pelos osteoclastos.[5-6]

Diagnóstico de enfermagem

Risco de desequilíbrio eletrolítico, risco de volume de líquidos deficiente, motilidade gastrintestinal disfuncional, náuseas, constipação, risco de integridade da pele, risco de trauma vascular, risco de infecção, risco de confusão aguda, risco de quedas.[7]

Plano de cuidados de enfermagem

- Acesso venoso calibroso, controle do volume urinário;
- **Manter:** grades da cama elevadas, objetos próximos ao paciente (óculos, campainha);
- **Observar-anotar:** nível de consciência; sinais de confusão; náuseas e vômitos; eliminação intestinal; volume urinário; alteração da integridade da pele;
- **Realizar:** balanço hídrico.

HIPONATREMIA

A hiponatremia é definida como nível sérico de sódio abaixo de 130 mEq/L. Nos pacientes com câncer, ocorre a secreção inapropriada de hormônio antidiurético (SIHAD). O tumor mais frequentemente associado à SIHAD é o primário de pulmão, especialmente os carcinomas indiferenciados de pequenas células. Outros tumores são: linfomas, leucemias e tumores carcinoides. A toxicidade de alguns quimioterápicos também pode induzir a SIHAD, como platinas, ciclofosfamida, ifosfamida, bortezomib e alcaloides da vinca.[5-6]

SINAIS E SINTOMAS

Dependem do nível sérico de sódio. Na forma leve (Na > 125 mEq/L): mal-estar e náuseas; quando Na < 120 mEq/L, os pacientes cursam com cefaleia e obnubilação. Já na forma mais grave, Na < 115 mEq/L pode ocorrer convulsão e coma.

Diagnósticos

O sódio urinário está maior que 40 mEq/L e o paciente apresenta sinais de normovolemia e não tem edema; as funções renal, cardíaca, hepática, tireoidiana e suprarrenais estão normais; não fez uso de diurético tiazídico.

Tratamento

O objetivo é a correção do sódio e da osmolaridade. Se associado à SIHAD, a correção de sódio deve ser lenta e acompanhada por exames laboratoriais.[5-6]

Diagnóstico de enfermagem

Volume de líquido deficiente, risco de perfusão tissular cerebral ineficaz, risco de confusão aguda, síndrome da interpretação ambiental prejudicada, risco de quedas, risco de integridade da pele prejudicada, risco de trauma vascular, risco de infecção.[7]

Plano de cuidados de enfermagem

- Manter acesso venoso;
- **Observar-anotar-comunicar:** alteração do nível de consciência, alteração da integridade da pele;
- **Manter:** grades da cama elevada; objetos próximos ao paciente (campainha, óculos);
- **Mensurar:** volume urinário;
- **Realizar:** balanço hídrico;
- **Acompanhar:** resultado dos exames laboratoriais, em especial o sódio.

SÍNDROME DA LISE TUMORAL

A síndrome de lise tumoral (SLT) é caracterizada por exames laboratoriais de: hiperurecemia, hipercalcemia, hiperfosfatemia e hipocalcemia. Clinicamente, o paciente tem além das alterações laboratoriais citadas, as seguintes manifestações: elevação da creatinina, convulsão, arritmia cardíaca, oligoanúria e, se não revertido nessa fase, evolui a óbito.[8-9]

Incidência

A verdadeira incidência da SLT é desconhecida. Sabe-se que esta síndrome ocorre com maior frequência em pacientes com tumores hematológicos, principalmente linfoma de Burkit, linfoma linfoblástico agudo, leucemia mieloide aguda, leucemia linfocítica crônica, linfoma não Hodgkin, mieloma avançado, síndrome mielodisplásica e anemia refratária. A incidência em tumores sólidos é rara, mas há registros de casos de SLT em indivíduos com tumor de mama, meduloblastoma, neoplasia de pequenas células e não pequenas células, carcinoma de Merkel, hepatocarcinoma, melanoma, câncer colorretal, carcinoma vulvar, neuroblastoma, teratoma.[9]

Fisiopatologia

A SLT resulta de uma destruição maciça das células neoplásicas. Ocorre espontaneamente, mas é mais frequente logo após o início da quimioterapia. A destruição das células acaba liberando íons, cátions e produtos metabólicos de proteínas e ácidos nucleicos para a corrente sanguínea. Há formação de cristais de ácido úrico nos túbulos renais, consequentemente aumento da concentração de ácido úrico; outra causa pode ser a hiperfosfatemia ocasionada pela deposição de fosfato de cálcio nos túbulos renais. Ainda a destruição celular acaba liberando quantidades elevadas de potássio; como o rim já está prejudicado pela formação de cristas e cálcio, o organismo não consegue eliminar o potássio adequadamente, ocasionando a hipercalemia.[6,8-9]

As quatro maiores manifestações da SLT são hiperurecemia, hipercalcemia, hiperfosfatemia e hipocalcemia. Estas manifestações podem ocorrer isoladamente ou em combinações ou juntas. A gravidade destas alterações metabólicas está relacionada ao *tumor burden* e à disfunção renal, que determinará os sinais e os sintomas observados na SLT.[6,8-9]

Manifestações precoces da SLT

Letargia, diarreia, fadiga, náuseas e vômitos, oligúria, fraqueza muscular, anorexia, dor nos flancos, cãibras.[6,8-9]

Com o aumento do nível sérico de potássio, podem ocorrer aumento da pressão arterial e taquicardia. Na fase inicial da SLT, pode haver mínima sintomatologia da disfunção renal.

Se o distúrbio progredir, o paciente apresentará mais sintomas relacionados com a SLT

Dor abdominal grave; tetania; parestesia de grau moderado; convulsão; ECG com prolongamento de QT e ST, inversão de onda T.

Na fase mais grave da SLT

O ECG mostra ondas com prolongamento QT, ST e inversão de onda T; déficit de memória; hipotensão e bradicardia; *delirium*; anúria. Caso a SLT não seja tratada, não reconhecida, o paciente continua em anúria, evolui com arritmia cardíaca e pode ir a óbito.[9]

Prevenção e tratamento

O mais importante mecanismo para prevenir a nefropatia induzida pelo ácido úrico e insuficiência renal é a hidratação agressiva com ao menos 3 L/m² por dia de solução salina ou hipotônica para manter um volume urinário em torno de 100 a 125 mL/m² por hora. Esta medida aumenta a filtração glomerular, aumenta a excreção de potássio, fosfato e ácido úrico e inibe a reabsorção de cálcio. A hidratação agressiva deve começar 24 a 48 horas antes de iniciar a terapia antineoplásica e continuar alguns dias após o término da administração do quimioterápico.[6,9] Alopurinol é o segundo elemento importante para a prevenção da SLT. O alopurinol é um análogo da xantina que reduzirá a transformação da xantina em ácido úrico. Entretanto, a redução dos níveis de ácido úrico só acontecerá de um a três dias após o início do tratamento e a dose máxima de eficiência ocorre após sete a dez dias. Outra droga que pode ser administrada para a prevenção da hiperurecemia é a rasburicase, que converte o acido úrico em alanina sendo, então, excretada na urina. Estudos têm mostrado que a rasburicase pode degradar o ácido úrico mais rapidamente em relação ao alopurinol, entretanto seu uso torna-se limitado pelo alto valor comercial.[9] A terceira proposta para prevenção da SLT é a alcalinização da urina por meio da administração de bicarbonato de sódio. Entretanto, esta conduta é controversa, pelo fato de a alcalinização levar à insuficiência renal e à precipitação de cálcio e fosfato em outros órgãos.[15] A alcalinização da urina é uma conduta que deve ser individualizada e utilizada de modo cauteloso.[15] Apesar das medidas preventivas adotadas, uma parcela dos pacientes não responde ao tratamento e evolui para a SLT. Quando atingem valores laboratoriais de potássio maior que 6 mEq/L, fósforo maior que 10 mg/dL e ureia maior que 10 mg/dL, é necessário iniciar tratamento dialítico.[9]

Diagnóstico de enfermagem

Risco de desequilíbrio do volume de líquidos; débito cardíaco diminuído; risco de perfusão renal ineficaz; perfusão tissular periférica ineficaz; troca de gases prejudicada; padrão respiratório ineficaz; risco de perfusão tissular cardíaca diminuída; perfusão tissular periférica ineficaz; privação de sono; risco de perfusão gastrintestinal ineficaz; risco de perfusão tissular cerebral ineficaz; risco de quedas; dor aguda; risco de trauma vascular; risco de choque; risco de lesão.[7]

Plano de cuidados de enfermagem

- **Manter:** grades da cama elevadas; objetos próximos ao paciente (campainha, óculos); acesso venoso calibroso;
- **Comunicar-anotar:** desconforto respiratório; queixas de dor; nível de consciência; confusão mental;
- **Mensurar:** volume urinário; realizar balanço hídrico.

SÍNDROME DA COMPRESSÃO MEDULAR

Qualquer tumor avançado pode evoluir para metástase para a coluna e consequentemente ocasionar o desenvolvimento de compressão medular. Os tumores de mama, pulmão, próstata são responsáveis por 60% dos casos; linfoma não Hodgkin, câncer de rim e mieloma por 10%.[6]

Fisiopatologia

A síndrome da compressão medular provavelmente deve-se à lesão neurológica por obstrução do plexo venoso e, consequentemente, edema da medula com isquemia e infarto. Outro mecanismo é a compressão mecânica e a destruição direta dos elementos neurais por pressão direta contra as vértebras ou pela presença de fragmentos ósseos. A coluna torácica é o sítio mais frequentemente associado à compressão medular.

Sinais e sintomas

Dominante e frequentemente presente dias antes da ocorrência da síndrome de compressão medular é a dor. Atenção especial deve se dar às queixas de dor na coluna toracolombar em pacientes com tumores associados à metástase óssea. Estas queixas devem ser bastante valorizadas e investigadas. Os sintomas neurológicos ocorrem na progressão e as disfunções motoras são as mais precoces, como fraqueza muscular e espasticidade. Clinicamente, manifestam-se como sensação de peso nas extremidades. As alterações sensitivas, como parestesia, são mais tardias e podem auxiliar na localização mais provável do nível de compressão.[6]

Diagnóstico e confirmação do nível de compressão medular

Pode ser feito por meio da ressonância magnética da coluna. O prognóstico dependerá de medidas para reverter o sofrimento medular, da velocidade de instalação do quadro, do *status* neurológico do paciente no momento do diagnóstico e da sensibilidade do tumor primário ao tratamento disponível.

Tratamento

Deve ser iniciado após a documentação da compressão por imagem. A indicação de procedimento cirúrgico deve ser reservada para casos selecionados. A radioterapia é o tratamento de escolha para a maioria dos casos. A recidiva pode ocorrer em até 10% dos casos.[6]

Diagnóstico de enfermagem

Dor aguda; incontinência urinária funcional; risco de infecção; risco de trauma vascular; risco de disfunção neurovascular periférica; mobilidade física prejudicada; risco de quedas; constipação; náuseas.[7]

Plano de cuidados de enfermagem

- **Avaliar:** a dor (utilizar escala verbal numérica);
- **Observar-anotar:** integridade da pele; manter grades do leito elevadas;
- **Observar-anotar:** náuseas, vômitos, eliminação intestinal e vesical; manter repouso no leito.

METÁSTASE CEREBRAL E HIPERTENSÃO INTRACRANIANA

As metástases cerebrais são cada vez mais frequentes em oncologia; ocorrem em cerca de 20% a 25% dos pacientes com câncer. Os tumores sólidos que são mais frequentemente associados às metástases no sistema nervoso central são primários do pulmão, mama e melanoma. Na maioria dos casos, a metástase é múltipla e associada à doença avançada e incurável. No caso de mama e pulmão, a ocorrência de metástase única não é rara e a decisão terapêutica pode incluir uma visão curativa. O crescimento tumoral e, consequentemente, edema associado resultam em aumento da pressão intracraniana e sintomas associados.[6]

Sinais e sintomas

Cefaleia (característica intensa e não melhora com analgésicos comuns); vômitos, crises convulsivas; obnubilação, sonolência e coma.

Tratamento

O objetivo é aliviar os sintomas. Pode ser indicada radioterapia de crânio total para o tratamento das metástases cerebrais; cirurgia caso seja metástase única. A quimioterapia tem resultado limitado, sendo utilizada como alternativa em doenças quimiossensíveis após falha da radioterapia, como nos carcinomas indiferenciados de pequenas células, tumor de células germinativas, mas raramente no câncer de mama.[6]

Diagnóstico de enfermagem: risco de perfusão tissular cerebral ineficaz; dor aguda; risco de aspiração; risco de quedas; risco de infecção; náusea.[7]

Plano de cuidados de enfermagem

- Repouso absoluto no leito;
- **Manter:** grades da cama elevadas; objetos próximos ao paciente (óculos, campainha); cabeceira elevada a 30°;
- **Comunicar-anotar:** cefaleia; nível de consciência; náuseas e vômitos; sonolência, convulsão.

SÍNDROME DA VEIA CAVA SUPERIOR

A veia cava superior é responsável pela drenagem venosa de cabeça e pescoço, membros superiores e extremidades superiores do tórax. A parede fina e a localização cercada de estruturas rígidas dentro do tórax tornam a veia cava superior suscetível à compressão tumoral. A causa mais frequente são os tumores primários do pulmão, seguidos pelo linfoma, câncer de mama e tumores germinativos.[6,10]

Sinais e sintomas

Dilatação das veias do pescoço, tórax; edema de face e membros superiores; face pletora; cianose facial.

Estes sintomas são mais exuberantes pela manhã, ao acordar e em decúbito, e melhoram em posição supina. A gravidade dos sintomas depende da velocidade de instalação do quadro, o que pode permitir o desenvolvimento de uma circulação colateral.

Tratamento

O objetivo é melhorar os sintomas, mas sem descuidar da possibilidade de cura da neoplasia. As causas mais frequentes, como linfoma não Hodgkin, tumores de células germinativas e carcinomas indiferenciados de pequenas células de pulmão são passíveis de cura. A quimioterapia e a radioterapia frequentemente são empregadas com o intuito curativo ou paliativo. O uso de tratamento de angioplastia percutânea, trombólise e inserção de *stents* expansíveis representam outras opções de tratamento paliativo.[6,10]

Diagnósticos de enfermagem

Fadiga; débito cardíaco diminuído; risco de perfusão tissular cardíaca diminuída; intolerância à atividade; padrão respiratório ineficaz; risco de quedas; ventilação espontânea prejudicada; perfusão tissular periférica ineficaz; conforto prejudicado; dor aguda.[7]

Plano de cuidados de enfermagem

- **Comunicar-anotar:** desconforto respiratório; queixas de dor; mensurar volume urinário;
- **Não realizar:** procedimentos nos membros superiores como: medida de pressão arterial, punção venosa periférica; coleta de exames laboratoriais;
- **Manter:** grades da cama elevadas;
- **Manter:** objetos próximos ao leito (campainha, óculos).

TAMPONAMENTO CARDÍACO

É o acúmulo de fluidos, sangue, coágulos ou gás no espaço pericárdico. O tamponamento pericárdico nos pacientes com câncer é resultado da obstrução por células neoplásicas, dos linfáticos pericárdicos, levando ao acúmulo de líquido no saco pericárdico.[5]

Fatores de risco

A incidência é maior em pacientes com mesotelioma, sarcomas e teratomas. A metástase para o coração pode ocorrer também em pacientes com câncer de mama e pulmão, leucemia e linfoma. O tamponamento cardíaco ocorre quando o tumor metastatiza para o pericárdio ou quando o tumor invade o pericárdio a partir do tecido adjacente. Indivíduos que foram submetidos a mais de 4.000 cGy em consequência da radioterapia, na área pericárdica, podem desenvolver tamponamento cardíaco devido à pericardite pós-radiação. Alguns quimioterápicos, como doxorrubicina, paclitaxel, docetaxel, daunorrubicina, também podem causar derrame pericárdico devido a seus efeitos sobre o tecido cardíaco.[5-6]

Fisiopatologia

Quando ocorre o acúmulo de líquido no pericárdio, esta pressão aumenta até que a pressão intrapericárdica se iguala ou se torna maior que a pressão intraventricular. Neste ponto, a diástole é comprometida e ocorre queda no débito cardíaco. O desenvolvimento dos sintomas depende do volume que se acumula no saco pericárdico, da complacência do saco e da velocidade de enchimento. Uma efusão pericárdica de 150 mL que se acumulou rapidamente pode induzir ao surgimento do tamponamento.[6]

Sinais e sintomas

Os sinais e os sintomas variam conforme a quantidade de fluido acumulado no saco pericárdico e da condição cardíaca do indivíduo. Podemos citar como sinais e sintomas a taquicardia, cianose, baixo volume urinário ou anúria, hipotensão, ansiedade, confusão mental, agitação, dispneia, taquipneia, disfagia, dor torácica ou retroesternal, edema de extremidades, distensão abdominal e distensão da veia jugular.[5]

Exames diagnósticos: ecocardiografia

É o mais sensível e preciso método diagnóstico do tamponamento cardíaco.

Radiografia

Raio X do tórax não é um método diagnóstico para o tamponamento cardíaco em razão de o fluido não aparecer na imagem se o derrame for pequeno. Contudo, pode mostrar-se sugestivo de derrame pericárdico pelo aumento do mediastino e contorno cardíaco aumentado.

Tomografia computadorizada

Pode indicar a presença de tamponamento cardíaco e é útil para determinar o volume e a presença de derrame pericárdico ou massa tumoral.

Ressonância magnética

Tem utilidade limitada no diagnóstico do tamponamento pericárdico.[5]

Tratamento

Pode ser realizada a periocardiocentese, a pericardiectomia (Kaplow; Perelson; Chernecky). A administração de quimioterapia sistêmica e a radioterapia no pericárdio podem ser efetivas no controle do derrame pericárdico. Se o tumor é radiossensível, pode ser submetido a esse tipo de tratamento desde que não tenha recebido previamente radioterapia e com estabilidade hemodinâmica.[5]

Diagnóstico de enfermagem

Troca de gases prejudicada; intolerância à atividade; risco de perfusão renal ineficaz; risco de trauma vascular; débito cardíaco diminuído; padrão respiratório ineficaz.[7]

Plano de cuidados de enfermagem

- **Manter:** repouso no leito;
- **Comunicar-anotar:** desconforto respiratório;
- **Mensurar:** volume urinário; realizar balanço hídrico;
- **Comunicar-anotar:** alteração da integridade da pele.

COAGULAÇÃO INTRAVASCULAR DISSEMINADA (CIVD)

A CIVD é definida como uma síndrome adquirida caracterizada pela ativação difusa da coagulação intravascular, levando à formação e deposição de fibrina na microvasculatura; a deposição de fibrina pode levar à oclusão dos vasos e, consequentemente, comprometimento da perfusão de diversos órgãos, que tem como consequência final a disfunção de múltiplos órgãos.[11-12]

Incidência

A real incidência é difícil de ser estimada, já que varia de acordo com a neoplasia e com efeitos indesejáveis do tratamento, como a sepse. É estimado que ocorra em 10% dos que têm neoplasia sólida (adenocarcinomas) e 85% dos que têm neoplasia hematológica (leucemias). Tumores sólidos e neoplasias hematológicas podem cursar com CIVD. O mecanismo envolvido pode estar relacionado ao fator tissular expresso na superfície das células tumorais.[11-12]

Fatores de risco

Infecção e sepse são as causas mais comuns da CIVD de diferentes etiologias (bacteriana, viral, fúngica). Acredita-se que a endotoxina liberada pelas bactérias gram-negativas possam ser responsáveis pela liberação de um dos fatores da cascata da coagulação; este fator pode iniciar a coagulação, bem como a fibrinólise, estabelecendo assim a CIVD. Acredita-se que bactérias gram-positivas possam iniciar a coagulação pelo mesmo mecanismo.

A terapia com antibióticos também poderia iniciar a CIVD porque os antibióticos alteram a flora intestinal, que é o local de absorção de vitamina K e liberação para o organismo pelas vias linfáticas. Câncer no fígado, metástase hepática ou insuficiência hepática devido à quimioterapia ou radioterapia também podem aumentar o risco de CIVD. A politransfusão também pode aumentar o risco de CIVD, mas sua etiologia é desconhecida.[11-12]

Sinais clínicos

Febre; hipotensão; acidose; manifestações de sangramento difuso (petéquias, equimoses, sangramento em locais de punção venosa); e sinais de trombose.

Na fase de trombose pode haver

Queda do nível de consciência; delírio; coma; isquemia focal; oligúria; azotemia.

Na fase hemorrágica

Sangramento (inclusive em nível de sistema nervoso central), petéquias, equimoses, epistaxe, hematúria e sangramento gastrintestinal.[11-12]

Diagnóstico

Não existe exame laboratorial específico para o diagnóstico de CIVD. Uma série de exames em conjunto com sinais clínicos podem confirmar o diagnóstico.[11]

Tratamento

O tratamento da causa que levou a CIVD é essencial. Entretanto, o paciente com CIVD pode apresentar instabilidade hemodinâmica rapidamente e medidas de suporte devem ser iniciadas. Deve receber monitorização dos sinais vitais e vigilância quanto a sangramentos. Quando apresentar sinais de hipóxia deve ser iniciada terapia com oxigênio. Pode apresentar hipovolemia e acidose, que devem ser tratadas.[11-12]

Diagnóstico de enfermagem

Risco de desequilíbrio do volume de líquidos; débito cardíaco diminuído; risco de perfusão renal ineficaz; perfusão tissular periférica ineficaz; troca de gases prejudicada; padrão respiratório ineficaz; risco de perfusão tissular cardíaca diminuída; risco de quedas; privação de sono; risco de perfusão gastrintestinal ineficaz; risco de perfusão tissular cerebral ineficaz; dor aguda; risco de trauma vascular; risco de choque; risco de lesão.[7]

Plano de cuidados de enfermagem

- **Manter:** grades da cama elevadas;
- **Manter:** objetos próximos ao paciente (campainha, óculos);
- **Comunicar-anotar:** desconforto respiratório; alterações da frequência cardíaca; alteração da pressão arterial média (PAM < 60);
- **Mensurar:** volume urinário;
- **Comunicar-anotar:** volume urinário inferior a 50 mL/h; sangramentos; alteração da glicemia capilar; cianose de extremidades; alteração do nível de consciência; realizar avaliação de *delirium*.

NEUTROPENIA FEBRIL E CHOQUE SÉPTICO

A neutropenia febril é uma complicação frequente em pacientes com câncer. É representada pela temperatura oral ou superior a 38,3ºC ou maior que 38ºC por uma hora acompanhada pela contagem de neutrófilos no sangue periférico inferior a 500 células/mm³ ou de 500 a 1.000 células/mm³, com tendência à queda.[10,13] É uma emergência oncológica que pode evoluir para sepse e choque séptico.

Já o choque séptico é definido como uma resposta inflamatória acompanhada de hipertermia (acima de 38ºC) ou hipotermia (abaixo de 36ºC), frequência cardíaca acima de 90 bpm, frequência respiratória acima de 20 rpm; leucocitose (leucócitos acima de 12.000 células/mm³) ou leucopenia (leucócitos inferiores a 4.000 células/mm³). Além disso, há hipoperfusão tecidual, disfunção orgânica, alteração do nível de consciência, hipotensão. Já realizadas as medidas de ressuscitação volêmica adequadas e caso não haja resposta ao tratamento inicial, há necessidade de drogas vasoativas.[14]

Diagnóstico de enfermagem

Débito cardíaco diminuído; intolerância à atividade; risco de glicemia instável; risco de desequilíbrio eletrolítico; risco de volume de líquidos deficientes; risco de constipação; risco de motilidade gastrintestinal disfuncional; padrão de sono prejudicado; risco de choque; mobilidade no leito prejudicada; risco de trauma vascular; perfusão tissular periférica ineficaz; risco de infecção; déficit no autocuidado para banho e higiene íntima; risco de confusão aguda; risco de integridade da pele prejudicada; dor aguda; proteção ineficaz; risco de quedas; náuseas; risco de volume de líquidos deficiente; conforto prejudicado; eliminação urinária prejudicada; troca de gases prejudicada.[7]

Plano de cuidados de enfermagem

- **Manter:** grades da cama elevadas;
- **Manter:** objetos próximos ao paciente (campainha, óculos);
- **Comunicar-anotar:** desconforto respiratório; alterações da frequência cardíaca; alteração da pressão arterial média (PAM < 60);
- **Mensurar:** volume urinário;
- **Comunicar-anotar:** volume urinário inferior a 50 mL/h; sangramentos; alteração da glicemia capilar; cianose de extremidades; alteração do nível de consciência; realizar avaliação de *delirium*.

INTERLEUCINA EM ALTAS DOSES

A imunoterapia tem um papel importante no tratamento do melanoma metastático. Um dos tratamentos inclui a administração de interleucina-2 (IL-2) em altas doses. Esta terapia, isto é, a administração de altas doses de IL-2 é limitada e os candidatos a este tipo de tratamento precisam estar com bom estado físico. O tratamento é obrigatoriamente realizado em ambiente de terapia intensiva devido à toxicidade grave associada a esta terapêutica.[3]

Os principais efeitos colaterais são: hipotensão, arritmias cardíacas, hipertermia, aumento da permeabilidade vascular, desconforto respiratório, podendo em alguns casos levar a edema pulmonar. Outros sinais e sintomas incluem prurido e *rash* cutâneo associado à toxicidade cutânea da droga. Ainda é comum apresentar oligúria, edema generalizado, náuseas, diarreia, hipotensão com necessidade de drogas vasoativas. A suspensão da droga reverte todos os efeitos adversos.[3-4]

Diagnóstico de enfermagem

Débito cardíaco diminuído; risco de perfusão renal e cardíaca ineficaz; risco de glicemia instável; risco de desequilíbrio eletrolítico; risco de volume de líquidos deficientes; risco de constipação; risco de motilidade gastrintestinal disfuncional; padrão de sono prejudicado; risco de choque; mobilidade no leito prejudicada; risco de trauma vascular; perfusão tissular periférica ineficaz; risco de infecção; déficit no autocuidado para banho e higiene íntima; risco de confusão aguda; risco de integridade da pele prejudicada; dor aguda; proteção ineficaz; risco de quedas; náuseas; risco de volume de líquidos deficiente; risco de sangramento; eliminação urinária prejudicada; troca de gases prejudicada.[7]

Plano de cuidados de enfermagem

- **Manter:** grades da cama elevadas; manter objetos próximos ao paciente (óculos, campainha); observar nível de consciência;
- **Comunicar-anotar:** confusão mental – realizar teste para *delirium*;
- **Comunicar-anotar:** desconforto respiratório; queixas de dor; alteração da glicemia capilar; alteração da frequência cardíaca; alteração da pressão arterial;
- **Manter:** pressão arterial média (PAM) acima de 65;
- **Mensurar:** volume urinário. Realizar balanço hídrico.
- **Pesar:** diariamente;

- **Observar-anotar:** integridade da pele,
- **Anotar:** aceitação da dieta,
- **Estimular:** ingesta hídrica;
- **Comunicar:** anotar: hipertermia; tremores; diarreia; prurido.

PÓS-OPERATÓRIO DE CIRURGIAS ONCOLÓGICAS

Existem vários procedimentos cirúrgicos destinados ao tratamento do paciente oncológico. Selecionamos apenas uma pequena parte por se tratar de procedimentos de alta complexidade que exigem o cuidado pós-operatório no ambiente de terapia intensiva e a necessidade de cuidados de enfermagem oncológica específicos a esses pacientes.

O cuidado pós-operatório com pacientes que são submetidos a grandes ressecções é desafiador devido às particularidades relacionadas com esse tipo de procedimento, caracterizado por tempo cirúrgico prolongado, perdas excessivas de fluidos e sangue, e ativação da resposta inflamatória sistêmica, resultando em alta incidência de complicações pós-operatórias.[15] Por isso, a enfermagem intensiva especializada ao atendimento a esses pacientes, juntamente com a equipe multiprofissional, desempenha um papel importante na vigilância e no cuidado a esses pacientes.

ASSISTINDO O PÓS-OPERATÓRIO EM CIRURGIA DE CABEÇA E PESCOÇO

Os tipos de câncer de cabeça e pescoço mais comuns são de lábio e cavidade oral, faringe, laringe, cavidade nasal e seios paranasais, mieloma múltiplo do trato aerodigestivo superior, glândulas salivares e de tireoide.[16]

As grandes cirurgias de cabeça e pescoço geram pós-operatório que necessita ser assistido em UTI, principalmente quando há reconstrução microcirúrgica. Em alguns casos, a reconstrução é feita por etapas, e o paciente segue assistido em unidade de cuidados intensivos.[17]

Na vivência em UTI oncológica, é possível evidenciar o pós-operatório imediato de cirurgia de cabeça e pescoço com tempo cirúrgico de 12 horas (a grande maioria), chegando até a 24 horas. Além do tempo cirúrgico extenso, muitas vezes, são realizadas anastomoses envolvendo grandes vasos, rotação de retalho e enxerto. Após o término da cirurgia quando não são submetidos à traqueostomia, permanecem intubados e sedados até o dia seguinte. Por apresentarem via aérea difícil, após desmame da sedação, são submetidos à broncoscopia para avaliação da extubação.

No geral, as complicações cirúrgicas incluem hemorragias (pode haver rompimento de ligadura de carótida), infecções, formação de fístulas, trombose em anastomose microcirúrgica com isquemia de retalho ou enxerto.[16-17]

Diagnósticos de enfermagem

Deglutição prejudicada; nutrição desequilibrada menos que as necessidades corporais; risco de glicemia instável; risco de desequilíbrio eletrolítico; risco de volume de líquidos deficientes; risco de constipação; risco de motilidade gastrintestinal disfuncional; padrão de sono prejudicado; mucosa oral prejudicada; mobilidade no leito prejudicada; recuperação cirúrgica retardada; perfusão tissular periférica ineficaz; risco de sangramento; déficit no autocuidado para banho e higiene íntima; risco de confusão aguda; comunicação verbal prejudicada; distúrbio da imagem corporal; risco de baixa autoestima situacional; risco de infecção; risco de aspiração; desobstrução ineficaz de vias aéreas; risco de integridade da pele prejudicada; dor aguda; proteção ineficaz; risco de quedas; risco de trauma vascular; hipotermia.[7]

Plano de cuidados de enfermagem

- **Manter:** grades da cama elevadas; objetos próximos ao paciente (óculos, campainha);
- **Comunicar-anotar:** queixas de dor;
- **Realizar:** escala verbal de dor ou avaliação de dor para paciente em ventilação mecânica;
- **Realizar:** higiene oral com clorexidina;
- **Comunicar-anotar:** alteração da glicemia capilar; sangramentos (ferida operatória ou drenos); confusão aguda (realizar avaliação para *delirium*);
- **Aspirar:** cânula de traqueostomia ou de intubação traqueal;
- **Comunicar-anotar:** alteração da integridade cutânea; alteração do volume urinário, se inferior a 50 mL/h.
- **Manter:** a cabeça em posição neutra;
- **Realizar:** higiene corporal e capilar;
- **Realizar-auxiliar:** mudança de decúbito, se não houver contraindicação cirúrgica.
- **Avaliar:** área do enxerto quanto a perfusão e aquecimento.

ASSISTINDO O PÓS-OPERATÓRIO EM CIRURGIA DE EXENTERAÇÃO PÉLVICA

A primeira descrição sobre exenteração pélvica total ocorreu em 1948 como opção paliativa. Com a evolução cirúrgica e avanços tecnológicos, o procedimento passou a ser utilizado como tratamento auxiliar e curativo de carcinomas do colo do útero e dos carcinomas colorretais localmente avançados, buscando a ressecção com margens livres. Pode-se encontrar descrições de exenteração pélvica anterior ou posterior. A exenteração pélvica anterior tem indicação quando o câncer é limitado ao colo e à porção anterior da parte superior da vagina. Neste tipo de procedimento são removidos bexiga, vagina, colo e útero. Já a exenteração pélvica posterior tem indicação quando há recorrência do tumor na parte posterior da vagina e são removidos reto, vagina, colo e útero; e a total, quando há doença até a vagina, e são removidos bexiga, reto, vagina, colo e útero.[18-20]

A exenteração pélvica é um tratamento muito agressivo tanto do ponto de vista psicológico quanto fisiológico e cirúrgico para o paciente. Dentro das complicações pós-operatórias destacamos as que foram classificadas em infecção de pele, deiscência da parede abdominal, obstrução intestinal, infecção urinária, complicações cardiovasculares, complicações pulmonares, sepse, trombose venosa profunda, insuficiência renal aguda, fístula urinária e fístula intestinal.[18,20]

Diagnósticos de enfermagem

Dor aguda; nutrição desequilibrada menos que as necessidades corporais; risco de glicemia instável; risco de desequilíbrio eletrolítico; risco de volume de líquidos deficientes; risco de constipação; risco de motilidade gastrintestinal disfuncional; padrão de sono prejudicado; privação de sono; mobilidade no leito prejudicada; recuperação cirúrgica retardada; perfusão tissular periférica ineficaz; risco de sangramento; déficit no autocuidado para banho e higiene íntima; risco de confusão aguda; comunicação verbal prejudicada; distúrbio da imagem corporal; risco de baixa autoestima situacional; risco de infecção; conforto prejudicado; risco de integridade da pele prejudicada; náuseas; proteção ineficaz; risco de quedas; risco de trauma vascular; risco de choque.[7]

Plano de cuidados de enfermagem

- **Manter:** grades da cama elevadas; objetos próximos ao paciente (campainha e óculos);
- **Avaliar:** dor (utilizar escala verbal numérica ou escala de avaliação de dor para pacientes em ventilação mecânica);
- **comunicar-anotar:** alterações da glicemia capilar; sangramentos; eliminação intestinal; náuseas e vômitos; sangramentos (ferida operatória e/ou drenos cirúrgicos); alteração do nível de consciência (realizar teste de avaliação de *delirium*); alteração da frequência cardíaca, pressão arterial média (PAM) inferior a 60;
- **Mensurar:** volume urinário;
- **Realizar:** balanço hídrico;
- **Realizar:** higiene no leito;
- **Realizar-estimular:** mudanças de decúbito;
- **Propiciar:** ambiente tranquilo;
- **Estimular:** comunicação por meio de escritas (caso comunicação verbal prejudicada);
- **Comunicar-anotar:** alteração da integridade da pele.
- **Acompanhar:** resultado dos exames laboratoriais.

ASSISTINDO AO PÓS-OPERATÓRIO DE CIRURGIA CITORREDUTORA ASSOCIADA À QUIMIOTERAPIA INTRAPERITONEAL

A cirurgia citorredutora (CP) seguida por quimioterapia intraperitoneal hipertérmica (HIPEC) vem sendo empregada no tratamento e na prevenção de câncer com disseminação locorregional, das mais variadas origens, como câncer de apêndice, ovário, colorretal, gástrico, mesotelioma e sarcomas viscerais e retroperitoneais.[21]

A carcinomatose peritoneal ainda é considerada um grande desafio para o tratamento. Os implantes peritoneais oriundos do pseudomixoma peritoneal não são responsivos à quimioterapia sistêmica, o que em geral também ocorre com o mesotelioma. Esses dois tumores têm hoje na cirurgia citorredutora associada à HIPEC a sua melhor forma de tratamento.[22]

Este tipo de cirurgia envolve a administração da solução de quimioterapia, na temperatura de 41°C a 42°C diretamente na cavidade abdominal após a ressecção macroscópica da massa tumoral. Sabe-se que a hipertermia já possui efeitos citotóxicos com temperatura elevada descrita anteriormente e seus efeitos acontecem em diferentes níveis, como o molecular, o celular e o tecidual. Associado ao efeito da hipertermia sabe-se que as células tumorais demonstram maior sensibilidade ao calor que os tecidos normais. Além disso, efeitos de várias drogas quimioterápicas são aumentados por meio da hipertermia.[21-23]

Esse procedimento cirúrgico tem duração média de 10 horas com significativas perdas volêmicas decorrentes da exposição de amplo campo operatório e sangramento, com evolução frequente para distúrbios de coagulação na fase citorredutora e uma série de alterações fisiopatológicas durante a fase de quimioterapia hipertérmica, como o aumento da pressão intra-abdominal (PIA), levando ao aumento da pressão de vias aéreas e da pressão venosa central (PVC), assim como da temperatura corporal que pode chegar a 40,5°C, com consequente aumento da frequência cardíaca (FC), da fração exalada de CO_2 (FeCO_2), do lactato arterial e da acidose metabólica, e culminando no aumento no consumo de O_2. Devem ser levados em conta também os efeitos dos quimioterápicos e as possíveis complicações cirúrgicas decorrentes da manipulação e da laparotomia, como fístulas digestivas e pancreáticas, deiscências de anastomose, abscesso intra-abdominal, pneumonia e tromboembolismo.[21,23] O pós-operatório deve seguir em UTI para controle álgico, balanço hídrico adequado, vigilância quanto ao desequilíbrio hidreletrolítico, SIRS, controle do balanço hídrico em relação a perdas por meio de sondas e drenos. Para a realização desse rigoroso controle, o paciente deve permanecer sob os cuidados médicos e de enfermagem oncológica intensiva por, no mínimo, 72 horas.

Diagnósticos de enfermagem

Dor aguda; nutrição desequilibrada menos que as necessidades corporais; risco de glicemia instável; risco de desequilíbrio eletrolítico; risco de volume de líquidos deficientes; risco de constipação; risco de motilidade gastrintestinal disfuncional; padrão de sono prejudicado; privação de sono; mobilidade no leito prejudicada; recuperação cirúrgica retardada; perfusão tissular periférica ineficaz; risco de sangramento; déficit no autocuidado para banho e higiene íntima; risco de confusão aguda; comunicação verbal prejudicada; distúrbio da imagem corporal; risco de baixa autoestima situacional; risco de infecção; conforto prejudicado; risco de integridade da pele prejudicada; náuseas; proteção ineficaz; risco de quedas; risco de trauma vascular; risco de choque.[7]

Plano de cuidados de enfermagem

- **Manter:** grades da cama elevadas; objetos próximos ao paciente (campainha e óculos);
- **Avaliar:** dor (utilizar escala verbal numérica ou escala de avaliação de dor para pacientes em ventilação mecânica);

- **Comunicar-anotar:** alterações da glicemia capilar; sangramentos; eliminação intestinal; náuseas e vômitos; sangramentos (ferida operatória e/ou drenos cirúrgicos); alteração do nível de consciência (realizar teste de avaliação de *delirium*); alteração da frequência cardíaca, pressão arterial média (PAM) inferior a 60;
- **Mensurar:** volume urinário;
- **Realizar:** balanço hídrico;
- **Realizar:** higiene no leito;
- **Realizar-estimular:** mudanças de decúbito;
- **Propiciar:** ambiente tranquilo;
- **Estimular:** comunicação por meio de escritas (caso comunicação verbal prejudicada);
- **Comunicar-anotar:** alteração da integridade da pele.
- **Acompanhar:** resultado dos exames laboratoriais. Neste tipo de cirurgia, é preciso também a atenção com a saúde do profissional que maneja os débitos de sonda, drenos e outros fluidos corporais.

Apesar de no final do processo da quimioterapia hipertérmica a cavidade abdominal ser exaustivamente lavada, é necessário o uso de equipamento de proteção individual (EPI) rigorosamente, pois ainda há eliminação de resíduos quimioterápicos pelos fluidos do paciente.

ASSISTINDO AO PÓS-OPERATÓRIO EM CIRURGIA DE HEMICORPORECTOMIA

A hemicorporectomia ou amputação translombar inclui a retirada dos órgãos genitais; membros inferiores após a desarticulação da coluna lombar e a transecção da medula espinhal, retirada parcial do intestino e/ou total da bexiga. Sendo necessária a confecção de estomia para a eliminação de efluentes e fezes, podendo ser uma colostomia terminal, colostomia úmida, urostomia ou cistostomia. Por ser uma medida extrema, trata-se do último recurso utilizado para tratamento de doenças pélvicas localmente avançadas e sem evidências de metástases a distância. E tem como justificativa tratar algumas condições ameaçadoras à vida. Tais condições incluem tumores pélvicos avançados, osteomielites intratáveis, trauma pélvico extenso, úlceras de decúbito extensas e com transformação maligna.[24-26]

É um procedimento complexo, com várias etapas fisiológicas significativas e implicações psicológicas. As taxas de morbidade e mortalidade pós-operatória são elevadas, em parte devido à complexidade do procedimento. O manejo pós-operatório exige atenção de uma equipe multiprofissional, o que inclui, além do cirurgião oncológico, o intensivista, a equipe de enfermagem e de fisioterapia.[24]

Diagnósticos de enfermagem

Risco de desequilíbrio eletrolítico; nutrição desequilibrada menos que as necessidades corporais; risco de glicemia instável; mobilidade no leito prejudicada; risco de desequilíbrio para volume de líquidos; risco de constipação; risco de sangramento; padrão de sono prejudicado; privação de sono; risco de infecção; recuperação cirúrgica retardada; perfusão tissular periférica ineficaz; risco de integridade da pele prejudicada; déficit no autocuidado para banho e higiene íntima; risco de confusão aguda; risco de quedas; risco de trauma vascular; risco de desequilíbrio na temperatura corporal; troca de gases prejudicada; dor aguda; náuseas; risco de mobilidade gastrintestinal disfuncional; risco de choque; distúrbios da identidade pessoal; distúrbio na imagem corporal.[7]

Plano de cuidados de enfermagem

- **Manter:** grades da cama elevadas; objetos próximos ao paciente (campainha e óculos);
- **avaliar dor:** (utilizar escala verbal numérica ou escala de avaliação de dor para pacientes em ventilação mecânica); comunicar-anotar: alterações da glicemia capilar; sangramentos; eliminação intestinal; náuseas e vômitos; sangramentos (ferida operatória e/ou drenos cirúrgicos); alteração do nível de consciência (realizar teste de avaliação de *delirium*); alteração da frequência cardíaca, pressão arterial média (PAM) inferior a 60;
- **Mensurar:** volume urinário;
- **Realizar:** balanço hídrico; higiene no leito;
- **Realizar-estimular:** mudanças de decúbito; propiciar ambiente tranquilo;
- **Estimular:** comunicação por meio de escritas (caso a comunicação verbal esteja prejudicada);
- **Comunicar-anotar:** alteração da integridade da pele;
- **Acompanhar:** resultado dos exames laboratoriais.

CONSIDERAÇÕES FINAIS

Com o avanço tecnológico, o combate ao câncer recebe a cada dia novas técnicas de diagnóstico e terapêuticas. Consequentemente, a tendência é o aumento dessa população no ambiente da terapia intensiva.

O profissional de enfermagem que atua na UTI de especialidade oncológica deve conhecer a fisiopatologia, o tratamento oncológico, as possíveis complicações e a progressão da doença. Deve haver também uma sincronia quando se trabalha em conjunto com uma equipe multiprofissional. Que todos possam atuar não só na recuperação desse paciente na UTI, mas também no impacto psicológico, social e muitas vezes físico para o paciente. Cuidar do paciente oncológico desperta uma série de desafios, pois não se cuida apenas do paciente, e sim de sua família, de seus amigos e de todos que estejam envolvidos.

REFERÊNCIAS BIBLIOGRÁFICAS

1. Azevedo LC, Caruso P, Silva UV, Torelly AP, Silva E, Rezende E, et al. Outcomes for patients with câncer admitted to the ICU requiring ventilatory support: results from a prospective multicenter study. Chest. 2014;146:257-66.
2. Wohlfarth P, Staudinger T, Sperr WR, Bojic A, Robak O, Hermann A. Prognostic factors, long-term survival, and outcome of cancer patients receiving chemotherapy in the intensive care unit. Ann Hematol. 2014; 93:1629-36.

3. Amin A, White RL Jr. High-dose interleukin-2: is it still indicated for melanoma and RCC in an era of targeted therapies? Oncology. 2013;27:680-91.
4. Atkins MB, Lotze MT, Dutcher JP, Fisher RI, Weiss G, Margolin K, et al. High-dose recombinant interleukin 2 therapy for patients with metastatic melanoma: analysis of 270 patients treated between 1985 and 1993. J Clin Oncol. 1999;17:2105-16.
5. Kaplow R. Cardiac tamponade. In: Yarbro CH, Grogge MH, Goodman M. Cancer nursing: principles and practice. 6th ed. Boston: Jones and Barlett, 2005. p.873-86.
6. Perelson PS, de Medeiros EJF, Moreira FA, Costa BP. Emergências Oncológicas. In: Figueiredo EMA, Correia MM, Oliveira AF, editores. Tratado de oncologia. Rio de Janeiro: Revinter, 2013. p.235-41.
7. Diagnóstico de enfermagem da NANDA: definições e classificação 2012-2014. Porto Alegre: Artmed, 2013.
8. Howard SC, Jones DP, Pui CH. The tumor Lysis Syndrome. N Engl J Med. 2011;364:1844-54.
9. Lydon J. Tumor Lysis Syndrome In: Yarbro CH, Grogge MH, Goodman M. Cancer nursing: principles and practice. 6th ed. Boston: Jones and Barlett, 2005. p.946-58.
10. Moore S. Septic shock. In: Yarbro CH, Grogge MH, Goodman M. Cancer nursing: principles and practice. 6th ed. Boston: Jones and Barlett, 2005. p.895-909; 925-39.
11. Gobel BH. Disseminated intravascular coagulation. In: Yarbro CH, Grogge MH, Goodman M, editors. Cancer nursing: principles and practice. 6th ed. Boston: Jones and Barlett, 2005. p.887-94.
12. Pintão MCT, Franco RF. Coagulação intravascular disseminada. Medicina (Ribeirão Preto). 2001;34:282-91.
13. Flowers CR, Karten C. Communicating safe outpatient management of fever and neutropenia. J Oncol Pract. 2013;9(4):207-10.
14. Matos GFJ, Victorino JA. Critérios para o diagnóstico de sepse, sepse grave e choque séptico. Rev Bras Ter Intensiva. 2004;16:103-4.
15. Almeida JP. Estratégia liberal de transfusão de hemácias versus estratégia restritiva em pacientes submetidos à cirurgia oncológica: estudo controlado e randomizado. São Paulo; 2014. [Tese de Doutorado-Universidade de São Paulo].
16. Kanda JL, Carvalho MB. Princípios do tratamento cirúrgico. In: Parise O, Kowalski LP, Lehn C, editores. Câncer de cabeça e pescoço: diagnóstico e tratamento. São Paulo: Âmbito Editores, 2008. p.27-31.
17. Vieira DR, Daroda LSL, Daroda RF, Galvão MSL, Farias TP, Pontes AC. Reconstrução de cabeça e pescoço. In: Figueiredo EMA, organizadora. Tratado de oncologia AERINCA. São Paulo: Revinter, 2013. p.189-202.
18. Della Motta TT. A experiência cirúrgica de ressecção do câncer colorretal e suas consequências na perspectiva do paciente. São Paulo; 2013. [Dissertação de Mestrado-Universidade de São Paulo].
19. Huff R, Castro EK. Repercussões emocionais do câncer ginecológico e exenteração pélvica. Rev Psicol Saúde. 2011;3:33-42.
20. Poletto AHO. Exenteração pélvica e preservação dos esfíncteres: análise de 96 casos. São Paulo; 2005. [Tese de Doutorado-Universidade de São Paulo].
21. Souza Filho O, Magalhães SB, Igreja Junior HJS. Citoredução e Quimiohipertermia Intraperitoneal (HIPEC). In: Figueiredo EMA, organizador. Tratado de Oncologia AERINCA. São Paulo: Revinter, 2013. p.189-202.
22. Lopes A, Carneiro A. Cirurgia citorredutora associada a quimioterapia intraperitoneal hipertérmica no tratamento da carcinomatose peritoneal. [Internet] [Acesso em 29 jan 2016]. Disponível em: http://revistaonco.com.br/wp-content/uploads/2011/05/p26-34--abdomen_Onco.pdf
23. Pretto, G, Grando M, Chella Junior N, Bergold RA, Castro RAC, Santiago A. Anestesia para peritonectomia com quimioterapia intraperitoneal hipertérmica transoperatória. Relato de caso. Rev Bras Anestesiol. 2010;60:551-7.
24. Guimarães GC, Oliveira RAR, Ricci MA, Lopes A. Hemicorporectomia. In: Figueiredo EMA, organizador. Tratado de oncologia AERINCA. São Paulo: Revinter, 2013. p.189-202.
25. Ricci MA, Duarte EC, Souza RCA, Peres CMA, Guimarães GC, Lopes A. Hemicorporectomia associada à colostomia úmida. Procedimento de exceção. Rev Col Bras Cir. 2009;36:525-8.
26. Wainstein AJA, Kansaon MJM, Mafra MVM, Cabral RM, Brasil GJ, Santos FAV, et al. Hemicorporectomia modificada: relato de caso. Rev Bras Cancerol. 2011;57:223-8.

SEÇÃO 20

A PACIENTE GESTANTE

COORDENADORES

Daniel Born ▪ Antonio Fernandes Moron

CAPÍTULO 266

INSUFICIÊNCIA CARDÍACA NA GRAVIDEZ

Daniel Born
José Augusto Marcondes de Souza

DESTAQUES

- Mulheres com passado de insuficiência cardíaca (IC) ou cardiopatia devem ser submetidas a avaliação cardiológica antes da gestação ou mesmo nos estágios iniciais da gravidez.
- Deve ser avaliado o risco cardiológico pré-gestacional de forma individualizada.
- O tratamento da IC é o clássico recomendado pelas diretrizes, evitando-se as drogas contraindicadas tais como: inibidores da enzima de conversão (IECA) e antagonistas dos receptores de angiotensina II (BRA), espironolactona e os outros antagonistas da aldosterona.
- O tratamento da IC na gestante inclui diuréticos, betabloqueadores, hidralazina com nitratos, além de digoxina.
- Entre os betabloqueadores, o atenolol é contraindicado por estar associado a retardo de crescimento intrauterino.
- Nas gestantes com estenose mitral é fundamental o controle da frequência cardíaca associado aos diuréticos.

DEFINIÇÃO

Situação que ocorre durante a gravidez, o parto ou puerpério, em que o débito cardíaco apresenta-se inadequado apesar de pressões de enchimento elevadas ou normais secundárias à disfunção cardíaca.

INTRODUÇÃO

A mortalidade materna é um dos mais sensíveis indicadores das condições de vida de uma população e reflete, principalmente, a inadequada qualidade da assistência de saúde prestada à mulher durante o ciclo gravídico-puerperal e no planejamento familiar.

Em países desenvolvidos, as cardiopatias congênitas são as causas mais frequentes de complicações cardiovasculares durante o ciclo gravídico puerperal, e as cardiomiopatias, apesar de mais raras, apresentam-se com alta incidência de complicações graves. As desordens hipertensivas são responsáveis por 6% a 8% das complicações da gravidez nas regiões mais desenvolvidas.

Em nosso meio, a incidência de doenças cardíacas na gravidez oscila entre 1% e 4%, sendo considerada a causa não obstétrica mais comum de mortalidade materna. A cardiopatia reumática é a mais frequente em nosso meio (55%, com 80% dos casos representados pela estenose mitral), seguida pelas etiologias chagásica e congênita. Entre as cardiopatias congênitas, as mais frequentes são comunicação interarterial (CIA), comunicação interventricular (CIV), estenose pulmonar, e a tetralogia de Fallot é a cardiopatia congênita cianótica mais frequente na gestação.

A mortalidade materna no ciclo gravídico-puerperal pode ocorrer por causa direta ou indireta. As diretas, ou obstétricas, correspondem a 66% das mortes e podem ser evitadas com a melhor qualidade da assistência médica durante o ciclo gravídico-puerperal.[1] Em um estudo epidemiológico,[2] foi demonstrado que cerca de 60% dos óbitos maternos ocorridos na gravidez poderiam ser evitados e 54,1% foram devidos à inadequação da assistência; 10,8%, à negligência da paciente; e 2,7%, à má prática médica. Contudo, entre as causas indiretas, ou seja, morte materna por uma doença orgânica de base, destacam-se, por importância, as cardiopatias, admitindo-se que podem ser evitadas mediante assistência pré-natal especializada e adequado planejamento familiar.[1-4]

Apesar do desenvolvimento da assistência às pacientes cardiopatas, quer no tratamento das cardiopatias congênitas, quer na prevenção da cardiopatia reumática, a insuficiência cardíaca continua sendo uma das complicações médicas mais importantes da gestação.

Outro aspecto importante do estudo do binômio cardiopatia e gravidez é demonstrado pela alta taxa de mortalidade e morbidade fetais, pois é lógico que uma enfermidade que é grave para a mãe também será de risco elevado para o bem-estar de seu concepto. Dessa forma, o tratamento na gravidez deve considerar o bem-estar materno e fetal, assim, mulheres em idade fértil com suspeita de cardiopatia devem ser avaliadas e orientadas antes da gestação e ter seu tratamento assistido por equipe multidisciplinar, com experiência em centros especializados.

A gravidez durante seu curso normal se caracteriza por intensas e crescentes modificações cardiovasculares e hemodinâmicas, principalmente com o aumento progressivo da volemia, do débito cardíaco e da frequência cardíaca que pode influenciar a inadaptação hemodinâmica e colocar em risco a mãe portadora de cardiopatia. Dessa forma, mesmo sem piora da lesão anatômica, os fenômenos funcionais podem proporcionar a deterioração ou eclosão do desequilíbrio hemodinâmico materno em pacientes assintomáticas ou pouco sintomáticas.

MODIFICAÇÕES FISIOLÓGICAS CARDIOVASCULARES E DO SISTEMA RESPIRATÓRIO NA GRAVIDEZ (QUADRO 266.1)

VOLUME SANGUÍNEO E SEUS COMPONENTES

A volemia aumenta em torno de 40% acima dos níveis pré-gravídicos, mas a variabilidade individual é muito ampla. A hipervolemia induzida pela gravidez destina-se a suprir a demanda do útero aumentado, com seu sistema vascular altamente hipertrofiado, bem como para proteger a mãe e o feto contra os efeitos deletérios do retorno venoso prejudicado nas posições ereta e supina. É também importante para salvaguardar a mãe contra os efeitos adversos da perda associada à parturição.[5]

> **QUADRO 266.1.** Modificações fisiológicas da gravidez.
>
> - O sistema cardiovascular sofre profundas modificações durante o período gestacional.
> - O volume sanguíneo aumenta, proporcionalmente, com a idade gestacional, atingindo, após a 28ª semana de gestação, um aumento de 30% a 50% de seu valor prévio à gestação e que se mantém até ao final da gestação.
> - Desde o início da gestação ocorre a queda da resistência vascular sistêmica, em média, de 20% do seu valor prévio à gestação.
> - A maior queda da pressão arterial média (PAM) acontece no segundo trimestre da gestação.
> - Há aumento da frequência respiratória e do volume minuto em 50% de seu valor prévio à gestação.
> - A crescente demanda fetal exige do organismo materno o aumento no consumo de oxigênio (O_2) e, consequentemente, a diminuição da reserva de O_2.

A maior parte do aumento do volume sanguíneo (especialmente em fases precoces da gestação) deve-se ao aumento do volume plasmático. Já a partir da 6ª semana de gestação, ocorre um aumento de 50% desse componente, ou seja, 1.200 a 1.500 mL, expandindo-se mais rapidamente durante o segundo trimestre, até a 24ª semana, e a seguir mais lentamente até a 32ª semana. O declínio do volume plasmático que ocorre nas últimas semanas de gravidez é atribuído ao fato de as mensurações terem sido realizadas com as pacientes em posição supina (compressão dos vasos ilíacos pelo útero gravídico).[5]

O aumento desproporcional do volume plasmático durante a gravidez resulta em hemodiluição, manifestada por queda do hematócrito e da concentração de hemoglobina. Essa condição é denominada por alguns autores como anemia fisiológica da gravidez.[5]

As alterações da volemia na gravidez são atribuídas à estimulação do sistema renina-aldosterona mediada por estrógenos, que resulta na retenção de sódio e água; a somatotropina coriônica produzida pela placenta também pode ser um dos fatores envolvidos.[5]

DÉBITO CARDÍACO

Durante a gravidez, o débito cardíaco eleva-se em torno de 40% acima dos valores pré-gravídicos com a paciente em repouso. A maior parte do aumento ocorre precocemente na gestação. O débito cardíaco de repouso, quando medido com a paciente em decúbito lateral ou sentada, atinge os seus níveis mais elevados por volta da metade da gestação; é observada queda significativa do débito cardíaco quando a paciente adota a posição supina. Quando as mensurações são feitas com a paciente sentada ou em decúbito lateral, o declínio verificado próximo ao termo é detectado menos frequentemente e de forma menos acentuada.[5]

Na gravidez normal, o débito cardíaco começa a elevar-se entre 10 e 12 semanas de gestação, atingindo um platô, entre 20 e 24 semanas, de 30% a 50% acima dos níveis pré-gravídicos. Esse aumento se faz inicialmente às expensas do acréscimo no volume sistólico que, por sua vez, está vinculado ao aumento da volemia, com consequente aumento do retorno venoso, bem como a maiores distensibilidade e contratilidade do ventrículo esquerdo. Em fases mais tardias da gravidez, ocorre aumento da frequência cardíaca, da ordem de 10 a 15 batimentos por minuto, enquanto o volume sistólico estabiliza-se ou cai.[5-6]

Pode ocorrer redução do débito cardíaco em aposição supina, fato verificado em 5% a 10% das gestantes, como consequência da diminuição do retorno venoso pela compressão do útero grávido sobre a veia cava inferior, podendo seguir-se hipotensão, síncope e bradicardia, caracterizando a síndrome da hipotensão supina.[6]

No trabalho de parto, o débito cardíaco aumenta a cada contração uterina e retorna a uma linha de base progressivamente mais elevada no intervalo intercontrátil. A magnitude de cada elevação do débito cardíaco varia diretamente com a intensidade da contração uterina, que promove ejeção do sangue intramural uterino, aumentando o retorno venoso. Quando as mensurações são feitas com a paciente em posição supina, verifica-se elevação de 24% do débito cardíaco durante a contração uterina em relação ao intervalo intercontrátil. Ao mesmo tempo, ocorrem redução da frequência cardíaca e aumento do volume sistólico em 33%. Quando as mensurações são feitas com a paciente em decúbito lateral, o débito cardíaco mostra-se mais elevado no intervalo intercontrátil. A dor e a ansiedade, relacionadas ao trabalho de parto, podem promover um aumento adicional de 50% a 61% do débito cardíaco.[6]

As alterações do débito cardíaco associadas ao trabalho de parto ou à cesariana também são influenciadas por analgesia ou anestesia, ocorrendo variações marcantes na dependência do agente anestésico e da técnica utilizada. Utilizando-se a anestesia local, o débito cardíaco aumenta progressivamente com o avançar do trabalho de parto. Esse aumento é discreto com a utilização de anestesia caudal, diferença que pode ser causada pelo alívio da dor. O bloqueio do sistema nervoso simpático associado à anestesia regional, promovendo vasodilatação periférica, também reduz o débito cardíaco.[5-6]

No pós-parto imediato, o débito cardíaco aumenta de 60% a 80%, podendo permanecer elevado durante alguns dias ou semanas. O aumento do débito cardíaco após o parto é consequência do esvaziamento sanguíneo do útero para o sistema circulatório e da diminuição da compressão da veia cava inferior.[5-6]

RESISTÊNCIA VASCULAR E PRESSÃO ARTERIAL

Na gravidez existe redução da resistência vascular periférica, quer pelo efeito de fístula da circulação uteroplacentária, quer pela ação hormonal. A queda da resistência vascular periférica é de maior magnitude do que o aumento concomitante do débito cardíaco. Como consequência, ocorre diminuição da pressão arterial no primeiro e, particularmente, no segundo trimestre de gravidez, que clinicamente se traduz pelo aumento da amplitude do pulso periférico. Nas últimas semanas da gravidez, a pressão arterial tende a atingir os níveis pré-gravídicos.[5-6]

A queda da resistência periférica é máxima por volta da metade da gestação, época em que o aumento do débito cardíaco também atinge o seu pico. A diminuição da pressão sistólica é discreta ou mínima, a redução da pressão diastólica é maior e, assim, é justificado o aumento da pressão de pulso. Durante o trabalho de parto, a pressão arterial sistólica eleva-se de 15 a 20 mmHg e a diastólica, de 10 a 15 mmHg. A magnitude dessas alterações depende da intensidade da contração uterina e está relacionada à dor, ansiedade e posição da parturiente. A resistência vascular pulmonar diminui na gravidez normal, fato que permite a elevação do fluxo sanguíneo para manutenção do débito elevado, sem que haja aumento da pressão arterial pulmonar.[5-6]

CAUSAS DE INSUFICIÊNCIA CARDÍACA NA GRAVIDEZ

- Cardiopatias congênitas.
- Valvopatias.
- Miocardiopatias dilatadas.
- Miocardiopatias familiares.
- Miocardiopatia periparto.

- Cardiopatias isquêmicas.
- Cardiopatias hipertensivas.
- Complicações da toxemia gravídica.
- Miocardiopatia induzida por drogas (p. ex.: adriamicina).[1]

Em nosso meio, a estenose mitral é a condição clinica que mais causa insuficiência cardíaca congestiva na gravidez, seguida da miocardiopatia chagásica e das cardiopatias congênitas.[5,10]

AVALIAÇÃO CARDIOLÓGICA DURANTE A GRAVIDEZ – DIAGNÓSTICO DA CARDIOPATIA NA GESTAÇÃO

A gravidez normal é frequentemente acompanhada por alterações físicas e fisiológicas que podem ser confundidas com sinais de doença cardíaca. Frequentemente, gestantes normais queixam-se de fadiga, dispneia, palpitações, ortopneia e edema periférico. Certos sintomas devem alertar o clínico para a presença de doença cardíaca na gravidez, como limitação progressiva da atividade física decorrente de dispneia progressiva, dor torácica que acompanha o exercício, e síncope precedida por palpitações ou após esforço físico.[7-8]

O exame físico do sistema cardiovascular revela alterações fisiológicas na gestante normal que podem sugerir doença cardíaca. Sopros sistólicos são observados com frequência nas gestantes normais. Por outro lado, sopros diastólicos, quando presentes, devem ser considerados patológicos. A terceira bulha é ouvida com frequência, e não é um sinal de anormalidade. Distensão venosa e edema periférico são encontrados na maioria das gestantes normais. O exame físico é compatível com doença cardíaca quando existe a presença de sopro sistólico rude (grau de intensidade maior que 3+/6+) ou clique, sopro diastólico, cardiomegalia inequívoca na radriografia de tórax, cianose, baqueteamento de dedos e distensão jugular persistente. A presença de arritmia cardíaca persistente no eletrocardiograma também contribui no diagnóstico da cardiopatia.

No eletrocardiograma são comuns as seguintes alterações: onda T pode ser invertida em DIII e a AVF; e o segmento ST pode infradesnivelar-se entre 0,5 e 1 mm, sem que haja qualquer correlação clinicoeletrocardiográfica, retornando à linha isoelétrica logo após o parto. Extrassístoles atriais e ventriculares também são comuns.[8]

A radiografia de tórax demonstrará cardiomegalia consequente à horizontalização do coração causada pela elevação diafragmática, sendo com frequência observado um aumento da vascularização pulmonar. Derrame pleural não é raro, especialmente no puerpério; em geral, é pequeno e regride em aproximadamente duas semanas.[7-8] Entretanto, a radiografia de tórax na gestante só deve ser realizada se for essencial para o diagnóstico e sempre com proteção abdominal para redução da exposição fetal (Quadro 266.2).

QUADRO 266.2. Alterações radiológicas da gravidez normal.

- Retificação da borda superior esquerda.
- Horizontalização do coração.
- Acentuação das imagens vasculares pulmonares.
- Pequena efusão pleural no pós-parto.

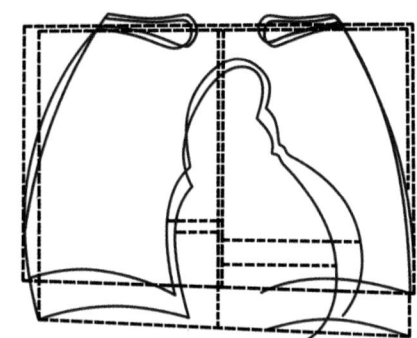

O ecocardiograma da gestante normal revela aumento das dimensões das câmaras cardíacas, particularmente das câmaras direitas. Estas alterações aumentam progressivamente durante a gestação e normalizam no puerpério. A dimensão e a função do ventrículo esquerdo são inalteradas ou discretamente aumentadas. Derrame pericárdico é descrito em 40% das gestantes de termo. Foram descritos refluxos discretos (funcionais) das valvas tricúspide e pulmonar na maioria das gestantes normais e refluxos mitrais em um terço das pacientes normais.[9]

A medida laboratorial do nível plasmático do peptídeo natriurético (BNP) pode ser útil nos casos em que o diagnóstico é duvidoso.

Os seguintes critérios clássicos de diagnóstico da cardiopatia na gestação (apesar do grande progresso dos métodos propedêuticos) são válidos até o momento:

- Sopro cardíaco diastólico, pré-sistólico ou contínuo;
- Aumento efetivo de volume cardíaco;
- Sopro sistólico áspero, rude, com irradiação e acompanhado de frêmito;
- Grave arritmia (p. ex.: fibrilação atrial).

Pacientes que não apresentam nenhum desses traços raramente têm cardiopatia. Estabelecidos todos esses aspectos propedêuticos, o obstetra e o cardiologista podem, sem dúvida, programar com total segurança os cuidados pré-natais a serem oferecidos à gestante cardiopata.

DIAGNÓSTICO DIFERENCIAL

Sintomas de gravidez normal: a gestação normalmente se acompanha de dispneia discreta, fatigabilidade, tolerância diminuída ao exercício, edema de membros inferiores e estertores em bases pulmonares que desaparecem com tosse ou inspiração profunda. O exame físico com estase jugular e estertores que se mantêm mesmo com as manobras citadas e associados a outros achados, como BNP elevado ou de disfunção ventricular avaliada pelo ecocardiograma, diferencia os sintomas da gestação normal daquela que cursa com insuficiência cardíaca.

QUADRO 266.3.

Sintomas da gravidez anormal	Sinais da gravidez normal
Tolerância reduzida ao exercício	Hiperventilação
Cansaço	Edema periférico
Ortopneia	Aumento da amplitude de pulso
Palpitações	Impulso ventricular esquerdo deslocado
Vertigens	Impulso ventricular direito palpável
Síncope	Desdobramento da 2ª bulha
Estertores em bases pulmonares	
SS ejetivo mesossistólico borda esternal e foco pulmonar	• Sopros venosos • Sopro mamário

SS: sopro sistólico.

- **Edema pulmonar:** esta condição é associada à terapia tocolítica (geralmente com uso de betamiméticos e grande administração de fluidos) ou evidências clínicas de eclâmpsia ou pré-eclâmpsia (convulsão, proteinúria, hipertensão).
- **Embolia amniocaseosa:** é quadro agudo de hipotensão, hipoxemia, coagulação intravascular disseminada, coma e convulsões.
- **Tromboembolia pulmonar:** é diferenciada da insuficiência cardíaca congestiva pelo exame físico e radiografia de tórax. É importante ressaltar que grandes êmbolos pulmonares podem elevar o BNP ou pró-BNP e apresentar ventrículo direito dilatado e hipocinético.
- **Pneumonia:** é diferenciada pela história clínica, pelo exame físico e também pela radiografia de tórax.
- **Infarto agudo do miocárdio:** diagnosticado com base em suspeita clínica, alterações típicas do eletrocardiograma e elevações dos marcadores cardíacos.

ESTENOSE MITRAL

É a doença cardíaca mais frequente na gestação. De etiologia reumática, chega a corresponder a 50% das outras cardiopatias. As alterações hemodinâmicas da gravidez prejudicam a adaptação cardiocirculatória nestas gestantes. A incidência de complicações varia entre 5% e 30% e pode ter mortalidades materna de 5%. A primeira manifestação em algumas gestantes é o edema agudo pulmonar.[10]

O aumento do débito cardíaco e da volemia que se iniciam no fim do primeiro trimestre e têm maiores incrementos entre 28 e 32 semanas influenciam o fluxo sanguíneo através da válvula atrioventricular, elevam o gradiente mitral e, de forma súbita, a pressão dos capilares pulmonares. O fato de a paciente ser assintomática ou pouco sintomática antes da gestação não assegura boa evolução clínica no ciclo gravídico puerperal, especialmente nas pacientes com áreas valvares menores do que 1,5 cm² e, assim, sugere-se que essas gestantes devam ter cuidadosa vigilância clinicocardiológica durante todo o ciclo gravídico puerperal. Elas devem ser orientadas a restringir atividades físicas, a ingesta de sal e o ganho de peso que não deve ser maior que 10 quilos, assim como controlar todos os fatores precipitantes, por exemplo, anemia, infecções e hipertireoidismo. As arritmias supraventriculares devem ser corrigidas da forma mais rápida possível.

O controle da frequência cardíaca é fundamental e obtido com o uso de betabloqueadores sem atividade simpatomimética intrínseca, de preferência o metroprolol (na dose de até 75 mg ao dia) ou propranolol em doses que variam de 30 a 60 mg ao dia; para correção da hipervolemia e da congestão pulmonar, usa-se furosemide. Os digitálicos têm indicação nas pacientes com disfunção do ventrículo direito e nas com fibrilação atrial.[10-12]

Nas pacientes refratárias ao tratamento clínico, empregam-se a valvoplastia percutânea com cateter balão e a intervenção de escolha baseada nos critérios clássicos do ecocardiograma. Durante o procedimento, deve ser realizada proteção abdominal dorsal e ventral com avental de chumbo, evitando-se angiografias rotineiras para diminuir a dose de radiação.

Nas pacientes nas quais a valvoplastia está contraindicada e o tratamento clínico não é eficaz, está indicada a comissurotomia mitral a céu aberto, com o uso de circulação extracorpórea com alto fluxo e sem hipotermia. Um estudo comparativo entre a valvoplastia percutânea e a cirurgia, realizado em nosso meio (Tabela 266.1), revelou que os resultados maternos e fetais e neonatais foram signi-

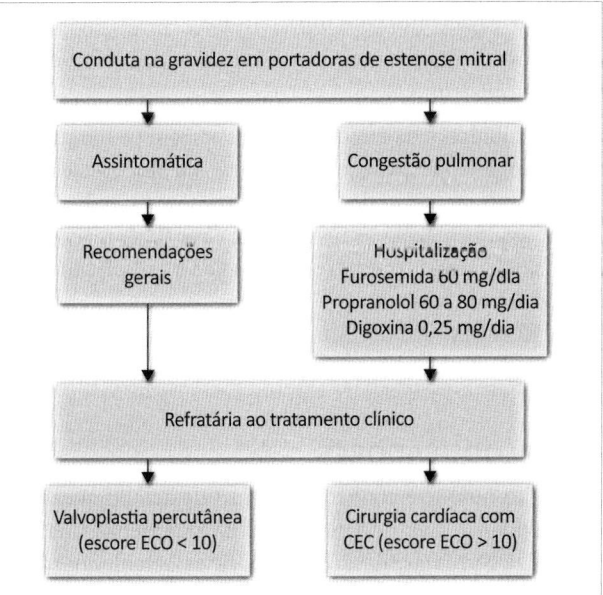

FIGURA 266.1. Condutas na gestação de portadoras de estenose mitral. Recomendações da Sociedade Brasileira de Cardiologia.[13]

CEC: circulação extracorpórea; ECO: ecocardiograma.

ficativamente melhores no grupo de tratamento percutâneo. Pois no tratamento percutâneo são minorados os riscos da circulação extracorpórea e dos agentes anestésicos.[14-16]

TABELA 266.1. Comparação entre valvoplastia percutânea e comissurotomia. Resultados maternofetais.

	Comissurotomia mitral 24 casos	Valvoplastia percutânea 21 casos
Óbito materno	1 (5%)	0,0%
Perda fetal	8 (37,9%)	1 (4,8%)
Prematuridade	43,7%	16,6%
RN PIG	12,5%	16,6%

p < 0,05
RN PIG: Recém-nascido pequeno para idade gestacional
Fonte: Souza JAM e colaboradores, 2001.[14]

TRATAMENTO
OBJETIVOS

Semelhantes aos pretendidos nas mulheres com insuficiência cardíaca fora do período gestacional, mas acrescendo atenção especial para evitar alguns fármacos e procedimentos que podem causar risco fetal e incluem:

- Otimizar a condição hemodinâmica avaliada pelos sinais e sintomas, exame físico e ecocardiograma. A condição hemodinâmica da paciente com congestão pulmonar é melhorada empregando-se diuréticos e vasodilatadores para diminuição da pré-carga e pós-carga.
- Quando possível, iniciar ou manter tratamentos crônicos nas pacientes com doenças preexistentes (betabloqueadores para diminuir frequência cardíaca, por exemplo na estenose mitral; e fármacos anti-hipertensivos nas pacientes com hipertensão).
- Tratar os fatores precipitantes: anemia, infecções, hipertireoidismo.

Os inibidores da enzima de conversão e os bloqueadores da angiotensina II são contraindicados na gestação, especialmente no segundo e terceiro trimestres, pois podem causar malformações e insuficiência renal neonatal. Para substituição desses agentes está indicada a associação de hidralazina com nitratos.

A passagem dos IECA e dos bloqueadores de angiotensina II é muito baixa e não causam efeitos colaterais nos lactentes.[16-19]

BETABLOQUEADORES

Muito do que é conhecido do uso de betabloqueadores na gravidez deriva do tratamento da hipertensão na gravidez. De forma geral, são preferidos os betabloqueadores beta-1 seletivos (metroprolol), pois não interferem no relaxamento uterino e na vasodilatação periférica. O atenolol tem sido incriminado por causar restrição no crescimento fetal. O crescimento fetal deve ser monitorado por avaliação ultrassonográfica. Esses agentes não causam malformações, entretanto podem estar associados à apneia neonatal, hipoglicemia, hipotensão e bradicardia. Recém-nascidos de mães tratadas com betabloqueadores devem ser observados por 72 a 96 horas.[16]

Durante o aleitamento

Os níveis séricos de betabloqueadores em lactentes de mães tratadas são muito baixos ou indetectáveis. Poucos estudos avaliam o metroprolol em lactentes e não revelaram efeitos indesejáveis nessas crianças.[16]

- **Carvedilol:** Altamente ligado a proteínas (95%) e 1% tem eliminação renal com baixo risco de acúmulo em lactentes de mães tratadas com esse agente. Entretanto, pouca experiência da literatura leva alguns autores a recomendarem a troca por outro betabloqueador. Da mesma forma, não existem estudos com bisoprolol nessas situações.[19]

De todo modo, os lactentes de mães em uso de betabloqueadores devem ser avaliados no sentido da avaliação da frequência cardíaca.

- **Digoxina:** Droga segura para a gestante e a dose administrada pode ser aumentada para se atingir o objetivo terapêutico com base em critérios clínicos mais do que em níveis séricos. A droga tem passagem transplacentária e tem sido descrita para o tratamento de arritmias fetais e insuficiência cardíaca fetal. Os níveis no leite materno são muito baixos e o recém-nascido não apresenta efeitos adversos.[20]

DIURÉTICOS

Os de alça são preferidos em relação aos tiazídicos.[20]

- **Furosemida:** Diurético de alça, com efeito mais potente, atuando também na presença de insuficiência renal. Utilizado no tratamento da insuficiência cardíaca, hipertensão grave, insuficiência cardíaca e teste de função renal fetal. É excretado no leite, mas sem efeito adverso para o lactente.[11]
- **Clortalidona:** Do grupo dos tiazídicos, com ação semelhante à da hidroclorotiazida. Os diuréticos de ambos os grupos atravessam a placenta, mas não alteram o volume do líquido amniótico. Podem provocar hiperuricemia, hipocalemia, hiponatremia, hipomagnesemia, hipocalcemia e hiperglicemia materna; e os tiazídicos podem levar também à trombocitopenia neonatal. Apesar de reduzirem a produção de leite materno, são compatíveis com a amamentação.[20]
- **Espironolactona:** Diurético poupador de potássio e apresenta ação antiandrogênica, podendo provocar feminização de fetos masculinos. Mesmo em doses baixas, pode provocar alterações no aparelho reprodutor de fetos, tanto masculinos como femininos.[16] Seu uso é evitado na gestação, mas liberado durante a amamentação.[20]

VASODILATADORES

Melhoram o débito cardíaco na insuficiência cardíaca moderada a grave por diminuição na pós-carga.

Em função da contraindicação do uso dos IECA e dos bloqueadores dos receptores AT1 da angiotensina II, a combinação da hidralazina com nitratos é a terapia de escolha para tratamento da insuficiência cardíaca na gestação. Essa associação pode ser substituída pelos IECA no período de lactação.

- **Hidralazina:** Fármaco vasodilatador arterial e simpaticolítico, que atravessa a placenta e não altera a embriogênese usada no primeiro trimestre. É utilizada por via intravenosa (IV) no manuseio das emergências hipertensivas, na dose de 5 a 10 mg IV, em bólus,[2] a cada 15 a 30 minutos.[3] Quando utilizada por via oral (VO), não é considerada 1ª opção no controle da hipertensão arterial da gravidez, contudo é o vasodilatador de escolha no tratamento da ICC na gestação. A hidralazina parece ser droga segura no período de lactação e os nitratos não têm evidências de favorecerem ou contraindicarem seu uso.[21]

AGENTES INTRAVENOSOS

Estão indicados em gestantes com insuficiência cardíaca grave, especialmente quando associados com hipertensão; devem ser utilizados com cuidado para evitar hipotensão e piora da condição fetal, portanto a monitorização fetal contínua está indicada. São utilizados quando a redução da pós-carga é considerada fundamental para o bem-estar materno e, nas condições em que uma redução mais pronunciada é necessária, pode-se dar preferência ao nitroprussiato de sódio sobre a nitroglicerina. Atravessa a placenta e pode levar ao acúmulo de cianeto no feto.[1] Utilizado quando não há droga mais segura e pelo menor tempo possível quando muito necessário. Nos casos de edema pulmonar agudo, redução da PA durante cirurgia de aneurisma cerebral e dissecção de aorta, por exemplo, diluir 50 mg em 250 mL de solução salina e administrar 0,5 a 5,0 µg/kg/min.[3] Como o tiocianeto é excretado no leite materno, o aleitamento deve ser contraindicado nas puérperas em uso do nitroprussiato de sódio.[16-17,20]

VASOPRESSORES E INOTRÓPICOS

- **Dobutamina:** É beta-agonista com propriedades inotrópicas e vasodilatadoras; dependendo da dose administrada, está indicada em situações de baixo débito cardíaco, de insuficiência cardíaca grave e de vasoconstrição periférica.

  Não há informações na literatura sobre a segurança desse agente no período de lactação.

- **Norepinefrina:** Em gestante com hipotensão grave de difícil controle e que pode comprometer o fluxo útero-placentário.

Existem poucas evidências para a escolha do vasopressor adequado para a gestante (dopamina ou norepinefrina).[19-20]

ANTICOAGULAÇÃO

Seu papel no tratamento dos fenômenos tromboembólicos durante a gestação é incerto. As indicações de anticoagulação na gestação são as clássicas das de pacientes com próteses valvares mecânicas, naquelas com fração de ejeção baixa (< 30%) e também das pacientes com fibrilação atrial.[16,21]

REFERÊNCIAS BIBLIOGRÁFICAS

1. Siu SC, Sermer M, Colman JM, Alvarez AN, Mercier LA, Morton BC, et al. Prospective multicenter study of pregnancy outcomes in women with heart disease. Circulation. 2001;104(5):515-21.
2. Bouvier-Colle MH. Reasons for the underreporting of maternal mortality in France, as indicated by a survey of all deaths among women of childbearing age. Int J Epidemiol Oxford. 1991;20(3):717-21.
3. Feitosa HN, Moron AF, Born D, Almeida PAM. Mortalidade materna por cardiopatia. Rev Saúde Pública. 1991;25(6):443-51.
4. Mauad-Filho F, da Cunha SP, Bailão LA, Yazlle ME, Sala MM, Coelho MH, et al. Cardiopatia e gravidez. Revisão de 150 casos. Rev Paul Med. 1983;101(5):171-4.
5. Born D, Tucci PJF. Gravidez e sistema cardiovascular. In: Porto, C.C. Doenças do coração: prevenção e tratamento. Rio de Janeiro: Guanabara Koogan, 1998. p.1042-5.
6. Elkayam U, Gleicher N. Cardiovascular physiology of pregnancy. In: Elkayam U, Gleicher N. Cardiac Problems in pregnancy Diagnosis and Management of Maternal and fetal Disease. Alan Liss Inc. 1999, Cap 1, p.18.
7. Elkayam U, Gleicher N. Cardiac evaluation of the pregnant woman. In: Cardiac problems in pregnancy. New York: Alan R. Liss, 1999. p.37.
8. Carruth JE, Mirvis SB, Brogan DR, Wenger NK. The electrocardiogran in normal pregnancy. Am Heart J. 1981;102:1075.
9. Campos O. Doppler echocardiography during pregnancy: physiological and abnormal findings. Echocardiography. 1996;13:135-46.
10. Avila WS, Rossi EG, Ramires JF, Grinberg M, Bortolotto M, Zugaib M, et al. Pregnancy and heart disease. Experience with 1000 cases. Clin Cardiol. 2003;26:135-42.
11. Siu SC, Sermer M, Harrison DA, Grigoriadis E, Liu G, Sorensen S, et al. Risk and predictors for pregnancy related complications in women with heart disease. Circulation. 1997;96:2789-94.
12. Avila WS, Grinberg M, Decourt LV, Bellotti G, Pileggi F. Evolução clínica de portadoras de estenose mitral no ciclo gravídico-puerperal. Arq Bras Cardiol. 1992;58:359-64.
13. Diretriz da Sociedade Brasileira de Cardiologia para Gravidez na Mulher Portadora de Cardiopatia Arq Bras Cardiol. 2009;93(supl)1-69.
14. De Souza JAM, Martinez EE, Ambrose JA, Alves CM, Born D, Buffolo E, et al. Percutaneous balloon mitral valvuloplasty in comparison with open mitral valve comissurotomy during pregnancy. J Am Coll Cardiol. 2001;37:900-3.
15. Born D, Massonetto JC, Almeida PAM, Moron AF, Buffolo E, Gomes WI, et al. Cirurgia cardíaca com circulação extracorpórea na gestação. Análise da evolução materno-fetal. Arq Bras Cardiol. 1995;64(3):207-11.
16. ESC Guidelines on the management of cardiovascular diseases during pregnancy. European Heart Journal. 2011;32:3147-97.
17. Alwan S, Pofika JE, Friedman JM. Angiotensin II receptor antagonista treatment during pregnancy. Birth Defects Res A Clin Mol Teratol. 2005;73:123.
18. Schubiger G, Flury G, Nussberger J. Enalapril for pregnancy-induced hipertension: acute renal failure in a neonate. Ann Intern Med. 1988;108:215.
19. http://toxnet.nlm.nih.gov./sis/htmlgen?LACTAMED
20. Widerhorn J, Rubin JN, Frihman WH, Elkayam U. Cardiovascular drugs in pregnancy. Cardiol Clin. 1987;5:651.
21. Kuzniar J, Skret A, Piela A, Szmigiel Z, Zaczek T. Hemodynamics effects of intravenous hydralazine in pregnant women with severe hypertension. Obstet Gynecol. 1985;66:453-8.

CAPÍTULO 267
CHOQUE E GRAVIDEZ

Daniel Born
Adriano José Pereira

DESTAQUES

- As complicações da gestação que conduzem à necessidade de admissão em unidade de terapia intensiva (UTI), apesar de raras (de 0,17% a 1,1% das gestações, em análises retrospectivas, todas incluindo pequenas amostras de pacientes obstétricas), podem levar a uma taxa de óbito de 5% até 25%, em algumas séries de casos.
- As elevadas taxas de morbimortalidade de gestantes instáveis hemodinamicamente, a frequência relativamente baixa com que intensivistas ou clínicos se deparam com essas pacientes, a presença do feto e as incertezas quanto às intervenções deixam inseguro o profissional "não obstetra" na condução desses casos.
- Na detecção precoce dos estados de choque hemorrágico na gestante é fundamental um alto grau de suspeição clínica pela interpretação dos achados do exame físico à luz dos dados sugestivos de uma história objetivamente colhida e de parâmetros complementares além da monitorização hemodinâmica com o uso criterioso dos recursos atualmente disponíveis.
- Nos casos de sangramento grave e choque hemorrágico, o diagnóstico e a monitorização das condições fetais fazem parte da abordagem inicial.
- As hemorragias gestacionais podem ser classificadas pelo período em que ocorrem e pela sua intensidade, seguindo a classificação proposta para uso no trauma (ATLS).
- Gestantes são um grupo particular de risco para o desenvolvimento do tromboembolismo venoso (TEV). Diagnóstico e tratamento apropriados podem reduzir a mortalidade de 30% para 0,7%, no TEP maciço.
- A base do tratamento do TEV é a anticoagulação sistêmica, segundo o esquema das diretrizes internacionais, contemplando as heparinas não fracionadas e de baixo peso.
- A varfarina é teratogênica e deve ser evitada.
- Séries de casos demonstram que terapia trombolítica parece ser segura. Quando contraindicada, a trombectomia endovascular (com cateter) ou a cirúrgica devem ser consideradas, considerando-se a experiência do serviço.
- O choque por embolia por líquido amniótico é raro e grave, caracterizado por início agudo de hipoxemia e coagulopatia. É causa de grande parte das paradas cardiorrespiratórias em gestantes durante o trabalho de parto ou início do puerpério.
- O choque cardiogênico envolve a miocardiopatia periparto e infarto agudo do miocárdio, cuja abordagem durante a gestação segue as mesmas orientações de tratamento da população em geral.
- O choque séptico durante a gestação não tem recomendações específicas quanto ao tratamento da sepse, assim, ele segue as diretrizes de tratamento da *Surviving Sepsis Campaign* para pacientes em geral.
- O choque anafilático é raro na gestação e o tratamento habitual traz sérias complicações, incluindo o óbito fetal e materno. Entre as causas, destacam-se as reações anafiláticas na profilaxia à infecção por estreptococos beta-hemolíticos.
- A adrenalina, apesar de uso consagrado, pode comprometer a circulação maternofetal e ensejar a interrupção precoce da gestação ou o desenvolvimento de sequelas neurológicas fetais.

INTRODUÇÃO

Apesar de raras (de 0,17% a 1,1% das gestações, em análises retrospectivas, todas incluindo pequenas amostras de pacientes obstétricas), as complicações da gestação que conduzem à necessidade de admissão em unidade de terapia intensiva (UTI) podem levar a uma taxa de óbito de 5% até 25%, em algumas séries de casos.[1]

Entre as causas de óbito, certamente o choque circulatório se destaca como uma das principais. Apesar de as miocardiopatias complicarem apenas cerca de 1% a 4% das gestações nos Estados Unidos, elas se constituem as principais causas de morbidade e mortalidade de causa não obstétrica naquele país.[1,2]

Considerando se tratar de condições de baixa frequência relativa (por conseguinte, não fazendo parte da rotina de atendimento da maioria dos serviços) e, ao mesmo tempo, com elevadas taxas de morbimortalidade, é comum haver insegurança por parte dos intensivistas ou clínicos que se deparam com uma gestante instável hemodinamicamente. A própria presença do feto e as incertezas quanto a evidências de benefício (ou malefício) das intervenções terapêuticas normalmente utilizadas na população geral de pacientes são fontes de dúvidas e deixam o profissional "não obstetra" pouco à vontade na condução de casos de choque circulatório durante a gravidez. Apesar de a opinião do obstetra ser de fundamental importância, é também imprescindível que o intensivista responsável tenha conhecimento das principais particularidades diagnósticas e terapêuticas da paciente gestante.

Este capítulo tem por objetivo rever as principais alterações hemodinâmicas fisiológicas da gravidez e as causas de choque circulatório mais comumente encontradas durante o período gestacional, com ênfase em aspectos diagnósticos e terapêuticos, de forma a se constituir em uma fonte de consulta para intensivistas de UTI gerais que, inevitavelmente, em algum momento da vida profissional, serão responsáveis pela condução de complicações dessa natureza em pacientes obstétricas.

ALTERAÇÕES HEMODINÂMICAS FISIOLÓGICAS RELACIONADAS COM A GESTAÇÃO

A presença do feto e seu crescimento conduzem a uma série de alterações adaptativas na homeostase do organismo da mulher gestante. Essas alterações são de intensidade e caráter variáveis, envolvendo praticamente todos os sistemas orgânicos, com o decorrer do desenvolvimento do feto. Determinantes de diversas naturezas (bioquímicos, imunológicos, físicos/mecânicos etc.) estão envolvidos nesse processo. Por serem importantes na discussão que se segue, serão revisadas aqui as principais alterações hemodinâmicas que ocorrem durante o período gestacional.

Do ponto de vista hemodinâmico, alterações significativas já são passíveis de identificação no organismo feminino desde fases muito precoces (primeiras semanas de gestação).[3,4] Basicamente, essas variações se instalam a partir de mudanças que ocorrem:

1. Na volemia e equilíbrio hidreletrolítico;
2. No débito cardíaco (DC), na resistência vascular sistêmica (ou IRVS = resistência vascular sistêmica indexada) e na pressão arterial (PA).

VARIAÇÕES NA VOLEMIA E EQUILÍBRIO HIDRELETROLÍTICO

As alterações de pré-carga (aqui, utilizada como sinônimo de volemia) começam a se instalar a partir da 4ª semana de gestação e apresentam maior intensidade da 28ª a 34ª semanas. A volemia da gestante chega a aumentar cerca de 30% a 50% em relação a mulheres de mesma idade e fora do período gestacional, chegando a 100 mL/kg de peso.[3]

Esse processo decorre de intensa retenção de sódio e água livre desencadeada pelo aumento da atividade da renina plasmática. Cerca de 6 a 8 litros de água livre e 900 a 1.000 mEq de sódio extra estão presentes no organismo da gestante e distribuídos entre plasma, líquido amniótico, feto e espaços intersticial e intracelular.[3]

Essa retenção hídrica intensa seria responsável por redução significativa do hematócrito caso não houvesse nenhum tipo de compensação hematológica. Paralelamente, existe aumento da eritropoiese medular e a resultante final é apenas de discreta redução dilucional no hematócrito no decorrer da gestação.[3,4]

É interessante destacar que esse incremento da volemia é acompanhado de intenso processo de aumento de capacitância do sistema vascular periférico, ilustrado pela redução concomitante dos níveis do peptídeo atrial natriurético (ANP), normalmente aumentado em situações de hipervolemia estrita. Da mesma forma, as medidas estáticas de pressão venosa central (PVC), pressão de oclusão da artéria pulmonar e pressão sistólica da artéria pulmonar não se alteram, apesar do incremento da volemia, em função da venodilatação (território onde cerca de 80% da volemia se situa, em situações normais) e das reduções simultâneas da pós-carga do ventrículo esquerdo (VE) e da resistência vascular pulmonar.[3]

Essas alterações (hipervolemia e "anemia fisiológica relativa" – já que a massa de hemácias está aumentada) são benéficas no contexto da gravidez. Inicialmente, elas contribuem para a criação de uma "reserva" hemodinâmica e hematológica contra as perdas que ocorrerão no parto. Além disso, contribuem para a melhoria da perfusão placentária pela redução da viscosidade sanguínea e consequente redução de resistência microcirculatória. O aumento do DC (como se verá na seção seguinte) também atua nesse processo, bem como no aumento do fluxo plasmático renal que, por sua vez, também é incrementado pela ação de um hormônio conhecido como "relaxina", secretado a partir da ação da gonadotrofina coriônica humana – GCH, responsável pela maior capacidade do organismo de eliminar excretas do feto em desenvolvimento e da mãe.[3]

VARIAÇÕES NO DÉBITO CARDÍACO, RESISTÊNCIA VASCULAR SISTÊMICA, PRESSÃO ARTERIAL E PRESSÕES DE ENCHIMENTO

Como se sabe, os determinantes fisiológicos do volume sistólico (VS) são a pré-carga, a pós-carga (representada pelo IRVS) e a contratilidade. Já o DC (volume de sangue ejetado pelo coração na raiz da aorta por minuto) também sofre interferência da frequência cardíaca (DC = VS × FC). Por outro lado, o IRVS e o DC também interferem nos níveis pressóricos, mas é importante ter sempre em mente que o valor da pressão arterial não permite fazer inferências sobre o DC. Hipertensão não é sinônimo de DC elevado nem hipotensão o contrário, confusão de conceitos que não é infrequente na prática clínica. Durante a gestação, todos esses fatores (exceto a contratilidade) estão alterados e contribuem para o aumento do DC observado nesse período.[3,4]

Como visto na seção anterior, a pré-carga encontra-se aumentada em função do aumento da volemia (pela retenção de sódio e água). A pós-carga da mulher grávida encontra-se reduzida pela redução do IRVS. Diversos fatores parecem contribuir para essa redução:

a) A presença de um circuito placentário de baixa resistência;
b) A vasodilatação periférica (redução do efeito vasopressor da angiotensina II e da norepinefrina; ação direta/indireta de estrógenos, progesterona e prolactina; aumento de prostaciclinas e óxido nítrico); e
c) Redução da tensão parietal aórtica (dilatação aórtica com fragmentação de fibras reticulares, redução de mucopolissacarídeos ácidos com hipertrofia e hiperplasia das células musculares lisas). Além disso, um incremento de cerca de 15 a 20 bpm na frequência cardíaca também é observado e contribui para o aumento no DC observado.[3]

Apesar das alterações na pré-carga, pós-carga e na FC (todas responsáveis pela elevação do DC), não ocorre alteração da fração de ejeção do ventrículo esquerdo (FEVE) durante a gestação (medida ecocardiográfica que representa a contratilidade miocárdica). Em outras palavras, a mesma porcentagem de sangue é ejetada pelo coração da grávida e pela não grávida. Como a pré-carga da gestante é maior, o volume ejetado (volume sistólico) é maior e o volume diastólico final do VE também se encontra aumentado. Esse é um dos fatores responsáveis pelo aumento das câmaras cardíacas observado no período gestacional.[3]

Com o aumento do volume uterino, o fator mecânico começa a exercer influência no retorno venoso, a partir da compressão extrínseca da veia cava inferior e, por conseguinte, gerando redução na pré-carga. Em gestações gemelares, em situações de desproporção fetopélvica ou mesmo em função de alterações posturais (decúbito dorsal e ortostatismo), pode haver reduções significativas do DC e até mesmo da PA. Por isso, em todas as situações em que houver risco de instabilidade hemodinâmica, o decúbito lateral esquerdo (DLE) é recomendado e é útil no sentido de minimizar esse processo e a consequente hipoperfusão placentária que pode surgir. O DLE pode aumentar em até 25% a 30% no DC da gestante, principalmente nas últimas semanas antes do parto.[3]

Com relação às pressões de enchimento (PVC, pressão de oclusão de artéria pulmonar (POAP)) e as pressões pulmonares, dados observacionais mostram que elas se apresentam em valores semelhantes aos das pacientes não grávidas. De algum modo, a redução da pós-carga do VE e a redução da resistência vascular pulmonar observada, possivelmente, contribuem para "aliviar" as pressões centrais e pulmonares, contrabalançando o efeito do aumento da pré-carga anteriormente discutido.[3]

AVALIAÇÃO CLÍNICA, ESCORES PROGNÓSTICOS E MONITORIZAÇÃO HEMODINÂMICA

AVALIAÇÃO CLÍNICA E COMPLEMENTAR NA GESTANTE NORMAL

A avaliação clínica da gestante apresenta alterações específicas que, em geral, dentro de certos limites, não têm significado clínico, mas merecem ser descritas aqui.

Na avaliação clínica, as principais alterações observadas foram sumarizadas no Quadro 267.1, a seguir.[3]

QUADRO 267.1. Achados possíveis na avaliação clínica (hemodinâmica) da gestante normal.	
Sintomas	• Dispneia de esforço (esforços moderados)
Dados vitais	• Aumento leve da frequência cardíaca

Exame físico	• **Geral:**
	  • edema de membros inferiores
	• **Cardiovascular:**
	  • pulso em "martelo d'água"
	  • deslocamento lateral e superior do *ictus cordis*
	  • desdobramento de bulhas
	  • B3
	  • sopro sistólico ejetivo pulmonar ou tricúspide
	• **Respiratório:**
	  • hiperpneia "inocente"
	  • crepitações teleinspiratórias bibasais (pelo aumento do volume abdominal, sem ter relação com congestão)

Vale ressaltar que a avaliação clínica, apesar de parâmetro a ser considerado, pode não apresentar boa acurácia na detecção de alterações patológicas significativas do ponto de vista hemodinâmico. As alterações hemodinâmicas fisiológicas da gravidez associadas ao antigo conceito de "choque oculto" (indicando hipoxemia possivelmente já instalada em alguns territórios – discutida de forma mais detalhada na sessão 2 deste livro) podem confundir ou mesmo deixar passar despercebido o diagnóstico de um estado de choque, independentemente da etiologia. Na detecção precoce dos estados de choque na gestante é fundamental, então, lançar mão de um alto grau de suspeição clínica pela interpretação dos achados do exame físico à luz dos dados sugestivos de uma história objetivamente colhida e de parâmetros complementares (p. ex.: a medida do lactato arterial). De forma semelhante, todo o histórico da monitorização hemodinâmica (invasiva e minimamente invasiva) pode ser resumido em uma constante busca de dispositivos/variáveis fisiológicas/testes que sejam, ao mesmo tempo, precoces e precisos no diagnóstico e acompanhamento de parâmetros hemodinâmicos relevantes do ponto de vista de desfechos clínicos nos estados de choque.

Em termos de exames complementares mais comuns, alterações sem significado patológico também podem ser observadas.

Na avaliação ecocardiográfica, alterações supostamente relacionadas ao estado hipervolêmico da gestante podem ser detectadas. Dessa forma, regurgitações valvares leves (principalmente relacionadas às câmaras direitas), aumento na dimensão das câmaras cardíacas e leve derrame pericárdico podem ser encontrados, principalmente nas últimas semanas de gestação, sem qualquer significado patológico. Da mesma forma, no eletrocardiograma, alterações relacionadas às alterações das dimensões das câmaras (em função do estado hipervolêmico) e do reposicionamento espacial do coração na caixa torácica (em função do aumento do volume abdominal) também podem ser encontradas, sem ter nenhuma relação com estados patológicos. As alterações mais comumente encontradas são desvio do eixo elétrico do coração para a esquerda, sinais de sobrecarga de câmaras direitas e esquerdas, pequenos períodos de alterações de ritmo (curtos períodos de taquicardia supraventricular não sustentada e extrassístoles supraventriculares são relativamente frequentes), além de, menos comumente, alterações de repolarização (leves alterações de ST, inversão de T e surgimento de onda Q em DIII, V1 e V2). À radiografia do tórax, a rotação do coração, com o possível aumento na dimensão das câmaras cardíacas, se traduz em aparente cardiomegalia (com aumento do índice cardiotorácico).[3]

ESCORES PROGNÓSTICOS

Em se tratando de pacientes graves, predizer a evolução ou identificar precocemente sinais de evolução desfavorável é extremamente importante para antecipar medidas terapêuticas mais agressivas que podem ser decisivas na reversão (ou não) do processo patológico que desencadeou o estado de choque. Tanto na monitorização hemodinâmica (como citado anteriormente) como no desenvolvimento de escores prognósticos, o que sempre se busca é essa possibilidade de antecipação para favorecer a instituição de intervenções que possam tratar as disfunções orgânicas já instaladas, como também frear a progressão do quadro de choque.

Em termos de escores prognósticos, diversos deles são conhecidos e, alguns, inclusive, são utilizados rotineiramente na prática clínica, como ferramentas de gestão de qualidade na comparação das taxas de mortalidade obtidas no serviço *versus* taxas de mortalidade esperada obtidas com esses escores.

O APACHE (*Acute Physiologic and Chronic Health Evaluation*), o SAPS (*Simplified Acute Physiology Score*), o SOFA (*Sequential Organ Failure Assessment*) e o MPM (*Mortality Prediction Model*) são exemplos de alguns desses escores mais comumente utilizados em terapia intensiva. Cada um deles apresenta particularidades, vantagens e desvantagens, mas nenhum deles pode ser ajustado ou foi validado em populações de pacientes obstétricas.[1,5]

O APACHE, na sua segunda versão, é amplamente utilizado no Brasil e bastante conhecido. Também um dos mais bem validados, mas apresenta limitações na estimativa da mortalidade em pacientes transportados/transferidos, na avaliação da mortalidade por categorias diagnósticas e só considera os dados obtidos nas primeiras 24 horas de internação para a predição de mortalidade. Sua nova versão, o APACHE III, mais amplo, com mais variáveis, permite também a atualização diária do risco de óbito, tentando corrigir esses desvios, mas seu uso é limitado devido ao elevado custo de aquisição da licença de uso. O SAPS II, bem mais simples de se aplicar, com validação em subpopulações (como a de pacientes oncológicos), apresenta como maior problema uma maior acurácia na predição de mortalidade em pacientes admitidos com doença cardiovascular, em detrimento de outras causas. O SOFA, apesar de inicialmente ter sido criado apenas como uma medida do número de disfunções orgânicas na sepse (*Sepsis-related Organ Failure Assessment* – primeiro nome dado ao escore), depois foi testado em outras subpopulações (UTI cardiológicas) e também em populações de UTI gerais, alcançando bom desempenho na predição de mortalidade, com a vantagem de ser aplicável de forma sequencial, sendo, hoje em dia, bastante utilizado em pesquisa clínica. Já o MPM, bem menos conhecido no Brasil, também é aplicado na admissão (como o APACHE), mas, diferentemente dos demais, incorpora às variáveis fisiológicas classicamente utilizadas, os riscos associados à necessidade de manobras de ressuscitação cardiopulmonar cerebral (RCP-C) e de ventilação mecânica.[1]

Apesar de não terem nenhum tipo de ajuste para a população de mulheres gestantes, alguns autores testaram esses escores em pacientes obstétricas. De forma geral, os estudos demonstram que esses escores são pouco acurados e superestimam a mortalidade materna. A explicação para isso parece ser exatamente o fato de não apresentarem ajustes para algumas das alterações fisiológicas da gravidez, tais como aumento da frequência respiratória, reduções dos níveis pressóricos e alterações de enzimas hepáticas. Recentemente, um estudo americano não conseguiu demonstrar associação entre o APACHE III e mortalidade em uma revisão com 58 gestantes.[1,5] Recentemente, estudo publicado demonstrou que o SOFA parece também funcionar, de forma satisfatória, em populações obstétricas.[6]

PARTICULARIDADES NA MONITORIZAÇÃO HEMODINÂMICA

Diante das atuais controvérsias da monitorização hemodinâmica (discutida, de forma detalhada, nos capítulos 10 e 11 deste livro), não causaria estranheza a expectativa de pouca literatura no que diz respeito às gestantes. Tanto concernente a possíveis alterações fisiológicas nos parâmetros clássicos, quanto a possíveis diferentes ajustes ou metas terapêuticas mais específicas para essa população de pacientes.

A quase totalidade da literatura para o tratamento do choque em gestantes segue o paradigma clássico de otimização da oferta de oxigênio e avaliação de parâmetros estáticos de volemia (pressões de enchimento). Nesse contexto, o cateter de artéria pulmonar (CAP) ganha destaque e quase nenhuma literatura é encontrada fora desse contexto.[7]

Em 1993, o Colégio Americano de Ginecologistas e Obstetras publicou um boletim técnico com as indicações sugeridas para o uso do CAP na população obstétrica e, desde então, pouco se tem estudado sobre o assunto. Nessa publicação, foi proposto uso ampliado para o CAP em indicações que vão desde alterações cardiológicas prévias (estenoses mitral ou aórtica graves, ICC classe III ou IV – NYHA) e complicações periparto (hemorragia maciça, edema pulmonar refratário ou qualquer choque sem etiologia definida) a choque séptico, síndrome do desconforto respiratório agudo (SDRA) e, até mesmo, nos casos de pré-eclâmpsia associada à oligúria. Entretanto, mais recentemente, essas indicações vêm se tornando mais restritas, dando espaço a modalidades menos invasivas, como a ecocardiografia beira-leito.[2,7]

Independentemente da discussão das "melhores" indicações (que, à luz da literatura atual, talvez devessem ser mais restritas), é importante ficar claro que, também na monitorização hemodinâmica invasiva, variações fisiológicas ocorrem na paciente obstétrica. É preciso se ter uma ideia dessas variações da normalidade para que os resultados patológicos sejam interpretados e condutas terapêuticas apropriadas sejam adotadas. A Tabela 267.1 traz um sumário dessas alterações.[1]

Quase nenhum dado está disponível sobre a taxa de complicações com o uso do CAP na gestação, mas estima-se que seja semelhante àquela observada na população geral de pacientes graves.[7]

Alguns poucos estudos em gestantes, da década de 1980, fugiram do foco do CAP e tentaram estudar o papel do uso do cateter venoso central na paciente gestante grave. Entretanto, basearam-se na tentativa de comparar valores de PVC com valores da POAP, mostrando uma pobre correlação entre essas medidas. Não houve nenhuma tentativa de se avaliarem parâmetros de perfusão, utilizando-se, por exemplo, de medidas da saturação venosa central de oxigênio ($SvcO_2$). Com base nessa falta de correlação entre PVC e POAP e diante da disponibilidade das diversas variáveis que o CAP oferece, passou a existir uma ampla defesa do uso do CAP em pacientes gestantes graves com pré-eclâmpsia (e, por extrapolação, nos demais casos de gestantes graves) na literatura da área de Ginecologia e Obstetrícia, inclusive em artigos mais recentes. Contudo, nenhum desses artigos tinha metodologia adequada para avaliar algoritmos de tratamento e seu impacto em desfechos clínicos. Além disso, o desempenho desses parâmetros estáticos (PVC e POAP) foram comparados entre si e não contra uma medida independente de volemia. Por exemplo, seria adequada a comparação do perfil dessas variáveis com a resposta à infusão de fluidos (conceito mais recente que tem a ver com a capacidade do organismo de aumentar o débito cardíaco

TABELA 267.1. Alterações na monitorização hemodinâmica pelo CAP na gestante normal.[†]

Medida	Valor normal	Variação na gestação (%)
Volume sistólico (VS) – mL	73 ± 9	+30
Débito cardíaco (DC) – L/min	4,3 ± 0,9	+30 a 50
Volume sanguíneo – L	5	+20 a 50
PVC – mmHg	4 ± 3	Não significativa
POAP – mmHg	6 ± 2	Não significativa
RVS – dina/cm/s	1.530 ± 520	−20
RVP – dina/cm/s	119 ± 47	−34
Consumo de oxigênio (VO_2) – mL/min	250	+20 a 30
ITSVE – g/min/m²	41 ± 8	Não significativa

PVC: pressão venosa central; POAP: pressão de oclusão de artéria pulmonar; RVS: resistência vascular sistêmica; RVP: resistência vascular pulmonar; ITSVE: índice de trabalho sistólico do ventrículo esquerdo.
* Dados expressos como média ± desvio-padrão.
[†] Tabela adaptada de Martin SR e colaboradores, 2006.[1]

após a infusão rápida de fluidos – que é discutido na Seção 2 – Capítulo 13 – Ressuscitação volêmica), como existe em diversas outras populações de pacientes graves. Certamente, esse é o problema de todo esse racional, já que a própria medida da POAP (no caso, o parâmetro de comparação), não tem relação com a recrutabilidade da pré-carga, variável que realmente interessa na avaliação da necessidade de fluidos no paciente grave, tornando frágil, por essa via, a argumentação favorável ao uso do CAP na população de gestantes gravemente enfermas.

Nos últimos anos, começaram a surgir os primeiros relatos de uso de novas tecnologias na monitorização hemodinâmica de pacientes obstétricas. Em 2001, surgiram os primeiros relatos do uso da ecocardiografia, nesse contexto mais voltados para a mensuração do débito cardíaco do que para a avaliação de pré-carga e responsividade a fluidos. Em 2008 e 2009 surgiram relatos, em revistas de anestesiologia, do uso de dispositivos de monitorização minimamente invasiva.

Diante da falta de evidências específicas e atualizadas nessa área (dentro do racional teórico da monitorização hemodinâmica moderna), talvez o mais adequado seja extrapolar os dados das demais populações de pacientes graves e, cautelosamente, aplicá-los nas pacientes gestantes, até que novas evidências surjam, eventualmente, mostrando outras particularidades e especificidades presentes na monitorização e no tratamento das pacientes gestantes em estado de choque. Dessa forma, parece-nos apropriado recomendar a utilização dos conceitos modernos de avaliação dinâmica da pré-carga e otimização de parâmetros de perfusão, tópicos que serão discutidos, de forma pormenorizada, na Seção 2 – Capítulo 13 – Ressuscitação volêmica.

MEDICAÇÕES MAIS COMUMENTE UTILIZADAS NO CHOQUE E RISCOS DE USO DURANTE A GESTAÇÃO

Todos que já passaram pela experiência de atender pacientes gestantes, independentemente do contexto clínico (do pré-natal à UTI), sabem que uma das dúvidas mais comuns, entre todas as especialidades (mesmo entre obstetras!) é a segurança para o feto no uso de medicamentos que normalmente indicamos para pacientes não grávidas. Em muitos casos (como no tópico anterior, em que foram discutidas as particularidades da monitorização hemodinâmica na gestante), a literatura é carente, mas, em boa parte das vezes, faltam referências atualizadas e de fácil acesso para auxiliar os profissionais na decisão de indicar ou não o uso de determinada medicação.

Pensando nisso, o Quadro 267.2 foi elaborado trazendo os principais medicamentos utilizados em situações de urgência e emergência (especialmente no choque), com dados relativos à segurança destes no uso em pacientes grávidas e eventuais riscos, listando observações e recomendações específicas, sempre que disponíveis.[8]

Nas seções seguintes do presente capítulo serão discutidas, separadamente, cada uma das principais condições clínicas associadas a estados de choque circulatório durante o período gestacional.

CHOQUE HEMORRÁGICO

Complicação relativamente rara, mas extremamente séria no contexto da gravidez. É a principal causa de morbidade e mortalidade materna no mundo. Reconhecimento e intervenção precoces, a partir da divulgação de diretrizes pelas sociedades de Ginecologia e Obstetrícia, têm contribuído para a redução da mortalidade e morbidade dessa entidade ao redor do mundo. A ideia difundida de que as hemorragias gestacionais são agudas e frequentemente subestimadas tem sido importante nesse contexto.

MECANISMOS DE ADAPTAÇÃO FISIOLÓGICOS AO SANGRAMENTO DURANTE A GESTAÇÃO

Em modelos experimentais, é possível reproduzir a cascata de eventos adaptativos que se seguem ao sangramento progressivo. Vasoconstrições arterial (com o intuito de favorecer a manutenção da pressão arterial e redistribuir o fluxo para áreas mais "nobres") e venosa (com o intuito de recrutar pré-carga) já ocorrem com pequenos volumes de sangramento (da ordem de 10% da volemia). Taquicardia progressiva se segue, em decorrência da descarga adrenérgica, para compensar o débito cardíaco na medida em que o mecanismo de aumento de pré-carga vai se esgotando (com sangramento de cerca de 20% da volemia). Paralelamente, os tecidos respondem com aumento da taxa de extração de oxigênio (com consequente queda progressiva nos valores da saturação venosa central – $SvcO_2$ – e mista – SvO_2) em resposta à queda de fluxo local. Se não houver reposição volêmica, esses mecanismos se esgotam e o choque progressivamente se instala (caracterizado pela incapacidade do organismo de atender à sua própria demanda metabólica). A hipotensão é um evento tardio nesse processo, de forma que hipoperfusão tecidual importante já pode estar ocorrendo (antigo conceito de "choque oculto"), mesmo antes de seu início.

Nos casos das gestantes, mecanismos de adaptação garantem certa "reserva" orgânica para o sangramento habitual do período pós-parto, conforme descrito na seção "Alterações hemodinâmicas fisiológicas relacionadas à gestação". Esse sangramento habitual é de algo em torno de 500 mL para os partos normais (pélvicos), cerca de 1.000 mL para as cesarianas e até 1.500 mL nas histerectomias.[3]

Especificamente nos casos de pré-eclâmpsia, esses mecanismos de adaptação (fisiológicos gerais e específicos, relacionados à gestação) encontram-se comprometidos. A expansão volêmica (que normalmente ocorre como adaptação natural à gestação) é limitada, chegando a ser até 10% menor do que nas gestações normais, e vasoconstrição intensa (principalmente placentária) acompanham essa

QUADRO 267.2. Medicações utilizadas no tratamento do choque e segurança no uso durante a gestação.

Medicação	Categoria de segurança	Observações
Vasopressores e inotrópicos		
Dobutamina	B	Nenhum estudo de seguimento de gestantes após uso de dobutamina está disponível. Não se sabe se ultrapassa a barreira placentária.
Noradrenalina	C	A droga cruza a placenta e pode induzir contrações e hipoperfusão uterinas, levando à hipóxia fetal. Não há relato de teratogenicidade. Relação risco-benefício justifica o uso.
Adrenalina	C	Ultrapassa a barreira placentária e há descrição de teratogenicidade, vasoconstrição e redução do fluxo sanguíneo placentário, além de taquicardia fetal. A maior parte da literatura parece ser oriunda de seu uso nas crises de asma e anafilaxia.
Dopamina	C	Pode induzir trabalho de parto prematuro e parece estar relacionada a malformações fetais em estudos animais. Não se sabe se ultrapassa a barreira placentária.
Vasopressina	C	Literatura muito pobre. Não se sabe se ultrapassa a barreira placentária.
Levosimendan	Não classificada	Apenas três relatos de caso na literatura.
Agentes sedativos		
Propofol	B	Atravessa a placenta e pode causar depressão neurológica e respiratória neonatal. Vantagem da meia-vida curta.
Midazolam	D	Todos os benzodiazepínicos podem cruzar a placenta. Apesar de não haver descrições consistentes de teratogenicidade com Midazolam, ela existe, em potencial, por ter sido descrita com vários outros benzodiazepínicos. Também pode causar depressão neurológica e respiratória neonatal. Considerar outras opções.
Fentanil	C	Teratogenicidade não é claramente descrita, mas ultrapassa a barreira placentária e pode causar dependência e síndrome de abstinência fetal (uso mais prolongado), retardo no crescimento e depressão respiratória neonatal.
Dexmedetomidina	C	Pouca literatura. Não se sabe se ultrapassa a barreira placentária.
Etomidato	C	Não há relato de teratogenicidade em estudos humanos ou animais. Ultrapassa a barreira placentária e pode causar depressão respiratória.
Vasodilatadores e hipotensores		
Nitroprussiato de Sódio	C	Relativamente seguro. Cruza a placenta e pode causar intoxicação fetal por cianeto (uso prolongado, doses excessivas).
Nitroglicerina	C	Não se sabe se ultrapassa a barreira placentária. Teratogenicidade não bem estabelecida. Pouca literatura. Cautela no uso.
Esmolol	C	Ultrapassa a barreira placentária, mas os efeitos são desconhecidos. Pouca literatura. Vantagem da meia-vida curta.
Antiarrítmicos		
Amiodarona	D	Atravessa a barreira placentária, podendo causar anormalidades da função tireoidiana no feto (hiper ou hipotireoidismo), bócio congênito, além de arritmias fetais e defeitos do septo interventricular. Deve ser usada apenas em condições em que o benefício potencial justifique o risco e os parâmetros citados devem ser monitorizados (ECG fetal e função tireoidiana do neonato).
Atropina	C	Ultrapassa a barreira placentária e pode causar diminuição transitória da frequência cardíaca fetal. Sem relato de teratogenicidade.
Soluções de ou para reposição volêmica		
Plasma-Lyte®	C	Literatura escassa.
Hidroexietilamido (Voluven®)	C	Não se sabe se ultrapassa a barreira placentária. Pouca literatura. Recomenda-se cautela no uso.
Albumina	C	Não cruza a placenta. Faltam estudos claros que demonstrem segurança no uso, por isso, recomenda-se cautela.

* Definição das categorias de segurança para o uso de drogas durante a gestação (*Food and Drugs Administration* – FDA): **A** – Estudos controlados em mulheres falharam em demonstrar risco para o feto, no primeiro trimestre de gestação (não havendo evidência de risco para os últimos trimestres); a possibilidade de risco fetal parece remota. **B** – Estudos animais não demonstraram risco, mas não existem estudos controlados em mulheres grávidas ou estudos animais demonstraram efeitos adversos que não foram confirmados em estudos controlados em mulheres gestantes no 1º trimestre (não havendo evidência de risco para os últimos trimestres). **C** – Estudos animais demonstraram efeitos adversos para o feto, mas não há estudos controlados em mulheres gestantes ou não há nenhum tipo de estudo disponível (seja animal ou clínico); a droga deverá ser utilizada apenas se os possíveis benefícios justificarem o risco potencial para o feto. **D** – Existe evidência de risco fetal humano, mas os benefícios do uso da droga podem ser aceitáveis apesar desse risco (p. ex.: se a droga é necessária em situação ameaçadora à vida ou para tratamento de uma doença grave, para os quais drogas mais seguras não podem ser utilizadas ou não são efetivas). * Estudos animais ou em seres humanos demonstraram anormalidades fetais e o risco de uso da droga em gestantes claramente é maior do que a possibilidade de benefício; a droga é contraindicada a gestantes, bem como a mulheres em idade fértil.
Fonte: Anon, 1982.[8]

condição. Dessa forma, hipoperfusão tecidual materna e, sobretudo, fetal podem ocorrer mais precocemente e de forma mais marcante, bem antes da ocorrência da hipotensão clinicamente manifesta.

CLASSIFICAÇÃO DAS HEMORRAGIAS GESTACIONAIS[9,10]

Podem ser didaticamente classificadas, de acordo com sua causa e relação com o período gestacional, em:

Hemorragias do 1º trimestre:
- Gravidez ectópica rota;
- Abortamentos;
- Mola hidatiforme/coriocarcinoma.

Hemorragias dos 2º e 3º trimestres:
- Placenta prévia (PP);
- Descolamento prematuro de placenta (DPP);
- Acretismo placentário/*vasa previa*;
- HELLP síndrome.

Hemorragias pós-parto:
- Atonia uterina;
- Lacerações do trato genital;
- Retenção de produtos da concepção;
- Ruptura uterina;
- Inversão uterina;
- Coagulopatia.

De forma geral, no 1º trimestre, as causas mais importantes (frequentes e significativas, em termos de volume de sangramento) são os abortamentos (problema de saúde pública no Brasil, diante do grande número de procedimentos clandestinos) e a gravidez ectópica rota. O exame ultrassonográfico (USG) tem um papel fundamental na propedêutica nessa fase da gestação. Uma importante meta inicial, no 1º trimestre da gestação, é sempre descartar o diagnóstico de gravidez ectópica, pelo risco materno e fetal, em casos de ruptura. No 2º e 3º trimestres as causas mais comuns passam a ser o DPP e, secundariamente, a PP. Vale lembrar que, nessa fase da gestação, o exame local (toque) não deve ser realizado até que o diagnóstico de PP seja excluído, uma vez que a menor manipulação pode precipitar sangramentos mais graves. Já no período pós-parto, por sua elevada frequência, os sangramentos secundários à atonia uterina são os destaques.

A gravidez ectópica rota ganha importância por sua gravidade e, em alguns casos, dificuldades diagnósticas. De forma geral, recomenda-se que em todos os casos de abdome agudo que acometam mulheres durante a idade fértil se deva pensar na possibilidade de gravidez ectópica rota. Deve-se trabalhar com um alto índice de suspeição clínica. A USG, de fundamental importância nesse cenário, tem ganho espaço crescente no cenário da terapia intensiva e nos serviços de emergência modernos; e, no futuro próximo, todos os profissionais dessas áreas deverão ter alguma formação básica na execução de exames dirigidos (ou focados) com o uso dessa tecnologia. Isso já é uma realidade nesse cenário de avaliação da gravidez ectópica rota, em que existe respaldo na literatura para o diagnóstico feito pela avaliação ultrassonográfica do intensivista ou emergencista, de forma muito mais precoce (visualização de aumento do volume uterino e presença de "falso saco gestacional", sem a presença do feto). Dessas gestações, 99% são tubárias (infundibulares, intersticiais, ístmicas ou ampulares). O tratamento do choque deve ser imediato, associado ao tratamento cirúrgico (remoção do produto conceptual e correção das lesões sangrantes).

Com relação aos abortamentos, eles representam um grave problema saúde pública no Brasil. Sua elevada incidência (um abortamento induzido para cada três nascidos vivos – números do DATASUS, 2005), com apenas leve tendência de queda nos últimos anos, tem grande relação com a elevada taxa de abortamentos clandestinos. Sua maior consequência reside nas altas taxas de mortalidade materna, chegando a ser a primeira causa de mortalidade dessa natureza em algumas regiões do Brasil (como no estado da Bahia), e sua incidência crescente na faixa etária de 15 a 19 anos. As complicações hemorrágicas e o choque são frequentes (sangramento secundário à deficiência na contração uterina por retenção de produtos conceptuais ou por coagulação intravascular disseminada (CIVD); além de lacerações do útero e vagina nos abortamentos clandestinos). O tratamento específico envolve o reconhecimento precoce, o tratamento apropriado do choque e abordagem da causa (curetagem ou tratamento cirúrgico).

Os casos de mola hidatiforme raramente conduzem a sangramentos graves. Quando ocorrem, podem estar associados à presença de invasão uterina por coriocarcinoma. A USG confirma o diagnóstico da gravidez molar e o tratamento, muitas vezes, se restringe à curetagem uterina e suporte clínico.

Das hemorragias dos 2º e 3º trimestres, o DPP adquire maior importância por sua frequência e maior risco de sangramentos graves. O DDP é responsável por cerca de um terço de todos os sangramentos pré-parto, nos Estados Unidos. Em apenas 15% dos casos o sangramento é mais grave (grau III), com risco iminente para o feto e para a mãe, mas 45% deles são de grau II (moderado), podendo levar a sérios riscos se o tratamento não for adequado. A etiologia não é esclarecida, porém diversos fatores de risco são conhecidos (número de gestações prévias, idade, cigarro, uso de drogas ilícitas, trauma, gestação múltipla, hipertensão, trombofilia, anomalias uterinas etc.). O quadro clínico é de dor intensa, sangramento vaginal (ou retido) e risco de comprometimento fetal. A USG ou a avaliação anatomopatológica da placenta podem confirmar o diagnóstico. O tratamento, muitas vezes, envolve monitorização em UTI (nos casos mais graves, em gestações avançadas), monitorização fetal e parto cirúrgico (a indução é rara, restrita a casos leves). O DPP aumenta o risco de morte fetal em 20% a 30%, o de parto prematuro e crescimento intrauterino retardado (CIUR).

A PP pode acontecer em até 4% a 6% das gestações no 2º trimestre (dados americanos). Ela pode ser do tipo completa, parcial e marginal, implicando maior risco de sangramento grave nos casos de PP completa. Sua etiologia não está esclarecida, mas fatores de risco para sua ocorrência são conhecidos, tais como número de gestações prévias, idade, tabagismo, residir em elevadas altitudes, gestação múltipla e histórico de cesariana prévia ou curetagem uterina. O quadro clínico é bem diferente da DPP, geralmente se manifestando por sangramento vaginal indolor. A maior parte dos diagnósticos, atualmente, é feita nas USG de rotina, antes mesmo da ocorrência do sangramento. O tratamento é conservador, na maioria dos casos (acompanhamento).

Os casos de acretismo placentário são bem mais raros (cerca de 0,2% das gestações) e podem apresentar subtipos mais graves como a placenta increta, que invade miométrio; e a percreta, que o ultrapassa. Os principais fatores de risco são presença (ou histórico) de PP e cesariana prévia. O quadro clínico e o diagnóstico são similares aos da PP, entretanto, no tratamento, no mínimo dois terços dos casos evoluem para a necessidade de cesariana e, possivelmente, histerectomia – exigindo equipe cirúrgica multidisciplinar nos casos de invasão de órgãos pélvicos. Se diagnosticada e tratada precocemente, raramente evolui com sangramentos graves e choque hemorrágico. A *vasa previa* é uma entidade rara (ocorre em 0,02% a 0,05% das gestações) e compreende os casos em que há placenta com inserção vilosa do cordão, tornando esses vasos desprotegidos e suscetíveis a sangramento. Esses eventos, habitualmente, são indolores e o diagnóstico se faz pela USG. Entretanto, o volume de sangramento fetal pode ser alto, com elevada taxa de mortalidade fetal (até 70%). Para o tratamento, recomenda-se o diagnóstico precoce (antes do sangramento), hospitalização prévia e parto cirúrgico com necessidade de transfusão fetal em boa parte dos casos.

Os casos de HELLP síndrome compreendem as formas mais graves de pré-eclâmpsia e suas características principais estão incluídas no acrônimo em inglês para hemólise (*hemolysis*), enzimas hepáticas elevadas (*elevated liver*) e baixa contagem de plaquetas (*low platelet*). No total, correspondem a 0,1% a 0,2% de todas as gestações, sendo 10% a 20% de todas as eclâmpsias/pré-eclâmpsias graves. Fazem diagnóstico diferencial com a degeneração gordurosa hepática aguda da gravidez e a síndrome hemoliticourêmica (SHU)/púrpura trombocitopênica trombótica (PTT). A condição só se reverte plenamente com a indução do parto (se possível), mas muitos dos casos acabam evoluindo para a cesariana. O tratamento de suporte envolve o controle da pressão arterial, o uso de sulfato de magnésio (profilaxia de convulsões), a transfusão de plaquetas (em casos de sangramento e contagens < 50.000; nos casos de cirurgia, se contagem < 40-50.000; e nos demais casos, se contagem < 10.000-20.000). CIVD, hematomas hepáticos (rotos) podem ocorrer, mas sangramentos graves (com choque) não é a regra.

Já nas hemorragias pós-parto, a atonia uterina ganha destaque, podendo afetar até 5% das gestações. Ela se estabelece quando, por algum motivo, o útero se torna incapaz de se contrair e fazer a hemostasia da região cruenta onde a placenta estava inserida. São fatores de risco para sua ocorrência o trabalho prolongado, o uso de ocitocina, polidrâmnio e as gestações múltiplas. Sangramentos graves podem ocorrer e o tratamento envolve medidas locais (compressão e tamponamento uterino), terapia uterotônica (ocitocina – como 1ª linha, metilergonovina, misoprostol etc.) e, em casos refratários, podem ser necessárias a embolização artéria uterina e histerectomia.

As lacerações do trato genital, apesar de muito frequentes (sendo a segunda causa mais comum de hemorragia pós-parto), normalmente, geram sangramentos de pequena intensidade e se resolvem com tratamento local (cirúrgico). A retenção de produtos da concepção (que ocorre em cerca de 0,5% a 1% das gestações) causa sangramento por dificultar mecanicamente a contração e a hemostasia uterinas, mas também é causa rara de choque hemorrágico. Seu tratamento, habitualmente, se restringe à abordagem local (exploração com extração manual ou curetagem). Também nos casos de *inversão uterina* (baixa incidência, < 0,05% de todas as gestações), sangramentos graves são incomuns e o tratamento se restringe a medidas locais (reposicionamento manual do útero) e uso de uterotônicos.

Os casos de ruptura uterina são raros (até 0,05% das gestações), mas podem chegar a até 9% das gestações, se houver cicatriz uterina extensa prévia. Há a possibilidade de sangramento grave com choque e o diagnóstico só se confirma durante o ato cirúrgico (diagnóstico e terapêutico).

Os casos de coagulopatia associada à gravidez podem ter diferentes causas: coagulopatias prévias e CIVD (p. ex.: nos casos de abortamento retido e coagulopatia de consumo após hemorragia grave); uso de anticoagulante (p. ex.: em pacientes com valva metálica, pacientes em tratamento para tromboembolismo venoso etc.); pré-eclâmpsia grave/HELLP; degeneração gordurosa hepática aguda grave, associada à insuficiência hepática. A abordagem da causa, quando possível, deverá ser feita (remoção dos produtos conceptuais, na CIVD; indução do parto, nos casos de HELLP etc.). O manejo da coagulopatia e da reposição de hemácias será comentado a seguir.

Outra forma de classificar as hemorragias é pela intensidade do sangramento. Essa classificação é geral e foi inicialmente proposta para uso no trauma, conforme reproduzido na Tabela 267.2.

TABELA 267.2. Classificação da intensidade do choque hemorrágico (ATLS).

	Classe I	Classe II	Classe III	Classe IV
Perda sanguínea (mL)	> 750	750-1.000	1.000-2.000	> 2.000
Perda sanguínea (%)	> 15	15-30	30-40	> 40
Frequência cardíaca (bpm)	< 100	> 100	> 120	> 140
Pressão arterial	Normal	Normal	Reduzida	Reduzida
Pressão de pulso	Normal ou aumentada	Reduzida	Reduzida	Reduzida
Frequência respiratória (irpm)	14-20	20-30	30-40	> 35
Débito urinário* (mL/h)	> 30	20-30	5-15	Desprezível
Estado mental	Normal	Levemente ansioso	Ansioso/confuso	Confuso/letárgico
Reposição volêmica	Cristaloide	Cristaloide	Cristaloide e hemoderivados	Cristaloide e hemoderivados

* Exceção para os casos de pré-eclâmpsia, em que a oligúria pode ocorrer de forma mais precoce, supostamente como consequência de intensa vasoconstrição renal.
Fonte: Adaptada de ATLS – Advanced Trauma Life Support, 2005.

ASPECTOS DIAGNÓSTICOS ADICIONAIS

Boa parte da estratégia diagnóstica para as hemorragias gestacionais já foi discutida nos comentários mais detalhados sobre suas causas.

Cabe, ainda, reforçar aqui alguns aspectos:

- **Necessidade de alto índice de suspeição clínica:** hemorragias graves, como a gravidez ectópica rota e nos abortamentos, podem ocorrer ainda nas primeiras semanas de gestação. Suspeita clínica, aliada à dosagem de beta-HCG (em todos os casos prováveis e duvidosos ocorridos em mulheres na idade fértil).
- **Importância da avaliação ultrassonográfica:** a USG na sala de emergência ou na UTI é ferramenta indispensável nos dias atuais. O exame dirigido, realizado pelo médico intensivista ou emergencista, segundo a literatura, apresenta ótimos resultados, em termos de rapidez e acurácia, para causas básicas, como diagnóstico de gestação e de gravidez tubária rota, situações nas quais condutas imediatas são necessárias e pode não haver tempo para a realização da USG completa.
- **Exames laboratoriais:** avaliação laboratorial dos níveis de hemoglobina e da coagulação, como RNI, TTPa, fibrinogênio e contagem de plaquetas são exames básicos. A função renal deve ser checada e pode estar alterada nos casos de pré-eclâmpsia, ou mesmo em consequência da hipoperfusão tecidual (pré-renal). A função hepática deverá ser checada nos casos de suspeita de HELLP. Exames adicionais, como o tromboelastograma, testes de agregação plaquetária e testes específicos para trombofilia podem auxiliar no melhor entendimento de distúrbios da coagulação encontrados no *screening* inicial e nos casos de disfunção plaquetária.

Muitas das causas citadas raramente ocasionarão sangramentos graves. Nessas situações, haverá, com frequência, tempo hábil para um diagnóstico mais específico (mediante USG realizada pelo especialista) e condutas obstétricas terapêuticas específicas também serão necessárias.

Nos casos de sangramento grave e choque hemorrágico, o diagnóstico e a monitorização das condições fetais fazem parte da abordagem inicial. Condições fetais desfavoráveis (ao exame clínico, cardiotocográfico ou por USG) frequentemente são determinantes para a decisão de interrupção imediata da gestação.

ABORDAGEM TERAPÊUTICA GERAL

O tratamento do choque hemorrágico na gestante, em linhas gerais, não difere muito daquele realizado nos demais pacientes com choque hemorrágico (Ver seção 2 – Capítulos 6 e 7). Entretanto, algumas particularidades relacionadas à gestação serão discutidas a seguir.

Ressuscitação volêmica

Nos casos de sangramento menos intensos, após a confirmação diagnóstica e avaliação laboratorial inicial, é recomendável garantir adequada hidratação venosa de manutenção às pacientes, com no mínimo 30 mL/kg/dia de oferta hídrica. Todas as pacientes deverão, inicialmente, ser monitorizadas (ECG e saturação), possuir acesso periférico e receber oxigenoterapia suplementar até que a gravidade e o ritmo do sangramento sejam estabelecidos. Parâmetros de perfusão, como avaliação de acidose pelo nível de excesso de bases (BE) e do lactato arterial, têm valor prognóstico e podem antecipar a evolução para formas mais graves de hemorragia em casos aparentemente estáveis.

Nos casos de sangramentos mais intensos (classes II e III), a monitorização em UTI é indispensável e a ressuscitação volêmica deve ser agressiva. Parâmetros gerais clínicos como FC, perfusão periférica, diurese podem ser guias terapêuticos suficientes nos casos de sangramento leve ou após resposta ótima à ressuscitação volêmica empírica inicial (de cerca de 20 a 30 mL/kg), com a fonte do sangramento controlada. Nos casos mais graves (classes III e IV), a monitorização invasiva pode ser necessária, mas não deve retardar a abordagem da causa (quando há necessidade de abordagem cirúrgica). Nos casos de hipotensão sem resposta à infusão inicial de fluidos, o uso de vasopressores poderá ser indicado, temporariamente (mais comumente, noradrenalina). O uso de vasopressores e monitorização invasiva raramente serão necessários, com o atendimento em tempo adequado, ressuscitação volêmica apropriada e abordagem precoce da causa. É importante salientar que agentes vasopressores podem ser deletérios no choque hemorrágico e que o conceito de hipotensão permissiva deve ser considerado nesses casos (discutido a seguir, neste capítulo).

A monitorização do débito cardíaco (DC), nesses casos mais graves, não é indispensável, segundo diretrizes atuais de tratamento do choque. Na maioria deles, apenas dois acessos calibrosos periféricos serão suficientes para o atendimento inicial, seguido do tratamento cirúrgico apropriado para a situação. Entretanto, para casos mais graves, com evolução mais prolongada (em que a decisão da interrupção da gestação não será imediata em virtude de imaturidade fetal, por exemplo), associada a outras complicações e disfunções orgânicas, o uso da medida invasiva da pressão arterial e da cateterização venosa central será de fundamental importância. A medida da pressão arterial invasiva é fundamental na obtenção de valores mais precisos e contínuos da pressão arterial, indispensáveis em um contexto de instabilidade (mesmo na condução inicial). Além disso, pode contribuir como um guia para a infusão volêmica, um "ajuste fino", por meio da avaliação dinâmica de parâmetros de responsividade a fluidos – como na avaliação da variação da pressão de pulso, variação da pressão sistólica, variação do volume sistólico, com ou sem o uso de equipamentos específicos. A cateterização venosa central será necessária nos casos de uso de vasopressores (irritantes para veias periféricas) e nas evoluções mais lentas, em que a avaliação da $SvcO_2$ pode ser um parâmetro adicional na avaliação e monitorização da gravidade do sangramento, por ser um reflexo global do fluxo de sangue para os tecidos.

Nos casos de hemorragia grave, com fonte de sangramento ainda não controlada, experiências do atendimento de vítimas de trauma mostram que uma ressuscitação com "hipotensão permissiva" (mantendo níveis pressóricos médios em torno de 55 a 60 mmHg) pode ser interessante, na medida em que ajuda a restabelecer a perfusão de órgãos nobres, minimizando o risco do favorecimento ou manutenção do sangramento causado pela restituição (ou suplantação) nos níveis de pressão hidrostática endovascular no território próximo ao sangramento.

Em todos os casos, monitorização mediante reavaliações constantes das intervenções é fundamental. As maiores complicações ocorrem, exatamente, por falta de reconhecimento inicial da gravidade do sangramento (que pode progredir, no decorrer do atendimento) ou por falta de intervenções proporcionais à magnitude deste, insuficientes para minimizar o impacto da hipoperfusão gerada pelo sangramento. Muitas vezes, as complicações surgem por falta de acompanhamento com reavaliações que propiciem adequado reconhecimento dessa situação.

Alternativas podem ser úteis nos quadros mais graves ou de evolução mais arrastada, como no caso da monitorização ecocardiográfica que pode trazer dados sobre DC e sobre responsividade a fluidos para um ajuste fino da ressuscitação volêmica; ou da monitorização minimamente invasiva do DC com equipamentos específicos como os que se utilizam de técnicas de análise do contorno de pulso (ver seção 2 – Capítulo 7).

Tratamento da coagulopatia[10]

Nos casos de sangramento mais graves (a partir da classe III), o uso de hemoderivados pode ser necessário.

A avaliação inicial básica da coagulação deveria ser realizada em todos os casos, pois não só nas trombofilias herdadas, mas em todos os sangramentos mais volumosos, o consumo de fatores da coagulação podem estar presentes e retroalimentar o processo de hemorragia.

As coagulopatias adquiridas pelo uso de anticoagulantes orais (ou venosos) precisarão ser revertidas com seus antagonistas, quando disponíveis. Os dicumarínicos (varfarina) podem ser antagonizados pelo uso da vitamina K. Mas, nos casos de choque, o uso adicional de plasma fresco congelado (PFC) ou complexos protrombínicos são fortemente recomendados. Nos casos de uso de heparina não fracionada (HNF ou heparina comum), a suspensão imediata do seu uso e a administração do antídoto (protamina) deverão ser realizadas. Nos casos de heparina de baixo peso molecular (HBPM), não existe antídoto disponível e, habitualmente, além de sua suspensão imediata, o PFC, complexos protrombínicos e/ou fator VII ativado deverão ser utilizados, já que seu efeito pode se estender por mais de 12 horas. O fator VIIa pode ser uma opção em todos os casos refratários.

A transfusão de plaquetas só estará recomendada nos casos de sangramento com contagens < 50.000; nos casos de cirurgia e contagem < 40.000-50.000; nos demais casos, apenas se contagem < 10.000-20.000 ou persistência de sangramento associado à disfunção plaquetária em testes específicos.

O crioprecipitado deve ser utilizado apenas no caso de sangramentos persistentes, com fibrinogênio sérico < 100 mg/dL. Distúrbios do fibrinogênio são mais bem avaliados pelo uso da tromboelastografia.

Mais recentemente e de forma cada vez mais frequente, o uso da tromboelastografia vem ganhando espaço na abordagem da coagulopatia e do choque hemorrágico, principalmente nos cenários de trauma e hepatopatia, nos quais mecanismos complexos de sangramento podem estar envolvidos. Essa ferramenta, por permitir uma avaliação funcional completa de todas as etapas da coagulação, não só contribui para o diagnóstico específico da coagulopatia envolvida (indo além das limitações, hoje, já bem conhecidas do coagulograma convencional), como permite melhor direcionamento na indicação de qual hemocomponente transfundir, no caso de hemorragias não controladas, permitindo minimizar o risco relacionado ao uso das hemotransfusões sobre a mãe e o feto. A literatura ainda carece de diretrizes universais para o emprego dessa tecnologia durante a gestação,[11] mas com a experiência clínica e alguns relatos de sistematização de algoritmos transfusionais empregando essa tecnologia já publicados,[12] seu emprego já é possível nesse contexto e tem se mostrado de grande valor na racionalização do uso de hemoderivados.

Reposição de hemácias[13]

Em relação à transfusão de concentrado de hemácias, apenas nos casos de choque grave, em que o sangramento é ativo, abundante, com previsão de queda rápida e progressiva dos níveis de hemoglobina (Hb) para níveis críticos, a transfusão empírica pode ser utilizada. Para todos os demais casos, nos dias atuais, uma postura conservadora é adotada. Diferentes estudos, em diferentes áreas, vêm ressaltando os riscos das hemotransfusões em caráter mais liberal, principalmente nos pacientes mais graves. As complicações decorrentes desses procedimentos vão desde quadros ameaçadores, como nos casos de TRALI (*transfusion related acute lung injury* – uma espécie de SDRA, súbita, que ocorre até 6 horas após a administração do hemoderivado), a quadros sutis (e não tão menos graves) de agravamento de resposta inflamatória sistêmica em pacientes graves, com contribuição para a geração de disfunções orgânicas e o desenvolvimento da síndrome de disfunção de múltiplos órgãos e sistemas (SDMOS).

Além disso, trabalhos experimentais (e dados clínicos) evidenciam que é boa a tolerância do organismo a valores mais baixos de Hb (em torno de 7,0 g/dL) e que o sangue estocado transfundido apresenta maior afinidade pelo oxigênio, podendo não contribuir diretamente para o aumento da oferta de oxigênio para os tecidos.

Tratamento da causa

A maior parte das hemorragias gestacionais precisará de alguma abordagem específica para remoção da causa ou realização de hemostasia mecânica. De forma mais específica, esses procedimentos foram descritos no tópico "Classificação das hemorragias gestacionais".

De maneira geral, o tratamento envolverá a monitorização hemodinâmica (invasiva, nos casos graves), o suporte hemodinâmico (fluidos e drogas vasoativas) e o tratamento da causa. Nos casos de atonia uterina, o emprego de uterotônicos (p. ex.: a ocitocina e, como 2ª escolha, a ergotamina) associados ao controle do eventual distúrbio de coagulação subjacente costuma ser suficiente para o controle do sangramento, na maioria das vezes. Vale ressaltar que a amamentação precoce, quando possível, também contribui, de forma importante, para a contração e involução uterina, auxiliando no tratamento da atonia e da hemorragia uterinas. Exceto na síndrome HELLP, em que a plaquetopenia e, raramente, a alteração nos fatores de coagulação podem estar presentes, a coagulopatia se configura em um evento incomum, nesse contexto. A tromboelastografia passa a ser, então, uma ferramenta promissora nesse cenário para racionalizar o uso das transfusões, minimizando o seu risco. Contudo, em relação à ocitocina, uma particularidade merece ser discutida, quanto ao risco de hiponatremia iatrogênica. O emprego dessa medicação envolve o uso de uma grande diluição em soro glicosado e, na sua dose máxima, pode levar à administração de até 2.000 mL dessa solução por dia. Por esse motivo, a ocorrência de hiponatremia iatrogênica não é incomum e a dosagem periódica desse íon, além da sua correção, é mandatória nessas condições.

Nos casos de sangramento descontrolado, com instabilidade hemodinâmica persistente, a arteriografia com embolização e a interrupção da gravidez e/ou histerectomia são os únicos recursos terapêuticos disponíveis.

TROMBOEMBOLISMO PULMONAR E EMBOLIA POR LÍQUIDO AMNIÓTICO

TROMBOEMBOLISMO PULMONAR (TEP)[14]

Condição que complica cerca de 0,5 a 1 por 1.000 gestações e, em algumas estatísticas, chega a ser apontado como a principal causa de mortalidade materna, quando da ocorrência das formas graves (TEP maciço com *cor pulmonale* agudo e choque obstrutivo). Habitualmente, o êmbolo pulmonar se origina de veias profundas das pernas ou da pelve (ilíaca interna, femoral ou poplíteas). Gestantes são um grupo particular de risco para o desenvolvimento do tromboembolismo venoso (TEV), no caso, a TVP (trombose venosa profunda), por motivos hematológicos e mecânicos. A gravidez aumenta naturalmente a concentração dos fatores II, VII, VIII, X e do fibrinogênio, reduzindo a da proteína S, criando um estado pró-trombótico que favorece o desenvolvimento do TEV. Além disso, o crescimento progressivo do feto promove o aumento da pressão intra-abdominal, dificultando o retorno venoso dos membros inferiores e gerando estase. Além disso, a fase final da gestação e o parto podem promover dano endotelial mecânico aos vasos pélvicos, também favorecendo a formação de trombos. Subgrupos específicos de gestantes (acamadas, tabagistas, obesas ou com histórico de trombofilias) estão expostos a riscos ainda maiores para o desenvolvimento de TEV/TEP. Diagnóstico e tratamento apropriados podem reduzir a mortalidade do TEP de 30% para 0,7%. Entretanto, mesmo nos dias atuais, seu diagnóstico pode ser um desafio e abordagens estruturadas são necessárias para que diagnósticos não sejam perdidos. Na gestação, em especial, isso ainda pode ser mais desafiador, na medida em que queixas de dispneia, taquicardia/palpitações e dores torácicas atípicas são comuns e podem acompanhar a gestação normal, sem ter qualquer significado clínico.

Diagnóstico[14]

Todos os processos diagnósticos, na Medicina, se caracterizam por uma somatória de probabilidades acumuladas a partir de testes sequenciais (exame clínico e exames complementares) que, ao seu final, traduzem-se em uma elevada probabilidade da presença de um determinado diagnóstico em relação a outros diagnósticos diferenciais. Por mais que não se perceba, esse processo ocorre, intuitivamente, cada vez que o médico avalia determinado paciente. Diante da sua dificuldade diagnóstica, na avaliação do TEP, todas as diretrizes internacionais (baseadas em evidência) são unânimes em recomendar que todo paciente em que essa condição esteja suspeita tenha sua probabilidade clínica pré-teste (anterior à realização de exames complementares) calculada e documentada. Nos casos de exclusão do diagnóstico, uma causa alternativa sempre deverá ser proposta, caso contrário, a probabilidade de TEP merece ainda ser considerada. Dos diversos escores que já foram propostos, o mais simples e bem validado é o de Wells, reproduzido a seguir, na Tabela 267.3.

TABELA 267.3. Critério de Wells (modificado) para avaliação da probabilidade clínica de TEP.*

Sinais clínicos de TVP	+ 3 pts
Diagnósticos alternativos menos prováveis do que TEP	+ 3 pts
Frequência cardíaca > 100 bpm	+ 1,5 pts
Imobilização ou cirurgia nas últimas 4 semanas	+ 1,5 pts
Passado de TVP/TEP	+ 1,5 pts
Hemoptise	+ 1 pt
Diagnóstico de câncer	+ 1 pt
Probabilidade Alta Moderada Baixa	*Escore* > 6 pts 2-6 pts < 2 pts

* Dados de Wells, PS et. al. Ann Intern Med 2001; 135:98.

De posse da avaliação estruturada da probabilidade clínica, exames complementares, com maior ou menor especificidade e/ou sensibilidade deverão ser solicitados a fim de se descartar ou confirmar o diagnóstico de TEP.

Dados específicos sobre a sensibilidade e/ou especificidade dos diversos testes disponíveis (USG de membros inferiores, D-dímero, ecocardiograma, cintilografia ventilação/perfusão ou V/Q, tomografia computadorizada (TC) *multislice* e angiografia) na população de gestantes são limitados. Na população em geral, diversos algoritmos já foram propostos ao longo do tempo, com maior ou menor valorização desse ou daquele método.

A quantificação sérica do D-dímero é exame simples e rápido que, com o passar do tempo, foi incorporado à propedêutica do TEP, com notável importância no caso de probabilidade pré-teste baixa ou intermediária. Nesses dois casos, um exame negativo, por sua altíssima sensibilidade, descarta a presença dessa doença, dispensando a necessidade de qualquer exame de imagem adicional (USG, ângio-TC ou cintilografia). Por outro lado, cabe ressaltar, que esse exame não acrescenta e não deve ser utilizado nos casos de alta probabilidade clínica de TEP. Também apresenta a vantagem de não gerar risco para o feto.

Em termos gerais, a literatura mais recente coloca a angiotomografia (ângio-TC *multislice*) como exame de eleição para a avaliação do TEP não maciço, sendo superior à cintilografia pulmonar V/Q em razão de maior acurácia e a vantagem da avaliação simultânea de eventuais diagnósticos diferenciais. Pacientes com uma ângio-TC de boa qualidade negativa não necessitam de investigação adicional para descartar TEP e não devem ser anticoaguladas. Seu uso implica na administração de contraste e radiação, porém, as doses às quais o feto é exposto se situam em níveis inferiores aos limites de segurança preestabelecidos e são, inclusive, inferiores aos da cintilografia V/Q (ângio-TC = 131 mGy; 0.0131 rad e cintilografia V/Q = 370 mGy; 0.037 rad). Nos casos de insuficiência renal aguda, o risco de nefrotoxicidade pelo contraste não é desprezível.

A cintilografia de ventilação e/ou perfusão apresenta limitação no caso de distúrbio V/Q prévio, ou seja, pode não ser conclusiva se o acometimento parenquimatoso prévio existir. Atualmente, sua utilidade clínica maior se restringe aos exames *normais* (que raramente são vistos) e os de alta probabilidade de TEP. No caso de exame normal, pode-se, virtualmente, excluir a possibilidade de TEP quando a probabilidade clínica é baixa ou moderada. Há quem defenda essa propriedade também para os casos de alta probabilidade, recomendação esta que não é aceita universalmente e testes adicionais se fazem necessários (habitualmente, a própria ângio-TC). Para as cintilografias de alta probabilidade com probabilidade clínica alta, o diagnóstico é confirmado.

De forma geral, não se recomenda que o ecocardiograma faça parte do algoritmo diagnóstico para os TEP não maciços, entretanto, esse exame pode adquirir um papel importante na confirmação diagnóstica dessa condição (por meio da demonstração de hipertensão pulmonar nova, principalmente, associada à disfunção de VD) e na estratificação de gravidade. Apresenta vantagens, na gestante, em relação ao não uso de radiação e completa ausência de risco para o feto.

Atualmente, a arteriografia, apesar de sua elevada acurácia, raramente é realizada, por ser invasiva e apresentar risco não desprezível de complicações.

Estratificação de gravidade[14]

A avaliação atual do paciente com TEP deve envolver não só o diagnóstico precoce da condição, mas também uma estratificação da gravidade do evento. Essa estratificação não só traz informações de caráter prognóstico, como pode também direcionar para uma terapia inicial mais agressiva (trombólise, procedimentos de trombectomia endovascular ou cirúrgicos). Nesse processo, a avaliação ecocardiográfica é fundamental. Hipertensão arterial pulmonar de início recente e disfunção de ventrículo (nos mais variados graus) estão associadas a eventos embólicos maciços e apresentam elevado risco de óbito

O peptídeo natriurético cerebral (BNP) e a troponina também têm sido utilizados com essa finalidade. Níveis elevados de ambos também são marcadores de gravidade no tromboembolismo pulmonar. Mais recentemente, os valores de D-dímero também foram estudados enquanto marcadores de gravidade. Existe alta correlação demonstrada entre valores de D-dímero acima de 4.000 µg/L e extensão maior do que 50% do déficit de perfusão na cintilografia. A mesma correlação já foi demonstrada entre valores de D-dímero acima de 3.000 µg/L e maiores taxas de mortalidade.

Tratamento

Anticoagulação[1]

De forma geral, nos casos de eventos tromboembólicos acompanhados de choque ou não, a base do tratamento do tromboembolismo venoso é a anticoagulação sistêmica. Na gestante, essa modalidade terapêutica apresenta algumas particularidades, discutidas a seguir.

Os anticoagulantes orais (varfarina), principal medicação utilizada no tratamento de manutenção do tromboembolismo pulmonar, apresenta limitação de uso durante a gestação. A varfarina ultrapassa a barreira placentária e pode exercer efeitos deletérios sobre o feto. Sua ação teratogênica é bastante conhecida e ocorre, principalmente, entre a sexta e nona semanas de gestação. Afeta, mais comumente, cartilagens e ossos, gerando quadros de condromalacia e hipoplasia epifisária, com hipodesenvolvimento nasal e de membros. Com menor frequência, durante o uso em qualquer fase da gestação, pode estar envolvido na gênese de hemorragias ou anomalias do SNC (podendo causar atrofia do nervo óptico, microcefalia, retardo mental, espasticidade ou hipotonia). Anomalias graves (embriopatia) com o uso no primeiro trimestre também já foram descritas, mas são controversas.

As heparinas não fracionadas (HNF ou heparina comum) são reconhecidamente seguras, de longa data. Por terem alto peso molecular, não ultrapassam a barreira placentária. Contudo, geralmente requerem doses maiores do que as convencionais durante a gestação, podendo haver dificuldades no ajuste da dose pelo TTPa. Plaquetopenia e desmineralização óssea podem ser observadas com o uso prolongado (mais de dois meses). As heparinas de baixo peso molecular (HBPM) podem ser utilizadas com segurança para gestantes. Apesar de poderem passar pela barreira placentária, o risco para o feto é mínimo. Ajuste pelo fator anti-Xa é recomendado porque o ganho de peso e o maior volume de distribuição presentes na gestante podem alterar a farmacocinética dessa medicação. Um detalhe que merece ser mencionado é o fato de que se devem utilizar sempre as apresentações com seringas individuais. Os frascos multidose, incomuns no Brasil, são armazenados juntamente com conservantes à base de álcool benzil, tóxicos para o feto, e por isso, contraindicados durante a gravidez.[1]

Um esquema recomendado pelas diretrizes internacionais de anticoagulação mais recentes e, comumente utilizado, envolve o uso de HNF ou HBPM, como já descrito, até a 13ª semana de gestação, como transição para o uso de varfarina até meados do 3º trimestre, pela praticidade, mas restrito ao período de menor risco ao feto e retornando-se à HBPM ou HNF até o momento do parto. Habitualmente, no período do puerpério, a heparinização plena pode ser reiniciada 12 horas após parto cesariana e 6 horas após o vaginal, desde que sangramento significativo ou outras contraindicações não estejam presentes.

Trombólise

O uso da terapia trombolítica, hoje, é consensual nos estados de colapso circulatório pelo benefício demonstrado em termos de menor tempo de recuperação e de reversão do choque. A maioria das diretrizes internacionais também concorda com seu uso empírico nos casos de parada cardiorrespiratória, quando há elevado índice de suspeita clínica para TEP. As drogas classicamente mais bem estudadas são uroquinase e a estreptoquinase (na dose de 250.000 UI, via endovenosa (EV), em bólus, durante 30 minutos, seguida da infusão de 100.000 UI/h, durante 24 horas). Contudo, embora mais caro, o rtPa (alteplase), atualmente, é amplamente disponível, apresenta maior comodidade posológica e não agrava a hipotensão que pode ocorrer com o uso da estreptoquinase. Sua dose recomendada é de 100 mg, por via EV, durante 2 horas. Após a terapia trombolítica, o TTPa deve ser monitorizado como referência para o início da heparinização, que deverá ser iniciada quando os valores se reduzirem para duas vezes maior que o controle. A infusão dos agentes trombolíticos deve ser feita, preferencialmente, por veia periférica, não havendo benefício claro demonstrado com a infusão de trombolítico *in loco* (dentro da artéria pulmonar, por cateteres específicos), exceto nos casos de trombectomia endovascular, em que as doses podem ser bastante reduzidas. Situações outras têm sido mais recentemente consideradas para indicações de terapia trombolítica, como HAP ou disfunção grave de VD, além de hipoxemia grave ou refratária.

No caso de gestantes, as poucas séries de casos existentes demonstram haver certa segurança com o uso desses agentes. Teratogenicidade nunca foi demonstrada e o risco de sangramento parece ser maior quando a trombólise é realizada muito próxima do parto.[5]

Nos casos de choque com contraindicação ou risco em relação à trombólise, havendo *expertise* local, trombectomia endovascular (com cateter) ou cirúrgica devem ser consideradas.

Tratamento de suporte ao choque

O tratamento segue as orientações apresentadas na Seção 3 – Capítulo 36. Entretanto, vale ressaltar, aqui, a importância de alguns aspectos específicos:

- Não parece haver nenhuma particularidade, nesse aspecto, relacionada ao cuidado da paciente grávida.
- A monitorização hemodinâmica com cateter de artéria pulmonar pode ser bastante útil nos casos de hipertensão pulmonar grave.
- A "monitorização" ecocardiográfica transtorácica é essencial (avaliação do desempenho do VD, diagnóstico da presença de trombos murais, avaliação dinâmica do *status* da veia cava inferior como guia para infusão de fluidos e, apesar de menos preciso do que com o CAP, para a estimativa da pressão da artéria pulmonar).
- Nos casos de hipertensão pulmonar grave e choque obstrutivo, a terapia com óxido nítrico inalatório pode estar indicada por haver presença de componente de vasoconstrição funcional (associada à obstrução mecânica) nos casos de embolia pulmonar. Entretanto, essa medicação é *nível C* (FDA) para uso na gestação. O citrato de sildenafil pode não ter efeito tão imediato e não é titulável, mas apresenta maior segurança no uso durante a gestação (B-FDA).
- Componente de "hipovolemia" (pré-carga recrutável) sempre deverá ser descartado por meio de prova volêmica. Parâmetros dinâmicos de avaliação de responsividade a fluidos (como delta PP) perdem sua acurácia no contexto de hipertensão pulmonar grave.
- Diuréticos não têm papel no tratamento dessa condição e da maioria das condições de choque. Excepcionalmente, no caso de TEP com grave disfunção de VD e efeito Berheim reverso (grande dilatação do VD com abaulamento do septo interventricular e consequente comprometimento do enchimento diastólico do VE). Nessas condições, doses tituladas de furosemida podem aliviar a dilatação de VD e melhorar o desempenho do VE.
- Suporte inotrópico com dobutamina pode ser útil nos casos de insuficiência de VD, considerando conceitos fisiológicos mais recentemente descritos de interdependência ventricular. Dessa forma, uma prova de dobutamina (ou outro inodilatador, como Milrinone, com efeitos mais pronunciados sobre a circulação pulmonar) poderá ser indicada após a otimização da pré-carga.

EMBOLIA POR LÍQUIDO AMNIÓTICO[1]

Também conhecida, em alguns textos, como "síndrome anafilactoide da gestação", a embolia por líquido amniótico é uma complicação rara, porém, grave, que se caracteriza por início agudo de hipoxemia, choque e coagulopatia, sendo causa subjacente frequente para grande parte das paradas cardiorrespiratórias, que acomete gestantes durante o trabalho de parto, parto ou início do puerpério (primeiros 30 minutos). Como sua manifestação clínica pode ocorrer em diversos outros cenários (p. ex.: choque hemorrágico, sepse etc.), a embolia por líquido amniótico deve ser pensada como um diagnóstico de exclusão.

A fisiopatologia proposta envolve a entrada de pequenas quantidades de *líquido amniótico* na circulação sanguínea da gestante, funcionando como uma "endotoxina" que levaria a um quadro de resposta inflamatória sistêmica (SIRS), coagulopatia após quadro de CIVD, com *rápida progressão para insuficiência respiratória* e choque circulatório.

O tratamento dessa condição é inteiramente de suporte, sem que haja nenhuma intervenção específica com utilidade demonstrada, envolvendo reposição de sangue, fatores de coagulação, suporte ventilatório e hemodinâmico. A mortalidade pode chegar a mais de 60% e, nos 40% sobreviventes, as sequelas neurológicas são extremamente comuns.

CHOQUE CARDIOGÊNICO

MIOCARDIOPATIA PERIPARTO (MCP)[15]

Definida pelo desenvolvimento de quadro de insuficiência cardíaca congestiva (ICC) do último mês de gestação até cinco meses após o parto, na ausência de outra causa identificável e de doença estrutural cardíaca preexistente. Critérios ecocardiográficos adicionais incluem: fração de ejeção do VE (FEVE) < 45%; fração de encurtamento < 30% e diâmetro diastólico final do VE > 2,7 cm/m² de área corporal.[15]

A MCP é condição pouco frequente, ocorrendo em 1:5.000 nascidos vivos, mas ao mesmo tempo grave, com taxas de mortalidade de até 50%. Nesse contexto, a doença corresponde a cerca de 8% de todas as mortes maternas nos Estados Unidos (uma das poucas causas de mortalidade materna em ascensão nesse país), e 58% dessas mortes ocorrem nas primeiras seis semanas após o parto. Aproximadamente metade das pacientes apresentará melhora clínica após o parto. Se a FEVE não se normalizar até seis meses após o parto, o prognóstico é bastante desfavorável (com mortalidade chegando a 85%, em cinco anos). Nesses casos, o transplante cardíaco acaba sendo uma das poucas opções. A maioria das mortes resultará de arritmias, eventos cardioembólicos e progressão da insuficiência de VE. Os fatores de risco conhecidos para essa patologia incluem multiparidade, idade materna avançada, gestação múltipla, pré-eclâmpsia, hipertensão e raça negra. Sua causa específica é desconhecida, mas muitos advogam etiologia viral ou autoimune.[15]

O tratamento dessa condição não difere daquele utilizado nos quadros de choque cardiogênico ou nas descompensações da ICC, fora da gestação, não existindo nenhuma recomendação específica para essa população. O tratamento do choque cardiogênico está detalhado na Seção 3 – Capítulo 46, mas destacam-se, aqui, alguns aspectos particulares importantes:

- A otimização de pré-carga (mesmo em se tratando de choque cardiogênico) deve sempre ser lembrada;
- Terapia inotrópica (Dobutamina), preferencialmente ajustada por parâmetros de perfusão;
- Terapia vasopressora para garantir pressão arterial mínima (PAS ≥ 90 mmHg);

- Monitorização do DC, invasiva ou minimamente invasiva, pode ser interessante como referência, mas não se trata de meta terapêutica (não existe DC normal);
- Anticoagulação profilática é recomendada nos casos de insuficiência do ventrículo esquerdo (IVE) grave e/ou choque, em razão da alta incidência de TEV, trombos murais e eventos cardioembólicos.

Na ausência de choque, principalmente se houver sinais de congestão (pulso venoso jugular, sinais radiológicos etc.), os diuréticos e os vasodilatadores também deverão ser utilizados. Nos casos de ICC rapidamente progressiva, a priorização para transplante cardíaco pode ser uma opção. A indicação de transplante também é possível para os casos de não reversão completa pós-parto e grande limitação funcional (classe IV NYHA – New York Heart Association). Nesses casos, o uso de cardioversores desfibriladores implantáveis também tem crescido como profilaxia primária de morte súbita.

Controvérsias existem acerca do risco de recorrência da MCP, mesmo nos casos em que houve reversão completa do quadro após o parto. Sendo assim, mulheres com esse histórico e que voltam a engravidar constituem um grupo de alto risco para a recidiva do quadro durante a nova gestação. Medidas para reconhecimento e tratamento precoces devem ser tomadas nesse contexto.

IAM[1]

Infarto do miocárdio durante a gestação ou puerpério é raro, com ocorrência em cerca de 1:35.000 gestações. Sua incidência deve aumentar, nas próximas décadas, na medida em que as mulheres engravidam mais tardiamente, em uma faixa etária em que os fatores de risco coronarianos são mais frequentes.

Os fatores de risco para essa condição são semelhantes aos da população em geral (notadamente HAS, idade materna avançada e presença de diabetes) e, aparentemente, sua fisiopatologia se confunde com a doença aterosclerótica existente na população em geral, sendo apenas precipitado pelo esforço inerente ao parto. Aproximadamente 20% desses eventos acontecem durante o trabalho de parto, propriamente dito, e compreendem o subgrupo de maior risco de mortalidade em relação aos eventos que acontecem antes e depois do nascimento do bebê. A taxa de mortalidade geral gira em torno de 20% nas principais séries de caso (raras) e a mortalidade fetal, em torno de 15%. Trinta por cento das pacientes podem se apresentar com coronárias normais à avaliação cineangiocoronariográfica.

Nos casos de IAM durante a gestação, o parto deve ser retardado, sempre que possível, para permitir o tratamento da fase inicial do infarto. Há alguma evidência de que o parto cesáreo, nesse contexto, gere taxas superiores de mortalidade em relação ao parto vaginal, mas o assunto é controverso e a via de parto deve ser individualizada. A ocitocina e a ergonovina podem causar espasmo coronariano e deveriam ser evitadas. O controle rigoroso da PA, frequência cardíaca e *status* volêmico devem ser prioridades durante todo o trabalho de parto, visando a reduzir a sobrecarga cardíaca.

Em resumo, salvo algumas poucas particularidades aqui destacadas, o tratamento do IAM e o choque cardiogênico durante a gestação deverão seguir as mesmas orientações de tratamento da população em geral (ver seção 3 – Capítulos 23, 25 e 46).

COMPLICAÇÕES DE CARDIOPATIA PRÉVIA[1,15,16]

Apenas 4% das gestações se complicam em consequencia de cardiopatia. Entretanto, as pacientes portadoras de cardiopatia, independentemente da etiologia, constituem um grupo de risco para complicações maternofetais em razão de intensas variações hemodinâmicas decorrentes da gravidez e do parto (ver "Alterações hemodinâmicas fisiológicas relacionadas à gestação").[1]

Admissões em UTI por motivo de doença cardíaca correspondem apenas a cerca de 15% das admissões obstétricas, mas chegam a compreender mais de 50% de todas as mortes maternas. Apesar disso, algumas estatísticas dos Estados Unidos dão conta de que boa parte dessas mortes poderia ser evitada.[1]

Um grande estudo prospectivo, publicado em 2001, avaliou os quatro maiores fatores de risco para desfechos desfavoráveis nas pacientes gestantes cardiopatas:

- Histórico de ICC, ataque isquêmico transitório, acidente vascular cerebral (AVC) ou arritmia;
- Classificação da ICC, durante a gestação, maior que classe II da NYHA;
- Obstrução relacionada com o VE (área valvar mitral < 2 cm^2; área valvar aórtica < 1,5 cm^2; gradiente máximo de saída do VE > 30 mmHg);
- FEVE < 40%.

Apenas 5% das pacientes com nenhum desses quatro fatores apresentaram complicações durante o parto, enquanto esse risco aumentava para 27% com um fator e para 75% na presença de mais de um desses preditores. Edema pulmonar agudo e arritmias foram as complicações mais comuns, mas choque cardiogênico e AVE foram as principais causas de mortalidade. Em relação a complicações neonatais, ICC com classe funcional > II, anticoagulação prévia, tabagismo, gestação múltipla e obstrução da via de saída do VE (cardiopatias valvares obstrutivas) foram os principais preditores.

Dessa forma, é possível depreender que o choque cardiogênico é a complicação mais grave e mais temida nas pacientes com diagnóstico de cardiopatia prévia. Contudo, acredita-se que o conhecimento das particularidades de cada uma das principais cardiopatias que acometem as gestantes e a adoção de medidas adequadas no período pós-parto possam prevenir complicações mais graves no final da gestação. Algumas dessas particularidades serão revistas no texto que se segue.

A simples avaliação da classe funcional da paciente durante a gestação já traz importantes informações sobre os riscos da gestação. De forma geral, as pacientes com classe funcional I e II toleram bem as adaptações hemodinâmicas promovidas pela gestação e raramente apresentam complicações. As pacientes com classe funcional III e IV são responsáveis por 85% de todas as mortes de causas cardíacas.[1,16]

Com relação às valvopatias, de forma geral, as gestantes toleram muito mais as insuficiências valvares que as estenoses. Isso pode ser explicado pela queda da resistência vascular sistêmica que ocorre fisiologicamente na gestação e que, de certa forma, alivia o efeito das regurgitações valvares. Contudo, nos casos de lesões estenóticas valvares, a hipervolemia e a tendência de taquicardia comumente presente durante a gestação e o parto contribuem para menor tempo de enchimento diastólico, maiores pressões diastólicas do VE, maiores pressões atriais, com risco aumentado de ocorrência de fibrilação atrial com congestão pulmonar e edema pulmonar agudo.[1]

A *estenose mitral* (EM) é a doença valvar mais comum encontrada em gestantes e, assim como em todas as doenças valvares, a principal etiologia em nosso meio é de origem reumática. Não é incomum ser diagnosticada na gravidez, por surgimento de dispneia excessiva diante das alterações hemodinâmicas adaptativas da gravidez. Principalmente nos casos de área < 1,5 cm² (EM grave) a preocupação terapêutica principal deverá ser a de controlar ou evitar taquicardia e manter adequada a pré-carga (se elevada, pode predispor à FA e congestão; se reduzida, pode levar a baixo débito). Betabloqueadores são de extrema utilidade, mesmo nos casos de edema pulmonar agudo, quando a simples redução da frequência cardíaca pode ser suficiente para reverter o quadro. Diuréticos devem ser usados com cautela (risco de baixo débito e insuficiência renal aguda pré-renal). Pacientes com sintomas refratários ao ajuste de pré-carga e controle da FC podem ser candidatas à abordagem cirúrgica. Valvoplastia mitral com balão é um procedimento seguro, pouco invasivo e com resultados interessantes nessa população.[1]

A *estenose aórtica* (EAo), assim como na EM, preocupa pelo caráter obstrutivo. A EAo pode limitar o débito cardíaco da paciente durante a gestação, limitando ou prejudicando parte da adaptação hemodinâmica que deve ocorrer para o pleno desenvolvimento da gestação. As lesões mais preocupantes são aquelas que levam à redução em mais de um terço do espaço valvar normal. Áreas valvares maiores que 1,5 cm² e gradientes de pico < 50 mmHg não costumam ser problema, na maioria das gestações. Como consequência do baixo débito nas lesões com área < 1,5 cm², as gestantes podem desenvolver síncope, angina, IAM e até morte súbita. Pacientes com área < 1 cm² e gradiente máximo > 75 mmHg ou FEVE < 55% são candidatas à correção cirúrgica. Durante o parto, toda a atenção deve ser voltada para a manutenção de pré-carga adequada. Adequada hidratação e reposição volêmica são fundamentais. Perdas sanguíneas no parto, hipotensão (mesmo que relativa) pelo bloqueio anestésico ou mesmo compressão da cava em posição supina podem ser suficientes para comprometer a pré-carga e precipitar complicações. Monitorização hemodinâmica invasiva ou minimamente invasiva (preferencialmente) pode ser útil. Parâmetros dinâmicos de avaliação da responsividade a fluidos também podem ser utilizados, com o intuito de manter a paciente sempre otimizada do ponto de vista volêmico (p. ex.: avaliação da colapsabilidade da cava inferior ao ecocardiograma à beira do leito). O risco de óbito pode chegar aos quase 20%, nessas condições.[1]

Insuficiência aórtica e insuficiência mitral (IAo e IM) também são, na maioria, de origem reumática e, frequentemente, acontecem juntas. De forma geral, são bem toleradas. IM de longa data pode levar a aumentos atriais, o que predispõe a gestante à ocorrência de FA. Se ocorrer, o tratamento habitual é recomendado (pode ser tentada reversão com antiarrítmicos e a anticoagulação poderá ser indicada). A mortalidade é muito rara em ambos os casos.[1]

Lesões pulmonares e tricúspides são raras tanto na população em geral quanto nas gestantes. O acometimento pulmonar reumático é incomum e a maior parte dessas lesões é secundária à endocardite infecciosa pós-uso de drogas injetáveis. Lesões dessa natureza infrequentemente estão envolvidas em complicações maiores. Algumas séries de casos mostram incidência de sintomas de ICC em apenas 2,8% das pacientes grávidas com lesões pulmonares estenóticas prévias. Excessos na infusão de fluidos deveriam ser evitados, mas a monitorização invasiva ou o tratamento mais agressivo raramente são necessários.[1]

Cardiopatias congênitas como defeito do septo atrial, defeito do septo interventricular e persistência do ducto arterioso são quase sempre muito bem toleradas na gestação. Entretanto, as complicações sérias se tornam bem mais frequentes em todas as cardiopatias que cursam com hipertensão pulmonar (como nas anteriormente citadas ou na tetralogia de Fallot), saltando para um risco de mortalidade materna de 30% a 50% e mortalidade fetal maior que 75%! Isso acontece porque a queda na resistência vascular sistêmica que ocorre normalmente durante a gestação predispõe ao desenvolvimento/agravamento dos *shunts* direita-esquerda, comprometendo a perfusão pulmonar e gerando hipoxemia significativa. Esse fator ainda pode ser agravado pelas perdas sanguíneas do parto ou mesmo pela vasodilatação e hipotensão (ainda que relativa) promovidas pelo bloqueio anestésico atualmente utilizado. Assim como na estenose aórtica, a manutenção de pré-carga adequada deve ser uma obsessão. Seja por meio da monitorização de parâmetros dinâmicos de responsividade a fluidos ou mesmo da avaliação das pressões de enchimento, o uso liberal de fluidos é recomendado sempre, visando a manter a pré-carga maximamente otimizada. A miocardiopatia hipertrófica também pode trazer problemas à gestante e pode se manifestar pela primeira vez durante a gravidez. Assim como na EM ou IAo, garantir adequada pré-carga e controlar a frequência cardíaca, principalmente com o uso de betabloqueadores, correspondem às principais intervenções e evitam ou minimizam possíveis quedas no débito cardíaco. E, por fim, a síndrome de Marfan pode conduzir a risco aumentado de choque por dissecção aórtica durante a gestação, principalmente nas pacientes com diâmetro aórtico maior que 4,5 cm. O diâmetro deve ser monitorizado nessas situações e o controle da hipertensão pode auxiliar na prevenção dessa condição.

CHOQUE SÉPTICO

A sepse contribui com quase 10% de todas as mortes gerais ocorridas por ano nos Estados Unidos. Tem elevada prevalência e incidência (750 mil novos casos por ano, naquele país e, aproximadamente, 400 mil no Brasil), com número absoluto de óbitos muito superior ao de doenças como câncer de mama ou de intestino, infarto agudo do miocárdio e mesmo de Aids. A mortalidade hospitalar atual, no Brasil, gira em torno de 60%, podendo chegar, em algumas regiões, à marca dos 80%.[17]

Cerca de 1 em cada 8 mil partos evolui com sepse, nos Estados Unidos, mas apenas uma pequena porcentagem dessas causas é de origem gineco-obstétrica. Em termos absolutos, as infecções pós-parto são as causas mais comuns, ficando o período gestacional com o menor número de casos. Pielonefrite é a causa mais prevalente de sepse entre gestantes, seguida das corioamnionites (dados dos Estados Unidos). O Brasil carece de dados confiáveis, mas, possivelmente, pelas altas taxas de abortamentos clandestinos, as taxas de sepse secundária a abortamentos infectados (corioamnionite) devam ser maiores e ocupar lugar de destaque.[18] Estudos nos Estados Unidos sobre sepse durante a gestação demonstraram que o foco infeccioso mais frequente não está relacionado ao feto, útero e anexos, mas ao trato urinário, sendo a pielonefrite o diagnóstico mais comum (37%) e a SDRA a disfunção orgânica mais frequente (50%), depois do choque (80%).[19] Nos casos mais graves, como nos de SDRA, a estabilização da mãe e o trabalho conjunto com o obstetra, munido das ferramentas de monitorização fetal, são indispensáveis para se avaliar e identificar o momento mais oportuno para a interrupção da gravidez.

Recomendações específicas sobre o tratamento da sepse durante a gestação não existem e, dessa forma, as diretrizes de tratamento da *Surviving Sepsis Campaign* (para pacientes em geral) se constituem na melhor evidência disponível na literatura. A identificação precoce, antibioticoterapia imediata, abordagem do foco infeccioso, trabalho conjunto com o obstetra e prevenção de complicações (infecção hospitalar, úlcera de estresse, complicações relacionadas a transfusões etc.) constituem a melhor evidência disponível para o atendimento dessa condição.[20]

Essas diretrizes compreendem dois conjuntos (ou "pacotes") de intervenções que devem ser executadas nas primeiras 6 horas (pacote de 6 horas) e da 7ª à 24ª horas seguintes à primeira disfunção orgânica secundária à sepse. Seção 2 – Capítulo 12.

Pacote de 6 horas (com relação à primeira disfunção orgânica)

- Coleta de lactato (indica a necessidade de monitorização da $SvcO_2$ por cateter venoso central; tem valor prognóstico);
- Hemocultura e abordagem do foco (p. ex.: curetagem no caso de aborto séptico retido);
- Administração de antibióticos em 1 hora da identificação;
- Reposição volêmica agressiva;
- Vasopressor para PAM > 65 mmHg;
- Cateter venoso central para PVC 8 a 12 mmHg e $SvcO_2$ > 70%.

Pacote de 24 horas

- Corticosteroides em baixas doses (se vasopressor em escalonamento progressivo);
- Controle da glicemia (controverso atualmente);
- Controle da ventilação mecânica (volume-corrente ≤ 6 mL/kg e pressão platô < 30 cmH_2O).

Mais recentemente, novos estudos relacionados ao tratamento da sepse demonstraram que o reconhecimento precoce, associado à antibioticoterapia imediata e abordagem do foco são, na verdade, os itens de maior peso em todo o protocolo. O uso de dispositivos invasivos, bem como o de hemotransfusões, ficaria restrito aos casos mais graves e não parecem ser grandes determinantes de sobrevida. Algumas revisões sobre o tratamento da sepse durante a gravidez já destacam a importância do reconhecimento e abordagem precoce do foco infeccioso como fundamentais no sucesso terapêutico dessa condição, evitando sua progressão para o choque séptico e a síndrome de disfunção de múltiplos órgãos.[21]

CHOQUE ANAFILÁTICO

O choque anafilático é evento bastante raro no contexto da gestação. Entretanto, sua ocorrência e o tratamento habitualmente empregados nessa condição podem levar a complicações sérias, incluindo o óbito fetal, óbito materno e, mais frequentemente, sequelas neurológicas de natureza hipóxico-isquêmicas fetais.

Pouca literatura está disponível sobre esse tópico, sendo os relatos de caso as referências mais comumente encontradas.

As causas são diversas, mas destacam-se as reações anafiláticas durante a profilaxia contra a infecção por estreptococos beta-hemolíticos, principalmente envolvendo as cefalosporinas (como a Cefazolina) e as penicilinas (como a penicilina G e Amoxicilina).[22]

As manifestações clínicas associadas ao choque anafilático durante a gravidez e o puerpério não parecem ser distintas daquelas encontradas na população em geral, mas o tratamento clássico parece ser um ponto importante a ser considerado nessa condição específica. O emprego da adrenalina, apesar de classicamente consagrado, parece impor risco à circulação maternofetal e contribuir para a necessidade de interrupção precoce da gestação ou o desenvolvimento de sequelas neurológicas, caso essa decisão seja tomada fora do tempo adequado.[23] A necessidade de interrupção da gravidez nesses casos parece ser muito frequente e a monitorização fetal é mandatória a fim de que o tempo certo dessa intervenção seja mais bem-definido.

REFERÊNCIAS BIBLIOGRÁFICAS

1. Martin SR, Foley MR. Intensive care in obstetrics: an evidence-based review. Am J Obstet Gynecol. 2006;195:673-89.
2. Uptodate [homepage internet]. Critical ilness during pregnancy and peripartum period. In: Peter F Clardy, Christine C Reardon. [Internet] [Acesso em 30 jan 2016]. Disponível em: www.uptodate.com/online.
3. Uptodate [homepage internet]. Maternal cardiovascular and hemodynamic adaptations to pregnancy. In: Michael R Foley. [Internet] [Acesso em 30 jan 2016]. Disponível em: www.uptodate.com/online.
4. Yeomans ER, Gilstrap LC III. Physiologic changes in pregnancy and their impact on critical care. Crit Care Med. 2005;33:S256-S258.
5. Soubra SH, Guntupalli KK. Critical illness in pregnancy: an overview. Crit Care Med. 2005;33:S248-S255.
6. (J Clin Diagn Res. 2014 Apr;8(4):OC06-8. doi: 10.7860/JCDR/2014/8068.4213. Epub 2014 Apr 15. Organ dysfunction and organ failure as predictors of outcomes of severe maternal morbidity in an obstetric intensive care unit. Kallur SD1, Patil Bada V2, Reddy P1, Pandya S3, Nirmalan PK4.)
7. Fujitani S, Baldisseri MR. Hemodynamic assessment in a pregnant and peripartum patient. Crit Care Med. 2005;33:S354-S361.
8. Anonymous: Pregnancy categories for prescription drugs. FDA Drug Bulletin. 1982;12:24-5.
9. Gabbe: Obstetrics: Normal and Problem Pregnancies, 5th ed. Copyright © 2007 Churchill Livingstone, An Imprint of Elsevier.
10. Uptodate [homepage internet]. Overview of the etiology and evaluation of vaginal bleeding in pregnant women. In: Errol R Norwitz, Joong Shin Park. [Internet] [Acesso em 30 jan 2016]. Disponível em: www.uptodate.com/online.
11. Martel MJ, MacKinnon KJ, Arsenault MY, Bartellas E, Klein MC, Lane CA, et al. Hemorrhagic shock. J Obstet Gynaecol Can. 2002;24:504-20.
12. de Lange NM, van Rheenen-Flach LE, Lancé MD, Mooyman L, Woiski M, van Pampus EC, et al. Peri-partum reference ranges for ROTEM(R) thromboelastometry. Br J Anaesth. 2014 May;112(5):852-9.
13. Hill JS, Devenie G, Powell M. Point-of-care testing of coagulation and fibrinolytic status during postpartum haemorrhage: developing a thrombelastography®-guided transfusion algorithm. Anaesth Intensive Care. 2012 Nov;40(6):1007-15.
14. British Thoracic Society guidelines for the management of suspected acute pulmonary embolism. Thorax. 2003;58:470-83.
15. Murali S, Baldisseri MR. Peripartum cardiomyopathy. Crit Care Med. 2005;33:S340-S346.
16. Uptodate [homepage internet]. Management of heart failure during pregnancy. In: Jeanne M DeCara, Roberto M Lang, Michael R Foley. [Internet] [Acesso em 30 jan 2016]. Disponível em: www.uptodate.com/online.
17. Silva E. Manual de Sepse. 2a. edição. São Paulo: Ed. Atheneu, 2008.
18. Fernandez-Perez ER, Salman S, Pendem S, Farmer JC. Sepsis during pregnancy. Crit Care Med. 2005;33:S286-S293.
19. Snyder CC, Barton JR, Habli M, Sibai BM. Severe sepsis and septic shock in pregnancy: indications for delivery and maternal and perinatal outcomes. J Matern Fetal Neonatal Med. 2013 Mar;26(5):503-6.
20. Cordioli RL, Cordioli E, Negrini R, Silva E. Sepsis and pregnancy: do we know how to treat this situation? Rev Bras Ter Intensiva. 2013;25(4):334-44.
21. Barton JR, Sibai BM. Severe sepsis and septic shock in pregnancy. Obstet Gynecol. 2012 Sep;120(3):689-706.
22. Berenguer A, Couto A, Brites V, Fernandes R. Anaphylaxis in pregnancy: a rare cause of neonatal mortality. BMJ Case Rep. 2013 Jan 11;2013.
23. Chaudhuri K, Gonzales J, Jesurun CA, Ambat MT, Mandal-Chaudhuri S. Anaphylactic shock in pregnancy: a case study and review of the literature. Int J Obstet Anesth. 2008 Oct;17(4):350-7.

CAPÍTULO 268

HIPERTENSÃO ARTERIAL NA GRAVIDEZ

Daniel Born
Felipe Favorette Campanharo
Nelson Sass

DESTAQUES

- A hipertensão arterial (HA) complica de 7% a 9% das gestações, e pode ser definida como a ocorrência de pressão arterial sistólica (PAS) ≥ a 140 mmHg e/ou pressão arterial diastólica (PAd) ≥ a 90 mmHg, sendo essas medidas obtidas no mínimo em duas ocasiões, com intervalo superior a 6 horas, após repouso da paciente.
- Pré-eclâmpsia é uma doença de múltiplos sistemas, cuja definição atual envolve disfunção endotelial, intensa resposta inflamatória e estado antiangiogênico. Além da proteinúria (que poderá inclusive estar ausente) cursa com disfunções orgânicas maternas e acometimento fetal.[1]
- Fatores de risco para pré-eclâmpsia incluem a nuliparidade, os extremos de idade materna, HA preexistente, nefropatias, obesidade materna, diabetes, trombofilias e ocorrência de pré-eclâmpsia em gestação anterior.
- A proteinúria é importante sinal diagnóstico, sendo definida como aquela ≥ 300 mg em urina de 24 horas ou 1 g/L (++ em Urina I). A relação proteinúria/creatinúria em amostra isolada de urina também pode ser utilizada para esse fim, sendo positiva quando acima de 0,3 mg/mg. Na atualidade deve ser encarada como presente ou ausente, pois o grau de proteinúria em si não traz boa correlação com a gravidade da doença.
- O vasospasmo é o mecanismo básico na fisiopatologia da moléstia hipertensiva específica da gestação.
- O ácido acetilsalicílico pode restaurar o equilíbrio entre a produção de prostaciclinas e tromboxano e evitar o desenvolvimento clínico da DHEG em pacientes de risco.
- Na síndrome HELLP ocorre anemia hemolítica microangiopática, elevação de enzimas hepáticas e plaquetopenia, e tem mau prognóstico.
- O tratamento ambulatorial somente é reservado a pacientes com pressão sistólica inferior a 135 mmHg e diastólica inferior a 85 mmHg, sem proteinúria e com crescimento fetal intrauterino normal.

INTRODUÇÃO

A hipertensão arterial (HA) complica de 7% a 9% das gestações, e pode ser definida como a ocorrência de PAS ≥ a 140 mmHg e/ou PAD ≥ a 90 mmHg, em qualquer momento da gestação, sendo essas medidas obtidas no mínimo em duas ocasiões, com intervalo superior a 6 horas e após repouso da paciente.

Para facilitar a orientação e o tratamento da hipertensão na gravidez, podemos dividir as pacientes da seguinte forma, de acordo com a classificação da ISSHP (2013) para síndromes hipertensivas da gestação:[2]

- Hipertensão arterial crônica (preexistente);
- Hipertensão gestacional;
- Pré-eclâmpsia;
- Pré-eclâmpsia sobreposta;
- Hipertensão "jaleco branco".

A hipertensão arterial crônica é aquela que o diagnóstico precede a gestação (preexistente) ou, por exemplo, quando a hipertensão é diagnosticada antes da 20ª semana da gravidez, por ocasião do pré-natal. Ocorre em aproximadamente 1% das gestações, sendo, geralmente, "essencial" e acompanhada frequentemente de história familiar de HA ou por outros fatores de risco cardiovascular, como o sobrepeso e a obesidade. A hipertensão secundária nessa população é rara, e geralmente encontra-se ligada a causas renovasculares.

A hipertensão gestacional é aquela que surge após a 20ª semana de gravidez (pacientes previamente normotensas), nas quais proteinúria está ausente. Acomete 5% a 6%, das gestantes, apresentando remissão após o parto. É dita "transitória".

A pré-eclâmpsia é uma síndrome heterogênea, de etiologia ainda mal-definida, ampla diversidade de formas clínicas e acometimento de múltiplos sistemas, cuja definição atual envolve a disfunção endotelial, intensa resposta inflamatória, e estado antiangiogênico, cujas características mais comuns são o desenvolvimento de hipertensão e proteinúria. Além da elevação dos níveis pressóricos, e da proteinúria (que poderá estar ausente em até 20% das vezes), fazem parte da síndrome as disfunções orgânicas maternas (insuficiência renal, acometimento hepático, complicações neurológicas e hematológicas) e o acometimento fetal (restrição de crescimento fetal/centralização fetal).[1]

A sobreposição de hipertensão arterial crônica e pré-eclâmpsia ocorre quando detecta-se a presença de proteinúria (previamente ausente) após a 20ª semana de gestação.

A hipertensão grave (PAS ≥ 160 ou PAD ≥ a 110 mmHg) é responsável pelo aumento do risco materno associado à hipertensão na gravidez. É consenso que o risco materno é atenuado pelo tratamento anti-hipertensivo, e que a mortalidade materna é causada, frequentemente, por hemorragia intracerebral. Por outro lado, a maioria das grávidas com hipertensão, preexistente ou gestacional, tem elevação discreta ou moderada da pressão arterial (pressão diastólica de 90 a 109 mmHg), e esses níveis de pressão arterial estão associados a menor risco materno, quando comparados com os daquelas pacientes com hipertensão arterial grave (pressão diastólica maior ≥ a 110 mmHg); nesse grupo (hipertensão arterial leve a moderada), óbito materno, convulsão, acidente vascular cerebral e eclâmpsia não são complicações frequentes.

A hipertensão arterial pode acometer gestantes, anteriormente normotensas, ou ser agravada em gestantes previamente hipertensas. A importância do estudo dos estados hipertensivos durante a gravidez deve-se, principalmente, à grande morbimortalidade maternofetal associada. A incidência da pré-eclâmpsia varia entre 5% e 10% das gestações, enquanto a da eclâmpsia é de 1%. Os estados hipertensivos na gravidez são a principal causa de morte materna de morbidade e mortalidade perinatais.

DEFINIÇÃO E DIAGNÓSTICO

O termo "toxemia gravídica" já foi utilizado para várias situações, nas quais estavam presentes a hipertensão, a proteinúria e/ou o edema, durante a gravidez e o puerpério.

No passado, considerava-se que os aumentos de 15 mmHg na pressão diastólica e 30 mmHg na pressão sistólica eram considerados como indicativos de pré-eclâmpsia, mesmo na ausência de hipertensão arterial. Esses valores foram rejeitados em função de sua baixa sensibilidade e baixo valor preditivo, além de não estarem associados a mau resultado gestacional. Essas pacientes devem ser avaliadas com maior frequência, especialmente se ocorrerem elevação da pressão arterial e surgimento de proteinúria e hiperuricemia. A aferição da pressão arterial deve ser feita com a gestante sentada, aplicando-se o manguito adequado ao membro superior direito, mantendo-o elevado na altura do coração. A posição em decúbito lateral esquerdo será utilizada para o repouso da paciente, mas no momento da aferição deverá estar posicionada em decúbito dorsal horizontal. A pressão arterial diastólica detectada pelo 5º ruído de Korotkoff corresponde ao desaparecimento da bulha.

Para a realização ideal do diagnóstico de doença hipertensiva específica da gravidez, é necessária a observação prospectiva do comportamento da pressão arterial, desde o primeiro trimestre gestacional, aspecto que nem sempre é possível na prática diária.

A eclâmpsia é diagnosticada quando ocorrem convulsões não causadas por doença neurológica prévia ou coincidente, em gestante com critérios diagnósticos para pré-eclâmpsia.

Habitualmente, o edema da pré-eclâmpsia é patológico e não depende da gravidade, acometendo a face e as mãos. A proteinúria é um importante sinal diagnóstico da moléstia e é definida como aquela superior a 300 mg, em urina de 24 horas ou 1 g/L (++ em Urina I), em, pelo menos, duas amostras coletadas com intervalo de 6 horas ou mais. A relação proteinúria/creatinúria em amostra isolada de urina também pode ser utilizada para esse fim, sendo que resultados acima de 0,3 mg/mg devem ser considerados como evidência de proteinúria significativa. Todavia, a proteinúria pode ser sinal tardio da doença e só surgir nos quadros mais avançados. É a presença ou a ausência dela que deve ser valorizada, sendo que o grau de proteinúria não encontra boa correlação com a gravidade da doença.

A elevação dos níveis de ácido úrico materno está provavelmente relacionada com a diminuição em sua excreção renal. A ampla variabilidade de seus níveis plasmáticos faz com que seu valor preditivo positivo seja muito baixo. Os níveis séricos maiores que 6,0 mg/dL, observados em duas ou mais ocasiões, podem contribuir para o diagnóstico. Entretanto, não existem evidências que permitam utilizar a avaliação sérica dos níveis de ácido úrico para predição de doença ou prognóstico.

O Colégio Americano de Ginecologia e Obstetrícia (ACOG) utiliza os critérios diagnósticos para pré-eclâmpsia listados no Quadro 268.1.[3]

A ISSHP utiliza como definição revista para a pré-eclâmpsia (2014), no Quadro 268.2.[2]

O caráter clínico adotado pela classificação da ISSHP reconhece o aspecto multissistêmico da pré-eclâmpsia e oferece maior sensibilidade.[2]

FISIOPATOLOGIA

A placenta tem papel essencial no desenvolvimento da pré-eclâmpsia. Os mecanismos patogenéticos envolvidos incluem a placentação inadequada, estresse oxidativo, presença de alguns autoanticorpos, ativação plaquetária e da cascata de coagulação, disfunção endotelial, gerando, assim, um estado pró-inflamatório e antiangiogênico. Esse estado não é exclusivo da pré-eclâmpsia, ocorrendo também em outras situações obstétricas, como a restrição de crescimento fetal e o parto prematuro. A gravidez e a época desse desequilíbrio, juntamente com a suscetibilidade materna é que determina a apresentação clínica da pré-eclâmpsia.

A presença do vasospasmo é universal e segmentar, o que contribui para lesão endotelial – paradoxalmente, os ní-

QUADRO 268.1. Critérios diagnósticos para pré-eclâmpsia.

Pressão arterial	• PAS ≥ 140 ou PAD ≥ 90 mmHg, em duas ocasiões com intervalo de 4h, após a 20ª semana de gestação em uma mulher com níveis pressóricos previamente normais. • PAS ≥ 160 ou PAD ≥ 110 mmHg, confirmada em curto intervalo de tempo (minutos) de modo a permitir adequada introdução de terapia anti-hipertensiva.
	e
Proteinúria	• Proteinúria 24h ≥ 300 mg ou • Urina I Proteinúria ++ ou • Relação proteinúria/creatinúria acima de 0,3 mg/mg.
Na ausência de proteinúria, surgimento de hipertensão com qualquer dos seguintes:	
Trombocitopenia	• Plaquetas < 100.000/mL.
Insuficiência renal	• Creatinina ≥ 1,2 mg/dL. ou • Dobrar o valor da creatinina prévia (na ausência de outra doença renal)
Alteração da função hepática	• Elevação de transaminases hepáticas (duas vezes o normal).
Edema agudo pulmão	
Sintomas visuais ou cerebrais	

QUADRO 268.2. Definições revistas para pré-eclâmpsia em 2014.

Desenvolvimento de hipertensão após 20ª semana de gravidez + surgimento de uma ou mais das seguintes condições:

1) Proteinúria (conforme definições prévias).

2) Outra disfunção orgânica materna:
- Insuficiência renal.
- Envolvimento hepático (elevação das transaminases ou dor epigástrica/hipocôndrio direito).
- Acometimento neurológico (eclâmpsia, acidente vascular cerebral, alteração do nível consciência, cegueira, cefaleia persistente, escotomas e hiper-reflexia).
- Complicações hematológicas (trombocitopenia, coagulação intravascular disseminada, hemólise).

3) Disfunção uteroplacentária.
- Restrição ao crescimento fetal.

veis de óxido nítrico encontram-se elevados em pacientes com pré-eclâmpsia – provavelmente como uma tentativa de compensação, e não como disfunção primária. A grávida normal desenvolve refratariedade aos efeitos pressóricos da angiotensina II, o que não ocorre na mulher que vai desenvolver Doença hipertensiva específica da gravidez (DHEG). A refratariedade à angiotensina II é, provavelmente, mediada pelo desequilíbrio na produção de prostaglandinas. Nas pacientes com DHEG ocorrem a diminuição na produção placentária de prostaciclinas e o aumento na síntese de tromboxano A_2, que é vasoconstritor e indutor de agregação plaquetária.

Nas gestantes normais, as artérias espiraladas são invadidas pelo trofoblasto, o que transforma o leito vascular uteroplacentário de alta resistência em um sistema de baixa resistência e alto fluxo. Nas pacientes que desenvolvem a DHEG, essa invasão é incompleta ou mesmo ausente e, ao mesmo tempo em que não ocorre a dilatação das artérias espiraladas, não se desenvolve também o predomínio da produção de prostaciclinas. Outras adaptações anormais também ocorrem em vários outros sistemas, como no sistema renina-angiotensina.

A isquemia placentária parece ser importante fator na patogênese da pré-eclâmpsia; é consistente a observação de que situações de risco materno para a DHEG incluem condições que predispõem à insuficiência vascular, como é a hipertensão arterial crônica, o diabetes, o lúpus eritematoso sistêmico, e as trombofilias, sejam elas adquiridas sejam de origem genética. As condições obstétricas que aumentam a massa placentária, com relativa diminuição no fluxo placentário (como mola hidatiforme), também elevam o risco da DHEG e, finalmente, alguns modelos animais de pré-eclâmpsia envolvem a criação de insuficiência placentária, por alteração do fluxo uterino.

Ainda não está claro se a isquemia placentária (redução do fluxo sanguíneo no espaço interviloso) é causa ou consequência da diferenciação anormal do citotrofoblasto e da invasão inadequada das artérias espiraladas. A placenta isquêmica pode elaborar fatores solúveis na circulação materna, como as sFit-1 e as citocinas pró-inflamatórias, que podem causar disfunção endotelial materna e produzir o quadro clínico característico da pré-eclâmpsia.

A disfunção endotelial pode explicar todas as alterações do quadro clínico dessas pacientes. Os distúrbios do tônus vascular causam a hipertensão e o aumento da permeabilidade capilar, que explicam a proteinúria e o edema, além da liberação de fatores pró-coagulantes, que levam à coagulopatia, observada nas formas mais graves da doença. Essas alterações também levam à isquemia de cérebro, do fígado, dos rins e da placenta. As evidências para a disfunção endotelial nas mulheres com pré-eclâmpsia incluem o aumento da concentração de fibronectina, fator VIII antígeno, trombomodulina, o aumento da reatividade vascular à angiotensina II, a diminuição da produção de vasodilatadores endoteliais, como a prostaciclina, além de elevação da produção de vasoconstritores, como endotelinas e tromboxanos.

Em resumo, a pré-eclâmpsia é um estado de disfunção endotelial secundário ao aumento excessivo de fatores circulantes, como sFit-1, que são liberados pela placenta.

As investigações na fisiopatologia da pré-eclâmpsia e, especificamente, da síndrome HELLP revelaram um achado caracterizado pela lesão endotelial hepática seguida de ativação plaquetária, agregação e consumo, levando a isquemia distal e morte de hepatócitos. Essa vasculopatia pode estar limitada a um segmento hepático ou ocorrer em todo o fígado. O mais comum é que pequenas arteríolas terminais sejam envolvidas, causando achados histológicos característicos. A lesão clássica da síndrome HELLP é a necrose periportal ou necrose parenquimatosa focal, com depósitos hialinos de material semelhante à fibrina, que são visualizados nos sinusoides hepáticos.

O esclarecimento da causa da disfunção placentária, incluindo a identificação dos genes responsáveis pela produção de fatores antiendoteliais, poderá deixar mais clara e evidente a etiologia da pré-eclâmpsia, assim como a identificação dos fatores que levam à disfunção endotelial poderá trazer modificações futuras na terapêutica.

Os fatores de risco descritos são: a nuliparidade, a hipertensão arterial crônica, a doença renal, um antecedente pessoal de pré-eclâmpsia ou a história familiar, o diabetes, as trombofilias, a gravidez múltipla e nova primipaternidade. Devem ser utilizados com o intuito de tentar "prever" a ocorrência da pré-eclâmpsia, devendo essas pacientes ser acompanhadas em serviços de referência – com atenção diferenciada. Outros meios – bioquímicos e biofísicos – vêm sendo utilizados com esse mesmo objetivo. Dentre esses, o mais utilizado é o Doppler – que tem melhor acurácia no 2º trimestre (em torno de 24 semanas). O índice de pulsatilidade > p95 para idade gestacional e a presença de incisura protodiastólica seriam marcadores da "má adaptação placentária", tendo ele um bom fator preditivo negativo.

ASPECTOS CLÍNICOS (QUADRO 268.3)

As manifestações clínicas da pré-eclâmpsia podem surgir em qualquer momento, entre o início do segundo trimestre e os primeiros dias de puerpério, embora as manifestações patogênicas da doença se iniciem precocemente durante a gestação:

- **Ganho de peso:** aumento súbito e excessivo de peso pode preceder o desenvolvimento da pré-eclâmpsia. Em algumas mulheres é o primeiro sinal. O ganho de peso é considerado excessivo quando for maior que 907,2 g por semana ou 2.721,6 g por mês. O aumento súbito do peso geralmente é atribuído à retenção hídrica.
- **Proteinúria:** em graus variados, podendo estar até mesmo ausente no início do quadro. Na atualidade, vem perdendo um pouco de seu valor prognóstico.

QUADRO 268.3. Principais alterações da pré-eclâmpsia.

Alterações hemodinâmicas	• Débito cardíaco: normal ou ↑ • Pós-carga e resistência vascular sistêmica: ↑ • PVC, pressão capilar pulmonar: normal ou ↓ hemoconcentração • Medicações que ↓ a resistência vascular sistêmica, ↑ o débito cardíaco
Alterações hematológicas	• Plaquetopenia • ↓ antitrombina III • ↑ fibronectina • Anemia microangiopática • Alteração no tempo de trombina
Alterações hepáticas	• ↑ TGO e ↑ TGP • Necrose hemorrágica periportal • Hematoma subcapsular
Alterações renais	• ↓ taxa de filtração glomerular e da perfusão renal • ↑ discreto de ureia e creatinina • ↓ *clearance* de ácido úrico • Proteinúria

PVC: pressão venosa central; TGO: transaminase glutâmico oxalacética; TGP: transaminase glutâmico pirúvica.

- **Cefaleia:** é mais comum nas formas mais graves da doença, geralmente resistente a analgésicos comuns e de localização occipital. Nas pacientes que evoluem para eclâmpsia, as convulsões são comumente precedidas por cefaleia.
- **Dor epigástrica:** é um sintoma das formas graves da doença e pode também preceder as convulsões. É, provavelmente, explicada por edema ou hemorragia hepática.
- **Convulsões:** geralmente tônicoclônicas. Critério definidor de eclâmpsia.
- **Pré-eclâmpsia grave:** pacientes apresentam pressão arterial (PA) superior a 160/110 mmHg ou hipertensão de qualquer nível associada a um ou mais, dos seguintes sinais e sintomas: proteinúria, oligúria, distúrbios visuais/cerebrais, dor epigástrica, hemoconcentração, anemia hemolítica, plaquetopenia e elevação de enzimas hepáticas.
- **Síndrome HELLP:** é definida quando a paciente apresenta anemia hemolítica microangiopática, elevação de enzimas hepáticas e plaquetopenia, e tem mau prognóstico.

Os critérios diagnósticos para pré-eclâmpsia grave estão listados no Quadro 268.4 e os exames laboratoriais indicados estão listados no Quadro 268.5.

QUADRO 268.4. Critério diagnóstico de pré-eclâmpsia grave.

Sintomas de disfunção do sistema nervoso central (SNC)	• Alterações visuais, escotomas, alteração do nível de consciência, cefaleia de grande intensidade • Acidente vascular cerebral
Sintomas de distensão da cápsula hepática	• Dor epigástrica ou no hipocôndrio direito • Náusea e vômito
Lesão hepatocelular	• Elevação de bilirrubinas e aumento de TGO e TGP (no mínimo o dobro do valor normal)
Elevação importante da pressão arterial	• Pressão sistólica ≥ 160 ou diastólica ≥ que 110 mmHg • Em duas ocasiões com intervalo maior que 6 horas
Plaquetopenia	• Menor que 100.000 m³
Proteinúria	• Proteinúria maior que ou igual a 5 g/L em urina de 24 horas ou 3+ em amostra isolada
Oligúria	• Diurese menos que 500 mL/24 horas
Edema pulmonar	
Sinais de comprometimento fetal e retardo de crescimento intrauterino	

TGO: transaminase glutâmico oxalacética; TGP: transaminase glutâmico pirúvica.

QUADRO 268.5.	Exames laboratoriais.
Hemograma	• Anemia por hemólise microangiopática • Plaquetopenia (síndrome HELLP)
Função renal	• Elevação dos níveis de creatinina por diminuição da filtração glomerular e do volume intravascular (níveis de creatinina ≥ 1,2 definem insuficiência respiratória aguda – IRA)
Provas de função hepática	• TGO > 72 UI/L; bilirrubina total > 1,2 mg/dL; DHL > 600 UI/L • Alteradas na síndrome HELLP
Coagulação	• TP e TTPA; fibrinogênio e metabólitos do fibrinogênio normais • Afastar CIVD
Urina	• • Proteinúria 24h ≥ 300 mg ou Urina I Proteinúria ++ ou relação proteinúria/creatinúria acima de 0,3 mg/mg
Tomografia de crânio	• Deve ser indicada para: 　• pacientes com quadros neurológicos focais 　• pacientes que não respondem ao tratamento 　• diagnóstico diferencial com AVCH
Ultrassonografia	• Avaliação fetal • Diagnóstico de descolamento prematuro de placenta • Dopplerfluxometria associada para avaliação do bem-estar fetal

TGO: transaminase glutâmico oxalacética; DHL: desidrogenase láctica; TP: tempo de protrombina; TTPA: tempo de protrombina ativada; CIVD: coagulação intravascular disseminada; AVCH: acidente vascular cerebral hemorrágico

Um estudo recente muito importante para a avaliação do risco em pré-eclâmpsia, o Pre-eclampsia Integrated Estimate of RiSk (PIERS) desenvolveu um sistema de classificação com base na predição de desfechos adversos maternos e perinatais. No cálculo do risco entram a idade gestacional, as características clínicas, como a presença de dispneia ou dor torácica, a saturação (SpO_2) e as características laboratoriais (contagem de plaquetas, creatinina e níveis de AST/TGO).[4] Disponível em: https://piers.cfri.ca/PIERSCalculatorH.aspx.

TRATAMENTO

OBJETIVOS

- Resolução da gestação com o mínimo de trauma maternofetal.
- Nascimento de criança que sobreviva com desenvolvimento normal.
- Restauração completa da saúde materna.

A conduta depende da gravidade da doença materna, da idade gestacional e das condições obstétricas, que indicam a via de parto.

O tratamento da DHEG pode ser dividido em tratamento clínico e obstétrico. Deve ser lembrado que, quanto mais precoce é o surgimento da patologia, piores são o quadro clínico e o prognóstico materno e fetal. O controle definitivo da patologia só é alcançado com o término da gestação, sendo, em algumas circunstâncias, fundamental a interrupção da gravidez.

Portanto, a interrupção da gestação está indicada em pacientes que desenvolvem pré-eclâmpsia grave, antes da 24ª semana de gravidez. Aquelas que desenvolvem hipertensão entre a 24ª e 28ª semanas, o tratamento conservador (postergar a interrupção) é recomendado.[5] Entretanto, quando ocorre agravamento clínico materno importante, ou sofrimento fetal, a antecipação do parto é a forma de tratamento. Nas pacientes em que a hipertensão é detectada no período entre a 29ª e 36ª semanas, na maioria dos casos é possível postergar a interrupção da gestação para a 37ª semana.

O tratamento ambulatorial só é reservado para pacientes com pressão sistólica inferior a 135 mmHg e diastólica menor que 85 mmHg, sem proteinúria significativa e com vitalidade fetal preservada. A internação é indicada quando a pressão sistólica é superior a 140 mmHg e a diastólica superior a 90 mmHg. O repouso no leito é fundamental, e em grande número de pacientes é suficiente para controlar a hipertensão.

Teoricamente, a medicação anti-hipertensiva tem valor nos casos em que a DHEG pode ser agravada, de modo a colocar em risco a gestação, e ainda não existe a maturidade fetal que garanta boas condições e sobrevida do recém-nascido. O uso dos anti-hipertensivos é controverso na gestação. Muitas drogas têm sido utilizadas na gravidez, especialmente em pacientes hipertensas crônicas. As drogas mais usadas são a metildopa (500 mg a 2 g/dia), a hidralazina (50 a 400 mg/dia) e os betabloqueadores (pindolol 5 a 30 mg/dia) (Quadro 268.6).

QUADRO 268.6. Tratamento.	
Objetivos do tratamento	▪ Resolução da gestação com o mínimo de trauma materno-fetal. ▪ Nascimento de recém-nascido, que sobreviva com desenvolvimento normal. ▪ Restauração completa da saúde materna.
Interrupção da gestação	▪ Indicada a pacientes que desenvolvem pré-eclâmpsia grave antes da 24ª semana de gravidez. ▪ Para as pacientes que desenvolvem hipertensão entre a 24ª e 28ª semana: tratamento conservador (postergar a interrupção).[5] Entretanto, quando ocorre agravamento clínico materno importante ou sofrimento fetal, deve-se antecipar o parto. ▪ Na maior parte das pacientes, nas quais a hipertensão é detectada no período entre a 29ª e 36ª semana, é possível postergar a interrupção da gestação para a 37ª semana – desde que estabilidade clínica +.
Tratamento clínico	▪ Repouso em decúbito lateral esquerdo. ▪ Afastamento de atividade profissional. ▪ Controle diário da pressão arterial. ▪ Controle rigoroso do ganho ponderal (não exceder 1 kg/semana). ▪ Não prescrever diuréticos. ▪ Não prescrever hipotensores, exceto se houver hipertensão crônica. ▪ Avaliação de proteinúria. ▪ Ambulatorial: reservado para pacientes com pressão sistólica < 135 mmHg e diastólica < 85 mmHg, sem proteinúria significativa e com vitalidade fetal preservada.[1] ▪ Internação hospitalar: é indicada quando a pressão sistólica é > 140 mmHg e a diastólica > 90 mmHg. O repouso no leito é fundamental, e em grande número de pacientes é suficiente para controlar a hipertensão. ▪ Teoricamente, a medicação anti-hipertensiva teria valor nos casos em que a DHEG pode se agravar, de modo a colocar em risco a gestação e ainda não existe a maturidade fetal que garanta boas condições de sobrevida do recém-nascido. ▪ Drogas utilizadas na gravidez (especialmente nas pacientes hipertensas crônicas): metildopa (500 mg a 2 g por dia), hidralazina (50 a 400 mg/dia) e betabloqueadores (pindolol 5 a 30 mg/dia).

TRATAMENTO DA PRÉ-ECLÂMPSIA GRAVE E ECLÂMPSIA

Prevenção e controle das convulsões (Quadro 268.7)

Sulfato de magnésio

- **Dose de ataque:** 8 mL a 50% (4 g), EV, a uma velocidade de 1 g/min.
- **Dose de manutenção:** Imediatamente após ataque, manter infusão de 1 a 2 g/hora por 24 horas.

O uso do esquema EV visa ao maior conforto da paciente, exibindo, porém, a mesma eficácia clínica do esquema IM.

Vigilância, quanto à toxicidade da terapia $MgSO_4$ – garantir:

- Reflexo patelar presente.
- Fluxo urinário de 25 mL/h (ou maior).
- Frequência respiratória maior que 14 por minuto.

Outras drogas, como o diazepam e a fenitoína, também podem ser utilizadas. Entretanto, um estudo internacional multicêntrico concluiu que pacientes tratadas com sulfato de magnésio apresentaram risco 67% menor de recorrência de convulsões, quando comparadas com aquelas tratadas com fenitoína, e, 52% menor, quando comparadas com o grupo tratado com diazepam. Por isso, a droga de primeira escolha para prevenção e tratamento das convulsões na pré-eclâmpsia grave e eclâmpsia é o sulfato de magnésio.[6-7]

O sulfato de magnésio deve ser considerado para a prevenção de convulsões, em todas as pacientes com pré-eclâmpsia, inclusive naquelas com doença considerada não grave. Para prevenir um caso de eclâmpsia, 63 pacientes com pré-eclâmpsia grave ou 109 com pré-eclâmpsia leve ou moderada devem ser tratadas.

É importante ressaltar que a hipertensão sem proteinúria na gravidez tem baixa incidência de convulsões (eclâmpsia

QUADRO 268.7. Esquema de administração e cuidados – sulfatação.	

Sulfato de magnésio	▪ **Ataque:** 8 mL a 50% (4 g), EV, na velocidade de 1 g/min.
	▪ **Manutenção:** 1-2 g/hora por 24 horas.
	▪ **Atenção para (sinais de intoxicação $MgSO_4$):**
	  ▪ Reflexo patelar presente
	  ▪ Fluxo urinário > 25 mL/h
	  ▪ Frequência respiratória maior que 14 por minuto
	  ▪ Manutenção do esquema até 24 horas de puerpério
	▪ **Antídoto:** gluconato de cálcio (10 mL a 10%), EV lento

< 1%), portanto, para esse grupo de gestantes, a profilaxia com sulfato de magnésio seria dispensável, assim como deve ser ressaltado que esse agente terapêutico somente previne as convulsões, mas não a evolução da doença e suas outras complicações maternas e perinatais.

Controle da pressão arterial – hipotensores

Metildopa

Medicação de primeira escolha, que possui a maior experiência clínica acumulada. Dose de 750 mg a 2 g/d divididas em 3 a 4 vezes ao dia. A hipotensão postural e a elevação das enzimas hepáticas são alguns dos efeitos adversos descritos.

Pindolol

Betabloqueador não seletivo, dose de 10 a 30 mg/d divididas em 2 a 3 vezes ao dia. Não se verificou tendência a RCIU = retardo de crescimento intra-uterino (RCIU), encontrada em outros betabloqueadores (em especial o atenolol). Quando comparado com a metildopa, apresenta eficiência semelhante.

Hidralazina – emergências hipertensivas

O controle pressórico nos quadros graves é obtido com o uso de hidralazina intravenosa na dose de 5 mg, em intervalos de 15 a 20 minutos, com o objetivo de reduzir em 20% a 30% da pressão diastólica. A droga também pode ser administrada de forma contínua, utilizando 40 mg, em 250 mL de soro glicosado isotônico a uma velocidade de 0,5 a 10 mg/h.

Nitroprussiato de sódio – emergências hipertensivas

É uma medicação de exceção, que tem sido utilizada em alguns centros, em quadros mais graves, especialmente na vigência de edema pulmonar agudo. Dose de 0,5 a 10 mg/kg/min, EV. Deve ser lembrado o risco teórico de toxicidade fetal por seus metabólitos – risco esse não comprovado por revisão sistemática da literatura.[8]

Labetalol – emergências hipertensivas

Pode ser usado na dose de 20 mg, EV, e a seguir 20 a 80 mg, a cada 30 minutos, até a dose total de 300 mg, ou em infusão contínua de 1 a 2 mg por minuto, até se obter o controle pressórico e, depois, manter uma dose de 0,5 mg/min. A hipotensão neonatal foi um efeito comumente observado em recém-nascidos de mães que fizeram uso dessa medicação.[9]

Nifedipina – emergências hipertensivas

Tem um rápido efeito anti-hipertensivo, todavia algumas pacientes podem desenvolver hipotensão – e queda do fluxo uteroplacentário – sendo lesiva para o concepto. A dose recomendada é de 5 a 10 mg, via oral, podendo ser repetida a cada 30 minutos, até PAD de 90 a 100 mmHg. Sua utilização por via sublingual está proscrita na atualidade.

Inibidores de enzima de conversão da angiotensina

Devem ser evitados durante a gestação – relatos referindo-se a aborto e morte fetal em modelos animais, provavelmente por redução do fluxo uteroplacentário. Em seres humanos, esses agentes têm sido associados a várias complicações fetais e neonatais: retardo de crescimento, oligoidrâmnio, anúria e hipotensão neonatal, malformações congênitas e óbito. Podem ser úteis no puerpério.

Hidratação

Mantém-se uma infusão de 60 a 125 mL/h de solução de Ringer, e somente se infundem volumes maiores na presença de desidratação ou perda sanguínea, pois apesar da contração de volume, que essas pacientes apresentam, a reposição agressiva de volume pode determinar edema pulmonar agudo. A ecocardiografia bidimensional tem condições de fornecer, rapidamente, dados hemodinâmicos que podem influenciar a terapêutica, especialmente no que se refere à reposição hídrica dessas pacientes.[10]

Diuréticos e agentes hiperosmóticos

Em virtude da contração de volume e da possibilidade de diminuir a perfusão placentária, os diuréticos não têm sido indicados em portadoras de DHEG.

O uso de agentes hiperosmóticos não demonstrou benefícios e, por isso, sua indicação é limitada.

Monitorização hemodinâmica

A monitorização hemodinâmica pode ter utilidade no tratamento das pacientes complicadas, como as que evoluem com insuficiência cardíaca grave, insuficiência renal grave, hipertensão refratária ou edema pulmonar. Entretanto, a maioria das pacientes pode ser conduzida adequadamente, sem exposição aos riscos da cateterização venosa central e arterial.

Tratamento da eclâmpsia

Na ocorrência de convulsões é realizado o diagnóstico de eclâmpsia e o tratamento inclui todas as medidas já citadas, além das listadas no Quadro 268.8.

QUADRO 268.8. Tratamento da eclâmpsia.

- Proteção oral com cânula adequada para evitar queda da língua e facilitar aspiração de secreções e vômitos.
- Oxigênio suplementar.
- Drogas anticonvulsivantes: sulfato de magnésio, benzodiazepínico ou tiopental.
- Acesso venoso periférico.
- Hidratação adequada.
- Sondagem vesical para controle de diurese e avaliação de proteinúria de 24 horas.
- Decúbito lateral esquerdo, para evitar aspiração.
- Vigilância constante da paciente por parte da equipe médica e de enfermagem.
- Leito adequado para evitar quedas e traumatismos.

Antecipação do parto

Não existe unanimidade quanto ao tipo de anestesia a ser aplicado, entretanto, na síndrome HELLP, a anestesia geral é mandatória, pelo risco de hemorragias intrarraquidianas causadas pela punção.

REFERÊNCIAS BIBLIOGRÁFICAS

1. de Oliveira LG, Karumanchi A, Sass N. Pré-eclâmpsia: estresse oxidativo, inflamação e disfunção endotelial. Rev Bras Ginecol Obstet. 2010 Dec;32(12):609-16.
2. Tranquilli AL, Dekker G, Magee L, Roberts J, Sibai BM, Steyn W, et al. The classification, diagnosis and management of the hypertensive disorders of pregnancy: A revised statement from the ISSHP. Pregnancy Hypertens. 2014;4:97-104.
3. 2013 The American College of Obstetricians and Gynecologists. Hypertension in pregnancy. Obstet Gynecol. 2013;122(5):1122-31.
4. von Dadelszen P, Payne B, Li J, Ansermino JM, Broughton Pipkin F, Côté AM, et al. Prediction of adverse maternal outcomes in pre-eclampsia: development and validation of the fullPIERS model. Lancet. 2011;377(9761):219-27.
5. Haddad B, Sibai BM. Expectant management in pregnancies with severe pre-eclampsia. Semin Perinatol. 2009 Jun;33(3):143-51.
6. Magpie Trial Follow-Up Study Collaborative Group. The Magpie Trail: a randomised trial comparing magnesium sulphate with placebo for pre-eclampsia. Outcome for women at 2 years. BJOG. 2007;114:300-9.
7. Collaborative Eclampsia Trial. Which anticonvulsivant for women with eclampsia? Evidence from the Collaborative Eclampsia Trial. Lancet. 1995;345:1455-63.
8. Sass N, Itamoto CH, Silva MP, Torloni MR, Atallah AN. Does sodium nitroprusside kill babies? A systematic review. Sao Paulo Med J.2007 Mar [cited 2014 Dec 19];125(2):108-11.
9. Heida KY, Zeeman GG, Van Veen TR, Hulzebos CV. Neonatal side effects of maternal labetalol treatment in severe preeclampsia. Early Hum Dev. 2012 Jul;88(7):503-7.
10. Belfort MA, Rokey R, Saade GR, Moise KJ Jr. Rapid echocardiographic assessment of left and right heart hemodynamics in critically ill obstetrics patients. Am J Obstet Gynecol. 1994;171(4):884-92.

CAPÍTULO 269
TROMBOEMBOLISMO E COAGULOPATIAS NA GRAVIDEZ

Eduardo Cordioli
João Carlos de Campos Guerra

DESTAQUES

- Na gravidez há elevação natural de todos os fatores de coagulação. A gravidez pode ser considerada uma trombofilia adquirida.
- O tromboembolismo é uma das principais causas de morte materna na gravidez.
- O D-dímero, muito usado fora da gestação, tem pouco uso durante a gestação, uma vez que seus níveis se elevam mesmo em casos fisiológicos.
- A substituição de heparina por varfarina deve ser feita com a paciente internada, sobrepondo as terapias para evitar hipercoagulabilidade associada ao uso inicial de varfarina.
- Heparinas não fracionadas (HNF) e as heparinas de baixo peso molecular (HBPM) apresentam eficácia similar, porém as primeiras relacionam-se a maior risco de trombocitopenia (rara na gestação) e hemorragia, muito embora tenham menor custo.
- Mulheres com passado de fenômenos tromboembólicos devem receber dose profilática de HNF ou HBPM durante toda a gestação até seis semanas após o parto.
- Em 0,1% de todos os partos, pode surgir uma coagulopatia adquirida no ciclo gravídico puerperal por alterações importantes dos fatores de hemostasia.
- As situações hemorrágicas pré-gravidez e as que surgem durante a gestação, mas independentes da nova situação, são habitualmente acompanhadas pelo hematologista.
- A perda sanguínea durante o parto normal é da ordem de 200 mL de sangue e fala-se em hemorragia quando houver perda superior a 500 mL.
- Na experiência dos autores deste capítulo, as entidade obstétricas mais comuns associadas com coagulopatia são o deslocamento prematuro da placenta (DPP), o abortamento infectado e o feto morto retido (FMR).
- A perda sanguínea que ocorre durante o parto depende da inter-relação de dois fatores básicos: a contratura uterina e fatores da hemostasia.
- As alterações laboratoriais decorrentes da queda dos fatores da coagulação I, II, V, VIII e plaquetas são aquelas da coagulopatia de consumo.
- O tratamento mais importante e eficiente é corrigir o fator desencadeante.

TROMBOEMBOLISMO

INTRODUÇÃO

O estado gravídico promove uma série de modificações adaptativas no organismo materno, merecendo destaque as do sistema de coagulação.

Há um aumento da coagulabilidade na gestação, com vistas a manter a hemostasia no pós-parto. Contribui para tanto, a elevação de quase todos os fatores de coagulação, excetuando-se o XI e o XIII. O fibrinogênio é o que mais se eleva (quase 50%), sem que haja a contrapartida do aumento de inibidores da coagulação, ao contrário, ocorre queda na atividade da proteína S e elevação de inibidores do ativador de plasminogênio 1 e 2 (PAI-1 e PAI-2), o que impede a formação de plasmina.

Embora se trate de mecanismos de defesa, não se pode ignorar que tais eventos elevam o risco de trombose e de fenômenos tromboembólicos, especialmente nas mulheres já predispostas a essa condição, como portadoras de trombofilias hereditárias e obesas (Quadro 269.1).

QUADRO 269.1. Fatores de risco para fenômenos tromboembólicos.[1]

- Fenômeno tromboembólico prévio
- Imobilidade
- IMC > 30
- Tabagismo
- Ganho de peso elevado (> 21 kg)
- Multiparidade
- Idade acima de 35 anos
- Pré-eclâmpsia
- Gestação gemelar
- Hemorragias antes e pós-parto
- Cesariana
- Doenças clínicas que elevam risco de trombose (lúpus eritematoso sistêmico, anemia, infecção ativa, trombofilia).
- Transfusão sanguínea

É nesse contexto que o tromboembolismo pulmonar figura entre as principais causas de morte materna. O risco de fenômenos tromboembólicos está aumentado em cinco vezes na gestação e, ao contrário do que se poderia imaginar, não se esvaece com o parto, ao contrário, torna-se ainda mais elevado no puerpério, quando apresenta até vinte vezes maior de ocorrer. O estado pré-gravídico somente será recuperado seis semanas pós-parto, muito embora aproximadamente 80% dos eventos tromboembólicos ocorrem nas primeiras três semanas que o sucedem.

Apesar disso, a incidência de tromboembolismo venoso gira em torno de 1:1.000 gestações, com nítida preponderância de sistema venoso de membro inferior esquerdo, em que ocorrem 90% dos casos de trombose venosa profunda.

DIAGNÓSTICO

TROMBOSE VENOSA PROFUNDA (TVP)

Em não gestantes, é possível a adequada caracterização do quadro de trombose venosa profunda pelos sinais e sintomas apresentados pelo doente, especialmente edema e dor. Entretanto, essas mesmas características acompanham grande parte das gestantes normais. Assim, na gravidez, é a unilateralidade desse quadro clínico que alertará para o diagnóstico.

A confirmação por meio de propedêutica armada deve ser objetivada, mas na impossibilidade de realizá-la de imediato o tratamento não deve ser postergado.[2]

O exame de escolha nesses casos será a ultrassonografia, que avaliará a compressibilidade do sistema venoso proximal e, se possível, o fluxo sanguíneo vascular por meio do recurso Doppler.

Deve-se ressaltar que mesmo com ultrassonografia normal, na presença de quadro clínico típico, deve-se manter a terapêutica e realizar novas avaliações ultrassonográficas em três e sete dias, respectivamente.

O D-dímero, muito usado fora da gestação, tem pouco uso durante a gestação, uma vez que seus níveis se elevam mesmo em casos fisiológicos.[3] A Figura 269.1 traz o algoritmo recomendado para o diagnóstico e manejo da trombose venosa profunda.

TROMBOEMBOLISMO PULMONAR (TEP)

O quadro clínico de TEP é caracterizado por dispneia, dor torácica, hemoptise e discreto aumento da temperatura. A suspeita será realçada pela presença de passado ou história atual de trombose.

Todavia, nem sempre será possível observar todos os sinais e sintomas típicos; além disso, dispneia é muito comum em gestantes, especialmente no 3º trimestre. Como

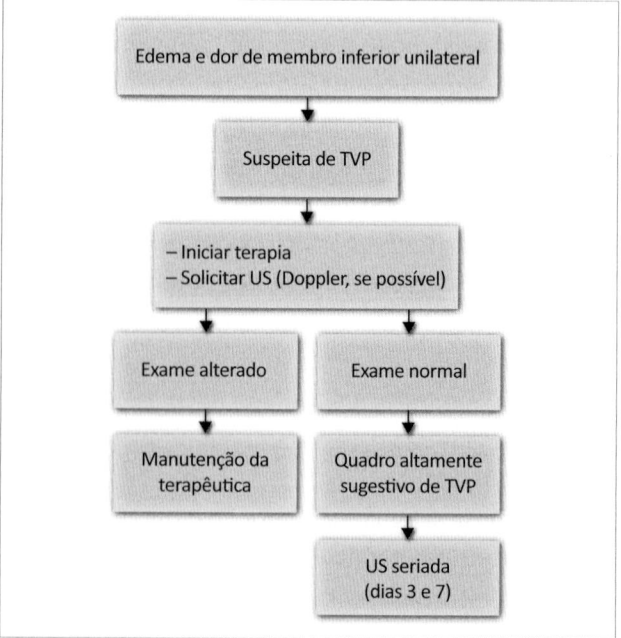

FIGURA 269.1. Diagnóstico e manejo da trombose venosa profunda.[4]

TVP: trombose venosa profunda; US: ultrassonografia.

nos casos de TVP, a confirmação diagnóstica com exames complementares é desejável, mas também não deve retardar o início da terapia.

O primeiro exame a ser solicitado deve ser a radiografia de tórax, não por permitir o indubitável reconhecimento do TEP, uma vez que apresenta baixa especificidade, mas porque tem extrema valia no afastamento do diagnóstico diferencial, especialmente quadros de pneumonia e pneumotórax. De qualquer forma, alguns achados radiográficos podem sinalizar para a presença da embolia pulmonar, sendo eles a atelectasia, o edema pulmonar, redução da trama vascular e opacidade focal.

Diante de achados típicos de TEP, sejam clínicos ou radiográficos, pode-se solicitar ultrassonografia com Doppler de membros inferiores, pois, como já explicitado, tal exame permitirá o diagnóstico de TVP, geralmente precursor do TEP, com quem compartilha de mesma terapia anticoagulante, como se verá a seguir.[5]

Cabe ressaltar que a normalidade desse último exame, em hipótese alguma, será agente tranquilizador, sendo desejável aprofundamento da propedêutica armada com vistas ao estabelecimento diagnóstico.

Dois exames serão possíveis nesse momento: cintilografia ventilação/perfusão (V/Q) e angiotomografia pulmonar. Embora o segundo submeta o feto a menores índices de radiação, à mãe parece acrescer risco de câncer de mama, principalmente porque as mamas de gestantes são mais sensíveis à radiação. Não obstante, é possível omitir o componente ventilatório da cintilografia V/Q, especialmente se a radiografia de tórax for normal. Na Figura 269.2 observa-se o algoritmo recomendado para o diagnóstico e manejo do tromboembolismo pulmonar.

Evento ainda mais raro na gestação é o tromboembolismo pulmonar maciço, diagnosticado quando há TEP associado à pressão arterial sistólica abaixo de 90 mmHg ou decréscimo de ao menos 40 mmHg da pressão arterial sistólica média por mais de 15 minutos, desde que ausentes hipovolemia, septicemia ou arritmia recente.

TRATAMENTO
USO DE ANTICOAGULANTES

Obviamente, o tratamento dos quadros de trombose e tromboembolismo terá como base o uso de anticoagulantes.

Por apresentarem excreção renal e atuarem diretamente em fatores derivados do fígado, é condição precípua à sua administração a análise das funções renal e hepática, por meio de dosagens séricas de creatinina, ureia, eletrólitos e coagulograma.

Atualmente, observa-se crescente número de drogas anticoagulantes no mercado, mas duas apenas seguras na gravidez: as heparinas não fracionadas (HNF) e as de baixo peso molecular (HBPM).[6] A varfarina, muito usada fora da gestação, deve ser evitada nesse período se for possível, pois

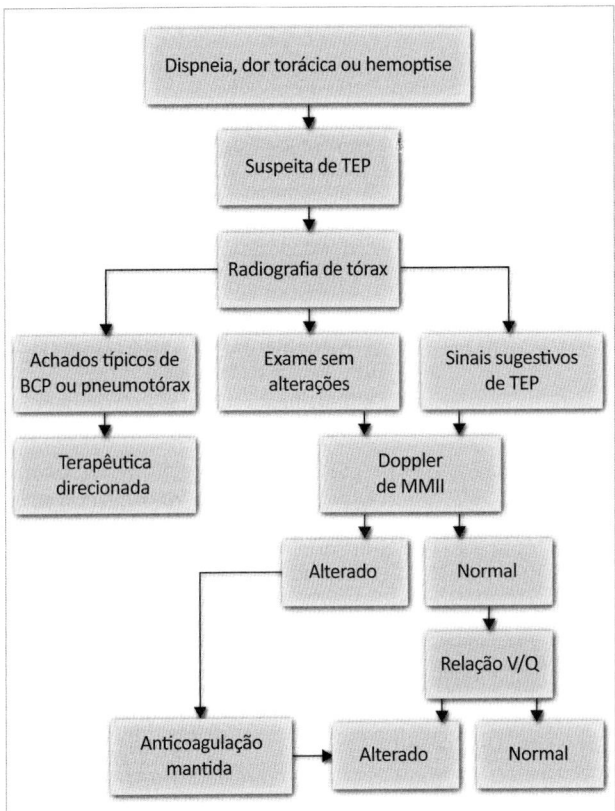

FIGURA 269.2. Tromboembolismo pulmonar.[7]
TEP: tromboembolismo pulmonar; MMII: membros inferiores; BCP: broncopneumonia.

comprovadamente associa-se a embriopatias, anomalias do sistema nervoso central (SNC) do feto e sangramentos, sendo o uso relativamente seguro entre 14 e 34 semanas, tendo de ser suspenso no início e final da gestação e trocado por HNF ou HBPM.[8]

HNF e HBPM apresentam eficácia similar, porém a primeira relaciona-se a maior risco de trombocitopenia (esta mais rara na gestação) e hemorragia, muito embora tenha menor custo.[9]

As doses das medicações constam do Quadro 269.2 a seguir.[10]

Recomenda-se:

- Arredondar a taxa de infusão para o valor mais próximo;
- Quando o peso da paciente estiver abaixo de 50 kg ou acima de 120 kg, mantenha respectivamente o mínimo ou o máximo permitido pela tabela;
- Anexar a folha de controle ao prontuário do paciente.

A coleta do sangue para avaliação de TTPA e ajuste de dose de HNF deve ser feita 6 horas após a administração inicial, conforme a Tabela 269.1. A contagem de plaquetas, com o intuito de avaliar plaquetopenia medicamentosa, é desnecessária com o uso de HBPM, mas deve ser feita em terapias com HNF.

As doses necessitam de adaptações próximas do parto no intuito de evitar sangramentos de incisão ou no local

QUADRO 269.2. Doses de anticoagulantes.	
Droga	**Dose**
HBPM (enoxaparina)	1 mg/kg/dose 2×/dia SC.
HBPM (dalteparina)	100 UI/kg/dose 2×/dia SC.
HNF	<ul><li>Bólus inicial de 80 UI/kg EV.</li><li>Tratamento endovenoso (fase aguda):<ul><li>Preparar a solução de heparina com 5 mL (25 mil unidades) em 250 mL de soro fisiológico de tal forma a ter 100 UI/mL.</li><li>Prescrever 18 UI/kg/h desta solução para manutenção e controle com TTPA.</li><li>Solicitar TTPA a cada 6 h, espaçando-se para controles de 12h quando se obtiverem 2 controles seguidos dentro da faixa ideal.</li></ul></li><li>Tratamento subcutâneo (manutenção):<ul><li>Prescrever 17.500 UI SC a cada 12h ou em uma dose suficiente para manter a TTPA de 2 a 2,5 vezes o controle.</li></ul></li></ul>
Varfarina	Iniciar com 5 mg/dia VO. Aumentar ou diminuir para ter 2 a 3 vezes a RNI basal.

SC: via subcutânea; EV: via endovenosa; VO: via oral; TTPA: tempo de tromboplastina parcialmente ativada; h: hora(s); RNI: relação normatizada internacional.

TABELA 269.1. Tabela para controle de HNF.

TTPA	Bólus	Interrupção	Mudança na infusão
< 35	80 UI/kg	0	aumentar 4 UI/kg/h
35-45	40 UI/kg	0	aumentar 3 UI/kg/h
46-60	40 UI/kg	0	aumentar 2 UI/kg/h
61-85	0	0	manter a infusão
86-110	0	0	reduzir 2 UI/kg/h
> 110	0	60 minutos	reduzir 4 UI/kg/h

TTPA: tempo de tromboplastina parcialmente ativada; UI: unidade(s) internacional(is); h: hora(s); HFN: heparina não fracionada.

da punção anestésica. Por isso, o nascimento programado é preferível.

A HBPM (enoxaparina) deve ser administrada em dose única no dia anterior ao parto, repetindo-se 40 mg 3 horas pós-procedimento ou 4 horas após a retirada de cateter de peridural.

A HNF deve ser descontinuada 6 horas antes do parto se usada via EV, ou 12 horas antes caso seu uso seja subcutâneo.

ANTÍDOTOS – REVERSÃO DA HEPARINIZAÇÃO EM CASO DE SANGRAMENTO OU URGÊNCIA[11]

1. Neutralização da heparina em caso de urgência: sulfato de protamina – 1 mg de sulfato de protamina neutraliza 100 UI de heparina. Dose máxima 50 mg. Sempre monitorizar o paciente e administrar lentamente a protamina para evitar efeito cardiovascular (hipotensão grave).
2. Neutralização da heparina de baixo peso molecular: o sulfato de protamina neutralizará somente 50% da atividade. Um miligrama de protamina para cada miligrama de enoxaparina.
3. Administrar plasma fresco congelado para reversão.

O tratamento seve ser mantido por três a seis meses e nunca descontinuado na gestação ou até seis semanas pós-parto. Após o parto, a heparina é substituída pela varfarina.

A substituição de heparina por varfarina deve ser feita com a paciente internada, sobrepondo as terapias para evitar hipercoagulabilidade associada ao uso inicial da varfarina. O tempo de tratamento recomendado para o primeiro episódio não complicado de TVP é de três a seis meses de varfarina mantendo a RNI entre dois e três. Após um segundo episódio, a varfarina deve ser mantida indefinidamente.[12]

Deve-se dosar a RNI basal do paciente. O exame de TP/RNI deve ser feito preferencialmente no mesmo laboratório, pois existem variações.

Inicia-se a administração de varfarina 5 mg/dia, aumentando ou diminuindo a cada três doses até a RNI desejada. Finalmente, para facilitar a monitorização matinal da RNI, recomenda-se administração da varfarina às 18 horas. Com dois exames semanais dentro da faixa desejada, considera-se alcançada a estabilização do alvo. Alterações na dose devem sempre ser precedidas da análise clínica de fatores associados que possam estar alterando a RNI. O aumento de 10% na dose aumentará a RNI em cerca de 0,7 a 0,8 (Figura 269.3).

TRATAMENTO DA HIPOCOAGULAÇÃO EXCESSIVA COM O USO DE VARFARINA:

1. RNI entre 4 e 6
   - Suspender o anticoagulante;
   - Repetir o RNI a cada 24 horas;
   - Retornar em doses menores.
2. RNI entre 6 e 10
   - Vitamina K: 0,5 a 1 mg VO ou SC.;
   - Repetir a dose se RNI > 6 após 24 horas.
3. RNI entre 10 e 20 (UPA – unidade pronto atendimento ou hospitalar)
   - Vitamina K de 3 a 5 mg EV;
   - RNI a cada 6 horas;
   - Repetir a dose de vitamina K se RNI > 10 após 12 horas.
4. a) RNI > 20 na ausência de sangramento;
   b) Presença de sangramento com RNI < 20;
   c) Necessidade de cirurgia imediata (tratamento hospitalar)
      - Suspender o anticoagulante;
      - Vitamina K 10 mg EV;
      - Complexo protrombínico ou fator VIIa ou plasma fresco de 10 a 20 mL/kg;
      - RNI a cada 6 horas;
      - Repetir a dose de vitamina K, se necessário, após 12 horas.
5. Sangramento grave, ameaçando a vida do paciente (tratamento hospitalar):
   - Administrar concentrado de fatores recombinantes como complexo protrombínico e fator VII ativado.

SITUAÇÕES ESPECIAIS

- **TVP:** nesses casos, agrega-se ao tratamento uso de meias elásticas compressivas, acompanhado de estímulo à deambulação. Ao contrário do que se possa imaginar, a deambulação não eleva o risco de embolia.
- **Embolia pulmonar maciça:** terapia inicial com oxigênio, administração de fluidos e agentes inotrópicos. O tratamento direcionado consiste no uso de trombolítico, remoção de trombo por cateterismo ou até embolectomia cirúrgica.
- **Oclusão ileofemoral maciça com sinais de gangrena:** é a única situação em que a trombólise é indicada para TVP na gestação.

PROFILAXIA

Mulheres com passado de fenômenos tromboembólicos devem receber dose profilática de HNF ou HBPM durante toda a gestação até seis semanas pós-parto.

Tais doses variam de 40 a 60 mg/dia de enoxaparina, ou 10.000 a 15.000 UI/dia de HNF, em duas ou três doses diárias de 5.000 UI, ambos por via SC.[8]

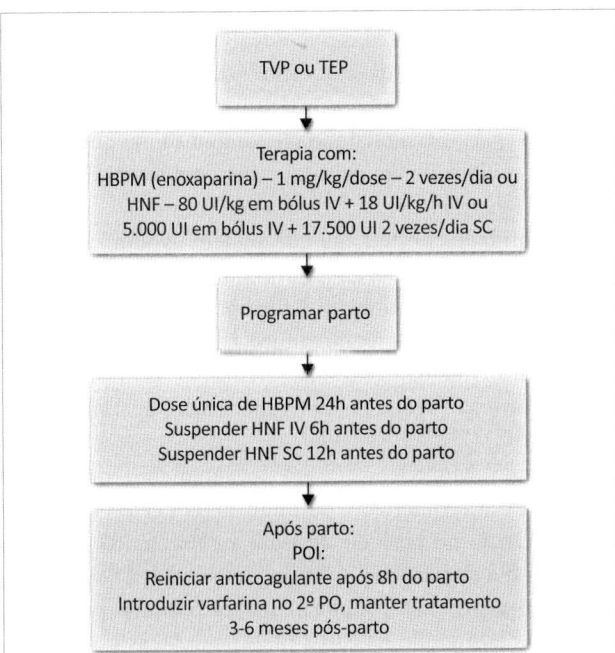

FIGURA 269.3. Algoritmo de conduta paras as pacientes gestantes com diagnóstico de TVP ou TEP.
HNF: heparinas não fracionadas; HBPM: heparinas de baixo peso molecular; FMR: feto morto retido; TVP: trombose venosa profunda; TEP: tromboembolismo pulmonar; IV: via intravenosa; SC: via subcutânea; UI: unidade(s) internacional(is); POI: pós-operatório imediato; PO: pós-operatrio.

COAGULOPATIAS

HEMOSTASIA NA GRAVIDEZ

Durante o ciclo gravídico puerperal ocorre uma séria de alterações nos diferentes mecanismos hemostáticos da mulher, preparando-a para o parto e garantindo uma adequada hemostasia resultante da superfície cruenta e abertura dos vasos.[13]

Estas alterações iniciam-se a partir do 3º mês de gestação e conferem um estado de hipercoagulabilidade com aumento de fatores da coagulação e diminuição dos inibidores e da fibrinólise.[14,15]

Durante o parto, a hemostasia se faz pela contração uterina que é eficaz graças a alterações estruturais que se produziram nas arteríolas, juntamente com a ativação do sistema de coagulação.

No puerpério precoce, todos os fatores da coagulação se normalizam, mas a atividade fibrinolítica se dá mais lentamente, situação que favorece o aparecimento de trombose.[14,16]

Na obstetrícia, pode-se classificar o aparecimento dos distúrbios da hemostasia em pré-gravidez; durante a gravidez; independente da gravidez; e dependente da gravidez.

PROBLEMAS HEMORRÁGICOS PRÉ-GRAVIDEZ

Constituem o grupo das moléstias hemorrágicas que atingem a mulher antes da gestação, que podem ser congênitas, por deficiência hereditária dos fatores da coagulação, como na doença de Von Willebrand; ou, mais frequentemente, por doenças hematológicas adquiridas.[15,17]

Entre as adquiridas estão a anemia aplástica, a púrpura trombocitopênica imunológica crônica, hepatopatias e pacientes com prótese cardíaca vascular tomando anticoagulante oral.

PROBLEMAS HEMORRÁGICOS DURANTE A GRAVIDEZ

- **Independentes:** moléstias hemorrágicas que atingem a mulher por ocasião de sua gravidez. É o caso da púrpura trombocitopênica idiopática (PTI aguda).
- **Dependentes da gravidez:** grupo que será desenvolvido neste capítulo e compreenderá as condições hemorrágicas que ocorrem por distúrbios adquiridos da hemostasia relacionados com a gravidez.

As situações hemorrágicas pré-gravidez e as que surgem durante a gestação, mas independentes da nova situação, são habitualmente acompanhadas pelo hematologista e pode-se afirmar que a maioria delas apresenta uma melhora acentuada do quadro clínico durante a gestação. É o caso de pacientes portadoras de moléstias de Von Willebrand que têm quadros acentuados de hemorragia como epistaxes, metrorragias, com alterações laboratoriais intensas como tempo de sangramento (TS) superior a 30 minutos, alteração no exame de agregação plaquetária com ristocetina e alteração dos exames específicos que confirmam o diagnóstico, como dosagem do fator de Von willebrand, dosagem do fator VIII e cofator de ristocetina. Apesar das alterações clínicas e laboratoriais, as pacientes terão parto praticamente normal na maioria das vezes.[15]

MOLÉSTIAS HEMORRÁGICAS RELACIONADAS COM A GRAVIDEZ
CONSIDERAÇÕES GERAIS

A perda sanguínea durante o parto normal é da ordem de 200 mL de sangue e classifica-se em hemorragia quando houver perda superior a 500 mL ou aparecimento de manifestações hemorrágicas em outros locais que não a via vaginal.[13]

Segundo relato de Kulay,[18] em 5% dos partos normais existe hemorragia.

Nas condições de presença de hemorragia existirá apenas uma solução de continuidade dos vasos do útero e do canal do parto. O seu diagnóstico é obstétrico e decorrente de atonia uterina, na formação do globo de segurança de Pinard, presença de restos placentários, dilaceração de colo uterino e de vagina, e má hemostasia na episiotomia.[19] O sistema hemostático da paciente está normal. Já em 0,1% de todos os partos pode surgir uma coagulopatia adquirida no ciclo gravídico puerperal por alterações importantes dos fatores de hemostasia.[14] Assim, deve-se fazer o diagnóstico clínico obstétrico diferencial entre perda sanguínea normal (95% dos casos: partos normais), hemorrágicos (4,9%) e doença hemorrágica (0,1%).[16,20]

HEMORRAGIA (PARTOS HEMORRÁGICOS COM HEMOSTASIA NORMAL E COM HEMOSTASIA ANORMAL)

1. Pré-parto
   - Lesões vaginais (varizes vaginais)
   - Lesões do colo uterino
   - Hemorragia bordoplacentária
   - Hematomas
   - Rotura uterina
   - Pacenta prévia
   - Descolamento prematuro da placenta (DPP)
   - Apoplexia uteroplacentária – útero de Couvelaire
   - Embolia de líquido amniótico (ELA)
   - Feto morto retido (FMR)
2. Pós-parto
   - DPP
   - Atonia uterina
   - Retenção placentária
   - Moléstias hemorrágicas
   - ELA
   - FMR
   - Dequitação patológica

A perda sanguínea que ocorre durante o parto depende da inter-relação de dois fatores básicos: a contratura uterina, e fatores da hemostasia.[21]

COAGULOPATIAS ADQUIRIDAS NO CICLO GRAVÍDICO-PUERPERAL

O obstetra, às vezes, se vê envolvido com um caso de coagulopatia adquirida no ciclo gravidicopuerperal que evolui nos quadros graves ou com grandes hemorragias decorrentes da incoagulabilidade sanguínea, ou quadros de necrose tecidual, na maioria das vezes com insuficiência renal aguda dependente da formação de trombos.[17]

As entidades obstétricas que podem evoluir com coagulopatia são DPP, abortamento séptico, FMR, embolia do líquido amniótico, mola hidatiforme, gravidez ectópica, eclâmpsia, placenta prévia, rotura precoce da bolsa, uso abusivo de ocitocina, cesariana, retenção placentária, rotura uterina, inversão aguda de útero após partos aparentemente normais.

Segundo Monteleone,[17] em levantamento de 90.427 partos da Casa Maternal e da Infância da Legião Brasileira de Assistência no período de 1962 a 1967, há 65 casos de coagulopatia clínica, com uma incidência de 1:1.391 partos. Desses 65 casos, o DPP é o principal responsável pelas coagulopatias, atingindo 54 casos (83%), em 9 casos (14%) de abortamento infectado e 2 casos (3%) de FMR.

Em resumo, na experiência prática dos autores do presente capítulo, as entidades obstétricas mais comuns associadas com coagulopatia são o DPP, o abortamento infectado e o FMR.[16]

ETIOPATOGENIA DA COAGULOPATIA NO CICLO GRAVÍDICO-PUERPERAL

Para explicar a incoagulabilidade sanguínea, são aventadas alguma hipóteses entre as quais:[14,22,23-24]

- Presença de substância anticoagulante – que impede o mecanismo normal da coagulação. Tal fato, segundo Schneider, ocorreria na embolia do líquido amniótico. Tem sido descrito o aparecimento de anticoagulante inibindo o fator VIII (inibidor adquirido), desencadeando quadros hemorrágicos até meses após o parto.
- Hiperconsumo local descoberto por Dieckman, segundo o qual haveria no bolsão retroplacentário um consumo extravascular de fatores de coagulação, levando à hipocoagulabilidade.
- Coagulação intravascular disseminada (CIVD) – os produtos teciduais entrando em circulação, desencadeiam o mecanismo da coagulação, havendo um consumo de fatores intravasculares.
- Fibrinólise primária – os produtos provenientes da necrose do FMR, da placenta e do líquido amniótico, penetrando na corrente sanguínea, atuariam como quinases teciduais, transformando, por meio do ativador tecidual do plasminogênio, o plasminogênio em plasmina.

Na análise das hipóteses diagnósticas, pode-se concluir que, apesar de elas poderem ocorrer como mecanismos da coagulopatia, a quase totalidade dos casos é decorrente da CIVD. Assim, conclui-se que a presença de manifestação hemorrágica e trombótica só pode ser explicada por CIVD.[25,26]

Laboratorialmente, encontram-se alterações condizentes com CIVD e fibrinólise reacional na quase totalidade dos casos.

DESCOLAMENTO PREMATURO DA PLACENTA

Por meio de trabalho realizado pelo prof. Delascio e colaboradores, na Casa Maternal (hospital escola em São Paulo), verificou-se que quase a totalidade de coagulopatia ocorre acompanhando o DPP.[17] Nessa revisão, baseada principalmente no quadro clínico de hipocoagulabilidade sanguínea e, às vezes, até de incoagulablidade, verifica-se frequência de 15%, dado este condizente com a média dos trabalhos da literatura. Entretanto, alguns autores revelam a presença de até 60% de alterações da coagulação no DPP. Com base nas alterações laboratoriais, verifica-se que metade dos casos de DPP apresenta diminuições significativas dos fatores de hemostasia, definindo o quadro de hipocoagulabilidade.[16]

COAGULAÇÃO INTRAVASCULAR DISSEMINADA (Coa)

Sugerida em 1951 por Scheneider como mecanismo básico da incoagulação sanguínea no ciclo gravídico puerperal e aceita pela maioria dos estudiosos, é a teoria que melhor explica todo o quadro clínico e as alterações da hemostasia.[25,26]

É importante deixar assinalado que a fibrinólise defensiva secundária tem um papel importante também na modificação do quadro clínico e nas alterações laboratoriais. Assim, as CIVD acompanhadas por uma fibrinólise defensiva muito exaltada caracterizam-se por quadros eminentemente hemorrágicos com grande queda dos fatores da hemostasia, principalmente do fibrinogênio, refletindo os aspectos dramáticos da incoagulabilidade sanguínea.[24] Outro quadro da CIVD com falta de fibrinólise defensiva caracteriza-se por quadros clínicos agudos mais simples, com perdas sanguíneas menores, mas de extrema gravidade, decorrentes da falta de remoção dos coágulos depositados nos pequenos vasos de todo organismo, com quadros graves de necrose (insuficiência renal aguda, pan-hipopituitarismo).[23]

Como se vê, a CIVD do DPP se processa em razão da entrada de extratos teciduais que, pela sua quantidade, rapidez de injeção, não remoção pelo sistema reticuloendotelial, leva a uma aceleração do mecanismo extrínseco da ativação da protrombina com formação de fibrina e, em última fase, à respectiva deposição nos vasos. Por meio da fibrinólise, o organismo tenta remover esse excesso de fibrina e, dessa interferência entre coagulação e fibrinólise defensiva, resulta o quadro clínico das manifestações hemorrágicas e manifestações de necrose como insuficiência renal aguda (IRA). As alterações laboratoriais decorrentes da queda dos fatores da coagulação I, II, V, VIII e plaquetas são aquelas da coagulopatia de consumo.[27] É importante ressaltar que pode haver alterações laboratoriais discretas sem manifestação clínica.

FETO MORTO RETIDO

É o feto morto não eliminado até quatro semanas após o óbito. Nessas condições, os produtos de autólise do feto penetram no organismo materno, podendo desencadear a coagulopatia por qualquer dos mecanismos citados.[18]

As alterações da coagulação também se processam mais intensamente na dosagem do fibrinogênio e, em uma primeira fase, com TP, TTPA e plaquetas dentro da normalidade. Caso o feto não seja eliminado normalmente ou removido, o processo se amplifica, evoluindo para uma coagulopatia de consumo.

PECULIARIDADES DA COAGULOPATIA NO FETO MORTO RETIDO

- Existe gravidade maior no FMR em mulheres com sangue Rh negativo.
- A demora na resolução do caso após rotura da bolsa agrava o prognóstico.
- Quando há CIVD aguda o prognóstico é grave.
- Na maioria dos casos, a fibrinólise parece ser reacional, e não primária, levando à diminuição do fibrinogênio, mas compatível com parto normal, confirmando o corolário dos obstetras "feto morto retido é vivo, pois nasce sozinho".

COAGULOPATIA NA EMBOLIA DE LÍQUIDO AMNIÓTICO – ELA

Todas as hipóteses levantadas em mecanismos etiopatogênicos encontram defensores para explicar a incoagulabilidade que aparece nas pacientes que resistem a quadro agudo dramático.

COAGULOPATIA NO ABORTAMENTO SÉPTICO

É, na experiência dos autores deste capítulo, a segunda entidade obstétrica em que mais frequentemente ocorre a coagulopatia, principalmente no abortamento criminoso. A infecção pode ser por clostrídio ou por qualquer outra bactéria (geralmente gram-negativa).[16]

Com o abortamento, aparece a infecção que evolui com septicemia e, daí, o desencadeamento da CIVD com deposição de fibrina, queda do fibrinogênio e consumo dos demais fatores de hemostasia (IRA, hemólise, petéquias, equimoses, gengivorragias).[27]

Esse tipo de coagulopatia é, na experiência destes autores, resultado de CIVD tipo trombose intravascular disseminada (TID: consumo maior de plaquetas).[25]

QUADRO CLÍNICO

Apesar de o mecanismo da coagulopatia não ser ainda bem estabelecido, o quadro clínico é bem característico. Kulay[28] divide os sinais em:

- **Locais:** sangramento contínuo pelos genitais externos e a incoagulabilidade deste sangue.
- **Gerais:** palidez, sudorese, taquicardia e demais manifestações da hipotensão ou mesmo do choque. Este é, habitualmente, desproporcional à perda sanguínea, fato que sugere a CIVD como mecanismo de coagulopatia. Podem ocorrer ainda gengivorragias, epistaxes, petéquias, equimoses, hematomas nos locais de venopunção e nas incisões operatórias.
- É necessário lembrar que a hemorragia aparece em 5% dos partos e a incidência de coagulopatia é de 0,1%; logo, frente a um quadro hemorrágico, deve-se pensar em afastar atonia uterina, rotura uterina, hemorragia traumática, retenção de cotilédone e inversão aguda do útero.
- Em cerca de 5% a 10% dos casos de DPP, aparece a IRA e, mais raramente, a necrose hipofisária, levando à insuficiência que constitui os vários graus de moléstia de Sheehan.
- Quando aparecem as manifestações hemorrágicas ou as de necrose, o prognóstico pouco pode ser modificado pela terapêutica. Por isso se recomenda, nessas condições obstétricas que evoluem com maior frequência para coagulopatia, que sejam realizados os testes de hemostasia o mais precocemente possível para a devida conduta, evitando que as pacientes evoluam com quadros de hemorragias e/ou trombose.

DIAGNÓSTICO LABORATORIAL

É orientado para:

- Estabelecer o diagnóstico de coagulopatia adquirida, afastando as outras causas de hemorragia por fator local (vaso sangrando), como é o caso de atonia uterina.
- Diagnosticando coagulopatia, demostrar se é por CIVD, fibrinólise reacional patológica, anticoagulante circulante.
- Pelas deficiências: orienta a quantidade dos diferentes recursos terapêuticos a serem administrados.

Na maioria das vezes, o hematologista só é chamado quando a coagulopatia já está e, às vezes, a paciente está até recebendo, empiricamente, alguma droga; apesar de o diagnóstico laboratorial ser relativamente fácil, o prognóstico não seria o mesmo se o obstetra convocasse o laboratório antes ou no início do aparecimento das manifestações hemorrágicas ou trombóticas.

Nessas condições, o laboratório é realmente útil e a interpretação das provas deve ser feita com o devido cuidado, lembrando que na gravidez há aumento dos fatores da hemostasia e que, à medida que eles se perdem, são destruídos e consumidos, existe a sua síntese pelo fígado; o processo é dinâmico e evolutivo, obrigando a repetição dos exames após algumas horas, dias ou semanas, de acordo com o caso. Enfim, a interpretação dos testes deve ser feita baseada em dados clínicos.

Os exames mais utilizados são:

- Contagem de plaquetas
- TP – RNI
- TTPA
- Dosagem de fibrinogênio
- Produtos de degradação da fibrina (PDF)/D-Dímero

Considerando que é a CIVD o mecanismo que mais frequentemente leva à coagulopatia, é possível, com aspectos práticos, realizar a contagem de plaquetas e a dosagem de fibrinogênio.[25,26]

É importante realçar que uma contagem de plaquetas = 300.000/mm^3, se analisada isoladamente, é normal, mas poderá ser baixa se a paciente apresentava horas antes 600.000/mm.^{3} É preciso cuidado na interpretação e relatividade dos testes laboratoriais.

Os testes de hemostasia devem ser solicitados pelo obstetra nos seguintes momentos oportunos:[18,22]

- **DPP:** feito o diagnóstico, repete-se o exame após algumas horas de acordo com o quadro clínico-laboratorial.
- **Feto morto retido:** no FMR há mais de 4 semanas, deve-se proceder ao estudo diário a semanal, na dependência da conduta seguida.
- **ELA:** teoricamente, quando é feito o diagnóstico.
- **Abortamento infectado:** não sendo possível realizar em todos os casos de abortamento infectado, selecionar

os mais graves, com hipotensão, quadros septicêmicos ou quando aparecerem petéquias e hematomas nos locais de injeções intramusculares.

TERAPÊUTICA

Na coagulopatia da CIVD, há agentes desencadeantes, mecanismos intermediários e consequências:

- **Remoção do agente desencadeante:** tanto no tratamento da CIVD quanto da fibrinólise.[29] Esta medida é de suma importância, pois está se removendo o agente desencadeante da coagulopatia. Retirar a placenta no DPP o mais rapidamente possível, seja acelerando o trabalho de parto, seja por cesariana. No FMR, deve-se aguardar a evolução natural ou realizar cesariana, já que medidas infrutíferas de indução do parto podem agravar o prognóstico. Já no abortamento infectado, não é possível remover a causa de uma hora para outra.

- **Bloqueio do mecanismo intermediário:** nos casos nos quais a remoção da causa não pode ser feita de imediato, como no abortamento infectado com coagulopatia (CIVD), nos casos graves de DPP com choque e na diminuição da função renal, deve ser ponderada a indicação de heparinização, na tentativa de bloqueio de mecanismo intermediário da coagulopatia diagnosticada clínica e laboratorialmente como CIVD.[26,27]

Na maioria dos casos em que se opta por uma heparinização, utiliza-se a via endovenosa com doses intermitentes (1 a 2 mg de heparina/kg) a cada 4 horas e ajustadas de acordo com o tempo de coagulação.[24]

Nos casos de coagulopatia de consumo agravada com fibrinólise secundária patológica e intensa, além de heparina, pode-se associar antifibrinolíticos como o ácido épsilon aminocaproico ou ácido tranexâmico.[27]

- **Terapêutica de substituição:** deve-se procurar repor, mediante transfusões, o sangue perdido, utilizando-se, de preferência, sangue fresco ou, então, concentrados de hemácias e plasma fresco congelado, evitando-se, assim, o choque hemorrágico (que pode se complicar com coagulopatia de consumo), ou uma coagulopatia decorrente do uso de sangue estocado (pobre em plaquetas, fator V e VIII).[30-31] Nos casos de deficiência de fibrinogênio e fator XIII, está indicado o uso de crioprecipitado, ou concentrado de fibrinogênio.[32]

- Atualmente, estão disponíveis, em serviços de saúde de referência, os agentes hemostáticos (produtos derivados do plasma), como complexo protrombínico, concentrado de fibrinogênio e fator VIIa, que são indicados para os casos de distúrbios hemorrágicos graves que necessitam de reposição dos fatores da coagulação.[30] Essas drogas são eficientes, mas têm uso limitado por custo ou indicação de bula. Em algumas situações são indicações *off label*.

Nos casos em que as alterações laboratoriais de deficiência não são acompanhadas de manifestação clínica hemorrágica importante, não há necessidade de repor fatores de hemostasia, a não ser que se pretenda submeter a paciente a uma cesariana.[22]

REFERÊNCIAS BIBLIOGRÁFICAS

1. Bates SM, Jaeschke R, Stevens SM, et al. Diagnosis of DVT. Chest. 2012;141(supl 2):e351S-e418S.
2. Greer IA. Thrombosis in pregnancy: updates in diagnosis and management. Hematology Am Soc Hematol Educ Program. 2012;2012:203-7.
3. Guntupalli KK, Karnad DR, Bandi V, Hall N, Belfort M. Critical Illness in Pregnancy: Part II: Common medical conditions complicating pregnancy and puerperium. Chest. 2015;148(5):1333-45.
4. Norwitz ER, Belfort MA, Saad GR, et al. Deep vein thrombosis in Obstetric clinical algorithims. Wiley-Blackwell. 2010:1a ed:20-1.
5. Neser RA. Trombose venosa profunda e tromboembolismo venoso in Piato S Complicações em obstetrícia. Barueri: Manole, 2009. 1ª ed. p.451-61.
6. Marshall AL. Diagnosis, treatment, and prevention of venous thromboembolism in pregnancy. Postgrad Med. 2014 Nov;126(7):25-34.
7. Norwitz ER, Belfort MA, Saad GR, et al. Pulmonary embolism in Obstetric clinical algorithims. Wiley-Blackwell. 2010:1a ed:32-3.
8. Greer I, Hunt BJ. Low molecular weight heparin in pregnancy: current issues. Br J Haematol. 2005;128:593-601.
9. Bates SM, Greer IA, Middeldorp S, Veenstra DL, Prabulos AM, Vandvik PO. VTE, thrombophilia, antithrombotic therapy, and pregnancy. Chest. 2012;141(Supl 2):e691S-e736S.
10. Holden EL, Ranu H, Sheth A, Shannon MS, Madden BP. Thrombolysis for massive pulmonary embolism in pregnancy—a report of three cases and follow up over a two year period. Thromb Res. 2012;127(1):58-9.
11. Kearon C, Akl EA, Comerota AJ, Prandoni P, Bounameaux H, Goldhaber SZ, et al. Antithrombotic therapy for VTE disease: antithrombotic therapy and prevention of thrombosis. American College of Chest Physicians evidence-based clinical practice guidelines. 9th Ed. Chest. 2012;141(Supl 2):e419S-e494S.
12. Macklon NS, Greer IA. Venous thromboembolic disease in obstetrics and gynaecology: the Scottish experience. Scott Med J. 1996;41:83-6.
13. Camano L. Aspectos etiopatogênicos das coagulopatia no ciclo gravídico-puerpural. Revista maternidade e infância. 1968;27(4):303-10.
14. Kadir RA. Women and inherited bleeding disorders: pregnancy and delivery. Semin Hematol. 1999 Jul;36(3 Suppl 4):28-35.
15. Kadir RA, Davies I. Hemostatic disorders in women. J Thromb Haemost. 2013 Jun;11 Suppl 1:170-9.
16. Guerra CCC. Disturbio da hemostasia na gravidez. Barueri: Ed Manole Ltda. Cap IV: 83 95. Ed Monele Ltda. Ca. IV: 83-95. São Paulo, 1979.
17. Monteleone PP. Conceito e incidência das coagulopatia. Revista maternidade e Infância. 1968;27(4):287-90.
18. Guerra CCC, Silva MP Monteleone PP, Nahas L. Coagulopatias em Portadoras de Feto Morto Retido. Anais do II Congresso Nacional do Colégio Brasileiro de Hematologia. São Paulo, maio de 1969. p.30.
19. Peyvandi F, Garagiola I, Menegatti M. Gynecological and obstetrical manifestations of inherited bleeding disorders in women. J Thromb Haemost. 2011 Jul; 9 Suppl 1:236-45.
20. Demers C, Derzko C, David M, Douglas J. Gynaecological and obstetric management of women with inherited bleeding disorders. Society of Obstetricians and Gynaecologists of Canada. Int J Gynaecol Obstet. 2006 Oct;95(1):75-87.
21. Collis RE, Collins PW. Haemostatic management of obstetric haemorrhage. Anaesthesia. 2015 Jan;70 Suppl 1:78-86, e27-8.

22. Solomon C, Collis RE, Collins PW. Haemostatic monitoring during postpartum haemorrhage and implications for management. Br J Anaesth. 2012 Dec;109(6):851-63.
23. Lurie S, Feinstein M, Mamet Y. Disseminated intravascular coagulopathy in pregnancy: thorough comprehension of etiology and management reduces obstetricians' stress. Arch Gynecol Obstet. 2000 Feb;263(3):126-30.
24. Rattray DD[1], O'Connell CM, Baskett TF. Acute disseminated intravascular coagulation in obstetrics: a tertiary centre population review (1980 to 2009). J Obstet Gynaecol Can. 2012 Apr;34(4):341-7.
25. Guerra CCC. Choque e Coagulação intravascular disseminada. Ed. Publicações Médicas Ltda., 1978. p.560-77.
26. Guerra CCC. Coagulacion intravascular disseminada. Enc Ibero-Americana de Hematologia. Ed Universidad de Salamanca. Vol III, Cap XLII: 508-521, 1992.
27. Martí-Carvajal AJ, Comunián-Carrasco G, Peña-Martí GE. Haematological interventions for treating disseminated intravascular coagulation during pregnancy and postpartum. Cochrane Database Syst Rev. 2011;16(3):CD008577.
28. Kulay L. Clinica das Coagulopatias. Revista maternidade e Infância. 1968;27(4):311-2.
29. Porchia NL. Tratamento das coagulopatia. Revista Maternidade e Infância. 1968;27(4):349-55.
30. Godier A, Samama CM, Susen S. Management of massive bleeding in 2013: seven questions and answers. Transfus Clin Biol. 2013 May;20(2):55-8.
31. Bonnet MP, Tesnière A, Mignon A. Transfusion for post-partum haemorrhage: what's new in 2011. Transfus Clin Biol. 2011 Apr;18(2):129-32.
32. Bell SF, Rayment R, Collins PW, Collis RE. The use of fibrinogen concentrate to correct hypofibrinogenaemia rapidly during obstetric haemorrhage. Int J Obstet Anesth. 2010 Apr;19(2):218-23.

SEÇÃO 21

GESTÃO EM TERAPIA INTENSIVA

COORDENADORES

Haggéas da Silveira Fernandes ▪ Elias Knobel

CAPÍTULO 270

ORGANIZAÇÃO E FUNCIONAMENTO DAS UNIDADES DE TERAPIA INTENSIVA NO BRASIL

Elias Knobel
Thiago Domingos Corrêa
Guilherme Schettino

DESTAQUES

- Os pilares fundamentais para o cuidado com valor em medicina intensiva são: oferecer leitos de unidades de terapia intensiva (UTI) para todos os pacientes com necessidade de internação, cuidado com qualidade, segurança, conforto, respeito e privacidade para pacientes e familiares, bem como a utilização racional de recursos financeiros, tecnológicos e humanos.
- Critérios objetivos de internação e alta, leitos de cuidados intermediários e gestão de leitos são medidas importantes para aumentar a produtividade de uma UTI.
- UTI deve ser dirigida por um médico intensivista, em colaboração com um coordenador de enfermagem, de acordo com o modelo de melhores práticas proposto pelas sociedades internacionais de medicina intensiva.
- O planejamento do cuidado para os pacientes internados na UTI deve ser diário e feito de forma colaborativa pelos médicos intensivistas, equipes médicas assistentes, enfermeiros, fisioterapeutas e demais profissionais da saúde.
- O modelo médico-assistencial misto, com participação conjunta do médico intensivista e de todas as demais equipes médicas envolvidas no cuidado parece ter vantagens se comparado com os modelos estritamente abertos ou fechados.
- Médicos, enfermeiros e fisioterapeutas devem ser especializados para o cuidado de pacientes graves e estar presentes na UTI em tempo integral. Outros profissionais devem estar disponíveis para prestar assistência aos pacientes da UTI conforme a demanda, e o farmacêutico clínico deve avaliar todas as prescrições médicas.
- Um programa de desenvolvimento, treinamento e educação continuada deve ser oferecido a todos os profissionais que trabalham na UTI.
- Prontuário médico eletrônico, com alertas inteligentes e auxílio à decisão, é uma ferramenta imprescindível para a organização das informações, a comunicação e a redução de erro com medicamentos.
- Cuidados paliativos e controle de sintomas devem ser oferecidos aos pacientes terminais internados na UTI, além de suporte psicológico para os pacientes e familiares.
- A humanização das UTI é uma necessidade, por questão de princípios e valores institucionais, além de ser uma exigência da sociedade moderna.

INTRODUÇÃO

Os principais papéis de uma unidade de terapia intensiva (UTI) são prevenir e tratar situações ou doenças graves ameaçadoras da vida. O objetivo final do tratamento é restabelecer a qualidade de vida do paciente, prévia à internação na UTI, considerando aspectos físicos e psicológicos.

As UTI fornecem o máximo de suporte para as funções vitais em um hospital.[1] Isso apenas é possível em virtude da grande concentração de recursos humanos e tecnológicos em uma mesma área.[2-3]

Idealmente, o nível ou a intensidade do suporte deve ser oferecido de acordo com a condição clínica dos pacientes. Nesse contexto, muitas UTI possuem, em uma área anexa e contínua à unidade de terapia intensiva, uma unidade semi-intensiva (USI) ou unidade intermediária, constituída por instalações especiais, com recursos tecnológicos e humanos (médicos, enfermeiros, fisioterapeutas e nutricionistas) semelhantes aos da UTI, mas que propiciam menor intensidade de suporte médico, com maior privacidade e apoio psicológico ao paciente e a seus familiares.

A associação entre a UTI e a USI constitui o complexo denominado centro de terapia intensiva (CTI). A planta física do CTI deve respeitar certas normas de localização e qualificações determinadas por órgãos reguladores, como as normas e os e padrões de construção e instalação de serviços de saúde (Ministério da Saúde do Brasil),[4] a regulamentação pela Anvisa (RDC 07/2010),[5] o *Guidelines for intensive care design* (Society of Critical Care Medicine – Estados Unidos)[2,6] e as recomendações da European Society of Intensive Care Medicine.[7]

Os CTI são unidades de serviços de saúde que consomem muitos recursos e geram muitos custos.[8] O grande desafio dos administradores desses setores é reduzir parte desses custos sem, no entanto, comprometer a qualidade do atendimento. Se nos Estados Unidos, na década de 1960, o conceito era de que usualmente se recebe pelo que se paga, a partir da década de 1980 passou-se a uma gestão em que o conceito essencial é fazer mais com menos ou melhor.

Hoje, acredita-se que os princípios básicos do *triple aim* – cuidado para toda a população necessitada; melhor desfecho possível com qualidade, segurança e experiência para o paciente; uso racional de recursos – pregados pelo Institute for Healthcare Improvement (IHI – www.ihi.org) devam nortear a prática médica para os pacientes internados em um CTI.

PRÁTICAS CLÍNICA E ADMINISTRATIVA EM TERAPIA INTENSIVA

A informação derivada de diversos estudos epidemiológicos no final da década de 1980 e início dos anos 1990 possibilitou a criação de vários modelos de prática clínica e organização em UTI. Em 1994, duas associações (Society of Critical Care Medicine e American Association of Critical Care Nurses) defenderam a necessidade de uma abordagem multidisciplinar nas práticas clínica e administrativa em medicina intensiva.[9] Posteriormente, cinco características de uma abordagem multidisciplinar e colaborativa em cuidados de UTI foram delineadas:[2]

- Médico-chefe e chefe/gerente de enfermagem com autoridade e corresponsabilidade na administração da UTI;
- Enfermagem, fisioterapia e farmacêuticos interagindo com o *staff* médico;
- Uso de padronizações, protocolos e guias clínicos para garantir a melhor abordagem de questões médicas, técnicas e de enfermagem;
- Dedicação à coordenação e à comunicação de todos os aspectos da administração da UTI;
- Obtenção de certificações de prática assistencial, pesquisa, educação, questões éticas e de segurança do paciente.

A abordagem multidisciplinar é um importante fator de qualidade nos cuidados oferecidos na UTI, a presença de um time de profissionais de saúde de várias disciplinas, trabalhando em conjunto, pode melhorar a eficácia, o resultado e os custos dos cuidados dos pacientes internados em UTI. Um elemento importante na habilidade de atingir de maneira eficiente todos os objetivos é a dinâmica do time. Como parte disso, os líderes (médico e enfermagem) devem colaborar na educação, na estrutura, na avaliação do processo de tratamento e resultados.

Posteriormente, as sociedades americana e europeia de medicina intensiva detalharam as principais recomendações dessa abordagem multidisciplinar em um consenso de especialistas em medicina intensiva:[10]

- UTI devem ser dirigidas por um intensivista em colaboração com um gerente de enfermagem;
- Os cuidados do paciente devem ser auxiliados pelo médico assistente do paciente, credenciado na equipe do hospital;
- Médicos intensivistas devem ter habilidade para o atendimento de emergências, incluindo as de vias aéreas, mas não limitada a elas;
- Todo cuidado de enfermagem deve ser realizado por enfermeiros especializados em terapia intensiva;
- Fisioterapeutas respiratórios com experiência no atendimento de insuficiência respiratória devem estar disponíveis na UTI, preferencialmente, 24 horas por dia;
- Farmacêutico deve estar disponível para fornecer suporte e consulta dedicados aos cuidados de UTI.

O intensivista é responsável pela coordenação do cuidado integrado ao paciente com doenças complexas agudas e crônicas, e a proximidade com o paciente é necessária para o cumprimento de tal tarefa. Durante intervalos programados e nas emergências, o intensivista deve estar imediatamente disponível para atender o paciente na UTI e sem outras atividades que possam interferir no pronto atendimento deste. Quando múltiplas consultas de especialistas são necessárias, o intensivista, agindo como líder da equipe, coordena o cuidado oferecido ao paciente, integrando e priorizando a abordagem ao doente e a sua família.

O diretor médico da UTI, especialista em medicina intensiva, participa e coordena as atividades gerenciais da UTI necessárias para o atendimento seguro, eficiente e consistente dos pacientes. O ponto-chave para assumir essas responsabilidades é combinar autoridade e liderança administrativa da equipe profissional.

UTI "ABERTA" E "FECHADA"

A literatura médica categoriza a UTI como aberta ou fechada.

A UTI aberta é aquela em que qualquer médico pode prescrever condutas, e a fechada em que apenas a equipe interna da UTI é autorizada a prescrever ordens médicas.[11]

Nas unidades abertas, qualquer médico assistente, regularmente cadastrado no hospital, pode ser o médico responsável pelos cuidados diretos na UTI. Essas unidades se caracterizam pela ausência de médico intensivista em tempo integral e pela grande autonomia do médico responsável em definir os cuidados, assim como o momento da internação e o da alta da UTI. Esse é o modelo praticado na maioria das unidades de terapia intensivas norte-americanas. Existe, entretanto, um grande esforço para garantir a presença de um médico com qualificação em cuidados críticos/emergência, sempre que necessário, na unidade, com intervalo entre a chamada e a chegada à beira do leito menor que 5 minutos (Leapfrog Group – www.leapfroggroup.org).

As unidades fechadas são aquelas em que o intensivista é o médico responsável por todos os pacientes da UTI. As prescrições e a maior parte dos procedimentos são executados pela equipe da unidade de terapia intensiva e a equipe médica da UTI tem participação ativa para definir os critérios de internação, alta e limitação de cuidados. As UTI fechadas, modelo predominante na Europa, tendem a ter o tratamento mais protocolado e os custos controlados.

No Brasil, por cultura e por força de lei, é obrigatória a presença de um médico em tempo integral na UTI (RDC 07 – Anvisa).[5] Esse médico é responsável, em conjunto com o médico principal do paciente, pelo planejamento dos cuidados, e ambos podem prescrever medicação ao paciente. Esse modelo é conhecido como modelo misto, e os autores deste capítulo acreditam que, quando bem implementado, pode agregar as vantagens dos modelos abertos e fechados.

Não existe na literatura médica consenso sobre qual modelo é melhor em relação à mortalidade. O tempo de internação e os custos parecem ser menores em UTI fechadas.[11]

A EQUIPE MULTIDISCIPLINAR

Um bom time de enfermeiros é decisivo para a qualidade do cuidado prestado em uma UTI, para a compreensão e o suporte técnico dos cuidados médicos, incluindo diagnóstico, tratamento, planejamento de cuidados e caracterização de prioridades.

Nessa função, o enfermeiro tem o médico assistente da UTI como parceiro para garantir plena execução do plano de tratamento. O enfermeiro garante que o médico esteja ciente das mudanças na condição do paciente e que as intervenções sejam consistentes com as práticas padronizadas. Além disso, a enfermagem possui importante participação em diversos aspectos do sistema hospitalar, incluindo liderança organizacional, implantação de protocolos da unidade, melhoria de qualidade e análise de dados, suporte a necessidades da equipe, demandas dos pacientes e eventos-sentinela.

O enfermeiro realiza a maioria das avaliações e cuidados do paciente na UTI.[10] A relação entre pacientes e enfermeiro à beira do leito é tipicamente 1:1 a 2:1 na maioria das UTI da Europa e dos Estados Unidos,[12] já nos países em desenvolvimento, essa relação é, em média, de 3:1 a 4:1, podendo ser muito mais, como em diversos serviços do Brasil.[13] Ainda existem técnicos de enfermagem, nas unidades de países como o nosso, diluindo os efeitos dessa relação.

A relação 2:1 permite que a enfermagem utilize mais tempo por paciente, coletando e integrando informações e ainda incorporando esses dados de forma significativa no cuidado do paciente. Com sua prática nos cuidados, os enfermeiros melhoram a experiência dos pacientes e dos familiares na internação em UTI e, mediante habilidades de raciocínio em momentos críticos, podem reconhecer prontamente alterações clínicas e prevenir a deterioração do estado do paciente.

As responsabilidades gerais do farmacêutico na UTI incluem o monitoramento amplo da utilização de medicações para fornecer terapêutica custo-efetiva e intervir, quando necessário, para maximizar os resultados no paciente.[10] As atividades da farmácia devem ser desenvolvidas idealmente em uma farmácia-satélite na UTI ou, de modo alternativo, como extensão de uma farmácia central.

Os farmacêuticos participam na avaliação da terapia medicamentosa prospectiva e retrospectivamente. Tendo como base os recursos da instituição, a responsabilidade do farmacêutico no fornecimento de terapia medicamentosa é orientada por diferentes modelos de prática. Em um primeiro modelo, o profissional avalia retrospectivamente a prescrição das drogas, mas não participa da visita médica na UTI. Em um segundo modelo, os farmacêuticos são designados para uma farmácia-satélite na terapia intensiva, com responsabilidade simultânea, incluindo a avaliação prospectiva da prescrição médica, a liberação das medicações e a participação das visitas na UTI. Em um terceiro modelo, os farmacêuticos são exclusivamente designados para os cuidados diretos com o paciente, incluindo participação diária na visita, obtenção de histórico de medicações e avaliação prospectiva da terapia medicamentosa.

O papel do fisioterapeuta como membro integrante da equipe de UTI consiste, primariamente, no manuseio do sistema ventilador mecânico/paciente, nos cuidados de vias aéreas, e na realização de cuidados respiratórios guiados por protocolos.[10] Muitos estudos demonstraram a importância do fisioterapeuta respiratório na facilitação do desmame do ventilador mecânico e na melhoria na alocação dos serviços de cuidados respiratórios. Evidências atuais comprovam que protocolos de desmame de ventilação mecânica dirigidos por fisioterapeutas resultam em menor tempo de ventilação mecânica quando comparados ao desmame tradicional guiado pelo médico.[14] Além disso, a alocação de recursos é melhorada por protocolos dirigidos pelos fisioterapeutas, racionalizando a utilização de equipamentos e de pessoal.

QUAL É O MELHOR MODELO DE UTI?

A análise de qualquer modelo de prática de UTI deve se basear na sua habilidade de minimizar a mortalidade e otimizar a eficiência com humanização, preservando a dignidade e os valores dos pacientes e dos familiares.[15] Embora a literatura atual não identifique precisamente um melhor modelo de prática, reconhecem-se fatores relacionados a melhores resultados, como redução de mortalidade, aumento da eficiência, diminuição do tempo de internação ou diminuição de custos. Esses fatores são os seguintes:

- A intervenção pessoal e periódica de um intensivista reduz a mortalidade, o tempo de internação e diminui os custos do tratamento.[16]
- A adição de um intensivista à equipe de terapia intensiva, nos centros acadêmicos, reduz a mortalidade. Não está bem claro, na literatura atual, se o benefício da presença de um intensivista em tempo integral (24 horas), em comparação com sua presença por período de 8 a 12 horas, é superior aos modelos nos quais o acesso ao intensivista se dá somente em momentos oportunos.[16-18]
- Os dados disponíveis sugerem que quando um intensivista está disponível, em função administrativa, na UTI, realizando *benchmarking*, pesquisa clínica e padronização de terapêuticas, o tempo de internação, os custos do cuidado e as complicações do tratamento podem ser reduzidos.
- A presença de um farmacêutico clínico para a terapia intensiva reduz tanto a ocorrência de eventos adversos a drogas quanto os custos do tratamento.
- A carga de trabalho excessiva da enfermagem, definida por horas/paciente/dia ou pela razão enfermeiro/número de pacientes, é associada ao aumento da mortalidade em pacientes graves.
- A presença de fisioterapeuta respiratório dedicado à UTI em tempo integral reduz o tempo de internação, o tempo de ventilação mecânica e os custos.

PLANEJAMENTO DE UMA UTI
ESTRUTURA FÍSICA

Uma unidade de terapia intensiva eficiente deve concentrar todos os recursos tecnológicos e humanos disponíveis para cuidar do paciente grave. A UTI tende a apresentar flutuações maiores e mais imprevisíveis no censo de pacientes do que qualquer outra área do hospital.[19] Por essa razão, preconizou-se inicialmente que o número de leitos em uma UTI deveria corresponder de 3% a 10% dos leitos de um hospital. Atualmente, com o aumento da demanda para o tratamento de pacientes graves, essa proporção pode ser ainda maior, chegando a até 20% do total de leitos do hospital. Porém, cada instituição deve determinar o número de leitos na UTI, considerando o perfil de complexidade dos pacientes atendidos.[20]

É importante haver leitos disponíveis para todos os que necessitam, e deve-se levar em conta que a espera por um leito de UTI está relacionada a maior mortalidade e tempo de internação. Aparentemente, o número de leitos adequado é o suficiente para possibilitar o funcionamento com uma taxa de ocupação média mensal próxima a 85%. Critérios precisos de internação e alta e gestão de leitos permite maior produtividade da unidade de terapia intensiva.

A localização da UTI deve ser isolada da circulação geral e a mais próxima possível dos setores de emergência e centro cirúrgico,[21] deve também estar próxima ou ter acesso fácil aos serviços complementares como laboratório (quando não existir dentro da unidade), radiologia, banco de sangue, hemodinâmica, medicina nuclear etc. sempre que possível.

Preconizam-se alas independentes com, no máximo, seis leitos, uma vez que o excesso de leitos torna a unidade menos humanizada, diminui a privacidade, aumenta o barulho, além de dificultar o controle pela enfermagem, seja por visão direta dos pacientes, seja a partir de uma central de comando (Figuras 270.1 A e B e 270.2). O uso de câmeras pode ser um recurso interessante para a vigilância dos pacientes internados nas UTI e USI.

A unidade semi-intensiva ou intermediária tem como finalidade a assistência e a vigilância de pacientes menos graves ou que demandam menor complexidade de monitorização e tratamento quando comparados à UTI (Figura 270.3).[22] Essas unidades devem estar localizadas em uma área anexa e podem funcionar com a mesma equipe de recursos humanos da UTI, contendo recursos tecnológicos, como sistema de monitorização cardíaca e ventilação não invasiva, além de equipe de enfermagem especializada e em proporção maior que na ala comum do hospital.

A USI é importante para a redução de custos do CTI. Em virtude de suas características e, caso disponha de telemetria como adicional, pode desempenhar ainda a função de uma unidade específica, como unidade coronariana ou neurológica. Frequentemente, é estruturada com apartamentos e permite a presença de familiares.

PLANO ARQUITETÔNICO

De acordo com o Ministério da Saúde, no Brasil, preconiza-se área mínima de 10 m² por leito,[4] bastante limitada para abrigar todos os equipamentos de suporte. Segundo referências internacionais, os boxes/leitos com parede fixa

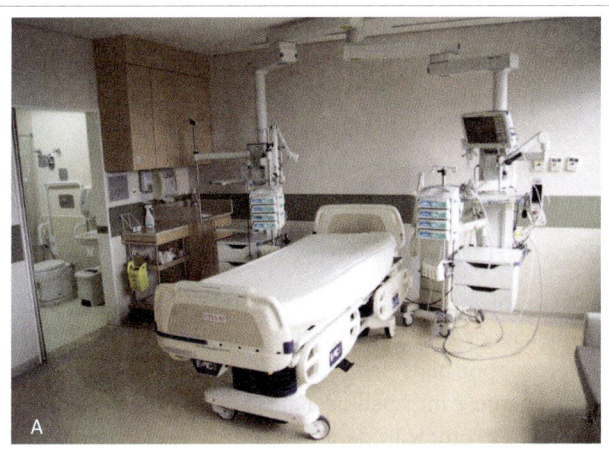
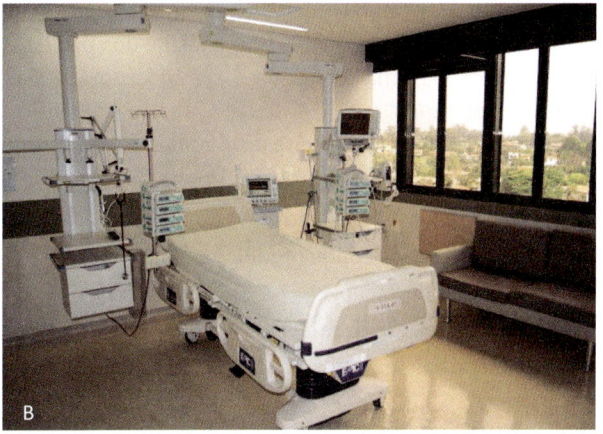

FIGURA 270.1 (A) e (B). Exemplo de unidade intensiva tipo apartamento, com acomodações e facilidades para acompanhante, do Hospital Israelita Albert Einstein.

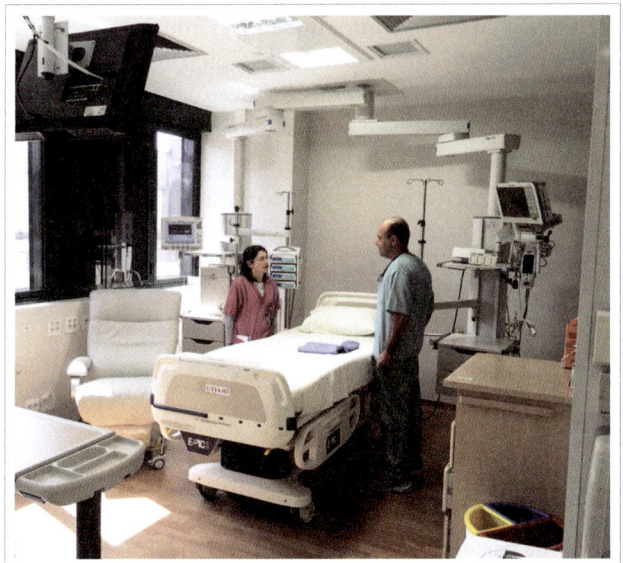

FIGURA 270.2. Exemplo de leito usual (box fechado) de unidade intensiva do Hospital Israelita Albert Einstein.

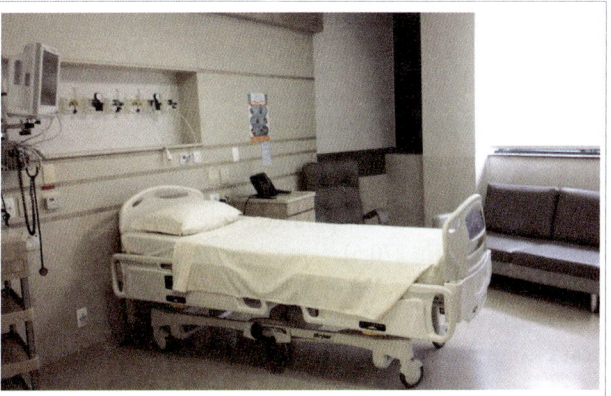

FIGURA 270.3. Modelo de USI do Hospital Israelita Albert Einstein.

requerem cerca de 20 m² por paciente, o que parece mais adequado para as necessidades de tratamento de pacientes graves.[23]

As UTI recentemente inauguradas em centros de excelência nos Estados Unidos dispõem de metragem superior a 30 m² por leito. Nesse ambiente, são dispostos todos os recursos de infraestrutura para o paciente e também para seus acompanhantes (Figura 270.4).[23]

A visão direta do paciente facilita o controle e agiliza a assistência em casos de emergências.[24] Uma solução aceita são as divisórias laterais constituídas por paredes, portas "sanfonadas" e/ou estruturas de vidro com opacidade controlada. As divisórias e portas com esse tipo de vidro são muito práticas, privilegiando a privacidade ou a vigilância, dependendo da condição do paciente (Figura 270.4).

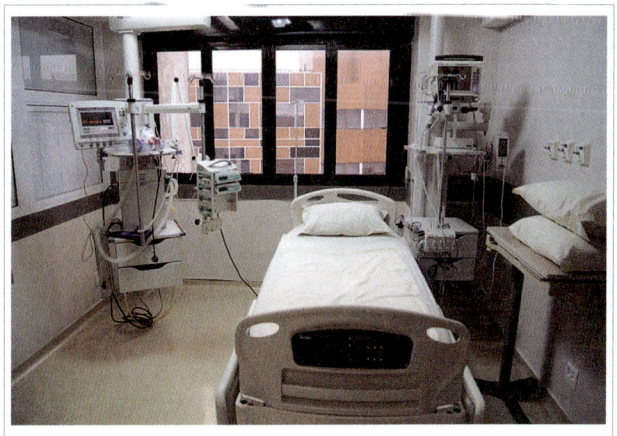

FIGURA 270.4. Leito de terapia intensiva, padrão do Hospital Israelita Albert Einstein algumas unidades dispõem de infraestrutura para acomodar os acompanhantes dos pacientes 24 horas por dia.

Recentemente, o emprego de sistemas de vídeo proporcionam visão ampla do ambiente assistencial e dos pacientes, constituindo-se uma tendência a ser incorporada de modo universal.

A parede frontal ou a cabeceira deve conter, no mínimo, os seguintes componentes (Figura 270.4):

- Quatro terminais de oxigênio;
- Dois terminais de ar comprimido;
- Dois terminais de vácuo;
- 16 terminais de eletricidade de 110 volts (oito de cada lado);
- Quatro terminais de eletricidade de 220 volts (dois de cada lado);
- Terminal para monitorização;
- Equipamento para assistência respiratória;
- Ar-condicionado, podendo ser central ou individual;
- Foco de iluminação para exame;
- Mesa de apoio;
- Mesa de alimentação;
- Terminais para computador, telefone, TV e áudio.

POSTO DE ENFERMAGEM

Trata-se de um local para controle e manipulação da medicação (Figura 270.5),[24] que deve ser central e permitir a visão dos pacientes. Recomenda-se área mínima de 16 m² (Ministério da Saúde do Brasil) com as seguintes características e componentes:

- Local adequado para preparo e armazenamento de medicamentos e artigos descartáveis, com pia e refrigerador.
- Fácil acesso ao prontuário do paciente.
- Central de monitorização, disposta de maneira que seja visível por toda a equipe.
- Terminais telefônicos e de computador com impressora silenciosa.

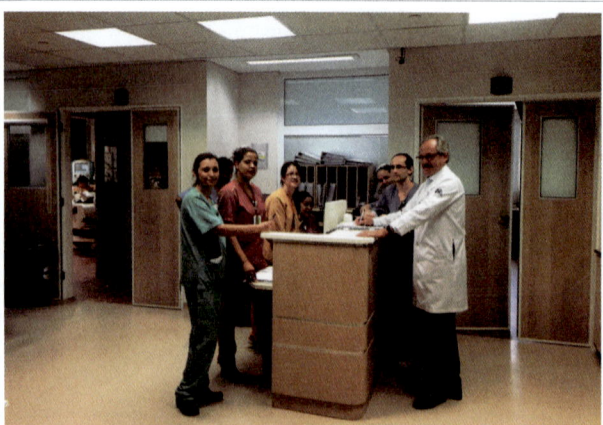

FIGURA 270.5. Posto central de enfermagem. Permite o acesso direito aos boxes dos pacientes assim como a visualização de uma central de monitorização e outros recursos.

- Local adequado para evolução e prescrição médica.
- Expurgo (recinto com vaso sanitário para desprezar dejetos etc.).
- Carro de emergência completamente equipado.
- Facilidade de acesso a outros setores de apoio, se necessário.

DEPENDÊNCIAS DA UTI

O projeto físico de uma UTI pode aumentar ou reduzir a capacidade de prestar um tratamento intensivo moderno e seguro, por mais dedicada que seja a equipe de trabalho. Atualmente, é indispensável que o planejamento, a construção e a estruturação de uma unidade de terapia intensiva leve em consideração, de forma obrigatória, o impacto nos seus custos.[24] Compõem a UTI:

- **Acomodações médicas:** calculada de acordo com a dimensão do corpo clínico do setor. O mínimo necessário é uma área de estar e de refeições, quartos para repouso e banheiros com sanitários e chuveiro.
- Ambiente privativo e adequado para pesquisa eletrônica de dados.
- Ambiente privativo e adequado para instalação no setor de profissionais que atuam na pesquisa clínica.
- **Área administrativa:** anexa aos ambientes de tratamento dos pacientes e composta por:
    - Sala da chefia médica.
    - Sala da chefia de enfermagem.
    - Sala da chefia de fisioterapia.
    - Sala de reuniões e biblioteca.
    - Secretaria: tem importância primordial na administração do CTI. Sua função é a admissão e o registro de pacientes, controle das visitas médicas internas e externas, de familiares, de intercomunicação interna e com o restante do hospital.
    - Consultório.
    - Copa.
    - Depósito de equipamentos.
    - Depósito de materiais.
    - Coleta de lixo.
    - Armazenamento de material de limpeza.
    - Farmácia-satélite: centralizada e de fácil acesso à equipe de enfermagem responsável pelo armazenamento, preparo, distribuição e cobrança de medicações e materiais descartáveis. Pode também se constituir em um centro de distribuição de outros materiais de controle interno para todo o CTI (Figura 270.6).
    - Sala de limpeza de materiais.
    - Rouparia.
    - Sala de espera: área reservada para familiares e visitantes, com acomodações adequadas e em número

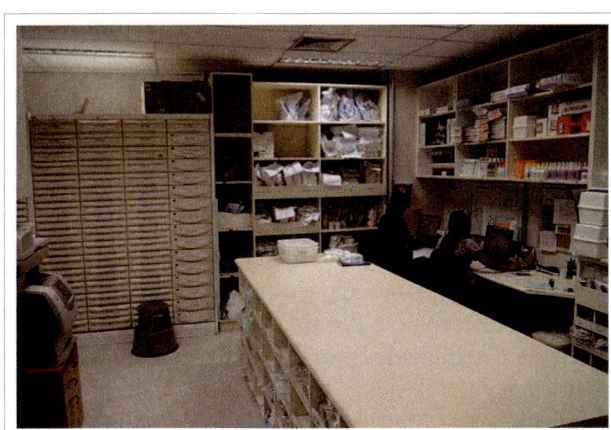

FIGURA 270.6. Farmácia-satélite localizada na UTI do Hospital Israelita Albert Einstein.

proporcional ao número de leitos da UTI. Deve conter telefone, sanitários, televisão, máquinas para fornecer bebidas e refeições etc. É o ambiente em que os aspectos psicológicos e de humanização devem ser enfatizados e priorizados.
- Sala de funcionários.
- Vestiário.
- **Ventilação e controle de temperatura da UTI:** preconiza-se temperatura ambiente de 22 a 24°C. A variação do fluxo de ar planejada para as diferentes partes de um hospital depende do objetivo. A recirculação de ar torna economicamente possível aumentar os índices de ventilação até um nível bacteriológico eficaz.
- **Rede hidráulica:** deve ser, preferencialmente, isolada do restante do hospital.

RECURSOS HUMANOS

Vários grupos profissionais participam da terapia intensiva.[3] A seguir estão relacionados os mais encontrados habitualmente.
- **Nutricionistas:** responsáveis pela avaliação nutricional inicial, pelo atendimento de prescrições médicas, pela sugestão de protocolos e metas de dietas, pela monitorização tanto do suporte nutricional oferecido quanto dos resultados clínicos.
- **Psicólogos:** o ambiente do CTI propicia condições de estresse para o paciente, seus familiares e a equipe multiprofissional. A presença do psicólogo como parte dessa equipe tem sido cada vez mais evidenciada como um fator importante para a humanização dos CTI.
- **Coordenador administrativo:** responsável pelo suporte às unidades assistenciais de forma integrada, coordenando as atividades administrativas, financeiras, os processos, os recursos humanos e os suprimentos. Também responsabiliza-se pela elaboração de projetos, controles de custos, recursos e receitas, subsidiando a instituição na tomada de decisão. Essa função inclui atribuições específicas, como participação no desenvolvimento de serviços e produtos, definição de preços e negociações com clientes internos, externos e prestadores de serviço, dimensão do quadro de pessoal, apoio e providência de recursos e serviços necessários para manter a excelência no atendimento (ao paciente, à família, ao funcionário e aos prestadores de serviço), elaboração e controle do orçamento, desenvolvimento e monitoramento dos indicadores de gestão.
- **Laboratório clínico:** os exames de laboratório são essenciais para o atendimento de pacientes graves. A existência de um laboratório no ambiente do CTI pode exigir a presença de técnicos e o aumento de custo com pessoal e manutenção. Um laboratório central precisa dispor de um sistema de comunicação e coleta ágil para ser o método mais adequado. Portanto, os exames laboratoriais podem ser um fator de encarecimento no tratamento dos pacientes graves.
- **Suporte de imagem:** é essencial ter à disposição do CTI aparelhos de imagem (raio X, ultrassom, tomógrafo) portáteis e/ou acesso fácil aos serviços de hemodinâmica e medicina nuclear.
- **Banco de sangue:** de fácil acesso para atender às necessidades da UTI.
- **Retaguarda médica:** para proporcionar alta qualidade no tratamento ao paciente grave e assegurar o funcionamento eficiente da unidade, é importante que haja uma retaguarda médica com diversos especialistas (de baixa a alta complexidade). Esses profissionais podem e devem estar facilmente disponíveis quando requisitados, não ultrapassando 30 minutos para chegarem à unidade.

MODELO DE GESTÃO

Os hospitais evoluíram de pequenos grupos estruturados informalmente até as grandes e complexas organizações dos dias atuais. As modificações observadas buscaram sempre a racionalização dos esforços humanos, procurando atingir os objetivos definidos inicialmente. Para tanto, o hospital deve ser administrado segundo critérios absolutamente racionais, com base, essencialmente, nos pressupostos que caracterizam a moderna administração empresarial.

Gastos com a saúde têm atingido níveis alarmantes em diversos países, tornando indispensável a adoção de estratégias e medidas para redução de custos, sem perda da qualidade, visando melhor efetividade no atendimento aos pacientes. A responsabilidade da administração é criar condições para que o serviço possa oferecer tratamento com elevado nível de qualidade, controlando e reduzindo desperdícios.

O sistema de gestão utilizado pelo CTI deve ser sistêmico e respeitar diversos fundamentos, como qualidade centrada no cliente, concentração nos resultados, comprometimento da alta administração, visão de futuro, valorização das pessoas, ação proativa, resposta rápida e aprendizado contínuo.

Uma das ferramentas utilizadas para a busca da excelência do desempenho é o planejamento estratégico, indispensável para o desenvolvimento das organizações. Essa ferramenta pode ser dividida nos seguintes componentes: alinhamento estratégico, análise das oportunidades de mercado, arquitetura de objetivos e estratégias, definição de ações para a implantação do planejamento, e avaliação e controle para obtenção dos melhores resultados.

Muitas instituições ainda utilizam organogramas do tipo piramidal, nos quais cargos e funções obedecem a uma hierarquia rígida. A visão mais racional e moderna do CTI utiliza o modelo de gestão matricial, que permite integração e relação direta entre os diversos grupos profissionais que constituem os recursos humanos do setor, sob a coordenação de um gestor.

RECURSOS TECNOLÓGICOS

A unidade de terapia intensiva é um dos setores do hospital em que se concentram os recursos tecnológicos mais avançados.[21] O nível mínimo de recursos se amplia de acordo com as possibilidades da instituição e a gravidade dos pacientes atendidos. Os recursos tecnológicos caracterizaram, durante muitos anos, as UTI, impressionando não só os leigos, mas também os médicos de forma geral.

Atualmente, esses recursos, bem como os custos associados aos recursos humanos, constituem-se um dos fatores responsáveis pelos elevados custos dos CTI. Portanto, qualquer aquisição de tecnologia ou de produtos deve considerar, obrigatoriamente, qualidade, preço, manutenção, assistência técnica, relação custo-efetividade e, principalmente, o impacto desse recurso no resultado final do tratamento do paciente, em termos de morbimortalidade e mortalidade.

As previsões econômicas sugerem que a incorporação tecnológica, sobretudo quando mal executada, será o principal fator de incremento no custo de saúde nos próximos anos. Como existe grande variedade de oferta e os gestores dispõem de pouco conhecimento técnico, a forma mais prática de controlar o fluxo de incorporação e descarte de tecnologias é a criação do cargo de analista de tecnologia médica dentro das instituições de saúde. O trabalho desse profissional em associação com um comitê de tecnologia, que define as políticas e diretrizes vinculadas a um plano diretor institucional, pode reduzir, de forma drástica, o desperdício de recursos nesse setor.

TECNOLOGIA DA INFORMAÇÃO

O processamento de dados não inclui apenas o registro da informação no formulário do paciente, mas também a organização e a interpretação desses dados para seu tratamento. No caso dos pacientes graves, o tratamento exige a participação de muitos profissionais, gerando uma grande quantidade de dados que deve ser coletada e armazenada continuamente.

O compartilhamento dos registros proporciona melhor comunicação entre os membros da equipe e facilita a integração do planejamento e a continuidade do tratamento. Esses registros são documentos que favorecem a avaliação da qualidade dos cuidados, fornecendo dados para a pesquisa e a educação, o planejamento de curto e longo prazos, além de finalidades legais.

Os índices de gravidade permitem avaliar o desempenho da UTI, comparar a mortalidade observada com a esperada, acompanhar a evolução dos pacientes e avaliar o custo-benefício de determinados procedimentos para pacientes em várias etapas da doença.

Atualmente, é indispensável a informatização dos CTI, pois além de melhorar a qualidade, facilita o trabalho da equipe multiprofissional e a coloca em contato mais direto com o paciente. A tendência atual das UTI é abandonar quase totalmente a presença física do papel no dia a dia, realizando os registros diretamente nos computadores (prontuários digitalizados e sistemas eletrônicos de gerenciamento de pacientes), o que facilita o acesso multidisciplinar, além de coleta e processamento de dados automáticos.[25]

Os modernos prontuários médicos eletrônicos dispõem de importantes recursos de auxílio à decisão, tornando a prescrição médica mais racional, com redução significativa da taxa de erro relacionada a medicamentos. Alertas eletrônicos para alergias, dose de medicamento fora da recomendada, correção de dose para peso, idade, função renal e interação medicamentosa estão disponíveis em muitos sistemas eletrônicos de prescrição. Os exames de laboratório e imagem podem ser acessados em tempo real, de qualquer terminal ou mesmo pelos sistemas móveis como *tablets* e *smartphones*.

EDUCAÇÃO MÉDICA CONTINUADA

O tratamento de pacientes graves exige constante educação, treinamento e aprimoramento da equipe multiprofissional. Os novos conceitos, procedimentos e a introdução de novos equipamentos tornam indispensável um programa de educação continuada para toda a equipe.

Periodicamente, devem ser feitas avaliações do serviço e dos integrantes da equipe. O programa de treinamento é destinado a manter ou melhorar o desempenho no trabalho exercido, e visa aprimorar as habilidades necessárias para as futuras atividades. Sua revisão periódica e sua aplicação sistematizada constituem-se em mecanismos de garantia de segurança no cuidado aos pacientes graves.

CONSIDERAÇÕES FINAIS

Oferecer leito de UTI para todos os pacientes com necessidade de internação, cuidado ao paciente grave com qualidade e segurança, conforto, respeito e privacidade para os pacientes e seus familiares, utilização racional de recursos financeiros, de tecnologia e humanos são os pilares fundamentais para um cuidado com valor em medicina intensiva. Critérios objetivos de internação e alta, leitos de cuidados intermediários e gestão de leitos são medidas importantes para aumentar a produtividade da UTI.

Uma unidade de terapia intensiva deve ser dirigida por um médico intensivista, em colaboração com um coordenador de enfermagem, de acordo com o modelo de melhores práticas proposto pelas sociedades internacionais de medicina intensiva. O planejamento do cuidado para os pacientes internados na UTI deve ser realizado diariamente e de forma colaborativa entre médicos intensivistas, equipes médicas assistentes, enfermeiros, fisioterapeutas e demais profissionais da saúde.

REFERÊNCIAS BIBLIOGRÁFICAS

1. Groeger JS, Strosberg MA, Halpern NA, Raphaely RC, Kaye WE, Guntupalli KK, et al. Descriptive analysis of critical care units in the United States. Crit Care Med. 1992 Jun;20(6):846-63.
2. Guidelines for intensive care unit design. Guidelines/Practice Parameters Committee of the American College of Critical Care Medicine, Society of Critical Care Medicine. Crit Care Med. 1995 Mar;23(3):582-8.
3. Curtis JR, Cook DJ, Wall RJ, Angus DC, Bion J, Kacmarek R, et al. Intensive care unit quality improvement: a "how-to" guide for the interdisciplinary team. Crit Care Med. 2006 Jan;34(1):211-8.
4. Resolução Normativa no 50 do Ministério da Saúde, Secretaria Nacional de Ações Básicas de Saúde, Divisão Nacional de Organização de Serviços de Saúde. Brasília, Centro de Documentação do Ministério da Saúde, 2000.
5. Resolução RDC nº. 07, de 24 de fevereiro de 2010 - Ministério da Saúde e Agência Nacional de Vigilância Sanitária. [Internet] [Acesso em 30 jan 2016]. Disponível em: www.anvisa.gov.br
6. Guidelines for categorization of services for the critically ill patient. Task Force on Guidelines; Society of Critical Care Medicine. Crit Care Med. 1991 Feb;19(2):279-85.
7. Ferdinande P. Recommendations on minimal requirements for Intensive Care Departments. Members of the Task Force of the European Society of Intensive Care Medicine. Intensive Care Med. 1997 Feb;23(2):226-32.
8. Kahn JM. Understanding economic outcomes in critical care. Curr Opin Crit Care. 2006 Oct;12(5):399-404.
9. Joint position statement: essential provisions for critical care in health system reform. Society of Critical Care Medicine. American Association of Critical Care Nurses. Crit Care Med. 1994 Dec;22(12):2017-9.
10. Brilli RJ, Spevetz A, Branson RD, Campbell GM, Cohen H, Dasta JF, et al. Critical care delivery in the intensive care unit: defining clinical roles and the best practice model. Crit Care Med. 2001 Oct;29(10):2007-19.
11. Carson SS, Stocking C, Podsadecki T, Christenson J, Pohlman A, MacRae S, et al. Effects of organizational change in the medical intensive care unit of a teaching hospital: a comparison of 'open' and 'closed' formats. JAMA. 1996 Jul 24;276(4):322-8.
12. Needleman J, Buerhaus P, Pankratz VS, Leibson CL, Stevens SR, Harris M. Nurse staffing and inpatient hospital mortality. N Engl J Med. 2011 Mar 17;364(11):1037-45.
13. Estenssoro E, Barbas CS, Roman LS. ICU staffing: the South American perspective. Am J Respir Crit Care Med. 2010 Aug 15;182(4):441-2.
14. Kollef MH, Shapiro SD, Silver P, St John RE, Prentice D, Sauer S, et al. A randomized, controlled trial of protocol-directed versus physician-directed weaning from mechanical ventilation. Crit Care Med. 1997 Apr;25(4):567-74.
15. Wunsch H, Angus DC, Harrison DA, Collange O, Fowler R, Hoste EA, et al. Variation in critical care services across North America and Western Europe. Crit Care Med. 2008 Oct;36(10):2787-9.
16. Reynolds HN, Haupt MT, Thill-Baharozian MC, Carlson RW. Impact of critical care physician staffing on patients with septic shock in a university hospital medical intensive care unit. JAMA. 1988 Dec 16;260(23):3446-50.
17. Carlson RW, Weiland DE, Srivathsan K. Does a full-time, 24-hour intensivist improve care and efficiency? Crit Care Clin. 1996 Jul;12(3):525-51.
18. Takala J. Night-time intensivists--waste of resources or failure of process optimization? Crit Care. 2013;17(6):472.
19. Wild C, Narath M. Evaluating and planning ICUs: methods and approaches to differentiate between need and demand. Health Policy. 2005 Mar;71(3):289-301.
20. Sinuff T, Kahnamoui K, Cook DJ, Luce JM, Levy MM. Rationing critical care beds: a systematic review. Crit Care Med. 2004 Jul;32(7):1588-97.
21. Stoddart JC. Design, staffing, and equipment requirements for an intensive care unit. Int Anesthesiol Clin. 1981;19(2):77-95.
22. Solberg BC, Dirksen CD, Nieman FH, van MG, Poeze M, Ramsay G. Changes in hospital costs after introducing an intermediate care unit: a comparative observational study. Crit Care. 2008;12(3):R68.
23. Valentin A, Ferdinande P. Recommendations on basic requirements for intensive care units: structural and organizational aspects. Intensive Care Med. 2011 Oct;37(10):1575-87.
24. Leaf DE, Homel P, Factor PH. Relationship between ICU design and mortality. Chest. 2010 May;137(5):1022-7.
25. Kari A, Ruokonen E, Takala J. Comparison of acceptance and performance of automated and manual data management systems in intensive care. Int J Clin Monit Comput. 1990 Jul;7(3):157-62.

CAPÍTULO 271

PLANEJAMENTO ESTRATÉGICO

Haggéas da Silveira Fernandes
Elias Knobel

DESTAQUES

- Unidades de terapia intensiva (UTI) são setores complexos, com impacto significativo no resultado do hospital.
- Fazer o planejamento estratégico da UTI significa alinhar esse setor aos objetivos e metas institucionais.
- O planejamento estratégico possui cinco dimensões: definição de objetivos, análise e formatação da estratégia, implementação e monitorização.
- Os elementos de um planejamento estratégico podem ser agrupados e acompanhados por várias ferramentas. O *Balanced Scorecard* (BSC) é a ferramenta mais completa, e uma das mais utilizadas, com evidência na literatura médica da sua aplicação no ambiente da Terapia Intensiva.

INTRODUÇÃO

No mundo atual, todas as organizações competem por recursos, clientes, mercados, imagem e prestígio. O que diferencia uma empresa de sucesso de outras do mesmo ramo e enorme potencial, que fracassam, é o sucesso na execução do planejamento estratégico.

O setor de saúde caracteriza-se por alterações isoladas, mudanças lentas, sistemas de financiamento e prestação de serviços heterogêneos, sem base em métricas, e entrega de valor. Três fatores impactam no resultado atual, considerado aquém do ideal: variação, inadequação à evidência estabelecida e risco operacional elevado, induzindo ao erro. A competição encontra-se comprometida e considerada de soma zero. Não há foco na entrega do atendimento com qualidade e controle dos custos.

Reverter esse cenário, em que as unidades de terapia intensiva estão inseridas, requer ações orientadas para objetivos, levando em consideração fatores internos da empresa, fatores externos de mercado e macroeconômicos. Assim como em outros setores de atividade econômica, a gestão estratégica faz a diferença na área da saúde, gerando diferencial competitivo para as instituições que a utilizam como rotina.

CONCEITOS

A gestão estratégica moderna remonta trabalhos da década de 1960, quando Kenneth Andrews e C. Roland Christensen, da Harvard Business School, em uma época em que o pensamento gerencial estava orientado para funções individuais, identificaram a necessidade de uma forma holística de se pensar a empresa, e articularam o conceito de estratégia como a ideia unificadora, que ligava áreas funcionais da empresa e relacionava suas atividades ao ambiente externo. O trabalho de Andrews e Christensen, ao dado de outros como Igor Ansoff, Alfred Chandler e Peter Drucker, empurrou a noção de estratégia para a linha de frente gerencial.[1]

O planejamento estratégico é um processo de desenvolvimento de propostas, que levam uma empresa a alcançar, em médio e longo prazos, os objetivos definidos, considerando variáveis internas e fatores externos. O planejamento estratégico é muito mais que uma série de ferramentas de gestão. Constitui modelo mental, que ajuda a criar e sustentar a cultura organizacional. É voltado para o futuro, antecipando eventos. Necessita ser moldado para tomada de decisão que envolve riscos, buscando vantagem competitiva. Deve ser organizado no sentido de viabilizar e concretizar, de forma plena, a execução da estratégia, incluindo a estrutura operacional. Torna essencial a figura do líder.

Por vantagem competitiva entende-se o desempenho superior concebido em termos de lucratividade de uma empresa, em relação a outras do mesmo ramo de negócios.[2] Quanto maior a lucratividade de uma empresa, ela ultrapassará a média de lucratividade do ramo, e maior será sua vantagem competitiva. Diz-se que uma empresa tem vantagem competitiva sustentada, quando ela é capaz de manter sua lucratividade acima da média, por vários anos.

É importante frisar que, além de determinado por suas estratégias, o desempenho de uma empresa é também caracterizado pelo setor em que compete.[2] Em alguns ramos, a demanda está crescendo, enquanto em outros está diminuindo. Em algumas condições, uma nova tecnologia pode mudar o rumo dos negócios de determinado setor e afetar o resultado de uma empresa. Essa é a explicação do por quê, os gestores estratégicos devem sempre estar cientes de mudanças, que são muito frequentes no momento atual da economia, com base em informação e agilidade.

Ao analisar o exemplo dos Estados Unidos, os gastos com a saúde naquele país aumentaram 4% em 2010, correspondendo a 17,9% do produto interno bruto.[3] Os maiores consumidores desse capital são hospitais e serviços clínicos, onde o médico está inserido. Estima-se que as unidades de terapia intensiva (UTI), apesar de possuírem apenas 10% dos leitos hospitalares, são responsáveis por 13,7% dos custos hospitalares, 4,1% dos custos do governo americano com saúde e quase 1% do produto interno bruto.[3] Devem ser desafiadas a melhorar seu atendimento, agregar valor à vantagem competitiva da instituição, à qual pertencem, por meio da redução da variação na prestação de serviços e dos desperdícios relacionados com a assistência. No setor privado, têm papel central na formatação da receita de um hospital. A subutilização de leitos de UTI é sinônima de desperdício e de perdas financeiras. No setor público, em que a carência de leitos é mais evidente, notadamente nos países em desenvolvimento, os custos excessivos e a má utilização desse recurso são uma ameaça à situação financeira da instituição e do sistema onde está inserida.

PROCESSO DE ELABORAÇÃO DO PLANEJAMENTO ESTRATÉGICO

O planejamento estratégico é amplo e abrange toda a organização. Deve ser projetado em longo, médio e curto prazos. Avalia os recursos e preocupa-se com a alocação deles, priorizando atingir objetivos em nível organizacional.

O planejamento da estratégia apresenta cinco dimensões (Figura 271.1).

- **Avaliação estratégica inicial:** missão, visão, valores e objetivos.
- Análise estratégica.
- Formatação da estratégia.
- Implementação da estratégia.
- Monitorização da estratégia.
- **Avaliação estratégica:** a primeira dimensão estratégica caracteriza-se pela avaliação e definição de objetivos em curto, médio e longo prazos. Antes, porém, é interessante que a organização de saúde faça um diagnóstico da situação atual (diagnóstico situacional), para se ter noção exata do que é necessário customizar e adaptar no planejamento da organização em questão.

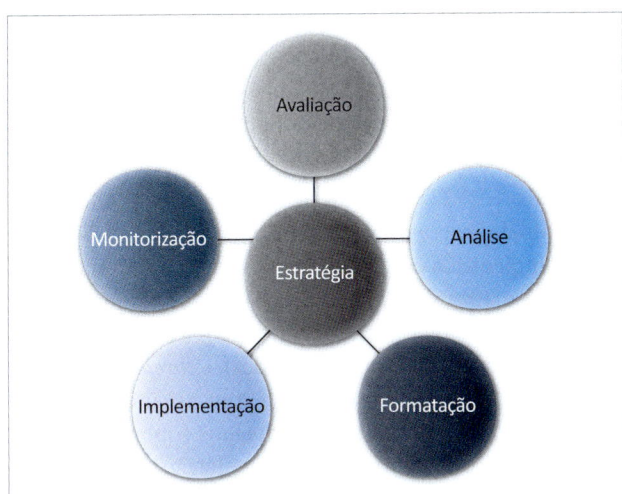

FIGURA 271.1. Dimensões da estratégia.

As informações relevantes estruturais, de processos, dados históricos, situação financeira atual (posição de mercado, faturamento, situação contábil, endividamento, se existir, principais fornecedores, principais clientes corporativos), devem ser levantadas e discutidas.

O próximo passo são os referenciais estratégicos, que representam o processo de idealização da definição do negócio: visão, missão, valores organizacionais.

Nesse momento, o *top management* da instituição deve reconhecer e identificar o negócio (*core business*), que constitui a vocação para a qual a cultura organizacional deve caminhar.

Também se torna necessária a definição dos clientes-alvo. No caso de hospitais, além da faixa de pacientes que a empresa entende terem maior possibilidade de comprar seus produtos, os médicos também devem ser vistos como clientes, uma vez que são profissionais que trazem o movimento de seus ambulatórios, consultórios e clínicas para o hospital, por meio de cirurgias de alta complexidade, e pacientes clínicos com necessidade de internação. A criação e sustentação de um programa de corpo clínico são saudáveis para a consistência de resultados do hospital, e a vinculação da imagem institucional a bons profissionais.

A missão de uma empresa ou departamento é seu propósito em longo prazo. As missões definem a sustentação do propósito empresarial atual e futuro, assim como aquilo necessário de se evitar nesse ínterim. Geralmente, é descrita como declaração da missão, colocada de forma fácil de ser entendidas pelo seu *staff* e demais *stakeholders*.

Traçar objetivos habilita a articulação da visão. A visão de uma empresa ou departamento é um conceito operacional, que procura descrever a imagem da empresa. É um modelo mental ou situação altamente desejável de uma realidade futura possível para a organização.[4]

Os valores de uma empresa declaram como os funcionários e gestores se comportam, como devem fazer negócio, que tipo de organização devem construir para ajudar a cumprir a missão. Valores são a base da cultura organizacional, ou seja, o conjunto de valores, normas e padrões que controlam o modo pelo qual os empregados trabalham para cumprir a missão e para atingir objetivos.

O organograma pode ser desenhado nesse momento também, com a definição de papéis e a clara referência da liderança. O organograma de um setor é definido como o diagrama de representação das relações hierárquicas e distribuição de setores, unidades funcionais, cargos e interação entre eles. O organograma é dinâmico e, frequentemente, precisa ser revisto.

Os objetivos principais, ações que são desenvolvidas ou serão iniciadas pela empresa para sustentar a missão e atingir a visão, estabelecendo a possível vantagem competitiva, começam a ser traçados nessa fase.

- **Análise estratégica:** fase em que a equipe de planejamento considera as informações coletadas na fase anterior, e estuda o ambiente externo e interno para o total entendimento do cenário em que a organização se insere.

  O estudo ambiental consiste da coleta de informações que servem para diagnosticar a própria organização, bem como identificar ameaças e oportunidades existentes no mundo dos negócios, estudando riscos, planos de ação mais agressivos ou defensivos, para resultados favoráveis.

- **Partes interessadas no setor de saúde (*stakeholders*):** empresas são sistemas sociais com diferentes agentes, com os quais mantêm relações. Os *stakeholders* são representados por pessoas e instituições que impactam ou são impactadas pela organização, de forma isolada ou integrada. Acionistas, profissionais de saúde, fornecedores, operadoras de saúde, pacientes são exemplos de *stakeholders*.

  Deve-se analisar o papel e a importância de cada um desses participantes do cenário, para se ter noção do impacto de suas decisões no futuro da empresa.

- **Análise político, econômico, social e tecnológico (PEST) para macroambiente:** macroambiente é a parte mais ampla do ambiente externo. É um ambiente genérico, nacional, internacional, ou mesmo regional, em que seus fatores podem influenciar de forma direta ou indireta diferentes ramos de negócios (Figura 271.2).[10]

- **Análise de cenários:** um cenário é uma configuração ambiental que se desenvolve a partir do ambiente atual, simulando situações futuras, decorrentes da sequência de possibilidades a que estiverem submetidas.[10] Ao construir cenários é necessário o questionamento de como será o ambiente no futuro, no momento em que os objetivos institucionais estiverem se materializando.[10] A principal função da análise de cenário é organizar o pensamento sobre incertezas, apontando para alternativas de evolução do ambiente e soluções para problemas possíveis, auxiliando a tomada de decisão da liderança.

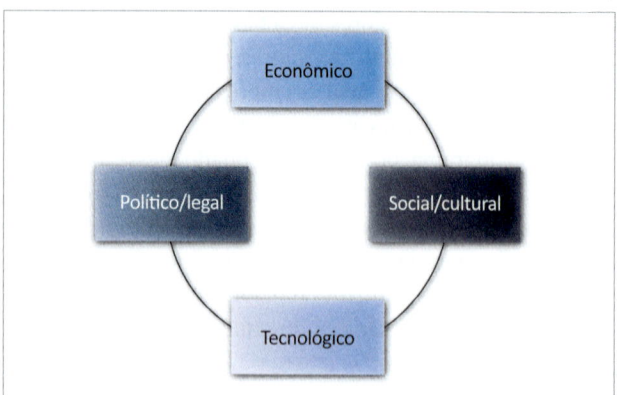

FIGURA 271.2. Análise de macroambiente (PEST).

Análise da estrutura setorial e as forças competitivas: o modelo das cinco forças de Porter tem foco nas forças responsáveis pela modelagem da competição do setor (Figura 271.3).

As cinco forças determinam, notadamente, a rentabilidade do setor, agindo no sentido de influenciar os preços praticados, os custos, a inovação, a geração de conhecimento e os investimentos.

Novos entrantes podem ter impacto nas bases da competição atual, ganhando *market-share*. Seu sucesso depende das barreiras existentes no mercado. O risco das empresas líderes é subestimar as competências do novo entrante.

A competição (rivalidade) entre empresas é observada quando uma empresa cria oportunidade de mercado, satisfazendo seus clientes. A rivalidade pode levar à redução de preços, melhoria de serviços, introdução de novos produtos.

A ameaça de substituição de produtos acontece quando aumenta a oferta de mercado, ameaçando a empresa, que é líder, ou inovação, quando um produto de melhor qualidade ou absolutamente novo acirra a concorrência. Notadamente, ocorre disputa de preços ao consumidor e a qualidade do produto ou serviço passa a ser um diferencial em muitos casos.

O poder de negociação do comprador é exercitado quando sua força é suficiente para redução de preços de produtos ou quando há ampliação de serviços prestados, na mesma condição de preços.

O poder de negociação do fornecedor ameaça os participantes de mercado, com elevação de preços, redução de volumes, padronização de qualidade de um produto. Atenção também deve ser dada aos trabalhadores e, dependendo do setor de atuação da empresa, sindicatos.

- **Análise SWOT:** as forças de Porter auxiliam no mapeamento do macroambiente para o planejamento. No nível de ambiente da empresa, uma ferramenta extremamente útil é a matriz SWOT, formada com as iniciais das quatro palavras em inglês, *strengths* (forças), *weakness* (fraquezas), *opportunities* (oportunidades), e *threats* (ameaças). A matriz SWOT, em conjunto com as cinco forças de Porter identificam aspectos externos (oportunidades e ameaças), complementando a avaliação de macroambiente, mas volta-se para os aspectos internos (forças e fraquezas).

Portanto, a análise estratégica, com base nas ferramentas descritas, deve responder às seguintes perguntas:

- Quais ameaças queremos reduzir?
- Que oportunidades devemos aproveitar?
- Quais são os pontos fortes que necessitam ser explorados?
- Que fraquezas vamos combater de frente, e superar?

As organizações bem-sucedidas buscam uma adequação entre ambiente externo e sua estratégia. Por sua vez, a estratégia define a estrutura organizacional e os processos internos, no sentido de alcançar efeitos altamente positivos sobre o desempenho organizacional.[5]

- **Formatação da estratégia:** nessa fase, o foco é a priorização de ações e alocação de recursos. São também definidos os planos táticos e operacionais, além de contratos entre setores internos e parcerias externas.

Os planos táticos dividem-se em:

- Planejamento financeiro;
- Planejamento de produção;
- Planejamento de marketing;
- Planejamento de recursos humanos;
- Planejamento administrativo.

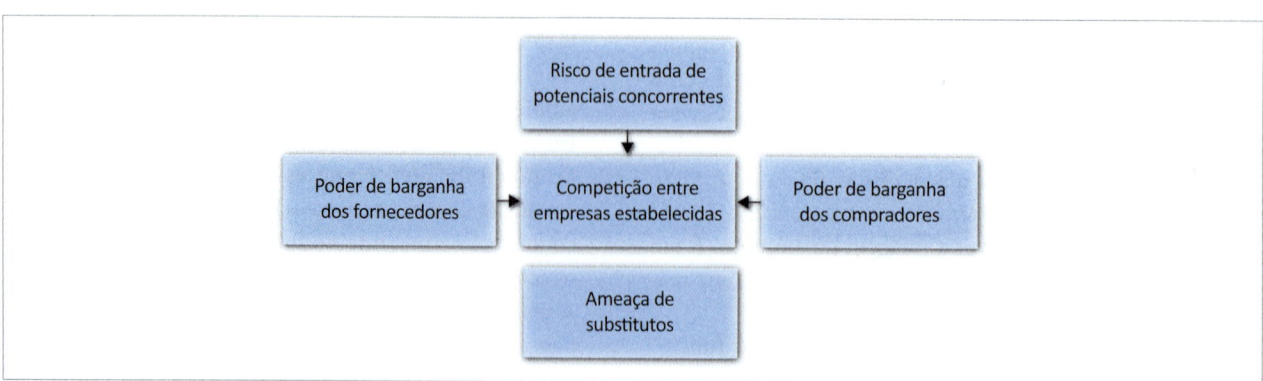

FIGURA 271.3. As cinco forças de Porter.

Os planos operacionais subdividem-se em:

- **No planejamento financeiro:** fluxo orçamentário e de caixa, investimentos e aplicações.
- **No planejamento de produção:** plano de capacidade, manutenção, abastecimento, programa de qualidade, alocação de recursos humanos.
- **No planejamento de marketing:** plano de propaganda, vendas, pesquisa, distribuição.
- **No planejamento de recursos humanos:** salários, *performance*, incentivos, plano de carreira, novos cargos e seleção.
- **No planejamento administrativo:** informática, estrutura organizacional, processos e indicadores, infraestrutura, serviços compartilhados.
- **Implementação e monitorização da estratégia:** é a fase de aplicação de recursos, por meio de planos de ação. As metas e os indicadores são definidos. A distribuição em perspectivas é realizada, gerando o *Balanced Scorecard* (BSC), painel estratégico que alinha ações para atingir os objetivos estratégicos e as metas propostas. O progresso do planejamento pode ser avaliado e, se necessário, promover a modificação de planos, o redirecionamento de pontos específicos, antecipando eventuais ameaças à proposta inicial.

A UTI é uma importante unidade de negócios de um hospital. Sua participação ativa na formatação da estratégia institucional deve ser estimulada. Com objetivos esclarecidos e a unidade inserida na estratégia do hospital, o gestor da UTI é capaz de gerar um BSC próprio (visto a seguir), alinhado ao da instituição e definir planos táticos internos para atingir suas metas.

BALANCED SCORECARD

Dois assuntos sempre foram discutidos amplamente pelas organizações: o problema da medição eficaz do desempenho organizacional e a questão da implementação bem-sucedida da estratégia.

De fato, 70% dos erros cometidos pelos CEO de importantes organizações não resultaram da estratégia deficiente, e sim da má execução.[6] Várias são as barreiras de implementação da estratégia. Envolvem desde o seu conhecimento pela força de trabalho, até a falta de discussão e atualização da estratégia ou sua vinculação ao orçamento[7] (Figura 271.4).

A realidade de uma unidade de negócios como a UTI, dentro do ambiente hospitalar, não é diferente. A pressão por resultado financeiro dentro de metas preestabelecidas convive com o atendimento de pacientes críticos e seus familiares, em ambiente de alta complexidade, no gerenciamento de riscos e na manutenção da excelência operacional e acolhimento diferenciado. A elaboração de sistemas de mensuração de desempenho, que associem dados financeiros a estratégias de diferenciação, é a proposta da criação do *Balanced Scorecard*, e que pode ser customizada para uma UTI.

Desenvolvido por Robert Kaplan e David Norton, a partir de um estudo que evidenciou a ineficiência de indicadores financeiros isolados como avaliadores de desempenho das modernas empresas, o *Balanced Scorecard* (BSC) agregou dados relacionados com clientes, processos internos, atividades funcionais ao interesse dos acionistas.[8]

O BSC consiste da organização dos objetivos estratégicos, originados do planejamento feito até aqui pelo *top management* da empresa, para obtenção da missão e visão por meio de perspectivas.

É sistema de medição, gerenciamento, e ferramenta de comunicação. Desenha mapas estratégicos e o alinhamento das diferentes áreas da empresa, para chegar à execução ideal de todo o plano estratégico.

Os criadores do BSC o definem como "sistema de objetivos, medidas, metas e iniciativas interligados, que de maneira coletiva descrevem a estratégia de uma organização, e como essa estratégia pode ser executada. Transforma algo muitas vezes complicado e nebuloso em algo específico e de fácil entendimento".[8]

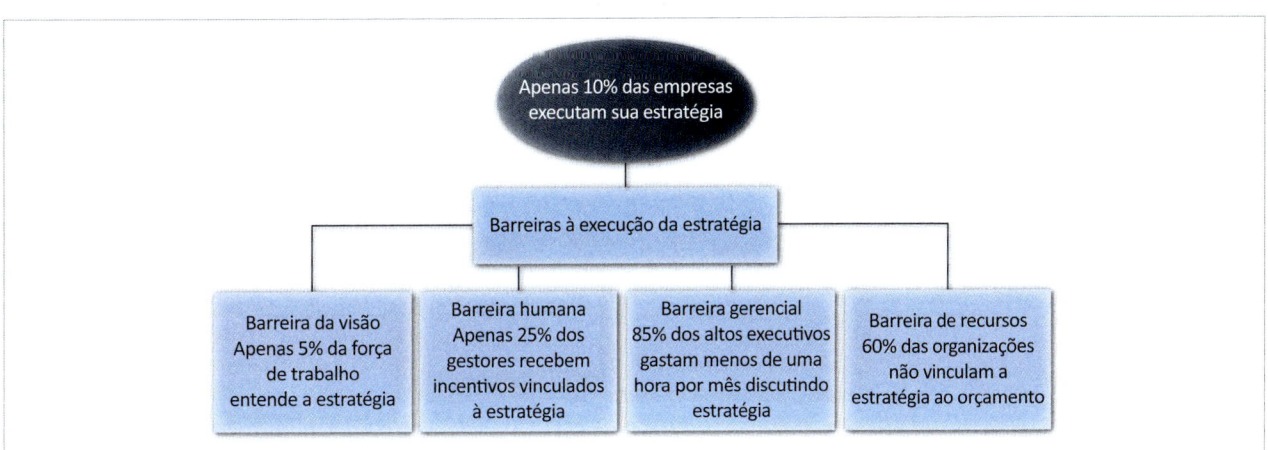

FIGURA 271.4. Barreiras à execução da estratégia.
Fonte: Adaptada de Niven P., 2007.[7]

O BSC permite a tradução de visão, oferecendo uma estrutura que mostre a estratégia por meio dos objetivos e medidas escolhidas. As perspectivas são a base da organização do BSC (Figura 271.5).

- **Perspectiva do cliente:** responde à pergunta: "Qual é o nosso público-alvo e a proposta de valor para servi-lo?". A escolha recai em medidas amplamente utilizadas, que vão desde a lealdade ao cliente até a excelência operacional, com liderança de mercado, por meio de produto diferenciado. Tão importante quanto essa escolha deve ser a criação de medidores de desempenho ou marcadores de resultado para mensuração e melhoria contínua.
- **Perspectiva dos processos internos:** identifica os processos centrais da organização que devem ser sempre renovados para gerar valor ao cliente e acionistas.
- **Perspectiva de aprendizado e crescimento:** são a base para o sucesso do BSC. Garantem ausência de falha e melhoria no desempenho futuro. Assim como nas outras perspectivas, temos uma mistura de medidas de resultado principal e motivadores de desempenho (medidas de tendência).
- **Perspectiva financeira:** as medidas nessa perspectiva mostram a eficiência da estratégia e a relação das outras perspectivas, como meio para atingir os resultados financeiros, principalmente de empresas com fins lucrativos. As empresas trabalham com duas estratégias básicas: crescimento da receita e produtividade. A primeira gera novas fontes de receita, por meio de novos mercados, produtos, clientes ou aumento da relação com clientes atuais; a segunda, busca a execução eficiente.
- **Mapa estratégico:** significa a representação gráfica dos objetivos estratégicos, prioritários de cada uma das perspectivas do BSC. Favorece a visualização da relação causa/efeito entre os objetivos selecionados. De acordo com os criadores do BSC, o mapa estratégico é o elo entre formulação e execução da estratégia.[8]
- **Indicadores de desempenho:** mensuram os objetivos estratégicos. São escolhidos pela alta direção para medir o desempenho da estratégia. Por meio deles, é possível uma verificação adequada entre os resultados esperados e os concretamente obtidos. A partir dos indicadores, é possível ajustes na estratégia e nas ações para atingir as metas.

Uma vez realizadas as etapas de análise e formatação estratégica, a instituição define dentro das perspectivas do BSC seu planejamento e, alinhado ao que foi traçado no nível institucional, a equipe de gestão da UTI, se capacitada para a realização da tarefa, com apoio da gestão estratégica hospitalar, cria seu BSC.

CONSIDERAÇÕES FINAIS

As UTI são unidades de negócio críticas para o sucesso de um hospital. O conhecimento básico, por parte da liderança da UTI, de ferramentas de elaboração do planejamento estratégico e sua participação ativa no desenvolvimento dele, junto à alta direção do hospital, podem criar o diferencial competitivo e aumentar as chances de sucesso institucional.

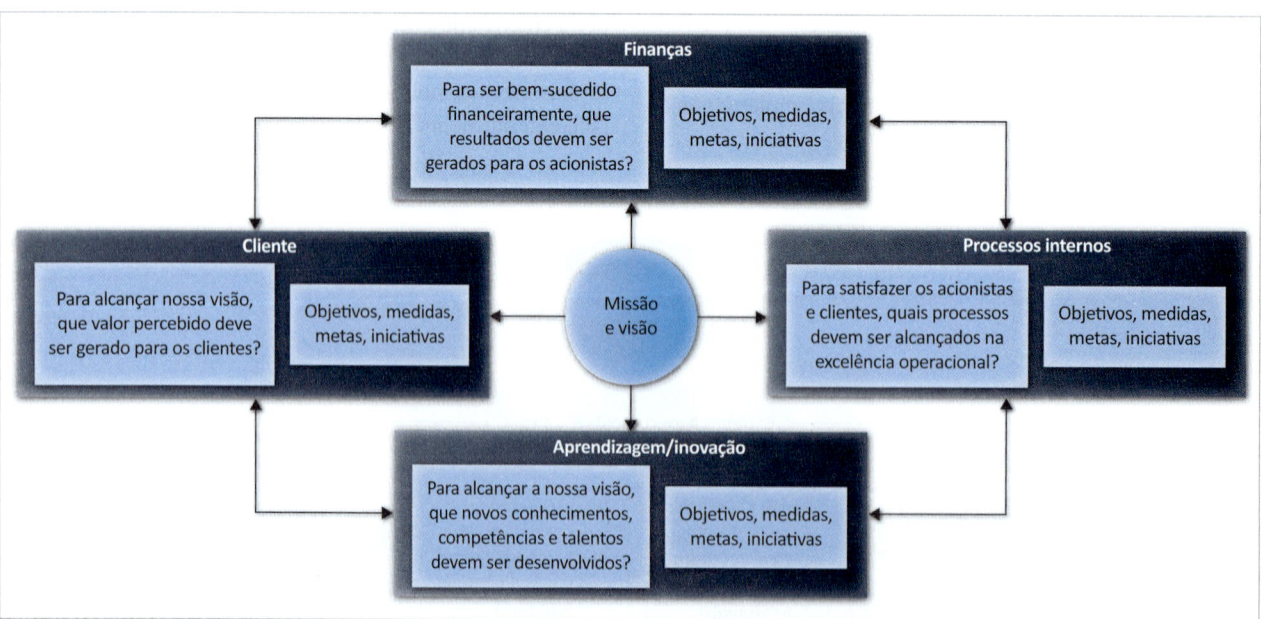

FIGURA 271.5. *Balanced Scorecard.*
Fonte: Adaptada de Fernandes H, Neto AC, Silva E., 2013.[9]

REFERÊNCIAS BIBLIOGRÁFICAS

1. Henderson B. As origens da estratégia. In: Montgomery C, Porter M, Prahalad C, et al. Estratégia, a busca da vantagem competitiva. 14° reimpressão. Rio de Janeiro: Elsevier, 1998. p.1-10.
2. Hill C, Jones G. O processo de definição da estratégia. In: Hill C, Jones G. O Essencial da administração estratégica. 3°ed. São Paulo: Saraiva, 2013. p.4-39.
3. O´Brien J, Kumar A, Metersky M. Does value-based purchasing enhance quality of care and patient outcomes in the ICU? Crit Care Clin. 2013;29:91-112.
4. Costa E. Conceitos de estratégia. In: Costa E. Gestão Estratégica: da empresa que temos para a empresa que queremos. 2° ed. São Paulo: Saraiva, 2007. p.34-50.
5. Chiavenato I, Sapiro A. Processo de planejamento estratégico. In: Chiavenato I, Sapiro A. Planejamento Estratégico: Fundamentos e aplicações. 1°Ed. Rio de Janeiro: Elsevier, 2010. p.29-56.
6. Charan R, Colvin G. "Why CEO´s fail?". [Internet] [Acesso em 30 jan 2016]. Disponível em: http://www.businessbuilders.bz/why-ceos-fail.pdf
7. Niven P. "Medição do desempenho e a necessidade de possuir o balanced scorecard". In: Niven P. 1° ed. Balanced Scorecard passo a passo. Rio de Janeiro: Qualitymark, 2007. p.5-31.
8. Kaplan RS, Norton DP. The balanced scorecard – measures that drive performance. Harv Bus Rev. 1992;70:71-9.
9. Fernandes H, Neto AC, Silva E. Performance de Unidades de Terapia Intensiva: Melhoria continua com o Balanced Scorecard. In: Paulo Cesar de Souza, Marcos Knibel. Clínicas de Medicina Intensiva Brasileira: Gestão, Qualidade e Segurança em UTI. 1° ed. São Paulo: Atheneu, 2013. p.109-20.
10. Filho JM, Kestelman H, Junior LC, et al. Análise do ambiente externo. In: Filho J, Kestelman H, Junior LC, Torres M. Planejamento e gestão estratégica em organizações de saúde. 1° ed. São Paulo: FGV editora, 2010. p.71-89.

CAPÍTULO 272

GESTÃO DE RECURSOS HUMANOS EM TERAPIA INTENSIVA

Raquel Afonso Caserta Eid
Raquel Pusch de Souza
Haggéas da Silveira Fernandes

DESTAQUES

- É responsabilidade da gestão de pessoas a excelência no atendimento, a experiência do paciente e os resultados da prestação adequada da assistência.
- O grande diferencial e a principal vantagem competitiva, na maioria das UTI, decorrem das pessoas que trabalham nelas.
- O sistema de avaliação de competências deve ser chave para construir um compromisso das pessoas com a organização.
- O *feedback* do desempenho individual deve ser constante, e deve se basear nos comportamentos essenciais definidos para sua função.
- A carreira é o caminho profissional para um melhor aproveitamento dos talentos pessoais.
- Um programa de educação continuada, por meio de um sistema de pontuação, faz com que os profissionais se sintam motivados e reconhecidos.
- É a cultura organizacional que condiciona e determina as normas de comportamentos das pessoas dentro de cada empresa.
- A visão multiprofissional em uma UTI tem em comum o foco no paciente, ou seja, um plano terapêutico único e com o mesmo objetivo.
- O líder deve auxiliar a equipe a atingir seus objetivos, bem como direcionar, inspirar e orquestrar o time. É uma mistura de *coach* e mentor.

INTRODUÇÃO

A gestão de pessoas tem sido responsável pela excelência das organizações bem-sucedidas, e pelo aporte de capital intelectual que representa. Hoje, no contexto das novas gerações, se torna um grande desafio para um gestor contratar e reter talentos.

Com a globalização e o desenvolvimento tecnológico está surgindo uma constatação na maioria das unidades de terapia intensiva: o grande diferencial e a principal vantagem competitiva decorrem das pessoas que trabalham nela.

Administrar com pessoas significa tocar a instituição juntamente aos colaboradores, que são os que mais entendem dela, de suas atividades e de seu futuro.

O fato é que a cultura e os valores de uma instituição devem ser conhecidos e incorporados em cada pessoa para um objetivo comum, e para que a instituição se torne sustentável.[1]

GESTÃO DE PESSOAS

As pessoas constituem o principal ativo da organização. Daí a necessidade de as organizações se tornarem mais conscientes e atentas aos seus funcionários.

Os objetivos da gestão de pessoas devem contribuir para a eficácia organizacional, por meio dos seguintes meios:[1]

1. Ajudar a organização a alcançar seus objetivos e metas, e realizar sua missão.
2. Proporcionar competitividade à organização.
3. Proporcionar à organização pessoas bem treinadas e motivadas: capacitar, reconhecer e recompensar.
4. Desenvolver e elevar a qualidade de vida no trabalho.
5. Administrar e impulsionar a mudança, devemos saber como lidar e se comprometer com as mudanças.
6. Manter políticas éticas.
7. Construir a melhor equipe e a melhor empresa. Não basta cuidar somente das pessoas; é preciso, também, cuidar do contexto em que elas trabalham.

AVALIAÇÃO DE COMPETÊNCIAS

A construção do compromisso das pessoas com a organização se dá por meio da avaliação de competências, que promove a reflexão, de forma estruturada, de como cada profissional pode contribuir para a execução da estratégia organizacional, considerando suas responsabilidades, capacidades de entrega e expectativas pessoais.

Expressa a relação do profissional à organização, e a forma que ela articula seu conjunto de valores aos valores organizacionais.

A avaliação de competências é um processo que auxilia os profissionais a identificarem suas fortalezas e oportunidades de melhorias, relacionadas com as entregas e contribuições, promovendo assim, o desenvolvimento pessoal e profissional.[1]

O planejamento em gestão de pessoas deve contemplar:

- Avaliação de competências e metas – *feedback* (Figura 272.1).
- Reconhecimento e recompensa.
- Seleção e oportunidades internas.
- Gestão de conhecimento/capacitação.
- Plano de desenvolvimento e recuperação de desempenho.
- Identificação de talentos/promoções.
- Orientação profissional e mapa de carreira.
- Remuneração.
- O que é competência? É a junção de seus Conhecimentos, Habilidades e Atitudes.
- Conhecimento: Saber.
- Habilidade: Saber fazer.
- Atitude: Querer fazer.

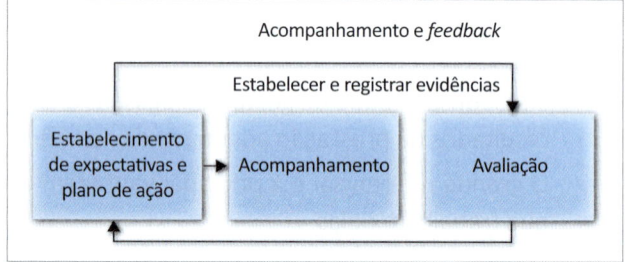

FIGURA 272.1. Mecanismos de *feedback*.

FEEDBACK

O *feedback* do desempenho individual deve ser constante, com a finalidade de reconhecimento (positivo) e situações de melhorias (crítica construtiva). A essência é a conversa de aprendizado.

POR QUE É TÃO IMPORTANTE DAR *FEEDBACK*?

- Melhora a *performance*.
- Fortalece os relacionamentos.
- Melhora os resultados da área.
- Diferencia você de uma pessoa crítica para uma pessoa que motiva.

Em uma UTI a avaliação de competências deve se basear nos comportamentos essenciais definidos para sua função, e é traduzido em cinco fatores institucionais: foco no atendimento ao cliente, sensibilidade e habilidade no relacionamento interpessoal, orientação para melhoria contínua, e compromisso e alinhamento organizacional.

O processo de avaliação de competências deve ser sistematizado e realizado em intervalos de tempo que permitam o aperfeiçoamento constante a cada ano. Algumas sugestões listadas para a avaliação da equipe multiprofissional em uma UTI:[2]

- Participação em reuniões e programas de educação continuada.

- Participação em programa de treinamento e certificação em procedimentos.
- Participação em congressos nacionais e internacionais (palestras e trabalhos apresentados).
- Publicações em revistas científicas ou livros da especialidade.
- Avaliação de conhecimento técnico-assistencial, por meio de instrumento próprio.
- Avaliação de fatores institucionais e específicos, que traduzem as competências essenciais e específicas de cada cargo.

LEGISLAÇÃO

A resolução – RDC n. 7 (2010) dispõe sobre os requisitos mínimos para funcionamento de unidades de terapia intensiva.[3]

No que se refere a recursos humanos (Seção III):

Art. 12. As atribuições e as responsabilidades de todos os profissionais que atuam na unidade devem estar formalmente designadas, descritas e divulgadas aos profissionais que atuam na UTI.

Art. 13. Deve ser formalmente designado um Responsável Técnico médico, um enfermeiro coordenador da equipe de enfermagem e um fisioterapeuta coordenador da equipe de fisioterapia, assim como seus respectivos substitutos.

§ 1º O Responsável Técnico deve ter título de especialista em Medicina Intensiva para responder por UTI Adulto; habilitação em Medicina Intensiva Pediátrica, para responder por UTI Pediátrica; título de especialista em Pediatria com área de atuação em Neonatologia, para responder por UTI Neonatal.

§ 2º Os coordenadores de enfermagem e de fisioterapia devem ser especialistas em terapia intensiva ou em outra especialidade relacionada com a assistência ao paciente grave, específica para a modalidade de atuação (adulto, pediátrica ou neonatal).

§ 3º É permitido assumir responsabilidade técnica ou coordenação em, no máximo, 02 (duas) UTI.

Art. 14. Além do disposto no Artigo 13 desta RDC, deve ser designada uma equipe multiprofissional, legalmente habilitada, a qual deve ser dimensionada, quantitativa e qualitativamente, de acordo com o perfil assistencial, a demanda da unidade e legislação vigente, contendo, para atuação exclusiva na unidade, no mínimo, os seguintes profissionais:

I – Médico diarista/rotineiro: 01 (um) para cada 10 (dez) leitos ou fração, nos turnos matutino e vespertino, com título de especialista em Medicina Intensiva para atuação em UTI Adulto; habilitação em Medicina Intensiva Pediátrica para atuação em UTI Pediátrica; título de especialista em Pediatria com área de atuação em Neonatologia para atuação em UTI Neonatal.

II – Médicos plantonistas: no mínimo 01 (um) para cada 10 (dez) leitos ou fração, em cada turno.

III – Enfermeiros assistenciais: no mínimo 01 (um) para cada 08 (oito) leitos ou fração, em cada turno.

IV – Fisioterapeutas: no mínimo 01 (um) para cada 10 (dez) leitos ou fração, nos turnos matutino, vespertino e noturno, perfazendo um total de 18 horas diárias de atuação.

V – Técnicos de enfermagem: no mínimo 01 (um) para cada 02 (dois) leitos em cada turno, além de 1 (um) técnico de enfermagem por UTI para serviços de apoio assistencial em cada turno.

VI – Auxiliares administrativos: no mínimo 01 (um) exclusivo da unidade.

VII – Funcionários exclusivos para serviço de limpeza da unidade, em cada turno.

Art. 15 Médicos plantonistas, enfermeiros assistenciais, fisioterapeutas e técnicos de enfermagem devem estar disponíveis em tempo integral para assistência aos pacientes internados na UTI, durante o horário em que estão escalados para atuação na UTI.

RECRUTAMENTO

Recrutar significa procurar adeptos a uma proposta. É o processo de atração de prováveis talentos.

A primeira etapa é o levantamento do perfil da vaga, seguido do recrutamento, que cuida da atração dos prováveis talentos e a seleção, que tem a finalidade de testar e avaliar cada candidato, e encontrar aquele que tiver o perfil mais próximo à necessidade da vaga.[4]

Algumas competências são essenciais no processo de recrutamento para a área da saúde, como trabalho em equipe, foco no cliente, foco na segurança e atuação educativa. Nesse processo essas competências devem ser avaliadas e criteriosamente ponderadas.

PLANO DE CARGOS E SALÁRIOS

O objetivo do plano de cargos e salários é identificar e estabelecer os diferentes estágios de desenvolvimento profissional em todas as áreas e especializações, traçando, paralelamente, uma política salarial para os diversos níveis de carreira.

O plano de carreira deve ser mapeado, conforme a categoria profissional, facilitando a visualização de seu cargo no organograma, e vislumbrando suas possibilidades de crescimento. Uma das ferramentas utilizadas é a meritocracia, que reconhece e promove o profissional por sua competência, capacidade e desempenho, considerando, é claro, as demandas, possibilidades e estratégias da instituição.

A carreira é o caminho profissional para um melhor aproveitamento dos talentos pessoais.

Na discussão e elaboração de um projeto de carreira, três fatores devem ser cuidadosamente avaliados:

1. Adequação entre a capacidade e o potencial profissional do indivíduo com as metas ou os objetivos por ele estabelecidos.

2. Compatibilidade entre o projeto de carreira e a realidade da instituição, e do mercado, tanto no presente quanto no futuro.
3. Compatibilidade do projeto de carreira com o projeto de vida do indivíduo.

As carreiras seguem como em um "Y", podendo optar-se por um crescimento para a gestão, em cargos com responsabilidade sobre pessoas ou para *expert* em cargos de contribuição individual.

Um processo organizacional na estrutura de cargos é fundamental para a gestão da carreira, garantindo regras adequadas de remuneração e movimentação, bem como a descrição clara dos critérios de remuneração. É importante que exista uma política de hierarquia de categorias (grade salarial) e faixa salarial que visa a facilitar e flexibilizar a gestão salarial, de forma a alocar os profissionais de acordo com a *performance*, maturidade na função e estratégia institucional.

TREINAMENTO

O treinamento em saúde tem foco na atualização técnico-científica, com base na melhor informação e na melhor evidência, bem como, realizar treinamentos que abordem a revisão dos conceitos e conhecimentos dos profissionais de saúde na execução de rotinas, procedimentos e manuseio de equipamentos. Inclui-se nesse processo o desenvolvimento de lideranças, treinamentos comportamentais e de segurança do paciente e colaborador.

Um programa de educação continuada por meio de um sistema de pontuação faz com que os profissionais sintam-se motivados e reconhecidos pelo seu desempenho no desenvolvimento profissional.

Vários são os métodos de treinamentos que facilitam o aprendizado e a participação, como: *e-learning*, ensino a distância (EDA), centro de simulação realística, *workshops* e treinamentos com transmissões simultâneas.

LIDERANÇA E CULTURA ORGANIZACIONAL EM AMBIENTES DE RISCO

É por meio da cultura que a sociedade impõe suas expectativas e normas de conduta sobre os seus membros, condicionando-os a se comportarem da maneira socialmente aceitável aos seus padrões, crenças, valores, costumes e práticas sociais.

Da mesma maneira como ocorre na sociedade, cada organização social também tem a sua cultura e característica próprias. Nas instituições hospitalares, mais especificamente em ambientes de alto risco, observa-se a cultura predominante, por meio da complexidade das atividades, da qualidade dos relacionamentos interpessoais e do manejo da liderança.

É a cultura organizacional que condiciona e determina as normas de comportamento das pessoas dentro de cada empresa. É a maneira de ser de cada empresa e de seus integrantes.

A cultura organizacional significa o modo de vida, o sistema de crenças e valores sociais, a forma aceita de interação e de relacionamento, que caracterizam cada organização.[5]

A EQUIPE MULTIPROFISSIONAL EM AMBIENTES DE ALTO RISCO

É comum a prática multiprofissional em ambientes de saúde. Em um mesmo ambiente profissional de diferentes áreas trabalham isoladamente, porém, geralmente com cooperação e troca de informações entre si. Exemplos práticos dessa atuação podem ser as reuniões clínicas, em que casos de pacientes são discutidos, trocam-se informações entre os diversos profissionais que os acompanham ou reuniões de equipe técnica com profissionais variados, que planejam ou avaliam ações e procedimentos/assistências.

Embora a atuação multiprofissional seja comum nos ambientes hospitalares, essa prática convive na realidade com uma "sombra".[6] Isto é, atuações em equipe envoltas de uma competição saber/poder, que impõem barreiras profundas à troca de saberes e às práticas interprofissionais colaborativas e flexíveis. Com isso, percebe-se que há a necessidade de implementação de novos paradigmas para a prática multidisciplinar.

Entende-se que, se os ambientes hospitalares tivessem como cultura as práticas interprofissionais, elas promoveriam mudanças estruturais, gerariam reciprocidade, enriquecimento mútuo, com tendência à horizontalização das relações de poder entre os campos implicados. Essa prática contribui com a interação participativa, que inclui a construção e pactação de uma axiomática comum a vários campos do saber. Introduz a noção de finalidade maior, que redefine e direciona o foco na atuação interprofissional.

A mudança de paradigma não avança de forma linear, mas, evolutiva, cumulativa e por meio de rupturas ou quebra de paradigmas. Para isso, será necessária a construção de uma autoconsciência crítica perante a realidade nos ambientes hospitalares.

LIDERANÇA NO AMBIENTE HOSPITALAR

É necessária em todos os tipos de organização humana. A liderança está associada à condução de pessoas e ao conhecimento da natureza humana.

A boa liderança em ambientes de alto risco propicia a redução de incerteza do grupo. A liderança é "um processo contínuo de escolha que permite à empresa caminhar em direção à sua meta, apesar de todas as perturbações internas e externas".[7]

Entende-se que, em ambientes de alto risco, os profissionais médicos, enfermeiros e fisioterapeutas são os principais líderes, tendo como característica principal os critérios seguintes.

O médico intensivista, assim designado, é o profissional especializado e dedicado exclusivamente ao atendimento do paciente internado nas unidades intensivas e emergenciais.

Possui conhecimento clínico e cirúrgico amplo, capaz de diagnosticar, medicar e realizar procedimentos complexos emergenciais. Cabe a esse profissional evoluir e medicar diariamente os pacientes internados nos aspectos nutricionais, cardiológicos, pulmonares, neurológicos, entre outros. *Responde integralmente na condução e responsabilidade da unidade como todo.*

O profissional enfermeiro deve ter formação para o atendimento de pacientes de alta complexidade, com grande dependência no leito. Tem como papel principal a supervisão do grupo de técnicos de enfermagem, além da higienização, controle das medicações e prescrições, tendo papel assistencial fundamental. A liderança da enfermagem se dá pela influência interpessoal exercida em uma situação e é dirigida por meio do processo da comunicação à consecução de um ou de diversos objetivos específicos.

O profissional fisioterapeuta tem sua especialização em terapia intensiva e nos processos de reabilitação, visando a manter, prevenir e recuperar a funcionalidade e a qualidade de vida dos pacientes após a alta da UTI e hospitalar.

O conceito de equipe multiprofissional está plenamente estabelecido no espaço de sistemas de alta complexidade e acarreta a presença de líderes com a mesma importância nos dias atuais. Equipes de fisioterapia, farmácia clínica, psicologia e nutrição devem ter liderança, e espaço na tomada de decisão, junto a médicos e enfermeiros. São essenciais em aspectos diários do atendimento e, portanto, do gerenciamento da rotina de uma UTI.

A discussão ampla das diferentes lideranças por profissão é hoje diferencial competitivo para qualquer UTI.

Uma distinção entre o conceito de liderança como uma qualidade pessoal (isto é, características pessoais) e de liderança como função (aquela que decorre da autoridade para a tomada de decisões). A combinação de ambos pode levar a qualidade no exercício da liderança.[8]

O líder deve auxiliar a equipe a atingir os seus objetivos. É aquele que pode dar maior assistência e orientação, auxiliando nas melhores soluções para as problemáticas.

O conceito de liderança repousa em uma relação funcional, e essa relação funcional somente existe quando um líder é percebido, por um grupo, como o *possuidor ou controlador de meios para a satisfação de suas necessidades.*

LÍDER DE ALTA *PERFORMANCE*

Em um ambiente de alto risco o papel da liderança é fundamental, pois é o líder quem irá "orquestrar" as equipes, que aqui chamamos de equipes de alta *performance*.

Esses ambientes são compostos por pessoas de alto rendimento, pessoas que, no jargão americano, possuem "*drive*", "força própria", são automotivadas e focadas em agregar valor, e na obtenção de resultados relevantes. Isto é, salvar vidas.

Um líder de alta *performance* se caracteriza pela energia e competência com que se compromete ao aprimoramento contínuo e superação das metas individuais e coletivas. Esse líder inspira as pessoas a transformarem-se qualitativamente e alcançarem metas superiores. É uma mistura de *coach* e mentor. Sabe tratar diferentemente as pessoas diferentes, sem discriminação. É um líder focado em resultados, mas *dotado de um profundo respeito pelas pessoas* e suas contribuições. O caráter desse líder e sua disposição em ajudar seus liderados fazem dele uma pessoa digna de admiração e respeito.

CAPITAL HUMANO NOS AMBIENTES DE ALTO RISCO

A liderança só será bem exercida quando o conceito de capital humano for considerado no exercício da gestão.[9] As pessoas, as empresas devem ir além da noção de recursos humanos e em direção à noção de capital humano, uma noção que vê as pessoas não como recursos perecíveis a serem consumidos, mas como um bem de valor a ser desenvolvido, um elemento estratégico.

Na área hospitalar, mais especificamente em ambientes de alto risco, urge a necessidade de novas competências gerenciais, tais como mentalidade, características pessoais e competências. A mentalidade são modos específicos de abordar o mundo e se relaciona *às* características pessoais. Esse é o lado "ser" da gestão, enquanto as competências se referem ao lado "fazer". Ambas devem ser entendidas como a capacidade de executar a ação, em um nível de habilidade, que seja suficiente para alcançar o efeito desejado.

Os autores identificam seis tipos de competências de liderança empresarial, relacionadas a seguir, e adaptadas para a atuação em ambientes de alto risco.[10]

GERIR A COMPETITIVIDADE

Esse item mede a capacidade do líder em coletar informações relativas a pessoal, tecnologia, fornecedores, processos, acreditações e saber utilizá-las, visando ao equilíbrio de resultados em curto e longo prazos. Abrange ainda as relações de trabalho quando são introduzidas novas responsabilidades e atribuições aos trabalhadores. Nesse momento o líder deve ter habilidade para criar e desenvolver um ambiente de aceitação generalizada dos novos objetivos e metas da empresa. Os exemplos disso são as adesões da equipe para as acreditações, o acolhimento a novos integrantes, o apoio a projetos de acolhimento aos familiares, entre outros.

GERIR A COMPLEXIDADE

Significa aprender o todo, ter visão sistêmica e estar apto a lidar com interesses concorrentes, contradições e conflitos. Isto é, gerir interesses de múltiplos parceiros, colaboradores, médicos assistentes, familiares, pacientes, fornecedores, entre outros. Implica ainda na capacidade de gerir a transição relacionada com processos, serviços, mudanças tecnológicas e gestão das informações e conhecimentos.

GERIR A ADAPTABILIDADE (RESILIÊNCIA)

Essa competência exige flexibilidade e disposição para mudança. Gerir adaptabilidade requer esforços que vão além da dimensão cognitiva e implica em equilíbrio emocional, tolerância ao estresse, energia e maturidade. Os requisitos básicos para se atuar em ambiente de alta complexidade.

GERIR A EQUIPE

A diversidade caracteriza as equipes de trabalho em ambientes de risco, exigindo dos líderes alto nível de sensibilidade. O líder passa a ser um facilitador, incentivador dos esforços da equipe, da qual faz parte, deixando de ser o controlador ou supervisor para tornar-se um *elemento que valoriza, desenvolve habilidades e integra qualidades de especialistas e generalistas*. Essa competência deve ser capaz de criar identificação organizacional, e participação, o que exige desse profissional a formação humanística, além de técnicas gerenciais e habilidades específicas.

GERIR A INCERTEZA

Exige a capacidade de lidar com transformações contínuas, por meio do equilíbrio entre *mudanças e controle*. Isso implica em que a experiência do passado não garante o sucesso no presente. Para o líder desempenhar essa competência é necessária a liberdade de ação para o exercício da gerência, isto é, capacidade para planejar e conduzir as transições.

GERIR O APRENDIZADO

Essa gestão visa a preocupação com o desenvolvimento do talento organizacional, implica também em aprender sobre si continuamente, treinar e desenvolver os demais membros da equipe, facilitando o constante aprendizado organizacional, o autodesenvolvimento, o crescimento pessoal e profissional. Em suma, o líder deve tornar-se um educador, em que utiliza a mente do colaborador, e não somente sua força braçal.

CONSIDERAÇÕES FINAIS

Todos os seres humanos possuem valores intrínsecos. E buscar a isonomia em ambientes de alto risco é um grande desafio para o líder, em que o objetivo primordial é a autorrealização dos seus membros. Para tanto, o empenho em relações interpessoais é elevado. Tarefas como educar, treinar, desenvolvem o orgulho dos funcionários em relação ao ambiente em que trabalham, gerando maior comprometimento e qualidade assistencial.

O líder que desempenha sua função com alta *performance* é aquele que promove a tomada de decisões coletivas, ou ao menos abrangente, em que, a autoridade passa de pessoa a pessoa. A eficácia desse método depende da intensidade das relações face a face. A liderança será um sucesso, quando ocorrer o desenvolvimento do indivíduo, a ponto de, ele mesmo, ser seu próprio inspetor.

REFERÊNCIAS BIBLIOGRÁFICAS

1. Chiavenato I. 4ª edição. Barueri: Manole, 2014
2. Knobel E. Condutas no Paciente Grave. 3 edição. São Paulo: Editora Atheneu, 2006.
3. ANVISA. [Internet] [Acesso em 30 jan 2016]. Disponível em: http://s.anvisa.gov.br/wps/s/r/bjBg
4. Leme R. 1ª edição. Rio de Janeiro: Qualitymark, 2007
5. Bridges W. Mudanças nas relações de trabalho. São Paulo: Makron Books, 1994.
6. Vasconcelos EM. Complexidade e Pesquisa Interdisciplinar. Rio de Janeiro: Vozes, 2002.
7. Chiavenato I. Introdução a teoria geral da administração. São Paulo: McGraw-Hill do Brasil, 1999.
8. Chiavenato I. Administração de Empresas: uma abordagem contingencial. São Paulo: McGraw-Hill do Brasil, 1983.
9. Ponchirolli O. Capital Humano: sua importância na Gestão Estratégica do Conhecimento. Curitiba: Juruá, 2005.
10. Rhinesmith SH. Guia Gerencial para a Globalização. Rio de Janeiro: Berkeley, 1993.

CAPÍTULO 273

GESTÃO DE PROJETOS

Fernando Ramos Pavan
Haggéas da Silveira Fernandes

DESTAQUES

- A gestão de projetos é uma ferramenta aplicável em diferentes áreas de atuação e conhecimento.
- Permite, por meio da padronização de ações, que projetos, produtos ou serviços sejam entregues com prazos respeitados, orçamentos cumpridos e satisfação das partes envolvidas (*stakeholders*).
- Com outras metodologias, o gerenciamento de projetos promove a melhoria contínua de um setor ou instituição.
- A gestão de projetos pode ser utilizada em unidades de terapia intensiva (UTI), como ferramenta útil na estruturação do conhecimento, implementação de novas tecnologias, serviços e na gestão de mudanças e revisão de estratégias.

INTRODUÇÃO

Sustentar a vantagem competitiva está entre os maiores desafios de um líder de negócio. O resultado financeiro, parte principal da entrega, agora deve ser associado a itens não menos importantes como satisfação do cliente, melhoria contínua de processos internos, conhecimento e inovação, conduzidos de forma ética, com responsabilidade social e preservação ambiental.

Metodologias modernas e robustas de auxílio à gestão são fundamentais nesse cenário, uma vez que a forma tradicional de direção de uma empresa, baseada em antigas premissas, não encontra espaço em um mundo onde a velocidade da informação e a tecnologia tornam os ambientes extremamente lábeis e propícios a mudanças frequentes.

Nas últimas décadas, a maneira como projetos são gerenciados mudou radicalmente. Restrito no início a áreas industriais como a aeroespacial e a bélica, com conhecimento e padronização limitados, o gerenciamento de projetos evoluiu no final dos anos 1980, com o consenso de que essa nova maneira de lidar com projetos poderia beneficiar setores distintos. Desde então, novas metodologias propiciam o aparecimento de planos de carreiras, certificações, além do aumento de lucratividade e evolução significativa da relação com clientes, tornando tais ferramentas cada vez mais atrativas para grande número de empresas.

GERENCIAMENTO DE PROJETOS: CONCEITOS

Segundo o *Project Management Institute* (PMI), projeto é um esforço temporário para criar um produto, serviço ou resultado único. A natureza temporária de projetos indica que eles têm um início e término definidos. O término é alcançado quando os objetivos do projeto são atingidos ou quando ele é encerrado porque seus objetivos não serão ou não podem ser alcançados, ou quando da necessidade de o projeto deixar de existir. Temporário não significa necessariamente de curta duração.[1]

O gerenciamento de projetos é a aplicação de conhecimento, habilidades, ferramentas e técnicas às atividades do projeto para atender aos requisitos. O gerenciamento de projetos é realizado mediante a aplicação e a integração apropriadas de 47 processos, logicamente agrupados em cinco domínios: iniciação; planejamento; execução; monitoramento e controle; e encerramento.

O gerenciamento de um projeto segundo o PMI, normalmente inclui:

- Identificação de requisitos;
- Abordagem de diferentes necessidades, preocupações e expectativas das partes interessadas (*stakeholders*) no planejamento e execução do projeto;
- Estabelecimento, manutenção e execução de comunicações ativas, eficazes e colaborativas entre *stakeholders*;
- Gerenciamento de *stakeholders* para atendimento aos requisitos do projeto e à criação das suas entregas.

Com o passar dos anos, o gerenciamento de projetos desenvolveu-se tanto como processo comercial quanto como um processo organizado de entrega de um produto ou serviço. O envolvimento da alta direção, associado ao treinamento de profissionais para capacitação em gestão de projetos, relacionou o conhecimento da área comercial com habilidades técnicas. Esse alinhamento de objetivos do negócio com objetivos comerciais do projeto garantiu o sucesso do resultado final.

Um projeto atinge sucesso de acordo com seu desempenho, mensurado por métricas que envolvem tempo, custo e desfecho (aceitação por parte do cliente).

Em UTI, projetos podem ser realizados para criação de novas estruturas, adquirir e utilizar novos equipamentos, implementar um novo software de gestão de informação gerencial, gerar um novo serviço.

Vale frisar que a metodologia de gestão de projetos pode ser aplicada para qualquer área de atuação e, em UTI, não é diferente.

Segundo o PMI,[1] o gerenciamento de programas é definido como um grupo de projetos, subprogramas e atividades de programas relacionados, gerenciados de modo coordenado para a obtenção de benefícios que não estariam disponíveis se eles fossem gerenciados individualmente. Um portfólio refere-se a projetos, programas e operações gerenciados como um grupo para atingir objetivos estratégicos.

O guia PMBOK (*Project Management Body of Knowledge*) é a publicação do PMI que traz um conjunto de conhecimentos e padronizações para abordagem do gerenciamento de projetos, sendo reconhecido como modelo de boa prática. Disponibiliza um vocabulário comum para o entendimento entre profissionais envolvidos com a gestão de projetos.

CICLO DE VIDA DE UM PROJETO

Todo projeto pode ser mapeado de acordo com sua estrutura de ciclo de vida, mostrada na Figura 273.1.

O ciclo de vida de um projeto refere-se à série de fases pelas quais um projeto passa, do início ao término. As fases são sequenciais e seus nomes e números são determinados pelas necessidades de gerenciamento e controle das organizações envolvidas.

PROCESSOS DE GERENCIAMENTO DE PROJETOS

Um processo é um conjunto de ações e atividades inter-relacionadas executadas, para criar produtos ou serviços. Segundo a metodologia PMBOK, difundida pelo PMI,[1] os processos do projeto são executados pela equipe do projeto com interação das partes interessadas, podendo ser classificados em uma de duas categorias:

- **Processos de gerenciamento de projetos:** garantem o fluxo eficaz do projeto ao longo de sua existência.

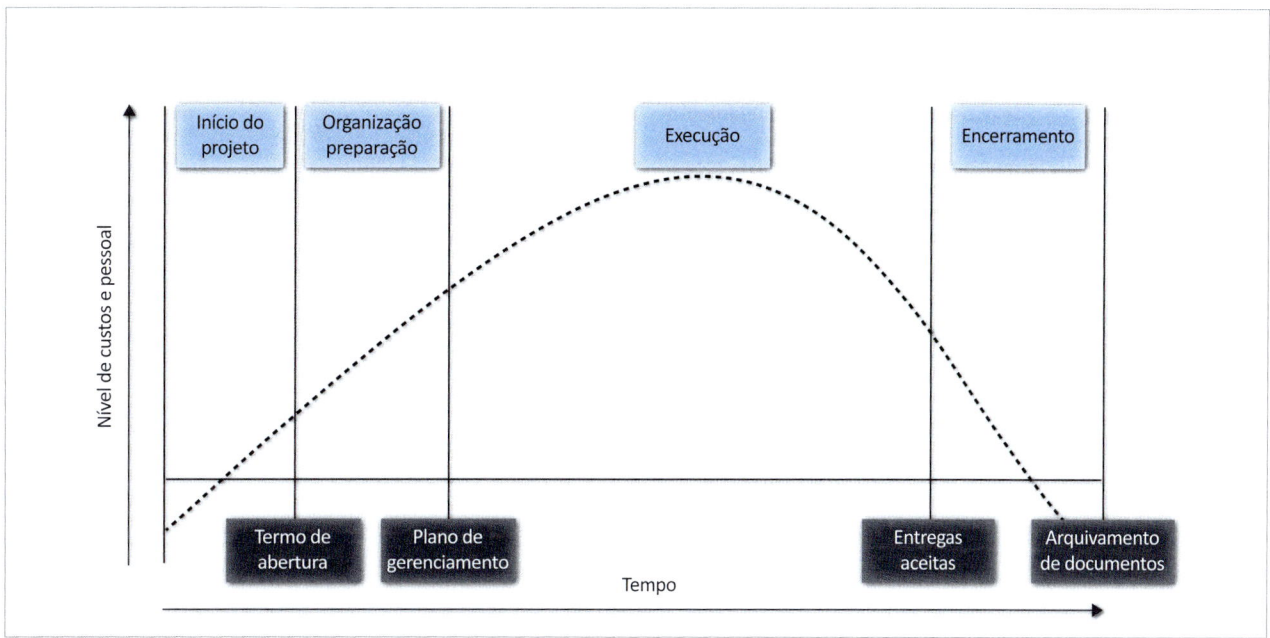

FIGURA 273.1. Ciclo de vida de um projeto.

- **Processos orientados a produtos:** especificam e criam o produto do projeto.

O guia PMBOK descreve os processos de gerenciamento de projetos em termos de integração entre eles, suas interações e objetivos, dividindo-os em:

- **Processos de inicialização:** executados para definir um novo projeto ou nova fase de um projeto existente.
- **Processos de planejamento:** necessários para definir o escopo do projeto, objetivos e linhas de ações necessárias para alcançar os objetivos.
- **Processos de execução:** processos realizados para executar o trabalho definido no plano de gerenciamento do projeto para satisfazer as especificações.
- **Processos de monitorização e controle:** exigidos para acompanhar, analisar e controlar o progresso e desempenho do processo.
- **Processos de encerramento:** executados para finalizar todas as atividades de todos os grupos de processos, encerrando formalmente o projeto ou fase.

Os 47 processos de gerenciamento são agrupados em 10 áreas de conhecimento distintas. Segundo o guia PMBOK, uma área de conhecimento representa um conjunto completo de conceitos, termos e atividades que compõem um campo profissional, campo de gerenciamento de projetos, ou uma área de especialização. As áreas de conhecimento são:

- **Gerenciamento da integração de projetos:** inclui processos e atividades para definir, identificar, combinar, unificar e coordenar vários processos e atividades dentro dos grupos de processos de gestão de projetos.
- **Gerenciamento do escopo do projeto:** inclui processos necessários para assegurar que o projeto apresente o trabalho necessário para ser finalizado com sucesso.
- **Gerenciamento do tempo do projeto:** inclui os processos necessários para gerenciar o término pontual do projeto.
- **Gerenciamento de custos:** inclui processos envolvidos em planejamento, estimativas, orçamentos, financiamentos, gerenciamento e controle de custos, de modo que o projeto possa ser terminado dentro do orçamento aprovado.
- **Gerenciamento da qualidade do projeto:** inclui os processos e as atividades que determinam a execução das políticas de qualidade, objetivos e responsabilidades, de modo que o projeto satisfaça as necessidades para as quais foi proposto.
- **Gestão de recursos humanos:** inclui processos que organizam, gerenciam e guiam a equipe do projeto.
- **Gerenciamento de comunicações:** inclui processos necessários para assegurar que as informações do projeto sejam planejadas, coletadas, criadas, distribuídas, armazenadas, recuperadas, controladas, monitoradas e finalmente dispostas de maneira oportuna e apropriada.
- **Gerenciamento de riscos:** inclui os processos de planejamento, identificação, análise, planejamento de respostas e controle de riscos de um projeto.
- **Gerenciamento das aquisições do projeto:** inclui processos necessários para comprar ou adquirir produtos, serviços ou resultados externos à equipe de projeto.
- **Gerenciamento de *stakeholders*:** inclui processos exigidos para identificar todas as pessoas, grupos ou organizações que podem impactar ou ser impactados pelo projeto e desenvolver estratégias adequadas de gerenciamento, para engajamento eficaz das partes interessadas.

Essas áreas de conhecimento estão integradas aos cinco grupos de processos, conforme descrito no Quadro 273.1.

QUADRO 273.1. Relação entre grupo de processos e áreas de conhecimento.

Áreas de conhecimento	Grupo de processos de inicialização	Grupo de processos de planejamento	Grupo de processos de execução	Grupo de processos de monitorização e controle	Grupo de processos de encerramento
Integração do projeto	Termo de abertura do projeto	Desenvolver plano de gerenciamento do projeto	Orientar e gerenciar o trabalho do projeto	Monitorizar e controlar o trabalho do projeto. Controle integrado de mudanças	Encerrar o projeto ou fase
Escopo do projeto		Planejar gestão do escopo; coletar requisitos; definir escopo; criar a estrutura analítica do projeto		Validar e controlar o escopo	
Gestão do tempo do projeto		Gerenciamento do cronograma; definir atividades; sequenciar atividades; estimar os recursos das atividades; estimar a duração das atividades; desenvolver o cronograma		Controlar o cronograma	
Custos do projeto		Planejar o gerenciamento de custos; estimar custos; determinar o orçamento		Controlar os custos	
Qualidade do projeto		Planejar o gerenciamento da qualidade	Realizar a garantia da qualidade	Controlar a qualidade	
Recursos humanos do projeto		Planejar o gerenciamento dos recursos humanos	Mobilizar a equipe do projeto; desenvolver a equipe do projeto; gerenciar a equipe do projeto		
Comunicações do projeto		Planejar as comunicações	Gerenciar as comunicações	Controlar as comunicações	
Gestão de riscos do projeto		Planejar o gerenciamento de riscos do projeto; identificar os riscos; realizar a analise qualitativa e quantitativa dos riscos; planejar a resposta aos riscos		Controlar os riscos	
Aquisições do projeto		Planejar o gerenciamento de aquisições	Conduzir aquisições	Controlar aquisições	Encerrar aquisições
Gestão de *stakeholders*	Identificar partes interessadas	Planejar o gerenciamento de partes interessadas	Gerenciar o engajamento de partes interessadas	Controlar o engajamento de partes interessadas	

Fonte: Adaptado de Um guia do conhecimento de gerenciamento de projetos (Guia PMBOK), p. 61, 2003.[1]

Em organizações orientadas a projetos, todo o trabalho é caracterizado por meio de projetos, cada um deles sendo um centro de custos separado, com seus próprios demonstrativos de lucros e prejuízos.[2] Em virtude da evolução tecnológica ocorrida nas últimas décadas, a estrutura organizacional pode não ser ideal para a gerência de projetos proposta acima:

- Prazos de projetos não cumpridos, custos acima do estimado.
- Desempenho aquém do esperado.
- Especialistas mal utilizados.
- Insatisfação de *stakeholders*.

Nas UTI, a sistematização do atendimento e a utilização de metodologias de padronização de processos e projetos ajudam na correção dos problemas acima descritos.

ESCRITÓRIO DE PROJETOS E GERENTE DE PROJETOS

O PMO (Project Management Office) ou EGP (Escritório de Gerenciamento de Projetos) é responsável pela condução integrada dos projetos da empresa e busca a melhoria e o aumento da produtividade dos processos de planejamento e gerenciamento dos projetos, para garantir a qualidade dos produtos e serviços.[3]

INTRODUÇÃO

Como visto até o momento, o cenário global exige cada vez mais agilidade das empresas para que sejam garantidos níveis de competitividade. Sendo assim, na concepção de Cleland (2002) e Ireland (2002),[4] "o escritório de projeto é um conjunto de funções de projeto que está a serviço dos gerentes de projeto no desempenho de suas obrigações". O EGP (Escritório de Gerenciamento de Projetos) libera esses gerentes da rotina, estabelecendo práticas consistentes e constantes das funções desempenhadas, podendo servir também como um repositório central que "contrata fora" para alinhar organizações.

Segundo o *Project Management Institute* (PMI),[1] EGP é definido como a unidade organizacional formalmente estabelecida, que tem a responsabilidade de: definir, uniformizar e defender padrões, processos, métricas e ferramentas; oferecer serviços de gerenciamento, treinamento e documentação; garantir o alinhamento das iniciativas à estratégia organizacional; confeccionar relatórios de progresso e acompanhamento e enviá-los para os patrocinadores.

A implantação do escritório de projetos pode ser inserida em qualquer estrutura organizacional, funcional, matricial ou projetizada, pois sua função apoiará qualquer nível ou hierarquia, tendo em vista a cultura organizacional que determinará o ambiente e as características próprias dessa unidade de trabalho chamada PMO ou EGP.

Dessa forma, um escritório de projetos é uma unidade organizacional que centraliza, coordena, planeja, controla, monitora e finaliza todas as atividades de um projeto sobre seu domínio. Um EGP também pode ser chamado de escritório de gerenciamento de programas, tendo como principal objetivo supervisionar o gerenciamento dos projetos ou programas.

FINALIDADES DO ESCRITÓRIO DE PROJETOS

O EGP tem como finalidade fornecer padrões metodológicos aos projetos, ter responsabilidade nos processos de gerenciamento, e possuir registros dos projetos, mantendo a rastreabilidade entre eles. Garantir que projetos similares sejam executados seguindo caminhos semelhantes, além de possuir informações necessárias para adiantar ou atrasar um processo;[5] portanto, é de extrema importância o alinhamento dos objetivos do escritório de projetos com os objetivos estratégicos traçados pelas organizações.

Outra atribuição do Escritório de Projetos é auxiliar os gerentes de projetos e suas equipes na implementação de princípios, práticas, ferramentas e técnicas do gerenciamento de projetos (DAI, 2001 *apud* Carvalho, 2005).[6] O uso repetitivo desse conjunto de práticas define a metodologia da organização para o gerenciamento de projetos. Atingir a excelência em gerenciamento de projetos, ou mesmo sua maturidade, pode não ser possível sem um processo repetitivo que possa ser usado em todo e cada projeto; o uso contínuo da metodologia aumentará consideravelmente as chances de sucesso de uma organização e, para atingir esse estágio de maturidade, as organizações devem manter e apoiar uma metodologia única para gerenciamento de projetos; e boas metodologias integram outros processos à metodologia de gerenciamento de projetos (Kerzner, 2001, p. 83).[7]

Para a alta administração, o valor do Escritório de Projetos será mostrado com a melhoria da taxa de sucesso dos projetos e a visibilidade da situação destes. Assim, com o tempo, o Escritório tende a assumir uma posição determinante no processo de tomada de decisão, por meio da geração de informações mais precisas, oportunas e confiáveis, sem, contudo, substituir as funções gerenciais tradicionais (Cleland, Ireland, 2002).[8]

Para ter sucesso e ser bem-sucedida, porém, essa estrutura deve ser definida, estabelecida e apoiada pela alta direção da organização, que deve direcionar esforços na obtenção do comprometimento das pessoas a serem envolvidas na viabilização de um EGP.

Conforme Kendall (2003)[9] e Rollins (2003),[10] destacam-se os seguintes objetivos de um PMO:

1. Possibilitar a condução dos projetos de forma alinhada com os interesses da alta direção, ou seja, facilitar o alinhamento dos objetivos dos projetos com os objetivos da organização, assim como a disseminação das informações desses projetos com a alta direção.

2. Construir conhecimento e habilidades para melhorar a capacidade e qualidade das entregas. Com a implanta-

ção de um EGP é possível obter maior efetividade no planejamento e execução dos projetos por meio da manutenção e do controle de bases de informação contendo os dados dos projetos executados e auxiliar na estimativa e decisões de novos projetos.
3. Coletar, analisar e disseminar informações sobre o desempenho dos projetos, possibilitando identificar deficiências e melhores práticas para se buscar a solução das deficiências e a disseminação das melhores práticas.
4. Detectar e aprimorar processos de gerenciamento de projetos ineficientes nos projetos da organização e buscar o aprimoramento destes.
5. Valorizar o treinamento e desenvolvimento de habilidades em gerenciamento de projetos, criando programas de capacitação e disseminando os conhecimentos adquiridos.
6. Viabilização de serviços de apoio para gerenciamento de projetos para que os usuários dos serviços do escritório de projetos possam ter um suporte na busca da melhor utilização desses serviços.
7. Zelar para que a qualidade e eficiência dos produtos entregues e serviços prestados a seus clientes internos (gerentes de projetos, entre outros) sejam as maiores possíveis.

COMO VIABILIZAR A OPERACIONALIZAÇÃO DE UM EGP

A viabilização de um escritório de gerenciamento de projetos em uma organização deve ser adotada pela alta administração, tarefa que não é difícil pelo fato de as vantagens de um EGP serem enormes para uma empresa que tem forte dependência em seus projetos para sua sobrevivência e progresso. A partir de um levantamento de dados, será possível efetuar um estudo de viabilidade da existência de um EGP, estudo este que definirá seu porte e áreas de atuação. A seguir, é montada a equipe que desempenhará o papel de gerenciar os projetos. O EGP deve começar exercendo suas funções em projetos-piloto, até atingir um nível de maturidade adequado para, então, se expandir a todos os projetos.

São vários os benefícios conseguidos ao se implantar um EGP. Um dos fatores principais que fazem com que as empresas busquem cada vez mais a excelência no gerenciamento de seus projetos é obter informações precisas e úteis para uma boa tomada de decisão, assim como a queda pela metade nos atrasos, cancelamentos e estouros nos custos dos projetos.

A implantação do escritório de projetos nas organizações é de grande importância. As empresas que administram muitos projetos de maneira simultânea têm benefícios na adoção de um EGP, pois conseguem simplificar e aperfeiçoar a Gestão dos Projetos por meio de práticas como suporte, treinamento, padronização, implementação e controle da metodologia de gerenciamento de projetos. Para tanto, é necessário que a implantação do escritório de projetos seja bem planejada e que seus objetivos estejam alinhados com os objetivos estratégicos da empresa.[3]

TIPOS DE UM EGP

De acordo com Rodrigues e colaboradores (2002)[11], há uma diversidade de tipos, modelos e funções que o EGP pode assumir, dependendo do estágio de evolução da disciplina na empresa, dentre outros fatores. Há desde escritórios que têm a função única de reportar o desempenho dos projetos, até aqueles que participam da definição das estratégias empresariais e são responsáveis pelo corpo de profissionais da área. É importante entender que os EGP podem ter foco apenas em processos internos (planejamento, gerenciamento de pessoas, execução, controle de mudanças etc.), mas também podem responsabilizar-se pelas interfaces externas (satisfação do cliente, comunicação com os *stakeholders*, entre outros).

Os EGP são reconhecidos nas empresas por distintas nomenclaturas, tais como Escritórios de Suporte a Projetos, *PMO*, Project Office, Centros de Excelência etc., mas o que os distingue são os diferentes graus de autoridade e responsabilidade. Casey e Peck[12] partem do pressuposto de que não existe um único tipo de escritório de projetos que atenda a todas as necessidades, e que se deve fugir de um modelo-padrão que pode acabar operando como qualquer outro departamento funcional. Diferentes tipos resolvem diferentes problemas. A escolha do modelo deve levar em conta o estágio de maturidade do gerenciamento de projetos na organização.

A partir dos modelos propostos por vários autores (RAD, 2001),[12-14] as diferentes contribuições foram sintetizadas, em três planos de escritório de projeto, dos quais foram os modelos relatados:

- **Modelo Plano 1:** escritório de apoio a projetos com foco em projetos específicos, é utilizado normalmente nas áreas funcionais e tem como objetivo básico dar suporte aos gerentes de projetos no gerenciamento de recursos.
- **Modelo Plano 2:** escritório de gerenciamento de projetos com foco em programas ou múltiplos projetos, fornece os diversos grupos de gerentes no estabelecimento de metodologias e no acompanhamento de desempenho, além de atuar como um centro disseminador das práticas de gerenciamento de projetos.
- **Modelo Plano 3:** escritório de projetos com foco na gestão do portfólio de projetos, serve toda a empresa focando as questões estratégicas em termos de gerenciamento de projetos. Orienta e aloca recursos e é responsável pelo sucesso dos projetos.

GERENTES DE PROJETOS

Uma publicação interessante do PMI, o PMCD (Project Manager Competency Development) Framework, traz a seguinte definição relacionada à atividade de gerenciamento de projetos: "Gerentes de Projetos competentes aplicam consistentemente seus conhecimentos em gerenciamento de projetos e comportamentos pessoais para aumentar a probabilidade de entregar projetos que atendam aos requisitos dos *stakeholders*. Gerentes de Projetos trazem conhecimentos, habilidades, características pessoais e atitudes focadas na entrega de um projeto".

O desenvolvimento efetivo e renovador das competências pessoais e profissionais é que construirá práticas mais autônomas e maduras para atender às demandas com excelência. É mais pertinente do que nunca instrumentalizar os gerentes de projetos para que suas ações tenham visões abrangentes, tanto no que diz respeito à obtenção de resultados como de crescimento individual, grupal e organizacional, desse modo, obtendo comprometimento no alcance de resultados e na gestão das pessoas. Para Cleland e Ireland (2002),[15] um gerente de projetos competente tem atributos fundamentais que contam com uma estrutura conceitual e prática capaz de direcionar seu comportamento na gerência. Para os autores, a competência do gerente de projetos está no equilíbrio entre conhecimento (C), habilidade (H) e atitude (A). Ou seja:

C + H + A = COMPETÊNCIA

Os autores apresentam as seguintes definições: o conhecimento é o fato ou a condição de conhecer algo com a familiaridade obtida por meio de aprendizado e experiência; a habilidade é a capacidade de usar o conhecimento e a forma eficaz e eficiente na execução ou desempenho como gerente de projetos e as atitudes são os sentimentos positivos e mente aberta em relação a um fato ou situação.

O sucesso dos gerentes de projetos, para os autores, depende ainda do conjunto das seguintes competências pessoais: compreender a tecnologia; sólidas habilidades interpessoais; compreender perspectiva de sistema; compreender processo gerencial; contexto de decisões e gerar resultados.

Segundo o PMBOK, além das características próprias de qualquer área do empreendedorismo e habilidades em gerenciamento geral exigida por um projeto, o gerenciamento eficiente só se concretizará se o gerente possuir três competências:

1. Conhecimento sobre gerenciamento de projetos;
2. Desempenho, que se refere à capacidade de aplicar este conhecimento de forma satisfatória;
3. E pessoal, relacionada com o comportamento do gestor durante a execução do projeto.

Esta última competência é de extrema importância, pois envolve a forma de liderar, personalidade e capacidade de guiar a equipe durante o projeto, atingindo os objetivos estabelecidos e lidando com as restrições que surgirem no caminho.

O gerente de projeto é responsável pelo atendimento de necessidades: de tarefas; da equipe; e individuais. É dever dele também definir, planejar, desenvolver e controlar projetos, atendendo aos requisitos de custos, prazos, qualidade e especificações estabelecidas pelas empresas.

O diferencial do gerente de projetos e o seu papel, tanto em hospitais como em UTI, portanto, é o de acompanhar, supervisionar e liderar equipes em quaisquer projetos por elas criados, do início ao fim. Possuindo a visão do todo, ele planeja cada fase do projeto e é responsável por fazer cada uma delas se efetivar conforme o organograma e os prazos determinados, garantindo o melhor aproveitamento possível da equipe envolvida, bem como a otimização do tempo e recursos da organização (texto adaptado de[16]).

E, tratando especificamente de Liderança, há a definição: "É a capacidade pessoal de aglutinar e influenciar pessoas para realização de objetivos. É uma das atribuições dos gerentes nas organizações formais, uma atribuição complexa, que envolve inúmeras tarefas e habilidades" (Maximiniano, 2002, p. 202).[17] Este ainda assinala que na liderança da gestão de projeto, a autoridade formal hierárquica tem suas limitações, ou seja, a eficácia de um gestor fica mais condicionada às habilidades do que à autoridade; o autor ainda define que liderar significa obter resultados mobilizando pessoas. Os efeitos que a liderança produz dependem de uma combinação complexa de diversos elementos.

Então, pode-se inferir que líder é, geralmente, uma pessoa visionária quando o rumo do projeto não é conhecido, um colaborador quando o consenso é necessário, e é capaz de motivar aqueles que estão ao seu redor, sua equipe. Embora não haja um padrão de líder estabelecido para todas as organizações, existem muitos estudos que definem as características de um líder ideal que atenda a determinada situação. Para tanto, é importante conhecer a cultura organizacional e o desejo de mudanças. É muito importante saber escolher a equipe do projeto e possibilitar que ela trabalhe corretamente, distribuindo bem a carga e o conhecimento sobre o trabalho. A formação de uma equipe depende da intuição e de outros atributos do líder. No entanto, sua capacidade poderá ser ainda aprimorada pela prática do *feedback* positivo, da comunicação, do interfaceamento eficaz e do envolvimento de outras pessoas.[18]

Talvez seja a característica pessoal a ser desenvolvida em profissionais que intencionem conduzir projetos.

PROGRAMAS SEIS SIGMA E GERENCIAMENTO DE PROJETOS

Uma questão desafiadora em gestão de projetos é a escolha da metodologia adequada à necessidade do setor ou instituição. Assim, um escritório de projetos tem à sua disposição diferentes ferramentas de gestão, das quais as mais utilizadas hoje são o *lean six sigma* (LSS) e o guia PMBOK. O primeiro é discutido no capítulo de gestão da qualidade (Seção 22). O segundo é tema do presente capítulo. A questão envolvida é avaliar se programas LSS ou gerenciamento de projetos com base na metodologia PMI são conflitantes ou podem ser complementares.

Para Rebelato e colaboradores,[19] o LSS tem meta muito concreta que é registrar menos de três ou quatro erros por milhão de oportunidades em produtos ou serviços. A evolução do conceito de qualidade fez as organizações entenderem um programa LSS, como ferramenta estratégica para avaliação de processos existentes, com o objetivo de reduzir variação e desperdícios. Enquanto o LSS volta-se para a transformação do negócio, o gerenciamento de projetos procura estruturar a estratégia para implantação de novos serviços, tecnologias, estratégias, disponibilizando ferramentas para tal.[20] Existe consenso na literatura de que as metodologias podem complementar-se, com aproveitamento das partes que se assemelham e utilização das diferenças para preenchimento de lacunas.[20]

O Quadro 273.2 mostra um comparativo entre as metodologias citadas.

FALHAS NO GERENCIAMENTO DE PROJETOS

Ao longo dos anos, as falhas eram consideradas quantitativas e atribuídas a planejamento deficiente, estimativa de custo e programação pouco confiáveis e controle ineficiente.[21] Embora ainda válidas para explicar insucessos, os gerentes de projeto frequentemente não percebiam questões não técnicas, notadamente comportamentais, relacionadas diretamente ao fracasso de um projeto.

No atual ambiente de treinamento em gestão de projetos, competências não técnicas convivem com habilidades técnicas. Assuntos não valorizados antes como liderança, falta de comprometimento e comportamento do funcionário, fadiga, trabalho em equipe e relações interpessoais, gestão da mudança, ganharam importância e hoje têm reconhecido impacto na melhoria do gerenciamento de projetos.

CONSIDERAÇÕES FINAIS

O conhecimento da área de projetos, aplicado à área da saúde, ao ambiente hospitalar, é um diferencial competitivo, capacitando a empresa em mercado com concorrência cada vez mais acirrada, otimizando a utilização de recursos e direcionando o foco em estratégias que agregam valor ao cliente. A criação de um escritório de projetos demonstra ser um investimento valioso para hospitais. Os profissionais capacitados na gestão de projetos auxiliam a alta gestão na tomada de decisão e na alocação de recursos, avaliando riscos e contribuindo para o relacionamento saudável com os *stakeholders*.

QUADRO 273.2. Comparação entre metodologias *lean seis sigma* e gerenciamento de projetos (guia PMBOK).

Dimensões	Programa Seis Sigma	Gerenciamento de projetos
Foco	Otimização de processos: redução da variabilidade; redução de desperdícios; transformação do negócio	Estruturação do conhecimento; Implementação de estratégias, mudanças e soluções
Benefícios	Sucesso sustentado; redução de custos, melhoria da qualidade, execução de mudanças estratégicas, redução de tempo de ciclo	Atividades monitoradas, gestão do conhecimento, áreas de processos definidas, prazos monitorados, velocidade de implementação estratégica
Metodologia	Definir, Medir, Analisar, Melhorar (*Improve*), Controlar (DMAIC)	Guia PMBOK (concepção, planejamento, execução e conclusão)
Pontos em comum	Metodologias disciplinadas, treinamento específico, gestão de pessoas, portfólio de projetos, profissionais dedicados, ferramentas de inicialização e qualidade, implementação estratégica, escritório de gerenciamento de projetos	
Pontos divergentes	Ferramentas de estatística, proprietário do processo, fase de medição e análise, valor financeiro do resultado, plano de controle	*Software* de gestão, EAP, declaração de escopo

Fonte: Simões H, Gutierrez R., 2015.[19]

REFERÊNCIAS BIBLIOGRÁFICAS

1. Um guia do conhecimento de gerenciamento de projetos (Guia PMBOK). Quinta edição. Project Management Institute. 2013.
2. Kerzner H. Gestão de Projetos, visão geral. Em: Gerenciamento de projetos, uma abordagem sistêmica para planejamento, programação e controle. Ed: Kerzner H. 10° ed. New York: Blucher & Wiley, 2011. p.1-20.
3. Artigo foi escrito sob a coordenação do Professor Ítalo Coutinho, durante as aulas de Fundamentos de Gestão de Projetos Industriais, curso da UNILESTE, no ano de 2011. Autores Edivania Geralda Ribeiro, Felipe de Paula Lima Angelo, Juliana Santos de Oliveira e Valdeci Antônio de Souza
4. Cleland, David L.; Ireland, Lewis R. Gerência de Projetos. Revisão técnica Carlos A.C. Salles Jr. Rio de Janeiro: Reichmann & Affonso, 2002.
5. SICERELLI. Simone L. PMO – Escritório de Projetos. [Internet] [Acesso em 30 jan 2016]. Disponível em: http://simonecicerelli.blogspot.com/2008/04/pmo-escritrio-de-projetos.html
6. CARVALHO, Hélio Gomes de, HINCA, Ariane. Escritório de projetos como ferramenta de gestão do conhecimento, 2005 Disponível em: . Acesso em: 20 out. 2010.
7. Kerzner, H. Project Management – A Systems Approach to Planning, Scheduling, and Controlling. Nova York: John Wiley & Sons, 2001.
8. CLELAND, David L.; IRELAND, Lewis R. Gerência de Projetos. Revisão técnica Carlos A.C. Salles Jr. Rio de Janeiro: Reichmann & Affonso, 2002.

9. KENDALL, Gerald; ROLLINS, Steven. Advanced Project Portfolio Management and the PMO—Multiplying ROI at Warp Speed. 1° edition. Rio de Janeiro: J. Ross Publishing, 2003.
10. KENDALL, Gerald; ROLLINS, Steven. Advanced Project Portfolio Management and the PMO—Multiplying ROI at Warp Speed. 1° edition. Rio de Janeiro: J. Ross Publishing, 2003.
11. RODRIGUES, Ivete et al. Escritório de gerenciamento de projetos: teoria e prática. In: SIMPÓSIO DE GESTÃO DA INOVAÇÃO TECNOLÓGICA, 22., 2002, Salvador. Anais... Salvador: NPGT-USP, 2002 e RODRIGUES, I.; JUNIOR, R. R.;CSILLAG, J. M. Os escritórios de projetos como indutores de maturidade em gestão de projetos. R.Adm., v.41, n.3, p. 273-287, Jul./Ago./Set. 2006.
12. Casey W, Peck W. Choosing the right PMO setup. Illons: PM Network, 2001. p.40-7.
13. Dinsmore PC. Transformando estratégias empresariais em resultados através da gerência de projetos. Rio de Janeiro: Qualitymark, 1999.
14. RAD, P.F. Is your organization a candidate for project management office (PMO)? AACE International Transactions, Morgantown, 2001. p. PM71.
15. CLELAND, David I.; IRELAND, Lewis R. A Cultura do Projeto. In: _____. Gerência de Projetos. Rio de Janeiro: Reichmann e Affonso, 2002.
16. Inovação e TI - Administradores.com. Gerente de projetos: qual seu papel em uma pequena empresa? [Internet] [Acesso em 17 Jul 2016]. Disponível em: https://meusucesso.com/artigos/inovacao-e-tecnologia/gerente-de-projetos-qual-seu-papel-em-uma-pequena-empresa-15/
17. MAXIMIANO, Antonio César Amaru – Administração de Projetos-2° Ed. Atlas S.A.-2002.
18. Suzanno MA. Doutorando em Engenharia Oceânica pela COPPE/UFRJ e Professor da Universidade Gama Filho/UGF/RJ; e Martins, Hugo Ferreira, Graduando em Administração pela Universidade Gama Filho/UGF/ Rio de Janeiro, 2011. Liderança na Gestão de Projetos.
19. Rebelato M, Oliveira I. Um estudo comparative entre gestão da qualidade total (TQM), o seis sigma e a ISO 9000. Rev Gestão Indust. 2006;2:106-16.
20. Simões H, Gutierrez R. Analise comparativa entre o programa seis sigma e o gerenciamento de projetos. [Internet] [Acesso em 30 jan 2016]. Disponível em: http://www.excelenciaemgestao.org/Portals/2/documents/cneg4/anais/T7_0096_0119.ppd
21. Kerzner H, Saladis F. Falhas de projeto. In: Kerzner H e Saladis F. O que os executivos precisam saber sobre gerenciamento de projetos. 1° Ed. Porto Alegre: Bookman, 2011. p.42-7.

CAPÍTULO 274

GESTÃO DO FLUXO DE PACIENTES EM UTI

Haggéas da Silveira Fernandes
Bruno Franco Mazza
Débora Dutra da Silveira Mazza

DESTAQUES

- Unidades de terapia intensiva (UTI) são recursos cada vez mais escassos em todo o mundo.
- A utilização inadequada de leitos de UTI eleva custos, limita o acesso de pacientes com risco de vida que necessitam desse tipo de internação, por vezes desviados para outros setores, com consequências sentidas em todo o sistema de cuidados à saúde.
- A demora na admissão de pacientes em UTI tem relação com morbimortalidade.
- Ferramentas derivadas de outras áreas de conhecimento são capazes de auxiliar a gestão do fluxo, ao reduzir variabilidade e tornar a entrada e a saída de pacientes da UTI mais previsíveis.
- A visão sistêmica da UTI inserida no contexto hospitalar permite a otimização do fluxo do paciente e a sua melhor utilização.

INTRODUÇÃO

A demanda por admissões em UTI cresce em ritmo mais acelerado que a capacidade de suprir essa necessidade. Existem evidências na literatura de que há escassez tanto do ponto de vista estrutural (disponibilidade de leitos) quanto de recursos humanos, e essa realidade é uma preocupação crescente em âmbito mundial.[1-2] A projeção é que em 2020 pelo menos um quinto da população americana não tenha acesso a serviços críticos.[1]

Alternativas que contemplem soluções para esse cenário incluem evoluções tecnológicas (telemedicina), regionalização do cuidado intensivo (centros de referência), investimento em capacitação de recursos humanos (formação de médicos não intensivistas para atendimento em UTI, aperfeiçoar e especializar profissionais não médicos assumindo papéis diferentes dos atuais em cuidados intensivos).

O termo fluxo de pacientes refere-se ao movimento de pacientes dentro, através e para fora da UTI.

A gestão do fluxo de pacientes e da capacidade de atendimento otimiza o uso da terapia intensiva. Pode ser aplicada imediatamente e não depende necessariamente de tecnologia ou mudanças estruturais.

A UTI está integrada ao ambiente hospitalar, onde a conectividade entre áreas é decisiva no sucesso de seu uso racional.

No contexto atual, em que leitos de UTI são caros e em número cada vez mais limitado, gerenciar projetos de fluxo de pacientes tem impacto significativo na qualidade da gestão hospitalar, evitando desperdícios, riscos para o paciente e reduzindo custos.

CONCEITOS

A Medicina Intensiva moderna é especialidade holística cujo foco é o cuidado centrado no paciente. Ao projetar uma UTI, o ambiente deve ser o melhor possível para o doente, para sua família e também para os colaboradores.[3] Processos de otimização da assistência fazem parte desse contexto. De nada adianta uma estrutura moderna e confortável se os processos não trazem agilidade e resolutividade ao cuidado.

O fluxo do paciente envolve uma estrutura organizacional, em que a UTI encontra-se incorporada dentro de um sistema complexo, o hospital. Um paciente pode ter diversas movimentações nesse sistema, como mostra a Figura 274.1. A UTI ocupa o lugar central, recebendo pacientes de várias origens, transitando-o para diversos locais no processo de atendimento e continuidade do cuidado, até sua saída da unidade.

O movimento de pacientes para dentro, através e para fora da UTI em determinado dia é afetado por forças distintas em cada um desses níveis. A ocupação de determinado leito por um paciente pode afetar o tratamento de outro paciente.[4] Por exemplo, a programação de alta da UTI e consequente desocupação de leitos pode influenciar a sequência

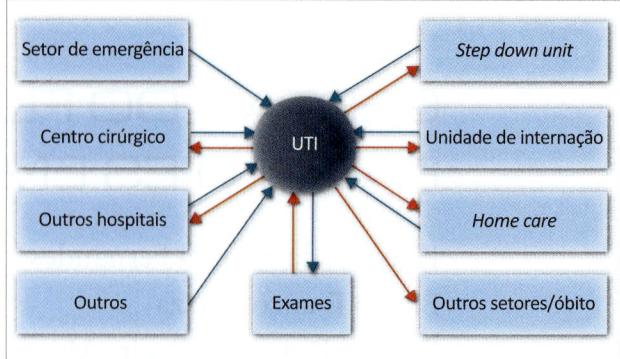

FIGURA 274.1. Avaliação dos múltiplos pontos de interrelação entre a UTI e os setores do hospital na análise específica do fluxo de pacientes.
Setas azuis: fluxo de entrada; setas vermelhas: fluxo de trânsito ou saída.

de cuidados de pacientes agendados para cirurgias eletivas de grande porte, que farão o pós-operatório na UTI. Esses procedimentos podem ser suspensos, se não houver adequado giro de leitos com altas de pacientes estáveis e direcionamento dos mesmos para unidade de internação.

Forças atuando em todos os níveis do sistema podem influenciar de forma positiva ou negativa o fluxo de internações na UTI. Um súbito aumento de demanda (p. ex.: acidente com várias vítimas), pode revelar o quanto é frágil a relação capacidade-demanda em uma UTI. Ações preventivas e planos de contingência tornam-se mandatórios.

Pacientes que necessitam de terapia intensiva após uma cirurgia de grande porte, vindos da emergência ou mesmo internados em enfermarias com complicações clínicas agudas, em dias de alta demanda por leitos de UTI, podem ser temporariamente alocados em setores capacitados na monitorização e cuidados iniciais para alto risco, como unidades pós-anestésicas ou mesmo pronto-atendimento. Nenhuma dessas opções é ideal. Aqueles que não conseguem admissão na UTI no momento preciso apresentam alto risco de eventos adversos ou catastróficos. Chalfin e Trzeciak[5] mostraram que atrasos em internações na UTI de pacientes vindos do pronto-socorro, acima de 6 horas, têm relação com aumento do tempo de permanência em UTI, maior mortalidade na UTI e hospitalar.[5] Pacientes erroneamente internados em enfermarias, com indicação de UTI e transferidos posteriormente, após reavaliação, têm maior risco de mortalidade após 30 dias do que aqueles com internação em UTI direta.[6] Robert e colaboradores[7] demonstraram que pacientes admitidos em UTI após recusa inicial de vaga têm risco ajustado para chance de óbito maior no 60º dia de evolução, comparado com pacientes admitidos imediatamente.

A relação enfermagem-paciente tem impacto claro no fluxo de pacientes críticos. Quanto maior a relação, menor a incidência de complicações hospitalares, como infecções respiratórias, extubações acidentais e mesmo parada cardíaca.[8-9] A consequência é maior resolutividade e queda da utilização de leitos de UTI.

A relação com sobrecarga de trabalho de médicos é menos clara. Admissões durante visitas multidisciplinares ou passagens de plantão aparentam acarretar riscos.[10] Pacientes internados em UTI durante dias de alta ocupação podem ter risco maior de mortalidade e maior tempo médio de permanência.[11-12] Entretanto, dados de outros autores não corroboram o mesmo achado.[13]

CONCEITO DE CAPACIDADE DE ESFORÇO LIMITE

São variáveis que influenciam a habilidade de uma determinada UTI de fornecer atendimento adequado, acomodando doentes em número cada vez maior até o momento a partir do qual a qualidade do cuidado começa a deteriorar.[14] A principal questão nesse contexto é saber a maneira exata de mensurar o problema e abordar as questões éticas que surgem nos momentos de alta taxa de ocupação.

A capacidade limite para um atendimento adequado tem relação direta com os colaboradores e a coordenação eficiente deles; o número de leitos da UTI e de recursos fixos dedicados (número de ventiladores, monitores cardíacos, entre outros); habilidades e competências não técnicas para adaptação dos profissionais de saúde dedicados à UTI.

ENGENHARIA DE RESILIÊNCIA (TRABALHO EM EQUIPE E FATOR HUMANO)

Sistemas complexos operando acima de sua capacidade colocam o *staff* diante de tomadas de decisão rápidas e ao mesmo tempo complicadas. Assumir tais resoluções em curto espaço de tempo e com frequência torna, em conjunto com outras condições (ambientais, operacionais), a rotina dessas pessoas estafante. Aliado a isso, eventos imprevisíveis relacionados à evolução dos pacientes, diferentes patologias que a equipe lida durante certo período de tempo, comportamentos disruptivos de familiares, pacientes e profissionais externos, transformam a UTI num local de trabalho onde a palavra de ordem é adaptação.

Adaptar-se a um setor com tais características, necessita, por parte da equipe de gestores, equilíbrio entre ações pré-emptivas preparatórias para eventos não esperados, porém factíveis de ocorrerem, e ideias criativas nos momentos adversos. A engenharia de resiliência estuda e ensina a adaptação de um sistema a variações e perturbações frequentes. Deve ser utilizada em ambientes onde o controle da variação não é totalmente possível. Um dos exemplos de ambientes como esse são as UTI.

O acesso a treinamento de competências não técnicas por profissionais de saúde dedicados à UTI, bem como o suporte psicológico a esses profissionais, é um diferencial competitivo para hospitais.

A engenharia de resiliência considera quatro capacidades em organizações de alta confiabilidade (*high reliable organizations* – HRO):[15]

- O sistema deve responder de maneira apropriada e em tempo real;
- O sistema deve ter uma vigilância adequada;
- O sistema deve antecipar ocorrências, planejando contingências e preparando seu pessoal;
- O sistema deve ser capaz de aprender com a sua própria experiência e com seus erros.

A cultura organizacional não burocratizada proporciona ao profissional da linha de frente *empowerment* para tomada de decisão operacional, principalmente em questões relacionadas à segurança, com gestão participativa. A voz ativa da equipe de operação pode ser decisiva na prevenção de acidentes.

Uma dimensão importante de uma HRO refere-se ao gerenciamento de objetivos. Organizações comumente têm múltiplos e parcialmente contraditórios objetivos: eficiência operacional, metas financeiras (*budget*), redução de atrasos no atendimento, segurança e qualidade do cuidado e acessibilidade. A tentativa das organizações de balancear sua *performance* e atingir diferentes objetivos nesse mundo limitado de recursos tornam *trade-offs* (conflitos de escolha) necessários. A resiliência organizacional de alguma forma mede a qualidade e robustez desses *trade-offs*, sua estabilidade e capacidade de reação da equipe na presença de anomalias e crises. Em outras palavras, quando associada ao fluxo de pacientes, mede a capacidade de adaptação e a decisão de se atender mais em uma UTI, sem deixar a qualidade do atendimento deteriorar.

Gerenciar dados de capacidade e avaliar flutuações de ocupação, bem como grau de flexibilidade e adaptabilidade da unidade, podem evitar consequências danosas quando a UTI estiver próxima de sua capacidade máxima. O apoio ao colaborador por meio do treinamento em competências não técnicas, engenharia de resiliência, auxilia nos momentos onde a capacidade operacional tem seu limite ultrapassado e a equipe depara-se com o estresse da situação, tomadas de decisão difíceis ou comportamentos disruptivos de familiares ou profissionais externos à UTI.

ESTRATÉGIAS PARA OTIMIZAÇÃO DO FLUXO

Pacientes e colaboradores consideram atrasos, espera e cancelamentos algo intrínseco ao sistema de saúde. Entretanto, a qualidade percebida do atendimento é afetada diretamente por um fluxo aquém das expectativas. Um dos pontos críticos é esclarecer para lideranças que existem ferramentas para correção dos vícios de um fluxo inadequado.

Desde a publicação pelo IHI (Institute for Healthcare Improvement) do *white paper* "*Optimizing patient flow: moving patients smoothly through acute care settings*", em 2003,[16] ficou claro ser possível a otimização do fluxo de pacientes. Três vetores são possíveis componentes de alterações de fluxo:

- Variação;
- Atrasos e esperas;
- Desequilíbrio entre demanda e capacidade.

A abordagem desses vetores por meio de ferramentas voltadas para sua correção, auxilia na melhor utilização de uma UTI, adicionando valor ao atendimento e evitando desperdícios.

GERENCIAMENTO DA RELAÇÃO CAPACIDADE-DEMANDA

Parte do princípio de que a demanda varia em determinado período de tempo, de acordo com as características do setor, do serviço e da comunidade onde o sistema está inserido. Essa variação é mais evidente em setores sujeitos a eventos imprevisíveis, como emergências. Quando a demanda é baixa, o sistema é subutilizado. Quando a demanda é alta, excedendo a capacidade, o sistema é sufocado.

Adequar a capacidade à demanda requer duas ações básicas:

- Reduzir o fluxo de pacientes;
- Encontrar a capacidade que atenda a demanda existente.

Ambas envolvem coleta de dados e análise do processo, para detecção de restrições ou "gargalos" a serem abordados preventivamente.

Estabelecer uma medida para a demanda de pacientes por período de tempo, adequando o serviço, é a mais importante tarefa dos responsáveis.

Quatro questões devem ser respondidas para atingir o objetivo:[18]

a) Quantos pacientes estão chegando?
b) Quando eles irão chegar?
c) De quais recursos eles irão precisar?
d) O nosso serviço está preparado para atender essa demanda?

As respostas a essas perguntas são previsíveis. Auxiliam na obtenção de dados e avaliação da situação atual do departamento.

Esse mapeamento da situação atual faz com que o gerenciamento da relação capacidade e demanda possa ser guiado pelos seguintes princípios:

- Previsão de demanda com base em dados históricos;
- Equilibrar a capacidade do serviço com base na demanda de pacientes (previsão de demanda). Conhecer o censo da UTI;
- Implementar *dashboards* de tempo real para monitorizar fluxo;
- Escutar a equipe que está na operação para buscar soluções práticas e factíveis.

RENDIMENTO DE UMA UTI COM BASE EM CONCEITOS LEAN

Operações Lean são iniciativas que buscam eliminar desperdícios, ou seja, excluir o que não agrega valor ao cliente e imprimir velocidade e fluidez à empresa. As origens do Lean remontam ao sistema Toyota de produção (também conhecido com *Just in Time*). Tal sistema ficou conhecido por produzir mais com cada vez menos, levando em consideração a real necessidade do cliente, daí a denominação *lean* (enxuto), dado por Womack e Jones na década de 1990, em seu livro *The Machine that Changed the World*, pelo MIT (Massachusetts Institute of Technology).

A aplicação de alguns conceitos Lean na gestão do fluxo é extremamente útil. São eles:

- **Lead Time:** tempo total para execução de um processo do início ao fim.
- **Tempo de ciclo:** frequência com que um processo é completado. É também o tempo que uma pessoa leva para completar todas as tarefas de um trabalho, antes de repeti-las.

O *lead time* (LT) pode ser explicado pela Lei de Little, uma equação simples que relaciona o LT ao trabalho em progresso *work in progress* (WIP) e a taxa de saída (TS):

$$LT = WIP/TS$$

A análise da Lei de Little indica duas formas de atuação para redução do LT:

1. Reduzir o trabalho em progresso;
2. Aumentar a taxa de saída.

Transferindo esse conhecimento para a realidade da UTI podemos dizer que:[17]

$$\text{Censo diário da UTI (CDU)} = \text{Média de admissões diárias (MAD)} \times \text{Tempo médio de permanência (TP) ou CDU} = \text{MAD} \times \text{TP}$$

Ou ainda:

$$CDU = MAD/\text{Rendimento, onde rendimento} = 1/TP$$

Quanto maior o rendimento, maior a chance de termos leitos disponíveis para atender a demanda. Embora possa parecer intuitivo, na prática vários fatores influenciam negativamente o rendimento da UTI, tornando a ocupação excessiva e consequente sobrecarga de trabalho dos profissionais, uma rotina.

Outro fator importante ensinado pelo Lean é o mapeamento de valor e a visão sistêmica do processo. Conhecer a rotina de trabalho atual, entender as atividades que agregam e separá-las das que não agregam valor por intermédio do mapeamento do processo, cria foco no que pode ser modificado e melhorado. Por exemplo, mesmo que a UTI tenha seu fluxo de atendimento adequado, a demora na disponibilização de leitos nas unidades de internação pode ser um "gargalo" para a saída do paciente. De fato, 20% a 25% dos pacientes de alta da UTI têm sua saída retardada por conta da inabilidade do hospital de aceitar esse paciente no setor de retaguarda.[18] Por fim, ações para atenuar a demanda incluem o conhecimento prévio, por meio de *hoodles* (rápidas reuniões) de um grupo de gestão de leitos, que discutirá a respeito da demanda eletiva (p. ex.: cirurgias) para um período próximo, planejando essas admissões com base no que se tem de previsão de capacidade, bem como discussão de protocolos de admissão, principalmente para casos com indicação questionável para utilização de leitos da UTI. Longe de criar conflitos, as partes envolvidas devem discutir a indicação de UTI como algo que agregue valor ao tratamento do paciente. Em alguns casos, o paradigma de uma internação convencional pode ser desafiado, em nome da adequada e racional utilização de um recurso caro e limitado.[19]

UTILIZAÇÃO DE DASHBOARDS PARA MONITORIZAÇÃO EM TEMPO REAL

Dashboards são painéis para acompanhamento de indicadores. Representam hoje telas de monitorização, geralmente incluídas nos sistemas hospitalares de informação gerencial, podendo ser customizadas para o cliente de acordo com sua necessidade. Suas principais funções para monitorização de fluxo de pacientes são: censo diário atualizado em tempo real, serviços necessários para alocação de pacientes (p. ex.: centros cirúrgicos, alas, UTI), fluxo eletivo de entradas, saídas de pacientes (*status* em tempo real), adequação da capacidade e demanda.

MÉTODOS DE PREVISÃO DE DEMANDA, DELINEAMENTO DE EXPERIMENTOS E SIMULAÇÃO

Segue o princípio da predição do fluxo de pacientes, projetando situações não esperadas, como atendimentos não agendados. De fato, um serviço tem condição de prever com acurácia até 85% tais eventos.[20]

Vários métodos para previsão podem ser empregados. Em ambientes mais previsíveis, séries temporais, modelos de médias móveis, ou modelos causais (regressão) são suficientes. Análises de dados históricos podem ser úteis em ambientes incertos, como salas de emergência. Modelos de delineamento podem auxiliar quando o sistema permite experimentações para coleta de dados prospectivos (uma vez que há interferência no processo). O método é útil para avaliar causas claras de interferência no fluxo, causando falhas. Outra metodologia é a simulação, que testa alternativas mediante modelos matemáticos, funcionando como analogias do mundo real. A mais conhecida é a simulação de Monte Carlo.

Na área da saúde, três métodos de previsão de demanda são frequentemente utilizados:[20]

- **Ajuste percentual:** utiliza dados históricos para prever o que ocorrerá no futuro com base na porcentagem de aumento ou queda na *performance* em período prévio de 12 meses.
- **Médias móveis:** calculam o número médio de visitas de pacientes nos últimos 12 meses, sendo que, a cada mês, a média é recalculada, levando em consideração sempre os últimos 12 meses.
- **Modelos de regressão:** que envolvem dados históricos e determinam planos precoces de fluxo, com base em fatores que impactam no processo e precisam de melhoria. Esses fatores têm impacto estatisticamente comprovado, o que gera segurança para sua abordagem, mesmo que algum investimento seja necessário.

TEORIA DAS FILAS (QUEUEING THEORY)

Ramo da probabilidade que estuda o fenômeno de formação de filas de solicitantes de determinado serviço. Pode estimar importantes medidas de desempenho de um setor ou sistema, a partir de propriedades mensuráveis das filas.

Dados sobre momento de chegada de pacientes, percentual de pacientes que internam em determinado período de tempo, e dentre esses, quais necessitam de UTI, que tipo de diagnósticos e em que protocolos esses doentes são alocados, possibilitam o planejamento da terapêutica e posterior alta, facilitando o giro de leitos. Além disso, é possível estimar a partir de que percentual de ocupação da UTI será necessária alguma ação para garantir que o fluxo do dia seguinte (ou do período seguinte), atenda a demanda do paciente. A teoria das filas mostra que, no geral, uma ocupação em torno de 85% é ideal para garantir 100% da demanda de pacientes críticos. Nem sempre essa meta é factível. O gestor da UTI deve estar preparado e gerar planos de contingência com base nessa premissa.

TEORIA DAS RESTRIÇÕES (THEORY OF CONSTRAINTS – TOC)

Proposta pelo físico israelense, Eliyahu Moshe Goldratt, no livro *A Meta*, a chamada Teoria das Restrições é uma filosofia de negócios que se baseia na existência de restrições ou gargalos. Um gargalo nada mais é do que um recurso dentro do sistema de produção cuja capacidade é menor ou igual à demanda alocada para esse recurso. Ela expressa, do ponto de vista sistêmico, elos fracos de uma corrente, que podem ser responsáveis por falhas no atendimento, ou na presente discussão, pontos responsáveis pelo desequilíbrio entre capacidade e demanda de uma UTI. Ao reconhecer um gargalo, esforços devem ser direcionados para resolução do mesmo. O plano de abordagem do gargalo consiste em:

- Determinar a função dentro do processo onde há falhas;
- Determinar o gargalo (pode haver mais de um) nessa função;
- Determinar potenciais intervenções;
- Controlar as intervenções propostas com medidas e acompanhamento em longo prazo;
- Gerar métodos de controle e planos de reação (contingências em caso de fracasso das intervenções principais).

QUANDO A CLÍNICA ENCONTRA A GESTÃO DE FLUXOS

A principal fonte de motivação para otimização de recursos deve ser a melhoria da qualidade, com foco no valor entregue ao cliente. Em paralelo a diversas ferramentas de gestão aqui apresentadas, que facilitam o entendimento da gestão do fluxo de pacientes, melhorias clínicas podem ser responsáveis por mudanças significativas na ocupação e na média de permanência em uma UTI e, ao mesmo tempo, garantirem a melhoria da qualidade do serviço.

Embora várias dessas práticas sejam conhecidas há anos, a aplicação das mesmas no gerenciamento do rendimento e na modelagem do censo de uma UTI é relativamente nova.

Dentre as ações que podem ser utilizadas e que apresentam evidência na literatura de impacto em tempo de permanência e redução de esperas e atrasos em UTI, podemos citar:

- **Trial de tubo T:** Ely e colaboradores[21] relacionaram o método a extubações mais rápidas, reduzindo em aproximadamente 24 horas o tempo de permanência de pacientes submetidos à ventilação mecânica.
- **Interrupção diária da sedação:**[22] a manutenção de baixas doses ou interrupção da sedação de pacientes em ventilação mecânica, permitindo o despertar, tem relação com redução de complicações clínicas e tempo médio de permanência em UTI.
- **Protocolo pareado de despertar e desmame ventilatório:**[23] a associação das duas condutas anteriores reduziu de 12,9 para 9,1 o tempo médio de permanência dos pacientes em UTI e teve relação com redução de mortalidade.
- **Terapia ocupacional precoce em UTI:**[24] o início precoce de mobilização e atividades ocupacionais em pacientes críticos foi marcante no restabelecimento de pacientes com polineuromiopatia crítica e auxiliou na redução do tempo médio de permanência em UTI em aproximadamente 2 dias.
- **Protocolo padronizado para tratamento da sepse grave e choque séptico:**[25] a padronização institucional de medidas para detecção precoce, abordagem diagnóstica e terapêutica da sepse grave e choque séptico teve impacto positivo na redução do tempo de permanência em UTI, além de garantir a mortalidade.

CONSIDERAÇÕES FINAIS

No cenário atual, o aumento da demanda por leitos e serviços de UTI é irreversível.

Gerenciar o fluxo de pacientes e recursos voltados ao doente crítico torna-se parte fundamental da gestão da rotina operacional de uma UTI.

Ao utilizar modelos de controle da relação capacidade/demanda, além de métodos de previsão e simulação de fluxo, para avaliar riscos e ter ações preventivas eficazes, a liderança da UTI evita que restrições ou problemas recorrentes influenciem a qualidade e o acesso ao cuidado crítico.

O trabalho de engenharia de resiliência, com treinamentos em competências não técnicas e criação de modelos pré-emptivos de suporte ao colaborador, em momentos de capacidade máxima, fazem parte do moderno conceito de gestão do fluxo de pacientes, auxiliam a equipe na adaptação a situações que fogem da sua rotina e exigem criatividade na solução de problemas e tolerância ao estresse.

REFERÊNCIAS BIBLIOGRÁFICAS

1. Angus D, Kelley M, Schmitz R, White A, Popovich J Jr. Caring for the critically ill patient. Current and projected workforce requirements for care of the critically ill and patients with pulmonar disease: can we meet the requirements of an aging population? JAMA 2000;284:2762-70.
2. Krell K. Critical care workforce. Crit Care Med. 2008;36:1350-3.
3. Kesecioglu J, Schneider M, van der Kooi A, Bion J. Structure and function: planning a new ICU to optimize patient care. Curr Opin Crit Care. 2012;18:688-92.
4. Howell M, Stevens J. Rationing without contemplation: why attention to patient flow is important and how to make it better. In: Scales D, Rubenfeld G. The Organization of Critical Care. 1st edition. New York: Springer, 2014.p.155-75.
5. Chalfin D, Trzeciak S, Likourezos A, Baumann BM, Dellinger RP. Impact of delayed transfer of critically ill patients from the emergency department to the intensive care unit. Crit Care Med. 2007;35:1477-83.
6. Parkhe M, Myles P, Leach D, Mclean AV. Outcome of emergency department patients with delayed admission to an intensive care unit. Emerg Med. 2002;14:50-7.
7. Robert R, Reignier J, Tournoux-Facon C, Boulain T, Lesieur O, Gissot V, et al. Refusal of intensive care admission due to a full unit: impact on mortality. Am J Respir Crit Care Med. 2012;185:1081-7.
8. Needleman J, Buerhaus P, Mattke S, Stewart M, Zelevinsky K. Nurse-staffing levels and the quality of care in hospitals. N Engl J Med. 2002;346:1715-22.
9. Kane R, Shamliyan T, Mueller C. The association of registered nurse staffing levels and patient outcomes: systematic review and meta-analysis. Med Care. 2007;45:1195-204.
10. Afessa B, Gajic O, Morales I, Keegan MT, Peters SG, Hubmayr RD. Association between ICU admission during morning rounds and mortality. Chest. 2009;136:1489-95.
11. Tarnow-Mordi W, Hau C, Warden A, Shearer AJ. Hospital mortality in relation to staff workload: A 4-year study in an adult intensive-care unit. Lancet. 2000;356:185-9.
12. Dara S, Afessa B. Intensivist-to-bed ratio: association with outcomes in the medical ICU. Chest. 2005;128:567-72.
13. Iwashyna T, Kramer A, Kahn J. Intensive care unit occupancy and patient outcomes. Crit Care Med. 2009;37:1545-57.
14. Halpern S. ICU capacity strain and the quality and allocation of critical care. Curr Opin Crit Care. 2011;648-57.
15. Paries J, Lot N, Rome F, et al. Resilience in the intensive care units: Hollnagel E, Braithwaite J, Wears R. The HUG case. In: Resilient health care. 1st edition. Farham UK: Ashgate Publishing, 2013. p.77-95.
16. IHI White paper: "Optimizing patient flow: moving patients smoothly through acute care settings". Disponível em: http://www.ihi.org/resources/Pages/IHIWhitePapers/OptimizingPatient-FlowOptimizingPatientFlowMovingPatOptimiz.aspx
17. Howell M. Managing ICU throughput and understanding ICU census. Curr Opin Crit Care Med. 2011;17:625-33.
18. Levin PD, Worner T, Sviri S, Goodman SV, Weiss YG, Einav S, et al. Intensive care outflow limitation: frequency, etiology and impact. J Crit Care. 2003;18:206-11.
19. Pratt W, Callery M, Vollmer C. Optimal surgical performance attenuates physiologic risk in high-acuity operations. J Am Coll Surg. 2008;207:717-30.
20. Jensen K, Mayer T. Hardwiring for flow: Key strategies for improving flow. In: Jensen K, Mayer T. Hardwiring flow. Systems and processes for seamless patient care. 1st edition.Florida: Fire Starter Publishing, 2009. p.23-57.
21. Ely W, Baker A, Dunagan D, Burke HL, Smith AC, Kelly PT, et al. Effect on the duration of mechanical ventilation of identifying patients capable of breathing spontaneously. N Engl J Med. 1996;335:1864-69.
22. Kress J, Pohlman A, O'Connor M, Hall JB. Daily interruption of sedative infusions in critically ill patients undergoing mechanical ventilation. N Engl J Med. 2000;342:1471-7.
23. Girard T, Kress J, Fuchs B, Thomason JW, Schweickert WD, Pun BT, et al. Efficacy and safety of a paired sedation and ventilator

weaning protocol for mechanically ventilated patients in intensive care (Awakening and Breathing Controlled trial): a randomised controlled trial. Lancet. 2008;371:126-34.

24. Schweickert W, Pohlman M, Pohlman A, Nigos C, Pawlik AJ, Esbrook CL, et al. Early physical and occupational therapy in mechanically ventilated, critically ill patients: a randomised controlled trial. Lancet. 2009;373:1874-82.

25. Levy M, Rhodes A, Phillips G, Townsend SR, Schorr CA, Beale R, et al. Surviving sepsis campaign: association between performance metrics and outcomes in a 7.5-year study. Crit Care Med. 2015;43:3-12.

CAPÍTULO 275

GESTÃO FINANCEIRA

Patrícia Leisnock Santos
Haggéas da Silveira Fernandes
Luiz Sergio Santana

DESTAQUES

- As organizações de saúde são conhecidas pelo seu alto nível de complexidade. Uma das disciplinas essenciais na formação de um gestor de setores como unidades de terapia intensiva (UTI) é Finanças.
- Os principais relatórios financeiros são o balanço patrimonial, o demonstrativo de resultado de exercício e o fluxo de caixa.
- A análise de demonstrações financeiras se dá por indicadores divididos em cinco grupos: liquidez, endividamento, atividade, lucratividade e rentabilidade.

INTRODUÇÃO

As organizações de saúde são conhecidas por seu alto nível de complexidade e dificuldade de gerenciamento. Em um hospital, há grande necessidade de capital e de mão de obra, por isso a viabilidade econômica é tão frágil no segmento. A introdução de novas tecnologias na área hospitalar pode exigir mais mão de obra especializada, e não necessariamente redução de custos com pessoal.

Existe elevada complexidade em outras frentes de atuação: cumprimento de normas e regulamentações do setor; complexos acordos financeiros com fornecedores, prestadores de serviços e fonte pagadoras; e sobretudo no equilíbrio entre as demandas de diversos grupos profissionais, agentes regulatórios, *staff* administrativo e pacientes.

Como fator externo, o segmento encara uma forte transição demográfica e epidemiológica, inadequado nível de qualidade, escassez de investimentos em atenção primária e crescente aumento de custos causado por agravamento de enfermidades crônicas (nos Estados Unidos, enfermidades crônicas representam quase 75% de todo o gasto com saúde), terminalidade, elevada relevância da tecnologia no diagnóstico e tratamento, excessivo uso de especialistas, falta de racionalidade no pagamento/financiamento do sistema etc.

Nesse contexto, é muito difícil encontrar e formar gestores capacitados para enfrentar tamanha complexidade e uma das disciplinas que não podem faltar na formação desse profissional é Finanças.

Entender as diversas ferramentas financeiras e perceber suas inter-relações e a importância na execução da estratégia da instituição é o que se espera do gestor atual de saúde, alguém que consiga contribuir na redução de desperdícios, agregar valor ao paciente e garantir a sustentabilidade da instituição e do sistema de saúde.

CONHECENDO A ÁREA FINANCEIRA

A gestão financeira consiste em um conjunto de ações e procedimentos administrativos que envolve as práticas e os registros contábeis, as rotinas financeiras operacionais, o planejamento, a análise e o controle das atividades financeiras da empresa.

Para tanto, há na área financeira dois grandes trabalhos distintos e complementares para garantir o melhor desempenho da instituição: gerenciar os recursos financeiros (financeiro) e registrar e reportar todas as transações financeiras (contabilidade).

DEPARTAMENTO FINANCEIRO

O departamento financeiro se concentra em gerenciar o fluxo de caixa, garantindo que a instituição tenha dinheiro disponível e em quantidade suficiente para continuar a operar no curto prazo, assim como atuar no planejamento financeiro, garantindo sua perenidade financeira.

As áreas que comumente formam esse departamento são tesouraria, contas a pagar, contas a receber e caixas.

Outras funções podem se acumular no departamento financeiro, dependendo da instituição, como gerenciamento de riscos, *pricing*, auditoria interna, relacionamento com investidores.

A ÁREA DE CONTABILIDADE

A contabilidade tem a função de registar todas as transações que ocorrem na instituição, com base em princípios contábeis regulados por órgão competentes (há forte convergência das normas contábeis a padrões internacionais – em inglês International Financial Reporting Standards – IFRS, e o Brasil adota esse padrão desde 2008), e preparar relatórios que auxiliem administradores, diretores e investidores a entender os impactos econômicos e financeiros para a tomada de decisões empresariais.

CONHECENDO OS PRINCIPAIS RELATÓRIOS FINANCEIROS

Trata-se de um conjunto mínimo de relatórios, padronizados e comumente auditados por empresas de auditoria independentes, que fornece um rico conjunto de informações necessárias para a gestão.

BALANÇO PATRIMONIAL (BP)

Demonstra a condição financeira da instituição em uma data específica, comumente no final do mês, quadrimestre ou ano. Detalha todos seus ativos avaliados geralmente pelo custo de aquisição ou valor de mercado, os passivos, e o patrimônio social, evidenciando a origem dos recursos, se de terceiros ou próprios. Alguns desses registros são valores fidedignos e de fácil mensuração, e outros demandam estimativas baseadas na melhor informação possível.

Os ativos são investimentos para que a empresa possa conduzir seus negócios. Os exemplos incluem dinheiro e instrumentos financeiros, estoques de matéria-prima e bens acabados, bens imobiliários e equipamentos. Também incluem valores devidos à empresa por clientes e outros – uma categoria conhecida como contas a receber.

Contudo, a empresa, para adquirir ativos necessários, frequentemente toma dinheiro emprestado ou promete pagar aos fornecedores de vários bens ou serviços. Os valores devidos aos credores são chamados de passivo.

A diferença entre os valores do ativo e os do passivo sempre resulta no Patrimônio Social da instituição. Há, nessa peça financeira, uma lógica de composição que garante o entendimento da origem e aplicação dos recursos utilizados na geração de valor para a instituição. Nesse demonstrativo, vê-se uma fotografia do seu patrimônio na data especificada.

QUESTÕES GERENCIAIS

- **Capital de giro:** gerentes financeiros dão grande atenção ao nível de capital de giro, que naturalmente se expande ou se contrai com as atividades da empresa. O estoque é um componente do capital de giro que atinge diretamente gerentes não ligados à área financeira do hospital. Assim como acontece com o capital de giro, há preocupação entre haver estoque demais e de menos. Por um lado, excesso de estoque proporciona atendimento sem atraso a pedidos de clientes, proteção contra eventual paralisação de produção de fornecedores etc. Por outro lado, ele exige o financiamento do custo e enseja o risco de deterioração do valor de mercado do próprio estoque. Materiais e medicamentos são negociados pelo hospital, sendo grande fonte de renda institucional. A falta de estoque pode comprometer a qualidade do atendimento e criar investimentos temporários desnecessários e eventualmente de risco para a instituição.

A lição proveitosa para gerentes é: organize suas operações para minimizar estoques ou, dependendo da situação, eliminar aqueles que não agregam valor.

- **Alavancagem financeira:** refere-se ao uso do dinheiro emprestado na aquisição de um ativo. Diz-se que uma empresa é altamente alavancada quando a porcentagem da dívida em seu balanço patrimonial é alta em relação ao capital investido pelos acionistas. A alavancagem financeira cria uma oportunidade para a empresa ganhar um retorno maior sobre o capital investido por seus proprietários.
- **Estrutura financeira:** análise do potencial negativo da alavancagem procurando criar, no balanço patrimonial, um equilíbrio realista entre dívida e patrimônio.

DEMONSTRATIVO DE RESULTADO DO EXERCÍCIO (DRE)

Registra as contas de resultado e, como diz o nome, elabora as informações com base nas ocorrências que geram resultados positivos (lucro ou superávit), ou negativos (prejuízos ou déficit).

Nessa peça, organizam-se as informações de receitas geradas e todos os impostos sobre vendas e abatimentos, custos e despesas, demais impostos e o resultado do período apurado. É muito utilizada no dia a dia dos gestores de saúde para gerenciamento da *performance* por área, mas não representa as entradas e saídas de caixa, visto que respeita o princípio da competência (registro das transações de acordo com o fato gerador sem necessariamente ter impacto no caixa da instituição).

FLUXO DE CAIXA

Retrato fiel da situação financeira da empresa. Proporciona ao gestor uma visão real das entradas e saídas de recursos financeiros e evidencia tanto o passado como o futuro, permitindo projetar, dia a dia, a evolução disponível, de forma que possam ser tomadas, com a devida antecedência, as medidas cabíveis para lidar com a escassez ou excesso de recursos.

Todos esses demonstrativos apresentados são elaborados com rígidas regras contábeis, mas as ocorrências são registradas de maneira complementar, portanto muitas informações do fluxo de caixa (FC) não são apresentadas no DRE e no BP, mas todas estão interligadas nas peças financeiras. As informações do FC referem-se às entradas e saídas de dinheiro da instituição com reflexo na conta de caixas e bancos.

A receita registrada gerada pelo atendimento de um paciente em determinado mês deve entrar nos caixas da empresa depois de 45 dias em média, assim como algumas despesas incorridas no mesmo tratamento devem ter seu registro no momento do fato gerador (atendimento), mas o desembolso financeiro pode acontecer antes ou depois de alguns dias da alta do paciente.

A gestão de, no mínimo, esses três demonstrativos, é obrigatória para atingir um desempenho financeiro satisfatório, porém as áreas financeiras produzem muitas outras informações. Consulte as áreas técnicas de sua empresa e confirme que tudo que pode ser medido pode ser melhorado!

ANÁLISE DAS DEMONSTRAÇÕES FINANCEIRAS

A análise das demonstrações financeiras consiste em extrair informações dos balanços patrimoniais e das demonstrações de resultados para calcular indicadores que permitam formular as perguntas certas. É uma maneira bastante conveniente de resumir e comparar muitas informações disponíveis.

Antes de discutir índices específicos, é necessário considerar algumas precauções em relação ao seu uso, como garantir que índices comparativos tenham o mesmo tratamento contábil, usar informações auditadas e fontes seguras de informações, perceber o valor do dinheiro no tempo e fazer ajustes quando necessários.

Um bom conjunto de indicadores econômico-financeiros para hospitais pode ser dividido em cinco grupos:

- Liquidez;
- Endividamento;
- Atividade;
- Lucratividade;
- Rentabilidade.

Os dois primeiros grupos de indicadores evidenciam aspectos da situação financeira do hospital e os dois últimos evidenciam aspectos da situação econômica.

INDICADORES DE LIQUIDEZ

O grupo de índices de liquidez mostra a capacidade do hospital de pagar, no vencimento, suas obrigações (dívidas) de curto prazo. Esses índices apresentam a base da situação financeira do hospital.

O índice de liquidez geral (LG) indica o quanto o hospital tem em dinheiro e direitos de curto e de longo prazo para pagar o total de suas dívidas; quanto maior o valor desse índice, melhor.

INDICADORES DE ENDIVIDAMENTO

O endividamento hospitalar mede o montante de recursos de terceiros que estão financiando os ativos do hospital, apresentando, portanto, a dependência do hospital com relação a capitais de terceiros.

Essa categoria de índices mostra a probabilidade de uma instituição hospitalar pagar ou não as suas dívidas e analisa a composição das fontes de financiamento dos ativos do hospital.

O índice de participação de capitais de terceiros demonstra qual é o percentual do capital de terceiros em relação ao patrimônio líquido do hospital. É do tipo "quanto maior, pior", pois mostra o valor da dependência da empresa em relação aos recursos de terceiros e, consequentemente, o aumento do endividamento da empresa e do seu risco de insolvência.

O índice de composição do endividamento indica o percentual da dívida total que o hospital deve pagar no curto prazo. Quanto maior a dívida de curto prazo, maior o risco de insolvência do hospital. Esse índice é do tipo "quanto maior, pior".

O índice de cobertura de juros é uma forma de identificar a capacidade do hospital de pagar as suas despesas financeiras, ou seja, a capacidade do hospital de pagar juros a seus credores.

INDICADORES DE ATIVIDADES

Refletem um pouco da dinâmica dos hospitais, dados os elementos da estrutura econômica e organizacional. Os índices desse grupo são muito úteis, pois, quando usados conjuntamente, evidenciam o Ciclo Financeiro do hospital, que é um fator determinante da necessidade que ele terá de capital de giro, afetando a sua lucratividade, a liquidez e o endividamento.

O índice de prazo médio de giro de estoques indica quantos dias, em média, os materiais e medicamentos ficam armazenados nos hospitais antes de serem utilizados, ou seja, quantos dias o hospital demora para girar seus estoques. Esse índice é do tipo "quanto maior, pior", pois quanto maior o tempo em que o estoque fica parado, mais o hospital perde oportunidades de realizar novos investimentos, ou seja, os recursos dispendidos para imobilização do estoque, poderiam ter sido utilizados para outros fins. Representa quantos dias são necessários para a completa renovação do estoque.

O índice de prazo médio de recebimento de vendas indica qual o período de tempo (dias, semanas, meses) que o hospital leva, em média, para receber dos convênios, particulares ou do SUS, pelo serviço prestado. Os dados obtidos com esse índice ajudam o hospital a avaliar o seu risco de crédito, pois, analisado isoladamente, ele é do tipo "quanto maior, pior", já que quanto maiores os prazos, maiores são também os riscos de recebimento.

O ciclo financeiro das operações hospitalares tem um perigoso descompasso entre os prazos de recebimento e pagamento. Não é incomum que um hospital tenha um prazo médio de recebimento acima de 80 dias, enquanto o prazo médio de pagamento aos credores (fornecedores, pessoal, impostos, entre outros), atinge média de 30 dias. Esse saldo, com sérias consequências financeiras, é chamado de capital de giro.

A falta de gestão adequada do capital de giro é a principal causa para os pedidos de falência de pequenas e médias empresas e, na gestão hospitalar, esse item é crítico, visto que o ciclo de recebimento é um dos maiores comparados a qualquer segmento.

Esse descompasso causa a necessidade de "financiar" a operação de fornecedores e prestadores de serviços, pois o desembolso ocorre antes do recebimento dos serviços.

Todos os gestores de saúde precisam ficar atentos ao ciclo de atendimento e aos *inputs* responsáveis pela geração de receita, contribuindo, assim, para a antecipação de recebíveis e para garantir a saúde financeira da instituição.

INDICADORES DE LUCRATIVIDADE

Demonstra o lucro ou superávit do hospital com base em suas receitas ou faturamento. Esse grupo permite avaliar os resultados financeiros, ou a lucratividade do hospital, em relação às suas receitas.

O índice de margem líquida compara o lucro líquido ou superávit do hospital em relação à receita operacional líquida do período, fornecendo o percentual de lucro que a instiuição está obtendo em relação a seu faturamento.

O índice de margem operacional indica qual o lucro operacional obtido para cada R$ 1,00 de receita operacional líquida gerada.

INDICADORES DE RENTABILIDADE

Demonstram o retorno dos capitais investidos no hospital e portanto, seu grau de êxito econômico.

O índice giro do ativo é um dos principais indicadores da atividade do hospital que mostra se a prestação de serviços está em um volume apropriado ao estabelecer a relação entre os serviços prestados no período e os investimentos totais efetuados no hospital, indicando o quanto a instituição faturou para cada R$ 1,00 de investimento no ativo total.

O índice retorno sobre o ativo indica a rentabilidade que o hospital propiciou em relação aos seus ativos totais. Ele é uma medida do potencial de geração de lucro por parte do hospital, indicando o percentual de superávit ou de lucro líquido obtido em relação ao investimento total no ativo da instituição. É do tipo "quanto maior, melhor", pois indica o nível de eficiência com que são utilizados os recursos aplicados no hospital.

O índice retorno sobre o patrimônio líquido é de particular interesse para os acionistas e futuros investidores, pois indica o quanto estarão obtendo de retorno anual em relação aos seus investimentos no hospital; o lucro, portanto, é o prêmio do investidor pelo risco do negócio. Este índice indica o percentual de lucro líquido ou superávit em relação aos recursos ou capital próprios, podendo ser comparado com outras opções de investimento no mercado, tais como poupança, fundos e outras ações e negócios.

TABELA 275.1. Índices analíticos.

Liquidez		
Índice	Fórmula	Informação gerada
Liquidez geral	(AC + RLP)/(PC + ELP)	Indica o quanto o hospital tem em dinheiro e direitos de curto e de longo prazo para pagar o total de suas dívidas
Endividamento		
Índice	Fórmula	Informação gerada
Participação de capital de terceiros	[(PC + ELP)/PL] × 100	Indica qual é o percentual do capital de terceiros em relação ao patrimônio líquido do hospital
Composição do endividamento	[PC/(PC + ELP)] × 100	Indica o percentual da dívida total que o hospital deve pagar no curto prazo (próximo exercício) em relação ao total de suas dívidas
Cobertura de juros	LAJIR/Desp. Financeiras	Indica a capacidade do hospital de pagar juros a seus credores (pagar as suas despesas financeiras)
Atividades		
Índice	Fórmula	Informação gerada
Prazo médio de giro de estoques	(ESTm/CSP) × DP	Indica quantos dias ou período de tempo, em média, que os materiais e medicamentos ficam armazenados no hospital antes de serem utilizados (número médio de dias de estocagem)
Prazo médio de recebimento de vendas	(DRm/ROB) × DP	Indica qual o período de tempo (dias, semanas, meses) que o hospital leva, em média, para receber dos convênios, particulares ou do SUS pelos serviços prestados
Lucratividade		
Índice	Fórmula	Informação gerada
Margem líquida	(LL/ROL) × 100	Fornece o percentual de lucro que o hospital está obtendo em relação a seu faturamento
Rentabilidade		
Índice	Fórmula	Informação gerada
Giro do ativo	ROL/AT	Mostra se o hospital está prestando um volume apropriado de serviços indicando quanto faturou para cada R$ 1,00 de investimento no ativo total hospitalar
Retorno sobre o ativo	(LL/AT) × 100	Indica o valor em R$ do lucro líquido ou superávit do hospital no período para cada R$ 100,00 investido pelo hospital no ativo total; é, portanto, uma medida do potencial de geração de lucro da parte do hospital
Retorno sobre o patrimônio líquido	(LL/Lm) × 100	Indica a rentabilidade em R$ para cada R$ 100,00 aplicados pelos proprietários ou acionistas no hospital, sendo, assim, de particular interesse para estes, pois indica o quanto estarão obtendo de retorno anual em relação ao que investiram

ORÇAMENTO ESTRATÉGICO

O orçamento de uma empresa e, em especial, de um hospital, deve refletir o planejamento estratégico da instituição. Não é possível haver um orçamento desatrelado do planejamento da instituição. Ele deve refletir, em números, aonde a empresa pretende chegar, deve ser um instrumento que ajude a fixar as metas e permitir um acompanhamento periódico.

O orçamento de um hospital, como reflexo de um planejamento estratégico, deve necessariamente sintetizar as metas, sob o ponto de vista da receita, das despesas e dos investimentos.

O ponto de partida para elaboração do orçamento é a definição da alta administração (direção da empresa), do percentual de crescimento almejado para o hospital, tanto em receita como em resultado. Para isso, devem ser definidas as premissas orçamentárias a serem seguidas pela gestão do hospital.

PREMISSAS ORÇAMENTÁRIAS

- **Premissas macroeconômicas:** definição das premissas de aspectos econômicos do país que impactam no desempenho do hospital, como inflação do segmento, reajuste de tarifas públicas, reajuste de insumos etc.

- **Premissas de receita:** definição de incremento de receita por aumento de produção (p. ex.: ocupação), por expansão ou por aumento de complexidade.
- **Premissas de despesa:** definição de desafios para redução de despesas, por aumento de produtividade, como utilização de mão de obra (despesa de pessoal), serviços médicos, serviços contratados, entre outros.

Essas premissas precisam ser bem estabelecidas pela alta direção da empresa, com base no cenário macroeconômico nacional, nas características da região em que o hospital está situado e nas perspectivas de crescimento definidas no planejamento estratégico.

ORÇAMENTO DE RECEITA

Inicia a partir de dois pontos que precisam estar bem definidos: produção e preço (*ticket* médio).

a) **Produção:** na elaboração do orçamento de receita, é necessário estabelecer detalhadamente os volumes de produção para cada setor/unidade do hospital, como volume de internações, cirurgias, exames, consultas, taxa de ocupação etc.

b) ***Ticket* médio:** é a relação da receita pela produção; dessa forma, deve-se determinar os valores por unidade de negócio – centro cirúrgico, unidades de internação, UTI, pronto-atendimento.

A combinação dessas duas variáveis define a receita. Dessa forma, o gestor precisa avaliar, com base na capacidade instalada, no histórico do hospital (considerando as sazonalidades) e no potencial de crescimento da instituição, qual a receita possível de ser obtida. Esse valor deverá ser coerente com o planejamento estratégico da empresa.

ORÇAMENTO DE DESPESAS

Deve ser montado com base nas premissas fixadas pela empresa e no histórico das contas de composição do custo. Para entendimento da composição das despesas, é necessário agrupá-las em despesas fixas e variáveis.

O primeiro grupo contempla aquelas cuja variação não depende da receita, como as despesas de pessoal, os serviços contratados, as despesas de marketing etc. O segundo grupo reúne as despesas que dependem diretamente da receita, como as de insumos, serviços médicos, utilidades etc.

Em geral, as principais despesas do hospital são pessoal, insumos e serviços médicos, que, juntas, representam mais de 75% dos custos da empresa.

ORÇAMENTO DE INVESTIMENTOS

O processo orçamentário de investimentos (Capex) deve ser planejado de forma integrada com as orientações estratégicas da empresa. A definição do plano de investimentos deve refletir quais projetos são prioritários para o desenvolvimento e crescimento do hospital. Os projetos devem ser divididos em expansão e manutenção.

Para os projetos de expansão, devem ser feitos estudos de viabilidade econômica e uma análise qualitativa dessa expansão relacionando as oportunidades e os riscos envolvidos.

Para os projetos de manutenção, deve-se relacionar os benefícios qualitativos dos projetos com o racional dos riscos e oportunidades envolvidos que serão evitados no longo prazo sem a execução dos projetos propostos para o hospital. Os principais fatores de risco que devem ser considerados são ambientais e legais e relacionados à energia, água e acessibilidade. Além disso, as empresas costumam atrelar o total de investimentos em manutenção a um percentual da receita líquida.

GESTÃO DE CUSTOS PARA TOMADA DE DECISÃO

A razão principal do sistema de custos é servir de subsídio para a tomada de decisões. Assim, a classificação de uma unidade de negócios em centro de custos, o acompanhamento mensal das despesas, os procedimentos de rateio e a emissão de relatórios têm um fim principal de informar aos gestores dos diversos setores (UTI incluída) a respeito do respectivo desempenho sob o ponto de vista econômico.

TERMINOLOGIA

Ainda existe dúvida das pessoas se gastos, custos e despesas significam a mesma coisa. Ching[1] cita as seguintes definições:

- **Gastos:** sacrifício financeiro com o qual a entidade arca para obter quaisquer produtos e/ou serviços.
- **Custo:** gasto relativo a bem ou serviço utilizado na produção de outros bens ou serviços. Por exemplo, a matéria-prima que significou um gasto quando adquirida, passa a custo quando utilizada para fabricação de um bem.
- **Despesa:** bem ou serviço consumidos direta ou indiretamente para a obtenção de receitas. Todos os custos que são ou foram gastos tornam-se despesas quando da entrega dos bens ou serviços que os geraram.

CONCEITOS

Os custos de uma empresa podem ser classificados como:

- **Custos diretos:** diretamente apropriados a um objeto de custo.
- **Custos indiretos:** não podem ser diretamente apropriados a um objeto de custo, senão por meio de rateios estimados e arbitrários.
- **Comportamento de custos:** descreve a maneira como os custos mudam com relação às alterações no volume de produção ou no direcionador de custo da atividade. Seu entendimento é de certa complexidade porque o comportamento varia em função do tempo, níveis de atividades, além de outros fatores.

- **Custos fixos:** aqueles cujo valor não sofre nenhuma influência do nível de atividades da empresa.
- **Custos variáveis:** flutuam em função do nível da atividade da empresa.

APURAÇÃO DOS CUSTOS

- **Coleta de dados:** esforço profissional na obtenção de informações adequadas e qualificadas, para o sistema de apuração de custos.
- **Processamento de dados:** após recebidos e analisados os dados coletados, eles são processados. É a fase de efetuação dos registros, cálculos, rateios e apropriações de informação.
- **Relatórios gerenciais:** servem para tomada de decisão. Têm sua base formada a partir dos dados processados. Trazem informações que são disseminadas por toda a instituição e geram indicadores de desempenho do setor.
- **Departamentalização e centro de custos:** um dos grandes avanços da ciência da gestão de empresas foi a descentralização. Um departamento é a menor unidade administrativa pelo qual um líder responde. Alguns exemplos de departamentos em hospitais são o centro cirúrgico, a central de esterilização, a UTI, o de exames complementares. Centro de custos é a unidade mínima de acumulação de custos indiretos. Não é necessariamente uma unidade administrativa, só se configurando em uma unidade administrativa quando coincide com o próprio departamento. Em algumas empresas, departamentos podem ter vários centros de custos.
- **Sistemas de custeio:** segundo Matos,[2] instituições de saúde não podem prescindir de instrumentos gerenciais destinados à melhoria de padrões de produtividade. Os instrumentos de gerenciamento de custos trazem transparência de desempenho a toda extensão das atividades operacionais do hospital.
- **Custeio por absorção:** representa o método tradicional de controle de custos. Tem como papel principal o cálculo dos custos de produção, com informações utilizadas para a contabilização dos custos dos produtos vendidos e serviços prestados. No modelo simples, os custos indiretos são levados aos objetos de custeio por meio de uma base de rateio que tenta expressar todo o consumo desses custos. A crítica feita a esse método é a de que poucas empresas têm um processo de formação de custos tão simples que possa ser expresso com base apenas em rateio. Na absorção departamentalizada, muitos recursos indiretos com relação ao produto ou serviço passam a ser diretos com relação a departamentos.[3]
- **Custeio baseado em atividades (*activity based costing* – ABC):** o objetivo principal do sistema ABC é a alocação racional de custos indiretos em bens e serviços produzidos, proporcionando um controle mais apurado dos gastos da empresa e melhor suporte nas decisões gerenciais.

A descrição dos custos sob segmentação das atividades, e não por itens de custos, proporciona análises pormenorizadas da atividade e sua geração de valor. Para saber quanto custa um procedimento ou serviço, é necessário um direcionador que expresse a relação causal entre a atividade e o que se quer custear. Essa relação causal é expressa por *drivers*, os direcionadores de custos.

As UTIs são setores em que o controle dos custos cada vez mais torna-se parte do seu gerenciamento. Nos Estados Unidos, estima-se que aproximadamente elas sejam responsáveis por 13,4% dos custos hospitalares, o que representa praticamente 1% do produto interno bruto.[4] O cuidado com custos é prioridade para possibilitar a obtenção de metas financeiras do hospital e evitar perdas críticas com impacto negativo no negócio.

MODELOS DE REMUNERAÇÃO

Um dos mais complexos problemas da gestão financeira é a revisão e inovação do atual modelo de remuneração de prestadores de serviço privados pela saúde suplementar.

A questão é discutida em vários países. Porter[5] fala em fracasso da competição. "Em um mercado normal, a competição gera melhorias contínuas de qualidade e custo. Na Saúde, os custos são altos e crescentes, apesar do intenso esforço em controlá-los. O fracasso da competição evidencia-se nas grandes e inexplicáveis diferenças em custo e qualidade, entre prestadores e entre áreas geográficas, para o mesmo tipo de tratamento. A competição não recompensa os melhores prestadores e os piores vão à falência. A inovação tecnológica se difunde lentamente e não gera melhorias de valor como deveria".

Dentre os fatores que mais afetam esse cenário, pode-se citar o sistema atual de remuneração e a relação comercial entre os *stakeholders* da saúde; o envelhecimento da população; a capacidade atual da medicina de tratar e manter doentes crônicos, por vezes internados em leitos de alta complexidade. Tais fatores aumentam a sinistralidade e inflacionam o mercado da saúde, sem necessariamente agregar valor.

Os modelos de remuneração mais utilizados são:

- ***Fee for service*:** modelo de conta aberta, ou seja, pagamento por serviço prestado. É o mais utilizado. A crítica principal a ele refere-se à dificuldade de controle de gastos operacionais. Gera auditoria de contas por parte das operadoras, o que encarece o serviço sem necessariamente agregar valor.
- **Pagamento por *performance*:** relaciona a qualidade da assistência, avaliada – inclusive pela satisfação do cliente, além de indicadores de qualidade do atendimento determinados previamente – à remuneração. A eficiência da prestação do serviço é reconhecida. Existem, entretanto, barreiras operacionais e éticas que limitam a utilização do método. Da forma como será conduzida a coleta de informações ao comportamento dos prestado-

res de serviço, muito precisa ser discutido até que um modelo ideal seja implementado e torne-se referência.

- **Utilização de pacotes:** remunera o prestador de serviço com um valor fixo por média histórica para determinado procedimento. O risco é repassado ao prestador, o que pode gerar tanto otimização de recursos como também expor o atendimento à queda de qualidade, dependendo de como o recurso é gerenciado.

O fato de os modelos apresentarem limitações e receberem críticas é o motivo pelo qual são necessários estudos e discussões interdisciplinares, na busca de uma solução que se aproxime do ideal, em que o resultado final gere valor para o paciente sem causar prejuízo para fontes pagadoras e prestadores.

CONSIDERAÇÕES FINAIS

A departamentalização de hospitais está em andamento e auxilia na gestão financeira, notadamente no controle de custos. O gerente médico da UTI deve ter o entendimento desses conceitos gerais de gestão financeira, da repercussão dos indicadores financeiros e da gestão de custos na tomada de decisão conjunta com os gestores do hospital. Em paralelo, a saúde está em discussão e modelos de remuneração são criticados por *experts*, que procuram uma forma ideal de agregar valor ao paciente sem perdas para prestadores de serviço e fontes pagadoras.

A UTI é um setor que tem impacto relevante na saúde financeira de um hospital e do sistema de saúde como um todo. O trabalho interdisciplinar que envolve o médico e o administrador gera vantagem competitiva para a instituição e deve ser cada vez mais estimulado e exercido.

REFERÊNCIAS BIBLIOGRÁFICAS

1. Ching H. Fundamentos de custos e métodos de custeio. In: Manual de Custos de Instituições de Saúde. Rio de Janeiro: Ed: Ching H, 2010. p.1-25.
2. Matos A. Gestão financeira e de custos. In: Gestão em Saúde. Ed: Malik A, Neto G. 1ª ed. Rio de Janeiro: Guanabara Koogan, 2011. p.168-83.
3. Coura B, Pinto A, Salgado F, et al. O sistema de custeio por absorção. Em: Gestão de custos em saúde. In: Coura B, Pinto A, Salgado F, Dantas M. 1ª Ed. Rio de Janeiro: Ed FGV, 2009. p.47-82.
4. Pastores S, Dakwar J, Halpern N. Costs of critical care medicine. Crit Care Clin. 2012;28:1-10.
5. Porter M, Teisberg E. Repensando a saúde. 1ª Ed. Porto Alegre, Bookman, 2007.

CAPÍTULO 276

SISTEMAS DE INFORMAÇÃO EM UTI

Marivan Santiago Abrahão
Nelson Akamine
Ruy Guilherme Rodrigues Cal

DESTAQUES

- Diversas modalidades tecnológicas participam dos processos de gestão e informação na área da saúde.
- A utilização de sistemas de informação dentro da área da saúde ainda não atingiu o mesmo ponto de eficiência e disseminação observado em outros setores de atividade.
- A cultura e o ambiente de trabalho nas unidades de terapia intensiva (UTI) são favoráveis à implantação de sistemas de informação estruturados e com grande impacto na economia hospitalar.
- Os principais componentes de informação são representados por: sistema administrativo; prontuário; prescrição; monitorização; e sistemas de apoio à decisão.
- A gestão de informação na UTI é um processo lento, complexo, contínuo, que exige ajustes frequentes e sem prazo de encerramento.

CENÁRIO ATUAL DA TECNOLOGIA DE INFORMAÇÃO

Dados, informação e conhecimento. A tecnologia de informação cria, coleta, armazena, manipula e distribui dados ou informação com o objetivo de gerar conhecimento. A tecnologia de informação pode, então, gerenciar e transferir conhecimentos, finalizando, assim, um circuito que começa no dado cru e atinge seu ponto de utilização ótima ao promover os maiores impactos nas pessoas e na comunidade. Mais que meios eletrônicos, computadores ou redes, a tecnologia de informação compreende múltiplos componentes que envolvem pessoas, equipamentos, processos e culturas com o propósito de melhorar as condições de vida.

O grande desenvolvimento tecnológico e a cultura eletrônica disseminada levam à integração de diversas modalidades tecnológicas, confluindo para grandes propósitos de uso. Dessa forma, convergem para objetivos comuns as tecnologias de informação, de comunicação, de conhecimento, de mobilidade e de sustentabilidade quando empregadas para promover a saúde. É comum que se chame qualquer tecnologia eletrônica e digital de tecnologia de informação ou tecnologia de informação e comunicação. As divisões conceituais da tecnologia têm pouca importância prática no contexto da saúde; a seguir, é abordado tudo que a eletrônica digital pode produzir para a qualidade de vida.

INFORMÁTICA EM SAÚDE

A informática e a informática em saúde são áreas de conhecimento anteriores à computação. A sistematização da coleta de dados, a padronização da terminologia, os formatos de registro são conhecidos mesmo antes do uso generalizado do papel como principal meio de informação. No entanto, o impacto da computação foi tão grande que todo conhecimento prévio foi revisto, comparado e referenciado ao padrão computacional moderno; é como se a informática médica tivesse começado com os computadores. É grande o paralelismo entre a evolução dos sistemas computacionais, *hardware*, *software*, redes de comunicação e o progresso da informática em saúde.

Um pensamento mais organizado, uma estrutura mais clara e as primeiras organizações especializadas podem ser identificados nos anos de 1970. Desde essa época, as pedras fundamentais da informática em saúde,[1] segundo a American Medical Informatics Association (AMIA), são:

- Desenvolver métodos de aquisição e apresentação de dados de modo que o excesso de dados seja evitado;
- Produzir estruturas de representação de dados e conhecimento de modo que os relacionamentos complexos possam ser vistos;
- Integrar as informações de diversas fontes para proporcionar mais que a soma das partes e integrar as informações dentro do fluxo de trabalho de modo que ela possa agir onde e quando tenha o maior efeito;
- Gerenciar a mudança entre as pessoas, processos e na tecnologia de informação de modo que a informação seja otimizada.

Revendo atentamente esses quatro itens, é possível reconhecer quão desafiador é o cenário de trabalho de quem se dedica a essa especialidade. Coletar a imensidão de dados e apresentá-los de modo eficiente; tornar visíveis relacionamentos complexos; catalisar o efeito dos diversos participantes atuando dentro dos ambientes de trabalho e promover a revolução do conhecimento nem sempre são reconhecíveis em sistemas de gestão, prontuários ou prescrições. É fácil reconhecer que até esse momento os sistemas de informação nas UTI encontram-se muito distantes das expectativas descritas como pedras fundamentais.

A saúde é uma condição de bem-estar físico, mental, social e espiritual. Ela é um direito de todos e um dever do Estado. Como consequência, a informática em saúde é muito mais do que tratar de doenças ou fazer a gestão administrativa de hospitais. A extensão da especialidade à enormidade do alcance dessas definições é um desafio constante e um trabalho sem fim. Este capítulo se atem a um ambiente bem circunscrito da UTI e seus participantes.

A assistência em saúde é uma atividade multidisciplinar e multiprofissional. Ela saiu do total domínio médico para o compartilhamento de responsabilidades com a engenharia, a administração e o direito. Enfermeiros, fisioterapeutas, psicólogos, fonoaudiólogos, farmacêuticos, terapeutas e tecnólogos compõem uma enorme diversidade de profissionais de saúde presentes em qualquer UTI. Cada novo integrante do processo assistencial eleva ao quadrado o volume de dados envolvidos em processos conjuntos e a necessidade de compartilhamento de informações. Oferecer suporte para a condução de linhas assistenciais conduzidas por diferentes profissionais e especialidades, contando com a participação de pacientes, familiares e órgãos reguladores, constitui-se na principal atividade da informática em saúde dentro da UTI.

A tecnologia da informação tende a ser ubíqua. A viabilidade econômica de se distribuírem recursos em qualquer ambiente do planeta tem sido perseguida, projetando-se um grande benefício em todos os ramos da saúde. Apesar do acesso universal a computadores e redes de dados, o seu emprego eficiente na assistência aos pacientes ainda é pequeno quando se compara com outros setores da atividade. Parte dessa dificuldade resulta dos modelos de atenção à saúde que valorizam outros componentes, financiando de modo deficiente a infraestrutura necessária para estabelecimento de sistemas de informação e gestão em saúde. Outro fator limitante ao crescimento da tecnologia da informação na saúde constitui-se na falta de homogeneidade nos processos assistenciais. A medicina caracteriza-se por ser uma atividade muito ampla, com necessidade de atualização constante, exercida por diferentes disciplinas, com custos elevados, sem padrões de trabalho aceitos em um contexto multicultural e sujeita à grande interferência individual do paciente e do profissional de saúde. Diante da falta de consenso nos valores e padrões a serem seguidos, torna-se difícil produzir sistemas capazes de satisfazer expectativas e interesses divergentes ou conflitantes de todos os usuários.

SISTEMAS DE INFORMAÇÃO EM SAÚDE

A medicina é uma prática milenar cuja forma de atuação básica é bem conhecida e mudou muito pouco: um paciente procura um profissional que usa recursos para melhoria da saúde e registra o atendimento em um documento. Os antigos sistemas de informação em saúde eram constituídos por papel e pessoas. A comunicação era escrita ou falada e os processos eram garantidos por manuais, diretrizes e políticas condicionadas pelo treinamento, disciplina e incorporação da cultura de trabalho local. A incorporação de tecnologia vem promovendo grandes mudanças em todos os pontos da cadeia de serviços e de modo muito rápido. A telefonia mudou a comunicação e as formas de relacionamento. A computação e as redes de dados promoveram uma ruptura grande no modelo tradicional de promover saúde. A estratégia, a tática e a operação são desenvolvidas, implantadas, controladas e corrigidas utilizando-se recursos de informática de modo intensivo. Esse emprego é tão intenso que a informática é percebida como uma atividade predominante ou uma atividade fim, quando, em verdade, pretende-se apenas promover a gestão mais eficiente da saúde. A rapidez das transformações não permitiu que toda a comunidade tivesse tempo suficiente para compreender e assimilar os novos recursos de modo progressivo, padronizado e estruturado, como na era das pessoas e do papel. Boa parte das dificuldades da informatização ainda resulta deste conflito: o modelo tradicional de assistência não foi substituído por um novo, no qual os usuários conhecem o funcionamento e objetivo de cada componente e utilizam de modo eficiente os recursos disponíveis.[2]

No início dos anos 1990, alguns especialistas conceberam determinados conceitos que mostravam a projeção futura da migração do papel para os sistemas digitais eletrônicos (Figura 276.1). Nessa ilustração, é possível identificar que os processos de informatização em saúde consomem anos de trabalho, ao longo dos quais estruturas progressivamente mais complexas serão construídas. O planejamento da arquitetura dos dados e a padronização serão críticos para que a integração seja possível entre todos os componentes e participantes externos ao sistema. O primeiro conceito é denominado *Automated Medical Record*, um sistema de informação que alia papel e computadores, mas em que os dados estão todos estruturados e organizados para permitir que o modelo de negócio seja documentado, controlado e melhorado de modo automático. Em um passo concomitante ou subsequente, tem-se o *Computerized Medical Record*, quando todos os registros já se encontram em formato eletrônico; podendo ainda não estar em padrões únicos que permitam integração. Completada essa fase, torna-se possível abandonar o uso de papéis no gerenciamento de pacientes em uma instituição. O *Electronic Medical Record* constitui-se em um conceito evolutivo em que todos os eventos médicos encontram-se registrados em um repositório centralizado, os dados encontram-se padronizados, a integração é possível gerando novas informações e a retirada de informações é disponibilizada a todos os setores da instituição. As evoluções seguintes já se efetuam mais do que uma instituição isolada e projetam a possibilidade de

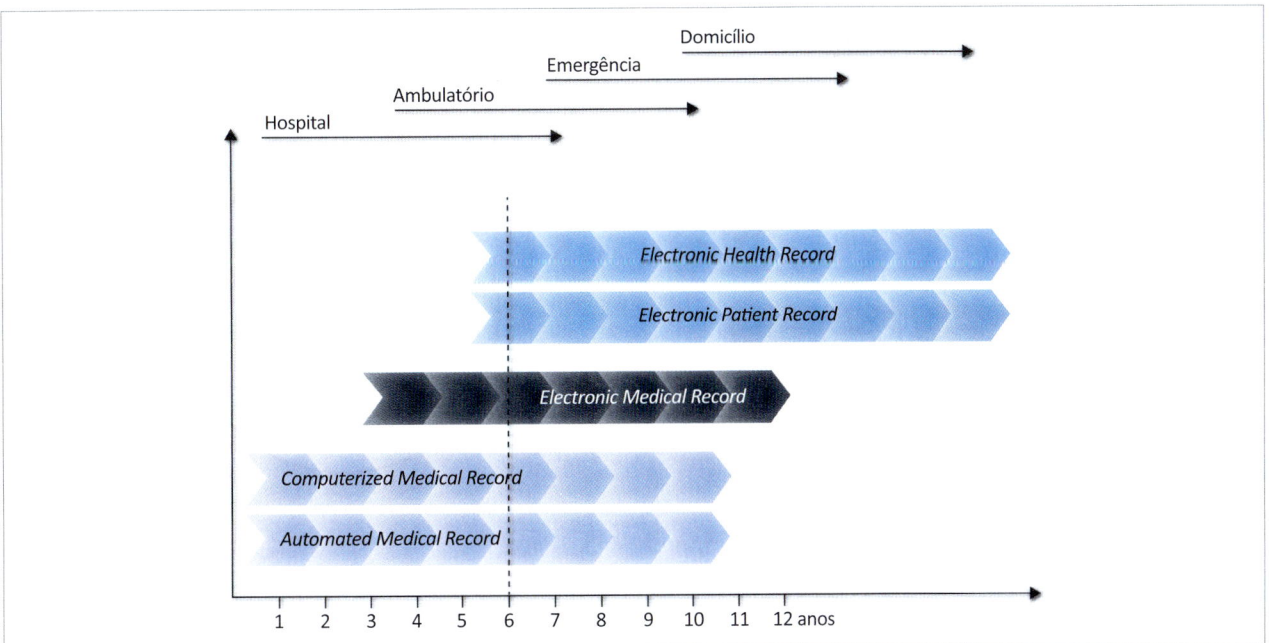

FIGURA 276.1. Evolução dos sistemas de registros eletrônicos ao longo dos anos. A ordem dos locais de implantação encontra-se registrada nas flechas na parte de cima da figura.

direcionar ações preventivas e políticas públicas de saúde. Denomina-se *Electronic Patient Record* o sistema de informação capaz de registrar todas as ocorrências de saúde ao longo da vida de um cidadão, independentemente da instituição em que elas tenham sido documentadas. O que exige padronização nacional dos dados e interoperabilidade entre todos os sistemas de informação utilizados no país. Finalmente, depois de anos de intenso trabalho, pode-se obter um *Electronic Health Record*; um sistema robusto e capaz de registrar todos os acontecimentos médicos de todos os cidadãos, além de conduzir de modo proativo as políticas de saúde e a promoção de ações que visam o controle populacional na redução de danos e viabilidade econômica.[3]

Como se pode deduzir, apesar de os sistemas de informação em UTI parecerem unidades isoladas que podem ser iniciadas a qualquer instante, deve-se gastar um bom tempo no seu planejamento de modo a permitir sua integração futura nos vários níveis de complexidade crescente que caracterizam os sistemas de informação em saúde no âmbito institucional e nacional. Adotar padrões e obter certificações constituem processos obrigatórios para o sucesso do gerenciamento de informações na UTI.

INFORMAÇÃO EM UTI

Uma percepção recente sugere que os sistemas de informação na UTI devem ser vistos como integrantes de um sistema maior de gestão hospitalar. A concepção de um sistema de informação isolado da UTI tornará este de uso muito restrito caso ele não se integre aos demais setores assistenciais e administrativos do hospital. É importante lembrar que um sistema de informação ou de gestão compreende não só o *software* e *hardware* disponíveis, mas inclui obrigatoriamente a comunicação entre os participantes, o treinamento e disciplina do usuário, diversos processos colaborativos e ajustes constantes para a cultura de trabalho. Nessa visão, os sistemas de informação são muito importantes, mas não suficientes para a gestão da UTI, devendo-se planejá-los em conjunto com a disponibilidade e qualidade dos demais componentes.[4] Os sistemas de informação na UTI não são projetos com começo, meio e fim, eles exigirão ajustes frequentes, incorporações, inovações e, por vezes, uma ruptura e recomeço. Na Figura 276.2, percebe-se que a UTI é apenas um dos componentes de um complexo que controla os diversos processos administrativos e médicos de uma instituição de saúde. A existência dos sistemas gerenciais não proporcionam por si só a comunicação suficiente para a garantia de qualidade e segurança na assistência, de tal modo que torna-se necessário a existência em paralelo de recursos como internet, intranet e extranet para complementar o alcance dos sistemas gerenciais.

A UTI é um setor comum que pode ser utilizado por qualquer especialidade. Nela existem particularidades mui-

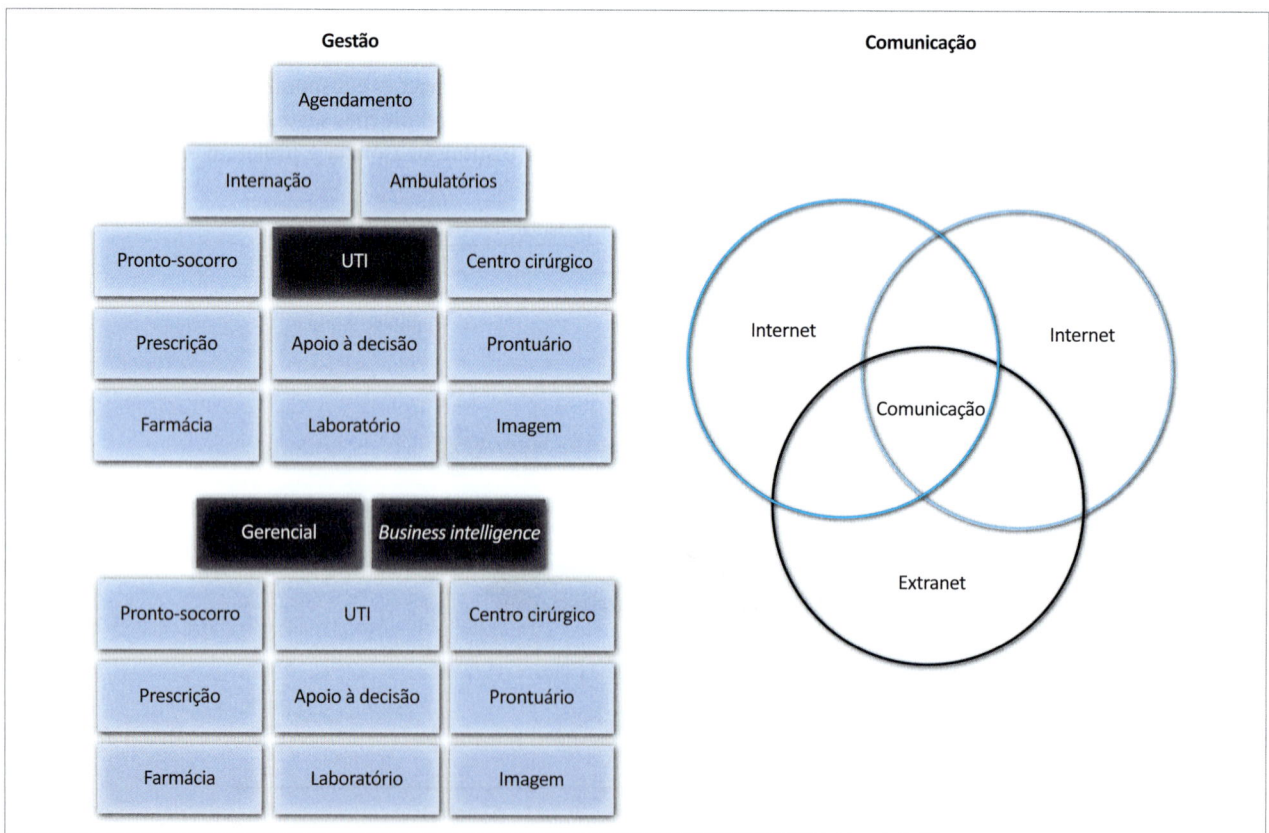

FIGURA 276.2. Principais componentes dos sistemas de gestão e comunicação em uma instituição de saúde hospitalar. Os dois sistemas atuam em paralelo e de forma complementar para atingir as metas estratégicas.

to grandes nos desenhos dos processos que os tornam muito distintos daqueles nas enfermarias gerais de um hospital. Apesar dessas dificuldades, a cultura de trabalho nas UTI tem sido cada vez mais padronizada e conduzida por meio de protocolos de conduta guiados por boas práticas e consensos produzidos em instituições renomadas. Se o cenário de informatização é habitualmente difícil e desfavorável no setor da saúde de modo geral, na UTI existe uma cultura de trabalho e de linhas assistenciais particularmente favoráveis aos processos de informatização. Os pacientes admitidos em UTI são os mais graves, os equipamentos utilizados nos tratamentos são sofisticados e os fluxos de trabalho são bastante complexos. Em compensação, as doenças graves tendem a confluir para síndromes cuja condução sofre menores variações do que em outras especialidades. A equipe multiprofissional da maioria das UTI é formada por um grupo homogêneo de profissionais, com formação, treinamento e atuação bastante padronizada. A maioria dos dados coletados já dispõe de listagens e dicionários com padrões aceitos e utilizados em todo o mundo. Na medicina intensiva, a tendência em se atuar de forma guiada por consensos, guias clínicos e protocolos é bastante disseminada, o que facilita muito a tarefa de gerenciamento clínico ou administrativo.

É possível reconhecer, dentro dos sistemas de informação em UTI, alguns componentes distintos: sistema de gestão ou administrativo; sistema de monitorização e sistema clínico que engloba o prontuário; a prescrição; e sistemas de apoio à decisão. Os aspectos mais representativos desses sistemas encontram-se descritos no texto que se segue.

SISTEMAS DE GESTÃO NA UTI

As características gerais, componentes, dados coletados, relatórios básicos e objetivos dos sistemas de gestão estarão descritos em outros capítulos desta sessão. Os sistemas de gestão são muito populares nas UTIs. Na maioria delas, é possível identificar algum sistema computadorizado em rede controlando vários processos, coletando dados e fornecendo informações para tomada de decisão médica e administrativa. Nas formas mais iniciais de atuação, esses sistemas funcionam de modo isolado e sem integração padronizada com o restante da instituição. Praticamente, todas as UTIs, hoje, dispõem de um sistema que possibilita registrar a identificação dos pacientes, o momento da admissão, as condições na chegada e o desfecho como alta ou óbito. Relatórios automatizados com estatística descritiva dos dados epidemiológicos e busca de informações no banco de dados operadas pelo usuário são funcionalidades oferecidas universalmente. Atualmente, os sistemas gerenciais nas UTIs controlam apenas o fluxo de permanência na unidade e fornece dados gerais epidemiológicos e descritivos dos pacientes. Escalas de trabalho e listas de responsabilidades também são funções comuns. A maior parte do trabalho administrativo como lançamentos, cobranças, faturamento, controle de estoque e garantia de cumprimento em requisitos legais e trabalhistas é assumida pelos sistemas corporativos da instituição.

Novas características são desejáveis nos sistemas gerenciais para as UTI.[5] O processo de gerenciamento do fluxo dos pacientes precisa começar até mesmo antes de sua admissão no setor. Dessa forma, pacientes eletivos que necessitarão de vaga na UTI precisam estar discriminados em sistema com um bom tempo de antecedência para que a equipe garanta o leito e os recursos que serão necessários. Sistemas de reserva de leito e insumos, sobretudo para casos cirúrgicos, vinculados a processos de comunicação em tempo real, que avisem quando todos os recursos estão disponíveis, são essenciais para acelerar o fluxo e reduzir o tempo de permanência nas UTIs. A rapidez na assistência tornou-se crítica devido aos custos elevados da especialidade. O tempo de permanência antes aferido como dias, precisa, hoje, ser calculado em horas para controle das ações de melhoria. Os enfermeiros gastam boa parte do tempo documentando processos assistenciais, o que vem produzindo redução no tempo disponível para atenção direta aos pacientes. Para não agravar esse problema, os sistemas gerenciais devem oferecer uma visão gráfica do cenário de atendimento, permitindo a interpretação clínica rápida e possibilitando a documentação das condutas adotadas sem perda de tempo. Evitar a duplicação na entrada de dados é muito importante. O trabalho na medicina intensiva é compartilhado entre vários profissionais e disciplinas e a coleta exclusiva direcionada a um grupo profissional ou aos participantes de uma linha assistencial pode reduzir bastante a carga de trabalho. Outra recomendação importante é a de se retirar dos sistemas de monitorização automáticos e dos demais sistemas de informação hospitalar todos os dados possíveis para que a equipe interna não se desgaste na recuperação e consistência de dados já disponíveis.

Além dos dados de identificação, os sistemas de gestão nas UTI procuram caracterizar sua origem e a condição na entrada. Um problema a ser resolvido é a padronização do chamado "motivo de internação". Ele não é exatamente a hipótese diagnóstica ou a síndrome que melhor caracteriza o quadro clínico da admissão. Esse parâmetro será utilizado sobretudo para projetar quais recursos serão requeridos pelo setor a partir da demografia de casos e os padrões atuais não têm permitido essa projeção. Uma tendência atual é o uso de codificação *Disease Related Group* (DRG), padrão que foi construído pela associação entre cenários de atendimento na admissão de pacientes e consumo de recursos hospitalares (tempo de internação, especialidades, equipamentos, medicamentos, exames complementares, procedimentos e recursos especiais). A adoção dessa codificação tem permitido aos gestores de UTI antecipar o provisionamento de recursos ajustado à demanda de modo muito mais preciso do que antes Tradicionalmente, índices prognósticos e escalas de gravidade gerais e específicos de condições mais frequentes são coletados na rotina de trabalho. Esses índices constituem-se em elementos calibradores na interpretação do tempo médio de permanência e taxa de mortalidade. Servem também para cálculo do número de profissionais necessários durante um plantão ou estimativa de perfil e volume de consumo de insumos. O cálculo automatizado e facilitado de APACHE, SAPS, SOFA e vários escores de emprego prático na UTI são obrigatórios. A novidade recente é a possibilidade da captura de dados mais ampliada, a utilização de dispositivos móveis e redes de curto alcance na produção rápida e consistência no cálculo desses escores em tempo real. Detalhes sobre esses escores de prognósticos e de gravidade são tratados em outra parte deste livro.

Como a UTI representa uma elevada fração dos custos e despesas do hospital, os sistemas de gestão sempre destinam uma atenção especial à especialidade e ao setor.[6] O perfil de consumo de insumos hospitalares extraído dos sistemas de dispensação e estoque ajuda o administrador e o coordenador médico da UTI no provisionamento e estoque dos insumos, bem como no uso racional de itens com custo unitário elevado ou de consumo global significativo. Sistemas de gestão nas UTIs devem fornecer, de modo contínuo aos usuários, a percepção de alinhamento com diretrizes econômicas, de tal forma que desvios no uso racional, tratamento fútil e demais formas de desperdício de recursos sejam evidenciados. A *performance* financeira da UTI deve ser um componente importante nos relatórios automáticos emitidos.

SISTEMAS DE MONITORIZAÇÃO

Diversos parâmetros são monitorizados de modo contínuo ou intervalado em todos os pacientes internados na UTI. Eletrocardiografia, pressão arterial, frequência cardíaca, frequência respiratória, temperatura e oximetria são os itens mais comuns. Anteriormente aferidos de modo manual, hoje esses parâmetros são oferecidos em conjunto pelos monitores de parâmetros vitais destinados ao controle de doenças graves. Além dessas centrais de monitorização, estão disponíveis vários sistemas de monitorização individuais que podem ser acrescentados ao esquema de vigilância de acordo com cada condição em particular.[7] Eletrocardiografia contínua multicanal com análise dos diversos segmentos, detecção de arritmias ou de padrões de alto risco são recursos-padrão na maioria dos equipamentos. Eletroencefalografia contínua multicanal com detecção de assimetrias, crises eletrográficas e padrões anômalos são integrados à vigilância com câmeras de observação remota de especialistas nas UTIs neurológicas. Ventiladores mecânicos de última geração fornecem parâmetros para reduzir o dano de estratégias ventilatórias, acumulam experiência e sugerem mudanças na técnica, exportam dados para outros centros criando um conhecimento coletivo não disponível até há pouco tempo. Equipamentos de diálise podem ter seu uso ajustado automaticamente por sistemas de *feedback* que medem variações de características sanguíneas tais como hematócrito, ureia e osmolaridade em tempo real. Diversos parâmetros hemodinâmicos podem ser obtidos de modo não invasivo e trazer impacto positivo na vigilância da perfusão e oxigenação tecidual dos pacientes em choque. Enfim, dados não faltam na condução de pacientes graves. O que é mais marcante, atualmente, é o excesso de dados dificultando distinguir o que é de fato relevante para conduzir o tratamento seguro dos pacientes.

Existem dois problemas principais na questão de monitorização de parâmetros biológicos dos pacientes nas UTIs. Nem todos os equipamentos existentes exportam sinais ou exportam com padrão proprietário que não permite integração com outros sistemas. Os sistemas de alarme existentes ainda são muito primários e produzem alertas frequentes sem que exista uma condição de risco real aos pacientes, isto é, produzem alarmes falsos. Esses dois problemas começam a ser solucionados pela adoção progressiva de um padrão predominante na exportação de dados de todos os equipamentos médicos diagnósticos ou de suporte terapêutico. O *Health Level Seven International* (HL7) constitui-se em um padrão desenvolvido de acordo com as normas da American National Standards Institute (ANSI), que permite a construção de *software* para tratamento integrado da informação de várias fontes, o que produzirá filtragem dos dados, interpretação integrada e alarmes inteligentes que disparem com antecipação e consistência. Até que a integração seja uma possibilidade mais ampla, haverá centrais de monitorização com telas grandes ou com múltiplas telas que permitam vigiar os parâmetros provenientes de diversos sistemas incompatíveis para troca de dados.

Um conceito que demonstra um sistema de informação de alto nível presente na UTI é a possibilidade de oferecer um sistema de alça fechada controlando um medicamento ou equipamento de suporte vital. Ainda de modo insipiente e experimental, pode-se utilizar a integração de dados no controle da infusão de drogas vasoativas, ventilação mecânica, controle de glicemia e outros processos bem definidos. Tomando como exemplo o uso de drogas vasoativas: uma bomba de infusão contendo norepinefrina em concentração conhecida está acoplada a um paciente que tem seus dados hemodinâmicos, prontuário, prescrição e laboratório integrados em um sistema de apoio à decisão. A monitorização integrada permite deduzir que o paciente está em choque (parâmetros hemodinâmicos, resultado de exames e anotações do prontuário são compatíveis), o sistema ordena que a dose de norepinefrina administrada seja aumentada e sustenta a conduta até que os parâmetros mostrem que foi produzida uma melhora. Atingido um padrão hemodinâmico de melhora, o sistema ordena, de modo automático, a realização de um novo teste de laboratório (dosagem de lactato) e vai reduzindo a dose de norepinefrina se o cenário for de progressiva melhora. Na medida em que as melhores condutas são identificadas pelo sistema, o médico é consultado para validar a ação que será tomada. Uma vez validada pelo profissional (esse passo será progressivamente opcional), o sistema procede à ação sugerida documentando na prescrição e registrando os efeitos no prontuário.

A previsão de emprego de sistemas de alça fechada em larga escala ainda tem vários limitantes tecnológicos, legais e culturais. No entanto, as observações iniciais têm demonstrado um claro benefício aos pacientes e a necessidade de um reposicionamento da inteligência clínica oferecida pelos profissionais da assistência em um modelo mais moderno de cuidados nas UTI.

PRONTUÁRIO, PRESCRIÇÃO E SISTEMAS DE APOIO À DECISÃO

O prontuário eletrônico do paciente (PEP) constitui-se em um paradigma dos processos de registro de dados e uso da informação para suporte à decisão clínica. Conforme já descrito, a construção de um PEP integrado aos demais conjuntos de sistemas que possibilitam o gerenciamento da assistência não é uma tarefa em razão da grande complexidade que envolve a saúde. Apesar das dificuldades, a evolução de diferentes tecnologias e a experiência acumulada em décadas têm propiciado maior praticidade e eficiência nos PEP disponíveis.[8]

Desenvolver ou adquirir um sistema comercial pronto? Essa decisão depende das necessidades e expectativas do conjunto de profissionais que compõem o sistema de saúde contraposto ao conjunto de recursos disponíveis para o desenvolvimento de *software* e a manutenção da infraestrutura. Caso exista um equilíbrio entre necessidades e capacidade de execução, dentro da disponibilidade financeira, o projeto de implantação de um PEP pode ser conduzido. Pequenas demandas e expectativas podem ser atendidas por uma equipe interna de desenvolvimento. Grandes instituições, com sistemas complexos, grandes demandas e expectativas amplas necessitarão de sistemas comerciais robustos que dispõem de equipes qualificadas e capacitadas à produção de projetos que consomem muito tempo e muitas pessoas em seu desenvolvimento. As equipes internas sempre são obrigatórias, seja para desenvolvimento direto dos programas, seja para a customização e análise de demandas específicas particulares de cada instituição. Nenhum sistema comercial pronto é capaz de atender todas as demandas em suas especificidades e dentro da cultura de trabalho de cada organização.

As observações clínicas em uma UTI costumam ser bastante padronizadas. Queixas ou alterações observadas desde a última avaliação, resultados de exames, mudanças nos sistemas de monitorização são seguidos de uma avaliação do exame físico, compondo um cenário atual com hipóteses diagnósticas, que se somam aos diagnósticos já confirmados, são os motivos de anotação rotineiros em um PEP. Existe a tendência de se registrar tudo como campos estruturados de informação criando prontuários muito complexos, de preenchimento trabalhoso e demorado. Novas estratégias de programação surgidas com linguagens mais recentes permitem que sejam armazenadas apenas as informações mais relevantes. Mesmo que a arquitetura de dados proposta seja modificada, os novos sistemas evitam a perda de informações e descartam a necessidade de sustentar um legado trabalhoso representado pelos dados antigos. Até mesmo os campos representados por campos de texto livre já podem ser utilizados de modo mais eficiente com os novos recursos da informática.

O PEP na UTI precisa, a partir dos dados coletados sistematicamente, fornecer várias impressões: O paciente está melhorando? Quais órgãos ou sistemas orgânicos estão comprometidos? Quais as atividades prioritárias a executar? Como prevenir problemas ou minimizar riscos? O que é necessário revisar? As boas práticas estão sendo cumpridas? As diretrizes de cuidados definidas pelo paciente foram respeitadas? O prontuário em papel nunca ajudou muito nessas respostas, no entanto o PEP precisa ter esse alcance para que o usuário seja motivado ao preenchimento consistente e disciplinado dos dados, sem o que nenhum prontuário é confiável. No grau mais elevado possível pela equipe de desenvolvimento, o PEP deve ser de fácil preenchimento. A obrigatoriedade de preenchimento completo, trabalhoso e demorado de todos os dados pode produzir informação inconsistente resultante de dados errados fornecidos por usuários descontentes. Até mesmo bloqueio dos sistemas por boicote ou quebra intencional dos equipamentos podem ser esperados diante de sistemas com usabilidade muito reduzida. Sempre que exigido mais trabalho na entrada de dados por parte dos usuários, deve haver a preocupação em construir um sistema que torne perceptível os benefícios do preenchimento correto dos dados: reduzir a carga de trabalho em processos posteriores; facilitar a decisão em questões complexas; demonstrar que o resultado do trabalho tem melhor qualidade ou até mesmo mostrar de forma gráfica o agradecimento pelo trabalho bem realizado.

Segundo diversos especialistas de informática em saúde, o PEP deve atender os seguintes objetivos:

- **Dar suporte à assistência ao paciente:** servindo como fonte para avaliação e tomada de decisão e também como fonte de informação compartilhada entre os profissionais de saúde;
- Produzir documento legal comprovador dos atos médicos;
- **Apoiar a pesquisa:** estudos epidemiológicos, avaliação da qualidade do atendimento e ensaios clínicos prospectivos;
- **Dar suporte ao ensino para os profissionais de saúde:** evidenciando como se operacionalizam as boas práticas;
- **Gerenciamento e serviços:** faturamento, autorização de procedimentos, contabilidade e custos.

Para que o PEP atinja seus objetivos, diversas características ou funcionalidades de seus componentes devem ser contempladas:

- Conteúdo do registro
    - Dados uniformes;
    - Formatos e sistemas de codificação padronizados;
    - Dicionário de dados comuns;
    - Informações sobre resultados do atendimento e *status* funcional.
- Formato do registro
    - Lista de problemas;
    - Facilidade de navegação;
    - Integração entre as especialidades e setores de atendimento.
- Desempenho do sistema
    - Rapidez na resposta;
    - Acesso 7 × 24;
    - Disponível nos lugares onde é necessário;
    - Fácil entrada de dados.
- Integração
    - Integrado com os sistemas de imagem e laboratório;
    - Transferência de informação entre especialidades e sistemas;
    - *Links* de busca em literatura científica;
    - Integração com outras instituições;
    - Transferência eletrônica para faturamento.
- Inteligência
    - Suporte à decisão;
    - Lembretes aos médicos *(clinical reminders)*;
    - Sistemas de alertas personalizáveis.
- Relatórios
    - Documentos derivativos tais como formulários de seguradoras;
    - Formatos e interface facilmente personalizáveis;
    - Relatórios clínicos: produtividade; sumário de transferência ou alta;
    - Relatórios específicos: atestados e documentos legais;
    - Gráficos.
- Controle e acesso
    - Fácil acesso para todos os grupos profissionais;
    - Mecanismos para preservar a confidencialidade;
    - Interoperabilidade;
    - Compartilhamento.
- Treinamento e implantação
    - Necessidade mínima de treinamento.
    - Possibilidade de implantação gradual.

Existem, no Brasil, legislação completa e regulamentação complementar definindo as características obrigatórias de um prontuário eletrônico. O Conselho Federal de Medicina emitiu uma resolução em que define o que é prontuário médico e torna obrigatório, em todo hospital, a Comissão de Revisão de Prontuários. Existem também normas técnicas que regulam o uso de sistemas informatizados, bem como a guarda e manuseio do prontuário médico. A Sociedade Brasileira de Informática em Saúde produziu um manual e comissão para certificação de sistemas de informação em saúde, permitindo que as instituições sejam auditadas e orientadas no cumprimento de requisitos exigidos pela legislação vigente.

Finalmente, ressalte-se que, no trabalho de implantação do PEP, cerca de 80% do tempo será ocupado para lidar diretamente com pessoas e apenas 20% do tempo para o desenvolvimento de trabalho interno de escritório, planejamento e programação de *software*. Muito do sucesso do PEP depende do envolvimento precoce e contínuo de todos os que participam do processo assistencial. Todos querem e precisam ser consultados antes que se tome qualquer decisão, mesmo que sua contribuição e influência sejam bastante limitadas.

O sistema de prescrição na UTI tem o importante papel de controlar todos os recursos diagnósticos e terapêuticos destinados a cada paciente. Ele é crítico para a garantia de segurança em se oferecer o medicamento correto em todos os seus atributos: horário, dose, via, intervalo, diluição, tempo de administração, interações prejudiciais, alergias, e eventos adversos.[9] Além da questão de segurança, a prescrição constitui-se no principal determinante no processo de dispensação de insumos da farmácia que se tornarão lançamentos no sistema de faturamento e contabilidade. Na prescrição, ficam também registrados dietas, solicitações de exames complementares, consultas com especialistas, procedimentos e cirurgias, transferências e altas. O sistema de prescrição é bastante significativo e representativo do processo assistencial, de modo que, quando a prescrição não é modificada ao longo de um turno de trabalho, pode-se deduzir que nada de significativo deve ter acontecido com o paciente.

No sistema de prescrição, identificam-se dois componentes que ficam mais bem definidos utilizando-se a terminologia em língua inglesa: *Computerized Physician Order Entry* (CPOE) e *Computerized Physician Order Fullfillment* (CPOF). O CPOE constitui-se em uma listagem de itens prescritos junto com a discriminação complementar de dose, via, intervalo, diluição e demais requisitos. Tão logo o médico na UTI prescreva a CPOE, o enfermeiro define os horários de administração mais convenientes dentro de um processo conhecido como aprazamento. O CPOF representa o processo pelo qual se documenta se os itens prescritos no CPOE foram cumpridos ou não dentro do aprazamento proposto. O CPOF discrimina se um item prescrito não foi administrado, se foi retardada sua administração, se foi antecipado por conveniência demonstrando se o plano terapêutico foi cumprido de forma completa ou parcial.

O CPOE e CPOF devem estar integrados para atuar de modo inteligente para que o descumprimento de regras de segurança seja detectado, fornecendo o cálculo de doses de medicamentos de acordo com o peso, superfície corpórea ou idade; avisando sobre interações entre drogas potencialmente graves; evitando duplicações de itens prescritos; confirmando se algum item obrigatório foi esquecido; e apoiando o cumprimento de protocolos clínicos.[10] Sem a vinculação com sistemas de apoio inteligentes, o CPOE é apenas uma lista de faturamento e não tem utilidade clínica.

As listas de dietas, medicamentos, exames e procedimentos com terminologia padronizada são essenciais para o sucesso da prescrição em suas interações posteriores com o prontuário e os sistemas administrativos. A padronização permite melhor controle de uso de medicamentos em protocolos; evita a duplicação de trabalho nos lançamentos para cobrança e sistemas de contabilidade; alerta sobre a possibilidade de medicamentos modificarem resultados de testes laboratoriais; avisa que medidas pré-operatórias não foram tomadas ou determina que medidas especiais devem ser tomadas para segurança do paciente. Existem evidências consistentes de que o emprego de sistemas de prescrição informatizados reduzem eventos adversos e custos em algumas condições comuns em UTI gerais.

Os sistemas de apoio à decisão são ferramentas programadas que facilitam a tomada de decisão em condições complexas. Diante de um gatilho ou por solicitação do usuário, uma rotina programada do *software* é deflagrada e ajuda o profissional de saúde no cumprimento de boas práticas. Os sistemas de apoio à decisão podem oferecer suporte em processos administrativos e médicos. Na área administrativa, o apoio à decisão pode sugerir quais os melhores leitos para admitir um novo paciente, orientar quais documentos deverão ser enviados para uma fonte pagadora, conseguir imprimir orientações aos familiares ou disparar mensagens de texto comunicando a necessidade de recursos especiais. Nos sistemas clínicos, além do que já foi referido na prescrição, os sistemas de apoio à decisão constituem-se em peças importantes na garantia do cumprimento de protocolos clínicos. Diante da suspeita ou confirmação de um determinado diagnóstico vinculado a um protocolo de condutas, os sistemas de apoio à decisão passam a cobrar do usuário dados relevantes para o prontuário que poderiam ter sido esquecidos e acrescentam na prescrição diversos itens pré-formatados para cada paciente de modo automático. Em paralelo, os sistemas de apoio à decisão controlam o tempo dispendido em cada passo do processo assistencial, avisando sobre a conveniência em apressar alguma medida para que ela seja aplicada dentro do prazo ideal e garantir sua maior efetividade.[11] Nesse formato de atuação, já estão disponíveis diversos protocolos de condutas guiados por sistemas de apoio à decisão: coma, choque, trauma, sepse, distúrbios da glicemia, anticoagulação, dor torácica, e embolia pulmonar.

Os sistemas de alertas se constituem em uma forma especial de apoio à decisão. Constatada, em algum sistema, a existência de uma condição de alto risco, ele dispara um alerta sonoro, visual ou uma mensagem de texto que chama a atenção do agente responsável por uma resposta imediata. Os alertas podem ser deflagrados por um fator isolado ou pela detecção combinada de fatores quando os sistemas estão integrados. Se um exame de laboratório identifica um nível sanguíneo de potássio que pode ser letal, uma mensagem de texto é enviada ao médico responsável pelo laboratório e pela unidade de internação, ao mesmo tempo em que a prescrição é checada, suspendendo, de modo automático, a administração de qualquer item que contenha potássio e emitindo um alerta visual e sonoro quando alguém acessar a prescrição do paciente. Outra possibilidade pode ficar exemplificada quando, diante da suspeita diagnóstica de sepse grave capturada dos diversos equipamentos de monitorização, o sistema de apoio à decisão emite um alarme sonoro solicitando ao médico a confirmação e oferece uma prescrição padronizada, com os medicamentos indicados e os exames complementares obrigatórios, após aprovação do usuário.

Assim, pode-se constatar que, na UTI, o prontuário e a prescrição devem estar bem integrados de modo a possibilitar que sistemas de apoio à decisão sejam eficientes e possam acrescentar inteligência nas escolhas assumidas pelos profissionais de saúde, muitas vezes prejudicados pelo trabalho exaustivo e com a atenção dividida no controle de múltiplos processos simultâneos.[12]

NOVAS TECNOLOGIAS E ABORDAGENS

Até a virada do século, os sistemas de informação em saúde apresentavam um formato e funcionalidades muito básicas. Sua interface refletindo a arquitetura cliente-servidor era monótona e previsível. A coleta de dados era trabalhosa e a extração de dados dependia de intermediação de especialistas em tecnologia de informação. Mudanças na cultura de trabalho nas organizações que agora assumem linhas de assistência concebidas como *Business Process Modeling* (BPM) foram propícias para a incorporação de *softwares* de gestão como sistemas web e vários recursos de tecnologia móvel sem fio. Diversos setores assistenciais passaram a incorporar princípios de qualidade e segurança tais como a metodologia *Lean* e *Six-Sigma*. Por um lado, a influência da medicina baseada em evidências promoveu uma filtragem na imensidão de possibilidades existentes na tecnologia em saúde e aprimorou a escolha dos temas a serem abordados, bem como a adoção das soluções mais eficientes. De outro, a indústria da tecnologia de informação continuou a introduzir novos equipamentos, maior rapidez de processamento, maior capacidade de armazenamento, baterias com maior duração, monitores com maior resolução, miniaturização extrema, banda de dados mais larga e interação em redes de curto alcance. Todos esses recursos são disponibilizados por meio de modelos comerciais que atingem um número crescente de organizações e pessoas. Diversos esforços estão sendo desenvolvidos para que, na próxima década, todas as regiões do planeta disponham de acesso à internet em banda larga.

Apesar desse cenário favorável, o emprego dos sistemas de informação não demonstrará melhora consistente tais como redução dos índices de mortalidade, morbidade ou custos. Algumas revisões sistemáticas e a experiência adquirida com prontuários eletrônicos de alto nível mostram que melhores resultados são obtidos não pelo emprego inespecífico de sistemas de informação, mas quando eles foram especialmente desenhados para atingir objetivos específicos. Uma iniciativa importante que procura resolver essa ineficiência dos sistemas de informação em saúde é o programa norte-americano conhecido como *Meaningful Use*. O programa incentiva o uso de sistemas certificados para atingir objetivos significativos: melhores desfechos clínicos; melhores desfechos entre as populações de pacientes; aumento da transparência e eficiência; aumento da resolutividade dos participantes e produção maciça de dados consistentes em saúde. Incentivos financeiros e outras vantagens estão sendo oferecidos na medida em que os desenvolvedores de *software* e as organizações de saúde atingem metas específicas em um prazo limítrofe. Assim, há três fases com datas definidas e metas objetivas a serem cumpridas. Essa experiência norte-americana oferecerá grandes subsídios para a expansão mais efetiva dos sistemas de informação em saúde.

A capacidade de armazenamento de dados tem aumentado e o custo associado tem se reduzido rapidamente. A velocidade de processamento dos chips é tão grande que projetos que exigem processamento maciço de dados em tempo exíguo tornaram-se possíveis. Esses fenômenos viabilizaram o desenvolvimento do conceito de *Big Data*. Em todos os setores de atuação, incluindo-se as UTIs, muita informação pode ser extraída de um conjunto de dados volumosos que anteriormente não podiam ser objeto de estudo. Os projetos de *Big Data* caracterizam-se por apresentarem os quatro "V": volume – quantidades maciças de dados; variedade – os dados são de diferentes fontes, representam fatores diversos e apresentam-se em formatos variados; velocidade – são produzidos em velocidade extrema; veracidade – os dados nem sempre representam de modo preciso e consistente um parâmetro estudado. Novas formas de representação de dados foram criadas e novas ferramentas precisaram ser desenvolvidas para atender essa possibilidade de analisar dados da ordem de petabytes (10^{15} bytes) ou exabytes (10^{18}) bytes. Em tal patamar de grandeza, todas as informações clínicas e administrativas (prontuário, prescrição, resultado de exames, imagens, dados de monitores, e-mails, vídeos e telefonemas) de todos os pacientes em todo histórico hospitalar pode ser processado de forma integrada, sendo apresentado de modo a denotar padrões e com a possibilidade de testar hipóteses sem grande demora nas respostas. Nos próximos anos, serão possíveis diversas tomadas de decisão administrativa e clínica guiadas por análise de grandes volumes de dados fundamentada em reflexões muito diferentes do pensamento médico tradicional.

Uma aplicação *Big Data* já disponível para uso são os monitores que indicam deterioração clínica e a necessidade de cuidados intensivos muitas horas antes que a detectada pela avaliação médica (Visensia®). Esses novos sistemas de monitorização analisam a variabilidade temporal integrada de vários parâmetros simples (eletrocardiografia, pressão arterial, temperatura, frequência respiratória e oximetria) de todos os pacientes em intervalos de tempo da ordem de centésimos de segundo. Além dos algoritmos construídos a partir de hipóteses geradas por especialistas, os sistemas conseguem reunir toda a experiência acumulada nos dados de milhares de pacientes e gerar novas possibilidades não antecipadas dentro dos limites de processamento do cérebro humano. O emprego prático desses sistemas mostra que é possível identificar os pacientes que necessitarão de cuidados intensivos até 8 horas antes da equipe profissional; os pacientes que precisarão de suporte ventilatório até 4 horas antes e os que desenvolvem falência cardíaca ou parada cardíaca até 6 horas antes dos times de resposta rápida.

Uma boa perspectiva a ser mencionada é a integração de informações entre diversos equipamentos móveis em redes de curto alcance, *Near Field Communication* (NFC). Os integrantes desse tipo de rede de informações podem identificar equipamentos que utilizam diversas tecnologias como o *Radiofrequency Identification Device* (RFID), Bluetooth® e ZigBee®. Dentro de um raio de centímetros ou poucos metros, esses equipamentos transmitem e recebem dados que podem ser captados por sensores dedicados ou redes sem fio convencionais. Em algumas instituições todos os profissionais de saúde carregam crachás inteligentes e os dados coletados na admissão de pacientes são acumulados em pulseiras. Esaes dados são transmitidos para computadores e equipamentos diagnósticos, diretamente, sempre que alguma informação for cobrada pelo sistema de informação. O fluxo do paciente é documentado de forma automática (local e tempo) de modo que se torna possível localizar a posição do paciente dentro de uma edificação, *Real Time Location System* (RTLS). O uso combinado de RTLS com as informações acumuladas em pulseiras RFID tem possibilitado o acompanhamento de protocolos clínicos dentro de um hospital, garantindo que cada paciente seja deslocado para o local certo, acompanhado pelo profissional certo, cercado dos equipamentos obrigatórios e cumprindo um conjunto de procedimentos na ordem e tempo que garantem sua maior efetividade.

Apesar de toda fascinação cultivada pela cultura tecnológica, deve-se admitir que os resultados positivos esperados só serão atingidos se os sistemas de informação e gestão estiverem racionalmente dirigidos para isso. Não se deve incorporar tecnologia imaginando um benefício certo e seguro pela incorporação *per se*. Monitorizar os resultados parciais é obrigatório para detectar as imperfeições e corrigir os erros.[13] Na tecnologia de informação, o sucesso é determinado mais pela persistência nas correções do que pelo mérito de incorporar as modalidades tecnológicas mais convenientes.

REFERÊNCIAS BIBLIOGRÁFICAS

1. Lorenzi NM. The Cornerstones of Medical Informatics. J Am Med Inform Assoc. 2000;7(2):204-5.
2. McDonald CJ, Overhage JM, Mamlin BW, Dexter PD, Tierney WM. Physicians, Information Technology, and Health Care Systems: A Journey, Not a Destination. J Am Med Inform Assoc. 2004;11(2):121-4
3. Blumenthal D, Glaser JP. Information Technology Comes to Medicine. N Engl J Med. 2007 June;356(24):2527-34.
4. Varon J, Marik PE. Clinical information systems and the electronic medical record in the intensive care unit. Curr Opin Crit Care. 2002 Dec;8(6):616-24.
5. Chaudhry B, Jerome Wang J, Wu S, Maglione M, Mojica W, Roth E, MA, et al. Systematic Review: Impact of Health Information Technology on Quality, Efficiency, and Costs of Medical Care. Ann Intern Med. 2006;144(10):742-52.
6. Thompson G, O'Horo JC, Pickering BW, Herasevich V. Impact of the Electronic Medical Record on Mortality, Length of Stay, and Cost in the Hospital and ICU: A Systematic Review and Metaanalysis. Crit Care Med. 2015 Mar 9. [Epub ahead of print].
7. Alsolamy S, Al Salamah M, Al Thagafi M, Al-Dorzi HM, Marini AM, Aljerian N, et al. Diagnostic accuracy of a screening electronic alert tool for severe sepsis and septic shock in the emergency department. BMC Med Inform Decis Mak. 2014 Dec;14(1):105.
8. Amarasingham R, Pronovost PJ, Diener-West M, Goeschel C, Dorman T, Thiemann DR, et al. Measuring Clinical Information Technology in the ICU Setting: Application in a Quality Improvement Collaborative. J Am Med Inform Assoc. 2007;14(3):288-94.
9. Ammenwerth E, Schnell-Inderst P, Machan C, Siebert U. The Effect of Electronic Prescribing on Medication Errors and Adverse Drug Events: A Systematic Review. J Am Med Inform Assoc. 2008 Sept;15(5):585-600.
10. Armada ER, Villamañán E, López-de-Sá E, Rosillo S, Rey-Blas JR, Testillano ML, et al. Computerized physician order entry in the cardiac intensive care unit: effects on prescription errors and workflow conditions. J Crit Care. 2014 Apr;29(2):188-93.
11. Chandra S, Agarwal D, Hanson A, Farmer JC, Pickering BW, Gajic O, et al. The electronic medical record as a tool for infection surveillance: successful automation of device-days. Am J Infect Control. 2009 Jun;37(5):364-70.
12. The use of an electronic medical record based automatic calculation tool to quantify risk of unplanned readmission to the intensive care unit: a validation study. J Crit Care. 2011 Dec;26(6):634.
13. McDonald CJ, Overhage JM, Mamlin BW, Dexter PD, Tierney WM. Physicians, Information Technology, and Health Care Systems: A Journey, Not a Destination. J Am Med Inform Assoc. 2004;11(2):121-4.

CAPÍTULO 277

INOVAÇÃO EM TERAPIA INTENSIVA

Haggéas da Silveira Fernandes
Elias Knobel
José Cláudio Cyrineu Terra

DESTAQUES

- A gestão da inovação aplica-se ao mecanismo de introdução de novos produtos, criação ou melhoria de processos ou modelos de negócios. É considerada parte essencial da criação de vantagem competitiva para as organizações.
- Setores de alta complexidade e intensivos em conhecimento beneficiam-se de modelos de inovação com base em geração de ideias, adesão e implementação (gestão da mudança).
- A inovação ocorre, de maneira geral, a partir da combinação de diferentes tipos de conhecimento. Na área de saúde, uma parte significativa das inovações tem sido gerada a partir da combinação dos conhecimentos das ciências da vida (Medicina, Biologia, Bioquímica etc.) com as chamadas ciências exatas (Engenharia, Computação, Bioinformática, Química e Física).
- Há várias metodologias que apoiam o desenvolvimento de inovações. O funil da inovação, *design thinking* e a engenharia de sistemas são exemplos já aplicados com sucesso em hospitais, criando novos produtos e melhorando processos relacionados com a segurança do paciente.
- A inovação só se torna uma estratégia competitiva quando a liderança da organização toma para si esse desafio.

INTRODUÇÃO

Thomas Alva Edison foi um dos maiores inovadores dos Estados Unidos. Durante sua vida registrou mais de 1.000 patentes. Esse sucesso deve-se ao fato de Edison ter percebido que o maior desafio da inovação não era a invenção em si, mas fazê-la funcionar de forma adequada, e ao mesmo tempo, torná-la um produto factível para comercialização.

A palavra inovação vem do latim *innovare*, que significa "fazer algo novo". Para muitos persiste a dúvida conceitual entre inovação e invenção. Além disso, grande parte da população mundial associa inovação a um produto novo e vencedor. Porém, inovação não implica necessariamente, na comercialização de grandes avanços, tecnológicos. Os processos e sistemas internos podem ser alvo de mudanças, otimizando os resultados de uma instituição, e gerando vantagem competitiva.

INOVAÇÃO EM SAÚDE

Em saúde, inovação tem relação à introdução e aplicação de ideias, processos, produtos ou procedimentos, relevantes e preparados para beneficiar um paciente, grupo de pacientes ou a sociedade como todo. Esse conceito contém as três mais importantes características da inovação: novidade, um componente para aplicação e um benefício intencional. Em linha com a definição citada, organizações de saúde buscam inovações para serviços, tecnologia, novas formas de trabalho, novas metodologias de tratamento, incluindo novos medicamentos.[1]

O setor de saúde é considerado intensivo em conhecimento e de alta complexidade.[2] Caracteriza-se por ser um sistema adaptativo complexo, formado pela reunião de agentes individuais, que têm liberdade de ação, em situações não necessariamente previsíveis, interconectadas, de forma que um agente pode mudar o contexto inicial e influenciar a ação dos demais participantes do sistema.

Existe complexidade nas inter-relações, que não são lineares; o fator humano predomina e baseia suas decisões no seu modelo mental. A adaptação é constante, muitas vezes consequência da falta de padrões estabelecidos.

A consciência desses princípios é essencial, na prática, para fortalecer as ações de disseminação e execução de tarefas, que surgem com qualquer nova iniciativa.

Na saúde, o termo inovação é tradicionalmente relacionado com o desenvolvimento de novas terapias, medicamentos e dispositivos médicos. As oportunidades na área de análise de dados e processamento, comportamento do consumidor, incentivos a provedores e melhoria contínua de processos, são pouco exploradas.

Em novembro de 2012, um fórum de inovação em saúde foi promovido pela Harvard Business School (HBS) e pela Harvard Medical School (HMS).[3] O objetivo desse grupo multidisciplinar é o de fomentar conhecimento e ações por meio de lideranças das duas instituições para criar um ambiente de ideias e influências para o futuro, do setor.

O evento inicial gerou a definição dos *5 fatores imperativos* para inovar na saúde:

1. **O objetivo central é a geração de valor:** isolados, redução de custos ou melhoria de resultados são considerados insuficientes. Há necessidade de ambos serem abordados simultaneamente e de forma coordenada, para que seja gerado o valor centrado no paciente.
2. **Novas abordagens nas melhorias de processos:** criar ambiente propício para o aperfeiçoamento de rotinas e processos existentes. Não pode haver limitação na inovação de produtos. A ideia é apoiar a gestão do conhecimento na melhoria de processos e rotinas operacionais.
3. **Fazer com que políticas de defesa do consumidor realmente funcionem:** o foco desse desafio é a execução do conceito de defesa do consumidor. Esforços coordenados e organizados em torno do que o paciente realmente precisa, e o envolvimento dos próprios consumidores do serviço prestado, como agentes ativos, na discussão e na geração de valor.
4. **Descentralizar para resolver problemas:** é mandatório que a facilitação do movimento de serviços e inovação tenha foco em provedores distantes de grandes centros, facilitando o acesso à boa medicina de populações antes não contempladas. O mesmo vale para a liderança, que deve gerar *empowerment* em seus departamentos, setores de atuação, no sentido de envolver profissionais que estão na linha de frente da operação, para resolução de problemas.
5. **Integração de novas abordagens em instituições bem estabelecidas:** o futuro deve ser construído e solidificado por um passado de sucesso. Novas abordagens geram diferencial competitivo, que servem para melhorar o atendimento em instituições e comunidades.

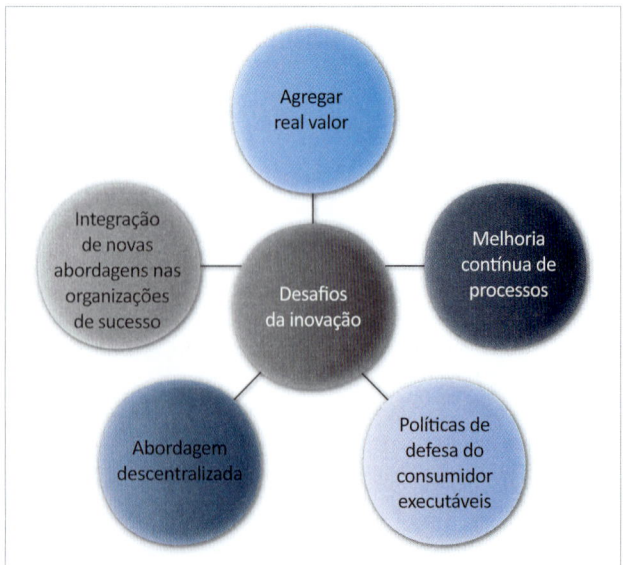

FIGURA 277.1. Desafios atuais na inovação em saúde.

TIPOS DE INOVAÇÃO E MODELOS APLICÁVEIS EM MEDICINA INTENSIVA

Ao falar de inovação, basicamente menciona-se mudança, que pode assumir diversas formas. Embora existam diferentes tipos de classificação, uma das mais aceitas e simples é a proposta por Tidd e colaboradores.[4] São os 4 "Ps" da inovação:

- **Inovação do produto:** mudança de produtos e serviços que uma empresa oferece;
- **Inovação de processo:** mudanças na forma em que os produtos/serviços são criados e entregues;
- **Inovação de posição:** mudanças no contexto, em que os produtos/serviços são introduzidos;
- **Inovação de paradigma:** mudanças nos modelos mentais subjacentes, que orientam o que a empresa faz.

Outra teoria de inovação importante foi proposta por Christensen,[5] que chamou a atenção para a ruptura causada pelo próprio mercado em que a empresa está inserida. O mesmo autor publicou, em 2008, um livro sobre a aplicação desse conceito de inovação disruptiva, no âmbito da saúde.[5] Parte do princípio que produtos e serviços oferecidos são caros e complexos. Apenas poucos indivíduos (mais ricos), podem ter acesso. E raros são os indivíduos capacitados pela sua *expertise*, para oferecer tais serviços. A certa altura, no entanto, o mercado da saúde apresenta uma força que torna os produtos e serviços mais disponíveis e acessíveis a uma fatia da população, capacitada, a partir de então, a adquiri-los. E, novos entrantes passam a oferecer serviços para essa fatia de mercado. A essa força, o autor dá o nome de inovação de ruptura e ela consiste em três elementos: *capacitador tecnológico*; *inovação do modelo de gestão*, surgimento de uma cadeia de valor inteiramente nova; e um *sistema comercial*, constituído de empresas com modelos econômicos disruptivos, que se reforçam mutuamente.[5] Em meio a esses três capacitadores, figura uma gama de reformas regulatórias e novos padrões da indústria, cujo estabelecimento agiliza interações entre os participantes do setor, agora vivendo a inovação gerada pela ruptura.[5] As inovações disruptivas criam a desordem inicial no sistema antigo e, após certo período de adaptação, passam a ditar regras por meio de novos *players* de mercado, agregando valor intenso aos *stakeholders* (partes envolvidas).

Ao pensar na unidade de terapia intensiva (UTI) como ambiente complexo, foi proposto modelo de inovação com base em três processos inter-relacionados de *geração, implementação* e *adoção maciça de novas ideias*.[1] A Figura 277.2 descreve esse modelo.

Um recente exemplo em Medicina Intensiva, foi a aceitação e implementação do processo integrado de redução ou suspensão diária da sedação, relacionado com a avaliação de *delirium* e liberação da ventilação mecânica.[6] A consequência desse novo protocolo (visto como o exemplo de inovação aqui citado) foi a redução de mortalidade em pacientes críticos, além de possibilitar a mobilização precoce desses doentes que, até pouco tempo, ficavam longos períodos de tratamento restritos ao leito e paralisados.

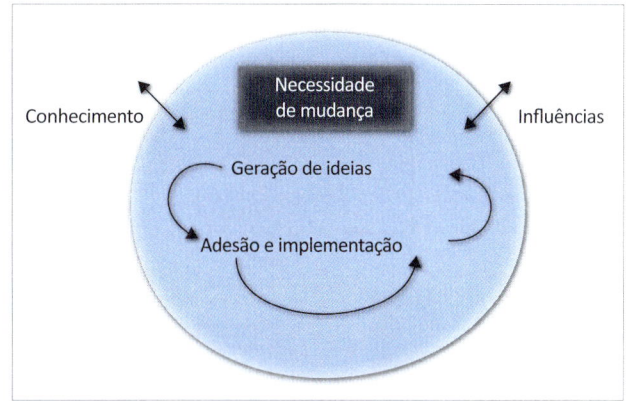

FIGURA 277.2. Modelo de inovação para setor de alta complexidade.
Fonte: Adaptada de Omachonu V, 2010.[1]

As organizações de saúde devem ter o propósito da inovação como diferencial competitivo. A qualidade e o cuidado centrado no paciente devem ser o *oceano azul* dessas instituições. A preocupação com segurança do paciente e sua percepção do valor agregado pelo atendimento, devem fazer parte da gestão estratégica da inovação, como mostra a Figura 277.3.

ORIGEM DAS IDEIAS

Se as ideias e crescentemente as ideias e os conhecimentos combinados a partir delas são a fagulha inicial do processo de inovação, é necessário que as organizações fomentem e criem condições para que novas ideias possam surgir de maneira recorrente. Daí, surgem perguntas como essas abaixo:

- De onde vêm as (grandes) ideias?
- Será que todos podem trazer grandes ideias?
- Como gerar boas ideias de forma contínua?

Na prática (e também na teoria) para gerar (grandes) ideias é preciso prestar muita atenção e investir tempo, esforço e recurso nas fases que antecedem o surgimento das ideias: a aquisição e o compartilhamento de informação e conhecimento, e a definição dos problemas e/ou necessidades, que precisam ser endereçados ou resolvidos por meio de novos processos, produtos ou serviços.[7]

Há uma linha de raciocínio que diz que mais importante do que boas ideias são as boas perguntas. A lógica por trás disso é que as pessoas também precisam ter foco em seus esforços criativos. Nenhuma sessão de *brainstorm*, por exemplo, vai funcionar bem, se o seu tema for muito aberto. As pessoas tendem a dispersar, e rapidamente a produtividade cai e há pouca sinergia. Assim, seja em um *brainstorm*, pesquisa de campo ou em um programa de ideias induzido, há vários benefícios advindos da indução.[7]

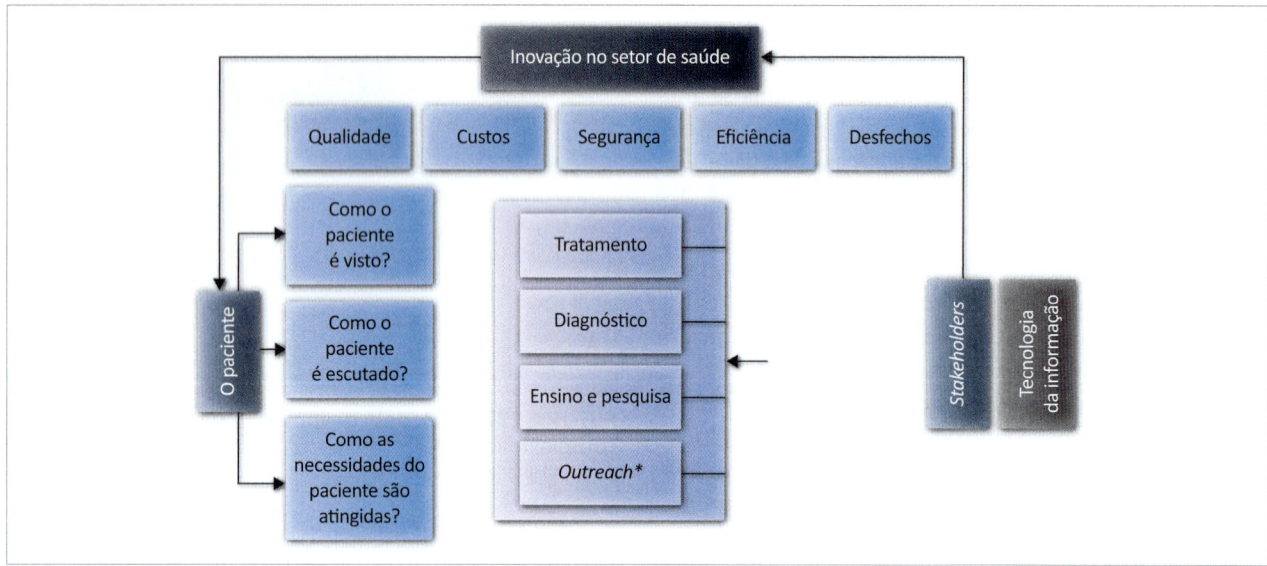

FIGURA 277.3. Modelo conceitual de gestão estratégica da inovação, com foco no paciente e provedores de saúde.
Fonte: Adaptada de Plske P., 2015.[2]
* *Outreach*: oferecer serviços para grupos de pessoas que, até então, não tinham acesso a eles.

A história dos avanços na ciência está repleta de episódios de grandes competições, concursos e desafios que geraram importantes *breakthroughs*. Vemos isso, por exemplo, nos primórdios da aviação e da navegação marítima, na exploração da Antártica e do Polo Norte, na Física, na Química, na Arquitetura e na Medicina.[7]

Nessa mesma linha muito já se escreveu em livros de gestão sobre o papel de grandes líderes da sociedade e das organizações, cujas trajetórias estão marcadas por perguntas difíceis e desafios, a princípio, intransponíveis. E que tiveram enorme êxito a partir da diligência de um amplo número de pessoas altamente motivadas e engajadas com a visão estabelecida. No contexto da gestão de inovação organizacional, portanto, é evidente que as boas perguntas podem ser muito poderosas.[7]

Mas as boas ideias não nascem prontas; elas tipicamente precisam evoluir a partir da criação de ambientes propícios e seguros ao seu aparecimento. Esses ambientes caracterizam-se por estimular a troca de ideias, mesmo a discussão de ideias aparentemente impossíveis ou absurdas. Isso requer um estilo de liderança que estimule discussões livres, nos quais a hierarquia, formação ou tempo de casa não sejam limitadores à proposição de novas ideias. Pelo contrário, líderes antenados com a inovação criam momentos específicos, em que todos podem e são estimulados a colocar suas ideias.[7]

METODOLOGIAS PARA INOVAR

A inovação, ao contrário do que muitos pensam, se beneficia sobremaneira de bons métodos e processos de gestão da inovação. Embora as ideias em si sejam um atributo humano e individual, em contextos organizacionais complexos, a maior parte das inovações demanda uma combinação de saberes e experiências de vários indivíduos, e também do apoio organizacional, para que *insights* iniciais possam evoluir até se tornarem inovações adotadas em larga escala.

Sem ser exaustivo, pode-se citar pelo menos três abordagens ou metodologias bastante úteis para qualquer organização que queira estabelecer processos sistemáticos de inovação. Destacam-se as seguintes metodologias:

- Funil da inovação;
- *Design thinking*;
- Engenharia de sistemas.

FUNIL DA INOVAÇÃO (*STAGE-GATES*)

Do ponto de vista de implementação, o processo de inovação tem uma espinha dorsal que estabelece o fluxo de como uma ideia se transforma em inovação, e recebe o nome de funil de inovação ou processo *stage-gate*. O papel do processo *stage-gate*, cunhado e popularizado pelo Dr. Robert Cooper, renomado pesquisador canadense, procura ordenar como as ideias evoluem a partir de estágios e marcos decisórios, bem estabelecidos, que funcionam como filtros, descartando ideias e aprovando outras para continuidade e alocação de mais recursos. Em razão desse caráter de diminuição criteriosa de iniciativas, o processo também recebe o nome de funil de inovação.[7]

A inovação é por natureza uma atividade de risco, e o processo *stage-gate* na sua essência é um recurso administrativo para gerir esse risco e fazer "apostas", cada vez mais calibradas e focadas.[7]

ETAPAS GENÉRICAS DE *STAGE-GATES*

Há inúmeras publicações de administração e engenharia que preconizam diversas alternativas e ferramentas para aprimorar a implementação. Sem a pretensão de esgotar o tema, são descritos neste capítulo alguns elementos e práticas essenciais a serem consideradas, nas várias etapas de um *stage-gate* genérico.[7]

De forma geral, podemos destacar cinco etapas genéricas relacionadas com processos e estruturas para a implementação (*back-end*), cada uma deles traz desafios particulares, que têm sido confrontados com diversos instrumentos e ferramentas de gestão. O Quadro 277.1 a seguir apresenta as cinco etapas.[7]

EXEMPLO DE *STAGE-GATES*

O Hospital Israelita Albert Einstein, por exemplo, tem um centro de inovação tecnológica (CIT), que trabalha com quatro *gates*, segundo o clássico processo do funil de inovação, conforme Figura 277.4. No primeiro *gate* são recebidas ideias de qualquer colaboração da organização. Essas ideias são, então, avaliadas por um comitê de inovação, e caminham por outros três estágios, visando o aprimoramento cada vez mais refinado da ideia original, assim como ava-

QUADRO 277.1. Processos de implementação: desafios e ferramentas de gestão.

Etapas	Desafios	Instrumentos e ferramentas de gestão
Conceito	- Foco nas necessidades dos clientes e não nas características do produto - Clara definição da proposta de valor - Definição dos atributos que diferenciação o conceito, em relação à possível concorrência	- Definição de *personas* - Análise de valor - *Storyboards* - *Storytelling* - Mas comparativo de características e atributos, em relação à concorrência (técnica do Oceâno Azul)
Business case	- Foco em *market potential* - Definição de hipóteses e premissas a serem testadas, riscos associados e metodologias para diminuir as incertezas	- *Elevator speech* - *Venture boards* - *Roadmaps* - *Marketing plan* - *Speed dating* - Sugestão de um *champion* e *sponsor*
Desenvolvimento técnico e prototipação	- Escolha de ferramentas e parcerias tecnológicas, que permitam maior eficiência no uso dos recursos de projeto - Critérios bem estabelecidos para realização de *test-batchs* no ambiente de produção - Políticas de teste de protótipos com a participação de clientes	- Ferramentas computacionais de simulação CAD/CAE, realidade aumentada, e outros - Ferramentas de construção de protótipos como impressoras 3D - Projeto de experimentação laboratorial - Ferramentas de comunicação entre marketing e engenharia como QFD – *quality function deployment*, DFM – *design for manufacturability* e outros - Busca de laboratórios externos - Time multifuncional; não somente P&D - Processo de aperfeiçoamento do produto ou serviço com o *Lead customer* e fornecedores - Planta piloto - Laboratório de teste real com o consumidor (p. ex.: casa do futuro) - Implementação de *Networked Incubators* e de *Skunk Works* - *Outsourcing* de P&D ou cooperação em desenvolvimento e redes de inovação - Investimento em parceiros
Comercialização	- Detalhamento adicional e bastante numérico do *business case* inicial - Decisões-chave sobre metas, distribuição, preço, *roll-out* do produto, e marca - Previsão de vendas acurada - Previsão de resposta do concorrente	- Ferramentas de estimativa de mercado como *predictive markets* - Lançamentos em mercado-teste - Utilização de marcas de guerrilha ou submarcas - Incentivos específicos para a equipe de venda - Estratégia *go-to-market* específica para inovação
Scaling up e estratégia de saída	- Decisões-chave sobre produção interna ou terceirizada, estoques e distribuição - Construção de sistema de indicadores para suportar decisões de prosseguir ou abandonar um lançamento	- Utilização de parceiros especializados em trabalhar com baixos volumes - Lançamento em escala reduzida para não prejudicar a imagem da marca - Licenciamento agressivo - Facilitar *spin-offs* - Doação para multiplicadores – ONG

ONG: Organização não governamental.
Fonte: Adaptado de: Terra, J.C.C., 2012.[7]

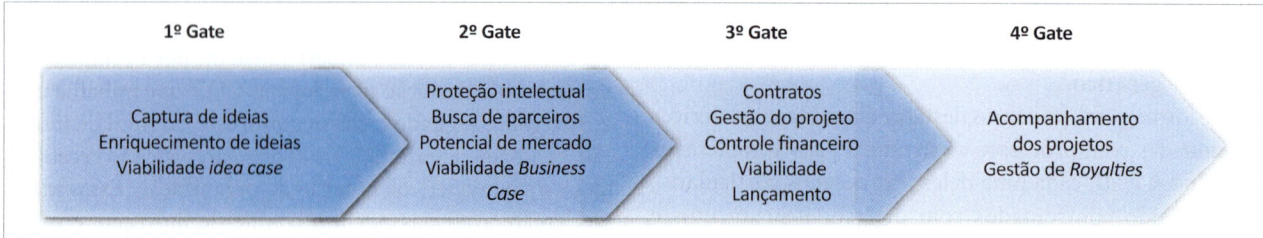

FIGURA 277.4. Gates do Processo de Inovação do HIAE.

liações mais rigorosas das promessas originais, sob vários pontos de vista: qualidade, efetividade e economia (receitas ou redução de custos).

DESAFIOS, RISCOS E BOAS PRÁTICAS PARA IMPLEMENTAÇÃO DE *STAGE-GATES*

Em uma primeira reflexão, a tarefa de construir um processo *stage-gate* pode parecer simples. Não é!

Uma primeira dificuldade é encontrar o ponto ótimo, entre rigor do processo e velocidade dos projetos. Por exemplo, em uma empresa farmacêutica ou ainda aeroespacial, o processo *stage-gate* geralmente possui muitas etapas, são necessárias muitas análises para tomar decisões, e continuar apostando nas melhores ideias. Isso porque seus projetos são muito complexos, intensos em conhecimento aplicado e de alto risco. Em outro extremo, uma empresa dedicada a produtos de consumo rápido (p. ex.: confeitos, goma de mascar, canetas etc.), não podem ter um processo *stage-gate* muito extenso, pois isso as faria por demais lentas em seus lançamentos de produtos. A questão central é encontrar o equilíbrio entre minimizar os riscos e o custo das falhas.[7]

Um *gate*, a rigor, é um momento em que algumas pessoas da organização são chamadas a opinar sobre a iniciativa de inovação em um dado momento. O que muitos esquecem é exatamente do fator "pessoas". Isso significa que as pessoas – e todos os imponderáveis associados às pessoas – são um elemento fundamental do processo de *stage-gates*. Assim, processos relativamente semelhantes podem funcionar muito bem ou de forma muito contrária à inovação, dependendo da composição, atitudes e competências dos membros que atuam em um determinado *gate*.[7]

DESIGN THINKING

A evolução dos processos de gestão e marketing mostrou, com o passar do tempo, que não basta oferecer apenas superioridade tecnológica ou excelência em desempenho para ter vantagem no *marketshare*. Isso também já é realizado por empresas menores e, na saúde, por vários ramos de prestação de serviços. A dificuldade de diferenciação de mercado sobre a concorrência é cada vez maior. Ao buscar novos caminhos para inovação, criou-se o que é hoje conhecido como *design thinking*: uma abordagem focada no ser humano, de pensamentos e processos na criação de caminhos que levam a soluções inovadoras para negócios.[8] Embora o design seja frequentemente associado à qualidade e/ou aparência estética de produtos, como disciplina, tem por objetivo promover o bem-estar na vida das pessoas, percebendo como abrir novos horizontes para a inovação. É utilizado na área de serviços (incluindo saúde), com cinco princípios básicos:[9]

- **Centrado no usuário:** os serviços devem ser testados por meio do olhar do cliente;
- **Cocriativo:** todos os envolvidos devem ser incluídos no processo de design de serviços;
- **Sequencial:** o serviço deve ser visualizado como uma sequência de ações inter-relacionadas;
- **Evidente:** serviços intangíveis devem ser visualizados como artefatos físicos;
- **Holístico:** todo ambiente de um serviço deve ser levado em consideração.

Segundo Tim Brown, CEO da celebrada empresa de *design thinking* IDEO, os profissionais dessa área sabem que não existe uma "melhor forma" de percorrer o processo. Há pontos de partida e pontos de referência úteis ao longo do tempo, mas a continuidade da inovação deve ser vista como um sistema de espaços que se sobrepõem, em vez de uma sequência rotineira de passos ordenados. Esses espaços são a *inspiração*, nada mais que a busca por soluções de problemas ou oportunidades surgidas; *idealização*, que é o processo de gerar, desenvolver e testar ideias; a *implementação*, ou caminho que vai da mesa do designer ao mercado.[10]

O primeiro estágio do processo de criação refere-se à identificação de restrições e definição de critérios para sua avaliação. Essas restrições podem ser mais bem visualizadas em função de critérios sobrepostos para boas ideias: praticabilidade (o que é funcionalmente possível de ser executado no futuro); viabilidade (o que provavelmente fará parte de um modelo de negócios sustentável); desejabilidade (o que faz sentido para as pessoas).[9]

A partir desse ponto, o *design thinking* inicia o processo de inovação com foco em um projeto. O ponto de partida é o *briefing*, em que um conjunto de restrições mentais (o que não permite uma solução prévia ou aproveitamento de oportunidade), proporciona à equipe de projeto, referência a partir da qual inicia-se o trabalho, *benchmarks* e objetivos a serem

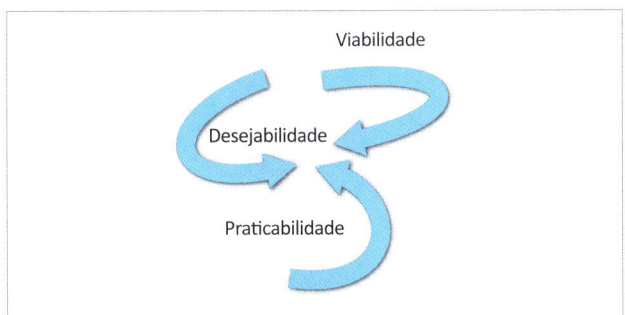

FIGURA 277.5 As restrições visualizadas do ponto de vista de critérios sobrepostos para boas ideias.
Fonte: Adaptada de: Brown T., 2010.[10]

alcançados. Essa equipe inicial do projeto é a chamada *equipe inteligente*. Consiste em um grupo de profissionais menor, responsável pelos passos estratégicos do projeto, que define metas e cria *equipes de equipes*, com foco em multidisciplinaridade e alocação adequada de recursos. O próximo passo é converter a necessidade em demanda, conduzindo ferramentas de design, por exemplo, *pesquisas em campo*, utilizada pela IDEO para solucionar problemas relacionados com atendimentos em salas de emergência hospitalares.[10] É a fase de imersão da equipe para entender o problema e se apoderar de informações pertinentes para sua resolução. A empatia, capacidade de ver o mundo com os olhos dos outros, de compreender o mundo com experiências de terceiros, é forte aliado do designer em pesquisas de campo. A imersão é seguida da fase de análise e síntese, em que as informações coletadas são organizadas de maneira a obter-se padrões e desafios que auxiliem na compreensão do problema. Uma ferramenta utilizada nessa fase são os *cartões de insight*, reflexões com base em dados reais transformadas em cartões, que facilitam a rápida consulta e manuseio.[11] Esses cartões podem ser organizados em *diagramas de afinidades*, um agrupamento de cartões que gera diagrama contendo macroáreas, que delimitam o tema trabalhado, suas subdivisões e interdependências.[11] Acompanhando o diagrama de afinidades, pode ser desenhado o *mapa conceitual*, uma visualização gráfica para organizar dados complexos de campo, em diferentes níveis de profundidade e abstração.[11] O *blueprint*, também gerado nessa fase, é uma matriz que representa visualmente o complexo sistema de interações, que caracteriza uma prestação de serviços.

A fase seguinte é chamada de *ideação*. Nela ocorrem *brainstormings* (reuniões de grupos multidisciplinares para discussão e geração de um grande número de ideias), *workshops*, até a geração de um cardápio de ideias, síntese de todo o material gerado, para a resolução do ponto crítico do projeto.

A prototipação ou prototipagem tem como objetivo validar ideias geradas, podendo ocorrer ao longo do projeto em paralelo com as atividades de imersão e ideação. É a tangibilização de uma ideia,[11] a passagem do abstrato para a realidade, a fim de propiciar validações. Os protótipos reduzem incertezas e falhas de processos e projetos. Refina ideias, avalia as soluções para o problema e antecipa gargalos reduzindo riscos e otimizando custos.[11] Na área de serviços pode ser utilizada, por meio de simulação de artefatos materiais, ambientes e relações interpessoais, que representem aspectos do serviço, na representação da solução proposta.

Uma vez criada a solução inovadora, a validação por parte do cliente, após a prototipagem é seguida da fase de implementação e gestão da mudança com o pessoal da operação. Mais que isso, é necessário que a inovação se sustente na rotina do trabalho das pessoas e isso é papel, notadamente, da liderança do setor ou da organização.

ENGENHARIA DE SISTEMAS

O uso de tecnologia de ponta cresceu acentuadamente desde a metade do último século. A introdução de novos aparelhos e a utilização da informática causaram o aumento dos custos e da complexidade, sem necessariamente estar relacionada com a melhoria da qualidade do atendimento e atenção ao paciente, em várias situações de rotina.

Quando comparado a outras indústrias, como a aeroespacial, a petrolífera, a tecnologia de informação, a engenharia de sistemas foi subutilizada na área da saúde.

A engenharia de sistemas refere-se à construção de diferentes elementos (pessoas, softwares, instalações, políticas e documentos), que em conjunto, produzem resultados não obtidos quando atuam de forma individual, com impacto em qualidade e *performance* otimizada. O valor agregado pelo sistema como um todo, além de contribuir com cada parte individual, tem relação à contribuição entre as partes. Refere-se à interconexão entre elas.[12]

Recentemente, algumas instituições americanas lançaram uma iniciativa nacional de esforços para combater e solucionar a alta incidência de eventos adversos e erros relacionados com a assistência à saúde. O Armstrong Institute, da Universidade Johns Hopkins, em conjunto com a fundação Gordon e Betty Moore e a Universidade da Califórnia iniciaram o programa, EMERGE, com objetivo de gerar soluções criativas e inovações, na prevenção do dano ao paciente.[13] A engenharia de sistemas tem papel central em várias dessas iniciativas.

A metodologia consiste em etapas de trabalho, que geram desenvolvimento de um sistema que envolve não só a criação, por exemplo, de um *software* ou aplicativo, mas também a participação de pessoas (*stakeholders*) envolvidas em todo o processo.

As fases de abordagem e melhoria de sistemas complexos incluem:

- Desenvolvimento do conceito do sistema;
- Análise dos requerimentos;
- Definição funcional;
- Implementação;
- Verificação e validação;
- Interação.

A aplicação do método em ambiente de terapia intensiva gerou um monitor de beira leito chamado Harm's Monitor, que envolve a visualização e sinalização de vários protocolos de prevenção de danos e complicações a pacientes críticos.[13] Nesse monitor, *bundles* de prevenção de infecção relacionada com cateter, pneumonia associada à ventilação mecânica, *delirium*, profilaxia de trombose venosa profunda, são contemplados. A não realização, por exemplo, da elevação de cabeceira a 45°, gera um alarme e uma sinalização para equipe multidisciplinar da UTI, que pode imediatamente corrigir a ação.

A fragmentação da informação em UTI é um fator que impacta na qualidade. Os sistemas de gerenciamento de informações não conseguem ter acesso aos dados gerados, ininterruptamente, por ventiladores mecânicos, monitores cardíacos e bombas de infusão. As transferências de informação entre profissionais de saúde apresentam *gaps* frequentes gerando falhas responsáveis por inúmeros eventos adversos.

O sistema complexo, como uma UTI, pode ser abordado e melhorado por meio de soluções propostas pela engenharia de sistemas. O conhecimento de designers, engenheiros, profissionais especializados em ferramentas de melhoria de processos (*lean six sigma*), conseguem expressivamente auxiliar os profissionais da saúde, na criação de produtos e processos que otimizam o atendimento do paciente e sua família.

LIDERANÇA E COMPORTAMENTOS PARA INOVAR

Nenhuma nova tarefa ou processo será implementado com sucesso se o comportamento da instituição não for voltado para a aceitação da mudança. O ser humano naturalmente tende à zona de conforto, entendendo que se um resultado é bom, não precisa sequer de aperfeiçoamento.

Essa lógica se aplica à busca pela inovação como rotina. Fomentar comportamentos nos funcionários de um hospital, ou setor dele, que possibilitem a aceitação e a proatividade na busca pelo conhecimento e inovação, faz parte do papel da liderança e torna-se a cada dia, a real diferença entre a empresa comum e sua concorrente, com resultado diferenciado.

Miller e colaboradores,[14] citam os 5 + 1 comportamentos fundamentais da inovação que devem ser a base da cultura de qualquer empresa que gerencia o conhecimento (Figura 277.6).

1. **Foco:** apesar da liberdade de inovação dada a funcionários, perseguir ideias aleatórias consome energia, conhecimento e não necessariamente agrega valor à empresa. A inovação deve estar relacionada com o contexto do trabalho regular. Os arquitetos da inovação devem ajudar o seu pessoal a concentrar seus esforços no que interessa.[14] Busca por novas ideias de-

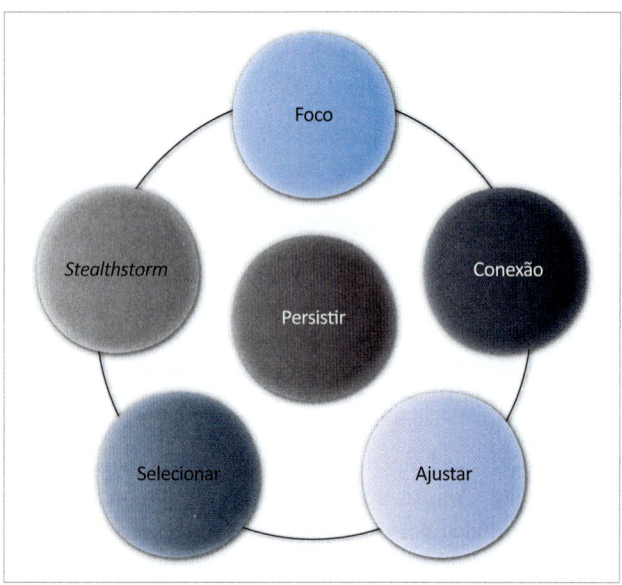

FIGURA 277.6. 5+1 comportamentos fundamentais da inovação a serem promovidos.
Fonte: Adaptada de: Miller P, Wedell-Wedellsborg T., 2013.[14]

vem estar concentradas nos melhores produtos de um hospital, e naquilo que o mercado tem como tendência, ou seja, o que pode gerar vantagem competitiva se a instituição estiver capacitada para fazer de maneira diferenciada.

2. **Conectar:** é o segundo comportamento vital. Como regra geral, as pessoas não terão boas ideias enquanto permanecerem isoladas e suas únicas fontes de informações forem os mesmos noticiários e revistas especializadas, que todos os outros profissionais do seu setor acompanham. Segundo Miller,[14] a regra fundamental é: a ideia vem de fora. É a chamada inovação recombinante, ou seja, ideias que são reunidas combinando, de novas maneiras, os fragmentos de conhecimentos existentes. O poder de conectar pessoas hoje é crítico para inovação.

3. **Ajuste:** as primeiras ideias de um novo processo ou inovação são imperfeitas. Quanto melhor a inovação definitiva, mais ela terá sido modificada entre a primeira ideia e a execução final. A forma de realizar isso é por meio da *tentativa de ajuste* ou uma mistura entre teste e análise, ou projeto-piloto. Testar novos processos antes de cobrar dos profissionais operacionais a execução adequada da tarefa é modelo relacionado com a melhor prática em várias áreas de conhecimento. Na manufatura e no *design thinking* recebe o nome de *prototipagem*, considerada estratégia essencial para o sucesso dos inovadores. Os arquitetos da inovação têm de ajudar pessoas a testarem e desafiarem suas ideias constantemente, expondo-as à opinião frequente e promovendo cultura de aprendizagem rápida e experimentação.

4. **Selecionar:** para o inovador, sua ideia sempre será per-

feita. Mas a realidade imparcial mostra que na sua maioria as ideias são ruins, obrigando empresas a terem filtros para escolha do que merece investimento e aquilo que deve ser descartado. Esse ato não é isento de erros. Sistemas de suporte à decisão com filtros adequados, auxiliam a redução de margem de erro.

5. *Stealthstorm*: significa perseguir a inovação de maneira compatível com a realidade cultural e política existente na organização.

Nas grandes empresas, significa criar um ambiente político favorável a inovações, impulsionando melhorias e mudanças.

6. *Persistir*: segundo Miller,[14] qualquer líder pode fazer com que as pessoas adotem os cinco comportamentos fundamentais da inovação. Porém, o desafio final é fazer com que as pessoas persistam nesses comportamentos, tornando-os parte intrínseca do que elas fazem no dia a dia, quando o líder não estiver lá para orientá-las. É importante trabalhar, em uma equipe, a motivação pessoal, combinando interesses pessoais com sistemas de recompensa de uma maneira que torne as pessoas propensas a seguir adiante e manter aquilo que foi modificado.

Esses comportamentos inovadores dificilmente se tornam parte do dia a dia dos funcionários de uma organização se não forem amplamente inspirados, amparados e recompensados pela liderança.

A primeira coisa que um líder pode fazer é inspirar as pessoas a buscar constantemente novos patamares de eficiência e eficácia e, principalmente, pensar grande, pensar que o impossível é possível.

Esse trabalho de inspiração deve ser acompanhado de decisões importantes para apoiar o desenvolvimento de inovações. Entre algumas das principais podem ser citadas: (i) o apoio contínuo ao aprendizado e à aquisição de novas experiências e conhecimentos tanto acadêmicos como com outras organizações; (ii) a alocação de recursos físicos e humanos, assim como o tempo, para que os funcionários possam se dedicar a avaliar processos existentes, propor ideias e desenvolver novas soluções; e (iii) o reconhecimento periódico e público daqueles que se envolvem em atividades e projetos inovadores.

A liderança que inspira a inovação também é aquela que aceita as falhas naturais do processo inovador. Ela sabe que muitas inovações advêm de um processo sistemático e diligente de tentativa e erro, e que grandes inovações são, muitas vezes, os resultados de muitos anos de dedicação a um conceito ou projeto. Em UTI, a segurança dos pacientes não pode ser colocada em risco, mas experimentos controlados precisam ser incentivados.

CONSIDERAÇÕES FINAIS

Organizações de saúde precisam ser reinventadas de forma contínua. A gestão da inovação, em especial nos ambientes intensivos em conhecimento, e de alta complexidade, como unidades de terapia intensiva, pode criar um diferencial competitivo e, sobretudo, melhorar o cuidado aos pacientes, assim como os custos e a eficiência nesses ambientes.

Ao estabelecer processos contínuos de inovação espera-se que tanto os pacientes como todos os profissionais de saúde, que ali trabalham, se beneficiem de processos mais seguros, mais previsíveis e com melhores desfechos. A sociedade, por sua vez, também se beneficia como um todo, porque as UTIs são unidades que demandam recursos significativos que precisam ser otimizados, para ampliar o acesso à saúde de qualidade para parcelas cada vez maiores da população.

Em um mundo super competitivo a inovação não pode ser obra do acaso. As organizações líderes estabelecem ambições, metas e objetivos bem específicos para inovação. Além disso, alocam recursos físicos, humanos e financeiros compatíveis com sua visão sobre a contribuição da inovação para o futuro de suas organizações. Elas sabem que não há *free lunch* quando o assunto é inovação.

REFERÊNCIAS BIBLIOGRÁFICAS

1. Omachonu V, Einspruch N. Innovation in healthcare delivery systems: A conceptual framework. Innov J. 2010;15:2-19.
2. Plske P. Complexity and the adoption of innovation in health care. [Internet] [Acesso em 30 jan 2016]. Disponível em: http://www.nihcm.org/pdf/Plsek.pdf
3. Forum on healthcare innovation: 5 imperatives addressing healthcare's innovation challenge. [Internet] [Acesso em 30 jan 2016]. Disponível em: http://www.hbs.edu/healthcare/Documents/Forum-on-Healthcare-Innovation-5-Imperatives.pdf
4. Tidd J, Bessant J, Pavitt K. A inovação como um processo de gestão. Em: Gestão da Inovação. In: Tidd J, Bessant J, Pavitt K. 3°Ed. Porto Alegre: Bookman, 2008. p.85-125.
5. Christensen C, Grossman J, Hwang J. Inovação na gestão da saúde: a receita para reduzir custos e aumentar a qualidade. Porto Alegre: Bookman, 2009.
6. Girard T, Kress J, Fuchs B. Efficacy and safety of a paired sedation and ventilator weaning protocol for mechanically ventilated patients in intensive care (Awakening and Breathing Controlled Trial): a randomized controlled trial. Lancet. 2008;371:126-34.
7. Terra JCC. 10 Dimensões da Gestão da Inovação. São Paulo: Elsevier, 2012.
8. Vianna M, Vianna Y, Adler I, et al. Por que inovar? Em: Design Thinking: inovação em negócios. 1° Ed. Rio de Janeiro: MJV press, 2012. p.12-8.
9. Stickdorn M, Schneider J. O design de serviços como abordagem multidisciplinary. In: Isto é design thinking de serviços. 1° ed. Porto Alegre: Bookman, 2014. p.36-47.
10. Brown T. O que é design thinking? In: Design Thinking. Uma metodologia poderosa para decretar o fim das velhas ideias. 1° ed. Rio de Janeiro: Elsevier, 2010. p.17-36.
11. Vianna M, Vianna Y, Adler I, et al. Análise e Síntese. Em: Design Thinking: inovação em negócios. 1° Ed. Rio de Janeiro: MJV press, 2012. p.65-97.
12. INCOSE, A consensus of the INCOSE fellows. [Internet] [Acesso em 30 jan 2016]. Disponível em: http://www.incose.org/practice/fellowsconsensus.aspx

13. Tropello S, Ravitz A, Romig M, et al. Enhancing the quality of care in the intensive care unit. A systems engineering approach. Crit Care Clin. 2013;29:113-24.

14. Miller P, Wedell-Wedellsborg T. Como mudar o que as pessoas fazem diariamente. In: Miller P, Wedell-Wedellsborg T. Inovação: Negócios como rotina. Como ajudar seus colaboradores a transformar ideais criativas em realidade. 1° Ed. São Paulo: M. Books do Brasil Editora, 2013. p.15-45.

SEÇÃO 22

SEGURANÇA E QUALIDADE

COORDENADORES

Claudia Garcia de Barros ■ Anna Margherita T. Bork

CAPÍTULO 278

CONCEITOS EM QUALIDADE E SEGURANÇA DO PACIENTE

Paola Bruno de Araujo Andreoli
Carla Fátima da Paixão Nunes

DESTAQUES

- A segurança do paciente é um dos atributos da qualidade e tem ganhado destaque, há pouco mais de uma década, em razão de seus impactos na experiência do cuidado, no resultado das ações de saúde e nos custos.
- A definição de uma taxonomia para tratar as questões de segurança do paciente é de grande importância para o avanço do conhecimento nessa área e só tem sido possível pela adoção de conceitos desenvolvidos, na última década, por instituições como a Organização Mundial da Saúde (OMS).
- Para que esses conceitos sejam transportados à rotina dos serviços, é necessário que se desenvolva uma cultura de segurança positiva e que evolua ao longo do tempo.

Nas duas últimas décadas do século XX, a qualidade passou efetivamente a ser percebida como uma necessidade estratégica, que agrega valor ao negócio em saúde e está diretamente relacionada às necessidades e aos anseios dos clientes.

Ao longo dos anos o conceito e a abordagem da qualidade desenvolveram-se da simples inspeção de erros para o reconhecimento de que os processos é que resultam em uma prestação de serviço adequado, evoluindo posteriormente até a compreensão da qualidade como valor estratégico para uma organização.

No que se refere aos princípios tratados neste capítulo, os conceitos e processos de qualidade podem ser divididos em, pelo menos, quatro grandes grupos.

QUALIDADE CENTRADA NO PRODUTO

Sistema de padronização para os cuidados hospitalares, visando à melhoria dos resultados, o Programa de Padronização de Hospitais (Hospital Standardization Program) foi adotado pelo Colégio Americano de Cirurgiões (American College of Surgeons) em 1918, com base na simples inspeção de critérios ou padrões. A partir do ano seguinte, hospitais foram auditados em relação à conformidade de cinco padrões:[1]

- O hospital deve organizar um corpo clínico que atua na instituição.
- O corpo clínico deve se restringir a médicos e cirurgiões competentes em ambos os campos e com comprovados caráter e ética profissional.
- A equipe médica, com a aprovação do conselho de administração, adota regras, regulamentos e políticas relacionadas com o seu trabalho no hospital. Enquadram-se, nessas regras, regulamentos e políticas, requisitos para reuniões de pessoal, e avaliação e análise dos diferentes departamentos médicos com base nas informações contidas nos registros clínicos de pacientes.
- Registros clínicos precisos e completos para todos os pacientes, desenvolvidos e mantidos pelo hospital. Esses registos devem conter história e um exame físico, o diagnóstico, o tratamento, o progresso clínico, a condição de alta, com o diagnóstico final e os resultados da autópsia, quando apropriado.
- Instalações laboratoriais clínicas devem estar disponíveis para facilitar o tratamento dos pacientes. Essas instalações devem incluir serviços químicos, bacteriológicos, sorológicos, histológicos, radiográficos e de fluoroscopia com técnicos treinados presentes.

Esse é considerado o princípio do desenvolvimento dos padrões que, após alguns anos, deu origem a sistemas mais complexos de acreditação, como os da Joint Commission International (JCI). Esses padrões, no entanto, representam uma fase de transição, pois consideram não somente modelos isolados, mas a avaliação de um sistema, compreendendo-se, assim, qualidade como o resultado de um conjunto de processos que, alinhados, produzem os resultados esperados (Figura 278.1).

QUALIDADE CENTRADA NO PROCESSO

Nessa concepção, a qualidade é compreendida como resultante de um processo de cuidado padronizado, levando assim a determinado resultado esperado. Se o processo é de qualidade o resultado também o será. Desenvolvem-se métodos de controle estatístico de processos e as teorias de melhoria contínua da qualidade.

Como expoente da aplicação dos princípios de qualidade total na indústria para a área da saúde, Donabedian[2] introduz os conceitos de qualidade:

- Acessibilidade e disponibilidade;
- Qualidade técnico-científica;
- Relações interpessoais;
- Continuidade.

Mais adiante, os pilares da qualidade serão expandidos, acompanhando a evolução do conceito sobre qualidade, mas os serviços de saúde ainda convivem com dificuldades em equilibrar o foco entre a qualidade e o custo.

QUALIDADE CENTRADA NA PRODUÇÃO

Quatro elementos distintos passaram a fazer parte dessa nova era: quantificação dos custos da qualidade; controle total da qualidade; engenharia da confiabilidade; e zero defeito.

Nessa mesma época, Donabedian[3] amplia o conjunto de pilares na definição do que vem a ser qualidade, a saber:

- Efetividade;
- Eficácia;
- Eficiência;
- Otimização;
- Aceitabilidade;
- Acessibilidade;
- Relação médico-paciente;
- Amenidades;
- Conformidade com as preferências do paciente;

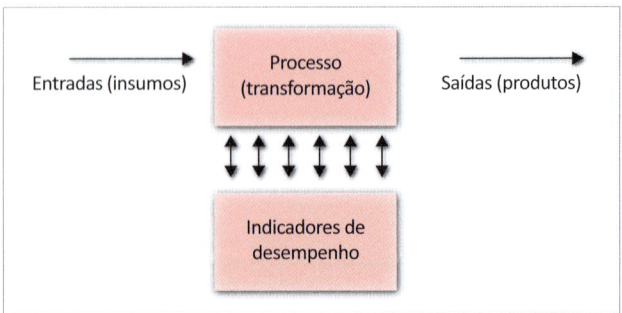

FIGURA 278.1. Modelo básico de processo.

- Legitimidade;
- Equidade.

A década de 1990 é caracterizada pelo grande avanço nas discussões sobre implementação de sistemas de avaliação e garantia da qualidade que começam a direcionar os esforços de sistemas de saúde em todo o mundo, na busca por uma oferta de serviços mais voltados ao resultado da assistência para a expectativa de seus usuários.[4]

Sistemas nacionais de saúde, como o Sistema Nacional de Saúde Inglês (National Healthcare System – NHS), passam a incorporar a abordagem de governança clínica (figura 278.2) como parte de sua estratégia de desenvolvimento e têm, na adoção de seus princípios, a qualidade e o gerenciamento de riscos.[4]

Também pode-se dizer que os processos de qualidade estão, aqui, em um momento de mudança, quando serão incorporados, definitivamente, conceitos como gestão de riscos, efetividade clínica e cultura de abertura.

QUALIDADE CENTRADA NO VALOR

A partir do final da década de 1990, início dos anos 2000, a maioria dos serviços e sistemas de saúde já adotava os princípios publicados, em 2001, pelo Instituto Americano de Medicina (Institute of Medicine – IOM). Compreende-se que os sistemas de saúde necessitavam de uma grande transformação para que fosse possível transpor o abismo entre aquilo que se entendia ser qualidade e o que realmente acontecia nas organizações de saúde.[5] Os princípios do IOM (2001) reforçam principalmente a necessidade de a dimensão da segurança do paciente ser incluída como uns dos pressupostos para a prestação de assistência com qualidade, reforçando as preocupações ressaltadas em publicações anteriores, como os relatórios denominados *Errar é humano*[6] (1999) e *Uma organização com memória* (2000).

Segundo esses princípios, qualidade na prestação de assistência em saúde seria:

- **Segurança do paciente:** evitar que a assistência prestada resulte em dano ao paciente.
- **Efetividade:** prover serviços adequados àqueles que deles se beneficiarão. Uso responsável dos recursos – evitar uso excessivo ou insuficiente.
- **Assistência focada no paciente:** prover assistência que atenda e respeite as preferências, as necessidades e os valores dos pacientes.
- **Prover assistência em tempo adequado:** reduzir esperas e atrasos, por vezes prejudiciais àqueles que recebem e prestam cuidados.
- **Eficiência:** evitar desperdícios e mau uso de suprimentos, equipamentos, ideias e energia.
- **Equidade:** respeitar a igualdade de direitos de cada um. Prover assistência cuja qualidade não varie em função de características pessoais, como: gênero, etnia, condições socioeconômicas ou localização geográfica.

A era da segurança como marco central para a qualidade instalou-se, então, a partir do final da década de 1990 e trouxe novos horizontes para a estratégica da qualidade, considerando atributos como transparência, responsabilização, liderança participativa, cultura justa e trabalho em equipe.

Segurança do paciente passa a ser definida como a redução dos riscos e danos desnecessários, associados à assistência à saúde, a um mínimo aceitável. Mínimo aceitável refere-se a uma compreensão coletiva dada perante o conhecimento e os recursos disponíveis, e o contexto em que o cuidado é prestado, em contraponto aos riscos do não tratamento ou de tratamento alternativo.[7]

Para fazer frente a esses desafios é necessário compreender o caminho pelo qual os estudos descortinaram uma realidade ainda pouco estudada. Apesar de o desenvolvimento dos sistemas de saúde ter como base o princípio de não causar danos, ao final da década de 1990, a área da saúde parece ter despertado para a realidade de que milhões de pessoas no mundo tinham sua saúde acometida por danos causados durante a prestação de cuidados.

O mencionado livro *Errar é humano*, lançado em 1999,[6] chamava a atenção para o dado alarmante de que, entre 44 e 98 mil pessoas morriam, anualmente, nos Estados Unidos, em razão de erros nos processos assistenciais e essa era uma nova realidade com a qual os sistemas de saúde precisariam lidar.[8]

Em um relatório denominado *Uma organização com memória*, produzido pelo departamento médico do sistema inglês de saúde, os autores estimavam que, em torno de 10% das admissões hospitalares, os pacientes sofreriam algum tipo de evento adverso, o que, na época, significava aproximadamente 850 mil eventos adversos por ano.[9]

Nos anos seguintes, a literatura mundial apontou uma situação de insegurança na estrutura e nos processos assistenciais cuja extensão apenas começava a se delinear.[10]

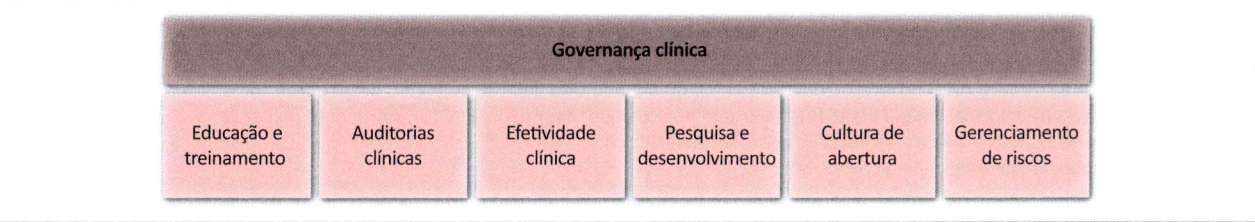

FIGURA 278.2. Escopo de governança clínica proposto pelo National Healthcare System – NHS.
Fonte: Adaptada de: http://www.ncuh.nhs.uk/about-us/how-we-govern/index.aspx.

Significava, à época, e com as informações inicialmente coletadas, que a prestação de cuidados apropriada ocorra, em média, somente em metade das vezes em que se assistia a um paciente, e que 1 em 10 admissões em hospitais associava-se a uma sorte de danos provenientes de iatrogenias.[11-16] Os eventos adversos relacionados ao uso de medicamentos, por exemplo, custam em torno de 10 bilhões de dólares aos serviços de saúde e estima-se que contribuem para 140 mil mortes ao ano, somente nos Estados Unidos.[17]

O conhecimento sobre essa (nova) realidade alavancou uma série de campanhas internacionais e investimentos em pesquisa, de maneira a identificar o cenário da insegurança, os principais ofensores ou os processos associados aos danos, e a estruturação de sistemas de gestão que pudessem responder, monitorar e controlar essas questões. Aqui, destacam-se o lançamento, em 2004, da *Aliança global para a segurança do paciente*[7] e as campanhas para salvar vidas, promovidas pelo Institute for Healthcare Improvement (IHI), denominadas "100 mil vidas" e, posteriormente, "5 milhões de vidas", a partir de 2005.

A década de 2000 foi farta em publicações que exploraram algumas linhas básicas e contribuíram para a estrutura de gestão da segurança. A principal delas relacionava-se à constituição de uma taxonomia (conceitos e classificações) universal capaz de contribuir para o desenvolvimento de um conhecimento comum.

A produção científica relacionada à segurança do paciente aumentou de forma considerável e, particularmente, as definições dos termos segurança do paciente e qualidade do cuidado tornaram-se temas importantes que mereciam consenso.

Embora as definições, por vezes, dificultassem mais a compreensão, duas distinções fundamentais são consideradas na maior parte das terminologias publicadas. Em primeiro lugar, é necessário considerar que os pacientes costumam apresentar resultados adversos e é importante distinguir esses resultados como consequências de suas condições clínicas. Segundo, os pacientes podem experimentar um dano durante a assistência a sua saúde, mesmo que nenhum erro tenha ocorrido (p. ex.: efeitos colaterais esperados de medicamentos administrados), nesse caso, a literatura separa os eventos em evitáveis e não evitáveis (Figura 278.3).

Foi somente no ano de 2009[18] que a OMS publicou um conjunto de conceitos e classificações capazes de servir como base para grande parte dos atuais sistemas de gestão de segurança e que, recentemente, foi utilizado como referência no Programa Nacional de Segurança do Paciente (PNSP), lançado pelo Ministério da Saúde em abril de 2013.

O impacto do dano[18] pode ser atribuído inteira ou parcialmente ao incidente. Quando este ocorre, o grau do dano é o resultado da gravidade, da duração ou de qualquer tratamento indicado como efeito do incidente. A gravidade do dano pode ser classificada em:

- **Nenhuma:** não há evidência de impacto ou o sintoma foi detectado, mas nenhum tratamento é requerido.

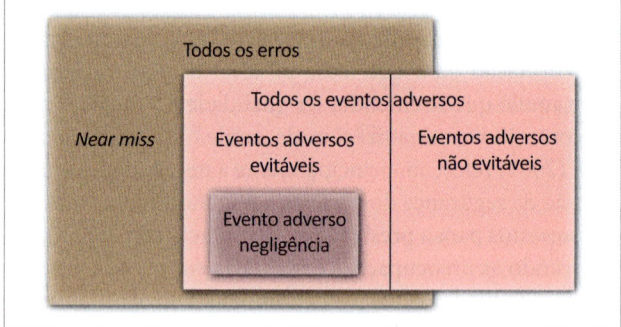

FIGURA 278.3. Diagrama de Venn.
Fonte: Adaptada de http://webmm.ahrq.gov/glossary.aspx.

QUADRO 278.1. Definição dos conceitos em segurança do paciente (OMS, 2009).

- **Incidente:** evento ou circunstância que poderia resultar, ou resultou, em dano desnecessário ao paciente. A palavra desnecessário reconhece que algum erro, falha, violação ou ato inseguro ocorreu na prestação do cuidado. Certos danos entretanto, como incisão ou laparotomia, por vezes, são necessários ao cuidado e não são considerados incidentes. Incidente é o resultado de um ato não intencional ou intencional. Erros são, por definição, não intencionais, ao passo que violações são, usualmente, intencionais, mesmo que raramente com propósito de causar dano, mas podem ser parte da rotina em certos contextos.
- **Erro:** falha na execução ou no planejamento da ação, incorrendo em resultado não esperado. O erro pode se manifestar pela execução incorreta de algo (comissão) ou por deixar de fazer algo (omissão).
- **Violação:** desvio deliberado do procedimento operacional ou da regra. Ambos, erros e violações, aumentam o risco de ocorrência de um incidente, mesmo que este não chegue a ocorrer.
- **Risco:** probabilidade de ocorrência de um incidente.
- **Circunstância reportável:** situação em que existe potencial significativo de causar dano, mas o incidente não ocorre.
- **Quase-erro (*near miss*):** incidente que não atinge o paciente.
- **Dano:** implica perda de estrutura corporal ou de função e/ou qualquer efeito deletério advindo dessa perda, incluindo doença (disfunção física, fisiológica ou psicológica), injúria (dano físico causado por qualquer agente ou evento), sofrimento (experiência subjetivamente ruim, como dor, desconforto, náusea, depressão, agitação, alerta, medo ou pesar), limitações (qualquer tipo de limitação corporal, de função, de atividade ou de restrição de participação social), ou morte. O dano pode ser físico, social ou psicológico.
- **Incidente sem dano:** evento que atinge o paciente mas não resulta em dano, pelo menos passível de comprovação.
- **Incidente com dano:** evento adverso que resulta em dano ao paciente.

Fonte: Conceptual framework for the international classification for patient safety, 2009.[18]

- **Leve:** o resultado para o paciente é sintomático, mas os sintomas são leves, a perda de função ou o dano são mínimos ou intermediários, porém de curta duração e requer mínima (observação extra, avaliação ou tratamento menor) ou nenhuma intervenção.
- **Moderado:** resulta em sintomas e requer intervenção (reoperação, tratamento adicional), aumento do tempo de internação ou causa longa ou permanente perda de função ou dano.
- **Grave:** o incidente causa sintomas que requerem intervenção para sustentação da vida ou intervenção médica ou cirúrgica maior e redução da expectativa de vida, ou causa dano ou perda de função permanente ou de longa duração.
- **Morte:** na avaliação das probabilidades, a morte foi causada ou o nexo causal pode ser atribuído ao incidente.

Um conceito fundamental, mas que foi inserido na gestão da qualidade somente a partir da adoção da estratégia de segurança do paciente, é o de cultura de segurança. Esse permite uma recomposição relevante na discussão daquilo que se entende como o equilíbrio entre o custo e a qualidade, inserindo o marco da segurança no ponto central da gestão e da estratégia das organizações de saúde.

A definição mais amplamente utilizada é a que descreve a cultura de segurança como o "produto de valores, atitudes, competências e padrões de comportamento individuais e de grupo, os quais determinam o compromisso, o estilo e a proficiência da administração de uma organização saudável e segura".[19]

É importante destacar que a cultura de segurança se compõe de aspectos coletivos, mas também individuais, chamando a atenção para um compromisso pessoal com os princípios de segurança e sua manutenção.

Organizações com cultura de segurança positiva se baseiam na informação, caracterizam-se pela comunicação fundamentada na confiança mútua, pela percepção comum da importância da segurança e da confiança na efetividade de medidas preventivas, na transparência e na não punição. A organização com cultura de segurança efetiva é aberta e justa com seus funcionários quando incidentes ocorrem; eles se sentem motivados a relatar o ocorrido; portanto, aprende-se com os erros em vez de culpar os indivíduos, e procura-se olhar para o que deu errado dentro do sistema.[19]

A cultura da culpabilidade, preponderante nas organizações de saúde, deve dar lugar a uma cultura voltada à aprendizagem a partir dos erros, na qual as informações decorrentes desses eventos sejam partilhadas.[20]

Assim, uma cultura de segurança positiva é composta de quatro subcomponentes:[18]

1. **Cultura de reporte:** criar na organização um clima que permita com que cada pessoa esteja preparada para notificar erros e quase-erros. Como parte desse processo, os dados devem ser apropriadamente analisados e o *feedback*, levado às equipes que os reportaram, com o objetivo de indicar que tipo de ação deve ser tomada.
2. **Cultura justa:** não significa total ausência de responsabilização, mas uma atmosfera de confiança, em que as pessoas são encorajadas a informar questões relacionadas a processos inseguros, ao mesmo tempo que são estimuladas a conhecer a linha que separa os comportamentos aceitáveis daqueles refutáveis.
3. **Cultura flexível:** possibilidade de passar o controle de questões e problemas locais para os profissionais "beira do leito", pois possuem maior experiência na operacionalização das demandas.
4. **Cultura de aprendizado:** disposição da organização em modificar processos, compartilhar e tornar transparentes as lições aprendidas como parte integrante da gestão de segurança, podendo exercer influência positiva em todo o sistema de forma a tornar processos comuns mais seguros.

Entre as estratégias utilizadas para desenvolvimento da cultura de segurança estão o engajamento da liderança, a comunicação efetiva, o envolvimento dos profissionais, os mecanismos para aprendizado coletivo e a constituição de equipes (no princípio da cooperação, nivelamento das hierarquias e quebra dos silos profissionais).

Organizações com cultura de segurança positiva são caracterizadas por uma sólida comunicação, com base em confiança mútua, percepção compartilhada em relação à importância da segurança e confiança na efetividade das medidas preventivas.[19] Isso demanda uma estrutura que possibilite o acesso a todo tipo de incidente e também que incorpore ativamente a análise de riscos no "modo de fazer" para todas as atividades na organização.[21]

Como ressaltado na definição anteriormente mencionada, a cultura de segurança pode ser compreendida a partir da maneira com que os valores, as atitudes e os comportamentos são partilhados. De maneira predominante, a cultura de segurança define a forma como as pessoas se comportam e agem diante dos riscos e, ainda mais, se essas mesmas pessoas reconhecem os perigos e os riscos associados a sua atividade. Essa parece ser a "ponte cultural" de maior dificuldade a se transpor.

REFERÊNCIAS BIBLIOGRÁFICAS

1. Minimum Standards for Hospitals. American College of Surgeons. 1919. [Internet] [Acesso em 31 jan 2016]. Disponível em: https://www.facs.org/about%20acs/archives/pasthighlights/minimumhighlight
2. Donabedian A. The definition of quality: a conceptual exploration. In: An introduction to quality assurance in health care. The definition of quality and approaches to its assessment. Ann Arbor, Michigan: Health Administration Press, 1980. p.3-31.
3. Donabedian A. The seven pillars of quality. Arch Pathol Lab Med. 1990;114:1115-8.
4. Scally G, Donaldson LJ. Clinical governance and the drive for quality improvement in the new NHS in England. BMJ. 1998;317:61-5.
5. Institute to Medicine. Crossing the Quality Chasm: A New Health System for the 21st Century. Washington: National Academy Press, 2001.
6. Error is human. [Internet] [Acesso em 31 jan 2016]. Disponível em: https://iom.nationalacademies.org/~/media/Files/Report%20Files/1999/To-Err-is-Human/To%20Err%20is%20Human%201999%20%20report%20brief.pdf

7. World Health Organization. World Alliance for Patient Safety: Forward Programme 2005. Geneva: World Health Organization, 2004.
8. Thomas EJ, Studdert DM, Runciman WB, Webb RK, Sexton EJ, Wilson RM, et al. A comparison of iatrogenic injury studies in Australia and the USA. I: context, methods, casemix, population, patient and hospital characteristics. Int J Qual Health Care. 2000;12:371-8.
9. An Organization with a Memory, Departament of health, National Health System (NHS). June 2000.
10. Jha AK, Prasopa-Plaizier N, Larizgoitia I, Bates DW. Patient safety research: an overview of the global evidence. Qual Saf Health Care 2010;19:42-7.
11. Runciman WB, Webb RK, Helps SC, Thomas EJ, Sexton EJ, Studdert DM, et al. A comparison of iatrogenic injury studies in Australia and the USA. II: reviewer behaviour and quality of care. Int J Qual Health Care. 2000;12:379-88.
12. Vincent C, Neale G, Woloshynowych M. Adverse events in British hospitals: preliminary retrospective record review. BMJ. 2001;322:517-9.
13. Davis P, Lay-Yee R, Briant R, et al. Adverse events in New Zealand public hospitals: principal findings from a national survey. Wellington, New Zealand: Ministry of Health, 2001. [Internet] [Acesso em 31 jan 2016]. Disponível em: www.moh.govt.nz/moh.nsf/0/d255c2525480c8a1cc256b120006cf25/$FILE/AdverseEvents.pdf
14. Schioler T, Lipczak H, Pedersen BL, Mogensen TS, Bech KB, Stockmarr A, et al. Incidence of adverse events in hospitals. A retrospective study of medical records (in Danish). Ugeskr Laeger. 2001;163:5370-8.
15. Michel P, Quenon J, Djihoud A, et al. Les événements indésirables graves lies aux soins observe´s dans les e´tablissements de sante: premiers re´sultats d'une étude nationale, E´tudes et Re´sultats No. 398. Paris: Direction de la Recherche des Études de L'Évaluation et des Statistiques, Ministère des Solidarités, de la sante´ et de la famille, 2005. [Internet] www.sante.gouv.fr/drees/etude-resultat/er398/er398.pdf
16. Runciman WB, Williamson JAH, Deakin A, Benveniste KA, Bannon K, Hibbert PD. An integrated framework for safety, quality and risk management: an information and incident management system based on a universal patient safety classification. Qual Saf Health Care. 2006;15(Suppl I):i82–i90.
17. Jha AK, Prasopa-Plaizier N, Larizgoitia I, Bates DW. Research Priority Setting Working Group of the WHO World Alliance for Patient Safety. Patient safety research: an overview of the global evidence. Qual Saf Health Care. 2010;19:42-7.
18. Conceptual Framework for the International Classification for Patient Safety. World Health Organization. January, 2009.
19. Health and Safety Executive Research Report 367, 2005. A review of a safety culture and safety climate literature for the development of the safety culture inspection toolkit. HSE Books. [Internet] [Acesso em 30 jan 2016]. Disponível em: http://www.hse.gov.uk/research/rrpdf/rr367.pdf
20. Lucian L. Leape Institute of Medicine Medical Error Figures Are Not Exaggerated. JAMA. 2000;284(1):95-7.
21. Reason JT. Achieving a safe culture: theory and practice. Work and Stress. 1998;12:293-306.

CAPÍTULO 279

GESTÃO E VIGILÂNCIA DE RISCOS EM UTI

Thaís Galoppini Felix
Leny Vieira Cavalheiro
Paola Bruno de Araujo Andreoli

DESTAQUES

- A avaliação de riscos consiste em processo sistemático para: a identificação, análise, controle dos riscos, comunicação e monitoramento. Contempla os processos sistemáticos destinados a coordenar, facilitar e melhorar, com base científica, a tomada de decisão, no que diz respeito ao risco.
- Nos sistemas seguros o fator humano é parte integrante na garantia da realização de procedimentos ou processos de forma segura.
- A confiabilidade humana pode ser entendida como a chance de um indivíduo executar uma atividade sem causar desvios (erros), que tenham como consequência o não atendimento do resultado esperado.
- As organizações devem render esforços para conhecer seus riscos e estruturar sistemas de defesa suficientemente eficientes, além de ter uma estrutura capaz de aprender com seus erros.

A GESTÃO DE RISCOS

A segurança do paciente e a gestão de riscos na prestação da assistência são dos mais prementes desafios do sistema de saúde; na verdade, a gestão de riscos clínicos é parte importante para uma boa governança clínica. Em outras palavras, além de recursos de detecção de erro, estabelecer uma eficaz gestão de riscos clínicos depende da institucionalização de uma cultura de segurança positiva, que se apoia em pilares como: confiança, transparência, reportabilidade dos erros, responsabilização e justiça na análise de falhas, forte trabalho em equipe, constante aprendizado e melhoria dos processos. Reduzir a probabilidade de riscos em hospitais é muito importante para melhorar a qualidade dos cuidados de saúde, o efetivo relacionamento entre os profissionais de saúde e os pacientes, a satisfação do paciente e também para limitar queixas sobre os erros médicos e os cuidados de enfermagem.[1]

Os princípios de gestão de riscos são efetivamente utilizados em muitas áreas de negócio e governo, incluindo finanças, seguros, segurança no trabalho, saúde pública, farmacovigilância e por agências que regulam as indústrias. Todas as atividades de uma organização envolvem risco. A gestão de riscos pode ser aplicada a toda organização, em suas várias áreas e níveis, a qualquer momento, bem como a funções, atividades e projetos específicos.[2-3]

No contexto de pacientes críticos, particularmente em UTI, os procedimentos diagnósticos e terapêuticos agressivos e invasivos são usados em pacientes críticos. Em condições normais, em que os pacientes não estão enfrentando complicações durante a internação, a taxa de mortalidade é menor que 25%, enquanto atinge mais de 40% em caso de complicações. Portanto, a segurança do paciente e a gestão de riscos é muito importante na UTI.[1]

A análise de riscos consiste em processo sistemático para a avaliação, controle, comunicação e avaliação de riscos, e devem contemplar processos sistemáticos destinados a coordenar, facilitar e melhorar, com base científica, a tomada de decisão, no que diz respeito ao risco. Medidas possíveis são usadas para iniciar e planejar um processo de gestão de riscos, e incluem:

- Definir o problema e/ou questão do risco, incluindo pressupostos pertinentes para identificar o potencial de risco;
- Reunir informações de fundo e/ou dados sobre o risco potencial, dano ou impacto na saúde humana relevante para a avaliação do risco;
- Quantificar os riscos para determinar a significância, agrupamento em componentes ou domínios, considerando as inter-relações ou interdependências;
- Identificar um líder e recursos necessários;
- Especifique uma linha do tempo, resultados e nível adequado de fazer o processo de gestão de riscos e decisões.[2,4]

É importante ressaltar que gerenciar riscos não se limita a uma questão de abordar incidentes, simplesmente.

Criar um sistema de gestão de riscos para fornecer a oportunidade de sanar dificuldades e prevenir as dificuldades futuras. A gestão dos incidentes deve compor o sistema de gestão, mas não constitui a completude de sua atividade.

Genericamente, as atividades de gestão de riscos podem ser divididas entre: dados coletados retrospectivamente, ou seja, por informações reativas, por meio do tratamento de incidentes ou na coleta proativa, por meio de avaliação de riscos de áreas, processos ou tarefas.

Ambas as formas legitimam o sistema de gestão de riscos de maneira que, na análise proativa de riscos, podemos estabelecer o cenário em que a organização se encontra e, por outro lado, a análise reativa dos incidentes sinaliza para aqueles riscos, cujas barreiras, por alguma razão, encontram-se fragilizadas (ou inexistentes) e, por isso, permitiram a materialização daquele risco.

AVALIAÇÃO DE RISCOS NA SAÚDE

O processo de identificação e análise de riscos consiste em detectar os perigos, analisá-los e avaliar potenciais danos associados à exposição a tais riscos. A identificação do risco tem início com a descrição do problema ou processo a ser avaliado. Recomenda-se então o uso de ferramentas de qualidade para a análise dos riscos associados ao problema ou processo em estudo e para levantamento de informações complementares que possam facilitar a identificação dos mesmos e as ações a serem implantadas para mitigar ou eliminar os mesmos. Para auxílio no levantamento de risco de processo, utiliza-se frequentemente três perguntas: fundamentais:

1. O que poderia dar errado?
2. Qual é a probabilidade de dar errado?
3. Quais são as consequências?[2]

A identificação dos riscos requer o uso sistemático de informações para identificá-los, referentes ao processo ou descrição do problema. As informações podem incluir dados históricos, análise teórica, opiniões bem informadas, e as preocupações das partes envolvidas. Esse passo fornece a base para outras etapas do processo de gestão de riscos de qualidade.[2]

A organização deve identificar fontes de risco, áreas de impactos, eventos e suas causas e consequências potenciais. A finalidade dessa etapa é gerar uma lista abrangente de riscos que possam criar, aumentar, evitar, reduzir, acelerar ou atrasar a realização dos objetivos. A identificação abrangente é crítica, pois um risco que não seja identificado nessa fase não será incluído em análises posteriores. É importante que os riscos que não estão sobre o controle da organização sejam incluídos. Todas as causas e as consequências significativas devem ser consideradas e, para tanto, os profissionais envolvidos devem ter conhecimento adequado sobre o processo avaliado.[5]

Para evitar danos, é importante entender não apenas o que é suscetível de dar errado, mas também como e por que pode dar errado. Devem-se considerar as atividades dentro do contexto assistencial, interação com fatores humanos, ambiente, cultura da organização e a equipe que realiza a atividade.[5]

A análise de risco é a estimativa do risco associado aos perigos identificados, e envolve a compreensão dos riscos, assim como a apreciação de causas, consequências e probabilidade de ocorrer, levando em consideração os controles existentes. É o processo qualitativo ou quantitativo de vincular a probabilidade de ocorrência e a gravidade de danos.[2-3,5]

Em algumas ferramentas de gestão de riscos também é possível verificar a capacidade de detectar os danos e alguns fatores na estimativa de risco. Para cada perigo identificado, é importante decidir se ele é significativo e se os controles são adequados e suficientes ou se as contingências estão no local para garantir que o risco seja devidamente controlado.[2-3,5]

O nível de risco é a combinação das consequências e a probabilidade de ocorrência.[3]

Avaliação de risco compara os riscos identificados e analisa em função dos critérios de risco. Nas avaliações de risco deve-se considerar a força da evidência para todas as questões fundamentais.[2] Sua finalidade é auxiliar na tomada de decisões com base nos resultados da análise de riscos, sobre quais riscos necessitam de tratamento e a prioridade para a implementação do tratamento.[3]

Ao fazer uma avaliação eficaz de riscos, a robustez do conjunto de dados é importante, pois determina a qualidade do resultado. Revelar pressupostos e fontes razoáveis de incerteza aumenta a confiança no processo e ajuda a identificar suas limitações. A incerteza é por causa da combinação de conhecimento incompleto sobre um processo e sua variabilidade esperada ou inesperada. As fontes típicas de incertezas incluem lacunas de conhecimento e compreensão de processos, fontes de dano e probabilidade de detecção de problemas.[2]

A avaliação de riscos é, portanto, a comparação do nível de risco encontrado durante o processo de análise, utilizando uma Matriz de Risco (Tabela 279.1).[6]

Com base na comparação dos níveis de risco é possível verificar a necessidade do tratamento. Para isso, é necessária a definição da tolerância aos riscos, que será assumida pelas partes.[3]

O resultado de uma avaliação de risco é uma estimativa quantitativa do risco ou uma descrição qualitativa de uma série de riscos. Quando o risco é expresso quantitativamente, uma probabilidade numérica é usada. Como alternativa, o risco pode ser expresso utilizando descritores qualitativos, como "alto", "médio" ou "baixo", que devem ser definidos detalhadamente. Às vezes, um "escore de risco" é usado para definir os descritores, na classificação de risco. Em avaliações de risco quantitativas, uma estimativa de risco fornece a probabilidade de um resultado específico, dado um conjunto de circunstâncias geradoras de risco. Assim, a estimativa quantitativa do risco é útil para uma consequência de cada vez. Alternativamente, algumas ferramentas de gestão de riscos utilizam uma medida de risco relativo para combinar vários níveis de gravidade e probabilidade em uma estimativa global. As etapas intermediárias dentro de um processo de pontuação, por vezes, podem empregar estimativas quantitativas do risco.[2]

DO ERRO HUMANO A PROCESSOS E SISTEMAS SEGUROS: UTIs SEGURAS

Nos sistemas seguros o fator humano é parte integrante na garantia da realização de procedimentos ou processos de forma segura. Sejam eles relacionados com a segurança do paciente, do próprio profissional ou mesmo do seu ambiente de trabalho.

Não existem pessoas à prova de falha, todos nós falhamos no cumprimento de uma tarefa, seja pouco ou muito.

Ao contrário dos equipamentos, que se degradam ao longo do tempo, espera-se que a aptidão (inata), o treinamento (aprendizado), a experiência e a idoneidade das pessoas reduzam as falhas humanas ao longo do tempo (aprendizado).

TABELA 279.1. Matriz de risco (tradução livre).

		Probabilidade				
		1 Raro	2 Improvável	3 Possível	4 Possivelmente	5 Quase certo
Consequência	5 Catastrófico	5	10	15	20	25
	4 Maior	4	8	12	16	20
	3 Moderado	3	6	9	12	15
	2 Menor	2	4	6	8	10
	1 Insignificante	1	2	3	4	5

Fonte: www.npsa.nhs.uk.[6]

Desde o século XX, época com grande desenvolvimento em todas as áreas de atividade, há a preocupação em melhorar sistemas de produção. Nesse contexto, destaca-se o desenvolvimento tecnológico, que proporcionou a melhoria nos níveis de segurança e confiabilidade de sistemas, equipamentos, componentes e ferramentas. Por outro lado, não tão intensamente se trabalhou sobre uma parcela essencial a esses sistemas, e que pode comprometê-los: o fator humano.

Segundo Pallerosi, 75% das falhas nas empresas estão relacionadas a falhas humanas.[7]

As pesquisas sobre a influência do elemento humano nas falhas são frequentes na área de engenharia e suas vertentes, com a preocupação constante de encontrar maneiras de entender as ações humanas, e como as atividades das pessoas podem ser influenciadas por seu ambiente de trabalho, suas emoções, enfim, seu desempenho, fatores esses que, de alguma forma, afetam a confiabilidade humana, e consequentemente contribuem para a probabilidade de o homem errar.[8]

Os fatores de desempenho podem ser internos ao trabalhador como a habilidade, o estado emocional, a experiência, o treinamento, o conhecimento de normas etc. Podem também ser externos, como as características do ambiente de trabalho (temperatura, luminosidade, ruído, umidade), e os fatores da organização (carga de trabalho de um operador, a complexidade para realizar a tarefa, os procedimentos de trabalho, a política da empresa, o *design* de equipamentos). E, finalmente, somando-se aos anteriores temos os fatores relacionados com a equipe, com a relação de trabalho entre os operários, com os treinamentos inadequados, entre outros.

No ambiente de unidades de terapia intensiva (UTI) essas considerações são especialmente aplicáveis, já que os processos são complexos, a interação com os equipamentos está presente de maneira preponderante, aumentando, assim, a possibilidade do erro humano ocorrer. Eles podem se dar, em razão da falta de percepção, por falha de memória, da atenção, do julgamento, por execução errada ou por transgressão.

A possibilidade de mensuração do erro humano nos processos é denominada confiabilidade humana e tem, por propósito, avaliar a probabilidade de ocorrência de um erro, baseando-se na incerteza de ele acontecer.

Na análise de confiabilidade humana é necessário entender a influência dos fatores de desempenho humanos na execução da atividade, e a natureza do processo de execução, ou seja, se a atividade é executada com base em um procedimento, no conhecimento ou na experiência.

A confiabilidade humana pode ser entendida como a chance de um indivíduo executar uma atividade sem causar desvios (erros), que tenham como consequência o não atendimento do resultado esperado. Logo, quando é realizada a avaliação das atividades com objetivo de redução do erro humano surgem algumas questões como:

- O que pode dar errado e quais são as consequências?
- Qual é a chance de dar errado?
- Quais são os fatores que influenciam no erro?
- Como reduzir a chance de errar?

Um exemplo gráfico da Abordagem da Confiabilidade Humana descrito por Calixto e Moraes, demonstra qual a influência do elemento humano para que o desfecho seja a falha humana, envolvida nos aspectos de fatores de desempenho, tipos de erro e processo cognitivo (Figura 279.1).[9]

Para tal discussão envolvemos o conceito de lógica cognitiva, em que os indivíduos recebem um estímulo, analisam sensorialmente, realizam o processamento e julgamento para então ter uma ação como resposta.

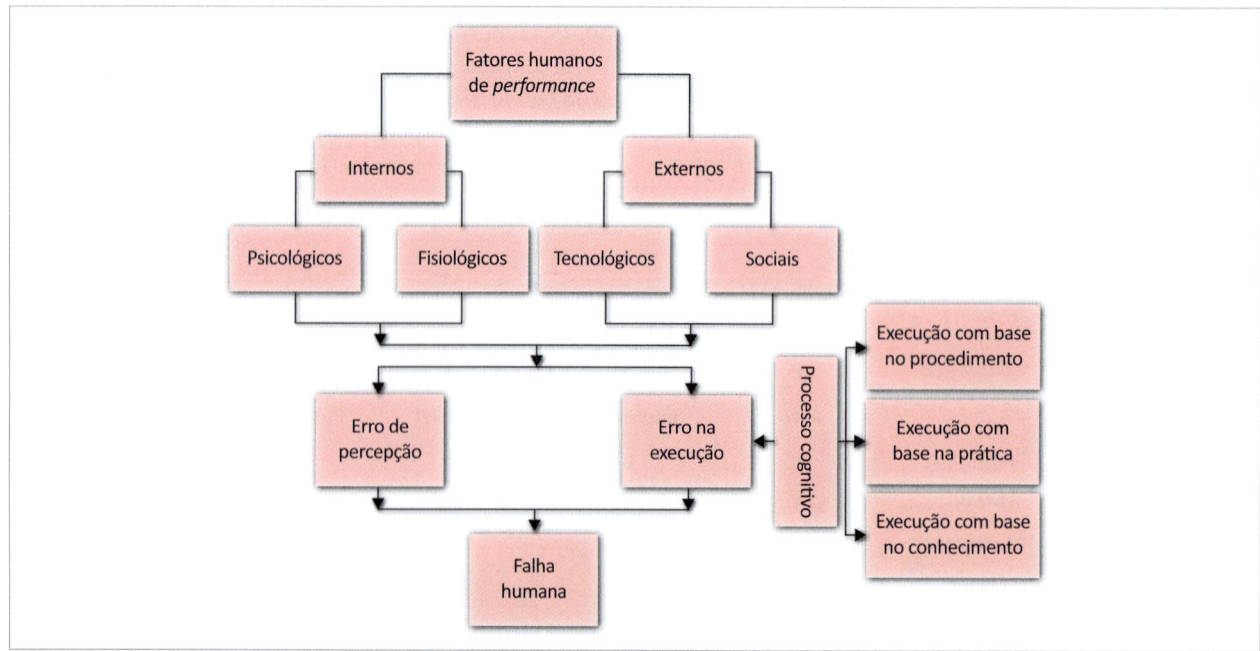

FIGURA 279.1. Descrição da abordagem da confiabilidade humana.[9]

Um modelo descrito por Rasmussen, que discute as ações não seguras, nos possibilita entender os caminhos do comportamento humano (Figura 279.2).[10]

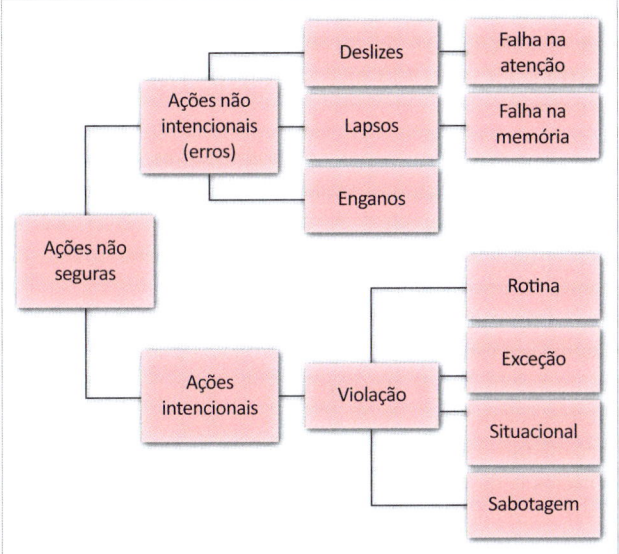

FIGURA 279.2. Descrição de como podem ocorrer as ações não seguras.[10]

De fato, esse modelo foi inspiração para o desenvolvimento da teoria do erro, desenvolvida por Reason, na década de 1990. Segundo o autor, as falhas (erros) ocorrem por uma combinação entre fatores individuais (ou fatores humanos), fatores organizacionais como um ambiente dinâmico, múltiplos recursos, informações concorrentes, uso de indicadores indiretos associados a diversos momentos e fatores de estresse, longos períodos de trabalho, tecnologia com diversidade de sistemas de redundância, complexa e frequente interface confusa entre homem e máquina e múltiplos profissionais trabalhando juntos, com diferentes prioridades, têm grande potencial em causar danos.[11]

Segundo ele, passamos a compreender que os eventos adversos decorrem de um conjunto sequenciado de falhas que encontram, nas condições individuais e organizacionais, barreiras frágeis ou inexistentes, fazendo com que se materializem os riscos existentes em todo sistema.[11]

Em anos subsequentes, o mesmo autor acrescenta outro conceito importante para a estruturação dos sistemas de gestão de riscos e segurança na saúde. Segundo Reason, haveria duas maneiras de se abordar os erros: centrado nas pessoas ou centrado nos processos.[11]

A defesa de que a abordagem mais correta seria aquela centrada nos processos tem como base a premissa de que as pessoas são falíveis, e que a ocorrência de erros deve ser esperada, mesmo em situações ideais. Os eventos e acidentes seriam, então, decorrentes de falhas existentes no sistema e nos processos, sendo as contramedidas devendo se basear na premissa de que não se pode mudar a natureza humana, mas podem-se mudar as condições, nas quais os humanos trabalham.

A ideia central é de que as organizações devem render esforços para conhecer seus riscos e estruturar sistemas de defesa suficientemente eficientes, além de uma estrutura capaz de aprender com seus erros.

Essa é a estrutura central da teoria do Queijo Suíço (Figura 279.3) e, também, dos processos que deverão reger o funcionamento de um correto e eficiente sistema de gestão de riscos e segurança.[12]

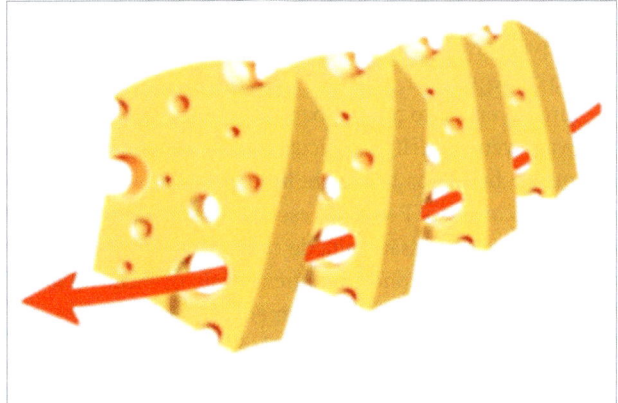

FIGURA 279.3. Modelo de queijo suíço: como as defesas e as barreiras de segurança podem ser ultrapassadas na trajetória de um acidente.[12]

A partir dessa abordagem, compreende-se que os sistemas de saúde devem render grandes esforços para, por um lado, melhorar as condições estruturais, nas quais a assistência se dá. E, por outro lado, deve-se trabalhar intensamente no estudo e na constituição de barreiras de segurança levando-se em consideração que humanos erram e que "não se pode mudar a natureza humana, podemos mudar as condições em que os humanos trabalham".[12]

Assim, a análise da confiabilidade humana se propõe a dimensionar o fato de que ainda podemos cometer erros, mesmo com todo o aparato tecnológico presente. Matematicamente, a confiabilidade humana é a probabilidade de que um conjunto de ações humanas seja executado com sucesso, em um tempo estabelecido ou em uma determinada oportunidade, considerando suas limitações e os fatores que influenciam no seu desempenho.[13] De maneira mais ampla, deseja-se modelar o desempenho humano, quando da realização de suas tarefas, diante das condições ambientais, operacionais e internas às pessoas e, também, as consequências das suas ações sobre o desempenho do sistema.

Portanto, é necessário o uso de uma metodologia para avaliar a confiabilidade humana e assim modelar as causalidades existentes nas atividades realizadas pelo homem. Atualmente, o método mais consistente é por meio da modelagem das ações humanas por Redes Bayesianas.[14]

A técnica de Redes Bayesianas constitui-se um modelo gráfico que representa as relações de causalidade das variáveis de um sistema. Essas redes facilitam a modelagem das ações humanas, pois é possível admitir as relações de dependência entre os fatores de desempenho, ou seja, a dinâmica das relações do homem com o contexto, outras pessoas e os equipamentos utilizados. Apesar da consistência da técnica, por considerar a dependência entre diversos fatores que afetam o erro humano, sua aplicação exige um grau de conhecimento da técnica, além de conceitos estatísticos, que estão apenas no domínio de especialistas. Assim é necessária a aplicação em casos práticos, em que os fatores de desempenho humanos influenciam no desempenho das atividades consideradas importantes, seja atividade de manutenção, operação ou um procedimento de segurança.

Em um exemplo prático para ser aplicado na terapia intensiva devemos verificar, inicialmente, quais fatores de desempenho humanos têm forte influência na falha humana no nosso contexto. Podemos escolher os fatores psicológicos (estresse, depressão, falta de concentração); fisiológicos (doenças em geral, condicionamento físico); sociais (fatores sociais); e tecnológicos (procedimentos, ergonomia do ambiente de trabalho, equipamentos, logística). De fato, dependendo do contexto da análise, tais fatores humanos podem ser conhecidos ou não. Assim, é necessário definir o escopo da análise de Confiabilidade Humana. O objetivo é verificar as informações disponíveis.

É necessário definir a probabilidade condicional de falha das possíveis combinações de eventos. Apesar da utilização de softwares (p. ex.: o E&P Office), é necessário que os especialistas entendam bem a relação de dependência entre os fatores de desempenho humanos e a falha humana. A opinião dos especialistas se torna mais difícil a partir do aumento do número de fatores de desempenho humanos, sendo essa a principal limitação da técnica.

Esse fato é minimizado caso exista histórico de dados das probabilidades condicionais dos fatores de desempenho humanos. Vamos exemplificar como os especialistas expõem suas opiniões para traçar a probabilidade nos processos que envolvem a assistência. Assim, temos a estimativa da probabilidade condicional que usaremos no modelo (Tabela 279.2).

A probabilidade de falha humana pode ser representada de modo simplificado pela relação:

Falha humana (Fh) = Quantidade de falhas/Total de ações (k/n)

Supondo que o evento "A" pode ocorrer "k" vezes, dentro de um total de "n" ocorrências, a probabilidade P(A), de ocorrência do evento A, ou seja, do seu sucesso é dada por: $P(A) = k/n$

BARREIRAS DE SEGURANÇA – O PONTO FORTE DOS SISTEMAS DE GESTÃO DE RISCOS

É necessário implantarmos nos sistemas, elementos de segurança para eliminar ou reduzir o risco residual, denominadas como barreiras. A primeira questão é verificar se a falha da barreira foi um fator importante na análise do evento ou risco materializado.

A importância em atentar-se aos erros latentes de um sistema está na tentativa de "encolher os buracos" (teoria do queijo suíço) de transposição do dano pela criação de múltiplas camadas adicionais de proteção (barreiras). Esse mecanismo reduz a possibilidade de alinhamento desses orifícios e, assim, impede que o erro os atravesse e o incidente se materialize. Em resumo, a barreira deve ser voltada para o controle dos sistemas e erros latentes identificados nas instituições hospitalares.[15]

A identificação de facilitadores e barreiras deve estar presente na diretriz de gestão e vigilância dos riscos, que envolvem a terapia intensiva.

Além de identificar os controles existentes devemos determinar uma avaliação quantitativa das barreiras. Assim, podemos avaliar na matriz de riscos o impacto dele. A partir do posicionamento na matriz podemos definir se o risco será assumido, mitigado ou eliminado com a presença da barreira (controles). Ou seja, decidir se um risco é aceitável ou se exige tratamento para reduzir o nível de risco para a organização. Também se recomenda desenvolver uma lista priorizada de riscos para o tratamento.

A definição da priorização, do tipo de tratamento e do encaminhamento (destinação) do risco está diretamente relacionada com a presença de barreiras e/ou com os controles que serão determinantes para o cálculo do risco residual.

CONTROLE DE RISCO

O controle de risco inclui a tomada de decisões para reduzir e/ou aceitar o risco. O objetivo do controle de risco

TABELA 279.2. Identificação do especialista – valores.					
Agente	Probabilidade	Questionário		Otimista	Pessimista
Profissional	F1	Qual é a probabilidade de o tubo endotraqueal se exteriorizar, acidentalmente, por má fixação?		8%	15%
Profissional	F2	Qual é a probabilidade de o tubo endotraqueal se exteriorizar, acidentalmente, por agitação do paciente?		5%	10%
Profissional	F3	Qual é a probabilidade de o tubo endotraqueal se exteriorizar, acidentalmente, por falta de percepção de a fixação estar frouxa?		3%	7%
Profissional	F4	Qual é a probabilidade de o tubo endotraqueal se exteriorizar, acidentalmente, por não percepção do nível de sedação do paciente?		1%	5%

é reduzi-lo a um nível aceitável. A quantidade de esforço usado para o controle de risco deve ser proporcional à importância do risco.[2]

O controle de risco pode se concentrar sobre as seguintes questões:

- O risco é acima de um nível aceitável?
- O que pode ser feito para reduzir ou eliminar os riscos?
- Qual é o equilíbrio adequado entre os benefícios, riscos e recursos?
- Os novos riscos introduzidos como resultado dos riscos identificados a serem controlados?[2]

A redução do risco se concentra em processos de mitigação ou prevenção de riscos, quando excede o nível (aceitável) especificado. A redução do risco pode incluir ações tomadas para diminuir a gravidade e a probabilidade de dano. Processos para a melhor detecção de perigos e riscos também podem ser usados como parte de uma estratégia de controle de risco. A implementação de medidas de redução de riscos pode introduzir novos riscos para o sistema ou aumentar a importância de outros riscos existentes. Por isso, é apropriado rever a avaliação de risco para identificar e avaliar qualquer possível mudança no risco, após a implementação de um processo de redução de riscos.[2] Os controles devem ser realistas, sustentáveis e eficazes.[5]

A aceitação do risco pode ser a decisão formal de aceitar o risco residual ou pode ser uma decisão passiva, em que os riscos residuais não são específicos. Para alguns tipos de danos, mesmo com a implementação de melhores práticas, a gestão de riscos pode não eliminá-los totalmente. Nessas circunstâncias, a estratégia de gestão de riscos aplicados reduz a um nível (aceitável) específico. Esse nível aceitável dependerá de muitos parâmetros, que devem ser decididos em uma base, caso a caso e assumido pela instituição. Um risco não é aceitável se houver uma alternativa razoável que ofereça algum benefício, mas evita o risco. O risco aceitável pode tornar-se inaceitável ao longo do tempo ou porque as circunstâncias mudam.[2,5]

METODOLOGIA PARA ANÁLISE DE RISCOS

A gestão de riscos é uma abordagem científica e prática para a tomada de decisão. Fornece documentos, métodos transparentes e reprodutíveis para a aplicação das etapas do processo, com base no conhecimento atual sobre a identificação da probabilidade, gravidade e, por vezes, na detecção do risco.[2]

Abordagens informais, com base em observações, tendências e outras fontes continuam a ser úteis para alimentar o sistema de gestão de riscos. A instituição pode gerenciar o risco utilizando ferramentas reconhecidas como a Análise de Modos de Falha e os Efeitos (FMEA), a Análise de Árvore de Falhas (FTA), a Análise de Risco e Operacionalidade (HAZOP), a What-If Estruturada (SWIFT), a Análise Preliminar de Riscos (APR), o Bow-Tie Analyses, a Análise de Árvore de Eventos (ETA), entre outras.[2,16]

Convém também que o plano aborde questões relacionadas com o risco propriamente dito, suas causas, suas consequências e as medidas para tratá-los, a fim de assegurar que os responsáveis pela implementação do processo de gestão de riscos e as partes interessadas compreendam os fundamentos sobre os quais as decisões são tomadas e as razões pelas quais as ações específicas são requeridas.[3]

Em 2011, no Razi Hospital, no Irã, foi realizada a avaliação de riscos clínicos na UTI utilizando-se a ferramenta FMEA. Para a identificação dos processos que constariam da avaliação de risco foi realizada a observação direta dos procedimentos executados na UTI durante duas semanas. Após esse período teve início a análise dos riscos assistenciais com detecção dos modos de falha e efeitos, grau de gravidade, probabilidade de ocorrência e, finalizando com a pontuação (RPN – *Risk Priority Number*). A avaliação dos riscos consistiu em 138 riscos identificados como procedimentos críticos, classificados em oito categorias gerais. Depois de discussões com o grupo de trabalho, para cada atendimento clínico aos pacientes internados na UTI, foram detectados 48 modos de falha. Foram selecionados 23 cuidados críticos pelos membros do estudo e os resultados mostraram que, dos 48 erros clínicos detectados, o número mais elevado de probabilidade de risco foi com a assistência respiratória: "mau funcionamento do alarme do ventilador (sem alarme)"; e o menor foi no setor de cuidados gastrintestinal: "não lavar o tubo NG". O mau funcionamento do alarme do ventilador tem uma alta probabilidade e gravidade com alto RPN, apesar de seu baixo grau de descoberta desse modo de falha (Tabela 279.3).[1]

Determinou-se que a maioria dos erros potenciais teve baixa pontuação, mostrando que os enfermeiros da UTI estavam familiarizados com os erros potenciais de cuidados e iriam descobrir suas causas imediatamente. Além de falhas humanas há muitos fatores que causam erros, como a sensibilidade dos pacientes, o paciente com condições complexas e as doenças de base, a falta ou o mau funcionamento do equipamento, a falta ou falha de treinamento adequado e o alto volume de carga de trabalho em UTI.[1]

O grupo propôs algumas ações para controlar e eliminar cada um dos erros clínicos detectados que foram classificados em quatro categorias gerais:

- Formação e melhoria de cuidados clínicos;
- Programação dos turnos de trabalho e utilização de técnicas motivacionais para enfermeiros;
- Contratação de força de trabalho experiente, entusiasmada e hábil;
- Aquisição, manutenção, reparo e calibração de equipamentos médicos.[1]

A vantagem dessas técnicas é de não culpar a equipe, e sim de criar um ambiente seguro e livre de estresse por meio da análise de como os erros, especialmente os humanos, ocorrem durante o processo de trabalho, e ajudar as

TABELA 279.3. Maiores prioridades de possíveis erros detectados nos cuidados de enfermagem em UTI.[1]

Ranking	Título	Detecção	Probabilidade	Gravidade	RPN
1	Mau funcionamento do alarme do ventilador (não alarmando)	4	8	9	288
2	Formação de DVT	4	7	8	224
3	Baixa posição da cama em infusão de alimentação por gavagem	5	7	6	210
4	Sensores de cama	4	6	8	192
5	Queda de pacientes da cama	2	8	9	144
6	Ausência de produtos para a higiene das mãos	3	6	6	108
7	Diferenças de configurações no dispositivo e ordem do médico	3	4	9	108
8	Incapacidade da enfermagem em identificar o tipo de alarme	2	6	9	108
9	Ausência de higienização do de aspiração pela enfermagem	2	9	6	108
10	Incapacidade de realizar procedimentos de lavagem adequada das mãos	2	8	6	96

UTI: unidade de terapia intensiva. RPN: Número da probabilidade de risco. DVT: Trombose venosa profunda.

organizações a reduzir agravos e melhorar a satisfação do paciente.[1]

Na maioria das vezes, os métodos de análise proativos dos riscos focam em resultados para os pacientes e não consideram os efeitos de vulnerabilidades e falhas no processo sobre as pessoas envolvidas. Do ponto de vista de análise de dados, o método de análise proativa dos riscos permite tratar uma variedade de objetivos. Diferentes métodos de pontuação podem ser usados, concentrando-se a frequência ou a criticidade dos riscos.[17]

Para qualquer esforço visando melhorar o processo, eliminar ou atenuar os riscos, é necessário se considerar as características do sistema de trabalho, assim como os fatores contribuintes, bem como os controles utilizados. Isso é importante para melhorar o *design* do sistema de trabalho, assim como melhorar a capacidade dos profissionais e oferecer suporte para a implementação dos controles dos riscos, que poderiam levar a eventos adversos críticos.[17]

Segundo Reason, apesar dos erros evidentes (principalmente erros humanos), que muitas vezes são previsíveis e corrigidos, dificilmente as condições latentes que fundamentam os erros humanos poderiam ser detectados e corrigidos antes de qualquer ocorrência de eventos catastróficos.[12] A compreensão desse processo levaria o caminho da detecção de erros no sentido proativo, em vez da gestão de riscos reativos (por meio somente da análise de eventos adversos).[1]

Acredita-se que a comunicação inadequada, escrita ou oral, é a razão de muitos erros, especialmente erros de medicação. Ele afirma que a realização de uma operação segura depende do estabelecimento de sistemas de segurança, e propõe a implementação do FMEA na prevenção de erros do sistema e na detecção de redes seguras (com comunicações eficazes) no sistema de saúde.[1]

Em razão de sua capacidade de adaptação, o método de análise proativo dos riscos é um poderoso meio de abordar uma variedade de objetivos, quer se trate do processo quer da abordagem estratégica. Portanto, a organização deve orientar o redesenho de processos de acordo com seus objetivos específicos.[17]

EVENTOS ADVERSOS EM UTI: PRINCIPAIS CAUSAS E EXPERIÊNCIAS

A outra vertente da gestão de riscos, que leva em consideração a investigação e análise de eventos adversos em saúde, é a mais consolidada e publicada na literatura de segurança do paciente.

Considera-se o processo de gestão de incidentes (aquelas ocorrências adversas que causam dano ou não ao paciente) o centro de sua atuação, e utiliza-se o aprendizado com o erro, como sua principal abordagem.

A estruturação de uma cultura, em que se aprenda, é um dos fatores de sucesso dos sistemas de segurança e gestão de riscos. Runciman ressalta que ela deveria ser configurada em quatro *loopings* de aprendizado: o primeiro é aquele que permite com que profissionais troquem experiências pessoais entre si para reforçar os bons resultados individuais. O segundo acontece quando essas experiências individuais são tomadas pelos gestores e geram aprendizagem entre departamentos e áreas, podendo refletir alteração em procedimentos, novas guias, políticas etc.[18] O terceiro seria a ampliação desse conhecimento por meio de agências reguladoras, permitindo-se expandir para além dos limites institucionais e de unidades federativas. Finalmente, o quarto é aquele que permite a divulgação dos aprendizados internacionalmente, gerando-se, assim, um ciclo virtuoso de crescimento dos sistemas de gestão e a entrada na agenda mundial de temas de grande relevância.[18]

A provisão de informação para sustentar os sistemas de gestão de segurança em saúde tem sido com base nos sistemas de notificação de incidentes.

Assim, é por meio da análise de incidentes e eventos adversos que se promove o aprendizado coletivo e, para tanto, é preciso que a organização disponibilize um sistema de notificação, cuja informação inserida seja confidencial e preferencialmente anônima. À notificação deve-se seguir um *feedback* rápido para que as pessoas possam perceber sua utilidade e participação no sistema. Por outro lado, o sistema de notificação deve ser de fácil uso.[18]

Pedrosa e Couto mostram, em uma revisão de literatura, como os pacientes são expostos a uma variedade de erros/eventos adversos relacionados à assistência médico-hospitalar, situação que deveria ser tratada como um problema de saúde pública, diante do impacto nos indivíduos e na sociedade.[19]

Pronovost publicou que em um relato passivo e observacional em uma unidade médico-cirúrgica adulta britânica foi identificado 1,7 erro por paciente por dia, sendo 29% com danos ou óbito, considerando a permanência média em UTI adulto de aproximadamente 3 dias, os dados sugerem que virtualmente todo paciente admitido terá a chance de ser exposto a um episódio de falha assistencial com potencial de dano ou até mesmo o óbito.[20]

Com relação aos custos, os estudos realizados na Nova Zelândia relataram que 30% dos custos globais com saúde são relacionados a falhas ou erros na assistência hospitalar. Foi criado um modelo de previsão dos custos de cuidados em saúde associado a eventos adversos, utilizando-se informações do paciente à disposição dos médicos (sexo, idade, etnia, estado socioeconômico, comorbidade) e a gravidade do evento adverso. Informações essas que, ajudam as instituições e profissionais de saúde na identificação de pacientes que são suscetíveis a longas internações ou extensos procedimentos. Esse estudo destaca o custo de eventos adversos evitáveis, assim como identifica as características do paciente associada aos eventos adversos dispendiosos.[21]

Rothschild e colaboradores[22] estabeleceram tipo, gravidade, possibilidade de prevenção e falhas no desenho dos processos ou ações dos profissionais na ocorrência de eventos adversos.

No referido estudo, os autores encontraram uma taxa de 80,5 eventos adversos e 149,7 erros por mil pacientes-dia, sendo 45% passíveis de prevenção e 53% relacionados com fatores humanos. Os eventos adversos e erros graves não interceptados foram mais comumente identificados pela enfermeira do paciente (36%), outro médico (27%), farmacêuticos clínicos (12%), ou o médico responsável (9%) ou durante a revisão de prontuários pela equipe do estudo (11%). Erros graves foram interceptados mais comumente capturados pela enfermeira do paciente (42%), outro médico (23%), ou o farmacêutico (17%). Incidentes por causa de erros foram mais comuns durante os tratamentos e procedimentos (74,8%), especialmente durante a prescrição e administração de medicamentos usados no tratamento (61,4%). Outros erros ainda, associados a falhas dos sistemas, foram na comunicação de informação clínica (13,7%) e falhas na prevenção ou seguimento de protocolos (10,8%) e atividades de tratamento ou procedimento (7,9%). Falhas relacionadas a desempenho foram julgadas como deslizes e lapsos (53%; 148/277), como conhecimento (26%; 73/277), como regras (5%; 14/277), ou como indeterminadas (14%; 38/277).[22]

Em um estudo para identificação de erros e eventos adversos, realizado em quarto UTI para adultos em Minas Gerais, Assad encontrou a incidência de erros/eventos adversos não infecciosos de 114/1.000 pacientes-dia e 25,2 eventos infecciosos/1.000 pacientes-dia.[23]

Dos 2.110 pacientes acompanhados, 613 (29,1%) apresentaram erros/eventos adversos não relacionados a infecções, sendo 46% dos pacientes com apenas um evento, porém houve a ocorrência de até 33 eventos com um único paciente e 233 (11,2%) pacientes com eventos adversos, com infecções relacionadas com os cuidados em saúde. Dos pacientes que sofreram eventos não relacionados com infecções, mais de 75% foram relacionados com procedimentos invasivos. Dos eventos relacionados com infecções nos cuidados em saúde, a maioria (70%) advinha de pneumonia associada à ventilação mecânica, sepse primária, infecção arterial ou venosa e pneumonia não relacionada com a ventilação mecânica. No modelo de regressão logística, o tempo de permanência na UTI, os processos assistenciais, os procedimentos invasivos mostraram-se fatores de risco para a ocorrência de falhas. A qualidade do cuidado ou processo de trabalho é o único fator de risco relacionado à intervenção.[23]

Conforme Pedrosa e Couto, para se ter ideia da magnitude do problema no Brasil, na ausência de dados oficiais, tomando como referenciais as publicações do Instituto Juran e o NIHCM e os indicadores epidemiológicos disponíveis no Datasus e na ANS, referentes aos anos de 2009-2010, tem-se que mais de R$ 6 bilhões são desperdiçados por ano no sistema de saúde como consequência de erros/eventos adversos hospitalares, como mostra na Tabela 279.4.[19]

Como análise, de acordo com a publicação, pode-se inferir que, anualmente, morrem no Brasil cerca de 79 mil pessoas vítimas de erros e eventos adversos relacionados à assistência hospitalar.

Os R$ 6 bilhões/ano desperdiçados no sistema de saúde brasileiro é um valor certamente subdimensionado, uma vez que o Sistema Único de Saúde (SUS) remunera os procedimentos a partir de pacotes predefinidos, assim como é prática comum em grandes operadoras do sistema suplementar, a adoção de gabaritos e procedimentos gerenciados.[19]

Com relação aos fatores relacionados com os eventos adversos em UTI, investigações sobre o tema citam os fatores contribuintes mais comumente encontrado a inexperiência, a falta de conhecimento, o número insuficiente de profissionais, além de problemas relacionados com a planta física e com os materiais/equipamentos das instituições.[24]

Referente aos erros de medicação foi realizada uma revisão bibliográfica com foco nos fatores contribuintes, en-

TABELA 279.4. Estimativa de custos brasileiros com erros e eventos adversos hospitalares.	
Total de internações hospitalares SUS em 2010	11.276.962
Total de internações hospitalares Sistema de Saúde Suplementar em 2009	4.786.736
Total de internações hospitalares dos setores público e privado	16.063.68
Despesas SUS com internações hospitalares em 2010	R$ 10.688.801.568,81
Despesas Sistema Suplementar com internações hospitalares em 2009	R$ 18.402.271.480,48
Total de despesas dos setores público e privado com a assistência hospitalar	R$ 29.091.073.049,29
Número de pacientes vítimas de erros e eventos adversos nos hospitais brasileiros (3,7% do total de internações)	578.293
Número de óbitos decorrentes dos erros e eventos adversos (13,6% do total de pacientes vitimados)	78.648
Estimativa de contribuição dos eventos adversos nos custos totais (30%)	R$ 8.727.321.914,79
Valor estimado de custos preveníveis (69%)	R$ 6.021.852.121,20

Fonte: Pedrosa TMG, Couto RC, 2014.[19]

contrando falhas em recursos humanos, como também ao processo de trabalho e gerenciamento da unidade. Fatores como a falta de conhecimento, a inexperiência, as condições de trabalho, as falhas nos sistema de distribuição de medicamentos e a qualidade nas prescrições médicas indicaram a necessidade de ações para a diminuição dessas ocorrências.[24]

Pode-se concluir que os pacientes internados em UTI estão expostos à alta incidência de erros/eventos adversos relacionados com a assistência. Os cuidados intensivos fornecem subsídios que melhoram a morbidade e a mortalidade, mas que também se associam a riscos significativos de eventos adversos.

Os danos podem ser evitados ou minimizados com a monitorização adequada. A equipe assistencial não está imune de se envolver em um evento adverso. Para tanto se deve conhecer os processos em que estão inseridos, considerando que qualquer modelo de ação, seja o diagnóstico, o tratamento e a prevenção, não tem apenas efeitos benéficos. Portanto, é fundamental reconhecer a necessidade do constante aprendizado e reciclagem, a humildade e a consciência da suscetibilidade ao erro.[25]

TRANSPARÊNCIA E HONESTIDADE – O PROCESSO DE *DISCLOSURE*

Como visto, mesmo em meio ao melhor dos cuidados médicos, alguns desfechos da assistência podem *não chegar ao que originalmente fora desejado ou esperado e, em alguns casos, podem ser totalmente inesperados*. O disclosure é o processo no qual um evento adverso é comunicado ao paciente/familiar, sendo responsabilidade ética dos profissionais de saúde, a divulgação desses eventos adversos.[26-27]

Quando ocorrem os eventos adversos, as organizações de saúde e seus profissionais podem apresentar uma série de dúvidas quanto à possibilidade de informar claramente o que aconteceu e, particularmente, a quantidade de informações a ser compartilhada.[28]

Existem algumas razões pelas quais a instituição e os profissionais de saúde optam por não revelar ao paciente e sua família os fatos que levaram ao desfecho inesperado e ao dano. Isso pode acontecer em razão das incertezas acerca do evento adverso, das preocupações sobre a compreensão do paciente e família, do receio de que a verdade faça mal para o paciente e família, bem como do receio de prejuízo na relação paciente-médico-instituição, por vergonha em relação à ocorrência do evento, pela falta de compreensão dos possíveis benefícios desse processo, pela preocupação em afetar a imagem da instituição diante do paciente e família e, por fim, pelo forte consenso entre os profissionais de saúde e alta direção da instituição de que essa revelação não deve acontecer.[28]

Por outro lado, na ocorrência de um evento adverso, os pacientes esperam ser informados sobre os danos que sofreram, seja qual for o motivo.[26]

Após um evento adverso os pacientes querem o reconhecimento da instituição de que alguma coisa aconteceu. Saber dos fatos ocorridos e compreender os próximos passos no atendimento clínico. A perda da confiança, a ansiedade ou o medo podem surgir quando os pacientes e família sentem que dados estão sendo omitidos, podendo esses sentimentos afetar negativamente a relação terapêutica, com a instituição de saúde e com os profissionais de saúde. O *disclosure* tem papel importante para manter a confiança, envolver o paciente e família na tomada de decisão e facilitar o bom andamento da assistência prestada.[27]

Nos últimos anos o *disclosure* de eventos adversos ganha cada vez mais importância e atenção, sempre levando em consideração que cada paciente e cada evento adverso são únicos.[26-27] Para o entendimento do dano, como discutido anteriormente, deve-se a associação de fatores como o risco dos procedimentos e tratamentos, falhas nos sistemas/processos e/ou desempenho dos prestadores de serviços em saúde.[26]

Antes que se faça uma análise completa, deve-se ser cauteloso na conclusão de que um mal resultado clínico é resultado de um evento adverso. A análise pode identificar que o prejuízo realmente resultou da progressão de uma condição clínica. As alterações na condição de um paciente muitas vezes refletem o agravamento do processo da doença ou a condição natural.[26]

Os objetivos do *disclosure* devem ser claros para a instituição de saúde e incluem:[28]

- Tratar os pacientes com empatia e respeito;
- Aumentar a confiança entre pacientes e profissionais de saúde de forma direta (aqueles afetados pelos eventos adversos) e indiretamente;
- Fornecer uma oportunidade para os pacientes e seus familiares de entender o que aconteceu e começar o processo de superação;
- Melhorar a prestação de contas com o paciente e promover a transparência;
- Demonstrar aos profissionais o compromisso da organização com a segurança e qualidade;
- Contribuir para o aprendizado após o evento.

Uma premissa básica em uma organização de saúde para a implantação do *disclosure* é a cultura de segurança difundida entre os profissionais, em que a comunicação é aberta, clara, honesta e efetiva, com o máximo de comprometimento da alta direção e liderança.

Em todo o processo deve-se evitar o uso do termo erro, pois os eventos adversos acontecem em razão de vários fatores contribuintes associados, como define o modelo de James Reason e, quando se utiliza o termo *erro*, ele pode ser confundido ou deturpado com o sentido de culpa ou negligência de algum profissional envolvido no cuidado.[27]

As terminologias médicas devem ser evitadas e a linguagem deve ser propícia ao entendimento do paciente e/ou família. Escutar efetivamente o paciente, o auxiliando a entender o ocorrido e compreender suas necessidades. Os profissionais devem adotar uma postura aberta, franca e sincera, assim como a linguagem corporal deve transmitir esses pontos.[27]

No entanto, por causa da natureza e da gravidade do que aconteceu, das habilidades de comunicação, do nível de conforto e estresse dos profissionais envolvidos diante da expectativa do paciente e família, devem ser fornecidos pela liderança as informações colhidas até aquele momento, o acolhimento ao paciente e familiares e a assistência necessária ao paciente na fase de divulgação imediata. As organizações de saúde precisam definir as práticas e políticas que orientem a equipe para fornecer o apoio necessário.[26]

Por essa razão, os profissionais de saúde que realizarão o *disclosure* devem ser treinados, tendo melhor capacitação e conhecimentos dos pontos a abordar e quais os momentos que devem acontecer. A decisão dos profissionais que participarão do processo deve ser influenciada pelo cenário, tipo do evento adverso, dano causado e pela política institucional, assim como devem ter competências interpessoais fortes, sendo a liderança e os gestores os responsáveis pela realização do *disclosure*.[26-29]

Uma das premissas mais importantes, entretanto, no processo de *disclosure* é a de que a instituição de saúde deve expressar genuína preocupação e arrependimento, e segurança, quanto às medidas adequadas para evitar que uma ocorrência semelhante aconteça com outras pessoas.[26-27] Quando o paciente e a família sentem que o pedido de desculpas ou pesar é sincero eles se sentem respeitados, cuidados, valorizados e a confiança passa a ser restaurada. A genuína preocupação de expressar pesar com o bem-estar físico e emocional do paciente/família é essencial.[27]

De outra parte, a organização deve ter preocupação especial também com os profissionais envolvidos no evento adverso, considerados "segundas *vítimas*" nesse processo. Compreendendo que a falha não é intencional e que o desfecho não foi pretendido, pode-se inferir o grau de apoio e suporte emocional que esses profissionais devem ter. As consequências emocionais variam de pessoa para pessoa, como:[29]

- Sentimento de incompetência e isolamento;
- Negação e minimização do evento adverso;
- Distanciamento emocional;
- Culpa, em relação ao evento, e pelo dano;
- Pânico resultando em briga ou reações em brigas;
- Sentimento de abandono;
- Desejo de contar o ocorrido, porém sem segurança de como realizar;
- Sintomas de estresse pós-traumático (reviver o evento, evitar lembranças do evento adverso, ansiedade ou excitação);
- Suicídio.

Para tanto, o processo de *disclosure* segue passos estruturados que devem ser observados:[26-32]

1. **Primeiras ações a serem realizadas:** antes da realização do *disclosure* deve-se, em primeiro lugar, acompanhar as necessidades de manejo clínico/cirúrgico do paciente, sendo sempre prioritário cuidar do paciente e tranquilizar os familiares.

2. **Planejar o *disclosure* inicial:** após garantir que a assistência adequada está sendo prestada ao paciente, deve-se identificar quais serão os profissionais que participarão do *disclosure* inicial e planejar o processo, bem como o que será dito. Esse planejamento ajuda a garantir e a entender os fatos relevantes que foram coletados no momento da ocorrência do evento adverso. Todos os envolvidos no planejamento devem concordar em como, onde e quando o *disclosure* inicial acontecerá.

3. ***Disclosure* inicial:** o *disclosure* inicial deve-se concentrar em fatos que são conhecidos no tempo: o que aconteceu, como isso afetará seu paciente e o que poderia ser feito para corrigir ou limitar os danos, imediatamente. Deverão ser informadas as opções de tratamento e a modificação do plano terapêutico. Expressar simpatia e lamentar o ocorrido e, se possível e indicado, explicar o processo de investigação que será seguido e os prazos

que ocorrerão, para diminuir a expectativa do paciente e da família. Disponibilizar tempo para perguntas e questionamentos, profissionais para suporte emocional e espiritual, assistente social e suporte jurídico, se necessário. O paciente e a família devem entender que a instituição está trabalhando para solucionar e melhorar as necessidades clínicas do paciente.[26-27,29]

Nesse momento é de extrema importância que a instituição possa demonstrar preocupação e pesar. Declarações sinceras como: "Eu lamento que você tenha tido essa experiência difícil" ou "Eu lamento a dor que você e sua família passaram", já refletem a preocupação sincera.[27]

Mesmo que um evento adverso seja inicialmente reconhecido, o "como" e o "porquê" o evento ocorreu normalmente não serão relatados nessa primeira fase. Não é apropriado especular sobre as razões para a ocorrência do dano. É importante que a instituição de saúde demonstre seriedade no enfrentamento da situação.[26-32]

4. **Disclosure final:** a segunda e última fase é chamada de *disclosure* pós-análise ou final. Uma análise identificará os fatos adicionais e as razões para a ocorrência do evento, podendo ser bem compreendido. A liderança ou os gestores devem determinar quais informações podem ser divulgadas, principais atuantes nessa fase do processo. Deve-se solicitar um parecer jurídico antes da realização do *disclosure* final.[26-27]

O apoio clínico e emocional deve permanecer e deverão ser reforçadas ou corrigidas as informações fornecidas em reunião anterior com o paciente e/ou com a família.[27,29-30]

Quando aplicável, expressar pesar, incluir pedido de desculpas e assumir a responsabilidade pelo que aconteceu, caso seja evidenciado em investigação a ocorrência de um evento adverso com falhas no sistema da organização.[27]

Esse é um processo difícil e, em grande parte das vezes, doloroso para ambas as partes. Esse é um processo difícil e em grande parte dos casos, doloroso para todas as partes envolvidas. No entanto, instituições de saúde com maior êxito são aquelas cuja equipe foi previamente desenvolvida e preparada para suportar a transparência necessária e as consequências que, por ventura, virão a médio e longo prazos. saúde para suportar a transparência necessária e as consequências que, por ventura, vierem a ocorrer em médio e longo prazo.

Uma questão, no entanto, é decisiva: Não se pode escolher entre fazer ou não um evento adverso, mas podemos escolher a forma de lidar com eles e suas consequências.

Uma instituição de saúde madura, com princípios éticos e humanos claros e cultura de segurança positiva, deverá ser capaz de tomar uma posição nessa escolha.

REFERÊNCIAS BIBLIOGRÁFICAS

1. Asefzadeh S, Yarmohammadian MH, Nikpey A, Atighechian G. Clinical Risk Assessment in Intensive Care Unit. Int J Prev Med. 2013;4(5):592-8.
2. International Conference on Harmonisation (ICH). ICH HARMONISED TRIPARTITE GUIDELINE: Quality Risk Management Q9. Geneva, Switzerland. 2005. [Internet] [Acesso em 30 jan 2016]. Disponível em: http://www.ich.org/products/guidelines/quality/quality-single/article/quality-risk-management.html
3. Associação Brasileira de Normas Técnicas (ABNT). Gestão de riscos — Princípios e diretrizes ABNT NBR ISO 31000. Rio de Janeiro, RJ. 2009.
4. American Society for Healthcare Risk Management (ASHRM). Enterprise Risk Management. 2005. [Internet] Disponível em: http://www.ashrm.org/ashrm/education/development/monographs/ERMmonograph.pdf
5. The National Patient Safety Agency. Healthcare risk assessment made easy. London: United Kingdom, 2007. [Internet] [Acesso em 30 jan 2016]. Disponível em: www.npsa.nhs.uk
6. The National Patient Safety Agency. A risk matrix for risk managers. London: United Kingdom, 2008. [Internet] [Acesso em 30 jan 2016]. Disponível em: www.npsa.nhs.uk
7. Pallerosi, Carlos A. Confiabilidade Humana. Vol. 10, Confiabilidade, a quarta dimensão da Qualidade. São Paulo: ReliaSoft Brasil, 2007
8. Swain AD, Guttmann HE. Handbookof Human Reliability Analysis with Emphasis on Nuclear Power Plant Applications. NUREG/CR 1278. Albuquerque: Sandia National Laboratories, 1983.
9. Calixto, Eduardo. Notas de Aula da Disciplina de Gerenciamento e Análise de Risco. Curso de Especialização de Engenharia de Segurança do Trabalho. Rio de Janeiro: PUC, 2011.
10. Rasmussen D. Acidentes do trabalho e sua prevenção. Revista Brasileira De Saúde Ocupacional. 2007;(32):115.
11. Reason J. Understanding adverse events: human factors. Qual Health Care. 1995;4:80-9.
12. Reason J. Human error: models and management. BMJ. 2000;320:768-70.
13. Dougherty EM Jr, Fragola JR. Human Reliability Analysis. http://pcs5006.blogspot.com.br/2005/11/anlise-de-confiabilidade-humana.html
14. Pearl J. Probabilistic Reasoning in Intelligent Systems: Networks of Plausible Inference. San Mateo, California: Morgan Kaufmann, 1988.
15. Wachter RM. Why Diagnostic Errors Don't Get Any Respect—And What Can Be Done About Them. doi: 10.1377/hlthaff.2009.0513 Health Aff September 2010 vol. 29 no. 9 1605-1610. [Internet] [Acesso em 30 jan 2016]. Disponível em: http://www.health.wa.gov.au/safetyandquality/
16. Associação Brasileira de Normas Técnicas (ABNT). Gestão de riscos — Técnicas para o processo de avaliação de riscos - ISO/IEC 31010:2009. Rio de Janeiro, RJ. 2012.
17. Faye H, Rivera-Rodrigues AJ, Karsh BT, Hundt AS, Baker C, Carayon P. Involving Intensive Care Unit Nurses in a Proactive Risk Assessment of the Medication Management Process. Jt Comm J Qual Patient Saf. 2010 August;36(8):376-84.
18. Runciman WB, Williamson JAH, Deakin A, Benveniste KA, Bannon K, Hibbert PD. An integrated framework for safety, quality and risk management: an information and incident management system based on a universal patient safety classification. Qual Saf Health Care. 2006;15(Suppl I):i82-i90.
19. Pedrosa TMG, Couto RC. Erros e eventos adversos na assistência médico-hospitalar. Rev Médica de Minas Gerais. 2014;24(2):216-22.
20. Pronovost PJ, Thompson DA, Holzmueller CG, Lubomski LH, Morlock LL. Defining and measuring patient safety. Crit Care Med. 2005;21(1):1-19.
21. Brown P, McArthur C, Newby L, Lay-Yee R, Davis P, Briant R. Cost of medical injury in New Zealand: a retrospective cohort study. J Health Serv Res Policy. 2002;1(supl 1):29-34.
22. Rothschild JM, Landrigan CP, Cronin JW, Kaushal R, Lockley SW, Burdick E, et al. The critical care safety study: the incidence and nature of adverse serious medical errors in intensive care. Crit Care Med. 2005;33(8):1694-700.
23. Assad EC. Erros e eventos adversos não infecciosos relacionados à assistência em terapia intensiva de adulto [dissertação]. Belo Horizonte (MG): Universidade Federal de Minas Gerais, 2011.
24. Toffoletto MC. Fatores associados aos eventos adversos em unidade de terapia intensiva [tese]. São Paulo: Escola de Enfermagem; 2008. [Internet] [Acesso em 30 jan 2016]. Disponível em: http://www.teses.usp.br/teses/disponiveis/7/7139/tde-07052009-112654/

25. Canineu R, Guimarães HP, Lopes RD, Vendrame LS, Fonseca Júnior MA, Lopes AC. Iatrogenia em Medicina Intensiva. Rev Bras Ter Intensiva. 2006;18(1):95-8.
26. The Canadian Medical Protective Association. Communicating with your patient about harm. DISCLOSURE OF ADVERSE EVENTS. [Internet] [Acesso em 30 jan 2016]. Disponível em: www.cmpa-acpm.ca
27. Canadian Patient Safety Institute. Canadian Disclosure Guidelines, 2008
28. Oregon Patient Safety Commission. Oregon Adverse Event Disclosure Guide. A resource for physicians and healthcare organizations, 2012
29. Health Service Executive, State Claims Agency. Open Disclosure: National Guideline - Communicating with service users and their families following adverse events in healthcare. Donegal, Irlanda. 2013. [Internet] [Acesso em 30 jan 2016]. Disponível em: http://www.hse.ie/opendisclosure/
30. Ibrahim A, Garba ES, Asuku ME. Challenges in disclosure of adverse events and errors in surgery; perspective from sub-Sahara Africa. Pan Africa Medical Journal. 2012. [Internet] [Acesso em 30 jan 2016]. Disponível em: www.panafrican-med-journal.com
31. Committe on Patient Safety and Quality Improvement, Committe on Professional Liability. Disclosure and discussion of adverse events. The American College of Obstetricians and Gynecologists. 2012:520.
32. Departament of Veterans Affairs. Handbook: Disclosure of adverse events to patients. Washington, DC. 2012.

CAPÍTULO 280

O USO DE PROTOCOLOS CLÍNICOS EM UNIDADES DE TERAPIA INTENSIVA

Antonio Capone Neto
Claudia Garcia de Barros

DESTAQUES

- A padronização do atendimento de pacientes em unidades de terapia intensiva por meio de protocolos pode melhorar a eficiência dos cuidados, reduzir os custos e melhorar os desfechos.
- Os protocolos têm como um dos objetivos principais a redução da variação nos tratamentos aplicados por diferentes médicos a pacientes com quadros semelhantes.
- Considerando as características e necessidades de cada paciente, sempre haverá algum grau de variação na prática clínica. Estima-se que os melhores protocolos são aplicáveis na íntegra em 78% dos casos indicados. Os restantes 22% dos pacientes terão um tratamento ajustado às suas necessidades e essa variação é considerada apropriada ou justificada.
- A variação injustificada, entretanto, acarreta desfechos ruins ou desfavoráveis para os pacientes, além da alta utilização de recursos, aumento de custos e desperdício. Esse tipo de variação não agrega valor ao paciente ou aos serviços de saúde.
- A não aderência aos protocolos com base em evidências científicas tem múltiplas razões, incluindo a excessiva carga de trabalho pela equipe multiprofissional, discordância quanto as evidências, autoritarismo e autonomia excessivas de alguns profissionais, entre outras razões.
- A construção de um protocolo clínico é um trabalho de equipe. Ele não deve ser desenvolvido por alguns poucos *experts*, mas por uma equipe que inclua profissionais da "linha de frente", que o aplicarão.

INTRODUÇÃO

O tratamento de pacientes em unidades de terapia intensiva é complexo e muito caro. O alto custo dos tratamentos intensivos decorre, principalmente, dos inúmeros profissionais necessários, dos inúmeros equipamentos e da alta utilização de recursos assistenciais e terapêuticos.

A padronização do atendimento desses pacientes tem se mostrado capaz de melhorar a eficiência dos cuidados, de reduzir a utilização de recursos e de melhorar os desfechos. Como parte dessa padronização, estão as estratégias com base no uso de protocolos clínicos. Um grande número de estudos clínicos randomizados tem demonstrado que o uso de protocolos não só reduz a variação no tratamento das mesmas patologias e os custos das UTI, como também melhora a morbimortalidade dos pacientes lá internados.

Este capítulo trata dos conceitos envolvendo a padronização do atendimento em UTI pelo uso de protocolos. A descrição detalhada de cada protocolo poderá ser encontrada nos capítulos específicos das áreas a que eles se referem.

Cabem aqui algumas definições importantes. Os protocolos são definidos como "grupo de regras explícitas e sequenciais que direcionam o manejo clínico ou uma pesquisa" ou ainda como "plano detalhado e preciso para o estudo de um problema médico ou biomédico e/ou para um regime terapêutico".

Os guias de tratamento (diretrizes), entretanto, são definidos como "regras ou princípios sistemáticos, onde instruções explícitas para a tomada de decisões não existem". Eles funcionam como normas gerais ou princípios gerais de tratamento. Embora os protocolos possam ser "alterados" de acordo com as necessidades do paciente, as diretrizes são mais flexíveis. Outra ferramenta são os *checklists*, que são listas de coisas ou atos a serem completados ou verificados.

A distinção entre protocolos e diretrizes é, de certo modo, arbitrária, mas é útil em termos práticos. O objetivo do conjunto de regras de um protocolo é conduzir diferentes profissionais, em face da mesma situação clínica, a tomar a mesma decisão. Assim, um protocolo pode ser implementado com o uso de um *checklist* e pode ser utilizado para facilitar a aplicação das recomendações ou guias específicos de um tratamento (diretrizes).

Portanto, um dos objetivos principais dos protocolos é a redução da variação nos tratamentos aplicados por diferentes médicos a pacientes com quadros semelhantes. O conhecimento da variação clínica na prática médica é um aspecto importante quando se quer avaliar a eficiência e a efetividade dos cuidados de saúde oferecidos. Considerando que cada paciente é único em suas características e necessidades, sempre haverá algum grau de variação, dita apropriada, na prática da medicina. Estima-se que os melhores protocolos são aplicáveis na íntegra em 78% dos casos a que eles se destinam. Os restantes 22% dos pacientes necessitarão de um tratamento ajustado às suas características. Essa variação é dita justificada.

Está demonstrado, entretanto, que, por meio do uso de estratégias de decisão clínica com base nas melhores evidências científicas disponíveis e nos dados obtidos localmente, os serviços de saúde podem reduzir significativamente a variação inapropriada ou injustificada. A variação inapropriada na prática clínica acontece quando tratamentos não baseados em evidências científicas são feitos ou os cuidados oferecidos não têm ampla aceitação e essas variações não têm suporte com base em qualidade ou desfechos adequados.

Essas variações cientificamente injustificadas, geralmente são motivadas por aspectos não clínicos como problemas legais, financeiros, operacionais ou outros fatores que os médicos trazem, consciente ou inconscientemente, para o processo decisório do tratamento, como preservação da autonomia, diferenciação dos demais, autoritarismo, obstinação terapêutica ou crenças cientificamente infundadas. De fato, um mesmo médico pode tratar pacientes similares e em situações semelhantes de modo diferente, em diferentes oportunidades.

A variação injustificada, geralmente, acarreta desfechos desnecessários ou desfavoráveis para os pacientes, além da alta utilização de recursos, aumento dos custos e desperdício. Embora nem tudo possa ser padronizado, quanto mais a equipe de saúde baseia seus cuidados em boas evidências e dados precisos e quanto mais os processos são uniformizados, mais se consegue evitar desfechos desfavoráveis e custos que não agregam valor à saúde do paciente. A estratégia de padronização também permite que a equipe, como um todo, aprenda mais e possa inclusive modificar a prática que eles executam.

Existem quatro principais razões para variação em cuidados clínicos:[1]

1. O ambiente de cuidados à saúde está progressivamente mais complexo. O número de drogas disponíveis, de procedimentos, de exames subsidiários e de especialidades aumenta constantemente. Essa complexidade tem sobrecarregado os profissionais de saúde. É aceito que a complexidade da medicina atual ultrapasse a capacidade da mente humana sem a assistência de outros recursos, por exemplo, computadores e equipes multiprofissionais.

2. Aumento exponencial do conhecimento médico. Já em 1998 um artigo acompanhando os estudos clínicos randomizados (RCT) entre 1966 e 1995 mostrava um aumento exponencial desses estudos[2] (Figura 280.1). Em 1991 um estudo publicado no Jama demonstrou que cerca de 3 a 4 anos após receberem o título de especialista em Clínica Médica (Board Certification) por meio de exame, os médicos começavam a apresentar "significante declínio no conhecimento médico" e estimaram que em 15 anos, 68% deles não seriam aprovados naquele exame novamente. Estimaram também que o clínico geral para manter o conhecimento atualizado teria de ler 20 artigos por dia, todos os dias. Entre 2010 e 2014 o número de RCT cresceu mais de 20 mil por ano.[2-4]

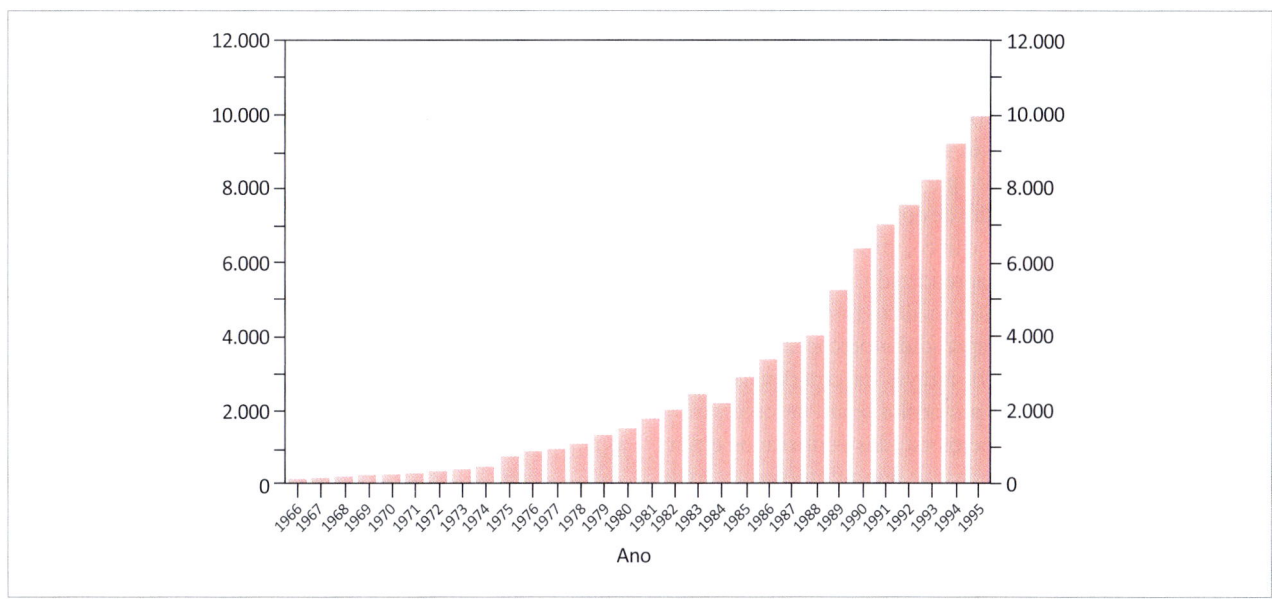

FIGURA 280.1. Número de estudos controlados e randomizados.
Fonte: Chassin M., 1998.[2]

3. Falta de conhecimento clínico validado (evidência insuficiente para o que fazemos). Estudos mostraram que somente 10% a 20% da prática médica de rotina tem como base a pesquisa científica e que muito do que fazemos rotineiramente se baseia apenas em tradição e opiniões. Isso não significa que necessariamente está errado, mas que as organizações precisam utilizar seus próprios dados para determinar como podemos melhorar ao longo do tempo.[5]

4. Dependência excessiva no julgamento subjetivo. Um estudo perguntou a um grupo de especialistas qual seria a redução na incidência e mortalidade do câncer de colo se fosse utilizado de rotina a pesquisa de sangue oculto fecal juntamente com sigmoidoscopia. As respostas variaram de 0% a 90% com uma distribuição randômica e a conclusão do estudo foi a de que os especialistas podiam achar qualquer coisa que eles quisessem, não havendo qualquer lógica nas respostas.[6]

PROTOCOLOS CLÍNICOS EM UTI: VANTAGENS E DESVANTAGENS

A cultura de promover segurança do paciente e responsabilidade pelos desfechos surgiu nos EUA há quase duas décadas e se espalhou pelo mundo. A expectativa é que pacientes admitidos nos hospitais recebam cuidados da mais alta qualidade sem nenhuma ocorrência de erro. O tratamento de pacientes em unidades de terapia intensiva tem aumentado em complexidade na medida em que a gravidade das doenças continua a crescer. Do mesmo modo, a quantidade de evidências dando suporte ou refutando tratamentos e intervenções específicas não para de crescer. Assim, tem se tornado problemático para os médicos processarem toda a informação científica disponível e aplicá-la de um modo efetivo e seguro. Como já foi dito, uma das estratégias para melhorar a segurança e os desfechos desses pacientes graves é o uso de protocolos clínicos. Outra razão para o uso de protocolos em UTI decorre das inúmeras intervenções de emergência que acontecem. Estas podem afastar o médico de tarefas menos urgentes, mas ainda essenciais para o tratamento efetivo desses pacientes.

Apesar de a literatura médica estar repleta de recomendações baseadas em evidências e protocolos objetivando padronizar os processos de tratamento nas UTI, reduzir os custos e melhorar os desfechos, a aderência às recomendações ainda é errática e tem impacto direto nos cuidados dos pacientes. Além das razões já apresentadas para a variação clínica, a não aderência aos protocolos pode ter razões adicionais, entre elas: excessiva carga de trabalho da equipe multiprofissional, discordância na interpretação dos estudos clínicos, evidência limitada em suporte de estratégias terapêuticas específicas ou o simples hesitar em mudar a prática clínica.

Sabemos que, em média, levam-se 17 anos para uma nova evidência em medicina ser incorporada na prática médica. Infelizmente, muitos pacientes estão morrendo (estima-se 57 mil por ano) porque as recomendações baseadas em evidência não estão sendo seguidas. Em outras palavras, o fato da prática médica não estar acompanhando o conhecimento médico é claramente um problema de segurança do paciente e de saúde pública, e certamente o uso de protocolos pode auxiliar na incorporação mais rápida de novos conhecimentos.

Quando protocolos são usados de modo apropriado, torna-se mais frequente os médicos tratarem de modo similar, pacientes similares. Existem evidências fortes de que os protocolos têm o potencial de minimizar erros médicos, diminuir o risco de eventos adversos e melhorar os desfechos.

Por exemplo, eles podem melhorar a segurança do paciente diminuindo tanto erros de omissão (falha em realizar ações benéficas) como de comissão (implementação de ações lesivas apesar de boas intenções).

Entretanto, muitos médicos se mantêm críticos quanto ao uso de protocolos justificando que esses "roteiros" na decisão médica podem reduzir a qualidade dos cuidados prestados por interferirem no julgamento clínico, produzir complacência dos cuidadores e dificultar o aprendizado. Essas preocupações devem ser consideradas. Muitos médicos tomam decisões utilizando algoritmos próprios, aprendidos precocemente durante suas carreiras e melhorados através da experiência. Desse modo, eles acreditam que os protocolos sejam desnecessários. Apesar dessas crenças, inúmeros estudos controlados e randomizados continuam a demonstrar que a implementação de protocolos no processo decisório pode diminuir as variações injustificadas e perigosas no tratamento de pacientes, aumentar a eficiência e melhorar os desfechos.[7-9]

No Quadro 280.1, podemos encontrar algumas das possíveis vantagens e desvantagens no uso de protocolos.[10]

QUADRO 280.1. O uso de protocolos: vantagens e desvantagens.

Vantagens	Desvantagens
- Reduz variabilidade desnecessária - Adoção mais rápida de novos conhecimentos - Auxílio educacional - Melhoria na comunicação - Contenção de custos - Diminuição de erros e melhoria da segurança do paciente - Facilita os cuidados e a participação de outros profissionais (redistribuição da carga de trabalho)	- Uso inapropriado no paciente - Perda da individualização dos cuidados - Risco de se tornar obsoleto se não for atualizado - Pode ter sido desenhado com base em evidências de baixa qualidade - Pode ser excessivamente simplificado

Um bom exemplo de demora na incorporação de novos conhecimentos na prática médica em terapia intensiva é o uso de volumes correntes de 6 mL/kg em pacientes com lesão pulmonar aguda e SDRA, cujo estudo original foi publicado há 15 anos e ainda hoje um grande número de pacientes continua a ser ventilado com volumes correntes mais elevados.[11]

Além de facilitar a incorporação de novos conhecimentos, protocolos podem facilitar a organização dos cuidados dos pacientes. O protocolo de desmame da ventilação mecânica é outro bom exemplo. Está demonstrado que a equipe multiprofissional, em particular a fisioterapia, pode facilmente identificar os pacientes prontos para saída da ventilação mecânica com avaliações corretas > 95%, favorecendo a redução do tempo de ventilação mecânica e liberando o médico para atuação em questões mais urgentes.[12]

O efeito de protocolos para desmame da ventilação mecânica também foi avaliado pela Cochrane.[13] Nesse estudo o desfecho primário foi a duração da ventilação mecânica, e os secundários foram a mortalidade hospitalar, e na UTI, os custos, a duração do desmame e os eventos adversos. A duração da ventilação mecânica foi reduzida em 25% ($p = 0,006$), duração do desmame em 78% ($p = 0,009$) e o tempo de internação em 10% ($p = 0,02$). Não houve diferença nos demais desfechos.

Os protocolos também têm o potencial de conter custos pela redução de inconsistências na prática clínica. Em um estudo prospectivo e observacional em UTI, os médicos foram a terceira maior causa de variação de custos, atrás apenas da gravidade e do tipo da doença.[14] Com a organização do tratamento de doenças complexas, exames desnecessários podem ser evitados, complicações de tratamentos incorretos ou desnecessários podem ser minimizados e a utilização de recursos pode ser melhorada.

Várias possíveis desvantagens já foram levantadas quanto ao uso de protocolos em UTI, entre elas, que o uso de protocolos prejudicaria a capacidade de tomada de decisões, especialmente dos profissionais em treinamento e o impacto negativo que poderia ser causado nos pacientes em que o protocolo não se aplica.

Quanto ao prejuízo que o uso de protocolos pode trazer na tomada de decisões por profissionais em treinamento, a evidência disponível é que isso não ocorre. Entre outros estudos, um avaliou a relação entre treinamento em medicina intensiva com uso de protocolos de ventilação mecânica e o conhecimento subsequente sobre manejo de ventilação mecânica. O que se observou é que o treinamento em unidades de alto uso de protocolos não foi associado à pior *performance* em exames sobre manejo de ventilação mecânica quando comparados com serviços que não utilizavam protocolos.[15,25]

Quanto ao impacto negativo que um protocolo poderia ter em um paciente em que este não se aplica, vale enfatizar que cabe ao médico decidir quando não aplicá-lo e essa é uma de suas funções médicas mais importantes. Como protocolos geralmente são baseados nas evidências disponíveis na literatura médica, eles são aplicáveis somente à população de pacientes, na qual eles foram originalmente estudados. Como já mencionado anteriormente, estima-se que, geralmente, os protocolos são aplicáveis a apenas 78% dos pacientes. Além disso, os protocolos são tão bons quanto as evidências que os originou e, como veremos a seguir, quanto ao método de implantação.

A não aplicação de um protocolo com base em fatos e particularidades do paciente será uma variação justificada, apropriada e desejada. O que se sabe, entretanto, é que as variações injustificadas, sem fundamento, são as que têm trazido maior dano aos pacientes.

COMO CONSTRUIR E IMPLANTAR UM PROTOCOLO CLÍNICO

As evidências disponíveis não necessariamente orientam como implementar mudanças e protocolos em unidades de serviço específicas. Muitos médicos desejam melhorar os cuidados médicos oferecidos, mas lhes falta o conhecimento das teorias básicas necessárias para projetos de melhoria de qualidade.[16-17] Poucos clínicos têm treinamento formal em processos de melhoria de qualidade, pensamento sistêmico, comportamento médico e medidas de desfecho.[18-19]

Um protocolo bem desenhado não compromete ou restringe o processo de decisão médica, mas chama a atenção do médico para os aspectos mais comuns da doença e do tratamento. O uso de protocolos não elimina a necessidade de julgamento clínico e de ajustes às particularidades de cada paciente. O serviço que utiliza o protocolo por outro lado, necessita manter uma constante avaliação da literatura médica e das novas evidências como também de seus próprios resultados. Essas ações farão com que o protocolo seja modificado e atualizado buscando maior eficiência e efetividade.

O Institute for Healthcare Improvement (IHI) disponibiliza gratuitamente uma séria de opções de melhorias de processos e protocolos, que estão classificados de acordo com suas dificuldades, níveis de evidência, tempo necessário, custos, entre outras características. Esse programa é denominado IHI Improvement Map e pode ser acessado diretamente no site do IHI.[20]

De fato, sempre que planejarmos implementar um protocolo deveremos ter conhecimento ou estimativa dos principais itens a seguir (Quadro 280.2).

QUADRO 280.2. Fatores a serem considerados no planejamento e na implantação de protocolos.

Fator	Possibilidade
Custo para implementar	Incerto, mínimo, moderado, substancial
Tempo necessário	Incerto, < 12 meses, 1 a 2 anos, > 2 anos
Nível de evidência	Incerto, alto, moderado, opinião
Dificuldade	Incerta, fácil, difícil, muito difícil
Objetivo	Efetividade, segurança, eficiência, cuidado centrado no paciente
Domínio do protocolo	Liderança e administração, processos de cuidados ao paciente, cuidados de suporte

A seguir, estão alguns dos protocolos difundidos em unidades de terapia intensiva:

- Tratamento da sepse grave e do choque séptico;
- Ventilação mecânica/ventilação protetora;
- Tratamento e prevenção de pneumonia associada à ventilação mecânica;
- Desmame da ventilação mecânica;
- Sedação e analgesia;
- Cateterização venosa central;
- Traumatismo cranioencefálico;
- Acidente vascular cerebral;
- Prevenção de infecções adquiridas no hospital;
- Profilaxia de tromboembolismo venoso;
- Profilaxia de úlcera de estresse;
- Suporte nutricional;
- Mobilização precoce;
- Controle glicêmico;
- Diagnóstico e tratamento do *delirium*;
- Síndromes coronarianas agudas;
- Passagem de plantões;
- Transferência entre unidades do hospital e entre hospitais.

A construção ou desenvolvimento de um protocolo clínico é um trabalho de equipe. Qualquer protocolo feito por um indivíduo ou sem a participação mais ampla da equipe que vai aplicá-lo estará fadado ao insucesso. Na equipe devem ser incluídos os *experts* no assunto, como também os membros da equipe da "linha de frente" (médicos, enfermeiros, administrativos, fisioterapeutas), de acordo com o tema em questão. Afinal, são eles que aplicarão futuramente o protocolo.

Essa ampla participação rapidamente perceberá dificuldades e falhas no protocolo proposto, facilitará sua implementação e criará um positivo senso de propriedade, ou seja, que o protocolo é de toda equipe e não algo imposto.[21-23] Enfim, a proposta de um roteiro de decisão clínica de alta qualidade requer dados precisos, conhecimento extenso e habilidade de resolver problemas, e isso só se consegue com uma equipe diversificada.

Nos protocolos de decisão clínica, em particular, a participação de diversos médicos é essencial. No Quadro 280.3, estão alguns elementos importantes no processo de desenvolvimento de um protocolo clínico, do ponto de vista médico.[22]

QUADRO 280.3. Elementos para o sucesso de um protocolo clínico entre médicos.

- Promover a aceitação do protocolo pelos médicos
- Ter uma razão clara ou imperativa
- Adotar uma perspectiva médica para o processo de decisão
- Ter uma liderança médica respeitada
- Envolver o corpo clínico
- Incluir todos os desfechos para os quais o protocolo se aplica
- Promover um conteúdo de alta qualidade
- Usar regras lógicas e explícitas
- Disponibilizar dados precisos, atuais e representativos
- Identificar razões específicas para o médico se recusar a segui-lo

O desenvolvimento de um protocolo requer planejamento e algumas etapas são essenciais para se ter sucesso em sua qualidade, aceitação e aderência. Um resumo dessas etapas está descrito a seguir.

ETAPAS DO DESENVOLVIMENTO DE UM PROTOCOLO CLÍNICO

1. Identificar os objetivos do protocolo e a população-alvo. Nessa etapa será fundamental a revisão bibliográfica,

determinação das melhores evidências, pesquisa de protocolos similares já implantados em outros serviços, dados locais da população-alvo, opiniões e práticas clínicas locais e considerações da equipe que cuida diretamente do paciente.

2. Consenso inicial. O próximo passo é chegar a um consenso. Não há necessidade do uso de técnicas mais elaboradas como Delphi e, geralmente, com discussões informais pode-se chegar a bons resultados. De qualquer modo, qualquer proposta de protocolo deverá ser avaliada ou revisada por profissionais que estão fora do comitê que o está desenvolvendo. O objetivo é garantir que ele tenha maior aceitação, e que não se distancie muito da prática corrente. Caso ele se distancie, mas contenha as melhores evidências, a implantação terá de ser mais bem programada, com sensibilização e educação prévias.

3. Criação da árvore de decisão. Nessa fase as regras de decisão serão definidas, devendo-se evitar a ambiguidade e antecipando-se um amplo espectro de situações clínicas relacionadas ao protocolo em questão. As regras serão mais bem aplicadas quando forem objetivas e mensuráveis. Por exemplo, é melhor usar indicadores como a frequência respiratória ou a PaO_2 do que a palavra "dispneia". Os principais passos deverão ser controlados, mas evitam-se muitos detalhes para não tornar o protocolo muito complexo ou confuso e, portanto, de baixa aderência.

4. Fase de testes (PDSA).[24] Uma vez que o protocolo estiver definido no papel, ele será submetido a um processo interativo de pequenos testes para o aprendizado de suas qualidades e para sua revisão. Esses pequenos testes são conhecidos como PDSA (Plan, Do, Study and Act) e envolvem a aplicação do novo protocolo em um pequeno número de casos (de 1 a 5), com o objetivo de aprender se o protocolo proposto é muito restritivo ou permissivo, muito complexo ou difícil de ser aprendido e aplicado e se demanda um grande tempo para ser aplicado ou não faz sentido.

Um ciclo PDSA se completa quando são feitas as correções necessárias, a partir de então inicia-se um novo PDSA ou um novo teste. A fase dos PDSA se encerra quando a equipe estiver confiante de que o último teste foi um sucesso e o protocolo está pronto para ser implantado. Durante os PDSA as falhas são bem toleradas e até desejadas, já que elas nos ensinam e acarretam o aprimoramento do protocolo. Na implantação, entretanto, as falhas serão pouco toleradas.

5. Implantação e coleta de indicadores. Estando o protocolo pronto e antes da sua implantação, toda equipe, que potencialmente o aplicará, deverá ser treinada. Os detalhes e a extensão do treinamento dependerão de cada protocolo. Nessa fase é muito importante a identificação dos profissionais que se mostram engajados e empolgados em mudar a prática, e que sejam formadores de opinião (conhecidos como campeões – *champions*). É um grande passo para o sucesso o investimento em envolver os "campeões". Esses indivíduos serão a parte visível do protocolo, influenciarão outros, divulgarão e defenderão o novo protocolo.

Como parte importante do planejamento da implantação há a necessidade de se definir que indicadores serão coletados. Entre eles estão os indicadores de desfecho, de processo, de aderência ao protocolo, de impacto em outros indicadores etc. A coleta desses indicadores é parte do processo de implantação, e serão fundamentais para o planejamento de novas ações, de correções ou estratégias adicionais, relativas ao protocolo. É importante lembrar que passada a fase inicial de implantação e aprendizado da equipe, em que a carga de trabalho sempre aumenta, o uso do protocolo deverá, progressivamente, reduzir a carga de trabalho. Os protocolos que sobrecarregam a equipe de modo constante terão poucas chances de permanecer ativos.

6. Comunicação e *feedback*. Na verdade a comunicação ampla com todos os possíveis envolvidos na construção e aplicação do protocolo deve permear todo o processo de desenvolvimento e implantação dele. Entretanto, especialmente após a sua implantação deverá haver um planejamento de comunicação constante com os profissionais da "linha de frente" e da direção da unidade/serviço/hospital, para a apresentação dos resultados dos indicadores.

As informações que queremos passar são as respostas a perguntas como: Afinal, estamos conseguindo atingir nossos objetivos? Qual tem sido nosso desempenho em relação aos processos envolvidos nesse protocolo? Estamos conseguindo manter nossos resultados? Qual serão os próximos passos? Se a equipe que aplica o protocolo não conhece e não entende os resultados, ela terá mais dificuldade de permanecer envolvida em sua aplicação.

PERSPECTIVAS E CONSIDERAÇÕES FINAIS

Os computadores e sistemas de inteligência artificial deverão ter um papel crescente na prática médica, e os protocolos desenvolvidos para computadores já estão comercialmente disponíveis. Sistemas computadorizados para entrada de solicitações médicas (Computer Physician Order Entrey – CPOE) podem facilitar o uso de protocolos e permitir aos médicos selecionar os tratamentos que acharem apropriados para cada caso, dentro dos limites de um protocolo, ou simplesmente excluir pacientes que não atendam os critérios para sua utilização.

A busca de maior qualidade e segurança, com redução de custos, nas unidades de terapia intensiva, tem sido centrada nas equipes multidisciplinares (visitas, trabalho em equipe, comunicação, consciência situacional) e nos protocolos (reduzir a variação não justificada, reduzir o desperdício). As evidências disponíveis apontam essa estratégia como sendo o caminho certo. Entretanto, pesquisas adicionais ainda são necessárias sobre o papel de protocolos específicos nos desfechos clínicos e em que extensão eles são capazes de melhorar a segurança e reduzir os custos.

A recomendação atual é de que o uso de protocolos seja estimulado e utilizado onde for possível, mas que seu uso seja otimizado por um desenvolvimento cuidadoso e participativo, por uma implementação bem planejada, pela identificação adequada da população de pacientes a que ele se aplica e pela educação dos profissionais, quanto aos conceitos de melhoria de qualidade e segurança do paciente.

REFERÊNCIAS BIBLIOGRÁFICAS

1. Haughom JL. Causes of Practice Variation. Health Care: a Better Way. HealthCatalyst.com. 2014.
2. Chassin M. Is health care ready for six sigma? Millbank Quarterly. 1998;76(4):565-91.
3. Fact sheet: The National Library of Medicine. US National Library of Medicine Web site. http://www.nlm.nih.gov/pubs/factsheets/nlm.html
4. Shaneyfelt TM. Building Bridges to Quality. JAMA. 2001;286(20):2600-1.
5. Ferguson JH. Research on the delivery of medical care using hospital firms. Proceedings of a workshop. April 30 and May 1, 1990; Bethesda, Maryland. Medical Care. 1991;29(7 Supplement):1-2.
6. Eddy DM, Billings J. The quality of medical evidence: implications for quality of care. Health Affairs. 1988;7(1):19-32.
7. Kress JP, Pohlman AS, O'Connor MF, Hall JB. Daily interruption of sedative infusions in critically ill patients undergoing mechanical ventilation. N Engl J Med. 2000;342:1471-7.
8. Kollef MH, Shapiro SD, Silver P, St John RE, Prentice D, Sauer S, et al. A randomized, controlled trial of protocol-directed versus physician-directed weaning from mechanical ventilation. Crit Care Med. 1997;25:567-74.
9. The Acute Respiratory Distress Syndrome Network: Ventilation with lower tidal volumes as compared with traditional tidal volumes for acute lung injury and the acute respiratory distress syndrome. N Engl J Med. 2000;342:1301-8.
10. Chang SY, Sevransky J, Martin GS. Protocols in the management of critical illness. Critical Care. 2011;16:306.
11. Ventilation with lower tidal volumes as compared with traditional tidal volumes for acute lung injury and the acute respiratory distress syndrome. The Acute Respiratory Distress Syndrome Network. N Engl J Med. 2000;342:1301-8.
12. Ely EW, Bennett PA, Bowton DL, Murphy SM, Florance AM, Haponik EF. Large scale implementation of a respiratory therapist-driven protocol for ventilator weaning. Am J Respir Crit Care Med. 1999;159:439-46.
13. Blackwood B, Alderdice F, Burns K, Cardwell C, Lavery G, O'Halloran P. Use of weaning protocols for reducing duration of mechanical ventilation in critically ill adult patients: Cochrane systematic review and meta-analysis. BMJ. 2011;342:c7237.
14. Garland A, Shaman Z, Baron J, Connors AF Jr. Physician-attributable differences in intensive care unit costs: a single-center study. Am J Respir Crit Care Med. 2006;174:1206-10.
15. Prasad M, Holmboe ES, Lipner RS, Hess BJ, Christie JD, Bellamy SL, et al. Clinical protocols and trainee knowledge about mechanical ventilation. JAMA. 2011;306:935-41.
16. Nelson EC, Batalden PB, Ryer JC. Clinical Improvement Action Guide. Oakbrook Terrace, Illinois: Joint Commission, 1998.
17. Berwick DM. Developing and testing changes in delivery of care. Ann Intern Med. 1998;128:651-6.
18. Reinertsen JL. Physicians as leaders in the improvement of health care systems. Ann Intern Med. 1998;128:833-88.
19. Joint Commission: Pocket Guide to Using Performance Improvement Tools. Oakbrook Terrace, Illinois: Joint Commission, 1996.
20. Institute for Healthcare Improvement. Site: www.ihi.org
21. Fessler HE, Brower RG. Protocols for lung protective ventilation. Crit Care Med. 2005;33(3 Suppl):S223-227.
22. Morris AH, Hirshberg E, Sward KA. Computer protocols: how to implement. Best Pract Res Clin Anaesthesiol. 2009;23:51-67.
23. Morris AH. Treatment algorithms and protocolized care. Curr Opin Crit Care. 2003;9:236-40.
24. The Improvement Guide: A Practical Approach to Enhancing Organizational Performance. 2nd Edition.In: Provost LP, et al. San Francisco: Jossey-Bass, 2009.
25. Diringe E, Yende S. Protocol-directed care in the ICU: making a future generation of intensivists less knowledgeable? Critical Care. 2012;16:307.

CAPÍTULO 281

GESTÃO DA QUALIDADE

Haggéas da Silveira Fernandes
Marcos Knibel
Rui Moreno

"Algumas pessoas não estão acostumadas a um ambiente onde a excelência é o esperado"
(Steve Jobs)

DESTAQUES

- Ainda não há consenso sobre o conceito ideal da qualidade e sua quantificação no contexto do ambiente hospitalar.
- Contribuições de outras áreas de conhecimento, como a aviação, moldaram a moderna gestão da qualidade.
- O levantamento de dados e a monitorização de indicadores de qualidade devem ser parte da rotina da gestão de uma unidade de terapia intensiva (UTI).
- Ferramentas de gestão de mudança ajudam a engajar médicos e conscientizar sobre a necessidade das ferramentas de qualidade e segurança em UTI.
- Outras especialidades, como a anestesia, provaram no início dos anos 1980 que, por meio do uso de monitorização constante e *checklists* era possível reduzir o erro, e aumentar a qualidade e a segurança dos procedimentos.

INTRODUÇÃO

O momento atual da área da saúde é de reinvenção. Procura-se solução para equacionar a relação entre custos cada vez mais elevados e a prestação de serviços de qualidade centrados no paciente. Erros relacionados à assistência são comuns, e com resultados devastadores, associados a, pelo menos, 100 mil mortes por ano, nos Estados Unidos, de acordo com as estimativas do Institute of Medicine, no ano 2000 (com base em dados de Nova York de 1984), embora hoje já exista quem fale em um mínimo de 210 mil mortos por ano, em razão de erro médico – e 10 a 20 vezes esse valor, em relação a injúria grave.[1] Em Unidades de Terapia Intensiva (UTI), erros relacionados com: medicamentos, perda de posicionamento de cateteres, sondas, drenos, vazamentos ou obstrução de tubos orotraqueais, alarmes inapropriadamente desligados, falhas de equipamentos não são infrequentes.[2]

Iniciativas de qualidade no setor hospitalar e, em especial, no ambiente de UTI, embora tenham suas origens sistemáticas após a Segunda Guerra Mundial, ainda não encontraram modelo ideal, com métricas padronizadas, que permita a redução sustentável de eventos adversos, e o aumento da qualidade percebida pelo usuário do sistema, como um todo.

De modelos clássicos da gestão da qualidade, até inovações, vindas de outras áreas de conhecimento como a aviação, uma série de ferramentas serão aqui discutidas e servem de base para melhoria contínua de uma UTI.

HISTÓRICO

O conceito de gestão da qualidade está ligado a fatos históricos, que ajudam sua compreensão.

A época dos artesãos pregava o domínio completo de todo o ciclo de produção. O foco era o resultado final e não o processo. A inspeção feita pelo próprio autor do produto era o embrião do controle da qualidade. Até o final do século XIX, esse paradigma predominava. Veio a revolução industrial, em que a customização foi substituída pela padronização e produção em larga escala.[3] Nasceu a chamada "gestão científica", desenvolvida por Frederick Taylor, em 1911, definida com base em métodos de produção em massa (linha de montagem) e estudos de tempo e movimento:

- **De um lado:** engenheiros com boa educação, para desenharem os processos;
- **Do outro lado:** trabalhadores incultos que faziam o que se lhes mandava: peças de uma engrenagem.

As necessidades do cliente não eram necessariamente direcionadas, quando da concepção do produto. Nesse período, então, deixaram de ser priorizados alguns aspectos importantes da gestão da qualidade moderna. Na década de 1930, o controle da qualidade evoluiu bastante com o desenvolvimento de sistema de medidas, das ferramentas de controle estatístico do processo e do surgimento de normas específicas. Após a Segunda Guerra Mundial, foi fundada a American Society of Quality Control, atualmente a American Society for Quality. Edwards Deming foi ao Japão em 1947 ajudar o general Douglas Mac Arthur a reconstruir aquele país. Suas ideias, focadas no processo e sua mensuração, encontraram forte apoio da liderança local. Segundo Deming, 15% a 20% da qualidade ruim da produção relacionam-se ao indivíduo e, 80% a 85%, à gestão, processos e sistemas impróprios.[4]

Taichi Ohno desenvolveu o sistema de manufatura da Toyota no Japão, no período em que Deming esteve lá. Esse sistema enfatizava o trabalho com fluxo contínuo e a redução de perdas. Fazia parte do sistema, a responsabilização parcial da qualidade do produto pelo colaborador da linha de frente. A lógica disso era detectar precocemente, um defeito no processo, para correção e aprendizado do erro. Nos dias atuais, alguns hospitais pelo mundo usam uma variação do modelo de Ohno, chamado Lean.

Uma grande mudança na saúde ocorreu na década de 1960, quando Avedis Donabedian, um médico libanês, migrou para a América, onde estudou e passou a maior parte de sua carreira. É dele a autoria de um dos artigos fundamentais na área da qualidade em saúde, com a proposta do conceito "Estrutura, Processos e Desfecho". Muitas organizações de saúde utilizam essa abordagem como sistema de gestão da qualidade.

Em 1987, quando do início da globalização, surgiu o modelo normativo da ISO (International Organization and Standardization) para a área de gestão da qualidade. A ISO 9000 difundiu-se rapidamente tornando-se requisito de ingresso em muitas cadeias produtivas, em especial a automobilística, que inclusive criou normativas adicionais.

O programa mais recente de qualidade surgiu no final da década de 1980, na Motorola, chamado Seis Sigma, difundindo-se nos Estados Unidos por causa do excelente resultado na General Electric (GE), com o CEO Jack Welch. Esse programa apresenta várias características dos modelos anteriores, como o forte pensamento estatístico, porém, vai mais longe, incluindo o alinhamento estratégico da qualidade, desdobrado em projetos prioritários institucionais, além da associação às ferramentas Lean.

Ao chegarmos à gestão da qualidade atual, encontramos alguns dos conceitos da época artesanal, como a busca da proximidade às demandas do cliente e maior customização.

CONCEITO

Apesar do uso cotidiano do termo qualidade, é difícil um consenso dos autores, daquilo que seria seu conceito ideal. A adequação ao propósito, a ausência de defeitos ou a conformidade com as especificações, são definições superficiais conhecidas. A tendência hoje é envolver o cliente (na saúde, o paciente) e a percepção real do valor agregado pelo serviço prestado. Segundo Rodrigues,[5] qualidade é o que o cliente percebe ou entende por valor, diante de suas experiências prévias, do mercado, da sociedade e das tecnologias disponíveis.

O National Quality Measures Clearinghouse cita cinco domínios da qualidade:[6]
- Estrutura de cuidados;
- Processo de cuidados;
- Desfecho do cuidado;
- Experiência do paciente com o cuidado;
- Acesso no tempo certo e apropriado ao cuidado.

Embora as três primeiras categorias sejam parecidas ao modelo proposto por Donabedian, surgem dois novos domínios: a experiência do cuidado, destacando a percepção do paciente; e o acesso ao cuidado, refletindo o tempo adequado de atendimento e a importância operacional do serviço de saúde.

O Institute of Medicine (IOM), considera qualidade, o grau com que os serviços de saúde aumentam a chance de se atingir desfechos desejados de saúde tanto de indivíduos quanto de populações, sendo consistentes com o conhecimento profissional corrente.

Esforços na melhoria do atendimento podem ser concentrados em seis dimensões descritas pelo IOM: segurança, efetividade, cuidados centrados no paciente, oportunidade, eficiência e equidade.

Por fim, o Institute for Healthcare Improvement (IHI), resumiu esses domínios no chamado *Triple Aim*, para a garantia da qualidade: otimizar a experiência do cuidado, melhorar a saúde de populações e reduzir o custo *per capita* do cuidado de saúde a populações. Esses componentes não são independentes entre si, sendo um exercício de equilíbrio, com o propósito final de melhorar a qualidade e, ao mesmo tempo, controlar ou reduzir custos.

FERRAMENTAS DA QUALIDADE

As ferramentas da qualidade asseguram a viabilização das diretrizes básicas da gestão da qualidade. São mecanismos de seleção e implantação de melhorias no processo de atendimento ao paciente ou de um sistema de alta complexidade como uma UTI. Tem como papel primordial, a orientação da ação do usuário. São métodos estruturados que visam a atingir melhorias desejadas, com facilidade de uso, lógica e sequência coerente de ações, etapas de implantação, foco na solução.

Existem várias soluções, que podem ser apropriadas para momentos e situações diferentes. A maior parte dos problemas de qualidade dentro de Unidades de Terapia Intensiva pode ser abordados por metodologias simples. A liderança da UTI deve ter foco nas prioridades e formar times de profissionais motivados e capacitados para a utilização da metodologia que solucionará problemas. Entre as ferramentas mais utilizadas, o Masp (Método de Análise e Solução de Problemas) e o PDCA (Planejar, Fazer, Checar e Agir – do inglês *plan, do, check, act*), integrados ou não, são resumidos neste capítulo. Para as situações em que as ferramentas de planejamento necessitam ser mais robustas, como no caso de cenários de resolução complexa e projetos extensos, as soluções como a metodologia Lean Six Sigma e o gerenciamento de projetos PMBOK são as referências, atualmente.

MASP (MÉTODO DE ANÁLISE E SOLUÇÃO DE PROBLEMAS)

Procedimento utilizado para detecção e solução de problemas. Problema é, conceitualmente, o resultado indesejado de um trabalho. O objetivo da metodologia é:
- Analisar e priorizar problemas;
- Identificar as situações que exigem atenção e muitas vezes não estão claras;
- Estabelecer o controle dessas situações;
- Planejar o trabalho de solução dessas situações.

O MASP tem oito fases: identificação do problema, observação e análise das características do problema, criação do plano de ação e controle do problema, ação para eliminar causas (execução do plano de ação), verificação para confirmar a eficácia das ações propostas, padronização das ações que deram certo e conclusão.

Não utiliza ferramenta de análise estatística. Admite o uso de metodologias básicas de qualidade para facilitar a solução dos problemas, como gráficos de Pareto e diagrama de causa e efeito (Ishikawa).

PDCA (*PLAN-DO-CHECK-ACT*)

O ciclo PDCA foi idealizado na década de 1920 e efetivamente aplicado por Deming na década de 1950 (Figura 280.1). Tem, por princípio, tornar claro o fluxo para obtenção da melhoria da qualidade de processos. Pode ser utilizado como base para o MASP ou de forma isolada.

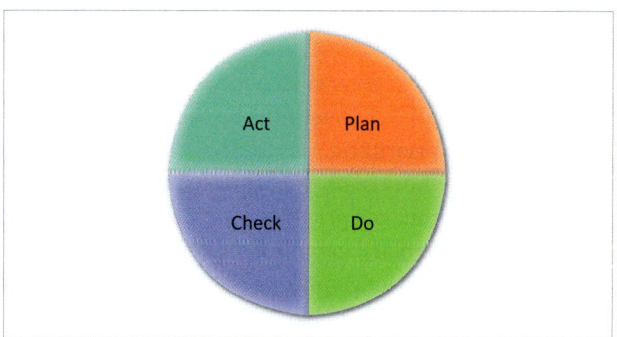

FIGURA 281.1. Ciclo PDCA (*Plan-Do-Check-Act*).

Sua fase de planejamento (*Plan*) estabelece metas de melhorias e define objetivos a serem alcançados, métodos utilizados, planos de ação e cronograma. Na fase de execução (*Do*), ocorre, geralmente, projeto-piloto, em que o plano de ação é colocado em prática. A finalidade é ver se a execução está dentro do planejado e obter dados para a próxima fase.

Na checagem (*Check*), os processos e os resultados do projeto-piloto são analisados em busca de melhorias operacionais e adequação aos fins. Um plano de ação com metas finais e fluxos de operação padronizados é gerado. Na fase agir (*Act*), as medidas corretivas tomadas são colocadas em prática e o processo otimizado entra definitivamente na rotina do setor. É importante frisar que, em determinados processos, vários ciclos PDCA podem ser necessários. O conceito do ciclo PDSA com o "S" referindo-se a *standard* ou padronização, seria a última fase desses ciclos de melhoria.

LEAN SIX SIGMA (LSS)

Metodologia que procura a redução de desperdícios e variabilidade, associando o Lean (cuja origem vem do sistema Toyota de produção) e o Six Sigma, sistema disciplinado de avaliação daquilo que é crítico para a qualidade e satisfação do cliente, por meio de metodologias estatísticas rigorosas.[6]

As equipes são lideradas por especialistas em Six Sigma (*black belts* ou *green belts*), com base no método DMAIC (**D**efine, **M**easure, **A**nalyze, **I**mprove, **C**ontrol) (Figura 281.2). Para cada método, uma série de ferramentas são propostas para atingir os objetivos de cada etapa.

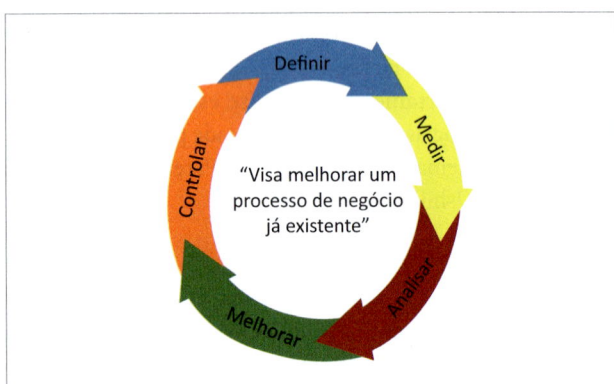

FIGURA 281.2. Ciclo DMAIC.
Fonte: http://www.flickr.com/photos/motivationalposters/4287123013/.

- *Define* (**Definir**): fase de definição com precisão do escopo do projeto.
- *Measure* (**Medir**): determina o foco do problema.
- *Analyze* (**Analisar**): determina as causas do problema para solução prioritária.
- *Improve* (**Melhorar**): propõe, avalia e implementa soluções para o problema prioritário.
- *Control* (**Controlar**): garante a manutenção do resultado e da meta, em longo prazo.

A principal aplicação do Lean Six Sigma encontra-se em projetos de curta duração (no máximo 6 meses), em que a causa-raiz do problema levantado pelo cliente não é claramente conhecida e o foco é a redução de variabilidade. A redução de custos com projetos LSS pode ser marcante.[7]

GERENCIAMENTO DE PROJETOS PELA METODOLOGIA PMBOK

Segundo o Project Management Institute (PMI), consiste na aplicação de conhecimentos, habilidades e técnicas para a execução de projetos de forma efetiva e eficaz. Modelo de competência estratégica para organizações, permitindo com que elas unam os resultados dos projetos com os objetivos do negócio – e, assim, competir mais em seus mercados. O conhecimento do gerenciamento de projetos possui nove áreas:

- Gerenciamento da integração;
- Gerenciamento do escopo;
- Gerenciamento de custos;
- Gerenciamento da qualidade;
- Gerenciamento das aquisições;
- Gerenciamento de recursos humanos;
- Gerenciamento das comunicações;
- Gerenciamento de riscos;
- Gerenciamento de tempo;
- Gerenciamento das partes interessadas.

Cabe ao gestor da UTI, em conjunto com a equipe multiprofissional, analisar os pontos de melhoria, e definir o tipo de metodologia a ser utilizada, customizando soluções para cada situação. É importante frisar que o ciclo PDCA, na grande maioria dos casos, pode ser resolutivo. As metodologias Lean Six Sigma e PMBOK necessitam de profissionais treinados e preparados para utilizá-las no ambiente da saúde.

PROTOCOLOS E DIRETRIZES

O cuidado do paciente crítico tornou-se consistentemente complexo, uma vez que a gravidade é intensificada a cada dia, o número de pacientes que necessitam de internação em UTI eleva-se, bem como o nível de evidência de intervenções que sustentam o atendimento adequado desse grupo de pacientes. É cada vez mais problemático para o intensivista, lidar com tantas tarefas, atualizar-se com a quantidade de informações científicas disponíveis, tornando o atendimento efetivo e seguro.

A utilização de protocolos e diretrizes, com base em evidências e na melhor prática, embora não seja o único método para reduzir a variação no atendimento e garantir mais segurança ao paciente, é estratégia comumente utilizada nas UTI de todo mundo.

Consciente desse fato, a European Society of Intensive Care Medicine criou em 2009, uma *task-force* para definir um conjunto de indicadores de qualidade e segurança, que deveriam ser utilizados por todas as UTI. Essa *task-force* desenvolveu uma diretiva para a mudança, assinada por 57 organizações nacionais e internacionais de cuidados intensivos, na Declaração de Viena.[8] Uma das solicitações da *task-force*, era alcançar a identificação de um conjunto de indicadores,[9] que poderiam ser usados para medir a qualidade dos cuidados prestados em qualquer unidade de terapia intensiva para conduzir futuras melhorias no desempenho. Por meio da utilização de um processo Delphi modificado foram identificados 13 indicadores que reunem o consenso de mais de 75% dos participantes.[9]

Esses critérios garantem uma base, por meio da qual a gestão da qualidade nas UTI tem parâmetro mínimo, considerado adequado para o funcionamento da unidade.

O Quadro 281.1 mostra o conjunto de diretrizes propostas para desenvolvimento de protocolos de qualidade e segurança dentro de critérios básicos estabelecidos pela European Society of Intensive Care Medicine.

QUADRO 281.1. Definições de critérios básicos de qualidade pela European Society of Intensive Care Medicine.

1. A UTI deve preencher os requisitos básicos legais do país de origem
2. Existência de um programa de notificação, análise e melhorias para eventos adversos
3. Visita multidisciplinar de rotina
4. Procedimento de transferência de informações padronizado nas altas, garantindo a continuidade do cuidado ao paciente
5. Disponibilização de 1 intensivista 24h, como consultor
6. Análise de desfecho por meio da taxa de mortalidade padronizada (SMR)
7. Monitorização e análise de readmissões em 48h da alta da UTI
8. Protocolo de prevenção e monitorização da taxa de infecção relacionada com cateter venoso central
9. Monitorização e prevenção de extubações endotraqueais não planejadas

Fonte: Adaptado de Rhodes A, Moreno RP, Azoulay E.[9]
SMR: *Standard Mortality Ratio* = Taxa de Mortalidade Padronizada ou Ajustada

OTIMIZAÇÃO DA *PERFORMANCE* EM UTI

O ambiente da saúde pode ser visto como um sistema com características distintas, em que a tecnologia, a infraestrutura complexa e o fator humano coexistem. Apesar da inter-relação entre as diversas áreas, a ausência de um pensamento sistêmico é regra, e com isso, cada setor ou departamento cria sua cultura, da emergência para o banco de sangue, do centro cirúrgico para a UTI. Um dos aspectos mais afetados por conta dessa segmentação é a segurança do paciente. Já que falamos de um sistema, em que o fator humano tem papel central, erros acontecerão. O que fará a diferença é a atitude proativa, em busca de métodos preventivos, que diminuam a probabilidade de ocorrência do erro.

A *performance* de uma UTI é influenciada pela cultura de segurança e a forma como os erros são tratados. A notificação de eventos adversos e quase erros, bem como a busca por processos preventivos para os pontos frágeis, prevalecendo um ambiente sem culpa, levam ao aprendizado único, que garante a melhoria contínua.

Lições de outras áreas de conhecimento são de extrema importância.

A aviação é um dos setores que serviram de inspiração para as ações de melhoria de *performance* na saúde. Três aplicações destacam-se: o modelo do queijo suíço de Reason,[10] *checklists*[11] e a otimização da *performance* do fator humano, com o Crew Resource Management,[12] que aborda as melhorias na comunicação, assertividade, consciência situacional, trabalho em equipe, liderança, entre outros domínios.

Em conjunto, esses fatores podem ser utilizados para otimizar a *performance* da UTI, destacando a importância do trabalho sistêmico com outras áreas do hospital, o que evita a criação de "ilhas de excelência" isoladas.

- **Notificação de erros ou eventos adversos:** a literatura recente mostra que em ambiente onde a cultura se mostra menos punitiva, notificações espontâneas são mais frequentes.[13] As ferramentas para mitigação do erro e análise de causas-raiz geram aprendizado e processos preventivos, além de contribuir para solidificar a cultura de segurança.
- **Modelo do queijo suíço:** argumenta que erros em sistemas complexos não são causados por um evento isolado. Ao contrário, um número de condições alinha-se antes de atingir e causar dano a um paciente. Seriam "os buracos" do queijo suíço. Essas condições são classificadas como falhas ativas ou condições latentes. Falhas ativas são atos cometidos por pessoas que colocam em risco a segurança do paciente ou sistema. Condições latentes são riscos "invisíveis" do sistema. O conhecimento desses fatores leva a confecção de barreiras preventivas, que normalmente impedem a ocorrência de dano ao paciente.
- **Checklists:** ferramenta que permite a lembrança dos passos de um processo, evitando a omissão de uma etapa-chave que colocaria em risco o paciente. Gawande e colaboradores[11] reduziram a mortalidade em pacientes cirúrgicos, com um *checklist* de segurança, mesmo em países com recursos escassos. Pronovost e colaboradores[14] reduziram dramaticamente a taxa de infecção relacionada ao cateter central em UTI com o uso de *checklist* como ferramenta de aplicação de *bundles* de prevenção de infecções de corrente sanguínea relacionada com o uso de cateteres.
- **Crew resource management:** treinamento de competências não técnicas, que foca a dinâmica do cuidado com a equipe de colaboradores e o aperfeiçoamento da *performance* humana. Considera que a inteligência coletiva e a habilidade do trabalho em equipe, superam o componente individual. Discute o conceito da distância de poder e coloca as pessoas em igualdade de condições; no quesito segurança, não importa a função ou o cargo que ocupem. Prepara o profissional da área de alto risco na otimização da sua consciência situacional, assertividade, tomada de decisão, comunicação e noção exata de riscos existentes para o paciente, para o próprio colaborador e para o ambiente.
- **Briefings, visita multidisciplinar, padronização do handover:** mecanismos de padronização da informação e comunicação. O *briefing* realizado no início de cada plantão tem como função principal a criação de um modelo mental, comum entre os profissionais da

equipe interdisciplinar de uma UTI. Com isso, riscos latentes, condições de emergência potenciais, são compartilhados e resolvidos de forma prioritária. A consciência situacional eleva-se.

O papel da visita multidisciplinar é reunir os profissionais dedicados ao paciente e, liderados por aqueles responsáveis pelo seguimento horizontal (conduta diária), determinar o plano terapêutico, um conjunto de condutas e informações a serem seguidas pela equipe, com um objetivo comum. Por fim, a padronização do *handover* (ou passagem de plantão) garante que a responsabilidade da transferência do cuidado e da informação será garantida.

- **Sistemas eletrônicos de informações gerenciais:** melhoram a eficiência do cuidado pela coleta e organização de dados, previamente anotados em papel, provendo imediato acesso, mesmo remoto, a informações sobre o paciente. Pode reduzir a solicitação redundante e desnecessária de exames, procedimentos, além de facilitar a comunicação entre a equipe multiprofissional. É responsável pelo aporte de dados, que podem servir para análise de indicadores de qualidade. Apesar desses benefícios, os sistemas atuais necessitam de aperfeiçoamento. Alguns fatores relacionados a falhas cognitivas de operação desses sistemas envolvem: erros de prescrição de cuidados médicos e da equipe multidisciplinar, eventual aumento de carga de trabalho e desvio da atenção do paciente para o computador, alterações na gestão da rotina da UTI, dependência da tecnologia, notadamente em ambientes sem planos alternativos a sua eventual falta.

A discussão detalhada de alguns desses itens citados ocorrerá em outros capítulos do livro.

INDICADORES DE QUALIDADE – O QUE SÃO INDICADORES?

As boas práticas de gestão moderna estabelecem que todas as atividades sejam orientadas por processos e não somente por resultados. O resultado mensurável de um processo identificando o seu êxito, é chamado INDICADOR, sendo parte fundamental do ciclo PDCA. Cada indicador está associado a determinado valor – o patamar de avaliação – a partir do qual é obrigatório investigar o que se está passando. Para alguns indicadores (p. ex.: a morte de um paciente durante o transporte intra-hospitalar, este valor é zero, ou seja, cada evento tem de ser analisado em detalhe).

O indicador permite a avaliação de uma estratégia adotada, bem como as informações utilizadas como base para o planejamento, além de formatar série histórica, que permite a avaliação evolutiva dele ou sua referência a outro indicador-*benchmarking*.

COMO E POR QUE SURGIRAM OS PRIMEIROS INDICADORES?

Dentro do conceito de que a cura é uma arte, a medicina é uma profissão, mas a saúde é um negócio, e como tal deve ter garantida a sua sustentabilidade social e econômica, precisando, assim, demonstrar seu desempenho quanto aos requisitos esperados pelas partes interessadas: gestores, profissionais que realizam a assistência, clientes e a sociedade como um todo. Além disso, nos dias de hoje é fundamental o acompanhamento dos indicadores relacionados à segurança dos serviços prestados.

COMO SE DEFINE UM INDICADOR?

A identidade de um indicador deve conter sempre:

- Sua definição;
- A indicação da forma de coleta do dado que constitui o indicador;
- A sua fonte;
- A periodicidade de medida;
- A fórmula do cálculo, caso haja;
- O responsável por realizar a coleta;
- O padrão de comparação ou meta.

Um indicador pode ser classificado como fazendo parte de três níveis hierárquicos: estratégico, gerencial ou operacional, sempre se levando em conta a missão da organização. Tomando como exemplo a missão de uma dita empresa de prestação de serviço de saúde com qualidade e segurança, norteado pela ética e de forma sustentável, podemos analisar a Figura 281.3.

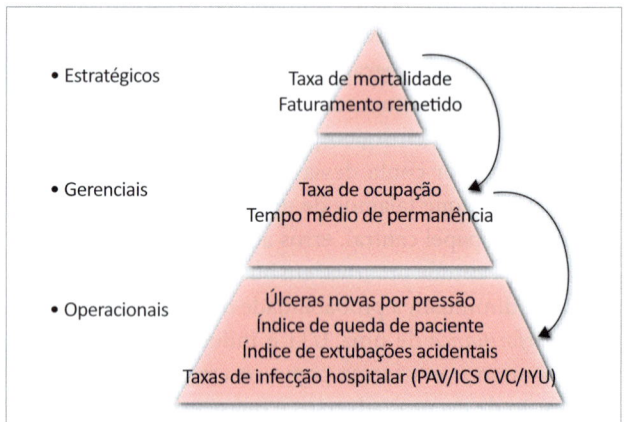

FIGURA 281.3. Distribuição de indicadores conforme o planejamento da unidade.

- **Nível estratégico:** deverão ser acompanhados pela alta administração os indicadores referentes à segurança e sustentabilidade (econômica e de satisfação por parte dos clientes). Sendo assim, serão analisados a **taxa de letalidade padronizada** (resultado da razão entre taxa de mortalidade observada na unidade e a prevista pelo sistema prognóstico SAPS III), a **pesquisa de satisfação aplicada aos clientes-pacientes e familiares e a margem financeira**.

- **Nível gerencial:** esses indicadores terão como grandes responsáveis pelo acompanhamento, os coordenadores da unidade, facilitando o alcance, principalmente, dos indicadores de sustentabilidade.
- **Nível operacional:** são os indicadores que dizem respeito ao processo como um todo, sendo de responsabilidade do coordenador da unidade seu acompanhamento para fortalecer a qualidade técnica.

Os indicadores servem, assim, para serem os pontos de controle que tornam possível a análise contínua do processo de assistência em uma CTI e a implementação de novas estratégias, que garantam a efetividade, segurança e qualidade de qualquer serviço de saúde.

IMPLEMENTAÇÃO DE MUDANÇAS NA GESTÃO DA QUALIDADE

Existe um vasto número de pesquisas sobre a eficácia de programas de mudanças em outras indústrias ou sistemas. No geral, os resultados são desanimadores, com taxas de sucesso variando de 10% a 40%.[15]

Mudanças organizacionais podem ser bem ou mal conduzidas, dependendo do quão bem são aplicados os conceitos envolvidos nesses processos.

Não existirá mudança de qualquer espécie, enquanto as pessoas que nela estejam envolvidas não assumirem e desempenharem seus novos papéis, constituídos de novos padrões de comportamento necessários à sua nova condição.[16] As metas não serão atingidas se as pessoas não sentirem conexão entre seu próprio comportamento e o assunto macro da organização.

Novos padrões de comportamento podem significar quatro níveis de mudanças nas pessoas.[17] O primeiro é a fase da resistência ou incômodo. Em seguida, a equipe isenta-se de responsabilidade ou não se considera envolvida diretamente na mudança. O terceiro nível é a obediência para admitir a mudança. Por fim, a apropriação e o envolvimento ocorrem. Interessante citar a importância da figura do líder em todo o processo de mudança, essencial na velocidade adequada da implementação da mudança.

A Figura 281.4 representa a relação entre tempo e dificuldade de realização desses níveis de mudança, segundo Cavana.[16]

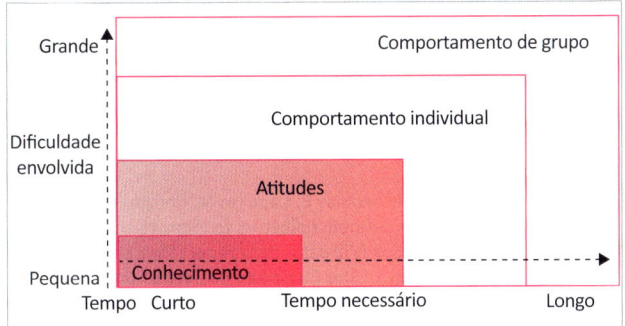

FIGURA 281.4. Tempo e dificuldades na gestão da mudança.

As mudanças de atitude e comportamento são geralmente as mais difíceis. As experiências vivenciadas ao longo da vida fazem o ser humano formatar um modelo mental que padroniza suas reações. O esforço para alterar tal modelo mental é árduo.

A liderança faz a diferença, e é imprescindível e crucial. Possibilitar ao indivíduo experiências marcantes faz com que ele acredite (tenha crenças) que, tomando a iniciativa das ações propostas para as mudanças, consiga atingir o resultado. É a chamada cultura organizacional com base em responsabilidades.[17]

Determinar a liderança e definir os papéis nas mudanças propostas para a melhoria da *performance* e qualidade, é passo fundamental e muitas vezes negligenciado, que tem relação proporcional ao insucesso da implementação de programas de qualidade.

Uma vez montada a equipe, definida a liderança, determinado um objetivo a ser atingido, a implementação é feita por meio de ferramentas de gestão. A Society of Critical Care Medicine promoveu uma força-tarefa para desenvolver um guia prático de implementação de melhorias de qualidade em ambiente de UTI.[18] Da mesma forma, o IHI (Institute for Healthcare Improvement) disponibiliza, em seu *site*, alguns documentos para engajamento de profissionais da saúde e ferramentas de implementação e gestão da mudança.[19-20] Uma delas, propõe a participação ativa de médicos na incorporação da qualidade e segurança do paciente.[19] E é composta de várias etapas, como visto na Figura 281.5.

O primeiro passo do modelo do IHI é ter um propósito comum. Como visto no CRM, somos mais fortes unidos e com trabalho em equipe funcionando bem. A presença ativa do *top management*, garantindo o apoio à mudança, é realçada. O segundo passo é a revisão dos valores centrais de cada um dos envolvidos, o significado de fazer parte do sistema de saúde e por que engajar na busca pela qualidade. O trabalho nessa fase busca aperfeiçoar a cultura organizacional e fortalecer a cultura de segurança. A terceira etapa define a tarefa dos médicos, segmentando iniciativas de forma customizada para cada profissional. A seguir, na quarta etapa, são encontrados métodos de engajamento que melhor se adaptam à proposta de melhoria, padronizando o que pode ser padronizado. A etapa cinco é a demonstração de apoio irrestrito ao time, que promove a mudança pela qualidade. Por fim, na etapa seis, a adoção de um estilo de engajamento, com o senso comum de urgência pela mudança, mensagens cuidadosas e bem direcionadas, envolvimento dos médicos como parceiros, e desde o início, de forma transparente, valorizando cada proposta dos participantes do processo. Tornar o que é certo de ser realizado simples para tentativa e execução. Em todas as etapas do processo, a comunicação deve ser franca, honesta e aberta.

Essas etapas formam uma estrutura conceitual de abordagem para gerir mudanças e ter profissionais engajados para promovê-las.

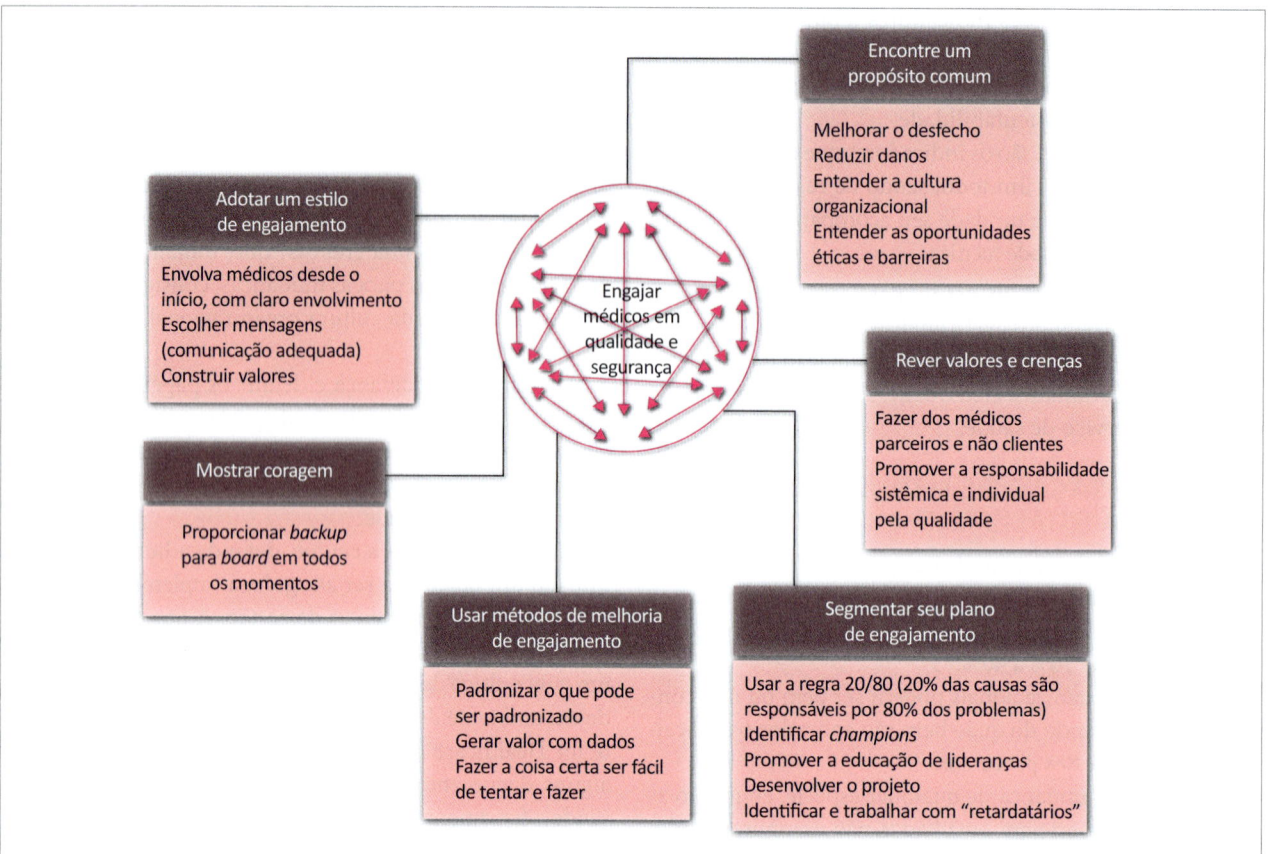

FIGURA 281.5. Engajando médicos em programas de qualidade e segurança.
Fonte: Adaptada de Curtis JR, Cook D, Wall R e colaboradores, 2006.[18]

A execução e o acompanhamento do projeto, o ciclo PDCA (visto anteriormente), é uma poderosa ferramenta de melhoria de qualidade, que serve de alternativa para essa fase da gestão da mudança.

CONSIDERAÇÕES FINAIS

A gestão da qualidade em Unidades de Terapia Intensiva possui *cases* que corroboram nossa opinião, de que é possível tornar o ambiente de alta complexidade de uma UTI mais seguro e melhor.[12-14] Apesar disso, ainda temos frequentes informações de eventos adversos e pouca atenção voltada pelos gestores a essa área. É fato que, desde a publicação do Institute of Medicine, "to Err is Human" em 1999,[21] apesar de todos os esforços, existe a percepção de que estamos distantes de um ambiente totalmente seguro na área hospitalar, onde a UTI está incluída.[22]

Apesar disso, temos uma grande oportunidade, por meio do trabalho multidisciplinar e da aplicação das ferramentas aqui descritas, de reverter esse cenário. O engajamento e as experiências são fundamentais para acreditarmos que nossas ações serão capazes de atingir a meta de tornar as UTI, ambientes onde a qualidade e a segurança não são um diferencial, e sim uma obrigação.

REFERÊNCIAS BIBLIOGRÁFICAS

1. James JT. A New, Evidence-based Estimate of Patient Harms Associated with Hospital Care. J Patient Saf. 2013;9:122-8.
2. Valentin A, Capuzzo A, Guidet B, Moreno R, Dolanski L, Bauer P, Metnitz PG. Patient safety in intensive care: results from the multinational Sentinel Events Evaluation (SEE) study. Intensive Care Med. 2006;32:1591-8.
3. Carvalho M, Paladini E, Bouer G, et al. In: Gestão da Qualidade, teoria e casos. 2º Ed. Rio de Janeiro: Editora Campus/Elsevier, 2012. p.1-23.
4. Best M, Neuhauser D. W Edwards Deming: father of quality management, patient and composer. Qual Saf Health Care. 2005;353:1405-9.
5. Rodrigues M. Me: Ações para a Qualidade. 4º Ed. Rio de Janeiro: Elsevier, 2012. p.3-61.
6. Pronovost A, Rubenfeld G. Quality in critical care. In: Chiche J-D., Moreno R, Putensen C, Rhodes A. Patient Safety and Quality of Care in Intensive Care Medicine. 1º Ed. Berlin: MWV, 2009. p.127-39.
7. Fernandes H, Pavan F, Ramos A. Metodologia Lean Six Sigma na área da saúde: aplicação em ambientes de alto risco – UTIs. Mundo Project Manag. 2014;57:72-8.
8. Moreno RP, Rhodes A, Donchin Y. Patient safety in intensive care medicine: the Declaration of Vienna. Intensive Care Med. 2009;35:1667-72.
9. Rhodes A, Moreno RP, Azoulay E, Capuzzo M, Chiche JD, Eddleston J, et al. Prospectively defined indicators to improve the safety and quality of care for critically ill patients: a report from the Task Force on Safety and Quality of the European Society of Intensive Care Medicine (ESICM). Intensive Care Med. 2012;38(4):598-605.
10. Reason J. Human error: models and management. BMJ. 2000;320:768-70.

11. Haynes AB, Weiser T, Berry W, Lipsitz SR, Breizart AH, Dellinger EP, et al. A surgical safety checklist to reduce morbidity and mortality in a global population. N Engl J Med. 2009;360:491-9.
12. Maynard T, Marshall D, Dean M. Crew Resource Management and Teamwork training in healthcare: A review of the literature and recommendations for how to leverage such interventions to enhance patient safety. Ad Healthcare Manag. 2012;13:59-91.
13. Linthorst G, Kallimanis-King BL, Douwes D, Hoekstra JB, de Haes JC. What contributes to internists' willingness to disclose medical errors ? Neth J Med. 2012;70:242-8.
14. Pronovost P, Needham D, Berenholtz Z, Sinopoli D, Chu H, Cosgrove S, et al. An intervention to decrease catheter-related bloodstream infections in the ICU. N Engl J Med. 2006;355:2725-32.
15. Miller D. Comprovando a gestão da mudança. Em: Gestão de mudança com sucesso. 1°Ed. São Paulo: Integrare Business, 2012. p.17.
16. Cavana D. Fundamentos do processo de mudança. In: Implantação de um Programa de Qualidade sob a Ótica de Gestão de Mudanças. 1° ed. Rio de Janeiro: Qualitymark, 2008. p.14-22.
17. Connors R, Smith T. Implementação da pirâmide de resultados para mudar a cultura. In: Mude a cultura de sua empresa e vença o jogo! 1° ed. Rio de Janeiro: Campus Elsevier, 2011. p.7-27.
18. Curtis JR, Cook D, Wall R, Angus DC, Bion J, Kacmarek R, et al. Intensive care unit quality improvement: A "how to guide" for the interdisciplinary team. Crit Care Med. 2006;34:211-8.
19. IHI document: Engaging Physicians: How the team can incorporate quality and safety. [Internet] [Acesso em 30 jan 2016]. Disponível em: http://www.ihi.org/resources/Pages/Publications/EngagingPhysiciansHowtheTeamCanIncorporateQualitySafety.aspx
20. Resar R, Rozich J, Simmonds T, Haraden CR. A Trigger Tool to Identify Adverse Events in the Intensive Care Unit. Jt Comm J Qual Saf. 2006;32:585-90.
21. Goodman J, Villarreal P, Jones B. The social cost of adverse medical events, and what we can do about it. Health Aff. 2011;30:590-5.
22. James J. A new, evidence-based estimate of patients harms associates with hospital care. J Pat Safety. 2013;9:122-8.

CAPÍTULO 282

GESTÃO DA QUALIDADE EM UNIDADE CORONARIANA

Marcia Makdisse
Marcelo Franken

DESTAQUES

- A customização dos protocolos e o engajamento do corpo clínico e da equipe multiprofissional são chaves para aumentar a adesão aos protocolos assistenciais.
- Para que as recomendações advindas da medicina baseada em evidências sejam, de fato, implementadas na prática clínica e beneficiem os pacientes, é necessário lançar mão de ferramentas e conceitos advindos de outra ciência, o da Melhoria da Qualidade Clínica (Clinical Quality Improvement).
- A monitorização contínua da prática clínica por meio de indicadores e a participação em registros de prática clínica (*benchmarking*) são ferramentas importantes para o processo de melhoria e qualidade assistencial.
- O fornecimento de *feedbacks* periódicos, tanto para o time assistencial quanto para a gestão, aumenta o engajamento e ajuda a criar uma cultura de qualidade e segurança.

INTRODUÇÃO

As unidades coronarianas, inicialmente destinadas ao cuidado de pacientes com infarto agudo do miocárdio, ao longo do tempo, passaram a atender pacientes com diversas condições cardíacas agudas. Sua principal vantagem é oferecer aos pacientes um ambiente que conta com equipe assistencial especializada e recursos tecnológicos que permitem a monitorização e o tratamento dessas condições clínicas, de forma mais ágil e efetiva. Estudos têm demonstrado melhor evolução clínica quando o tratamento desses pacientes é feito por cardiologistas.[1-2] Por outro lado, para que essas unidades sejam custo-efetivas é necessária a adoção de protocolos e rotinas com base em evidências científicas, e a monitorização contínua da prática clínica por meio de indicadores de qualidade assistencial, tanto de processos quanto de desfechos clínicos.

HISTÓRICO

Desde sua descrição por William Osler em 1910 até o início dos anos 1960, o tratamento da síndrome coronária aguda (SCA) pouco evoluiu.[3] Nessa época os pacientes que se apresentavam ao hospital com SCA eram tratados com analgesia (opiáceos), vasodilatadores (nitratos) e repouso no leito. Dessa forma, a mortalidade hospitalar excedia 30%.[4]

Em 1961, Desmond Julien[5] desenvolveu, em Edimburgo, o conceito de unidade de cuidados coronarianos, com base em quatro pilares:

1. Monitorização eletrocardiográfica contínua;
2. Ressuscitação cardiopulmonar com desfibrilador;
3. Agrupamento de pacientes com SCA em áreas dedicadas do hospital, com equipe treinada, e materiais e equipamentos disponíveis;
4. Autorização para que a equipe de enfermagem treinada iniciasse manobras de ressuscitação.

Posteriormente, nos Estados Unidos, Hughes Day[6] criou a expressão "unidade coronariana" e o conceito difundiu-se rapidamente pelo mundo, levando à diminuição da mortalidade por SCA em até 50%.

Em 1967, Killip e Kimball[7] descreveram a experiência com 250 pacientes consecutivos, internados em uma unidade coronariana, comprovando a redução significativa da mortalidade, principalmente em pacientes que não apresentavam com choque cardiogênico. O advento do cateter de Swan-Ganz permitiu a melhor compreensão das alterações hemodinâmicas relacionadas com o infarto.[8] Entretanto, somente na era da reperfusão (inicialmente com a fibrinólise) foi possível limitar o tamanho da área infartada, e, com isso, diminuir a incidência de choque cardiogênico.[9]

Destaca-se ainda o importante papel das unidades coronarianas na seleção e inclusão de pacientes em protocolos de pesquisa clínica, que permitiram grandes avanços no manejo das SCA, nos dias atuais.

Dessa forma, a unidade coronariana evoluiu com o passar do tempo de uma unidade para detecção e terapêutica de arritmias fatais no IAM, para uma unidade de cuidados cardiológicos intensivos, tornando-se ainda um local de referência para o tratamento de cardiopatias dentro da comunidade, servindo como local para o aconselhamento cardiológico no cuidado de cardiopatias agudas intra-hospitalares.[10]

CONCEITO DE QUALIDADE

Entre as diversas definições de "Qualidade" no contexto da assistência prestada nos serviços de saúde, a mais difundida é a proposta pelo Institute of Medicine (IOM), posteriormente adotada pela Organização Mundial de Saúde (OMS) e referendada em documento publicado pela Agência Nacional de Vigilância Sanitária (Anvisa):[11-12] "Grau em que os serviços de saúde prestados aos indivíduos e populações aumentam a probabilidade de se obter os desfechos desejáveis, de acordo com o conhecimento atual".

O IOM também definiu as várias dimensões da qualidade que devem ser almejadas pelos serviços que desejam ser reconhecidos pela qualidade da assistência prestada: segurança (evitar os danos decorrentes da assistência), efetividade (assistência baseada em evidência científica), assistência centrada no paciente (respeito e atenção a preferências, necessidades e valores dos pacientes), assistência no tempo adequado (reduzir esperas e atrasos nos atendimentos), eficiência (evitar desperdícios), equidade (a assistência não deve variar em virtude de características individuais).[13]

Outra visão de qualidade em assistência, e que tem muita aplicabilidade na área de cardiologia, foi a apresentada pela agência americana de qualidade e pesquisa em serviços de saúde (Agency for Healthcare Research and Quality, US Department of Health and Human Services):[14] "Fazer o procedimento certo, no momento certo, de maneira certa, para a pessoa certa, e com isso obter os melhores resultados possíveis".

Conceitos advindos da Medicina Baseada em Evidência e do movimento de Melhoria da Qualidade Clínica (Clinical Quality Improvement) têm sido fundamentais para a incorporação do conhecimento científico na prática clínica, bem como para o redesenho de processos assistenciais, visando combater dois grandes fatores que comprometem a qualidade e a segurança da assistência: a variabilidade da prática clínica e a fragmentação dos processos assistenciais.[15]

Estudos têm demonstrado, no entanto, que apenas focar em protocolos e processos assistenciais pode não ser suficiente. Os hospitais considerados de alta *performance* em qualidade assistencial caracterizam-se por uma cultura organizacional que, com base em valores e metas, apoia de forma incondicional as ações de melhoria em todos os níveis da instituição, com envolvimento da alta administração, participação maciça do *staff*, boa comunicação e coordenação entre os grupos envolvidos, transparência e abordagem não punitiva na análise dos eventos adversos graves e disponibilização de programa de educação continuada.[16]

MÉTRICAS DE QUALIDADE

A monitorização contínua da qualidade deve fazer parte das atividades das unidades coronarianas. As métricas utilizadas para monitorizar a prática clínica e subsidiar o planejamento das ações de melhoria são, geralmente, selecionadas com base no perfil da unidade coronariana (taxa de ocupação, complexidade, complicações e problemas observados etc.), no alinhamento com as demais unidades assistenciais (as métricas de qualidade do infarto agudo do miocárdio, por exemplo, devem ser compartilhadas com toda a instituição, uma vez que abrangem toda a internação, desde a admissão até a alta), no modelo de gestão e no grau de engajamento do corpo clínico (adesão a rotinas e protocolos, avaliação de desempenho, *feedback* e programa de incentivos), entre outros.

O painel de indicadores (*Dashboard*) deve conter indicadores de processo, que medem a adequação do processo assistencial, e de resultado ou desfecho clínico, que avaliam a evolução clínica dos pacientes.

Nos Quadros 282.1 e 282.2 estão descritos, respectivamente, os indicadores de processo e resultados mais citados na literatura, para a monitorização da qualidade em unidade coronariana.[17,18,19,20,21]

QUADRO 282.1. Indicadores de processos utilizados em unidades coronarianas.

Processo	Indicadores
Agilidade no atendimento PCR (Código azul)	• Intervalo entre o colapso e a chegada do TRR em até 3 minutos (minutos) • Início das compressões torácicas antes da chegada do TRR (%) • Retorno da circulação espontânea pós-PCR (%) • Início da hipotermia em até 6 horas pós-retorno da circulação espontânea para pacientes em coma (%) • Alta hospitalar pós-PCR (%)
Alocação correta dos pacientes	• Alocação correta (%)
Infarto agudo do miocárdio	• Tempo até reperfusão (porta-balão, porta-agulha) (%) • Prescrição de ácido acetilsalicílico (%) • Prescrição de inibidor da ECA/BRA para pacientes com disfunção ventricular (%) • Prescrição de betabloqueador (%) • Prescrição de estatina (%) • Encaminhamento para reabilitação cardíaca (%) • Aconselhamento para cessação do tabagismo (%)
Insuficiência cardíaca (IC)	• Avaliação da função ventricular (%) • Prescrição de inibidor da ECA/BRA (%) • Prescrição de betabloqueador (%) • Aconselhamento para cessação do tabagismo (%) • Medida diária do peso corporal (%) • Orientações sobre IC antes da alta (dieta, medida diária do peso corporal, uso de medicações, sinais e sintomas de piora, plano de seguimento pós-alta)
Diabetes	• Hipoglicemia, hiperglicemia
Infecção	• Infecção de corrente sanguínea relacionada com cateter venoso central (por 1.000 cateteres/dia) • Pneumonia associada à ventilação mecânica (por 1.000 VM/dia)
Prevenção de tromboembolismo venoso (TEV)	• Prescrição de profilaxia de TEV
Alta em tempo adequado	• Tempo médio de permanência na UCO • Altas, direto da UCO para a residência

TRR: time de resposta rápida; PCR: parada cardiorrespiratória; ECA/BRA: enzima conversora de angiotensina; UCO: unidade coronariana.

QUADRO 282.2. Indicadores de resultados (desfechos) mais comumente utilizados em unidades coronarianas.

Processo	Indicadores
Complicações de procedimentos	• Flebite pós-punção venosa (%) • Hematomas e complicações vasculares pós-angiografia ou angioplastia coronária (%)
Mortalidade	• Mortalidade da unidade coronariana (%) • Mortalidade do Infarto agudo do miocárdio (IAM) (%) • Mortalidade da insuficiência cardíaca (IC) (%) • Mortalidade da cirurgia cardíaca (%)
Readmissões não planejadas	• Total de readmissões não planejadas em 30 dias • Readmissões não planejadas em 30 dias – IAM • Readmissões não planejadas em 30 dias – IC

FERRAMENTAS DE MELHORIA DA QUALIDADE

A implementação de protocolos assistenciais, rotinas e políticas de qualidade e segurança do paciente são fundamentais para a melhoria da qualidade. O objetivo principal é nortear a prática assistencial levando à redução da variabilidade da prática clínica sem, no entanto, engessar essa prática. Deve-se ressaltar a necessidade de customização para a realidade de cada unidade coronária (nível de complexidade, recursos disponíveis, perfil dos pacientes atendidos etc.) e o engajamento do corpo clínico desde a elaboração até a sua implementação.

Protocolos, rotinas e políticas devem ser de fácil acesso para consultas e atualizados periodicamente. Um programa de educação continuada, com treinamentos presenciais, e-learnings e programas de capacitação devem ser oferecidos e revalidados, anualmente. Adotar uma meta anual de treinamento ajuda no planejamento dessas atividades.

A monitorização contínua de indicadores é fundamental para que dois (planejar e checar) dos quatro passos do ciclo de melhoria da qualidade (planejar, executar, checar e agir; PDCA = Plan, Do, Check, Act ou PDSA = Plan, Do, Study, Act) possam ser implementados. Esse ciclo de melhoria da qualidade deve fazer parte do mapa mental de todos os profissionais que atuam na unidade coronariana.[22] A metodologia Lean Six Sigma também tem sido utilizada para melhoria dos processos assistenciais na área de cardiologia.[23]

A realização de auditorias e o fornecimento de *feedbacks* periódicos, tanto para a equipe assistencial quanto para a gestão da unidade coronariana e para a administração do hospital, permitem o acompanhamento dos resultados e dá subsídios às ações de melhoria necessárias, além de ajudar a criar uma cultura de qualidade e segurança na instituição.

O painel de indicadores deve incluir as metas a serem atingidas de forma objetiva. As metas podem ser definidas com base em recomendações da literatura ou das sociedades de especialidades. Porém, a maneira mais eficiente de comparação é a participação em registros prospectivos de prática clínica, que permite a comparação do desempenho de cada hospital com os demais participantes (*benchmarking*), e dão uma ideia clara das oportunidades de melhoria no "mundo real". Os relatórios comparativos têm a vantagem, ainda, de apresentarem resultados ajustados para a complexidade de cada instituição. Bons exemplos desses registros são o Action Registry (registro de infarto agudo do miocárdio do American College of Cardiology, do qual participam mais de 900 hospitais), o STS National Database (registro de cirurgias cardiotorácicas da Society of Thoracic Surgeons) e o Elso Registry (registro de assistência circulatória, da Extracorporeal Life Support Organization).

EVIDÊNCIAS E BENEFÍCIOS DA GESTÃO DA QUALIDADE

Vários estudos têm sido publicados demonstrando o valor das estratégicas estruturadas e multifacetadas, ou seja, aquelas que utilizam diversas ações combinadas com o objetivo de reduzir a variabilidade da prática clínica e melhorar a evolução clínica dos pacientes. O Estudo Guidelines Applied in Practice Iniciative (GAP) é um bom exemplo da utilização desse tipo de estratégia para melhorar a qualidade da assistência prestada aos pacientes com infarto agudo do miocárdio. O estudo inclui 10 hospitais americanos e a abordagem era composta de uma apresentação inicial, com a disponibilização de um *kit* de ferramentas (*GAP tool kit*) para facilitar a adesão. Esse *kit* inclui a distribuição para a equipe médica de uma versão de bolso das diretrizes do tratamento do IAM da American Heart Association/American College of Cardiology, pacotes padronizados de prescrição e solicitação de exames, disponibilização de *critical pathways*, com um guia das atividades diárias da equipe de enfermagem durante a hospitalização, material educativo para os pacientes, um contrato de alta do paciente e uma tabela reportando o desempenho global do hospital. Os resultados desse estudo-piloto já demonstraram aumento significativo na adesão ao uso de AAS e betabloqueador, e na taxa de aconselhamento para cessação do tabagismo, porém, a taxa de uso do *kit* foi modesta, cerca de 25% dos casos.[24]

Um segundo estudo derivado do GAP, desenhado para avaliar mudanças no processo assistencial e uso do *GAP tool kit* para pacientes com IAM, realizado em cinco hospitais americanos, possibilitou a identificação de barreiras e de estratégias para superá-las. As barreiras identificadas foram a lentidão no processo de aprovação de novos formulários, a dificuldade em reunir todo o time assistencial nas fases de recrutamento, a educação e o *feedback*, a resistência dos médicos em utilizar prescrições pré-formatadas, a resistência das enfermeiras em utilizar formulários de alta pré-formatados, a dificuldade na identificação dos casos de IAM e a lentidão no processo de codificação e fechamento dos prontuários. As estratégias identificadas para derrubar essas barreiras foram o envolvimento de médicos e enfermeiros líderes de opinião no projeto, a definição do projeto como "piloto" (até que os resultados estivessem disponíveis para facilitar a aceitação do *staff* assistencial, inserir as reuniões do projeto na agenda de reuniões já existentes e oferecer *feedbacks* rápidos sobre o andamento e os resultados nessas reuniões), a utilização dos resultados de troponinas elevadas do laboratório para identificação dos casos potenciais e o envolvimento da equipe do serviço de arquivo médico e estatística no desenho de um fluxo mais rápido de liberação dos prontuários. Nesse segundo estudo, a taxa de uso de pelo menos uma ferramenta do *kit* foi de 93%.[25]

A experiência derivada da implementação do protocolo de infarto agudo do miocárdio do Hospital Israelita Albert

Einstein, que também utilizou um modelo de estratégia multifacetada, demonstrou melhora significativa na prescrição de AAS e betabloqueador. A mortalidade hospitalar foi menor no período após a implementação do protocolo (de 8,7% para 5,3%, $p = 0,04$). As intervenções incluíram a elaboração de um protocolo de IAM, seguindo as recomendações das diretrizes nacionais e internacionais, mas customizado para a realidade da instituição, com a participação de médicos formadores de opinião (p. ex.: a estratégia de reperfusão definida para a unidade hospitalar foi a angioplastia primária, e para a unidade satélite mais afastada, a fibrinólise), o estudo e a mudança em processos e fluxos de atendimento (criação da tecla IAM, que aciona simultaneamente as equipes de transporte, anestesia e hemodinâmica), a divulgação do protocolo e informe dos resultados obtidos nas reuniões com o corpo clínico e *staff* assistencial, a inserção dos indicadores de adesão ao protocolo no programa de benefícios ao corpo clínico com *feedback* pessoal anual, a elaboração de cartilha educativa para o paciente, o envio dos dados de adesão para os gestores das unidades, diretoria do hospital, agências externas (ANAHP, Associação Nacional de Hospitais Privados) e a publicação no *site* do hospital. Após sua implementação em 2005, o protocolo passou por um período de maturação de cerca de três anos, após os quais os indicadores atingiram níveis mais sustentáveis, demonstrando a incorporação dele no mapa mental de todos os envolvidos.[26]

CONSIDERAÇÕES FINAIS

As unidades coronarianas foram responsáveis por uma revolução no tratamento das coronariopatias agudas, com diminuição da mortalidade em mais de 50%. Com o tempo, essas unidades deixaram de ser exclusivas para o cuidado de pacientes com SCA, tornando-se unidades para cuidados de pacientes com cardiopatias agudas ou crônicas descompensadas. Dessa forma, a aplicação de recomendações baseadas em evidências, rotinas e protocolos é fundamental para que o desempenho seja otimizado, e desfechos favoráveis sejam alcançados. A monitorização da prática clínica por meio de ferramentas para a melhoria da qualidade clínica, de participação em registros de prática clínica e de fornecimento de *feedbacks* a toda a equipe assistencial são indispensáveis para que o benefício obtido seja sustentável.

REFERÊNCIAS BIBLIOGRÁFICAS

1. Casale PN, Jones JL, Wolf FE, Pei Y, Eby LM. Patients Treated by Cardiologists Have a Lower In-Hospital Mortality for Acute Myocardial Infarction. J Am Coll Cardiol. 1998;32:885-9.
2. Birkhead JS, Weston C, Lowe D. Impact of specialty of admitting physician and type of hospital on care and outcome for myocardial infarction in England and Wales during 2004-5: observational study. BMJ. 2006;332(7553):1306-11.
3. Ruff CT, Braunwald E. The evolving epidemiology of acute coronary syndromes. Nat Rev Cardiol. 2011;8(3):140-7.
4. Braunwald E. Cardiology: the past, present and future. JACC. 2003;42;2031-41.
5. Julian DG. Treatment of cardiac arrest in acute myocardial ischemia and infarction. Lancet. ii 1961:840-4.
6. Day HW. An intensive coronary care area. Dis Chest. 1963;44:423-7.
7. Killip T 3rd, Kimball JT. Treatment of myocardial infarction in a coronary care unit. A two year experience with 250 patients. Am J Cardiol. 1967;20(4):457-64.
8. Swan HJC, Ganz W, Forrester JS, et al. Catheterisation of the heart in man with the use of a flow-directed balloon-tipped catheter. N Engl J Med. 1970;283:447-51.
9. Randomised trial of intravenous streptokinase, oral aspirin, both, or neither among 17,187 cases of suspected acute myocardial infarction: ISIS-2. ISIS-2 (Second International Study of Infarct Survival) Collaborative Group. Lancet. 1988;2:349-60.
10. Knobel E, Makdisse M, Knobel M. Do we need specific cardiac (non-operative) ICUs? In: Flaaten H, Moreno R, Putensen C, Rhodes A, eds. Organisation and Management of Intensive Care. Berlin: Medizinisch Wissenschaftiche Verlagsgesellschaft, 2010. p.155-66.
11. [Internet]. Institute of Medicine, Committee on Quality of Health Care in America. Washington, DC: National Academy Press, 2001.
12. Assistência Segura: Uma Reflexão Teórica Aplicada à Prática. 1a. Ed. Brasília: Anvisa – Agência Nacional de Vigilância Sanitária, 2013. p.13-7.
13. Institute of Medicine Committee on the Quality of Health Care in America. Crossing the quality chasm: A new health system for the 21st century. Washington: National Academies Press (US); 2001. p.1-8.
14. Agency for Healthcare Research and Quality, US Department of Health and Human Services. Your guide to choosing quality healthcare: a quick look at quality. [Internet] [Acesso em 30 jan 2016]. Disponível em: http://archive.ahrq.gov
15. Glasziou P, Ogrinc G, Goodman S. Can evidence-based medicine and clinical quality improvement learn from each other? BMJ Qual Saf. 2011;20 Suppl 1:i13-17.
16. Curry LA, Spatz E, Cherlin E, Thompson JW, Berg D, Ting HH, et al. What Distinguishes Top-Performing Hospitals in Acute Myocardial Infarction Mortality Rates? A Qualitative Study. Ann Intern Med. 2011;154:384-90.
17. Thompson PL. Design and management of coronary care unit. In: Thompson PL. Australia: Coronary Care Manual, 2011. p.4-14.
18. Luthi J-C, Flanders WD, Pitts SR, Burnand B, Mcclellan WM. Outcomes and the quality of care for patients hospitalized with heart failure. Int J Qual Health Care. 2004;16(3):201-10.
19. The Joint Commission. Specifications Manual for National Hospital Inpatient Quality Measures [Internet]. [Internet] [Acesso em 30 jan 2016]. Disponível em: http://www.jointcommission.org/specifications_manual_for_national_hospital_inpatient_quality_measures.aspx
20. Tran CTT, Lee DS, Flintoft VF, Higginson L, Grant FC, Tu J V, et al. Canadian Cardiovascular Outcomes Research Team/Canadian Cardiovascular Society; Acute Myocardial Infarction Quality Indicator Panel. CCORT/CCS quality indicators for acute myocardial infarction care. Can J Cardiol. 2003 Jan;19(1):38-45
21. Tu J V, Khalid L, Donovan LR, Ko DT. Indicators of quality of care for patients with acute myocardial infarction. CMAJ. 2008;179(9):909-15. Int J Qual Health Care. 2004;16(3):201-10.
22. The Joint Commission. Specifications Manual for National Hospital Inpatient Quality Measures [Internet] [Internet] [Acesso em 30 jan 2016]. Disponível em: http://www.jointcommission.org/specifications_manual_for_national_hospital_inpatient_quality_measures.aspx
23. Tran CTT, Lee DS, Flintoft VF, Higginson L, Grant FC, Tu J V, et al. Canadian Cardiovascular Outcomes Research Team/Canadian Cardiovascular Society; Acute Myocardial Infarction Quality Indicator Panel. CCO RT/CCS quality indicators for acute myocardial infarction care. Can J Cardiol. 2003 Jan;19(1):38-45
24. Tu J V, Khalid L, Donovan LR, Ko DT. Indicators of quality of care for patients with acute myocardial infarction. CMAJ. 2008;179(9):909-15.
25. Acute Myocardial Infarction Guidelines Applied in Practice Project in Michigan: Flint and Saginaw Expansion. J Am Coll Cardiol. 2004;43:2166-73.
26. Makdisse M, Katz M, Corrêa Ada G, Forlenza LM, Perin MA, de Brito Júnior FS, et al. Effect of implementing an acute myocardial infarction guideline on quality indicators. Einstein. 2013 Jul-Sep;11(3):357-63.

CAPÍTULO 283

ACREDITAÇÕES E CERTIFICAÇÕES

Claudia Garcia de Barros
Carla Behr
Paul Van Ostenberg

DESTAQUES

- Os processos de acreditação, certificação e designação de qualidade são metodologias adotadas pelos serviços de saúde para organizar os processos internos e melhorar a qualidade e segurança dos serviços prestados à população.
- Os programas de acreditação em todo o mundo são desenvolvidos a partir de padrões com base em evidências, ou seja, trata-se de uma avaliação externa imparcial da conformidade com os padrões e o reconhecimento do nível de conformidade.
- Um dos principais pontos fortes da metodologia de acreditação é que as mudanças organizacionais adotadas criam uma cultura de melhoria contínua dos processos assistenciais e administrativos.
- Existem vários modelos de acreditação, certificação e designação disponíveis no mercado, alguns institucionais envolvendo toda a organização e alguns aplicáveis a serviços específicos.
- A implementação dos modelos de acreditação leva em média de 1 a 2 anos, dependendo do programa, da abrangência da implementação (institucional ou em determinada área), do nível de organização das informações na organização e da complexidade da instituição a ser certificada ou acreditada.
- O engajamento de toda a instituição é fundamental para o sucesso na implantação de uma metodologia de qualidade, tendo como ponto fundamental a liderança envolvida diretamente em todo o processo.

INTRODUÇÃO

A avaliação da qualidade da saúde existe há mais de 100 anos. Há três formas básicas de avaliação de qualidade que surgiram nesse período: licença, certificação e acreditação. Atualmente, na área da saúde, usam-se as licenças para permitir que organizações e profissionais individuais criem ou atuem em organizações de assistência à saúde, como clínicas ou hospitais. Geralmente administrada por agências governamentais, a concessão de licenças tem por objetivo estabelecer padrões mínimos de proteção do público. Os documentos de certificação confirmam que o indivíduo ou a organização atende a critérios adicionais de áreas específicas de competência, como uma certificação em enfermagem de cuidados críticos, ou uma certificação de um centro de imagem como provedor de mamografias, ou um programa certificado de acidente vascular cerebral (AVC) que atenda às diretrizes com base em evidências. A acreditação é diferente, pois a avaliação de qualidade é feita por uma agência externa que analisa toda a organização, a assistência aos pacientes, o ambiente de atendimento e a equipe da instituição. Os programas de acreditação em todo o mundo são desenvolvidos a partir de padrões com base em evidências, ou seja, trata-se de uma avaliação externa imparcial da conformidade com os padrões e o reconhecimento do nível de conformidade. Os programas nacionais de acreditação criam normas de conformidade de acordo com o país, enquanto os programas de acreditação internacional criam normas de conformidade que se aplicam a muitos países. Não há dois programas iguais, pois cada um faz suas escolhas de como elaborar os padrões de conformidade, como avaliá-los e, finalmente, conceder a acreditação. A Sociedade Internacional de Qualidade na Saúde (ISQua do inglês *International Society for Quality in Healthcare*) avalia e acredita os programas que atendem aos princípios-chave dos programas de acreditação. A metodologia de acreditação é reconhecida pela Organização Mundial da Saúde (OMS), instituições de doadores, agências de fomento e seguradoras da saúde, porém, há poucas pesquisas sólidas que de fato demonstram a efetividade da metodologia de acreditação em virtude da grande variabilidade na aplicação das metodologias.

Um dos principais pontos fortes da metodologia de acreditação é que os padrões de acreditação criam uma forma de as instituições melhorarem continuamente. Assim, a acreditação não busca simplesmente conformidade, como o atendimento a listas de verificação, mas estimula as inovações e a melhoria contínua em toda a instituição de saúde. Esse ponto forte da acreditação é extremamente relevante para a área de pacientes críticos, na qual profissionais altamente treinados e competentes tratam de pacientes complexos e diversificados usando as tecnologias de ponta em protocolos de atendimento rápido e sequenciado. Há cinco impactos primários da acreditação na área de assistência intensiva à saúde que fazem desse processo uma ferramenta de gerenciamento muito valiosa:

1. A acreditação traz a gestão integrada de qualidade para as instituições de saúde. A medicina intensiva é beneficiada pela priorização de melhorias em áreas e serviços de pacientes críticos, que passam a ser integradas e coordenadas com as prioridades de melhoria de toda a instituição.
2. A acreditação defende o trabalho em equipe, com integração entre serviços diagnósticos e intervenções terapêuticas de urgência por meio de planejamento conjunto e constante comunicação entre os membros da equipe.
3. A acreditação reduz as variações indesejadas na prestação de serviços por meio da implementação de boas práticas que se baseiam em ciência/evidência integrada em protocolos, diretrizes clínicas e outras ferramentas de uso das equipes.
4. A acreditação estimula a coleta de dados para identificar e entender a natureza e a magnitude das oportunidades de melhoria dos processos. As melhorias são concentradas no que é possível de ser atingido (p. ex.: redução para zero de pneumonia associada à ventilação mecânica), em vez de limiares artificiais.
5. A acreditação auxilia a equipe a trabalhar maximizando seu conhecimento e suas habilidades, graças ao processo de avaliação profissional constante, um planejamento realista de escala das equipes e atenção à saúde e à segurança de cada colaborador.

Por último, a metodologia de acreditação foca nos sistemas que a organização possui. A assistência a pacientes críticos é um componente presente em vários sistemas e pode se beneficiar da integração entre liderança, diagnóstico, terapias, medicação, fluxo de pacientes e outros sistemas que garantem máxima eficiência e efetividade do processo. Sem dúvida, essa é a meta de todos os departamentos, os serviços ou as unidades de qualquer instituição de saúde.

Neste capítulo, serão apresentados os programas de certificação e acreditação mais comumente utilizados em organizações hospitalares e serviços de saúde internacionalmente. Alguns dos modelos já estão formalmente implementados na Sociedade Beneficente Israelita Brasileira Albert Einstein e outros são apenas seguidos na prática. O uso da acreditação ou da certificação específica para determinados serviços e processos é continuamente utilizado nessa organização. Acredita-se que a mistura de diferentes modelos favoreça e potencialize a segurança dos processos. Além disso, sistemas muito complexos e hospitais de grande porte beneficiam-se de processos de auditoria externa e de acreditações, uma vez que tais processos garantem a atualização de práticas e conceitos a cada ciclo de revisão dos padrões.

CONCEITOS E DEFINIÇÕES
ACREDITAÇÃO

O termo *accreditation* vem sendo traduzido no Brasil como *acreditação*, originário do verbo *acreditar*. O termo *acreditação* não é encontrado em nosso dicionário e o verbo *acreditar*, que vem sendo empregado como equivalente ao ato de se proceder à acreditação, significa, segundo o (dicionário) Aurélio, "crer, dar crédito a, conceder reputação a, conferir poderes a etc."[1]

A OMS define acreditação como o processo pelo qual uma agência ou organização avalia e reconhece uma instituição de acordo com um conjunto de padrões que descrevem a estrutura e os processos que contribuem para os resultados desejáveis do paciente.[2]

Considera também um processo de avaliação rigoroso, por meio do qual um grupo de avaliadores externos acessa a qualidade de sistemas e processos-chave que compreendem uma organização de saúde. Mas a acreditação também inclui a avaliação dos cuidados que as organizações de saúde estão provendo em áreas que vão dos serviços preventivos à satisfação dos clientes.

Scrivens define acreditação como um sistema de avaliação externa para verificar o cumprimento de padrões preestabelecidos por determinada organização. Relaciona-se com a qualidade da assistência prestada, tendo sua origem no princípio de que hospitais devem ser locais seguros para a prática profissional e para o cuidado aos pacientes.[3]

CERTIFICAÇÃO

É um conjunto de atividades desenvolvidas por um organismo, independentemente de relação comercial, com o objetivo de atestar publica que determinado produto, processo ou serviço está em conformidade com os requisitos especificados. Esses requisitos podem ser nacionais ou internacionais.[4]

A *International Organization for Standardization* (ISO) desenvolveu uma série de padrões (ISO 9000), que eram originalmente projetados para a indústria de transformação (p. ex.: medicamentos, dispositivos médicos), mas que tem sido utilizada para avaliar os sistemas de qualidade em aspectos específicos dos serviços de saúde. Os hospitais e as clínicas (ou, mais comumente, partes deles) são avaliados por peritos independentes, os quais são auditores regulamentados por uma agência de acreditação. O desempenho é medido em termos de conformidade com a norma.

A certificação não deve ser uma ação isolada e pontual, mas sim um processo que se inicia com a conscientização da necessidade da qualidade para a manutenção da competitividade e consequente permanência no mercado, passando pela utilização de normas técnicas e pela difusão do conceito de qualidade por todos os setores da empresa, abrangendo seus aspectos operacionais internos e o relacionamento com a sociedade e o ambiente.[5]

INDICAÇÃO E SISTEMAS DE AVALIAÇÃO

Os sistemas de avaliação, sejam de acreditação, sejam de certificação, diferem entre si na forma como o serviço de saúde e sua operação será avaliada e quais resultados serão considerados nessa avaliação. A escolha do melhor modelo a ser seguido deve considerar alguns aspectos:

- Implementação local (em um serviço) ou institucional (em toda a organização);
- Nível de compreensão e organização da equipe sobre conceitos e processos voltados para a qualidade;
- Tempo previsto ou desejado para a implementação;
- Previsão orçamentária compatível com o tempo desejado;
- Disponibilidade de pessoas para trabalhar na revisão e na construção de novos processos.

ACREDITAÇÃO HOSPITALAR

É uma metodologia de consenso, racionalização e de ordenamento dos hospitais, focada, principalmente, na educação contínua do pessoal de serviço e de seus líderes. Na lógica do processo de acreditação, não se avalia um serviço ou departamento isoladamente. O propósito é reforçar o fato de que as estruturas e os processos do hospital são de tal maneira interligados que o funcionamento de um componente interfere em todo o conjunto e no resultado final.[6]

Os programas de acreditação medem a conformidade dos processos e dos resultados organizacionais e clínicos do hospital com padrões conhecidos e publicados, podendo contribuir com dados confiáveis para os sistemas nacionais de medição de desempenho. São programas independentes, voluntários, desenvolvidos com foco no treinamento para avaliações multidisciplinares de funções, organizações e cadeias de assistência à saúde.

A razão mais importante para se buscar a acreditação está na maior qualidade e segurança no atendimento ao paciente. Acreditação significa um comprometimento com a qualidade, a segurança e a melhoria contínua.[7]

Modelos de acreditação

Apresentamos a seguir alguns modelos nacionais e internacionais de acreditação aplicáveis aos hospitais e serviços de saúde mais difundidos no Brasil.

AABB (*American Association of Blood Banks*)

Desde 1957, a Associação Americana de Bancos de Sangue (AABB) vem sendo a líder no desenvolvimento de padrões para a avaliação voluntária de bancos de sangue. Os padrões para bancos de sangue e serviços de transfusão são desenvolvidos por especialistas da área e baseiam-se em boas práticas médicas, em dados científicos e em princípios associados com boas práticas de manufatura e garantia da qualidade, consistentes com os regulamentos do FDA (*Food and Drug Administration*). Além das Normas para Bancos de Sangue e Serviços de Transfusão, a AABB publica padrões para serviços de terapia celular, normas para laboratórios de referência de imuno-hematologia, normas para coleta de sangue autólogo e administração e critérios para testes moleculares para *red cell*, plaquetas, neutrófilos e antígenos.

O programa de acreditação da AABB empenha-se na melhoria da qualidade e da segurança da coleta, do processamento, da análise, da distribuição e da administração de sangue e hemocomponentes. O programa de acreditação avalia a qualidade e os sistemas operacionais implementados nas instalações. A base de avaliação inclui a conformidade com padrões, códigos e regulamentos federais e normas legais.

A AABB vem desenvolvendo padrões-modelo para bancos de sangue que incorporam a terminologia de banco de sangue e são compatíveis com os padrões da ISO 9000, universalmente aceitos. Os padrões-modelo incorporam os padrões centrais, os quais são requisitos genéricos universalmente aplicáveis; e os padrões regionais, os quais são requisitos específicos com base na sofisticação do banco de sangue e da medicina de transfusão de determinada região geográfica ou país. A AABB pretende com os padrões-modelo oferecer a base para a criação de programas de avaliação em qualquer parte do mundo.

ACR (*American College of Radiology*)

É a principal organização de radiologistas, oncologistas radioterapeutas e físicos clínicos dos Estados Unidos. O Colégio é uma sociedade profissional, sem fins lucrativos, cujo propósito principal é o avanço da ciência da radiologia, melhoria dos serviços radiológicos prestados ao paciente, estudo dos aspectos socioeconômicos da prática radiológica e motivação para a educação continuada dos profissionais que atuam na área.

O ACR dispõe de diferentes programas de acreditação classificados em três grandes grupos: Programa de acreditação em mamografia, Programa de acreditação em radioterapia (*Radiation Oncology*) e Programa de acreditação em modalidades diagnósticas. Entre as modalidades diagnósticas, encontram-se outros sete programas de acreditação específicos, direcionados aos exames de diagnóstico por imagem. Organizações e serviços podem optar por uma acreditação global em modalidades diagnósticas ou em programas individuais de acreditação de interesse, por exemplo, tomografia, ressonância magnética, medicina nuclear, entre outros.

Cada programa de acreditação do ACR estabelece padrões específicos a sua especialidade e consideram 6 aspectos relacionados à qualificação dos recursos humanos, às instalações, ao parque tecnológico, ao plano de tratamento aos registros em prontuário e aos dados gerais de monitoramento e controle da qualidade dos processos.

CAP (*College of American Pathologists*)

O programa de acreditação do *College of American Pathologists* teve início nos primórdios da década de 1960, quando o governo americano identificou que muitos laboratórios praticavam serviços de má qualidade e, assim, decidiu criar uma fiscalização, determinando que os laboratórios que não atendessem aos quesitos então estabelecidos pelo governo seriam fechados. Diante desse fato, alguns patologistas identificaram que os quesitos do governo eram inferiores àqueles prestados por esse grupo. Iniciaram, então, um processo de auditoria por pares (profissionais que trabalhavam na mesma área), fundamentado em critérios cujo objetivo principal era o de educar e trocar experiências entre profissionais. A partir daí, o programa cresceu e tornou-se o *Golden Standard* (padrão-ouro) da acreditação de laboratórios no mundo.

O CAP é um programa de participação voluntária que acredita laboratórios de patologia clínica e cirúrgica, incluindo bancos de sangue. O laboratório que se candidata à acreditação é inspecionado por uma organização acreditadora privada, sem fins lucrativos, aprovada por organizações americanas denominadas *Centers for Medicare and Medicaid Services* (CMS). Os requisitos do CAP são equivalentes ou mais rigorosos do que os requisitos reguladores dos CMS. O processo de acreditação compreende duas fases: encaminhamento da solicitação de auditoria e dados da organização predeterminados e auditoria local propriamente dita.

CARF (*Commission on Accreditation of Rehabilitation Facilities*)

É uma organização independente, sem fins lucrativos, que surgiu a partir da necessidade de oferecer serviços de qualidade para pessoas com incapacidades. O desenvolvimento dos padrões iniciou em 1950, porém, somente em 1966 as organizações americanas denominadas *U.S. Social and Rehabilitation Services Commissioner Mary E. Switzer* formaram a Comissão em Acreditação de Serviços de Reabilitação – atualmente conhecida como Carf.

Nos Estados Unidos, no Canadá e na Europa, prestadores de serviço de reabilitação vislumbram a acreditação pelo Carf em função do valor que os consumidores dão ao programa.

Até 1995, o Carf publicou um manual único de padrões para serviços de reabilitação. Naquele ano, começou a publicar edições separadas para cada uma de suas principais áreas da acreditação – saúde comportamental, serviço ocupacional e comunitário e reabilitação médica.

Em 1999, publicou o manual de padrões para acreditação de serviços de curta permanência (dia) para adultos. No ano seguinte, foi publicado o manual para moradia assistida. Lançando oportunidades de acreditação nestas áreas, o Carf foi além do próprio mercado no campo da reabilitação e, desde então, desenvolveu acreditação para áreas de recursos humanos não associados à reabilitação – por exemplo, serviços para desenvolvimento de força de trabalho.

Em 2003, fundiu com a *Continuing Care Accreditation Commission* (CCAC), uma organização acreditadora respeitada nos Estados Unidos para serviços continuados para idosos, incluindo assistência continuada para comunidades de aposentados e outras organizações.

JCAHO, TJC e JCI (*Joint Commission on Accreditation of Healthcare Organizations, The Joint Commission* e *Joint Commission International*)

A *Joint Commission on Healthcare Accreditation* foi instituída em 1951 como uma instituição independente, não governamental e sem fins lucrativos nos Estados Unidos. A partir de 2003, passou a ser chamada *The Joint Commission* e sua missão sempre foi garantir a melhoria da qualidade e segurança na saúde, tendo sua origem no princípio de que hospitais devem ser locais seguros para a prática profissional e para o cuidado aos pacientes. Atualmente, acredita mais de 20 mil organizações nas áreas de atendimento ambulatorial, atenção primária, atendimento à saúde comportamental, atendimento domiciliar e a pacientes terminais, hospitais, laboratórios, atendimento prolongado, redes hospitalares, assistência à saúde comportamental gerenciada, práticas cirúrgicas em consultórios e organizações de prestação de assistência.

Em 1998, a JCAHO criou seu ramo internacional conhecido como *Joint Commission International Accreditation of Healthcare Organizations*. A finalidade foi oferecer à comunidade internacional um processo objetivo de avaliação de serviços de saúde, visando estimular a melhoria contínua do desempenho das organizações envolvidas e melhorar a segurança dos processos assistenciais. Para a definição do manual internacional, buscou-se consenso entre representantes de 12 países, entre eles, Brasil e Chile (representantes da América do Sul). Representantes do Hospital Israelita Albert Einstein participaram desse consenso.

A *Joint Commission* estabelece os padrões, mas não aponta o caminho para alcançá-los, ou seja, o modelo não pressupõe uma metodologia única para atingi-los.

Os padrões da *Joint Commission International* estabelecem expectativas uniformes e possíveis quanto a estruturas, processos e resultados para hospitais. O processo de acreditação visa conciliar fatores legais, religiosos e culturais específicos de um país.

Os padrões concentram-se nas áreas de maior impacto direto sobre a assistência ao paciente. Entre eles, incluem-se direitos do paciente e da família, acesso ao atendimento, avaliação de pacientes, assistência, controle de infecções, recursos humanos (qualificação de pessoal), ambiente e infraestrutura, gerenciamento de informações, melhoria contínua e liderança.

A *Joint Commission International* tem grande experiência no trabalho com instituições públicas e privadas de assistência à saúde e com governos locais em vários países. Em 1999, o Hospital Israelita Albert Einstein tornou-se o primeiro hospital acreditado pela *Joint Commission International*.

O Consórcio Brasileiro de Acreditação representava um dos modelos brasileiros de acreditação hospitalar e dispunha até 2002 de um manual específico. A partir de 2003, o órgão brasileiro utiliza o manual da *Joint Commission International* e passou a realizar as auditorias, em parceria com representantes americanos da JCI, a partir de 2004.

A *Joint Commission International* lançou novos programas de acreditação em 2002 para laboratório clínico, assistência continuada (assistência a pacientes crônicos, reabilitação, assistência domiciliar e assistência em fase terminal) e serviços de remoção médica.

ONA (Organização Nacional de Acreditação)

Tem como missão a promoção do desenvolvimento de um processo de acreditação visando aprimorar a qualidade da assistência à saúde no Brasil.

A preocupação da ONA é assegurar aos cidadãos brasileiros a qualidade na assistência à saúde em todas as Organizações Prestadoras de Serviços de Saúde (OPSS) do país. Essas instituições precisam manter-se atualizadas, buscando uma interação harmônica entre as áreas: médica, tecnológica, administrativa, econômica, assistencial e também nas áreas docentes e de pesquisa, se for o caso.

O desenvolvimento de uma metodologia única ocorreu graças a esse consenso entre os diversos grupos nacionais e serviu de reforço ao processo, incorporando um significativo conjunto de conhecimentos e experiências previamente acumulados. Isso propiciou, também, uma identidade nacional ao modelo, não só por envolver todos os grupos dos diversos estados, mas por incorporar um trabalho voltado para a realidade nacional.[8]

O projeto foi coordenado pelo Departamento de Avaliação de Políticas de Saúde (SPS-MS), do Ministério da Saúde, tendo como base o Manual de Acreditação, elaborado pela Organização Pan-americana da Saúde (Opas) e pela Federação Latino-americana de Hospitais. O processo teve início com o desenvolvimento de uma versão preliminar de um Manual de Acreditação Hospitalar, adaptado à realidade brasileira. Foram realizados testes de viabilidade do instrumento de acreditação em 17 hospitais, de diferentes portes, em todas as regiões do país, com a participação de pesquisadores de todos os grupos técnicos estaduais. Os relatórios foram examinados, as críticas consolidadas e uma nova versão, incorporando todo este trabalho, foi produzida, sendo então, finalmente, aprovado um documento que seria o instrumento básico de avaliação para a acreditação de hospitais. Posteriormente, foram elaboradas propostas para o Sistema Nacional de Acreditação, as normas básicas do processo de acreditação (credenciamento de instituições acreditadoras, qualificação e capacitação de avaliadores e código de ética) e o Programa Brasileiro de Acreditação Hospitalar, a serem discutidas e aprovadas pela ONA.

É a organização, o serviço ou o programa da saúde que manifesta o interesse pela avaliação diretamente a uma das instituições acreditadoras credenciadas. Atendendo aos requisitos de elegibilidade estabelecidos nas normas orientadoras, a instituição pode atingir um dos três níveis de classificação:

- Acreditado;
- Acreditado pleno;
- Acreditado com excelência.

No período de validade do certificado, 2 anos para acreditado e acreditado pleno e 3 anos para acreditado com excelência, a organização certificada está subordinada a mecanismos de controle para a verificação da manutenção do desempenho obtido no processo de avaliação:

- Visitas de manutenção ordinárias e obrigatórias;
- Visitas de manutenção extraordinárias;
- Gerenciamento de eventos-sentinela.

A utilização de programas de acreditação como enfoque inicial para implementar e garantir a qualidade nos hospitais brasileiros contribui para que, dentro dos recursos disponíveis, ocorra uma progressiva mudança planejada de hábitos, de maneira que provoque nos profissionais de todos os níveis e serviços um novo estímulo para avaliar as debilidades e as forças da instituição, com o estabelecimento de metas claras e mobilização constante, voltados para a garantia da qualidade da atenção médica prestada aos pacientes/clientes.

Planetree

Desde a sua fundação em 1978, o Planetree é um programa pioneiro em personalizar, humanizar e desmistificar a experiência de cuidados de saúde para os pacientes e suas famílias. Fundada por um paciente, o modelo Planetree está empenhado em melhorar a saúde do ponto de vista do paciente e da família. Ele permite que pacientes e familiares, por meio da informação e da educação, participem ativamente do cuidado contribuindo para o melhor resultado assistencial.

A filosofia de Planetree é baseada em uma premissa simples: o cuidado deve ser organizado em primeiro lugar, em torno das necessidades dos pacientes. Para entender essas necessidades, o Planetree consultou os próprios pacientes, residentes de longa permanência, as famílias e os cuidadores profissionais em todo o mundo. Estes têm confirmado suas necessidades e seus desejos para uma experiência mais personalizada e humanizada nos cuidados de saúde.

O Hospital Albert Einstein recebeu a designação Planetree em 2011 e a principal mudança na unidade de terapia intensiva foi a liberação do horário de visitas para familiares e amigos. A ideia não era manter uma UTI de portas abertas, mas individualizar o cuidado com cada paciente para o gerenciamento das visitas na melhor hora para ele e sua família.

Atualmente, a associação internacional Planetree é composta de mais de 500 organizações em oito países. Além disso, o Planetree fez uma parceria com o *Department of Veterans Affairs* (VA), dos Estados Unidos, para colaborar com o novo escritório de "Experiência do Paciente VA" no desenvolvimento do próprio modelo de atenção centrado no paciente do VA para veteranos, que recebem serviços de cuidados de saúde em mais de mil pontos de atendimento em todo o país.

Qmentum – *Accreditation Canada International*

Em 1953, a Associação Canadense de Saúde, a Associação Médica Canadense, o Colégio Real de Médicos e Cirurgiões e a Associação dos Médicos de Língua Francesa do Canadá estabeleceram a Comissão Canadense de Acreditação Hospitalar com o objetivo de criar um programa canadense para a acreditação hospitalar. Em 1958, a Comissão realizou seu objetivo com a incorporação do Conselho Canadense de Acreditação Hospitalar e estabeleceu padrões para hospitais canadenses, iniciando com um programa de acreditação voluntário, livre de intervenção governamental, nacional, bilíngue, e sem fins lucrativos. Em 1960, já são credenciados aproximadamente 350 hospitais no Canadá.[9]

A acreditação entende que o processo de acreditação tem três objetivos principais: melhorar a qualidade e a segurança do cuidado, entender as necessidades da população atendida e diminuir custos.

Os principais *standards* são: governança sustentável, organização eficaz, prevenção e controle e manejo de medicamentos.

O processo de acreditação começa com uma avaliação de 1 a 2 meses após a organização se tornar um cliente. Após a avaliação, os clientes recebem um relatório abrangente que inclui uma avaliação de risco, o plano de melhoria da qualidade e um plano de ação para orientar seu processo de acreditação. Entre os meses 4 e 6, é oferecido um treinamento sobre a acreditação, com foco na qualidade e na segurança do paciente. A organização deve, então, completar um questionário de autoavaliação *on-line* e enviar um questionário relacionado à segurança do paciente para todos os funcionários, além de coletar e utilizar de indicadores de desempenho de qualidade. A acreditação *on-site* ocorre em torno de 18 meses, a qual gera um relatório detalhado e um prêmio de acreditação para a instituição.

São possíveis três níveis de acreditação:

- **Ouro:** aborda estruturas e processos básicos ligados aos elementos fundamentais da melhoria da segurança e da qualidade.
- **Platinum:** baseia-se nos elementos de qualidade e segurança e enfatiza elementos-chave do cuidado centrado no paciente, criando consistência na entrega de serviços por meio de processos padronizados, envolvendo clientes e funcionários na tomada de decisão.
- **Diamante:** foca na obtenção da qualidade, monitorizando resultados, por meio de provas e melhores práticas para aperfeiçoar os serviços, e *benchmarking*, com organizações pares para conduzir melhorias sistemáticas.

CERTIFICAÇÕES

International Organization for Standardization (ISO)

ISO é uma adaptação das iniciais de *International Organization for Standardization* ou Organização Internacional para Padronização. A sigla foi adaptada em função do significado do complemento "iso", proveniente do grego, que quer dizer "igual". A ISO é uma federação mundial composta de organismos de padronização nacionais que visam estabelecer requisitos mínimos para o sistema de garantia da qualidade.

A certificação ISO mede o desempenho do hospital em termos de conformidade com padrões internacionais para sistemas da qualidade, e não em termos de funções e objetivos do hospital. A ISO desenvolveu uma série de padrões (ISO 9000), originalmente para a indústria de manufaturados (medicamentos, materiais médicos), que tem sido utilizada para avaliar sistemas da qualidade em aspectos especiais de serviços de saúde, hospitais e clínicas. Hospitais (ou, mais comumente, partes deles) são avaliados por auditores independentes, regulamentados por uma agência "acreditadora".

A vantagem teórica é que a certificação ISO é reconhecida internacionalmente em muitos serviços e áreas de manufaturados; no entanto, a norma está relacionada mais a procedimentos administrativos do que ao desempenho da instituição de saúde. Além disso, a terminologia dos padrões é de difícil relação com a assistência à saúde e as interpretações variam entre as diferentes agências.[10]

Algumas instituições de saúde têm sido certificadas pela ISO e alguns países têm um registro nacional desses hospitais. Os padrões ISO foram adaptados na versão 2000 para os sistemas da qualidade com o intuito de se tornarem mais facilmente aplicáveis para a assistência à saúde e incluir a avaliação dos resultados e de satisfação dos consumidores.

No final de 2008, foi lançada a versão atual da norma, sua revisão teve maior alinhamento com a norma ISO 14000, que trata de gestão ambiental, e as alterações realizadas trouxeram maior compatibilidade para suas traduções e, consequentemente, melhor entendimento e interpretação de seu texto. Outra importante alteração nessa versão foi a introdução do conceito de exclusões. Essa cláusula permite que requisitos da norma que não sejam aplicáveis em razão das características da organização ou de seus produtos sejam excluídos, desde que devidamente justificados. Dessa forma, garante-se o caráter genérico da norma e sua aplicabilidade para qualquer organização, independentemente de seu tipo, tamanho e categoria.

Magnet Recognition Program

É um programa administrado pela *American Nurses Credentialing Center* (ANCC) que visa reconhecer a excelência de um serviço de enfermagem: no gerenciamento, na filosofia e na prática de enfermagem. Esse programa também é um veículo para o reconhecimento e a divulgação de práticas e estratégias de enfermagem bem-sucedidas.

Baseia-se em indicadores de qualidade e padrões de boas práticas de enfermagem da *American Nurses Association* (ANA) e no *Scope and Standards for Nurse Administrators*, cujos critérios avaliados são: liderança transformacional; prática profissional exemplar; estrutura de *empowerment*, novos conhecimentos, inovações e melhorias; resultados empíricos.

O *Magnet Recognition Program* oferece aos consumidores a melhor referência para medir a qualidade do cuidado de enfermagem que eles podem esperar receber em uma organização de saúde.

PREMIAÇÕES

Outra categoria de sistemas de avaliação da qualidade são os prêmios. Em uma visão hierárquica de tais sistemas, os prêmios representariam o topo da pirâmide, ou seja, um reconhecimento adquirido por uma organização quando esta se encontra no nível de excelência. Uma organização deveria recorrer ao prêmio preferencialmente após ter implementado programas de certificação e acreditação que darão as bases para a gestão focada na qualidade. Alguns exemplos de prêmios utilizados por organizações de saúde serão apresentadas a seguir.

Fundação Nacional da Qualidade (FNQ) e Prêmio Nacional da Qualidade (PNQ)

A Fundação para o Prêmio Nacional da Qualidade foi criada no Brasil em outubro de 1991, passando a se chamar Fundação Nacional da Qualidade (FNQ) a partir de 2005. É uma entidade privada, sem fins lucrativos nascida da iniciativa de 39 organizações, privadas e públicas.

O trabalho da FNQ é baseado no Modelo de Excelência da Gestão® (MEG), uma metodologia de avaliação, autoavaliação e reconhecimento das boas práticas de gestão. Estruturado em 8 critérios, o modelo define uma base teórica e prática para a busca da excelência, dentro dos modernos princípios da identidade empresarial e do atual cenário do mercado.

Os compromissos da FNQ são voltados para a difusão do conhecimento sobre a cultura da excelência em gestão, além de estabelecer relacionamento entre os setores acadêmico, empresarial e público; formar redes e núcleos de conhecimento, para capturar experiências e definir padrões de referências; disseminar o conhecimento na forma de treinamentos, cursos, publicações e premiações; evoluir permanentemente o Modelo de Excelência da Gestão® (MEG) e metodologias de capacitação, mensuração e diagnóstico; atuar em diferentes setores; fornecer suporte às empresas para o encaminhamento de soluções.

Essa entidade foi criada para administrar o Prêmio Nacional da Qualidade® (PNQ) e as atividades decorrentes do processo de premiação, em todo o território nacional. O PNQ reconhece as organizações que são referências em excelência da gestão no Brasil. O processo visa estimular o desenvolvimento do País, promover a melhoria da qualidade da gestão e o aumento da competitividade das organizações.

Os critérios do PNQ têm sua origem no prêmio Malcolm Baldrige americano, da mesma forma que o modelo europeu denominado *European Foundation for Quality Management* (EFQM). Modelos similares de prêmios de qualidade foram sendo criados em diversos países nas últimas décadas.

Ao se candidatar ao PNQ, a organização realiza uma profunda análise de sua gestão, que é efetuada por avaliadores treinados e capacitados pela FNQ, guiados por um rigoroso código de ética. Ao final do processo, a empresa obtém um amplo Diagnóstico de Maturidade da Gestão (DMG), com comentários que sinalizam os pontos fortes e as oportunidades de melhoria, assim como os eixos potencializadores e fragilizadores da gestão. O principal desafio desse prêmio é com relação aos critérios de excelência e, consequentemente, identificar as oportunidades para aumentar a competitividade das organizações.

Prêmio PNGS (Prêmio Nacional de Gestão em Saúde)

O Prêmio Nacional de Gestão em Saúde (PNGS) concedido todos os anos e nacionalmente tem como objetivo o incentivo e reconhecimento das melhores práticas de gestão em saúde. A visão do PNGS é servir como modelo de referência para avaliação e orientação da gestão das organizações de saúde em todo o Brasil.

A missão do prêmio é contribuir para o aprimoramento das práticas de gestão na área da saúde, por meio da avaliação e reconhecimento das melhores práticas no setor, e possui sua metodologia de avaliação alinhada com as diretrizes do Prêmio Nacional da Qualidade.

Esse prêmio engloba 4 categorias distintas: hospitais, laboratórios de patologia clínica, clínicas de especialidades médicas (clínicas de imagem, hemoterapia, ortopedia, oncologia, diálise etc.) e atendimento domiciliar.

Para concorrer, as entidades devem submeter ao PNGS um relatório de gestão que será avaliado por uma banca avaliadora e por um corpo de juízes; o processo de avaliação terá duas fases, a primeira avaliação de material escrito e a segunda uma visita às instalações.

O Programa CQH (Compromisso com a Qualidade Hospitalar) da Associação Paulista de Medicina e Conselho Regional de Medicina do Estado de São Paulo administra o PNGS e conta com grupos de especialistas que auxiliam no lançamento e no aprimoramento do Prêmio.

Os Critérios de Avaliação do Prêmio Nacional da Gestão em Saúde (PNGS) estão alinhados e são os mesmos do Prêmio Nacional da Qualidade (PNQ).

Ao participar do PNGS, a organização de saúde estará fazendo um diagnóstico de seu sistema de gestão, que indicará seus principais pontos fortes e oportunidades de melhorias. Destacam-se como principais benefícios do modelo: a compreensão dos requisitos para a excelência do desempenho; identificação de partes do processo para melhorar o desempenho; integração das necessidades de todas as partes interessadas; identificação sistêmica de pontos fortes e oportunidades para melhoria; promoção da cooperação interna entre os setores e dos processos; comparação com referenciais de excelência; divulgação do reconhecimento da organização, quando premiada.

Malcolm Baldrige National Quality Award

Em homenagem ao ex-secretário de comércio americano, Malcolm Baldrige, a *Malcolm Baldrige National Quality Award* foi instituída por Lei Pública n° 100-107, assinada em 20 de agosto de 1987 pelo Presidente Ronald Reagan. Desde então, *Baldrige Award* tem sido o padrão de excelência para empresas americanas. O Instituto Nacional de Padrões e Tecnologia do Departamento de Comércio dos Estados Unidos administra o *Malcolm Baldrige Award*. O prêmio foi criado com três finalidades: gerar conhecimento sobre melhoria de qualidade; reconhecer feitos relativos à melhoria de qualidade; e transferir informações sobre melhoria de qualidade.

Também é uma parceria entre o setor público e o setor privado. Seu sucesso se deve a relações fortes, ativas e colaborativas entre o setor privado e o governo. A *Foundation of the Malcolm Baldrige National Quality Award*, uma iniciativa privada, angaria fundos. O conselho curador, nomeado pelo secretário do comércio, consiste de líderes norte-americanos que prestam consultoria e supervisão de todos os aspectos do programa de premiação. O Conselho de examinadores é composto de peritos em negócios e qualidade que avaliam os pedidos de premiação, realizam visitas aos locais, elaboram pareceres e fazem as recomendações de premiação.

Os prêmios *Baldrige* são concedidos às categorias de manufatura, empresas prestadoras de serviços e pequenos negócios. Em 1998, *Baldrige* publicou Critérios de assistência à saúde para excelência de desempenho. Esses critérios do prêmio *Baldrige* concentram-se no contínuo e maior valor ao cliente e desempenho operacional.

EFQM (European Foundation for Quality Management)

Foi fundada em 1988 pelos presidentes das 14 principais empresas europeias, com o endosso da Comissão Europeia. Seu quadro atual de membros conta com mais de 600 organizações, que variam de grande multinacionais e importantes empresas nacionais a institutos de pesquisa em importantes universidades europeias.

A EFQM também é uma parceria entre o setor público e o setor privado. Existem relações coerentes e construtivas entre a EFQM e a Instituição Europeia de Qualidade (EOQ), organizações de qualidade nacional, a União Europeia, governos nacionais e organizações internacionais, visando aumentar a efetividade, a eficiência e a competitividade de todas as organizações europeias. A EFQM busca operar em base financeira sólida com fundos proporcionados por taxas de adesão, receitas da venda de materiais, serviços e outras rendas, como cursos de treinamento de avaliação e até cursos criados especificamente para empresas individualmente. Além disso, a EFQM oferece serviços-modelo e cursos de autoavaliação. Prêmios europeus de qualidade são oferecidos em quatro categorias: empresas; unidades operacionais de empresas; organizações do setor público; e pequenas e médias empresas.

A EFQM concentra-se no emprego do gerenciamento total da qualidade como o veículo para que a excelência comercial seja alcançada na Europa.

ORGANISMOS DE ACREDITAÇÃO E CERTIFICAÇÃO

Existem várias instituições acreditadoras e certificadoras, com capacidade para proceder a atividades de capacitação e treinamento, diagnóstico organizacional e avaliação para a acreditação e certificação. Os *sites* de organizações acreditadoras mais difundidas na área da saúde estão disponíveis nas referências bibliográficas.

No Brasil, os organismos de acreditação e certificação são reconhecidos e aprovados por órgãos específicos, como:

- O Comitê Brasileiro de Qualidade (CB25), órgão da Associação Brasileira de Normas Técnicas (ABNT), que realiza a análise, a tradução e a adequação das normas ISO, editando-as na forma de NBR;
- O Instituto Nacional de Metrologia, Normalização e Qualidade Industrial (nmetro), que credencia os certificadores nacionais e internacionais para emissão de certificados;
- A ONA, reconhecida pela Agência Nacional de Vigilância Sanitária como instituição competente e autorizada, que operacionaliza o desenvolvimento do processo de acreditação de organizações e serviços de saúde (Resolução RE nº 92, publicada em 29 de maio de 2002);
- O Consórcio Brasileiro de Acreditação (CBA), que representa oficialmente a *Joint Commission International* e acredita organizações e serviços de saúde em parceria com a organização americana.

MATERIAL E MÉTODOS PARA A IMPLEMENTAÇÃO DE PROGRAMAS

Antes de definir as estratégias de implementação, o corpo diretivo da organização deverá selecionar qual é o melhor modelo a ser implementado. Implementar uma certificação ou uma acreditação em um único serviço ou em toda a organização, é uma decisão estratégica. Isto porque não existe acreditação ou certificação sem o envolvimento de todos os profissionais da organização, a começar da alta administração. O hospital passa a envolver os clientes nos processos, mostrando suas fragilidades e aumentando a expectativa destes.

Uma vez decidido, cabe aos órgãos estratégicos da organização estabelecer a equipe responsável pela implementação, delegando a autoridade e a infraestrutura necessárias para a condução do programa. A experiência do Hospital Israelita Albert Einstein mostrou que a inclusão de representantes da direção, com autoridade para a tomada de decisões, facilita e agiliza o processo.

EQUIPE DE IMPLEMENTAÇÃO

Independentemente do modelo ou programa a ser implementado, será sempre necessário estabelecer uma equipe com dedicação especial ao processo. A implementação de qualquer modelo leva em média de 1 a 2 anos, dependendo do programa, da abrangência da implementação (institucional ou em determinada área), do nível de organização das informações na organização e da complexidade da instituição a ser certificada ou acreditada.

É muito importante lembrar que a equipe de implementação tem o papel de facilitador do processo. Isso significa que todos os profissionais ao longo do tempo deverão ter disponibilidade de tempo para revisão de processos, treinamentos e validações. Vale lembrar também que esse processo é permanente, a partir da acreditação ou da certificação. O que se espera é que a partir da implementação o processo seja incorporado nas atividades da equipe.

O primeiro desafio da equipe de implementação está em compreender o programa e traduzi-lo para a prática da organização. O segundo desafio estará em reunir o máximo de profissionais envolvidos na operação, para a revisão e a criação de regras, políticas, rotinas e procedimentos. Recomenda-se que as lideranças responsáveis pela operação acompanhem ou estejam representados nessa fase para evitar retrabalho no momento da aprovação. O terceiro desafio está relacionado à definição de um sistema de informação e comunicação, capaz de atingir a todos os profissionais da organização, independentemente da relação hierárquica e de trabalho. O quarto desafio está relacionado ao processo de disseminação das informações.

DISSEMINAÇÃO DAS INFORMAÇÕES

Os métodos utilizados para a disseminação das informações dependem, mais uma vez, da estrutura de informações e do número de funcionários da organização.

No Hospital Israelita Albert Einstein, para a implementação da *Joint Commission*, foram utilizadas várias metodologias, como:

- **Criação do grupo de facilitadores:** todas as áreas do hospital nomearam um ou mais representantes, dependendo do número de funcionários (proporção 1:50), para serem os facilitadores. O papel do facilitador era participar dos treinamentos institucionais e multiplicá-los aos demais membros da equipe.
- **Treinamento institucional:** encontros regulares com facilitadores para a disseminação de temas centrais referentes a todas as regras, políticas, rotinas e procedimentos novos e atualizados na organização. Os líderes da organização foram treinados com o mesmo conteúdo em en-

contros de 1 a 4 dias, dependendo da posição hierárquica e da quantidade de informação pertinente à função.

- **Palavras cruzadas:** utilizando temas de importância, foram elaboradas palavras cruzadas para todos os funcionários responderem durante uma semana. O objetivo dessa metodologia é garantir a disseminação de informações importantes para a prática diária. A divulgação correta das respostas e o sorteio de prêmios aos participantes promovia um ambiente de discussão organizacional sobre os conceitos, durante toda a semana.
- **Painéis:** os facilitadores de unidades com elevado número de funcionários (acima de 250) utilizaram painéis afixados em áreas de descanso e conforto de funcionários e médicos para a divulgação dos temas da semana, bem como indicadores das áreas.
- **Pôster:** pôsteres informativos são opções interessantes para treinamento de profissionais não contratados e eventuais como os médicos. O cuidado a ser considerado é não poluir o ambiente e afixá-los em locais de trânsito e de acessos (onde o profissional costuma parar para aguardar a abertura de uma chancela, por exemplo).
- **Revistas, jornais, boletins informativos:** são opções interessantes para a divulgação de informações técnicas e assistenciais. Enviar revistas, jornais e informativos para as residências dos profissionais envolve a família nas discussões e desperta-os para eventuais dúvidas. Boas sugestões de melhorias nasceram em fórum externo à organização.
- **Álbuns e cartilhas:** o uso de álbum de figurinhas e cartilhas educativas (desenhos para colorir, histórias em quadrinhos etc.) também surtem efeitos positivos na disseminação de informações para a operação. Esse recurso torna a comunicação fácil e favorece a troca entre as pessoas. Aspectos ambientais e ocupacionais representam bons assuntos a serem abordados por meio de álbum.
- **Adesivos e lembretes:** o uso de pequenos lembretes e alertas foram eficientes para orientar o preenchimento de documentos como o prontuário do paciente. A colocação de adesivos com aspectos importantes do tema da semana, em locais estratégicos (onde os profissionais mais acessam documentos, exames etc.) são eficientes na disseminação da informação.
- **Descansos de tela e intranet:** divulgar assuntos relevantes, como a missão e a visão da organização nos descansos de tela e na intranet, pode ser um recurso interessante. Deve-se ter cuidado para não poluir as telas, excesso de informação confunde e cansa os usuários.
- **Exposição da qualidade:** a criação de um evento especial para as unidades e os serviços terem a oportunidade de apresentar trabalhos de melhoria contínua gerados na área propícia à troca de experiências, à compreensão do processo e à inclusão deste nas atividades diárias das equipes. Gerar melhoria é um exercício que requer criar o hábito. No Hospital Israelita Albert Einstein, esta prática é anual desde 1999 e a metodologia de aprendizado baseia-se, prioritariamente, no ciclo PDCA.

IMPLICAÇÕES LEGAIS

No Brasil, as acreditações e certificações não são obrigatórias por lei. Um estudo global realizado pelo escritório regional da OMS na Europa identificou, em 2002, 36 programas de acreditação no mundo dos quais 17 foram implementados em hospitais. Esse estudo identificou programas obrigatórios por lei somente na França, na Itália e na Escócia.[10]

Embora na maioria dos países os programas não sejam obrigatórios para a licença de funcionamento das organizações, todos requerem por meio de seus padrões que as organizações estejam com as práticas em conformidade com a legislação vigente no país. Nesse aspecto, os padrões que buscam garantir as relações das organizações com clientes, seus direitos e suas necessidades devem ser cuidadosamente trabalhados para agregar valor à empresa.

As questões relacionadas à segurança do paciente (erro médico, negligência, imprudência, imperícia) demandam que as instituições disponham de processos para a identificação de ocorrências adversas ao paciente, estudos de causa raiz e ações de melhorias para mitigar o risco de forma eficiente.

Nos últimos anos, observamos crescente número de publicações americanas mencionando indenizações a pacientes por falhas na prática da medicina. Certamente, esse é um movimento que envolve todas as instituições hospitalares, e os programas de acreditação e de certificação abrem horizontes e criam a necessidade de buscar a compreensão da estrutura, dos processos e dos resultados dos serviços de saúde.

MUDANÇAS ORGANIZACIONAIS

Pouco êxito será alcançado caso não haja o nítido envolvimento do corpo diretivo do hospital, nas recomendações escritas e nas atitudes. O papel estimulante dos líderes da instituição é um aspecto fundamental para a melhoria da qualidade e o sucesso de qualquer programa.

A utilização de programas de acreditação ou certificação como enfoque inicial para implementar a qualidade nos hospitais contribui para que, dentro dos recursos disponíveis, ocorra uma progressiva e planejada mudança de hábitos. O objetivo é provocar nos profissionais de todos os níveis e serviços um estímulo para identificar as fragilidades e os pontos fortes da instituição, estabelecer metas claras e provocar a mobilização constante do pessoal para a garantia da qualidade e a promoção da segurança aos pacientes, aos clientes e ao corpo funcional.

Antes, durante e depois da avaliação para a acreditação ou certificação, os funcionários do hospital vão naturalmente demonstrando interesses em identificar e distinguir as discrepâncias existentes entre as práticas e os padrões aceitáveis de qualidade, seja procurando encontrar meios para corrigir ou reduzir essas deficiências, seja denunciando sem medo as falhas existentes. A iniciativa de apontar problemas e apresentar soluções pertinentes não pode ser coibido ou punido. Nesse aspecto, a organização deve ter um nível de maturidade compatível com a expectativa dos programas, do corpo funcional e dos clientes.

CONTEÚDO DOS MODELOS DE ACREDITAÇÃO E CERTIFICAÇÃO

Toda comparação entre programas de avaliação da qualidade requer entendimento básico de como os critérios e padrões são organizados e do escopo destes. Os Quadros 283.1, 283.2 e 283.3 mostram como estão organizados os programas e, portanto, como as organizações serão avaliadas.

Ressaltamos no Quadro 283.3 as diferentes estruturas dos quatro modelos de premiações abordados.

RESULTADOS E DESAFIOS DOS PROCESSOS DE ACREDITAÇÃO

A eficiência dos processos e ganhos com a acreditação dos serviços de saúde tem sido alvo de uma análise por parte dos governos, das instituições de saúde, dos profissionais e dos consumidores em virtude dos consideráveis recursos investidos no processo.

QUADRO 283.1. Modelos de acreditação.

Modelo	Estrutura do modelo
AABB	1. Organização 2. Recursos humanos 3. Equipamento 4. Fornecedor de materiais e serviços 5. Controle do processo 6. Documentos e registros 7. Erros, não conformidades e complicações 8. Auditoria interna e externa 9. Processo de melhoria contínua, ação corretiva e ação preventiva 10. Áreas e segurança
ACR	1. Parâmetros práticos por modalidade 2. Parâmetros práticos por órgão ou sistemas orgânicos 3. Parâmetros práticos por subespecialidade radiológica
CAP	1. Diretor e profissionais 2. Recursos físicos/estrutura 3. Gerenciamento de qualidade 4. Requisitos administrativos
Carf	1. Aspirar a excelência 2. Padrões do programa geral de tratamento de saúde comportamental 3. Padrões do programa geral de uso de opioides 4. Alterações dos documentos do Carf 5. Treinamentos 6. Prontuários eletrônicos

(*Continua*)

QUADRO 283.1. Modelos de acreditação. (*Continuação*)

Modelo	Estrutura do modelo
JCI	1. Metas internacionais de segurança do paciente 2. Direitos do paciente e familiar 3. Acesso e continuidade do cuidado 4. Avaliação do paciente 5. Cuidado ao paciente 6. Educação do paciente e familiar 7. Melhoria contínua da qualidade e segurança do paciente 8. Prevenção e controle de infecções 9. Governo, liderança e direção 10. Gerenciamento e segurança do ambiente assistencial 11. Educação e qualificação dos profissionais 12. Gerenciamento de informação 13. Programa de residência médica 14. Programa de pesquisa clínica
ONA	1. Gestão e liderança 2. Atenção ao paciente/cliente 3. Diagnóstico e terapia 4. Apoio técnico 5. Abastecimento e apoio logístico
Planetree	1. Interações humanas 2. Importância da família, amigos e contato social 3. Educação e acesso à informação 4. Cura através do ambiente: arquitetura e *design* 5. Aspectos nutricionais 6. Artes, música e entretenimento 7. Espiritualidade 8. Toque humano 9. Terapias integrativas 10. Comunidades saudáveis
Qmentum	1. Diretrizes do Qmentum 2. Governança 3. Planejamento do trabalho 4. Estrutura assistencial 5. Assistência ambulatorial 6. Assistência farmacêutica 7. Assistência farmacêutica para instituições de pequeno porte 8. Assistência obstétrica e perinatal 9. Atenção primária à saúde 10. Atendimento às urgências e emergências 11. Cuidados cirúrgicos 12. Cuidados intensivos 13. Diagnóstico por imagem 14. Laboratório clínico 15. Equipe cirúrgica 16. Preparo para o caso de desastres e emergências 17. Reprocessamento e esterilização de materiais 18. Prevenção e controle de infecção

QUADRO 283.2. Modelo de certificação.

Modelo	Estrutura do modelo
Magnet Recognition Program	1. Avaliação (7 critérios) 2. Diagnóstico (2 critérios) 3. Identificação de resultados (2 critérios) 4. Planejamento (5 critérios) 5. Implementação/execução (2 critérios) 6. Avaliação de resultados/evolução (5 critérios) 7. Qualidade do cuidado e prática administrativa (4 critérios) 8. Avaliação de desempenho profissional (4 critérios) 9. Educação continuada (4 critérios) 10. Relacionamento profissional (5 critérios) 11. Ética (4 critérios) 12. Colaboração (4 critérios) 13. Pesquisa (7 critérios) 14. Utilização do recurso (7 critérios)
ISO	Seção 0 – Introdução Seção 1 – Objetivo Seção 2 – Referência normativa Seção 3 – Termos e definições Seção 4 – Sistema de gestão da qualidade Seção 5 – Responsabilidade da direção Seção 6 – Gestão de recursos Seção 7 – Realização do produto Seção 8 – Medição, análise e melhoria

QUADRO 283.3. Modelos de premiações.

Modelo	Estrutura do modelo
EFQM	1. Liderança 2. Política e estratégia 3. Gerenciamento de pessoas 4. Recursos 5. Processos 6. Satisfação do cliente 7. Satisfação das pessoas 8. Impacto na sociedade 9. Resultados comerciais
National Quality Award Malcolm Baldrige	1. Liderança 2. Planejamento estratégico 3. Pacientes, outros clientes e mercados 4. Informações e análise 5. Foco em pessoal (RH) 6. Gerenciamento de processos e resultados do desempenho organizacional
PNQ	1. Liderança 2. Estratégias e planos 3. Clientes 4. Sociedade 5. Informações e conhecimento 6. Pessoas 7. Processos 8. Resultados
PNGS	1. Liderança 2. Estratégias e planos 3. Clientes 4. Sociedade 5. Informações e conhecimento 6. Pessoas 7. Processos 8. Resultados

Um artigo[11] publicado no *British Medical Journal* em 2012 revisou a literatura publicada relacionada ao processo de acreditação e identificou 122 estudos empíricos que examinaram os impactos dos programas segundo as categorias: relação com as medidas de qualidade, impactos organizacionais, mudança de processos, avaliação dos programas de acreditação, visão dos profissionais em relação à acreditação. Os resultados estão demonstrados no Quadro 283.4:

O estudo conclui que, em razão das limitações da literatura, existem vários *gaps* e questões críticas identificadas re-

QUADRO 283.4 Análise dos impactos de programas de acreditação.

Categorias	Subtemas	Exemplos
Relação com medidas de qualidade (n = 65)	Níveis de desempenho (n = 34)	Hospitais credenciados superam não credenciados em relação às medidas de qualidade publicadas, mas essas diferenças foram encontradas de forma mais significativa após 5 anos.
	Efeitos sobre os resultados para o paciente (n = 9)	A evolução dos pacientes foi sistematicamente melhor quando o centro de transplante estava numa fase mais avançada da acreditação.
Impactos organizacionais (n = 62)	Padronização dos processos de cuidados (n = 25)	A acreditação hospitalar teve um impacto significativo sobre o controle de infecções, de infraestrutura e desempenho de hospitais no Japão.
	Conformidade das diretrizes com os programas externos (n = 22)	A acreditação incentivou a equipe a estar em conformidade com práticas que se baseiam em evidências para parto e AVC.
	Culturas organizacionais propiciando qualidade e segurança (n = 18)	O processo de acreditação em saúde mental foi percebido como o processo que melhorou a comunicação, aumentou o poder de negociação da equipe para conseguir recursos e premiar boas práticas.
	Atividades contínuas de melhoria da qualidade (n = 17)	A acreditação conferiu maior probabilidade de que os centros de saúde integrem atividades contínuas de melhoria da qualidade.
	Liderança (n = 8)	Os resultados da acreditação promovem melhor liderança da organização.
Avaliação dos programas de acreditação (n = 42)	Avaliações positivas (n = 29)	A acreditação é percebida como tendo um impacto positivo na qualidade dos cuidados e qualidade de vida para os residentes em lares de idosos subsidiados pelo governo australiano.
	Avaliações negativas (n = 8)	Avaliadores experientes falharam em detectar um potencial erro no sistema de medicação que foi identificado numa auditoria independente em um instituto de saúde mental, elevando dúvidas sobre a validade dos números de pesquisa de acreditação como uma medida de segurança.
	Avaliações neutras (n = 6)	A acreditação de um serviço não identificou impacto em uma taxa maior ou menor de erro de medicação.
	Desenvolvimento do programa (n = 7)	As deficiências graves de recursos financeiros e humanos minaram a viabilidade do programa de acreditação da viabilidade do Hospital Zâmbia.
Mecanismos de mudança (n = 41)	Compromisso com a implementação de práticas de qualidade com base em evidências (n = 20)	O compromisso com as diretrizes nacionais por meio do processo de acreditação parece estar associado com a melhoria dos resultados para o paciente.
	Envolvimento de funcionários na melhoria da qualidade (n = 15)	Mudanças positivas produzidas pela acreditação por meio de aumento da motivação da equipe em relação aos processos de melhoria contínua.
	Utilização de dados para *benchmarking* interno e externo (n = 12)	Os relatórios de acreditação influenciam os hospitais a priorizar as metas para melhoria da qualidade, prestação de contas e *feedback*.
Visão dos profissionais em relação à acreditação (n = 38)	Melhoria dos processos de cuidado (n = 20)	A acreditação é percebida pelos funcionários do hospital como fator de melhoria estatisticamente significativa na qualidade da assistência ao paciente.
	Carga burocrática (n = 10)	Os funcionários relatam que a acreditação aumentou a carga de trabalho relacionada à papelada e à burocracia.
	Melhoria da segurança do paciente (n = 9)	Os administradores do hospital veem a acreditação como uma intervenção efetiva para reduzir eventos adversos.
	Impacto na satisfação da equipe (n = 8)	O *status* de acreditação foi significativamente associado à intenção dos enfermeiros em permanecer em seus postos de trabalho.
	Distração das autênticas atividades de melhoria da qualidade (n = 4)	Profissionais de saúde mental acreditam que o foco em atender grande número de padrões de acreditação e regulatórios podem dissuadir esforços para resolver problemas fundamentais dos pacientes.

lacionadas aos processos de acreditação que podem ajudar a estimular a discussão da eficácia das acreditações entre as partes interessadas no sistema de saúde.

A literatura indica ainda que a acreditação tem um impacto indefinido sobre os pontos de vista ou satisfação dos clientes do sistema de saúde. Esses resultados sugerem que a acreditação direciona ou influencia aspectos do serviço de saúde que muitas vezes não são visíveis para os pacientes.

Outro fator é que a participação nos programas de acreditação exige recursos financeiros consideráveis e o retorno desse investimento tem sido questionado, o que representa uma fonte de pressão financeira no âmbito econômico atual. Quinze estudos examinaram aspectos dos impactos financeiros da acreditação. Todavia, os benefícios financeiros potenciais não foram analisados, evidenciando, nesse aspecto, uma importante falta de dados de pesquisa sobre o assunto.

Uma publicação[12] de 2013 sobre a aceitação e resistência ao processo de acreditação hospitalar teve como resultado principal a confirmação da importância do envolvimento da alta administração como fator condicionado ao êxito da acreditação. Porém, a falta de envolvimento dos profissionais de nível operacional na elaboração dos planos de ação e reestruturação dos processos foi avaliada como um indicador de resistência que compromete o desempenho do processo de acreditação hospitalar.

Apesar de a literatura ser limitada em termos do nível de evidência e qualidade dos estudos e demonstrar muitos desafios para a implantação de uma acreditação, destacamos como maiores ganhos a redução de desperdício nos processos e impacto financeiro positivo para a instituição a longo prazo, envolvimento maior da alta liderança e equipe, melhoria dos processos de cuidado e da segurança do paciente.

REFERÊNCIAS BIBLIOGRÁFICAS

1. Ferreira ABH. Novo dicionário da língua portuguesa. Rio de Janeiro: Nova Fronteira, 1987.
2. WHO, World Health Organization. Experiences with quality management in an international context: report on a WHO workshop. Germany. 1998;15-7.
3. Scrivens E. Acreditation: protecting the professional or the consumer? Philadelphia: Buckinggham: Open University Press.1995.
4. ABNT, Associação Brasileira de Normas Técnicas NBR ISO 9000:2000 Sistemas de Gestão da Qualidade – Fundamentos e Vocabulário. Rio de Janeiro, 2000.
5. Marshall JR I, Cierco AA, Rocha AV, Mota EB, Amorim SRL. Gestão da Qualidade. 10. ed. Rio de Janeiro: Editora FGV, 2010. p.21-44; 67-101.
6. Alkhenizan A, Shaw C. Impact of accreditation on the quality of healthcare services: a systematic review of the literature. Ann Saudi Med. 2011;31:407-16.
7. JCAHO – The Joint Commission. [Internet] [Acesso em 30 jan 2016]. Disponível em: http://www.jointcommission.org/
8. ONA – Organização Nacional de Acreditação. [Internet] [Acesso em 30 jan 2016]. Disponível em: https://www.ona.org.br
9. Accreditation Canada International. [Internet] [Acesso em 30 jan 2016]. Dispomível em: https://www.accreditation.ca/
10. WHO, The world health report 2002: reducing risks: promoting healthy life. Geneva, 2002.
11. Hinchcliff R, Greenfield D, Moldovan M, Westbrook JI, Pawsey M, Mumford V, et al. Narrative synthesis of health service accreditation literature. BMJ Qual Saf. 2012 Dec;21(12):979-91.
12. Bomfin D, Trivellato, L, Hastenreiter F. Aceitação e resistência ao processo de acreditação hospitalar sob a perspectiva dos profissionais que atuam em instituições hospitalares. RPCA 2013: Abril/ Junho;7(2):116-33.

CAPÍTULO 284

EDUCAÇÃO E TREINAMENTO PARA A CULTURA DA SEGURANÇA

Cristina Satoko Mizoi
Daniella Cristina Chanes

DESTAQUES

- A educação dos futuros profissionais para os aspectos que envolvem a segurança dos pacientes deve estar presente nas escolas, em suas abordagens clínicas e na demonstração de melhores práticas.
- Os serviços de saúde devem investir na educação e no treinamento continuado dos profissionais e, entre as competências comportamentais a serem desenvolvidas, a comunicação e o trabalho em equipe devem ser prioritários.
- A segurança do cuidado ao paciente depende de profissionais altamente treinados, com papéis e responsabilidades definidos, atuando em time, visando ao melhor cuidado ao paciente.
- Os estudos evidenciam que as estratégias educacionais efetivas precisam ser suficientemente persuasivas, informativas e relevantes para o aprendizado, bem como interativas e participativas.
- O treinamento deve favorecer uma prática baseada na melhor informação ou evidência, apropriar os profissionais de pensamento crítico situacional e habilidade de resolução de problemas, associando competências comportamentais e habilidades técnico-científicas.

INTRODUÇÃO

A qualidade da assistência e a segurança do paciente têm sido alvo de atenção e investimentos na última década em consequência, principalmente, dos resultados demonstrados pela publicação do *Institute of Medicine* (IOM) dos Estados Unidos da América (EUA) *To Err is Human: Building a Safer Health System*. O estudo demonstrou, por meio de resultados de pesquisas, que cerca de 98 mil pessoas morrem anualmente em decorrência de falhas na assistência à saúde.[1]

Além disso, dados da Organização Mundial da Saúde (OMS) apontam que cerca de um em cada 10 pacientes no mundo é vítima de erros e eventos adversos (EA) evitáveis, durante a prestação de assistência à saúde. A Segurança do Paciente pode ser definida como a "ausência de danos desnecessários ou potenciais para o paciente associados aos cuidados de saúde"; erros são descritos como falha na finalização de uma ação planejada ou implementação de um plano incorreto; e EA, como um incidente que resultou em dano para o paciente.[2]

Nas últimas décadas, inúmeros estudos têm sido conduzidos com a finalidade de garantir a melhoria da qualidade na assistência, identificando causas e propondo medidas preventivas para a ocorrência de EA evitáveis. Entre as causas apontadas por pesquisas, identificam-se a sobrecarga e a distração dos profissionais em suas unidades de trabalho; o cansaço e o estresse dos prestadores de assistência; a falha na comunicação escrita e verbal entre as equipes; a falta de conhecimento a respeito da história clínica dos pacientes; a falta de conhecimento dos medicamentos e procedimentos; a violação aos protocolos estabelecidos; o uso impróprio de tecnologia para assistência à saúde; os deslizes e lapsos de memória; os comportamentos inapropriados e violações às regras, entre outros. Dessa maneira, torna-se evidente que as causas para a ocorrência de eventos são multifatoriais e envolvem inúmeros profissionais.[3-4]

Além de suas causas diversas, as consequências dos erros e dos EA são inúmeras podendo trazer desde a insatisfação com o ocorrido, até perdas financeiras ao paciente e à instituição, processos legais com os envolvidos e, principalmente, problemas clínicos que se iniciam com o aumento do monitoramento e observação do paciente, solicitações de exames adicionais, aumento do tempo de internação ou tratamento, dano permanente e, até a morte.[1,3,5]

Uma das estratégias para minimizar e prevenir a ocorrência de erros e EA é a educação, tanto dos pacientes como dos profissionais. A educação do paciente e de seus familiares permite que eles participem melhor do seu cuidado e que tomem decisões bem informadas. Para tanto, devem interagir com os profissionais de saúde que, além de cuidar dos pacientes, precisam educar a todos à medida que prestam a assistência profissional.[6]

A educação do paciente é de suma importância para a prevenção dos erros, mas a educação dos profissionais da área da saúde é um desafio constante para os órgãos formadores de profissionais e de prestação da assistência.

A área da saúde requer profissionais bem preparados tecnicamente e sensíveis às questões de segurança, uma vez que podem atuar em instituições, não raro, com dificuldades concernentes aos aspectos estruturais, processuais e orçamentários, nos diferentes cenários de assistência à saúde.[7]

A formação dos estudantes envolve um processo complexo de ensino e aprendizagem, com inúmeras variáveis em que se vinculam diferentes práticas de ensino, diversidade de conteúdo, reflexão permanente das informações da realidade, problematização do processo de trabalho, indo, com isso, muito além dos recursos estruturais disponíveis em cada instituição. Portanto, as universidades têm importante papel a cumprir na formação profissional, disponibilizando para a sociedade os egressos com perfil que atenda as necessidades da população em todos os níveis de atenção, nos diferentes cenários de assistência, ao longo dos processos sociovitais, contribuindo de forma significativa na qualidade dos serviços, trazendo segurança e satisfação aos usuários.[7]

A educação dos futuros profissionais para os aspectos que envolvem a segurança dos pacientes não é diferente. Esse processo educativo deve estar presente nas escolas em suas abordagens clínicas e na demonstração de melhores práticas, e precisa ser continuado nos diferentes estabelecimentos de assistência à saúde, durante o desenvolvimento da prática dos estudantes em formação.

Nesse contexto, é importante salientar que a formação dos profissionais de saúde, seja nas universidades ou em cursos técnicos, durante muitos anos tem reforçado a premissa do trabalho sem erros, acarretando a cultura de que falhas são expressamente inaceitáveis e relacionadas com a falta de cuidado, atenção, esforço, responsabilidade e conhecimento, o que contribui de forma decisiva para ocorrência de erros.[8]

Para que ocorra mudança na cultura de segurança das instituições de atendimento à saúde, os novos profissionais devem apresentar conhecimentos e habilidades para identificar e saber o que fazer quando cometem ou presenciam um erro. Cursos de graduação da área da saúde podem desempenhar importante papel na promoção de conceitos e habilidades em seus alunos, a respeito do erro humano e da segurança do paciente. Estudos demonstram que, ao serem apresentados a esse tema, alunos mostram-se encorajados e reconhecem a relevância do conteúdo para sua formação, além de ser identificado grande impacto na assistência prestada ao paciente.[9-11]

No entanto, o desafio não é de um único profissional, organização ou país, mas de todos. No Brasil, foi iniciado no dia 1º de abril de 2013, o Programa Nacional de Segurança do Paciente (PNSP), por meio da Portaria do MS de nº 529.[12]

O objetivo principal do PNSP é monitorizar e prevenir os incidentes que resultam em danos na assistência ao usuário, em hospitais e outras unidades de saúde, e estabelece cinco objetivos específicos:

1. Promover e apoiar a implementação de iniciativas voltadas à segurança do paciente, em diferentes áreas da atenção, organização e gestão de serviços de saúde, por meio da implantação da gestão de risco e de núcleos de segurança do paciente nos estabelecimentos de saúde;
2. Envolver os pacientes e familiares nas ações de Segurança do paciente;
3. Ampliar o acesso da sociedade às informações relativas à Segurança do Paciente;
4. Produzir, sistematizar e difundir conhecimentos sobre a segurança do paciente;
5. Fomentar a inclusão do tema segurança do paciente no ensino técnico e de graduação e pós-graduação na área da saúde.

Entre os objetivos do programa, há destaque na inclusão do tema segurança do paciente no ensino técnico, graduação e pós-graduação, reforçando a premissa de que a abordagem da segurança do paciente deve ser introduzida desde o início da formação profissional em saúde.

De maneira convergente, a OMS também recomenda a inserção do ensino sobre segurança do paciente nos cursos de graduação da área de saúde, com um leque de conteúdo, diversas estratégias de ensino e diferentes metodologias de avaliação. Para tanto, desenvolveu um guia para o ensino multiprofissional sobre Segurança do paciente, intitulado *Patient Safety Curriculum Guide: Multi-professional Edition*.[13]

A OMS contém um amplo material de apoio aos docentes da área da saúde, organizado por meio de um guia e tópicos preconizados ao currículo. No guia do professor, há 12 subdivisões responsáveis por discorrer sobre o tema, orientar sua implementação nos currículos por meio de estrutura clara, trazendo princípios essenciais para a educação, recomendações para avaliação, informações sobre recursos e ferramentas da *web*, bem como uma ampla referência bibliográfica para suporte às instituições e aos docentes. O material traz 11 tópicos de atuação, sendo eles descritos no Quadro 284.1.

Na segunda parte do material são descritas as recomendações para o desenvolvimento dos tópicos. Os autores enfatizam que a melhor maneira de o aluno aprender é fazendo. Para tanto, para que o ensino seja efetivo depende de os instrutores utilizar uma gama de métodos, como explicação técnica, demonstrando habilidades e apontando as atitudes essenciais para a promoção da segurança do paciente. Diante disso, a OMS[13] reforça a importância de associação de diferentes metodologias de ensino, como o ensino com base na resolução de problemas, simulação realística, aulas expositivas interativas e a orientação em situações propostas.

A abordagem do tema segurança do paciente na grade curricular dos cursos de graduação e pós-graduação da área da saúde, incluindo também o ensino no nível técnico, torna-se fundamental para que ocorra uma mudança na cultura de segurança das instituições de atendimento à saúde.

Por outro lado, ser professor no ensino da área da saúde reveste-se de grande complexidade e importância não só pelo que se ensina, mas pelo objetivo que se pretende alcançar: a formação de um profissional de saúde. Os professores além de transmitir conhecimentos devem desenvolver nos estudantes competências diversas.[7]

Concomitantemente, o currículo escolar é um dos pontos mais difíceis a serem construídos, pois trata de questões sobre a definição do que e como a escola deve ensinar, ou como construir sua identidade ou, ainda, como abranger tudo o que ocorre nela, desde as atividades programadas e desenvolvidas sob a sua responsabilidade, que envolvem a aprendizagem dos conteúdos pelos alunos na própria escola ou fora dela. Tais aspectos constituem o projeto político-pedagógico, que essencialmente é um ciclo contínuo de adaptação e de transformação.[14-15]

Para os educadores em segurança do paciente a discussão franca sobre erros na prática clínica, principalmente quando é feita por profissionais experientes e respeitados, é um recurso importante tanto no momento em que o erro ocorre como em ocasiões futuras. Os estudantes podem aprender que é aceitável discutir e pensar sobre os erros, quando profissionais mais experientes adotam o mesmo procedimento.[16]

Com isso, pode-se concluir que a abordagem do tema segurança do paciente é fundamental para a formação de profissionais capazes de compreender e saber agir diante de eventos e situações de risco na área da saúde, abordando de maneira construtiva, visando à melhoria da qualidade nos processos assistenciais.

Deve-se ressaltar que o ensino sobre segurança é uma proposta recente e não compõe a maior parte dos programas de ensino vigentes no país. No entanto, mesmo que de maneira fragmentada, o ensino de determinados conteúdos ocorre e, desse modo, deve ser valorizado e ampliado dentro de seus programas.

Com a formação adequada dos profissionais em diferentes níveis, o alicerce é consistente e duradouro para a disseminação de uma cultura da segurança no ambiente de trabalho.

Adicionalmente, no ambiente de trabalho, os profissionais encontrarão o mesmo foco da cultura da segurança nas Instituições de Saúde. O IOM tem abordado, com ênfase, os erros assistenciais visando à promoção da segurança do paciente, por meio de mudanças amplas no Sistema de Saúde. A principal mensagem é evitar, reconhecer e mitigar os danos ao paciente.[17]

O IOM considera também que um ambiente seguro para os pacientes é um ambiente seguro para os profissionais e

QUADRO 284.1. Tópicos no ensino sobre segurança do paciente e suas justificativas.

Tópico	Justificativa
1. O que é a segurança do paciente	Os graduandos devem compreender o que significa segurança do paciente e qual é o papel que exercem na minimização da incidência e impactos dos EA, bem como na maximização de medidas que previnam tais eventos.
2. Razões pelas quais a aplicação dos fatores humanos é importante para a segurança do paciente	O estudo de fatores humanos examina a relação entre os seres humanos e os sistemas com os quais eles interagem, destacando aspectos como a criatividade, a eficiência, a produtividade e a satisfação no trabalho, com o objetivo de tornar o processo de trabalho mais seguro.
3. Entendimento dos sistemas e do efeito de complexidade no cuidado ao paciente	Os cuidados de saúde raramente são realizados por um único indivíduo. Dessa forma, o atendimento seguro e efetivo depende de conhecimentos, habilidades e comportamentos não só dos trabalhadores da linha de frente, como também de uma estrutura organizacional. Os pacientes dependem de muitas pessoas, fazendo tudo de maneira correta, no tempo certo; portanto, urge que se tenha um sistema de atendimento que se assegure as complexas interações. Entender o sistema de saúde pode melhorar a atenção ao paciente e minimizar a ocorrência de EA.
4. Ser um participante de uma equipe eficaz	O trabalho em equipe é um elemento essencial para a segurança do paciente. A importância do trabalho em equipe tende a aumentar por causa de fatores, como: maior complexidade das doenças; aumento das especializações no atendimento; aumento de comorbidades; escassez de força de trabalho, entre outras. Os trabalhos em saúde envolvem muitos profissionais e precisam ser bem coordenados, devendo haver boa comunicação entre eles, em todos os momentos.
5. Aprendendo com os erros para evitar danos	Há inúmeros erros na assistência à saúde e alguns trazem consequências trágicas ao paciente. Os profissionais de saúde precisam compreender a natureza dos erros e como eles podem agir com o paciente. Isso é essencial para a concepção de estratégias para evitá-los e ou interceptá-los antes que possam causar danos. É necessário aprender com os erros, tanto com os próprios como também com os dos outros, para melhorar a segurança do paciente.
6. Compreensão e gestão de riscos clínicos	O gerenciamento do risco clínico é relevante para a segurança do paciente. Na área da saúde, a gestão de riscos é, geralmente, associada às medidas legais que os pacientes tomam contra os profissionais ou instituição, alegando prejuízos decorrentes do cuidado e tratamento em saúde. No entanto, a gestão do risco inclui uma conceituação abrangente que trata, também, dos aspectos de tecnovigilância, farmacovigilância e hemovigilância. Há uma variedade de métodos para gerenciar riscos que dependem da criação e manutenção de sistemas seguros de cuidados, projetado para reduzir os EA e melhorar o desempenho humano.
7. Utilização de métodos de melhoria da qualidade para a melhoria da assistência	O conhecimento de métodos para redução de danos e melhoria dos cuidados dá uma base teórica e científica para medir o EA e tornar mais significativas e sustentáveis as ações na prevenção de eventos futuros. O conhecimento dos motivos dos eventos não é suficiente, mas entender suas causas e fazer as mudanças no sistema é que podem dar maior confiabilidade para as organizações. Muitos métodos já são utilizados na saúde, como a prática baseada em evidência e ensaios clínicos controlados. Saberes de outros campos de conhecimentos como Engenharia, Psicologia e Gestão também podem ser aplicados para a promoção da segurança do paciente.
8. Interação com pacientes e cuidadores	Os cuidados modernos em saúde devem ser centrados no paciente. Iniciativas ao redor do mundo têm dado voz ao usuário dos sistemas de saúde e toda pessoa tem o direito de receber informações sobre o tipo de tratamento que receberá, especialmente aqueles que são considerados invasivos. O envolvimento ativo do paciente, família e cuidadores diminui a ocorrência de erros. O consentimento informado permite que os pacientes, em colaboração com profissionais de saúde, tomem decisões sobre as intervenções e os riscos associados a elas. A Divulgação é um termo usado para descrever a comunicação aberta e honesta entre os profissionais de saúde e pacientes, principalmente após eles terem sofrido danos.
9. Prevenção e controle da infecção	Estatísticas sobre a incidência das infecções associadas aos cuidados de saúde (IACS) são alarmantes e acontecem em todo o mundo. Os profissionais da saúde e os membros da comunidade devem estar engajados em conhecer as estratégias para diminuir esses problemas. A prevenção de infecção deve ser sempre a prioridade de todos os trabalhadores de saúde e é um componente-chave dos programas de segurança do paciente.
10. Segurança do paciente e procedimentos invasivos	Milhões de procedimentos cirúrgicos são realizados a cada ano em todo o mundo e há evidências de complicações não só em razão das infecções, como também de EA. É uma área na qual existem muitas oportunidades para a ocorrência de problemas. Os processos de verificação, como diretrizes, protocolos e *checklists* realizados pela equipe multidisciplinar, são considerados métodos eficazes para melhorar o atendimento ao paciente que se submete a procedimentos invasivos.
11. Melhora na segurança da medicação	Os medicamentos são benéficos para o tratamento e a prevenção de doenças, havendo aumento significativo em seu uso. Essa situação trouxe consigo elevado número de reações adversas, erros e EA associados ao seu uso. As razões desses eventos são complexas e se vinculam à variedade e diversidade dos medicamentos disponíveis; à interação de medicamento-medicamento e efeitos colaterais; aos pacientes com múltiplas comorbidades ou, ainda, porque nesse processo há uma gama de profissionais envolvidos.

Fonte: World Health Organization, 2011.[13]
*Tradução livre realizada por Bohomol E., 2013.[7]

vice-versa, porque ambos estão interligados. Portanto, os esforços para reduzir a taxa de erro assistencial devem estar vinculados com os esforços para evitar acidentes de trabalho e doenças ocupacionais.[18]

Dessa forma, os principais elementos para uma cultura de segurança em uma organização incluem o estabelecimento da segurança do paciente e do profissional como uma prioridade organizacional, o trabalho em equipe, o envolvimento do paciente no cuidado e a *accountability* que é traduzida como autoridade com responsabilidade em todos os níveis da assistência. Além disso, uma cultura de segurança é caracterizada por valores e objetivos compartilhados, cultura justa, em relação aos eventos adversos e à promoção da segurança, por meio da educação e da formação do profissional. Uma cultura de segurança exige uma liderança forte, empenhada, com o engajamento e a capacitação de todos os funcionários.

A segurança do cuidado ao paciente depende de profissionais altamente treinados, com papéis e responsabilidades definidos, atuando em time visando ao melhor cuidado ao paciente.

As investigações e análises dos eventos sentinelas evidenciam que a comunicação representa a maior causa do erro. A comunicação segundo dados da *Joint Commission* favorece o ambiente de segurança e o colapso da comunicação é uma causa subjacente, em cerca de 65% dos eventos sentinela. Assim, as ações que visam à melhoria da comunicação são estratégias essenciais para a segurança do paciente.[19]

O trabalho em equipe também favorece o ambiente de segurança. O trabalho em time, por meio da sinergia entre os profissionais, permite que as ações ocorram de forma eficaz, eficiente, confiável, resultando na segurança do indivíduo ou de um grupo de indivíduos.

O treinamento para um trabalho em equipe tem como premissa o desenvolvimento de habilidades de comunicação eficazes e um ambiente coeso entre os membros da equipe. Um ambiente favorável para que os profissionais possam se sentir confortáveis para relatar, quando suspeitar de um problema ou erro. Os membros da equipe são treinados para verificar as condutas dos outros, oferecer ajuda quando necessário, e endereçar os erros de forma imparcial. *Debriefing* e *feedback*, especialmente depois de incidentes críticos, são componentes essenciais para a formação do trabalho em equipe.[18]

O treinamento para um trabalho em equipe também enfatiza o conceito dos fatores humanos (*human factors*), por exemplo, os efeitos da fadiga, a percepção dos erros previsíveis (como a leitura errada de monitores ou instruções), e o impacto de diferentes estilos de gestão e culturas organizacionais.

A ciência dos "fatores humanos – *human factors*" estuda a inter-relação entre os seres humanos, a tecnologia que eles utilizam e o ambiente em que trabalham. Os "fatores humanos" consideram a nossa "condição humana" ou a nossa incapacidade para executar com precisão as atividades ou se concentrar em várias tarefas ao mesmo tempo. Os erros acontecem quando se está cansado, distraído, ou quando se é interrompido por várias vezes desviando a atenção.

Os estudos mostram o uso de treinamento em vários formatos para melhorar o trabalho em equipe, comunicação e cultura de segurança. A maioria dos estudos relata o uso do *crew resource management* ou alguma variação dele. O *crew resource management* origina-se da aviação, do treinamento de pilotos, e já foi adaptado para a utilização na área da saúde.[20]

O *crew resource management* utiliza técnicas para treinamento da equipe, simulação, *briefings* de grupo, *debriefings* e *feedback* de desempenho, com foco nos "fatores humanos" submetidos a situações de risco.

Considerando todo o contexto da cultura da segurança e da capacitação dos profissionais, os serviços de saúde devem investir na educação e no treinamento continuado dos profissionais, e, entre as competências comportamentais a serem desenvolvidas, a comunicação e o trabalho em equipe devem ser prioritários. O treinamento deve favorecer uma prática baseada na melhor informação ou evidência; para isso, apropriar os profissionais de pensamento crítico situacional e de habilidade na resolução de problemas, associando competências comportamentais e habilidades técnico-científicas.[21]

Adicionalmente, para o desenvolvimento das competências dos profissionais e das ações de treinamento, devemos considerar os perfis dos profissionais presentes no ambiente de trabalho. No ambiente de trabalho estão, presentes quatro gerações com diferentes valores, estilos, experiências e atitudes, descritos a seguir:[22]

- **Geração dos tradicionais (> 65 anos):** profissionais leais respeitam os valores, tem controle e comando diante das situações. Comunicam-se por meio da interação formal, satisfeitos em fazer um trabalho bem-feito, e o fato de não ter novidades é considerado boa novidade;
- **Geração *baby boomers* (48 a 65 anos):** profissionais responsáveis pelo termo *workaholic*, têm resistência a mudanças e são competitivos. Comunicam-se pessoalmente, gostam de fazer reuniões e são motivados pelo salário, reconhecimento e cargo;
- **Geração X (28 a 48 anos):** profissionais ambiciosos, independentes, competentes, têm equilíbrio entre a vida pessoal e profissional. Comunicam-se pessoalmente e pelo uso da tecnologia;
- **Geração Y (8 a 28 anos):** profissionais nativos digitais, ansiosos em crescer rapidamente na carreira, determinados e com elevada autoestima. Comunicam-se por meio de mensagens instantâneas, tecnologia e telefone celular.

Os programas de treinamento devem considerar a diversidade e as características desses profissionais das diversas gerações, e ter como premissa a obtenção de resultados como a efetividade do aprendizado, a melhoria das práticas assistenciais multiprofissionais e a mudança de comportamento. Os estudos evidenciam que, para a obtenção desses resultados, as estratégias educacionais efetivas precisam ser suficientemente persuasivas, informativas e relevantes para o aprendizado, bem como interativas e participativas.[23-24]

A escolha da estratégia educacional interativa e participativa, por exemplo, o uso de *e-learning*, *workshop* interativo, simulação realística, discussão de casos colabora para mitigar os erros que ocorrem na área da saúde, que estão diretamente relacionados com o fator humano.

As diversas estratégias educacionais visam, como premissa, à aquisição de conhecimento, de habilidades cognitivas, psicomotoras e atitudinais; no entanto, algumas estratégias não necessariamente alcançam esses objetivos.

As diversas estratégias educacionais têm sido foco de estudo para análise da efetividade para o aprendizado, mudança de comportamento e resultado para a instituição. A Colaboração Cochrane publica revisões sistemáticas completas sobre as evidências das intervenções educacionais utilizadas em educação médica continuada. As primeiras revisões foram apresentadas em 1997, mantendo-se atualizadas regularmente.

Esses estudos classificam as estratégias de treinamento em passivas, ativas e interativas. A combinação de duas ou mais estratégias educacionais denomina-se múltiplas intervenções.

As estratégias passivas se caracterizam pela disseminação passiva de informação, sendo um dos métodos primários de treinamento do profissional de saúde, por exemplo:[23-24]

- Reuniões educacionais;
- Materiais educacionais impressos;
- Acesso às informações eletrônicas.

As estratégias de treinamento consideradas ativas são prontamente disponibilizadas para o profissional em um formato rápido e acessível:

- Sistemas de lembretes.

As estratégias interativas propiciam a participação ativa do instrutor que treina e do profissional que está sendo treinado:

- Auditoria e *feedback*;
- Visita de especialistas clínicos ou detalhamento acadêmico;
- Consenso local;
- Opinião de líderes;
- *Workshops* interativos.

Recentemente, podemos adicionar à lista de estratégias interativas e participativas a simulação realística e o ensino a distância, mais especificamente o *e-learning*.

A simulação realística é uma metodologia que permite um ambiente participativo e interativo, utilizando cenários clínicos que replicam experiências da vida real. Para isso, são utilizados simuladores de realidade virtual de cirurgia, de pacientes (robôs), manequins estáticos e atores. Esses recursos são abrigados em um centro de simulação realística propiciando um ambiente semelhante a um hospital virtual, favorecendo treinamentos com foco no aprendizado e na aplicação prática, resultando em melhor retenção da informação.

O uso da educação a distância, por exemplo, o *e-learning*, caracteriza uma estratégia interativa de capacitação, por meios e tecnologias de informação e comunicação. O *e-learning* estimula o conhecimento e o desempenho por meio de uma visão mais abrangente de soluções de aprendizagem. Considerando a rapidez das mudanças nas organizações, essa estratégia é mais bem aplicada a situações nas quais o conhecimento precisa ser transferido para um grande número de pessoas ou para um grupo de pessoas que esteja geograficamente disperso.

Uma recente modalidade de estratégia interativa de educação a distância é chamada *Social Learning*. Partindo de princípios da andragogia, ela consiste do aprendizado em rede e informal, surgindo do contexto de mudanças constantes nas empresas modernas. É fundamentada na necessidade de troca de conhecimento e colaboração entre as pessoas, defendendo o aprendizado como um ato social. Segundo LAB SSJ, são exemplos de social learning o *Twitter*, os *blogs*, os *podcasts*, entre outros.

Considerando o contexto da segurança do paciente e do profissional, o perfil das gerações no mercado de trabalho, as estratégias educacionais interativas e participativas, o uso da tecnologia como aliada nas estratégias educacionais para desenvolver as habilidades técnicas e as competências comportamentais, reforça-se a importância da inovação e do investimento nas estratégias educacionais, com foco no aprendizado e na aplicação prática do conhecimento adquirido pelo profissional da saúde.

As ações de treinamento, desenvolvimento ou qualificação do trabalhador ocupam um dos principais papéis na prática de gestão de pessoas nos atuais contextos organizacionais. Seus impactos atingem os desempenhos individuais e coletivos nas empresas, garantindo a elas ou não, produtividade e competitividade. Com os avanços do mundo contemporâneo e com a velocidade dessas mudanças, altos investimentos são exigidos das empresas, tanto de capital financeiro como de capital humano.

As empresas são fundamentalmente constituídas de inteligência, algo que apenas as pessoas possuem, e o capital financeiro somente será bem aplicado quando for estrategicamente investido e administrado. Para tanto, os investimentos nas pessoas tornam-se prioritários, em relação à administração de qualquer outro recurso financeiro ou material, levando as organizações a atentar-se para a educação profissional, como elemento indispensável para o alcance de resultados. Elas estão descobrindo que todo o investimento em pessoas, quando bem-feito, ocasiona retornos financeiros para a empresa.[25-26]

REFERÊNCIAS BIBLIOGRÁFICAS

1. Kohn LT, Corrigan J, Donaldson MS. To err is human: building a safer health system. Washington: National Academy Press, 2000.
2. World Health Organization, World Alliance for Patient Safety. Conceptual framework for the International Classification for Patient Safety (ICPS); technical report [Internet]. Geneva: World Health Organization; 2009. [cited 2013 Jul 31]. Available from: http://www.who.int/patientsafety/implementation/taxonomy/icps_technical_report_en.pdf

3. Dean B, Schachter M, Vincent C, Barber N. Causes of prescribing errors in hospital inpatients: a prospective study. Lancet. 2002 Apr 20;359(9315):1373-8.
4. Bohomol E, Ramos LH, D'Innocenzo M. Medication errors in an intensive care unit. J Adv Nurs. 2009 Jun;65(6):1259-67.
5. Hartwig SC, Denger SD, Schneider PJ. Severity-indexed, incident report-based medication error-reporting program. Am J Hosp Pharm. 1991 Dec;48(12):2611-6.
6. Consórcio Brasileiro de Acreditação de Sistemas e Serviços de Saúde. Padrões de Acreditação da Joint Commission International para Hospitais. 4a ed. Rio de Janeiro: CBA; 2010. Metas, padrões, propósitos e elementos de mensuração. p. 32-6.
7. Bohomol E. O ensino sobre Segurança do Paciente nos cursos de enfermagem, farmácia, fisioterapia e Medicina da Universidade Federal de São Paulo/Elena Bohomol. – São Paulo, 2013. xiii, 136f.
8. Cassiani SH, Rosa MB. O erro durante o processo de aprendizagem do profissional de saúde. In: Harada MJ, Pedreira ML, Peterlini MA, Pereira SR. O erro humano e a segurança do paciente. São Paulo: Atheneu, 2006. p.203-17.
9. Leung GK, Patil NG. Patient safety in the undergraduate curriculum: medical students' perception. Hong Kong Med J. 2010;16(2):101- 5.
10. Wong BM, Etchells EE, Kuper A, Levinson W, Shojania KG. Teaching quality improvement and patient safety to trainees: A systematic review. Acad Med. 2010;85(9):1425-39.
11. Yoshikawa JM, et al. Compreensão dos alunos de cursos de graduação em enfermagem e medicina sobre segurança do paciente. Acta Paul Enferm. 2013;26(1):21-9.
12. Ministério da Saúde do Brasil. Portaria n. 529, de 1 de abril de 2013. Institui o programa nacional de Segurança do Paciente (PNSP). Diário Oficial da República Federativa do Brasil [Internet], Brasília (DF).
13. World Health Organization, World Alliance for Patient Safety. WHO patient safety curriculum guide: multi-professional edition [Internet]. Geneva: World Health Organization; 2011. [Internet] [Acesso em 30 jan 2016]. Disponível em: http://whqlibdoc.who.int/publications/2011/9789241501958_eng.pdf
14. A construção do projeto político-pedagógico da escola. Moodle UFBA/Módulo experimental [Internet]. Salvador: Universidade Federal da Bahia; 2007. [Internet] [Acesso em 30 jan 2016]. Disponível em: http://www.moodle.ufba.br/mod/book/view.php?id=14550&chapterid=10905
15. Tardif M, Lessard C. O trabalho docente: elementos de uma teoria da docência como profissão de interações humanas. Kreuch JB, tradutor. 5a ed. Petrópolis: Vozes, 2009.
16. Vincent C. Segurança do Paciente: orientações para evitar eventos adversos. São Caetano do Sul: Yendis Editora, 2009.
17. Institute of Medicine (IOM). Crossing the quality chasm: A new health system for the 21st century. Washington: National Academy Press, 2001.
18. Barnsteiner J. Teaching the Culture of Safety. ANA Periodicals. 2011. September; 16 (3).
19. Joint Commission. Sentinel Event Statistics—June 30, 2007. [Internet] [Acesso em 30 jan 2016]. Disponível em: http://www.jointcommission.org/SentinelEvents/Statistics/
20. Oriol MD. Crew Resource Management: Applications in healthcare organizations. J Nurs Adm. 2006;36(9)402-6.
21. Mizoi CS. Estratégias Educacionais para os Profissionais de Saúde. In: Bork AMT. Enfermagem Baseada em Evidências. 1ª Ed. Rio de Janeiro: Guanabara Koogan, 2005. p.41-52.
22. Meister JC, Willyerd K. The 2020 workplace: how innovative companies, attract, developed, and keep tomorrow's employess today. New York: HarperCollins Publishers, 2010.
23. Towbridge, R., Weingarten, S. Educational techniques used in changing provider behavior. Agency of Healthcare Research and Quality (AHRQ) Publications, 2001.
24. Sekkel VM, Mizoi CS. Evidências científicas e as estratégias educacionais para profissionais de saúde. Einstein: Educ Contin Saúde Einstein. 2012;10(3):152-5.
25. Borges-Andrade JE, Abbad GS, Mourão L. Treinamento, desenvolvimento e educação em organizações de trabalho: fundamentos para a gestão de pessoas. Porto Alegre: Artmed, 2006.
26. Chiavenato I. Treinamento e desenvolvimento de recursos humanos. 7ª Ed. São Paulo: Manole, 2009.

SEÇÃO 23

HUMANIZAÇÃO E BIOÉTICA EM UTI

COORDENADORES

Henrique Grunspun ▪ Paulo Azevedo Maia

CAPÍTULO 285

HUMANIZAÇÃO DOS CUIDADOS AOS PACIENTES GRAVES

Elias Knobel
Guilherme Schettino
Ana Lucia Martins da Silva

DESTAQUES

- Os princípios básicos dos programas de humanização referem-se à compreensão de que cada indivíduo é único e possui necessidades e valores específicos; que ele e sua família são nossos melhores informantes; que sua autonomia e privacidade devem ser respeitadas e garantidas.
- Uma das principais características humanas é a capacidade de se comunicar; portanto, comunicação tem papel central na humanização da saúde.
- As ações de humanização devem incidir tanto no cuidado ao paciente quanto nas relações entre pacientes, familiares e equipe de saúde.
- Garantir acesso a leito de UTI para os necessitados, oferecer cuidado com qualidade e segurança, e combater o desperdício de recursos são preceitos básicos para um tratamento humano e com valor.
- O foco da humanização da saúde é o paciente, mas um programa de humanização só será completo e terá êxito quando contemplar também as necessidades dos familiares, dos profissionais da saúde e da sociedade.

INTRODUÇÃO

Nas últimas décadas, houve um grande movimento para humanização do cuidado dos pacientes hospitalizados, incluindo aqueles internados nas unidades de terapia intensiva. Como humanos, cuidando de outros humanos, fomos logo seduzidos pelo termo, mesmo sem entendermos de início o que significava exatamente o conceito e como colocá-lo em prática.

Hoje, podemos dizer com segurança que avançamos muito na direção de um cuidado mais humanizado, ou seja, cuidando do paciente como um todo, atendendo às necessidades individuais, englobando o contexto familiar e social, incorporando e respeitando os seus valores, esperanças, aspectos culturais, preocupações, informando e respeitando a sua autonomia.

Houve uma aproximação da equipe multiprofissional da UTI com os pacientes e seus familiares, pacientes passaram a ser identificados pelo nome, e não pelo número do seu leito, informações pessoais passaram a ser tão importantes quanto dados de monitorização ou resultado de exames, a presença de familiares foi permitida e até incentivada, boxes foram transformados em quartos, luz natural clareou o ambiente sombrio das antigas UTI.

Em 1990, a Sociedade Americana de Terapia Intensiva (Society of Critical Care Medicine – SCCM), em resposta à crescente preocupação de centros de terapia intensiva em todo o mundo para um cuidado mais humanizado, em reunião de consenso, elaborou recomendações e premissas básicas que continuam atuais:

- Cada indivíduo é único e tem necessidades e valores específicos;
- A busca da humanização não deve comprometer a segurança do paciente nem deve transpor as barreiras éticas ou legais;
- O paciente e sua família são as próprias fontes de conhecimento das suas necessidades;
- A autonomia do paciente e da família deve ser preservada.
- A privacidade do paciente e da família deve ser respeitada.

Com base nessas premissas e recomendações, a UTI deve desenvolver ações visando à humanização da assistência prestada. Para tanto, é indispensável formar um grupo de trabalho – Grupo de Humanização – que possua a representatividade de todas as categorias profissionais (enfermeiros, técnicos de enfermagem, fisioterapeutas, nutricionistas, médicos, fonoaudiólogos e psicólogos) e possa contar, inclusive, com a colaboração do serviço de voluntários e até mesmo de ex-pacientes e/ou familiares. O objetivo é discutir questões e temas vinculados à humanização e, a partir daí, desenvolver políticas, promover ações e campanhas que tenham por pressuposto foco no paciente e participação de todos.

Como parte da humanização, existe hoje também preocupação em atender às necessidades da equipe multiprofissional que labuta na UTI, garantindo um ambiente de trabalho seguro e respeitoso, valorizando e reconhecendo a atuação de todos, afinal "a humanização se faz por pessoas".[1]

AMBIENTE HUMANIZADO

Uma das intervenções que pode figurar como um paradigma inicial é a adequação do ambiente físico da UTI para propiciar aos pacientes e aos seus familiares maior acolhimento e atenção às suas necessidades. O objetivo dessas alterações é fazer com que o ambiente ofereça conforto e privacidade aos pacientes internados nas unidades, propiciando relação mais próxima entre paciente, familiar e equipe. Essa preocupação traduz-se em modificações ambientais, que podem ser vistas no Quadro 285.1.

As recomendações da Anvisa (RDC n. 07/2010) e da European Society of Intensive Care Medicine[2] são bons guias para critérios mínimos de estrutura física das UTI para garantir uma operação segura da unidade e um cuidado humanizado.

Ramos e colaboradores[3] demonstraram em seu estudo que somente 2,6% das UTIs brasileiras têm uma política de visitas liberal, ou seja, permitem a entrada dos familiares a qualquer momento e sem restrição para o tempo de permanência deles à beira do leito. Entretanto, dados recentes brasileiros mostram que os familiares valorizam a possibilidade de visitar o paciente a qualquer momento, reforçando a necessidade de avançarmos na direção da prática de visita liberal nas unidades de terapia intensiva.[4]

COMUNICAÇÃO

Uma das características que nos identifica como humanos, e que nos diferencia de outros seres vivos, é a capacidade de comunicarmos as nossas necessidades e os nossos sentimentos.

Atualmente, soma-se ao conceito de humanização a compreensão de que humanizar é também garantir a qualidade da comunicação entre paciente, família e equipe. Isso não significa somente ouvir o que o outro tem a dizer, significa ter uma escuta ativa para com o outro, compreendê-lo na sua singularidade e nas suas necessidades, para que se sinta reconhecido e considerado por meio dessa escuta.

Assim, humanizar é "... garantir à palavra a sua dignidade ética", ou seja, o sofrimento humano e as percepções da dor ou de prazer no corpo, para serem humanizados, precisam tanto que as palavras que o sujeito expressa sejam reconhecidas pelo outro, quanto que esse sujeito ouça do outro palavras de seu reconhecimento. Pela linguagem, fazemos descobertas dos meios pessoais de comunicação com o outro, sem o que nos desumanizamos reciprocamente.[5]

A comunicação torna-se, então, um aspecto fundamental para compreendermos o que é humanização. Permeia e ao mesmo tempo é o que a define. É ela que vai permitir o desenvolvimento de uma rede de significados entre o paciente, a equipe e a família. O que é comunicado, ou seja, o conteúdo, e a forma pela qual a comunicação ocorre são os determinantes do vínculo que se estabelece. Muito impor-

QUADRO 285.1. Intervenções ambientais.

Unidades de cuidado	Se, por um lado, as unidades com grande número de leitos (8 ou mais) facilitam a dinâmica das equipes, o controle da monitorização e a otimização dos recursos humanos e da tecnologia, por outro, produzem um ambiente agitado, ruidoso e mais estressante. Um número menor de leitos por alas (4 a 6) propicia um ambiente mais confortável, ainda que acarrete maior custo de instalação e de manutenção. Cada instituição deve conciliar esses aspectos de acordo com seus princípios propostos, suas metas e condições. Nas alas da UTI do Hospital Israelita Albert Einstein (HIAE), por exemplo, houve oportunidade de adoção de um menor número de leitos por alas, proporcionando, assim, maior privacidade ao paciente e a seus familiares, por meio de unidades individuais fechadas. Mais recentemente, passou-se a oferecer alas de medicina intensiva com apartamentos que contam com cama para os familiares e banheiro completo. Consideram-se os seguintes itens padrão mínimo desejado para leitos de terapia intensiva: • Leitos, boxes ou quartos com separação física e privacidade; • Controle individual de temperatura (maioria dos pacientes prefere temperaturas entre 22°C e 24°C); • Janelas com vista para o exterior e entrada de luz natural, possibilitando orientação do paciente em relação a dia e noite e preservando ciclo sono-vigília. Controle individual para a iluminação artificial, com regulador da intensidade da luz (*dimers*) e preferência para iluminação indireta; • Relógios com data e hora, para auxiliar na orientação temporal; • Cores leves nas paredes, quadros ou fotos com temas positivos; • Flexibilidade para o uso de aparelhos de som, televisão, telefone e computadores; • Flexibilidade para que a família traga objetos pessoais do paciente (fotos, desenhos, símbolos religiosos); • Acesso a toaletes; • Ambiente silencioso com o mínimo de ruído dos equipamentos (atenção ao ajuste do volume dos alarmes, campainhas, telefones) e da equipe (educação e campanhas de silêncio), acabamento acústico e alarmes luminosos de ruído excessivo (os níveis aceitáveis de ruídos para UTI são de 45 decibéis durante o dia e de 35 decibéis à noite). Quando possível oferecer fones de ouvido ou earplugs ao paciente.
Sala de espera	Os familiares necessitam de um local para ficar, enquanto esperam o momento de poderem estar juntos ao paciente. Esse local deve estar, de preferência, próximo à unidade, de forma a possibilitar tanto a interação quanto a privacidade deles. Deve ser um ambiente aconchegante, que inspire tranquilidade e que favoreça a distração e o relaxamento. Pode-se ter plantas, aquários, fontes d'água, música ambiente, televisão, revistas e, ao mesmo tempo, oferecer recursos para suprir outras necessidades, como máquina de bebidas, de alimentos, lanches, bebedouro e banheiros (incluindo possibilidade para banho e troca de roupas). Poltronas confortáveis são importantes para familiares que permanecem por longos períodos na sala de espera. Deve haver controle de acesso à UTI, garantindo a privacidade dos pacientes internados. No HIAE, as voluntárias desempenham papel importantíssimo, acolhendo e orientando os familiares na sala de espera da UTI.
Sala de conferência familiar	Sala reservada para conversa individualizada com familiares e acompanhantes. Utilizada habitualmente para conferências mais detalhadas entre equipes médicas e familiares, comunicação de agravamento do quadro ou óbito, discussão de limitação de cuidados e gestão de crises. Deve preferencialmente ter fluxo de entrada e de saída independente da sala principal de espera.

tante é o entendimento por parte do paciente e do familiar ao que lhe é comunicado pelo profissional de saúde, que nem sempre ouve.

Isso implica, então, que as ações de humanização busquem manter ou melhorar a qualidade da comunicação ali estabelecida, identificando por meio das necessidades ou das dificuldades dos pacientes, dos seus familiares e da equipe de saúde possibilidades de relacionamentos mais saudáveis, próximos e, portanto, humanizados.

COMPREENSÃO DAS NECESSIDADES E QUALIDADE DE COMUNICAÇÃO

É conhecida a dificuldade de comunicação que, por vezes, instala-se na relação entre equipe de saúde, paciente e seus familiares. Essas dificuldades tendem a se relacionar com fatores como diferenças entre as concepções dos envolvidos, pouco tempo de contato entre as pessoas, diferenças culturais e de idioma, falta de técnica e de treinamento em comunicação, entre outros.

Assim, alguns estudos apontaram uma significativa diferença entre as percepções dos pacientes e a da equipe a respeito dos estressores associados à UTI. De acordo com esses autores, a avaliação distorcida impede a equipe de discriminar adequadamente os fatores que causam estresse para o paciente, sendo essa distorção uma projeção dos sentimentos da equipe no paciente.

A visão dos familiares e da equipe em relação aos fatores estressores apresenta alguns pontos comuns em relação à avaliação realizada pelo paciente, porém a intensidade da avaliação de cada grupo corresponde à sua própria percepção; em razão disso, as principais intervenções devem ser focadas sempre que possível nas fontes de estresse apontadas pelos próprios pacientes, para que sejam adequadamente implementadas (Figura 285.1).

PACIENTES

Cada indivíduo é único, tem necessidades, valores e crenças próprias. Quando tem suas necessidades básicas afetadas, é despojado de sua privacidade, vivencia situações não planejadas, ou não esperadas, que não pode controlar; gera-se um desconforto, que pode configurar uma situação de estresse.

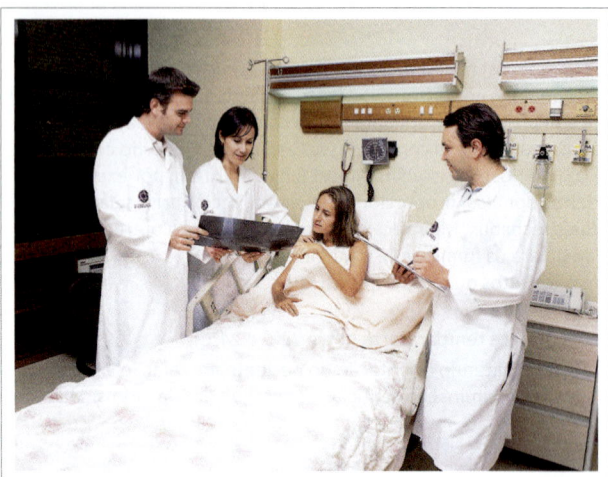

FIGURA 285.1. Os elementos ambientais da UTI devem favorecer a comunicação de qualidade entre o paciente e os profissionais de saúde, reduzindo os fatores determinantes de estresse.

Os estudos sobre reação a estresse em ambiente de UTI são um campo vasto. O que nos interessa aqui, no entanto, é a maneira com que podemos reconhecer a minimização de fatores estressores e atuar neles.

Dando atenção e ouvindo o paciente, podemos identificar estressores passíveis de intervenção pela equipe e melhoria das condições de internação. Novaes e colaboradores identificaram quatro dos principais fatores estressores, segundo a opinião dos pacientes: dor, não conseguir dormir, tubos no nariz ou na boca, não ter controle de si mesmo. Esses fatores estão relacionados diretamente com o conforto físico e a sensação de bem-estar, que são alvo de intervenções da equipe de saúde. Estudo recente listou retirada de dreno torácico, troca de curativo e punção arterial como os procedimentos mais incômodos para pacientes internados em terapia intensiva.[6]

A dor é, reconhecidamente, o principal fator apontado pela maioria dos pacientes e, como sabemos, a expectativa dela causa considerável sofrimento. Ela pode ter sua origem em pós-operatórios, estar relacionada a procedimentos aos quais o paciente é submetido, tais como passagem de cateteres e punções arteriais, ou ainda ao simples posicionamento no leito. A sua monitorização deve ser uma prioridade, assim como os outros sinais vitais, e seu tratamento e controle uma obsessão da equipe multiprofissional.[7]

Atualmente, o controle da dor pode ser feito de maneira muito mais eficiente, e o conhecimento de sua intensidade pode ser incorporado à rotina de cuidados ao paciente por meio de escala numérica. Assim, solicita-se ao paciente que avalie e indique, de 1 a 10, a intensidade da sua dor. Caso o paciente tenha dificuldades para comunicar-se verbalmente, essa monitorização pode ser feita por meio de uma escala visual, em que lhe é oferecido um cartão que contém figuras com diferentes expressões faciais, as quais traduzem a intensidade da dor. A partir daí, é possível intervir e minimizar a dor, propiciando sensação de conforto e de bem-estar ao paciente. O seu manejo, para além da analgesia propriamente dita, é passível de ser realizado por meio de exercícios de relaxamento, e sua tolerância é otimizada por meio de informação e de orientação ao paciente antes de procedimentos cirúrgicos, por exemplo. Lembramos que uma boa analgesia está relacionada também a menor tempo de internação, custos e mesmo diminuição da morbimortalidade.

Outra intervenção direcionada à diminuição do estresse está relacionada ao controle do nível de ruídos no ambiente e aos inúmeros controles e procedimentos a que os pacientes são submetidos, os quais geram dificuldades para que ele possa conciliar adequadamente sono e repouso. Aliás, garantir horas de sono é reparador para os pacientes, apresentando recuperação e diminuindo a ocorrência de *delirium*. Analgesia, ambiente silencioso, iluminação reduzida, pausa nos controles e intervenções na madrugada são ações que ajudam o sono dos pacientes.

Em pesquisas de satisfação realizadas com pacientes e familiares, pode-se identificar a necessidade da diminuição do nível de ruídos no ambiente. Nesse sentido, as ações direcionadas a conscientizar a equipe interdisciplinar sobre a importância do silêncio na recuperação do paciente são as mais amplamente desenvolvidas neste contexto, por exemplo, o desenvolvimento de campanhas, a realização de palestras para sensibilização dos profissionais sobre o silêncio e os efeitos do ruído para o paciente, a regulagem do volume de monitores e dos aparelhos das unidades e o envio de mensagens via e-mail para reforçar o conteúdo das palestras.

Por fim, o aumento do conforto do paciente submetido ao uso de tubos e de sondas no nariz ou na boca pode ser viabilizado por meio de intervenções que priorizem um foco informativo prévio e psicoprofilático, garantindo-se outras formas de comunicação para o paciente, quando necessário.

Vale ressaltar que a comunicação entre paciente e equipe deve ser considerada um guia para todas essas intervenções. Mas nem todas as necessidades poderão ser supridas, pois muitas delas são inerentes ao processo de uma doença grave que quer tratamento em UTI. Porém, podemos, por meio de uma escuta ativa e atenta, atuar em frentes antes consideradas como inerentes a este processo e que podem, no entanto, ser alteradas em benefício do conforto e do bem-estar dos pacientes.

Ressaltamos, novamente, que este processo deve ser de mão dupla, ou seja, o paciente pode expressar suas necessidades, e isso deve ser ouvido e reconhecido pela equipe, da mesma forma que a equipe deve antecipar informações que possam minimizar a ansiedade, facilitando, assim, um canal de comunicação.

NECESSIDADES DOS FAMILIARES

O termo necessidade pode ser definido como a exigência proveniente de um caráter de privação de qualquer coisa considerada indispensável, ou "algo que o sujeito percebe que lhe é importante adquirir".[8]

A investigação do processo vivido pelas famílias de pacientes internados em unidades de cuidados intensivos tem sido descrita há muitos anos na literatura, mas só recentemente por meio daquilo que se convencionou chamar de necessidades dos familiares.

Uma das pesquisas mais importantes nessa área foi realizada por Molter, cujo estudo apresenta uma lista de 45 necessidades dos familiares de pacientes graves. Posteriormente Molter e colaboradores[9] desenvolveram uma escala, chamada Critical Care Family Needs Inventory (CCFNI). Essa escala tem sido utilizada, no original ou em versões modificadas, na maioria dos estudos de investigação de necessidades dos familiares de pacientes internados em UTI.

O instrumento é composto de uma lista de necessidades cujas respostas são classificadas por uma escala de 4 pontos (linkert), com variação desde sem importância (1) até muito importante (4). Entre as diversas pesquisas publicadas, é possível verificar que as principais categorias de necessidades dos familiares a serem satisfeitas são: informação/orientação e segurança (suporte emocional). Essas necessidades são encontradas nos questionários, como: serem informados honestamente e obterem informações regulares e compreensíveis a respeito do tratamento, mudanças nas condições clínicas e no prognóstico. Necessitam também: manter a esperança, visitar o paciente regularmente, sentir que a equipe se importa com o paciente e ser assegurados de que o paciente está recebendo os melhores cuidados.

Posteriormente, a escala de avaliação das necessidades dos familiares foi modificada, sendo as necessidades agrupadas em cinco grandes categorias:

1. Segurança ou confiança;
2. Proximidade ou necessidade de contato físico e emocional da família com o paciente;
3. Informação;
4. Conforto ou comodidade; e
5. Apoio.

Com base na descrição dessas necessidades, as intervenções direcionam-se primeiramente para a supressão das necessidades de informação e de segurança e para a minimização da ansiedade estabelecida nas relações entre equipe multiprofissional e familiares. Para tanto, propomos:

- Favorecer o contato privativo e constante da equipe multiprofissional com os familiares, com o objetivo de melhorar a comunicação e a proximidade entre eles. Esse contato próximo propicia um "conhecer" melhor e um "tirar" dúvidas de ambas as partes;
- Para que tudo isso ocorra, temos de diminuir um pouco o ritmo acelerado das tarefas diárias, controlar a impaciência, valorizar mais o doente do que a patologia, aprender a "ouvir" o familiar e ter um local próprio e adequado para que esses encontros aconteçam.

COMUNICAÇÃO

A internação de um membro da família na UTI pode gerar uma crise familiar. Esta, por sua vez, pode desencadear alterações emocionais em seus membros. Uma das principais consequências dessas alterações são as dificuldades de comunicação que se instalam entre a família e a equipe de saúde e de compreensão e de assimilação das informações fornecidas pela equipe, os pontos mais prejudicados deste processo.

Um estudo realizado com 102 familiares de pacientes internados em UTI indicou que 54% dos familiares apresentaram dificuldade na compreensão global em relação a diagnóstico, tratamento e prognóstico, 20% dos familiares não compreenderam o diagnóstico, 43% apresentaram problemas quanto ao entendimento do prognóstico e 40% deles apresentaram problemas em relação ao tratamento.

Assim, as necessidades de informação e de segurança e a capacidade de mediação da ansiedade aparecem como fatores frequentes e que interferem na possibilidade de reorganização familiar, na restruturação de defesas e na adequação do enfrentamento da situação. Esses fatores, por sua vez, tendem a agir negativamente também na comunicação entre a família e a equipe de saúde, podendo, inclusive, comprometer o restabelecimento do paciente.

Há que se notar que os familiares de pacientes internados em UTI não somente necessitam de informações, como também da veiculação destas, de forma que a assimilação possa ser garantida, minimizando-se os efeitos que a ansiedade pode interpor na compreensão das informações e, consequentemente, na comunicação estabelecida com a equipe. Assim, contatos mais prolongados, privativos e constantes com os familiares podem promover a melhora da comunicação, a aquisição de novos conhecimentos e a expressão das dúvidas.

Diferenças sociais, culturais, étnicas e religiosas podem influenciar as necessidades e a satisfação de familiares, daí a importância de compreendermos as características de cada população. Fumis e colaboradores demonstraram em nosso meio a importância da comunicação entre família e profissionais da saúde para satisfação da família.[10]

CUIDADOS PALIATIVOS

Uma das situações em que a humanização pode se tornar mais importante é no momento em que a possibilidade de cura já não se configura no tratamento do paciente. Do latim *paliare*, cuidados paliativos significa aliviar e implica assistência ativa e integral aos pacientes cujas doenças não respondem mais ao tratamento curativo, sendo o principal objetivo a garantia da melhor qualidade de vida tanto para o paciente como para os seus familiares, garantindo controle dos sintomas e a assistência emocional e espiritual.

A vivência deste momento terá características que estarão diretamente ligadas à dinâmica da personalidade do paciente, à sua visão de mundo, à religião, à qualidade dos vínculos familiares e ao suporte social que ele possui.

Na conferência de Consenso Internacional[11] sobre os Desafios nos Cuidados Paliativos em UTI, foi mais uma vez ressaltado que o objetivo primordial de todas as partes envolvidas nesse tipo de cuidado deve ser o de se atuar de acordo com os interesses do paciente.

Assim, ao nos depararmos com a necessidade de prover cuidados paliativos, enfrentamos a questão de como comunicar ao paciente e à família a condição atual e o prognóstico, o que em UTI implica também abordar a manutenção ou não das terapias de suporte da vida. Nas últimas décadas, sofisticados suportes tecnológicos têm permitido que pacientes sobrevivam por mais tempo. É cada vez mais aceito que cuidados agressivos continuados podem não ser sempre benéficos.

A morte em UTI é frequentemente acompanhada pela limitação das terapias de suporte de vida. Assim, a missão do cuidado intensivo passa a compreender também o melhor cuidado possível para os pacientes que estão internados e seus familiares. As decisões para limitar o tratamento de sustentar a vida em UTI devem ser baseadas em princípios éticos. O desejo do paciente e seus valores devem ser os guias neste processo.

Embora o princípio de autonomia do paciente o eleja como o último a tomar a decisão, isso não pode ser aplicado para a maioria dos pacientes que morrem na UTI. Isso porque menos de 5% têm competência mental suficiente para tomar as próprias decisões e apenas 10% se prepararam previamente para esses tipos de decisões. Dessa forma, a decisão do que fazer, frequentemente, recai sobre os representantes do paciente. Por várias vezes, eles falham em representar precisamente os desejos do paciente, e os membros da família, em razão dos altos níveis de ansiedade e de depressão, talvez tenham comprometida a capacidade de tomar decisões.

Uma das maneiras de auxiliar o paciente e a família a lidarem com essas informações e sentirem-se acompanhados e respeitados é, primeiramente, identificar qual é a demanda do paciente em relação a essas informações e qual membro da família deve ser comunicado. Posteriormente, a equipe deve organizar-se a fim de estabelecer quais profissionais deverão ser envolvidos nesta ação e em que momento a conversa deverá acontecer.[12-13]

Segundo o Consenso Internacional, já citado, deve-se adotar um modelo de "decisão compartilhada". Essa abordagem "compartilhada" para decidir sobre o fim da vida é um processo dinâmico, no qual a responsabilidade das decisões deve ser compartilhada entre a equipe e os representantes dos pacientes. O objetivo é que, por meio de um processo, alcance-se consenso com os valores do paciente e, ao mesmo tempo, a família e representantes tenham conforto e suporte. O processo deve começar tão logo o paciente se interne na UTI, por meio de um encontro para informar os familiares sobre a doença do seu ente querido e a possível necessidade de limitar os cuidados, porque deve haver ausência de melhora ou deterioração. Encontros subsequentes são considerados necessários para atualizar familiares das condições dos pacientes e discutir questões do final da sua vida.

Os encontros devem ser multidisciplinares, não se deve usar linguagem técnica e deve-se permitir um tempo amplo para as questões e as considerações dos valores pessoais do paciente e dos familiares, bem como dos objetivos das terapias. O resultado deverá ser determinado pelas personalidades e pelas crenças dos participantes, e, idealmente, todos deveriam ser envolvidos na decisão, culminando em um acordo compartilhado. Documentar o encontro é extremamente importante, para que haja ata dos procedimentos e referência para as questões que poderão surgir no futuro.

A maioria dos conflitos pode ser resolvida e os pedidos não realistas de familiares podem ser minimizados – se as discussões forem focadas em objetivos, prognósticos e opções de tratamento desde o estágio inicial e se as partes compreenderem e confiarem umas nas outras. Se o conflito persistir, entretanto, uma consulta ética pode ajudar a chegar a uma conclusão. A chave para o sucesso de um modelo de "decisão compartilhada" é a comunicação.

O modelo da "decisão compartilhada" depende da vontade, da disponibilidade e da habilidade da equipe da UTI em encontrar tempo para essas discussões: o comprometimento institucional para fornecer número adequado de médicos, de enfermeiras e de outros profissionais e assisti-los com treinamento é, portanto, um pré-requisito.

Sabemos que, diante da morte, os pacientes e os familiares são mobilizados e normalmente desejam resolver questões de vida que podem ir do âmbito da vida prática à afetiva. Alguns necessitam responder à pergunta: "o que fiz da minha vida?", e outros não poderão enfrentar tal questionamento. Quaisquer que sejam as manifestações deste momento, devem ser expressas em ambiente acolhedor e respeitoso à realidade que está sendo vivida, com intuito de que possam ganhar um novo sentido para viver o final da vida.

Na UTI, essas manifestações são intensificadas pela urgência das decisões e pelos limites entre a vida e a morte muito presentes. Assim, a assistência ao paciente implica compreender o significado atribuído à morte e a este tempo que resta a ser vivido. A equipe deve proporcionar continência ao paciente e aos familiares e deve estar preparada para suportar a expressão dos sentimentos destes. Vale lembrar que é importante, nesse momento, dar lugar à fala do paciente e de seus familiares, no sentido de a equipe acolher o que eles tiverem a dizer, podendo, assim, flexibilizar algumas das rotinas e das intervenções, a fim de proporcionar maior contato, conforto e suporte às pessoas envolvidas.[14-15]

Os familiares necessitam de suporte emocional e de orientação, por exemplo, quanto aos próprios cuidados, como sono, alimentação, possibilidades de momentos de distração. À medida que o familiar aceite ser cuidado, pode criar novas condições emocionais para cuidar do paciente.

A permanência do familiar na UTI deve ser flexibilizada sempre que possível.[15-17]

Outra premissa também garantida pelos cuidados paliativos é o paciente receber adequada administração da analgesia. Quanto à analgesia, o mesmo Consenso Internacional concluiu que o paciente deve ter assegurada uma morte sem dor. As leis de cada país normatizam os princípios morais e legais que proíbem a administração de tratamentos designados especificamente para apressar a morte. Ao paciente devem ser administrados analgésicos suficientes para aliviar a dor e o sofrimento, e, se tal analgesia apressar a morte, esse "duplo-efeito" não deve depreciar o propósito primário, que é garantir o conforto.

Talvez uma das condições-limite das situações paliativas seja a própria condição de terminalidade. Lidar com a perda e a própria espera da consumação da morte pode engendrar defesas psíquicas, tanto nos familiares quanto na equipe de saúde, que terminam por manter todos em absoluta solidão. Um paciente que está morrendo, na grande parte das vezes, está sedado ou sem condições clínicas para estabelecer contato, fazendo que a equipe e a família tenham que se tornar parceiros na divisão das angústias e no luto.

É também nesse momento, contudo, que os cuidados de enfermagem e médicos são diminuídos, fazendo que o contato com os familiares também se reduza e a possibilidade de comunicação esvaeça-se. Uma equipe, preocupada com a manutenção do conforto e da comunicação, pode encontrar nessa situação uma possibilidade de humanização e de proporcionar uma morte digna ao seu paciente, mantendo-se próxima da família dele, auxiliando-os na tomada de decisões e participando com ela da despedida de uma pessoa querida.

Todos os profissionais que atuam na UTI devem ter treinamento para oferecer cuidados paliativos, mas o suporte de um grupo específico em cuidados paliativos é de grande valia para os pacientes, familiares e mesmo para os profissionais da UTI. Esses grupos, geralmente compostos por médicos, enfermeiros e psicólogos, atuam não somente no cuidado direto dos pacientes, mas também na atenção à família e no treinamento dos profissionais sobre as técnicas, os conceitos e a legislação vigente para o cuidado paliativo ou a limitação dos cuidados. Em nosso hospital, todos os pacientes são avaliados, diariamente, durante a visita multiprofissional à beira do leito, para a necessidade, ou não, da avaliação ou do seguimento pelo grupo institucional de cuidados paliativos.

É importante lembrar que a atual legislação brasileira e o código de ética médica em vigor autorizam, e mesmo incentivam, os cuidados paliativos e/ou limitação de cuidados para pacientes com doença avançada, sem perspectiva de tratamento, e sofrimento prolongado, desde que esta seja a vontade do paciente e dos familiares, após serem adequadamente informados sobre o estado de saúde e as opções de tratamento.

Como exemplo, aborda-se uma das condições que julgamos ser das mais dramáticas, que é a evolução de um paciente para a morte encefálica. Assim, no intuito de minimizar o distanciamento da equipe em relação aos familiares, o grupo de humanização da UTI-A do HIAE elaborou uma sugestão de conduta que pudesse nortear a assistência a esse paciente e à sua família (Quadro 285.2). Com essa iniciativa, pretende-se diminuir à distância que muitas vezes se impõe quando da constatação e da espera da morte de uma pessoa.

QUADRO 285.2. Cuidados paliativos: intervenção em caso de morte encefálica.

Intervenção inicial – morte encefálica a ser confirmada	1. Discutir o caso com a equipe interdisciplinar responsável. 2. Avaliar o risco psicológico familiar, o que é realizado por meio de entrevista com os familiares em grupo ou individualmente, objetivando avaliar a dinâmica familiar em relação ao paciente, detectar as condições familiares para o enfrentamento de situações de perda/luto e verificar as necessidades do grupo familiar. 3. Discutir o caso com médico titular e equipe interdisciplinar responsável. 4. Existindo a necessidade familiar para orientações e suporte psicológico, após a autorização do médico titular, o psicólogo poderá seguir em acompanhamento.
Intervenção após morte encefálica confirmada	1. Reunião realizada pela equipe interdisciplinar da UTI, com objetivo de: • Preparar a reunião com os familiares, identificando o familiar interlocutor, antecipando os conteúdos relevantes para a equipe; • Definir as estratégias de comunicação adequadas para cada família; • Assumir um papel de facilitador do processo de elaboração do luto familiar; • Permitir a explicitação da experiência entre os profissionais. 2. Avaliar e encaminhar as necessidades familiares.

Considerar as características humanas, acompanhar e viabilizar a comunicação, dar suporte e manter contato interessado e atento devem ser premissas não só no tratamento e no cuidado de nossos pacientes, mas também no momento mais difícil de suas vidas – na constatação e no acompanhamento de sua morte.

QUALIDADE DA RELAÇÃO COM O TRABALHO

As reações emocionais desencadeadas nos profissionais, mediante o contato contínuo com pacientes em situação de crise ou de terminalidade, têm sido descritas, nos últimos anos, com ênfase em aspectos ligados ao desenvolvimento de sintomas patológicos, especialmente os transtornos depressivos e os de ansiedade. Existem, contudo, outras condições em que, mesmo não apresentando alterações físicas ou psíquicas específicas, o profissional sofre.

Esse sofrimento, muitas vezes, é agravado pelo despreparo na formação profissional, por sobrecarga no trabalho e por insatisfação, podendo representar ainda, no contexto hospitalar, maior dificuldade no relacionamento com os pacientes e, consequentemente, a possibilidade de menor satisfação deste, alterando, assim, o resultado desejado da intervenção de saúde.

A maior parte das pesquisas na área da saúde mental não contempla o efeito desses transtornos na realização do trabalho. Como é de consenso entre os pesquisadores da área, a demanda física de trabalho é mais fácil de se definir e de se medir, quando comparada às demandas mentais e às emocionais. Talvez, por isso, o sofrimento psíquico imposto pela demanda de trabalho venha sendo estudado por meio do aparecimento de sintomas, em sua maioria de etiologia psíquica.

Vários fatores têm sido apontados como facilitadores ou desencadeantes desses fenômenos, entre eles, a falta de preparo para lidar com situações psicologicamente difíceis, a onerosa organização do trabalho e os traços de personalidade. Fenômenos esses que são responsáveis, por um lado, pelo desenvolvimento de vários problemas de saúde no profissional e, por outro, por tensões e dificuldades na relação entre equipe de saúde e pacientes, possibilitando o aparecimento de iatrogenias.

Segundo Pitta,[18] o conhecimento de que o trabalho adoece é milenar, e esse adoecimento é proporcionado pela própria natureza do trabalho e de sua organização, sendo evidenciado por sintomas e sinais orgânicos e psíquicos inespecíficos. A autora descreve sofrimento psíquico como uma zona difusa entre a saúde e a doença. Segundo ela, entre a organização do trabalho e quem trabalha existiria um espaço onde se processam uma negociação e a permanente moderação da pressão, entre os fatores laborais e o profissional. Somente quando esse limite de negociação é esgotado, é que a relação homem *versus* organização do trabalho é bloqueada, dando início a sofrimento e luta contra este.

Atualmente, portanto, não se questiona se o profissional de saúde pode ser afetado ou não pelo exercício da profissão, mas como podemos classificar ou nomear essa sua reação.

A concepção de que as adaptações ao sofrimento vão imprimindo determinadas marcas na vida psíquica do profissional leva à ideia de que se poderia identificar a expressão desse sofrimento no desenvolvimento de sintomas patológicos. Expressão esta que tem encontrado respaldo nas formulações teóricas da síndrome geral da adaptação ao estresse, cuja definição parte da premissa de que agressões psicossociais assumem papéis importantes na determinação de sintomas e de enfermidades, que caracterizariam um conjunto de sinais e de sintomas específicos, divididos em quatro fases: alerta, resistência, exaustão e *breakdown*.

O estresse seria, então, um conjunto de reações físicas, psicológicas e comportamentais a estímulos "nocivos". Essas reações físicas e psicológicas seriam progressivas, à medida que a exposição ao estímulo nocivo seja contínua.

Mais recentemente, essas reações têm sido descritas por meio de uma síndrome bem caracterizada chamada "Burnout". As reações psicológicas e comportamentais ligadas a essa síndrome são descritas como tendência a pensamentos negativos, perda de energia, desânimo, chegando até a sintomatologia de ansiedade intensa e de depressão.

Qual seria, portanto, o resultado disso na relação do profissional de saúde com seu paciente (ou suas famílias)?

Uma das consequências mais evidentes é o distanciamento afetivo, característica principal das síndromes de reação ao estresse. Esse distanciamento pode dar-se na forma de tendência ao isolamento, dificuldade para manter relações interpessoais próximas, certa exacerbação do chamado "humor negro", além do absenteísmo.

Mais recentemente, algumas outras síndromes laborais têm sido descritas na literatura, entre elas o estresse traumático secundário (*Secondary Traumatic Stress* – STS), a fadiga relacionada à compaixão (compassion fadigue) e a traumatização vicariante (*Vicarious Traumatization* – VT). Todas essas síndromes têm, como característica principal, o desenvolvimento a partir do contato humano prolongado e resultante da ajuda (ou tentativa de ajuda) a uma pessoa que passou por um trauma ou que sofre.

Grosseiramente, essas síndromes referem-se especialmente a mudanças negativas na estrutura de referência do profissional, levando-o, portanto, a uma espécie de deficiência no "olhar", diminuindo assim sua capacidade em compreender toda a complexidade dos efeitos de tratar pessoas vítimas de traumas, em seu trabalho. Por essa razão, uma das principais intervenções para minimização do impacto de cuidar de pessoas é aproximar o profissional desses conceitos, de forma a adverti-lo e, portanto, prevenir o aparecimento de sintomas de estresse laboral.

Esse estado de mal-estar, incômodo ou reações ao estresse leva em consideração que a adaptação do sujeito aos fatores estressantes faz-se, em uma medida considerável, por meio de manifestações inespecíficas e individuais que resultam da valoração que o sujeito tem da intensidade com que as condições objetivas e subjetivas do trabalho atuam como fonte de carga ou sobrecarga. É a partir dessa concepção que se vai compreendendo o sofrimento experienciado pelos profissionais de saúde, em decorrência do contato diário com pacientes em situações física e psicologicamente difíceis, por exemplo, na UTI.

Estudo brasileiro mostrou o impacto de uma política liberal de visitas na UTI na operação da unidade. É interessante notar que os profissionais da saúde apontam os potenciais benefícios para os pacientes e familiares, mas também descrevem o impacto da demanda e trabalho e a vontade de receber treinamento específico para lidar com os familiares.[19]

Assim, a sobrecarga sentida pela equipe deve ser levada em consideração na avaliação do nível de estresse e da qualidade de vida desses profissionais, além de ser uma dimensão importante a ser considerada na avaliação da viabilidade e da qualidade dos serviços por eles prestados. A avaliação da sobrecarga, assim entendida, compreende domínios como: efeitos sobre a saúde física e mental dos profissionais, efeitos sobre o trabalho, sentimento de estar sobrecarregado e características pessoais dos profissionais.

Todo programa de humanização deve considerar,[17,20] portanto, a investigação e a atuação constante na minimização de fatores relacionados ao estresse laboral, a fim de promover contato e comunicação mais saudáveis entre a equipe, os pacientes e seus familiares.[21-22]

REFERÊNCIAS BIBLIOGRÁFICAS

1. Knobel E, Novaes MAFP, Karam CH. Humanização do CTI: uma questão de qualidade. Experiência do CTI do Hospital Israelita Albert Einstein. Âmbito Hospitalar. 1999;118(2):19-27.
2. Valentin A, Ferdinande P. Recommendations on basic requirements for intensive care units: strutural and organizational aspects. Intensive Care Med. 2011;37(10):1575-87.
3. Ramos FJ, Fumis RR, de Azevedo LC, Schettino G. Intensive care unit visitation policies in Brazil: a multicenter survey. Rev Bras Ter Intensiva. 2014;26:339-46.
4. Fumis RR, Ranzani OT, Faria PP, Schettino G. Anxiety, depression, and satisfaction in close relatives of patients in an open visiting policy intensive care unit in Brazil. J Crit Care. 2015;30:1-6.
5. Manual do Programa Nacional de Humanização da Assistência Hospitalar – Ministério da Saúde do Brasil – 2000. [Internet]. Disponível em: <www.portalhumaniza.org.br/ph/
6. Novaes MA, Aronovich A, Ferraz MB, Knobel E. Stressors in ICU: patients' evaluation. Intens Care Med. 1997;23:1282-5.
7. Puntilho KA, Max A, Timsit JF, Vignoud L, Changues G, Robleda G, et al. Determinants of procedural pain intensity in the intensive care unit. The Europain study. Am J Respir Crit Care Med. 2014;189:39-47.
8. Stressors in ICU: perception of the patient, relatives and health care team. Novaes MA, Knobel E, Bork AM, Pavão OF, Nogueira-Martins LA, Ferraz MB. Intensive Care Med. 1999 Dec;25(12):1421-6. PMID: 10660851
9. Molter NC, Leske JS. Critical Care Family Needs Inventory. University of Wisconsin-Milwaukee, 1983.
10. Fumis RR, Nishimoto IN, Deheinzelin D. Measuring satisfaction in family members of critically ill cancer patients in Brazil. Intensive Care Med. 2006;32:124-8.
11. Thompson BT, Cox PN, Antonelli M, Carlet JM, Cassell J, Hill NS, et al. Challenges in end-of-life care in the ICU: statement of the 5 th International Consensus Conference in Critical Care: Brussels, Belgium, April 2003: Executive Summary. Crit Care Med. 2004;32(8):1781-4.
12. Molter NC. Needs of relativesof critically ill patients: a descriptive study. Heart & Lung. 1979;8(2):332-9.
13. Andreoli PBA, Novaes MAFP, Karam CH, et al. Avaliação das necessidades dos familiares de pacientes gravemente enfermos em UTI. Rev SBPH. 2000;3(2):61-3.
14. Collins S, Long A. Working with the psychological effects of trauma: consequences for mental health-care workers – A literature review. J Psych Mental Health Nurs. 2003;10:417-24.
15. Knobel E, Novaes MA, Bork AM. Humanização dos CTIs. Condutas no pacientes grave. São Paulo: Atheneu, 1998.
16. Lucchese AC. Estudo sobre os familiares dos pacientes internados no hospital geral e suas necessidades (Dissertação de Mestrado). São Paulo: Universidade Federal de São Paulo/Escola Paulista de Medicina, 2003.
17. Pirard M, Janne P, Installé E, Reynaert C. Patient, famile, soignants et unité de soin intensifis: revue dela litérature et état dúne partique "sur le terrain". Ann Med Psychol. 1994;152(9):600-8.
18. Pitta A. O hospital: dor e morte como ofício. São Paulo: Hucitec, 1990. p.62-78.
19. Ramos FJ, Fumis RR, Azevedo LC, Schettino G. Perceptions of an open visitation policy by intensive care unit workers. Ann Intensive Care. 2013;3:34-8.
20. Pochard F, Azoulay E, Cheveret S, Lemaire F, Hubert P, Canoui P, et al. Symptons of anxiety and depression in family members of intensive care unit patients: ethical hypothesis regarding decision-making capacity. Crit Care Med. 2001;29(10):1893-7.
21. Santos CR, Toledo NN, Silva SC. Humanização em unidade de terapia intensiva: paciente-equipe de enfermagem-família. Crit Care Nurs. 1999;26-9.
22. Zachi E, Andreoli P, Caiuby A, et al. Intervenção psicológica para familiares de pacientes críticos. Rev SBPH. 2002;5(1;2):15-8.

CAPÍTULO 286

FATORES DE ESTRESSE EM UTI

Maria Alice de Chaves Fontes
Elias Knobel

DESTAQUES

- Os pacientes experimentam resultados positivos quando o ambiente incorpora luz natural, elementos da natureza, cores calmas, sons suaves, paisagens agradáveis e uma essência estética harmônica, em geral.
- A função imune de muitos pacientes na unidade de cuidados intensivos é suprimida como resultado de trauma, septicemia ou estresse fisiológico e psicológico profundos.
- A equipe de saúde de uma UTI tem uma importante responsabilidade de proteger seus pacientes de situações de estresse, para promover as melhores condições de reabilitação.
- Os pacientes precisam sentir que têm algum senso de controle sobre o ambiente, de forma a reduzir o seu estresse.
- Os fatores estressantes para o paciente podem ser avaliados de maneira diversa por outras pessoas, como a família e também pela equipe que o assiste.
- Ter dor é considerado o principal fator estressante tanto para o paciente como para os familiares e a equipe.
- A equipe precisa estar atenta aos sinais de dor dos pacientes, buscando medidas eficazes e práticas para proporcionar a melhor analgesia possível.
- A dificuldade de dormir na UTI é fator primordial de estresse. A equipe deve promover o controle dos ruídos dentro das unidades e o planejamento dos horários de procedimentos, visando o restabelecimento do ciclo vigília/sono.
- Deve-se favorecer o contato privativo e constante da equipe multiprofissional com os familiares, com o objetivo de melhorar a comunicação e a proximidade entre ambos.
- A responsabilidade da equipe da UTI se estende para além das intervenções tecnológicas e farmacológicas, focalizadas no paciente. Inclui a avaliação das necessidades dos familiares e de toda a equipe de trabalho, o grau de satisfação deles sobre os cuidados realizados e a preservação da integridade do paciente como ser humano.

INTRODUÇÃO

Os cuidados de uma equipe tecnicamente habilitada em UTI não são os únicos fatores que influenciam na recuperação de um paciente gravemente enfermo. Este capítulo pretende discutir os fatores de estresse no ambiente de terapia intensiva, analisando como eles podem influenciar o processo de reabilitação do paciente, considerando as necessidades holísticas do paciente e da família.

O termo "unidade de terapia intensiva", frequentemente, traz imagens e pensamentos de pacientes gravemente doentes, rodeados por sofisticados equipamentos. A possibilidade de transferência para uma UTI já desencadeia imagens negativas, que promovem o aumento da ansiedade e dos níveis de estresse nos pacientes e nas famílias.

O conceito que o ambiente tem um impacto sobre o processo de recuperação é conhecido desde que Florence Nightingale, uma enfermeira britânica, pioneira no tratamento a feridos de guerra, publicou seu livro *Notes on Nursing* (1859).[1] Ele não é um manual de técnicas de enfermagem, e sim uma reflexão permanente sobre cuidado humanístico dos pacientes, e as maneiras de preservar a saúde. Florence afirmava que o ser humano possui um poder vital, e a equipe deve conduzir a assistência de modo a potencializá-lo.

No século XXI, e utilizando o conceito de Nightingale, o ambiente de reabilitação de hoje engloba uma abordagem centrada no paciente, incluindo um ambiente físico agradável e uma cultura organizacional de apoio.[2] Hoje, encontramos especialistas em design de ambiente hospitalar, que integram o ambiente de reabilitação na arquitetura, incluindo a arte e a filosofia. Stichler, em sua revisão de literatura, relata que os pacientes experimentam resultados positivos quando o ambiente incorpora luz natural, elementos da natureza, cores calmas, sons suaves, paisagens agradáveis e uma essência estética harmônica, em geral.[3]

PERSPECTIVA PASSADA

Há mais de 2.000 anos, o antigo médico romano Galeno reconheceu o aspecto de reabilitação que um ambiente poderia proporcionar. Ele compreendeu as consequências de condições inóspitas e graças à sua filosofia de saúde, ele obteve a maior taxa de sobrevivência entre todos os médicos que tratavam os gladiadores.[4]

Florence Nightingale também ficou famosa por seu foco em saneamento e nos aspectos do ambiente que contribuíam para a saúde e para a cura dos pacientes. Ela não foi apenas um marco na melhoria ao cuidado direto do paciente, mas também foi fundamental para levar adiante a conexão corpo e mente. Ela explicitou que o ambiente tinha um papel central na cura do corpo e da mente de um paciente. Nightingale passou a influenciar o ambiente de saúde, modificando o campo visual do paciente, utilizando-se de cor e luz natural de forma mais eficaz, e eliminando o ruído excessivo.

Historicamente, os pacientes graves eram colocados em uma ala aberta, em camas uma ao lado da outra, permitindo que muitos pacientes pudessem receber cuidados a partir de um número mínimo de pessoal de enfermagem. A falta de privacidade e a exposição física e sensorial, associada a odores repulsivos foram alguns dos desencadeantes das mudanças desse tipo, de projeto.[5]

Ainda hoje, com os diversos avanços que foram alcançados em tecnologia de equipamentos e monitoramento em unidades de cuidados intensivos, as mesmas questões consideradas sobre ambiente físico, necessidades dos pacientes e familiares, cor, luz, ruídos são motivos de preocupação.

PSICONEUROIMUNOLOGIA E A INFLUÊNCIA DO ESTRESSE

O termo "psiconeuroimunologia" foi introduzido por Robert Ader, em 1981, para definir o campo da ciência que estuda a interação entre o sistema nervoso central (SNC) e o sistema imunológico.

Atualmente, um grande corpo de estudos tem fornecido muitas evidências que revelam as comunicações bidirecionais entre os sistemas neuroendócrino, neurológico e o sistema imunológico. Muitos estudos também têm demonstrado que uma variedade de estressores físicos e psicossociais pode alterar a resposta imune por meio dessas conexões.

O eixo hipotálamo-pituitária-adrenal (HPA) e o sistema simpático adrenomedular são os componentes neuroendócrinos e neuronais primários da resposta ao estresse. A liberação do cortisol, a partir do córtex adrenal; das catecolaminas, a partir da medula adrenal; e da norepinefrina, a partir dos terminais nervosos, prepara o indivíduo para lidar com as demandas dos estressores metabólicos, físicos e/ou psicológicos, e servem como mensageiros cerebrais para a regulação do sistema imunológico. Por outro lado, o sistema imunológico produz as citocinas que desempenham um papel crucial para mediar as respostas inflamatórias e imunes, e também servem como mediadores entre os sistemas imunológico e neuroendócrino.[6]

As citocinas pró-inflamatórias, liberadas na periferia, estimulam o SNC, ativando o eixo HPA, consequentemente levando à produção de corticosteroide por parte da glândula adrenal. Dessa forma, a resposta ao estresse regula o sistema imunológico, quando uma resposta imune não é mais necessária. As interrupções nessa alça regulatória desempenham um papel importante na suscetibilidade e resistência às doenças autoimunes, inflamatórias, infecciosas e alérgicas.[7] A liberação excessiva desses hormônios de estresse anti-inflamatórios, tais como o cortisol, no momento equivocado, como ocorre durante o estresse crônico, pode predispor o paciente a mais infecções, em razão da imunossupressão relativa.

DeKeyser tem demonstrado que a função imune de muitos pacientes na unidade de cuidados intensivos é suprimida como resultado de trauma, septicemia ou estresse fisiológico e psicológico profundo.[8] Os resultados demonstraram que cada um dos fatores de estresse pode estar associado à diminuição do funcionamento imune. Assim, a equipe de saúde de uma UTI tem uma importante responsabilidade de proteger seus pacientes de situações de estresse, para promover as melhores condições de reabilitação.

As informações recebidas por meio dos nossos cinco sentidos evocam respostas emocionais e fisiológicas de ansiedade ou serenidade.[9] Criar um ambiente de reabilitação dentro do caos, em um ambiente de cuidados intensivos, pode parecer impossível, mas os potenciais benefícios valem o esforço.

Os pacientes precisam sentir que têm algum senso de controle sobre o ambiente, de forma a reduzir o seu estresse. É fundamental dar aos pacientes o controle sobre temperatura, iluminação, privacidade, visitação, e até o tipo e o volume da música, pois isso pode diminuir o estresse e, consequentemente, melhorar a cicatrização. Rollins relata que os pacientes ficam mais satisfeitos com seus cuidados, dormem melhor, têm a pressão arterial mais baixa e ficavam menos propensos a ser readmitidos na UTI, quando existem medidas para reduzir os estressores ambientais.[10]

FATORES ESTRESSORES

Alguns estudos têm documentado o impacto do estresse experimentado pelos pacientes nas UTIs. Em um trabalho pioneiro sobre esse tema, DeMeyer descreve que o paciente em UTI sente-se preso pelos equipamentos, queixa-se de barulhos, da desorientação no tempo por causa das luzes sempre acesas, e por não participar das conversas ao seu redor.[11]

O que se percebe no trabalho diário nessas unidades é que, inevitavelmente, o indivíduo é afetado pela internação nas UTIs. Porém, ela será percebida de forma diferente por cada um, fazendo com que as intervenções tenham que ser específicas em cada contexto.

Pesquisas demonstraram que, em alguns casos, a internação na UTI é menos estressante para o paciente do que se imagina. Os pacientes conseguem descrever o impacto desse evento de forma neutra ou até mesmo positiva. Tomam a experiência de internação na UTI como aprendizado e motivo de mudança de valores e do estilo de vida.

Isso não significa que estar em uma UTI seja uma experiência agradável, pelo contrário. O que se pode pensar é que, talvez, o fator estressante para o paciente em um determinado grau, seja avaliado de maneira diversa por outras pessoas como a família e também a equipe que o assiste. A fim de promover estratégias para a melhoria do impacto das condições ambientais, além de adequar a assistência psicológica a esse contexto, Novaes[12] estudou a avaliação dos fatores estressores pelos pacientes, pelas famílias e pela equipe de trabalho, fazendo um *ranking* de quais eram os fatores mais estressantes para o paciente, comparando-os com a visão da família e da equipe.

DIFERENÇA ENTRE VISÃO DO PACIENTE, DA FAMÍLIA E DA EQUIPE

No estudo sobre os fatores estressores em UTI, Novaes e colaboradores[12] observaram que a intensidade de avaliação de cada grupo foi diferente. A equipe e a família avaliaram os estressores de maneira mais intensa que o próprio paciente. Esse dado corrobora com a pesquisa de outros autores, como Carr e Powers,[13] que apontaram uma significativa diferença entre as percepções dos pacientes e da equipe, a respeito dos estressores associados à cirurgia de revascularização do miocárdio.

Segundo Novaes e colaboradores,[12] ter dor foi considerado como o principal fator estressante tanto para o paciente como para familiares e equipe, mostrando ser o fator prioritário de preocupação para os três grupos envolvidos na internação em UTI. Portanto, é importante salientar que a equipe esteja atenta aos seus sinais, buscando medidas eficazes e práticas na rotina da UTI a fim de proporcionar a melhor analgesia possível ao paciente.

Com relação à dificuldade de dormir na UTI, apontada como segundo fator estressante para o paciente, e quarto fator para a família e equipe, seria possível a diminuição de barulhos na unidade pela conscientização da equipe sobre a importância desse fator para o paciente, buscando, além do controle dos ruídos dentro das unidades, o planejamento dos horários de procedimentos, visando o restabelecimento do ciclo vigília/sono. A possibilidade de administração de indutores do sono, no período noturno, deve ser considerada pelo médico, como uma alternativa terapêutica valiosa para o descanso do paciente e a restauração do sono na UTI.

Não ter controle de si mesmo foi considerado estar entre os dez primeiros estressores pelos pacientes e familiares, porém foi apontado como 19º pela equipe. Os profissionais, no exercício diário de suas tarefas, exatamente por responsabilizarem-se pelo controle dos cuidados e do tratamento do paciente, tornam-se menos atentos à perda de autonomia, e à necessidade de incentivar que o próprio paciente sinta controle da situação que o cerca.

Diminuir o estresse provocado por tubos no nariz e/ou na boca são intervenções informativas e psicoprofiláticas. Recomenda-se aos profissionais que estejam atentos e disponíveis para explicar ao paciente a necessidade da utilização dos equipamentos, preferencialmente antes da realização de grandes cirurgias. Deve-se garantir ao paciente que este possa se comunicar por meio da escrita e de gestos, enquanto estiver consciente, e que o controle da dor será realizado de forma contínua.

Sentir falta do marido e da esposa, assim como ver a família por apenas alguns minutos por dia, foram considerados entre os 10 principais estressores pela família, enquanto foi apontado pelo paciente como 24º e 12º, respectivamente. Nota-se que a família superestima sua presença junto ao paciente, enquanto ele parece mais preocupado com a sua recuperação, na medida em que tenha a família presente em horários flexíveis. Fatores como não saber quando os procedimentos serão feitos, e não ter explicações sobre o tratamento, parecem ser mais importantes para o paciente do que a presença da família dentro da UTI, já que dispomos da rotina com horários flexíveis para a visitação nessa unidade.

Por outro lado, escutar o gemido de outros pacientes; o barulho e os alarmes dos equipamentos parece ser algo que incomoda mais os membros da equipe do que os próprios pacientes. A preocupação constante com os alarmes faz parte da rotina dos membros da equipe de saúde, sendo considerado um fator ambiental pouco estressante pelo paciente. Os gemidos incomodam a equipe, possivelmente por serem resultados de procedimentos dos quais eles se sentem responsáveis, causando desconforto físico para o paciente e psicológico para a equipe.

Curiosamente, ter máquinas estranhas ao redor e ver as bolsas de soro penduradas sobre a cabeça, foi considerado como não estressante pelos pacientes, e um pouco estressante pelos familiares e equipe. Imaginava-se que a aparelhagem hospitalar seria algo bastante ansiógeno para o paciente, porém diante desses resultados, parece que justamente ter essas máquinas próximas de si, proporciona um sentimento positivo de segurança.

O fato de as enfermeiras não se apresentarem pelo nome, foi classificado como não estressante para os três grupos. Isso demonstra que é mais importante a equipe saber chamar o paciente pelo nome, do que ele saber o nome de cada profissional que lhe assiste. O paciente confia na numerosa equipe que está lhe atendendo, o que parece tornar a apresentação por meio do nome uma formalidade do contato social e não um fator de tranquilidade para o paciente.

Sentir cheiros estranhos foi considerado pouco estressante pela família e equipe. Parece que, quando questionados acerca desse aspecto, os dois grupos não associaram a palavra "estranhos" com "ruins". Dessa forma, avaliaram que cheiros estranhos eram apenas cheiros desconhecidos, um fator típico de um hospital e, portanto, não estressante.

Os cinco últimos estressores apontados não necessitam de intervenções, uma vez que foram classificados como pouco ou não estressantes. São eles: ver as bolsas de soro penduradas sobre a cabeça, a enfermeira não se apresentar pelo nome, medir a pressão arterial muitas vezes ao dia, ter máquinas estranhas ao redor e sentir cheiros estranhos.

Concluindo, ter dor, não conseguir dormir e ter tubos no nariz e/ou na boca foram apontados como os principais estressores pelos três grupos. A partir disso, deve-se pensar em intervenções, a fim de minimizar esses aspectos.

Ao analisar a intensidade de respostas dos três grupos, percebeu-se que a equipe avaliou os estressores, em relação aos pacientes de forma mais intensa do que os familiares e os próprios pacientes. Seria legítimo supor que por estarem acostumados com a rotina de internação em UTI, os profissionais avaliassem justamente a situação de forma menos intensa que os demais. Entretanto, observou-se que os profissionais mostraram-se sensibilizados pelo sofrimento do paciente, além de exteriorizarem a constante pressão psicológica em que trabalham. Ainda, é interessante assinalar que o grupo de familiares e o grupo de membros da equipe profissional são formados, em sua maioria, por mulheres, enquanto que no grupo de pacientes 72% são homens.

Em recente pesquisa, Gélinas[14] aponta que os principais estressores profissionais incluem a falta de competências para lidar com situações ligadas à morte de pacientes em cuidados paliativos. Essas dificuldades incluem a comunicação com as famílias e com a equipe médica. Os estressores emocionais incluem alguns conflitos de valores e a falta de apoio emocional para lidar com pacientes em sofrimento. Os autores concluem que o trabalho de cuidados paliativos é estressante para os enfermeiros de UTI e que os programas de educação e de apoio para a equipe devem ser desenvolvidos dentro do ambiente de cuidados intensivos.

A UTI é um ambiente que provoca reações de estresse por representar uma situação limite para pacientes, familiares e equipe. As intervenções sobre aspectos físicos e psicológicos são importantes nesse momento, buscando-se atender as diferentes necessidades de cada grupo: o paciente que se defronta com as limitações próprias de sua condição humana; a família que acompanha a internação com a ameaça constante de perda do ente querido; e a equipe que sofre diante da impotência do seu papel em relação ao sofrimento humano.

Para que os familiares possam avaliar o estresse do paciente nesse momento, de modo mais fidedigno, é preciso proporcionar-lhes informações contínuas a respeito da evolução do seu quadro, mantendo horários de visita flexíveis para que estejam mais próximos dele e da rotina da UTI.

Com relação à equipe de saúde, é importante que haja um espaço para que o estresse provocado pelo trabalho intenso na UTI, bem como os sentimentos suscitados nesse contexto, possam ser abordados de forma mais específica.

Todas essas intervenções, diretas ou não, viabilizam a estruturação de uma UTI cada vez mais humanizada, o que repercute na melhoria das condições de internação do paciente, na diminuição da ansiedade dos familiares e no equilíbrio da equipe.

NECESSIDADES DOS FAMILIARES

A investigação do processo vivido pelas famílias de pacientes internados em unidades de cuidados intensivos tem sido descrita há muitos anos na literatura, mas só recentemente por meio daquilo que se convencionou chamar de necessidades dos familiares.

Uma das pesquisas mais importantes nessa área foi realizada por Molter, cujo estudo apresenta uma lista de 45 necessidades dos familiares de pacientes graves. Posteriormente Molter e colaboradores[15] desenvolveram uma escala chamada, Critical Care Family Needs Inventory (CCFNI).

CAPÍTULO 286 Fatores de Estresse em UTI

TABELA 286.1. Comparativo dos estressores ranqueados pelo paciente, família e equipe.

Estressor	Paciente Ranking	Paciente Média	Paciente DP	Família Ranking	Família Média	Família DP	Equipe Ranking	Equipe Média	Equipe DP
Ter dor	01	3,36	1,01	01	3,66	0,75	01	3,66	0,75
Não conseguir dormir	02	3,34	0,98	04	3,34	0,92	04	3,58	0,57
Ter tubos no nariz e/ou na boca	03	3,26	1,01	02	3,58	0,7	02	3,62	0,81
Não ter controle de si	04	3,1	1,11	06	3,24	1,06	19	3	0,95
Estar amarrado por tubos	05	3,02	1,12	03	3,4	0,78	03	3,58	0,78
Não ter explicações sobre o tratamento	06	3,02	1,22	11	3,14	1,09	09	3,26	0,8
Não conseguir mexer as mãos ou os braços por causa das vias intravenosas	07	2,9	1,15	05	3,24	0,98	21	2,88	0,9
Não saber quando as coisas vão ser feitas	08	2,84	1,06	14	3	1,05	16	3,02	0,82
Ser furado por agulhas	09	2,8	1,18	19	2,8	1,05	07	3,3	0,89
Ter sede	10	2,76	1,22	12	3,06	0,87	18	3,02	0,94
Ter luzes acesas constantemente	11	2,72	1,25	23	2,72	1,09	13	3,2	0,73
Ver a família e os amigos por apenas alguns minutos por dia	12	2,66	1,22	09	3,18	0,96	14	3,1	0,95
Cama e/ou travesseiros desconfortáveis	13	2,64	1,26	18	2,82	1,16	24	2,8	0,81
Não ter privacidade	14	2,64	1,24	22	2,76	1,06	11	3,24	0,8
Enfermagem e médicos falando muito alto	15	2,54	1,15	15	2,86	1,16	12	3,22	0,68
Ser incomodado	16	2,52	1,15	30	2,36	1,01	23	2,82	0,87
Ter que usar oxigênio	17	2,5	1,2	25	2,68	1,06	34	2,44	0,95
Escutar o gemido de outros pacientes	18	2,46	1,23	07	3,18	1,08	05	3,36	0,72
Estar em um ambiente muito quente ou muito frio	19	2,46	1,05	20	2,78	1	06	3,32	4,36
Não saber onde está	20	2,46	1,33	08	3,18	1,08	15	3,08	0,94
Não saber que horas são	21	2,44	1,18	31	2,34	1,02	29	2,58	0,91
Sons e ruídos desconhecidos	22	2,4	1,11	26	2,58	1,03	22	2,84	0,87
Sentir que a enfermagem está muito apressada	23	2,4	1,14	17	2,84	1,06	17	3,02	0,91
Sentir a falta do marido ou da esposa	24	2,34	1,19	10	3,16	1,02	20	2,9	1,02
Escutar os alarmes do monitor cardíaco dispararem	25	2,26	1,16	13	3,02	1,06	10	3,24	0,77
Não saber que dia é hoje	26	2,2	1,21	27	2,48	1,05	31	2,56	0,93
Ter a equipe falando termos incompreensíveis	27	2,2	1,2	21	2,78	1	26	2,66	0,87
Ser acordado pela enfermagem	28	2,14	1,13	36	2,24	1,02	32	2,52	0,99
Ter que ficar olhando para os detalhes do teto	29	2,14	1,25	24	2,72	1,05	27	2,64	0,85
Sentir que a enfermagem está mais atenta aos equipamentos do que a você	30	2,08	1,08	28	2,44	1,16	25	2,72	0,86
Ter a enfermagem constantemente fazendo tarefas ao redor do leito	31	2,06	1,08	35	2,26	1,03	35	2,42	0,93
Escutar o barulho e os alarmes dos equipamentos	32	2,02	0,91	16	2,86	1,01	08	3,26	0,66
Ser cuidado por médicos desconhecidos	33	1,96	1,18	34	2,26	1,01	33	2,44	0,95
Ser examinado por médicos e por enfermeiros constantemente	34	1,96	1,11	38	1,84	0,91	36	2,34	1
Escutar o telefone tocar	35	1,92	1,12	29	2,36	1,03	28	2,62	0,83
Sentir cheiros estranhos	36	1,92	1,07	37	2,22	0,97	39	2,18	0,92
Ter máquinas estranhas ao redor	37	1,9	1,16	32	2,34	1,02	30	2,58	0,84
Medir a pressão arterial muitas vezes ao dia	38	1,74	0,9	40	1,76	0,89	37	2,32	0,82
A enfermeira não se apresentar pelo nome	39	1,64	0,88	39	1,76	0,8	40	2,16	0,74
Ver as bolsas de soro penduradas sobre a cabeça	40	1,58	0,91	33	2,34	1,1	38	2,22	0,93

DP: desvio padrão.

Essa escala tem sido utilizada, no original ou em versões modificadas, na maioria dos estudos de investigação de necessidades dos familiares de pacientes internados em UTI. O instrumento é composto de uma lista de necessidades, cujas respostas são classificadas por uma escala de quatro pontos (linkert), com variação desde sem importância (1) até muito importante (4). Dentre as diversas pesquisas publicadas, é possível verificar que as principais categorias de necessidades dos familiares a serem satisfeitas são: informação/orientação e segurança (suporte emocional). Essas necessidades são encontradas nos questionários, como: serem informados honestamente; obterem informações regulares e compreensíveis a respeito do tratamento, mudanças nas condições clínicas e no prognóstico. Necessitam também: manter a esperança, visitar o paciente regularmente, sentir que a equipe se importa com o paciente e ser assegurados de que o paciente está recebendo os melhores cuidados. Posteriormente, a escala de avaliação das necessidades dos familiares foi modificada, sendo as necessidades agrupadas em cinco grandes categorias:

1. Segurança ou confiança;
2. Proximidade ou necessidade de contato físico e emocional da família com o paciente;
3. Informação;
4. Conforto ou comodidade;
5. Apoio.

Recentemente, Maxwell[16] reafirma a necessidade de informação e segurança, e da minimização da ansiedade estabelecida nas relações entre equipe multiprofissional e familiares. Para tanto, é fundamental:

- Favorecer o contato privativo e constante da equipe multiprofissional com os familiares, com o objetivo de melhorar a comunicação e a proximidade entre eles. Esse contato próximo propicia um "conhecer" melhor e um "tirar" dúvidas de ambas as partes;
- Para que tudo isso ocorra, temos que diminuir um pouco o ritmo acelerado das tarefas diárias, controlar a impaciência, valorizar mais o doente do que a patologia, aprender a "ouvir" o familiar e ter um local próprio e adequado para que esses encontros aconteçam.

COMUNICAÇÃO

A internação de um membro da família na UTI pode gerar uma crise familiar. E, ainda, pode desencadear alterações emocionais em seus membros. Uma das principais consequências dessas alterações são as dificuldades de comunicação que se instalam entre a família e a equipe de saúde, e a compreensão e assimilação das informações fornecidas pela equipe, os pontos mais prejudicados desse processo.

Um estudo recente realizado com 102 familiares de pacientes internados em, UTI indicou que 54% dos familiares apresentaram dificuldade, na compreensão global, em relação ao diagnóstico, tratamento e prognóstico; 20% dos familiares não compreenderam o diagnóstico; 43% apresentaram problemas quanto ao entendimento do prognóstico; e 40% deles apresentaram problemas em relação ao tratamento. Assim, as necessidades de informação, segurança e a capacidade de mediação da ansiedade aparecem como fatores frequentes, e que interferem na possibilidade de reorganização familiar, na reestruturação de defesas e na adequação do enfrentamento da situação. Esses fatores, por sua vez, tendem a agir negativamente também na comunicação entre a família e a equipe de saúde, podendo, inclusive, comprometer o restabelecimento do paciente.

Há que se notar que os familiares de pacientes internados em UTI não somente necessitam de informações, como também da veiculação delas, de forma a garantir sua assimilação, minimizando-se, assim, os efeitos que a ansiedade pode interpor na compreensão das informações e, consequentemente, na comunicação estabelecida com a equipe. Assim, os contatos mais prolongados, privativos e constantes com os familiares podem promover a melhora da comunicação, a aquisição de novos conhecimentos e a expressão das dúvidas.

HUMANIZAÇÃO DA UTI

A humanização é um antigo conceito que renasce para valorizar as características do gênero humano. Para que seja verdadeiramente recuperada, é necessária uma equipe consciente dos desafios a serem alcançados e dos próprios limites a serem transpostos.

Humanizar a UTI significa cuidar do paciente como um todo, englobando o contexto familiar e social. Essa prática deve considerar os valores, as esperanças, os aspectos culturais e as preocupações de cada um. Após vários anos de avanços, faz-se necessário conciliar os benefícios dos recursos tecnológicos obtidos com os cuidados em humanização.

Os recursos financeiros e as instalações físicas das UTIs são importantes, porém os verdadeiros responsáveis pela humanização e qualidade do trabalho são os profissionais que assistem direta ou indiretamente o paciente.

A responsabilidade da equipe da UTI se estende além das intervenções tecnológicas e farmacológicas focalizadas no paciente. Inclui a avaliação das necessidades dos familiares e de toda a equipe de trabalho, o grau de satisfação deles sobre os cuidados realizados e a preservação da integridade do paciente como ser humano.

REFERÊNCIAS BIBLIOGRÁFICAS

1. Nightingale F. Notes on nursing. United Kingdom: Brandon/Systems Press, 1970.
2. Malkin J. The business case for creating a healing environment. Business Briefing: Hospital Engineering and Facilities Management, 2003. p.1-5.
3. Stichler J. Creating healing environments in critical care units. Crit Care Nurs Q. 2001;24(3):1-20.
4. Pearcy L. Galen: A biographical sketch. Retrieved April 30, 2005. Disponível em: http://course.edasu.edu/horan/ced522readings/galen/dreams/galenbio.htm

5. Fontaine K, Briggs L, Pope-Smith B. Designing humanistic critical environments. Crit Care Nurs Q. 2001;24(3):21-34.
6. Lusk B, Lash AA. The stress response, psychoneuroimmunology, and stress among ICU patients. Dimens Crit Care Nurs. 2005;24(2):25-31.
7. Starkweather A, Witek-Janusek L, Mathews HL. Applying the psychoneuroimmunology framework to nursing research. J Neurosci Nurs. 2005;37(1):56-62.
8. DeKeyser F. Psychoneuroimmunology in critically ill patients. AACN Clin Issues. 2003 Feb;14(1):25-32.
9. Mazer S. Sound advice. Health Facilities Manage. 2002;15(5):24-7.
10. Rollins J. Evidence-based hospital design improves health care outcomes for patient and families. Pediatric Nurs. 2004;30(4):338-42.
11. DeMeyer TJ. The environment of the intensive care unit. Nurs Forum. 1967;6:262-72.
12. Novaes MA, Knobel E, Bork AM, Pavão OF, Nogueira-Martins LA, Ferraz MB. Stressors in ICU: perception of the patient, relatives and health care team. Intensive Care Med. 1999 Dec;25(12):1421-6.
13. Carr JA, Powers MJ. Stressors associated with coronary bypass surgery. Nurs Res. 1986 Jul-Aug;35(4):243-6.
14. Gélinas C, Fillion L, Robitaille MA, Truchon M. Stressors experienced by nurses providing end-of-life palliative care in the intensive care unit. Can J Nurs Res. 2012 Mar;44(1):18-39.
15. Molter NC, Leske JS. Critical Care Family Needs Inventory. University of Wisconsin-Milwaukee, 1983.
16. Maxwell KE, Stuenkel D, Saylor C. Needs of family members of critically ill patients: a comparison of nurse and family perceptions. Heart Lung. 2007 Sep-Oct;36(5):367-76.

CAPÍTULO 287

COMUNICAÇÃO ENTRE DOENTE, MEMBROS DA FAMÍLIA E MÉDICOS NA UTI

Paulo Azevedo Maia
Jorge Pimentel

DESTAQUES

- A comunicação, como elemento fundamental do cuidado centrado no doente e na família, é uma habilidade que precisa ser desenvolvida. Os profissionais de saúde devem empenhar-se na sua aprendizagem como o fazem para desenvolver outras técnicas.
- A comunicação é um elemento fundamental do cuidar humanizado: desde a simples explicação de qualquer procedimento ou atitude, até a importante decisão de consentimento informado ou de limitação terapêutica, a comunicação deve estar sempre presente.
- As habilidades para comunicar com efetividade e eficiência devem ser conhecidas e treinadas. O tempo gasto nesse treinamento evitará conflitos, mal entendidos, falhas na segurança.
- O sucesso da comunicação não depende apenas do desenvolvimento dessa habilidade, mas também do conhecimento prévio em bioética, deontologia e direito médico, elementos sempre presentes no contexto da comunicação em terapia intensiva.
- A existência de regras na abordagem da informação e na comunicação permite desenvolver a confiança e a assertividade com transparência e honestidade, fatores essenciais a uma boa relação médico-paciente.
- A comunicação entre os profissionais é decisiva para a continuidade dos cuidados, para a segurança e a redução do risco para o doente, para a redução de conflitos. Logo, é um elemento fundamental para a qualidade dos cuidados de saúde.
- O reconhecimento da existência de barreiras à comunicação (principalmente quanto aos conhecimentos, atitudes e práticas dos médicos) é o passo necessário para a elaboração de estratégias para as ultrapassar – que pode incluir a consultoria de outros especialistas.
- Além do desenvolvimento das habilidades pessoais em comunicação, a inclusão de metodologias de organização pode ter um forte impacto na efetividade e eficiência da comunicação.

INTRODUÇÃO

A comunicação é um dos elementos fundamentais de cuidados centrados no doente:[1] tendo como primeiro objetivo a transmissão de informação, não deve nem pode limitar-se a esse aspecto básico. Todas as pessoas se comunicam – o reconhecimento da importância da "boa comunicação, ou melhor, de ser um bom comunicador", criou um novo paradigma no relacionamento interpessoal e interprofissional: é preciso aprender a comunicar-se bem. Porém, a melhoria dos conhecimentos sobre como fazê-lo (com efetividade e eficiência), a disseminação de cursos de comunicação e a facilidade de acesso às ferramentas essenciais à comunicação (incluindo *e-learning*[2]) podem criar a falsa sensação de que quem conhece as técnicas de comunicação exercerá bem essa habilidade. Nos contextos complexos em que profissionais de saúde, doentes e familiares se comunicam no âmbito da terapia intensiva – relação médico-doente crítico/família de doente crítico, comunicação de más notícias, participação em decisões de fim de vida, declaração de erro médico, resolução de conflitos entre as partes (inter e intraprofissionais, entre profissionais e doentes e/ou seus familiares) – o domínio desses conhecimentos e habilidades é frequentemente insuficiente. Assim, em muitas dessas situações, é necessário satisfazer pré-requisitos para que a comunicação seja bem-sucedida – preparação atualizada em bioética e deontologia profissional, conhecimento adequado sobre direito médico (importante na definição da responsabilidade profissional e na resolução de questões relacionadas com o erro médico), conhecimento para disponibilizar outros cuidados em alternativa (p. ex.: passar da intenção de curar para a intenção de cuidar – cuidados paliativos). E, finalmente, mesmo estando todas essas condições cumpridas, pode falhar a comunicação: aqui importa ressalvar a organização como fator decisivo na coerência e continuidade dessa comunicação.

Melhorar a educação em comunicação dos profissionais e, simultaneamente, criar um ambiente propício a processos de decisão partilhada e centrada no doente, em uma organização que premia o desenvolvimento, a qualidade e a auditoria, são fatores que podem gerar efetivamente uma comunicação bem-sucedida.

A COMUNICAÇÃO COMO ELEMENTO FUNDAMENTAL DO CUIDAR CENTRADO NO DOENTE E NA FAMÍLIA

Uma parte variável, mas significativa dos doentes admitidos na UTI, está em condições de se comunicar e as suas famílias estão presentes e desejam estabelecer uma comunicação efetiva (apenas nas grandes cidades com muitos emigrantes, deslocados e pessoas socialmente desinseridas o oposto acontece). Nesse contexto, ganha especial importância a predisposição dos médicos e dos enfermeiros para a comunicação – elemento essencial para estabelecer relações ao longo da vida, ainda que alguns tentem reduzir a comunicação, nesse contexto, ao mínimo necessário e, muitas vezes, apenas em situações-limite como as decisões de final de vida, em que somente cerca de 5% dos doentes estão competentes, no momento, para tomar essas decisões.[3] O fato de parte importante dos doentes na UTI não estar apta a tomar decisões, associado à existência de dificuldades técnicas para comunicar, implica maior empenho na manutenção da relação médico/doente e sua família, como é de se esperar em uma sociedade humanista, que trata as pessoas com a dignidade que lhes é inerente (a qual não perdem porque estão em uma UTI). A comunicação adquire tal importância em alguns contextos e culturas em que é habitual reduzir ou suspender a sedação (mesmo de conforto) no doente próximo da morte para que este possa despedir-se de familiares e amigos.[4]

Ainda relativamente ao contexto de fim de vida, é importante dar relevo ao fato de que os doentes e suas famílias poderiam participar muito mais do que fazem se fossem incluídos nesse processo: estando cumpridos todos os pré-requisitos, é a decisão dos médicos de não os incluir, desde logo porque nunca sequer abordaram essa possibilidade durante várias entrevistas, que os exclui, e não a sua ausência, a sua indisponibilidade ou o seu desinteresse.

Esse aspecto de perguntar e de dizer, isto é, ativa ou passivamente iniciar a abordagem de qualquer assunto (já existente ou ainda potencial) com o doente ou sua família, de forma livre e honesta, é fundamental para criar um clima de boa comunicação entre os intervenientes. O potencial de desacordo ou a escolha do momento mais oportuno podem revelar-se como subterfúgios para evitar ou adiar a comunicação, sempre com implicações negativas na sua efetivação.

A expectativa do doente (e da família) é ser o centro do cuidar: a comunicação entre o clínico e o doente é um dos elementos-chave dessa perspectiva, que inclui ainda a literatura em saúde, avaliação de resultados centrada no doente, modelo de processo de decisão partilhada, plano de cuidados e definição de objetivos colaborativos, fortalecimento do doente e do seu autocuidar. A literatura em terapia intensiva, por vezes, deficiente nos médicos de outras especialidades, resulta em conhecimento (informação + compreensão) insuficiente para que participem em importantes decisões. A discussão da qualidade de vida e do estado funcional esperados sobrepõe-se à sobrevida como medida de resultado das intervenções na UTI. Para o doente, a equipe que o trata inclui todos os grupos profissionais e não apenas os médicos. Assim, importa que todos os profissionais trabalhem para os mesmos objetivos, o que só poderá ser alcançado se eles se empenharem no desenvolvimento de uma relação de confiança com comunicação efetiva entre si e com o doente e a sua família.

Desde logo, a educação dos médicos não deverá ser centrada no objetivo de curar o doente, uma vez que, não podendo frequentemente ser atingido, trunca a comunicação entre, por um lado, doente e sua família e, por outro lado, profissionais de saúde, tornando as intervenções incompreensíveis e minando a empatia necessária a uma comunicação efetiva.[5] Assim sendo, os números exatos que tão frequentemente os médicos procuram com rigor para comunicarem, por exemplo, prognósticos (em percentagens ou tempos médios de sobrevida), devem ser substituídos por intervalos de números, com as vantagens de diminuir o erro e de revigorar a esperança.

HABILIDADES DE COMUNICAÇÃO

O objetivo da comunicação é a transmissão da informação como um processo bidirecional que é, incluindo pelo menos dois elementos: o emissor e o receptor. O êxito da transmissão de uma mensagem está na sua assimilação pelo receptor, tal e qual a intenção do emissor – portanto, para efeito da avaliação do resultado da transmissão de uma mensagem, o elemento determinante é o receptor. Compreende-se, assim, que o emissor pode perder todo o impacto da sua mensagem se falhar em aspectos como o tom de voz, o modo direto de olhar o interlocutor, o momento de fazer a afirmação ou até simplesmente porque sua linguagem gestual contrariou sua linguagem verbal na interpretação de quem recebe a mensagem. Para que a mensagem seja recebida e compreendida pelo receptor de acordo com o objetivo do emissor, devem ser contemplados alguns aspectos, que podem e devem ser treinados e enquadrados em um conjunto coerente de princípios de boa comunicação.

Antes de iniciar a comunicação,[2] é necessário preparar-se "física e psicologicamente"! Para a comunicação com o doente ou os seus familiares, deve-se estar disponível (o que significa que não se deve atender o telefone celular, o eventual residente ou a enfermeira) e, se houver alguma pendência importante e imprevista, deve-se resolvê-la antes, porque não é impossível prever quanto tempo será necessário dispender com essa família; se o profissional que conversará com ela precisar cuidar de alguma coisa pessoal ou não, deve fazê-lo antes para não ter de interromper a conversa. Esse profissional precisa controlar as emoções, pois nada pior do que em um contexto de crise, em que é frequente o doente ou seus familiares perderem o controle emocional, o profissional de saúde e de "comunicação" entrar também em descontrole emocional – poderão ser ditas frases agressivas, acusações não fundamentadas, e até surgir violência física. Portanto, se o profissional não se sentir seguro quanto ao próprio autocontrole, deve pedir ajuda a alguém para evitar consequências que podem vir a ter desdobramentos dramáticos e irreversíveis. O profissional deve, previamente, rever tudo do que precisa (últimas análises, informação anteriormente fornecida etc.), tentar antecipar as perguntas mais prováveis para preparar as respostas mais adequadas, como "ele sofreu muito?" ou "ele perguntou por mim?", para que a resposta seja honesta sem ser cruel, seja real e com o pormenor adequado ao que o interlocutor quer saber. Portanto, é muito importante ter em mente que, nessas circunstâncias, deve prevalecer a honestidade, mas nunca a espontaneidade. A clareza no contexto de saúde é também muito importante: as palavras devem ser bem escolhidas para que não acabe acontecendo a comunicação de uma morte encefálica com linguagem rebuscada e o ouvinte pergunte "então, ele vai se recuperar?".

Depois de todos os participantes se apresentarem e esclarecerem qual o papel de cada um, deve ser dado início à conversa pela descrição (mais sucinta ou mais pormenorizada conforme for adequado) do histórico do doente até aquele momento e, apenas depois de se certificar que tudo que já passou foi bem interiorizado, deve-se, então, começar a abordagem do assunto principal.

É preciso lembrar que a partir dessa fase é importante também ouvir os outros interlocutores, porque é fundamental dar-lhes tempo e oportunidade de expressar os próprios pontos de vista, as suas opiniões e angústias: o doente ou sua família podem também pedir tempo para, entre eles, tentar formar um consenso ou apenas esclarecer as suas preferências.

Igualmente importante é saber gerir os silêncios e o momento de dizer a frase seguinte, ajustando a conversa ao ritmo em que o outro decodifica e assimila a mensagem. E, em cada novo passo, antes de introduzir novo assunto, deve-se confirmar que a mensagem foi compreendida.

É necessário aceitar todas as perguntas, responder honestamente, manter o controle sobre o tema. Deve-se lembrar que quando o interlocutor perde o controle emocional, a melhor estratégia é fazer perguntas concretas e fechadas ("sabe qual foi a data exata em que...", "pode dizer em detalhes o que aconteceu no momento em que..."). Contrariamente, quando parecer haver desconfiança e foram silenciadas coisas importantes para dizer, deve-se fazer perguntas abertas como "então, vocês tinham uma relação especial?" ou "como você está se sentindo a respeito, quer falar sobre isso?". Quando no desenvolvimento da conversa tiver dúvidas sobre se a sua mensagem foi bem compreendida, não hesitar em usar repetições e paráfrases: é importante que, seja qual for o assunto, não fiquem aspectos por esclarecer, sejam dúvidas angustiantes, desconfianças interpessoais ou assuntos de foro íntimo. A importância relativa e o centro do interesse podem alterar-se ao longo do tempo: se, inicialmente, os aspectos mais relevantes eram a sobrevida e a segurança, ultrapassada essa fase, o centro do interesse pode transitar para o estado funcional (físico e intelectual) e a perspectiva de qualidade de vida futura.

No final da reunião e após respondidas a todas as questões, o encerramento (resumo do que foi dito e aceito por ambas as partes) deve ser feito pelo médico – esta comunicação termina mal se as últimas palavras são, por exemplo, uma acusação do doente ou de sua família. O treino (simulação com profissionais ou com atores e posterior análise) é muito importante – é um momento de reflexão e de aprendizagem e ainda melhora o desempenho.

A comunicação com o doente em ventilação mecânica[6] merece reflexão especial: dificuldades técnicas inerentes à situação clínica do doente, associadas à excessiva carga de trabalho dos profissionais e, frequentemente, falta de capacidade e/ou de vontade dos profissionais conduzem o doente ao isolamento e, por vezes, ao sentimento de abandono emocional. Por isso, é importante fomentar na UTI uma cultura de comunicação com o doente, aproveitando, por exemplo, o momento de prestação de cuidados de higiene e conforto, para falar com ele mesmo que aparentemente não possa responder – o uso adequado da linguagem não verbal, do toque e da repetição de expressões com intenção positiva pode tranquilizar o doente e dar-lhe a sensação de humanidade. Surgem, assim, vantagens como diminuir a sensação de insegurança do doente, o medo de abandono e o estresse; o doente pode também melhorar a qualidade do seu sono. Nesses aspectos, a equipe de enfermagem tem um papel essencial, sendo, portanto, importante que conheça técnicas de comunicação que incluam o uso de válvulas de fonação adaptadas à ventilação mecânica, sistemas pictográficos (utilizam símbolos facilmente reconhecíveis, adaptáveis à acuidade visual do doente) ou sistemas mais sofisticados com possibilidade de voz sintetizada, acionadores eletrônicos adaptados a computadores. O treino dos profissionais e a capacidade de adaptação ao uso dessas ferramentas pelo doente são determinantes para a velocidade com que se estabelece a comunicação, para a satisfação de ambas as partes na resolução das necessidades do doente e ainda para o estabelecimento de uma relação profissional-doente mais humanizada.

No entanto, os pacientes são todos diferentes na sua reação à doença e à limitação funcional: alguns são particularmente difíceis porque excessivamente passivos (e/ou depressivos), enquanto outros são agressivos ou tendencialmente manipuladores. A comunicação efetiva ajuda a ultrapassar muitas dessas dificuldades: mas para atingir tal objetivo, é importante que o profissional adquira, use e desenvolva algumas ferramentas (mais uma vez se realça o papel importante do treinamento); estratégias de reforço de empatia, de paciência e tolerância, por um lado, e de variação das respostas para as quais o doente não está ainda preparado ou abstenção de emissão de juízos de valor, por outro lado, podem ajudar a manter aberto o caminho para o diálogo. Em alguns casos extremos, deverá ser solicitada a colaboração da psiquiatria, quando falharam as estratégias anteriormente referidas e outras como diálogo direto e sem subterfúgios, definição clara do âmbito e dos limites da conversa e envolvimento da família. Recomenda-se que, nessas situações, seja usado com muita precaução o recurso ao humor e ao relato de experiências pessoais e de outros casos, porque a má interpretação pelo doente da intenção dessas atitudes pode agravar ainda mais a dificuldade de estabelecer comunicação efetiva.

COMUNICAÇÃO E CONHECIMENTO EM BIOÉTICA, DEONTOLOGIA E DIREITO MÉDICO

O conhecimento em Bioética, Deontologia e Direito Médico é fundamental como suporte a uma boa comunicação.[7-8] Para além da comunicação usada com o objetivo de suprir as necessidades do doente e de reforçar a humanização dos cuidados, os conteúdos dessa comunicação podem incluir difíceis situações de consentimento informado para tratamentos com baixa probabilidade de êxito, de decisão de cuidados de fim de vida, de informação sobre erro médico, de mudança de paradigma de cuidado (da cura para o conforto). Nesses casos, o conhecimento das técnicas de comunicação sem o acompanhamento de equivalente conhecimento em Bioética, Deontologia e Direito Médico pode levar a consequências e conflitos insuperáveis na relação entre o médico e/ou profissional e o doente e/ou família.

Frequentemente, é necessário o consentimento informado para procedimentos com baixa probabilidade de êxito ou apenas para tentar alcançar objetivos de interesse relativo para o doente e mais focados na gestão da UTI, por exemplo, para realizar traqueostomia para autonomizar o doente do ventilador, embora muito provavelmente este virá a falecer nesse internamento e até na UTI. Apesar de o modelo ideal de decisão, nesses casos, ser o *de decisão partilhada*, ele pode se efetivar de outro modo, quer por razões culturais ("o médico é que sabe" – *modelo de aceitação*), quer porque o doente declinou na família ou em declaração prévia do tipo testamento vital (modelo de autorização), quer ainda por razões de oportunidade.

Importa, portanto, ressaltar que, nessas circunstâncias, do ponto de vista da comunicação, é fundamental garantir que quem vai tomar a decisão aja na posse de todos os elementos essenciais à decisão e que formalmente a comunicação se assentou em expressões simples, claras e curtas, que cada uma das ideias principais foi desenvolvida isoladamente, que foi permitido fazer todas as perguntas a quem tem de tomar a decisão (nesse contexto, não há perguntas erradas ou estúpidas) e que as respostas foram adequadas ao objetivo, tendo sido dado tempo para a tomada de decisão.

O objetivo do consentimento informado é o respeito pelo princípio da autonomia, em que o doente (ou o seu representante) pode escolher, entre várias alternativas, aquela que considera a melhor para si, de forma livre e esclarecida, e não obter uma assinatura que legitima os profissionais a efetuar procedimentos que, de outro modo, poderiam ser considerados injúrias corporais.

As decisões de fim de vida são ajustadas aos objetivos de tratamento e incluem múltiplos parâmetros sucessivamente avaliados e reavaliados de acordo com a situação clínica do doente, o estado atual dos conhecimentos e os recursos disponíveis.

A evolução desfavorável acontece frequentemente e condiciona a tomada de decisão que pode incluir, em um extremo, a aplicação de todos os meios de suporte de vida disponíveis e indicados, durante todo o tempo em que o doente tiver hipóteses de sobreviver; e, no outro extremo, a retirada de meios extraordinários de suporte das funções vitais, por se reconhecer que a sua manutenção representa apenas o prolongamento de um processo inevitável de morte e que sustenta um sofrimento físico e/ou espiritual desproporcionado.

O motivo principal da internação na UTI é o benefício para o doente que apresenta alterações da sua fisiologia e que, de modo presumidamente transitório, necessita de alguma forma de suporte para suas funções vitais até poder readquirir a sua autonomia; são excepcionalmente admitidos os doentes em quem reconhecidamente a reversibilidade da sua patologia não é possível, mas que não encontram em outros locais do hospital condições para o abrandamento do seu sofrimento ou para uma morte digna.

A responsabilidade das decisões de admissão e de alta, de suporte total das funções vitais ou da sua retirada, pertence ao médico de serviço; o envolvimento e a concordância dos outros médicos relacionados ao tratamento do doente, da equipe de enfermagem e, sempre que adequado, do doente e/ou dos seus familiares/representantes são obtidos, sempre que possível, em um processo de decisão que pode se prolongar no tempo até que as dúvidas estejam dissipadas.

A comunicação entre os potenciais intervenientes referidos se assenta na verdade, honestidade e respeito pelas convicções fundamentais dos envolvidos. A oportunidade temporal no processo de decisão é avaliada de forma a limitar os danos quer no doente, quer nos seus familiares, quer nos profissionais, garantindo que, sejam quais forem as decisões tomadas, o doente continuará a ter acesso aos cuidados adequados à sua situação e que, de modo algum, será abandonado pela equipe. Por isso, é muito importante que a abordagem do doente e/ou família seja baseada no reforço de princípios éticos como o da autonomia, da beneficência e da não maleficência, devendo os profissionais saber fundamentar as suas decisões nesses princípios, não focando apenas no princípio da justiça distributiva que é frequentemente mal recebido por quem tem como preocupação e centro da sua atenção salvar a vida de um determinado doente com qualidade, mas que recebe mal justificações como avaliação e análise de custo e de benefício. A mudança de paradigma de cuidado – da cura para o conforto – deve ser gerida do ponto de vista da comunicação com igual cuidado, centrando sempre no benefício para o doente, respeitando os seus valores (princípio da autonomia) e formalmente, utilizando as mesmas ferramentas de comunicação.

A comunicação do erro está envolvida por aspectos particulares que dificultam a abordagem desejável nessa situação. Sentimentos de culpa, medo de retaliação (por parte do profissional) ou, eventualmente, de alteração do plano de cuidados ou de acessibilidade a informação ou tratamentos adequados (por parte do doente ou sua família), de abandono e de desconfiança técnica e profissional dificultam o estabelecimento de uma comunicação clara e honesta, tendente ao esclarecimento necessário (ou não) ao perdão ou pelo menos à aceitação do sucedido, ainda mais importante nessas situações.

O conhecimento do direito médico, principalmente no que concerne à responsabilidade profissional, bem como à explicitação de direitos e deveres, pode ser fundamental para o restabelecimento da comunicação efetiva entre os interessados.

A COMUNICAÇÃO COM A FAMÍLIA

É uma das funções dos elementos da UTI: como, quando e a quem, são são aspectos frequentemente definidos com rigor e estão entre os que os profissionais mais gostam de ver cumpridos.[9]

As práticas variam entre dar informações apenas uma vez por dia, em reunião com a família; ou com apenas um familiar, à hora previamente definida, estabelecendo-se contatos extras apenas em situação de imprevisto grave (necessidade de intervenção cirúrgica, agravamento inesperado, morte) e tolerando comunicação frequente quando é permitida visita em regime aberto (quer relativamente ao número de visitantes, quer à quantidade de horas de visita).

O segundo modelo, mais apreciado pelas famílias e pelos doentes acordados, tem múltiplas vantagens: aumenta a confiança; reduz o estresse; melhora a relação entre os profissionais e a família. Quanto mais tempo o doente permanece na UTI, mais relevantes se tornam essas vantagens: e, se o desfecho for negativo, o fato de os familiares terem estado quase sempre junto do doente os ajuda, reduzindo a exaustão e abrandando o luto.

Em muitas UTIs, os profissionais preferem centralizar as informações em um momento do dia, seja apenas com um familiar ou promovendo reuniões com a família; outros são mais liberais e dão informações em diferentes momentos e a diferentes familiares e amigos, no pressuposto de que estão genuinamente interessados no melhor para o doente.

Acontece, porém, que tal prática pode resultar em indesejáveis quebras de sigilo médico, com divulgação de informação que o doente ou a sua família consideram confidencial. Por isso muitos preferem que, logo após a admissão do doente na UTI, sejam claramente definidas as regras de disponibilização de informação: a quem, como, quando, e por que via (presencial, telefone etc.).

As reuniões iniciais devem ser feitas com o médico que admitiu o doente e que precisa, entre outros assuntos, abordar as regras de funcionamento da UTI; os critérios de disponibilização de informação – que deve, idealmente, ser fornecida sempre pelo mesmo médico (o que mantém a coerência e a consistência da informação) e ainda a informação essencial sobre a situação clínica do doente – que têm de incluir os tratamentos a efetuar; e, finalmente, a abordagem do

prognóstico. Este último carece de abordagem cuidadosa, uma vez que a família pretende ter resposta a duas questões:
- Qual a probabilidade de sobreviver e por quanto tempo?
- Qual o resultado funcional previsível (quais as sequelas)?

Dado que os médicos têm obrigação de garantir os meios para os tratamentos adequados, mas não podem garantir os resultados, as respostas devem se assentar em intervalos, evitando-se respostas categóricas ou exatas que nunca serão garantidas. Acresce ainda a variabilidade de expectativas em relação ao resultado (em curto, médio e longo prazo) e à qualidade de vida, considerando que os doentes e as famílias tendem a aceitar pior qualidade de vida relativa e por menos tempo do que médicos e enfermeiros, e considerando também as diferenças entre os pontos de vista – um bom resultado para um doente ou sua família pode ser um mau resultado para um gestor hospitalar ou para um médico, e até para outro doente e outra família. Nesse assunto, não se pode nunca definir um *gold standard*: a perspectiva do doente e da família; o evento em causa; o momento da decisão de tratamento; e as experiências prévias são variáveis que condicionam o prognóstico e a sua valorização. Todos esses parâmetros têm implicações operacionais para o futuro cuidador: enquanto o médico está centrado no presente, o cuidador já está pensando no futuro e em como poderá resolver questões práticas do dia a dia. A esperança, o medo do desconhecido, a relatividade da verdade criam sentimentos difíceis de gerir para a família do doente, que, assim, pode revelar-se mais apelativa e angustiada e, consequentemente, necessitar de mais tempo dedicado à comunicação. Nesse sentido, algumas expressões são evitadas e outras devem ser ditas:

- "Não há mais nada a fazer, o doente vai morrer", que deve ser substituída por "no momento atual, vamos intensificar os cuidados de conforto";
- "Já que não iniciar uma terapêutica (*withholding* – WH) ou suspender uma terapêutica em curso (*withdrwaing* – WD) é ética e moralmente equivalente (apesar de mais doentes morrerem e mais depressa, após WD que após WH), portanto é indiferente fazer uma ou outra", deve dizer-se mais suavemente "na situação atual, não vamos iniciar tratamentos novos sem expectativa de benefício para o doente, mas vamos manter os que estão sendo úteis e suspender os ineficazes".

Uma consequência do estreitamento de relacionamento entre famílias e doentes na UTI é a possibilidade da família participar nos cuidados do doente, seja na alimentação, na higiene, ou outras pequenas atividades, criando um ambiente de afetividade e intimidade entre cuidador e doente mais próximo do que o doente teria se estivesse em casa, com as inerentes vantagens psicológicas para o doente e também para sua família que se sente parte ativa no tratamento do doente. Uma situação extrema é a presença da família no momento da parada cardíaca e subsequente tentativa de ressuscitação: o evento tem impacto quer no desempenho dos profissionais quer no estresse da família. É necessário estabelecer o balanço entre os potenciais benefícios para a família (menor estresse, maior confiança na equipe e lidar melhor com o luto no caso de óbito) e o aparente pior desempenho da equipe (atrasos na cardioversão): mais uma vez é necessário que o responsável pela equipe decida se deve centrar a atenção na família ou no doente, sendo que nesta última hipótese, provavelmente, deve mandar sair a família com assertividade, explicando claramente porque o faz.

As famílias têm diferentes necessidades durante o internamento na UTI e no período de convalescença ou de luto, cuja satisfação é um dos mais importantes requisitos para a qualidade dos cuidados. Inversamente, a má comunicação é considerada uma das mais importantes causas de insatisfação e, logo, de pior avaliação da qualidade. Aspectos tão simples como conhecer o doente pelo nome, relacionar as pessoas com o doente certo, escolher um local apropriado para a comunicação, estabelecer um plano para a conversa e mostrar interesse em ter o contato mais relevante para qualquer informação que não possa esperar pela hora da visita, podem criar um ambiente favorável a uma boa condução da relação médico-família. Nas UTIs que têm uma consulta de *follow-up*, anunciar as vantagens futuras desse seguimento, incluindo a avaliação da satisfação da família e também do conhecimento das suas necessidades, pode ser um agente facilitador do estabelecimento de uma comunicação efetiva desde logo. Conhecer os fatores que podem levar à insatisfação (p. ex.: dar informação contraditória, com pressa ou por pessoas diferentes quando poderiam ser as habituais) e como evitá-los (fazendo o oposto do descrito na linha anterior e ainda ser oportuno, consistente e completo na informação, estar disponível para os esclarecimentos solicitados, permitir que a família procure consensos, criando uma atmosfera de compaixão pelos seus sentimentos) é importante para a avaliação que a família fará e que, em casos de morte, pode até ser mais decisivo do que o modo como o doente foi tratado.

A COMUNICAÇÃO ENTRE PROFISSIONAIS

Permite-lhes discutir e escolher o melhor tratamento do doente, clarificar os papéis dos diferentes intervenientes nos cuidados, assegurar a segurança e a continuidade de cuidados. Em qualquer dos casos, a melhoria da comunicação tem como consequência a melhoria do desempenho da equipe: vantagens para o doente, os profissionais e a instituição, como maior eficiência e resultado a menor custo, menos exaustão e cansaço, redução dos atrasos e dos erros. Acrescem, ainda, maior motivação e alegria no trabalho e, consequentemente, melhor qualidade.

A comunicação deficitária pode alterar negativamente os cuidados prestados aos doentes, já que não permite que os profissionais utilizem todo o seu conhecimento e habilidades, seja por omissão, seja por erro: quanto mais próximo do doente o profissional de saúde está, mais evidente se torna a diferença entre os cuidados prestados e os melhores cuidados possíveis – por isso, os enfermeiros apercebem-se mais e têm mais estresse do que os jovens médicos e mais ainda do que os médicos seniores, atribuindo tal resultado ao déficit de comunicação e de iniciativa.[10]

A comunicação pode aproximar os elementos e reduzir os conflitos dentro da equipe, melhorar a compreensão e o respeito de uns pelos outros.[11] Aproximando os profissionais e obtendo o consenso entre eles, cria-se um clima propício ao diálogo, permitindo a participação, com diferentes níveis de responsabilidade, em importantes decisões como as de fim de vida, ou simplesmente, um melhor *debriefing* após um evento adverso inesperado como erro médico. Compreende-se, então, porque a maioria dos casos de acusação de negligência pode estar relacionada com comunicação inadequada, e não com má qualidade de cuidados de saúde.

BARREIRAS A UMA COMUNICAÇÃO EFETIVA

A maioria das barreiras a uma comunicação centrada no doente e sua família é relacionável aos médicos e pode ser agrupada no seu conhecimento, nas suas atitudes e nas suas práticas, sendo mais bem descritas no âmbito dos cuidados de fim de vida.[12] A manutenção de cuidados de suporte em doentes sem esperança de melhorar tem custo desproporcionado, induz sofrimento no doente e na família e, finalmente, dificulta o luto; mas, além disso, tem outras consequências relevantes como impedir o acesso do doente a cuidados mais adequados à sua situação clínica como cuidados paliativos, atrasar a possibilidade de maior presença física da família junto do doente em muitas UTIs, inibir o desenvolvimento de uma relação honesta entre os profissionais e o doente e sua família.

Essa comunicação deve cumprir vários critérios como ser clara, oportuna, continuada no tempo, completa e afável e, também, centrada na condição atual do doente. Estrategicamente, a comunicação deve dirigir-se ainda para responder às necessidades e preferências do doente e sua família; como ninguém reconhece sem conhecer, se o médico não tem previamente o conhecimento necessário, então não pode, em nenhum momento, conduzir o processo, nem estabelecer as metas, nem documentar adequadamente todo o processo de decisão.

Essa falta de conhecimento pode ser contornada da forma mais fácil e quiçá mais errada: o médico tende a fazer prevalecer os (ou a "média dos") seus valores, as (ou a "média das") suas preferências, em uma tentativa de descaracterizar a especificidade única de cada ser humano sob cada circunstância.

O objetivo não pode ser "salvar o órgão", alcançar "êxito na intervenção cirúrgica", "normalizar valores fisiológicos". São, então, esses aspectos que conduzem ao silêncio, uma das mais difíceis barreiras de se contornar. Tentar fazer prevalecer a disponibilidade técnica sobre o melhor interesse do doente é uma comunicação paralela que não se intersectará com o conteúdo focado pelo doente e sua família. A literatura em comunicação, em medicina paliativa, em ferramentas de avaliação de prognóstico, nas capacidades das outras especialidades médicas e dos outros profissionais de saúde, e, ainda em bioética, deontologia e direito médico, condiciona claramente a comunicação entre o médico e o doente e sua família.

A atitude do médico relativamente à família do doente, e a este, deve ser sempre sem preconceitos: dificilmente haverá maior barreira à comunicação nesse contexto (como provavelmente em todos) do que aquela fundamentada em preconceitos – sejam religiosos, morais, políticos, econômicos ou outros. Por isso, a atitude laica e democrática de aceitação da possibilidade de ouvir o outro, com respeito pelas suas preferências, tendente ao consenso que leva ao empenho participativo de todos no melhor interesse do doente, pode ser decisiva para a manutenção continuada da comunicação em situações difíceis.

Na prática do dia a dia, algumas barreiras são criadas quer pela ausência de confiança em elementos da equipe, quer pela tentativa de alguns não se responsabilizarem pelas decisões (uma decisão consensual sobre uma parte dos problemas pode ser melhor do que uma decisão global imposta por uma parte dos interessados), quer ainda pela indefinição do que é central à decisão. A consultoria de especialistas em áreas como bioética tem sido usada como mecanismo de redução de conflitos e de reabertura de canais de comunicação, orientando e realinhando uma comunicação dissonante ou que estava em caminho sem retorno.

No mesmo sentido, mas procurando manter os participantes dentro dos limites iniciais, a inclusão de um "árbitro" mais experiente e até esse momento ausente e, portanto, "neutro" pode igualmente resultar na possibilidade de recomeçar uma comunicação encerrada. O não reconhecimento do valor da inclusão de intermediários nessas situações tende a tornar a comunicação virtualmente impossível.

METODOLOGIAS DE ORGANIZAÇÃO COM IMPACTO NA COMUNICAÇÃO

A comunicação efetiva entre o doente, os membros da sua família e os profissionais da UTI pode ser melhorada pela formação dos médicos na abordagem holística do doente e em competências de comunicação. No entanto, essa melhoria depende também de práticas organizacionais que contemplem o acesso em tempo oportuno e a efetividade e a eficiência dos intervenientes na comunicação.

A acessibilidade à comunicação é garantida na maioria das UTIs durante um período dedicado para esse efeito em horário formalmente estabelecido, adotando o formato oral, sendo, portanto, presencial. É, no entanto, desejável que, fora desse horário, seja possível a comunicação; nesses casos, pode adquirir outros formatos, nomeadamente escrito (eletrônico, SMS), o que permite a continuidade da comunicação, reduz a ansiedade e melhora a satisfação por parte da família.

Podem contribuir para a melhoria da comunicação e da satisfação dos familiares do doente algumas iniciativas como:[2]

- Elaboração e disponibilização de apostilas contendo informação diversa e adaptada, tal como descrição da UTI, do pessoal e suas funções, modo de funcionamento da UTI e dos equipamentos, apoios para a família e o doente durante e após o internamento, o que fazer para se recuperar melhor se sobreviver, o que fazer no caso de falecimento etc. e cada UTI deve elaborar a própria apostila.
- Sugerir aos familiares que façam as próprias anotações para registrarem toda a informação que considerem relevante, escreverem dúvidas que possam esclarecer e que temam esquecer na emoção do recebimento das informações; e notas sobre visitas, a sua percepção da evolução do doente, emoções etc., caso não façam um diário.
- Elaboração de um diário do doente na UTI:[13] é uma ferramenta com algumas potenciais vantagens (preencher um período vago na vida do doente), mas que exige sempre o respeito por diversos pressupostos como poder garantir a confidencialidade dos dados e das fotos incluídos, avaliação psicológica do potencial impacto no doente e seus familiares quer em caso de sobrevivência quer em caso de falecimento do doente, a possibilidade de a qualquer momento poder destruir o documento a pedido da família (quem da família?) ou do doente. A elaboração de um diário está sujeita a regras (a desenvolver por cada UTI de acordo com os seus procedimentos e do hospital, respeitando a legislação nacional sobre dados pessoais), deve ter os objetivos bem definidos, assim como a metodologia a seguir (não é um caderno de notas!), e finalmente deve ser enquadrada no seguimento acompanhado do doente (consulta de *follow-up*) – o diário e as anotações são apenas mais uma ferramenta para ajudar o doente e a família a ultrapassar as sequelas de uma fase difícil de suas vidas e a reduzir os sintomas da síndrome de estresse pós-traumático dos doentes que sobreviveram e dos seus familiares.[14]
- Programar reuniões extensivas a familiares e amigos para a abordagem de situações que exijam consenso na família ou que, pela sua gravidade, façam antever a utilidade de ajuda mútua ou ainda para proteção da equipe cuidadora para garantir a unidade da informação e da interpretação de quem a recebe.
- Realização de entrevista com os familiares antes da alta da UTI para esclarecer dúvidas: pode ser uma entrevista com roteiro e um questionário de satisfação ou simplesmente uma conversa para esclarecer questões sobre o que se passou na UTI e o que esperar na enfermaria; se oportuno, discussão com a família (e o doente, se possível) de preferências e indicações clínicas para eventuais readmissões ou, em alternativa, eventual transição para cuidados paliativos no caso de haver agravamento na enfermaria.
- Informar sobre o seguimento estruturado do doente no pós-UTI (consulta de *follow-up*), em momentos previamente estabelecidos e para a eventual necessidade de apoio em situações como síndrome de estresse pós-traumático do doente.
- Preparar a família para o período pós-alta hospitalar: adaptação da casa e das rotinas da família de acordo com as necessidades do doente, abordagem dos potenciais apoios para situações específicas. Pode ser também importante alertar desde logo para a síndrome de fadiga do cuidador e sugerir estratégias para minimizá-la.
- Colocar em local bem visível formulários para que, de forma assumida ou anônima, a família possa expressar as suas sugestões ou reclamações, ou eventualmente colocar algum elogio ou agradecimento.

Não é a aplicação isolada de uma ou de várias dessas medidas que melhora a comunicação entre os profissionais e o doente e sua família: é a atitude da equipe (com suporte nas habilidades pessoais e profissionais dos seus elementos, de forma continuada e consistente, com apoio de diversos instrumentos), que melhora o processo de cuidado. Finalmente, também o luto pode ser amenizado por melhores práticas de fim de vida e de comunicação e pela atenuação da solidão.[15]

CONSIDERAÇÕES FINAIS

A comunicação entre doente, família e equipe da UTI, centrada no doente, é simultaneamente complexa e simples: complexa porque envolve pessoas – com diferentes valores e princípios, em diferentes estágios de desenvolvimento moral e ético, e com conhecimento e formação diversos; simples porque apenas exige de cada um virtudes essenciais e básicas ao relacionamento humano, como lealdade, honestidade, verdade e integridade – que permitem que as relações se mantenham e/ou estreitem em situações banais do dia a dia, ou extremas, como no reconhecimento do erro com tudo o que lhe é inerente.

As dificuldades na comunicação são multifatoriais e devem ser abordadas a partir dos profissionais de saúde: o reconhecimento de que as barreiras estão relacionadas com o conhecimento, as atitudes e as práticas é necessário para que se possam estabelecer medidas tendentes à melhoria da qualidade da comunicação. Para além desses aspectos, importa considerar que é possível, por meio de metodologias assentes em estratégias de intervenção na organização, alcançar melhorias na comunicação.

A falta de habilidades de comunicação nos médicos, associada à má preparação na abordagem da estimativa do prognóstico e acompanhada por deficiente preparação em bioética, em deontologia e em direito médico, cria barreiras à verdadeira comunicação entre os interessados e à definição e ao alcance dos objetivos prioritários centrados no melhor interesse do doente. Não só o processo se deforma, como a documentação clara e objetiva, exigível a uma prática de acordo com o estado da arte, fica comprometida por receios de acusação de má prática, o que, por sua vez, conduz frequentemente a uma medicina defensiva, já não centrada no doente. Ganham, então, relevo aspectos focados na visão dos profissionais, mais centrada em parâmetros clínicos e técnicos, tendentes a alcançar o objetivo principal de manter o doente vivo independentemente das suas preferências e dos custos associados (não exclusivamente em dinheiro, mas essencialmente em sofrimento). Assim, perde-se a visão holística do doente e também o alvo central da existência da medicina – cuidar do doente como o centro, o princípio e o fim da sua razão de existir.

REFERÊNCIAS BIBLIOGRÁFICAS

1. Institute of Medicine. Crossing the Quality Chasm: A New Health System for the Twenty-First Century. Washington DC: The National Academies Press, 2001.
2. Wurz J, Blok G, Kiss A. Communication. In: Patient-centred Acute Care Training, European Society of Intensive Care Medicine Copyright ©2010. [Internet] [Acesso em 31 jan 2016]. Disponível em: http://pact.esicm.org/index.php?ipTested=1.
3. Cohen S, Sprung C, Sjokvist P, Lippert A, Ricou B, Baras M, et al. Communication of end-of-life decisions in European intensive care units. Intensive Care Med. 2005;31(9):1215-21.
4. Buckley TA, Joynt GM, Tan PYH, Cheng CAY, Yap FHY. Limitation of life support: frequency and practice in a Hong Kong intensive care unit. Crit Care Med. 2004;32:415-20.
5. Curtis JR, Rubenfeld GD. Managing death in the Intensive Care Unit – the Transition from Cure to Comfort. Oxford University Press, 2001.
6. Knobel E, Andreoli P, Erlichman M. Psicologia e Humanização – assistência aos pacientes graves. São Paulo: Editora Atheneu, 2008.
7. Danbury C, Nwedick C, Lawson A, Waldmann C. Law and Ethics in Intensive Care. Oxford University Press, 2010.
8. Pina JA. Ética, deontologia e direito médico. Lisboa: Lidel, 2013
9. Randall F, Downie RS. Palliative Care Ethics: a companion for all specialists. Oxford University Press, 1999.
10. Piers RD, Azoulay E, Ricou B, DeKeyser Ganz F, Max A, Michalsen A, et al. Inappropriate care in European ICUs: confronting views from nurses and junior and senior physicians. Chest. 2014 Aug;146(2):267-75.
11. Azoulay E, Timsit JF, Sprung CL, Soares M, Rusinová K, Lafabrie A, et al. Prevalence and factors of intensive care unit conflicts: the conflicus study. Am J Respir Crit Care Med. 2009 Nov 1;180(9):853-60.
12. Visser M, Deliens L, Houttekier D. Physician-related barriers to communication and patient- and family-centred decision-making towards the end of life in intensive care: a systematic review. Critical Care. 2014;18:604-22.
13. Backmän C. Patient diaries in ICU In: Griffiths RD, Jones C. Intensive care aftercare. Oxford: Butterworth-Heinemann, 2002. p.125-9.
14. Garrouste-Orgeas M, Coquet I, Périer A, Timsit JF, Pochard F, Lancrin F, et al. Impact of an intensive care unit diary on psychological distress in patients and relatives. Crit Care Med. 2012;40:2033-40.
15. Kentish-Barnes N, Chaize M, Seegers V, Legriel S, Cariou A, Jaber S, et al. Complicated grief after death of a relative in the intensive care unit. Eur Respir J. 2015;45:1341-52.

CAPÍTULO 288

AUTONOMIA EM PACIENTES CRÍTICOS

Henrique Grunspun
Paulo Azevedo Maia
Norma Azzam Grunspun

DESTAQUES

- Uma doença, sobretudo com uma internação hospitalar, é, na sua essência, uma limitação à plena autonomia do indivíduo.
- A competência de um paciente em tomar decisões pode ser intermitente e variar no tempo.
- Um indivíduo pode estar competente para tomar decisões sobre alguns aspectos de seu tratamento, mas não para outros.
- Expressar desejos simplesmente não significa exercer autonomia. A autonomia é exercida quando se faz uma escolha, às vezes contrária ao próprio desejo.
- O paciente internado em uma UTI não tem controle da situação e de si. A sua competência para tomar decisões está frequentemente comprometida.

INTRODUÇÃO

Quando uma pessoa está criticamente doente, podendo estar no fim da vida, as decisões sobre o uso de tratamentos e medidas de suporte à vida implicam em profundas consequências para esse doente, sua família e seus entes queridos. Essas decisões também afetam os profissionais de saúde envolvidos no tratamento desse indivíduo.[1]

Essas decisões determinarão, de alguma maneira, o momento e as circunstâncias da morte do paciente e, ainda, moldarão as experiências e vivências do paciente em fim de vida. Ou seja, onde serão vividas, em companhia de quem e com que grau de conforto e de sofrimento. Acresce, ainda, que essas decisões têm uma dimensão social inevitável. Elas nos obrigam, enquanto sociedade, a refletir sobre:[1]

- As prioridades éticas relativas ao alívio do sofrimento;
- O que significa viver e morrer;
- Os reais direitos dos indivíduos e, ainda;
- Quais são os objetivos da medicina.

A dimensão social das tomadas de decisão, em relação aos pacientes críticos no fim de vida também inclui valores culturais relacionados com a religião com a origem étnica, com a profissão e com outras identidades particulares de cada indivíduo; esses valores podem determinar como as opções de tratamento são apresentadas e como os pacientes ou seus representantes tomam suas decisões.[1]

O avanço tecnológico beneficiou todas as áreas da saúde. Os recursos se prestam a maior segurança na prática médica, melhoram a prevenção e erradicação de doenças e, em alguns casos, melhoram ou revertem doenças crônicas, e em fase avançada. Tais condições não geram dúvidas em relação à utilização da alta tecnologia, mesmo gerando custos altos. No entanto, pacientes com doenças graves irreversíveis devem ser avaliados com abordagens e considerações distintas, pois eles têm necessidades e prioridades diferentes, e podem não se beneficiar de tecnologias avançadas.[2-3] Cuidar passa a ser mais importante que tratar.

Nas unidades de emergência e de terapia intensiva, a variedade de casos e de condições em que os pacientes se apresentam muitas vezes impede que se possa dar uma atenção plena aos doentes e, nem mesmo identificá-los corretamente.[4] Além disso, a avaliação e o cuidado de pacientes críticos geram incertezas e divergências entre os profissionais que os assistem.[5] As resoluções são, geralmente, pautadas pelo uso de todos os recursos tecnológicos. Do ponto de vista ético, pretende-se evitar que essa tecnologia venha a se transformar em instrumento que prolongue o sofrimento e retarde, a qualquer custo, um inevitável processo de progressão de doenças irreversíveis, algumas vezes em processo de morte, submetendo o paciente a uma agonia por métodos artificiais.[2]

A necessidade de melhorar os cuidados de pacientes em condições críticas, complexas, potencialmente fatais ou com tempo de vida limitado, é inquestionável. A identificação desses pacientes, desde o momento da admissão, beneficia o tratamento e a abordagem com os familiares, cuidadores e equipes multidisciplinares.[4]

É desejável, portanto, manter em todos os momentos o cuidado centrado no paciente, o que obriga a levar em consideração aspectos como:

- A melhoria da comunicação médico-paciente, o que inclui o esclarecimento e a educação do paciente;
- A avaliação de resultados, do estado funcional e da qualidade de vida mínimos tolerados ou desejados pelo paciente;
- O estabelecimento de objetivos e planos centrados no paciente, aceitando o modelo de tomada de decisão partilhada;
- O reforço do poder do paciente na tomada de decisões como objetivos permanentes.[2]

AUTONOMIA

Todas essas considerações passam pelo conceito de autonomia e pelo princípio do respeito da autonomia do paciente.

O termo autonomia deriva do grego *autos* (próprio) e *nomos* (regra ou governança). Refere-se à autogovernança. O indivíduo autônomo age livremente de acordo com uma escolha. Por outro lado, uma pessoa com autonomia diminuída está incapacitada de deliberar ou de agir com base em seus princípios e vontades.[6]

Uma doença, sobretudo com uma internação hospitalar, é, na sua essência, uma limitação à plena autonomia do indivíduo.[6] Respeitar a autonomia do indivíduo é levar em conta o seu direito de opinião, o seu direito de fazer escolhas e de agir com base nos seus valores e princípios.

O princípio de respeito à autonomia implica em algumas obrigações do profissional de saúde:

- Dizer a verdade;
- Respeitar a privacidade do paciente;
- Proteger as informações confidenciais;
- Obter consentimento para as intervenções no paciente;
- Ajudar o paciente a tomar decisões importantes quando solicitado.[6]

A maioria dos pacientes críticos ou em situação de emergência não está competente para escolhas totalmente autônomas. Como frisamos anteriormente, a doença em si já limita a plena autonomia do paciente. A competência de um paciente em tomar decisões pode ser intermitente e variar com o tempo. O indivíduo pode estar competente para tomar decisões sobre alguns aspectos da sua doença e tratamento, mas não para outros aspectos.

Por exemplo, um paciente demenciado pode não estar apto para decidir sobre uma cirurgia, mas pode perfeitamente escolher o que deseja comer ou se quer tomar medicamento para dor, tomar um ansiolítico ou um hipnótico.

No contexto clínico, os médicos consideram uma pessoa competente quando ela entende a natureza do tratamento proposto e suas consequências, caso o tratamento não seja realizado e, então, é capaz de fazer uma escolha. O indivíduo pode estar competente para fazer escolhas sobre seu treatamento e não estar competente para decidir sobre outros aspectos da sua vida.[6]

Expressar desejos simplesmente não significa exercer autonomia. A autonomia é exercida quando se faz uma escolha, às vezes contrária ao próprio desejo.[6] Dependendo dos riscos envolvidos na doença e o grau de importância do tratamento, os critérios para se avaliar a competência de um doente são mais ou menos rígidos.[6]

Uma das mais difíceis questões que os médicos se confrontam no cuidado de pacientes graves é a tomada de decisões, quando o paciente não está com competência para decidir e fazer escolhas.

O paciente pode perder a sua competência para decidir em razão do retardo mental, da doença mental, do dano cerebral, da falência orgânica ou da senilidade. A incapacidade em tomar decisões pode ser temporária ou irreversível.[6]

O paciente pode estar em um estado terminal de vida por causa de uma doença incurável ou com uma doença aguda grave com chances de sobrevivência, se adequadamente tratada.

Nessas circunstâncias é difícil encontrar referências para saber, que, quando um tratamento não vai beneficiar o paciente, deve ser suspenso. Por outro lado, promover tratamentos vigorosos e obstinados nem sempre é do interesse do paciente, que se encontra incompetente para decidir.

Quem deve decidir, então, nessas circunstâncias?

Por exemplo, quem deve tomar as decisões sobre o tratamento de um paciente em coma irreversível, por uma injúria cerebral grave?

Uma resposta óbvia, porém simplista, seria a família. Mas, isso também não é necessariamente uma solução.

Que família? Quem da família?

Vamos ver o exemplo: um jovem que mantém uma relação homoafetiva estável, de vários anos, com seu companheiro, e se encontra em coma por uma doença grave terminal. Quem deve responder por ele? O seu companheiro ou seus pais?

Vamos ver mais um exemplo: um senhor é admitido em coma no Pronto-Socorro. Ele é separado de sua esposa, mas tem uma companheira com quem vive maritalmente, e tem filhos adultos do seu primeiro casamento. Quem deve responder por ele? Sua companheira atual ou seus filhos do primeiro casamento?

E o caso de um senhor idoso viúvo que tem quatro filhos, entre eles um médico e uma filha com quem o pai vive desde que perdeu sua esposa. O filho médico, que tem conhecimentos técnicos, é a melhor pessoa para responder pelo pai?

Nem sempre os familiares tomam as decisões pensando no melhor interesse do paciente ou nos desejos que o paciente expressou anteriormente, antes de ficar incapacitado para tomar as decisões.

A tendência moderna é considerar as vontades expressas anteriormente pelos pacientes, mesmo que de forma verbal, como diretrizes válidas na tomada de decisões, referentes a questões de tratamento, no final de vida. Em muitos países, outra possibilidade é a nomeação de um procurador para efeito de cuidados de saúde.

No entanto, é quase sempre possível saber ou estimar qual a vontade do paciente, relativa aos cuidados de saúde, quando ele não pode mais expressar a sua vontade: porque ele expressou claramente o que pretendia fazer em determinada situação (p. ex.: doação de órgãos no caso de estar em morte cerebral), ou porque o seu representante tem conhecimento suficiente das suas preferências, e pode presumir uma extrapolação (p. ex.: pode ter comentado favoravelmente a respeito de doação de órgãos e, portanto, ser aceitável presumir que se ele pudesse ser doador de órgãos – julgamento de substituição).

Finalmente, o doente nunca foi competente (deficiente mental, criança pequena) e nesse caso não é possível de algum modo conhecer a sua vontade. Nesse caso deve ser considerado o melhor interesse do doente, tendo em conta o estado da arte, o provável custo-benefício das intervenções propostas e o que o "cidadão médio" preferiria.

Para um paciente competente, isto é, com a faculdade de tomar decisões informadas de acordo com uma avaliação médica, e legalmente apto, as decisões sobre as características dos tratamentos são fáceis, porque são tomadas pelo paciente. Nas situações de emergência ou de incapacidade essas decisões podem ser extremamente dificultadas pela diversidade de consequências, pela irreversibilidade, ou, ainda, pela indefinição do representante do melhor interesse do paciente.

Importa assim, compreender as inevitáveis limitações da aplicação, do princípio da autonomia do paciente, cuja supremacia sobre os outros princípios e valores pode causar dano irreversível ao paciente e também aos seus entes queridos e, até, aos profissionais de saúde.

CONTEXTO

O indivíduo com uma doença crítica enfrenta um período muito difícil. Esse período é também vivenciado de maneira intensa por seus familiares e todos os profissionais de saúde envolvidos no cuidado desse paciente. A vida e a morte flertam em um instável balanço.[7]

O termo "criticamente doente" é usado para se referir a pacientes que, se não forem tratados prontamente e de maneira adequada, podem morrer em um futuro imediato ou sofrer sequelas graves e permanentes.

Em alguns casos o tratamento pode restaurar a saúde completamente. Em outras circunstâncias o tratamento pode não curar a doença, mas pode minimizar seus efeitos ou aliviar a crise. Em alguns casos o tratamento apenas retarda, em dias, semanas ou meses, o iminente e inevitável desfecho letal.[7]

Nesse cenário, um grande fator de estresse são as incertezas médicas relativas aos benefícios, resultados e sequelas das intervenções e as incertezas bioéticas relativas às decisões de iniciar, continuar ou suspender determinados tratamentos. Principalmente, quando o paciente não pode tomar decisões naquele momento, quando não definiu previamente sua vontade, ou quando há claramente conflitos ou contrastes entre os aspectos essenciais. E o dilema é dificilmente superável.

Em toda situação de doença crítica existem várias partes envolvidas com perspectivas e interesses conflitantes: o paciente, a família, a equipe médica e de enfermagem, o hospital e a sociedade, todos têm algo em jogo nas decisões referentes aos pacientes críticos. Embora possa haver interesses comuns em alguns casos, frequentemente há divergências e conflitos.

O paciente, por exemplo, pode aceitar a morte e não querer tratamento adicional. A família, no entanto, pode querer que o paciente permaneça vivo por amor legítimo, por sentimentos de culpa mal resolvidos ou escrúpulos religiosos.

Em outras situações, o paciente apesar de estar debilitado e com sequelas, pode querer lutar, pela continuidade da vida, enquanto que sua família, desgastada e estressada, ou motivada por ressentimentos e interesses financeiros, pode desejar a morte do paciente e, assim, influenciar as decisões do tratamento nessa direção.[7]

Nesse drama, os médicos e enfermeiros diretamente envolvidos no cuidado desses pacientes são figuras centrais, que têm, pelo seu lado, seus próprios valores e convicções, além de suas obrigações profissionais.[7]

Os profissionais de saúde, na maioria das vezes, são motivados a usar suas habilidades no sentido de manter, sempre que possível, os indivíduos vivos, resultando em tratamentos médicos invasivos e caros, que podem não ir ao encontro das necessidades do paciente e de sua família.[7]

Os médicos podem, eventualmente, concluir que um tratamento adicional é inútil diante da gravidade e do mau prognóstico, embora o paciente e a família tenham um ponto de vista diferente. Ou, ainda, podem julgar que um determinado tratamento seria tão agressivo, naquele momento, que geraria uma relutância não declarada em prosseguir adiante.[7]

Embora existam implicações legais envolvidas nas decisões referentes aos pacientes críticos, as leis são limitadas, muitas vezes vagas e muito gerais ou não atendem nossas necessidades e expectativas ou não, têm alcance suficiente para resolver conflitos concretos.[7]

Os profissionais de saúde, principalmente os médicos, temem ser processados criminalmente, no exercício da profissão. No entanto, é um equívoco aceitar que médicos, cuja função social é cuidar dos doentes e aliviar seu sofrimento, tomem suas decisões com base em considerações e preocupações meramente legais.

No cuidado de pacientes críticos e graves, com risco de vida, o que está envolvido de fato não é a dimensão legal, mas sim a dimensão ética do problema.

Nesse sentido há vários aspectos que devem ser conhecidos, e sempre que possível respeitados na tomada de decisões, no campo da bioética.

Qualquer paciente com capacidade de tomar decisões tem o direito de recusar um tratamento de suporte de vida.[1]

Um corolário desse princípio é que o paciente que perde sua capacidade de decisão, não perde o seu direito fundamental de recusar um tratamento de suporte de vida. A maneira como esse direito será exercido é que difere, pois vai envolver uma terceira pessoa que fale por ele. Difícil de compreender é o fato de um paciente desconhecido, encontrado em coma, também não perder o seu direito de recusar o tratamento por ter entrado em coma. O direito de recusa de um tratamento não depende da expectativa de vida, se longa ou curta, e não depende do prognóstico da doença. Em outras palavras o paciente não precisa estar em um estado de terminalidade, de vida para ter o direito de recusar um determinado tratamento.[1]

Do ponto de vista ético não existe diferença entre não iniciar ou suspender um determinado tratamento.[1]

Ou seja, o indivíduo tem o direito de recusar um tratamento que ainda não foi instituído, assim como tem o direito de recusar um tratamento que já está em andamento. Do ponto de vista prático, não instituir um determinado tratamento tem implicações clínicas e psicológicas distintas de suspender um tratamento. Porém, do ponto de vista ético, geralmente são absolutamente equivalentes.

Nenhuma forma de tratamento é intrinsecamente ordinária ou extraordinária.

Os benefícios e os efeitos adversos de um tratamento é que vão determinar, na perspectiva do paciente, se eles são apropriados, independente do fato de serem complexos e sofisticados ou simples e rotineiros.[1] Outro aspecto essencial é que os cuidados paliativos fazem parte integral de uma boa prática médica nas situações de terminalidade de vida. Aliviar o sofrimento é intrínseco ao papel dos médicos e da enfermagem, de um modo geral. Os esforços em curar uma doença e tratar um doente devem incluir esforços em prevenir e aliviar o sofrimento causado pela doença. A incapacidade de aliviar o sofrimento causado pela doença é percebida pelo doente como uma falência de tratamento. Todos os pacientes merecem um tratamento de *expertise* da dor, e dos outros sintomas que lhes causam sofrimento. Os pacientes sempre merecem o respeito como pessoas, na sua totalidade, e como seres sociais durante a experiência e vivência da sua doença. Esses objetivos são atingidos quando há integração entre os cuidados do dia a dia do paciente, o tratamento médico propriamente dito e os cuidados paliativos.[1]

A renúncia a um tratamento de suporte de vida é ética e legalmente distinta de suicídio e de eutanásia.[1]

A decisão de um paciente, ou de seu representante legítimo, em recusar um tratamento de suporte de vida, mesmo que isso acarrete a morte, não é equivalente do ponto de vista ético ou legal a cometer um suicídio. E mais: quando um médico implementa uma decisão de renúncia a um tratamento de suporte de vida, esse profissional não está cometendo um ato equivalente à eutanásia, e tampouco não está auxiliando o paciente a cometer um suicídio.[1]

CONSIDERAÇÕES FINAIS

Os dilemas bioéticos fazem parte da prática clínica diária, sobretudo para quem lida com pacientes críticos e em situações de emergência, em que há o risco de morte.

Os médicos devem enfrentar essas situações e compreender que não se trata apenas de problemas legais, mas sim de questões que envolvem princípios e dilemas éticos.

Os médicos devem compreender que simplesmente atender a desejos de familiares não significa respeito à autonomia do paciente. Na maioria dos casos, deliberações que envolvem dilemas éticos, em pacientes que perderam sua autonomia, passam por longas avaliações, discussões entre os profissionais de saúde, com os familiares e representantes dos pacientes.

As boas decisões são tomadas quando se conseguem posições consensuais entre os diversos pontos de vista. Os princípios éticos servem como norte, nas discussões que devem ser sempre centradas no doente.

As Comissões Hospitalares de Bioética podem auxiliar os médicos na tomada de decisões complexas, que envolvem dilemas de natureza bioética, e dar suporte a essas decisões. Diferentes enquadramentos legais validam diferentes procedimentos – no entanto, ganha cada vez mais sentido a consultoria em ética, que obedecendo a premissas específicas, deve funcionar como a consultoria de qualquer outra especialidade médica ou qualquer outra profissão (nutricionista, psicólogo etc.).

Todos os médicos e profissionais de saúde devem enfrentar esses dilemas sem medo e sem preconceito, e aceitar que fazem parte do dia a dia da prática médica.

Mesmo sabendo que a morte é inevitável, um doente pode ter muitas esperanças no final de sua vida:

- De não sofrer em demasia;
- De não ser abandonado pelos seus amigos e familiares;
- De não se sentir sozinho com sua doença;
- De não ser abandonado pelos seus médicos;
- De ser perdoado pelos seus erros;
- De poder expressar e ser atendido nos seus desejos.

REFERÊNCIAS BIBLIOGRÁFICAS

1. Berlinger N. The hastings center guidelines for decisions on life-sustaining treatment and care near the end of life. 2nd ed. Oxford: Oxford University Press, 2013.
2. Randall F, Downie RS. Palliative care ethics: a companion for all specialists. 2nd ed. Oxford: Oxford University Press, 1999.
3. Gracia D. O importante não é tomarmos decisões clínicas corretas e, sim, prudentes [Internet] [Acesso em 31 jan 2016]. [Entrevista fornecida ao Centro de Bioética CREMESP]. Disponível em: http://www.bioetica.org.br/?siteAcao=Entrevista&exibir=integra&id=34
4. Weissman DE, Meier DE. Identifying patients in need of a palliative care assessment in the hospital setting: a consensus report from the Center to Advance Palliative Care. J Palliat Med. 2011 Jan;14(1):17-23.
5. Young ED. Life and death in PICU: ethical considerations. In: Civeta J, editor. Critical care. 2nd.ed. Philadelphia: J.B. Lippicott; 1993. p.59-82.
6. Beauchamp TL. Principles of biomedical ethics 7th ed. Oxford: Oxford University Press, 2012.
7. Robertson JA. The rights of the critically ill. New York: Bantam Books, 1983.

CAPÍTULO 289

CUIDADOS PALIATIVOS NA UNIDADE DE TERAPIA INTENSIVA PEDIÁTRICA

Denise Varella Katz
Eduardo Juan Troster

DESTAQUES

- Segundo a Organização Mundial de Saúde (OMS), "Cuidados Paliativos consistem na assistência promovida por uma equipe multidisciplinar, que objetivam a melhoria da qualidade de vida do paciente e seus familiares, diante de uma doença que ameace a vida, por meio da prevenção e alívio do sofrimento, da identificação precoce, da avaliação impecável e do tratamento de dor e demais sintomas físicos, sociais, psicológicos e espirituais".[1]
- Os cuidados paliativos devem incluir as investigações necessárias para o melhor entendimento e manejo de complicações e sintomas estressantes, tanto relacionados com o tratamento quanto com a evolução da doença. Apesar da conotação negativa ou passiva do termo "paliativo", a abordagem e o tratamento paliativo devem ser eminentemente ativos.
- Os princípios básicos do cuidado paliativo em pediatria são, particularmente, direcionados às afecções que atingem os neonatos, os lactentes, as crianças e os adolescentes. Os pais são elemento crucial nesse processo.
- Idealmente, ao ser admitida em uma UTI Pediátrica, a criança portadora de doença grave deve receber a continuação do programa de cuidado paliativo, já instituído a partir do seu diagnóstico.
- Outras intervenções muito importantes para a criança na terapia intensiva são: a terapia ocupacional, a música, a massagem, a acupuntura, a visita de animais de estimação etc.
- O tratamento dos sintomas associados às doenças graves também faz parte do cuidado paliativo: dor, obstipação, dispneia, náuseas, vômitos, tosse, fadiga, retenção urinária, prurido, distúrbios do sono.

INTRODUÇÃO

Mais de 50 mil crianças morrem nos EUA a cada ano. As causas de morte na infância (abaixo de 1 ano de idade) incluem defeitos congênitos, complicações da prematuridade, síndrome de morte súbita infantil (SMSI) e trauma, incluindo acidentes e homicídios. Nas idades de 1 a 24 anos, aproximadamente 60% das mortes acontecem em razão de trauma, sendo os demais 40% em razão de câncer, de anomalias congênitas e de defeitos metabólicos.[2] Várias dessas crianças vivem a vida toda com uma qualidade limítrofe, sendo submetidas a frequentes internações na UTI pediátrica (UTIP). Por outro lado, as doenças agudas e os traumas em crianças previamente hígidas costumam receber os primeiros cuidados na emergência e na UTIP. Algumas dessas crianças morrem nesses ambientes, apesar dos esforços vigorosos de preservar ou prolongar as suas vidas.[3-5,6-7] As taxas de mortalidade das UTIPs são variáveis no mundo todo, dependendo das características dos pacientes e de outros fatores. A incorporação de métodos de cuidados paliativos deve ser considerada precocemente para as crianças que correm grande risco de morrer, e pode ser de grande valia quando a criança sobrevive e recebe alta.[8-11]

O campo de cuidados paliativos em pediatria é ainda mais novo do que a terapia intensiva pediátrica. A integração dos princípios de cuidados paliativos ao ambiente de UTIP pode ser um desafio, pois esse setor apresenta particularidades específicas do ponto de vista físico, organizacional, filosófico e de treinamento. Além disso, as crianças e suas famílias na UTIP apresentam necessidades ímpares, no que concerne ao cuidado centrado na criança e ao controle de sintomas, tão importante quanto as crianças de enfermaria ou ambulatório.[5,12] O conceito de cuidado paliativo é frequentemente mal entendido, pois alguns profissionais designam, erroneamente, cuidados paliativos como cuidados de final de vida.[8,12-14] Por isso, as tentativas de integrar os cuidados paliativos podem ser muitas vezes frustrantes (quando se propõe ao pediatra geral que se inicie cuidado paliativo para o seu paciente, frequentemente ele responde "ainda não é a hora").

A hora de iniciar cuidados paliativos é o momento do diagnóstico da doença grave. Os cuidados paliativos em UTIP, idealmente, deveriam ser a continuação dos cuidados iniciados em momentos anteriores a esse.[12-13,15-16]

PRINCÍPIOS BÁSICOS

Os princípios básicos do cuidado paliativo em pediatria incluem:[16-17]

1. O cuidado é focado na criança, orientado pela família, e centrado no relacionamento.
2. O cuidado é focado no alívio do sofrimento e melhoria da qualidade de vida para a criança e sua família.
3. Todas as crianças que sofrem de doenças crônicas, ameaçadoras à vida, ou terminais, são elegíveis para cuidados paliativos.
4. O cuidado é oferecido à criança como indivíduo único, e à família como unidade funcional.
5. O cuidado paliativo é incorporado ao modelo-padrão do cuidado médico, que se baseia no tratamento com intenção curativa.
6. O cuidado paliativo não é dirigido ao encurtamento da vida.
7. O cuidado paliativo é coordenado de forma a agregar todos os tipos de outros cuidados.
8. O cuidado paliativo é dirigido a objetivos, e é consistente com as crenças e valores da criança e de seus cuidadores.
9. Um time interdisciplinar deve estar sempre disponível às famílias, para garantir uma continuidade.
10. É de suma importância que se garanta a participação da criança e dos cuidadores na tomada de decisões.
11. A facilitação e a documentação da comunicação são tarefas críticas da equipe.
12. Alguns intervalos nos cuidados são essenciais para as famílias e cuidadores.
13. Os cuidados relacionados com a perda devem ser tomados sempre que necessário.
14. A ordem de não reanimar não deve ser solicitada rotineiramente.
15. O prognóstico para sobrevida em curto prazo não é necessário.

INDICAÇÕES

As condições pediátricas em que o cuidado paliativo pode ser indicado são (Quadro 289.1):[16-17]

1. Quando o tratamento curativo ou de prolongamento da vida é possível, mas pode falhar, como nas doenças malignas avançadas ou progressivas, ou nas doenças malignas de mau prognóstico, ou cardiopatias graves congênitas ou adquiridas.
2. Condições que requerem longos períodos de tratamento, objetivando o prolongamento de vida com qualidade, como: infecção pelo HIV; fibrose cística; doenças graves gastrintestinais ou malformações, como gastrosquise, epidermólise bolhosa grave; imunodeficiências graves; falência renal, quando a diálise e/ou o transplante não são possíveis ou indicados; falência respiratória crônica ou grave ou distrofia muscular.
3. Condições progressivas em que o tratamento é exclusivamente paliativo a partir do diagnóstico, como mucopolissacaridoses ou outras doenças de depósito, doenças metabólicas progressivas, algumas cromossomopatias (trissomia 13 ou 18) e formas graves de *osteogênese imperfecta*.
4. Condições com alguma deficiência grave e não progressiva, causando extrema vulnerabilidade e complicações frequentes, como paralisia cerebral, prematuridade ex-

trema, sequela neurológica grave, em razão da infecção, da lesão cerebral hipóxica ou anóxica, da holoprosencefalia ou de outras malformações cerebrais.

QUADRO 289.1. Categorias em cuidado paliativo (CP).

Categoria	Exemplo
Grupo 1	
Doenças com risco de vida (chance de falha terapêutica)	Câncer Cardiopatias Insuficiência renal, insuficiência hepática
Grupo 2	
Morte prematura inevitável Tratamento pode prolongar a vida e permitir atividades normais	Fibrose cística Distrofia muscular de Duchenne
Grupo 3	
Doenças progressivas sem tratamento curativo	Doenças metabólicas Doenças neuromusculares
Grupo 4	
Doenças irreversíveis e não progressivas (debilitado/morte prematura)	Paralisia cerebral

CONDIÇÕES CRÔNICAS AMEAÇADORAS À VIDA

Grande parte das crianças que internam em UTI é portadora de doenças crônicas. A orientação antecipada para as famílias dessas crianças pode evitar a morte, em ambiente de UTI. Idealmente, as famílias de crianças com doenças crônicas e de evolução fatal deveriam receber a informação de forma clara e gradual, de preferência fora do ambiente hospitalar. A comunicação deve ser adaptada para o grau de compreensão da família, suas crenças e valores e orquestrada por um médico que seja o líder da equipe. Deve-se expor a trajetória provável da doença, os sintomas que ela pode desenvolver, as possíveis intervenções que aumentam a sobrevida e os seus prós e contras. Discussões antes de a criança se tornar instável, ajudam muito a família a desenvolver planos de tratamento e a evitar a tomada de decisões sob pressão e envolvidas pelo estresse.[6,8,13-15,17]

Entretanto, as diretrizes antecipadas, na maioria das vezes, não são discutidas previamente, e a família recebe toda a carga de tomar as decisões nos momentos de crise, dentro da UTI pediátrica. A incorporação de abordagens de cuidados paliativos deve ser considerada precocemente para as crianças que têm alto risco de morrer, e devem se manter válidas, mesmo após a alta hospitalar.[15,17-18]

AUMENTANDO O CONHECIMENTO DE CUIDADOS PALIATIVOS NA UTIP[11-12,6,18]

No ambiente tecnológico da UTI, os esforços são tradicionalmente dirigidos à cura ou ao retorno do estado funcional basal. Entretanto, os objetivos de prolongamento de vida e de minimizar o sofrimento não são mutuamente exclusivos. Os cuidados paliativos centrados na criança e na sua família, com uma comunicação efetiva e enfática, e a limitação do sofrimento devem ser amplamente aplicados na UTI, independentemente da evolução da criança. Os principais aspectos dessa abordagem de cuidado paliativo, na UTI pediátrica são:

- A prevenção, avaliação e manejo de sintomas estressantes, tais como distúrbios do sono, constipação, ansiedade e sensação de abandono;
- A facilitação do envolvimento de irmãos, antes e após a morte da criança doente;
- A comunicação apropriada com os familiares, com ênfase, respeito, promovendo tempo para ouvir as suas questões, e empregando cuidadosamente palavras adequadas ao abordar o prognóstico e os cuidados de final de vida;
- A facilitação do momento de morte com a família;
- O cuidado com o luto;
- Os cuidados e suporte aos profissionais de saúde envolvidos no caso.

Outras intervenções também importantes para a criança em cuidado paliativo, na UTI pediátrica, são as terapias integrativas: música, massagem, acupuntura, animais de estimação etc.[12,18]

Quando a criança não tem chances de recuperação, ou quando o tratamento pode trazer mais danos do que benefícios, a comunicação à família deve ser clara e consistente.

Rotineiramente, as crianças em estado grave recebem visitas de vários especialistas envolvidos no caso, em diferentes horários, cada qual fornecendo a sua interpretação do quadro. Isso faz com que a família ouça informações diversas, o que é motivo de grande estresse. Normalmente, as famílias tendem a se focar na informação mais positiva, o que pode mascarar uma negação e interferir fortemente com as tomadas de decisões, organizadas pela equipe de cuidados paliativos. É importante também que a cada momento os pais sejam comunicados sobre uma pequena deterioração do estado clínico da criança, o que tende a tornar mais leve uma possível perda. Idealmente, um médico (não necessariamente de cuidados paliativos) deve centralizar a informação sintetizada de todos da equipe, e fornecer atualizações periódicas à família.[6,11,18]

Quando ocorre a decisão para a descontinuação de medidas de suporte, a sua preparação deve incluir a presença dos profissionais da equipe de cuidados paliativos, além de amigos, familiares, e de medidas que melhorem o ambiente, como a música favorita da criança, o seu brinquedo, fotos etc.[6,11,18]

MANEJO DE SINTOMAS

1. **Dor:** o pediatra intensivista está familiarizado com medicações analgésicas e sedativas, que são muito uti-

lizadas para as crianças que recebem suporte ventilatório. Muitas vezes essas drogas devem ter as suas doses aumentadas de tal forma, que começam a surgir os efeitos adversos, dentre os quais o mais preocupante é o comprometimento da estabilidade hemodinâmica. Além disso, a analgesia de pacientes que utilizam cronicamente opioides pode representar um desafio nesse cenário, sendo necessária a participação ativa do grupo de cuidados paliativos para orientar a associação a outras drogas (antidepressivos, anticonvulsivantes), e garantir assim a analgesia dessas crianças. Crianças com doenças crônicas, hospitalização prolongada, múltiplos procedimentos, ou uma condição atual dolorosa, podem ter recebido um grande número de agentes analgésicos antes ou durante a admissão na UTIP. Nesses casos, os membros da equipe que já tenham lidado com o paciente anteriormente ou até os pais, podem ser fonte valiosa de informação a respeito do melhor esquema analgésico, e também sobre as drogas que devem ser evitadas por causa dos seus efeitos adversos. As escalas de dor e sedação desenvolvidas para UTI incluem a escala COMFORT, FLACC, escala numérica e de faces.[6,12]

2. **Sedação paliativa:** podem ser utilizados agentes sedativos e hipnóticos. Condições como *delirium*, ansiedade grave, dispneia, ou convulsões intratáveis podem ter boa resposta a agentes específicos, como benzodiazepínicos, barbituratos, fenotiazinas, propofol, e anti-histamínicos.

Outros sintomas, como náuseas, vômitos, dispneia, tosse, fadiga, anorexia, constipação, retenção urinária, prurido, distúrbios do sono podem ser abordados, conforme o protocolo de cada instituição.

Quando apropriado, a limitação de intervenções médicas adicionais pode ser a melhor escolha, visando um planejamento de cuidado avançado que garanta o conforto da criança e de sua família. Isso pode incluir a decisão de não aumentar os parâmetros da ventilação mecânica, medicamentos vasopressores, enquanto se continua a sedação e analgesia, e outras medidas de conforto.[6,12]

REFERÊNCIAS BIBLIOGRÁFICAS

1. World Health Organization: WHO Definition of Palliative Care, 2011. [Internet] [Acesso em 31 jan 2016]. Disponível em: http://www.who.int/cancer/palliative/definition
2. Martin JA, Kung HC, Mathews TJ, Hoyet DL, Strobino DM, Guyer B, et al. Annual summary of vital statistics. Pediatrics. 2008;121:788-801.
3. Feudtner C, Christakis DA, Zimmerman FJ, Muldoon JH, Neff JM, Koepsell TD. Characteristics of deaths occurring in children's hospitals: Implications for supportive care services. Pediatrics. 2002;109(5):887-93.
4. Carter BS, Howenstein M, Gilmer MJ, Throop P, France D, Whitlock JA. Circumstances surrounding the deaths of hospitalized children: Opportunities for pediatric palliative care. Pediatrics. 2004; 114(3):e361-66.
5. American Academy of Pediatrics – Commiteee on Bioethics and Commiteee on Hospital Care. Paliative care for children. Pediatrics. 2000;106;351-7.
6. Garros D, Rosychuk RJ, Cox PN. Circumstances surrounding end of life in a pediatric intensive care unit. Pediatrics. 2003;112:e371.
7. Durrall A, Zurakowski D, Wolfe J. Barriers to Conducting Advance Care Discussions for Children with Life-threatening Conditions. Pediatrics. 2012;129(4):e975.
8. Carter BS, Hubble C, Weise KL. Palliative Medicine in neonatal and pediatric intensive care. Child Adolesc Psychiatr Clin N Am. 2006;15(3):759-77.
9. Meert KL, Thurston CS, Sarnaik AP. End-of-life decision-making and satisfaction with care: Parental perspectives. Pediatr Crit Care Med. 2000;1(2):179-85.
10. Troug RD, Meyer EC, Burns JP. Toward interventions to improve end-of-life care in the pediatric intensive care unit. Crit Care Med. 2006;34(II suppl):S373-79.
11. Troug RD, Campbell ML, Curtis JR, Haas CE, Luce JM, Rubenfeld GD, et al. Recommendations for end-of-life care in the intensive care unit.: A consensus statement by the American Academy of Critical Care Medicine. Crit Care Med. 2008;36:953-63.
12. Weise K, Levetown M, Tuttle C, Liben S. Palliative Care in the Pediatric Intensive Care Setting. In: Carter BS, Levetown M, Friebert SE. Palliative Care for Infants, Children and Adolescents: a practical handbook. 2nd ed. Baltimore, Maryland USA: Johns Hopkins Univ Press.. 2011. p.387-413.
13. Boldt AM, Folza Y, Himelstein BP. Perceptions of the term palliative care. J Pall Med. 2006;9(5):1128-36.
14. Docherty SL, Miles M, Brandon D. Searching for "the dying point": providers experiences with palliative care in pediatric acute care. Pediatr Nurs. 2007;33(4):335-41.
15. Mack JW, Wolfe J. Early integration of pediatric palliative care: For some children, palliative care starts at diagnosis. Curr Opin Pediatr. 2008;18:10-4.
16. Himelstein B. Palliative Care for Infants, Children, Adolescents, and their Families. J Palliative Med. 2006;9(1)163-81.
17. Lotz J, Jox RJ, Borasio GD, Führer M. Pediatric Advanced Care Planning: A Systematic Review. Pediatrics. 2013;131:e873.
18. Meert KL, Briller SH, Schim SM, Thurston CS. Exploring parents' environmental needs at the time of a child's death in the pediatric intensive care unit. Pediatr Crit Care Med. 2008;9(6)623-8.

CAPÍTULO 290
CUIDADOS PALIATIVOS

Henrique Afonseca Parsons
Jose Antônio Maluf de Carvalho

DESTAQUES

- Cuidado paliativo não se resume ao cuidado de pacientes em final da vida, nem tampouco se relaciona com "abandono", "desistência" ou "falta de tratamento". De fato, o cuidado paliativo é uma modalidade de cuidado ativo, que focaliza a atenção global ao paciente portador de doença limitadora da vida.

- O principal foco da atenção em cuidados paliativos é a qualidade de vida, que é um conceito subjetivo e, portanto, muito variável entre os indivíduos – conhecer as preferências individuais é, fundamental para a boa atenção em cuidados paliativos. A autonomia do paciente deve ser estimulada e respeitada.

- O cuidado paliativo não acelera nem posterga a morte, considerando-a apenas como um processo natural da vida. Com efeito, o cuidado paliativo afirma a vida e pretende, sempre, garantir que o paciente possa vivê-la o mais plenamente possível, com conforto, durante todo seu processo de adoecimento. Para tanto, a identificação precoce e o tratamento impecável de sintomas são fundamentais e dependem da avaliação sistemática ampla dos pacientes em todas as esferas de sofrimento: físico, psicológico, social e espiritual.

- O cuidado paliativo deve ser aplicado de forma integrada aos demais cuidados, e nunca de forma mutuamente exclusiva. A introdução dos cuidados paliativos deve se dar quando do diagnóstico de uma doença potencialmente limitadora da vida, em conjunto com as terapias modificadoras da doença (ou mesmo com intenção curativa) para garantir o melhor cuidado, durante todo o adoecimento.

- A adoção dos princípios dos cuidados paliativos nas Unidades de Terapia Intensiva é fundamental, à medida que eles possam nortear as decisões terapêuticas cruciais no cuidado de pacientes graves. Decisões relacionadas com a suspensão e com a não introdução de terapias específicas (inclusive as de manutenção da vida) são constantes nessas unidades e podem ser muito facilitadas, quando o raciocínio paliativista é empregado com base nos princípios discutidos neste capítulo.

HISTÓRICO E DEFINIÇÕES

O cuidado paliativo tem sua origem no movimento *hospice*. A palavra *hospice* deriva do latim *hospes*, significando tanto "anfitrião" como "viajante". Denotava locais onde viajantes doentes poderiam descansar e receber cuidados em suas jornadas. O primeiro hospice de que se tem registro foi estabelecido pelos cruzados no século XI, e durante toda a Idade Média o movimento prosperou, quase sempre ligado a ordens religiosas, com o intuito de garantir apoio aos seus membros. Com o tempo, esses locais passaram a priorizar o cuidado aos pacientes terminais, ficando essa prioridade bastante clara a partir do século XVIII. A ordem irlandesa das Irmãs de Caridade manteve desde 1879 o Our Lady's Hospice (Hospice de Nossa Senhora) na cidade de Dublin (até hoje em funcionamento – http://www.olh.ie/), dando origem a diversas instituições semelhantes, inclusive o St. Joseph's Hospice (Hospice São José) em Londres, Inglaterra, onde o florescimento dos cuidados paliativos viria a acontecer.[1]

Em 1967, a médica, assistente social e enfermeira Cicely Saunders fundou o St. Christopher's Hospice em Sydeham, Inglaterra, após experiência de cerca de 20 anos de trabalho com pacientes em final da vida. Rapidamente, o cuidado aos pacientes em final da vida fornecido nos hospices mostrou-se muito útil em diversas instâncias de atendimento como na atenção hospitalar, no cuidado ambulatorial e no cuidado domiciliar, por exemplo, englobando o cuidado de pacientes com doenças graves não necessariamente apenas na terminalidade da vida.[2] Aproximadamente uma década depois da fundação do St Christopher's Hospice, o médico canadense Balfour Mount cunhou o termo cuidado paliativo para denominar esse cuidado mais amplo com o objetivo de "garantir qualidade de vida em casos, nos quais a ciência médica não é capaz de modificar a história natural da doença".[3]

Modernamente, a Organização Mundial da Saúde (OMS) define cuidado paliativo como "uma abordagem que promove a qualidade de vida de pacientes e seus familiares, que enfrentam doenças que ameaçam a continuidade da vida, por meio da prevenção e alívio do sofrimento." A OMS vai mais além de sua definição, descrevendo as atividades do trabalho em cuidados paliativos: "requer identificação precoce, avaliação e tratamento impecáveis da dor e outros problemas de natureza física, psicossocial e espiritual. Têm como objetivo proporcionar a máxima qualidade de vida possível a esses pacientes e suas famílias, integrando cuidados físicos, psicológicos, sociais e espirituais, na tentativa de prevenir e tratar o sofrimento".[4]

Por doença limitadora da vida entende-se o conjunto das patologias, para as quais não existe tratamento curativo eficaz disponível. São exemplos: câncer, insuficiência renal crônica, insuficiência cardíaca, doença pulmonar obstrutiva crônica, demências e outras doenças neurodegenerativas. É fundamental enfatizar que, para praticamente todos os exemplos citados, existem tratamentos curativos disponíveis para alguns casos, e que evidentemente devem ser utilizados sempre que possível. Um transplante cardíaco, por exemplo, poderia em tese ser curativo para um paciente com uma doença cardíaca, para qual não existe outro tratamento. Entretanto, até o transplante esse paciente é portador de uma doença limitadora da vida e deve ser tratado como tal.

É objetivo primário, do cuidado paliativo, garantir **a qualidade de vida** dos pacientes. Qualidade de Vida é um construto extremamente amplo, com grande variabilidade entre os indivíduos. Atualmente, se aceita que fatores físicos, sociais, psicológicos e espirituais estão envolvidos com esse conceito, e que diferentes pesos são dados a cada um desses fatores por diferentes indivíduos.[5] Existem inúmeras formas de se avaliar qualidade de vida, sendo que nenhuma é totalmente precisa, e que cada vez mais postula-se que essas avaliações devam ser individualizadas.[6] Na direção da individualização sobre o que é qualidade de vida para cada pessoa, o conceito de autonomia se faz presente. Ela pode ser definida de forma simples como a capacidade de autodeterminação e autogoverno,[7] sendo papel da equipe de cuidados garantir a autonomia do paciente sempre que possível, por meio da comunicação adequada em todas as fases da doença e levantamento de preferências individuais.

Quando se discute cuidado paliativo, é necessário também ter muito claro o conceito de dignidade, colocado como valor fundamental na declaração universal dos direitos humanos pela UNESCO, que a define como: "um valor mínimo que pertence a cada ser humano, sendo a noção de dignidade usada como um limite, um tipo de cuidado e respeito abaixo do qual o tratamento de um ser humano nunca deve estar."[8] Considera-se que morrer com dignidade é um direito humano e que o cuidado paliativo, especialmente quando introduzido de uma forme precoce, é uma ferramenta para garantir esse direito.[9]

Por fim, mas não menos importante, o tema da proporcionalidade deve ser compreendido. Entende-se por proporcional uma intervenção médica qualquer, para a qual se espera um resultado positivo, e que existe equilíbrio entre os meios empregados e o resultado esperado. Para determinar se uma medida pode ser considerada proporcional, deve-se, necessariamente, considerar:

a) A utilidade da medida;
b) As alternativas e seus riscos/benefícios;
c) O prognóstico atual e com a instituição da medida em questão;
d) Os custos físicos, morais, psicológicos e econômicos.[10]

É fundamental, e, especialmente, no âmbito do cuidado aos pacientes graves em terapia intensiva, considerar que o prognóstico a ser considerado aqui deve ser amplo, relacionado com a biografia do paciente e não necessariamente relacionado com a reversão de quadros laboratoriais específicos, por exemplo. Podemos entender o conceito de proporcionalidade como uma resposta à obstinação terapêutica, mal do século XX relacionado com a evolução da tecnologia médica, que reflete a implantação obstinada e desmesurada de ações para manutenção de funções vitais, quando esses tratamentos não trarão benefícios objetivos para o paciente além da manutenção da vida biológica.[11]

PRINCÍPIOS

A Organização Mundial da Saúde postula nove princípios norteadores para a prática dos cuidados paliativos.[4] A seguir, discutiremos cada um deles e suas interfaces com a terapia intensiva.

PROMOVER O ALÍVIO DA DOR E OUTROS SINTOMAS DESAGRADÁVEIS

Parte fundamental da atenção em cuidados paliativos é o controle de sintomas. Considerando que existe grande variabilidade nas patologias de base dos pacientes elegíveis para cuidados paliativos, além da grande variabilidade de sintomas, de acordo com o momento de vida de cada paciente, é difícil estimar com precisão a prevalência de sintomas em pacientes sob cuidados paliativos. Entretanto, a Tabela 290.1 ao mesmo tempo que demonstra a grande variabilidade de prevalências de sintomas entre diferentes grupos de pacientes, também informa que esta prevalência não é insignificante. Resta, portanto, que é necessário atentar para os sintomas em pacientes sob cuidados paliativos, visto que esse é um problema significativamente comum.

Sabe-se que muitos sintomas não são voluntariamente informados pelos pacientes[12] ou identificados pelos profissionais de saúde, quando não são utilizados métodos de avaliação sistemática.[13] Portanto, para atingir o objetivo de aliviar a dor e outros sintomas é fundamental determinar sua presença de forma sistemática. Não existe fórmula única para a determinação da presença e intensidade de sintomas, uma vez que sua gênese, percepção e expressão são extremamente variáveis entre os indivíduos. Entretanto, é evidente que a melhor forma de fazê-lo é considerar a multifatorialidade e a subjetividade da expressão dos sintomas, utilizando formas de avaliação sistemáticas que permitam a comparação de diferentes momentos de um mesmo indivíduo. Obter do paciente uma avaliação sobre os seus sintomas é, portanto, a melhor forma de se proceder à avaliação. Isso pode ser feito por meio de escalas graduadas numéricas ou visuais, por exemplo, conforme demonstrado na Figura 290.1. Idealmente, devem ser avaliados os sintomas mais comuns, sendo que existem instrumentos para a avaliação sistemática concomitante, de diversos sintomas. Utilizamos o Sistema de Avaliação de Sintomas de Edmonton, que compreende a avaliação de dez sintomas em uma escala de 0 a 10, conforme demonstra a Figura 290.2.[14]

Na primeira escala, o paciente deve marcar, na linha, em qual ponto seu sintoma está – quanto mais à direita, pior o sintoma (no exemplo, utilizou-se "dor", mas poderia ser qualquer sintoma). A distância em milímetros desde o início da linha (ponto ancorado à expressão "sem dor") até o ponto marcado pelo paciente pode ser considerado como o escore, e, portanto, pode ser comparado entre avaliações subsequentes. Na segunda escala, o paciente deve marcar em qual dos pontos situa-se o

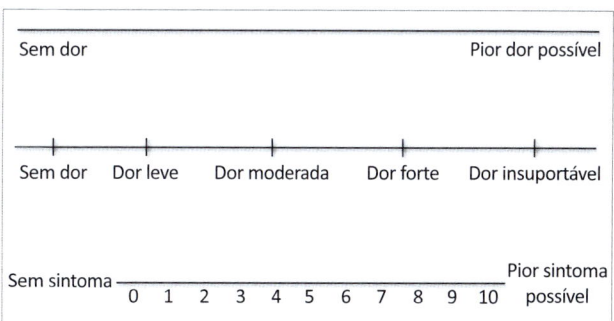

FIGURA 290.1. Métodos de avaliação sistemática de sintomas – escalas visuais analógica e numérica.

TABELA 290.1. Prevalência de sintomas em pacientes recebendo cuidados paliativos (presença ou ausência dos sintomas avaliados por meio das escalas Memorial Symptom Assessment System[27-28] e Edmonton Symptom Assessment System[29]).

	Pacientes em geral (96% oncológicos) (N = 400)[28]	Pacientes oncológicos (N = 66)[27]	Pacientes não oncológicos (N = 69)[27]	Pacientes oncológicos em UTI (N = 100)[29]
Dor	64%	78%	49%	84%
Fadiga	23%	83%	84%	95%
Náusea	29%	61%	28%	37%
Sonolência	—	—	—	78%
Depressão	16%	55%	51%	45%
Ansiedade	—	41%	48%	65%
Perda de apetite	34%	61%	43%	76%
Dispneia	31%	38%	86%	76%
Insônia	12%	55%	64%	69%
Constipação	32%	48%	30%	60%

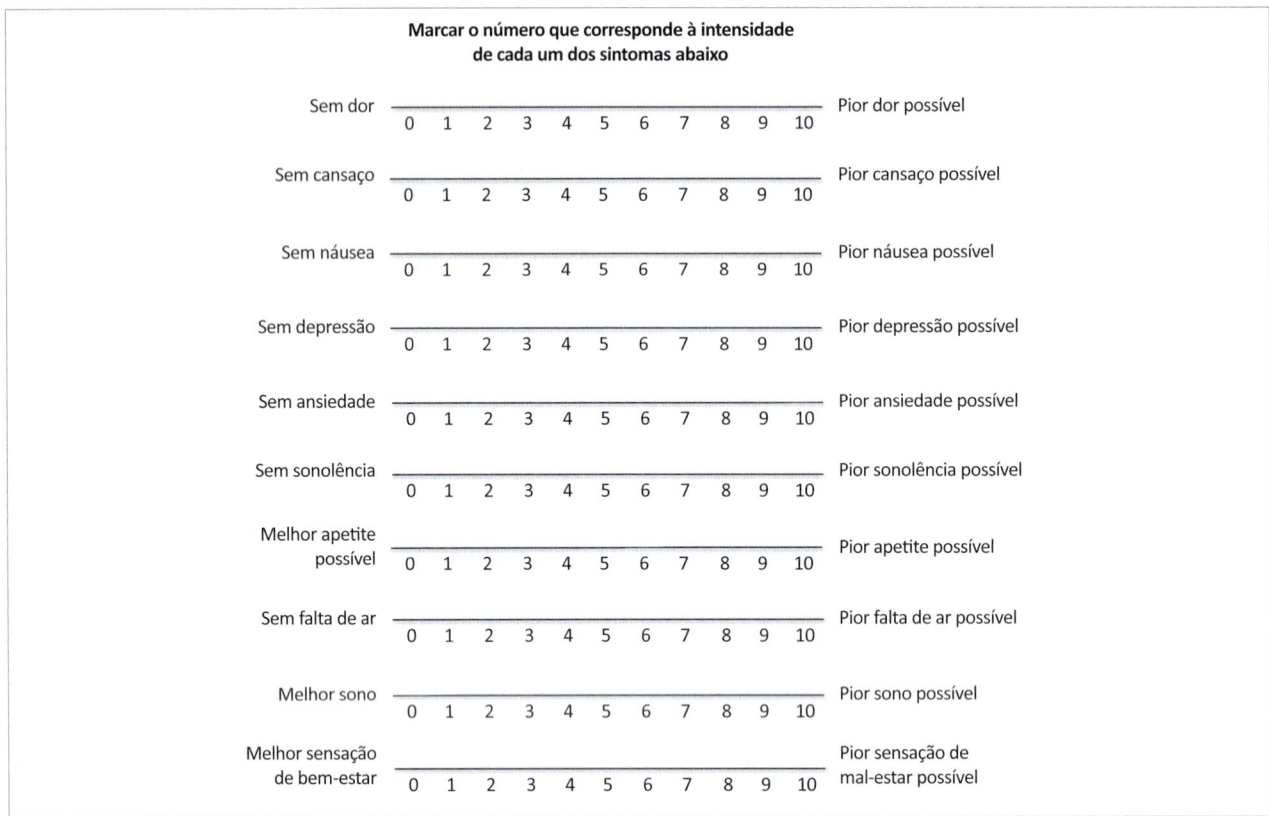

FIGURA 290.2. Sistema de avaliação de sintomas de Edmonton.

seu sintoma, sendo que não pode existir marcação entre os pontos. Mudanças de ponto na escala determinam a evolução do sintoma entre as avaliações subsequentes. A terceira e última escala é um exemplo genérico de escala numérica, que pode ser utilizada para a avaliação de qualquer sintoma, e a avaliação evolutiva desse sintoma se dá por meio da determinação da diferença entre escores de avaliações subsequentes.

É muito comum que pacientes admitidos em uma unidade de terapia intensiva não estejam capazes de se comunicar adequadamente, seja por conta de complicações de seu quadro clínico ou do uso de medicações. Nesse caso, torna-se impossível a avaliação sistemática de sintomas utilizando a avaliação subjetiva do paciente. Isso impede a avaliação de muitos sintomas, principalmente aqueles em que os fatores subjetivos tomam maior vulto, como a depressão ou a ansiedade, por exemplo. De qualquer forma, continua sendo necessária a avaliação dos sintomas possíveis, e a busca por uma forma de avaliação sistemática para esses pacientes é incessante. Existem diversas escalas para avaliação de sintomas em pacientes que estão incapazes de se comunicar verbalmente, e esse campo está mais desenvolvido no que diz respeito à dor. Uma das formas de se avaliar a dor em pacientes que não podem se comunicar verbalmente é por meio do uso de uma escala, como a PAINAD, que avalia sinais indiretos de dor nesses pacientes (tendo sido desenvolvida inicialmente para uso em pacientes com demência) (Quadro 290.1).[15-16]

AFIRMAR A VIDA E CONSIDERAR A MORTE COMO PROCESSO NATURAL

Bons cuidados paliativos iniciam-se com boa medicina. O cuidado à saúde em pacientes com doenças limitadoras da vida não exclui o cuidado de manutenção da vida quando adequado, de acordo com o conceito de proporcionalidade discutido no início deste capítulo. Determinados pacientes podem possuir doenças limitadoras da vida, mas estarem em estágios mais precoces do desenvolvimento delas, e serem candidatos a terem instituídas as medidas de manutenção da vida.

Para afirmar a vida, considerando a morte como processo natural, é importante conhecer a evolução natural das doenças. Para tal, distinguem-se, didaticamente, três tipos de evolução de doenças limitadoras da vida:

a) As doenças neoplásicas;
b) As falências orgânicas;
c) A fragilidade e as síndromes demenciais.

As doenças neoplásicas tendem a ter prognósticos bastante claros, com história natural bastante previsível, iniciando de uma funcionalidade praticamente total. Os pacientes costumam manter-se com funcionalidades relativamente preservadas durante boa parte do tratamento oncológico dirigido, até que sua funcionalidade tem um período relativamente curto de declínio acentuado e rápido, até a morte. O vasto grupo das falências orgânicas inclui a insuficiência cardíaca, a doença pulmonar obstrutiva crônica, as doenças neuromusculares degenerativas, as falências renais, a insuficiência

QUADRO 290.1. Escala de avaliação de sintomas PAINAD – versão brasileira.[16]

Instruções: observe o paciente por 5 minutos antes de pontuar os comportamentos dele ou dela. Pontue os comportamentos de acordo com a tabela a seguir. As definições de cada item são fornecidas. O paciente pode ser observado em diferentes condições (p. ex.; em repouso, durante uma atividade agradável, durante recebimento de cuidados, após receber medicação para dor).

Comportamento	0	1	2	Pontuação
Respiração Independente de vocalização	▪ Normal	▪ Dificuldade ocasional para respirar ▪ Curto período de hiperventilação	▪ Respiração ruidosa e com dificuldades ▪ Longo período de hiperventilação ▪ Respiração Cheyne-Stokes	
Vocalização negativa	▪ Nenhuma	▪ Resmungos ou gemidos ocasionais ▪ Fala baixa ou em baixo tom, de conteúdo desaprovador ou negativo	▪ Chamados perturbadores repetitivos ▪ Resmungos ou gemidos altos ▪ Choro	
Expressão facial	▪ Sorrindo ou inexpressiva	▪ Triste ▪ Assustada ▪ Franzida	▪ Careta	
Linguagem corporal	▪ Relaxada	▪ Tensa ▪ Andar angustiado/aflito de um lado para o outro ▪ Inquietação	▪ Rígida ▪ Punhos cerrados ▪ Joelhos encolhidos ▪ Puxar ou empurrar para longe ▪ Comportamento agressivo	
Consolabilidade	▪ Sem necessidade de consolar	▪ Distraído(a) ou tranquilizado(a) por voz ou toque	▪ Incapaz de ser consolado(a), distraído(a) ou tranquilizado(a)	
				Total

Pontuação: o total de pontos varia de 0-10 pontos. Uma possível interpretação da pontuação é: 1-3 = dor leve; 4-6 = dor moderada; 7-10 = dor grave. Essas variações são com base em uma escala-padrão de dor de 0-10, mas não foram comprovadas na literatura para essa avaliação.

hepática, entre tantas outras. Essas patologias têm histórias naturais relativamente bem conhecidas e habitualmente longas, com evoluções em crises, às vezes bastante graves, com restabelecimento quase completo da funcionalidade prévia, durante várias crises até o esgotamento da funcionalidade com o passar do tempo, que pode ser de vários anos. O último grupo é o das demências e da fragilidade relacionada com o envelhecimento, geralmente diagnosticadas em um momento de vida, no qual a funcionalidade já é baixa, e os pacientes tendem a ter uma evolução também em crises menos dramáticas do que as do grupo anterior, mas de resultado bastante sombrio por conta da debilidade já instalada.[17] A Figura 290.3 condensa essas três formas gerais de evolução. A análise das figuras demonstra que é possível que um profissional, observando apenas pontualmente um paciente, pode erroneamente considerar, por exemplo, que no início da evolução de uma falência orgânica, ele não seja candidato a determinadas medidas de manutenção da vida, quando de fato provavelmente seria, pois, ainda tem funcionalidade, e o prognóstico pode ser positivo. Contrariamente, um profissional que observa apenas pontualmente um paciente ao final da evolução de uma doença limitadora da vida, e considera que ele é candidato a medidas de sustentação da vida, está, provavelmente, incorrendo em erro e causando distanásia, que é o prolongamento do processo de morrer.

Resta que, o conhecimento da evolução natural das doenças e do prognóstico de cada paciente em cada momento é fundamental para a determinação proporcionada pelo tratamento tecnicamente adequado. O profissional de terapia intensiva, à medida que trabalha, geralmente com pacientes no limite de suas funções vitais, deve ter o olhar muito aguçado no sentido de identificar em que ponto da curva de evolução das doenças limitadoras da vida está o paciente que está atendendo, para então determinar o tratamento mais adequado (proporcionado, devido, correto, justificado, benéfico) para ele.

A morte, portanto, não deve ser considerada como fracasso das medidas terapêuticas, e sim considerada como parte inerente do processo de viver e, como tal, do processo de adoecimento. Esse reconhecimento é passo fundamental para a boa adoção dos princípios dos cuidados paliativos na atenção aos pacientes graves.

NÃO ACELERAR NEM POSTERGAR A MORTE

Os cuidados paliativos não guardam nenhuma relação com o conceito de eutanásia, que se traduz pela indução da

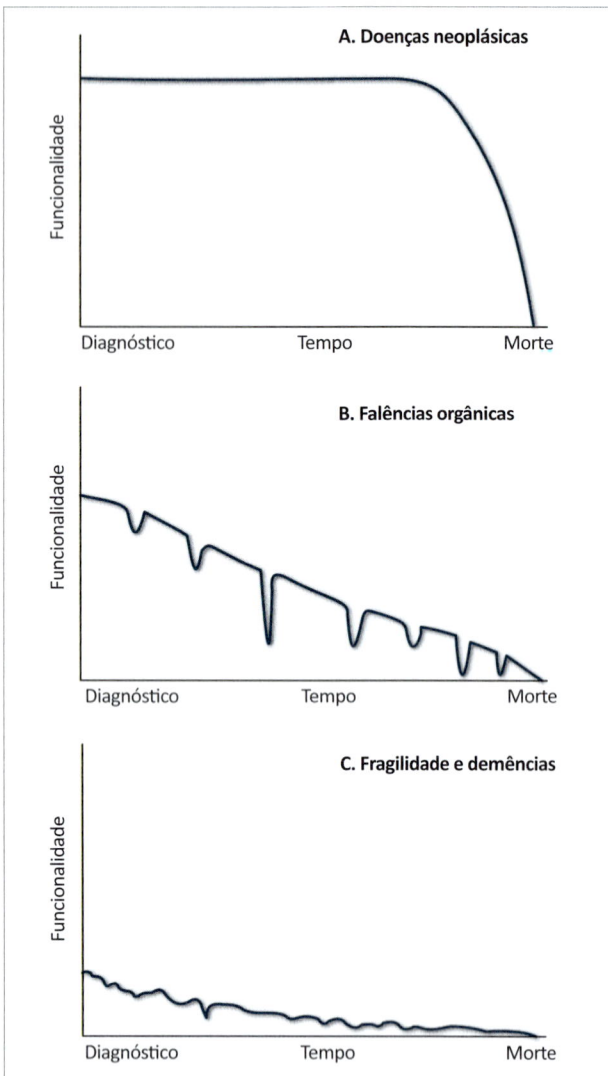

FIGURA 290.3. Formas de evolução funcional dos grupos de doenças/condições limitadoras da vida.

morte propositalmente. De fato, o princípio anterior reforça que há que se afirmar a vida e considerar a morte como natural, e não induzida ou acelerada. Não é papel do profissional de saúde encerrar a vida de um paciente. Seu papel mais amplo deve ser de manutenção da dignidade, e isso inclui respeitar o momento da morte do paciente, evitando medidas desproporcionadas para manutenção da vida, quando a funcionalidade é inexistente.

À medida que o profissional é capaz de integrar à sua prática os conceitos de proporcionalidade e de evolução natural das doenças limitadoras da vida apresentados anteriormente, os cuidados seguem na direção do que modernamente se denomina ortotanásia, que significa permitir a morte no momento adequado, reto, correto (por isso "orto").[18] Em um extremo do espectro do cuidado ao paciente em final da vida, encontra-se a eutanásia que é a aceleração do processo de morrer, já mencionada, e no outro extremo encontra-se a distanásia, que pode ser compreendida como o prolongamento do processo de morrer, por meio da manutenção obstinada da vida em pacientes, nos quais esses procedimentos não estão tecnicamente indicados.[19] No ambiente das unidades de terapia intensiva, não é incomum que medidas desmesuradas de manutenção da vida sejam implementadas. Isso é atualmente entendido como um resultado indesejado da evolução da tecnologia médica, justamente por seu uso indiscriminado.[20]

OFERECER UM SISTEMA DE SUPORTE PARA AUXILIAR OS FAMILIARES DURANTE A DOENÇA DO PACIENTE E A ENFRENTAR O LUTO

A consideração da família como parte do cuidado do paciente é um dos princípios norteadores dos cuidados paliativos. Com efeito, no ambiente do cuidado aos pacientes em unidades de terapia intensiva a interface da equipe com a família faz-se ainda mais importante, uma vez que, frequentemente, os pacientes não estão capazes de se comunicar, grande parte das admissões à unidade é emergencial (portanto, não relacionadas com o planejamento anterior para o que pode estar por vir) e porque na maior parte das vezes a equipe que está primariamente responsável pelo cuidado (intensivistas) é nova para o paciente e família, o que complica a comunicação e o planejamento do cuidado.[21] Cabe à equipe, portanto, o manejo de difíceis discussões e tomadas de decisão, apoiando e informando sempre a família sobre os passos atuais e futuros na atenção ao paciente.

Fornecer informações de maneira clara e honesta é a melhor forma de garantir o apoio aos familiares nos difíceis momentos que envolvem uma admissão de um ente querido à unidade de terapia intensiva. Nos casos de pacientes em que a morte parece próxima, é importante que isso seja claramente explicitado para os familiares, sem rodeios ou tentativas de suavizar o sofrimento, causado pela informação. Essas tentativas são muito comuns e sempre bem-intencionadas, mas são formalmente contraindicadas por causarem mais sofrimento ao levantarem esperanças que não são realísticas e fazer com que o sofrimento relacionado com a perda seja ainda maior.

À medida que os familiares recebem informações, é fundamental que toda a equipe esteja disponível para auxiliar no entendimento delas, e para apoiar no sofrimento relacionado com a eventual perda iminente. Esse apoio pode se dar de infinitas formas, desde um simples olhar interessado ou a disponibilidade para ouvir o familiar, durante alguns minutos, até as formas mais complexas que envolvem apoio profissional especializado da parte de psicólogos e assistentes sociais, por exemplo.

O luto ocorre com qualquer perda. É importante ter esse conceito em mente, quando lidamos com pacientes graves. A perda da vida é, geralmente, a que mais se relaciona popularmente com o luto. Entretanto, outras perdas menos "evidentes" também são causas de sofrimento por luto, como a perda funcional, por exemplo. Tome-se o exemplo de um paciente totalmente funcional, que sofre um acidente vascular cerebral grave, e torna-se totalmente dependente para todas as atividades da vida diária. Os familiares desse paciente terão sofrimentos de diversas esferas, certamente, e um desses sofrimentos é o luto pela perda das funções do familiar, pela perda do familiar como o conheciam. A morte pode não ocorrer durante esse episódio. De fato, o paciente pode ter alta e até ter esperança de algum grau de recuperação/reabilitação, mas a família estará sob intenso sofrimento ao ter que lidar com toda essa nova situação, e com todas as perdas envolvidas com ela.

Os familiares do exemplo acima se beneficiarão de apoio intensivo da equipe de cuidados, seja sob a forma de apoio psicossocial ao sofrimento seja sob a forma de apoio prático-educacional, sobre as novas funções que os familiares terão que assumir no cuidado do paciente. Cabe à equipe fornecer esse apoio à família em última análise, até para garantir o adequado cuidado ao paciente. Uma família apoiada e bem educada acerca do futuro é o melhor modo de tentar garantir o melhor cuidado ao paciente.

ABORDAGEM MULTIPROFISSIONAL PARA FOCAR AS NECESSIDADES DOS PACIENTES E SEUS FAMILIARES, INCLUINDO O ACOMPANHAMENTO AO LUTO

Para que o cuidado ao paciente e familiares seja eficaz, da forma como este capítulo preconiza, fica claro que o trabalho de uma equipe multiprofissional é fundamental. Mais do que o trabalho de muitas pessoas separadamente, é necessário o trabalho de uma equipe única, com um discurso único e objetivos claros. Para tanto é necessária a definição de um plano de cuidados, logo nos primeiros momentos da admissão do paciente. Esse plano deve ser definido em equipe e de forma bastante realista, com metas palpáveis em curto prazo e ser rediscutido frequentemente, conforme o paciente evolui.

Vale reforçar que não é obrigatória a participação de um exército de profissionais em todos os casos e a todos os momentos. O que é obrigatório são as avaliações e reavaliações frequentes por parte dos diferentes profissionais, para determinar a necessidade de atenção específica a cada momento, conforme o paciente e a família evoluem.

INTEGRAR OS ASPECTOS PSICOLÓGICOS E ESPIRITUAIS NO CUIDADO AO PACIENTE

Um dos importantes conceitos que surgiram com o início dos cuidados paliativos nos anos 1960 a 1970 foi o conceito de "dor total", o qual pode atualmente ser compreendido como "sofrimento total" ou "sintoma total", relacionado com qualquer sintoma (Figura 290.4). Fácil de compreender e complexo para ser colocado em prática, o conceito de "sintoma total" indica que, para qualquer sintoma, existem fatores contribuintes físicos, psicológicos (emocionais), sociais e espirituais, que são altamente variáveis entre os indivíduos, porém invariavelmente presentes.

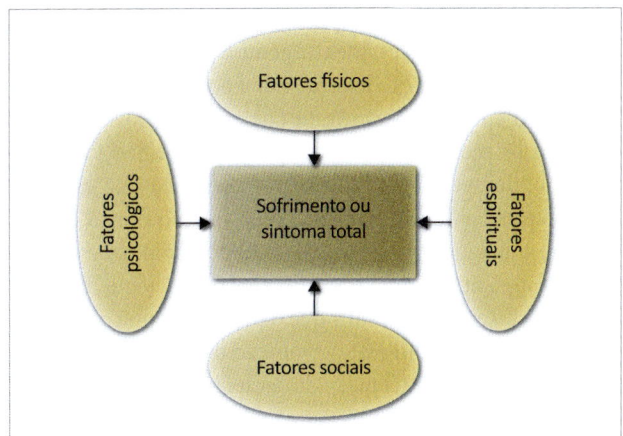

FIGURA 290.4. O conceito de "sofrimento total" ou "sintoma total".

Como exemplo, pode-se imaginar um paciente que reporta dor no braço esquerdo, e isso pode estar claramente relacionado com um trauma causado por um pequeno acidente em sua casa há algumas horas, mas adicionalmente a expressão do sintoma está potencializada pelo fato de nesse dia o paciente estar mais suscetível emocionalmente, em razão de uma discussão com um filho, ou por estar com problemas financeiros ou ainda por questões espirituais não resolvidas, que para ele são de grande importância.

Quando se consideram sintomas ainda mais subjetivos, como a depressão e a ansiedade, por exemplo, ou mesmo a sensação subjetiva de qualidade de vida, é ainda mais evidente, como os fatores das mais diversas esferas podem contribuir com a expressão dos sintomas.

Para que a integração dos aspectos psicológicos, espirituais e sociais seja eficaz, é necessário que esses aspectos sejam também avaliados sistematicamente, por meio de perguntas objetivas, uma vez que são aspectos que nem sempre são considerados importantes por pacientes e familiares, quando do contato com equipes de atenção à saúde. É importante ressaltar que o papel de identificação e abordagem dos fatores "não físicos", contribuintes com os sintomas, é de toda a equipe multiprofissional, não recaindo sobre este ou aquele profissional.

Ainda, a título de ilustração, pode-se mencionar o fato de que pacientes oncológicos que reportam maiores escores de sofrimento espiritual apresentam maiores escores de dor, e necessitam maiores doses de medicação analgésica, ao passo que a atenção específica, em relação a esse sofrimento espiritual é capaz de reduzir o consumo de medicação analgésica, com manutenção adequada do controle álgico.[22]

OFERECER UM SISTEMA DE SUPORTE QUE POSSIBILITE AO PACIENTE VIVER TÃO INTENSAMENTE QUANTO POSSÍVEL ATÉ O MOMENTO DA SUA MORTE

É comum a aproximação errônea dos cuidados paliativos com a morte. Embora a morte faça parte da atenção em cuidados paliativos, pacientes portadores de doenças limitadoras da vida podem viver intensamente durante muito tempo, a depender do tipo de doença. Cabe aos profissionais, que exercem o cuidado, garantir ao paciente o aproveitamento de todos os momentos de vida que possui, e não viver um eterno e, por vezes, longo luto por conta do que está por vir. Isso é atingido por meio da comunicação franca e aberta sobre o diagnóstico e prognóstico, do apoio necessário e do respeito à autonomia e aos desejos do paciente. Existem inúmeras formas de garantir que o paciente tenha qualidade de vida adequada, durante a evolução da sua doença, como o uso adequado de técnicas de terapia ocupacional e reabilitação, à medida que questões práticas vão aparecendo, conforme evolui a doença. No âmbito da terapia intensiva, é possível garantir isso até mesmo para pacientes muito graves, com prognóstico muito ruim, por meio de pequenos atos, como permitir a presença de familiares próximos ou outras questões práticas que podem parecer menores, mas fazem significativa diferença para o paciente e família. Nesse mesmo âmbito, mas para pacientes menos graves ou aqueles muito graves com melhor prognóstico, a unidade de terapia intensiva é um ótimo local para levantar preferências e discutir formas de garantir a qualidade de vida no futuro próximo, por meio do estímulo ao planejamento do cuidado e da comunicação franca.

MELHORAR A QUALIDADE DE VIDA E INFLUENCIAR POSITIVAMENTE O CURSO DA DOENÇA

Já foi mencionado que o objetivo maior da atenção em cuidados paliativos é a manutenção da qualidade de vida. É fundamental ressaltar que a qualidade de vida é um construto muito subjetivo, variando grandemente entre os indivíduos.[6] Independentemente do que é considerado qualidade de vida para um paciente, é dever da equipe de cuidados garantir que isso seja o objetivo maior de todas as ações. Conforme será discutido no próximo item, o cuidado paliativo adequado, inclusive é capaz de influenciar positivamente o curso da doença, até mesmo aumentando o tempo de sobrevida em alguns casos, ou pelo menos garantido melhor qualidade de vida, durante toda a evolução da doença. Deve ser iniciado o mais precocemente possível, juntamente com outras medidas de prolongamento da vida, como a quimioterapia e a radioterapia e incluir todas as investigações necessárias para compreender e controlar situações clínicas estressantes.

Os pacientes com doenças limitadoras da vida devem receber cuidados paliativos desde o diagnóstico, a despeito da fase da doença. Conforme já mencionado, as diferentes doenças limitadoras da vida possuem evoluções diferentes, e isso deve ser levando em consideração, quando são indicadas terapias modificadoras de doença. Os pacientes com um mesmo diagnóstico podem ser ou não candidatos a receber um tratamento de acordo com o momento de evolução da doença.

Já foi demonstrado que o cuidado paliativo especializado introduzido precocemente (diagnóstico da doença) garante maior qualidade de vida, melhor controle de sintomas, e até traz aumento de sobrevida em pacientes com neoplasias avançadas de pulmão.[23] É esperado que esse efeito não seja exclusivo dessa patologia. O ambiente da unidade de terapia intensiva, até pela gravidade dos pacientes que necessitam desse tipo de cuidado, é propício para comunicações acerca da introdução dos cuidados paliativos, em pacientes que não estejam recebendo esse cuidado, uma vez que muitas discussões disparadas nesse ambiente, geralmente não ocorrem no ambiente externo ao hospital.

Existe uma crença relacionada com os cuidados paliativos que dá conta de que os pacientes elegíveis para essa forma de cuidado não devem realizar investigações laboratoriais e de imagem, uma vez que esses procedimentos seriam invasivos demais. Já está claro a partir da leitura do que foi discutido neste capítulo que o uso de investigações laboratoriais ou qualquer outro tipo de investigações ou intervenções pode estar indicado para um paciente sob cuidados paliativos, a depender do momento da evolução da doença em que ele se encontra, e do resultado esperado com a intervenção. Como já citado, novamente o conceito de proporcionalidade deve ser evocado. Para alguns pacientes, é adequado indicar procedimentos invasivos, pois eles podem derivar benefício objetivo (em termos de qualidade de vida). Para outros, determinados procedimentos invasivos são contraindicados, mesmo quando potencialmente sustentadores da vida, uma vez que não haverá benefício objetivo em termos de qualidade de vida para o paciente.

ARCABOUÇO ÉTICO-LEGAL

Os fundamentos éticos que garantem a prática dos cuidados paliativos já foram expostos no início deste capítulo e não é cabível um aprofundamento maior, pois isso fugiria ao escopo desta obra. Um olhar sobre os cuidados paliativos apenas sob a luz da bioética principialista já permite encontrar fundamentação suficiente para a prática. Determinar os cuidados do paciente considerando o momento de vida e da evolução de uma patologia permite garantir que não se faça malefício, e que o paciente não irá receber intervenções desproporcionadas. Ao mesmo tempo, observar o paciente como um todo, considerando as dimensões não apenas físicas do seu sofrimento e buscando ativamente melhorar a sua qualidade de vida é trazer benefício ao mesmo. A garantia da autonomia do paciente, extensivamente discutida no início deste capítulo, é parte fundamental da prática dos cuidados paliativos e deve ser um dos pilares da prática e, portanto, também garante a fundamentação bioética dela. Por fim, se considerarmos o princípio da **justiça** distributiva, é cristalino que a prática adequada dos cuidados paliativos, à medida que considera a proporcionalidade de cada intervenção, permite uma distribuição mais equitativa de recursos, quando observado sob o prisma da saúde populacional.

Do ponto de vista legal, o Brasil evoluiu bastante nos últimos anos, em relação à regulamentação de práticas relacionadas com os cuidados paliativos. Especificamente, o Conselho Federal de Medicina (CFM), enquanto órgão máximo regulamentador da prática médica no país, vem publicando resoluções importantes no sentido de desenvolver o exercício da Medicina no Brasil.

Historicamente, a primeira publicação do CFM que menciona claramente os cuidados paliativos é a Resolução n. 1.806 de 2006, que apregoa que: "Na fase terminal de enfermidades graves e incuráveis é permitido ao médico limitar ou suspender procedimentos e tratamentos que prolonguem a vida do doente, garantindo-lhe os cuidados necessários para aliviar os sintomas que levam ao sofrimento, na perspectiva de uma assistência integral, respeitada a vontade do paciente ou de seu representante legal". Essa resolução foi contestada judicialmente imediatamente após a sua publicação e ficou suspensa até julgamento em vara superior, voltando a viger apenas em dezembro de 2010. Interessantemente, essa resolução ainda determina que é dever do médico esclarecer ao doente ou responsável legal as modalidades terapêuticas adequadas a cada situação (proporcionalidade), fundamentando e documentando essas discussões no prontuário.

Posteriormente, em 2009, o CFM promulgou o novo Código de Ética Médica (CEM, Resolução do CFM n. 1.931/2009) no qual a prática dos cuidados paliativos ganhou lugar de destaque, sendo mencionada como o princípio fundamental XXII ("Nas situações clínicas irreversíveis e terminais, o médico evitará a realização de procedimentos diagnósticos e terapêuticos desnecessários e propiciará aos pacientes sob sua atenção todos os cuidados paliativos apropriados"). Adicionalmente, o parágrafo segundo, do artigo 36 do CEM, postula que é vedado ao médico abandonar o paciente sob seus cuidados "por ser este portador de moléstia crônica ou incurável e continuará a assisti-lo ainda que para cuidados paliativos". A questão da autonomia dos pacientes é reforçada pelo CEM no parágrafo único de seu artigo 42, em que está expresso que: "nos casos de doença incurável e terminal, deve o médico oferecer todos os cuidados paliativos disponíveis sem empreender ações diagnósticas ou terapêuticas inúteis ou obstinadas, levando sempre em consideração a vontade expressa do paciente ou, na sua impossibilidade, a de seu representante legal".

Em outro importante movimento na direção da garantia da autonomia dos pacientes, o CFM promulgou, em 2012, a Resolução n. 1.995, que versa sobre as diretivas antecipadas de vontade, definidas como: "o conjunto de desejos, prévia e expressamente manifestados pelo paciente, sobre cuidados e tratamentos que quer, ou não, receber no momento em que estiver incapacitado de expressar, livre e autonomamente, sua vontade". Além de defini-las, a resolução determina que elas devam ser registradas em prontuário médico, e também garante, em seu artigo terceiro, que: "as diretivas antecipadas do paciente prevalecerão sobre qualquer outro parecer não médico, inclusive sobre os desejos dos familiares".

Outra importante manifestação do CFM no sentido do reconhecimento da importância dos cuidados paliativos foi a publicação, em 2012, da Resolução n. 2.005 que reconhece a medicina paliativa como área de atuação médica no país.

Do ponto de vista jurídico, ainda não há nos códigos civil e penal brasileiros, até a conclusão deste capítulo, legislação específica que verse textualmente sobre a prática dos cuidados paliativos, ou sobre a distanásia ou a ortotanásia. Entretanto, a dignidade da pessoa humana é princípio básico da lei máxima do país (Constituição da República Federativa do Brasil de 1988) e também dos cuidados paliativos, que, portanto, apontam na mesma direção. Sendo o CFM o preposto do governo brasileiro para as questões relacionadas com a prática médica, é às suas regulamentações que os juízes voltam seus olhares quando necessitam tomar decisões sobre essa prática. A análise conjunta dessas resoluções, em paralelo com a Constituição, vem garantindo a formação de jurisprudência no sentido de apoio à boa prática médica.

CONSIDERAÇÕES FINAIS – NÃO INTRODUÇÃO E SUSPENSÃO DE MEDIDAS DE SUPORTE AVANÇADO DE VIDA

Uma das questões mais frequentes relacionadas com os cuidados paliativos nas Unidades de Terapia Intensiva é a suspensão de medidas de manutenção da vida. Constantemente, existe confusão entre essa suspensão e a eutanásia. Para que não exista tal confusão, é necessário compreender porque se cogita suspender alguma medida de manutenção da vida. Isso, geralmente se dá pelo reconhecimento de que uma ou algumas dessas medidas (ventilação mecânica ou uso de aminas vasoativas, por exemplo) estão trazendo apenas o prolongamento da vida, mas não serão capazes de trazer o paciente de volta à vida com qualidade. Quando existe esse reconhecimento, está-se caracterizando que o paciente está sofrendo distanásia, portanto, está sendo tratado incorretamente. Está recebendo um tratamento inadequado que está de fato apenas trazendo malefício para ele. A partir desse raciocínio, é lógico que suspender tais medidas que estão trazendo malefício é a ação correta a ser tomada. Tudo isso está relacionado com o conceito da proporcionalidade, amplamente discutido anteriormente. Portanto, a suspensão das medidas está justificada.

É imprescindível notar que existem técnicas apropriadas para suspensão de medidas de manutenção da vida, de sorte a manter o conforto do paciente após a suspensão. Para tanto, equipes especializadas em cuidados paliativos são treinadas para executar os procedimentos de retirada de suporte avançado de vida de forma confortável.

A retirada de medidas de suporte de vida é sempre complicada e pode ser traumática para a família do paciente e para a equipe de cuidados. A não introdução de medidas desproporcionadas é claramente preferível à suspensão de medidas já instaladas, uma vez que não está envolta no conceito de "retirar o que está mantendo a vida". Resta que é necessário ponderar adequadamente quanto à introdução de medidas de sustentação da vida em pacientes portadores de doenças limitadoras da vida, especialmente aqueles que estão claramente mais próximos da morte (de acordo com o discutido anteriormente sobre a história natural das doenças). Infelizmente, ainda é comum a introdução de medidas de manutenção da vida de forma reativa sem ponderação, o que cria um problema enorme, quando posteriormente se nota que o paciente não seria candidato a essas medidas por estar em um momento avançado da evolução da doença. É importante, portanto, garantir espaço para discussão e ponderação da indicação dessas medidas, para garantir que em pacientes, nos quais não haja indicação delas, elas não sejam introduzidas de forma intempestiva.

Do ponto de vista da boa prática médica, a retirada de medidas de suporte avançado de vida somente seria aceitável (em oposição a não introdução dessas medidas) em duas situações:

a) Quando o paciente é atendido pela equipe em situação de iminente ameaça à vida, e não existem informações suficientes para determinar se o paciente é ou não candidato a essas medidas e;

b) Quando realmente existe dúvida sincera sobre o momento da evolução do paciente, e sobre a capacidade de resposta dele às medidas de sustentação da vida e sua capacidade de retornar a um nível aceitável de qualidade de vida.

Na situação "b" o que se sugere é que seja feito um teste terapêutico. Tome-se um exemplo prático: um paciente com neoplasia avançada com qualidade de vida aceitável que é admitido na unidade, por conta de uma infecção respiratória grave que evolui com sepse e não possui diretivas antecipadas de vontade descritas. O profissional pode não saber como o paciente irá reagir ao tratamento antibiótico dirigido, e, portanto, um teste terapêutico pode ser indicado. Inicia-se a terapêutica dirigida e as medidas de sustentação da vida, ao mesmo tempo em que se informa à equipe e aos familiares que se está fazendo um teste terapêutico, encerrado em um período predeterminado de tempo (48 a 96 horas), quando será verificado se houve o efeito objetivo do tratamento dirigido (entendido como a presença de sinais objetivos de que há possibilidade de retorno da qualidade de vida). Em não havendo efeito objetivo, as medidas de sustentação da vida serão suspensas. Caso contrário, novo prazo é acordado para verificação da resposta ou suspensão das medidas de suporte de vida.

Sabe-se que questões culturais, religiosas, espirituais, psicológicas e educacionais dos profissionais de terapia intensiva, entre outras questões, influenciam a forma com que eles lidam com a terminalidade da vida.[24-26] Para garantir o bom cuidado aos pacientes graves, é necessário considerar essas diferenças nos programas de educação continuada dos profissionais atuantes na área, para que conceitos e princípios dos cuidados paliativos sejam compreendidos e internalizados como a forma adequada de se executar a boa prática médica em pacientes portadores de doenças limitadoras da vida, cada vez mais frequentes na atenção médica no século XXI.

REFERÊNCIAS BIBLIOGRÁFICAS

1. Lutz S. The history of hospice and palliative care. Curr Probl Cancer [Internet]. 2011 Jan [cited 2014 Oct 27];35(6):304-9. [Internet] [Acesso em 31 jan 2016]. Disponível em: http://www.sciencedirect.com/science/article/pii/S0147027211000924
2. Clark D. Between hope and acceptance: the medicalisation of dying. BMJ [Internet]. 2002 Apr 13 [cited 2014 Oct 28];324(7342):905-7. [Internet] [Acesso em 31 jan 2016]. Disponível em: http://www.bmj.com/content/324/7342/905.1.long
3. Mount B, Kearney M. Healing and palliative care: charting our way forward. Palliat Med. 2003 Dec;17(8):657-8.
4. World Health Organization. WHO Definition of Palliative Care [Internet]. Acesso em 31 jan 2016]. Disponível em: http://www.who.int/cancer/palliative/definition/en/
5. Kaasa S, Loge JH. Quality of life in palliative care: principles and practice. Palliat Med. 2003 Jan;17(1):11-20.
6. Bush SH, Parsons HA, Palmer JL, Li Z, Chacko R, Bruera E. Single- vs. multiple-item instruments in the assessment of quality of life in patients with advanced cancer. J Pain Symptom Manage [Internet]. 2010 Mar;39(3):564–71.
7. Christman J. Autonomy in Moral and Political Philosophy. In: Zalta EN. The Stanford Encyclopedia of Philosophy. Spring 201. 2011.
8. UNESCO. Universal Declaration on Bioethics and Human Rights. 2005. [Internet] [Acesso em 31 jan 2016]. Disponível em: http://www.unesco.org/new/en/social-and-human-sciences/themes/bioethics/bioethics-and-human-rights/
9. North C. Anticipatory palliative care allows people to die with dignity. BMJ. 2012 Jan [cited 2014 Nov 3];344:e432.
10. Taboada RP. EL DERECHO A MORIR CON DIGNIDAD. Acta Bioeth [Internet]. Universidad de Chile. Centro Interdisciplinario de Estudios en Bioética; 2000 Jun [cited 2014 Nov 3];6(1):89-101. [Acesso em 31 jan 2016]. Disponível em: http://www.scielo.cl/scielo.php?script=sci_arttext&pid=S1726-569X2000000100007&lng=es&nrm=iso&tlng=es
11. Sabrafen J, Fabre F. Obstinação Terapêutica [Internet]. [Acesso em 31 jan 2016]. Disponível em: http://www.bioetica-debat.org/contenidos/PDF/obstinacion_terapeutica.pdf
12. Homsi J, Walsh D, Rivera N, Rybicki LA, Nelson KA, Legrand SB, et al. Symptom evaluation in palliative medicine: patient report vs systematic assessment. Support care cancer. 2006 May;14(5):444-53.
13. Grossman SA, Sheidler VR, Swedeen K, Mucenski J, Piantadosi S. Correlation of patient and caregiver ratings of cancer pain. J Pain Symptom Manage. 1991 Feb;6(2):53-7.
14. Bruera E, Kuehn N, Miller MJ, Selmser P, Macmillan K. The Edmonton Symptom Assessment System (ESAS): a simple method for the assessment of palliative care patients. J Palliat Care. 1991 Jan;7(2):6-9.
15. Warden V, Hurley AC, Volicer L. Development and psychometric evaluation of the Pain Assessment in Advanced Dementia (PAINAD) scale. J Am Med Dir Assoc. 2003;4(1):9-15.
16. Valera GG, Carezzato NL, Vale FAC, Hortense P. Cultural adaptation of the scale Pain Assessment in Advanced Dementia – PAINAD to Brazil. Rev da Esc Enferm da USP [Internet]. Revista da Escola de Enfermagem da USP; 2014 Jun [cited 2014 Dec 23];48(3):462–8. [Acesso em 31 jan 2016]. Disponível em: http://www.scielo.br/scielo.php?script=sci_arttext&pid=S0080-62342014000300462&lng=en&nrm=iso&tlng=pt
17. Murray SA, Kendall M, Boyd K, Sheikh A. Illness trajectories and palliative care. BMJ [Internet]. 2005 Apr 30 [cited 2014 Dec

23];330(7498):1007–11. [Acesso em 31 jan 2016]. Disponível em: http://www.pubmedcentral.nih.gov/articlerender.fcgi?artid=557152&tool=pmcentrez&rendertype=abstract

18. Pessini L, Barchifontaine CP. Eutanásia: por que abreviar a vida? Problemas Atuais da Bioética. 7.a ed. São Paulo: Loyola, 2005. p.371-406.

19. Sorta-Bilajac I, Pessini L, Dobrila-Dintinjana R, Hozo I. Dysthanasia: the (il)legitimacy of artificially posponed death. Med Arh [Internet]. 2005 Jan;59(3):199-202.

20. Baruzzi AC do A, Ikeoka DT. End of life and palliative care in intensive care. Rev Assoc Med Bras [Internet]. Associação Médica Brasileira; [citado 2014 Dec 23];59(6):528–30. [Acesso em 31 jan 2016]. Disponível em: http://www.scielo.br/scielo.php?script=sci_arttext&pid=S0104-42302013000600002&lng=en&nrm=iso&tlng=pt

21. Cohen S, Prendergast T. Palliative medicine in intensive care. In: Hanks G, Cherny N, Christakis N, Fallon M, Kaasa S, Portenoy R. Oxford Textbook of Palliative Medicine. 4th ed. New York: Oxford University Press, 2010. p.1291-7.

22. Hui D, de la Cruz M, Thorney S, Parsons HA, Delgado-Guay M, Bruera E. The frequency and correlates of spiritual distress among patients with advanced cancer admitted to an acute palliative care unit. Am J Hosp Palliat Care. 2011 Jun;28(4):264-70.

23. Temel JS, Greer JA, Muzikansky A, Gallagher ER, Admane S, Jackson VA, et al. Early palliative care for patients with metastatic non-small-cell lung cancer. N Engl J Med. 2010 Aug 19;363(8):733-42.

24. Vincent JL. Forgoing life support in western European intensive care units: the results of an ethical questionnaire. Crit Care Med. 1999 Aug;27(8):1626-33.

25. Sprung CL, Cohen SL, Sjokvist P, Baras M, Bulow H-H, Hovilehto S, et al. End-of-life practices in European intensive care units: the Ethicus Study. JAMA. 2003 Aug 13;290(6):790-7.

26. Forte DN, Vincent JL, Velasco IT, Park M. Association between education in EOL care and variability in EOL practice: a survey of ICU physicians. Intensive Care Med. 2012 Mar;38(3):404-12.

27. Tranmer JE, Heyland D, Dudgeon D, Groll D, Squires-Graham M, Coulson K. Measuring the Symptom Experience of Seriously Ill Cancer and Noncancer Hospitalized Patients Near the End of Life with the Memorial Symptom Assessment Scale. J Pain Symptom Manage [Internet]. 2003 May;25(5):420-9. [Acesso em 31 jan 2016]. Disponível em: http://www.sciencedirect.com/science/article/pii/S0885392403000745

28. Potter J, Hami F, Bryan T, Quigley C. Symptoms in 400 patients referred to palliative care services: prevalence and patterns. Palliat Med. 2003 Jun;17(4):310-4.

29. Delgado-Guay MO, Parsons HA, Li Z, Palmer LJ, Bruera E. Symptom distress, interventions, and outcomes of intensive care unit cancer patients referred to a palliative care consult team. Cancer. 2009 Jan 15;115(2):437-45.

CAPÍTULO 291

ESTRESSE PÓS-TRAUMÁTICO EM PACIENTES INTERNADOS EM UNIDADE DE TERAPIA INTENSIVA

Andrea Vannini Santesso Caiuby
Ana Lucia Martins da Silva

DESTAQUES

- A formação de traumas psíquicos durante a internação em unidade de terapia intensiva (UTI) pode gerar distúrbios emocionais graves, como o transtorno de estresse pós-traumático (TEPT).
- Dentre as memórias de UTI, as memórias ilusórias (formações delirantes e oníricas) demonstraram forte correlação à formação da memória traumática e estão associadas ao desenvolvimento de estados agudos de ansiedade, sintomas fóbicos e TEPT.
- Alta taxa de prevalência de TEPT foi encontrada em pacientes após internação em UTI.
- Os fatores de risco associados ao TEPT são: (a) história prévia a internação de ansiedade, depressão ou pânico; (b) presença de memórias ilusórias; (c) presença de crenças e de comportamentos depressivos, que impossibilitam o enfrentamento da situação de ameaça; (d) experiências estressantes, como pesadelos e sentimentos de medo; e (e) tempo de ventilação mecânica.
- Drogas sedativas foram estudadas como fatores de risco para o desenvolvimento de *delirium* e consequente formação de memórias ilusórias em pacientes internados em UTI.
- Estudos de tratamento de TEPT em UTI demonstraram que o uso de bloqueadores beta-adrenérgicos, norepinefrina e hidrocortisona demonstraram diminuição da frequência das memórias traumáticas, bem como significativa diminuição na sintomatologia de TEPT e melhora na qualidade de vida.
- Estudos enfatizam a necessidade de intervenções preventivas e psicoterápicas para TEPT, e demonstram evidências de efetividade em tratamentos realizados em ambientes externos ao hospital.

INTRODUÇÃO

Nas últimas décadas, estudiosos documentaram o fato de que a experiência de receber um tratamento em unidade de terapia intensiva (UTI) pode ser muito estressante para os pacientes; estado que, em sua forma extrema, propicia traumas psíquicos prejudiciais ao processo de reabilitação global e à qualidade de vida pós-UTI.[1-4] Os traumas psíquicos são responsáveis pelo desenvolvimento de distúrbios emocionais graves, como o transtorno de estresse pós-traumático (TEPT) agudo e crônico, que contextualizam a importância do estudo dos fatores de risco e o acompanhamento cuidadoso dos pacientes, durante e após o tratamento em UTI. Estudos revelaram importantes análises epidemiológicas específicas, bem como demonstraram resultados de intervenções medicamentosas terapêuticas e preventivas.[3,5-9] Propostas de técnicas psicoterápicas preventivas e facilitadoras de um processo de reabilitação assistido, e mais promissor, também foram discutidas.[10-12]

O conceito de trauma teve suas bases fundamentadas nos estudos sobre as neuroses realizados por Sigmund Freud, o qual, inicialmente, utilizou o termo para referir as reações psicológicas diante de acidentes ferroviários e o impacto da morte em indivíduos veteranos de guerra, aprofundados nos estudos da psique humana. Assim, o termo "trauma", até então utilizado para referir acidentes corporais, foi aplicado a fenômenos psicológicos, trazendo ao conceito de traumatismo psicológico a noção de casualidade e tratamento. Posteriormente, os conceitos de trauma e neurose traumática propagaram-se durante a guerra do Vietnã, e encontraram solo fértil no movimento contra a violência e os efeitos psicológicos nocivos em populações envolvidas em conflitos armados. Esse movimento culminou na proposta de diagnóstico do TEPT na Classificação Diagnóstica Americana, em sua terceira versão (Diagnostic and Statistical Manual of Mental Disorders-DSM-III).[13]

Atualmente, o sistema diagnóstico mais utilizado na avaliação do TEPT é o publicado na 5ª edição da Classificação Diagnóstica Americana (DSM-V) da American Psychiatric Association,[5] e que possui critérios semelhantes aos da Classificação Internacional das Doenças (CID) da Organização Mundial de Saúde (OMS), atualmente em sua 11ª edição. Assim, o TEPT é definido como um conjunto de reações associadas à memória do evento traumático externo, o qual é decorrente de uma vivência de ameaça de morte–, por exemplo, acidentes automobilísticos, desastre natural e doença grave com risco de morte. Outras situações potencialmente traumáticas são consideradas, como a notícia de morte inesperada, ameaça de morte ou lesão experimentada por membro da família ou pessoa próxima, portanto, não sofrida diretamente pelo indivíduo. O indivíduo pode apresentar vivência persistente e intensa das memórias do evento traumático (reexperiência) que se manifestam de maneira intrusiva (sem controle do paciente), gerando sofrimento psicológico, alteração na cognição, no humor e na capacidade de atenção e memória, bem como manifestações fisiológicas semelhantes às ocorridas durante o evento, comportamento de esquiva e excitabilidade persistentes, podendo apresentar prejuízo ocupacional. Os sintomas, habitualmente, aparecem depois de um a três meses do evento traumático; configura um quadro agudo, se a sintomatologia estiver presente durante dois dias; um quadro crônico, se a sintomatologia persistir por mais de três meses; ou um quadro tardio, se a sintomatologia apresentar-se após seis meses.[14]

TRAUMA E A FORMAÇÃO DA MEMÓRIA TRAUMÁTICA EM UTI

O estar gravemente enfermo e em tratamento em UTI exige do paciente um grande esforço emocional e cognitivo, diante da angústia e do medo gerados pela constante ameaça de morte. A ameaça de morte pode ser vivida durante qualquer procedimento do cuidado, exame ou tratamento, tanto pelas características do intenso cuidado, dos tratamentos de elevado nível tecnológico, da alta complexidade e muitas vezes de natureza invasiva e do isolamento quanto pelo fato de as experiências serem depositárias do medo de morte. Assim, pode-se formar o trauma psicológico que é gerado por essas memórias de UTI e que possui um potencial traumático, na medida em que se relaciona com a vivência de ameaça de morte por estar gravemente enfermo.[2]

A memória traumática é um registro neurológico do trauma, a qual não é compreendida como um registro de qualquer evento estressor, mas, necessariamente, é um registro cognitivo revestido de conteúdo emocional do medo, gerado por um evento extremo, a ameaça de morte. Não há dúvida de que a memória para eventos com componente emocional é melhor do que para eventos neutros. Isso é claramente adaptativo, porque os estímulos emocionais, sejam prazerosos ou aversivos, são geralmente mais importantes para a sobrevivência das espécies. Evidências indicam que as memórias emocionais estabelecem-se por meio da amígdala e são mais resistentes à extinção e ao esquecimento. Esses achados são consistentes com a hipótese de que as respostas emocionais influenciam a memória, pelo menos em parte, por meio da amígdala, modulando o armazenamento da memória de longa duração. Esse processo de modulação da memória denomina-se sistema regulador endógeno mediado; durante e imediatamente após situações emocionalmente intensas ou estressantes, a amígdala cerebral e outros sistemas fisiológicos são ativados, incluindo a liberação de inúmeros hormônios. Acredita-se que esse sistema seja evolutivamente adaptativo, reforçando o papel das memórias na adaptação à sobrevivência da espécie humana e animal. Em condições de estresse emocional extremo, a operação desse sistema adaptativo pode possibilitar a formação de memórias fortes e intrusivas, características do TEPT.[15]

Não somente o registro da memória mas também o processo de evocação é responsável pelo desenvolvimento de sintomas emocionais prejudiciais, por exemplo, os quadros de ansiedade gerados pela presença persistente das memórias traumáticas. As memórias estão localizadas em estruturas cerebrais ativadas continuamente por processos moduladores neurais e, assim, as memórias de eventos estressantes são claramente mais acessíveis diante de emoções fortes, o que as torna muitas vezes conscientes e persistentes, como as memórias intrusivas encontradas em TEPT.[15]

O fato de evocar a memória estressante é, em si, angustiante e gerador de excitação interna (ansiedade), pois a evocação mobiliza toda a cadeia de associação endógena, emocional e cognitiva, derivada da memória inicial (potencialmente traumática). Tal movimento é acompanhado de uma constelação de fenômenos hormonais e neuro-humorais diferentes (processos moduladores de substâncias moduladoras das atividades neurológicas cerebrais) que, em si, levam o indivíduo a recrutar não só as cadeias cognitivas e emocionais, como também a reviver de maneira endógena o evento estressor, por meio da evocação da memória.[15]

Alguns estudos classificaram as memórias do período de internação em UTI como memórias reais (de eventos reais ocorridos), memórias de sentimentos e memórias ilusórias, sendo que as memórias ilusórias demonstraram forte correlação à formação da memória traumática e estão associadas ao desenvolvimento de estados agudos de ansiedade, sintomas fóbicos e TEPT.[2,5,8,16] As memórias ilusórias são memórias de formações delirantes e oníricas, gravadas no período da recuperação da consciência após a sedação. Esse período conduz o paciente a um estado de oscilação entre consciência e inconsciência, levando-o a interagir de forma instável com o ambiente externo, propiciando assim a formação de experiências emocionais com fragmentos da realidade. A formação dessas memórias foi associada a doenças, tratamento medicamentoso e ao estado de hipnose, produzido por drogas sedativas.[2,16]

PREVALÊNCIA E INCIDÊNCIA DO TEPT

Estudos demonstraram a prevalência do TEPT na população de pacientes internados em UTI geral entre 17% e 30%,[5-6,17] variação que pode ser possivelmente atribuída aos diferentes instrumentos de avaliação. Em amostras específicas de pacientes, a variação foi menor: 24% em pacientes com peritonite secundária,[18] 14% a 24% em pacientes com traumas físicos em razão de acidente por veículos motorizados e quedas[19-20] e 23% em pacientes que realizaram transplante de fígado.[21]

As taxas de incidência do TEPT apresentaram pouca variação nas amostras específicas e provenientes de UTI geral: 14% a 18% em pacientes cardíacos graves;[22-23] 24% em pacientes traumatizados;[24] 15% a 24% após 3 meses e 20% após 9 e 12 meses da alta de UTI geral.[25-27] Por outro lado, alguns estudos com amostras de pacientes de UTI geral revelaram baixa incidência com taxa de 8,5% para TEPT agudo e 5% para TEPT, mesmo com o uso de antidepressivos e neurolépticos, considerados fatores de risco para TEPT.[28-29]

Pesquisadores referiram que a variação das taxas de prevalência e incidência podem ser atribuídas aos diferentes instrumentos de avaliação aplicados (Impact Event Scale Revised; SCID – Structural Clinical Interview for the DSM-IV; Structural Clinical Interview; Posttraumatic Stress Syndrome 10-Questions Inventory), mesmo tendo apresentado confiabilidade e validade aceitáveis para as amostras estudadas.[5] Outros estudos consideraram que a variação das taxas pode ser atribuída também aos diferentes momentos de aplicação dos instrumentos e ao tamanho e especificidade diferentes das amostras avaliadas nos estudos citados.[30-31] A diferença no procedimento da sedação dos pacientes em UTI, prática diferenciada entre países e serviços, também foi apontada como sendo uma variável de risco importante para o TEPT, podendo influenciar as taxas.[28,32]

FATORES DE RISCO

A associação entre idade, gênero e o TEPT mostrou-se controversa. Referente a gênero, alguns estudos não demonstraram relação com a sintomatologia do TEPT.[2,4,6,17,33] Por outro lado, outros estudos apresentaram associação de gênero à sintomatologia do TEPT, sendo a proporção da manifestação do TEPT nas mulheres maior do que nos homens.[23,28-29,34] A idade dos pacientes não mostrou associação ao TEPT, em alguns estudos.[2,4,6,33] Em outros estudos: o TEPT esteve correlacionado inversamente com a idade;[17,31] pacientes após 50 anos apresentaram menos sintomas do TEPT;[23] pacientes jovens apresentaram maiores escores de ansiedade e depressão após 6 e 12 meses da alta hospitalar, bem como maiores níveis de sintomas comportamentais de evitação, além de memórias intrusivas que estiveram presentes na alta hospitalar, após 6 e 12 meses;[25] e nível grave do TEPT foi encontrado em jovens.[29]

Os fatores de risco referidos como associados ao TEPT foram:

a) História prévia de ansiedade, depressão ou pânico;[6,31]
b) Presença de memórias ilusórias;[2,6,31,33]
c) Presença de crenças e de comportamentos depressivos que impossibilitam o enfrentamento da situação de ameaça;[19]
d) Experiências estressantes como pesadelos e sentimentos de medo;[29,35]
e) Tempo de ventilação mecânica.[17,31]

A presença de sintomas de ansiedade e depressão mostrou forte correlação com o desenvolvimento de comportamentos de evitação e de memórias intrusivas (sintomatologia do TEPT).[25-26,31] A presença de memórias ilusórias decorrente da internação em UTI revelou correlação significativa com o aumento do TEPT agudo e crônico, transtorno de ansiedade, comportamentos fóbicos e transtornos de pânico, independentemente do instrumento de avaliação e do momento em que a avaliação foi realizada.[2,4,6,17,29,33]

Drogas sedativas e as respectivas dosagens foram estudas como fatores de risco para o desenvolvimento de *delirium* e consequente formação de memórias ilusórias em pacientes internados em UTI. Pacientes mais propensos a apresentar *delirium* foram:

a) Pacientes que receberam doses diárias altas de opioides (dose mediana de 88 mg/dia *versus* 43 mg/dia; $p = 0,039$);

b) Pacientes que apresentaram sintomas de abstinência da sedação e analgesia (78% da amostra; $p < 0,0001$).[27]

Os pacientes que receberam doses altas de propofol como sedativo não apresentaram *delirium*.[27] O total de doses do sedativo lorazepam recebidas por pacientes em UTI também foi associado ao TEPT; para cada aumento de 10 mg de lorazepam encontrou-se um aumento de 0,39 no escore total do instrumento de avaliação de sintomas do TEPT (Posttraumatic Stress Syndrome 10-Questions Inventory) (IC95% 0,17-0,61; $p = 0,04$).[23]

Ainda referente à sedação, os procedimentos de sedação contínua ou diária (retirada diária de sedação) foram referidos como fatores de risco e de proteção. Os pacientes que receberam sedação contínua e profunda apresentaram memórias ilusórias e poucas memórias reais sobre seu tratamento no período da sedação, portanto, estiveram suscetíveis ao desenvolvimento de sintomatologia do TEPT.[3,5] Porém, isso que ocorreu de maneira inversa quando os pacientes foram submetidos ao procedimento diário de sedação.[28,32] As variáveis: (a) tempo de internação em UTI; (b) diagnóstico inicial; (c) gravidade da doença; e (d) duração de *delirium*, não mostraram associação ao escore geral de ansiedade, depressão, estresse ou TEPT.[2,4,6,17,23,25,33-34]

TEPT E QUALIDADE DE VIDA

O desenvolvimento do TEPT em pacientes gravemente enfermos e que estiveram internados em UTI direciona o interesse de equipes de saúde para repercussões dos tratamentos administrados em UTI em curto e em longo prazo na vida dos pacientes. Estudos revelaram que o TEPT afeta a qualidade de vida dos pacientes, impactando a reabilitação física, emocional e social.

Estudo realizado com amostra de pacientes com síndrome respiratória aguda avaliou a qualidade de vida por meio do instrumento Medical Outcomes Study 36 Item Short Form (SF-36), e encontrou diferença significativa entre os grupos com e sem TEPT nas dimensões: saúde mental ($F = 54,11$; $df = 2$; $p = 0,0001$), aspectos físicos ($F = 36,81$; $df = 2$; $p = 0,0001$), capacidade funcional ($F = 17,92$; $df = 2$; $p = 0,0001$), dor ($F = 35,81$; $df = 2$; $p = 0,0001$) e estado geral de saúde ($F = 37,52$; $df = 2$; $p = 0,0001$).[34] Resultados semelhantes foram encontrados em outros estudos, respectivamente seguintes dimensões: saúde mental (−20%; $p = 0,001$), ($H = 11,92$; $p = 0,003$); vitalidade (−17%; $p = 0,002$); aspectos sociais (−13%; $p = 0,046$), ($H = 10,75$; $p = 0,005$) e maior frequência de dor (+27%; $p = 0,002$) e estado geral de saúde ($H = 12,11$; $p = 0,002$).[4,36] Estudo com amostra de pacientes cardíacos, após cirurgia, apresentou queda da saúde mental ($R = 0,52$; $p < 0,01$).[1] Esses dados evidenciam o impacto do TEPT na reabilitação de pacientes crônicos.

Outros estudos de ensaio clínico e revisão bibliográfica demonstraram que pacientes críticos com insuficiência de corticosteroides, que sofreram choque séptico e cirurgia cardíaca, foram beneficiados pelo tratamento com hidrocortisona, sendo que o grupo-tratamento, quando comparado ao grupo-controle, apresentou significante melhora da sintomatologia do TEPT, da qualidade de vida e de reabilitação.[3-4,37]

Estudo qualitativo fenomenológico das reações de estresse pós-traumático, em pacientes após internação em UTI, revelou que a internação foi vivida como uma situação de vida fora de controle, em que os sentimentos de impotência e o medo do desconhecido geraram experiências de profundo impacto – jamais vivido – e repercussões ao longo da reabilitação. As variações fenomenológicas foram relacionadas com os efeitos das memórias traumáticas, como:

a) Ser assombrado pelo trauma;
b) Necessidade de escapar;
c) Aflição e tensão, em relação à situação de vida;
d) Poder ser transformado e afetado pelo conteúdo da memória.[38]

TRATAMENTOS

Intervenções medicamentosas

Estudos de tratamento do TEPT em UTI demonstraram que o uso de bloqueadores beta-adrenérgicos diminuiu a frequência das memórias traumáticas em pacientes após cirurgia cardíaca, porém esse resultado não foi estatisticamente significante.[1] Os pacientes do grupo-tratamento que receberam hormônio norepinefrina durante a cirurgia cardíaca demonstraram uma significativa diminuição na sintomatologia do TEPT e melhora na qualidade de vida, quando comparados com o grupo-controle.[7] Com o uso de epinefrina, ao contrário, apresentou-se aumento das memórias ilusórias traumáticas e índices elevados de estresse e TEPT.[1]

Outros estudos descreveram que a administração de hidrocortisona pode inibir a formação de memórias intrusivas e resultar em consequente diminuição de aparecimento de sintomas do TEPT ou de sintomas de estresse crônico. Entretanto, os mecanismos desse efeito não foram evidenciados, bem como não se produziu efeito sobre a formação nem sobre o número de memórias traumáticas. A administração de hidrocortisona introduzida no período pré-operatório de cirurgia cardíaca seguiu os seguintes parâmetros: 100 mg por 10 minutos de hidrocortisona, antes da anestesia; infusão contínua de 10 mg/hora, por 24 horas, no primeiro dia do pós-operatório; 5 mg/hora no segundo dia do pós-operatório; 3 vezes ao dia de 20 mg no terceiro dia do pós-operatório; 3 vezes ao dia de 10 mg no quarto dia do pós-operatório.[3,7-8,16,37]

Pesquisadores investigaram os efeitos do procedimento de interrupção diária da sedação e constataram que os pacientes não submetidos a esse procedimento tiveram mais memórias ilusórias e significativa diminuição na sintomatologia do TEPT (11,2 *versus* 27,3, $p = 0,02$). Os autores sugerem que a memória real da experiência da UTI proporcionada pela interrupção diária da sedação pode ser fator protetor.[32] A sedação diária demonstrou benefícios aos pacientes como a alteração e melhora dos processos de memória, diminuição da quantidade de medicação, bem como a diminuição do tempo de ventilação mecânica. Estes fatores podem estar associados ao desenvolvimento de TEPT.[32]

Por outro lado, outro estudo verificou que 90% dos pacientes foram submetidos à sedação contínua, o que também pode ter protegido e reduzido significativamente o tipo de memória ilusória com vivências de ameaça de morte.[12] Pacientes com nível de sedação abaixo de 2, medida avaliada por meio da Sedation Agitation Scale, apresentam rebaixamento no nível de alerta atencional, extremamente necessário para a aquisição e consolidação de memórias, sejam elas reais ou ilusórias. Nesse caso, o rebaixamento do alerta (sedação SAS nível 2), assim como a interrupção total da sedação, podem ser fatores de proteção do TEPT, pois ambas minimizam a consolidação de experiências emocionais adversas associadas a memórias ilusórias (memórias traumáticas). Dessa maneira, permanecer alerta, com maior tempo de contato com a realidade, ou permanecer com rebaixamento do alerta durante a sedação parece proteger o indivíduo de sintomas do TEPT, minimizando a consolidação das memórias e a vivência emocional adversa associada à memória real ou ilusória. Essa hipótese ainda é reforçada no referido estudo, pois todos os participantes tiveram memórias ilusórias, mas apenas 15% (três sujeitos) deles as viveram com grande carga emocional, como se fossem memórias reais, e demoraram um tempo significativo para torná-las compreensíveis e adaptadas a conteúdos da realidade. Esses participantes que desenvolveram sintomas do TEPT foram exatamente aqueles que tiveram várias interrupções do procedimento de sedação, com retornos à consciência, e se mantiveram por maior tempo em SAS nível 3, com dificuldade para manter o nível de alerta e em estado de maior confusão mental. Assim, parece que pacientes em nível intermediário de sedação estão mais propensos à formação de memórias traumáticas, pois a flutuação do nível de alerta pode permitir-lhes adquirir conteúdos de memórias reais ou delirantes, com importante carga emocional, o que aumenta a probabilidade de sintomas ansiosos e de memórias intrusivas.[2]

Intervenções psicológicas

Estudos que utilizaram técnicas cognitivas e comportamentais, com foco na memória traumática, demonstraram bons resultados de efetividade, ressaltando que o evento traumático foi trabalhado fora do contexto estressor.[11,39]

Os estudos de revisão de efetividade de técnicas cognitivas e comportamentais revelaram que são boas as opções no tratamento do TEPT.[10-11] As técnicas propostas, em seu conjunto, têm como finalidade ensinar o paciente a identificar a crise e aplicar estratégias, visando a minimização dos sintomas, proporcionando-lhe a capacidade de identificar, avaliar e ressignificar a cognição disfuncional associada à memória do evento estressante.[10] Tais estudos propõem a revivência da memória estressora e tratam de aplicar as técnicas ao tratamento do TEPT configurado, com tempo indeterminado e fora do ambiente real gerador do evento estressor.

Um estudo teve como proposta avaliar a efetividade da aplicação de um manual educativo, após a alta hospitalar. O manual continha informações explicativas e sugestivas de enfrentamento diante do aparecimento de sintomas como a ansiedade, a depressão, o transtorno de estresse pós-traumático e sintomas referentes à recuperação física. Houve uma redução do aparecimento de sintomas depressivos ($F = 10,47$; $df = 1$; $p = 0,004$), porém sem diferença na manifestação de sintomas de ansiedade e do TEPT.[40]

No Hospital Israelita Albert Einstein, no Brasil, uma pesquisadora desenvolveu um estudo com o objetivo de avaliar a efetividade de uma intervenção psicológica de apoio na prevenção do TEPT, em pacientes sedados e internados em UTI, porém os resultados encontrados demonstraram que não houve efeito significativo da intervenção sobre a sintomatologia do TEPT. A intervenção psicológica de apoio foi desenvolvida para o estudo com o foco principal de prevenção do TEPT, por meio da minimização da consolidação das possíveis memórias traumáticas, no momento da formação em UTI. A intervenção foi composta por técnicas cognitivas e comportamentais aplicadas ao paciente, à equipe assistencial, à família e ao ambiente. Apesar disso, a complexa gama de fatores de risco e componentes do tratamento clínico demonstrou ser importante na compreensão dos resultados.[12]

Estudos em UTI geral encontraram cerca de 30% de prevalência e 25% de incidência do TEPT.[5,26] Entretanto, no estudo anteriormente mencionado, os pacientes do grupo-controle (GC) e do grupo-intervenção (GI) tiveram poucos sintomas, e apenas 15% dos participantes preencheram critérios para TEPT. O baixo número de sintomas encontrados nos dois grupos pode estar associado à baixa frequência de fatores de risco para o desenvolvimento do TEPT apresentados pelos sujeitos. Além disso, 70% do GC e 40% do GI receberam hidrocortisona durante o tratamento na UTI, o que pode ter minimizado os sintomas de memórias intrusivas e de hiperestimulação.[7] Outro aspecto discutido como interferente no resultado foi o tipo de sedação profunda utilizada (Sedation Agitation Scale nível 2), que configurou-se como um possível fator protetor para desenvolvimento de sintomas.[12]

Dessa maneira, a pesquisa concluiu que a intervenção não teve efeito sobre a consolidação da memória traumática e nem sobre o desenvolvimento do TEPT, porém os resultados apontaram para um importante efeito na minimização da sintomatologia ansiosa e para o desenvolvimento de um bom enfrentamento da situação crítica e reabilitação, ainda em UTI.[12]

CONSIDERAÇÕES FINAIS

Os estudos evidenciaram que pacientes internados em UTI passam por uma experiência de grande potencial traumático, e que uma parte importante deles desenvolve quadros emocionais graves, incluindo o transtorno de estresse pós-traumático. Essas experiências são acompanhadas de um sofrimento psicológico, que repercutem de forma prejudicial na reabilitação global do paciente.

Estudos recomendam intervenções medicamentosas, como o uso da hidrocortisona, como profilaxia no tratamento do estresse crônico e do TEPT. A hidrocortisona inibe a manifestação intrusiva das memórias, porém não interfere na formação das memórias traumáticas.[3,7-8,16,37] Outros estudos enfatizam a necessidade de intervenções preventivas e psicoterápicas para TEPT, e demonstram evidências de efetividade em tratamentos realizados em ambientes externos ao hospital.[10-11,39] Entretanto, novas pesquisas de efetividade de intervenção psicológica devem ser desenvolvidas com o objetivo de prevenção em contexto hospitalar, considerando os seguintes critérios: a inclusão representativa de pacientes de risco para TEPT; análise do fator de risco-sedação e formação da memória traumática; e avaliação do TEPT agudo e reação aguda ao estresse como uma variável resposta.

Portanto, a necessidade de cuidados aos pacientes críticos e estratégias de suporte é enfatizada pela literatura. Esses cuidados visam prevenir e aliviar o sofrimento gerado pela experiência do TEPT, e, assim, é recomendável o treinamento de equipes de saúde na identificação do TEPT e no desenvolvimento de intervenção global.

REFERÊNCIAS BIBLIOGRÁFICAS

1. Schelling G, Richter M, Roozendaal B, Rothenhäusler HB, Krauseneck T, Stoll C, et al. Exposure to high stress in the intensive care unit may have negative effects on health-related quality-of-life outcomes after cardiac surgery. Crit Care Med. 2003;31(7):1971-80.
2. Jones C, Griffiths RD, Humphris G, Skirrow PM. Memory, delusions, and the development of acute posttraumatic stress disorder-related symptoms after intensive care. Crit Care Med. 2001;29(3):573-80.
3. Schelling G, Stoll C, Kapfhammer HP, Rothenhäusler HB, Krauseneck T, Durst K, et al. The effect of stress doses of hydrocortisone during septic shock on posttraumatic stress disorder and health-related quality of life in survivors. Crit Care Med. 1999;27(12):2678-83.
4. Schelling G, Stoll C, Haller M, Briegel J, Manert W, Hummel T, et al. Health-related quality of life and posttraumatic stress disorder in survivors of the acute respiratory distress syndrome. Crit Care Med. 1998;26(4):651-9.
5. Scragg P, Jones A, Fauvel N. Psychological problems following ICU treatment. Anaesthesia. 2001;56(1):9-14.
6. Nickel M, Leiberich P, Nickel C, Tritt K, Mitterlehner F, Rother W, Loew T. The occurrence of posttraumatic stress disorder in patients following intensive care treatment: a cross-sectional study in a random sample. J Intensive Care Med. 2004;19(5):285-90.
7. Weis F, Kilger E, Roozendaal B, de Quervain DJ, Lamm P, Schmidt M, et al. Stress doses of hydrocortisone reduce chronic stress symptoms and improve health-related quality of life in high-risk patients after cardiac surgery: a randomized study. J Thorac Cardiovasc Surg. 2006;131(2):277-82.
8. Schelling G, Kilger E, Roozendaal B, de Quervain DJ, Briegel J, Dagge A, et al. Stress doses of hydrocortisone, traumatic memories, and symptoms of posttraumatic stress disorder in patients after cardiac surgery: a randomized study. Biol Psychiatry. 2004;55(6):627-33.
9. Caiuby AVS, Andreoli PBA, Andreoli SB. Transtorno de estresse pós-traumático em pacientes de unidade de terapia intensiva. Rev Bras Ter Intensiva. 2010;22(1):77-84.
10. Knapp P, Caminha RM. Terapia cognitiva do transtorno de estresse pós-traumático. Rev Bras Psiquiatr. 2003 Jun;25 Suppl 1:31-6.
11. Soares BG, Lima MS. Estresse pós-traumático: uma abordagem baseada em evidências. Rev Bras Psiquiatr. 2003 Jun;25 Suppl 1:62-6.
12. Caiuby AVS. Estudo de efetividade de intervenção psicológica de apoio na prevenção de sintomas de transtorno de estresse pós-traumático em pacientes submetidos a sedação e internados em unidade de terapia intensiva [tese]. São Paulo: Universidade Federal de São Paulo, 2010.
13. Schestatsky S, Shansis F, Ceitlin LH, Abreu PBS, Hauck S. Historical evolution of the concept of posttraumatic stress disorder. Rev Bras Psiquiatr. 2003;25 Suppl 1:8-11.
14. American Psychiatry Association. Manual Diagnóstico e Estatístico de Transtornos Mentais. 5a ed. Porto Alegre: Artes Médicas, 2014.
15. Quevedo J, Feier G, Agostinho FR, Martins MR, Roesler R. Consolidação da memória e estresse pós-traumático. Rev Bras Psiquiatr. 2003 Jun;25 Suppl 1:25-30.
16. Griffiths RD, Jones C. Delirium, cognitive dysfunction and posttraumatic stress disorder. Curr Opin Anaesthesiol. 2007;20(2):124-9.
17. Cuthbertson BH, Hull A, Strachan M, Scott J. Post-traumatic stress disorder after critical illness requiring general intensive care. Intensive Care Med. 2004;30(3):450-5.
18. Boer KR, Mahler CW, Unlu C, Lamme B, Vroom MB, Sprangers MA, et al. Long-term prevalence of post-traumatic stress disorder symptoms in patients after secondary peritonitis. Crit Care. 2007;11(1):R30.
19. Schnyder U, Mörgeli H, Nigg C, Klaghofer R, Renner N, Trentz O, et al. Early psychological reactions to life-threatening injuries. Crit Care Med. 2000;28(1):86-92.
20. Richter JC, Waydhas C, Pajonk FG. Incidence of posttraumatic stress disorder after prolonged surgical intensive care unit treatment. Psychosomatics. 2006;47(3):223-30.
21. Rothenhäusler HB, Ehrentraut S, Kapfhammer HP, Lang C, Zachoval R, Bilzer M, et al. Psychiatric and psychosocial outcome of orthotopic liver transplantation. Psychother Psychosom. 2002;71(5):285-97.
22. Rothenhäusler HB, Grieser B, Nollert G, Reichart B, Schelling G, Kapfhammer HP. Psychiatric and psychosocial outcome of cardiac surgery with cardiopulmonary bypass: a prospective 12-month follow-up study. Gen Hosp Psychiatry. 2005;27(1):18-28.
23. Girard TD, Shintani AK, Jackson JC, Gordon SM, Pun BT, Henderson MS, et al. Risk factors for post-traumatic stress disorder symptoms following critical illness requiring mechanical ventilation: a prospective cohort study. Crit Care. 2007;11(1):R28.
24. Matsuoka Y, Nishi D, Nakajima S, Kim Y, Homma M, Otomo Y. Incidence and prediction of psychiatric morbidity after a motor vehicle accident in Japan: the Tachikawa Cohort of Motor Vehicle Accident Study. Crit Care Med. 2008;36(1):74-80.
25. Rattray JE, Johnston M, Wildsmith JA. Predictors of emotional outcomes of intensive care. Anaesthesia. 2005;60(11):1085-92.
26. Sukantarat K, Greer S, Brett S, Williamson R. Physical and psychological sequelae of critical illness. Br J Health Psychol. 2007;12(Pt 1):65-74.
27. Jones C, Bäckman C, Capuzzo M, Flaatten H, Rylander C, Griffiths RD. Precipitants of post-traumatic stress disorder following intensive care: a hypothesis generating study of diversity in care. Intensive Care Med. 2007;33(6):978-85.

28. Capuzzo M, Valpondi V, Cingolani E, Gianstefani G, De Luca S, Grassi L, et al. Post-traumatic stress disorder-related symptoms after intensive care. Minerva Anestesiol. 2005;71(4):167-79.
29. Samuelson KA, Lundberg D, Fridlund B. Stressful memories and psychological distress in adult mechanically ventilated intensive care patients - a 2-month follow-up study. Acta Anaesthesiol Scand. 2007;51(6):671-8.
30. Griffiths J, Fortune G, Barber V, Young JD. The prevalence of post--traumatic stress disorder in survivors of ICU treatment: a systematic review. Intensive Care Med. 2007;33(9):1506-18.
31. Jackson JC, Hart RP, Gordon SM, Hopkins RO, Girard TD, Ely EW. Post-traumatic stress disorder and post-traumatic stress symptoms following critical illness in medical intensive care unit patients: assessing the magnitude of the problem. Crit Care. 2007;11(1):R27.
32. Kress JP, Gehlbach B, Lacy M, Pliskin N, Pohlman AS, Hall JB. The long--term psychological effects of daily sedative interruption on critically ill patients. Am J Respir Crit Care Med. 2003;168(12):1457-61.
33. Jones C, Skirrow P, Griffiths RD, Humphris GH, Ingleby S, Eddleston J, et al. Rehabilitation after critical illness: a randomized, controlled trial. Crit Care Med. 2003;31(10):2456-61.
34. Deja M, Denke C, Weber-Carstens S, Schröder J, Pille CE, Hokema F, et al. Social support during intensive care unit stay might improve mental impairment and consequently health-related quality of life in survivors of severe acute respiratory distress syndrome. Crit Care. 2006;10(5):R147.
35. Mohta M, Sethi AK, Tyagi A, Mohta A. Psychological care in trauma patients. Injury. 2003;34(1):17-25.
36. Kapfhammer HP, Rothenhäusler HB, Krauseneck T, Stoll C, Schelling G. Posttraumatic stress disorder and health-related quality of life in long-term survivors of acute respiratory distress syndrome. Am J Psychiatry. 2004;161(1):45-52.
37. Schelling G, Roozendaal B, Krauseneck T, Schmoelz M, DE Quervain D, Briegel J. Efficacy of hydrocortisone in preventing posttraumatic stress disorder following critical illness and major surgery. Ann N Y Acad Sci. 2006;1071:46-53.
38. Corrigan I, Samuelson KA, Fridlund B, Thomé B. The meaning of posttraumatic stress-reactions following critical illness or injury and intensive care treatment. Intensive Crit Care Nurs. 2007;23(4):206-15.
39. Friedman M. Tratamentos psicológicos para TEPT. In: Friedman M. Transtorno de estresse agudo e pós-traumático: as mais recentes estratégias de avaliação e tratamento. Porto Alegre: Artes Médicas, 2009. p.49-67.
40. Meyer NJ, Hall JB. Brain dysfunction in critically ill patients -- the intensive care unit and beyond. Crit Care. 2006;10(4):223.

SEÇÃO 24

ÍNDICES PROGNÓSTICOS EM UTI

COORDENADORES

Rui Moreno ▪ Murillo Santucci Cesar de Assunção

CAPÍTULO 292
SISTEMAS DE PONTUAÇÃO E RESULTADO DE PREDIÇÃO

Rui Moreno
Antonio Paulo Nassar Junior
Susana Afonso
Philipp Metnitz

> *"Quando você pode medir um fenômeno sobre o qual você está falando e expressá-lo em números, você sabe algo sobre isso. Mas, quando você não pode expressá-lo em números, o seu conhecimento é vago e insatisfatório. Pode ser o princípio do conhecimento, mas você progrediu muito pouco em direção ao estado da ciência".*
>
> Lord Kelvin (1824-1907)

DESTAQUES

- A complexidade dos cuidados intensivos – abrangendo uma população com diferentes características clínicas – faz da avaliação das unidades de terapia intensiva uma tarefa também extremamente complexa.
- Avaliar quais tratamentos e práticas são efetivos e se os custos e a eficiência do cuidado prestado nos principais subgrupos de pacientes são adequados passa também pelos vários instrumentos de avaliação de resultado.
- Os instrumentos de avaliação mais comuns contemplam a pontuação geral de gravidade e/ou mortalidade do doente e modelos de previsão de resultado geral.
- Para quantificar também a morbidade em grupos específicos de pacientes, especialmente os sépticos, surgiram os escores de disfunção orgânica/falência como o SDMO, LODS e o SOFA, todos conceitualmente semelhantes.
- Alguns instrumentos quantificam a utilização de recursos em cada paciente da UTI, permitindo não apenas uma estimativa indireta do prognóstico mas também o cálculo de vários índices de eficácia. Todos os modelos exigem atualização para preservar o desempenho.
- As ferramentas mais recentes de previsão de resultado geral são mais complexas do que as anteriores, incorporando mais amplamente as razões e circunstâncias responsáveis pela admissão na UTI, e têm de ser avaliadas fora das populações para as quais foram desenvolvidas.
- A escolha de qual modelo usar é em grande parte subjetiva e depende do banco de dados de referência que o usuário deseja usar. A precisão dos modelos é dinâmica e deve ser reanalisada periodicamente.
- A utilização de qualquer modelo deve ser complementar à avaliação clínica e feita no sentido mais estrito para a coleta de dados e definições das variáveis e análise estatística de sua precisão.
- O desafio futuro é incorporar novas informações sobre o genótipo e fenótipo aos modelos para a tomada de decisão clínica e evoluir de previsões de grupo para as individuais, o que permitirá controlar melhor as variações nas características individuais do paciente e avaliar com maior precisão o desempenho e o custo-eficácia das práticas de UTI.

INTRODUÇÃO

Após as primeiras tentativas de concentrar pacientes mais graves perto de postos de enfermagem, iniciadas por Florence Nightingale durante a Guerra da Crimeia, no século XIX (no que pode ser considerado o início dos cuidados intensivos),[1] o mundo assistiu ao tratamento intensivo dispensado às vítimas da epidemia de poliomielite na Dinamarca e ao desenvolvimento surpreendente do monitoramento e das técnicas de apoio à vida que ocorreram nessa fase para a criação de equipes dedicadas de médicos e enfermeiros, trabalhando em espaços isolados, em que as admissões dos doentes eram definidas pela gravidade de seu estado e não pela doença primária ou pela especialidade de atendimento. Logo esses espaços se proliferaram e as pessoas começaram a chamá-los de unidades de terapia intensiva – as UTI ou *salles de reanimation* (no mundo francófono).

A existência dessas unidades e o amplo uso dos recursos, em especial o de recursos humanos, criaram a necessidade sistemática de avaliação da eficácia dos seus procedimentos e práticas. As UTI estão admitindo os pacientes corretos no momento correto, já que a maioria das doenças tratadas em UTI é dependente do tempo? Os pacientes corretos estão recebendo alta no tempo correto, poupando-se dinheiro e recursos escassos e valiosos? Os processos de cuidado estão garantindo no âmbito individual a melhor segurança possível ao paciente e, no coletivo, a melhor eficácia das práticas clínicas e não clínicas? Em outras palavras: as UTI estão cuidando dos pacientes no momento certo e tendo os melhores resultados possíveis? Nessa especialidade nova, mas dinâmica, é pequena a evidência científica sobre quais tratamentos e práticas são efetivos e, em especial, sobre os custos e a eficiência do cuidado prestado nos principais subgrupos de pacientes.

Essa avaliação é extremamente complexa, pois o cuidado intensivo é feito em uma população muito heterogênea e é influenciado por muitas variáveis não clínicas tais como as diferenças de estilos de vida e de ambiente cultural, bem como as estruturas e organizações diferentes nos sistemas de saúde em diversos países. É, portanto, muito difícil reduzir a qualidade e segurança da terapia intensiva para números objetivos, para algo adequadamente mensurável, e permitir a quantificação e comparação dessas variáveis entre diferentes instituições ou na mesma instituição ao longo do tempo.

Apesar da existência de sistemas específicos de pontuação desde 1950, a serem usados em recém-nascidos (tais como o escore de Apgar[2]) ou em pacientes com infarto do miocárdio agudo,[3] os sistemas de pontuação de gravidade foram introduzidos no campo da medicina intensiva no início dos anos 1980. Seu racional estava perto da perfeição (apesar de ser melhor na avaliação da eficácia do que da segurança ou da economia), mas sua facilidade de uso e de interpretação, associada à tendência que os intensivistas têm de quantificar variáveis, logo os popularizaram.[4-5] Ao final dos anos 1990, a comunidade científica tinha diversos tipos desses instrumentos e seu uso foi amplo, embora nem sempre correto.

ATUALIZAÇÃO NA TERMINOLOGIA

Atualmente, o intensivista pode escolher e usar diversos instrumentos de avaliação de risco. Destes, os mais comuns são:

- **Escores gerais de gravidade:** estratificam pacientes com base na gravidade da doença, atribuindo a cada um deles uma pontuação crescente à medida que a gravidade da doença aumenta;
- **Modelos prognósticos gerais:** além da capacidade de estratificar pacientes de acordo com a gravidade, preveem um determinado resultado – geralmente a condição na alta hospitalar (vivo ou morto) – com base em um determinado conjunto de variáveis de prognóstico – avaliadas em um determinado período de tempo.

Esses modelos permitem que médicos e pesquisadores avaliem desfechos de pacientes graves, levando em conta suas características subjacentes e o fato de que o resultado de diferentes grupos de pacientes deve ser padronizado. Dessa forma, os modelos permitem que médicos e pesquisadores considerem diversas características que podem afetar o desfecho dos pacientes, independentemente do tratamento recebido. Os modelos prognósticos foram desenvolvidos para aplicação em grupos heterogêneos de pacientes; eles preveem o que seria a mortalidade agregada no momento da alta hospitalar de um grupo de pacientes com um certo número de doenças concomitantes e um certo grau de disfunção fisiológica, se eles foram tratados em uma UTI virtual utilizada para desenvolver o modelo.

Em meados dos anos 1990, a tentativa de desenvolver instrumentos capazes de quantificar não só a mortalidade mas também a morbidade em grupos específicos de pacientes – especialmente naqueles com sepse –, levou ao desenvolvimento dos chamados escores de disfunção orgânica, tais como o Multiple Organ Dysfunction Score (MODS),[6] Logistic Organ Dysfunction Score (LODS) e [7] o Sequential Organ Failure Assessment (SOFA).[8] Estes escores foram desenvolvidos principalmente para descrever as disfunções orgânicas e não para prever a sobrevida. No entanto, seu uso à alta da UTI para previsão de mortalidade hospitalar também foi descrito.[9]

Alguns instrumentos foram desenvolvidos para quantificar a utilização de recursos em cada paciente da UTI, permitindo não apenas uma estimativa indireta do prognóstico (já que, de certa forma, a gravidade da doença apresenta uma correlação positiva com o uso de recursos) mas também para calcular vários índices de eficácia, tais como a carga de trabalho de enfermagem dispendida ou a taxa de utilização de trabalho.[10] Todos os escores são bastante semelhantes em termos de conceito, atribuindo um determinado número de pontos para cada atividade de enfermagem, variando principalmente no número e tipo de tarefas avaliadas. Por essa razão, são geralmente agrupados sob o nome de escores de enfermagem ou de atividade terapêuticas. Os mais comuns são o *therapeutic intervention scoring system* ou TISS (tanto os originais[11-12] quanto suas simplificações – o TISS-28[13] e os *nine equivalents of nursing manpower use score* ou NEMS)[14] ou a sua última variação, o índice de atividade de enfermagem (NAS, do inglês *nursing activity score*),[15] que nunca alcançou uso generalizado.

Além desses instrumentos, outros foram introduzidos para aplicação em grupos específicos de pacientes (p. ex.: o índice de Apgar, já mencionado para recém-nascidos)[2] ou para doenças únicas (p. ex.: o escore de Ranson)[16] ou o escore de previsão de resultado de pancreatite (POP)[17] para a pancreatite aguda, o EuroSCORE I ou II (agora em sua segunda versão), para os pacientes submetidos à cirurgia cardíaca,[18] ou vários sistemas específicos para trauma, ou baseados nas classificações morfológicas da lesão traumática de base,[19] na fisiologia do paciente[20-21] ou em uma combinação de ambos.[22] A maioria deles tem sido criticada pela sua calibração fundamentada em bancos de dados exclusivamente norte-americanos, que dificilmente são aplicáveis em outras regiões, e pela sua falta de precisão prognóstica em pacientes idosos que apresentam vários distúrbios fisiológicos e doenças crônicas, independentemente da lesão traumática.[23]

Os escores de gravidade geral, tais como o APACHE ou o SAPS, contudo, funcionam bem no ajuste de alterações fisiológicas, mas não fornecem meios para descrever a gravidade do trauma e, assim, também não são eficientes para pacientes traumatizados.[24] A questão é ainda assunto de debate, e como afirmaram Glance e colaboradores recentemente, "é atualmente impossível usar um desses sistemas para determinar 'a melhor prática' para atendimento de trauma, e recomenda-se a atualização dos sistemas existentes".[25]

Dado o escopo deste capítulo, serão abordados aqui os usos e potencialidades dos escores de predição de resultados de modelos gerais em pacientes cirúrgicos.

SISTEMAS DE PONTUAÇÃO DE GRAVIDADE GERAL DAS DOENÇAS E MODELOS DE PREVISÃO DE RESULTADO GERAL

Introduzidos na maioria das UTI no início de 1990 (pelo menos 50% dessas unidades em todo o mundo, de acordo com dados não publicados do estudo SAPS 3), após a publicação do Acute Physiology and Chronic Health Evaluation – APACHE II e III,[26-27] do Simplified Acute Physiology Score – SAPS II[28] e do Mortality Prediction Model – MPM,[29] esses instrumentos tiveram sua época de ouro nos anos 1990. Eles têm sido usados em quase todos os estudos clínicos realizados nesse período e constituíram a base para a avaliação de UTI em uma série de centros de auditoria nacionais e internacionais.

No final daquela década, o seu desempenho prognóstico começou a se deteriorar lentamente à medida que o tempo passava. As diferenças nas características de base dos pacientes internados, nas circunstâncias da admissão na UTI e na disponibilidade de medidas terapêuticas gerais e específicas introduziram uma lacuna crescente entre a mortalidade real e a prevista.[30] No geral, no final de 1990, percebeu-se em quase todos os países do mundo um aumento na média de idade dos pacientes internados, um aumento na gravidade dos pacientes internados na UTI (leitos hospitalares gerais foram encolhendo), com um maior número de pacientes cronicamente doentes e imunossuprimidos, e um aumento no número de internações em virtude de infecção grave, sepse, síndrome do desconforto respiratório no adulto (SDRA) e trauma.[31-33] Além disso, houve uso inadequado desses instrumentos fora do seu espaço de amostragem, especialmente para o risco de ajuste em estudos clínicos.[34-35]

Temporariamente, a customização foi usada para enfrentar esses problemas. Uma vez que atualmente todos os modelos de previsão de resultados gerais existentes utilizam equações de regressão logística para estimar a probabilidade de um determinado resultado em um paciente, levando em conta um certo conjunto de variáveis de previsão, a primeira abordagem possível para melhorar a calibração de um modelo, quando o modelo original não descreve adequadamente a população, é a customização.[36] Vários métodos e sugestões têm sido propostos para tanto,[37] baseados na escolha de uma de duas estratégias:

- A personalização do *logit* (o primeiro nível de customização), a introdução de ligeiras modificações na equação logística (sem alterar os pesos das variáveis constituintes), como proposto por Le Gall ou Apolone.[38-39]
- A customização dos coeficientes de todas as variáveis do modelo (segundo nível de customização) como descrito para o modelo MPM II_0.[36]

Ambos os métodos foram usados no passado com sucesso parcial em aumentar a capacidade de prognóstico nos modelos.[36,40] No entanto, falham quando o problema da pontuação se refere à discriminação ou ao mau desempenho em subgrupos de pacientes.[41] Esse fato pode ser justificado pela falta de novas variáveis, que podem trazer melhores previsões nesse contexto específico. Essa é a razão, como demonstrado recentemente pelos autores do presente capítulo,[42] pela qual mesmo os escores mais sofisticados perdem a discriminação com o tempo (enquanto, curiosamente, mantêm sua calibração).

Exemplos dessa abordagem são o desenvolvimento de modelos customizados e expandidos do SAPS II,[43] na França, por Jean-Roger Le Gall e colaboradores, e a publicação (também na França) de outra variante do modelo SAPS II,[44] por Philipe Aegerter e colaboradores. A publicação do modelo de Terapia Intensiva Nacional de Auditoria e Centro de Pesquisa (Intensive Care National Audit and Research Centre – ICNARC)[45] no Reino Unido, por David A. Harrison e colaboradores, está realmente na fronteira entre uma adaptação extrema do modelo APACHE II – que já havia sido adaptado ao país no início de 1990 por Kathy

Rowan e colaboradores[46-48] – e o desenvolvimento de um novo sistema, embora muito específico a esse país.

Durante os últimos anos, três novos modelos de previsão de resultado geral foram desenvolvidos e publicados: o SAPS 3, em 2005; o APACHE IV, em 2006; e o MPM III$_0$, em 2007.[49] Eles representam atualmente as melhores escolhas para uso em populações gerais de UTI, e por isso serão analisados aqui.

SAPS 3

Quase simultaneamente às tentativas para customizar os modelos existentes, o grupo que os autores do presente capítulo integram decidiu abordar o problema iniciando a partir do zero. Esse esforço levou à publicação do modelo de admissão SAPS 3,[50-51] desenvolvido por Rui Moreno, Philipp Metnitz, Eduardo Almeida e Jean-Roger Le Gall em nome do Grupo de Pesquisa de Resultados SAPS 3. O projeto foi aprovado pela European Society of Intensive Care Medicine (ESICM) e apoiado pelo Centro Austríaco de Documentação e Garantia de Qualidade em Cuidados de Medicina Intensiva (ASDI), a Sociedade Portuguesa de Cuidados Intensivos (SPCI) e o Centro de Economia Médica e Pesquisa (MERCS) no Reino Unido.

O estudo utilizou dados de um total de 19.577 pacientes internados em 307 unidades de terapia intensiva em todo o mundo, de 14 de outubro a 15 de dezembro de 2002. Essa base multinacional de dados de alta qualidade refletiu a heterogeneidade dos pacientes internados em UTI. O projeto foi concebido, em primeiro lugar, para se concentrar na Europa, porque se acreditava que tal estratégia produziria uma coorte mais homogênea de pacientes, o que, por sua vez, forneceria uma linha de referência mais estável para futuras comparações. Essa ideia foi discutida em várias reuniões e finalmente abandonada, permitindo que o banco de dados de SAPS 3 refletisse melhor as diferenças de pacientes e sistemas de saúde, conhecidas por afetar o resultado. Elas incluem, por exemplo, diferentes composições genéticas; diferentes estilos de vida; distribuições heterogêneas das principais doenças em diferentes regiões; questões como o acesso ao sistema de saúde em geral e a cuidados intensivos, em especial; e uso das principais medidas diagnósticas e terapêuticas na UTI. Embora a inclusão de unidades de terapia intensiva fora da Europa e dos Estados Unidos certamente tenha aumentado a sua representatividade, deve-se reconhecer que ainda não se pode determinar em qual medida o banco de dados de SAPS 3 reflete realmente a heterogeneidade de pacientes graves no mundo todo.

Com base em dados coletados no momento da admissão na UTI (± 1 hora), os autores desenvolveram coeficientes de regressão por meio de regressão logística multinível para estimar a probabilidade de óbito hospitalar. O modelo final, que compreende 20 variáveis, apresentou boa discriminação, sem grandes diferenças entre condições específicas de pacientes, e a calibração também foi satisfatória. Equações específicas para diferentes regiões geográficas (América do Norte, América do Sul e Central, sul da Europa e Mediterrâneo, Europa Central, norte da Europa e Australásia) foram desenvolvidas e demonstraram uma boa calibração e discriminação. Curiosamente, o determinante de mortalidade hospitalar mudou de forma notável desde o início dos anos 1990,[27] sendo que doenças crônicas e circunstâncias da admissão em UTI responderam por quase três quartos do poder prognóstico do modelo (Figura 292.1).

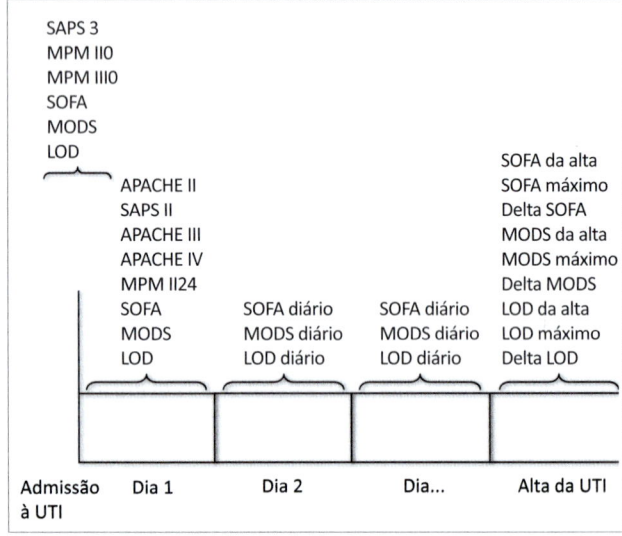

FIGURA 292.1. *Time-window* após admissão na UTI para a aplicação de cada escore de gravidade.

Apesar de estar "envelhecendo", o SAPS 3 é ainda hoje um dos valores de referência de nível mundial, mantendo uma boa discriminação enquanto perde lentamente a sua calibração, como demonstrado em uma revisão sistemática recente.[42]

O modelo é totalmente gratuito para uso na comunidade científica, e todos os dados e software necessários para o seu cálculo estão disponíveis no site do projeto (www.saps3.org). Vários estudos na Europa e na América do Sul[52] têm demonstrado sua validade e parecem demonstrar resultados positivos.

MODELO APACHE IV

Cerca de seis meses após a publicação do modelo SAPS 3, Jack E. Zimmerman, um dos autores dos modelos originais do APACHE, publicou, em colaboração com colegas da Cerner Corporation (Vienna, Virgínia), o modelo APACHE IV.[53]

O estudo fundamentou-se em uma base de dados de 110.558 internações consecutivas durante 2002 e 2003 em 104 unidades de terapia intensiva em 45 hospitais nos Estados Unidos, integrantes do banco de dados APACHE III.

O APACHE IV usa os piores valores durante as primeiras 24 horas dos pacientes na UTI e um procedimento de regressão logística multivariada para estimar a probabilidade de óbito hospitalar.

As variáveis de previsão se assemelharam às do APACHE III, mas foram adicionadas novas variáveis e usados diferentes modelos estatísticos. A precisão das previsões do

APACHE IV foi analisada sobre a base global de dados e nos principais subgrupos de pacientes. O APACHE IV teve boa discriminação e calibração. Para 90% dos 116 diagnósticos de admissão em UTI, a razão da mortalidade observada para a prevista não foi significativamente diferente de 1. Nas previsões que compararam as versões de APACHE III desenvolvidas 7 e 14 anos anteriormente, houve pouca mudança quanto à discriminação, mas a mortalidade agregada foi sistematicamente superestimada conforme o modelo ficava mais "velho". Quando avaliada quanto a condições específicas, a precisão da previsão foi mantida em alguns diagnósticos, mas, para outros, pareceu refletir mudanças na abordagem ou na terapia.

Mais informações sobre o modelo e a possibilidade de calcular a probabilidade de morte para pacientes individuais estão disponíveis no website da Cerner Corporation, <http://www.criticaloutcomes.cerner.com>. Além disso, uma planilha de cálculo do APACHE IV está disponível em <http://www.mecriticalcare.net/icu_scores/apacheIV.php>.

MPM III$_0$

O MPM III$_0$ foi descrito e publicado em 2007 por Tom Higgins e colaboradores,[49] e teve como base a análise retrospectiva de dados de 124.855 pacientes internados em 135 unidades de terapia intensiva, em 98 hospitais participantes do Projeto IMPACT entre 2001 e 2004 (UTI norte-americanas).

Os autores verificaram que todas as variáveis originalmente descritas no MPM-II$_0$ permaneceram associadas com a mortalidade (por vezes, com uma mudança apenas em seu peso relativo) e adicionaram dois fatores para o novo modelo. Na população em que se desenvolveu o modelo, o MPM-III$_0$ apresentou uma calibração adequada por comparação gráfica da mortalidade real *versus* mortalidade esperada, razão de mortalidade observada e esperada e uma baixa estatística Hosmer-Lemeshow (11,62; $p = 0,31$), indicando boa calibração. A área sob a curva ROC foi 0,823, indicando boa discriminação do modelo.

Nos últimos anos, alguns estudos de validação foram publicados, sem resultados relevantes.[54-56]

Além de especificidades, os três novos modelos de predição de risco têm vários equívocos estatísticos (em sua construção e na avaliação) que podem comprometer a precisão dos resultados e, especialmente, as conclusões tiradas, como demonstrado por Breslow[57-58] e Bertolini & Poole[59-60] e colaboradores. Os autores deste capítulo recomendam enfaticamente aos interessados no tema a ler esses manuscritos, sobretudo os de Michael J. Breslow, que confirmam, acima de qualquer dúvida, a existência do que chamamos em 1998 de "uniformidade de ajuste",[41] isto é, a influência global dos resultados em subgrupos específicos de pacientes na *performance* geral de escores de gravidade.

ESCORES DE DISFUNÇÕES ORGÂNICAS

Semelhantes em seus conceitos básicos, mas não em seus objetivos, essas pontuações, conhecidas como escores de disfunções orgânicas, geralmente diferem entre si nos sistemas orgânicos incluídos no escore, nas definições usadas para a disfunção de órgãos e na escala de classificação utilizada.[61-62] A maioria delas contempla seis sistemas principais – cardiovascular, respiratório, hematológico, nervoso central, renal e hepático – sendo que outros sistemas, tais como o gastrintestinal, normalmente são excluídos. Os primeiros escores avaliaram a falência de órgãos como presentes ou ausentes, mas essa abordagem é muito dependente de como os limites para a função do órgão são definidos. Os escores mais recentes consideram, portanto, as disfunções orgânicas como um espectro. A maioria dos escores foi desenvolvida para a população geral da UTI, mas alguns foram voltados especificamente para o paciente séptico.[8,63-66] Três dos escores desenvolvidos mais recentemente, que serão analisados mais adiante, têm como principal diferença a definição de disfunção do sistema cardiovascular. São eles: o Escore MODS,[6] o SOFA[8] e o LODS.[7]

Muito semelhantes entre si, especialmente os escores MODS e SOFA, eles têm como principal diferença o método escolhido para a avaliação da disfunção cardiovascular: enquanto o SOFA usa a pressão arterial e o nível de suporte adrenérgico, o MODS adota uma variável composta [frequência cardíaca × (pressão venosa central ÷ pressão arterial média)], e o LODS considera a frequência cardíaca e a pressão arterial sistólica no seu cálculo. Uma comparação entre eles, publicada apenas como resumo, foi apresentada no 10º Congresso Anual da European Society of Intensive Care Medicine (Paris 1997), e os resultados parecem indicar maior capacidade discriminativa dos escores SDMO e SOFA sobre o LODS.[67] No entanto, o pequeno tamanho da amostra requer uma validação adicional.

Esses modelos também permitem estimativa do risco de morte após a alta da UTI.[9] Medidas derivadas, tais como a pontuação máxima e a diferença entre a pontuação máxima durante a estadia na UTI e a pontuação de admissão também foram descritas como marcadores prognósticos.[68]

Modelos mistos, integrando escores de disfunções orgânicas e escores de gravidade geral, foram publicados,[69-70] mas nunca alcançaram ampla aceitação.

Uma longa discussão sobre qual escore utilizar pode ser encontrada em um texto de Moreno e Rhodes.[71]

É provável que, em um futuro próximo, todos os escores precisem ser reajustados conforme aparecerem novas definições de sepse e de disfunções orgânicas.

TOMANDO UMA DECISÃO

Nos últimos três anos, assistiu-se ao desenvolvimento e implementação da uma nova geração de modelos de previsão de resultado geral. Mais complexos do que os homólogos anteriores, esses novos modelos recorrem fortemente a registro de dados computadorizados e análise (embora o modelo SAPS 3 ainda possa ser calculado facilmente à mão), incorporando mais amplamente as razões e circunstâncias responsáveis pela admissão à UTI. Agora, esses instrumentos têm de ser adequadamente avaliados fora das populações para as quais foram desenvolvidos.

A escolha entre eles permanece em grande parte subjetiva e depende do banco de dados de referência que o usuário deseja usar: os centros dos Estados Unidos participantes do banco de dados APACHE III (APACHE IV), as UTI norte-americanas integrantes do projeto IMPACT (MPM III_0) ou uma amostra mais heterogênea de UTI em todas as principais regiões do globo (SAPS 3). A ausência de qualquer taxa sobre o modelo SAPS 3 e a existência de equações específicas para cada região do mundo deveriam ser ponderadas com a participação contínua e paga em um programa de banco de dados, proporcionando um apoio mais profissional e análise dos dados. Provavelmente, com o passar do tempo e o acúmulo de mais dados sobre países específicos, é provável que mais equações próprias de cada país sejam desenvolvidas.

Uma vez que a ciência evolui, é natural a expectativa de que mais informações sobre o nosso genótipo e fenótipo sejam incorporadas no processo de tomada de decisão clínica. Essa informação certamente será usada para estratificar pacientes com risco de certas doenças (como lesão pulmonar aguda) e para ajudar o médico na escolha da melhor terapia para um paciente. Consequentemente, o desafio futuro é incorporar essa informação aos modelos de então, evoluindo de previsões de grupo para as previsões individuais. Conforme isso seja feito, será possível controlar melhor as variações nas características individuais do paciente e avaliar com maior precisão o desempenho e a relação custo-eficácia das práticas de UTI.

No momento, e não importa o modelo escolhido, os usuários devem ter em mente que a precisão desses modelos é dinâmica e deve ser reanalisada periodicamente (para grupos mais cooperativos, é necessário customizá-los uma vez por ano), e que quando a precisão se deteriorar esses modelos devem ser revisados e/ou atualizados. Além disso, a sua utilização deve ser complementar, e não alternativa ao uso de avaliação clínica, uma vez que os métodos de previsão são propensos ao erro,[72] especialmente em pacientes individuais.[73] Por fim, para maximizar a sua precisão preditiva, eles devem ser utilizados no sentido mais estrito para a coleta de dados e definições das variáveis (Figura 292.1)[74] e na análise estatística de sua precisão.[59-60]

Também devem ser observados alguns cuidados na interpretação dos dados, porque a análise gráfica por estratos de risco está substituindo progressivamente o método clássico da razão entre mortalidade observada e mortalidade esperada (ver Figuras 292.2 e 292.3). Métodos mais complexos de análise de dados permitem a avaliação do desempenho de UTI de acordo com a gravidade dos pacientes internados[75] (dois exemplos da apresentação gráfica dessa metodologia estão nas Figuras 292.4 e 292.5).

COMO ESCOLHER UM MODELO GERAL DE PREVISÃO DE RESULTADO?

O conhecimento da probabilidade de um resultado tem o potencial de ajudar os médicos, pacientes e familiares quanto a opções de tratamento. No entanto, vários fatores tais como a disponibilidade e escolhas de recursos terapêuticos e a resposta ao tratamento podem influenciar os resultados. Assim, em geral, os índices de prognóstico não devem ser usados para a avaliação de pacientes individuais.

Índices prognósticos também são amplamente utilizados em estudos clínicos para descrever a gravidade da população estudada, permitindo a comparação entre os dois braços de um estudo de intervenção, por exemplo. Outro uso potencial de índices prognósticos é a melhor alocação de recursos de acordo com a gravidade dos casos de uma unidade.

Entretanto, no âmbito institucional, os índices são comumente usados para avaliar o desempenho de uma UTI e sua comparação com outras unidades. Essa avaliação é feita pela comparação da mortalidade observada e mortalidade prevista de pacientes internados na UTI em observação durante um período de tempo, como um ano, por exemplo. A relação entre a mortalidade observada e mortalidade esperada (MO/ME) é conhecida como razão de mortalidade padronizada (*standardised mortality ratio* – SMR). Em geral, considera-se bom resultado uma relação MO/ME < 1 e um mau resultado uma relação MO/ME > 1 (levando-se em consideração os respectivos intervalos de confiança de 95%). No entanto, essa consideração pode ser demasiado simplista, se não incluir vários fatores.

Em primeiro lugar, antes de adotar um índice prognóstico, deve-se avaliar se ele é calibrado para a população estudada. Normalmente, índices prognósticos gerais não são adequados para as UTI que admitem pacientes com determinadas condições.[76] Entretanto, a avaliação da calibração pode ser

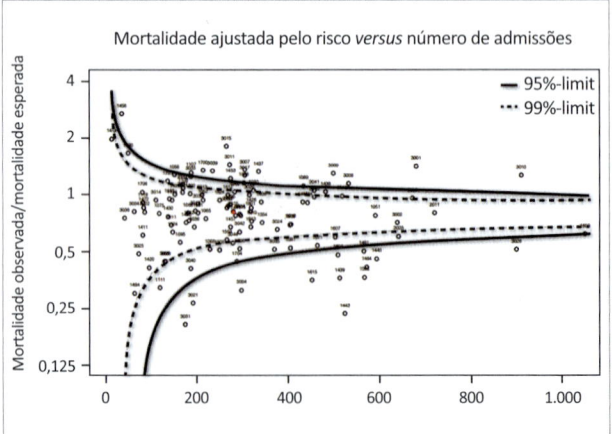

FIGURA 292.2. Apresentação de dados sobre a eficácia de um grupo de UTI usando gráficos de funil.
O: observado; E: esperado.
Fonte: Dados do relatório anual de UTI do centro austríaco para documentação e garantia de qualidade em medicina intensiva (ASDI).

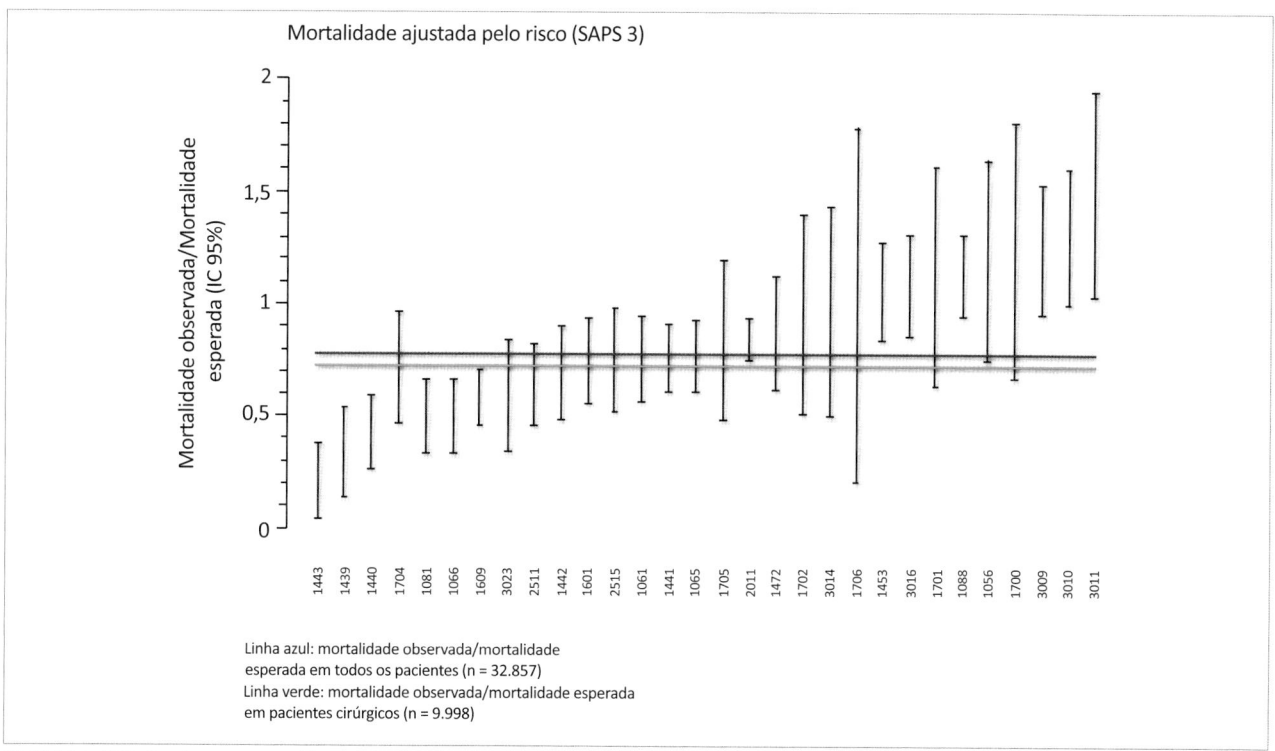

FIGURA 292.3. Apresentação de dados normalizados sobre a eficácia de um grupo de UTI usando razão padronizada de mortalidade.
O: observado; E: esperado.
Fonte: Dados do Relatório Anual de UTI do Centro Austríaco para Documentação e Garantia de Qualidade em Medicina Intensiva (ASDI).

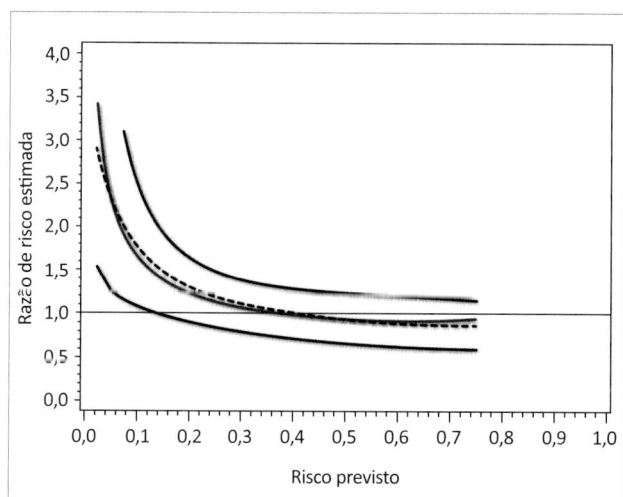

FIGURA 292.4. Apresentação de dados sobre a eficácia de uma UTI de acordo com o tipo de paciente internado usando o Gerenciamento de Perfil de Risco como proposto por Moreno e colaboradores e grupo de UTI usando dados normalizados da razão de mortalidade padronizada. Neste exemplo, o desempenho da UTI aumenta de acordo com o aumento da gravidade da doença.
Fonte: Dados do relatório anual de unidades de cuidados intensivos do centro austríaco para documentação e garantia de qualidade em medicina intensiva (ASDI).

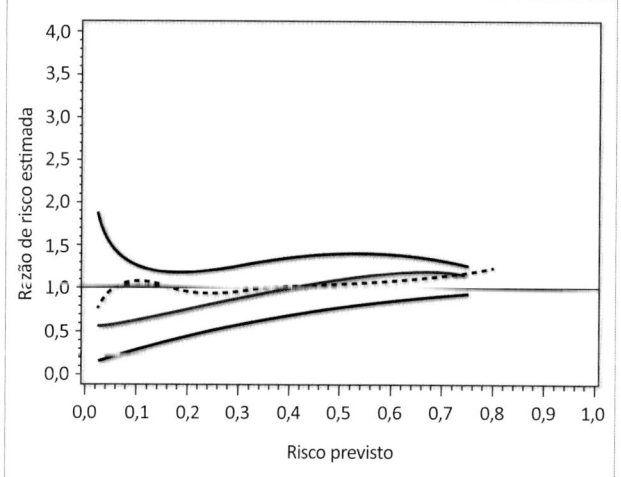

FIGURA 292.5. Apresentação de dados sobre a eficácia de uma UTI de acordo com o tipo de paciente internado usando o Gerenciamento de Perfil de Risco como proposto por Moreno e colaboradores e grupo de UTI usando dados normalizados de razão de mortalidade padrão. Neste exemplo, o desempenho da UTI diminui de acordo com o aumento da gravidade da doença.
Fonte: Dados do relatório anual de UTI do centro austríaco para documentação e garantia de qualidade em medicina intensiva (ASDI).

problemática. Como a estatística Hosmer-Lemeshow (HL) é fortemente dependente do tamanho da amostra,[77] as pequenas diferenças entre as mortalidades preditas e observadas envolvendo um grande número de pacientes podem levar a variações significativas no índice de "calibragem ideal".[78] Uma revisão sistemática de estudos de validação externa da SAPS 3 mostrou correlação positiva entre os pacientes do estudo e calibração estatisticamente inadequada.[42] Assim, um índice prognóstico só deve ser usado somente por esse fato. Como mencionado anteriormente, uma solução possível é customizar o índice e calcular um novo coeficiente para as variáveis previamente incluídas no modelo.

Em segundo lugar, devem-se observar diferenças no perfil dos pacientes estudados. A proporção de doentes com certas condições pode variar de uma unidade para outra, o que impacta a avaliação com base em índices prognósticos.[41,79-80] Além disso, deve-se avaliar a razão de risco de pacientes em diferentes estratos de gravidade, já que as UTI em hospitais sem unidades intermediárias (semi-intensivas) admitem pacientes de menor gravidade do que aquelas situadas em hospitais que dispõem dessas unidades.[41,81]

Em terceiro lugar, deve-se levar em conta o perfil da unidade analisada. Por exemplo, algumas unidades poderão ser excelentes em pacientes menos graves, mas não em mais graves – e, em virtude de uma alta proporção de pacientes menos graves internados, a relação entre MO/ME pode ser baixa, porém não será uniforme quando se considera o risco de diferentes estratos.[75] Culturalmente, as unidades também podem ter diferentes perfis. Pacientes com doenças crônicas avançadas que são admitidos em unidades com um perfil mais "agressivo" têm maior chance de sobreviver à hospitalização do que os pacientes com o mesmo perfil que são internados em unidades que têm uma proposta de cuidados paliativos mais desenvolvida.[82]

Portanto, ao utilizar a relação MO/ME gerada a partir de índices de prognóstico para avaliar a qualidade de atendimento de uma UTI e compará-la com outras, é necessário ter muita cautela com os resultados. Essas avaliações podem ser realizadas, mas o diagnóstico deveria ser dado apenas após a análise das variáveis envolvidas, como o perfil de pacientes. Melhor opção é, obviamente, seguir a evolução da unidade ao longo do tempo caso o perfil seja mantido. Além disso, outros fatores como taxa de infecções hospitalares, de readmissão precoce e de satisfação dos pacientes e suas famílias deveriam ser levados em consideração a fim de demonstrar a qualidade de um serviço.

REFERÊNCIAS BIBLIOGRÁFICAS

1. Nightingale F. Notes on hospitals. 3rd ed. London: Longman, Green, Longman, Roberts, and Green, 1863. p.89.
2. Apgar V. A proposal for a new method of evaluation of the newborn infant. Curr Res Anesth Analg. 1953;32:260-7.
3. Killip 3rd T, Kimball JT. Treatment of myocardial infarction in a coronary care unit. Am J Cardiol. 1967;20:457-64.
4. Knaus WA, Zimmerman JE, Wagner DP, Draper EA, Lawrence DE. APACHE – acute physiology and chronic health evaluation: a physiologically based classification system. Crit Care Med. 1981;9:591-7.
5. Le Gall J-R, Loirat P, Alperovitch A. Simplified acute physiological score for intensive care patients. Lancet. 1983;ii:741.
6. Marshall JC, Cook DA, Christou NV, Bernard GR, Sprung CL, Sibbald WJ. Multiple organ dysfunction score: a reliable descriptor of a complex clinical outcome. Crit Care Med. 1995;23:1638-52.
7. Le Gall JR, Klar J, Lemeshow S, Saulnier F, Alberti C, Artigas A, et al. The logistic organ dysfunction system. A new way to assess organ dysfunction in the intensive care unit. JAMA. 1996;276:802-10.
8. Vincent J-L, Moreno R, Takala J, Willats S, De Mendonça A, Bruining H, et al. The SOFA (Sepsis-related organ failure assessment) score to describe organ dysfunction/failure. Int Care Med. 1996;22:707-10.
9. Moreno R, Miranda DR, Matos R, Fevereiro T. Mortality after discharge from intensive care: the impact of organ system failure and nursing workload use at discharge. Intensive Care Med. 2001;27:999-1004.
10. Moreno R, Reis Miranda D. Nursing staff in intensive care in Europe. The mismatch between planning and practice. Chest. 1998;113:752-8.
11. Cullen DJ, Civetta JM, Briggs BA, Ferrara LC. Therapeutic intervention scoring system: a method for quantitative comparison of patient care. Crit Care Med. 1974;2:57-60.
12. Keene AR, Cullen DJ. Therapeutic intervention scoring system: update 1983. Crit Care Med. 1983;11:1-3.
13. Reis Miranda D, de Rijk A, Schaufeli W. Simplified Therapeutic Intervention Scoring System: The TISS 28 items – Results from a multicenter study. Crit Care Med. 1996;24:64-73.
14. Reis Miranda D, Moreno R, Iapichino G. Nine equivalents of nursing manpower use score (NEMS). Int Care Med. 1997;23:760-5.
15. Miranda DR, Nap R, de Rijk A, Schaufeli W, Iapichino G. Nursing activities score. Crit Care Med. 2003;31:374-82.
16. Ranson JHC, Rifkind KM, Roses DF, Fink SD, Eng K, Spencer FC et al. Prognostic signs and the role of operative management in acute pancreatitis. Surg Gynecol Obstet. 1974;139:69-81.
17. Harrison DA, D'Amico G, Singer M. The Pancreatitis Outcome Prediction (POP) Score: a new prognostic index for patients with severe acute pancreatitis. Crit Care Med. 2007;35:1703-8.
18. Nashef SA, Roques F, Michel P, Gauducheau E, Lemeshow S, Salamon R. European system for cardiac operative risk evaluation (EuroSCORE). Eur J Cardiothorac Surg. 1999;16:9-13.
19. Backer S, O'Neill B, Haddon Jr. W, Long WN. The injury severity score: a method for describing patients with multiple injuries and evaluating emergency care. J Trauma. 1974;14:187-96.
20. Champion HR, Sacco WJ, Carnazzo AJ, Copes W, Fouty WJ. Trauma score. Crit Care. 1981;9:672-6.
21. Champion HR, Sacco WJ, Copes WS, Gann DS, Gennarelli TA, Flanagan ME. A revision of the Trauma Score. J Trauma. 1989;29(5):623-9.
22. Champion HR, Sacco WJ, Hunt TK. Trauma severity scoring to predict mortality. World J Surg. 1983;7:4-11.
23. Pickering SAW, Esberger D, Moran CG. The outcome following major trauma in the elderly. Predictors of survival. Injury. 1999;30:703-6.
24. Sicignano A, Giudici D. Probability model of hospital death for severe trauma patients based on the Simplified Acute Physiology Score I: development and validation. J Trauma. 1997;43:585-9.
25. Glance LG, Osler TM, Dick AW. Evaluating trauma center quality: does the choice of the severity-adjustment model make a difference? J Trauma. 2005;58:1265-71.
26. Knaus WA, Draper EA, Wagner DP, Zimmerman JE. APACHE II: a severity of disease classification system. Crit Care Med. 1985;13:818-29.
27. Knaus WA, Wagner DP, Draper EA, Zimmerman JE, Bergner M, Bastos PG, et al. The APACHE III prognostic system. Risk prediction of hospital mortality for critically ill hospitalized adults. Chest. 1991;100:1619-36.
28. Le Gall JR, Lemeshow S, Saulnier F. A new simplified acute physiology score (SAPS II) based on a European/North American multicenter study. JAMA. 1993;270:2957-63.
29. Lemeshow S, Teres D, Klar J, Avrunin JS, Gehlbach SH, Rapoport J. Mortality Probability Models (MPM II) based on an international cohort of intensive care unit patients. JAMA. 1993;270:2478-86.
30. Moreno R, Matos R. The "new" scores: what problems have been fixed, and what remain. Curr Opin Critical Care. 2000;6:158-65.
31. Angus DC, Linde-Zwirble WT, Lidicker J, Clermont G, Carcillo J, Pinsky MR. Epidemiology of severe sepsis in the United States: analysis of incidence, outcome and associated costs of care. Critical Care Med. 2001;29:1303-10.

32. Martin GS, Mannino DM, Eaton S, Moss M. The epidemiology of sepsis in the United States from 1979 through 2000. N Engl J Med. 2003;348:1546-54.
33. Angus DC, Pires Pereira CA, Silva E. Epidemiology of Severe Sepsis Around the World. Endocr Metab Immune Disord Drug Targets. 2006;6:207-12.
34. Bernard GR, Vincent JL, Laterre PF, LaRosa SP, Dhainaut JF, Lopez-Rodriguez A, et al. CD, for the Recombinant Human Activated Protein C Worldwide Evaluation in Severe Sepsis (PROWESS) Study Group. Efficacy and Safety of Recombinant Human Activated Protein C for Severe Sepsis. N Engl J Med. 2001;344:699-709.
35. Ely EW, Laterre PF, Angus DC, Helterbrand JD, Levy H, Dhainaut JF, et al. Drotrecogin alfa (activated) administration across clinically important subgroups of patients with severe sepsis. Crit Care Med. 2003;31:12-9.
36. Moreno R, Apolone G. The impact of different customization strategies in the performance of a general severity score. Crit Care Med. 1997;25:2001-8.
37. Zhu BP, Lemeshow S, Hosmer DW, Klarm J, Avrunin J, Teres D. Factors affecting the performance of the models in the mortality probability model and strategies of customization: a simulation study. Crit Care Med. 1996;24:57-63.
38. Le Gall JR, Lemeshow S, Leleu G, Klar J, Huillard J, Rué M, et al. Customized probability models for early severe sepsis in adult intensive care patients. JAMA. 1995;273:644-50.
39. Apolone G, D'Amico R, Bertolini G, Iapichino G, Cattaneo A, De Salvo G, et al. The performance of SAPS II in a cohort of patients admitted in 99 Italian ICUs: results from the GiViTI. Intensive Care Med. 1996;22:1368-78.
40. Metnitz PG, Valentin A, Vesely H, Alberti C, Lang T, Lenz K, et al. Prognostic performance and customization of the SAPS II: results of a multicenter Austrian study. Intensive Care Med. 1999;25:192-7.
41. Moreno R, Apolone G, Reis Miranda D. Evaluation of the uniformity of fit of general outcome prediction models. Intensive Care Med. 1998;24:40-7.
42. Nassar Junior AP, Malbouisson LM, Moreno R. Evaluation of simplified acute physiology score 3 performance: a systematic review of external validation studies. Critical Care. 2014;18(3):R117.
43. Le Gall JR, Neumann A, Hemery F, Bleriot JP, Fulgencio JP, Garrigues B, et al. Mortality prediction using SAPS II: an update for French intensive care units. Critical Care. 2005;9:R645-R52.
44. Aegerter P, Boumendil A, Retbi A, Minvielle E, Dervaux B, Guidet B. SAPS II revisited. Intensive Care Med. 2005;31:416-23.
45. Harrison DA, Parry GJ, Carpenter JR, Short A, Rowan K. A new risk prediction model for critical care: The Intensive Care National Audit & Research Centre (ICNARC) model. Critical Care Med. 2007;35:1091-8.
46. Rowan KM, Kerr JH, Major E, McPherson K, Short A, Vessey MP. Intensive Care Society's APACHE II study in Britain and Ireland – I: Variations in case mix of adult admissions to general intensive care units and impact on outcome. Br Med J. 1993;307:972-7.
47. Rowan KM, Kerr JH, Major E, McPherson K, Short A, Vessey MP. Intensive Care Society's APACHE II study in Britain and Ireland – II: Outcome comparisons of intensive care units after adjustment for case mix by the American APACHE II method. Br Med J. 1993;307:977-81.
48. Rowan KM, Kerr JH, Major E, McPherson K, Short A, Vessey MP. Intensive Care Society's Acute Physiology and Chronic Health Evaluation (APACHE II) study in Britain and Ireland: A prospective, multicenter, cohort study comparing two methods for predicting outcome for adult intensive care patients. Crit Care Med. 1994;22:1392-401.
49. Higgins TL, Teres D, Copes WS, Nathanson BH, Stark M, Kramer AA. Assessing contemporary intensive care unit outcome: An updated Mortality Probability Admission Model (MPM0-III). Crit Care Med. 2007;35:827-35.
50. Metnitz PG, Moreno RP, Almeida E, Jordan B, Bauer P, Campos RA, et al. From evaluation of the patient to evaluation of the intensive care unit. Part 1: Objectives, methods and cohort description. Intensive Care Med. 2005;31:1336-44.
51. Moreno RP, Metnitz PG, Almeida E, Jordan B, Bauer P, Campos RA, et al. From evaluation of the patient to evaluation of the intensive care unit. Part 2: Development of a prognostic model for hospital mortality at ICU admission. Intensive Care Med. 2005;31:1345-55.
52. Poole D, Rossi C, Anghileri A, Giardino M, Latronico N, Radrizzani D, et al. External validation of the Simplified Acute Physiology Score (SAPS) 3 in a cohort of 28,357 patients from 147 Italian intensive care units. Intensive Care Med. 2009;35(11):1916-24.
53. Zimmerman JE, Kramer AA, McNair DS, Malila FM. Acute Physiology and Chronic Health Evaluation (APACHE) IV: Hospital mortality assessment for today's critically ill patients. Crit Care Med. 2006;34:1297-310.
54. Soares M, Silva UV, Teles JM, Silva E, Caruso P, Lobo SM, et al. Validation of four prognostic scores in patients with cancer admitted to Brazilian intensive care units: results from a prospective multicenter study. Intensive Care Med. 2010;36:1188-95.
55. Costa e Silva VT, de Castro I, Liano F, Muriel A, Rodriguez-Palomares JR, Yu L. Performance of the third-generation models of severity scoring systems (APACHE IV, SAPS 3 and MPM-III) in acute kidney injury critically ill patients. Nephrol Dial Transplant. 2011;26:3894-901.
56. Nassar APJ, Mocelin AO, Nunes AL, Giannini FP, Brauer L, Andrade FM, et al. Caution when using prognostic models: a prospective comparison of 3 recent prognostic models. J Critical Care. 2012;27:423 e1-7.
57. Breslow MJ, Badawi O. Severity Scoring in the Critically Ill. Part 2: Maximizing Value From Outcome Prediction Scoring Systems. Chest. 2012;2012:1.
58. Breslow MJ, Badawi O. Severity Scoring in the Critically Ill. Part 1—Interpretation and Accuracy of Outcome Prediction Scoring Systems. Chest. 2012;141:245-52.
59. Poole D, Bertolini G. Outcome-based benchmarking in the ICU Part I: Statistical tools for the creation and validation of severity scores. In: Chice J-D, Moreno R, Putensen C, Rhodes A. Patient Safety and Quality of Care In Intensive Care Medicine. Berlin: Medizinisch Wissenschaftiche Verlagsgesellschaft, 2009. p.141-50.
60. Poole D, Bertolini G. Outcome-based benchmarking in the ICU Part II: Use and limitations of severity scores in critical care. In: Chiche J-D, Moreno R, Putensen C, Rhodes A. Patient Safety and Quality of Care in Intensive Care Medicine. Berlin: Medizinisch Wissenschaftiche Verlagsgesellschaft, 2009. p.151-60.
61. Bertleff MJ, Bruining HA. How should multiple organ dysfunction syndrome be assessed? A review of the variations in current scoring systems. Eur J Surg. 1997;163:405-9.
62. Marshall JD, Bernard G, Le Gall JR, Vincent JL. The measurement of organ dysfunction/failure as an ICU outcome. Sepsis. 1997;1:41.
63. Elebute EA, Stoner HB. The grading of sepsis. Br Jf Surg. 1983;70:29-31.
64. Stevens LE. Gauging the severity of surgical sepsis. Arch Surg. 1983;118:1190-2.
65. Meek M, Munster AM, Winchurch RA, et al. The Baltimore Sepsis Scale: measurement of sepsis in patients with burns using a new scoring system. J Burn Care Rehabil. 1991;12:564-8.
66. Baumgartner ID, Bula C, Vaney C, et al. A novel score for predicting the mortality of septic shock patients. Critical Care Med. 1992;20:953-60.
67. Moreno R, Pereira E, Matos R, Fevereiro T. The evaluation of cardiovascular dysfunction/failure in multiple organ failure [abstract]. Intensive Care Med. 1997;23:S153.
68. Moreno R, Vincent JL, Matos R, Mendonça A, Cantraine F, Thijs L, et al. The use of maximum SOFA score to quantify organ dysfunction/failure in intensive care. Results of a prospective, multicentre study. Intensive Care Med. 1999;25:686-96.
69. Chang RW, Jacobs S, Lee B. Predicting outcome among intensive care unit patients using computerised trend analysis of daily Apache II scores corrected for organ system failure. Intensive Care Med. 1988;14:558-66.
70. Timsit JF, Fosse JP, Troche G, De Lassence A, Alberti C, Garrouste-Orgeas M, et al. Accuracy of a composite score using daily SAPS II and LOD scores for predicting hospital mortality in ICU patients hospitalized for more than 72 h. Intensive Care Med. 2001;27:1012-21.
71. Moreno R, Rhodes A. MODS Scores: Which One Should I Use? In: Rello J, Lipman J, Lisboa T, eds. Sepsis Management: PIRO and MODS. Heidelberg, Dordrecht, London, New York: Springer, 2012. p.7-22.

72. Sinuff T, Adhikari NKJ, Cook DJ, Schünemann HJ, Griffith LE, Rocker G, et al. Mortality predictions in the intensive care unit: Comparing physicians with scoring systems. Crit Care Med. 2006;34:878-85.
73. Booth FV, Short M, Shorr AF, Arkins N, Bates B, Qualy RL, et al. Application of a population-based severity scoring system to individual patients results in frequent misclassification. Critical Care. 2006;9:R522-9.
74. Rowan K. The reliability of case mix measurements in intensive care. Curr Opin Crit Care. 1996;2:209-13.
75. Moreno RP, Hochrieser H, Metnitz B, Bauer P, Metnitz PGH. Characterizing the risk profiles of intensive care units. Intensive Care Med. 2010;36:1207-12.
76. Nassar JAP, Mocelin AO, Andrade FM, Brauer L, Giannini FP, Nunes AL, et al. SAPS 3, APACHE IV or GRACE: which score to choose for acute coronary syndrome patients in intensive care units? São Paulo Med J. 2013;131:173-8.
77. Kramer AA, Zimmerman JE. Assessing the calibration of mortality benchmarks in critical care: The Hosmer-Lemeshow test revisited. Crit Care Med. 2007;35:2052-6.
78. Peek N, Arts DG, Bosman RJ, van der Voort PH, Keizer NF. External validation of prognostic models for critically ill patients required substantial sample sizes. J Clin Epidemiol. 2007;60:491-501.
79. Glance LG, Osler T, Shinozaki T. Effect of Varying the Case Mix on the Standardized Mortality Ratio and W Statistic. A Simulation Study. Chest. 2000;117:1112-7.
80. Glance LG, Osler TM, Papadakos P. Effect of mortality rate on the performance of the Acute Physiology and Chronic Health Evaluation II: A simulation study. Crit Care Med. 2000;28:3424-8.
81. Eachempati SR, Hydo LJ, Barie PS. The effect of an intermediate care unit on the demographics and outcomes of a surgical intensive care unit population. Arch Surg. 2004;139:315-9.
82. Azoulay kE, Pochard F, Garrouste-Orgeas M, Moreau D, Montesino L, Adrie C, et al. Decisions to forgo life-sustaining therapy in ICU patients independently predict hospital death. Intensive Care Med. 2003;29:1895-901.

CAPÍTULO 293

ÍNDICES PROGNÓSTICOS EM CIRURGIA CARDÍACA

Ricardo Casalino
Antonio Carlos Bacelar Nunes Filho

DESTAQUES

- Os índices prognósticos são fundamentais na decisão cirúrgica, e o escore mais utilizado nesse contexto é o EuroSCORE II.
- O EuroSCORE é o sistema europeu de avaliação, e o STS é o sistema americano de avaliação cirúrgica.
- As variáveis para avaliação do prognóstico cardíaco se dividem em fatores relacionados com a doença cardíaca e aqueles relacionados com as comorbidades extracardíacas.
- Antes de usar a ferramenta em determinada população, é necessário checar se existe validação – a capacidade discriminativa e a calibração devem ser boas.
- O escore é uma ferramenta adicional útil para uma projeção objetiva do risco cirúrgico cardíaco em uma base coletiva.
- Nenhum escore de risco cirúrgico substitui a avaliação clínica pormenorizada e individualizada antes de cada procedimento.

INTRODUÇÃO

Estratificar o risco de eventos no cenário cirúrgico é uma medida que permite à equipe adotar estratégias no pré, intra e pós-operatório para minimizar o risco de complicações. Os fatores relacionados com o prognóstico cirúrgico em cirurgia cardíaca se dividem em três grupos:[1,2]

1. Fatores relacionados com a doença cardíaca diretamente relacionados com o procedimento cirúrgico (p. ex.: estenose aórtica).
2. Fatores cardíacos não relacionados diretamente com o procedimento cirúrgico (p. ex.: disfunção ventricular).
3. Comorbidades extracardíacas.

Existem inúmeros sistemas de pontuações (escores de risco) desenvolvidos para predizer mortalidade e morbidade após cirurgia cardíaca em adultos. Os mais utilizados estão descritos na Tabela 293.1.

TABELA 293.1. Principais escores de risco.

Escore	Preditor	Centro	Análise
Parsonnet	Mortalidade	Único centro	Retrospectiva: 3.500 pacientes
EuroSCORE I e II	Mortalidade	Multicêntrico	Prospectiva: 19.030 pacientes
STS	Mortalidade/morbidade	Multicêntrico	Retrospectiva: 986.301 pacientes

A análise individual dos pacientes, com especial atenção aos fatores de risco, para melhor preparação no período pré-operatório ou indicação de operação em melhores condições clínicas, é de fundamental importância na obtenção de bons resultados em cirurgia cardíaca.

Os índices prognósticos em cirurgia cardíaca ajudam a melhorar a qualidade do procedimento e aconselhar os pacientes e familiares, além de auxiliar na programação das operações, preenchendo os requisitos para um bom atendimento médico, dentro dos padrões de qualidade das instituições médicas e da bioética.

Na elaboração do escore de risco, o primeiro passo é separar as variáveis associadas à mortalidade cirúrgica mediante análise univariada (aquelas que atingem significância estatística). No segundo passo, essas variáveis que passaram pela primeira análise são colocadas em um modelo de regressão multivariada. Aquelas que mantêm relação estatística com o desfecho (mortalidade cirúrgica) são selecionadas para a confecção do escore de risco. Esse passo é fundamental para que não ocorra um viés de análise. No terceiro passo, cada variável é separada e recebe uma pontuação de acordo com sua associação com a mortalidade, derivada de um coeficiente da regressão logística multivariada.

USO PRÁTICO DOS ESCORES DE RISCO

Após confecção do escore de prognóstico cirúrgico, o próximo passo é avaliar a aplicabilidade dessa ferramenta nas respectivas populações. Para tanto, é exigida a validação do escore do risco, que utiliza como principal metodologia:

- A área sob a curva *Receiver Operating Characteristic* (ROC) para avaliar a capacidade discriminativa.
- Calibração que utiliza mais o teste de *Hosmer-Lemeshow* com função de comparar o evento observado e predito (p. ex.: mortalidade observada e mortalidade predita).

A área sob a curva ROC (AUC) avalia a capacidade de a ferramenta de risco discriminar o evento: quanto maior o seu valor, melhor a capacidade discriminativa. Uma AUC > 0,75 é considerada uma curva muito boa. Observe a Figura 293.1 em uma população de valvopatas submetidos à cirurgia cardíaca valvar, na qual há o valor de EuroSCORE aditivo na linha azul, EuroSCORE logístico na linha verde e o escore STS (sistema americano) na linha bege. As AUC encontradas foram respectivamente de 0,80; 0,80 e 0,78. Nessa população, a capacidade discriminativa do EuroSCORE foi melhor para predizer o desfecho (mortalidade cirúrgica) do que o STS.

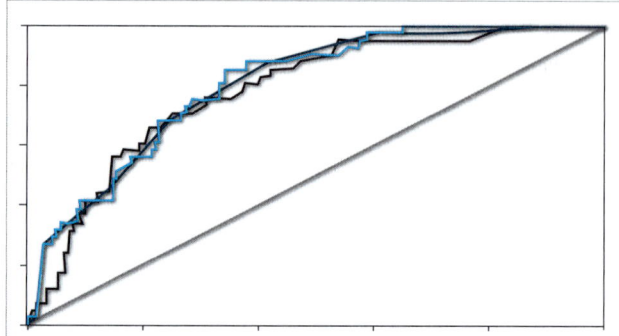

FIGURA 293.1. Área sob curva ROC de uma população de valvopatas submetidos à cirurgia cardíaca. EuroSCORE aditivo na linha azul (AUC 0,80), EuroSCORE logístico (AUC 0,80) e escore STS (AUC 0,78).

Na calibração, compara-se a mortalidade predita pelo escore, e a mortalidade observada na população é comparada utilizando-se o método de Hosmer-Lemeshow, conforme a Tabela 293.2. As mortalidades devem ser iguais.

TABELA 293.2. Comparação entre mortalidades predita e observada utilizando o método de Hosmer-Lemeshow.

Escores de risco	Mortalidade predita	Mortalidade observada	Hosmer-Lemeshow (P)
EuroSCORE aditivo	4,8%	6,8%	0,02
EuroSCORE logístico	5,9%	6,8%	0,06
STS	3,3%	6,8%	0,01

No caso exemplificado acima na Figura 293.1, todos os escores de riscos apresentaram uma boa capacidade discriminativa (AUC > 0,75). Analisando-se a calibração, nota-se que o EuroSCORE aditivo e o STS não obtiveram boa calibração, os reusltados de P encontrados foram de 0,02 e 0,01 respectivamente (mortalidade predita diferente da observada). Já o EuroSCORE logístico apresentou boa calibração com $p = 0,06$ (mortalidades predita e observada iguais do ponto de vista estatístico).

A seguir, serão discutidos os dois principais escores de risco mais utilizados na prática e mais difundidos na literatura médica.

EuroSCORE[3-4]

Foram incluídos 23.607 pacientes de nove países e 147 centros. Desses dados, foram selecionados e definidos 68 fatores de risco pré-operatório e 29 fatores de risco relacionados à cirurgia com base nas seguintes características: credibilidade, objetividade, confiabilidade, e prevalência (Tabela 293.3).

TABELA 293.3. Variáveis do EuroSCORE aditivo original.

Variáveis de risco	Pontuação
Variáveis relacionadas ao paciente	
Idade (1 ponto a cada cinco anos acima de 60 anos)	1
Sexo feminino	1
Creatinina > 2,26 mg/dL (> 200 mmol/L)	2
Doença arterial periférica	2
Doença pulmonar obstrutiva crônica	1
Disfunção neurológica	2
Cirurgia cardíaca prévia	3
Estado pré-operatório crítico	3
Endocardite ativa	3
Variáveis cardiológicas	
Fração de ejeção do ventrículo esquerdo 30% a 50% (disfunção moderada)	1
Fração de ejeção do ventrículo esquerdo < 30% (disfunção grave)	3
Infarto do miocárdio recente	2
Angina instável	2
Pressão sistólica de artéria pulmonar > 60 mmHg	2
Variáveis relacionadas à cirurgia	
Emergência	2
Rotura do septo ventricular	4
Outra cirurgia com ou sem revascularização do miocárdio (RM) (p.ex.: troca valvar)	2
Cirurgia de aorta torácica	3

A mortalidade foi definida como morte em até 30 dias da operação ou durante a mesma internação hospitalar. A coronariopatia foi o principal motivo para indicação cirúrgica (61%), e 29% da coorte inicial foram de valvopatias.

Após a primeira publicação, inúmeras instituições e países publicaram suas respectivas validações com resultados variados.

Em 2011, foi publicada a atualização do escore (EuroSCORE II),[5] com a análise de 23 mil pacientes submetidos à cirurgia cardíaca em mais de 150 hospitais (incluindo quatro centros do Brasil) de 43 países, entre maio e julho de 2010. Incluíram-se novas variáveis preditoras como cálculo do *clearance* de creatinina, diabete melito insulinodependente, classe funcional da New York Heart Association (NYHA) e classe 4 de angina da Sociedade Canadense de Cardiologia (CCS). Do mesmo modo, foram reclassificadas: fração de ejeção; hipertensão pulmonar; urgência do procedimento e tipo de procedimento realizado (Tabela 293.4).

Na atualização, a quantidade de cirurgia relacionada à doença valvar foi quase metade da amostra (46%), com predomínio de doença aórtica.

TABELA 293.4. Variáveis do EuroSCORE II.

Fatores relacionados ao paciente	Fatores cardíacos
Idade	Classe funcional pela NYHA#
Sexo	Angina classe funcional 4 CCS
Insuficiência renal (avaliada pelo *clearance* de creatinina)*	Infarto do miocárdio recente (90 dias)
	Fração de ejeção¥
Doença arterial periférica**	Hipertensão pulmonar§
Mobilidade ruim (disfunção musculoesquelética/ neurológica)	Fatores relacionados à cirurgia
Cirurgias cardíacas prévias	Urgência do procedimento†
Doença pulmonar obstrutiva crônica	Peso do procedimento‡
Endocardite ativa	Cirurgia aórtica
Estado pré-operatório crítico	
Diabetes em uso de insulina	

*Clearance de creatinina: função renal normal > 85 mL/min, insuficiência renal moderada 50 a 85 mL/min, insuficiência renal grave < 50 mL/min ou em uso de diálise; **Doença arterial periférica: amputação, claudicação, estenose de carótida > 50% ou cirurgia de artérias de membros, aorta ou carótida; #Classe funcional pela *New York Heart Association*: I, II, III e IV; ¥Fração de ejeção de ventrículo esquerdo: normal (> 50%), disfunção moderada (31% a 50%), grave (21% a 30%) e muito grave (< 20%). §Hipertensão pulmonar: moderada pressão pulmonar 31 a 55 mmHg e grave > 55 mmHg; †Urgência do procedimento: eletivo; urgente – não são internados de forma eletiva, mas realizam a cirurgia durante a internação; emergência – ser operado no máximo até o próximo dia de trabalho; salvamento – paciente que precisa de massagem cardíaca no caminho do sala de operação; ‡Peso do procedimento: revascularização miocárdica isolada, procedimento isolado que não a revascularização, dois procedimentos ou três combinados. São aceitos: revascularização miocárdica, plástica ou troca valvar, correção da aorta, ressecção de tumor, correção de defeitos estruturais e procedimento para tratamento de fibrilação atrial (procedimento de Cox-Maze).

O sistema de pontuação é logístico, e conforme as variáveis o aumento de risco é gradativo. O escore está disponível no site <www.euroescore.org>. Serão descritos dois exemplos na prática do uso do escore:

- Caso 1: paciente de 76 anos, sexo masculino, portador de estenose aórtica grave com classe funcional II e função renal normal. Ecocardiograma sem hipertensão pulmonar e sem disfunção ventricular (Figura 293.2).

  O EuroSCORE II calculado do paciente foi 0,88%, o que representa uma mortalidade hospitalar de 0,88%.
- Caso 2: paciente de 65 anos, sexo feminino, com fração de ejeção de 30%, cirurgia de urgência para revascularização miocárdica, *clearance* de creatinina de 50 mL/min e diabetes insulinodependente. Internado por infarto agudo recentemente (Figura 293.3).

  O EuroSCORE II calculado da paciente foi 4,76%, o que representa uma mortalidade hospitalar de 4,76%.

O uso dessa ferramenta de risco já está validado[6-7] em diversos países, incluindo algumas coortes no Brasil. Em algumas populações, o escore pode subestimar o risco e, em outras, superestimá-lo.

STS ESCORE[8-9]

Escore da *Society of Thoracic Surgeons*, criada nos Estados Unidos com o objetivo de predizer morbidade e mortalidade no pós-operatório em cirurgia cardíaca. Permite comparar resultados de cirurgias em várias populações e instituições. Na sua elaboração inicial, foram separados três grandes bancos de dados. O primeiro foi de cirurgia de revascularização miocárdica isolada; o segundo, de doença valvar que incluiu plástica e troca valvar mitral e aórtica. O último banco de dados foi composto pelos procedimentos valvares já descritos associados à revascularização do miocárdio.

A grande diferença do STS é sua capacidade de predizer os seguintes eventos: acidente vascular cerebral (AVC); in-

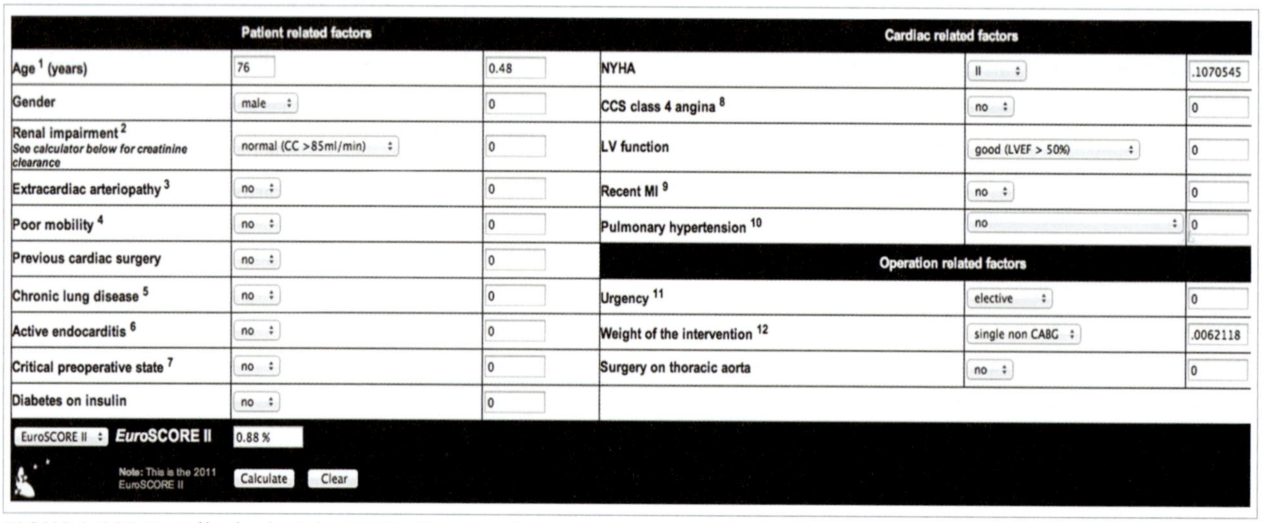

Patient related factors			Cardiac related factors		
Age 1 (years)	76	0.48	NYHA	II	.1070545
Gender	male	0	CCS class 4 angina 8	no	0
Renal impairment 2 *See calculator below for creatinine clearance*	normal (CC >85ml/min)	0	LV function	good (LVEF > 50%)	0
Extracardiac arteriopathy 3	no	0	Recent MI 9	no	0
Poor mobility 4	no	0	Pulmonary hypertension 10	no	0
Previous cardiac surgery	no	0	Operation related factors		
Chronic lung disease 5	no	0	Urgency 11	elective	0
Active endocarditis 6	no	0	Weight of the intervention 12	single non CABG	.0062118
Critical preoperative state 7	no	0	Surgery on thoracic aorta	no	0
Diabetes on insulin	no	0			
EuroSCORE II — EuroSCORE II	0.88 %				
Note: This is the 2011 EuroSCORE II	Calculate	Clear			

FIGURA 293.2. Cálculo do EuroSCORE II – Caso 1.
Fonte: <www.euroscore.org.>.

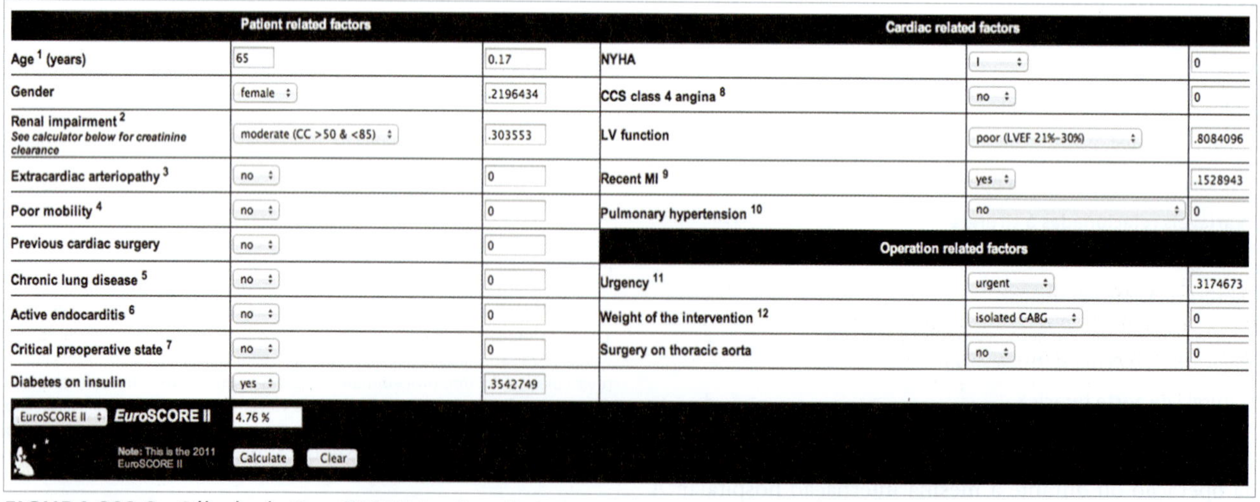

Patient related factors			Cardiac related factors		
Age 1 (years)	65	0.17	NYHA	I	0
Gender	female	.2196434	CCS class 4 angina 8	no	0
Renal impairment 2 *See calculator below for creatinine clearance*	moderate (CC >50 & <85)	.303553	LV function	poor (LVEF 21%-30%)	.8084096
Extracardiac arteriopathy 3	no	0	Recent MI 9	yes	.1528943
Poor mobility 4	no	0	Pulmonary hypertension 10	no	0
Previous cardiac surgery	no	0	Operation related factors		
Chronic lung disease 5	no	0	Urgency 11	urgent	.3174673
Active endocarditis 6	no	0	Weight of the intervention 12	isolated CABG	0
Critical preoperative state 7	no	0	Surgery on thoracic aorta	no	0
Diabetes on insulin	yes	.3542749			
EuroSCORE II — EuroSCORE II	4.76 %				
Note: This is the 2011 EuroSCORE II	Calculate	Clear			

FIGURA 293.3. Cálculo do EuroSCORE II – Caso 2.
Fonte: <www.euroscore.org.>.

suficiência renal, necessidade de ventilação mecânica prolongada > 24 horas; tempo de internação e reoperação.

O STS é mais detalhado que o EuroSCORE e fornece muito mais variáveis. Como exemplo entre as características demográficas, a etnia do paciente é levada em conta. Em relação aos fatores de risco, contempla: diabetes e respectiva forma de controle; hipertensão; endocardite; doença pulmonar obstrutiva crônica; doença cerebrovascular; doença arterial periférica e uso de terapia imunossupressora.

A história prévia de procedimento percutâneo deve ser registrada, assim como o estado cardíaco no pré-operatório, avaliando: infarto do miocárdio; sintomas de angina; sintomas de insuficiência cardíaca; presença de choque cardiogênico; presença de arritmias e necessidade de ressuscitação/uso de inotrópicos.

Os parâmetros anatômicos também são levados em consideração de acordo com os seguintes fatores: número de vasos acometidos; acometimento do tronco de coronária esquerda > 50%; fração de ejeção; presença e quantificação das lesões valvares.

Os parâmetros operatórios são quantidades de cirurgias prévias, urgência do procedimento e a necessidade de uso de balão intra-aórtico.

Uma falha do STS é a exclusão automática das cirurgias valvares combinadas (mais de uma válvula) do sistema de pontuação. O STS está disponível gratuitamente em <http://w.w.w.riskcalc.sts.org>.

CONSIDERAÇÕES FINAIS

As ferramentas preditoras de risco como EuroSCORE e STS escore são amplamente utilizadas. O cálculo matemático de risco gera um número que, teoricamente, é a chance de complicações do paciente. Entretanto, o risco biológico real se deve ao conjunto de processos que não são mensurados de forma tão objetiva. Assim, o escore de risco constrói escalas de probabilidade de insucesso e, se por um lado não invalida a recomendação do procedimento, por outro permite projeções objetivas da individualidade sobre base coletiva. O valor do escore deve ser avaliado em um contexto geral e serve como um dado objetivo diante de inúmeras possibilidades de insucessos e incertezas.

O valor do escore mudará de acordo com a população estudada. Na coorte original, os pacientes eram divididos em baixo risco quando o valor do EuroSCORE aditivo era < 2, médio risco EuroSCORE entre 2 e 5 e alto risco EuroSCORE > 5. Observando a prática, um escore de baixo risco não significa que o paciente tem risco zero e que complicações maiores não podem ocorrer, assim como um alto risco não contraindica um procedimento e não quer dizer risco proibitivo.

O escore de risco facilita a comunicação entre instituições e vem sendo utilizado como critério de inclusão para novos procedimentos em cirurgia valvar. Um exemplo disso é o critério para seleção de pacientes submetidos ao implante de bioprótese aórtica por cateter. Os pacientes com estenose aórtica importante sintomática foram considerados de alto risco cirúrgico quando o EuroSCORE foi de > 20 e STS > 10.

Apesar de objetivo, existem limitações na aplicabilidade do escore à beira do leito, e a individualização da conduta é fundamental. Existem diversas características clínicas que sabidamente conferem um pior prognóstico ao procedimento, mas não são incorporadas aos escores de risco, como aorta em porcelana, disfunção hepática, síndrome da fragilidade do idoso e desnutrição. Trata-se de características que devem ser levadas em consideração no momento da escolha do melhor tratamento. Cada variável tem um peso que é comparável quando se utiliza o escore, mas, do ponto de vista da prática clínica, essa comparação pode ser imprecisa.

A seguir, um exemplo dessa imprecisão para avaliar o risco dos pacientes e proceder a uma análise crítica:

1. **Paciente com 60 anos, do sexo masculino e disfunção ventricular esquerda grave:** EuroSCORE aditivo 4 pontos.
2. **Paciente com 73 anos, do sexo feminino e sem comorbidades:** EuroSCORE aditivo (os mesmos) 4 pontos.

Definitivamente, não são pacientes com o mesmo risco operatório, apesar de apresentarem a mesma pontuação pelo EuroSCORE. A idade isoladamente é um excelente preditor de risco, mas a funcionalidade do paciente, sem dúvida, interfere nessa variável. A disfunção ventricular esquerda é uma preditora importante de prognóstico e interfere diretamente no intra e pós-imediato. Logo, os exemplos supracitados demonstram que a individualização do caso é fundamental na interpretação do valor do escore.

Existem inúmeras validações pelo Brasil e comparações com escores de risco local com resultados variados com uma tendência a subestimar o risco cirúrgico.

A estratificação pré-operatória na cirurgia é elemento fundamental, pois é uma forma de prever eventos e, se possível, programar intervenções. Para isso, as ferramentas devem ser validadas em suas respectivas instituições (locais com baixo e alto volume de pacientes; proporções adequadas dos percentis de risco) e, de preferência, atualizadas continuamente. No Brasil, essa ferramenta já foi testada em algumas instituições com resultados satisfatórios, mas um estudo multicêntrico ainda é necessário para que essa ferramenta possa ser amplamente utilizada.[11-13]

Portanto, apesar das limitações, os escores de risco, quando devidamente utilizados e interpretados, são ferramentas úteis na prática clínica.

REFERÊNCIAS BIBLIOGRÁFICAS

1. Casalino R, Tarasoutchi F. Escores de Risco nas Intervenções em Valvopatia. Arq Bras Cardiol. 2012;98(5):e84-e86.
2. Casalino R, Grinberg M. A Inclusão do Escore de Risco na Tomada de Decisão em Cardiopatia Valvar. Arq Bras Cardiol. 2012;98(6):e102-e104.
3. Roques F, Nashef SAM, Michel P, Gauducheau E, de Vincentiis C, Baudet E, et al. Risk factors and outcome in European cardiac surgery: analysis of the EuroSCORE multinational database of 19030 patients. Eur J Cardio-thorac Surg. 1999;15:816-23.

4. Nashef SAM, Roques F, Michel P, Gauducheau E, Lemeshow S, Salamon R. European system for cardiac operative risk evaluation (EuroSCORE). Eur J Cardio-thorac Surg. 1999;16:9-13.
5. Nashef SA, Roques F, Sharples LD, Nilsson J, Smith C, Goldstone AR, et al. EuroSCORE II. Eur J Cardiothorac Surg. 2012 Apr;41(4):734-44.
6. Biancari F, Vasques F, Mikkola R, Martin M, Lahtinen J, Heikkinen J. Validation of EuroSCORE II in patients undergoing coronary artery bypass surgery. Ann Thorac Surg. 2012 Jun;93(6):1930-5.
7. Carnero-Alcázar M, Silva Guisasola JA, Reguillo Lacruz FJ, Maroto Castellanos LC, Cobiella Carnicer J, Villagrán Medinilla E, et al. Validation of EuroSCORE II on a single-centre 3800 patient cohort. Interact Cardiovasc Thorac Surg. 2012 Nov 23.
8. Shahian DM, O'Brien SM, Filardo G, Ferraris VA, Haan CK, Rich JB, et al. The Society of Thoracic Surgeons 2008 cardiac surgery risk models: part 1--coronary artery bypass grafting surgery. Ann Thorac Surg. 2009 Jul;88(1 Suppl):S2-22.
9. O'Brien SM, Shahian DM, Filardo G, Ferraris VA, Haan CK, Rich JB, et al. The Society of Thoracic Surgeons 2008 cardiac surgery risk models: part 2--isolated valve surgery. Ann Thorac Surg. 2009 Jul;88(1 Suppl):S23-42.
10. Shahian DM, O'Brien SM, Filardo G, Ferraris VA, Haan CK, Rich JB, et al. The Society of Thoracic Surgeons 2008 cardiac surgery risk models: part 3--valve plus coronary artery bypass grafting surgery. Ann Thorac Surg. 2009 Jul;88(1 Suppl):S43-62.
11. Vilca MOA, Ferreira LLA, Oliveira DLA, Alberto PPM, Pinho MLF, Biscegli JF, et al. Validação do 2000 Bernstein-Parsonnet e EuroSCORE no Instituto do Coração - USP. Rev Bras Cir Cardiovasc. 2012 June;27(2):187-94.
12. Guimarães AIN, Ribeiro MNF, Paiva OJPS, Correia SIT, Guimarães AT, Ribeiro MCR. Avaliação do EuroSCORE como preditor de mortalidade em cirurgia cardíaca valvar no Instituto do Coração de Pernambuco. Rev Bras Cir Cardiovasc. 2010 Mar; 25(1):11-8.
13. Moraes RC. Validação do EuroSCORE em valvopatas submetidos a cirurgia cardíaca [tese]. São Paulo: Universidade de São Paulo, 2013.

CAPÍTULO 294

ÍNDICES PROGNÓSTICOS NA LESÃO RENAL AGUDA

Miguel Angelo de Góes Junior
Victor Faria Seabra
Marcelo Costa Batista

DESTAQUES

- Lesão renal aguda (LRA) é resultado de condições que afetam a função e a estrutura renal de forma aguda.
- A insuficiência renal aguda (IRA) caracteriza o subconjunto de pacientes internados em unidade de terapia intensiva (UTI) que precisam de apoio imediato de diálise para a sobrevivência.
- Definir, classificar e entender o prognóstico da LRA é essencial para o prognóstico do paciente.
- Classificações de RIFLE, AKIN e KDIGO.
- Demonstrar e entender a importância de vários índices prognósticos em muitos aspectos, para classificar e comparar em diferentes serviços.
- Hipervolemia interfere na análise de creatinina.
- Planejar e prevenir a mortalidade esperada e observada por meio de avaliações clínicas e laboratoriais adequadas.
- Entender a ligação com a doença renal crônica (DRC) como um fator de risco para LRA, revelando a proteinúria como fator de risco, e oferecer potenciais oportunidades para melhorar o atendimento dessa população.

INTRODUÇÃO

Lesão renal aguda (LRA) resulta de condições que afetam a função e a estrutura renal de forma aguda. Há muito tempo é definida como redução abrupta da função renal, culminando na incapacidade de excretar resíduos metabólicos e manter fluido adequadamente, ocasionando alterações eletrolíticas e no equilíbrio ácido-base; além disso, a LRA é potencialmente reversível. Contudo, a LRA resulta em várias complicações, incluindo hipercalemia, acidose metabólica, sobrecarga de volume, encefalopatia, anemia e mortalidade elevada.[1-3]

O termo insuficiência renal aguda (IRA), utilizado tradicionalmente, muitas vezes é usado em referência ao subconjunto de pacientes internados na unidade de terapia intensiva (UTI) que necessitam de apoio imediato de diálise para a sobrevivência.[2,4-5]

Os doentes que desenvolvem LRA têm pior prognóstico no seguimento, especialmente no período de tratamento intensivo e também no pós-tratamento de terapia intensiva.[4-8]

Aumento no nível sérico de creatinina está associado com maior risco para a mortalidade; portanto, a LRA deve ser detectada precocemente para intervenção e conduta adequadas – e para que se evite a IRA. O espectro clínico do declínio da taxa de filtração glomerular (TFG) é amplo, e qualquer deterioração, por menor que seja, deve ser diagnosticada como a presença de lesão no rim. Por essa razão, o termo IRA é substituído por LRA e deve ser restrito a pacientes que têm LRA e precisam de terapia renal substitutiva (TRS) na forma de diálise.[3-5,7]

A LRA representa um importante campo de estudo em nefrologia porque leva a sequelas renais a longo prazo, tais como a doença renal crônica (DRC). Além disso, a LRA afeta outros órgãos e sistemas e é um preditor independente de mortalidade. Embora tenha havido melhora na terapia para LRA nos últimos anos, ela continua muito prevalente, sobretudo em pacientes gravemente enfermos.[6-8]

Uma LRA com necessidade de TRS, a IRA, em UTI, apresenta altas taxas de mortalidade, atingindo de 50% a 80%. Por isso, o diagnóstico de LRA e sua classificação de acordo com a gravidade são de grande importância para o respectivo tratamento.

A avaliação e a classificação desses pacientes são necessárias para determinar os fatores que influenciam o desenvolvimento, o curso e o desfecho de LRA. A avaliação deve ser feita em quatro níveis: antes de uma exposição; após a exposição a um insulto; mediante o desenvolvimento de LRA; e após a recuperação desta. Para a prevenção, e evitar que evolua à IRA, os processos antes da exposição ao insulto são os mais importantes.[8]

Determinados pacientes apresentam fatores de risco de apresentar LRA após exposição a diversos procedimentos. Entre os fatores de risco, os principais incluem desidratação, idade avançada, sexo feminino, DRC e outras comorbidades. O conhecimento é baseado em evidências, embora a compreensão desses fatores vem principalmente de grandes estudos retrospectivos e pode estar sujeita a certas tendências.

As principais comorbidades relacionadas à suscetibilidade desses pacientes à exposição dos fatores de risco são a reduzida função cardíaca pré-operatória para o procedimento de cirurgia cardíaca ou a nefrotoxicidade por radiocontraste em pacientes hipertensos, diabéticos, portadores de DRC e insuficiência cardíaca. A informação disponível sobre esses fatores é limitada a poucos estudos baseados em hospitais que, apesar de fundamentados em evidências, não podem ser extrapolados para exposições diferentes.

Os pacientes podem ser estratificados conforme a exposição, o tipo e a intensidade ao insulto.

A estratificação de risco deve ser vista como um parâmetro relativo que varia com os fatores de exposição. Informações sobre a interação paciente/exposição são muitas vezes abordadas em sistemas de pontuação e validadas para configurações específicas como cirurgia cardíaca, procedimentos que envolvam a utilização de meios de contraste radiológico ou a administração de drogas nefrotóxicas. Na ausência de tal sistema de pontuação, o julgamento clínico é uma alternativa razoável.

O fator de suscetibilidade compartilhado mais consistente e o mais facilmente modificável é a contração do volume extracelular. A avaliação do estado de volume por anamnese adequada, o exame físico e os dados laboratoriais são certamente as medidas mais importantes que um médico pode observar para a prevenção da LRA.

A verdadeira desidratação (perda de água) deve ser tratada com reposição de fluidos hipotônicos (água livre pela via enteral ou dextrose em água endovenosa; nunca utilizar água destilada endovenosa pelo risco de hemólise), ao passo que a depleção de volume (reduzido volume plasmático circulante) deve ser tratada com fluidos isotônicos.

A hipoalbuminemia, geralmente observada em pacientes portadores de DRC com inflamação, é um fator de risco independente para LRA e para a mortalidade em pacientes que a desenvolveram.

A idade avançada tem sido associada, em muitos estudos, com o risco de desenvolver LRA adquirida durante a internação hospitalar ou adquirida na comunidade. A definição de «idade avançada» varia em diferentes estudos, e geralmente é a partir de 65 a 75 anos. Esse fato foi relatado com um amplo espectro de insultos, incluindo exposição a material radiológico, aminoglicosídeos ou cirurgia cardíaca. O efeito negativo da idade avançada se estende ao longo das fases subsequentes da LRA. Existem certas condições que a provocam em que o efeito da idade não é aparente, como na síndrome da lise tumoral ou rabdomiólise.

O gênero feminino apresenta um risco mais elevado para LRA, fato documentado por grandes estudos observacionais em LRA adquirida em hospital, incluindo cirurgia cardíaca ou exposição a radiocontraste ou aminoglicosídeos.[2,4-11]

Vários critérios para LRA foram utilizados em estudos iniciais; o primeiro deles se baseou em evidências, foi a classificação *Risk, Injury, Failure, Loss and End-Stage Kidney Disease* (RIFLE – Tabela 294.1), criada pelo grupo *Acute Dialysis Quality Initiative* (ADQI). A classificação RIFLE define classes de LRA de acordo com as alterações da creatinina sérica, TFG e/ou diurese. Ela foi ainda aperfeiçoada pelo grupo *Acute Kidney Injury Network* (AKIN – Tabela 294.2). A alteração mais notável nos critérios definidos pela LRA foi a inclusão de uma alteração menor da creatinina sérica ($\geq 0,3$ mg/dL). Atualmente, a classificação *Kidney Disease: Improving Global Outcomes* (KDIGO) (Tabela 294.3) para LRA tem ganhado bastante espaço.[12-15]

Vários sistemas de estratificação de risco têm sido estudados com o objetivo de predizer a evolução de pacientes graves com LRA. Os primeiros trabalhos com o prognóstico de LRA foram com análise estatística univariada e, posteriormente, com análise multivariada em estudos realizados anos atrás. Houve outros trabalhos com o mesmo objetivo de predizer o desfecho clínico da LRA, porém estes foram estudos retrospectivos sem grupo-controle ou com grupo-controle pequeno o que denota ensaios clínicos com baixa evidencia.[15-18]

Há anos que alguns índices prognósticos, tais como o Therapeutic Interventions Scoring System (TISS), Simplified Acute Physiology Score (SAPS), Acute Physiology and Chronic Health Evaluation (APACHE II e III), Mortality Prediction Model (MPM) e Pediatric Risk of Mortality (PRISM) vêm sendo utilizados, em UTI, para predizer o desfecho de um determinado grupo de pacientes com patologias graves, entre elas a LRA.[18-19]

No passado, alguns pesquisadores avaliaram determinados índices prognósticos de paciente gravemente enfermo para os pacientes com LRA e IRA. D'Ávila e colaboradores mostraram que o APACHE II, utilizado isoladamente,

TABELA 294.1. Classificação para lesão renal aguda – RIFLE.

	Critério TFG	Critério DU
Risco (*Risk*)	Aumento Cr × 1,5 ou Redução da TFG > 25%	Diurese < 0,5 mL/kg/h em 6h
Lesão (*Injury*)	Aumento Cr × 2 ou Redução da TFG > 50%	Diurese < 0,5 mL/kg/h em 12h
Insuficiência (*Failure*)	Aumento Cr × 3 ou Redução da TFG > 75% ou Cr > 4 mg/dL	Diurese < 0,3 mL/kg/h em 24h ou anúria por 24h
Perda de função renal (*Loss*)	Perda completa da função renal > 4 semanas	
Estágio final de doença renal (*End-stage kidney disease*)	Necessidade de diálise > 3 meses	

Cr: creatinina sérica (mg/dL); DU: débito urinário (mL); TFG: taxa de filtração glomerular (mL/minuto); h: hora(s).

TABELA 294.2. Sistemas de estágios da lesão renal aguda – AKIN.

Estágios	Critério Cr	Critério DU
1	Aumento Cr $\geq 0,3$ mg/dL ou Aumento 1,5-2 × do valor basal da Cr	Diurese < 0,5 mL/kg/h em > 6h
2	Aumento Cr 2 3 × do valor basal	Diurese < 0,5 ml /kg/h em > 12h
3	Aumento Cr para > 3 × do valor basal ou Cr $\geq$ 4mg/dL com aumento agudo de pelo menos 0,5 mg/dL	Diurese < 0,3 mL/kg/h em 24h ou anúria por 12h

Cr: creatinina sérica (mg/dL); DU: débito urinário (mL)

TABELA 294.3. Definição e classificação de lesão renal aguda – KDIGO.

Estágios	Critério Cr ou TFG	Critério DU
1	Aumento Cr $\geq 0,3$ mg/dL ou aumento 1,5-1,9 × do valor basal da Cr	Diurese < 0,5 mL/kg/h em 6-12h
2	Aumento Cr 2-2,9 × do valor basal	Diurese < 0,5 mL/kg/h em $\geq$ 12h
3	Aumento Cr para > 3 × do valor basal, ou Cr $\geq$ 4 mg/dL, ou início de TRS ou redução da TFG estimada < 35 mL/min por 1,73 m² em < 18 anos	Diurese < 0,3 mL/kg/h por $\geq$ 24h ou anúria por $\geq$ 12h

Cr: creatinina sérica (mg/dL); DU: débito urinário (mL); TFG: taxa de filtração glomerular (mL/minuto); TRS: terapia renal substitutiva.

foi pouco adequado como preditor de LRA em pacientes internados em UTI, pois foi sensível para prever não sobrevivente, mas pouco específico.[20] Já Fery-Lemonnier e colaboradores estudaram e relacionaram índices prognósticos em LRA, incluindo o APACHE II e SAPS e número de falências de órgãos, concluindo que há em todos eles fontes de ambiguidades nas orientações que devem ser usadas para sua coleta e que a variação no valor do índice poderia introduzir alterações nos estudos que o utilizassem.[21]

Novos índices prognósticos específicos para pacientes que desenvolvem LRA, propostos por Liaño e colaboradores, compuseram um escore que pode ser utilizado também para pacientes internados fora de UTI, denominado escore de gravidade individual de necrose tubular aguda (ATN-ISS), obtido imediatamente após a hospitalização ou no momento do atendimento do nefrologista, o que ocorre, em geral, até 48 horas após a internação do paciente gravemente enfermo. O índice foi testado em 100 pacientes e, quando comparado com o APACHE II, mostrou excelente confiabilidade, segundo os pesquisadores.[22] Posteriormente, diversos trabalhos utilizaram o escore ATN-ISS para pacientes com IRA em situações clínicas diferentes, destacando-se os trabalhos de Metha e colaboradores[23] e, no Brasil, Fernandes e colaboradores,[24] Cendoroglo e colaboradores,[25] e Teixeira e colaboradores.[26]

NOVOS FATORES DE RISCO PARA LRA

Como a incidência de LRA aumenta, identificar as pessoas em risco para a LRA é um desafio que necessita evolução e desenvolvimento, pois esse tipo de lesão renal e as suas complicações continuam aumentando progressivamente. Os trabalhos anteriores demonstraram consistentemente vários fatores de risco em contextos clínicos diferentes, como estudos recentes que quantificaram o risco de LRA conferida pela presença de proteinúria subjacente, como revisto por Hsu.[27]

Huang observou que a proteinúria foi independentemente associada com o risco de desenvolver LRA após cirurgia cardíaca mesmo depois de ajustada para estágio da DRC subjacente e diabetes. Como a proteinúria não é um componente definidor de LRA, esses estudos reforçam a ligação entre o dano estrutural subjacente e o risco de eventos adversos renais, além de ser um fator de risco facilmente detectável não medido de rotina antes de procedimentos ou exposições, apresentando possibilidade intrínseca para LRA. Eles também destacaram a necessidade de determinar a ligação fisiopatológica entre LRA e proteinúria, na medida em que esta é verdadeiramente modificável.[28]

INTERFERÊNCIA DIAGNÓSTICA DA HIPERVOLEMIA NA LRA

Embora modernos critérios de consenso tenham ajudado a padronizar a abordagem do diagnóstico e estadiamento da LRA, o uso de mudanças gradativamente menores na creatinina sérica apresenta limitações inerentes e específicas para determinar a função renal, sendo os pacientes com IRA aqueles de pior prognóstico.[29-30] A falta de uma abordagem uniforme foi demonstrada no estudo *Fluid and Catheter Treatment Trial* (FACTT): Liu e colaboradores examinaram a ocorrência de LRA em pacientes criticamente doentes com a síndrome da angústia respiratória randomizados para um tratamento conservador na reposição de fluido *versus* outro grupo com reposição de fluido endovenoso mais liberal. Depois de ajustar os valores de creatinina sérica para o equilíbrio de fluidos, foi observado que a incidência de LRA aumentou em cada grupo do estudo [(grupo conservador: 57% *versus* 51%, $p = 0,04$), (grupo liberal 66% *versus* 58%, $p = 0,007$)]. Além de serem importantes no prognóstico, variações no equilíbrio de fluidos podem adiar o diagnóstico de LRA nos pacientes de alto risco quando se utiliza soro por diluição da creatinina sérica, como demonstrado por outros pesquisadores.[31-33]

DESFECHOS A LONGO PRAZO EM SOBREVIVENTES DE LRA

Estudos observacionais indicam um aumento constante na incidência de LRA com melhora crescente na sobrevida desta população com LRA. Embora as razões para o crescimento das taxas de LRA não sejam claras, as contribuições dos aumentos paralelos nas taxas de sepse, doença renal crônica e o avanço da idade da população são contribuintes. O resultado tem sido foco maior sobre as sequelas de longo prazo dessa doença e suas potenciais implicações para a saúde pública. Diversos grandes estudos observacionais já estabeleceram a associação entre a LRA e o risco subsequente de longo prazo para a mortalidade e o declínio da função renal.[35-36]

Em um estudo de base populacional que incluiu todos os casos de LRA grave que necessitaram de TRS (IRA) atendidos em UTI de uma regional de saúde, estimou a mortalidade de 90 dias aproximadamente em 60%. Aos 6 meses, foi relatada mortalidade acumulada de 50 e 73% pelos pesquisadores.

Outros pesquisadores, por sua vez, tentando evidenciar novos biomarcadores de LRA, relataram os desfechos de longo prazo de uma coorte de pacientes críticos com LRA grave em TRS (IRA). A mortalidade hospitalar foi de 69% e a probabilidade de sobrevida nos primeiros 6 meses após a alta foi de 77%. As estimativas de mortalidade em 1 ano variaram entre 15% e 65%. Pesquisadores descreveram taxas de mortalidade em 2 e 3 anos de 69% e 72%, respectivamente. Recentemente, identificaram que diferentes modalidades de TRS não afetam o desfecho de longo prazo de pacientes com IRA. Após 2 e 3 anos, 60 a 65% dos pacientes haviam ido a óbito nos grupos de diálise de baixa e alta intensidade, respectivamente.[4,8,17,19,29,30-38]

No seguimento de 5 anos após internação em UTI, entre 55% e 70% dos indivíduos diagnosticados com IRA grave haviam ido a óbito. Pesquisadores que acompanharam pacientes com IRA na ausência de DRC anterior relataram uma taxa de mortalidade de 75% após 5 anos. Por sua vez, outros avaliaram pacientes que sobreviveram a episódios de necrose tubular aguda (NTA) de moderada a grave e relataram que aproximadamente 50% estavam vivos após dez anos.[45,39-40] A diferença na mortalidade depende do ambiente, do período temporal e da gravidade da IRA. Poucos estudos avaliaram especificamente os fatores preditivos para sobrevida de longo prazo. Fatores não modificáveis à internação em UTI, tais como idade avançada e comorbidades, especificamente cirrose avançada, foram associados a risco aumentado de óbito após episódio de IRA. Da mesma forma, doença de maior gravidade avaliada pelas escalas APACHE II ou SOFA e choque séptico concomitante foram independentemente associados a óbito. Estudos sugeriram que a sobrevida a longo prazo está associada a patologias crônicas pré-existentes e não à gravidade do episódio de IRA. Em alguns estudos, a incapacidade de recuperar a função renal inicial e a progressão para doença renal crônica foram associadas a sobrevida reduzida. Apesar de alguns estudos sugerirem que o uso contínuo de terapia renal substitutiva fosse um preditor independente de óbito, esse achado não foi universalmente relatado. Não foi descrita associação entre prescrição de TRS de maior intensidade e melhora do desfecho de longo prazo. Em resumo, os fatores que contribuem para a mortalidade associada a LRA variam com o tempo e diferem no curto e longo prazo.[2,4,7-12] Fatores que modificam o risco de mortalidade precoce ocorrendo em menos de 90 dias após o episódio de LRA-IRA incluem diagnóstico primário (ex.: sepse), gravidade da doença aguda e gravidade dos distúrbios não renais agudos de órgãos. Entre os sobreviventes precoces, os fatores que contribuem para a mortalidade em médio e longo prazo incluem idade avançada, comorbidades pré-existentes (DRC, doença cardiovascular ou malignidade) e recuperação incompleta do órgão com doença residual em curso.[11,39-40]

CONSIDERAÇÕES FINAIS

A importância de vários índices prognósticos pode ser demonstrada em muitos aspectos, tais como comparar diferentes serviços, a evolução de pacientes semelhantes submetidos a tratamentos diversos, o controle de qualidade interna das atividades em diferentes períodos e a mortalidade esperada e observada numa determinada instituição.

O aumento constante na taxa de LRA e o baixo prognóstico relacionado a essa enfermidade têm impulsionado esforços para melhor classificar e determinar os que estão em maior risco. Trabalhos recentes têm ajudado a reforçar a ligação da DRC a fator de risco para LRA, descobrindo proteinúria como fator de risco, além de novos biomarcadores de LRA, e oferecendo potenciais oportunidades para melhorar o atendimento dessa população.

REFERÊNCIAS BIBLIOGRÁFICAS

1. Karapanagiotou A, Dimitriadis C, Papadopoulos S, Kydona C, Kefsenidis S, Papanikolaou V, et al. Comparison of RIFLE and AKIN criteria in the evaluation of the frequency of acute kidney injury in post-liver transplantation patients. Transplant Proc. 2014;46(9):3222-7.
2. Khwaja A. KDIGO clinical practice guidelines for acute kidney injury. Nephron Clin Pract. 2012;120:c179-c184.
3. Schmid M, Dalela D, Tahbaz R, Langetepe J, Randazzo M, Dahlem R, et al. Novel biomarkers of acute kidney injury: Evaluation and evidence in urologic surgery. World J Nephrol. 2015;4(2):160-8.
4. Hoste EA, De Corte W. AKI patients have worse long-term outcomes, especially in the immediate post-ICU period. Crit Care. 2012;16:148.
5. **Sawhney S, Mitchell M, Marks A, Fluck N, Black C.** Long-term prognosis after acute kidney injury (AKI): what is the role of baseline kidney function and recovery? A systematic review. BMJ Open. 2015;5(1):1-11.
6. Han SS, Shin N, Baek SH, Ahn SY, Kim DK, Kim S, et al. Effects of acute kidney injury and chronic kidney disease on long-term mortality after coronary artery bypass grafting. Am Heart J. 2015;169(3):419-25.
7. Pannu N, James M, Hemmelgarn BR, Dong J, Tonelli M, Klarenbach S. Modification of outcomes after acute kidney injury by the presence of CKD. Am J Kidney Dis. 2011;58:206-13.
8. Harris SK, Lewington AJ, Harrison DA, Rowan KM. Relationship between patients' outcomes and the changes in serum creatinine and urine output and RIFLE classification in a large critical care cohort database. Kidney Int. 2015 Mar 11. doi: 10.1038/ki.2015.70. [Epub ahead of print].
9. Grams ME, Astor BC, Bash LD, Matsushita K, Wang Y, Coresh J. Albuminuria and estimated glomerular filtration rate independently associate with acute kidney injury. J Am Soc Nephrol. 2010;21:1757-64.
10. James MT, Hemmelgarn BR, Wiebe N, Pannu N, Manns BJ, Klarenbach SW, et al. Glomerular filtration rate, proteinuria, and the incidence and consequences of acute kidney injury: a cohort study. Lancet. 2010;376:2096-103.
11. Singh P, Rifkin DE, Blantz RC. Chronic kidney disease: an inherent risk factor for acute kidney injury? Clin J Am Soc Nephrol. 2010; 5:1690-5.
12. Ricci Z, Cruz D, Ronco C. The RIFLE criteria and mortality in acute kidney injury: A systematic review. Kidney Int. 2008;73:538-46.
13. Sutherland SM, Byrnes JJ, Kothari M, Longhurst CA, Dutta S, Garcia P, et al. AKI in hospitalized children: comparing the pRIFLE, AKIN, and KDIGO definitions. Clin J Am Soc Nephrol. 2015 Apr 7;10(4):554-61.
14. Luo X, Jiang L, Du B, Wen Y, Wang M, Xi X. A comparison of different diagnostic criteria of acute kidney injury in critically ill patients. Crit Care. 2014 8;18(4):R144.
15. Siew ED, Matheny ME, Ikizler TA, Lewis JB, Waitman LR, Go AS, et al. Commonly used surrogates for baseline renal function affect the classification and prognosis of acute kidney injury. Kidney Int. 2010;77:536-42.
16. Sever MS, Lameire N, van Biesen W, Vanholder R. Disaster nephrology: a new concept for an old problem. Clin Kidney J. 2015 Jun;8(3):300-309.
17. Bagshaw SM, Uchino S, Cruz D, Bellomo R, Morimatsu H, Morgera S, et al. A comparison of observed versus estimated baseline creatinine for determination of RIFLE class in patients with acute kidney injury. Nephrol Dial Transplant. 2009;24:2739-44.
18. Pollack MM, Ruttimann UE, Getson PR. The Pediatric Risk of Mortality (PRISM) Score. Crit Care Med. 1988;16:1110-6.
19. Sneff M, Knaus WA. Predicting patient outcome from intensive care: a guide to APACHE, MPM, SAPS, PRISM, and other prognostic systems. J Intensive Care Med. 1990;5:33-52.
20. D'Ávila DO, Traezel M, Glock L. Insuficiência renal aguda tratada em unidade de tratamento intensivo (análise de 124 pacientes consecutivos). J Bras Nefrol. 1997;19:21-31.
21. Fery-Lemonnier E, Landais P, Loirat P, Kleinknecht D, Brivet F. Evaluation of severity scoring systems in ICUs-translation, conversion and definition ambiguities as a source of inter-observer variability

in Apache II, SAPS and OSF. Intensive Care Med. 1995;21:356-60.
22. Liaño F, Gallego A, Pascual J, García-Martín F, Teruel JL, Marcén R, et al. Prognosis of acute tubular necrosis: an extended prospectively contrasted study. Nephron. 1993;63:21-3.
23. Mehta RL, Pascual MT, Gruta CG, Zhuang S, Chertow GM. Refining predictive models in critically ill patients with acute renal failure. J Am Soc Nephrol. 2002;13:1350-7.
24. Fernandes N, Cendoroglo M, Batista PBP, Balda C, Schor N, Stella SR. Uso do escore prognóstico APACHE II para pacientes com IRA tratados fora da Unidade de Terapia Intensiva (não UTI). J Bras Nefrol. 2000;22:75.
25. Cendoroglo M, Roque A, Batista PB, Santos OFP, Stella SR, Draibe AS. Serial prognostic score indexes in Acute Renal Failure (ARF): best performance of scores obtained at the time of referral to the nephrologist. J Bras Nefrol. 2000;22:6.
26. Teixeira A, Roque A, Fernandes N, Balda C, Stella SR. Insuficiência renal aguda tratada em unidade de terapia intensiva: epidemiologia e fatores prognósticos. J Bras Nefrol. 2000;22:75.
27. Hsu RK, Hsu CY. Proteinuria and reduced glomerular filtration rate as risk factors for acute kidney injury. Curr Opin Nephrol Hypertens. 2011;20:211-7.
28. Huang TM, Wu VC, Young GH, Lin YF, Shiao CC, Wu PC, et al. Preoperative proteinuria predicts adverse renal outcomes after coronary artery bypass grafting. J Am Soc Nephrol. 2011;22:156-63.
29. Balbi AL, Muraro CB, Barsante RC, Kocchi AC, Barretti P. Insuficiência renal aguda por necrose tubular aguda: efeitos do método dialítico sobre a mortalidade J Bras Nefrol. 2001;23(2 supl 4):41.
30. Lameshow S, Lê Gall JR. Modelling the severity of illness: a system uptade. JAMA. 1994;272:1049-455.
31. Liu KD, Thompson BT, Ancukiewicz M, Steingrub JSs, Douglas IS, Matthay MA, et al. Acute kidney injury in patients with acute lung injury: Impact of fluid accumulation on classification of acute kidney injury and associated outcomes. Crit Care Med. 2011;39:2665-71.
32. Bouchard J, Soroko SB, Chertow GM, Himmelfarb J, Ikizler TA, Paganini EP, et al. Fluid accumulation, survival and recovery of kidney function in critically ill patients with acute kidney injury. Kidney Int. 2009;76:422-7.
33. Grams ME, Estrella MM, Coresh J, Brower RG, Liu KD. Fluid balance, diuretic use, and mortality in acute kidney injury. Clin J Am Soc Nephrol. 2011;6:966-73.
34. Parikh CR, Devarajan P, Zappitelli M, Coca SG, Thiessen-Philbrook H, Shlipak MG, et al. Postoperative biomarkers predict acute kidney injury and poor outcomes after adult cardiac surgery. J Am Soc Nephrol. 2011;22:1748-57.
35. Joshi S, Viljoen A. Renal biomarkers for the prediction of cardiovascular disease. Curr Opin Cardiol. 2015;30(4):454-60.
36. Haase M, Devarajan P, Haase-Fielitz A, Bellomo R, Cruz DN, Wagener G, et al. The outcome of neutrophil gelatinase-associated lipocalin-positive subclinical acute kidney injury: a multicenter pooled analysis of prospective studies. J Am Coll Cardiol. 2011;57:1752-61.
37. Krawczeski CD, Goldstein SL, Woo JG, Wang Y, Piyaphanee N, Ma Q, et al. Temporal relationship and predictive value of urinary acute kidney injury biomarkers after pediatric cardiopulmonary bypass. J Am Coll Cardiol. 2011;58:2301-9.
38. Endre ZH, Pickering JW, Walker RJ, Devarajan P, Edelstein CL, Bonventre JV, et al. Improved performance of urinary biomarkers of acute kidney injury in the critically ill by stratification for injury duration and baseline renal function. Kidney Int. 2011;79:1119-30.
39. Rimes-Stigare C, Frumento P, Bottai M, Mårtensson J, Martling CR, Walther SM, et al. Evolution of chronic renal impairment and long-term mortality after de novo acute kidney injury in the critically ill; a Swedish multi-centre cohort study. Crit Care. 2015 May 6;19(1):221.
40. Pôncio L, Balbi AL, Rocha ÉP, Dias DB, Ponce D. The long-term outcome after acute kidney injury: a narrative review. J Bras Nefrol. 2015;37(1):115-20.

CAPÍTULO 295

AVALIAÇÃO DA QUALIDADE DE VIDA EM SOBREVIVENTES DE UNIDADE DE TERAPIA INTENSIVA

Renata Rego Lins Fumis
Maurizia Capuzzo

DESTAQUES

- Qualidade de vida é um conceito que abrange uma ampla gama de características físicas e psicológicas que descrevem a capacidade de um indivíduo de funcionar e obter satisfação de fazê-lo.
- O que define a vida "adequada" é uma percepção unicamente pessoal, que varia de acordo com a visão do indivíduo sobre o valor da vida e suas expectativas.
- É importante entender a qualidade de vida em sobreviventes de terapia intensiva a fim de avaliar o impacto da doença crítica e do tratamento desses pacientes.
- A qualidade de vida relacionada com a saúde será influenciada pelo estado de saúde prévio do paciente e suas expectativas de um retorno ao estado funcional pré-mórbido.

INTRODUÇÃO

À medida que mais pacientes sobrevivem a doenças críticas, avaliar a qualidade de vida (QV) relacionada com a saúde (QVRS) entre sobreviventes da unidade de terapia intensiva (UTI) tornou-se uma prioridade.[1] A medicina intensiva evoluiu consideravelmente ao longo dos últimos 15 anos. Estratégias atualizadas para ventilação mecânica e as novas opções terapêuticas, chamadas de estratégias de pacotes de cuidados, para otimizar a terapia hemodinâmica com suporte tecnológico sofisticado, possibilitaram aos pacientes de UTI sobreviverem por mais tempo. Apesar dessas melhorias importantes, há um entendimento de que os sobreviventes sofrem complicações de longo prazo consideráveis que afetam seu funcionamento normal.[2] Com relação à população da UTI, estudos sobre os efeitos da doença crítica sobre a QVRS mostraram resultados contraditórios. Enquanto alguns estudos têm relatado QVRS comprometida após doença crítica, outros mostraram que a doença crítica que requer internação na UTI ≥ 48 horas tem um forte impacto na QVRS, sobretudo em seu componente físico, que é consideravelmente mais baixo depois de uma estada em uma UTI. Esses achados mostram variações em virtude das diferenças de pacientes.[3] Por exemplo, os sobreviventes de sepse grave apresentaram escores significativamente menores na QVRS.[4]

Recentemente, a conferência de 2010 da Sociedade de Medicina Intensiva sobre a melhoria dos resultados de longo prazo após doença crítica para os sobreviventes e suas famílias enfatizou a síndrome pós-cuidado intensivo, que inclui novos ou piores distúrbios cognitivos ou psiquiátricos que persistem durante meses ou anos após a doença crítica. Esses problemas cognitivos e distúrbios psiquiátricos afetam o funcionamento diário dos sobreviventes, a capacidade de voltar ao trabalho e sua qualidade de vida.[5]

Existem muitos desfechos clínicos que podem ser medidos. A mortalidade de longo prazo ainda é o desfecho mais utilizado no paciente criticamente doente e é de uso rotineiro como o ponto final primário. Hoje em dia, o interesse no prognóstico centrado no paciente após a alta da UTI está aumentando e diz respeito tanto à mortalidade de longo prazo[6] como a um desfecho relatado pelo paciente como QVRS.

DEFINIÇÃO DE QUALIDADE DE VIDA RELACIONADA COM A SAÚDE

A QVRS dos pacientes internados em UTI é uma das medidas de desfechos mais relevantes para pacientes, familiares, médicos e a sociedade. A QVRS, definida como o grau em que o estado de saúde do paciente afeta a avaliação subjetiva de sua satisfação com a vida,[1] parece ser um indicador melhor, especialmente de acordo com a visão centrada no paciente. Um corpo crescente de pesquisa utiliza pontos finais avaliados diretamente por pacientes cuja autoavaliação do estado de saúde inclui qualidade de vida relacionada com a saúde e estado funcional.

Embora as definições variem ligeiramente em todas as disciplinas, a QVRS expressa um conjunto de dimensões de saúde causalmente ligadas, com percepções biológicas/fisiológicas, mentais, físicas, sociais, cognitivas e sobre a saúde.[7] É "uma percepção pessoal única": refere-se a todos os aspectos da vida que uma pessoa considere relevantes.[8] A QVRS enfoca os aspectos relativos à saúde, que são "um estado de completo bem-estar físico, mental e social e não meramente a ausência de doença ou enfermidade", segundo a definição dada pela Organização Mundial de Saúde (OMS).[9]

POR QUE A QVRS É IMPORTANTE PARA TODOS OS PACIENTES, FAMÍLIAS E TODA A SOCIEDADE

A importância da qualidade de vida e bem-estar como um problema de saúde pública não é nova. Em 1949, a OMS estabeleceu o conceito referido e, em 2005, reconheceu a importância de se avaliar e melhorar a qualidade de vida.[9] Pelo fato de as pessoas estarem vivendo mais do que nunca, os pesquisadores mudaram a maneira de examinar a saúde, olhando além das causas de morte e morbidade para examinar a relação da saúde com a qualidade de vida de um indivíduo. Em última análise, é importante entender a QVRS em grupos específicos de sobreviventes de UTI.

Determinar a QVRS em uma população-alvo possibilita a determinação de referência da doença em outras populações. Isso proporciona melhor compreensão do impacto da doença sentido pelos pacientes e é informativo para provedores, pacientes, famílias e outros. Além disso, utilizar a QVRS para medir o impacto de tratamentos com foco exclusivamente na perspectiva do paciente oferece oportunidades de adequação das terapias. Considere-se, ainda, que a QVRS de um paciente demonstrou ser um forte previsor de desfechos como a morbidade e a mortalidade. Por último, foi demonstrado que o uso da QVRS melhora a comunicação médico-paciente e cria um ambiente mais centrado no paciente. Medir a QVRS em pacientes é uma forma robusta de representar a voz destes e fornece uma oportunidade de saber, a partir da perspectiva de um paciente, o que afeta sua doença.[9]

OUTROS FATORES QUE INFLUENCIAM A QVRS
Estado funcional

Refere-se à capacidade necessária para realizar atividades de vida diárias (AVD) de modo a atender as necessidades básicas de autocuidado e manter a saúde e o bem-estar próprios. O estado funcional reflete tanto a capacidade funcional (o que um indivíduo é capaz de fazer) como o desempenho funcional (o que um indivíduo realmente faz na vida diária). O estado funcional pode ser afetado por prejuízos na função física, cognitiva, sensorial ou social.[10] Pode ser influenciado por disfunção biológica ou fisiológica, sintomas, humor e outros fatores. Ele não é sinônimo de qualidade de vida, pois se concentra na capacidade física e mental, e não mede o bem-estar ou sensação de satisfação.

Ansiedade, depressão e transtorno de estresse pós-traumático

A saúde mental dos sobreviventes de cuidados intensivos pode ser precária. Eles podem sofrer de transtorno de estresse pós-traumático (TEPT), depressão ou ansiedade na UTI e nos meses ou anos após os cuidados intensivos. Essas morbidades psicológicas ocorrem, com frequência, em pacientes criticamente doentes e em seus familiares. Esses sintomas têm sido amplamente estudados na literatura sobre UTI, mostrando que os pacientes são expostos a muitos fatores de estresse nessas unidades, incluindo doença, dor, privação de sono, sede, fome, dispneia, ruído incomum e luz, incapacidade de se comunicar, isolamento e o medo de morrer; além disso, eles podem apresentar reações emocionais extremas em resposta.[11] Os transtornos psiquiátricos após doença grave (Quadro 295.1) podem ser causados por uma reação psicológica ao estresse emocional e fisiológico, sequelas da doença, medicamentos, dor, tratamentos invasivos e muitos outros fatores. Esses transtornos psiquiátricos podem afetar a QVRS após a alta.[7]

QUADRO 295.1. Definição da quarta edição do DSM (DSM-IV) para transtorno de estresse pós-traumático.

Definição do DSM-IV de transtorno de estresse pós-traumático

Problema psiquiátrico potencialmente debilitante que se desenvolve como resultado de ser exposto a uma ocorrência traumática "em que uma pessoa sofreu, testemunhou ou foi confrontada com um acontecimento ou acontecimentos envolvendo morte real ou ameaça ou lesão grave, ou uma ameaça à integridade física de si próprio ou de outros" e que gera "intensos sentimentos de medo, impotência ou horror" naqueles "expostos ao trauma. Essa condição é caracterizada por uma constelação de sintomas em três domínios:

A. Sintomas de reexperiência (p. ex.: pensamentos intrusivos, sonhos ou pesadelos recorrentes).

B. Sintomas de evitação e entorpecimento emocional (p. ex.: esforços para evitar lugares e pensamentos associados ao trauma).

C. Sintomas de aumento da agitação (p. ex.: perturbação do sono, hipervigilância).

Todos esses sintomas devem atender a dois quesitos para satisfazer os critérios de diagnóstico:

1. Os sintomas devem causar prejuízos significativos em domínios sociais, ocupacionais ou outros funcionais importantes.
2. Os sintomas devem estar presentes durante pelo menos 1 mês após a exposição ao acontecimento ou evento traumático.

DSM: manual diagnóstico e estatístico dos transtornos mentais.

INSTRUMENTOS DISPONÍVEIS PARA AVALIAR A QVRS

Os questionários SF-36 e EQ-5D são os dois instrumentos mais utilizados para medir a QVRS em pesquisa de cuidados intensivos. Seus respectivos domínios estão resumidos no Quadro 295.2.

QUADRO 295.2. Dimensões dos questionários Short Form 36 e EuroQoL.

Short form 36	EuroQol
Funcionamento físico	Mobilidade
Papel físico	Autocuidado
Dor corporal	Atividades usuais
Saúde geral	Dor/desconforto
Vitalidade	Ansiedade/depressão
Funcionamento social	Pontuação de saúde geral (0-100)
Papel emocional	
Saúde mental	

Dimensões do EuroQol 5 (EQ-5D)

O questionário EuroQol (EQ-5D) é aplicável a uma grande variedade de condições de saúde e tratamentos, fornecendo um perfil descritivo simples de uma avaliação de três ou cinco níveis de cinco domínios e um valor de índice único para o estado de saúde. É um questionário genérico, fácil de administrar e que consiste em duas partes. Na primeira (EQ-5D), cinco dimensões (mobilidade, autocuidado, atividades usuais, dor/desconforto e ansiedade/depressão) são consideradas. Na segunda parte do EQ (EQ-VAS), os pacientes são convidados a avaliar seu estado de saúde em uma escala de 100 (o melhor estado de saúde que se possa imaginar) a 0 (pior estado de saúde imaginável). A validade e a confiabilidade do questionário foram testadas na população da UTI e ele tem sido recomendado para utilização em cuidados críticos.[12] O EQ, reprodutível e validado no Brasil,[14] foi projetado para autopreenchimento, mas também pode ser respondido por telefone ou por entrevista direta.[13]

Short Form 36 (SF-36)

Concentra-se nos seguintes oito diferentes domínios de QVRS: funcionamento físico; limitações de papéis em virtude de problemas físicos; funcionamento social; dor corporal; saúde mental em geral; limitações de papéis devido a problemas emocionais; vitalidade; e estado geral de saúde.[15] Ele já foi validado para populações no Brasil.[16] Os resultados do SF-36 são calculados de acordo com a publicação original: cada escore de domínio de 0 a 100, da pior para a melhor condição.

Questionário da OMS de qualidade de vida (WHOQOL-Bref)

A literatura tem fornecido diferentes instrumentos para medir a qualidade de vida, como o WHOQOL-Bref. O WHOQOL-100 possibilita a avaliação detalhada de cada faceta do indivíduo relacionada com qualidade de vida, mas é muito longo. O WHOQOL-Bref, derivado do WHOQOL-100, é composto de 26 perguntas, divididas em quatro domínios: físico (sete perguntas); psicológico (seis perguntas); relações sociais (três perguntas); e ambiental (oito perguntas). Para fornecer uma avaliação ampla e abrangente, foi incluído um item de cada uma das 24 facetas contidas no WHOQOL-100. Também foram adicionados dois itens da faceta qualidade de vida global e Saúde Geral. O instrumento apresentou bom desempenho psicométrico e praticidade para o o uso, o que o coloca como uma opção interessante para avaliar a qualidade de vida no Brasil. O WHOQOL-BREF está disponível em 19 idiomas diferentes, incluindo uma versão em português do Brasil.[17]

PARA AVALIAR O ESTADO FUNCIONAL

As AVD de Katz e o índice de Barthel são dois dos mais antigos índices concorrentes para avaliar as AVD. Eles avaliam a função do paciente quanto ao grau de independência ou de dependência na realização de determinadas atividades necessárias para a vida diária.

Índice de Katz de atividades de vida diária

O índice de Katz de independência nas atividades de vida diária, comumente chamado Katz-AVD, é o instrumento mais adequado para avaliar o estado funcional como uma medida da capacidade do paciente para realizar AVD de maneira independente. Os médicos costumam usar a ferramenta para detectar problemas na realização de AVD e planejar o cuidado de acordo. O Katz-AVD classifica a adequação do desempenho em seis funções: tomar banho; vestir-se; ir ao banheiro; transferência; continência e alimentação. As atividades do paciente são marcadas sim/não para independência em cada uma das seis funções. Uma pontuação de 6 indica função completa, 4 indica insuficiência moderada e 2 ou menos indica comprometimento funcional grave. Há uma adaptação transcultural do Katz AVD para o Brasil.[18]

Índice de Barthel para atividades da vida diária

Medida sensível, válida e confiável de independência funcional. Abrange 10 atividades, incluindo alimentação, banho, higiene, vestir-se, ir ao banheiro, mobilidade para transferências e escadas. Todas as atividades são pontuadas e os valores são, então, adicionados para dar uma pontuação total que varia de 0 (totalmente dependente) a 100 (completamente independente). Essa escala de avaliação fornece uma abordagem menos subjetiva e mais sistemática do que a de Katz AVD e foi também validada no Brasil.[19]

PARA TRIAR PARA ANSIEDADE E DEPRESSÃO

Constatou-se que o instrumento escala de depressão e ansiedade hospitalar (EDAH) tem um bom desempenho na avaliação do nível de gravidade dos sintomas e nível de transtorno de ansiedade e depressão tanto nos pacientes como nos familiares. O questionário EDAH consiste em duas subescalas com sete itens cada, que avaliam sintomas de depressão e de ansiedade. O escore da subescala varia de 0 (sem angústia) a 21 (angústia máxima). O escore da EDAH para cada subescala (ansiedade e depressão) varia de 0 a 21, e um ponto de corte > 10 foi utilizado para descrever cada condição. Os escores para a escala inteira (estresse emocional) variam de 0 a 42, com escores mais altos indicando maior aflição. Essa escala foi previamente validada no Brasil.[20]

TRIAGEM PARA TRANSTORNO DE ESTRESSE PÓS-TRAUMÁTICO

A escala de impacto de eventos (IES) é baseada em estudos clínicos de resposta psicológica a eventos estressantes e na teoria Horowitz sobre a síndrome de resposta ao estresse, que oferece uma compreensão de como as pessoas atravessam um trauma. Os estudos clínicos revelaram duas respostas comuns aos estressores: intrusão e evitação. O questionário de autorrelato mais recente, curto, de fácil administração, a IES revisada (IES-R), tem 22 perguntas, das quais cinco foram adicionadas ao Horowitz original (IES) para capturar melhor os critérios do DSM-IV para TEPT. A ferramenta, não diagnóstica para TEPT, é um instrumento adequado para medir a resposta subjetiva a um evento traumático específico. A IES-R revisa a IES original, reconhecida como uma das ferrmanetas de autoavaliacao. O cálculo do escore de cada subescala é obtido por meio da média dos itens que compõem as subescalas: evitação, intrusão e hiperestimulação. A IES-R foi traduzida para o português do Brasil e adaptada culturalmente.[21]

AVALIAÇÃO DA QUALIDADE DE VIDA RELACIONADA COM A SAÚDE (QVRS) PRÉ-UTI

Em pacientes internados em UTI, a medição da QVRS é necessária por muitas razões. Observou-se que a QVRS anterior estava relacionada com a taxa de mortalidade hospitalar;[22] portanto, as informações que o questionário traz podem ajudar na previsão de desfecho. Além disso, a QVRS de momento basal serve como um controle para a condição pré-existente porque é difícil determinar se decréscimos de QVRS no seguimento refletem o impacto da doença crítica ou simplesmente uma QVRS de momento basal mais baixa. No entanto, uma certa piora da QVRS em um acompanhamento de longo prazo pode estar relacionada com o aumento da idade refletindo as faculdades físicas limitadas associadas a ele.

Diferentes estudos realizados em diferentes países têm demonstrado que os pacientes internados em UTI apresentam uma QVRS pré-UTI significativamente pior do que a população geral de mesmo sexo e idade.[3,23-24] Além disso, Graf e colaboradores[24] descobriram que a escala resumida de saúde física pré-UTI da amostra do estudo foi significativamente menor do que a de uma coorte de pacientes alemães com infarto do miocárdio, insuficiência cardíaca congestiva ou doença pulmonar crônica. Um estudo utilizando o questionário Rivera-Fernández e que não faz uma comparação com a população geral de mesmo sexo e idade encontrou resultados diferentes. Rivera-Fernández e colaboradores[22] realizaram um estudo multicêntrico em 8.685 pacientes espanhóis e concluíram que, em geral, a QVRS de pacientes criticamente enfermos antes de sua admissão na UTI é boa. Não se pode excluir um potencial viés inerente ao questionário utilizado. Na verdade, o grande número de estudos que mostram redução da QVRS antes da internação na UTI demonstra a necessidade de se considerar QVRS pré-hospitalar ao examinar os resultados de sobreviventes de UTI.

AVALIAÇÃO RETROSPECTIVA DA QUALIDADE DE VIDA RELACIONADA COM A SAÚDE PRÉ-UTI PELOS PRÓPRIOS PACIENTES

A avaliação da QVRS basal de pacientes de UTI levanta alguns problemas novos. A doença crítica é frequentemente súbita e inesperada, e a QVRS de base não é conhecida no momento da admissão à UTI. Portanto, a QVRS pode ser medida apenas *a posteriori* perguntando-se aos pacientes sobre a sua QVRS no período de alguns (2 ou 3) meses antes da internação na UTI. No entanto, isso pode introduzir um viés de memória, pois os pacientes podem não se lembrar com precisão de seu estado antes da doença crítica. Um estudo italiano multicêntrico em pacientes submetidos à cirurgia programada e internação na UTI planejada comparou a QVRS de base (avaliada pelo EQ-5D antes da cirurgia e internação na UTI) com a QVRS de momento basal lembrada aos 3 e 6 meses.[25] As porcentagens de pacientes que deram a mesma resposta da pré-UTI após 3 meses foram de 89% para EQ-5D em dimensão de mobilidade, 91% para o autocuidado, 87% para as atividades habituais, 72% para a dor/desconforto e 78% para ansiedade/depressão. Curiosamente, os pacientes com uma estada na UTI menor ou igual a 2 dias e os pacientes que ficaram mais de 2 dias mostraram habilidade semelhante ao recordar EQ-5D pré-UTI sugerindo um efeito limitado de permanência na UTI na lembrança. Tanto a gravidade da doença objetivamente avaliada pelo escore simplificado de fisiologia aguda (SAPS II) como a gravidade da doença percebida não afetaram a recordação de QVRS de momento basal, enquanto o uso crônico de beta-bloqueadores foi diretamente associado a uma melhor capacidade de recordar EQ-5D pré-UTI tanto aos 3 como aos 6 meses.[25]

Em conclusão, os pacientes com internação na UTI planejada avaliados após 3 meses têm uma boa memória de seu estado de saúde no período que antecede a admissão na UTI. Essa é a única população adequada para a avaliação em tempo antes da internação na UTI. Possivelmente, esse achado tem um valor também para pacientes com internações em UTI não planejadas. Além disso, a gravidade da doença nessas unidades não parece afetar a avaliação retrospectiva da função física pré-UTI.

AVALIAÇÃO DA QUALIDADE DE VIDA RELACIONADA COM A SAÚDE PRÉ-UTI DO PACIENTE FEITA POR PROCURADORES

A forma alternativa de obter informações sobre a QVRS do paciente quando a doença crítica e tratamentos (coma ou confusão, delírio, sedação e intubação) o impedem de fornecer uma avaliação no momento da admissão na UTI é tentar obtê-la junto aos parentes. Infelizmente, a avaliação por procuração da QVRS do paciente em momento basal pode ser diferente da avaliação feita pelo próprio paciente, pois os procuradores podem estar sob um grande estresse no momento da admissão dos pacientes à UTI, o que pode contribuir para a dificuldade em estimar com precisão o estado de momento basal dos pacientes. Além disso, alguns parentes podem ter pouco contato com o paciente.

Estudos que utilizam SF-36

Muitos estudos sobre a confiabilidade dos parentes para avaliar a QVRS do paciente utilizaram o SF-36. Esses estudos revelaram que o acordo entre as respostas dos pacientes e familiares é satisfatório para a avaliação de momento basal, sendo maior nos aspectos relativos à saúde física com procuradores ligeiramente subestimando a QVRS do paciente.[26] Para os sobreviventes da síndrome do desconforto respiratório agudo (SDRA), a concordância entre os pacientes avaliados em 3 meses e seus decisores substitutos (avaliada no início do estudo) foi ruim para todos os componentes do SF-36, com as estimativas mais baixas de QVRS pré-mórbida obtidas a partir de decisores substitutos.[27]

Estudos que utilizam EuroQol-5D

Um estudo concentrado na confiabilidade dos parentes para avaliar a QVRS do paciente com uso de EQ-5D foi realizado nos Estados Unidos em sobreviventes de lesão pulmonar aguda.[23] Ele mostrou concordância satisfatória entre as respostas do paciente e as do procurador. Os gráficos Bland-Altman demonstraram que, tanto para a escala analógica visual como para escores de utilidade, os procuradores subestimaram os escores quando os pacientes relataram altos índices e superestimaram os escores para índices baixos fornecidos pelos pacientes.[23]

Estudos que utilizam outros questionários de qualidade de vida relacionada com a saúde

Um estudo avaliou a QVRS do paciente por meio de entrevista dos 172 pacientes cooperativos internados em UTI e seus familiares. Dois instrumentos diferentes (italiano com faixas de 0 a 20, e espanhol com faixas de 0 a 29), validados na população de UTI,[28] foram utilizados. A diferença média entre pacientes e familiares foi menor do que 0,3 para ambas as pontuações, mas os limites de concordância foram mais amplos do que 4.[29]

Em conclusão, a avaliação de procurador de QVRS de momento basal dos pacientes pode ser aceitável, especialmente em aspectos físicos e de vida social dos domínios de QVRS, mas não para aspectos emocionais e QVRS percebida. Em qualquer caso, um ponto-chave para os pesquisadores diz respeito à perspectiva que os parentes devem assumir ao relatar QVRS com a finalidade de uma análise clínica ou econômica. Na verdade, os procuradores podem responder do ponto de vista dos pacientes, dando a resposta que o procurador acredita que o paciente daria. Em contraste, um procurador pode optar por responder a partir de sua própria perspectiva dando a resposta que o procurador acredita ser a representação mais exata ou verdadeira da QVRS dos pacientes. Portanto, os pesquisadores devem informar claramente a perspectiva selecionada para um estudo específico com as razões para essa seleção e instruções claras quando eles pedem aos parentes para relatar a QVRS de momento basal do paciente.

AVALIAÇÃO DA QUALIDADE DE VIDA RELACIONADA COM A SAÚDE PÓS-UTI

A avaliação da QVRS de sobreviventes de UTI que receberam alta hospitalar é de relevância fundamental, pois possibilita a comparação desta com a QVRS de momento basal (pré-UTI). Na verdade, os pesquisadores têm de estar cientes das dificuldades específicas que surgem pela medição de um construto subjetivo como a QVRS pelas ferramentas utilizadas atualmente. Afinal, a vida que pareça pouco atraente para um observador pode ser perfeitamente satisfatória para quem a vive. Diferentes fatores têm sido apontados para explicar essa discrepância. Primeiro, os pacientes podem habituar-se à sua doença e apresentar uma "mudança de resposta".[30] A "mudança de resposta" é uma alteração nos padrões internos de valores e conceituação e, consequentemente, uma despercepção da QVRS. Em segundo lugar, a QVRS está intimamente ligada às expectativas pessoais e, quando um determinado objetivo não é atingível, o indivíduo pode substituí-lo por um objetivo mais viável. Assim, as expectativas são alteradas para manter a percepção do indivíduo sobre a QVRS apesar de mudanças em circunstâncias.[31] Consequentemente, os sobreviventes de uma UTI com sequelas de doenças podem não relatar uma QVRS precária no acompanhamento.

QUANDO AVALIAR QVRS PÓS-UTI

O tempo de seguimento pode influenciar os resultados. Por um lado, os ex-pacientes de UTI podem precisar de algum tempo para se recuperar, e por outro, à medida que o tempo passa e os pacientes ficam mais velhos, o número daqueles que morrem aumenta e novas doenças podem se desenvolver em sobreviventes.[13] No entanto, algumas informações sobre o melhor momento para avaliar a QVRS pós-UTI podem vir de estudos sobre a metodologia[12] e os estudos longitudinais sobre mudanças na QVRS ao longo do tempo. Cense e colaboradores,[32] que avaliaram 92 pacientes de UTI admitidos após a ressecção transtorácica para câncer no início do estudo, aos 3, 6, 9, 12, 18, 24, 30 e 36 meses, descobriram que todos os domínios do SF-20 foram recuperados para os níveis pré-operatórios após 6 meses, exceto para o funcionamento físico e energia que exigiam 1,5 e 2,5 anos. Graf e colaboradores[24] relataram que nenhuma das oito dimensões de saúde do SF-36 apresentou funcionamento prejudicado após 9 meses, em comparação com os valores basais em 153 pacientes clínicos tratados na UTI em virtude de doenças cardiovasculares e pulmonares. Cuthbertson e colaboradores,[3] que avaliaram a QVRS antes e aos 3, 6 e 12 meses após a admissão à UTI em pacientes dos quais se esperava sobrevivência aos cuidados na UTI após estabilização inicial, constataram que os componentes físicos do SF-36 retornaram aos valores pré-mórbidos em 12 meses.

Alguns estudos avaliaram a QVRS em grupos específicos de pacientes. Os sobreviventes de SDRA encontraram melhora significativa de componentes físicos do SF-36 aos 12 meses, mas a melhora do componente físico e mental do SF-36 alcançou o topo em 2,5 anos.[33] Um estudo de Oeyen e colaboradores,[34] que avaliou a QVRS de 331 pacientes com neoplasias em 3 e 12 meses, mostrou que tanto os escores de SF-36 como os de EQ-5D diminuíram em 3 meses, mas melhoraram em 1 ano. Com relação aos pacientes internados em UTI por traumatismo cranioencefálico, um estudo recente que avaliou 97 sobreviventes aos 3, 6, 12, 18, 24 e 36 meses descobriu que, ao longo do tempo, houve melhora significativa na pontuação do resumo do componente físico do SF-36, enquanto o escore do resumo do componente mental manteve-se estável.[35] Aos 3 anos de acompanhamento, a QVRS de pacientes com lesão cerebral traumática foi a mesma que na população normativa holandesa.

Em conclusão, o tempo geralmente adequado para a avaliação da QVRS pós-UTI parece variar de 6 meses a 1 ano após a doença aguda, sendo ainda mais longa para sobreviventes de SDRA e lesão cerebral traumática. Curiosamente, a maioria dos estudos incluídos em uma revisão sistemática sobre adultos sobreviventes de doença crítica descobriu que a idade e a gravidade da doença previam funcionamento físico.[36] Outros estudos revelaram que as variáveis relacionadas com a internação na UTI, como a gravidade da doença e dias na UTI, não influenciaram a QVRS de 6 meses.[3,37-38] Um estudo em 559 pacientes que passaram > 24 horas em uma UTI e sobreviveram por 90 dias mostrou que mais de 60% dos pacientes de UTI relatam uma boa recuperação de sua saúde em 3 meses.[38] Cirurgia de transplante, cirurgia de revascularização do miocárdio sem reparação valvular e admissão na UTI a partir de uma enfermaria foram preditores de recuperação boa e precoce da saúde.[39]

COMO AVALIAR A QUALIDADE DE VIDA RELACIONADA COM A SAÚDE PÓS-UTI

Os instrumentos para medição de QVRS podem ser administrados de maneiras diferentes. A melhor delas é a que garante que o paciente entende e responde a todos os itens do questionário escolhido e reduz as chances do paciente não responder por inteiro o questionário. Na verdade, os pacientes perdidos sistematicamente no acompanhamento podem diferir daqueles que concluem o estudo. Por um lado, eles podem estar em boas condições de saúde, ocupados e não interessados em gastar seu tempo em uma atividade supostamente entediante como responder a um questionário. Por outro lado, os pacientes podem não participar da avaliação da QVRS em razão de sua dependência total e/ou por causa de uma incapacidade para responder aos questionários. Por isso, os pesquisadores devem prestar atenção à proporção de pacientes que respondem aos questionários e fazer todo o possível para limitar o número de não respondedores.[2,5] No entanto, nenhuma inferência pode ser feita sobre os pacientes não respondentes.

Entrevistas face a face são caras, demoradas e não são práticas para os pacientes que moram longe do hospital. Essa forma de aplicação de questionários permite ao paciente que eventualmente não entender alguma pergunta pedir explicação ao pesquisador. A assistência prestada aos pacientes no preenchimento do questionário pode representar um possível viés, mas ela também pode aumentar a taxa de resposta e reduzir o número de itens não respondidos. Além disso, a falta de confidencialidade e de anonimato associada à avaliação face a face pode impedir que alguns pacientes expressem seus sintomas, especialmente quando distúrbios psicológicos são investigados.

O questionário autoadministrado enviado pelos correios é fácil e pouco dispendioso. As principais desvantagens são a possibilidade de a taxa de resposta ser baixa, sobretudo com pacientes que apresentam excelente recuperação ou ainda estão altamente comprometidos, e o fato de que muitas vezes há perguntas não respondidas. Além disso, é impossível saber se os pacientes deliberadamente se recusam a participar ao não preencher o questionário ou simplesmente esquecem. Então, quando o questionário autoadministrado é preenchido em casa, o pesquisador não tem como se certificar de que o paciente é a pessoa que o preencheu porque os membros da família ou amigos podem ajudar o paciente, influenciando, mesmo involuntariamente, suas respostas.

A administração por telefone dispensa a necessidade de os pacientes voltarem ao hospital, pode aumentar o número de entrevistados e evita o problema de itens em branco. Nessa modalidade, o investigador que aplica o questionário tem certeza de que o paciente é a pessoa que realmente completa a pesquisa, mas a discussão de alguns dados pessoais e íntimos por telefone talvez seja perturbadora para pacientes e funcionários. Pode haver dificuldade para entrar em contato com o paciente durante o período em que se encontra trabalhando. No entanto, é possível supor que, com a difusão da tecnologia da informação, organizar-se-ão diferentes modos de entrar em contato e administrar os questionários de QVRS em estudos de acompanhamento no futuro.

PREVISÃO DE QUALIDADE DE VIDA RELACIONADA COM A SAÚDE PÓS-UTI

A QVRS é prevista por características iniciais do indivíduo, mas ela muda ao longo do tempo. Essa alteração pode estar relacionada com o aumento da idade e a diminuição da força física associada a morbidade.[30-31] No entanto, cada indivíduo tem uma capacidade pessoal, ou incapacidade, de lidar com as dificuldades da vida, incluindo doença crítica responsável pela internação na UTI e suas sequelas. Portanto, a QVRS pós-UTI, bem como a satisfação pessoal com a vida pode ser um resultado bastante imprevisível da interação de muitos fatores diferentes. Consequentemente, o médico solicitado pela família para prever a QVRS pós-UTI de um paciente internado na UTI deve admitir que não pode fazer uma previsão confiável porque ele não conhece nem a QVRS de base nem o caráter do paciente.

A literatura científica avaliou os fatores de risco para QVRS pós-UTI comprometida, embora com resultados diferentes e, por vezes, conflitantes. Na realidade, a variabilidade da QVRS, à medida que o paciente relata o desfecho, contribui para a variabilidade dos instrumentos utilizados e das populações de estudo avaliadas. No entanto, é possível classificar os fatores associados à QVRS pós-UTI como relacionados ao paciente, à doença ou à UTI.

Os fatores relacionados com o paciente incluem idade, sexo, estado de saúde anterior, educação e fatores de personalidade. Um nível significativamente menor do funcionamento físico do SF-36 e das atividades habituais do EQ-5D foi encontrado em idosos *versus* sobreviventes da UTI mais jovens, sem diferença na saúde mental, ou ansiedade/depressão.[36] Não há concordância entre os estudos sobre o efeito do sexo do paciente.[36] Idade e estado de saúde anterior foram as únicas variáveis associadas à QVRS pós-UTI.[22,37] Além disso, os pacientes com menor escolaridade e doença crônica anterior foram relatados como tendo uma baixa EQ-VAS.[37]

Os fatores relacionados com a doença parecem ser relevantes. Em uma revisão sistemática, as piores reduções na QVRS foram observadas em casos de SDRA, ventilação mecânica prolongada, traumatismo grave e sepse grave.[2] Nenhuma associação com SAPS II ou SOFA e SF-36 foi encontrada em pacientes com doenças cardiovasculares e pulmonares[24] e nem em um estudo utilizando APACHE II e EQ-5D em uma população UTI geral,[37] mas outros estudos encontraram uma associação entre gravidade da doença e deterioração da QVRS pós-UTI.[2] Nenhuma diferença clara na QVRS de longo prazo entre os pacientes com uma estada curta e outros com uma estada prolongada na UTI foi encontrada na população geral da UTI,[22,37] em um estudo de caso-controle[38] e após esofagectomia transtorácica.[32] No entanto, há estudos com resultados diferentes.[2,36] O delírio foi associado a um aumento da mortalidade hospitalar e mortalidade em 6 meses e à dependência para as AVD.[40] Os pacientes que apresentaram delírio durante a internação eram propensos a agravamento de alguns domínios da QVRS, em comparação com aqueles sem delírio pós-operatório. Os domínios do SF-36 em que o delírio previa um agravamento dos resultados após 6 meses foram função física, vitalidade e função social, domínios que envolvem tanto aspectos físicos como mentais de qualidade de vida.

Os fatores relacionados com UTI incluem tratamentos como ventilação (e sua duração), a política de sedação (uso de benzodiazepínicos) e corticosteroides. Altos níveis persistentes de intensidade terapêutica na UTI foram associados a uma sobrevida hospitalar razoável em pacientes idosos submetidos a suporte ventilatório mecânico prolongado.[10] Essa população apresentou uma deficiência moderada, mas a sua qualidade de vida percebida permaneceu boa, mesmo que os pacientes estimassem uma redução na sua qualidade de vida para a saúde e memória.[10] A existente dificuldade em avaliar a relação entre a sedação e QVRS pós-UTI resulta da dificuldade de separar sedação da razão de sedação, que pode ser a necessidade de ventilar um paciente com SDRA grave, tratar um paciente delirante ou propiciar conforto de acordo com a política da UTI. Curiosamente, os pacientes internados em uma UTI cirúrgica que sofreram delírio pós-operatório (16%) apresentaram maior declínio nos domínios do SF-36 após a alta, principalmente na função física, vitalidade e função social, em comparação com pacientes sem delírio pós-operatório.[40]

CONSIDERAÇÕES FINAIS

A QVRS é uma questão importante para os pacientes e seus familiares cuja avaliação antes da internação na UTI e do impacto da doença crítica sobre QVRS é uma medida de resultado relevante para os pacientes que necessitam de cuidados na UTI. Entre os vários instrumentos que têm sido descritos, o SF-36 e o EuroQol-5D foram recomendados como os mais adequados nesse cenário. A previsão de desfechos de longo prazo, utilizando fatores físicos e psicológicos e estado funcional, está se tornando mais importante para médicos e enfermeiros, bem como para os pacientes e seus familiares.

A QVRS após a alta da UTI é influenciada pela QVRS basal e o estado de saúde do paciente, bem como pelas expectativas do paciente. Os médicos têm de avaliar a QVRS de seu paciente e levar em conta os aspectos metodológicos dessa avaliação. Em geral, os pacientes criticamente doentes com ventilação mecânica prolongada, sepse e outras doenças crônicas, como uma função pulmonar anormal, têm níveis significativamente mais baixos de QVRS após doença aguda que necessita de internação em UTI. Além disso, uma constelação de problemas físicos e psicológicos pode se desenvolver ou persistir em pacientes e cuidadores familiares por até 5 anos. Esses problemas e as doenças coexistentes são responsáveis por maiores custos incorridos nesse período.[33] Pesquisas futuras devem ser dedicadas à avaliação dos efeitos de técnicas de reabilitação porque muitos pacientes de UTI têm potencial de reabilitação, apesar de doença grave e comorbidades.

REFERÊNCIAS BIBLIOGRÁFICAS

1. Angus DC, Carlet J. 2002 Brussels Roundtable Participants. Surviving intensive care: a report from the 2002 Brussels Roundtable. Intensive Care Med. 2003;29(3):368-77.
2. Oeyen SG, Vandijck DM, Benoit DD, Annemans L, Decruyenaere JM. Quality of life after intensive care: a systematic review of the literature. Crit Care Med. 2010;38(12):2386-400.
3. Cuthbertson BH, Scott J, Strachan M, Strachan M, Kilonzo M, Vale L. Quality of life before and after intensive care. Anaesthesia. 2005;60(4):332-9.
4. Heyland DK, Hopman W, Coo H, Tranmer J, McColl MA. Long-term health-related quality of life in survivors of sepsis. Short Form 36: a valid and reliable measure of health-related quality of life. Crit Care Med. 2000;28(11):3599-605.
5. Needham DM, Davidson J, Cohen H, Hopkins RO, Weinert C, Wunsch H, et al. Improving long-term outcomes after discharge from intensive care unit: report from a stakeholders' conference. Crit Care Med. 2012;40(2):502-9.
6. Ranzani OT, Zampieri FG, Park M, Salluh JI. Long-term mortality after critical care: what is the starting point? Crit Care. 2013;17(5):191.
7. Jackson JC, Mitchell N, Hopkins RO. Cognitive functioning, mental health, and quality of life in ICU survivors: an overview. Anesthesiol Clin. 2011;29(4): 751-64.
8. Gill TM, Feinstein AR. A critical appraisal of the quality of quality-of-life measurements. JAMA. 1994;272(8):619-26.
9. World Health Organization. The World Health Organization Quality of Life assessment (WHOQOL): position paper from the World Health Organization. Soc Sci Med. 2005;41(10):1403-9.
10. Montuclard L, Garrouste-Orgeas M, Timsit JF, Misset B, De Jonghe B, Carlet J. Outcome, functional autonomy, and quality of life of elderly patients with a long-term intensive care unit stay. Crit Care Med. 2000;28(10):3389-95.
11. Nelson JE: The symptom burden of chronic critical illness. Crit Care Med. 2004;32(7):1527-34.
12. Needham DM, Dowdy DW, Mendez-Tellez PA, Herridge MS, Pronovost PJ. Studying outcomes of intensive care unit survivors. Measuring exposures and outcomes. Intensive Care Med. 2005;31(9):1153-60.
13. Capuzzo M, Metnitz PGH, Moreno RP. Health related quality of life after ICU discharge. In: Kuhlen R, Moreno R, Ranieri M, Rhodes A. 25 years of progress and innovation in intensive care medicine. Berlin: MVV Medizinisch Wissenschaftliche Verlagsgesellschaft, 2007. p.29-38.
14. Pinto EB, Maso I, Vilela RN, Santos LC, Oliveira-Filho J. Validation of the EuroQol quality of life questionnaire on stroke victims. Arq Neuropsiquiatr. 2011;69(2B):320-3.
15. Ware JE Jr. SF-36 health survey update. Spine (Phila Pa). 2000;25(24):3130-9.
16. Ciconelli RM, Ferraz MB, Santos W, Meinão I, Quaresma MR. Tradução para a língua portuguesa e validação do questionário genérico de avaliação de qualidade de vida SF-36 (Brasil SF- 36). Rev Bras Reumatol. 1999;39(3):143-50.
17. Fleck MP, Louzada S, Xavier M, Chachamovich E, Vieira G, Santos L, et al. Application of the Portuguese version of the abbreviated instrument of quality life WHOQOL-bref. Rev Saúde Pública. 2000;34(2):178-83.
18. Lino VTS, Pereira SR, Camacho LA, Ribeiro Filho ST, Buksman S. Cross-cultural adaptation of the Independence in Activities of Daily Living Index (Katz Index) Cad Saúde Pública. 2008;24(1):103-12.
19. Minosso JSM, Amendola F, Alvarenga MRM, Oliveira MAC. Validação, no Brasil, do Índice de Barthel em idosos atendidos em ambulatórios. Acta Paul Enferm. 2010;23(2):218-23.
20. Botega Nj, Bio MR, Zomignani MA, Garcia C Jr, Pereira WA. Mood disorders among medical in-patients and validation of the hospital anxiety and depression scale HAD. Rev Saúde Pública. 1995;29(5):355-63.
21. Caiuby AVS, Lacerda SS, Quintana MI, Torii TS, Andreoli SB. Cross-cultural adaptation of the Brazilian version of the Impact of Events Scale-Revised (IES-R) Cad. Saúde Pública. 2012;28(3):597-603.
22. Rivera-Fernández R, Sánchez-Cruz JJ, Abizanda-Campos R, Vázquez-Mata G. Quality of life before intensive care unit admission and its influence on resource utilization and mortality rate. Crit Care Med. 2001;29(9):1701-9.
23. Dinglas VD, Gifford JM, Husain N, Colantuoni E, Needham DM. Quality of life before intensive care using EQ-5D: patient versus proxy responses. Crit Care Med. 2013;41(1):9-14.

24. Graf J, Koch M, Dujardin R, Kersten A, Janssens U. Health-related quality of life before, 1 month after, and 9 months after intensive care in medical cardiovascular and pulmonary patients. Crit Care Med. 2003;31(18):2163-9.
25. Capuzzo M, Bertacchini S, Davanzo E, Felisatti G, Paparella L, Tadini L, et al. Health-related quality of life before planned admission to intensive care: memory over three and six months. Health Qual Life Outcomes. 2010;8:103.
26. Hofhuis J, Hautvast JL, Schrijvers AJ, Bakker J. Quality of life on admission to the intensive care: can we query the relatives? Intensive Care Med. 2003;29(6):974-9.
27. Scales DC. Tansey CM, Matte A, Herridge MS. Difference in reported pre-morbid health-related quality of life between ARDS survivors and their substitute decision makers. Intensive Care Med. 2006;32(11):1826-31.
28. Capuzzo M, Grasselli C, Carrer S, Gritti G, Alvisi R. Validation of two quality of life questionnaires suitable for intensive care patients. Intensive Care Med. 2000;26(9):1296-303.
29. Capuzzo M, Grasselli G, Carrer S, Gritti G, Alvisi R. Quality of life before intensive care admission: agreement between patient and relative assessment. Intensive Care Med 2000;26(9):1288-95.
30. Hofhuis JG, van Stel HF, Schrijvers AJ, Rommes JH, Bakker J, Spronk PE. Conceptual issues specifically related to health-related quality of life in critically ill patients. Crit Care. 2009;13(1):118.
31. Hendry F, McVittie C. Is Quality of Life a Healthy Concept? Measuring and understanding life experiences of older people. Qual Health Res. 2004;14(7):961-75.
32. Cense HA, Hulscher JB, de Boer AG, Dongelmans DA, Tilanus HW, Obertop H, et al. Effects of prolonged intensive care unit stay on quality of life and long-term survival after transthoracic esophageal resection. Crit Care Med. 2006;34:354-62.
33. Herridge MS, Tansey CM, Matté A, Tomlinson G, Diaz-Granados N, Cooper A, et al. Functional disability 5 years after acute respiratory distress syndrome. N Engl J Med. 2011;364(14):1293-304.
34. Oeyen SG, Benoit DD, Annemans L, Depuydt PO, Van Belle SJ, Troisi RI, et al. Long-term outcomes and quality of life in critically ill patients with hematological or solid malignancies: a single center study. Intensive Care Med. 2013;39(5):889-98.
35. Grauwmeijer E, Heijenbrok-Kal MH, Ribbers GM. Health-related quality of life 3 years after moderate to severe traumatic brain injury: a prospective cohort study. Arch Phys Med Rehabil. 2014;95(7):1268-76.
36. Dowdy DW, Eid MP, Sedrakyan A, Mendez-Tellez PA, Pronovost PJ, Herridge MS, et al. Quality of life in adult survivors of critical illness: A systematic review of the literature. Intensive Care Med. 2005;31(5):611-20.
37. Granja C, Teixeira-Pinto A, Costa-Pereira A. Quality of life after intensive care: evaluation with EQ-5D questionnaire. Intensive Care Med. 2002;28:898-907.
38. Stricker KH, Cavegn R, Takala J, Rothen HU. Does ICU length of stay influence quality of life? Acta Anaesthesiol Scand. 2005;49(7):975-83.
39. Capuzzo M, Moreno RP, Jordan B, Bauer P, Alvisi R, Metnitz PG. Predictors of early recovery of health status after intensive care. Intensive Care Med. 2006;32(11):1832-8.
40. Abelha FJ, Luís C, Veiga D, Parente D, Fernandes V, Santos P, et al. Outcome and quality of life in patients with postoperative delirium during an ICU stay following major surgery. Crit Care. 2013;17(5):R257.

CAPÍTULO 296

DISFUNÇÃO DE MÚLTIPLOS ÓRGÃOS/ESCORES DE FALÊNCIA ORGÂNICA

Rui Moreno
Jean-Louis Vincent

DESTAQUES

- Os modelos de previsão de resultado geral para avaliação de falência de disfunção ou falência de órgãos e sistemas têm valor inestimável na aplicação a grupos de pacientes, mas a aplicação individual é de valor limitado.
- Esses modelos foram projetados para descrever a disfunção orgânica mais do que para prever a sobrevida.
- Tais modelos orientam-se por três princípios importantes: (1) a falência de órgãos representa um espectro de muito leve à total falha do órgão; (2) a falência não é um processo estático obrigando à reavaliação dos valores; (3) as variáveis escolhidas para avaliar cada órgão precisam ser objetivas, simples, disponíveis e confiáveis.
- A maioria das pontuações inclui seis sistemas de órgãos – cardiovascular, respiratório, hematológico, nervoso central, renal e hepático – e foi desenvolvida para a população geral da UTI, mas algumas são específicas para o paciente séptico.
- Três dos sistemas mais recentes são o SOFA, MODS e LODS. A principal diferença entre eles é quanto à definição de disfunção do sistema cardiovascular que cada um adota.

INTRODUÇÃO

A crescente complexidade dos modelos de previsão de resultado geral, tanto em sua construção matemática quanto em sua aplicação a grupos de pacientes, é um fenômeno amplamente reconhecido. Se, por um lado, são de valor inestimável para a avaliação de grupos de pacientes e *benchmarking*, visando a probabilidade de morte no hospital, por outro, sua aplicação individual é de valor limitado, uma vez que seu cálculo é relativamente complexo e esses modelos não foram concebidos para aplicação em série, rastreando a evolução do paciente ao longo do tempo.

Os modelos para disfunção de órgãos e pontuações de falência foram projetados para descrever a disfunção orgânica mais do que para prever a sobrevida. No desenvolvimento de pontuações de função de órgão, três princípios importantes precisam ser lembrados.[1] Primeiro, falência de órgãos não é um fenômeno simples do tipo tudo ou nada; pelo contrário, representa um espectro ou *continuum* de disfunção orgânica de muito leve à total falha do órgão. Segundo, a falha de órgão não é um processo estático e o grau da disfunção pode variar com o tempo durante o curso da doença, e daí os valores precisam ser calculados repetidamente. Em terceiro lugar, as variáveis escolhidas para avaliar cada órgão precisam ser objetivas, simples e disponíveis, mas confiáveis, rotineiramente medidas em cada instituição, específicas para o órgão em questão e independentes de variáveis do paciente, de modo que a pontuação possa ser facilmente calculada em qualquer paciente em qualquer unidade de terapia intensiva (UTI). Variabilidade de interobservador na pontuação pode ser um problema com os sistemas mais complexos,[2-3] e o uso de variáveis simples e inequívocas pode evitá-lo. Idealmente, a pontuação deveria ser independente das variáveis terapêuticas, como mostrado por Marshall e outros,[4] mas, na verdade, isso é praticamente impossível de se alcançar, já que todos os fatores são mais ou menos dependentes do tratamento. Por exemplo, a relação PaO_2/FiO_2 é dependente das condições de ventilação e de pressão positiva ao final da expiração (PEEP), a contagem de plaquetas pode ser influenciada por meio de respectivas transfusões, os níveis de ureia são afetados por hemofiltração etc.

O processo de descrição da função do órgão é relativamente novo e não há nenhum acordo geral sobre quais órgãos avaliar e quais parâmetros usar. Muitos sistemas de pontuação diferentes têm sido desenvolvidos para avaliar a disfunção de órgãos,[1,4-14] diferindo nos sistemas de órgãos incluídos na pontuação, nas definições usadas para a disfunção de órgãos e na escala de classificação usada.[15-16] A maioria das pontuações inclui seis sistemas de órgãos principais – cardiovascular, respiratório, hematológico, nervoso central, renal e hepático –, sendo que também há outros índices com outros sistemas, tais como o gastrintestinal, incluído menos frequentemente. Sistemas de escore precoce avaliam a falência de órgãos como presente ou ausente, mas essa abordagem é muito dependente de como são considerados as definições dos limites para a função do órgão, e as pontuações mais recentes consideram falência de órgãos um espectro da disfunção orgânica. A maioria das pontuações foi desenvolvida sobre a população geral da UTI, mas algumas foram voltadas especificamente para o paciente séptico.[1,6-7,11-12] Três dos mais recentes sistemas desenvolvidos serão analisados a seguir, a principal diferença entre eles é quanto à definição de disfunção do sistema cardiovascular que cada um adota (Quadro 296.1).

QUADRO 296.1. Disfunção de órgão/sistema de pontuação de insuficiência.

Sistemas de órgãos	MODS[a]	SOFA[b]	LODS[c]
Respiratório	Relação PaO_2/FiO_2	Relação PaO_2/FiO_2 Ventilação mecânica	Relação PaO_2/FiO_2 Ventilação mecânica
Cardiovascular	Pressão ajustada a FC	PAM Uso de agentes vasoativos	SAP FC
Renal	Creatinina	Creatinina Débito urinário	Creatinina Débito urinário Ureia
Hematológico	Plaquetas	Plaquetas	Plaquetas WBC
Neurológico	GCS	GCS	GCS
Hepático	Bilirrubina	Bilirrubina	Bilirrubina Tempo de protrombina

Fonte: Adaptado de [a]Marshall JC, Cook DA, e colaboradores, 1995;[4] [b]Vincent J-L, Moreno R, Takala J, e colaboradores, 1996;[1] [c]Le Gall JR, Klar J, e colaboradores, 1996.[14]

PONTUAÇÕES DO ESCORE MODS (*MULTIPLE ORGAN DYSFUNCTION SYNDROME*)

Esse sistema de escore foi desenvolvido por uma revisão da literatura de estudos clínicos de falência de múltiplos órgãos, no período de 1969 até 1993.[4] Descritores ideais de disfunção orgânica foram assim identificados e validados com base em um banco de dados clínico. Seis sistemas de órgãos foram escolhidos e uma pontuação de 0 a 4 alocada para cada órgão de acordo com a função (sendo 0 para a função normal e 4 para a disfunção mais grave), com uma pontuação máxima de 24. O pior resultado para cada sistema orgânico a cada período de 24 horas é tomado para o cálculo da pontuação agregada. Um alto nível inicial da síndrome da disfunção de múltiplos órgãos (multiple organ dysfunction syndrome – MODS) correlacionado com a mortalidade na UTI e delta-MODS (calculado como SDMO superior ao da permanência da UTI ser menor em relação ao SDMO da admissão) foi ainda mais preditivo do resultado.[4] Em um estudo com 368 pacientes graves, o resultado descrito dos grupos no modelo do MODS foi melhor do que no APACHE II ou no escore de falência de órgãos, embora o risco predito de mortalidade tenha sido semelhante para todos os sistemas de escore.[17] O modelo MODS foi usado para avaliar a disfunção de órgãos em estudos clínicos de vários grupos de pacientes graves, incluindo aqueles com sepse grave.[18-21]

ESCORE SOFA (SEQUENTIAL ORGAN FAILURE ASSESSMENT)

O escore SOFA (avaliação de falência sequencial de órgãos) foi desenvolvido em 1994, durante uma conferência de consenso organizada pela *European Society of Intensive Care and Emergency Medicine*, em uma tentativa de fornecer um meio de descrever quantitativa e objetivamente o grau de falência de órgãos ao longo do tempo em cada indivíduo e nos grupos de pacientes sépticos.[1] Inicialmente chamado de escore de avaliação de falência de órgãos relacionada à sepse, a pontuação foi, então, rebatizada como avaliação sequencial de falência de órgãos se notou que poderia ser aplicada igualmente aos pacientes não sépticos. Na elaboração da pontuação, os participantes da conferência decidiram limitar a seis o número de sistemas estudados: respiratório; coagulação; hepático; cardiovascular; sistema nervoso central e sistema renal. É dada uma pontuação de 0 (função normal) até 4 (função mais anormal), e os piores valores em cada dia são registrados. A função do órgão individual pode, assim, ser avaliada e monitorizada ao longo do tempo, e uma pontuação global geral também pode ser calculada. Um alto escore total de SOFA (máx SOFA) e um alto delta-SOFA (o SOFA máximo total menos o SOFA total de admissão) foram relacionados a um pior resultado,[22-23] e a pontuação total tem aumentado ao longo do tempo em não sobreviventes comparada à dos sobreviventes.[23] O escore SOFA foi usado para avaliação de falência de órgãos em vários estudos clínicos, incluindo um em pacientes com choque séptico.[24-27]

ESCORE LODS (LOGISTIC ORGAN DYSFUNCTION SYSTEM)

Essa pontuação foi desenvolvida em 1996 por meio de regressão logística múltipla aplicada a variáveis selecionadas a partir de um grande banco de dados de pacientes internados na UTI.[14] Para calcular a pontuação, cada sistema de órgão recebe pontos de acordo com o pior valor para qualquer variável para esse sistema no dia. Se nenhuma disfunção orgânica está presente, a pontuação é 0, aumentando para um máximo de 5. Como a gravidade relativa da disfunção de órgãos difere entre os sistemas, o escore LODS permite o máximo de 5 pontos a serem concedidos apenas para os sistemas neurológico, renal e cardiovascular. Para a disfunção máxima dos sistemas pulmonares e de coagulação, um máximo de 3 pontos pode ser dado para os níveis mais graves de disfunção; e, para o fígado, a disfunção mais grave só recebe 1 ponto. Assim, a pontuação total máxima é de 22. O escore LODS é desenvolvido para ser usado uma única vez como uma medida de disfunção de órgãos nas primeiras 24 horas da admissão na UTI, e não como uma medida de avaliação repetida. Trata-se de sistema bastante complexo e raramente usado; no entanto, tem sido utilizado para avaliar a disfunção de órgãos em estudos clínicos.[28]

COMPARAÇÃO DOS SISTEMAS

A principal diferença entre os três modelos descritos é o método escolhido para a avaliação da disfunção cardiovascular: SOFA usa a pressão arterial e o nível de suporte adrenérgico; MODS usa uma variável composta (frequência cardíaca *versus* relação da pressão venosa central) e pressão arterial média (frequência cardíaca *versus* pressão venosa central/pressão arterial média) e o escore LODS usa a frequência cardíaca e a pressão arterial sistólica. Existem hoje algumas comparações entre eles, não descrevendo diferenças clinicamente significativas.

Modelos mistos, integrando escores de avaliação da falência de órgãos e gravidade gerais foram publicados[10,29] mas nunca tiveram ampla aceitação.

REFERÊNCIAS BIBLIOGRÁFICAS

1. Vincent J-L, Moreno R, Takala J, Willats S, De Mendonça A, Bruining H, et al. The SOFA (Sepsis-related organ failure assessment) score to describe organ dysfunction/failure. Intensive Care Med. 1996;22:707-10.
2. Rowan K. The reliability of case mix measurements in intensive care. Curr Opin Crit Care. 1996;2:209-13.
3. Polderman KH, Thijs LG, Girbes AR. Interobserver variability in the use of APACHE II scores [Letter]. Lancet. 1999;353:380.
4. Marshall JC, Cook DA, Christou NV, Bernard GR, Sprung CL, Sibbald WJ. Multiple organ dysfunction score: a reliable descriptor of a complex clinical outcome. Crit Care Med. 1995;23:1638-52.
5. Fry DE, Pearlstein L, Fulton RL, Polk HC. Multiple system organ failure. The role of uncontrolled infection. Arch Surg. 1980;115:136-40.
6. Elebute EA, Stoner HB. The grading of sepsis. Br J Surg. 1983;70:29-31.
7. Stevens LE. Gauging the severity of surgical sepsis. Arch Surg. 1983;118:1190-2.
8. Goris RJA, te Boekhorst TP, Nuytinck JKS, Gimbrère JSF. Multiple-Organ Failure. Generalized autodestructive inflammation? Arch Surg. 1985;120.1109-15.
9. Knaus WA, Draper EA, Wagner DP, Zimmerman JE. Prognosis in acute organ-system failure. Ann Surg. 1985;202:685-93.
10. Chang RW, Jacobs S, Lee B. Predicting outcome among intensive care unit patients using computerised trend analysis of daily Apache II scores corrected for organ system failure. Intensive Care Med. 1988;14:558-66.
11. Meek M, Munster AM, Winchurch RA, Dickerson C. The Baltimore Sepsis Scale: measurement of sepsis in patients with burns using a new scoring system. J Burn Care Rehabil. 1991;12:564-8.
12. Baumgartner JD, Bula C, Vaney C, Wu MM, Eggimann P, Perret C. A novel score for predicting the mortality of septic shock patients. Crit Care Med. 1992;20:953-60.
13. Bernard GR, Doig BG, Hudson G, et al. Quantification of organ failure for clinical trials and clinical practice [abstract]. Am J Respirat Crit Care Med. 1995;151:A323.
14. Le Gall JR, Klar J, Lemeshow S, Saulnier F, Alberti C, Artigas A, Teres D, The ICU scoring group. The logistic organ dysfunction system. A new way to assess organ dysfunction in the intensive care unit. JAMA. 1996;276:802-10.

15. Bertleff MJ, Bruining HA. How should multiple organ dysfunction syndrome be assessed? A review of the variations in current scoring systems. Eur J Surg. 1997;163:405-9.
16. Marshall JD, Bernard G, Le Gall J-R, Vincent J-L. The measurement of organ dysfunction/failure as an ICU outcome. Sepsis. 1997;1:41.
17. Jacobs S, Zuleika M, Mphansa T. The multiple organ dysfunction score as a descriptor of patient outcome in septic shock compared with two other scoring systems. Crit Care Med. 1999;27:741-4.
18. Gonçalves JA, Hydo LJ, Barie PS. Factors influencing outcome of prolonged norepinephrine therapy for shock in critical surgical illness. Shock. 1998;10:231-6.
19. Maziak DE, Lindsay TF, Marshall JC, Walker PM. The impact of multiple organ dysfunction on mortality following ruptured abdominal aortic aneurysm repair. Ann Vasc Surg. 1998;12:93-100.
20. Pinilla JC, Hayes P, Laverty W, Arnold C, Laxdal V. The C-reactive protein to prealbumin ratio correlates with the severity of multiple organ dysfunction. Surgery. 1998;124:799-805.
21. Staubach KH, Schroder J, Stuber F, Gehke K, Traumann E, Zabel P. Effect of pentoxifylline in severe sepsis: Results of a randomized, double-blind, placebo-controlled study. Arch Surg. 1998;133:94-100.
22. Moreno R, Vincent J-L, Matos R, Mendonça A, Cantraine F, Thijs L, et al. The use of maximum SOFA score to quantify organ dysfunction/failure in intensive care. Results of a prospective, multicentre study. Intensive Care Med. 1999;25:686-96.
23. Vincent J-L, de Mendonça A, Cantraine F, Moreno R, Takala J, Suter P, et al. Use of the SOFA score to assess the incidence of organ dysfunction/failure in intensive care units: results of a multicentric, prospective study. Crit Care Med. 1998;26: 1793-800.
24. Di Filippo A, De Gaudio AR, Novelli A, Paternostro E, Pelagatti C, Livi P, et al. Continuous infusion of vancomycin in methicillin-resistant staphylococcus infection. Chemotherapy. 1998;44:63-8.
25. Fiore G, Donadio PP, Gianferrari P, Santacroce C, Guermani A. CVVH in postoperative care of liver transplantation. Minerva Anestesiologica. 1998;64:83-7.
26. Briegel J, Forst H, Haller M, Schelling G, Kilger E, JKuprat G, et al. Stress doses of hydrocortisone reverse hyperdynamic septic shock: a prospective, randomized, double-blind, single-center study. Crit Care Med. 1999;27:723-32.
27. Hynninen M, Valtonen M, Markkanen H, Vaara M, Kuusela P, Jousela I, et al. Interleukin 1 receptor antagonist and E-selectin concentrations: a comparison in patients with severe acute pancreatitis and severe sepsis. J Crit Care. 1999;14:63-8.
28. Soufir L, Timsits JF, Mahe C, Carlet J, Regnier B, Chevret S. Attributable morbidity and mortality of catheter-related septicemia in critically ill patients: a matched, risk-adjusted, cohort study. Infect Control Hosp Epidemiol. 1999;20:396-401.
29. Timsit JF, Fosse JP, Troche G, De Lassence A, Alberti C, Garrouste-Orgeas M, Azoulay E, Chevret S, Moine P, Cohen Y. Accuracy of a composite score using daily SAPS II and LOD scores for predicting hospital mortality in ICU patients hospitalized for more than 72 h. Intensive Care Med. 2001;27:1012-21.

CAPÍTULO 297

ÍNDICES PROGNÓSTICOS EM UTI PEDIÁTRICA

Graziela de Araujo Costa Zanatta
Eduardo Juan Troster

DESTAQUES

- A avaliação da gravidade e do prognóstico das crianças criticamente enfermas podem ser feitas por meio dos escores prognósticos de mortalidade e dos escores de disfunção orgânica.
- Esses escores são úteis para avaliar a qualidade do atendimento, comparar diferentes serviços, dimensionar os profissionais de acordo com o grau de complexidade, determinar o prognóstico e estimar o risco de mortalidade.
- É importante que, antes da utilização de um escore, ele seja validado na unidade de terapia intensiva pediátrica (UTIP) na qual se pretende usá-lo, uma vez que a população na qual ele será aplicado difere daquela em que o escore foi desenvolvido e validado.
- Os principais escores prognósticos de mortalidade em UTI pediátrica são o *pediatric risk of mortality* (PRISM) e o *pediatric index of mortality* (PIM).
- Os principais escores de disfunção orgânica em pediatria são o *pediatric multiple organ dysfunction* (PEMOD) e o *pediatric logistic organ dysfunction* (PELOD).

INTRODUÇÃO

O avanço tecnológico nas unidades de terapia intensiva pediátricas (UTIP) as preparou para o tratamento de casos de alta complexidade e de alto custo. Com isso, tornou-se necessário caracterizar o estágio da doença dos pacientes no momento e durante a internação, avaliando a gravidade e o prognóstico.[1]

Essa avaliação pode ser feita por meio dos escores prognósticos de mortalidade e dos escores de disfunção orgânica. Os primeiros quantificam objetivamente a gravidade do paciente criticamente enfermo, estimando a probabilidade de óbito, e auxiliam nas diversas áreas do tratamento e atendimento, tais como seleção das medicações, orientação ética e estratégias econômicas;[2] porém, sabe-se que seu uso isolado é insuficiente para avaliar a eficiência de uma UTIP, sendo também necessário o uso de escores de disfunção orgânica, que avaliam a morbidade nessas unidades com novas terapêuticas ou monitorizações instituídas durante a internação.

As disfunções orgânicas da criança e do adolescente gravemente doente apresentam condições de pior prognóstico à admissão ou durante a internação na UTIP. Há dificuldades, no momento da admissão, de estabelecer critérios clínicos e laboratoriais que possibilitem uma previsão do número e intensidade das disfunções orgânicas e a necessidade de intervenção diagnóstica e terapêutica.

Desde a introdução dos escores nas UTIP, seu uso tem se tornado cada vez mais frequente, e hoje esses indicadores fazem parte da metodologia dos controles de qualidade e pesquisa.[3] Eles são úteis para avaliar a qualidade do atendimento, comparar diferentes serviços, dimensionar os profissionais de acordo com o grau de complexidade, determinar o prognóstico e estimar o risco de mortalidade.[4]

A utilização de um escore prático e objetivo, que apresente critérios clínicos e/ou laboratoriais que não espoliem ou retardem o tratamento dos pacientes, é fator de impacto na qualidade de atendimento dos pacientes gravemente doentes.

O escore ideal deveria ser de fácil aplicação, não exigir grande experiência do observador, ser facilmente reprodutível, ter baixo custo, ser pouco invasivo e bastante preciso. Porém, ainda não há consenso sobre qual poderia ser mais útil quando utilizado de forma padronizada à internação para as crianças e adolescentes em UTIP.

É importante que, antes da utilização de um escore, ele seja validado na UTIP na qual pretende-se usá-lo, uma vez que a população na qual ele será aplicado difere daquela em que foi desenvolvido e validado.

ESCORES PROGNÓSTICOS DE MORTALIDADE

PEDIATRIC RISK OF MORTALITY (PRISM)[1]

O PRISM foi validado por Pollack e colaboradores, em 1988, a partir do Physiologic Stability Index (PSI);[5] foram avaliados 1.415 pacientes de nove UTIP dos Estados Unidos, entre 1984 e 1985, com 116 óbitos. As análises estatísticas eliminaram as categorias sem significância do PSI, diminuindo o número de variáveis fisiológicas, e atribuíram pesos diferentes às variáveis, criando e validando o PRISM, que utiliza 14 variáveis, tanto fisiológicas quanto dados de exames laboratoriais; o risco de óbito é calculado mediante uma equação de regressão logística com a utilização do valor do PRISM, idade do paciente e presença ou não de cirurgia à admissão na UTIP; porém, não é influenciado significativamente pelo *status* operatório do paciente e não necessita de ajuste por diagnóstico de internação (Tabela 297.1).

O PRISM apresenta uma excelente *performance* discriminatória e preditiva, sendo utilizado em muitas UTIP como escore prognóstico para avaliação da gravidade da doença.

Alguns estudos demonstraram que o PRISM pode ser utilizado como escore prognóstico de mortalidade em pacientes com choque séptico por meningococo;[5-7] Costa e colaboradores demonstraram que o PRISM tem boa capacidade de discriminação e calibração em UTIP gerais, assim como fizeram outros autores.[4,9-12] Carroll e colaboradores demonstraram que o PRISM pode ser utilizado como escore prognóstico de mortalidade em crianças que foram submetidas a transplante hepático.[13] Gonzales-Luis e colaboradores demonstraram que o PRISM é capaz de determinar ausência ou presença de comprometimento neurológico em crianças após acidente por submersão quando é menor ou igual a 8 ou maior ou igual a 24, embora seja difícil estabelecer essa correlação entre valores intermediários.[14]

Porém, outros estudos demonstraram que o PRISM superestima a mortalidade[15-18] ou apresenta discriminação e calibração insatisfatórias.[19-20]

PEDIATRIC RISK OF MORTALITY III (PRISM III)[21]

Em virtude da introdução de novos protocolos de tratamento, intervenções terapêuticas e estratégias de monitorização, além da mudança no perfil da população internada em UTIP, foi realizada a revalidação do PRISM em 1996 por Pollack e colaboradores, criando o PRISM III. Essa revalidação teve como base uma coorte prospectiva em 32 UTIP nos Estados Unidos, entre 1993 e 1994, que incluiu 11.165 admissões com 543 óbitos[21] (Tabela 297.2).

O risco de mortalidade pode ser calculado utilizando-se dados das primeiras 12 horas (PRISM III-12) ou das primeiras 24 horas de internação (PRISM III-24).

A regressão logística multivariada resultou em 17 variáveis fisiológicas subdivididas em 26 itens tanto para o PRISM III-12 quanto para o PRISM III-24. O PRISM III-24 mostrou melhor acurácia para o risco de mortalidade individual.

É um dos escores mais utilizados em UTIP nos Estados Unidos. Mostrou-se um modelo com boa acurácia e boa capacidade de discriminação, mesmo em outros países.[22] Po-

TABELA 297.1. Variáveis do PRISM.

Variáveis	Variação de acordo com a idade		Pontos
	Lactente	Criança	
PA sistólica (mmHg)	130-160	150-200	2
	55-65	65-75	2
	> 160	> 200	6
	40-54	50-64	6
	< 40	< 50	7
PA diastólica (mmHg)	Todas as idades > 110		6
Frequência cardíaca (bpm)	> 160	> 150	4
	< 90	< 80	4
Frequência respiratória (rpm)	61-90	51-90	1
	> 90	> 90	5
	apneia	apneia	5
PaO_2/FiO_2 [a]	Todas as idades		
	200-300		2
	< 200		3
$PaCO_2$ (mmHg) [b]	Todas as idades		
	51-65		1
	> 65		5
EC Glasgow [c]	Todas as idades		
	< 8		6
Reações pupilares	Todas as idades		
	Anisocóricas ou dilatadas		4
	Fixas e dilatadas		10
TP/TTPA	Todas as idades		
	> 1,5 × controle		2
Bilirrubina total (mg/dL)	Maiores que 1 mês		
	> 3,5		6
Potássio (mg/dL)	Todas as idades		
	3-3,5		1
	6,5-7,5		1
	< 3		5
	> 7,5		5
Cálcio (mg/dL)	Todas as idades		
	7-8		2
	12-15		2
	< 7,0		6
	> 15		6
Glicemia (mg/dL)	Todas as idades		
	40-60		4
	250-400		4
	< 40		8
	> 400		8
Bicarbonato (mEq/L) [d]	Todas as idades		
	< 16		3
	> 32		3

[a] Não deve ser realizado em pacientes com *shunt* intracardíaco ou insuficiência respiratória crônica; existe necessidade de amostra arterial. [b] Pode ser realizado com amostra de sangue capilar. [c] Não pode ser realizado em pacientes com sedação, paralisia, anestesia ou disfunção neurológica crônica. (d) Podem-se utilizar os valores medidos.
Fonte: Adaptada de Pollack e colaboradores, 1988.[1]

rém, é o primeiro escore prognóstico pediátrico protegido por licenças e patentes, e para adquirir as fórmulas e o cálculo final da probabilidade de óbito é necessário pagar uma taxa institucional anual.

PEDIATRIC INDEX OF MORTALITY 2 (PIM2)[23]

É uma versão revisada do PIM,[24] validado em UTIP da Nova Zelândia, Austrália e Reino Unido por Shann e colaboradores em 2003;[23] foram avaliados 20.787 pacientes durante o ano de 1997, com 1.104 óbitos; foi realizada uma regressão logística para avaliar o novo modelo que, embora tenha 11 variáveis (três a mais em relação ao PIM, que era composto de oito variáveis), mostrou-se mais calibrado, seguro e com melhor ajuste em diferentes grupos diagnósticos, quando comparado à versão original. O risco de óbito é calculado mediante uma equação de regressão logística que utiliza as variáveis fisiológicas, *status* operatório, presença de doença de base e motivo de internação na UTIP (Tabela 297.3).

Apresenta boa discriminação e calibração em algumas UTIP gerais,[25-27] embora não seja adequado como escore preditivo de mortalidade em outras UTIP.[28-29]

PEDIATRIC INDEX OF MORTALITY 3 (PIM3)[30]

É uma versão recente do PIM2,[23] para ajustar o risco de mortalidade das crianças admitidas na UTIP. Foi realizado um estudo com coorte internacional, multicêntrico e prospectivo em seis UTIP na Austrália, Nova Zelândia, Irlanda e Reino Unido, em que foram incluídas 53.112 crianças menores de 16 anos admitidas em 2010 e 2011. Realizou-se uma regressão logística para avaliar o novo modelo que tem 10 variáveis. As variáveis com maior risco de óbito foram valores fisiológicos anormais, presença de pupilas fixas e dilatadas e necessidade de ventilação mecânica (VM) na primeira hora. Por sua vez, aquelas com menor risco de óbito formaram admissão eletiva, recuperação de procedimento e presença de diagnósticos de baixo risco. Embora tenha apresentado uma boa discriminação global, foi melhor na Austrália e Nova Zelândia do que no Reino Unido e Irlanda. Por ser recente, deve ser validado em outros estudos para avaliar sua discriminação e calibração em diferentes populações (Tabela 297.4).

THERAPEUTIC INTERVENTION SCORING SYSTEM – TISS (TISS-28)[31]

Proposto por Cullen e colaboradores,[32] em 1974, e revisado em 1983 por Keene e Cullen,[33] é um método aceito para estadiamento de pacientes de alto risco. É de fácil aplicação, principalmente após a validação do TISS-28 em 1996,[31] que reduziu de 76 para 28 variáveis analisadas (Tabela 297.5).

Deve ser realizado por um observador experiente, e os dados devem ser coletados todos os dias, sempre no mesmo horário, preferencialmente pela manhã e pelo mesmo examinador. Dependendo do número total de pontos obtidos, os pacientes são classificados em quatro grupos, conforme a necessidade de vigilância e de cuidados intensivos (Tabela 297.6).

TABELA 297.2. Variáveis do PRISM III.

Sinais vitais, cardiovasculares e neurológicos			Testes bioquímicos			
PA sistólica (mmHg)	Escore = 3	Escore = 7	**Glicose**	Escore = 2 > 200 mg/dL ou > 11 mmol/L		
Neonatal	40-55	< 40				
Lactente	40-65	< 45				
Criança	55-75	< 55				
Adolescente	65-85	< 65				
Temperatura	Escore = 3		**Potássio (mEq/L)**	Escore = 3		
	< 33 ou > 40°C		Todas as idades	> 6,9		
***Status* neurológico**	Escore = 5		**Ureia (mg/dL)**	Escore = 3		
	Estupor/Coma ou Glasgow < 8		Neonatal	> 11,9		
			Outras idades	> 14,9		
Frequência cardíaca (bpm)	Escore = 3	Escore = 4	**Creatinina (mg/dl)**	Escore = 2		
Neonatal	215-225	> 225	Neonatal	> 0,85		
Lactente	215-225	> 225	Lactente	> 0,9		
Criança	185-205	> 205	Criança	> 0,9		
Adolescente	145-155	> 155	Adolescente	> 1,3		
Reflexo pupilar	Escore = 7	Escore = 11				
	fixa unilateral	fixa bilateral				
Acidobásico, gasometria			**Testes hematológicos**			
Acidose (pH ou CO_2 total)	Escore = 2	Escore = 6	**Leucócitos (céls/mm³)**	Escore = 4		
pH	7,0-7,28	< 7,0		< 3.000		
CO_2	5-16,9	< 5				
pH	Escore = 2	Escore = 3	**Plaquetas (x 10³ céls/mm³)**	Escore = 2	Escore = 4	Escore = 5
Todas as idades	7,48-7,55	> 7,55		100-200	50-99	< 50
PCO_2 (mmHg)	Escore = 1	Escore = 3	**TP ou TTPa (seg)**	Escore = 3		
Todas as idades	50-75	> 75	Neonatal	TP > 22 ou TTPa > 85		
			Outras idades	TP > 22 ou TTPa > 57		
CO_2 total	Escore = 4					
Todas as idades	> 34		Fatores adicionais incluem doença cardiovascular não cirúrgica, anomalia cromossômica, câncer, admissão em UTIP prévia, ressuscitação cardiopulmonar pré-UTIP, cetoacidose diabética, pós-operatório e admissão hospitalar interna. TP: tempo de protrombina; TTPa: tempo de tromboplastina parcial ativada.			
PaO_2 (mmHg)	Escore = 3	Escore = 6				
	42-49	< 42				

Idades: neonatal = 0-1 mês; lactente = ≥ 1 mês-12 meses; criança = ≥ 12 meses-144 meses; adolescente > 144 meses.
Frequência cardíaca: não usar durante o choro ou agitação.
Temperatura: pode ser retal, oral, sanguínea ou axilar.
Reflexos pupilares: pupilas fixas devem ser > 3 mm. Não considerar dilatação iatrogênica.
Status neurológico: se paciente sedado, considerar o período sem sedação mais próximo à admissão na UTIP.
O pH e o PCO_2 podem ser arteriais, capilares ou venosos; o PO_2 deve ser arterial.
Fonte: Adaptada de Pollack e colaboradores, 1996.[21]

TABELA 297.3. Pediatric Index of Mortality 2 (PIM).

O PIM 2 é calculado com base nas informações obtidas no momento da admissão na UTIP, durante a primeira hora de internação.

1. Pressão arterial sistólica, mmHg (se desconhecida = 120)[a]

2. Resposta pupilar à luz (ambas > 3 mm e fixas = 1, outra ou desconhecida = 0)[b]

3. PaO_2, mmHg (desconhecido = 0), FiO_2 no momento da PaO_2 se oxigênio for administrado via tubo endotraqueal ou capacete (desconhecido = 0)

4. Excesso de base em sangue arterial ou capilar, mmol/L (desconhecido = 0)

5. Ventilação mecânica na primeira hora da internação na UCI (SIM = 1, NÃO = 0)[c]

6. Admissão eletiva na UTI (NÃO = 0, SIM = 1)[d]

7. A principal razão para a admissão na UTI é o pós-cirúrgico ou procedimento (NÃO = 0, SIM = 1)[e]

8. Admissão após cirurgia com circulação extracorpórea (SIM = 1, NÃO = 0)[f]

9. Patologia de alto risco (anotar número dos colchetes). Se houver dúvida, considerar = 0

    [0] Nenhuma

    [1] Parada cardíaca antes da admissão na UTI[g]

    [2] Imunodeficiência combinada grave

    [3] Leucemia/Linfoma após a 1ª indução

    [4] Hemorragia cerebral espontânea[h]

    [5] Cardiomiopatia ou miocardite

    [6] Síndrome do ventrículo esquerdo hipoplásico[i]

    [7] Infecção pelo HIV

    [8] Insuficiência hepática é a principal razão para admissão na UTI[j]

    [9] Desordens neurodegenerativas[k]

10. Patologias de baixo risco (anotar número dos colchetes). Se dúvida = 0

    [0] Nenhuma

    [1] Asma é a principal razão para admissão na UTI

    [2] Bronquiolite é a principal razão para admissão na UTI[l]

    [3] Crupe é a principal razão para admissão na UTI

    [4] Apneia obstrutiva do sono é a principal razão para admissão na UTI[m]

    [5] Cetoacidose diabética é a principal razão para a admissão na UTI

a Anotar pressão arterial sistólica = 0 se paciente em parada cardiorrespiratória, anotar 30 se paciente em choque e pressão tão baixa que não pode ser mensurada. b Reações pupilares à luz são usadas como indicador de função cerebral. Não anotar como achado anormal se isso for devido a drogas, toxinas ou com lesão ocular. c Ventilação mecânica inclui aquela com pressão positiva continuada (CPAP – *continuous positive airway pressure*) por máscara nasal ou facial ou aquela com ventilação não invasiva com dois níveis de pressão (*bilevel positive airway pressure* – BiPAP) ou ventilação com pressão negativa. d Admissão eletiva. Inclui admissão após cirurgia eletiva ou admissão para procedimento eletivo (p. ex.: passagem de cateter venoso central) ou monitorização eletiva ou revisão de assistência ventilatória domiciliar. Uma admissão na UTI ou entrada em centro cirúrgico são consideradas eletivas quando não causam efeitos adversos se postergadas por mais de 6 horas. e Recuperação de cirurgia ou procedimento inclui procedimento radiológico ou cateterismo cardíaco. Não inclui pacientes admitidos do centro cirúrgico para os quais a recuperação de cirurgia não é o principal motivo de internação na UTI (p. ex.: um paciente com traumatismo cranioencefálico admitido na UTI após passagem de cateter para monitorização da pressão intracraniana; o principal motivo de admissão desse paciente na UTI é o trauma cranioencefálico). f Circulação extracorpórea. Esses pacientes devem também ser incluídos na recuperação de cirurgia. g Parada cardiorrespiratória antes da admissão na UTI inclui tanto aquelas que ocorreram dentro como fora do hospital. Necessita de documentação de ausência de pulso ou necessidade de compressão torácica. Não inclui história pregressa de parada cardiorrespiratória. h Hemorragia cerebral deve ser espontânea (isto é, de aneurisma ou malformação arteriovenosa (AV)). Não inclui hemorragia cerebral traumática ou hemorragia intracraniana que não seja intracerebral (p. ex.: hemorragia subdural). i Síndrome do ventrículo esquerdo hipoplásico. Qualquer idade, mas inclui somente casos em que a cirurgia de Norwood ou equivalente foi necessária no período neonatal para sobrevivência. j Insuficiência hepática aguda ou crônica deve ser a principal razão de admissão na UTI. Inclui pacientes admitidos para recuperação de transplante hepático por insuficiência hepática aguda ou crônica. k Desordens neurodegenerativas. Necessita de história pregressa de perda dos marcos motores ou esse diagnóstico ocorrerá inevitavelmente. l Bronquiolite. Inclui crianças com insuficiência respiratória ou apneia central com diagnóstico clínico de bronquiolite. m Apneia obstrutiva do sono. Inclui pacientes admitidos após adenoidectomia e/ou amigdalectomia nos quais apneia obstrutiva do sono é a principal razão de admissão na UTI (esses pacientes também devem ser incluídos em recuperação de cirurgia).

Fonte: Adaptada de Shann e colaboradores, 2003.[23]

TABELA 297.4. Pediatric Index of Mortality 3 (PIM3).

1. Pressão arterial sistólica (PAS), mmHg (se desconhecida = 120)[a]

2. Resposta pupilar à luz (ambas > 3 mm e fixas = 1, outra ou desconhecida = 0)[b]

3. ([FiO_2 × 100]/PaO_2). PaO_2 mmHg, FiO_2 no momento da PaO_2 se oxigênio for administrado via tubo endotraqueal ou capacete (FiO_2 ou PaO_2 desconhecida ([FiO_2 × 100]/PaO_2) = 0,23)

4. Excesso de base em sangue arterial ou capilar, mmol/L (desconhecido = 0)

5. Ventilação mecânica em qualquer momento na primeira hora na UTI (NÃO = 0; SIM = 1)[c]

6. Admissão eletiva na UTI (NÃO = 0, SIM = 1)[d]

7. Recuperação cirúrgica ou de um procedimento é a principal razão de admissão na UTI[e]
   [0] Não
   [1] Sim, recuperação de um procedimento com *bypass* cardíaco
   [2] Sim, recuperação de um procedimento sem *bypass* cardíaco
   [3] Sim, recuperação de um procedimento não cardíaco

8. Diagnóstico de baixo risco. Colocar o número entre colchetes. Se houver dúvida, considerar = 0
   [0] Nenhuma
   [1] Asma é a principal razão para admissão na UTI
   [2] Bronquiolite é a principal razão para admissão na UTI[f]
   [3] Crupe é a principal razão para admissão na UTI
   [4] Apneia obstrutiva do sono é a principal razão para admissão na UTI[g]
   [5] Cetoacidose diabética é a principal razão para a admissão na UTI
   [6] Convulsão é a principal razão para admissão na UTI[h]

9. Diagnóstico de alto risco. Colocar o número entre colchetes. Se houver dúvida considerar = 0
   [0] Nenhuma
   [1] Hemorragia cerebral espontânea[i]
   [2] Cardiomiopatia ou miocardite
   [3] Síndrome do ventrículo esquerdo hipoplásico[j]
   [4] Doenças neurodegenerativas[k]
   [5] Cardiomiopatia ou miocardite
   [6] Enterocolite necrosante é a principal razão para admissão na UTI

10. Diagnóstico de muito alto risco. Colocar o número entre colchetes. Se houver dúvida considerar = 0
    [0] Nenhuma
    [1] PCR precedendo admissão na UTI[l]
    [2] Imunodeficiência combinada grave
    [3] Leucemia ou linfoma após primeira indução[m]
    [4] Receptor de transplante de medula óssea
    [5] Insuficiência hepática é a principal razão para admissão na UTI[n]

a Considerar pressão arterial sistólica (PAS) = 0 se paciente em parada cardiorrespiratória; PAS = 30 se paciente está chocado e a PAS é muito baixa e não pode ser mensurada. b Reações pupilares à luz são usadas como indicador de função cerebral. Não considerar como achados anormais se resultam de drogas, toxinas ou injúria ocular. c Ventilação mecânica inclui ventilação invasiva, CPAP por máscara ou cânula nasal, ou BiPAP ou ventilação com pressão negativa. d Admissão eletiva. Inclui admissão (planejada ou previsível) após cirurgia eletiva ou admissão após procedimento eletivo (p. ex.: passagem de cateter venoso central), ou monitorização eletiva ou revisão de ventilação domiciliar. Uma admissão na UTI ou no centro cirúrgico é considerada eletiva se puder ser postergada por mais de 6 horas sem efeitos adversos. e Recuperação de cirurgia ou procedimento (inclui procedimento radiológico ou cateterização cardíaca). Não inclui pacientes admitidos do centro cirúrgico após recuperação de cirurgia que não é a principal razão de admissão na UTI (p. ex.: paciente com traumatismo cranioencefálico (TCE) que é admitido após inserção de cateter para monitorização de pressão intracraniana; nesse caso, a principal razão de admissão é o TCE. f Bronquiolite. Inclui crianças que apresentam desconforto respiratório ou apneia central cujo diagnóstico clínico é bronquiolite. g Apneia obstrutiva do sono. Inclui pacientes admitidos após adenoidectomia e/ou amigdalectomia nos quais apneia obstrutiva do sono é a principal razão de admissão na UTI (e que vêm para se recuperar da cirurgia). h Convulsões. Incluem pacientes que necessitaram de internação primariamente por *status* epilético, epilepsia, convulsão febril ou outras síndromes epilépticas cuja admissão é necessária para controle das convulsões ou para recuperar dos efeitos das convulsões ou tratamento. i Hemorragia cerebral deve ser espontânea (isto é, devido a aneurisma ou malformação AV). Não incluem hemorragia cerebral traumática ou hemorragia intracraniana que não é intracerebral (p. ex.: hemorragia subdural). j Síndrome do ventrículo esquerdo hipoplásico. Em qualquer idade, mas inclui somente casos que necessitaram de Norwood ou equivalente no período neonatal para sobrevida. k Doença neurodegenerativa. Necessita de uma história de perda progressiva do desenvolvimento neuropsicomotor (mesmo sem diagnóstico de condição específica), ou um diagnóstico em que a perda é inevitável. l Parada cardiorrespiratória precedendo admissão na UTI inclui tanto o evento intra-hospitalar como extra-hospitalar. Necessita documentação de ausência de pulso ou compressão cardíaca externa. Não inclui história de parada cardiorrespiratória. m Leucemia ou linfoma. Inclui somente casos em que a admissão está relacionada a leucemia ou linfoma ou ao tratamento dessas condições. n Insuficiência hepática, aguda ou crônica. Deve ser a principal razão para admissão na UTI. Não inclui pacientes admitidos para transplante hepático eletivo.

Fonte: Adaptada de Straney e colaboradores, 2013.[30]

TABELA 297.5. Therapeutic Intervention Scoring System 28 (TISS-28).

TISS 28	Pontuação
Atividades básicas	
Monitorização padrão (sinais vitais horários, cálculos, balanço hídrico)	5
Laboratório (exames bioquímicos e microbiológicos)	1
Medicação única (intravenosa ou intramuscular ou oral ou por sonda)	2
Mais de uma medicação intravenosa	3
Cuidados de rotina (troca de roupa ou mudança de decúbito)	1
Cuidados frequentes com troca de roupa/com ferida extensa	1
Dreno (cuidados com drenos)	3
Suporte neurológico	
PIC (monitorização da pressão intracraniana)	4
Suporte ventilatório	
Ventilação mecânica	5
Suporte ventilatório suplementar (ventilação espontânea em tubo traqueal)	2
Cuidados com vias aéreas artificiais (tubo ou traqueostomia)	1
Fisioterapia ou inalação ou aspiração traqueal	1
Suporte cardiovascular	
Droga vasoativa única	3
Drogas vasoativas múltiplas	4
Reposição volêmica (> 3 L/m²/dia)	4
Cateter arterial periférico	5
Swan-Ganz (cateter em artéria pulmonar/átrio esquerdo)	8
Pressão venosa central (PVC)	2
Ressuscitação cardiopulmonar pós-parada cardiorrespiratória nas últimas 24 horas	3
Suporte renal	
Diálise peritoneal ou hemodiálise ou técnicas dialíticas	3
Controle do volume de diurese com sonda vesical	2
Diurético (furosemida > 0,5 mg/kg/dose)	3
Suporte metabólico	
Tratamento para alcalose/acidose metabólica	4
Nutrição parenteral	3
Dieta enteral	2
Intervenções específicas	
Simples = tubo traqueal/marca-passo/broncoscopia/balão intra-aórtico/balão Sangstein-Blachmore/cardioversão/endoscopia/cirurgia de emergência nas últimas 24h/lavagem gástrica	3
Múltipla = + de uma das citadas	5
Cirurgia ou procedimentos diagnósticos externos	5

Fonte: Adaptada de Reis Miranda, 1996.[31]

TABELA 297.6. Classificação dos pacientes pelo TISS 28 conforme a necessidade de cuidados intensivos.

Classe	Pontos	Necessidade de vigilância e cuidados
I	0 a 19	Pacientes fisiologicamente estáveis e requerendo observação profilática
II	20 a 34	Pacientes estáveis fisiologicamente, porém requerendo cuidados intensivos de enfermagem e monitorização contínua
III	35 a 60	Pacientes graves e instáveis hemodinamicamente
IV	> 60	Pacientes com indicação compulsória de internação em UTI com assistência médica e de enfermagem contínua e especializada

A partir das informações colhidas, podem-se obter dados de tempo de permanência, estadiamento do paciente, admissões inapropriadas, demanda diária de cuidados intensivos, triagem para alta, razão do número de enfermeiras por pacientes e número de leitos ocupados.

ESCORES DE DISFUNÇÃO ORGÂNICA

Como a análise isolada dos escores de mortalidade é insuficiente para avaliar a eficiência de uma UTIP, uma visão mais específica de dados de morbidade é interessante para uma avaliação mais ampla. Como geralmente a taxa de mortalidade na UTIP é baixa, avaliar o número e a gravidade das disfunções orgânicas torna-se uma ferramenta útil na avaliação da qualidade de assistência prestada.

Na faixa etária pediátrica, os dois principais escores de disfunção orgânica utilizados são o *pediatric multiple organ dysfunction* (PEMOD) (Tabela 297.7) e o *pediatric logistic organ dysfunction* (PELOD) (Tabela 297.8). Em um estudo comparativo entre os dois escores, o PELOD se mostrou mais discriminante que o PEMOD, e apresentou a vantagem de considerar conjuntamente a gravidade relativa de cada disfunção orgânica, além do valor e gravidade individual de cada uma delas.[34]

Como o PELOD é o escore de disfunção orgânica mais utilizado, recentemente foi realizada uma atualização, com a criação e validação do PELOD 2.[35] Efetuou-se um estudo coorte prospectivo em nove UTIP (um na Bélgica e oito na França) entre junho de 2006 e outubro de 2007, sendo incluídos 3.671 pacientes com 222 óbitos. Por meio da regressão logística, foram criadas e validadas as 10 variáveis correspondentes a cinco disfunções orgânicas. Incluíram-se as variáveis pressão arterial média e lactatemia na disfunção cardiovascular e excluiu-se a disfunção hepática (Tabela 297.9).

Por ser recente, deve ser validado em outros estudos para avaliar sua discriminação e calibração em diferentes populações.

TABELA 297.7. Variáveis do PEMOD.

Disfunção orgânica e variáveis	Escore				
	0	1	2	3	4
Neurológico	Escala de coma de Glasgow				
	12-15	10-11	8-9	6-7	3-5
Cardiovascular	Pressão arterial sistólica (mmHg)				
< 1 mês	> 64	60-64	53-59	44-52	≤ 43
≥ 1 mês e < 1 ano	> 73	67-73	58-66	45-57	≤ 44
≥ 1 ano e < 12 anos	> 82	77-82	70-76	58-69	≤ 57
≥ 12 anos	> 93	88-93	79-87	67-78	≤ 66
Renal	Creatinina (mg/dL)				
< 7 dias	< 1,14	1,14-2,38	2,39-3,96	3,97-5,77	> 5,77
≥ 7 dias e < 1 ano	< 0,46	0,46-0,79	0,80-1,13	1,14-1,59	> 1,59
≥ 1 ano e < 12 anos	< 0,80	0,80-1,59	1,60-2,72	2,73-3,96	> 3,96
≥ 12 anos	< 1,14	1,14-2,38	2,39-3,96	3,97-5,89	> 5,89
Pulmonar	Relação PaO$_2$/FiO$_2$				
	> 300	226-300	151-225	76-150	≤ 75
Hematológico	Contagem de plaquetas (10^9/L)				
	> 120	81-120	51-80	26-50	≤ 25
Hepático	TGO (UI/L)				
	≤ 30	31-100	101-250	251-800	> 800

CAPÍTULO 297 Índices Prognósticos em UTI Pediátrica

TABELA 297.8. Variáveis do PELOD.

Disfunção orgânica e variáveis	Escore			
	0	1	10	20
Neurológica				
	Escala de Coma de Glasgow			
	12-15	7-11	4-6	3
	Reação pupilar			
	Ambas reativas		Ambas fixas	
Cardiovascular				
	Frequência cadíaca (bpm)			
< 12 anos	< 195		> 195	
> 12 anos	< 150		> 150	
	Pressão arterial sistólica (mmHg)			
< 1 mês	> 65		35-65	< 35
1 mês-1 ano	> 75		35-75	< 35
1 ano-12 anos	> 85		45-85	< 45
> 12 anos	> 95		55-95	< 55
Renal				
	Creatinina (mg/dL)			
< 7 dias	< 1,59		> 1,59	
7 dias-1 ano	< 0,62		> 0,62	
1-12 anos	< 1,13		> 1,13	
> 12 anos	< 1,59		> 1,59	
Pulmonar				
PaO_2/FiO_2	> 70		< 70	
$PaCO_2$ (mmHg)	< 90		> 90	
Ventilação mecânica	Sem ventilação	Ventilação		
Hematológico				
Leucócitos (10^9/L)	> 4,5	1,5-4,4	< 1,5	
Plaquetas (10^9/L)	> 35	< 35		
Hepática				
TGO (UI/L)	< 950	> 950		
Tempo de protrombina	> 60%	< 60%		

Glasgow = escala de coma de Glasgow. Utilizar o menor valor. Se o paciente estiver sedado, estima-se o valor pré-sedação. Quando uma variável é medida mais de uma vez, anota-se o pior valor para cálculo do escore. O uso de máscara de ventilação não invasiva não foi considerado ventilação mecânica.

TABELA 297.9. Variáveis do *Pediatric Logistic Organ Dysfunction* 2 (PELOD 2).

Disfunções orgânicas e variáveis PELOD 2*	Pontos						
	0	1	2	3	4	5	6
Neurológico*							
Glasgow	≥ 11	5-10			3-4		
Reação pupilar	Ambas reativas					Ambas fixas	
Cardiovascular*							
Lactatemia (mmol/L)	< 50	5-10,9			≥ 11		
Pressão arterial média (mmHg)							
0 < 1 mês	≥ 46		31-45	17-30			≤ 16
1-11 meses	≥ 55		39-54	25-38			≤ 24
12-23 meses	≥ 60		44-59	31-43			≤ 30
24-59 meses	≥ 62		46-61	32-44			≤ 31
60-143 meses	≥ 65		49-64	36-48			≤ 35
≥ 144 meses	≥ 67		52-66	38-51			≤ 37
Renal*							
Creatinina (µmol/L) (mg/dL)*							
0 < 1 mês	≤ 69		≥ 70				
	(≤ 0,78)		(≥ 0,79)				
1-11 meses	≤ 22		≥ 23				
	(≤ 0,24)		(≥ 0,26)				
12-23 meses	≤ 34		≥ 35				
	(≤ 0,38)		(≥ 0,39)				
24-59 meses	≤ 50		≥ 51				
	(≤ 0,56)		(≥ 0,57)				
60-143 meses	≤ 58		≥ 59				
	(≤ 0,65)		(≥ 0,66)				
≥ 144 meses	≤ 92		≥ 93				
	(≤ 1,04)		(≥ 1,05)				
Respiratório*							
PaO_2 (mmHg)/FiO_2	≥ 60		≤ 60				
$PaCO_2$ (mmHg)	≤ 58	59-94		≥ 95			
Ventilação invasiva	Não			Sim			
Hematológico*							
Glóbulos brancos (x 10^9/L)	> 2		≤ 2				
Plaquetas (x 10^9/L)	≥ 142	77-141	≤ 76				

*Para avaliar o grau de disfunção orgânica avaliamos cada sistema. Neurológico, cardiovascular, renal, respiratório e hematológico. Cada um deles pontuam se tiver as alterações descritas abaixo.
Fonte: Adaptada de Leteurtre e colaboradores, 2013.[35]

CONSIDERAÇÕES FINAIS

É importante definir qual ou quais os escores são adequados para a população que está sendo estudada e garantir que eles sejam aplicados e avaliados de maneira rotineira.

Escores de mortalidade e disfunção orgânica são importantes indicadores da qualidade da assistência prestada nos cuidados aos pacientes na terapia intensiva pediátrica, e ainda podem ajudar a guiar a terapêutica, dimensionar os profissionais de saúde, comparar as diferentes UTI e a própria UTI em diferentes períodos, além de serem utilizados em pesquisas.

REFERÊNCIAS BIBLIOGRÁFICAS

1. Pollack MM, Ruttimann E, Getson PR. Pediatric risk of mortality (PRISM) score. Crit Care Med. 1988;16:1110-6.
2. Kalil Filho WJ, Delgado AF, Schvartsman B, Kimura HM. Análise Clínica e Prognóstica da Síndrome de Disfunção Orgânica Múltipla. Pediatria São Paulo. 1995;17:143-7.
3. Shann F. Are we doing a good job: PRISM, PIM and all that. Intensive Care Med. 2002;28:105-7.
4. Martha VF, Garcia PCR, Piva JP, Einloft PR, Bruno F, Rampon V. Comparação entre dois escores prognósticos (PRISM e PIM) em uma unidade de terapia intensiva pediátrica. J Pediatr. 2005;81:259-64.
5. Castellanos-Ortega A, Delgado-Rodrígues M. Comparison of the performance of two general and three specific scoring systems for meningococcal septic shock in children. Crit Care Med. 2000;28:2967-73.
6. Van Brakel MJM, Vught AJ, Gemke RJBJ. Pediatric risk of mortality (PRISM) score in meningococcal disease. Eur J Pediatr. 2000;159:232-6.
7. Leteurtre S, Leclerc F, Martinot A, Cremer R, Fourier C, Sadik A, Grandbastien B. Can generic scores (Pediatric Risk of Mortality and Pediatric Index of Mortality) replace specific scores in predicting the outcome of presumed meningococcal septic shock in children? Crit Care Med. 2001;29:1239-46.
8. Costa GA, Delgado AF, Ferraro A, Okay TS. Application of the Pediatric Risk of Mortality Score (PRISM) score and determination of mortality risk factors in a tertiary pediatric intensive care unit. Clinics. 2010;65:1087-92.
9. Gemke RJBJ, Bonsel GJ, van Vught AJ. Effectiveness and efficiency of a Dutch pediatric intensive care unit: Validity and application of the Pediatric Risk of Mortality score. Crit Care Med. 1994;22:1477-84.
10. El-Nawawy A. Evaluation of the outcome of patients admitted to the Pediatric Intensive Care Unit in Alexandria using the Pediatric Risk of Mortality (PRISM) Score. J Trop Pediatr. 2003;49:109-14.
11. Bellad R, Rao S, Patil VD, Mahantshetti NS. Outcome of intensive care unit patients using paediatric risk of mortality (PRISM) score. Indian Pediatr. 2009;46:1091-2.
12. Taori RN, Lahiri KR, Tullu MS. Performance of PRISM (Pediatric Risk of Mortality) Score and PIM (Pediatric Index of Mortality) Score in a Tertiary Care Pediatric ICU. Indian J Pediatr. 2010;77:267-71.
13. Carroll CL, Goodman DM, Superina RA, Alonso EM. Pediatric risk of mortality (PRISM) scores predict outcomes in pediatric liver transplant recipients. J Pediat Gastroenterol Nutr. 1999;29:507.
14. Gonzalez-Luis G, Pons M, Cambra FJ, Martin JM, Palomeque A. Use of the Pediatric Risk of Mortality Score as predictor of death and serious neurologic damage in children after submersion. Pediatr Emerg Care. 2001;17:405-9.
15. Goddard JM. Pediatric risk of mortality scoring overestimates severity off illness in infants. Crit Care Med. 1992;20:1662-5.
16. Slater A, Shann F. The suitablility of the pediatric index of mortality (PIM), PIM2, the pediatric risk of mortality (PRISM), and PRISM III for monitoring the quality of pediatric intensive care in Australia and New Zealand. Pediatr Crit Care Med. 2004;5:447-54.
17. Eulmesekian DP, Pérez A, Minces P, Ferrero H, Bimbi TF. Validación de dos modelos de predicción de mortalidad, PRISM y PIM2, en una Unidad de Cuidados Intensivos Pediátricos. Arch Argent Pediatr. 2006;104:387-92.
18. Espuñes SP, Cid JL, Galán CR, Villanueva AM, Torre AC, Camblor P. Índices prognósticos de mortalidad em cuidados intensivos pediátricos. An Pediatr (Barc). 2007;66:345-50.
19. Wells M, Riera-Fanego JF, Luyt DK, Dance M, Lipman J. Poor discriminatory performance of the Pediatric Risk of Mortality (PRISM) score in a South African intensive care unit. Crit Care Med. 1996;24:1507-13.
20. Ozer EA, Kizilgunesker A, Sarioglu B, Haliciolgu O, Sutcuoglu S, Yaprak I. The Comparison of PRISM and PIM scoring systems for mortality risk in infantile intensive care. J Trop Pediatr. 2004;50:334-8.
21. Pollack MM, Patel KM, Ruttimann UE. PRISM III: An update Pediatric Risk of Mortality score. Crit Care Med. 1996;24:743-52.
22. Bilan N, Galegolab BA, Emadaddin A, Shiva S. Risk of mortality in pediatric intensive care unit, assessed by PRISM-III. Pak J Biol Sci. 2009;12:480-5.
23. Slater A, Shann F, Pearson G. PIM2: a revised version of the paediatric index of mortality. Intensive Care Med. 2003;29:278-85.
24. Shann F, Pearson G, Slater A, Wilkinson K. Paediatric index of mortality a mortality prediction model for children in intensive care. Intensive Care Med. 1997;23:201-7.
25. Imamura T, Nakagawa S, Goldman RD, Fujiwara T. Validation of pediatric index of mortality 2 (PIM2) in a single pediatric intensive care unit in Japan. Intensive Care Med. 2012;38:649-54.
26. Hariharan S, Krishnamurthy K, Grannum D. Validation of Pediatric Index of Mortality-2 Scoring System in a Pediatric Intensive Care Unit, Barbados. J Tropic Pediatr. 2011;57:9-13.
27. Wolfer A, Silvani P, Musicco M, Salvo I. Pediatric Index of Mortality 2 score in Italy: a multicenter, prospective, observational study. Intensive Care Med. 2007;33:1407-13.
28. Czaja AS, Scanlon MC; Kuhn EM, Jeffries HE. Performance of the Pediatric Index of Mortality 2 for pediatric cardiac surgery patients. Pediatr Crit Care Med. 2011;12:1-6.
29. Eulmesekian PG, Pérez A, Minces PG, Ferrero H. Validation of Pediatric Index of Mortality 2 (PIM2) in a single pediatric intensive care unit of Argentina. Pediatr Crit Care Med. 2007;8:54-7.
30. Straney L, Clements A, Parslow RC, Pearson G, Shann F, Alexander J, et al. Paediatric Index of Mortality 3: An Updated Model for Predicting Mortality in Pediatric Intensive Care. Pediatr Crit Care Med. 2013;14:673-81.
31. Reis Miranda D, De Rijk A, Schaufeli W. Simplified therapeutic intervention scoring system: The TISS 28 itens – Results from a multicenter study. Crit Care Med. 1996;24:64-73.
32. Cullen DJ, Civetta JM, Briggs BA, Ferrara LC. Therapeutic intervention scoring system: a method for quantitative comparison of patient care. Crit Care Med. 1974;2:57-60.
33. Keene AR, Cullen DJ. Therapeutic intervention scoring system: update 1983. Crit Care Med. 1983;11:1-3.
34. Leteurtre S, Martinot A, Duhamel A, Gauvin F, Grandbastien B, et al. Development of a Pediatric Multiple Organ Dysfunction Score: Use of Two Strategies. Med Decis Making. 1999;19:399-410.
35. Leteurtre S, Duhamel A, Salleron J, Grandbastien B, Lacroix J, Leclerc F, et al. PELOD-2: an update of the PEdiatric logistic organ dysfunction score. Crit Care Med. 2013;41:1761-73.

CAPÍTULO 298

TAXAS DE PROGNÓSTICO NA UNIDADE DE TRATAMENTO INTENSIVO NEONATAL (UTIN)

Alice D'Agostini Deutsch
Paula Alves Gonçalves

DESTAQUES

- Neste capítulo serão abordados os seguintes aspectos:
    - O que considerar na escolha de escala de risco de mortalidade para cada perfil de unidade neonatal.
    - Importância em aplicar uma escala de gravidade da doença e de risco de mortalidade na unidade de tratamento intensivo neonatal (UTIN).
    - Como reconhecer as características de ajustes validados da escala de risco para neonatos prematuros e termos.

INTRODUÇÃO

Uma grande variação na qualidade de processos e resultados tem sido atualmente observadas em diferentes unidades de tratamento intensivo neonatal (UTIN), o que sugere oportunidades para melhorar a qualidade do tratamento e prover as instituições com informação sobre suas performances em relação a seus colegas.[1] Para promover melhorias contínuas na qualidade de cuidados prestados nas UTINs, vários ajustes na escala de risco que dão o prognóstico de mortalidade têm sido propostos como uma maneira racional e objetiva de definir e quantificar a gravidade da doença em recém-nascidos em estado crítico.[2-3] Entretanto, apesar de a severidade da doença ser um conceito médico bem aceito, muitas vezes é difícil de ser mensurado. Idealmente, a escala de risco neonatal deveria ser fácil de utilizar, aplicável em estágios precoces da hospitalização, precisa no prognóstico de mortalidade e morbidade, apropriada para recém-nascidos de qualquer idade e peso. Ainda assim, isso é difícil de ser alcançado em um único modelo.

Todavia, uma avaliação de risco precisa e consequente prognóstico de mortalidade, particularmente para bebês com peso muito baixo (PMB), podem ser muito importantes para os médicos e pais no processo de tomada de decisões, bem como para objetiva classificação e análise comparativa.

O desafio dessas escalas de prognóstico é de nir claramente o quanto os resultados são relacionados às características individuais dos pacientes ou à qualidade de assistência prestada por cada unidade de terapia intensiva neonatal. De fato, através do ajuste de risco de específicas mensurações, é possível definir de uma melhor forma o per l de recém-nascidos admitidos na unidade e o nível de assistência atingidos por unidades individuais, para que possam se definir novas estratégias para diminuir a mortalidade e melhorar o prognóstico final.

O escopo deste capítulo é proporcionar uma visão geral sobre modelos existentes no prognóstico de mortalidade na população neonatal, particularmente em bebês prematuros.

HISTÓRIA

Ao longo dos últimos 20 anos, várias escalas preventivas de mortalidade foram desenvolvidas para os recém-nascidos em estado crítico admitidos na UTIN. O peso ao nascer e as escalas Apgar foram tradicionalmente utilizados para avaliar a gravidade da doença, ainda que a relação entre esses parâmetros e a mortalidade permaneça insuficientemente definida. Então, vários modelos de prognóstico foram propostos para combinar características individuais dos pacientes para prever resultados de uma forma melhor que o uso do peso e da idade gestacional somente.[1-3] Com o ajuste de risco, um resultado pode ser atribuído de uma melhor maneira a variações na prática e em circunstâncias institucionais que em heterogeneidade intrínseca nos pacientes.[4] Os modelos de predição podem ser utilizados para fazer um prognóstico para um paciente individual ou para estratificar pacientes para fazer uma comparação de duas populações. Hoje em dia, modelos para prever a mortalidade em recém-nascidos têm melhorado na calibração e poder de discriminação, ainda que somente poucos deles tenham sido externamente avaliados ou validados até o momento. Muitas escalas têm sido desenvolvidas nos EUA e no Reino Unido e têm sido modificadas ao longo do tempo de acordo com as melhorias implementadas pelos avanços científicos.[3]

É interessante o fato de uma revisão sistemática recente ter identificado 41 estudos referindo-se a modelos previamente não publicados que previam a mortalidade em bebês extremamente prematuros, mais de 18 estudos validando os modelos existentes.[3] Em adição à idade gestacional e ao peso ao nascer, oito outras variáveis frequentemente deram uma previsão de sobrevivência: tamanho médio para a idade gestacional e peso ao nascer, gênero feminino, etnia não branca, falta de más-formações congênitas sérias, uso de esteroides pré-natais, escala Apgar mais elevada que cinco minutos, temperatura normal no momento da admissão e um *status* respiratório melhor.[3]

CONCEITO

Entre as escalas de risco neonatal existentes na literatura, aquelas mais utilizadas ao redor do mundo estão sumarizadas na Tabela 298.1.[5-12] É importante saber que as escalas diferem substancialmente em seus propósitos, parâmetros de composição e intensidade da coleta de dados. Os elementos comparativos usualmente incluem o seguinte: características no momento do nascimento (p. ex.: peso ao nascer, idade gestacional, sexo), características clínicas e siológicas (p. ex.: necessidade de oxigênio, pressão sanguínea, batimento cardíaco), critérios de inclusão (p. ex.: todos os bebês admitidos na UTIN, ou somente aqueles com peso ao nascer < 1.500 g) e o momento da coleta de dados (p. ex.: horas após a admissão, dados pós-alta hospitalar).

SNAP E SNAP-PE (ESCALA PARA FISIOLOGIA NEONATAL AGUDA E ESCALA PARA FISIOLOGIA NEONATAL AGUDA DE EXTENSÃO PERINATAL)

A escala SNAP foi publicada pela primeira vez em 1993 e foi desenvolvida de um conjunto de bebês nascidos entre 1989 e 1990 em três grandes UTINs em Boston, nos EUA.[5] Seus numerosos componentes levam em consideração as medições siológicas menos favoráveis nas primeiras 24 horas após a admissão na UTIN. A escala SNAP quantifica a severidade siológica da doença e tem alta precisão em prever a morte hospitalar.[6] Demanda de 5 a 15 minutos para que os dados de cada paciente sejam coletados.

A escala SNAP-PE inclui as variáveis siológicas de SNAP e adiciona o peso ao nascer, Apgar de cinco minutos e a classificação de idade gestacional baixa.[4] A escala SNAP-PE leva em consideração efeitos independentes de características base não siológicas e os resultados mais apropriados para o ajuste de riscos.[7]

CAPÍTULO 298 Taxas de Prognóstico na Unidade de Tratamento Intensivo Neonatal (UTIN)

TABELA 298.1. Características das escalas de mortalidade neonatal mais utilizadas.

	SNAP / SNAP-PE	CRIB	SNAP II / SNAP-PE II	CRIB II	VON-RA	NICHD
Ano da publicação	1993	1993	2001	2003	2007	2008
População	3 UTINs, EUA	4 UTINs, UK	30 UTINs, Canadá e EUA	54 UTINs, UK	58 UTINs pelo mundo	19 UTINs, EUA
Critério de inclusão-exclusão	Todos os pesos ao nascer	IG < 31 semanas ou ≤ 1.500 g, anomalias letais congênitas excluídas	Todos os pesos ao nascer	IG ≤ 32 semanas	Todos os pesos ao nascer	IG 22-25 semanas, 401-1.000 g, anomalias letais congênitas excluídas
Número de parâmetros	26/29	6	6/9	5	7	5
Características de nascimento	PN, PPIG	IG, PN	PN, PPIG	IG, PN, sexo	IG, IG^2, único, tipo de parto, sexo.	IG, PN, Esteroide, pré-natais, sexo, filho único
Traços clínicos	APGAR de 5 minutos	Anomalias congênitas não letais	APGAR de 5 minutos	–	APGAR, anomalias congênitas	–
Características fisiológicas	26 variáveis (ou 34 sinais clínicos e de vida rotineiros)	Base de excesso máxima, FiO_2 máximo e mínimo	Pressão sanguínea, temperatura PaO_2/FiO_2, pH, convulsão, diurese	Temperatura, base de excesso	–	–
Momento para obter dados	24 horas	12 horas	12 horas	1 hora	Alta	Nascimento
Momento para coletar dados	5-15 minutos	Alguns minutos	2-4 minutos	Poucos minutos	Dados pós-alta	Acompanhamento 18-22 meses
Peculiaridade	Precisão em prever morte hospitalar	Ajuste de comorbidades dentro da escala	Reduzir o impacto de tratamentos iniciais. Alta precisão em prever mortalidade da população de baixo e alto risco	A nova versão sem temperatura foi proposta em 2010, com maior poder preditivo	Resultados similares à SNAP-PE II associados com anomalias congênitas	Desenvolvimento neurológico; melhor separação da terapia da gravidade da doença
Desvantagem	Extensa base de dados sobre o tratamento intensivo	Altamente dependente da condição respiratória (antes do uso de surfactante)			Dados pós-alta	Uso clínico para predizer o resultado

IG: idade gestacional; PN: peso ao nascer; PPIG: pequeno para idade gestacional.

Ambas as escalas têm a desvantagem de uma relativa grande extensão de dados a serem coletados.

SNAP II E SNAP-PE II

Para permitir uma análise mais precisa, em 2001 Richardson e cols. publicaram duas escalas simples e validadas para o risco de mortalidade (SNAP II e SNAP-PE II).[8] As escalas foram desenvolvidas de uma grande população de bebês nascidos entre 1996 e 1997 em 30 UTINs da Nova Inglaterra, Califórnia e Canadá. Os componentes de SNAP II foram reduzidos para seis itens siológicos, o que permi- tiu uma redução do tempo para a obtenção de dados para quatro minutos (Tabela 298.2). Em adição, os dados incluídos foram menos favoráveis nas primeiras 12 horas após a admissão na UTIN para reduzir o impacto dos tratamentos iniciais. Ao adicionar pontos também para peso ao nascer, escala Apgar baixa e baixa para a idade gestacional para a escala SNAP II, eles criam uma escala de nove itens SNAP Extensão Pe- rinatal II (SNAP-PE II) (Tabela 298.3). A SNAP II é designada para avaliar a severidade fisiológica da doença, enquanto a SNAP-PE II é simples, precisa e robusta entre as populações, mostrando alta precisão em pre-

TABELA 298.2. Modelo de derivação logística para SNAP II.

Variável	Beta	Razão de probabilidade	IC 95%	Pontos SNAP II
MAP 20-29 mmHg	0,88	2,4	1,86-3,10	9
MAP < 20 mmHg	1,94	6,99	4,04-12,08	19
T Mais baixa 35-36°C	0,81	2,23	1,61-3,10	8
T Mais baixa < 35°C	1,55	4,69	2,99-7,24	15
PaO_2/FiO_2 1,0-2,49	0,49	1,63	1,20-2,21	5
PaO_2/FiO_2 0,3-0,99	1,57	4,79	3,57-6,41	16
PaO_2/FiO_2 < 0,3	2,8	16,51	10,0-27,28	28
pH mais baixo 7,1-7,19	0,71	2,02	1,42-2,87	7
pH mais baixo < 7,1	1,57	4,81	3,27-7,07	16
Múltiplas convulsões	1,87	6,50	4,01-10,53	19
Diurese 0,1-0,9 mL/kg/h	0,46	1,59	1,22-2,06	5
Diurese < 0,1 mL/kg/h	1,82	6,15	4,31-8,77	18

TABELA 298.3. Para calcular a escala SNAP-PE II, os pontos seguintes devem ser adicionados à SNAP II.

Peso ao nascer 750-999 g	+ 10
Peso ao nascer < 750 g	+ 17
Pequeno para a idade gestacional (% < 3)	+ 12
Apgar < 7 no quinto minuto	+ 18

ver mortalidade (Tabela 297.4), bem como uma excelente discriminação e bom ajuste, tanto em pequenas como em grandes populações.[8]

CRIB (ÍNDICE DE RISCO CLÍNICO PARA BEBÊS)

A escala CRIB foi publicada em 1993, sendo desenvolvida de uma coorte de bebês com peso muito baixo ao nascer, nascidos entre 1988 e 1990 em quatro UTINs no Reino Unido.[9] O objetivo era criar uma escala simples para uso clínico, baseada em dados coletados entre 12 horas após o nascimento. Essa escala leva em conta seis variáveis que combinam características natais e clínicas do paciente, incluindo necessidade de oxigênio. Importante ressaltar que essa escala era altamente dependente do *status* respiratório antes da era surfactante e de esteroides pré-natais, quando a mortalidade observou-se mais alta.

Uma importante peculiaridade dessa escala é a inclusão de anomalias congenitais não letais, que foram categorizadas como ausentes, sem perigo grave à vida ou com ameaça grave à vida, respectivamente.[9] Ao usar essas categorias, a escala CRIB auxilia a clarificar um risco intrínseco à população (ajuste à comorbidade está dentro da escala).

CRIB II

Em 2003, Parry e cols. publicaram uma atualização da escala CRIB.[10] Nesse caso, os dados foram coletados de uma coorte de bebês com 32 semanas de gestação ou menos, nascidos entre 1998 e 1999 em 54 centros no Reino Unido.

A escala CRIB II é baseada em dados obtidos na primeira hora de vida e não inclui o risco de anomalias congênitas. Para calcular a escala CRIB II, a soma dos pontos relacionados à temperatura, excesso de base, peso e idade gestacional ajustada por gênero deve ser toda calculada (Tabela 298.5). A gama de possíveis CRIB-notas para a escala CRIB II é de 0 a 27, com os valores mais altos ligados a risco mais alto de mortalidade. Essa atualização mostrou que a calibração da escala CRIB original era menos precisa quando comparada à versão mais recente. Como explicação, foi especulado que, desde o grupo original, o uso de surfactante e corticosteroides pré-natais se tornou a forma de assistência padrão, e, dessa maneira, havia uma melhora no resultado e mudanças no risco de mortalidade. Apesar da ausência de ajuste para as comorbidades, é interessante que a escala CRIB II tenha apresentado uma descrição melhor que a CRIB original.[10]

Uma nova versão de CRIB II, omitindo o item Temperatura na admissão, foi proposta em 2010 por Manktelow e cols., mostrando boas características preditivas que podem ser úteis para indicar a mortalidade em diferentes UTINs.[10]

VON-RA (REDE DE VERMONT OXFORD – AJUSTE DE RISCO)

A Rede de Vermont Oxford oferece relatórios con denciais e customizados para seus membros, que são constituídos por mais de 500 centros ao redor do mundo. Esses relatórios documentam características dos pacientes, duração de permanência, morbidade e mortalidade, bem como acompanham o desempenho ao longo do tempo, comparando cada centro com sua própria performance em anos anteriores e com aquela de toda a rede.

Além disso, o relatório inclui medidas que tem sido reajustadas para levar em conta a mistura de casos de cada

TABELA 298.4. Calibração do risco de mortalidade por categoria de peso ao nascer.

Pontos SNAP-PE II	Total	Mortes observadas %	Mortes esperadas %	Relação entre observadas/esperadas
Para todos os pesos ao nascer				
0-9	16.279	0,3	0,3	1
10-19	3.923	1,6	1,6	1
20-29	1.952	3,8	3,6	1,05
30-39	1.262	7,4	8	0,93
40-49	790	15,7	14,7	1,07
50-59	476	22,1	21,4	1,03
60-69	310	32,6	32,3	1,01
70-79	142	38,7	44,4	0,87
> 79	141	66,7	63,8	1,11
Para < 1.500 g				
0-9	1.526	0,6	0,5	1,07
10-19	1.092	2,7	2,2	1,23
20-29	772	5,2	4,9	1,06
30-39	645	9,5	9,3	1,02
40-49	497	15,9	15,7	1,01
50-59	318	22,6	22,6	1
60-69	260	32,7	32,3	1,01
70-79	121	38	43,8	0,87
> 79	132	66,7	64,4	1
Para > 1.499 g				
0-9	14.748	0,3	0,3	1
10-19	2.831	1,1	1,3	0,85
20-29	1.180	2,9	2,8	1,04
30-39	617	5,2	6,5	0,8
40-49	293	15,4	13	1,18
50-59	158	20,9	19	1,15
60-69	50	32	32	1
70-79	21	42,9	47,6	0,9
> 79	9	66,7	55,6	1,2

TABELA 298.5. Sistema da escala para calcular CRIB II.

Peso ao nascer meninos											
2751-3000 g											0
2501-2750 g										1	0
2251-2500 g									3	0	0
2001-2250 g									2	0	0
1751-2000 g								3	1	0	0
1501-1750 g						6	5	3	2	1	0
1251-1500 g					8	6	5	3	3	2	1
1001-1250 g		12	10	9	8	7	6	5	4	3	3
751-1000 g		12	11	10	8	7	7	6	6	6	6
501-750 g	14	13	12	11	10	9	8	8	8	8	
251-500 g	15	14	13	12	11	10	10				
Idade gestacional	**22**	**23**	**24**	**25**	**26**	**27**	**28**	**29**	**30**	**31**	**32**
Peso ao nascer meninas											
2751-3000 g											0
2501-2750 g										1	0
2251-2500 g									2	0	0
2001-2250 g									1	0	0
1751-2000 g								3	1	0	0
1501-1750 g						6	4	3	1	0	0
1251-1500 g					7	5	4	3	2	1	1
1001-1250 g		11	10	8	7	6	5	4	3	3	3
751-1000 g		11	10	9	8	7	6	5	5	5	5
501-750 g	13	12	11	10	9	8	8	7	7	7	
251-500 g	14	13	12	11	10	10	10				
Idade gestacional	**22**	**23**	**24**	**25**	**26**	**27**	**28**	**29**	**30**	**31**	**32**

Excesso de base (mmol/L)	
< −26	7
−26 a −23	6
−22 a −18	5
−17 a −13	4
−12 a −8	3
−7 a −3	2
−2 a +2	1
> +2	0

Temperatura na admissão (°C)	
< 29,6	5
29,7-31,2	4
31,3-32,8	3
32,9-34,4	2
34,5-36	1
36,1-37,5	0
37,6-39,1	1
39,2-40,7	2
> 40,7	3

centro, com os dados classificados pelo peso ao nascer e idade gestacional. Em um amplo estudo envolvendo mais de 10.000 bebês nascidos em 58 centros em 2002, a Rede de Vermont Oxford de Ajuste de Risco (VON-RA) teve desempenho similar à Escala para a Fisiologia Neonatal Aguda de Extensão Perinatal II (SNAP-PE II).[10] É interessante o fato de esse estudo ter representado a primeira revalidação das escalas SNAP II e SNAP-PE II em uma grande e recente coorte para todos os pesos ao nascer.[6]

INSTITUTO NACIONAL DE SAÚDE DA CRIANÇA E DO DESENVOLVIMENTO HUMANO (*NATIONAL INSTITUTE OF CHILD HEALTH AND HUMAN DEVELOPMENT* – NICHD) 2008

Todos os métodos de prognóstico para as escalas mencionadas nas sessões acima não são precisos quando aplicados para pacientes individuais, e, desse modo, são raramente úteis para guiar o tratamento. Em 2008, o Instituto Nacional de Saúde da Criança e do Desenvolvimento Humano (*National Institute of Child Health and Human Development* – NICHD) desenvolveu uma ferramenta para estimar os resultados em bebês extremamente prematuros para que profissionais de suporte à saúde e os pais em seus difíceis processos de tomada de decisões para se prover ou recusar tratamento intensivo para esta população vulnerável.[12] Esta ferramenta não foi criada para ser preditiva de resultados individuais, mas para prover uma gama de possibilidades baseada em características específicas. Os dados foram obtidos de 19 centros Americanos, incluindo pacientes nascidos entre 22 e 25 semanas gestacionais entre 1998 e 2003. Todos os pacientes com severas anomalias congênitas, peso ao nascer < 401 g ou > 1.000 g foram excluídos. Um grupo de 4.446 bebês foi avaliado para relatar vários fatores de risco, avaliáveis no momento ou antes do nascimento, com a probabilidade de sobrevivência, sobrevivência sem danos profundos de desenvolvimento cerebral e sobrevivência sem danos de desenvolvimento cerebral na idade corrigida a 18 a 22 meses respectivamente.[12]

O resultado da ferramenta de estimativa NICHD inclui idade gestacional, peso ao nascer, gênero, exposição a corticosteroides pré-natais, múltiplas gravidezes como prognosticadoras de morte e danos do desenvolvimento cerebral. Essa combinação de fatores foi superior para o uso isolado da idade gestacional como um prognosticador de resultados nos 18 a 22 meses, de vida.

Importante notar que a Rede de Pesquisa Neonatal NICHD tem prestado uma calculadora de livre acesso para predizer o resultado em bebês extremamente prematuros: https://www.nichd.nih.gov/about/org/der/branches/ppb/programs/epbo/Pages/epbo_case.aspx

DISCUSSÃO

O prognóstico de mortalidade e morbidade em bebês recém-nascidos, particularmente em extremamente prematuros, poderia ter um valor significativo para os prestadores de serviço de saúde no momento de tomada de decisões difíceis, como se realizar ou não uma cesárea, iniciar ou continuar a ressuscitação, fornecer ventilação mecânica ou suspender o tratamento de sustentação de vida artificial.

Modelos multivariados podem geralmente prever a mortalidade de uma melhor forma se comparados ao peso ao nascer ou à idade gestacional sozinhos. Entretanto, todos os modelos existentes sofrem de certas limitações, e a aplicabilidade de cada um e a validade podem variar em diferentes populações de recém-nascidos ou ambientes clínicos. De fato, a escolha de cada modelo deve ser guiada pelo seu propósito. Por exemplo, para auxiliar a decisão clínica em um subgrupo particular de bebês, como recém-nascidos com idade gestacional extremamente baixa, seria melhor usar os modelos de prognóstico criados com uma gama de idades gestacionais e pesos ao nascer mais baixos, já que o modelo vai depender menos do peso e da idade. Por outro lado, modelos que fazem o prognóstico para uma população de PMB ao nascer são mais prováveis de serem utilizados em classificações, indicadores ou ajustes na mistura de casos. Em particular, medidas precisas e confiáveis são necessárias para avaliações não tendenciosas e conáveis, como aquelas envolvendo avaliações entre diferentes instituições, em que a comparação entre o número de resultados observados com o número de resultados previstos é crucial para uma interpretação correta da performance individual de cada instituição. Entretanto, se o objetivo é identificar a verdadeira heterogeneidade da prática clínica e levar à melhoria dos cuidados, outras escalas que incorporem a descrição da população (p. ex.: incluindo defeitos de nascimento) e características institucionais em relação às tecnologias médicas avançadas disponíveis, como suporte à vida extracorpóreo, devem ser utilizadas.[1-3]

A evolução de escalas como SNAP, SNAP-PE e CRIB ao longo dos anos demonstra que uma atualização periódica dos ajustes de risco é necessária, uma vez que as circunstâncias e as necessidades irão continuar a mudar ao longo do tempo na população neonatal. Como um exemplo, a invenção do surfactante mudou dramaticamente o risco de mortalidade neonatal, de forma que o ajuste de risco teve que ser recalibrado para repetir expectativas mais altas em resultados clínicos. Outro problema relatado à evolução das escalas é o número e a relevância de resultados a serem levados em conta, o que não deve limitar-se à mortalidade hospitalar somente, mas deve cobrir também outros aspectos importantes, como o resultado de desenvolvimento cerebral, como adotado pela NICHD 2008.

Em conclusão, ainda que não haja uma única escala otimizada a ser recomendada, existem vários modelos preditivos validados para os médicos cuidando de recém-nascidos prematuros ou não. A escolha de utilizar um modelo específico ou uma combinação de escalas de risco deve ser baseada em diferentes itens, incluindo objetivos institucionais locais, expectativas do time e as fases clínicas do recém-nascido ao longo do tempo.

Mais estudos são necessários para avaliar se os modelos de ajuste de risco atuais ainda são adequados ou se uma recalibração é necessária em vista das mudanças em cuidados médicos. Testes de novas ferramentas correlacionando sistemas de escalas de risco com resultados posteriores são necessárias.

REFERÊNCIAS BIBLIOGRÁFICAS

1. Patrick SW, Schumacher RE, Davis MM. Methods of mortality risk adjustment in the NICU: a 20-year review. Pediatrics. 2013;131:S68-S74.
2. Dorling JS, Field DJ, Manktelow B. Neonatal disease severity scoring systems. Arch Dis Child Fetal Neonatal Ed. 2005;90:F11-F16.
3. Medlock S, Ravelli A CJ, Tamminga P, Mol BWM, Abu-Hanna A. Prediction of mortality in Very Premature Infants: a systematic review of prediction models. PLoSOne. 2011;6:e23441.
4. Iezzoni L. Risk Adjustment for Measuring Health Care Outcomes 3rd ed. Chicago, IL: Health Administration Press, 2003.
5. Richardson DK, Gray JE, McCormick MC, Workman K, Goldman DA. Score for Neonatal Acute Physiology: a physiologic severity index for neonatal intensive care. Pediatrics. 1993;91:617-23.
6. Zupancic JA, Richardson DK, Horbar JD, Carpenter JH, Lee SK, Escobar GJ. Revalidation of the Score for Neonatal Acute Physiology in the Vermont Oxford Network. Pediatrics. 2007;119;e156.
7. Richardson DK, Phibbs CS, Gray JE, McCormick MC, Workman-Daniels K, Goldman DA. Birth weigth and illness severity: independent predictors of neonatal mortality. Pediatrics. 1993;91:969-75.
8. Richardson DK, Corcoran JD, Escobar GJ, Lee SK. SNAP-II and SNAPPE II: Simplified newborn illness severity and mortality risk scores. J Pediatr. 2001;138:92-100.
9. Cockburn F, Cooke R, Gamsu H. The CRIB (clinical risk index for babies) score: a tool for assessing initial neonatal risk and comparing performance of neonatal intensive care units. Lancet. 1993;342:193-8.
10. Parry G, Tucker J, Tarnow-Mordi W. CRIB II: an update of the clinical risk index for babies score. Lancet. 2003;61:1789-91.
11. Manktelow BN, Draper ES, Field DJ. Predicting neonatal mortality among very preterm infants: a comparison of three versions of the CRIB score. Arch Dis Child Fetal Neonatal Ed. 2010;95:F9-F13.
12. Tyson JE, Parikh NA, Langer J, Green C, Higgins RD. Intensive care for extreme prematurity - moving beyond gestational age. N Engl J Med. 2008;358:1672-81.

CAPÍTULO 299

A AVALIAÇÃO DA CARGA DE TRABALHO DE ENFERMAGEM E DOS NÍVEIS DE CUIDADOS EM TERAPIA INTENSIVA

Rui Moreno
Filipa Pais Silva
Joana Manuel

DESTAQUES

- O *Therapeutic Intervention Scoring System* (TISS), os escores Acute Physiology and Chronic Health Evaluation (APACHE) e o *Simplified Acute Physiology Score* (SAPS) e o cateter da artéria pulmonar viabilizaram a avaliação e a quantificação da gravidade da doença.
- O TISS-28, o *Nine Equivalents of Nursing Manpower Use Score* (NEMS) e o OMEGA são os principais sistemas utilizados para a quantificação da carga de trabalho de enfermagem em medicina intensiva, com alguma correlação com a gravidade da doença.
- O TISS compreende 76 (ou 28, na sua versão mais curta) atividades de enfermagem, pontuadas de 1 a 4 pontos de acordo com a carga de trabalho envolvida. Muito utilizado, referência para o desenvolvimento de outros sistemas, é avaliado uma vez por dia, refletindo o trabalho efetuado nas 24 horas prévias.
- O NEMS, desaconselhado para medir a carga de trabalho com pacientes individuais, é usado na avaliação da carga de trabalho no âmbito da UTI para efeitos de gestão e em estudos multicêntricos, entre outros.
- O TISS intermediário destina-se a pacientes médicos, fora da UTI, mais especificamente em unidades de cuidados semi-intensivos ou na enfermaria. De preenchimento complexo, não tem a mesma popularidade dos outros sistemas.
- O sistema OMEGA, muito utilizado na França com boa correlação com o TISS, compreende 47 atividades terapêuticas classificadas em três categorias e só pode ser calculado quando da alta do paciente.
- Para escolher o sistema de quantificação da carga de trabalho de enfermagem utilizada em cada UTI, é necessário considerar as características do instrumento, a facilidade e a confiabilidade de utilização, e a adaptação e validação em uma determinada realidade.
- Utilizados de forma quase universal nas UTI, os índices de gravidade e de avaliação de carga de trabalho de enfermagem têm sido frequentemente propostos como instrumentos de gestão.
- A classificação de Bethesda das UTI as divide em quatro grupos segundo dois critérios fundamentais: recursos tecnológicos e recursos humanos. Reclassificada, com base exclusivamente na relação paciente-enfermeiro, resultou em nível I (4:1), II (2,5:1) e III (1:1).
- O WUR (*work utilization ratio*) é a razão da utilização do trabalho com base no número de enfermeiros disponíveis, na quantidade de trabalho que cada um pode desenvolver em cada turno e no número de pontos TISS ou NEMS efetivamente utilizados no período.

- Os métodos descritos permitem apenas algum grau de rigor nos custos relacionados com o pessoal de enfermagem (custos fixos) de UTI. Quando utilizados para os custos variáveis, o baixo grau de correlação inviabiliza sua utilização generalizada.

INTRODUÇÃO

O desenvolvimento, em 1974, do *Therapeutic Intervention Scoring System* (TISS) por Cullen e colaboradores,[1] introduziu na prática clínica a quantificação da carga de trabalho de enfermagem em medicina intensiva como instrumento de avaliação da gravidade da doença. Uma década antes de William Knaus e de Jean-Roger Le Gall descreverem instrumentos específicos para esse efeito, como o Acute Physiology and Chronic Health Evaluation (APACHE)[2] ou o *Simplified Acute Physiology Score* (SAPS),[3] e antes destes se terem tornado tão familiares aos intensivistas, como o cateter da artéria pulmonar, Cullen introduzia, assim, na prática clínica, a avaliação e a quantificação da gravidade da doença.

Esse sistema, sujeito a uma grande revisão e simplificação em 1983 por Keene e colaboradores,[4] compreende agora 76 atividades terapêuticas selecionadas (TISS-76), avaliadas diariamente (ou mais raramente por turno de enfermagem).[5] Mais recentemente, foi publicada uma adaptação desse sistema para utilização em unidades de cuidados intermediários.[6]

Outros autores, para tornar esse sistema mais claro e fácil de calcular, publicaram duas simplificações do TISS original: o TISS-28[7] e o *Nine Equivalents of Nursing Manpower Use Score* (NEMS).[8] Junto com o sistema OMEGA,[9] quase exclusivamente utilizado em França, constituem os principais sistemas utilizados atualmente para a quantificação da carga de trabalho de enfermagem em medicina intensiva, embora outros sistemas tenham sido propostos, como o *Time Oriented Score System* (TOSS) e o *Italian Multicenter Group of ICU Research* (GiViTi), 1991.

Desenhados inicialmente como métodos de avaliação da gravidade da doença, esses tipos de métodos hoje são utilizados quase exclusivamente para a quantificação da carga de trabalho de enfermagem e dos níveis de cuidados requeridos pelos pacientes, o que torna possível a avaliação da sua utilização nas unidades de terapia intensiva (UTI), a correção do número de leitos disponíveis na terapia intensiva[10-11] e a definição dos níveis de cuidados prestados.[12-14]

Esses tipos de instrumentos apresentam alguma correlação com a gravidade da doença, mas isso não é suficiente para que possam ser utilizados para essa finalidade. Esse fato é bem visível na Figura 299.1, que apresenta a relação entre o TISS-28 e o SAPS II (publicado anteriormente) em 1.161 pacientes durante as primeiras 24 horas de internação na unidade de cuidados intensivos polivalente (UCIP) do Hospital de Santo António dos Capuchos (Lisboa, Portugal). A relação entre essas variáveis (R = 0,575), embora significativa ($p < 0,001$), é insuficiente para estimar a gravidade da doença ($R^2 = 33\%$).

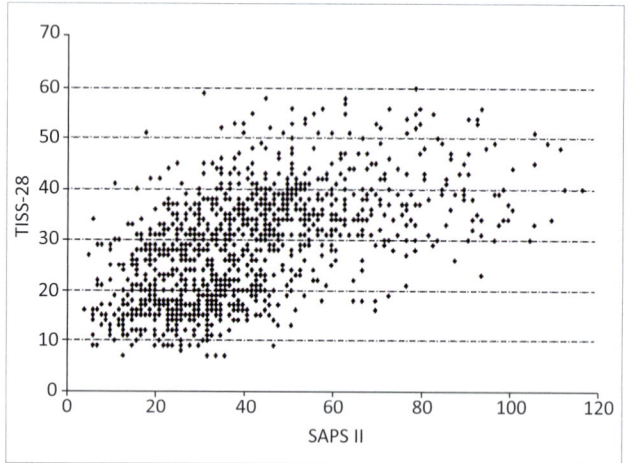

FIGURA 299.1. Relação entre o TISS-28 e o SAPS II nas primeiras 24 horas em 1.161 pacientes internados na unidade de cuidados intensivos polivalente do Hospital de Santo António dos Capuchos (Lisboa, Portugal), de 1994 a 1999.

O objetivo dessa revisão é apresentar os principais sistemas de avaliação da carga de trabalho de enfermagem utilizados em medicina intensiva e a sua potencial aplicação.

THERAPEUTIC INTERVENTION SCORING SYSTEM (TISS-76)

O TISS foi descrito em 1974 por Cullen e colaboradores.[1] Revisto em 1983 por Keene e Cullen,[4] compreende hoje (atualmente) 76 atividades de enfermagem, pontuadas de 1 a 4 pontos de acordo com a carga de trabalho envolvida. Para além de continuar a ser muito utilizado, é também o sistema de referência a partir do qual foram desenvolvidos outros sistemas subsequentes.

É geralmente avaliado diariamente, refletindo o trabalho efetuado nas 24 horas prévias (Quadro 299.1).

SIMPLIFIED THERAPEUTIC INTERVENTION SCORING SYSTEM (TISS-28)

O TISS simplificado ou TISS-28 foi descrito em 1996 por Reis Miranda e colaboradores.[7] Foi desenvolvido por técnicas estatísticas complexas em uma amostra de 10 mil registros do TISS-76 da Foundation for Research on Intensive Care in Europe (FRICE) e validado em outra amostra de 10 mil fichas da mesma organização. Posteriormente, a sua validade externa na prática clínica foi avaliada em 1.820 pares válidos de TISS-76 e TISS-28 em 22 UTI holandesas.

QUADRO 299.1. Therapeutic Intervention Scoring System (TISS-76).[4]

	Pontuação
Monitorização ECG contínua	1
Sinais vitais horários	1
Balanço hídrico:	
Standard (24/24h)	1
Complexo[1]	3
Pressão venosa central	2
Tratamento de hipotermia	3
Curativos complicados, irrigação de fístula, enterostomia	1
Cateteres venosos periféricos:	
1	1
> 1	2
Linha arterial	3
Algaliação (introdução de cateter na uretra)	1
Aspiração gástrica/sonda enteróclise	1
Cuidados de úlceras e escaras de decúbito[2]	1
Mudanças de roupa:	
Rotina	1
Frequentes	2
Drenagens torácicas	3
Antibióticos e antifúngicos EV:	
≤ 2	1
> 2	3
Tração ortopédica:	
Simples	1
Complexa	3
Diurese forçada por sobrecarga de volume ou edema cerebral	3
Substituição de fluidos (para além do nível de manutenção programado)	2
Cirurgia de urgência nas 24h precedentes	4
Medicamentos em bólus EV:	
Programados	1
Não programados	3
Análises de sangue:	
Bioquímica	1
Gasometria, coagulação e/ou bioquímica frequentes (≥ 4/turno)	3
Transfusões sob pressão	4
Transfusão frequente de derivado do sangue (> 5/24h)	3
Transfusão de plaquetas	4
Flebotomia por sobrecarga de volume	3
Cinesioterapia respiratória	1
Sinais vitais neurológicos horários	2
Monitorização da pressão intracraniana	4
Trat. de convulsões/encefalopatia metabólica (início < 48h)	3
Hipotermia induzida (< 33°C)[3]	4
Hiperalimentação EV:	
Via central	3
Via periférica	1
Alimentação entérica	2
Tratamento da acidose metabólica	3
Tratamento da alcalose metabólica	3
Potássio concentrado por cateter central[4]	3
Quimioterapia parentérica	2

(Continua)

QUADRO 299.1. Therapeutic Intervention Scoring System (TISS-76).[4] *(Continuação)*

	Pontuação
Os itens seguintes são mutuamente exclusivos, assinalando-se o mais pontuado	
Ventilação controlada, com ou sem PEEP (*Positive end-expiratory pressure*)	4
VMI (ventilação mandatória intermitente) ou ventilação assistida	3
CPAP (*continuous positive airway pressure*)	3
Respiração espontânea por tubo (traqueostomia ou intubação nasotraqueal/orotraqueal)	2
Oxigenoterapia (máscara ou sonda)	1
Ventilação controlada com relaxantes musculares intermitentes ou contínuos	4
Intubação orotraqueal/nasotraqueal na UTI (< 24h)	3
Traqueostomia recente	2
Cuidados de traqueostomia	1
Aspiração endotraqueal em paciente não entubado	3
Endoscopia digestiva/brônquica de urgência	4
Paracentese urgente (tórax, abdome, pericárdio)	3
Diálise peritoneal	4
Hemodiálise instável[5]	4
Hemodiálise estável	2
Cateter da artéria pulmonar	4
Marca-passo atrial ou ventricular:	
Marca-passo ativo mesmo nos marca-passos crônicos	4
Marca-passo em *standby*	3
Balão de contrapulsação aórtica	4
Drogas vasoativas EV:	
1	3
> 1	4
Antiarrítmicos EV contínuos	3
Digitalização (dose de impregnação nas 48h precedentes)	3
Cardioversão (excluindo desfibrilação)	3
Parada cardíaca ou desfibrilação há menos de 48h	4
Medição do débito cardíaco (qualquer método)	3
Calças antichoque	4
Anticoagulação aguda (≤ 48h)[6]	3
Anticoagulação crônica	1
Perfusão contínua intra-arterial (p. ex.: vasopressina via artéria mesentérica)[7]	4
Tamponamento por balão de varizes esofágicas ou gástricas (Sengstaken-Blackemore, Linton)	4
Vasopressina EV	2
Lavagem gástrica por hemorragia	4

Notas:
1. O balanço hídrico complexo inclui a medição das entradas e saídas para além da rotina normal de 24/24 horas, com ajuste frequente do aporte de acordo com as perdas totais;
2. Os cuidados a úlceras e escaras de decúbito exigem a presença de úlcera, não incluindo a terapêutica preventiva;
3. A hipotermia induzida pontua apenas o arrefecimento corporal contínuo ou intermitente para conseguir uma temperatura inferior a 33°C;
4. Considera-se potássio concentrado > 60 mEq/L;
5. A hemodiálise instável inclui as primeiras 2 sessões de hemodiálise. Inclui ainda diálise em pacientes crônicos cuja situação clínica a torna instável e hemofiltração;
6. A anticoagulação aguda inclui o Rheomacrodex;
7. A perfusão contínua intra-arterial não inclui o *flush* de heparina para manter a permeabilidade do cateter.

O TISS-28 foi validado em 1994/95 em 19 UTI de Portugal.[15] É geralmente avaliado diariamente, refletindo o trabalho efetuado nas 24 horas prévias (Quadro 299.2).

QUADRO 299.2. Simplified Therapeutic Intervention Scoring System (TISS-28).[7]

	Pontuação
Atividades básicas	
Monitorização básica: sinais vitais horários, avaliação e registro regular do balanço hídrico	5
Análises: bioquímicas e microbiológicas	1
Medicação única, EV, IM, SC e/ou oral (p. ex.: por SNG)	2
Medicação múltipla EV: mais de um fármaco, em bólus ou perfusão contínua	3
Mudança de roupa simples: tratamento e prevenção de decúbito e mudanças diárias de curativos	1
Mudança de roupa complexa: mudança frequente de curativos (pelo menos uma vez por turno de enfermagem) e/ou cuidados importantes a feridas	1
Drenagens: todas (exceto SNG)	3
Suporte respiratório	
Ventilação artificial: qualquer forma de ventilação mecânica ou assistida, invasiva ou não invasiva, com ou sem PEEP, com ou sem relaxantes musculares	5
Suporte ventilatório: respiração espontânea por tubo endotraqueal sem PEEP; suplementação de oxigênio por qualquer método, exceto se por ventilação mecânica	2
Cuidados de via aérea: tubo endotraqueal ou traqueostomia	1
Medidas de suporte da função pulmonar: cinesioterapia respiratória, espirometria incentivada, terapêutica inalatória e aspiração endotraqueal	1
Suporte cardiovascular	
Fármaco vasoativo único: qualquer fármaco vasoativo EV	3
Fármacos vasoativos múltiplos: mais do que um fármaco vasoativo EV	4
Substituição de volume: administração de fluidos > 3 L/m²/dia, independentemente do tipo de fluido administrado	4
Linha arterial periférica	5
Monitorização hemodinâmica: cateter da artéria pulmonar, com ou sem medição do débito cardíaco	8
Cateter venoso central	2
Ressuscitação cardiorrespiratória após parada nas 24h prévias (não inclui a simples percussão precordial)	3

(Continua)

QUADRO 299.2. Simplified Therapeutic Intervention Scoring System (TISS-28).[7] *(Continuação)*

	Pontuação
Suporte renal	
Técnicas dialíticas: todas	3
Monitorização do débito urinário	2
Diurese forçada	3
Suporte neurológico	
Monitorização da pressão intracraniana	4?
Suporte metabólico	
Tratamento da alcalose/acidose metabólica complicadas	4
Hiperalimentação parentérica	3
Alimentação por SNG ou outra via gastrintestinal (p. ex.: jejunostomia)	2
Intervenções específicas	
Intervenção específica única na UTI: intubação naso ou orotraqueal, introdução de marca-passo, cardioversão, endoscopias, cirurgia de emergência nas 24h prévias, lavagem gástrica. Não estão incluídas intervenções de rotina sem consequências diretas na condição clínica do paciente, como radiografias, ecografias, eletrocardiogramas, curativo ou introdução de cateteres venosos ou arteriais	3
Intervenções específicas múltiplas na UTI: mais do que uma, como descrito acima	5
Intervenções específicas fora da UTI: procedimentos diagnósticos ou cirurgia	5

Notas:
1. "Medicação EV múltipla" exclui "medicação única";
2. "Ventilação mecânica" exclui "suporte ventilatório";
3. "Fármacos vasoativos múltiplos" exclui "fármaco vasoativo único";
4. "Intervenções específicas múltiplas na UTI" exclui "intervenção específica única na UTI".

NINE EQUIVALENTS OF NURSING MANPOWER USE SCORE (NEMS)

O NEMS foi descrito em 1997 por Reis Miranda e colaboradores.[7] Foi desenvolvido com base nos mesmos registros da *Foundation for Research on Intensive Care in Europe* – FRICE, que serviram para o desenvolvimento do TISS-28, e sujeito posteriormente à validação externa durante o estudo EURICUS-I em 453 pares TISS-28 – NEMS registrados em 64 UTI europeias.[8]

Constituído por apenas nove itens, está especialmente indicado, segundo os autores, para ser utilizado na avaliação da carga de trabalho ao nível da UTI, para estudos multicêntricos, como instrumento de gestão, para comparação da carga de trabalho entre as UTI e para predição da carga de trabalho e planejamento das necessidades de enfermeiros ao nível da UTI. Em razão do pequeno número de itens avaliados, o NEMS não está provavelmente indicado para medir a carga de trabalho ao nível do paciente individual[16] (Quadro 299.3).

QUADRO 299.3. Nine Equivalents of Nursing Manpower Use Score (NEMS).[8]

	Pontuação
Monitorização básica: sinais vitais horários, avaliação e registro regular do balanço hídrico	9
Medicação EV: em bólus ou perfusão contínua, não incluindo fármacos vasoativos	6
Ventilação artificial: qualquer forma de ventilação mecânica ou assistida, invasiva ou não invasiva, com ou sem PEEP, com ou sem relaxantes musculares	12
Suporte ventilatório: respiração espontânea por tubo endotraqueal sem PEEP; suplementação de oxigênio por qualquer método exceto se por ventilação mecânica	3
Fármaco vasoativo único: qualquer fármaco vasoativo EV	7
Fármacos vasoativos múltiplos: mais do que um fármaco vasoativo EV	12
Técnicas dialíticas: todas	6
Intervenções específicas na UTI: entubação naso ou orotraqueal, introdução de marca-passo, cardioversão, endoscopias, cirurgia de emergência nas 24h prévias, lavagem gástrica. Não estão incluídas intervenções de rotina sem consequências diretas na condição clínica do paciente, como radiografias, ecografias, eletrocardiogramas, curativos ou introdução de cateteres venosos ou arteriais.	5
Intervenções específicas fora da UTI: procedimentos diagnósticos ou cirurgia	6

INTERMEDIATE THERAPEUTIC INTERVENTION SCORING SYSTEM (TISS INTERMÉDIO)

O TISS intermédio foi descrito em 1994 por Cullen e colaboradores.[6] Destina-se a pacientes médicos, fora da UTI, mais especificamente em unidades de cuidados intermediários ou na enfermaria.

Retém 49 dos itens do TISS-76, adiciona 26 itens específicos, despreza 18 dos itens originais e altera a pontuação de outros 10. De preenchimento complexo, especialmente fora da UTI, não teve até o momento a popularidade dos outros sistemas (Quadro 299.4).

QUADRO 299.4. Intermediate Therapeutic Intervention Scoring System (TISS intermediário).[6]

4 Pontos

- Parada cardíaca nas 48h precedentes
- Ventilação mecânica
- Endoscopia/broncoscopia de urgência
- Marca-passo AV temporário
- Marca-passo implantado nas 48h precedentes
- Hemodiálise inicial
- Diálise peritoneal inicial
- Transfusão sob pressão
- Infusão de plaquetas
- Cirurgia de urgência nas 24h precedentes
- Lavagem gástrica por hemorragia
- Avaliação da escala de coma de Glasgow a cada 1 ou 2h
- Infusão de mais de um fármaco vasoativo
- Cardioversão
- Coleta inicial de amostras para exame microbiológico (deve incluir sangue)
- Isolamento
- Imobilização do paciente
- Paracentese urgente (abdome, tórax ou pericárdio)
- Desfibrilador cardíaco automático implantável recente
- Infusão de estreptoquinase, uroquinase ou ativador do plasminogênio tecidual
- Introdutor arterial

(Continua)

QUADRO 299.4. Intermediate Therapeutic Intervention Scoring System (TISS intermediário).[6] (Continuação)

3 Pontos

- Hiperalimentação por cateter venoso central
- CPAP
- Infusão de potássio concentrado (40 mEq/100 cc)
- Intubação
- Aspiração endotraqueal cega
- Balanço hídrico a cada 6 ou 8h
- Coleta frequente de sangue para bioquímica (> 1 vez por turno de enfermagem)
- Infusão frequente de produtos do sangue (3 unidades em 24h)
- Medicação EV não programada
- Infusão de um fármaco vasoativo
- Perfusão contínua de antiarrítmicos
- Cobertor para hipotermia ou hipertermia
- Linha arterial
- Digitalização nas 48h precedentes
- Diuréticos EV, administração inicial de diuréticos PO ou alteração em esquema de diuréticos orais
- Anticoagulação EV (inclui heparina e Rheomacrodex)
- Tratamento cativo de convulsões/encefalopatia
- Terapêutica ortopédica complexa/utilização de leitos especiais
- Sinais vitais horários
- Desfibrilador cardíaco automático implantável crônico
- Tratamento do diabetes (medição da glicemia com eventual administração de insulina)
- ECG/enzimologia cardíaca seriados
- Traqueostomia recente (48h precedentes)
- Diálise peritoneal crônica

2 Pontos

- Monitorização ECG/telemetria
- ECG de 12 derivações não programado
- Sinais vitais a cada 2 ou 4h
- Cateter venoso central
- Avaliação da escala de coma de Glasgow a cada 2 ou 4h
- Oximetria de pulso

(Continua)

QUADRO 299.4. *Intermediate Therapeutic Intervention Scoring System* (TISS intermediário).[6] *(Continuação)*

2 Pontos

- ≥ 2 cateteres EV periféricos
- Drenagem torácica
- *Pacemaker* (marca-passo) definitivo crônico
- Hemodiálise
- ≥ 1 Antibiótico EV
- Respiração espontânea por traqueostomia ou tubo em T
- Alimentação por sonda entérica
- Substituição de perdas excessivas de fluidos
- Quimioterapia EV
- Mudanças múltiplas de curativos
- Minitraqueostomia
- Oxigênio por cânula ou máscara
- Cinesioterapia respiratória
- Aminofilina/teofilina EV
- Sedação EV contínua/analgesia controlada pelo paciente
- Infusão epidural
- Registro do volume de pulso/Doppler

1 Ponto

- Sinais vitais em cada turno de enfermagem
- Um cateter EV periférico
- Anticoagulação oral
- Balanço hídrico a cada 24h
- Medicação EV programada
- Mudanças de pensos simples
- Cuidados de traqueostomia
- Terapêutica ortopédica simples
- Algaliação (introdução de cateter na uretra)
- Um antibiótico EV
- Espirometria incentivada
- Drenagens
- Sonda nasogástrica/gastrostomia
- Botas pneumáticas
- Culturas da expectoração, feridas ou outras
- Alimentação parentérica
- Aspiração endotraqueal (> 2 × 6 a 8h)

SISTEMA OMEGA

O sistema OMEGA foi proposto em 1986 pela *Commission d'Évaluation de la Société de Réanimation de Langue Française*.[9] Na sua versão final, compreende 47 atividades terapêuticas, classificadas em três categorias, e só pode ser calculado quando da alta do paciente:

- Categoria 1 (28 atividades), registradas apenas uma vez, embora possam ter sido executadas várias vezes;
- Categoria 2 (11 atividades), registradas cada vez que são executadas;
- Categoria 3 (8 atividades), registradas a cada dia em que são utilizadas.

Esse sistema é muito utilizado na França e apresenta uma boa correlação com o TISS[17] (Quadro 299.5).

QUADRO 299.5. O sistema OMEGA.[9]

Categoria 1: registradas apenas uma vez, embora possam ter sido executadas várias vezes.	Pontuação
Traqueostomia[1]	6
Intubação[1]	6
Drenagem torácica ou pericárdica[1]	6
Treinamento para assistência ventilatória domiciliar	6
Cateter venoso central[1]	3
Cateter da artéria pulmonar[1]	6
Linha arterial[1]	3
Marca-passo[1]	3
Balão de contrapulsação intra-aórtico[1]	10
Cardioversão	3
Parada circulatória	10
Fármacos vasoativos	6
Fibrinolíticos	10
Transfusão de sangue: mais de meia volemia por dia	10
Lavagem gástrica	1
Alimentação parentérica: mais de 34 kcal/kg/dia por mais de 9 dias	6
Alimentação entérica: mais de 34 kcal/kg/dia por mais de 9 dias	3
Reinjeção de ascite	10
Tamponamento de varizes esofágicas[1]	3
Fístula arteriovenosa[1]	10
Cateter ureteral[1]	3
Drenagem suprapúbica[1]	1
Tração ortopédica complexa	6
Monitorização neurológica intensiva	1
Drenagem lombar	1
Monitorização da pressão intracraniana	3
Anestesia ou analgesia > 1 dia	6
Punção-lavagem	3
Categoria 2: registradas cada vez que são executadas.	
Hemodiálise ou circulação extracorporal	10
Plasmaférese	10
Endoscopia brônquica (incluindo lavado broncoalveolar)	3
Endoscopia digestiva	3
Oxigênio hiperbárico	10
Ecografia	3
Procedimento com radioisótopos para diagnóstico	6
Radiografia com produto de contraste (angiografia)	10
Bloco operatório (preparação, transporte ou recepção)	6
Preparação para transporte com cuidados intensivos contínuos	1
Outros transportes para fora da unidade	3

(Continua)

QUADRO 299.5. O sistema OMEGA.[9] *(Continuação)*

Categoria 3: registradas cada dia em que são utilizadas.

CPAP	10
Ventilação mecânica	10
Diálise peritoneal, hemofiltração	10
Pensos cirúrgicos complexos	10
Reinfusão digestiva	6
Isolamento do paciente (quarto estéril)	10
Monitorização contínua na UTI	4
Utilização de incubadora em crianças	1

Nota: (1) realizadas ou apenas monitorizadas na UTI.

NURSING ACTIVITIES SCORE (NAS)

O NAS foi publicado em 2003 ante o criticismo dos enfermeiros, que reclamavam que parte de suas atividades (principalmente as que se referem ao suporte à família e à atividade administrativa) se encontrava excluída do TISS ou do NEMS (esquecendo, todavia, que a carga de trabalho associada a essas atividades se encontrava repartida pelos outros itens do escore).

Com base na coleta de dados ao longo de uma semana em 99 UTI de 15 países, o sistema compreende um total de 5 novos itens e 14 subitens além dos que já constavam. Essas novas atividades representam 60% do tempo de enfermagem e explicam cerca de 81% do tempo de enfermagem (em comparação com os 43% explicados no TISS-28).

Seus itens não foram derivados do tempo de enfermagem utilizado em cada tarefa.

O NAS está traduzido e validado para o português por Alda Ferreira Queijo, da Escola de Enfermagem de São Paulo, e publicado como Tese de Mestrado desde 2002.[18]

Pouco utilizado, dado ser longo e complexo, não demonstrou ser melhor que os sistemas mais simples.[5,19-20]

Em razão de sua extensão, problemas conceituais e estatísticos e pequena utilização, O NAS será transcrito ou advogado aqui.

Existem ainda outros sistemas, mas com reduzida expressão.[21]

QUE SISTEMA UTILIZAR?

Na escolha do sistema de quantificação da carga de trabalho de enfermagem utilizada em cada UTI, são essenciais três fatores:

- As características do instrumento;
- A facilidade e a confiabilidade de utilização;
- A adaptação e a validação em uma determinada realidade.

Dos instrumentos descritos anteriormente, quer o TISS original, quer o TISS-28, foram elaborados para serem utilizados tanto ao nível do paciente individual quanto ao nível da UTI. O NEMS, pelo contrário, apresenta um número de itens demasiado pequeno para a sua utilização ser recomendada ao nível do paciente individual, destinando-se a ser um instrumento de gestão ao nível da UTI.[16]

Quanto à facilidade e à confiabilidade de utilização, temos por ordem crescente o TISS-76, o TISS-28, o NEMS e o NAS (ainda muito insatisfatoriamente validado – se é que validado de todo).

Quanto à adaptação à realidade portuguesa, o único desses sistemas validado de forma multicêntrica em Portugal é o TISS-28.[15] O mesmo estudo revelou ainda uma boa confiabilidade de utilização. No Brasil, como já referido, existe uma excelente tradução e validação do NAS,[19] embora vários outros sistemas tenham sido adaptados e validados.

O OMEGA, pelo contrário, embora conceitualmente atrativo, praticamente nunca foi utilizado em Portugal, não podendo sua utilização ser recomendada antes de uma validação adequada.

Em face do exposto, a recomendação possível nesse momento na maioria dos países é:

- O TISS-28 ou o NEMS para utilização como instrumento de gestão e avaliação do global da UTI;
- O TISS-28 para utilização ao nível do paciente individual, cada vez que se pretende relacionar o consumo de recursos de enfermagem com determinado paciente (ou grupo de pacientes com determinada patologia, por exemplo).

DA CARGA DE TRABALHO DE ENFERMAGEM À GESTÃO DA UTI: NÍVEIS DE CUIDADOS

Em um mundo que enfrenta uma competitividade crescente, é hoje clara a noção de que os gastos associados aos cuidados de saúde não podem manter o crescimento verificado nas últimas décadas. Esse problema é especialmente grave no mundo ocidental. Os médicos e os administradores com responsabilidade no planejamento e na gestão dos cuidados de saúde veem-se, assim, confrontados pelo público, pelo governo e pelas agências reguladoras com uma pressão crescente para documentar e justificar suas práticas.

A UTI, pequena parte mas em franco crescimento e muito dispendiosa para o hospital e o plano de saúde, tanto público quanto privado, não escapou a essa evolução.[22] Parte desse processo passa por uma gestão com base em objetivos, previamente discutidos e orçamentados, e por uma verificação clara das metas atingidas. Utilizados de forma quase universal nas UTIs, os índices de gravidade e de avaliação de carga de trabalho de enfermagem têm sido frequentemente propostos, nesse contexto, como instrumentos de gestão.

Os escores de carga de trabalho de enfermagem podem ajudar nesse processo e são, neste momento, um dos instrumentos fundamentais no planejamento e na avaliação das UTIs.

No início dos anos 1960, Lockward e colaboradores propuseram, pela primeira vez, o conceito dos níveis de cuidados.[23] Mais tarde, em 1983, uma conferência de consenso em Bethesda, Estados Unidos, operacionalizou esse conceito criando a chamada classificação de Bethesda das UTIs.[24] Nela, as UTIs foram classificadas em quatro grupos: *Cuidados intensivos*, *altos*, *médios* e *baixos*, de acordo com dois critérios fundamentais:

- Recursos tecnológicos (tipo e frequência da utilização de determinadas intervenções de monitorização e de terapêutica);
- Recursos humanos (treino e cobertura médica e relação paciente-enfermeiro).

Nos anos 1980, essa definição foi considerada insuficiente por um grupo de trabalho da Sociedade Europeia de Cuidados Intensivos,[25] que propôs uma nova classificação com base exclusivamente na relação paciente-enfermeiro:

- Nível I, com uma relação paciente-enfermeiro de 4:1;
- Nível II, com uma relação paciente-enfermeiro de 2,5:1;
- Nível III, com uma relação paciente-enfermeiro de 1:1.

Essa classificação apresentava como grande vantagem permitir a utilização de vários níveis de cuidados dentro da mesma unidade, com consideração apenas do nível médio de cuidados que eram prestados a cada paciente, e não o nível máximo de cuidados que podiam ser prestados.

Testada inicialmente na Holanda no final dos anos 1980[26-27] e início dos anos 1990,[28] essa metodologia foi, posteriormente, validada em um grande estudo multicêntrico europeu.[14]

Nesse estudo, foram utilizadas duas medidas:

a) O nível de cuidados planejado: O nível de cuidados planejado pode ser calculado para cada UTI a partir do número de enfermeiros e do número de leitos, de acordo com as definições de Bethesda.[24] O cálculo do número de leitos assistidos por um enfermeiro pode ser facilmente efetuado com a fórmula:

$$\text{Número de leitos assistidos por um enfermeiro} = \frac{A \times B \times C \times D \times E}{F \times G}$$

onde:
- A: número de turnos de enfermagem em um dia (geralmente 3);
- B: número de leitos na UTI;
- C: número de dias da semana em que a UTI trabalha (geralmente 7);
- D: taxa de ocupação (geralmente utilizada 85%);
- E: trabalho extra necessário para férias, baixas etc. (geralmente utilizada 25%, isto é, 1,25);
- F: número de enfermeiros na UTI;
- G: número de dias de trabalho em cada semana (geralmente 5);

b) O nível de cuidados utilizado: Calculado para cada UTI dividindo o número de pontos TISS ou NEMS equivalente às atividades de um enfermeiro por turno (46) pelo valor médio do TISS ou NEMS diário da UTI.

Quando se confrontam essas medidas, observa-se que apenas uma minoria das UTI (24%) funciona ao nível planejado. Na sua maioria (73%), o nível de funcionamento é inferior ao nível planejado, e apenas em uma pequena proporção (3%) o nível de funcionamento é superior ao nível planejado (Tabela 299.1).[29] Esse fato pode ser explicado pela existência simultânea dentro de cada UTI e em cada dia de diferentes números de pacientes em cada nível de cuidados. Dado a maioria das UTIs ter sido planejada para funcionar a um nível elevado de cuidados, a discrepância entre esse valor e o valor médio efetivamente utilizado é responsável pelo grande desperdício de recursos. Resulta também a necessidade de se planejarem as UTI em função do nível médio de cuidados que se pretende prestar, e não em função do nível máximo de cuidados que podem eventualmente ser prestados.

TABELA 299.1. Nível de cuidados planejado *versus* nível de cuidados utilizado nas UTI do estudo EURICUS-I.

Nível de cuidados planejado	Nível de cuidados utilizado			Global
	I	II	III	
I	3	3	—	6
II	6	16	—	22
III	14	45	2	61
Global	23	64	2	89

Fonte: Adaptada de Moreno e Miranda.[29]

Uma medida complementar que deve ser utilizada para a avaliação da eficiência do uso de recursos de cada unidade é a razão da utilização do trabalho (*work utilization ratio*, WUR).[14]

O WUR baseia-se no número de enfermeiros disponíveis, na quantidade de trabalho que um enfermeiro pode desenvolver em cada turno (o equivalente a 46 pontos TISS ou NEMS em 24 horas) e no número de pontos TISS ou NEMS efetivamente utilizados durante esse período. O cálculo do WUR pode ser feito utilizando a equação seguinte:

$$\text{WUR} = \frac{\sum \text{pontos TISS ou NEMS utilizados durante um ano}}{\text{Número de enfermeiros} \times 200 \times G \frac{46}{3}}$$

Onde 200 é o número médio de dias de trabalho anual de cada enfermeiro, 46 reflete o número máximo de pontos TISS ou NEMS que um enfermeiro pode desenvolver em um dia e 3 é o número de turnos de enfermagem (cada um com 8 horas) existentes em um período de 24 horas. A equação pode ser facilmente ajustada para outros períodos de tempo, variando o número de dias de trabalho de cada enfermeiro.

Essa medida pode ser utilizada para avaliar o nível global de eficiência no uso dos recursos de enfermagem disponíveis. No estudo referido anteriormente,[29] concluiu-se que essa eficiência é globalmente baixa (73%), embora muito variável.

Esses tipos de instrumentos podem ser ainda utilizados em cada UTI para avaliar a carga de trabalho efetuada ou a eficiência na sua utilização.

O TISS e os métodos relacionados foram ainda propostos para a estimativa dos custos da UTI. Todavia, eles permitem apenas a avaliação com algum grau de rigor dos custos relacionados com o pessoal de enfermagem, que são, na grande maioria das unidades portuguesas, custos fixos. Quando esses tipos de instrumentos são utilizados para se avaliar os custos variáveis, o grau de correlação encontrado é demasiado baixo para permitir sua utilização generalizada. Em um estudo por nós efetuado, as duas variáveis apresentavam-se relacionadas de modo significativo ($R = 0,616$, $p < 0,001$), mas o percentual da variação explicada (37,8%) é insuficiente para permitir seu uso clínico.

No entanto, essa metodologia tem os seus defensores,[30-31] bem como os seus detratores.[32]

Esse problema – a alocação da carga de trabalho de enfermagem (e por que não médica ou de fisioterapeuta) às necessidades de cada paciente – que podem variar de hora para hora ou de dia para dia – leva ao aparecimento de novas UTI, com base em novos conceitos, em que o nível de cuidados não é idêntico para todos os pacientes internados na UTI, mas varia com as necessidades de cada um (bem como os respectivos *ratios* de enfermagem) sem necessidade de transferência para outra unidade. Em outras palavras, as UTI centradas no paciente – como alvo de todos os cuidados – e não em regras fixas de alocação de pessoal, de meios humanos e tecnológicos em um determinado espaço físico têm uma determinada conotação: unidade intensiva, semi-intensiva ou intermediária. Todas devem ser capazes (dentro dos limites dos recursos disponíveis) de albergar e providenciar os cuidados de que necessita o paciente, sem a criação de hierarquias artificiais, mais concebidas para (atentar-se a) os profissionais do que aos pacientes.

REFERÊNCIAS BIBLIOGRÁFICAS

1. Cullen DJ, Civetta JM, Briggs BA, Ferrara LC. Therapeutic intervention scoring system: a method for quantitative comparison of patient care. Crit Care Med. 1974;2:57-60.
2. Knaus WA, Draper EA, Wagner DP, Zimmerman JE. APACHE II: a severity of disease classification system. Crit Care Med. 1985;13:818-29.
3. Le Gall JR, Lemeshow S, Saulnier F. A new simplified acute physiology score (SAPS II) based on a European/North American multicenter study. JAMA. 1993;270:2957-63.
4. Keene AR, Cullen DJ. Therapeutic intervention scoring system: update 1983. Crit Care Med. 1983;11:1-3.
5. Debergh DP, Myny D, Herzeele IV, Maele GV, Miranda DR, Colardyn F. Measuring the nursing workload per shift in the ICU. Intensive Care Med. 2012;38:1438-44.
6. Cullen DJ, Nemeskal AR, Zaslavsky AM. Intermediate TISS: a new therapeutic intervention scoring system for non-ICU patients. Crit Care Med. 1994;22:1406-11.
7. Reis Miranda D, de Rijk A, Schaufeli W. Simplified Therapeutic Intervention Scoring System: The TISS 28 items – Results from a multicenter study. Crit Care Med. 1996;24:64-73.
8. Reis Miranda D, Moreno R, Iapichino G. Nine equivalents of nursing manpower use score (NEMS). Intensive Care Med. 1997;23:760-5.
9. Commission d'Évaluation de la Société de Réanimation de Langue Française. Utilisation de l'indice de gravité simplifié et du système OMEGA. Réan Soins Intens Méd Urg. 1986;2:219-21.
10. Schwartz S, Cullen DJ. How many intensive care beds does your hospital need? Crit Care Med. 1981;9:625-9.
11. Knaus WA, Wagner DP, Draper EA, Lawrence DE, Zimmerman JE. The range of intensive care services today. JAMA. 1981;246:2711-6.
12. Reis Miranda D, Langreh D. National and regional organisation. In: Reis Miranda D, Williams A, Loirat P. Management of Intensive Care – Guidelines for better use of resources. Kluwer Academish Publishers, 1990. p.83-102.
13. Reis Miranda D, Gimbrere J. The Netherlands. New Horiz. 1994;2:357-63.
14. Moreno R, Reis Miranda D. Nursing staff in intensive care in Europe. The mismatch between planning and practice. Chest. 1998;113:752-8.
15. Moreno R, Morais P. Validation of the simplified therapeutic intervention scoring system on an independent database. Intensive Care Med. 1997;23:640-4.
16. Reis Miranda D, Moreno R. ICU models and their role in management and utilization programs. Curr Opin Crit Care. 1997;3:183-7.
17. Thaler F, Descamps JM, Loirat P. La nouvelle nomenclature des actes médicaux (points Oméga) évale-t-elle correctment l'activité des services de réanimation? Reanimation et Medecine D'Urgence. 1985;1:282.
18. Queijo AF. Tradução para o português e validação de um instrumento de medida de carga de trabalho de enfermagem em Unidade de Terapia Intensiva: Nursing Activities Score (N.A.S.). São Paulo: Escola de Enfermagem, University of São Paulo, 2002.
19. Conishi RMY, Gaidzinski RR. Nursing Activities Score (NAS) como instrumento para medir carga de trabalho de enfermagem em UTI adulto. Revista da Escola de Enfermagem de São Paulo. 2007;41:346-54.
20. Padilha KG, Cardoso de Sousa RM, Garcia PC, Bento ST, Finardi EM, Hatarashi RHK. Nursing workload and staff allocation in an intensive care unit: A pilot study according to Nursing Activities Score (NAS). Intensive Crit Care Nurs. 2010;26(2):108-13.
21. Italian Multicenter Group of ICU Research (GIRTI). Time oriented score system (TOSS): a method for direct and quantitative assessment of nursing workload for ICU patients. Intensive Care Med. 1991;17:340-5.
22. Reis Miranda D, Gyldmark M. Evaluating and understanding of costs in the intensive care unit. In: Ryan DW, ed. Current practice in critical illness. London: Chapman & Hall, 1996. p.129-49.
23. Lockward HJ, Giddings L, Thoms EJ. Progressive patient care: a preliminary report. JAMA. 1960;172:132-7.
24. NIH Consensus Development Conference on Critical Care Medicine. Crit Care Med. 1983;11:466-9.
25. VER R. Management of intensive care: guidelines for better use of resources. Dordrecht, the Netherlands: Kluwer, 1990
26. Bams JL, Reis Miranda D. Outcome and costs of intensive care. A follow-up study on 238 ICU-patients. Intensive Care Med. 1985;11:234-41.
27. Reis Miranda D. Regional organization of intensive care medicine. Calculating the number of beds and manpower. Arq Med. 1989;3:148-51.
28. Reis Miranda D. Critically examining intensive care. Int J Technol Assess Health Care. 1992;8(3):444-56.

29. Moreno R, Reis Miranda D, Iapichino G. Variations in the utilisation of nursing manpower according to European areas [abstract]. Intensive Care Med. 1996;22:S304.
30. Malstam J, Lind L. Therapeutic intervention scoring system (TISS) – a method for measuring workload and calculating costs in the ICU. Acta Anaesthesiol Scand. 1992;36:758-63.
31. Dickie H, Vedio A, Dundas R, Treacher DF, Leach RM. Relationship between TISS and ICU cost. Intensive Care Med. 1998;24:1009-17.
32. Stevens VG, Hibbert CL, Edbrook DL. Evaluation of proposed case-mix criteria as a basis for costing in the adult general intensive care unit. Anaesthesia. 1998;53:944-50.

CAPÍTULO 300

ESTRATIFICAÇÃO DE RISCO EM SEPSE GRAVE: O PIRO É UMA SOLUÇÃO?

Francesca Rubulotta
Rui Moreno

> "Os sintomas geralmente começam dentro de 24 horas, e raramente depois do terceiro ou quarto dia. Há um frio ou calafrios, febre moderada no início, que aumenta gradualmente e é marcada por remissões diárias e até mesmo intervalos. O pulso é pequeno e compressível, e pode chegar a 120 ou mais. Perturbações gastrintestinais são comuns, a língua fica vermelha na margem, e o dorso fica seco e escuro. Pode haver delírio precoce ou prostração mental e apatia. Com a progressão da doença, pode haver palidez da face ou uma tonalidade amarelada. Hemorragias capilares não são incomuns. A morte pode ocorrer dentro de 24 horas, e em casos fatais, a vida raramente é prolongada por mais de sete ou oito dias."
>
> William Osler
> Os Princípios e Prática de Medicina, 1898

DESTAQUES

- A apresentação clínica e a gravidade dos pacientes com sepse variam de acordo com o grau e o local da infecção, e a resposta inflamatória sistêmica induzida.
- Os pacientes com sepse grave ou de choque séptico têm diferentes gravidades e riscos de morrer em relação a vários elementos, incluindo o número de órgãos afetados, o organismo causador da inflamação e a resposta a esta.
- Em 2001, uma conferência de consenso ampliou a lista de sinais e sintomas da síndrome da resposta inflamatória sistêmica (critérios SIRS), concebendo um sistema de estadiamento PIRO (predisposição; insulto/infecção; resposta; e disfunção orgânica).
- O PIRO incorpora conceitos-chaves do sistema de estadiamento TNM, amplamente usados em oncologia, fáceis de relacionar com a sepse grave, esta considerada uma síndrome e um processo dinâmico em vez de uma doença. Entretanto, são de difícil aplicação à beira do leito.
- Desde 2001, vários autores tentam criar um sistema de estadiamento PIRO para incorporar critérios de prognóstico específicos e de tratamentos.
- A lógica do sistema não é de escores de gravidade, mas de estadiamento, que também tem o objetivo de separar os pacientes em diferentes grupos de tratamento com base em sua gravidade e probabilidade de se beneficiarem de uma determinada intervenção.
- O PIRO oferece uma pontuação mais precisa em relação à disfunção orgânica ou a sistemas de pontuação de resultado do que outros sistemas validados em UTI e que não são específicos para pacientes sépticos.
- Acredita-se que os futuros modelos serão baseados na abordagem SAPS-PIRO complementada pela incorporação de novos sistemas PIRO de marcadores genéticos e melhor distinção entre os fatores de risco para a progressão da infecção e de morte, entre outras inovações.
- A comunidade científica deve decidir se concentrará seus esforços em construir um sistema único de PIRO, aplicável a todos os pacientes com sepse, ou uma série de PIRO específicos, cada um desenvolvido para uma doença que leva à sepse.

INTRODUÇÃO

Hoje em dia, a sepse é a principal causa de morte, e os casos de sepse grave e de choque séptico devem aumentar no futuro em razão do envelhecimento da população, do aumento do número de microrganismos resistentes e de pacientes imunocomprometidos, o que resultará no aumento da atenção dos médicos e do público.[1] A sepse é considerada mais apropriadamente uma síndrome em vez de uma doença. A apresentação clínica e a gravidade dos pacientes com sepse variam dependendo do grau e do local da infecção, bem como da resposta inflamatória sistêmica induzida. O número de falências orgânicas causadas por sepse grave tem um efeito cumulativo sobre a taxa de mortalidade global. Isso é sugestivo pelo fato de que os pacientes com sepse grave ou de choque séptico têm diferentes gravidades e riscos de morrer em relação a vários elementos, incluindo o número de órgãos afetados, o organismo causador da inflamação e a resposta a esta.

Em 1991, especialistas do *American College of Chest Physicians* (ACCP) e da *Society of Critical Care Medicine* (SCCM) se reuniram em uma conferência de consenso sobre o diagnóstico de sepse.[2] Os resultados dessa reunião foram essenciais para facilitar o diagnóstico de sepse e a redução das lacunas geradas pela inexistência de uma definição comum.[3] Infelizmente, dez anos após a conferência de consenso, 71% dos médicos que trabalham em unidades de terapia intensiva (UTI) responderam a uma entrevista por telefone dizendo que não havia uma definição comum para sepse.[4] Em 2001, especialistas da SCCM/*European Society of Intensive Care Medicine* (ESICM)/ACCP/*American Thoracic Society* (ATS)/*Surgical Infection Society* (SIS) revisaram os pontos fortes e fracos da definição da sepse de 1991, concluindo que não era necessário alterar a antiga definição.[5] No entanto, os membros dessa segunda conferência de consenso ampliaram a lista de sinais e sintomas da síndrome da resposta inflamatória sistêmica (critérios SIRS).[5] A hipótese de um "sistema de estadiamento PIRO" foi gerada durante a mesma reunião. A sigla significa: predisposição; insulto/infecção; resposta; e disfunção orgânica. Especialistas criaram o PIRO ao adicionar à sigla original IRO o conceito de predisposição (P) que emergiu durante o quinto Toronto Sepsis Roundtable, em Toronto (Canadá), em outubro de 2000.[5] O PIRO foi apresentado como um modelo hipotético que incorpora conceitos-chaves do sistema de estadiamento TNM, amplamente usados em oncologia clínica. A classificação de tumores TNM é um sistema de notação de estadiamento que fornece códigos para descrever o estágio de câncer de uma pessoa, quando este se origina de um tumor sólido.[5] O sistema de estadiamento TNM para todos os tumores sólidos foi desenvolvido por Pierre Denoix entre 1943 e 1952. De acordo com o autor, T (tumor) descreve o tamanho do tumor original (primário), e se este invadiu tecidos próximos; N (linfonodos) descreve linfonodos regionais que estão envolvidos, e M (metástase) descreve metástase

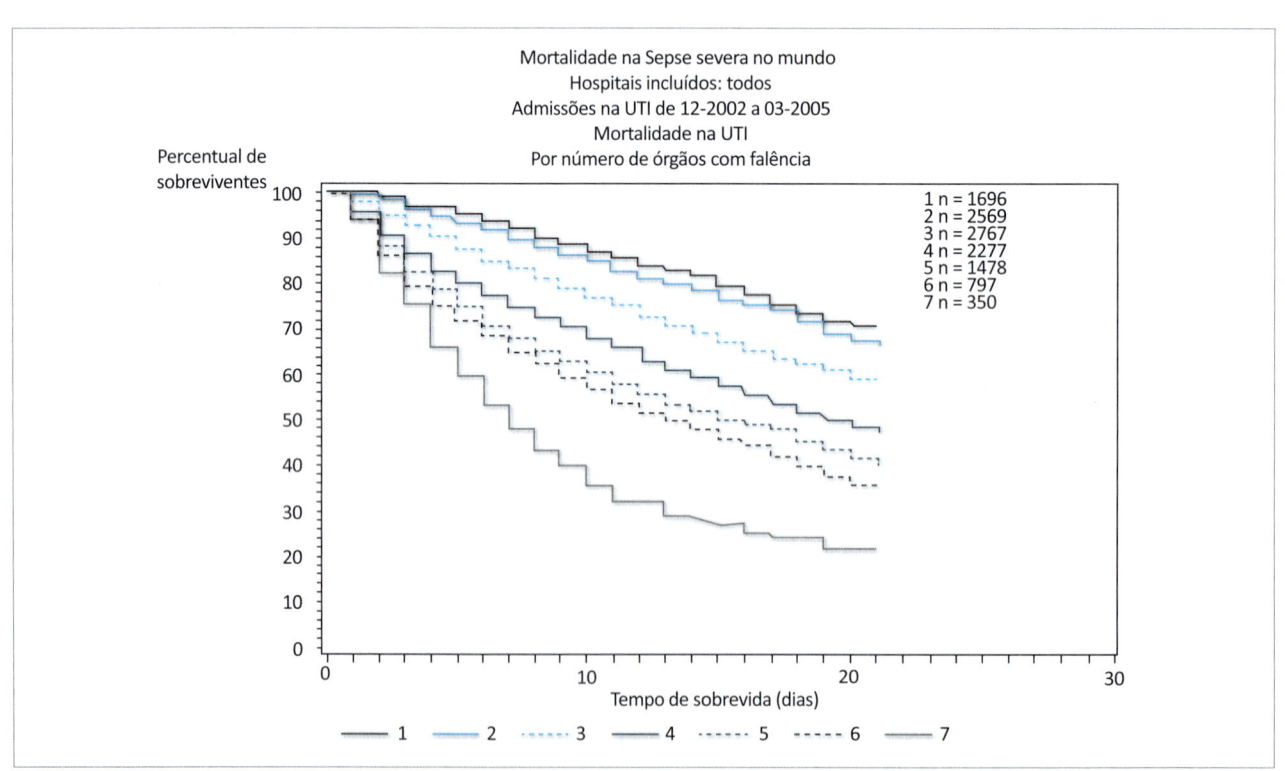

FIGURA 300.1. A taxa de mortalidade pelo número de falências orgânicas na Promoção da Pesquisa Global de Excelência em Sepse Grave (PROGRESS) banco de dados.

Fonte: R. Beale e colaboradores.[22]

distante (espalhada pelo câncer de uma parte do corpo para outra). O conceito é fácil de relacionar com a sepse grave, considerando esta uma síndrome e um processo dinâmico em vez de uma doença. Entretanto, é de difícil aplicação à beira do leito.[6-10] Especialistas acreditam que a sepse pode causar lesões num órgão, e sequencialmente, comprometer outros órgãos. Os autores do presente capítulo lembram que um número de órgãos envolve relações com aumento de mortalidade para sepse grave, e que a metástase está associada com a morte por tumores sólidos. A predisposição e a resposta são elementos-chaves para a sobrevivência após sepse grave e choque séptico, e esse conceito não é diferente de se assumir que algumas pessoas têm alta predisposição a desenvolver e morrer por câncer em comparação a outras doenças. Desde 2001, vários autores têm tentado criar um sistema de estadiamento PIRO para incorporar critérios de prognóstico específicos e de tratamentos no modelo.[7-10]

A lógica por trás do sistema PIRO não é comparável com escores de gravidade comumente usados em cuidados intensivos. O PIRO é um sistema de estadiamento que tem também o objetivo de separar os pacientes em diferentes grupos de tratamento com base em sua gravidade e probabilidade de se beneficiarem de uma determinada intervenção.

Alguns fatores de risco foram testados para prever a mortalidade em pacientes com sepse grave e choque séptico. Essa população pode ser dividida quanto ao tipo de infecção, ao hospedeiro e aos fatores de risco. Os fatores de risco se relacionam ao local de aquisição da infecção, à adequação e ao tempo de terapia com antibióticos, à presença de choque com ou sem dependência de vasopressor, à dependência de suporte ventilatório e às falências orgânicas associadas. Um exemplo para explicar esse conceito foi publicado por Rangel-Frausto e colaboradores que encontraram a mais alta taxa de mortalidade em sepse decorrente de infecção por cândida e enterococos; baixa mortalidade por infecção isolada por cândida ou enterococos, e as taxas de mortalidade menores ainda nos casos de bacteremia por estafilococos coagulase-negativa.[11] O risco de morte não foi associado à população, pois, em geral, foi maior para cândida quando comparada a estafilococos. Pittet mostrou que a terapia antibiótica apropriada reduz a mortalidade em 11% em toda a população.[12]

No entanto, alguns fatores do hospedeiro também são importantes porque predispõem os pacientes a um aumento da incidência e da gravidade de sepse. Esses fatores relacionados ao hospedeiro incluem idade, gênero, etnia, polimorfismos de vários genes de mediadores inflamatórios e comorbidades, bem como a transferência para UTI de uma enfermaria cirúrgica ou da emergência. A razão pela qual um paciente da enfermaria é mais propenso a morrer por sepse comparado a um paciente admitido na emergência parece estar relacionada com o tempo e o reconhecimento da deterioração do estado do paciente em hospitais.[13] Alberti e colaboradores estudaram os fatores de risco para mortalidade hospitalar em 3.608 pacientes na UTI. A taxa de mortalidade não foi relacionada com os critérios identificados de SIRS em 1991, mas constatada como dependente da rápida identificação e do tratamento de pacientes com sepse grave para prevenir a disfunção de órgãos e, consequentemente, reduzir a taxa de mortalidade.[13] Entre os pacientes estudados, 46% desenvolveram sepse grave antes da admissão na UTI, enquanto o choque séptico foi mais frequentemente desenvolvido após admissão na UTI. De acordo com a *Australian and New Zealand Intensive Care Society* (ANZICM), a incidência relatada de sepse e de choque séptico em pacientes admitidos em UTI vindos da emergência é maior.

POR QUE SE DEVE USAR O PIRO: SISTEMA DE PONTUAÇÃO (*SCORE*), MODELOS DE PREVISÃO DE MORTALIDADE E PIRO

O sistema de estadiamento PIRO deveria ser interpretado como um meio de avaliar os riscos e prever o resultado em pacientes com sepse grave e choque séptico em todo o mundo. Idealmente, essa ferramenta deveria ajudar pesquisadores com a inscrição de pacientes em ensaios clínicos/estudos e avaliar a resposta a intervenções terapêuticas específicas.[4,15] Quando totalmente implementado, o PIRO oferece uma pontuação que deveria permitir a pesquisadores e clínicos falarem uma linguagem comum. Doentes com prognóstico e tratamento similares fariam parte do mesmo grupo de estadiamento temporário. A pontuação TNM é o paralelo perfeito para a adaptação do conceito PIRO e de tratamentos modulares de câncer, da mesma maneira como se espera modular tratamento para sepse grave e choque séptico.

A pergunta "por que se deve usar PIRO?" também está relacionada ao fato de que esse modelo é mais preciso em relação à pontuação de disfunção orgânica ou sistemas de pontuação de resultados.

A presença de falhas orgânicas tem um efeito cumulativo sobre a taxa de mortalidade para sepse grave e choque séptico.[16-17]

Existem vários sistemas de pontuação de disfunção de órgãos validados em uso na UTI, incluindo:

- Síndrome da Disfunção de Múltiplos Órgãos (MODS);
- Avaliação de Falência de Órgãos Sequencial ou SOFA (*Sepsis-related Organ Failure Assessment*);
- Sistema de Disfunção Orgânica Logística ou LODS (*Logistic Organ Dysfunction System*) (modelo LOD menos utilizado, exceto na França);
- Falência de Sistemas e Órgãos ou OSF (do inglês *Organ System Failure*);
- Disfunção Orgânica e Sistema de Infecções ou ODIN (*Organ Dysfunction and/or Infection System*);
- A pontuação Brussels.

Infelizmente, todos esses sistemas de pontuação de disfunção orgânica têm duas grandes limitações. A primeira delas é não estarem relacionados apenas a pacientes sépticos. A segunda é serem melhores descritores de morbidade e evolução dos pacientes do que do risco de mortalidade. Os médicos podem usar escores de disfunções orgânicas para estimar a mortalidade partindo do pressuposto de que mais órgãos falhando eleva a probabilidade de o "paciente séptico" morrer. Além disso, os resultados desses sistemas de pontuação não oferecem quaisquer indicações para o tratamento de doentes com sepse grave e choque séptico. Também foi demonstrado que eles podem ser aplicados em quase todas as tipologias de doença grave; por isso, alguns deles mudaram o nome de "Sepse" para "Sequencial" (como a pontuação SOFA fez).

Para prever a taxa de mortalidade, quase sempre é melhor usar modelos gerais de previsão de resultado, tais como:

- Avaliação de saúde fisiológica aguda e crônica ou APACHE (*The Acute Physiology and Chronic Health Evaluation*).
- Modelo de probabilidade de mortalidade ou MPM (*Mortality Prediction Model*).
- Pontuação simplificada da fisiologia aguda ou SAPS (*Simplified Acute Physiology Score*).

Em geral, os escores de gravidade podem ser divididos em escores de gravidade de 1º dia e em escores de gravidade repetitivos. A maioria dos escores de mortalidade é estabelecida nas primeiras 24 horas após a admissão. Os escores APACHE II ou SAPS II são exemplos de pontuação subjetiva da gravidade de 1º dia (24 horas), e o SAPS 3 é um bom exemplo de uma pontuação desenvolvida para ser aplicada dentro de 1 hora de internação na UTI.

Cada modelo pode ser desenvolvido baseado em variáveis subjetivas ou objetivas.

Pontuações subjetivas são estabelecidas por um painel de especialistas que indicam as variáveis e atribuem um peso a cada variável com base em opiniões pessoais. Escores objetivos requerem um grande banco de dados e dados de várias UTI para desenvolver um modelo. O banco de dados em análise utiliza técnicas de modelagem de regressão logística, métodos de *smoothing methods* (métodos de suavização) e julgamento clínico para determinar faixas e atribuir pesos para cada variável.

A pontuação SOFA, por exemplo, foi avaliada sob um banco de dados de 1.449 pacientes, e o LODS foi testado em 692 pacientes. Os dados de 77.490 admissões em 106 UTI francesas têm sido usados por Le Gall para desenvolver o sistema de pontuação SAPS II. Mais recentemente, um banco de dados mundial de 19.577 pacientes criticamente doentes foi utilizado para o SAPS III.

Todos esses escores de gravidade não são específicos para sepse, apesar de incluírem em seus bancos de dados pacientes nessa condição.

Os componentes para inclusão em uma pontuação ideal de estadiamento PIRO são difíceis de definir, por diversas razões. A pontuação deve ser simples para ser usada clinicamente. Fatores de prognóstico previamente estabelecidos não são capazes de explicar as diferentes taxas de mortalidade observadas em pacientes sépticos internados em UTI em todo o mundo.[19] Em 2011, Zahar e colaboradores avaliaram a influência dos agentes patogênicos causadores e do local de infecção na mortalidade por sepse grave e choque séptico.[18] Zahar sugeriu que suas "descobertas estão em contraste com os resultados de estudos que mostram um efeito independente sobre a mortalidade de cada um dos quatro componentes de PIRO". Infelizmente, na prática clínica, a infecção nem sempre é identificada. Pode-se suspeitar de infecção quando o paciente é admitido, mas nem sempre ela é confirmada. Portanto, excluindo patógenos e local de infecção do PIRO, isso poderia ser uma grande vantagem considerando também a falta de um diagnóstico na fase inicial da sepse grave ou do choque séptico. No entanto, a evidência de que infecções nosocomiais causam uma longa estadia na UTI e no hospital, em comparação a infecções adquiridas na comunidade, e a evidência de que infecções nosocomiais fúngicas abdominais associam-se a um alto risco de morte são sugestivas de que esses elementos não podem ser ignorados e devem ser incluídos no PIRO.

Mortalidade de sepse grave varia muito em diferentes países. Nenhum dos marcadores conhecidos de gravidade da doença e prognóstico explica totalmente as diferenças internacionais na mortalidade. A renda do país não explica essa disparidade também; então, devem haver outros fatores organizacionais ou estruturais que respondam por diferenças no atendimento.[19]

A limitação real das pontuações PIRO atuais é o fato de que elas foram criadas a partir da análise retrospectiva de dados. Um uso potencial de PIRO tem sido testado nos Estados Unidos e será apresentado neste capítulo entre os PIRO mais recentes. Um sistema de estadiamento em estreita relação com um tratamento específico seria o verdadeiro desafio. A pontuação pode ser elaborada usando os bancos de dados com o objetivo de selecionar diferentes populações de pacientes. No entanto, a funcionalidade e a eficácia precisam ser testadas prospectivamente focando na recuperação, sobrevivência, resultado de morbidade e utilização de recursos, e não apenas na taxa de mortalidade. A probabilidade de que os escores de PIRO atuais precisem ser modificados é muito alta.

APLICAÇÃO DO CONCEITO PIRO: PIRO E PIRO COMPOSTO

PIRO e PIRO composto foram criados usando dois grandes bancos de dados de sepse de dois estudos: avaliação mundial da proteína C ativada humana recombinante em sepse grave (PROWESS) e o registro da Promoção da Excelência na Investigação Global de Sepse Grave (PROGRESS).[20-22] Os autores selecionaram as variáveis disponíveis de pacientes tratados com placebo da base de dados de sepse PROWESS para desenvolver o sistema de classificação de PIRO.[21] PROWESS foi escolhido para desenvolver o modelo, uma vez que é um estudo clínico controlado com uma população relativamente homogênea de pacientes com sepse grave. Essa base de dados incluiu um total de 1.690 pacientes. Entretanto, somente 840 pacientes que receberam placebo foram incluídos nessa análise. A segunda base de dados usada foi um registro global de sepse chamado PROGRESS (10.610 pacientes).[22] A inclusão dos pacientes no PROGRESS era anônima, e os pacientes foram monitorizados por um código identificador específico do estudo. Era obrigatório que os pacientes tivessem um diagnóstico de sepse grave, definida como evidência de infecção com pelo menos uma disfunção orgânica induzida pela sepse. Os autores utilizaram a metodologia de Árvore de Classificação e Regressão (CART, do inglês *Classification And Regression Tree*) e regressão logística por metodologia padrão.[23] As árvores de classificação foram concebidas para extrair subgrupos de pacientes que eram homogêneos em relação a ambos resultados e às variáveis de predição. Os autores criaram uma árvore de regressão para cada variável (P, I, R e O) e, como um exemplo, incluiu-se, neste capítulo, a árvore de regressão para predisposição (Figura 300.2). Isso foi conseguido pela partição recursiva dos dados, de tal forma que a cada etapa da variável (e o seu ponto de corte associado) subdividia melhor os dados para serem determinados. Validação cruzada ou uma amostra de teste independente dentro do banco de dados foi então utilizada para avaliar quantas divisões adotar. Por fim, os autores incorporaram os resultados de cada um dos fatores anteriores; por isso todas as variáveis de PIRO eram funcionalmente independentes. O sistema de pontuação de estadiamento PIRO é apresentado na Tabela 300.1.

As CART foram usadas para classificar os pacientes e obter um sistema de pontuação a partir das bases de dados PROWESS e PROGRESS, com validação interna (ver Figura 300.2 e Tabela 300.1).

A doença hepática crônica (DHC) se traduz em manifestações clínicas de varizes esofágicas, icterícia crônica, cirrose ou ascite crônicas.

A miocardiopatia congestiva, estabelecida como classe IV na classificação funcional da *New York Heart Association* (NYHA), significa que os pacientes com doença cardíaca não conseguem realizar atividade física sem desconforto.

Cada um dos quatro componentes de PIRO tinha *odds ratio* semelhantes em regressões logísticas multivariadas. Ao comparar *odds ratio*, é possível avaliar as contribuições relativas de mudanças em cada componente. Já que geralmente todos os componentes eram semelhantes em seu aumento no risco de morte para cada aumento de um ponto, efetuou-se uma análise da mortalidade por pontuação no PIRO composto com um mínimo de 0 e um máximo de 13. As Figuras 300.3A e 300.3B demonstram a mortalidade intra-hospital observada e esperada pela pontuação PIRO

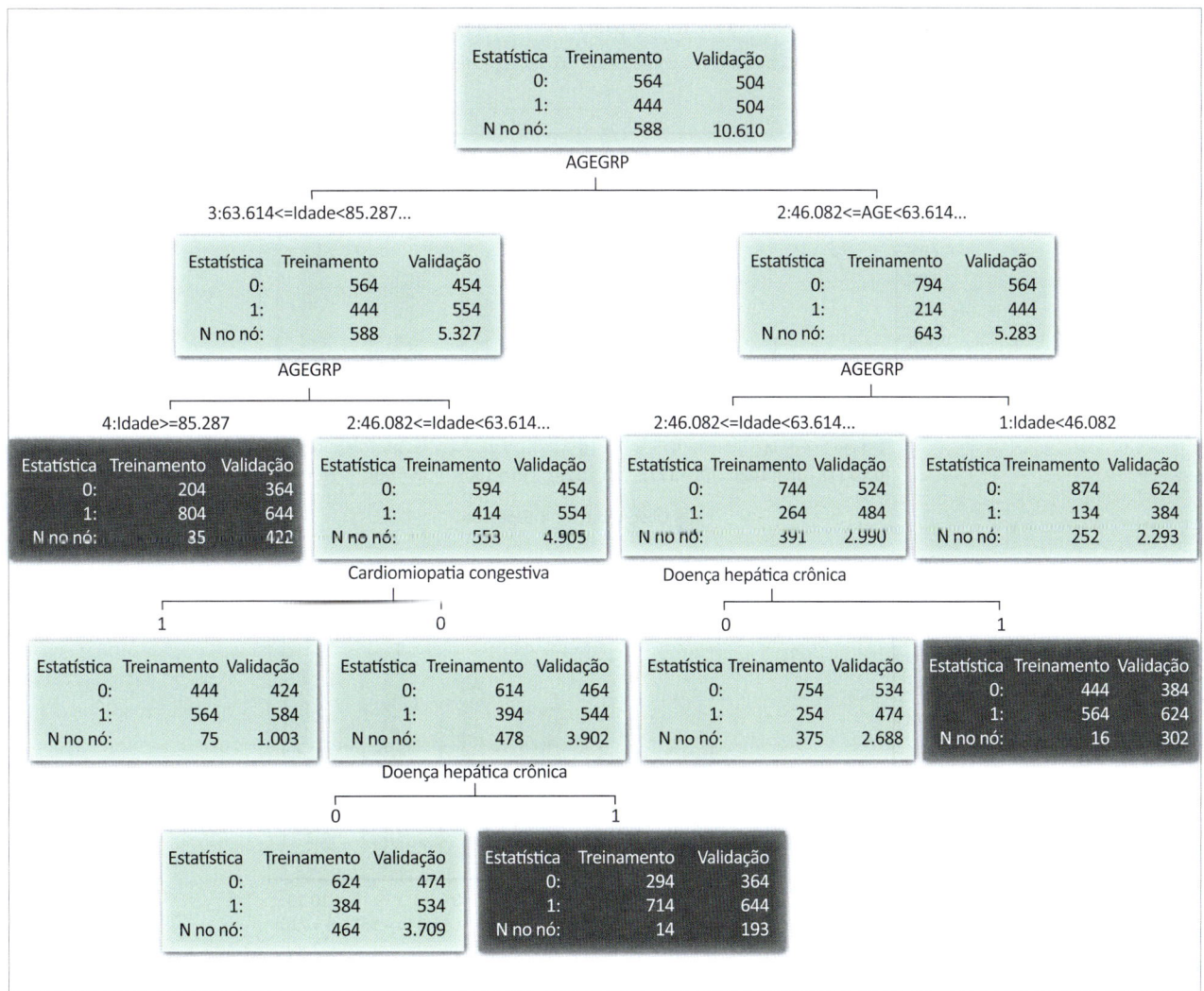

FIGURA 300.2. Tabela de regressão criada para P. Outras árvores de regressão foram criadas para cada componente I, R e O, de um modo semelhante.

TABELA 300.1. Pontuação de estadiamento PIRO.

PIRO				
Nível de estratificação				
0	1	2	3	4
P_0	P_1	P_2	P_3	P_4
Idade < 46 anos	Idade 46 a 64 anos, sem DHC	Idade 64 a 85 anos, sem DHC e sem miocardiopatia congestiva	Idade 46 a 64 anos com DHC, ou, 64 a 85 anos com miocardiopatia congestiva	Idade 64 a 85 anos com DHC, Idade > 85 anos
I_0	I_1	I_2	I_3	I_4
Infecções do trato urinário adquiridas na comunidade gram-negativas (AC-ITU g-)	AC-ITU não gram-negativo	Infecção AC exceto AC-ITU, ou gram-positivo nosocomial	Infecção adquirida nosocomial exceto gram-positiva, ou infecção fúngica nosocomial não abdominal	Infecção fúngica nosocomial abdominal
R_0	R_1			
Nenhuma taquicardia e/ou nenhuma taquipneia	Taquicardia e taquipneia			
O_0	O_1	O_2	O_3	O_4
2 FO	3 FO, 1 hepática	3 FO, zero hepático	4 FO	5 FO

DHC: doença hepática crônica; FO: falência orgânica; AC: adquirida na comunidade; ITU: infecção do trato urinário.

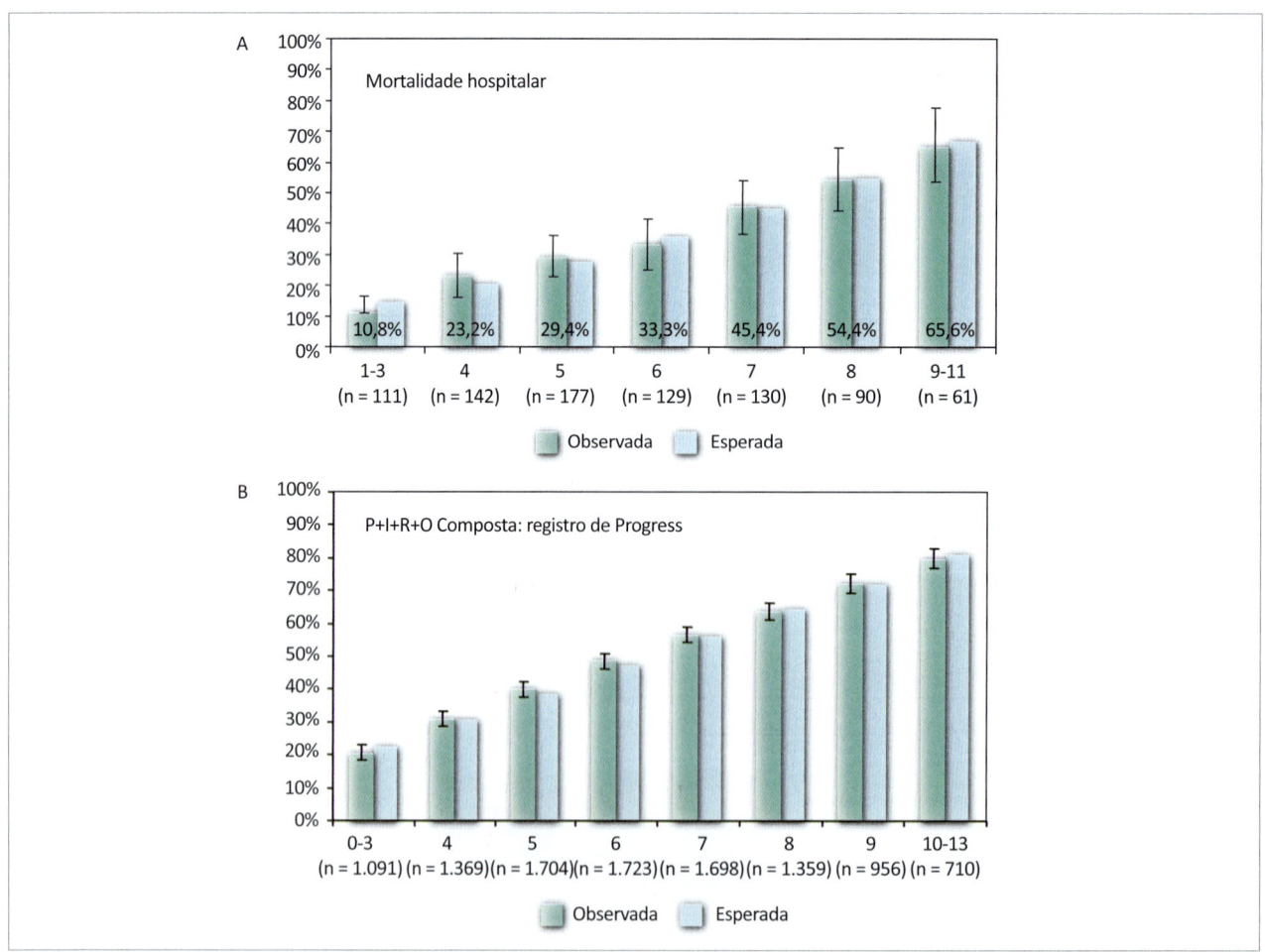

FIGURA 300.3. (A) Barras claras são mortalidade observada; barras escuras são mortalidade esperada. (B) Barras claras são mortalidade observada; barras escuras são mortalidade esperada.

composta de PROWESS e PROGRESS, respectivamente. No PROWESS, a associação entre a pontuação total de PIRO e as taxas de mortalidade intra-hospital foi de 0,974 ($p < 0,0001$) e, em PROGRESS, a associação entre a pontuação total de PIRO e as taxas de mortalidade hospitalar foi de 0,998 ($p < 0,0001$).

Em conclusão, essa análise da utilidade do modelo PIRO para avaliação de risco em pacientes com sepse grave demonstra que cada variável contribui para a previsão de resultado com um aumento de 30% a 50% nas probabilidades de morte.[20]

O estudo de Nguyen e colaboradores comparou o desempenho de PIRO (o modelo proposto por Rubulotta e colaboradores), APACHE II e MEDS (Mortalidade no Departamento de Emergência de Sepse) em pacientes com sepse grave que atendiam os critérios da precoce terapia dirigida por metas na previsão de mortalidade hospitalar.[24] O PIRO composto, o APACHE II e o MEDS demonstraram capacidades variáveis para discriminar precocemente e estimar a mortalidade intra-hospitalar de pacientes na emergência.[24] As pontuações PIRO, APACHE II e MEDS foram calculadas utilizando as variáveis apropriadas medidas apenas durante a estadia do paciente na emergência e foram anotadas em um registro entre 2003 e 2009. Dos 808 pacientes mantidos no registro de sepse, 541 com idades de 63,5 ± 18,5 anos tinham dados completos sobre todos os três sistemas de pontuação fisiológica e preencheram os critérios para inclusão. Durante o curso dos cuidados, 31,8% dos pacientes morreram no hospital. A pontuação PIRO composta média foi de 6 (5 e 8), com mortalidades preditas de 48,5% (40,1% e 63,9%). O teste de bondade Hosmer-Lemeshow não revelou nenhuma diferença significativa entre mortalidade real e mortalidade prevista usando PIRO composto. Nesse estudo, o modelo proposto por Rubulotta e colaboradores apresentou um AU-ROC de 0,71, e a conclusão foi que PIRO composto pode fornecer estratificação de risco em pacientes com APACHE II > 25. O desempenho de PIRO foi melhor em pacientes com APACHE II > 25, mas tal como indicado por Rubulotta e colaboradores, "o sistema de estadiamento PIRO é menos trabalhoso do que a pontuação APACHE II, que demonstrou ter problemas significativos com reprodutibilidade quando aplicado em pacientes individuais". O uso da pontuação do PIRO composto, nesse cenário, poderia identificar os pacientes anteriores que precisarão de otimização de valores de pressão arterial e de reposição volêmica.

A APLICAÇÃO DO CONCEITO PIRO À BASE DE DADOS SAPS 3: DA DISFUNÇÃO DE MÚLTIPLOS ÓRGÃOS/ESCORES DE INSUFICIÊNCIA AO CONCEITO PIRO

Em 2008, um grupo de pesquisa internacional testou empiricamente – usando uma base de dados grande, multicêntrica e internacional, a SAPS 3[25-26] – se uma modificação da definição de PIRO poderia ser útil para predizer a mortalidade na admissão da UTI em pacientes com infecção grave, sepse e choque séptico.

Nessa coorte (compreendendo 16.784 pacientes de 303 UTI), 3.505 pacientes apresentavam uma infecção já na admissão da UTI, dos quais 2.628 tiveram um tempo de permanência na UTI igual ou maior que 48 horas.

Para testar o conceito PIRO, três quadros lógicos diferentes foram definidos:

- **Predisposição (quadro PIRO 1):** as variáveis de SAPS 3 Pontuação de Admissão Tabela 300.2, que não são relacionadas com a infecção, foram utilizadas. Estas incluem idade, comorbidades, uso de drogas vasoativas antes da admissão na UTI, localização intra-hospitalar antes da admissão na UTI, tempo de permanência no hospital antes da internação na UTI, motivo(s) para admissão na UTI, planejamento/não planejamento de admissão na UTI, estado cirúrgico na admissão da UTI e, se for o caso, o local anatômico da cirurgia.
- **Lesão (quadro PIRO 2):** para esse quadro, foram utilizadas todas as variáveis relacionadas à infecção no momento da admissão na UTI. Estas incluem a aquisição, a extensão e o local da infecção, a presença de bacteremia e os agentes microbianos identificados.
- **Resposta (quadro PIRO 3):** para identificar a resposta à infecção, considerou-se o desenvolvimento de disfunção orgânica e falência, medido por valores mais elevados de SOFA para cada sistema orgânico entre 24 e 48 horas após a admissão na UTI.

Essas variáveis foram selecionadas de acordo com sua associação com a mortalidade hospitalar, conforme descrito em outros lugares, e um modelo multinível (regressão logística com efeitos aleatórios) foi aplicado aos dados, usando as características do paciente como efeitos fixos e UTI como um efeito aleatório, para estimar o impacto de cada uma das variáveis analisadas na variável de resultado.[25]

Na análise multivariada, as variáveis que se tornaram significantes foram:

- **Predisposição (quadro PIRO 1):** idade; local de onde o paciente foi encaminhado para internação na UTI; comorbidades; duração da estadia antes da admissão na UTI (dias); e algumas razões para a internação na UTI.
- **Lesão (quadro PIRO 2):** aquisição, extensão e local da infecção; e agente infeccioso.
- **Resposta (quadro PIRO 3):** disfunção dos sistemas renais e de coagulação; falência do sistema cardiovascular, respiratório, renal, sistema nervoso central (SNC) e da coagulação. Com base na sua contribuição para o resultado, uma tabela de contagem foi desenvolvida (Tabela 300.2) e uma equação que relaciona a pontuação SAPS 3 PIRO ao *status* vital na alta hospitalar:

$$\text{logit} = -46{,}6757 + \ln(\text{PIRO} + 76{,}7688) * 9{,}8797$$

com a probabilidade de mortalidade hospitalar dada pela equação:

TABELA 300.2. Tabela de contagem para o cálculo do SAPS 3-PIRO.

Tabela de contagem

PIRO quadro 1	0	4	5	6	7	8	9	10	11	14	16
Idade, anos	<40	>=40 <60				>=60 <70			>=70 <75	>=75 <80	>=80
Local onde o paciente foi admitido na UTI		Mesmo hospital									
Comorbidades				Câncer[1]		Cirrose	AIDS				
Duração da estadia antes da admissão na UTI, dias	<14		>=14 <28		>=28						
Motivo(s) para admissão na UTI							Parada cardíaca				

PIRO quadro 2	0	4	5	6	7	8	9	10	11	14	16
Infecção aguda na admissão na UTI											
Aquisição		Nosocomial[2]									
Extensão		Diferente de infecção localizada									
Local			Respiratório[3]								
Bacilo								Cândida, fungos[4]			

PIRO quadro 3	0	4	5	6	7	8	9	10	11	14	16
Disfunção orgânica (OD)[5]		Creat	Coag		Coag Creat[7]						
Falência orgânica (OF)[6]			Cardio Resp[7]				CNS				

[1] Câncer metastático, terapia de câncer, câncer hematológico
[2] Infecção adquirida no hospital
[3] Pneumonia
[4] Estas variáveis consistem de todas as seis variáveis de agentes e bacteremia (agente de 1, 2, 3 e bacteremia 1, 2, 3). Se pelo menos uma das seis variáveis de Candida (Candida albicans; Candida spp, entre outras; fungos etc.) foi documentada o paciente recebe 10 pontos.
[5] Se o valor máximo de SOFA dia1 e dia2 é 1 ou 2
[6] Se o valor máximo de SOFA dia1 e dia2 é 3 ou 4
[7] com vários itens, os pontos são aditivos

$$\text{Probabilidade morte} = \frac{e^{logit}}{1 + e^{logit}}$$

O desempenho de prognóstico do modelo desenvolvido foi testado por meio de discriminação e calibração – e tido como excelente tanto na população em geral e em subgrupos específicos de pacientes quanto pela classificação ACCP/SCCM da sepse e choque séptico.[25]

Note-se que, nesse sistema, como descrito na publicação original, a avaliação da Resposta e da resultante Disfunção orgânica entrou em conflito. Isso acontece porque, na opinião dos autores do presente capítulo, a resposta do hospedeiro ao insulto e a resultante disfunção orgânica não podem ser distinguidas uma da outra com base em variáveis clínicas e não há biomarcadores específicos – disponíveis e prontos para uso clínico – que possam fazê-lo. Ao todo, isso resultou no modelo proposto de estadiamento de três níveis, que consiste na predisposição, lesão e resposta. Pode-se afirmar que, como os novos biomarcadores ou painéis de biomarcadores tornaram-se disponíveis, no futuro será possível diferenciar, no cenário clínico, a verdadeira resposta biológica clínica mais do que as consequências fisiológicas dessa resposta, a disfunção e/ou falência dos diferentes sistemas do corpo.

DEVE-SE USAR A PONTUAÇÃO PIRO OU A SDMO?

A prevalência de sepse grave e choque séptico na UTI parece estar aumentando nos últimos anos. Se a mortalidade na sepse parece estar associada principalmente com a presença e a quantidade de disfunção orgânica/falência desenvolvida pelo paciente tanto antes quanto depois da admissão na UTI[13], outros fatores têm demonstrado desempenhar um papel importante, como o local de aquisição (nosocomial versus infecção adquirida na comunidade), as características da infecção por si só (local da infecção, microrganismos envolvidos, ou extensão da infecção).[11] Caso se considere um modelo de predição de resultado geral, fatores do modelo SAPS 3 apresentados na admissão hospitalar (em outras palavras, predisposição) são responsáveis por 45,9% do poder explicativo do modelo, no modelo desenvolvido para infecção grave e sepse (SAPS 3), esse valor também é alto (44,8%).[25] Embora o espaço de amostragem de ambos os modelos seja diferente, o que previne comparações definitivas entre ambos é a utilização exclusiva de variáveis fisiológicas, que nesse contexto não parece sensata, já que seu poder explicativo é baixo em ambos os modelos (27,4% no modelo geral e 35,3% no modelo de sepse).

Por essas razões, acredita-se que os futuros modelos serão baseados na abordagem SAPS-PIRO complementada por:

- Incorporação dos novos sistemas PIRO de marcadores genéticos, baseados no DNA, capazes de quantificar o risco de progressão da infecção, para orientar a escolha da terapia mais adequada em um determinado paciente e o risco de morte associado;
- Uma melhor distinção entre os fatores de risco para a progressão da infecção e fatores de risco para a morte (que, soube-se a partir do trabalho de Corinne Alberti e European Sepsis Group, são distintos e podem ser modelados [Alberti, 2005 2991602]);
- Uma melhor distinção entre os fatores de risco gerais para sepse e mortalidade, para serem usados em todos os pacientes de coorte, além de fatores de risco específicos para sepse e mortalidade para serem usados nas infecções específicas;
- A incorporação em futuros modelos PIRO de biomarcadores (ou painéis de biomarcadores) para detectar e medir a resposta;
- A incorporação da análise da resposta de marcadores para quantificar a probabilidade de que o paciente responda a uma dada terapia (segundo a natureza do paciente e as especificidades da infecção), em um determinado ponto na avaliação da doença;
- Um aumento na janela de acompanhamento do curso de disfunção orgânica/falência, permitindo melhor avaliação da evolução da doença, principalmente baseada na avaliação sequencial da presença e quantidade de falência dos sistemas orgânicos.

Essa abordagem permitirá que o médico tenha uma avaliação precoce do risco (que poderia levar ao uso de terapias preventivas ou de preferência), do uso de terapias específicas para o insulto, do padrão de resposta e, finalmente, um melhor aproveitamento de terapias de substituição de órgãos em pacientes com infecção grave, sepse e choque séptico.

PIRO MAIS RECENTES

A Campanha Sobrevivendo à Sepse (Surviving Sepsis Campaign – SSC) é uma colaboração conjunta comprometida a reduzir a mortalidade por sepse grave e choque séptico em todo o mundo. Iniciada em 2002, a campanha progrediu em fases que expandiram o âmbito e o alcance por meio da publicação de três edições de diretrizes baseadas em evidências, implementação de um programa de melhoria de desempenho e análise e publicação de dados de mais de 30 mil pacientes incluídos ao redor do mundo. Os membros da SSC[27] desenvolveram um sistema de pontuação bastante complexo derivado internacionalmente a partir de sua base de dados.[27-28] Os dados de 23.438 pacientes com suspeita ou confirmação de sepse de 218 hospitais em 18 países foram avaliados prospectivamente de janeiro de 2005 a março de 2010. A regressão logística de probabilidade máxima foi usada para estimar os coeficientes do modelo, e estes foram, então, usados para desenvolver uma pontuação de gravidade de sepse. A probabilidade de mortalidade hospitalar foi estimada utilizando o índice de gravidade de sepse como a única variável em um modelo de regressão logística. A regressão logística univariável determinou quais variáveis foram incluídas no modelo preditivo multivariável. A escala de variáveis contínuas foi avaliada usando polinômios fracionados. Interações em dois sentidos entre as variáveis foram consideradas para o modelo de inclusão, caso o valor *p* de interação fosse inferior a 0,05. O modelo de previsão foi desenvolvido com base na seleção aleatória de 90% dos pacientes disponíveis e foi validado nos 10% restantes, além do uso de uma técnica de *bootstrap*. Os valores de *p* para o ajuste estatístico de bondade de Hosmer-Lemeshow nos conjuntos de dados de desenvolvimento e de validação foram consideravelmente maiores do que 0,05, indicando boa calibração. As áreas de desenvolvimento e validação sob as curvas da curva operador-receptor foram 0,736 e 0,748, respectivamente. Probabilidades observadas e estimadas de mortalidade hospitalar para a população total foram de 0,334. A validação e os conjuntos de dados de desenvolvimento foram comparados gradualmente ao longo de decis de mortalidade prevista e demonstraram ser muito semelhantes.

Howell e colaboradores derivaram e validaram um outro sistema de estadiamento PIRO na estratificação de risco de pacientes com suspeita de infecção. Todos os pacientes admitidos em dois grandes hospitais terciários dos Estados Unidos, a partir da emergência com suspeita de infecção, foram rastreados. Os autores utilizaram três coortes prospectivas observacionais independentes de pacientes. Os valores individuais foram atribuídos para criar a pontuação ponderada para cada parâmetro, produzindo a pontuação final de PIRO. O desempenho prognóstico foi, então, investigado em coortes de validação interna independente (n = 4.618) e externa (n = 1.004). A pontuação PIRO mostrou aumento gradual da mortalidade com o aumento de pontos e alta capacidade discriminatória com uma área sob a curva de 0,90 na coorte de derivação, 0,86 na validação interna, e 0,83 na validação externa.

Tafelsky e colaboradores avaliaram prospectivamente a precisão para predizer a mortalidade hospitalar em pacientes adultos com sepse em cinco UTI de um hospital universitário em Berlim (Alemanha), usando três sistemas de classificação PIRO diferentes (Moreno-PIRO, Rubulotta-PIRO e Howell-PIRO).[20,25,29-30] Duzentos e setenta e oito pacientes com sepse foram incluídos e reclassificados utilizando-se diferentes modelos de PIRO. A mortalidade hospitalar aumentou com escores mais elevados PIRO com *odds ratio* de 1.070 (95%-CI: 1.041 a 1.100) para Moreno-PIRO; 1.282 (95%-CI: 1.079 a 1.524) para Rubulotta-PIRO; e 1.256 (95%-CI: 1.146 a 1.367) para Howell-PIRO. A área sob as curvas de Moreno-PIRO foi de 0,743 (95%-CI: 0,687 a 0,793) para Rubulotta-PIRO 0,646 (95%-CI: 0,587 a 0,702); e para Howell-PIRO 0,751 (95%-CI: 0,696 a 0,801). Moreno-PIRO e Howell-PIRO foram estatisticamente diferentes em comparação com Rubulotta-PIRO (p = 0,046 e p = 0,035). As classificações PIRO propostas demonstraram ligeiras diferenças entre os modelos sem priorização de uma abordagem, e tudo parecia viável para classificação de pacientes. O aprimoramento do PIRO é necessário para ajustar a predisposição, infecção e, especialmente, a categoria de resposta.[30]

DEVE-SE TER UM PIRO OU VÁRIOS?

Jordi Rello e o grupo de terapia intensiva de Tarragona analisaram o problema do PIRO de uma perspectiva diferente: em vez de olhar para todas as causas de sepse juntas, independentemente do local da infecção, decidiram construir um PIRO para cada principal local da infecção. Essa abordagem resultou em dois modelos diferentes baseados no conceito PIRO, um para a pneumonia associada à ventilação (PAV-PIRO)[31] e o outro para pneumonia adquirida na comunidade (CAP-PIRO).[32]

Ambos os sistemas são muito simples e têm características comuns:

- Ambos foram desenvolvidos em coortes de pacientes com um único tipo de infecção (respectivamente pneumonia adquirida na comunidade necessitando de internação na UTI e PAV);
- Ambos são calculados em 24 horas após a admissão na UTI;
- Ambos usam uma escala simples que compreende apenas algumas variáveis (oito para CAP-PIRO e quatro para PAV-PIRO), obtidas por regressão logística multivariada com o resultado em 28 dias após a admissão na UTI (CAP-PIRO) ou *status* vital na alta da UTI (PAV-PIRO), usado para selecionar as variáveis e para aquelas selecionadas, a partir de uma lista de variáveis de doenças específicas para cada doença, resultando em diferentes variáveis (e pesos diferentes para aquelas comuns) nos dois modelos;
- Ambos dividem os pacientes em alguns níveis de risco (nível 4 para CAP-PIRO e 3 para PAV-PIRO);
- Nenhum fornece ao usuário uma estimativa quantitativa do *status* vital na alta hospitalar.

Esses sistemas têm vantagens sobre SAPS-PIRO por serem mais fáceis de calcular e mais específicos para os fatores de risco das infecções analisadas (respectivamente, PAC e PAV), mas ao preço de perder sua aplicabilidade para grandes grupos de pacientes, com uma composição mais heterogênea de pacientes com infecção grave, sepse e choque séptico; além disso, são – pelo menos por enquanto – aplicáveis a pacientes com outros locais de infecção (p. ex.: intra-abdominal, SNC ou infecções do trato urinário), que constituem um número significativo de graves infecções na UTI.[25] Também a sua derivação foi feita em pequenos conjuntos de dados nacionais e na medida da sua utilidade; além disso, seu desempenho fora do desenvolvimento demográfico ainda é desconhecido.

Espera-se que, no futuro, uma abordagem mista possa ser feita, construindo um sistema que diferencie a predisposição em geral, a predisposição a infecções graves e os fatores de risco específicos para infecções específicas, assim como as características destas e o impacto da resultante disfunção orgânica/falência no resultado.

HÁ FUTURO PARA PIRO?

Se consideradas as definições de PIRO[20,25,28-29,31-32] propostas na literatura, alguns elementos são comuns. O componente mais importante é a idade. De fato, a maioria dos autores sugeriu que a partir dos 65 anos de idade, este é o limite para o aumento do risco de se ter sepse grave e choque séptico.

Outros componentes são muito diferentes em todos os sistemas PIRO. Em especial, a infecção em um órgão pode ter características diferentes quando comparada àquela em outros órgãos e sistemas. Portanto, sepse respiratória pode ser diferente de sepse abdominal, pelo menos na apresentação. Uma revisão da literatura sobre a contribuição do agente envolvido e o local de infecção para o resultado da sepse em 501 estudos publicados ao longo de 30 anos descobriu que ambos, local e tipo de infecção, influenciaram a sobrevivência.[23] Esse conceito é claramente refletido por Rubulotta e colaboradores em sua pontuação PIRO.[20] Um estudo recente avaliou o impacto do agente causador e o local de infecção na sobrevida hospitalar de pacientes com sepse grave.[14] Zahar e colaboradores descobriram que as características do processo infeccioso não foram preditoras independentes de mortalidade intra-hospitalar de sepse grave. No entanto, a descoberta foi valiosa apenas após o ajuste para fatores de confusão, incluindo antimicrobianos apropriados iniciais. Na realidade, se o tratamento antimicrobiano foi iniciado a tempo, nem o local de infecção (com ou sem bacteremia) nem o organismo causador (com ou sem a resistência a múltiplas drogas) foram associados com a mortalidade em qualquer um dos três grupos de colocação de aquisição (comunidade, hospital e UTI) examinados neste estudo. O ponto de partida em 2001 foi a criação de um sistema de estadiamento semelhante ao TNM.[5] Investigação de câncer mostrou que os médicos precisam de mais do que um TNM para tratar tumores sólidos em diferentes órgãos. A razão é que cada órgão e câncer respondem de forma diferente ao tratamento e também apresentam um risco de morte diferente. Acredita-se que será necessário mais do que um PIRO para classificar diferentes pacientes e diferentes fontes de sepse grave e choque séptico. Rello e colaboradores definiram PIRO para o sistema respiratório.[31-32] Eles demonstraram que PIRO poderia se associar bem com o tratamento, utilizando-se de recursos e resultados para sepse grave respiratória e choque séptico.[32] Esse poderia ser um bom modelo para o desenvolvimento de um PIRO de abdome, cabeça, tecidos moles etc.

CONSIDERAÇÕES FINAIS

O sistema de estadiamento PIRO foi introduzido em 2001 com o objetivo de conceder um sistema de estadiamento tão versátil quanto a TNM para direcionar o tratamento de pacientes com sepse grave. A maioria dos modelos PIRO publicados ao longo dos últimos 11 anos contém uma série de variáveis-chave semelhantes. Mais estudos prospectivos seriam necessários para identificar os órgãos relacionados ao modelo PIRO que necessitam de tratamento.

Além disso, a comunidade científica deve decidir se pretende concentrar seus esforços em construir um sistema único de PIRO, aplicável a todos os pacientes com sepse, ou uma série de PIRO específicos, cada um desenvolvido para uma doença específica que leva à sepse.

REFERÊNCIAS BIBLIOGRÁFICAS

1. Martin GS, Mannino DM, Eaton S et al. The epidemiology of sepsis in the United States from 1979 through 2000. N Engl J Med 2003; 348: 1546-54.
2. Bone RC, Balk RA, Cerra FB, et al. American College of Chest Physicians/Society of Critical Care Medicine Consensus Conference. Definitions for sepsis and organ failure and guidelines for the use of innovative therapies in sepsis. Chest 1992; 101:1644-55.
3. Trzeciak S, Zanotti_Cavazzoni S, Parrillo JE. Inclusion Criteria for Clinical Trials in Sepsis: Did the American College of Chest Physicians/Society of Critical Care Medicine Consensus Conference Definitions of Sepsis Have an Impact? Chest 2005, 127 (1):242-245.
4. Poeze M, Ramsay G, Gerlach H, Rubulotta F, Levy M. An international sepsis survey: a study of doctors' knowledge and perception about sepsis. Crit Care 2004;8 (6): R409-13
5. Levy MM, Fink MP, Marshall JC, et al 2001 SCCM/ESICM/ACCP/ATS/SIS International sepsis definitions conference. Crit Care Med 2003;31:1250-6.
6. van der Poll T, van Deventer SJH. Cytokines and anticytoines in the pathogenesis of sepsis. Inf Dis Clin N Am 1999;13:413-26
7. Angus DC, Burgner D, Wunderink R, Mira JP, Gerlach H, Wiedermann CJ, Vincent JL. The PIRO concept: P is for predisposition. Crit Care 2003; 7(3):248-51
8. Vincent JL, Opal S, Torres A, Bonten M, Cohen J, Wunderink R. The PIRO concept: I is for Infection. Crit Care 2003; 7(3): 252-5.
9. Gerlach H, Dhainaut JF, Harbarth S, Reinhart K, Marshall JC, Levy M. The PIRO concept: R is for response. Crit care 2003; 7(3): 256-9.
10. Vincent JL, Wendon J, Groenveld J, Marshall JC, Streat S, Carlet J. The PIRO concept: O is for organ Dysfunction. Crit Care 2003; 7(3): 260-4.
11. Rangel-Frausto MS. The epidemiology of bacterial sepsis. Infect Dis Clin N Am 1999;13:299-312
12. Pittet D, Thievent B, Wenzel RP, Li N, et al. Bedside prediction of mortality from bacteremic sepsis. A dynamic analysis of ICU patients. Am J Resp Crit Care Med 1996;153(2):684-693.
13. Alberti C, Buisson C, Goodman SV, et al. Influence of systemic inflammatory response syndrome and sepsis on outcome of critically ill infected patients.Am J Resp Crit Care Med 2003.168 (1):77-84.
14. ARISE; ANZICS APD Management Committee. The outcome of patients with sepsis and septic shock presenting to emergency departments in Australia and New Zealand. Crit Care Resusc. 2007 Mar;9(1):8-18.
15. Rubulotta F, Ramsay G. PIRO is for treating patients not to assess outcome. Crit Care Med 2012;40(2):706-7
16. Angus DC, Linde-Zwirble WT, Lidicker J, et al. Epidemiology of severe sepsis in the United States: analysis of incidence, outcome and associated costs of care. Crit Care Med 2001;29 (7):1303-1310
17. Vincent JL, De Mendoza A, Cantraine F, et al. Use of SOFA score to assess the incidence of organ dysfunction/failure in intensive Care Units: results of a multicenter, prospective study. Working group on sepsis-reòated problems of the European Society of Intensive Care Medicine. Crit Care Med 1998; 21:1793-800.
18. Zahar JR, Timsit JF, Orgeas MG, et al. Outcomes in severe sepsis and patients with septic shock: Pathogens species and infection site are not associated with mortality. Crit Care Med 2011; 39:1886-1895
19. Silva E, Cavalcanti B, Bugano DD, et al. Do established prognostic factors explain the different mortality rates in ICU septic patients around the world? Minerva Anestesiol 2012;78:1215-25.

20. Rubulotta F, Marshall JM, Ramsay G, Nelson D, Levy, M Williams. PIRO: A New Model for Staging Severe Sepsis. Crit Care Med. 2009 Apr;37(4):1329-35.
21. Bernard GR, Vincent JL, Laterre PF, LaRosa SP, Dhainaut JF, Lopez-Rodriguez A, et al. Efficacy and safety of recombinant human activated protein C for severe sepsis. N Engl J Med 2001;344:699-709.
22. Beale R, Reinhart K, Brunkhorst FM, Dobb G, Levy M, Martin G et al. Promoting Global Research Excellence in Severe Sepsis (PROGRESS): lessons from an international sepsis registry. Infection 2009;37:222-32.
23. Breiman L. Classification and Regression Trees. New York, NY: Kluwer Academic. Publishers; 1984.
24. Nguyen HB, Van Ginkel C, Batech M, et al. Comparison of Predisposition, Insult/Infection, Response, and Organ dysfunction, Acute Physiology and Chronic Health Evaluation II, and Mortality in Emergency Department Sepsis in Patients meeting criteria of early goal directed therapy and severe sepsis resuscitation bundles J Crit Care. 2012 Aug;27(4):362-9.
25. Moreno RP, Metnitz B, Adler L, et al.: Sepsis mortality prediction based on predisposition, infection and response. Intensive Care Med 2008; 34:496-504.
26. Metnitz PGH, Moreno RP, Almeida E, Jordan B, et al. SAPS 3—From evaluation of the patient to evaluation of the intensive care unit. Part 1: Objectives, methods and cohort description Int Care Med 2005;31 (10):1336-44.
27. Dellinger RP, Levy MM, Rhodes A, Annane D, et al Surviving Sepsis Campaign: International guidelines for management of severe sepsis and septick shock 2012. Int Care Med 2013; 39(2): 165-228.
28. Osborn TM, Phillips G, Lemeshow S, Townsend S, Schorr CA, Levy MM, Dellinger RP. Sepsis severity score: an internationally derived scoring system from the surviving sepsis campaign database. Crit Care Med. 2014 Sep;42(9):1969-76.
29. Howell MD, Talmor D, Schuets P, Hunziker S, Jones AE, Shapiro NI. Proof of principle: the predisposition, infection, response, organ failure sepsis staging system. Crit Care Med 2011; 39(2): 322-7.
30. Tafelski S, Nachtigall I, Stengel S, et al. Comparison of three models for sepsis patient discrimination according to PIRO: predisposition, infection, response and organ dysfunction. Minerva Anesteseolog 2015 AHEAD OF PRINT.
31. Lisboa T, Diaz E, Sa-Borges M, et a. The ventilator associated pneumonia PIRO score: a tool for predicting ICU mortality and health care resources use in ventilator associated pneumonia. Chet 2008; 134 (6):1208-16.
32. Rello J, Rodriguez A, Lisboa T, et al. PIRO score for community-acquired pneumonia: A new prediction rule for assessment of severity in intensive care unit patients with community-acquired pneumonia. Crit Care Med 2009;37:456-462.
33. Flaatten H. Epidemiology of sepsis in Norway in 1999. Crit Care 2004; 8(4).
34. Cohen J, Cristofaro P, Carlet J, et al: New method of classifying infections in critically ill patients. Cri Care Med 2004; 32:1510-15.

SEÇÃO 25

MEDICINA INTENSIVA BASEADA EM EVIDÊNCIAS

COORDENADORES

Hélio Penna Guimarães ■ Marcelo Katz

seção 25

CAPÍTULO 301

PRINCÍPIOS DA MEDICINA BASEADA EM EVIDÊNCIAS

Álvaro Avezum
Hélio Penna Guimarães

DESTAQUES

- A medicina baseada em evidências (MBE) é a utilização conscienciosa, explícita e judiciosa da melhor evidência disponível visando à tomada de decisão para o tratamento individualizado dos pacientes.
- A MBE envolve as etapas de formular questões clínicas estruturadas, buscar sistematicamente informações disponíveis na literatura, avaliar criticamente as informações relevantes obtidas e utilizar as informações avaliadas criticamente para a decisão clínica.
- A prática da MBE demanda a escolha da melhor evidência possível, com o olhar para a eficácia e efetividade dos cuidados médicos e serviços de saúde, em uma era em que, quase diariamente, há o aumento de complexidade tecnológica em saúde.
- Os princípios fundamentais da MBE são: validade, importância da informação e aplicabilidade beira-leito.
- As quatro etapas cruciais da MBE são: a obtenção rápida das evidências, a análise crítica, o desenvolvimento de guias clínicos (*critical pathways*), a aplicação dos guias clínicos no local e tempo certos.
- As fontes de evidências científicas estão disponíveis para consulta com o advento da web, propiciando a rápida consulta e acesso às informações; no entanto, cabe ao usuário, em conhecendo as fontes de informação e particularidades, determinar qual a melhor fonte se aplica a sua necessidade.
- Uma maneira prática e eficiente de traduzir e pensar uma dúvida clínica é aplicar a estrutura do acrônimo PICO, em que cada letra sugere um componente da busca: **P** = paciente, população; **I** = intervenção; **C** = comparador, controle e **O** = desfecho.
- A Epidemiologia Clínica é uma especialidade fundamental para compreensão e prática da MBE; reúne conceitos da medicina clínica e da epidemiologia tradicional, e tem por objetivo auxiliar o clínico na solução de questões diagnósticas, terapêuticas e prognósticas, que se apresentam diariamente na prática clínica.

INTRODUÇÃO

Nas últimas quatro décadas a medicina vivenciou uma intensa transição em um de seus pilares mais fundamentais: o modelo da decisão clínica. O fluxo de decisões modificou-se de um trabalho isolado, quase artesanal, para um modelo da decisão com base em melhores evidências científicas disponíveis, demandando a busca sistemática e a análise crítica das informações obtidas. Esse novo paradigma cria a necessidade da aquisição de novas habilidades, além da história clínica, exame físico, dados de monitorização invasiva e não invasiva, e conhecimentos de fisiopatologia e critérios diagnósticos; associam-se fortemente à boa prática clínica também os conhecimentos de epidemiologia clínica, avaliação crítica da literatura médica, conceitos de eficácia, efetividade e eficiência, trazendo ao profissional médico a base necessária para prática dos achados sólidos provenientes da pesquisa clínica, aplicados ao cuidado de seus pacientes.

A prática da medicina baseada em evidências (MBE)[1] reúne essa abordagem científica à prática assistencial beira-leito, fazendo do embasamento dos princípios da epidemiologia clínica e bioestatística o conhecimento fundamental similar a patologia, fisiologia e semiologia; a MBE permeia as mais diversas áreas assistenciais, oferecendo critérios objetivos a serem aplicados na avaliação da validade e utilidade clínica das informações obtidas, desde a escolha da terapia, diagnóstico e prognóstico, até avaliações econômicas e de qualidade de vida.

Esses princípios epidemiológicos aplicados à medicina intensiva permitem incrementos substanciais a eficácia, efetividade e eficiência das terapêuticas, assim como à acurácia diagnóstica.[1-5]

O QUE É MEDICINA BASEADA EM EVIDÊNCIAS?

A medicina baseada em evidências (MBE), cuja origem filosófica remonta à França, no século XIX, é a utilização conscienciosa, explícita e judiciosa da melhor evidência disponível visando a tomada de decisão para o tratamento individualizado dos pacientes.[2] O termo MBE foi cunhado na Escola de Medicina da Universidade McMaster, Canadá, na década de 1980, por David Sackett e Gordon Guyt, para denominar uma estratégia de aprendizado médico,[3] envolvendo as seguintes etapas:

1) Formular questões clínicas estruturadas;
2) Buscar sistematicamente informações disponíveis na literatura;
3) Avaliar criticamente as informações relevantes obtidas;
4) Utilizar as informações avaliadas criticamente para a decisão clínica, aliando-as ao conhecimento e experiência pessoal do médico, em decisões compartilhadas com os pacientes.

Essa prática ativa de aprendizado com base na problematização tem como fundamentos: o fato de que as decisões clínicas devem ser com base na melhor evidência científica disponível; o problema clínico é que determina o tipo de evidência a ser buscada; os conhecimentos básicos de epidemiologia e bioestatística permitem a identificação da melhor evidência; as conclusões derivadas de evidências validadas criticamente são úteis, se influenciarem o manuseio de pacientes ou decisões sobre políticas de saúde.[4-5]

Convém lembrar que a busca da melhor evidência clínica disponível não suprime a experiência clínica individual do médico. Mas, sem se aliar a experiência pessoal com as melhores evidências clínicas sólidas e robustas, a assistência beira-leito tem potencial de oferecer prática do cuidar desatualizada e com maior potencial de prejuízo ao paciente. Nesse cenário, o cerne da questão é como praticar a MBE como ferramenta segura, que ofereça a maneira correta e segura de atendimento aos pacientes.

A prática da MBE identifica e aplica as intervenções mais eficientes focadas nos melhores desfechos aos pacientes.[5] Essa prática demonstra que a medicina é uma ciência dinâmica, em que novos tipos de evidências são gerados a cada dia; o conhecimento e desempenho clínico deterioram-se com o tempo; programas de educação médica permanecem isolados, em seu formato tradicional, não melhoram o desempenho clínico.[5-7] E, por fim, a MBE é um forte aliado da excelência na prática assistencial e não pretende substituir ou subestimar o julgamento e experiência clínica.

POR QUE UTILIZAR MBE NA PRÁTICA CLÍNICA?

O aumento relevante no volume de informações obtidas por meio do número de artigos científicos publicados diariamente torna a busca pela melhor evidência diária uma tarefa quase insana. O conhecimento de princípios básicos epidemiológicos e estatísticos pode proporcionar sólido argumento para o aumento da acurácia e da eficiência na obtenção da melhor informação e consequente decisão; tornou-se imperativo se desenvolver "filtros" para separar o "joio do trigo" e saber qual a melhor evidência científica, e como incorporá-la à prática assistencial diária. Os princípios da epidemiologia clínica tornaram-se, como referido por Sackett, "a ciência básica para a medicina clínica".[4-7]

A prática da MBE demanda a escolha da melhor evidência possível, com olhar para a eficácia e efetividade dos cuidados médicos e serviços de saúde, em uma era na qual há o aumento quase diário de complexidade tecnológica em saúde.

O processo de propagação e disseminação da prática da MBE tem sobreposto, de maneira acentuada, as experiências pessoais isoladas (em geral, por definição, as experiências pessoais que não utilizam grupos-controle para analisar a eficácia de uma terapêutica ou seus desfechos em longo prazo); a prática da MBE e o acesso rápido às evidências, por meio da web ou vários dispositivos e aplicativos on-line, o que aproximou também o conhecimento da MBE à graduação médica

CAPÍTULO 301 Princípios da Medicina Baseada em Evidências

e à especialização/residência médica, promovendo a mudança de paradigma de aprendizado médico isolado apenas na tutoria/preceptoria como "grande detentor e centralizado de conhecimento absoluto" para um modo ativo de aprendizado com base na aquisição ativa do conhecimento, mediante busca ativa e análise crítica de resultados.[1-8]

A falta de concordância entre as opiniões com base isoladamente na experiência pessoal e a melhor evidência científica disponível está relacionada não apenas com as diferentes condutas diagnósticas e terapêuticas mas também à aplicação de condutas inadequadas aos pacientes. O princípio "na minha experiência" ou "como eu trato", utilizados de forma isolada, é um princípio intuitivo de raciocínio frequentemente enviesado e passível de erros, além de sistematicamente associado ao desencontro de evidências científicas adequadas e, consequentemente, com maior margem de erro assistencial: nesse cenário, as evidências que não podem ser encontradas à luz da ciência, de fato, devem ser vistas com incerteza, suspeita e, principalmente, bastante cautela.[6] Em resumo, as intuições clínicas, as experiências não sistemáticas e a racionalidade fisiopatológica não são necessariamente sinônimos de boa prática clínica para direcionar condutas.

O critério para o uso da MBE como metodologia explícita para decisão é passível de aplicação indistinta por graduandos e médicos-residentes até chefes de serviços e departamentos, reduzindo o impacto que a utilização de interpretações pessoais de resultados de estudos pode gerar. No entanto, as barreiras à introdução da MBE são frequentes e podem variar desde aspectos de hierarquia autoritária (pessoas diferentes emitindo opiniões diferentes sobre o mesmo paciente em diferentes graus de chefia), antipatia profissional (resistência a mudanças), incerteza e preferências por métodos mais "fáceis", além de consumo de tempo, até a falta de recursos (acesso a artigos e computadores) e disponibilidade de quem ensina.[6-8] Conhecer e solucionar ou reduzir essas barreiras, antes da implementação de qualquer prática ou protocolo assistencial com base em evidências, é a chave fundamental para o sucesso de qualquer empreitada.

COMO PRATICAR A MBE[1-5]

Dentro da prática da MBE, cinco etapas são sugeridas:

1. Converter a necessidade de informação em questões passíveis de esclarecimento (estruturação de pergunta clínica);
2. Procurar a melhor evidência disponível com a máxima eficiência;
3. Avaliar criticamente as evidências encontradas em termos de validade (proximidade com a verdade) e utilidade (aplicabilidade clínica);
4. Aplicar os resultados da avaliação crítica na prática clínica; e
5. Avaliar o desempenho clínico a contento.

PRINCÍPIOS FUNDAMENTAIS DA MBE[1-5]

1. Validade (informação é confiável?);
2. Importância (a informação proporcionará uma diferença importante na prática médica?);
3. Aplicabilidade (como fazer uso dessa informação beira-leito?).

Para a prática adequada da MBE, o processo de decisão clínica deverá considerar três componentes fundamentais: a experiência clínica do médico, a preferência do paciente (decisão compartilhada entre médico e paciente/familiares) e a melhor evidência proveniente da literatura científica. Nesse cenário, quatro etapas são cruciais como princípios da MBE:

- Obtenção rápida das evidências;
- Análise crítica;
- Desenvolvimento de guias clínicos (*critical pathways*);
- Aplicação dos guias clínicos no local e tempo certos.

Na obtenção das evidências, as melhores informações estão veiculadas geralmente em estudos clínicos publicados nas mais diversas revistas científicas; o leitor, entretanto, nem sempre se prepara para avaliar criticamente as informações encontradas e transformá-las em conhecimento efetivo e aplicado beira-leito; com frequência procura consumir o maior número possível de informações de forma desordenada e não sistemática, gerando "pseudoconhecimento" de evidências sem real impacto de sua aplicação: nesse ambiente é enorme a quantidade de resultados conflitantes, negativos ou que conduzem a falsos resultados (insuficiência metodológica parcial e total).[5-8]

Com relação às fontes e metodologias de evidências clínicas, torna-se importante para o médico aprender a discernir quais são as verdadeiras fontes de informação, com base em evidências, daquelas que não são, e se a publicação realmente fornece regras explícitas para avaliação crítica.[6]

A utilização de guias clínicos para a análise metodológica, a síntese e o processamento de evidências clínicas de real fidelidade propiciam a atualização e aplicação apropriada desse conhecimento, em tempo real. A prática clinica não deve ser direcionada apenas por "consumo" desestruturado da informação, mas por análise crítica da literatura e incorporação dos critérios objetivos e explícitos para seleção da informação científica efetiva, relevante e sólida.

Dessa forma, a prática da medicina intensiva baseada em evidências segue uma sequência lógica, que começa com a busca sistemática da literatura partindo da estruturação de questões claras e passíveis de resposta, seguida da avaliação crítica da validade e utilidade do que foi encontrado, aplicação dos resultados aos pacientes e populações sob risco e, por fim, avaliação de desempenho dos resultados.

O acesso ao conteúdo (itens que necessitam ser conhecidos) e ao processo (como aprender e aplicar os fatos encontrados) requer proatividade e mudança de postura, sendo clara a necessidade de rupturas de barreiras de comportamento e atitude, reconhecendo-se que a dinâmica de mudança do conhecimento médico é veloz e constante.[7]

Durante as últimas décadas têm ocorrido uma expansão expressiva de resultados na pesquisa em Medicina Intensiva, resultando na melhor compreensão das diversas situações e desfechos de urgência e emergência – presentes nessa área – e seus mecanismos biológicos básicos. Não há mais espaço apenas para as extrapolações com base na lógica derivada de dados experimentais, mas na necessidade das provas sólidas e robustas de que um fator específico está associado a um desfecho ou determinada doença ou de que um tratamento é efetivo por meio de estudos clínicos aleatorizados bem planejados e conduzidos. A Medicina Intensiva, finalmente, incorporou as inovações no planejamento e condução de grandes estudos, avaliando a causalidade de doença (estudos caso-controle e de coorte), determinando prognóstico (banco de dados e registros), avaliando tratamentos (estudos aleatorizados amplos) e sintetizando informações por meio das revisões sistemáticas ou metanálises.[5-9] Esses estudos têm aumentado em número, dimensão e qualidade, impactando na prática clínica definitivamente. Em todo esse efetivo crescente são naturais questões como: Trabalhando intensamente o médico pode se atualizar diante dessa explosão de conhecimentos? Como o médico consegue julgar quais estudos são válidos? Como um estudo se encaixa no contexto de outras informações relevantes?

A necessidade de capacitar os médicos sobre como transferir conhecimentos derivados dos bons estudos (alta qualidade e impacto significativo) à prática clínica diária é o cerne da medicina baseada em evidências.[5,8-10]

HIERARQUIA DAS EVIDÊNCIAS[5,10]

A pirâmide na Figura 301.1 ilustra a hierarquia das evidências científicas no nível de confiança e validade; obviamente esse desenho se aplica a evidências mais comumente buscadas na prática da MBE na Medicina Intensiva, como terapêutica; essa pirâmide pode sofrer alterações quando da busca de estudos determinantes de fatores de risco associados a determinada doença ou sensibilidade e especificidade de exames.

No topo da pirâmide estão as melhores evidências, que se traduzem em revisões sistemáticas. Vale lembrar que revisão sistemática é um tipo de estudo que sumariza as evidências provenientes de estudos primários para responder a uma questão específica de pesquisa. É elaborada metodologicamente para localizar, avaliar e sintetizar as evidências dos estudos primários e obter resultados mais confiáveis e aplicáveis. Na sequência temos ensaios clínicos randomizados (ECR) que são considerados o desenho de estudo preferencial para avaliar a eficácia e a segurança de intervenções de qualquer natureza (terapêutica, educacional, técnicas de cirurgia, dietas etc.). Os ECR são realizados sob condições bastante controladas para garantir o mínimo de vieses que possam interferir na hipótese de pesquisa a ser estudada – e dessa forma, atribuir os achados da pesquisa exclusivamente à intervenção.[5-10]

Descendo mais um nível na pirâmide, encontramos os estudos observacionais como: coortes, caso-controle, estudos transversais e série de casos. São estudos em que não há uma intervenção direta, e sim uma observação da exposição ou não ao fator do estudo por um tempo de acompanhamento. Dentre os estudos observacionais, os estudos de coorte (prospectiva ou retrospectiva) e os estudos de caso-controle permitem estabelecer uma relação causal entre o fator de exposição e o desfecho, já que o fator de exposição sempre precede o desfecho. Essa relação de causalidade já não é possível de se estabelecer em estudos transversais, por exemplo. Série e relato de casos, por incluírem um número muito pequeno de participantes, servem para gerar hipóteses e sugerir que a questão de pesquisa seja mais bem investigada por outro delineamento de estudo que forneça evidências mais robustas e confiáveis.[5-10]

Por fim, na base da pirâmide encontram-se os estudos *in vitro*, experiências em animais e opinião de especialistas. Esse tipo de evidência é usado na falta de outro tipo de evidência disponível e, geralmente, precede um delineamento de pesquisa hierarquicamente superior.

ONDE E COMO BUSCAR EVIDÊNCIAS[10]

Os atendimentos diários aos pacientes podem demandar a necessidade de informações ou decisões sobre algum elemento relacionado com o diagnóstico, prognóstico e manuseio clínico. Algumas vezes define-se uma questão autoexplicativa e a resposta é facilmente obtida. Outras vezes, necessita-se transformar o problema clínico em questão passível de esclarecimentos.

Existem distintas áreas para se enunciar perguntas na prática clínica:[5]

1. **Achados clínicos:** como interpretá-los por meio da his-

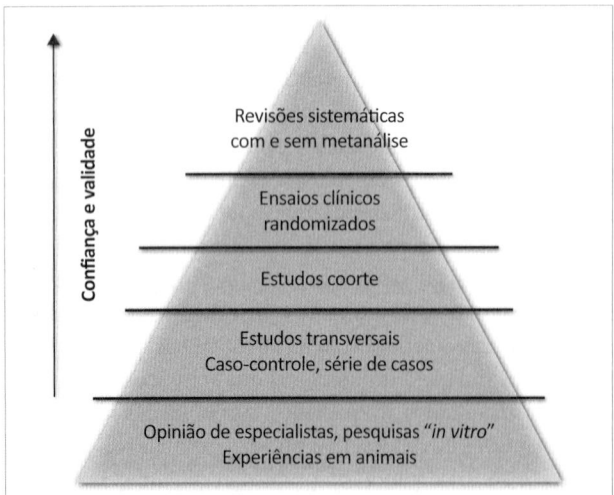

FIGURA 301.1. Pirâmide hierárquica das evidências científicas.

tória clínica e exame físico;
2. **Etiologia:** como identificar causas para as doenças;
3. **Diagnóstico diferencial:** quando considerar as possíveis causas de um problema clínico, como classificá-lo de acordo com a probabilidade, a seriedade e as formas de tratamento;
4. **Testes diagnósticos:** como selecionar e interpretar testes diagnósticos, visando confirmar ou excluir um diagnóstico, considerando sua precisão, acurácia, aceitação, custos e segurança;
5. **Prognóstico:** como estimar a probabilidade do curso clínico do paciente e antecipar a probabilidade de complicação da doença;
6. **Terapia:** como selecionar tratamentos que ofereçam mais benefícios do que prejuízos ao paciente, incluindo os custos;
7. **Prevenção:** como reduzir a chance da doença por meio da identificação e modificação dos fatores de risco, e como diagnosticar a doença precocemente por meio de *screening*.

Identificada uma questão, o Evidence Based Medicine Working Group[2,9] propõe as etapas abaixo:
1. Formular questão clínica de quatro partes;
2. Delinear e buscar evidências em bancos de dados;
3. Avaliar criticamente a evidência;
4. Aplicar a evidência na prática clínica.

FONTE DAS EVIDÊNCIAS: ONDE BUSCAR?[10-15]

Várias fontes de evidências científicas estão disponíveis para consulta com o advento da web, propiciando a rápida consulta e o acesso de informações; no entanto, cabe ao usuário, conhecendo as fontes de informação e particularidades, determinar qual fonte melhor se aplica a sua necessidade.

As fontes de evidências primárias se traduzem em artigos de pesquisas originais como: ensaios clínicos, estudos observacionais, estudos de caso e série de casos.

São fontes primárias de acesso on-line: MEDLINE/Pubmed, EMBASE/Elsevier, CENTRAL/Cochrane Library, LILACS e SCIELO pela BVS – Biblioteca Virtual em Saúde.

As fontes secundárias são de evidências já sumarizadas, analisadas criticamente, muitas vezes conduzidas com metodologia, e o usuário irá encontrar como produto as revisões sistemáticas, diretrizes e bases de sinopses de artigos originais pré-analisados, entre outras tantas disponíveis. Uma maneira mais rápida de responder às perguntas clínicas diárias é buscar inicialmente por evidências em fontes secundárias, pois se otimiza o tempo e se tem em um único documento evidências provenientes de mais de um estudo primário, além disso, muitas vezes esses documentos podem conter a avaliação crítica da evidência descrita, o que nem sempre é conhecimento trivial em profissionais da saúde que trabalham com assistência, e não com pesquisa clínica diretamente.

Algumas bases de dados de fontes secundárias são: Cochrane Library, Centre for reviews and dissemination (CRD), Bandolier, ACP jornal Club, Evidence Based Medicine, Clinical Evidence, UptoDate, Guidelines, entre outras.[10-18]

Essas bases são conhecidas como bancos de dados pré-filtrados/avaliados, que apresentam evidência criticamente avaliada (qualidade do método) e resultados resumidos em parâmetros de impacto (Número Necessário para Tratar ou NNT, razão de verossimilhança ou *likelihood ratios* e razões de custo-efetividade).[10-18]

O Quadro 301.1 descreve alguns portais recomendados para busca de evidências.

QUADRO 301.1. Portais recomendados para busca de evidências pré-filtradas.

Bancos de dados pré-filtrados	Endereço eletrônico
ACP Journal Club on-line	www.acpjc.org
Evidence-based Medicine Journal	ebm.bmjjournals.com
Clinical Evidence	www.clinicalevidence.com
Evidence-based decision making in Critical Care Medicine	www.evidencebased.net
Centre for Evidence Based Medicine (Oxford)	www.cebm.net
Centre for Evidence Based Medicine (Toronto)	www.cebm.utoronto.ca/

FONTE DAS EVIDÊNCIAS: COMO ESTRUTURAR A BUSCA? PERGUNTA PICO[9-19]

Para uma pesquisa mais adequada pela melhor evidência é necessário elaborar uma pergunta objetiva a ser respondida. Uma maneira prática e eficiente de traduzir essa questão é pensar na dúvida clínica, seguindo a estrutura do acrônimo PICO, em que cada letra sugere um componente da busca, a saber:

- **P** = paciente, população: deve definir qual é o tipo de paciente.
- **I** = intervenção, fator de estudo: a intervenção compreende não só medicamentos, mas intervenções de qualquer natureza – por exemplo, uma nova manobra de recrutamento alveolar. Se a natureza da dúvida for referente a uma observação, fala-se em fator de exposição ou fator de estudo.
- **C** = comparador, controle: para cada grupo que recebe a intervenção ou esteja exposto ao fator do estudo, deve-se pensar um grupo-controle.
- **O** = desfecho: para cada comparação, deve-se estabelecer um desfecho, que será dependente do contexto da dúvida do médico intensivista (mortalidade, qualidade de vida?).

Para combinar os termos, entretanto, é necessário que o usuário saiba o que são e como utilizar os operadores booleanos.

Os operadores booleanos são universais e aparecem na maioria das bases de dados. São três os operadores booleanos utilizados nas buscas por evidências em bases eletrônicas: "AND", "OR" e "NOT".

Quando há um assunto muito pouco estudado, e as evidências são escassas, pode-se aumentar a sensibilidade da busca utilizando termos sinônimos e os adequando pela utilização do operador booleano de soma OR, e também aumentando a abrangência da busca.

Identificar o tipo de questão a ser explorada – se terapia, dano, diagnóstico ou prognóstico – pode ser fundamental na hora de avaliar as evidências encontradas, considerando que para cada tipo de pergunta há um delineamento adequado, que melhor se aplica a questão, conforme o Quadro 301.2 a seguir.

QUADRO 301.2. Melhores desenhos para responder a uma questão clínica.[9-10]

Questão	Melhor desenho de estudo
Intervenção, terapia	Ensaio clínico randomizado
Causa e fator de risco	Coortes, Caso-controle
Diagnóstico	Cross-sectional
Prognóstico e dano	Coortes

FONTE DAS EVIDÊNCIAS: POR ONDE COMEÇAR?[9,10]

Algumas bases de dados como a Biblioteca Cochrane, a Clinical Queries/Pubmed e a Pubmed Central disponibilizam o acesso rápido às evidências científicas, de alta qualidade e com texto completo na maioria das vezes.

Biblioteca Cochrane

Na Biblioteca Cochrane o usuário dispõe de dois acessos: pelo site oficial da Colaboração Cochrane, The Cochrane Library (conteúdo completo só por assinatura) ou pela Biblioteca Cochrane com acesso livre via portal da Biblioteca Virtual em Saúde (BVS). A Biblioteca Cochrane é uma das melhores fontes de conteúdo de evidências científicas. Reúne bases de dados de revisões sistemáticas elaboradas pelo protocolo da Colaboração Cochrane, em texto completo, ensaios clínicos (CENTRAL), estudos de avaliação econômica em saúde, informes de avaliação de tecnologias em saúde e resumos de revisões que tiveram seu conteúdo avaliado criticamente.

Clinical Queries e Pubmed Central

O Clinical Queries é uma ferramenta disponibilizada pelo Pubmed e possibilita uma busca utilizando filtros específicos para diferentes enfoques clínicos como: terapêutico, etiológico, diagnóstico e prognóstico. Dispõe de dois escopos que possibilitam deixar a busca mais ampla ou mais específica. Sua característica é recuperar rapidamente os estudos relevantes dentro do escopo selecionado pelos filtros, otimizando uma busca dentro da base de dados Medline.[5] Coloca os resultados em três categorias: estudos clínicos, revisões sistemáticas e genética médica.

Bases de dados eletrônicas de fontes primárias de evidência

São bases de dados que contemplam estudos originais publicados em periódicos científicos, congressos e conferências, patentes e pesquisas acadêmicas entre outros. Várias são as bases eletrônicas de dados de fontes primárias disponíveis pela internet. O MEDLINE é uma base bibliográfica de dados dos Estados Unidos que contém milhões de citações de artigos publicados em periódicos, com ênfase em biomedicina. O MEDLINE é o componente primário do PubMed (http://pubmed.gov), parte da série de bases de dados fornecidas pela US National Library of Medicine (NLM) National Center for Biotechnology Information (NCBI – http://www.nlm.nih.gov). Seu período de abrangência compreende citações indexadas a partir de 1946, com algum material anterior a essa data. Atualmente compreende citações de aproximadamente 5.600 periódicos em 39 idiomas.

No contexto da informação rápida, a utilização do MEDLINE para acessar as respostas às dúvidas clínicas é dificultada pela quantidade de informação. A construção da estratégia de busca pode priorizar a sensibilidade ou a especificidade, a depender do contexto ou questão de pesquisa. Considerando o contexto da informação em tempo real na prática do intensivista, sugere-se optar inicialmente por uma busca mais específica que sensível. Utilizando as ferramentas da própria base MEDLINE, essa busca pode ser realizada por meio do uso do vocabulário controlado da base de dados MeSH.

O MeSH (Medical Subject Headings) Database é a base de dados em que se encontram os termos que definem o assunto principal do estudo no qual o artigo foi indexado. Cada termo MeSH compreende uma lista de palavras (não necessariamente sinônimos) que faz referência a um mesmo assunto. Uma vez que o pesquisador queira verificar se um determinado termo é um descritor de assunto, deve inserir a palavra na barra de pesquisa e a base apresentará um ou mais termos relacionados com a palavra sugerida.

Podem-se identificar termos MeSH para cada componente da questão de pesquisa PICO, conforme esquema a seguir na Figura 301.2.[10]

Dependendo do assunto a ser pesquisado, a busca na base pode recuperar muito ou poucas evidências, e talvez seja necessário repensar a estratégia, excluindo ou inserindo termos.

Por esse motivo, sugere-se pesquisar termo por termo para depois fazer as combinações, utilizando os operadores booleanos AND (interseção) e OR (adição).

Uma vez selecionado o termo pelo vocabulário controlado, devemos agora utilizá-lo para buscar as evidências no MEDLINE (pesquisando no MeSH Database antes).

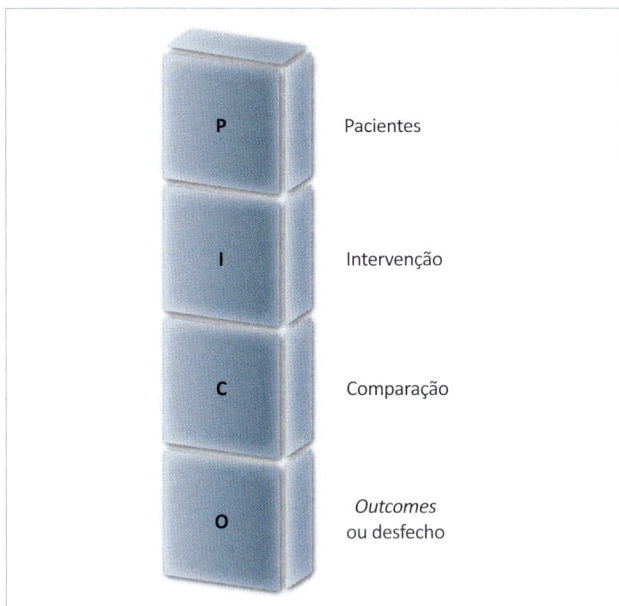

FIGURA 301.2 Pergunta PICO.

Lilacs[10]

A base de dados Lilacs (Literatura Latino-Americana e do Caribe em Ciências da Saúde) é a base de dados bibliográfica mais importante da América Latina e do Caribe, e trabalha de forma cooperativa pelas instituições que integram o Centro Latino-Americano e do Caribe de Informação em Ciências da Saúde. Contribui para o aumento das publicações científicas e técnicas de países da América Latina e do Caribe, auxiliando no aumento do conhecimento em saúde desde 1985.

A Lilacs encontra-se disponível no Portal BVS – Biblioteca Virtual em Saúde (http://regional.bvsalud.org/php/index.php) e é coordenada pelo Centro Latino-Americano e do Caribe de informação em Ciências da Saúde (BIREME/OPAS/OMS), completando índices internacionais como MEDLINE e Web of Knowledge.

DeCS[10]

O DeCS (Descritor em Ciências da Saúde) criado pela BIREME é utilizado para recuperação precisa das publicações científicas disponíveis na Lilacs. O DeCS trabalha com o vocabulário controlado e trilíngue (português, espanhol e inglês). Foi desenvolvido a partir do MeSH (Medical Subject Headings) criado pela US National Library of Medicine (NLM), sendo assim, o DeCS é a tradução do MeSH, porém, nem todos os termos que estão disponíveis no MeSH também estarão disponíveis no DeCS.

GOOGLE ACADÊMICO[10]

A internet permite ao usuário realizar uma busca simples e abrangente utilizando uma ferramenta de busca secundária como o Google Acadêmico (http://scholar.google.com.br/). Seu conteúdo é composto de artigos revisados por especialistas, teses, livros, resumos e artigos de editoras acadêmicas, organizações profissionais, bibliotecas de pré-publicações, universidades e outras entidades acadêmicas.

O Google Acadêmico classifica o resultado da busca pela relevância, assim como o Google convencional. As referências de maior importância são exibidas no começo da página, e é levado em conta quantas vezes o artigo foi citado em outras publicações acadêmicas, o autor e a publicação em que o artigo aparece.

O Quadro 301.3 a seguir fornece informações de endereço, acesso e conteúdo de algumas bases eletrônicas de dados.

EPIDEMIOLOGIA CLÍNICA: UMA FERRAMENTA FUNDAMENTAL PARA A PRÁTICA DA MBE[11]

A Epidemiologia Clínica é uma especialidade fundamental para a compreensão e a prática da MBE;[4,11] reúne conceitos da medicina clínica e da epidemiologia tradicional, e tem por objetivo auxiliar o clínico na solução de questões diagnósticas, terapêuticas e prognósticas que se apresentam diariamente na prática clínica.[5]

Por meio do conhecimento da metodologia dos estudos clínicos publicados e da sua análise crítica, é factível ao intensivista decidir sobre a sua validade e aplicabilidade na clínica.[4-5,11]

A Epidemiologia Clínica[11] baseia-se:

- No princípio das probabilidades: as situações clínicas, que envolvem o diagnóstico, o tratamento e o prognóstico são incertas e necessitam de uma estimativa numérica que traduza cada situação;
- Na melhor estimativa para um paciente individual, com base na experiência anterior, com grupos similares de pacientes;
- Nas pesquisas clínicas que podem ser afetadas por erros sistemáticos (vieses ou *biases*), originados tanto do investigador quanto do paciente, que podem invalidar suas conclusões;
- Que toda observação clínica está sob a influência do acaso (*chance*);
- Que o clínico deve orientar sua prática por observações com base em princípios científicos sólidos, e que incluam o controle de vieses e a estimativa do papel do acaso sobre os resultados.

POPULAÇÃO E AMOSTRA[11]

Ao se estudar uma população, muitas vezes não é possível obter dados da sua totalidade, por isso recorre-se a amostras da população; a amostra pode ser obtida por conveniência ou de maneira aleatória. A escolha aleatória da amostra evita viés de seleção. Se a amostra é de conveniência, a suspeita de viés passa a ser mais presente.

QUADRO 301.3. Bases de dados e respectivos acessos eletrônicos.[10]

Bases de dados	Endereço	Acesso	Conteúdo
Biblioteca Cochrane/BVS Ou Cochrane Library Revisões sistemáticas, avaliações econômicas e de tecnologia	http://cochrane.bvsalud.org/portal/php/index.php?lang=pt www.thecochranelibrary.com	Livre Restrito	Completo Resumo
CRD (Centre for Reviews and Dissemination) Revisões sistemáticas, avaliações econômicas e de tecnologia	www.york.ac.uk/inst/crd	Livre	Resumo
PUBMED/Clinical Queries Medline PMC – PubMed Central Estudos primários, secundários, ebooks	http://www.ncbi.nlm.nih.gov/pubmed/clinical http://www.ncbi.nlm.nih.gov/pubmed/ http://www.ncbi.nlm.nih.gov/pmc/	Livre	Resumo e completo
EMBASE Estudos primários e secundários	www.embase.com	Restrito	Resumo
Lilacs Estudos primários, secundários, teses, capítulos de livros	http://lilacs.bvsalud.org/	Livre	Resumo e completo
Bases Opcionais			
ISI of Knowledge Abrange várias áreas do conhecimento	http://thomsonreuters.com/	Restrito	Resumo
Scopus Abrange literatura de ciências da saúde, da vida, social e física	http://www.scopus.com/home.url	Restrito	Resumo
Buscadores na Web			
Google Acadêmico	http://scholar.google.com.br/schhp?hl=pt-BR	Livre	Resumo e completo
TripDatabase Turning Research into Practice	http://www.tripdatabase.com/	Livre	Resumo
Sumsearch	http://sumsearch.org/	Livre	Resumo

Fonte: Adaptado das bases com acesso via Portal CAPES (www.periodicos.capes.gov.br).

NÚMEROS, PROBABILIDADES, RISCO E ESTATÍSTICA[11]

A Epidemiologia Clínica tem por objeto a pesquisa quantitativa e usa números e probabilidades para expressar desfechos clínicos, sintomas e incapacidade. As estimativas probabilísticas são expressas em decimais, que variam entre zero (impossibilidade) e 1 (certeza).

Os conceitos de risco e probabilidade, assim como a sua aplicação prática, constituem instrumentos que auxiliam na interpretação dos resultados dos estudos clínicos de intervenção e dos estudos observacionais. O domínio desses princípios estatísticos se constitui em um dos pilares da MBE.

VARIÁVEIS E MEDIDAS[11]

As variáveis podem ser divididas em categóricas e contínuas. As variáveis categóricas que assumem apenas certos valores são chamadas de discretas, ao passo que as variáveis contínuas, em teoria, podem assumir um número infinito de valores.

As variáveis categóricas podem ser nominais ou ordinais. As variáveis nominais não obedecem a nenhuma ordem inerente. As variáveis contínuas têm ordem inerente e o intervalo entre valores sucessivos é constante.

MEDIDAS DE BENEFÍCIO CLÍNICO[11]

Os resultados de uma pesquisa clínica são expressos em número de eventos e taxas, em que o denominador representa o número de pessoas em risco (todos os membros do grupo) e o numerador representa o número de eventos ocorridos no grupo.

A partir desses números, podemos derivar cinco importantes medidas de efeito clínico: a redução absoluta do risco (RAR), o risco relativo (RR), a redução relativa do risco (RRR), o número necessário de tratar (NNT) e a razão de chances (*odds ratio* – OR).

A RAR mostra a dimensão real e absoluta do efeito da intervenção e produz outra importante medida, o NNT. Esse índice é útil, pois coloca em uma perspectiva clínica os resultados da pesquisa. O RR estima a relação entre a magnitude do efeito da intervenção e o controle, sendo que, se < 1, revela benefício da intervenção, e se > 1, um efeito indesejável. O OR, ou a razão de chances, foi originariamente desenvolvido para estimar o risco em estudos de caso-controle, porém hoje é usado como uma aproximação razoável – e algumas vezes equivalente – do RR, em especial em doenças pouco frequentes (incidência < 5%).

MEDIDA DE PRECISÃO: INTERVALO DE CONFIANÇA[11,18-21]

A precisão estatística de uma estimativa pontual é expressa pelo intervalo de confiança, usualmente um intervalo de confiança de 95% em torno da estimativa. Sua interpretação demonstra que, em um estudo livre de vieses, existe uma probabilidade de 95% de que o intervalo inclua o real efeito clínico da intervenção sob investigação. Quanto mais estreito for esse intervalo, maior a probabilidade de que a intervenção sob investigação seja a real magnitude do efeito. Por outro lado, intervalos muito amplos nos dão menos segurança na estimativa do efeito clínico da intervenção.[8]

VALIDADE INTERNA E VALIDADE EXTERNA[11-21]

A validade interna define até que ponto os resultados de um estudo são corretos para a amostra de pacientes estudados. Chama-se interna porque se aplica às condições daquele grupo em particular, e não necessariamente a outros grupos. A validade interna é determinada pela qualidade do planejamento e da execução do estudo, incluindo adequada coleta e análise dos dados. A validade externa diz respeito ao grau de aplicabilidade ou de generalização dos resultados de um estudo em particular para outros contextos.[5]

Ao se testar uma hipótese, procura-se controlar todas as potenciais fontes de erros sistemáticos e aleatórios de um estudo, para que ao final suas conclusões possam ser consideradas válidas. Portanto, o resultado de uma pesquisa científica pode ser definido como o resultado de uma observação empírica, controlados os erros sistemático e aleatório.

SIGNIFICÂNCIA ESTATÍSTICA E SIGNIFICÂNCIA CLÍNICA[11-15]

A significância clínica e significância estatística são distintas: as diferenças de efeito clínico entre duas intervenções podem ser grandes e não detectadas se a amostra for pequena; em grandes amostras, diferenças de efeito, mesmo que muito pequenas, podem produzir resultados estatisticamente significativos. A significância clínica é avaliada pelo impacto que os resultados do estudo produziriam, se aplicados na prática. Quanto maior esse impacto, maior a significância clínica.

DESFECHOS CLINICAMENTE RELEVANTES DE DESFECHOS SUBSTITUTOS[11-15]

Desfechos clínicos (*outcomes* ou *end-points*) são eventos considerados importantes e objeto da hipótese do estudo. Eles são predefinidos no protocolo, coletados e verificados no transcorrer do estudo, ou ao seu término. Se estivermos lidando com desfechos cuja aferição não dá margem a interpretações – por exemplo, mortalidade geral –, chamamos esse desfecho de "duro" (*hard*). E se os desfechos dependem do julgamento do investigador, são chamados de "moles" (*soft*), sendo menos consistentes. Eles podem ser também chamados de desfechos intermediários ou substitutos (*surrogate end-points*).

PARADIGMAS DA MEDICINA BASEADA EM EVIDÊNCIAS[15-21]

A MBE deve ser considerada como uma ferramenta que agrega valor à experiência clínica e às preferências do paciente para auxiliar o intensivista na tomada de decisão em saúde. Dessa forma convém expor alguns paradigmas e discussões gerados com essa prática, esclarecendo pontos de controvérsias e falsas interpretações.

A MEDICINA BASEADA EM EVIDÊNCIAS NÃO CONSIDERA A EXPERIÊNCIA CLÍNICA INDIVIDUAL?[5]

Muitos profissionais questionam onde, na MBE, se encaixaria a experiência clínica individual. Sem dúvida alguma a MBE reconhece que os vários anos de prática clínica de muitos profissionais são fundamentais, e isso fica muito claro nas primeiras publicações sobre MBE, a exemplo daquelas do Evidence Based Working Group, para o qual a definição da MBE envolve, necessariamente, a integração de três elementos básicos: evidências científicas, preferências do paciente e experiência clínica individual.[1] Dessa forma, a MBE não nega a experiência clínica, apenas reconhece que ela, isoladamente, é insuficiente para a tomada de decisão. Isso se faz necessário na medida em que nenhum intensivista tem ou terá experiência suficiente para reconhecer todas as relações, sutis e de longa duração, que interagem entre si na caracterização da maior parte das doenças. Além disso, o conhecimento médico tende a tornar-se extremamente desatualizado com o tempo.[5]

A SEMIOLOGIA É PRETERIDA EM RELAÇÃO A EXAMES COMPLEMENTARES DE ALTO CUSTO?[5]

Outra interpretação errônea sobre o emprego de MBE considera que a semiologia seria ignorada em detrimento de exames complementares, principalmente aqueles de alto custo. Com relação ao exame clínico, o que se busca é justamente avaliar, por metodologia de pesquisa adequada, o desempenho diagnóstico (como sensibilidade e especificidade) de diferentes sinais e sintomas, sendo importante também reconhecer e diminuir a variação intra e interexaminador deles. Assim, procura-se identificar quais dados da história e exame clínico do paciente fornecem informações úteis à tomada de decisões clínicas.

PRATICAR A MBE SIGNIFICA APLICAR CEGAMENTE PROTOCOLOS CLÍNICOS E DIRETRIZES (MEDICINA DO TIPO "LIVRO DE RECEITAS") DEIXANDO DE LADO A "ARTE DA MEDICINA"[5-15]

É bem estabelecido que, para cada paciente atendido, surgem três a quatro dúvidas sobre aspectos como tratamento, diagnóstico e prognóstico. É justamente dentro desse contexto, da resolução de problemas e dúvidas da prática clínica, que foi proposta a MBE.[1-4] Assim, a MBE deve iniciar e finalizar com o paciente, ou seja, a MBE é indissociável na prática clínica. Praticar a MBE envolve todo um processo que vai muito além da simples citação indiscriminada de resultados de estudos clínicos. Além disso, é importante reconhecer que as evidências da literatura não fornecem respostas rápidas e fáceis do tipo "receita de bolo", antes pelo contrário: exigem avaliação crítica e atualização constante. Os princípios epidemiológicos, uma vez aplicados à medicina intensiva, permitem incrementos substanciais à eficácia, efetividade e eficiência das terapêuticas, assim como à acurácia diagnóstica.

EM RAZÃO DO POUCO TEMPO DISPONÍVEL PARA ATUALIZAÇÃO, A MBE NÃO É FACTÍVEL NA PRÁTICA CLÍNICA DIÁRIA?[15-21]

Uma série de estudos observacionais demonstraram que a MBE pode ser aplicada para a resolução de problemas clínicos na prática diária.[7] A maioria das evidências pode ser localizada em poucos segundos utilizando estratégias de buscas simples em bancos de dados como o ACP Journal Club e o Evidence-Based Medicine Journal. Atualmente, os bancos de dados "pré-filtrados" em muito têm facilitado a incorporação de evidências na prática clínica. Nesses bancos de dados, por meio de uma estratégia de busca simples, em poucos segundos o médico é capaz de encontrar resumos estruturados contendo as informações principais dos principais estudos clínicos disponíveis, tais como as características gerais do estudo, a avaliação da qualidade metodológica e a interpretação dos resultados.

CIÊNCIAS BÁSICAS COMO FISIOLOGIA E BIOQUÍMICA NÃO SÃO CONTEMPLADAS PELA MBE?[15-21]

Os mecanismos fisiológicos e patológicos jamais serão desvalorizados, mesmo porque a pesquisa básica fornece dados úteis para a formulação de hipóteses a serem testadas na pesquisa clínica. Entretanto, parece cada vez mais claro que existe uma diferença fundamental entre o que se espera que funcione e o que realmente funciona. Um exemplo bastante citado em diversas publicações é o ensaio clínico randomizado CAST,[8] no qual se testou a hipótese de que a supressão de ectopias ventriculares, após um infarto agudo do miocárdio, reduziria a incidência de morte súbita, uma vez que a arritmia ventricular e a disfunção ventricular esquerda são capazes de predizer, de forma independente, desfechos mórbidos cardiovasculares. O que se observou, entretanto, foi um aumento da mortalidade naqueles pacientes randomizados para receber encainida e flecainida, em relação ao grupo-controle que recebeu placebo. Outro exemplo interessante é o tratamento da insuficiência cardíaca com alguns inotrópicos positivos, cujo emprego parecia lógico do ponto de vista de parâmetros farmacológicos básicos, uma vez que se considera essa como uma situação de força de contração diminuída. Os resultados de vários ensaios clínicos randomizados demonstraram um aumento da mortalidade com o uso desses fármacos. Outras intervenções com apelo mecanístico adequado não necessariamente pioram a sobrevida, contudo não demonstram nenhum benefício, como o uso rotineiro de heparina na fase aguda de acidentes vasculares isquêmicos.

MBE É SINÔNIMO DE MANAGED CARE?[15-21]

A MBE é erroneamente confundida com uma forma de "engessar" a prática clínica e retirar a autonomia do médico, existindo certo receio de que a MBE seja utilizada por fontes pagadoras de serviços médicos, também com fins gerenciais para cortar custos em saúde. Isso não apenas sugere um uso inadequado da MBE como também a falta de entendimento das reais implicações financeiras da MBE. A prática da MBE identifica e aplica as intervenções mais eficientes, visando maximizar a qualidade e a quantidade de vida para pacientes individuais. Essa prática pode tanto reduzir como elevar os custos relacionados com os serviços de saúde.

A MBE PREJUDICA A RELAÇÃO MÉDICO-PACIENTE?[15-21]

As preferências do paciente representam um elemento fundamental da MBE, tanto que se criou o termo *Evidence-Based Patient-Choice*. Além disso, muitos grupos hoje são dedicados ao fornecimento de informações científicas atualizadas a consumidores leigos (como pacientes e seus familiares) a exemplo do Consumer's Group da Cochrane Collaboration (www.cochrane.org).

CONSIDERAÇÕES FINAIS

A aplicação dos resultados de estudos clínicos requer não somente conhecimento dos estudos, mas a interpretação cuidadosa, visando examinar a consistência dos resultados. Ao praticar a MBE concorda-se com a validade das informações e se avalia como incorporá-las ou recomendá-las. A prática da MBE em medicina intensiva, por meio da aplicação das evidências disponíveis na prática clínica (epidemiologia clínica à beira-leito) constitui um desafio crescente para todos os intensivistas e outros especialistas que atuam na Unidade de Terapia Intensiva. Com a generalização das informações adequadamente manuseadas promovendo a disseminação do conhecimento real, torna-se fundamental determinar condutas com base em objetivos claros e definidos, promovendo a melhor evidência aplicada ao cuidado dos pacientes.

REFERÊNCIAS BIBLIOGRÁFICAS

1. Fletcher RH, Fletcher SW, Wagner EH. Clinical Epidemiology the essentials. 2nd ed. Baltimore: Williams & Wilkins, 1988.
2. Evidence Based Medicine Working Group. A new approach to teaching the practice medicine Evidence based medicine. JAMA. 1992;368:2420-5.
3. Sackett DL, Haynes RB, Guyatt GH, et al. Clinical Epidemiology-A Basic Science for Clinical Medicine 2nd ed. Boston/Toronto/London: Little Brown, 1991.
4. Sackett DL, Richardson WS, Rosenberg W, Haynes RB. Evidence-based Medicine. How to Practice & Teach. New York: EBM, 1997.
5. Avezum A. Cardiologia baseada em evidências e avaliação crítica da literatura cardiológica: princípios de epidemiologia clínica aplicados à Cardiologia. Rev Soc Cardiol Estado de São Paulo. 1996;3:241-59.
6. Muir Gray JA. Evidence-based healthcare: how to make health policy and management decisions. London: Churchill Livingstone, 1997.
7. Yusuf S, Kitching AD. Evidence-based cardiovascular medicine: why another journal. Evid Based Cardiovasc Med. 1997;1:1-15.
8. Haynes RB, Sackett DL, Gray JAM, Cook DL, Guyatt GH. Transfering evidence from research into practice: 2. Getting the evidence straight. ACP J Club. 1997;2:4-6.
9. Berwanger O, Guimarães HP, Avezum A, Piegas LS. Medicina Intensiva Baseada em Evidências. RBTI. 2005:17(1):44-7.
10. Figueiró MB, Buheler AM, Oliveira CJ. Como Buscar Evidências em Medicina de Urgência nas Bases de Dados On-Line. Prourgem. 2013;6(3):103-53.
11. Coutinho M. Princípios de Epidemiologia Clínica Aplicada à Cardiologia. Arq Bras Cardiol. 1998;71(2):109-16.
12. Sackett DL, Rosenberg WM, Gray JA, Haynes RB, Richardson WS. Evidence based medicine: what it is and what it isn't. BMJ. 1996;312:71-2.
13. Cook DJ, Sibbald WJ, Vincent JL, Cerra FB. Evidence based critical care medicine; what is it and what can it do for us? Evidence Based Medicine in Critical Care Group. Crit Care Med. 1996;24:334-7.
14. Rosenberg W, Donald A. Evidence based medicine: an approach to clinical problem-solving. BMJ. 1995;310:1122-6.
15. Richardson WS, Wilson MC, Nishikawa J, Hayward RS. The well-built clinical question: a key to evidence-based decisions. ACP J Club. 1995;123:A12-A13.
16. Haynes RB, Sackett DL, Gray JA, Cook DL, Guyatt GH. Transfering evidence from researchinto practice: 2. Getting the evidence straight. ACP J Club. 1997;126:A14-A16.
17. Guyatt GH, Sackett DL, Cook DJ. User's guides to the medical literature.II. How to use an article about therapy or prevention – A. Are the results of the study valid? Evidence-Based Medicine Working Group. JAMA. 1993;270:2598-601.
18. Guyatt GH, Sackett DL, Cook DJ. User's guides to the medical literature. II. How to use an article about therapy or prevention – B. What were the results and will they help me in caring for my patients? Evidence-Based Medicine Working Group. JAMA. 1994;271:59-63.
19. Bernard GR, Vincent JL, Laterre PF, LaRosa SP, Dhainaut JF, Lopez-Rodriguez A, et al. Efficacy and safety of recombinant human activated protein C for severe sepsis. Recombinant human protein C Worldwide Evaluation in Severe Sepsis (PROWESS) study group. N Engl J Med. 2001;344:699-709.
20. Dans A, Dans L, Guyatt GH, Richardson S. User's guides to the medical literature XIV. How to decide on the applicability of clinical trial results to your patient. JAMA. 1998;279:545-9.
21. Straus SE, Haynes RB. Evidence-based medicine in practice. ACP J Club. 2002;136:A11-A12.

CAPÍTULO 302

DELINEAMENTOS DE ESTUDOS CLÍNICOS

Otávio Berwanger da Silva
Alexandre Biasi Cavalcanti
Renato Delascio Lopes

DESTAQUES

- Os estudos clínicos, que envolvem seres humanos, podem ser divididos em experimentais e observacionais. Nos experimentais, a exposição aos fatores em estudo (p. ex.: um novo medicamento) é determinada pelo investigador. Em estudos observacionais o investigador se limita a observar os fenômenos.
- Os principais delineamentos de estudos observacionais são os relatos de casos, as séries de casos, os estudos ecológicos, transversais, caso-controle e de coorte. O principal delineamento de estudo experimental é o ensaio clínico randomizado.
- Estudos transversais são aqueles em que as variáveis a serem analisadas são obtidas no momento da inclusão dos participantes, não havendo seguimento dos pacientes.
- Em estudos caso-controle o investigador seleciona um grupo de pessoas com a doença de interesse e um grupo de pessoas sem a doença, e as análises baseiam-se nas taxas de exposição aos possíveis fatores de risco entre os grupos.
- Em um estudo de coorte o investigador define dois ou mais grupos de pessoas que não apresentam a doença de interesse, e que diferem quanto à exposição, a potencial causa da doença. Os grupos (coortes) são seguidos ao longo do tempo, e a incidência de doença nos grupos é comparada.
- Nos ensaios clínicos (*clinical trials*) o investigador é que determina as exposições dos grupos. Nos ensaios clínicos randomizados a alocação dos tratamentos é realizada aleatoriamente, permitindo a geração de grupos com características que tendem a ser semelhantes. Os ensaios clínicos randomizados são considerados como o delineamento de pesquisa que oferece as evidências mais confiáveis.
- As revisões sistemáticas podem ser definidas como investigações científicas, com métodos definidos *a priori*, utilizando estudos originais como a sua "população". As revisões sistemáticas podem incluir métodos estatísticos chamados metanálises, os quais visam a sumarizar os resultados dos diferentes estudos incluídos em única medida.
- Do ponto de vista do risco de viés e aplicabilidade dos resultados na prática clínica, os diferentes tipos de estudos podem ser classificados hierarquicamente da evidência mais robusta para a menos robusta: 1) revisões sistemáticas e metanálises; 2) estudos clínicos randomizados; 3) estudos de coorte; 4) estudos caso-controle; 5) estudos transversais; 6) séries de casos; 7) relato de casos; 8) pesquisas experimentais com animais; 9) pesquisas *in vitro*.
- Viés é a ocorrência de erros sistemáticos nas estimativas de efeito de uma pesquisa. Os principais tipos são o viés de seleção, de aferição, de seguimento e de confusão. O viés de confusão, quando as carac-

terísticas que estão associadas à mudança no risco do desfecho de interesse estão distribuídas de forma desigual no grupo exposto *versus* não exposto, sempre ameaça as estimativas de estudos observacionais. A realização de um estudo randomizado pode neutralizar esse tipo de viés.

- Para tomar a decisão sobre empregar ou não um novo tratamento na prática clínica é fundamental considerarmos o efeito do tratamento sobre desfechos clinicamente relevantes, ou seja, relevantes para os pacientes. Estudos iniciais podem considerar desfechos substitutos (p. ex.: um exame laboratorial), ajudando no planejamento de novos estudos objetivando avaliar o efeito da intervenção sobre desfechos clinicamente relevantes. Mas, o fato de uma intervenção ter efeito sobre desfechos substitutos não significa necessariamente que terá efeito benéfico sobre desfechos relevantes para os pacientes.

INTRODUÇÃO

A Epidemiologia Clínica representa a ciência-chave para a pesquisa em seres humanos. Essa ciência vem se desenvolvendo de forma expressiva, principalmente a partir do final da década de 1970, quando investigadores de diferentes países como David Sackett, Alvan Feinstein, Richard Dol, Richard Peto e Archie Cochrane, dentre vários outros, passaram a difundir um conjunto de conceitos e técnicas que aplicavam a metodologia epidemiológica para responder às questões oriundas da prática clínica, dando origem formal à ciência da Epidemiologia Clínica.[1-2] Quando aliados às preferências dos pacientes e à experiência clínica individual para a tomada de decisão clínica, os conceitos de epidemiologia clínica constituem o que denominamos de medicina baseada em evidências, termo cunhado por Gordon Guyatt, na Universidade de McMaster, na década de 1980.[3]

Pesquisadores interessados em conduzir ou participar de estudos clínicos (sejam eles de pequeno ou grande porte) precisam ter familiaridade com alguns conceitos fundamentais de epidemiologia clínica, a exemplo de:

- Modelos de estudos clínicos (delineamentos de pesquisa).
- Diferenças entre estudos prospectivos e retrospectivos.
- Níveis de evidência.
- Qualidade metodológica e fontes de viés.
- Relevância dos desfechos clínicos.

DELINEAMENTOS DE ESTUDOS CLÍNICOS

POR QUE É IMPORTANTE CONHECER OS DIFERENTES MODELOS DE ESTUDOS CLÍNICOS?

O modelo de estudo clínico necessário para responder uma questão clínica é determinado pelo tipo de enfoque clínico-epidemiológico. Dado o exposto, o modelo de estudo clínico (também denominado de delineamento de pesquisa ou tipos de estudos por outros autores) pode ser definido como um esquema ou plano estruturado, que tem por finalidade testar as hipóteses propostas para a investigação.

QUAL A IMPORTÂNCIA DO GRUPO-CONTROLE PARA UM ESTUDO CLÍNICO?

Imagine um estudo em que o investigador planeja testar a eficácia de um novo procedimento cirúrgico para um determinado tipo de neoplasia. Assim, ele decide realizar um estudo clínico no qual irá submeter mil pacientes a esse procedimento e avaliar os resultados (em relação ao desfecho mortalidade). Se ao final do seguimento, o pesquisador concluir que o procedimento é eficaz, porque a sobrevida foi de 85%, a pergunta que se impõe é "o que teria ocorrido caso os mesmos pacientes tivessem sido submetidos a outra forma de tratamento?". Nesse sentido, para responder a determinados tipos de questões de pesquisa, é fundamental que o estudo possua um grupo-controle como parâmetro de comparação, caso contrário é impossível obtermos qualquer conclusão confiável. Evidentemente, os critérios para definição do grupo-controle para diferentes delineamentos de pesquisa serão abordados nos capítulos subsequentes. Na Figura 302.1 apresentamos a classificação ou taxonomia dos estudos clínicos conforme proposta por Grimes e Schulz.[4]

ESTUDOS OBSERVACIONAIS
ESTUDOS SOBRE FATORES DE RISCO
Estudos de coorte (ver Figura 302.2)
O que são?

A palavra coorte significa seguimento. Em um estudo de coorte ou estudo longitudinal, dois ou mais grupos (coortes) de pacientes são selecionados de acordo com sua exposição ou não a um fator em estudo (p. ex.: tabagismo) e são seguidos por um período determinado de tempo (usualmente anos). Ao final do estudo compara-se o número de desfechos (p. ex.: incidência de câncer de pulmão) no grupo exposto ao fator em estudo com o número de eventos no grupo não exposto. Estudos de coorte medem a incidência de uma doença, ou seja, o número de novos casos em um determinado período de tempo.

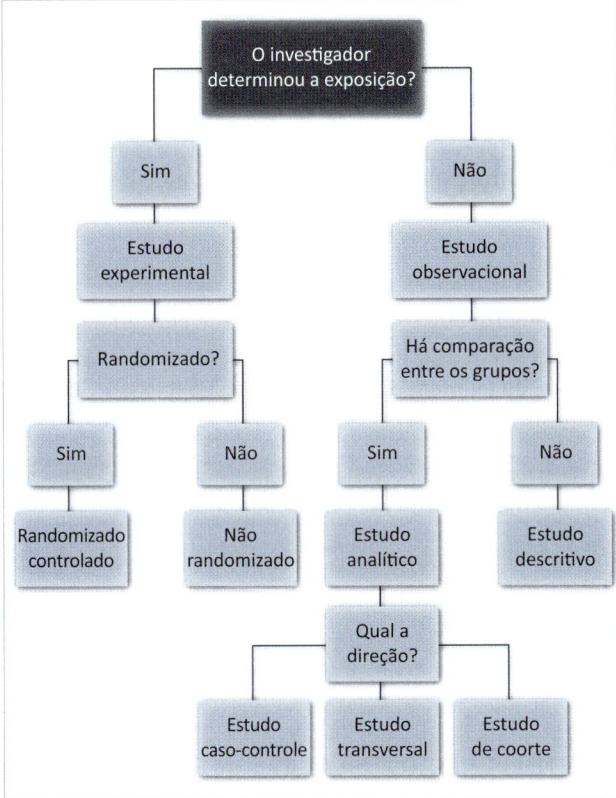

FIGURA 302.1. Classificação dos estudos clínicos, conforme proposta por Grimes e Schulz.[4]

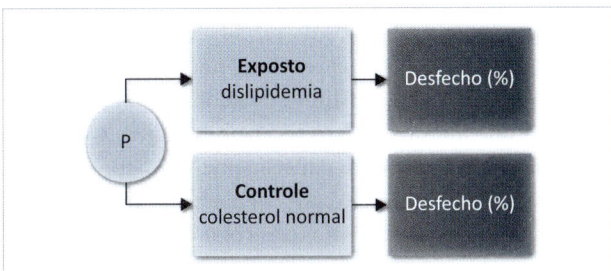

FIGURA 302.2. Exemplo de estudo de coorte.

Como podem ser utilizados?

Frequentemente, os estudos de coorte destinam-se ao enfoque etiológico e à avaliação de fatores de risco. Contudo, estudos de coorte também podem ser utilizados com enfoque prognóstico, como o seguimento de pacientes com baixa fração de ejeção (em comparação àqueles com fração de ejeção normal) após um infarto agudo do miocárdio e, eventualmente, para a avaliação de intervenções terapêuticas.

Vantagens

- Eticamente seguro.
- Permite inferir sobre causalidade.
- Uniformização de critérios de seleção e de medida dos desfechos.

Limitações

- Custo elevado.
- Necessidade de tempo prolongado de observação.
- Aplicação limitada para doenças e eventos raros.

Principal problema metodológico a ser controlado

- perdas durante o seguimento.

Estudos de caso-controle (Figura 302.3)

O que são?

Descrição é um estudo observacional no qual os indivíduos portadores de uma determinada doença (p. ex.: tumor cerebral) são identificados e "pareados" com controles (pacientes com outras doenças internados na mesma unidade, população geral, vizinhos, relativos etc.). Esses dois grupos são então comparados em relação à presença ou ausência do fator em estudo (p. ex.: uso de telefone celular).

A principal diferença em relação ao estudo de coorte ocorre pelo fato de os participantes do estudo serem identificados após o desfecho já ter ocorrido (ou seja, artificialmente há uma inversão na linha do tempo). Justamente, em razão desse fato, os estudos de caso-controle são particularmente úteis para avaliar fatores de risco para doenças de ocorrência rara, uma vez que para essa mesma questão um estudo de coorte demandaria uma amostra e um tempo de seguimento muito elevados.

Como podem ser utilizados?

A exemplo do estudo de coorte, frequentemente, estudos de caso-controle lidam com assuntos relacionados com a etiologia/risco. Com menos frequência são utilizados para o enfoque terapêutico/preventivo. Um estudo de caso-controle pode incluir casos prevalentes (já existentes em um determinado período de tempo) ou casos incidentes (número de casos novos em um determinado período de tempo).

Vantagens

- Um estudo de caso-controle é relativamente fácil e barato para conduzir, considerando-se que não é necessário o seguimento.
- Particularmente para doenças e eventos de ocorrência rara.

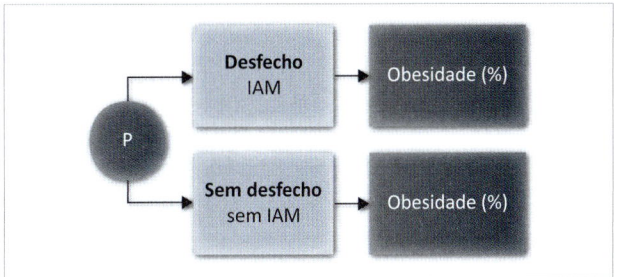

FIGURA 302.3. Exemplo de estudo de caso-controle.

Limitações

- Há um viés potencial na seleção dos pacientes, considerando-se que casos e controles podem não ser oriundos da mesma população.
- O viés na coleta de dados pode ocorrer, sabendo-se que a presença ou ausência de doença habitualmente é conhecida do indivíduo e pode ser conhecida pelo entrevistador (tornando o estudo não cego).
- Um viés pode também influenciar a lembrança de exposição prévia pelo indivíduo se associações possíveis são conhecidas pelo participante.

Estudo transversal (Figura 302.4)

Também chamados de estudos de prevalência, destinam-se, como o nome sugere, a estudar a prevalência de uma doença, ou seja, o número de casos existentes em um determinado período de tempo (p. ex.: a prevalência de hipertensão arterial sistêmica em uma determinada cidade). A diferença em relação ao estudo de coorte se dá pelo fato de, em um estudo transversal, o fator em estudo e o desfecho serem medidos em único momento no tempo, enquanto no de coorte os indivíduos com ou sem a exposição são seguidos até a ocorrência do desfecho. Podemos comparar, dessa forma, o estudo transversal a uma foto e o estudo de coorte a um filme.

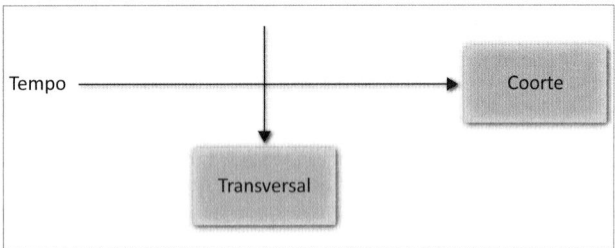

FIGURA 302.4. Estudo transversal e de coorte e sua linearidade no tempo.

Como podem ser utilizados?

Os estudos transversais são utilizados para levantamentos/ocorrência de doença, permitindo, dessa forma, descrever a relevância da doença, definir a frequência de suas características clínicas etc. Também são largamente utilizados para estudar testes diagnósticos (Figura 302.5) (p. ex.: acurácia da ecografia abdominal para o diagnóstico de litíase biliar).

Vantagens

- As frequências determinadas podem ser utilizadas como comparações entre populações.

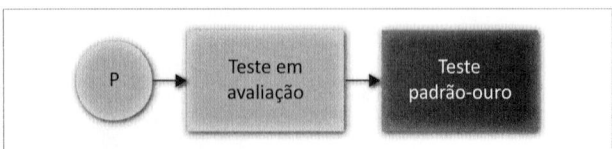

FIGURA 302.5. Exemplo de estudo transversal com enfoque diagnóstico.

- Metodologia relativamente simples.
- Custo menos elevado que estudos de coorte.
- Eticamente seguro.

Limitações

- Ao contrário de um estudo de coorte, não possibilita estabelecer a causalidade, apenas a associação.
- Gera um nível de evidência inferior a outros estudos observacionais.

O Quadro 302.1 demonstra as principais diferenças de montagem dos estudos observacionais em relação à temporalidade do fator em estudo e do desfecho (passado, presente e futuro).

QUADRO 302.1. Comparação entre os três tipos de delineamento observacionais mais importantes.

Tipo de estudo	Passado	Presente	Futuro
Estudo transversal		FE/DC	
Estudo caso-controle	FE	DC (caso ou controle)	
Estudo de coorte		FE	DC

FE: fator em estudo; DC: desfecho clínico.

ESTUDOS SOBRE TRATAMENTO
ENSAIO CLÍNICO RANDOMIZADO (ECR) (FIGURA 302.6)

É um estudo experimental comparativo, no qual uma amostra de indivíduos (denominados participantes) são randomizados (ou alocados de forma aleatória) para receber uma, de diferentes intervenções terapêuticas. Na maioria das vezes, o estudo constitui-se de dois grupos ou braços, de forma que um dos grupos recebe o tratamento que está sendo testado (tratamento experimental ou fator em estudo) e outro o tratamento, com o qual a nova intervenção será comparada (tratamento controle). O objetivo desse tipo de estudo é comparar as intervenções terapêuticas em relação a eventos de interesse predeterminados denominados desfechos (p. ex.: uso de estatinas para prevenção secundária de eventos cardiovasculares em pacientes com infarto agudo do miocárdio).

Questões em estudo

- Um ECR é habitualmente utilizado para comparar a ocorrência de desfecho entre tratamentos diferentes (p. ex.: tratamentos com dois ou mais tipos de antibióticos para uma doença específica ou quimioterapia para um tipo de câncer específico).

Vantagens

- Um ECR é o delineamento primário de pesquisa capaz de gerar o mais alto nível de evidência clínico-epidemiológica, uma vez que a randomização minimiza os potenciais efeitos adversos dos erros sistemáticos (viés).

- Permite a análise mais rigorosa de uma variável em um grupo de pacientes precisamente definidos.
- É prospectivo por definição.

Limitações

- Custo elevado.
- Nem sempre é eticamente possível.

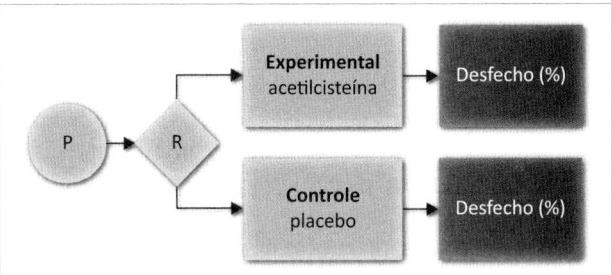

FIGURA 302.6. Exemplo de ensaio clínico randomizado.

Fases do estudo clínico

Segundo a Agência Nacional de Vigilância Sanitária (ANVISA – www.anvisa.gov.br), as fases de um ensaio clínico randomizado podem ser assim divididas:

- **Fase pré-clínica:** aplicação de nova molécula em animais, depois de identificada em experimentações *in vitro* como tendo potencial terapêutico. Essa fase envolve informações preliminares sobre atividade farmacológica e segurança, sendo a atividade farmacológica específica e o perfil de toxicidade aceitável iguais, passam à fase seguinte.
- **Fase I:** avaliação inicial em humanos (20 a 100 voluntários), visando a avaliar tolerância em voluntários saudáveis:
  - Maior dose tolerável.
  - Menor dose efetiva.
  - Relação dose/efeito.
  - Duração do efeito.
  - Efeitos colaterais.

Farmacocinética no ser humano (metabolismo e biodisponibilidade)

- **Fase I:** é o primeiro estudo pesquisado em seres humanos em pequenos grupos de pessoas voluntárias, geralmente sadias, de um novo princípio ativo, ou nova formulação. Essas pesquisas se propõem a estabelecer uma evolução preliminar da segurança e do perfil farmacocinético, e quando possível, um perfil farmacodinâmico.
- **Fase II:** primeiros estudos controlados em pacientes, para demonstrar a efetividade potencial da medicação (100 a 200 voluntários):
  - Indicação da eficácia;
  - Confirmação da segurança;
  - Biodisponibilidade e bioequivalência de diferentes formulações.

Estudo terapêutico piloto

Os objetivos do Estudo Terapêutico Piloto visam a demonstrar a atividade e estabelecer a segurança, em curto prazo, do princípio ativo, em pacientes afetados por uma determinada enfermidade ou condição patológica. As pesquisas realizam-se em um número limitado (pequeno) de pessoas e frequentemente são seguidas de um estudo de administração. Deve ser possível, também, estabelecer-se as relações dose-resposta, com o objetivo de obter sólidos antecedentes para a descrição de estudos terapêuticos ampliados.

- **Fase III:** estudos internacionais, de larga escala, em múltiplos centros, com diferentes populações de pacientes para demonstrar a eficácia e a segurança (população mínima aproximada 800 voluntários):
- Conhecimento do produto em doenças de expansão;
- Estabelecimento do perfil terapêutico:
  - Indicações;
  - Dose e via de administração;
  - Contraindicações;
  - Efeitos colaterais;
  - Medidas de precaução;
- Demonstração de vantagem terapêutica (p. ex.: comparação com competidores);
- Farmacoeconomia e qualidade de vida;
- Estratégia de publicação e comunicação (p. ex.: congressos e *workshops*).
- **Fase IV:** estudo terapêutico ampliado

  São estudos realizados em grandes e variados grupos de pacientes, com o objetivo de determinar:
  - O resultado do risco/benefício em curto e longo prazos das formulações do princípio ativo;
  - De maneira global (geral) o valor terapêutico relativo.

  Exploram-se nessa fase o tipo e o perfil das reações adversas mais frequentes, assim como as características especiais do medicamento e/ou a especialidade medicinal, por exemplo: interações clinicamente relevantes, principais fatores modificadores do efeito, tais como idade etc.
- **Fase V:** após aprovação para comercialização do produto
  - Detectar eventos adversos pouco frequentes ou não esperados (vigilância pós-comercialização);
  - Estudos de suporte ao marketing;
  - Estudos adicionais comparativos com produtos competidores;
  - Novas formulações (palatabilidade, facilidade de ingestão).
- **Fase VI:** são pesquisas realizadas depois de comercializado o produto e/ou especialidade medicinal.

Essas pesquisas são executadas com base nas características com que foi autorizado o medicamento e/ou especialidade medicinal. Geralmente, são estudos de vigilância pós-comercialização, para estabelecer o valor terapêutico, o surgimento de novas reações adversas e/ou confirmação da frequência de surgimento das já conhecidas, e as estratégias de tratamento.

Nas pesquisas de fase IV devem-se seguir as mesmas normas éticas e científicas aplicadas às pesquisas de fases anteriores.

REVISÕES SISTEMÁTICAS (FIGURA 302.7)

Podem ser definidas como investigações científicas, com métodos definidos "*a priori*", utilizando estudos originais como a sua "população". Esse tipo de estudo objetiva sintetizar os resultados de investigações primárias utilizando-se de estratégias que minimizem a ocorrência de erros aleatórios e sistemáticos. Ou seja, uma revisão sistemática é um tipo de delineamento e pesquisa, no qual os resultados de vários estudos de delineamento semelhantes são analisados de forma conjunta (p. ex.: revisão sistemática de ensaios clínicos randomizados, que testaram o efeito do uso de corticosteroides inalatórios no tratamento de asma brônquica). Nesse tipo de estudo podem ser empregados métodos estatísticos visando a sumarizar os resultados dos diferentes estudos incluídos em única medida. Nesse caso, as revisões sistemáticas são denominadas metanálises. As demais revisões sistemáticas que não combinam estatisticamente os resultados dos estudos individuais são denominadas revisões sistemáticas qualitativas.

Vantagens

- Avaliação crítica da literatura disponível.
- Aumento do poder estatístico.
- Permite análise de subgrupos.
- Explora motivos para resultados inconsistentes entre os estudos.
- Identifica novas direções para pesquisar.

Limitações

- Pode não controlar as limitações dos estudos individuais;
- Sujeita a heterogeneidade clínica e estatística.

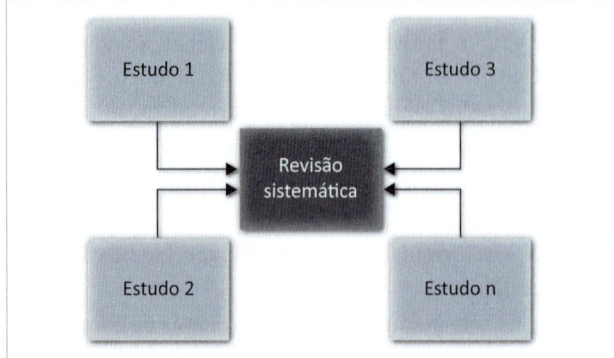

FIGURA 302.7. Exemplo de uma revisão sistemática.

DIFERENÇAS ENTRE ESTUDOS PROSPECTIVOS E RETROSPECTIVOS

O investigador ainda não totalmente familiarizado com termos clínico-epidemiológicos frequentemente encontra dificuldades para diferenciar os termos prospectivo e retrospectivo (aliás, esses são termos utilizados de forma inadequada na literatura). O termo contemporâneo ou prospectivo aplica-se quando os dados são coletados uniformemente, utilizando-se um protocolo de pesquisa definido "*a priori*". Por exemplo, em um estudo que objetiva avaliar a acurácia do exame clínico para o diagnóstico de trombose venosa profunda, se os pacientes são examinados de forma semelhante, de acordo com uma ficha específica, o estudo é dito prospectivo. Caso os pesquisadores, em vez de examinarem os pacientes pesquisarem em prontuários os dados clínicos de pacientes internados na mesma unidade, no ano anterior, o estudo é dito retrospectivo. Assim, temos:

> *Registro de dados antes do protocolo de pesquisa ser definido* → **Estudo Retrospectivo**
>
> *Protocolo de pesquisa definido "a priori"* → **Estudo Prospectivo**

NÍVEIS DE EVIDÊNCIA

Evidentemente, a qualidade e a confiabilidade da informação gerada por um ensaio clínico randomizado, multicêntrico, envolvendo grande número de pacientes e de eventos ou de uma revisão sistemática de estudos individuais de alta qualidade metodológica são diferentes daquelas provenientes de relatos de casos clínicos isolados ou de pesquisas com animais de laboratório. Desse modo, dependendo do delineamento de pesquisa, da qualidade metodológica e da relevância clínica dos desfechos avaliados, podemos gerar diferentes níveis de evidências, o que se reflete na tomada de decisões médicas com diferentes graus de confiabilidade. Até o momento, diversas classificações de níveis de evidências com qualidade e complexidade variáveis estão disponíveis, não havendo consenso na literatura sobre o tema.[5] Na Figura 302.8 apresentamos uma versão simplificada, que concorda com a maioria das classificações disponíveis.

QUALIDADE METODOLÓGICA E FONTES DE VIÉS

Um estudo clínico possui qualidade metodológica adequada quando as evidências de associação entre os fatores em estudo e o desfecho não são secundárias a erros, em relação à seleção dos sujeitos-amostra, à aferição de exposição ou eventos, ao seguimento de pacientes, dentre outros. Esses erros são denominados de vieses, vícios ou tendenciosidades. Existe uma enorme diversidade de classificações para os vieses (Quadro 302.2) . Um clássico artigo de David Sackett[6] lista cerca de 35 tipos de vieses, principalmente em estudos de caso-controle; já Alvan Feinstein divide os vieses em suscetibilidade, *performance*, detecção e transferência;[7-11] finalmente, Jadad lista mais de vinte diferentes tipos de vieses que podem ocorrer em ensaios clínicos randomizados.[12] Uma

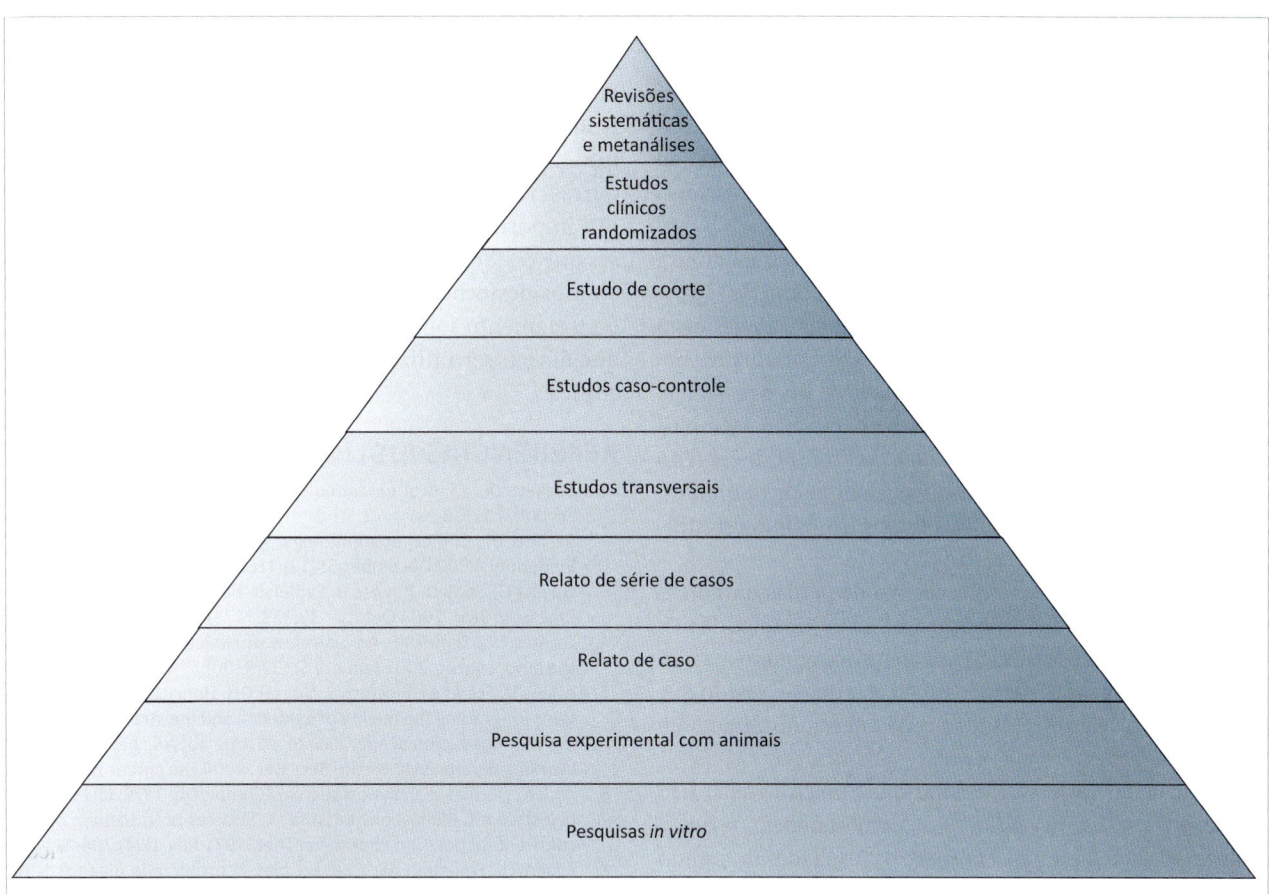

FIGURA 302.8. Níveis de evidência.

QUADRO 302.2. Tipo de vieses de acordo com o tipo de estudo clínico.

Tipo de estudo	Viés de seleção	Viés de aferição	Viés de seguimento	Viés de confusão
Ensaio clínico randomizado	Uso de um método inadequado de randomização; quebra do sigilo da lista de alocação	Ausência de cegamento ou cegamento realizado de forma inadequada	Perdas excessivas	Grupos desbalanceados ou tratados de forma desigual (além do tratamento experimental)
Revisões sistemáticas	*Reporting Bias* (viés de publicação, viés de linguagem etc.)	Qualidade metodológica dos estudos incluídos não avaliada	–	Inclusão de estudos não randomizados, sem análise multivariada
Estudos diagnósticos	Espectro inadequado de pacientes; pacientes recrutados de forma não consecutiva	Ausência de cegamento	Nem todos os pacientes são submetidos a ambos os testes (teste em estudo e teste padrão-ouro)	–
Estudos observacionais	*Recall Bias* em estudos de caso-controle	Ausência de cegamento	Perdas excessivas	Ausência de controle adequado por meio de análise multivariada

classificação comumente apresentada por vários autores é dividir os tipos de vieses em: seleção, aferição, confusão e seguimento e, neste livro, iremos adotar essa taxonomia.[13]

Alguns vieses ocorrem pela inadequada seleção dos participantes (principalmente no caso de estudos observacionais), pelo uso de randomização não sigilosa dos pacientes para os grupos experimental e controle (no caso de ensaios clínicos randomizados) e por uma busca incompleta por evidências (no caso de revisões sistemáticas). Esse tipo de erro sistemático é denominado de *viés de seleção*.

Outras limitações que podem afetar a qualidade metodológica de um estudo clínico resultam da aferição incorreta dos fatores em estudo e do desfecho interesse, e são denominados, dessa forma, de *vieses de aferição*. Geralmente, esse tipo de erro sistemático decorre de causas diversas, tais como ausência de cegamento de quem afere os desfechos, erros do observador (técnica de aferição aplicada incorretamente), dos critérios de definição dos fatores em estudo e do desfecho e uso de instrumentos descalibrados, dentre outros.

Os *vieses de confusão*, por sua vez, ocorrem quando um ou mais cofatores (denominados fatores de confusão) se associam, simultaneamente, ao fator em estudo e ao desfecho de interesse, mas não fazem parte do eixo causal entre exposição e desfecho. A idade, a gravidade da doença, a raça, o uso desigual de tratamentos concomitantes são exemplos de potenciais vieses de confusão. Seu controle pode ser feito no planejamento (idealmente) ou na análise dos resultados, utilizando-se diferentes técnicas estatísticas como estratificação e modelos multivariados.

Finalmente, um número excessivo de perdas durante o seguimento podem dar origem ao que denominamos de *viés de seguimento*. Vale lembrar que não há um número mágico que determine se as perdas são excessivas ou não, sendo que a repercussão delas nos resultados de um estudo clínico são variáveis.

De qualquer sorte, vale lembrar que é preciso avaliar não apenas a presença ou não do viés, como também, o que é mais importante, seu impacto sobre os resultados do estudo em questão. Nos capítulos subsequentes iremos comentar o resultado de evidências empíricas que avaliaram essa questão.

RELEVÂNCIA DOS DESFECHOS CLÍNICOS

É fundamental que se conheça o conceito de desfechos clinicamente relevantes, isto é, aqueles que realmente afetam de forma significativa os pacientes, médicos e administradores de saúde: mortalidade, incidência de eventos mórbidos graves e custo, entre outros. Desfechos clinicamente relevantes também podem ser chamados de desfechos primordiais e de desfechos importantes para o paciente.

Além desses, existem os chamados desfechos substitutos (constituindo eventos intermediários, em relação aos relevantes), como variáveis bioquímicas e laboratoriais.[14] Assim, quando se estuda a terapia de reposição hormonal, desfechos relevantes são o óbito, o infarto não fatal, o acidente vascular cerebral, o câncer de mama e o tromboembolismo venoso, enquanto o desfecho substituto pode ser a redução de níveis de LDL colesterol ou outras variáveis laboratoriais. Os desfechos substitutos são importantes apenas inicialmente, para gerar hipóteses que conduzam à realização de pesquisas subsequentes com os desfechos clinicamente relevantes. São os efeitos do tratamento sobre os desfechos clinicamente relevantes que devem ser utilizados para guiar a tomada de decisão clínica.

REFERÊNCIAS BIBLIOGRÁFICAS

1. Sackett DL. Clinical epidemiology. Am J Epidemiol. 1969 February;89(2):125-8.
2. Sackett DL. Clinical epidemiology. what, who, and whither. J Clin Epidemiol. 2002 December;55(12):1161-6.
3. Guyatt G, Cook D, Haynes B. Evidence based medicine has come a long way. BMJ. 2004 October 30;329(7473):990-1.
4. Grimes DA, Schulz KF. An overview of clinical research: the lay of the land. Lancet. 2002 January 5;359(9300):57-61.
5. Atkins D, Eccles M, Flottorp S, Guyatt GH, Henry D, Hill S, et al. Systems for grading the quality of evidence and the strength of recommendations I: critical appraisal of existing approaches The GRADE Working Group. BMC Health Serv Res. 2004 December 22;4(1):38.
6. Sackett DL. Bias in analytic research. J Chronic Dis. 1979;32(1-2):51-63.
7. Feinstein AR. Clinical biostatistics. X. Sources of 'transition bias' in cohort statistics. Clin Pharmacol Ther. 1971 July;12(4):704-21.
8. Egglin TK, Feinstein AR. Context bias. A problem in diagnostic radiology. JAMA. 1996 December 4;276(21):1752-5.
9. Horwitz RI, McFarlane MJ, Brennan TA, Feinstein AR. The role of susceptibility bias in epidemiologic research. Arch Intern Med. 1985 May;145(5):909-12.
10. Lachs MS, Nachamkin I, Edelstein PH, Goldman J, Feinstein AR, Schwartz JS. Spectrum bias in the evaluation of diagnostic tests: lessons from the rapid dipstick test for urinary tract infection. Ann Intern Med. 1992 July 15;117(2):135-40.
11. Horwitz RI, Feinstein AR. The problem of "protopathic bias" in case-control studies. Am J Med. 1980 February;68(2):255-8.
12. Moher D, Jadad AR, Nichol G, Penman M, Tugwell P, Walsh S. Assessing the quality of randomized controlled trials: an annotated bibliography of scales and checklists. Control Clin Trials. 1995 February;16(1):62-73.
13. Grimes DA, Schulz KF. Bias and causal associations in observational research. Lancet. 2002 January 19;359(9302):248-52.
14. Freemantle N, Calvert M. Composite and surrogate outcomes in randomised controlled trials. BMJ. 2007 April 14;334(7597):756-7.

CAPÍTULO 303
AVALIAÇÃO CRÍTICA DA LITERATURA

Álvaro Avezum
Marcelo Katz
Hélio Penna Guimarães

DESTAQUES

- A medicina intensiva baseada em evidências (MIBE) pode ser definida como um processo sistemático de selecionar, analisar e aplicar resultados válidos de publicações científicas como base das decisões clínicas em medicina intensiva.
- Considerando o número expressivo e crescente de publicações científicas, é necessário utilizar ferramentas para a avalição crítica da literatura médica.
- Existem diversos *check-lists* para análise crítica de artigos científicos, desenvolvidos por grupos de medicina baseada em evidências (MBE).
- Os critérios de avaliação de um artigo sobre terapêutica são divididos em três grupos: quanto à validade dos resultados, quanto aos resultados, e como estes podem ser incorporados à prática clínica.

INTRODUÇÃO

A medicina intensiva baseada em evidências (MIBE) pode ser definida como um processo sistemático de selecionar, analisar e aplicar resultados válidos de publicações científicas como base das decisões clínicas em medicina intensiva. Entende-se por "evidências" os estudos publicados em periódicos ou bancos de dados eletrônicos, sob a forma de artigos originais, revisões sistemáticas, avaliações de tecnologia em saúde e diretrizes; em raras condições, as descrições de casos ou a opinião de especialistas devem ser avaliadas, relevando-se sempre o fato de esses métodos apresentarem elevada taxa de erro, seja por inadequação em análises, seja por inadequação na compreensão de fenômenos fisiopatológicos, patológicos e epidemiológicos subjacentes.[1-4]

A leitura crítica de artigos é fundamental e indispensável instrumento para prática da MIBE; há que se considerar que, em meio à quantidade incontável de novas publicações científicas diárias, é preciso identificar quais evidências realmente têm qualidade e relevância suficiente para adesão à prática clínica diária. Para exemplificar, o número de artigos disponibilizados na base de dados Pubmed vem crescendo a cada ano. A Figura 303.1 apresenta a totalidade de artigos publicados nessa base, de acordo com a década considerada. Observa-se uma quantidade maior de publicações na década mais recente. Nesse cenário, com excesso de informação disponível, torna-se imperativo conhecer ferramentas que permitam a análise crítica de um artigo científico. Para tanto, recomenda-se seguir uma sequência lógica e pragmática, determinando possíveis erros sistemáticos (vieses) ou outras limitações que possam comprometer os resultados, bem como definir relevâncias estatísticas e, principalmente, clínicas para incorporação da conduta.[1-5]

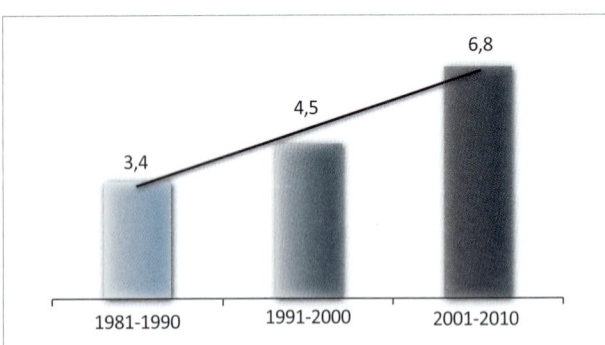

FIGURA 303.1. Número total de publicações no Pubmed (em milhões) de acordo com a década indicada.
Fonte: Dados disponíveis em http://www.ncbi.nlm.nih.gov/pubmed. Figura de autoria dos autores desse capítulo.

O uso de *check-lists* permite a rápida e adequada avaliação de artigos de forma sistematizada, facilitando adequada prática da MIBE. Este capítulo apresentará aspectos da sequência de orientação para leitura crítica de ensaios clínicos.[6-8]

A AVALIAÇÃO CRÍTICA DA LITERATURA MÉDICA É UM INSTRUMENTO NECESSÁRIO

Considerando o número expressivo de artigos e publicações científicas diariamente publicadas e carga diária de trabalho do profissional da medicina intensiva, não é improvável que tentativas de atualização profissional ou leitura de evidências publicadas sejam superficiais, habitualmente focada em informações inadequadas sintetizadas por sumários ou apenas em resultados e conclusões, nem sempre corretas ou aplicáveis à rotina assistencial; confusão comum também se faz na excessiva valorização da relevância estatística dos resultados ("valor de P"), sem considerar a representatividade na significância clínica (NNT, NNH).[6-13]

O novo paradigma nessa condição deve ser o de não aceitar resultados ou conclusões sem a avaliação crítica adequada do estudo: a conclusão é válida se correspondente ao fenômeno avaliado, sem o comprometimento por erros sistemáticos (vieses) ou efeito do acaso (*play of chance*).[14-17]

Também as opiniões de especialistas não devem ser desmerecidas, mas apenas baseadas na experiência pessoal, não sistematizadas e configuradas no seguimento inadequado dos casos ou mesmo sem desfechos relevantes levam, em geral, a equivocadas conclusões e inconsistências de conduta; isso situa a atitude permissiva de veicular informações falsas e incorporar terapêuticas sem confirmação de eficácia, eficiência e custo/efetividade.

COMO REALIZAR A ANÁLISE CRÍTICA DE ARTIGO SOBRE TERAPÊUTICA CLÍNICA

Os critérios de avaliação de um artigo sobre terapêutica são divididos em três grupos: quanto à validade dos resultados; quanto aos resultados; e como eles podem ser incorporados à prática clínica. Eles serão discutidos, de forma objetiva, na sequência.[6-8]

QUAL A VALIDADE DOS RESULTADOS DO ESTUDO?

A validade pode ser definida pelo quão os resultados do estudo são provavelmente verdadeiros, sem viés (erros sistemáticos). Refere-se à validade ou à acurácia dos resultados e considera-se o efeito do tratamento relatado no artigo a verdadeira direção e magnitude do efeito do tratamento.[6-17]

Caso uma associação tenha sido demonstrada, deve ser determinado o tipo de associação estatística encontrada: associação por viés ou verdadeira? Um erro sistemático ou viés pode ser definido como uma distorção dos resultados ou inferências da verdade em relação à população; há quatro grupos de vieses mais relevantes: de seleção; aferição; confusão; e de seguimento.[14-15]

- O **viés de seleção** decorre do recrutamento da amostra e da inclusão ou alocação dos sujeitos de pesquisa para os diferentes grupos durante o estudo; estabelece-se quando a amostra do estudo não é representativa da população. A randomização na seleção da amostra, quando possível (*random sampling*), e a randomização na alocação dos sujeitos de pesquisa para os diferentes grupos do estudo são estratégias que minimizam a chance de viés de seleção.

- **O viés de aferição** ou avaliação ocorre quando os métodos de medida diferem entre os grupos. Para evitá-lo, três medidas podem ser adotadas: a) condição cega, ou seja, paciente e investigador não conhecem a que grupo o paciente pertence (duplo-cego); b) estabelecimento e aplicação rigorosa da definição do evento a ser mensurado; e c) agir de maneira uniforme e consistente na detecção dos eventos em todos os grupos do estudo.
- **O viés de confusão** se caracteriza quando não há comparabilidade entre os grupos estudados. Isso acontece quando variáveis que produzem os desfechos clínicos estão desigualmente distribuídas entre os grupos.
- **O viés de seguimento** pode ocorrer se houve perda de seguimento dos pacientes; e também é relevante definir se o número de perdas ocorridas durante o estudo foi ou não excessivo.

Na sistematização para determinar validade do estudo, definem-se os critérios primários e secundários para avaliação de resultados, a saber:

Critérios primários[6-8,14]

- A designação dos pacientes para os tratamentos foi realmente aleatória/randomizada? O processo de randomização permite estabelecer similaridade entre os dois grupos comparados, tanto para fatores de risco conhecidos como desconhecidos. Essa informação pode ser checada na seção de metodologia de um artigo científico, além de poder ser visualizada na "Tabela 303.1", que normalmente apresenta as características clínicas dos indivíduos de acordo com o grupo de alocação.
- Todos os pacientes admitidos no estudo foram adequadamente contabilizados na conclusão? E o seguimento foi completo? Cada paciente deve ser analisado ou contabilizado na conclusão final do estudo, no grupo em que originalmente foi incluído. Caso haja um número substancial de "perdas de seguimento", a validade do estudo estará posta em dúvida, pois quanto maior o número de pacientes com perda de seguimento, maior o risco de erros sistemáticos. Para os casos de perda de seguimento, duas hipóteses podem influenciar os resultados: os pacientes não retornaram para o seguimento porque apresentaram resultados adversos, incluindo óbito; e os pacientes estão clinicamente bem e, por isso, não retornaram à visita clínica para avaliação. Na análise crítica do estudo, deve-se considerar se a perda foi excessiva ou não, assumindo em estudos "positivos" (tratamento benéfico) que todos os pacientes perdidos no grupo-tratamento evoluíram mal e todos perdidos no grupo-controle evoluíram bem; caso o recálculo de resultados demonstre conclusões modificadas, a perda de seguimento deve ser considerada excessiva e, portanto, os resultados não seriam confiáveis.[6-8]
- Os pacientes foram analisados nos grupos em que foram originalmente randomizados? Os pacientes incluídos em estudos randomizados nem sempre utilizam a medicação adequadamente ou mesmo se recusam a utilizá-la. Para alguns pesquisadores, esses sujeitos deveriam ser excluídos das análises porque não fizeram uso adequado da proposta terapêutica; no entanto, a exclusão de pacientes não aderentes ao tratamento da análise compromete a comparação sem erros sistemáticos propiciada pela randomização e, consequentemente, o tamanho amostral, comprometendo a exequibilidade do estudo. Uma forma de contornar esse problema tem sido o princípio de atribuir todos os pacientes aos grupos nos quais eles foram originalmente randomizados e mantê-los assim para a análise final, ainda que não tenham realizado adequadamente toda terapia proposta; esse princípio denomina-se "análise por intenção de tratar" e preserva o valor da randomização, permitindo a manutenção da distribuição balanceada de fatores prognósticos nos grupos comparados e do efeito resultante do tratamento designado.[8,14]

Critérios secundários

- Os participantes e pesquisadores envolvidos no estudo apresentavam-se sob a condição cega quanto ao tratamento? Nessa modalidade de estudo, nem os participantes nem os pesquisadores que estão avaliando os desfechos estão cientes do grupo em que o sujeito de pesquisa foi alocado no estudo (se para o grupo ativo ou o controle). A análise dos dados também é feita de maneira independente ("cega"), incluindo, se possível, estatísticos e adjudicadores envolvidos no estudo. O fato de o estudo ser duplo-cego tenta corrigir alguns potenciais vieses relacionados ao conhecimento do grupo por parte dos participantes ou pesquisadores. O conhecimento da utilização de novo tratamento cria expectativas e propicia a formatação de opinião sobre sua eficácia, tanto para os pesquisadores quanto para os sujeitos de pesquisa e pode distorcer sistematicamente o relato de eventos adversos do tratamento, reduzindo a confiança nos resultados. Portanto, a forma mais aconselhável para evitar esse grave risco à validade é a metodologia de cegamento do estudo.[8,14]
- Os grupos comparados eram similares no início do estudo? Os grupos-tratamento e controle devem ser similares quanto a fatores que podem influenciar ou determinar os resultados clínicos de interesse. Essa descrição deve estar clara e acessível pela demonstração das características basais dos grupos-tratamento e controle habitualmente disponíveis na primeira tabela de dados demográficos apresentada nas publicações. Quanto maior a relação entre fatores prognósticos e re-

sultados, e quanto menor o tamanho da amostra do estudo, mais as diferenças entre os grupos tenderão a existir. Quando os grupos não são similares quanto às características basais, algumas técnicas estatísticas permitem o ajuste dos resultados do estudo para as diferenças entre essas características, permitindo avaliar se os resultados estão mantidos, desconsiderada a existência de tais diferenças.[6-8,14]

- Além da intervenção experimental do estudo, os grupos comparados foram tratados igualmente? As formas de tratamento nos grupos-tratamento e controle podem diferir entre si de várias maneiras, e essas diferenças podem distorcer os resultados do estudo. As cointervenções devem ser controladas e minimizadas ao máximo na execução do estudo, e devem ser descritas e consideradas sempre que puderem influenciar os resultados favorecendo um dos grupos.

O tamanho da amostra e a proposta do estudo[18-25]

O estudo clínico deve incluir um número suficiente de pacientes para evidenciar a eficácia da intervenção e vários são os parâmetros para a determinação desse tamanho de amostra. Uma amostra poderá ser calculada minimizando os dois erros alfa e beta. O erro alfa ou tipo I representa o falso-positivo, ou seja, a intervenção não é eficaz, mas, pela análise estatística, ela é apontada como eficaz. O erro alfa é minimizado pelo nível de significância escolhido, normalmente 5%. Já o erro beta ou tipo II representa o falso-negativo, ou seja, a intervenção é eficaz, mas, pela análise estatística, ela é apontada como não eficaz. O erro tipo β é minimizado indiretamente pelo poder do teste, uma vez que o poder é representado por $1 - \beta$. Normalmente, deseja-se um poder de, pelo menos, 80%, sendo desejáveis 90%, sempre que possível. O poder do ensaio clínico aleatorizado tem a capacidade de evidenciar a eficácia da intervenção. Do ponto de vista prático, o cálculo do tamanho amostral de um estudo, realizado *a priori*, na fase de planejamento, considera o nível de significância desejado, o poder do estudo (normalmente entre 80% e 90%), a magnitude da diferença esperada entre os grupos e a variabilidade da amostra. Nesse contexto, um estudo pode ter um resultado falso-negativo pelo fato de não ter incluído amostra suficiente, o que não garantiu poder para mostrar a diferença. O leitor atento de estudos deve ter senso crítico ao interpretar estudos "negativos" (sem significância estatística). Uma das possibilidades reais nesse caso é que o tamanho amostral não foi suficiente e, portanto, os resultados são inválidos.

QUAIS FORAM OS RESULTADOS?[6-8,14,26-31]

Caso os resultados sejam válidos, conforme descrito nessa sequência, a evidência fornece valor adequado para ser examinada. Essa segunda questão considera a dimensão e a precisão do efeito do tratamento cujas melhores estimativas serão os achados do estudo por si e a precisão dele.

A dimensão ou efeito do tratamento podem ser expressos mais frequentemente pela redução absoluta ou relativa do risco ou do risco relativo:

- **Redução Absoluta de Risco (RAR):** proporção de eventos no grupo-controle menos a proporção de eventos no grupo-tratamento (p. ex.: 0,10 – 0,085 = 0,15). É a medida que tem maior importância clínica, pois é ela quem avalia a eficácia absoluta da intervenção.
- **Risco Relativo (RR):** proporção de eventos no grupo-tratamento relativa à proporção de eventos no grupo-controle (p. ex.: 0,085/0,10 = 0,85). Essa medida nos informa a proporção do risco original que ainda está presente quando os pacientes recebem o tratamento experimental.
- **Redução Relativa de Risco (RRR):** subtrai-se 1 da proporção de eventos no grupo-tratamento relativa à proporção de eventos no grupo-controle vezes 100% [1 – (0,085/0,10) x 100% = 15%]. Essa é a medida mais comumente utilizada, significando, neste exemplo, que o novo tratamento reduziu o risco de eventos em 15% em comparação com o grupo-controle. É uma estimativa da proporção do risco basal removido pelo tratamento experimental.

A precisão da estimativa do efeito do tratamento é fornecida por estudos clínicos controlados randomizados, dada a impossibilidade de se obter a verdadeira redução de risco de forma absoluta. Consegue-se definir os limites dentro dos quais o verdadeiro efeito provavelmente se encontra, no chamado intervalo de confiança (IC). Arbitrariamente, utiliza-se o IC 95% interpretado como a faixa que inclui a verdadeira RRR em 95% das vezes, caso o estudo fosse replicado 100 vezes. Quanto maior o tamanho da amostra do estudo, maior será o número de eventos, e a confiança de que a verdadeira RRR estará próxima dos limites do intervalo. A precisão de um resultado é fornecida pelo IC, e não pelo valor de p. Quanto menor o intervalo de confiança, maior a precisão do resultado. Todos os artigos deveriam fornecer os IC, entretanto, quando não o fazem, procede-se da seguinte forma:

1. Caso o valor de p seja igual a 0,05, provavelmente o limite inferior do IC para RRR será zero (não se pode excluir a hipótese de que o tratamento não tenha efeito) conforme o valor de p diminui, o limite inferior da RRR aumenta;
2. Quando o artigo fornece o erro-padrão da RRR (ou do RR), os limites inferior e superior do IC 95% para uma RRR são os pontos estimados mais ou menos duas vezes o erro-padrão;
3. Calcular o IC.[29-30]

COMO OS RESULTADOS PODEM SER INCORPORADOS À PRÁTICA CLÍNICA
Significâncias clínicas e estatísticas[20,22-23,25]

A significância clínica refere-se à importância da diferença nos resultados clínicos entre os grupos-tratamento e controle, sendo geralmente descrita em magnitude de um resultado. A significância estatística assegura que as conclusões obtidas pelos autores apresentam probabilidade de ser verdadeiras, independentemente de serem clinicamente importantes. Dessa forma, habitualmente ao se ler a publicação de um estudo clínico, mais apenas do que reconhecer o "valor de p" como estatisticamente significante, a diferença encontrada também deve ser clinicamente significativa. Nos casos em que isso não acontece, é relevante questionar se o estudo apresentava tamanho de amostra suficiente para demonstrar diferença, seja esta clinicamente importante ou não.

A significância clínica vai além da estatística e é determinada por julgamento clínico, além de achados numéricos. As medidas utilizadas para avaliar a significância clínica são o número necessário para tratar (NNT) e o número necessário para prejudicar/causar dano (NNP/NNH).

O número necessário para tratar (NNT) é matematicamente representado pelo inverso da redução absoluta de risco. NNT = 1/RAR (um sobre RAR) e expressa o número de pacientes que deve ser tratado por tempo suficiente para obter um evento favorável (em caso de tratamento) ou para prevenir um evento desfavorável (em caso de profilaxia). O número necessário para prejudicar (NNP/NNH) é calculado da mesma maneira que o NNT, porém relacionado ao aumento do risco absoluto da intervenção.

Caso os resultados sejam válidos e o estudo provavelmente conduza à avaliação do efeito do tratamento sem erros sistemáticos, então os resultados têm valor para serem examinados e, para tanto, é necessário considerar os parâmetros clínico-epidemiológiscos, descritos no Quadro 303.1.[29]

QUADRO 303.1. Parâmetros clínico-epidemiológicos mais relevantes de cada delineamento de estudo.

Enfoque	Parâmetros comumente utilizados
Terapêutico/preventivo	Número necessário para tratar (NNT) Redução do risco relativo (RRR) Redução do risco absoluto (RRA)
Etiologia/risco	Risco relativo (RR) Excesso de risco ou risco atribuível *Odds ratio* (OR)
Diagnóstico	Sensibilidade/especificidade Valores preditivos *Likelihood Ratio*
Análise econômica	Razão de custo-efetividade Razão de custo-utilidade

Validação interna e externa dos resultados[30-31]

A validade interna de um estudo clínico segue as sequências já descritas, comprovando-se, ao final, a veracidade das informações e dos desfechos fornecidos. A validação externa de um ensaio clínico aleatorizado está relacionada com a efetividade do estudo, ou seja, a capacidade de generalização dos achados a toda população passível de receber a intervenção estudada. As análises da validade externa envolvem vários aspectos, como variações de paciente, variações etnoculturais, fatores de gravidade, considerações de custo-benefício, risco, infraestrutura, entre outras. De maneira geral, critérios de inclusão e exclusão pouco restritivos aumentam a capacidade de generalização dos resultados.

Os resultados do tratamento devem ter impacto sobre os desfechos relevantes ou eventos clínicos de maior interesse para o paciente; muitos estudos utilizam desfechos substitutos, que constituem uma medida indireta (marcadores bioquímicos, fluxo sanguíneo coronário, por exemplo) ou um sinal clínico (redução da despolarização ventricular anormal, por exemplo) utilizados em substituição ao desfecho clínico relevante. A vantagem de se utilizar o desfecho substituto é que o tamanho da amostra pode ser minimizado em razão de tais desfechos serem mais comuns ou serem variáveis contínuas. Além disso, o desfecho substituto reduz o custo e a duração do estudo. As desvantagens são que, muitas vezes, essas medidas favoráveis à intervenção, reportadas primeiramente, escondem os efeitos deletérios do tratamento em outros desfechos mais relevantes. Ressalte-se que o desfecho substituto ideal deve fazer parte da via fisiopatológica do desfecho clínico em questão. Por exemplo, em pacientes com insuficiência cardíaca congestiva; desfecho clínico: óbito cardiovascular, desfecho substituto: fração de ejeção do ventrículo esquerdo.

Os benefícios do tratamento suplantarão os possíveis danos e custos?[30-31]

Um novo medicamento pode até ter sido eficaz, mas sua utilização não se justificará caso exista outro tratamento com uma relação custo-efetividade mais atrativa. O princípio de que recursos serão sempre escassos norteia as decisões maiores, particularmente em saúde pública. Assim, a utilização eficiente dos tratamentos dependerá da designação destes recursos para determinados tratamentos e situações, os quais devem apresentar evidências sólidas de eficácia terapêutica.

CHECK-LIST PARA ANÁLISE CRÍTICA DE ARTIGOS[6-8,30]

Existem diversos *check-lists* para análise crítica de artigos científicos desenvolvidos por grupos de MBE, com fundamentos nos conceitos do *User's Guides to the Medical Literature*. O Quadro 303.2 apresenta uma ficha de leitura crítica para artigos de tratamento.

CONSIDERAÇÕES PARA *CHECK-LIST* DE ACORDO COM A PERGUNTA CLÍNICA E MÉTODO

Artigos de tratamento

- A designação dos indivíduos para os grupos foi realmente randomizada? Após ser gerada, a lista de alocação foi mantida em sigilo?

QUADRO 303.2. *Check-list* para avaliação crítica de uma artigo sobre terapia.

	Sim	Não é possível dizer	Não
Os resultados do estudo são válidos?			
A designação dos pacientes para o tratamento foi realmente randomizada?			
Todos os pacientes admitidos no estudo foram adequadamente contados e atribuídos à conclusão?			
O seguimento foi completo?			
Os pacientes foram analisados nos grupos em que foram originalmente randomizados?			
Os pacientes, médicos e pessoal envolvidos no estudo apresentavam-se sob a condição cega no que diz respeito ao tratamento?			
Os grupos comparados eram similares no início do estudo?			
Além da intervenção experimental do estudo, os grupos comparados foram tratados igualmente?			
Quais foram os resultados?			
Qual a dimensão do efeito do tratamento?			
Qual a precisão da estimativa do efeito do tratamento?			
As significâncias clínica e estatística foram consideradas?			
Os resultados me auxiliarão no manuseio de meus pacientes?			
Os resultados podem ser aplicados no manuseio de meus pacientes?			
Todos os objetivos clinicamente relevantes foram considerados?			
Os benefícios do tratamento superam os riscos potenciais e os custos?			

Fonte: Adaptado de Guyatt GH e colaboradores.[7]

- Todos os pacientes admitidos no estudo foram adequadamente contados e considerados na conclusão?
- O seguimento foi completo?
- Os pacientes foram analisados nos grupos em que foram originalmente randomizados ("análise por intenção de tratar")?
- Os pacientes, os médicos e o pessoal envolvidos no estudo apresentavam-se sob condição cega no que diz respeito ao tratamento?
- Os grupos comparados eram similares no início do estudo? Além da intervenção experimental do estudo, os grupos comparados foram tratados igualmente?

Revisões sistemáticas

- A revisão sistemática apresenta uma questão clínica focada/estruturada?
- A busca pelos artigos foi realizada de forma completa e adequada?
- A qualidade metodológica dos estudos incluídos foi avaliada?
- Os dados foram extraídos de forma adequada por, no mínimo, dois revisores independentes?

Artigos com enfoque em diagnóstico

- O espectro adequado de pacientes consecutivos foi obtido?
- O estudo utilizou um teste padrão-ouro validado?
- Todos os pacientes foram submetidos, de forma independente, ao teste em estudo e ao teste padrão-ouro?
- A avaliação do resultado dos testes foi realizada de forma cega?

Estudos com enfoque etiológico/fatores de risco

- Como foram selecionados e recrutados os participantes do estudo?
- O seguimento foi suficientemente longo e completo?
- Como foram selecionados os controles (no caso de estudos de caso-controle)?
- A avaliação dos desfechos foi realizada de forma cega?
- Os desfechos foram definidos *a priori* e por critérios objetivos?

Estudos com enfoque em prognóstico

- Os pacientes possuíam prognóstico semelhante no início do estudo (encontravam-se no mesmo estágio da doença)?
- O seguimento foi suficientemente longo e completo?
- Os desfechos foram definidos por critérios objetivos e avaliados de forma cega?

REFERÊNCIAS BIBLIOGRÁFICAS

1. Woolf SH. The need for perspective in evidence-based medicine. JAMA. 1999;282:2358-65.
2. Ellenberg SS, Temple R. Placebo-controlled trials and active-control trials in the evaluation of new treatments. Part 2: practical issues and specific cases. Ann Intern Med. 2000;133:464-70.

3. Temple R, Ellenberg SS. Placebo-controlled trials and active-control trials in the evaluation of new treatments. Part 1: ethical and scientific issues. Ann Intern Med. 2000;133:455-63.
4. Spodick DH. The randomized controlled clinical trial. Scientific and ethical bases. Am J Med. 1982;73:420-5.
5. Pereira BB. Estatística: a tecnologia da ciência I. Boletim da ABE. 1997;27-35.
6. Guyatt GH, Rennie D. Users' guides to the medical literature. JAMA. 1993;270:2096-7.
7. Guyatt GH, Sackett DL, Cook DJ. Users' guides to the medical literature. II. How to use an article about therapy or prevention. A. Are the results of the study valid? Evidence-Based Medicine Working Group. JAMA. 1993;270:2598-601.
8. Guyatt GH, Sackett DL, Cook DJ. Users' guides to the medical literature. II. How to use an article about therapy or prevention. B. What were the results and will they help me in caring for my patients? Evidence-Based Medicine Working Group. JAMA. 1994;271:59-63.
9. Friedman L, Furberg C, DeMets D. Fundamentals of Clinical Trials. New York: Springer Verlag, 1998.
10. Kunz R, Oxman AD. The unpredictability paradox: review of empirical comparisons of randomised and non-randomised clinical trials. BMJ. 1998;317:1185-90.
11. Jones NL, Pugsley SO, Sullivan MJ, Thompson PJ, Berman L, Jones NL, et al. Effect of encouragement on walking test performance. Thorax. 1984;39:818-22.
12. Jaeschke R, Guyatt G, Sackett DL. Users' guides to the medical literature. III. How to use an article about a diagnostic test. A. Are the results of the study valid? Evidence-Based Medicine Working Group. JAMA. 1994;271:389-91.
13. Lopez-Jimenez F. Clinical interpretation of statistical significance. Rev Invest Clin. 1996;48:231-8.
14. Dans AL, Dans LF, Guyatt GH, Richardson S. Users' guides to the medical literature: XIV. How to decide on the applicability of clinical trial results to your patient. Evidence-Based Medicine Working Group. JAMA. 1998;279:545-9.
15. Califf RM, DeMets DL. Principles from clinical trials relevant to clinical practice: Part I. Circulation. 2002;106:1015-21.
16. Hrobjartsson A, Gotzsche PC. Is the placebo powerless? An analysis of clinical trials comparing placebo with no treatment. N Engl J Med. 2001;344:1594-602.
17. Massel D, Cruickshank MK. The number remaining at risk: an adjunct to the number needed to treat. Can J Cardiol. 2002; 18:254-8.
18. Moye LA. Alpha calculus in clinical trials: considerations and commentary for new millennium. Statist Med. 2000;19:767-79.
19. Whitley E, Ball J. Statistics review 4: sample size calculations. Crit Care. 2002;6:335-41.
20. Schriger DL. How do we draw inference from "negative" studies? Ann Emerg Med. 2003;41:69-71.
21. Le Fanu J. The Rise and Fall of Modern Medicine. New York: Avalon Publishing Group, 2002.
22. Cook RJ, Sackett DL. The number needed to treat: a clinically useful measure of treatment effect. BMJ. 1995;310:452-4.
23. Goodman SN. P values, hypothesis tests, and likelihood: implications for epidemiology of a neglected historical debate. Am J Epidemiol. 1993;137:485-96.
24. Goodman SN. Toward evidence-based medical statistics. 1: The P value fallacy. Ann Intern Med. 1999;130:995-1004.
25. Browner WS, Newman TB. Are all significant P values created equal? The analogy between diagnostic tests and clinical research. JAMA. 1987;257:2459-63.
26. Richardson WS, Wilson MC, Nishikawa J, Hayward RS. The well-built clinical question: a key to evidence-based decisions. ACP J Club. 1995;123:A12-A13.
27. Haynes RB, Sackett DL, Gray JA, Cook DL, Guyatt GH. Transfering evidence from research into practice: 2. Getting the evidence straight. ACP J Club. 1997;126:A14-16.
28. Avezum A. Como analisar e interpretar um estudo clínico. HiperAtivo. 1998;1:10-9.
29. Buehler AB, Cavalcanti AB, Suzumura EA, Carballo MT, Berwanger O. Como avaliar criticamente um ensaio clínico de alocação aleatória em terapia intensiva. Rev Bras Ter Intensiva. 2009;21(2):219-25.
30. Guimarães HP, Avezum A. Princípios básicos e aplicações da cardiologia baseada em evidências. Rev Bras Hipertens. 2009;16(1):48-51.
31. Berwanger O, Guimarães HP, Avezum A, Piegas LS. Medicina Intensiva Baseada em Evidências. Rev Bras Ter Intensiva. 2005;17(1):44-7.

CAPÍTULO 304

CONSENSOS BASEADOS EM EVIDÊNCIAS

Hélio Penna Guimarães
Diogo Bugano Diniz Gomes
Eliézer Silva

DESTAQUES

- Os consensos, diretrizes ou *guidelines* elaborados por especialistas e sociedades médicas têm se apresentado como útil ferramenta, uma vez que recolhem, analisam e resumem as melhores evidências, recomendando de forma pragmática suas aplicações.
- Diretrizes ou consensos são "declarações sistematicamente desenvolvidas para auxiliar o médico e o paciente nas decisões relativas aos cuidados de saúde em determinada situação clínica;[1,2]" portanto, são documentos direcionados à necessidade assistencial e sintetizam a melhor evidência disponível.
- O termo "diretriz" tem sido considerado para tradução adaptada ao português do termo inglês *guideline* e utilizado, com frequência também, como sinônimo de consenso ou algoritmo clínico.
- O sistema GRADE (hierarquização das recomendações Avaliação, Desenvolvimento e Avaliação) tem sido adotado por diversas importantes sociedades e periódicos científicos, para gradação de evidências.
- O sistema GRADE avalia a qualidade das evidências e propõe sua força de recomendação.
- As evidências são avaliadas a partir de ensaios clínicos randomizados (ECR) e estudos observacionais, sendo que a qualidade da evidência pode ser elevada ou reduzida em acordo com risco de viés, evidência indireta, inconsistência, análise de subgrupos, imprecisão e viés de publicação.
- É recomendável ao se avaliar a aplicabilidade de consenso, que se considerem as condições particulares de cada serviço e sua experiência clínica, não reproduzindo "cegamente" procedimentos fora da realidade local.
- A avaliação de custo-efetividade também tem se tornado um ponto considerável quanto à aplicabilidade de consensos, considerando que hospitais, centros de diagnóstico, empresas de planos de saúde ou de medicina de grupo estão adotando-os como uma forma de regulamentar e padronizar a prática clínica e auditorias.

INTRODUÇÃO

Um considerável número de profissionais médicos tende a estabelecer, em sua atividade clínica diária, uma rotina ou sequência de procedimentos para atender às suas demandas mais comuns. Essas rotinas, habitualmente, são traçadas como uma replicação de orientações de preceptores e *experts*, que exerceram forte influência em sua formação profissional, seja durante a graduação médica seja na residência/especialização e, frequentemente, são com base em análises e interpretações pessoais. Após a consolidação da experiência pessoal adquirida e o contato com os princípios de medicina baseada em evidências (MBE), as necessidades de busca e avaliação de melhores evidências passam a ocupar espaço fundamental na continuidade e no sucesso da prática clínica segura, eficaz e eficiente, mas há que se considerar que a sistemática captura e interpretação da enorme diversidade de estudos e questionamentos diários ocupam precioso tempo e têm consequente impacto relevante de custo.

A medicina baseada em evidências (MBE) foi um termo cunhado e, primeiramente, utilizado na Escola de Medicina da Universidade McMaster, no Canadá, pelos professores Gordon Guyatt e David Sackett, na década de 1980, para denominar estratégia de aprendizado clínico,[1] em que a utilização conscienciosa, explícita e judiciosa da melhor evidência científica disponível deve estar associada à prática clínica para o tratamento individual dos pacientes.[3] Pode-se considerar também como processo sistemático de selecionar, analisar e aplicar resultados válidos de publicações científicas como a base das decisões clínicas.[1] Essas decisões incluem a quantificação de risco, a escolha de métodos diagnósticos, o estabelecimento de prognóstico e a escolha da melhor abordagem terapêutica.

No entanto, em relação à clara recomendação e aplicação dessa metodologia à prática clínica e, considerando o acelerado desenvolvimento tecnológico e publicação quase diária de novas evidências científicas, a incorporação destas à beira-leito defronta-se com as diversas barreiras de conhecimento, implementação, comportamento, logística,[3] que podem ser determinantes de uma prática médica segura e conscienciosa ou não. Esses cenários também adicionam aos médicos a necessidade do enfretamento de outros três grandes obstáculos ao uso rotineiro da MBE: quantidade crescente de informações, resultados conflitantes e falta de ensaios pragmáticos capazes de responder a perguntas sobre pacientes não selecionados.

Os consensos, as diretrizes ou os *guidelines* elaborados por especialistas e sociedades médicas têm se apresentado como útil ferramenta para tais dilemas, uma vez que recolhem, analisam e resumem as melhores evidências, recomendando de forma pragmática suas aplicações, além de se utilizar também da opinião de especialistas para sugerir recomendações, quando as evidências científicas são ainda insuficientes. Desta forma, os consensos têm sido úteis em padronizar sequências ou formas de atendimento, permitindo salutar comparação de serviços e planejamento de políticas de saúde e melhoria do atendimento ao paciente.[3]

A necessidade relevante da incorporação de consensos à prática clínica, exigindo excelência, clareza, segurança e objetividade tem motivado, inclusive, a criação de organizações ou grupos especializados no desenvolvimento de ferramentas para a elaboração e implantação, como o National Institute for Health and Clinical Excellence (NICE – Inglaterra), o The Scottish Intercollegiate Guidelines Network (SIGN – Escócia), e a Agency for Healthcare Research and Quality (AHRQ – Estados Unidos).

O objetivo deste capítulo é apresentar os mais frequentes métodos empregados para o desenvolvimento de consensos ou diretrizes, bem como fornecer parâmetros que permitam avaliar criticamente o uso ou desenvolvimento e implantação deles na prática diária.

O QUE SÃO DIRETRIZES, CONSENSOS OU *GUIDELINES*?

De acordo com David Sackett,[1,4] define-se diretrizes ou consensos como "declarações sistematicamente desenvolvidas para auxiliar o médico e o paciente nas decisões relativas aos cuidados de saúde em determinada situação clínica"; portanto, são documentos direcionados à necessidade assistencial e sintetizam a melhor evidência disponível (mesmo que tenha validade questionável ou ainda sujeita a erro). O termo "diretriz" tem sido considerado para tradução adaptada ao português do termo inglês *guideline* e utilizado, com frequência também, como sinônimo de consenso ou algoritmo clínico.

De forma mais pragmática, os consensos são documentos que resumem a teoria sobre a melhor prática médica a ser adotada para uma determinada doença ou procedimento. O termo se aplica ao fato de estar com base na melhor evidência científica disponível ou no consenso de opinião de respeitados especialistas naquela área. Dessa forma, considera-se fundamental para que o consenso seja bem-sucedido em sua elaboração:[1,3-5]

- Envolver profissionais realmente experientes (*experts*) e atuantes na área em questão, mas também com adequado conhecimento de interpretação das melhores evidências disponíveis e sem conflitos de interesse que possam impactar nas recomendações a serem realizadas.
- Ser claro e objetivo com base nas melhores evidências disponíveis, sólidas e robustas.
- Complementar a prática clínica vigente.
- Otimizar, com suas recomendações, os cuidados com pacientes.
- Ser passível de disseminação, aplicação e implementação ativa de suas recomendações.

ORGANIZAÇÃO E DESENVOLVIMENTO DE CONSENSOS

Os grupos para elaboração das diretrizes devem produzir documentos autônomos que representam a opinião do grupo que a elaborou, mas com o compromisso de expressar a melhor evidência científica disponível. As discrepâncias entre opiniões dos diversos grupos envolvidos, em um consenso, são comuns e deverão ser discutidas e resolvidas pelo comitê diretivo ou o coordenador central, que será responsável pela adequada verificação da qualidade de evidências e cruzamento de informações para síntese e elaboração final do texto. Em algumas metodologias, as discussões são realizadas em plenária, com participação nominal de todo grupo para avaliações conjuntas, argumentações e definição final, e consolidação da recomendação.

O desenvolvimento de consensos tem as seguintes etapas principais (Quadro 304.1):

- Criar e definir um grupo central responsável por determinar o alcance do consenso; esse comitê diretivo ou operacional organiza e, por vezes, sintetiza as decisões para redação final.
- Selecionar um conjunto de questões clinicamente relevantes a serem abordadas pelas orientações.
- Buscar de forma sistemática e extensa todos os artigos científicos relevantes na literatura.
- Avaliar a qualidade da evidência fornecida por esses artigos.
- Discutir e aplicar as evidências às questões propostas;
- Elaborar e graduar formalmente as recomendações.
- Propiciar a divulgação ostensiva e propiciar a implementação das recomendações na prática clínica.

QUADRO 304.1. Principais etapas de desenvolvimento de diretrizes.

- Tópico seleção
- Âmbito determinação
- Identificar e adotar as diretrizes de prática clínica (clinical practice guideline – CPG) existentes
- Formatação grupo de desenvolvimento de orientação multidisciplinar
- Lidar com conflitos de interesse
- Envolver os consumidores orientação
- Estabelecimento de questões clínicas
- Resultados de classificação (p. ex.: a morte é um resultado mais importante do que a náusea)
- Busca sistemática
- Provas de classificação
- Inclusão/exclusão de provas
- Comparação dos desejados efeitos indesejados
- Pesquisa avaliadora
- Recomendações em desenvolvimento
- Desenvolvimento de estratégia de implementação
- Resumo redação
- Planejamento para avaliar o impacto CPG, revisão e atualização.

Uma das primeiras e mais tradicionais classificações ou gradações, ainda amplamente utilizada em consensos, foi a elaborada por Davi Sackett, da Universidade MacMaster. A classificação de Sackett, proposta em 1989 e inicialmente aplicada em consenso para terapia antitrombótica,[6] basicamente considerava que a melhor evidência de intervenção em pacientes provém de ensaios clínicos randomizados (ECR) ou metanálises de grandes ensaios, seguido por ensaios não controlados, estudos observacionais, séries de casos e, por fim, opinião de especialistas. As recomendações de consensos com base em ensaios clínicos randomizados são menos suscetíveis a vieses e, portanto, consideradas mais fortes do que as recomendações com base nas evidências mais fracas, tais como apenas opiniões de prática pessoal. Essa classificação para evidências e recomendações está resumida no Quadro 304.2.

QUADRO 304.2. Classificação de Sackett e recomendação.[5]

Nível de evidência	
I	Estudo clínico randomizado de grande tamanho amostral com resultados claros
II	Pequenos estudos clínicos randomizados com resultados incertos
III	Estudos não randomizados; controles contemporâneos
IV	Estudos não randomizados; controles históricos
V	Estudos não controlados, série de casos, opinião de especialistas
Grau de recomendação	
A	Mais de um estudo nível I
B	Um estudo nível I
C	Nível de evidência II
D	Nível de evidência III
E	Nível de evidência IV ou V

Os membros de cada grupo ou capítulo em um consenso são convidados a apresentar as suas recomendações com base em evidências para as questões propostas a um comitê central que fará a organização e redação final.

É conveniente lembrar que, em Medicina Intensiva, ainda é considerável o número de evidências pouco sólidas e recomendações que dependem, essencialmente, da experiência pessoal de especialistas o que, invariavelmente, promove discordâncias a serem resolvidas utilizando a técnica de grupos nominais. Nessa técnica, todos os participantes devem expressar seus pontos de vista e, em seguida, discutir as divergências e tendem a chegar ao consenso final. A discussão deverá terminar quando um consenso de opiniões é alcançado ou quando se esgotar o período predefinido de tempo para debate. Ao final do tempo, cada indivíduo propõe novas recomendações e os organizadores do grupo sintetizam e unificam essas opiniões.

MÉTODO DELPHI[7] E *BUNDLES*

Baseando-se na sistemática busca de evidências e na velocidade de sua contínua geração, a necessidade da revisão de consensos, em breve espaço de tempo, é comum, e programar as atualizações periódicas torna-se imperativo ao desenvolvimento e à continuidade da implementação de um consenso.

A técnica de grupo nominal permite a discussão e as decisões consensuais de especialistas, o que provavelmente gera conclusões mais precisas e sólidas. No entanto, certamente, há inconvenientes nesse método, como a dificuldade de condução de plenárias que envolvem grupos maiores, particularmente se há diferentes especialidades, países e valores envolvidos no processo, o que torna a generalização de diretrizes ainda mais difícil.

Em segundo lugar, as discussões presenciais em plenárias de grandes grupos podem ser influenciadas por fatores como a fadiga e a pressão, feita por alguns participantes, em detrimento de outros, reduzindo a qualidade das recomendações.

Por fim, a técnica de grupo nominal torna o desenvolvimento de diretriz um processo mais longo e mais custoso com a logística de reuniões presenciais, ajustes de agendas de trabalho, cronogramas, locomoção, alimentação de participantes.[7]

Uma alternativa a esse cenário é a abordagem pelo método Delphi.[7] Nessa metodologia, um grupo de especialistas é selecionado e uma série de questões é enviada a eles. Os participantes emitem suas respostas às questões propostas individualmente e fornecem justificativas para suas escolhas. Em seguida, as recomendações são resumidas e enviadas para cada participante, para reavaliação. Por fim, os participantes, novamente de forma anônima, fornecem suas recomendações finais e os organizadores do consenso geram a declaração de conclusão do consenso.

Convém citar que o objetivo maior da implantação de consensos é a redução da morbidade e mortalidade nos mais diversos cenários envolvidos. Para tal, os comitês de organização devem propiciar, além de ampla divulgação de diretrizes por internet, palestras e material impresso, o desenvolvimento do conceito de "pacotes" ou *bundles* permitindo aos profissionais da saúde oferecer o melhor cuidado assistencial guiado por metas. Um pacote ou *bundle* é a forma estruturada de melhorar os processos de atendimento e os resultados dos pacientes: em geral, trata-se de conjunto pragmático e direto de implementação de práticas, habitualmente de três a cinco recomendações que, quando realizadas em conjunto e de forma confiável, promovem a melhora dos resultados dos pacientes.

GRADAÇÃO DE EVIDÊNCIAS E SISTEMA GRADE

Com o crescente de consensos publicados e atualizados, muitos métodos e sistemas foram desenvolvidos para avaliar sua qualidade;[8-13] há diversos sistemas em prática como o Australian National, o MRC, o Oxford Center for EBM, o US Preventative Services Task Force, a AHA/ACC, a ACCP, a Endocrine Society etc.

Algumas das críticas comuns, quando se avalia diretrizes, têm sido os elevados custos para sua formatação, com frequente necessidade de financiamento externo, que por vezes pode influenciar em conflitos de interesse de patrocinadores, em recomendações, e as desvantagens do método de classificação de Sackett para evidências.

O método de Sackett superestima o valor de ensaios clínicos randomizados e considera evidência de todos os ensaios clínicos, igualmente fortes e imunes à subjetividade. No entanto, questões metodológicas podem enfraquecer as evidências resultantes de um ECR, enquanto que os efeitos consistentes em um estudo observacional podem fortalecer as provas derivadas deles. Adicionalmente, o sistema de classificação Sackett também pode demandar muitas intervenções com baixos níveis de evidência, como realmente recomendadas e utilizadas na prática clínica.

Em período mais recente, o sistema GRADE (hierarquização das recomendações Avaliação, Desenvolvimento e Avaliação)[11-13] proposto como substituto para o sistema de Sackett, tem sido adotado por diversas sociedades e periódicos científicos, para gradação de evidências (BMJ, CHEST, SCCM, NIH, CDC, Surviving Sepsis Campaign, Cochrane, Organização Mundial da Saúde, American College of Physicians, American Thoracic Society, e outros).[13]

O sistema GRADE avalia a qualidade das evidências e propõe sua força de recomendação. Nesse modelo, os ensaios clínicos randomizados ainda são considerados fonte de evidência forte e estudos observacionais de evidência fraca; no entanto, o seu nível de evidência pode ser aumentado ou reduzido de acordo com os critérios definidos a seguir.

A qualidade da evidência indica o nível de confiança que se pode ter, em que uma estimativa de efeito esteja correta. A qualidade da evidência é classificada como:

- **Alta:** confiável que o verdadeiro efeito é similar à estimativa do efeito.
- **Moderada:** moderadamente confiável na estimativa do efeito. O verdadeiro efeito deve situar-se próximo à estimativa do efeito, mas é possível que seja substancialmente diferente.
- **Baixa:** confiança na estimativa do efeito é limitada. O verdadeiro efeito pode ser substancialmente diferente da estimativa do efeito.
- **Muito baixa:** pouca confiança na estimativa do efeito. O verdadeiro efeito provavelmente é substancialmente diferente da estimativa do efeito.

As evidências são avaliadas a partir de ECR e estudos observacionais, sendo que a qualidade da evidência pode ser elevada ou reduzida, em acordo com aspectos como:

- **Risco de viés:** geração da lista de randomização, sigilo da alocação, cegamento, análise por intenção de tratar, dados de seguimento completos, interrupção precoce.
- Evidência indireta
- **Inconsistência:** avaliar consistência, similaridade das estimativas do efeito, sobreposição dos intervalos de confiança, I^3, p para heterogeneidade.
- **Subgrupos:** a hipótese precedeu a análise? Uma de poucas hipóteses? Comparações dentro de estudos? A magnitude é grande? A diferença é consistente entre estudos? A diferença é estatisticamente significativa? A evidência externa apoia o efeito de subgrupo?
- **Imprecisão:** pequeno número de eventos, intervalo de confiança amplo.
- **Viés de publicação:** estudos, desfechos.

O sistema GRADE divide as evidências e suas recomendações em quatro grupos: forte (A), intermediário (B), fraco (C), e muito fraco (D), com significado claro para os pacientes, os médicos e os formuladores de políticas de saúde (ver Quadro 304.3). As recomendações são classificadas como forte ou fraca, o que significa que os integrantes da elaboração do consenso concordam total ou parcialmente com a recomendação específica.[11-14]

COMO AVALIAR CRITICAMENTE OS CONSENSOS?

Grande número de consensos tem sido publicado nos últimos anos. Em diversos *websites* proliferam milhares de diretrizes, o que, obviamente, põem em discussão a validade dessas publicações, dados e a garantia de que foram desenvolvidas por inquestionável processo de qualidade.[4-6]

O CONSENSO É VÁLIDO?[1,3,4,11-15]

Para validar as recomendações do consenso ou das diretrizes, uma sequência de análises pode ser utilizada.

Avaliação primária

As evidências foram sistematicamente coletadas, criticamente avaliadas e graduadas, segundo as recomendações específicas da diretriz?

Buscando a evidência

Habitualmente, a busca pelos dados da literatura deve ser feita a partir dos bancos de dados indexados como o Advanced Pubmed, Medline, Medical Subjects Headings (MeSH), Embase, Cochrane, Locator Plus, Bireme, Cochrane Library, Scielo, Lilacs e Index medicus.

QUADRO 304.3. Classificação GRADE e significado para pacientes, médicos e gestores de políticas de saúde.

Fatores que podem diminuir a força da evidência	
Pobre qualidade de planejamento ou implementação	
Resultados inconsistentes (inclui análise de subgrupo)	
Resultados indiretos (populações diferentes, intervenção, controle, desfechos e comparação)	
Imprecisão de resultados	
Alta probabilidade de viés de publicação/informação	
Fatores que podem aumentar a força da evidência	
Elevada magnitude do efeito (RR > 2 sem fatores de confusão ou falta de plausibilidade)	
Magnitude do efeito extremamente elevada (RR > 5) sem ameaças a sua validade	
Gradiente dose-resposta	
Metodologia subjacente	
A	ECR
B	Estudos observacionais de menor qualidade metodológica ou adaptados
C	Estudos observacionais bem realizados
D	Série de casos ou opinião de especialistas
Implicação de recomendações forte ou fraco	
Forte	
Pacientes	Maioria deve receber a recomendação
Médicos	Maioria dos pacientes deve receber a recomendação
Gestores de políticas de saúde	Recomendações devem ser incorporadas às políticas de saúde na maioria das situações
Fraco	
Pacientes	Muitos devem receber a recomendação e muitos não devem
Médicos	Escolhas devem ser variadas nos valores e decisões do médico e paciente
Gestores de políticas de saúde	Não devem ser incluídos como políticas de saúde

A literatura formal encontrada deve ser extensamente revisada e, depois de adequada locação quanto à qualidade da evidência, uma metanálise formal (se não encontrada de forma já publicada durante a revisão) e tabelas de evidência deverão ser elaboradas. Para tal, alguns pontos devem ser observados com relevância:[4]

- Somente artigos publicados serão considerados para avaliação.
- O uso de *abstracts* deve ser considerado para raras circunstâncias, e algumas sociedades não preconizam seu uso se o tempo de publicação for superior a dois anos; a qualificação como *abstract* deve ser claramente indicada no texto, como um dado que não foi proveniente de um artigo completo publicado.
- Estudos clínicos ainda não publicados devem, pelo menos, ter sido formalmente apresentados em uma reunião de relevância da especialidade ou os autores devem permitir o acesso do grupo coordenador da diretriz ao *draft* final de submissão à publicação.
- A força da evidência, contra ou a favor, de um tratamento ou procedimento diagnóstico deverá ser citada, e é dependente da robustez de seus dados. A força da evidência é qualificada em níveis e graus.

Níveis e graus de evidência

A possibilidade de recomendações advindas tanto de evidências de alta validação quanto de qualidade duvidosa, atrelada ao maior risco de erro, estabelece a necessidade inquestionável de se ter a distribuição ou qualificação das evidências em diferentes níveis de categorização e descrição.[1]

Considerando que a gradação da recomendação de consensos pode, até mesmo, ter impacto legal em diversos sistemas ou programas de saúde, as condições e a facilidade locais também são consideradas, sob o ponto de vista do custo-efetividade, para definições de graus de recomendação.

Avaliação secundária

- Todas as decisões e recomendações são importantes e os desfechos estão claramente especificados?
- As preferências relativas àquelas chaves para agregar aos desfechos as decisões (incluindo benefícios, riscos e custos) são identificadas e explicitamente consideradas?
- O consenso é resistente à sensível variabilidade da prática clínica diária?

Validação do consenso

- A validação do consenso é potencialmente proveitosa?
- O consenso oferece uma oportunidade de significante melhora da qualidade da prática atual?
- Há uma grande variabilidade na prática corrente?
- O consenso contém novas evidências (ou antigas evidências, não ainda implementadas) que podem oferecer importante impacto no manuseio atual?
- Poderia o consenso afetar o manuseio de muitos pacientes, ou grupos individuais de tão alto risco ou que envolvam tão alto custo, que pequenas mudanças na prática poderiam gerar maior impacto nos desfechos de mortalidade ou recursos?
- Quão grande e preciso é o efeito do tratamento?
- Pode a estratégia do consenso ajudá-lo no manuseio de seu paciente?

Onde buscar consensos/diretrizes?[16]

Os principais sítios de busca de diretrizes para todas as especialidades são: o National Guidelines Clearinghouse (www.guideline.gov), NICE/NHS – Guidelines (www.nice.org.uk), o Guidelines International Network (www.g-i-n.net) e o SIGN – Guidelines (www.sign.ac.uk).

Os sítios de associações e sociedades de especialidade também são boas fontes para consulta, em busca de consensos e diretrizes. No Brasil vários consensos estão contemplados no Projeto Diretrizes, da Associação Médica Brasileira (http://www.projetodiretrizes.org.br/) e, recentemente, por meio da Associação de Medicina Intensiva Brasileira (http://www.amib.org.br/publicacoes/consensos/).

Como aplicar consensos na prática clínica?[1,4,12,14-15]

Os consensos, se bem elaborados e firmemente amparados em evidências sólidas e robustas, obviamente têm relevante aplicação na prática clínica.

A rápida e crescente geração do conhecimento científico dificulta a constante atualização do profissional de saúde, que pode lançar mão de consensos para se manter atualizado e com visão global do manuseio prático e consensual de uma doença ou de um procedimento diagnóstico ou terapêutico, de uma avaliação de risco ou prognóstico, sempre objetivando uma prática clínica de qualidade e atualizada.

Necessariamente, é recomendável que, ao se avaliar a aplicabilidade de consenso, considerem-se as condições particulares de cada serviço e sua experiência clínica, não reproduzindo "cegamente" procedimentos por vezes fora da realidade local. A avaliação do custo-efetividade também tem se tornado um ponto considerável quanto à aplicabilidade, considerando que hospitais, centros de diagnóstico, empresas de planos de saúde ou de medicina de grupo estão adotando-os como uma forma de regulamentar e padronizar a prática clínica, e auditorias em suas instituições, visando a otimizar a qualidade e conter os custos. Conclui-se que a disseminação e implementação devem ser vigorosamente perseguidas para que consensos sejam relevantes e justifiquem a demanda de tempo e custos para sua elaboração.

Infelizmente, a incorporação de consensos na prática médica é um processo historicamente muito lento. A transferência da investigação de bancada à beira do leito é um processo longo, tortuoso, e que, quando não é impulsionado de forma clara, parece estar com base mais em um modismo, preferência pessoal e coincidência do que de uma avaliação aguçada, com base em evidências da literatura científica.

Dessa forma, após a publicação do consenso,[2,6] um Comitê Gestor deve incentivar a criação de ferramentas para facilitar a implementação de todas as recomendações com base em evidências do consenso proposto. Essas ferramentas incluem programas educacionais para aprimorar o conhecimento e a concordância com as recomendações, listas de verificação ou pacotes para ajudar a assegurar que os pacientes recebam a intervenção e as medidas de desempenho projetados para fornecer *feedback* sobre a frequência com que os pacientes recebem efetivamente as melhores evidências disponíveis.

No Brasil, instituições como o Instituto Latino-Americano Sepse têm organizado campanhas de implementação de consensos[17] com a Campanha Sobrevivendo à Sepse (*Surviving Sepsis Campaign* – SSC), por meio de painéis, *banners*, pastas, manuais, apresentações de palestras, documentos oficiais e formulários, bancos de dados de referência bibliográfica, armazenamento multimídia e coleta de dados para disponibilização às comissões de qualidade hospitalar.[18]

CONSIDERAÇÕES FINAIS

Como mencionado anteriormente, a implementação de consensos visa, particularmente, a reduzir a mortalidade e a morbidade. Além disso, o processo de implementação também poderia reduzir o tempo de internação, os custos diretos e indiretos de manejo, incluindo absenteísmo e morte prematura. Em paralelo, há um impacto na melhoria de processos de qualidade em outras áreas da instituição.

REFERÊNCIAS BIBLIOGRÁFICAS

1. Sackett DL, Rosenberg WM, Gray JA, Haynes RB, Richardson WS. Evidence based medicine: what it is and what it isn't. BMJ. 1996 Jan 13;312(7023):71-2.
2. Raine R, Sanderson C, Black N. Developing clinical guidelines: a challenge to current methods. BMJ. 2005 Sep 17;331(7517):631-3.
3. Cabana MD, Rand CS, Powe NR, Wu AW, Wilson MH, Abboud PA, et al. Why don't physicians follow clinical practice guidelines? A framework for improvement. JAMA. 1999 Oct 20;282(15):1458-65.
4. Turner T, Misso M, Harris C, Green S. Development of evidence-based clinical practice guidelines (CPGs): comparing approaches. Implement Sci. 2008;3:45.
5. Evidence-based medicine working group. Evidence-based medicine: a new approach to teaching the practice of medicine. JAMA. 1992;208:2420-5.
6. Sackett DL. Rules of evidence and clinical recommendations on the use of antithrombotic agents. Chest. 1989 Feb;95(2 Suppl):2S-4S.
7. Clark LH, Cochran SW. Needs of older Americans assessed by Delphi procedures. J Gerontol. 1972 Apr;27(2):275-8.
8. Hutchings A, Raine R, Sanderson C, Black N. A comparison of formal consensus methods used for developing clinical guidelines. J Health Serv Res Policy. 2006 Oct;11(4):218-24.
9. Vlayen J, Aertgeerts B, Hannes K, Sermeus W, Ramaekers D. A systematic review of appraisal tools for clinical practice guidelines: multiple similarities and one common deficit. Int J Qual Health Care. 2005 Jun;17(3):235-42.
10. Atkins D, Best D, Briss PA, Eccles M, Falck-Ytter Y, Flottorp S, et al. Grading quality of evidence and strength of recommendations. BMJ. 2004 Jun 19;328(7454):1490.
11. Guyatt GH, Oxman AD, Vist GE, Kunz R, Falck-Ytter Y, Alonso-Coello P, et al. GRADE: an emerging consensus on rating quality of evidence and strength of recommendations. BMJ. 2008 Apr 26;336(7650):924-6.
12. Jaeschke R, Guyatt GH, Dellinger P, Schunemann H, Levy MM, Kunz R, et al. Use of GRADE grid to reach decisions on clinical practice guidelines when consensus is elusive. BMJ. 2008;337:a744.
13. Ferrer R, Artigas A, Levy MM, Blanco J, Gonzalez-Diaz G, Garnacho-Montero J, et al. Improvement in process of care and outcome after a multicenter severe sepsis educational program in Spain. JAMA. 2008 May 21;299(19):2294-303.
14. Sackett DL, Richardson WS, Rosenberg W, Haynes RB. Evidencebased medicine. How to practice & teach EBM. London: Churchill Livingstone, 1997. p.250.
15. Haynes RB, Glasziou P, Straus S. Advances in evidence-based information resources for clinical practice. ACP Journal Club. 2000;132:A11.
16. Berwanger O, Avezum A, Guimarães HP. Cardiologia Baseada em Evidências: Onde Buscar Evidências? Arquivos Brasileiros de Cardiologia. 2006;86(1):56-60.
17. Teles JM, Silva E, Westphal G, Filho RC, Machado FR. Surviving sepsis campaign in Brazil. Shock. 2008 Oct;30 Suppl 1:47-52.
18. Bero L, Rennie D. The Cochrane Collaboration. Preparing, maintaining, and disseminating systematic reviews of the effects of health care. JAMA. 1995;274:1935-6.

SEÇÃO 26

ASPECTOS PECULIARES EM UTI

COORDENADORES

Bruno Franco Mazza ▪ Elias Knobel

CAPÍTULO 305

ASPECTOS DERMATOLÓGICOS

Mario Grinblat
Luiza Kassab Vicencio
Suzana Cutin Schainberg

DESTAQUES

- O aparecimento abrupto de febre e eritema difuso, com rápida e progressiva evolução para lesões bolhosas extensas com sinal de Nikolsky positivo, é sugestivo da síndrome da pele escaldada estafilocócica.
- As erupções morbiliformes são mais comuns das erupções medicamentosas. Podem aparecer até duas semanas após o início ou término do respectivo uso.
- DRESS (reação à droga acompanhada de eosinofilia e sintomas sistêmicos) é causada em 90% dos casos por antiepilépticos.
- O uso de corticosteroides sistêmicos no tratamento da síndrome de Stevens Johnson/necrólise epidérmica tóxica (NET) é atualmente controverso.
- As púrpuras por vasculite podem ser causadas por infecções, proteínas estranhas, drogas ou doenças sistêmicas.

INTRODUÇÃO

Neste capítulo, serão abordadas algumas doenças dermatológicas que, por sua gravidade, causam a internação do paciente na unidade de terapia intensiva (UTI) e que têm como particularidade alterações cutaneomucosas primárias, isto é, que provocam a internação; ou secundárias, que aparecem no decorrer da internação hospitalar. Doenças crônicas como eczemas, micoses superficiais e alopecias não serão discutidas. No final do capítulo, serão resumidas algumas manifestações patológicas que ocorrem comumente no paciente internado em UTI, embora não sejam graves *per se* e, portanto, não constituam prioridade no tratamento, como miliária, candidíase e prurido asteatósico.

SÍNDROME DA PELE ESCALDADA ESTAFILOCÓCICA

DEFINIÇÃO E ETIOLOGIA

Doença toxígena, potencialmente letal, que acomete principalmente recém-nascidos e crianças de pouca idade, caracterizada por esfoliação aguda generalizada.[1] É rara em adultos e grave em pacientes imunodeprimidos ou em uso de anti-inflamatório não hormonal (AINH). É causada por cepas toxigênicas de *Staphylococcus aureus*, geralmente fagotipo 2 (tipos 3 A, 3 B, 3 C, 55,71). Esse organismo presente em um foco infeccioso extracutâneo produz uma exotoxina epidermolítica (esfoliativa) que atinge a corrente sanguínea, acometendo, então, a pele.

Nos adultos, a mortalidade é de 40% a 63%.

QUADRO CLÍNICO

Aparece de forma abrupta com febre e eritema difuso, que se estende rápida e progressivamente, evoluindo para lesões bolhosas e com sinal de Nikolsky positivo (ruptura da pele após distensão brusca com os dedos). As bolhas rompem-se com facilidade, conferindo ao paciente um aspecto de grande queimado.

As complicações mais graves são pneumonia e sepse.

DIAGNÓSTICO

- Quadro clínico sugestivo da doença;
- Cultura da nasofaringe, conjuntiva, fezes ou focos piogênicos, uma vez que o conteúdo das bolhas geralmente é estéril;
- Cultura do conteúdo das bolhas com isolamento do *Staphylococcus aureus* produtor de toxina esfoliativa;
- Histopatologia característica: a clivagem das bolhas é subcórnea e não há necrose, o que a diferencia da síndrome de Lyell por drogas, em que a clivagem é subepidérmica e ocorre necrose de toda a epiderme (Figuras 305.1 e 305.2);
- Hemocultura;
- Testes sorológicos para a detecção das exotoxinas esfoliativas.

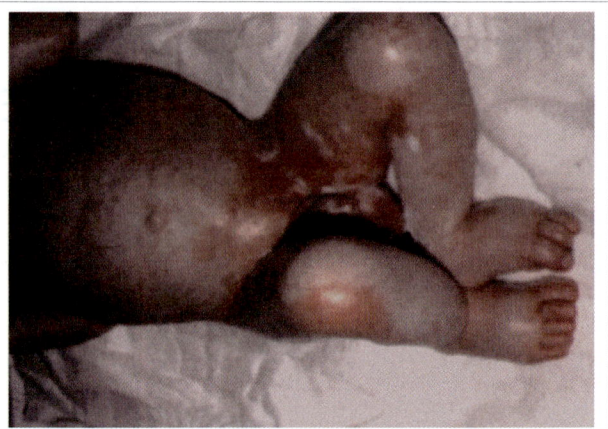

FIGURA 305.1. Síndrome de Lyell-necrólise epidérmica tóxica (NET) por sulfa.

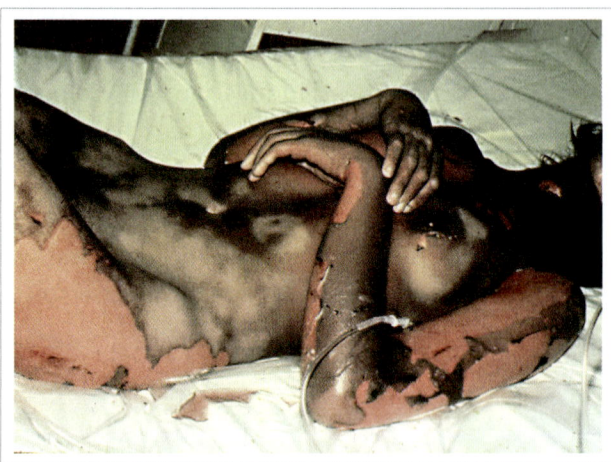

FIGURA 305.2. Síndrome da pele escaldada.

TRATAMENTO

Controle da dor

- Penicilinas resistentes à penicilinase (dicloxacilina, flucloxacilina), cefalosporinas, vancomicina e clindamicina.
- Os cuidados locais incluem limpeza e drenagem das lesões infectadas, como banhos de permanganato de potássio (1:30.000) ou solução de Burrow (1:20). Evitar a ruptura das bolhas.
- A lubrificação cutânea com cremes emolientes à base de petrolato é importante para aliviar o prurido e a dor e diminuir o atrito ou trauma na pele.
- Não devem ser utilizados cremes contendo sulfadiazina, que podem aumentar a produção de toxina de *Staphylococcus aureus*.
- Antibióticos e antissépticos oculares, quando necessário.
- Controle da dor com analgésicos (opioides se necessário).
- Ficar atento à perda de fluidos.

Algumas outras terapêuticas vêm sendo estudadas, mas ainda carecem de maior embasamento científico, como o uso da pentoxifilina (pelo seu efeito anti-inflamatório), a infusão endovenosa de imunoglobulinas[2] e a plasmaférese.[3]

ERUPÇÕES MEDICAMENTOSAS

A maior parte das afecções dermatológicas que ocorrem em uma UTI é causada pelo uso de medicamentos.[4] Elas podem ser classificadas como morbiliformes, urticariformes e bolhosas. Estão incluídas também as lesões purpúricas, o eritema polimorfo, a síndrome de Stevens-Johnson e a necrólise epidérmica tóxica.[5]

ERUPÇÕES MORBILIFORMES

Definição

É a mais comum das erupções medicamentosas. São maculopápulas que aparecem caracteristicamente nos primeiros sete dias de uso de um fármaco. Em alguns casos, como ocorre com a penicilina e derivados, podem aparecer duas semanas após o início ou o término do emprego da droga.

Quadro clínico

As lesões ocorrem principalmente no tronco, mas também em outras áreas do corpo, podendo ou não envolver mucosas palmas e plantas. São máculas e pápulas eritematosas, geralmente simétricas, que tendem a confluir e apresentam prurido moderado a intenso. Na maioria das vezes, desaparecem em 1 ou 2 semanas com a suspensão da droga desencadeante.

As erupções morbiliformes podem evoluir para quadros mais graves como síndrome de Stevens Johnson/necrólise epidérmica tóxica (NET), anafilaxia ou DRESS.

Diagnóstico

O principal diagnóstico diferencial é o exantema viral, que nem sempre pode ser excluído pelo hemograma e biópsia da pele. É muito importante que se faça uma história cuidadosa do paciente, relacionando cronologicamente todos os medicamentos que foram ou estão sendo utilizados. As drogas mais comumente implicadas são penicilinas, sulfas, difenil-hidantoína, barbitúricos e hemoderivados.

Tratamento

Substituir o medicamento suspeito, quando possível. Muitas vezes, o quadro regride espontaneamente apesar da continuidade da droga. O prurido é, em geral, a única complicação e deve ser tratado com anti-histamínicos, de preferência de 2ª geração e cremes ou loções contendo corticosteroides ou mentol.

Em casos mais graves ou resistentes, podem ser administrados corticosteroides sistêmicos.

Nos casos em que o quadro evolui para eritrodermia, são recomendadas compressas úmidas, a cada 3 ou 4 horas, buscando um efeito de vasoconstrição. Esses pacientes requerem monitorização cuidadosa em virtude da possibilidade de alterações hemodinâmicas secundárias à vasodilatação cutânea e à perda de água extrarrenal. Podem ocorrer também hipoalbuminemia, eosinofilia e anemia.

ERUPÇÕES URTICARIFORMES

Definição

A urticária aguda e crônica podem estar associadas a várias condições: drogas; colagenoses; neoplasias; infecções; e doenças crônicas. Este capítulo abordará apenas as urticárias medicamentosas.[6]

A ligação da droga ou seu metabólito à IgE presente na superfície dos mastócitos cutâneos resulta em ativação, degranulação e liberação de mediadores vasoativos, como histamina, leucotrienos e prostaglandinas.

Isso resulta em vasodilatação, extravasamento de plasma, recrutamento de células imunologicamente ativas e estimulação de nervos sensoriais.

As urticárias por drogas também podem ser ocasionadas pela ativação não imunológica de mediadores inflamatórios, causando liberação direta de histamina dos mastócitos de modo independente da IgE.

Deste grupo, fazem parte o ácido acetilsalicílico, os AINH narcóticos e os contrastes radioativos (iodo, gadolínio) utilizados nos exames de imagem.

Quando aparecem imediatamente após a administração de uma droga, podem provocar reação anafilática. As que ocorrem no intervalo de 12 a 36 horas podem corresponder a uma reação mediada por IgE.

As lesões que ocorrem tardiamente, entre 7 e 10 dias, podem corresponder à doença do soro ou à ativação não imunológica de vias efetoras.

Qualquer medicamento pode desencadear o quadro, mas os mais comuns são os AINH, penicilinas, penicilinas semissintéticas, amoxacilina e cefalosporinas.

Quadro clínico

As lesões se caracterizam por pápulas eritematoedematosas, induradas, que podem ser grandes e assumir uma característica anular. As placas aparecem em todo o corpo e desaparecem em 12 a 24 horas; a biópsia deve ser realizada somente nos casos de lesões que persistam por mais de 48 horas e que apresentem dor e/ou púrpura, para excluir a hipótese de urticária vasculite.

Cerca de 60% dos casos evoluem para angioderma.

Tratamento[7]

Utilizar anti-histamínicos anti-H_1 isolados ou combinados com os anti-histamínicos H_2. Os anti-histamínicos anti-H_1 mais utilizados são: hidroxizinas, na dose de 25 a 200 mg/dia; loratadina; desloratadina; fexofenadina; ebastina; e clorfeniramina. O tratamento com anti-histamínicos deve ser mantido por pelo menos 15 dias, mesmo após o desaparecimento dos sintomas.

Nos casos graves, com edema de lábios e de laringe, se necessário faz-se intubação endotraqueal, com solução milesimal de adrenalina, na dose de 0,01 mg/kg, por via subcutânea e corticosteroides sistêmicos.

ERUPÇÕES BOLHOSAS

As drogas que induzem reações bolhosas, com maior frequência, são os brometos, iodetos, fenolftaleína, salicilatos, captopril, D-penicilamina, penicilina, sulfas etc. Outras drogas podem induzir reações bolhosas por meio de fototoxicidade, são elas: furosemida, tetraciclina, ácido nalidíxico e psoralenos.

Pacientes em coma por *overdose* de narcóticos, envenenamento por monóxido de carbono, acidentes ou outras afecções também podem desenvolver bolhas. O mecanismo pelo qual elas são desencadeadas ainda não está totalmente esclarecido.

As reações bolhosas causadas por medicamentos são generalizadas e podem ser hemorrágicas ou não; aquelas causadas por envenenamentos podem ser únicas ou múltiplas, têm conteúdo límpido e aparecem em áreas de pressão, seguindo quadro de eritema e cianose local. O diagnóstico é realizado por meio da história do paciente, biópsia de pele e imunofluorescência negativa.

O tratamento consiste em eliminar a causa e em cuidados tópicos, como o uso de antissépticos e antibióticos locais e drenagem das bolhas maiores. Eventualmente, associa-se o uso da terapia com corticosteroides sistêmicos.

ERUPÇÕES PURPÚRICAS

As púrpuras medicamentosas estão incluídas no tópico a seguir.

PÚRPURAS

Podem ter causas e formas variáveis. Neste capítulo, daremos ênfase às mais frequentes em terapia intensiva. Púrpuras são manchas hemorrágicas na pele que não desaparecem à digitopressão, sendo denominadas petéquias se menores que 3 mm, e equimoses se maiores.

Basicamente, dividem-se em trombocitopênicas e não trombocitopênicas. O Quadro 305.1 apresenta uma classificação mais abrangente.

PÚRPURA MEDICAMENTOSA

As drogas podem causar púrpura mediante vasculite, que será discutida mais adiante, ou alteração da função plaquetária. Mais de 20% das púrpuras trombocitopênicas são induzidas por drogas (Figura 305.3).

O diagnóstico[8] é feito por meio de história clínica e de exames laboratoriais (coagulograma e mielograma). Uma relação de substâncias capazes de causar púrpura por trombocitopenia está relacionada no Quadro 305.2. O tratamento consiste na identificação da droga responsável e, se possível, em sua substituição.

PÚRPURA POR VASCULITE
Definição

São as púrpuras causadas pela inflamação da parede dos vasos. Há vários tipos de vasculite, porém aqui serão discutidas as chamadas vasculites alérgicas ou leucocitoclásticas e que ocorrem por deposição de imunocomplexos no endotélio do vaso.

QUADRO 305.1. Classificação das púrpuras.

Alterações plaquetárias	• Trombocitopenia: 　• Idiopáticas 　• Secundárias: 　　• Drogas e substâncias químicas 　　• Hemangioma 　　• Esplenomegalia 　　• Doença da medula óssea 　　• Infecções 　　• Doenças sistêmicas • Função plaquetária alterada
Distúrbios da coagulação	• Coagulação intravascular disseminada e púrpura fulminante
Púrpura vascular ou não trombocitopênica	• Aumento da pressão intravascular: 　• Estase 　• Tosse e vômito • Diminuição dos tecidos de sustentação: 　• Escorbuto 　• Púrpura senil 　• Púrpura por corticosteroide • Púrpura tóxica • Infecções • Doenças sistêmicas • Disproteinemia • Capilarite de origem desconhecida • Arteriolite de causa desconhecida (púrpura anafilactoide)
Síndromes clínicas de diversas causas	• Púrpuras simples • Sensibilização autoeritrocitária

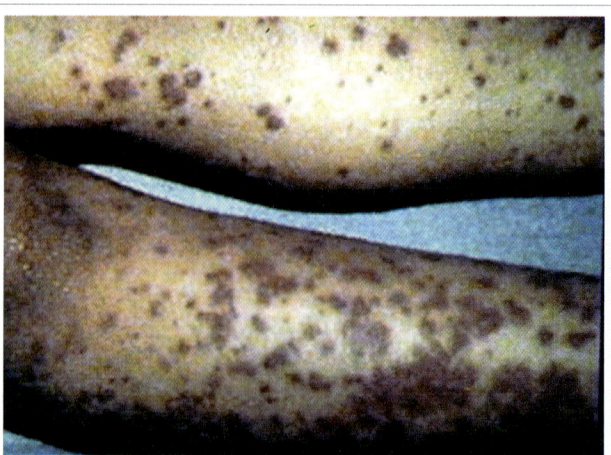

FIGURA 305.3. Farmacodermia – vasculite.

QUADRO 305.2. Substâncias que podem causar púrpura.	
- Ácido paraminossalicílico	- Ouro
- Arsênico	- Piperazina
- Atropina	- Quinidina
- Barbitúricos	- Quinino
- Bismuto	- Reserpina
- Carbromal	- Salicilato de sódio
- Cloranfenicol	- Sulfas
- Dietilestilbestrol	- Tartrazina (corante) e outros aditivos alimentares
- Hidroclorotiazida	- Tintura de cabelo
- Iodetos	- Tioureia
- Isoniazida	- Tolbutamina
- Mentol	- Trinitrato de glicerila
- Meprobamato	

Etiologia

Os principais agentes etiológicos dividem-se em quatro grupos:

- **Infecções:** estreptocócicas, meningococcemia, sepse, viroses, riquetsioses, endocardite bacteriana, tifo e dengue;
- **Proteínas estranhas;**
- **Medicamentos:**[9] causadores muito frequentes de vasculite e os maiores implicados são os antibióticos betalactâmicos e os AINH.
- **Doenças sistêmicas:** diabetes melito, hemocromatose, amiloidose, desnutrição, doenças hepáticas, embolia gordurosa e colagenose.

São muito comuns as púrpuras causadas por medicamentos e os mais frequentemente implicados são os antibióticos betalactâmicos e os AINH.

Quadro clínico

As lesões aparecem principalmente nos membros inferiores e são palpáveis, podendo ser acompanhadas por edema. O quadro cutâneo pode se associar a artralgias, dor abdominal e lesões renais.

Diagnóstico

História detalhada e exame físico completo, biópsia de pele e exames laboratoriais (antiestreptolisina O (ASLO), velocidade de hemossedimentação (VHS), hemograma completo, sorologia para hepatite, crioglobulinas, complemento total, fator reumatoide e anticorpos antinucleares, pesquisa de sangue oculto nas fezes, urina tipo I, cultura de orofaringe, radiografias de tórax).

Tratamento

Primeiramente, deve-se identificar o agente casual e, se possível, eliminá-lo. O tratamento é determinado de acordo com a extensão e a gravidade do quadro. No caso de o paciente estar assintomático e os exames estarem normais, nenhum tratamento é indicado.

Os anti-histamínicos podem ser utilizados para diminuir a permeabilidade vascular, bem como a aspirina, pelo seu efeito anti-inflamatório e antiagregante plaquetário.

Os corticosteroides orais estão indicados nos casos mais graves ou quando existir comprometimento renal. Nos casos muito graves, com deterioração do quadro clínico, podem ser utilizadas drogas citóxicas, como a ciclofosfamida.

PÚRPURA INFARTIVA

Definição

A púrpura infartiva resulta do bloqueio distal das arteríolas dérmicas e subcutâneas profundas.

Etiologia

Os mecanismos fisiopatológicos envolvidos podem ser de quatro tipos:

- hipoperfusão (insuficiência cardíaca congestiva);
- vasoespasmo (medicamentos, fenômeno de Raynaud, levedo, injúria pelo frio);
- fenômenos embólicos (sepse, cristais de colesterol, crioglobulinas, hemoglobinopatias, coagulação intravascular disseminada);
- inflamação ao redor dos vasos (poliarterite nodosa, granulomatose de Wegener, granulomatose alérgica).

Quadro clínico

Áreas bem demarcadas, com limites irregulares purpúricos.

Diagnóstico

- **Hemograma:** para descartar plaquetopenia;
- **Culturas:** para afastar etiologia infecciosa;
- **Biópsia:** diferencial de vasculites.

Tratamento

O quadro é grave e demanda intervenção imediata para se fazer o diagnóstico e tratar a doença de base.

PÚRPURA MECÂNICA

Causada pelo aumento da pressão intravascular ou diminuição da pressão extravascular. É comum o aparecimento de petéquias próximas aos olhos ou no palato mole causadas por tosse ou vômito, bem como o aparecimento de equimoses no tronco após a realização de eletrocardiograma (ventosas dos eletrodos).

PÚRPURA SENIL

É muito comum em pacientes idosos o aparecimento de equimose nos braços e mãos. As lesões regridem espontaneamente em torno de duas semanas e são causadas por traumatismos mínimos em regiões com pouca sustentação do tecido conectivo adjacente ao vaso. Os fatores de coagulação estão normais.

ERITEMA POLIMORFO E SÍNDROME DE STEVENS-JOHNSON

É uma erupção aguda e autolimitada que acomete pele e mucosa.[10] Raramente evolui para a chamada síndrome de Stevens-Johnson ou eritema multiforme *major*, com envolvimento de várias superfícies mucosas e órgãos internos (Figura 305.4).

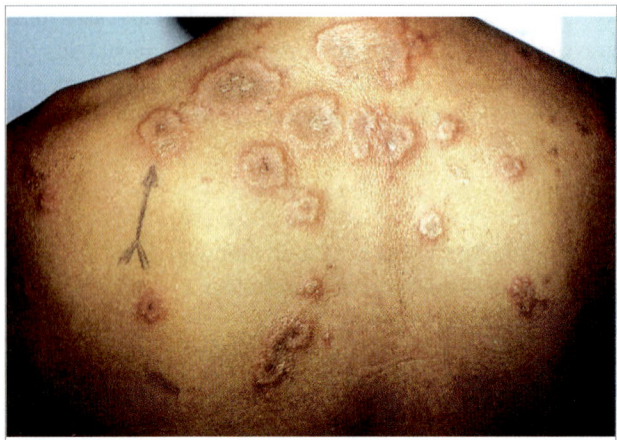

FIGURA 305.4. Eritema polimorfo.

ETIOLOGIA

O eritema polimorfo é uma reação de hipersensibilidade[11] que pode ser desencadeada por uma variedade de fatores, mas sua comprovação etiológica é difícil. Embora as drogas estejam implicadas em mais de 60%[12] dos casos, nem sempre são o agente causador, pois, muitas vezes, foram administradas para tratamento de doenças que podem ser as reais responsáveis. Das drogas, as sulfas parecem ser as principais causadoras dessa afecção, especialmente as de ação prolongada.

Dentre as causas infecciosas, o herpes simples[13] e o micoplasma[14] têm reação causa-efeito bem determinada. Em 50% dos casos, não se consegue determinar o fator desencadeante. As causas mais frequentes do eritema polimorfo estão relacionadas no Quadro 305.3.

QUADRO 305.3. Etiologia do eritema polimorfo.

Causas mais comuns	
Drogas	▪ Sulfas ▪ Difenil-hidantoína ▪ Penicilina ▪ Barbitúricos ▪ Tetraciclinas
Infecções	▪ Herpes simples ▪ Hepatite B ▪ Pneumonia por pneumococo e micoplasma ▪ Gripe ▪ Faringite estreptocócica ▪ Histoplasmose
Vacinas e imunizações	—
Colagenoses	—
Agentes físicos	▪ Radioterapia ▪ Radiação solar
Tumores	▪ Carcinomas ▪ Leucemias ▪ Reticuloses
Idiopáticos	—

QUADRO CLÍNICO

A lesão mais característica é a em "alvo" ou "herpes íris", que é observada mais frequentemente nas mãos e consiste de anéis eritematosos concêntricos de diferentes tonalidades, centrados ou não por vesicobolha (Figura 305.5). Outros tipos de lesões distribuídas simetricamente nas superfícies extensoras, extremidades, palmas, plantas, face, pescoço e mucosa oral podem ser representados por máculas, pápulas, urticas e lesões purpúricas. O surto dura em média duas semanas.

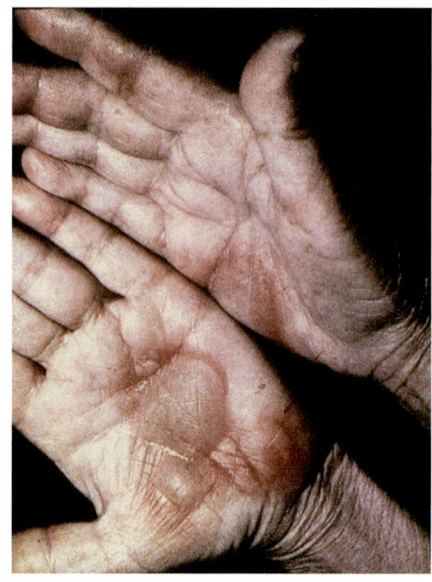

FIGURA 305.5. Eritema polimorfo bolhoso.

Na forma *major* (Stevens-Johnson), além das lesões típicas de eritema polimorfo, associam-se acometimento intenso das mucosas (orofaringe, esôfago, laringe e brônquios) e eventual comprometimento pulmonar, renal e cardíaco. Nesse caso, existe uma resposta imune mediada por linfócitos.

Pode haver conjuntivite, ulceração da córnea, irite e até cegueira. Vulvovaginite e balanite são comuns. O início é abrupto, com lesões generalizadas e inicialmente periorificiais, associadas à febre e ao comprometimento do estado geral.

DIAGNÓSTICO

É eminentemente clínico, pois, nos estágios iniciais da doença, a histopatologia não é característica. O exame anatomopatológico apresenta infiltrado mononuclear perivascular na derme superficial com dermatite de interface e necrose epidérmica.

TRATAMENTO

Primeiramente,[15-16] definir a causa por meio de história minuciosa, com especial atenção aos medicamentos, infecções e doenças de base (neoplasias, diabetes etc.). O tratamento com corticosteroides sistêmicos, atualmente, é alvo de controvérsia, pois alguns estudos comparativos mostram que essa terapêutica pode interferir negativamente na evolução do quadro.[17] Os anti-histamínicos e os cremes de corticosteroides tópicos podem aliviar o prurido.

Quando existir envolvimento ocular, é solicitada a avaliação de um oftalmologista em virtude do risco de perda da visão por perfuração bulbar. No acometimento da mucosa oral e da faringe, utiliza-se glicerina para lubrificação e lidocaína para analgesia, buscando proporcionar maior conforto ao paciente. Em alguns casos graves, indica-se nutrição parenteral.

Nos casos que evoluem para síndrome de Stevens-Johnson, com extensas áreas desnudas, o tratamento assemelha-se ao de um grande queimado e o prognóstico é pior. A morte pode ser causada por sepse, disfunção de múltiplos órgãos e alterações hidreletrolíticas.

Antibióticos de amplo espectro devem ser administrados profilaticamente nas formas graves, para evitar infecção secundária (excetuando-se penicilina e ampicilina). As opções terapêuticas, dependendo do caso, poderão incluir ciclosporina, ciclofosfamida, plasmaférese, imunoglobulina endovenosa e pentoxifilina.

Ver Tratamento da necrólise epidérmica tóxica

Tratamento tópico

Limpeza, banhos e compressas nas lesões exsudativas com permanganato de potássio (1:30.000) ou solução de Burrow (1:20), seguidas do uso de cremes de antibióticos e, eventualmente, cremes de corticosteroides. São empregados colutórios antissépticos nas lesões da mucosa oral.

NECRÓLISE EPIDÉRMICA TÓXICA, SÍNDROME DE LYELL

DEFINIÇÃO

Reação intensa, vesicobolhosa, geralmente causada por medicamentos e, mais raramente, por vírus, sendo fatal em aproximadamente 30% dos casos.[6]

Atualmente, considera-se a doença integrante do mesmo espectro clínico do eritema polimorfo, sendo o eritema polimorfo *minor* a forma mais branda da doença e a NET a forma mais grave, passando pelas outras vasculites: eritema polimorfo; *major*; e síndrome de Stevens Johnson.[18-19]

Acredita-se que o mecanismo de citotoxicidade celular seja o principal desencadeante da apoptose dos queratinócitos na síndrome de Stevens Johnson e NET (Quadro 305.4).

QUADRO CLÍNICO

Os pacientes apresentam pródromo de febre, mal-estar e prostração, seguidos de lesões eritematosas ou eritematopapulosas na face, tronco e face de extensão dos membros. As lesões confluem com rapidez e evoluem para bolhas, que se rompem facilmente, deixando grandes áreas desnudas (30% ou mais da superfície cutânea) (Figura 305.6).

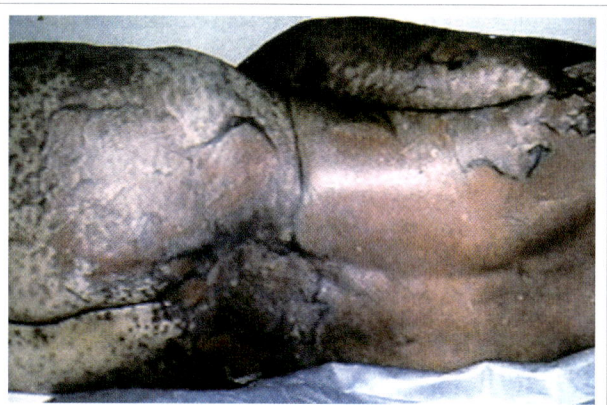

FIGURA 305.6. Síndrome de Lyell-NET.

O sinal de Nikolsky é positivo e consiste no descolamento da pele após pressão lateral. As mucosas oral, genital e conjuntival também podem ser atingidas.

As complicações mais comuns são desidratação, sepse, glomerulonefrite, pneumonia e hepatite.

DIAGNÓSTICO

Biópsia do teto da bolha, mostrando necrose eosinofílica de toda a epiderme.

Os achados laboratoriais típicos são a VHS aumentada, leucocitose com linfopenia e aumento de alfa e betaglobulinas no soro.

QUADRO 305.4. Fatores prognósticos de risco de morte independentes na NET.[20]

Fatores prognósticos	Parâmetros
Idade	> 40 anos
Frequência cardíaca	> 120 bpm
Presença de malignidade	
% da área de superfície corpórea destacada	> 10%
Ureia nitrogenada sérica	> 10 mmol/L (ou 28 mg/dL)
Bicarbonato sérico	< 20 mmol/L
Glicemia	> 14 mmol/L (ou > 252 mg/dL)

Atribui-se um ponto para a presença de cada um dos parâmetros descritos. Quando o somatório é ≤ 2, o risco de óbito é em torno de 3%; quando o somatório é ≥ 4, o risco de óbito é de pelo menos 60%.

TRATAMENTO

A primeira medida a ser tomada é a retirada imediata da(s) droga(s) suspeita(s).[6,16]

A abordagem terapêutica é muito semelhante à de um grande queimado:

- Cuidados com hipotermia e reposição hidreletrolítica;
- Cuidados com a manipulação do paciente, evitando trauma cutâneo e mucoso;

- Compressas úmidas com solução de Burrow, nitrato de prata de 0,25% a 0,5% ou clorexidina a 0,05% para remover as crostas e atuar como antisséptico local;
- A sulfadiazina de prata é usada topicamente para evitar infecção local (excetuam-se os casos em que haja suspeita de a sulfa ser o fator etiológico);
- Cuidados oftalmológicos como a aplicação de lágrima artificial e retirada das pseudomembranas, para evitar sequelas;
- Administração endovenosa de macromoléculas (albumina) e solução salina isotônica;
- Administrar tranquilizantes;
- Administração de antibióticos orais ou por via endovenosa se necessário (queda de temperatura, deterioração do estado geral ou presença de bactérias na pele);
- Uso de anticoagulantes (heparina);
- Administração de imunoglobulina endovenosa. Os estudos demonstram que os pacientes que recebem IgEV nos quatro primeiros dias da doença apresentam parada da progressão e reepitelização mais rápidas.
- Administração de corticosteroides:[17] segundo alguns autores, o uso dos corticosteroides deve-se restringir à fase inicial da afecção, nas primeiras 48 horas ou ainda na fase de exantema se possível. Após o descolamento de grandes áreas da pele, é preciso dosar riscos e benefícios, em face do enorme risco de infecção.

Devem ser introduzidos o mais precocemente possível e em altas doses (80 a 150 mg de prednisona). Alguns autores preconizam doses até maiores (equivalentes a 250 mg de prednisona).

Alguns trabalhos sugerem a administração de anticorpos monoclonais anti-TNF (fator de necrose tumoral) e ciclosporina (3 a 5 mg/kg/dia) para o tratamento da NET.[6]

DRESS (ACRÔNIMO EM INGLÊS PARA: REAÇÃO À DROGA COM EOSINOFILIA E SINTOMAS SISTÊMICOS)
DEFINIÇÃO

Caracteriza-se por reação de hipersensibilidade idiossincrásica grave causada por drogas (Quadro 305.5).

QUADRO 305.5.

Drogas mais comuns	
Antiepilépticos aproximadamente 90% dos casos	Fenitoína Carbamazepina Fenobarbital Lamotrigina
Outras drogas	Sulfas Alopurinol

Alguns autores sugerem associação entre o herpes-vírus humano 6 (HHV-6) e a DRESS.

QUADRO CLÍNICO

Caracteriza-se por quadro de exantema morbiliforme que acomete inicialmente a face, o tronco e membros superiores e que, depois, progride para os membros inferiores.

O início do quadro é acompanhado de febre.

Na evolução da doença, as lesões tornam-se infiltradas e ocorre edema da face com predominância periorbicular. Podem ocorrer também lesões "em alvo" ou pustulosas e, na progressão da doença, as lesões tornam-se purpúricas, principalmente nos membros inferiores.

Observa-se linfadenopatia dolorosa e generalizada em aproximadamente 75% dos casos.

Alterações laboratoriais como leucocitose, eosinofilia e linfocitose atípica são características da doença.

DIAGNÓSTICO (SEGUNDO O CONSENSO JAPONÊS)

- Erupção exantemática morbiliforme após três semanas de início da droga;
- Sintomas persistentes mesmo após retirada da droga causal;
- Febre;
- Alterações hepáticas (TGP > 100 u/L);
- Alterações leucocitárias: leucocitose > 11.000 mm³, leucocitose atípica > 5%, eosinofilia > 1.500 mm³;
- Linfadenopatia;
- Reativação do herpesvírus 6.

TRATAMENTO[6]

- Corticosteroideterapia sistêmica: 1 a 2 mg/kg/dia de prednisona
- Imunoglobulina endovenosa → Caso não haja melhora com a administração da corticosteroideterapia
- Plasmaférese →

Observação

Avaliar a dose de corticosteroide a ser administrada (risco/benefício). Tendo-se em vista a possibilidade de aumentar a carga viral.

ERITRODERMIA
DEFINIÇÃO

Caracteriza-se por eritema generalizado que se instala rápida ou lentamente e pode ser acompanhado de edema e de descamação.

ETIOLOGIA

Geralmente, ocorre pelo agravamento de dermatoses preexistentes como eczemas, líquen plano, pitiríase rubra pilar, psoríase, pênfigo foliáceo, escabiose, leucemia e linfoma ou pela ingestão de drogas. As drogas que desencadeiam eritrodermia com mais frequência são: ácido acetilsalicílico;

sulfassalazina; tetraciclina; cetoconazol; sulfas; gentamicina; captopril; anticonvulsivantes; alopurinol.[21]

As menos frequentes são: metotrexato; etretinato; minoxidil; e timolol.

QUADRO CLÍNICO

As áreas de eritema tornam-se confluentes com presença de edema. O prurido pode ser intenso e pode ocorrer também perda generalizada de cabelos, pelos e unhas nos casos mais crônicos. Não é rara a ocorrência de adenopatia reacional.

Nos casos de eritrodermia desencadeada por drogas, o aparecimento do quadro pode ocorrer até quatro semanas após o início do uso.

DIAGNÓSTICO

Clínico, mas a biópsia pode determinar a doença de base e afastar a hipótese de linfoma cutâneo. A presença de atipia nas células mononucleares pode ser o primeiro sinal dessa doença. Nos casos suspeitos, devem ser realizados periodicamente biópsias e hemogramas para pesquisar atipias celulares.

TRATAMENTO

A utilização de compressas de água ou de soro fisiológico é útil na fase aguda, promovendo vasoconstrição superficial e limitando o edema dérmico. O uso de emolientes é benéfico nos casos com intensa esfoliação.

O prurido é controlado com o uso de anti-histamínicos orais.

Os corticosteroides tópicos podem ser usados na forma de cremes, pomadas ou loções, dependendo das áreas acometidas (os corticosteroides sistêmicos são empregados nos casos mais extensos).

Em casos de eritrodermia psoriásica, pode-se utilizar metotrexate, ciclosporina, tioguamina, hidroxiureia e micofenolato de mofetila. Recentemente, foram introduzidos tratamentos imunobiológicos (alefacept, infliximab, efalizumab e outros).

É importante monitorizar o balanço hídrico e o peso do paciente diariamente, principalmente em idosos.

CANDIDÍASE

ETIOLOGIA

A candidíase ou moniliase é originada principalmente pela *Candida albicans* (em 80% a 90% dos casos). Embora esse fungo seja encontrado na mucosa oral de 40% a 50% dos indivíduos normais, seu crescimento patológico deve-se principalmente ao estado imunitário do hospedeiro. Ocorre com frequência em pacientes que estão em uso prolongado de citostáticos, corticosteroides e antibióticos.[22]

QUADRO CLÍNICO

A manifestação mais comum ocorre na mucosa oral e na língua, com eritema intenso recoberto, na maioria das vezes, por placas esbranquiçadas (candidíase aguda pseudomembranosa) que, ao serem removidas, mostram superfície cruenta e sangrante. Em pacientes imunodeprimidos ou submetidos à antibioticoterapia prolongada, observa-se, com frequência, eritema, geralmente na língua (candidíase aguda atrófica eritematosa).[23]

As lesões podem se estender à faringe, ao esôfago, à laringe e por todo o trato gastrintestinal.

É comum a instalação do fungo em áreas intertriginosas em razão do calor e da umidade, com prurido seguido de pústulas que se rompem, deixando área de eritema brilhante e um colarete de escamação na periferia. As lesões satélites são características dessa afecção.

O acometimento das unhas, interdígitos e genitais pode ocorrer, porém não representa um problema usual em terapia intensiva.

A candidíase disseminada, acometendo pulmões, baço, rins, fígado, coração, olhos e cérebro é rara e ocorre, geralmente, em pacientes com neoplasias, que utilizam medicações imunossupressoras ou que se submeteram à transplante de medula óssea.

DIAGNÓSTICO

Comprovado pelo exame micológico direto e pela cultura em meio de Sabouraud. Se necessário, recorre-se às técnicas mais modernas como a detecção de antígenos de *Candida* sp e o uso de meios cromogênicos para isolamento e identificação das espécies.[24-26]

TRATAMENTO[27,18]

- Corrigir os fatores predisponentes quando possível.
- Higiene frequente do local ou bochechos com água bicarbonatada.
- Na candidíase oral, o tratamento é realizado com soluções ou cremes de nistatina ou anfotericina B.
- Bochechar e depois engolir, três vezes ao dia, suspensão oral de nistatina, 100 a 600 mil UI, ou anfotericina B, 80 mg/mL.
- Cremes à base de nistatina ou derivados imidazólicos, tais como clotrimazol, miconazol, cetoconazol, oxiconazol ou terconazol para o tratamento das lesões cutâneas e intertriginosas.
- Itraconazol ou fluconazol para os casos mais graves.
- Flucitosina ou anfotericina B em casos de infecções sistêmicas.

ECZEMA ASTEATÓSICO

Quadro habitual em pacientes idosos ou de meia-idade, provocado pela desidratação da pele. A pele, principalmente dos membros inferiores, encontra-se seca e rachada, sem vesículas.

Embora não cause complicações sistêmicas, deve ser tratado devido à possibilidade de infecção secundária. O tratamento consiste na utilização de hidratantes, emolientes e cremes contendo hidrocortisona a 1%. Normalmente, as pomadas e unguentos são mais eficientes por conterem maior porcentagem de gordura.

DERMATITE DE CONTATO

Muito comuns em pacientes internados em UTI. Podem ser do tipo alérgico ou irritativo e desencadeadas pelo uso de sabões ou antissépticos, medicações tópicas e fitas adesivas de curativos.[6,18]

O diagnóstico é realizado pela presença de eritema com pápulas e vesículas, comumente acompanhadas de prurido. A erupção limita-se à área de contato e, algumas vezes, apresenta limites angulados.

O tratamento consiste, primariamente, em eliminar a causa. Usam-se também compressas úmidas com água boricada, solução de Burrow ou permanganato de potássio a 1:30.000 ou 1:40.000, 2 a três vezes por dia, seguidas de corticosteroides tópicos. Os sistêmicos são utilizados nos casos mais extensos.

Além da terapêutica clássica convencional, introduziu-se no arsenal terapêutico o uso de medicamentos imunomoduladores tópicos (inibidores da calcineurina) como o pimecrolimus e o tacrolimus.

Nos casos que apresentam infecção secundária, associam-se pomadas antibióticas pouco sensibilizantes contendo ácido fusídico, gentamicina ou mupirocina.

Os antibióticos sistêmicos são reservados para os casos disseminados.

REFERÊNCIAS BIBLIOGRÁFICAS

1. Patel GK, Finlay AY. Staphylococcal scalded skin syndrome: diagnosis and management. Am J Clin Dermatol. 2003;4(3):165-75.
2. Handler MZ, Scwartz RA. Staphylococcal scalded skin syndrome: diagnosis and management in children and adults. J Eur Acad Dermatol Venereol. 2014 Nov;28(11):1418-23.
3. Kato T, Fujimoto N, Nakanishi G, Tsujita Y, Matsumura K, Equchi Y, et al. Adult Staphylococcal Scalded Skin Syndrome Successfully Treated with Plasma Exchange. Acta Derm Venereol. 2015 Apr 28;95(5):612-3.
4. Burgin S. New drugs, new rashes: update on cutaneous drug reactions. Adv Dermatol. 2005;21:279-302.
5. Mokhtari F, Nikyar Z, Naeini BA, Esfahini AA, Rahmani S. Adverse cutaneous drug reactions: Eight year assessment in hospitalized patients. J Res Med Sci. 2014 Aug;19(8):720-5.
6. Criado PR, Criado RFJ. Reações às drogas: o espectro dermatológico na prática clínica. 1ª edição. Barueri: Editora Manole, 2014.
7. Larenas Linnemann D, Medina-Ávalos MA, Ortega-Martell JÁ, Beirana-Palencia AM, Rojo-Gutiérrez ML, Morales-Sánchez MA, et al. Mexican guidelines on the diagnosis and treatment of urticaria. Rev Alerg Mex. 2014;61 Suppl 2:S118-93.
8. Gillis S. The trombocytopenic purpuras. Recognition and management. Drugs. 1996;51(6):942-53.
9. Ortiz-San Juán F, Blanco R, Hernández JL, Pina T, González-Vela MC, Fernández-Llaca H, et al. Drug associated cutaneous vasculitis: study of 239 patients from a single referral center. J Rheumatol. 2014;41(11):2201-7.
10. Williams PM, Conklin RJ. Erythema multiforme: a review and contrast from Stevens-Johnson syndrome/toxic epidermal necrolysis. Dent Clin North Am. 2005 Jan;49(1):67-76, viii.
11. Borchers AT, Lee JL, Naguwa SM, Cheema GS, Gershwin ME. Stevens-Johnson syndrome and toxic epidermal necrolysis. Autoimmun Rev. 2008 Sep;7(8):598-605.
12. Mockenhaupt M, Viboud C, Dunant A, Naldi L, Halevy S, Bouwes Bavinck JN, et al. Stevens-Johnson syndrome and toxic epidermal necrolysis: assessment of medication risks with emphasis on recently marketed drugs. The EuroSCAR-study. J Invest Dermatol. 2008 Jan;128(1):35-44.
13. Choy AC, Yarnold PR, Brown JE, Kayaloglou GT, Greenberger PA, Patterson R. Virus induced erythema multiforme and Stevens-Johnson syndrome. Allergy Proc. 1995;16(4):157-5.
14. Salton A, Ohya T, Yoshida S, Hosoya R, Nishimura K. A case report of Stevens-Johnson syndrome with mycoplasma pneumoniae infection. Acta Paediatr Jon. 1995;37(1):113-5.
15. Tartarone A, Lerose R. Stevens-Johnson syndrome and toxic epidermal necrolysis: what do we know? Ther Drug Monit. 2010 Dec;32(6):669-72.
16. Worswick S, Cotliar J. Stevens-Johnson syndrome and toxic epidermal necrolysis: a review of treatment options. Dermatol Ther. 2011 Mar-Apr;24(2):207-18.
17. Schneck J, Fagot JP, Sekula P, Sassolas B, Roujeau JC, Mockenhaupt M. Effects of treatments on the mortality of Stevens-Johnson syndrome and toxic epidermal necrolysis: A retrospective study on patients included in the prospective EuroSCAR Study. J Am Acad Dermatol. 2008 Jan;58(1):33-40.
18. Belda JR W, Di Chiacchio N, Criado PR. Tratado de dermatologia. 2ª edição. Rio de Janeiro: Editora Atheneu, 2014
19. Paquet P, Piérard GE. New insights in toxic epidermal necrolysis (Lyell's syndrome): clinical considerations, pathobiology and targeted treatments revisited. Drug Saf. 2010 Mar 1;33(3):189-212.
20. Bastuji-Garin S, Fouchard N, Bertocchi M, Roujeau JC, Revuz J, Wolkenstein P. SCORTEN: a severity-of-illness score for toxic epidermal necrolysis. J Invest Dermatol. 2000 Aug;115(2):149-53.
21. Mistry N, Gupta A, Alavi A, Sibbald RG. A review of the diagnosis and managementof erythroderma (generalized red skin). Adv Skin Care. 2015 May;28(5):228-36.
22. Lacaz CS, Porto E, Martins JEC, Heins-Vaccari EM, Melo NT. Leveduras de interesse médico. In: Lacaz CS, Porto E, Martins JEC, Heins-Vaccari EM e Melo NT. Tratado de micologia médica Lacaz. 9ª ed. São Paulo: Sarvier, 2002. p.123-73.
23. Zaitz. C, Marques AS, Campbel I. Compêndio de Micologia Médica. 2ª edição. Rio de Janeiro: Editora Guanabara Koogan, 2010
24. Lacaz CS, Porto E, Martins JEC, Heins-Vaccari EM, Melo NT. Técnicas micológicas e imunológicas. Técnicas de coloração em micologia. Micopatologia. Meios de cultivo. Preparo de antígenos micóticos. Métodos bioquímicos e imunoquímicos para os estudo de antígenos fúngicos. Prova de PCR. In: Lacaz CS, Porto E, Martins JEC, Heins-Vaccari EM, Melo NT. Tratado de micologia médica Lacaz. 9ª ed. São Paulo: Sarvier, 2002. p.918-90.
25. Araujo CR, Miranda KC, Passos XS, et al. Identificação das leveduras do gênero Candida por métodos manuais e convencionais e pelo método cromógeno CHROMagar Candida. Rev Patol Tropical. 2005;34:37-42.
26. Pincus DH, Orenga S, Chatellier S. Yeast identification - past, present and future methods. Medical Mycology. 2007;45:97-121.
27. Rex JH, Walsh TJ, Sobel JD, Filler SG, Pappas PG, Dismukes WE, et al. Practice guidelines for the treatment of candidiasis. Clin Infect Dis. 2000;30:662-78.

CAPÍTULO 306
ÚLCERA POR PRESSÃO

Mariana F. do Espírito Santo
Maria Emilia Gaspar Ferreira Del Cistia

DESTAQUES

- Um dos maiores desafios para a assistência de pacientes graves é a ocorrência de complicações advindas do estado de saúde e/ou de tratamento clínico dispensado.
- O agravo na condição clínica, os constantes procedimentos realizados e as complicações que podem advir do quadro de saúde podem aumentar a permanência do paciente na UTI, e com isso a assistência prestada é impactada diretamente.
- Com o aumento da população idosa e das comorbidades, a evolução crítica dos pacientes vem se agravando ao longo dos anos, e com isso a condição da pele se deteriora, devido à longa hospitalização, aos medicamentos, em específico as drogas vasoativas, à desnutrição, entre outras.
- Devido à complexidade da problemática que a úlcera por pressão (UPP) pode desencadear, foi considerada pela Agency for Health care Policy and Research (ACPHR) um indicador de qualidade na saúde.
- No Brasil, o Ministério da Saúde, em abril de 2013, institucionalizou pela Portaria nº 529 o Programa Nacional de Segurança do Paciente (PNSP), que inclui a UPP como uma das principais áreas de atenção.
- A incidência de UPP em Unidade de Terapia Intensiva nos hospitais brasileiros tem apresentado índices que variam de 25,8% a 62,5%.

INTRODUÇÃO

Um dos maiores desafios para a assistência de pacientes graves é a ocorrência de complicações advindas do estado de saúde e/ou do tratamento dispensado a este. Apesar dos avanços tecnológicos e científicos nos cuidados com a saúde, alguns problemas ainda persistem na atualidade, como as úlceras por pressão (UPP).[1]

O agravo na condição clínica, os constantes procedimentos realizados e as complicações que podem advir do quadro de saúde podem aumentar a permanência do paciente na UTI, e com isso a assistência prestada é impactada diretamente, elevando o risco do desenvolvimento de danos que excedem aos cuidados especializados da equipe multiprofissional.[2-4]

O envelhecimento da população mundial oferece desafios médicos e socioeconômicos aos órgãos governamentais e à sociedade. À medida que se apresenta a mudança demográfica, com aumento expressivo da expectativa de vida, observa-se aumento da população idosa, principalmente dentro das UTI.[5-8]

O ambiente de UTI já é considerado fator de risco para o desenvolvimento da UPP em qualquer idade, devido às suas particularidades. Quando nos deparamos com o idoso internado em condições clínicas graves, por agravamento de uma comorbidade ou, por exemplo, sepse, diagnóstico comum nessa faixa etária, identificamos risco maior para desenvolvimento de complicações relacionado à fragilidade da pele, como UPP, e aumento da mortalidade por causa da escassa reserva fisiológica do paciente.[8-9]

A pele do idoso necessita de cuidado especial, visto que o risco de lesão nessa faixa etária aumenta em virtude da diminuição da função de barreira e da maior dificuldade em perceber estímulos traumáticos e agressivos, devido à capacidade reduzida dos receptores sensoriais.[5,10]

A UPP é uma das complicações mais incidentes que tem despertado a preocupação dos profissionais da saúde e de especialistas, por tratar-se de um problema que, na maioria das vezes, pode ser evitável. Tal problema, quando instalado, implica custos para as instituições de saúde, além de acarretar aumento em tempo de internação, risco de infecção, sofrimento físico e psicológico para o paciente e seus familiares, favorecendo ao surgimento de novos agravos.[2-3,5]

Devido à complexidade da problemática que a UPP pode desencadear, foi considerado pela Agency for Health care Policy and Research (ACPHR) um indicador de qualidade na saúde.[8]

No Brasil, o Ministério da Saúde, em abril de 2013, institucionalizou pela Portaria nº 529 o Programa Nacional de Segurança do Paciente (PNSP), que inclui a UPP como uma das principais áreas de atenção e tem por objetivo geral contribuir para a qualificação do cuidado em saúde em todos os estabelecimentos de território nacional.[8-9]

Este capítulo visa não só apresentar as recomendações para incidência, etiologia, classificação, prevenção e tratamento da UPP, como também a avaliação do paciente baseada em evidências científicas frente a esse evento adverso.

EPIDEMIOLOGIA

Estimar percentuais de incidência e prevalência das UPP é tarefa difícil, tendo em vista a diversidade das populações suscetíveis ao seu desenvolvimento, bem como os diversos cenários em que podem ser encontradas. Os índices de incidência e de prevalência são utilizados como indicadores de qualidade no cuidado prestado: baixos índices apontam para a efetividade das medidas preventivas realizadas nas instituições.[1,3,11]

No contexto da terapia intensiva, a ocorrência de UPP pode apresentar-se com números mais elevados, em decorrência de gravidade dos pacientes, frequentes procedimentos terapêuticos, imobilidade no leito, conexão de dispositivos específicos, perda de massa muscular e longos períodos de internação.[3]

Registra-se, nos últimos anos, aumento no número de pesquisas e nos investimentos à aquisição de novos produtos e/ou dispositivos para prevenção e tratamento das UPP. Entretanto, a literatura internacional ainda apresenta prevalência que varia de 4% a 49% e incidência de 3,8% a 12,4% em ambiente de cuidados críticos.[1,3]

A incidência de UPP em UTI nos hospitais brasileiros tem apresentado índices que variam de 25,8% a 62,5%, porém observa-se que esses resultados decrescem quando as instituições implementam programas de prevenção.[1,3,8] A exemplo da experiência de um hospital universitário, em São Paulo, cuja taxa de incidência de 41,02 diminuiu para 23,1%, após a implementação de protocolo de prevenção de UPP com base nas diretrizes do National Pressure Ulcer Advisory Panel (NPUAP).[1]

No que diz respeito à localização das úlceras, as incidências dos principais locais anatômicos que podem desenvolver a UPP são: região occipital 1%, escapular 0,5%, processo espinhoso 1%, cotovelo 3%, crista ilíaca 4%, sacral 23%, trocanter 15%, isquiática 24%, joelho 6%, crista pré-tibial 2%, maléolos 7% e calcâneo 8%.[8] Um estudo revela que na UTI as áreas mais incidentes são sacral e calcâneos.[11]

A redução da incidência das UPP acarreta benefícios tanto para o paciente quanto para a instituição, como: diminuição de custos com antibióticos e curativos, melhora da qualidade de vida do paciente e maior disponibilidade da equipe de enfermagem em realizar outros procedimentos não relacionados às feridas. A prevenção desse agravo fortalece as metas do programa de segurança ao paciente, que visa minimizar os danos decorrentes da hospitalização.[3,11]

CONCEITO E ETIOLOGIA

A UPP é uma lesão localizada na pele e/ou no tecido ou em estruturas subjacentes, geralmente sobre uma proeminência óssea, resultante de pressão isolada ou de pressão combinada com cisalhamento.[29,32]

O desencadeamento de UPP pode ser complexo e multifatorial, existe um conjunto de fatores relevantes que se denominam como intrínsecos e extrínsecos para tal processo. A pressão, considerada o principal agente extrínseco para o desenvolvimento da UPP, tem sua capacidade de destruição influenciada por sua intensidade, durabilidade e tolerância do tecido. Associadas à pressão, também temos como fator extrínseco as forças de fricção, cisalhamento e aumento da umidade com presença de incontinência urinária e/ou fecal, agravando o risco do desenvolvimento de UPP.[12]

A compressão prejudica o fornecimento de sangue ao tecido, levando à insuficiência vascular, anoxia do tecido, ou seja, o fluxo sanguíneo e de nutrientes é interrompido, podendo levar à isquemia local e, eventualmente, necrose celular, evoluindo assim para UPP.[12]

A pressão capilar é uma das protagonistas no desenvolvimento da UPP. Estima-se que a pressão para o fechamento capilar seja o valor mínimo de pressão necessário para a falência do capilar, que, por sua vez, levará à anoxia tecidual. A pressão considerada para essa falência é de 12 a 32 mmHg.[33]

As regiões principais para evolução da UPP são as proeminências ósseas do corpo, como a região sacrococcígea, trocanteriana, isquiática e espinha ilíaca, joelhos (face anterior, medial e lateral), tornozelos, calcâneos, cotovelos, espinha dorsal, região occipital e orelhas. E, nos pacientes graves, outras regiões do corpo submetidas às pressões extremas exercidas por equipamentos ou dispositivos, como os tubos orotraqueais e nasogástricos, oxímetros de pulso, meias elásticas, entre outros, também estão expostas ao risco de surgimento destas lesões.[13]

Em pacientes graves, fricção e cisalhamento são muito comuns, eles se dão simultaneamente por não conseguirem se movimentar sozinhos. Também ocorrem em pacientes agitados que se mobilizam de forma inadequada no leito. A força de fricção ocorre quando duas superfícies se movimentam uma sobre a outra, acarretando a destruição dos tecidos. Durante as mobilizações realizadas, principalmente pela equipe de enfermagem, frequentemente o paciente é arrastado sobre a superfície, em vez de ser elevado com auxílio de um forro móvel, colaborando assim para o desenvolvimento da UPP.[8,12]

A força de cisalhamento ocorre quando o paciente desliza na cama e a pele permanece imóvel, gerando danos aos tecidos. O músculo é o mais acometido, e a região sacral, a área mais afetada.[8,12]

Os indivíduos podem apresentar diferentes fatores de risco intrínsecos, como condições de idade avançada, obesidade, desnutrição, edema, desidratação, doença vascular periférica, anemia, hipoalbumia, diabetes melito, contraturas musculares, lesão medular espinhal, comorbidades e percepção sensorial prejudicada.[12]

Em geral, se aceita que a pressão mantida por período de duas horas pode ocasionar lesão isquêmica nos pacientes que possuem fatores de risco padrão; para os pacientes com grave comprometimento do estado geral, pode desenvolver lesões em período menor que duas horas, devido aos fatores intrínsecos específicos associados a ele.[12,15]

Os indivíduos que estão em estado grave agregam mais fatores de risco para UPP, como restrição de movimentos por períodos prolongados de tempo e uso de drogas sedativas e analgésicas, as quais diminuem a percepção sensorial e a mobilidade, vasoconstrição medicamentosa, incontinência urinária e/ou fecal, alterações neurológicas, instabilidade hemodinâmica, nefropatias (tratamento dialítico), pós-operatório de cirurgias complexas, ventilação mecânica, sepse, alterações circulatórias, perfusão tissular alterada.[1,12-13]

O excesso de umidade devido à incontinência urinária e principalmente fecal é o fator de risco mais importante para o paciente internado na UTI, seguido da diminuição da percepção sensorial. Estudo mostra que a incidência de incontinência fecal é de 57,14% e que corrobora para o déficit nutricional, aumentando o risco para UPP.[2,14]

Durante muitos anos, acreditou-se que a amônia provinda da urina era responsável pelo dano na pele, mas trabalhos mostram que o dano resulta do pH alcalino. Este, nos pacientes com incontinência fecal e/ou urinária, é o responsável pela ativação de lipases e proteases, enzimas que atuam na quebra de proteínas e contribuem para a erosão na pele.[12]

A incontinência fecal é prejudicial à pele, pois as enzimas fecais enfraquecem a integridade do tecido e lhe causam danos. Além disso, a constante higienização, motivada pela incontinência, remove suas barreiras naturais, deixando-a vulnerável às lesões, como, inicialmente, a dermatite associada à incontinência e, em consequência, a UPP, principalmente em região sacral, devido ao contato contínuo com a umidade.[12, 16,21]

O risco do aparecimento da UPP em pacientes com incontinência urinária e/ou fecal é de 22 vezes.[13]

FISIOPATOLOGIA E CLASSIFICAÇÃO

Formando o maior sistema orgânico humano, a pele é indispensável para a vida, atuando como barreira entre os órgãos internos e o ambiente externo e em funções vitais. Ela é contínua com a mucosa nas aberturas externas e nos sistemas urogenital, respiratório e digestivo.[8,12]

A pele corresponde a 15% do peso corporal do homem; em sua resistência e flexibilidade, determinam a sua plasticidade, revestindo e protegendo o organismo, com capacidade, renovadora, de reparação e impermeabilidade. É um órgão ativo, dinâmico e em constantes mudanças biológicas e bioquímicas.[8, 12]

A pele apresenta três camadas: epiderme, derme e tecido subcutâneo. A epiderme, camada mais externa, avascular, visível, fina, formada por queratinócitos e melanócitos, funciona como barreira protetora aos ferimentos e contaminantes. A derme é a camada intermediária, composta pelo maior número de anexos, como os vasos sanguíneos, fibras e terminações nervosas; há a produção do colágeno, da elastina e reticulina, responsáveis pela elasticidade. O tecido subcutâneo serve como suporte e acolchoamento para os órgãos internos.[8,12]

A pele interage com o meio ambiente externo e suas funções são: proteger as estruturas internas de agressões por agentes químicos, físicos, biológicos, microrganismos e toxinas. Além de manter a homeostasia, o equilíbrio eletrolítico e temperatura do organismo.[8,12]

O processo de cicatrização se inicia quando há quebra da integridade da pele e fisiologicamente se estende até após a cicatrização completa da ferida. A cicatrização da ferida é um processo complexo, em que múltiplos fatores devem ser considerados, como fatores internos e externos, locais ou sistêmicos.[8,12]

Didaticamente, o processo de cicatrização se divide em quatro fases: hemostática, inflamatória, proliferativa e de remodelação. Essas fases se interpõem, não existindo tempo específico para cada uma.[12]

Existem fatores locais e sistêmicos que interferem no processo de cicatrização; para os pacientes internados na UTI, esses fatores intensificam-se. Consideramos como fatores locais infecção, formação de necrose seca, corpo estranho, edema, pressão, fricção, cisalhamento, tensão de oxigênio e quebra ineficiente de fibrina. Os fatores sistêmicos são estado nutricional deficiente, fatores metabólicos, idade, imunossupressão, drogas vasoativas, distúrbio de coagulação e condições neurológicas ou psicológicas.[18]

A UPP pode ser classificada de acordo com quantidade visível de perda tecidual, local anatômico, profundidade, quantidade de exsudato.[15]

O primeiro consenso elaborado pelo órgão americano NPUAP para avaliação das UPP foi criado em 1989, com recomendações específicas para um sistema uniforme de estadiamento para esse tipo de lesão, visando sua utilização pela comunidade internacional. Ele sugeriu a classificação das UPP em estágios de I a IV com descrições clínicas específicas em relação à profundidade de perda do tecido.[15, 29]

Com revisões frequentes, em 2007 esse órgão acrescentou dois novos estágios à classificação do estadiamento das UPP já existente. São eles: suspeita de lesão tissular profunda e úlceras não classificáveis ou não estadiáveis.[15,29]

Novos guias de prevalência e de tratamento das UPP editados pelo NPUAP e pelo European Pressure Ulcer Advisory Panel (EPUAP), em 2009, elaboraram novo sistema de uso internacional para a classificação das UPP. A palavra "Categoria" foi adicionada com um significado neutro, sem hierarquia, em substituição às palavras "estágio" ou "grau". São definidas quatro categorias. Na Europa, pela EPUAP os termos "Não classificáveis/Não estadiáveis" e "Suspeita de Lesões Profundas" são incorporados como categoria IV. Já nos Estados Unidos da América, pela NPUAP decidiu-se pela adição de um bloco separado do texto guia.[29]

O último *guideline* de 2014 sobre prevenção e tratamento de UPP da NPUAP/EPUAP e Pan Pacific (Pressure Injury Aliance) mantém a classificação como categoria e estágio para que os profissionais se adaptem ao novo termo. Desse modo, mantêm-se quatro categorias/estágios (Figuras 306.1 a 306.4) conforme a perda tecidual, as UPP não classificáveis e a suspeita de lesão profunda (Figuras 306.5 e 306.6).[12,29-30]

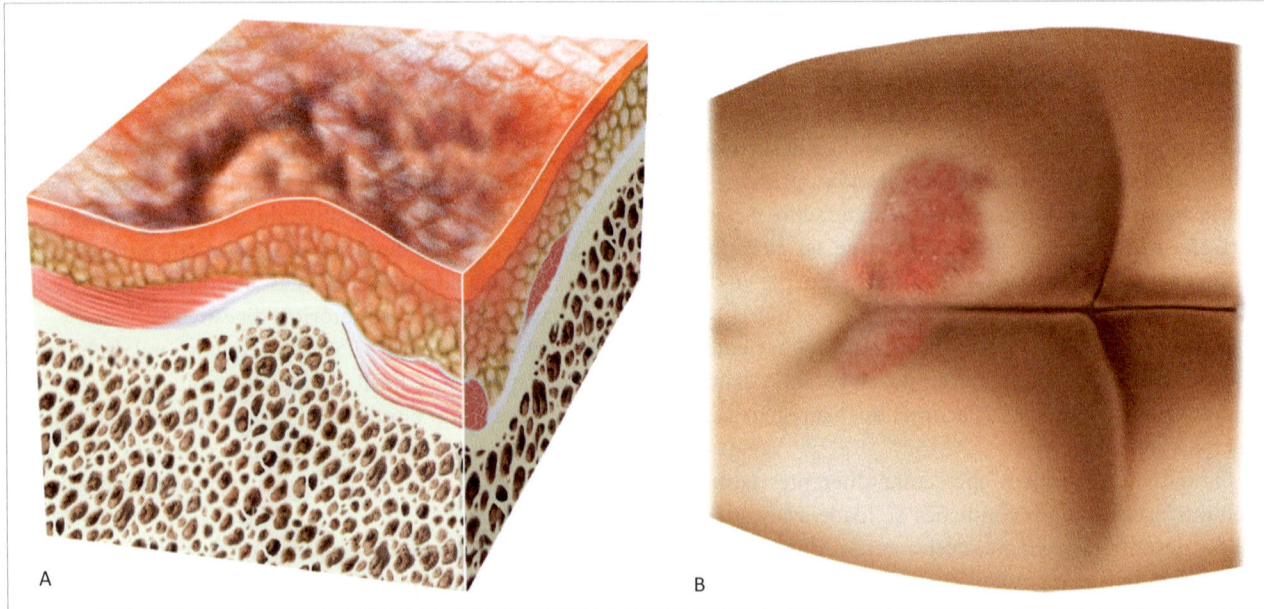

FIGURA 306.1. (A) UPP Categoria I – Anatomia. (B) UPP Categoria I. Categoria/Estágio I: Pele intacta com eritema não branqueável de uma região localizada, normalmente sobre proeminências ósseas. Em indivíduos de pele escura o branqueamento, por vezes, não é visível. Outros sinais, como alteração na coloração da pele, dor, calor, endurecimento e edema também são indicativos de UPP nesse estágio.

Fonte: NPUAP.

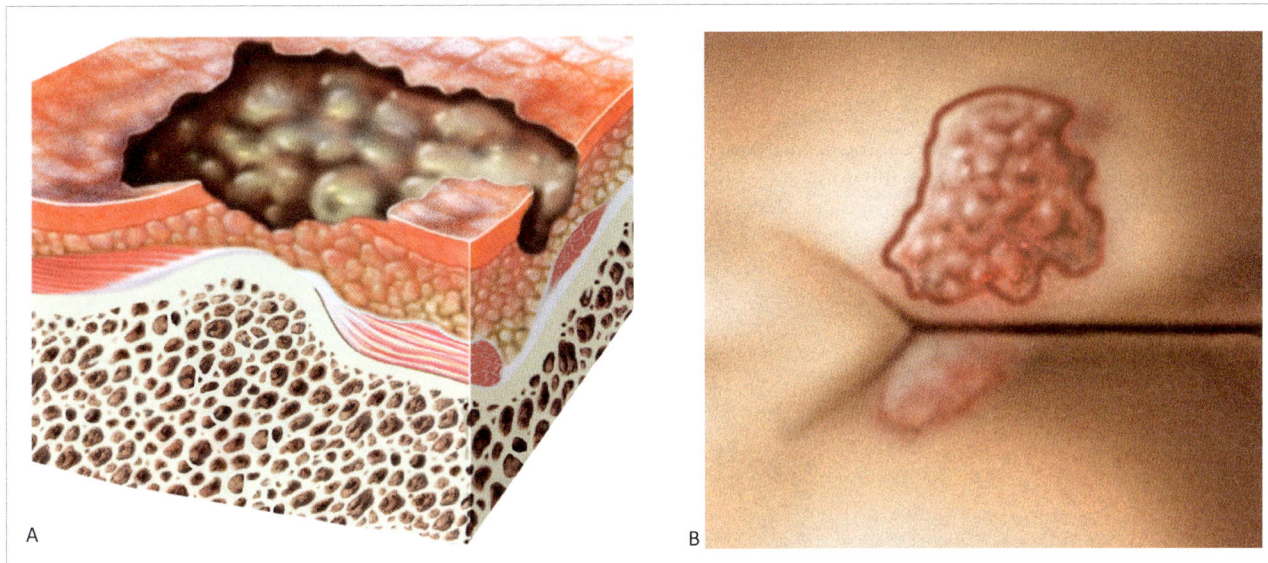

FIGURA 306.2. (A) UPP Categoria II – Anatomia. (B) UPP Categoria II. Categoria/Estágio II: Perda parcial da espessura da pele (epiderme e derme), que se apresenta como uma ferida superficial com leito vermelho, sem presença de esfacelo. Mostra-se também como flictena intacta ou rompida, preenchida por líquido seroso ou sero-hemático.
Fonte: NPUAP e arquivo pessoal de Maria Emilia G. F. Del Cistia.

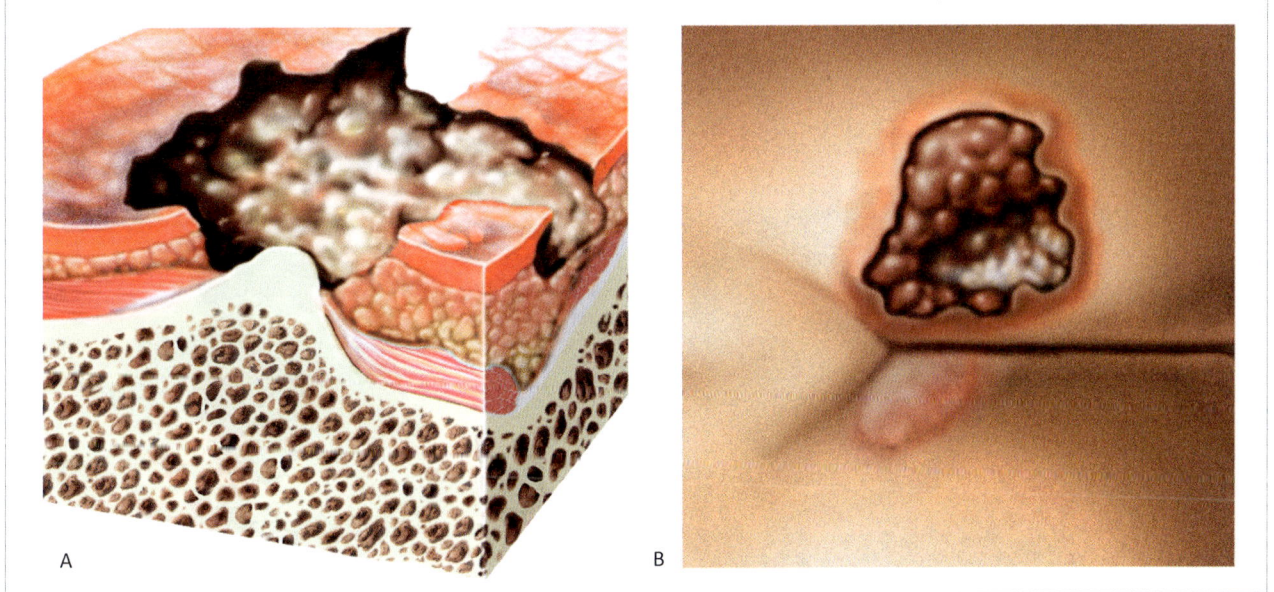

FIGURA 306.3. (A) UPP Categoria III – Anatomia. (B) UPP Categoria III. Categoria/Estágio III: Perda total da espessura da pele, com destruição completa da epiderme e derme. Esfacelos, cavidades e tunelizações podem estar presentes. Nessa categoria, a profundidade das UPP pode variar de acordo com a localização anatômica no paciente, por exemplo, em regiões que não apresentam o tecido subcutâneo: pavilhão auricular, ponta nasal, região occipital e maléolo. As úlceras por pressão podem ser pouco profundas. Já as áreas que apresentam tecido adiposo podem exibir úlceras por pressão categoria III extremamente profundas. O osso e o tendão não são visíveis ou diretamente palpáveis.
Fonte: NPUAP e arquivo pessoal de Maria Emilia G. F Del Cistia.

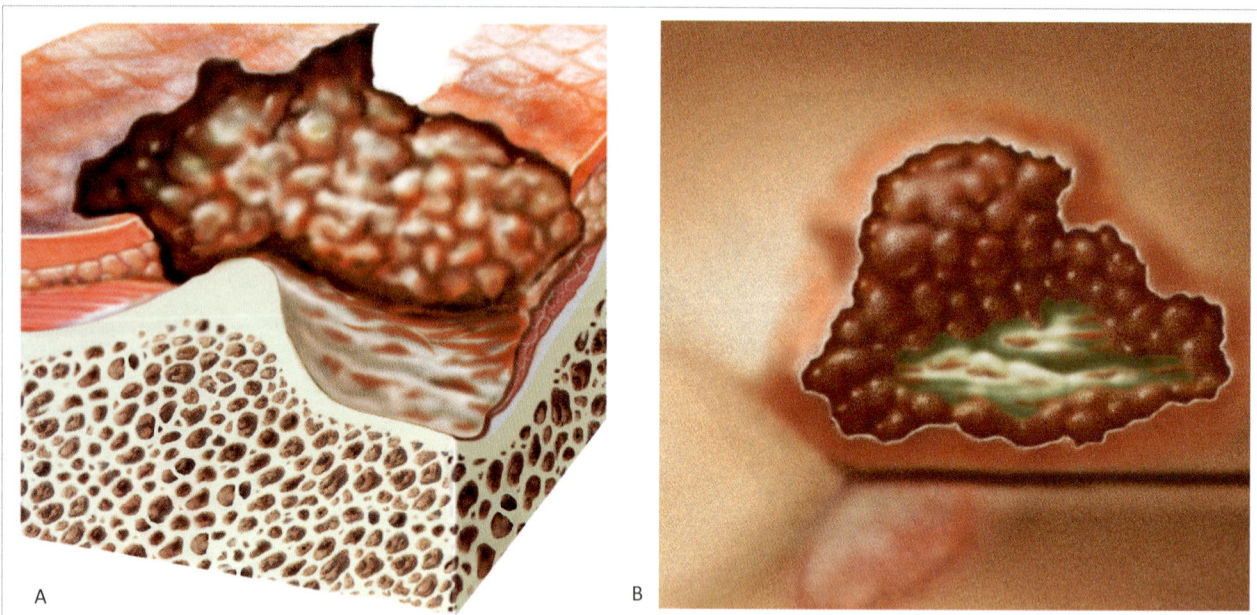

FIGURA 306.4. (A) UPP Categoria IV – Anatomia. (B) UPP Categoria IV. Categoria/Estágio IV: Perda total de tecido, com exposição óssea, de músculo ou tendão. O leito da ferida pode apresentar tecido necrótico, é frequente o aparecimento de tunelizações, descolamentos e fístulas. Nessa categoria, a profundidade das UPP pode variar de acordo com a localização anatômica no paciente, por exemplo, em regiões que não apresentam o tecido subcutâneo (adiposo): pavilhão auricular, ponta nasal, região occipital e maléolo. As UPP podem ser pouco profundas. As úlceras dessa categoria podem estender-se até o músculo e/ou estruturas de suporte (fáscia muscular, tendão e cápsulas das articulações). O osso, músculo ou tendão exposto é visível ou diretamente palpável.
Fonte: NPUAP e arquivo pessoal de Mariana F. Espírito Santo.

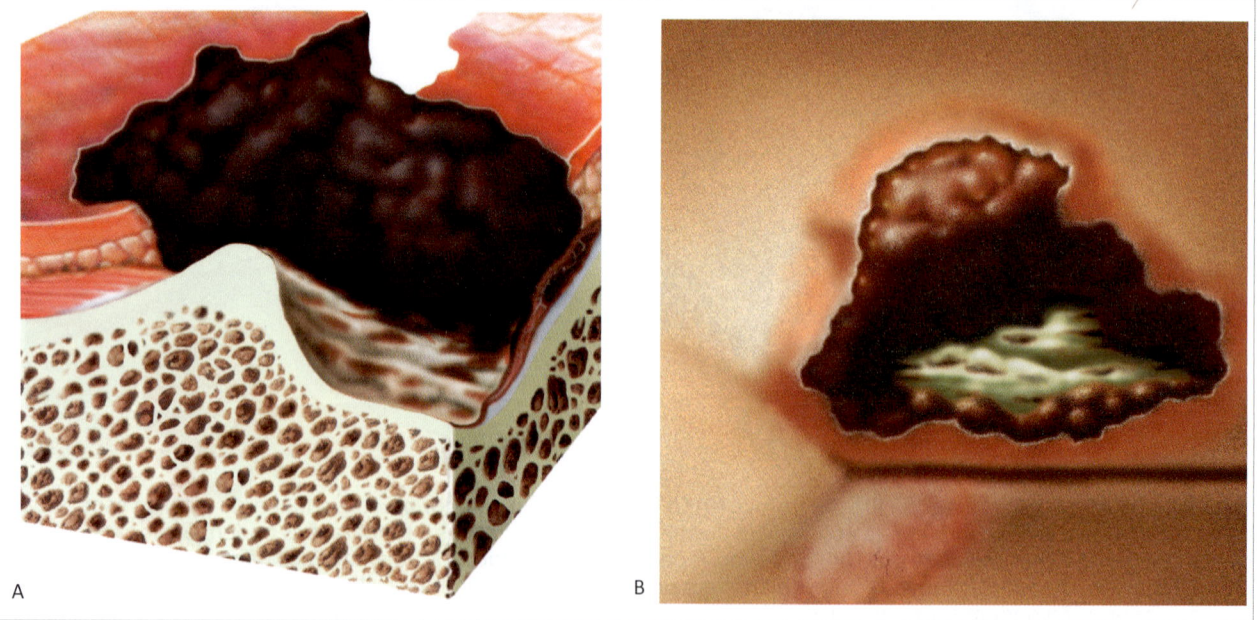

FIGURA 306.5. (A) UPP Não Classificável – Anatomia. (B) UPP Não Classificável. Não Classificável/Não Estadiável: É a perda de espessura total do tecido quando a base da úlcera é coberta por esfacelo, que pode ter coloração cinza, amarela, esverdeada e marrom e/ou há escara, que pode ter coloração marrom, castanha ou negra. Nessa categoria, a profundidade é desconhecida até que os tecidos descritos, quando presentes, sejam completamente removidos. Se houver *escara estável* que apresenta crosta necrótica seca, aderente, intacta, sem eritema ou flutuação nos calcâneos, não deve ser removida, pois servirá como proteção biológica natural do corpo.
Fonte: NPUAP e arquivo pessoal de Mariana F. Espírito Santo.

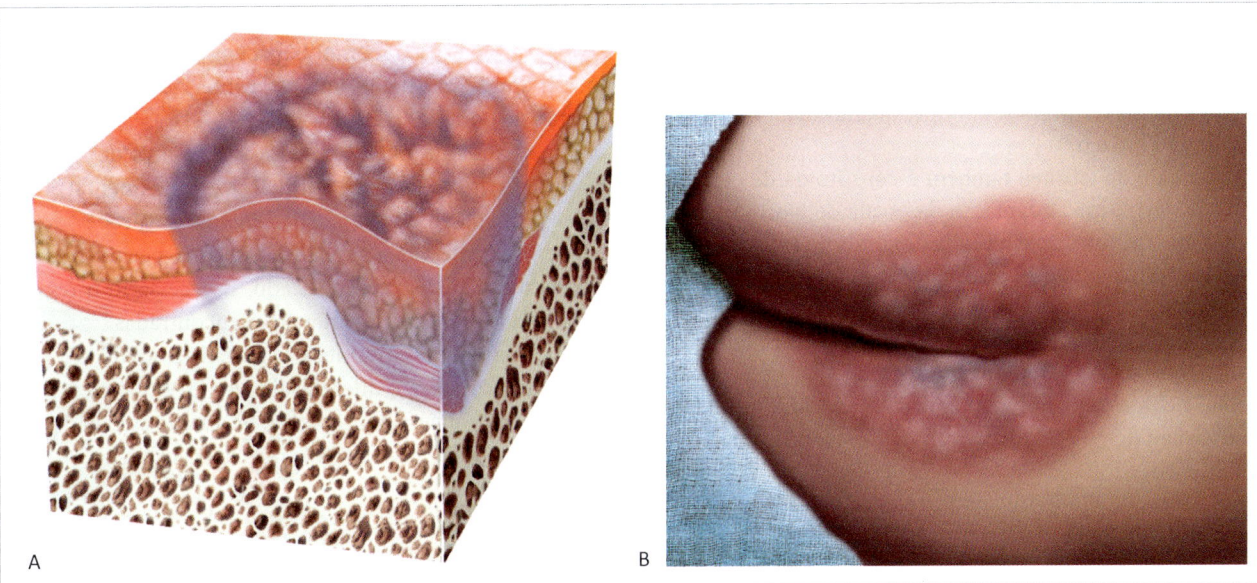

FIGURA 306.6. (A) UPP suspeita de lesão profunda – Anatomia. (B) UPP suspeita de lesão profunda. Suspeita de dano tecidual profundo ou suspeita de lesão profunda – profundidade não conhecida: Púrpura ou área de descoloração da pele intacta ou presença de flictena cheia de sangue devido a danos de tecidos moles subjacentes da pressão ou cisalhamento. A área pode ser precedida de um tecido que é doloroso, firme, mole, quente ou frio em relação aos tecidos adjacentes.
Fonte: NPUAP.

Ressalta-se que, após a classificação da UPP nos estágios/categorias I, II, III e IV citados, ele é mantido até sua cicatrização. Desse modo, o estadiamento reverso não é praticado, uma vez que, à medida que a UPP cicatriza para profundidades progressivamente mais superficiais, é preenchida por tecido de granulação, não sendo reposto o músculo, a gordura subcutânea e a derme antes de reepitelizarem.[18]

Ao considerar a complexidade da UPP, bem como o prejuízo físico, emocional e financeiro envolvido com seu desenvolvimento, fica evidente que a prevenção é a base para o cuidado do indivíduo em risco. No entanto, quando não é possível evitar a ocorrência da lesão, torna-se essencial conhecer as intervenções que aceleram o processo cicatricial, minimizam as complicações, reduzem o sofrimento e melhoram a relação custo-benefício do tratamento.[18]

PREVENÇÃO

Vimos que a UPP representa uma das principais complicações entre os pacientes críticos e é de difícil tratamento, em geral prolongado e oneroso, o que corrobora a premissa da prevenção. Portanto, diante de pessoas que apresentam riscos para o desenvolvimento de UPP, a equipe multiprofissional tem a responsabilidade de implementar medidas preventivas, no intuito de diminuir o impacto desse agravo.[10] A prevenção da UPP tem sido considerada indicador de qualidade não só do serviço de saúde, como também do cuidado da enfermagem, estes considerados eventos adversos ocorridos no processo de hospitalização, que reflete de forma indireta na qualidade do cuidado prestado.[26]

O reconhecimento dos indivíduos em risco de desenvolver UPP não depende somente da habilidade clínica do profissional, mas também do uso de um instrumento de medida, como uma escala de avaliação que apresente adequados índices de validade preditiva, sensibilidade e especificidade.[17]

A manutenção da integridade da pele dos pacientes restritos ao leito tem por base o conhecimento e a aplicação de medidas de cuidado relativamente simples; para os pacientes graves, devemos intensificar as medidas devido à complexidade clínica e setorial.[27]

A maioria dos casos de UPP pode ser evitada por meio da identificação dos pacientes em risco e da implantação de estratégias de prevenção confiáveis para todos os pacientes identificados como de risco.[27]

As medidas preventivas de UPP são universais e seguem seis etapas imprescindíveis, validadas pelo Protocolo de Úlcera por Pressão da ANVISA de 2013 e pela última revisão do *guideline* NPUAP 2014. São elas:

AVALIAÇÃO DE UPP NA ADMISSÃO DE TODOS OS PACIENTES[9, 24-25]

Recomenda-se que a avaliação da pele seja feita nas primeiras 24 horas de internação ou admissão, para detectar a existência de UPP ou de lesões de pele já instaladas, e que a avaliação de risco para a UPP seja efetuada em todos os pacientes.[19-21]

Existem alguns instrumentos de avaliação e predição do risco de desenvolver a UPP, como as escalas de Norton, Gosnell, Waterlow e de Braden.

A escala de Norton avalia em cinco parâmetros (condição física, nível de consciência, atividade, mobilidade e incontinência) pontuados com valores de 1 a 4, que produzem escores de 5 a 20 pontos, em que, quanto menor o escore, maior será o risco.[11]

A escala de Gosnell também é constituída de cinco fatores de risco, uma adaptação da escala de Norton, com o acréscimo de nutrição e retirada de condição física, com sua pontuação variante de 5 a 20 pontos, cuja fase crítica ainda está em testes.[19-21]

A escala de Waterlow utiliza outras variáveis, tais como IMC, continência, mobilidade, sexo, apetite, tipo de pele, débito neurológico, nutrição e medicação, com pontuações que variam de 10 a 20 escores – quanto maior a pontuação, maior o risco.[19-21]

A escala de Braden avalia a percepção sensorial, umidade, atividade, mobilidade, nutrição, fricção e cisalhamento. A pontuação máxima é de 23 pontos e quanto menor a pontuação, maior será o risco.[19-21]

No Brasil, a Escala de Braden foi traduzida, validada para a língua portuguesa e adaptada também à população pediátrica na versão Braden Q, sendo a mais bem definida operacionalmente, amplamente utilizada nas unidades hospitalares, com alto valor preditivo para o desenvolvimento de UPP, permitindo avaliação dos vários fatores relacionados à ocorrência de UPP.[25] Sua aplicação exige do avaliador exame detalhado das condições do estado do paciente quando comparada às escalas citadas, utilizadas para avaliação de risco de UPP em pacientes adultos. Recomendada pela Wound, Ostomy and Continence Nurses Society e Registered Nurses Association of Ontario/Canadá.[19-22]

Reavaliação diária de risco de desenvolvimento de UPP de todos os pacientes internados[9, 24-25]

A complexidade e a gravidade dos pacientes internados resultam na necessidade de reavaliação diária do potencial e do risco de desenvolvimento de UPP. A reavaliação diária permite aos profissionais de saúde ajustar sua estratégia de prevenção conforme as necessidades do paciente. O grau de risco, conforme especificado em várias ferramentas, permite que os profissionais implantem estratégias individualizadas para os pacientes.[9,24-25]

Prevenir UPP é um desafio e, quanto maior o número de fatores de risco presente, mais difícil é preveni-la. Uma vez presente, deter a sua piora torna-se o objetivo principal.[9,24-25]

Todo paciente deverá ser avaliado sistematicamente na admissão. Essa avaliação deve levar em consideração as fragilidades, vulnerabilidades e fatores de risco para o desenvolvimento de alterações de pele. A escala de risco de primeira escolha atualmente é a Escala de Braden.[9,19]

O desenvolvimento de UPP pode ocorrer em 24 horas ou manifestar-se em até cinco dias.[34]

Inspeção diária da pele

Pacientes que apresentam risco de desenvolvimento de UPP de acordo com a escala preditiva necessitam de inspeção diária de toda a superfície cutânea, principalmente nas áreas de maior risco, como as proeminências ósseas, pois podem apresentar deterioração da integridade da pele em questão de horas.[9,24-25]

Em virtude da rápida mudança de fatores de risco em pacientes críticos, a inspeção diária é fundamental. Conforme a alteração clínica do paciente, as inspeções devem ocorrer em intervalos predefinidos, cuja periodicidade é proporcional ao risco identificado. É necessário o registro apropriado e pontual das alterações encontradas.[9,24]

A avaliação por enfermeiro especialista ou médico pode facilitar o diagnóstico diferencial entre UPP, úlcera arterial, úlcera venosa, úlcera neuropática, dermatite associada à incontinência, lesão por fricção, entre outras.[9,24]

Manejo da umidade

Pele úmida é mais vulnerável, propícia ao desenvolvimento de lesões cutâneas, e tende a se romper mais facilmente. A pele deve ser limpa rotineiramente e após os episódios de eliminações fisiológicas. O processo de limpeza deve incluir a utilização cuidadosa de um agente de limpeza suave que minimize a irritação e a secura da pele.[9,24]

Deve-se tomar cuidado para minimizar a exposição cutânea à umidade decorrente de incontinência, transpiração ou exsudato de feridas. Quando essas fontes de umidade não puderem ser controladas, a utilização de fraldas e absorventes é recomendada, com o objetivo de reduzir o contato da pele com a umidade.[9,24]

Agentes tópicos que atuam como barreiras contra a umidade e hidratam a pele também podem ser utilizados. Na última revisão do Consenso Internacional de Dermatite Associada à Incontinência (DAI), de 2015, envolvendo as melhores práticas globais na prevenção e tratamento, identificamos novas tecnologias para prevenção de DAI e, consequentemente, UPP devido ao isolamento da pele com a incontinência fecal, principalmente quando há presença de fezes líquidas ou semilíquidas. Além dos cuidados especializados e diários com o paciente com diarreia, como a limpeza e proteção da pele, o consenso descreve o uso de dispositivos para contenção fecal. É possível encontrar no mercado brasileiro um dispositivo de sistema fechado, totalmente de silicone, para desvio e contenção das fezes líquidas ou semilíquidas, seguro, que pode permanecer no paciente por até 29 dias, diminuindo o risco de infecção cruzada e disseminação de bactérias ou vírus, como *Clostridium difficile*.[9,24,26, 35]

Para a hidratação da pele, é recomendado utilizar hidratantes na pele seca e em áreas ressecadas, principalmente após banho, pelo menos uma vez ao dia ou conforme a avaliação do enfermeiro das condições da pele. A pele seca parece ser um fator de risco importante e independente no desenvolvimento de UPP.[9,24]

Durante a hidratação da pele, não massagear áreas de proeminências ósseas ou áreas hiperemiadas. A aplicação de hidratante deve ser realizada com movimentos suaves e circulares. A massagem está contraindicada na presença de inflamação aguda e onde existe a possibilidade de haver vasos sanguíneos danificados ou pele frágil. A massagem não deverá ser recomendada como uma estratégia de prevenção de UPP.[9,24]

Otimização da nutrição e da hidratação

A avaliação do estado nutricional e do estado de hidratação deve ser incluída na análise do risco de o paciente desenvolver UPP. Desnutrição e desidratação podem acarretar perda de peso e de massa muscular, tornando as proeminências ósseas mais salientes e, assim, dificultando a mobilidade do paciente. Geralmente, desnutrição e alteração no equilíbrio hídrico levam à formação de edema e redução de fluxo sanguíneo para a pele, resultando em isquemia e, com isso, contribuindo para ulceração do tecido.[9,24]

Pacientes desnutridos apresentam probabilidade duas vezes maior de desenvolver lesões de pele; portanto, a adequada ingestão hídrica, proteica e calórica é fator importante para a manutenção do estado nutricional. Em casos de ingestão alimentar insuficiente, podem ser necessários suplementos alimentares ou suporte nutricional. Se for indicado, o acionamento de um nutricionista ou nutrólogo é fundamental para o planejamento nutricional do paciente.[9,24]

Recomenda-se à equipe de enfermagem acionar os nutricionistas ou nutrólogos para os pacientes que estão em risco nutricional ou em risco para desenvolver a UPP, com os sinais clínicos de desnutrição, ou que podem predispor a alterações no estado nutricional, como edema, perda de peso, disfagia, inapetência, desidratação, entre outros, e também solicitar ao profissional para planejar ações nutritivas ao paciente com UPP preexistente.[9,24]

Minimizar a pressão

Também conhecido como mudança de decúbito, o reposicionamento é componente importante na prevenção de UPP. A pressão causada pela posição sentada ou deitada pode resultar em deformação dos tecidos moles e, em consequência, isquemia da área afetada. Normalmente, um estímulo doloroso induz o indivíduo a mudar de posição, para evitar sofrimento tecidual por pressão.[9,24]

Os pacientes que apresentam deficiência de mobilidade, atividade e percepção sensorial possuem maior risco para o desenvolvimento de UPP e necessitarão de assistência para reposicionamento ou mudança de decúbito a intervalos regulares para aliviar ou facilitar a redistribuição de pressão, proporcionando conforto e prevenindo a lesão. Todos os esforços devem ser feitos para redistribuir a pressão sobre a pele, seja pelo reposicionamento a cada duas horas, seja pela utilização de superfícies de apoio.[9,24]

O tempo máximo em única posição recomendado para pacientes com capacidade circulatória normal é de duas horas, portanto é necessária a mudança de decúbito a cada duas horas, para manter a circulação adequada nas áreas do corpo com probabilidade maior de dano tecidual.[9,24]

A frequência da mudança de decúbito será influenciada por variáveis relacionadas ao indivíduo, como não tolerância tecidual, nível de atividade e mobilidade, condição clínica global, objetivo do tratamento, condição individual da pele e dor, e pelas superfícies de redistribuição de pressão em uso.[9,24]

O reposicionamento deve ser feito usando 30° na posição de semi-Fowler e uma inclinação de 30° para posições laterais (alternadamente lado direito, dorsal e lado esquerdo), se o paciente tolerar essas posições e a sua condição clínica permitir. Evitar posturas que aumentem a pressão, tais como Fowler acima dos 30°, deitado de lado a 90°, ou semideitado. Apesar da evidência de redução de cisalhamento no posicionamento da cabeceira até 30°, para os pacientes em ventilação mecânica e traqueostomizados com ventilação não invasiva, é recomendado decúbito acima de 30° para a prevenção de Pneumonia Associada à Ventilação (PAV).[9,24]

Os pacientes em estado grave muitas vezes não toleram os reposicionamentos, devido à instabilidade hemodinâmica, neurológica, ortopédica ou complexas cirurgias cardíacas e abdominais, porém a tentativa de alívio da pressão em áreas de risco pela equipe multiprofissional deve ser constante, pois a maioria dos pacientes é classificada como alto risco ou muito alto risco na Escala de Braden para o desenvolvimento da UPP.[23,25]

Os registros no prontuário são imprescindíveis para segurança do paciente e respaldo ao profissional de saúde. É direito da família saber dos riscos que seu familiar corre, e, por isso, a educação à família deve ser rotineira, principalmente na UTI, onde o risco é redobrado.[7]

Quando os pacientes estão sentados em poltrona, devemos prestar atenção ao posicionamento, pois, se os pés não se encostam no chão, é necessário manter angulação adequada dos membros inferiores com apoio, prevenindo o cisalhamento em região dorsal, sacral, isquiática e glútea. O tempo de permanência também deve ser controlado, porque a pressão exercida nas tuberosidades isquiáticas aumenta por ser área menor.[7] Consequentemente, sem alívio da pressão, a UPP surgirá muito rapidamente. Podemos utilizar almofadas de ar e espuma para melhor redistribuição da pressão. O ideal não é optar pelas almofadas de gel e de pele de carneiro, porque causam maior pressão.[24]

A equipe de enfermagem deve usar forro móvel ou dispositivo mecânico de elevação para mover pacientes acamados durante transferência e mudança de decúbito. Sua utilização deve ser adequada para evitar o risco de fricção ou forças de cisalhamento. Deve-se verificar se nada foi esquecido sob o corpo do paciente, para evitar dano tecidual.[9,24]

Avaliar a necessidade do uso de materiais curativos, como hidrocoloide, silicone e espuma para proteger proeminências ósseas e diminuir as forças de fricção ou cisalhamento, a fim de evitar o desenvolvimento de UPP.[24]

Todos os pacientes classificados como "em risco" deverão estar sob superfície de redistribuição de pressão; para isso, utilizar colchões de espuma altamente específica, em vez de colchões hospitalares padrão, manter o controle do microclima, não utilizar colchões ou sobreposições de colchões de células pequenas de alternância de pressão com o diâmetro inferior a 10 cm e usar superfície de apoio ativo (sobreposição ou colchão) para os pacientes com maior risco de desenvolvimento de UPP, quando o reposicionamento manual frequente não é possível.[24-25]

Para a prevenção de UPP nos calcâneos, a medida mais acertada é mantê-los afastados da superfície da cama, utilizando almofada, travesseiro ou coxim abaixo das pernas e deixá-los flutuantes. Os dispositivos de prevenção de UPP nos calcâneos devem elevá-los de tal forma que o peso da perna seja distribuído ao longo da sua parte posterior, sem colocar pressão sobre o tendão de Aquiles. O joelho deve ter ligeira flexão.[9,24]

A tensão à hiperextensão do joelho pode causar obstrução da veia poplítea, que pode predispor a uma Trombose Venosa Profunda (TVP).[24]

AVALIAÇÃO E TRATAMENTO

Na avaliação e cuidado das úlceras, o enfermeiro deverá correlacionar os aspectos da ferida, do paciente e dos fatores de risco identificados. Assim, devem ser avaliados antecedentes pessoais, fatores que interferem no processo de cicatrização, exames laboratoriais, estado nutricional, saúde psicológica, comportamento, cognição, capacidade funcional, necessidade de assistência pessoal e de equipamentos, condições das superfícies de redistribuição de pressão e conhecimento do paciente, de seus familiares ou acompanhante sobre o desenvolvimento e cicatrização da UPP.[13,22]

O conhecimento desses fatores permite que o enfermeiro realize um plano de cuidados individualizado e planeje as intervenções que promoverão a melhor cicatrização. Estratégias de tratamento devem ser constantemente reavaliadas, baseando-se na condição em que a úlcera se encontra.[13,22]

Antes de implementar o tratamento, devemos avaliar e documentar com precisão as características físicas da UPP, tais como local, estágio/categoria, dimensões (comprimento, largura, profundidade), tipo de tecido no leito da lesão, condições da pele adjacente à lesão e às bordas, presença de túneis ou de sínus, quantidade de exsudato e de odor.

O tratamento será abordado conforme cada categoria e tipo de tecido da UPP, pois as diretrizes da NPUAP, EPUAP e ANVISA não especificam, e sim seguem condutas, com princípio geral de remoção dos tecidos necróticos quando instalados, manejo do exsudato, manter o equilíbrio da umidade no leito da ferida, reduzir carga microbiana, proteção das bordas devido à maceração, limpeza da ferida, preencher espaço morto e promover hemostasia.[27-29]

- **UPP categoria I:** hiperemia não reativa, que necessita ser hidratada e protegida para não agravamento do sofrimento tecidual. *Coberturas:* emulsão hidratante com ácido graxo essencial (AGE), película transparente, placa de hidrocoloide, espumas, espumas com silicone, solução polimérica e hidrogel em placa.[27-29]
- **UPP categoria II:** ferida superficial, sem presença de esfacelo, pequena quantidade de exsudato. Limpar a ferida com SF0,9% e aplicar uma cobertura para manter o leito úmido. *Coberturas:* ácido graxo essencial (AGE), placa de hidrocoloide, hidrogel em placa, gaze não aderente, espumas com silicone, espumas de poliuretano, espuma com hidrofibra e silicone, gaze com hidrogel e curativo biológico (película celulósica).[27-30]
- **UPP categoria III:** perda total da espessura da pele e pode apresentar esfacelos, cavidades, tunelizações, moderado a alto exsudato e sangramento. Limpar a ferida com SF0,9% e aplicar cobertura hemostática, caso esteja sangrando, ou cobertura absorvente para o manejo do exsudato e preenchimento da cavidade/espaços mortos. *Coberturas:* alginato de cálcio (absorção e hemostasia), hidrofibra (absorção e retenção do exsudato, manutenção do meio úmido e prevenção de maceração das bordas), espumas com silicone, espumas com hidrofibra e silicone e gaze não aderente. Para o desbridamento autolítico dos esfacelos, podemos indicar hidrogel amorfo com alginato, hidrogel amorfo e hidrogel em placa.[27-29]
- **UPP categoria IV:** perda total do tecido, com exposição óssea, músculos e tendões; pode apresentar grande quantidade de tecido necrótico e exsudato, odor, sinais de infecção, tunelizações, cavidades, descolamentos e/ou fístulas. Limpeza com SF0,9% ou soluções antissépticas e aplicação de coberturas absorventes e bactericidas. *Coberturas:* hidrofibra de duas camadas com prata iônica, carvão ativado com prata, alginato de cálcio com prata, gaze antiaderente impregnada com AGE e prata, compressa com solução de papaína 4% a 8%, espuma com prata, compressa impregnada com NaCl 20%, compressa impregnada com PoliHexaMetileno Biguanida (PHMB), gel com PHMB, hidrogel em placa com PHMB, soluções com PHMB para limpeza, curativos hidrofóbicos antimicrobianos, terapia por pressão negativa e espuma com hidrofibra, prata iônica e adesivo de silicone como curativo secundário e oclusão da úlcera, por exemplo.[27-29]

As feridas cavitárias livres de tecido necrótico, apenas com tecido de granulação presente, requerem produtos que estimulem o crescimento do tecido de granulação para preenchimento da cavidade. São eles: colágeno em placa e colágeno em gel amorfo.[27-29]

As feridas cavitárias livres de tecido necrótico, apenas com tecido de granulação presente, mas com presença de exsudato infectado, por sua vez, requerem produtos que estimulem o crescimento do tecido de granulação e combatam a infecção. São eles: colágeno em placa impregnado com prata e colágeno em gel amorfo com prata.[27-29]

- **UPP não classificável/estadiável:** a base da ferida é coberta com tecido necrótico, seja pelos esfacelos, seja pela escara (necrose seca). É necessário fazer o desbridamento mecânico, autolítico, químico ou enzimático para identificar o dano tecidual e a categoria acometida. Limpeza com SF0,9%. *Coberturas:* hidrocoloide, hidrogel amorfo com alginato, hidrogel amorfo com PHMB, hidrogel amorfo e hidrogel em placa para o desbridamento autolítico, compressa com solução de papaína a 10% por 15 minutos, colagenase e fibrinolisina como desbridamento químico ou enzimático.[27-29]

- **UPP suspeita de dano tecidual profundo ou suspeita de lesão profunda:** pele intacta ou presença de flictena cheia de sangue. Como ocorreu sofrimento tecidual profundo, é necessária a hidratação intensa para que não evolua com escara ou com ruptura da pele. *Condutas:* hidrocoloide em placa, hidrogel amorfo em placa, hidrogel amorfo com alginato, hidrogel amorfo, hidrogel amorfo com AGE, óleo com AGE, gaze antiaderente impregnada com petrolatum, gaze antiaderente impregnada com melaleuca e copaíba.[27-29]

As coberturas foram direcionadas conforme a característica da UPP, e lembramos que, para a UPP com cavidade, é necessário avaliar a quantidade de exsudato existente para indicar a cobertura primária, como também prover de curativo secundário.[31]

CONSIDERAÇÕES FINAIS

Tendo em vista a importância da assistência de enfermagem na prevenção de UPP, principalmente na UTI, onde esse problema é prevalente, é necessário qualificar os profissionais de enfermagem para avaliar o risco de o paciente desenvolver esse problema e para planejar as ações de caráter preventivo, visto que, depois que elas aparecem, os cuidados se tornam mais complexos, e isso requer mais exigências tanto da instituição quanto da equipe, além de piorar o prognóstico do paciente, aumentar o tempo de internação e o custo do tratamento.

Devemos ter como metas principais a prevenção da UPP, a minimização dos riscos, a melhora da qualidade do atendimento prestado ao paciente e a sua segurança, que são uma garantia para o profissional e para as instituições de saúde do ponto de vista legal.

REFERÊNCIAS BIBLIOGRÁFICAS

1. Rolim JA, Vasconcelos JMB, Caliri MHL, Santos IBC. Prevenção e Tratamento de Úlceras por Pressão no cotidiano de Enfermeiros Intensivistas. Rev Rene. 2013;14(1):148-57.
2. Silva RC, Andrade JMS, Barros DAC, Silva LCS, Lima WV. Fatores preditivos para o desenvolvimento de úlceras por pressão segundo a Escala de Braden em pacientes de UTI. Revista da Universidade Vale do Rio Verde, Três Corações. 2014;12(1):327-37.
3. Silva MLN, Caminha RTÓ, Oliveira SHS, Diniz ERS, Oliveira JL, Neves VSN. Úlcera por Pressão em Unidade de Terapia intensiva: Análise da Incidência e Lesões Instaladas. Rev Rene. 2013;14(5):938-44.
4. Elias CMV, Gonçalves NPC, et al. Complicação de evidências científicas acerca da prevenção da úlcera por pressão. R Interd. 2014 Jan/Fev/Mar;7(1):183-92.
5. Oliveira VCR, Nogueira LS, Andolhe R, Padilha KG, Souza RMC. Evolução Clínica de adultos, idosos e muito idosos internados em unidade de terapia intensiva. Rev Latino Am Enfermagem. 2011;19(6):[8 telas].
6. Freitas MC, Medeiros ABF, Guedes MVC, Almeida PC, Galiza FT, Nogueira JM. Úlcera por pressão em idosos institucionalizados: análise da prevalência e fatores de risco. Rev Gaúche Enfermagem. Porto Alegre. 2011 mar;32(1):143-50.
7. Lira ALBC, Sá JD, Nogueira ILA, Medeiros MDC, Fernandes MICD, Vitos AF. Integridade da pele em idosos: revisão da literatura segundo as cartas de saúde. Cogitare Enferm. 2012 out/dez;17(4):767-74.
8. Santos AMS. Caracterização dos estudos sobre úlceras por pressão em Unidade de Terapia Intensiva: Revisão Bibliográfica. [Trabalho de Conclusão de Curso]. Campina Grande: Universidade Estadual da Paraíba, Curso de Enfermagem, Centro de Ciências Biológicas, 2014.
9. Ministério da Saúde. Programa Nacional de Segurança ao Paciente. 2013
10. Brito KKG, Soares MJGO, Silva MA. Cuidados de Enfermagem nas ações preventivas nas Úlceras por Pressão. Revista Brasileira de Ciências de Saúde. 2014, Abr/Jun, 12(40).
11. Mittag BF. Subsídios para implementação da Diretriz Clínica de Úlceras por Pressão [Trabalho de Conclusão de Curso]. Curitiba: Universidade Federal do Paraná, Mestrado Profissional, Setor de Ciências da Saúde, 2013.
12. Borges E, Fernandes FP. Úlcera por Pressão. In: Domansky RC, Borges EL. Manual para Prevenção de Lesões de Pele. Rio de Janeiro: Editora Rubio, 2013. p.19-183.
13. Soares AO. A Questão da Úlcera por Pressão nas UTIS: O Papel do Enfermeiro em sua Prevenção [Trabalho de Conclusão de Curso]. Brasília: Centro Universitário de Brasília, Curso de Bacharelado de Enfermagem, 2014.
14. Patente MEF, Patente CLF, Araújo APCM, Dutra BS, Campos ACV. Úlcera por Pressão em pacientes internados em Unidade de Terapia Intensiva. Percurso Acadêmico. Belo Horizonte. 2011, Jan/Jun;1(1):51-60.
15. Almeida RA, Bastos RAA, Almeida FCA, Pequeno GA, Buriti V, Rodrigues FA. Avaliação da utilização de protocolos na prevenção de úlceras por pressão. Porto Alegre: Revista Ciência & Saúde. 2012, Jul/Dez;5(2):125-31.
16. Gray M. Optimal management of incontinence-associated dermatitis in the elderly. Am J Clin Dermatol. 2010;11(3):201-10.
17. Silva EWNL, Araújo RA, Oliveira EC, Falcão VTFL. Aplicabilidade do protocolo de prevenção de úlcera por pressão em unidade de terapia intensiva. Rev Bras Ter Intensiva. 2010;22(2):175-85.
18. Jorge SA. Abordagem Multiprofissional do Tratamento de Feridas. São Paulo: Atheneu, 2003.
19. Gomes FSL, Bastos MAR, Batista JA, Meléndez GV. Análise da Concordância da avaliação de estadiamento de Úlcera por Pressão. Rev Min Enfermagem. 2013, abr/jun;17(2):250-3.
20. Simão CMF, Caliri MHL, Santoa CB. Concordância entre enfermeiros quanto ao risco dos pacientes para úlcera por pressão. Acta Paul Enfermagem. 2013;26(1):30-5.
21. Pott FS. Uso de hidrogel e hidrocolóide em úlcera por pressão: Revisão Sistemática e Metanálise. [Trabalho de Conclusão de Curso]. Curitiba: Universidade Federal do Paraná, obtenção de título de mestre, 2012.
22. Pott FS, Ribas JD, Silva OBM, Souza TS, Danski MTR, Meier MJ. Algoritmo de prevenção e tratamento de úlcera por pressão. Cogitare Enferm. 2013, abr/jun;18(2):238-44.
23. Alves AGP, Borges JWP, Brito MA. Avaliação de risco para úlcera por pressão em unidades de terapia intensiva: uma revisão integrativa. Revista de Pesquisa Cuidado e Fundamental Online. 2014, abr/jun;6(2):793-804.
24. Gomes FSL, Bastos MAR, Matozinhos FP, Temponi HR, Meléndez GV. Avaliação de risco para úlcera por pressão em pacientes críticos. Rev Esc Enfermagem. 2011;45(2):313-8.
25. Serpa FL, Santos VLCG, Campanili TCGF, Queiroz M. Validade preditiva da Escala de Braden para o risco de desenvolvimento de úlcera por pressão em pacientes críticos. Rev Latino Am Enfermagem. 2011 jan/fev;19(1):[8 telas].
26. Rocha FDR, et al. Produção científica sobre as abordagens preventivas das úlceras por pressão. R Interd. 2013 out/nov/dez;6(4):196-204.

27. Ministério da Saúde. ANVISA. Fioccruz. Protocolo para prevenção de úlcera por pressão. 2013
28. NPUAP/EPUAP. Guia de referência rápida – Prevenção. 2009
29. National Pressure Ulcer Advisory Panel, European Pressure Ulcer Advisory Panel and Pan Pacific Pressure Injury Aliance. Prevention and Treatment of pressure ulcers: Quick reference guide. Emily Haesler (Ed). Australia: Cambridge media: Perth, 2014.
30. Protocolo de Manejo del Paciente crítico com Diarrea. Comunidadd de Madrid. 2011
31. Blanes L, Ferreira LM. Prevenção e Tratamento de úlcera por pressão. São Paulo, Rio de Janeiro, Belo Horizonte: Editora Atheneu, 2014.
32. Consenso NPUAP 2011; L. Edsberg Personal Communication. 2010, February; WOCN,1.
33. Bryant R, Shannon ML, Pieper B, Braden BJ, Morris DJ. Pressure ulcers. In: Bryant RA. Acute and chronic wounds: nursing management. St.Louis: Mosby Year book, 1992.
34. Ratliff CR, Rodeheaver GT. Pressure ulcer assessment and management. Lippincotts Prim Care Pract. 1999;3(2):242-58.
35. Beeckman D, et al. Proceedings of the Global IAD expert Panel. Incontinence associated dermatitis: moving prevention forward. Wounds International 2015. [Internet] [Acesso em 31 jan 2016]. Disponível em: www.woundsinternational.com

CAPÍTULO 307

CUIDADOS OFTALMOLÓGICOS NO PACIENTE GRAVE

Claudio Luiz Lottenberg
Adriano Biondi M. Carneiro
Mauricio Eliezer Neto

DESTAQUES

- As principais e mais frequentes alterações oculares no paciente grave ocorrem na superfície ocular (conjuntiva, córnea, lágrima e pálpebras). Exigem-se cuidados especiais para evitar danos oculares que podem ser irreversíveis se os sinais forem negligenciados.
- Cuidados oculares adequados se relacionam diretamente à identificação e prevenção dos distúrbios. Pacientes sedados por mais de 48 horas devem ter o olho mantido fechado por oclusão, o que pode evitar os principais danos à superfície ocular.
- O olho deve ser sempre examinado pesquisando-se reflexos pupilares, brilho, hiperemia, secreção, sinais de irritação e outras alterações de coloração do olho. Diante de alterações suspeitas, solicitar avaliação do especialista para verificar a ocorrência de complicações secundárias à exposição ocular prolongada.

INTRODUÇÃO

Pacientes internados em unidades de terapia intensiva (UTI) estão expostos constantemente a um risco aumentado de lesões na superfície ocular. Vários fatores interagem simultaneamente e culminam em alterações oculares secundárias, algumas irreversíveis. A diminuição dos reflexos de proteção ocular, secundários aos processos de sedação, degeneração metabólica e disfunção de múltiplos órgãos, especialmente a diminuição do reflexo do piscar e a consequente má oclusão palpebral, causa o aumento da exposição da superfície ocular, com consequente aumento da evaporação do filme lacrimal e aumento da suscetibilidade a infecções por microrganismos patogênicos. Se as lesões iniciais não são detectadas, podem progredir rapidamente para ceratites profundas e indolentes, com sequelas visuais expressivas. A despeito da subnotificação e do registro das intercorrências oculares, aproximadamente de 20% a 42% dos pacientes internados em UTI desenvolvem úlcera de exposição, além de quemose (9% a 80%) e ceratite infecciosa bacteriana.[1]

O exame ocular em UTI tem ganhado maior relevância nos protocolos, não só para evitar lesões secundárias decorrentes da própria internação, mas também para o monitoramento de parâmetros metabólicos que independem da saúde ocular. Os olhos são "vitrines" pelas quais é possível examinar os vasos sanguíneos de maneira direta. Um exame de fundo de olho feito com atenção pode evidenciar sinais de aumento de pressão intracraniana, tais como o papiledema. Se o efeito desejado do tratamento na UTI é melhorar holisticamente a qualidade de vida do doente, esta melhora pode ser comprometida se o exame ocular for negligenciado.[2]

SINAIS OCULARES QUE DEVEM SER OBSERVADOS

As incidências de alterações oculares no paciente grave variam. No entanto, alguns pacientes apresentam maiores riscos de perda da integridade superficial ocular. Testes específicos com corantes e medidores da lágrima não mostram maior eficiência diagnóstica no ambiente de UTI, portanto o exame ocular simples com fonte de luz (lanterna, oftalmoscópio, ou mesmo a fonte de luz de um laringoscópio) é suficiente para detectar alterações oculares importantes. A profilaxia ocular deve ser realizada nas seguintes situações: hospitalização por períodos longos (acima de sete dias); intubação; sedação por períodos acima de 48 horas; e escala de Glasgow abaixo ou igual a 7.[9] Ao exame clínico, deve-se ter especial atenção às seguintes estruturas:

PÁLPEBRAS

- Integridade e posicionamento.
- Funcionamento (no paciente responsivo).
- Lagoftalmo (abertura parcial das pálpebras com exposição de conjuntiva ou córnea): o exame da abertura parcial ou total das pálpebras deve ser realizado com atenção e fazer parte da rotina de acompanhamento do paciente grave. O lagoftalmo nem sempre é evidente e pode estar oculto devido à posição dos cílios. O exame deve ser feito com fonte de luz para diagnóstico seguro e procurando-se observar os olhos com o olhar dirigido de baixo para cima para se detectar qualquer abertura e exposição de córnea ou conjuntiva através do brilho desta estrutura.

CONJUNTIVA

- Integridade.
- Brilho: também pode estar diminuído em casos de exposição prolongada por ressecamento, o que pode ocorrer por exposição durante um ato operatório.
- Hiperemia.
- Secreção: pode ser simplesmente mucoide, como reação a corpo estranho ou agressão química, ou purulenta nos casos de infecção.
- Hemorragia: pode ser decorrente de sangramento por trauma local, ruptura de vasos em uma crise hipertensiva, ou ainda proveniente de estruturas vizinhas no caso de traumas mais complexos.
- Quemose: o edema de conjuntiva caracteriza-se por elevação acentuada ou não da conjuntiva, formando em algumas situações uma tenda de conjuntiva. Esse sinal resulta em maior exposição do olho e deve ser tratado. Situações comuns de quemose ocorrem na anasarca e respiração artificial: "o olho do ventilador", especialmente quando há pressão ventilatória positiva intermitente e aumento da pressão expiratória.

CÓRNEA

- **Integridade:** observar a forma e a integridade das córneas. Não se deve manipular nenhum "coágulo" ou corpo estranho aderido à superfície da córnea sem a supervisão de um oftalmologista. Em muitos casos de ferimentos perfurantes, por menores que sejam, a íris pode se prolapsar pela abertura mimetizando um pequeno coágulo.[10]
- **Reflexo corneano:** superfície da córnea sem o brilho usual pode ser indício de ceratopatia superficial.
- **Opacidades corneanas:** presença de áreas delimitadas de coloração branca podem indicar sinal de infecção ocular grave ou úlceras de exposição.

PUPILAS

- Observar atentamente reflexos pupilares, tamanho e formato da pupila.
- Anisocoria pode resultar de alteração neurológica, mas também de alterações oculares, como trauma direto, glaucoma agudo ou uveíte hipertensiva.

GLOBO OCULAR

A observação e palpação delicada do globo ocular pode trazer informações. Comparar a turgescência do globo ocular do paciente com a do examinador, por meio de palpação delicada das pálpebras é um bom indício da pressão intraocular.

ALTERAÇÕES FREQUENTES DA SUPERFÍCIE OCULAR

EXPOSIÇÃO CORNEANA

Existe um complexo e dinâmico equilíbrio lacrimal na superfície ocular para que a superfície da córnea se mantenha hidratada e, de forma simultânea, o seu estroma se mantenha desidratado.

A lágrima tem uma camada mais externa lipídica que mantém a tensão superficial elevada, de tal sorte que resguarda a camada intermediária que é aquosa e espalhada sobre toda a extensão da superfície ocular. A ruptura ou perda da estabilidade da camada lipídica da lágrima pode aumentar a evaporação da camada aquosa do filme lacrimal. O movimento do piscar faz o bombeamento da lágrima produzida na porção temporal ser deslocada para a porção nasal dos olhos, onde é drenada pelos canais lacrimais e direcionada para a rinofaringe. Nesse trajeto, a lágrima faz a higiene superficial dos olhos, levando consigo partículas e microrganismos que entram em contato com a superfície ocular.

O uso de sedativos e de bloqueadores neuromusculares nos pacientes internados em UTI produzem alterações quantitativas e qualitativas na produção da lágrima (redução). Além dessas alterações, o reflexo de Bell poderá estar diminuído ou mesmo ausente, e o movimento dos músculos orbiculares também pode ser suprimido, levando a um quadro de lagoftalmo.[3] A sua presença acelera a evaporação da lágrima e o ressecamento epitelial, que podem evoluir para a úlcera de córnea. Bactérias e vírus só conseguem penetrar o epitélio corneano lesado. Paciente com sedação contínua apresenta 35% de incidência de problemas de superfície ocular.

Estudos mostram claramente a correlação positiva entre o lagoftalmo e erosões de córnea, indicando a importância de ações profiláticas para os pacientes internados em UTI com sedação. O uso de lubrificantes oculares a cada 4 horas pode colaborar para evitar as abrasões corneanas e, nos casos de sedação mais profunda com ventilação mecânica, o uso de oclusão passiva das pálpebras, preferencialmente no sentido horizontal, se mostra mais efetivo do que os colírios ou mesmo as bandagens verticais.

CERATITE INFECCIOSA EM UTI

O microrganismo mais comum encontrado em ceratites infecciosas em UTI é a *Pseudomonas aeruginosa* (Figura 307.1), que pode encontrar vetores de acesso ao estroma corneano, e, assim, produzir um dano progressivo e acelerado na córnea com formação de exsudação e afinamento, chegando a evoluir para perfuração e endoftalmite.[2] Portanto, são dois os fatores que podem levar à infecção bacteriana da córnea. Em primeiro lugar, a diminuição dos fatores naturais de defesa, como o próprio movimento reflexo do piscar. Mas estudos também sugerem que a colonização conjuntival pode derivar da aspiração ou contaminação das secreções produzidas por pacientes com ventilação mecânica.[9] A simples aplicação de gel ou colírio em pacientes nessas condições evidenciou a diminuição da colonização de pseudômonas de 0,8% para 0,05% ($p < 0,001$) em pacientes internados em UTI.[2] Esses dados ressaltam a importância de uma adequada lubrificação da córnea durante a internação.

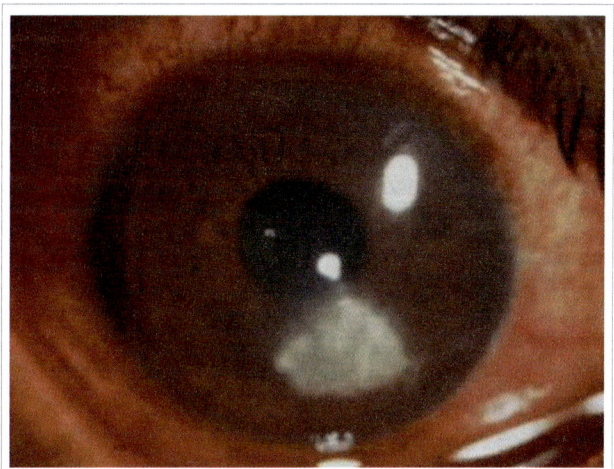

FIGURA 307.1. Ceratite por *Pseudomonas*.

QUEMOSE

Edema da conjuntiva que pode se apresentar em pacientes com desequilíbrios hidreletrolíticos. O aspecto que pode ser avaliado ao exame sem propedêutica armada é o do simples espessamento da conjuntiva. Pacientes com cirrose, desnutrição, síndrome nefrótica, associadas à posição supina mantida durante a internação podem desencadear o quadro de quemose (Figura 307.2). Esse processo ocorre devido ao acúmulo de líquido no espaço virtual existente entre a esclera e a conjuntiva. Em pacientes submetidos à ventilação mecânica, o aumento da pressão venosa pode contribuir para a retenção de fluidos nos espaços extracelulares, contribuindo também com a manutenção da quemose. Em casos mais graves, o volume aumentado da quemose pode impedir também o fechamento das pálpebras ainda que a função do músculo orbicular esteja em funcionamento. Esse agravamento pode colaborar no aumento da exposição da superfície da córnea que, novamente, passa a apresentar ressecamento epitelial, ceratite e ulceração se não for tratado. Estudos sugerem a incidência de até 60% de quemose em pacientes internados em UTI.[4] Para esses pacientes o fechamento das pálpebras com curativos ou bandagens pode colaborar para a manutenção da hidratação corneana. Para os pacientes que apresentam quemose com o adequado funcionamento dos músculos orbiculares, apenas a proteção com gel ou colírio lubrificante pode ser suficiente, para evitar as possíveis complicações decorrentes da exposição da córnea.[9]

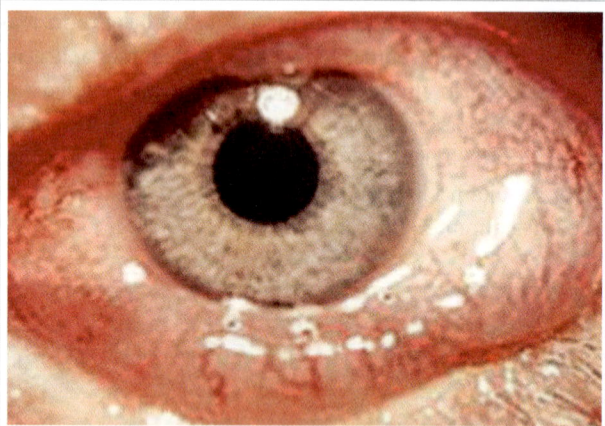

FIGURA 307.2. Quadro de quemose moderada.

ALTERAÇÕES OCULARES INCOMUNS EM UTI

Sabemos que os pacientes internados em UTI podem apresentar diversas etiologias primárias e complicações secundárias às múltiplas disfunções orgânicas e metabólicas. Em diversos casos, os pacientes estão impedidos de alertar os sintomas visuais que podem indicar um comprometimento ocular por estarem inconscientes, por isso muitas comorbidades oculares são subdiagnosticadas em estágios iniciais.

ENDOFTALMITE ENDÓGENA METASTÁTICA

A endoftalmite endógena é uma condição de grave acometimento ocular e pode se manifestar pela migração hematogênica de patógenos por meio da rica vascularização da coroide importada de um foco primário distante. A *Candida albicans* é a levedura que apresenta maior virulência nas endoftalmites endógenas.[5] A incidência dessa infecção é muito variável, e um fator predisponente indicado pelos estudos é o uso de múltiplos antibióticos (84% dos casos), cirurgias (63%), imunossupressão (54%), uso de cateteres intravenosos (46%), tumores malignos (21%), diabetes (13%), doenças hepáticas (8%) e alcoolismo (8%). A associação entre o uso de múltiplos antibióticos e candidemia, em parte, é explicada pelo crescimento da cândida no trato intestinal, principalmente após cirurgias abdominais e geniturinárias. O quadro oftalmológico se manifesta com coriorretinite multifocal que pode evoluir para a cavidade vítrea, configurando a endoftalmite. Ao exame de fundo de olho, podem ser detectadas hemorragias intrarretinianas, exsudatos algodonosos e hemorragias com o centro branco. Os pacientes podem indicar baixa da acuidade visual, *floaters* e dor. A endoftalmite por cândida é um importante marcador de candidíase disseminada. A hemocultura é positiva em apenas 18% a 53,8% dos casos com endoftalmites hematôgenicas por cândida. O tratamento deve ser realizado com anfotericina B ou Fluconazol® sistêmico se o quadro ocular estiver confinado à coroide. Se houver acometimento vítreo, preconiza-se também a injeção intravítrea de anfotericina B ou voriconazol associado à vitrectomia via *pars plana*, quando a condição geral do paciente permitir. Os estudos demostram taxas de resolução que variam de 53% a 100% dos casos. A endoftalmite por cândida indica um pobre prognóstico com alta taxa de mortalidade nos pacientes com candidemia.

ENDOFTALMITE ENDÓGENA POR BACTÉRIAS

A endoftalmite endógena associada a bactérias tem se tornado mais rara após o incremento do arsenal antimicrobiano disponível nos últimos anos, sendo responsável por apenas 2% a 11% dos casos, entretanto é extremamente devastadora para a visão, levando à perda total no olho afetado em 50% dos casos.[6] As bactérias gram-positivas são as mais comuns (71% a 91% dos casos) e a *Pseudomonas* tem sido encontrada em casos de UTI neonatal e é extremamente agressiva, causando rapidamente a perda da visão, após o início da infecção.

Condições como a imunossupressão, diabetes melito, doenças malignas, endocardites e infecções do trato gastrintestinal estão positivamente associadas a endoftalmites endógenas bacterianas.

Os sinais são mais evidentes de que as endoftalmites fúngicas e, nos casos mais graves, a presença de hipópio (Figura 307.3) na câmara anterior associada ao edema de córnea, nódulos irianos, quemose e edema palpebral podem denunciar a endoftalmite antes mesmo do diagnóstico oftalmológico, por meio da fundoscopia ou do mapeamento de retina.

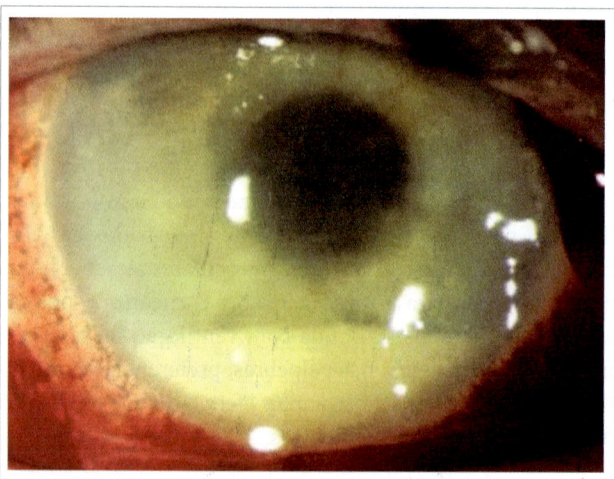

FIGURA 307.3. Aspecto do hipópio que indica a endoftalmite em progressão e pode ser percebido facilmente.

O agente etiológico, nesses casos, pode ser isolado em hemocultura em até 72% dos pacientes. O tratamento difere da endoftalmite exógena pela importância do uso da antibioticoterapia sistêmica nos casos de origem endógena. A injeção intravítrea de antibióticos poderá ser associada à necessidade de vitrectomia via *pars plana* para os casos com pior prognóstico visual, ressaltando-se que pacientes acamados em unidades de UTI nem sempre são passíveis de avaliação quantitativa.

GLAUCOMA AGUDO DE ÂNGULO FECHADO

O glaucoma agudo é considerado uma emergência oftalmológica, pois pode levar à cegueira irreversível em curto intervalo de tempo. A fisiopatologia do glaucoma agudo ocorre em decorrência da oclusão camerular ou bloqueio pupilar, que impede o escoamento do humor aquoso produzido pelo corpo ciliar do olho, gerando aumento abrupto a intenso da pressão intraocular. O glaucoma agudo ocorre, em geral, em pacientes que já apresentam previamente o ângulo camerular estreito ou oclusível. Em UTI, o uso de agentes anticolinérgicos promovem a dilatação da pupila e podem precipitar o bloqueio pupilar. O uso de beta-agonistas adrenérgicos em nebulização para a manutenção das funções ventilatórias também pode interagir com a mucosa conjuntival por meio da vaporização e causar efeitos indesejáveis oculares, entre eles o glaucoma agudo. Agentes mióticos tópicos (pilocarpina 1%) podem ser utilizados profilaticamente para evitar o glaucoma agudo em pacientes tratados com drogas anticolinérgicas, assim como com medicações beta-adrenérgicas.[7] O topiramato também pode produzir o glaucoma agudo. Nos pacientes conscientes, a dor ocular súbita acompanhada ou não de vômitos também pode indicar o glaucoma agudo. Já os pacientes inconscientes, que apresentem os olhos avermelhados com presença de edema da córnea verificado pelo tom mais cinza, sem reação pupilar direta ou consensual e com sua manutenção em meia midríase, podem apresentar o glaucoma agudo.

OCLUSÕES VASCULARES

A arteriosclerose secundária a hipertensao, diabetes, hipercolesterolemia e tabagismo é o maior causador de obstruções vasculares oculares, sendo responsável por até 80% das obstruções da artéria central da retina.[8] A oclusão da veia central da retina e seus ramos está associada à compressão da artéria retiniana adjacente nos cruzamentos vasculares, já que, anatomicamente, a adventícia de ambos os vasos tem um espaço compartilhado e limitado na posição de cruzamento vascular. Assim, a oclusão das veias retinianas, seja oclusão central ou dos ramos temporais, é frequentemente associada à hipertensão arterial. Alterações trombofílicas, tais como homocisteinemia, síndrome antifosfolípide e defeitos hereditários de coagulação, também podem aumentar a coagulação, formando microtrombos que causam a oclusão dos vasos retinianos. Essas condições são frequentes em UTI e a sintomatologia depende da região vascular afetada. Em geral, os casos se apresentam nos pacientes conscientes com diminuição súbita parcial ou total da visão unilateral.

Ao exame, detecta-se um defeito pupilar aferente. Para os pacientes inconscientes, o diagnóstico é muito mais difícil, pois a ausência da queixa visual pode mascarar o processo, que se apresentará de maneira silenciosa. Se houver suspeita, é importante a realização do exame de fundoscopia ou mapeamento de retina, que poderá evidenciar hemorragias em chama de vela, tortuosidade vascular, edema macular e exsudatos algodonosos nos casos de oclusão venosa da retina. Nos casos suspeitos assim, deve-se proceder à investigação angiográfica para a confirmação, se as condições do paciente permitirem.

CONDUTAS

Na presença de alterações oculares no paciente grave, a conduta depende do reconhecimento precoce das alterações. Como as alterações não fazem parte da rotina do médico intensivista, os quadros a seguir mostram referências rápidas listadas de forma a permitir o reconhecimento de afecções e condutas adequadas (Quadros 307.1 e 307.2).

QUADRO 307.1. Abordagem do paciente com olho vermelho sem história de trauma.

Verificar os seguintes sinais ou sintomas:
- Dor grave
- Fotofobia importante
- Córnea turva
- Reflexo (brilho) da córnea irregular
- Pupila dilatada ou semidilatada
- Pupila marcadamente contraída

Se um ou mais sinais estiverem presentes, encaminhar rapidamente ao oftalmologista. Tríade dor-diminuição da visão-olho vermelho deve ser sempre encarada como uma situação que pode levar à cegueira.

Estando o paciente consciente, outro dado importante a ser avaliado é a acuidade visual. A visão pode e deve ser avaliada no ambiente da UTI, mesmo de forma simplificada, pedindo ao paciente que compare a visão de cada olho; com relação à acuidade, e mesmo, por exemplo, com relação à intensidade de cor de uma tampa de frasco; e reporte qualquer mudança que tenha observado relativa à sua condição anterior (Quadro 307.3).[11]

Se o paciente refere perda súbita de visão, seja ao recobrar a consciência, seja no decorrer do período em que está aos cuidados do intensivista, o oftalmologista deve ser imediatamente acionado (Quadro 307.4).

No paciente comatoso ou inconsciente, pode-se ainda lançar mão de alguns recursos para refinar um exame.

AVALIAÇÃO NEUROFTALMOLÓGICA DO PACIENTE COMATOSO

Pacientes comatosos não respondem a estímulos externos, os olhos estão fechados, podendo ou não apresentar movimentos involuntários.

Nessa avaliação, as pupilas (reflexos tamanho e forma) devem vir em primeiro lugar. A suspeita de ausência de

QUADRO 307.2. Diagnóstico diferencial do olho vermelho.

	Conjuntivite	Ceratite	Irite	Uveíte hipertensiva	Glaucoma agudo
Visão	Normal	Discretamente turva	Discretamente turva	Marcadamente turva	Marcadamente turva
Secreção	Presente	Ausente ou pouca	Ausente	Ausente	Ausente
Dor	Ausente ou superficial	Severa, aguda	Moderada a grave, intermitente	Severa, podendo ser extremamente grave, com náuseas	Extremamente grave, frequentemente com náusea
Tamanho da pupila	Normal	Normal	Contraída	Miose (contraída)	Dilatada ou semidilatada
Resposta da pupila à luz	Normal	Normal	Mínima	Ausente ou muito pouca	Ausente ou muito pouca
Aspecto da córnea	Clara	Discretamente turva	Clara	Opaca, edemaciada	Opaca, edemaciada
Pressão ocular	Normal	Normal	Normal a reduzida	Marcadamente elevada	Marcadamente elevada

QUADRO 307.3. Quadros de perda indolor de visão com olho branco.

Perda súbita de visão	Perda gradual de visão	Perda transitória de visão
Hemorragia vítrea	Catarata	Distúrbio funcional
Neurite óptica	Retinopatias (diabetes etc.)	Enxaqueca
Descolamento de retina	Descolamento de retina (pode ser gradual)	AVE isquêmico transitório
Arterite temporal	Oclusão de veia retiniana	Papiledema
Oclusão da artéria central da retina		
Aneurisma intracraniano		

QUADRO 307.4. Abordagem do paciente com perda súbita de visão.

	Sintomas	Sinais	Tratamento
Glaucoma agudo	Dor importante, náusea, vômitos, lacrimejamento, borramento visual	Pupila em média midríase, córnea turva, pressão ocular elevada	Encaminhar imediatamente; se impossível, inicie glicerina oral (1 mL/kg), colírio de pilocarpina (1%-4%) 1 gota para cada 15 mm, manitol EV
Oclusão de artéria central da retina	Perda súbita de visão unilateral Indolor	Palidez da papila óptica, ponto vermelho na mácula ao FO	Massagem ocular bidigital Elevar a pCO_2 (respirar dentro de saco plástico)
Arterite temporal	Cefaleias importantes, perda de apetite, febre baixa, diminuição súbita de visão, artralgia Sem dor no olho Cefaleia	Artéria temporal aumentada e dolorosa à palpação VHS aumentada	Encaminhar imediatamente Risco de envolvimento do outro olho em curto período Corticosteroide sistêmico em altas doses
Descolamento de retina	Usualmente, perda rápida de visão, mas pode variar, com frequência precedida por "*flashes* de luz" Mais comum em míopes e operados de catarata Pode ocorrer após trauma ocular	Às vezes observável ao oftalmoscópio	Encaminhar imediatamente Tratamento específico

reflexo pupilar deve ser confirmada com o auxílio de uma lente de aumento. Quando não há movimentos espontâneos dos olhos, movimentos oculocefálicos (olhos de boneca) podem ser estimulados virando-se a cabeça do paciente de um lado para outro. Os olhos devem se mover na direção oposta ao movimento. Logicamente, esse teste deve ser evitado em pacientes com suspeita de trauma cervical.

Mesmo na ausência de movimentação ocular, um estímulo mais forte pode ser obtido com a aplicação de água gelada através de uma seringa, irrigando-se diretamente a membrana timpânica para provocar o reflexo vestíbulo-ocular. A cabeça do paciente deve estar angulada em 30° para alinhar os canais semicirculares perpendicularmente ao nível do solo. Após inspeção visual para excluir ruptura da membrana timpânica, 30 a 60 mL de água gelada podem ser infiltrados utilizando-se uma seringa com cânula. A água gelada cria correntes de convecção na endolinfa dos canais semicirculares horizontais e inibe o sistema vestibular ipsilateral. Na resposta normal, os olhos devem se mover lenta e conjugadamente em direção à orelha testada, movendo-se rapidamente, a seguir, na direção oposta. Se utilizada água morna, a resposta contralateral é lenta e a ipsilateral, rápida. Lesões completas do tronco cerebral resultam em ausência de movimentação.[12]

Outro exame importante a ser realizado em pacientes comatosos é o reflexo corneal, cuja ausência completa sugere lesão pontina.

O exame fundoscópico em pacientes comatosos é, via de regra, normal. Edema de papila pode ser encontrado em casos de pressão intracraniana elevada, e hemorragia vítrea (síndrome de Terson) pode ser constatada em casos de rupturas de aneurismas e hemorragia subaracnóidea.

Medicações que causam alterações oculares:[13]

- **Drogas que podem causar degeneração pigmentar da retina:** cloroquina, quinino, fenotiazinas (tiorazidazina, clorpromazina), deferoxamine, clofazimine, didanosine.
- **Drogas que podem causar depósitos cristalinos na retina:** tamoxifeno, cantaxantina, metoxiflurano.
- **Drogas que podem causar alterações não visíveis ao fundo de olho:** glicosídeos cardíacos, como digital, causando xantopsia (visão amarela), e sildanafil (causando visão azulada).
- **Drogas que podem causar edema de retina:** metanol.
- **Drogas que podem causar vasculopatias:** aminoglicosídeos, interferon-alfa, anticoncepcionais orais.
- **Drogas que podem causar maculopatia:** epinefrina, latanoprost, niacina.
- **Drogas que podem causar dobras na retina:** sulfanilamida ou similares.
- **Drogas que podem causar uveíte:** rifabutin, cidofovir.
- **Drogas que causar toxicidade múltipla:** corticosteroide, cisplatina.
- **Drogas que prejudicam a produção de lágrima:** atropina, anti-histamínicos, fenotiazinas e antidepressivos tricíclicos.
- **Drogas que podem desencadear um glaucoma agudo em pacientes suscetíveis:** atropina, fenilefrina e outros simpaticomiméticos, locais ou sistêmicos.

CONSIDERAÇÕES FINAIS

A baixa da acuidade visual percebida após a alta de uma internação em UTI pode ter um efeito devastador sobre a qualidade de vida do paciente e também um efeito muito negativo ligado à percepção dos cuidados recebidos pela equipe multiprofissional que trata de pacientes graves. A premente necessidade de manutenção da vida pode levar o grupo multiprofissional a negligenciar cuidados relativos à saúde ocular. Os mecanismos ativos de defesas naturais podem estar muito reduzidos pela condição inerente à doença, mas também em decorrência da sedação comumente utilizada nas UTI. Por esse motivo, é fundamental o conhecimento mínimo dos principais mecanismos adjuvantes de proteção ocular nos protocolos de cuidado de pacientes graves.

REFERÊNCIAS BIBLIOGRÁFICAS

1. Rosenberg JB, Eisen LA. Eye care in the intensive care unit: narrative review and meta-analysis. Crit Care Med. 2008;36(12):3151-5.
2. Parkin B, Turner A, Moore E, Cook S. Bacterial keratitis in the critically ill. Br J Ophthalmol. 1997;81:1060-3.
3. Grixti A, Sadri M, Edgar J, Datta AV. Common ocular surface disorders in patients in intensive care units. Ocul Surf. 2012 Jan;10(1):26-42.
4. Suresh P, Mercieca F, Morton A, Tullo AB. Eye care for the critically ill. Intensive Care Med. 2000;26:162-6.
5. Donahue SP, Greven CM, Zuravleff JJ, Eller AW, Nguyen MH, Peacock JE Jr, et al. Intraocular candidiasis in patients with candidemia. Clinical implications derived from a prospective multicenter study. Ophthalmology. 1994;101(7):1302-9.
6. Greenwald MJ, Wohl LG, Sell CH. Metastactic bacterial endphthalmitis: A contemporary reappraisal. Surv Ophthalmol. 1986;31(2):81-101.
7. Shah P, Dhurjo L, Metcalfe T, Gibson JM. Acute angle closure glaucoma associated with nebulised ipratropium bromide and salbutamol. BMJ. 1992;304(6818):40-1.
8. Kansky JJ. Retinal vascular diseases. In: Edwards R, Denson K, editors. Clinical Ophthalmology: A Systematic approach. 6th ed. Philadelphia: Butterworth Heinemann Elsevier, 2007. p.584-98.
9. Ezra DG, Lewis G, Healy M, Coombes A. Preventing exposure keratopathy un the critically ill: a prospective study comparing eye care regimes. Br J Ophtalmol. 2005;89(8):1068-9.
10. Gorson KC. Approach to neuromuscular disorders in the intensive care unit. Neuro Crit Care. 2005;3(3):195-212.
11. Harlan JB. Evaluation of patients with ocular trauma. Ophthalmology Clin North Am. 2002;15:2.
12. Lenart SB, Garrity JA. Eye care for patients receiving neuromuscular blocking agents or propofol during mechanical ventilation. Am J Crit Care. 2000;9(3):188-91.
13. Liu GT, Galetta SL. Neuro-ophthalmology: the neuro-ophthalmologic examination (including coma). Ophthalmology Clin North Am. 2001;14:(1):23-39.
14. Schwartz SG, Mieler WF, Pieramici DJ. Medications and retinal toxicity. Ophthalmology Clin North Am. 2002;15:(4):517-28.

CAPÍTULO 308

ASPECTOS OTORRINOLARINGOLÓGICOS

Luis Carlos Gregorio
Vinicius Magalhães Suguri
Antonio Augusto de Lima Pontes

DESTAQUES

- O trauma da mucosa nasal provocado por sonda nasogástrica é importante causa de epistaxe em pacientes internados em UTI.
- Pacientes internados em UTI frequentemente apresentam coagulopatias que podem determinar epistaxe.
- Pacientes politraumatizados podem ter o trauma nasal ou de face subdiagnosticados ou subvalorizados.
- Muitos acreditam que a sinusopatia infecciosa tem sua real incidência subestimada pela baixa suspeição clínica.
- Setenta e cinco por cento dos pacientes com sondas nasais por mais de uma semana apresentam alterações tomográficas nos seios paranasais.
- A rinossinusite fúngica invasiva é patologia de rápida progressão e potencialmente letal, e o diagnóstico deve ser estabelecido o mais breve possível.
- Paralisia facial periférica (PFP), a mais comum em pacientes graves, não poupa a divisão frontal do nervo, causando paralisia de toda a hemiface.
- A vertigem associada às fraturas transversais do osso temporal são normalmente acompanhadas de perda completa de função vestibular com nistagmo, como componente lento para o lado afetado, surdez, hemotímpano e, em alguns casos, paralisia facial.
- A vertigem associada às fraturas longitudinais do osso temporal decorre da contusão cerebral, mas não é acompanhada de falência vestibular.
- O tratamento imediato ideal para paralisia laríngea bilateral é a traqueostomia.

NARIZ, CAVIDADE NASAL E SEIOS PARANASAIS
EPISTAXE

Alteração da hemostasia nasal representada por todo e qualquer sangramento originário da mucosa nasossinusal. Pode-se dividir a epistaxe em anterior e posterior. As epistaxes anteriores são assim chamadas por acometer o plexo de Kiesselbach, que corresponde à anastomose de diversos sistemas vasculares nasais em uma região anterior do septo nasal, chamada área de Little. É a mais comum, correspondendo a cerca de 90% das epistaxes. Geralmente, é autolimitada e de baixa gravidade. As epistaxes posteriores acometem um plexo vascular posterior, de vasos mais calibrosos, denominada plexo de Woodruf. Mais raras, porém de tratamento mais difícil. Podem levar a desequilíbrio hemodinâmico e morte.[1]

Durante a anamnese, deve-se direcionar a investigação a fatores locais e sistêmicos que participam da etiologia da epistaxe. Dentre os fatores locais, destacam-se:

a) **Inflamatórias:** rinossinusites alérgicas ou infecciosas.
b) **Traumáticas:** trauma digital. Fraturas nasais ou faciais.
c) **Corpo estranho:** devido à laceração da mucosa.
d) **Cirurgias nasais:** septoplastias, turbinectomias ou sinusectomias.
e) **Alterações anatômicas:** desvios septais e perfurações septais.
f) **Tumores:** nasoangiofibromas e tumores malignos em geral.

Como causas sistêmicas, vale a pena lembrar-se de:

a) **Hipertensão arterial sistêmica (HAS):** principal causa sistêmica. Associada à fragilidade vascular.
b) **Drogas:** anticoagulantes, ácido acetilsalicílico (AAS), anti-inflamatórios não esteroides (AINE), *sprays* nasais.
c) **Coagulopatias:** hemofilias, trombocitopenias, insuficiência hepática, entre outras.
d) **Vasculopatias:** telangiectasia hereditária hemorrágica (síndrome de Rendu-Osler-Weber).

Durante o exame físico, deve-se, inicialmente, avaliar o estado geral do paciente. A palavra-chave aqui é topodiagnóstico. Em virtude da rica anastomose vascular, sem um correto diagnóstico do local do sangramento, não será possível efetuar o tratamento mais adequado. A rinoscopia anterior pode identificar sangramentos anteriores, porém o endoscópio nasal é fundamental para a correta identificação do ponto de sangramento posterior. Exames laboratoriais e de imagem podem colaborar para a descoberta do fator etiológico, mas não são realizados em todos os casos.[2]

No tratamento, deve-se, inicialmente, atentar para a estabilidade hemodinâmica e a permeabilidade da via aérea. Em caso de epistaxes volumosas, pode ser necessária a realização de punção venosa com cateteres calibrosos e infusão de solução salina. Sempre que possível, manter o paciente sentado, para evitar a deglutição de sangue. Aspiração de coágulos das fossas nasais e aplicação de soluções vasoconstritoras facilitam o exame da cavidade nasal e o topodiagnóstico do sangramento.[3]

1. **Compressão digital:** deve ser a primeira medida a ser tomada. Eficaz em epistaxes anteriores de pequena monta. A utilização prévia de algodão embebido em solução vasoconstritora melhora a eficácia da manobra.
2. **Cauterização nasal:** química ou elétrica. A cauterização química geralmente é realizada com ácido tricloroacético, e é o tratamento de escolha para pequenos sangramentos anteriores. A elétrica apresenta melhores resultados do que a química, podendo ser realizada sob anestesia tópica ou geral.
3. **Tamponamento nasal:** eficaz, porém muito desconfortável. Deve ser mantida antibioticoterapia durante seu uso. Pode ser de dois tipos: anterior e posterior. Além do desconforto, há uma série de complicações descritas, principalmente com o tamponamento posterior: necrose alar; hipóxia; infecção; aspiração; arritmias; e síndrome do choque tóxico (devido à liberação de toxinas do *Staphyloccocus aureus* na mucosa nasal).

    a) **Tamponamento nasal anterior:** pode ser realizado com gazes embebidas em vaselina ou creme antibiótico, empilhadas na fossa nasal, comprimindo a mucosa sangrante. Também podem ser utilizadas gazes em dedo de luva. Deve ser mantido por, no mínimo, 24 horas. Indicado em epistaxes anteriores que não regrediram com as manobras citadas.

    b) **Tamponamento nasal posterior:** indicada em epistaxes posteriores, ou na falha do tampão anterior. O tampão posterior é feito com gazes enroladas amarradas com três fios de algodão que serão posicionadas na rinofaringe. São passadas duas sondas pelas fossas nasais que serão exteriorizadas pela boca e em suas extremidades serão amarrados dois fios do tampão. As sondas são retiradas pelo nariz, trazendo os fios do tampão, que são tracionados e amarrados, mantendo-se, assim, o tampão locado na rinofaringe. O terceiro fio é exteriorizado pela boca e fixado no rosto. Este fio servirá para retirar o tampão da rinofaringe pela boca. Para finalizar, é realizado tamponamento anterior. Por isso, esse tamponamento pode ser chamado também de anteroposterior. Este tampão pode ser feito também com sondas tipo Foley, porém devem ser insufladas com água destilada, já que, com ar, podem desinsuflar com o tempo. A sonda Foley é introduzida pela fossa nasal até a orofaringe. Então, é insuflada com água destilada, tracionada e fixada na válvula nasal. O paciente deve ser internado e mantido em regime de monitorização contínua.

4. **Ligaduras arteriais:** indicadas na falha do tamponamento posterior. Porém, devido ao grande desconforto e complicações relacionados ao tamponamento posterior, à segurança das técnicas anestésicas atuais e ao menor tempo de internação, preconiza-se a ligadura arterial como método de escolha no tratamento da epistaxe grave. A ligadura da artéria nasal lateral posterior é o método de escolha no tratamento da epistaxe posterior grave em pacientes sem coagulopatia. A ligadura da artéria etmoidal anterior pode ser realizada concomitantemente em casos selecionados. Reserva-se o uso do tamponamento posterior aos casos de instabilidade hemodinâmica, coagulopatias ou se não houver condições clínicas para realização de anestesia geral. Nos pacientes estáveis, sem coagulopatias, com epistaxe grave, o tampão posterior é realizado apenas para controle inicial do sangramento e a ligadura arterial realizada imediatamente.

   a) **Ligadura da artéria nasal lateral posterior:** é o tratamento de escolha das epistaxes graves sem coagulopatia. Sob anestesia geral, por via endonasal endoscópica, a 1 cm da cauda da concha inferior, descola-se um retalho mucoperiosteal em direção superoposterior. Identifica-se uma proeminência óssea chamada crista etmoidal. Superoposteriormente à crista etmoidal, abre-se o forame esfenopalatino, sendo possível identificar suas artérias. Após dissecção cuidadosa, liga-se a artéria com dois clipes e cauteriza-se entre eles com eletrocautério bipolar. Rebate-se o retalho mucoperiosteal. Não há necessidade de tamponamento após a cirurgia.

   b) **Ligadura da artéria etmoidal anterior:** é indicada em casos de trauma, sangramento ativo superior ou de localização incerta. Deve ser realizada em conjunto com a ligadura da artéria nasal lateral posterior. O acesso pode ser feito via endonasal ou externa. Prefere-se a realização por via externa, pois a endonasal exige etmoidectomia que pode acentuar a epistaxe. O acesso externo é feito com incisão de Lynch. Basta uma incisão pequena, pois a dissecção pode ser auxiliada com o uso do endoscópio. Após a identificação da sutura frontoetmoidal, encontra-se a artéria etmoidal anterior, que é cauterizada com eletrocautério bipolar. Não deve ser realizada a ligadura da artéria etmoidal posterior em função proximidade com o nervo óptico, além de ausência em alguns pacientes

   c) **Embolização:** a arteriografia com embolização deve ser utilizada apenas em epistaxes graves com falha dos tratamentos conservador e cirúrgico. A arteriografia identifica o local do sangramento, e a embolização serve de tratamento. Apresenta taxas de sucesso entre 73% e 100%, porém, surgem complicações em 17% a 27% dos casos. As complicações podem ser transitórias, como dor facial, cefaleia, edema facial, confusão mental e parestesias. Contudo, há possibilidade de complicações maiores, como necrose, diminuição da acuidade visual, PFP, hemiplegia, AVC (acidente vascular cerebral) e morte. Além disso, acarreta custos maiores de internação do que o tratamento cirúrgico.

TRAUMA NASAL

A fratura de face mais frequente ocorre no nariz. A posição central e a projeção anterior do órgão o tornam muito suscetível a lesões, afetando-o em 39% a 45% dos traumas de face e constituindo a terceira fratura mais comum do esqueleto humano.[4] Os ossos nasais também são os que apresentam menor resistência ao trauma em relação aos outros ossos da face. A fratura é importante mecanismo de dissipação de energia, protegendo de lesões os tecidos nobres como os olhos e o sistema nervoso central (SNC). A rapidez e a intensidade do impacto, muitas vezes, evitam a reação muscular de proteção e determinam o grau de deformidade e de lesão tecidual.[5] O crescente aumento de sua prevalência, assim como as dificuldades do tratamento das fraturas nasais, tornam o tema bastante desafiador para o otorrinolaringologista.

As fraturas nasais (Quadro 308.1) podem ser classificadas em:[6]

QUADRO 308.1. Classificação das fraturas nasais.

Tipo I	Simples (Unilateral)
Tipo II	Simples (Bilateral)
Tipo III	Cominutiva a) Unilateral b) Bilateral c) Frontal
Tipo IV	Complexa a) Associada ao hematoma septal b) Associada à laceração nasal
Tipo V	Associada à fratura orbitoetmoidal ou mesofacial

Na avaliação do paciente, além da história clínica, deve-se dar atenção especial ao mecanismo de trauma, à existência de fraturas faciais associadas e à presença de deformidades prévias. Torna-se fundamental a avaliação do septo nasal pelo risco de hematoma septal e suas complicações (infecção e perfuração), tanto por meio do espéculo nasal como pelo exame endoscópico. O trauma nasal pode causar apenas contusão e edema, com ou sem epistaxe, ou fratura nasal, com ou sem deformidade, podendo ou não levar a alterações funcionais. A tomografia computadorizada (TC), se possível com reconstrução tridimensional dos seios paranasais, também é importante tanto para a localização da fratura e de seu desvio como para a determinação de fratura facial associada. A documentação fotográfica é recomendada para uma avaliação do resultado de abordagem cirúrgica, caso seja indicada.

O tratamento do trauma nasal ainda é motivo de discussão, com grande discrepância entre método, tempo e acompanhamento pós-operatório. O objetivo do tratamento é o restabelecimento funcional e estético, prevenindo estenoses, sinéquias, alterações da válvula nasal, perfurações septais, retração de columela e deformidades. O tratamento do septo nasal é a parte principal, devendo-se fazer uma boa avaliação do edema e do hematoma e drenar sempre que necessário. A abordagem cirúrgica de desvios e fraturas septais deve ser evitada no período imediato após o trauma, sendo aconselhável aguardar de 3 a 4 semanas.

O tratamento varia de acordo com o tipo de fratura. Nas dos tipos I, II e III e na ausência de edema significativo que prejudique uma avaliação correta, pode-se fazer a redução cirúrgica ou não cirúrgica imediata. Na presença de edema significativo, o paciente é reavaliado a cada 3 a 5 dias, com avaliação da cavidade nasal para evitar a formação de sinéquias, podendo a redução incruenta ser realizada até duas semanas após o trauma. A partir desse período, apenas a redução cirúrgica é indicada. Lesões de pele devem ser imediatamente suturadas. No caso de fraturas do tipo V, a redução nasal cirúrgica deve ser realizada no mesmo ato de correção da fratura facial.

RINOSSINUSITE EM UTI

Entre os principais desafios no tratamento de pacientes graves em UTI, estão os processos infecciosos, responsáveis por grande parte da morbimortalidade. Os pacientes internados em UTI têm como característica a imunodepressão, resultante de instabilidade metabólica e hemodinâmica de graus variáveis, assim como da insuficiência de órgãos e sistemas.[7]

Séries internacionais apontam que até 45% dos pacientes internados em UTI apresentam processo infeccioso de alguma natureza e o mais frequente é, sem dúvida, a pneumonia associada à ventilação mecânica, responsável por cerca de 50% dos casos. Seguem-se em ordem de incidência as infecções sistêmicas relacionadas a cateteres centrais, infecção urinária e sinusopatia infecciosa. Muitos acreditam que a sinusopatia infecciosa tem sua real incidência subestimada pela baixa suspeição clínica. Sabe-se que surge algum grau de alteração tomográfica nos seios paranasais em 25% dos pacientes em ventilação mecânica por mais de sete dias, e em até 75% dos pacientes com sondas nasais por mais de uma semana. A rinossinusite é, muitas vezes, a causa da febre de origem indeterminada, situação frequente dos pacientes internados em UTI (Tabela 308.1).[8,9]

DIAGNÓSTICO

O diagnóstico da rinossinusite em UTI é, muitas vezes, difícil de ser realizado. A história clínica, tão importante no paciente hígido, é praticamente inexistente neste grupo de pacientes. A febre é sinal importante e deve levar o médico assistente a lembrar da sinusite como uma das causas. Os principais fatores de risco para o desenvolvimento de sinusite na UTI são ventilação mecânica, intubação nasal, trauma craniofacial, posição supina por tempo prolongado e escala de coma de Glasgow $\leq = 7$.[10]

A TC, o recurso mais importante e utilizado, consegue revelar sinais como edema de mucosa, nível hidroaéreo e velamento completo dos seios. Apesar disso, Kountakis e colaboradores[11] relatam correlação em apenas 40,3% com o resultado da punção maxilar, e o nível hidroaéreo é o achado que apresenta melhor correlação. Ainda no mesmo estudo, os autores descrevem grande correlação (76,7%) entre a presença de secreção purulenta no meato médio com a positividade obtida na punção maxilar. Esse achado ressalta a importância do exame endoscópico da cavidade nasal na avaliação dos pacientes em UTI.

TABELA 308.1. Distribuição dos pacientes de acordo com os seios paranasais acometidos.

Seio paranasal afetado	Frequência	Bilateralidade
Esfenoidal	93,1%	81,5%
Maxilar	82,7%	62,5%
Etmoidais	72,4%	95,2%
Frontal	44%	84,6%

TRATAMENTO

Deve começar com medidas gerais, como remoção de cânulas e sondas nasais, lavagem nasal com soro fisiológico e elevação de decúbito para 30°. Deve-se realizar, periodicamente, a aspiração da cavidade nasal para evitar o acúmulo de secreção, e de maneira delicada para prevenir trauma, edema e sangramento.

A punção dos seios maxilares é de suma importância. Fornece material para cultura e possibilita a drenagem da secreção e lavagem da cavidade, sendo também terapêutica e passível de realização à beira do leito sob anestesia local. No caso de falha terapêutica das medidas gerais e da punção maxilar, indica-se a sinusectomia endoscópica em ambiente cirúrgico. Apesar do risco elevado, o tratamento agressivo dos focos infecciosos em pacientes críticos de UTI justifica a drenagem cirúrgica.

RINOSSINUSITE EM PACIENTES IMUNOCOMPROMETIDOS

É sempre importante abordar doenças infecciosas em pacientes imunocomprometidos, e não é diferente quanto às rinossinusites. O sucesso do tratamento do HIV e sua maior sobrevida, a melhoria de condições de suporte nas UTI, o uso de corticosteroides e imunomoduladores em doenças reumatológicas, a crescente prevalência do diabetes melito (DM) e a utilização de drogas imunossupressoras em pacientes transplantados são alguns fatores que tornam essa situação cada vez mais frequente na prática otorrinolaringológica.

Os pacientes imunossuprimidos, diferentemente da população geral, apresentam infecção por bacilos gram-negativos e fungos em pelo menos 50% dos casos. A microbiologia inclui *Pseudomonas aeruginosa*, *Escherichia coli*, *Klebisiella pneumoniae*, *Bacteroides melaninogenicus*, *Aspergillus* e *Phicomicetos*.[12]

O paciente hospitalizado em terapia intensiva sujeito a monitorizações e testes invasivos, ao uso de antibióticos de largo espectro e à proximidade com outros doentes graves passa a ser colonizado por patógenos resistentes e que, associados à condição de sua doença de base, ensejam complicações sépticas graves.

DIAGNÓSTICO

Os exames endoscópico e radiológico são fundamentais nos pacientes críticos. Avaliar a condição da mucosa (edema, necrose, secreção purulenta), presença de pólipos, alterações anatômicas, é mandatório. A TC também fornece importante correlação anatômica, avalia bloqueio do complexo ostiomeatal, complicações intracranianas e orbitárias, sinais de erosão óssea que podem representar a sinusite fúngica invasiva, forma agressiva e de rápida evolução, em que há invasão do fungo de vasos sanguíneos e linfáticos, seguida de oclusão endotelial, trombose e necrose hemorrágica da mucosa nasal.[13]

TRATAMENTO

Além das medidas gerais já mencionadas, a erradicação do agente é importante. Está indicado o uso de antibióticos endovenosos, na maioria das vezes de forma empírica, associando betalactâmicos à ciprofloxacina e clindamicina. A necessidade de antibioticoterapia específica pode tornar necessária a punção maxilar para obtenção de material para cultura. O tratamento da rinossinusite fúngica em pacientes imunocomprometidos consiste em antifúngicos (anfotericina e itraconazol) associados ao tratamento cirúrgico, com remoção do fungo e restabelecimento de ventilação e drenagem dos seios paranasais. Quanto mais precoce o diagnóstico da sinusite fúngica, menor sua extensão e melhor o prognóstico.

ORELHA

FRATURAS DO OSSO TEMPORAL

Os traumatismos da orelha e do osso temporal são frequentes após traumas cranianos, especialmente os associados a acidentes automobilísticos. As fraturas do osso temporal ocorrem em cerca de 20% de todas as fraturas cranianas.[14]

A lesão pode ser externa, através do pavilhão auricular ou do meato acústico externo (MAE), mas também pode envolver a orelha média, a orelha interna e o nervo facial. Os sinais e os sintomas das lesões do osso temporal incluem otorragia (sangramento pelo MAE), hemotímpano (sangramento na orelha média), otoliquorreia (eliminação de liquor pelo MAE), hematoma do pavilhão auricular e/ou da região mastóidea, paralisia facial,[15] vertigem e perda auditiva. Na maioria dos casos, há história recente de trauma craniano.[16]

A avaliação deve incluir otoscopias repetidas, TC de alta resolução com incidências axial e coronal, que mostram a direção das linhas de fratura no osso temporal (dado muito importante para a previsão da evolução)[15,16] e audiometria tonal liminar. Eventualmente, pode ser necessária a realização de potenciais evocados do tronco cerebral.[17]

A otorragia, geralmente, decorre da laceração e fratura do MAE (porções superior e posterior) ou da ruptura da membrana timpânica. É um achado extremamente frequente nas fraturas longitudinais do osso temporal, as fraturas mais comuns, e verifica-se em 35% a 40% das fraturas de base do crânio. Outras possíveis causas de otorragia são rompimento do plexo venoso timpânico, do seio lateral, do golfo da veia jugular, da artéria meníngea média e até mesmo da artéria carótida interna, essa última associada à epistaxe e hemorragia oral profusa e incontrolável. A maioria das perfurações timpânicas cicatriza-se espontaneamente, a menos que sejam muito grandes ou tornem-se secundariamente infectadas. Deve-se realizar audiometria imediatamente após o trauma que originou uma perfuração da membrana timpânica e outra após a cicatrização, a fim de documentar a acuidade auditiva. Se além da otorragia secundaria à perfuração da membrana timpânica houver perda auditiva, otalgia e tontura associada a nistagmo, há possibilidade de disjunção ossicular com subluxação da platina do estribo para dentro da janela oval, o que se constitui em uma emergência otológica e indicação de timpanotomia exploradora para evitar a perda auditiva permanente. As gotas otológicas não estão indicadas se o MAE não estiver contaminado, pois as preparações contendo corticosteroides podem retardar a cicatrização da laceração.[16]

O hemotímpano origina-se a partir da presença de sangue na cavidade mastóidea que se comunica com a orelha média e, mais comumente, associado a fraturas temporais longitudinais. Nesse tipo de fratura, otoscopias repetidas podem documentar a presença de hemotímpano decorrente de um hematoma epidural por lesão da artéria meníngea média. Recomenda-se antibioticoterapia e a não manipulação da membrana timpânica, visando evitar a contaminação do sangue retido na orelha média. O seguimento de um hematoma epidural com a TC pode definir a melhor conduta (clínica ou cirúrgica), a critério do neurocirurgião.

A otoliquorreia é uma complicação séria e muito menos frequente que a rinoliquorreia.[18] Fraturas da base do crânio, especialmente as temporais longitudinais, criam defeitos durais que permitem a drenagem de liquor para a orelha média e MAE. Diante de otorreia clara, aquosa, em paciente com história de trauma, deve-se considerar o surgimento de otoliquorreia até que se prove o contrário. Em caso de suspeita clínica de otoliquorreia, injeção intratecal de 1 a 2 mL fluoresceína a 5%, com o paciente em Trendelemburg, pode ajudar na confirmação diagnóstica, e a presença de glicose pode também ser pesquisada na secreção. Em alguns casos de fraturas temporais transversais, é possível identificar a drenagem de liquor na faringe através da tuba auditiva homolateral. Recomendam-se a antibioticoterapia endovenosa, o decúbito elevado e a não manipulação da membrana timpânica ou orelha média por 1 a 2 semanas. Em caso de persistência do quadro, está indicado o reparo cirúrgico da fístula por meio de timpanotomia exploradora.

O hematoma do pavilhão auricular, ou oto-hematoma, usualmente resulta de trauma fechado e se localiza entre o pericôndrio e a cartilagem subjacente. Deve ser tentada aspiração estéril seguida de curativo compressivo e, se volumoso, deve ser incisado e drenado para evitar sequelas cicatriciais como retração, pericondrite e deformidade acentuada do pavilhão (orelha em couve-flor). A presença de equimose ou hematoma em área mastóidea também deve levantar suspeita para possível trauma craniano.

O nervo facial tem o mais longo canal intraósseo do corpo (± 3 cm). As fraturas do osso temporal podem causar lesão do nervo facial em qualquer um de seus três segmentos: labiríntico; timpânico; e mastóideo.[19] Embora as fraturas longitudinais do osso temporal, que ocorrem ao longo do eixo longitudinal da porção petrosa do osso, sejam mais comuns, as transversais, que se apresentam perpendicularmente a esse eixo, têm maior risco de causar lesão no nervo facial.[20] Na PFP, é útil distinguir clinicamente as lesões localizadas na porção intratemporal do nervo daquelas envolvendo a porção extratemporal, e isso é feito por meio de testes topodiagnósticos.

As fraturas temporais geralmente são oblíquas, múltiplas e combinadas.[21] Didaticamente, o quadro clínico de uma fratura temporal essencialmente longitudinal inclui otorragia sempre presente, ruptura da membrana timpânica, hemotímpano, fratura e laceração do MAE, perda auditiva condutiva ou neurossensorial de graus variados (geralmente, a orelha interna é poupada), sintomas vestibulares discretos, lesão do nervo facial em 20% a 25% dos casos (normalmente, ao nível do gânglio geniculado ou do segundo joelho do nervo), fratura e luxação dos ossículos e, eventualmente, otoliquorreia por ruptura das meninges. Na fratura temporal transversal, há transecção das estruturas no meato acústico interno e fraturas no bloco labiríntico, provocando a perda auditiva completa (surdez neurossensorial) e vertigem intensa associada a nistagmo em direção ao lado oposto ao da lesão, além de maior incidência de paralisia facial (50% dos casos, usualmente por lesão no segmento labiríntico ou no MAE), luxação do estribo e hemotímpano. A ocorrência de otorragia nesse tipo de fratura é excepcional.

Essas fraturas, essencialmente labirínticas, não se consolidam por regeneração óssea (somente por fibrose), o que explica o desenvolvimento de meningites após quadro de OMA em pacientes com antecedentes de trauma craniano.[21]

A paralisia facial pode aparecer imediatamente após o trauma, o que é indício de transecção completa do nervo e indicação de exploração cirúrgica imediata do nervo facial por timpanomastoidectomia (descompressão, remoção de eventuais fragmentos ósseos e eventual enxerto do nervo), independentemente da identificação do traço de fratura no osso temporal pela TC. O nervo facial pode apresentar hematoma intracanal sem fratura evidente de seu canal ósseo. Somente 50% dos pacientes com paralisia facial imediata recuperam completamente a função do nervo. Devem ser realizados testes para o topodiagnósticos da lesão, ou seja, teste do paladar, do fluxo salivar, do lacrimejamento (Schirmer), reflexo estapédico (timpanometria) e testes eletrodiagnósticos (Hilger, eletroneurografia), esses últimos devendo ser repetidos diariamente e, em caso de evidência de sinais precoces de degeneração nervosa, a cirurgia de descompressão do nervo deve ser realizada. A lesão do nervo facial também pode assomar no meato acústico interno. Se o nervo petroso superficial está envolvido e há perda substancial do lacrimejamento naquele lado, pode ser necessária a abordagem da fossa média associada à mastoidectomia. Caso a paralisia facial seja de aparecimento tardio (seis horas após trauma) e se instale gradualmente, deve ser secundária ao edema ou hematoma com compressão do nervo, e a conduta pode ser conservadora, com uso de corticosteroides, havendo maior chance de recuperação, sem necessidade de exploração cirúrgica ou reparo do nervo.

A vertigem associada a fraturas transversais do osso temporal são, habitualmente, acompanhadas por perda completa da função vestibular com nistagmo em direção ao lado oposto, queda para o lado afetado, surdez, hemotímpano e, em alguns casos, paralisia facial. A vertigem associada à fratura temporal longitudinal decorre de concussão cerebral, mas não acompanhada por falência vestibular. A lesão da orelha interna secundária à concussão do labirinto, na ausência de lesão da orelha externa ou média, é subestimada com frequência, acarretando prejuízo das funções vestibulares e auditivas do lado afetado pelo trauma sem traço de fratura evidente. A vertigem postural paroxística benigna é uma sequela comum de trauma na região da orelha, em geral autolimitada, devendo ser tratada sintomaticamente com antivertiginosos e exercícios vestibulares de Hallpike (o paciente assume a posição que desencadeia a vertigem e se torna progressivamente tolerante), e costuma ceder em até seis meses.

A audiometria tonal liminar pode revelar perdas auditivas condutivas (otorragia, hemotímpano, disjunção de cadeia ossicular nas fraturas temporais longitudinais, otoliquorreia, perfuração da membrana timpânica, oclusão do MAE por coágulos), neurossensoriais (lesão da orelha interna em fraturas temporais transversais, geralmente associada a zumbido unilateral de alta frequência e vertigem intensa) ou mistas. O achado de um *gap* aéreo-ósseo inicial maior que 50 dB ou tardio (seis semanas) maior ou igual a 30 dB é indicação de timpanotomia exploradora para correção da provável disjunção ossicular. Em caso de disacusia neurossensorial, o exame audiométrico deverá ser repetido a cada dois meses, o que orientará sobre a necessidade de colocação de próteses.[17]

SURDEZ SÚBITA

Surdez súbita é uma entidade de instalação abrupta que necessita de avaliação e tratamento imediatos. O termo deve ser reservado às disacusias neurossensoriais agudas, sem agente etiológico definido, sendo um diagnóstico de exclusão. Caracteriza-se por perda auditiva aguda, geralmente unilateral (90% dos casos), que se desenvolve em segundos, minutos a horas em paciente sem história de sintomas auditivos. Objetivamente, há perda auditiva neurossensorial maior que 30 dB, manifestando-se em pelo menos três frequências contíguas, em período inferior a três dias. Cerca de 25% dos pacientes apresentam perda completa da audição do lado afetado. Em 40% a 50% dos casos há tontura associada no início do quadro (em 10%, são vertigens intensas, com náuseas e vômitos), que persiste em metade deles, além de zumbidos em 70% dos casos que precedem ou sucedem a perda auditiva. É preciso realizar diagnóstico diferencial com as perdas auditivas condutivas, ou seja, localizadas na orelha externa ou média (rolha de cerúmen, otites externas, otosclerose com progressão rápida durante a gravidez, otites médias etc.), uma vez que os enfoques terapêuticos divergem radicalmente.[22]

Etiologia específica é detectada em apenas 10% a 15% dos indivíduos que apresentam disacusia neurossensorial de início abrupto. Várias afecções podem estar associadas a esse tipo de disacusia (Quadro 308.2).

Os medicamentos ototóxicos podem ser responsáveis por lesão da orelha interna, geralmente surdez progressiva bilateral, mas, ocasionalmente, surdez de instalação abrupta bilateral irreversível, como a observada com os aminoglicosídeos (até mesmo com uma só dose), ou reversível, como a associada ao AAS ou ao quinino. Grande número desses medicamentos é amplamente prescrito e causa lesões irreversíveis. Os fatores de risco para ototoxicidade incluem sensibilidade individual, idade, dose do medicamento, doenças concomitantes renais ou otológicas, exposição a ruídos e utilização simultânea de outros ototóxicos. Portanto, a administração de ototóxicos deve ser imediatamente suspensa caso apareçam sintomas ligados à orelha interna, ou seja, surdez, zumbidos, tonturas ou plenitude auricular (sensação de orelha tapada).

COMPLICAÇÕES DA OTITE MÉDIA AGUDA (OMA)

A antibioticoterapia diminuiu consideravelmente as complicações infecciosas intracranianas após um episódio de OMA, que continuam aparecendo somente em pacientes de alto risco com tratamento inadequado ou incompleto. Al-

QUADRO 308.2. Afecções associadas à disacusia neurossensorial de instalação abrupta.

Lesões localizadas no osso temporal

- Fístula perilinfática (atividades com aumento da pressão liquórica, otite média crônica simples ou colesteatomatosa e cirurgias na orelha média)
- Tumores de tronco cerebral
- Neuroma do nervo acústico
- Aneurisma da artéria cerebelar anteroinferior

Doenças sistêmicas envolvendo o osso temporal

- Infecciosas com ou sem meningoencefalite: viral (varicela-zóster; mononucleose infecciosa; caxumba; adenovírus tipos 1, 2 e 3; rubéola; coxsackie; sarampo; influenza A e B; parainfluenza; herpes simples; citomegalovírus; hepatite B; miringite bolhosa), otite média supurativa com labirintite infecciosa, toxoplasmose, otossífilis (instalação súbita e progressão rápida, geralmente bilateral), doença de Lyme, aids, riquetsiose, infecção por *Mycoplasma pneumoniae*
- Vasculares: doença de Burger (tromboangeíte obliterante), enxaqueca (espasmos difusos dos vasos cocleares), embolia gordurosa associada à cirurgia de mama e fêmur e a esmagamentos, cirurgias cardíacas (*bypass* cardiopulmonar), hemorragia subaracnóidea, pós-operatório de cirurgia carotídea (embolia gordurosa, adesividade plaquetária), hiperviscosidade (policitemia vera, macroglobulinemia de Waldenstrom) e hipercoagulabilidade
- Autoimunes: síndrome de Cogan, colite ulcerativa, artrite reumatoide, poliarterite nodosa, policondrite recidivante, carotidinia, arterite de Wegener, arterite temporal, arterite do lúpus eritematoso sistêmico
- Ototóxicos: álcool, anestésicos locais, antibióticos: aminoglicosídeos (amicacina, canamicina, estreptomicina, gentamicina, neomicina, netilmicina, tobramicina), colistina, eritromicina (uso EV), minociclina, polimixinas, rifampicina, vancomicina, viomicina; antidepressivos tricíclicos, anti-inflamatórios (diclofenaco, indometacina), antitoxinas tetânica e variólica, citostáticos (ciclofosfamida, cisplatina), contraceptivos orais, diuréticos de alça (ácido etacrínico, furosemida), interferon, maconha, nicotina, practolol, quinidina, quinino, salicilatos (ácido acetilsalicílico), talidomida
- Trauma: acústico (ruído ou trauma mecânico), craniano (fraturas temporais transversais), cirúrgico (estapedotomia, estapedectomia)
- Doença de Ménière
- Metabólicas: diabetes melito (muito raro), insuficiência renal (comum), disfunção tireoidiana (rara); arteriosclerose (idade, hipertensão arterial, hiperlipemia, diabetes melito)
- Exposição ambiental (aminobenzol, chumbo, fluoreto, monóxido de carbono, nitrobenzol, mercúrio, dissulfito de carbono)
- Síndrome cervical
- Miscelânea: leucemia, doença falciforme, mieloma múltiplo e esclerose múltipla

gumas delas merecem destaque: paralisia facial (neurite do nervo facial), mastoidite aguda, trombose do seio sigmoide, meningite (leptomeningite e abscesso extradural), abscesso cerebral, labirintite, petrosite e hidrocefalia otogênica.[23]

A paralisia facial é observada mais frequentemente em crianças e explicada pela irritação tóxica dos produtos bacterianos em um nervo facial deiscente na orelha média, provocando a neuropraxia. É necessário tratamento agressivo da OMA e está indicada a paracentese para coleta de secreção da orelha média e posterior cultura, que direcionará a antibioticoterapia.

A complicação mais comum pós-OMA é a mastoidite aguda. A membrana timpânica encontra-se intacta e abaulada, havendo otalgia intensa, não aliviada pela paracentese, podendo ocorrer um abscesso retroauricular subperiosteal e celulite da pele sobre o processo mastóideo. A tomografia revela velamento e perda das septações das células mastóideas. Deve ser colhida secreção da orelha média para cultura e testes de sensibilidade. A presença de abscesso retroauricular faz necessária a drenagem e bacterioscopia e cultura (aeróbios, anaeróbios e fungos) do material drenado. Em casos menos graves, inicialmente pode ser tentado tratamento clínico com antibioticoterapia parenteral intensiva (Tabela 308.2).

Quando a infecção mastóidea se dissemina para o seio sigmoide, instala-se a trombose deste, um quadro raro. Geralmente, apresenta-se com cefaleia retroauricular unilateral, secundária à hipertensão intracraniana, edema da ponta da mastoide e sepse com febre e calafrios, que pode ser mascarada pelos antibióticos utilizados. Deve-se observar o possível aparecimento de trombose do seio cavernoso e de manifestações orbitárias.

Meningite pós-OMA é, em geral, resultado da disseminação hematogênica, mas ocasionalmente pode decorrer de deiscência óssea congênita ou traumática. A punção liquórica está indicada para a realização de cultura e testes de sensibilidade e, em geral, evidencia pressão liquórica elevada (maior que 200 mmH$_2$O), pleocitose, aumento acentuado das proteínas, aumento dos cloretos e redução da glicose. Caso ocorra qualquer sinal neurológico de lateralização, a TC com contraste deve ser realizada antes da punção liquórica de forma a prevenir herniação cerebral aguda. Antibióticos endovenosos são iniciados e orientados pela bacterioscopia do liquor e da secreção aspirada da orelha média por miringotomia, que deve ser seguida por colocação de tubo de ventilação.

O abscesso cerebral está, frequentemente, associado à mastoidite aguda. Está sempre localizado próximo ao foco primário, no lobo temporal em dois terços dos casos, ou no cerebelo (um terço dos casos). A avaliação inclui repetidas TC com contraste (para monitorizar a evolução do abscesso) e punção liquórica até que haja indicação de craniotomia ou aspiração do abscesso. Antibioticoterapia de largo espectro deve ser instituída. Em caso de infecção ativa oriunda da mastoide, mastoidectomia com miringotomia e colocação de tubo de ventilação devem ser realizadas precocemente.

Labirintite pode sobrevir por extensão direta da infecção por meio da janela redonda, deiscências ósseas ou tromboflebite. O quadro clínico inclui vertigem, ataxia, nistagmo e evidência audiológica de lesão coclear (perda auditiva neurossensorial). A punção liquórica está indicada para se fazer o diagnóstico diferencial de meningite. Antibióticos de largo espectro, por via parenteral, devem ser iniciados juntamente com antivertiginosos. Está indicada a miringotomia ampla com colocação de tubo de ventilação associada à mastoidectomia simples.

Petrosite assoma quando a infecção envolve as células mediais da mastoide, causando processo infeccioso agudo do ápice petroso. O quadro clínico caracteriza-se por otorreia, paralisia do músculo retolateral e dor no território da divisão oftálmica do nervo trigêmeo. Devem ser efetuadas punção liquórica e antibioticoterapia de largo espectro.

Hidrocefalia otogênica é uma complicação muito rara e autolimitada da OMA que costuma assomar algumas semanas após o episódio agudo, caracterizada por cefaleia intensa em crianças ou adolescentes, geralmente associada a náuseas e vômitos. Ocorre hipertensão intracraniana resultante do prejuízo temporário da absorção do liquor com papiledema e dilatação ventricular sem efeito de massa associado. A hipertensão intracraniana difusa provoca paralisia do músculo retolateral por compressão do nervo abducente e consequente diplopia. O liquor encontra-se com pressão acentuadamente elevada (maior que 300 mmH$_2$O), conteúdo proteico normal e ausência de celularidade. O tratamento baseia-se em medidas que reduzam a pressão liquórica (corticosteroides, punções liquórica repetidas).[24]

TABELA 308.2. Variação da microbiologia em relação à doença de base.

Condição predisponente	Fator de risco	Microbiota
Neutropenia	Contagem < 500/mm^3	Aspergillus sp, Mucor sp, Rhizopus sp, Pseudomonas aeruginosa
Diabetes melito	Cetoacidose	Aspergillus sp, Mucor sp, Staphylococcus aureus, Streptococcus, P. mirabilis
Casos críticos	Presença de sonda nasogástrica ou intubação nasotraqueal	P. aeruginosa, S. aureus, anaeróbios, Candida albicans
HIV	CD4 < 50/mm^3	P. aeruginosa, S. aureus, Aspergillus sp, Acanthamoeba sp, micobactérias atípicas, criptococo, microsporídeo

COMPLICAÇÕES DA OTITE MÉDIA CRÔNICA (OMC)

As possíveis complicações de OMC supurativa (simples ou colesteatomatosa) podem se instalar dentro do osso temporal (paralisia facial, labirintite, petrosite, abscesso perissinusal, perda de audição condutiva ou mista) ou fora deste (abscesso extradural, abscesso cerebral, meningite otogênica localizada e generalizada, hidrocefalia otogênica e tromboflebite do seio lateral).

Paralisia facial na presença de OMC é indicação de cirurgia de urgência, que pode ser uma mastoidectomia simples isolada ou associada à descompressão do canal ósseo do nervo facial, a depender dos achados intraoperatórios.

A labirintite supurativa significa a disseminação da infecção para o labirinto. O ouvido interno está irreversivelmente destruído e a sepse intracraniana é uma possibilidade real. Está indicada antibioticoterapia endovenosa, de preferência orientada por cultura e testes de sensibilidade, previamente à mastoidectomia radical associada à labirintectomia ampla.

A petrosite, infecção das células do ápice petroso do osso temporal, é mais frequente como complicação de OMA com mastoidite, uma vez que na OMC as células do osso temporal são escleróticas. O tratamento é a mastoidectomia com petrosectomia, além de antibioticoterapia de largo espectro.

Abscesso perissinusal, geralmente, é um achado durante a cirurgia de mastoidectomia, mas, ocasionalmente, é diagnosticado no pré-operatório, por meio de tomografia do osso temporal, como uma área de erosão óssea adjacente ao seio sigmoide, que representa um acúmulo de pus e tecido de granulação na parede exposta do seio. Esse tipo de abscesso apresenta potencial de disseminação considerável, com consequente obstrução da luz do seio e posterior tromboflebite.

A perda auditiva condutiva ou mista pode surgir quando associada à OMC, secundária a perfuração da membrana timpânica, destruição ou fixação da cadeia ossicular ou labirintite subclínica recorrente. As perdas condutivas podem ser corrigidas por meio de timpanoplastia e ossiculoplastia, embora as perdas neurossensoriais sejam irreversíveis.

O abscesso extradural consiste de uma coleção purulenta contra a dura-máter do lobo temporal ou do cerebelo, após erosão óssea do tégmen (triângulo de Trautmann), embora possa acontecer por meio de pequenas veias perfurantes, sem destruição óssea, ou associado à tromboflebite decorrente de infecção mastóidea. A suspeita clínica é realizada em um paciente com OMC que se torna intensamente dolorosa, embora seja mais frequentemente um achado cirúrgico após exploração da dura-máter, mesmo com a placa óssea intacta. No abscesso extradural, há possibilidade de invasão iminente da dura-máter, com consequente abscesso subdural, leptomeningite, ou abscesso cerebral, constituindo-se em uma indicação absoluta e imediata de mastoidectomia radical ou radical modificada.

O abscesso cerebral, mais frequentemente encontrado no lobo temporal ou no cerebelo, pode ser complicação da timpanomastoidite crônica. Durante a fase inicial, os sintomas são discretos, incluindo febrícula, calafrios, cefaleia e vômitos, podendo haver irritabilidade e convulsão. Em poucos dias, o paciente entra em fase latente ou quiescente, geralmente com mal-estar e irritabilidade associados. Cerca de 1 a 3 semanas após, inicia-se a fase de expansão do abscesso, ocorrendo sinais de hipertensão intracraniana (papiledema, cefaleia, bradicardia, vômito em jato e apatia) seguidos por sinais e sintomas que dependem da localização do abscesso dentro do cérebro. No abscesso cerebelar, os sinais mais comuns são hipotonia e fraqueza ipsilateral, nistagmo espontâneo e ataxia cerebelar ipsilateral. No abscesso do lobo temporal, geralmente assomam afasia nominal, hemiparesia contralateral progressiva e defeitos do campo visual. O diagnóstico de abscesso cerebral é realizado pela somação da história do paciente, da evolução dos sintomas e dos achados tomográficos. O tratamento é neurocirúrgico (drenagem ou excisão do abscesso), além da antibioticoterapia. Após a estabilização do quadro, deve ser realizada mastoidectomia radical na orelha cronicamente doente.

Meningite otogênica localizada é uma reação irritativa da dura-máter e da aracnoide a um processo infeccioso contíguo, que pode ser tromboflebite do seio sigmoide, labirintite supurativa, osteomielite do ápice petroso, ou abscesso cerebral com irritação meníngea secundária. Os sintomas são febre e cefaleia, associados, com frequência, a irritabilidade, desequilíbrio, vômitos e convulsões, principalmente em crianças. Os sinais podem estar ausentes ou incluir rigidez de nuca, sinal de Kernig positivo, além de outras evidências de irritação meníngea. O liquor pode estar normal, ou pode apresentar linfócitos com níveis normais de glicose e culturas negativas. Quando a meningite se instala associada à OMC ou 1 a 2 semanas após um episódio agudo de OMA, há indicação de mastoidectomia de urgência, devendo ser explorada a dura-máter do lobo temporal, e, se esta se mostrar normal, deve-se explorar a dura-máter do cerebelo.

Tromboflebite do seio lateral geralmente acontece após mastoidite crônica, sobrevindo, inicialmente, otalgia e sensibilidade dolorosa sobre a região mastóidea; seguida por cefaleia difusa e papiledema dentro de dias até poucas semanas. Habitualmente, não há outros sinais neurológicos. O tratamento é semelhante ao realizado para a tromboflebite do seio sigmoide.

OTITE EXTERNA MALIGNA

Infecção grave, também conhecida como otite externa necrosante, causada por *Pseudomonas aeruginosa*, observada quase que exclusivamente em diabéticos ou pacientes imunodeprimidos. Otalgia intensa, exsudato purulento e tecido de granulação no MAE evoluem com frequência para condrite, vasculite, osteíte e osteomielite da base do crânio, e lesão de nervos cranianos (sobretudo, paralisia facial). Normalmente, seis semanas são necessárias para que a infecção progrida do MAE para os tecidos moles da base do crânio, o forame estilomastóideo e o nervo facial. Se não tratada intensivamente, a doença pode ser letal.

O tratamento baseia-se na antibioticoterapia sistêmica e tópica, com drogas antipseudômonas, analgésicos e controle do diabetes. A cirurgia é limitada ao debridamento superficial, à remoção dos sequestros ósseos e drenagem dos abscessos.

LARINGE
TRAUMA LARÍNGEO

Pode ter origem iatrogênica ou não. O trauma decorrente de cirurgias na cavidade oral, orofaringe, hipofaringe e laringe gera intenso edema pós-operatório e pode ser necessária a realização de traqueostomia pré-operatória.[25] Já o traumatismo aberto ou fechado do pescoço e dos tratos digestivo e respiratório superiores pode causar insuficiência respiratória com dispneia progressiva e estridor, hematomas no pescoço, lacerações, edema e até mesmo fraturas no arcabouço laríngeo, além de disfagia ou ofiofagia, tosse, disfonia ou afonia, hematêmese e hemoptise.

Clinicamente, a fratura laríngea está associada a dor, rouquidão e edema na região cervical anterior, além de possíveis enfisema e crepitação. A nasofaringolaringoscopia revela lacerações mucosas, sangramento e contusões ou hematomas submucosos.[26] Se houver suspeita de fratura laríngea, deve ser realizada TC de pescoço e mediastino superior, preferencialmente com contraste. Artigos recentes apontam para a grande utilidade das técnicas de reconstrução virtual das imagens para avaliação do trauma e planejamento cirúrgico, principalmente da reconstrução multiplanar bidimensional (2D MPR).[27-28]

A insuficiência respiratória associada ao trauma laríngeo pode ser aguda ou de instalação gradual. É vital a visualização da laringe, evitando-se intubação às cegas. A decisão entre intubação, traqueostomia ou até mesmo uma cricotiroidostomia é baseada na gravidade do traumatismo e suas possíveis lesões e na intensidade e progressão da insuficiência respiratória. Deve-se pesar a capacidade de sucesso da intubação traqueal *versus* seu potencial de trauma adicional, bem como a necessidade de intubação por tempo prolongado (período igual ou superior a 10 dias). Nesse último caso, a traqueostomia imediata é a melhor opção. A laringotraqueobroncoscopia é mandatória em todos os casos graves. É importante a realização da traqueostomia abaixo do segundo anel traqueal, a fim de evitar estenoses posteriores.

O tratamento conservador recomendado para todas as fraturas sem desvios consiste em observação na UTI, ar umidificado, repouso vocal, corticosteroides, prevenção de lesão por suco gástrico ácido com bloqueadores de bomba de prótons, antibioticoterapia e anti-inflamatórios. Caso haja indicação cirúrgica, em caso de fraturas graves, essa deve ser realizada o mais precocemente possível, com estabilização dos fragmentos, sutura das lacerações mucosas e cobertura das cartilagens expostas com retalhos locais. Se necessário, devem ser colocados moldes laríngeos, que geralmente são retirados em 2 a 3 semanas.

O trauma associado à intubação endotraqueal é, sem dúvida, a causa mais comum de trauma laríngeo. Alguns pacientes submetidos à intubação prolongada apresentam estridor e insuficiência respiratória após extubação em decorrência de isquemia da mucosa, com subsequente ulceração e necrose da mucosa e da cartilagem. Esse quadro é variável em duração entre minutos a vários dias e, em geral, decorre de trauma glótico e subglótico pelo tubo endotraqueal, principalmente após insuflação prolongada do balonete. O trauma agudo desencadeado pela intubação pode gerar lesões mucosas ou musculares (dobras vocais) ou deslocamento da cartilagem aritenóidea, com fixação desta,[29] que é a lesão mais comum da articulação cricoaritenóidea, além de estenoses glótica, subglótica ou traqueal.

A maioria dos casos de fixação da cartilagem aritenóidea resulta de intubação endotraqueal. O deslocamento não tratado leva à anquilose da articulação com problemas vocais subsequentes, que podem afluir dentro de 48 horas, sendo indicada a exérese do tecido fibroso que originou a fixação.

PARALISIA LARÍNGEA BILATERAL

A paralisia laríngea recorrente bilateral é outra situação que pode levar o paciente a necessitar de cuidados intensivos. Na paralisia bilateral, quando as dobras vocais se encontram em posição paramediana ou mediana, com fenda glótica inferior a 3 mm, ocorrem desconforto respiratório intenso e necessidade frequente de traqueostomia.[30] A voz é quase normal, pois a glote reduzida permite a vibração das dobras vocais à passagem do ar, o que pode ser favorecido com o auxílio da musculatura extrínseca da laringe.

Cirurgia da glândula tireoide é a causa mais comum de paralisia bilateral das dobras vocais, seguida por causas idiopáticas. Nesse último caso, é recomendável excluir a presença de paralisias de outros nervos cranianos (IX, XI e XII). A paralisia laríngea bilateral pode estar associada tanto à doença benigna quanto maligna da glândula tireoide. Quando a paralisia está presente no pré-operatório devido a alterações inflamatórias ou compressivas da tireoidite de Hashimoto, doença de Graves ou bócio multinodular atóxico, cerca de 90% dos pacientes recuperam a mobilidade das dobras vocais no pós-operatório. Em recém-nascidos, as causas mais usuais são neurológicas, destacando-se pela maior frequência a síndrome de Arnold-Chiari.

Dispneia e asfixia na paralisia bilateral podem se manifestar no pós-operatório imediato ou tardio. Caso a instalação seja imediata, a suspeita diagnóstica é de fácil elaboração, porém os cuidados que devem ser tomados geralmente são postergados devido à expectativa de reversão a curto prazo. Com o esforço respiratório e consequentes hipóxia e hipercapnia, o paciente passa de uma fase de agitação com estridor para uma fase de depressão e parada respiratória. Em qualquer uma dessas fases, está contraindicado o uso de sedativos. Deve-se recorrer ao aumento da oferta de oxigênio ou ao uso de ventiladores após intubação orotraqueal. No entanto, realizado o diagnóstico, o tratamento ideal imediato é a traqueostomia. Em caso de não recuperação da função, recorre-se a tratamentos eletivos para abertura da glote (aritenoidectomia ou cordectomia parcial via endoscópica ou aberta). O objetivo do tratamento cirúrgico da paralisia laríngea bilateral é promover a abertura da glote ao mesmo tempo em que se preserva o fechamento para a fonação. No entanto, tais procedimentos sempre levam a um prejuízo da qualidade vocal. Portanto, alguns pacientes podem preferir a traqueostomia definitiva associada à válvula unidirecional, que permite uma voz normal, a procedimentos mais invasivos que inevitavelmente resultam em deterioração da capacidade fonatória.[31]

As manifestações tardias, na sua maioria crises de dispneia, podem demorar anos para se instalar e, nesse caso, o quadro pode ser confundido com asma brônquica. As inalações com oxigênio umidificado em associação a broncodilatadores costumam melhorar as crises de dispneia em decorrência da melhora do edema da túnica mucosa das dobras vocais e da melhora da saturação arterial de oxigênio. As crises tornam-se cada vez mais frequentes e intensas, podendo levar o paciente à falência cardiorrespiratória que, às vezes, exige intubação orotraqueal ou traqueostomia. Da mesma forma, o tratamento definitivo são as cirurgias eletivas direcionadas à abertura da glote.

Outras situações que têm quadro clínico muito semelhante ao da paralisia recorrente bilateral são as lesões traumáticas da laringe pós-intubação com edema na fase imediata e instalação de fibrose na região interaritenóidea tardiamente, provocando a fixação das dobras vocais. Nesse caso, há sempre história de intubação traqueal prolongada. Muitas vezes, o diagnóstico diferencial na fase tardia só é possível com a inspeção direta da laringe por meio de laringoscopia direta sob sedação ou por eletromiografia. O diagnóstico adequado direciona o tratamento, sendo indicada a remoção do tecido fibroso em caso de fixação.

Quadro pouco comum, porém gerador de alto nível de ansiedade para o paciente e tido como diagnóstico diferencial das paralisias laríngeas bilaterais, é o movimento paradoxal das dobras vocais. A etiologia é psicogênica, com fatores desencadeantes como traumas cervicais, tentativas de estrangulamento e outros. Nessa situação, durante a inspiração, em vez de um afastamento das dobras vocais, ocorre aproximação entre elas, provocando a oclusão da glote. O paciente apresenta dispneia intensa com estridor, que também pode ser confundida com asma brônquica e edema angioneurótico de laringe. A realização de manobras que desencadeiam o reflexo nauseoso, concomitante à emissão sonora ou tração da língua para fora, reverte o quadro, devendo o paciente ser encaminhado para avaliação otorrinolaringológica. Não incomum que esses pacientes sejam submetidos à traqueostomia ou mesmo a cirurgias mutilantes.

LARINGOESPASMO

Laringoespasmo agudo é o reflexo súbito de fechamento da glote. Pode ser desencadeado por acesso de tosse intensa, aspiração de corpo estranho, extubação de anestesia geral e episódios de refluxo gastresofágico (RGE). Em geral, é autolimitado e decorre de hipercapnia e hipóxia que se instalam. Provavelmente, é causado por baixo limiar dos reflexos laríngeos de proteção. Pode requerer reintubação e é necessário excluir a presença de corpos estranho.

EDEMA LARÍNGEO

O contato com alimentos (principalmente peixes) ou com outras substâncias (meio de contraste radiológico, anti-inflamatórios não hormonais) aos quais o paciente é alérgico pode desencadear intenso edema facial, lingual, labial e laríngeo. Reações alérgicas laríngeas se apresentam em graus variados, desde os quadros leves, que produzem rouquidão decorrente do edema das bordas das dobras vocais, até os mais graves, que constituem emergência. É preciso distinguir entre edema laríngeo alérgico e o angioedema hereditário que envolve a laringe. Na primeira hipótese, existe história pessoal ou familiar de alergias. Na segunda, normalmente aparecem dor abdominal, náuseas, vômitos ou diarreia associados; e, em 85% dos casos (tipo I), resulta da atividade deficiente do inibidor do primeiro componente ativado do complemento (C1-INH).

O tratamento dos casos graves de edema laríngeo baseia-se na injeção subcutânea de 0,3 a 0,5 mL de epinefrina (solução milesimal) associada a 25 a 50 mg de hidrocloreto de difenidramina e 500 mg de hidrocortisona, via endovenosa. A dose inicial de epinefrina pode ser repetida a cada 20 minutos, totalizando 2 a 3 doses. Pode ainda ser administrada por via endovenosa diluindo-se 0,5 mL de solução milesimal em 10 mL de solução salina. São contraindicações relativas ao uso da epinefrina: arritmias cardíacas; hipertensão arterial grave; e frequência cardíaca acima de 140 bpm. O uso associado de anti-histamínicos visa o bloqueio dos receptores de histamina nos tecidos-alvo, e os corticosteroides não substituem a epinefrina, mas são importantes para prevenir recorrências. Pode ser necessária a intubação ou até mesmo a traqueostomia.

Após a crise, devem ser investigadas as substâncias causadoras e excluída a possibilidade de angioedema hereditário.

GRANULOMA LARÍNGEO

Crescimento benigno de tecido de granulação hipertrófico, que usualmente ocorre sobre o processo vocal das cartilagens aritenóideas, localizado no terço posterior das dobras vocais. A causa, geralmente, é a inflamação sobre o processo vocal decorrente de trauma gerado pelo tubo traqueal em caso de intubação prolongada, traumatismo crônico associado ao hábito de pigarrear ou abusos vocais, irritação cáustica da região interaritenóidea e processos vocais pelo suco gástrico; em caso de RGE,[32] é comum haver rouquidão, sensação de corpo estranho na laringe e de desconforto cervical ocasionalmente associada à otalgia referida. Normalmente unilateral, mas pode ser bilateral.

Nos pacientes em que o granuloma não foi causado por intubação traqueal, o tratamento baseia-se na identificação e correção da causa de base e na utilização de anti-inflamatórios. Em todos os casos, a possibilidade de RGE deve ser investigada. Caso não haja resposta ao tratamento clínico e o granuloma seja volumoso ou cause obstrução respiratória, é efetuada a remoção endoscópica por laringoscopia direta.

PESCOÇO
INFECÇÕES PROFUNDAS DO PESCOÇO

Doenças sistêmicas como diabetes melito, nefrite e sífilis, frequentemente, estão associadas a infecções cervicais profundas. Em cerca de 50% dos casos, não é possível identificar a porta de entrada da infecção, devendo-se sempre excluir dentes, mucosa oral, amígdalas palatinas e faringe. Os abscessos cervicais profundos são mais comumente formados por flora mista (aeróbios e anaeróbios). Geralmente, uma semana é necessária para formação de um abscesso cervical e os mais profundos podem não apresentar flutuação, dificultando a respectiva identificação. A TC pode informar a existência e a localização precisa do abscesso. Devem ser realizadas bacterioscopia e cultura para aeróbios e anaeróbios, assim como biópsia da parede do abscesso durante sua drenagem.

ANGINA DE LUDWIG

Inicia-se com uma celulite rapidamente progressiva no espaço sublingual, que tende a acometer o espaço submandibular. A formação de abscesso não é habitual, assim como caracteristicamente não ocorre envolvimento linfático no pescoço. A principal característica da afecção é o edema intenso da língua e do assoalho da boca, que avança para as regiões cervical anterior e submentoniana. Ocasionalmente, há história de cáries dentárias com piorreia associada, bem como trauma da língua ou do assoalho da boca e amigdalite lingual.[33]

Geralmente, há intenso mal-estar, febre alta, disfagia importante, dor e trismo acentuados. A obstrução respiratória, com consequente dispneia, é causada pelo intenso edema da língua e do assoalho bucal que se estende para a laringe.

A avaliação laboratorial evidencia leucocitose intensa com desvio à esquerda. O tratamento inclui cuidados intensivos para detectar precocemente a obstrução das vias aéreas, antibioticoterapia e suporte nutricional com sonda nasoenteral na maioria dos casos. Caso o quadro já se encontre mais avançado, é mandatória a realização de traqueostomia antes de drenagem cirúrgica ampla e manutenção de dreno, além de reposição endovenosa de líquidos e higiene oral intensiva.

Possíveis complicações da angina de Ludwig são desidratação, obstrução respiratória, pneumonia aspirativa e mediastinite.

INFECÇÃO DA FOSSA PTERIGOPALATINA E TEMPORAL

Geralmente, há história de extração dentária de um molar maxilar, seguida de celulite rapidamente progressiva, com formação de abscesso da gengiva molar-maxilar e das fossas pterigopalatina, infratemporal e temporal. A celulite engloba toda a hemiface, incluindo orelha, nariz, porção superior do pescoço, mandíbula e músculo temporal, provocando a proptose do globo ocular associada a paralisia do nervo abducente e trismo intenso. Pode se desenvolver neurite do nervo óptico. O tratamento fundamenta-se em antibioticoterapia parenteral associada à higiene oral. A drenagem cirúrgica está indicada em caso de abscesso bem definido e sinais de sepse.

ABSCESSO PERIAMIGDALIANO

Usualmente, acomete pacientes com amigdalite crônica e tratamento inadequado. Cerca de 70% desses abscessos afetam o polo superior da amígdala palatina, ocasionando acúmulo de coleção purulenta nessa localização em função da menor resistência aí encontrada (adjacente ao palato mole). Na maioria das vezes, é unilateral. Caso o abscesso se forme na porção média do espaço periamigdaliano, pode penetrar o músculo constritor superior da faringe e ganhar o espaço parafaríngeo. O quadro clínico contempla dor intensa irradiada para a orelha, alteração da voz, disfagia, odinofagia e trismo, em paciente febril e desidratado. Ao exame físico, observam-se abaulamento e edema unilateral do palato mole e do pilar anterior, com deslocamento inferomedial da amígdala e da úvula para o lado oposto. Se o abscesso se localizar na porção média do espaço peritonsilar, encontrar-se-á posterior e inferior à amígdala, deslocando-a anteromedialmente. Gram-positivos são os patógenos mais comuns, sendo o *Streptococcus* o principal.

Três opções de tratamento são tradicionalmente descritas, além da reposição de líquidos e higiene oral: aspiração com agulha grossa e antibioticoterapia parenteral, seguida ou não de amidalectomia; incisão e drenagem sob anestesia local ou geral e antibioticoterapia parenteral, seguida ou não de amigdalectomia; e amigdalectomia "a quente" imediata, associada à antibioticoterapia parenteral. Somos favoráveis à segunda conduta.

ABSCESSO DO ESPAÇO PARAFARÍNGEO

As possíveis causas de abscessos parafaríngeos são extração do terceiro molar, extensão de abscesso periamigdaliano ao músculo constritor superior, abscessos parotídeos profundos, petrosite, lesão penetrante no espaço parafaríngeo e anestesia local durante amigdalectomia.

O paciente encontra-se agudamente doente, com trismo intenso associado a febre e calafrios. Ao exame, verifica-se edema da parede faríngea lateral, especialmente por trás do pilar posterior, associado a deslocamento anteromedial da amígdala palatina, edema do ângulo da mandíbula e da região submandibular e torcicolo cervical. É possível a ocorrência de sepse, asfixia, assim como de hemorragia por envolvimento da artéria carótida.

O tratamento contempla antibioticoterapia parenteral e drenagem externa (via cervical) do abscesso. A via oral não é recomendada devido à possibilidade de extensão do abscesso para a bainha carotídea e ao risco de hemorragia incontrolável. Caso haja sinais importantes de asfixia iminente, deve-se realizar traqueostomia antes de qualquer outro procedimento.

ABSCESSO RETROFARÍNGEO

Os linfonodos retrofaríngeos costumam atrofiar entre 3 e 4 anos de idade, sendo mais frequente o acometimento desses linfonodos em crianças após infecções na nasofaringe, tuba auditiva, nariz e seios paranasais. Em adultos, o trauma direto é a causa mais comum de envolvimento desses linfonodos. O plexo linfático retrofaríngeo localiza-se posteriormente à parede faríngea posterior, desde a base do crânio até a bifurcação traqueal. Em caso de formação de abscessos, ela se dá lateralmente à linha média em função da rafe mediana.

O quadro clínico inclui disfagia e odinofagia, às vezes sem queixa de dor de garganta. Ocorrem também febre moderada, rigidez cervical moderada, voz abafada e respiração ruidosa. Ao exame, é possível identificar sinais inflamatórios na mucosa da orofaringe e deslocamento lateral da laringe. Está contraindicada a palpação da região visando identificar sinais de flutuação devido aos riscos de aspiração do material purulento.

A radiografia de partes moles do pescoço em perfil durante inspiração profunda revela alargamento dos tecidos retrofaríngeos. Ao nível de C2, um alargamento maior que 7 mm é patológico em crianças e adultos. Ao nível de C6, é considerado normal um alargamento maior do que 14 mm em crianças (com idade menor ou igual a 15 anos) e maior do que 22 mm em adultos.

O tratamento fundamenta-se no uso de antibióticos e na drenagem imediata do abscesso via oral, sem anestesia, com a cabeça fletida e direcionada para baixo de forma a evitar aspiração. Abscessos localizados mais inferiormente devem ser abordados por acesso cervical lateral. Caso o paciente não possa assumir essa posição em virtude de dispneia, realiza-se traqueostomia previamente à drenagem.

ABSCESSO DO ESPAÇO CAROTÍDEO

Extensão de infecções do espaço parafaríngeo são as causas mais comuns desses abscessos, embora ruptura de linfadenite cervical profunda seja outra etiologia possível. Instala-se edema acentuado da região cervical anterolateral, com coloração característica se há hemorragia associada. O aparecimento de picos febris com calafrios associados à prostração profunda pode indicar tromboflebite da veia jugular interna associada à síndrome de Homer.

O tratamento deve ser baseado em antibioticoterapia parenteral caso haja apenas celulite. Se já houver abscesso, está indicada drenagem cirúrgica imediata associada à ligadura da veia jugular interna em caso de tromboflebite desta. Complicações possíveis dessas infecções incluem hemorragia maciça, mediastinite, trombose do seio lateral, meningite e abscessos disseminados.

ABSCESSO DO ESPAÇO VISCERAL

Ocorre supuração profunda na fáscia pré-traqueal devido à faringite complicada ou tireoidite bacteriana aguda. Dor de garganta e dispneia em graus variados podem estar presentes. Ao exame, observam-se hiperemia e edema da hipofaringe e edema dos linfonodos cervicais anteriores e da glândula tireoide, que se encontram doloridos à palpação. O tratamento é baseado em antibioticoterapia e drenagem.

GLÂNDULAS SALIVARES
SIALOADENITE E ABSCESSO PAROTÍDEO

Fatores predisponentes à ocorrência de sialoadenite incluem estados metabólicos deficitários, tais como diabetes e insuficiência renal, ou diminuição da imunidade (pós-operatório), ambos associados à desidratação, que é provavelmente o fator mais importante. A glândula parótida é a mais comumente afetada, encontrando-se endurecida, edemaciada, com sinais inflamatórios da pele sobrejacente e elevação do lóbulo da orelha. Pode ocorrer drenagem de secreção purulenta, viscosa ou gelatinosa pelo ducto parotídeo (Stensen), que se encontra hiperemiado. É possível observar flutuação e até mesmo fístulas sobre a glândula. A dor local é intensa, caracterizada por ondas, e a febre é um sinal frequente. Nos casos mais graves, trismo pode ser encontrado. Os exames laboratoriais revelam leucocitose e aumento da velocidade de hemossedimentação. Devem ser colhidas amostras da secreção parotídea para cultura e testes de sensibilidade.

O agente causador mais usual é o *Staphylococcus aureus*, normalmente associado a anaeróbios. Assim, o tratamento baseia-se em antibioticoterapia associada à reidratação e higiene oral. Em casos de formação de abscessos, que devem ser drenados antes que haja flutuação, devem ser efetuadas rupturas das septações entre as múltiplas lojas habitualmente encontradas. A punção com agulha revela as áreas com pus a serem drenadas. Os abscessos parotídeos podem complicar caso se rompam para o espaço parafaríngeo.

REFERÊNCIAS BIBLIOGRÁFICAS

1. Saraceni Neto P, Nunes LM, Gregorio LC, Santos Rde P, Kosugi EM. Surgical treatment of severe epistaxis: an eleven-year experience. Braz J Otorhinolaryngol. 2013;79(1):59-64.
2. Gifford TO, Orlandi RR. Epistaxis. Otolaryngol Clin North Am. 2008;41(3):525-36, viii.
3. Schlosser RJ. Clinical practice. Epistaxis. N Engl J Med. 2009;360(8):784-9.
4. Rhee SC, Kim YK, Cha JH, Kang SR, Park HS. Septal fracture in simple nasal bone fracture. Plast Reconstr Surg. 2004;113(1):45-52.
5. Haug RH, Prather JL. The closed reduction of nasal fractures: An evaluation of two techniques. J Oral Maxillofac Surg.. 1991;49(12):1288-92.

6. Rohrich RJ, Adams WP Jr. Nasal fracture management: minimizing secondary nasal deformities. Plast Reconstr Surg. 2000;106(2):266-73.
7. Marik PE. Fever in the ICU. Chest. 2000;117(3):855-69.
8. Kronberg FG, Goodwin WJ Jr. Sinusitis in intensive care unit patients. Laryngoscope. 1985;95(8):936-8.
9. Avecillas JF, Mazzone P, Arroliga AC. A rational approach to the evaluation and treatment of the infected patient in the intensive care unit. Clin Chest Med. 2003;24(4):645-69.
10. van Zanten AR, Dixon JM, Nipshagen MD, de Bree R, Girbes AR, Polderman KH. Hospital-acquired sinusitis is a common cause of fever of unknown origin in orotracheally intubated critically ill patients. Crit Care. 2005;9(5):R583-90.
11. Kountakis SE, Burke L, Rafie JJ, Bassichis B, Maillard AA, Stiernberg CM. Sinusitis in the intensive care unit patient. Otolaryngol Head Neck Surg. 1997;117(4):362-6.
12. Decker CF. Sinusitis in the Immunocompromised Host. Curr Infect Dis Rep. 1999;1(1):27-32.
13. Malani PN, Kauffman CA. Prevention and prophylaxis of invasive fungal sinusitis in the immunocompromised patient. Otolaryngol Clin North Am. 2000;33(2):301-12.
14. Costa S, Cruz O, Oliveira J. Otorrinolaringologia: Princípios e Prática. Porto Alegre: Artmed, 1994.
15. Aguilar EA, Yeakley JW, Ghorayeb BY, Hauser M, Cabrera J, Jahrsdoerfer RA. High resolution CT scan of temporal bone fractures: association of facial nerve paralysis with temporal bone fractures. Head Neck Surg. 1987;9(3):162-6.
16. Patel A, Groppo E. Management of temporal bone trauma. Craniomaxillofac Trauma Reconstr. 2010;3(2):105-13.
17. Lee H-J, Lum C, Means K, Chandrasekhar S, Brown L, Holodny A. Temporal bone fractures and complications: Correlation between high-resolution computed tomography and audiography. Emerg Radiol. 1998;5:8-12.
18. Szekely T. [Proceedings: Treatment of otoliquorrhea of various origin]. Archi Klin Exp Ohren Nasen Kehlkopfheilk. 1973;205(2):293-7.
19. Chang CY, Cass SP. Management of facial nerve injury due to temporal bone trauma. Am J Otol. 1999;20(1):96-114.
20. Hussain K, Wijetunge DB, Grubnic S, Jackson IT. A comprehensive analysis of craniofacial trauma. J Trauma. 1994;36(1):34-47.
21. Scherer M, Sullivan WG, Smith Jr DS, Phillips LG, Robson MC. An analysis of 1,423 facial fractures in 788 patients at an urban trauma center. J Trauma. 1989;29:388-90.
22. Penido Nde O, Ramos HV, Barros FA, Cruz OL, Toledo RN. Clinical, etiological and progression factors of hearing in sudden deafness. Braz J Otorhinolaryngol. 2005;71(5):633-8.
23. Roth Y, Sokolov M, Adler M, Ezry T, Harell M. Otorhinolaryngological problems occurring within the intensive care unit. Intensive Care Med. 2003;29:884-9.
24. Differential Diagnosis in Otorhinolaryngology: Symptoms, Syndromes, and Interdisciplinary Issues: 9780865775077: Medicine & Health Science Books.
25. Richardson MA. Laryngeal anatomy and mechanisms of trauma. Ear Nose Throat J. 1981;60(8):346-51.
26. Klimek LMR, Herbert MD, Mann W. MD, FACS. Current techniques in the management of trauma of the larynx and trachea. Laryngol Bronchoesophagol. 1995;3.
27. Becker M, Leuchter I, Platon A, Becker CD, Dulguerov P, Varoquaux A. Imaging of laryngeal trauma. Eur J Radiol. 2014;83(1):142-54.
28. Reilly BK, Holliday MA, Rock AN, Kang X, Shekhar R, Preciado DA. Three-dimensional direct laryngoscopy and bronchoscopy: enhanced visualization of the airway. JAMA Otolaryngol Head Neck Surg. 2013;139:367-70.
29. Stack BC, Jr., Ridley MB. Arytenoid subluxation from blunt laryngeal trauma. Am J Otolaryngol. 1994;15(1):68-73.
30. Ardran GM, Kemp FH, Marland PM. Laryngeal palsy. Br J Radiol. 1954;27(316):201-9.
31. Courey MS. Diagnosis and surgical management of unilateral and bilateral vocal fold paralysis. Curr Opin Otolaryngol Head Neck Surg. 1995;3:120-4.
32. Lemos EM, Sennes LU, Imamura R, Tsuji DH. Vocal process granuloma: clinical characterization, treatment and evolution. Braz J Otorhinolaryngol. 2005;71(4):494-8.
33. Quinn FB Jr. Ludwig angina. Arch Otolaryngol Head Neck Surg. 1999;125(5):599.

CAPÍTULO 309

ASPECTOS ODONTOLÓGICOS

Teresa Marcia Nascimento de Morais
Alessandra Figueiredo de Souza
Edela Puricelli

DESTAQUES

- A cavidade bucal representa um reservatório de microrganismos importante e podem associar condições sistêmicas, como doenças cardiovasculares, aterosclerose, endocardite infecciosa (EI), infecções de próteses articulares, controle glicêmico de diabéticos, doenças respiratórias e sepses. Além das infecções, as doenças autoimunes e as síndromes podem ter manifestações específicas na cavidade bucal.

- As infecções bucais, como cáries, abscessos dentais e periodontais, pericoronarites, peri-implantites, osteonecroses (químico ou radioinduzidas) e infecções oportunistas interferem negativamente na saúde do paciente como um todo.

- As infecções odontogênicas podem manifestar-se na forma de abscesso e celulite. Nos pacientes imunocompetentes, as infecções odontogênicas geralmente ficam restritas próximo ao agente causal e, nos imunossuprimidos, podem manifestar-se a distância, às vezes de difícil diagnóstico e de gravidade moderada a grave, podendo levar o paciente ao óbito.

- Os focos infecciosos periodontais podem contribuir na alta incidência de infecções respiratórias, causando a pneumonia associada à ventilação mecânica (PAV) – pelas microaspirações de microrganismos do conteúdo bucal.

- Na cavidade bucal, as lesões traumáticas surgem com certa frequência, principalmente em língua, mucosa jugal, gengiva e lábios. A manutenção da integridade dos tecidos bucais pode reduzir o risco infeccioso para os pacientes.

- A interação farmacológica pode produzir diversas alterações na cavidade bucal e nos anexos, como hiperplasia gengival, mucosite bucal, hipossialia e osteonecroses.

INTRODUÇÃO

Nas últimas décadas do século XIX, com o extraordinário trabalho de Koch e Pasteur, é estabelecido um novo paradigma para a explicação do processo saúde-doença.[1] Já em termos conceituais e metodológicos, a distinção dos determinantes sociais de saúde (DSS) dos indivíduos passou a representar um importante desafio, à medida que fortes evidências correlacionam os DSS, como educação, ocupação, renda, gênero e etnia, com a prevalência de doenças crônicas não transmissíveis (DCNT).[2] Pesquisas atuais evidenciam a força dos DSS sobre a saúde bucal em diferentes populações.[3-4] Em 2003, o Ministério da Saúde, com diversos órgãos do Conselho Nacional de Saúde (CNS), promoveu estudo epidemiológico (Projeto SB Brasil 2003 – Condições Bucais da População Brasileira) para subsidiar e fundamentar as políticas públicas em saúde bucal, com vigilância e acesso às práticas contínuas para avaliação dos danos e riscos no processo saúde-doença e planejamento das ações. Resultaram, assim, avanços importantes nas três esferas de Governo (federal, estadual e municipal), os quais permitiram iniciar o processo de organização da Rede de Saúde Bucal no sistema público (níveis básico e especializado), com marcos como o Programa Brasil Sorridente. Prosseguindo com estudos epidemiológicos da saúde bucal brasileira, o SB Brasil 2010 – Pesquisa Nacional de Saúde Bucal consolidou o modelo metodológico da Política Nacional de Saúde Bucal.[5]

A odontologia tem sua evolução e importância relatadas nos mais diversos documentos, com seus primeiros registros a 3.500 a.C., na Mesopotâmia.[6] Atualmente é profissão regulamentada pelo Conselho Federal de Odontologia (CFO), cuja abrangência de atuação compreende as patologias da cavidade bucal e de seus anexos (sistema estomatognático), cuja disfuncionalidade implica alterações da fala, mastigação, deglutição e respiração, além de disfunções da articulação temporomandibular (ATM). Considerando ainda os aspectos sociais e psicológicos, que uma boca comprometida esteticamente pode propiciar, como por exemplo a diminuição da auto-estima. O perfil profissional do cirurgião-dentista vem se reafirmando como generalista nas equipes de saúde em todos os níveis de atenção, associando, sempre que necessário, os especialistas de áreas clínicas, como periodontia, endodontia, odontopediatria, prótese dentária, estomatologia, patologia bucal, além das abordagens cirúrgicas dentomaxilares e da articulação temporomandibular, como os especialistas em cirurgia e traumatologia bucomaxilofaciais. A cavidade bucal representa um reservatório de microrganismos importante e podemos associar condições sistêmicas, como doenças cardiovasculares, aterosclerose endocardite infecciosa (EI), infecções de próteses articulares, controle glicêmico de diabéticos, doenças respiratórias, sepses e outras.[7-8]

Com a disseminação do conhecimento interprofissional, da ênfase na integralidade em saúde, da internacionalização das instituições na formação e certificação profissional, dos sistemas de acreditação hospitalar, do acesso às tecnologias e implementação de metodologias mais eficientes para a criação de indicadores assistenciais que buscam prevenir as causas que impactam na mortalidade dos pacientes, entre outros aspectos qualitativos e quantitativos, a odontologia, nas últimas décadas, vem se reafirmando como indispensável na composição das equipes hospitalares como campo de prática. A cirurgia e traumatologia bucomaxilofaciais, especialmente após a década de 1950, qualificou-se para estar inserida em quase todos os principais hospitais universitários e de ensino no Brasil, em que faculdades e cursos de odontologia estão vinculados. Alguns profissionais, como o Dr. Luiz Carlos do Canto Pereira (*in memorian*), que, na década de 1960 e 1970, estimulou fortemente a odontologia hospitalar, especialmente a partir 1964 no Hospital Albert Einstein (SP) e, em 1976, no Hospital Santa Catarina (SP), Edela Puricelli (RS), César A. Migliorati (USA), Carlos de Paula Eduardo (SP), José Augusto Santos da Silva (SE), entre outros, constituíram uma força acadêmica e assistencial importante para a atual revitalização da inserção da odontologia (clínica e cirúrgica) no contexto da assistência hospitalar. Dentro da perspectiva clínica das áreas da odontologia, os pacientes internados, especialmente em UTI, têm riscos aumentados em virtude da baixa de suas defesas, presença de outros microrganismos no ambiente e alterações nos padrões de deglutição, predispondo o paciente à microaspirações. Em 2008, a cirurgiã-dentista Teresa Márcia Nascimento Morais (SP), pioneiramente, criou o Departamento de Odontologia da Associação de Medicina Intensiva Brasileira (AMIB) e foi indicada para sua presidência.[8] Atualmente, as mais de 19 regionais da AMIB contam com departamentos de odontologia, formalmente instalados, ou cirurgiões-dentistas representantes. Com o apoio da diretoria da AMIB, promoveu-se o encaminhamento do projeto de Lei nº 2.776/2008, na Câmara de Deputados, que prevê a presença do cirurgião-dentista nas UTI. Em fevereiro de 2010, na RDC 07, ANVISA, a assistência odontológica passou a constar dentro das garantias para funcionamento das UTI no Brasil. Essa resolução tem se mostrado um excelente instrumento para a viabilização da atuação do cirurgião-dentista nos hospitais. O procedimento operacional padrão (POP) de higiene bucal – adulto – resultou da integração entre o departamento de odontologia e o departamento de enfermagem da AMIB em 2013, com atualização em 2014. Os trabalhos iniciaram-se nas oficinas integradas durante o Congresso Brasileiro de Medicina Intensiva (CBMI), organizadas em 2011 pela enfermeira Swetlana Cvirkun (Hospital da Criança Santo Antônio da Santa Casa de Misericórdia de Porto Alegre) e Isabel Pucci com a equipe do Centro de Odontologia. Em 2014, foi formada a primeira turma de instrutores de odontologia intensiva da AMIB, no Instituto de Neurocirurgia de Curitiba (INC), sob a coordenação da Dra. Lilian Pasetti (PR). Mais recentemente, a Dra. Teresa M. N. Morais e o Dr. Antonio Silva (médico) organizaram o livro *Fundamentos da Odontologia no Ambiente Hospitalar/UTI*, que se tornou uma das mais importantes referências nacionais para a qualificação dos profissionais da odontologia que buscam desenvolver suas atividades no ambiente hospitalar.[8]

As autoras apresentarão, neste Capítulo, alguns dos aspectos relevantes da abrangência da odontologia na assistência ao paciente hospitalizado, interagindo com as diversas profissões da saúde, especialmente no paciente crítico, uma vez que a cavidade bucal é parte integrante e indissociável do corpo humano, podendo interferir na condição e na evolução clínica do paciente.

PACIENTE GRAVE E A INTERFACE COM A ODONTOLOGIA

A principal característica que define um paciente internado em UTI é a gravidade de sua condição clínica, o atendimento especializado, demandas assistenciais diferenciadas, otimização do recurso e o incremento de suas possibilidades terapêuticas.

Os pacientes graves são considerados aqueles que apresentam comprometimento de um ou mais dos principais sistemas fisiológicos, com perda de sua autorregulação.[9] As principais causas de internação em UTI são: trauma, sepse, insuficiência respiratória, insuficiência renal aguda, câncer, insuficiência hepática, pancreatite aguda, diabetes melito e outras.[9] Entre os fatores de risco relacionados ao paciente, algumas populações são mais suscetíveis, como os idosos, os pacientes submetidos a procedimentos cirúrgicos e os imunossuprimidos.[10]

A inserção da odontologia no contexto hospitalar é antigo na atuação de traumas bucomaxilofaciais e, atualmente, sabe-se que o cirurgião-dentista com atuação em hospital integrado às equipes multidisciplinares contribui no diagnóstico, tratamento e prevenção de agravos à saúde como acontece na prevenção das PAVM. A interface da saúde bucal com doenças sistêmicas já está bem estabelecida em cardiologia, oncologia, neurologia, endocrinologia, nefrologia, pré e pós-transplantes hematopoiéticos (transplante de medula óssea – TMO) e de órgãos sólidos, e sabe-se que condições bucais desfavoráveis podem influenciar o prognóstico do paciente.

Para o tratamento odontológico no paciente grave ser bem-sucedido, além da avaliação do paciente, anamnese, exame físico e discussão em equipe multiprofissional, recomenda-se a realização da avaliação de risco para determinar se o paciente pode tolerar de forma segura o procedimento proposto. Devemos levar em consideração quatro componentes do paciente:

1. A gravidade e a estabilidade clínica;
2. A capacidade funcional;
3. A condição emocional; e
4. O tipo e a extensão do procedimento a ser realizado (invasivo ou não invasivo).[11]

É fundamental realizar o diagnóstico precoce, definição do plano de tratamento objetivando a compreensão de todo o processo da doença. Assim, visando adesão, eficiência, eficácia e efetividade da terapêutica. A ação em equipe pressupõe uma proposta adequada às necessidades do doente de forma integral, caracterizando-se pelas atividades desenvolvidas pela equipe multiprofissional.[8]

HOSPITALIZAÇÃO E INFECÇÃO HOSPITALAR

A assistência do paciente grave hospitalizado, principalmente em UTI, é constantemente desafiada por infecções relacionadas à assistência à saúde (IRAS), que resultam no aumento da morbimortalidade.[12-13] É destacado que na UTI os pacientes têm de 5 a 10 vezes mais probabilidades de contrair infecção e que esta pode representar aproximadamente 20% do total das infecções de um hospital. Geralmente, o risco de infecção é diretamente proporcional à gravidade da doença, às condições nutricionais, à natureza dos procedimentos diagnósticos ou terapêuticos, bem como ao tempo de internação.[13]

Dentre as competências da Comissão de Controle de Infecção Hospitalar (CCIH) uma é definir junto com à Comissão de Farmácia e Terapêutica as normas para o uso racional de antimicrobianos – tanto para a terapêutica como para a profilaxia de infecções –, germicidas, antissépticos e materiais médico-hospitalares.[12] Os membros executores do Serviço de Controle de Infecção Hospitalar (SCIH), o enfermeiro e o médico devem oferecer o respaldo científico para toda a comunidade hospitalar. Entre outras atribuições, medir o risco de aquisição de IRAS, avaliando com os membros consultores as medidas de prevenção e seu controle.[12]

A odontologia, por ser uma especialidade prescritora, reconhecida pelo CFO em seu manual de Consolidação das Normas para procedimentos nos conselhos de odontologia aprovada pela Resolução CFO-63/2005 no capítulo II, que especifica as atividades privativas do cirurgião-dentista em seu art. 4º, parágrafo 1º e inciso II, diz: compete ao cirurgião-dentista prescrever e aplicar especialidades farmacêuticas de uso interno e externo, indicadas em Odontologia.[14]

Portanto, a odontologia, inserida no contexto hospitalar e sendo a única especialidade prescritora em conjunto com a medicina, passa a ter a responsabilidade de integrar a essa mais nova atribuição. Além de atuar no corpo clínico do hospital, deverá integrar como membro consultor no SCIH, prestando consultoria junto ao serviço: na vigilância epidemiológica, uso racional de antimicrobianos, desenvolvimento de protocolos clínicos (prevenção de PAVM, pacientes neutropênicos febris, pacientes pré e pós-transplantes hematopoiéticos e de órgãos sólidos, redução de risco de EI e outros), treinamentos e capacitações de equipes de saúde.

MECANISMOS DE INFECÇÃO

Considerando a gravidade do quadro clínico dos pacientes e cinética da injúria, a resposta orgânica, a resolução ou a falência, resulta, em parte, da interação entre as respostas metabólica, fisiológica e imunológica.[15] O estado nutricional é um dos maiores determinantes do curso do paciente grave, influenciando seu desfecho clínico, podendo atingir todos os sistemas e órgãos, ocasionando sua disfunção,[15] inclusive o sistema estomatognático.

As manifestações bucais são muito comuns e podem ser os primeiros sinais e sintomas de doenças ou de alterações sistêmicas. Podem representar também a evolução de algum processo secundário, como a terapia imunossupressora que o paciente tenha sido submetido.[8] A cavidade bucal representa um reservatório de microrganismos importante e podemos associar condições sistêmicas, como doenças cardiovasculares, EI, aterosclerose, infecções de próteses articulares, controle glicêmico de diabéticos, doenças respiratórias e sepses.[7-8,16] Além das infecções, as doenças autoimunes e as síndromes podem ter manifestações específicas na cavidade bucal.[16]

As infecções bucais, como cáries, abscessos dentais e periodontais, pericoronarites, mucosites, peri-implantites, osteonecroses (quimio ou radioinduzidas) e infecções oportunistas interferem negativamente na saúde sistêmica do paciente.[7-8,10]

MECANISMOS ESPECÍFICOS

A cavidade bucal abriga mais de 500 espécies de microrganismos, e estão presentes bactérias, fungos, micoplasmas, protozoários e vírus.[8] Em termos quantitativos, é estimado que 1 mL de saliva contém de 10^8 a 10^9 bactérias, enquanto o biofilme dental pode conter uma população bacteriana de aproximadamente 100 bilhões de microrganismos.[8,17]

As infecções bucais podem ser odontogênicas (dentárias e periodontais) ou não odontogênicas (mucosas, língua e glândulas salivares),[8,18] podem ser agudas de evolução muito rápida com duração de aproximadamente 2 a 7 dias e quando perduram por mais tempo tornam-se crônicas.[17]

O crescimento e o metabolismo da microbiota são determinados por vários fatores, como dieta alimentar, microambiente bucal, anatomia, presença de doenças sistêmicas, antibioticoterapia, corticoterapia, extremos de idade, higiene bucal insatisfatória e atividade do sistema imune, proporcionando a colonização por outros agentes infecciosos.[17]

A cavidade bucal funciona como uma barreira física local de defesa imunológica contra patógenos.[16] Especificamente, a saliva desempenha um papel importante na integridade e na manutenção da mucosa bucal e também fornece atividade antimicrobiana na prevenção de infecções bucais.[19-20] A alteração do fluxo salivar pelo uso de polifarmácia, terapia antineoplásica, radioterapia de cabeça e pescoço e alterações sistêmicas, como a diabetes melito, comprometem a quantidade e/ou a qualidade da saliva, prejudicando esse importante mecanismo de defesa.

Descreveremos a seguir as principais vias de infecção relacionadas à cavidade bucal.

Infecção odontogênica

As infecções odontogênicas são de origem dentária e/ou dos tecidos periodontais adjacentes ao dente, podendo envolver estruturas bucomaxilofaciais e anexos.[18,21] São causadas por bactérias aeróbias, principalmente os cocos gram-positivos e anaeróbios com presença de gram-positivos e bacilos gram-negativos.[18,21]

A localização pode variar entre intrabucal ou extrabucal, comprometendo as cavidades naturais no sentido cranial, como seio maxilar e cavernoso e espaço periorbital, e no sentido caudal abrange os espaços fasciais podendo ser primário, delimitado na maxila e mandíbula, ou secundário, envolvendo os espaços mastigador, cervical e pré-vertebral –, este último associado a maior mobimortalidade. As infecções odontogênicas podem manifestar-se na forma de abscesso e celulite.[18,21]

Nos pacientes imunocompetentes, as infecções odontogênicas geralmente ficam restritas próximo ao agente causal e, nos imunossuprimidos, podem manifestar-se a distância ou metastáticas, às vezes de difícil diagnóstico de moderada a grave, podendo levar o paciente ao óbito.[18,21]

A angina de Ludwig é uma celulite infecciosa de rápida evolução. Tem seu início no espaço submandibular, avançando rapidamente em direção sublingual e submental.[18,21] Clinicamente, observa-se um rápido aumento de volume, podendo comprometer via aérea com risco iminente de morte caso não seja abordada rapidamente, caracterizando uma emergência. As complicações relatadas são fasciite necrosante, mediastinite, pericardite, pneumonia, empiema pleural, síndrome da distração respiratória, sepse e choque séptico.[18,21]

Sepse e infecção odontogênica

A infecção odontogênica é de alta prevalência e apresenta-se como complicações local ou sistêmica graves. A conduta clínica local recomenda a eliminação do fator etiológico com tratamentos endodôntico, periodontal e/ou até mesmo a extração dentária. Nos casos mais graves, a intervenção cirúrgica compreende não só a eliminação do foco causal como também a drenagem do abscesso e o desbridamento do tecido necrótico. As condições locais e sistêmicas do paciente, a localização do processo e os microrganismos atuantes vão definir a necessidade de antibioticoterapia.[18,21] Outro mecanismo de disseminação de infecção é pela via hematogênica, pela constante bacteriemia provocada.[8] As bacteriemias podem levar a infecções e complicações valvares graves como a EI, a trombocitopenia,[22] a aterosclerose,[23] o infarto agudo do miocárdio (IAM) e o acidente vascular cerebral (AVC).[24]

A presença do trismo sugere que a infecção pode estar atingindo regiões mais profundas, indicando acometimento de músculos da mastigação ou do ramo motor do nervo trigêmeo, evidenciando gravidade.[18] Os exames de imagem são necessários para diagnóstico e avaliação da extensão do comprometimento das estruturas afetadas.[8] O diagnóstico precoce, o tratamento adequado e a remoção do fator causal são fundamentais para o prognóstico do paciente grave.[18,21]

Doença periodontal

É uma infecção crônica com predominância de bacilos gram-negativos, na qual a reação do hospedeiro é modulada por desafios microbiano, ambiental e sistêmico.[25] Os pacientes que apresentam doença periodontal possuem um perfil microbiológico mais agressivo, sendo coadjuvante ou responsável por complicações sistêmicas durante o período de hospitalização.[8] A quebra de homeostase bucal predispõe a manifestação ou agravo de infecções periodontais, favorecendo a formação de biofilme lingual, agudizações de lesões periapicais, mucosites, infecções fúngicas e estagnação de matéria orgânica na cavidade bucal.[25]

O biofilme dental é considerado um reservatório de patógenos causadores de infecções pulmonares, em especial as PAVM.[8,25-26] Sabe-se que a quantidade de bactérias e a gravidade da doença periodontal estão associadas ao aumento da incidência de pneumonias e que a redução e o controle da quantidade de bactérias e da doença periodontal diminuem a incidência de PAVM em até 40% em pacientes em UTI.[27]

Sepse e doença periodontal

Os focos infecciosos periodontais podem contribuir na alta incidência da sepse por duas vias de contaminação: a respiratória, causando a PAVM (pelas microaspirações de microrganismos do conteúdo bucal), e/ou hematogênica, (pelo aumento sérico dos mediadores químicos inflamatórios produzidos pela infecção, como proteína C reativa (PCR), fator de necrose tumoral alfa (TNF-α), interleucina-6 (IL-6), interleucina-6-beta (IL-6β) e interleucina-1-beta (IL-1β).[25] Portanto, um programa eficaz de higiene bucal e a instituição de terapia periodontal para o controle da doença periodontal devem ser considerados no plano terapêutico do paciente crítico.

Complicações infecciosas

As complicações podem ser originárias de lesões dentárias e periodontais.[18,21] O periodonto, estrutura de suporte do dente, é constituído pelos seguintes tecidos: gengiva, ligamento periodontal, cemento radicular e osso alveolar. Entre as afecções mais graves, provocadas pelo biofilme, estão a gengivite, a periodontite e a estomatite necrosantes, de caráter inflamatório, com propriedades clínicas de agudização. Essas lesões debilitantes, que provocam rápida destruição dos tecidos, parecem representar diferentes estágios de uma mesma afecção bucal denominada "doença periodontal necrosante", ainda pouco discutida na literatura.[28-30] Por sua progressiva gravidade, o profissional deve estar atento para os momentos de indefinição dos quadros clínicos e consequentes dificuldades para o diagnóstico e tratamento eficaz, no tempo adequado, quando em paciente em unidade intensiva, mais especialmente.

A periodontite necrosante, na sua progressão, estende-se até a junção mucogengival, limitando-se ao tecido gengival, ligamento periodontal e osso alveolar.[30] Os microrganismos (bactérias gram-negativas, espiroquetas e fusobactéria), quanto aos seus mecanismos patogênicos, provocam alterações teciduais, invadindo os tecidos do hospedeiro. A doença progride de gengivite e periodontite crônicas preexistentes quando os mecanismos de defesa do hospedeiro não se sobrepõem às características patogênicas dos microrganismos instalados. A doença periodontal necrosante pode ser um sinal patognomônico (sinal precoce) de doenças graves em pacientes desnutridos, com baixa imunidade, doenças sistêmicas recentes e higiene bucal deficiente, entre outras.[29-30]

No diagnóstico diferencial atenta-se para os aspectos clínicos bucais de gengivoestomatite herpética, gengivoestomatite estreptocócica, agranulocitose, manifestações gengivais de leucemia aguda, gengivite descamativa, penfigoide benigno das membranas mucosas, eritema multiforme exsudativo, gengivite gonocócica.[25] A similaridade nos aspectos clínicos, mesmo que causados por diferentes etiologias, demonstra a complexidade no diagnóstico diferencial.

O tratamento dessa alteração periodontal grave, em paciente sem comorbidades, compreende o controle da fase aguda, restringindo a atividade da doença que se manifestar pela progressão nos sentidos lateral e apical, eliminar a dor e o desconforto que impede a alimentação. Na primeira intervenção, se possível, realiza-se a raspagem radicular. Pode-se restringir, em algum momento, o uso da escova dental, substituindo-a por agentes químicos de controle de placa. Na fase de manutenção, aproximadamente de 7 a 10 dias, os sinais e sintomas estarão ausentes.[31] A orientação e a motivação para a higiene bucal devem ser intensificadas. Nas áreas onde permanecem os defeitos gengivais cicatriciais (crateras), rapidamente poderá haver acúmulo de biofilme, predispondo a recidivas, com processos inflamatórios crônicos. Essas consequências vão exigir correções cirúrgicas tardias.

A alta efetividade local das doenças periodontais necrosantes pode promover bacteriemias a partir da disseminação hematogênica. Além das potenciais complicações sistêmicas, como EI, abscesso cerebral, infecções pulmonares, oftalmoplegia e endoftalmites.[7] É preciso ressaltar a relação pouco elucidada das doenças periodontais como possível infecção primária na sepse.

Infecção odontogênica em paciente diabético

O diabetes melito, alteração metabólica de etiologia múltipla, se caracteriza por hiperglicemia crônica e alterações do metabolismo de carboidratos, gorduras e proteínas, resultantes de defeitos em secreção de insulina, ação da insulina ou ambas. O diabetes melito tipo 1 resulta da destruição autoimune das células pancreáticas (beta) levando a uma deficiência total da secreção de insulina. O diabetes melito tipo

2 se caracteriza pela deficiência na utilização da glicose, por causa do aumento da resistência à insulina, associada à deficiência da secreção de insulina pelas células beta do pâncreas e aumento da glicose endógena primariamente pelo fígado. Frequentemente, o paciente diabético apresenta alterações (dano, disfunção, falha) de órgãos e tecidos, especialmente rins, olhos, nervos, coração e vasos sanguíneos.[17,32]

Essa forma de doença pode ser controlada por medicamentos orais ou injetáveis. As lesões nas mucosas, as infecções fúngicas e bacterianas recorrentes, a doença periodontal avançada e cáries são manifestações bucais frequentes no paciente diabético e contribuem para frequentes contaminações teciduais. Essas infecções se caracterizam por uma maior morbidade/mortalidade associada a dificuldades de tratamento.[18,21]

Diabéticos controlados, em uso de insulina ou antidiabéticos orais, estão sujeitos a acidentes hipoglicêmicos, quando impossibilitados da alimentação.[32]

CASO CLÍNICO

Médico Thiago Lisboa e Cirurgiã-dentista Edela Puricelli da Santa Casa de Misericórdia de Porto Alegre.

Paciente gênero feminino; idade 52 anos.

- História clínica: paciente interna na UTI da Santa Casa de Misericórdia de Porto Alegre, transferida de hospital do interior. História de dois dias de hipertermia, odinofagia e lesão em cavidade bucal (gengivas), portava aparelho ortodôntico. Iniciou azitromicina.
- História prévia: hipertensão arterial sistêmica (HAS), osteoporose em uso de bifosfonatos. Internada há 48 horas com disfunção hemodinâmica, necessitando suporte hemodinâmico com noradrenalina/dobutamina em veia periférica – membro superior esquerdo (MSE). Realizou ecocardiograma no hospital de origem que evidenciou FE 38% com sinais de hipertensão arterial pulmonar (HAP). Suspeitou-se de tromboembolismo pulmonar (TEP), sendo iniciada anticoagulação. Mal estado geral (MEG), mucosas secas, lúcida orientada e consciente (LOC). Alterações na fala com frases entrecortadas.
- AR: MVUD sem RA FR: 32 irpm $SatO_2$: 95%, relação P/F 150;
- Uso de musculatura abdominal/esforço ventilatório;
- ACV: BNF RR 2T FC: 102 bpm PAM: 70;
- ABD: RHA^+, depressível;
- Ext: tempo enchimento pouco aumentado;
- Diurese de 100 mL/h nas primeiras 6 horas;
- MSE com edema importante em toda a extensão, pulso + Leucócitos = 18.500, 30% BN; plaquetas = 80.000;
- Lactato = 4 mmol/L.
- Hipótese diagnóstica: choque séptico com disfunção ventilatória (síndrome do desconforto respiratório agudo – SDRA), acidose metabólica, foco provável periodontal – sem ser possível excluir completamente foco respiratório. Após 36 horas de suporte orgânico, tratamento ATB e ressuscitação volêmica, houve normalização de lactato e retirada de vasopressor. Após 72 horas de manejo, paciente foi extubada, porém mantinha-se hiperdinâmica, febril, com sinais de sepse não controlada. Único aspecto com piora aparente eram as lesões na cavidade bucal.
- Exame clínico odontológico: ao exame intrabucal foram observados: presença do aparelho ortodôntico; arcos dentários parcialmente alinhados e nivelados; ausência de sondagem para bolsa periodontal, mobilidade dentária, gengivas edemaciadas, com sangramento espontâneo e coloração parda, junto ao sulco gengival.
- Exame de imagem: radiografia em leito; apesar de manejo limitado e com sobreposições de imagem, observaram-se ondulações nas superfícies osseoalveolares, em dentes posteriores, sem descartar possibilidade de perda óssea por doença periodontal.
- Diagnóstico e condutas clínicas iniciais: gengivite ulcerativa necrosante aguda (GUNA). Tratamento com medidas de higiene bucal mecânica, com a escovação dentária. Associação de agentes farmacológicos distribuídos localmente (irrigação e aspiração de peróxido de hidrogênio a 3% em medidas iguais com H_2O destilada, seguida de solução de clorexidina a 0,12% (realizada pelo cirurgião-dentista). Em 78 horas paciente é extubada e observa-se piora do quadro clínico bucal, com lesão gengival parda disseminada na maxila e mandíbula, por vestibular, palatino/lingual. Na sondagem periodontal não se observou sangramento. Odor fétido, mucosa bucal e lábios desidratados.
- Diagnóstico presuntivo: periodontite necrosante aguda. Recomendada anestesia geral e tratamento cirúrgico de urgência para resolução de focos infecciosos dentoalveolares.
- Anestesia geral com entubação nasotraqueal: após trinta minutos da indução, paciente evoluiu com hipotensão arterial (PA 80/50 mmHg), sendo instituído suporte vasopressor com noradrenalina 0,04 mcg/kg/min, estabilizando níveis pressóricos em torno de PA 100/60 mmHg. Frequência cardíaca 80 bpm, capnografia/$ETCO_2$ 31-32 em ventilação controlada a pressão, fração inspirada de oxigênio (FiO_2) 60%, SpO_2 98% durante o restante da anestesia. Sangramento estimado de 400 mL, sem necessidade de transfusão de hemoderivados. Reposição volêmica à base de cristaloide, encerrando o procedimento com balanço hídrico positivo em 800 mL. Tempo cirúrgico: 2 horas e 15 minutos. Ao final do procedimento a paciente foi mantida entubada em ventilação mecânica. Sinais vitais no retorno ao CTI: PA 102/60 mmHg, FC 80 bpm, SpO_2 98% em ventilação mecânica com FiO_2 60%.
- Transcirúrgico – procedimento bucomaxilofacial: exame intrabucal em maior extensão permitiu confirmar a presença de grave lesão periodontal, envolvendo a estrutura dentoalveolar superior e inferior (Figuras 309.1 A e B). Foi confirmada importante mobilidade dentária; gengiva necrótica, friável, estendendo-se até a junção mucogengival. Na estrutura óssea exposta, observou-se comprometimento dos alvéolos dentários e presença de sequestros ósseos papiráceos. Confirmado o diagnóstico bucal e sistêmico da paciente, a opção emergencial já previamente discutida e recomendada em reunião multidisciplinar e interprofissional foi de extrações dentárias para resolução imediata e definitiva do foco primário de infecção. Após as exodontias múltiplas, por técnica aberta, curetagem periodontal e ostectomias com remoção dos sequestros e regularização dos rebordos, a ferida cirúrgica foi fechada por deslizamento da mucosa bucal vestibular e suturada a pontos isolados.[18]

- Pós-operatório: em 72 horas, sepse controlada, alta da UTI.
- Evolução clínica: após 5 dias de internação, suspensão de antibióticos. Paciente recebe alta hospitalar.

O tecido necrosado fornece ambiente anaeróbio que, impedindo a rápida cicatrização, pode contribuir para maior destruição tecidual. Assim, o tratamento local deve ser dirigido para eliminação da causa inicial.[33]

Na sepse, o controle do foco infeccioso é pré-requisito para que tanto as defesas do hospedeiro como a antibioticoterapia tenham sucesso na eliminação do agressor. Além do tratamento cirúrgico, os procedimentos de remoção de cateteres, sondas, aparelhos ortodônticos, próteses dentárias ou obturadoras e corpos estranhos também estão associados a esse conceito. Diante de indícios infecciosos, a exploração do diagnóstico anatômico específico permite avaliar a necessidade emergencial do atendimento. Os exames radiográficos de face, solicitados no leito, podem ser insuficientes e pouco conclusivos para os diagnósticos das estruturas dentoalveolares. Se a abordagem for cirúrgica deve-se ponderar o momento ideal para o procedimento, os riscos da intervenção e a condição clínica do paciente. A abordagem é imediata, associada a drenagens de abscessos, desbridamentos (estruturas moles) e ostectomias (estruturas ósseas) dos tecidos necrosados até controles definitivos (amputações de membros, entre outras medidas sistêmicas radicais) para que se possa oferecer melhor efetividade e segurança no resultado.[34] Incluímos as extrações dentárias também nas abordagens definitivas.

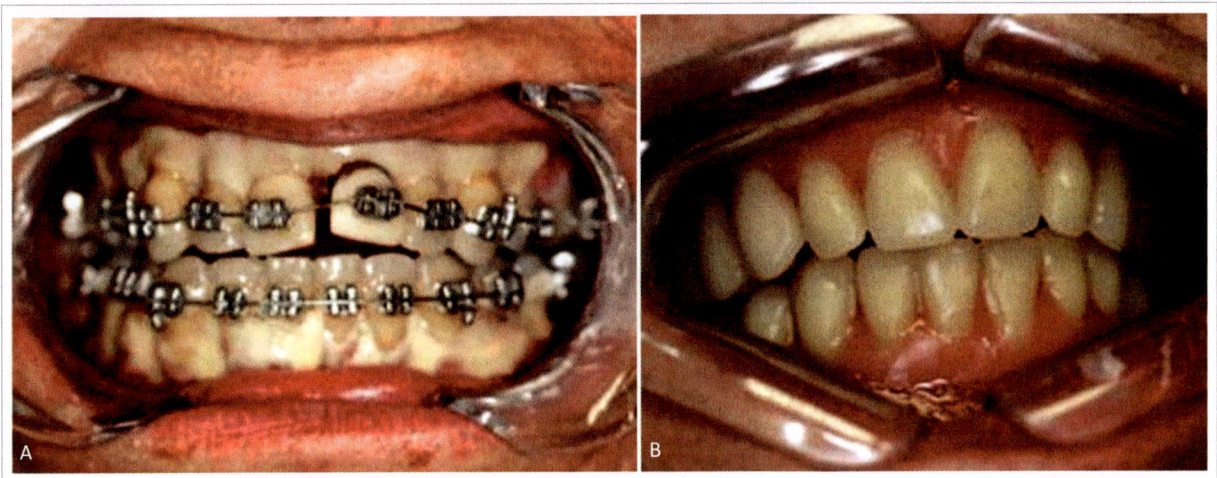

FIGURA 309.1. (A) Doença periodontal necrosante. Periodontite necrosante em paciente com sepse. Aspecto clínico durante o exame transoperatório confirma lesão grave de rápida evolução. (B) Reabilitação pós-operatória imediata com prótese total provisória. Para a recuperação funcional e estética, podem ser oferecidas possibilidades e próteses com ou sem implantes osseointegrados. A história de medicação com bisfosfonatos por osteoporose pode afastar a indicação dos implantes.

CASO CLÍNICO

Paciente gênero feminino; idade 48 anos.

- **História pregressa:** diabetes melito tipo 2; tuberculose, infarto agudo do miocárdio (IAM), tabagismo.
- **História atual:** odontalgia envolvendo dente terceiro molar inferior direito (48) (Figura 309.2 A). Atendimento inicial em consultório dentário, com prescrição de amoxicilina 500 mg VO a cada 8 horas por 7 dias. Após 48 horas, paciente busca atendimento em serviço de emergência hospitalar por dor na face. Recebe diagnóstico de dor e disfunção temporomandibular (DTM) da articulação temporomandibular (ATM) e é medicada com anti-inflamatórios/analgésicos por 48 horas. Quadro clínico sem remissão. Solicitado atendimento odontológico.
- **Avaliação clínica odontológica:** paciente com queixas de aumento da intensidade da dor, limitação de abertura da boca (*trismus*); edema em face difuso, resistente e dolorido à pressão digital, envolvendo os espaços bucal e submandibular, lado direito. Exame clínico intrabucal (limitado) identifica dor intensa com mobilidade no dente, terceiro molar inferior direito (48).
- **Diagnóstico presuntivo:** infecção odontogênica aguda (celulite) submandibular, lado direito.
- **Condutas clínicas:** em virtude de história de diabetes tipo 2 descompensada, solicitada avaliação da medicina interna; exames por imagem (TC); antibioticoterapia EV (ampicilina e sulbactam), medicação analgésica.
- **Diagnósticos clínicos da medicina interna:** paciente evoluindo para choque glicêmico, iniciado tratamento.
- **Imagem por tomografia computadorizada de feixe em leque (TCFL):** leva ao diagnóstico de celulite (Figura 309.2 B).
- **Tratamento cirúrgico bucomaxilofacial:** após a liberação médica, sob efeito da anestesia geral, com entubação orotraqueal realizou-se a incisão, divulsão e instalação do dreno intrabucal, somada à exodontia do dente 48. Pela oportunidade de acesso intrabucal, completou-se o exame clínico odontológico, concluindo por ausência de doença periodontal e cáries.

- **Pós-operatório:** completadas 72 horas da intervenção, a paciente é internada na UTI, com diagnóstico de sepse. Aos cuidados médicos intensivos somaram-se a exploração cirúrgica da região bucomaxilofacial. A piora do quadro local apresentava uma evolução do processo para o espaço mastigador. Para a anestesia geral, a entubação orotraqueal foi conduzida por fibroscópio. Por acesso extrabucal, foram explorados os planos fasciais, sem evidência de secreção purulenta (quadro de celulite). Introdução e fixação dos drenos de Penrose nos espaços fasciais. O dreno intrabucal foi removido. Os cuidados odontológicos diários de higienização foram sistematicamente orientados e realizados. Os curativos diários na pele sincronizavam-se com a retirada progressiva dos drenos. A drenagem extrabucal tornou-se inativa após 14 dias, sendo, então, retirados todos os drenos.
- **Evolução clínica:** a paciente permaneceu na UTI por complicações cardiológicas e pulmonares. Alta hospitalar após 45 dias.

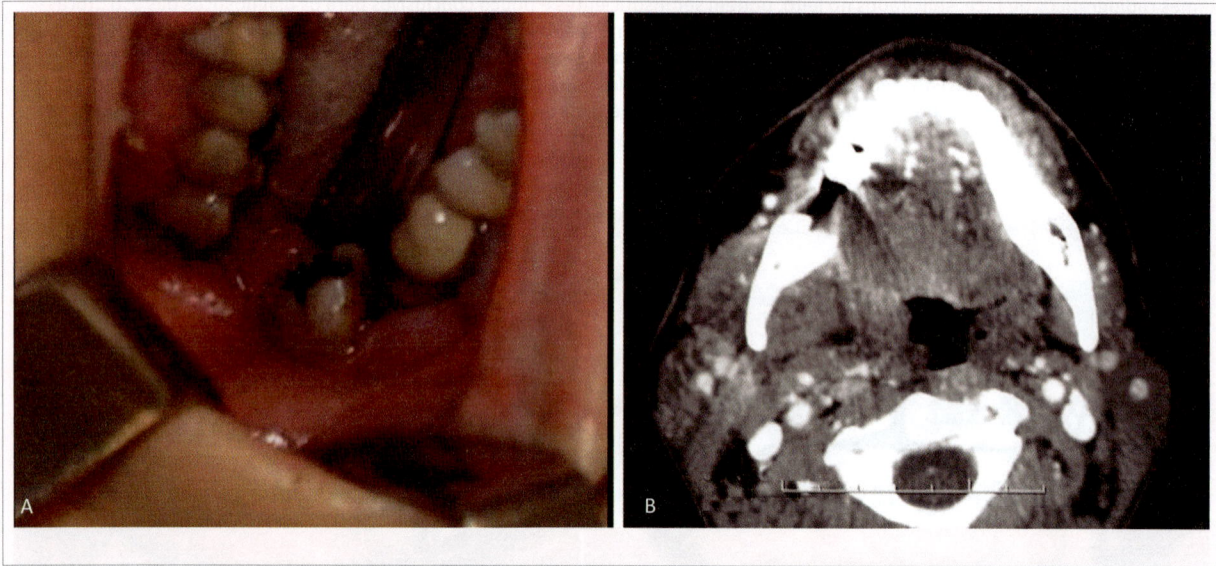

FIGURA 309.2. Infecção odontogênica. (A) Aspecto intrabucal da região do dente terceiro molar inferior, lado direito (48). (B) Imagem TCFL do assolho da boca. Corte axial. Infiltração e adensamento dos planos musculares e gordurosos, caracterizando achados de processo inflamatório em atividade, lado direito, região do 48.

Nas feridas contaminadas e infectadas da cavidade bucal de pacientes sem comorbidades não se recomenda a associação de antibióticos e anti-inflamatórios. O uso de anti-inflamatórios, além de mascarar a expressão clínica da infecção, diminui a defesa tecidual decorrente da reação inflamatória, potencializando as condições patogênicas dos microrganismos invasores.[33] A dor presente pode ser controlada pela medicação analgésica. Nos paciente diabéticos, o uso de anti-inflamatórios esteroides e não esteroides aumentam a glicemia. A infecção odontogênica, como qualquer outro processo infeccioso, pode elevar as taxas de glicose. Os pacientes diabéticos tipo 2 com descontroles metabólicos mais intensos podem evoluir para a síndrome hiperglicêmica-hiperosmolar não cetótica. No paciente sistemicamente comprometido, a infecção pode se desenvolver com pouca ou nenhuma alteração nos fatores microbianos.[33]

Infecção oportunista

Estão geralmente associadas com o estado imunológico do paciente, ao microambiente bucal e ao microrganismo.[8] A imunossupressão predispõe os pacientes a infecções fúngicas (candidose) e virais principalmente, herpes-vírus simples (HSV) (Figura 309.3), citomegalovírus (CMV), Epstein-Barr Virus (EBV), varicela e herpes-zóster.

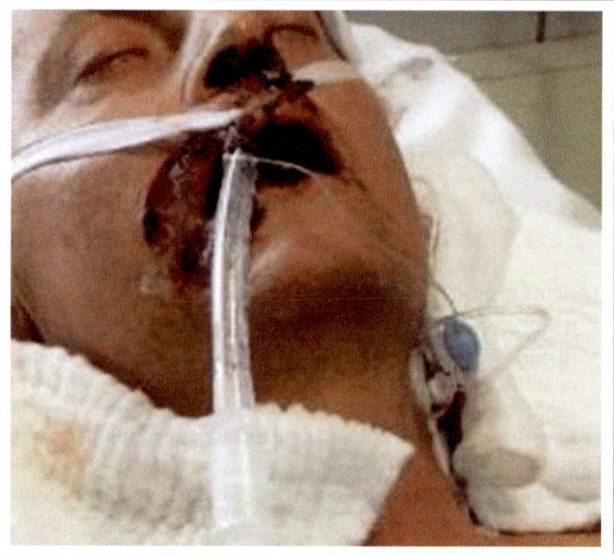

FIGURA 309.3. Paciente com infecção herpética. Mantido em ventilação mecânica com infecção oportunista por vírus (herpes-vírus simples). As condições de imunossupressão do paciente potencializam a presença dessa infecção.

Alterações salivares (hipossialia), utilização de antibióticos de largo espectro, imunossupressores, presença de sacarose na dieta, uso de próteses removíveis, aparelhos ortodônticos, terapia antineoplásica, radioterapia em região de cabeça e pescoço são descritos como fatores predisponentes.[8]

No estudo realizado sobre a análise da condição bucal de pacientes em UTI utilizando o Índice de higiene bucal simplificado, Índice gengival e presença de placas esbranquiçadas, a candidose foi a infecção mais prevalente presente em 68% dos pacientes avaliados em UTI[35] (Figura 309.4). As infecções fúngicas podem ser fator etiológico para a ocorrência de sepses.

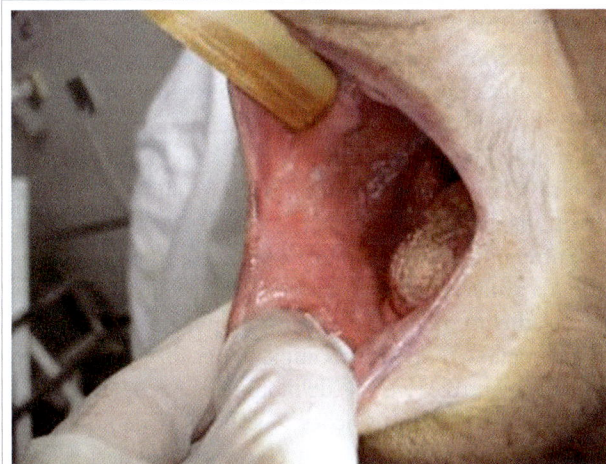

FIGURA 309.4. Paciente com candidose. Observa-se presença de placas esbranquiçadas em mucosa jugal e formação de saburra lingual.

Pneumonias associadas à ventilação mecânica (PAVM)

É uma das infecções hospitalares mais prevalentes nas UTI, com taxas que variam de 9% a 40% das infecções adquiridas nesta unidade.[26,36-40] As taxas de mortalidade dessas infecções podem variar de 24% a 76% dos casos. A cavidade bucal sofre colonização contínua, e o biofilme serve de reservatório permanente de microrganismos.[38] Existem vários relatos e evidências que associam a colonização microbiana da orofaringe e do biofilme dental à PAVM.[26,36-40] Vários estudos evidenciam a eficácia da higiene bucal e do controle do biofilme bucal na prevenção das pneumonias.[26,36-40]

Diante disso, o Departamento de Odontologia e o Departamento de Enfermagem da Associação de Medicina Intensiva Brasileira (AMIB), em oficinas interprofissionais de trabalho, iniciaram as discussões sobre o desenvolvimento dos procedimentos padronizados para higiene bucal no Congresso de Medicina Intensiva Brasileira (CBMI) em Porto Alegre (2011) e em Fortaleza (2012), sendo finalizado em Curitiba (2013) no I Curso de Instrutores de Odontologia da AMIB, quando foram publicadas em sua primeira versão as recomendações de higiene bucal e o procedimento operacional padrão (POP) de higiene bucal de pacientes adultos em UTI.[8]

AVALIAÇÃO BUCAL EM PACIENTES EM UTI

O cirurgião-dentista deverá avaliar a cavidade bucal dos pacientes observando as regiões intra e extrabucal, a integridade da mucosa bucal, a condição dentária, a presença e/ou ausência de próteses, a higiene bucal e os anexos do sistema estomatognático, assim como as alterações salivares, mobilidade dental, sangramentos, lesões traumáticas, edemas intra e peribucais, fraturas faciais e luxações de ATM (Figura 309.5). Todas as alterações deverão ser anotadas em prontuário, o plano terapêutico deverá ser discutido em equipe multiprofissional, com observação da avaliação de risco do paciente, para definir a frequência da higiene bucal que será realizada pela equipe de enfermagem.[8,10,26] Portanto, é recomendada a incorporação do cirurgião-dentista nas equipes multidisciplinares nas UTI, como boa estratégia na prevenção de IRAS e complementação da assistência integral do paciente.[26]

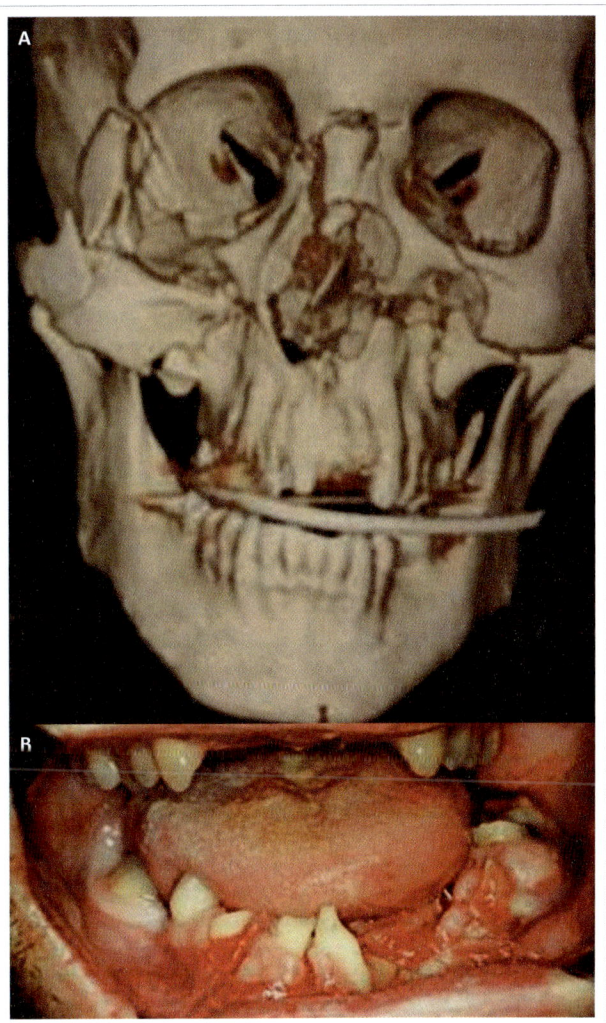

FIGURA 309.5. Paciente traqueostomizado com fratura dentomaxilomandibular. (A) Paciente traqueostomizado. Fraturas dos maxilares impedindo manobras de intubação orotraqueal e/ou nasotraqueal. (B) Mobilidade dos fragmentos dentoesqueléticos provocam dor e desconforto durante a deglutição. As fraturas nas coroas dentárias (pontiagudas e cortantes) implicam lesões corticocontusas nos tecidos bucais, oportunizando invasão microbiana e necroses teciduais.

Lesões traumáticas

Pacientes graves em UTI normalmente apresentam-se sedados por tempo prolongado, principalmente os pacientes submetidos à ventilação mecânica, com a finalidade de promover o conforto, facilitar a interação paciente-ventilador e prevenir autolesões.[41] Após as diretrizes de sedação e analgesia da Society of Critical Care Medicine publicadas em 2002, demonstrou-se que a interrupção diária da sedação reduzia a duração da ventilação mecânica e o tempo de permanência na UTI.[41]

Contudo, o despertar diário dos pacientes pode deixá-los mais confusos e agitados com risco de apresentarem autolesões. Na cavidade bucal, as lesões traumáticas (Figura 309.6) possuem certa frequência, principalmente em língua, mucosa jugal, gengiva e lábios. No estudo realizado em uma UTI para verificar a existência e a distribuição de focos infecciosos bucais, as lesões traumáticas foram a segunda condição bucal mais encontrada (10%) logo atrás da candidose com 68%.[35] Em função disso, requerem bastante atenção por parte do cirurgião-dentista. A identificação precoce, o diagnóstico e o tratamento das lesões traumáticas são benéficos aos pacientes. Entre as ações, podemos citar além da avaliação diária para os pacientes de risco, a confecção de protetores bucais e a glossectomia parcial ou glossoplastia para os casos mais graves, para aqueles que já possuem as lesões estabelecidas, além de corticosteroides sistêmicos, caso o edema de língua represente fator de risco, e manutenção da higiene bucal por parte da equipe de enfermagem. A manutenção da integridade dos tecidos bucais pode reduzir o risco infeccioso para os pacientes.

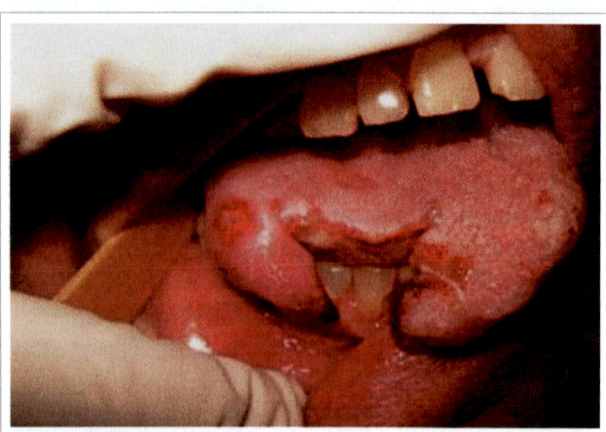

FIGURA 309.6. Lesão traumática em língua. Paciente com alteração neurológica (AVC).

MANIFESTAÇÕES BUCAIS DIANTE DA TERAPÊUTICA MEDICAMENTOSA

A prescrição concomitante de vários fármacos a um mesmo paciente é prática comum em pacientes graves. As interações farmacológicas adversas podem produzir diversas alterações na cavidade bucal e anexos. Abordaremos as reações adversas medicamentosas (RAM) mais comumente diagnosticadas.

Hiperplasia gengival

O termo mais aceito para designar é aumento gengival ou crescimento gengival, e caracteriza-se pelo crescimento gengival associado ao medicamento.[42]

As alterações podem ter início de 1 a 3 meses, dependendo do medicamento utilizado e geralmente acontece na região anterior, superior e inferior, vestibular ou interproximal, com possibilidade de regressão após a suspensão e/ou substituição do medicamento.[42] Os principais fármacos associados à ocorrência do aumento gengival são: os bloqueadores de cálcio, em especial a nifedipina para tratamento de arritmias cardíacas, a fenitoína, comumente utilizada em pacientes com epilepsia e paralisia cerebral, e a ciclosporina A para evitar a rejeição e infecção dos órgãos transplantados.[42]

Entretanto, a resolução torna-se mais complexa pela demora da avaliação do cirurgião-dentista. Além disso, ocorre o agravamento em razão do maior acúmulo de biofilme dental e associado ao déficit na higiene bucal.[42] O tratamento inicial é o controle rigoroso do biofilme por ações mecânicas e/ou químicas. Entre as ações mecânicas podemos citar o reforço de higiene bucal e as sucessivas sessões de raspagem e alisamento coronorradicular e o controle químico por bochechos de solução e/ou aplicação da solução antimicrobiana (solução aquosa de digluconato de clorexidina a 0,12%) para minimizar a inflamação gengival, evitando, dessa maneira, o efeito contínuo do aumento combinado "fármaco + inflamação".[42] Após o controle inicial e a persistência do aumento gengival, deve-se considerar o tratamento cirúrgico odontológico, como as gengivectomias e as gengivoplastias.[42] A recidiva é uma realidade principalmente na permanência da utilização dos medicamentos causadores da hipertrofia gengival, devendo estes pacientes serem mantidos em controle rigoroso com o cirurgião-dentista.

Mucosite bucal

É um efeito adverso da quimioterapia e/ou radioterapia de cabeça e pescoço, a causa mais comum de dor na cavidade bucal e a complicação mais comum em pacientes em tratamento antineoplásico.[8]

Os agentes farmacológicos utilizados na quimioterapia mais frequentemente associados à mucosite bucal (MB) são metotrexato (MTX), 5-fluorouracil (5FU), bleomicina, doxorrubicina, cisplatina e vinblastina. Outros fatores de risco são citados na literatura, como histórico prévio de mucosite e/ou gastrite, contagem baixa de neutrófilos e saúde bucal precária, incluindo cárie, doença periodontal e hipossalivação.[43] As infecções odontogênicas em pacientes neutropênicos podem ser de difícil diagnóstico e podem se manifestar em outros locais do corpo em virtude da perda da atividade dos neutrófilos. As sepses ocorrem entre 24% a 54% e podem estar associadas com úlceras bucais, doença periodontal, doença pulpar, pericoronarite e infecções do seio maxilar.[8,44]

As intervenções para a prevenção e o tratamento da MB têm sido foco de muitos estudos nos últimos anos, destacando-se a importância da higiene bucal, com programas de cuidados bucais associados a bochechos de solução antimicrobiana (solução aquosa de digluconato de clorexidina a 0,12%), que constituem medidas preventivas importantes, reduzindo a quantidade de microrganismos na cavidade bucal e eliminando possíveis fatores de infecção.[8] A importância da prevenção da instalação ou do agravamento da MB é inquestionável e demonstrou-se que a adequação bucal realizada previamente à quimioterapia e/ou radioterapia de cabeça e pescoço não induziu a redução na incidência de mucosite, mas proporcionou uma significativa redução da gravidade da mucosite.[8,45]

Para o tratamento da MB, a utilização do *laser* de baixa potência vem sendo amplamente utilizado pelo cirurgião-dentista pela evidência na redução da gravidade da mucosite de fácil aplicação e ausência de efeitos colaterais.[8] Na literatura, encontramos a utilização de antimicrobianos tópicos, citocinas para a estimulação da medula, vitaminas, bochechos com corticosteroides e colutórios não alcoólicos, aminoácidos suplementares, utilização da crioterapia oral e o uso do fator de crescimento de queratinócitos (palifermin), porém não disponível no Brasil.[8]

O *laser* de baixa potência tem a capacidade de promover a epitelização e de ter, também, propriedades analgésicas e anti-inflamatórias.[8]

Hipossialia e xerostomia

A hipossialia é a diminuição da quantidade de saliva excretada pelas glândulas salivares, sendo diagnosticada por exames complementares, como a sialometria em repouso e estimulada.[8] A xerostomia é a sensação subjetiva de boca seca, que pode ser consequência ou não da diminuição/interrupção da função das glândulas salivares.[8] As principais causas são: pacientes idosos, tumores cerebrais, desidratação, quimioterapia, radioterapia, diabetes melito e uso da polifarmácia. Entre os fármacos, destacamos os opioides, anti-histamínicos, quimioterápicos, antidepressivos, antiepilépticos, ansiolíticos e anticolinérgicos.[8]

A diminuição e/ou interrupção da hidratação da mucosa bucal pela saliva predispõe o paciente a infecções secundárias, como candidose, sialodenite bacteriana, doença periodontal, cárie, aumento do biofilme bucal, saburra lingual e a ocorrência de ulcerações.

As medidas realizadas para o controle são:

- Substituir, se possível, o fármaco xerogênico.
- Controle da doença de base.
- Manter ingesta hídrica frequente.
- Estimulação da secreção salivar por métodos mecânicos (mascar goma sem açúcar ou químicos [pilorcapina]).
- Quando não for possível restabelecer o fluxo salivar, utilizar substitutos da saliva.
- Promover higiene bucal.

Nem todas as medidas citadas são possíveis em pacientes em UTI, principalmente os que estão submetidos à intubação orotraqueal e permanecem de boca aberta, potencializando o efeito.

Osteonecrose

Resulta da morte celular dos osteócitos e da medula hematopoiética, causada por um comprometimento vascular. Também denominada necrose avascular ou necrose asséptica óssea, em consequência de seu alto grau de heterogeneicidade distribuída no esqueleto ósseo, não se qualifica como uma entidade clínica específica. A osteonecrose dos maxilares, associada aos bisfosfonatos, resulta do efeito adverso provocado pelo uso desses medicamentos inibidores das atividades osteoclásticas. Indicados no tratamento de doenças metabólicas (osteoporose, osteogênese imperfeita, doença de Paget, mieloma múltiplo, entre outras), os bisfosfonatos controlam a redução da perda óssea e o aumento da densidade do osso, diminuindo os riscos das fraturas patológicas. Nos pacientes oncológicos, esses medicamentos, ao bloquearem a osteólise osteoclástica, atuam na hipercalcemia associada às lesões malignas, possuindo ainda um efeito antitumoral, diminuindo as metástases ósseas. Por reduzirem a incidência de complicações esqueléticas (dor e fraturas ósseas, compressões da medula espinal), podem tornar menos frequente as indicações de radioterapia e intervenções cirúrgicas.[8,46]

A osteonecrose dos maxilares causada pelo uso dos bisfosfonatos foi relatada por César Migliorati (2005),[47] com confirmação de seu diagnóstico pela soma de três características sempre presentes: terapia atual ou passada com bisfosfonatos; exposição de osso necrosado na região maxilomandibular, que persiste por oito semanas ou mais, e ausência de história de radioterapia na região de cabeça e pescoço. O paciente medicado, tanto via oral quanto intravenosa, independentemente do tipo, dose e duração da medicação, mesmo que ainda assintomático e sem lesões ósseas necróticas aparentes, é considerado de risco. Segundo a American Association of Oral and Maxillofacial Surgeons (AAOMS) – 2009, a boa higiene bucal somada aos cuidados clínicos das estruturas dentoalveolares pode desacelerar o aparecimento das complicações na osteonecrose já instalada, mas ainda sepultada.[46] No exame clínico de pacientes hígidos devem ser obtidas informações do uso desses medicamentos, muitas vezes não mencionados ou até confundidos com medicamentos compostos por cálcio. Apesar das controvérsias quanto ao risco/benefício do uso dos bisfosfonatos, mantém-se sua indicação para tratamento dos portadores de doenças ósseas metabólicas e oncológicas.

A evolução dessa afecção, inicialmente, está relacionada com solução de continuidade na gengiva, permitindo a comunicação entre o meio bucal e o alvéolo osteonecrosado, após a realização de exodontias, tratamentos periodontais e lesões das mucosas causadas por trauma (p. ex.: uso de próteses dentárias parciais e totais) (Figura 309.7A). Sua evolução classifica-se em diferentes estágios que progridem do grau 0 até 3. Entre as primeiras queixas estão os sintomas de algias não odontogênicas, sinais clínicos de mobilidade dentária sem doença periodontal crônica, reabsorção óssea alveolar, espessamento do ligamento periodontal e atrofia do canal alveolar inferior. Na sequência, além da dor em progressão, serão detectadas as exposições de osso necrosado, combinando contaminação e infecção com drenagens purulentas e sequestros ósseos. Na evolução desse quadro serão atingidos ramo e bordo inferior da mandibular, seio maxilar, oportunizando fraturas patológicas, fístulas extrabucais[48] e comunicação orossinusal e nasal. As imagens radiográficas panorâmicas em 2D permitem boa visualização das estruturas dentoalveolares e da mandíbula em sua extensão plana. Sua associação às tomografias computadorizadas Cone Beam (TCCB) e tomografia computadorizada Fan Beam (TCFB) favorece uma análise em 3D das complicações na base mandibular, côndilos da ATM e cavidades maxilares (Figura 309.7B). As propostas terapêuticas conservadoras sistêmicas associam antibioticoterapia e analgésicos. Para uso local são recomendados bochechos com antissépticos bucais (gluconato de clorexidina a 0,12%) e solução diluída de peróxido de hidrogênio (H_2O_2 10 volumes em até 1/1 com H_2O destilada). Para as infecções com abscessos, fica indicada a drenagem e a antibioticoterapia. Nos pacientes sistemicamente comprometidos, a gravidade na disseminação das infecções assemelha-se às infecções odontogênicas.[8] O aumento do risco morbidade/mortalidade e as restrições nas terapias resolutivas recomendam internações nas UTI. O tratamento cirúrgico realizado pelo cirurgião-dentista bucomaxilofacial envolve o desbridamento dos tecidos inviáveis, a sequestrectomia dos alvéolos e as ressecções segmentadas possíveis. Essa necrose específica compromete a capacidade de neoformação óssea, sem respostas previsíveis quanto ao tratamento cirúrgico. As indicações da oxigenoterapia (câmara hiperbárica) apresentam evidências clínicas com importantes avanços.

LUXAÇÃO DA ARTICULAÇÃO TEMPOROMANDIBULAR (ATM)

Por sua complexidade morfofuncional, a ATM reúne três características articulares: composta (côndilo mandibular, também denominado cabeça da mandíbula, relaciona-se com a fossa glenoide do osso temporal, com a interposição do disco articular, este último, por sua função, considerado o terceiro elemento articular), sinovial (revestida por membrana sinovial) e ginglimoartroidal (realiza movimentos rotacionais – ginglimo e translacionais – artroidal). Localizada no extremo livre do ramo mandibular, caracteriza-se por duplicidade anatômica, com funcionalidades simétrica e assimétrica.

As disfunções da ATM são multifatoriais. Entre as causas predisponentes, devem-se considerar a lassidão dos ligamentos, lesão na cápsula ou ligamentos, doenças degenerativas da articulação, função muscular não sincronizada, condições morfológicas do côndilo e da eminência articular. Os fatores etiológicos correspondem ao trauma intrínseco (bocejar, ação de apreensão com os dentes), trauma extrínseco (microtraumas causados na exodontia e na intubação, durante a anestesia geral ou ventilação mecânica prolongada), alterações oclusais (maloclusão, bruxismo,

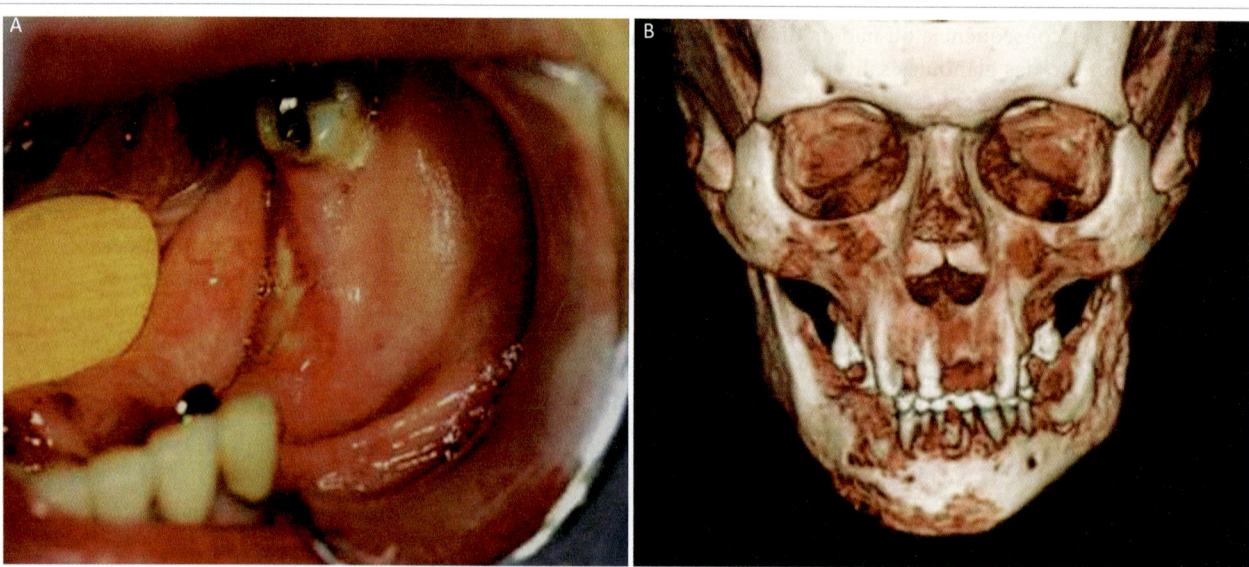

FIGURA 309.7. Osteonecrose dos maxilares associada ao bisfosfonato. (A) Lesão óssea alveolar após trauma na gengiva causado por prótese parcial removível, mal adaptada. (B) Paciente portador de mieloma múltiplo fazendo uso de bisfosfonato. Imagem de TCFL em 3D. Extensa osteonecrose na mandíbula com processo de sequestração em progresso. Durante o manejo bucal, o risco de fratura da mandíbula deve ser considerado.

edentulismo), psicogênicos (hábitos parafuncionais) e terapias medicamentosas (efeitos extrapiramidais).

As luxações da ATM acontecem no plano sagital, pela ultrapassagem do côndilo para anterior da eminência articular do osso temporal. Podem ser uma luxação parcial (subluxação) ou completa (luxação), com envolvimento uni ou bilateral, causando uma lesão aguda ou mantendo cronicidade recorrente (tem condições de autorredução) ou permanente (mantém imobilidade da mandíbula, caracterizada por abertura bucal prolongada).

No diagnóstico da luxação da ATM, além da apalpação digital dos músculos da mastigação tensos, o côndilo está localizado anterior ao tubérculo articular, deixando em posterior uma depressão na região pré-auricular. A dor grave pode ser localizada na ATM, com progressiva evolução regional. Deve-se reconhecer, na luxação unilateral do côndilo, uma mandíbula lateralizada para o lado contralateral ao luxado e, na luxação bilateral, a mandíbula estará protruída. Os exames por imagem passam a ser conclusivos para orientação dos tratamentos. Nos pacientes em leito, com condições de mobilização, fica recomendada a TCFB. Para os pacientes em leito de UTI, as radiografias da face, nas incidências frontais e laterais, ainda que limitadas, permitem interpretação e diagnóstico de probabilidades.

Nas luxações da ATM, a redução manual imediata é a mais recomendada. Entretanto, o tempo decorrido para o atendimento, agravando a contratura muscular e a dor, pode dificultar sua redução. A imobilização por atadura craniofacial tem resultado instável.

Nas luxações crônicas recorrentes com a mobilidade articular comprometida, seja por alterações da estrutura articular, seja por presença de doenças sistêmicas que envolvem o sistema estomatognático, podem ser recomendados tratamentos clínicos com toxina botulínica tipo A (BTX A) ou cirúrgicos. A infiltração da BTX A (BOTOX) não tem efeito imediato nem ação permanente. Em média, seu efeito permanece de 3-6 meses. Mesmo não sendo uma invasão cirúrgica tem um propósito invasivo de atingir o músculo pterigóideo medial com riscos de complicações vasculares.[49] Os tratamentos cirúrgicos, quanto aos componentes articulares ósseos, baseiam-se no aumento da limitação mecânica (impedimento mecânico), construindo maior suporte ou altura da eminência articular do osso temporal ou na liberação mecânica por meio da remoção e da retificação da eminência articular com liberação permanente dos movimentos condilares.

Na eminectomia, o conceito cirúrgico baseia-se na remoção parcial ou total da eminência articular do osso temporal, permitindo movimentos de excursão do côndilo, mecanicamente livres. O sucesso da técnica cirúrgica representa a condição funcional de reciprocidade, articular e muscular, da abertura e do fechamento da boca. Esse tratamento cirúrgico tem grande indicação por ser eficiente no resultado, tecnicamente acessível e economicamente efetivo.[50]

Na UTI, o paciente pode apresentar luxações de ATM provocadas tanto por manobras necessárias para entubação e extubação quanto por entubações orotraqueais prolongadas. A presença mecânica do tubo, ao impedir o movimento mandibular, perpetua a abertura bucal alterando o estado repouso/função, causando lesões por trauma extrínseco. A predominante presença de alterações oclusais, no caso de edentulismo, somada às doenças neurológicas e/ou às terapias medicamentosas, produzindo efeitos extrapiramidais, entre outros, favorece esse quadro disfuncional. O alerta para esse diagnóstico, em pacientes hospitalizados, deve ser estimulado e o atendimento do cirurgião-dentista, assegurado.[9]

CASO CLÍNICO

Paciente masculino; idade 71 anos.
- **História pregressa:** doença de Parkinson há 15 anos e importante rigidez muscular.
- **História atual:** queda sobre o próprio peso e altura há 30 dias. TC de crânio revela hematoma subdural subagudo com progressiva piora, por possível novo episódio de sangramento. Internação para preparo e imediata intervenção neurocirúrgica. Medicações de uso contínuo, como sinvastatina, sertralina e amantadina.
- **Avaliação clínica odontológica:** consulta no leito aos quatro dias da transferência da UTI. Paciente edêntulo, boca aberta, protrusão e imobilidade mandibular, predominante respiração bucal e desidratação das mucosas. Presença de sonda nasoentérica. Mantido em leito com contenção dos membros superiores e inferiores. Diagnóstico presuntivo de luxação bilateral da ATM. Tratamento paliativo envolveu, por duas vezes, a redução manual imediata da luxação e contenção hipocrática, por bandagens craniofacias, mantidas cada uma por, no máximo, 48 horas (Figura 309.8 A). O exame por imagem de TC da ATM (bilateral) confirmou a luxação bilateral (Figura 309.9 A). Para o tratamento cirúrgico, após liberação médica, foi indicada a eminectomia bilateral sob anestesia geral. Pós-operatório (Figura 309.9 B) evoluiu favoravelmente em 96 horas. Medicação analgésica em redução progressiva.
- **Evolução clínica:** paciente calmo, sem contenção dos membros e liberado para sentar-se fora do leito. Alta da CTBMF aos 20 dias pós-operatórios. Alta hospitalar aos 22 dias da internação. Manteve controle ambulatorial (Figura 309.8 B).

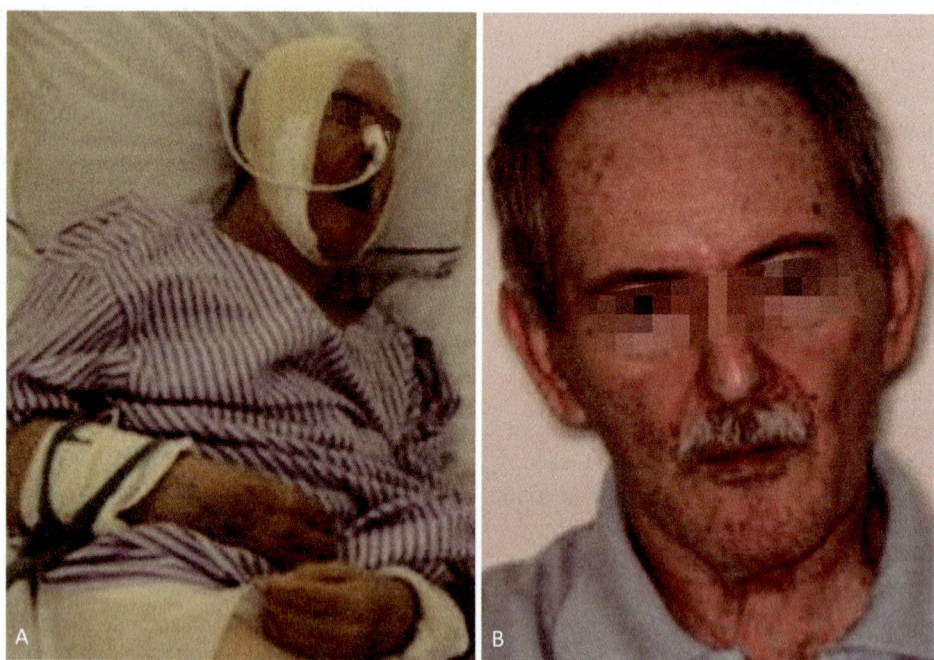

FIGURA 309.8. Paciente com doença de Parkinson. Luxação crônica recidivante da ATM. (A) Cavidade bucal aberta sem possibilidade de fechamento mesmo com a manipulação manual. Paciente medicado para dor, com membros superiores e inferiores contidos. Bandagem craniofacial sem efeito de contensão. (B) Paciente sem luxações recidivantes da ATM, recuperando movimentos funcionais do sistema estomatognático.

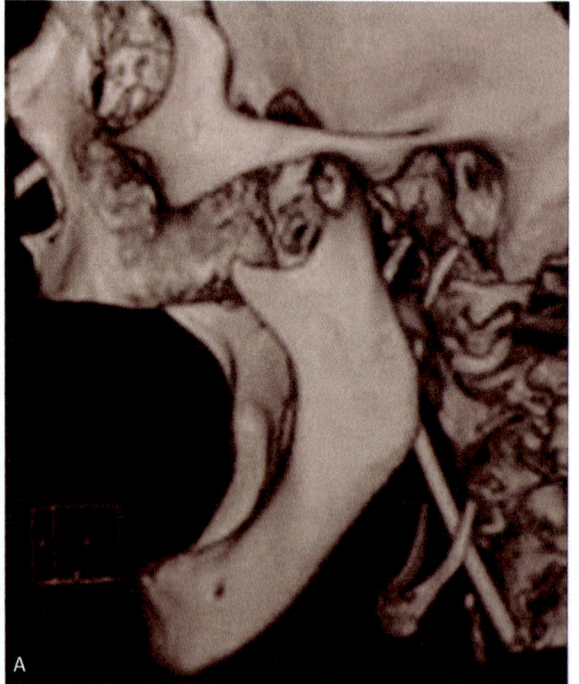
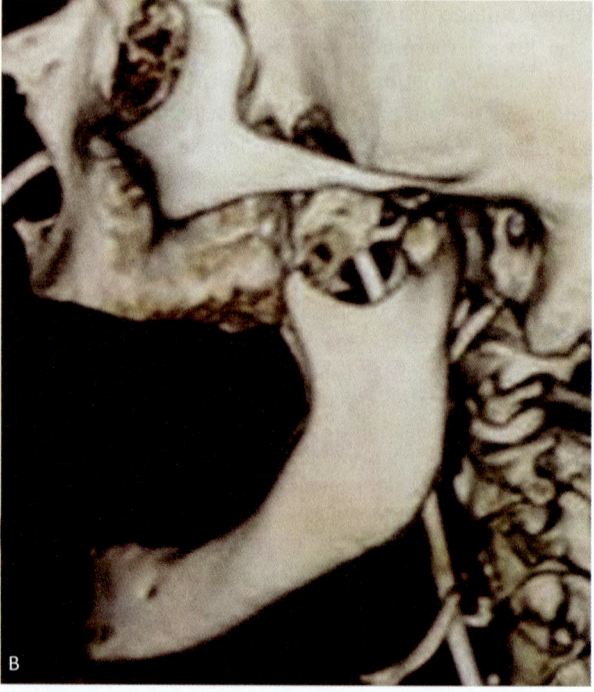

FIGURA 309.9. Imagens em TCFL com reconstrução em 3D, lado esquerdo. (A) Na imagem pré-operatória, o côndilo da ATM está luxado e anteriorizado em relação à eminência articular do osso temporal. (B) Na pós-operatória, observa-se a eminectomia criando plano horizontal para a livre movimentação dos côndilos.

AGRADECIMENTOS

- Dra. Deise Ponzoni, Unidade de Cirurgia Bucomaxilofacial, Hospital de Clínicas de Porto Alegre – HCPA/UFRGS;
- Dra. Jéssica Cerioli Munaretto, Centro de Odontologia, Santa Casa de Misericórdia de Porto Alegre;
- Isabel Pucci, Gestão Executiva, Instituto Puricelli & Associados, Porto Alegre, RS; Dra. Alessandra Sarturi Ghiller. Méd. anestesista do SANE.
- Dr. Marcelo Rocha (Méd., Chicago, USA);
- Dr. Rene Lenhardt Méd. e equipe do CDI, Hospital Dom Vicente Scherer- HDVS, SCMPA;
- Dr. Thiago Lisboa (Méd.) e equipe de intensivismo do Hospital Santa Rita-HSR, Santa Casa de Misericórdia de Porto Alegre.

REFERÊNCIAS BIBLIOGRÁFICAS

1. Buss PM, Pellegrini A. A Saúde e seus Determinantes Sociais. Rio de Janeiro: PHYSIS: Rev Saúde Coletiva. 2007;17(1):77-93.
2. Ministério da Saúde. Secretaria de Vigilância em Saúde. Departamento de Análise de Situação de Saúde. Plano de Ações Estratégicas para o Enfrentamento das Doenças Crônicas Não Transmissíveis (DCNT) no Brasil 2011-2022. Brasília: Ministério da Saúde, 2011.
3. Bueno RE, Moysés SJ, Moysés ST. Millennium development goals and oral health in cities in Southern Brazil. Community Dent Oral Epidemiol. 2010;38(3):197-205.
4. Junqueira SR, Frias AC, Zilbovicius C, Araújo ME. Saúde bucal e uso dos serviços odontológicos em função do Índice de Necessidades em Saúde: São Paulo, 2008. Cienc Saude Coletiva. 2012;17(4):1015-24.
5. SB Brasil 2010: Pesquisa Nacional de Saúde Bucal: resultados principais/Ministério da Saúde. Secretaria de Atenção à Saúde. Secretaria de Vigilância em Saúde. Brasília: Ministério da Saúde, 2012. p.116. [Internet] [Acesso em 31 jan 2016]. Disponível em: http://bvsms.saude.gov.br/bvs/publicacoes/pesquisa_nacional_saude_bucal.pdf
6. da Silva RHA. Arsenio Sales-Peres Odontologia, Um Breve Histórico. Odontologia. Clin Cientif. 2007;6(1):7-11.
7. Lotufo RFM, Pannuti CM. Efeitos Diretos dos Patógenos Bucais nas Condições Sistêmicas. In: Brunetti MC. Periodontia Médica. São Paulo: SENAC, 2004. p.42-57.
8. Morais TMN, Silva A. Fundamentos da Odontologia em Ambiente Hospitalar/UTI. 1ed. Rio de Janeiro: Elsevier, 2015.
9. Agência Nacional de Vigilância Sanitária. Resolução-RDC nº 7, de 24 de fevereiro de 2010. [Internet] [Acesso em 31 jan 2016]. Disponível em: http://www.amib.org.br/pdf/RDC-07-2010.pdf.
10. Souza AF, Morais TMN. Cuidados com a cavidade bucal. In: Terapia Nutricional no Paciente Grave/editor Ricardo Rosenfeld. 1ed. São Paulo: Atheneu Editora, 2014. p.203-10.
11. Little JW, Falace DA, Miller CS, et al. Manejo Odontológico do Paciente Clinicamente Comprometido. 7ª ed. Rio de Janeiro: Elsevier, 2009.
12. Agência Nacional de Vigilância Sanitária ANVISA. BATISTA REA. Legislação e criação de um programa de prevenção e controle de infecção hospitalar (Infecção Relacionada à Assistência à Saúde – IRAS). São Paulo: SP. 2004.
13. Lima ME, Andrade D, Haas VJ. Avaliação Prospectiva da Ocorrência de Infecção em Pacientes Críticos de Unidade de Terapia Intensiva. Revista Brasileira de Terapia Intensiva. 2007;19(3).
14. Conselho Federal de Odontologia CFO. Consolidação das Normas para procedimentos nos Conselhos de Odontologia. Aprovada pela Resolução CFO 63/2005.
15. Rocha EEM, Cunha HFR. Disfunção metabólica: os fundamentos para a terapia nutricional no paciente grave. In Terapia Nutricional no Paciente Grave / editor Ricardo Rosenfeld. 1ed. São Paulo: Atheneu Editora, 2014. p.7-21.
16. Ribeiro EB, et al. Importância do reconhecimento das manifestações bucais de doenças e de condições sistêmicas pelos profissionais de saúde com atribuição de diagnóstico. Odonto. 2012;20(39):61-70.
17. Andrade ED. Terapêutica medicamentosa em odontologia. 3ed. São Paulo: Artes Medicas, 2014.
18. Puricelli E. Tecnica Anestésica, Exodontia e Cirurgia Dentoalveolar. In: Kriger L, Moysés SJ, Moysés ST. Coordenadora Maria Celeste Morita, ABENO, Grupo A, São Paulo, 2014.
19. Jensen SB, Pedersen AM, Vissink A, Andersen E, Brown CG, Davies AN, et al. A systematic review of salivary gland hypofunction and xerostomia induced by cancer therapies: prevalence, severity and impact on quality of life. Oral Care Study Group, Multinational Association of Supportive Care in Cancer (MASCC)/International Society of Oral Oncology (ISOO). Support Care Cancer. 2010;18:1039-60.
20. Davidovich E, Aframian DJ, Shapira J, Peretz B. A comparison of the sialochemistry, oral pH, and oral health status of down syndrome children to healthy children. Int J Paediatric Dent. 2010;20:235-41.
21. Puricelli E, Ponzoni D, Munaretto JC, Franke C. Infecções na Cavidade Bucal. In: Morais TM, Silva A. Fundamentos da Odontologia em Ambiente Hospitalar/UTI, 1 ed. Rio de Janeiro: Elsevier, 2015. p.33-48.
22. Hambleton J, Leung LL, Levi M. Coagulation: consultative hemostasis. Hematology. 2002:335-52.
23. Muhlestein JB, Anderson JL. Chronic infection and coronary artery disease. Cardiol Clin. 2003;21:333-62.
24. Elkind M, Cole J. Do common infections cause stroke? Semin Neurol. 2006;26:88-99.
25. Vieira CN, Rocha GC, Morais TMN, Amorim RFB. O papel do periodontista no combate a sepse. In Periodontia no contexto interdisciplinar: Integrando as melhores práticas. A interface entre a periodontia e condições sistêmicas. In: Silva EB, Grisi DC. São Paulo: Editora Napoleão, 2015. Cap.10. p.178-93.
26. Souza AF, Guimarães AC, Ferreira EF. Avaliação da implementação de novo protocolo de higiene bucal em um centro de terapia intensiva para prevenção de pneumonia associada à ventilação mecânica. REME • Rev Min Enferm. 2013 jan/mar;17(1):177-84.
27. Shi Z, Xie H, Wang P, Zhang Q, Wu Y, Chen E, et al. Oral hygiene care for critically ill patients to prevent ventilator-associated pneumonia. Cochrane Database Syst Rev. 2013;13:8:CD008367.
28. Horning GH, Cohen ME. Necrotizing ulcerative gingivitis, periodontitis, and stomatitis: clinical staging and predisposing factors. J Periodontol. 1995;66(11):990-8.
29. Williams RC, Paquette D. Periodontite como fator de risco para doença sistêmica. In: Lindhe J, Karring T, Lang NP. Tratado de periodontia clínica e implantologia oral. 4ª Ed. Rio de Janeiro: Guanabara Koogan, 2005. p.356-75.
30. Holmstrup P, Westergaard J. Doença periodontal necrosante. In: Lindhe J, Lang NP, Karring T. Tratado de periodontia clínica e implantologia oral. 5ª Ed. Rio de Janeiro: Guanabara Koogan, 2010. cap 20. p.439-54.
31. Claffey N, Polyzois I. Terapia Não – cirúrgica. In: Lindhe J, Lang NP, Karring T. Tratado de Periodontia Clínica e Implantologia Oral. 5ª Ed. Rio de Janeiro: Guanabara Koogan, 2010. cap 37. p.737-49.
32. Weinert LS, Leitão CB, Schaan BD. Antidiabéticos. In: Fuchs FD, Wannmacher L. Farmacologia Clínica; Fundamentos da Terapêutica Racional. 4 ed. Rio de Janeiro: Guanabara Koogan, 2010. cap 65. p.1012-28.
33. Puricelli E. Quimioterapia antimicrobiana em cirurgia e traumatologia bucomaxilofacial. In: Wannmacher L, Ferreira MBC. Farmacologia Clinica para Dentistas. 2 ed. cap 35. p.253-9. Rio de Janeiro: Guanabara Koogan, 1999.
34. Salomão R, Diament D, Rigatto O, Gomes B, Silva E, Carvalho NB, et al. Diretrizes para tratamento da sepse grave/choque séptico: abordagem do agente infeccioso – controle do foco infeccioso e tratamento antimicrobiano. Rev Bras Ter Intensiva. 2011;23(2):145-57.
35. Baeder FM, et al. Condição Odontológica em Pacientes Internados em Unidade de Terapia Intensiva. Pesq Bras Odontoped Clin Integr. 2012;12(4):517-20.
36. Pasetti LA, et al. Odontologia hospitalar a importância do cirurgião-dentista na unidade de terapia intensiva. Rev Odontologia (ATO). 2013;13(4):211-26.
37. Pasetti LA, Teixeira Guieira A, Carraro Júnior H. Atuação da Odontologia em UTI com pacientes submetidos à ventilação mecânica. Rev Odontologia (ATO). 2014;14(2):100-8.
38. Amaral SM, Cortês AQ, Pires FR. Pneumonia nosocomial: importância do microambiente oral. J Bras Pneumol. 2009;35(11):1116-24.
39. Agência Nacional de Vigilância Sanitária Gerência de Vigilância e Monitoramento em Serviços de Saúde (GVIMS) Gerência Geral de

Tecnologia em Serviços de Saúde (GGTES). Medidas de Prevenção de Infecção Relacionada à Assistência à Saúde, 2013.

40. Morais TMN, Silva Ad, Avi AL, Souza PH, Knobel E, Camargo LF. A importância da atuação odontológica em paciente s internados em unidade de terapia intensiva. Rev Bras Ter Intensiva. 2006;18(4):412-7.

41. Shinotsuka CR, Salluh JI. Percepções e práticas sobre delirium, sedação e analgesia em pacientes críticos: uma revisão narrativa. Rev Bras Ter Intensiva. 2013;25(2):155-61.

42. Gusmão ES. Diagnóstico e tratamento do aumento gengival induzido por drogas. Rev Cir Traumatol Buco-Maxilo-fac. Camaragibe. 2009;9(1):59-66.

43. Wuketich S, Hienz SA, Marosi C. Prevalence of clinically relevant oral mucositis in outpatients receiving myelosuppressive chemotherapy for solid tumors. Support Care Cancer. 2012;20:175-83.

44. Sonis S, et al. Oral health in cancer therapy: a guide for health care professionals. 3° Edition. Texas: University of Texas Health Science Center San Antonio, 2008.

45. Luiz AC, et al. Alterações bucais e cuidados orais no paciente transplantado de medula óssea. Rev Bras Hematol Hemoter. 2008;30(6):480-7.

46. Ruggiero SL, Dodson TB, Assael LA, Landesberg R, Marx RE, Mehrotra B. American Association of Oral and Maxillofacial Surgeons position paper on bisphosphonate-related osteonecrosis of the jaw 2009 update. J Oral Maxillofac Surg. 2009;35:119-30.

47. Migliorati CA, Schubert MM, Petersen DE, Seneda LM. Bisphosphonate-associated osteonecrosis of mandibular and maxillary bone. An emerging oral complication of supportive cancer therapy. Cancer. 2005;104 (1):83-93.

48. Martins GL, et al. Mandibular avascular osteonecrosis caused by bisphosphonate – a case report and brief review. Revista Odonto Ciência (PUCRS. Impresso), 2009;24:435-8.

49. Fu KY, Chen HM, Sun ZP, Zhang ZK, Ma XC. Long-term efficacy of botulinum toxin type A for the treatment of habitual dislocation of the temporomandibular joint. Br J Oral Maxillofacial Surg. 2010;48:281-4.

50. Martins WD, Ribas Mde O, Bisinelli J, França BH, Martins G. Recurrent dislocation of the temporomandibular joint: a literature review and two case reports treated with eminectomy. Cranio. 2014 Apr;32(2):110.

CAPÍTULO 310
ASPECTOS UROLÓGICOS

Gustavo Caserta Lemos
Marcelo Apezzato
Milton Borrelli Junior

DESTAQUES

- A causa urológica mais frequente de internação em UTI é infecciosa, geralmente associada à obstrução do trato urinário.
- Pacientes submetidos à cirurgia do trato urinário, de colo, quadril e joelho são mais propensos à retenção urinária no pós-operatório.
- Em situações em que há alteração de sensibilidade vesical, como no traumatismo raquimedular ou em acidentes vasculares encefálicos, o paciente poderá apresentar retenção urinária assintomática. Muitas vezes, a queixa é de incontinência, pois há perda urinária por transbordamento.
- O cateterismo uretral é um procedimento tecnicamente simples, mas, dentro do possível, deve ser evitado, pelos riscos de infecção e lesões de uretra.
- Antes de insuflar o balão da sonda uretral, é necessário verificar se há saída de urina pela sonda, e o balão não deve ser inflado se houver dor ou resistência à injeção da água destilada.
- Entre 10% e 30% dos portadores de sonda vesical de demora por curto período (2 a 4 dias) desenvolvem bacteriúria assintomática, chegando a mais de 90% em sondagens de longa permanência.
- Entre 20% e 30% das sepses hospitalares iniciam no trato urogenital: metade delas é primária e associada à obstrução urinária tanto alta como baixa, e a outra metade sucede intervenções urológicas.
- Até duas semanas, não há colonização do cateter duplo J, mas esta surge com o tempo de permanência e acompanha-se por colonização da urina, geralmente por *Enterococcus* e *Escherichia coli*, embora a maioria das culturas de urina seja negativa.
- Nefrostomia é indicada em casos de obstrução ureteral nos quais não foi possível a passagem de cateter duplo J.
- As obstruções extrínsecas do ureter tendem a ser unilateral, crônicas e oligossintomáticas, causando apenas certo desconforto lombar.
- Os sintomas da pielonefrite aguda são calafrios, febre e dor lombar subcostal e toxemia, podendo ainda haver disúria, polaciúria e urgência miccional.
- Pielonefrite enfisematosa é uma infecção grave, necrosante com acúmulo de gás no parênquima renal e em tecidos circunjacentes, que acomete mais frequentemente diabéticos, mulheres (85%) e pacientes imunodeprimidos.
- A pionefrose é a hidronefrose infectada associada à destruição supurativa do parênquima, ocasionando perda total ou quase da função renal.
- Abscesso perinefrético é doença grave, com mortalidade variando de 20% a 60%, dependendo do tamanho do abscesso, do estado geral e da competência imunológica do paciente.
- Na síndrome de Fournier, o diagnóstico deve ser precoce e o tratamento correto inclui antibioticoterapia de largo espectro, manipulação cirúrgica imediata e agressiva, com desbridamento e drenagem ampla da região acometida.

INTRODUÇÃO

A causa urológica mais frequente de internação em UTI é infecciosa, geralmente associada à obstrução do trato urinário. As complicações urológicas mais comuns nos pacientes internados na UTI são retenção urinária aguda, obstrução urinária e lesões de uretra durante sondagem.

OBSTRUÇÃO DO TRATO URINÁRIO BAIXO

Retenção urinária aguda (RUA)

Não raramente, um paciente grave, sob cuidados médicos intensivos, apresenta incapacidade de eliminar, por via natural, a urina contida na bexiga. Essa condição, conhecida como retenção urinária aguda, pode ser ocasionada por obstrução mecânica ou problemas funcionais do aparelho vesicoesfincteriano (Quadro 310.1).

QUADRO 310.1. Causas de retenção urinária aguda.

Obstrução mecânica	Obstrução funcional
Estenose de uretra	Disfunção vesicoesfincteriana de origem neurológica e/ou farmacológica
Hiperplasia benigna da próstata	
Câncer de próstata	Infecção geniturinária aguda
Calculose vesical e/ou uretral	Dor perineal
Tumor vesical	Pós-operatório imediato (principalmente após bloqueio espinal)
Hematúria com coágulos	—

As diferentes situações clínicas associadas à RUA têm prevalências diferentes se considerarmos idade, sexo e doença de base que levou o paciente à UTI. O idoso está mais sujeito à RUA devido ao crescimento, tanto benigno como maligno, da próstata, geralmente associado ao menor poder de contração da musculatura detrusora.

Retenção urinária pós-operatória é uma das causas da necessidade de instrumentação do trato urinário e, portanto, de aumento da morbidade e de custos hospitalares. A frequência de infecção é de 2% a 5% no pós-operatório de pacientes que necessitam de cateterismo vesical. A retenção pode causar danos à bexiga, infecção e prolongamento da hospitalização. Pacientes com volume vesical acima de 400 mL na sala de recuperação (bexiga palpável ou desconforto suprapúbico) devem ser submetidos à sondagem de alívio para evitar hiperdistensão vesical. Os pacientes mantidos com cateter epidural para analgesia pós-operatória devem ser mantidos com sonda de demora por 24 horas ou até que ele seja retirado.[1-2]

Outra causa importante de retenção urinária são os acidentes vasculares cerebrais e a consequente bexiga neurogênica.[3]

Pacientes submetidos à cirurgia do trato urinário, de colo, quadril e joelho são mais propensos à retenção urinária no pós-operatório. Independentemente do procedimento a que foram submetidos, esses pacientes desenvolvem infecção urinária e complicações não infecciosas relacionadas ao cateter, com mais frequência. Aqueles submetidos à cirurgia de quadril e que têm complicações urinárias apresentam maior chance de necessitar de cuidados de enfermagem em casa, após a alta.[4-5]

Há pacientes com bexiga neurogênica e retenção urinária crônica que necessitam permanecer longo tempo com cateter vesical, podendo permanecer com sonda via uretral ou ser submetidos à cistostomia. Os dois tipos de drenagem podem apresentar complicações como infecção crônica, sepse, formação de cálculos vesicais e aparecimento de câncer vesical (menos frequente).[6] A cistostomia pode ter complicações cirúrgicas; a sonda uretral, de troca periódica mais difícil e desconfortável, pode causar erosão da uretra e desconforto permanente. Não existe indicação precisa de um método ou outro, e as decisões devem ser tomadas em cada caso entre o paciente, o médico e a família.[7-8]

Há muitas dúvidas sobre quais homens idosos com obstrução urinária por hiperplasia benigna da próstata (HBP) terão complicações morfológicas e funcionais do trato urinário baixo. Há vários fatores que aumentam o risco: divertículos vesicais volumosos; cálculos vesicais; resíduo pós-miccional; hidronefrose; refluxo vesicoureteral e insuficiência renal. A obstrução prostática pode ser direta ou indiretamente responsável por essas complicações, mas não há evidências de que ela seja a causa primária. Muitas complicações têm etiologia multifatorial e é impossível prever quem desenvolverá complicações, tornando importante a avaliação frequente para imediato diagnóstico e tratamento da retenção urinária aguda nesse grupo de pacientes.[8]

Quadro clínico

O estado de consciência e a capacidade de expressão influenciam sobremaneira as manifestações clínicas da RUA. Indivíduos conscientes, sem prejuízo de sensibilidade ou de expressão, mostram-se ansiosos e agitados, com desejo miccional constante e dor suprapúbica. Ocasionalmente, podem eliminar um pouco de urina, mas permanecem com grande resíduo vesical.

Em situações em que há alteração de sensibilidade vesical, como no traumatismo raquimedular ou em AVC, o paciente poderá apresentar retenção urinária assintomática. Muitas vezes, a queixa é de incontinência, pois há perda urinária por transbordamento, o que pode ocorrer também em pacientes sem alterações neurológicas, como é o caso dos idosos com HBP. Esse tipo de incontinência é denominado paradoxal porque, na verdade, está havendo retenção urinária com derramamento de urina.[8]

O cateterismo uretral pode ser indicado tanto para diagnóstico como para tratamento da retenção urinária. Na UTI, muitas vezes, a sondagem vesical é realizada para controle de diurese em pacientes com nível de consciência rebaixado ou pela dificuldade que eles têm de urinar em decúbito dorsal. O cateter uretral deve ser mantido o mínimo de tempo possível pelos riscos de infecção, formação de cálculos vesicais, abscessos de próstata e estenoses uretrais tardias.[9]

Ao exame físico, constata-se globo vesical percutível, às vezes palpável e raramente visível, dependendo da doença de base, do tipo físico do paciente e do volume retido. Em casos de dúvida quanto ao resíduo vesical, a ultrassonografia é o exame de escolha. Na eventualidade de não se contar com esse exame, o resíduo pode ser medido por cateterismo pós-miccional.

Tratamento

O objetivo fundamental é aliviar a dor do paciente e evitar as complicações da retenção promovendo-se o esvaziamento vesical. Isso pode ser obtido com manobras clínicas, como calor suprapúbico, deambulação e analgesia, que costumam ser muito eficientes no período pós-operatório imediato de cirurgias anorretais e abdominais. Na maioria das vezes, o cateterismo vesical é necessário, podendo ser de alívio ou de demora. Nos casos de incontinência urinária verdadeira, o paciente deve ser mantido com coletores externos de urina do tipo condom.

Em algumas situações clínicas, o cateterismo uretral não é tecnicamente possível ou deve ser evitado, como em pacientes portadores de abscesso prostático. Nessas condições, a drenagem vesical deverá ser obtida por meio de cistostomia, que consiste na introdução de um cateter na bexiga através da parede abdominal anterior. A técnica mais utilizada é a punção suprapúbica, sob anestesia local, podendo ser efetuada no leito. Nos casos de cirurgia anterior na região abdominal baixa, está contraindicada a punção, e a intervenção deve ser realizada pela técnica convencional, a céu aberto.

Complicações do cateterismo uretral

O procedimento é tecnicamente simples, mas, dentro do possível, deve ser evitado pelos riscos de infecção e lesões de uretra. Para evitar essas complicações, a sondagem deve ser feita por profissional especializado, enfermeira ou médico. A uretra deve ser muito bem lubrificada e o paciente estar o mais relaxado possível. Especificamente na UTI, a sondagem de demora só deve ser mantida em três ocasiões: se o paciente estiver inconsciente ou sob sedação; necessidade de controle rigoroso da diurese; e retenção urinária. Deve-se sempre dar preferência à sondagem de alívio por apresentar menor risco de infecção.[6]

É essencial técnica asséptica no cateterismo vesical. A lubrificação e anestesia da uretra são importantíssimas e obtidas pela introdução de 10 a 15 mL de geleia de lidocaína através do meato uretral, o que facilita o cateterismo e previne complicações, principalmente no homem. Após ultrapassar o esfíncter externo, o cateter ainda deve ser introduzido por mais 3 a 5 cm, permitindo que o balão seja totalmente colocado no interior da bexiga. Em hipótese alguma o balão da sonda deve ser inflado antes da certeza de o cateter estar posicionado dentro da bexiga. Antes de insuflar o balão, é necessário verificar se há saída de urina pela sonda e o balão não deve ser inflado se houver dor ou resistência à injeção da água destilada. No caso de não haver drenagem de urina, o cateter poderá estar obstruído pela própria geleia de lidocaína, o que é facilmente resolvido pela lavagem do dispositivo com 10 mL de água destilada. Outra possibilidade é que a ponta do cateter possa estar enrolada na uretra bulbar ou posterior e, se o balão for inflado, provocará ruptura uretral com uretrorragia. Nesses casos, além de não resolver a RUA, a sondagem vesical poderá acarretar tardiamente estenose da uretra. Caso o balão tenha sido insuflado na uretra ou mesmo se o paciente tiver tracionado o cateter com o balão insuflado, ele dever ser desinflado e reposicionado. Nos casos de uretrorragia, o posicionamento adequado do cateter de Foley ajudará na hemostasia. Contudo, se a ressondagem for difícil, esta deverá ser interrompida, o períneo comprimido e deve-se realizar drenagem por cistostomia suprapúbica.[10]

É preciso cuidado na sondagem de pacientes do sexo masculino com história de uretrites gonocócicas ou de estenose de uretra. Nesses casos, há maior risco de lesão da uretra e formação de falso trajeto. Os cateteres tipo Coudé (com a ponta angulada) são muito úteis nessas ocasiões, pois sua ponta afilada permite ultrapassar as estenoses. Se a estenose é muito grave, pode-se tentar passar uma sonda plástica fina ou fio-guia e a sonda por cima deste. Há ainda sondas filiformes, com ponta reta ou em espiral, que facilitam a introdução e a dilatação das estenoses.

Outras causas de dificuldade na sondagem uretral são estenose de colo vesical e próstata muito grande. Nesses casos, a sonda tipo Coudé de ponta curva acompanha a anatomia da uretra prostática e passa sem lesá-la. A utilização de guia metálico, curvo, dentro da sonda de Foley, facilita muito a passagem em casos de próstatas muito obstrutivas.

Outro cuidado, aparentemente banal após o cateterismo uretral em homens não circuncisados, é o reposicionamento do prepúcio cobrindo a glande. A manutenção do prepúcio retraído na presença de cateter uretral poderá provocar a formação de uma zona de estrangulamento do pênis pelo prepúcio, formando uma parafimose, com prejuízo da drenagem venosa da glande e da mucosa prepucial e consequentes edema e isquemia. Caso ocorra a formação de parafimose, esta deverá ser imediatamente reduzida, recolocando-o sobre a glande. Às vezes, poderá ser necessária a realização de incisão liberadora para desfazer o anel prepucial.

A maioria das infecções urinárias hospitalares é causada por intervenções urológicas ou colocação de cateteres. Durante o respectivo período de internação hospital, 12% a 16% dos pacientes usarão um cateter urinário em algum momento, ensejando um risco diário de 3% a 7% de adquirir infecção urinária. A antibioticoprofilaxia é apenas um dos métodos de prevenção tão importante como a higiene adequada e a técnica cirúrgica.[11]

Sondas uretrais são largamente utilizadas nos hospitais, mas muitas vezes em excesso, tanto na indicação como no tempo de uso. Sempre que possível, deve-se usar cateterismo intermitente ou fraldas. As sondas de demora, embora sejam mais convenientes para os pacientes e equipe cuidadora, com o tempo ficam colonizadas por uropatógenos. Entre 10% e 30% dos portadores de sonda vesical de demora por curto período (2 a 4 dias) desenvolvem bacteriúria assintomática, chegando a mais de 90% em sondagens de longa permanência. Quando o paciente é submetido **à** terapia antibiótica, esses patógenos rapidamente se tornam resistentes e contaminam outros pacientes. As medidas preventivas desse ciclo são a indicação correta do cateterismo, cuidados com a sonda, prudência no uso de antibióticos e higiene adequada.

Entre 20% e 30% das sepses hospitalares iniciam no trato urogenital, metade delas é primária e associada à obstrução urinária, tanto alta como baixa, e a outra metade sucede intervenções urológicas. A prevenção depende muito da colaboração e interação entre o médico intensivista, o infectologista, o urologista e a enfermagem. Quando comparada a outras condições sépticas, a mortalidade da urosepse é mais baixa.

A infecção urinária é uma das complicações dos pacientes que tiveram acidente vascular cerebral (AVC). A incidência é de 15% nos primeiros três meses. A incidência está relacionada ao cateterismo vesical, sequelas do AVC e idade mais avançada. Quando possível, deve-se evitar a sondagem desses pacientes.[3]

TRATO MÉDIO E SUPERIOR
Obstrução renal

É causada geralmente por cálculos piélicos, estenoses de junção ureteropiélicas e tumores de via excretora. As obstruções podem ser crônicas ou agudas, e os sintomas estão diretamente relacionados a esse aspecto. As obstruções renais bilaterais são bastante raras, normalmente crônicas e acompanhadas de sintomas inespecíficos. A presença de infecção associada torna a obstrução renal grave e requer tratamento imediato.

Obstrução ureteral

A obstrução ureteral é um problema urológico comum. Pode ser aguda ou crônica, uni ou bilateral, associada ou não à infecção, intrínseca ou extrínseca. As causas intrínsecas mais frequentes são cálculos, estenoses, tumores ureterais ou vesicais e estenoses do ureter. As causas extrínsecas são massas que invadem ou comprimem o ureter, como aneurismas de aorta e artéria ilíaca, pós-operatório de enxerto arterial de aorta e ilíaca, síndrome da veia ovariana, flebite da veia ovariana pós-parto, ureter retrocava, gravidez, abscesso tubo-ovariano, endometriose, tumores e cistos de ovário, ligadura ureteral intraoperatória, doença de Crohn, linfocele, tumores primários e secundários do retroperitônio e fibrose retroperitoneal idiopática.

Os sintomas são muito variados, dependendo da presença de infecção, da causa e do tempo de evolução. A obstrução ureteral mais usual é causada pela migração de cálculos ureterais ocasionando dor intensa, cólica no flanco que se irradia para fossas ilíacas e testículos, no homem, e lábios maiores, na mulher. Náuseas, vômitos e estase intestinal podem estar presentes no quadro. O diagnóstico diferencial deve ser realizado com outras doenças abdominais, principalmente gastrenterite, apendicite e anexite em mulheres.

As obstruções extrínsecas do ureter tendem a ser unilaterais, crônicas e oligossintomáticas, causando apenas certo desconforto lombar. Nos casos agudos, o quadro se assemelha muito à obstrução por cálculo. Nas obstruções bilaterais crônicas os sintomas são secundários à azotemia.

Diagnóstico

O diagnóstico nos casos crônicos pode ser realizado quando há alterações de exames laboratoriais como aumento da ureia e creatinina, podendo ainda ser um achado de ultrassonografia, urografia excretora ou tomografia computadorizada (TC). A ultrassonografia é o exame menos invasivo, mais rápido, menos dispendioso e fornece informações a respeito de dilatações, espessura do parênquima renal, presença de "debris", cálculos renais e ureterais do terço superior e inferior. Muitas vezes, determina o local exato da obstrução, mas pode não identificar a causa, principalmente em se tratando do ureter médio que tem sua avaliação dificultada nesse exame pela interposição de alças intestinais. Outra grande vantagem da ultrassonografia nos casos de pacientes em cuidados intensivos é a possibilidade de ser realizada à beira do leito, sem necessidade de deslocar o paciente até o centro diagnóstico.

A TC e a ressonância magnética (RM) são importantes na localização exata da obstrução e, muitas vezes, no diagnóstico etiológico. A TC com contraste intravenoso demonstra muito bem o local da obstrução e sua causa, principalmente nos quadros de compressões extrínsecas por massas retroperitoneais. A RM fornece imagens comparáveis às da TC, no entanto é mais cara (sua grande vantagem são os dados que pode fornecer a respeito do fluxo plasmático e da função renal). Quando os exames menos invasivos não esclarecem a natureza ou a localização da obstrução, deve-se realizar a ureteropielografia ascendente (Quadro 310.2).

QUADRO 310.2. Exames complementares para investigação de obstruções do trato urinário médio e superior.

Exames por imagem	Exames laboratoriais
• Ultrassonografia	• Urina I, cultura e antibiograma
• Radiografias simples de abdome	• Hemograma, ureia, creatinina, Na$^+$, K$^+$
• Tomografia computadorizada	• PSA
• Ressonância magnética	• –
• Pielografia ascendente	• –

Tratamento

Depende da causa da obstrução e das condições clínicas do paciente. Muitas vezes, não é necessário tratar uma obstrução unilateral em paciente com rim contralateral funcionante e portador de doença maligna em fase terminal. Indiscutivelmente, se houver infecção associada, o tratamento deve ser imediato e o menos agressivo possível. Os tratamentos podem ser por drenagem paliativa ou correção definitiva.

A drenagem renal pode ser feita por nefrostomia ou cateter ureteral. A passagem de um cateter ureteral é pouco traumática e eficaz. Muitas vezes, esse procedimento pode ser difícil ou impossível, dependendo do tipo e grau de obstrução.[12] O desenvolvimento dos cateteres tipo duplo J proporcionou maior conforto ao paciente, pois não há necessidade de sondas externas e coletores de urina (Figura 310.1).[13]

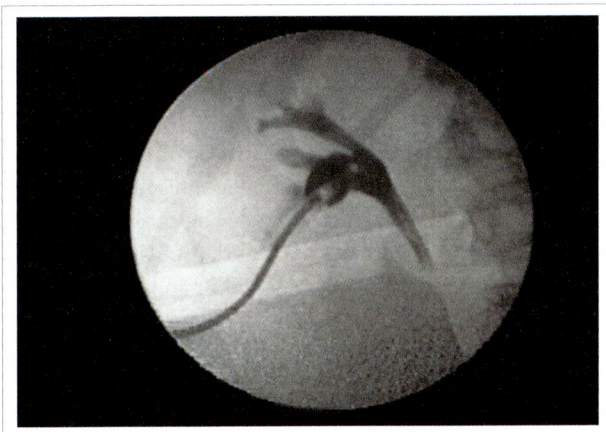

FIGURA 310.2. Nefrostomia com sonda de Foley colocada por via percutânea.

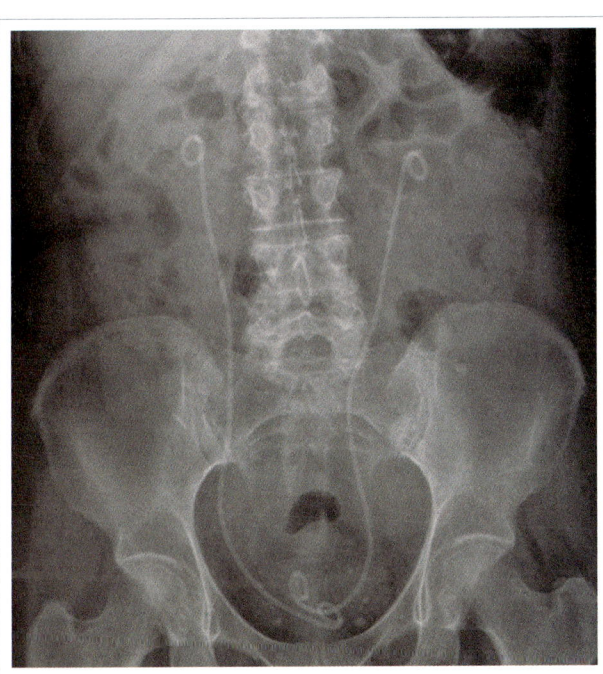

FIGURA 310.1. Cateter duplo J bilateral. Derivação renovesical interna.

Outro método de drenagem renal é a nefrostomia percutânea. No passado, era feita por cirurgia aberta, mas novos instrumentos como agulhas especiais, dilatadores e fios-guias permitiram o desenvolvimento da técnica percutânea. A punção de rins dilatados é bastante fácil, podendo ser feita com anestesia local, guiada por radioscopia ou ultrassonografia. A morbidade é muito baixa e a eficácia, alta. Se o paciente estiver em boas condições clínicas e sem infecção, pode-se remover cálculos obstrutivos do rim e do ureter superior pelo mesmo trajeto da nefrostomia percutânea e no mesmo ato cirúrgico (Figura 310.2).[14]

Nos pacientes em boas condições clínicas e sem infecção associada, o tratamento deve ser preferencialmente definitivo, removendo-se a causa da obstrução e reconstruindo o trânsito urinário. Nos casos de obstrução ureteral intrínseca, pode-se fazer a retirada de cálculos por ureteroscopia, dilatação ou incisão de estenoses e ressecção de tumores. Nos casos de compressões extrínsecas, a correção pode ser definitiva por cirurgia aberta, mas, mesmo assim, o cateterismo ureteral prévio é importante, pois facilita o isolamento dos ureteres comprometidos e envolvidos em tumores ou fibroses.

A litotripsia extracorpórea por ondas de choque está totalmente contraindicada para o tratamento de cálculos em casos de hidronefrose com infecção associada ou exclusão renal, devido aos riscos de sepse, choque e óbito.[15]

INFECÇÕES DO TRATO URINÁRIO

INFECÇÕES BACTERIANAS NO PACIENTE DIABÉTICO

Pielonefrite aguda é cinco vezes mais frequente em pacientes diabéticos, o mesmo acontecendo com as complicações: abscesso do parênquima renal, abscesso perirrenal e pielonefrite enfisematosa. A radiografia simples de abdome pouco usada na atualidade, identifica cálculos e pielonefrite enfisematosa em 90% dos casos. O exame de escolha em casos de suspeita de complicações é a TC.[16]

A antibioticoterapia empírica é a mesma usada nos pacientes não diabéticos porque os patógenos, geralmente, são enterobactérias. Infecção por *Staphylococcus* é uma das causas de urosepse nesses pacientes e o tratamento – que deve ser feito com o paciente internado – pode ser realizado com administração de oxacilina, naficilina ou vancomicina baseado no antibiograma, por via endovenosa até que a febre e os sintomas cedam, o que ocorre em 2 ou 3 dias. O tratamento deve ser continuado durante, pelo menos, mais 14 dias, podendo, se possível, fazer a transição para a via oral.[17]

INFECÇÃO EM PACIENTES COM DERIVAÇÃO URINÁRIA OU CATETERES

Várias são as indicações de derivação urinária ou uso de cateteres nas vias urinárias por motivos obstrutivos das mais variadas etiologias. Esses pacientes com certa frequência são portadores de bacteriúria assintomática ou de infecções significativas acompanhadas de sintomas.

Os cateter duplo J é um tipo de derivação interna frequentemente usado nas cirurgias de retirada de cálculos ureterais e em pacientes com obstrução ureteral causada por tumores de colo, ovário e linfadenomegalias retroperitoneais. Normalmente, na cirurgia de colocação desse cateter, é administrado antibiótico em dose profilática, mas não é mantido de rotina. Até duas semanas não há colonização do cateter, mas esta surge e aumenta com o tempo de permanência, sendo acompanhada por colonização da urina, geralmente por *Enterococcus* e *Escherichia coli*, embora a maioria das culturas de urina seja negativa. Os laboratórios consideram infecção, isto é, cultura negativa, quando a contagem de unidades formadoras de colônias por mililitro de urina é maior do que 10^5, mas podem ocorrer contagens menores pela colonização em pacientes assintomáticos. Isso deve ser levado em consideração nos casos de remoção ou troca de cateteres de mais longa permanência e, nesses pacientes, deve-se usar cobertura antibiótica profilática mesmo com cultura negativa.[18-19]

A utilização de segmentos intestinais para derivações urinárias internas (neobexiga ortotópica) ou externas (p. ex.: conduto ileal ou Bricker) favorece o crescimento bacteriano na urina. A via de entrada é ascendente, via uretra ou estoma abdominal. Os fatores de risco são cateterismo intermitente limpo (não estéril) e resíduo urinário. A bacteriúria assintomática é frequente, mas as infecções sintomáticas e pielonefrites são menos comuns. Esses pacientes são, em geral, tratados desnecessariamente, com base na leucocitúria e baixa contagem de colônias na urina.[20]

A nefrostomia é indicada em casos de obstrução ureteral nos quais não foi possível a passagem de cateter duplo J, com indicações paliativas ou como primeira etapa do tratamento definitivo. O contato da via excretora renal com o meio externo e a presença de um corpo estranho são fatores predisponentes para infecção urinária e formação de cálculos. Em 90 dias, a infecção urinária acomete de 1% a 14% dos pacientes; bacteriúria assintomática, 7,5%; e pielonefrite, 19%.[14] As infecções são mais frequentes em pacientes com leucopenia e naqueles que tiveram infecções urinárias prévias. O uso profilático de antibióticos é ineficaz para pielonefrite ou bacteriúria assintomática nesses doentes. Os pacientes portadores de doenças malignas são mais suscetíveis à infecção pelo seu estado de imunodepressão. As pielonefrites são mais comuns nos primeiros 40 dias após a inserção do cateter, principalmente em pacientes com história de infecções urinárias prévias. A maioria das infecções é por patógenos do trato urinário, embora seja frequente a etiologia por gram-positivos.[21]

PIELONEFRITE AGUDA

Pielonefrite é a inflamação e/ou infecção do parênquima e da pelve renal, que atinge as mulheres, na maioria das vezes. A pielonefrite aguda pode estar associada ao cateterismo do trato urinário, a cirurgia urológica, cálculos, anormalidades do sistema urinário ou a nenhuma dessas entidades.[15]

Os sintomas são calafrios, febre e dor lombar subcostal, toxemia, podendo ainda haver disúria, polaciúria e urgência miccional. O hemograma desses pacientes apresenta leucocitose com desvio à esquerda e o exame de urina evidencia bactérias e leucócitos em abundância. A cultura de urina é fundamental para o plano de tratamento e é frequentemente positiva para bactérias da família das enterobactérias, incluindo *Escherichia coli*, *Klebsiella*, *Proteus*, *Enterobacter*, pseudômonas, *Serratia* e *Citrobacter*. Entre os gram-positivos, o *Streptococcus faecalis* e, menos frequentemente, o *Staphylococcus aureus* são importantes causas de pielonefrite.[15]

A ultrassonografia mostra alterações da ecogenicidade do parênquima e eventuais áreas de liquefação. A TC com contraste é muito útil nesses casos, principalmente quando há regiões renais com baixa perfusão, chamadas de nefrônicas, que podem ser únicas, múltiplas, unilaterais e bilaterais. O patógeno mais comum (50%) é a *Escherichia coli*. A recuperação do paciente e o tempo de internação são proporcionalmente maiores quanto maior o número de nefrônias e a sua bilateralidade.

O tratamento com antibióticos deve visar os patógenos mais comuns e boa concentração tanto no parênquima renal como na urina. A bacteriosocopia na urina pode orientar a escolha inicial do antibiótico, enquanto não há resultado da cultura. As fluoroquinolonas, cefalosporinas de 3ª geração e aminoglicosídeos têm se mostrado muito eficientes. A duração do tratamento deve ser, no mínimo, de 14 dias.

PIELONEFRITE ENFISEMATOSA

Pielonefrite enfisematosa é uma infecção grave, necrosante, com acúmulo de gás no parênquima renal e tecidos circunjacentes, que ocorre mais frequentemente em diabéticos, mulheres (85%) e pacientes imunodeprimidos.[22]

Na maioria das vezes é unilateral, mas em 10% dos casos os dois rins são acometidos.

Há dois tipos: a tipo I é caracterizada por necrose parenquimatosa com gás entremeado e a tipo II se apresenta líquido intraparenquimatoso ou perirrenal com bolhas de gás ou gás na via excretora. Os fatores de risco relacionados a aumento da mortalidade são pielonefrite enfisematosa tipo I, bilateralidade, aumento de creatinina, hipotensão, tratamento conservador e trombocitopenia. A mortalidade deste tipo de pielonefrite é de 11% a 42%.[23-24]

O tratamento deve ser administração de antibióticos de largo espectro, controle dos eletrólitos, da glicemia, drenagem percutânea de coleções, resolução da obstrução, quando presente, e nefrectomia, quando necessário.[12,25]

PIONEFROSE

Hidronefrose infectada associada à destruição supurativa do parênquima, ocasionando perda total, ou quase, da função renal. O tratamento rápido é essencial para evitar perda total da função e sepse. Geralmente, o paciente está em mau estado geral, com fraqueza, febre, calafrios e dor lombar intensa. É comum uma história prévia de infecções urinárias anteriores, cálculo renal ou cirurgia urológica.

A ultrassonografia é o exame mais rápido e que dá informações suficientes para o diagnóstico, podendo constatar hidronefrose e a presença de "debris" no interior da pelve renal e cálices. O exame de urina, geralmente, é normal devido à obstrução total. Se houver dúvida, podem-se fazer TC ou pielografia ascendente.

O tratamento consiste em antibioticoterapia (fluoroquinolonas, cefalosporinas de 3ª geração ou aminoglicosídeos) e drenagem imediata por cateter ureteral ou nefrostomia percutânea, sendo esta a mais eficiente.[26]

A calculose urinária acomete aproximadamente 11% da população norte-americana, e a maioria dos pacientes atendida na sala de emergência evolui muito bem. Nos casos em que há obstrução da via excretora associada à infecção, são necessários o tratamento imediato com antibióticos e a desobstrução. A calculose urinária é uma emergência urológica, e a drenagem pode ser feita pela colocação de um cateter duplo J ou nefrostomia.[26] Os dois métodos – complementares e não concorrentes – são efetivos, e a nefrostomia, que tem maior morbidade, deve ser reservada para os casos em que não é possível a passagem do duplo J. Uma das vantagens da nefrostomia é que, muitas vezes, pode ser feita sob anestesia local, enquanto a colocação do duplo J se faz sob sedação.[13,26]

ABSCESSO PERINEFRÉTICO

Doença grave, com mortalidade variando de 20% a 60%, dependendo do tamanho do abscesso, do estado geral e da competência imunológica do paciente. Os sintomas são febre, calafrios, dor lombar e abdominal, queda do estado geral e astenia. Cerca de 30% dos pacientes não apresentam febre e 50% têm massa palpável, 40% são diabéticos e 20% têm cálculo urinário associado. Na maioria dos casos, o agente etiológico é Escherichia coli ou Proteus. A cultura de urina pode ser negativa e, mesmo quando positiva, não é um bom guia para o tratamento, sendo a hemocultura mais fidedigna. O diagnóstico é feito por US e TC em 82% a 90% dos casos.[27-28]

O tratamento clássico inclui exploração cirúrgica, incisão e drenagem, ou nefrectomia. Atualmente, a mortalidade com tratamento medicamentoso, em abscessos maiores que 5 cm, é de 65%, e com a drenagem imediata é de 23%. A partir da década de 1970 houve uma mudança importante de conduta nas drenagens dos abscessos perirrenais, com a introdução da punção percutânea guiada por métodos de imagem, como ultrassonografia ou TC. Os resultados com essa nova técnica têm sido melhores do que os das drenagens a céu aberto, não importando o tamanho do abscesso. Há pacientes que necessitam de nefrectomia ou retirada de cálculos posteriormente, mas o tratamento imediato deve ser preferencialmente percutâneo. É importante analisar a citologia do líquido retirado do abscesso, que poderá revelar, em casos de etiologia obscura, a origem neoplásica do processo.[27-28]

Nos abscessos em geral, o tratamento conservador, apenas com antibióticos sistêmicos e observação, apresenta um índice de sucesso de 15% a 43%. Já nos casos de abscessos menores do que 3 cm, em pacientes clinicamente estáveis, o índice de cura com tratamento conservador chega próximo a 100%. Em abscessos maiores do que 5 cm, a drenagem percutânea é necessária e requerem maior período de hospitalização. A maioria dos pacientes com grandes abscessos é portadora de cálculo coraliforme, infecção por Proteus, e, muitas vezes, precisa ser submetida à nefrectomia. A mortalidade, nesses casos, está associada à demora no tratamento adequado. Pacientes em mau estado geral ou com imunodeficiência por HIV devem ser tratados agressivamente com antibióticos de largo espectro e drenagem percutânea.[28]

BACTEREMIA POR GRAM-NEGATIVO

A bacteremia por germes gram-negativos de causa urológica ocorre após manipulação endoscópica do trato urinário, apesar dos cuidados de limpeza e esterilização do material endoscópico e do uso de antibiótico profilático. O início, geralmente, se dá duas horas após a manipulação, com hipotensão, febre, hipotermia, confusão mental, acidose e taquipneia. As complicações desse quadro são o choque, distúrbios de coagulação, insuficiência renal e respiratória. Quando o quadro é acompanhado de choque, a mortalidade passa de 7% para 50%. Em relação à etiologia, a Escherichia coli é a bactéria mais comum; anaeróbios podem também causar bacteremia no período pós-operatório de cirurgia com manipulação de abscesso intra-abdominal ou após biópsia transretal de próstata.[29]

Uma vez que haja suspeita de bacteremia, deve-se colher hemoculturas para aeróbios e anaeróbios e iniciar antibioticoterapia imediatamente pelo risco de choque séptico. Se a porta de entrada mais provável é o trato urinário, a droga de escolha é um aminoglicosídeo, a não ser que a suspeita etiológica seja de Streptococcus faecalis. Em pacientes com infecção hospitalar, naqueles com infecções de repetição, em imunodeprimidos ou com mau estado geral, utilizam-se antibióticos antipseudômonas.[29]

SÍNDROME DE FOURNIER

A gangrena ou síndrome de Fournier, também conhecida como infecção necrosante subcutânea da genitália externa masculina, é uma afecção pouco frequente, mas constitui-se em urgência urológica por ser de extrema gravidade, às vezes letal.

Apesar de incidir em todas as idades, acomete predominantemente o homem idoso, diabéticos, alcoólatras, pacientes com obesidade mórbida e com imunodeficiência. Os agentes agressores podem ter como porta de entrada alguma lesão cutânea na epiderme dos genitais, a partir do trato urinário ou de processo infeccioso na região perianal.[30]

A instalação do quadro clínico é, em geral, aguda, evoluindo em poucas horas com piora do estado geral e prostração. Em idosos, o início e a evolução podem ser mais lentos, com manifestações presentes 2 a 3 dias antes da progressão da doença.

Prurido e dor genital são extremamente frequentes no início do quadro e edema e rubor do escroto e/ou pênis aparecem precocemente. Ocasionalmente, à palpação da genitália externa, percebe-se crepitação, traduzindo a presença de gás no subcutâneo. O passo evolutivo seguinte é o aparecimento de gangrena de pele e subcutâneo com odor fétido. Manifestações sistêmicas graves como febre alta, prostração, náuseas, vômitos e confusão mental são frequentes. Tanto bacilos aeróbios gram-negativos e cocos aeróbios gram-positivos quanto bactérias anaeróbias são encontrados na secreção ou tecidos retirados da área acometida.[30]

Para evitar evolução grave e, ocasionalmente, fatal da infecção necrosante da genitália, três atitudes são de fundamental importância: o diagnóstico deve ser precoce; a antibioticoterapia de largo espectro deve ser rapidamente instituída; e a manipulação cirúrgica deve ser precoce e agressiva com desbridamento e drenagem ampla da região afetada. O emprego de oxigenoterapia hiperbárica pode ser útil.

REFERÊNCIAS BIBLIOGRÁFICAS

1. Shadle B, Barbaro C, Waxman K, Connor S, Von Dollen K Predictors of Postoperative Urinary Retention. Am Surg. 2009;75:922-4.
2. Zaouter C, Kaneva P, Carli F. Less urinary tract infection by earlier removal of bladder catheter in surgical patients receiving thoracic epidural analgesia. Reg Anesth Pain Med. 2009;34:542-8.
3. Stott DJ, Falconer A, Miller H, J, Tilston JC, Langhorne P. Urinary tract infection after stroke. QJM. 2009;102:243-9.
4. Demirel A, Polat O, Siyez E, Bayraktar Y. Urinary retention after renal and ureteric surgery. Br J Urol. 1996 72(1):54-5.
5. Wu A, Aaronson D. National incidence and outcomes of pot-operative urinary retention in the surgical care improvement projecta. J Urol. 2011;185(4):692.
6. Hooton TM, Bradley SF, Cardenas DD, Colgan R, Geerlings SE, Rice JC, et al. Diagnosis, prevention, and treatment of catheter-associated urinary tract infection in adults: 2009 International Clinical Practice Guidelines from the Infectious Diseases Society of America. Clin Infect Dis. 2010;50(5):625-63.
7. Horgan AF, Prasad B, Waldron DJ, O'Sullivan DC. Acute urinary retention: comparison of suprapubic and urethral catheterisation. Br J Urol. 1992;70(2):149-51.
8. Katsumi HK, Kalisvaart JF, Ronningen LD, Hovey RM. Urethral versus suprapubic catheter: choosing the best bladder management for male spinal cord injury patients with indwelling catheters. Spinal Cord. 2010;48(4):325-9.
9. Bagshaw SM, Laupland KB. Epidemiology of intensive care unit-acquired urinary tract infections. Curr Opin Infect Dis. 2006;19(1):67-71.
10. Borrelli M, Góes GM, Freire JGC, Cordeiro P. Retirada precoce de sonda uretral pós R.T.U de Próstata. J Bras Urol. 1985;11:8.
11. Eriksen HM, Iversen BG Aavitsland PJ, Prevalence of Nosocomial Infections and Use of Antibiotics in Long-Term Care Facilities in Norway, 2002 and 2003. Hosp Infect. 2004;57:316-20.
12. Rana AM, Zaidi Z, El-Khalid S. Single-center review of fluoroscopy-guided percutaneous nephrostomy performed by urologic surgeons. J Endourol. 2007;21:688.
13. Radecka E, Magnusson A. Complications associated with percutaneous nephrostomies (A retrospective study). Acta Radiol. 2004;45:184.
14. Skolarikos A, Alivizatos G, Papatsoris A, Constantinides K, Zerbas A, Deliveliotis C. Ultrasound-guided percutaneous nephrostomy performed by urologists: 10-year experience. Urology. 2006;68:495.
15. Sammon JD, Ghani KR, Karakiewicz PI. Temporal Trends, Practice Patterns, and Treatment Outcomes for Infected Upper Urinary Tract Stones in the United States Eur Urol. 2013;64(1):93-94.
16. Patterson JE, Andriole VT. Bacterial Urinary Tract Infections in Diabetes. Infect Dis Clin N Amer. 1997;11:735-50.
17. Naber KG, Bjerklund-Johansen TE, Bishop MC, Bjerklund-Jjohansen TE, Botto H, Lobel B, et al. Urinary Tract Infection (UTI) Working Group of the Health Care Office (HCO) of the European Association of Urology (EAU). EAU guidelines for the management of urinary and male genital tract infections. European Association of Urology, 2006. Eur Urol. 2006;50(1):657-9.
18. Paick SH, Park HK, Oh SJ, Kim HH. Characteristics of Bacterial Colonization and Urinary Tract Infection After Indwelling of Double-J Ureteral Stent. Urology. 2003;62:214-7.
19. Vergidis P, Patel R. Novel approaches to the diagnosis, prevention, and treatment of medical device-associated infections. Infect Dis Clin North Am. 2012;26(1):173-86.
20. Wullt B, Agace W, Mansson W. Bladder, Bowel and Bugs—Bacteriuria in Patients with Intestinal Urinary Diversion. World J Urol. 2004;22:186-95.
21. Bahu R, Chaftari AM, Hachem RY, Ahrar K, Shomali W, El Zakhem A, et al. Nephrostomy Tube Related Pyelonephritis in Patients with Cancer: Epidemiology, Infection Rate and Risk Factors. J Urol. 2013;189:130-5.
22. Falagas ME, Alexiou VG, Giannopoulou KP, Siempos II. Risk Factors for Mortality in Patients With Emphysematous Pyelonephritis: A Meta-Analysis. J Urol. 2007;178(3):880-5.
23. Shokeir AA, El-Azab M, Mohsen T, El-Diasty T. Emphysematous pyelonephritis: a 15-year experience with 20 cases. Urology. 1997;49:343.
24. Ahlering TE, Boyd SD, Hamilton CL, Braqin SD, Chandrasoma PT, Lieskovsky G, et al. Emphysematous pyelonephritis: a 5-year experience with 13 patients. J Urol. 1985;34:1086.
25. Tahir H, Thomas G, Sheerin N, Bettington H, Pattison JM, Goldsmith DJ. Successful Medical Treatment of Acute Bilateral Emphysematous Pyelonephritis. Am J Kidney Dis. 2000;36:1267-70.
26. Lemos GC. Acesso renal: nefrostomia percutânea. Rodrigues Netto N. Endourologia e litotripsia extracorpórea. São Paulo: Pancast, 1987. p.69-94.
27. Meng MV, Mario LA, McAninch JW. Current Treatment and Outcomes of Perinephric Abscesses. J Urol. 2002;168(4):1337-40.
28. Saiki J, Vaziri ND, Barton C. Perinephric and intranephric abscesses: a review of literature. West J Med. 1982;136:95.
29. Kreger BE, Crave DE, Carling PC, McCabe WR. Gram-negative bacteremia. III. Reassessment of etiology, epidemiology, and ecology in 612 patients. Am J Med. 1980;68:332.
30. Jones SRB, Hirschmann JV, Brown SG, Tremann JA. Fournier's necrotizing syndrome: subcutaneous infection of the male genitalia. J Urol. 1979;122:279.

CAPÍTULO 311
ABSCESSOS CERVICAIS

Márcio Abrahão
Cláudio Roberto Cernea

DESTAQUES

- O abscesso cervical é uma coleção purulenta decorrente de infecção nos espaços entre as estruturas do pescoço. À medida que esse processo progride, os tecidos moles edemaciam, deslocando e comprimindo a faringe e a língua e, em caso mais graves, a traqueia.

- A microbiologia das infecções profundas do pescoço é frequentemente polimicrobiana, em geral causada por bactérias da flora oral. As infecções profundas do pescoço envolvem bactérias anaeróbicas, como as espécies fusobactérias, bacteroides e estreptococo, o principal agente isolado.

- A história clínica deve investigar procedimentos dentários, problemas orais recentes, infecções de vias aéreas superiores, trauma cervical, abuso de drogas intravenosas e possíveis causas de imunossupressão.

- Deve-se atentar para a progressão de sintomas como odinofagia, disfagia, disfonia e dispneia. Medidas imediatas são necessárias para assegurar a permeabilidade da via aérea. A persistência ou piora dos sintomas 24 a 48 horas depois da antibioticoterapia é suficiente para indicação cirúrgica.

- A tomografia computadorizada e a ressonância magnética são valiosas para definir os limites da infecção, incluindo o envolvimento dos grandes vasos, compressão traqueal, extensão mediastinal e trombose da veia jugular interna.

- Em geral, o tratamento antibiótico deve ser dirigido para estreptococo e bactérias anaeróbicas, com cobertura para bactérias produtoras de betalactamase.

- Pacientes aidéticos, diabéticos, em quimioterapia ou imunossupressão por doença autoimune sofrem as mesmas infecções dos demais pacientes, porém mais frequentemente e são mais suscetíveis a complicações e à infecção por microrganismos geralmente não patogênicos.)

INTRODUÇÃO

O abscesso cervical é uma coleção purulenta decorrente de infecção nos espaços entre as estruturas do pescoço. À medida que esse processo progride, os tecidos moles edemaciam, deslocando e comprimindo a faringe e a língua, e em casos mais graves, a traqueia. É também denominada infecção profunda de pescoço.[1]

Embora a antibioticoterapia tenha reduzido a prevalência e melhorado substancialmente o prognóstico das infecções dos espaços profundos do pescoço, ainda há uma incidência considerável na população geral, com potencial morbidade e mortalidade, quando o diagnóstico é tardio ou a terapêutica é inadequada.

Na era pré-antibioticoterapia, 70% das infecções profundas de pescoço decorriam de amigdalites ou faringites. Atualmente, a amigdalite permanece como a principal causa em crianças, enquanto nos adultos, a higiene dentária precária, o abuso de drogas intravenenosas e o trauma cervical tornaram-se mais relevantes. Outras causas incluem perfuração esofagiana, cisto do ducto tireoglosso, cisto branquial, tireoidite e a mastoidite com extensão cervical (abscesso de Bezold). Em aproximadamente 20% dos casos, não se consegue determinar a causa.[2]

As infecções profundas do pescoço acometem principalmente pacientes imunocomprometidos, como transplantados, em uso de quimioterapia, aidéticos, diabéticos descompensados, renais crônicos e tuberculosos.

ELEMENTOS ANATÔMICOS DE RELEVÂNCIA NO ESTUDO DAS INFECÇÕES PROFUNDAS DO PESCOÇO

São as fáscias cervicais e potenciais compartimentos.[3]

Uma importante consideração no diagnóstico e tratamento das infecções profundas do pescoço é a possibilidade de a infecção progredir de uma região para outra através dos planos ou espaços potenciais criados pelas várias fáscias de revestimento da cabeça e do pescoço. O conhecimento das fáscias cervicais é de extrema importância para avaliar a extensão da infecção e a escolha da via para drenagem cirúrgica.

A fáscia cervical é o tecido conjuntivo fibroso que envolve músculos, vísceras e feixes neurovasculares, dividindo o pescoço e criando espaços potenciais. A função da fáscia cervical é sustentar as estruturas com suas apropriadas relações e permitir uma superfície de deslizamento que possibilite vários segmentos de se mover uns em relação aos outros.

A maioria dos autores aceita a divisão da fáscia cervical em superficial e profunda.

FÁSCIA CERVICAL SUPERFICIAL

A fáscia cervical superficial ou cervicocefálica está localizada imediatamente abaixo da derme; é uma camada de tecido conjuntivo fibroso que envolve a cabeça e o pescoço, contígua à fáscia do ombro, tórax e axila. O sistema músculo-aponeurótico superficial (SMAS) faz parte da fáscia cervical superficial. Ela envolve o músculo platisma e os músculos da expressão facial. O espaço entre as fáscias cervical superficial e cervical profunda contém tecido adiposo, nervos sensoriais, vasos como os linfáticos superficiais às veias jugulares anteriores e externas.

Infecções limitadas a essa região não são consideradas infecções profundas de pescoço e podem ser tratadas satisfatoriamente com antibioticoterapia ou simples incisão cirúrgica.

FÁSCIA CERVICAL PROFUNDA

Elemento anatômico mais importante na propagação das infecções cervicais. Embora a fáscia cervical profunda não tenha distintas subdivisões, ela é classicamente dividida em três camadas: superficial; média; e profunda. Essas camadas, com seus septos interconectivos, criam espaços ou compartimentos potenciais que tendem a determinar a propagação das infecções cervicais.

- **Camada superficial da fáscia cervical profunda:** envolve o pescoço, desde o crânio até o tórax, e as suas septações dão origem às outras camadas da fáscia profunda. Insere-se superiormente na crista nucal, mandíbula e no osso hioide. Inferiormente, na clavícula, esterno e no acrômio da escápula. Essa camada envolve os músculos esternocleidomastóideo, trapézio e da mastigação, e as glândulas parótidas e submandibulares. Também contribui na formação da face lateral da bainha carotídea.
- **Camada média ou visceral da fáscia cervical profunda:** envolve as vísceras do pescoço, ou seja, faringe, esôfago, laringe, traqueia, e glândula tireoide, e ainda os músculos que se fixam no osso hioide e na cartilagem tireoide (músculo esternotireóideo, esterno-hióideo e tiro-hióideo) e as estruturas neurovasculares associadas à artéria carótida (bainha carotídea). O compartimento criado pela camada visceral é importante devido à potencial disseminação de infecções da boca, faringe, esôfago, laringe e traqueia para o mediastino.
- **Camada profunda da fáscia cervical profunda:** é subdividida em pré-vertebral e alar. A primeira se adere à porção anterior do corpo vertebral, estendendo-se da base do crânio ao cóccix e, lateralmente, se fixa aos processos transversos das vértebras. A divisão alar se situa entre a divisão pré-vertebral e a camada média da fáscia cervical profunda.

ESPAÇOS POTENCIAIS DO PESCOÇO

Como foi descrito, os planos fasciais do pescoço envolvem vísceras, vasos e músculos. Os planos fasciais musculares, em última análise, inserem-se em ossos, e são, portanto, limitadores da extensão da infecção. Por outro lado, os planos fasciais associados a vísceras e vasos não impõem barreira à disseminação da infecção e são facilitadores da propagação da infecção entre as regiões, agravando o quadro.

Uma vez que os espaços mais importantes estão associados às vísceras, dar-se-á especial atenção a eles neste capítulo.

Espaço faríngeo lateral ou parafaríngeo compreende o tecido conjuntivo lateral à fáscia que recobre os músculos constritores da faringe, estando medial aos músculos pterigóideos, à mandíbula e à bainha carotídea. Estende-se superiormente à base do crânio e, inferiormente, termina na altura da bainha carotídea. Posteromedialmente, comunica-se com o espaço retrofaríngeo e, no plano anterior, com os espaços associados ao assoalho da boca. A parede medial é formada pela fáscia bucofaríngea (porção da camada visceral da fáscia cervical profunda que reveste os músculos constritores) ao redor da fossa tonsilar.

Devido à sua localização central e às múltiplas conexões, o espaço parafaríngeo é o mais frequentemente envolvido nas infecções cervicais profundas e facilitador da progressão da infecção, especialmente para a bainha carotídea e espaço retrofaríngeo.

As infecções lingual, do espaço submandibular, parotídeo e mastigatório, ou ainda a partir de abscesso peritonsilar, utilizam-se do espaço parafaríngeo para disseminar-se.

O espaço mastigatório é formado pela camada superficial da fáscia cervical profunda e envolve o espaço contendo o músculo masseter, os músculos pterigóideos medial e lateral, o ramo e a porção posterior da mandíbula e a inserção tendinosa do músculo temporal.

O espaço mastigatório é delimitado por fixação ao zigoma, à mandíbula e à base do crânio, com exceção na região superomedial, no qual se comunica com o espaço temporal medialmente ao arco zigomático, permitindo, assim, a extensão da infecção para o espaço temporal.

A causa mais comum de infecção dentro do espaço mastigatório é o abscesso do terceiro molar.

O espaço submandibular é, na realidade, formado por dois espaços separados parcialmente pelo músculo hióideo. O inferior é denominado espaço submaxilar, que é limitado pela mandíbula superiormente e o osso hióide inferiormente. O superior é o espaço sublingual, constituído pelo tecido conjuntivo frouxo que envolve a língua e a glândula sublingual. O espaço entre os músculos milo-hióideo e gênio-hióideo é a fenda milo-hióidea, por onde passam os ductos de Wharton, nervo hipoglosso, nervo lingual, ramo da artéria facial e vasos linfáticos.

Portanto, o espaço submandibular é limitado superior e medialmente pela mucosa oral e língua, lateralmente pela camada superficial da fáscia cervical profunda com sua fixação na mandíbula e, no plano inferior, pelo osso hióideo.

O espaço submandibular é provavelmente o mais envolvido pelas infecções da cabeça e do pescoço. O processo infeccioso pode advir de lesões do assoalho da boca, sialoadenite sublingual ou submandibular, ou de infecções de raízes de dentes mandibulares.

As infecções do espaço submandibular podem estender-se posteriormente para a bainha carotídea ou para o espaço retrofaríngeo através do espaço faríngeo lateral.

O espaço parotídeo localiza-se entre as cápsulas superficial e profunda da glândula parótida, formadas pela camada superficial da fáscia cervical profunda.

A cápsula superficial é espessa e intimamente aderida à glândula, tem múltiplas septações provenientes da cápsula externa para a glândula, o que estabelece múltiplos compartimentos intraglandulares.

A cápsula medial da glândula parótida é fina, limita-se com o espaço faríngeo lateral e deste progride para o espaço retrofaríngeo ou para a bainha carotídea e, então, para o mediastino.

O espaço retrofaríngeo situa-se superiormente entre as camadas profunda e visceral da fáscia cervical profunda que recobre os músculos constritores da faringe (porção bucofaríngea) e, inferiormente, pela fáscia que recobre o esôfago.

Como a camada alar da fáscia cervical profunda se estende da base do crânio até aproximadamente a segunda vértebra torácica, nesse ponto une-se à bainha do esôfago, determinando o limite inferior do espaço retrofaríngeo.

O espaço retrofaríngeo pode ser envolvido pela propagação de infecções do espaço faríngeo lateral, mastigatório, parotídeo, assim como por perfurações resultantes de corpo estranho ou endoscopia digestiva.

O espaço pré-vertebral situa-se posteriormente ao espaço retrofaríngeo, entre as duas camadas da fáscia profunda, alar e pré-vertebral. É considerado o espaço mais perigoso porque a divisão pré-vertebral da fáscia profunda estende-se até o cóccix, permitindo a propagação dos processos infecciosos, é mais comumente envolvido pela ruptura dos abscessos retrofaríngeos posteriormente.

Abscessos no espaço pré-vertebral podem causar abscessos diafragmático e abdominal.

MICROBIOLOGIA

A microbiologia das infecções profundas do pescoço é frequentemente polimicrobiana, geralmente causada por bactérias da flora oral.[4-6]

As infecções profundas do pescoço envolvem bactérias anaeróbicas, como as espécies fusobactérias, bacteroides e estreptococo, o principal agente isolado.

Bactérias gram-negativas e estafilococos não são comumente encontrados na cavidade oral ou infecções profundas de pescoço, exceto em pacientes gravemente enfermos ou hospitalizados.

Em um estudo recente, evidenciou-se uma proporção mais elevada de infecções cervicais profundas por anaeróbios em indivíduos acima de 40 anos (57,1% × 41,0%).[7]

AVALIAÇÃO DO PACIENTE

A avaliação adequada do paciente com suspeita de infecção profunda do pescoço inclui anamnese, exame físico e radiológico.[8,9] A história clínica deve investigar procedimentos dentários, problemas orais recentes, infecções de vias aéreas superiores, trauma cervical, abuso de drogas intravenosas[10] e possíveis causas de imunossupressão.

É necessário avaliar a duração e a evolução dos sintomas. Uma simples queixa, como leve dispneia, deve ser investigada porque, no paciente com infecção profunda de pescoço, a dispneia pode ser causada por edema do assoalho da boca, por abaulamento faríngeo decorrente de abscesso parafaríngeo e retrofaríngeo, comprimindo a via aérea, pelo edema laríngeo, mediastinite ou pneumonia associada.

Os sintomas que ocorrem com maior frequência nas infecções profundas de pescoço são febre e limitação do movimento da mandíbula e do pescoço.

A febre, inicialmente, apresenta-se em pico, depois permanece elevada, e o ressurgimento dos picos de temperatura sugerem septicemia, com possibilidade de tromboflebite séptica da veia jugular interna ou extensão mediastinal.

A dor é o sintoma mais constante, geralmente indica a origem da infecção e serve de parâmetro da extensão ou resolução do processo. Entretanto, em crianças com abscessos retrofaríngeos, o valor prognóstico da dor é questionável por ser de instalação insidiosa. A irritabilidade, diminuição do apetite e febrícula são mais relevantes.

O trismo, a limitação da movimentação do pescoço, assim como o edema da região cervical são significantes, e dependem do sítio envolvido. É raro encontrar áreas de flutuação. Por exemplo, abscesso retrofaríngeo pode apresentar, ou não, trismo e edema cervical externo, porém a invasão do espaço mastigatório lpode levar a trismo, ainda que o edema externo do pescoço possa ser mínimo.

O cirurgião deve estar alerta quanto à progressão de sintomas como odinofagia, disfagia, disfonia e dispneia. Medidas imediatas são necessárias para assegurar a permeabilidade da via aérea.[11]

A extensão da infecção para o mediastino é, geralmente, suspeitada pela presença de dor torácica, dispneia intensa e radiografias de tórax com alargamento do mediastino.

O envolvimento do espaço parafaríngeo produz trismo e deslocamento medial da parede faríngea lateral.

Torcicolo, rigidez da nuca, síndrome de Horner e paralisia de prega vocal podem ser vistos no envolvimento da bainha carotídea.

O exame físico deve dar especial atenção aos dentes, amígdalas palatinas e a via aérea superior.

A nasofibroscopia é indicada para determinar o grau de obstrução das vias aéreas superiores e procurar por distorções que podem levar a dificuldades de intubação orotraqueal/nasotraqueal.

Os exames laboratoriais consistem de hemograma completo, velocidade de hemossedimentação, níveis de eletrólitos séricos e coagulograma completo. Se possível, hemocultura e culturas do material do sítio da infecção obtidas por punção aspirativa guiada pela ulttrassonografia ou tomografia computadorizada (TC).

AVALIAÇÃO RADIOLÓGICA

O estudo radiológico é parte integrante da avaliação do quadro da infecção profunda do pescoço. A radiografia dentária, como a radiografia panorâmica, é indicada quando uma infecção dentária é suspeitada. Especial atenção deve ser dirigida para o segundo e terceiro dentes molares inferiores, cujos ápices dentários estendem-se abaixo da fenda milo-hióidea permitindo acesso direto para o espaço submandibular.

A radiografia simples cervical em posição lateral é útil especialmente na avaliação de tecidos moles retrofaríngeos da parede posterior da hipofaringe e para demonstrar obstrução da via aérea pela infecção do assoalho da boca. A radiografia simples de tórax é indicada em todos os pacientes com infecção profunda de pescoço para avaliar a silhueta do mediastino.

A TC e a ressonância magnética (RM) estão indicadas na suspeita de infecção profunda de pescoço. Embora a RM ofereça melhor resolução dos tecidos moles e vasos sanguíneos, ela requer maior tempo de exame e é mais onerosa que o exame tomográfico. A TC contrastada tem mostrado 91% de sensibilidade e 60% de especificidade para distinguir uma celulite de um abscesso.[12-14]

Os achados na TC que indicam a formação de abscesso cervical incluem massa com interface líquido/ar, aparência cística ou multilobulada, anel contrastado na periferia e diminuição da densidade.

A TC e RM são valiosas para definir os limites da infecção, incluindo o envolvimento dos grandes vasos, compressão traqueal, extensão mediastinal e trombose da veia jugular interna.

Arteriografia pode ser considerada em pacientes com infecção profunda de pescoço causada por injeção de droga na raiz do pescoço, para descartar a presença de pseudoaneurisma secundário à injúria da artéria inominada ou da artéria carótida.

PRINCÍPIOS GERAIS DO TRATAMENTO DO ABSCESSO CERVICAL

O tratamento clínico inicial contempla hospitalização, altas doses de antibiótico, hidratação, observação da via aérea e monitorização da resposta infecciosa.

A urgência do tratamento é ditada pela gravidade e progressão dos sinais e sintomas. A drenagem não é necessária durante o estágio de formação de flegmão (celulite), contudo um abscesso deve ser cirurgicamente drenado porque a ruptura espontânea com drenagem externa é rara.[15]

Mais de um espaço cervical pode estar envolvido com abscessos se estendendo através dos planos fasciais ou seguindo estruturas anatômicas dentro dos espaços adjacentes.

A presença de comprometimento da via aérea, sepse ou hemorragia no ouvido (hemotímpano) ou na faringe por necrose da parede da artéria carótida requer tratamento de emergência.

A via aérea do paciente pode estar sob risco, e o cirurgião deve estar preparado para garantir a sua manutenção com segurança. A mucosa da hipofaringe acentuadamente edemaciada e o trismo tornam a intubação extremamente difícil e mesmo perigosa.

Deve-se estar alerta porque a celulite de tecidos moles pode progredir rapidamente para a formação de abscesso em um espaço potencial, em alguns casos, em menos de 24 horas, mesmo com o paciente recebendo antibioticoterapia endovenosa em alta dose.[16] Apenas 10% a 15% dos pacientes adultos têm redução das infecções profundas do pescoço com tratamento medicamentoso. Por outro lado, um contingente significativo de crianças hígidas respondem de maneira satisfatória ao tratamento inicial com antibióticos de largo espectro. De fato, uma revisão recentemente publicada sugeriu a diminuição de intervenções cirúrgicas indicadas para o tratamento de infecções cervicais profundas em crianças nos últimos anos nos Estados Unidos da América.[17]

O estabelecimento de via aérea segura, controle vascular e boa exposição do campo operatório são regras básicas na operação.

A técnica cirúrgica e o planejamento da drenagem variam de acordo com a localização do espaço cervical acometido. Se a fonte de infecção é um dente, este deve ser tratado no momento da drenagem do abscesso.

Os abscessos são drenados por acessos-padrão discutidos na literatura e baseados nas relações anatômicas, contudo a drenagem não é um procedimento cosmético. Incisões amplas com retalhos bem descolados são necessárias para abordagem das infecções profundas do pescoço, evitando danos aos nervos cervicais.

A realização de traqueostomia eletiva sob anestesia local pode evitar a sua realização de forma emergencial, quando ocorrem dificuldades ou insucessos na tentativa de intubação orotraqueal ou nasotraqueal.[18]

ANTIBIOTICOTERAPIA

A flora oral comum e o resultado da cultura devem ser considerados na escolha do antibiótico para a infecção profunda do pescoço. Em geral, o tratamento antibiótico deve ser dirigido para estreptococos e bactérias anaeróbicas, com cobertura para bactérias produtoras de betalactamase.[19-20]

Ampicilina-sulbactam, clindamicina, cefoxitina e ceftizoxima são antibióticos apropriados para a maioria dos pacientes.

A clindamicina é uma opção para pacientes alérgicos à penicilina, mas a possibilidade de ocorrência de *Erkenella corrodens*, uma bactéria gram-negativa anaeróbica encontrada na cavidade oral, justifica a administração de ciprofloxacina em pacientes alérgicos à penicilina com má resposta à clindamicina.

Em pacientes imunocomprometidos ou hospitalizados, nos quais se instala a colonização por microrganismos gram-negativos, incluindo *Pseudomonas aeruginosa*, a terapia deve incluir ticarcilina-clavulanada ou imipenem-cilastina.

Se houver suspeita da presença de estafilococos resistentes, é apropriada a adição de vancomicina até que os resultados de cultura sejam obtidos.

Rotineiramente, a antibioticoterapia endovenosa é mantida até que o paciente permaneça 48 horas afebril; em seguida, inicia-se o antibiótico via oral por mais três semanas (ambulatorial).

INFECÇÃO PROFUNDA DO PESCOÇO NO ESPAÇO FARÍNGEO LATERAL

O espaço faríngeo lateral é dividido pelo processo estiloide em compartimento anterior e posterior. O compartimento posterior contém a artéria carótida interna; a veia jugular interna; IX, X e XII nervos cranianos; e o tronco simpático cervical.

Os espaços parotídeo, mastigatório, submandibular e retrofaríngeo estão intimamente associados com o espaço faríngeo lateral. A bainha carotídea atravessa o espaço parafaríngeo posterior e inferiormente, servindo como importante facilitador para extensão do processo infeccioso.

Como todas infecções de tecidos moles do pescoço, as infecções do espaço faríngeo lateral são polimicrobianas e refletem, geralmente, a flora orofaríngea.

A clínica do paciente acometido por infecção do espaço faríngeo lateral é de febre, trismo, edema no ângulo da mandíbula e região parotídea; geralmente, com dor e trismo acentuados, o que dificulta o exame da cavidade oral. A movimentação do pescoço é limitada.

À oroscopia observa-se edema da parede lateral da faringe, notadamente atrás do pilar amigdaliano posterior; com frequência, há deslocamento amigdaliano anterior e medialmente. Déficits neurológicos envolvendo IX, X, XII pares cranianos podem ocorrer. A síndrome de Horner também é possível, secundária ao envolvimento da cadeia simpática cervical.

O tratamento inicial das infecções do espaço faríngeo lateral deve ser antibioticoterapia endovenosa, reposição líquida e atenta observação clínica.[20-21] Uma revisão recente da literatura sugeriu o uso de corticosteroides na fase aguda das infecções, mas os resultados finais não evidenciaram claramente uma influência postiva.[22]

Enfisema subcutâneo, hemorragia, déficits neurológicos, dispneia, sepse sugestiva de trombose da veia jugular interna ou abscessos na TC ou RM impõem o tratamento cirúrgico imediato.

Nos casos em que tais condições não estão presentes, a decisão de exploração cirúrgica é baseada na evolução clínica do paciente. Em geral, a persistência ou piora dos sintomas 24 a 48 horas depois de apropriada antibioticoterapia é suficiente para embasar a indicação cirúrgica.

O acesso transoral é contraindicado por ser insuficiente e não permitir boa exposição do campo operatório.

O acesso externo para o espaço faríngeo lateral consiste, geralmente, de uma incisão oblíqua de cerca de 1,5 a 3 cm de extensão, entre o ângulo da mandíbula e a mastoide. O espaço faríngeo lateral é alcançado pela dissecção entre a glândula submandibular e a borda anterior do músculo esternocleidomastóideo, passando medialmente à mandíbula e ao músculo pterigóideo medial.

Mosher, em 1929, descreveu a incisão em forma de T na fossa submandibular para acessar o espaço faríngeo lateral e a bainha carotídea. Nessa incisão, combinam-se outra transversa submandibular com uma terceira na borda anterior do músculo esternocleidomastóideo.

No passado, as complicações das infecções do espaço faríngeo lateral eram comuns, sendo atualmente mais raras.

O comprometimento da via aérea pode ocorrer secundariamente ao edema faríngeo, e o cirurgião deve estar atento para assegurar via aérea pérvia frente ao primeiro sinal de dificuldade respiratória.[23]

A trombose da veia jugular interna é de ocorrência pouco frequente e pode resultar em septicemia, endocardite bacteriana e embolia pulmonar. Nessa circunstância, a ligadura da veia jugular interna está indicada.

A mediastinite pode ocorrer pela extensão da infecção do espaço faríngeo lateral, através da bainha carotídea, e tem elevada taxa de mortalidade.

Outra complicação fatal da infecção do espaço faríngeo lateral é a hemorragia da artéria carótida interna, provocada pela necrose da parede anterior da carótida. Ao primeiro sinal de hemorragia significativa na orofaringe ou na orelha média, a imediata exploração cirúrgica se impõe, abordando a bainha carotídea da artéria carótida comum e externa, e, se necessário, deve-se explorar a artéria carótida interna no espaço faríngeo lateral. Na dificuldade de exposição e controle do sangramento da artéria carótida interna nessa localização, a ligadura da artéria carótida comum está indicada.

ANGINA DE LUDWIG

Uma variedade de condições inflamatórias relacionadas com o assoalho da boca tem sido rotulada de angina de Ludwig, mas, na realidade, muitas seriam apropriadamente chamadas de pseudoangina de Ludwig – infecções mais limitadas que envolvem somente o espaço sublingual, linfonodos submandibulares, a glândula submandibular, ou mesmo com abscessos envolvendo um ou mais desses espaços.

A descrição original da angina de Ludwig é uma celulite gangrenosa dos espaços sublingual e submandibular. Há consenso na literatura de que a doença se caracteriza por:

- Origem do processo infeccioso no espaço submaxilar com envolvimento progressivo do espaço sublingual e assoalho da boca;
- Extensa celulite sem tendência à formação de abscessos;
- Acometimento dos espaços submaxilar e sublingual, geralmente bilateral;
- Envolvimento de músculos e fáscias, sem acometer a glândula submandibular ou linfonodos;
- Extensão através de planos fasciais, e não pelos vasos linfáticos.

ETIOLOGIA

A maioria dos casos de angina de Ludwig resulta de abscessos do segundo e terceiro molares inferiores, penetrando no espaço submaxilar, abaixo da fenda milo-hióidea e iniciando o processo de celulite.

É mais comum em adultos jovens com infecção dentária. Outros fatores predisponentes são recente tratamento dentário, pacientes imunocomprometidos, trauma local e *piercing* na língua. Há relato de ocorrência em criança de 12 dias de vida sem nenhuma causa aparente.

As bactérias isoladas refletem a flora da cavidade oral. Estreptococos alfa-hemolítico, estafilococos e bacteroides são comumente isolados. Outras bactérias anaeróbicas como peptoestreptococos, peptococos, *fusobacterium nucleatum, veillonela* e espiroquetas também são encontradas. O odor bucal fétido geralmente indica a presença de anaeróbios.

Bactérias gram-negativas, como *Neisseria catarralis, Escherechia coli* e *Pseudomonas aeruginosa*, podem estar envolvidas.

A antibioticoterapia prévia à internação justifica os frequentes resultados negativos das culturas.

EXAME FÍSICO

As regiões submandibular, submentoniana e o assoalho da boca apresentam-se edemaciadas, de consistência endurecida, com intenso edema da mucosa oral. Como resultado da relativa resistência da camada superficial da fáscia cervical profunda e mandíbula, a expansão progride superior e posteriormente, podendo ocasionar obstrução da via aérea superior, fazendo o paciente assumir uma postura ereta com taquipneia.

A nasofibroscopia revela presença de alargamento da base da língua empurrando a epiglote posteriormente. A supraglote e a laringe estão aparentemente normais.

A dispneia e o estridor são sinais de iminente perigo de obstrução da via aérea, com evolução rápida; pode haver intervalo de 12 a 24 horas entre o início dos sintomas e a obstrução respiratória.

TRATAMENTO

Na realidade, a angina de Ludwig é um espectro de condições, variando de abscesso periapical, celulite discreta à sepse com obstrução de via aérea, e o tratamento depende do estágio da doença.

Pelo risco de a infecção progredir rapidamente, se as etapas iniciais do tratamento não forem satisfatórias, meios de tratamentos mais agressivos devem ser empregados.

No estágio inicial, com edema discreto e abaulamento unilateral, a antibioticoterapia endovenosa associada à extração do foco dentário, se este é identificado, é suficiente.

Se o paciente apresenta edema e/ou abaulamento bilateral, disfagia com salivação excessiva ou qualquer sintoma de comprometimento de via aérea superior, a intervenção cirúrgica está indicada antes que procedimentos emergenciais sejam necessários.[24]

Embora a intubação nasotraqueal, com ou sem nasofibroscopia, seja bem descrita na literatura, deve-se ter em mente que a manipulação da via aérea pode precipitar obstrução aguda, portanto a caixa cirúrgica de traqueostomia deve estar sempre à mão.

A traqueostomia (inicial ou após intubação) é considerada a maneira mais segura de manter a via aérea.

Uma vez estabelecida a via aérea, a drenagem cirúrgica é realizada. O procedimento consiste de uma ampla incisão horizontal cerca de 3 a 4 dedos inferior à margem mandibular, estendendo-se à região submandibular bilateralmente. O músculo milo-hióideo deve ser divulsionado na linha média e a drenagem estabelecida medial e lateralmente ao músculo milo-hióideo, de modo a alcançar os espaços submaxilar e sublingual.

É raro encontrar coleção purulenta no momento da exploração, porém, frequentemente há drenagem purulenta pela incisão no pós-operatório, determinando que a ferida cirúrgica permaneça aberta, com múltiplos drenos.

Além da obstrução aguda de via aérea, uma outra complicação da angina de Ludwig é a extensão da infecção pela bainha carótida ou pelo espaço retrofaríngeo, podendo acometer o mediastino.[25]

ABSCESSO DO ESPAÇO RETROFARÍNGEO

Antigamente, abscessos do espaço retrofaríngeo eram considerados doença da infância, resultante de abscessos linfonodais por drenagem de infecções da orelha, nariz e garganta. Contudo, mais recentemente, observou-se que a incidência na população adulta é maior do que se acreditava. Em um artigo recente, a tonsilectomia prévia foi um fator predisponente ao aparecimento desses abscessos em adultos, ao passo que a punção com agulha o faz na população pediátrica.[26]

Além da extensão de infecções agudas da orelha, nariz e garganta, o abscesso retrofaríngeo pode resultar de trauma regional, como ingestão de corpo estranho, intubação orotraqueal ou endoscopia.

A clínica do abscesso retrofaríngeo difere entre crianças e adultos. Na criança, geralmente os sintomas iniciais são inespecíficos, como irritabilidade, inapetência e febre. Com a progressão do quadro infeccioso, a rigidez do pescoço torna-se aparente. O edema faríngeo, se não tratado, pode resultar em comprometimento respiratório.

No adulto, sinais e sintomas iniciais são mais localizados como febre, dor na garganta e odinofagia. A dispneia é menos frequente do que no grupo pediátrico.

Em ambos os grupos, o abscesso se localiza lateralmente à linha média devido à aderência na linha média da fáscia alar com a fáscia pré-vertebral.

Outro sinal de abscesso retrofaríngeo é a perda da lordose fisiológica da coluna cervical, ou seja, da curvatura com retificação da coluna cervical.

A avaliação com radiografia lateral de pescoço, TC e RM é bastante útil na avaliação da ocorrência do abscesso retrofaríngeo. A radiografia de tórax é importante para descartar o envolvimento do mediastino.

O tratamento é cirúrgico, e a via de acesso pode ser intraoral ou externa. Naqueles casos em que o envolvimento retrofaríngeo parece estar localizado na faringe e não há evidência de obstrução respiratória, o abscesso pode ser drenado por incisão transoral na parede posterior da faringe com o paciente em posição de Rosen para evitar aspiração.[27]

Porém, quando o abscesso retrofaríngeo causa obstrução de via aérea ou apresenta significativa extensão inferior, o acesso externo é preferível. A incisão é feita na borda anterior ao músculo esternocleidomastóideo, do nível do osso hióideo à cartilagem cricoide. Após a incisão da camada superficial da fáscia profunda, o músculo esternocleidomastóideo é retraído lateralmente. A bainha carotídea identificada é retraída posterior e lateralmente à traqueia. Após completa aspiração da coleção purulenta, drenos são posicionados.

Nos casos em que há dificuldade respiratória, a traqueostomia sob anestesia local está indicada em virtude da possível dificuldade da intubação orotraqueal.

A alta taxa de mortalidade do abscesso retrofaríngeo está associada à obstrução das vias aéreas, mas também à ocorrência de mediastinite, pneumonia aspirativa, abscesso epidural, trombose da veia jugular interna e erosão da artéria carótida.[28]

A mediastinite apresenta taxa de mortalidade aproximadamente de 50%, apesar da antibioticoterapia adequada.

ESPAÇO PAROTÍDEO

O espaço parotídeo tem muitos septos fasciais atravessando a glândula, resultando em abscessos multilobulados dentro da glândula.

A expressão do ducto de Stensen pode revelar drenagem purulenta, e os espaços cervicais adjacentes podem estar envolvidos pela extensão do processo infeccioso.

A drenagem cirúrgica é feita através da incisão pré-auricular de Furstenberg, com elevação da pele, expondo a cápsula parotídea. Incisões verticais são feitas através da cápsula, e com dissecção romba em direção paralela aos ramos do nervo facial, drenando os focos de abscessos.

O patógeno mais comumente envolvido é o *S. aureus*.

SITUAÇÕES ESPECÍFICAS
IMUNOSSUPRESSÃO

Pacientes aidéticos, diabéticos, em quimioterapia ou imunossupressão por doença autoimune sofrem as mesmas infecções que os demais pacientes, porém em uma frequência maior e são mais suscetíveis a complicações e infecções por microrganismos geralmente não patogênicos, por exemplo, paciente HIV positivo pode apresentar infecção de pescoço por *Pneumocystis carinii*.

FASCEÍTE CERVICAL NECROSANTE

É uma infecção fulminante associada à necrose de tecido conjuntivo, que se expande através dos planos fasciais e apresenta alta mortalidade.

É geralmente polimicrobiana, odontogênica e ocorre mais frequentemente em pacientes imunocomprometidos e em pós-operatórios.

Ao exame físico, observa-se febre alta de início agudo e a crepitação subcutânea (enfisema) é um forte sinal diagnóstico. A pele que recobre a infecção pode estar equimótica, edematosa e hiperêmica. Com o processo de necrose, a pele torna-se pálida, perde a sensibilidade e escurece. A formação de bolhas pode começar 48 horas após os sintomas iniciais.

O tratamento cirúrgico imediato é mandatório para fasceíte necrosante. A antibioticoterapia endovenosa de amplo espectro, como a combinação de cefalosporina de 3ª geração e clindamicina ou metronidazol, deve ser iniciada imediatamente.

Todos os tecidos moles desvitalizados devem ser removidos. A ferida cirúrgica é comprimida e ocluída com gaze com antimicrobiano. O desbridamento diário é indicado até que a ferida estabilize. O controle da via aérea com traqueostomia é sempre indicado no primeiro momento.

Devido à gravidade da fasceíte cervical necrosante, o paciente deve ser monitorizado em UTI. Falência respiratória, mediastinite, coagulopatia intravascular disseminada e neuropatia são complicações potenciais.

REFERÊNCIAS BIBLIOGRÁFICAS

1. Baker AS, Montgomery WW. Oropharyngeal space infections. Curr Clin Top Infect Dis. 1987;8:227-32.
2. Willis P, Vernon R. Complications of space infection of the head and neck. Laryngoscope. 1981;91:1129-36.
3. Lindner HH. The anatomy of the fascial of the face and neck with particular reference to the spread and treatment of intra oral infections that have progressed intra adjacent fascial spaces. Ann Surg. 1986;204:705-14.
4. Ridder GJ, Technau-Ihling K, Sander A, Boedeker CC. Spectrum and management of deep neck space infections: an 8-year experience of 234 cases. Otolaryngol Head Neck Surg. 2005;133(5):709-14.
5. Breiman RF, Carithers HA. Emergence of drug-resistant pneumococcal infections in the United States. JAMA. 1996;271:1831-45.
6. Danahey DG, Kelly DR, Forrest LA. HIV-related Pneumocystes carinii thyroiditis: a unique case and literature review. Otol Head Neck Surg. 1996;114:158-62.
7. Gavriel H, Golan Y, Lazarovitch T, Eviatar E. Bacteriology of peritonsillar abscess in patients over 40 years - a neglected age group. Eur Arch Otorhinolaryngol. 2015;272(4):981-4.
8. Tom MB, Rice DH. Presentation and management of neck abscess: a retrospective analysis. Laryngoscope. 1988;98:877-82.
9. Pontell J, Har-El G, Lucente FE. Retropharyngeal abscess: clinical review. Ear Nose Throat J. 1995;7(10):701-4.
10. Myers EN, Kirkland Jr LS, Mickey R. The head and neck sequelae of cervical intravenosous drug abuse. Laryngoscope. 1998;98:213-86.
11. Beck HJ, Salassa JR, Mc Caffrey TV. Life threatining soft tissue infection of the neck. Laryngoscope. 1984;94:354-62.
12. Endicott JN, Nelson RJ, Saraceno CA. Diagnosis and management decisions in infections of the deep fascial spaces of the head and neck, utilizing computering tomography. Laryngoscope. 1982;92:630-3.
13. Sakaguchi M, Sato S, Asawa S, Taguchi K. Computed tomographic findings in peritonsillar abscess and cellulitis. J Laryngol Otol. 1995;109:449-51.
14. Yonetsu K, Izumi M, Nakamura T. Deep facial infections of odontogenic origen: CT assessment of pathways of space involvement. AJNR Am J Neuroradiol. 1998;19:123-8.
15. Huang TT, Liu TC, Chen PR, Tseng FY, Yeh TH, Chen YS. Deep neck infection: analysis of 185 cases. Head Neck. 2004;26(10):854-60.
16. Georget E, Gauthier A, Brugel L, Verlhac S, Remus N, Epaud R, et al. Acute cervical lymphadenitis and infections of the retropharyngeal and parapharyngeal spaces in children. BMC Ear Nose Throat Disord. 2014 Sep 5;14:8.
17. Novis SJ, Pritchett CV, Thorne MC, Sun GH. Pediatric deep space neck infections in U.S. children, 2000-2009. Int J Pediatr Otorhinolaryngol. 2014 May;78(5):832-6.
18. Schroeder LL, Knapp JF. Recognition and emergency management of infections causes of upper airway obstruction in children. Semin Respir Infect. 1995;10(1):21-30.
19. Barrat GE, Koopmann Jr CF, Caulthard SW. Retropharyngeal abscess – a ten year experience. Laryngoscope. 1984;94(4):455-63.
20. Bartlett JG, Froggatt JW. Antibiotic resistance. Arch Otolaryngol Head Neck Surg. 1995;121:392-45.
21. Sethi DS, Stanley RE. Deep neck abscesses – changing trends. J Laryngol Otol. 1994;108(2):138-43.
22. Hardman JC1, McCulloch NA, Nankivell P. Do corticosteroids improve outcomes in peritonsillar abscess? Laryngoscope. 2015;125(3):537-8.
23. Ungkanont K, Mickey R, Kikland LS, Karlen R. Head and neck infections in infants and children. Otolaryngol Head Neck Surg. 1995;112:375-82.
24. Hartmann RW. Ludwig's Angina in children. Am Fam Physician. 1999;60:109-12.
25. Furst IM, Ersel P, Caminiti M. Ludwig's Angina and Mediastinitis. J Can Dent Assoc. 2001;67:324-7.
26. Yang YP, Wang MC, Chou P. The Impact of Prior Tonsillitis and Treatment Modality on the Recurrence of Peritonsillar Abscess: A Nationwide Cohort Study. PLoS One. 2014 Oct 7;9(10):e109887.
27. Kahn J. Retropharyngeal abscess. Med J. 2001;2(8):1-15.
28. Kirse DJ, Roberson DW. Surgical management of retro pharyngeal space infection in children. Laryngoscope. 2001;111(8):1413-22.

CAPÍTULO 312

SONO EM UNIDADE DE TERAPIA INTENSIVA

Luciano Ferreira Drager
Flávia de Souza Nunes
Geraldo Lorenzi-Filho

DESTAQUES

- O sono é um estado biológico dinâmico e complexo, de fundamental importância para preservação da homeostase e equilíbrio de diferentes sistemas orgânicos humanos.
- As anormalidades do sono são extremamente comuns em pacientes críticos da unidade de terapia intensiva.
- As anormalidades sono-vigília em pacientes de terapia intensiva frequentemente não são identificadas, tratadas, conhecidas e nem mesmo valorizadas por parte da equipe multidisciplinar da unidade de terapia intensiva (UTI).
- O sono é dividido em dois estados distintos: o REM (*rapid eye movement*) e o não REM (NREM). Caracteristicamente, o sono em pacientes críticos de UTI é fragmentado por inúmeros despertares, resultando em predominância de estágios 1 e 2.
- Estudos sugerem que o índice de fragmentação do sono de pacientes em UTI foi semelhante ao da sonolência diurna e do comprometimento cognitivo em pacientes ambulatoriais com distúrbios graves do sono.
- Dos tradicionais fatores físicos associados aos distúrbios do sono em UTI, destacam-se dor, barulho e presença de tubo orotraqueal; perda de autocontrole e desconhecimento sobre procedimentos sofridos são os principais fatores psicológicos.
- Estudos sugerem que a participação dos tradicionais fatores atribuídos aos distúrbios do sono, como o barulho e o manuseio para cuidados, constituem pequena parcela do total de interferentes. A causa da maioria desses distúrbios não está totalmente esclarecida e provavelmente é multifatorial.
- Existem poucos estudos de intervenção para melhorar a qualidade do sono no ambiente da UTI. Embora existam controvérsias, as evidências apontam que diferentes estratégias resultam em melhora subjetiva e objetiva do sono.
- A implementação de medidas de higiene do sono pode diminuir a frequência de *delirium*, uma condição frequentemente observada em UTI.
- Estudos clínicos prospectivos controlados para as diferentes variáveis de confusão são necessários para avaliar melhor o impacto das alterações do sono nos pacientes críticos da UTI.

INTRODUÇÃO

O sono é um estado biológico dinâmico e complexo, de fundamental importância para preservação da homeostase e equilíbrio de diferentes sistemas orgânicos humanos. As anormalidades do sono, desde alterações na sua arquitetura e distribuição até a respectiva privação, são extremamente comuns em pacientes críticos da Unidade de Terapia Intensiva (UTI), população mais suscetível às potenciais consequências da privação do sono.[1]

A etiologia dos distúrbios do sono em pacientes críticos da UTI é possivelmente multifatorial e contempla os seguintes potenciais fatores associados: doença aguda responsável pela internação; nível elevado de ruídos; medicações; interrupções para os cuidados de enfermagem; luminosidade do ambiente; outros estímulos visuais como televisores e ventilação mecânica; e procedimentos invasivos. Ainda, a presença de distúrbios respiratórios do sono (apneia obstrutiva e central do sono) pode contribuir não somente para alterar o sono na UTI, mas para aumentar a morbimortalidade dos pacientes.[1]

Apesar dos inúmeros estudos recentes objetivando a melhor compressão do sono e seus distúrbios, poucas são as informações científicas sobre as anormalidades sono-vigília em pacientes de UTI e os mecanismos responsáveis por essas anormalidades. Configura-se em um problema frequentemente não identificado, não tratado, desconhecido e até mesmo desvalorizado por parte da equipe multidisciplinar da UTI. Para melhor esclarecimento sobre a frequência e gravidade dos distúrbios do sono na UTI, fazem-se necessários estudos longitudinais com controle adequado para as potenciais variáveis de confusão e fatores causais potenciais.

No presente capítulo, serão mencionados os principais fatores implicados com os distúrbios do sono em pacientes críticos da UTI, suas possíveis consequências, assim como sugestões de estratégias para melhorar o sono dos pacientes.

SONO NORMAL

Caracterizado por uma série de mudanças fisiológicas, comportamentais e eletroencefalográficas, ele é necessário para restabelecimento da cognição, do humor e da homeostase. A arquitetura normal do sono é dividida em duas fases distintas, conforme identificadas em registros eletrencefalográficos: o sono não REM (NREM – *non-rapid eye movement*) e o sono REM (*rapid eye movement*).[2] O sono NREM é composto pelos estágios 1 e 2, representando sono mais superficial, e que habitualmente precedem o estágio de sono de ondas lentas (estágio 3).[3] O sono de ondas lentas é anabolicamente ativo e importante para restaurar mecanismos fisiológicos normais dos diferentes sistemas orgânicos. O sono REM representa normalmente 25% do tempo total de sono e é caracterizado por movimentos rápidos oculares, irregularidades na respiração e frequência cardíaca e atonia muscular. Caracteristicamente, o sono REM é marcado por acentuado aumento da atividade simpática e eletrencefalográfica, atingindo níveis similares aos observados durante a vigília. O sono NREM e o REM normalmente ciclam a cada 90 minutos, com predomínio habitual do sono REM na segunda metade da noite. A latência normal para início do sono geralmente é de 10 a 20 minutos. O ciclo sono-vigília é regulado por um "relógio" biológico que opera a cada 24 horas (ritmo circadiano). O registro de uma noite de sono pode ser representado graficamente pelo hipnograma (Figura 312.1).

MÉTODOS PARA AVALIAÇÃO DO SONO EM UNIDADE DE TERAPIA INTENSIVA

Entre os métodos de avaliação do sono na UTI, encontram-se as observações da equipe médica, *self-reporting*, polissonografia noturna e polissonografia contínua 24 horas e análise biespectral.

EQUIPE MÉDICA E *SELF-REPORTING*

A avaliação do sono por meio de questionários específicos tem sido amplamente utilizada em estudos observacionais e de intervenção que avaliaram o sono em pacientes na UTI. Alway e colaboradores,[4] em recente revisão sobre efeito de intervenção não invasiva na melhora do sono na UTI, constataram que o sono foi principalmente avaliado por meio de questionários, como o da escala de sono Verran-Synder-Halpern e o questionário de sono de Richards-Campbell. Entretanto, a percepção de sono do paciente na UTI é limitada quando comparada com condições normais e não mostra mudança após um período de permanência na UTI. A avaliação subjetiva do sono dos pacientes por parte da equipe de enfermagem tem correlação muito ruim com a percepção de qualidade do sono por parte dos próprios pacientes, indicando necessidade de avaliação objetiva nessa população para se compreender melhor o sono na UTI.

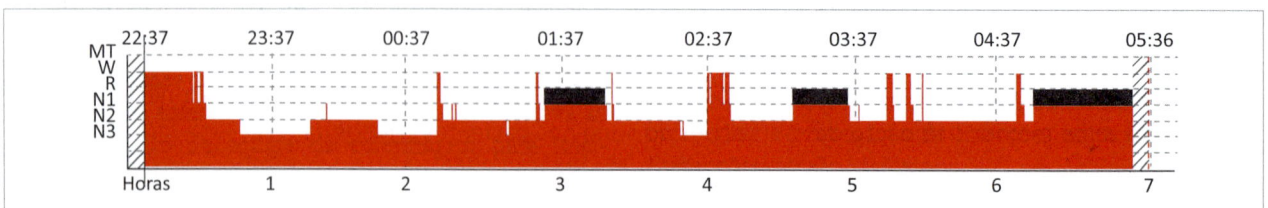

FIGURA 312.1. Hipnograma (representação gráfica das diversas fases do sono) em um indivíduo normal em polissonografia realizada em laboratório do sono. No eixo Y, vig: vigília; REM: fase dos movimentos rápidos dos olhos; N1, N2 e N3: correspondem aos estágios 1, 2 e 3 do sono NREM. No eixo X, os horários da monitorização. O sono fisiológico é caracterizado por ciclos de cerca de 90 minutos. O sono REM (evidenciado em preto) é mais comum proporcionalmente na segunda metade da noite.

POLISSONOGRAFIA

O padrão-ouro para avaliação do sono é a polissonografia, durante a qual parâmetros neurocardio-respiratórios são continuamente registrados em laboratórios do sono. Essa técnica já tem sido aplicada na avaliação em UTI.[5] Considerando que até 40% do sono em pacientes na UTI pode ocorrer durante o período diurno, alguns autores utilizaram polissonografia de 24 horas por 1 a 3 dias consecutivos como forma objetiva de estudo do sono.[5-7] No entanto, cabe destacar que o implemento da polissonografia na rotina de UTI é complexo não somente em razão dos custos, mas da gravidade dos pacientes, interferência na captação dos sinais a partir dos sensores, manipulação e outros equipamentos invasivos ou não invasivos necessários para assistência adequada do paciente.

ÍNDICE BIESPECTRAL (BIS)

A análise biespectral é um método alternativo à polissonografia empregado em alguns estudos de avaliação do sono.[8] Consiste em registro em tempo real do traçado eletrencefalográfico em monitor, adquirido pela montagem de eletrodos frontotemporais. O método é utilizado para avaliação da profundidade da sedação e de anestesia pelos anestesistas. Um estudo comparou mudanças na análise biespectral com estágios eletrencefalográficos convencionais em cinco indivíduos na parte inicial do sono. Uma boa correlação entre análise biespectral e nível de sono natural foi encontrada.[8] Em uma recente publicação, Engelmann e colaboradores[9] compararam os efeitos do propofol e do flunitrazepam para a indução e manutenção do sono de pacientes no pós-operatório na UTI. Fazendo o uso da análise biespectral, os autores demonstraram que a qualidade do sono e a frequência de despertares foram melhores com o grupo que recebeu o propofol. Particularmente, os valores da análise biespectral foram classificados de forma predominante como sono de ondas lentas no grupo propofol e como sono superficial no grupo flunitrazepam. Novos estudos são necessários para avaliar a utilidade da análise biespectral como monitor do sono em UTI.

ANORMALIDADES DO SONO NA UTI

O sono na UTI pode ser avaliado em termos da sua quantidade, de sua distribuição ao longo das 24 horas e de sua continuidade, assim como de sua arquitetura e padrão circadiano. Para uma avaliação mais acurada, a polissonografia é necessária e as avaliações subjetivas podem superestimar o tempo de sono dos pacientes na UTI e não detectar suas alterações.

Caracteristicamente, o sono em pacientes críticos de UTI é fragmentado por inúmeros despertares, resultando em predominância de estágios 1 e 2. De fato, Cooper e colaboradores,[7] em estudo prospectivo de 20 pacientes sob ventilação mecânica em UTI avaliados por polissonografia de 24 horas, observaram que o índice de fragmentação do sono dessa população foi semelhante ao da sonolência diurna e do comprometimento cognitivo em pacientes ambulatoriais com distúrbios do sono. Também foi verificado nesse estudo que alguns pacientes da amostra não apresentavam aspectos característicos do sono e vigília, representando estados de coma ou sono não definido (ausência de elementos para caracterização de estágio 2 do sono). Há também uma marcante redução ou mesmo ausência do sono de ondas lentas e do sono REM, que pode representar apenas 6%, ou menos, do tempo total do sono. A eficiência do sono apresenta-se acentuadamente reduzida. O padrão circadiano encontra-se alterado frequentemente, com uma elevada percentagem (33% a 57%) do tempo total do sono ocorrendo durante o período diurno. Esse distúrbio no padrão do sono não melhora ao longo da permanência do paciente na UTI e pode, de fato, persistir por vários dias até atingir a normalização após a alta da UTI (Figura 312.2). Por exemplo, eletrencefalograma noturno repetido em pacientes hospitalizados com infarto agudo do miocárdio mostrou que o padrão de sono normal só foi recuperado nove dias após a alta da UTI.[10]

Os fatores responsáveis por essas alterações, cujos mecanismos continuam desconhecidos, são provavelmente múltiplos. A redução do sono REM pode ser devida ao uso de narcóticos, à liberação de endotoxinas, doença subjacente, fragmentação excessiva do sono ou a distúrbios do ritmo circadiano.

Um estudo com 50 pacientes randomicamente selecionados durante os primeiros sete dias de sua permanência na UTI procurou avaliar fatores de estresse físico e psicológico.[11] Dor, barulho e presença de tubo orotraqueal foram os principais fatores físicos relacionados; perda de autocontrole e desconhecimento sobre procedimentos sofridos foram os principais fatores psicológicos identificados.[11]

FATORES RELACIONADOS COM DISTÚRBIOS DO SONO EM PACIENTES NA UTI

BARULHO E INTERAÇÃO ENTRE O PACIENTE E A EQUIPE MULTIDISCIPLINAR

Ruído dos equipamentos e conversa entre os profissionais são as principais fontes de barulho na UTI. Barulho excessivo era considerado o principal fator associado à alteração do sono nesse ambiente, com efeitos deletérios não só para o sono dos pacientes e sua recuperação, mas também para a saúde dos profissionais da UTI. Entretanto, evidências recentes sugerem que a importância do barulho pode ser inferior ao que se imaginava anteriormente. Gabor e colaboradores[5] registraram sinais de áudio e vídeo simultaneamente com a polissonografia em sete pacientes recebendo ventilação mecânica na UTI. Esses autores observaram que apenas 20% dos despertares estiveram relacionados com barulho e somente 10% com o manuseio do paciente. A causa da maioria dos despertares não foi identificada. Freedman e

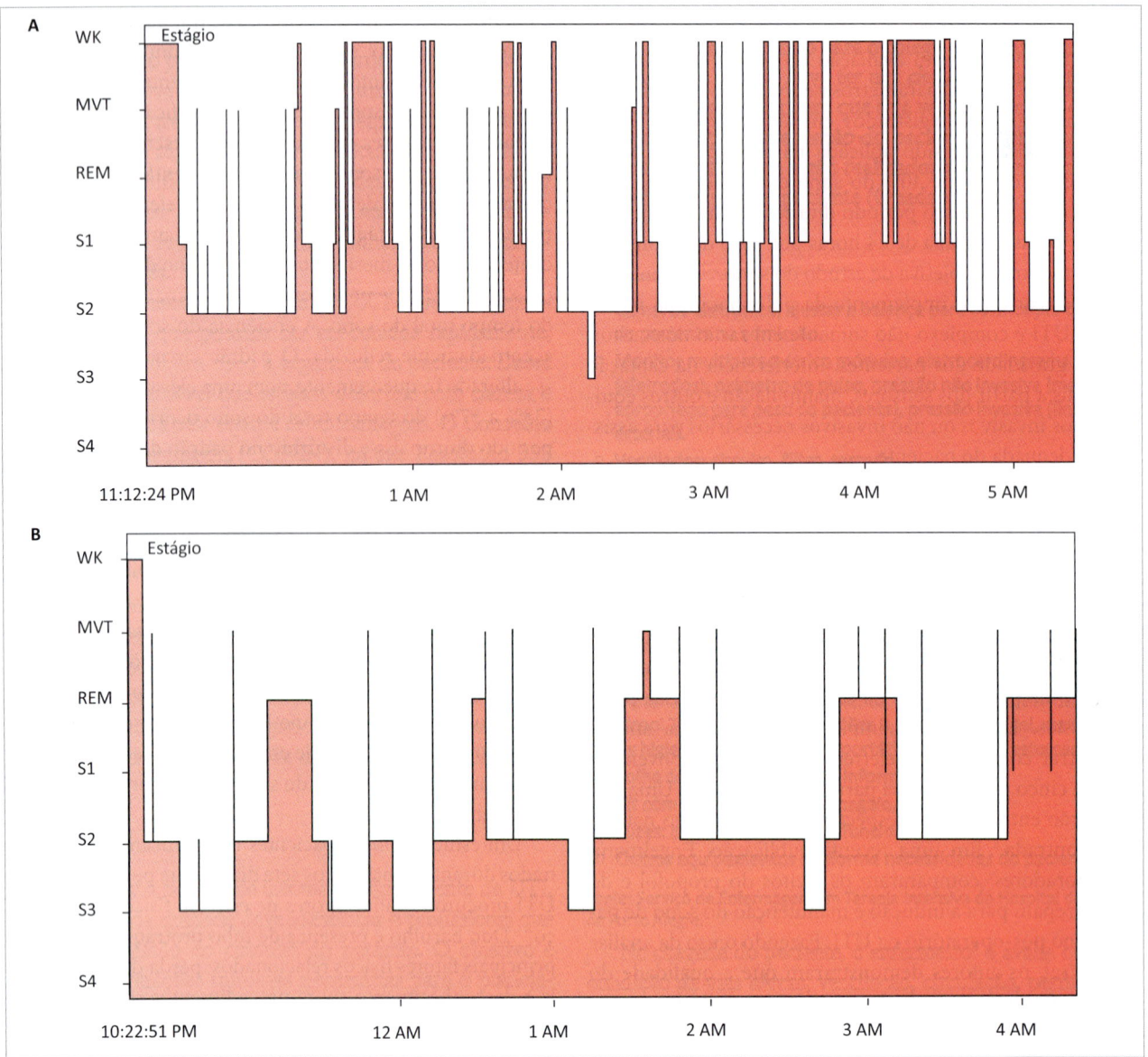

FIGURA 312.2. Hipnograma de paciente dois dias após infarto agudo do miocárdio (A) e seis meses mais tarde (B). O eixo Y representa os estágios do sono e o X, o tempo ao longo da noite. Em (A), observam-se significante fragmentação do sono por despertares e ausência de sono de ondas lentas e sono REM. (B) Ciclos do sono bem definidos com progressão para os diferentes estágios do sono ao longo da noite, muito semelhante ao hipnograma da Figura 312.1.
S1: estágio 1; S2: estágio 2; S3: estágio 3; S4: estágio 4 (este estágio não existe mais, atualmente é considerado em conjunto com o 3); REM: fase dos movimentos rápidos dos olhos; MVT: estágio indeterminado (*movement time*); WK: despertares.
Fonte: BaHammam A., 2006.[10]

colaboradores[6] realizaram estudo semelhante em 22 pacientes (20 sob ventilação mecânica) em UTI, constatando que apenas 28% dos despertares estiveram relacionados diretamente com o barulho.

As rotinas hospitalares de procedimentos diagnósticos laboratoriais e radiológicos, com a consequente manipulação dos pacientes durante a madrugada para realização de exames, são fatores que podem prejudicar qualitativa e quantitativamente o sono na UTI. Estudos prospectivos são necessários para avaliar a importância relativa dessas interações paciente-equipe como causais dos distúrbios do sono (Figura 312.3).

VENTILAÇÃO MECÂNICA

Um dos mais importantes fatores associados a alterações do sono em paciente de UTI.[12] Apesar das dificuldades encontradas para classificar as fases do sono em pacientes sedados sob ventilação mecânica, estes permanecem a maior parte do sono em estágio 1 e apresentam elevado número de despertares.[12] Além disso, existem evidências de que eles apresentam alterações na ritmicidade circadiana, uma vez que boa parte dessa população apresenta redução da excreção urinária de um metabólito da melatonina em comparação com pacientes em respiração espontânea.[13]

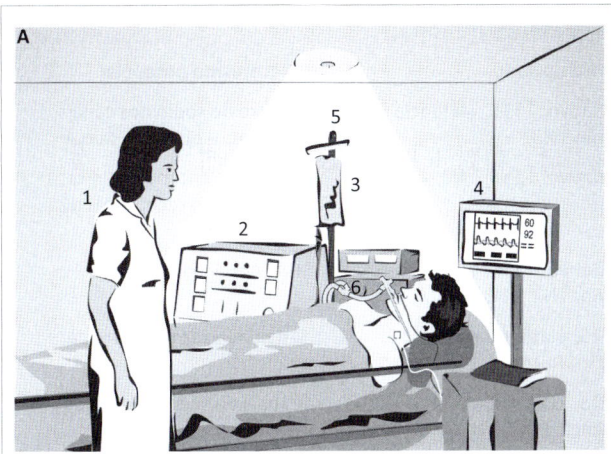
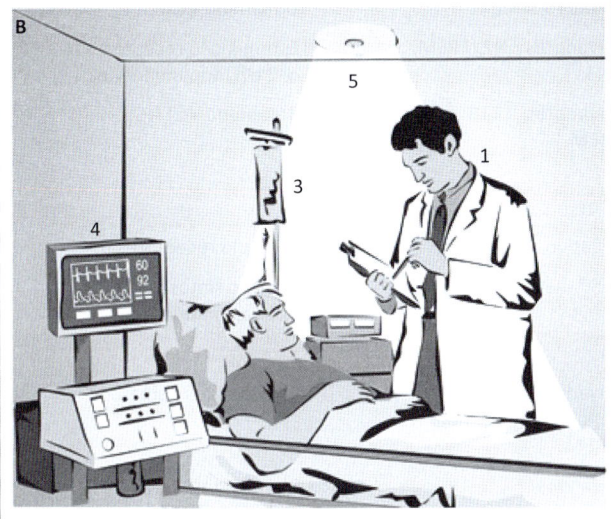

FIGURA 312.3. Fatores potenciais que contribuem para os distúrbios do sono em pacientes de Unidades de Terapia Intensiva com (A) ou sem (B) o uso de ventilação mecânica.
1: equipe da UTI; 2: ventilação mecânica; 3: medicações, sedação; 4: alarmes e outros ruídos; 5: luz; 6: tubo traqueal.

Os mecanismos pelos quais a ventilação mecânica altera o sono são múltiplos e não totalmente esclarecidos. Procedimentos de fisioterapia respiratória, presença do tubo orotraqueal, dessincronia paciente-ventilador, hipoxemia, sedação e analgesia, gravidade da doença aguda, hipercapnia e modo ventilatório são fatores potenciais.[12] A utilização de modos espontâneos de ventilação mecânica, no caso a ventilação com pressão de suporte, quando comparados com modos assistido-controloados, foi avaliada no estudo realizado por Pathasarathy e Tobin,[14] que observaram maior fragmentação do sono e maior número de apneias centrais em pacientes ventilados com modo pressão suporte do que com o assistido-controlado. No entanto, devemos entender que havia maior uma maior proporção de portadores de insuficiência cardíaca entre os pacientes que desenvolveram apneias, colocando em dúvida a validade desses dados para todos os pacientes sob este modo de ventilação mecânica.

Em um trabalho randomizado com *crossover* avaliando o sono em pacientes traqueostomizados sob ventilação espontânea ou mecânica, Roche-Campo e colaboradores[15] encontraram que o tempo total de sono foi maior no período sob ventilação mecânica (183 minutos *versus* 132 minutos, $p = 0,04$). No entanto, não foram observadas diferenças significantes com relação à quantidade de sono de ondas lentas, sono REM e fragmentação do sono. Os autores concluíram que reconectar pacientes traqueostomizados em desmame da ventilação durante a noite pode favorecer a eficiência do sono. Esses achados, na verdade, respaldam uma conduta já habitualmente adotada em UTI.

SEDAÇÃO E ANALGESIA

Medicamentos sedativos são frequentemente necessários na UTI para melhorar o conforto dos pacientes, controlar ansiedade, agitação e analgesia, bem como promover amnésia e sono. Pouco se sabe, no entanto, sobre seus efeitos na qualidade do sono dessa população.

Os benzodiazepínicos são medicações de escolha em muitas situações clínicas na terapia intensiva. Sabe-se que eles melhoram alguns aspectos do sono, como reduzir o período de latência para início do sono, diminuição dos despertares e aumento da duração total do sono. Entretanto, os benzodiazepínicos alteram a arquitetura do sono mesmo em indivíduos normais, reduzindo o sono REM e o de ondas lentas.[16] Apesar de incerta a importância clínica dessas alterações no contexto da UTI, um hipnótico ideal seria aquele que mantivesse a arquitetura do sono preservada.

A dor relacionada a procedimentos cirúrgicos, queimaduras e outras situações clínicas pode ser fator de perturbação do sono. Opioides como morfina, hidromorfona e fentanil são drogas de 1ª escolha no controle da dor e a escolha do agente analgésico específico depende das características do paciente e da droga. Esses narcóticos também suprimem o sono REM e o de ondas lentas de acordo com uma relação dose-resposta.[16]

O tramadol pode reduzir o sono de ondas lentas, aumentar a proporção de sono em estágio 2 e, em dose elevada (100 mg), reduzir o sono REM.[17]

Mais recentemente, a dexmedetomidina, um agonista-alfa do receptor adrenérgico, está disponível para uso. Esta medicação tem efeito analgésico, sedativo e amnésico com mínimo efeito depressor respiratório. Embora existam estudos que avaliaram o papel da dexmedetomidina na prevenção e no tratamento do *delirium* associado à UTI,[18] não existem estudos que avaliaram seu impacto no sono em UTI.

O Quadro 312.1 descreve os principais medicamentos utilizados em UTI e seus possíveis efeitos sobre o sono (Quadro 312.1).

DOENÇA SUBJACENTE

Pacientes podem estar predispostos a distúrbios do sono em UTI em virtude da exacerbação de doenças crônicas preexistentes. Por exemplo, estudos prévios demonstraram que a doença pulmonar obstrutiva crônica pode ser fator

QUADRO 312.1. Medicamentos comumente utilizados em UTI e efeitos no sono.

Classe de medicamento	Exemplos	Efeito no sono	Mecanismo potencial
Drogas antiepilépticas	Fenobarbital, carbamazepina, fenitoína	Sedativo, ↑TTS, ↓latência Sono, ↑N3	Influxo de sódio nos canais glutamato ou GABA tipo A
Antidepressivos tricíclicos	Amitriptilina, imipramina, nortriptilina, doxepina, desipramina	Sedativo, ↑TTS, ↑N2, ↓REM	Atividade antimuscarínica, estimulação receptores α2
Ansiolíticos benzodiazepínicos	Alprazolam, lorazepam, diazepam, propofol, oxazepam	Sedativo, ↑TTS, ↓latência Sono, ↑N2, ↓N3, ↓REM	GABAérgico tipo A
ISRS	Fluoxetina, sertralina	↑TTS, ↓latência sono, ↑N2, ↓N3, ↓REM	Atividade serotoninérgica
Estabilizador de humor	Lítio	↑TTS, ↑N2, ↓REM e latência REM, ↑N3	Canais de sódio neurônios
Antiparkinsonianos	Bromocriptina, levodopa	Sedativo, ↓N3	Dopaminérgico
Estimulantes cardiovasculares	Noradrenalina, dopamina, epinefrina	Ativadores ↑N2, ↓REM, ↓N3	Estimulação receptores α-1, α-2 e β, dopaminérgico
Betabloqueador lipofílico	Propranolol, pindolol, metoprolol, timolol	Ativadores, ↑TTS, ↑vigília, ↓REM	Betabloqueio SNC
Analgésicos			
Opioides	Codeína, morfina	Sedativo, ↓N3, ↓REM	Estímulo receptores μ
DAINES	Ibuprofeno, indometacina, celecoxib	↓TST, ↓eficiência do sono	Inibição síntese de prostaglandina
Outros			
Metilxantina	Teofilina	Ativadores, ↓TTS, ↓eficiência do sono, ↑N1, ↓REM	Inibição adenosina
Anti-histamínicos	Difenidramina, prometazina	Sedativos	Bloqueador receptor H1 e efeito colinérgico
Corticosteroides	Dexametasona, prednisona	Ativadores, ↓REM, ↓N3	↓secreção melatonina

SNC: sistema nervoso central; TTS: tempo total de sono; DAINES: drogas anti-inflamatórias não esteroidais; ISRS: inibidores seletivos da recaptação de serotonina; ↑: estimula ou aumenta; ↓: inibe ou reduz.
Fonte: Adaptado de Hardin KA, 2009.[19]

de risco para prolongar a latência para o sono e reduzir o tempo total de sono. Da mesma forma, pacientes com insuficiência cardíaca congestiva apresentam alta prevalência de respiração *Cheyne-Stokes*, que, por sua vez, causa fragmentação do sono e redução da eficiência do sono. A apneia obstrutiva do sono apresenta alta prevalência na população e é frequentemente subdiagnosticada. Essa condição clínica está associada à elevada fragmentação do sono, hipoxemia recorrente e morbimortalidade elevada. A despeito dessas evidências, não é claro se a apneia obstrutiva do sono está associada com maior mortalidade em pacientes em UTI.

CONSEQUÊNCIAS CLÍNICAS DA PRIVAÇÃO DO SONO NA UTI
IMUNOLÓGICAS E METABÓLICAS

O sono parece ser essencial para processos reparativos, com importante participação na síntese proteica e na divisão celular. A privação do sono parece causar um estado catabólico. Scrimshaw e colaboradores[20] estudaram os efeitos da privação do sono no metabolismo proteico em adultos jovens saudáveis. Durante o segundo dia de privação do sono, observou-se um aumento da excreção urinária de nitrogênio. A ocorrência de alterações semelhantes em pacientes na UTI ainda é incerta.

A privação do sono pode ainda afetar desfavoravelmente o sistema imunológico, comprometendo a função imune celular via redução de células *natural Killer* e a fagocitose. Em humanos, a privação do sono está associada à elevação de fator de necrose tumoral-alfa e interleucina-6, ambas citocinas envolvidas na regulação de respostas imunológicas.

CARDIORRESPIRATÓRIAS

O efeito da privação do sono no controle das respostas ventilatórias à hipoxemia e hipercapnia é controverso.

Controvérsias existem sobre o efeito da privação do sono na função de quimiorreceptores, quanto a ela estar reduzida ou não. O efeito em pacientes de UTI não é bem estabelecido;[21] porém, se existir, pode comprometer a habilidade do sistema respiratório em compensar alterações ventilatórias no paciente crítico. Além disso, a privação do sono pode afetar desfavoravelmente o sistema cardiorrespiratório. Apesar das controvérsias, a pressão arterial sistêmica parece estar elevada após privação aguda do sono, sendo hoje considerada um fator de risco para a ocorrência de hipertensão arterial quando cronicamente instalada. Ela também tem sido associada à elevação nos níveis de proteína C-reativa, um importante marcador inflamatório de ocorrência futura de eventos cardiovasculares.[22]

EFEITOS A LONGO PRAZO

Pacientes críticos de UTI podem apresentar consequências tardias no seu sono. Em um estudo com 329 pacientes entrevistados seis meses após a alta da UTI, observou-se que 67% apresentavam alterações graves no padrão de sono.[23] No entanto, ainda é incerto se isso está associado a desfechos importantes como um aumento na ocorrência de doenças cardiovasculares, neurológicas etc.

EFEITOS NEUROLÓGICOS

Privação do sono pode contribuir para *delirium* e agitação. Helton e colaboradores[21] estudaram 62 pacientes em UTI e observaram que 24% apresentaram privação grave do sono e 16% apresentaram privação moderada. Os autores encontraram uma correlação positiva entre gravidade de privação do sono e desenvolvimento de alterações mentais, com até 30% dos pacientes com privação grave do sono sofrendo *delirium*, em comparação com apenas 3% de ocorrência naqueles pacientes com sono normal.

INTERVENÇÕES PARA MELHORAR A QUALIDADE DO SONO

Apesar do avanço recente, ainda são poucos os trabalhos na literatura sobre estratégias que visem um sono mais fisiológico no ambiente da terapia intensiva. Algumas intervenções merecem destaque.

- **Ambiente da UTI:** Gabor e colaboradores[5] estudaram o efeito da redução do barulho no sono de seis voluntários saudáveis na UTI, observando que o tempo total de sono foi maior naqueles que permaneceram em quartos fechados do que entre aqueles que permaneceram em UTI com unidades abertas. Protocolos com objetivo de adequar rotinas de exames propedêuticos para a redução de intervenções noturnas nos pacientes e controle de luminosidade são potencialmente benéficos e devem ser incentivados na UTI com o objetivo de manter condições mais adequadas para o sono dos pacientes.

- **Modo de ventilação mecânica:** como já discutido, pacientes em ventilação mecânica podem sofrer maior ou menor impacto sobre o sono, dependendo do modo de ventilação.[14] Embora ainda seja um assunto controverso e sujeito a vários fatores de confusão, incluindo a sedação, parece que a ventilação assistida controlada é superior à pressão de suporte. Outra recomendação é o uso de baixo volume-corrente para diminuir a chance de ocorrência de apneias centrais.

- **Uso de tampões de ouvido e máscaras:** diversos trabalhos avaliaram o impacto do uso de tampões de ouvido e máscaras para a melhoria do sono.[4] O Quadro 312.2 resume os estudos disponíveis nesta área e sua análise cautelosa sugere, em linhas gerais, que o uso de tampões de ouvido e/ou máscaras pode trazer benefícios para a qualidade do sono em UTI. No entanto, pode-se observar que alguns estudos não mostraram benefícios e limitações em vários dos estudos apresentados, seja por uma casuística pequena, seja por envolver indivíduos saudáveis simulando uma condição de UTI, seja pelo desenho do estudo (não randomizado) ou mesmo pelo emprego dos dois métodos simultaneamente, o que impede o entendimento exato do papel relativo de cada intervenção.

  Dessa forma, por se tratar de intervenções de baixo custo e sem efeitos colaterais, o uso de tampões de ouvido e de máscaras para os olhos pode ser considerado em indivíduos sem sedação contínua em ambiente em UTI.

- **Controle da dor, uso de sedativos e hipnóticos:** sem dúvida, o controle da dor e o manejo da agitação em UTI podem trazer benefícios ao sono dos pacientes críticos. Este item já foi discutido. Vale destacar que o uso de várias medicações (incluindo analgésicos e benzodiazepínicos), de fato, pode promover um aumento quantitativo do sono em pacientes com dor ou privados de sono em ambiente UTI, mas sem muita melhora qualitativa, uma vez que vários desses medicamentos induzem um sono mais superficial do que o sono natural.[19] Até o momento, não existem evidências do benefício do zolpidem, um hipnótico não benzodiazepínico (do grupo das imidazopiridinas), no sono em pacientes críticos.

- **Melatonina:** hormônio produzido pela glândula pineal que participa na organização temporal dos ritmos biológicos, atuando como mediadora entre o ciclo claro/escuro e a regulação dos ciclos de atividade-repouso e sono-vigília. Existem evidências de alteração do padrão de liberação de melatonina em pacientes críticos. Dessa forma, tem sido um de interesse recente avaliar o uso da melatonina exógena como uma das intervenções para melhorar o sono em UTI. No entanto, os estudos até o momento são poucos, com metodologia muito heterogênea e resultados controversos.[24] Até agora, não existe nenhuma recomendação formal para o uso de melatonina em pacientes em UTI.

QUADRO 312.2. Resumo dos estudos que avaliaram o impacto do uso dos tampões de ouvido e de máscaras sobre o sono e delírio em ambiente de UTI ou ambiente simulando a UTI.

Referência	Projeto, intervenção e tamanho da amostra	Resultados da intervenção sobre o sono	Resultados da intervenção sobre o delírio
Wallace e colaboradores	• Estudo randomizado • Tampões de ouvido • Voluntários saudáveis em simulação de ambiente de UTI (N = 6)	Uso dos tampões proporcionou melhora: • Latência do REM • Porcentagem de sono REM • Índice de eficiência da manutenção do sono (proporção do tempo total de sono menos tempo necessário para adormecer)	Não avaliados
HU et al.	• Estudo randomizado • Tampões de ouvido e máscaras para olhos • Voluntários saudáveis em simulação de um ambiente de UTI (N = 14)	• Melhora sono REM • Redução da latência sono REM • Menos despertares Elevação dos níveis noturnos de melatonina	Não avaliados
Kamdar et al.	• Estudo não randomizado • Tampões de ouvido e máscaras para os olhos • Pacientes críticos (N = 15)	Sem diferenças na qualidade do sono	Sem alterações do estado cognitivo
Jones and Dawson	• Estudo não randomizado • Tampões de ouvido e máscaras para os olhos • Pacientes críticos (N = 100)	Sem diferenças na qualidade/quantidade do sono	Não avaliados
Van Rompaey e colaboradores	• Ensaio clínico randomizado • Tampões de ouvido • Pacientes críticos (N = 136)	• Melhora na percepção do sono após a 1ª noite; • Sem diferenças na percepção do sono (2ª-4ª noites)	Menos delírio e atraso no início dos distúrbios cognitivos
Scotto e colaboradores	• Estudo randomizado • Tampões de ouvido • Pacientes críticos (N = 88)	Melhora da percepção subjetiva do sono, mas sem diferenças na quantidade de tempo para adormecer	Não avaliados
Richardson e colaboradores	• Estudo não randomizado • Tampões de ouvido e máscaras para os olhos • Pacientes críticos (N = 88)	Sem diferenças na qualidade/quantidade do sono	Não avaliados

Fonte: Modificado de Alway A e colaboradores. 2013.[4]

CONSIDERAÇÕES FINAIS

Pacientes em UTI são susceptíveis às alterações do sono. A etiologia dessas alterações é multifatorial, incluindo a doença subjacente, medicações utilizadas na terapia intensiva e o próprio ambiente de UTI. A privação do sono pode contribuir para consequências adversas em vários sistemas do organismo humano, que podem ser críticas em pacientes graves. A UTI precisa ser direcionada aos fatores causais potenciais, com atenção especial para o estabelecimento de um ambiente favorável para o sono. Estudos clínicos prospectivos, controlados para as diferentes variáveis de confusão e com maior número de pacientes são necessários para avaliar melhor o impacto das alterações do sono nos pacientes críticos da UTI. Além disso, estudos de intervenção também são necessários para identificação e incorporação de práticas adequadas para um sono mais fisiológico, contribuindo para o restabelecimento da saúde em pacientes críticos.

REFERÊNCIAS BIBLIOGRÁFICAS

1. Parthasarathy S, Tobin MJ. Sleep in intensive care unit. Intensive Care Med. 2004;30:197-206.
2. Zepelin H, Siegel JM, Tobler I. Mammalian Sleep. In: Kriger MH, Roth T, Dement WC. Principles and Practice of Sleep Medicine. 4th edition. Philadelphia: W B Saunders Co, 2005.
3. 2014 AASM Manual for the Scoring of Sleep and Associated Events: Rules, Terminology and Technical Specifications.
4. Alway A, Halm MA, Shilhanek M, St Pierre J. Do earplugs and eye masks affect sleep and delirium outcomes in the critically ill? Am J Crit Care. 2013 Jul;22(4):357-60.
5. Gabor JY, Cooper AB, Crombach SA, Lee B, Kadikar N, Better HE, et al. Contribution of the intensive care unit environment to sleep disruption in mechanically ventilated patients and healthy subjects. Am J Respir Crit Care Med. 2003;167(5):708-15.
6. Freedman NS, Gazendam J, Levan L, Pach AI, Schwab RJ. Abnormal Sleep/Wake cycles and the effect of environmental noise on sleep disruption in the intensive care unit. Am Respir Crit Care Med. 2001;163:451-7.
7. Cooper AB, Thornley KS, Young GB, Slutsky AS, Stewart TE, et al. Sleep in critically ill patients requiring mechanical ventilation. Chest. 2000;117:809-18.

8. Sleigh JW, Andrzejowski J, Steyn-Ross A, Steyn-Ross M. The bispectral index: a measure of depth of sleep? Anesth Anal. 1999;88:659.
9. Engelmann C, Wallenborn J, Olthoff D, Kaisers UX, Rüffert H. Propofol versus flunitrazepam for inducing and maintaining sleep in postoperative ICU patients. Indian J Crit Care Med. 2014 Apr;18(4):212-9.
10. BaHammam A. Sleep quality of patients with acute myocardial infarction outside the CCU environment: a preliminary study. Med Sci Monit. 2006;12(4):CR168-72.
11. Novaes MA, Aronovich A, Ferraz MB, Knobel E. Stressors in ICU: patient's evaluation. Intensive Care Med. 1997;23:1282-5.
12. Parthasarathy S. Sleep during mechanical ventilation. Curr Opin Pulm Med. 2004;10:489-94.
13. Frisk U, Olsson J, Nylen P, Hahn RG. Low melatonin excretion during mechanical ventilation in the intensive care unit. Clin Sci (Lond). 2004;107(1):47-53.
14. Parthasarathy S, Tobin MJ. Effect of ventilator mode on sleep quality in critically ill patients. Am J Respir Crit Care Med. 2002;166:1432-29.
15. Roche-Campo F, Thille AW, Drouot X, Galia F, Margarit L, Córdoba-Izquierdo A, et al. Comparison of sleep quality with mechanical versus spontaneous ventilation during weaning of critically III tracheostomized patients. Crit Care Med. 2013;41:1637-44.
16. Seda G, Tsai S, Lee-Chiong T. Medication effects on sleep and breathing. Clin Chest Med. 2014 Sep;35(3):557-69.
17. Walder B, tramer MR, Blois R. The effects of two single doses of tramadol on sleep: a randomized cross-over trial in healthy volunteers. Eur J Anaesthesiol. 2001;18(1):36-42.
18. Mo Y, Zimmermann AE. Role of dexmedetomidine for the prevention and treatment of delirium in intensive care unit patients. Ann Pharmacother. 2013 Jun;47(6):869-76.
19. Hardin KA. Sleep in the ICU: potential mechanisms and clinical implications. Chest. 2009;136:284-94.
20. Scrimshaw NS, Habicht JP, Pellet P, Piché ML, Cholakos B. Effects of sleep deprivation and reversal of diurnal activity on protein metabolism of young men. Am J Clin Nutr. 1966 Nov;19(5):313-9.
21. Helton MC, Gordon SH, Nunnery SL. The correlation between sleep deprivation and the intensive care unit syndrome. Heart Lung. 1980;9:464-8.
22. Meier-Ewert HK, Ridker PM, Rifai N, Regan MM, Price NJ, Dinges DF, et al. Effect of sleep loss on C-reactive protein, an inflammatory marker of cardiovascular risk. J Am Coll Cardiol. 2004 Feb 18;43(4):678-83.
23. Huer D, Loirat P, Saulnier F, Nicolas F, Brivet F. Quality of life 6 months after intensive care: multicenter study using a generic health status scale and a satisfaction scale. Intensive Care Med. 1997;23:331-7.
24. Bellapart J, Boots R. Potential use of melatonin in sleep and delirium in the critically ill. Br J Anaesth. 2012;108:572-80.

CAPÍTULO 313

PROCEDIMENTOS DE ENFERMAGEM EM TERAPIA INTENSIVA

Débora Feijó Villas Bôas Vieira
Enaura Helena Brandão Chaves
Fernanda Magalhães Prates

DESTAQUES

- Nesse capítulo serão abordados:
    - O processo de enfermagem como modelo da sistematização da assistência, baseado em evidência para avaliação, diagnóstico, intervenção e resultados do cuidado individualizado ao paciente crítico.
    - O enfermeiro como coordenador do processo assistencial e da integração da equipe multiprofissional.
    - A humanização do cuidado, acolhimento e educação do paciente e/ou familiares com foco na individualização do cuidado e recuperação.
- A importância da cultura de segurança do paciente na UTI para diminuição de riscos, custos, melhorias do cuidado e resultados eficazes.

INTRODUÇÃO

O cuidado do paciente crítico em unidade de terapia intensiva (UTI) deve ser efetivado como um processo e, como tal, abrange um trabalho profissional específico em que se desenvolve uma série de ações dinâmicas e inter-relacionadas, ou seja, significa a adoção de um determinado método ou modo de fazer (sistematização da assistência de enfermagem – SAE) fundamentado no conhecimento técnico-científico da área.

Os procedimentos realizados em UTI devem ser sistematizados para que possam ser executados rapidamente, sem oferecer nenhum risco à segurança do paciente. Dessa forma, é indispensável que estejam descritos com clareza e sejam conhecidos pela equipe de enfermagem. O Conselho Federal de Enfermagem (COFEN), na sua Resolução 358 de 2009,[1] determina que o processo de enfermagem deve ser realizado de modo deliberado e sistemático em todos os ambientes, públicos ou privados, em que ocorre o cuidado profissional de enfermagem.

O atendimento do paciente crítico envolve toda uma equipe multiprofissional e ao enfermeiro cabe a coordenação do processo assistencial à beira do leito a fim de integrar, unir forças (conhecimentos, habilidades) da equipe de saúde, somadas aos recursos logísticos, com foco na resolução das necessidades individuais de cada paciente/família.

AVALIAÇÃO DO PACIENTE
ADMISSÃO DO PACIENTE

Ao receber o pedido de internação do paciente na UTI, o enfermeiro da unidade deve identificar o profissional que fará a transmissão do cuidado do paciente. O objetivo é obter as informações mínimas necessárias para o planejamento e organização da UTI para a admissão do paciente. Informações básicas como motivo da internação, queixa principal ou diagnóstico do paciente, nível de consciência (perfusão cerebral), sinais vitais (condições das vias aéreas, respiração, circulação, perda sanguínea), medicações realizadas e aquelas que está recebendo no momento, lesões, curativos, drenos, sondas e os equipamentos necessários para o paciente. Verificar a procedência do paciente, se estava ou esteve internado em outra instituição nos últimos seis meses; se sim, verificar a necessidade de medidas de rastreamento de germes multirresistentes e/ou isolamento do paciente conforme o que preconiza a Comissão de Controle de Infecção Hospitalar (CCIH) da instituição. Com isso, o enfermeiro planejará e organizará o box do paciente com os materiais e equipamentos necessários. A partir desse momento, o enfermeiro avalia a escala de pacientes e a equipe de enfermagem para determinar quem assistirá o paciente na admissão. Se necessário, modificar a escala de modo a assegurar que todos sejam assistidos com a mesma qualidade e segurança. Caso haja necessidade de mudanças na escala do turno e o técnico de enfermagem precise trocar de paciente, ele deve fazer a transmissão do cuidado do paciente que está assistindo para o colega que assumirá o lugar formalmente. A UTI deve ter um *checklist*[2] dos materiais e equipamentos do box para que seja verificado antes de estar à disposição para internação do paciente. No momento da internação, os ajustes serão realizados conforme as necessidades individuais do paciente (Quadro 313.1).

QUADRO 313.1. Materiais e equipamentos para box do paciente.

- Cama: se eletrônica, ajustar a balança para verificação do peso do paciente na admissão.
- Monitor multiparamétrico módulos: eletrocardiograma (eletrodos), oxímetro de pulso, pressão não invasiva (manguito apropriado para peso do paciente), pressão invasiva (linha arterial).
- Ventilador: circuito, filtro, testado.
- Sistema de aspiração: sondas, extensores, luvas, gaze, sistema de aspiração fechado.
- Ressuscitador manual com reservatório.
- Checar fluxômetro de oxigênio, vácuo, ar comprimido com fluxo e pressão adequados.
- Bombas de infusão para medicações.
- Bomba de infusão para dieta.
- Material para contenção mecânica no leito.
- Materiais: luvas de procedimento, termômetro, adesivos, gel, álcool 70%, clorexidine alcoólica 0,5%, álcool em gel, material de higiene oral, calculadora portátil, cuffômetro, estetoscópio.
- Folha de controle intensivo informatizada.
- *Kit* com bacia, comadre, papagaio, cuba rim.
- Luzes: indireta e de exame, funcionando.
- Outros equipamentos conforme necessidades do paciente.

Fonte: Serviço de Enfermagem em Terapia Intensiva do Hospital de Clínicas de Porto Alegre.

Na chegada do paciente, o enfermeiro[3] o avalia quanto à condição de vias aéreas, ventilação, circulação, perfusão cerebral, queixas principais, cateteres centrais, linhas arteriais, drogas que está recebendo, exames realizados e equipamentos necessários. Ao mesmo tempo, coordena a transferência do paciente para o leito e a instalação ou troca de equipamentos necessários (monitorização hemodinâmica, presença de vias aéreas artificiais, ventilação, bombas de infusão, aspiração, drenos, sondas etc.), estabilização hemodinâmica do paciente e intervenção precoce em qualquer situação que envolva risco de vida. Isso acontece conjuntamente de maneira dinâmica e rápida. Ao término, faz o ajuste de alarmes dos equipamentos instalados conforme as necessidades do paciente (monitores, ventilador, bomba de infusão) de modo a garantir a segurança do paciente e a diminuição de ruídos e fadiga de alarmes.[4]

A admissão do paciente na UTI tem um significado muito importante no relacionamento da equipe de saúde não apenas com o paciente, mas com a família do paciente, pois fornece a ela uma primeira percepção dos serviços oferecidos. Imediatamente após admitir o paciente, um profissional da equipe de enfermagem se reportará aos familiares, informando-os detalhadamente sobre as condições do paciente e buscará obter com eles outras informações necessárias para a realização da anamnese, ao mesmo tempo em que lhes permitirá que manifestem eventuais dúvidas. É muito importante que os familiares sejam acolhidos nesse momento e que sejam ouvidos, pois podem, inclusive, relatar alguma informação importante que poderia não constar na anamnese. O profissional também deve informar-lhes os horários de visita e rotinas da UTI, procurando, com uma atitude tranquilizadora, dar-lhes oportunidade de demonstrar seus temores e preocupações. A família, nesse momento, pode estar em choque pelo ocorrido e, por isso, não reter as informações. É importante que o profissional solicite uma retroalimentação, um retorno das informações recebidas, para que possa avaliar o quanto das informações foi compreendido. Conforme a necessidade, os familiares podem ser acompanhados pelo psicólogo e pelo assistente social da equipe de saúde, com o objetivo de aumentar o suporte emocional, como também fazer os encaminhamentos sociais necessários nesse momento.

A admissão do paciente pode ser realizada por mais de um enfermeiro ou técnico de enfermagem, além dos demais membros da equipe multiprofissional da UTI. É essencial que, após a admissão, todos os profissionais reúnam-se e façam um sumário das informações recebidas na transmissão do cuidado do paciente para que não haja perda de informação para avaliação, tomada de decisão e encaminhamentos.

HISTÓRICO DE ENFERMAGEM (ANAMNESE, EXAME FÍSICO DO PACIENTE)

O enfermeiro intensivista precisa ser capaz de lidar com situações de risco com rapidez e precisão. Para isso, é requerida competência na integração da informação, na construção de julgamentos e na tomada de decisões. A importância desse processo está refletida na Resolução 358/2009 do COFEN.[1]

A elaboração do histórico de enfermagem se inicia a partir da avaliação do paciente, imediatamente após sua admissão, abrangendo a dimensão física, psíquica, emocional e social, que corresponde à primeira etapa do Processo de Enfermagem. Para Horta,[5] o histórico de enfermagem pode ser descrito como um roteiro sistematizado para coleta e análise de dados significativos do ser humano, tornando possível a identificação de seus problemas. O histórico de enfermagem deve ser realizado nas primeiras 24 horas da internação do paciente. Os dados não coletados devido às condições do doente devem ser buscados com os familiares e/ou completados quando possível. Após analisar os dados colhidos no histórico e exame físico, o enfermeiro identificará os Diagnósticos de Enfermagem, o grau de dependência desse atendimento em natureza e extensão. O método pelo qual serão coletados os dados varia conforme o modelo teórico adotado na instituição, como padrões funcionais de saúde propostos por Gordon,[6-7] ou proposta de autocuidado de Orem,[7] ou teoria das necessidades humanas básicas de Horta,[5] modelo apresentado a seguir.

Roteiro de anamnese e exame físico para paciente crítico conforme as necessidade humanas básicas do paciente (Horta, 1979)[3,5,7-11]

Identificação do paciente

Data de nascimento, sexo, estado civil, profissão e/ou ocupação, escolaridade, telefone, religião, nome completo do cuidador e do responsável legal, procedência.

Histórico

Motivo de internação, história atual, alergias, medicamentos em uso (dose e horário), história passada (doenças, internações e cirurgias). História familiar (doenças familiares), conhecimento do paciente e seus familiares sobre o problema de saúde/doença.

Regulação neurológica

Aparência geral, nível de consciência, se consciente: comportamento geral (cooperação), humor ou estado emocional, linguagem, orientação (tempo e espaço), memória, conteúdo do pensamento, capacidade de adquirir, organizar, apresentar coerência e relevância no pensamento (exame do estado mental), motricidade, história de demência e delírio; se inconsciente: monitoramento não invasivo: escala de coma de Glasgow, pupilas (simetria, tamanho, reflexo fotomotor, reflexo oculocefálico), força muscular, reflexo de Babinski e Brudzinski, convulsões; monitoramento invasivo: pressão intracraniana (PIC), pressão de perfusão cerebral (PPC), oxigenação de bulbo jugular, oxigenação tissular, microdiálise, derivação ventricular externa (DVE), volume e aspecto da drenagem; uso de drogas de sedação; escala de avaliação da sedação por meio da Escala de Sedação e Agitação de Richmond (RASS) e avaliação do *Delirium* pelo Método Diagnóstico de *Delirium* na UTI (CAM-ICU).

Percepção dos órgãos dos sentidos

Avaliar se há alterações visuais, auditivas, gustativas, olfativas, tátil. Verificar uso de prótese visual, auditiva e dentária. Avaliação de dor crônica ou aguda, intensidade (paciente consciente: verbal de 0-10 ou escala análogo-visual; paciente inconsciente: *Critical-Care Pain Observation Tool* (CPOT) ou *Behavioral Pain Scale* (BPS)), local, característica, início e duração, resultado da intervenção; uso de drogas de analgesia.

Oxigenação

Padrão ventilatório (ritmo e frequência), uso de oxigênio, oximetria de pulso, uso de musculatura acessória, ausculta pulmonar, presença de tosse, cianose, secreções, suporte ventilatório (modo e parâmetros de ventilação), tubo orotraqueal (TOT), medida do tubo na comissura labial, pressão do balonete (TET ou traqueostomia), dias de ventilação mecânica, presença de oxigenação extracorpórea por membrana (ECMO): parâmetros, cateteres e fluxo do circuito, anticoagulação, hemorragia.

Regulação vascular

Padrão cardiovascular – pressão arterial invasiva e não invasiva, pressão arterial média, hipotensão, hipertensão, frequência e ritmo cardíaco, débito cardíaco, drogas vasoativas, perfusão e pulsos periférico, plaquetopenia, exame físico das extremidades (cianose, edema, flebite, acessos vasculares). Presença de marca-passo cardíaco (parâmetros), balão intra-aórtico, dispositivos de presença ventricular, coração artificial (parâmetros, fluxo do circuito, anticoagulação, hemorragia, transfusão sanguínea).

Regulação térmica

Temperatura (oral, axilar, timpânica, retal, esofágica), pico febril, início da febre, sinais de infecção, SIRS (síndrome da resposta inflamatória sistêmica) sepse, sepse grave ou choque séptico, início e dias de antibióticos.

Alimentação e hidratação

Balanço hídrico das últimas 24 horas, últimas 6 horas. Volumes infundidos, pressão venosa central (PVC), vias de administração, peso (cama eletrônica – diário; balança móvel para pesar paciente no leito conforme rotina da UTI – na admissão do paciente na UTI e depois semanalmente), altura, índice de massa corporal (IMC), investigar a perda de peso nos últimos meses, obesidade, dieta (tipo, via: oral e/ou entérica e/ou parenteral; aceitação da dieta: quantidade e/ou volume, náusea, diarreia, inapetência, disfagia, dificuldade de deglutição; exame físico da cavidade bucal), jejum (NPO) (motivo e tempo, glicemia capilar, se está recebendo insulina, via e dosagem, hipoglicemia nas últimas 24 horas). Nutrição Parenteral Total (NPT) (volume, tempo de infusão).

Eliminação urinária

Volume urinário das últimas 24 horas, 6 horas e horário, anúria, diurese espontânea ou presença de sondas, drenos, urostomia, características da diurese, cor, hematúria. Se sondagem vesical de demora, dias de sonda. Presença de processo dialítico: equipamento utilizado, tipo de diálise realizado, balanço da diálise, fluxo da solução diálise, fluxo da solução reposição, fluxo da bomba de sangue, volume de efluente hora, anticoagulação, sítio do cateter.

Eliminação intestinal

Condições do abdome, presença ou não de ruídos hidroaéreos, características, volume, cor e frequência das evacuações, melena, presença de colostomia, aspecto, medida da pressão intra-abdominal se necessário.

Eliminações/drenagens

Todas as outras eliminações e secreções não mencionadas: tipo de eliminação, volume, características.

Integridade física

Condições de pele e mucosa, acessos venosos e ou arteriais: aspecto do sítio, dias de cateter, ferida operatória, local de inserção dos drenos, risco de úlcera por pressão (escala de Braden ou Escala Cubbin & Jackson); úlcera por pressão: data início, local, grau, tamanho, profundidade, exsudato, aspecto, sinais e sintomas de infecção, cobertura e evolução. Sinais de maus-tratos.

Atividade física

Antes da internação, no momento: condições de mobilização, controle de tronco, deambulação, uso de órteses/próteses.

Cuidado corporal

Condições de higiene: couro cabeludo, bucal (presença de dentes sépticos), corporal, genitais, unhas, mãos e pés.

Sono e repouso

Antes da internação: quantidade de horas, insônia, ortopneia, dificuldades no momento, uso de medicamentos para dormir.

Sexualidade e reprodução

Realização e data dos últimos exames preventivos, atividade sexual, uso de métodos de proteção, exame físico dos genitais e mamas, secreções, lesões, sangramentos, menstruação.

Necessidade psicossociais

Estilo de vida e de trabalho, relacionamento familiar, acompanhante na internação, expectativa em relação ao cuidado, repercussões da doença na vida pessoal, condições de moradia.

Comunicação

Verbal, escrita, por gestos, símbolos, cartazes.

Segurança emocional

Estado emocional do paciente e de seus familiares antes e no momento da internação, apatia, agitação, estado de humor, agressividade, necessidade da presença dos familiares. Sinais de maus-tratos.

Necessidades psicoespirituais

Crenças, valores, necessidades espirituais, participação em grupos de apoio social e espiritual. Como enfrentar a doença e diminuir o estresse.

Educação para saúde

Compreensão e aceitação da doença, aderência ao tratamento, se possui cuidador domiciliar, condições para o autocuidado (antes e no momento da internação), imunizações, uso de álcool, tabagismos, drogas.

DIAGNÓSTICO DE ENFERMAGEM

Julgamento clínico das respostas humanas às condições de saúde/processos de vida ou da vulnerabilidade dessa resposta do indivíduo, família, grupo ou comunidade.[6]

Para o levantamento dos diagnósticos de enfermagem, podem ser usadas diferentes taxonomias ou classificações. As principais são Classificação Internacional para Prática de Enfermagem (CIPE),[12] organizada pelo Internacional Council of Nurses (ICN) e pela North American Nursing Diagnosis Association – NANDA-*Internacional* (Nanda-I).[6] Essas taxonomias auxiliam o enfermeiro no pensamento crítico, a fim de elaborar o diagnóstico de enfermagem mais adequado e que contemple as reais condições do paciente. A Figura 313.1 retrata as etapas do Processo de Enfermagem e a ligação do diagnóstico de enfermagem com o planejamento das melhores intervenções e resultados.

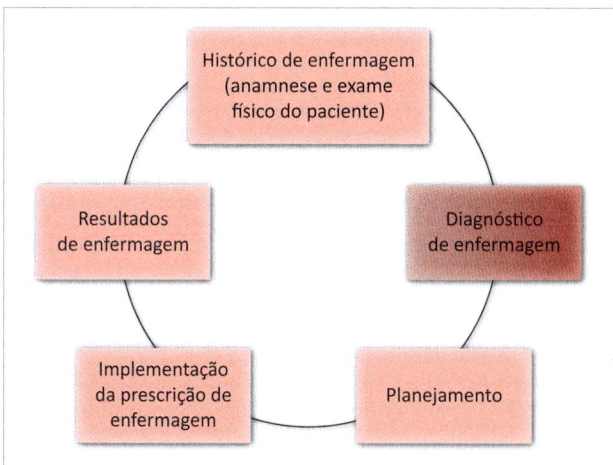

FIGURA 313.1. Etapas do processo de enfermagem.
Fonte: Adaptada de Alfaro-LeFevre, 2014.[13]

No manejo do paciente crítico, o diagnóstico de enfermagem acurado é fundamental e decisivo, pois levará às intervenções e atividades mais precisas e, consequentemente, aos melhores resultados, buscando a qualidade da assistência e a segurança do paciente.

PRESCRIÇÃO DE ENFERMAGEM

Conjunto de intervenções determinadas pelo enfermeiro, que direcionam a assistência de enfermagem ao paciente de forma individualizada e contínua, objetivando a prevenção, promoção, recuperação e manutenção da saúde.[17,14]

Para Horta,[5] a prescrição de enfermagem é a implementação do plano assistencial pelo roteiro diário (ou aprazado), que coordena a ação da equipe de enfermagem na execução dos cuidados adequados ao atendimento das necessidades humanas básicas e específicas do ser humano.

Devido à complexidade do paciente, na UTI, a prescrição de enfermagem ou as intervenções de enfermagem devem ser baseadas em uma taxonomia, por exemplo, a Classificação das Intervenções de Enfermagem (NIC),[14] e tendem a ser extensas. No entanto, o enfermeiro precisa ser hábil para selecionar as intervenções e atividades mais importantes e prioritárias, a fim de valorizar o cuidado e viabilizar a execução ou implementação da prescrição.

EVOLUÇÃO

Segundo o art. 22 da RDC n. 7 da Anvisa (Agência Nacional de Vigilância Sanitária), de 24 de fevereiro de 2010,[15] devem ser registrados no prontuário, pela equipe médica e de enfermagem e fisioterapia, todos os pacientes, além da evolução do estado crítico, as intercorrências e os cuidados prestados uma vez ao turno, atendendo às regulamentações dos respectivos conselhos. O COFEN, na Resolução 358 de 2009, determina a necessidade do registro da evolução do paciente no prontuário.

Na evolução do paciente,[11] deve-se apresentar o respectivo quadro clínico das últimas horas (turno, dia) e na admissão, as intercorrências, encaminhamentos, transferências, alta e, se houver, o óbito do paciente. A evolução da enfermagem deve ter um foco na avaliação do paciente com vistas aos diagnósticos, intervenções e resultados de enfermagem. Devem ser registradas todas as ações educativas do paciente e da família realizadas. O roteiro da evolução deve conter os seguintes itens: subjetivo (relato do paciente e/ou familiar); objetivo (exame físico); impressão (avaliar os resultados e abertura de novos diagnósticos de enfermagem); conduta (intervenções, encaminhamentos e planejamento dos cuidados); e conduta de educação do paciente (ações educativas realizadas com paciente/família).

Os resultados devem ser baseados em uma taxonomia como a Classificação dos Resultados de Enfermagem (NOC, do inglês *Nursing Outcomes Classification*),[16] com objetivo de medir os resultados da assistência prestada. Medir os resultados da assistência de enfermagem e usar uma taxonomia são processos complementares.

HUMANIZAÇÃO DO CUIDADO

Apesar do grande esforço que os enfermeiros possam estar realizando no sentido de humanizar o cuidado em UTI, esta é uma tarefa difícil, pois demanda atitudes, às vezes, individuais contra todo o sistema tecnológico dominante. A dinâmica de uma UTI requer que se estabeleçam estratégias para permitir a humanização, abrandando a visão mecânica e biologicista que impera nos centros de alta tecnologia como no caso de UTI. O cuidado em terapia intensiva ainda é orientado pelo modelo médico, biologicista, cuja atenção está voltada para o órgão doente, para a patologia e para os procedimentos técnicos, em detrimento dos sentimentos, dos receios do sujeito doente e seus familiares e da forma como vivenciam a situação saúde-doença. A internação na UTI rompe bruscamente com o modo de viver do sujeito, incluindo suas relações e seus papéis. A sua identidade fica intensamente afetada. Devido ao grau de gravidade de seu estado, geralmente não é considerado como sujeito capaz de escolher, decidir, opinar, dividir, com direito à expressão e à informação. Muito pouco ou nunca, exerce sua autonomia, nem mesmo em relação às iniciativas próprias de cada um, como higiene pessoal, alimentação, eliminações, entre outras.[5]

Desse modo, por meio da humanização, é possível produzir o cuidado ao paciente em estado crítico com habilidade de conciliar a tecnologia com o acolhimento necessário e o respeito cultural e ético ao paciente, propiciando espaços de trabalho favoráveis ao bom exercício técnico dos profissionais de saúde e a satisfação dos usuários. O respeito ao pudor, à privacidade e à intimidade do paciente em momentos de realização de procedimentos invasivos ou de cuidados higiênicos é, sem dúvida, uma postura ética e um agir humanizado.

ACOLHIMENTO DA FAMÍLIA

A humanização do cuidado de enfermagem na UTI vai além de permitir ou não a visita do familiar: inclui também o estabelecimento de uma relação de confiança e de ajuda, na qual a equipe de enfermagem tem a função de identificar as reais necessidades dos familiares. Quanto mais cedo a interação entre enfermeiro e familiares ocorrer, melhor será para a família e, consequentemente, para o paciente.[17]

A família é entendida como pessoas aparentadas que vivem na mesma casa, como um conjunto de gêneros afins. Além de dar apoio ao paciente, a família pode oferecer as informações necessárias para um melhor cuidado, pois decodifica os valores, manias e expressões de pacientes que apresentem restrição de comunicação verbal; cujos dados podem ser essenciais aos cuidados de enfermagem.[18]

Outros autores acreditam na importância da presença do familiar ao lado do paciente e afirmam que existe evidência teórica, prática e investigacional sobre o significado que a família dá para o bem-estar e a saúde de seus membros, bem como sua influência sobre a doença. Esses aspectos obrigam os enfermeiros a considerar o cuidado centrado na família como parte integrante de sua prática.[19]

Se os cuidados são redobrados aos pacientes críticos, principalmente àqueles com deficiência ou incapacidade de comunicação, mesmo que temporariamente, a presença da família é muito importante para aliviar a ansiedade, o desconforto e a insegurança deles.

O processo de comunicação está inteiramente inserido nas ações da enfermagem, cabendo em especial ao enfermeiro interpretar, desvendar e entender o significado das mensagens que os pacientes enviam, para instituir um plano de cuidados apropriado e coerente às necessidades dos doentes.

A vivência na UTI é descrita pelos pacientes como permeada pela solidão, desamparo e impotência, em que se sentem controlados por meio de máquinas e pelos inúmeros profissionais que integram a equipe de saúde; sentem-se hesitantes diante da incerteza de seus destinos; desconfortáveis fisicamente e inseguros emocionalmente com o desencadeamento de reações que variam do silêncio ao choro e à agitação.[20] Os grandes impactos da internação em UTI referidos pelos pacientes foram relativos à perda de autonomia, à despersonalização e ao quanto foi difícil ter de se submeter às normas, rotinas e procedimentos técnicos.[21]

Desse modo, mesmo que seja instruído a incentivar o autocuidado do paciente, em situação de dependência total deste, é fundamental que o profissional assuma uma postura empática e comprometida com bem-estar do paciente, oportunizando meios para que este possa, ainda que parcialmente, exercer a própria autonomia, minimizando os efeitos negativos de sua condição de doente grave. Essa atitude empática, na maioria das vezes, centra-se na percepção de que a presença da família parece ser extremamente relevante para o bem-estar do paciente, pois o reduzido convívio com ela constitui-se em fonte de sofrimento, o que é exacerbado pelos rígidos horários de visita.

Em vista disso, torna-se importante a ampliação dos horários de visita e a possibilidade de permanência de um familiar junto ao paciente. Tais decisões implicam mudanças na cultura dos profissionais de saúde e na organização do trabalho em UTI: de conviverem com a presença e permanência de alguém que não um paciente ou funcionário da instituição; alguém possivelmente atento não apenas às necessidades de seu familiar, mas à dinâmica do processo de trabalho ali desenvolvido – procedimentos, cuidados, intercorrências, manifestações verbais –, provavelmente contribuindo, também, para o atendimento da necessidade de o paciente perceber-se realmente cuidado.[22] A presença do familiar também é importante na prevenção do *delirium* no paciente, pois o estimula a trazê-lo para a própria realidade, incentivando-o com elementos familiares e do agrado do paciente.

O acolhimento da família pode ser realizado tanto nos momentos de atendimento individual como também em reuniões de grupo de familiares. Essas reuniões são de participação voluntária, em que é mantida a privacidade do paciente; sua finalidade é de orientação sobre funcionamento da unidade, compreensão das informações fornecidas e de auxílio nas dificuldades de enfrentamento do momento vivido por parte dos familiares. São um momento de ausculta e orientação para eles. Podem ser coordenadas por membros da equipe de saúde (enfermeiro, psicólogo, assistente social) previamente capacitados para esse fim. Muitas vezes, os próprios familiares se ajudam. Essas reuniões também servem como triagem para detectar o familiar que esteja com problemas de compreensão, com as rotinas administrativas, sociais ou emocionais que pode ser encaminhado para apoio com a equipe de saúde.

EDUCAÇÃO DO PACIENTE E FAMÍLIA

O paciente e a família devem ser avaliados quanto às suas necessidades de educação para saúde com foco no processo saúde-doença que está se desenvolvendo no momento. É importante que se verifique no que o paciente e a família desejam ser orientados. Se o paciente está em coma ou sedado, a família deve ser o foco principal desse processo e parceira, envolvendo-se em tomadas de decisão que tenham resultado nos desfechos do paciente. O foco da educação compreende cuidados necessários para o momento pós-alta da UTI, de modo a prevenir reinternações que não sejam do curso natural da doença para a melhoria de saúde e a prevenção e diminuição de danos.

CULTURA DE SEGURANÇA

Garantir um ambiente seguro tanto para o paciente quanto para a equipe de enfermagem é dever de toda a equipe, pois resulta da cooperação em todos os níveis. São características de cultura de segurança:

a) Liderança firme e respeitosa, geralmente exercida por um intensivista experiente e comprometido com a qualidade contínua no cuidado;
b) Comunicação aberta, responsável e produtiva entre todos os membros da equipe médica, de enfermagem, de fisioterapeutas, de psicólogos, de nutricionistas, de fonoaudiólogos etc.;
c) Espírito de equipe entre todos os profissionais que trabalham juntos, de forma organizada, cooperativa, complementar e responsável;
d) Reação rápida e eficiente aos desafios de mudança na busca de novos resultados;
e) Estabelecimento de uma cultura de prevenção de riscos por meio da adoção de processos claros e definidos pelos profissionais que executam as ações de saúde;
f) Relato sistemático e reação rápida para correção dos eventos adversos, com foco na correção dos processos, por meio da adoção de um modelo baseado no princípio não punitivo, defendendo que, na maioria das vezes, os erros são consequência de uma sequência de eventos, e não de um único ato isolado.

Em vista disso, estimula-se o uso de *checklists*,[2] que se constituem em uma ferramenta com grande capacidade de melhorar a segurança e a qualidade e de reduzir custos na UTI. Trata-se da execução de checagem de uma lista sucinta de itens à beira do leito que previne lapsos no cuidado por esquecimento, promove a segurança na assistência do paciente e qualifica o cuidado prestado.

Os *checklists* facilitam a execução de tarefas complexas, diminuem a variabilidade e ajudam a garantir que tudo o que deve ser feito realmente seja feito. É o tratamento certo, na dose certa, pela via certa, na hora certa, no paciente certo.

METAS INTERNACIONAIS DE SEGURANÇA DO PACIENTE

Aparentemente, medidas simples, mas que salvam vidas.

Identificação correta do paciente

Essencial na UTI, pois o paciente, muitas vezes inconsciente, é manipulado por muitos profissionais. Todos da equipe devem se disciplinar para conferir a identificação do paciente antes de realizar quaisquer procedimentos, exames, cuidados ou administração de medicamentos. A pulseira de identificação deve ter pelo menos dois identificadores escolhidos por cada instituição. Geralmente são escolhidos o nome, número de prontuário e/ou data de nascimento. A equipe de enfermagem da UTI, no início de cada turno, deve conferir a pulseira de identificação, o prontuário do paciente, a folha de controle intensivo e os rótulos dos soros para verificar se a identificação do paciente está correta.

Comunicação efetiva

Segundo os dados da Join Commission Internacional (JCI),[23] ruídos na comunicação são a maior causa de erros nas instituições. Na UTI, principalmente onde há muitas solicitações verbais, prescrição verbal de medicamentos em urgência, transmissão do cuidado nas admissões, passagens de plantão e transferências dos pacientes, é necessário um processo de comunicação efetiva enraizado e sistematizado na equipe. No momento de uma solicitação verbal de uma medicação ou procedimento, o solicitante deve pedir de maneira clara, objetiva, sem utilizar jargões/apelidos, indicando de maneira completa a solicitação. O solicitado deve confirmar a ordem repetindo de maneira objetiva e completa a compreensão do que foi solicitado. O solicitante deve confirmar. Antes de realizar o procedimento ou administração do medicamento, o executor deve repetir a solicitação, aguardar a confirmação e, então, executar. É importante a equipe se conscientizar da necessidade de se concentrar nessa atividade naquele momento e da importância da checagem para evitar erros. Após o atendimento de uma urgência, por exemplo, a equipe deve reunir-se e sumarizar todas as informações necessárias para a continuidade do cuidado e registrá-las no prontuário do paciente.

Uso seguro de medicamentos

Nesta meta, a UTI tem muito a fazer. O processo de administração de medicamentos deve ser frequentemente revisado e melhorado de maneira que se torne mais seguro.

São medicamentos de alta vigilância aqueles que, quando administrados erroneamente, têm um potencial de trazer consequências mais graves ao paciente. Estabelecer a lista de medicamentos de alta vigilância como eletrólitos concentrados, heparina, enoxaparina, insulina, glicose 50%, morfina, quimioterápicos e outros; divulgá-la para equipe da UTI. Estabelecer um local de armazenamento e os cuidados que devem ser realizados antes da sua administração são de extrema importância para diminuição de eventos adversos.[23]

As principais falhas no processo administração de medicação estão relacionadas a equívocos quanto à dose, à via de administração e ao tipo de droga. Para diminuir as falhas no processo de administração de medicamentos, tem-se utilizado o conceito dos cinco certos: paciente certo; medicamento certo; dose certa; via de administração certa; e horário certo.

Uma forma eficaz de prevenir esses erros é criar barreiras que evitem as falhas desde a prescrição até a administração. Nesse contexto, destacam-se o uso da prescrição eletrônica, avaliação da prescrição pelo farmacêutico da instituição, rotulagem dos medicamentos com os dados do paciente e a conferência da pulseira de identificação antes da administração dos medicamentos. Outras ferramentas de extrema importância na prevenção de erros relacionados à administração de medicamentos são a capacitação e a educação permanente da equipe de saúde envolvida nesse processo.

Cirurgia segura

Na UTI, os cuidados da cirurgia segura devem ser estendidos para os procedimentos cirúrgicos e de maior complexidade e gravidade realizados dentro da própria unidade, como as traqueostomias.

De acordo com a Organização Mundial de Saúde (OMS),[24] a adoção de uma lista de verificação antes, durante e após o ato cirúrgico contribui para a redução dos eventos adversos relacionados à saúde (eventos que causam algum dano ao paciente). O Programa Nacional de Segurança do Paciente do Ministério da Saúde[25] também utiliza os métodos da OMS, que se baseiam em:

a) **Lista de verificação que divide o procedimento cirúrgico em três fases:** antes da indução anestésica, antes da incisão cirúrgica e antes do paciente sair da sala de cirurgia;
b) **Demarcação de lateralidade:** demarcação de local(is) a ser operado(s);
c) **Condutor da lista de verificação:** profissional de saúde que esteja participando da cirurgia;
d) **Segurança anestésica:** conjunto de ações realizadas pelo anestesiologista para a redução da insegurança anestésica por meio da inspeção formal do equipamento anestésico, da checagem dos medicamentos e do risco anestésico do paciente, antes da realização de cada cirurgia.

Sugerem-se como estratégia de marcadores e indicadores o percentual de pacientes que receberam antibiótico como profilaxia no momento adequado, o número de cirurgias em local errado, o número de cirurgias em paciente errado, o número de procedimentos errados, a taxa de mortalidade cirúrgica intra-hospitalar ajustada ao risco e a taxa de adesão à Lista de Verificação.[24]

Prevenção de risco de infecção

Um dos aspectos do processo do cuidado em que a ação da enfermagem pode modificar significativamente o desfecho do paciente. O enfermeiro deve ter uma postura que previna infecções no paciente. Para isso, precisa do apoio das chefias de enfermagem e médica da UTI. Isso leva ao empoderamento da equipe de enfermagem para interromper um procedimento quando estão sendo violados os cuidados de prevenção de infecção, o que coloca o paciente em risco.[23] A liderança tem papel fundamental na capacitação da equipe, vigilância do processo (em conjunto com a CCIH), no estabelecimento junto à equipe da meta a ser alcançada, divulgação e análise dos resultados e novas propostas para alcançá-los. Esse trabalho é árduo porque contempla processos facilmente travados por qualquer integrante das equipes envolvidos, sendo um desafio para a liderança de enfermagem, que deve conduzi-lo de forma continuada, com persistência, de modo a manter a equipe constantemente motivada e executando os cuidados de prevenção de infecção.

Higienização das mãos

É, sem dúvida, a medida individual mais simples e menos dispendiosa para prevenir a propagação das infecções relacionadas à assistência à saúde, mas que ainda está longe de alcançar a meta de adesão necessária. Na UTI, esse processo deve ser contínua e exaustivamente trabalhado pelas lideranças e pela CCIH. Lavagem adequada das mãos significa menor risco de infecção e de mortalidade para o paciente, assim como menor custo para as instituições, pacientes e planos de saúde.

O termo "higienização das mãos" engloba a higienização simples, a higienização antisséptica, a fricção antisséptica e a antissepsia cirúrgica das mãos[26] (Figuras 313.2 e 313.3).

As mãos dos profissionais que atuam em serviços de saúde podem ser higienizadas utilizando-se: água e sabão (quando as mãos estiverem visivelmente sujas ou contaminadas com sangue e outros fluidos corporais; ao iniciar o turno de trabalho; após ir ao banheiro; antes e depois das refeições; antes de preparo de alimentos ou medicamentos), preparação alcoólica (quando as mãos não estiverem visivelmente sujas, antes e após contato com o paciente, antes de realizar procedimentos assistenciais e manipular dispositivos invasivos, antes de calçar luvas para inserção de dispositivos invasivos que não requeiram preparo cirúrgico, após risco de exposição a fluidos corporais, ao mudar de um sítio corporal contaminado para outro limpo durante o cuidado ao paciente, após contato com objetos inanimados e superfícies imediatamente próximos ao paciente, antes e após remoção de luvas sem talco); e antisséptico (higienização antisséptica das mãos como precaução recomendada no contato com pacientes portadores de microrganismos multirresistentes, nos casos de surtos e degermação da pele no pré-operatório, antes de quaisquer procedimentos cirúrgicos ou invasivos) (Figura 313.4).

Precauções-padrão

Fazem parte das normas de biossegurança e consistem em atitudes mínimas de prevenção de infecção que devem ser adotadas por todo trabalhador de saúde frente a qualquer paciente, independentemente de suspeita ou confirmação de infecção. Estas práticas baseadas em evidências são projetadas tanto para proteger o pessoal de saúde quanto para evitar a propagação de infecções entre os pacientes. Precauções-padrão incluem:

1. A higiene das mãos;
2. O uso de equipamento individual de protecção (p. ex.: luvas, batas, máscaras), dependendo do risco de exposição;

3. Higiene respiratória e etiqueta da tosse;
4. Práticas seguras de injeção; e
5. Manuseio seguro de equipamentos ou de superfícies potencialmente contaminados próximos ao paciente.[27]

As taxas de infecção e resistência microbiana aos antimicrobianos são maiores em UTI, devido a vários fatores: maior volume de trabalho; presença de pacientes graves; tempo de internação prolongado; maior quantidade de procedimentos invasivos; e maior uso de antimicrobianos.[26]

De acordo com a Anvisa,[26] as principais infecções nas UTI são as pulmonares, principalmente associadas à ventilação mecânica; as da corrente sanguínea primária, a maioria associada a cateteres centrais; as urinárias, as intra-abdominais e as infecções de sítio cirúrgico.

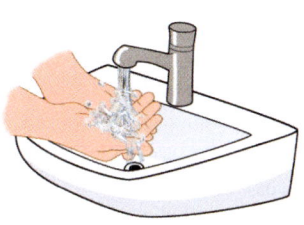

HIGIENIZE AS MÃOS: SALVE VIDAS

Higienização simples das mãos

1. Abrir a torneira e molhar as mãos, evitando encostar-se na pia.

2. Aplicar na palma da mão quantidade suficiente de sabão líquido para cobrir toda a superfície das mãos (seguir a quantidade recomendada pelo fabricante).

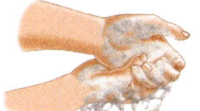 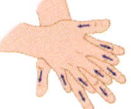 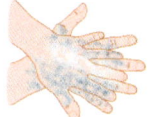

3. Ensaboar as palmas das mãos, friccionando uma na outra.

4. Esfregar a palma da mão direita contra o dorso da mão esquerda entrelaçando os dedos e vice-versa.

5. Entrelaçar os dedos e friccionar os espaços interdigitais.

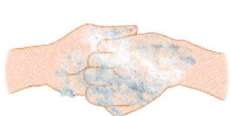 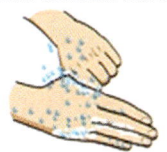 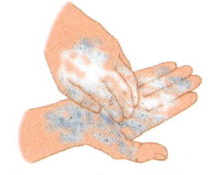

6. Esfregar o dorso dos dedos de uma mão com a palma da mão oposta, segurando os dedos, com movimento de vaivém e vice-versa.

7. Esfregar o polegar direito, com auxílio da palma da mão esquerda e movimentos circulares e vice-versa.

8. Friccionar as polpas digitais e unhas da mão esquerda contra a palma da mão direita, fechada em concha, com movimentos circulares e vice-versa.

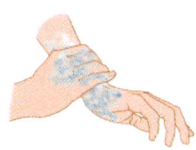 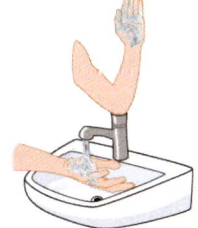 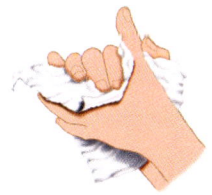

9. Esfregar o punho esquerdo com a palma da mão direita, utilizando movimentos circulares e vice-versa.

10. Enxaguar as mãos, retirando os resíduos de sabão. Evitar contato direto das mãos ensaboadas com a torneira.

11. Secar as mãos com papel-toalha descartável, iniciando pelas mãos e seguindo pelos punhos. Desprezar o papel-toalha na lixeira para resíduos comuns.

A técnica de higienização antisséptica das mãos é a mesma utilizada para higienização simples, substituindo o sabão por um antisséptico.

 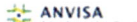 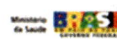

FIGURA 313.2. Técnica de higienização simples das mãos (duração: 40 a 60 segundos).[26]

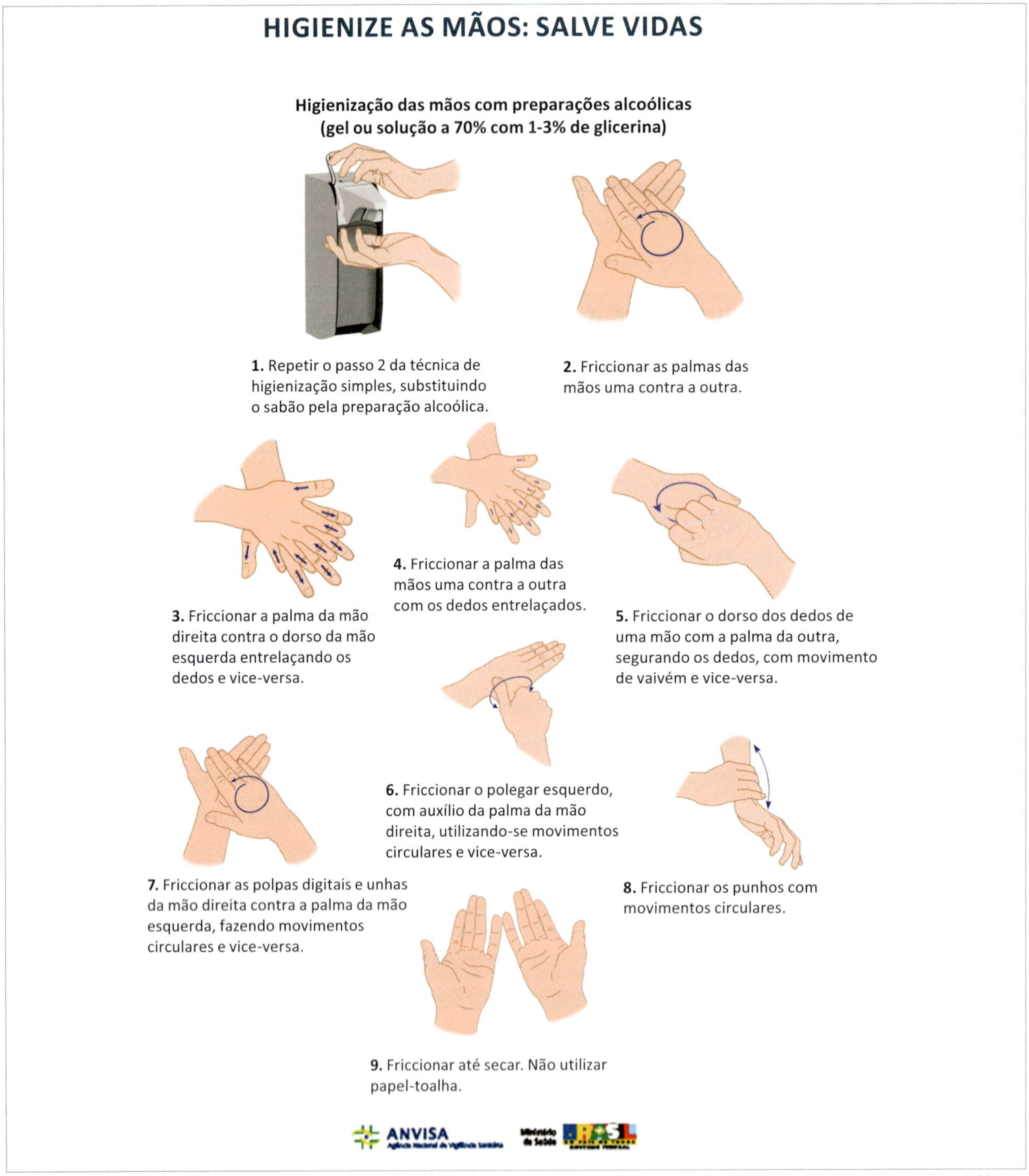

FIGURA 313.3. Técnica de fricção antisséptica das mãos com preparações alcoólicas (duração: 20 a 30 segundos).[26]

Prevenção de germes multirresistentes

No Brasil, a Anvisa utiliza as diretrizes do *Healthcare Infection Control Practices*[28,29] para prevenção da resistência microbiana. São elas:

- **Vigilância:**[28,29] calcular e analisar a incidência de microrganismos multirresistentes; monitorizar suscetibilidade antimicrobiana; instituir protocolos para análise molecular de cepas multirresistentes no laboratório com o intuito de investigação epidemiológica; desenvolver protocolos para vigilância ativa de culturas em populações de alto risco; conduzir vigilância de culturas com periodicidade baseada no protocolo de cada serviço (p.ex.: semanal) para avaliação de eficácia das

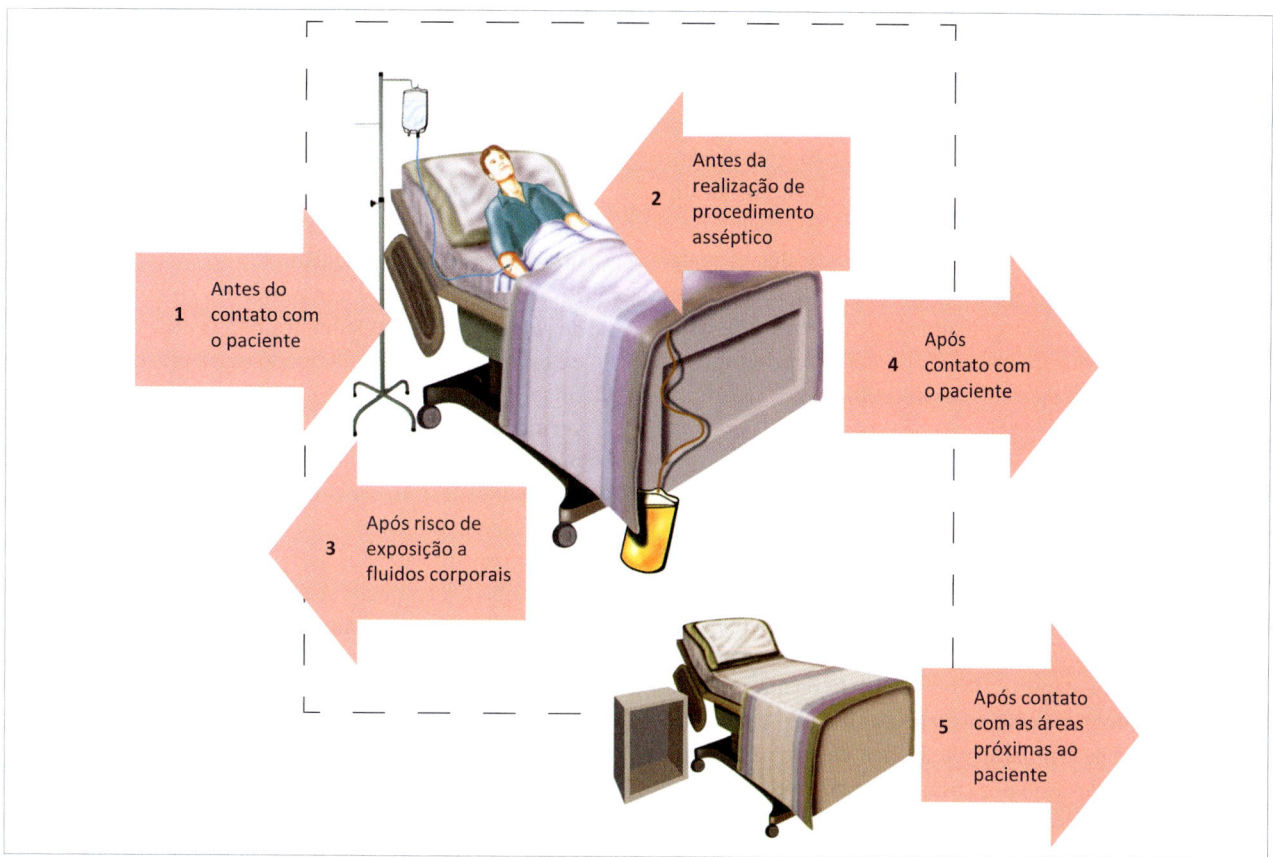

FIGURA 313.4. Os cinco momentos da higienização das mãos.[26]

medidas de prevenção e controle, verificando o aumento ou a redução da transmissão de multirresistência; coletar culturas em profissionais de saúde, se houver evidência epidemiológica de transmissão e de pacientes expostos ao risco de infecção ou colonização por multirresistentes; definir a frequência de multirresistência para desencadear intervenções adicionais no controle, avaliando as condições de risco para aquisição (colonização ou infecção).

- **Medidas administrativas:**[28,29] fornecer suporte administrativo e recursos humanos para as atividades relacionadas ao controle de infecção, bem como designar equipe de especialistas para o controle e prevenção de microrganismos multirresistentes; implementação de programa multidisciplinar estruturado para educar, monitorizar e melhorar a aderência das práticas de precauções-padrão e específicas; implementação de sistema de comunicação sobre colonização e infecção de microrganismos multirresistentes dentro da instituição.
- **Precauções:**[28,29] oferecer treinamento sobre riscos de transmissão e sobre como realizar a prevenção para os profissionais da área da saúde (manipulação de equipamentos etc.).
- **Precauções de contato:**[28,29-30] implementar nos hospitais precauções de contato para todos os pacientes com colonização ou infecção por patógeno multirresistente; utilizar equipamentos individuais de cuidado; utilizar luvas e aventais limpos e não estéreis que devem ser retirados antes de sair do quarto; higienizar as mãos com preparação antisséptica.
- **Precauções aéreas:**[25,29-30] prevenir a disseminação de doenças infecciosas, transmitidas por partículas de saliva ≤ 5 μm, que são inaladas em ambientes com tosse ou espirros. Os pacientes em isolamento deverão ser mantidos em quartos com pressão negativa, e os profissionais que os atenderem deverão usar respiradores (p. ex.: N95) e, quando precisar sair do quarto, o paciente deverá utilizar máscara cirúrgica.
- **Precauções contra gotículas:**[28,29-30] prevenir a disseminação de doenças infecciosas transmitidas por partículas de saliva ≥ 5 mm que entram em contato com a mucosa do hospedeiro suscetível. Os profissionais e acompanhantes devem utilizar máscara cirúrgica ao entrarem no quarto.
- **Educação:**[28,29] manter precauções-padrão para todos os pacientes; precauções em hospitais e instituições de longa permanência: quando estiverem disponíveis quartos individuais, priorizar pacientes com conhecida ou suspeita de infecção/colonização por multirresistentes; priorizar aqueles pacientes com condições facilitadoras da transmissão ou com alto risco de infecção e complicação. Nos

caso em que não exista a disponibilidade de quartos individuais, devemos realizar uma coorte de pacientes com mesmo patógeno multirresistente, com o intuito de reduzir o risco de transmissão deste microrganismos.

- **Medidas ambientais:**[28,29] seguir rotina de recomendação de procedimentos da limpeza, esterilização e desinfecção para artigos críticos e não críticos, bem como monitorizar o funcionamento adequado destes materiais; culturas de vigilância do ambiente somente na eventual importância epidemiológica da transmissão;
- **Uso de antimicrobianos:**[28,29] manter um programa de racionalização do uso de antimicrobianos.

Prevenção da pneumonia associada à ventilação mecânica

A necessidade de ventilação mecânica invasiva é um procedimento, na UTI, que possibilita a sobrevida de pacientes críticos. Nem por isso, ela deixa de ter riscos. A necessidade de intubação por tubo oro ou nasotraqueal ou, ainda, traqueostomia prejudicam os mecanismos de defesa do trato respiratório, aumentando os fatores de riscos de infecção hospitalar. Essa infecção é responsável pelo aumento da mortalidade, do tempo de ventilação mecânica e de internação, além de considerável elevação nos custos do tratamento.

A pneumonia associada à ventilação mecânica (PAVM)[31] é definida como aquela que se desenvolve 48 horas a partir do início dessa intervenção, sendo considerada até 48 horas após a extubação. É uma das infecções hospitalares mais incidentes nas UTI entre os pacientes submetidos a esse suporte ventilatório.

Com o objetivo de prevenção de PAVM, a criação de protocolos dentro das UTI, aplicados de forma multidisciplinar e auditados pelas Comissões de Controle de Infecção Hospitalar, tem sido adotada com sucesso. Entre as medidas não farmacológicas propostas pelos protocolos, encontram-se: higienização das mãos; manutenção da cabeceira elevada ≥ 30°; manutenção do circuito de ventilação, sendo a sua troca realizada somente quando houver sujidade aparente; higiene bucal do paciente com clorexidine 0,12%; manutenção da pressão do balonete entre 18 e 22 mmHg (ou 25 a 30 cmH_2O); aspiração subglótica do tubo endotraqueal; intubação orotraqueal preferencial; e despertar diário da sedação.

Como forma de racionalizar tais medidas, estão sendo utilizados os pacotes (*bundles*) de Cuidados, os quais reúnem um pequeno grupo de intervenções que, embora não contemplem a totalidade das medidas propostas no protocolo, se implementadas em conjunto, resultam em melhorias substanciais na assistência em saúde.

Em estudo de coorte prospectivo realizado em UTI brasileira,[31] com 541 internações com 111 PAVM, em que foram aferidas 5.781 observações quanto à adesão das medidas, verificou-se que foi efetivo na prevenção da PAVM o pacote de fisioterapia respiratória; manutenção da pressão do balonete entre 18 e 22 mmHg e higiene bucal; manutenção da cabeceira elevada de 30 a 45° desde que não haja contraindicações. Estas são medidas exequíveis em qualquer UTI, sem aumento de custos:

- **Fisioterapia respiratória:** realizada duas vezes ao dia em pacientes sem contraindicações, exercícios respiratórios ativos e passivos, manobras utilizadas: vibrocompressão e aspiração traqueal.
- **Pressão do Balonete:** a manutenção da correta pressão de *cuff* nos pacientes submetidos à ventilação mecânica é essencial, ou seja, é adequado que a pressão seja mantida entre 18-22 mmHg (25-30 cmH_2O), devendo ser verificada a cada 6 horas. Pressão excessiva pode comprometer a microcirculação da mucosa traqueal e causar lesões isquêmicas; porém, se a pressão for insuficiente, pode haver dificuldade na ventilação com pressão positiva e vazamento da secreção subglótica entre o tubo e a traqueia. A pressão do *cuff* do tubo TOT ou da traqueostomia deve ser suficiente para evitar vazamento de ar e para permitir a passagem de secreção (microaspiração) que fica acima do balonete. Atenção: deve-se verificar a pressão do balonete antes da realização da higiene oral.[31]
- **Higiene bucal:** o Departamento de Odontologia e de Enfermagem da Associação de Medicina Intensiva Brasileira (AMIB) recomenda higiene bucal com escovação dos dentes com clorexidine aquosa 0,12% duas vezes ao dia. A seguir, o Procedimento Operacional-padrão (POP) Higiene Bucal no Quadro 313.2.[32]
- **Cabeceira elevada de 30 a 45°:** desde que não haja contraindicação. O objetivo é evitar aspirações de secreções colonizadas das vias aéreas superiores e do tubo digestivo. Se a cama não tiver dispositivo eletrônico, realizar nela uma marcação manual da posição 30 a 45°. Atentar para o posicionamento adequado do paciente de modo que a posição de elevação não seja somente da cama, mas também do paciente.

A seguir, o Quadro 313.3 apresenta medidas de prevenção da PAVM do Hospital de Clínicas de Porto Alegre (HCPA).[33]

Prevenção de infecção de corrente sanguínea por cateter central

As infecções primárias de corrente sanguínea (IPCS) estão entre as mais comuns daquelas relacionadas à assistência à saúde. Nas duas primeiras semanas, a colonização extraluminal predomina na gênese da IPCS, pois as bactérias da pele formam o biofilme na face externa do cateter e migram para a corrente sanguínea. Após esse período, no entanto, prevalece a colonização da via intraluminal como fonte de bactérias para a ocorrência da IPCS. Outras vias menos comuns de IPCS são a colonização da ponta do dispositivo por disseminação hematogênica a partir de outro foco e a infusão de soluções contaminadas.[28]

CAPÍTULO 313 — Procedimentos de Enfermagem em Terapia Intensiva

QUADRO 313.2. Procedimento operacional-padrão (POP) higiene bucal.

Associação de Medicina Intensiva Brasileira – AMIB
Departamento de Odontologia e Departamento de Enfermagem

Procedimento operacional-padrão – POP
Data de Emissão: 10/04/14
Data de Vigência: 18/04/14   Próxima revisão: 8/11/14
Prescrição: Enfermeiro e/ou cirurgião-dentista
Orientação: Enfermeiro e/ou cirurgião-dentista
Executante: Equipe de enfermagem e/ou Equipe de odontologia

Objetivos:
- Implementar a rotina de higienização bucal por equipe interprofissional-enfermagem e odontologia;
- Manter a cavidade bucal limpa;
- Reduzir a colonização da orofaringe e, consequentemente, evitar a contaminação da traqueia;
- Controlar o biofilme na cavidade bucal;
- Hidratar os tecidos intra e peribucal;
- Detectar focos infecciosos, lesões de mucosa, presença de corpo estranho, dor em região orofacial ou dificuldade na movimentação dos maxilares;
- Diminuir os riscos de infecção respiratória devido ao conteúdo presente na cavidade bucal;
- Proporcionar conforto e bem-estar ao paciente.

Frequência da higiene bucal (HB):
- A frequência da HB está relacionada com a necessidade de cada paciente, determinada após avaliação da equipe de enfermagem e/ou odontológica (verificar documento de Recomendações HB-AMIB);
- A solução aquosa de digluconato de clorexidina a 0,12% deverá ser aplicada a cada 12 horas após a realização da HB;
- Nos intervalos da aplicação da clorexidina, a HB poderá ser realizada com água destilada ou filtrada e/ou aromatizante bucal sem álcool de acordo com a prescrição, seguindo a técnica de escovação preconizada neste POP.

Material/medicamentos/equipamentos/instrumental necessários:
- EPI: paramentação – precaução-padrão completa + precaução adicional indicada pela CCIH (verificar recomendações);
- Escova dental (cabeça pequena e cerdas macias);
- Raspador de língua (opcional);
- Abaixador de língua;
- Pinça Crile (verificar recomendações);
- Compressa de gazes;
- Sistema de aspiração montado (sondas de aspiração números 10, 12 ou 14);
- 10 mL de solução aquosa de digluconato de clorexidina 0,12%;
- Copo/recipiente descartável;
- Cuffômetro;
- Hidratante labial: podem-se utilizar ácidos graxos essenciais (AGE), glicerina ou dexpantenol creme 5%;
- Saliva artificial.

Descrição das etapas do procedimento:
- Verificar as restrições do paciente, entre outras:
  - Lesão na coluna;
  - Flexão;
  - Extensão;
  - Politraumatismos.
- Reunir o material necessário para realização do procedimento: o *kit* de higiene bucal deverá ser fornecido pelo hospital, observando as exigências de padronização de cada instituição;
- Lavar as mãos;
- Paramentar com EPI;
- Comunicar ao paciente e/ou ao acompanhante o procedimento a ser realizado;
- Posicionar o paciente mantendo cabeceira elevada (de 30 a 45°), a menos que seja contraindicado;
- O cirurgião-dentista deve estabelecer com a equipe de enfermagem a posição mais adequada quando trabalhar à beira do leito, considerando a posição dos equipamentos de manutenção à vida;
- A equipe de enfermagem deve solicitar auxílio ao cirurgião-dentista em toda situação adversa, tais como: patologias associadas, dentes com mobilidades, lesões de mucosa, sangramentos de origem bucal, presença de aparelhos fixos ou móveis e outras;
- Proceder à aspiração da cavidade bucal;
- Na presença de ventilação mecânica, assegurar a correta fixação do tubo e, antes da realização da higiene bucal, verificar a pressão do balonete (*cuff*) (manter pressão entre 18 e 22 mmHg ou 25 e 30 cmH_2O);
- Realizar a inspeção da cavidade bucal, observando-se:
  - Alteração do normal;
  - Alterações salivares (hipo e hipersalivação);
  - Mobilidade dental;

(Continua)

QUADRO 313.2. Procedimento operacional-padrão (POP) higiene bucal. *(Continuação)*

Associação de Medicina Intensiva Brasileira – AMIB
Departamento de Odontologia e Departamento de Enfermagem

Descrição das etapas do procedimento:
- Sangramento;
- Lesões traumáticas de mucosas;
- Edemas de lábios ou peribucais;
- Comunicar alterações ao enfermeiro e/ou ao médico e/ou ao cirurgião-dentista;
- Solicitar/requerer interconsulta do cirurgião-dentista para reavaliação.

Proceder à higiene bucal:
- Detectar cuidadosamente a presença de órteses/próteses dentárias provisórias ou obturadoras, procedendo à respectiva remoção antes de iniciar a higienização bucal. Se houver próteses sobre implantes, mesmo que unitárias, solicitar avaliação do cirurgião-dentista antes de manejá-las;
- Embeber a escova com solução aquosa de digluconato de clorexidina 0,12%;
- Posicionar suavemente a cabeça da escova, na região de gengiva livre e o dente, de maneira que forme um ângulo de 45º com o longo eixo do dente;
- Com movimentos vibratórios brandos, pressionar levemente as cerdas de encontro à gengiva, fazendo-as penetrar no sulco gengival e abranger todo o contorno do dente;
- Em seguida, iniciar um movimento de varredura no sentido da gengiva para o dente, de forma suave e repetida, por pelo menos 5 vezes, envolvendo 2 ou 3 dentes;
- Prosseguir sistematicamente com o movimento por todos os dentes pelo lado de fora (face vestibular) e pelo lado interno dos dentes (face lingual);
- Com movimentos de vaivém, escovar as superfícies mastigatórias dos dentes superiores e inferiores, passando em seguida para a escovação suave da língua (se necessário e possível, segurar a língua com gaze seca), do palato e da parte interna das bochechas. Na presença de saburra lingual, a associação de raspadores de língua está indicada;
- Em pacientes sob ventilação mecânica e portadores de sonda, realizar a higiene do tubo e das sondas com gaze umidificada na solução aquosa de digluconato de clorexidina 0,12%;
- Sempre que necessário, umidificar a escova dental na solução aquosa de digluconato de clorexidina 0,12%;
- Sempre que necessário, aspirar a cavidade bucal, com sugador ou sonda de aspiração conectada ao circuito de aspiração;
- Aplicar a solução de digluconato de clorexidina 0,12%, de 12/12h, com uma gaze, em toda a cavidade bucal (mucosas, dentes e/ou próteses fixas e no TOT e outros dispositivos, se presentes);
- A limpeza da cavidade bucal deverá sempre ser da região posterior em direção à anterior;
- Se necessário, hidratar a cavidade bucal com saliva artificial;
- Como hidratante labial, podem-se utilizar ácidos graxos essenciais (AGE), glicerina ou dexpantenol creme 5%;
- Verificar com o cirurgião-dentista se há restrição para a remoção e/ou recolocação das próteses dentárias ou obturadoras. Higienizar sempre as próteses antes de recolocá-las, observando as condutas técnicas indicadas pelo cirurgião-dentista e recomendadas pelo fabricante/laboratório das próteses dentárias/órteses e componentes presentes na reabilitação bucomaxilofacial do paciente. Caso a indicação seja a remoção das próteses/órteses, promover a conduta apregoada pela Instituição sobre a respectiva guarda ou entregá-las aos cuidadores do paciente;
- Assegurar a insuflação adequada do balonete (*Cuff*);
- Organizar o ambiente;
- Higienizar a escova dental em água corrente e na solução aquosa de digluconato de clorexidina 0,12% ou de acordo com recomendação da CCIH;
- Secar e guardar em um recipiente fechado. Caso a escova apresente sinais de desgaste, desprezar;
- Descartar luvas, máscara e gazes no lixo infectante conforme rotina do hospital;
- Lavar as mãos;
- Checar a prescrição;
- Evoluir no prontuário;
- Casos de não conformidade comunicar ao enfermeiro, ao médico e/ou cirurgião-dentista.

Resultado a ser alcançado:
- Padronizar os procedimentos da rotina e os materiais/soluções empregados na higiene bucal de pacientes graves ou críticos;
- Controlar efetivamente o biofilme na cavidade bucal;
- Contribuir de maneira decisiva para a diminuição do risco de pneumonia nosocomial;
- Detectar e prevenir lesões bucais e DTM (disfunção temporomandibular);
- Identificar e eliminar focos infecciosos;
- Contribuir para redução do tempo de internação/permanência leito e racionalizar o uso de antibiótico;
- Melhorar a assistência ao paciente grave ou crítico implicando melhoria dos indicadores.

Recomendações:
- Leitura prévia e domínio das diretrizes contidas na NR 32 – Segurança e Saúde no Trabalho em Serviços em Saúde;
- A pinça Crile poderá ser utilizada para auxiliar a realização da HB, evitando acidentes como mordidas. Estas são mais frequentes em pacientes neurológicos com rebaixamento do sensório, confusos e pouco colaborativos e/ou com o nível de sedação superficial.

(Continua)

QUADRO 313.2. Procedimento operacional-padrão (POP) higiene bucal.

Associação de Medicina Intensiva Brasileira – AMIB
Departamento de Odontologia e Departamento de Enfermagem

Referências bibliográficas:
BERRA L, DE MARCHI L, PANIGADA M, YU ZX, BACCARELLI A, KOLOBOW T Evolution of continuous aspiration of subglotic secretion in vivo study. Critical Care Medicine. 2004 32 (10) 2071-78.
BINKLEY CJ, FURR LA, CARRICO R, MC CURREN C Survey of Oral Care Practices in US Intensive Care Units. Am J Infect Control. 2004 May; 32(3): 161-9.
BOUADMA L et al. Long-Term Impact of a Multifaceted Prevention Program on Ventilator-Associated Pneumonia in a Medical Intensive Care Unit. Clinical Infectious Diseases 2010; 51(10):1115–1122.
COFFIN SE et al. Strategies to Prevent Ventilator-Associated Pneumonia in Acute Care Hospitals. Infect Control Hosp Epidemiol 2008; 29:S31–S40.
FURR LA, BINKLEY CJ, MCCURREN C, CARRICO R Factors affecting quality of oral care in intensive care units. J Adv Nurs. 2004 Dec; 48(5); 454-62.
HOUSTON S, HOUGLAND P, ANDERSON JJ, LAROCCO M, KENNEDY V, GENTRY LO Effectiveness of 0,12% Chlorhexidine Gluconate Oral Rinse in Reducing Prevalence of Nosocomial Pneumonia in Patients Undergoing Heart Surgery. Am J of Critical Care. 2002 Nov.; 11: p 567-70.
MORI H, HIRASAWA H, ODA S, SHIGA H, MATSUDA K, NAKAMURA M Oral Care Reduces Incidence of Ventilator-Associated Pneumonia (VAP) in ICU Population: 392. Critical Care Medicine. 2004 Dec; 32 (12) p A109.
PASETTI LA et al. Odontologia hospitalar a importância do cirurgião-dentista na unidade de terapia intensiva. *Rev. Odontologia (ATO)*, Bauru, SP. v. 13, n. 4, p. 211-226, abr., 2013.
PASETTI, LA, TEIXEIRA GUIEIRA, A, CARRARO JÚNIOR, H. Atuação da Odontologia em UTI com pacientes submetidos à ventilação mecânica. Rev. Odontologia (ATO), Bauru, SP., v. 14, n. 2, p. 100108, fev., 2014.
NIEUWENHOVEN CA, BUSKENS E, BERGMANS DC, TIEL FH, RAMSAY G, BONTEN MJM Oral decontamination is cost-saving in prevention of ventilator-associated pneumonia in intensive care units. Critical Care Medicine. 2004 Jan; (1) pp 126-130.
SILVEIRA IR, MAIA FOM, GNATTA JR, LACERDA RA Acta Paul Enferm 2010;23(5):697-700.
SOUZA AF, GUIMARÃES AC, FERREIRA EF Avaliação da implementação de novo protocolo de higiene bucal em um centro de terapia intensiva para prevenção de pneumonia associada à ventilação mecânica. REME. Rev Min Enferm. 2013 jan/mar; 17(1): 177-184.
JARDIM EG, SETTI JS, CHEADE MFM, MENDONÇA JCG ATENÇÃO ODONTOLÓGICA A PACIENTES HOSPITALIZADOS: REVISÃO DA LITERATURA E PROPOSTA DE PROTOCOLO DE HIGIENE ORAL Revista Brasileira de Ciências da Saúde, ano 11, nº 35, jan/mar 2013.
VIEIRA DFVB Implantação de protocolo de prevenção da pneumonia associada à ventilação mecânica: impacto do cuidado não farmacológico. Porto Alegre: Universidade Federal do Rio Grande do Sul. Faculdade de Medicina. Programa de Pós-Graduação em Epidemiologia, 2009 (Tese).
HCPA Procedimento Operacional Padrão de Higiene Oral, 2013.
ABIDIA RF Oral care in the intensive care unit: a review. J Contemp Dent. 2007;8(1): 1-2.
AMES NJ Sulima P, Yates JM, McCullagh L, Gollins SL, Soeken K, Wallen GR. Effects of Systematic Oral Care in Critically Ill Patients: A Multicenter study. Am J Crit Care 2011;20:e103-e114 doi: 10.4037/ajcc2011359.
HENRIKSEN BM Ambjornsen E, Axell TE. Evaluation of a mucosal-plaque index (MPS) designed to assess oral care in groups of elderly. *Spec Care Dentist.* 1999;19(4):154-157.

Elaborado por:
Departamento de Odontologia e Departamento de Enfermagem da Associação de Medicina Intensiva Brasileira (AMIB).

QUADRO 313.3. Medidas de prevenção da pneumonia associada à ventilação mecânica.

Bundle de prevenção

1. **Higienização das mãos** conforme os 5 momentos preconizados pela OMS. A meta de higiene de mãos é de 75% de adesão.
2. Manter pacientes em ventilação mecânica (VM) com **cabeceira elevada** em 30° a 45°.
3. Manter **filtro respiratório e circuitos** do aparelho de VM no **mesmo nível** do tubo.
4. Manter **circuitos de VM** sem **excesso de líquidos**. Desprezar frequentemente os fluídos acumulados nesses circuitos, utilizando técnica asséptica (usar luvas e higienizar as mãos ao desconectar os circuitos).
5. Realizar **higiene oral** em todos pacientes em VM, através de escovação com dentifrício três vezes ao dia, intercalado com aplicação de **clorexidina aquosa (0,12%)** duas vezes ao dia.
6. Manter a pressão do **BALONETE do tubo endotraqueal** entre 20-25 mmHg. Realizar a mensuração da pressão do balonete de 6 em 6 horas.
7. Realizar **fisioterapia respiratória** em todos os pacientes em VM. Promover exercícios respiratórios ativos ou passivos.

Medidas adicionais

- Usar luvas não estéreis e aventais em todos os contatos com os pacientes. Trocar as luvas entre procedimentos invasivos no mesmo paciente.
- Limpeza, desinfecção e esterilização adequadas nos materiais e equipamentos utilizados em terapia respiratória.
- Uso de desinfetante padronizado nas superfícies ao redor do paciente 1 vez ao turno.
- Trocar "cadarço" de fixação do tubo 2 vezes ao dia.
- Verificar a localização das sondas gastroenterais 1 vez ao turno.
- Não instilar SF para aspiração. Aspirar paciente quando necessário (presença de secreção ou roncos na ausculta ou alteração na curva de fluxo do ventilador).
- Uso de bloqueador H2 – ranitidina ou omeprazol - em pacientes de risco para sangramento digestivo, com mais de 48h de VM. Suspender terapia quando não mais necessária.
- Intubação com protocolo em sequência rápida. Utilizar técnica asséptica, uso de luvas, aventais, campos estéreis grandes, para entubação, realização de traqueostomias, trocas de cânulas e curativos.
- Avaliar diariamente para retirada de sedação.
- Mobilização precoce de todos pacientes em VM.
- Protocolo para introdução da aspiração sub-glótica.

Fonte: Protocolo Assistencial de Prevenção de Pneumonia Associada à Ventilação Mecânica do HCPA.[33]

Vários estudos[34] demonstraram que a aplicação conjunta de medidas preventivas por meio de um pacote delas – *bundles* – reduziu as IPCS de modo consistente e duradouro. O pacote de medidas compreende cinco componentes:

1. Higiene das mãos.
2. Precauções de barreira máxima: higiene das mãos e uso de gorro, máscara, avental, luvas estéreis e de campos estéreis grandes que cubram o paciente.
3. Preparo da pele com clorexidina alcóolica 0,5% (preferencialmente colorida para prevenção de troca com SF 0,9%).
4. Seleção do sítio de inserção de cateter venoso central (CVC): utilização da veia subclávia como sítio preferencial para tal dispositivo não tunelizado.
5. Revisão diária da necessidade de permanência do CVC, com pronta remoção quando não houver indicação.

Recomenda-se adotar o formulário contendo os cinco componentes para avaliar a adesão a essas práticas e instituir medidas corretivas antes do início do procedimento de instalação do cateter.

O curativo do CVC é de responsabilidade do enfermeiro e deve ser mantido seco e limpo durante a permanência do cateter.

- **Troca do curativo do CVC:**[28,30] higienizar as mãos corretamente, calçar luvas limpas e retirar o curativo antigo, em seguida utilizar um pacote para curativos e luvas estéreis, a fim de garantir a assepsia; fazer a limpeza com solução fisiológica 0,9% e aplicar clorexidina alcoólica de 0,5% a 2%; esperar a solução secar e cobrir o local com um curativo de gaze ou transparente semipermeável; registrar o nome do profissional, data da inserção do cateter e troca do curativo bem como as condições do local de inserção.

O curativo com gaze deve ser trocado a cada 24 horas ou quando úmido, sujo ou solto. Já o curativo transparente semipermeável deve ser trocado conforme orientação do fabricante (a maioria semanalmente) e só deve ser utilizado após 24 horas da inserção do CVC, desde que não haja sangramento ou secreção no orifício de inserção.

Prevenção de infecção por sondagem vesical

Os cuidados com os cateteres urinários devem ser realizados por profissionais capacitados, pois, além de respeitar a técnica asséptica durante sua inserção, também é necessária a manutenção de alguns cuidados durante sua permanência, retirada e nos casos que necessitarem de irrigação. Por isso são importantes os treinamentos e capacitações periódicos sobre o uso correto desses cateteres. Maior cuidado de prevenção é avaliar diariamente a necessidade de manutenção da sonda vesical. Manter o menor tempo possível.

- **Cuidados na inserção de cateteres urinários:**[28,30,35] escolher o calibre do cateter de acordo com a anatomia do paciente; higienizar as mãos com água e sabão imediatamente antes e após a sondagem ou manipulação de qualquer componente do *kit* para sondagem vesical; realizar higiene da região perineal com água e sabão utilizando luva de procedimento e após realizar degermação das mão com iodopovidona (PVPI) 10% ou clorexidina aquosa 0,2%; realizar a antissepsia periuretral do meato para a periferia, utilizar lubrificante estéril, fixar o cateter apropriadamente após a inserção.
- **Cuidados na manutenção dos cateteres urinário:**[28,30,35] a sonda só deve ser substituída se houver violação e contaminação do sistema, na presença de grande quantidade de resíduos, presença de incrustações na ponta da sonda, obstrução do sistema; manter o sistema fechado ao ambiente, estéril e com fluxo urinário contínuo; desconexões não poderão ocorrer e, caso seja necessária a irrigação, deverá ser utilizada sonda de três vias; manter a sonda acima do solo e o saco coletor abaixo do nível da bexiga, e esvaziá-lo em recipiente próprio e individual sem contato direto com esse, por meio do dispositivo de drenagem; manter o meato limpo: o uso de antissépticos ou antimicrobianos não mostrou eficácia na prevenção de infecções.
- **Irrigação:**[28,35] deverá ser evitada ao menos que uma obstrução seja esperada; devem ser utilizadas técnicas assépticas no manuseio da conexão entre o cateter e o coletor ou da via de irrigação antes do início da operação, ou seja, antes de desconectá-los; uma seringa com grande volume de solução estéril deverá ser utilizada na desobstrução e depois descartada. Se o cateter urinário ficar continuamente obstruído, necessitando de contínuas irrigações, sua troca ou retirada deverá ser considerada.
- **Coleta de urina:**[28] pequenos volumes deverão ser coletados com agulha e seringa estéril nos dispositivos próprios, após desinfetá-los com álcool 70%; grandes volumes urinários deveram ser coletados do saco coletor pelo dispositivo de drenagem.

Prevenção do risco de queda

Quedas em hospitais são comuns, apontadas como responsáveis por 2 em cada 5 eventos indesejáveis relacionados à segurança do paciente;[10-11] elas podem acarretar diferentes danos tanto físicos como emocionais.

- **Prevenção de quedas:**[35] todos os pacientes da UTI devem ser considerados com risco de quedas. Investigar o risco de queda do paciente durante a admissão hospitalar (escala de Morse, ou *Morse fall scale*), e reavaliar esse risco com regularidade. Registrar as mudanças em sua condição que aumentem o risco de queda. Orientar o paciente quanto aos fatores do ambiente que aumentem o risco de queda e corrigi-los quando possível. Manter grades no leito. Manter travadas as rodas da cama; se a cama for eletrônica, mantê-la na altura mais baixa quando não estiver sendo realizados cuidados. Manter pertences do paciente, recursos auxiliares e campainha (se houver) ao seu alcance. Observar os pacientes com regularidade. Alertar demais profissionais e cuidadores para o risco de queda do paciente quanto às intervenções implementadas. Orientar paciente e familiares sobre medidas de redução do risco de quedas.

CONSIDERAÇÕES FINAIS

Nem sempre o enfermeiro e a respectiva equipe possuem as melhores condições de trabalho, mas, mesmo assim, podem fazer a diferença, a partir das evidências apresentadas neste capítulo e da sua *expertise* clínica, o que repercutirá em impacto positivo nos desfechos dos pacientes.

REFERÊNCIAS BIBLIOGRÁFICAS

1. COFEN, Resolução 358 de 15 de outubro de 2009. Dispõe sobre a Sistematização da Assistência de Enfermagem e a implementação do Processo de Enfermagem em ambientes, públicos ou privados, em que ocorre o cuidado profissional de Enfermagem. [Internet] [Acesso em 31 jan 2016]. Disponível em: http://www.cofen.gov.br/resoluo-cofen-3582009_4384.html
2. Gawande A. The checklist manifesto- How to getthings right. New York: Metropolitan Books, 2010.
3. Chulay M, Burns S. Fundamentos de enfermagem em cuidados críticos da AACN, tradução: Ide, MR; [revisão técnica: Vieira, DF et al], 2ª ed. Porto Alegre: AMGH, 2012.
4. Adriana Carla Bridi, AC, Silva, RCL, Farias, CCP, Franco, Santos, VLQ. Tempo estímulo-resposta da equipe de saúde aos alarmes de monitorização na terapia intensiva: implicações para a segurança do paciente grave. Rev. bras. ter. intensiva vol.26 no.1 São Paulo Jan./Mar. 2014
5. Horta WA. Processo de enfermagem. São Paulo: EPU/EDUSP, 1979.
6. Heardman TH, Kamitsuru S. NANDA International Nursing Diagnoses: Definitions & Classification, 2015-2017. Oxford: Wiley Blackwell, 2014.
7. Schell HM, Puntillo KA. Segredos em enfermagem na terapia intensiva. Segredos em enfermagem na terapia. Porto Alegre: Artmed, 2005.
8. Barros ALBL, et al. Anamnese e exame físico: avaliação diagnóstica de enfermagem no adulto. Porto Alegre: Artmed, 2010.
9. Baird MS, Bethel S. Manual de enfermagem no cuidado crítico – Intervenções em enfermagem e condutas colaborativas. 6ª ed. Rio de Janeiro: Elsevier, 2012.
10. Benedet SA, Bub MBCB. Manual de diagnóstico de enfermagem – uma abordagem baseada na Teoria das Necessidades Humanas e na Classificação Diagnóstica da NANDA. 2ª ed. Florianópolis: Bernúcia Editora, 2001.
11. Almeida MA, Lucena AF, Franzen E, Laurent MC, et al. Processo de Enfermagem na prática clínica – Estudos Clínicos realizados no Hospital de Clínicas de Porto Alegre. Porto Alegre: Artmed, 2011.
12. Nobrega MML. Diagnósticos, resultados e Intervenções de enfermagem para clientes hospitalizados nas unidades clínicas do HULW/UFPB utilizando CIPE®. João Pessoa: Ideia, 2011.
13. Alfaro-LeFevre R. Aplicação do Processo de Enfermagem. Porto Alegre: Artmed, 2014.
14. Bulechek GM, Butcher HK, Dochterman JM, Wagner C. Nursing Interventions Classification (NIC), 6th Edition. Missouri: Elsevier, 2013.
15. Brasil, MS, ANVISA, RDC Nº 7 de 24 de fevereiro de 2010. Dispõe sobre os requisitos mínimos para o funcionamento da UTI. [Internet] [Acesso em 31 jan 2016]. Disponível em: http://www.saude.mg.gov.br/index.php?option=com_gmg&controller=document&id=5425
16. Moorhead, S, Johnson, MM, Classificação dos resultados de enfermagem (NOC). Tradução Marta Avena – 3ª ed. Porto Alegre: Artmed, 2008.
17. Marsden C. An ethical assessment of intensive care. J Technol Assessment Health Care. 1992;8(3):408-18.
18. Pauli MC, Bousso RS. Crenças que permeiam a humanização da assistência em unidade de terapia intensiva pediatrica. Rev Latino Am Enfermagem. 2003;11(3):280-6.
19. Ferreira ABH. Novo dicionário da língua portuguesa. Rio de Janeiro: Nova Fronteira, 1993.
20. Silva MJP. Humanização em UTI. In: Cintra EA, Nishide VM, Nunes WA. Assistência de enfermagem ao paciente crítico. São Paulo: Atheneu, 2000. p.1-11.
21. Wright LM, Leahey M. Enfermeiras e famílias: um guia para avaliação e intervenção na família. 3ª Ed. São Paulo: Roca, 2012.
22. Barlem ELD, Rosenhein DPN, Lunardi VL, Lunardi Filho WD. Comunicação como instrumento de humanização do cuidado de enfermagem: experiências em unidade de terapia intensiva. Rev Eletr Enf. 2008;10(4):1041-9.
23. Watchter RM. Compreendendo a segurança do paciente. Buss C, Schotberger CPL, Silva AA; revisão técnica: Barcellos, GB] 2ª ed. Porto Alegre: AMGH, 2013.
24. Organização Pan-Americana de Saúde, Ministério da Saúde, Agência Nacional de Vigilância Sanitária. Brasília: Manual Cirurgias Seguras Salvam Vidas, 2010.
25. Brasil. Ministério da Saúde. Documento de referência para o Programa Nacional de Segurança do Paciente/Ministério da Saúde; Fundação Oswaldo Cruz; Agência Nacional de Vigilância Sanitária. –Brasília: Ministério da Saúde, 2014. p.40.
26. Brasil. Agência Nacional de Vigilância Sanitária. Higienização das mãos em serviços de saúde. Brasília: Anvisa, 2007. p.52.
27. Siegel JD et al. Guideline for Isolation Precautions: Preventing Transmission of Infectious Agents In Healthcare Settings. Healthcare Infection Control Practices Advisory Committee, USA, Centers for Disease Control and Prevention, 2007. [Internet] [Acesso em 31 jan 2016]. Disponível em: http://www.cdc.gov/ncidod/dhqp/pdf/isolation2007.pdf
28. Brasil. Ministério da Saúde. Agência Nacional de Vigilância Sanitária. Série Segurança do Paciente e Qualidade em Serviços de Saúde Medidas de Prevenção de Infecção Relacionada à Assistência à Saúde. 1a ed. Brasília, 2013
29. Siegel J, Rhinehart E, Jackson M, et al. Management of Multidrug-Resistant Organisms in Healthcare Settings, 2006. New York: Healthcare Infection Control Practices Advisory Committed, 2006.
30. Springhouse. As melhores práticas de enfermagem: procedimentos baseados em evidências. [Tradução: Garcez, RM Revisão Técnica: Silva, LMG, Moreira, RSL] 2a ed. Porto Alegre: Artmed, 2010.
31. Vieira, DFVB Implantação de protocolo de prevenção da pneumonia associada à ventilação mecânica: impacto do cuidado não farmacológico. Porto Alegre: Universidade Federal do Rio Grande do Sul. Faculdade de Medicina. Programa de Pós-Graduação em Epidemiologia, 2009 (Tese).
32. AMIB, Departamento de Odontologia e Departamento de Enfermagem. Procedimento Operacional Padrão: Higiene Bucal (HB) do paciente internado em UTI (Adulto), 2014. [Internet] [Acesso em 31 jan 2016]. Disponível em: http://www.amib.org.br/fileadmin/user_upload/amib/POP_Isabel_8.5.pdf
33. HCPA, Protocolo de Prevenção de Pneumonia Associada à Ventilação Mecânica, 2015. [Internet] [Acesso em 11 março 2016]. Disponível em: http://proqualis.net/sites/proqualis.net/files/protocolo%20pavm%20hcpa.pdf
34. Pronovost P, Needham D, Berenholtz S, Sinopoli D, Chu H, Cosgrove S, et al. An intervention to decrease catheter-related bloodstream infections in the ICU. N Engl J Med. 2006;355:2725-32.
35. Santos AE, Siqueira ILCP, Silva SC da. Boas práticas de enfermagem em adultos: procedimentos especializados. 1a ed. São Paulo: Atheneu, 2009.

CAPÍTULO 314

CUIDADOS DE ENFERMAGEM NA MONITORIZAÇÃO DO PACIENTE GRAVE

Anderson Nunes Fava
Melissa Cuartero Gimenes Piovesam

DESTAQUES

- A monitorização do paciente grave em UTI possibilita a obtenção de dados que direcionam as condutas a serem realizadas para a sua estabilização.
- A monitorização eletrocardiográfica contínua possibilita identificar, no monitor à beira leito, o ritmo, a frequência e a presença de arritmias.
- A pressão arterial não invasiva deve ser corretamente avaliada, pois uma verificação inadequada pode levar a condutas errôneas, como o emprego de drogas vasoativas e reposição volêmica.
- A oximetria de pulso consiste em uma técnica não invasiva da monitorização da saturação de oxigênio da hemoglobina.
- A capnografia é a medida e a representação gráfica do nível de dióxido de carbono que aparece na entrada das vias aéreas, permitindo uma aproximação com o CO_2 alveolar.
- O índice bispectral (*bispectral index* – BIS®) foi desenvolvido especificamente para avaliar a resposta do paciente aos anestésicos e sedativos.
- A pressão arterial invasiva é indicada quando são necessárias monitorização contínua da pressão arterial e/ou coleta frequentes de gasometrias arteriais.
- A pressão venosa central pode contribuir para avaliação e controle do estado do volume intravascular por meio da resposta à infusão de líquidos de modo seriado.
- A monitorização hemodinâmica objetiva a obtenção de dados sobre oferta e consumo de oxigênio aos tecidos, associados ao manejo no débito cardíaco e resistência vascular sistemica.
- A monitorização da pressão intracraniana quantifica precocemente o grau de anormalidade, criando oportunidades para a intervenção médica e terapias direcionadas para evitar a isquemia cerebral.
- A pressão intra-abdominal associada a parâmetros clínicos permite identificar a síndrome do compartimento abdominal.

INTRODUÇÃO

A monitorização do paciente grave em unidades de terapia intensiva (UTI) é um dos primeiros procedimentos realizados pela enfermagem, possibilitando a obtenção de dados que demonstram relação com estados fisiológicos normais ou anormais, indicando, por vezes, a gravidade do paciente e direcionando as condutas a serem realizadas para a sua estabilização. Os dados obtidos servem para nortear diagnóstico, conduzir e avaliar a resposta terapêutica e complementar avaliação clínica; qualquer erro durante o processo poderá retardar a terapia ou ensejar uma conduta inapropriada.[1-2]

No ambiente de terapia intensiva, é visível o crescente uso de recursos tecnológicos para obtenção de dados que guiem a terapêutica, e o aprimoramento do enfermeiro em utilizar a tecnologia em favor do paciente e saber interpretar esses dados se tornaram primordiais para um cuidado adequado.[1-3]

O objetivo deste capítulo é descrever a assistência de enfermagem aplicável às técnicas de monitorização invasiva e não invasiva mais utilizadas na UTI. No Quadro 314.1, seguem alguns cuidados que são aplicáveis em todas as técnicas de monitorização.

MONITORIZAÇÃO NÃO INVASIVA

MONITORIZAÇÃO ELETROCARDIOGRÁFICA

A monitorização eletrocardiográfica contínua por meio de fios é o sistema mais utilizado em unidades intensivas. Ele possibilita identificar, no monitor à beira leito, o ritmo, a frequência e a presença de arritmias. A tecnologia atual permite que esses dados sejam obtidos em uma estação de monitorização central, gerando maior comodidade e privacidade, bem como maior segurança ao paciente mediante o acompanhamento contínuo do respectivo traçado eletrocardiográfico. Na obtenção de dados fidedignos, é crucial que a enfermagem observe uma série de cuidados (Quadro 314.2) para minimizar interferências. Todos os sistemas utilizam derivações para registrar a atividade elétrica cardíaca. A derivação II, por exemplo, é comumente utilizada porque registra complexos eretos bem formados, porém é aconselhável a utilização de sistemas de múltiplas derivações que oferecem análises múltiplas do coração, facilitando a visualização de arritmias cardíacas complexas.[1-2]

PRESSÃO ARTERIAL NÃO INVASIVA (PNI)

A verificação da pressão arterial não invasiva se dá com um esfigmomanômetro e um estetoscópio ou um monitor automatizado, o mais comumente usado em terapia intensiva. Apesar de procedimento habitual, não deve ser subestimado, pois uma verificação inadequada da pressão arterial pode ensejar condutas errôneas, como o emprego de drogas vasoativas e reposição volêmica.[4-5] No Quadro 314.3, seguem os cuidados de enfermagem na verificação da PNI.

OXIMETRIA DE PULSO

A oximetria de pulso consiste em uma técnica não invasiva da monitorização da saturação de oxigênio da hemoglobina (SaO_2). Por meio de um sensor com dois diodos emissores de luz (infravermelha e vermelha) e um fotodiodo receptor de luz que, ao ser refletido pelo sangue arteriolar, é registrado e transformado em porcentagem de saturação de hemoglobina (SpO_2) e frequência de pulso. O sensor deve ser fixado a um leito vascular pulsátil como a ponta do dedo, lobo da orelha ou nariz. Os novos oxímetros de pulso dispõem do cálculo do índice de perfusão periférica (capaz de mensurar indire-

---

QUADRO 314.1. Cuidados aplicáveis em todas as técnicas de monitorização.

Assistência de enfermagem	Considerações
• Higiene das mãos.	• Reduzir a transmissão de microrganismos.
• Reunir material e equipamentos.	• Otimizar tempo.
• Orientar o paciente e familiar sobre a importância da monitorização, esclarecendo dúvidas.	• Obter a cooperação do paciente e do familiar e reduzir a ansiedade.
• Conhecer o manuseio do equipamento.	• Transmitir segurança ao paciente e ao familiar. • Segurança no uso da tecnologia. • Evitar erros de manipulação, dados não fidedignos e interpretação incorreta. • Identificar interferências e artefatos.
• Conhecer as indicações e contraindicações da tecnologia.	• Indicação apropriada. Evitar erros de interpretação.
• Relacionar avaliação clínica com os dados fornecidos pela monitorização.	• Aperfeiçoar assertividade na avaliação clínica e conduta para o paciente.
• Trate o paciente, e NUNCA o monitor.	• Dados isolados numericamente normais ou anormais não podem ser esperados ou aplicados a todos os pacientes, pois não reproduzem todo o contexto do estado clínico do paciente, que deve ser considerado e individualizado. • Buscar apenas parâmetros numericamente normais ou supranormais pode ser deletério para os pacientes.

tamente a perfusão periférica microvascular) e variabilidade de perfusão. Os valores normais da SaO_2 em um paciente em ar ambiente são de 95% a 100%, e valores inferiores a 85% indicam que os tecidos não estão recebendo oxigênio adequadamente, necessitando de uma avaliação mais ampla. O método tem cuidados específicos (Quadro 314.4) e algumas limitações, e os valores da SaO_2 não são confiáveis na parada cardíaca, choque, hipotermia, sob o uso de drogas vasoconstritoras, na anemia grave, com elevado nível de monóxido de carbono e sob compressão arterial direta ou no posicionamento inadequado do sensor.[1,6-7]

CAPNOGRAFIA

Medida em representação gráfica do nível de dióxido de carbono que aparece na entrada das vias aéreas, permitindo uma aproximação com o CO_2 alveolar. Pode ter várias apresentações, como aparelho portátil, módulo do monitor multiparâmetros ou acoplado ao ventilador mecânico. Todas elas utilizam espectroscopia infravermelha que compara a quantidade de luz infravermelha absorvida por uma amostra de gás do paciente com a quantidade de luz absorvida em uma câmera que não contém dióxido de carbono. A cada ciclo respiratório, é medida a concentração de CO_2 no

QUADRO 314.2. Cuidados de enfermagem na monitorização eletrocardiográfica.

Assistência de enfermagem	Considerações
Seleção de um local estável para aplicação do eletrodo. Evitar protuberâncias ósseas, articulações e dobras na pele.	Reduzir artefatos de movimento.
Realizar tricotomia de excesso de pelos do local.	Permitir a aderência do eletrodo na pele.
Realizar a limpeza local com gaze seca, diminuindo a oleosidade da pele e removendo detritos celulares.	Evitar artefatos por má aderência do eletrodo.
Ajustar o alarme de modo que não fique muito próximo da frequência do paciente. Caso o paciente esteja bradicárdico ou taquicárdico, o ajuste do alarme deve ser discutido com o médico.	Evitar disparos excessivos da frequência cardíaca.
Ajustar o ganho, sensibilidade e selecionar a derivação adequada.	Garantir um traçado de ECG adequado.
Garantir que o cabo de ECG esteja conectado ao receptáculo e que os cabos e os fios dos eletrodos não estejam danificados.	Evitar que o traçado fique intermitente ou com interferência.

ECG: eletrocardiograma.

QUADRO 314.3. Cuidados de enfermagem na verificação da PNI.

Assistência de enfermagem	Considerações
Utilizar o manguito apropriado para o paciente. A bolsa inflável deve ter uma largura de 40% e o comprimento de 80% da circunferência do membro.	O tamanho inadequado do manguito pode subestimar ou superestimar a pressão verificada.
Manter o membro no nível do coração.	Obtenção de dados fidedignos.
Na admissão do paciente, a pressão arterial deve ser verificada em ambos os braços, exceto em contraindicações absolutas como mastectomia, fístula arteriovenosa, PICC ou outras situações avaliadas pela equipe. É esperada uma diferença de até 20 mmHg na pressão sistólica e 10 mmHg na diastólica. As verificações subsequentes devem ser efetuadas no braço com a pressão mais elevada.	Na presença de vasculopatias, alguns pacientes podem apresentar diferenças no valor da pressão entre os membros maiores do que as esperadas.
Orientar o paciente a não falar nem se movimentar durante a verificação da pressão.	Minimizar as interferências durante a verificação da pressão e obter um resultado mais fidedigno.
Ajustar o alarme de acordo com a clínica do paciente.	Evitar disparos excessivos e alertar para sinais potencialmente perigosos.
Programar o monitor para realização de leitura automática.	O enfermeiro deve estar atento para diminuir o intervalo entre as mensurações caso o paciente instabilize e, nos pacientes estáveis, para espaçar os intervalos e reduzindo o desconforto e risco de lesões no membro.
Alternar o manguito, se possível, e monitorar o membro.	Prevenir lesão cutânea.

PICC: cateter central de inserção periférica.

QUADRO 314.4. Cuidados de enfermagem com oximetria de pulso.

Assistência de enfermagem	Considerações
Inspecionar o local onde será colocado o sensor.	Colocar o sensor em locais onde há uma isquemia instalada ou má perfusão obterá um valor não fidedigno.
Posicionar corretamente o sensor em contato com a pele e o cabo conectado no receptáculo.	Garantir um valor fidedigno de frequência e oximetria de pulso.
Ao fixar o sensor, evitar que ele cause restrição ao fluxo ou ao retorno venoso.	Evitar má perfusão local e alterações nos valores obtidos.
Não molhar o sensor.	Aumentar durabilidade do sistema. Minimizar artefatos. Evitar a troca do sensor por mau uso.
Intercalar os locais utilizados.	Evitar que haja uma compressão prolongada do local e proporcionar maior conforto ao paciente.
Ajustar os alarmes para a clínica do paciente.	Evitar disparos excessivos e alertar para alterações potencialmente perigosas.
Comunicar ao médico e ao fisioterapeuta alterações significativas dos valores mensurados.	Proporcionar condutas que restabeleçam o quadro do paciente.
Realizar anotação de enfermagem referente ao padrão e à frequência respiratória relacionados com a SaO_2.	Permitir que o registro obtenha dados pertinentes sobre a clínica do paciente.

final da curva respiratória ($ETCO_2$). É recomendado o uso em pacientes com ventilação mecânica que necessitem frequentemente de mensuração dos gases arteriais para ajuste e manutenção de parâmetros, evitando repetidas punções arteriais. Os limites de normalidade são de 35 a 45 mmHg e, em condições normais, o PCO_2 é em torno de 5 mmHg superior à $ETCO_2$.[1,6]

O uso da capnografia é aconselhável em pacientes neurológicos intubados, participando da monitorização neurológica multimodal, auxiliando na prevenção e tratamento da hipertensão intracraniana e lesão neurológica secundária.

Para obtenção de dados fidedignos, devem-se seguir os cuidados específicos na instalação e manutenção da capnometria (Quadro 314.5).

ÍNDICE BISPECTRAL

O Índice Bispectral (*bispectral index* – BIS®) foi desenvolvido especificamente para avaliar a resposta do paciente aos anestésicos e sedativos. É um parâmetro processado do eletrencefalograma (EEG) frontal captado por um sensor aplicado na região do lobo frontal do paciente e enviado para monitor, onde é digitalizado e filtrado para evitar interferências na condução elétrica dos eletrodos posicionados na fronte e arco zigomático. Representado por um número entre 0 e 100, em que valores próximos a 100 indicam que o paciente está acordado, enquanto valores próximos a zero indicam ausência de atividade elétrica cerebral. Valores entre 40 e 60 são os recomendados para evitar o despertar do paciente.[8-9] O método requer atenção da equipe (Quadro 314.6).

QUADRO 314.5. Cuidados de enfermagem com a capnografia.

Assistência de enfermagem	Considerações
Conectar adequadamente o cabo ao sensor e ao monitor e realizar a calibração do sistema de acordo com as orientações do fornecedor.	Para que os valores sejam mais precisos, é necessário calibrar o sistema.
Conectar o sensor à cânula e ao circuito do ventilador, de modo que não ocorram fugas de gases no sistema.	Garantir que o valor medido seja fidedigno, fugas no sistema podem causar leituras incorretas.
Evitar sujidade do sensor por muco e condensações no sistema.	Causam interferência e impedem a leitura.
Ao coletar amostras de gasometria arterial, anotar o valor da $ETCO_2$ no momento da coleta e comparar com o resultado da PCO_2 da gasometria arterial.	Manter o controle da diferença entre os valores obtidos da $ETCO_2$ e da PCO_2, para ajuste e manutenção de parâmetros mais fidedignos.
Ajustar os limites do alarme para a clínica do paciente.	Evitar disparos excessivos e alertar para alterações potencialmente perigosas.
Comunicar ao médico mudanças abruptas da $ETCO_2$ imediatamente.	Intervenções imediatas nos parâmetros do ventilador mecânico podem se fazer necessárias para evitar danos ao paciente.

QUADRO 314.6. Cuidados de enfermagem na monitorização com o BIS.

Assistência de enfermagem	Considerações
• Higienizar a pele para instalar o eletrodo.	• Garantir uma boa fixação do eletrodo.
• Aderir os quatro pontos do eletrodo com pequena pressão local.	• Obter dados fidedignos.
• Conectar adequadamente o cabo ao sensor e ao monitor e realizar os testes do monitor fazendo pequena pressão no ponto em que ele indicar a necessidade.	• Evitar interferência e obter dados fidedignos.
• Trocar o eletrodo quando ele não estiver aderindo adequadamente ou o valor não for compatível com o quadro.	• Garantir monitorização fidedigna.
• Atentar para eventuais dispositivos (marca-passo provisório, manta térmica e colchão térmico) que podem interferir no valor obtido.	• Evitar aumento excessivo de sedativos.
• Atentar para alterações de condições clínicas (hipotermia, hipoglicemia, Alzheimer e isquemia cerebral) que alteram os valores obtidos.	• Permitir análise melhor dos valores obtidos e a clínica do paciente.
• Anotar valores obtidos e a dose de sedativos durante o plantão.	• Permitir que a equipe avalie a evolução do paciente e reduza ou aumente a dose dos sedativos quando necessário.

MONITORIZAÇÃO INVASIVA
PRESSÃO ARTERIAL INVASIVA (PAI)

A medida da pressão arterial invasiva consiste na introdução de um cateter em uma artéria por punção ou dissecção, em que ele se conecta a um sistema com um transdutor que converte e transmite para o monitor a energia detectada, que, por sua vez, converte o pequeno sinal do transdutor para um nível legível. Qualquer sistema de mensuração pode produzir falsas informações, a vigilância constante e a compreensão desses sistemas garantem a monitorização de alta qualidade. A PAI é indicada em algumas condições clínicas para as quais são necessárias determinações frequentes da pressão arterial como crise hipertensiva, estados de choque, uso de drogas vasoativas e pacientes que requerem amostras frequentes de sangue para gasometria arterial (graves anormalidades do desequilíbrio acidobásico e em pacientes com insuficiência respiratória). A PAI ainda deve ser utilizada no intra e pós-operatório imediato de cirurgia cardíaca, neurológica ou qualquer outra situação em que variações bruscas de pressão arterial não são toleráveis.[1-2,10]

A artéria radial é o local mais frequente para a introdução do cateter, podendo ser utilizadas também as artérias braquiais, femorais e pediosas. Para a seleção da artéria, devem ser considerados diversos fatores como o calibre da artéria em relação ao cateter (não pode haver oclusão ou impedimentos significativos do fluxo), estar livre de contaminação por secreções corporais e ser de fácil acesso. A parte distal do membro deve ter um fluxo colateral adequado (veja Quadro 314.7, teste de Allen) para os casos em que a artéria utilizada tornar-se ocluída.[1-2,10]

QUADRO 314.7. Cuidados de enfermagem na monitorização com a PAI.

Assistência de enfermagem	Considerações
• Realizar o teste de Allen (o enfermeiro comprime as artérias ulnar e radial, o paciente relaxa e aperta a mão até que ela esteja esbranquiçada, o enfermeiro libera a artéria ulnar e observa o retorno da coloração da mão), se o local escolhido é a artéria radial.	• Se a coloração retornar entre 5 e 7 segundos, a circulação ulnar está adequada. Se a circulação demorar mais de 7 segundos, o enchimento ulnar está inadequado e a canulação da artéria radial não deve ser realizada, prevenindo-se a isquemia do membro.
• O procedimento deve ser realizado com técnica estéril, e o enfermeiro deve interromper o procedimento caso haja contaminação do local ou do material utilizado.	• Reduzir o risco de infecção.
• O sistema deve ser montado com técnica asséptica, mantendo as conexões firmemente unidas (utilizar sistemas com o tipo Luer-lok), não permitindo que haja escape de sangue ou entrada de ar no sistema. Deve-se evitar o uso de extensores, se possível.	• Evitar a contaminação do sistema, perda acidental de sangue e embolia gasosa. O uso de extensor longo pode interferir no valor obtido.
• Verificar o zero hidrostático (quarto espaço intercostal à altura da linha axilar média) e zerar o sistema em relação à pressão atmosférica a cada 2 horas ou a cada mudança de posição do paciente.	• Obter dados fidedignos.

(Continua)

QUADRO 314.7. Cuidados de enfermagem na monitorização com a PAI.	(Continuação)
Assistência de enfermagem	**Considerações**
▪ Analisar a morfologia da curva e realizar o teste de "lavagem" (*fast flush*).	▪ Descartar subamortecimento, vazamento, amortecimento e obstrução. ▪ Determinar a resposta dinâmica do sistema de mensuração.
▪ Manter o posicionamento neutro do membro onde está inserido o cateter. A extremidade externa do cateter deve estar visível. Quando for necessário utilizar faixas de contenção do membro (em casos de risco de tração, agitação psicomotora e para garantir um posicionamento adequado), esta nunca deverá ser colocada sobre o local da inserção do cateter.	▪ Evitar interferência na obtenção de dados. Impedir a tração ou perda acidental do cateter.
▪ Realizar o curativo com solução antisséptica a cada 24 horas e se houver sujidade visível. Observar, na inserção do cateter, hiperemia, presença de secreção, edema ou sangramento.	▪ Evitar infecção e, na presença de sinais flogísticos, comunicar o médico prontamente.
▪ Manter a solução pressurizada a 300 mmHg e trocar a solução salina a cada 24 horas e, caso utilizada a heparina no sistema, observar a estabilidade da droga.	▪ Manter a perviabilidade do cateter. Evitar a contaminação do sistema. Evitar o uso de drogas inativas.
▪ Trocar o sistema de monitorização a cada 72 horas.	▪ Evitar infecção.
▪ Observar o membro quanto a temperatura, perfusão e coloração e atentar para os riscos de complicações: embolização arterial e sistêmica, insuficiência vascular, necrose, isquemia, hemorragias, injeção acidental de drogas por via intra-arterial, trombose, espasmos arteriais, hematoma local, dor local.	▪ Detectar precocemente a redução da circulação local e comunicar prontamente o médico para que sejam realizadas as intervenções necessárias.
▪ Utilizar técnica asséptica sempre que manipular o cateter ou o sistema.	▪ Evitar infecção.
▪ Realizar a lavagem do sistema com solução salina após coleta de sangue ou refluxo.	▪ Evitar a obstrução do sistema e embolização de coágulos.
▪ Ajustar os alarmes para a clínica do paciente.	▪ Evitar disparos excessivos e alertar para alterações potencialmente perigosas ou desconexão do sistema.

PRESSÃO VENOSA CENTRAL (PVC)

A medida da PVC se dá pela cateterização das veias jugulares, subclávias pelo cateter central conectado a um sistema com um transdutor que converte a energia detectada e a transmite para o monitor, este converte o pequeno sinal do transdutor para um nível legível. A PVC pode contribuir para avaliação e controle do estado do volume intravascular mediante resposta à infusão de líquidos, de modo seriado. Valores de PVC muito baixos ou muito elevados podem corresponder, respectivamente, à hipovolemia e hipervolemia. Apesar das limitações como método para avaliar a volemia, é o mais simples e barato a ser realizado à beira do leito (Quadro 314.8).[1-2,10]

MONITORIZAÇÃO HEMODINÂMICA INVASIVA E MINIMAMENTE INVASIVA

O objetivo da monitorização hemodinâmica em UTI é obter dados sobre oferta e consumo de oxigênio aos tecidos, associados a manejo no débito cardíaco e resistência vascular sistêmica. Estratégias envolvendo expansão volêmica, vasopressores e inotrópicos podem ser guiadas pela análise dos dados juntamente com a avaliação clínica do paciente.[10-12]

Considera-se monitorização hemodinâmica invasiva o uso de cateter de artéria pulmonar ou cateter arterial central, combinado com acesso vascular venoso central, para injeção de solução de soro fisiológico gelado para termodiluição e verificação da pressão venosa central. Atualmente, as tecnologias disponíveis mensuram pressões vasculares atreladas à metodologia de termodiluição isolada ou combinada com a análise da onda de pulso arterial, oferecendo adequados parâmetros de responsividade à expansão volêmica.[12-13]

A monitorização minimamente invasiva originou-se da tentativa de diminuir os riscos inerentes à técnica invasiva do cateter de artéria pulmonar, de possibilitar a instalação mais precoce em uma parcela maior de pacientes e de tornar seus benefícios e parâmetros seguros, comparados e adequados em relação ao cateter de artéria pulmonar, considerado método padrão-ouro. Para tanto, é necessária a cateterização de artéria radial ou axilar, com monitorização de pressão arterial invasiva e consequente análise dos elementos da curva arterial; e cateter venoso central para infusão de substância calibradora (quando necessário pela tecnologia) ou monitorização da pressão venosa central.[12]

As tecnologias menos invasivas que associam análise do contorno da onda de pulso arterial ou elementos da fase sistólica da onda de pressão arterial e que se destacam no mercado são: PICCO (da Pulsion – Alemanha) e o EV 1000 (da

QUADRO 314.8. Cuidados de enfermagem na monitorização da PVC.

Assistência de enfermagem	Considerações
▪ Certificar-se com o médico o posicionamento da ponta do cateter venoso central.	▪ Se o cateter não estiver bem posicionado, pode haver alterações nos valores obtidos.
▪ Para verificação da PVC, é necessário que o paciente esteja em posição supina.	▪ Garantir o retorno venoso adequado para obtenção de dados fidedignos.
▪ O sistema deve ser montado com técnica asséptica, mantendo as conexões firmemente unidas (utilizar sistemas com o tipo Luer-lok), não permitindo que haja escape de sangue ou entrada de ar no sistema. Deve-se evitar o uso de extensores, se possível.	▪ Evitar a contaminação do sistema, perda acidental de sangue e embolia gasosa.
▪ Deve-se evitar o uso de extensores, e o comprimento do circuito deve ser de até 110 cm.	▪ O uso de extensor longo pode interferir no valor obtido.
▪ Verificar o zero hidrostático (quarto espaço intercostal à altura da linha axilar média) e zerar o sistema em relação à pressão atmosférica antes de cada mensuração.	▪ Obter dados fidedignos.
▪ Garantir que não haja infusão de volume ou drogas na mesma via ou conectores abertos para outras vias durante a mensuração da PVC.	▪ Podem reproduzir valores falsamente elevados.
▪ Analisar a morfologia da curva e realizar o teste de "lavagem" (*fast-flush*).	▪ Descartar sub e amortecimento, vazamento e obstrução. Determinar a resposta dinâmica do sistema de mensuração.
▪ Manter a solução pressurizada a 300 mmHg e trocar a solução salina a cada 24 horas e, se utilizada heparina no sistema, observar a estabilidade da droga.	▪ Manter a perviabilidade do cateter. Evitar o refluxo de sangue no sistema e o uso de drogas inativas.
▪ Trocar o sistema de monitorização a cada 72 horas.	▪ Evitar infecção.
▪ Realizar a lavagem do sistema com solução salina após coleta de sangue ou refluxo.	▪ Evitar a obstrução do sistema e embolização de coágulos.
▪ Utilizar técnica asséptica sempre que manipular o cateter ou o sistema.	▪ Evitar infecção.
▪ Realizar o curativo com solução antisséptica de acordo com o tipo de cobertura escolhida e se houver sujidade visível. Observar, na inserção do cateter, hiperemia, presença de secreção, hematoma, edema ou sangramento.	▪ Evitar infecção e, na presença de sinais flogísticos ou complicações relacionadas à passagem do cateter, comunicar o médico imediatamente.

EdwardsLifesicences – Estados Unidos); e as minimamente invasivas: LIDCO plus, LIDCO rapid (da LIDCO Ltda – Inglaterra) e FloTrac (da EdwardsLifesciences – Estados Unidos).[13]

Diante da diversidade de recursos de monitorização hemodinâmica disponíveis hoje no mercado com metodologias de análise isoladas ou combinadas que necessitam ou não de cateteres ou sensores específicos, fazem-se necessários o conhecimento, a atualização e o treinamento constante da enfermagem para o manuseio correto do equipamento visando adequado cuidado, a avaliação e a conduta assistencial assertiva (Quadro 314.9).

PRESSÃO INTRACRANIANA (PIC)

A monitorização da PIC tem como objetivo quantificar precocemente o grau de anormalidade, criando oportunidades para a intervenção médica e terapias direcionadas para evitar a isquemia cerebral. Para a obtenção dos valores da PIC, pode-se utilizar cateter intraventricular, um pino subaracnoide, cateter epidural ou subdural, ou um cateter com transdutor fibróptico na extremidade, inserido no tecido cerebral ou no ventrículo. Com a monitorização da PIC, é possível a monitorização da pressão de perfusão cerebral (PPC), obtida subtraindo-se a PIC média da pressão arterial média (PAM) (Quadro 314.10), em que o valor desta deve ser superior a 60 mmHg, enquanto o valor da PIC deve se manter até 15 mmHg, mas, em alguns casos, são tolerados valores maiores.[1,14-15]

PRESSÃO INTRA-ABDOMINAL (PIA)

A monitorização da pressão intra-abdominal associada a parâmetros clínicos como distensão abdominal, oligúria, anúria, hipoxemia e altas pressões inspiratórias permite identificar a síndrome do compartimento abdominal.[16] A PIA normal varia entre 0 e 12 mmHg e pode estar relacionada ao índice de massa corporal (IMC). Pressões acima de 15 a 20 mmHg são capazes de reduzir o débito urinário, aumentar a pressão respiratória e diminuir o débito cardíaco. Pressões maiores que 25 mmHg são frequentemente associadas a mudanças fisiológicas clinicamente significativas. A PIA elevada foi associada com desenvolvimento de síndrome de disfunção orgânica múltipla e alta letalidade.[17]

QUADRO 314.9. Cuidados de enfermagem na monitorização hemodinâmica invasiva e minimamente invasiva.

Assistência de enfermagem	Considerações
• Conhecer a indicação e contraindicação da tecnologia de monitorização escolhida.	• Uso adequado da tecnologia. Assertividade na escolha e nas condutas.
• Conhecer os cuidados no manuseio do equipamento e a leitura dos dados hemodinâmicos de acordo com a tecnologia.	• Garantir o operacional adequado para a tecnologia escolhida e medidas fidedignas.
• Reunir material de acordo com a tecnologia. Ver descrição de PVC e PAI	• Garantir agilidade e disponibilidade dos recursos.
• Orientar o paciente e a família.	• Direito a informação e consentimento. • Colaboração e redução da ansiedade do paciente e da família.
• Técnica asséptica completa com barreira máxima.	• Reduzir infecção.
• Montar e organizar o material em mesa auxiliar com técnica estéril. Ver descrição de PVC e PAI.	• Reduzir infecção. • Garantir a quantidade adequada de materiais e agilidade no procedimento.
• Conferir se realização de analgesia local ou EV.	• Garantir analgesia. • Conforto ao paciente.
• Assistir à passagem do cateter escolhido.	• Auxiliar o procedimento • Garantir técnica asséptica, fixação e conexões corretas.
Ver cuidados de passagem e manutenção específicos para PVC e PAI.	• Cuidados corretos. • Assegurar dados fidedignos.
• Inserir dados do paciente (peso, altura, idade, sexo e alguns exames laboratoriais) de acordo com a solicitação do monitor para instalação, e diluição com calibração ou medida intermitente se necessário.	• Garantir dados hemodinâmicos diretos e indiretos calculados corretamente.
• Realizar a zeragem dos sistemas transdutores de pressão, diluição e calibração de acordo com as recomendações da monitorização escolhida.	• A maioria das tecnologias analisa as variáveis hemodinâmicas por meio das curvas de pressão, podendo necessitar de diluição e calibração para que a monitorização seja iniciada. • Garantir dados hemodinâmicos diretos e indiretos calculados corretamente.
• Posicionar paciente a 30°. • Checar se a ventilação mecânica está no modo controlado livre de esforço respiratório, o volume-corrente de 8 mL/kg e a pressão positiva no final da expiração entre 8 e 10 cm de H_2O.	• Menor interferência e influência da variação da pressão intratorácica durante o ciclo respiratório e as medidas hemodinâmicas. • Reproduzir cenário ideal conhecido para maior acurácia da análise hemodinâmica.

QUADRO 314.10. Cuidados de enfermagem na monitorização da PIC.

Assistência de enfermagem	Considerações
• Medir com precisão a PIC e documentar a cada hora e quando houver alterações.	• Permitir que a equipe avalie a evolução do paciente e realize as intervenções necessárias.
• Manter o decúbito elevado a 30° com a cabeça em posição neutra, alinhada com o tórax.	• Garantir a drenagem venosa do cérebro.
• Calcular a PPC a cada hora (PPC=PAM-PIC).	• Deve-se comunicar ao médico valores de PPC menores que 70 ou maiores que 90 mmHg para que haja intervenções imediatas para estabilização do paciente.
• Prevenir hipertermia. • Evitar calafrios e tremores.	• Para evitar piora da área de penumbra e aumento da PIC, usa-se a normotermia e o aumento de temperatura deve ser tratado imediatamente.
• Ajustar os limites de alarmes no monitor e mantê-los ligados.	• Evitar disparos excessivos. • Alertar alterações potencialmente perigosas.
• Manter as conexões entre o cateter, o transdutor e o monitor firmemente unidas.	• Evitar entrada de ar no sistema. • Obter dados fidedignos.
• Realizar o curativo com solução antisséptica a cada 24 horas e se houver sujidade visível. Observar, na inserção do cateter, hiperemia, presença de secreção ou edema.	• Evitar infecção.
• Realizar fixação externa do cateter ao paciente com meso e contrameso.	• Evitar trações ou saída acidental do cateter.
• Posicionar linha de extensão do cateter de fibra ótica livre de dobras e torções.	• Evitar a quebra do filamento da fibra ótica.

PIC: pressão intracraniana; PPC: pressão de perfusão cerebral; PAM: pressão arterial média.

A indicação de monitorização da PIA é de competência médica, e a monitorização é de responsabilidade do enfermeiro (Quadro 314.11), de quem são exigidos o conhecimento e a habilidade técnica, devendo respaldar suas ações em protocolo institucional que deve ter preconizados os materiais e a técnica. A verificação da PIA pode ser realizada diretamente pela inserção de um cateter no compartimento abdominal, ou indiretamente, pela monitorização da pressão gástrica ou vesical, sendo esta última a mais usada no ambiente de terapia intensiva.[17-18]

QUADRO 314.11. Cuidados de enfermagem na monitorização da PIA.

Assistência de enfermagem	Considerações
Manter o paciente em posição supina.	Facilidade para realizar o procedimento e garantir dados fidedignos ao mensurar a PIA.
Realizar a sondagem vesical do paciente com sonda Folley de duas vias, caso haja o sistema próprio para verificação de PIA, ou de três, se utilizar o circuito de 110 cm. Utilizar o sistema de mensuração adequado e de acordo com o protocolo institucional.	Manter o sistema fechado e evitar a contaminação do sistema por manipulação.
Verificar o zero hidrostático (de acordo com o protocolo institucional) e zerar o sistema em relação à pressão atmosférica antes de cada mensuração.	Obter dados fidedignos.
Fechar a pinça anterior à bolsa coletora do débito urinário caso não utilize sistema de PIA valvular automático.	Evitar que haja perda da solução infundida para a verificação.
Em adultos, infundir até 25 mL de solução salina antes da verificação.	Obter dados fidedignos.
Realizar o valor da leitura após estabilização do traçado obtido.	Obter dados fidedignos.
Abrir a pinça anterior à bolsa coletora do débito urinário caso não utilize sistema de PIA valvular automático. Descontar o valor infundido do volume da diurese.	Evitar que haja retenção urinária. Garantir um controle rigoroso de diurese.
Registrar o procedimento realizado e os valores obtidos.	Permitir que a equipe avalie a evolução do paciente e realize as intervenções necessárias.

REFERÊNCIAS BIBLIOGRÁFICAS

1. Moura DF Jr, Costa AC, Morbeck RA, Shiramizo SCPL. Cuidados de enfermagem na monitorização do paciente grave.In:Knobel E. Condutas no paciente grave.3º edição. São Paulo: Atheneu, 2006. p.1514-23.
2. Hudak CM, Gallo BM. Cuidados intensivos de enfermagem: uma abordagem holística. 6º edição. Rio de Janeiro: Guanabara Koogan, 1997. Capítulo 12, Histórico de enfermagem: Sistema cardiovascular. p.126-93.
3. Silva MCM, Sousa RMC, Padilha KG. Fatores associados ao óbito e a readmissão em Unidade de Terapia Intensiva. Rev Latino-Am Enfermagem [Internet]. [;19(4):[09 telas]. [Acesso em 30 Jan 2016]. Disponível em: http://dx.doi.org/10.1590/S0104-11692010000200013
4. SciELO [Internet]. São Paulo (SP): Arquivos Brasileiros de Cardiologia; 2010. [Internet] [31 Jan 2016]. Disponível em: http://dx.doi.org/10.1590/S0066-782X201000170000
5. Fava NA, Artilheiro APS, Guerra MRA, Lucinio NM, Moura NA, Moura DF Jr, et al. Mensuração da pressão arterial não invasiva pode causar iatrogenia? XXXIII Congresso da sociedade de cardiologia do estado de São Paulo. 7-9 Junho 2012; São Paulo. SP: Farol; 2012.
6. Smeltzer SC, Bare BG. Tratado de enfermagem médico-cirúrgica. 9º edição. Rio de Janeiro: Guanabara Koogan; 2002. Capítulo 19, Avaliação da função respiratória. p.363-89.
7. Menezes IAC, Santos MRV, Cunha CLP. O Índice de Perfusão da Oximetria de Pulso na Avaliação da Função Endotelial na Aterosclerose. Arq Bras Cardiol [Internet]. [Acesso em 31 jan 2016]. Disponível em: http://www.arquivosonline.com.br/2014/aop/aop_5774.pdf
8. Sandin RH, Enlund G, Samuelsson P, Lennmarken C. Awareness during anaesthesia: a prospective case study. Lancet. 2000;355:707-11.
9. Nunes RR, Chave IMM, Alencar JCG, Franco SB, Oliveira YGBRO, Menezes DGA. Índicebispectral e outros parâmetros processados do eletroencefalograma: uma atualização. Rev Bras Anestesiol. [Internet]. 2012;62(1):105-17. [Acesso em 31 jan 2016]. Disponível em: http://dx.doi.org/10.1590/S0034-70942012000100014
10. Dias FS, Rezendde E, Mendes CL, Réa-Neto A, David CM, Schettino G, et al. [Parte II: monitorização hemodinâmica básica e cateter de artéria pulmonar]. Rev Bras Ter intensiva. 2006;18(1):63-77.
11. Busse L, Davison DL, Junker C, Chawla LS. Hemodynamic Monitoring in the Critical Care Environment. Adv Chronic Kidney Dis. 2013;20(1):21-9.
12. Schettino G, Ederlon R, Mendes CL, Réa-Neto A, David CM, Llobo SM, et al. [Consenso Brasileiro de Monitorização e Suporte Hemodinâmico - Parte III: Métodos Alternativos de Monitorização do Débito Cardíaco e da Volemia]. Rev Bras Ter Intensiva. 2006;18(1):78-85.
13. Vincent JL, Rhodes A, Perel A, Martin GS, Della Rocca G, Vallet B, et al. Clinical review: Update on hemodynamic monitoring - a consensus of 16. Critical Care. 2011;229(15):2-8.
14. Maas AI, Stocchetti N, Bullock R. Moderate and severe traumatic brain injury in adults. Lancet Neurol. 2008 Aug;7(8):728-41.
15. Smith RN. Modalidades de tratamento: sistema nervoso. In: Hudak CM, Gallo BM. Cuidados intensivos de enfermagem: uma abordagem holística. 6º edição. Rio de Janeiro: Guanabara Koogan, 1997. p.643-64.
16. Prado LFA, Alves A Jr, Cardoso ES, Andrade RS, Andrade RS, Fernandes MK. Pressão intra-abdominal em pacientes com trauma abdominal. Rev Col Bras Cir. [Internet]. 2005;32(2):83-9. [Acesso em 31 jan 2016]. Disponível em: http://dx.doi.org/10.1590/S0100-69912005000200008
17. Japiassú AM, Falcão H, Freitas F, Souza PC, Lannes R, Sato RI, et al. Mensuração da Pressão Intra-Abdominal nas Unidades de Tratamento Intensivo. A Opinião dos Médicos Intensivistas. Rev Bras Ter Intensiva. [Internet]. 2007;10(2):186-91. [Acesso em 31 jan 2016]. Disponível em: http://www.scielo.br/pdf/rbti/v19n2/a08v19n2
18. Machado AF. Mensuração da pressão intra-abdominal. São Paulo (SP): Conselho Regional de Enfermagem de São Paulo, 2009. p.6.

CAPÍTULO 315

DISTÚRBIOS DA DEGLUTIÇÃO NO PACIENTE GRAVE

Dayse Manrique
Andrea Peiyun Chi Sakai

DESTAQUES

- A disfagia é uma afecção muito comum em pacientes graves, e a suspeita clínica é a chave para evitar as complicações infecciosas respiratórias e nutricionais resultantes.
- As condições críticas dos pacientes na UTI, além da doença de base, colaboram para alterar a dinâmica da deglutição: uso de drogas sedativas, imobilização, tubos de alimentação, ventilação mecânica, traqueostomia, entre outros.
- As infecções respiratórias relacionadas a permanência prolongada no hospital, ventilação mecânica e patógenos multirresistentes são agravadas pela aspiração direta (conteúdo da orofaringe) secundária à disfagia.
- A aspiração direta é insidiosa e incaracterística, e os métodos diagnósticos complementares não têm sensibilidade e especificidade suficientes para caracterizar a aspiração de saliva como fator causal da infecção respiratória.
- A nasofibrolaringoscopia ou videoendoscopia da deglutição, realizadas à beira do leito, são o método complementar mais efetivo para diagnosticar aspiração de saliva em pacientes críticos, sem sedação ou contrastes, permitindo observar a aspiração da saliva, o reflexo de tosse e a sensibilidade das estruturas faringolaríngeas.
- Na suspeita clínica de disfagia, a medida inicial consiste em excluir a alimentação por via oral, ou alimentos de consistência específica de menor risco, com a utilização de espessantes alimentares e com treino em fonoaudióloga.
- A redução da saliva com drogas ou da toxina botulínica pode ser indicada nas dificuldades de extubação agravadas por hipersecretividade ou infecções respiratórias com aspiração de saliva e tosse ineficaz.
- Existem evidências de que as intervenções para a reabilitação da deglutição e a redução da saliva em pacientes com aspiração direta sejam eficazes em reduzir o tempo de internação e a evolução mais grave das infecções respiratórias.

FISIOLOGIA DA DEGLUTIÇÃO E DEFINIÇÃO DE DISFAGIA

A deglutição é o processo contínuo em que substâncias exógenas (alimentos, medicamentos) e endógenas (saliva, secreções) são transportadas da boca até o estômago. Consiste em uma complexa cascata de eventos dependente da integridade anatômica e funcional e da *interação coordenada de 30 músculos*, seis nervos cranianos, ossos, cartilagens e ligamentos.[1] É dividida em três (oral, faríngea e esofágica) ou quatro (preparatória oral, oral propriamente dita, faríngea e esofágica) fases.

Na fase preparatória oral ocorrem a ingestão voluntária do alimento e sua mistura com a saliva para formação do bolo alimentar. Com a movimentação da língua, ele é direcionado para mastigação pelos dentes e, posteriormente, projetado para a cavidade oral. Na fase oral propriamente dita, *é desencadeada* a deglutição, inicialmente de forma voluntária. A via aferente se dá pelos nervos cranianos V – trigêmeo (receptores orais), VII – facial e IX – glossofaríngeo (paladar), e a via eferente pelos VII – facial (mímica oral e facial), XII – hipoglosso (língua) e V – trigêmeo (mandíbula).

A fase faríngea engloba uma sequência de eventos desde a movimentação posterior da língua e anterior do palato mole, elevação do palato em direção à nasofaringe para bloqueio de refluxo nasal de substâncias ingeridas, elevação da língua e laringe, fechamento da glote e projeção posterior da epiglote sobre supraglote, para passagem do bolo alimentar da faringe ao esôfago com proteção das vias aéreas inferiores, sendo finalizada pelo retorno de todo arcabouço para a posição original. A inervação sensorial nesta etapa é dada pelo V, IX e X pares de nervos cranianos, enquanto a motora o é pelos V, VII, IX, X e XII, e qualquer alteração nesta fase da deglutição maximiza o risco de aspiração. A duração das fases oral e faríngea é de poucos segundos.

E, por fim, a fase esofágica, em que ocorre a propulsão do bolo alimentar do esfíncter esofágico superior ao inferior e estômago por meio do peristaltismo da musculatura esofágica. O X nervo craniano e suas ramificações são responsáveis pela inervação sensitiva e motora nesta fase.

A disfagia é a manifestação clínica de comprometimento no processo da deglutição, podendo afetar uma ou mais fases. É dita orofaríngea quando acomete o transporte do alimento da boca ao esôfago, e esofágica quando afeta a última fase. É uma condição de frequência não desprezível, com prevalência estimada de 20% entre os idosos e de 20% a 60% entre os pacientes críticos. Sua etiologia pode ser local ou sistêmica, anatômica ou funcional, e pode levar a graus variáveis de desnutrição e desidratação.

Em resumo, os sintomas, sinais e complicações das disfagias se caracterizam por interrupção ou desvio do trânsito dos alimentos e/ou secreções quando um ou vários dos mecanismos de propulsão, vedamento e contração, coordenação ou sincronia desses músculos encontram-se comprometidos. As alterações podem ser no sistema periférico das vias aerodigestivas superiores, no sistema nervoso central (SNC), de origem mecânica intrínseca ou extrínseca (como alterações na coluna vertebral, mediastino). Portanto, a etiologia é ampla e o diagnóstico preciso é determinante para prevenção de complicações como desnutrição e infecções respiratórias recorrentes.

Com a perda dos reflexos e mecanismos protetores das vias aéreas inferiores durante a deglutição, potencializa-se o risco de aspiração traqueal de diversos materiais (alimentos, medicamentos, microrganismos patógenos e comensais das vias aéreas superiores, corpos estranhos etc.) e de complicações como traqueobronquites e pneumonias aspirativas. Essas aspirações podem ocorrer de modo silente, sendo assintomáticas ou oligossintomáticas, ou de modo evidente como nas aspirações maciças após vômitos.[2] Nas infecções secundárias à aspiração do conteúdo orofaríngeo, os eventos são inespecíficos e caracterizados pela aspiração persistente, crônica e em pequenos volumes de saliva e/ou secreções (Figura 315.1).

A pneumonia aspirativa incide em 17% a 22% dos pacientes em internação hospitalar, aumentando sobremaneira sua morbidade e mortalidade.[3] Os agentes etiológicos mais frequentemente isolados são anaeróbios, gram-negativos e *Staphylococcus aureus* multirresistentes. O quadro clínico característico é de febre, tosse, taquipneia e modificação das secreções traqueais, podendo ser acompanhado por outros sinais de desconforto respiratório. Radiologicamente,

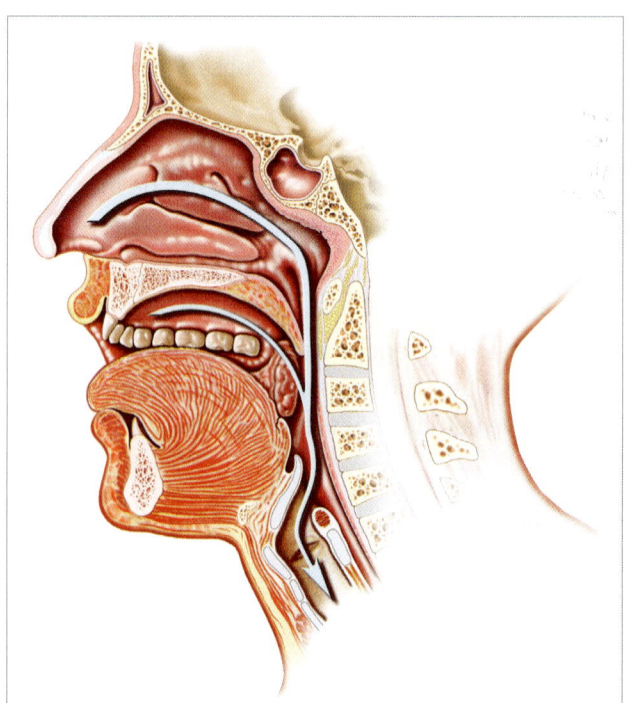

FIGURA 315.1. Aspiração traqueal direta (conteúdo das vias aerodigestivas superiores).

o achado mais típico é de infiltrado em bases pulmonares, especialmente à direita, além de consolidação, cavitação e efusão pleural.[4] Os antimicrobianos usualmente empregados na terapia são as penicilinas associadas aos inibidores de betalactamase, os carbapenêmicos e as cefalosporinas de 3ª geração associadas à clindamicina. A *síndrome* de Mendelson é caracterizada por episódios recorrentes de pneumonites químicas por aspiração do conteúdo gástrico. Outras complicações pulmonares descritas são os abscessos pulmonares, as bronquiectasias e a fibrose intersticial.

PACIENTES DE RISCO PARA DESENVOLVIMENTO DE DISFAGIA

Situações de risco para o desenvolvimento de disfagia e quadros aspirativos, a seguir:

- Idade avançada ou presbifagia, com maior duração da fase oral, mais episódios de penetração laríngea, menor relaxamento esfíncter esofágico superior;[5]
- Má higiene dentária pela proliferação local de bactérias comensais e patogênicas e pela presença de biofilme nas placas dentárias;
- Variações do nível de consciência como sonolência, torpor, coma;
- Alterações anatômicas como neoplasias locais, divertículos esofágicos;
- Afecções neurológicas como neoplasias centrais, acidentes vasculares encefálicos (50% de risco de pneumonia aspirativa[4]), traumatismos cranioencefálicos, doenças neuromusculares, demências, paralisias cerebrais, doença de Parkinson;
- Pós-procedimentos terapêuticos como cirurgias de cabeça e pescoço, de esôfago ou de coluna cervical, radioterapias, fármacos (sedativos, benzodiazepínicos, antipsicóticos, anticolinérgicos), intubação orotraqueal prolongada, ventilação mecânica, traqueostomia, uso de sondas nasais.[2]
- Nos procedimentos envolvendo segmento cefálico e cervical, podem ocorrer lesões intencionais ou iatrogênicas de estruturas nervosas e fonoarticulatórias. Alguns medicamentos administrados aos pacientes críticos podem interferir no processo de deglutição pela alteração do estado de consciência ou comportamento, aumento ou diminuição das secreções corporais. O refluxo gastroesofágico e o uso de sondas nasais para dieta propiciam episódios de aspiração. As sondas, assim como as cânulas de intubação, facilitam a instalação de quadros infecciosos pela colonização bacteriana desses dispositivos e formação de biofilmes que as tornam mais resistentes à terapia antimicrobiana;[2]
- Infecções como herpes, candidíase, difteria, sífilis, botulismo;
- Doenças sistêmicas como amiloidose pelo depósito de proteínas anormais em órgãos e tecidos.

CONDIÇÕES DE RISCO PARA O DESENVOLVIMENTO DE DISFAGIA EM PACIENTES CRÍTICOS

Cerca de metade dos pacientes críticos em cuidados intensivos desenvolve um quadro de polineuropatia periférica, apresentando desde fraqueza muscular até tetraplegia. Os casos de disfagia não estariam diretamente relacionados à polineuropatia, mas sim ao desuso de todo o arcabouço envolvido na deglutição.[3,5]

A intubação orotraqueal e a traqueostomia desviam o fluxo aéreo das vias aéreas superiores para a traqueia, alterando, desse modo, a sensibilidade faríngea e laríngea e comprometendo a via aferente do reflexo da tosse. O reflexo da tosse pode ser iniciado por receptores em toda a via aérea, alcançar os centros bulbares via nervos cranianos V, IX e X e retornar aos músculos efetores faciais, faríngeos, laríngeos, estomatognáticos, diafragma, intercostais e abdominais através do X nervo. A tosse é um dos reflexos protetores das vias aéreas; sua ausência ou ineficácia propiciam a ocorrência de episódios de penetração e aspiração traqueal.

Pacientes submetidos à intubação orotraqueal prolongada (mais de 48 horas) podem apresentar, além do comprometimento sensitivo, lesões faríngeas e laríngeas *como edema*, granulomas, ulcerações locais, paralisias de dobras vocais e têm 50% a mais de chance de evoluir com disfagia pós-extubação.[3,6] Nos traqueostomizados, a deglutição é prejudicada também pela diminuição da mobilidade laríngea causada pela presença da cânula ou fibrose cicatricial em torno dela. Caso seja necessário manter o *cuff* insuflado para ventilação mecânica ou tentativa de prevenção de aspiração, pode haver compressão do esôfago cervical pelo dispositivo, com piora do distúrbio da deglutição. Enquanto o *cuff* estiver insuflado, também não é possível o acoplamento de válvula de fala, o que aceleraria a recuperação das funções laríngeas.[7] Após as primeiras 24 horas de ventilação mecânica, cada dia acrescenta 25% mais risco no desenvolvimento de disfagia.[6]

DIAGNÓSTICO DE DISFAGIA – MÉTODOS NÃO INSTRUMENTAIS E INSTRUMENTAIS

O paciente disfágico deve ser avaliado em relação ao estado clínico geral, à doença de base e comorbidades associadas, ao tratamento em curso, às condições respiratórias, vocais e à *performance* durante alimentação. São sinais e sintomas sugestivos de distúrbios da deglutição a incapacidade de mastigar e iniciar a deglutição, dificuldade de manejar saliva e secreções, fadiga durante alimentação, escape oral de secreções e alimentos, regurgitação nasal, engasgos, sufocação, asfixia, cianose e tosse durante alimentação, necessidade de várias deglutições para esvaziar a faringe, voz úmida e ruído tipo gargarejo, além de infecção pulmonar recorrente.[8]

A avaliação fonoaudiológica dos pacientes disfágicos em situações críticas é essencial. Pode ser realizada à beira do leito, tendo por objetivo identificar sinais sugestivos de disfagia e verificar as condições de proteção das vias aéreas inferiores, visando à prevenção de complicações pulmonares, além de avaliar a possibilidade de reintrodução de dieta por via oral de modo seguro, minimizando os efeitos da restrição alimentar oral prolongada e dos riscos advindos do uso das vias alternativas de alimentação. O teste do corante azul de Evans (EBDT, do inglês *Evans Blue dye test*) pode ser aplicado nessa triagem e está indicado para pacientes traqueostomizados. Foi descrito por Cameron e colaboradores, em 1973, e consiste no gotejamento de quatro gotas da solução de Evans azul a 1% no dorso da língua, com aspirações traqueais posteriores a cada 4 horas durante 48 horas, para busca de secreção corada na traqueia. O corante anilina é preferível por ser menos aderente *à* mucosa traqueal do que a solução de Evans e o azul de metileno, tendo este último potencial tóxico não desprezível. No teste do corante modificado (MBDT), *são corados alimentos, sem padronização de consistência e volume a ser administrado. Em ambos*, os falso-positivos e falso-negativos são frequentes, portanto devem ser interpretados em conjunto com outros dados clínicos.[1,9]

É sabido que a avaliação clínica não instrumental *é* insuficiente para o diagnóstico ou seguimento da disfagia, sendo necessária a realização de exames complementares.[4] Um dos protocolos descritos e utilizados para avaliação de disfagia e risco de pneumonia aspirativa em pós-acidentes vasculares cerebrais é o 3SSS (3 *step swallowing screen*). No primeiro passo, *são excluídos pacientes com alteração do nível de consciência,* disfagia prévia, dieta por tubo de alimentação, saturação basal menor do que 90% e sialorreia abundante evidente. Para estes, é indicada dieta oral zero, dieta por tubo de alimentação e repetida a avaliação em sete dias. No segundo passo, após higiene oral, são oferecidos 3 mL de água para o paciente em posição sentada, por três vezes, e analisados sinais de elevação laríngea, engasgos e voz úmida. No terceiro passo, são administrados 100 mL de água em 1 minuto por duas vezes. Se o paciente concluir os testes sem sinais de disfagia, a dieta via oral *é restabelecida; caso contrário,* ele *é reavaliado a cada sete dias*.[10] Os métodos e protocolos servem como *screening* populacional, mas, pelo alto índice de falso-negativos, *não excluem a avaliação especializada e completa nos pacientes de maior risco.*

A videofluoroscopia é o padrão-ouro da avaliação instrumental, analisando todas as fases da deglutição em tempo real e com uso de consistências e volumes adequados, porém apresentando a necessidade de contraste e radiação ionizante, e o deslocamento do paciente para unidades radiológicas. No caso específico dos pacientes críticos, o exame mais indicado é a videoendoscopia da deglutição ou nasofibrolaringoscopia para avaliação da deglutição. Para esse exame, é utilizado o nasofibroscópio, um aparelho portátil que permite avaliação à beira do leito, além de ser replicável e, em geral, bem tolerado pelo paciente, sem necessidade de sedação, administração de contrastes ou deslocamentos.[6] Permite visualizar a anatomia das vias aéreas superiores, analisar a fase faríngea do processo de deglutição e identificar os sinais de risco para ocorrência de complicações, como estase, penetração e aspiração salivar, alteração de sensibilidade laríngea e tosse ineficaz,[9] inclusive com uso de alimentos (escala de penetração aspiração).[5]

AVALIAÇÃO DA DEGLUTIÇÃO DOS PACIENTES CRÍTICOS

A videoendoscopia da deglutição é exame realizado por otorrinolaringologista com uso do aparelho de nasofibroscopia flexível. O paciente pode ser avaliado na própria unidade de internação, sem necessidade de deslocamentos, de uso de contrastes e de irradiação, e o exame pode ser repetido sempre que necessário para avaliação da evolução do quadro. Apresenta bom valor preditivo positivo e negativo em relação ao exame padrão-ouro, a videofluoroscopia da deglutição.

O aparelho utilizado deve, se possível, ter canal de aspiração para remoção de possíveis secreções que possam atrapalhar o exame. É introduzido pelas fossas nasais, com ou sem anestesia e vasoconstrição tópica anterior, e progride através do assoalho. A avaliação inicial da anatomia e fisiologia ocorre sem a presença de alimentos, com observação da rinofaringe e do esfíncter velofaríngeo durante a deglutição de saliva. Com a deflexão inferior do nasofibroscópio, é possível visualizar a base de língua, valécula, seios piriformes, paredes laterais e posterior da faringe, laringe e, eventualmente, a região subglótica. A mobilidade das dobras vocais *é examinada durante a deglutição espontânea de saliva, fala ou choro. Em seguida*, é administrado o corante alimentar por via oral. O corante comestível (anilina azul ou verde) é misturado aos alimentos de diversas consistências padronizadas, como a seguir: líquido (água); pastoso fino (suco de frutas); pastoso grosso (iogurte); e sólidos (bolacha). As doses testadas são progressivamente crescentes, oferecidas em seringas de 3, 5 e 10 mL conforme a aceitação e ausência de intercorrências.[8]

Os possíveis resultados da VED são em graus de disfagia:

- **Deglutição normal (grau 0):** contenção normal, reflexos preservados, ausência de escape posterior, de estase salivar ou de resíduos alimentares, clareamento do bolo alimentar com menos de três tentativas de deglutição.
- **Disfagia leve (grau 1):** ausência de escape posterior, estase salivar em pequena quantidade, necessidade de mais de dois movimentos deglutitórios para clareamento do bolo alimentar.
- **Disfagia moderada (grau 2):** regurgitação, estase salivar em moderada quantidade, presença de resíduos alimentares após três tentativas deglutitórias, penetração laríngea sem aspiração.
- **Disfagia grave (grau 3):** estase salivar em grande quantidade, presença de resíduos alimentares após múltiplas tentativas deglutitórias, propulsão ausente, penetração laríngea com aspiração.

Achados anormais na descrição do exame:

- **Escape posterior:** quando o contraste vai para seios piriformes ou laringe antes de o reflexo da deglutição ser deflagrado, isto é, antes de acontecer a retroversão epiglótica. Este achado indica comprometimento da fase oral da deglutição (estruturas ósseas, musculares e articulares), podendo ocasionar aspiração.
- **Penetração laríngea:** presença do contraste no ádito laríngeo (face laríngea da epiglote, dobras ariepiglóticas, região interaritenoídea, dobras vestibulares e ventrículos, face superior das dobras vocais).
- **Aspiração traqueal:** identificação do contraste inferiormente às dobras vocais em qualquer momento do processo. Se antes da deglutição, indica escape precoce ou atraso na deflagração do reflexo deglutitório. Se durante a deglutição, indica falhas nos mecanismos protetores das vias aéreas. Se após a deglutição, ocorre estase de resíduos em valécula, seios piriformes e região retrocricoídea. Tardiamente, a aspiração pode se manifestar com refluxo gastresofágico.
- **Presença de resíduos após deglutição:** acúmulo de contraste em parede posterior de orofaringe e em hipofaringe após três movimentos deglutitórios. Pode ser causada por comprometimento da mobilidade da base da língua, da elevação laríngea e da contração faríngea, alterações na região faringoesofágica ou redução do relaxamento do esfíncter esofágico superior. Quando os resíduos estão localizados em seios piriformes ou *área* retrocricoide, o risco de aspiração é maior.
- **Tosse ineficaz:** incapacidade de eliminação do contraste por meio da tosse após penetração laríngea ou respectiva aspiração traqueal.
- **Alteração da sensibilidade de faringe ou laringe:** diminuição ou ausência de respostas de náuseas ou tosse após estimulação por toque do aparelho nestas regiões.[8]

DEFINIÇÃO DE CONDUTAS EM DISFAGIA NOS PACIENTES CRÍTICOS

A abordagem multidisciplinar com médicos intensivistas e otorrinolaringologistas, nutricionistas, fonoaudiólogos e fisioterapeutas é essencial nos casos de disfagia. O paciente deve ser avaliado quanto ao risco de aspiração, considerando-se a terapia que proporcione a melhor qualidade de vida possível, e também quanto ao seu estado nutricional.[9]

Nos casos mais leves, inicia-se com medidas conservadoras para evitar a aspiração, como modificação na consistência da dieta, mais pastosa e homogênea, líquidos espessados e menor volume alimentar, ajustes posturais e terapias facilitadoras com estimulação sensorial, exercícios e manobras específicas.

Quando a disfagia *é grave e* a alimentação via oral oferece risco ao paciente ou se o aporte calórico é insuficiente, deve ser considerada de forma exclusiva a via alternativa de alimentação que evite a aspiração de conteúdo gástrico, porém não de secreções ou saliva, e alenteça o esvaziamento gástrico. Nos casos em que provavelmente a via alternativa será utilizada de modo temporário, inferior a seis semanas, a sonda nasoenteral é preferida, com aparente diminuição do risco de aspiração, pneumonia e morte. Já a gastrostomia é indicada nos casos em que a necessidade da via alternativa seria por período de tempo superior a seis semanas, com vantagem de apresentar menos complicações como obstrução e perda da sonda, ser menos estigmatizante e permitir maior aporte calórico.[8-9]

Nos períodos interprandiais, recomendações como elevar a cabeceira para 30° ou 45° ou posicionar o paciente em decúbito lateral e aspirar as secreções com sonda traqueal minimizam os eventos de aspiração e consequente infecção.[2]

PROCEDIMENTOS PARA REDUÇÃO SALIVAR

Estão envolvidas na produção de saliva seis glândulas salivares maiores (submandibulares, parótidas e sublinguais) e cerca de 1.000 a 1.500 glândulas salivares menores espalhadas pela cavidade oral. Em repouso, 70% da saliva é produzida pelas submandibulares e 25%, pelas parótidas. Durante a alimentação, a situação se inverte, com 70% da saliva produzida pelas parótidas e o restante pelas demais.

A produção diária de saliva é de aproximadamente 1 litro por dia. Algumas condições podem aumentar a sua produção, como determinados medicamentos, mas a maior parte dos pacientes com queixa de hipersalivação tem quadro de distúrbio deglutitório associado. A hipersalivação pode ser anterior, com escape extraoral e prejuízo cosmético e social, ou posterior, ocasionando engasgos, sufocações ou síndrome aspirativa com infecções respiratórias recorrentes.

O manejo medicamentoso da hipersalivação pode ser realizado com alguns fármacos anticolinérgicos, sendo o seu uso *off label*. Devem ser prescritos com cautela em extremos de idade e para usuários de outras medicações pelo risco de interação, e evitados na presença de comorbidades como glaucoma, cardiopatia, retenção urinária.

As opções atuais são colírio de atropina para aplicação sublingual, disponível nas concentrações de 0,5% e 1%, butilbrometo de escopolamina na forma de inalação ou de adesivo transdérmico (Figura 315.2), brometo de propantelina, glicopirrolato, cloridrato de amitriptilina, um antidepressivo tricíclico e cloridrato de triexifenidil, adjuvante no tratamento da doença de Parkinson.

A fonoterapia é fundamental para maximização da frequência de deglutição de saliva e consequente redução do número de aspirações. O dentista deve ser consultado para avaliação do estado de conservação dos dentes e do ponto de vista ortodôntico, condições que influenciam na hipersalivação.

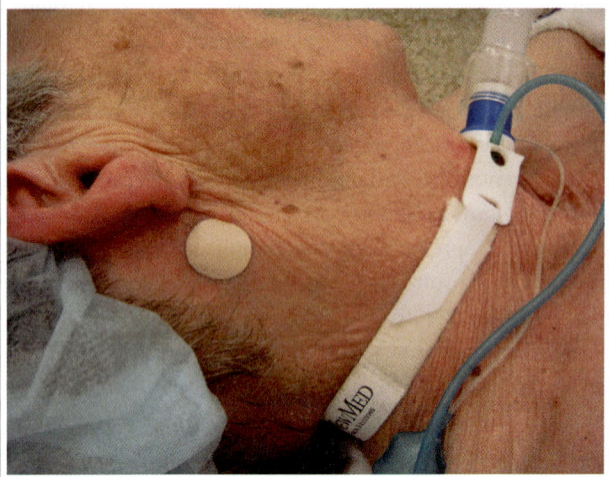

FIGURA 315.2. Adesivo de escopolamina em mastoide.

A aplicação de toxina botulínica nas glândulas salivares maiores tem boa resposta na redução salivar pela inativação neuroglandular. Em torno de 50 a 70% do volume diário da saliva pode ser inibido, sem efeitos colaterais relacionados à função muscular ou xerostomia. O procedimento é simples, com duração limitada do efeito estimada entre 3 e 4 meses, contraindicada em pacientes com distúrbios da junção neuromuscular e em discrasias sanguíneas (Figura 315.3). A irradiação das glândulas salivares é uma possibilidade remota, pela probabilidade de mucosite e osteorradionecrose.

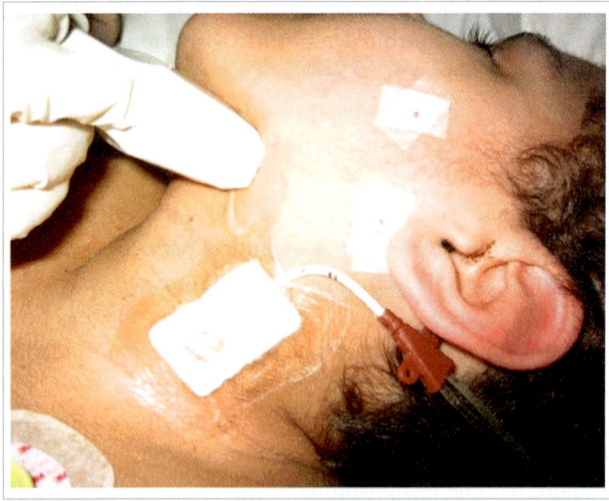

FIGURA 315.3. Aplicação de toxinas botulínicas em glândulas salivares guiada por ultrassonografia.

Quanto às cirurgias de redução salivar, existe a translocação dos ductos das glândulas submandibulares para região posterior, reduzindo o escape extraoral; o fechamento de ductos das glândulas parótidas, submandibulares e sublinguais, passível de formação de rânula neste último; submandibulectomias e submandibulectomias associadas à ligadura de ducto parotídeo bilateral, considerado o procedimento padrão-ouro atualmente (procedimento de Wilkie).[11]

CUIDADOS COM TRAQUEOSTOMIA PARA MINIMIZAR A ASPIRAÇÃO

INSUFLAÇÃO DO *CUFF*

Preferencialmente, deve ser escolhido *cuff* de silicone de baixo volume e baixa pressão, que possibilita vedação com monitorização da pressão na mucosa traqueal, minimizando o risco de complicações isquêmicas locais. No caso de *cuff* de alto volume e baixa pressão, a passagem de microrganismos do trato aerodigestório superior é possível pelos sulcos verticais formados no próprio *cuff*, não sendo uma barreira efetiva contra aspirações. A formação desses sulcos é minimizada pela lubrificação do dispositivo com um gel hidrofílico de duração limitada de até 48 horas. Nos *cuffs* de baixo volume e alta pressão, o bloqueio das secreções é satisfatório, porém à custa de isquemia da parede traqueal com possíveis complicações como malácia, estenose, necrose da parede traqueal e fístula traqueoesofágica.[12]

VÁLVULA DE FONAÇÃO

Possibilita a reabilitação vocal e deglutitória do paciente traqueostomizado. É acoplada à porção externa da cânula plástica ou de metal, e pode ser utilizada durante ventilação mecânica. Permite a inspiração com entrada de ar através da cânula que se fecha na expiração, com redirecionamento do ar para as vias aéreas superiores pelo espaço entre a cânula e a parede traqueal. Essa passagem de ar favorece o restabelecimento da sensibilidade local. Para que isso aconteça, *é necessário que esse espaço entre a cânula e a* traqueia exista e é mandatório que o *cuff* esteja desinsuflado, caso contrário esse ar expirado pode ficar aprisionado nos pulmões.

CÂNULA SUPRA-*CUFF*

Tem um dispositivo por onde é possível aspirar as secreções estagnadas sobre o aparelho, minimizando as aspirações traqueais e a necessidade de aspiração das secreções.

TRATAMENTO CIRÚRGICO DAS DISFAGIAS GRAVES

Para os pacientes com comprometimento neurológico e aspiração traqueal intratável pode ser considerado o isolamento da via aérea da via digestória. As técnicas descritas são o fechamento supraglótico (Kitahara), glótico (Montgomery) e subglótico (Lindeman).

Outros procedimentos cirúrgicos possíveis: miotomia do cricofaríngeo, para redução da resistência normal ou aumentada deste esfíncter; suspensão laríngea, que permite maior oclusão laríngea pela base da língua; tireoplastia de medialização, no caso de paralisia de dobra vocal unilateral ou atrofia de dobras vocais, pela técnica de Ishiiki 1 ou infiltração de substâncias na laringe; laringectomias.

A separação laringotraqueal clássica descrita por Lindeman em 1975 é tida como reversível e determina a secção horizontal da traqueia com sutura da porção distal na pele para confecção do traqueostoma e sutura da porção proximal da traqueia no esôfago. No procedimento de Lindeman modificado, mantém-se a conduta para a porção distal da traqueia, mas altera-se para a porção proximal, com o fechamento desta em fundo cego com ou sem cobertura por retalho muscular para reforço (Figura 315.4). Após o procedimento, há perda da função fonatória. É considerado satisfatório em muitos estudos em relação à diminuição de aspiração, de infecções pulmonares e de hospitalizações. Nos pacientes em que *é indicada* a realização definitiva da traqueostomia, sem possibilidade de decanulação, e nos casos em que há ininteligibilidade da fala ou em que a comunicação *oral encontra-se comprometida, deve ser considerado que o isolamento das vias aéreas e digestivas seja realizado concomitantemente à traqueostomia*, pois, dessa forma, o controle da aspiração torna-se definitivo.[11]

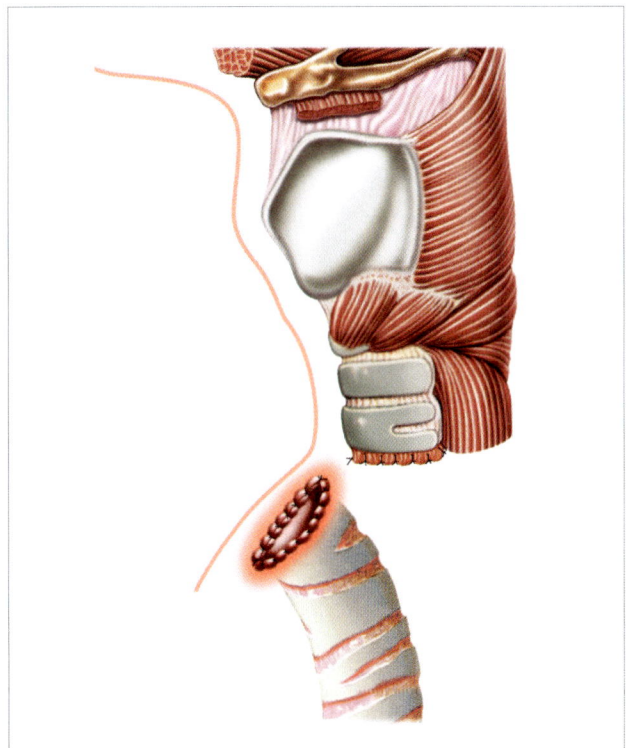

FIGURA 315.4. Ilustração correspondente ao resultado do procedimento de Lindeman modificado.

REFERÊNCIAS BIBLIOGRÁFICAS

1. Higgins D, Maclean J. Dysphagia in the patient with a tracheostomy: Six cases of inappropriate cuff deflation or removal. Heart Lung. 1997;26:215-20.
2. Drinka P. Preventing Aspiration in the Nursing Home: The Role of Biofilm and Data from the ICU. J Am Med Dir Assoc. 2010;11(1):70-7.
3. Zielske J, Bohne S, Brunkhorst F, Axer H, Guntinas-Lichius O. Acute and long-term dysphagia in critically ill patientswith severe sepsis: results of a prospective controlled observational study. Eur Arch Otorhinolaryngol. 2014;271:3085-93.
4. Yeh SJ, Huang KY, Wang TG, Chen YC, Tang SC, Tsai LK, et al. Dysphagia screening decreases pneumonia in acute stroke patients admitted to the stroke intensive care unit. J Neurol Sci. 2011;306:38-41.
5. Ponfick, M, Linde R, Nowak D. Dysphagia - A Common, Transient Symptom in Critical Illness Polyneuropathy: A Fiberoptic Endoscopic Evaluation of Swallowing Study. Crit Care Med. 2015;43(2):365-72.
6. Kwok A, Davis J, Cagle K, Sue L, Kaups K. Post-extubation dysphagia in trauma patients: it's hard to swallow. Am J Surg. 2013;206:924-8.
7. Ding R, Logemann JA. Swallow Physiology in patients with trach cuff inflated or deflated: a restrospective study. Head Neck. 2005 Sep;27(9):809-13.
8. Manrique D, Caixeta J. Realização de Videoendoscopia da Deglutição na Unidade de Terapia Intensiva. Disfagias nas unidades de terapia intensiva. 1.ed. São Paulo: Ed. Roca, 2014. p.222-31.
9. Sugeno L, Pires E. Uso do Teste de Corante Azul na Avaliação da Deglutição. "In": Disfagias nas unidades de terapia intensiva. 1.ed. São Paulo: Ed. Roca, 2014. p.140-6.
10. Hansen T, Larsen K, Engberg A. The association of functional oral intake and pneumonia in patients with severe traumatic brain injury. Arch Phys Med Rehabil. 2008;89:2114-20.
11. Manrique D, Bühler R, Melo E. Surgical treatment for aspiration. Rev Bras Otorrinolaringol. 2001 Sep;67(5):695-700.
12. Young PJ[1], Pakeerathan S, Blunt MC, Subramanya S. A low-volume, low-pressure tracheal tube cuff reduces pulmonary aspiration. Crit Care Med. 2006 Mar;34(3):632-9.

CAPÍTULO 316

MOBILIZAÇÃO PRECOCE

Karina Tavares Timenetsky
Denise Carnieli Cazati
Sedila Calegaro

DESTAQUES

- A imobilidade no leito pode causar perda da capacidade funcional, restrição de movimentos por perda da amplitude do movimento e da força muscular generalizada, agravando o quadro grave comum nos pacientes em unidade de terapia intensiva.
- A incidência de fraqueza muscular adquirida na UTI é elevada (30% a 60%).
- A mobilização precoce consegue reduzir os efeitos do imobilismo e melhorar a mobilidade, a independência funcional e a qualidade de vida; reduzir o tempo de ventilação mecânica e o tempo de internação; sendo também considerada uma das medidas não farmacológicas na prevenção do *delirium*.
- A avaliação motora é extremamente importante nos pacientes graves para detectar precocemente as alterações motoras, acompanhar a evolução do paciente e guiar as estratégias terapêuticas.
- A mobilização precoce em pacientes graves na UTI resulta em diversos benefícios como melhora da funcionalidade, redução do tempo de internação na UTI e hospitalar, redução do tempo de ventilação mecânica e dos custos hospitalares.
- A mobilização precoce exige alguns cuidados para garantir a segurança do paciente e do colaborador.
- Devem-se estabelecer critérios claros para indicar o início da mobilização precoce, como estabilidade clínica e condições do paciente.
- Devem ser estabelecidos critérios para a interrupção da mobilização precoce com o objetivo de garantir os benefícios relacionados ao procedimento, evitando os riscos e preservando a segurança.
- Existem diversos recursos terapêuticos (eletroestimulação neuromuscular, cicloergômetro, reabilitação virtual, marcha sustentada) para auxiliar na mobilização precoce, além da cinesioterapia que é extremamente importante.

INTRODUÇÃO

O repouso no leito normalmente faz parte das indicações médicas em diversas condições como pós-operatório, doenças clínicas e até cuidados paliativos. Em unidades de terapia intensiva (UTI), o repouso no leito é comum, levando à imobilidade do paciente decorrente de doenças crônico-degenerativas, doenças agudas graves e de dispositivos inseridos no paciente.[1]

A imobilidade no leito pode levar à perda da capacidade funcional, restrição de movimentos por perda da amplitude articular do movimento e perda de força muscular generalizada com o decorrer do tempo. A imobilidade pode ocorrer nos âmbitos físico, social, intelectual e emocial.

Além da imobilidade, o paciente pode desenvolver a síndrome da imobilidade prolongada (SIP), definida como um conjunto de disfunções provenientes da manutenção do indivíduo no leito por período prolongado. Os efeitos da imoblização são definidos como uma redução na capacidade funcional dos sistemas oesteomusculares, tecido conjuntivo, tecido articular, sistema respiratório, sistema metabólico, sistemas gastrintestinais, sistemas geniturinários entre outros, o que contribui para o prolongamento da internação.[2]

A imobilidade no leito pode ser classificada de acordo com o tempo: de 7 a 10 dias é considerado período de repouso; de 12 a 15, imobilização; e a partir de 15 dias, decúbito de longa duração.[2]

Alguns diagnósticos, entre eles, a sepse, síndrome da resposta inflamatória sistêmica (SIRS), e a síndrome da disfunção múltipla de órgãos (SDMO) trazem ao paciente complicações dos sistemas nervoso e musculoesquelético que, em conjunto com a imobilidade no leito, levam a déficits funcionais após a alta da UTI, como o de cognição e os referentes a vestimenta, higiene, alimentação e principalmente locomoção.[3-4]

A perda de força muscular ocorre diariamente com repouso no leito. Para cada dia de repouso, o paciente poderá perder de 1% a 1,5% de força muscular do quadríceps em indivíduos normais (sem nenhuma patologia associada), e a fraqueza pode ser mais evidente para os pacientes mais idosos. No paciente grave na UTI, essa perda ocorre de maneira mais acentuada (5,6% ao dia).

A perda de força muscular no paciente grave é conhecida também como fraqueza muscular adquirida na UTI. Em alguns sobreviventes da UTI, a fraqueza pode persistir por anos após a alta hospitalar. Sua incidência ocorre em 30% a 60% dos pacientes internados em UTI.[7-8]

Ela é mais frequente em pacientes com maior idade e em pacientes com maior gravidade, estando diretamente relacionada com um maior tempo de ventilação mecânica (VM), tempo de internação na UTI e hospitalar.[8-9]

Estudos recentes demonstram que o início precoce de exercícios passivos e ativos, sedestação e a deambulação previnem ou minimizam os efeitos do imobilismo, melhoram a mobilidade e a independência funcional, são coadjuvantes na redução do tempo de VM, reduzem tempo de internação, previnem o *delirium* e melhoram a qualidade de vida.[3,10-11]

Apesar da complexidade do paciente e do uso de dispositivos como cateteres, tubos, e sondas, a mobilização precoce é segura, porém ela requer colaboração da equipe multiprofissional para alinhar as estratégias e os objetivos de um protocolo de mobilização precoce.

MÉTODOS DE AVALIAÇÃO MOTORA DO PACIENTE GRAVE

A avaliação motora é extremamente importante nos pacientes graves para acompanhar sua evolução e guiar as estratégias terapêuticas. Devem-se avaliar a força muscular do paciente e a funcionalidade.

AVALIAÇÃO FUNCIONAL

Várias escalas são utilizadas como ferramenta de avaliação do *status* funcional do paciente antes, durante e após a internação. A avaliação é feita com a participação de um familiar ou cuidador, ou com o próprio paciente, questionando sobre seu desempenho funcional duas semanas antes da internação, durante a internação e na alta hospitalar.

ÍNDICE DE BARTHEL

É um instrumento validado no Brasil que mede a habilidade do paciente nas atividades de vida diária, com base no resultado que varia de 0 a 100 no grau de independência na realização de diferentes funções (10 atividades): alimentação, banho, higiene pessoal, vestir-se, controle da contigência da bexiga e do intestino, tranferências cadeira-cama, deambulação e subir e descer escadas. Cada atividade é pontuada de 0 (incapaz de realizar a tarefa), 1 (requer ajuda substancial), 3 (requer moderada ajuda), 4 (requer mínima ajuda) e 5 (totalmente independente). A pontuação total dessa escala classifica o nível de dependência funcional do paciente (≤ 25 dependência total; 26 a 50 dependência grave; 51 a 75 dependência moderada; 76 a 99 dependência leve, 100 totalmente independente).[12-13]

MEDIDA DE INDEPENDÊNCIA FUNCIONAL (MIF)

Trata-se de outra escala funcional validada para uso no Brasil. Essa escala mede a capacidade funcional de maneira empírica ou de observação e quantifica a participação do indivíduo no seu autocuidado, controle dos esfíncteres, mobilidade, locomoção e nas suas funções mentais superiores (comunicação e cognição social). A MIF mede a incapacidade, não a deficiência. Ela tem por objetivo medir o que o indivíduo com incapacidade faz na realidade, não aquilo que ele deveria ou poderia fazer em circunstâncias diferentes.[14]

Essa escala classifica os níveis de independência em 18 itens, para cada subitem o escore varia de 1 a 7 (1 total assistência, e 7 indica independência total). O escore total pode variar de 18 a 126 (quanto maior a pontuação, maior a independência do indivíduo). Na aplicação da MIF, exige-se o treino formal para garantir a reprodutibilidade entre os aplicadores.[14]

FERRAMENTAS PARA AVALIAÇÃO DE FORÇA MUSCULAR

Medical Research Council Scale for Muscle Examination (MRC)

Por meio da MRC, é possível analisar três grupos musculares em cada membro e pontuar de 0 a 5 para cada grupo; a pontuação máxima em sujeitos normais é de 60 pontos e a pontuação mínima de 0 (quando há quadriplegia completa). Essa pontuação tem demonstrado alto nível de confiabilidade, incluindo avaliações de pacientes com síndrome de Guillain-Barré sob VM, e pode ser utilizada como parâmetro de avaliação para definir extensão de doença envolvendo sistema musculoesquelético e suas mudanças ao longo do tempo.[15]

Para avaliar a força muscular pela MRC, são solicitados os seguintes movimentos: flexão de punho; flexão de cotovelo; abdução de ombro bilateral nos membros superiores; dorsiflexão de tornozelo; extensão de joelho; e flexão de quadril bilateral nos membros inferiores.[16]

A pontuação dada pelo avaliador varia de acordo com o grau de força muscular do paciente. Para cada teste, a pontuação varia de 0 a 5, somando-se ao final uma pontuação máxima de 60 pontos, 30 para membros superiores e 30 para os inferiores.[16-17]

A literatura aponta a MRC como uma importante ferramenta para o diagnóstico da fraqueza muscular adquirida na UTI, uma vez que não tem custos adicionais com aparelhos e é de fácil aplicação. Estudos com MRC utilizam nota menor ou igual a 48 pontos como pontuação para o diagnóstico de provável fraqueza muscular adquirida na UTI.[16-17]

Dinamometria Manual (DM)

Simples e objetivo que tem por princípio estimar a função do sistema musculoesquelético. A consistência interna das medidas de força exercida por diferentes grupos musculares valida a utilização da DM na caracterização do status funcional muscular geral. Vale dizer que é um teste rápido e não invasivo, realizado com um aparelho portátil, o dinamômetro.[18]

A literatura relata a DM como um método simples e eficaz, para a detecção da fraqueza muscular adquirida na UTI, podendo ser correlacionada com maior tempo de internação hospitalar e até mesmo mortalidade.[19-20]

A aferição do valor de preensão manual é realizada com o indivíduo sentado ou deitado com encosto, sem suporte para os braços, ombro aduzido e neutramente rodado, cotovelo flexionado a 90º, antebraço em posição neutra e punho entre 0º e 30º de extensão e 0º a 15º de desvio ulnar.[20]

BENEFÍCIOS DA MOBILIZAÇÃO

A mobilização precoce em pacientes graves na UTI resulta em melhora da força muscular, da funcionalidade, da capacidade em executar tarefas e exercícios e da qualidade de vida.[21] Pode estar associada a menor tempo de internação em UTI e hospitalar, menor tempo de ventilação mecânica e redução nos custos hospitalares.

Os estudos realizados até o momento que descreveram esses benefícios comparam o grupo de mobilização precoce com um grupo-controle (que não realiza nenhum tipo de atividade) ou com grupos com fisioterapia convencional (apenas realiza a atividade quando são acionados pela equipe médica). Dessa forma, pode-se afirmar que não realizar nenhum tipo de atividade com o paciente grave pioraria esses desfechos. No entanto, não se sabe se um recurso de intervenção precoce seria superior a outro.

É importante saber que quanto mais precocemente se mobilizar o paciente grave, melhor será o desfecho relacionado à recuperação. Em relação aos recursos que podem ser escolhidos para compor a terapia, deve-se avaliar o mais indicado para os diferentes pacientes e momentos. Cada paciente terá uma limitação específica que deve ser avaliada adequadamente para a escolha do melhor tipo de terapia para cada um, com foco no objetivo a ser alcançado em cada terapia proposta.

A mobilização precoce também traz outros benefícios como a redução de dias em *delirium* quando comparado ao tratamento convencional.

A redução dos custos hospitalares está associada a um menor tempo de VM de internação na UTI e no hospital.

CUIDADOS DURANTE A MOBILIZAÇÃO PRECOCE

A atividade física leva ao aumento de demandas metabólica, cardiovasculares e musculares que podem acarretar eventos adversos, principalmente em pacientes internados na UTI. Segundo Mark C. Pohlman, em 16% (498 sessões) das sessões de terapia ocorreram eventos adversos como dessaturação, aumento da frequência cardíaca, assincronia ventilador-paciente, agitação e desconforto, e em 0,8% houve remoção de cateteres e sondas, considerados eventos incomuns sem dano grave ao paciente. Em outra publicação, Bailey[22] relatou menos de 1% de um total de 1.449 atividades em pacientes com intubação traqueal, incluindo queda sem dano, remoção de sonda nasoenteral, aumento da pressão sistólica acima de 200 mmHg e diástolica menor que 90 mmHg e queda da saturação de oxigênio. Nenhum paciente foi extubado acidentalmente, porém as contraindicações dessas atividades devem ser consideradas.

As contraindicações para iniciar uma terapia e/ou interrompê-la são:

- Eletrocardiograma com infarto agudo do miocárdio (com alteração de marcadores de lesão miocárdica);

- Arritmias sintomáticas ou assintomáticas recentes necessitando de tratamento imediato e antiarrítmico;
- Bloqueio atrioventricular de surgimento abrupto;
- Pressão arterial com variação recente > 20%;
- Uso de drogas vasoativas (DVA) com instabilidade hemodinâmica;
- Extrassístoles ventriculares frequentes e sintomáticas;
- Escala de Borg para dispneia > 7;
- Plaquetas < 15.000/m³;
- Hb, 6 g/dL – queda abrupta ou sangramento ativo;
- Pressão intracraniana (PIC) instável maior que 20 e/ou pressão de perfusão cerebral (PPC) abaixo de 80 mmHg;
- Agitação psicomotora intensa e/ou perigosa para acidente de queda;
- Temperatura > 39°;
- RNI > 5;
- Contraindicações ortopédicas.

CUIDADOS ESPECIAIS PARA PACIENTES COM

- **Trombose Venosa Profunda (TVP):** desde que o paciente esteja com anticoagulação em níveis terapêuticos há mais de 24 horas, deve-se discutir com a equipe médica sobre a liberação para mobilização.
- **Hemodiálise:** definir com o profissional (enfermeiro) responsável pela hemodiálise se a via de acesso (cateter) e as pressões (venosa e arterial) apresentam condições para a atividade ativa ou passiva, de forma a não interferir no porcedimento de hemodiálise. É contraindicada a sedestação em poltrona em paciente com cateter de Shilley em acesso femoral.
- **Alteração glicêmica:** atenção aos sinais e alterações clínicos em situações extremas – hipo ou hiperglicemia, sobretudo em paciente com infusão de insulina contínua em bomba de infusão.
- **Pós-procedimento de cateterismo (punção femoral e/ou radial):** após a retirada do introdutor arterial, não fletir o membro por 4 horas após o procedimento, repouso absoluto no leito por 6 horas ou conforme prescrição médica. Caso o introdutor tenha ficado em acesso venoso, repouso absoluto por 3 horas. Pacientes em uso de inibidores da GP IIB/IIIA (Reopro, Agrastat), o repouso absoluto no leito deverá ser estendido para 12 horas, a partir da retirada do introdutor. Cabeceira elevada no máximo 30°. Para pacientes em uso de cateteres de balão intra-aórtico (BIA), segue-se a mesma recomendação pós-procedimento de cateterismo descrito acima.

Para melhor cuidado e segurança do paciente no momento da mobilização precoce, é necessário um julgamento clínico para determinar quando iniciar a mobilização ativa nos programas de reabilitação precoce na UTI.

Uma forma de realizar esse julgamento clínico é reunindo informações de todos os envolvidos no cuidado do paciente e tomar uma decisão em conjunto; preconiza-se a existência um time de mobilização na UTI, a fim de manter uma equipe treinada quanto ao protocolo e aos recursos disponíveis.[23]

Pacientes graves, na sua maioria, apresentam uma série de dispositivos médicos (cateteres, tubos, ventilação mecânica, bomba de infusão), tornando a mobilização, e principalmente a deambulação, desafiadora. Uma equipe bem treinada e equipamentos adequados podem melhorar a segurança e eficiência da terapia nesses pacientes.

Ao deambular com um paciente em VM será necessário um ventilador com bateria ou um ventilador portátil (de transporte). É imprescindível avaliar a necessidade de utilizar dispositivos de auxílio da marcha (bengalas, andadores, cinto de segurança, entre outros) e avaliar o percurso a fim de minimizar os riscos de queda e fadiga (luminosidade do local, piso com desníveis, necessidade de cadeira para descanso etc.). Ao retirar o paciente do leito, proporcionar adequado apoio dos pés no chão e atentar ao uso de calçados que evitem o risco de queda.

Para monitorizar a segurança da terapia, deve-se manter o paciente constantemente monitorizado para acompanhamento da frequência cardíaca, pressão arterial e saturação de oxigênio. Também deve-se lançar mão de escalas para avaliar a dispneia e o cansaço em membros inferiores durante a atividade (p. ex.: a escala de Borg), a fim de evitar um esforço demasiado ao paciente.

A criação de um time de mobilização precoce é uma das estratégias para viabilizar a terapêutica de maneira eficaz e segura. Todas as atividades programadas devem ser compartilhadas com cada membro da equipe com o objetvo de otimizar tempo, traçar o plano terapêutico e focar no desempenho do paciente. Com a colaboração da equipe multiprofissional, pode-se estimular com maior eficiência a participação do paciente nas atividades diárias durante sua internação.[23]

QUANDO INICIAR A MOBILIZAÇÃO PRECOCE

O início da mobilização precoce envolve atenção para o diagnóstico fisioterapeutico aplicado ao doente, assim como a estabilidade hemodinâmica frente à sua complexidade clínica.[24-25]

É necessário priorizar os objetivos e acompanhar o desempenho do paciente durante a terapia para garantir a estabilidade clínica e as funções vitais. No ambiente de UTI, a prescrição da terapia e o início do exercício precisam estar alinhados com a adequada condição clínica do paciente e a resposta observada ao tratamento.

Vale ressaltar que a duração do exercício e/ou o número de repetições devem ser adequadamente orientados e/ou modificados de acordo com a demanda metabólica do paciente e sua fisiopatologia. Caso haja instabilidade hemodinâmica ou necessidade de incrementar drogas ou parâmetros ventilatórios, a proposta terapêutica deve ser reavaliada e direcionada para exercícios que demandem menor gasto energético. A literatura ainda é escassa em relação à descrição de alterações inflamatórias decorrentes de atividade física em pacientes graves.

As Figuras 316.1 e 316.2 elucidam as etapas envolvidas na mobilização precoce e segura do paciente grave.

QUANDO INTERROMPER A MOBILIZAÇÃO PRECOCE

A literatura evidencia possíveis sinais/alterações e eventos clínicos apresentados pelos pacientes que levam à interrupção da mobilização precoce.[24-25]

Há necessidade de uma avaliação diária e minunciosa por parte do fisioterapeuta, que registra essas alterações e eventos no transcorrer do tratamento para traçar um perfil de complexidade para o procedimento proposto para cada

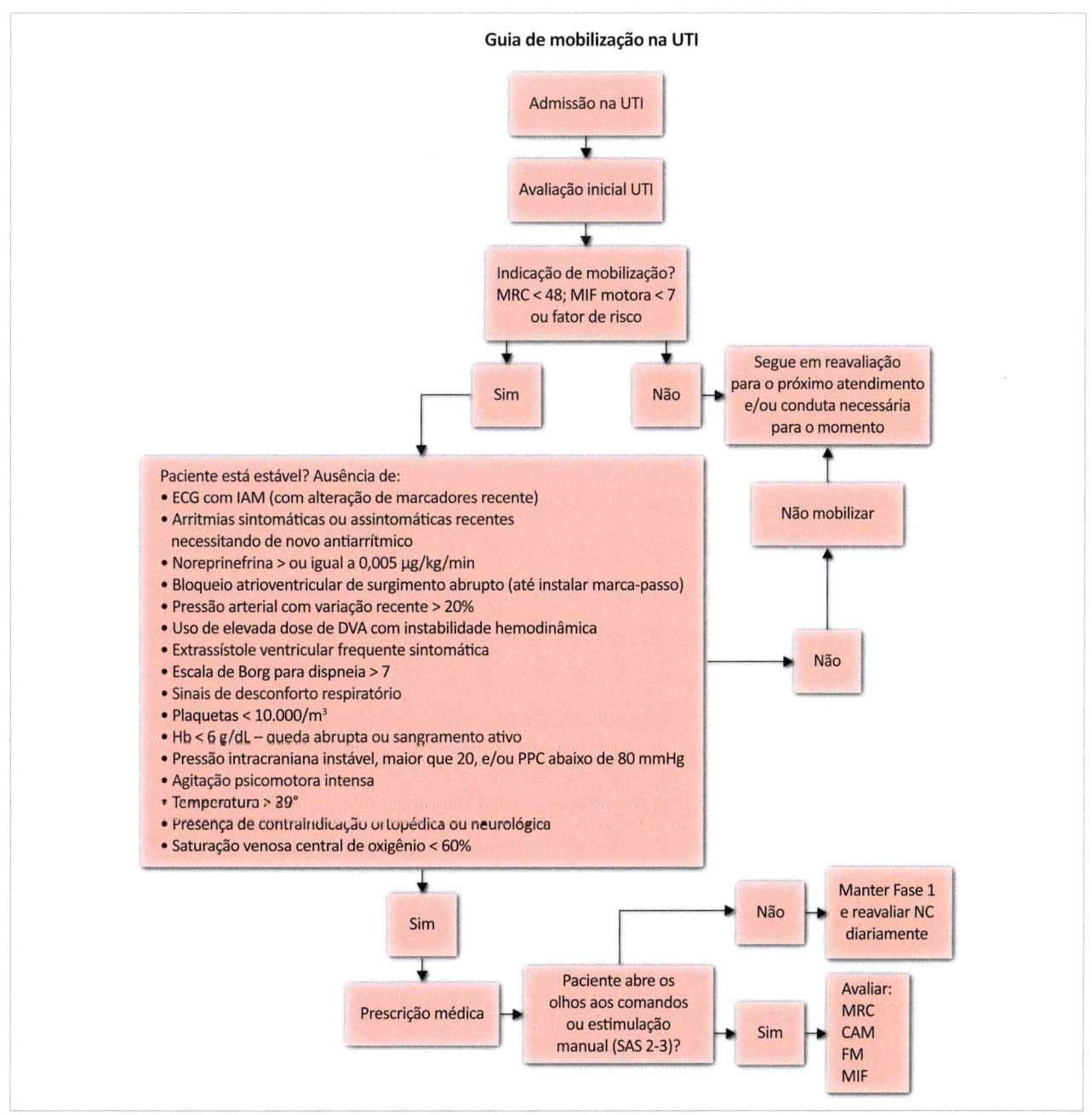

FIGURA 316.1. Fluxograma de indicação para mobilização precoce.
MRC: medida de *Medical Research Council Scale for Muscle Examination* para força muscular; MIF: medida de independência funcional; PPC: pressão de perfusão cerebral; CAM (avaliação de *delirium* pela ferramenta CAM; FM: força muscular; NC: nível de consciência; SAS: *sedation agitation scale*; DVA: droga(s) vasoativa(s); IAM: infarto agudo do miocárdio; Hb: hemoglobina; PPC: pressão de perfusão cerebral; ECG: eletrocardiograma; UTI: unidade de terapia intensiva;

FASE I	**FASE II**
Nível de assistência: total	**Nível de assistência:** máxima para moderada
Condição clínica:	**Condição clínica:**
• IAM estável	• IAM estável (sem insuficiência cardíaca) a partir de 48 horas
• FC não ultrapassa 20 bpm da FC basal, escala de Borg inferior a 13	• Índice cardíaco > 3 L/min/m^2
• Uso de DVA	• Uso de DVA e outras drogas (doses baixas – o uso de beta-adrenérgico, dopamina, dobutamina, noradrenalina, epinefrina aumenta o consumo energético, podendo causar isquemia miocárdica e arritmias)
• PAS < 180 mmHg ou > 90 mmHg	• Arritmias assintomáticas e tratadas
• ECG sem alterações agudas	• Ausência de hipotensão ortostática
• ESV esparsas ou pareadas preexistentes não sustentadas e assintomáticas	• Relação PaO$_2$/FiO$_2$ > 200
• FA tratada e assintomática	• Escala de Borg para dispneia < 13 (ligeiramente cansativo)
• Relação PaO$_2$/FiO$_2$ a considerar PEEP acima de 20 desde que SAS 1	• Plaquetas de 20.000/m^3 a 30.000/m^3
• SpO$_2$ > 90% com alteração recente < 4%	• Ht > 23% e Hb > 7 g/dL
• Escala de Borg para dispneia < 13 (ligeiramente cansativo)	• Metástase óssea: 25% a 50% do córtex envolvido
• Plaquetas 10.000 – 20.000/m^3 (tolerado até treino de atividades de vida diária (AVD) com movimentos leves)	• Temperatura < 38%
• Pressão intracraniana estável e < 15 – 20	**Terapia:** Exercícios ativos assistidos leves/treino de trocas posturais no leito
• Metástase óssea: > 50% do córtex envolvido	**Sugestão de recursos:** eletroestimulação, prancha ortostática, *stand-table*, bola, bastão, estimulação sensorial, reabilitação virtual.
• Temperatura < 38°	
Terapia: Mobilização e Alongamento Passivos (conforto/preservar ADM) e trocas posturais no leito	
Sugestão de recursos: eletroestimulação, prancha ortostática, estimulação sensorial.	

FASE III	**FASE IV**
Nível de assistência: moderada	**Nível de assistência:** mínima para independência
Condição clínica:	**Condição clínica:**
• A partir do 2º PO de revascularização do miocárdio (exercício no leito + deambulação no quarto) e 3º PO (exercício de MMII em ortostatismo + deambulação no corredor ± 7 min 2x/dia)	• Índice cardíaco > 4 L/min/m^2
• Uso de DVA (dose baixa) – definir se retirada ou não do leito com o médico plantonista	• Master SpO$_2$ > 92%
• Relação PaO$_2$/FiO$_2$ > 200	• Plaquetas acima de 50.000/m^3
• Escala de Borg para dispneia < 13 (ligeiramente cansativo)	• Ht > 37% e Hb > 8 g/dL
• Plaquetas de 30.000 a 50.000/m^3	• Ausência de metástase óssea
• Ht > 25%/Hb > 7 g/dL	**Terapia:** Exercícios ativos resistidos/transferência/deambulação (estimular atividades funcionais)
Terapia: Exercícios/trocas posturais dentro e fora do leito / Transferências e de ambulação (estimular atividades funcionais)	**Sugestão de recursos:** os mesmo das fases anteriores + marcha sustentada, cicloergômetro, degrau, peso, Theraband, andador (ponderar o uso da eletroestimulação-demanda x benefício), reabilitação virtual; min: minuto(s); IAM: infarto agudo do miocárdio; DVA: droga(s) vasoativa(s); PAS: pressão arterial sistólica; ECG: eletrocardiograma; ESV (extrassístole ventricular); FA (fibrilação atrial); PEEP (pressão positiva no final da expiração); SAS (escala de sedação para agitação); ADM (amplitude de movimento); Ht (hemtócrito); PO (pós-operatório); MMII (membros inferiores).
Sugestão de recursos: os mesmos das fases anteriores + marcha sustentada, cicloergômetro, degrau, peso, Theraband, andador, reabilitação virtual.	

FIGURA 316.2. Fluxograma das etapas da mobilização precoce conforme nível de assistência do paciente nas atividades. Guia realizado no Hospital Israelita Albert Einstein baseado em estudos publicados e adaptado à realidade do hospital.

paciente e personalizar a terapêutica. Além da atenção de toda equipe multidisciplinar.

Os possíveis eventos são:

- Arritimia cardíaca persistente e não controlada.
- Alteração aguda em eletrocardiograma com elevação de enzimas cardíacas.
- Queda de oxigenação persistente (SpO$_2$ < 85%), associada a desconforto respiratório.
- Parada cardiorrespiratória.
- Restrições devido ao uso de cateteres com risco de colabamento e mau funcionamento como em hemodiálises e circulação extracorpórea.

Devem ser levadas em consideração as possíveis barreiras para a realização da mobilização precoce comumente observadas, como logística de plantão, déficit de recursos humanos e de dispositivos, assim como a falta de experiência de muitos profissionais em realizar a mobilização precoce em pacientes de alta complexidade.

RECURSOS PARA REALIZAR A MOBILIZAÇÃO PRECOCE

CINESIOTERAPIA

A mobilização precoce de pacientes graves não precisa obrigatoriamente de recursos específicos para ser realizada. A simples cinesioterapia motora permite ganhos importantes nesses pacientes.

Programas de fisioterapia, avaliando o quadro motor, cardiorrespiratório e neurológico conseguem definir ótimas estratégias de tratamento conforme a necessidade de cada paciente.

Por meio da fisioterapia motora convencional, porém realizada de maneira precoce, isto é, assim que o paciente tiver condições clínicas (respiratória, cardíaca, neurológica), é possível diminuir a incidência de *delirium*, diminuir o tempo de internação hospitalar, de ventilação mecânica e melhorar a independência do estado funcional no momento da alta hospitalar.[21,26]

Diversos protocolos de mobilização precoce já foram descritos, todos demonstraram benefícios em sua realização independentemente do protocolo realizado desde que respeitada a condição de cada paciente e evoluindo nos exercícios conforme melhora clínica e motora dele.[21] Os exercícios podem se iniciar de forma passiva e progredir até exercícios resistidos, além de estímulo de transferências posturais (leito para sedestação à beira do leito, sedestação à beira do leito para ortostatismo, transferência para poltrona) e deambulação.[24]

Importante avaliar força muscular e a funcionalidade que o paciente apresenta, além da condição clínica, para guiar o melhor plano terapêutico visando o ganho funcional.

ELETROESTIMULAÇÃO NEUROMUSCULAR

Evidências recentes vêm demonstrando que a mobilização precoce na UTI melhora desfechos em curto prazo dos pacientes.[21] No entanto, nem todos conseguem participar de forma ativa das atividades físicas em virtude de sedação, nível de cognição, reserva fisiológica insuficiente ou restrição ao leito. Uma potente intervenção de reabilitação para esses pacientes seria a eletroestimulação neuromuscular (EENM).[27-29]

A EENM refere se a geração de pulsos elétricos resulta na resposta muscular mediante contração passiva da musculatura esquelética. Consiste na aplicação de uma corrente elétrica através de eletrodos posicionados sobre a pele nos pontos motores dos músculos-alvo.[29] A estimulação gerada aumenta a capacidade oxidativa do músculo melhorando o fluxo de sangue intramuscular, uma produção de força e resistência musculares máximas. Pode ser considerada uma alternativa de exercício, prevenindo a perda de massa muscular, em pacientes que não conseguem realizar exercícios ativos.

Os estudos têm mostrado resultados positivos com efeitos a curto prazo sobre o metabolismo e a massa muscular em pacientes gravemente doentes tratados com a EENM.[27-29] Recentemente, foi identificado um efeito sistêmico agudo sobre a oxigenação do tecido exercido por ela na microcirculação de pacientes graves.

Sua utilização como forma de intervenção já foi descrita em pacientes com doença pulmonar obstrutiva crônica, insuficiência cardíaca e pacientes neurológicos. Recentemente, um estudo demonstrou menor incidência de polineuromiopatia com a utilização da EENM em pacientes internados na UTI sob VM quando comparados ao grupo-controle.[27]

Dessa maneira, a técnica é uma ferramenta alternativa para o tratamento que promove efeitos benéficos significativos na capacidade funcional, como manutenção da força muscular, prevenção de atrofia muscular e ajuda na microcirculação sanguínea. É uma modalidade que pode ser usada o mais precocemente possível, com o intuito de prevenir a disfunção muscular.

A EENM apresenta limitações de uso em algumas situações clínicas, como paciente muito edemaciado (maior dificuldade de passagem do estímulo elétrico), uso de marcapasso (contraindicação absoluta), lesão de pele (no local de colocação do eletrodo), paciente gestante (contraindicação) e paciente com neoplasias.

Os estudos referentes ao uso da EENM em pacientes graves incluem doses, parâmetros, músculos trabalhados e desfechos avaliados extremamente heterogêneos, dificultando conclusões mais precisas de uso nessa população.[28]

Devido à necessidade de estudos mais rigorosos de EENM em pacientes em ventilação mecânica que consigam determinar desfechos em longo prazo da eficácia dessa técnica, um grupo americano sugeriu um protocolo específico de EENM para esses pacientes, a fim de padronizar os parâmetros e avaliar o seu impacto na força muscular de membros inferiores, força muscular respiratória e funcionalidade.[28] Segundo esse grupo americano, com base em revisão sistemática, os parâmetros de EENM em região de quadríceps seriam: frequência de 50 Hz; onda de pulso de 400 µs; tempo de subida e descida de 2 segundos; tempo de sustentação (*on*) de 5 segundos; e tempo de relaxamento (*off*) de 10 segundos. No músculo tibial anterior e gastrocnêmio, onda de pulso de 250µs, mantendo os outros parâmetros. A intensidade é ajustada até contração muscular visível.

CICLOERGÔMETRO

Tecnologia para auxiliar o processo de mobilização precoce de pacientes graves que pode ser realizado de maneira passiva, assistida ou ativa pelo paciente dependendo do grau de colaboração e força muscular.[29-30]

O cicloergômetro utilizado à beira do leito parece ser um interessante recurso para mobilização precoce, permitindo o uso em pacientes sedados, imobilizados e com doença grave, mesmo que apenas para manutenção da amplitude de movimento.

Mediante um programa de treinamento de baixa a moderada intensidade com cicloergômetro, observaram-se ganho de 10% a 16% na força muscular de membros inferiores e aumento de massa muscular.[31-32] Outro benefício em pacientes graves foi a maior distância no teste de caminhada de 6 minutos nos pacientes que realizaram o cicloergômetro em comparação ao tratamento convencional, assim como melhor qualidade de vida na alta hospitalar.[30]

O cicloergômetro parece interessante também em situações em que os pacientes não consigam deambular pela limitação de capacidade física além de fraqueza muscular, com o intuito de melhorar a capacidade física até que consigam deambular no corredor. Outra indicação seria para os pacientes que estejam em isolamento de contato e não possam sair do leito, dessa forma o cicloergômetro poderia auxiliar na manutenção da força muscular e capacidade física do paciente.

Estudos demonstraram que em pacientes durante sessão de hemodiálise, naqueles com doença pulmonar obstrutiva crônica e nos sedados sob ventilação mecânica, o uso de cicloergômetro é seguro e viável.

REABILITAÇÃO VIRTUAL

Vem sendo explorada dentro da reabilitação dos pacientes tanto no âmbito ambulatorial quanto em pacientes graves, porém com poucos estudos demonstrando os seus benefícios.[25,31]

Esse recurso permite uma forma mais lúdica e estimulante para alcançar alguns objetivos terapêuticos, como treino de equilíbrio e de endurando, tanto em crianças quanto em adultos.

Os jogos mais comuns na reabilitação são o boxe e boliche e o uso da prancha de equilíbrio. O importante é definir o objetivo que se gostaria de alcançar na reabilitação e escolher o melhor jogo para tanto.

MARCHA SUSTENTADA

Está indicada para os pacientes que apresentam fraqueza de membros inferiores ou ausência de controle adequado que impossibilitam a sustentação do peso do corpo para deambular de forma segura. Além de fornecer maior estímulo e confiança do paciente.[25,32]

Existem diversos dispositivos de marcha sustentada no mercado, desde um suporte apenas para diminuir a sobrecarga em membros inferiores enquanto o paciente realiza a marcha em uma esteira (mais utilizada na abordagem ambulatorial) até dispositivos que permitem que o paciente se locomova com o próprio aparelho, fornecendo suporte de sustentação (podendo ser utilizado em UTI).

Gradativamente, é possível aumentar a sobrecarga imposta em membros inferiores conforme evolução do paciente até que ele consiga realizar a marcha de maneira independente.

Até o momento, os estudos que avaliam o uso desse recurso estão sendo feitos em âmbito ambulatorial e em pacientes neurológicos.[32]

REFERÊNCIAS BIBLIOGRÁFICAS

1. Goldhill DR, Badacsonyi A, Goldhill AA, Waldmann C. A prospective observational study of ICU patient position and frequency of turning. Anaesthesia. 2008;63:509-15.
2. Borges VM, Oliveira LRC, Peixoto E, Carvalho NAA. Motor physiotherapy in intensive care adult patients. Rev Bras Ter Intensiva. 2009;21(4):446-52
3. Hermans G, Wilmer A, Meersseman W, Milants I, Wouters PJ, Bobbaers H, et al. Impact of intensive insulin therapy on neuromuscular complications and ventilator dependency in the medical intensive care unit. Am J Respir Crit Care Med. 2007;175:480-9.
4. Needham DM. Mobilizing patients in the intensive care unit: Improving neuromuscular weakness and physical function. JAMA. 2008;300:1685-90.
5. Honkonen SE, Kannus P, Natri A, Latvala K, Järvinen MJ. Isokinetic performance of the thigh muscles after tibial plateau fractures. Int Orthop. 1997;21:323-6.
6. Muller EA. Influence of training and of inactivity on muscle strength. Arch Phys Med Rehabil. 1970;51:449-62.
7. de Sèze M, Petit H, Wiart L, Cardiaud JP, Gaujard E, Joseph PA, et al. Critical illness polyneuropathy. A 2-year follow-up study in 19 severe cases. Eur Neurol. 2000;43:61-9.
8. Fletcher SN, Kennedy DD, Ghosh IR, Misra VP, Kiff K, Coakley JH, et al. Persistent neuromuscular and neurophysiologic abnormalities in long-term survivors of prolonged critical illness. Crit Care Med. 2003;31:1012-6.
9. de Letter MA, Schmitz PI, Visser LH, Verheul FA, Schellens RL, Op de Coul DA, et al. Risk factors for the development of polyneuropathy and myopathy in critically ill patients. Crit Care Med. 2001;29:2281-6.
10. Gomez-Cabrera MC, Domenech E, Viña J. Moderate exercise is an antioxidant: upregulation of antioxidant genes by training. Free Radic Biol Med. 2008;44:126-31.
11. Petersen AM, Pedersen BK. The anti-inflammatory effect of exercise. J Appl Physiol. 2005;98:1154-62.
12. Mahoney FI, Barthel DW. Functional evaluation: the Barthel Index. Md State Med J. 1965;14:61-5.
13. Minosso JSM, Amendola F, Alvarenga MRM, Oliveira MAC. Validation of the Barthel Index in elderly patients attended in outpatient clinics, in Brazil. Acta Paul Enferm. 2010;23(2):218-23.
14. Riberto N, Miyazaki MH, Jorge Filho D, Sakamoto H, Battistella LR. Reprodutibilidade da versão brasileira da medida de independência funcional. Acta Fisiátrica. 2001;8(1):45-52.
15. De Jonghe B, Sharshar T, Lefaucheur JP, Authier FJ, Durand-Zaleski I, Boussarsar M, et al. Paresis acquired in the intensive care unit: a prospective multicenter study. JAMA. 2002;288:2859-67.
16. Ciesla N, Dinglas V, Fan E, Kho M, Kuramoto J, Needham D. Manual muscle testing: a method of measuring extremity muscle strength applied to critically ill patients. J Vis Exp. 2011;(50)pii:2632.
17. Puthucheary Z, Montgomery H, Moxham J, Harridge S, Hart N. Structure to function: muscle failure in critically ill patients. J Physiol. 2010;588(Pt 23):4641-8.
18. Bohannon RW. Hand-grip dynamometry provides a valid indication of upper extremity strength impairment in home care patients. J Hand Ther. 1998;11:258-60.
19. Ali NA, O'Brien J, Hoffmann S. Critical illness polyneuropathy. Crit Care Med. 2005;33:1674-5.
20. Härkönen R, Piirtomaa M, Alaranta H. Grip strength and hand position of the dynamometer in 204 Finnish adults. J Hand Surg. 1993;18:129-32.
21. Kress JP. Clinical trials of early mobilization of critically ill patients. Crit Care Med. 2009;37[Suppl.]:S442-S447
22. Bailey P, Miller RR 3rd, Clemmer TP. Culture of early mobility in mechanically ventilated patients. Crit Care Med. 2009;37[Suppl.]:S429-S435
23. Engel HJ, Neddham DM, Morris PE, Gropper MA. ICU early mobilization: from recommendation to implementation at three medical centers. Crit Care Med. 2013;41:S69-S80.
24. Gosselink R, Bott J, Johnson M, Dean E, Nava S, Norrenberg M, Schönhofer B, et al. Physiotherapy for adult patients with critical illness: recommendations of the European Respiratory Society and European Society of Intensive Care Medicine Task Force on Physiotherapy for Critically Ill patients. Intensive Care Med. 2008;34:1188-99.
25. Hodgson CL, Berney S, Harrold M, Saxena M, Bellomo R. Clinical review: Early patient mobilization in the ICU. Crit Care. 2013;17:207.
26. Schweickert WD, Pohlman MC, Pohlman AS, Nigos C, Pawlik AJ, Esbrook CL, et al. Early physical and occupational therapy in mechanically ventilated, critically ill patients - a randomised controlled trial. Published online May 14, 2009. [Internet] [Acesso em 31 jan 2016]. Disponível em: www.thelancet.com
27. Gerovasili V, Stefanidis K, Vitzilaios K, Karatzanos E, Politis P, Koroneos A, et al. Electrical muscle stimulation preserves the muscle

mass of critically ill patients: a randomized study. Crit Care. 2009;13:R161.
28. Kho EM, Truong AD, Brower RG, Palmer JB, Fan E, Zanini JM, et al. Neuromuscular electrical stimulation for intensive care unit-acquired weakness: protocol and methodological implications for a randomized, sham-controlled, phase II trial. Phys Ther. 2012;92:1564-79.
29. Needham DM, Truong AD, Fan E. Technology to enhance physical rehabilitation of critically ill patients. Crit Care Med. 2009;37(Suppl):S436-S441.
30. Burtin C, Clerckx B, Robbeets C, Ferdinande P, Langer D, Troosters T, et al. Early exercise in critically ill patients enhances short-term functional recovery. Crit Care Med. 2009;37:2499-505.
31. Kho ME, Damluji A, Zanni JM, Needham DM. Feasibility and observed safety of interactive video games for physical rehabilitation in the intensive care unit: a case series. J Crit Care. 2012;27:219.el-216.e6.
32. Dietz V. Body weight supported gait training: From laboratory to clinical setting. Brain Res Bull. 2008;76:459-63.

SEÇÃO 27

FARMÁCIA CLÍNICA

COORDENADORES

Silvana Maria de Almeida ■ Marco Aurélio Scarpinella Bueno

CAPÍTULO 317

FARMÁCIA CLÍNICA NA UNIDADE DE TERAPIA INTENSIVA

Cássio Massashi Mancio
Silvana Maria de Almeida

DESTAQUES

- A unidade de terapia intensiva (UTI), em virtude de suas características e da complexidade dos casos, justifica a presença de um profissional farmacêutico qualificado e treinado.
- Existe evidência do impacto positivo da atuação do farmacêutico clínico junto à equipe multidisciplinar.
- O farmacêutico clínico pode contribuir para o impacto econômico dos tratamentos propostos.

INTRODUÇÃO

Independentemente do tamanho e da complexidade da unidade hospitalar, a recuperação dos pacientes geralmente depende do uso de medicamentos. Dessa forma, justifica-se ter uma estrutura de farmácia organizada e que garanta não só o fornecimento, a quantidade e a qualidade dos medicamentos, como também o seu uso adequado e de forma racional. Nesse sentido, o farmacêutico hospitalar tem papel fundamental no desfecho positivo do tratamento dos pacientes.

Com o aprimoramento dos padrões de qualidade nas instituições hospitalares e o desenvolvimento da farmácia hospitalar, o farmacêutico se desenvolveu e se especializou, concentrando seu trabalho também em atividades clínicas, o que o fez deixar de ter um trabalho de características administrativas para começar a participar do cuidado ao paciente, dando informações que suportam a tomada de decisão nas atividades assistenciais dos médicos e da equipe multiprofissional dentro dos hospitais.[1,2]

A expansão da farmácia clínica iniciou-se a partir da década de 1960 e, desde então, houve grande desenvolvimento na atribuição da farmácia e do farmacêutico clínico. Hoje, a farmácia clínica pode ser definida como área da farmácia que envolve a ciência e a prática do uso racional de medicamentos.

Por muito tempo, os médicos foram responsáveis pela prescrição, os farmacêuticos pela dispensação e a enfermagem pela administração do medicamento ao paciente. Com cada um desses profissionais prestando sua assistência de maneira segmentada, ocorrendo uma falha, todo o processo era comprometido.[1,2]

Hoje, sabemos que, com trabalho em equipe, educação e treinamento, o farmacêutico pode ser o elo entre o médico e a enfermagem, ter visão geral de todo o processo desde a prescrição até a administração do medicamento e oferecer segurança ao paciente no uso do medicamento.[3,4]

A unidade de terapia intensiva (UTI) justifica a presença de um profissional farmacêutico atualizado, qualificado e treinado dada a complexidade dos casos (pacientes nefropatas, transplantados, idosos etc.), a necessidade de cuidados e monitoramento intensivos, as extensas prescrições de medicamentos, as combinações de drogas potencialmente inapropriadas e o tempo prolongado de hospitalização, que representam maior possibilidade de desenvolvimento de eventos adversos.[3-7]

Muito se discute sobre a evolução e o impacto da atuação do farmacêutico na UTI, participando da visita multidisciplinar à beira do leito e, ao colaborar com o médico para a prescrição mais segura e racional, participando do processo de padronização e dispensação de medicamentos, provendo informações técnicas à equipe multidisciplinar, participando ativamente em protocolos clínicos e reduzindo custos associados à terapia medicamentosa.

O farmacêutico é membro essencial para a equipe multidisciplinar na UTI e, por meio de seu conhecimento e experiência, pode conseguir adesão da equipe médica às suas intervenções e sugestões.[7,8]

Diante de todo esse quadro, associado ao fato de se ter uma unidade de corpo clínico fechado, a UTI se traduz em um local especialmente fértil para a atuação do farmacêutico clínico.

PRINCIPAIS ATIVIDADES DO FARMACÊUTICO CLÍNICO EM TERAPIA INTENSIVA

Diante das inúmeras particularidades, das diversas informações e da alta complexidade dos pacientes internados nas UTI, não diferentemente de outros setores, os erros são passíveis de acontecer. As diversas atividades desenvolvidas pelo farmacêutico clínico podem contribuir para minimizar ou até mesmo evitar os erros relacionados a medicamentos.[8]

Em 2005, o médico belga Jean-Louis Vincent propôs uma mnemônica simples e prática, denominada *FAST HUG* [as iniciais se referem à alimentação (*Feeding*), Analgesia, Sedação, profilaxia Tromboembólica, elevação da cabeceira (*Head of bed elevation*), profilaxia da Úlcera de estresse e controle da Glicemia], como uma ferramenta para que aspectos essenciais do cuidado ao paciente grave não sejam esquecidos pela equipe assistencial das UTI. Sendo aplicado por meio de *checklist*, durante as visitas multidisciplinares, incluindo o farmacêutico.[9-11]

A participação do farmacêutico clínico nas visitas multiprofissionais é uma atividade primordial, pois, segundo a literatura, as considerações realizadas possuem maior adesão quando feitas verbalmente do que por meio de bilhetes informativos anexados ao prontuário. Segundo Leape e colaboradores, das 366 considerações feitas por farmacêuticos durante as visitas multiprofissionais, 362 foram aceitas, representando um número de 99%.[12]

Durante as visitas, o farmacêutico pode contribuir em diversos aspectos, como nos protocolos de sedação, minimizando o risco do paciente em receber baixos níveis do sedativo – o que induz ao aumento da ansiedade e agitação – ou níveis elevados – o que pode aumentar o risco de reações adversas. Marshall e colaboradores verificaram que a presença do farmacêutico na elaboração dos protocolos de drogas sedativas diminuiu significativamente o número de dias de ventilação mecânica e o tempo de internação do paciente na UTI.[13,14]

Outro assunto que contempla o *FAST HUG* é a analgesia, sendo a dos opioides uma classe farmacológica bastante utilizada, com destaque para o fentanil e a morfina.[15] Essas drogas podem ser consideradas de escolha para o tratamento de dores graves, porém uma das principais reações adversas é a constipação intestinal, causada principalmente pela diminuição da motilidade do trato gastrintestinal, aumento da reabsorção de água e eletrólitos, e aumento do tônus do esfíncter anal.[16]

Assim, algumas instituições implantaram protocolo de tratamento da constipação intestinal induzida por opioide, no qual o farmacêutico pode monitorizar e sugerir à equipe médica, quando necessário, a prescrição de laxativos.[16]

Seguindo o modelo do *FAST HUG*, outro ponto a ser discutido durante as visitas é avaliar a necessidade de profilaxia farmacológica para trombose venosa profunda (TVP), visto que, somente nos Estados Unidos, dados estatísticos apontam 150 mil a 200 mil casos por ano relacionados a tromboembolismo venoso (TEV), sendo uma das causas mais comuns de óbito no ambiente hospitalar.[17]

Diante das drogas disponíveis para profilaxia de TVP, as mais utilizadas são a heparina não fracionada (HNF), a heparina de baixo peso molecular (HBPM) e o fondaparinux.[15] O profissional farmacêutico pode contribuir para a melhor escolha do fármaco a ser empregado, considerando possíveis ajustes posológicos de acordo com função renal, idade, sexo e peso corpóreo, com base no perfil farmacocinético de cada droga.[18]

Outro ponto a ser discutido durante as visitas, para o qual o farmacêutico também pode trazer considerações, é a profilaxia de úlcera de estresse. Segundo a literatura, a presença de gastrite hemorrágica no paciente crítico pode estar relacionada com o aumento na taxa de mortalidade.[15] Há duas principais classes farmacológicas para realizar a profilaxia: bloqueadores histamínicos H_2 e inibidores de bomba de prótons (omeprazol, esomeprazol e pantoprazol).[15]

Discute-se no decorrer das visitas um ponto não menos importante: o controle glicêmico.[10] Diante de um quadro agudo grave, o paciente está mais facilmente propenso a desenvolver um quadro hiperglicêmico (mesmo sem histórico prévio de diabetes).[17]

Isso pode ocorrer por desequilíbrio hormonal, diminuição na secreção e ação da insulina, assim como por aumento da resistência periférica à insulina. Outro fator que pode induzir ao aumento da glicose sanguínea são algumas medicações, principalmente os corticosteroides.[17,19]

Nesse assunto, o farmacêutico pode monitorizar o controle glicêmico do paciente, verificar a presença de aporte calórico na prescrição médica a fim de evitar quadros hipoglicêmicos, vigiar a função renal para possíveis ajustes de doses dos hipoglicemiantes, e verificar a presença de interações medicamentosas entre drogas prescritas *versus* hipoglicemiantes orais ou insulinas, visto que podem ocorrer oscilações na glicemia decorrentes de interações farmacológicas.[17,19,20]

Na UTI, a via intravenosa é a predominante, porém utilizam-se diferentes vias de administração, pois, rotineiramente, há número grande de drogas injetáveis para um acesso venoso limitado.[21,22]

Na prática clínica, o farmacêutico é acionado para atender aos questionamentos referentes a compatibilidades de drogas injetáveis encaminhados pela equipe multidisciplinar.[22] Assunto relevante, pois, conforme estudo realizado por Padilha, uma das principais causas iatrogênicas descritas no estudo foi a infusão de soluções incompatíveis.[22]

Abordando, ainda, as drogas injetáveis, é possível encontrar pacientes edemaciados que requerem menor quantidade de volume infundido nas 24 horas, principalmente na população com insuficiência cardíaca grave. O farmacêutico pode minimizar o recebimento de fluidos em pacientes com restrição hídrica, utilizando a concentração máxima estabelecida na literatura quanto a diluições dos medicamentos injetáveis.[23,24]

Nas UTI, grande parte das prescrições é complexa, pois conta-se com inúmeros fármacos concomitantes e diferentes classes terapêuticas. Assim, os pacientes estão mais predispostos a experimentar interações medicamentosas.[25]

Em um estudo realizado em 2007, em um hospital privado, foram identificadas 409 interações medicamentosas, sendo 174 classificadas de alta gravidade, ou seja, interações que podem provocar danos irreversíveis ao paciente ou até mesmo o óbito.[26]

A probabilidade de desencadear interações medicamentosas com o uso de cinco ou seis fármacos aumenta em 50%, e com uso de sete ou mais, em 80%. Portanto, o farmacêutico desempenha papel fundamental na busca ativa das possíveis interações medicamentosas e na sua sinalização para a equipe médica.

Existem diversas atividades que o farmacêutico clínico pode exercer no cuidado ao paciente crítico. Quando esse profissional atua em conjunto com a equipe multidisciplinar, estudos demonstram impacto positivo, pois proporciona aumento na qualidade assistencial, principalmente em relação a eventos adversos relacionados a medicamentos, inconsistências em prescrição, bem como minimiza o impacto econômico, escolhendo a terapia mais adequada. Assim, de acordo com a literatura, confirma-se que a presença do farmacêutico na equipe multiprofissional à beira do leito reduz o tempo de internação e promove a queda de mortalidade.[26]

IMPACTOS ECONÔMICOS

A função do farmacêutico clínico é "contribuir para a promoção do uso seguro e racional do medicamento", incluindo o aspecto econômico, ou seja, também é de sua responsabilidade cuidar da saúde econômica do paciente e da instituição de saúde. De acordo com vários artigos sobre avaliação econômica do serviço de farmácia clínica, existe uma relação positiva para a presença do farmacêutico clínico nas unidades de saúde.[27-29]

Sabe-se que os gastos com medicamento na UTI podem contribuir para, pelo menos, 38% do total dos gastos com medicamentos de um hospital. Dessa forma, é importante o farmacêutico estar envolvido no acompanhamento de toda a cadeia do medicamento na instituição, contribuindo para a redução e a otimização dos gastos na terapia medicamentosa.[27-30]

A potencial economia associada ao trabalho do farmacêutico clínico pode ser significativa.[29] Em uma publicação que buscava evidências no impacto econômico da farmácia clínica, identificou-se que o custo total envolvido no gerenciamento da morbidade e mortalidade relacionadas a medicamentos foi de US$ 6,64 bilhões quando da participação do farmacêutico clínico contra US$ 9,64 bilhões sem a presença desse profissional.[28-31]

Em outro estudo, em que se caracterizaram os tipos de intervenção farmacêutica na UTI, em um período de três meses, foram observadas intervenções que representaram economia de C$ 10 mil em um intervalo de três meses e, em outras, redução de custos associados à sedação sem prolongamento do tempo de ventilação mecânica.[28-31]

CONSIDERAÇÕES FINAIS

Apesar de pouco difundida a prática da farmácia clínica no Brasil, sabe-se que existem muitas oportunidades para os farmacêuticos que desejam expandir suas funções e seu papel nesta área, havendo forte tendência de especialização dentro da farmácia clínica.[32]

Nos Estados Unidos, assim como em outros países, o trabalho do farmacêutico clínico resultou em necessidade de maior conhecimento e mais formas de atuação específica. Nesse sentido, ocorreram expansão e reconhecimento do farmacêutico clínico como especialista a partir da década de 1990. Tal especialização permite um enfoque clínico ainda mais direcionado às diversas áreas de atuação, como a de Medicina Nuclear, Farmacoterapia, Oncologia, Pediatria, entre outras.[33,34]

REFERÊNCIAS BIBLIOGRÁFICAS

1. Horn E, Jacobi J. The critical care clinical pharmacist: evolution of an essential team member. Crit Care Med. 2006;34(3 Supl.):S46-51.
2. Smith WE, Ray MD, Shannon DM. Physicians' expectation of pharmacists. Am J Health-System Pharm. 2002;59(1):50-7.
3. Billi RJ, Spevetz A, Branson RD, Campbell GM, Cohen H, Dasta JF, et al. Critical care delivery in the intensive care unit: defining clinical roles and the best practice model. Crit Care Med. 2001;29:2007-19.
4. Gonzalez LS. What are pharmacists, and what do they do? Am J Health-Syst Pharm. 2005;62:2039-40.
5. Gourang P, Mira L. Clinical pharmacists in the intensive care unit: Is there really an equation? Intensive Care Med. 2006;32:1275-6.
6. Johnson JA, Bootman JL. Drug-related morbidity and mortality and the economic impact of pharmaceutical care. Am J Health- Syst Pharm. 1997;54:554.
7. Stockwell DC, Slonim AD. Quality and safety in the intensive care unit. J Intensive Care Med. 2006;21(4):199-210.
8. Hayes CW, et al. Patient safety and quality of care in the intensive care unit. Canadian Patient Safety Institute, 2008.
9. Vincent JL. Give your patient a fast hug (at least) once a day. Crit Care. 2005;33(6):1225-9.
10. Leape LL, Cullen DJ, Clapp MD, Burdick E, Demonaco HJ, Erickon JI, et al. Pharmacist participation on physician rounds and adverse drug events in the intensive care unit. JAMA. 1999;282(3):267-70.
11. Marshall J, Finn CA, Theodore AC. Impact of a clinical pharmacist-enforced intensive care unit sedation protocol on duration of mechanical ventilation and hospital stay. Crit Care Med. 2008;36(2):427-33.
12. Schweickert WD, Kress JP. Strategies to optimize analgesia and sedation. Crit Care. 2008;12(3):S6.
13. Armahizer MJ, Benedict NJ. Fast hug: ICU prophylaxis. Am Soc of Health-System Pharm, 2011.
14. Hospital Israelita Albert Einstein. Constipação induzida por opióide [Protocolo Institucional]; 2011.
15. Bezerra CG. Fast hug EPM: uma abordagem sistemática ao paciente crítico. Artigo para publicação.
16. Hospital Israelita Albert Einstein. Profilaxia de tromboembolismo venoso em pacientes clínicos. Protocolo Institucional; 2014.
17. Dellinger RP, Levy MM, Rhodes A, Annane D, Gerlach H, Opal SM, et al. Surviving sepsis campaign: international guidelines for management of severe sepsis and septic shock. Crit Care Med: 2012. Crit Care Med. 2013;41(2):580-637.
18. Guidelines for the use of an insulin infusion for the management of hyperglycemia in critically ill patients. Crit Care Med. 2012;40(12):3251-76.
19. Bertsche T, Mayer Y, Stahl R, Hoppe-Tichy T, Enche J, Haefeli WE. Prevention of intravenous drug incompatibilities in an intensive care unit. Am J Health-Syst Pharm. 2008;65(19):1834-40.
20. Secoli SR. Interações medicamentosas: fundamentos para a prática clínica da enfermagem. Rev Esc Enf USP. 2001;35(1):29-34.
21. Ling JM, Mike LA, Rubin J, Abraham P, Howe A, Patka J, et al. Documentation of pharmacist interventions in the emergency department. Am J Health Syst Pharm. 2005;62(17):1793-7.
22. Rabelo RR, Aliti GB, Domingues FB, Ruschel KB, Brun AO. What to teach to patients with heart failure and why: the role of nurses in heart failure clinics. Rev Lat-am Enf. 2007;15(1):165-70.
23. Reis AM, Cassiani SH. Prevalence of potential drug interactions in patients in an intensive care unit of a university hospital in Brazil. Clinics. 2011;66(1):9-15.
24. Almeida SM, Gama CS, Akamine N. Prevalence and classification of drug-drug interactions in intensive care patients. Rev Einstein. 2007;5(4):347-51.
25. Padilha KG. Ocorrências iatrogênicas em unidade de terapia intensiva (UTI): análise dos fatores relacionados. Rev Paulista de Enfermagem. 2006;25(1):18.
26. Biblioteca Virtual em Saúde – LILACS. [Internet] [Acesso em Disponível em: http://regional.bvsalud.org/php/index.php
27. Joint Commission on the Accreditation of Healthcare Organizations. Improving care in the ICU. Oakbrook Terrace, JCR, 2004.
28. Harrison DL, Bootman JL, Cox ER. Cost-effectiveness of consultant pharmacists in managing drug related morbidity and mortality at nursing facilities. Am J Health-Syst Pharm. 1998;55:1588-94.
29. Schumock GT, Butler MG, Meek PD, Vermeulen LC, Arondekar BV, Bauman JL. Evidence of the Economic Benefit of Clinical Pharmacy Services: 1996-2000. Pharmacotherapy. 2003;23:113-32.
30. Kane SL, Weber RJ, Dasta JF. The impact of critical care pharmacists on enhancing patient outcomes. Intensive Care Med. 2003;29(5):691-8.
31. Touchette DR, Doloresco F, Suda KJ, Perez A, Turner S, Jalundhwala Y, et al. Economic evaluations of clinical pharmacy services: 2006-2010. Pharmacotherapy. 2014;34(8):771-93.
32. Al-Shagha WMS, Zairi M. Re-engineering pharmaceutical care: towards a patient-focused care approach. Int J Health Care Qual Ass. 2000;13(5):208-17.
33. Laven DL. A Review on Specialization in Pharmacy Part I. Journal of Pharmacy Practice. J Pharm Pract. 2002;15(3):267-78.
34. Laven DL. A Review on Specialization in Pharmacy Part II. Journal of Pharmacy Practice. J Pharm Pract. 2002;15(6):504-14.

CAPÍTULO 318

PRESCRIÇÃO ELETRÔNICA NA UTI

Nilson Gonçalves Malta
Wladmir Mendes Borges Filho

DESTAQUES

- Relatório de 1999 do *Institute of Medicine*, com estatísticas impactantes de mortes resultantes de erros médicos, levou os hospitais a investir na qualidade dos serviços e adotar padrões para a obtenção de certificações.
- Para evitar erros na administração de medicamentos, o *Institute of Medicine* recomenda a informatização da prescrição, dispensação e checagem eletrônica de medicamentos à beira do leito (BCMA); este um *standard* da *Joint Commission* também para efeito de rastreabilidade.
- O *Computerized Physician Order Entrey* (CPOE), desenvolvido para médicos, oferece o sistema de suporte para a decisão clínica (o CDSS), interface amigável e intuitiva, o que o faz superior a outros *softwares* meros formulários eletrônicos de "pedidos de farmácia".
- Para a informatização, os hospitais precisam ter clareza dos objetivos, custos elevados, necessidade de integrar todas as etapas, riscos (panes, quedas de energia etc.) e requisitos legais.
- O ponto de partida é a prescrição eletrônica integrada à dispensação.
- O maior problema é a fadiga por excesso de alertas ao prescritor, podendo gerar frustração, baixa adesão e erros quando o médico desconsidera os alertas excessivos.
- O equilíbrio entre alertas irrelevantes e os que prevenirão erros requer a análise prévia do farmacêutico clínico.
- A *Joint Commission* recomenda a avaliação retrospectiva da prescrição nos casos de emergência e urgência.
- Alguns benefícios do processo integrado: redução dos eventos evitáveis; melhora nos cuidados ao doente; reconciliação medicamentosa; redução potencial de custos.

INTRODUÇÃO

Segundo estudos da Associação Americana de Hospitais e outro conduzido por David Philips, levantados pelo Institute of Medicine (IOM[*]) em seu relatório *To Err is Human*, em 1999, até 98 mil pessoas morreram devido a erros médicos e cerca de 7 mil unicamente por erros de medicação.[1,2] Embora quase vinte anos tenham se passado, esse relatório é um "divisor de águas" para a abordagem da segurança em saúde em nível global. Dados alarmantes como esses chamam a atenção em relação à qualidade do serviço prestado em âmbito nacional. Nesses estudos do IOM, os custos decorrentes dos erros seguiam em estimativa entre US$ 17 e 29 bilhões anuais. Os erros de medicação em relatório mais recente do IOM contavam, em 2006, com uma estimativa anual de 400 mil eventos (ADE – *adverse drug event*), com consequente custo de US$ 3,5 bilhões anuais.[3]

Com dados tão assustadores, levantou-se uma onda internacional de investimentos em qualidade, havendo uma procura mais intensa das instituições pelas certificações e aplicação de padrões que atentassem para a segurança do paciente.

Além do IOM, diversas outras entidades têm se manifestado, por exemplo, o *Institute for Safe Medication Practices*[**] (ISMP), que auxilia na elaboração de programas e *standards*, o *Institute for Healthcare Improvement*[***] (IHI), que contribui com ações como o *5 Million Lives Campaign*, e o Leapfrog Group,[****] entre outras.

Na busca de propostas, o mesmo IOM, tendo em vista a qualidade dos serviços de saúde e a segurança dos pacientes, recomenda a informatização de processos como meio para se evitar erros e efeitos adversos.[4]

NOVO PANORAMA DE QUALIDADE

Com a apresentação de uma realidade tão assustadora, atualmente são diversos os hospitais que, na busca da excelência e de diferenciação no mercado nacional, passaram a buscar acreditações e/ou certificações como a Joint Commission International,[*] a Organização Nacional de Acreditação (ONA),[**] a ISO 9000,[***] a *Accreditation Canada*,[****] entre outras.

Entretanto, para alcançar os níveis exigidos pelas acreditações, atender ao chamado do IOM à adoção de maiores níveis tecnológicos tem sido quase uma obrigação.

Atualmente, a tecnologia é abundante em todos os níveis da sociedade, mas, se se encarar a realidade, ver-se-á que, apesar dessa conjuntura, a maioria dos hospitais está longe dessas "facilidades". Na sociedade, de forma geral, a demanda por tecnologia é uma realidade, e com finalidade baseada no conforto e entretenimento. Praticamente todas as camadas da sociedade têm acesso a celulares, computadores pessoais, internet, caixas eletrônicos. Fica difícil encontrar uma resposta clara para a questão do atraso do sistema de saúde. Os equipamentos médicos certamente evoluíram e estão em pleno uso há muitos anos. Mas tais recursos que auxiliam o diagnóstico e o tratamento afetam apenas uma parte de um sistema muito elaborado, talvez dos mais complexos setores existentes, e com diversos pontos frágeis e passíveis de erros.

Com a evolução da consciência da necessidade de maiores níveis de segurança, muitos administradores hospitalares e profissionais de saúde resolveram, enfim, abandonar suas zonas de conforto e iniciar a "revolução tecnológica". Nos grandes centros metropolitanos, é cada vez maior o número de hospitais que destinam uma parte relevante de seus orçamentos ao investimento em tecnologia.

Provocando um pouco mais a comodidade dos líderes dos hospitais e demais provedores de assistência no sistema de saúde, neste capítulo será abordada especificamente a utilização de sistemas de prescrição eletrônica, ou melhor, *Computerized Physician Order Entry*[*] (CPOE). Ainda que se trate aqui das especificidades de uma unidade de terapia intensiva (UTI), o assunto "prescrição eletrônica" não possui

---

[*] Organização norte-americana, sem fins lucrativos, não governamental. Uma das Academias Nacionais dos Estados Unidos, desde 1970, faz parte da Academia Nacional de Ciências daquele mesmo país (www.iom.edu).

[**] Organização não governamental, sem fins lucrativos, original dos Estados Unidos, dedicada exclusivamente à prevenção de erros de medicação e ao uso seguro de medicamentos (www.ismp.org).

[***] Organização independente, sem fins lucrativos, que ajuda no comando de melhorias no cuidado da saúde em todo o mundo (www.ihi.org).

[****] Projeto norte-americano formado por grandes empresas que buscam na promoção de programas de qualidade uma forma de reduzir os custos da assistência à saúde (www.leapfroggroup.org).

[*] A Joint Commission International é a divisão internacional da Joint Commission Resources, que trabalha com organizações de saúde, ministérios da saúde e organizações globais em mais de 80 países desde 1994. Com foco na segurança do cuidado ao paciente, atua por meio da provisão de serviços de certificação e acreditação (www.jointcommissioninternational.org). No Brasil, atua em conjunto com o Consórcio Brasileiro de Acreditação (CBA) (www.cbacred.org.br).

[**] A ONA é uma organização não governamental com abrangência de atuação nacional, que tem por objetivo geral promover a implantação de um processo permanente e de certificação dos serviços de saúde (www.ona.org.br).

[***] A ISO 9000 é um grupo de normas técnicas que estabelece um modelo de gestão de qualidade para organizações em geral, qualquer que seja o seu tipo ou tamanho. A organização, que significa International Organization for Standardization, teve origem na Suíça em 1947 e está presente em 161 países. No Brasil, as normas ISO são agrupadas na série de normas ABNT NBR ISO 9000:2000 (www.iso.org).

[****] A Accreditation Canada, antigamente conhecida como Canadian Council on Health Services Accreditation, é uma organização independente, sem fins lucrativos, que avalia serviços de saúde no Canadá e internacionalmente (www.accreditation.ca).

grandes diferenças do próprio processo nas demais unidades de internação do hospital.

UM PROCESSO EM EVOLUÇÃO

Embora a tecnologia do CPOE seja o auge de todo o nosso interesse para a segurança do paciente, vemos que ainda temos muito a evoluir. Os hospitais brasileiros ainda se servem, essencialmente, de processos mais modestos. A seguir, é apresentada uma relação de métodos de como as prescrições são registradas (Figura 318.1) e de como ela chega até a farmácia.

- **Mensageiro:** a prescrição é encaminhada para a farmácia por meio de um mensageiro. A via da farmácia pode ser carbonada ou uma fotocópia.
- **Fax:** nesse modelo, não se faz necessária a existência de uma cópia física do documento no ato da prescrição, como a cópia carbonada ou fotocópia. A prescrição é enviada para a farmácia a partir da unidade assistencial, por meio de um aparelho de fax ou *scanner* e impressa diretamente no setor de dispensação. Essa tecnologia tem se mostrado inadequada, pois pode permitir o envio da mesma prescrição mais de uma vez, assim como falhas no processo de digitalização podem atrasar a dispensação dos medicamentos.
- **Sistema pneumático:** esse é um sistema bastante caro e com pequeno retorno na relação custo-benefício. A prescrição é enviada por um sistema de alta tecnologia de transporte, mas a cópia enviada ainda se trata de uma via carbonada ou fotocópia.
- **Sistema de imagem digital:** a prescrição em papel é digitalizada na unidade de internação e gera um arquivo eletrônico. Essa imagem é visualizada na farmácia e transcrita no sistema de dispensação ou prescrição eletrônica. Em situação ideal, o farmacêutico vê a prescrição digitalizada e revisa simultaneamente a transcrição no sistema da farmácia mediante estrutura com dois monitores no microcomputador.
- **Prescrição eletrônica:** as prescrições são inseridas pelo médico em um sistema informatizado de prescrição eletrônica ou CPOE.

Os detalhes dos sistemas de prescrição eletrônica, tema deste capítulo, serão expostos nos próximos tópicos. No entanto, vale a pena comentar um aspecto muito comum que ocorre em algumas instituições que tentaram avançar na prescrição eletrônica. Frequentemente, os hospitais esbarraram na qualidade desse produto e/ou no treinamento de um extenso corpo clínico aberto. Em tais circunstâncias, acabou-se por se ter a necessidade da inserção do profissional transcritor. O médico registra a prescrição, transcrita para o sistema por um profissional da farmácia, em formulário próprio. A partir dessa realidade, ainda que haja um sistema eletrônico, são considerados os mesmos métodos tradicionais de envio para a farmácia, como os da prescrição em papel. Em tempos de visão de sustentabilidade, o agravante nesses casos é que o hospital, além de adicionar uma etapa de alto potencial de erro, não se vê livre do uso de impressos e de um extenso prontuário físico.

Para efeito de comparação com a nossa realidade, segue o resultado de uma pesquisa realizada em 2013 nos Estados Unidos pela revista *Pharmacy Purchasing and Products*,[5] em que se demonstra a utilização das diversas modalidades descritas.

Nos hospitais brasileiros, o recurso mais comumente utilizado é o do "mensageiro", em que auxiliares ou técnicos de farmácia encaminham a prescrição para a farmácia central ou satélite instalada dentro do próprio centro de tratamento intensivo (CTI).

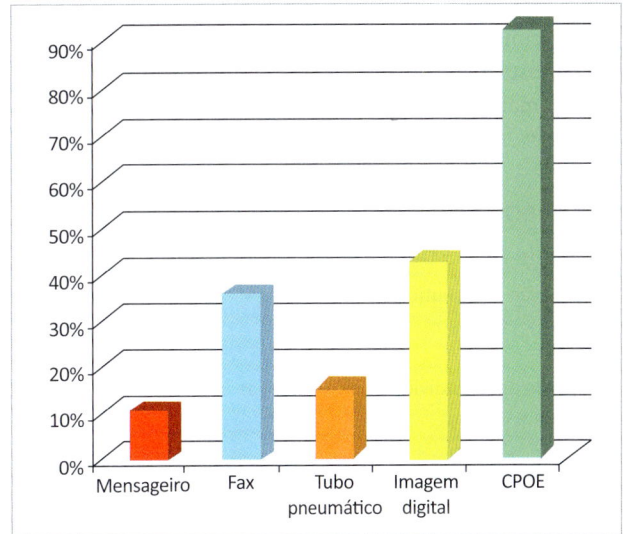

FIGURA 318.1. Distribuição dos métodos de registro e envio das prescrições (PPP 2013).[5]

DEFINIÇÃO DE UM SISTEMA CPOE

Para se falar em prescrição eletrônica, é preciso fazer a diferenciação entre duas realidades bem distintas. Uma diz respeito ao CPOE, como o Leapfrog Group[6] refere-se a programas de prescrição eletrônica. São *softwares* desenvolvidos especificamente para médicos, que não só substituem a utilização de papel e melhoram a legibilidade dos itens prescritos, como dão embasamento ao raciocínio clínico, oferecendo informações de suporte à decisão. A ferramenta CDSS (Sistema de Suporte à Decisão Clínica), acoplada ao sistema de prescrição, permite ao médico receber informações, de diversos tipos, que orientem e conduzam com segurança o ato de prescrever. Mais adiante, serão comentados os recursos esperados de um CPOE.

---

* É muito comum encontrar referências também pelos nomes *Computerized Provider Order Entry* e *Computerized Prescriber Order Entry*. Alguns autores preferem utilizar *Provider* alegando ser mais preciso, mas, neste capítulo, será adotado o termo definido pelo Leapfrog Group.

A segunda situação contempla outros tipos de programas que não devem ser considerados na categoria de CPOE, pois servem apenas como um aplicativo para a inserção da prescrição médica (mais se aproximando de um "pedido de farmácia") ou de enfermagem. Eles apenas são considerados prescrição eletrônica por terem uma estrutura baseada no conceito básico da ordem médica. São sistemas com campos estruturados para inserção do medicamento, dose, via de administração e frequência, contudo oferecem pouco ou nenhum suporte à decisão. A ferramenta apresenta-se nesse caso somente como um meio para se obter maior legibilidade da prescrição médica. Embora fornecedores também chamem esses programas de "prescrições eletrônicas", deve-se ter atenção quanto ao tipo de ferramenta que se deseja no momento do estudo de uma possível implantação.

Uma vez que o intuito é divulgar o que há de mais avançado em tecnologia, serão abordados a ferramenta CPOE com CDSS, seus potenciais, riscos, benefícios etc.

No mercado norte-americano,[5] em 2013, esse produto já estava presente em mais de 75% dos hospitais, demonstrando crescimento contínuo e consistente nos últimos cinco anos. Hospitais maiores (> 400 leitos) são aqueles que apresentam maior índice de utilização, chegando a 88%.

Funcionalmente, o CDSS avaliado nos programas existentes contempla as categorias conforme o Quadro 318.1.[7]

Os custos de implantação de um sistema nesse padrão são elevados. Segundo o Leapfrog Group, com base em análises de casos, a implantação em hospital de 500 leitos tem custo de US$ 7,9 milhões e manutenção anual de US$ 1,35 milhão.[8]

Nesse horizonte, a avaliação e a escolha de um programa desse tipo tornam-se ações complexas e, como discutido inicialmente neste capítulo, deve-se envolver todos os profissionais médicos, de farmácia e enfermagem. Todos os setores devem se integrar e tomar cuidados específicos. Segundo estudos, os riscos da má-implantação podem conduzir ao aumento do tempo de prescrição e à redução de aderência dos médicos em virtude de excessivos alertas e bloqueios que impedem a prescrição de sua preferência, sendo obrigados a cumprir determinados protocolos.[8] Em estudo conduzido por Liang[9], foi medida a aceitação de sistemas CPOE por médicos na China. Percebeu-se que a facilidade de utilização é um preditivo de aceitação. Contudo, na medida em que ganharam experiência com o sistema, não perceberam que a facilidade de utilização era tão importante quanto antes de começarem a fazê-lo.

QUADRO 318.1. Categorias de suporte à decisão clínica segundo avaliação do Leapfrog.

Categoria	Descrição
Duplicação terapêutica	Sobreposição terapêutica de outra droga nova ou de prescrição já ativa. Pode ser a mesma droga, mesma classe ou componente de associação
Limite de doses individuais e cumulativas	Dose especificada excede limites recomendados. Dose resulta em cumulativo de dose que excede limites recomendados. Pode também incluir limites de dose para cada componente de uma associação
Alergias e alergias cruzadas	Existência de documentação de alergia para a referida droga ou para outra de mesma categoria
Via de administração contraindicada	Prescrição específica de via de administração não apropriada para o medicamento em questão
Interações droga-droga e droga-alimento	Resultado de interação grave conhecida quando administradas com outro medicamento ou grupo de alimentos
Contraindicações e limites de dose baseados no diagnóstico do paciente	Contraindicação baseada no diagnóstico do paciente ou o diagnóstico afeta a dose recomendada
Contraindicações e limites de dose baseados no peso ou na idade do paciente	Contraindicação baseada em peso ou na idade
Contraindicações e limites de dose baseados em resultados laboratoriais	Contraindicação baseada em resultados laboratoriais ou para o qual o resultado laboratorial deve ser considerado na dosagem prescrita
Contraindicações e limites de dose baseados em resultados radiológicos	Contraindicação baseada na interação com contraste (a partir de exame radiológico previamente pedido)
Corolário	Intervenção do sistema para ocasiões em que se requer uma segunda droga, exame ou dieta associados para atender ao padrão do cuidado (alerta baseado em *prompt* ou por pedido associado automático)
Custo do tratamento	Verifica testes/exames que duplicam um serviço dentro de um período em que há benefício mínimo ao repeti-lo
Prevenção de aborrecimentos	Prescrições com interações leves ou tipicamente sem consequências que médicos normalmente ignoram alertas

APROVAÇÃO DA PRESCRIÇÃO MÉDICA

Um aspecto de extrema importância para um sistema de prescrição eletrônica é a aprovação da prescrição médica pelo profissional farmacêutico. O *standard* da *Joint Commission International* (MMU.5.1)[10] parte do princípio de que, mesmo com prescrição eletrônica e dispensação integradas, poder-se-á dispensar errado, pois a prescrição não foi avaliada quanto à sua correção. Hospitais que não cumpram este *standard* podem receber uma recomendação do tipo I.*

STANDARD JOINT COMMISSION INTERNATIONAL MMU.5.1

As prescrições e solicitações de medicamentos são revisadas quanto à sua pertinência.

O farmacêutico deve rever todas as prescrições de medicamentos antes da dispensação ou administração, seja o medicamento retirado do estoque da unidade de enfermagem, da farmácia ou de um gabinete automatizado. Exceção para quando o prescritor controla a preparação e a administração ou em casos de urgência em que a demora pode provocar danos ao paciente.

A aprovação da prescrição médica é normalmente feita na farmácia central ou pelo farmacêutico clínico na unidade de internação, porém, com a evolução dos sistemas em rede, cerca de 22% dos hospitais americanos adotam a revisão de prescrição *off-site*.[11] Nesses casos, o farmacêutico pode estar em casa ou compartilhado de outro hospital, por exemplo, à noite e nos finais de semana. É uma alternativa para hospitais pequenos que não têm quadro suficiente para a manutenção do padrão de atendimento nesses períodos.

BENEFÍCIOS DO CPOE

Há estudos que relatam reduções significativas nos eventos adversos evitáveis (erros),[12,13] contudo, ainda que haja todos esses recursos, outras experiências demonstram necessidade de maior aprofundamento.[14,15]

De maneira geral, o CPOE elimina as prescrições manuscritas, reduz erros de medicação, diminui o tempo para o atendimento e melhora os cuidados ao paciente. Indiretamente, também permite melhoria de desempenho de outros aspectos como o controle de estoque e a cobrança.

SEGURANÇA DO PROCESSO

Observando com mais detalhes, tanto a partir do ato da prescrição como da avaliação do farmacêutico, o sistema permite a verificação de diversas informações relacionadas com o paciente em tempo real. O sistema está centrado no paciente, possibilitando aos profissionais olhar para o paciente e suas informações de maneira transversal. Em outras palavras, dispõe de todos os dados necessários por meio do cruzamento de informações relacionadas a todas as suas visitas ao hospital ou ambulatório, e não somente à visita corrente. Entre as informações disponíveis, além dos medicamentos prescritos, podem-se citar resultados de laboratório e radiológicos, alergias prévias, peso, altura, superfície corpórea, *clearance* etc.

LEGIBILIDADE

Um aspecto determinante da segurança motivado pelo CPOE é a legibilidade da prescrição. Retirando-se o processo manuscrito de cena, a leitura torna-se mais clara para a equipe interdisciplinar. Entre os aspectos ligados ao formato de visualização, inclui-se a opção de utilização de *TALL MAN LETTERS*. Essa funcionalidade permite a diferenciação visual de maneira mais segura entre medicamentos de sons e grafias semelhantes (medicamentos *look-alike sound-alike*; p. ex.: cefaLOTina/cefaZOLina). O ISMP incentiva o uso dessa política e uma lista de referência pode ser consultada no site desse instituto.[16]

Ainda nesse tópico, o sistema impede a utilização de abreviaturas, símbolos ou designações de doses que ensejem erros por confusão de interpretação e causadoras de erros com consequências para os pacientes. O ISMP divulga uma lista de abreviaturas proibidas na sua política de prescrição segura (p. ex.: μg, comumente confundido com mg; utilizar mcg)[17].

PRESCRIÇÃO RÁPIDA

A adesão aos sistemas CPOE também está ligada diretamente à sua interface amigável e intuitiva. Esses sistemas, diferentemente de prescrições eletrônicas menos elaboradas, permitem a inserção de prescrições de maneira mais rápida e segura. Em sistemas mais simples, o prescritor é orientado a preencher campos estruturados um a um, como se seguisse a mesma lógica da prescrição em papel. Em outras palavras, o prescritor deve preencher cada campo individualmente (medicamento, dose, unidade de dose, via e frequência). Contudo, em um CPOE há outros métodos de prescrição que facilitam e aumentam a adesão médica. Pode-se selecionar um protocolo completo, por meio do qual o sistema já insere um conjunto de pedidos integral para o caso especificado (p. ex.: "pós-operatório – cirurgia cardíaca – UTI"). O médico pode, ainda, optar por aceitar todos os itens propostos ou alterá-los conforme suas percepções objetivas para o paciente em questão. Eventualmente, se o médico preferir pedir um item isoladamente, pode ainda selecionar o medicamento por meio de "sentenças" prontas (p. ex.: "Ceftriaxona 1 g IV 12/12 horas"), sem a necessidade de preencher os campos de maneira repetitiva para medicamentos com doses mais comumente prescritas.

RECONCILIAÇÃO MEDICAMENTOSA

A atividade de reconciliação medicamentosa é frequentemente feita de maneira incorreta e/ou incompleta. Em

---

* Recomendação do tipo I é mais séria e afeta a decisão sobre a acreditação.

uma entrevista admissional, os profissionais coletam informações em papel e com interpretação dúbia dos medicamentos de que os pacientes fazem uso. Em um sistema CPOE é recomendada a associação de uma base completa dos medicamentos existentes no mercado, de forma que seja possível registrar qualquer medicamento que o paciente possa estar utilizando.

Diante de uma relação completa e detalhada (dose de utilização, última administração), o médico pode tornar sua conduta mais adequada para a continuidade do tratamento, não somente durante o período de internação do paciente.

REDUÇÃO DE CUSTOS

A redução de custos com a mão de obra é um resultado que pode ser obtido, porém não é necessariamente o fim a ser alcançado. Por vezes, existem administrações que erroneamente visualizam esse fim como o objetivo principal, mas isso acaba em frustração. Determinadas tecnologias dispensam mão de obra em certas atividades, mas geram necessidades paralelas que acabam por absorver os profissionais. Nesses casos, o resultado esperado poderá ser mais amplo quanto maior o porte do hospital. A redução de profissionais é efetivamente observada quando a situação anterior está sustentada no processo baseado na transcrição dos pedidos médicos.

Também se pode obter redução de custos pela prescrição de medicamentos mais custo-eficazes. Frente à prescrição de um medicamento específico, o prescritor pode ser alertado de que, para o referido caso, é possível usar medicamento de custo inferior, com resultados similares ou superiores. Um exemplo bastante claro se refere à prescrição de antimicrobianos de alto custo, de última geração e amplo espectro, quando se possui uma cultura sensível a outro medicamento mais "simples" e menos custoso. Nesse caso, não apenas é possível fazer um estudo farmacoeconômico, mas também, em tempos de microrganismos multirresistentes, promover a utilização racional de antimicrobianos.

Um resultado secundário, mas não pouco importante, refere-se à redução substancial no consumo de papel na instituição.

REQUISITOS LEGAIS

Um ponto a que se deve dar atenção na implantação de sistemas eletrônicos é a garantia da integridade dos dados registrados. É importante analisar as condições legais que regem o uso de sistemas em que o papel é removido do processo, havendo a necessidade de um sistema de certificação de assinatura eletrônica.

TEMPO DE ATENDIMENTO

O CPOE determina uma redução importante no tempo de atendimento da farmácia, desde o momento da prescrição até a avaliação farmacêutica. Em estudo realizado em um hospital de Greenville, na Carolina do Norte, Estados Unidos, observou-se uma redução de 97% nesse tempo, com um tempo médio de 3 minutos para o farmacêutico encerrar a sua verificação após a prescrição.[18]

RISCOS E LIMITAÇÕES DO CPOE

Um CPOE é certamente um desejo de consumo das instituições que almejam os melhores níveis de qualidade e segurança. Entretanto, existem algumas condições que devem ser levantadas para se evitar implantações fracassadas.

Alguns aspectos que devem ser considerados e cumpridos para a implantação de sucesso são citados a seguir.[19-21]

- Trabalho interdisciplinar.
- Montagem de equipe interdisciplinar de *key users*.
- Coesão do time nas decisões e para trabalhar no convencimento de seus pares em relação aos benefícios.
- Evitar excesso de alertas, frequente causador de fadiga nos usuários.
- Monitoramento e melhorias contínuos.
- Estudo de casos de implantações bem e malsucedidas.
- Promoção de treinamento intensivo. A inexperiência dos profissionais pode ensejar outros erros e lentidão do processo.
- Papel proativo e de liderança da farmácia desde o princípio do projeto.
- Envolvimento da farmácia em decisões-chave.
- Domínio da linguagem necessária para a manutenção de discussões com as equipes de TI (p. ex.: interfaces, *triggers*, compatibilidade HL7, *webservices* etc.).

Ainda há que se ter atenção a algumas barreiras para a implantação, como:[22]

- Resistência dos médicos e da organização;
- Alto custo;
- Seleção de produto com interface amigável e de uso intuitivo.

FADIGA POR ALERTAS

Esse ponto se destaca entre os outros, pois é, talvez, o mais crítico em relação à adesão médica. Muitos dos sistemas mal implantados são relacionados à emissão de alertas irrelevantes e não urgentes. É uma decisão estratégica, da instituição, determinar quais alertas devem ser emitidos ou não ao prescritor. Em muitos casos, o excesso de alertas faz com que os prescritores acabem ignorando os avisos e perdendo informações importantes. No perfil de trabalho interdisciplinar, a análise dos avisos pode ser compartilhada com o farmacêutico clínico para discernir entre o que efetivamente é desnecessário e o que deve ter uma conduta compartilhada com o médico.

Com um sistema de alto nível tecnológico, muitos profissionais podem questionar o papel do farmacêutico na avaliação prévia da prescrição médica. E é justamente esse o aspecto que acabou gerando tantos projetos frustrados. A *Joint Com-*

mission on Accreditation of Healthcare Organizations (JCAHO) chegou a publicar uma proposta para os hospitais que possuíssem CPOE implantado, permitindo a avaliação farmacêutica retrospectiva da prescrição médica após a administração do medicamento. Entretanto, os hospitais relataram que os médicos ignoravam frequentemente alertas de gravidade maior. Diante das circunstâncias, em 2002 a JCAHO teve que retroceder e retirar o texto dos *standards*. A avaliação retrospectiva permanece para ordens urgentes ou de emergência (dano clínico pode ocorrer ao paciente se houver atraso na administração do medicamento devido à revisão do farmacêutico).[23]

VIABILIDADE DE OUTRAS SOLUÇÕES

O uso da prescrição eletrônica é um caminho essencial e ponto de partida para a utilização de outros processos com maior nível de segurança, baseados em tecnologia. A estruturação de um processo de dispensação seguro é o primeiro a se propor. O sistema de dispensação de medicamentos por dose unitária (SDMDU) é o processo, há muitos anos, mais difundido e conceituado.[24,25] A prescrição pode ser manuscrita e perfeitamente legível, mas se o processo da farmácia for meramente manual, sem integração eletrônica, tem-se aqui um ponto frágil que oferece um grande risco. Contudo, mesmo havendo um sistema de prescrição eletrônica, se não houver integração deste com o sistema de dispensação da farmácia, incorre-se no mesmo erro. Portanto, a implantação segura do SDMDU parte da instalação de um sistema de prescrição eletrônica integrado ao sistema da farmácia.

Com o estoque controlado por meio da dispensação com código de barras, tem-se mais uma etapa segura nesse ciclo. A leitura óptica eletrônica deve prever ao menos bloqueios de dispensação de itens incorretos, quantidades incorretas e medicamentos vencidos. O controle de dispensação por código de barras de modo isolado na farmácia, sem integração com a prescrição, pode ser, no máximo, seguro para o controle de estoque, mas continua representando um risco para o paciente.

STANDARD JOINT COMMISSION INTERNATIONAL MMU.5.2

A instituição utiliza um sistema para dispensar medicamentos na dose certa, ao paciente certo, na hora certa.

Encerrando o ciclo do medicamento, a última etapa que pode ser cumprida é a checagem eletrônica de medicamentos à beira do leito (BCMA – *Barcode Medication Administration*/BPOC – *Bedside point-of-check*) que permite ao hospital atender com maior precisão outro *standard* da Joint Commission, assim como aos requisitos de rastreabilidade.

A rastreabilidade é tratada como a capacidade do hospital em monitorizar o recebimento, a distribuição, a dispensação e a administração, mantendo-se o controle sobre o lote e a validade dos medicamentos nesses processos, assim como os pacientes que fizeram uso deles.

STANDARD JOINT COMMISSION INTERNATIONAL MMU.6.1

A administração de medicamentos inclui um processo para verificar se a medicação está correta, de acordo com a prescrição.

PLANEJAMENTO DE CONTINGÊNCIAS

Com a implantação bem-sucedida de sistemas como prontuário eletrônico, CPOE, entre outros, as instituições tornam-se cada vez mais dependentes da Tecnologia da Informação (TI). Nessas condições, é esperado que em algum momento algum deles possa ter uma pane ou tenha que passar periodicamente por interrupções técnicas de funcionamento para manutenção preventiva. Deve-se considerar, ainda, que estejam sujeitos a quedas de energia. Com isso, é necessário conhecer bem os sistemas utilizados e elaborar planos de contingência (baseados em papel ou sistemas paralelos ou uma combinação dos dois) confiáveis, e que aceitem a reinserção posterior dos dados para que não se perca o histórico de eventos do período em que os sistemas estiveram inativos.[26]

A organização deve estar preparada para eventuais paradas, pois, nessas ocasiões, o processo fica sujeito a importantes erros. Devem-se considerar demora no atendimento de medicamentos, falta de avaliação da prescrição pelo farmacêutico e liberação do medicamento, retiradas de medicamentos em situação de *critical override** nos gabinetes automatizados, entre outros fatores. Um estudo sobre as causas de interrupções no funcionamento de sistemas revelou vários erros de medicação devido a essas condições.[27]

DISCUSSÃO FINAL

O sucesso da implantação de sistemas de prescrição eletrônica (CPOE) está diretamente ligado aos riscos mencionados. A informatização é, certamente, um caminho sem volta no processo de uso de medicamentos. Entretanto, é importante considerar o fator humano nesse contexto. É fato que a automação deverá trazer maior segurança em todo o processo, mas há que se ter cuidado em não realizar projetos de tecnologia somente por querer tê-la. Há implantações que, mesmo após um ano de utilização, ainda apresentam restrições de aceitação relacionadas ao desenho da tecnologia.[28]

Em relação às tecnologias, apesar de tantas recomendações do IOM, do ISMP, do Leapfrog Group, da Food and Drug Administration (FDA), entre outros, estamos caminhando rapidamente para as melhores práticas para a segurança do paciente. Nas estatísticas norte-americanas, já percebemos isso. No Brasil, por sua vez, os números referentes à adoção de tecnologia são desconhecidos.

---

* Condição em que os gabinetes de dispensação automatizada liberam todo o seu conteúdo de medicamentos em estoque sem a necessidade de avaliação prévia das prescrições pelo farmacêutico.

REFERÊNCIAS BIBLIOGRÁFICAS

1. Malta NG, Borges Filho WM. Prescrição eletrônica/CPOE. In: Ferracini FT, Borges Filho WM, de Almeida SM. Atenção à prescrição médica. São Paulo: Atheneu, 2014. p.23-34.
2. Kohn LT, Corrigan JM, Donaldson MS. To err is human: building a safer health system Washington: National Academy Press, 1999.
3. Institute of Medicine. Crossing the quality chasm. A New Health System for the 21st Century Washington: National Academy Press, 2001.
4. Aspden P, et al. Preventing medication errors: quality chasm series. Washington: National Academy Press, 2007.
5. State of Pharmacy Automation. Pharmacy Purchasing & Products. Ridgewood Medical Media, LLC. 2013. p.18-9. [Internet] [Acesso em 17 Jul 2016]. Disponível em: http://www.pppmag.com/digital-mag/Main.php?MagNo=95&PageNo=1#page/1
6. Metzger J, Turisco F. Physician order entry: a look at the vendor marketplace and getting started. The Leapfrog Group, 2001.
7. Kilbridge PM, Welebob EM, Classen DC. Development of a Leapfrog methodology for evaluating hospital implemented inpatient computerized physician order entry systems. Qual Saf Health Care. 2006. p.81-4.
8. First Consulting Group. Leapfrog Group; 2003. Disponível em: http://www.leapfroggroup.org/media/file/Leapfrog-AHA_FAH_CPOE_Report.pdf
9. Liang H, Xue Y, Wu X. User acceptance of computerized physician order entry: an empirical investigation. Int J Health Inform Syst Informat. 2006;1(2):39-50.
10. Joint Commission International. Padrões de acreditação da joint commission. 4. ed. Joint Commission Resources, 2011.
11. Pedersen CA, Schneider PJ, Scheckelhoff DJ. ASHP national survey of pharmacy practice in hospital settings: prescribing and transcribing – 2010. Am J Health-Syst Pharm. 2011 Abril 15;68:669-88.
12. Wess ML, et al. Effect of a Computerized Provider Order Entry (CPOE) System on Medication Orders at a Community Hospital and University Hospital. AMIA Annu Symp Proc. 2007. p.796-800.
13. Wolfstadt JI, Gurwitz JH, Field TS, Lee M, Kalkar S, Wu W, et al. The effect of computerized physician order entry with clinical decision support on the rates of adverse events: a systematic review. J Gen Intern Med. 2008;23(4):451-8.
14. FitzHenry F, Peterson JF, Arrieta M, Waitman LR, Schildcrout JS, Miller RA. Medication administration discrepancies persist despite electronic ordering. J Am Med Inform Assoc. 2007;14(4):756-64.
15. Ash JS, Sittig DF, Poon EG, Guappone K, Campbell E, Dykstra RH. The extent and importance of unintended consequences related to Computerized Provider Order Entry. J Am Med Inform Assoc. 2007;14:415-23.
16. FDA and ISMP Lists of Look-Alike Drug Names with Recommended Tall Man Letters; 2011. [Internet] [Acesso em 31 jan 2016]. Disponível em: https://www.ismp.org/tools/tallmanletters.pdf
17. ISMP's list of error-prone abbreviations, symbols, and dose designations; 2013. [Internet] [Acesso em 31 jan 2016]. Disponível em: https://www.ismp.org/tools/errorproneabbreviations.pdf
18. Wietholter J, Sitterson S, Allison S. Effects of computerized prescriber older entry on pharmacy order-processing time. Am J Health-Syst Pharm. 2009 Agosto 1;66:1394-1398.
19. General Principles for Purchase and Safe Use of Computerized Prescriber Order Entry Systems; 2014. [Internet] [Acesso em 31 jan 2016]. Disponível em: http://www.ashp.org/menu/PracticePolicy/ResourceCenters/PatientSafety/General-Principles-for-Computerized-Prescriber.aspx
20. Landmines and Pitfals of Computerizes Prescriber Order Entry; 2014. [Internet] [Acesso em 31 jan 2016]. Disponível em: http://www.ashp.org/menu/PracticePolicy/ResourceCenters/PatientSafety/Landmines-and-Pitfalls.aspx
21. American Society of Health-System Pharmacists. ASHP guidelines on pharmacy planning for implementation of computerized provider – order entry systems in hospitals and health systems. Am J Health-Syst Pharm. 2011;68:e9-31.
22. Thrower MR. Computerized provider order entry. In: Fox BI, Thrower MR, Felkey BG (editors). Building core competencies in pharmacy informatics. Washington: American Pharmacists Association, 2010. p.183-97.
23. JCAHO Retreats on Retrospective Pharmacy Review for CPOE Systems; 2002. [Internet] [Acesso em 31 jan 2016]. Disponível em: http://www.ashp.org/menu/News/PharmacyNews/NewsArticle.aspx?id=1015
24. American Society of Hospital Pharmacists. ASHP Statement on Single Unit and Unit Dose Packages of Drugs. Am J Hosp Pharm. 1985;42:378-9.
25. American Society of Hospital Pharmacists. ASHP Statement on Unit Dose Drug Distribution. Am J Hosp Pharm. 1989;46:2346.
26. Hoey P, Nichol WP, Silverman R. Computerized provider order entry. In: Dumitru D. The pharmacy informatics primer. Bethesda: American Society of Health-System Pharmacists, 2009. p.1-18.
27. Hanuscak TL, Szeinbach SL, Seoane-Vazquez E, Reichert BJ, McCluskey CF. Evaluation of causes and frequency of medication errors during information technology downtime. Am J Health-Syst Pharm. 2009;66(12):1119-24.
28. Caryaon P, Cartmill R, Blosky MA, Brown R, Hackenberg M, Hoonakker P, et al. ICU nurses' acceptance of electronic health records. J Am Med Inform Assoc. 2011;18:812-9.

CAPÍTULO 319

SISTEMAS DE INFORMAÇÃO SOBRE MEDICAMENTOS

Silvana Maria de Almeida
Natália Berlese Mello Dourado

DESTAQUES

- A informação é fundamental para o uso racional dos medicamentos, uma vez que ela pode influenciar na forma como serão utilizados.
- Criar um centro de informações sobre medicamentos (CIM) em um hospital apresenta vantagens em relação a outros locais onde ele também é possível, como faculdades, universidades, conselhos de classe, entre outros.
- CIM podem ser definidos como unidades operacionais que proporcionam informação técnica e científica sobre medicamentos, de forma objetiva, constituindo uma estratégia para suprir necessidades particulares de informação.
- A falta de treinamento profissional e de tempo para buscar informações e o alto custo dos sistemas de informação justificam a necessidade da criação de um CIM.

INTRODUÇÃO

Com o avanço da Medicina e os procedimentos cada vez mais sofisticados, todos os profissionais de saúde necessitam de recursos de informação para auxiliar na sua prática clínica. Os médicos precisam de informações técnicas como suporte à tomada de decisão em relação à melhor conduta terapêutica; os farmacêuticos clínicos, como suporte a sua rotina frente ao médico e à equipe multidisciplinar e, dessa forma, contribuir para o uso correto de medicamentos; e a equipe multidisciplinar, para promover o uso seguro e racional de medicamentos.

Há uma tendência global para a utilização cada vez maior de dispositivos eletrônicos e novas tecnologias na área da saúde, como os dispositivos móveis e acesso a bancos de dados e à internet. A automação, a gestão de conhecimento e a análise de dados contribuem para os diversos setores da sociedade e seus benefícios englobam a assistência à saúde, porém nem sempre o acesso a fontes de informação necessariamente significa melhora no cuidado e assistência à saúde.[1,2]

O acesso sem os devidos entendimento e interpretação pode não significar melhora na conduta clínica e no uso seguro e racional de recursos e medicamentos dentro dos sistemas de saúde.

Tornou-se cada vez mais importante e necessário o estabelecimento de sistemas de suporte à decisão clínica que auxiliem as pessoas envolvidas no processo de cuidado à saúde por meio da informação segura, específica, de forma inteligente, filtrada, organizada e em tempo adequado para melhorar os cuidados à saúde.

Uma vez que as informações podem influenciar na forma com que os medicamentos são prescritos, dispensados e utilizados, o centro de informações sobre medicamentos (CIM) pode ser considerado um suporte à decisão clínica, sendo fundamental para a promoção e o uso racional de medicamentos em acordo com a proposta da Organização Mundial da Saúde (OMS).[3-5]

O PAPEL DA INFORMAÇÃO SOBRE MEDICAMENTOS

Ao uso dos medicamentos, amplamente empregados, atribui-se uma elevada incidência de mortalidade e morbidade, que aumentam os custos de um tratamento de saúde. Por esses motivos, o uso racional de medicamentos é um grande desafio.[3-6]

Um medicamento deve ser acompanhado de informação apropriada, uma vez que essa é a base para o desenvolvimento dos instrumentos imprescindíveis para sua prescrição e seu uso racional.

Nas duas últimas décadas, os fabricantes de medicamentos observaram uma grande mudança na informação prestada. Com a inovação da tecnologia, muitas informações estão disponíveis nas páginas eletrônicas das empresas, promovendo uma diminuição do volume de questionamentos mais comuns. Em um hospital, o Departamento de Farmácia é a primeira fonte de informação sobre os medicamentos. A farmácia pode manter uma fonte apropriada de informações, desenvolver mecanismos para avaliar esses dados e transmiti-los para outros profissionais e para os pacientes. Atualmente, existe a opção de se delegar essa função a um CIM.

A criação de um CIM em um hospital pode apresentar vantagens em relação a outros locais como faculdades, universidades e conselhos, por exemplo:

- Facilidade de seguimento às consultas de informação passiva;
- Interação direta com os profissionais da saúde, principalmente os prescritores;
- Melhor acesso aos grupos de alto risco;
- Melhor oportunidade para a solução de casos nos quais o aprofundamento é essencial;
- Educação e orientação dos pacientes;
- Permissão de medição do impacto do serviço sobre a atenção à saúde dos pacientes do hospital, como produto do fornecimento da informação.

HISTÓRICO

Nos Estados Unidos, o primeiro CIM foi criado na Universidade de Kentucky em 1962, em paralelo ao desenvolvimento da farmácia hospitalar e anteriormente à farmácia clínica. Outros centros foram instituídos pelo mundo e sabe-se que se desenvolveram principalmente nos Estados Unidos, no Canadá e na Europa.[5-7]

No Brasil, assim como a farmácia hospitalar, os CIMs tiveram início posteriormente. O Conselho Federal de Farmácia, apoiado pela Organização Pan-Americana de Saúde (OPAS), liderou o desenvolvimento dos CIM, implantando, em 1992, o Centro Brasileiro de Informações sobre Medicamentos (Cebrim) e conduzindo o projeto de implantação de uma rede nacional de centros de informação sobre medicamentos, que resultou na criação do Sistema Brasileiro de Informação sobre medicamentos (Sismed).[6-8]

CONCEITO

Os CIM são definidos por alguns autores como "unidades operacionais que proporcionam informação técnica e científica sobre medicamentos de forma objetiva, constituindo uma estratégia para atender às necessidades particulares de informação. Para isto, os CIM contam com bases de dados e fontes de informação sobre medicamentos e com profissionais capacitados que geram informação independente e pertinente às questões formuladas ou à necessidade identificada".[8-11]

Outros autores consideram o CIM uma "instituição dedicada a prover informação objetiva independente e atualizada sobre medicamentos e seu uso, e comunicar às diferentes categorias de usuários, para melhor compreensão da informação e benefício do paciente".

A existência de um CIM poderia ser questionada se se considerasse que atualmente existe grande número de profissionais que, por meio de sistemas computadorizados, acessam bibliotecas e bancos de dados de informações sobre medicamentos. No entanto, mesmo sendo profissionais da área da saúde, vale lembrar que nem todo profissional é preparado para avaliar a informação obtida e que esses sistemas não oferecem respostas individualizadas para o caso específico que buscam.[11,13]

Há também situações em que o profissional possui a formação adequada para avaliação da literatura, no entanto não dispõe de tempo para buscar a informação. Também devem ser considerados os custos de acesso aos sistemas de informação, que geralmente limitam o número de usuários.

CENTRO DE INFORMAÇÕES SOBRE MEDICAMENTOS (CIM)

A farmácia clínica surgiu a partir do desenvolvimento da farmácia hospitalar e do trabalho do farmacêutico focado na equipe médica e no paciente. No Brasil, ainda é uma atividade em desenvolvimento. Em alguns centros, há grandes avanços na área de farmácia clínica, enquanto em outros ainda estão em fase inicial.[10-12]

Onde a farmácia clínica é uma realidade sabe-se que a participação do farmacêutico é cada vez mais abrangente, contexto no qual o CIM representa forte suporte à prática da farmácia clínica. Além do auxílio em buscas a questionamentos, análise de informação, elaboração de guias e rotinas, o CIM tem participação efetiva no processo de inclusão e exclusão de medicamentos na padronização do hospital.

Nesse contexto, o CIM centraliza as necessidades apontadas pela equipe médica e pelos farmacêuticos das diferentes unidades de internação dentro do hospital, realiza o levantamento das informações referentes ao medicamento a ser incluído e direciona-o aos consultores da comissão de farmácia e terapêutica, que, após análise do processo, decide pela inclusão ou não do novo medicamento.

Em um hospital, o farmacêutico é a principal fonte de informação sobre medicamentos, e a farmácia pode estruturar-se para desenvolver mecanismos a fim de avaliar e transmitir a informação para outros profissionais e pacientes, tendo o suporte do CIM. Portanto, o CIM pode ajudar a identificar o local onde os problemas relacionados a medicamentos podem ocorrer e contribuir para o adequado processo de utilização de medicamentos, identificando e prevenindo eventuais problemas.[12,14,15]

CARACTERÍSTICAS

De acordo com os textos publicados até o momento, são características de um CIM as descritas no Quadro 319.1.[12,16]

OBJETIVOS

O objetivo principal de um CIM é promover o uso racional de medicamentos por meio da informação técnico-científica objetiva, atualizada, devidamente processada e avaliada (Quadro 319.2).[12,16-18]

QUADRO 319.1. Características do CIM.

- Ser fonte independente de informações sobre medicamentos
- Constituir um acervo documental de fontes de informação garantindo sua utilização apropriada
- Facilitar a tomada de decisões terapêuticas, baseando-se na informação científica, atualizada e dirigida
- Responder às dúvidas sobre medicamentos em tempo curto e com baixo custo
- Contribuir para a diminuição de custos de serviços de saúde atribuídos ao tratamento terapêutico
- Ser um instrumento de integração dos membros da equipe da saúde e apoiar o farmacêutico, independentemente da sua área de atuação, ampliando seu papel como profissional da saúde
- Promover a formação de especialistas em informação sobre medicamentos e o hábito de prestar informação independente
- Elevar o nível de conhecimento sobre medicamentos dos pacientes, grupos de alto risco e público em geral, favorecendo o cumprimento da terapia e o sentido de autorresponsabilidade com o cuidado da saúde
- Identificar e direcionar situações-problema relacionadas a medicamentos que requerem intervenção de várias instituições
- Contribuir para a definição da política de medicamentos no âmbito nacional, institucional e local, principalmente na elaboração de formulários terapêuticos e na determinação de esquemas de tratamento

QUADRO 319.2. Objetivos específicos do CIM.

- Oferecer atenção especializada a consultas sobre problemas específicos relacionados ao uso de medicamentos
- Divulgar a qualidade dos serviços farmacêuticos que participam do cuidado do paciente
- Dar suporte técnico e documental às comissões hospitalares: Comissão de Farmácia e Terapêutica, Comissão de Controle de Infecção Hospitalar etc.
- Promover ou participar de programas de educação continuada em farmacoterapêutica para os profissionais de saúde
- Efetuar investigações sobre o uso de medicamentos
- Produzir e distribuir material informativo sobre medicamentos
- Difundir informação relevante sobre medicamentos para a comunidade hospitalar
- Prover informação ao público com a finalidade de orientar a automedicação responsável

FUNÇÕES

O CIM funciona como fonte de informação sobre todos os aspectos que envolvem medicamentos. Os farmacêuticos que atuam nesses centros devem estar treinados para informar, educar e transmitir de maneira clara, objetiva e didática a respeito desse assunto.[5,12]

Os CIM situados em hospitais desenvolvem duas funções básicas: **informação passiva**, destinada a solucionar questões individuais relacionadas ao uso de medicamentos, ou seja, o profissional espera que o questionamento seja feito e busca a resposta; e **informação ativa**, representada por atividades de educação, difusão de informação e investigações na área de medicamentos, caso em que o profissional identifica as necessidades e divulga a informação, por exemplo, compila informações e as dispõe na forma de guias de diluições de drogas, guias de estabilidade de medicamentos.[12,13,18]

Atendimento das dúvidas e questionamentos

Corresponde à necessidade de fornecer respostas objetivas, relevantes e apropriadas a questionamentos sobre medicamentos e seu uso. O enfoque da pergunta varia conforme o profissional da saúde que formulou o questionamento, o paciente ou público geral. No entanto, considerando que o CIM está localizado em ambiente hospitalar, é previsível que a maior parte dos questionamentos venha de profissionais médicos – interações medicamentosas, reações adversas, indicação terapêutica, farmacocinética, bioequivalência e outros – ou de profissionais de enfermagem – compatibilidade de medicamentos, modo de preparo e outros. Também se estima que um CIM localizado em hospital atenda às solicitações de usuários de fora da instituição, dando apoio técnico a instituições menos estruturadas no que se refere à informação sobre medicamentos.[12,18,19]

Apoio aos serviços farmacêuticos

O CIM deve ser um suporte para os serviços farmacêuticos especializados que se desenvolvem no hospital, tanto na área da farmácia clínica como no seguimento da terapia medicamentosa, citostáticos, nutrição parenteral, farmacovigilância e na prática farmacêutica básica – seleção, produção, distribuição e dispensação de medicamentos.

Apoio à comissão de farmácia de terapêutica (CFT)

A seleção de medicamentos acompanhada de um formulário terapêutico é considerada a pedra principal de um sistema eficiente de gestão de produtos farmacêuticos. Os demais processos – aquisição, armazenamento e distribuição – são etapas administrativas cujas ações giram em torno dos produtos selecionados.

A CFT tem como objetivos formular e implementar políticas institucionais relacionadas a seleção, prescrição e uso racional de medicamentos, em um processo dinâmico, participativo, multiprofissional e multidisciplinar, para assegurar terapêutica eficaz e segura, e melhoria na qualidade da assistência prestada à saúde.

Essa comissão tem como atribuições as descritas no Quadro 319.3.

Dentro do hospital, o CIM tem estrutura e características inerentes ao bom desempenho dessa atividade, estando intimamente relacionado às atividades da CFT.

Investigação

Participar no desenvolvimento de investigação na área de medicamentos é uma função básica de um CIM localizado em um hospital. Essa atividade está relacionada com a utilização de medicamentos no ambiente hospitalar, a

QUADRO 319.3. Atribuições do CIM.
- Atualizar periodicamente a lista de medicamentos do hospital
- Revisar periodicamente as normas de prescrição
- Fixar critérios para a obtenção de medicamentos não selecionados
- Validar protocolos de tratamento elaborados pelos diferentes serviços
- Estimular a promoção do uso racional de medicamentos: boletins, cursos, fóruns de debates etc.
- Estar atento a alertas e informes dos órgãos regulamentadores nacionais (Agência Nacional de Vigilância Sanitária, Vigilância Sanitária estadual) e internacionais (Food and Drug Administration, European Medicines Agency, Organização Mundial da Saúde)
- Estabelecer rede de comunicação para os alertas emitidos por esses órgãos

identificação de padrões de prescrição, a epidemiologia e as reações adversas relacionadas a medicamentos. Essas investigações podem ocorrer em cooperação com outros CIM, universidades, Ministério da Saúde e outras instituições hospitalares.[5,8,12]

Divulgação da informação

A divulgação de material informativo é atividade primária dos CIM e está relacionada com a divulgação de artigos científicos, de monografias de medicamentos e atualizações do formulário terapêutico do hospital, bem como de atividades científicas, por exemplo, apresentações em congressos e palestras, e avaliação de informação distribuída pela indústria farmacêutica.

Educação

O CIM tem como função prover aulas, palestras, seminários e elaboração de guias com orientações sobre o uso de medicamentos aos profissionais da instituição, aos estudantes e à comunidade.

FONTES DE INFORMAÇÃO

As fontes de informação são a principal ferramenta de trabalho de um CIM. Essas fontes podem ser classificadas como primárias (revistas), secundárias (índices e resumos) e terciárias (livros), além de outras, como a indústria farmacêutica e outras organizações.

FONTES PRIMÁRIAS

São publicações que têm estudos científicos originais, nos quais o conhecimento dos medicamentos é colocado em evidência.

Tais fontes de informação possuem como vantagem propiciar o acesso ao estudo original com dados atualizados. O veículo para essas publicações geralmente são as revistas científicas.

São exemplos de revistas consideradas fontes primárias: *American Journal of Hospital Pharmacy*; *British Journal of*

Clinical Pharmacology; *British Medical Journal*; *Drugs and Therapeutics Bulletins*; *European Journal of Clinical Pharmacology*; Informes Técnicos da OMS e FDA; *Medical Letter*; *The New England Journal of Medicine*; e *The Lancet*.

FONTES SECUNDÁRIAS

Proporcionam uma ferramenta resumida que remete o usuário ao acesso da literatura primária. Os serviços de indexação e resumos são os mais conhecidos e usados devido à dificuldade em analisar todas as revistas e todo o conteúdo delas. Têm como desvantagem o tempo de atraso entre a publicação do artigo na fonte primária e a inclusão do resumo na fonte secundária.

Atualmente, algumas fontes secundárias estão disponíveis para busca eletrônica direta, facilitando a consulta desses bancos de dados.

São exemplos de bancos de dados considerados fontes secundárias: *Medline Pubmed*; e *OVID*.

FONTES TERCIÁRIAS

Condensam a informação originalmente publicada nas fontes primárias. Para torná-las mais acessíveis e de facilidade no uso, as referências básicas são avaliadas e interpretadas. Por esse motivo, a desvantagem é o "tempo de atraso", nem sempre dispondo de todas as informações.

Geralmente, essas fontes são utilizadas como referências rápidas, encontradas com frequência em forma de livros, compêndios e *handbooks*. Bases de dados computadorizados e metanálises também são consideradas fontes terciárias.

São exemplos de livros considerados fontes terciárias: *American Society of Hospital Pharmacists*; *Drug Information British Pharmacopoeia*; *Compêndio de Especialidades Farmacêuticas*; *Dicionário de termos médicos*; *Goodman and Gilman's The Pharmacological Basis of Therapeutics*; *Handbook on Injectables Drugs*; "*Drug Interactions*"; *Harrisons*; *Principles of Internal Medicine*; *Martindale*; *The Extra Pharmacopoeia Physician's Desk Reference PDR*; *Manual Merck The Merck Index*; *United States Pharmacopeia and National Formulary*; *United States Pharmacopeia*: "Drug Information for the Health Care Professionals and Advice for the Patient" (USP-DI Vol. 1 and II); *Micromedex* – Healthcare Series; e *Iowa Drug Information Services*.

CONSIDERAÇÕES FINAIS

Os CIM, diferentemente das bibliotecas e dos centros de documentação, não proporcionam apenas documentos ou referências bibliográficas, mas soluções para problemas concretos sobre medicamentos ou para uma situação clínica de um paciente. Prestam informação selecionada, processada e avaliada por profissionais especializados, focada na necessidade particular do solicitante mediante um serviço altamente custo-efetivo.[11,12]

Portanto, um CIM deve preencher, pelo menos, dois requisitos: contar com um farmacêutico especialista em informação sobre medicamentos e ter bibliografia sobre medicamentos reconhecida internacionalmente, a mais atualizada possível.

Um bom CIM deve garantir:

- **A informação correta:** baseada em evidências clínicas, seguras e que forneçam a resposta ao questionamento;
- **Para a pessoa certa:** quer seja médico, paciente ou qualquer outro membro da equipe de cuidado à saúde;
- **Na forma correta:** por meio de respostas escritas, documentos, alertas;
- **Pelo canal correto:** internet, dispositivos móveis e outros sistemas;
- **No tempo adequado:** de forma que a informação possa ter aplicação correta e em tempo adequado.

REFERÊNCIAS BIBLIOGRÁFICAS

1. Brow TR, Smith MC. Handbook of institutional pharmacy practice. 2. ed. Philadelphia: Williams & Wilkins, 1986. p.249-67.
2. Amerson AB. Drug information centers: an overview. Drug Inf J. 1986;20(2):173-8.
3. Rosenberg JM, Fuentes RJ, Starr CH, Kirschenbaum HL, McGuire H. Pharmacist-operated drug information centers in the United States. Am J Health Syst Pharm. 1995;52(9):991-6.
4. Amerson AB. Introduction to the concept of drug Information. In: Malone PM, Mosdell KW, Kier KL, Stanovch JE. Drug information: a guide for pharmacists. Stanford: Appleton & Lange, 1996. p.3-11.
5. ASHP guidelines on the provision of medication information by pharmacists. Am J Health Syst Pharm. 1996;53(15):1843-5.
6. Seaboldt JA, Kuiper R. Comparison of information obtained from a Usenet newsgroup and from drug information centers. Am J Health Syst Pharm. 1997;54(15):1732-5.
7. D'Alessio R, Bresto U, Girón N. Guía para el desarollo de servicios farmacéuticos hospitalários: información de medicamentos; 1997. Brasília: Organización Panamericana de la Salud; 1997. [Internet] [Acesso em 31 jan 2016]. Disponível em: http://www.opas.org.br/medicamentos/site/UploadArq/hse-05-04.pdf
8. Brasil. Ministério da Saúde. Portaria n. 3.916/GM de 10 de outubro de 1998. Política Nacional de Medicamentos. Diário Oficial da República Federativa do Brasil, Brasília (DF); 1998 Nov 10; Seção 1: 18-22.
9. American Society of Health-System Pharmacists [ASHP]. Best practices for health-system pharmacy. Positions and practice standards of ASPH 1998-99. Bethesda (MD): ASPH, 1998. p.52, 112-4.
10. Kinky DE, Erush SC, Laskin MS, Gibson GA. Economic impact of a drug information service. Ann Pharmacother. 1999;33(1):11-6.
11. Vidotti CC, Heleodoro NM, Arrais PS, Hoefler R, Martins R, Castilho SR. Controo do informação sobro medicamentos: análise diagnóstica do Brasil. Brasília (DF): Conselho Federal de Farmácia/Organização Pan-Americana da Saúde, 2000.
12. Vidotti CC, Hoefler R, Silva EM, Mendes GB. Sistema Brasileiro de Informações sobre Medicamentos – SISMED. Cad Saúde Pub. 2000;16(4):1121-6.
13. World Health Organization. WHO Policy perspectives on medicines. Geneva: WHO, September 2002. Chapter 5, Promoting rational use of medicines: core components.
14. Rosenberg JM, Koumis T, Nathan JP, Cicero LA, McGuire H. Current status of pharmacist-operated drug information centers in the United States. Am J Health Syst Pharm. 2004;61(19):2023-32.
15. World Health Organization. WHO medicines strategy: countries at the core 2004-2007; 2004. [Internet] [Acesso em 31 jan 2016]. Disponível em: http://apps.who.int/medicinedocs/pdf/s5571e/s5571e.pdf
16. FIP Pharmacy Information Section. Requirements for drug information centres. [Internet] [Acesso em 31 jan 2016]. Disponível em: http://www.fip.org/files/fip/PI/RequirementsforDrugInformationCentres.pdf

17. Malone PM, Kier KL, Stanovich JE. Drug information: a guide for pharmacists. 3. ed. Stanford: Appleton & Lange, 2006.
18. Nissen L. Current status of pharmacist influences on prescribing of medicines. Am J Health Syst Pharm. 2009;66(5 Suppl 3):S29-34.
19. Chauhan N, Moin Sabeeya, Pandey A, Mittal A, Bajai U. Indian aspects of drug information resources and impact of drug information centre on community. J Adv Pharm Technol Res. 2013;4(2):84-93.

CAPÍTULO 320

AJUSTE DE DOSAGEM DE MEDICAMENTOS EM DISFUNÇÕES ORGÂNICAS

Cássio Massashi Mancio
Ernane Jesus Pereira Silva
Thiago Zinsly Sampaio Camargo

DESTAQUES

- O processo pelo qual um fármaco atinge o sucesso terapêutico contempla fatores tais como: absorção, distribuição, metabolismo e excreção sujeitos a alterações por processos fisiológicos como insuficiência cardíaca, hepática e renal.
- Em pacientes graves com essas disfunções, a farmacocinética clínica é fundamental no ajuste posológico segundo as alterações fisiológicas e/ou fisiopatológicas, reduzindo o risco de falha terapêutica e de intoxicação medicamentosa.
- Na insuficiência cardíaca, a hipoperfusão diminui a absorção de algumas drogas e a excreção daquelas de eliminação hepática. O ajuste posológico é raro, exigindo atenção, pois pode afetar outros órgãos envolvidos na farmacocinética das drogas.
- A insuficiência hepática compromete a farmacocinética das drogas em grau dependente da gravidade da lesão no órgão. A variação das alterações farmacocinéticas dificulta o ajuste posológico. Recomenda-se a monitorização terapêutica.
- Em hepatopatias graves, a farmacocinética se orienta pela classificação Child-Pudgh e outros parâmetros como os níveis séricos de bilirrubina e transaminases.
- Muitas drogas podem levar à nefrotoxicidade, o que poderá reduzir a TGF (taxa de filtração glomerular). Desta forma, resulta no acúmulo de drogas devido à menor excreção renal.

INTRODUÇÃO

Atualmente, existem diversas classes farmacológicas, com diferentes representantes para cada uma, e enorme variedade de medicamentos para tratar as mais diversas patologias.

Para o sucesso terapêutico é necessário que o fármaco ultrapasse barreiras físicas, químicas e biológicas, a fim de alcançar o órgão-alvo em quantidade suficiente para exercer a ação esperada, dependendo de diversos fatores, entre eles absorção, distribuição, metabolismo e excreção.[1]

Porém, tais fatores podem ser comprometidos ou alterados por processos fisiológicos, incluindo idade, sexo, peso, gestação e fatores genéticos ou por algumas disfunções orgânicas, como as insuficiências renal, hepática, cardíaca.[1-3]

No cuidado cotidiano do paciente grave, a farmacocinética clínica auxilia no ajuste posológico quando necessário, individualizando a farmacoterapia de acordo com variações fisiológicas e/ou fisiopatológicas, com o objetivo de encontrar o equilíbrio entre a eficácia farmacológica diante de um mínimo risco de reações adversas ao medicamento.[1-3]

O objetivo deste capítulo é abordar alterações farmacocinéticas e ajustes de doses de fármacos nas disfunções orgânicas que mais influenciarão a cinética da droga, sendo elas as insuficiências cardíaca, renal e hepática.

CONCEITO

A farmacocinética clínica é o processo de aplicar os princípios da farmacocinética para determinar esquemas posológicos individualizados, dependendo da particularidade ou da condição clínica do paciente, com os objetivos de obter excelentes efeitos farmacoterapêuticos e reduzir a incidência de reações adversas.[2,3] É considerada fundamental no cuidado ao paciente grave, contribuindo para a redução de tempo da terapia farmacológica, a diminuição da mortalidade e o tempo de internação.[2]

Inúmeras variações fisiológicas e fisiopatológicas podem alterar a cinética da droga, sendo necessários, na medida do possível, identificar as possíveis variações e ajustar o regime posológico da melhor forma possível, evitando falhas terapêuticas ou intoxicações medicamentosas.[3]

AJUSTE POSOLÓGICO NA INSUFICIÊNCIA CARDÍACA

A redução do débito cardíaco que ocorre em pacientes com insuficiência cardíaca pode diminuir a perfusão sanguínea de órgãos e tecidos, resultando na diminuição do esvaziamento gástrico, na congestão e no edema intestinal, o que poderá reduzir a absorção de algumas drogas administradas via oral, podendo também estar prejudicada a absorção de fármacos via intramuscular devido à redução do fluxo sanguíneo local.[1,3]

Em pacientes com insuficiência cardíaca, a hipoperfusão pode afetar diretamente o fígado, com possibilidade de aumentar a biodisponibilidade daqueles medicamentos com alta excreção hepática em virtude da redução do efeito de primeira passagem. É importante mencionar que, diante do fluxo sanguíneo reduzido pela insuficiência cardíaca, a eliminação de fármaco pelos rins poderá estar comprometida.[3]

É muito raro encontrar ajustes posológicos guiados pela insuficiência cardíaca, porém é importante atentar para essa população, haja vista que tal disfunção pode afetar outros órgãos que estarão envolvidos diretamente na farmacocinética da droga.

AJUSTE POSOLÓGICO NA INSUFICIÊNCIA HEPÁTICA

O fígado desempenha um importante papel no metabolismo e na eliminação dos fármacos,[4] sendo fundamental na farmacocinética de inúmeras drogas.[5] Destaca-se sua participação no processo de eliminação dos medicamentos por meio da biotransformação, no qual uma droga lipofílica torna-se um metabólito hidrófilo, que, por sua vez, é mais facilmente eliminado pelos rins.[6]

Porém, em disfunções hepáticas, podem ser vistas alterações nas funcionalidades dos hepatócitos, ductos biliares e síntese de proteínas; o grau de impacto na farmacocinética dependerá da gravidade da lesão e de sua extensão.[6]

Nas doenças hepáticas crônicas, com destaque para cirrose, encontram-se nas literaturas sugestões de ajustes de doses para alguns medicamentos por motivos tais como: risco aumentado para reações adversas e/ou toxicidade devido ao acúmulo para drogas com excreção predominantemente biliar, e ligação do fármaco às proteínas do plasma, que poderão ser afetadas influenciando diretamente o processo de distribuição, metabolismo e eliminação.[5,6]

Essas alterações farmacocinéticas são consideradas variáveis e não uniformes, dificultando o ajuste posológico das drogas, pois não há na atualidade um marcador endógeno capaz de prever a função hepática no que diz respeito à capacidade de eliminação do fármaco.[5]

Algumas drogas possuem o nível sérico para sua quantificação, sendo a monitorização terapêutica uma boa alternativa (se disponível na instituição), principalmente nos casos de insuficiência hepática aguda, devido à escassez de informações para ajustes posológicos nessa condição.[6]

Para hepatopatias graves como a cirrose, o ajuste de doses pode ser baseado na classificação de *Child-Pugh* (Tabela 320.1), apesar de alguns autores considerarem-na um método limitado e pouco sensível, pois trata-se de uma avaliação quanto à gravidade da doença, e não precisamente em relação à quantificação e à capacidade do fígado em metabolizar as drogas.[5,6]

A somatória da pontuação classifica o paciente cirrótico (crônico) em A, B ou C, cujas interpretações são descritas na Tabela 320.2. Na Tabela 320.3 são exibidos os ajustes de dose de alguns medicamentos conforme a classificação de *Child-Pugh*.

TABELA 320.1. Classificação de Child-Pugh.

Critério	1 ponto	2 pontos	3 pontos
Bilirrubina total (mg/dL)	< 2	2-3	3
Albumina sérica	> 3,5	2,8-3,5	< 2,8
TP(s)/RNI	1-3/< 1,7	4-6/1,7-2,3	> 6/> 2,3
Ascite	Nenhuma	Leve	Moderada/grave
Encefalopatia hepática	Nenhuma	Graus I-II (ou suprimida com medicação)	Graus III-IV (ou refratária)

TP: tempo de protrombina; RNI: relação normatizada internacional.
Fonte: Adaptada de UpToDate.[7]

TABELA 320.2. Resultado da classificação de Child-Pugh.

	Classificação de Child-Pugh	Sobrevida 1 ano (%)	Sobrevida 2 anos (%)
Classe A	Insuficiência hepática leve (pontuação 5-6)	100	85
Classe B	Insuficiência hepática moderada (pontuação 7-9)	81	57
Classe C	Insuficiência hepática grave (pontuação 10-15)	45	35

Fonte: Adaptada de UpToDate.[7]

TABELA 320.3. Ajuste de dose de acordo com a classificação de Child-Pugh.

Medicamento	A ou leve (5-6)	B ou moderada (7-9)	C ou grave (10-15)
Abacavir	200 mg 2×/dia	Evitar administração	Evitar administração
Alvimopan	Sem ajuste necessário	Sem ajuste necessário	Evitar administração
Amprenavir*	450 mg 2×/dia	300 mg 2×/dia	300 mg 2×/dia
Anagrelide	Não recomendado	Iniciar com 0,5 mg/dia	Evitar administração
Anidulafungin	Sem ajuste necessário	Sem ajuste necessário	Sem ajuste necessário
Asenapine	Sem ajuste necessário	Sem ajuste necessário	Evitar administração
Atomoxetine	Não recomendado	Reduzir 50% da dose	Reduzir 70% da dose
Caspofungin	Sem ajuste necessário	70 mg – seguido 35 mg/dia	Não recomendado
Ciclesonide	Não recomendado	Não recomendado	Não recomendado
Darifenacin	Não recomendado	Não exceder 7,5 mg/dia	Evitar administração
Darunavir	Sem ajuste necessário	Sem ajuste necessário	Evitar administração
Desvenlafaxine	Não exceder 100 mg/dia	Não exceder 100 mg/dia	Não exceder 100 mg/dia
Dexlansoprazole	Sem ajuste necessário	Não exceder 30 mg/dia	Evitar administração
Doripenem	Não recomendado	Não recomendado	Não recomendado
Dronedarone	Sem ajuste necessário	Sem ajuste necessário	Evitar administração
Eltrombopag	Não recomendado	Não exceder 25 mg/dia	Não exceder 25 mg/dia
Entecavir	Sem ajuste necessário	Sem ajuste necessário	Sem ajuste necessário
Esomeprazole	Sem ajuste necessário	Sem ajuste necessário	Não exceder 20 mg/dia
Eszopiclone	Sem ajuste necessário	Sem ajuste necessário	Iniciar com 1 mg – Não exceder 2 mg/dia
Etravirine	Sem ajuste necessário	Sem ajuste necessário	Não recomendado
Everolimus	Não recomendado	Considerar 5 mg/dia	Evitar administração
Exenatide	Não recomendado	Não recomendado	Não recomendado
Febuxostat	Sem ajuste necessário	Sem ajuste necessário	Não recomendado

(Continua)

TABELA 320.3. Ajuste de dose de acordo com a classificação de Child-Pugh.			(Continuação)
Medicamento	A ou leve (5-6)	B ou moderada (7-9)	C ou grave (10-15)
Fesoterodine	Sem ajuste necessário	Sem ajuste necessário	Evitar administração
Fosamprenavir	700 mg 2×/dia	700 mg 2×/dia	350 mg 2×/dia
Galantamine	Não recomendado	Não exceder 16 mg/dia	Evitar administração
Iloperidone	Evitar administração	Evitar administração	Evitar administração
Lacosamide	Não exceder 300mg/dia	Não exceder 300 mg/dia	Evitar administração
Lanreotide	Não recomendado	Iniciar 60 mg SC q 4 semanas	Iniciar 60 mg SC q 4 semanas
Lapatinib	Não recomendado	Não	Não ultrapassar 750 mg/dia
Letrozole	Sem ajuste necessário	Sem ajuste necessário	2,5 mg em dias alternados
Micafungin	Sem ajuste necessário	Sem ajuste necessário	Não recomendado
Nebivolol	Não recomendado	Iniciar com 2,5 mg/dia	Não recomendado
Ofloxacin	Não recomendado	Não recomendado	Não exceder 400 mg/dia
Ondansentron	Não recomendado	Não recomendado	Não exceder 8 mg/dia
Paliperidone	Sem ajuste necessário	Sem ajuste necessário	Não recomendado
Panitumumab	Não recomendado	Não recomendado	Não recomendado
Pazopanib	Não recomendado	Não exceder 200 mg/dia	Não recomendado
Pilocarpine	Não recomendado	Iniciar com 5 mg 2×/dia	Não recomendado
Pitavastatin	Não recomendado	Não recomendado	Não recomendado
Pramlintide	Não recomendado	Não recomendado	Não recomendado
Prasugrel	Sem ajuste necessário	Sem ajuste necessário	Não recomendado
Pylera	Não recomendado	Não recomendado	Não recomendado
Raltegravir	Sem ajuste necessário	Sem ajuste necessário	Não recomendado
Ramelteon	Não recomendado	Não recomendado	Evitar administração
Ranolazine	Evitar administração	Evitar administração	Evitar administração
Rasagiline	Não exceder 0,5 mg/dia	Evitar administração	Evitar administração
Retapamulin	Não recomendado	Não recomendado	Não recomendado
Rimantadine	Não recomendado	Não recomendado	Considerar 100 mg/dia
Rotigotine	Não recomendado	Não recomendado	Não recomendado
Sildenafil	Iniciar com 25 mg/dia	Iniciar com 25 mg/dia	Não recomendado
Silodosin	Sem ajuste necessário	Sem ajuste necessário	Evitar administração
Sorafenib	Sem ajuste necessário	Sem ajuste necessário	Não recomendado
Tapentadol	Sem ajuste necessário	50 mg PO q 8 horas	Evitar administração
Tetrabenazine	Evitar administração	Evitar administração	Evitar administração
Tipranavir	Não recomendado	Não recomendado	Evitar administração
Tygecycline	Sem ajuste necessário	Sem ajuste necessário	Diminuir dose manutenção 50%
Varenicline	Sem ajuste necessário	Sem ajuste necessário	Sem ajuste necessário
Venlafaxine	Reduzir 50% da dose	Reduzir 50% da dose	Não recomendado
Voriconazole	Reduzir 50% da dose de manutenção	Reduzir 50% da dose de manutenção	Evitar administração

SC: via subcutânea; PO: Pós-operatório
Fonte: Nguyen HM, 2010.[6]

Em agentes antineoplásicos (Quadro 320.1), pode-se utilizar outros parâmetros para ajustes posológicos, como níveis séricos de bilirrubina, transaminases, fosfatase alcalina ou gamaglutamiltransferase.

Diante de informações limitadas na literatura para fármacos que necessitem de ajuste posológico para pacientes hepatopatas, órgãos regulamentadores como Food and Drug Administration (FDA) e European Medicines Agency (EMEA) recomendaram às indústrias farmacêuticas estudos farmacocinéticos em indivíduos com insuficiência hepática durante o desenvolvimento de um novo fármaco, primordialmente para aqueles cuja eliminação acontece principalmente por mecanismo hepático, no intuito de avaliar possíveis ajustes posológicos de acordo com a gravidade da hepatopatia.[5]

Atualmente, não existem muitas informações para ajustes posológicos em pacientes com insuficiência hepática aguda, sendo de grande benefício monitorizá-los por meio do nível sérico da droga, quando disponível na instituição. Ao utilizar a classificação *Child-Pugh* nos casos de cirrose, é importante estar ciente das limitações do método para ajustes posológicos e quanto ao número restrito de medicamentos com tais informações.[6]

AJUSTE POSOLÓGICO NA INSUFICIÊNCIA RENAL

O rim constitui um dos sistemas mais complexos de excreção e metabolismo do corpo humano, e desempenha uma série de funções essenciais, por exemplo, a manutenção do ambiente extracelular, promovendo a excreção de resíduos oriundos do metabolismo (p. ex.: ureia, creatinina e ácido úrico), além de ajustar a excreção de água e eletrólitos.

Não obstante, os rins segregam hormônios que participam na regulação da hemodinâmica sistêmica e renal (renina, angiotensina II, prostaglandinas, óxido nítrico, endotelina e bradicinina) e na produção de glóbulos vermelhos (eritropoetina) e auxiliam no controle do metabolismo ósseo (1,25-di-hidroxivitamina D3 ou calcitriol).

Eles executam diversas funções, como catabolismo dos hormônios peptídicos e síntese de glicose (gliconeogênese) em condição de jejum.[7]

Infelizmente, em pacientes com doença renal, muitas ou todas essas funções apresentam-se reduzidas ou ausentes, resultando, assim, na retenção de toxinas urêmicas, anormalidades de osmorregulação, além de anemia e doenças ósseas. Em decorrência da disfunção renal, muitas drogas

QUADRO 320.1. Ajuste de dose de acordo com avaliação do perfil hepático.

Medicamento	Avaliação hepática
Amsacrine	Elevação da bilirrubina
Bicalutaminda	Elevação da bilirrubina e das enzimas hepáticas
Citarabina	Elevação das enzimas hepáticas
Dactinomycin	Elevação da bilirrubina e das enzimas hepáticas
Daunorubicine	Elevação da bilirrubina
Docetaxel	Elevação da bilirrubina e das enzimas hepáticas
Doxorrubicina	Elevação da bilirrubina e das enzimas hepáticas
Epirrubicina	Elevação das enzimas hepáticas
Etoposide	Elevação da bilirrubina e das enzimas hepáticas
Gencitabina	Elevação da bilirrubina
Idarubicina	Elevação da bilirrubina
Imatinibe	Elevação da bilirrubina e das enzimas hepáticas
Irinotecan	Elevação da bilirrubina e das enzimas hepáticas
Mitoxantrone	Elevação da bilirrubina
Paclitaxel	Elevação da bilirrubina e das enzimas hepáticas
Procarbazina	Elevação da bilirrubina e das enzimas hepáticas
Topotecan	Elevação da bilirrubina
Vimblastina	Elevação da bilirrubina
Vincristina	Elevação da bilirrubina e das enzimas hepáticas
Vindesine	Elevação da bilirrubina
Vinorelbina	Elevação da bilirrubina
5-fluorouracil	Elevação da bilirrubina

Fonte: Nguyen HM, 2010.[6]

podem contribuir para a piora da função dos rins (nefrotoxicidade), o que influencia diretamente na taxa de filtração glomerular (TFG). A TFG é considerada o melhor reflexo da função renal, porém não é facilmente mensurada na prática clínica diária.[8]

As unidades funcionais de filtragem do rim, os glomérulos, filtram aproximadamente 180 L por dia (125 mL/min) de plasma. O valor normal para TFG depende da idade, do sexo e do tamanho corporal, e é cerca de 130 e 120 mL/min/1,73 m² para homens e mulheres, respectivamente, com variação considerável, mesmo entre indivíduos normais.

A TFG pode ser definida como o volume plasmático de uma substância que pode ser completamente filtrada pelos rins em determinada unidade de tempo (geralmente expresso em mL/min), além de servir como um indicador importante na avaliação do número de néfrons funcionais.[9] No que concerne aos fármacos, a diminuição na TFG impacta diretamente no acúmulo de drogas que seriam "normalmente" excretadas, no acúmulo de metabólitos ativos, nas mudanças na distribuição da droga e de ligações proteicas (podendo aumentar a sensibilidade aos efeitos do fármaco) e na diminuição do metabolismo renal das drogas.[10]

Os métodos considerados padrão-ouro na avaliação da TFG baseiam-se na depuração de substâncias exógenas como inulina, iohexol, iotalamato ou o radiofármaco DTPA. Essas substâncias preenchem os pré-requisitos de um marcador ideal da TFG, pois são completamente filtradas e não são reabsorvidas, secretadas ou metabolizadas pelos túbulos renais.[11] Todavia, a aplicabilidade dessas substâncias torna-se inviável na prática clínica diária, devido à complexidade de administração e ao alto custo relacionado (dependem de infusão intravenosa e coleta constante de urina). Como forma de suprir tal dificuldade, recomenda-se a utilização de biomarcadores (substâncias de produção endógena que sofrem excreção renal), como a ureia, a creatinina e a cistatina C.

- **Ureia:** é um marcador menos expressivo da taxa de filtração glomerular. Seus níveis são mais suscetíveis à oscilação, uma vez que a taxa de produção de ureia não é constante, podendo aumentar com uma dieta rica em proteínas, lesão tecidual, hemorragia de grande porte e terapia com corticosteroides, enquanto uma dieta pobre em proteínas e doença hepática podem resultar em uma redução dos níveis plasmáticos. Além disso, 40% a 50% da ureia filtrada pode ser reabsorvida pelos túbulos, embora a proporção seja reduzida em insuficiência renal avançada.[12,13]
- **Creatinina:** é considerada a substância endógena mais próxima do ideal para a mensuração da TFG. A creatinina é o produto do metabolismo da creatina e da fosfocreatina no músculo esquelético, e a ingestão de carne pode contribuir levemente para o aumento desse metabólito. A creatinina é livremente filtrada através dos glomérulos e não sofre reabsorção ou metabolização pelo rim, no entanto tem a desvantagem de sofrer secreção tubular, o que pode superestimar o *clearance* de creatinina em até 20%.[7]
- **Cistatina C:** outro composto endógeno que vem sendo avaliado para fornecer uma estimativa mais precisa da TFG é a cistatina C, uma proteína não glicosilada, de baixo peso molecular, inibidora da proteinase da cisteína. Acredita-se que a cistatina C seja produzida por todas as células nucleadas do organismo em ritmo constante, sendo livremente filtrada pelo glomérulo e com a propriedade de ser reabsorvida e metabolizada pelos túbulos renais, não sendo excretada na urina nem retornando à corrente sanguínea.[9] Em vários estudos, a cistatina C sérica foi mais sensível na identificação de reduções leves na função renal do que a creatinina sérica isolada.[7]

EQUAÇÕES PARA ESTIMAR A TAXA DE FILTRAÇÃO GLOMERULAR – TFG$_E$

Mediante a dificuldade na coleta de urina de 24 horas, e frente à interferência na secreção ativa da creatinina pelos rins, vários autores desenvolveram equações diferentes com o intuito de estimar a TFG. Até o momento, são mais de 46 fórmulas diferentes, todavia as equações desenvolvidas por *Cockroft* e *Gault* (CG), a equação desenvolvida para o estudo *Modification of Diet in Renal Disease* (MDRD) e, mais recentemente, a equação *The Chronic Kidney Disease Epidemiology Collaboration* (CKD-EPI) são as mais amplamente utilizadas nos Estados Unidos (Tabela 320.4).[7,9,12,14]

A equação de *Cockroft* e *Gault* foi a primeira delas a ser utilizada para estimar a depuração de creatinina. Foi estudada em homens caucasianos hospitalizados, com idade de 18 a 92 anos e com função renal normal. Não foi padronizada para uma área de superfície corporal de 1,73 m² e uma correção para as mulheres foi necessária.[15] Ela sistematicamente superestima a TFG porque a secreção de creatinina tubular e o aumento no peso, devido à obesidade ou à sobrecarga de fluidos, não são levados em consideração. Outro ponto digno de observação é que se trata de uma equação datada de 1973, desde então não sendo revista para ser utilizada com os valores da creatinina obtidas pelos métodos atuais. Sendo assim, a aplicação da fórmula CG dos valores de creatinina emitidos pelos laboratórios norte-americanos pode superestimar a depuração de creatinina entre 10% e 40%.[7]

A segunda equação em questão foi desenvolvida para o estudo *Modification of Diet in Renal Disease* (MDRD) em pacientes com doença renal crônica (DRC) e não incluiu indivíduos saudáveis. Essa equação estima a TFG (em mL/min/1,73 m²), e não a depuração de creatinina. Em sua versão original, a equação MDRD requer determinações de albumina e ureia nitrogenada séricas. Atualmente, uma fórmula do MDRD abreviada com quatro variáveis (sexo, raça, idade e creatinina sérica) tem sido recomendada, já que seu desempenho é tão bom quanto a equação inicial. A TFG calculada com a equação do MDRD e a TFG real são muito próximas para resultados < 60 mL/min/1,73 m², enquanto a TFG excede a taxa estimada por um valor pequeno quando a TFG é > 60 mL/min/1,73 m².[13,16]

CAPÍTULO 320 Ajuste de Dosagem de Medicamentos em Disfunções Orgânicas

TABELA 320.4. Equações para a estimativa da depuração da creatinina – Cr(e) e da taxa de filtração glomerular – TFG_e.

	Cockroft-Gault
$Cl_{Cr}(e)$ mL/min =	$\dfrac{140 - \text{idade (anos)} \times \text{Peso (kg)}}{72 \times Cr \; (\times 0{,}85 - \text{se mulher})}$
Equação para o estudo MDRD	
TFG(e) mL/min/1,7 m² =	$186 \times (Cr)^{-1{,}154} \times (\text{Idade})^{-0{,}203} \times (0{,}742 - \text{se mulher}) \times (1{,}210 - \text{se negro})$
Equação CKD-EPI	
TFG(e) mL/min/1,73 m² =	$141 \times [\min(Cr/k), 1]^a \times \max(Cr/k), 1)^{-1{,}209} \times \text{idade}^{-0{,}993} \times 1{,}018 - \text{se mulher} \times (1{,}157 - \text{se negro})$
A = é 0,329 para mulher e 0,411 para homens; mín = mínimo de Cr/k ou 1.	

Fonte: Adaptada de e-book Biomarcadores em nefrologia – 2011.[12]

A equação *Chronic Kidney Disease Epidemiology Collaboration* (CKD-EPI), derivada do MDRD, foi desenvolvida a partir de uma coorte que incluiu indivíduos com e sem DRC. Essa equação utiliza as mesmas quatro variáveis que a equação do MDRD, mas, comparativamente, apresenta melhores desempenho e previsão de risco, além de apresentar menor viés e maior acurácia, particularmente nas faixas de TFG > 60 mL/min/1,73 m².[13]

Em revisão de literatura publicada no *Kdigo* 2012 (*Clinical Practice Guideline for the Evaluation and Management of Chronic Kidney Disease*), quando baseado na creatinina sérica isolada, não há nenhuma equação com um desempenho ideal capaz de mensurar a real TFG em todas as circunstâncias clínicas. No entanto, para o propósito de TFG_e, é importante selecionar uma única equação dentro de determinada região ou país. Nesse mesmo *guideline*, na América do Norte, na Europa e na Austrália, as vantagens da equação CKD-EPI em TFG maiores (> 60 mL/min/1,73 m²) fizeram dela uma equação com maior aplicabilidade do que a MDRD, para a prática geral e em termos de saúde pública.[10] Todavia, vale ressaltar que a TFG_e tem uma acurácia maior em pacientes cuja função renal já alcançou o *steady-state* (estado de equilíbrio), independentemente da presença ou não de doença renal crônica. Para pacientes em estado de doença renal aguda, essas equações apresentam um viés considerável, não sendo o melhor método para mensurar a TFG. Em condições de insuficiência renal aguda, se for imprescindível mensurar a TFG, aconselha-se a coleta de urina de 24 horas.[10]

Apesar de a cistatina C oferecer algumas vantagens sobre a creatinina sérica, ainda têm-se como barreiras o alto custo relacionado ao ensaio desse marcador e uma falta de padronização entre os laboratórios para a realização desse teste, o que limita a utilização desse marcador nas novas equações combinadas envolvendo creatinina sérica e cistatina C.[10]

Na Tabela 320.5 são apresentadas notas de advertência para a prescrição em pacientes com doença renal crônica.

TABELA 320.5. Notas de advertência para o ajuste posológico de medicamentos em pacientes com doença renal crônica.

Categoria	Notas de advertência
1. Anti-hipertensivos/medicações cardíacas	
Antagonistas SRAA (I-ECA, BRAs, antagonista da aldosterona, inibidores diretos da renina)	Evitar em pessoas com suspeita de estenose de artéria renal funcional
	Iniciar a dose mais baixa em pessoas com TFG < 45 mL/min/1,73 m²
	Avaliar a TFG e medir o potássio sérico dentro de 1 semana após o início ou qualquer aumento de dose
	Suspender temporariamente durante doenças intercorrentes, uso de contrastes radiológicos venosos planejados, preparo intestinal antes de colonoscopia ou antes de grandes cirurgias
	Rotineiramente não descontinuar em pessoas com TFG < 30 mL/min/1,73 m² que permaneçam nefroprotegidas
Betabloqueadores	Reduzir a dose em 50% em pessoas com TFG < 30 mL/min/1,73 m²
Digoxina	Reduzir a dose com base na concentração plasmática
2. Analgésicos	
AINS	Evitar em pessoas com TFG < 30 mL/min/1,73 m²
	Terapia prolongada não é recomendada em pessoas com TFRG < 60 mL/min/1,73 m²
	Não deve ser usado em pessoas que tomam lítio
	Evitar em pessoas que tomam agentes de bloqueio SRAA
Opioides	Reduzir a dose quando TFG < 60 mL/min/1,73 m²
	Usar com cautela em pessoas com TFG < 15 ml/min/1,73 m²

(Continua)

TABELA 320.5. Notas de advertência para o ajuste posológico de medicamentos em pacientes com doença renal crônica. *(Continuação)*

Categoria	Notas de advertência
3. Antimicrobianos	
Penicilina	Risco de cristalúria com altas doses quando TFG < 15 mL/min/1,73 m²
	Neurotoxicidade com benzilpenicilina quando TFG < 15 mL/min/1,73 m² em doses elevadas (máx. 6 g/dia)
Aminoglicosídeos	Reduzir a dose e/ou aumentar o intervalo de dose quando TFG < 60 mL/min/1,73 m²
	Monitorizar níveis séricos (pico e vale)
	Evitar agentes ototóxicos concomitantemente à furosemida
Macrolídeos	Reduzir dose em 50% quando TFG < 15 mL/min/1,73 m²
Fluoroquinolonas	Reduzir dose em 50% quando TFG < 15 mL/min/1,73 m²
Tetraciclinas	Reduzir a dose quando TFG < 45 mL/min/1,73 m²; pode exacerbar uremia
Antifúngicos	Evitar anfotericina, a menos que não haja alternativa quando TFG < 60 mL/min/1,73 m²
	Reduzir a dose de manutenção de fluconazol em 50% quando TFG < 45 mL/min/1,73 m²
	Reduzir a dose de flucitosina quando TFG < 60 mL/min/1,73 m²
4. Hipoglicemiantes	
Sulfonilureias	Evitar agentes excretados principalmente pelos rins (p. ex.: gliburida/glibenclamida)
	Outros agentes metabolizados principalmente no fígado podem precisar de redução da dose quando TFG < 30 mL/min/1,73 m² (p. ex.: gliclazide, gliquidone)
Insulina	Parcialmente excretada por via renal e pode necessitar redução da dose quando TFG < 30 mL/min/1,73 m²
Metformin	Sugerido evitar quando TFG < 30 mL/min/1,73 m², mas considerar a relação risco-benefício se TFG for estável
	Rever quando usar em TFG < 45 mL/min/1,73 m2; seguro quando GFR > 45 mL/min/1,73 m²
	Suspender em pessoas com doenças agudas
5. Hipolipemiantes	
Estatinas	Nenhum aumento na toxicidade para a sinvastatina em doses até 20 mg/dia ou combinação sinvastatina 20 mg/ezetimiba 10 mg em pessoas com TFG > 30 mL/min/1,73 m²
	Outros ensaios com estatinas em pessoas com TFG < 15 mL/min/1,73 m² ou em diálise também não mostrou excesso de toxicidade
Fenofibrate	Aumento na creatinina sérica em aproximadamente 0,13 mg/dL (12 µmol/L)
6. Quimioterápicos	
Cisplatina	Reduzir a dose quando TFG < 60 mL/min/1,73 m²
	Evitar quando TFG < 30 mL/min/1,73 m²
Melfalan	Reduzir a dose quando TFG < 60 mL/min/1,73 m²
Metotrexato	Reduzir a dose quando TFG < 60 mL/min/1,73 m²
	Se possível evitar quando TFG < 15 mL/min/1,73 m²
7. Anticoagulantes	
Heparina de baixo peso molecular	Metade da dose quando TFG < 30 mL/min/1,73 m²
	Considerar alterar para heparina convencional ou, alternativamente, monitorizar o fator anti-Xa em pacientes com alto risco de sangramento
Varfarina	Aumento do risco de sangramento quando TFG < 30 mL/min/1,73 m²
	Usar doses menores e monitorizar de perto quando TFG < 30 mL/min/1,73 m²
8. Miscelâneas	
Lítio	Nefrotóxico podendo causar disfunção renal tubular com o uso prolongado, mesmo em níveis terapêuticos
	Monitorizar TFG, eletrólitos e níveis de lítio por 6 meses ou mais frequentemente se alterações de doses ou se o paciente estiver em estado grave
	Evitar o uso concomitante de AINS
	Manter hidratação durante doenças intercorrentes
	Risco-benefício da medicação em situação específica deve ser ponderado

I-ECA: inibidor da enzima conversora da angiotensina; BRA: antagonista do receptor de angiotensina II; DRC: doença renal crônica; TFG: taxa de filtração glomerular; AINS: anti-inflamatório não esteroidal; SRAA: sistema renina-angiotensina-aldosterona; SCr: creatinina sérica.
Fonte: Adaptada de Kdigo, 2012.[10]

REFERÊNCIAS BIBLIOGRÁFICAS

1. LaMattina JC, Golan DE. Farmacocinética. [Internet] [Acesso em 31 jan 2016]. Disponível em: http://www.ufpi.br/subsiteFiles/lapnex/arquivos/files/Farmacocinetica.pdf
2. American Society of Health-System Pharmacists. ASHP Statement on th pharmacist's role in clinical pharmacokinetic monitoring. Am J Health-Syst Pharm. 1998;55:1726-7.
3. Galvo MV, Garcia MJ, Martinez J, Fernadez MM. Farmacocinética clínica. [Internet] [Acesso em 31 jan 2016]. Disponível em: http://www.sefh.es/bibliotecavirtual/fhtomo1/cap212.pdf
4. Merrell MD, Cherrington NJ. Drug metabolism alterations in nonalcoholic fatty liver disease. Drug Metab Rev. 2011;43(3):317-34.
5. Sjövall H, Björnsson E, Holmberg J, Hasselgren G, Röhss K, Hassan-Alin M. Pharmacokinetics and dosage adjustment in patients with hepatic dysfunction. Eur J Clin Pharmacol. 2008;64(12):1147-61.
6. Nguyen HM, Cutie AJ, Pham DQ. How to manage medications in the setting of liver disease with the application of six questions. Int J Clin Pract. 2010;64(7):858-67.
7. Child-Turcotte-Pugh classification of severity of cirrhosis [internet]. UpToDate c2014. [Acesso em 31 jan 2016]. Disponível em: http://www.uptodate.com/contents/image?imageKey=GAST%2F78401&topicKey=GAST%2F3573&rank=3~91&source=see_link&search=child-pugh&utdPopup=true
8. Gusso G., Lopes JMC. Tratado de medicina e comunidade. São Paulo: Editora Artmed, 2012. p.1352
9. Inker LA, Perrone RD. Assessment of kidney function – UpToDate. – Dec. 2013.[Internet] [Acesso em 31 jan 2016]. Disponível em: http://www.uptodate.com/contents/assessment-of-kidney-function?source=search_result&search=RENAL+FUNCTION&selectedTitle=1%7E150
10. Willems JM, Vlasveld T, den Elzen WP, Westendorp RG, Rabelink TJ, de Craen AJ, et al. Performance of Cockcroft-Gault, MDRD, and CKD-EPI in estimating prevalence of renal function and predicting survival in the oldest old. BMC Geriatrics. 2013;13:113.
11. Sodré FL, Barreto Costa JC, Lima JC. Avaliação da função e da lesão renal: um desafio laboratorial. J Bras Patol Med Lab. 2007;43(5):329-337.
12. Comments on 'KDIGO 2012 Clinical Practice Guideline for the Evaluation and Management of Chronic Kidney Disease. Kidney Int. 2013;84(3):622-3.
13. Steinman TI, Perrone RD, Hunsicker LG. GFR determination in chronic renal failure by 3 radionuclide markers and inulin: coeficient of variation of the methods (abstract). Kidney Int. 1989;35:201.
14. Abensur H. E-book – Biomarcadores em Nefrologia. São Paulo, 2011. p.7.
15. Bastos MG,, Kirsztajn GM. Doença renal crônica: importância do diagnóstico precoce, encaminhamento imediato e abordagem interdisciplinar estruturada para melhora do desfecho em pacientes ainda não submetidos à diálise. J Bras Nefrol. 2011;33(1):93-108.
16. Cockcroft DW, Gault MH. Prediction of creatinine clearance from serum creatinine. Nephron. 1976;16:31-41.

CAPÍTULO 321
FARMACOVIGILÂNCIA

Claudio Schvartsman
Silvana Maria de Almeida

DESTAQUES

- A farmacovigilância é o ramo da farmacoepidemiologia que avalia a relação risco-benefício das drogas comercializadas e daquelas em qualquer etapa de desenvolvimento.
- Depois do lançamento no mercado, realizam-se inúmeros estudos quanto à segurança do medicamento e a farmacovigilância pós-comercialização contempla estudos de casos, controle e estudos de coortes, notificação voluntária ou espontânea e busca ativa.
- Estima-se que 3% a 7% dos pacientes hospitalizados são admitidos com reação adversa a medicamentos (RAM) e que 10% a 20% dos pacientes desenvolvem reação adversa durante o período de internação.
- As reações adversas são a 6ª maior causa de morte nos Estados Unidos e a principal razão para a retirada da droga pós-comercialização, e representam bilhões de dólares em custos a cada ano em todos os países desenvolvidos.
- O ambiente hospitalar é o local ideal para o desenvolvimento e o sucesso de um programa de farmacovigilância.

INTRODUÇÃO

A explosão farmacológica, após a II Guerra Mundial, permitiu grandes avanços no tratamento das enfermidades, porém foi acompanhada por acidentes como o desastre causado pela talidomida, em 1961, com o nascimento de centenas de crianças com deformação congênita (focomelia), atribuída ao uso desse medicamento pela mãe.[1-3]

Desde então, houve grande desenvolvimento em relação à segurança do medicamento e de métodos adequados de avaliação dos riscos e benefícios ligados à sua utilização.

Em 1968, pela necessidade de ações para disseminar a informação e manter um método efetivo para detectar reações adversas não reveladas nos ensaios clínicos, foi criado, pela Organização Mundial da Saúde (OMS), um projeto piloto para a monitorização dos medicamentos que hoje representam o Programa Internacional de Monitorização de Medicamentos (*The WHO International Drug Monitoring Program*), com mais de 130 países-membros atualmente, incluindo o Brasil, cujo objetivo é aumentar a segurança ao paciente em relação ao uso do medicamento e apoiar programas de saúde pública.[1-3]

DEFINIÇÕES

A farmacovigilância é o ramo da farmacoepidemiologia que avalia a relação risco-benefício, tanto das drogas comercializadas quanto daquelas em qualquer etapa de desenvolvimento, e compreende o conjunto de atividades destinadas a identificar eventos adversos produzidos por medicamentos, quantificar seus riscos, caracterizar fatores de risco, prevenir iatrogenias e avaliar suas causas.[1,2]

O objetivo principal da farmacovigilância é a rápida identificação das reações adversas desconhecidas, especialmente aquelas relacionadas aos medicamentos de comercialização recente.

Qualquer ocorrência médica desfavorável ao paciente ou sujeito da investigação clínica que não tenha necessariamente relação causal com o tratamento é considerada um evento adverso. É um conceito mais amplo, diferente da reação adversa ou efeito indesejável, que, segundo a OMS, é "a resposta nociva e não intencional ao uso de medicamentos, que ocorre em doses normalmente utilizadas em seres humanos para profilaxia, diagnóstico ou tratamento de doenças ou modificação de função fisiológica".[2-4]

De acordo com a OMS, farmacovigilância é definida como a ciência relativa à detecção, avaliação, compreensão e prevenção dos efeitos adversos ou quaisquer problemas relacionados a medicamentos.

Com a definição da OMS, foi ampliado o campo de atuação, incorporando, além das reações adversas a medicamentos (RAM), inefetividade terapêutica, desvios de qualidade e uso indevido ou abuso de medicamentos.[2,4]

DESENVOLVIMENTO DO MEDICAMENTO

O lançamento de um medicamento no mercado é um processo moroso e que envolve grande investimento financeiro e humano. Quando se idealiza um novo princípio ativo para fins terapêuticos em humanos, primeiro deve-se demonstrar sua eficácia e inocuidade por meio da investigação pré-clínica e clínica.

Tais estudos são realizados, a princípio, em animais de experimentação – chamados pré-clínicos – e, depois, os primeiros ensaios clínicos em humanos – denominados estudos de fase –, classificados em:[2,4-6]

- **Fase I:** pretende verificar a tolerabilidade do fármaco com dados farmacocinéticos e farmacodinâmicos em seres humanos. A população de escolha consiste em indivíduos sãos.
- **Fase II:** estabelecer a margem do novo medicamento (avaliação dose-resposta). A população de escolha consiste em indivíduos sãos.
- **Fase III:** pretende estabelecer a eficácia do novo medicamento em relação a placebo ou alternativas disponíveis. População de escolha são pacientes. Essa é a última etapa antes da comercialização, etapa importante para identificar e quantificar os efeitos indesejados mais frequentes. Entretanto, o estudo de fase III possui algumas limitações: número de pacientes, duração do tratamento (dias e semanas), população, dose (doses fixas), condições patológicas, quando comparados à prática clínica habitual gerando, assim, limitações do conhecimento das interações potenciais e dos efeitos adversos de uso crônico.[2,5,7-9]

Mesmo com todos os ensaios a que os medicamentos são submetidos antes de sua comercialização, não são capazes de detectar reações adversas de ocorrência rara, bem como aquelas associadas ao uso prolongado do medicamento, considerando o efeito sobre uma população muito jovem ou muito idosa, peso, raça e patologias, sendo detectadas apenas quando o produto vai para o mercado e atinge um número muito maior de pacientes.

Além disso, há várias diferenças entre a pesquisa clínica e a prática clínica, fazendo com que haja realmente a necessidade do acompanhamento pós-comercialização (Quadro 321.1).[7-9]

QUADRO 321.1. Diferenças entre os ensaios clínicos e a prática clínica.

	Estudos clínicos	Prática clínica
Número de pacientes	Milhares	Milhões
Duração do tratamento	Horas/semanas	Anos
Tipo de pacientes	Selecionados	Toda a população
Interação medicamentosa	Não	Sim
Doses	Fixas	Variáveis
Acompanhamento	Rigoroso (e curto)	Menos rigoroso (e pode ser longo)

MÉTODOS DE ESTUDOS EM FARMACOVIGILÂNCIA

Após os lançamentos no mercado, inúmeros estudos são realizados para analisar a segurança do medicamento, a farmacovigilância pós-comercialização.[2,7-9]

ESTUDOS DE CASOS E CONTROLE E ESTUDOS DE COORTES

Permitem calcular os riscos. Consistem na identificação de um grupo de pacientes expostos ao medicamento de interesse (coorte) ou um grupo de pacientes com a enfermidade ou reação adversa de interesse (estudos de caso e controle), comparando-os, respectivamente, com uma série de pacientes não expostos ou com um grupo de pacientes que não apresentaram a enfermidade.

Os ensaios clínicos são considerados a melhor fonte de evidência científica e determinação de eficácia, porém envolvem um número relativamente baixo de pacientes e representam custo elevado. Estudos sem grupo-controle não permitem quantificar nem comparar riscos.

Notificação voluntária ou espontânea surge devido à grande necessidade de notificações amplas que permitem análises rápidas das reações adversas produzidas por fármacos.

A notificação espontânea pode assim ser definida como sistema no qual profissionais de saúde têm livre-arbítrio para comunicar a ocorrência de um acontecimento que pode ser causado por uma reação adversa produzida por medicamentos. É considerada o método de melhor relação custo-efetividade, em termos potenciais, na detecção de RAM desconhecidas e raras.

Existem, entretanto, limitações na análise dos dados das notificações voluntárias, como as subnotificações de casos, e na forma de coleta de informações, que pode apresentar dados insuficientes. A dificuldade para detectar reações tardias, o número de pacientes expostos desconhecido, a apresentação de vieses e o fato de não testar hipóteses de relação causal são outros exemplos das limitações existentes nesse tipo de notificação.[9-11]

Alguns exemplos de problemas clinicamente importantes, detectados ou confirmados por esse método, são descritos no Quadro 321.2.

QUADRO 321.2. Notificação espontânea.

Reação adversa	Droga
Anemia aplásica	Fenilbutazona
Tromboembolismo	Contraceptivos orais
Hemorragia gástrica	Anti-inflamatórios não esteroides
Colite pseudomembranosa	Lincomicina, clindamicina
Síndrome oculomucocutânea	Practolol
Síndrome de Guillain-Barré	Gangliosídeos
Toxicidade hepática	Isoniazida
Distúrbios extrapiramidais	Cinarizina, flunarizina
Hipersensibilidade aguda	Paracetamol

BUSCA ATIVA

Os estudos podem também ser desenhados para identificar, acompanhar as reações adversas e dar seguimento a categorias de pacientes mais suscetíveis a desenvolvê-la. É um método que busca determinar o número de suspeitas de reações adversas por meio de um processo contínuo e organizado. É a monitorização de um paciente tratado com um medicamento em particular, por meio de um programa de gerenciamento de risco.

No ambiente hospitalar pode-se monitorizar os eventos relacionados com a prescrição médica, onde se trabalha observando as prescrições de determinados fármacos. Qualquer evento adverso relacionado com o medicamento selecionado deve ser notificado e os pacientes podem ser identificados por meio de dados provenientes de prescrição eletrônica ou banco de dados.

A utilização de "pistas" ou "gatilhos" tem mostrado eficiência nas detecções das RAM. A partir delas, há a verificação em prontuário e junto à equipe multidisciplinar para a confirmação da possível reação. São exemplos de gatilhos ou pistas: utilização de antídotos, variação em exames laboratoriais e transferência do paciente para unidades de terapia intensiva (UTI).

A vantagem é a possibilidade de se obter grande número de dados provenientes de médicos e pacientes, porém a baixa taxa de retorno, a ampla natureza dos dados coletados, e a preocupação com a manutenção da confidencialidade do paciente são algumas limitações.[12-15]

MECANISMOS DE PRODUÇÃO DA REAÇÃO ADVERSA

A RAM é o resultado da interação entre o medicamento administrado e algumas características do paciente, as quais determinam o padrão individual de resposta aos medicamentos. Algumas reações estão determinadas principalmente pelo medicamento (características físico-químicas e farmacocinéticas, forma farmacêutica, dose) e, em outros casos, pelo paciente e o medicamento.[2,7,9,11,13]

Os mecanismos intrínsecos aos medicamentos estão relacionados à dose, por meio da alteração do metabolismo, excreção e interações, efeitos colaterais e efeitos secundários.

Os mecanismos dependentes do medicamento e das características do paciente são representados pelas reações de hipersensibilidade, idiossincrasia e de tolerância e dependência.

Nem todos possuem a mesma predisposição para apresentar RAM, que, muitas vezes, são imprevisíveis. Existem alguns fatores de risco que contribuem para que a RAM ocorra, como idade, já que as reações são mais frequentes em idosos, em quem os processos patológicos são mais graves e a farmacocinética da absorção, distribuição, metabolismo e excreção está alterada.

Em recém-nascidos, alguns sistemas enzimáticos são imaturos, existe maior permeabilidade da barreira hematoencefálica, e há alteração na excreção do fármaco pela imaturidade renal.

O gênero também representa fator de risco para o desenvolvimento de reação adversa – a probabilidade é maior para o sexo feminino –, bem como a existência de outras patologias prévias, que podem alterar a resposta aos medicamentos.

Outro fator importante é a polifarmácia, ou seja, os usos simultâneos de vários medicamentos, aumentando significativamente o risco do aparecimento de uma RAM (Quadro 321.3).

QUADRO 321.3. Considerações sobre os fatores de risco no desenvolvimento da RAM.

Idosos	São mais suscetíveis a sangramentos na terapia com heparina
	São mais suscetíveis a hemorragias digestivas na terapia com anti-inflamatórios não esteroides
	Correm maior risco de intoxicação digitálica
	Têm maior tendência a hipopotassemia quando em terapia com diuréticos
Recém-nascidos	Aumento da probabilidade de intoxicação por cloranfenicol
	As ações das drogas sobre o sistema nervoso central são facilitadas

CLASSIFICAÇÃO DOS EVENTOS ADVERSOS

Os eventos adversos podem ser classificados de acordo com o mecanismo, a intensidade, a relação com o medicamento em questão e a gravidade.[1,2,7,10]

MECANISMO

- **Tipo A:** reações dose-dependentes, farmacologicamente previsíveis, geralmente associadas à alta morbidade, porém baixa mortalidade; representam cerca de 70% a 75% das RAM. São efeitos farmacológicos aumentados ou exagerados, quando há administração em doses habituais. A frequência e a gravidade dessas reações são diretamente proporcionais à dose administrada e podem ser evitadas com o ajuste dela.
- **Tipo B (idiossincrásicas):** não são uma extensão da atividade farmacológica da droga, ocorrendo mais em função da suscetibilidade individual do paciente do que da atividade intrínseca da droga. São, portanto, imprevisíveis, podendo acontecer independentemente da dose do medicamento, e são geralmente associadas à alta mortalidade. Essas reações muito raramente são detectadas durante a fase de pesquisa clínica pré-lançamento, devido à sua baixa incidência (Quadro 321.4).

INTENSIDADE

- **Leve:** o evento causa um desconforto, mas não interfere nas atividades habituais do paciente.
- **Moderado:** o desconforto causado pelo evento adverso é suficiente para interferir nas atividades habituais do paciente.
- **Severo (ou intenso):** há comprometimento significativo das atividades habituais do paciente ou mesmo incapacitação total.

RELAÇÃO COM O MEDICAMENTO

- **Não relacionado/duvidosa:** a relação temporal entre o evento e a ingestão ou administração do medicamento é inexistente ou duvidosa ou, ainda, existe outro fator que possa responder como fator causal da reação.
- **Remota:** a relação com o medicamento é improvável, mas não pode ser definitivamente descartada.
- **Possível:** a relação temporal entre o evento e a administração do medicamento é bem definida, mas existe outro possível fator causal.
- **Provável:** a relação temporal é bem definida e não existe outro possível fator causal. Nesse caso, há uma relação quase certa entre a reação e o medicamento.

GRAVIDADE

- **Grave:** a reação ameaça diretamente a vida do paciente, pode requerer hospitalização (tromboembolismo pulmonar, choque anafilático).
- **Moderada:** a reação interfere nas atividades habituais, hospitalização, ausência nas atividades laborais, sem ameaçar diretamente a vida do paciente (distonia aguda, hepatite colestásica).
- **Leve:** sinais e sintomas facilmente tolerados, não necessitam de antídoto, são geralmente de curta duração, não interferem substancialmente na vida normal do paciente nem prolongam a hospitalização (náuseas).

QUADRO 321.4. Classificação das reações adversas.

Tipos de efeitos adversos	Tipo A	Tipo B
Mecanismo	Conhecido	Desconhecido
Farmacologicamente previsível	Sim	Não
Dose-dependente	Sim	Não
Incidência e morbidade	Alta	Baixa
Mortalidade	Baixa	Alta
Tratamento	Ajuste de dose	Suspensão do fármaco

FARMACOVIGILÂNCIA NA UTI

Os estudos de farmacovigilância se mostraram úteis para o conhecimento do uso dos medicamentos, dos hábitos de prescrição médica e das características, da incidência e de fatores predisponentes das RAM. As RAM que mais interessam são aquelas que motivaram a hospitalização do paciente, as que puseram em risco sua vida ou, ainda, desencadearam sua morte e, finalmente, as produzidas por medicamentos de comercialização recente.[13,16,17]

O ambiente hospitalar torna-se um local ideal para o desenvolvimento e o sucesso de um programa de farmacovigilância por possuir o acesso ao paciente, à prescrição médica e ao prontuário, promovendo facilidade e agilidade na obtenção de informações, na análise e no registro das reações e eventos adversos.

O monitoramento quanto à segurança no uso do medicamento é comum e deve fazer parte da prática clínica. Na medida em que os princípios da farmacovigilância são difundidos e aplicados, observa-se grande impacto na qualidade da atenção à saúde.

Estima-se que 3% a 7% dos pacientes hospitalizados são admitidos com RAM e que 10% a 20% dos pacientes desenvolvem reação adversa durante o período de internação.[10,12,17,18]

As reações adversas mais comuns no ambiente hospitalar são dermatológicas, cardiovasculares, alterações metabólicas, hematológicas e de sistema nervoso central; já as classes de fármacos mais frequentemente relacionadas são as que atuam nos sistemas cardiovascular e hematológico, contrastes radiológicos e antibióticos.[10,12]

Eventos adversos e erros de medicação contribuem tanto para a morbidade quanto para a mortalidade. Além de contribuir com o número de admissões hospitalares, têm impacto sobre a qualidade de vida do paciente e o aumento do número de dias de internação.

A RAM representa a 5ª causa de morte entre os norte-americanos, sendo suplantada por doenças cardíacas, acidente vascular cerebral (AVC), câncer e doenças pulmonares.

Suas consequências ainda não são bem investigadas sob o aspecto econômico, mas existem dois pontos a serem considerados: o custo relacionado ao tratamento e à prevenção. Há uma estimativa de custo relacionado ao tratamento nos Estados Unidos que pode chegar a US$ 130 bilhões por ano.[9,18,19]

Na UTI, o paciente recebe de 6 a 9 medicamentos por dia e 8 a 12 fármacos diferentes durante sua permanência ali. Das admissões, 6% a 20% estão relacionadas a medicamentos e mais de 50% das paradas cardíacas iatrogênicas são causadas por medicamentos.[4,5,9]

Assim, a UTI torna-se um ambiente rico para a realização de observações sobre a utilização e os efeitos dos medicamentos (Quadro 321.5).

QUADRO 321.5. Fatores que favorecem a observação de RAM na UTI.

- As patologias tendem a ser mais agudas e graves
- A administração pela via parenteral dos medicamentos é muito utilizada
- A exposição aos fármacos é prolongada
- Existe a possibilidade de se realizar uma anamnese farmacológica detalhada
- O paciente é mais bem acompanhado pelos profissionais de saúde que estão a sua volta
- A prescrição é mais racional, pois a decisão pode ser discutida entre as equipes
- Existe um sistema de dispensação de medicamentos definido

A farmacovigilância deve alcançar a colaboração dos diferentes profissionais e, no âmbito hospitalar, pode ocorrer com maior facilidade devido ao trabalho multidisciplinar e interdisciplinar.[6,7,11]

O farmacêutico deve estar preparado para desenvolver programas de farmacovigilância, monitorizar e desenvolver mecanismos de monitoramento e reportar as suspeitas de reações adversas, além de documentar e estimular a educação dos outros profissionais (Quadro 321.6).

QUADRO 321.6. Funções do farmacêutico no programa de farmacovigilância.

- Coletar os dados sobre a suspeita de RAM: medicamentos utilizados e em uso, dose, horários, vias de administração
- Coletar dados sobre possíveis alergias do paciente
- Analisar os dados coletados em relação à literatura
- Disseminar as informações localizadas com a equipe
- Documentar a suspeita de RAM
- Identificar drogas e pacientes com alto risco de desenvolvimento de RAM
- Promover maior interação entre os membros da equipe
- Desenvolver políticas e procedimentos para monitorização dos eventos adversos
- Promover programas educativos para a equipe

Quanto aos benefícios dos programas de farmacovigilância e monitoramento estão:

- Identificação de eventos e antecipação aos eventos de alto risco ao paciente;
- Desenvolvimento de atividades para minimizar os riscos;
- Promoção do uso seguro das drogas, e em especial, dos lançamentos;
- Verificação da incidência de reações adversas;
- Educação e aumento do nível de conscientização da equipe;
- Redução de custos.

FARMACOVIGILÂNCIA: FUTURO

As reações adversas representam a 6ª maior causa de morte nos Estados Unidos e a principal razão para a retirada da droga pós-comercialização, representando bilhões de dólares em custos a cada ano em todos os países desenvolvidos.[12,19-24]

Dessa forma, a identificação de indivíduos com risco de desenvolver reação adversa grave para determinada droga é imprescindível para o estabelecimento de estratégias para a redução do risco nesses pacientes, fornecendo um tratamento alternativo e com melhor relação risco-benefício.[14,21,22]

Vários fatores intrínsecos (p. ex.: genética e raça) e extrínsecos (p. ex.: meio ambiente, uso de drogas concomitantes) são responsáveis pela predisposição dos indivíduos às RAM e, mesmo em grandes ensaios clínicos envolvendo milhares de indivíduos, populações com diversidade genética podem não ter sido estudadas. A compreensão dessa diversidade genética tem sido empregada com sucesso na identificação de indivíduos suscetíveis a RAM, podendo representar uma evolução em relação à segurança das drogas.

A identificação das subpopulações com diferenças na sensibilidade aos medicamentos, devido a fatores genômicos, pode reduzir tanto o risco de efeitos secundários quanto o risco de falta de eficácia nessas populações. A caracterização e a categorização de indivíduos com base no genótipo ou fenótipo de subpopulações genômicas podem levar a um maior benefício da terapia e à diminuição de riscos.[21,22]

A variação genética nas proteínas envolvidas na farmacodinâmica da droga pode contribuir para as RAM, como no caso da varfarina, em que a variação genética do gene *VKORC1* explica cerca de 30% na variação da dose do medicamento, assim como variações no CYP2C9, que também contribui para a variação na dose do medicamento.[19-21]

Nos Estados Unidos, há a informação na bula do medicamento indicando que a dose inicial pode ser guiada pelo conhecimento do genótipo do paciente.

Em um estudo envolvendo paciente em uso de varfarina, pacientes genotipados tiveram redução de internação em 31% por todas as causas de internações, e em 28% em internações por hemorragia ou tromboembolismo.[19-21]

Outro exemplo ocorre com o abacavir, em que os estudos mostraram que o mecanismo de reação de hipersensibilidade à droga estava associado ao genótipo HLA-B*5701. Prospectivamente, testando os pacientes para o alelo, pode-se identificá-los e diminuir a incidência de hipersensibiliddae ao medicamento. Em 2008 houve alteração da bula norte-americana para o medicamento com a recomendação da triagem dos pacientes HLA-B*5701 antes da prescrição. Cada vez mais, os estudos demonstram que eventos antes considerados reações adversas graves inevitáveis podem agora, por meio da análise genômica, ser considerados eventos evitáveis.[19-21]

REFERÊNCIAS BIBLIOGRÁFICAS

1. Figueras A, Napchan BM, Mendes GB. Farmacovigilância – ação na reação. Secretaria de Estado da Saúde de São Paulo. São Paulo: Secretaria de Estado da Saúde de São Paulo, 2002.
2. WHO (World Health Organization). The importance of pharmacovigilance – safety monitoring of medicinal products. Upsala, 2002.
3. Brown TR. Handbook of institutional pharmacy practice. 2. ed. ASHP: United States of America, 1986.
4. FDA (US Food and Drug Administration). Pharmacovigilance Planning (PvP), 2003
5. Forster AJ, Bates DW, Gandhi T, Murff HJ, Bates DM. Adverse drug events following hospital discharge. J Gen Intern Med. 2005;20(4):317-23.
6. Gomes MJV. Ciências farmacêuticas: uma abordagem em farmácia hospitalar. São Paulo: Atheneu, 2001.
7. WHO (World Health Organization). National pharmacovigilance systems – country profiles and overview. Upsala: The Uppsala Monitoring Centre, 1997.
8. Rawlins MD, Thompson JW. Mechanisms of adverse drug reactions. In: Davis DM (editor). Textbook of adverse drug reactions. 4. ed. Oxford University Press, 1991. p.16-38.
9. Holland R, Nimmo C. Transitions, part 1: Beyond pharmaceutical care. ASHSP (American Society of Health-System Pharmacists). 1999:56(17).
10. Lazarou J, Pomeranz BH, Corey PN. Incidence of adverse drug reactions in hospitalized patients: a metanalysis of prospective studies. JAMA. 1998;279(15):1200-5.
11. Rodriguez JM, et al. Farmacovigilancia. Libro de Farmacia Hospitalaria. Sociedad Española de Farmacia Hospitalaria. 3. ed. España, 2002.
12. Moore TJ, Cohen MR, Furberg CD. Serious adverse drug events reported to the Food and Drug Administration, 1998-2005. Arch Intern Med. 2007;167(16):1752-9.
13. Lundkvist J, Jönsson B. Pharmacoeconomics of adverse drug reactions. Fundam Clin Pharmacol. 2004;8(3):275-80.
14. Classen DC, Resar R, Griffin F, Federico F, Frankel T, Kimmel N, et al. 'Global trigger tool' shows that adverse events in hospitals may be ten times greater than previously measured. Health Aff (Millwood). 2011;30(4):581-9.
15. Adler L, et al. Global trigger tool: implementation basics. J Patient Saf. 2008;4.
16. Rozich JD, Haraden CR, Resar RK. Adverse drug event trigger tool: a practical methodology for measuring medication related harm. Qual Saf Healh Care. 2003. Qual Saf Health Care. 2003;12:194-200.
17. Pirmohamed M, James S, Meakin S, Green C, Scott AK, Walley TJ, et al. Adverse drug reactions as cause of admission to hospital: prospective analysis of 18,820 patients. BMJ. 2004;329(7456):15-9.
18. Edwards IR, Aronson JK. Adverse drug reactions: definitions, diagnosis, and management. Lancet. 2000;356(9237):1255-9.
19. Amur S, Zineh I, Abernethy DR, Huang S, Lesko LJ. Pharmacogenomic and adverse drug reactions. Personalized Medicine. 2010;7(6):633-42.
20. Becquemont L. Pharmacogenomics of adverse drug reactions: practical applications and perspectives. Pharmacogenomics. 2009;10(6):961-9.
21. Rodríguez-Monguió R, Otero MJ, Rovira J. Assessing the Economic Impact of Adverse Drug Effects. Pharma Economics. 2003;21:623-50.
22. Kubota K. Prescription Event Monitoring in Japan (J-PEM). Drug Saf Auckland. 2002;25:4441-4.
23. Rottenkolber D, Schmiedl S, Rottenkolber M, Farker K, Saljé K, Mueller S, et al. Adverse drug reactions in Germany: direct costs of internal medicine hospitalizations. Pharmacoepidem Drug Safe. 2011;20:626-34.
24. Epstein RS, Aubert RE, O Kkane DJ, Xia F, Verbrugge RR, Moyer TP, et al. Warfarin genotyping reduces hospitalization rates. J Am Coll Cardiol. 2010;55(25):2804-12.

CAPÍTULO 322

SISTEMAS DE DISPENSAÇÃO DE MEDICAMENTOS EM UTI

Vanessa de Cássia Brumatti
Wladmir Mendes Borges Filho

DESTAQUES

- O farmacêutico hospitalar gerencia o sistema de dispensação de medicamentos, garantindo seu uso racional com equipe treinada e procedimentos prescritos.
- Os sistemas de dispensação começam com a chegada da prescrição à farmácia e os mais utilizados na unidade de terapia intensiva são aqueles por dose individualizada (SDMDI), unitária (SDMDU) e automatizada (novo no Brasil).
- No SDMDI, o farmacêutico se envolve no esquema terapêutico, mas a dispensação é feita de modo que a enfermagem precisa adequar os medicamentos à forma e à posologia prescritas, ensejando erros.
- O SDMDU é o mais seguro para o paciente; o farmacêutico conhece sua história farmacoterapêutica e o medicamento chega pronto à enfermagem.
- A unitarização de sólidos orais independe do sistema de dispensação e os hospitais têm de providenciá-la; diminui custos e o risco de automedicação do paciente, depois da alta, com sobras de medicamentos não unitarizados.
- Os diferentes sistemas devem se adequar aos recursos materiais e humanos do hospital para favorecer sempre a segurança do paciente.

INTRODUÇÃO

A assistência farmacêutica é parte integrante e essencial dos processos de atenção à saúde em todos os níveis de complexidade. No âmbito dos hospitais, dadas as características das ações desenvolvidas e dos perfis dos usuários atendidos, torna-se primordial que as atividades da unidade de farmácia sejam executadas de forma que garantam efetividade e segurança no processo de utilização dos medicamentos e outros produtos para a saúde e aprimorem resultados clínicos, econômicos e aqueles relacionados à qualidade de vida dos usuários.[1]

Há alguns anos, o campo de atuação do farmacêutico hospitalar se concentrava apenas em assuntos administrativos, relacionados ao abastecimento, à fabricação e à dispensação de medicamentos. Hoje, além de sua atuação administrativa, o farmacêutico hospitalar está cada vez mais inserido em uma equipe multidisciplinar, em que sua participação na terapia do paciente promove o uso racional de medicamentos e presta a efetiva assistência farmacêutica.[2]

Uma função primordial para a farmácia hospitalar é a dispensação de medicamentos. Verifica-se notadamente que, em hospitais onde os sistemas de dispensação não são eficientes, nem a farmácia nem o farmacêutico apresentam grande destaque na instituição. Se a farmácia fica em segundo plano, a instituição comete um erro que pode ter sérias proporções.[3]

A preocupação real com a eficiência do sistema de dispensação impeliu o farmacêutico, junto a administradores hospitalares, a buscar alternativas para aprimorar esse processo, no qual uma das grandes preocupações são os erros de medicação, sua diminuição e intensidade.[3]

O Institute of Medicine (IOM) relata em sua publicação *To Err is Human* que cerca de 7% dos pacientes hospitalizados estão sujeitos a erros de medicação significativos. Em outro estudo mais recente, relata-se que os custos relacionados a complicações causadas por medicamentos chegam a US$ 177 bilhões por ano.[3]

Em uma conferência da American Society of Health-System Pharmacists (ASHP), relatou-se que 39% dos erros de medicação ocorrem no ato da prescrição médica, 12% na transcrição do pedido médico, 11% na dispensação propriamente dita, e 38% na administração dos medicamentos. Mesmo que esses dados não sejam referentes à realidade brasileira, são extremamente importantes para a implantação de ações de melhoria.[3]

ATUAÇÃO DO FARMACÊUTICO

Para a eficiência e a eficácia dos sistemas de dispensação de medicamentos no âmbito hospitalar, as ações dos farmacêuticos são fundamentais.

Segundo a Resolução n. 357, de dezembro de 2012, do CFF, a presença e a atuação do farmacêutico são requisitos essenciais para a dispensação segura de medicamentos aos pacientes, por meio do processo de atenção farmacêutica à prescrição médica, cujos objetivos são aperfeiçoar a terapia medicamentosa, eliminar as incompatibilidades e os erros de dose, fazendo ajustes quando necessários, entre outros aspectos, antes da dispensação ao paciente.[4]

Em um relatório da ASHP, a avaliação da prescrição médica pelo farmacêutico ocorre em 79,4% dos hospitais norte-americanos com mais de 400 leitos. Essa prática é um *standard* da Joint Commission on Accreditation of Health Care Organizations, assim como uma recomendação da própria ASHP.[3]

Devem ser considerados, também, dentro de um sistema de dispensação de medicamentos, controles efetivos sobre a dispensação de medicamentos psicotrópicos, oncológicos, drogas sob investigação clínica e medicamentos trazidos pelo paciente para uso durante a internação.

O farmacêutico envolvido nos processos de dispensação deve ter como maiores responsabilidades:

- Garantir um sistema seguro de trabalho e dispensação;
- Capacitar, orientar e desenvolver a equipe de operação;
- Desenvolver procedimentos operacionais descritos e garantir que a equipe os conheça e cumpra-os;
- Garantir as boas práticas de armazenamento e dispensação de medicamentos;
- Garantir que o paciente certo receba o medicamento certo, na dosagem certa, na hora certa, e com a frequência certa para o uso.

SISTEMAS DE DISPENSAÇÃO

O sistema de distribuição de medicamentos pode ser definido como um conjunto de procedimentos desempenhados pelo serviço de farmácia, responsável pela dispensação, urgente ou não, de todos os medicamentos e insumos da unidade hospitalar.

Segundo a Organização Pan-americana da Saúde (OPAS), um sistema racional de medicamentos deve ter as seguintes vantagens:

- Diminuir erros de medicação, evidenciados na incorreta transcrição de prescrições médicas até erros de vias de administração, planejamento terapêutico e cálculos;
- Racionalizar a distribuição e a administração dos medicamentos por meio de dispensação ordenada, por horários e por paciente, em condições adequadas para a pronta administração;
- Aumentar o controle sobre os medicamentos e o acesso do farmacêutico às informações sobre o paciente, para permitir também a realização de estudos de utilização ou de consumo dos medicamentos e planejar as orientações, visando à correção dos maus hábitos de prescrição;
- Diminuir custos com medicamentos, evitando gastos desnecessários em doses excedentes, em até 25%;
- Aumentar a segurança ao paciente.[5]

Relatos de resultados com os sistemas de dispensação de medicamentos adotados por hospitais brasileiros são quase inexistentes. Neste capítulo serão relatados sistemas de dispensação que podem ser utilizados em unidade de terapia intensiva (UTI).

Na prática, é possível verificar que grande número de hospitais brasileiros dispõe de farmácias satélites nos andares de UTI. Com isso, observa-se maior facilidade, bem como agilidade, no atendimento ao paciente em condições críticas.

Identificam-se, também, instituições onde a dispensação de medicamentos para pacientes em UTI não ocorre por farmácias satélites na unidade.

Esse atendimento pode ocorrer por meio de:

- **Farmácia central:** normalmente distante do andar da UTI, faz o atendimento de medicamentos prescritos com horário para o paciente, ou seja, atende à prescrição médica uma única vez ao dia, sem contar com as alterações e inclusões que podem ocorrer. Essas são atendidas pelo estoque que a equipe de enfermagem mantém na unidade e deve ser reposto diariamente pela farmácia;
- **Estoque na unidade da UTI,** controlado pela equipe de enfermagem e reposto pela farmácia, conhecido como dose coletiva. Esse sistema eleva o risco de erros de medicação, bem como desvia a equipe de enfermagem para uma atividade que não é do seu domínio, além de não ser efetivo, pois pode produzir grande número de perdas e/ou faltas de medicamentos, impactando na assistência ao paciente.

Quando há farmácias satélites, ou mesmo o atendimento pela farmácia central, o controle de estoque e a dispensação do medicamento se tornam mais eficazes.

Nesses casos, pode-se adotar três sistemas de dispensação: dose individualizada, dose unitária e dose automatizada. Vale ressaltar que a dose automatizada está associada a um suporte da farmácia satélite ou farmácia central e, por si só, não representa uma solução isolada de atendimento de farmácia.

Independentemente do sistema de dispensação adotado, o início se dá por meio da prescrição médica original apresentada na farmácia.

Os métodos utilizados para que a prescrição médica chegue à farmácia podem ser:

- **Prescrições com cópia carbonada:** a prescrição é realizada em duas vias, com a utilização de carbono ou impresso confeccionado para se obter uma cópia direta. Nesse caso, a prescrição original permanece no prontuário do paciente e a cópia carbonada, ou segunda via do impresso, é encaminhada para a farmácia.
- **Prescrições por fotocópias:** as prescrições médicas originais são fotocopiadas em máquinas copiadoras, e a cópia é encaminhada para a farmácia.
- **Prescrições via fax e/ou** *scanner*: a prescrição médica é encaminhada para a farmácia por meio de um aparelho de fax/*scanner*, o qual fica disponível na unidade assistencial e a equipe de enfermagem se responsabiliza pelo processo.
- **Prescrições eletrônicas:** a prescrição médica é inserida em um sistema informatizado da instituição pelo médico responsável pelo paciente. Há sistemas informatizados que auxiliam o médico no ato da inserção da prescrição médica para as doses adequadas dos medicamentos em função de dados biométricos do paciente e de interações medicamentosas.
- **Prescrições por radiofrequência:** nesse caso, as prescrições são realizadas utilizando um sistema que está interligado a computadores com leitores ópticos, no qual o médico faz a prescrição utilizando um terminal em que a tela do computador é operada por meio de uma caneta eletrônica.[6]

SISTEMA DE DISPENSAÇÃO DE MEDICAMENTOS POR DOSE INDIVIDUALIZADA

Conhecido como dose individualizada ou SDMDI, nesse sistema as prescrições médicas são encaminhadas para a farmácia, que fará a dispensação por paciente, para 24 horas.

A dispensação por dose individualizada pode ocorrer de forma direta ou indireta. No sistema indireto, a farmácia recebe uma solicitação dos medicamentos que devem ser dispensados ao paciente. Essa solicitação pode ser um pedido dividido por paciente e horário, ou um sistema eletrônico com os mesmos dados, sempre baseados na prescrição médica original.

Para a dispensação da dose individualizada de forma direta, a farmácia recebe a prescrição médica original, sem transcrição, por fotocópia, *scanner* ou mesmo carbonada. Independentemente da forma como a informação chegará à farmácia, esta fará a dispensação por paciente, por horário, sem manipulação prévia dos medicamentos.

As embalagens de dispensação devem conter a etiqueta de identificação do paciente, onde as informações mínimas são o nome completo do paciente, leito e prontuário. Essas embalagens podem ser dispensadas:

- **Por paciente, por horário, em embalagem única:** nesse caso, os medicamentos são acondicionados em embalagens plásticas únicas, divididas somente por período, a cada 12 horas ou a cada 24 horas, ou mesmo por turno (manhã, tarde e noite).
- **Por paciente, por horário, em embalagens divididas:** nesse caso, os medicamentos são acondicionados em embalagens plásticas, com divisões feitas por termo solda, em que cada divisão representa o horário de administração do medicamento. Podem ser dispensadas para 12 horas, 24 horas ou por turno, conforme ilustrado pela Figura 322.1.

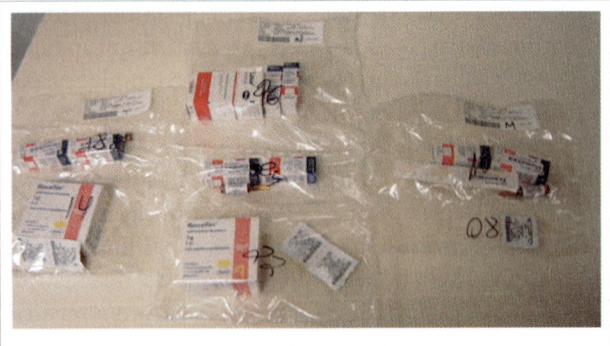

FIGURA 322.1. Exemplo de dispensação de medicamentos por dose individualizada.

As vantagens e desvantagens desse sistema estão exemplificadas no Quadro 322.1.

QUADRO 322.1. Vantagens e desvantagens do sistema de dispensação de medicamentos por dose individualizada.

Vantagens	Desvantagens
Maior participação do farmacêutico no esquema terapêutico do paciente	Esse sistema ainda permite que ocorram erros de dispensação e administração de medicamentos. Isso devido a grafias nas prescrições, erros de transcrição, entre outros
Melhora a integração da farmácia com a equipe multiprofissional	Há ainda o tempo da equipe de enfermagem no preparo de medicamentos injetáveis, inclusive calculando a dose para ser administrada nos pacientes. Deve-se levar em conta que a equipe tem de estar treinada em relação à estabilidade, à incompatibilidade e às condições de armazenamento de itens preparados no balcão da unidade
A farmácia centraliza os estoques, diminuindo, com isso, perdas e extravios e tendo melhor controle do estoque	
Os lançamentos em conta do paciente são mais efetivos	

No SDMDI, a participação do farmacêutico é mais evidenciada, pois ele acompanha a farmacoterapia do paciente. Previamente à separação dos itens da prescrição médica recebida na farmácia, esta é avaliada e triada por um farmacêutico que libera o processo para seguimento.

Vale ressaltar que há hospitais que adotaram esse sistema, porém não têm em seu quadro de pessoal farmacêuticos suficientes para suprir a demanda. O quadro funcional da farmácia varia muito, de acordo com o amadurecimento da instituição em relação ao papel da farmácia e do farmacêutico. Nesses casos, após a triagem, a separação dos medicamentos é realizada sem se ater aos horários de administração ou adequação do medicamento à dose prescrita, podendo gerar erros de medicação.[3]

SISTEMA DE DISPENSAÇÃO DE MEDICAMENTOS POR DOSE UNITÁRIA

Esse sistema é conhecido por dose unitária ou SDMDU.

A farmácia recebe a prescrição médica, das maneiras já relatadas anteriormente, com os itens necessários ao paciente, e realiza a dispensação destes com forma e dosagens para pronto uso, ou seja, já disponíveis para a equipe de enfermagem, sem necessidade de segunda manipulação. Esse processo inclui medicamentos injetáveis (Figuras 322.2 e 322.3).

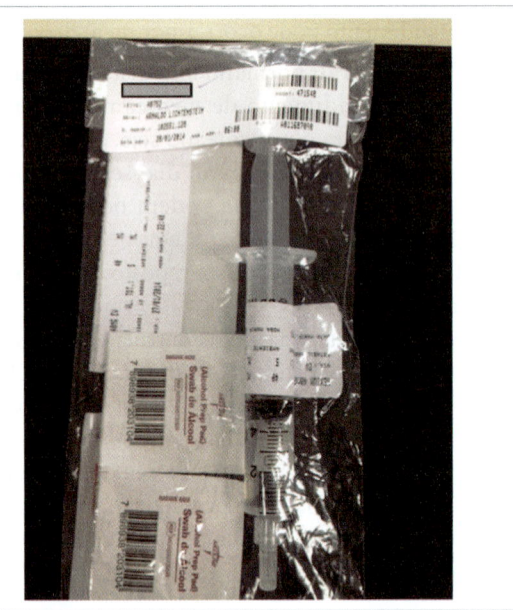

FIGURA 322.2. Exemplo de medicamento incluído no sistema de dispensação por dose unitária.

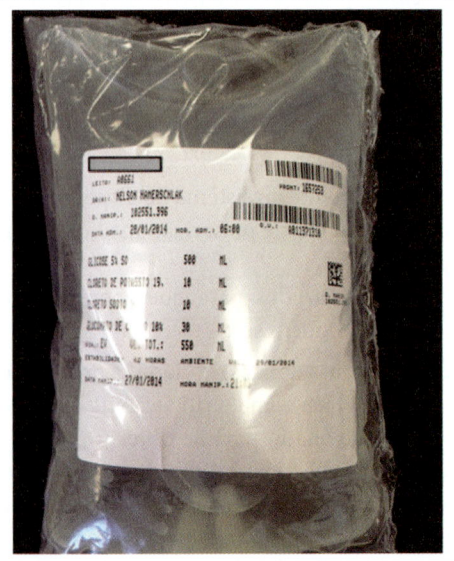

FIGURA 322.3. Exemplo de medicamento incluído no sistema de dispensação por dose unitária.

A dispensação dos itens deve ser em embalagens plásticas lacradas, por período de tempo, muito semelhante à SDMDI (Figura 322.4).

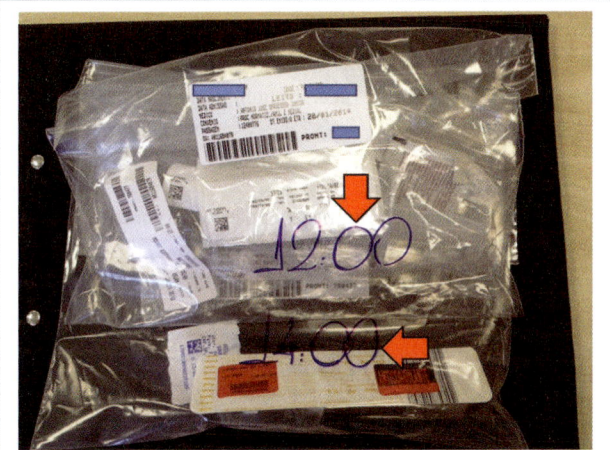

FIGURA 322.4. Exemplo de embalagem utilizada no sistema de dispensação por dose unitária.

Esse é o sistema pelo qual a farmácia encontra seu maior valor dentro da instituição. É o método mais seguro de dispensação, e o que os farmacêuticos e administradores buscam implantar em suas instituições, mas ainda com pouco alcance nos hospitais brasileiros.

O SDMDU se define como um sistema com intervenção prévia do farmacêutico e estabelece como objetivo conhecer a história farmacoterapêutica dos pacientes, promovendo a intervenção farmacêutica antes da dispensação e administração dos medicamentos, buscando diminuição dos erros de medicação e de reações adversas, e aumentando intervenções antes da administração do medicamento.[2]

Portanto, esse sistema é o que melhor oferece a oportunidade para que o farmacêutico efetue um adequado seguimento da terapia medicamentosa do paciente.[2]

Vários estudos têm demonstrado que esse sistema é o mais seguro para o paciente, o mais eficiente do ponto de vista econômico, e o que utiliza mais efetivamente os recursos profissionais. O ideal é 100% da avaliação da prescrição médica pelo farmacêutico antes da dispensação do item.[1]

A dispensação dos medicamentos para pronto uso deve ser seguida de várias condutas e normas.

No SDMDU, é necessário que exista uma Central de Preparo de Medicamentos Estéreis (CPME) que atenda a todas as exigências das normas vigentes para o preparo de medicamentos injetáveis, para que se realize uma dispensação correta, adequada e, principalmente, segura ao paciente.[6]

A preparação incorreta ou a contaminação dos produtos estéreis manipulados em condições inadequadas pode levar à morbidade e à mortalidade de pacientes. Por esse motivo, ao montar a CPME, deve-se seguir as normas vigentes elaboradas pela Agência Nacional de Vigilância Sanitária, como a RDC n. 67, RDC n. 87 e a ISO 14644[6] (Figura 322.5).

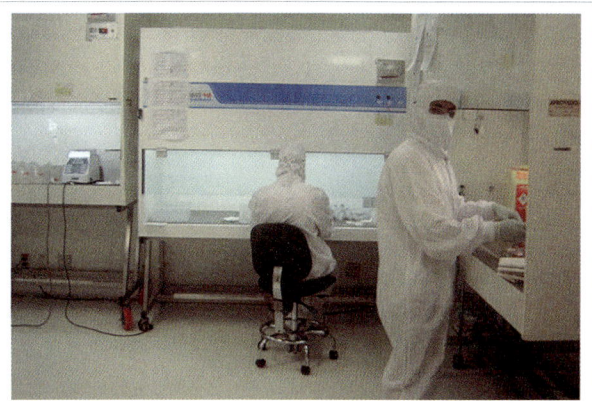

FIGURA 322.5. Exemplo de CPME.

Nesse sistema, nos depararemos com medicamentos que não têm estabilidade suficiente após preparo para seguir todo o fluxo. Nesses casos, a manipulação do item é realizada pela equipe de enfermagem, no ato da administração ao paciente.

O SDMDU pode ser adotado em hospitais que tenham farmácias satélites em UTI ou mesmo onde essa unidade seja atendida por uma farmácia central. Em ambos os casos, deve-se atentar ao controle de medicamentos psicotrópicos e a como fazer essa dispensação, haja vista que esses itens não devem ficar expostos, e sim sob rígido controle.

As vantagens e desvantagens desse sistema estão descritas no Quadro 322.2.

SISTEMA DE DISPENSAÇÃO POR AUTOMAÇÃO

Esse é um sistema relativamente novo no Brasil e que, em UTI, há necessidade de melhor estrutura física e de processos. No entanto, é um processo estruturado em hospitais norte-americanos, que contam com dispensários automatizados e o suporte da farmácia satélite ou central.

Esses equipamentos são adequados para a dispensação de primeiras doses, medicamentos prescritos sob o regime "se necessário" e medicamentos psicotrópicos. Não apresentam dificuldade de manuseio e são adaptados para conter medicamentos em apresentações unitarizadas[3] (Figura 322.6).

Outro ponto positivo a ser considerado é a possibilidade de interface com o sistema hospitalar de prescrição médica informatizada, podendo permitir acesso aos medicamentos somente após a avaliação e a aprovação do farmacêutico.[3]

Nos casos em que há necessidade de medicar o paciente na urgência, o hospital, por meio da Comissão de Farmácia e Terapêutica, deve elaborar uma lista de medicamentos que possam ser retirados pela equipe de enfermagem sem a prévia autorização do farmacêutico.[3]

A combinação entre o SDMDU ou SDMDI com o sistema automatizado está sendo chamado de sistema híbrido, o qual, embora traga muitas vantagens para a farmácia e as instituições, é um sistema caro e pouco utilizado na realidade brasileira.

QUADRO 322.2. Vantagens e desvantagens do sistema de dispensação de medicamentos por dose unitária.	
Vantagens	**Desvantagens**
Redução na incidência de erros de dispensação e de administração	Investimento alto para a montagem de toda a estrutura, incluindo a aquisição de equipamentos específicos para preparo e distribuição da dose de medicamentos. Inclusive porque a indústria farmacêutica não fornece medicamentos fracionados
As doses dos medicamentos já estão prontas para administração, reduzindo o tempo de enfermagem com o preparo e não causando confusão quanto a cálculos, estabilidade e conservação do medicamento	Aumento da necessidade de recursos humanos na farmácia
Melhora o controle de estoque e o monitoramento do medicamento dispensado	Resistência da equipe de enfermagem quanto aos controles necessários para o sucesso de todo o processo
Proporciona ao farmacêutico a participação efetiva no acompanhamento farmacoterapêutico do paciente	
Facilita a precisão do faturamento do consumo de medicamentos por paciente	
Proporciona melhoria no controle de infecção hospitalar, pois as doses dos medicamentos são preparadas sob condições ambientais controladas na farmácia.	
Proporciona melhor adaptação aos sistemas informatizados e automatizados	
Proporciona um funcionamento mais dinâmico e controlado da farmácia	

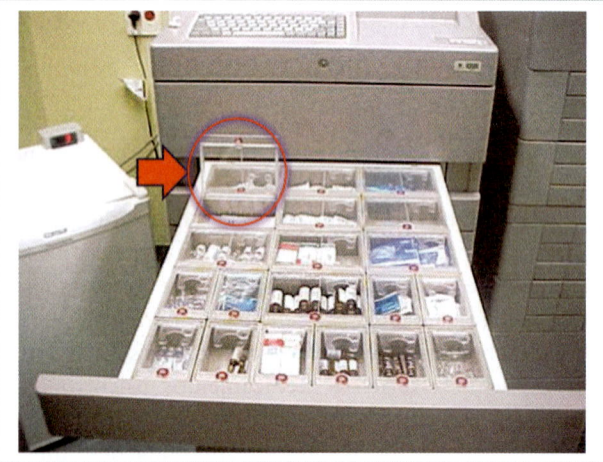

FIGURA 322.6. Exemplo de equipamento usado no sistema de dispensação por automação.

UNITARIZAÇÃO DE SÓLIDOS ORAIS

Independentemente do sistema de dispensação escolhido pela instituição, deve-se dispensar os sólidos orais unitarizados.

Atualmente, a indústria farmacêutica não oferece no Brasil as embalagens unitarizadas dos medicamentos orais. Em outras palavras, não existem no país os medicamentos sólidos orais em embalagens individuais, em que cada uma contenha o nome comercial do medicamento, do princípio ativo, do lote e da validade.

Diante disso, os hospitais brasileiros se obrigam a unitarizar esses medicamentos para dispensar ao paciente. Em outras palavras, a instituição adquiriu uma caixa com 60 comprimidos, por exemplo, em um *blister*, e deve originar 60 envelopes individuais de cada sólido oral.

A vantagem da unitarização dos sólidos orais também está na redução de até 25% no valor do tratamento médico. Medicamentos não unitarizados que sobram no tratamento do paciente ficam guardados em casa, favorecendo a automedicação.[6]

Como resultado, o paciente receberá o medicamento certo, na dose e na hora certas, com débito real em conta do que foi administrado e melhoria geral da assistência.[6]

A unitarização de sólidos orais deve seguir a legislação vigente, RDC n. 67, de outubro de 2007.

São cuidados a serem observados no ato da unitarização dos sólidos orais:

- A embalagem deve conter a identificação completa e precisa, o que inclui nome comercial, nome do princípio ativo, dose, lote, validade, nome do farmacêutico responsável da instituição. Se possível, deve apresentar um código de barras contendo as informações para facilitar a dispensação.
- A embalagem deve ter as características necessárias para proteger o medicamento dos efeitos danosos do ambiente (luz e ar), ao mesmo tempo em que deve proporcionar o manuseio fácil e rápido no momento da administração (Figura 322.7).

Esse processo é importante para os hospitais e pacientes, pois, com ele, é possível ter segurança na administração, já que o medicamento estará disponível na dose prescrita, dentro do horário estabelecido para a administração.

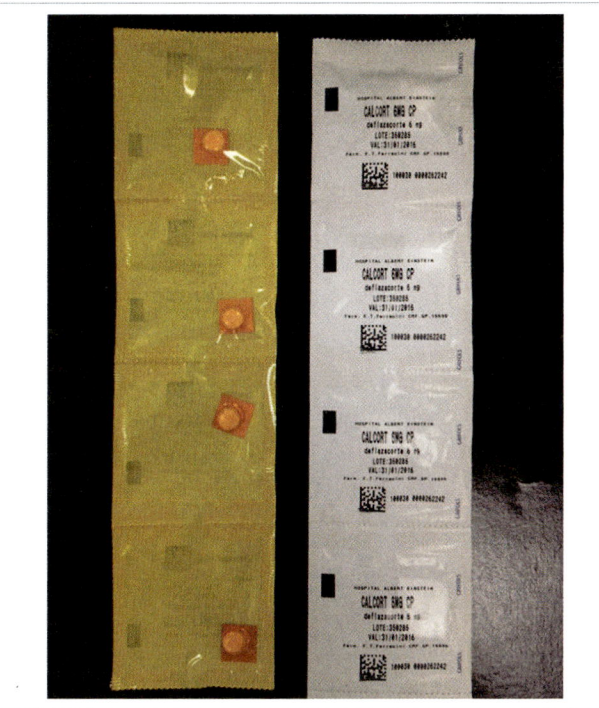

FIGURA 322.7. Exemplo de unitarização de sólidos orais.

CONSIDERAÇÕES FINAIS

De acordo com o tamanho e a complexidade da UTI, a instituição e a farmácia verificarão a melhor opção para se dispensar os medicamentos ao paciente. Nesse processo, também deve ser considerada a disponibilidade dos espaços físicos disponíveis para instalação das farmácias.

Há uma crescente demanda no Brasil para que farmácias satélites façam também a dispensação de produtos médicos (materiais médico-hospitalares) e auxiliem no tratamento dos pacientes, com rapidez e segurança.

Independentemente do sistema de dispensação adotado, a farmácia deve buscar implantar processos que levem à excelência da qualidade do medicamento e à segurança ao paciente.

REFERÊNCIAS BIBLIOGRÁFICAS

1. Ferracini FT, Filho Borges WM. Farmácia Clínica: segurança na prática hospitalar. São Paulo: Atheneu, 2011. Cap. 5. p.117-25.
2. Novaes MR, Souza NN, Néri ED, et al. Guia de boas práticas em farmácia hospitalar e serviços de saúde. São Paulo: Sbrafh, 2009. p.235-66.
3. Knobel E. Condutas no paciente grave. v. 2. 3. ed. São Paulo: Atheneu, 2006. p.2767-73.
4. Ferracini FT, Filho Borges WM, Almeida SM. Atenção à prescrição médica. São Paulo: Atheneu, 2014. p.13-22.
5. Kühner DO, Oliveira AM. Gestão farmacêutica: atividade lucrativa para o hospital. São Paulo: Segmento Farma Editores, 2010.
6. Ferracini FT, Filho Borges WM. Prática farmacêutica no ambiente hospitalar: do planejamento à realização. 2. ed. São Paulo: Atheneu, 2010.

CAPÍTULO 323

FARMÁCIA CLÍNICA E SEGURANÇA DO PACIENTE

Fábio Teixeira Ferracini
Claudia Regina Laselva
Neila M. M. Negrini

DESTAQUES

- Eventos adversos relacionados à medicação são os mais comuns na internação, elevam os custos do sistema de saúde e têm a peculiaridade de serem preveníveis. Sua relevância reside nas consequências para o paciente.
- A situação brasileira é alarmante, mas o debate é incipiente e inexiste uma instituição exclusiva para a questão.
- A Anvisa desenvolveu um projeto de hospitais-sentinela para a coleta de dados e o Ministério da Saúde orienta condutas pela Resolução da Diretoria Colegiada 36 RDC 36.
- Dados americanos informam que os erros de medicação acontecem na prescrição (23%); transcrição (22%); dispensação (9%); administração (44%); e no monitoramento (2%).
- Algumas diretrizes para prescrição segura: identificação do paciente e do prescritor, legibilidade, reconciliação medicamentosa, sanar dúvidas antes da dispensação; informações sobre o paciente (gravidez, alergias a medicações, história familiar etc.).

INTRODUÇÃO

A utilização de novas tecnologias diagnósticas e terapêuticas na assistência à saúde vem promovendo melhoria na qualidade e aumento da expectativa de vida das pessoas no mundo todo. Essas inovações, entretanto, vêm tornando o processo de assistência à saúde cada vez mais caro e complexo. Paralelamente, cresce também a importância dos eventos adversos que ocorrem durante a assistência prestada ao paciente. Esses acontecimentos têm recebido vários nomes, como erros médicos, eventos adversos relacionados à internação, agravos à saúde, erros de medicação e outros.

O número de erros que ocorre no sistema de saúde é cada vez mais evidente e inaceitável. Nos Estados Unidos, estudos indicam que, diariamente, ocorre pelo menos uma morte ocasionada por erro de medicação e aproximadamente 1,3 milhão de pessoas são afetadas anualmente. Pesquisas demonstram que a maioria dos eventos adversos pode ser evitada, demonstrando a possibilidade de vidas serem salvas, sofrimentos evitados e significativa economia de recursos.[1]

Na verdade, os erros de medicação são objeto de artigos científicos há muitos anos. O aumento na quantidade de trabalhos publicados a partir da década de 1990 reflete o grande interesse despertado pelo assunto, motivado pelas questões referidas, permitindo que os conceitos sobre esses eventos fossem mais bem definidos, embora persistam ainda imprecisões e divergências importantes. O mais inquietante é que, devido ao restrito conhecimento epidemiológico sobre eles, os dados atuais são subestimados. Se houvesse sistemas seguros para medir a prevalência, estaríamos com taxas bem mais altas.

Os eventos adversos relacionados a medicamentos e os erros são ocorrências comuns, impõem custos importantes ao sistema e são clinicamente relevantes. Os primeiros têm sido motivo de atenção e estudo nos países desenvolvidos, pois são os tipos de eventos adversos mais comuns relacionados à internação,[2] afetam um grande número de pessoas e aumentam de forma importante os custos do sistema de saúde. Quanto aos erros de medicação, revelam-se uma importante peculiaridade conceitual que é a possibilidade de sua prevenção.

A discussão desse assunto, no Brasil, ainda é incipiente. Escassos trabalhos foram publicados sobre alguns aspectos pontuais do problema e não existe ainda instituição pública ou privada que cuide especificamente do assunto. A Agência Nacional de Vigilância Sanitária (Anvisa) criou, em 2001, um projeto de hospitais sentinela que começa a tratar do problema, tentando construir uma rede de hospitais de referência que fornecerá dados sobre eventos adversos. A Anvisa e o Ministério da Saúde, em 25 de julho de 2013, criaram a RDC n. 36 sobre o Núcleo de Segurança do Paciente, em que instituíram ações para a segurança do paciente em serviços de saúde e deram outras providências. Considerando as deficiências do sistema de saúde brasileiro, como insuficiência de verbas, baixa remuneração, múltiplas jornadas de trabalho, preparo técnico inadequado dos trabalhadores, atraso tecnológico e outros, pode-se supor que, no Brasil, os eventos adversos tenham uma dimensão importante, com relevantes prejuízos materiais e humanos, principalmente.

A dimensão da qualidade, da confiabilidade e da segurança tem se tornado cada vez mais importante para os clientes internos e externos de um hospital; a falha de um processo pode resultar em um dano grave ao paciente e, ainda, mesmo que seja prontamente reparada pelo serviço de assistência, no mínimo, causará uma insatisfação ao consumidor, privando-o de suas atividades por determinado tempo. Além disso, cada vez mais novos serviços, em que determinados tipos de falhas podem ter consequências drásticas para o paciente, são lançados nos hospitais.

Segundo o Institute of Medicine (IOM), lesões não intencionais têm atingido 1,3 milhão de pessoas por ano e o custo relacionado à hospitalização do paciente devido a um efeito adverso chega a atingir, anualmente, US$ 76,6 bilhões.[1]

Segundo a Sociedade Americana de Farmácia Hospitalar, os erros de medicação acontecem 39% no ato da prescrição médica, 12% na transcrição do pedido médico, 11% na dispensação e 38% na administração dos medicamentos.[3]

Em 2013, o Hospital John Hopkins publicou o artigo *National Study on the distribution, causes, and Consequences of Voluntarily Report Medication Errors Between the ICU and Non – ICU Settings*,[4] no qual foram analisados 839.567 erros de medicação, e esses números são muito próximos ao estudo da Sociedade Americana de Farmácia Hospitalar. Os erros de medicação segundo esse estudo acontecem 23% no ato da prescrição médica, 22% na transcrição do pedido médico, 9% na dispensação de medicamentos, 44% na administração e 2% no monitoramento de medicamentos.

Estudos sobre a incidência de erros de medicação e a busca por maior segurança no processo de distribuição e administração dos medicamentos, nos Estados Unidos, tiveram início na década de 1950. Entretanto, no Brasil, somente na década de 1990 é que proliferaram estudos sobre o tema.

SEGURANÇA NA PRESCRIÇÃO MÉDICA

Uma prescrição médica deve seguir as diretrizes descritas adiante para garantir o processo de segurança.

IDENTIFICAÇÃO DO PACIENTE

O paciente deve ter no mínimo dois identificadores,[2,5,6] e o mais aceitável é que essas identificações sejam realizadas por meio do nome completo do paciente e de seu prontuário. A não identificação correta do paciente pode levar a erros de procedimentos e de medicação.

LEGIBILIDADE

A legibilidade é uma das grandes causas de erros de medicação, pois ela pode confundir a ordem do médico para os demais profissionais da saúde e, principalmente, para o paciente.

Muitos hospitais ainda utilizam a prescrição médica (PM) carbonada, o que pode aumentar muito o número de itens ilegíveis. A ilegibilidade na PM é um grande problema para os medicamentos com sons ou nome parecidos; nesses casos, quando se trata de medicamentos de alta vigilância, o problema é potencializado, e se o erro atingir o paciente, pode levá-lo até mesmo à morte.[2]

Caso o hospital não possua um *Computarized Prescriber Order Entry* (CPOE), deve-se utilizar as prescrições digitadas ou eletrônicas como forma de melhorar sua legibilidade.

MEDICAMENTOS NÃO PRESCRITOS

Os medicamentos podem não ser prescritos por inúmeros fatores, sendo o principal quando a reconciliação medicamentosa não é realizada. A reconciliação medicamentosa deve ser obrigatoriamente realizada no momento da internação do paciente e, preferencialmente, pelo farmacêutico. Outro motivo do medicamento não ser prescrito é no caso de uso alternado, por exemplo, filgrastima 300 µg – administrar: segunda, quarta e sexta. Esse medicamento pode deixar de ser prescrito em um desses dias dependendo do tipo de prescrição que o hospital tenha (manual, eletrônico ou transcrito).

Nas transferências do paciente dentro do hospital, deve-se atentar para a manutenção dos itens que estavam prescritos e a necessidade de realizar uma nova reconciliação medicamentosa.

TEMPO DE TRATAMENTO

O tempo de tratamento deve ser respeitado na prescrição médica. Existem alguns medicamentos ou até mesmo algumas patologias em que o medicamento é prescrito em dose única ou mesmo por tempo determinado, como o uso de antimicrobianos.

ALTERAÇÕES NA PRESCRIÇÃO MÉDICA

Toda a alteração na PM deve ser feita de forma clara, objetiva, sem rasuras e obrigatoriamente ser avisada para a equipe de enfermagem a fim de evitar erros na dose, via, frequência e até mesmo administração de medicamentos já suspensos.

Nas alterações, deve estar claro se o medicamento foi modificado – por exemplo, a troca de uma via (de EV para VO) ou da frequência – ou se foi suspenso da PM.

É proibitivo o uso de rabiscos, corretivos ou escrever por cima. Tal prática é uma das principais causas de erros de medicação, principalmente na dosagem.[2]

O item modificado deve ser prescrito novamente na PM e, tanto para o item modificado como para o suspenso, sempre devem constar a data e o horário da prescrição e a identificação legível do médico.

DOSE

O sistema métrico deve ser utilizado na prescrição de medicamentos. É proibida a prescrição por unidades de medidas, como colher, comprimido, frasco ampola etc.

Ao prescrever a dose do medicamento, não se utilizam vírgula ou ponto e zero após a dose/quantidade. Exemplo: prescreve-se "1 mg", e não "1,0 mg" ou "1.0 mg", pois pode ser confundido com 10 mg.

Devem ser abolidas dos hospitais as prescrições decimais, como morfina 3 mL da solução decimal. O prescritor deve obrigatoriamente prescrever por dose.

PADRONIZAÇÃO

O hospital deve ter uma lista de medicamentos selecionados/padronizados considerando critérios de efetividade, segurança e custo.

A prescrição de medicamentos já selecionados e padronizados no hospital aumenta a segurança do uso, em virtude da maior familiaridade dos prescritores, farmacêuticos e equipe de enfermagem com esses medicamentos.

A Comissão de Farmácia e Terapêutica ou Núcleo de Segurança do Paciente do hospital deve organizar uma lista de medicamentos com nomes, sons e embalagens parecidos, selecionados, e que possam ser fonte de erros para que seja divulgada aos profissionais de saúde da instituição.

NOMENCLATURA GENÉRICA OU COMERCIAL

Em estabelecimentos públicos, os medicamentos devem ser prescritos utilizando-se a denominação comum brasileira; em sua ausência, a denominação comum internacional.

A denominação comum brasileira deve prevalecer, a não ser que exista a possibilidade de confusão com outra droga de nome similar ou com som parecido, caso em que se aconselha a prescrição pelo nome comercial do medicamento, justamente para diferenciá-lo.

Recomenda-se não utilizar símbolos químicos (KCl, $MgSO_4$ etc.), abreviações e códigos ou "apelidos" para medicamentos em testes clínicos não devem ser usados durante a internação do paciente.[2]

MEDICAMENTOS PRESCRITOS NO REGIME "SE NECESSÁRIO"

Na prescrição de medicamentos no regime "se necessário", deve ser descrita a indicação, por exemplo, se dor, febre, náusea, prurido, tremores, convulsão, diarreia etc. Deve ser evitada a colocação de mais de uma indicação, por exemplo: se dor ou febre, para evitar *overdose* do medicamento.

Sempre devem ser colocadas a frequência e a dose máxima diária em todos os medicamentos prescritos no regime "se necessário".

Para os medicamentos utilizados para dor, o escore deve obrigatoriamente ser contado.[5,6]

PRESCRIÇÃO DE MEDICAMENTOS COM APARÊNCIA, NOMES E SONS PARECIDOS

Os medicamentos com nomes, sons e embalagens semelhantes e aqueles que têm mais de uma dose padronizada devem ser tratados de forma diferente dentro do hospital.[2,7,8] Essa diferenciação deve se dar desde o momento da prescrição até o da administração desses medicamentos.

Se o hospital tiver um sistema eletrônico de identificação desses medicamentos por código de barras, pode inserir mecanismos de diferenciação. Para a PM, pode-se utilizar a recomendação do Instituto de Práticas Seguras sobre Medicamentos (ISMP) que indica, entre outros, a utilização da caixa-alta e/ou do negrito dos medicamentos para diferenciá-los no momento da prescrição, validação da prescrição pelo farmacêutico, dispensação e administração do medicamento. Deve ser aplicado tanto para o nome genérico como para os nomes comerciais. Exemplos:

- Captopril e enalapril → utilizar **CAP**topril e **ENA**lapril;
- Dopamina e dobutamina → utilizar **DOPA**mina e **DOBU**tamina.

O hospital deve disponibilizar uma lista desses medicamentos, que deve estar disponível e acessível para todos os profissionais de saúde da instituição.

A Comissão de Farmácia e Terapêutica ou Núcleo de Segurança do Paciente do hospital deve evitar a padronização de medicamentos com nomes, sons, embalagens semelhantes e a padronização de mais de uma dose do mesmo medicamento. Caso isso não seja possível, metodologias de diferenciação devem ser empregadas para evitar os erros de medicação.

USO DE ABREVIATURAS

Recomenda-se que os medicamentos não sejam prescritos sob a forma de abreviaturas, pois seu uso aumenta a chance de ocorrer um erro de medicação. No ambiente hospitalar, torna-se necessária a utilização dessas abreviaturas e o hospital deve possuir uma lista de abreviaturas padronizadas e autorizadas.[2,7]

A prescrição que utiliza fórmulas químicas (KCl, $NaCl$, $KMnO_4$ e outras) deve ser abolida.

Caso exista padronização de abreviatura para via de administração, preferir o uso de "EV" (para endovenosa) ao invés de IV (intravenoso), em função do risco de erro de interpretação do "IV" como "IM", sobretudo quando associado à pouca legibilidade da prescrição.

PRESCRIÇÕES INCOMPLETAS OU DUVIDOSAS

Em caso de dúvida em algum item da prescrição médica, o farmacêutico ou o enfermeiro devem entrar em contato com o médico prescritor antes de o medicamento ser dispensado pela farmácia.

IDENTIFICAÇÃO DO PRESCRITOR

O médico prescritor deve carimbar a prescrição médica e assiná-la. Caso o carimbo não esteja disponível no momento da prescrição, o médico prescritor deve escrever seu nome completo, sem abreviações, e colocar o número do CRM de forma legível.

INFORMAÇÕES DO PACIENTE

A prescrição médica deve obrigatoriamente conter o nome completo do paciente, prontuário, idade, peso e altura.

O médico ou a equipe multiprofissional deve registrar com destaque na prescrição as alergias relatadas pelo paciente, familiares e/ou cuidadores. Essa anotação deve ser realizada em todas as folhas da prescrição médica e, caso o hospital trabalhe com cópia carbonada, os profissionais de saúde devem garantir que essa informação esteja legível e anotada.

O relato de alergia na prescrição subsidia uma adequada análise farmacêutica das prescrições e dos cuidados de enfermagem, reduzindo, assim, a chance da dispensação e administração de medicamento ao qual o paciente é alérgico.

O prescritor deverá registrar qualquer informação que considere ser relevante para que a assistência ao paciente seja segura e efetiva, considerando os múltiplos atores no processo assistencial e a necessidade de uma informação completa, clara e precisa.

Informações como função renal ou hepática, exames laboratoriais importantes, cirurgias, histórico familiar, gravidez ou lactação também podem estar anotadas na prescrição médica caso a equipe multiprofissional julgue necessário.

O médico deve ter o conhecimento de todas as interações medicamentosas, dos medicamentos que o paciente faz uso, incluindo fitoterápicos e homeopáticos.

Para os tópicos descritos anteriormente, faz-se necessária a presença de farmacêuticos clínicos para monitorizar o uso de medicamentos pelo paciente.

PRESCRIÇÃO SEGURA DE MEDICAMENTOS POTENCIALMENTE PERIGOSOS OU DE ALTA VIGILÂNCIA

Os hospitais devem ter uma lista de medicamentos de alta vigilância – que devem aparecer de forma diferenciada na prescrição médica –, a ser divulgada para toda a instituição. Outra forma de garantir a segurança é a identificação diferenciada de tais medicamentos, por exemplo, na cor vermelha.

CONSIDERAÇÕES FINAIS

Os erros de medicação relacionados à prescrição médica são muito comuns. Os prescritores devem estar atentos no ato da PM. A equipe multiprofissional também deve estar alerta para servir como barreira ao erro. Os erros devem ser detectados e corrigidos antes da administração ao paciente.

O hospital deve ter um sistema anônimo de notificação de erros de medicação para que sejam analisados e possam ser implantadas ações de melhorias.

REFERÊNCIAS BIBLIOGRÁFICAS

1. Institute of Medicine of the National Academies. Preventing medication errors; 2006. [Internet] [Acesso em 31 jan 2016]. Disponível em: http://www.iom. edu/Object.File/Master/35/943/medication%20errors%20new.pdf
2. Cohen MR. Medication errors. 2. ed. American Pharmacists Association, 2006.
3. American Society of Hospital Pharmacists. ASHP guidelines on preventing medication errors in hospitals. Am J Hosp Pharm. 1993;50:305-14.
4. Latif A, Rawat N, Pustavoitau A, Prostonovost PJ, Julius C. National Study on the Distribuition, Causes, and Consequences of Voluntarily Report Medication Error Between the ICU and Non-ICU Settings. Crit Care Med. 2013;41:389-98.
5. Consórcio Brasileiro de Acreditação; Joint Commission International. Padrões de Acreditação da Joint Commission Internacional para Hospitais. Consórcio Brasileiro de Acreditação de Sistemas e Serviços de Saúde. Rio de Janeiro: CBA, 2011.
6. World Health Organization, The Joint Commission, Joint Commission International. WHO Collaborating Centre for Patient Safety Solutions. Aide Memoire. Patient Safety Solutions. 2007;(1). Solution 2.
7. Kohn LT, Corrigan JM, Donaldson MS. To err is human: building a safer health system Washington: National Academy Press, 2000.
8. Aspden P, Wolcott JJ, Bootman L, Cronenwett LR. Preventing medication errors: quality chasm series. The National Academies Press; 2007 [Internet] [Acesso em 31 jan 2016. Disponível em: http://www.nap.edu/ catalog/11623.html

APÊNDICES

APÊNDICE 1

FÓRMULAS, TABELAS E VALORES USADOS EM UTI

Thalita Gonçalves de Sousa Merluzzi
André Mario Doi
Elias Knobel

Neste apêndice, são apresentadas fórmulas e tabelas utilizadas em UTIs. Valores, cálculos, equações e correções posológicas que seguem à normatização e às unidades internacionais.

O apêndice foi dividido didaticamente em:

1. Avaliação cardiológica;
2. Avaliação hematológica
3. Avaliação da nutrição e metabolismo;
4. Avaliação neurológica;
5. Equilíbrio hidroeletrolítico e insuficiência renal;
6. Variáveis hemodinâmicas;
7. Parâmetros gasométricos e ventilatórios;
8. Ajustes posológicos de doses e drogas de acordo com a função renal;
9. Monitorização terapêutica de drogas mais comumente usadas em UTI;
10. Valores referenciais bioquímicos e hematológicos;
11. Medidas e conversões.

1
AVALIAÇÃO CARDIOLÓGICA

QUADRO A1.1. Escore TIMI RISK para angina instável e IAM sem supradesnivelamento do segmento ST.

Idade = 65 anos;
Elevação de marcadores bioquímicos;
Depressão do segmento ST = 0,5 mm;
Uso de AAS nos últimos 7 dias;
Presença de 3 ou mais fatores de risco tradicionais para doença arterial coronariana (hipertensão, hipercolesterolemia, diabetes melito, tabagismo, história familiar);
Doença arterial coronariana conhecida;
Angina grave recente (< 24h).

Conferindo um ponto para cada um desses itens, o paciente é catalogado como de baixo risco (escore de 0 a 2), risco intermediário (escore de 3 a 4) ou alto risco (escore de 5 a 7).

TABELA A1.1. Estratificação de risco na angina instável.

Risco alto	Risco intermediário	Risco baixo
Deve estar presente pelo menos um dos seguintes achados: - Dor em repouso prolongada (> 20 minutos) e contínua - Edema pulmonar - Angina associada ao sopro de insuficiência mitral - Angina com 3ª bulha à ausculta cardíaca ou estertores - Angina ou hipotensão - Angina em repouso com alterações dinâmicas de ST (≥ 1 mm)	Nenhum achado de alto risco, mas deve ter qualquer um dos seguintes: - Angina em repouso ausente no momento da avaliação, mas sem baixa probabilidade de DAC - Angina de repouso (> 20 minutos ou melhorada com repouso ou nitroglicerina) - Angina noturna - Angina de início recente grau III ou IV (CCS) nas últimas duas semanas, mas com baixa probabilidade de DAC - Ondas Q ou depressão de ST ≥ 1 mm em várias derivações - Idade > 65 anos - Angina com alterações dinâmicas da onda T	Nenhum achado de risco alto ou intermediário, mas deve ter qualquer um dos seguintes: - Angina aumentada em frequência, gravidade ou duração - Angina desencadeada com limiar baixo de esforço - Angina de início recente no intervalo de duas semanas a dois meses - ECG normal ou não alterado

DAC: doença arterial coronariana; CCS: Sociedade Canadense de Cardiologia; ECG: eletrocardiograma.

TABELA A1.2. Estratificação de risco de morte ou infarto em pacientes com síndrome isquêmica aguda sem supradesnivelamento do segmento ST.

	Alto	Moderado	Baixo
Variável prognóstica	Pelo menos uma das características seguintes deve estar presente:	Nenhuma característica de alto risco, mas com alguma das seguintes:	Nenhuma característica de risco intermediário ou alta, mas com alguma das seguintes:
História	Agravamento dos sintomas nas últimas 48h. Idade > 75 anos	Idade 70-75 anos. Infarto prévio, doença cerebrovascular ou periférica, diabetes melito, cirurgia de revascularização, uso prévio de AAS	
Dor precordial	Dor prolongada (> 20 min) em repouso	Angina de repouso > 20 min, resolvida, com probabilidade de DAC moderada e alta. Angina em repouso ≤ 20 min, com alívio espontâneo ou com nitrato	Novo episódio de angina classe III ou IV da CCS nas últimas duas semanas sem dor prolongada em repouso, mas com moderada ou alta probabilidade de DAC
Exame físico	Edema pulmonar, piora ou surgimento de sopro de regurgitação mitral, B3, novos estertores, hipotensão, bradicardia ou taquicardia		
Eletrocardiograma	Infradesnível do segmento ST ≥ 0,5 mm (associado ou não a angina), alteração dinâmica do sT, bloqueio completo de ramo, novo ou presumidamente novo. Taquicardia ventricular sustentada.	Inversão da onda T > 2 mm; ondas Q patológicas.	Normal ou inalterado durante o episódio de dor
Marcadores séricos de isquemia*	Acentuadamente elevados (p. ex.: TnTC > 0,1 ng/mL)	Discretamente elevados (p. ex., TnTc entre 0,03 e 0,1 ng/mL)	Normais

*Troponina I cardíaca (TnIc), Troponina T cardíaca (tnTc) ou creatinoquinase MB (CK-MB) (preferencialmente massa) elevados – acima do percentil 99; elevação discreta = acima do nível de detecção e inferior ao percentil 99.
AAS: ácido acetilsalicílico; DAC: doença arterial coronariana; CCS: *Canadian Cardiovascular Society*.

QUADRO A1.2. Classificação dos tipos de infarto agudo do miocárdio.

Tipo 1	Infarto do miocárdio espontâneo relacionado à isquemia devido a evento coronário primário, como erosão de placa e/ou ruptura, fissura ou dissecção.
Tipo 2	Infarto do miocárdio secundário à isquemia devido a aumento da demanda de oxigênio ou diminuição na oferta. (p. ex.: anemia, hipertensão ou hipotensão, espasmo coronário).
Tipo 3	Morte súbita cardíaca, geralmente acompanhada de sintomas sugestivos de isquemia miocárdica, com presumível nova elevação do segmento ST ou novo BRE; ou evidência de trombo recente em angiografia coronária e/ou autópsia.
Tipo 4a	Infarto do miocárdio associado a procedimento percutâneo.
Tipo 4b	Infarto do miocárdio associado à trombose de *stent* documentada por angiografia coronária ou autópsia.
Tipo 5	Infarto do miocárdio associado à cirurgia de revascularização miocárdica.

APÊNDICE 1 Fórmulas, Tabelas e Valores de Referências Usados em UTI

QUADRO A1.3. Contraindicações aos fibrinolíticos.

Contraindicações absolutas	Contraindicações relativas
Qualquer sangramento intracraniano prévio	História de AVC isquêmico > 3 meses ou doenças intracranianas não listadas nas contraindicações absolutas
AVC isquêmico nos últimos 3 meses	Gravidez
Dano ou neoplasia no sistema nervoso central	Uso atual de antagonistas da vitamina K: quanto maior o INR maior o risco de sangramento
Trauma significante na cabeça ou rosto nos últimos 3 meses	Sangramento interno recente < 2-4 semanas
Sangramento ativo ou diátese hemorrágica (exceto menstruação)	Ressuscitação cardiopulmonar traumática e prolongada ou cirurgia de grande porte < 3 semanas
Qualquer lesão vascular cerebral conhecida (malformação arteriovenosa)	Hipertensão arterial não controlada (pressão arterial sistólica > 180 mmHg ou diastólica > 110 mmHg)
Dissecção aguda de aorta	Punções não compreessíveis
Discrasia sanguínea	História de hipertensão arterial crônica importante e não controlada
	Úlcera péptica ativa
	Exposição prévia à estreptoquinase (somente para estreptoquinase)

AVC: acidente vascular cerebral; INR: International Normalized Ratio.

TABELA A1.3. Cinética dos principais marcadores de necrose miocárdica.

Marcador/Elevação (horas)	Início	Pico	Duração
Mioglobina	1 a 2	6 a 7	24h
CKMB	3 a 12	18 a 24	36 a 48h
Troponina	3 a 12	18 a 24	10 dias

TABELA A1.4. Escore de risco Grace.*

Grace (0-258 pontos)		
Idade		
< 40		0
40-49		18
50-59		36
60-69		55
70-79		73
≥ 80		91
Frequência cardíaca (bpm)		
< 70		0
70-89		7
90-109		13
110-149		23
150-199		36
> 200		46
Pressão sistólica (mmHg)		
< 80		63
80-89		58
100-119		47
120-139		37
140-159		26
160-199		11
> 200		0
Creatinina (mg/dL)		
0-0,39		2
0,4-0,79		5
0,8-1,19		8
1,2-1,59		11
1,6-1,99		14
2-3,99		23
> 4		31
Killip		
Classe I		0
Classe II		21
Classe III		43
Classe IV		64
Parada cardíaca na admissão		43
Elevação de marcadores		15
Elevação/depressão ST		30

Baixo risco: < 108 pontos; Médio risco: 109-140 pontos; Alto risco: > 140 pontos.
*Para avaliar prognóstico da SCA-sST.

TABELA A1.5. Subgrupos clínicos e hemodinâmicos no infarto agudo do miocárdio.

Subgrupo Killip	Características clínicas	Mortalidade hospitalar
I	Sem sinais de congestão	< 6%
II	B3, estertores basais	< 17%
III	Edema pulmonar agudo	38%
IV	Choque cardiogênico	81%

(continua)

TABELA A1.5. Subgrupos clínicos e hemodinâmicos no infarto agudo do miocárdio. *(continuação)*

Subgrupo Forrester	Características hemodinâmicas	Mortalidade hospitalar
I	PCP < 18 mmHg, IC > 2,2	3%
II	PCP > 18 mmHg, IC > 2,2	9%
III	PCP < 18 mmHg, IC < 2,2	23%
IV	PCP > 18 mmHg, IC < 2,2	51%

PCP: pressão capilar pulmonar; IC: índice cardíaco (L/min/m^2).

QUADRO A1.4. Medicações antitrombóticas.

Fármaco	Dose	Tempo de uso	Contraindicações	Efeitos colaterais	Ajuste função renal	Observação
AAS	Oral Ataque: 200 mg Manutenção: 100 mg, 1×/dia	Permanente	Hemorragia	Anafilaxia Hemorragia Úlcera gástrica	Não	
Ticagrelor	Oral Ataque: 180 mg Manutenção: 90 mg, 2×/dia	1 ano	Síndrome nó sinusal BAV 2/3 grau Hemorragia	Pausa ventricular (6%) Dispneia (13%) Hiperuricemia (> 10%) Hemorragia	Não	Manter ataque se clopidogrel previamente
Prasugrel	Oral Ataque: 60 mg Manutenção: 10 mg, 1×/dia	1 ano	Idade > 75 anos Peso < 60 kg AVC prévio Hemorragia	Hemorragia	Não	
Abciximab	Endovenoso Ataque: 0,25 mg/kg, Manutenção: 0,125 μg/kg/min (máx.: 10 μg/min)	12h	AVC < 2 anos Cirurgia/trauma < 2 m Tu SNC Hepatopatia Diálise Trombocitopenia Hemorragia	Hemorragia		

AAS: ácido acetilsalicílico; TTPa: tempo parcial de tromboplastina ativada; BAV: bloqueio atrioventricular; AVC: acidente vascular cerebral; SNC: sistema nervoso central.

QUADRO A1.5. Tratamento anticoagulante.

Fármaco	Dose	Tempo de uso	Contraindicações	Efeitos colaterais	Ajustes	Observação
Heparina não fracionada	Ataque IV: 60 UI/kg máx. 5.000 UI Manutenção IV: 12 UI/kg/h (máx. 1.000 UI/h) Manter TTPa entre 50 e 70 s (relação 1,5 a 2) Na angioplastia manter TCA 200-300 s	48h ou interromper após angioplastia	Sangramento ativo Trombocitopenia	Trombocitopenia Sangramento Aumento de transaminases	De acordo com TTPa	Antídoto: protamina

(continua)

QUADRO A1.5. Tratamento anticoagulante. *(continuação)*

Fármaco	Dose	Tempo de uso	Contraindicações	Efeitos colaterais	Ajustes	Observação
Enoxaparina	1 mg/kg subcutâneo de 12/12h até 100 quilos Para angioplastia: se última dose entre 8 e 12h ou se recebeu somente uma dose de enoxaparina: 0,3 mg/kg IV	8 dias ou interromper após angioplastia	Sangramento ativo Trombocitopenia	Trombocitopenia Sangramento Aumento de transaminases	50% redução dose em IRA/IRC Opcional: 25% redução em muito idosos	Monitorizar anti-Xa em: Obesos Idosos IRA/IRC Antídoto: protamina (efeito parcial)
Fondaparinux	2,5 mg subcutâneo 1×/dia	8 dias ou interromper após angioplastia	Sangramento ativo *Clearance* creatinina < 20 mL/min	Sangramento, anemia	Sem ajustes	Associar heparina se angioplastia
Heparina não fracionada	Ataque IV: 60 UI/kg máx. 5.000 UI Manutenção IV: 12 UI/kg/h (máx. 1.000 UI/h) Manter TTPa entre 50 e 70 s (relação 1,5 a 2) Na angioplastia manter TCA 200-300 s	48h ou interromper após angioplastia	Sangramento ativo Trombocitopenia	Trombocitopeniou Sangramento Aumento de transaminases	De acordo com TTPa	Antídoto: protamina
Enoxaparina	1 mg/kg subcutâneo de 12/12h até 100 quilos Para angioplastia: se última dose entre 8 e 12h ou se recebeu somente uma dose de enoxaparina: 0,3 mg/kg IV	8 dias ou interromper após angioplastia	Sangramento ativo Trombocitopenia	Trombocitopenia Sangramento Aumento de transaminases	50% redução dose em IRA/IRC Opcional: 25% redução em muito idosos	Monitorizar anti-Xa em: Obesos Idosos IRA/IRC Antídoto: protamina (efeito parcial)
Fondaparinux	2,5 mg subcutâneo 1×/dia	8 dias ou interromper após angioplastia	Sangramento ativo *Clearance* creatinina < 20 mL/min	Sangramento, anemia	Sem ajustes	Associar heparina se angioplastia

TCA: tempo de coagulação ativado; TTPa: tempo parcial de tromboplastina ativada; IRA: insuficiência renal aguda; IRC: insuficiência renal crônica.

TABELA A1.6. Tabela de risco hemorrágico.

1.	Idade (≥ 70 anos)
2.	Sexo feminino
3.	Insuficiência renal (*clearance* de creatina < 60 mL/min)
4.	História prévia de sangramento
5.	Baixo peso (< 60 kg)
6.	Anemia ou plaquetopenia
7.	Diabetes
8.	Doença vascular periférica
9.	Antecedente de AVC
10.	Insuficiência cardíaca/choque cardiogênico

TABELA A1.7. Esquemas antiplaquetários.

Antiplaquetário	Dose de ataque	Dose de manutenção	Duração	Pode ser utilizado na angioplastia primária?	Pode ser utilizado na trombólise?
Ácido acetilsalicílico	200-300 mg	100 mg	Indefinidamente	Sim	Sim
Clopidogrel	300-600 mg	75 mg	12 meses	Sim	Sim
Prasugrel*	60 mg	10 mg	12 meses	Sim	Não
Ticagrelor	180 mg	90 mg 12/12h	12 meses	Sim	Não

* Contraindicado em pacientes com AVC/AIT prévio, acima de 75 anos e < 60 kg.

QUADRO A1.6. Fatores de risco para sangramento.

Fatores clínicos	Fatores terapêuticos
Idade avançada (> 75 anos)	Uso de inibidores da glicoproteína IIb/IIIa
Sexo feminino	Acesso femoral
Insuficiência renal	Uso de anticoagulante oral
Baixo peso	Superdosagem de antitrombóticos
História de sangramento	
Anemia	
Instabilidade hemodinâmica	

QUADRO A1.7. Betabloqueadores comumente utilizados no IAM-cST.

Medicamentos	Dose mínima (mg)	Dose máxima (mg)	Nº de doses/dia
Via endovenosa			
Metoprolol	5	15	1-3
Labetalol	20 (0,25 mg/kg)	300	Variável**
Via oral			
Atenolol	25	100	1-2
Bisoprolol	2,5	10	1-2
Metoprolol	50	200	1-2
Nadolol	20	80	1-2
Propranolol	40	240	2-3
Pindolol*	5	20	1-3

*Podem ser dados bólus adicionais de 40 a 80 mg a cada 10 minutos de intervalo até a dose máxima permitida. Infusões contínuas (0,5 a 2 mg por minuto) também podem ser utilizadas e ajustadas de acordo com a resposta, por monitorização rigorosa da pressão arterial.
**Com atividade simpatomimética intrínseca.

QUADRO A1.8. Avaliação das crises hipertensivas.

	Grupo I	Grupo II	Grupo III
	Pressão arterial elevada	**Urgência hipertensiva**	**Emergência hipertensiva**
Pressão arterial (mmHg)	> 180/110	> 180/110	> 220/140 (geralmente)
Sintomas	• Cefaleia • Ansiedade • Assintomático	• Cefaleia intensa • Dispneia • Edema	• Dispneia • Dor torácica • Disartria • Noctúria • Fraqueza • Alteração do nível de consciência
Exame	• Ausência de lesão em órgão-alvo • Ausência de doença cardiovascular clínica	• Lesão de órgão-alvo • Doença cardiovascular clínica presente/estável	• Encefalopatia • Edema pulmonar agudo • Insuficiência renal • AVC • Isquemia cardíaca
Tratamento	• Observar 1 a 3h	• Observar 3 a 6h • Diminuição da pressão arterial com fármacos orais • Ajuste do tratamento vigente	• Exames laboratoriais • Acesso venoso • Monitorizar pressão arterial • Iniciar tratamento parenteral em sala de emergência
Plano	• Acompanhamento < 72h • Agendar consulta ambulatorial	• Reavaliação < 24h	• Admissão na UTI • Tratamento para meta inicial de redução da pressão arterial • Estudos diagnósticos adicionais

AVC: acidente vascular cerebral; h: hora; UTI: unidade de terapia intensiva.
Fonte: Adaptado de Vidt DG, 2001.

TABELA A1.8. Medicamentos usados por via parenteral para o tratamento das emergências hipertensivas.

Medicamentos	Dose	Início	Duração	Efeitos adversos e precauções	Indicações
Nitroprussiato de sódio (vasodilatador arterial e venoso)	0,25-10 mg/kg/min EV	Imediato	1-2 min	• Náuseas, vômitos, intoxicação por cianeto • Cuidado na insuficiência renal e hepática e na pressão intracraniana alta • Hipotensão grave	• Maioria das emergências hipertensivas
Nitroglicerina (vasodilatador arterial e venoso)	5-100 mg/min EV	2-5 min	3-5 min	• Cefaleia, taquicardia reflexa, taquifilaxia, *flushing*, meta-hemoglobinemia	• Insuficiência coronariana, insuficiência ventricular esquerda
Hidralazina (vasodilatador de ação direta)	10-20 mg EV ou 10-40 mg IM 6/6h	10-30 min	3-12h	• Taquicardia, cefaleia, vômito. Piora da angina e do infarto. Cuidado com pressão intracraniana elevada	• Eclâmpsia
Metoprolol (bloqueador β-adrenérgico seletivo)	5 mg EV (repetir 10-10 min, se necessário até 20 mg)	5-10 min	3-4h	• Bradicardia, bloqueio atrioventricular avançado, insuficiência cardíaca, broncoespasmo	• Insuficiência coronariana. Dissecção aguda de aorta (em combinação com NPS)
Esmolol (bloqueador beta-adrenérgico seletivo de ação ultrarrápida)	Ataque: 500 μg/kg Infusão intermitente: 25-50 μg/kg/min ↑ 25 μg/kg/min cada 10-20 min Máximo: 300 μg/kg/min	1-2 min	1-20 min	• Náuseas, vômitos, BAV 1º grau, espasmo brônquico, hipotensão	• Dissecção aguda de aorta (em combinação com NPS) • Hipertensão pós-operatória grave

(*continua*)

TABELA A1.8. Medicamentos usados por via parenteral para o tratamento das emergências hipertensivas. *(continuação)*

Medicamentos	Dose	Início	Duração	Efeitos adversos e precauções	Indicações
Furosemida (diurético)	20-60 mg (repetir após 30 min)	2-5 min	30-60 min	▪ Hipopotassemia	▪ Insuficiência ventricular esquerda. Situações de hipervolemia
Fentolamina (bloqueador alfa-adrenérgico)	Infusão contínua: 1-5 mg Máximo: 15 mg	1-2 min	3-5 min	▪ Taquicardia reflexa, *flushing*, tontura, náuseas, vômitos	▪ Excesso de catecolaminas

NPS: nitroprussiato de sódio; BAV: bloqueio atrioventricular; EV: via endovenosa; IM: via intramuscular; h: hora; min: minuto(s).
Fonte: Adaptada de Sociedade Brasileira de Cardiologia; Sociedade Brasileira de Hipertensão; Sociedade Brasileira de Nefrologia, 2010.

QUADRO A1.9. Fatores predisponentes para o tromboembolismo venoso.

▪ Idade > 50 anos ▪ Insuficiência cardíaca ▪ Doença pulmonar obstrutiva crônica ▪ Diabetes melito ▪ Hipertensão arterial ▪ Doença infecciosa aguda ▪ Doença reumática (artrite aguda) ▪ Doença inflamatória intestinal ▪ Doença aterosclerótica ▪ Síndrome nefrótica ▪ Síndrome do anticorpo antifosfolipídeo ▪ Síndrome metabólica ▪ Trombose venosa superficial ▪ Veias varicosas ▪ História prévia ou familiar de TEV ▪ Malignidade ▪ Trombofilias* ▪ Hiper-homocisteinemia ▪ Vírus HIV	▪ Obesidade (IMC > 35 kg/m^2) ▪ Imobilidade ou paresia ≥ 3 dias ▪ Tabagismo ▪ Trauma ▪ Fratura do joelho ou quadril ▪ Cirurgia, laparoscopia ▪ Artroscopia do joelho ▪ Hemotransfusão ▪ Eritropoetina ▪ Gestação e pós-parto ▪ Fertilização *in vitro* ▪ Viagens aéreas ou rodoviárias > 4h ▪ Poluição aérea ▪ Anticoncepcional ou reposição hormonal (estrógenos) ▪ Cateteres centrais, marca-passo, desfibriladores/ressincronizadores implantáveis ▪ *e*-trombose (várias horas sentado diante do computador)

* Mutação homo ou heterozigótica fator V Leiden, gene da protrombina, deficiência da antitrombina III, proteínas C e S, síndrome do anticorpo antifosfolipídeo, alta concentração dos fatores VIII, IX e X.

TABELA A1.9. Escore de Wells simplificado para diagnóstico de TEP.

Parâmetros	Pontos
▪ Não há diagnóstico alternativo mais provável que TEP	1,0
▪ Sinais e sintomas de TVP (edema, dor à palpação)	1,0
▪ Taquicardia (FC > 100 pbm)	1,0
▪ Imobilização > 2 dias ou cirurgia recente (< 4 semanas)	1,0
▪ História de TEV	1,0
▪ Hemoptise	1,0
▪ Câncer ativo < 6 meses ou metástases	1,0

TEV = tromboembolismo venoso.

TABELA A1.10. Dose da heparina ajustada ao peso.

Dose inicial	80 UI/kg (bólus), seguido de 18 UI/kg/h
▪ TTPa < 35 s (< 1,2 × controle)	▪ 80 UI/kg em bólus, aumentar infusão em 4 UI/kg/h
▪ TTPa 35-45 s (1,2-1,5 × controle)	▪ 40 UI/kg em bólus, aumentar infusão em 2 UI/kg/h
▪ TTPa 46-70 s (1,5-2,3 × controle)	▪ Não alterar
▪ TTPa 71-90 s (2,3-3,0 × controle)	▪ Diminuir infusão em 2 UI/kg/h
▪ TTPa > 90 s (< 3,0 × controle)	▪ Parar infusão por 1 hora, diminuir infusão em 3 UI/kg/h

TABELA A1.11. Novos anticoagulantes orais comparados à varfarina.

	Warfarina	Rivaroxabana	Apixabana	Edoxabana	Dabigatrana
Fator inibido	Síntese hepática II, VII IX, X	Xa	Xa	Xa	IIa
Pró-droga	Não	Não	Não	Não	Sim
Biodisponibilidade	95%	80%	65%	50%	6%
Pico de ação (horas)	72-96	2-4	3	1-3	1-2
Meia-vida (horas)	40	7-11	8-15	9-11	9-13
Controle laboratorial	Sim	Não	Não	Não	Não
Administração diária	Ajustada RNI	1x	2x	1x	2x
Absorção com alimentos	Interferência alimentos ricos Vitamina K	Aumenta 40%	Não interfere	Não interfere	Não interfere
Eliminação renal	Não	35%	25%	35%	80%
Ligação proteica	90%	90%	90%	90%	5%
Dispepsia	Não	Não	Não	Não	5%-10%
Interação	Citocromo P3A Citocromo 1A 2 Citocromo 2C9	Citocromo P3A Glicoproteína	Citocromo P3A	Citocromo P3A Glicoproteína	Glicoproteína

TABELA A1.12. Dose dos fibrinolíticos.

Fibrinolítico	Ataque	Manutenção
Estreptoquinase (Streptase®)	250.000 UI × 30 min ou 1.500.000 UI × 2h	100.000 UI/h × 24 a 120h
rt-PA (Actylise®)	10 mg bólus	90 mg × 2h
TNK (Metalyse®)	30 a 50 mg bólus* Ajustado ao peso	—
	< 60 kg = 30 mg ≥ 60 kg < 70 mg = 35 mg ≥ 70 kg < 80 mg = 40 mg ≥ 80 kg < 90 mg = 45 mg ≥ 90 kg = 50 mg	

*Pacientes > 75 anos, reduzir a dose em 50%.

TABELA A1.13. Escore de Padua para avaliar risco de TEV.

Condição clínica	Pontos
Câncer	3
Tromboembolismo venoso pregresso	3
Redução da mobilidade	3
Trombofilia	3
Cirurgia ou trauma < 1 mês	2
Idade ≥ 70 anos	1
Insuficiência pulmonar ou cardíaca	1
Infarto do miocárdio ou AVC < 1 mês	1
Infecção aguda ou doença reumatológica	1
Obesidade (IMC ≥ 30)	1
Contraceptivo, reposição hormonal	1

Baixo risco: 0-3 pontos; alto risco: ≥ 4 pontos; TEV: tromboembolismo venoso.

TABELA A1.14. Incidência (%) de TEV em pacientes cirúrgicos.

	TVP distal (%)	TVP proximal (%)	TEP clínico (%)	TEP fatal (%)
Baixo risco	< 10	< 1	0,2	< 0,01
Moderado risco	10-40	2-10	1-2	0,1-0,8
Alto risco	40-80	10-30	2-10	1-5

TVP: trombose venosa profunda; TEP: tromboembolismo pulmonar.

TABELA A1.15. Variáveis do escore de sangramento HAS-BLED.

HAS-BLED	Pontos
H = *Hypertension* (hipertensão)	1
A = *Abnormal renal or liver function* (função renal ou hepática alterada)	1 ou 2
S = *Stroke* (AVC prévio)	2
B = *Bleeding* (sangramento prévio)	1
L = *Labile INR* (RNI lábil)	2
E = *Elderly* (idade maior que 65 anos)	1
D = *Drugs or alcohol* (uso de medicações ou álcool)	1 ou 2

AVC: acidente vascular cerebral; RNI: relação normatizada internacional.
Caso o paciente apresente um escore maior ou igual a 3 pontos, o mesmo é classificado como alto risco de sangramento.

TABELA A1.16. Variáveis do escore de risco CHA$_2$DS$_2$VASc.

CHA$_2$DS$_2$VASc	Pontos
C = *Chronic heart failure* (insuficiência cardíaca)	1
H = *Hypertension* (hipertensão)	1
A = *Age* (idade maior que 75 anos)	2
D = *Diabetes* (diabetes)	1
S = *Stroke* (AVC ou AIT prévio)	2
V = *Vascular disease* (doença vascular)	1
A = *Age* (idade entre 65 e 74 anos)	1
Sc = *Sex category* (sexo feminino)	1

AVC: acidente vascular cerebral; AIT: ataque isquêmico transitório.
Se o paciente não apresentar nenhum fator de risco, então o mesmo é classificado como de baixo risco. Caso apresente 1 ponto, é classificado como de risco moderado. Dois pontos ou mais classifica o indivíduo como de alto risco.

QUADRO A1.10. Resumo das recomendações relacionadas a anticoagulacão oral em pacientes portadores de fibrilação atrial não valvular conforme risco de eventos tromboembólicos definidos pelo escore CHA$_2$DS$_2$VASc.

CHA$_2$DS$_2$VASc	Terapia antitrombótica recomendada
≥ 2	Anticoagulação oral (cumarínicos, apixabana, dabigatrana, rivaroxabana)
1	Anticoagulação oral ou AAS ou não administrar antiagregantes plaquetários e nem anticoagulantes
0	Não administrar anticoagulantes ou antiplaquetários

Fonte: Adaptado de Camm AJ e colaboradores, 2010.[1]

QUADRO A1.11. Exemplos de interações medicamentosas da varfarina.

Potencializam o efeito da varfarina	Reduzem o efeito da varfarina	Edoxabana
AAS	Azatioprina	Prodroga: não
AINEs	Carbamazepina	Modo de ação: inibição do fator Xa
Amiodarona	Contraceptivos orais	Pico de ação: 1 a 2 horas
Antidepressivos tricíclicos	Fenobarbital	Meia-vida: 10-14 horas
Antifúngicos	Quinidina	Excreção renal: 50% fecal/biliar: 50%
Quinolonas	Rifampicina	Ligação a proteínas plasmáticas: 55%

AAS: ácido acetilsalicílico; AINEs: anti-inflamatórios não esteroides.

TABELA A1.17. Principais características dos anticoagulantes alvo-específicos.

Características	Dabigatrana	Rivaroxabana	Apixabana
Prodroga	Sim	Não	Não
Modo de ação	Inibição da trombina	Inibição do fator Xa	Inibição do fator Xa
Pico de ação	1,5 a 2h	2 a 3h	3h
Meia-vida	14 a 17h	7 a 11h	8 a 14h
Excreção	Renal > 80%	Renal: 66% Fecal: 33%	Renal: 25% a 30% Fecal: 56%
Ligação a proteínas plasmáticas	35%	95%	87%

TABELA A1.18. Tempo recomendado de suspensão dos anticoagulantes alvo-específicos antes de cirurgias.

Anticoagulante	Depuração de creatinina (mL/min)	Cirurgia de baixo risco de sangramento	Cirurgia de alto risco de sangramento
Dabigatrana	> 50	24h	2 dias
	31-50	2 dias	4 dias
	≤ 30	4 dias	6 dias
Rivaroxabana	> 50	24h	2 dias
	31-50	2 dias	4 dias
	≤ 30	4 dias	6 dias
Apixabana	—	24h	2 dias

QUADRO A1.12. Indicação de anticoagulação em pacientes com fibrilação atrial e doença coronariana.

Risco hemorrágico	Cenário clínico	Tipo de stent	Recomendações
Baixo ou intermediário	Eletivo	Convencional	4 semanas terapia tripla (varfarina + AAS 100 mg + clopidogrel 75 mg) Depois: apenas varfarina por tempo indefinido
	Eletivo	Farmacológico	3 a 6 meses: terapia tripla (varfarina + AAS + clopidogrel (ou AAS) Depois: apenas varfarina por tempo indefinido
	Síndrome coronariana aguda	Convencional/farmacológico	6 meses: terapia tripla (varfarina + AAS 100 mg + clopidogrel (75 mg) Até 12 meses: varfarina + clopidogrel (ou AAS) Depois: apenas varfarina por tempo indefinido
Alto	Eletivo	Convencional	2 a 4 semanas: terapia tripla (varfarina + AAS 100 mg + clopidogrel 75 mg) Depois: apenas varfarina por tempo indefinido
	Síndrome coronariana aguda	Convencional	4 semanas: terapia tripla (varfarina + AAS 100 mg + clopidogrel (75 mg) Até 12 meses: varfarina + clopidogrel (ou AAS) Depois: apenas varfarina por tempo indefinido

Fonte: Adaptado de Lip e colaboradores, 2014.

QUADRO A1.13. Diferenças entre ECMO e CEC.

	CEC	ECMO
Local	Centro cirúrgico	Centro cirúrgico, UTI, laboratório de hemodinâmica, PS
Assistência cardiopulmonar	Total	Parcial/total
Coagulação	TCA > 400 s	TCA 120-220 s
Hematócrito	Baixo	Normal
Desmame	Rápido	Lento
Parâmetro para desmame	Coração	Outros órgãos
Tempo	Minutos/horas	Dias/semanas
Reservatório cardiotomia	Sim	Não
Profissional	Perfusionista/cirurgião	Perfusionista/intensivista/cirurgião/enfermeiro

TCA: tempo de coagulação ativada; UTI: unidade de terapia intensiva; PS: pronto-socorro; ECMO: *Extracorporeal membrane oxygenation* (oxigenação por membrana extracorpórea); CEC: circulação extracorpórea.

QUADRO A1.14. Diferenças entre ECMO venoarterial e venovenosa.

	ECMO VA	ECMO VV
Local de canulação	**Cânula venosa:** Veia jugular interna; veia femoral; veias cavas ou átrio direito. **Cânula arterial:** Carótida; axilar; femoral ou aorta.	**Cânula venosa:** Veia jugular; veia femoral; veia safena ou átrio direito. **Cânula arterial:** Veia femoral; veia safena ou átrio direito. cateter duplo-lúmen em veia jugular interna.
PO_2 arterial	60 a 150 mmHg	45 a 80 mmHg
Indicadores de deficiência	SvO_2	SaO_2 (SvO_2 indica a TR)
Efeitos cardíacos	↓ Pré-carga ↑ Pós-carga ↓ Pressão de pulso	↓Pós-carga VD e VE (efeitos indiretos)

(continua)

QUADRO A1.14. Diferenças entre ECMO venoarterial e venovenosa. *(continuação)*

	ECMO VA	ECMO VV
Capacidade de distribuição de O_2	Elevada	Moderada
Suporte circulatório	Parcial ou completo	Sem suporte circulatório
Perfusão sistêmica	Fluxo do circuito + débito cardíaco nativo.	Débito cardíaco nativo
Pressão arterial	Achatamento ou desaparecimento da curva de pulso.	Não afeta a curva de pulso.
Remoção de CO_2	Depende do fluxo de gás da membrana.	Depende do fluxo de gás da membrana.

QUADRO A1.15. Critérios de Berlin para SDRA.

PaO_2/FiO_2	
> 300	Normalidade
200-300	Lesão pulmonar aguda (*acute lung injury* – ALI)
< 200	Grave lesão pulmonar (SDRA)

SDRA: síndrome do desconforto respiratório agudo.

TABELA A1.19. Mortalidade de acordo com a indicação para ECMO em choque cardiogênico.

	Sobrevida
Cardiopatia congênita	42%
Parada cardiorrespiratória	37%
Choque cardiogênico	45%
Cardiomiopatias	60%
Miocardites	67%
Outros	50%

Fonte: ELSO Registry Report January, 2013.

QUADRO A1.16. Indicação para ECMO com índices preditores de mortalidade > 80%.

Índice de oxigenação (IO)	IO > 40 ou > 35 por 4h IO = (pressão média da via aérea × FiO_2 × 100/PaO_2)
Índice de ventilação (IV)	IV > 90 por 4h IV = frequência respiratória × pressão de pico inspiratório – PEEP/100
PAO_2	PaO_2 < 50 mmHg por 2-12h (FiO_2 – 100%)
pH	pH < 7,25 por 2h
Descompensação aguda	PaO_2 < 30-40 mmHg (FiO_2 de 100%)
Diferença alveolar-arterial de oxigênio	(A-a) DO_2 > 600-624 mmHg

PEEP: pressão positiva no final da expiração.

2

AVALIAÇÃO HEMATOLÓGICA

(Veja também 10 – Valores Referenciais Bioquímicos e Hematológicos)

TABELA A2.1. Características dos principais hemocomponentes.

Produto	Conteúdo	Volume aproximado
Sangue total	Hemácias, plasma, leucócitos e plaquetas	500 mL
Concentrado de hemácias	Hemácias (hematócrito ≅ 75%), plasma, leucócitos e plaquetas	250 mL
Concentrado de hemácias leucodepletado (filtrado)	Hemácias (> 85% volume original de hemácias), < 5×10^6 leucócitos, plasma e plaquetas	225 mL
Concentrado de plaquetas randômicas	Plaquetas (> $5,5 \times 10^{10}$/unidade), leucócitos, plasma e hemácias	50 mL
Concentrado de plaquetas – aférese	Plaquetas (> 3×10^{11}/unidade), plasma, volume residual de hemácias	220 mL
Plasma fresco congelado	Plasma, fatores de coagulação	180 mL
Crioprecipitado	Fator VIII, fibrinogênio, fator XIII	40 mL

TABELA A2.2 Sistema de classificação de sangramento da Organização Mundial da Saúde (OMS).

Grau OMS	Descrição
0	Sem sangramento
1	Sangramento petequial; sangramento retiniano sem comprometimento visual
2	Sangramento leve: melena, hematúria, hematêmese, hemoptise
3	Sangramento moderado em qualquer sítio e que requer transfusão de hemácias
4	Sangramento grave; sangramento retiniano ou em sistema nervoso central com alta morbidade ou evolução fatal

QUADRO A2.1. Parâmetros de análise do TEG e do ROTEM®.

Parâmetro	TEG	ROTEM®	Descrição	Interpretação
Iniciação da coagulação	R (tempo de reação)	CT (tempo de coagulação)	Tempo necessário para atingir uma amplitude de 2 mm	R e CT elevados significam déficit de fatores de coagulação
Formação do coágulo	▪ K ▪ Ângulo α	▪ CFT (tempo de formação do coágulo) ▪ Ângulo α	▪ Tempo necessário para a amplitude aumentar de 2 para 20 mm ▪ Tangente da curva entre amplitude de 2 mm e 20 mm	K o ângulo α reduzidos e CFT elevado significam coágulo frouxo, fraco
Força/qualidade do coágulo	MA (amplitude máxima)	MCF (força máxima do coágulo)	Máxima amplitude alcançada	MA e MCF reduzidos significam coágulo com estrutura fraca, por déficit de fibriogênio ou plaquetas
Lise do coágulo	Ly 30	▪ LI 30 (índice de lise) ▪ ML (lise máxima)	▪ Percentual de MA/MCF após 30 minutos do MCF ▪ Percentual máximo de queda no MCF observado	

TEG: tromboelastografia; ROTEM: tromboelastografia rotacional.

ESTRATÉGIAS PARA TRANSFUSÃO MACIÇA

TABELA A2.3. Algoritmo de tratamento de Copenhagen.

Variáveis TEG	Valores normais	Valores do paciente	Coagulopatia	Terapia hemostática
R (tempo de reação)	3-9 min	10-14 min	↓ fatores de coagulação	PFC 10-20 mL/kg
		> 14 min	↓↓ fatores de coagulação	PFC 30 mL/kg
Ângulo	55-78 graus	< 52 graus	Fibrinogênio ↓	1 *pool* de crioprecipitado ou concentrado de fibrinogênio (adultos 1-2 g)
Fibrinogênio funcional – amplitude máxima	14-27 mm	< 14	Fibrinogênio ↓	
Amplitude máxima TEG-Kaolin	51-69 mm	45-49 mm	Plaquetas ↓	1 aférese de plaquetas ou 5 mL/kg
		< 45 mm	Plaquetas ↓↓	2 aféreses de plaquetas ou 10 mL/kg
Percentual de lise aos 30 min em Kaolin TEG	0-4%	> 4%	Hiperfibrinólise primária	Ácido tranexâmico (adultos 1-2 g)
		> 4% com amplitude máxima elevada	Hiperfibrinólise reativa	Ácido tranexâmico contraindicado
Tempo de reação Kaolin/heparinase		> 3 min diferença	Heparinização	Sulfato de protamina (adultos 50-100 mkg) ou PFC 10-20 mL/kg

TABELA A2.4. Algoritmo de tratamento de Houston.

Variáveis TEG	Valores normais	Valores do paciente	Coagulopatia	Terapia hemostática
CAT	86-118 segundos	> 128 s	Fatores de coagulação ↓	Plasma e hemácias
R	0-1 min	> 1,1 min	Fatores de coagulação ↓	Plasma e hemácias
K	1-2 min	> 2,5 min	Fibrinogênio ↓	Crioprecipitado/fibrinogênio/plasma
Ângulo	66-82 graus	< 56 graus	Fibrinogênio ↓	Crioprecipitado/fibrinogênio/plasma
Amplitude máxima (AM)	54-72 mm	< 55 mm	Plaquetas ↓/fibrinogênio ↓	Plaquetas/crioprecipitado/fibrinogênio
Percentual lise aos 30 min após AM	0-7,5%	> 3%	Hiperfibrinólise	Ácido tranexâmico*

*Se tempo de injúria < 3 horas e paciente sangrando.

QUADRO A2.2. Classificação de reações transfusionais.

Tempo de instalação	Fisiopatologia	Classificação da reação
Aguda: até 24h após transfusão	Imunológica	- Reação hemolítica aguda - Reação febril não hemolítica - Reação alérgica - Anafilaxia - TRALI
	Não imunológica	- Hipotensão associada a inibidor da ECA - Sobrecarga volêmica - Hemólise não imune - Embolia gasosa - Hipotermia - Sepse por contaminação bacteriana do hemocomponente
Tardia: após 24h da transfusão	Imunológica	- Aloimunização - Reação hemolítica tardia - Púrpura pós-transfusional - Doença do enxerto contra hospedeiro transfusional
	Não imunológica	- Hemossiderose - Infecções

ECA: enzima conversora da angiotensina; TRALI: lesão pulmonar aguda relacionada à transfusão, do inglês *transfusion related acute lung injury*.

QUADRO A2.3. Critérios diagnósticos para TRALI.

Pacientes sem fatores de risco para ALI	Pacientes com fatores de risco para ALI	
Definição	*Canadian Consensus Conference*	**NHLBI** *group*

Novo ALI
- Instalação aguda
- Hipoxemia – $PaO_2/FiO_2 \leq 300$ mmHg ou $SatO_2$ ar ambiente < 90%
- Infiltrado pulmonar bilateral na radiografia de tórax
- Sem evidência de hipertensão atrial esquerda
Início dos sintomas nas 6 primeiras horas após a transfusão
Sem ALI antes da transfusão
 	
(Critérios semelhantes nos dois grupos – Canadian Consensus Conference e NHLBI)
	Possível TRALI
	- Novo ALI
	- Instalação dentro de 6h da transfusão
	- Sem ALI preexistente
		Novo ALI
		- Instalação dos sintomas dentro de 6h da transfusão
		- Sem ALI preexistente
		- Confirmação de acordo com a clínica do paciente:
		  - Caso a reação esteja claramente associada com a transfusão e com os fatores de risco, não sendo possível discerni-los como causa, define-se como TRALI
		  - Caso não esteja clara a associação com a transfusão, desconsiderar TRALI

ALI: lesão pulmonar aguda; TRALI: lesão pulmonar aguda relacionada à transfusão, do inglês *transfusion related acute lung injury*.

QUADRO A2.4. Correlação entre infecções, os principais defeitos imunitários e os testes laboratoriais de triagem diagnóstica.

Agente infeccioso isolado ou características das infecções	IDP	Testes de triagem
Infecções por bactéria extracelular.	Deficiência de anticorpos.	IMA.
	Deficiência de complemento.	C, FAN.
	Neutropenias.	F.
	IRAK-4, MyD88.	II, PCR.
Infecções por *Neisseria meningitidis*.	Deficiência de complemento.	C + AP50.
Infecções por *S aureus* e bactérias gram-negativas: *Serratia marcescens, Burkholderia cepacia* e *gladioli, Nocardia* spp., *Chromobacterium violaceum, Granulobacter bethesdensis*.	DGC.	F.
	HIES Características: pneumonia por *S. aureus*, eczema, infecção fúngica, hipermobilidade articular, fácies grosseira.	IgE sérica, eosinofilia. Escore específico.*
Infecções por fungos: *Pneumocystis jirovecii; Aspergillus* e *Candida albicans*.	Defeitos de linfócito T.	IMC.
	Deficiência ligante-CD40 (L).	IMA.
	HIES.	IgE sérica, eosinofilia. Escore específico.*
	DGC.	F.
Infecção por *Candida albicans*.	Candidíase mucocutânea crônica.	IMC + proliferação de linfócitos T por *Candida*.
Infecção por *Mycobacteria atipica, Salmonella* e/ou efeito colateral de *Bacillus Calmette-Guérin*; *Paracoccidioides* sp. *Leishmania, Cryptococcus*.	Deficiência de linfócitos T.	IMC.
	SCID.	IMA + IMC.
	Suscetibilidade mendeliana a doença por microbactérias.	F e/ou II.
Infecção por herpes.	Deficiência de linfócito T e células NK.	IMC.
Infecção crônica ou fulminante por Epstein-Barr Vírus.	Síndrome de FHL, XLP (tipo 1 ou 2).	HG, triglicerídeos, ferritina, sorologia EBNA.
Cryptosporidium, Isospora recorrente ou persistente.	Deficiência de CD40L.	IMA.
	IDCV.	IMA.
Giardise.	Deficiência de anticorpos.	IMA.
Complicações de vacina BCG, para rotavírus ou varicela.	SCID, DGC.	IMC e/ou II e/ou F.
Complicações de vacina pólio oral.	Deficiência de anticorpos.	IMA.
Febre persistente ou de origem indeterminada.	Doenças autoinflamatórias.	FAN, PCR, esfregaço de sangue.

DGC: doença granulomatosa crônica; HIES: síndrome hiper IgE; IMA: imunidade mediada por anticorpos; SCID: imunodeficiência combinada grave; IDCV: imunodeficiência comum variável; FAN: anticorpo antinúcleo; NK: *natural killer*; HG: hemograma completo; FHL: linfo-histiocitose hemofagocítica familiar; XLP: síndromes linfoproliferativas ligadas ao X; IMCel: imunidade mediada por células; EBNA: antígeno nuclear de Epstein-Barr; C: via classica do complemento; Ap50: ensaio hemolitico para via alternativa do complemento; II: imunidade inata; F: fagocitose; PCR: proteína C reativa; *: escore para o diagnóstico de HIES clássica (Woellner 2010).
Fonte: Costa-Carvalho, 2014.

3

AVALIAÇÃO NEUROLÓGICA

QUADRO A3.1 Escala de coma de Glasgow.

Função	Pontos
Abertura ocular: • espontânea • a sons • a dor • nenhuma	4 3 2 1
Melhor resposta motora: • obedece a comandos • localiza dor • flexão com retirada • flexão normal • extensão • nenhuma	6 5 4 3 2 1
Melhor resposta verbal: • orientado • fala desconexa • palavras inapropriadas • sons incompreensíveis • nenhuma	5 4 3 2 1

ESCALA DE RAMSAY

Avaliação do grau de sedação em pacientes internados em ambientes de terapia intensiva.

QUADRO A3.2. Escala de Ramsay.

1	Ansiedade, agitação
2	Cooperativo, orientado e tranquilo
3	Sonolento, atende aos comandos
4	Dormindo, responde rapidamente ao estímulo glabelar ou ao estímulo sonoro vigoroso
5	Dormindo, responde lentamente ao estímulo glabelar ou ao estímulo sonoro vigoroso
6	Sem resposta aos estímulos

ESCALA DE SEDAÇÃO-AGITAÇÃO – SAS

Avaliação do nível de consciência em pacientes sedados na UTI.

QUADRO A3.3. Escala SAS.

7	Agitação perigosa	Ansiedade grave, sudorese, traciona a cânula traqueal, tentando remover cateteres com movimentos de um lado para outro.
6	Muito agitado	Não permanece calmo a despeito de ordem verbal, necessita de restrição física, morde a cânula traqueal.
5	Agitado	Ansioso ou levemente agitado. Calmo quando se assadas instruções verbais.
4	Calmo e cooperativo	Calmo, desperta facilmente e segue comandos.
3	Sedado	Difícil para despertar, alerta a estímulo verbal ou a um movimento gentil, obedece a comandos simples.
2	Muito sedado	Acorda com estímulo físico, mas não responde a comandos. Movimentos espontâneos ocasionais.
1	Não responsivo	Mínima ou nenhuma resposta a estímulo, não responde a comandos, sem movimento espontâneo, ausência de tosse.

ESCALA DE RASS PARA AVALIAÇÃO DO GRAU DE SEDAÇÃO

QUADRO A3.4. Escala de RASS para avaliação do grau de sedação.

+4	Abertamente combativo, violento, representa perigo imediato para o pessoal da unidade de terapia intensiva (UTI)
+3	Puxa ou retira tubos ou cateteres, agressivo
+2	Movimentos não intencionais frequentes, luta contra o ventilador
+1	Ansioso, mas os movimentos não são agressivos ou enérgicos
0	Desperto e calmo
-1	Não completamente desperto, mas consegue manter-se acordado, abertura dos olhos ou contato visual em respostas à voz (10 segundos)
-2	Acorda por breves períodos e estabelece contato visual em resposta à voz (< 10 segundos)
-3	Movimento ou abertura dos olhos em resposta à voz, mas sem contato visual
-4	Não responde à voz, mas apresenta movimentos ou abertura dos olhos em resposta à estimulação física
-5	Não responde à voz ou estimulação física

APÊNDICE 1 — Fórmulas, Tabelas e Valores de Referências Usados em UTI

MÉTODO DE AVALIAÇÃO DE CONFUSÃO MENTAL NA UTI - CAM-ICU

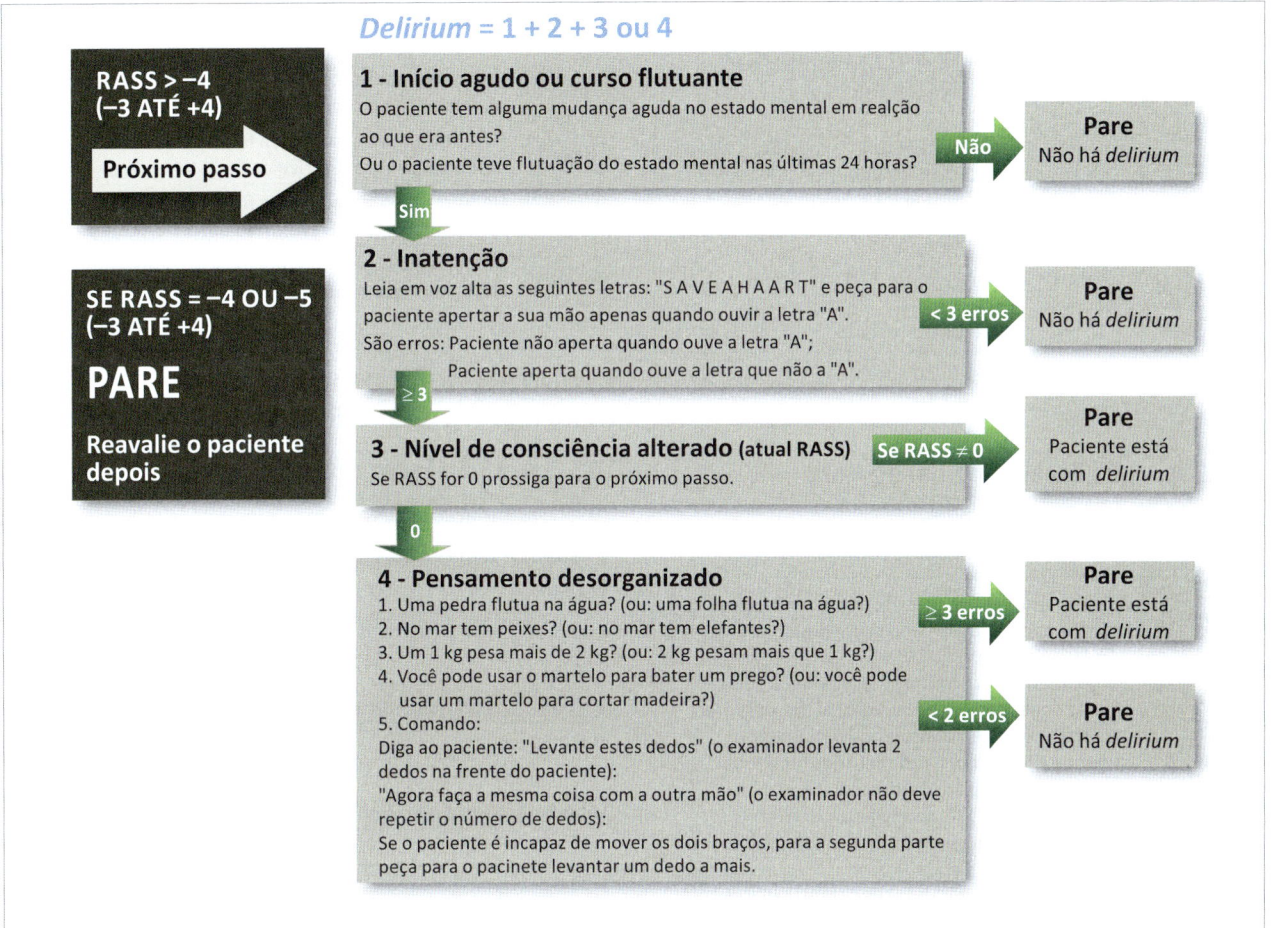

FIGURA A3.1. Método de avaliação de confusão mental na UTI – CAM-ICU.

TABELA A3.1. Escala BPS para avaliação de dor.

Componente	Descrição	Pontuação
Expressão facial	Relaxado	1
	Contração periocular	2
	Olhos cerrados e contraídos	3
	Esgar, "careteamento"	4
Membros superiores	Sem movimentos	1
	Flexão parcial	2
	Flexão do braço e flexão dos dedos	3
	Permanentemente contraído	4
Adaptação à VM	Ventilando bem adaptado	1
	Tossindo, mas tolera VM na maior parte do tempo	2
	Brigando com o ventilador	3
	Não consegue ventilar	4

BPS > 5 considerado inadequado – requer intervenção; VM: ventilação mecânica.
Fonte: Adaptada de Crit Care Med 2001; 29:2258-2263.

HEMORRAGIA SUBARACNÓIDEA: ESCALAS DE AVALIAÇÃO CLÍNICA

TABELA A3.2. Escala da *World Federation of Neurosurgeons*.

Escala de coma de Glasgow	Déficit motor	Grau
15	Ausente	1
13-14	Ausente	2
13-14	Presente	3
7-12	Presente ou ausente	4
3-6	Presente ou ausente	5

TABELA A3.3. Escala original de Fisher.

Grupo 1	Sem sangue detectável na tomografia; vasoespasmo grave pouco provável
Grupo 2	Sangramento difuso que não representa coágulo homogêneo; vasoespasmo grave pouco provável
Grupo 3	Sangramento denso com coágulo maior que 1 mm de espessura no plano vertical (fissura inter-hemisférica, cisterna insular ou *ambiens*) ou superior a 5 × 3 mm nas dimensões longitudinal e transversal no plano horizontal (tronco da fissura silviana, cisterna silviana, cisterna interpeduncular); vasoespasmo grave predito
Grupo 4	Coágulos intracerebrais ou intraventriculares com a presença de apenas sangue difuso não espesso nas cisternas da base; vasoespasmo grave pouco provável

TABELA A3.4. Escala de Fisher modificada.

Grau 0	Sem hemorragia subaracnóidea, sem hemorragia intraventricular
Grau 1	Hemorragia subaracnóidea focal ou difusa fina, sem hemorragia intraventricular
Grau 2	Hemorragia subaracnóidea focal ou difusa fina, com hemorragia intraventricular
Grau 3	Hemorragia subaracnóidea focal ou difusa espessa, sem hemorragia intraventricular
Grau 4	Hemorragia subaracnóidea focal ou difusa espessa, como hemorragia intraventricular

ESTRATIFICAÇÃO DE RISCO PARA HEMATOMAS CEREBRAIS

TABELA A3.5. Escore ICH.

Estratificação de risco para hematomas cerebrais	
Escala de coma de Glasgow (ECG) na admissão	Pontuação
ECG 3-4	2
ECG 5-12	1
ECG 13-15	0
Volume do hematoma intracerebral	
HIC ≥ 30 cm^3	1
HIC < 30 cm^3	0
Hemorragia intraventricular	
Sim	1
Não	0
Origem infratentorial	
Sim	1
Não	0
Idade	
Idade ≥ 80 anos	1
Idade < 80 anos	0

QUADRO A3.5. Análise do líquido cefalorraquidiano nas infecções do SNC.

		Mais comum	Menos comun
Glicose (mg/dL)	< 10	Meningite bacteriana	Meningite tuberculosa Meningite fúngica
	10 – 45	Meningite bacteriana	Neurossífilis Alguns vírus (caxumba)
Proteína (mg/dL)	> 250	Meningite bacteriana	Meningite tuberculosa
	50 – 250	Meningite Viral Neurossífilis Neuroborreliose	–
Celularidade (células/microl)	> 1000	Meningite bacteriana	Alguns casos de caxumba e V CML*
	100 – 1000	Meningite bacteriana, viral ou tuberculosa	Encefalites
	5 – 100	Meningite bacteriana inicial Meningite viral Neurossífilis Meningite tuberculosa	Encefalites

*Vírus coriomeningite linfocítica.

QUADRO A3.6. Principais condições neuromusculares encontradas na UTI.

Topografia	Causas
Neurônio motor	Doença do neurônio motor (esclerose lateral amiotrófica) Poliomielite e síndromes semelhantes à poliomielite Síndrome pós-poliomielite
Nervo periférico e raízes	Síndrome de Guillain-Barré (polirradiculoneurite desmielinizante inflamatória aguda) Polirradiculoneurite desmielinizante inflamatória crônica (PDIC)
Junção neuromuscular	Miastenia graves • Autoimune adquirida • Congênita • Neonatal transitória Síndrome miastênica de Lambert-Eaton Botulismo
Músculo esquelético	Miopatia inflamatória Miopatia metabólica Rabdomiólise/mioglobinúria Hipertermia maligna Distrofia muscular Miopatia congênita Distrofia miotônica
Situações especiais	

	Polineuropatia do doente crítico
	Paralisia prolongada
	• Bloqueador neuromuscular não despolarizante
	• Aminoglicosídeo
	• Quinidina
	Paralisia periódica
	• Hipocalêmica
	  • Primária
	  • Secundária: diurético, laxante, tireotoxicose
	• Hipercalêmica
	  • Uso de bloqueador neuromuscular despolarizante (succinilcolina)
	Miopatia do doente crítico
	Hipertermia maligna (anestésico inalatório halogenado e succinilcolina)

QUADRO A3.7. Formas clínicas da miastenia grave.

Forma clínica	Sintomas, sinais e repercussão funcional
I	Fraqueza ocular (oftalmoparesia). Força normal nos demais músculos
II	Tetraparesia moderada, fraqueza dos músculos do pescoço, semiptose, incapacidade relativa aos esforços, pequenas restrições às atividades de vida diária
III	Fraqueza mais acentuada, sintomas e sinais em músculos de nervos cranianos bulbares, limitação maior às atividades de vida diária
IV	Sintomas subjetivos e sinais objetivos de comprometimento respiratório, porém sem necessidade de assistência respiratória
V	Insuficiência respiratória e necessidade de ventilação mecânica (crise miastênica)

FÁRMACOS QUE PODEM EXACERBAR OS SINTOMAS DA MIASTENIA GRAVE

Seu uso deve ser cuidadoso. Os aminoglicosídeos devem ser usados apenas se houver absoluta indicação.

QUADRO A3.8. Fármacos que podem exacerbar os sintomas da miastenia grave.

Antibióticos	Antiarrítmicos
Aminoglicosídeos (amicacina, gentamicina, neomicina, estreptomicina)	Betabloqueadores
Tetraciclinas	Quinidina
Clindamicina	Procainamida
Fluoroquinolonas (ciprofloxacino, levofloxacino, moxifloxacino, norfloxacino)	Verapamil
Macrolídeos (eritromicina, azitromicina, claritromicina)	Lidocaína
Quinino	
Colistina	
Ampicilina	
Drogas de ação no SNC	**Outros**
Fenitoína	Corticosteroides
Clorpromazina	Cloroquina
Gabapentina	Magnésio
Lítio	D-penicilamina
Fenotiazinas	Anticolinérgicos (escopolamina, por exemplo)
	Contraste iodado
	Inibidores da protease
	Estatinas

QUADRO A3.9. Doenças que causam fraqueza rapidamente progressiva com envolvimento da musculatura respiratória.

Junção neuromuscular	Doenças musculares adquiridas
Miastenia grave	Paralisia hipocalêmica
Botulismo	Miopatia tóxica
Síndrome miastênica de Lambert-Eaton	Polimiosite e dermatomiosite
	Miopatias e distrofias musculares hereditárias
Neuropatias	Miopatias mitocondriais
Síndrome de Guillain-Barré	Distrofias de Duchene e Becker
Polineuropatia do doente crítico	Distrofia miotônica
Difteria	Miopatias congênitas
Porfiria	
Neurônio motor	
Esclerose lateral amiotrófica	
Poliomielite	

QUADRO A3.10. Fenômenos físicos e não físicos como possíveis causas de rabdomiólise.

Fenômenos físicos	Fenômenos não físicos
- Politraumas	- Fármacos (estatinas, lítio, isoniazida, tricíclicos, barbitúricos, anfotericina B, valproato, hidroxizina, fibratos)
- Compressões	
- Esmagamentos	
- Imobilização prolongada	- Neurolépticos (síndrome neuroléptica maligna)
- Pós-operatório	- Tóxicas (álcool, ecstasy, cocaína, heroína, LSD, anfetaminas)
- Eletrocussão	
- Cardioversão elétrica	- Infecções (influenza, coxsackie, adenovírus, herpes, citomegalovírus, varicela-zóster, Epstein-Barr Vírus, micoplasma)
- Embolias arteriais	
- Epilepsias	
- *Delirium tremens*	
- Exercícios físicos extenuantes	- Miopatias metabólicas (doença de McArdle)
- Hipertermia	- Polimiosite e dermatomiosite
	- Endocrinopatias (hipotireoidismo)

TABELA A3.6. Manejo da hipotermia terapêutica: complicações, critérios para interrupção e cuidados recomendados.

Complicações	Critérios para interrupção	Cuidados recomendados
- Hipocalemia. Ocorre por aumento do K$^+$ intracelular. No reaquecimento, há retorno do K$^+$ para o meio extracelular, aumentando o K$^+$ sérico - Coagulopatia: plaquetopenia e aumento do TTPA - Arritmias complexas - Queda do débito cardíaco - Hipotensão - Aumento de amilase e lipase - Redução do *clearance* de creatinina	- Arritmias ventriculares graves - Sangramento intracraniano, abdominal, ou torácico - Coagulopatia - Deterioração progressiva de qualquer função orgânica - Pneumonia - Sepse	- Potássio sérico – 8/8h - Sódio sérico – 8/8h - Cálcio iônico – 1 × dia - Creatinina – 1 × dia - Hemograma – 1 × dia - Amilase/lípase – 1 × dia - TAP/TTPA – 1 × dia - Glicemia capilar – 4/4h - Radiografia de tórax – 1 × dia - ECG – 1 × dia

TAP: tempo de atividade da protrombina; TTPA: tempo de tromboplastina parcialmente ativada; EEG: eletroencefalograma.

QUADRO A3.11. Indicações de punção lombar.

Indicações diagnósticas de punção lombar
Doenças infecciosas
- Meningites - Encefalites - Meningoencefalites - Neurocisticercose - Neuroshistossomos e Neuroesquistossomose - Neurotoxoplasmose - Neurossífilis
Doenças neoplásicas
- Carcinomatose meníngea - Infiltração meníngea de leucemias e linfomas
Doenças inflamatórias
- Esclerose múltipla - Neuromielite óptica (DEVIC) - Encefalomielite aguda disseminada (ADEM) - Síndrome de Guillain-Barré - Polineuropatia desmielinizante crônica - Síndrome de Miller-Fisher
Doenças vasculares
Suspeita de hemorragia subaracnoide (com tomografia computadorizada de crânio sem sinais de sangramento)
Suspeita de hipertensão intracraniana idiopática (pseudotumor cerebral)
Indicações terapêuticas de punção lombar
Aplicação de quimioterápicos, de antibióticos, de radioisótopos e de contraste
Drenagem liquórica (HPN – Tap Test; pseudotumor cerebral)

QUADRO A3.12. Valores referenciais do LCR (adulto).

Pressão liquórica	5 a 20 cmH$_2$O (paciente em decúbito lateral e calmo)
Exame físico	
Aspecto e cor	Límpido e incolor
Exame citológico	
Leucócitos	Até 5/mm^2
Perfil celular	Linfócitos (50% a 70%) e monócitos (30% a 50%)
Hemácias	0/mm^2 (zero)
Exame bioquímico	
Proteína total	45 mg/dL (punção lombar); 30 mg/dL (SOD); até 25 mg/dL (ventricular);
Glicose	2/3 da glicemia (paciente euglicêmico: 40 a 70 mg/dL)
Lactato (ácido láctico)	10 a 20 mg/dL
ADA	Até 9 mg/dL
Cloreto	670 a 740 mg/dL
Exame microbiológico	
Bacterioscopia (GRAM)	Ausente
Pesquisa de BAAR	Ausente
Tinta da China	Negativo
Pesquisa de antígenos bacterianos	Não reagente
Pesquisa de antígenos bacterianos	Não reagente
Cultura (bactérias, fungos e micobactérias)	Negativa

QUADRO A3.13. Os parâmetros analisados para a indicação do tratamento endovascular mecânico do AVCI agudo.

Tempo de início dos sintomas
1. 0 a 4,5 horas para o tratamento endovenoso por rt-PA 2. 6 a 8 horas para tratamento mecânico por trombectomia na circulação anterior 3. Até 12 horas para trombectomia mecânica na circulação posterior
Escala do NIH de 8 a 20
Mismatch clínico entre a difusão e o NIH
Sinais de infarto com hipodensidade menor do que um terço da artéria cerebral média ou Aspects maior que 7
Ausência de sinais de hemorragia na TC ou na RM
Local da oclusão pela angiotomografia: carótida interna, M1 e M2 proximal, A1 e sistema vertebrobasilar
Área de penumbra maior do que 20% na perfusão pela TC RM

NIH: *National Institute of Health*; TC: tomografia computadorizada; RM: ressonância magnética.

QUADRO A3.14. Escala Mori de classificação de recanalização após trombólise intra-arterial no AVCI.

0 – Oclusão completa.
1 – Movimentação do trombo sem reperfusão.
2 – Recanalização parcial com reperfusão < 50% da área isquêmica.
3 – Recanalização parcial com reperfusão > 50% da área isquêmica.
4 – Recanalização completa com reperfusão.

QUADRO A3.15. Escala TICI (*Thrombolysis In Cerebral Ischemia*) de classificação para recanalização após trombólise intra-arterial na AVCI.

0 – Oclusão completa.
1 – Movimentação do trombo sem reperfusão.
2a – Recanalização parcial com reperfusão < 50%.
2b – Recanalização parcial com reperfusão > 50%.
4 – Recanalização completa com reperfusão normal dos ramos distais.

QUADRO A3.16. Escala de Hunt e Hess para a apresentação clínica de aneurismas cerebrais.

Escala de Hunt e Hess	
0	Aneurisma não roto.
1	Assintomático, ou discreta cefaleia ou rigidez de nuca.
1a	Nenhuma reação meníngea, mas com déficit fixo de nervo craniano.
2	Paralisia de nervos cranianos, rigidez de nuca, cefaleia de moderada intensidade.
3	Discreto déficit focal, sonolência ou confusão mental.
4	Torpor, moderada/grave hemiparesia.
5	Coma profundo.
Adicionar 1 ponto para doença sistêmica (hipertensão arterial sistêmica, diabetes melito, aterosclerose ou doença pulmonar obstrutiva crônica) ou vasoespasmo angiográfico grave.	

QUADRO A3.17. Aneurismas cerebrais: classificação de Fisher - baseado na TC de crânio.

Classificação de Fisher		
Grupo	Achados na TC	Risco de vasoespasmo
1	Sem Hemorragia	Baixo
2	HSA < 1 mm de espessura	Moderado
3	HSA > 1 mm de espessura	Alto
4	Hemorragia intraventricular e/ou intraparenquimatosa	

TABELA A3.18. Principais medicações utilizadas no tratamento intra-arterial do vasoespasmo cerebral.

Droga	Dose máxima	Diluição com SF 0,9%	Eficácia	Tempo total	Meia-vida	Efeitos adversos
Nimodipina	10 mg	25%	+++++	90 min	9h	Hipotensão
Verapamil	40 mg	25%	++++	20 min	6h	Depressão miocárdica, bradicardia
Nicardipina	10 mg	25%	+++++	10 min	26h	Hipotensão, bradicardia
Milrirone	15 mg	25%	+++++	60 min	9h	Hipertensão

Min: minuto(s); h: hora(s); SF: soro fisiológico.

QUADRO A3.19. Protocolo de controle de tremores (*shivering*).

BSAS	Intervenção	Doses
0	Dipirona Paracetamol Buspirona Aquecimento de extremidades e face	1.000 mg EV 6/6h 750-1.000 mg VO 6/6h 30 mg VO 8/8h —
1	Dexmedetomidina Fentanil Sulfato de magnésio Manter as medidas anteriores	0,2-1,5 µg/kg/h, EV 50-200 µg/h, EV 1g/h – manter magnésio entre 3 e 4 g/dL
2	Propofol Midazolam Manter as medidas anteriores	0,1-0,2 mg/kg/min, EV 0,02-0,10 mg/kg/h
3	Vecurônio Manter as medidas anteriores	0,1 mg/kg, EV, doses intermitentes

VO: via oral; EV: (via) endovenosa; h: hora(s).

QUADRO A3.20. Principais indicações para realização de eletroencefalograma em pacientes críticos.

- Coma de causa indeterminada.
- Estado confusional agudo.
- Detecção de crises clínicas e subclínicas.
- Diagnóstico de estado epiléptico não convulsivo.
- Definição de prognóstico após insulto neurológico agudo (principalmente após parada cardiorrespiratória).
- Diagnóstico de morte encefálica.

QUADRO A3.21. Tipos de estado epiléptico.

EEG	Convulsivo	Não convulsivo
Generalizado	Tônico-clônico (primariamente generalizado)	*Status* de ausência
	Status mioclônico	
Parcial	Tônico-clônico (secundariamente generalizado)	▪ Parcial simples ▪ Afásico ▪ Somatossensitivo ▪ Psíquico ▪ Autonômico
	Parcial simples: epilepsia parcial contínua	Parcial complexo
		Status epilepticus não convulsivo (paciente em coma)

Fonte: Adaptado de Brenner, 2004.

QUADRO A3.22. Critérios eletroencefalográficos para o diagnóstico de *status epilepticus* não convulsivo.

- Crises eletrográficas focais contínuas ou frequentes, com padrões ictais com evolução de frequência, amplitude e distribuição.
- Descargas generalizadas de espícula-onda frequentes ou contínuas, em paciente sem antecedente de síndrome epiléptica ou encefalopatia epiléptica.
- Descargas generalizadas de espícula-onda frequentes ou contínuas, com clara modificação na intensidade ou frequência (em geral, com frequências mais rápidas), em paciente com antecedente de síndrome epiléptica ou encefalopatia epiléptica.
- PLED ou PED em paciente em coma após estado epiléptico convulsivo.
- Anormalidades frequentes ou contínuas (espículas, ondas agudas, PLED, BiPLED, GPED, ondas trifásicas) em paciente com EEG prévio sem as referidas anormalidades, no contexto de lesão cerebral aguda (lesão anóxica, trauma, infecção).
- Anormalidades eletrográficas generalizadas frequentes ou contínuas, em paciente com encefalopatia epiléptica prévia e padrão similar no EEG interictal, mas com sintomas clínicos sugestivos de estado epiléptico não convulsivo.

PLED: descargas epileptiformes lateralizadas periódicas; PED: descargas epileptiformes periódicas; BiPLED: descargas epileptiformes lateralizadas periódicas bilaterais; GPED: descargas epileptiformes periódicas generalizadas.
Fonte: Adaptado de Sutter e Kaplan, 2012.

QUADRO A3.23. Significado dos padrões de EEG em pacientes tratados e não tratados com hipotermia.

Padrão eletroencefalográfico	Pacientes não tratados com hipotermia	Pacientes tratados com hipotermia
Ausência de reatividade da atividade de base	Prognóstico ruim	Prognóstico ruim.
Coma alfa/teta	Nem sempre associado com prognóstico ruim, e necessita de estímulo intenso.	Nem sempre associado com prognóstico ruim e necessita de estímulo intenso.
GPED	Associado com prognóstico ruim, porém nem sempre.	Associado com prognóstico ruim, porém nem sempre.
Surto-supressão	Nem sempre associado com prognóstico ruim.	Nem sempre associado com prognóstico ruim, pode ocorrer durante a hipotermia com padrão transitório.
Padrão de baixa voltagem	Prognóstico ruim.	Prognóstico ruim.
Crises eletrográficas/estado de mal epiléptico	Prognóstico ruim.	Prognóstico ruim, tendem a aparecer durante a hipotermia.
Surtos de baixa amplitude	Associado com prognóstico ruim.	Sem associação com prognóstico.

GPED: descargas epileptiformes periódicas generalizadas.
Fonte: Adaptado de Crepeau e colaboradores, 2014.

QUADRO A3.24. Escala do *National Institute of Health Stroke Scale* (NIHSS) – Fase aguda do AVC.

Avaliação	Pontuação
1a. Nível de consciência - Escolher uma alternativa mesmo se a avaliação estiver prejudicada por tubo endotraqueal, linguagem ou trauma. - Pontuar **3** somente se não for obtida resposta após estímulos dolorosos ou se o paciente apresentar apenas respostas reflexas.	0 = alerta 1 = desperta com estímulo verbal 2 = desperta somente com estímulo doloroso 3 = respostas reflexas ou sem resposta aos estímulos dolorosos
1b. Orientação: idade e mês - Resposta deve ser correta, não há nota parcial. - Pacientes com afasia ou com alteração do nível de consciência que não compreendem as perguntas receberão 2. - Intubação endotraqueal, trauma, disartria grave ou qualquer problema não secundário à afasia pontuam 1.	0 = ambas corretas 1 = uma questão correta 2 = ambas incorretas
1c. Comandos: abrir e fechar os olhos, apertar e soltar a mão - Realizar com a mão não parética. - Substituir por outro comando se as mãos não puderem ser utilizadas. Crédito se a tentativa for realizada, mas não realizada devido ao déficit neurológico. - Se não houver resposta ao comando, devem ser utilizados gestos.	0 = ambas corretas 1 = uma tarefa correta 2 = ambas incorretas

(continua)

QUADRO A3.24. Escala do *National Institute of Health Stroke Scale* (NIHSS) – Fase aguda do AVC. *(continuação)*

Avaliação	Pontuação
2. Motricidade ocular (voluntária ou olhos de boneca) • Somente olhar horizontal testado. • Se o paciente tem paresia do III, IV ou VI isolada, marcar **1**. Testar em pacientes afásicos. Pacientes com trauma ocular ou com alteração dos campos visuais devem ser testados com movimentos reflexos.	0 = normal 1 = paresia do olhar conjugado 2 = desvio conjugado do olhar
3. Campos visuais • Se houver cegueira monocular, os campos visuais do outro olho devem ser considerados. • Se o paciente for cego por qualquer outra causa, marcar 3. • Extinção, o paciente recebe 1 e os resultados são utilizados para responder a questão 11.	0 = normal 1 = hemianopsia parcial, quadrantopsia, extinção 2 = hemianopsia completa 3 = cegueira cortical
4. Paresia facial Considere simetria da contração facial em resposta aos estímulos dolorosos nos pacientes com alteração do nível de consciência.	0 = normal 1 = paresia mínima (aspecto normal em repouso, sorriso assimétrico) 2 = paresia/segmento inferior da face 3 = paresia/segmentos superior e inferior da face
5. Motor membro superior braços estendidos 90° (sentado) ou 45° (deitado) por 10 s. • Iniciar com o lado não parético. • Paciente afásico, utilizar gestos e não utilizar estímulos dolorosos.	0 = sem queda 1 = queda, mas não atinge o leito 2 = força contra gravidade mas não sustenta 3 = sem força contra gravidade, mas qualquer movimento mínimo conta 4 = sem movimento
6. Motor membro inferior Elevar perna a 30° deitado por 5 s.	0 = sem queda 1 = queda, mas não atinge o leito 2 = força contra gravidade mas não sustenta 3 = sem força contra gravidade, mas qualquer movimento mínimo conta 4 = sem movimento
7. Ataxia apendicular • Fazer os testes com os olhos abertos. • Index-nariz e calcanhar-joelho em ambos os lados. • Ataxia considerada somente se for presente. • Se o paciente estiver afásico ou plégico, não considerar.	0 = sem ataxia (ou afásico, hemiplégico) 1 = ataxia em membro superior ou inferior 2 = ataxia em membro superior e inferior
8. Sensibilidade • Afásico ou com rebaixamento do nível de consciência, marcar 0 ou 1. • AVC de tronco com déficit bilateral, marcar 2. • Se o paciente não responder e estiver tetraplégico, marcar 2. • Pacientes em coma recebem 2.	0 = normal 1 = déficit unilateral, mas reconhece o estímulo (ou afásico, confuso) 2 = paciente não reconhece o estímulo ou coma ou déficit bilateral
9. Linguagem • O paciente deve descrever o que está acontecendo na figura, nomear os objetos e ler as frases. • Ao paciente intubado deve ser solicitado escrever uma frase. O paciente em coma recebe 3. • Mutismo que não consegue realizar nenhum comando = 3.	0 = normal 1 = afasia leve moderada (compreensível) 2 = afasia grave (quase sem troca de informações) 3 = mudo, afasia global, coma
10. Disartria	0 = normal 1 = leve a moderada 2 = grave, ininteligível ou mudo X = intubado
11. Extinção/negligência • Se houver grave déficit visual e os estímulos sensitivos normais, deve ser considerado normal. • Se paciente afásico, mas percebe ambos os lados, é considerado normal. • A negligência somente é considerada quando puder ser demonstrada.	0 = normal 1 = negligência ou extinção em uma modalidade sensorial 2 = negligência em mais de uma modalidade sensorial

4

NUTRIÇÃO E METABOLISMO

Taxa metabólica basal (TMB)

$$TMB = \frac{37 - (\text{idade em anos} - 20) \text{ kcal/m}^2/h}{10}$$

TABELA A4.1. Equações para determinação do gasto energético.

Harris-Benedict
GEB (homens) = 66,4 + (13,7 × P) + (A × 5) − (6,7 × I)
GE (mulheres) = 655,1 + (9,5 × P) + (A × 1,8) − (4,6 × I)
Ireton Jones (utilizada para pacientes graves sob ventilação mecânica)
GEB = 1925 − (10 × A) + (5 × P) + (281 × S) + (292 × T) + (851 × Q)
Curreri (utilizada para pacientes queimados)
Necessidade calórica (kcal/dia) = (25 × P) + (40 × SCQ)

GEB: gasto metabólico basal; P: peso em kg; A: altura em cm; I: idade em anos; S: sexo; T: trauma (sim ou não); Q: queimadura (sim ou não).

GASTO ENERGÉTICO POR ATIVIDADE

- Sedentário: 400 a 800 kcal/dia
- Trabalho leve: 800 a 1.200 kcal/dia
- Esforço moderado: 1.200 a 1.800 kcal/dia
- Trabalho pesado: 1.800 a 4.500 kcal/dia

BALANÇO NITROGENADO (BN)

$$BN = N_{INGERIDO} - N_{EXCRETADO}$$

$$N_{ingerido} = \frac{\text{Proteína ingerida (em gramas)}}{6,25}$$

$$N_{excretado} = (\text{Ureia na urina 24h}) \times 0,47 + Pi$$

Pi: perdas insensíveis de nitrogênio: 2-6 g/24h.

PESO IDEAL

Homens:
Peso ideal = 48 kg até 152 cm + 1,1 kg para cada cm a mais.

Mulheres:
Peso ideal = 45 kg até 152 cm + 0,09 kg para cada cm a mais.

ÍNDICE DE MASSA CORPÓREA (IMC)

$$IMC = \frac{\text{Peso (kg)}}{\text{Altura}^2 \text{ (metros)}}$$

$\leq 18,4$ – Abaixo do peso
18,5 a 24,9 – eutrófico
25 a 29,9 – pré-obeso
30 a 34,9 – obesidade grau I
35 a 39,9 – obesidade grau II
≥ 40 – obesidade grau III

TABELA A4.2. Triagem de risco nutricional (NRS-2002).

Parte 1: Classificação de risco nutricional		
	Sim	Não
Apresenta IMC < 20,5 kg/m²?		
Houve perda de peso nos últimos três meses?		
Houve redução na ingestão alimentar na última semana?		
Portador de doença grave, mau estado geral ou em UTI?		
Sim: se a resposta for "sim" para qualquer questão, continue e preencha a parte 2. **Não**: se a resposta for "não" a todas as questões, reavalie o paciente semanalmente. Se for indicada uma cirurgia de grande porte, continue e preencha a parte 2.		

(*continua*)

TABELA A4.2. Triagem de risco nutricional (NRS-2002). *(continuação)*

Parte 2			
Prejuízo do estado nutricional		**Gravidade da doença (aumento nas necessidades)**	
Ausente Pontuação 0	Estado nutricional normal	Ausente Pontuação 0	Necessidades nutricionais normais
Leve Pontuação 1	Perda de peso > 5% em três meses ou ingestão alimentar de 50% a 75% das necessidades energéticas na última semana	Leve Pontuação 1	Fratura do quadril, pacientes crônicos, em particular com complicações agudas: cirrose, DPOC, hemodiálise crônica, diabetes, câncer
Moderado Pontuação 2	Perda de peso > 5% em dois meses ou IMC entre 18,5 e 20,5 + queda do estado geral, ingestão alimentar de 60% das necessidades energéticas na última semana	Moderado Pontuação 2	Cirurgia abdominal de grande porte, fraturas ósseas, pneumonia grave, leucemias e linfomas
Grave Pontuação 3	Perda de peso > 5% em um mês (> 15% em três meses) ou IMC < 18,5 + queda do estado geral, ingestão alimentar de 0% a 25% das necessidades energéticas na última semana	Grave Pontuação 3	Transplante de medula óssea, pacientes em cuidado intensivo (APACHE > 10)
Soma da pontuação + = Pontuação total			
Se ≥ 70 anos: adicionar 1 ponto no total acima = pontuação total ajustada à idade.			
Pontuação ≥ 3: o paciente está em risco nutricional e o cuidado nutricional é iniciado. Pontuação < 3: reavaliar paciente semanalmente. Se o paciente tem indicação para cirurgia de grande porte, considerar plano de cuidado nutricional para evitar riscos associados.			

DPOC: doença pulmonar obstrutiva crônica; IMC: índice de massa corpórea; APACHE (*Acute Physiologic and Chronic Health Evaluation*) ou Índice Prognóstico em UTI.
Fonte: Kondrup e colaboradores, 2003.

TABELA A4.3. Cálculo de peso ideal.

Fórmula para cálculo da compleição física			
Compleição óssea = $\dfrac{\text{altura (cm)}}{\text{perímetro do punho (cm)}}$			
Classificação da compleição física			
Compleição	Pequena	Média	Grande
Homens	> 10,4	9,6 a 10,4	< 9,6
Mulheres	> 11,0	10,1 a 11,0	< 10,1
IMC desejável			
Peso ideal ou desejável = IMC ideal ou desejável × altura² (m)			

Fonte: Adaptada de WHO, 1985.

TABELA A4.4. Classificação da perda ponderal em relação ao tempo.

Tempo	Perda significativa de peso (%)	Perda grave de peso (%)
1 semana	1 a 2	> 2
1 mês	5	> 5
3 meses	7,5	> 7,5
6 meses	10	> 10

Fonte: Adaptada de Blackburn; Bistrian, 1977.

TABELA A4.5. Quantidade em kg a ser subtraído do peso atual de acordo com grau e localização do edema.

Grau de edema	Local atingido	Quantidade em kg a ser subtraído
+	Tornozelo	1
++	Joelho	3 a 4
+++	Raiz da coxa	5 a 6
++++	Anasarca	10 a 12

Fonte: Adaptada de Matarese, 1997.

TABELA A4.6. Equação de estimativa de peso corpóreo.

	19 a 59 anos	P (kg) = (AJ (cm) × 1,01) + (CB(cm) × 2,81) − 66,04
Mulheres brancas	60 a 80 anos	P (kg) = (AJ (cm) × 1,09) + (CB(cm) × 2,68) − 65,51
Mulheres negras	19 a 59 anos	P (kg) = (AJ (cm) × 1,24) + (CB(cm) × 2,97) − 82,48
	60 a 80 anos	P (kg) = (AJ (cm) × 1,50) + (CB(cm) × 2,58) − 84,22
Homens brancos	19 a 59 anos	P (kg) = (AJ (cm) × 1,19) + (CB(cm) × 3,14) − 86,82
	60 a 80 anos	P (kg) = (AJ (cm) × 1,10) + (CB(cm) × 3,07) − 75,81
Homens negros	19 a 59 anos	P (kg) = (AJ (cm) × 1,09) + (CB(cm) × 3,14) − 83,72
	60 a 80 anos	P (kg) = (AJ (cm) × 0,44) + (CB(cm) × 2,86) − 39,21

Fonte: Adaptada de Chumlea e colaboradores, 1985.

QUADRO A4.1. Equação estimativa de altura.

Homens = [64,19 − (0,04 × idade em anos) + (2,02 × altura do joelho em cm)]
Mulheres = [84,88 − (0,24 × idade em anos) + (1,83 × altura do joelho em cm)]

Fonte: Adaptado de Chumlea e colaboradores, 1985.

TABELA A4.7. Classificação nutricional de acordo com o IMC para adultos (até 60 anos).

Classificação nutricional	Resultado do IMC (kg/m²)
Magreza grau III	< 16
Magreza grau II	16 a 16,99
Magreza grau I	17 a 18,49
Eutrofia	18,5 a 24,99
Pré-obeso	25 a 29,99
Obesidade classe I	30 a 34,99
Obesidade classe II	35 a 39,99
Obesidade classe III	≥ 40 kg/m²

Fonte: Adaptada de WHO, 1997.

TABELA A4.8. Classificação nutricional de acordo com o IMC para idosos (indivíduos acima de 60 anos).

Classificação nutricional	Resultado do IMC (kg/m²)
Baixo peso	< 23,0
Eutrofia	23,0 a 27,9
Sobrepeso	28,0 a 29,9
Obesidade	≥ 30,0

Fonte: Adaptada de OPAS, 2001.

TABELA A4.9. Recomendações proteicas das principais diretrizes para terapia nutricional.

Diretrizes	Oferta proteica g/kg/dia	Observações
ESPEN	1,3 a 1,5	Pode ser maior em pacientes queimados e politraumatizados
ASPEN	1,2 a 2	Se IMC < 30
	2	Se IMC entre 30 e 40
	2,5	Se IMC > 40
DITEN	1,2 a 2	Dependendo do estado metabólico
CANADENSE	Não há referências	

ASPEN: *American Society for Parenteral and Enteral Nutrition*; DITEN: Diretrizes Brasileiras em Terapia Nutricional; ESPEN: *European Society for Clinical Nutrition and Metabolism*.

TABELA A4.10. Recomendações de macro e micronutrientes da NP de adultos.

Macronutrientes	Paciente grave
Proteína	1,3 a 1,5 g/kg/dia
Carboidratos	< 4 mg/kg/min
Lipídeos	1 g/kg/dia
Calorias totais	25 a 30 kcal/kg/dia
Líquidos	Restrito
Eletrólitos	**Recomendações/dia**
Cálcio	10 a 15 mEq
Magnésio	8 a 20 mEq
Fosfato	20 a 40 mmol
Sódio	1 a 2 mEq/kg
Potássio	1 a 2 mEq/kg
Acetato	*
Cloreto	*
Microelementos	
Zinco	2,5 a 5 mg
Cobre	0,3 a 0,5 mg
Cromo	10 a 15 mcg
Manganês	60 a 100 mcg
Selênio	20 a 60 mcg
Ferro	**
Vitaminas	**Recomendações ADA (2000)**
Vitamina A	3300 UI
Vitamina D	200 UI
Vitamina E	10 UI
Vitamina K	150 mcg
B1 (tiamina)	6 mg
B2 (riboflavina)	3,6 mg
B6 (piridoxina)	6 mg
B12 (cianocobalamina)	5 mcg
Niacina	40 mg
Ácido fólico	600 mcg
Ácido pantotênico	15 mg
Biotina	60 mcg
Vitamina C	200 mg

* Necessário para manter balanço ácido básico; ** ferro dextran é aprovado para uso em NP sem lipídeo.
Fonte: ASPEN, Core curriculum, 2012.

QUADRO A4.2. Recomendações de eletrólitos.

Tabela eletrólitos		
	Insumo	Recomendação
Na⁺	NaCl 20%	1 a 2 mEq/kg/dia
K⁺	KCl 19,1%	1 a 2 mEq/kg/dia
P	Fosfato de potássio 2 mEq/mL	20 a 40 mmol/dia
	Fósforo orgânico 0,33 mmol/mL	
	Fósforo orgânico 1 mmol/mL	
Ca²⁺	Gluconato de cálcio 0,46 mEq/mL	10 a 15 mEq/dia
Mg²⁺	Sulfato de magnésio a 10% (0,81 mEq/mL)	8 a 20 mEq/dia

Fonte: ASPEN 2004 – Safe Practices for Parenteral Nutrition Mirtallo e colaboradores, 2004.

TABELA A4.11 Cálculo de macronutrientes da NP em indivíduo de 70 kg.

Proposta: 30 kcal/kg/dia, 1,5 g/kg/dia, 30% lipídeo
Se 70 kg → NC = 2.100 cal

1. Cálculos aminoácidos, nitrogênio e relação ca/gN
1,5 × 70 = 105 g → AA   10% = 10 g em 100 mL × = 1050 mL
    total calórico aa: 105 g × 4 = 420 cal = 20%
                    105 g   ×
cálculo de N → 6,25 g aa → tem 1g N   × = 16,8 g N
cálculo de calorias não proteicas por g de N = 2100 – 420 = 1680
                    105 g   ×
1680 kcal para   16,8 g N   ou 100 cal : 1gN
                                ×   1 g N

2. Cálculo de lipídeos
proposta 30% de lipídeos = 30% de 2.100 cal = 630 cal
emulsão lipídica a 20% = 2 cal   em   1 mL   × = 315 mL
                        630   ×

3. Cálculo de glicose
de 2.100 cal já foram usados 420 (aa) e 630 (lipídeo) =
2.100 – (420 + 630) = 1.050 cal = 50% do valor calórico total
1.050 cal tem 262,5 g de glicose (1.050 ÷ 4 = 262,5)
       SG 50% = 50g   em   100 mL
                      262,5   ×

4. Final
NP com volume final de 1.890 mL (1050 aa + 315 lipídeo + 525 mL glicose), 2.100 calorias, 20% proteínas, 30% lipídeo e 50% glicose; cal/gN 100:1

NC: necessidade calórica; N: nitrogênio.

TABELA A4.12. Equações para estimativa das necessidades calóricas usadas pacientes queimados adultos e pediátrico.

Idade	Equação	Necessidades calóricas (NC) kcal/dia
Adultos	Harris-Benedict	GEB-M = 66,47 + (13,75 × P) + (5 × A) – (6,76 × I) GEB – F = 665,1 + (9,56 × P) + (1,85 × A) – (4,68 × I) GEB: gasto energético basal; M: masculino; F: feminino; P: peso; A: altura; I: idade
Adultos	Toronto	NC = –4343 + (105 × % SCQ) + (0,23 × ingestão calórica) + (0,84 × GEB-Harris-Benedict) – (4,5 × dias após lesão) % SCQ = % da superfície corporal queimada
Criança 3 a 10 anos	Schofield	NC – M = (19,6 × P) + (1,033 × A) + 414,9 NC – F = (16,97 × P) + (1,618 × A) + 371,2 M: masculino; F: feminino; P: peso (kg); A: altura (cm)
Crianças 10 a 18 anos	Schofield	NC M = (16,25 × P) + (1,372 × A) + 515,5 NC – F = (8,365 × P) + (4,65 × A) + 200 M: masculino; F: feminino; P = peso (kg); A: altura (cm)

TABELA A4-13. Recomendações de vitaminas e minerais para queimados conforme a superfície corporal queimada (SCQ).

> 20% SCQ
1 multivitamínico ao dia
500 mg de vitamina C 2 vezes ao dia
10.000 UI de vitamina A ao dia
45-50 mg de zinco ao dia
< 20% SCQ
1 multivitamínico ao dia

5

EQUILÍBRIO HIDROELETROLÍTICO E INSUFICIÊNCIA RENAL

Água corporal total = 0,6 × peso em kg

$$ACT = 0,6 \times peso\ (kg)$$

1. Líquido intracelular = 0,4 × peso em kg
2. Líquido extracelular = 0,2 × peso em kg
3. Volume de sangue: homens = 69 mL/kg
    mulheres = 65 mL/kg
4. Volume de plasma: homens = 39 mL/kg
    mulheres = 40 mL/kg

3. Índice de troca entre o potássio e o hidrogênio:
   Para cada alteração de 0,1 no pH sanguíneo, o potássio altera-se proporcionalmente em 0,6 mEq/L.

FÓRMULAS PARA TRATAMENTO DE DÉFICIT ESPECÍFICO

1. ÁGUA LIVRE

$$\text{Água corporal total} = 0,6 \times peso\ (Kg)$$

CONTEÚDO ELETROLÍTICO

1. Porcentual de cálcio ligado a proteína:

$$[8 \times albumina\ (g/dL)] + [2 \times globulina\ (g/dL)] + 3$$

2. Correção dos valores de cálcio conforme o nível de albumina sérica:
   Diminuir 1 mg/dL do cálcio sérico para cada 1,0 g/dL de albumina menor que 4,0 g/dL.

$$\text{Água corporal desejada} = \frac{\text{Sódio medido} \times \text{água corporal total}}{\text{Sódio normal}}$$

$$\text{Déficit de água} = \text{água corporal desejada} - \text{água corporal atual}$$

TABELA A5.1 Conteúdo eletrolítico em secreções corporais.

	Sódio (mEq/L)	Potássio (mEq/L)	Hidrogênio (mEq/L)	Cloreto (mEq/L)	Bicarbonato (mEq/L)
Suor	30-50	5	—	45-55	—
Secreção gástrica	40-65	10	90	100-140	—
Fístula pancreática	135-155	5	—	55-75	70-90
Fístula biliar	135-155	5	—	80-110	35-50
Ileostomia	120-130	10	—	50-60	50-70
Diarreia	25-50	35-60	—	20-40	30-45

TABELA A5.2 Reposição de perdas conforme o tipo de fluido (para cada litro perdido).

	SF (mL)	SG 5% (mL)	KCL (mL)	NaHCO$_3$ (mEq)
Suor	300	700	5	—
Secreção gástrica	300	700	20	—
Fístula pancreática	250	750	5	90
Fístula biliar	750	250	5	45
Ileostomia	300	700	10	70
Diarreia	—	1.000	35	45

2. POTÁSSIO

TABELA A5.3 Perda corporal estimada de potássio de acordo com o nível sérico.

Potássio sérico (mEq/l)	Perda corporal (mEq)
Normal	< 200
3,0 a 3,5	150 a 300
2,5 a 3,0	300 a 500
Cada 0,5 abaixo de 2,5	Perda adicional de 100 a 200

3. SÓDIO

Déficit de sódio (mEq/l) = (125 – sódio medido) × (0,6 × peso)

Fração de excreção de sódio =
$$\frac{\text{sódio urinário}}{\text{sódio sérico}} \times \frac{\text{creatinina urinária}}{\text{sódio sérico}} \times 100$$

4. BICARBONATO

Déficit bic. (mEq/l) = [(0,4 × peso) × (bic. desejado)] – (bic. observado)

5. ÂNION GAP

AG = [(sódio) + (potássio)] – [(cloreto) + (bicarbonato)]
(valor normal = 12 ± 6 mEq/l)

6. OSMOLARIDADE SÉRICA (CALCULADA)

Osmolaridade = 2 × (sódio + potássio) + glicose/18 + ureia/6

Estimativa do *clearance* de creatina

$$Clearence = \frac{(140 - idade) \times peso\ (kg)}{72 \times creatinina\ (sérica)}$$

Em mulheres, multiplicar o valor obtido por 0,85.

TABELA A5.4 Classificação de insuficiência renal – RIFLE.

	Critério de RFG	Critério de débito urinário (DU)
Risco (*risk*) de disjunção renal	Aumento da creatinina sérica × 1,5 ou decréscimo do RFG > 25%	DU < 0,5 mL/kg/h × 6h
Lesão (*injury*) renal	Aumento da creatinina sérica × 2 ou decréscimo do RFG > 50%	DU < 0,5 mL/kg/h × 12h
Falência (*failure*) da função renal	Aumento da creatinina sérica × 3 ou decréscimo do RFG 75% ou creatinina sérica ≥ 4 mg/dL	DU < 0,3 mL/kg/h × 24h ou anúria × 12h oligúria
Perda (*loss*) da função renal	IRA persistente = perda completa da função renal > 4 semanas	
Doença renal de estágio final (ESKD)	Doença renal de estágio final/terminal (> 3 meses)	

RFG: ritmo de filtração glomerular; ESKD: *end-stage kidney disease*; IRA: insuficiência renal aguda; RIFLE-Fc: denota agudização de doença renal crônica; RIFLE-Fo: denota oligúria; a especificidade aumenta a partir da classificação de falência; risco e lesão: alta sensibilidade. ADQI Group, Critical Care, 2004.

QUADRO A5.1. Resposta compensatória esperada nos distúrbios simples.

Distúrbio	Alteração primária	Resposta compensatória
Acidose metabólica	Diminuição [HCO_3^-]	Queda de 1,2 mmHg de pCO_2 para cada 1 mEq/L de queda de [HCO_3^-] Resposta adaptativa completa em 12-24 horas
Alcalose metabólica	Aumento [HCO_3^-]	Aumento de 0,7 mmHg de pCO_2 para cada aumento de 1 mEq/L de [HCO_3^-] Resposta adaptativa completa em 24 a 36 horas
Acidose respiratória aguda	Aumento de pCO_2	Aumento de 1 mEq/L de [HCO_3^-] para cada aumento de 10 mmHg na pCO_2 Resposta adaptativa completa em 2 a 5 dias
Acidose respiratória crônica	Aumento de pCO_2	Aumento de 3,5 mEq/L na [HCO_3^-] para cada aumento de 10 mmHg de pCO_2
Alcalose respiratória aguda	Diminuição de pCO_2	Redução de 2 mEq/L de [HCO_3^-] para cada redução de 10 mmHg de pCO_2
Alcalose respiratória crônica	Diminuição de pCO_2	Redução de 4 mEq/L em [HCO_3^-] para cada redução de 10 mmHg em pCO_2 Resposta adaptativa completa em 2 a 5 dias

QUADRO A5.2. Etiologia da acidose metabólica de acordo com o ânion *gap*.

Ânion *gap* normal
Causas renais
Acidose tubular renal tipo 1 (distal)
▪ Doenças tubulointersticiais (nefrocalcinose, pielonefrite crônica, rim esponja medular, rejeição do enxerto renal) ▪ Drogas (anfotericina, analgésicos, ifosfamida) ▪ Estados hipergamaglobulinêmicos (doença de Sjöegren, crioglobulinemia)
Acidose tubular renal tipo 2 (proximal)
Primária Secundária (drogas, doença de cadeia leve, mieloma múltiplo, doença de Wilson, cistinose, doença de Lowe)
Acidose tubular renal tipo 4 (hipo ou hipercalêmica)
Causas extrarrenais
▪ Diarreia ▪ Derivação pancreática externa ▪ Ureterossigmoidostomia ▪ Síndrome do intestino curto
Ânion *gap* elevado
▪ Acidose L-láctica ▪ Acidose D-láctica ▪ Insuficiência renal ▪ Cetoacidose diabética ▪ Cetoacidose alcoólica ▪ Intoxicação por metanol (*gap* osmolar elevado*) ▪ Intoxicação por etilenoglicol (*gap* osmolar elevado*) ▪ Intoxicação por salicilatos

GAP osmolar: osmolalidade medida – osmolalidade calculada (VN < 10 mOsm/kg de H_2O). Osmolalidade calculada = $2Na^+$ + glicose/18 + ureia/5,6.

QUADRO A5.3. Causas de alcalose metabólica.

Perda de hidrogênio	▪ Perda gastrintestinal ▪ Remoção de secreções gástricas – vômitos ou sucção nasogástrica* ▪ Terapia antiácida ▪ Diarreia com perda de cloro ▪ Perda renal ▪ Diuréticos de alça ou tiazídicos* ▪ Excesso de mineralocorticosteroide* ▪ Hipercalcemia ▪ Hipercapnia crônica ▪ Movimento de H+ para o interior das células ▪ Hipocalemia*
Retenção de bicarbonato	▪ Administração de bicarbonato de sódio ▪ Transfusão maciça de sangue ▪ Síndrome leite-álcali
Alcalose de contração	▪ Diuréticos de alça ou tiazídicos ▪ Perdas gástricas em pacientes com acloridria ▪ Perdas por meio do suor nos pacientes com fibrose cística

*Causas mais importantes.

QUADRO A5.4. Causas de acidose respiratória aguda e crônica.

Inibição do centro respiratório	Aguda Drogas: opioides, anestésicos e sedativos Oxigênio em pacientes com hipercapnia crônica Parada cardíaca Apneia obstrutiva do sono
	Crônica Obesidade mórbida Lesões do SNC (raro) Alcalose metabólica
Alterações na musculatura respiratória e parede torácica	Aguda Crise miastênica, paralisia periódica, aminoglicosídeos, síndrome de Guillain-Barré, hipocalemia ou hipofosfatemia graves
	Crônica Fraqueza muscular: poliomielite, esclerose lateral amiotrófica, mixedema Cifoescoliose Obesidade mórbida
Obstrução de vias aéreas superiores	Aguda Aspiração de corpo estranho ou vômitos Apneia obstrutiva do sono Laringoespasmo

(*continua*)

QUADRO A5.4. Causas de acidose respiratória aguda e crônica. *(continuação)*

Distúrbios das trocas gasosas nos capilares pulmonares	Aguda Exacerbação de alguma doença pulmonar de base SDRA Edema agudo pulmonar cardiogênico Asma grave, pneumonia Pneumotórax e hemotórax
	Crônica DPOC: enfisema, bronquite Obesidade mórbida
Ventilação mecânica	Ocorre quando a taxa de ventilação alveolar efetiva está reduzida. Ex.: ventilação fixa, com produção de CO_2 aumentada – uso de bicarbonato de sódio em acidose láctica durante ressuscitação cardiopulmonar.

SNC: sistema nervoso central; SDRA: síndrome do desconforto respiratório agudo; DPOC: doença pulmonar obstrutiva crônica.

QUADRO A5.5. Causas de alcalose respiratória.

Hipoxemia	• Doenças pulmonares: pneumonia, fibrose intersticial, embolia e edema • Insuficiência cardíaca congestiva • Hipotensão ou anemia grave • Elevadas altitudes
Doenças pulmonares	• Além da hipoxemia, existem receptores mecânicos que estimulam o centro respiratório por meio do nervo vago
Estimulação direta do centro respiratório	• Hiperventilação voluntária ou psicogênica • Insuficiência hepática • Septicemia por gram-negativos • Intoxicação por salicilatos • Gravidez e fase luteínica do ciclo menstrual (progesterona) • Distúrbios neurológicos, AVC, tumores pontinos
Ventilação mecânica	• A alcalose respiratória pode ser revertida aumentando o espaço morto, reduzindo o volume-corrente ou a frequência respiratória

TABELA A5.6. Causas de secreção inapropriada de ADH.

Causas de SIADH	
Alterações pulmonares	Pneumonia, tuberculose, abcesso, neoplasias, ventilação a pressão negativa
Neoplasias	Pulmão, duodeno, pâncreas, linfomas, bexiga, próstata
Alterações do SNC	Encefalites, meningites, abscesso, trombose, hemorragia, hematoma, trauma
Drogas	Clorpropamida, tolbutamida, carbamazepina, morfina, barbitúricos, clofibrate, acetaminofeno, ciclofosfamida, vincristina, isoproterenol

SNC: sistema nervoso central.

TABELA A5.5. Conteúdo de sódio nas diferentes soluções.

Características de soluções		
Solução	$[Na^+]$ – Na^+ infundido (mEq/L)	Distribuição no FEC* (%)
NaCl 5% em água	855	100*
NaCl 3% em água	513	100*
NaCl 0,9% em água	154	100
Ringer-lactato®	130	97
NaCl 0,45% em água	77	73
NaCl 0,2% em glicose 5%	34	55
Glicose 5% em água	0	40

*FEC: fluido extracelular.
Adicionalmente à sua completa distribuição pelo compartimento extracelular, essas soluções induzem remoção osmótica de água do compartimento intracelular.

QUADRO A5.6. Causas de déficit de potássio e hipocalemia.

Aporte reduzido de potássio
Redistribuição do potássio para dentro das células
• Elevação do pH extracelular
• Maior disponibilidade de insulina
• Atividade beta-adrenérgica aumentada
• Paralisia periódica familiar
• Proliferação celular acentuada
• Hipotermia
• Intoxicação por cloroquina
Perdas gastrintestinais

(continua)

QUADRO A5.6. Causas de déficit de potássio e hipocalemia. *(continuação)*

Perdas urinárias
▪ Diuréticos
▪ Hiperaldosteronismo primário
▪ Perda de secreção gástrica
▪ Ânions não reabsorvíveis
▪ Acidose metabólica
▪ Hipomagnesemia
▪ Anfotericina B
▪ Nefropatias perdedoras de sal (síndrome de Bartter)
▪ Poliúria
Diálise
Plasmaferese

QUADRO A5.7. Causas de hipercalemia.

Aumento da liberação de potássio pelas células
▪ Pseudo-hipercalemia
▪ Acidose metabólica
▪ Deficiência de insulina, hiperglicemia, hiperosmolaridade
▪ Maior catabolismo celular
▪ Bloqueio beta-adrenérgico
▪ Exercício
▪ Outros
▪ Intoxicação digitálica
▪ Paralisia hipercalêmica periódica
▪ Drogas
Excreção urinária de potássio reduzida
▪ Hipoaldosteronismo
▪ Insuficiência renal
▪ Redução do volume circulante efetivo
▪ Acidose tubular renal tipo I
▪ Distúrbio da excreção tubular de potássio
▪ Ureterojejunostomia

QUADRO A5.8. Causas de hipomagnesemia.

Aporte insuficiente	Renais
▪ Desnutrição proteico-calórica	▪ Acidose tubular renal
▪ Etilismo crônico	▪ Glomerulonefrites
▪ Gravidez	▪ Nefrite intersticial
▪ Suporte nutricional inadequado	▪ Hipercalcemia
	▪ Hiperaldosteronismo
Distúrbios na distribuição	▪ Hipofosfatemia
▪ Após cirurgias com circulação extracorpórea	▪ Acidemia (após correção)
▪ Sepse	▪ Hiperglicemia (cetoacidose)
▪ Transfusões repetidas	**Induzida por drogas**
▪ Pancreatite	▪ Diuréticos (de alça)
▪ Alcalemia	▪ Tiazídicos
▪ Grandes queimaduras	▪ Manitol
▪ Drogas vasoativas	▪ Inibidores de bomba de prótons
▪ Grande aporte de glicose e insulina	▪ Anfotericina B
Perdas gastrintestinais	▪ Aminoglicosídeos
▪ Síndrome de má absorção	▪ Carbenicilina
▪ Abuso de laxantes	▪ Digoxina
▪ Drenagem nasogástrica prolongada	▪ Ciclosporina
▪ Fístulas	▪ Quimioterapia (cisplatina/metotrexate)
▪ Pancreatite	▪ Anticorpo monoclonal anti-EGF (Cetuximab, Panitumumab)
▪ Hipomagnesemia primária	▪ Outros (cálcio, citrato e terbutalina)

QUADRO A5.9. Causas de hipermagnesemia.

Renais	*Clearance* de creatinina inferior a 30 mL/min
Extrarrenais	Reposição iatrogênica de magnésio nas hipomagnesemias Abuso de antiácidos e laxantes com Mg Hiperdosagem de $MgSO_4$ como tratamento (pré-eclâmpsia e arritmias cardíacas)
Ambas	Excesso de Mg em banhos de diálise Excesso de Mg em nutrição enteral ou parenteral em pacientes com doença renal

QUADRO A5.10. Causas de hipocalcemia.

Insuficiência de PTH

1. Redução na secreção (hipoparatireoidismo)
   - Primário (hereditário)
   - Secundário (autoimune, sepse, grandes queimados, pancreatite, tumor, cirurgia e hemocromatose)
   - Hipomagnesemia ou hipermagnesemia
2. Redução na ação
   - Hipomagnesemia
   - Sepse
   - Doença óssea avançada
   - Hipotireoidismo
   - Cisplatina, mitramicina e gálio

Insuficiência de calcitriol

1. Redução na produção
   - Insuficiência de vitamina D
   - Doença renal crônica
   - Hepatopatia terminal
   - Sepse, pancreatite e queimados
2. Redução dos efeitos
   - Doença óssea avançada
   - Hipomagnesemia
   - Hipotireoidismo
   - Cisplatina, mitramicina e gálio

Ação quelante ou precipitação de cálcio

- Hiperfosfatemia (lise tumoral, rabdomiólise e iatrogênica)
- Citrato e albumina
- Calcitonina, EDTA, etilenoglicol e fluoretos

EDTA: *Ethylenediamine tetraacetic acid* (ácido etilenodiamino tetra-acético).

QUADRO A5.11. Causas da hipercalcemia.

- Hiperparatireoidismo
- Malignidade
- Intoxicações provocadas pelas vitaminas D e A e lítio
- Excesso de ingestão de Ca^{++}
- Doenças granulomatosas (sarcoidose, tuberculose, beriliose)
- Rabdomiólise
- Imobilização prolongada
- Insuficiência adrenal

VARIÁVEIS HEMODINÂMICAS E DE PERFUSÃO TECIDUAL

TABELA A6.1 Variáveis hemodinâmicas obtidas através de aferição direta (cateter de Swan-Ganz)

Variável	Sigla	Unidade	Valores normais
Débito cardíaco	DC	l/min	4-6
Pressão venosa central	PVC	mmHg	2-6
Pressão arterial pulmonar	PP	mmHg	12-25
Pressão capilar pulmonar	PCP	mmHg	8-12
Pressão arterial média	PAm	mmHg	90-100
Frequência cardíaca	FC	Batimentos por minuto (bpm)	60-80
Superfície corpórea	SC	m^2	Fórmula de Du Bois (monograma de peso e altura)

1. pHi (pH intramucoso: tonometria):

$$pHi = 6,1 + \log \frac{[HCO_3^- \text{ arterial}]}{PCO_2 \text{ corrigido}} \text{ (tabela do fabricante)}$$

2. Lactato (ácido láctico no sangue venoso misto):

0,5 – 2,1 mmol/l ou 5,7 – 22 mg/dL

TABELA A6.2 Variáveis hemodinâmicas derivadas através de fórmulas (variáveis calculadas).

Variável	Cálculo	Unidade	Valores normais
Índice cardíaco	IC = DC/SC	l/min/m^2	3-4
Volume sistólico	VS = DC/FC	mL	70
Índice sistólico	IS = VS/SC	mL/m^2	30-40
Índice de trabalho sistólico do ventrículo esquerdo	ITSVE = IS × PAm × 0,0136	g/min/m^2	44-68
Índice de trabalho sistólico do ventrículo direito	ITSVD = IS × PPm × 0,0136	g/min/m^2	4-8
Índice de resistência vascular sistêmica	IRVS = 80 (PAm-PVC)/IC	dina/s/cm^5/m^2	1.800-2.100
Índice de resistência vascular pulmonar	IRVP = 80 (PPm-PCP)/IC	dina/s/cm^5/m^2	240-260

VARIAÇÕES RESPIRATÓRIAS NA PRESSÃO ARTERIAL INVASIVA

Fórmula de variação de pressão de pulso (ΔPp%)

$$\Delta Pp\% = \frac{100 \times (Pp_{máx.} - Pp_{min.})}{[(Pp_{máx.} + Pp_{min.})/2]}$$

Fórmula de variação de pressão sistólica (ΔPp%)

$$\Delta Pp\% = \frac{100 \times (Ps_{máx.} - Ps_{min.})}{[(Ps_{máx.} + Ps_{min.})/2]}$$

QUADRO A6.1. Classificação dos estados de choque.

Hipovolêmico	Cardiogênico

▪ Hemorragia
▪ Desidratação
▪ Sequestro de líquidos
Obstrutivo
▪ Embolia pulmonar
▪ Tamponamento cardíaco
▪ Pneumotórax hipertensivo
▪ Coartação aórtica
Distributivo
▪ Séptico
▪ Neurogênico
▪ Anafilaxia
▪ Doenças endócrinas
	▪ Insuficiência cardíaca
	   ▪ Infarto do miocárdio
	   ▪ Miocardiopatia
	   ▪ Miocardite
	▪ Defeitos mecânicos
	▪ Lesões valvares
	▪ Aneurisma ventricular
	▪ Arritmias
	▪ Distúrbios de condução

QUADRO A6.2. Definição da disfunção orgânica.

	SOFA	LODS	SDMO
Cardiovascular	PAM e vasopressores	Frequência cardíaca	(FC × PVC)/PAM
Respiratória	PaO_2/FiO_2	PaO_2/FiO_2	PaO_2/FiO_2
Renal	Creatinina e diurese	Ureia, creatinina e diurese	Creatinina
Hematológica	Plaquetas	Leucócitos e plaquetas	Plaquetas
Hepatobiliar	Bilirrubinas	Bilirrubinas e atividade de protrombina	Bilirrubinas
Neurológica	Escala de Glasgow	Escala de Glasgow	Escala de Glasgow

SOFA: *sequential organ failure assessment* (avaliação de falência sequencial de órgãos); LODS: *logistic organ dysfunction system*; SDMO: síndrome da disfunção de múltiplos órgãos; PAM: pressão arterial sistêmica média; FC: frequência cardíaca; PVC: pressão venosa central; PaO_2: pressão parcial de oxigênio arterial; FiO_2: fração inspiratória de oxigênio.

TABELA A6.3. Grau de disfunção orgânica pelo SOFA.

	1	2	3	4
Cardiovascular PAM ou vasoativos (μg/kg/min)	PAM < 70 mmHg	Dopamina ≤ 5 ou dobutamina	Dopamina > 5 ou noradrenalina < 0,1	Dopamina > 15 ou noradrenalina > 0,1
Respiratória PaO_2/FiO_2 e VM	< 400 e/ou VM	< 300 e/ou VM	< 200 e VM	< 100 e VM
Renal Creatinina e diurese (mg/dL e volume/dia)	1,2-1,9	2-3,4	3,5-4,9 ou < 500 mL	> 5 ou < 200 mL
Hematológica Plaquetas (mm³)	< 150.000	< 100.000	< 50.000	< 20.000
Hepatobiliar Bilirrubinas (mg/dL)	1,2-1,9	2-3,4	3,5-4,9	> 5
Neurológica Escala de Glasgow	13-14	10-12	6-9	< 6

SOFA: *sequential organ failure assessment* (avaliação de falência de órgãos sequencial); PAM: pressão arterial sistêmica média; VM: ventilação mecânica.

TABELA A6.4. Variáveis hemodinâmicas e de perfusão tecidual nos diferentes tipos de choque.

Variável fisiológica	Pré-carga		Contratilidade			Perfusão tecidual		
Variáveis	PVC	POAP	IC	IRVS	SvO_2	TEO_2	PCO_2 GAP	Lactato
Hipovolêmico	↓	↓	↓	↑	↓	↑	↑	↑
Cardiogênico	↑	↑	↓	↑	↓	↑	↑	↑
Obstrutivo								
Tamponamento cardíaco	↑	↑	↓	↑	↓	↑	↑	↑
Pneumotórax hipertensivo	↑	↓	↓	↑	↓	↑	↑	↑
Tromboembolismo pulmonar	↑	↓	↓	↑	↓	↑	↑	↑
Distributivo	↓ ou nl	↓ ou nl	↓ ou nl ou ↑	↓	↑	↓	↓	↑

PVC: pressão venosa central; POAP: pressão de oclusão da artéria pulmonar; IC: índice cardíaco; IRVS: índice de resistência vascular sistêmica; SvO_2: saturação venosa de oxigênio mista; PCO_2 GAP: gradiente venoarterial de CO_2.

QUADRO A6.3. Principais causas de aumento de lactato de acordo com a presença ou não de hipóxia tecidual.

Tipo A Oferta de oxigênio inadequada, com hipóxia tecidual	Tipo B Sem evidência de hipóxia tecidual
- Choque - Anemia - Hipoxemia grave - Intoxicação por monóxido de carbono - Sepse grave ou choque séptico	- Exercício físico - Alterações enzimáticas - Déficit de tiamina - Depuração deficiente (insuficiência hepática) - Drogas, toxinas (biguanidas, adrenalina) - Defeitos congênitos do metabolismo - Feocromocitoma

TABELA A6.5. Efeito das diferentes catecolaminas sobre os diferentes receptores.

	Receptor		
Catecolamina	α	β-1	β-2
Isoproterenol	0	++	+++
Dopamina	+	++	+
Dobutamina	+	++++	+++
Adrenalina	++	++	+++
Noradrenalina	+++	+	+
Fenilefrina	++++	0	0

0: nenhum efeito; +: intensidade do efeito.

QUADRO A6.4. Causas de hiperlactatemia.

Choque	Agentes farmacológicos
Distributivo Cardiogênico Obstrutivo Pós-parada cardíaca	Acetaminofeno Análogos de nucleosídeos antirretrovirais – zidovudina, didanosina, lamivudina Agonistas β-adrenérgicos – epinefrina, ritodrina, terbutalina Biguanidas-fenformina, metformina Fluorouracil
Isquemia regional tecidual	Halotano
Isquemia mesentérica Isquemia de membro Síndrome de compartimento Infecções necrosantes dos tecidos moles	Ferro Isoniazida Linezolida Ácido nalidíxico Niacina
Doenças subjacentes	Propofol
Cetoacidose diabética Insuficiência hepática Vírus da imunodeficiência humana Malignidade Insuficiência renal Síndrome da resposta inflamatória sistêmica Queimaduras, trauma Deficiências de vitaminas (tiamina e biotina) Doença mitocondrial	Salicilatos Açúcares e álcoois de açúcar (frutose, sorbitol, xilitol) Sulfassalazina Nutrição parenteral total Ácido valproico
Atividade muscular	**Drogas/toxinas**
Convulsões Exercício pesado Trabalho de respiração excessivo	Álcoois – etanol, metanol, dietileno glicol, isopropanol, propileno glicol Cocaína, metanfetamina Composto cianogênico – cianeto, nitrilos alifáticos, nitroprusside Monóxido de carbono Éter Estricnina
Erros do metabolismo de inatos	**Medicamentos em veículo propilenoglicol**
Deficiência de frutose-1,6-difosfatase Deficiência de glucose-6-fosfatase (doença de von Gierke) Síndrome de Kearns Sayre Acidose láctica e episódios semelhantes a acidente vascular cerebral (MELAS) Acidemia metilmalônica Epilepsia mioclônica com fibras rotas vermelhas (MERRF) Deficiência de PDH Síndrome de Pearson (encefalomiopatia mitocondrial) Deficiência de piruvatocarboxilase	Diazepam Esmolol Hidralazina Multivitaminas Pentobarbital Fenitoína Digoxina Etomidato Lorazepam Nitroglicerina Fenobarbital Sulfametoxazol trimetoprima

QUADRO A6.5. Parâmetros hemodinâmicos: volemia, pressão arterial e débito cardíaco.

Volemia	▪ A reposição volêmica é essencial nos estados de choque antes mesmo do uso de vasopressores. ▫ O diagnóstico de hipovolemia por medidas estáticas baseadas em pressão (PVC, POAP) ou volume (p. ex.: volume diastólico final de VD) é limitado, mas as medidas podem ser valorizadas se muito reduzidas. ▪ A forma mais eficaz de avaliar a volemia é por meio da resposta a volume com métodos que incorporam a lei de Frank-Starling. O DC deve aumentar após reposição de volume sempre que o coração é responsivo ao desafio com fluidos.
Pressão arterial	▪ A pressão arterial é o resultado da relação entre fluxo sanguíneo e resistência vascular sistêmica. ▪ A manutenção de uma pressão arterial média em torno de 65 mmHg garante, na maioria das vezes, adequada pressão de perfusão. ▪ Em pacientes idosos e hipertensos, esse valor pode ser maior para garantir a perfusão urinária e neurológica. ▪ Para se alcançar uma pressão arterial média adequada, deve-se, sempre, restaurar a volemia e, não sendo suficiente, lançar mão de vasopressores. O uso de vasopressores está autorizado em situações de hipovolemia e PAM com risco imediato de colapso vascular (morte). ▪ Noradrenalina é a primeira escolha em quase todas as situações. A dopamina surge como alternativa na presença de bradicardia que comprometa o fluxo sanguíneo. ▪ Adrenalina é uma opção de resgate na hipotensão refratária ou necessidade de altas doses de noradrenalina, particularmente se existe um DC reduzido. ▪ A vasopressina é uma opção adicional à noradrenalina para manter a PAM, prioritariamente em pacientes muito vasoplégicos.
Débito cardíaco	▪ Deve ser otimizado para garantir oferta de oxigênio adequada aos tecidos. ▪ Valores preestabelecidos para o DC não podem ser recomendados. Deve-se avaliar se o DC está adequado para a situação clínica por meio de parâmetros de fluxo sanguíneo (SvO_2, gradiente v-a CO_2). ▪ Enquanto existirem sinais de hipoperfusão tecidual, sistêmica ou regional, a adequação do DC deve ser reavaliada. ▪ A melhor droga para aumentar o DC é a dobutamina. ▪ O aumento indiscriminado do DC, sem um racional fisiológico, pode aumentar a mortalidade dos pacientes.
Parâmetros de oxigenação tecidual e perfusão	
SvO_2	▪ Reflete a extração tecidual de oxigênio ($EO_2 = VO_2/DO_2$). ▪ Valores de SvO_2 (central ou mista) entre 65% e 75% refletem que existe equilíbrio entre a oferta e o consumo de O_2 sempre que a capacidade de extração de O_2 está preservada. ▪ Sempre que coexistirem sinais clínicos e/ou metabólicos (hiperlactatemia) de hipoperfusão com normóxia ou hiperóxia venosa, deve-se desconfiar de diminuição da capacidade de EO_2.
Lactato	▪ A hiperlactatemia sinaliza desarranjo fisiológico, seja disóxia tecidual (hipoperfusão) ou inflamação (p. ex.: sepse). ▪ A diminuição progressiva dos níveis de lactato significa, de um lado, boa oxigenação tecidual, e, de outro, diminuição da atividade metabólica e boa depuração hepática. ▪ Após a otimização da ressuscitação, o lactato pode normalizar e pode ainda haver a coexistência de disfunção orgânica.
Gradiente venoarterial de CO_2 (central ou misto)	▪ A diferença do CO_2 venoso-arterial indica que existe fluxo sanguíneo lento (estagnante) na microcirculação. ▪ O gradiente alargado (> 6 mmHg) pode significar que o DC não está otimizado. ▪ O gradiente não aumenta por produção aumentada de CO_2, que no choque está inalterado ou até diminuído.
Perfusão periférica	▪ O exame físico da perfusão periférica deve ser valorizado. Enchimento capilar lento (> 5 segundos) ou extremidades frias têm relação com a adequação do DC nas fases iniciais do choque.

PVC: pressão venosa central; POAP: pressão de oclusão da artéria pulmonar; VD: ventrículo direito; DC: débito cardíaco; PAM: pressão arterial média.

QUADRO A6.6. Técnicas de avaliação microvascular disponíveis para utilização em pacientes graves.

Técnica	O que é medido	Vantagens	Desvantagens
Clínica			
Coloração e temperatura da pele/enchimento capilar	Perfusão regional cutânea e do leito ungueal.	Fácil acesso e baixo custo.	Influência de temperatura ambiente, agentes vasoativos, falta de alvos precisos.
Débito urinário	Volume urinário/hora, reflete o nível de perfusão renal.	Fácil acesso e baixo custo.	Dependente da função renal basal; pode haver influência de toxidade renal por drogas, e não por comprometimento hemodinâmico; descartar obstrução urinária (insuficiência renal pós-renal).
Nível e conteúdo de consciência	Nível de alerta e conteúdo de consciência, orientação temporoespacial.	Fácil acesso e baixo custo.	Dependente da função cerebral de base; pode estar alterado por efeito de drogas, e não por comprometimento hemodinâmico.
Laboratorial			
$SvO_2/SvcO_2$	Balanço entre oferta e consumo global de O_2.	Fácil, pouco invasivo, amplamente disponível, alvos numéricos bem definidos.	Influência de *shunts* periféricos; valores normais podem ser equivocados.
Lactato arterial	Balanço entre oferta e consumo e necessidade global de O_2.	Fácil, pouco invasivo, amplamente disponível, alvos numéricos bem definidos.	*Clearance* demorado, valores elevados nem sempre representam hipóxia.
Laser Doppler	Velocidade das hemácias.	Fácil medida.	Custo elevado; afetado por *shunt* microvascular e drogas vasoativas, avaliação regional.
Videomicroscopia	Anatomia e fluxo da microcirculação (sublingual).	Avaliação visual da microcirculação e grau de heterogeneidade de fluxo.	Avaliação regional; custo elevado; requer colaboração ou sedação, impossibilidade de realização quando em suporte ventilatório não invasivo, requer treinamento do operador, análise dos resultados demanda muito tempo.
Laboratorial			
PCO_2 tecidual	Adequação da perfusão microvascular às necessidades metabólicas.	Presença de alvos numéricos, medidas contínuas.	Influência do efeito Haldane, não disponível amplamente, custo elevado, falta definição de melhor órgão para monitorização.
Teste de oclusão vascular	Reatividade microvascular.	Fácil, aplicável à maioria dos pacientes.	Desconforto variável; reatividade microvascular pode não refletir alterações reais no fluxo microvascular.

Fonte: Adaptado De Backer e Durant, 2014.

7

PARÂMETROS GASOMÉTRICOS E VENTILATÓRIOS

FRAÇÃO DE OXIGÊNIO INSPIRADO

$$(FiO_2) = 21\% \text{ (ar ambiente)}$$

FRAÇÃO DE OXIGÊNIO EXPIRADO

$$(F_EO_2) = 17\% \text{ (ar ambiente)}$$

CONSUMO DE OXIGÊNIO (VO$_2$)

$$(VO_2) = C(a-v)O_2 \times DC \times 10$$
$$(\text{valor normal} = 180\text{-}280 \text{ mL/min})$$

CONSUMO DE OXIGÊNIO MÉDIO TECIDUAL

- Cerebral: 3-5 mL/min/100 g
- Cardíaco: 8-10 mL/min/100 g
- Renal: 9-10 mL/min/100 g

TRANSPORTE DO OXIGÊNIO (DO$_2$)

$$CaO_2 \times DC \times 10$$
$$(\text{valor normal} = 700 - 1.400 \text{ mL/min})$$

TAXA DE EXTRAÇÃO DE OXIGÊNIO (TEO$_2$)

$$VO_2/DO_2 \times 100$$
$$(\text{valor normal} = 20\text{-}30\%)$$

CONTEÚDO ARTERIAL DE OXIGÊNIO (CaO$_2$)

$$CaO_2 = \frac{(1{,}34 \times Hb \times SaO_2) + (PaO_2 \times 0{,}0031)}{100}$$
$$(\text{valor normal} = 16\text{-}22 \text{ mL/dL})$$

CONTEÚDO VENOSO MISTO DE OXIGÊNIO (CvO$_2$)

$$CvO_2 = \frac{(1{,}34 \times Hb \times SvO_2) + (PvO_2 \times 0{,}0031)}{100}$$
$$(\text{valor normal} = 12\text{-}17 \text{ mL/dL})$$

CONTEÚDO DE OXIGÊNIO CAPILAR PULMONAR (Cc′O$_2$)

$$Cc'O_2 = (1{,}34 \times Hb \times ScO_2) + (PaO_2) \times (0{,}0031)$$
$$(\text{valor normal} = 20 \text{ mL/dL})$$

PRESSÃO ALVEOLAR DE OXIGÊNIO (PaO$_2$)

$$PaO_2 = (P_B - PH_2O) \times F_IO_2 - P_ACO_2 \times 1/R)_2$$

onde:

P_B = Pressão barométrica (760 mmHg ao nível do mar)
PH_2O = Pressão de vapor de água no alvéolo (47 mmHg)
F_IO_2 = Fração de oxigênio no ar inspirado (0,21 em ar ambiente)
P_ACO_2 = Pressão alveolar de CO_2
R = Coeficiente respiratório (0,8 em respiração espontânea)

PRESSÃO DE CO$_2$ NO AR EXPIRADO (PECO$_2$)

Valor normal = 28 mmHg

VOLUME DO ESPAÇO MORTO

Volume do espaço morto total

$$\frac{V_D}{V_T} = \frac{PaCO_2 - P_ECO_2}{PaCO_2} \quad (\text{valor normal} = 0{,}5)$$

Volume do espaço morto anatômico

$$\frac{V_D}{V_T} = \frac{PaCO_2 - PECO_2}{PaCO_2} \quad (\text{valor normal} = 0{,}5)$$

Shunt

$$\frac{QS}{Qt} = \frac{Cc'O_2 - CaO^2}{Cc'O_2 - CaO^2} \times 100$$

DIFERENÇA ALVÉOLO-ARTERIAL DE OXIGÊNIO

$$P(A-a)O_2 = (P_B - PH_2O) \times FiO_2 - (PaO_2 - PaCO_2)$$
Valores normais: < 25 a 65 torr ou mmHg
(para FiO_2 = 21%)
< 300 a 350 torr ou mmHg (para FiO_2 = 100%)

APÊNDICE 1 Fórmulas, Tabelas e Valores de Referências Usados em UTI

DIFERENÇA ENTRE OS CONTEÚDOS ARTERIAL E VENOSO MISTO DE OXIGÊNIO

$$CavO_2 = CaO_2 - CvO_2$$
(valor normal = 4-6 mL/dL)

VOLUMES PULMONARES

TABELA A7.1. Volumes e capacidades pulmonares (valores teóricos para indivíduo adulto, hígido, com peso aproximado de 70 kg).

Capacidade pulmonar total	6 L
Capacidade vital	4,5 L
Capacidade inspiratória	3 L
Volume de reserva inspiratória	2,5 L
Volume de reserva expiratória	1,5 L
Capacidade residual funcional	3 L
Volume de fechamento	400 mL
Volume corrente	500 mL
Frequência respiratória	12 rpm
Volume minuto	6 L
Ventilação alveolar	4,2 L/min
Espaço morto fisiológico	2 mL/kg

VENTILAÇÃO ALVEOLAR (VA)

Por respiração: VA = VT − VD

onde:
VT = volume corrente
VD = espaço morto

Por minuto: VA = (VT − VD) × f

onde:
f = frequência respiratória

GRADIENTE ALVÉOLO-ARTERIAL DE OXIGÊNIO [$P_{(A-a)}O_2$]

$$P_{(A-a)}O_2 = P_AO_2 - PaO_2$$
Normal = 5 mmHg até 20 anos em ar ambiente

O gradiente aumenta 4 mmHg a cada década após os 20 anos.

COMPLACÊNCIA ESTÁTICA (CS)

$$CS = \frac{VT\ exalado}{Pplatô - (PEEP + autoPEEP)}$$

onde:
VT = volume corrente
Pplatô = pressão de platô

COMPLACÊNCIA DINÂMICA (CDYN)

$$Cdyn = \frac{VT\ exalado}{PIP - (PEEP + autoPEEP)}$$

onde:
PIP = pico de pressão inspiratória

TABELA A7.2. A definição de Berlim da síndrome do desconforto respiratório agudo (SDRA).

Tempo	Dentro de uma semana de um insulto clínico identificado, ou novo, agravamento dos sintomas respiratórios
Raio X de tórax ou TC	Infiltrados bilaterais, não totalmente explicados por derrames pleurais, infiltrado lobar ou atelectasias pulmonares, ou nódulos
Origem do edema	Insuficiência respiratória não explicada pela insuficiência cardíaca ou sobrecarga hídrica. Uma avaliação objetiva para excluir o edema hidrostático é necessária (p. ex.: ecocardiografia) somente se os fatores de risco não são identificados
Alteração de oxigenação	**Leve**
Se altitude é > 1.000 m, corrigir com a fórmula: [PaO_2FiO_2 × (Pressão barométrica/760)]	200 < PaO_2FiO_2 ≤ 300 com PEEP ou CPAP ≥ 5 cmH_2O (neste grupo pode ser considerado paciente em VNI)
	Moderada 100 < PaO_2FiO_2 ≤ 200 com PEEP ≥ 5 cmH_2O
	Grave PaO_2FiO_2 ≤ 100 com PEEP ≥ 5 cmH_2O

TC: tomografia computadorizada; PEEP: pressão positiva no final da expiração; CPAP: pressão positiva contínua das vias aéreas; VNI: ventilação não invasiva.

TABELA A7.3. As abordagens terapêuticas para a gestão de SDRA.

Manobras	Metas
Ventilação mecânica	
Limitação Vt	Para diminuir lesão cíclica inspiratória final (também denominadas "volutrauma" ou lesão de hiperdistensão alveolar).
Limitação de Vt com PEEP alta, ou PEEP titulada de acordo com a curva de complacência	Limitação do volume inspiratório final cíclico e lesão de fim da expiração (também denominados de-recrutamento cíclico ou "atelectrauma").
Uso de pressão de distensão pulmonar (PPlat - PEEP menores que 15 cmH$_2$O)	Diminuição de mortalidade com o uso de pressões de distensão mais baixas.
Adjuvantes da ventilação mecânica	Propostos para tratar casos de hipoxemia graves/refratárias.
Manobras de recrutamento	Reversão do colapso alveolar e melhora da oxigenação.
Posição prona	Melhora da oxigenação e, eventualmente, de eliminação de CO$_2$ e da mortalidade em pacientes com PaO$_2$/FiO$_2$ menores que 150 e PEEP iguais ou maiores que 5 cmH$_2$O aplicada precocemente e por 16 horas seguidas.
Óxido nítrico inalado (NO)	Melhora da oxigenação, sem melhora da mortalidade e podendo piorar lesão renal.
Insuflação de gás traqueal	Melhora da eliminação de CO$_2$ em casos com PaCO$_2$ acima de 80 mmHg e pH < 7,2.
Técnicas de oxigenação extracorporal (ECMO; ECCO$_2$)	Para casos de hipoxemia refratária com possível diminuição da mortalidade e possibilidade de aplicação de ventilação superprotetora.
VOAF	Utiliza Vt inferior fisiológica na intenção de diminuir a lesão de hiperdistensão. Aumenta a pressão média das vias aéreas e evita lesão de desrecrutamento. Recentemente, foi associada ao aumento da mortalidade *não devendo ser utilizada*.
Perfusão: limitação de pressão microvascular	Impede o estresse de falência capilar.
Tratamentos anti-inflamatórios	
Glicocorticosteroides	Evita a progressão da fibrose na SDRA tardia.
Uso de cisatracúrio nas primeiras 48 horas de ventilação mecânica em casos de SDRA grave	Diminui assincronia paciente-ventilador? Diminui a liberação de mediadores inflamatórios, a via final comum para VILI?

Vt: volume-corrente; PEEP: pressão positiva no final da expiração; PPlat: pressão de platô; ECMO: *extracorporeal membrane oxygenation* (oxigenação por membrana extracorpórea); VOAF: ventilação oscilatória de alta frequência; SDRA: síndrome do desconforto respiratório agudo; VILI: lesão pulmonar induzida pelo ventilador.

QUADRO A7.1. Contraindicações para uso e critérios de falha da ventilação não invasiva.

Ventilação não invasiva	
Contraindicações	**Critérios de falha**
Cirurgia de face, trauma de face, neurocirurgia, anastomose e/ou sutura de esôfago	Manutenção/piora da dispneia
Parada cardiorrespiratória	Manutenção/piora da taquipneia
Choque, instabilidade hemodinâmica, arritmias complexas	Manutenção/piora da taquicardia
Rebaixamento do nível de consciência, agitação	Manutenção/piora da hipoxemia
Secreção abundante, incapacidade de proteção da via aérea, obstrução de via aérea superior	Manutenção/piora da hipercapnia ou da acidose respiratória
Alto risco de broncoaspiração	Necessidade de altas pressões inspiratórias, altos PEEP ou FiO$_2$ para manter trocas gasosas
Vômito ou sangramento digestivo agudo	Intolerância à máscara

TABELA A7.4. Principais alterações nos parâmetros de mecânica respiratória.

Parâmetros	Interpretação	Procedimentos
$P_{0,1}$ (2-4 cmH$_2$O)		
• Superior a 6 cmH$_2$O • Inferior a 2 cmH$_2$O	• Hiperestimulação central • Depressão central	• Uso de opioides • Uso de estimulantes centrais (almitrina, aminofilina)
WOB (0,4 a 0,6 J/L)		
• > 0,7 J/L em ventilação espontânea • < 0,4 J/L em ventilação espontânea	• Sobrecarga dos músculos respiratórios • Fraqueza muscular	• Propiciar repouso e tentar minimizar causas de trabalho aumentado (diminuir resistência de vias aéreas e produção de CO$_2$) • Propiciar treinamento muscular respiratório com *threshold*
Edi (10 ± 5 µvolts)	• Estimativa do *drive* neural	• Utilização do modo ventilatório NAVA propiciando melhor sincronia entre paciente e ventilador mecânico
PI$_{máx}$ (> –30 cmH$_2$O)		
• Inferior a –30 cmH$_2$O	• Fraqueza muscular	• Propiciar treinamento muscular respiratório com *threshold*
PaO$_2$/FiO$_2$ (≥ 300)		
• Inferior a 300	• Troca gasosa ineficiente	• Otimizar oxigenoterapia/pressão positiva expiratória • Tratar doenças do parênquima pulmonar
PEEPi (ausente)		
• Superior a 5 cmH$_2$O	• Aprisionamento aéreo	• Medidas para tentar diminuir a resistência das vias aéreas, FR e V$_T$
Raw (2,4 cmH$_2$O/L/s)		
• Superior a 10 cmH$_2$O/L/s	• Obstrução ao fluxo aéreo	• Broncodilatadores, anti-inflamatórios e manobras de higiene brônquica
Complacência estática (> 50 mL/cmH$_2$O)		
• Inferior a 30 mL/cmH$_2$O	• Instabilidade/colapso alveolar • Doenças do parênquima pulmonar	• Suporte ventilatório com PEEP e manobras de recrutamento alveolar; considerar uso de corticosteroides

WOB: trabalho muscular respiratório; Raw: resistência das vias aéreas; PEEP: pressão positiva no final da expiração; PEEPi: PEEP intrínseca.

TABELA A7.5. Principais contraindicações da broncoscopia e procedimentos associados.

Risco do procedimento	Tipo de exame contraindicado	Contraindicações específicas
Risco de descompensação respiratória e cardiovascular	Broncoscopia (com ou sem LBA)	• Hipoxemia grave e não corrigida com medidas clínicas. • Isquemia miocárdica ativa ou recente: broncoscopia contraindicada nas 6 semanas após infarto do miocárdio ou angina instável (considerar riscos *versus* benefícios) • Insuficiência cardíaca não controlada • Instabilidade hemodinâmica • Arritmia cardíaca não controlada • Broncoespasmo não controlado • Hipertensão intracraniana: realizar apenas sob sedação profunda
Risco de sangramento	Broncoscopia (com ou sem LBA)	• Plaquetas < ou igual a 20.000 • Diátese hemorrágica
Risco de sangramento	Broncoscopia com biópsia	• Plaquetas < ou igual 50.000/mm^3 • Uremia e elevação de creatinina > 2,5 • Pulmão único • Paciente sob o uso de anticoagulantes não suspensos no tempo adequado • Paciente em ventilação mecânica e com múltiplas bolhas de enfisema

8

AJUSTES POSOLÓGICOS DE DOSES E DROGAS DE ACORDO COM A FUNÇÃO RENAL

Na Tabela A8.1 estão indicados valores de ajuste posológico quanto a intervalos de administração (4, 6, 8, 12, 24, 48, 72 horas etc.) ou a porcentagem da dose total diária preconizada para indivíduos com disfunção renal.

TABELA A8.1. Ajustes posológicos de doses de drogas de acordo com a função renal.

Nome	Via de eliminação	Clearance de creatinina (mL/min/m²)			Suplementação após diálise
		> 50	10-50	< 10	
Aminoglicosídeos					
Amicacina	R	12	12-18	> 24	HD/DP
Gentamicina	R	8-12	12	> 24	HD/DP
Netilmicina	R	8-12	12	> 24	HD/DP
Tobramicina	R	8-12	12	> 24	HD/DP
Penicilinas					
Ampicilina	R/H	6	6-12	12-16	HD
Carbenicilina	R/H	8-12	12-24	24-48	HD/DP
Dicloxacilina	R/H	N	N	N	N
Mezlocilina	R/H	4-6	6-8	8-12	HD
Oxacilina	R/H	N	N	N	N
Penicilina G	R/H	N	75%	25-50%	HD
Piperacilina	R/H	4-6	6-8	8	HD
Ticarcilina	R	8	8-12	24	HD
Cefalosporinas					
Cefamandol	R	6	6-8	8-12	HD
Cefazolina	R	8	12	24-48	HD
Cefepime	R	12	50%	25%	HD
Cefixime	R	12-24	75%	50%	N
Cefoperazona	H	N	N	N	N
Cefotaxima	R/H	6-8	8-12	24	HD
Cefotetan	R	12	24	24	HD/DP
Cefoxitina	R	8	8-12	24-48	HD
Cefpiroma	R/H	12	50%	25%	HD
Ceftazidima	R	8-12	24-48	48-72	HD
Ceftizoxime	R	8-12	36-48	48-72	HD
Ceftriaxona	R/H	N	N	24	N
Cefuroxima	R	N	12	24	HD
Cefalexina	R	6	6	8-12	HD/DP
Cefalotina	R	6	6-8	12	HD/DP

(*continua*)

APÊNDICE 1 Fórmulas, Tabelas e Valores de Referências Usados em UTI

TABELA A8.1. Ajustes posológicos de doses de drogas de acordo com a função renal. *(continuação)*

Nome	Via de eliminação	Clearance de creatinina (mL/min/m²)			Suplementação após diálise
		> 50	10-50	< 10	
Quinolonas					
Ciprofloxacin	R	N	12-24	24	N
Norfloxacin	R	N	12-24	E	N
Ofloxacin	R	N	12-24	24	N
Fluoroquinolona					
Levofloxacina	R	N	24	48	N
Moxifloxacino	R	N	N	N	N
Outros antibacterianos					
Aztreonam	R	N	50-75%	25%	HD/DP
Cloranfenicol	R/H	N	N	N	N
Clindamicina	H	N	N	N	N
Doxiciclina	R/H	12	12-18	18-24	N
Eritromicina	H	N	N	N	N
Imipenem	R	N	50%	25%	HD
Meropenem	R	8	12	24	HD
Metronidazol	R/H	N	N	50%	HD
Minociclina	H	N	N	N	N
Sulfametoxazol	R/H	12	18	24	HD
Sulfizoxazol	R	6	8-12	12-24	HD/DP
Teicoplasmina	R	24-48	?	24-72	N
Tetraciclina	R/H	12	12-18	18-24	N
Trimetoprim	R/H	12	18	24	HD
Vancomicina (EV)	R	24-72	72-240	240	N
Agentes antifúngicos					
Anfotericina B	N	24	24	24-36	N
Anfotericina B lipossomal	R	*	*	*	*
Fluconazol	R/H	N	50%	25%	HD
Fluocitozina	R	6	24	24-48	HD/DP
Cetoconazol	H	N	N	N	N
Itraconazol	R	N	N	N	HD
Miconazol	H	N	N	N	N
Caspofungina	H	N	N	N	N
Agentes antimicobactérias					
Etambutol	R	24	24-36	48	HD/DP
Isoniazida	H/R	N	N	N	HD/DP
Pirazinamida	H/R	N	N	50%	HD/DP
Rifampicina	H	N	N	N	N
Agentes antivirais					
Aciclovir (EV)	R	8	24	48	HD
Agentes antivirais					
Aciclovir (VO)	R	N	12-24	24	HD
Amantadina	R	12-24	24-72	72-168	N
Ganciclovir	R	12	24	24	HD

TABELA A8.1. Ajustes posológicos de doses de drogas de acordo com a função renal. *(continuação)*

Nome	Via de eliminação	Clearance de creatinina (mL/min/m²)			Suplementação após diálise
		> 50	10-50	< 10	
Agentes antivirais					
Aciclovir (VO)	R	N	12-24	24	HD
Amantadina	R	12-24	24-72	72-168	N
Ganciclovir	R	12	24	24	HD
Antiinflamatórios não-hormonais (devem ser evitados nas disfunções renais)					
Acetaminofen	H	4	6	8	HD
Aspirina	H/R	4	4-6	E	HD
Ibuprofen	H	N	N	N	N
Indometacina	H/R	N	N	N	N
Naproxen	H	N	N	N	N
Piroxicam	H	N	N	N	N
Sulindac	H/R	N	N	50%	N
Analgésicos opiáceos					
Codeína	H	N	75%	50%	N
Meperidina	H	N	75%	50%	N
Morfina	H	N	75%	50%	N
Anti-hipertensivos					
Clonidina	R	N	N	N	N
Doxazosina	H	N	N	N	N
Hidralazina	H	8	8	8-16	N
Metildopa	R/H	8	8-12	12-24	HD/DP
Minoxidil	H	N	N	N	HD
Nitroprussiato	N	N	N	N	N
Prazosin	H/R	N	N	N	N
Inibidores da ECA					
Captopril	R/H	N	N	50%	HD
Enalapril	H	N	N	50%	HD
Fosinopril	R/H	N	N	N	N
Lisinopril	R	N	50%	25%	HD
Ramipril	R/H	N	50%	50%	HD
Antagonistas beta-adrenérgicos					
Acebutolol	R/H	N	50%	25%	N
Atenolol	R	N	50%	25%	HD
Antagonistas beta-adrenérgicos					
Betaxolol	H/R	N	N	50%	N
Labetalol	H	N	N	N	N
Metoprolol	H	N	N	N	HD
Nadolol	R	N	50%	25%	HD
Pindolol	H/R	N	N	N	N
Propranolol	H	N	N	N	N

(continua)

TABELA A8.1. Ajustes posológicos de doses de drogas de acordo com a função renal. *(continuação)*

Nome	Via de eliminação	Clearance de creatinina (mL/min/m²)			Suplementação após diálise
		> 50	10-50	< 10	
Antagonistas do cálcio					
AmLodipina	R	N	N	N	N
Diltiazem	H	N	N	N	N
Felodipina	R	N	N	N	N
Isradipina	H	N	N	N	N
Nicardipina	H	N	N	N	N
Nifedipina	H	N	N	N	N
Nitrendipina	R/H	N	N	N	?
Verapamil	H	N	N	50-75%	N
Diuréticos					
Acetazolamida	R	6	12	E	–
Bumetanida	R/H	N	N	N	–
Furosemida	R	N	N	N	–
Indapamida	H	N	N	N	–
Metolazona	R	N	N	N	–
Espironolactona	R	6-12	12-24	E	–
Tiazídicos	R	N	N	E	–
Antiarrítmicos					
Amiodarona	H	N	N	N	N
Bretílio	R/H	N	25-50%	E	?
Digoxina	R	24	36	48	N
Disopiramida	R/H	75%	25-50%	10-25%	HD
Flecainida	R/H	N	50%	50%	N
Lidocaína	H/R	N	N	N	N
Mexiletina	H/R	N	N	50-75%	HD
Moricizina	H	N	N	50-75%	N
Propafenona	H/R	N	N	N	N
Antiarrítmicos					
Procainamida	R/H	4	6-12	12-24	HD
Propafenona	H	N	N	50-75%	N
Quinidina	H/R	N	N	N	HD/DP
Tocainida	R/H	N	N	50%	HD
Diazepínicos					
Alprazolam	H	N	N	N	N
Clordiazepóxido	H	N	N	50%	N
Diazepam	H	N	N	N	N
Flurazepam	H	N	N	N	N
Lorazepam	H	N	N	N	N
Midazolam	H	N	N	50%	N
Temazepam	H	N	N	N	N

(continua)

TABELA A8.1. Ajustes posológicos de doses de drogas de acordo com a função renal. *(continuação)*

Nome	Via de eliminação	Clearance de creatinina (mL/min/m²)			Suplementação após diálise
		> 50	10-50	< 10	
Antidepressivos					
Amitriptilina	H	N	N	N	N
Doxepina	H	N	N	N	N
Fluoxetina	H	N	N	N	N
Imipramina	H	N	N	N	N
Nortriptilina	H	N	N	N	N
Trazodona	H	N	N	N	N
Sertralina	H	N	N	N	N
Citalopram	H/R	N	N	?	N
Paroxetina	H	N	50-75%	50%	N
Outros psicofármacos					
Buspirona	H/R	N	N	25-50%	HD
Clorpromazina	H	N	N	N	N
Haloperidol	H	N	N	N	N
Lítio	R	N	50-75%	25-50%	HD/DP
Quetiapina	H	N	N	N	N
Olanzapina	H	N	N	N	N
Anticonvulsivantes					
Carbamazepina	H/R	N	N	75%	N
Etosuximida	H/R	N	N	75%	HD
Fenobarbital	H/R	N	N	12-16	HD/DP
Fenitoína	H	N	N	N	N
Primidona	H/R	8	8-12	12-24	HD
Ácido valpróico	H	N	N	75%	N
Drogas gastrintestinais					
Cimetidina	R	6	8	12	N
Famotidina	R/H	N	N	N	N
Metoclopramida	R/H	N	75%	50%	N
Misoprostol	R	N	N	N	N
Nizatidina	H	N	24	48	N
Omeprazol	H	N	N	N	?
Pantoprazol	R/H	N	N	N	N
Ondansetrona	H	N	N	N	N
Ranitidina	R	N	18-24	24	HD
Sucralfato	N	N	N	N	N
Antilipêmicos					
Clofibrato	H	6-12	12-24	24-48	N
Colestiramina	H	N	N	N	N
Gemfibrozil	R/H	N	50%	25%	N
Lovastatina	H	N	N	N	N

(continua)

TABELA A8.1. Ajustes posológicos de doses de drogas de acordo com a função renal. *(continuação)*

Nome	Via de eliminação	Clearance de creatinina (mL/min/m²)			Suplementação após diálise
		> 50	10-50	< 10	
Antilipêmicos					
Pravastatina	H/R	N	N	N	?
Probucol	?	N	N	N	N
Sinvastatina	H/R	N	N	E	?
Atorvastatina	H	N	N	N	N
Rosuvastatina	H	N	N	25%	N
Hipoglicemiantes (devem ser evitados nas disfunções renais com Cl cr < 50 [exceção a insulina])					
Aceto-hexamida	H	12-24	E	E	N
Clorpropamida	?	24-36	E	E	N
Glizipida	H	N	N	N	N
Gliburida	H	N	N	N	N
Glimepirida	R/H	24	E	E	E
Insulina (N, R, L)	H	N	75%	50%	N
Metformina	R	–	E	E	E
Tolazamida	H	N	N	N	N
Tolbutamida	H	N	N	N	N
Anticoagulantes					
Heparina não fracionada	H	N	N	N	N
Heparina de baixo peso molecular	R	N	Cl Cr < 30% reduzir 50%		E
Fondaparinux	R	N	Cl Cr < 30%: E		E
Warfarin	H	N	N	N	N
dabigatran	R	N	Cl Cr < 30%: EE		
Apixaban	R/H	N	Cl Cr < 30%: EE		
Rivaroxaban	R	N	Cl Cr < 30%: EE		
Antiagregantes plaquetários					
Clopidogrel	R/H	N	N	N	N
Prasugrel	R/H	N	N	N	N
Ticagrelor	H/R	N	N	N	?
Outras drogas					
Alopurinol	R	N	50%	10-25%	HD
Colchicina	R/H	N	N	50%	N
Dipiridamol	H	N	N	N	N
Glicocorticóides	H	N	N	N	?
Nitratos	H	N	N	N	N
Terbutalina	H/R	N	50%	E	?
Teofilina	H	N	N	N	HD/DP

R: renal; H: hepática; HD: hemodiálise; DP: diálise peritoneal; N: não necessita de ajuste ou suplementação; E: evitar a administração; *: diminuir dose se houver elevação da creatinina acima de 2,5-3,0 mg/dL.

9

MONITORIZAÇÃO TERAPÊUTICA DE DROGAS MAIS COMUMENTE USADAS EM UTI

A Tabela A9.1 apresenta referências quanto à dosagem de fármacos, bem como seus níveis considerados ideais para a maioria dos pacientes.

TABELA A9.1. Níveis séricos terapêuticos e tóxico e meia-vida de algumas drogas usadas em UTI.

Droga ou metabólito	Nível terapêutico	Nível tóxico	Meia-vida biológica	Método
Ácido acetilsalicílico	50-350 mcg/mL	—	—	Espectrofotometria
Ácido valpróico	50-100 mcg/mL	> 100 mcg/mL	6-17h (adultos) 6-14h (crianças)	GLC
Aminofilina (Teofilina)	10-20 mcg/mL, adultos 5-10 mcg/mL, recém-nascidos	> 20 mcg/mL, adultos > 10 mcg/mL, recém-nascidos	3-10h (adultos e recém-nascidos)	HPLC
Amiodarona	0,5-4,0 mcg/mL	—	29±19 dias	HPLC
Amitriptilina	60-220 ng/mL	> 1 mcg/mL	15h	HPLC
Carbamazepina	4,0-8,0 mcg/mL	> 8 mcg/mL	8-12h	HPLC
Ciclosporina A (em sangue total)	50-900 ng/mL	1.300 ng/mL	24h	RIA monoclonal
Clonazepam	25-75 ng/mL	—	9-24h	HPLC
Diazepam	300-800 ng/mL		21-37h	HPLC
Digitoxina	9-25 ng/mL	> 25 ng/mL	7 dias	RIA
Digoxina	1-2 ng/mL	> 2 ng/mL	1-2 dias	RIA
Fenitoína	10-20 mcg/mL 6-14 mcg/mL (RN)	> 20 mcg/mL > 14 mcg/mL (RN)	12-36h	GLC
Fenobarbital	10-30 mcg/mL	> 30 mcg/mL	4 dias	GLC
Imipramina	100-300 ng/mL	> 1 mcg/mL	14h	HPLC
Lidocaína	1,0-6,0 mcg/mL	> 8 mcg/mL	44-107 min	GLC
Nitrazepam	30-90 ng/mL	—	25-29h	HPLC
Nitroprussiato (Tiocianato)	6-29 mcg/mL	> 29 mcg/mL	—	Espectrofotometria
Procainamida	4-10 mcg/mL	> 10-12 mcg/mL	3-4h	HPLC
Propranolol	60-400 ng/mL	—	2-3h	Fluorimetria
Quinidina	1,0-5,0 mcg/mL		4-9h	HPLC

10
VALORES REFERENCIAIS BIOQUÍMICOS E HEMATOLÓGICOS

TABELA A10.1. Valores laboratoriais normais de variáveis bioquímicas e hematológicas.

Constituinte	Fluido	Limites normais	Unidades
Acetaminofeno terapêutico tóxico	 plasma, soro plasma, soro	 20 – 110 Tóxico: > 150	ng/mL
Acetona	plasma, soro	Negativo	mg/dL
Ácido fólico	soro	> 2	ng/mL
Ácido lático	soro	4,5-19,8	mg/dL
Ácido valpróico, terapêutico	plasma, soro	50-100 Tóxica: > 200	µg/mL
ACTH	plasma	8-30	pg/mL
Alanina aminotransferase (ALT, TGP)	soro	10-35	U/mL
Albumina	soro	3,5-4,8	g/dL
Álcool etílico tóxico (etanol)	plasma, soro	Sinais tóxicos com depressão SNC :> 100 Toxemia grave: > 400	mg/dL
Aldolase	soro	Adultos: 1,7-4,9	U/L
Alfa-1-antitripsina	soro	126-226 Valores críticos: < 70	mg/dL
Alfa-fetoproteína	soro	< 10	ng/mL
Alumínio	soro	0-15	mcg/L
Amicacina; pico terapêutico	soro	Pico: 20-30 Vale: 4-8	mcg/mL
Amilase	soro	23-85	U/L
Amitriptilina	soro	80-250 Valor crítico: > 300	ng/mL
Amônia Amônia (NH$_3$) Amônio (NH$_4^+$) Nitrogênio (N)	 plasma plasma plasma	 Neonatos: 90-150 < 2 semanas: 79-129 Crianças 29-70 Adultos 15-45	 mcg/dL mcg/dL mcg/dL
Angiotensina, enzima conversora de	soro	8-53	U/L
Anticorpo antiglomerular	soro	Negativo	positivo acima dil
Anticorpo anti-HIV	soro	Negativo	positivo acima dil
Anticorpo antimitocôndria (AMA)	soro	Não reagente: igual ou inferior a 20 unidades Indeterminado: de 20,1 a 24,9 unidades Reagente: igual ou superior a 25 unidades	UI
Anticorpo antimúsculo liso	soro	Não reagente: inferior a 20 unidades Fracamente reagente: de 20 a 30 unidades Reagente: superior a 30 unidades	UI
Anticorpo antineutrófilo (ANCA)	soro	Não reagente	NA

(*continua*)

TABELA A10.1. Valores laboratoriais normais de variáveis bioquímicas e hematológicas. (*continuação*)

Constituinte	Fluido	Limites normais	Unidades
Anticorpos antinucleares (ANA/FAN)	soro	Não reagente (para núcleo, citoplasma, aparelho mitótico, nucléolo e placa metafásica cromossômica)	NA
Anticorpo anti-RNP/SM	soro	Não reagente: < 10 U/mL. Indeterminado: 10 a 12 U/mL. Reagente fraco: 12 a 30 U/mL. Reagente: 30 a 80 U/mL. Fortemente reagente: > 80 U/mL	NA
Anticorpo anti-Smith (Sm) Anticorpo anti-ENA	soro	Não reagente	NA
Anticorpos antitireoide perfil	soro	Antitireoperoxidase: até 34 IU/mL. Antitireoglobulina: até 115 IU/mL.	IU/mL
Anticorpos anticentrômeros	soro	Não reagente	NA
Anticorpos antivírus delta da hepatite	soro	Negativo	NA
Anticorpos antivírus da hepatite A (IgG e IgM)	soro	Negativo	NA
Anticorpos antivírus da hepatite B – antígeno central	soro	Negativo	NA
Anticorpos antivírus da hepatite B – antígeno de superfície (HbsAg)	soro	Negativo	NA
Anticorpos antivírus da hepatite C	soro	Negativo	NA
Anticorpos anti-SS-A (RO)	soro	Não reagente: < 10 U/mL. Indeterminado: 10 a 20 U/mL. Fracamente reagente: 20 a 40 U/mL. Reagente: 40 a 90 U/mL. Fortemente reagente: > 90 U/mL	U/mL
Anticorpos anti-SS-B (LA)	soro	Não reagente	NA
Anti-DNA (nativo ou duplo)	soro	Não reagente (abaixo de 1:10)	NA
Antígeno carcinoembriônico (CEA)	soro	Adulto não fumante: < 2,5 Fumante: < 5,0	ng/mL
Antitripsina, Alfa 1	soro	126-226 Valores críticos < 70	mg/dL
Aspartato aminotransferase (AST, TGO)	soro	20-48	U/L
Barbitúrico, terapêutico Fenobarbital Pentobarbital	plasma, soro plasma, soro	Adultos 20-40 (crítico: > 40) 1-5	mcg/mL mg/L
Beta-2-microglobulina < 50 anos	soro	0,8 a 2,19 mg/L	mg/mL
Beta-2-microglobulina < 50 anos	urina	< 120	mcg/24h
Bicarbonato (HCO3)	sangue, plasma e soro	2-28	mmol/L
Bilirrubina Conjugada (D) e Total	soro soro	< 0,4 0,3-1,0	mg/dL mg/dL
C´3 (complemento C_3)	soro	90-180	mg/dL
C´4 (complemento C_4)	soro	10-40	mg/dL
Cálcio Total	soro	De 0 a 30 dias: 7,0-11,5 mg/dL de 31 dias a 1 ano: 8,6-11,2 mg/dL Acima de 1 ano: 8,4-10,2 mg/dL Valores críticos: < 7,0 ou > 12,0	mg/dL mg/dL mg/dL

(*continua*)

TABELA A10.1. Valores laboratoriais normais de variáveis bioquímicas e hematológicas. *(continuação)*

Constituinte	Fluido	Limites normais	Unidades
Cálcio iônico	plasma	Até 30 dias: 1 a 1,5 mmol/L 31 dias a 180 dias: 0,95- 1,5 mmol/L Acima de 180 dias: 1,14 a 1,31 mmol/L Valores críticos: < 0,8	mmol/L
Capacidade de ligação do ferro	soro	250-350	mcg/dL
Carbamazepina, terapêutico	plasma, soro	8-12	mcg/mL
Catecolaminas, fracionadas	plasma	**Epinefrina (adrenalina):** • Posição ortostática: inferior a 90,00 pg/mL • Posição sentada: inferior a 60,07 pg/mL • Posição deitada: inferior a 50,00 pg/mL **Norepinefrina (noradrenalina):** • Posição ortostática: 125,04 a 700,00 pg/mL • Posição sentada: 119,97 a 680,03 pg/mL • Posição deitada: 109,98 a 409,98 pg/mL **Dopamina:** • Posição ortostática: inferior a 104,03 pg/mL • Posição sentado: inferior a 104,03 pg/mL • Posição deitado: inferior a 104,03 pg/mL	pg/mL
Catecolaminas, fracionadas	urina 24h	**Epinefrina** • Menor que 1 ano: inferior a 2,6 µg/24h • 1 ano: inferior a 3,6 µg/24h • 2 a 3 anos: inferior a 6,1 µg/24h • 4 a 9 anos: 0,2 a 10,0 µg/24h • 10 a 15 anos: 0,5 a 20,0 µg/24h • Igual ou maior que 16 anos: • Inferior a 21 µg/24h **Norepinefrina** • Menor que 1 ano: inferior a 11 µg/24h • 1 ano: 1 a 17 µg/24h • 2 a 3 anos: 4 a 29 µg/24h • 4 a 6 anos: 8 a 45 µg/24h • 7 a 9 anos: 13 a 65 µg/24h • Igual ou maior que 10 anos: 15 a 80 µg/24h **Dopamina** • Menor que 1 ano: inferior a 86 µg/24h • 1 ano: 10 a 140 µg/24h • 2 a 3 anos: 40 a 260 µg/24h • Igual ou maior que 4 anos: 65 a 400 µg/24h	mcg/24h
Ceruloplasmina	soro	20-40	mg/dL
CH50 (complemento hemolítico, total)	soro	40-100	U
Chumbo-tóxico	plasma urina	< 10 Valor crítico: > 80 < 80	mcg/dL mg/dL mcg/24h
Cianeto, letal	soro	< 1,0	mg/L
Cianocobalamina (vitamina B12)	soro	239 a 931	pg/mL
CPK (creatinofosfoquinase)	soro	**Feminino** Acima de 15 anos: 30 a 135 U/L **Masculino** Acima de 15 anos: 55 a 170 U/L, valor crítico acima de 1.600	U/L

(continua)

TABELA A10.1. Valores laboratoriais normais de variáveis bioquímicas e hematológicas. *(continuação)*

Constituinte	Fluido	Limites normais	Unidades
CPK isoenzima – fração MB	soro	0 a 3,4 ng/mL	ng/mL
Clearance creatinina		75-125	mL/min
		$Clearance\ creatinina = \dfrac{mcgmol/L\ (creatinina\ urinária)}{mcgmol/L\ (creatinina\ sérica)} \times mL/s \times \dfrac{1{,}73}{SC}$ (onde SC é a superfície corpórea)	
Clorafenicol, terapêutico	soro	10-25 Valores tóxicos > 25	mcg/mL
Clordiazepóxido	plasma, soro plasma, soro	0,7-10 Valores tóxicos > 5,0	mcg/mL mcg/mL
Cloreto	liquor	120-130	mEq/L
Cloreto	plasma, soro	95-105	mEq/L
Clorpromazina, terapêutico	plasma, soro	50-300	ng/mL
CO_2 (dióxido de carbono, total)	sangue, plasma, soro	22-28	mmol/L
Coágulo, retração	plasma	50-100	% 2h
Cobre (cobre II, Cu)	plasma	Homens acima de 15 anos: 10,99 a 21,98 µmol/L 70 a 140 µg/dL Mulheres acima de 15 anos: 12,56 a 24,34 µmol/L 80 a 155 µg/dL	mcmol/L mcmol/dL
Cobre (cobre II, Cu)	urina	15-60	mcg/24h
1,25 dihidroxi-vitamina D	soro	Masculino Inferior a 16 anos: 24 a 86 pg/mL igual ou superior a 16 anos: 18 a 64 pg/mL Feminino Inferior a 16 anos: 24 86 pg/mL Igual ou superior a 16 anos: 18 a 78 pg/mL	pg/mL
25-OH-Vitamina D	soro	Inferior a 20 ng/mL: deficiência de vitamina D 20 a 29 ng/mL: insuficiência de vitamina D 30 a 100 ng/mL: suficiência de vitamina D Superior a 100 ng/mL: toxicidade por vitamina D	ng/mL
Colesterol, HDL		Desejável: superior a 60 mg/dL Desejável para pacientes de 2 a 19 anos: superior a 44 mg/dL Baixo: inferior a 40 mg/dL	mg/dL mg/dL
Colesterol, LDL	plasma, soro	Ótimo: inferior a 100 mg/dL Desejável: 100-129 mg/dL Limítrofe: 130-159 mg/dL Alto: 160-189 mg/dL Muito alto: superior a 189 mg/dL	mg/dL
Colesterol total	plasma, soro	Adulto: inferior a 200 mg/dL (nível desejável) Risco moderado: 200 a 239 mg/dL Alto risco: superior a 240 mg/dL	mg/dL
Colinesterase	plasma, soro	Feminino: 4.650 a 10.440 U/L Masculino: 5.900 a 12.220 U/L	U/L

(continua)

APÊNDICE 1 — Fórmulas, Tabelas e Valores de Referências Usados em UTI

TABELA A10.1. Valores laboratoriais normais de variáveis bioquímicas e hematológicas. *(continuação)*

Constituinte	Fluido	Limites normais	Unidades

Contagem no sangue total
• Contagem de reticulócitos
   em adultos
   número fracionado
• Concentração corpuscular
   média da hemoglobina
• Concentração de hemoglobina
   homem
   mulher
• Contagem de leucócitos,
   diferencial
   linfócitos
   monócitos
   eosinófilos
   basófilos
   bastonetes
   neutrófilos
   linfócitos
• Contagem de leucócitos
  totais
• Contagem de plaquetas
• Contagem de eritrócitos
   homem
   mulher
• Hematócrito
   homem
   mulher
• Volume corpuscular
  médio (VCM)
	sangue total
	sangue total
	
	sangue total
	sangue total
	sangue total
	
	sangue total
	sangue total
	sangue total
	sangue total
	sangue total
	sangue total
	sangue total
	sangue total
	sangue total
	sangue total
	sangue total
	
	sangue total
	sangue total
		10-75
		0,1-2,4
		
		33-37
		13,6-17,2
		12,0-15,0
		
		54-62
		25-33
		3-7
		1-3
		0-0,75
		150-400
		3.000-5.800
		3,2-9,8
		130-400
		4,3-5,9
		3,5-5,0
		
		39-49
		33-43
		
		76-100
			$10^3/mm^3$
			%
			
			g/dL
			g/dL
			g/dL
			
			%
			%
			%
			%
			%
			cels/mm³(mcgl)
			cels/mm³(mcgl)
			$10^3/mm^3$
			$10^3/mm^3$
			$10^6/mm^3$
			$10^6/mm^3$
			
			%
			%
			
			fl

Porfirinas na urina de 24h	urina	Uroporfirinas I: 4,1 a 22,4 Uroporfirinas III: 0,7 a 7,4 Heptacarboxiporfirina: igual ou inferior a 3,3 Hexacarboxiporfirina: igual ou inferior a 10 Pentacarboxiporfirina: igual nferior a 4,6 Coproporfirinas I: 7,1 a 48,7 Coproporfirinas III: 11,0 a 148,5 Porfirinas totais: 35,0 a 210,7	mcg/24h
Coriônica, gonadotropina (HCG)	soro	Mulheres não grávidas: Em idade fértil: até 4 mUI/mL Após menopausa: até 6 mUI/mL **Tabela para acompanhamento da idade gestacional** Número de semanas (valores de referência em mUI/mL) 1 a 10 semanas: 64 a 150.854 11 a 15 semanas: 11.795 a 151.996 16 a 22 semanas: 9.384 a 61.410 23 a 40 semanas: 1.737 a 98.576	mU/ml
Coriônica, gonadotropina (HCG)	urina	Negativa	neg/pos
Corticotropina (ACTH)	plasma	7 a 63	pg/mL
Cortisol 08:00h 16:00h	plasma, soro plasma, soro	5-25 3-16	mcg/dL mcg/dL
Cortisol livre	urina	30-100	mcg/24h
Creatina	soro	até 1,2	mg/dL

(continua)

TABELA A10.1. Valores laboratoriais normais de variáveis bioquímicas e hematológicas. (*continuação*)

Constituinte	Fluido	Limites normais	Unidades
Creatina			
homem	urina	0-80	mg/24h
mulher	urina	0-40	mg/24h
Creatinina	plasma, soro	Feminino: 0,5 a 1,0 Masculino: 0,6 a 1,2	mg/dL
Creatinina	urina 24h	16 a 26	mg/24h
Crioglobulina	soro plasma	Ausente	Aus/pres
Desmetilsuximida, terapêutico	plasma, soro	10-40	mg/L
Diazepam			
terapêutico	plasma, soro	0,2-1,0	mcgm/mL
tóxico	plasma, soro	> 3,0	mcg/mL
Difenil-hidantoína (fenitoína)			
terapêutico	plasma, soro	10-20	mcg/mL
tóxico	plasma, soro	> 25	mcgl/mL
Digoxina			
terapêutico	plasma, soro	0,5-0,9	ng/mL
tóxico	plasma, soro	> 2,0	
Disopiramida, terapêutico	plasma, soro	2,0-6,0	mg/L
Eletroforese de proteínas			
albumina	soro	60-65	%
alfa-1-globulina	soro	1,7-5,0	%
alfa-2-globulina R	soro	6,7-12,5	%
betaglobulina	soro	8,3-16,3	%
gamaglobulina	soro	10,7-20,0	%
albumina	soro	3,6-5,2	g/dL
alfa-1-globulina	soro	0,1-0,4	g/dL
alfa-2-globulina	soro	0,4-1,0	g/dL
betaglobulina	soro	0,5-1,2	g/dL
gamaglobulina	soro	0,6-1,6	g/dL
Eletrólitos			
cloro	plasma, soro	95-105	mEq/L
potássio	plasma, soro	3,5-5,0	mEq/L
sódio	plasma, soro	135-147	mEq/L
Etanol, tóxico (álcool etílico)	plasma, soro	Não significativo: inferior a 50. Sinais tóxicos iniciais: 50 a 100. Sinais tóxicos com depressão do SNC: superior a 100. Toxemia grave (nível de risco): superior a 400	mg/dL
Etilenoglicol	plasma, soro	Ausente Tóxico: 50	mg/dL
Etosuximida, terapêutico	plasma, soro	40-100 Tóxico: > 150	mcg/mL
Fator de coagulação I (fibrogênio)	plasma plasma	0,15-0,35 150-350	g/dL mg/dL
Fator de coagulação II (protrombina)	plasma	70-130	%
Fator de coagulação V	plasma	70-130	%
Fator de coagulação VII	plasma	60-140	%
Fator de coagulação VIIC	plasma	50-200	%

(*continua*)

TABELA A10.1. Valores laboratoriais normais de variáveis bioquímicas e hematológicas. *(continuação)*

Constituinte	Fluido	Limites normais	Unidades
Fator de coagulação VIII (von Willebrand)	plasma	50-150	%
Fator de coagulação IX	plasma	70-130	%
Fator de coagulação X	plasma	70-130	%
Fator de coagulação XI	plasma	70-130	%
Fator de coagulação XII	plasma	70-130	%
Fator reumatoide	soro	< 12	IU/mL
Fenobarbital, terapêutico	plasma, soro	20-40 Tóxico > 40	mcg/mL
Ferritina	plasma, soro	**Masculino** De 11 a 15 anos: 7,4 a 94,29 De 15 a 20 anos: 9,16 a 125,2 ng/mL Acima 17,9 a 464,0 ng/mL **Feminino** De 11 a 15 anos: 7,4 a 94,29 De 15 a 20 anos: 4,01 a 93,48 De 21 a 50 anos: 6,2 a 137,0 Acima de 50 anos: 11,1 a 264,0	ng/mL

Ferro
  homem
  mulher
	soro
	soro
		Feminino até 18 anos: 25 a 135
		Acima de 18 anos: 40 a 145
		Até 18 anos: 28 a 138
		Acima de 18 anos: 60 a 160
			mcg/dL
			mcg/dL

Fibrinogênio (fator de coagulação I)	plasma plasma	0,15-0,35 150-350	g/dL mg/dL
Fosfatase ácida (prostática)	soro	< 2,1	ng/mL
Fosfatase alcalina	soro	38-126	U/l
Fosfato (fósforo inorgânico)	soro	2,5-5,0	mcg/L
Fósforo	soro	2,5-5,0	mg/dL
Gamaglutamiltransferase (GGT)	soro	Masculino: 15-73 Feminino: 15-43	U/L

Gases sanguíneos
  $PaCO_2$
  pH
  PaO_2
	sangue arterial
	sangue arterial
	sangue arterial
		35-45
		7,35-7,45
		75-100
			mmHg
			mmHg
			mmHg

Gastrina	plasma, soro	0-180	pg/mL
Glicose	plasma, soro liquor	70-99 40-70	mg/dL mg/dL
Globulina anti-hemofílica	plasma	50-200	%

Globulinas e imunoglobulina
  IgG
  IgA
  IgM
  IgD
  IgE
    0-3 anos
    > 3 anos
	soro
	soro
	soro
	soro
	
	soro
	soro
		500-1.200
		50-350
		30-230
		< 6
		
		0,5-10
		5-100
			mg/dL
			mg/dL
			mg/dL
			mg/dL
			
			UI/mL
			UI/mL

Glucagon	plasma, soro	≤ 134	pg/mL
Glutamina (aminoácido fracionado)	plasma, soro	6,1-10,2	mg/dL
Haptoglobina	soro	50-220	mg/dL

(continua)

TABELA A10.1. Valores laboratoriais normais de variáveis bioquímicas e hematológicas. (*continuação*)

Constituinte	Fluido	Limites normais	Unidades
HDL (lipoproteína de alta densidade)			
homem	plasma, soro	30-70	mg/dL
mulher	plasma, soro	30-90	mg/dL
Hemoglobina A1C	sangue total	3,8-6,4	%
Hemoglobina A2	sangue total	2,0-3,0	%
Hemoglobina F (hemoglobina fetal)	sangue total	< 2	%
Hemoglobina, meta-hemoglobina sulfemoglobina	sangue total	0	ausente/presente
Hemoglobina (saturação de oxigênio)	sangue total	96-100	%
5-HIAA (5-hidroxindolacético)	urina	2-8	mg/24h
Hidroxiprolina			
1 semana a 1 ano	urina	55-220	mg/24h/m^2
1-13 anos	urina	25-80	mg/24h/m^2
22-65 anos	urina	6-22	mg/24h/m^2
> 65 anos	urina	5-17	mg/24h/m^2
Hidroxiprolina (aminoácido fracionado)	plasma, soro	0-traço	mg/L
5-hidroxitriptamina (serotonina)	plasma	8-21	mcg/dL
Hormônio de crescimento			
homem	plasma, soro	0-5	ng/mL
mulher	plasma, soro	0-10	ng/mL
Imipramina, terapêutico	plasma, soro	50-200	ng/mL
Inibidor da esterase C_1	soro	12-30	mg/dL
Insulina	plasma, soro	5-20	mU/mL
	plasma, soro	0,20-0,84	mcg/l
Isoenzimas da lactato desidrogenase			
DHL_1	soro	15-40	%
DHL_2	soro	20-45	%
DHL_3	soro	15-30	%
DHL_4	soro	5-20	%
DHL_5	soro	5-20	%
DHL_1	soro	10-60	U/L
DHL_2	soro	20-70	U/L
DHL_3	soro	10-45	U/L
DHL_4	soro	5-30	U/L
DHL_5	soro	5-30	U/L
Isoniazida			
terapêutico	soro	< 2,0	mg/L
tóxico	soro	> 3,0	mg/L
Lactato (ácido lático)	plasma	0,5-2,1	mMol/L
		5-20	mg/dL
Lactato desidrogenase	soro	50-150 (37°C)	U/L
Lidocaína	plasma, soro	1,0-5,0	mg/L
Lipase	soro	0-160 (30°C)	U/l
Lipídeos, total	plasma	400-850	mg/dL
Lipoproteínas			
baixa densidade de colesterol (DHL)	plasma, soro	50-190	mg/dL
alta densidade de colesterol (HDL)			
homem	plasma, soro	30-70	mg/dL
mulher	plasma, soro	30-90	mg/dL

(*continua*)

TABELA A10.1. Valores laboratoriais normais de variáveis bioquímicas e hematológicas. *(continuação)*

Constituinte	Fluido	Limites normais	Unidades
Lítio, terapêutico	soro soro soro	0,50-1,50 347-1,041 0,35-1,04	mEq/L mcg/dL mg/dL
Magnésio	plasma, soro plasma, soro	1,8-3,0 1,6-2,4	mg/dL mEq/L

Mercúrio
  normal
  crônico
	
	sangue total
	sangue total
		
		< 10
		> 20
			
			mcg/dL
			mcg/dL

Mercúrio
  normal
  exposição orgânica
  inorgânica
	
	urina 24h
	
	plasma
		
		Inferior a 20
		Tóxico: superior a 150
		Indivíduos não expostos: inferior a 49,90 nmol/L
		Inferior a 10 µg/L Indivíduos expostos (após uma semana de jornada de trabalho): inferior a 74,85 nmol/L Inferior a 15 µg/L
			
			mcg/L
			
			nmol/L ou mcg/L

Metanefrina (normetanefrina)	sangue	inferior a 0,50	nmol/L
Metanol	plasma, soro	ausente	mg/dL
Metotrexato, tóxico	plasma, soro	> 9,1	ng/mL
Metosuximida (desmetilsuximida), terapêutico	plasma, soro	10-40	mg/L

Monofosfato de adenosina cíclica (AMPc)
  renal tubular
  total urinário
	
	plasma
	urina
	urina
		
		2,6-6,6
		< 2,5
		2,9-5,6
			
			mcg/L
			mcgmol/g em creatinina
			mcgmol/g em creatinina

Monofosfato de guanina cíclica (GMPc)	plasma, soro urina	0,6-3,5 0,3-1,8	mcg/L mcgmol/g em creatinina
Monóxido de carbono (proporção de Hb e de COHb)	plasma	< 15	% saturação
N-acetilprocainamida, terapêutico	plasma, soro	4,0-8,0	mg/L
Nitrogênio, aminoácido	plasma urina	4,0-6,0 50-200	mg/L mg/24h
Nitrogênio total	urina	dependente da dieta	g/24h
Nitroprussiato (nível tóxico)	plasma	> 10,0	mg/dL
Norepinefrina	plasma urina	215-475 (repouso de 15 min) < 100	pg/mL mcg/24h
Nortriptilina, terapêutica	plasma, soro	25-200	ng/mL
Osmolaridade	plasma, soro urina	280-300 50-1.200	mOsm/kg mOsm/kg
Ouro, terapêutico	soro urina	300-800 < 500	mcg/dL mcg/24h
$PaCO_2$	sangue arterial	35-45	mmHg
$PaCO_2$	sangue arterial	75-100	mmHg
Pentobarbital, terapêutico	plasma, soro	20-40	mg/L
pH	sangue arterial total	7,35-7,45	
Piridoxina (vitamina B_6)	plasma	20-90	ng/mL
Piruvato (ácido pirúvico)	plasma	0,30-0,90	mg/dL

(continua)

TABELA A10.1. Valores laboratoriais normais de variáveis bioquímicas e hematológicas. *(continuação)*

Constituinte	Fluido	Limites normais	Unidades
Plasminogênio	plasma	90-136	%
Porfirina			
coproporfirina	urina	45-180	mcg/24h
protoporfirina	glóbulo vermelho	15-50	mcg/h
uroporfirina (C1,3,0,389, 40)	urina	5-20	mg/24h
Potássio	plasma, soro	3,5-5,0	mEq/L
	plasma, soro	13,7-19,5	mg/dL
Potássio (dietadependente)	urina	25-100	mEq/24h
Primidona			
terapêutico	plasma, soro	4-12	mcg/mL
tóxico			
Procainamida (N-acetilprocainamida)			
terapêutico	plasma, soro	4,0-8,0	mg/L
tóxico	plasma, soro	> 12	mg/L
Produto de degradação do fibrinogênio	soro	< 10	mcg/mL
Prolactina	plasma, soro	< 20	ng/mL
Propoxifeno, tóxico	plasma, soro	> 20	mg/L
Propranolol, terapêutico	soro	50-200	ng/mL
Proteína	liquor	< 40	mg/dL
Proteína Bence-Jones	urina	0	ausente/presente
Proteína, eletroforese	urina	—	neg./pos.
albumina	soro	60-65	%
alfa-1-globulina	soro	1,7-5,0	%
alfa-2-globulina	soro	6,7-12,5	%
betaglobulina	soro	8,3-16,3	%
gamaglobulina	soro	10,7-20,0	%
albumina	soro	3,6-5,2	g/dL
alfa-1-globulina	soro	0,1-0,4	g/dL
alfa-2-globulina	soro	0,4-1,0	g/dL
betaglobulina	soro	0,5-1,2	g/dL
gamaglobulina	soro	0,6-1,6	g/dL
Proteína quantitativa	urina	< 150	mg/24h
Proteína total	plasma, soro	6,0-8,0	g/dL
Protrombina (fator de coagulação II)	plasma, soro	70-130	%
Quinidina			
terapêutico	plasma, soro	1,5-3,0	mg/l
tóxico	plasma, soro	> 6,0	mg/l
Renina	plasma	Até 2 anos: 4,6 3 a 5 anos: 2,5 6 a 8 anos: 1,4 9 a 11 anos: 1,9 12 a 17 anos: 1,8 Os valores de referência em adultos em dieta hipossódica (amostras coletadas em posição sentada ou em pé) são: 18 a 39 anos: 2,9 a 24,0 Acima de 39 anos: 2,9 a 10,8 Os valores de referência em adultos em dieta normossódica (amostras coletadas na posição sentada ou em pé) são: 18 a 39 anos: até 4,3 Acima de 39 anos: até 3,0	ng/mL/h

(continua)

TABELA A10.1. Valores laboratoriais normais de variáveis bioquímicas e hematológicas. *(continuação)*

Constituinte	Fluido	Limites normais	Unidades
Saturação de oxigênio da hemoglobina (SaO_2)	sangue arterial	96-100	%
Serotonina (5-hidroxitriptamina)	plasma	8-21	mcg/dL
Sódio	plasma, soro	135-147	mEq/l
Sulfonamidas, terapêutico	plasma	10,0-15,0	mg/dL
TBG, tiroxina ligada à globulina	soro	12,0-28,0	mcg/dL
Tempo de protrombina (TP)	plasma	9-12	segundos
Tempo de trombina	plasma	12-18	segundos
Teofilina, terapêutico	plasma, soro	Terapêutico: 10 a 20 Tóxico: > 20	mcg/mL

Testes de hepatite
  anticorpos
    hepatite A
    hepatite B (anti-HBs Ag)
    hepatite B (anti-HBe Ag)
    hepatite C
    hepatite vírus delta
  antígeno
    hepatite B antígeno de superfície (HBs Ag)
    hepatite B antígeno e (HBe Ag)
	soro
	soro
	soro
	soro
	soro
	soro
	soro
	soro
		negativo
		negativo
		negativo
		negativo
		negativo
		negativo
		negativo
		negativo
			positivo acima dil
			positivo acima dil
			positivo acima dil
			positivo acima dil
			positivo acima dil
			positivo acima dil
			positivo acima dil
			positivo acima dil

Tiamina (vitamina B_1)	urina	60-500	mcg/24h
Tiocianato (toxicidade nitroprussiato)	plasma	> 10,0	mg/dL
Tiopental, terapêutico	plasma, soro	individual	mg/dL

Tireóide, testes
  hormônio estimulante da tireoide
    (TSH)
    tiroxina (T_4)
    tiroxina ligada a globulina (TBG)
    tiroxina livre
    triodotironina (T_3)
	soro
	soro
	soro
	soro
	soro
		2-11
		4,0-11,0
		12,0-28,0
		0,8-2,8
		75-220
			mc/mL
			mcg/dL
			mg/dL
			mcg/dL
			mcg/dL

Tobramicina, terapêutica	soro	4-8	mcg/mL
Transferrina	soro	170-370	mg/dL
Triglicérides	plasma, soro	< 160	mg/dL
Troponina I e Troponina T	plasma, soro	Percentil 99 calculado em população normal a dependeder do método utilizado	mcg/mL
Urato (ácido úrico)	soro	2,0-7,0	mg/dL
Ureia	plasma, soro	10-40	mg/dL
Ureia nitrogenada no sangue (BUN)	plasma, soro	8-18	mg/dL
Urobilinogênio	urina	0-4,0	mg/24h
Uroporfirina	urina	5-20	mcg/24h

(continua)

TABELA A10.1. Valores laboratoriais normais de variáveis bioquímicas e hematológicas. *(continuação)*

Constituinte	Fluido	Limites normais	Unidades

Velocidade de hemossedimentação
   homem
   mulher
	
	sangue total
	sangue total
		
		0-20
		0-30
			
			mm/h
			mm/h

Vitamina A (retinol)	plasma, soro	10-50	mcg/dL
Vitamina B_1	urina	60-500	mg/24h
Vitamina B_2	soro	2,6-3,7	mcg/dL
Vitamina B_6 (piridoxina)	plasma	20-90	ng/mL
Vitamina B_{12} (cianocobalamina)	soro soro	200-1.000 20-100	pg/mL ng/dL
Vitamina C (ácido ascórbico)	plasma, soro	0,6-2,0	mg/dL
Vitamina D_3 (colecalciferol)	soro	24-40	ng/mL
Vitamina E (alfa-tocoferol)	plasma, soro	0,78-1,25	mg/dL
VMA (ácido vanilmandélico)	urina	< 6,8	mg/24h
Volume sanguíneo	paciente	8,5-9,0	% peso corporal
Warfarina sódica, terapêutico	plasma	2-5	mcg/mL
Zinco	soro urina	400,00 a 800,00 140-800	mcg/dL mcg/24h

Adaptada de: Laposata, M. Sl. Unit Conversion Guide: The New england Journal of Medicine, Boston: NEJM Books; 1992.
Jacobs D, Demott WR, Grady HJ, et al. 4ª ed. 1996.

11
MEDIDAS E CONVERSÕES

MEDIDAS CASEIRAS

TABELA A11.1. Unidades de medidas caseiras.

Uma colher de café corresponde a	2,5 g ou 2,5 mL
Uma colher de chá corresponde a	5 g ou 5 mL
Uma colher de sobremesa corresponde a	10 g ou 10 mL
Uma colher de sopa corresponde a	15 g ou 15 mL
Uma xícara de tamanho médio corresponde a	100 g ou 100 mL
Um copo comum corresponde a	200 g ou 200 mL
Um prato fundo, logo abaixo da primeira borda	200 g ou 200 mL
Um prato até a primeira borda	250 g ou 250 mL
Um quarto de litro corresponde a	250 g ou 250 mL

CORRESPONDÊNCIA IÔNICA E CÁLCULO DE MILIEQUIVALÊNCIA

TABELA A11.2. Correspondência iônica.

1 g de sódio	43,5 mEq Na$^+$	43,5 mmol
1 g de potássio	26 mEe K$^+$	26 mmol
1 g de magnésio	82 mEq Mg^{++}	41 mmol
1 g de cálcio	50 mEq Ca^{++}	25 mmol
1 g de bicarbonato	16,3 mEq HCO$_3$	16,3 mmol
1 g de sulfato	62,5 mEq SO$_4$	31,2 mmol
1 g de fósforo	64,5 mEq HPO$_4$	32,2 mmol
1 g de cloreto de sódio	17 mEq Na$^+$ 17 mEq Cl$^-$	17 mmol 17 mmol
1 g de cloreto de potássio	13,4 mEq K$^+$ 13,4 mEq Cl$^-$	13,4 mmol 13,4 mmol
1 g de cloreto de cálcio	13,6 mEq Ca^{++} 13,6 mEq Cl$^-$	6,8 mmol 13,6 mmol
1 g de acetato de sódio	7,3 mEq Na$^+$ 7,3 mEq acetato	7,3 mmol 7,3 mmol
1 g de bicarbonato de sódio	11,9 mEq Na$^+$ 11,9 mEq HCO$_3$	11,9 mmol 11,9 mmol
1 g de sulfato de magnésio	8,1 mEq Mg^{++}	4,05 mmol

TABELA A11.3. Correspondência para mEq.

Eletrólito	Concentração da ampola	Fórmula química	PM	mEq/mL (cátion)	mEq/mL (ânion)
Acetato de sódio	10%	$CH_3CO_2Na \cdot H_2O$	136,10	0,74	0,74
Acetato de zinco	5,4%	$(CH_3CO_2)_2Zn \cdot 2H_2O$	219,50	0,50	0,25
Bicarbonato de sódio	5%	$NaHCO_3$	84,10	0,59	0,59
Bicarbonato de sódio	10%	$NaHCO_3$	84,10	1,19	1,19
Cloreto de potássio	19,1%	KCl	74,55	2,56	2,56
Cloreto de sódio	10%	$NaCl$	58,44	7,71	7,71
Cloreto de sódio	20%	$NaCl$	58,44	3,42	3,42
Fosfato de diácido de potássio	20%	KH_2PO_4	136,10	1,46	1,44
Gluconato de cálcio	10%	$C_{12}H_{22}CaO_{14}H_2O$	448,40	0,45	0,45
Sulfato de magnésio	10%	$MgSO_4 \cdot 7H_2O$	246,50	0,81	0,81
Sulfato de magnésio	50%	$MgSO_4 \cdot 7H_2O$	246,50	4,06	4,06

Cálculo de miliequivalência

Por definição, equivalente (Eq) é a razão do peso atômico/valência, onde miliequivalência seria a milésima parte deste valor.

Para melhor explicar essa definição, há dois exemplos:

Cálculo de 1 mEq de sódio em miligrama
Peso atômico = 23
Valência = 01

1 Eq de Na^+ = 23/1 → 1 Eq de Na^+ = 23 g de Na^+

Portanto, 1 mEq de sódio contém 23 mg de sódio.

Cálculo de peso de 1 mEq de cálcio

Peso atômico = 40
Valência = 02

1 Eq de Ca^{++} = 40/2 → 1 Eq de Ca^{++} = 20 g de Ca^{++}

Portanto, 1 mEq de cálcio contém 20 mg de cálcio.

TABELA A.11.4. Medidas de comprimento mais usadas.

1 milímetro	=	0,03937 polegada
1 centímetro	=	0,3937 polegada
1 metro	=	39,37 polegadas
1 polegada	=	2,54 centímetros
1 pé	=	0,3048 metro
1 jarda	=	0,9144 metro
1 milha	=	1,609 quilômetro
1 centímetro	=	0,0328 pé
1 metro	=	1,093 jarda

TABELA A11.5. Medidas de peso mais usadas.

1 miligrama	=	0,015 grão
1 grama	=	15,43 grãos ou 0,035 onças
1 quilo	=	2,205 libras
1 onça	=	28,35 gramas
1 libra	=	0,4536 quilo

TABELA A11.6. Medidas de capacidade mais usadas.

1 litro	=	1,76 pinta ou 0,22 galão inglês
1 pinta	=	0,5683 litro
1 quarto	=	1,137 litro
1 galão inglês	=	4,546 litros
1 galão americano	=	3,785 litros

TABELA A11.7. Medidas de temperatura.

Medidas de temperatura	=	(9/5°C) + 32
Medidas de temperatura	=	5/9 (°F −32)

TABELA A11.9. Medidas de pressão.

1 mmHg	=	1,36 cmH$_2$O
1 mmHg	=	1,334 dina/cm^2
1 mmHg	=	133,3 Pa
1 mmHg	=	1,00000014 torr

TABELA A11.8. Equivalência de temperatura (°C e °F).

°C	°F	°C	°F	°C	°F
340	644	75	167.0	18	64.4
330	626	70	158.0	17	62.6
320	608	65	149.0	16	60.8
310	590	60	140.0	15	59.0
300	572	55	131.0	14	57.2
290	554	50	122.0	13	55.4
280	536	45	113.0	12	53.6
270	518	40	104.0	11	51.8
260	500	39	102.2	10	50.0
250	482	38	100.4	09	48.2
240	464	37	98.6	08	46.4
230	446	36	96.8	07	44.6
220	428	35	95.0	06	42.8
210	410	34	93.2	05	41.0
200	392	33	91.4	04	39.2
190	374	32	89.6	03	37.4
180	356	31	87.8	02	35.6
170	338	30	86.0	01	33.8
160	320	29	84.2	Zero	32.0
150	302	28	82.4	-1	30.2
140	284	27	80.6	-2	28.4
130	266	26	78.8	-3	26.6
120	248	25	77.0	-4	24.8
110	230	24	75.2	-5	23.0
100	212	23	73.4	-6	21.2
95	203	22	71.6	-7	19.4
90	194	21	69.8	-8	17.6
85	185	20	68.0	-9	15.8
80	176	19	66.2	-10	14.0

APÊNDICE 2

ÍNDICE FARMACÊUTICO

Silvana Maria de Almeida
Marcos Aurélio Scarpinella Bueno

Este índice farmacêutico foi elaborado e baseado nos medicamentos citados nos capítulos anteriores, com o intuito de facilitar, de forma sucinta e objetiva, a utilização desses. O índice é constituído pelo nome do produto químico, nome comercial, forma de apresentação, dose, mecanismo de ação, efeitos colaterais e metabolismo da droga. Quanto ao nome comercial, optamos pelos originais e mais utilizados.

A seguir, abreviaturas e símbolos utilizados no capítulo:

ap	ampola
B	cruza a barreira hematoencefálica
cap	cápsula
conc	concentração
cp	comprimido
D	dialisável
dg	drágea
env	envelope
EV	via endovenosa
fap	frasco ampola
H	metabolismo hepático
IAM	infarto agudo do miocárdio
IM	via intramuscular
LM	presença no leite materno

MC	monocomponentes
P	atravessa a placenta
R	metabolismo renal
RNI	relação de normatização internacional
SC	via subcutânea
SF	soro fisiológico
SG	soro glicosado
SL	via sublingual
VO	via oral
VT	via transdérmica
T ½	meia-vida plasmática
UI	unidades internacionais
*	não produzido no Brasil

TABELA A2.1 Drogas vasoativas, antiarrítmicas, anti-hipertensivas e inotrópicas

Princípio ativo	Nome comercial	Apresentação	Posologia	Ação	Efeitos colaterais/ metabolismo
Adenosina	Adenocard®	6 mg ap 2 mL	(EV) 6-12 mg em *bolus*, seguidos de infusão de 10-20 mL de SF	Ativação de receptores purinérgicos, com aumento da refratariedade do nó AV e inibição de pós potenciais causados por estimulação simpática	- Rubor facial - Dispneia - Pressão torácica - Náusea - Assistolia transitória - Broncoespasmo em asmáticos T ½ 10s - Metabolismo: plasmático
Adrenalina	Adrenalina®	1 mg ap 1 mL	(EV) 1 mL a cada 2-3 min (PCR) 0,05 a 1 mcg/kg/min (choque)	Agonista α e β-adrenérgico	- Taquicardia - Arritmia ventricular - Aumento do consumo de O_2 miocárdico Metabolismo: H
Amiodarona	Ancoron® Atlansil®	150 mg ap 3 mL 100 e 200 mg cp	(EV) em FV/TV sem pulso: 300 mg em bolus, 2º bolus de 150 mg após 5 min se TV/FV persistir (EV) em TV com pulso/ FA 5 mg/kg em 3-20 min, dose máxima 1.200 mg/dia (VO) 100-600 mg/dia	Antiarrítmico classe III (bloqueador de canais de K e de Na; atividade betabloqueadora e bloqueadora de canais de Ca)	- Bradicardia sinusal, aumento do PR, alargamento de QRS e de QT - Hipo ou hipertireoidismo - Fotossensibilidade - Microdepósitos em córneas - Pode causar fibrose pulmonar (dose > 400 mg/d) - Disfunção hepática - Metabolismo: H, LM, P T ½ semanas
Anlodipino	Norvasc®	5 e 10 mg cp	(VO) 2,5-10 mg/dia	Bloqueador de canais de cálcio, diidropiridina; vasodilatação periférica e coronária; aumento do reflexo do tônus simpático	- Edema periférico - Rubor facial - Cefaleia - *Rash* cutâneo - Taquicardia reflexa Metabolismo: H
Anrinona	Inocor®	100 mg ap 20 mL	(EV) ataque: 0,75 mg/kg em 5 min manutenção: 5-10 mcg/kg/min, diluir 1 amp de 100 mg em 80 mL SF, concentração: 1 mg/mL	Inibidor da fosfodiesterase na célula miocárdica, ↑AMPc intracelular e da contratilidade; vasodilatador potente de ação direta nas células musculares lisas vasculares	- Arritmia ventricular - Hipotensão - Plaquetopenia dependente de dose e duração (em geral após 48-72h), reversível após descontinuação. - Ajustar dose para insuficiência renal, hepática e cardíaca T ½ 4,8 a 8,6h Metabolismo: H
Atenolol	Atenol®	25; 50 e 100 mg cp	(VO) 25-100 mg/dia	Bloqueador adrenérgico β-1 seletivo	- Bradicardia - Hipotensão - Broncoespasmo em pacientes com antecedentes - Cansaço - Distúrbio de sono - Disfunção erétil - Depressão - Ajustar dose para insuficiência renal Metabolismo: R, LM, P,D
Atropina	Atropina®	0,25 e 0,50 mg ap 1 mL	(EV) 0,5-1 mg, dose máxima 0,04 mg/kg	Bloqueador de receptores colinérgicos muscarínicos	- Taquicardia - Midríase, cicloplegia, aumento de pressão intra-ocular - Retenção urinária - T ½ 2,5h Metabolismo: R, B, LM, P

(*continua*)

TABELA A2.1 Drogas vasoativas, antiarrítmicas, anti-hipertensivas e inotrópicas *(continuação)*

Princípio ativo	Nome comercial	Apresentação	Posologia	Ação	Efeitos colaterais/ metabolismo
Bumetanida	Burinax®	1 mg cp 0,5 mg ap	(VO) 1-3 mg/dia (EV) 0,5-1,5 mg dose máxima: 10 mg/dia	Diurético de alça	• Hipopotassemia, hipomagnesemia, hipocalcemia, hipofosfatemia, hiponatremia • Alcalose metabólica hipoclorêmica • Ototoxicidade • *Tinnitus* (zumbido) • Hiperuricemia • *Rash* cutâneo • Síndrome de Stevens-Johnson • Trombocitopenia • Encefalopatia Metabolismo: H
Captopril	Capoten®	12,5; 25; 50 mg cp	(VO) 25-150 mg/dia	Inibidor da enzima de conversão da angiotensina (ECA)	• Tosse seca • Angioedema • Hipotensão • Hiperpotassemia • ↑ ureia e creatinina • Cefaleia • *Rash* • Neutropenia Metabolismo: R, LM, P, D
Carvedilol	Coreg® Divelol®	3,125; 6,25; 12,5 e 25 mg cp	(VO) 6,25 a 100 mg/dia fracionados em 2 doses	Bloqueador adrenérgico α-1 seletivo e β não seletivo	• Bradicardia • Hipotensão • Broncoespasmo em pacientes com antecedentes • Cansaço • Distúrbio de sono • Disfunção erétil • Depressão Metabolismo: H, R
Cilazapril	Vascase®	1; 2,5 e 5 mg cp	(VO) 1,5 mg/dia	Inibidor da enzima de conversão da angiotensina (ECA)	• Tosse seca • Angioedema • Hipotensão • Hiperpotassemia • ↑ ureia e creatinina • Cefaleia • *Rash* • Neutropenia Metabolismo: R, D
Clonidina	Atensina®	0,1; 0,15 e 0,2 mg cp	(VO) 0,2-1 mg/dia	Agonista adrenérgico α-2 de ação central	• Sedação • Boca seca • Hipotensão • Tontura • Depressão • Disfunção erétil • Bradicardia • Náusea • Cefaleia Metabolismo: H, R, B, LM, P
Clortalidona	Higroton®	12,5; 25 e 50 mg cp	(VO) 25-100 mg/dia	Diurético tiazídico	• Hipopotassemia, hiponatremia, hipomagnesemia, alcalose metabólica hipoclorêmica • Hipercalcemia, hiperuricemia • *Rash* cutâneo • Dislipidemia • Hiperglicemia • Reações de hipersensibilidade Metabolismo: R, LM, P

(continua)

TABELA A2.1 Drogas vasoativas, antiarrítmicas, anti-hipertensivas e inotrópicas (continuação)

Princípio ativo	Nome comercial	Apresentação	Posologia	Ação	Efeitos colaterais/ metabolismo
Diazóxido	Tensuril®	300 mg ap 20 mL	(EV) 1 a 3 mg/kg, até o máximo de 150 mg, em dose única, podendo ser repetido em intervalos de 5 a 15 min, até redução desejada da PA		▪ Taquicardia reflexa ▪ Hiperglicemia ▪ Hipotensão ▪ Glicosuria, hiperglicemia ▪ Náusea e vomito ▪ Netrropenia ▪ Metabolismo: H,P ▪ Excreção: R
Diltiazem	Balcor® Balcor Retard® Cardizem® Cardizem SR® Cardizem CD®	30 e 60 mg cp 90; 120; 180 e 300 mg cap 30 e 60 mg cp 90 e 120 mg cap 180 e 240 mg cap	(VO) 120-240 mg/dia fracionados em 3-4 doses 90; 120 ou 180 mg a cada 12h ou 300 mg/dia; 120-240 mg/dia fracionados em 3-4 doses; 90-360 mg/dia; 180-360 mg/dia	Bloqueador de canais de cálcio, benzotiazínico, causa vasodilatação coronária e periférica	▪ Inotrópico negativo ▪ Cefaleia ▪ Rubor facial ▪ Tontura ▪ Edema periférico ▪ Evitar em síndrome de WPW Metabolismo: H, LM
Digitoxina	Digitoxina®	0,1 mg cp	(VO) 0,1 mg/dia	Glicosídeo digitálico, bloqueador da Na/K ATPase, eleva o cálcio intracelular e aumenta a contratilidade miocárdica; ↑ tônus vagal ECG: prolonga PR, depressão de ST, achata onda T	▪ Bradicardia ▪ Bloqueio AV ▪ Anorexia ▪ Náusea ▪ Diarreia ▪ Xantomatopsia ▪ Confusão Metabolismo: H
Digoxina	Lanoxin® Digoxina®	0,25 mg cp	(VO) ataque: 0,75-1,5 mg/dia manutenção: 0,25 mg/dia	Glicosídeo digitálico, bloqueador da Na/K ATPase, eleva o cálcio intracelular e aumenta a contratilidade miocárdica; ↑ tônus vagal ECG: prolonga PR, depressão de ST, achata onda T	▪ Bradicardia ▪ Bloqueio AV ▪ Anorexia ▪ Náusea ▪ Diarreia ▪ Xantomatopsia ▪ Confusão Metabolismo: H, LM
Dobutamina	Dobutrex®	250 mg ap 20 mL	(EV) 2,5 a 10 mcg/kg/min, diluir 1 amp em 230 mL SF ou SG 5% conc 1 mg/mL	Agonista β-adrenérgico	▪ Taquicardia ▪ Hipo ou hipertensão ▪ Arritmia ventricular ▪ Isquemia miocárdica ▪ Náusea Metabolismo: H, P
Dopamina	Dopamina®	50 mg ap 2 ou 10 mL e 200 mg ap 5 mL	(EV) efeito dopaminérgico 2-5 mcg/kg/min; efeito β-adrenérgico 6-10 mcg/kg/min; efeito α-adrenérgico > 10 mcg/kg/min, diluir 5 amp em 200 mL, SG 5% conc. 1 mg/mL	Agonista dopaminérgico e α e β-adrenérgico	▪ Taquicardia ▪ Arritmia ventricular ▪ Hipertensão ▪ Cefaleia ▪ Náusea Metabolismo: H, B, LM, P
Enalapril	Renitec®	5; 10 e 20 mg cp 1 mg/mL ap 5 mL	(VO) 10-40 mg/dia (EV) hipertensão: 1 mg, podendo ser administrada outra dose de 1-2 mg caso a resposta seja inadequada após 1h; insuficiência cardíaca: 0,5 mg, podendo ser administrada outra dose de 0,5-1 mg caso a resposta seja inadequada após 1h; diluir em SF ou SG5% e administrar preferencialmente em 1h	Inibidor da enzima de conversão da angiotensina (ECA)	▪ Tosse seca ▪ Angioedema ▪ Hipotensão ▪ Hiperpotassemia ▪ ↑ ureia e creatinina ▪ Cefaleia ▪ *Rash* ▪ Neutropenia Metabolismo: R, LM, D

(continua)

TABELA A2.1 Drogas vasoativas, antiarrítmicas, anti-hipertensivas e inotrópicas (*continuação*)

Princípio ativo	Nome comercial	Apresentação	Posologia	Ação	Efeitos colaterais/ metabolismo
Esmolol	Brevibloc®	100 e 2.500 mg ap	(EV) inicial: 500 mcg/kg em 1 min, manutenção: 25-300 mcg/kg/min	Bloqueador adrenérgico β-1-seletivo	- Bradicardia - Hipotensão - Broncoespasmo em pacientes com antecedentes - Cansaço - Distúrbio de sono - Disfunção erétil - Depressão T ½ 9 min Metabolismo: esterase plasmática
Espironolactona	Aldactone®	25; 50 e 100 mg cp	(VO) dose 25-200 mg/dia	Inibidor competitivo da aldosterona no túbulo contornado distal	- Hiperpotassemia - Cansaço - Ginecomastia - Disfunção erétil - Náusea, vômito, diarreia - Confusão Metabolismo: H, LM, P
Felodipino	Splendil®	2,5; 5 e 10 mg cp	(VO) 2,5-10 mg/dia	Bloqueador de canais de cálcio, diidropiridina; vasodilatação periférica e coronária; aumento reflexo do tônus simpático	- Edema periférico - Rubor facial - Cefaleia - Tontura - *Rash* cutâneo - Hipotensão - Taquicardia reflexa Metabolismo: H, LM
Fentolamina*	Regitine®	5 mg ap	(EV) ataque: 5 mg, manutenção: 0,2-0,5 mg/min	Bloqueador α-adrenérgico periférico não seletivo	- Hipotensão - Taquicardia - Arritmias - Angina - Náusea, vômito e diarreia - Rubor facial - Exacerbação de úlcera péptica
Fosinopril	Monopril®	10 e 20 mg cp	(VO) 10-40 mg/dia	Inibidor da enzima de conversão da angiotensina (ECA)	- Tosse seca - Angioedema - Hipotensão - Hiperpotassemia - ↑ ureia e creatinina - Cefaleia - *Rash* - Neutropenia Metabolismo: H, P, LM
Furosemida	Lasix®	20 mg/2mL ap 40 mg cp	(EV) 20-200 mg/dia (VO) 80-240 mg/dia	Diurético de alça	- Hipopotassemia, hipomagnesemia, hipocalcemia, hipofosfatemia, hiponatremia - Alcalose metabólica hipoclorêmica - Ototoxicidade - *Tinnitus* - Hiperuricemia - *Rash* cutâneo Metabolismo: H, LM, P
Glucagon	Glucagen®	1 mg fap	(EV) dose inicial 5-10 mg, manutenção: 1-16 mg/h	Aumenta AMPc intracelular nos miócitos cardíacos, independente de receptores β	- Hiperglicemia - Hipopotassemia - Taquicardia Metabolismo: H, R
Hidralazina	Apresolina®	25 e 50 mg dg	(VO) 50-300 mg/dia (EV) 10-20 mg 2/2 ou 4/4h	Vasodilatador de ação direta em músculo liso vascular	- Taquicardia reflexa - Síndrome *lupus-like* - Neuropatia periférica responsiva a piridoxina - Cefaleia Metabolismo: H, LM, P

(*continua*)

TABELA A2.1 Drogas vasoativas, antiarrítmicas, anti-hipertensivas e inotrópicas *(continuação)*

Princípio ativo	Nome comercial	Apresentação	Posologia	Ação	Efeitos colaterais/ metabolismo
Hidroclorotiazida	Clorana®	50 mg cp	(VO) 50 mg/dia	Diurético tiazídico	- Hipopotassemia, hiponatremia, hipomagnesemia, alcalose metabólica hipoclorêmica - Hipercalcemia, hiperuricemia - *Rash* cutâneo - Dislipidemia - Hiperglicemia - Reações de hipersensibilidade Metabolismo: LM, P
Indapamida	Natrilix SR®	1,5 mg cp	(VO) 1,5 mg/dia	Derivado sulfonamídico não tiazídico	- Hipopotassemia, hiponatremia, hipomagnesemia, alcalose metabólica hipoclorêmica - Hipercalcemia, hiperuricemia - *Rash* cutâneo - Dislipidemia - Hiperglicemia - Reações de hipersensibilidade
Isoproterenol	Isoprenalina®	0,2 mg/mL ap	(EV) inicial: 0,05 mg, diluir 1 mg em 500 mL SG 5% conc 2 mcg/mL; manutenção: 2-20 mcg/min	Agonista β-adrenérgico não seletivo	- Taquicardia - Arritmia ventricular - Hipotensão - Isquemia miocárdica - Tremores - Rubor facial T ½ < 5 min Metabolismo: H
Isossorbida (dinitrato)	Isordil®	40 mg cap AP (ação prolongada) 5 e 10 mg cp 2,5 e 5 mg cp sublingual	(SL) 2,5 mg a 5 mg a cada 2h (VO) 20 e 40 mg/dia em doses divididas	Nitrato vasodilatador; age em músculo liso vascular através da liberação de óxido nítrico e ↑AMPc intracelular	- Cefaleia - Hipotensão - Rubor facial - Tontura - *Rash* cutâneo - Náusea - Taquicardia reflexa - Meta-hemoglobinemia Metabolismo: H, P
Isossorbida (mononitrato)	Monocordil® Coronar®	20 e 40 mg cp 50 mg cap retard 5 mg cp sublingual 10 e 50 mg ap	(VO) ou (EV) 30-120 mg em 2-3 doses/dia	Nitrato vasodilatador; age em músculo liso vascular através da liberação de óxido nítrico e ↑AMPc intracelular	- Cefaleia - Hipotensão - Rubor facial - Tontura - *Rash* cutâneo - Náusea - Taquicardia reflexa - Meta-hemoglobinemia Metabolismo: H
Isradipina	Lomir® Lomir SRO®	2,5 mg cp 5 mg cap	(VO) 2,5 mg cp 2 vezes/dia ou 5 mg/dia cap	Bloqueador de canais de cálcio, diidropiridina; vasodilatação periférica e coronária; aumento do reflexo do tônus simpático	- Edema periférico - Rubor facial - Cefaleia - Tontura - *Rash* cutâneo - Hipotensão - Taquicardia reflexa Metabolismo: H
Lanatosídeo C (Deslanósido)	Cedilanide® Deslanol®	0,2 mg ap 2 mL	(EV) ataque: 1,2 mg em 3 doses; manutenção: 0,4 mg/dia	Glicosídeo digitálico, bloqueador da Na/K ATPase, eleva o Ca^{++} intracelular e aumenta a contratilidade miocárdica; ↑ tônus vagal ECG: prolonga PR, depressão de ST, achata onda T	- Bradicardia - Bloqueio AV - Anorexia - Náusea - Diarreia - Xantomatopsia - Confusão Metabolismo: R, LM

(continua)

TABELA A2.1 Drogas vasoativas, antiarrítmicas, anti-hipertensivas e inotrópicas (*continuação*)

Princípio ativo	Nome comercial	Apresentação	Posologia	Ação	Efeitos colaterais/ metabolismo
Labetalol*	Tandrate®	5 mg/mL ap 100 mg cp	(EV) inicial: 2,5-5 mg manutenção: 2 mg/min (VO) *angina pectoris*: 100-1.200 mg em 2-3 doses	Bloqueador β-adrenérgico não seletivo e α-1 adrenérgico	▪ Bradicardia ▪ Hipotensão ▪ Broncoespasmo em pacientes com antecedentes ▪ Cansaço ▪ Distúrbio de sono ▪ Disfunção erétil ▪ Depressão ▪ Ajustar dose para insuficiência renal T ½ 5,5h Metabolismo: H, LM
Levosimendan	Simdax®	2,5 mg/mL fap 5 e 10 mL	(EV) ataque: 12-24 mcg/kg infundidos em 10 min; manutenção: 0,1 mcg/kg/min por até 24 horas; diluir 1 ou 2 fap em 500 mL SG5%	Inotrópico positivo via sensibilização dos miofilamentos ao cálcio intracelular por interação com a troponina C, e vasodilatação periférica via abertura de canais de K sensíveis à ATP	▪ Cefaleia ▪ Hipopotensão ▪ Náusea ▪ ↑ FC com infusão > 24h T ½ ~1h Metabolismo: H
Lacidipina	Lacipil®	4 mg cp	(VO) 4 mg/dia	Bloqueador de canais de cálcio, diidropiridina; vasodilatação periférica e coronária; aumento reflexo do tônus simpático	▪ Edema periférico ▪ Rubor facial ▪ Cefaleia ▪ Tontura ▪ *Rash* cutâneo ▪ Hipotensão ▪ Taquicardia reflexa Metabolismo: LM
Lidocaína	Xylocaína 2%®	20 mL fap	(EV) ataque: 1 a 1,5 mg/kg (pode-se repetir até 3 mg/kg); manutenção: 2-4 mg/min	Antiarrítmico classe Ib (bloqueador moderado de canais de Na, diminui a duração do potencial de ação e do período refratário no tecido ventricular)	▪ Sonolência ▪ Fala empastada ▪ Confusão/desorientação ▪ Convulsão ▪ Parestesias ▪ Coma ▪ Efeito proarrítmico T ½ 1,5 a 2h Metabolismo: H, B
Lisinopril	Prinivil®	5; 10 e 20 mg cp	(VO) 5-20 mg/dia (2 a 4x)	Inibidor da enzima de conversão da angiotensina (ECA)	▪ Tosse seca ▪ Angioedema ▪ Hipotensão ▪ Hiperpotassemia ▪ ↑ ureia e creatinina ▪ Cefaleia ▪ *Rash* ▪ Neutropenia
Losartan potássico	Cozaar®	50 mg cp	(VO) 50 mg/dia	Bloqueador de receptores AT1 da angiotensina II, no músculo liso vascular e na córtex adrenal	▪ Hipotensão ▪ Tontura ▪ Cefaleia ▪ Hiperpotassemia ▪ Diarreia ▪ Dispepsia ▪ Insônia ▪ Hepatotoxicidade Metabolismo: H, P

(*continua*)

TABELA A2.1 Drogas vasoativas, antiarrítmicas, anti-hipertensivas e inotrópicas *(continuação)*

Princípio ativo	Nome comercial	Apresentação	Posologia	Ação	Efeitos colaterais/ metabolismo
Metildopa	Aldomet®	250 e 500 mg cp	(VO) 500 mg a 2 g/dia (dividida em 2-4x)	Agonista adrenérgico α-2 de ação central	- Sedação - Boca seca - Hipotensão - Tontura - Depressão - Disfunção erétil - Bradicardia - Náusea - Cefaleia - Edema periférico - Anemia hemolítica - Hepatotoxicidade Metabolismo: P, LM, D
Metoprolol	Seloken®	100 mg cp	(VO) 100 a 400 mg/dia (dividida em 1-4x)	Bloqueador adrenérgico β-1 seletivo	- Bradicardia - Hipotensão - Broncoespasmo em pacientes com antecedentes - Cansaço - Distúrbio de sono - Disfunção erétil - Depressão - Ajustar dose para insuficiência renal Metabolismo: H, D
Milrinona	Primacor IV®	1 mg/ mL fap 20 mL	(EV) ataque: 50 mcg/kg em 10 min; manutenção: 0,25-1 mcg/kg/min; diluir 1 fap em 180 mL de SG 5% conc 100 mcg/mL	Inibidor da fosfodiesterase na célula miocárdica, ↑AMPc intracelular e da contratilidade; vasodilatador potente de ação direta nas células musculares lisas vasculares	- Arritmia ventricular - Hipotensão - Plaquetopenia (mais rara que com amrinona) - Ajustar dose para insuficiência renal e hepática T ½ 2,3h Metabolismo: H
Minoxidil*	Loniten®	10 mg cp	(VO) 5-20 mg (2-4/dia)	Vasodilatador direto de ação no músculo liso vascular arterial	- Taquicardia reflexa significativa - Retenção de Na e água - Edema - Hipertricose - Ginecomastia - Cefaleia Metabolismo: H, P, LM
Nadolol	Corgard®	40 e 80 mg cp	(VO) 40-160 mg/dia em 1 dose	Bloqueador β-adrenérgico não seletivo	- Bradicardia - Hipotensão - Broncoespasmo em pacientes com antecedentes - Cansaço - Distúrbio de sono - Disfunção erétil - Depressão - Ajustar dose para insuficiência renal Metabolismo: D
Nicardipina*	Cardene®	20 e 30 mg cp	(VO) 40-120 mg/dia	Bloqueador de canais de cálcio, diidropiridina; vasodilatação periférica e coronária; aumento reflexo do tônus simpático	- Edema periférico - Rubor facial - Cefaleia - Tontura - *Rash* cutâneo - Hipotensão - Taquicardia reflexa T ½ 8,6h Metabolismo: H

(continua)

TABELA A2.1 Drogas vasoativas, antiarrítmicas, anti-hipertensivas e inotrópicas (*continuação*)

Princípio ativo	Nome comercial	Apresentação	Posologia	Ação	Efeitos colaterais/ metabolismo
Nifedipina	Adalat®	10 mg cap gelatinosa 20; 30 e 60 mg cp oros 10 e 20 mg cp retard	(VO) 10-30 mg 8/8h (VO) 30-60 mg/dia (VO) 10-20 mg 12/12h	Bloqueador de canais de cálcio, diidropiridina; vasodilatação periférica e coronária; aumento do reflexo do tônus simpático	- Edema periférico - Rubor facial - Cefaleia - Tontura - *Rash* cutâneo - Hipotensão - Taquicardia reflexa T ½ 2 a 5h Metabolismo: H, LM
Nitrendipina	Nitrencord®	10 e 20 mg cp	cp 10 e 20 mg	Bloqueador de canais de cálcio, diidropiridina; vasodilatação periférica e coronária; aumento do reflexo do tônus simpático	- Edema periférico - Rubor facial - Cefaleia - Tontura - *Rash* cutâneo - Hipotensão - Taquicardia reflexa Metabolismo: LM, P
Nitroglicerina	Nitradisc® Tridil®	5 e 10 mg discos 25 e 50 mg ap	(VT) 5-10 mg/dia (EV) início 5 mcg/min; dose máxima: 400 mcg/min	Nitrato vasodilatador; age em músculo liso vascular através da liberação de óxido nítrico e ↑AMPc intracelular	- Cefaleia - Hipotensão - Rubor facial - Tontura - *Rash* cutâneo - Náusea - Taquicardia reflexa - Meta-hemoglobinemia Metabolismo: H
Nitroprussiato de sódio	Nipride®	50 mg ap	(EV) dose 0,5-10 mcg/kg/min	Nitrato vasodilatador; age em músculo liso vascular através da liberação de óxido nítrico e ↑AMPc intracelular	- Cefaleia - Hipotensão - Rubor facial - Tontura - *Rash* cutâneo - Náusea - Taquicardia reflexa - Intoxicação por tiocianato (confusão, náusea, fraqueza, acidose com ânion gap ↑, convulsão), infusão > 48h e insuficiência renal - Intoxicação por cianeto Metabolismo: D
Norepinefrina	Levophed®* Norepinefrina®	1 mg/mL ap 4 mL	amp de 4 mL com 4 mg/mL	(EV) dose 0,01-3 mc/kg/min	- Cefaleia - Ansiedade - Bradicardia - Necrose de pele (se houver extravazamento)
Pindolol	Visken®	5 e 10 mg cp	(VO) 5-60 mg/dia	Bloqueador β-adrenérgico não seletivo	- Bradicardia - Hipotensão - Broncoespasmo em pacientes com antecedentes - Cansaço - Distúrbio de sono - Disfunção erétil - Depressão Metabolismo: LM, P
Piretanida	Arelix®	6 mg cap	(VO) 6-12 mg/dia	Diurético de alça	- Hipopotassemia, hipomagnesemia, hipocalcemia, hipofosfatemia, hiponatremia - Alcalose metabólica hipoclorêmica - Ototoxicidade - *Tinnitus* (zumbido) - Hiperuricemia - *Rash* cutâneo Metabolismo: H

(*continua*)

TABELA A2.1 Drogas vasoativas, antiarrítmicas, anti-hipertensivas e inotrópicas (*continuação*)

Princípio ativo	Nome comercial	Apresentação	Posologia	Ação	Efeitos colaterais/metabolismo
Prazosin	Minipress SR®	1; 2 e 4 mg cap	(VO) 1-20 mg/dia	Bloqueador β-1 adrenérgico	▪ Hipotensão ortostática ▪ Tontura ▪ Sonolência ▪ Cefaleia ▪ Boca seca Metabolismo: H, LM
Procainamida	Procaimide*	500 mg ap 300 mg cp	(EV) 20 mg/min até reversão da arritmia (VO); manutenção: 1-4 mg/min 300 mg (4x/dia)	Antiarrítmico classe Ia (bloqueador de canais de Na e K, diminui a velocidade de despolarização, diminui a velocidade de condução intracardíaca e prolonga o período refratário); ECG: alarga QRS e QT	▪ Pró-arritmia ▪ *Torsades de pointes* ▪ Síndrome *lupus-like* ▪ Dispepsia ▪ Hipotensão (EV) ▪ *Rash* cutâneo ▪ Insônia ▪ Agranulocitopenia ▪ Miopatia ▪ Hepatite (raro) T ½ 2,5 a 4,7h Metabolismo: H, LM, P, D
Propafenona	Ritmonorm®	70 mg ap 20mL 300 mg cp	(EV) ataque: 1-2 mg/kg em 5 min; manutenção: 0,5-1 mg/min; (VO) 300 mg a 1.200 mg (divididos em 2 doses/dia)	Antiarrítmico classe Ic (bloqueador potente dos canais de NA, diminui a velocidade de despolarização e de condução intracardíaca)	▪ Bradicardia ▪ Bloqueios ▪ Pró-arrítmico ▪ Piora ICC ▪ Tontura ▪ Cefaleia ▪ Gosto metálico ▪ Colestase (raro) Metabolismo: H
Propranolol	Propranolol®	10; 40 e 80 mg cp	(VO) hipertensão: 160-320 mg/dia; angina: 120-240 mg/dia; ansiedade/enxaqueca/tremor essencial: 80-160 mg/dia	Bloqueador β-adrenérgico não seletivo	▪ Bradicardia ▪ Hipotensão ▪ Broncoespasmo em pacientes com antecedentes ▪ Cansaço ▪ Distúrbio de sono ▪ Disfunção erétil ▪ Depressão Metabolismo: H, B, LM, P
Propatilnitrato	Sustrate®	10 mg cp	(VO) ou (SL) 15-30 mg/dia	Nitrato vasodilatador; age em músculo liso vascular através da liberação de óxido nítrico e ↑AMPc intracelular	▪ Cefaleia ▪ Hipotensão ▪ Rubor facial ▪ Tontura ▪ *Rash* cutâneo ▪ Náusea ▪ Taquicardia reflexa Meta-hemoglobinemia
Quinidina	Quinicardine®	200 mg cp	(VO) ataque: 200 mg 2/2 até 1.200 mg; manutenção: 200 mg 6/6h	Antiarrítmico classe Ia (bloqueador de canais de Na e K, diminui a velocidade de despolarização, diminui a velocidade de condução intracardíaca e prolonga o período refratário); ECG: alarga QRS e QT	▪ Pró-arritmia ▪ *Torsades de pointes* ▪ Diarreia ▪ Náusea/vômito/cólica ▪ *Rash* cutâneo ▪ Hipotensão ▪ Febre ▪ Chinchonismo: *tinnitus*, visão borrada, cefaleia, *delirium* ▪ Síndrome *lupus-like* Metabolismo: H, LM, P, D

(*continua*)

TABELA A2.1 Drogas vasoativas, antiarrítmicas, anti-hipertensivas e inotrópicas (continuação)

Princípio ativo	Nome comercial	Apresentação	Posologia	Ação	Efeitos colaterais/metabolismo
Ramipril	Triatec® Triatec Prevent®	2,5 e 5 mg cp 10 mg cap	(VO) 2,5-5 mg/dia 10 mg/dia	Inibidor da enzima de conversão da angiotensina (ECA)	• Tosse seca • Angioedema • Hipotensão • Hiperpotassemia • ↑ ureia e creatinina • Cefaleia • Rash • Neutropenia Metabolismo: H
Trimetafano*	Arfonade®	500 mg ap 10 mL	(EV) 0,5-5 mg/min	Bloqueador ganglionar simpático	• Íleo metabólico • Retenção urinária • Midríase • Hipotensão prolongada com doses elevadas
Vasopressina*	Encrise®	20U/mL	(EV) 40U em bolus na PCR em FV/TV sem pulso	Vasoconstritor através da ativação de receptores V_1 no músculo liso vascular; retenção de água através da ativação de receptores V_2 em células do ducto coletor renal	• Vasoconstrição cutânea • Aumento de motilidade intestinal (náusea, eructação, tenesmo) • Isquemia miocárdica • Retenção de água • Hiponatremia T ½ 10 a 20 min Metabolismo: H, R
Verapamil	Dilacoron®	80 mg cp 120 e 240 mg cp retard	(VO) 320-480 mg/dia	Bloqueador de canais de cálcio; difenilalquilamina; vasodilatação periférica e coronária, efeito inotrópico e cronotrópico negativo, diminui a condução AV	• Piora de ICC • Constipação • Hipotensão • Bradicardia • Bloqueio AV T ½ 4 a 12h Metabolismo: H

TABELA A2.2 Anticoagulantes, trombolíticos, antiagregantes plaquetários e inibidores de glicoproteína IIb/IIIa

Nome químico	Nome comercial	Apresentação	Dose	Ação	Efeitos colaterais/metabolismo
Abciximab	Reopro®	10 mg fr 5 mL	(EV) bolus de 0,25 mg/kg seguido de infusão de 0,125 mcg/kg/min até o máximo de 10 mcg/min	Fragmento Fab de anticorpos monoclonais murinos; liga-se ao receptor glicoproteína IIb/IIIa das plaquetas, inibindo a agregação plaquetária	• Sangramento • Plaquetopenia • Reações de hipersensibilidade T ½ 30 min
Ácido acetilsalicílico	Aspirina Prevent	100 mg cp	(VO) angina pectoris instável/profilaxia do reinfarto/ pós cirurgia vascular: 100-300 mg/dia; IAM: 100-160 mg/dia; prevenção de ataque isquêmico transitório/ infarto cerebral: 30-300 mg/dia; prevenção de trombose dos vasos coronarianos em pacientes com fatores de risco: 100-200 mg/dia ou 300 mg em dias alternados; prevenção de trombose venosa e embolia pulmonar: 1.000-1.500 mg/dia	Inibição da enzima cicloxigenase, promovendo inibição da produção de prostaglandinas E_2 e I_1 e do tromboxano A_2	• Sangramento • Úlcera gástrica • Náusea/dispepsia/pirose • Anemia hemolítica • Tinnitus (intoxicação)

(continua)

TABELA A2.2 Anticoagulantes, trombolíticos, antiagregantes plaquetários e inibidores de glicoproteína IIb/IIIa *(continuação)*

Nome químico	Nome comercial	Apresentação	Dose	Ação	Efeitos colaterais/metabolismo
Alteplase	Actilyse®	1 mg/mL fap	(EV) *bolus* de 15 mg seguido de infusão de 50 mg durante os primeiros 30 min e seguido de infusão de 35 mg durante os 60 min seguintes (pacientes com peso ≥ 65kg)	Ativador de plasminogênio tecidual humano recombinante, uma glicoproteína que ativa o plasminogênio diretamente para plasmina, promovendo a dissolução da fibrina de coágulo	- Sangramento - Hemorragia intracraniana (0,7%) - Hipotensão - Náusea/vômito - Epistaxe T ½ 4 a 5 min Metabolismo: H
Clopidogrel	Plavix®	75 mg cp	(VO) inicial: 300 mg; manutenção: 75 mg ao dia	Inibidor tienopiridínico, diminuindo a agregação plaquetária induzida por difosfato de adenosina	- Diarreia - Cefaleia - Tontura - Dor abdominal/náusea/dispepsia - Púrpura - *Rash* cutâneo Metabolismo: H
Dalteparina	Fragmin®	2.500 e 5.000 UI seringa 10.000 UI fap	(SC) profilaxia de TVP: 2.500 UI (risco baixo e moderado) ou 5.000 UI (risco alto) 1x/dia; tratamento de TVP: 200 UI/kg 1 × ou 100 UI/kg 2x/dia (dose máxima 18.000 UI/dia); síndrome coronária aguda: 120 UI/kg 2x/dia (dose máxima 20.000 UI/dia), por no mínimo 6 dias	Heparina de baixo peso molecular, com atividade antifator Xa	- Sangramento - Plaquetopenia - Hematomas no local de injeção - Anafilaxia - Elevação de TGO/TGP - Hiperpotassemia - Reduzir a dose para 30%-50% em insuficiência renal T ½ 2h (EV) e 3 a 4h (SC)
Enoxaparina	Clexane®	20; 40; 60; 80 e 100 mg seringa	(SC) 40-60 mg/dia (profilaxia TVP), 1 mg/kg 2x/dia (TEP, TVP e síndromes coronárias agudas)	Heparina de baixo peso molecular, com atividade antifator Xa maior que antitrombínica	- Sangramento - Plaquetopenia - *Rash* cutâneo - Hematomas no local de injeção - Febre - Reduzir a dose para 30%-50% em insuficiência renal T ½ 4h Metabolismo: H
Eptifibatide*	Integrilina®	2 mg/mL fap 0,75 mg/mL bolsa	(EV) síndrome coronária aguda: 180 mcg/kg em 1-2 min, seguida de infusão de manutenção 2 mcg/kg/min até revascularização ou alta (máximo 72h); dose de ataque máxima: 22,6 mg; Infusão máxima: 15 mg/h; angioplastia coronária percutânea eletiva: 135 mcg/kg em 1-2 min imediatamente antes do procedimento, seguida de manutenção 0,5 mcg/kg/min por 24h	Antagonista peptídico, que se liga reversivelmente à glicoproteína IIb/IIIa da superfície plaquetária, inibindo sua agregação	- Sangramento - Hipotensão - Anafilaxia - Plaquetopenia T ½ 2,5h Metabolismo: R

(continua)

TABELA A2.2 Anticoagulantes, trombolíticos, antiagregantes plaquetários e inibidores de glicoproteína IIb/IIIa *(continuação)*

Nome químico	Nome comercial	Apresentação	Dose	Ação	Efeitos colaterais/ metabolismo
Estreptoquinase	Streptase®	fap 250.000 UI, 750.000 UI e 1.500.000 UI	(EV) IAM: 1.500.000 UI em 1h; embolia pulmonar: dose de ataque: 250.000 UI em 30 a 60 min, seguida de 100.000 UI/h por 24/72h	SK liga-se ao plasminogênio circulante que é ligado ao trombo, e catalisa sua conversão em plasmina	- Sangramento - Broncoespasmo - Angioedema - Anafilaxia - Hipotensão - *Rash* cutâneo - Hemorragia intracraniana (0,2%) - Febre T ½ 23 min Metabolismo: H
Femprocumona	Marcoumar®	3 mg cp	(VO) ataque: 9 mg/dia; manutenção: 3 mg/dia, acertar dose pelo tempo de protrombina ou RNI	Anticoagulante cumarínico, antagonista de vitamina K, diminui a carboxilação de fatores II, VII, IX e X	- Sangramento - Necrose cutânea - Dermatite - Alopecia T ½ 160h Metabolismo: H
Heparina	Liquemine® Liquemine® subcutâneo Hemofol® Hepamax®	amp 5.000 UI/0,25 mL	(SC) 5.000 UI (2-3x/dia)	Liga-se à antitrombina III, aumentando sua habilidade para inativar a trombina, além dos fatores IX, X, XI, XII	- Sangramento - Plaquetopenia - ↑ AST/ALT (TGO/TGP) - Osteoporose (longo prazo) T ½ 1h com 100 UI/kg e 2,5h com 400UI/kg Metabolismo: H
Nadroparina cálcica	Fraxiparina®	Seringa 0,3 mL, 7.500 UI e 0,6 mL, 15.000 UI	(SC) 7.500-15.000 UI/dia	Heparina de baixo peso molecular que possui alta relação de atividade AXa/atividade anti-IIa, além de imediata e prolongada ação antitrombótica	- Sangramento - Plaquetopenia - *Rash* cutâneo - Hematomas no local de injeção - Febre - Metabolismo: H
Ticlopidina	Ticlid®	250 mg cp	(VO) 250 mg 2 vezes/dia	Interfere com a agregação plaquetária inibindo a ligação ADP-dependente do fibrinogênio à membrana da plaqueta	- Diarreia - Náusea/dispepsia/vômitos/anorexia - Purpura trombocitopênica trombótica (relatos de caso) - Neutropenia (0,8% grave) - *Rash* cutâneo Metabolismo: H
Tirofiban	Agrastat®	0,25 mg/mL fr 50 mL 0,05 mg/mL bolsa 250 mL	(EV) inicial: 0,4 mcg/kg/min por 30 min manutenção: 0,1 mcg/kg/min por até 96h	Antagonista não peptídico, que se liga reversivelmente à glicoproteína IIb/IIIa da superfície plaquetária, inibindo sua agregação	- Sangramento - Plaquetopenia T ½ 1,9 a 2,2h
Warfarina sódica	Marevan®	1; 2,5 e 5mg cp 2,5 mg, 5 mg, 7,5 mg e 10 mg cp 5 mg	(VO) inicial 10 mg/dia; manutenção: 2-10 mg/dia; acertar pelo tempo de protrombina ou RNI	Anticoagulante cumarínico, antagonista de vitamina K, diminui a carboxilação de fatores II, VII, IX e X	- Sangramento - Necrose cutânea - Dermatite - Alopecia T ½ 20-60h Metabolismo: H, P

TABELA A2.3 Insulinas

Insulina	Classificação ação	Início de ação	Pico de ação	Duração	Conservação/estabilidade
Humalog® (lispro)	ultrarrápida	5 a 10 minutos	30 a 60 minutos	3 a 5 horas	Conservar em temperatura de 2 a 8°C Após aberto, conservar em temperaturas inferiores a 30°C por 28 dias.
Humalog® (lispro) Kwikpen	ultrarrápida	5 a 10 minutos	30 a 60 minutos	3 a 5 horas	Conservar o refil em temperatura de 2 a 8°C Após aberto, conservar em temperaturas inferiores a 30°C por até 28 dias.
Novorapid® (aspart)	ultrarrápida	5 a 10 minutos	30 a 60 minutos	3 a 5 horas	Conservar em temperatura de 2 a 8°C Após aberto, conservar entre 15 e 30° C por quatro semanas.
Apidra® (glulisine)	ultrarrápida	5 a 10 minutos	30 a 60 minutos	3 a 5 horas	Frasco-ampola e refil: conservar em temperatura de 2 a 8°C Frasco-ampola e caneta em uso: após aberto conservar em temperaturas que não ultrapassem 25°C por até 28 dias.
Humulin® R	rápida	30 minutos	2 a 3 horas	3 a 6 horas	O refil de Humolin R deve se armazenado entre 2 e 8°C A caneta e o refil que estão sendo utilizados devem ser mantidos fora da geladeira com temperaturas inferiores a 30°C por 28 dias.
Novolin® R	rápida	30 minutos	2 a 3 horas	3 a 6 horas	Conservar entre 2 e 8°C Após aberto, armazenar entre 15 e 30°C por até seis semanas.
Humulin® N	intermediária	2 a 4 horas	4 a 12 horas	12 a 18 horas	Deve ser armazenado em temperaturas entre 2 e 8°C Após aberto, manter em temperaturas inferiores a 30°C por 28 dias.
Novolin® N	intermediária	2 a 4 horas	4 a 12 horas	12 a 18 horas	Conservar entre 2 e 8°C Após aberto, armazenar entre 15 e 30°C por até 4 semanas.
Levemir® (detemir)	lenta	1 a 2 horas	6 a 8 horas	6 a 23 horas	Caneta e frasco: conservar entre 2 e 8°C antes de aberto. Após aberto, armazenar em temperaturas inferiores a 30°C no máximo por 6 semanas.
Lantus® (glargina)	lenta	1 hora	Praticamente sem pico	24 horas	Caneta e FA: conservar entre 2 e 8°C Após aberto, armazenar em temperaturas inferiores a 30°C por até 28 dias; se o refil estiver em uso na caneta, não armazená-lo na geladeira, e antes de inserir na caneta manter o refil em temperatura ambiente de 1 a 2 horas.
Humalog® Mix 25/75 Kwikpen	mistura	30 minutos	2 a 4 horas	22 a 24 horas	Os refis devem ser armazenados entre 2 e 8°C A caneta e o refil em uso devem ser armazenados fora da geladeira em temperaturas inferiores a 30°C por até 28 dias.
Humalog® Mix 50/50 Kwikpen	mistura	30 minutos	2 a 4 horas	22 a 24 horas	Os refis devem ser armazenados entre 2 e 8°C Após aberto, a caneta e o refil em uso devem ser armazenados em temperaturas inferiores a 30°C por até 28 dias.

(*continua*)

TABELA A2.3 Insulinas (continuação)

Insulina	Classificação ação	Início de ação	Pico de ação	Duração	Conservação/estabilidade
Humulin® 70/30	mistura	30 minutos	2 a 4 horas	22 a 24 horas	Deve ser armazenado entre 2 e °C. Após aberto a caneta e o refil em uso devem ser armazenados em temperaturas inferiores a 30°C e descartados após 28 dias de sua abertura.
Novomix 70/30	mistura	10-20 minutos	1 a 4 horas	24 horas	Deve ser armazenado entre 2 e 8°C. Após aberto, deve ser armazenado entre 15 e 30°C por até 4 semanas

Preda M.A.;Humalog®. Elly Lilly do Brasil Ltda. São Paulo [bula]
Preda M.A.;Humalog® Mix Kwikpen. Elly Lilly do Brasil Ltda. São Paulo [bula]
Preda M.A.; Humulin R®. Elly Lilly do Brasil Ltda. São Paulo [bula]
Preda M.A.; Humulin® NPH. Elly Lilly do Brasil Ltda. São Paulo [bula]
Fernandes L.M.H.; Novolin®R. Novo Nordisk Farmacêutica do Brasil Ltda. [bula]
Fernandes L.M.H.; Novolin®N. Novo Nordisk Farmacêutica do Brasil Ltda. [bula]
Fernandes L.M.H.; Novolog®. Novo Nordisk Farmacêutica do Brasil Ltda. [bula]
Fernandes L.M.H.; Novolog® Mix. Novo Nordisk Farmacêutica do Brasil Ltda. [bula]
Fernandes L.M.H.; Novorapid®. Novo Nordisk Farmacêutica do Brasil Ltda. [bula]
Brollo S.R.; Apidra®. Sanofi Aventis Farmacêutica Ltda. [bula]

TABELA A2.4. Insulinas

Princípio ativo	Nome comercial	Apresentação	Dose	Observações
Insulina ultrarrápida	Humalog (humana) Novorapid® (aspart) Apidra® (glulisine)	fap 100 UI/mL		
Insulina rápida	Humulin R (humana)	fap 100 UI/mL	Em cetoacidose diabética, EV ou IM: dose inicial: 0,1-0,4 UI kg/h; e dose de manutenção: 0,1 UI/kg/h	
Insulina lenta		fap 100 UI/mL fap 100 UI/mL	(SC) ajustada individualmente dependendo da necessidade do paciente	H, R
NPH (semilenta)	Movolin N (suína monocomponente) Humulin NPH®	fap 100 UI/mL	(SC) ajustada individualmente dependendo da necessidade do paciente	H, R
Ultralenta	Levemir® (detemir) Lantus® (glargina)	Penfill/Flexpen 3mL fap 100 UI/mL		

TABELA A2.5. Hipoglicemiantes orais

Nome químico	Nome comercial	Apresentação	Dose
Clorpropamida	Diabinese	cp 250 mg	125 - 500 mg/dia
Glibencamida	Daonil	cp 5,0 mg	2,5 - 20 mg/dia
Glicazida	Diamicron	cp 80 mg	40 - 320 mg/dia
Gliclazida	Diamicron MR	cp 30 mg	30 -120 mg/dia
Glimepirida	Amaryl	cp 1,0, 2,0 e 8,0 mg	1 - 8 mg/dia
Glipizida	Minidiab	cp 5,0 mg	5 - 30 mg/dia
Metformina	Glifage/Glucoformin	cp 500, 850 mg e 1g	850 mg - 2g/dia
Nateglinida	Starlix	cp 120 mg	120 - 180 mg/dia
Pioglitazona	Actos	cp 15, 30 e 45 mg	15 - 45 mg
Repaglinida	Gluonorm/Novonorm/Prandin	cp 0,5, 1 e 2mg	0,5 - 16 mg/dia

TABELA A2.6. Tabelas de diluição das principais drogas vasoativas de uso clínico

Dopamina: 5 ampolas/200 mL											
Infusão: mL/h											
Peso	3	5	10	15	20	25	30	35	40	45	50
45	1,0	1,9	3,7	5,6	7,4	9,3	11,1	13,0	14,8	16,7	18,5
50	1,0	1,7	3,3	5,0	6,7	8,3	10,0	11,7	13,3	15,0	16,7
55	0,9	1,5	3,0	4,5	6,1	7,6	9,1	10,6	12,1	13,6	15,2
60	0,8	1,4	2,8	4,2	5,6	6,9	8,3	9,7	11,1	12,5	13,9
65	0,8	1,3	2,6	3,8	5,1	6,4	7,7	9,0	10,3	11,5	12,8
70	0,7	1,2	2,4	3,6	4,8	6,0	7,1	8,3	9,5	10,7	11,9
75	0,7	1,1	2,2	3,3	4,4	5,6	6,7	7,8	8,9	10,0	11,1
80	0,6	1,0	2,1	3,1	4,2	5,2	6,3	7,3	8,3	9,4	10,4
85	0,6	1,0	2,0	2,9	3,9	4,9	5,9	6,9	7,8	8,8	9,8
90	0,6	0,9	1,9	2,8	3,7	4,6	5,6	6,5	7,4	8,3	9,3
95	0,5	0,9	1,8	2,6	3,5	4,4	5,3	6,1	7,0	7,9	8,8
100	0,5	0,8	1,7	2,5	3,3	4,2	5,0	5,8	6,7	7,5	8,3
105	0,5	0,8	1,6	2,4	3,2	4,0	4,8	5,6	6,4	7,1	7,9
110	0,5	0,8	1,5	2,3	3,0	3,8	4,5	5,3	6,1	6,8	7,6

Dopamina: 10 ampolas/150 mL											
Infusão: mL/h											
Peso	3	5	10	15	20	25	30	35	40	45	50
45	2,2	3,7	7,4	11,1	14,8	18,5	22,2	25,9	29,6	33,3	37,0
50	2,0	3,3	6,7	10,0	13,3	16,7	20,0	23,3	26,7	30,0	33,3
55	1,8	3,0	6,1	9,1	12,1	15,2	18,2	21,2	24,2	27,3	30,3
60	1,7	2,8	5,6	8,3	11,1	13,9	16,7	19,4	22,2	25,0	27,8
65	1,5	2,6	5,1	7,7	10,3	12,8	15,4	17,9	20,5	23,1	25,6
70	1,4	2,4	4,8	7,1	9,5	11,9	14,3	16,7	19,0	21,4	23,8
75	1,3	2,2	4,4	6,7	8,9	11,1	13,3	15,6	17,8	20,0	22,2
80	1,2	2,1	4,2	6,2	8,3	10,4	12,5	14,6	16,7	18,7	20,8
85	1,2	2,0	3,9	5,9	7,8	9,8	11,8	13,7	15,7	17,6	19,6
90	1,1	1,9	3,7	5,6	7,4	9,3	11,1	13,0	14,8	16,7	18,5
95	1,1	1,8	3,5	5,3	7,0	8,8	10,5	12,3	14,0	15,8	17,5
100	1,0	1,7	3,3	5,0	6,7	8,3	10,0	11,7	13,3	15,0	16,7
105	1,0	1,6	3,2	4,8	6,3	7,9	9,5	11,1	12,7	14,3	15,9
110	0,9	1,5	3,0	4,5	6,1	7,6	9,1	10,6	12,1	13,6	15,2

Dobutamina: 1 ampola/230 mL											
Infusão: mL/h											
Peso	3	5	10	15	20	25	30	35	40	45	50
45	1,1	1,9	3,7	5,6	7,4	9,3	11,1	13,0	14,8	16,7	18,5
50	1,0	1,7	3,3	5,0	6,7	8,3	10,0	11,7	13,3	15,0	16,7
55	0,9	1,5	3,0	4,5	6,1	7,6	9,1	10,6	12,1	13,6	15,2
60	0,8	1,4	2,8	4,2	5,6	6,9	8,3	9,7	11,1	12,5	13,9
65	0,8	1,3	2,6	3,8	5,1	6,4	7,7	9,0	10,3	11,5	12,8
70	0,7	1,2	2,4	3,6	4,8	6,0	7,1	8,3	9,5	10,7	11,9

(continua)

TABELA A2.6. Tabelas de diluição das principais drogas vasoativas de uso clínico *(continuação)*

Dobutamina: 1 ampola/230 mL											
Infusão: mL/h											
Peso	3	5	10	15	20	25	30	35	40	45	50
75	0,7	1,1	2,2	3,3	4,4	5,6	6,7	7,8	8,9	10,0	11,1
80	0,6	1,0	2,1	3,1	4,2	5,2	6,3	7,3	8,3	9,4	10,4
85	0,6	1,0	2,0	2,9	3,9	4,9	5,9	6,9	7,8	8,8	9,8
90	0,6	0,9	1,9	2,8	3,7	4,6	5,6	6,5	7,4	8,3	9,3
95	0,5	0,9	1,8	2,6	3,5	4,4	5,3	6,1	7,0	7,9	8,8
100	0,5	0,8	1,7	2,5	3,3	4,2	5,0	5,8	6,7	7,5	8,3
105	0,5	0,8	1,6	2,4	3,2	4,0	4,8	5,6	6,4	7,1	7,9
110	0,5	0,8	1,5	2,3	3,0	3,8	4,5	5,3	6,1	6,8	7,6

Dobutamina: 2 ampolas/210 mL											
Infusão: mL/h											
Peso	3	5	10	15	20	25	30	35	40	45	50
45	2,2	3,7	7,4	11,1	14,8	18,5	22,2	25,9	29,6	33,3	37,0
50	2,0	3,3	6,7	10,0	13,3	16,7	20,0	23,3	26,7	30,0	33,3
55	1,8	3,0	6,1	9,1	12,1	15,2	18,2	21,2	24,2	27,3	30,3
60	1,7	2,8	5,6	8,3	11,1	13,9	16,7	19,4	22,2	25,0	27,8
65	1,5	2,6	5,1	7,7	10,3	12,8	15,4	17,9	20,5	23,1	25,6
70	1,4	2,4	4,8	7,1	9,5	11,9	14,3	16,7	19,0	21,4	23,8
75	1,3	2,2	4,4	6,7	8,9	11,1	13,3	15,6	17,8	20,0	22,2
80	1,2	2,1	4,2	6,2	8,3	10,4	12,5	14,6	16,7	18,7	20,8
85	1,2	2,0	3,9	5,9	7,8	9,8	11,8	13,7	15,7	17,6	19,6
90	1,1	1,9	3,7	5,6	7,4	9,3	11,1	13,0	14,8	16,7	18,5
95	1,1	1,8	3,5	5,3	7,0	8,8	10,5	12,3	14,0	15,8	17,5
100	1,0	1,7	3,3	5,0	6,7	8,3	10,0	11,7	13,3	15,0	16,7
105	1,0	1,6	3,2	4,8	6,3	7,9	9,5	11,1	12,7	14,3	15,9
110	0,9	1,5	3,0	4,5	6,1	7,6	9,1	10,6	12,1	13,6	15,2

Dobutamina: 3 ampolas/190 mL											
Infusão: mL/h											
Peso	3	5	10	15	20	25	30	35	40	45	50
45	3,3	5,6	11,1	16,7	22,2	27,8	33,3	38,9	44,4	50,0	55,6
50	3,0	5,0	10,0	15,0	20,0	25,0	30,0	35,0	40,0	45,0	50,0
55	2,7	4,5	9,1	13,6	18,2	22,7	27,3	31,8	36,4	40,9	45,5
60	2,5	4,2	8,3	12,5	16,7	20,8	25,0	29,2	33,3	37,5	41,7
65	2,3	3,8	7,7	11,5	15,4	19,2	23,1	26,9	30,8	34,6	38,5
70	2,1	3,6	7,1	10,7	14,3	17,9	21,4	25,0	28,6	32,1	35,7
75	2,0	3,3	6,7	10,0	13,3	16,7	20,0	23,3	26,7	30,0	33,3
80	1,9	3,1	6,3	9,4	12,5	15,6	18,8	21,9	25,0	28,1	31,3
85	1,8	2,9	5,8	8,8	11,8	14,7	17,6	20,6	23,5	26,5	29,4
90	1,7	2,8	5,6	8,3	11,1	13,9	16,7	19,4	22,2	25,0	27,8
95	1,6	2,6	5,3	7,9	10,5	13,2	15,8	18,4	21,1	23,7	26,3
100	1,5	2,5	5,0	7,5	10,0	12,5	15,0	17,5	20,0	22,5	25,0
105	1,4	2,4	4,8	7,1	9,5	11,9	14,3	16,7	19,0	21,4	23,8
110	1,4	2,3	4,5	6,8	9,1	11,4	13,6	15,9	18,2	20,5	22,7

(continua)

TABELA A2.6. Tabelas de diluição das principais drogas vasoativas de uso clínico   (*continuação*)

\multicolumn{11}{c}{Noradrenalina: 1 ampola/245 mL}										
Infusão: mL/h										
Peso	3	5	10	15	20	25	30	35	40	45	50
45	0,02	0,03	0,06	0,09	0,12	0,15	0,18	0,21	0,24	0,27	0,30
50	0,02	0,03	0,05	0,08	0,11	0,14	0,16	0,19	0,22	0,24	0,27
55	0,01	0,02	0,05	0,07	0,10	0,12	0,15	0,17	0,20	0,22	0,25
60	0,01	0,02	0,05	0,07	0,09	0,11	0,14	0,16	0,18	0,20	0,23
65	0,01	0,02	0,04	0,06	0,08	0,10	0,12	0,15	0,17	0,19	0,21
70	0,01	0,02	0,04	0,06	0,08	0,10	0,12	0,14	0,15	0,17	0,19
75	0,01	0,02	0,04	0,05	0,07	0,09	0,11	0,13	0,14	0,16	0,18
80	0,01	0,02	0,03	0,05	0,07	0,08	0,10	0,12	0,14	0,15	0,17
85	0,01	0,02	0,03	0,05	0,06	0,08	0,10	0,11	0,13	0,14	0,16
90	0,01	0,02	0,03	0,05	0,06	0,08	0,09	0,11	0,12	0,14	0,15
95	0,01	0,01	0,03	0,04	0,06	0,07	0,09	0,10	0,11	0,13	0,14
100	0,01	0,01	0,03	0,04	0,05	0,07	0,08	0,09	0,11	0,12	0,14
105	0,01	0,01	0,03	0,04	0,05	0,06	0,08	0,09	0,10	0,12	0,13
110	0,01	0,01	0,02	0,04	0,05	0,06	0,07	0,09	0,10	0,11	0,12

\multicolumn{11}{c}{Noradrenalina: 2 ampolas/240 mL}										
Infusão: mL/h										
Peso	3	5	10	15	20	25	30	35	40	45	50
45	0,04	0,06	0,12	0,18	0,24	0,29	0,35	0,41	0,47	0,53	0,59
50	0,03	0,05	0,11	0,16	0,21	0,27	0,32	0,37	0,42	0,48	0,53
55	0,03	0,05	0,10	0,14	0,19	0,24	0,29	0,34	0,39	0,43	0,48
60	0,03	0,04	0,09	0,13	0,18	0,22	0,27	0,31	0,35	0,40	0,44
65	0,02	0,04	0,08	0,12	0,16	0,20	0,24	0,29	0,33	0,37	0,41
70	0,02	0,04	0,08	0,11	0,15	0,19	0,23	0,27	0,30	0,34	0,38
75	0,02	0,04	0,07	0,11	0,14	0,18	0,21	0,25	0,28	0,32	0,35
80	0,02	0,03	0,07	0,10	0,13	0,17	0,20	0,23	0,27	0,30	0,33
85	0,02	0,03	0,06	0,09	0,12	0,16	0,19	0,22	0,25	0,28	0,31
90	0,02	0,03	0,06	0,09	0,12	0,15	0,18	0,21	0,24	0,27	0,29
95	0,02	0,03	0,06	0,08	0,11	0,14	0,17	0,20	0,22	0,25	0,28
100	0,02	0,03	0,05	0,08	0,11	0,13	0,16	0,19	0,21	0,24	0,27
105	0,02	0,03	0,05	0,08	0,10	0,13	0,15	0,18	0,20	0,23	0,25
110	0,01	0,02	0,05	0,07	0,10	0,12	0,14	0,17	0,19	0,22	0,24

\multicolumn{11}{c}{Noradrenalina: 3 ampolas/235 mL}										
Infusão: mL/h										
Peso	3	5	10	15	20	25	30	35	40	45	50
45	0,05	0,09	0,18	0,27	0,36	0,44	0,53	0,62	0,71	0,80	0,89
50	0,05	0,08	0,16	0,24	0,32	0,40	0,48	0,56	0,64	0,72	0,80
55	0,04	0,07	0,15	0,22	0,29	0,36	0,44	0,51	0,58	0,65	0,73
60	0,04	0,07	0,13	0,20	0,27	0,33	0,40	0,47	0,53	0,60	0,67
65	0,04	0,06	0,12	0,18	0,25	0,31	0,37	0,43	0,49	0,55	0,62
70	0,03	0,06	0,11	0,17	0,23	0,29	0,34	0,40	0,46	0,51	0,57

(*continua*)

TABELA A2.6. Tabelas de diluição das principais drogas vasoativas de uso clínico   (*continuação*)

Noradrenalina: 3 ampolas/235 mL											
Infusão: mL/h											
Peso	3	5	10	15	20	25	30	35	40	45	50
75	0,03	0,05	0,11	0,16	0,21	0,27	0,32	0,37	0,43	0,48	0,53
80	0,03	0,05	0,10	0,15	0,20	0,25	0,30	0,35	0,40	0,45	0,50
85	0,03	0,05	0,09	0,14	0,19	0,24	0,28	0,33	0,38	0,42	0,47
90	0,03	0,04	0,09	0,13	0,18	0,22	0,27	0,31	0,36	0,40	0,44
95	0,03	0,04	0,08	0,13	0,17	0,21	0,25	0,29	0,34	0,38	0,42
100	0,02	0,04	0,08	0,12	0,16	0,20	0,24	0,28	0,32	0,36	0,40
105	0,02	0,04	0,08	0,11	0,15	0,19	0,23	0,27	0,30	0,34	0,38
110	0,02	0,04	0,07	0,11	0,15	0,18	0,22	0,25	0,29	0,33	0,36

Noradrenalina: 5 ampolas/225 mL											
Infusão: mL/h											
Peso	3	5	10	15	20	25	30	35	40	45	50
45	0,09	0,15	0,30	0,44	0,59	0,74	0,89	1,03	1,18	1,33	1,48
50	0,08	0,13	0,27	0,40	0,53	0,67	0,80	0,93	1,06	1,20	1,33
55	0,07	0,12	0,24	0,36	0,48	0,60	0,73	0,85	0,97	1,09	1,21
60	0,07	0,11	0,22	0,33	0,44	0,55	0,67	0,78	0,89	1,00	1,11
65	0,06	0,10	0,20	0,31	0,41	0,51	0,61	0,72	0,82	0,92	1,02
70	0,06	0,10	0,19	0,29	0,38	0,48	0,57	0,67	0,76	0,86	0,95
75	0,05	0,09	0,18	0,27	0,35	0,44	0,53	0,62	0,71	0,80	0,89
80	0,05	0,08	0,17	0,25	0,33	0,42	0,50	0,58	0,67	0,75	0,83
85	0,05	0,08	0,16	0,23	0,31	0,39	0,47	0,55	0,63	0,70	0,78
90	0,04	0,07	0,15	0,22	0,30	0,37	0,44	0,52	0,59	0,67	0,74
95	0,04	0,07	0,14	0,21	0,28	0,35	0,42	0,49	0,56	0,63	0,70
100	0,04	0,07	0,13	0,20	0,27	0,33	0,40	0,47	0,53	0,60	0,67
105	0,04	0,06	0,13	0,19	0,25	0,32	0,38	0,44	0,51	0,57	0,63
110	0,04	0,06	0,13	0,18	0,24	0,30	0,36	0,42	0,48	0,54	0,60

Nitroprussiato de sódio: 1 ampola/248 mL											
Infusão: mL/h											
Peso	3	5	10	15	20	25	30	35	40	45	50
45	0,22	0,37	0,74	1,11	1,48	1,85	2,22	2,59	2,96	3,33	3,70
50	0,20	0,33	0,67	1,00	1,33	1,67	2,00	2,33	2,66	3,00	3,33
55	0,18	0,30	0,61	0,91	1,21	1,51	1,82	2,12	2,42	2,72	3,03
60	0,17	0,28	0,56	0,83	1,11	1,39	1,67	1,94	2,22	2,50	2,78
65	0,15	0,26	0,51	0,77	1,02	1,28	1,54	1,79	2,05	2,31	2,56
70	0,14	0,24	0,48	0,71	0,95	1,19	1,43	1,67	1,90	2,14	2,38
75	0,13	0,22	0,44	0,67	0,89	1,11	1,33	1,55	1,78	2,00	2,22
80	0,12	0,21	0,42	0,62	0,83	1,04	1,25	1,46	1,67	1,87	2,08
85	0,12	0,20	0,39	0,59	0,78	0,98	1,18	1,37	1,57	1,76	1,96
90	0,11	0,19	0,37	0,56	0,74	0,93	1,11	1,30	1,48	1,67	1,85
95	0,11	0,18	0,35	0,53	0,70	0,88	1,05	1,23	1,40	1,58	1,75
100	0,10	0,17	0,33	0,50	0,67	0,83	1,00	1,17	1,33	1,50	1,67
105	0,10	0,16	0,32	0,48	0,63	0,79	0,95	1,11	1,27	1,43	1,59
110	0,09	0,15	0,30	0,45	0,61	0,76	0,91	1,06	1,21	1,36	1,51

(*continua*)

TABELA A2.6. Tabelas de diluição das principais drogas vasoativas de uso clínico (*continuação*)

Nitroprussiato de sódio: 2 ampolas/246 mL

Infusão: mL/h

Peso	3	5	10	15	20	25	30	35	40	45	50
45	0,44	0,74	1,42	2,22	2,96	3,71	4,45	5,19	5,93	6,67	7,41
50	0,40	0,67	1,33	2,00	2,67	3,34	4,00	4,67	5,34	6,00	6,67
55	0,36	0,61	1,21	1,82	2,43	3,03	3,64	4,24	4,85	5,46	6,06
60	0,33	0,56	1,11	1,67	2,22	2,78	3,34	3,89	4,45	5,00	5,56
65	0,31	0,51	1,03	1,54	2,05	2,57	3,08	3,59	4,10	4,62	5,13
70	0,29	0,48	0,95	1,43	1,91	2,38	2,86	3,34	3,81	4,29	4,76
75	0,27	0,44	0,89	1,33	1,78	2,22	2,67	3,11	3,56	4,00	4,45
80	0,25	0,42	0,83	1,25	1,67	2,08	2,50	2,92	3,34	3,75	4,17
85	0,24	0,39	0,78	1,18	1,57	1,96	2,35	2,75	3,14	3,53	3,92
90	0,22	0,37	0,74	1,11	1,48	1,85	2,22	2,59	2,96	3,34	3,71
95	0,21	0,35	0,70	1,05	1,40	1,76	2,11	2,46	2,81	3,16	3,51
100	0,20	0,33	0,67	1,00	1,33	1,67	2,00	2,33	2,67	3,00	3,34
105	0,19	0,32	0,64	0,95	1,27	1,59	1,91	2,22	2,54	2,86	3,18
110	0,18	0,30	0,61	0,91	1,21	1,52	1,82	2,12	2,43	2,73	3,03

Nitroglicerina: 1 ampola/240 mL

Infusão: mL/h

Peso	3	5	10	15	20	25	30	35	40	45	50
45	0,22	0,37	0,74	1,11	1,48	1,85	2,22	2,59	2,96	3,33	3,70
50	0,20	0,33	0,67	1,00	1,33	1,67	2,00	2,33	2,66	3,00	3,33
55	0,18	0,30	0,61	0,91	1,21	1,51	1,82	2,12	2,42	2,72	3,03
60	0,17	0,28	0,56	0,83	1,11	1,39	1,67	1,94	2,22	2,50	2,78
65	0,15	0,26	0,51	0,77	1,02	1,28	1,54	1,79	2,05	2,31	2,56
70	0,14	0,24	0,48	0,71	0,95	1,19	1,43	1,67	1,90	2,14	2,38
75	0,13	0,22	0,44	0,67	0,89	1,11	1,33	1,55	1,78	2,00	2,22
80	0,12	0,21	0,42	0,62	0,83	1,04	1,25	1,46	1,67	1,87	2,08
85	0,12	0,20	0,39	0,59	0,78	0,98	1,18	1,37	1,57	1,76	1,96
90	0,11	0,19	0,37	0,56	0,74	0,93	1,11	1,30	1,48	1,67	1,85
95	0,11	0,18	0,35	0,53	0,70	0,88	1,05	1,23	1,40	1,58	1,75
100	0,10	0,17	0,33	0,50	0,67	0,83	1,00	1,17	1,33	1,50	1,67
105	0,10	0,16	0,32	0,48	0,63	0,79	0,95	1,11	1,27	1,43	1,59
110	0,09	0,15	0,30	0,45	0,61	0,76	0,91	1,06	1,21	1,36	1,51

Nitroglicerina: 2 ampolas/230 mL

Infusão: mL/h

Peso	3	5	10	15	20	25	30	35	40	45	50
45	0,44	0,74	1,48	2,22	2,96	3,71	4,45	5,19	5,93	6,67	7,41
50	0,40	0,67	1,33	2,00	2,67	3,34	4,00	4,67	5,34	6,00	6,67
55	0,36	0,61	1,21	1,82	2,43	3,03	3,64	4,24	4,85	5,46	6,06
60	0,33	0,56	1,11	1,67	2,22	2,78	3,34	3,89	4,45	5,00	5,56
65	0,31	0,51	1,03	1,54	2,05	2,57	3,08	3,59	4,10	4,62	5,13
70	0,29	0,48	0,95	1,43	1,91	2,38	2,86	3,34	3,81	4,29	4,76

(*continua*)

TABELA A2.6. Tabelas de diluição das principais drogas vasoativas de uso clínico   (*continuação*)

Nitroglicerina: 2 ampolas/230 mL											
Infusão: mL/h											
Peso	3	5	10	15	20	25	30	35	40	45	50
75	0,27	0,44	0,89	1,33	1,78	2,22	2,67	3,11	3,56	4,00	4,45
80	0,25	0,42	0,83	1,25	1,67	2,08	2,50	2,92	3,34	3,75	4,17
85	0,24	0,39	0,78	1,18	1,57	1,96	2,35	2,75	3,14	3,53	3,92
90	0,22	0,37	0,74	1,11	1,48	1,85	2,22	2,59	2,96	3,34	3,71
95	0,21	0,35	0,70	1,05	1,40	1,76	2,11	2,46	2,81	3,16	3,51
100	0,20	0,33	0,67	1,00	1,33	1,67	2,00	2,33	2,67	3,00	3,34
105	0,19	0,32	0,64	0,95	1,27	1,59	1,91	2,22	2,54	2,86	3,18
110	0,18	0,30	0,61	0,91	1,21	1,52	1,82	2,12	2,43	2,73	3,03

TABELA A2.7 Miscelânea

Princípio ativo	Nome comercial	Apresentação	Dose	Ação	Efeitos colaterais/ metabolismo
Digoxina Imune FAB	Digibind®*	38 mg fap	(EV) dose (nº de frascos) calculada pela fórmula: conc digoxina (ng/mL) × 5,6 × peso (kg) / 0,6 × 1.000	Fragmento Fab de anticorpos ovinos policlonais neutralizantes específicos para digoxina	▪ Piora da ICC ▪ *Rash* cutâneo ▪ Anafilaxia ▪ Hipopotassemia Metabolismo: H
Fludrocortisona	Florinefe®	0,1 mg cp	(VO) 0,05 a 0,1 mL/dia	Mineralocorticoide: aumenta a reabsorção de sódio no túbulo distal e consequentemente causa retenção de água	▪ Hipopotassemia ▪ Hipertensão ▪ Edema ▪ Cefaleia ▪ Úlcera péptica
Protamina Cloridrato	Protamina® cloridrato injetável	5 mL ap	(EV) 1 mL neutraliza 5.000 UI de heparina	Antagonista dos efeitos da heparina, por se ligar e formar um complexo inativo	▪ Hipotensão ▪ Bradicardia ▪ Piora de ICC ▪ Edema pulmonar não cardiogênico ▪ Anafilaxia ▪ Náusea/vômitos ▪ Rubor facial

APÊNDICE 3
ABREVIAÇÕES E SIGLAS

Thalita Gonçalves de Sousa Merluzzi
Elias Knobel

INTRODUÇÃO

As abreviações são frequentemente utilizadas em qualquer livro médico. O uso abusivo e sem critério possibilita interpretações equivocadas e dificulta o entendimento do texto.

Existem extensas publicações internacionais procurando padronizar as abreviações médicas. Numerosos fatores contrapõem-se a essas normalizações. A maior parte das publicações é em língua inglesa, e consequentemente as abreviações são dela derivadas. A tradução livre para outras línguas, incluindo o português, obriga a uma inversão na ordem das letras que as compõem, produzindo múltiplas confusões. Dessa forma, temos várias possibilidades de interpretar um mesmo conjunto de letras. O que significa TNF? Será o fator de necrose tumoral do inglês *Tumor Necrosis Factor* ou as iniciais em português de Taxa de Nitrogênio Fecal?

Os termos médicos são tão numerosos que podem existir abreviações iguais de uso corrente em diferentes especialidades, com significados totalmente distintos. Assim, temos os reumatologistas interpretando PCR como Proteína C Reativa; os geneticistas, como *Polymerase Chain Reaction*; os nutricionistas, como *Protein Catabolism Rate;* e os cardiologistas, como Parada Cardiorrespiratória! Mesmo dentro de uma só língua as coincidências podem ser motivo de falsas interpretações. PAD significa Pressão Atrial Direita ou Pressão Arterial Diastólica?

Apesar das muitas dificuldades, boa parte dos problemas podem ser resolvidos respeitando-se alguns princípios que serão comentados a seguir.

ASPECTOS GERAIS

As abreviações médicas podem ser divididas didaticamente em quatro categorias:
- parâmetros fisiológicos;
- produtos de fórmulas;
- siglas em geral;
- unidades de medidas.

Dessas quatro categorias, as unidades de medidas são as únicas abreviações com definição estabelecida mundialmente. Existem tabelas de unidades oficiais com as respectivas abreviações para publicações científicas internacionais, europeias, norte-americanas e brasileiras.

As demais categorias de abreviação não têm uma definição clara mesmo nos países desenvolvidos, surgindo padronizações de uso restrito, regional e limitado a uma revista ou livro. Qualquer abreviação é permitida desde que o seu significado seja discriminado no texto corrente.

Devemos lembrar que as abreviações têm a finalidade básica de tornar o texto mais compreensível e menos cansativo. Portanto, a sua utilização indiscriminada não deve sobrepujar o sentido original do seu emprego.

REGRA PARA ABREVIAÇÕES

Relacionamos a seguir as instruções aos autores para utilizar as abreviações neste livro, com as respectivas justificativas de seu emprego.

- **Utilize letras maiúsculas de preferência.**

    As letras maiúsculas destacam-se no texto corrente e chamam a atenção do leitor para uma mudança de significado.

- **Evite pontos, traços, barras e espaços.**

    Caracteres em excesso e sem significado tornam a digitação mais difícil e sem sentido. Barras e dois-pontos podem ser confundidos com o sinal de divisão. Pontos podem significar multiplicação. Traços podem representar subtrações. Espaços podem gerar formatação anômala nos editores de texto computadorizados.

- **Limite o número de letras.**

    Componha a abreviação somente com substantivos, adjetivos e advérbios. Os pronomes e preposições devem ser retirados, a não ser nos casos em que facilitem a interpretação, melhorem a pronúncia ou resolvam dúvidas.

- Utilize letra maiúscula de tamanho reduzido, letra minúscula e subscrito (sequencialmente) para designar subtipos, divisões, classes, variantes etc.

    Anexe alguma outra letra ao conjunto das maiúsculas somente quando existir uma real necessidade explicativa.

- **Em caso de dúvida, utilize as abreviações em língua inglesa.**

    Frequentemente, as recentes descobertas da medicina não apresentam ainda as palavras respectivas mais adequadas para a correta tradução ou explicação. Por isso, mantenha a versão original até que se disponha de uma abreviação de uso corrente na língua portuguesa.

- **Respeite as notações históricas consagradas, mesmo que sejam incorretas.**

    As abreviações existem para facilitar a interpretação. Não modifique abreviações consagradas somente porque contenham eventuais erros conceituais sem importância prática.

- **Utilize as abreviações normatizadas por instituições e estudos de consenso.**

    Quando criamos sozinhos as abreviações não detectamos eventuais coincidências e confusões que somente o trabalho conjunto e sistematizado é capaz de resolver.

    Quando por conveniência for criada uma abreviação de uso restrito a um capítulo, tabela ou figura, discrimine no texto a sua abrangência e significado.

    Às vezes é conveniente não utilizar a forma mais conhecida de uma abreviação para que se obtenha melhor capacidade explicativa ou um resultado estético melhor. Esse comportamento de exceção deve ser descrito no texto.

- **Não crie novas abreviações pois já existem muitas.**

    Só abrevie se for estritamente necessário. Quando o conjunto de palavras é pequeno, escreva sempre por extenso.

- **Obedeça a correta notação científica e matemática**

    A facilidade na pronúncia ou escrita não deve se sobrepor à correta maneira de se escrever as abreviações.

- **Evite confusões entre letras e números.**

    Selecione corretamente os caracteres de forma a não confundir o leitor. O caracter I pode ser a letra "i" maiúscula ou o número romano um.

- **Nas unidades de medidas, empregue o sistema cgs ou MKS.**

    Respeite as unidades métricas internacionais. Só empregue alguma unidade não padronizada se for de uso corrente.

LISTA DAS ABREVIAÇÕES MAIS COMUNS

Todos os princípios citados foram respeitados nas abreviações deste livro. A notação sobre administração de medicamentos obedeceu à seguinte expressão matemática: mg/kg/min, mais comumente empregada.

$1,25(OH_2)D_3$	1,25-dihidróxi vitamina D_3
^{18}F-FDG	^{18}F-fluorodeoxiglicose
2,3 DPG	2,3 difosfoglicerato
$25(OH)D_3$	25-hidróxi vitamina D_3
5' UTR	Untranslated region
5FU	5-fluorouracil
Ao	Aorta ascendente
AAA	Aneurisma da aorta abdominal
AABB	Associação Americana de Bancos de Sangue
AAN	American Academy of Neurology
AANS	American Association of Neurological Surgeons
AAOMS	American Association of Oral and Maxillofacial Surgeons
AAS	Ácido acetilsalicílico
AASLD	American Association for the Study of Liver Disease

AAT	Aneurismas de aorta torácica
AAV	Vasculites associadas a ANCA
ABA	American Burn Association
AIS	Abbreviated injury scale
ABC	Assessment of blood consumption
ARF	Ablação por radiofrequência
ABN	Academia Brasileira de Neurologia
ABNT	Associação Brasileira de Normas Técnicas
ABO	Tipo sanguíneo
ADN	Academia de nutrição e dietética
ACC	American College of Cardiology
ACCM	American College of Critical Care Medicine
ACCM-PALS	American College of Critical Care Medicine – Pediatric Advanced Life Support
ACCP	American College of Chest Physicians

APÊNDICE 3 Abreviações e Siglas

ACI	Artéria carótida interna
ACM	Artérias cerebrais médias
ACO	Anticoncepcional oral
ACOG	Colégio Americano de Ginecologia e Obstetrícia
ACP	*American College of Physician*
ACPHR	*Agency for Health care Policy and Research*
ACQ	Área corpórea queimada
ACR	*American College of Radiology*
ACS	*American College of Surgeons* – Colégio Americano de Cirurgiões
Act	Agir
ACT	Água corporal total
ACTH	Hormônio adrenocorticotrófico
ACTIVE-W	*Atrial Fibrillation Clopidogrel Trial with Irbesartan for Prevention of Vascular Events*
ACUITY	*Catheterization and Urgent Intervention Triage Strategy*
ACVI	Acidente vascular cerebral isquêmico
AD	Átrio direito
ADA	Adenosina deaminase
ADAMTS13	Protease de clivagem do fator de Von Willebrand
ADE	*Adverse drug event*
ADEM	Encefalomielite aguda disseminada
ADH	Hormônio antidiurético
ADHERE	*Acute Decompensated Heart Failure National Registry*
ADM	Amplitude de movimento
ADMA	Dimetilarginina assimétrica
ADP	Adenosina difosfato
ADQI	*Acute Dialysis Quality Initiative*
AE	Átrio esquerdo
aEEG	Eletroencefalograma de amplitude integrada
AFH	Angioedema Hereditário
AESOP™	™*automated endoscopic system for optimal positioning*
AFFIRM	*Atrial Fibrillation Follow-up Investigation of Rhythm Management*
AFP	Artéria femoral profunda
AF-TIMI 48	*The Effective Anticoagulation with Factor Xa Next Generation in Atrial Fibrillation-Thrombolysis in Myocardial Infarction 48*
AG	Ânion gap
AG	Antibióticos aminoglicosídeos
AGE	Ácido graxo essencial
AgedBAL	Suporte bioartificial do fígado
AGL	Ácidos graxos livres
AHA	*American Heart Association*
AHRQ	*Agency for Healthcare Research and Quality*
AIDS	Síndrome da Imunodeficiência Adquirida

AIH	Autorizações de internação hospitalar
AIH	Ficha de internação hospitalar
AINE	Anti-inflamatório não esteroidal
AINH	Anti-inflamatório não hormonal
AIP	Pneumonias intersticiais agudas
AIT	Ataque isquêmico transitório
AKIN	*Acute Kidney Injury Network*
Akt	*TNF Receptor associated factor*
ALF	*American Liver Foundation*
ALI	*Acute lung injury* – Lesão pulmonar aguda
AM	Anteromedial
AMB	Associação Médica Brasileira
AMC-BAL	*Academish medisch centrum bioartificial liver*
AMI	Artéria mesentérica inferior
AMIB	Associação de Medicina Intensiva Brasileira
AMP	Adenosina 3',5' monofosfato cíclico
AMPA	Alfa-amino-2,3-dihidro-5-metil-3-oxo-4-ácido isoxazolepropanoico
AMPc	Adenosina-monosfato-cíclico
AMS	Artéria mesentérica superior
AMV	Acidente com múltiplas vítimas
ANA	*American Nurses Association*
ANA	Anticorpo antinúcleo
ANAHP	Associação Nacional de Hospitais Privados
ANCA	Anticorpo anticitoplasma de neutrófilo
ANCA-C	ANCA citoplasmático
ANCA-P	ANCA periférico
ANCC	*American Nurses Credentialing Center*
ANP	Peptídeo natriurético atrial
ANS	Agência Nacional de Saúde Suplementar
ANSI	*American National Standards Institute*
Anvisa	Agência Nacional de Vigilância Sanitária
AP	Anteroposterior
AP 1	Fator de transcrição 1
APACHE	*Acute Physiology and Chronic Health Evaluation*
aPC	Proteína C ativada
APRV	Ventilação com liberação de pressão nas vias aéreas
AR	Aparelho respiratório
ARDS	*Acute respiratory distress syndrome*
ARI	Artéria coronária relacionada ao infarto
AS	Anterossuperior
ASA	*American Society of Anesthesiologists*
ASA	*American Stroke Association*
ASC	Superfície da área corporal
ASCO	*American Society of Clinical Oncology*
ASCT	Área de superfície corporal total

ASDI	Centro Austríaco de Documentação e Garantia de Qualidade em Cuidados de Medicina Intensiva
ASG	Avaliação subjetiva global
ASGE	Sociedade Americana de Endoscopia Gastrintestinal
ASHP	*American Society of Health-System Pharmacists*
ASIA	*American Spinal Cord Injury Association*
ASPEN	*American Society for Parenteral and Enteral Nutrition* – Sociedade Americana de Nutrição Parenteral e Enteral
AST/TGO	Aspartato aminotransferase/transaminase glutâmica oxalacética
ASV	*Adaptive support ventilation* – ventilação de suporte adaptativa
AT	Antitrombina
ATA	Atmosferas absolutas
CAT	Coagulopatia aguda traumática
ATC	Compensação automática do tubo
ATIII	Antitrombina III
ATLS	*Advanced trauma life support* – Suporte de vida avançado no trauma
ATM	Articulação temporomandibular
ATN-ISS	Escore de severidade individual de necrose tubular aguda
ATP	Adenosina trifosfato
ATP	Angioplastia transluminar percutânea
ATPase	Adenosina trifosfatase
ATS	*American Thoracic Society*
IDSA	*Infectious Diseases Society of America*
ATX	Ácido tranexâmico
AUC	Área sob a curva ROC
AV	Arteriovenosa
AVAPS	Pressão de suporte com volume assegurado
AVC	Acidente vascular cerebral
AVCH	Acidente vascular cerebral hemorrágico
AVCI	Acidente vascular cerebral isquêmico
AVD	Atividades de vida diária
AVC	Acidente vascular cerebral
AVCH	Acidente vascular cerebral hemorrágico
$AVjDO_2$	Diferença arteriovenosa jugular O_2
AVP	Arginina-vasopressina
BAAR	Bacilos acidorresistentes
BH	Balanço hídrico
BAR	*British Aneurysm Repair Score*
BARC	*Bleeding Academic Research Consortium*
BCMA	*Barcode Medication Administration*
BCP	Broncopneumonia
BDG	β-D glucana
BE	Excesso de bases

BE	Broncoespasmo
MBE	Medicina baseada em evidências
BET	Bioimpedância elétrica torácica
BGA	Bandagem gástrica ajustável
BHE	Barreira hematoencefálica
BIA	Balão intra-aórtico
BIC	Bomba de infusão contínua
BiPAP	*Bilevel positive airway pressure* – Ventilação não invasiva com dois níveis de pressão
BiPLED	*Bilateral periodic lateralized epileptiform discharges* – Descargas epileptiformes lateralizadas periódicas bilaterais
BIS	*Bispectral index* – Índice bispectral
BNM	Bloqueadores neuromusculares
BAVT	Bloqueio atrioventricular total
BAV	Bloqueios atrioventriculares
BLS	*Basic Life Support*
BN	Balanço nitrogenado
BNP	Peptídeo natriurético cerebral
BNP-β	Peptídeo natriurético-beta
BODE	*Body mass index, airway obstruction, dyspnea, and exercise capacity*
BPEG	*British Pacing and Electrophysiology Group*
BPM	*Business Process Modeling*
BPOC	*Bedside point-of-check*
BPS	*Behavioral Pain Scale*
BRA	Antagonista do receptor da angiotensina II
BRE	Bloqueio de ramo esquerdo
BSC	*Balanced Scorecard*
BTB	Eficácia da biópsia transbrônquica
BTF	*Brain Trauma Foundation*
BTK	Bruton tirosina-quinase
BTOH	Banco de tecido ocular humano
BTX A	Toxina botulínica tipo A
BUN	*Blood Ureia Nitrogen* – Nitrogênio ureico sanguineo
BURP	*Backward, upward, rightward pressure*
BVM	Com bolsa-valva-máscara
BVS	Biblioteca virtual em saúde
Ca^{++}	Cálcio
CAC	Calcificação coronariana
CAD	Cetoacidose diabética
CAM-ICU	*Confusion assessment method for the intensive care unit* – Método de avaliação de confusão em pacientes em UTI
cAMP	AMP cíclico
CAP	Cateter de artéria pulmonar
CAP	*College of American Pathologists*

CAPD	Diálise peritoneal ambulatorial contínua
CAP-PIRO	*Community acquired pneumonia* – Pneumonia adquirida na comunidade
CAPTIM	*Comparison of Angioplasty and Prehospital Thrombolysis in Acute Myocardial Infarction*
CARF	*Commission on Accreditation of Rehabilitation Facilities*
CARS	*Compensatory anti-inflammatory response syndrome*
CART	*Classification and regression tree* – Árvore de classificação e regressão
CASH	*Cardiac arrest study hamburg*
CB-25	Comitê Brasileiro de Qualidade
CBA	Consórcio Brasileiro de Acreditação
CBHPM	Classificação brasileira hierarquizada de procedimentos médicos
CBMI	Congresso Brasileiro de Medicina Intensiva
CBO	Classificação brasileira de ocupações
CBP	Cirrose biliar primária
CC	Centro cirúrgico
CCAC	*Continuing Care Accreditation Commission*
CCD	Cateterismo cardíaco direito
CCD	Cateterismo do coração direito
CCFNI	*Critical Care Family Needs Inventory*
CCIH	Comissão de Controle de Infecção Hospitalar
CCOPT	*Critical care pain observation Ttool*
CCS	Sociedade Canadense de Cardiologia
CDI	Cardioversores desfibriladores implantáveis
CEC	Circulação extracorpórea
cEEG	Eletroencefalograma contínuo
CEI	Corpos estranhos intravasculares
CEM	Código de ética médica
PSC	Colangite esclerosante primária
CEST	Complacência estática
CF	Classe funcional
CFM	Conselho Federal de Medicina
CFT	Comissão de farmácia de terapêutica
CG	Cockroft e Gault
CGSNT	Coordenação geral do sistema nacional de transplantes
CH	Concentrado de hemácias
CHC	Carcinoma hepatocelular
CI	Calorimetria indireta
CIA	Comunicação interatrial
CID	Coagulação intravascular disseminada
CIDS	*Canadian Implantable Defibrillator Study*
CIHDOTT	Comissão intra-hospitalar de doação de órgãos e tecidos para transplante
CIM	Centro de informações sobre medicamentos
CIPE	Classificação internacional para prática de enfermagem
CIV	Comunicação interventricular
CIVD	Coagulação intravascular disseminada
CKMB	Creatino quinase – fração MB
Cl$^-$	Cloro
Cl$_{Cr}$	*Clearance* de creatinina
CLSI	*Clinical Laboratory Standards Institute*
CMAP	Potencial de ação muscular composto
CMB	Circunferência muscular do braço
CMH	Cardiomiopatia hipertrófica
CMI	Concentração mínima inibitória
CMRO$_2$	*Cerebral metabolic rate of oxygen* – Consumo cerebral de oxigênio
CMS	*Centers for Medicare and Medicaid Services*
CMV	Citomegalovírus
CNCDO	Central de notificação, captação e distribuição de órgãos
CNCl	Cloreto de cianogênio
CNI	Calcineurina
CNNCDO	Central nacional de notificação, captação e distribuição de órgãos
CNS	Conselho Nacional de Saúde
CNT	Central nacional de transplantes
CO	Monóxido de carbono
COFEN	Conselho federal de enfermagem
CONSENSUS II	*Cooperative New Scandinavian Enalapril Survival Study*
Contran	Conselho nacional de trânsito
COPOT	Comissão de procura de órgãos para transplante
COSMIC-HF	*Chronic Oral Study of Myosin Activation to Increase Contractility in Heart Failure*
COX-1	Ciclo-oxigenase-1
CP	Concentrado de plaquetas
CP	Cuidado paliativo
CPA	Coagulação com plasma do argônio
CPAP	*Continuous positive airway pressure* – Ventilação com pressão positiva contínua das vias aéreas
CPFA	*Coupled plasma filtration adsortion*
CPG	*Clinical practice guideline*
CPH	Complexo de histocompatibilidade
CPK	Creatinofosfoquinase
CPME	Central de preparo de medicamentos estéreis
CPOE	*Computarized prescriber order entry*
CPOF	*Computerized physician order fullfillment*
CPOT	*Critical-care pain observation tool*
CPRE	Colangiopancreatografia retrógada endoscópica

CQH	Compromisso com a qualidade hospitalar
Cr	Creatinina
CREDO	*Clopidogrel for the reduction of events during observation*
CREST	*Carotid revascularization endarterectomy versus stenting trial*
CRF	Capacidade residual funcional
CRH	*Corticotropin-releasing hormone* – hormônio corticostimulante
CRM	Cirurgia de revascularização do miocárdio
CROP	Índice complacência × frequência respiratória × oxigenação × pressão
CRQ	*Chronic respiratory questionnaire*
CRRT	*Continuous renal replacement therapy*
CRS-R	*Coma recovery scale* – revised
Cstat	Complacência estática
CSW	Cerebral *salt wasting* ou síndrome perdedora de sal
CT	Central de transplantes
CTA	Coagulopatia traumática aguda
CTCG	Convulsão tonicoclônica generalizada
CTE	Compressões torácicas externas
CTH	Célula-tronco hematopoiética
CTI	Centro de terapia intensiva
CTI-A	Centro de terapia intensiva de adultos
cTnI	Troponina I
cTnT	Troponina T
CTP	*Child-Turcotte-Pugh*
CTU	Cadastro técnico único
CURE	*Clopidogrel in unstable angina to prevent recurrent events*
CURRENT OASIS-7	*Clopidogrel and aspirin optimal dose usage to reduce recurrent events – seventh organization to assess strategies in ischemic symptoms*
CV	Capacidade vital
CVC	Cateter venoso central
CVE	Centro de vigilância epidemiológica
CVF	Capacidade vital forçada
$CvjO_2$	Conteúdo venoso jugular de O_2
CVVHDF	*Continuous venovenous hemodiafiltration* – hemodiafiltração venovenosa contínua
Cyt_c	Citocromo C
DAB	Distúrbios do equilíbrio acidobásico
DAC	Doença arterial coronária
DAD	Dano alveolar difuso
DAE	Drogas antiepilépticas
DAI	Dermatite associada à incontinência
DAIV	Drogas anestésicas intravenosas
DAMF	Dilatação arterial mediada por fluxo
DAMP	*Damage-Associated Molecular Patterns*
DASI	*Duke activity scale index*
DAT	Dissecção aguda da aorta torácica
DAVG	Dilatações aneurismáticas da veia de galeno
$DAVO_2$	Diferença arteriovenosa de oxigênio
DB	Déficit de bases
DBNO	Diâmetro da bainha óptica
dbSNP	*Databank for Single Nucleotide Polymorphism*
DC	Débito cardíaco
DCEI	Dispositivo cardíaco eletrônico implantável
DCJ	Doença de Creutzfeldt-Jakob
DCNT	Doenças crônicas não transmissíveis
DD	Desvio Doppler
DDAVP	Desmopressina – 1-deamino-8-arginina vasopressina
DDC	Doença diverticular dos colos
DEA	Desfibrilador externo automático
DECH	Doença do enxerto *versus* o hospedeiro
DGC	Doença granulomatosa crônica
DHA	Doença hepática alcoólica
DHC	Doença hepática crônica
DHEG	Doença hipertensiva específica da gravidez
DHL	Desidrogenase lática
DHPR	Di-hidroperidina
DI central	Diabetes insipído central
DIGAMI	*Diabetes and Insulin-Glucose Infusion in Acute Myocardial Infarction*
DII	Doenças inflamatórias intestinais
DIO_2	Oxigênio tecidual ofertado
DIP	Doença inflamatória pélvica
DOM	Disfunção orgânica múltipla
DITEN	Diretrizes Brasileiras em Terapia Nutricional
DLCO	Capacidade de difusão do monóxido de carbono
DM	Diabetes melito
DM1	Diabetes melito tipo 1
DM2	Diabetes melito tipo 2
DMAIC	*Define, Measure, Analyze, Improve, Control*
DMD	Distrofia muscular de Duchene
DMOS	Disfunção de múltiplos órgãos e sistemas
DMSO	Dimetilsulfóxido
DNA	Ácido desoxirribonucleico
DNM	Doença do núcleo muscular
DNR	*Do not resuscitate*
DNS	Do nó sinusal
DO_2	Oferta de O_2
DP	Derrame pericárdico
DP	Diálise peritoneal
DPE	Diferença de potencial elétrico

DPE	Desnutrição proteico-calórica		EDET	Estimulação diafragmática elétrica transcutânea
DPEJ	Jejunostomia endoscópica percutânea		Edi	Estímulo elétrico diafragmático
DPOC	Doença pulmonar obstrutiva crônica		EDRF	*Endothelium-derived relaxing factor*
DPP	Descolamento prematuro da placenta		EDV	Velocidade diastólica final
DRC	Doença renal crônica		EE	Ecoendoscopia
DRG	*Disease related group*		EE	Escleroterapia
DS	*Duodenal switch*		EEG-C	Eletroencefalografia contínua
DSS	Determinantes sociais de saúde		EEG-Q	Eletroencefalografia quantitativa
DT	Doppler tecidual		EENM	Eletroestimulação neuromuscular
DTC	Doppler transcraniano		EFAST	*Extended focused assesment with sonography for trauma*
DTE	Doppler transesofágico			
DTI	*Difusion tension imaging*		EFQM	*European Foundation for Quality Management*
DVA	Droga vasoativa		EGF	*Epidermal growth factor*
DVE	Derivação ventricular externa		EGPA	Poliangeíte granulomatosa eosinofílica
DVIP	Dilatação vascular intrapulmonar		EH	Encefalopatia hepática
DVO	Doença veno-oclusiva		EHH	Estado hiperosmolar hiperglicêmico
EA	Eventos adversos		EHI	Encefalopatia hipoxicoisquêmica
EAC	Escala de avaliação de calafrios		EHM	Encefalopatia hepática mínima
EAI	Encefalopatia anoxicoisquêmica		EHRA	Associação Europeia de Arritmias
EAo	Estenose aórtica		EI	Endocardite infecciosa
EAP	Edema pulmonar agudo		EICD	Espaço intercostal direito
EASL	*European association for the study of the Liver*		EICE	Espaço intercostal esquerdo
EBNA	Antígeno nuclear de Epstein-Barr		ELA	Embolia de líquido amniótico
EBV	Vírus		ELA	Esclerose lateral amiotrófica
EC	Escore de cálcio		ELAD	*Extracorporeal liver assist device* – dispositivo de suporte hepático extracorpóreo
EC	Extracelular			
ECA	Enzima conversora da angiotensina		ELP	Escore de lesão pulmonar
ECA	Estimulação cardíaca artificial		ELSO	Organização de suporte extracorpóreo
$ECCO_2R$	Remoção extracorpórea de CO_2 (extra corporeal CO_2 removal)		EMAPO	Estudo multicêntrico de avaliação pré-operatório
			EMC	Estado minimamente consciente
ECCVM	Eventos cardíacos e cerebrovasculares maiores		EME	Estado de mal epiléptico
			EMEA	*European Medicines Agency*
ECDC	*European Centre for Disease Prevention and Control*		EMi	Estenose mitral
			EMT	Estimulação magnética transcraniana
$ECerO_2$	Extração cerebral de O_2		EMTN	Equipe multiprofissional de terapia nutricional
ECG	Eletrocardiograma		ENaC	Canal epitelial de sódio
EEG	Eletroencefalograma		ENCODE	*The Encyclopedia of DNA Elements*
ECG	Escala de coma de Glasgow		ENE	Enolase neurônio-específica
ECLS	*Extracorporeal Life Support*		ENMG	Eletroneuromiografia
ECM	Estado de consciência mínima		EP	Embolia pulmonar
ECMO	*Extracorporeal membrane oxygenation* – oxigenação por membrana extracorpórea		EPA	Ácido eicosapentaenoico
			EPAP	Pressão positiva expiratória
ECO	Ecocardiograma		EPCR	Receptores endoteliais de proteína C
ECOTT	Ecocardiograma transtorácico		EPHESUS	*Eplerenone Post-Acute Myocardial Infarction Heart Failure Efficacy and Survival Study*
ECR	Ensaio clínico randomizado			
ECT	Enxerto contra o tumor		EPI	Equipamentos de proteção individual
EDA	Endoscopia digestiva alta		EPR-1	Receptores efetores de protease celular
EDAH	Escala de depressão e ansiedade hospitalar			

EPS	Encefalopatia portossistêmica
EPUAP	*European Pressure Ulcer Advisory Panel*
EQ-5D	*EuroQol*
ERAS	*Enhanced recovery after surgery*
ERK	*Extracellular signal-regulated kinases*
ERM	*Erythromycin ribosome methylase*
ERM	Estratégia de recrutamento máximo
ERN	Espécies reativas de nitrogênio
ERRO	Espécies reativas de oxigênio
ESBL	*Extended-spectrum beta-lactamases*
ESCAPE	*Evaluation study of congestive heart failure and pulmonary artery catheterization effectiveness*
escore ICH	*Intracerebral hemorrhage score*
ESICM	*European Society of Intensive Care Medicine*
ESSENCE	*ESSENCE/TIMI 11B – efficacy and safety of subcutaneous enoxaparin in non-q-wave coronary events/thrombolysis in myocardial infarction 11B*
ET	Trombocitemia essencial
$ETCO_2$	Fração expirada de CO_2
ETM	Excisão total do mesorreto
ETT	Ecocardiograma transtorácico
EUCAST	*European Committee on Antimicrobial Susceptibility Testing*
EUS	Ultrassonografia endoscópica
EUVAS	*European Vasculitis Study Group*
EV	Endovenosa
EV	Estado vegetativo
EVP	Estado vegetativo persistente
FA	Fibrilação atrial
FA	Fosfatase alcaliana
FAC	*Fractional area change*
FACTT	*Fluid and catheter treatment trial*
FALLS	*Fluid administration limited by lung sonography*
FAN	Fator anti-nuclear
FAN	Fator atrial natriurético
FAST	*Focused abdominal sonography in trauma* – Foco à ultrassonografia abdominal no trauma
FAST HUG	Mnemônica que engloba: *feeding, analgesy, sedation, thromboembolic prophylaxis, head of bed elevated, glucose control*
FATE	*Focus assessed transthoracic echocardiographic protocol*
FAVD	Fístula arteriovenosas dural
FAVP	Fístula arteriovenosa pial
FC	Frequência cardíaca
FCM	Frequência cardíaca máxima
FDA	*Food and drug administration*
FE	Fração de ejeção
FEC	Fluido extracelular

FEU	Unidade equivalente em fibrinogênio
FEVD	Fração de ejeção de ventrículo direito
FEVE	Fração de ejeção do ventrículo esquerdo
FHA	Falência hepática aguda
FHL	Linfo-histiocitose hemofagocítica familiar
FIC	Fluido intracelular
FiO_2	Fração inspirada de oxigênio
FIP	Fibrose intersticial idiopática
FIRDA	*Frontal intermittent rhythmic delta activity* – atividade delta rítmica intermitente frontal
FLAIR	*Fluid acquisition inversion recovery*
FM	Força muscular
FMO	Falência de múltiplos órgãos
FMR	Feto morto retido
FNQ	Fundação Nacional de Qualidade
FN-γ	Interferon-gama
FOP	Forame oval patente
FOUR	*Full outline of unresponsiveness score*
FPA	Fibrinopeptídeo A
FPI	Fibrose pulmonar idiopática
FPSA	Separação do plasma fracionado e adsorção
FR	Frequência respiratória
FRICE	*Foundation for Research on Intensive Care in Europe*
FSC	Fluxo sanguíneo cerebral
FSE	Fluxo sanguíneo encefálico
FSN	Fibrose sistêmica nefrogênica
FT	Fator tecidual
FTc	Tempo de fluxo corrigido
FV	Fibrilação ventricular
FVC	Filtro de veia cava
FVIIa	Fator VII ativado
FVIII	Fator VIII
FVW	Fator de Von Willebrand
GABA	Ácido gama-aminobutírico
GAP	Gradiente venoarterial de CO_2
Gas6	*Growth arrest-specific 6*
GBM	Glioblastoma multiforme
GC	Guanilato ciclase
GCS	*Glasgow coma scale* – escala de coma de Glasgow
GCSF	Fator estimulador de colônias granulocítica
GE	Gasto energético
GEB	Gasto energético basal
GER	Gasto energético de repouso
GGT	*Gamaglutamil transferase*
GI	Gastrintestinal
GIF	*Gastriontestinal failure*

GIRTI	*Italian Multicenter Group of ICU Research*		HFVVC	Hemofiltração venovenosa contínua
GLA	Gama linolênico		HG	Hemograma completo
GMPc	Guanosina monofosfato cíclico		HHA	Hipófise-hipotálamo-adrenal
GNRP	Glomerulonefrite rapidamente progressiva		HHS	*Health & Human Services Department*
GOLD	*Global Initiative for chronic obstructive lung disease*		HIA	Hipertensão intra-abdominal
GPA	Poliangeíte microscópica		HIAE	Hospital Israelita Albert Einstein
GPD	*Generalized periodic discharges* – descargas generalizadas periódicas		HIC	Hipertensão intracraniana
			HICAg	Hipertensão intracraniana aguda
GPED	*Generalized periodic epileptiform discharges* – Descargas epileptiformes periódicas generalizadas		HIP	Hemorragia intraparenquimatosa
			HIT	Trombocitopenia induzida pela heparina
GPPH	Gradiente de pressão porto-hepático		HIV	*Human immunodeficiency virus* – Vírus da imunodeficiência humana
GPx	Glutationa peroxidase			
Grace	*Global registry of acute coronary events*		HL7	*Health Level Seven International*
GTP	Gradiente transpulmonar		HLA	Antígeno leucocitário humano
GUNA	Gengivite ulcerativa necrosante aguda		HLA-DR	*Human leukocyte antigen*
GV	Gastrectomia vertical		HLA-idênticos	Antígeno leucocitário humano idênticos
GVHD	*Graft versus host disease*		HM	Hipertermia maligna
GW	Granulomatose de Wegener		HME	*Heat and moisture exchanger*
H⁺	Íons hidrogênio		HMS	*Harvard Medical School*
HA	Hipertensão arterial		HNF	Heparina não fracionada
HACA	*Hipothermia After Cardiac Arrest*		HORIZON-HF	*Hemodynamic, echocardiographic and neurohormonal effects of istaroxime in acute heart failure syndromes*
HACEK	*Haemophilus spp., Aggregatibacter, actinomycetemcomitans, Cardiobacterium hominis, Eikenella corrodens e Kingella spp.*			
			HP	Hipertensão portal
			HP	Hipertensão pulmonar
HAD	Hemorragia alveolar difusa		HPA	Hipotálamo-pituitária-adrenal
HAD	Hormônio antidiurético		HPI	Hipertensão pulmonar idiopática
HAlv	Hemorragia alveolar		HPP	Hipertensão portopulmonar
HAP	Hipertensão arterial pulmonar		HPS	Hipotálamo-pituitária-suprarrenal
HAPi	Hipertensão arterial pulmonar idiopática		HPTEC	Hipertensão pulmonar tromboembólica crônica
HAS	Hipertensão arterial sistêmica		HPV	*Human papiloma vírus*
Hb	Hemoglobina		HR	*Heart rate* – frequência cardíaca
HBIG	Imunoglobulina hiperimune contra o VHB		HSA	Hemorragia subaracnóidea
HBPM	Heparina de baixo peso molecular		Ht	Hematócrito
HBS	*Harvard Business School*		HTLV-I	*Human T-cell leukemia virus I*
HBV	Vírus da hepatite B		HTM	Hemotransfusão maciça
HCN	Cianeto de hidrogênio		VHA	Vírus da hepatite A
HDA	Hemorragia digestiva alta		VHB	Vírus da hepatite B
HDB	Hemorragia digestiva baixa		VHC	Vírus da hepatite C
HDE	*Humanitariam device exemption*		VHD	Vírus da hepatite Delta
HDFVVC	Hemodiafiltração venovenosa contínua		HVE	Hipertrofia ventricular esquerda
HDI	Hemodiálise intermitente		HVE	Vírus da hepatite E
HDL	*High density lipoprotein*		I/E	Relação tempo inspiratório/tempo expiratório
HDVVC	Hemodiálise venovenosa contínua		IA	Infecção abdominal
HES	Amido-hidroxietil		IAM	Infarto agudo do miocárdio
HFABP	*Heart-type fatty acid-binding protein*		IAM-cST	Infarto agudo do miocárdio com supradesnivelamento do segmento ST
HFOV	*High frequency oscilatory ventilation*			
HFSS	*Heart Failure survival score*			

IAM-sST	Infarto agudo do miocárdio sem supradesnivelamento do segmento ST
IAo	Insuficiência aórtica
IBP	Inibidor de bomba de prótons
IBRANUTRI	Inquérito brasileiro de avaliação nutricional hospitalar
IC	Índice cardíaco
IC	Intracelular
IC	Insuficiência cardíaca
ICA	Insuficiência cardíaca aguda
ICC	Insuficiência cardíaca congestiva
ICD	*Clostridium difficile*
ICFEP	Insuficiência cardíaca com fração de ejeção preservada
ICN	*Internacional Council of Nurses*
ICNARC	*Intensive Care national audit and research centre* – Terapia intensiva auditoria nacional e centro de pesquisa
ICP	Intervenção coronariana percutânea
ICPP	Intervenção coronária percutânea primária
ICS	Infecção da corrente sanguínea
ICSist	Insuficiência cardíaca sistólica
IDCG	Imunodeficiência combinada grave
IDCV	Imunodeficiência comum variável
IDP	Imunodeficiências primárias
IDSA	*Infectious Disease Society of America*
IECA	Inibidor da enzima conversora de angiotensina
IES	Escala de impacto de eventos
IES-R	IES revisada
I-FABP	*Intestinal fatty acid binding protein*
IgIV	Imunoglobulina intravenosa
IGP	Índice de gravidade de pneumonia
i-GP	Inibidores da glicoproteína
IHA	Insuficiência hepática aguda
IHCA	Insuficiência hepática crônica agudizada
IHF	Insuficiência hepática fulminante
IHI	*Institute for healthcare improvement*
II	Imunidade inata
I-IV	Complexos mitocondriais
IKK	IkB kinase
IL	Interleucina
IL-1-α	Interleucina-1-alfa
IL-1β	Interleucina-1-beta
IL-1	Interleucina-1
IL-2	Interleucina 2
IL-6	Interleucina 6
IL-8	Interleucina 8

ILAE	*International league against epilepsy* – Liga internacional contra a epilepsia)
ILCOR	*International Liaison committee on resuscitation*
IM	Intramuscular
IMA	Imunidade mediada por anticorpos
IMCel	Imunidade mediada por células
IMC	Índice de massa corporal
IMNC	Manejo integrado da criança e do neonato doentes
IMOS	Insuficiência de múltiplos órgãos e sistemas
EPaNIC	*Impact of early parenteral nutrition completing enteral nutrition in adult critically ILL patients*
IMS	Espaço intermembrana
IMV	*Intermitent mandatory ventilation* – Ventilação mandatória intermitente
INC	Instituto de Neurocirurgia de Curitiba
INMETRO	Instituto Nacional de Metrologia, Normalização e Qualidade Industrial
iNOS	Oxidonitrico-sintetase induzida
RNI	Relação normatizada internacional
INT	Intubação nasotraqueal
INTERACT	*Interagency registry for mechanical assisted circulatory*
ICAM-1	Intercelular-1
INTERCEPT	*Incomplete infarction trial of european research collaborators evaluating prognosis post-thrombolysis*
INTERMACS	*Interagency registry for mechanically assisted circulatory support*
IOM	*Institute of Medicine*
IOT	Intubação orotraqueal
IP	Índice de pulsatilidade
IPAP	Pressão inspiratória positiva
IPCS	Infecções primárias de corrente sanguínea
IPM	Índice de performance miocárdica
IPT	Índice pressão tempo
IQTN	Indicadores de qualidade em terapia nutricional
IR	Índice de resistência
IRA	Insuficiência renal aguda
IRpA	Insuficiência respiratória aguda
IRAK	*Interleukin-1 receptor-associated kinase*
IRAS	Infecções relacionadas à assistência à saúde
IRBP	*Iron response element binding proteins*
IRDA	*Intermittent rhythmic delta activity* – Atividade delta rítmica intermitente
IRE	*Iron response elements*
IRF3	*Interferon regulatory factor 3*
IRS	Inibidores de recaptação de serotonina
IRVS	Índice de resistência vascular sistêmica
ISAT	*International subarachnoid aneurysm trial*

ISHEN	*International Society for hepatic Encephalopathy and Nitrogen Metabolism*
ISHLT	*International Society for Heart and Lung Transplantation*
ISIS-2	*Second International Study of Infarct Survival*
ISIS-3	*Third International Study of Infarct Survival*
ISMP	*Institute for Safe Medication Practices* (Instituto de Práticas Seguras sobre Medicamentos)
ISO	*International Organization for Standardization*
ISQua	*International Society for Quality in Healthcare* – Sociedade Internacional de Qualidade na Saúde
ISS	*Injury severity score*
ISSHP	*International Society for the study of Hypertension in Pregnancy*
ISTH	Sociedade Internacional de Trombose e Hemostasia
ISUIA	*International Study of Unruptured Intracranial Aneurysms Investigators*
ITSVE	índice de trabalho sistólico do ventrículo esquerdo
ITU	Infecções do trato urinário
IV	Intravenosa
IVD	Insuficiência de ventrículo direito
IVE	Insuficiência ventricular esquerda
IVIG	Imunoglobulina humana intravenosa
IWI	*Integrative weaning index*
JCAHO	*Joint Commission on Accreditation of Healthcare Organizations*
JCI	*Join Commission Internacional*
JNK	c-Jun N-terminal kinases
JSNCC	*Joint Section on Neurotrauma and Critical Care*
JUPITER	*Justification for the Use of statin in Prevention: an Intervention Trial Evaluating Rosuvastatin*
K⁺	Potássio
Katz-AVD	Índice de Katz de independência nas atividades de vida diária
KCN	Cianeto de potássio
KPC	*Klebsiella pneumoniae carbapenemase*
KPS	Estado de *performance* de Karnofsky
LAD	Deficiência de adesão leucocitária
LAP	Lesão aguda pulmonar
LBA	Lavado broncoalveolar
LBP	Proteína ligadora de LPS
LCR	Líquido cefalorraquidiano
LCR	*Locus control region*
LDL	*Low density lipoprotein*
LEP	Lesão encefálica primária
LES	Lesão encefálica secundária
LES	Lúpus eritematoso sistêmico
LG	Liquidez geral
LHRT	Lesão hepática aguda relacionada à transfusão
LIDO	*Levosimendan Infusion versus Dobutamine*
LIFE	*Lausanne failure intestinal score*
Lilacs	Literatura latino-americana e do caribe em ciências da saúde
LIR	Lesão de isquemia-reperfusão
LLA	Leucemia linfoblástica aguda
LMA	Leucemia mieloide aguda
lncRNA	*Long non-coding RNA*
LOD	Disfunção orgânica
LODS	*Logistic organ dysfunction system* – Sistema de disfunção orgânica logística
LOLA	l-ornitina-l-aspartato
LPA	Lesão pulmonar aguda
LPD	Lavagem peritoneal diagnóstica
LPD	*Lateralized periodic discharges* – Descargas lateralizadas periódicas
LPS	Lipolissacarídeo
LRA	Lesão renal aguda
LSI	*Limb salvage index*
LSS	*Lean Six Sigma*
LV	Vasculite lúpica
LZP	Lorazepam
mA	Miliamperes
MAE	Meato acústico externo
MAP	Pressão arterial média
MAP3K	MAP kinase kinase kinase
MARCC	Mecanismo de autorregulação da circulação cerebral
MARS	Sistemas de recirculação de adsorventes moleculares
MARS	*Mixed antagonistic response syndrome*
MASCC	*Multinational association for supportive care in cancer*
MASP	Método de análise e solução de problemas
MASSC	*Multinational Association for Supportive Care in Cancer Score*
MAV	Malformação arteriovenosa
MAVG	Malformações aneurismáticas da veia de galeno
MB	Mucosite bucal
MBE	Medicina baseada em evidências
MBL	*Mannan-binding lectine*
MC	Metástases cerebrais
MC	Mineralocorticosteroides endógenos
MCF	Máxima amplitude do coágulo
MCG	Meias de compressão graduada
MCI	Massagem cardíaca interna
MCP-1	Proteína quimiotática de monócitos 1

MDC	Microdiálise cerebral
MDI	*Metered-dose inhaler*
MDMA	Metilenodioximetanfetamina
mDNA	DNA mitocrondrial
MDPIT	*Multicenter Diltiazem Postinfarction Trial*
MDRD	*Modification of diet in renal disease*
MDSC	*Myeloid-derived suppressor cells*
MDZ	Midazolam
ME	Morte encefálica
MEDS	Mortalidade no departamento de emergência de sepse
MELD	*Model for end-stage for liver disease*
MELS	Sistema de suporte do fígado modular
MERCS	Economia médica e centro de pesquisa
MES	*Microembolic signals*
MeSH	*Medical subject headings*
MESS	*Mangled extremity severity score*
MET	Equivalente metabólico da tarefa
MG	Miastenia grave
Mg++	Magnésio
MHNI	Monitorização hemodinâmica não invasiva
MIBE	Medicina intensiva baseada em evidências
MIBI	Radiofármaco sestamibi
MIC	*Minimum inhibitory concentration*
mid pro-ANP	Propeptídeo natriurético atrial
MIF	Medida de Independência Funcional
MIM	Membrana interna mitocondrial
miRNAs	MicroRNAs
ML	*Maximum lysis*
MMF	Micofenolato mofetil
MMII	Membros inferiores
MMSS	Membros superiores
MMV	*Minimum minute ventilation*
MNC	Monócitos
MNP	*Multinucleotide polymorphisms*
MODS	*Multiple organ dysfunction syndrome*
MOM	Membrana externa mitocondrial
MOVE	Monitor, oxigênio, veia e ECG
MP	Marca-passos
MPI	*Mannheim peritonitis index*
MPM	*Mortality Prediction Model*
MPO	Mieloperoxidase
MRC	*Medical Research Council Scale for Muscle Examination*
miRNA	microRNA
MR-proADM	*Mid region pro adrenomedulin*
MR-proANP	A mensuração da região média do pró-hormônio do ANP
MRSA	*Staphylococcus aureus* resistente à meticilina
MRV	*Mandatory rate ventilation*
MSR	*Macrolide streptogramin resistance*
MTX	Metotrexato
MyD88	*Myeloid differentiation primary response protein 88*
Na+	Sódio
NAC	N-acetilcisteína
NaCN	Cianeto de sódio
NAD	Nicotinamida adenina dinucleotídeo
Nanda-I	NANDA-Internacional
NAS	*Nursing activity score* – Índice de atividade de enfermagem
NASH	Esteato-hepatite não alcoólica
NaSH	*National surveillance of healthcare workers*
NASPE	*North American Society of Pacing and Electrophysiology*
NAVA	*Neurally Adjusted Ventilatory Assist* – Ventilação assistida pelo *drive* neural
NC	Neurocirurgia
NCBI	*National Center for Biotechnology Information*
NDM	*New Deli Metalobetalactamase*
NdYAG	*Neodymium yttrium aluminium garnet*
NE	Nutrição enteral
NEMS	*Nine equivalents of nursing manpower use score*
NET	Necrólise epidérmica tóxica
NF	Neutropenia febril
NFC	*Near field communication*
NF-κB	Fator nuclear – kappa B
NGAL	*Neutrophil gelatinase-associated lipocalin*
NGS	*Next generation sequencing*
NHGRI	*National Human Genome Research Institute*
NHLBI	*National Heart, Lung and Blood Institute*
NHS	*National healthcare system*
NIC	Nefropatia induzida por contraste
NICE	*National Institute for Health and Care Excellence*
NICE-SUGAR	*Normoglycaemia in intensive care evaluation survival using glucose algorithm regulation*
NICO	*Noninvasive CO monitoring*
NIH	*National Institute of Health*
NIHSS	*National Institute of Health Stroke Scale*
NINDS	*National Institute of Neurological Disorders and Stroke* – Instituto Nacional de Doenças Neurológicas
NISSSA	*Nerve, ischemia, soft tissue, skelectal, schock, age*
NK	*Natural killer*
NLM	*National Library of Medicine*

NLR	*NOD-like receptors*
NMDA	Nmetil-D-aspartato
NNISS	*National Nosocomial Infections Surveillance System*
NNT	*Number need to treat* – Número necessário para tratar
NO	Óxido nítrico
NOAC	*New oral anticoagulants* – Novos anticoagulantes orais
NOC	*Nursing Outcomes Classification*
NOD	*Nucleotide-binding oligomerization domain*
NOE	Naso-orbitoetmoidal
NORA	Noradrenalina
NOS	NO-sintase
NOS	Óxido-nitricossintetase
NPP	Nutrição parenteral prolongada
NPT	Nutrição parenteral total
NPUAP	*National Pressure Ulcer Advisory Panel*
NREM	*Non-rapid eye movement*
NRMI	*National Registry of Myocardial Infarction*
NS	Nó sinusal
NSQIP	Sociedade Nacional para Melhoria da Qualidade em Cirurgia
NTA	Necrose tubular aguda
NTIA	Nefrite tubulointersticial aguda
NT-proBNP	*N-terminal probrain natriuretic peptid* – N-terminal do pró-hormônio BNP
NYHA	(classificação funcional da) New York Heart Association
OASIS-5	*Fifth Organization to Assess Strategies in Ischemic Symptoms*
OASIS-6	*Sixth Organization to Assess Strategies in Ischemic Symptoms*
ODIN	*Organ dysfunction and/or infection system* – Sistema de disfunção orgânica e/ou infecção
OHB	Oxigenoterapia hiperbárica
OIRDA	*Occipital intermittent rhythmic delta activity* – atividade delta rítmica intermitente occipital
OMA	Otite média aguda
OMC	Otite média crônica
OMIM™	*Online Mendelian Inheritance in Man*™
OMS	Organização Mundial da Saúde
ONA	Organização Nacional de Acreditação
OND	Diâmetro do nervo óptico
OPAS	Organização Pan-Americana de Saúde
OPO	Organização de procura de órgãos
OPS	*Orthogonal Polarization Spectral*
OPSS	Organizações Prestadoras de Serviços de Saúde
OPTIMAAL	*Optimal Trial in Myocardial Infarction with Angiotensin II Antagonist Losartan*
OPTIME-CHF	*Outcomes of a prospective trial of intravenous milrinone for exacerbations of chronic heart failure*
OPTIMIZE-HF	*Organized program to initiate lifesaving treatment in hospitalized patients with heart failure*
OSF	*Organ system failure* – Falência de órgãos e sistemas
Osm u	Osmolalidade urinária
Oxa-R	Resistente à oxacilina
PA	Presão arterial
PAC	Pneumonia adquirida na comunidade
$PaCO_2$	Pressão parcial do gás carbônico no sangue arterial
PACS	Pneumonia associada a cuidados de saúde
PAd	Pressão arterial diastólica
PAD	Pressão de átrio direito
PAF	Fator ativador de plaquetas
PAG	Gravidade da pancreatite aguda
PAH	Pneumonia adquirida no hospital
PAI	Pressão arterial invasiva
PAI-1	Inibidor do ativador do plasminogênio do tipo 1
PAL-HF	*Palliative care in heart failure*
PAM	Pressão arterial média
PAMP	*Pathogen-Associated Molecular Pattern*
PVL	Panton-Valentine PVL
PaO_2	Pressão arterial parcial de oxigênio
PAP	Pressão da artéria pulmonar
PAPm	Pressão arterial pulmonar média
POAP	Pressão de oclusão da artéria pulmonar
PAR	*Protease-activated receptors* – Receptores ativados por proteases
PARAGON-B	*Platelet IIb/IIIa Antagonism for the Reduction of Acute coronary syndrome events in a Global Organization Network*
PARTNER	*Placement of Aortic Transcatheter Valves*
PAS	Pressão arterial sistólica
PAV	Pneumonia associada à ventilação mecânica
PAV-Plus	Ventilação proporcional assistida *plus*
PBC	Cirrose biliar primária
PBE	Peritonite bacteriana espontânea
PBP2a	*Penicillin-binding protein*
PBS	Peritonite bacteriana secundária
PC	Precauções de contato
PC	Proteína C
PCC	Pericardite constritiva crônica
PCEP	Programa de educação continuada neonatal
PCI	Peso corpóreol ideal
PCP	Pressão capilar pulmonar
PCR	Parada cardiorrespiratória

PCR	Proteína C-reativa
PCR	Reação em cadeia da polimerase
PCT	Procalcitonina
PCV	Ventilação com pressão controlada
PD1	Protectina D1
PDA	*Polymorphic delta activity* – Atividade delta polimórfica
PDCA	*Plan-do-check-act* – Planejar, fazer, checar e agir
PDF	Produtos de degradação da fibrina
PdFVD	Pressão diastólica final do ventrículo direito
PdFVE	Pressão diastólica final do ventrículo esquerdo
PDIA	Polineuropatia desmielinizante inflamatória aguda
PDSA	*Plan, Do, Study, Act*
PdVD	Pressão diastólica do ventrículo direito
PE	Potencial evocado
PE	Programa educacional
PED	Descargas epileptiformes periódicas
PEEP	*Positive end expiratory pressure* – Pressão positiva no final da expiração
PEGJ	*Percutaneous endoscopic gastrostomy jejunostomy*
PELOD	*Pediatric logistic organ dysfunction*
Pe_{max}	Pressão expiratória máxima
PEMOD	*Pediatric multiple organ dysfunction*
PEP	Prontuário eletrônico do paciente
PESS	Potenciais evocados somatossensitivos
PFC	Plasma fresco congelado
PFE	Pico de fluxo expiratório
PFP	Paralisia facial periférica
PG	Prostaglandina
PHS	Púrpura de Henoch-Schonlein
PHT	Fenitoína
Pi	Fosfato inorgânico
PI	Índice de pulsabilidade
PIA	Pressão intra-abdominal
PIC	Pressão intracraniana
PICA	Artéria cerebelar posteroinferior
PICS	*Persistent, Immunossuppressive Cachectic Syndrome*
PIERS	*Pre-eclampsia integrated estimate of risk*
PIM	*Pediatric index of mortality*
$PI_{máx}$	Pressão inspiratória máxima
PLATO	*Platelet inhibition and patient outcomes*
PLED	*Periodic lateralized epileptiform discharges* – Descargas epileptiformes lateralizadas periódicas
PM	Prescrição médica
PNA	Peptídeo natriurético atrial
PNI	Pressão arterial não invasiva

PNM	Pneumonia
PNMTX	Pneumotórax
PNQ	Prêmio nacional da qualidade
PNSP	Programa nacional de segurança do paciente
PO	Pós-operatório
PO_2	Pressão parcial de O_2
POAC	Pseudo-obstrução aguda do colo
POC	*Point-of-care*
POI	Pós-operatório imediato
POP	Escore de previsão de resultado de pancreatite
POP	Procedimento operacional padrão
PP	Pressão de pulso
PPA	Pressão de perfusão abdominal
PPC	Pressão de perfusão cerebral
PPD	Derivado proteico purificado
PPE	Pressão de perfusão encefálica
PPH	*Postpartum hemorrhage*
PPlat	Pressão de platô
PPO	Pós-operatório predito
PPV	Variação da pressão de pulso
PRISM	*Pediatric Risk of Mortality*
PRISM-PLUS	*Platelet Receptor Inhibition in Ischemic Syndrome Management in Patients Limited by Unstable Signs and Symptoms*
proBNP	Pró-hormônio do BNP
PRVC	Volume controlado com pressão regulada
Ps	Probabilidade de sobrevivência
PS	Pronto-socorro
PS	Proteína S
PsAP	Pressão sistólica de artéria pulmonar
PSC	Colangite esclerosante primária
PSI	*Pneumonia severity index*
PSV	Ventilação com pressão de suporte
PsVD	Pressão sistólica do ventrículo direito
PTH	Paratormônio
PTI	Púrpura Trombocitopênica Idiopática
PTM	Pressão transmembrana
PTN C	Proteína C
PTT	Púrpura Trombocitopênica Trombótica
PTT-HUS	Púrpura trombocitopênica – Síndrome hemolítico-urêmica
PV	Policitemia vera
PVC	Pressão venosa central
PVI	*Plethysmographic variability index*
PVJ	Pressão venosa jugular
PVPI	Povidona-iodo
QSS	*Quórum-sensing system*

QV	Qualidade de vida
QVRS	Qualidade de vida relacionada com a saúde
RAA	Renina-angiotensina-aldosterona
RAGE	*Receptor for advanced glycation endproducts*
RALES	*Randomized aldactone evaluation study*
RAM	Reação adversa a medicamentos
RAR	Redução absoluta de risco
RASS	*Richmond Agitation Sedation Scale* – Escala de agitação-sedação de Richmond
Raw	Resistência de vias aéreas
RC	Radiocirurgia
RCE	Retorno circulatório espontâneo
RCIU	Retardo de crescimento intra-uterino
RCP	Ressuscitação cardiopulmonar
RCPC	Reanimação cardiorrespiratória e cerebral
RCRI	*Revised cardiac risk index*
RCT	Radioterapia cerebral total
RCU	Retocolite ulcerativa
RD	Ramo direito
RDA	*Dietary reference intakes*
RE	Ramo esquerdo
RefSeq	*The Reference Sequence*
RELAX-AHF	*The relaxin for the treatment of acute heart failure*
RE-LY	*Randomized evaluation of long-term anticoagulation therapy*
REM	*Rapid eyes movement*
RESTORE	*Randomized efficacy study of tirofiban for outcomes and restenosis*
RF	Radiofrequência
RFF	Reserva de fluxo fracionada
RFG	Ritmo de filtração glomerular
RFID	*Radiofrequency Identification Device*
RFNH	Reação febril não hemolítica
RGE	Refluxo gastresofágico
RI	Índice de resistência
RIFLE	*Risk, injury, failure, loss and end-stage kidney disease*
RLR	RIG-I-like receptors
RM	Ressonância magnética
RM	Revascularização do miocárdio
R-MCA	Artéria cerebral média
RMP	Razão de mortalidade padronizada
RN	Recém-nascidos
RNA	Ácido ribonucleico
RNAm	Ácido ribonucleico mensageiro
RNC	Rebaixamento do nível de consciência
RNI	Relação normatizada internacional

ROC	*Receiver Operating Characteristic*
ROCKET-AF	*Rivaroxaban once-daily oral direct factor xa inhibition compared with vitamin k antagonism for prevention of stroke and embolism trial in atrial fibrillation*
ROS	Radicais livres de oxigênio
ROSE-AHF	*Renal optimization strategies evaluation in acute heart failure*
ROTEM	Tromboelastografia rotacional
RPPI	Respiração por pressão positiva intermitente
RR	Risco relativo
RRR	Redução relativa de risco
RS	Ritmo sinusal
RSAS	*Riker Sedation-Agitation Scale*
RSR	Resistência do sistema respiratório
RTA	Acidose tubular renal
RTLS	Real Time Location System
RTOG	Radiation Oncology Therapy Group
rt-PA	Fator ativador do plasminogênio tecidual
RUA	Retenção urinária aguda
RUSH	*Rapid ultrasound in shock protocol*
Rva	Resistência nas vias aéreas
RVC	Resistência vascular cerebral
RVP	Resistência vascular pulmonar
RVS	Resistência vascular sistêmica
SAE	Sistematização da assistência de enfermagem
SAF	Síndrome antifosfolípide.
SAM	Miócitos do nó sinusal
SAMMPRIS	*Stenting and aggressive medical management for preventing recurrent stroke in intracranial stenosis*
SaO$_2$	Saturação de oxigênio
SAOS	Síndrome de apneia obstrutiva do sono
SAPS	*Simplified acute physiology score*
SAPS II	*New simplified acute physiology score II*
SAPS III	*Simplified acute physiology score III*
SAS 1	Escala de sedação e analgesia
SAV	Suporte avançado de vida
SAVC	Suporte avançado de vida cardiovascular
SAVER	*Surgical anterior ventricular endocardial restoration*
SAVT/ATLS	*Advanced trauma Life support* – Suporte avançado de vida no trauma
SBDC	Síndrome de baixo débito cardíaco
SBO	Síndrome da bronquiolite obliterante
SBV	Suporte básico de vida
SC	Via subcutânea
SCAbd	Síndrome compartimental abdominal
SCA	Síndrome coronária aguda

SCA-cST	Síndrome coronária aguda com supradesnivelamento do segmento ST
SCAI	*Society for cardiovascular angiography and interventions*
SCA-sST	Síndrome coronariana aguda sem supradesnivelamento do segmento ST
SCCM	*Society of Critical Care Medicine*
SCID	*Severe combined immunodeficiency*
SCIH	Serviço de controle de infecção hospitalar
SCM	Síndrome de compressão medular
SCQ	Superfície corporal queimada
SCUP	Sangue de cordão umbilical e placentário
SDCG	Síndromes da disfunção cerebral global
SDF	*Sidestream Dark-field*
SDMDU	Sistema de dispensação de medicamentos por dose unitária
SDMO	Síndrome de disfunção de múltiplos órgãos
SDO	Síndrome de desmielinização osmótica
SDRA	Síndrome do desconforto respiratório agudo
SE	Estado epiléptico
Se	Selênio
SEG	Síndrome de embolia gordurosa
SEPET	Terapia de troca plasmática seletiva
SET	Sistema estadual de transplantes
SGB	Síndrome de Guillain-Barré
SGRQ	*Saint George Respiratory Questionnaire*
SHEA	*Society for Healthcare Epidemiology of America*
SHP	Síndrome hepatopulmonar
SHR	Síndrome hepatorrenal
SIADH	Síndrome de secreção inapropriada do hormônio antidiurético
SIMV	*Synchronized intermittent mandatory ventilation* – Ventilação mandatória intermitente sincronizada
SIP	Síndrome da imobilidade prolongada
SIR	*Score index for brain metastases radiosurgery*
SIRS	Síndrome da resposta inflamatória sistêmica
SLT	Síndrome de lise tumoral
SMAS	Sistema músculo-aponeurótico superficial
SMD	Síndrome mielodisplásica
SMIT	Transportador de mioinositol
SMSI	Síndrome de morte súbita infantil
SN	Sistema nervoso
SNAP	Potencial de ação do nervo sensitivo
SNC	Sistema nervoso central
SNG	Sonda nasogástrica
SNLM	Síndrome nefrótica por lesão mínima
SNM	Síndrome neuroléptica maligna
SNP	*Single nucleotide polymorphism*
SNS	Sistema nervoso simpático
SNT	Sistema nacional de transplantes
SOBRAC	Sociedade Brasileira de Arritmias Cardíacas
SOD	Superóxido dismutase
SOFA	*Sequential Organ Failure Assessment* – Avaliação de falência sequencial de órgãos
SONIA	*Stroke Outcomes and Neuroimaging of Intracranial Atherosclerosis*
SOS	Síndrome de obstrução sinusoidal
SOURCE	*Sapien Aortic Bioprosthesis European Outcomes*
SPAD	Sistema de diálise de albumina de passagem única
SPCI	Sociedade Portuguesa de Cuidados Intensivos
SPECT	Tomografia por emissão de fóton único
SPI	Síndrome da pneumonia idiopática
SPIRIT	*Stroke prevention in reversible ischemia trial*
SPOT	Serviço de procura de órgãos e tecidos
SPPC	Síndrome pós-parada cardíaca
SPR	Síndrome pulmão-rim
SPS	Síndrome perdedora de sal
Spulm	Componente sistólico do fluxo pulmonar
SRA	*Serotonin-release assay*
SRAA	Sistema renina angiotensina aldosterona
SIRS	Síndrome de resposta inflamatória sistêmica
SSC	*Surviving Sepsis Campaign* – campanha sobrevivendo à sepse
SSH	Solução salina hipertônica
SSJ	Síndrome de Stevens-Johnson
START	*Simple Triage and Rapid Treatment*
STICH	*Surgical Treatment of Ischemic Heart Failure*
sTREM	*Soluble trigering receptor expressed on myeloid cells*
STS	*Secondary traumatic stress*
SURVIVE	*Survival of patients with acute heart failure in need of intravenous inotropic support trial*
SUS	Sistema único de saúde
$SVcO_2$	Saturação venosa central de oxigênio
SVCS	Síndrome da veia cava superior
SVD	Sonda vesical de demora
$SvjO_2$	Saturação venosa jugular de O_2
SVNI	Suporte ventilatório não invasivo
SVO_2	Saturação venosa de O_2
SWS	*Salt wasting syndrome*
T3	Triiodotiramina
T4	Tiroxina
TACO	*Transfusion associated circulatory overload*
TAF	Trauma abdominal fechado
TAFI	*Thrombin activatable fibrinolysis inhibitor* – inibidor da fibrinólise ativado pela trombina

TAP	Tempo de atividade da protrombina
TAPD	Terapia antiplaquetária dupla
TAPSE	*Tricuspid Annular Plane Systolic Excursion* – Excursão sistólica do plano do anel valvar tricúspide
TASH-escore	*Trauma associated severe hemorrhage*
TAT	Complexo trombina/antitrombina
TB	Tuberculose
TC	Tomografia computadorizada
TCC	Tomografia computadorizada de crânio
TCA	Tempo de coagulação ativado
TCCB	Tomografia computadorizadas Cone Beam
TCE	Traumatismo cranioencefálico
TCE	Tronco de coronária esquerda
TCFB	Tomografia computadorizada Fan Beam
TCFL	Tomografia computadorizada de feixe em leque
TCIV	Tempo de contração isovolumétrica
TCLE	Termo de consentimento livre e esclarecido
TCTH	Transplante de células-tronco hematopoiéticas
TD	Tempo de desaceleração relaxamento
TDBC	*Traumatic Coma Data Bank*
TE	Teste ergométrico
TECAB	*Totally endoscopic coronary artery revascularization*
TECP	Teste de exercício cardiopulmonar
TEG	Tromboelastograma
TEj	Tempo de ejeção
TENS	Estimulação elétrica nervosa transcutânea
TeO$_2$	Taxa de extração de oxigênio
TEP	Tromboembolismo pulmonar
TEPC	Tromboembolismo pulmonar crônico
TEPT	Transtorno de estresse pós-traumático
TRF	Teste de respiração espontânea
TEV	Tromboembolismo venoso
TF	Fator Tecidual
TFG	Taxa de filtração glomerular
TFPI	Inibidor da via do fator tecidual
TGI	Trato gastrintestinal
TGM	Terapia guiada por metas
TGO	Transaminase glutâmico oxalacética
TGP	Transaminase glutâmico pirúvica
TH	Transplante hepático
TI	Tecnologia da Informação
TIC	*Trauma-induced coagulopathy*
TID	Trombose intravascular disseminada
TIE	Tomografia por impedância elétrica

TIF	Tempo de isquemia fria
TIH	Trombocitopenia Induzida pela Heparina
TIME-CHF	*Trial of Intensified versus Standard Medical Therapy*
TIMI	*Thrombolysis in myocardial infarction*
TIPS	*Shunt* intra-hepático transjugular portosistêmico
TIQ	Tempo de isquemia quente
TIRAP	*Toll-interleucin receptor domain containing adaptor protein*
TISS	*Therapeutic Intervention Scoring System*
TLR	*Toll-like* receptors
TLR4	*Toll-like* receptors 4
TMB	Taxa metabólica basal
TMO	Transplante de medula óssea
TMR	Treinamento muscular respiratório
TN	Terapia nutricional
TNE	Terapia nutricional enteral
TNEP	Terapia nutricional enteral precoce
TNF	Fator de necrose tumoral
TNF-α	Fator de necrose tumoral do tipo alfa
TNP	Terapia nutricional parenteral
Tn	Troponina
TOMIC-HF	*Acute treatment with omecamtiv mecarbil to increase contractility in acute heart failure*
TOSS	*Time Oriented Score System*
TOT	Tubo orotraqueal
TP	Tempo de protrombinal
TPB	Tempo porta-balão
tPA	Ativador do plasminogênio tecidual
tPC	Perfusão cerebral
TPC	Traqueostomia percutânea
TPSV	Taquicardia paroxística supraventricular
TRAF6	TNF receptor associated factor
TRALI	*Transfusion Related Acute Lung Injury* – lesão pulmonar aguda associada a transfusão
TRAM	*TRIF-related adaptor molecule*
TRC	Terapia de ressincronização ventricular
TRE	Teste de respiração espontânea
Treg	Células T reguladoras
TRIF	*TIR-domain-containing adapter-inducing interferon-beta*
TRILOGY-ACS	*Targeted Platelet Inhibition to Clarify the Optimal Strategy to Medically Manage Acute Coronary Syndromes*
TRISS	*Trauma and injury severity score*
TRIV	Tempo de relaxamento isovolumétrico
TRM	Traumatismo raquimedular
TRPM6	Receptor transitório do canal potencial de ação, subfamília M, membro 6

TRRC	Terapias contínuas de substituição renal
TRS	Terapia renal de substituição
TSH	Hormônio estimulante da tireoide
TSR	Terapia de substituição renal
TT	Tempo de trombina
TTF	Tempo total de isquemia
TTPA	Tempo de tromboplastina parcialmente ativada
TTS	*Through-the-scope*
TTV	Vírus transmitido por transfusão
TVNS	Taquicardia ventricular não sustentada
TVP	Trombose venosa profunda
TVSP/FV	Taquicardia ventricular sem pulso/fibrilação ventricular
TxA2	Tromboxane A2
TxH	Transplante hepático
UCIP	Unidade de cuidado intensivo polivalente
UCP	Proteína desaclopadora
UF	Ultrafiltração
UNICEF	Fundo das nações unidas para a infância
UNLOAD	*Ultrafiltration versus intravenous diuretics for patients hospitalized for acute decompensated heart failure*
UP	Úlcera por pressão
UQH	Ubiquinona
URR	*Urea reduction ratio*
USG	Ultrassonografia
USI	Unidade semi-intensiva
USIC	*Unité de Soins Intensifs Coronaires*
USP	*United States Pharmacopeia*
UTI	Unidade de terapia intensiva
UTIP	Unidade de terapia intensiva pediátrica
V/Q	Ventilação/perfusão
VAD	Via aérea difícil
VAP-PIRO	Pneumonia associada à ventilação
VAS	Vias aéreas superiores
VC	Volume-corrente
VCAM	*Vascular cell adhesion molecule 1*
VCI	Veia cava inferior
VCM	Vancomicina
VCS	Veia cava superior
VCV	Ventilação controlada por volume
VD	Ventrículo direito
Vd	Volume de distribuição
VDF	Volume diastólico final
VDFG	Volume diastólico final global
VDFVD	Volume diastólico final do ventrículo direito

VE	Varizes esofágicas
VE	Ventrículo esquerdo
VEB	Vírus Epstein Barr
VEF	Volume expiratório forçado
VEF_1	Volume expiratório forçado no primeiro segundo
VEGF	*Vascular endothelial growth factor*
VG	Varizes gástricas
VGNW	*Vascular Governance North West*
VHS	Velocidade de hemossedimentação
VILI	*Ventilator induced lung injury* – lesão pulmonar induzida pelo ventilador
VJI	Veia jugular interna
VM	Ventilação mecânica
VMAC	*Vasodilators in the Management of Acute CHF*
Vmalv	Volume minuto alveolar
VMI	Ventilação mecânica invasiva
VNI	Ventilação mecânica não invasiva
VN	Valor norma
VNTR	*Variable number tandem repeats*
VO	Via oral
VO_2	Consumo de oxigênio
VOAF	Ventilação oscilatória de alta frequência
VOD	Doença veno-oclusiva
VPA	Valproato de sódio
VPN	Valor preditivo negativo
VPOH	Vasos de pressão para ocupação humana
VPP	Valor preditivo positivo
VPP	Ventilação com pressão positiva
VPS	Velocidade de pico sistólica
VR	Volume residual
VRE	*Vancomycin resistant Enterococci* – Enterococo resistente a vancomicina
VRG	Volume residual gástrico
VS	Volume sistólico
VS	*Volume support*
VSC	Volume sanguíneo cerebral
VSE	Volume sanguíneo encefálico
VSF	Volume sistólico final
VSFVD	Volume sistólico final de ventrículo direito
VSVE	Via de saída do ventrículo esquerdo
VT	Volume-corrente
VTalv	Volume-corrente alveolar
VTD	Velocidade telediastólica
VVM	Ventilação voluntária máxima
VVS	Variação de volume sistólico
VZ	Vírus Varicela Zoster

WASID	*Warfarin-Aspirin Symptomatic Intracranial Disease Study*
WFNS	*World Federation of Neurologic Surgeons*
WNV	*Vírus West Nile*
WOB	Trabalho muscular respiratório
WUR	*Work utilisation ratio*
XLA	Agamaglobulinemia congênita ligada ao X
XLP	Síndromes linfoproliferativas ligadas ao X

ZEEP	*Zero end-expiratory pressure* – pressão expiratória final zero
Zn	Zinco
ΔVCI	Variação percentual do calibre da veia cava inferior
ΔPes	Pressão esofágica
ΔPP	Variação da pressão de pulso
ΔPVC	Variação de PVC

ÍNDICE REMISSIVO

A

AABB (American Association of Blood Banks), 2849
AAS, ver Ácido acetilsalicílico
Abaulamento na borda cardíaca, raio X, 283
Abdome
   aberto, 1332
      catástrofes abdominais no, 1332
      estratégias nutricionais no, 1334
      fístula enteroatmosférica, 1332
      síndrome compartimental abdominal e, 1332
   agudo
      no paciente grave, 1119-1125
      tratamento do, fluxograma, 1123
   com sonda, radiografia de, 1199
   ressonância magnética de, 1254
Ablação, 424
   por radiofrequência, 1252
      complicações relacionadas, 1253
      contraindicações, 1253
   transdérmicos, 423
Abordagem
   fármaco-invasiva, 270
   hemodinâmica por meio da ecocardiografia, 571-581
Abortamento séptico, coagulopatia no, 2724
Abrasão corneana, 2051
Abscesso
   amebiano, 196
   de retroperitônio, 1125
   hepático, 196
   intraperitoneal, 1125
   pancreático, 200
   piogênico, 196
   renal, imagens, 202
AbViser®, 1263
Ação
   antifator XA, 440
   antitrombina, 438
   hormonal, bloqueio da, 1076
   plaquetária, 390
Acesso
   subxifoide, 906
   vascular, 968
Acetona exalada, 307
Aciclovir, 979
Acidemia, 998
Acidente
   de trânsito, fatores de risco para, 1378
   vascular
      cerebral
         conceito, 1582
         embólico, 411
         histórico, 1582
         intervenções de enfermagem no, 1752
         isquêmico, 410, 1582, 1651, 1652
            parâmetros para indicação de tratamento endovascular mecânico, 1654
         unidade de, 1586
         uso de AAS, 392
      encefálico agudo, 430
Ácido(s)
   acetilsalicílico, 240, 255, 391
      nas síndromes coronarianas agudas, evidências do uso, 391
      uso no acidente vascular cerebral, 392
   aminocaproico, 1571
   dimercaptosuccínico, 2171
   fosfonofórmico, 979
   graxos poli-insaturados, 26, 1302
   lisérgico, manifestações cardiovasculares, 559
   tranexâmico, 1571
Acidose
   avaliação de, 1001
   efeitos sobre a secreção ou excreção de potássio, 1021
   láctica, 1926
   metabólica, 1025, 1048
      etiologia de acordo com o *anion gap*, 999
   respiratória, 1003
      causas, 1003
   tecidual isquêmica, 1551
Acinetobacter, 740
ACR (American College of Radiology), 2850
Acreditação, 2847
   análise dos impactos de programas de, 2859
   hospitalar, 2849
   modelos, 2857, 2849
   processos, 2857
Acute lung injury, 1322
Adaptabilidade, gerir a, 2751
Adenotonsilectomia precoce, 37
Adrenalina, 143, 146, 187
Advanced Trauma Life Suport, princípios, 2039
Aerossóis, precauções para, 1877
AESOP (Automated Endoscopic System for Optimal Positioning), 1182
Afasia, 1470
   de Wernicke, 1470
Aferição do diâmetro da via de saída do ventrículo esquerdo, 568
Afogamento
   cuidados terapêuticos em vítimas de, 2131-2134
   fatores de risco, 2132
   pior prognóstico, fatores relacionados com, 2134
   vítima de, algoritmo de atendimento à, 2133
Afundamento torácico, 1969

Agente(s)
  antifúngicos, dose usual e correção para função renal, 1915
  anti-hipertensivos, 982
  anti-inflamatórios, 982
  antimicrobianos, 976
  antineoplásicos, 391, 980
    potencial emetogênico dos, 2646
  antirretrovirais, 980
    potenciais toxicidades graves dos, 1927
  antitrombínicos, 395
  antitumultos, 2162
  associados à diarreia, 2646
  de doenças, 2163
  de infecção em UTI, diagnóstico microbiológico dos, 1855
  dialisáveis, 2169
  embolizantes líquidos, 1678
  etiológico, 1592
  mecânicos, 1116
  oncológicos, 2647
  térmicos, 1115
  vasoativos, 144
Agregação plaquetária, 1761
Água corporal total, 2516
Agulha(s)
  acopladas a cateter flexível, 1250
  atraumáticas, 1631
  com mandril, 1250
  finas biseladas, 1250
  injetora posicionada, 1369
Aids
  aspectos clínicos e evolutivos da, 1918
  em UTI, 1925
Ajuste
  de drogas, 969
  hemodinâmico, 870
  respiratório, 870
Alarmes do respirador, 838
Alarminas, 17
Albumina, 139
  depuração extracorpórea com, 1391
  humana, 140, 1384
Alça
  biliopancreática, proliferação bacteriana na, 1176
  jejunal, desvio anterior e à direita da primeira, 1175
Alcalemia, 1030
Alcalose, 1000
  metabólica, causas, 1000
  respiratória, causas, 1004
Aldosterona, 1040
Alfa-2-agonistas, 1503
Alta precoce para pacientes de baixo risco, 602
Alteplase, 272
Alteração(ões)
  da suprarrenal, 1100
  endocrinológicas no paciente grave, 1097-1102
  imunológica, sepse, 27
  nefrológicas no choque, 1037-1045
  no metabolismo da glicose, 1098
  pupilares, 2440
Altitude, fisiologia da, 847
Amantadina, 1460
Ambiente
  como fonte de infecção, 1874
  de alto risco, equipe multiprofissional em, 2750
  de risco
    cultura organizacional, 2750
    liderança em, 2750
  hospitalar, liderança no, 2750
  humanizado, 2872
Ambulância
  avançada, 847
  básica, 847
  terrestre, 847
Amidos sintéticos, 140
Amido-hidroxietil, 139
Amilase, 1069
Aminoácidos
  endovenosos, 2506
  específicos, 1341
Aminoglicosídeos, 976
  nefrotoxicidade por, 976
Amiodarona, 420
  efeitos adversos relacionados com o uso da, 423
  usuários de, avaliações e cuidados sistemáticos em, 422
Amônia, metabolismo interórgão de, 1375
Amostra, 3017
Amputação transtibial, passos fundamentais da, 1980
Amputar, quando?, 1977
Amrinona, 148
Anafilaxia
  critérios clínicos para o diagnóstico de, 30
  no paciente grave, 29
Analgesia, 133, 255, 496
  regional, 2324
Analgo-sedação
  em condições especiais, 1503
  na insuficiência
    hepática, 1503
    renal, 1503
  na sepse, 1503
  na síndrome do desconforto respiratório agudo, 1503
Análise post hoc, 1314
Anastomose terminoterminal, 2086
ANCA (Anticorpo anticitoplasma de neutrófilos), 989
Anel, deslizamento do, 1174
Anemia, 1528
  ferropriva, 1176
Anencefalia, 2404
Aneurisma(s)
  cerebral, 1651, 1658
    classificação do tamanho dos, 1659
    com *stent* diversor de fluxo, tratamento, 1665
    micótico, embolização de, 1661
    não roto, 1662
    roto, 1661
    tipos, 1659
  tratamento endovascular dos, 1660
    da aorta
      abdominal, 607
      torácica, dissecção aguda da, 606
    da veia de Galeno, 1682
    dissecante, 1660
    fusiforme, 1660
    saculares, 1659
      cerebrais, locais mais frequentes, 1660
    ventricular, 282

Anfotericina B, 978
Angina instável, 518
Angiocospia pulmonar, 923
Angiodisplasia, 1211, 1233
    com aspecto de lesão "vermelho cereja", 1234
Angioedema hereditário no paciente grave, 31
Angiografia, 365
    brônquica esquerda, 618
    cerebral, 1652
    coronária, 486
    hepática, 1254
        comum, 614
    pulmonar, 921
Angiojet®, 372, 373
Angiopatia proliferativa, 1682
Angioplastia
    adjuvante, 270
    carotídea, 1656, 1657
    coronária após terapia trombolítica no IAM-cST, 269
    da artéria vertebral, 1657
    de resgate, 270
    de salvamento, 270
    de urgência, 270
    dos troncos supra-aórticos, 1657
    facilitada, 270
    intracraniana, 1658, 1659
    mecânica, 1668
    química, 1669
    tardia eletiva, 270
    transluminar percutânea, 1656
Angiossarcoma da artéria pulmonar, 923
Angiotomografia
    computadorizada das artérias coronárias, 591
    de coronárias, 592
        reconstruções em 3D, 585
Ângulo de Hiss, 1169, 19
Ânion gap, 1069
    cálculo, 999
    conceito, 999
    "corrigido", 999
    urinário, 1000
Anomalia respiratória, correlações neuropatológicas das, 1486
Anormalidade(s)
    microcirculatórias
        durante choque hemorrágico hipovolêmico, 170
        fisiopatogenia em pacientes graves, 169
    pupilares, 1486
Antagonista
    da aldosterona, 259
    do receptor de
        angiotensina II, 983
        vasopressina, 1014
Antiagregação plaquetária, 400
Antiagregantes, 393, 608
    plaquetários, rotina de suspensão de, 1226
Antibiótico de primeira hora, 127
Anticoagulação, 608, 968
    alvo-específicos, tempo de suspensão de fibrilação atrial, conduta recomendada, 444
    em portadores de prótese mecânica, 400
    na fibrilação atrial, 435-448
    nas doenças cardiovasculares, 400
    no cenário atual, 429
    regime, 430
Anticoagulante(s), 241
    características, 439
    alvo-específicos
        características, 439
        considerações acerca do uso dos, 441
        mecanismos de ação, 439
        tempo de suspensão antes de cirurgias, 442
    oral(is), 370
        ideal, características, 427
        novos comparados à varfarina, 371
    rotina de suspensão de, 1226
Anticoncepcional oral, 379
Antídoto(s)
    de eficácia promissora, recentes, 2171
    de uso restrito, 2171
    em desuso, 2171
Antifúngico, quais pacientes devem receber, 1907
Antígenos fúngicos, pesquisa, 1912
Anti-inflamatórios não hormonais, 354, 982
    complicações renais pelo uso de, 982
Antimanana, 1912
Antimicronbianos na UTI, 1890
Antineoplásicos, 2641
Antiplaquetários, 240
Antirretroviral em pacientes com infecção oportunista, 1926
Antivirais, 979
Antropometria, 1292
Aorta
    abdominal
        aneurisma da, 607
        dissecção da, 608
        lesão aneurismática de, 611
        tratamento endovascular, 606
    aneurisma e dissecção da, 491-500
    dissecção da, 348, 492
        mecanismos etiológicos da, 492
    peça cirúrgica de, 493
    torácica
        aneurisma da, 606
        dissecção, descendente, 495
            aguda da, 606
        ruptura por trauma fechado, 2089
        tratamento endovascular, 606
        traumatismo fechado da, 2088
    tração da, 926
Aortografia, 496
    abdominal, 610
    com úlcera penetrante, 493
APACHE (Acute Physiology and Chronic Health Evaluation), 2988
Aparelho valvar, comprometimento iatrogênico, 349
Apendicite aguda, 1240
Apixabana, 383, 429, 440
Apneia, 2476
    após hiperventilação, 1486
Aporte
    calórico, determinação do, 1283
    distal, aumentado com ânions não reabsorvíveis, 1023
Arboviroses, 1594
Arcabouço ético legal, 2916
Área muscular do braço, 2497
Arginina, 1304

Armas
   biológicas, 2162
   químicas, 2160
Arritmia(s), 262
   cardíacas, 557
   mecanismos das, 451
   ventriculares sustentadas, abordagem das, 462
Artéria
   braquial, 614
   circunflexa, oclusão da, 600
   coronária
      angiotomografia computadorizada, 591
      humana, imagens, 219
   culpada, 268
   descendente anterior, reconstrução 3D de lesão acentuada na, 591
   hepática, aspecto radiográfico pós-embolização, 615
   poplítea, lesões traumáticas da, 614
   pulmonar, 926
      angiossarcoma da, 923
      principal de calibre aumentado, 921
      proeminente, tronco da, 364
   subclávia, lesão traumática de, 612
Arteriografia, 1117
   subclávia de contrle, 613
Arteriotomia longitudinal, 926
Arterite
   de Takayasu, 924
   pulmonar, 923
"Asa de borboleta", 289
Asfixia neonatal, 2555
Asfixiantes químicas, 2161
ASIA (American Spinal Cord Injury Association), 1955
Asma
   avaliação com 18F-FDG, 794
   no paciente grave, 28
Aspiração, 836
   brônquica, indicações de, 834
   endotraqueal, 1731
   sistemas de
      aberto, 836
      fechado, 836
Aspirador com ponta arredondada, 926
Aspirex®, 372
Assincronia
   de ciclagem, 773
   de disparo, 772, 774
   de fluxo, 772
   paciente-ventilador, 772
   secundária a fluxo inspiratório insuficiente, 773
Assistência
   de enfermagem
      ao paciente
         oncológico na UTI, 2665-2675
         queimado, 2117-2120
      ao idoso grave, 2599-2602
      neurológica
         monitoração, 1740
            acidente vascular cerebral hemorrágico, 1751
            acidente vascular cerebral, 1748
            da pressão intracraniana, 1743
            neurológica, 1740
               multimodal, 1742, 52
            traumatismo cranioencefálico, 1747
   no pós-operatório de cirurgia de grande porte, 2037-2314
   fisioterapêutica
      motora, 1733, 52
      na ventilação mecânica
         invasiva, 833-850
         não invasiva, 851-859
Assistolia, 480, 384
Asterixis, 1375
ASV (ventilação de suporte adaptativa), 779
Atendimento hospitalar em caatástrofes, 1961-1965
Aterosclerose, 36, 37, 218
Atividade(s)
   indicadores, 2774
   periódica, 1698
Atrofia intestinal, 27
"Autocanibalismo", 52
Autonomia em pacientes críticos, 2899-2903
Auto-PEEP, 839
Autorregulação
   do fluxo sanguíneo, 75
   encefálica após lesão cerebral, 1723
   pressórica cerebral, 1637
"Autotransfusão", 1969
Avaliação
   ecocardiográfica cardíaca, 572
   nutricional no paciente grave, 1287-1296
   objetiva global, 1290, 1292
   subjetiva global, 1290
Avulsão, 2064
Azul da Prússia, 2171

B

Bandagem gástica ajustável, 1166
   aspecto endoscópico, 1168
   gastroscopia em deslizamento de, 1167
   radiografia simples de abdome mostrando, 1167
   retirada, 1169
Baby lung, 132
Bacilo
   de Koch, 1592
   de Pfeiffer, 1591
   gram-negativos, 1592, 1853
Back-projection, 796
Baclofeno, 1460
Bactérias multirresistentes, controle de, 1886
Baixo débito cardíaco, 261
BAL (British anti-lewisite), 2161
Balanced Scorecard, 2743
Balanço
   hídrico, 1505
   nitrogenado, cálculo do, 1335
   patrimonial, 2772
Balão
   de Sengstaken-Blakemore, 1370
   de tamponamento, 1370
   "em bola de Rugby", 1663
   "em salsicha", 1663
   intra-aórtico, 580, 526, 546
      na aorta descendente, 547
Banco de tecido ocular humano, 2384
Barbitúricos, 1502, 1559

intoxicação aguda, 2173
Bard®, 1264
Barreira
   de segurança, 2814
   intestinal do paciente crítico, 26
Base de dados, 3018
"Batedeira", 206
BDG, detecção de, 1912
Benzodiazepínicos, 1502
Berlim Heart Incor, 547
Berry like aneurysm, 1659
Betabloqueadores, 257, 557
   dos canais de cálcio, 258
   utilizados no IAM com supradesnivelamento do segmento ST, 258
Bias de seleção dos tumores, 1255
Biblioteca Cochrane, 3016
Bicarbonato
   de sódio, 487
      uso de, 133
   reposição de, 1071
Bioenergética, 20
Bioimpedância, 110
Biologia celular na resposta do organismo a agressões, 16
Biomarcador(es), 227, 1934
   de prognóstico de insuficiência cardíaca aguda, 307
   ideal, 308
   na doença cardíaca aguda, 305-309
   na insuficiência cardíaca aguda, 306
Bioprótese
   aórtica
      por cateter, implante, 657-662
      resultados do implanate por cateter de, 658
   CoreValve, 659
   Inovare, 659
   Sapien, 659
Biópsia
   de infiltrado localizado, 900
   de massas, 900
   do pericárdio, 358
   percutânea guiadas por métodos de imagem, 1250
   pulmonar, 900, 914
      cirúrgica, 911
      interpretação, 910
      no paciente grave
         indicação, 913
      no paciente grave, 909-914
         indicação, 913
      resultados esperados, 913
   transbrônquica, 873
      eficácia, 911
Bioquímica, 180
   liquórica, 2030
Biorreator MELS, 1406
Bioterrorismo, 2159
Biotoxinas, 2161
BiPAP (Bilevel positive airway pressure), 853
BiPLED (bilateral periodic lateralized epileptiform discharges), 1701
Bird Mark 7®, 864
Bivalrudina, 398
Blister like, 1665
Bloqueador(es)
   dos receptores de angiotensina, 259
   neuromusculares, 133
Bloqueio(s)
   atrioventricular, 631
      de primeiro grau, 468
      de segundo grau, 469
      de terceiro grau, 469
   fasciculares, 631
   pelo *train-of-four*, 133
Blow-out, 2048
Bobbing ocular, 1450
Bócio, 1074
Boletim de Silverman-Andersen, 2490
Bolha gástrica, 1973
Bolsa autoinflável, 2480
Bolsite, 1139
Bomba
   de infusão, 936
   de rolete, 533
Borda hepática, imagem, 1227
Borderzone, 1616
Botulismo, 1609
Bouge, 821
Braço
   área muscular do, 2497
   circunferência muscular do, 2497
Bradiarritmias
   cardíacas, 465-473
   em situações de emergência, 639
   tratamento, 630
Bradicardia sinusal, 467
Braditaquiarritmia, 468
Brain Trauma Foudation, algoritmo, 2033
Broncoaspiração, 2031
Broncocoscopista com introdução do fibroscópio, 881
Broncoscopia, 989
   com lavado broncoalveolar, 719
   contraindicações da, 872
   cuidados após, 872
   em UTI, 869-877
      contraindicações, 876
      indicações, 872
      procedimentos, 872
   equipamentos utilizados em, 870
   exames prévios à, checagem, 871
   no trauma, 876
   preparo do paciente para, 870
Bronquiolite obstrutiva crônica, 705

C

Cabo-eletrodo
   aspecto radiológico, 641
   para estimulação temporária transvenosa, 641
Cadastro técnico único, 2384
Cadeia da sobrevivência, 477
CADILLAC, estudo, 598
Cairo-Bishop, definição, 2621
Caixa torácica, disfunções, 689
Calafrio, escala para avaliação de, 1692
Calcificação
   na parede vascular, 590
   vascular, 221

Calcineurina, inibidores de, 983
Cálcio, 181, 488
  distúrbios do, 2521
    do metabolismo do, 1032
  influxo celular de, 1616
  reposição de, 1176
Cálculo impactado na papila duodenal, 1214
Calor, 1792
Calorimetria indireta, 1340
Câmara
  cardíaca, aumento das, imagem ecocardiográfica, 920
  gástrica, visão endoscópica, 1221
  hiperbárica, paciente grave na, 936
  monoplace, 934
  multiplace, 934
Campanha Sobrevivendo à Sepse, 126, 207, 3005
Canal
  de cálcio, sensibilizadores dos, 148
  óptico, fratura do, 2021
Câncer
  colônico, 1233
  de pulmão, estadiamento, 901
  insuficiência renal no paciente com, 2619-2623
  tratamento sistêmico do, complicações graves relacionadas com, 2639-2648
Candida, 1897
  em infecções de corrente sanguínea, 1909
  infecção por
    do trato urinário, 1906
    na UTI, 1905-1916
Candidemia
  complicações, 1912
  em paciente(s)
    críticos, fatores de risco, 1911
    não neutropênicos, 1913
    neutropênicos, 1914
  métodos diagnósticos de, 1911
Candidíase do tubo digestivo, 1922
Candidúria em pacientes hospitalizados, distribuição das leveduras responsáveis, 1907
Cangrelor, 240, 241, 394
Cânula(s)
  de diâmetro
    adequado, 837
    pequeno, 837
  fixação da, 838
  vasculares, 533
Canulação por circulação, 925
CAP (College of American Pathologists), 2850
Capacete, 856
Capacidade
  física, avaliação, 947
  vital, 808
    medida de, 699
Capilar coronário, microscopia eletônica, 1836
Capilarite, 720
Capnocytophaga canimorsus, 1758
Capnografia, 839
  quantitativa com formato de onda, 484
Carbapenens, 978
Carboidratos, 1283, 1314
  necessidades de, 2499
Carcinomatose pleural ipsilateral, 901

Cardiopatias congênitas, 542
Cardiodesfibriladores implantáveis, indicações, 635
Cardiologia, robótica em, 542
Cardiopata grave, edema pulmonar no, 285-293
Cardiopatia
  isquêmica aguda no idoso, 2577-2586
  reabilitação cardiovascular na fase aguda das, 653-669
Cardioversão elétrica, 422
CARF (Commission on Accreditarion of Rehabilitation Facilities), 2850
Carnitina palmitoil transferase, deficiência de, 2299
Cascata
  bioquímica, 1547
  despolarizadora, 1546
    gera crises epilépticas, 1547
  isquêmicas encefálicas, sistematização fisiopatológica das três, 1546
  vasodilatadora, 1546
Catabolismo celular, 1025
Catástrofe(s)
  abdominais, 1332
  atendimento hospitalar em, 1961-1965
Catecolaminas, 143, 1101
  efeito sobre os diferentes receptores, 144
  receptores farmacológicos e atuação das, 2458
  sintética, 147
Cateter(es)
  da artéria pulmonar, 92, 280
    descrição do, 93
    dificuldades na inserção e no manejo, 97
    inserção, 94
    intermitente, 94
    padrão, 94
    porcentagens de acerto em um teste de reconhecimento sobre, 98
    redução no uso, 93
  durante isolamento das veias pulmonares, 425
  intervenção por, 618
  intravasculares, 2012
  intraventricular, inserção de, 1480
  para infusão, implante de, 644
  segurança, 1720
  ventricular para derivação externa, 1564
Cateterismo
  cardíaco direito, 921
  superseletivo do ramo arterial, 1254
Cavidade
  do ventrículo esquerdo, 567
  peritoneal, 1132, 1260
Caxumba, 1594
CDI, reabilitar choque de, 643
Cecostomia, 1275
Cefaleia, 1630
  risco após punção lombar, 1631
Cefalosporina, 978
  de uso pediátrico, 2531
Cell-blocks, 1250
Célula(s)
  após lesão ao seu genoma por irrdiação, 2145
  claras, 1019
  de Kupfer, 1382
  do endotélio, 37
  endotelial, 36

escuras, 1019
hipotalâmicas, 1038
mieloides imunossupressoras em baço, 1305
musculares lisas, desdiferenciação de, 221
natural killer, 27
relacionadas com a sepse, 27
Treg, 26
Células-tronco, 525
de sangue de cordão umbilical, 1799
hematopoiéticas
coleta, 1804
fonte de, 1799
periféricas, 1799
Celulite orbitária, 2052
Centro para intervenção coronária percutânea primária, necessidades de, 598
Ceratite de exposição, 2053
Certificações, 2847
Cerúlea dolens, 362
Cervicotomia, 903
Cetoacidose
diabética
alcalêmica, 1067
euglicêmica, 1066
não cetótica, 1067
hiperdiabética, 1065
Cetonemia, 1069
Cetonúria, 1069
Chama, 2104
Chips de DNA, 10
Choque
alterações
hematológicas no, 1841
nefrológicas no, 1037-1045
avaliação laboratorial no, 175-184
cardiogênico, 60, 536
definição, 502
etiologia, 502
fatores preditores, 504
fisiopatologia do, 61, 502, 503
iatrogenias, 504
tratamento, 506
específico, 508
circulatório
alterações, 38
mecanismos específicos, 38
classificação em relação ao padrão de fluxo, 60
crítico, 59
de origem extracardíaca, 567
definição, 58, 72
diagnóstico clínico de, 2457
distributivo, 63
ecografia no, 63
elétrico, lesões por, 2135
estágios do, 58
fisiopatologia do, 45, 72
frequência dos principais tipos de, 156
hemorrágico, classificação em relação à gravidade, 61
hiperlactatemia no, 83
hipovolêmico, 60
marcadores
cardíacos no, dosagem, 179
de perfusão tecidual no, 177

de resposta inflamatória no, dosagem, 176
metas terapêuticas no, 55
na gravidez, 2687-2705
no politraumatizado, 1991-1995
obstrutivo, 46, 62
oculto, 59
padrões de fluxo no, 60
para desfibrilação, terapia apropriada por, 636
respostas moleculares ao, 16
séptico, 115, 564, 572
algorritmo de tratamento, 565
aplicabilidade da ecodopplercadiografia no, 573
diagnóstico, 125
fases, 2455
fisiopatogenia, 120
incidência de, 126
padrão distributivo, 157
taxa de progressão para, 2632
tratamento do, metas, 73
Cianetos, intoxicação aguda, 2174
Cianose, 380
Ciclagem, assincronia de, 773
Ciclo
de Krebs, 20, 1338
gravídico-puerperal, coagulopatias adquiridas no, 2722
ventilatórios, 864
Ciclofosfamida, 982
Cinco forças de Porter, 2742
Cinecoronariografia mostrando oclusão da artéria circunflexa, 600
Cintilografia
de perfusão miocárdica, 233
hepática, 1256
pulmonar, 365
de ventilação e perfusão, 920
Circuito
ELAD, 1405
hemodialítico, componentes, 2543
HepatAssist®, 1405
MELS, 1405
Circulação
espontânea, fases do período de, 485
extracorpórea, 488
pulmonar, 62
sanguínea encefálica, 1637
Circunferência
da panturrilha, 1294
do braço, 1294
muscular do braço, 2497
Cirrose
hipertensão portal na, 1389
uso de tromboelastografia em pacientes com, 1432
Cirurgia
abdominal, pós-operatório e complicações, 2287-2295
bariátrica, complicações, 1163-1179
cardíaca, 325
índices prognósticos em, 2941-2946
minimamente invasiva, critérios para, 540
na doença coronariana aguda, 517-520
pós-operatório e suas complciações, 2243-2249
da aorta e da carótida, pós-operatório e complicações, 2251-2259
de Batista, 526

de grande porte, assistência de enfermagem no pós-
    operatório de, 2307-2314
de revascularização no IAM-cST, 273
do aparelho digestivo, 1182
    colorretais, 1183
    esofagectomias, 1183
    hepatectomias, 1183
    pancreatectomias, 1182
endovascular, 605
laparoscópica, 1164, 1182
miniumamente invasiva, aspectos da, 539-544
pulmonar, pós-operatório e complicações, 2261-2271
robótica por portal único, 1184
Cisplatina, complicações renais pelo uso de, 980
Cisto(s)
    esplênicos, rotura de, 200
    hidático, êmbolos por, 923
    pericárdico com sinais de torção, 904
Citocinas, 27, 49
Citomegalovírus, 1593
Citosina, 4
Citrulina, 1306
CIVD, ver Coagulação intravascular disseminada
CKMB, 228
Classificação
    de Child-Turcotte-Pugh, 1414
    de Cormack modificada, 822
    de DeBakey, 493
    de Fisher, 1658
    de Raymond, 1666
    de risco pré-operatório da ASA, 1415
    de Rutherford, 2257
    de Stanford, 493
    Mallampati, 819
Clearance
    convectivo, fatores que interferem no, 964
    de creatinina, 970
    difusivo, 865
Clinical Queries, 3016
Clipes, 1116
Clonidina, 557
Clopidogrel, 240, 256, 392
Clostridium
    botulinun, 1609
    difficile, 1121, 1889
CMV (citomegalovírus), 1923
CO_2 exalado, monitorização do, 690
Coagulação, 180
    intravascular disseminada
        acompanhamento da, 1840
        aguda simplificada, patogênese, 1839
        condições clínicas associadas à, 1756, 1938
        diagnóstico, 1839
        fisiopatogenia, 1838
        mecanismos desencadeantes, 1756, 1838
        perda do sistema inibitório, 1839
        patogênese, 1757
        quadro clínico, 1759
        tipo de lesão que provoca no sistema orgânico, 1839
    marcadores de ativação da, 1760
    por plasma de argônio, 1116
    sanguínea, 390
    testes globais da, 1759

Coagulador de plasma de argônio, 1210
Coágulo obstruído, rolha de, 873
Coagulopatia(s), 1357
    adquiridas no ciclo gravídico-puerperal, 2722
    aguda traumática
        fisiopatologia, 1773
        versus coagulopatia induzida pelo trauma, 1773
    de consumo, 1757
    dilucional, 1842
    exames laboratoriais disponíveis, 1759
    na gravidez, 2717
    no abortamento séptico, 2724
    via da, 1774
Cocaína, efeitos cardiovasculares da, 556
Cocos gram-positivos, 1852
Código internacional para descrição dos dispositivos
    antibradicardia, 633
Colangite aguda, 1213
Colapso brônquico, 874
Colchicina, 354
Coleção(ões)
    fluidas agudas, 199
    retro-hepática pós-gastroduodenoi-pancreatectomia, 1251
Colecistectomia
    robótica *single port*, 1184
Colecistite
    aguda, 197, 1241
        acalculosa, 197
        alitiásica, 1120
        complicações, 198
    alitiásica, 197
    enfisematosa, 198
    gangrenosa, 198
Colectomia total
    com ileostomia, 1234
    videolaparoscópica, 1238
Coledocolitíase, 1190
Colestase
    classificação, 1189
    diagnóstico de, 1191
    etiologia, 1189
    extra-hepática, 1189, 1190
    induzida por medicamento, 1190
    intra-hepática, 1189
    na gravidez, 1190
    na sepse, 1189
    nas doenças hepáticas, 1189
    no paciente grave, 1187-1191
    no pós-operatório, 1190
    tratamento, 1191
Colite fulminante por Clostridium difficile, 1121
Colonoscopia, 115
Colostomia, 1269
    aspectos fisiopatológicos das, 1275
    indicações das, 1273
    terminal, 1275
Coma
    abordagem do paciente em, 1459
    achados de
        EEG nas diversas etiologias de, 1456
        eletroencefalograma, 1456
    alfa, 1688
        padrão eletroencefalográfico do, 1457

beta, 1455, 1696
    padrão eletroencefalográfico do, 1457
com fusos, padrão de, 1458
de fusos, 1698
definições, 1442
delta, 1698
etiologias do estado de, 1443
exame neurológico do paciente em, 1449
fisiopatologia, 1442
mixedematoso
    diagnóstico, 1078
    epidemiologia, 1078
    fatores desencadeantes, 1078
    fisiopatologia, 1078
    quadro clínico, 1078
    tratamento, 1079
padrões eletroencefalográficos, 1696
por lesão supratentorial, 1444
secundário a processos sistêmicos, metabólicos ou tóxicos, 1446
terminologia, 1442
teta, 1688
Commotio retinal, 2049
Compartimentação intracraniana, das lesões e dos efeitos da terapêutica, 1560
Compressão
    extrínseca, 1191
    laríngea externa, 821
    pneumática intermitente, 374, 12
Complacência
    dinâmica, 839
    estática, 839
        mensuração da, 774
Complexidade, gerir a, 2751
Complexo QRS, 641
Complicações metabólicas, 1357
Composição acidobase, 139
Compressão(ões)
    brusca do tórax, 835
    torácicas, 479
Comunicação
    entre circulações direita-esquerda, diagnóstico, 1645
    habilidades de, 2891
    qualidade de, 2873
"Conceito de Berne", 1772
Concentrado
    de hemácias, 1764
    de plaquetas, 1766
Concussão, 2064
Condições crônicas ameaçadoras à vida, 2907
Conduta ventuilatória de cordo com a causa da insuficiência resposratória aguda, 687
Confiabilidade humana, 2812
Confusão na UTI, método CAM-ICU de avaliação de, 1467
Congestão
    hilar, 289
    pulmonar, sinais ultrassonográficos de, 187
Conhecimento, grupo de processos e áreas de, 2756
Conivaptan, 1015
Conjuntivites, 2053
Consciência
    distúrbios da, mecanismos fisiopatológicos dos, 1443
    exame da, 1485

neurobiologia da, 1442
Consenso WSACS, definições do, 1260
Consumo cerebral de oxigênio, cálculo, 1493
Contadores diagnósticos, 642
Contagem de plaquetas, 1759
Conteúdo arterial de oxigênio, 76
Contraste, extravasamento de, 619
Controle
    celular, 1018
    da disseminação de bactérias multirresistentes, 1187
    glicêmico, 133
        em unidade de terapia intensiva, 1059-1063
    glutamatérgico entérico, 1374
    renal, 1019,
Contusão
    cerebral, 2022
    pulmonar, tomografia computadorizada de tórax, 1971
Convecção, 964
Copeptina, 177, 308
Coque
    frio, 141
    quente, 141
Cor pulmonale, 364, 574, 569
Coração
    artificial total modelo Syncardia®, 553
    do idoso, 2572
    helicoidal, 524
    na síndrome da disfunção de múltiplos órgãos, 52
    ressonância magnética do, 586
    tomografia computadorizada do, 590
Cordoalhas, 347
Core-biopsy, 1250
Córnea, úlcera infecciosa de, 2052
Coronária angiotomografia de, 592
Corpo estranho
    de órbita, 2048 2048
    dentro da cânula endotraqueal, 1999
    intrapleural, remoção de, 903
    intravascular, retirada percutânea de, 610
Córtex suprarrenal, 1092
Corticoide, 1479
Corticosteroide, 1512, 1560
    no paciente grave, 1083-1090
Cortisol, 2412
Coto finalizado, 1982
Coupled plasma filtration adsortion (CPFA), circuito de, 971
CPAP (Continue positive airway pressure), 853
Craniectomia descompressiva, 1481
    reconstrução imagenológica, 1561
Crânio
    com fratura e afundamento frontal, tomografia, 2021
    com hematoma, 2021
    com sangramentos biliares, 2023
    ressonância magnética de, 1447, 1597
    tomogafia de, 1446
        computadorizada de, 1597
Cratinina, 1069
    urinária, 2497
Creatinoquinase, 180
Criança
    distúrbios hidreletrolíticos em, 2513-2525
    escala de coma de Glasgow modificada para, 2439
    insuficiência respiratória aguda em, 2461

neurointensivismo na, 2433
suporte nutricional e metabólico na, 2495-2511
CRIB (índice de risco clínico para bebês), 2982
Crioprecipitado, 1768
Crise(s)
  adrenérgicas, 333
  epilépticas, 1571, 1618
  hipertensivas
    alterações, 333
    apresentação clínica, 332
    avaliação, 331
    conceito, 330
    diagnóstico, 333
    epidemiologia, 330
    etiologia, 330
    fisiopatologia, 331
    histórico, 330
    mecanismos específicos, 333
    tratamento, 334
      conforme a apresentação clínica, 336
  miastênica, 1608, 1609
    tratamento da, 1609
  tireotóxica
    diagnóstico, 1074
    etiologia, 1074
    fisiopatologia, 1074
    remoção do hormônio circulante, 1076
    tratamento, 1075
Crista terminalis, 451
Critério
  de Berlin, para SDRA, 536
  de Gurd, 2006
  de Milão, 1252
  RANSON, 198
Cromatina, modificações na, 7
Cronificação do processo tromboembólico, 917
Crosstalk, 16
Cryptococcus, 1596, 1899
Cryptosporidium parvum, 1923
Cudados paliativos, 2875
Cuff, 836
  pressão de, níveis ideais, 838
Cuidado
  de enfermagem, com os tipos de acesso, 2601
  em terapia intensiva, avaliação dos níveis, 2987
  paliativo
    categorias, 2907
    definições, 2910
    histórico, 2910
      princípios, 2911
    na UTI pediátrica, 2905-2908
  pós-ressuscitação, 485
    em pediatria e neonatologia, 2419
Cultura, coleta de, 127
Cumarínico, protocolo para ajuste da dose do, 431
Curativo compressivo, 1981
Curva
  bimodal na evolução da sepse, 1306
  de autorregulação cerebral, 1479
  de Frank-Starling, 76, 2276
    efeitos do inotropismo na, 2280
  de Langfitt, 1547, 1551
    hemodinâmica da, 1551

  de PIC, 2442
  de pressão intracraniana, representação gráfica, 1638
  de pressão-volume do pericárdio, 355
  de sobrevida
    após tromboembolismo pulmonar crônico, 917
    bifásica, 2145
  de um tromboelastograma, 1845
  do *drive* neural, 779
  pressão-volume, 162
  que relaciona a pressão e o volume intracranianos, 1552
  sistólicas e diastólicas, 2029
  volume-pressão, 1636
D
Dabigatrana, 383, 399, 428, 438
DAMP (Damage-Associated Molecular Patterns), 16
  relevantes para sepse, 122
Dano alveolar difuso, 718
DCEI (dispositivos cardíacos eletrônicos implantáveis), 34
  avaliação eletrônica de um, parâmetros derivados da avaliação, eletrônica, 643
  desfibrilação em portador de, 643
  procedimentos cirúrgicos em portadores de, 645
D-dímero, 364
Débito cardíaco, 75, 150, 568
  Doppler de monitorização do, 109
  e o gradiente venoarterial de CO_2, relação entre, 78
  equação para cálculo, 576
  medicações inotrópicas e vasopressoras no, 715
Decorticação, 1489
DeCS (Descritor em Ciências da Saúde), 3017
Decúbito
  dorsal, 1735
  elevação do, 1556
  lateral, 1736
Deficiência(s)
  de carnitina palmitoil transferase, 2299
  nutricionais, 1289
Déficit
  calórico, 1282
  de água livre
    cálculo, 1513
    correção, 1513
  neurológico, conforme o território vascular acomtido, 1749
Deformação longitudinal global, 577
Deformidade em mão esqueda, 2122
Deglutograma com bandagem gástrica ajustável, 1167
Deiscência de parede abdominal, 2292
Delirium, 1442
  após queimadura, 2111
  classificação etiológica do, 1466
  critérios diagnósticos para, 1565
  diagnóstico diferencial, 1470
  em pacientes
    graves, estratégias na prevenção de, 1471
    hospitalizadois estratégias de prvenção, 1472
  fatores de risco para
    desenvolvimento de, 1465
    protocolos de intervenções preventivas, 1472
  hipoativo, 1471
  induzido por substância, 1469
  manejo do, 1471, 2111
  método mneumônico para as causas de, 1467
  na UTI, 1463-1474

por abstinência de substância, 1469
prevenção e tratamento do, intervenções não farmacológico para, 1471
Delta PCO$_2$, 178, 179
Demanda ventilatória, 806
Depuração (v.tb. Clearance)
   de lactato como meta de ressuscitação, 88
   extracorpórea com albumina, 1391
Derivação
   biliopancreática, 1175
     com *duodenal switch*, 1177
   do íleo, 1268
   gástrica em Y de Roux, 1170, 1173
     estenose em 1174
     gastrenteroanostomose em, 1174
   intestinais, 1267-1278
     histórico, 1268
   ventricular externa, 1745
Dermatite, 2642
Dermatoses graves no paciente grave, 30
Derrame
   pericárdico, 565, 566, 893
     volumoso
       ECG de paciente com, 356
       radiografia de tórax de paciente com, 357
   pleural bilateral, 893
Desbalanço entre capacidade e demanda ventilatória e necessidade de ventilação mecânica, 806
Desbridamento cirúrgico, 2114
Descargas epileptiformes
   lateralizadas periódicas, 1699
   periódicas, 1701
Descerebração, 1488
Descolamento
   de retina, 2050
   prematuro da placenta, 2723
Descompensação
   aguda de insuficiência cardíaca, 296
   cardíaca aguda, 297
   vascular aguda, 297
Descompressão
   externa hemodinâmica da, 1550
   interna hemodinâmica da, 1549
Desequilíbrio
   hemorrágico nas doenças hepáticas crônicas, 1425
   pró-coagulante nas doenças hepáticas côncias, 1426
Desfechos clínicos, 3019
Desfibrilação, 479, 481
   eletrodos na, posição dos, 481
   formas de onda bifásica para, comparação entre, 482, 30
Desfibrilador
   externo manual, 640
   implantável, 629
Desidratação celular, 1010
Design thinking, 2796
Desinfecção, 1890
Deslizamento pleural, 186
Desmame, 1732
   da ventilação mecânica, 761
   métodos ventilatórios utilizados no, 810
   monitorização durante, parâmetros, 809
   protocolos de, 812
   sucesso do, parâmetros clínicos, 808

ventilação mecânica não invasiva no, uso de, 811
   ventilatório mecânico, 841
Desnervação cardíaca, 2339
Desnutrição
   proteica, 1175
   proteico-calórica, 1030
Dextrans, 139
DGYR, ver Derivação gástrica em Y de Roux
Diabetes insípido central, 1507, 2518
   tratamento com DDVP, 1514
   tratamento específico, 1513
Diálise, 964
   dose de, 967
   peritoneal, 970, 1051, 2169
     contraindicações, 2542
     terapia automatizada por cicladora, 1053
Diarreia, 1074, 1317, 1923
   agentes associados à, 2646
   aguda, 1175
   crônica, 1175
Dieta, 262
   em pacientes com IAM com supradesnivelamento do segmento ST, 262
   por sondas, 2506
Diferença venoarterial de CO_2, 78
Difusão, 964
   de monóxido de carbono, medida de, 719
Dilatação
   da artéria pulmonar, 364
   do tronco da artéria pulmonar, ressonância magnética, 922
   ventricular contralateral, 1565
Dilatador(es), 887
   dreno, introdução pelo interior do, 887
   sequenciais, 882
Diltiazem, 259
Dimercaprol, 2161
Dióxido de carbono, 110
Diplopia, 1608
Disartria, 1608
Disbiose intestinal, 1382
Disclosure, 2818
Disfagia, 1608
Disfunção(ões)
   cardíaca, 694, 1389
     gravidade da, classificações clínicas de, 230
   cardiovascular, 1323
     fisiopatologia da, 156
     na sepse, 155-165
       componente
         cardiogênico, 159
         distributivo da, 157
         hipovolêmico da, 157
         obstrutivo, 158
         intervenções sobre, 163
   contrátil segmentar, 566
   da caixa torácica, 689
   da mitocôndria, mecanismo de, 123
   das vias aéreas, 690
   de múltiplos órgãos, 2963
     fisiopatologia da, 45
   de ventrículo direito, 695
   diastólica do ventrículo esquerdo, 288
   do nó sinusal, 631

do parênquima pulmonar, 692
do ventrículo direito
    na embolia pulmonar, fisiopatogenia, 363
    no paciente grave, 311-321
endotelial
    conceito, 36
    mecanismo de, 123
    no paciente grave, 35-41
hepática, 1323
    aguda, 1188
    crônica, 1188
hepatocelular, 1188, 1357
miocárdica pela sepse, mecanismos associados à, 160
mitocondrial, 19
multiorgânica, 1321
neuromusculares, 688
    radiografia, 689
orgânica
    definição, 47
    fisiopatologia da, 49
    mecanismo de, 123
    múltipla pós-trauma, 1985
    na sepse, critérios para diagnóstico, 125
pós-ileostomia, 1268
renal, 1323, 1389
    em pacientes oncológicos, 2620
respiratória, 1322
sistólica do ventrículo esquerdo, 287
vascular, 695
ventricular
    direita, tratamento da, 326
    esquerda, TC de tórax em paciente com, 290
Disnatremia, 1505
Disparo
    assincronia de, 772
    do ventilador, 770
    duplo, 774
    ineficaz, 774
    por fluxo, 770
    por pressão, 770
Dispneia, 363
    aguda, 306
    aos esforços, 710
Dispositivo(s)
    antibradicardia, código internacional para descrição dos, 633
    cardíacos eletrônicos implantáveis, 630
    de assistência
        cardiopulmonar, 526
        circulatória, 525
        ventricular esquerda, 526
    Greenfield suction, 619
    mecânicos de suporte
        circulatório, 509
        de circulação por implantação percutânea, 508
Dissecção
    aguda da aorta, 333
        torácica, 606
    da aorta (aórtica), 492
        abdominal, 608
        tipo A, 497
        tipo B, 496, 499
    em aorta torácica, 495
    variantes da, tratamento, 499
    seguida de rotura torácica, tratamento endovascular, 608
    "sem rotura da íntima", 493
    traumática da aorta, 607
Distensão do ventrículo direito, 917
Distrofia muscular tipo Duchenne, 700, 2300
Distúrbio(s)
    acidobásicos
        achados clínicos, 998
        acidose
            metabólica, 999
            respiratória, 1003
        alcalose, 1000
            respiratória, 1004
            teoria de Stewart, 1004
        definições, 998
        exames complementares, 999
    bradicárdicos, fisiopatogênese dos, 466
    da coagulação na(o)
        doença hepática, 1423-1435
        paciente grave, 1755-1762
    da consciência, 1452
    de condução atrioventricular, 469
    de sangramento, 1835
    do cálcio, 2521
    do equilíbrio acidobásico, 998
    do magnésio, 2523
    do metabolismo, 1032
        do magnésio, 1030
    do potássio no paciente grave, 1017-1028
    do sódio, 1572
        no paciente neuerológico grave, 1505-1514
    eletrolíticos, 1469
    hidreletrolíticos em crianças, 2513-2525
    trombo-hemorrágicos, 1837
    vasculares, 2024
    vesicais, 1957
Diurese alcalina, 2169
Diurético(s), 292
    de alça, 1014, 1512
Diverticulite aguda, 1240
Divertículo, 1233
    de colo, 1210
DMAIC (Definir, Medir, Melhorar (Improve), Controlar), 2760
    ciclo, 2834
DNA
    duplicação de, 4
    estrutura, 4
    fingerprint, 9
    metabolismo, 4
    microarrays, 10
    microssatélite, 9
    minissatélite, 9
    satélite regular, 9
    tradução, 4
    transcrição, 4
Doação
    de órgãos, logística, 2388
    múltipla de órgãos, manutenção do potencial doador falecido para, 2407-2415
Doador
    cuidados com o, 2332
    de coração, avaliação do, 2332
    de órgãos, 2331

potencial, 2384
Dobutamina, 143, 147, 301
Doença(s)
   aguda, necessidades metabólicas e nutricionais na, 1281-1286
   arterial
      coronária multiarterial, definição, 648
      coronariana, 518
   cardíaca aguda, biomarcadores na, 305-309
   cardiovascular, 379
   carotídea, 1645
   cerebrovascular, 1467
   das vias biliares, 1191
   de Behçet, 722
   de Crohn, 1139
      diagnóstico, 1136
   de Heine-Medin, 1593
   de Kawasaki, 32
   diverticular, 1233
      dos colos, 1232
   do enxerto contra o hospedeiro, 1189
      aguda, 1812
      crônica, 1817
      histórico, 1812
   do nó sinusal, 631
   do núcleo muscular, 2299
   do pericárdio, classificação etiológica das, 352
   do tecido conectivo, 711
   dos ductos biliares, 1189
   hepática, 196, 1426
      aplicações da tromoelastografia na, 1429
      colestase na, 1189
   infiltrativas do fígado, 1189
   inflamatória(s)
      intestinal(is), 1234
         hemorrágica, 1235
         urgências nas, 1135-1144
      pélvica, 203
   intersticial crônica agudizada, 729
   não cardíacas, fibrilação atrial e, 425
   neurológica primária, 1467
   neuromusculares
      insuficiência respiratória e, 698
      na UTI, 1605-1613
   pulmonar(es)
      crônica, ventilação mecânica na, 2492
      difusa, 910
      obstrutiva crônica
         avaliação
            clínica, 705
            com 18F-FDG, 794
         definição, 704
         descompensada, 1322
         específicas, avaliação, 792
         exacerbação de, fatores envolvidos na, 705
         fisiopatologia, 704
         insuficiência respiratória e, 705
   que causam fraqueza rapidamente progressiva, 1611
   sistêmica com envolvimento cerebral secundário, 1468
   urológica, 201
   valvar, 344
      isquêmica, 347
      veno-oclusiva hepática, 1829-1832
Doente
   grave
      avaliação nutricional no, 1287-1296
      necessidades nutricionais especiais do, 1297-1300
   traumatizado
      infecção no, 1983
      sepse no, 1983
Dopamina, 143, 145
Doppler
   esofágico, 109
   transcraniano, 1494
      critérios para identificação das artérias pelo, 1495
      em UTI, 1641-1650
      padrão de fluxo sanguíneo ao, 1648
Dor
   abdominal, 1074
   avaliação da, escala visual, 2109
   epigástrica, 2711
   escala visual analógica para avaliação da, 1500
   na panturrilha, 363
   nas costas, 1632
   no paciente queimado, esquema de tratamento, 2110
   pleural, 907
   resposta motora à, 1488
   torácica, 226, 710
      características clínicas das principais etiologias, 226
DPCO, ver Doença pulmonar obstrutiva crônica
Drenagem(ens)
   biliar
      externa-interna, colangiografia demonstrando, 625
      tipo externa, colangiografia demonstrando, 624
      transparieto-hepática, indicações, 626
   cuidados com os tipos de, 895
   de abscesso(s)
      abdominais, 1220
      mediastinais, 1221
      pélvicos, 1221
   de coleções pancreáticas, 1220
   de líquido cefalorraquidiano, 1480
   de loja retrogástica, 1221
   liquórica, 1490
   percutânea(s)
      de abscessos e líquidos cavitários, 1251
      trans-hepática, 1254
   pericárdica, 892, 893
      por punção, 895
   pleural, 885, 886
      complicações, 889
      fechada, sistema de, 887
      por punção, 886
   por incisão cirúrgica, 888
   postural, 835
   venosa do membro inferior, 414
   ventricular, 1635
Dreno
   cuidados com o, 889
   de tórax
      dobrado, radiografia, 2000
      introdução incorreta, 2000
   tipo *pig-tail*, 1251
   tubular, instalação de, 894
Drive
   automático da respiração, medida do, 691
   respiratório, disfunções do, 687

Driving pressure, 692, 838
    de distensão pulmonar, 692, 693
Droga(s) (v.tb. Fármaco, Medicação e Medicamento)
    anti-MCG, 993
    antineoplásicas, 980
    imunossupressoras, 2337, 60
    nefrotoxicidade por, 975-985
    relacionadas com a hemorragia alveolar, 719
    utilizadas na(no)
        cardioversão e na manutenção do ritmo sinusal, 419
        controle da resposta ventricular, 420
    vasoativas, 143-154, 292, 1030, 2457
        impacto na mortalidade dos estados de choque, 151
        metas para a titulação das, 149
        usadas na hemorragia digestiva alta, 1365
    vasodilatadoras, 152
Drogadição, 1469
Drotrecogina-alfa, 209
Duodenal switch, 1169
Dupla antiagregação plaquetária, 1662

E

Echinococcus granulosus, 923
Echovírus, 1593
Eclâmpsia, 334
    tratamento da, 2714
ECMO (oxigenação por membrana extracorpórea), 531
    arteriovenosa, 535
    componentes do circuito de, 533
    contraindicações, 802
    fisiologia, 534
    fundamentos, 534
    histórico, 532, 801
    indicações, 535, 802
    tipos, 534
    venoarterial, 534
    venoarterial e venovenosa, diferenças entre, 535
    venovenosa, 535
        montagem do circuito da, 800
Ecocardiografia, 110
    abordagem hemodinâmica por meio da, 571-581
    de estresse, 232
    na UTI, 563570
Ecocardiograma
    com Doppler colorido, 366
    insuficiência mitral, 280
    transesofágico
        em diástole, 279
        em portador de cateter venoso central de longa
            permanência, 367
        em sístole, 279
    transtorácico, 494
Ecocardiograma, 920
Ecoendoscopia
    diagnóstica no paciente grave, 1218
    indicações, 1218
    no paciente grave, 1217-1222
Ecografia no choque, 63
Ecstasy, 558
Edatamil sódico, 2171
Edema
    alveolar, 289
    cerebral, 1358, 2023
    intersticial, 287, 289
    muscular, 380
    na panturrilha, 363
    pulmonar, 287
        agudo
            cardiogênico, 287, 288
            classificação etiológica, 286
            conduta, 291
            neurogênico, 1519
        cardiogênico, 759
        de reexpansão, 907
        hipertensão associada a, 333
        não cardiogênico, 2030
        neurogênico, 1518
        no cardiopata grave, 285-293
            exames complementares, 289
            quadro clínico, 288
            tatamento, 291
Edoxabana, 429, 441
EDTA
    cobalto, 2171
    sódico, 2171
Educação médica
    continuada, 2736
    em terapia nutricional, 1347
EEG, ver Eletroencefalograma
Efeito Warburg, 86
EFQM (European Foundation for Quality Management), 2854
EGF (epidermal growth factor), 7
Eixo
    hipotalamo-hipófise-suprarrenal, 1092
    hipotálamo-pituitária-suprarrenal em pacientes graves, 1085
ELA, ver Esclerose lateral amiotrófica
Eletrocardiograma, 226
    típico de hipotermia, 2157
Eletrocauterização, 874
Eletrocoagulação, 1210
Eletrodo para estimulação transcutânea, maneiras de
    posicionar, 640
Eletroencefalograma, 1454
    atividade de base composta por ondas lentas, 1697
    declínio cognitivo, história de em homem de 72 anos, 1700
    em pacientes críticos, 1696
    encefalite
        herpética, diagnóstico em mulher de 62 anos, 1700
        viral grave, diagnóstico, criança de 4 anos, 1701
    epilepsia generalizada idiopática em mulher de 48 anos com
        antecedente idiopática, 1706
    indicações para monitorização contínua, 1455
    insuficiência renal crônica não dialítica, antecedente de em
        homem de 68 anos, 1697
    leucemia mieloide aguda, diagnóstico, criança de 6 anos, 1709
    monitorização contínua com, indicações, 1455
    neoplasia maligna da mama em mulher de 48 anos internada
        para tratamento de, 1713
    paciente
        de 16 anos com história de epilepsia, 1708
        de 22 anos admitido após 2 crises convulsivas, 1699
        de 48 anos com antecedente de meningioma temporal,
            1709
        de 50 anos sedação com Thionembutal®, 1704
        de 52 anos com antecedente de hepatite C, 1702

de 75 anos admitido na UTI após infarto agudo do miocárdio, 1707
do sexo feminino com 13 anos internada com diagnóstico de encefalite viral, 1708
internado após ataque isquêmico transitório, 1713
padrões de, 1710
prognóstico após parada cardiorrespoiratória, 1710
significado, 1711
transtorno bipolar do humor, diagnóstico em mulher de 55 anos, 1703
Eletroestimulação neuromuscular, 668
Eletrofisiologia cardíaca normal, 466
Eletrogramas intracavitários, 642
Eletrólito(s), 1315
    conteúdo, 140
    plasmáticos, 1009
    recomendações de, 1316
Elétron, cadeia transportadora de, 22
Elinogrel, 394
ELISA (enzyme-linked immunossorbent assay), 365
Embolectomia, 372
Embolia
    aérea cerebral, 2015
    arterial, 1159
    gasosa, 2011-2018
        arterial, 2016
            diagnósticos diferenciais, 2015
            sinais e sintomas, 2015
        venosa, 2013
    gordurosa, 2003-2009
        causas, 2004
    paradoxal, 2016
    pulmonar, 62, 325, 362, 410, 565, 916
Embolização
    com espirais metálicos, 1662, 1663
    de aneurisma cerebral
        com espirais metálicos, 1664
        com *stent* diversor de fluxo, 1665
        micótico, 1661
        roto, 1669
            com técnica de remodelação com balão, 1663
    de fístula arteriovenosa dural, 1679, 49
    de malformação arteriovenosa com Onyx ®, 1677
    distal de fragmentos, 2257
    no trajeto para malformação arteriovenosa, 1675
Êmbolo por cisto hidático, 923
Emergências
    hiperglicêmicas, critérios diagnósticos, 1067
    hipertensivas, medicamentos usados para tratamento das, 335
Empiema pleural
    estadiamento, 901
    fase fibrinopurulenta, 901
    tratamento do, 904
Empilhamento, 773
Emulsões lipídicas, 1315, 2507
Enalaprilato, 339
Encefalite herpética, 1593, 1598
Encéfalo inchado, 1556
Encefalopatia
    anóxica, 1456
    anoxicoisquêmica, 1447, 1615-1624
        avaliação prognóstica, algoritmo, 1622
        prognóstico, 1621
    autoimunes, 1467
    clínica, critérios de classificação da, 2428
    de Hashimoto, 1456
    de Wernicke, 1456
    de Wernicke-Korsakoff, 1469
    hepática, 1420, 1468
        alvos terapêuticos, 1377
        conceito, 1374
        crônica, apresentações clínicas, 1378
        diagnóstico, 1375
        fisiopatologia, 1374
        medidas terapêuticas específicas na, 1377
        mínima, 1377
            pacientes com, 1378
    tratamento, 1377
    hipertensiva, 333, 336
    hipóxico-isquêmica, 1468, 2555
    metabólica, correlação entre o EEG e a gravidade das, 1456
    na síndrome séptica, 1468
    pós-dialítica, 1456
    séptica, 1456
    urêmica, 1456, 1468
ENCODE, projeto, 4
Endarterectomia carotídea (da carótida), 2238
    eficácia, 1656
Endividamento, indicadores, 2773
Endocardite
    infecciosa, 344
        critérios clínicos para diagnóstico de, 345
        tratamento
            cirúrgico, 346
            empírico, 345
        tratamento medicamentoso, 344
    pesquisa de, 569
Endoloop®, 1116, 1210
Endoprótese, técnica de implante das, 608
Endoscopia, 1206
    evidenciando agulha de punção no interior de um abscesso com necrose, imagem, 1221
    terapêutica no paciente grave, 1219
Endoscópio inserido na cavidade pararretal infectada, 1220
Endotelinas, 37
    antagonistas do receptor de, 1398
Endotélio, ativação do, 218
Endoteliopatia do trauma, 1774
Endotoxemia induzida pela sepse, 26
Endotoxina da parede de bactérias gram-negativas, 49
Enema
    de bário, 1117
    de formalina, 1117
Energia
    celular, 20
    cinética, fórmula, 2077
    de radiofrequência, 1252
Enfaixamento com Coban, 2128, 2129
Enfermagem
    ações de acordo com a *Surviving Sepsis Campaign,* 211
    avaliação da carga de trabalho de, 2987
    cardiocirculatória, assistência de , 671-680
    cuidados no paciente séptico, 205-213
    nefrológica, assistência de, 1047-1055
Enfermeiro nefrologista, 1047

Enfisema
  pulmonar, 705
  subcutâneo, 907
Engenharia
  de resiliência, 2765
  de sistemas, 2797
Enolase neurônio-específica, 1622
Enoxaparina, 241
Entamoeba hystolitica, 196
Enterocolite necrosante, 2557
Enteroscopia intraoperatória, 1233
Enterovírus, 1592
Envelhecimento
  alterações
    arteriais do, 2570
    neurológicas do, 2565-2576
  do sistema cardiovascular, 2575
  e doença, implicações no paciente grave, 2563
  função diastólica e, 2574
  reserva miocárdica e, 2575
Enxerto expandido, 2114
EPHESUS, estudo, 523
Epinefrina, 487
Epistaxe, 1673, 1682, 1683
Epitélio pulmonar, 746
Equação
  Curreri, 1283
  de Bernouille, 578
  de Fick, 78
  de Penn State, 1283
  de Starling, 286
  do movimento do sistema
    respiratório, 763
    sistema respiratório, 863
  estimativa de altura, 1294
  Harris-Benedict, 1283
  Ireton-Jones, 1283
  para cálculo da complacência estática, 839
  para determinar gosto energético, 1283
  para estimativa das necessidades calóricas, 1340
Equilíbrio
  hemostático, 1418
  hidreletrolítico, 1958
Equipe
  de enfermagem em nefrologia intensiva, 1052
  ideal no atendimento a traumatizado grave, 1951
  médicas transplantadoras, 2385
  multidisciplinar, 2731
Erosão de Mallory-Weiss, 1208
Erro(s)
  e eventos adversos hospitalares, estimativa de custos brasileiros, 2818
  humano, 2811
Escala
  BPS, para avaliação de dor, 1500
  CCPOT, 1501
  comportamental, 2319
  CRIB, 2982
  da World Federation of Neurosurgeons, 1570
  de agitação-sedação, 1500
  de analgesia/sedação, 133
  de avaliação de sintomas PAINAD, 2913
  de Blatchford, 1206
  de coma de Glasgow, 1485, 1740, 2027
    modificada para crianças, 2439
  de Fisher, 1570, 1741
  de Hunt e Hess, 1570, 1658
  de infarto cerebral após trombólise, 1656
  de monitorização neurológica clínica, 1740
  de mortalidade neonatal, características, 2981
  de Rockall, 1207
  de sedação da RASS, 2320
  de Silverman-Anderson, 2477
  de World Federation Neuroglogiuc Surgeons, 170
  do National Institute of Health Stroke Scale, 1741
  do NIH-SS, 412
  Limb Salvage Index, 1978
  Mori, 1656
  para avaliação de calafrios, 1692
  para fisiologia neonatal aguda, de extensão perinatal, 2980
  RAMSAY, 2319
  RASS para avaliação do grau de sedação, 1501
  SAS, 1501
  SNAP, 2980
  SNAP-PE, 2980
  visual analógica para avaliação da dor, 1500
Escaldo, 2104
Escaras, 1958
Escarectomias, 2114
Escarotomias, 2114
Escherichia coli, 740, 1592
Esclerose lateral amiotrófica, 700
Escleroterapia, 1367
Escore
  ABC, 1950
  CHA2DS2VASc, 426
  Child-Pugh, 1368
  Crusade, 234
  de cálcio, 584
  de Child-Pugh modificado, 2216
  de coma, 1449
  de disfunções orgânicas, 2935, 2974
  de falência orgânica, 2963
  de Padua, 373
  de risco, 228, 2942
    CHA_2DS_2VASc, variáveis, 437
    de sanramaenteo em SCA, 234
    Grace, 230
    uso prático, 2942
    Timi, 229
  de sangramento HAS-BLED, variáveis, 437
  de Wells simplificado, 388
  gerais de gravidade, 2932
  HAS-BLED, 426
  ICH, 1576
    interpretação, 1577
  MASSC para adultos, 2633
  MODS, pontuação, 2964
  para avaliação da NET, 30
  PRIDE para insuficiência cardíaca aguda, 298
  Roxana, 236
  TASH, 1778
  TIBI, 1643
Esmalte dental, fratura do, 2063
Esmolol, 339
Esofagectomias, 1183

Esofagite
  causada por doença do refluxo gastresofágico, 1208
  por CMV, 1923
  por herpes simples, 1923
Esôfago
  afecções do, tratamento das, 906
  ulcerações idiopáticas do, 1923
Espaço
  de Morrisson, líquido no, 190
  hepatorrenal, 190
  morto, 881
Espasmo arterial, 2078
Espécies reativas de oxigênio, 50
Especificidade efetora, 6
Espectroscopia
  com polarização ortogonal, 49
  de infravermelho próximo, 2448
Esquema(s)
  antiplaquetários, 256
  de Lund-Browder, 2104
Esquistossomose, 711
Estabilidade
  cardiovascular, 808
  da mecânica respiratória, 808
  das trocas gasosas, 808
  do centro respiratório, 808
  hidreletrolítica, 808
  macro-hemodinâmica, 72
Estabilização, 848
  hemodinâmica, 1491
Estado(s)
  ácido-base, 1020
  confusional(ais)
    agudo, 1452
    investigação dos, 1470
  da arte no atendimento inicial do traumatizado, 1943-1952
  de choque
    abordagem inicial, 65
    alterações hematológicas, 1833
    características comuns, 65, 69
    classificação, 46, 57, 60
      de acordo com o padrão hemodinâmico invasivo, 96
    definição, 57
    determinantes fisiológicos, 60
    identificação do paciente em, 66
    monitorização invasiva, 91-103
    morbidade atribuída aos, 72
    mortalidade atribuída aos, 72
      padrão hemodinâmico dos, 69
  de coma, etiologias, 1443
  de mal epiléptico, 1535-1554
  de superalimentação, 134
  epiléptico
    conceito, 1536
    convulsivo, 1536, 1538, 1705
    estabelecido, 1540
    incidência atual de, 1536
    não convulsivo, 1539, 1541
    em adultos, 1542
    critérios eletrencefalográficos para diagnóstico, 1539
    refratário, 1540
    tipos, 1705
    tratamento, 1539

hipermetabólico, 52
hiperosmolar , 1468
  hiperglicêmico, 1065
mental, 1449
  em pacientes críticos, avaliação, 1466
minimamente consciente, 1452
vegetativo, 1452
  permanente, 1452
  persistente, 1452
Estase jugular, 363
Estatina, 260, 984
  da aldosterona, 259
Estenose, 1138
  aórtica, 349
  em derivação gástrica em Y de Roux, 1174
  intracraniana, 1644
  mitral, 349
Esteroide(s)
  altas doses de, estudos, 1087
  baixa dose de, estudos, 1087
  efeitos adversos dos, 1088
  fisiologia dos, 1084
Estertores, 363
Estigmas de sangramento, 1208
Estimulação
  amplitude de, 471
  cardíaca artificial, 470, 632
  cerebral profunda talâmica central, 1461
  cutaneotorácica, 639
  da tosse, 1731
  elétrica neuromuscular, 946
  endocárdica, 640
  epimiocárdica, 642
  limiar de, 471
  magnética transcraniana, 1459
  modo, 471
    AAI, 634
    DDD, 634
    VVI, 634
  temporária, 644
  transcutânea, 639
  transvenosa, 640
Estímulo antitaquicardia, 636
Estomas intestinais, 1267
  construção de, princípios básicos para, 1270
  tipos, 1269
Estratégia
  de recrutamento máximo, 785
  farmacoinvasiva, 270, 271
Estratificação de risco
  conforme achados clínicos, biomarcadores e imagem, 369
  em sepse grave, 2997
Estreptoquinase, 272, 408
Estresse
  alterações no metabolismo no, 2496
  disfunção do trato gastrintestinal em situações de, 1328
  em UTI, fatores de, 2881
  fisiológico
    considerações nutricionais em situações de, 1325-1330
    desafios e estratégias para nutrir o, 1327
    pode influenciar o estado nutricional, 1326
  função gastrintestinal sob, parâmetros de monitoramento, 1329

oxidativo, 219
Estressores, comparativo dos, 2885
Estromas
   intestinais
      cuidados pós-operatórios, 1276
      diagnóstico, 1276
      manejo das complicações, 1276
      via de acesso por vídeo para construção de, 1275
   retração do, 1277
Estudo
   angiográfico hepático, 1256
   CORTICUS, 1087
   CURRENT-OASIS 7, 255
   de caso, 652
   PROWESS-SHOCK, 209
   TRITON, 240
   VASST, 148
Etilismo crônico, 1030
EuroSCORE, 2943
Eventos hemorrágicos, manejo de, 1433
Evidência(s)
   científicas, pirâmide hierárquica, 3014
   fonte das, 3015
   hierarquia das, 3014
   onde e como buscar, 3014
   pré-filtradas, portais recomendados para busca, 3015
Exacerbações de DPCO, fatores envolvidos, 705
Exame
   FAST, 190
   motor, 1450
Excesso de bases, 79
Excisão total do mesorreto, conceito, 1183
Exoftalmia, 1684
Expansão volêmica, achados da ecodopplercardiografia com, 574
Expansores de volume, 30
Expressão
   de fatores de virulância, aumento da, 121
   gênica, regulação da, 6
Exsanguineotransfusão, 2170
Extensão da área corpórea queimada, 2104
   cálculo da porcentagem, 2105
Extrusão, 2064

F

Face
   faturas de, tratamento, 2057
   mordedura canina em, 2043
   trauma de, 2037-2045
Fadiga, 1608
Falência
   da perfusão cerebral, 1616
   de múltiplos órgãos, 1358
   do metabolismo energético cerebral, 1446
   do tratamento endoscópio, 139
   específica de órgãos, planejamento nutricional na, 1321-13243
   gastrintestinal aguda, 1328
   isolada de um órgão, 50
   respiratória, 536
Falha no gerenciamento de projetos, 2760
FALLS (Fluid Administration Limited by Lung Sonography), 186

Falso aneusisma traumatático, 2079
"Falta de ar", 206
Farmácia-satélite na UTI, 2735
Fármacos (v. tb. Medicação e Medicamento)
   que podem exacerbar os sintomas da miastenia grave, 1609
   utilizados na sedação, 2320
      e antagonista, 2322
Farmacogenômica, 12
Fasciite necrosante, 1227
Fasciotomia, 2086
   tibial posterior, 2099
FAST (Focused Abdominal Sonography in Trauma), 110, 190
FATE (Focus Assessed Transthoracic Echocardiographic), 186
Fator(es)
   de pluripotência, 10
   estressores, 2883
   genético de risco, 10
   tecidual, 124
   XA, inibidores do, 397
Febre, 1527
   pós-operatória, 2290
   prevenção em pacientes neurológicos agudos, 1528
Feedback, mecanismos, 2748
Fenilefrina, 146
Fenitoína, 1540
Fenobarbital sódico, 1540
Fenômeno
   da HPA, 158
   da vulnerabilidade seletiva, 1548
   de *flashover*, 2138
   de *no-reflow*, 269, 601, 1616
   tromboembólicos, 2718
      determinação dos fatores de risco para, 1226
Fentolamina, 339
Ferimento(s)
   arteriais, 2076
   cardíaco, 1970
   contuso, 2078
   iatrogênicos, 2078
   penetrantes, 2077
   vasculares, 2076
Ferrocianeto férrico, 2171
Feto morto retido, 2723
Fibras miocárdicas do septo, orientação das, 324
Fibrilação
   atrial
      abodagem clínica e invasiva, 415-434
      anticoagulação na, 435-448
      causas, 416
      classificação da, 418
         funcional do indivíduo portador de, 421
      doenças não cardíacas e, 425
      ECG em ritmo de, 417
      em situações especiais, 414
      estratégia de tratamento na, fatores a serem considerados, 421
      fármacos antitrombóticos nas, dose dos principais, 401
      hipertireoidismo e, 425
      investigação laboratorial, 417
      novos anticoagulantes orais na, 426
      pacientes com, manejo dos, 418, 419
      pré-excitação ventricular e, 425
      pré-excitada, 454

ventricular, 480
Fibrina, produtos de degradação da, 1760
Fibrinogênio, 1760
Fibrinólise, 1426
    critérios para, 411
    intrapericárdica, 355
    intravascular percutânea, 608
Fibrinolítico(s), 372, 383
    aplicações clínicas, 409
    doses, 372
    mecanismos de ação, 408
    nas urgências cardiovasculares, 407-414
Fibronectina, síntese de isoformas de, 7
Fibrose
    hepática, progressão de, 1428
    pulmonar
        idiopática
            18F-FDG e, 795
            exaberbação de caso de, 729
Ficha de atendimento e evolução da ASIA, 1955
Filtro
    de Greenfield na veia cava inferior, 372
    de veia cava inferior, 372
Fios condutores, 642
FiO_2, 838
Fio-guia, 821
    introdução pela agulha, 887
Fisioterapia
    no grande queimado, 2121-2130
    ventilação não invasiva e, 852
Fisostigmina, 2171
Fístula(s), 1030, 1138
    aéreas, 907
    aguda, tratamento, 1170
    arteriovenosa, 2078, 2080
    carótida cavernosa, 1684
        de hemdiálise, oclusão aguda da, 610
        dural
            classificação das, 1680
            embolização de, 1679
        pial, 1674
    crônica
        pós-gastrectomica vertical com septomia e dilatação pneumática, 1171
        dispositivos adesivos, pastas e pós usados para proteção da pele e controle do efluente da, 1334
        enteroatmosférica(s), 1333
            abdome aberto com, 1333
            estratégias nutricionais nas, 1334
            tempo para correção cirúrgica, 1333
Fistuloclise, 1333, 1336
FK-506, 2377
Flagmasia alba dolens, 362
Flapping, 1375
Floppy, 822
FloTrac/Vigileo, 108
FLOW, fase, 139
Fluido(s)
    infusão de, 66
        fases, 158
    remoção de, 299
    responsividade a, 2276
Fluidoterapia, 128, 208

Flumazenil, 2171
Fluoroquinolonas, 978
Flush burn, 2104
Flutter atrial, 457
Fluxo(s)
    axial, caracteríticas e peculiaridades do, 550
    coronário de acordo com classificação do estudo TIMI, 598
    de caixa, 2773
    de sangue, 1837
    no néfron distal, velocidade do, 1019
    sanguíneo
        alterações do, 49
        ao doppler transcraniano, padrão, 1648
        cerebral
            autorregulação do, 331
            cálculo, 1637
            distribuição para os diferentes órgãos, 53
        encefálico
            fórmula para definição, 1524
            variações, 1525
    transvalvares pela ecodopplercardiografia, 580
    vascular, métodos de restauração do, 2088
"Fluxo de luxo", 68
Foco infeccioso, 1592
FoleyManometer™, 1263
Fondaparinux, 241, 370, 383
Fonoaudiologia, 2245
Forame oval patente, 1645
Formaldeído, 1117
Formalina, 1117
Fórmula
    da energia cinética, 2077
    de Bazett, 422
    de Currieri, 2109
    de Henderson-Hasselbalch, 998
    de Hodges, 422
    enterais pediátricas, 2503
    nutricionais, 1336
    para cálculo
        de complacência, 839
        de resistência, 839
Foscarnet, 979
Fosfofrutoquinase, estimulação pela alcalose, 86
Fósforo, 1069
    distúrbios do, 2522
    reposição de, 1071
FOUR (full outline of unresponsiveness score), 1449
Fração
    de espaço morto, 748
    de tecido pulmonar recrutável, 748
    inspirada de O_2, 752, 838
Fragmento Fab-antidigoxina, 2171
Frameshift, 12
Fraqueza muscular flutuante, 1608
Fratura(s)
    alveolodentária com avulsão de elementos, 2063
    coronárias sem envolvimento pulpar, 2063
    craniana, 2020
    da mandíbula, 2060
    da maxila, 2060
    da órbita, 2058
    de face, tratamento, 2057
    do canal óptico, 2021

do esmalte dental, 2063
do osso frontal, 2058
do zigoma, 2060
fronto-orbito-facial, 2021
mandibular, 2042
maxilar com sistema absorvível, osteossíntese de, 2057
nasais, 2059
naso-fronto e fronto-orbito-etmoide-parietal, 2038
naso-orbitoetmoidais, 2059
orbitária, 2048
orbitozigomática, 2039
radicular, 2063
FREEDON, estudo, 652
Fugemias, 1911
Função
diastólica, métodos para avaliação da, 578
do ventrículo direito, medidas para avaliação quantitativa da, 575
motora, 1487
ventricular, 568
avaliação da, 586
Fundação Nacional da Qualidade, 2853
Fungos, 1594, 1854
Funil da inovação, 2794
Furosemida, 339

G

Gadolínio, 984
Galectina 3, 308
Gás
cilindros de, capacidade e tempo de duraçãoi, 847
hilariante, 560
Gasometria, 1069
arterial, 290, 364, 692, 773, 1400
Gasto energético, 665
basal, cálculo, 2498
equação para determinação do, 1283
Gastrectomia vertical, 1169
Gastrenteroanastomose
em derivação gástrica em Y de Roux, 1174
Gastrodueodeno-pancreatectomia, 1182
Gastrojejunostomia, 1224
Gastroparesia, 1316
Gastropatia hipertensiva portal, 1369
Gastroplastia vertical robótica para obesidade, 1184
Gastroscopia em deslizamento de bandagem gástrica ajustável, 1166
Gastrostomia, 1224
com gastropexia, 1227
complicações relacionadas com a grvidade, 1227
no coto, 1225
óstio da, alargamento do, 1228
Gelatina, 1319
efeitos indesejáveis das, 141
Gene(s)
codificador
da β-globina humana, 5
de globina, 7
estrutura do, 5
Genoma
eucariótico, 8
humano
composição do, 9
mapeamento, 8
parte expressiva, 4
Gerador de pulso externo, 641
Gerenciamento
de projetos, falha no, 2760
de riscos, 2755
de *stakeholders*, 2755
Gestação, 379 (v.tb. Gravidez)
Gestão
da mudança, tempo e dificuldade, 2837
da qualidade, 2381-2389
em unidade coronariana, 2841-2845
evidências e benefícios, 2844
de custos para tomada de decisão, 2776
de fluxos, 2767
de pessoas, 2748
de projetos, 2753-2761
de recursos em terapia intensiva, 2747-2752
do fluxo de pacientes em UTI, 2769
financeira, 2771-2778
Ginkgo biloba, 1114
Ginseng, 1114
Glaucoma traumático, 2049
Glicocálix, 1836
Glicocorticoesteroide, 1076
equivalente de doses de vários, 1086
na reversão do choque, 1088
para prevenir SDRA, 188
reposição de, 1079
Glicose
alterações no metabolismo da, 1098
grande aporte de, 1030
metabolismo da, 84
Glicose, 1314
Globo
ocular
afecções infecciosas do, 2051, 57
afecções traumáticas do, 2048, 57
perfuração do, 2050, 57
Glóbulos vermelhos, transfusão de, 1529
Glomerulonefrite
mediada por anti-MBG, 993
segmentar e focal necrosante, 989
Glutamina, 1284, 1302
Goodpasture, 993
Google acadêmico, 3017
Gotículas, precauções para, 1877
GPD (generalized periodic discharges), 1701
Gradiente(s)
cardíacos, análise dos, 578
pela ecodopplercardiografia, 580
transtubular de potássio, 1020
Graduação de Spetzler-Martin, 1674
Grampeador mecânico, 912
Grande queimado
cirurgia no, 2113
complicações clínicas, 2110
fisioterapia no, 2121-2130
monitorização hemodinâmica no, 2108
reposição volêmica no, 2107
Granulomatose
com poliangeíte, 721

de Wegener, 721
Gravidez, 1030
   choque na, 2687-2705
   coagulopatias na, 2717
   colestasae na, 1190
   hemostasia na, 2721
   hipetensão arterial na, 2707-2715
   insuficiência cardíaca na, 2669-2685
   moléstias hemorrágicas relacionadas com a, 2722
   problemas hemorrágicos durante a, 2721
   tromboembolismo na, 2717
Guanilato cilases, 6
Guanina, 4
Guia PMBOK, 2755

H

H. pylori, 1241
HAART (highly active anti-retroviral therapy), 1919
HACA, estudo, 1688
HACEK, grupo, 344
HACTH escore, 421
Haemophilus influenzae, 1591
HeartMate II, 546
Heat probe, 1210
Heat shock proteins, papel das, 19
Hematoma retrobulbar, 2048
Hemácias, concentrado de, 1764
Hemangioma de reto, imagem, 1234
Hemangiomatose capilar pulmonar, 711
Hematoma
   cerebelar espontâneo, 1564
   epidural, 2022
   intramural, 493
   intraparenquimatoso, 1562
   subdural, 1497, 2021
     crônico, 2035
     intracraniano, 1632
     unilateral removido, 1562
Hematúria, 1122
Hemoadsorção, 971
Hemoclipe, 1210
Hemocomponentes, 131, 1764
Hemoconcentração, 181
Hemocultura, coleta de, 208
Hemoderivado(s), 2411
uso na transfusão maciça, 1780
Hemodiafiltração venovenosa contínua, 1050, 1051
   aspectos relacionados com a, 1052
Hemodiálise, 644, 964, 2169
   circuito da, 965
   comorbidades, 965
   estendida, 1049
   intermitente, 1049
     aspectos relaiconados com, 1050
     na unidade de terapia intensiva, 1049
Hemodinâmica regional, 1389
Hemofiltração venovenosa contínua, 1049
Hemoglobina, 181
Hemólise, 1792
Hemopatise, manejo, 874
Hemoperfusão, 2169
Hemoptise, tratamento endovascular da, 620

Hemorragia
   alveolar, 718
     causas relacionadas com, 723
     difusa associada a drogas, 995
     drogas relacionadas com a, 719
     exames laboratoriais para diagnóstico, 723
     tratamento, 724
   cerebelar espontânea, 1577
     relacionada com hipertensão, 1577, 46
   digestiva, 1363
     alta, 235, 1108-1111, 1206
     baixa, 623, 1210
       causas, 1232
       de causas específicas, 1233
       tratamento
         cirúrgico, 1231
         não cirúrgico, 1113
     média, 623
     tratamento endovascular percutâneo, 621
   intersticial e alveolar associada a SDRA, 720
   intracerebral espontânea
     anatomia patológica, 1577
     diagnóstico, 1577
     epidemiologia, 1576
     fisiopatologia, 1577
   lobar espontânea, 1577
     com presença de *spot sign,* 1578
     relacionada com angiopatia amiloide, 1577
   no interstício, 720
   pós-parto, 1780
     algoritmo de tratamento, 1781
   retrobulbar, 2048
   subaracnóidea, 1480, 1646
     diagnóstico, 1570
     epidemiologia, 1570
     fisiopatologia, 1570
     graus de, 1571
     tratamento, 1571
   talâmica, 1565
   ventricular, 1565
Hemossiderose pulmonar, 722
Hemostasia
   de sangramento em erosão de Mallory-Weiss, 1208
   dos pacientes com doença hepática, causas das mudanças na, 1416
   na gravidez, 2721
Hemotórax coagulado, tratamento, 905
Heparina, 968
   ajustada ao peso, dose da, 370
   de baixo peso molecular, 369, 396
   não fracionada, 241, 369
Hepatectomias, 1183
   robótica, 1183
Hepatite
   autoimune, 1188
   fulminante, 1355
     causas, 1354
       drogas, toxinas e compostos que podem gerar, 1355
       fatores prognósticos indicadores de transplante hepático na, 1357
       testes utilizados para investigação e monitorização de pacientes portadores de, 1356
Hepatocarcinoma, 1252

tratamento, 1252
Hérnia(s)
　cerebelar, 1445
　cerebrais, 1631
　diafragmática congênita, ventilação mecânica em, 2492
　encarcerada, 1242
　encefálicas, 1445
　paraestromal, 1277
Herniação
　central, 1444
　cerebral, 1631
　sinais clínicos de, 1489
　subfalcina, 1445
　uncal, 1444
Herpes simples, 1593, 1596
esofagite por, 1923
Herpes-vírus, família, 1593
HIA (hipertensão intra-abdominal), 1260
HIA/SCAbd
　causas, 1264
　consequências da, 1261
Hidatidose, 923
Hidralazina, 335, 338
Hidrocefalia, 1564, 45
Hidrocefalia, 1565, 1572
Hidrotórax, 1421
Hidroxocobalamina, 2171
Higiene
　brônquica, manobras, 1731
　　em pacientes na ventilação, 835
　das mãos, 1875
Hiperamonemia, 1358
Hipercalcemia, 1034, 1456
　causas, 1035
Hipercalemia, 1024, 1048
　alterações eletrocardiográficas presentes na, 1026
　causas, 1025
　consequências da, 1026
　emergência da, tratamento de, 1027
　fluxograma do tratamento, 1027
Hipercapnia, 1526
Hiperemia
　maligna, complicações, 2304
　ocular, 1684
　reperfusional, 1549
Hiperfibrinólise, 1773
Hiperfonese da segunda bulha no foco pulmonar, 363
Hiperglicemia, 12159
　conceito, 1060
　consequências, 1061
　controle da, 1061
　fisiopatologia, 1060
Hiper-homocisteinemia, 918
Hiperinsuflação manual, 835
Hiperlactatemia, 62, 177
　causas de, 87
　no choque, 83
Hiperlicemia, 1318
Hipermagnesemia, 1031
　causas, 1032, 2524
　manifestações, 1032
Hipernatremia, 1507, 1513
　abordagem diagnóstica, 1510

causas, 1508, 2517
grave sintomática, tratamento, 1511
tratamento, 1009
　específico
　　corticosteroide, 1512
　　diuréticos de alça, 1512
　　restrição hídrica, 1512
　　ureia, 1513
　　vaptans, 1512
Hiperóxia, 1526
Hiperparatireoidismo secundário, 1175
Hiperpotassemia, causas, 2520
Hipersensibilidade do seio carotídeo, 633
Hipertensão
　"acelerada", 330
　arterial, 149
　　em pacientes neurológicos, manejo medicamentoso da, 1518
　　induzida, 1559
　　sistêmica, 517
　　　no AVCI, indicação de tratamento, 1518
　associada a
　　acidente vascular cerebral, 333, 10
　　edema pulmonar, 333, 10
　　infarto agudo do miocárdio, 333, 10
　intracraniana
　　aguda hemodinâmica da, 1549
　　associada ao inchaço e ao edema encefálicos, fisiopatologia e tratamento, 1545-1568
　　em UTI, 1475-1481
　　grupos de risco para desenvolvimento de, 1490
　　manejo da, 1479
　　princípios da, 1476
　　tratamento da, 1478, 1491
　"maligna", 330, 334, 338
　portal, 1363, 24
　　causas de, 1364
　　na cirrose, 1389
　portopulmonar, 711, 1396
　　critérios diagnósticos, 1397
　　fisiopatologia da, 1396
　　manifestações clínicas, 1397
　　tratamento, 1398
　pós-operatória, 334
　pulmonar
　　causas, 711
　　classificação, 710, 918
　　definição, 710
　　diagnóstico, 710
　　do recém-nascido, 2473, 2476
　　fisiopatologia, 710
　　sintomas clínicos, 710
　　terapia intensiva e, 712
　　tratamento ambulatorial, 711
　　tromboembólica crônica, ressonância magnética no diagnóstico de, 922
Hipertermia, 1448
　maligna, 2297-2305, 60
Hipertireodismo, fibrilação atrial e, 425
Hiperventilação, 1479, 1486, 1490, 1556
Hipervolemia, 1048
Hipnóticos, 1502
Hipoadrenalismo, diagnóstico do, 1100

Hipoaldosteronismo, 1025
Hipocalcemia, 1033
    causas, 1033
Hipocalemia, 1021, 1613
    alterações eletrocardiográficas presentes na, 1024
    consequências da, 1023
Hipocapnia, 1526
Hipoferfusão pós-hiperemia, 1550
Hipofibrinogenemia, 1773
Hipofluxo sanguíneo encefálico, 1647
Hipofosfatemia, casusas, 2522
Hipoglicemia, 1446, 1469, 1529
Hipomagnesemia, 1030
    causas, 1030, 2523
    manifestações de, 1031
    primária, 1030
Hiponatremia, 1010, 1468, 1507, 1508, 1527, 1560, 1572, 1744
    abordagem diagnóstica, 1509
    aguda, sintomas, 1013
    causas e tratamento, 1014
    classificação, 1012
    em pacientes neurológicos, 1016
    sintomas, 1508
Hipoperfusão
    cortical crônica, 1656
    pós-hiperemia, hipótese sob o ponto de vista
        bioquímico, 1551
        hemodinâmico, 1550
Hipossulfito, 2171
Hipotensão, 66
    arterial, 260
    ortostática, 513
Hipotermia, 1022, 1078, 1448, 1456
    acidental, 2155-2158
    associada à transfusão, 1793
    alterações fisiopatológicas associadas à, 2156
    eletrocardiograma típico de, 2157
    manejo da, 1690
    na encefalopatia hipoxicoisquêmica, 2426
    terapêutica
        algoritmo, 1691
        complicações da, 1691
        efeitos neuroprotetores, 1688
        em adultos, fluxograma, 1620
        fisiopatologia, 1688
        indicações, 1688
        manejo, 1621
    tratamento, 2158
Hipotireoidismo, 1456
Hipovolemia, 62
    grave, 181
    permissiva, 1992
Hipoxemia, mecanismos de, 747
Hipóxia, 36, 363, 1526
    tipos de, 2274
    tissular, 1358
Histologia pulmonar, 989
Histonas, 8
HME (heat and moisture exchanger), 843
Home care, 1383
Homeostase intracraniana, 1618
Homeostasia dos fluidos corpóreos, restauração da, 138
Homocomponentes uso rápido e funcional de, 1779

Homocultura, 1911
Honestidade, 2818
Hora-ouro, 139
HORIZONS-AMI D28, estudo, 598
Hormônio
    antidiurético, 147, 1038
        secreção inapropriada de, causas de, 1015
    circulante, remoção, 1076
    esteroides suprarrenais, síntese a partir do colesterol, 1092
    tireoidiano, 1412
        alterações no metabolismo dos, 1098
        inibição da formação de, 1075
Hospice, 2910
Hospital-dia, 1383
HSP (heat shock proteins), 17
Humanização
    da UTI, 2886
    dos cuidados aos pacientes graves, 2871-2879
Hystoplasma capsulatum, 924

IAM-cST, 518
    complicações mecânicas agudas, 519
ICASM (intracellular adhesion molecule), 937
    de infusão, 936
ICC (v.tb. Insuficiência cardíaca congestiva), monitoramento de pacientes com, 643
Icterícia obstrutiva, ecoendoscopia na, 1218
Idade como fator de risco, 2570
Idoso
    alterações
        cardiovasculares do, 2564
        digestivas do, 2565
        imunológicas do, 2565
        neurológicas do, 2565
        renais do, 2565
        sensoriais do, 2565
    cardiopatia isquêmica aguda no, 2577-2586
    coração do, 2572
    frágil, 2564, 63
    grave, assistência de enfermagem ao, 2599-2602
    insuficiência cardíaca no, 2587-2597
    rigidez arterial, 2570
Ifosfamida, 982
Íleo adnâmico, 1227
Ileostomia, 1268
    aspectos fisiopatológicos, 1269
    de alto débito, 1277
    em alça, 1273
    indicações, 1269
    técnica para construção de, 1271
    terminal
        em alça, 1272
        exteriorização de segmento de íleo na construção da, 1272
        maturação precoce da, 1272
Imagem
    de ultrassonografia pulmonar patológica, 189
    dos protocolos FAST e E-FAST, 191
Imobilização, 379
Impedância, 471
    bioelétrica, análise da, 1295
    torácica, 644

Impella, 508, 548
Implante
   de bioprótese aórtica por cateter, registro brasileiro, 661
   de CDI, recomendações, 637
   de *stent* direto, 599
   em continuidade, 2086
   em derivação, 2086
   tumoral, 1227
   valvar aórtico, 658
Imprinting genômico, 7
Imunocomplexos, deposição de, 1176
Imunodeficiência primária
   em criança, dez sinais de alerta, 1822
   no primeiro ano de vida, 12 sinais de alerta, 1822
Imunodepressão em transplante, 1896
Imunoglobulina, 37, 132
   endovenosa em imunodeficiências primárias, recomendações, 1825
Imunossupressão, 2333
   de manutenção, 2336
Imunossupressores, 983
Imunoterapia na UTI, 32
Inalação, 560
Inalantes, modos de utilização, 560
Inaloterapia, 844
Inanição, alterações no metabolismo na, 2496
Inchaço
   reperfusional, 1549
   vasodilatação, 1547
Indicador de qualidade, terapia nutricional e, 1346
Índice(s)
   analíticos, 2775
   bispectral, 2444
   cardíaco, 68
   de comorbidade Charlson, 1129
   de distensibilidade da veia cava inferior, 74
   de doação de órgãos por estado do Brasil, 2382
   de gravidade de pneumonia CURB-65, 733
   de Lindegaard, 1646
   de liquidez geral, 2773
   de massa corporal, 1164, 1294
      classificação nutricional de acordo com, 1294
   de oferta de oxigênio, 2279
   de risco clínico para bebês, 2982
   de SOUSTIEL, 1646
   de variação pletismográfica, 74
   Mangled Extremity Severity Score (MESS), 1977
   pressão-tempo, 808
   prognósticos
      em cirurgia cardíaca, 2941-2946
      na lesão renal aguda, 2947-2951
      em UTI pediátrica, 2967-2977
   pulsátil, 2443
Infarto
   agudo do miocárdio
      classificação clínica de diferentes tipos de, 250
      com supradesnivelamento do segmento ST
   abordagem clínica do, 253-263
        atendimento
          inicial, 267
          pré-hospitalar e intra-hospitalar, 267
        intervenção cororanariana percutânea no, 597-602
        reperfusão no, 265-275

      tratamento das complicações, 261
   complicações mecânicas
      aneurisma ventricular, 282
      cateter de artéria pulmonar, 280
      diagnóstico, 278, 280
      fisiopatologia, 278, 280
      insuficiência mitral aguda, 279
      pseudoaneurisma do ventrículo esquerdo, 282
      ruptura de
         parede livre do ventrículo esquerdo, 281
         septo interventricular, 278
   definição universal de, 247-251
   hipertensão associada a, 333
      sem supradesnivelamento do segmento ST, 430
   cerebelar, descompressões externas do, 1562
   cerebral, 1480
   do hemisférico
      com efeito expansivo, 1563
      maciço, descompressões externas do, 1562
   do miocárdio, 564
   esplênico, 201
   lacunar, 1491
Infecção(ões)
   18F-FDG e, 795
   abdominal, tratamento do paciente com, 1130
   adquiridas na terpia intensiva, vigilância epidemiológica das, 1870
   ambiente como fonte de, 1874
   associadas a dispositivos invasivos, prevenção, 1878
   bacterianas, 1600
   da corrente sanguínea, 1532, 1859, 1863
   da necrose pancreática, 1149
   de sítio cirúrgico, 2291
   do sistema nervoso central, 1467
      exames laboratoriais, 1596
   do trato urinário, 201, 1533, 1863, 1865
      sintomática, 1873
   em pacientes submetidos a transplantes de órgãos sólidos, 1895-1903
   em transplante, 1896
   hematogênicas, 1908
   hospitalares em UTI, 1857-1856
      prevenção e controle, 1867-1893
   intra-abdominais, 1127-1133
   microbiologia das, em UTI, 1851-1856
   oportunistas, 1919
   pelo HIV, profilaxia da, 1927
   pelo *Treponema pallidum*, 1599
   PET e, 795
   por *Klebsiella*, 1121
   prevenção de, 131
   prevenção e tratamento, 56
   primária de corrente sanguínea, 1872
   relacionadas com cateteres, 1865
      vasculares, 1879, 54
   respiratórias
   adquiridas na comunidade, em UTI, 19291939
      no paciente oncológico, 2615
   transmitidas por transfusões, 179
   virais, 1592, 1602
      correlação topográfica e imagem, 1598
      terapia, dose e duração do tratamento para, 1602
Inflamação, 1043

e coagulação, interação entre, 124
pulmonar, avaliação, 790
radical heme livre na, 20
Influenza, vacinação contra, 1938
Influxo celular de cálcio, 1616
Informática em saúde, 2780
Ingestão cáustica, 1208
Ingurgitamento de vasos mesentéricos, 1175
Inibição respiratória epiléptica, 1486
Inibidor(es)
   da enzima conversora da angiotensina, 259, 983
   da fosfodiesterase tipo 54, 1398
   da fosfodiesterase III, 148
   da glicoproteína IIb/IIIa, 394
   da HMG-CoA redutase, 984
   diretos da trombina, 398
   do fator XA, 397
   do receptor $P2Y_{12}$, 256, 392
Inotrópico, 151
   doses preconizadas, 300
   efeitos adversos dos, 149
Inotropismo, efeitos na curva de Frank-Starling, 2280
Inseticida organofosforados, intoxicação aguda, 2174
Instituto Nacional de Saúde da Criança e do Desenvolvimento Humano, 2985
Instrumento(s)
   de monitorização ventilatória, 840
   robóticos, 1183
Insuficiência
   adrenal aguda, 182
   aórtica, 349
   cardíaca, 557
      achados ecodopplergráficos na, 579
      aguda na sala de emergência, 298
      congestiva, 521
         procedimentos cirúrgicos paliaativos, 523
         tratamento medicamentoso, 522
      na gravidez, 2669-2685
      no idoso, 2587-2597
      síndrome aguda da, 295-304
      tratamento cirúrgico da, 521-529
   circulatória, 38
   do ventrículo direito, manejo do paciente com, 319
   hepática, 1456
      aguda
         fulminante
            complicações, 1357
            diagnóstico, 1356
            etiologia, 1354
            manifestações clínicas, 1356
            patogênese, 1354
            patologia, 1355
            tratamento, 1358
         uso de tromboelastografia em pacientes com, 1433
      com icterícia, 1074
   mitral, 349
      aguda, 279
   renal, 1025, 1468
      aguda, 2540
      analgo-sedação na, 1503
      no paciente com câncer, 2619-2623
   respiratória
      aguda
         em DPOC, 703-708
         em pediatria, 2461-2469
         em recém-nascidos, 2471-2483
         por doença intersticial aguda, 728
         possíveis causas, 686
      crianças com, 536
      critérios para o diagnóstico, 2467
      de acordo com os órgãos envolvidos, 2464
      hipoxêmica, 687, 760
      na pneumonia adquirida na comunidade, 731-737
      nas síndromes
         hemorrágicas pumonares, 717-725
         intersticiais agudas, 727-730
      neonatos com, 536
      no paciente oncológico, 2613-2618
      ventilatória, 687
   suprarrenal
      em pacientes com choque séptico, 1101
      na UTI, critérios diagnósticos para, 1100
      relacionada com doença grave
         etiologia da, 1093
         incidência, 1093
         manifestações clínicas, 1093
   relacionada com doença grave, 1091-1096
      tricúspide, 363
      valvar mitral, correção, 525
      ventricular direita, 312, 712
         avaliação inicial do paciente com, 314
         manejo do paciente com, 316
         no ambiente da terapia intensiva, 714
Insulina, grande aporte de, 1030
Insulinização, 1070
Integrative weaning index (IWI), 810
Integrinas, 37
Interação cardiopulmonar em pacientes sob ventilação mecânica, 326
Interdependência
   orgânica, 50
   ventricular
      conceito, 324
      no paciente grave, 327-327
Interferências eletromagnéticas, 2179-2182
INTERMACS (Interagency for Mechanically Assisted Circulatory Support), 299, 549
Intermediate Therapeutic Intervention Scoring System, 2991
Intervação coronária percutânea primária, 269
Intervalo de confiança, 3019
Intervenção(ões)
   ambientais, 2873
   coronária percutânea, 430
      CRM e, comparação, 650
      percutânea primária, 597
         aspectos técnicos da, 599
         necessidades de um centro para, 598
         reperfusão subótima na, 601
   de enfermagem
      no acidente vascular cerebral, 1752
      relacionadas
         ao paciente neurocrítico, 1746
         ao trauma craniencefálico, 1748
   por cateter, 618
Intolerância alimentar, 1329
Intoxicação(ões)

agudas, 2165-2177
cumarínica, 432
digitálica, 1025
exógena, 1448, 1456
graves, agentes responsáveis, 2172
ocasionada pela vitamina D_2, 1034
por monóxido de carbonono, 2110
Intravascular, restabelecimento do, 66
Intrusão, 2064
Intubação
   medicações e doses usadas na, 1947
   nasotraqueal, 1165
   orotraqueal, 1165
   submentoniana, 2041
   traqueal difícil, 818
      preparo para, 820
Íon hidroxila, 1548
Irradiação
   corporal total na prática médica, 2151
   ionizante, exposição não terapêutica, 2151
   terapêutica, 2147
Irritação das raízes nervosas, 1632
Irritantes pulmonares, 2161
ISAT (International Subarachnoid Aneurism Trial), 1652
ISO (International Organization for Standardization), 2852
Isolamento de contato por germes, 1861
Isoproterenol, 147
Isospora belli, 1923
Isquemia
   arterial mesentérica, 609
   cerebral
      secundária, opções no monitoramento, 1478
   tardia, 1572
   de enxerto, conceito e cálculo do tempo ideal de, 2389
   dos membros inferiores, 609
   mesentérica, 1121, 1155-1161, 1240
      exames radiológicos na, 1159
      proporção das etiologias na, 1156
      situações incomuns de quadros de, 1157
   parciais, 1548
   renal, 610
   reperfundidas, 1548
   vascular não oclusiva, 1121
Istaroxima, 301
ISUIA, estudo, 1662
Iunonutrientes em UTI
   ácidos graxos poli-insaturados, 1302
   antioxidantes, 1306
   arginina, 1304
   citrulina, 1306
   glutamina, 1302
   nucleotídeos, 1304

J

Janela
   de oportunidade, 268
   "temporal", 1742
JCAHO, 2851
Jejum, 1226
Jejunostomia, 1224, 1229
   percutânea direta, 1224
Junção neuromuscular, 1608, 1609

K

Kissing heart, 567
Klebsiella, 1592
pneumoniae, 740

L

L. monocytogenes, 1595
Labetolol, 338
Lactato, 177
   arterial, 77
   coleta de, 127
   depuração
      como meta de ressuscitação, 88
      reduzida, 87
   metabolismo do, sob condições diferentes, 85
   na prática clínica, dosagem de, 89
   produção aeróbica de, 86
   regional, produção de, 86
   taxa de clareamento de, 77
Lâmina do laringoscópio, seleção da, 822
Laparoscopia
   diagnóstica, 1240
   no paciente crítico, 1237-1243
Laringoscopia
   manobras para otimização da, 820
   posicionamaento do paciente, 821
   relação entre quantidade e eventos adversos, 821
Lavado broncoalveolar, 872, 989
Lavagem ventricular, 1565
Laxante abuso de, 1030
Lead time, 2766
Lean six sigma, 2834
Lei
   de Boyle, 933
   de Dalton, 847
   de Henry, 933
   de Laplace, 523
   de Starling, 138
Leito, número de, fórmula, 2994
Lesão(ões)
   abdominais, 613
   actínicas, 2150
   artéria
      axilar, 2082
      braquial, 2082
      de perna, 2085
      femoral, 2084
      ilíaca, 2084
      ponte, 1486
      poplítea, 2084
      radial, 2082, 57
      renais, 2083
      subclávia, 2082
      ulnar, 2082
      vertebral, 2082
      viscerais, 2083
   axonal difusa, 2022
   biliar, tratamento percutâneo das, 626
   cerebral
      anoxicoisquêmica, 1616
      por reoxigenação, 1616
      secundária, eventos desencadeadores, 1743

cervicais, 612
com efeito expansivo, 1481
da junção neuromuscular, 688
da medula espinhal, classificação neurológica padrão para, 1955
de nervo craniano, 2238
de aorta, 557
de artéria
   axilar, 2080, 57
   carótida interna, 2081
de Dieulafoy, 1208
de extremidades, 614
do III nervo, 1486
do(s) neurônio(s)
   motor, 688
   periféricos, 688
encefálica
   primária, 1524, 1718
   secundária, 1524, 1718
      classificação, 1719
endotelial, 556
   na isquemia-reperfusão, 1041
esofágica, 1208
inalatória, 2111
   em pacientes queimados, 875
miocárdicas, 564
musculares, 688
neurológica secundária, mecanismos sistêmicos e locais, 1719
neuronal hipoxicoisquêmica, 1636
no sistema central, exame neurológico nas diversas localizações de, 1451
por choque elétrico, 2135
por esmagamento, 1976
por mordedura de cão, gato e humana, 2043
por queimadura em membro superior, 2122
por radiação, 1678
por raios, 2135
pulmonar
   aguda, 1322
      relacionada à transfusão, 1786
   alterações imunológicas relacionadas com, 26
   induzida
      pela radioterapia, 2654
      por ventilador, 748
   pós-radioterapia, PET-CT, 2615
secudária a uma série de estímulos lesivos, PET para analisar o desenvolvimento de, 792
renal
   aguda, 39, 957-952, 2229
      desenvolvimento em cirurgias, 2230
      fisiopatologia da, 1040
      índices prognósticos na, 2947-2951
      isquêmica, alterações celulares durante, 1040
      moléculas que protegem contra, 1044
      patogenia, 2230
      perioperatória, 2231
      tratamento dialítico na, 963-973
   por infiltração, 2621
tecidual, fisiopatologia da, 49
torácica, 613
   com risco de vida, 1970
traumática
   de artéria
      poplítea, 2079
      subclávia, 612, 2088
   não vasculares, tratamento endovascular, 615
   torácicas, 1968
tubular, efeito da, 1042
vascular, 1208, 2077
   abdominais, 2082
   pélvicas, 2084
   trumáticas, tratamento endovascular das, 612
veia cava inferior, 2083
Leucocitose, 1122
Leucocitúria, 1122
Leucoencefalopatia
   multifocal progressiva, 1922
   "posterior", 333
Levosimendan, 148
Levosimendana, 301
LiDCO, 107
Líder de alta performance, 2751
Lidocaína, 488, 1560
Ligadura
   de feixe, 1980
   de varizes de esôfago, aspecto endoscópico da, 1367
   dupla, 1980
   elástica, 1209, 1210, 1367
      em coloproctologia, 1116
Ligante, 6, 17
Lilacs®, base de dados, 3017
Linfoma
   não Hodgkin, 1250
   primário do SNC, 1922
Linha
   B, 187
   pleural, 186
Lipase, 1069
Lipídeos, 1284, 1315, 2507
Lipoproteína, 37
   deposição de, 218
Liquidez, indicadores, 2773
Líquido(s)
   cavitários, 1251
   cefalorraquidiano, 1470, 1598, 1628
      nas infecções do SNC, 1599
      valores referenciais do, 1632
   livre no espaço de Morrisson, 190
   pericárdico
      análise do, 358
      biópsia, 358
Lise
   de euglobulina, 1760
   osmótica, 1793
Lobectomia pulmonar inferior, 903
   por vídeo, 912
Lobo pulmonar, consolidação do, 740
Locked-in, 1453
LODS (logistic organ dysfunction system), grau de disfunção orgânica pelo, 48
Logoftalmo, 2053
Loja tibial anterior, anatomia, 2098
Lucratividade, indicadores, 2774
Lung sliding, 186
Lúpus eritematoso sistêmico, 722
Luxação

facetária bilateral, 1956
lateral, 2064

M

Má absorção de cálcio, 1175
Macroambiente, análise, 2742
Macrófago, 27
   com depósitos de hemossiderina, 989
Macronutrientes, 1283
Magnésio, 260, 1030
   deficiência de, 1023
   distúrbios do, 2523
Magnet Recognition Program, 2853
Mainstream, 840
Malcolm Baldrige National Quality Award, 2854
MALDI TOF, 1855
Malformação(ões)
   arteriovenosa pial, 1674
   vasculares, 1208, 1673, 1674
Malha compressiva, 2129
Managed care, 3010
Manana, 1912
Mandíbula, fratura da, 2060
Manejo nutricional em situações especiais, 1331-1343
Manheim peritonitis index, 1229
Manitol, 1491, 1557
Manobra(s)
   de higiene brônquica em pacientes na ventilação, 835
   de recrutamento alveolar na síndrome do desconforto respiratório agudo, 783
   para otimização da laringoscopia, 820
   torácicas, 1731
Manovacuometria, 840
Manovacuômetro, 841
Mãos, higiene das mãos, 1875
   cinco momentos para, 1876
Mapeamento eletroanatômico, 463
Marcador(es)
   bioquímicos, interpretação, 1496
   cardíacos no choque, dosagem de, 179
   de necrose miocárdica, 290
      cinética dos principais, 227
   de perfusão tecidual no choque, 177
   de resposta inflamatória sistêmica no choque, dosagem, 176
Marca-passo
   cardíaco, 629
   definitivo, indicações, 631
MARKS (sistema de recirculação de absorção molecular), tratamento com, 1406
Máscara
   facial
      dinâmica do vazamento de ar ao redor da, 763
      total, 856
   nasal, 856
   oronasais, 855
MASDP (método de análise e solução de problemas), 2833
Maxila, fratura da, 2060
MDI (metered-dose inhaler), 844
Mecânica
   respiratória
      alterações nos parâmetros de, 812
      em pacientes com insuficiência respiratória hipoxêmica, medidas de, 692

      monitorização de, 691
   ventilatória, 774
Mecanismo de Frank-Starling, 160
Mediadores inflamatórios, 363
Mediastinite fibrosante, 924
Mediastino, alargamento do, 1972
Medicação(ões) (v.tb. Fármaco e medicamento)
   adjuvantes antiagregantes, 273
   anticoagulantes, 273
   antineoplásica, marcadores pretitivos de resposta a, 2641
   antitrombóticas, 243
   inotrópica e vasopressoras, no débito cardíaco, 715
   necessária para ressuscitação do recém-nascido na sala de parto, 2427
   utilizadas no tratamento intra-arterial do vasoespasmo cerebral, 1670
Medicamento(s) (v.tb. Fármaco e medicação)
   colestasae induzida por, 1190
   que não desencaadeiam hipertermia maligna, 2304
   usados para tratamento das emergências hipertensivas, 335
   utilizados em terapia intensiva, 27
Medicina
   baseada em evidências
      como praticar, 3013
      epidemiologia clínica, 3017
      na prática clínica, por que utilizar?, 3012
      o que é?, 3012
      paradigmas da, 3019
      princípios, 3011-3021
   intensiva
      ciências básicas aplicadas à
         biologia celular, 15-24
         biologia molecular, 3-14
         imunologia, 25-33
Medida(s)
   de benefício clínico, 3018
   de barreira, 1890
   de capacidade vital, 699
   de PImáx, 699
   de precisão, 3019
   de pressão nas vias aéreas, 691
Medula
   espinhal, lesões não traumáticas da, 1613
   óssea pós-transplante de, 723
   suprarrenal, 1092
Megacolo tóxico, 1137
Meia(s)
   de compressão
      graduada, 374
      pneumática, 374
   elásticas, 374
MELD (model of end stage liver disease), escore, cálculo, 1415
Membrana(s)
   alveolocapilar, forças que atuam em nível da, 286
   tipos, 972
Meningite(s), 1589
   agentes etiológicos, 1590
   aguda, 1595
   bacteriana, 1590
      tratamento empírico, 1600
   histórico, 1590
   virais, 1591
Meningococo, 1591

Meningoencefalite, 1589
  por criptococos, 1921
Metabolismo cerebral, redução do, 1479
Metástases hepáticas de tumores colorretais, 1254
Metilfenidato, 1460
Metimazol, 1075
Metionina, 5
Método(s)
  contínuos de substituição da função renal, 1049
  de análise e solução de problemas, 2833
  de avaliação sistemática de sintomas, 2911
    de Edmonton, 2912
  de canulação para circulação extracorpórea, 925
  de reinalação parcial, 110
  dialíticos, 2541
  intermitentes de substituição da função renal, 1049
  por ensaio imunoenzimático, 365
  ventilatórios utilizados no desmame, 810
Metodologia PMBOK, 2834
Metoprolol, 335, 339
Metotrexato, 981
Miastenia grave, 32, 699
  formas clínicas, 1608
Microbiota intestinal humana, 1128
Microbleeds, 1577
Microcateter retenção do, 1678
Microcirculação, 1836
  avaliação da, 79
  em diferentes situações clínicas, 169
  intervenções terapêuticas sobre a, 171
  sublingual de um paciente com choque séptico, 170
Microcolo, 1138
Microdiálise, 1742
Micro-hemorragia microbleeds, 1578
Micronutrientes, 1285, 1341
MicroRNA, 4, 307
Microscopia eletrônica do biorreator ELAD, 1405
Microsporidia, 1923
Milrinona, 148
Mineralocorticoide
  atividade, redução da, 1026
  "escape" de, 1022
  excesso de, 1022
Miocárdio
  aumento da demanda de oxigênio pelo, 556
  hibernado, recuperação do, 523
  perfusão do, avaliação da, 586
  realce tardio, avaliação do, 588
Miocardiopatia, 565
Miocardioplastia dinâmica, 525
Miocardite, 557
Miodese, 1982
Mioglobina, 228
Mitocôndrias, 22
Mitomicina C, 982
Mobilização
  no centro cirúrgico, 2126
  precoce, 843
Modalidades dialíticas, nomenclatura das, 965
Modelo
  APACHE IV, 2934
  de queijo suíço, 2813
Modo(s)

BiPAP (ventilação não invasiva com dois níveis de pressão), 778
PAV-PLus, 778
ventilatório, 701, 763, 864
  APRV, 778
  ATC, 778
  BiPAP, 778
  NAVA, 778
  PAV-Plus, 7788
Molas, 1662
  de Gianturco, 615
Molécula
  passsagem através de membrana semipermeável por convecção, 2544
  sinalizadora, 6
Monitores intraventriculares, 1565
Monitoramento hemodinâmico, princípio fundamental para, 106
Monitorização
  da oximetria cerebral, 1717-1727
  da pressão do balonete das cânulas de intubação, 836
  da pressão intra-abdominal, 1259-1265
  da pressão intracraniana, 1635
    aspectos relevantes para o enfermeiro, 1743
    da temperatura cerebral, 1742
    de mecânica respiratória, 691
    do paciente em ventilação mecânica, 773
    do trabalho respiratório, 691
  eletroencefalográfica contínua, 1712
    impacto em pacientes neruocríticos, 1492
  hemodinâmica minimamente invasiva, 105-113
  multimodal, 1485
  na ventilação mecânica, 838
  neurológica
    intensiva
      classificação, 1484
      conceitos, 1484
      multimodal, assistência de enfermagem neurológica, 1742
  sistemas de, 2784
  ventilatória, instrumentos de, 840
Monóxido de carbono
  exposição ao, sinais e sintomas, 2111
  intoxicação por, 2110, 2175
Morbidade perioperatória, 1524
Mordedura canina em face, 2043
Mortalidade
  escores prognósticos de, 2968
  perioperatória, 1524
  predita e observada, 2942
  taxa pelo número de falências orgânicas, 2998
Morte
  encefálica, 1649, 2386
    diagnóstico, 2393-2406
    em crianças, 2403, 60
    notificação, 2404, 61
  súbita, 557
    arrítmica, prevenção, 633
    prevenção da, 463
"Mosaico de perfusão", 921
Motricidade
  ocular, 1450, 1487
  pupilar, 1485
Movimentação dos membros, 373

Movimento
   conjugado alternante, 1450
   fisiologia do, 845
MPI (Mannheim peritonitis index), 1129
MPM IIIo, 2935
MR CLEAN, estudo, 1652
MR-proADM, 308
Mucosa gástrica, proteção da, 1123
Mucosite, 1799
Músculo papilar
   de septo interventricular, 278
   ruptura de, 279
Mutação pontual, 11
Mutismo acinético, 1452
Mycobacterium tuberculosis, 1592, 1596
MYLKP, 10

N

Naloxona, 2171
Narina de recém-nascido, 2478
NAS (Nursing Activities Score), 2993
National Institute of Child Health and Human Development, 2985
NAVA (ventilação assistida pelo drive neural), 779
NdYAG (neodyminum yttrium aluminium garnet), 1116
Nebulizador
   de aerossol, 844
   por jato pressurizado, 844
   ultrassônico, 844
Necessidade(s)
   calóricas, 2506
   energética
      ferramentas para estimar, 1298
      variáveis que interferem na, 1298
   nutricionais, 2498
   proteica, 1341
Necrólise epidérmica tóxica, 30
Necrose
   estéril, 1149
   fibrinoide, 718
   hemorrágica de pele e tecido celular subcutâneo, 383
   pancreática, 1149
   peripancreática, 1149
   tubular aguda, 977
Necrosectomia na pancreatite aguda necrosante, 1150
Necessidade(s)
   de carboidratos, 2499
   diárias de oligoelementos, 2500
   eletrólitos endovenosos, 2500
   hídricas, 2499
   lipídicas, 2499
   proteicas, 2499
Nefrite tubulointersticial aguda, 977
Nefrologia intensiva, formação de uma equipe de enfermagem em, 1052
Néfron distal
   concentração de sódio intratubular no, 1020
   permeabilidade aos ânions, 1020
   velocidade do fluxo no, 1019
Nefropatia induzida por contraste iodado, 984
Nefrotoxicidade
   por aminoglicosídeos, 976
   por drogas, 975-985
   por sulfametoxazol-trimetoprina, 977
Neisseria meningitidis, 1595
NEMS (Nine Equivalents of Nursing Manpower Use Score), 2990
Neonato, ventilação mecânica em, 2490
Neonatologia, ventilação mecânica em, 2485
Neoplasia
   com manifestações neurológicas, 1468
   gástrica com sangramento, 1210
Nervo, secção proximal de, 1980
NET (necrólise epidérmica tóxica), 30
Neurocirurgia pós-operatório e complicações em, 2235-2241
Neuroimagem, 1453
Neurointensivismo
   na criança e no recém-nascido, 2433-2450
   no período neonatal, 2447
Neurointensivo, condutas em casos, 2449
Neurologia, aspectos perioperatórios em, 1523-1534
Neuropatia
   por compressão, 1613
   traumática, 2049
Neurorradiologia intervencionista, 1651, 1673
Neurossífilis, 1596, 1602
Neurotransmissores excitatórios, 1617
Neurotuberculose, 1601
Neutrófilos, 26
Nexfin, 109
Nicardipina, 339
NIH-SS (National Institute of Health Scale), 412
Nimodipina, 339
Nine Equivalents of Nursing Manpower Use Score (NEMS), 2990, 2991
Nistagmo, 1450
Nitratos, 152, 153, 254
Nitrito, 560, 2171
Nitroglicerina, 153, 335, 338
Nitroglicerina, 557
Nitroprussiato de sódio, 152, 335, 338, 557
Nível de cuidados planejado versus nível de cuidado utilizado nas UTI, 2994
NNT (número necessário de tratar), 3018
Nó
   AVC, anormalidades do, 468
   sinusal, anormalidades do, 467
NOD (nucleotide-binding oligomerization domain), 16
Nonsense, 12
Noradrenalina, 143, 146
Normotermia, 1490
Notificação de erros ou eventos adversos, 2835
Nucleotídeos, 1304
Número necessário de tratar (NNT), 3018
Nursing Activities Score (NAS), 2993
Nutrição
   enteral, 1310, 2502
      precoce, 1310
         benefícios, 1311
         vantagens, 1282
   parenteral, 1335, 2506
      cálculo da, 1316
      controles, 2508
      de adultos, 1315

em indivíduo de 70 kg, formulação individualizada, 1316
total, composição da, 1314

O

Obesidade, 379, 1164
  gastroplastia vertical robótica para, 1184
  via aérea difícil e, 820
Obeso crítico, necessidades nutricionais para, 1299
Obnubilação, 1442
Obstrução
  da via de saída do ventrículo esquerdo, 288
  do intestino delgado, 1242
  funcional do colo, 1275
  por hérnia pós-DGYR, 1175
Oclusão
  da artéria circunflexa, cinecoronariografia mostrando, 600
  de ramos arteriais, angiografia pulmonar revelando, 921
  do vaso protetor do aneurisma, 1665
  em "T", 1654
  necessidade de se estabelecer, 2040
  transvenosa retrógrada com balão, 625
    indicações para realização, 625
Octreotide, 1366
Odds ratio (OR), 3018
Oferta e consumo de oxigênio, relação entre, 77, 100
Oftalmoparesia, 1608
Olhar
  desvio conjugado do, 1450
  desvio do, 1487
  em pingue-pongue, 1450
  em varredura, 1487
Olhos vermelhos, diagnóstico diferencial, 2049
Oliguemia, 1647
Oligoelementos, necessidades diárias, 2500
  em pacientes graves, 1285
ONA (Organização Nacional de Acreditação), 2851
Onda(s)
  J de Osborne, 1517
  P, característica morfológica, 472
  patológica do tipo A, 1552
  QRS, característica morfológica, 472
  trifásicas, 1701
    no EEG, 1458
Operação(ões) (v.tb. Cirurgia)
  bariátricas
    complicações, 1166
    tipos, 1166
  de Scopínaro, 1175
Opiáceos, intoxicação aguda, 2176
OPS (Orthogonal Polarization Spectral), 79
Órbita
  corpo estranho de, 2048
  fratura da, 2058
Orçamento estratégico, 2775
ORF (open reading frame), 6
Organização de procura de órgãos, 2384
Órtese para evitar contratura de axila, 2127
Ortodeóxia, 1400
Ortostatismo com prancha ortostática, 2128
Osmolalidade, 139
  plasmática, 1506

Osso frontal, fratura do, 2058
Osteoperiosteoplastia, 1980
Osteossíntese(s)
  de fratura maxilar com sistema absorvível, 2057
  rígidas, 2062
Osteotomia com serra, 1981
Overfeeding, 134
Overtube, 1368
Óxido nítrico, 560
  fisiopatologia, 36
Oxigenação
  celular, 68
  de tecido cerebral, 2443
  por membrana extracorpórea, 488
  tecidual, 68
Oxigenadores, 533
Oxigênio
  consumo e oferta de oxigênio, relação, 2275
  espécies reativas de, 37
  fornecimento de, 49
  oferta
    de consumo, 76
    determinantes, 2274
  oferta e consumo de, equilíbrio, 2275
  relação entre a oferta e o consumo de, 58
  saturação de, 36
  taxa de extração, 76
Oxigenoterapia, 291
  hiperbárica
    breve histórico, 934
    complicações, 936
    contraindicações, 936
    diretrizes para o acompanhamento de pacientes em, 938
    exemplos de protocolos, 939
    indicações, 935
    mecanismos de ação, 937
    potenciais efeitos sistêmicos, 937
    protocolos de tratamento, 938
    rotinas de atendimento, 937
    segurança, 937
Oximetria
  cerebral, 1723
    guia de tratamento baseado na, 1724
    implicações das intervenções clínicas na, 1722
    monitorização da, 1717-1727
  de pulso, 692
  pletismográfica, 2278
  tecidual
    cerebral, 1720
    sistemas de aferição, 1721

P

Paciente(s)
  bariátrico na UTI, 1164
  crítico, autonomia em, 2899-2903
  cardiopata, avaliação de risco cirúrgico nos, 2185-2210
  cirrótico
    complicações perioperatórias no
  estratificação de risco, 1413
    fisiopatologia, 1412
    risco de mortalidade cirúrgica em, 1413
  cirúrgicos, estratificação de risco trombótico para, 384

com câncer
    escores prognósticos em, 2607
    quando cessar cuidados intensivos em, 2661-2664
  com insuficiência cardíaca aguda na UTI, 299
  com isquemia mesentérica, apresentação clínica na admissão hospitalar, 1158
  com necessidade de vasopressor, risco relativo para mortalidade, 68
  com riscos intermediários e alto com SCA sem supradesnivelamento ST, condutas nos, 231
  com SCA
    com supradesnivelamento do segmento ST, condutas, 231
    e alto risco de sangramento, utilização de medicações e procedimentos, 235
    tratamento de sangramento em, 235
  com sepse, ressuscitação dirigida por metas em, 129
  com síndrome coronariana aguda, atendimento do, 226
  com suporte do ventilatório, tratamento, 132
  crítico
    autonomia em, 2899-2903
    barreira intestinal do, 26
    grave, quando não alimentar o, 1328
    laparoscopia no, 1237-1243
    miopatia do, 1610
  de baixo risco
    alta precoce, 602
    com SCA sem supradesnivelamento do segmento ST, terapia medicamentosa, 230
  descompensados, características epidemiológicas, 296
  em choque circulatório
    aplicações da ultrassonografia, 185-194, 195-203
    manejo guiado pela ultrassonografia, 192
  em ventilação mecânica, monitorização do, 773
  entubados e sedados, critérios para indicar tratamento endovascular, 1668
  grande queimado, condutas, 2103-2116
  grave
    abdome agudo, 1119-1125
    alterações
      endocrinológicas no, 1097-1102
      imunológicas em, 26
    anormalidades microcirculatórias em, 169
    avaliação pré-anestésica, 2211-2227
    biópsia de pulmão no, 909-914
    colestase no, 1187-1191
    conduta nuricional no, fluxograma, 1313
    corticosteroides no, 1083-1090
    disfunção do ventrículo direito no, 311-321
    disfunção endotelial no, 35-41
    distúrbios
      da coagulação no, 1755-1762
      do magnésio e do cálcio no, 1029-1035
      do potássio no, 1017-1028
      do sódio no
        diabete insípido, 1010
        fisiopatologia, 1008
        hipernatremia, 1008
        hiponatremia, 1010
    doenças imunológicas no, 28
    ecoendoscopia no, 1217-1222
    eixo hipotálamo-pituitária-suprarrenal em, 1085
    em ventilação mecânica, transporte do, 845
    humanização dos cuidados aos, 2871-2879
    interdependência ventricular no, 323-327
    microcirculação no, 167-173
    nutrição e o, 26
    oligoelementos em, necessidades diárias de, 1285
    paracentese no, 1245-1248
    técnicas de avaliação microvascular disponíveis para utilização em, 168
  imunodeprimido, infecção pós-transplante de células-tronco hematopoiéticas, 1797-1800
  intoxicado, atendimento do, 2166
  multiarteriais, intervenção coronária percutânea em, 647-656
  neurocrítico, intervenções de enfermagem relacionadas com, 1746
  neurológico
    adulto, avaliação fisioterapêtica geral, 1733
    grave
      aspectos cardiovasculares e respiratórios, 1515-1522
      distúrbios de sódio no, 1505-1514
      suporte ventilatório, 1521
  obeso, complicações inerentes ao, 1176
  oncológico
    comprometimetno cardíaco no, 2625-2630
    insuficiência respiratória no, 2613-2618
    na UTI, assistência de enfermagem ao, 2665-2675
  pneumopata exacerbado, atendimento, 944
  queimado, assistência de enfermagem ao, 2117-2120
    tratamento da dor no, 2110
  segurança do, 2803
  séptico
    cuidados de enfermagem no
      campanha sobrevivendo à sepse, 207
      causa primária da sepse, 207
      conhecendo algumas das evidências, 206
      definição dos conceitos, 206
    custos diretos do tratamento de, 119
    tecido miocárdico de, 160
  submetidos a quatro tipos de cirurgia, resultados, 1412
  terminais, cuidados paliativos, 761
  sepse no, 2631-2638
Pacote seis horas, 126
Padrão(ões)
  de "vidro fosco", 290
  "despolido", 290
  periódicos, 1698
  respiratórios, 2440
    anormais, 1520
    normais, 1519
Palpitação, 710
PAMP (Pathogen-Associated Molecular Pattern), 16
  relevantes para sepse, 122
Pâncreas, 198
Pancreatectomias, 1182
Pancreatite, 1030
  aguda, 1145-1153, 1213
    biliar, ecoendoscopia na, 1218
    caracterização da, 1147
    fatores etiológicos na, 1146
    grave, 199
    fulminante, 1150
    idiopática recorrente, ecoendoscopia na, 1219
    leve, 198
  idiopátaica, 198
Paracentese

guiada por imagem, 1246
no paciente grave, 1245-1248
Parada
  cardíaca, 1480, 1616
  cardiocirculatória, síndromes cerebrais após, 1617
  cardiorrespiratória
    causas, 476, 477
    definição, 476
    em pediatria e neonatologia, 2419
Paralisia hipercalêmica periódica, 1025
Parâmetro(s)
  clínicos, normalização de, 73
  estático, variação dos, 99
  hemodinâmicos, 150
    normalização de, 73
Paramixovírus, 1594
Paraquat, intoxicação aguda, 2177
Parede
  abdominal, deiscência de, 2292
  livre do ventrículo esquerdo, ruptura de, 281, 282
Parênquima pulmonar, 916
  disfunções do, 692
Patches transdérmicos, 423
Patologia(s)
  de alta resistência, ventilação mecânica em, 2491
  de baixa complacência, ventilação mecânica em, 2490
  obstrutivas, ventilação mecânica em, 2491
  restritivas, ventilação mecânica em, 2490
Pausa sinusal, 467, 468
PCR (parada cardiorrespiratória), 475
  causas, identificação e tratamento, 484
  modalidades de, 479
  principais fármacos utilizados no tratamento da, 487
PDCA (plan-do-check-act), 2833
PED (periodic epileptiform discharges), 1701
Pediatria
  antibióticos em, 2530
  choque séptico em, 2451
  em unidade de tratamento intensivo, 2528
  insuficiência respiratória aguda, 2461-2469
  sepse grave em, 2451
  terapia de substituição renal em, 2539-2546
  ventilação mecânica em, 2485
Pediatric Index of Mortality, 2968, 2971, 2972
Pedículo de pólipo, 1211
PEEP (pressão positiva no final da expiração), 800
  ajuste da, 783
  uso de, 751
Pele, 203
  enxertia de, 2114
  periestomal, 1276
PELOD (pediatric logistic organ dysfuncion), 2974
variáveis, 2975
Pemetrexed, 981
PEMOD (pediatric multiple organ dysfunction)
variáveis, 2974
Penicilina, 978
  efeitos colaterais mais comuns, 2531
Pêntade de Reynolds, 1213
Pentamidina, 978
Pentassacarídeo, 370
Peptídeo natriurético cerebral tipo B, 180, 290
  na insuficiência cardíaca descompensada, 291

Percussões torácicas, 835
Perda(s)
  gastrintestinais, 1022
  ponderal em relação ao tempo, classificação, 1293
  renais, 1022
  sanguínea, sinais ao exame físico para estimativa de, 1365
Perfil bioquímico, 290
Performance cardíaca, análise da, 576
Perfusão, 1489
  cerebral
    cintilografia de, 2402
    falência da, 1616
  "de luxo", 1551
  pulmonar, 798
Pergunta PICO, 3017
Pericardiectomia, 355
Pericárdio
  afecções do, tratamento, 906
  curva de pressão-volume do, 355
  drenagem cirúrgica do, 358
Pericardiocentese, 892
  material necessário, 894
  orientação correta da agulha, 1970
  percutânea, 357
Pericardiopatia, urgências em, 351-359
Pericardiotomia, 893
  por técnica de Marfan, 894
Pericardite
  aguda, 352
    achados eletrocardiográficos da, 353
    diagnóstico e tratamento, 354
  constritiva crônica, 358
Perioperatório hemodinâmica no, otimizando a, 2273-2285
Peritônio, imagem, 1227
Peritonite
  bacteriana
    espontânea
      diagnósticos, 1382, 1383, 1385
      fatores de risco, 1382
      fisiopatologia, 1382
      profilaxia, 1384
      tratamento, 1383, 1385
  secundária, 1128
Peso
  adequação de, 1292
  ajustado, cálculo, 1293
  atual, 1292
  corpóreo, 1292
    estimativa de, 1293
    em caso de amputação, 1293
    em pacientes edemaciados, 1293
  ideal, cálculo de, 1292
  molecular, 139
  para indivíduos amputados, 1293
  usual, 1292
PET, ver Tomografia por emissão de pósitrons
Peudo-obstrução, 1275
PHES (psychometric hepatic encephalopathy), 1376
PIC, ver Pressão intracraniana
PiCCOplus, 107
Pielonefrite aguda, 201
Pig-tail, 1251
Pinça tipo Allys, 1116

Pionefrose, 201
Piridilaldoxima, 2171
PIRO
    aplicação do conceito, 3000
    composto, 3000
    conceito, 117
    há futuro para, 3007
    mais recentes, 3005
    pontuação de estadiamento, 3002
Placa
    aterosclerótica (de aterosclerose)
        progressão das, 219
        risco de rotura da, 222
    instável, mecanismos integrativos, 220
Placenta, descolamento prematuro da, 2723
Planejamento
    específica nutricional na falência específica de órgãos, 1321-1324
    estratégico, 2739-2745
Planetree, 2852
Plaqueta, 182
    alterações funcionais, 1773
    concentrado de, 1766, 52
    contagem de, 1759
    papel das, 1425
Plaquetopenia, 181, 1773
Plasma
    de argônio, 874
    fresco congelado, 1767
Plasmaférese, 31, 1023, 2170
Plastia valvar, mitral minimanente invasiva videoassistida, 541
Platipneia, 1399
PLED (periodic lateralized epileptiform discharges), 1699
Pletismografia, 39
Pleurodese
    "por talo", 902
    toracoscópica, 902
Pleuroscopia, 898
Plug nasal, 857
PMBOK (Project Management Body of Knowlege), 2754
    guia, 2754
    metodologia, 2834
Pnemoperitônio secundário à úlcera perfurada, 1241
Pneumococo, 1591
Pneumocystis jiroveci, 729
Pneumonia, 1519
    adquirida na(no)
        comunidade , 1930
            características microbiológicas, 1933
            com progressão sistêmica, 732
            fatores de risco de desenvolvimento, 732
            formas graves, 1931 insuficiência respiratória na, 731-737
            grave, 1930
            agentes etiológicos, 735
            antibioticoterapia recomendada, 736
            mortalidade, 1931
                tratamento, 1936
            hospital, 1930
        associada a
            cuidados de saúde, 1930
            ventilação mecânica, 1864, 1930
                diagnóstico, 740
                etiologia, 740
                medidas para prevenção, 741
                tratamento, 741
    definida por critérios clínicos ou laboratoriais, 1872
    em pacientes na UTI, 1864
    intersticiais agudas, 728
    multifocal pelo metapneumovírus B, 2616
    nosocomial, 1864
    por aspiração, 1932
    por CMV, 1899
    por P. jiroveci em pacientes HIV-positivos, 1919
Pneumoperitônio, 1238
    efeito nos diversos órgãos e sistemas, 1239
Pneumotórax
    definição, 828
    drenagens do, 830
    espontâneo secundário a enfisema pulmonar, 905
    hipertensivo
        conduta no, 827-831
        etiologia, 828, 39
        mecanismo valvular do, processo fisiopatológico, 828
    kit de drenagem de, 830
    ocasionado por barotrauma, 2001
    punções, 830
    sinais ultrassonográficos de, 189
    tratamento do, 903
PNQ (Prêmio Naicnoal da Qualidade), 2853
Poliangeíte
    granulomatosa, 991
    microscópica, 722
Polimixinas, 978
Polimorfismo, 11
poliovírus, 1593
Polirradiculoneurite aguda, 698
Politrauma, 379
    com fratura de arcos costais, 905
Politraumatizado, choque no, 1991-1995
Poliúria, diagnóstico e tratamento, 1011
Ponte
    para a decisão, 549
    para recuperação, 549
    para transplante cardíaco, 548
Ponto pulmonar, 189
Pontuação
    de Burch e Wartofsky, 1074
    do escore MODS, 2964
População, 3017
Posição fetal, 1629
Pós-operatório
    colestasae no, 1190
    de cururgia(s)
        abdominal e complicações, 2287-2295
        cardíacas e suas complicações, 2243-2249
        da aorta e carótida e suas complicações, 2251-2259
        pulmonar e complicações, 2261-2271
    em neurocirurgia, 2235
Pós-PCR, prognóstico, 488
Pós-ressucitação, cuidados, 485
Pós-tradução, 8
Pós-transplante de medula óssea, 723
Postura
    em decorticação, 1451
    em descerebração, 1451

Potássio, 182, 1069
  aporte de, 1019
  corporal total, balanço do, 1018
  déficit de, causas, 1022
  distúrbios do, 2519
  gradiente transtubular de, 1020
  ingestão de, 1019
  liberação pelas células, 1025
  reposição de, 1070
  secreção de, controle da, 1019
Potencial(is)
  doador
    de órgãos, fisiopatologia da instabilidade hemodinâmica no, 2410
    falecido, manutenção para doação múltipla de órgãos, 2407-2415
  evocados, 1458, 1622
POUSFIB, 10
PPlat-PEEP, 749
Prasugrel, 240, 256, 393
Precauções-padrão, 1877
Predição, resultado de, 2931
Pré-eclâmpsia
  alterações da, 2711
  critérios diagnósticos para, 2709
  grave, 2711
Pré-excitação ventricular, fibrilação atrial e, 425
Pregas cutâneas, 1294
Pré-gravidez, problemas hemorrágicos, 2721
Prêmio
  Nacional da Qualidade, 2853
  PNGS, 2854
Prescrição, 2785
Pré-síncope, 710
Pressão
  arterial, 150
    análise de onda de, 106
    controle da, 496
    média, 74
      controle nos pacientes neurológicos agudos, 1526
  atrial esquerda, 287
  cardíaca, análise das, 578
  de distensão, 838
    pulmonar, 692, 693
  de perfusão, 67
    cerebral, 1637
  de pulso, 2571
  de suporte com o PEEP, 853
  de vias aéreas, 838
  do balonete das cânulas de intubação, monitorização da, 836
  esofágica, 688
  medida da, 693
    hidrostática no capilar pulmonar, 759
    intra-abdominal, 1260
      monitorização da, 1259-1265
      técnicas de mensuração, 1261
    intracraniana
      conceito, 1636
      inserção de cateter para monitorização, 2444
      métodos de monitorização, 1476, 1477
      monitor de, indicações para instalação de acordo com a *Brain Trauma Foudation*, 1478
      monitorização da, 1637
      normal, 1477
      patológica, 1477
      volume intracraniano e, relação entre, 1476
    nas vias aéreas, medida de, 691
    oncótica, 139
    pela ecodopplercardiografia, 580
    positiva no final da expiração, 74
    sistólica
      da artéria pulmonar, cálculo, 580
    transpulmonares, medida da, 693
    venosa central, 74
    ventilatória máxima, 808
Pressão-tempo, 691
Pressurização, 848
Prevenção, impacto da, 1868
PRISM, variáveis do, 2969
PRISM III, 2968
  variáveis do, 2970
Procalcitonina, 176
Processos
  infecciosos, alterações características em, 1632
  redox, 219
Proctite pós-radioterapia pélvica, 1234
Profilaxia antimicrobiana, 2240
Profissionais de saúde, proteção dos no manejo dos pacientes, 1927
Programa de qualidade e segurança, 2838
Projeto
  ciclo de vida de um, 2754
  gerenciamento de, 2754
  gestão de, 2753-2761
Prolapso, 1277
  de valva mitral, 346
Prometheus®, 1407
Pronto®, 372
Prontuário, 2785
Propafenona, 420
Propiltiouracil, 1075
Propofol, 1592, 2321
Proteína(s), 1284
  C, 124
    ativação da, 1772
  C reativa, 176
  Gs, 145
  heat-shock, 1044
  precursora da hemoglobina, 7
  viscerais, meia-vida das, 2497
Proteômica, 10
Prótese
  coreValve, 660
  Inovare, 660
  para implante por cateter, 658
  valvar, complicações em, 348
Protocolo
  BLUE, 186
  clínico, como construir e implantar um, 2826
  de controle de tremores, 1692
  de *fast track*, 539
  de intervenções preventivas dois fatores de risco para *delirium*, 1472
  de morte encefálica, preenchimento do, 2395
  de reabilitação hospitalar para pacientes com ICC, 666
  em terapia nutricional, uso de, 1347

FALLS, 186
FAST, 110, 190
FATE, 186
    imagens
        com alterações patológicas identificadas nas projeções básicas do, 188
        ultrassonografia do, 187
    referências anatômicas, 187
    para escolha da via de acesso, 1348
    RUSH, 190
        alguns componentes do, imagens, 192
Protozoários, infecções graves por, 1902
Provas calóricas, 1450
PRVC (volume controlado com pressão regulada), 781
Pseudoaneurisma, 2078, 2079
    em artéria femoral, 2080
    femoral, 2078
    do ventrículo esquerdo, 282
Pseudocisto agudo de origem pancreática, 199
Pseudogenes, 10
"Pseudo-hipercalemia", 1024
Pseudomonas aeruginosa, 1592
Pseudo-obstrução aguda do colo, 1212
Pseudotumor, 289
PSI (pneumonia severity index), 733
Psiconeuroimunologia, 2882
PTENP1, 10
$PtiO_2$, relação dos parâmetros fisiológicos com, 1722
Ptose, 1608
Pubmed Central, 3016
Pulmão
    de aço, 852
    "de choque", 139
    de imunofluorescência indireta, 990
    direito, colapso total do, radiografia, 1969
    transplante de, 2345-2355
Pulso
    amplitude de, 471
    análise não calibrada do contorno de, 108
    avaliação calibrada do contorno de, 107
    largura de, 471
    paradoxal, 62, 324, 325
Punção(ões)
    aspirativas, 1250
    da traqueia, visão endoscópica, 882
    liquórica
        complicações, 1630
            cefaleia, 1630
            dor nas costas, 1632
            hemorragias, 1632
            herniação cerebral, 1631
            infecção, 1632
            irritação das raízes nervosas, 1632
        contraindicações, 1630
        indicações, 1628
    lombar
        indicações de, 1628
        técnica, 1628
    pericárdica, 892
        subxifoide, 894
    pleural, 885
    torácica, 887
Pupilas, 1485
    exame das, 1449
Púrpura
    de Henoch-Schönlein, 722, 994
    trombocitopênica idiopática, 32

Q

Qmemtum, 2852
Qualidade
    centrada
        na produção, 2804
        no produto, 2804
        no processo, 2804
        no valor, 2805
    conceito, 2803, 2842
    da relação com o trabalho, 2877
    de comunicação, 2873
    de vida, em sobreviventes de UTI, avaliação, 2953-2961
    em terapia nutricional na UTI, 1345-1349
    ferramentas da, 2833
    gestão da, 2831-2839
    indicadores de, 2836
    melhoria da, ferramentas, 2844
    métricas de, 2843
Quarta bulha, 363
Queda risco de, 2601
Queimado, 1338
    recomendações de vitaminas e minerais para, 1341
Queimadura
    características das mais comuns, 2104
    elétricas, 2104
    fisiopatologia da, 2104
    hipermetabolismo em, 2106
    mortes por, edidemiologia, 2133
    por contato, 2104
    por líquidos, 2104
    profundidade da, 2104, 2106
    químicas conjuntivais e corneanas, 2051
Queueing theory, 2767
Quick SOFA, 117
Quimioembolização
    contraindicações da, 1253
    intra-arterial, 1253
Quimioterápicos
    associados com neutropenia afebril, 2644
    toxicidade cardíaca de, 2645
Quorum sensing, 120

R

Rabdomiólise, 1177
    fenômenos físicos e não físicos, possíveis causas de, 1612
    manejo da, 1612
Radiação
    ionizante
        acidentes envolvendo, 2152
        nos tecidos, efeitos tóxicos, 2148
        radiobiologia
            básica, 2142
            clínica, 2143
    não intencional, 2180
Radical heme, 19
Radiocontraste iodado, 984
Radiocurabilidade tumoral, 2146

Radioembolização, 1255
Radiologia intervencionista, 605
　　diagnóstica e terapêutica, 1249-1258
Radiossensibilidade celular, 2145
Radioterapia
　　da cabeça e pescoço, retrições, 2148
　　lesão pulmonar induzida pela, 1614
RAGE (Receptor for Advanced Glycation Endproducts), 18
Raio, 2137
　　e choque elétrico, comparação, 2138
　　lesões por, 2135
Raízes nervosas, irritação das, 1632
RAR (redução absoluta de riscos), 3018
RASS (escala de Richmond Agitation-Sedation), 1500
Rastreamento toxicológico, 1470
Razão de chances, 3018
Reabilitação
　　cardiovascular, 664
　　　　conceito, 664
　　　　contraindicações, 665
　　　　na fase aguda das cardiopatias, 653-669
　　física, 1459
　　hospitalar, 2128
　　pulmonar, 943-954
　　subaquática, 952
Reação(ões)
　　de Haber-Weiss, 1548
　　em cadeia da polimerase, 1912
　　transfusionais
　　　　classificação, 1786
　　　　não imunológicas, 1785
Reaquecimento, 2156, 2429
Reatância, 110
Recém-nascido
　　antibióticos nos, 2533
　　de muito baixo peso, suporte nutricional do, 2508
　　em hipotermia terapêutica, 2429
　　hipertensão pulmonar persistente do, ventilação mecânica, 2492
　　insuficiência respiratória aguda em, 2471-2483
　　prematuro, nutrição enteral e parenteral, 2509
　　ressuscitação do, 2425
　　necessidades hídricas, 2498
　　neurointensivismo no, 2433
　　pós ressuscitação, cuidados, 2429
　　taquipneia transiente, 2555
Receptor(es)
　　de estrógeno, 6
　　de insulina, 6
　　de proteases ativadas, 124
　　para TGF-beta, 6
　　potencial, 2384
　　protease-ativos, 38
　　Toll-like, 16, 17
　　　　reconhecimento dos patógenos pelos, 121
Reconstrução ventricular, 523
Recrutamento alveolar, 843
Rede de Vermont Oxford – Ajuste de Risco, 2982
Redistribuição celular, 1022
Redução absoluta do risco (RAR), 3018
Reflexo
　　corneano, 1487
　　corneopalpebral, 1450, 2399

　　de Cushing, 1517
　　de piscamento, 1487
　　de tosse, 2400
　　do tronco encefálico, ausência de, 2399
　　fotomotor, 1450, 2399
　　oculocefálico, 1487, 2399, 2441
　　oculovestibular, 1487, 2399
　　pupilar, 2399
Região promotora, 5
Registro
　　ELSO, rsultados, 537
　　INTERMACS, classificação clínica com base no, 299
Rejeição, 2333
REMATCH, estudo, 549
Remoção de corpo estranho intrapleural, 903
Remodelamento
　　arterial, 220
　　vascular, 220
Remuneração, modelos, 2777
Rentabilidade, indicadores, 2774
ReOpEN, palavra mnemônica, 67
Reoxigenação, 1616
Repercussão cardíaca direita durante assistência ventilatória, 569
Reperfusão, 266
　　coronariana, 557
　　seleção de estratégia de, 266
　　subótima na intervenção coronária percutânea primária, 601
Reposição
　　de bicarbonato, 1071
　　de cálcio, 1176
　　de eletrólitos, 1339
　　de fósforo, 1071
　　de glicocorticosteroides, 1079
　　de hormônio tireoidiano, 1079
　　de líquidos, 1339
　　pós-filtro, 965
　　volêmica, 137, 208, 1122
　　　　estratégia atual para, 141
Repouso intestinal, 1159
Resiliência, 2751
Resistência
　　de vias aéreas, fórmula para medida, 692
　　dos Sthaphylococcus, 1852
Resistência
　　da respiração nas vias aéreas, mensuração, 774
　　de Enterococcus, 1860
　　dos Sthaphylococcus, 1852
　　fórmula para cálculo, 839
　　pulmonar, cálculo, 316
　　vascular
　　　　pulmonar, medicações inotrópicas e vasopressoras, 715
　　　　sistêmica, medicações inotrópicas e vasopressoras, 715
Respiração
　　apnêustica, 1486
　　atáxica, 1486
　　de Cheyne-Stokes, 1486
　　neurogênica central, 1486
Respirador, alarmes do, 838
Responsividade
　　à expansão volêmica, 574
　　a volume, 567
Resposta

imune, 27, 1043
equilibrada, 16
　na lesão renal aguda isquêmica, 1043
inflamatória sistêmica (SIRS), 1530, 1984
ventricular
　controle da, 421
　drogas utilizadas para o controle da, 420
Ressangramento, 1571
Ressecção(ões)
　de cistos mediastinais, 903
　de tumor (es)
　　mediastinais, 903
　　pleural, 902
　　pulmonares, 902
Ressincronização, 636
　cardíaca, 326
　ventricular, 524
Ressonância magnética
　cardíaca, 584
　de crânio, 1447
　do coração, 586
Ressuscitação
　cardiorrespiratória e cerebral, 475-489
　　ênfase na qualidade da, 478
　cardiopulmonar pediátrica, 2420
　com fluidos, 67
　dirigida por metas em pacientes com sepse, 129
　do recém-nascido, 2425
　　na sala de parto, 2427
　volêmica
　　estratégia atual para redução volêmica, 141
　　fisiopatologia, 138
　　tipos de soluções, 139
RESTORE, estudo, 524
Restrição
　à mobilização dos membros inferiores, 362
　de tórax, 2124
　hídrica, 1013, 1512
Retalho osteoperióstico, confecção do, 1981
Retina
　descolamento de, 2050
　oclusão da artéria central da, 2053
Retinopatia de Purtscher, 2050
Retirada do suporte ventilatório invasivo, 805-814
Retite por irradiação, 1234
Retocolite ulcerativa, 1136
Retração
　do estroma, 1277
　graves, bebê com, 2477
Revacularização
　anatômica *versus* funcional, 649
　coronariana, 523
　miocárdica minimamente invasiva, 540
Richmond Agitation Sedation Scale, 133
Rigidez de masseter, 2301
Riker Sedation-Agitation Scale, 133
Risco
　cardíaco para cirurgias não cardíacas, 2214
　cirúrgico
　　associado a tipos específicos de cirurgia
　　　bariátrica, 1421
　　　cardíaca, 1421
　　　colecistectomia, 1420

　　　gástrica, 1421
　　　hernioplastia, 1421
　controle de, 2814
　de mortalidade por categoria de peso ao nascer, calibração, 2983
　de sangramento
　　avaliação, 234, 437
　　associado ao uso de dois ou mais antitrombóticos, 235
　de tromboembolismo venoso
　　sem profilaxia, 384
　em saúde, avaliação, 2810
　em sepse grave, estratificação, 2997
　gestão de, 2810
　hemorrágico, 245
　isquêmico, 228
　matriz de, 2811
　nutricional, triagem de, 1291
　relativo (RR), 3018
　trombótico para pacientes
　　cirúrgicos, estratificação de, 384
　　clínicos, estratificação de, 385
Ritmo
　classificação, 479
　de galope do ventrículo direito, 363
　delta, 1458
　rápido de baixa voltagem, 1458
　sinusal, cardioversão e manutenção do, drogas utilizadas, 419
　teta, 1458
Rivaroxabana, 242, 383, 428, 440
RNA, processamento do, 7
Road map, 1675
Robótica
　em cardiologia, 542
　em intervenções abdominais complexas, aplicações da, 1181-1185
Romboencefalite por Listeria monocytogenes, 1595
Rotaflow®, 548, 31
ROTEM
　método de detecção, 1430
　parâmetros de análise do, 11775
　representação gráfica do, 1432
　testes disponíveis do, 1431
Rotura
　de *blebs*, 903
　do *vasa vasorum* da parede aórtica, 492
Rouquidão, 2239
RR (risco relativo), 3018
RRR (redução relativa do risco), 3018
rt-PA
　cuidados na administração, 1750
　doses, 411
Rudolf Ludwig Karl Virchow, 362
Ruído, efeitos do, 845
Ruptura de parede livre do ventrículo esquerdo, 281
RUSH (Rapid Ultrasound in Shock), 190, 191
componentes, 191

S

S. meningitidis, 1591
S. pneumoniae, 1591
Sal, reabsorção de, redução da, 1023
SAMMPRIS, estudo, 1644

Sangramento
  agudo, manejo de, 446
  aspecto endoscópico, 1364
  ativo, 1368
  digestivo, etiologias, 621, 623
  em pacientes com SCA, tratamento de, 235
  em SCA, escores de risco, 234
  incontrolável, 1136
  maciço em pacientes com doença de Crohn, 1234
  nas síndromes trombo-hemorrágicas complexas, 1758
  risco de, 257
    fatores de, 257
Sangue e componentes, utilização de, 1763-1770
SAPS (Simplifued Acute Physiology Score), 2988
SAPS 3-PIRO, tabela de contagem para o cálculo do, 3004
Sarcoma de Kaposi, 1924
SAS (scalation agitation-sedation), 1500
Saturação
  central de oxigênio, 76
  de oxigênio na artéria pulmonar e nas veias cava, relação, 76
  venosa
    de oxigênio, 178
    mista de oxigênio, 76
Saúde
  informática em, 2780
  inovação em, 2792
  sistemas de informação em 2781
SAVER (Surgical Anterior Ventricular Endocardial Restoration), 524
SCA, ver Síndrome coronariana aguda
SCAbr (Síndrome compartimental abdominal), 1260
SCORTEN, 30
SDRA (Síndrome do desconforto respiratório agudo), 574, 1088
Secreção
  hormonal, inibição da, 1076
  inapropriada de
    ADH, 1015
    de hormônio antidiurético, 1507
Sedação, 133
  em UTI, indicações, 1500
  fármacos utilizados na, 2320
  objetivo para determinar a escolha do sedativo, 1502
  paliativa, 2908
  processo, 2323
Segurança
  cultura, educação e treinamento para, 2861-2867
  do paciente, 2803
    tópicos no ensino sobre, 2864
Seio
  carotídeo
    hipersensibilidade do, 633
    sensibilidade do, 631
  coronário, flebografia do, 638
Seis sigmas, programas, 2759
Selectinas, 37
Sensibilidade, 471, 838
Sentado, posicionamento funcional, 1736
Sepse, 115, 1336, 1530
  alterações imunológicas e, 27
  analgo-sedação na, 1503
  biomarcadores da, 28
  causa primária da, 207
  conceito, 116
  células relacionadas com, 27
  colestase na, 1189
  curva bimodal na evolução da, 1305
  definições, 116, 2452
  diagnóstico, 125
  disfunção cardiovascular na, 155-165
  endotoxemia induzida pela, 26
  epidemiologia, 117
  fisiopatogenia, 120
  grave
    em pediatria, 2451
    estratificação em, 2997
  identificação da, 207
  incidência de, 126
  no paciente oncológico, 2631-2628
  triagem para, 126
  versus síndrome da disfunção de múltiplos órgãos, 51
Sepse/trauma, alterações no metabolismo na, 2496
Septo interventricular, ruptura de, 278
Sequência
  CABD, 478
  de perfusão miocárdica em repouso, 587
  de realce tardio, 589
  enhancers/repressors, 7
  FSE, imagem obtida com, 586
  SSFP, imagem obtida com, 587
SF-36, 947
Shear stress, 550
  oscilatório, 218
Shunt
  em hipoxemia inexplicável, pesquisa de, 568
  intra-hepático, 1382
    transjugular portossistêmico, 1390
  transjugular portossistêmico, 1209
SIADH (secreção inapropriada de hormônio antidiurético), 1507
  causas, 1507
  diagnóstico diferencial, 1510
  critérios diagnósticos, 1509
Sibilos, 363
Siderstream, 839
Simpatectomia dorsal, 903
Sinal(is)
  da "artéria cerebral média hipertensa", 1654
  da "bandeira", 380
  da "areia de praia", 189
  da "cauda de cometa", 187
  de fibrose, 564
  de Hampton, 364
  de Homans, 380
  de Joubert, 1130
  de Palla, 364
  "de rastro de foguete", 187
  de Westermark, 364
  "do código de barras", 189
  do pneumoperitônio no raio X, 2558
  do redemoinho, 904
  ultrassonográficos de congestão pulmonar, 187
Sinalização
  intracelular, 37
  parácrina, 6
Síncope, 710
  cardíaca, 513

classificação etiológica da, 512
episódio de, traçado de monitor de eventos durante, 515
importância epidemiológica da, 512
no cardiopata e não cardiopata, 511-516
Sincronia cardíaca, análise da, 580
Síndrome(s)
    ações coronariana aguda, aspectos fisiopatológicos, 217-223
    aguda da insuficiência cardíaca, 295-304
    anticorpo antifosfolípide, 722
    antifosfolípide, 994
    anti-inflamatória compensatória, 120
    carenciais, 1469
    compartimental, 1612
        abdominal, 1121
        causas, 2096
    coronariana aguda
        abordagem inicial, 225-237
        atendimento ao paciente com, 226
        com supradesnivelamento do segmento ST, 230
        estratégia invasiva *versus* não invasiva, 232
        fármacos aantimicrobianos nas, doses, 401
        mecanismos integrativos da fisiopatologia das, 220
        modelo de realibilitação, 665
        sem supradesnivelamento do segmento ST, 228, 239-246
            estratificação pontual de risco de morte ou IAM em pacientes com, 229
    da aspiração de mecônio, 2476
    da circulação anterior, 1583
    da descompressão do mergulhador, 2013
    da desnutrição, 1288
    da disfunção de mútiplos órgãos
        algoritmo de conduta no, 56
        coração na, 52
        grau de disfunção orgânica pelo, 48
        modelo
            cumulativo da, 50
            interativo, 51
        pulmão na, 53
        sequência fisiopatológica, 51
        versus sepse, 51
    da imunodeficiência adquirida em UTI, 1917-1928
    da penumonia iodiopática, 2616
    da reperfusão encefálica após descompressões cirúrgicas internas e externas, 1549
    da resposta
        antagonista mista, 120
        inflamatória sistêmica, 120
    de Brugada, 461
    de Cockett, 414,
    de Guillain-Barré, 32, 698, 1606
        critérios diagnósticos, 1607
        manejo respiratório na, abordagem prática, 1607
    de Goodpasture, 718, 722
    de Horner, 1486
    de King, 2299
    de lise tumoral
        alterações e mecanismo específicos, 1808
        conceito, 1808
        diagnóstico, 1808
        fisiopatologia, 1808
        histórico, 1808
        tratamento, 1809
    de Lyell, 30
    de má absorção, 1030
    de Mallory-Weiss, 1208
    de Miller-Fisher, 1606
    de Olgilvie, 1120, 1212, 2290
    de Ramsay Hunt, 1596
    de Rendu-Osler, 1674
    de Stevens-Johnson, 30
    de Takotsubo, 1517
    de Terson, 2053
    do cativeiro, 1453, 1470
    do choque tóxico, 2453
    do desconforto respiratório agudo, 39, 1322
        abordagens terapêuticas para gestão de, 749
        analgo-sedação, 1503
        definição de Berlim, 745
        definições, 744
        epidemiologia, 744
        fatores de risco, 744
        fisiopatologia, 745
        hemodinâmica, 747
        manobras de recrutamento alveolar, 783
        mortalidade, 747
        otimização da ventilação mecânica na, 786
        pacientes usando 18F-FDG, 792
        PET-CT de pacientes com, 793
        prognóstico, 747
        sequelas, 747
        tomografia computadorizada
            de paciente com (portadores), 692, 785
            torácica de pacientes com início de, 746
        tórax típico de, radiografia, 744
        ventilação mecânica em, 748
    do esmagamento, 2095-2100
    epilépticas, 1467
    HELLP, 2711
    hemorrágicas pulmonares, insuficiência resiratória nas, 717-725
    hepatopulmonar, 11399
        algoritmo de avaliação de paciente com suspeita de, 1401
    hepatorrenal
        diagnóstico, 1388
        profilaxia, 1391, 1392
        tipos, 1388
        tratamento, 1390
            farmacológico, 1391
    hiperdinâmica, 1358
    intersticial aguda, insuficiência respiratória nas, 727-730
    isquêmica aguda, 556
    lacunar, 1583
    neuroléptica maligna, 1613, 2302
    neurológica pós-ressuscitação, 1617
    oclusiva sinusoidal hepática, critérios diagnósticos, 1830
    perdedora de sal, 1016, 2515
    pós-PCR, 486
    pulmão-rim, 990
        causas menos comuns, 994
        diagnóstico diferencial, 988
        fisiopatologia, 988
    secundárias á irradiação corporal total, 2153
SIRS (resposta inflamatória sistêmica), critérios diagnósticos de, 1984
Sistema(s)
    APACHE II, 198

artificial
   de suporte hepático, contraindicações, 14085
      ensaios clínicos randomizados realizados com, 1408
      potenciais benefícios, 1408
   de suporte hepático, contraindicações, 1408
aspirativo, 839, 840
bioartificiais, 1404
da escala para calcular CRIB II, 2984
de aferição da oximetria tecidual, 1721
de apoio à decisão, 2785
de classificação de sangramento da OMS, 1767
de diálise de albumina de passagem única, 1407
de ECMO venovenosa, 800
de estadiamaento PIRPO, 2999
de graduação das biópsias endomicárdicas, 2334
de informação em UTI, 2779-2789
de pontuação, 2931
de suporte(s)
   hepático(s)
      artificiais e bioartificiais, 1403
      possíveis indicações, 1407
      tipos, 1404
excito-condutor do coração, 467
HepatAssist®, 1404
MARKS, circuito do, 1406
não aspairativo, 840
nervoso central, exame de imagem do, 1597
OMEGA, 2992
Prometheus, 1407
renina-angiotensina-aldosterona, 1039
respiratório
   complacência do, 692
   equação do movimento do, 863
   mecânica do, 862
robótico Da Vinci Single-Site, 543, 1184
ROTEM, 1430
TEG, 1430
ultrabag, 1053
ventilador mecânico, 862
Situações especiais, manejo nutricional em
catástrofes abdominais, 1332
   queimados, 1338
   sepse, 1326
Sleevegastrectomy, 1169
SNAP, 2980
SNAP-PE, 2980
Sniffing, 821
Sobrecarga
   de ferro, 1793
   volêmica, 1791
   risco para, 141
Sódio, 182, 1069
   concentração em diferentes soluções, 1013
Sódio, 182
SOFA (sequencial organ failure assessment), grau de disfunção
orgânica pelo, 48, 59
Sofrimento
   hemoisférico, 1561
   "total", conceito, 2915
Sol Sherry, 408
Solução(ões)
   coloides, 139
      tipos, 140

cristaloides, 139
   de amido-hidroxietil, 140
   de dextran, 141
   de gelatina, 141
   hipertônica, 1491
   lipídicas, 2507
   salina
      hipertônica, 141, 11479, 1558
      reposição com, 1013
Solvent drag, 1025
Solventes voláteis, 560
Somatostatina, 1366
Sonda
   de Dobbhoiff®, 1196
   de gastrostomia, tulipa de, imagem, 1224
   enteral
      gástrica *versus* pós-pilórica, 1312
      manutenção da, cuidados, 1201
      posicionamento pós-pilórico, 1198
      retirada da, 1202
      técnica de posicionamento, 1199
   gástrica
      manutenção da, cuidados, 1201
      retirada da, 1202
   manutenção da, cuidados na, 1199
   nasoenterais, 1195
   nasogástrica, 1195
   posicionamento pós-pilórico da, 1200
   retirada da, 1193
Sondagem
   enteral, preparo do material para, 1197
   gástrica
      paciente para, avaliação e preparo do, 1198
      preparo do material para, 1197
   nasogástrica, 1196
SONIA, estudo, 1644
Sono/vigília, 27
Sonolência, 1442
Sotalol, 420
Southern blot, 9
SPAD (Sistema de diálise de albumina de passagem única), 1407
Spingle coma, 1455
Splicing, 5, 10
ST2 solúvel, 308
Stage-gates, 2794
Staphylococcus
   aureus, 1592
   epidermidis, 1592
Status
   ácido-base do organismo, 1023
   epilepticus, 1622
   mioclônico, 1621
Stent(s)
   alojado em aorta descendente, 1973
   eluídos em drogas, 430
   farmacológicos, 599
STICH, estudo, 524
Stop codons, 5, 6, 12
Strain, avaliação do, 576
Streptococcus agalactie, 1592
STS Escore, 2944
Subcascata(s)

dos radicais livres, 1546, 1548
inflamatórias, 1547
Subluxação, 2064
Substitutos cutâneos, 2114
Sulco na convexidade, tomografia de crânio com discreto apagamento dos, 2026
Sulfatação, 2713
Sulfato
  de magnésio, 488
  de morfina, 292
Sulfonamidas, 977
Supercrescimento bacteriano no intestino delgado, 1382
Superfície corporal queimada, porcentagem da, 1339
Suplementação endovenosa, 2500
Suporte
  avançado de vida, 482
    cardiovascular, algoritmo para, 483
  básico, 1555
    de vida, 478, 29
  das funções dos órgãos extracerebrais, 1617
  específico, 1556
  extracorpóreo, 715
  hepático artificial, 1360
  nutricional, 970, 2501
    inadequado, 1030
    no recém-nascido de muito baixo peso, 2508
  ventilatório
    invasivo, retirado do, 805-814
    mecânico, 862, 545-553
    parâmetros para início de, 701
Suprimento arterial, 1157, 1616
Surfactante, 745, 2481
Surto-supressão, 1703
Surviving Sepsis Campaign, 156
  ações de enfermagem de acordo com a, 211
Sutura simples, 2086
SYNTAX, estudo, 650, 651

T

T3, 1098
T4, 1098
Tabela de regressão, 3001
Tabes dorsalis, 1596
TACO (Transfusion Associated Circulatory Overload), 1791
Takotsubo, 1517
Tamponamento, 566
  cardíaco, 62, 355, 573
    achados da ecodopplercardiografia no, 573,
    imagens ecocardiográficaas de paciente com, 357, 11
Tandem Heart®, 508
Taquiarritmias
  cardíacas, 449-474
  polimórficas, 461
Taquicardia, 363
  atrial ectópica, 453
  juncional ectópica, 458
  paroxística
    supraventricular, 452, 450
  por automatismo anormal, 457
  por reentrada
    atrioventricular antidrômica, 453
    nodal comum, 450

sinusal inapropriada, 458
supraventricular, 450
  tratamento das, 455
ventricular, 458
  etiologia das, 460
  monomórfica, 459
  na emergência, tratamento, 463
  sem pulso, 480
Taquifilaxia, 149
Taquipneia, 363
Taxa
  de clareamento de lactato, 77
  de colectomias, 1137
  de extração de oxigênio, 68
  de prognóstico na UTIN, 2979-2986
  de risco de ruptura relacionado ao tamanho e localização do aneurisma cerebral, 1662
TECAB (Totally Endoscopic Coronary Artery Revascularization), 543
Tecido miocárdico de paciente séptico, 160
Técnica(s)
  da artéria de Seldinger, 94
  de drenagem biliar, 1219
    guiada por ecoendoscopia anerógrda, 1220
  de Griggs, 882
  de Heller, 906
  de implante das endopróteses, 608
  de Marfan, pericardiotomia por, 894
  de máscara, treinamento, 2479
  de miotomia, 906
  de OPS, 79
  de pulsão de Sachs-Vine, 1226
  de *pulse-spray,* 609
  de punção de Russell, 1227
  de remodelagem
    com balão, 1663
    com *stent,* 1663
  de remodelagem com balão, 1663
  de *rendez-vous,* 1219
  de *Speckle Tracking,* 576
  de suprote avançado, 799
  de tração, 1226
  de traqueostomia percutânea, 881
  do Doppler esofágico, 109
  endoscópica *standard,* 1173
  spray as you go, 823
Tecnologia da informação, 2736, 2780
TEG nos cirróticos, padrões, 1432
Teicoplamina, 977
Temperatura
  controle direcionado da, 485
  corporal na ressuscitação cerebral, 1619
  efeitos da, 845
Tempestade
  adrenérgica, 2410
  "inflamatória", 1814
  simpática, 2410
  "tireoidina", 1074
Tempo porta-balão, 598
Tenecteplase, 273
Teoria
  da lipase e dos ácidos graxos livres, 2004
  das filas, 2767

das restrições, 2767
Terapêutica antimicrobiana empírica inicial das infecções graves de acordo com a idade, 2536
Terapia(s)
    adsortivas, 971
    antimicrobiana, 1131
    antitrombótica, mecanismo de ação da, 391
    de destino, 549
    de reperfusão, 598
        em pacientes com IAM com supradesnivelamento do segmento ST, 266
    de reposição renal, 133
    de substituição renal, 1391, 2540
    dialíticas, 1048
    guiada por metas
        algoritmo de, 2281
        como fazer, 2280
        estudos usando índices dinâmicos e responsividade a fluidos durante, 2277
        hemodinâmica funcional aplicada à, 2277
        na sala de cirurgia, 2280
        na UTI, 2282
        no potencial doador de órgãos, 2408
    guiadas por imagem em tumores do trato digestivo, 1252
    hormonal, 2412
    intensiva
        analgesia e sedação em, 1499-1504, 28
        gestão de recursos humanos em, 2747-2752
        inovação em, 2791-2800
        leito, 2733
        pediátrica, 2442
        práticas clínicas e administrativas em, 2730
    nuricional
        complicações mais frequentes, 1316
        composição, 1283
        educação médica em, 1347
        enteral
            na UTI, 1310
            precoce, 1310
            trófica versus terapia nutricional plena, 1337
        indicadores de qualidade e, 1346
        marcadores de tolerância da, 1328
        na UTI
            escolha da via para, 1310
            qualidade em, 1345
        parenteral
            na UTI, 1313
            suplementar, 1313
        planejamento, 1346
        uso de protocolos em, 1347
    trombolítica, 272
        benefícios e indicações, 271
        complicações, 272
        contraindicações relativas e absolutas, 273
        critérios de reperfusão, 272
        endovenosa, indicação, 1750
    vasodilatadora, 292
Terlipressina, 148, 1366
Teste(s)
    clínicos de avaliação da coagulação na doença hepática, 1428
    da caminhada dos 6 minutos, 947
    de apneia, 2400
    de avaliação de capacidade física, 952
    de cortrosina, 1100
    de detecção de suscetibilidade, 1855
    de *endurance,* 947
    de estímulo da cortrosina, 1100
    de oclusão carotídea, 1684, 1685, 1673
    de respiração espontânea, 132
    disponíveis do ROTEM, 1431
    ergométrico, 232
    globais da coagulação, 181, 1759
    incremental de membros inferiores, 947
    oculovestibular, 1450
    psicométricos, 1376
Tetracemato dicobáltico, 2171
TGM, ver Terapia guiada por metas
Therapeutic Intervention Scoring System, 28, 2973
    classificação dos pacientes pelo, 2974
TIBI (Thrombolysis In Bain Ischemia), 1643
Ticagrelor, 393, 240, 257
TICI (escala de infarto cerebral após trombólise), 1656
Ticlopidina, 392
Tienopiridínicos, 240
Time-window, 2934
Tionamidas, 1075
TIPS (shunt portossistêmico transjugular intra-hepático), 624, 1363, 1370, 1419
    indicações para realização, 625
Tirosina-quinases, 6
TISS (Therapeutic Intervention Scoring System), 2988
    intermédio, 2991
TISS-76, 2989, 2990
TNK, 408
Tomografia
    computadorizada do coração, 590
    das artérias coronárias para avaliação do escore coronariano de cálcio, 590
    de corpo inteiro, 1951
    de crânio, 1446
    de impedância elétrica, 789, 795, 842
        na circulação pulmonar, 797
        na ventilação pulmonar, 796
        utilizada à beira do leito, 796
    helicoidal, 365, 366, 495
        do tórax, 365
    por emissão de pósitrons, 789
Toracocentese, complicações, 889
Toracoscopia, 898
    complicações da
        dor pleural, 907
        edema pulmonar de reexpansão, 907
        enfisema subcutâneo, 907
        hemorragia, 907
        infecção, 906
        perda excessiva do líquido pelo dreno pleural, 907
    convencional, 899
    diagnóstica, 899
    materiais utilizados, 898
    terapêutuica, 902
Toracotomia axilar, 903
Tórax
    angiotomografia computadorizada de, 920
    compressão brusca do, 835
    instável, 1969
    restrição de, 2124

tomografia helicoidal do, 365
Torpor, 1442
Torsades de pointes, 460
TOSS (Time Oriented Score System), 2988
Tosse
    estimulação da, 1731
    reflexo de, 2400
Toxicidade(s)
    causadores mais comuns, 2647
    por drogas antirretrovirais em UTI, 1926
Toxina, 49
Toxoplasma gondii, 1902
Trabalho respiratório, monitorização de, 691
Traçador radiodito 18F-FDG, 790
Tração
    da aorta, 926
    de Gauderer Ponsky, 1226
    técnica de, 1226
Tradução
    códon de término de, 6
    sítio de início de, 5
TRALI (lesão pulmonar aguda relacionada à transfusão), 1786
    critérios diagnósticos, 1787
    diagnóstico diferencial, 1789
    fisiopatologia, 1789
    investigação, 1791
        algoritmo, 1790
    patogênese, 1789
    sinais e sintomas, 1787
Transcrição
    início da, 7
    sítio de início de, 5
Transcriptoma, 10
Transfusão(ões)
    de glóbulos vermelhos, em pacientes neurocríticos, 1529
    efeitos adversos da, 1768
    maciça, 1771-1784
        atendimento hemoterápico da, 1782
    repetidas, 1030
Transparência, 2818
Transplantado
    de órgãos sólidos
        infecções por CM em, 1901
        tratamento de infecções pulmonares oportunistas em, 1900
Transplante(s)
    cardíaco, 325, 527, 2329-2343
        avaliação pré-operatória, 2330
        bicaval, 2335
        clássico, 2334
        ponte para , 548
        total, 2335, 60
    celular, 525
    de células-tronco hematopoiéticas, 1801-1805
        alogênico, 1798
        autólogo, 1798
        indicações, 1798
    de fígado, 1404
    de órgãos sólidos, infecções em pacientes submetidos a, 1995-1903
    de pulmão, 2345-2355
    de rim, 2369-2374
    doação de órgãos pra, 2379-2406
    hepático, 1360, 1391, 2357-2368
    avaliação de candidato para, 1398
        na hepatite fulminante, fatores prognósticos indicadores de, 1357
    intestinal, 2375
    multivisceral, 2375
Transporte
    aéreo, 847
    alterações fisiológicas do, 845
    do paciente grave em ventilação mecânica, 845
    equipamento para, 847
    equipe de, 846
    externo, 846
    fisiologia do, 845
    interno, 846
    intra-hospitalar, 846
    medicação mínima para, 847
    monitorização durante, 847
    veículo de, 847
Transtorno primário do comportamento, 1471
Traqueia, punção da, 882
Traqueostomia, 1521
    aberta, 879
    cirúrgica, 881
    complicações, 882
        perioperatórias, 883
        tardias, 883
    conceito, 880
    cuidados com, 883
    de órgãos sólidos, infecção em pacientes submetidos a, 1895-1903
    histórico, 880
    indicações, 880
    percutânea, 879
        auxílio à, 875
        guiada por broncoscopia, 876
        técnica, 881
    preparo para, 880
Tratamento
    anticoagulante, 244
    Cox-Maze, 542
    de Copenhagen, agoritmo, 1779
    de Houston, agoritmo, 1779
    muscular respiratório, 667
    nutricional no doente grave
        diarreia, 1317
        escolha da via para terapia nutricional na UTI, 1310
        hiperglicemia, 131
        terapia nutricional
            enteral na UTI, 1310
            parenteral na UTI, 1313
Trauma, 1673, 1683
    abdominal
        fechado
            abordagem, 2071
            imagens, 201
            mecanismos, 2068
            penetrante, 2072
            tratamento não operatório, 2070
    aórtico, 607
    cranioencefálico, intervenções de enfermagem, 1748
    de face, 2037-2045
    de vísceras abdominais, 615
    dentoalveolar, 2062

encefálico, 698
fechado, 349, 565, 2077
maxilofacial, acesso à via aérea em, 2041
mecânico, 1792
pediátrico, 2039
penetrante, 349, 565
raquimedular
  conceito, 1954
  considerações antatômicas, 1954
  diagnósticos, 1955
  fisiopatologia, 1954
  imagem, 1956
torácico, 19671974
  contuso frontal, 1971
  estadiamento, 902
vascular, 2075-2093
Traumatic Coma Data Bank (TDBC), 1525
Traumatismo(s)
cervicais penetrantes, 2091
contusos de extremidade, 2092
cranioencefálico, 1647
craniomaxilofacial, 2055-2065
esplênico, 616
hepático, 615
penetrante de extremidade, 2091
renal, 616
Traumatizado
grave, equipe ideal no atendimento a, 1951
lesões iatrogênicas no atendimeto ao, 1997-2002
Treinamento muscular respiratório, 842
Tremor, controle, 1692
Treponema pallidum, 1592
Treshold, 842
Tríade
de Charcot, 1213
de Virchow, 362, 378
Triagem
de risco nutricional, 1291
nutricional, 1288
Trigger zones, 1518
Troembolismo pulmonar, 378
Trombectomia
mecânica
  com recalização TICI 3, 1655
  com *stend retriever*, 1653
  por cateter, indicações, 619
Trombina, 124
antagonistas dos receptores da, 395
Trombo, 916
agudo, 917
de artéria pulmonar, 367
formação do, 390
organizado removido dos ramos das artérias pulmonares, 926
venoso, 362
em segmento não compressível ao transdutor, 367, 12
Tromboelastografia, 1431
metodologia da, 1429
Tromboelastometria, 1761, 1844
Tromboembolia pulmonar tumoral secundária a neoplasias malignas, 923
Tromboembolismo
na gravidez, 2717
pulmonar, 1177, 2718

algoritmo diagnóstico, 368
crônico, 916
estratificação de risco, 369
exames laboratoriais, 364
fatores predisponentes, 362
fisiopatogenia, 363
indicações para tratamento invasivo, 618
métodos gráficos, 364
terapêutica endovascular no, 618
tratamento, 369
venoso, 1530
  em pacientes neurológicos agudos, medidas para profilaxia, 44
  fatores predisponentes para o, 362
  profilaxia, 383, 386, 1572
Tromboendarterectomia pulmonar, 915-931
Tromboflebites intracranianas, 1566
Trombólise
do sistema porta, 1159
eficácia, 272
pré-hospitalar, 271
Trombolítico, tipos, 272
Trombose
arterial, 1160
da microcirculação, 1550
da restauração, 2090
da veia porta, 1178
de tributárias peripancreáticas da veia porta, 200
do seio transverso, 1566
iliofemoral, 414
nas síndromes trombo-hemorrágicas complexas, 1758
venosa
  periférica, 1427
  prévia, 379
  portal, 1427
  profunda, 362, 1119, 1530
    aspectos epidemiológicos, 378
    diagnóstico, 379
    drogas empregadas na, 382
    fatores de risco, 379
    fisiopatogenia, 378
    incidência em pacientes cirúrgicos, 373
    medidas mecânicas, 385
    métodos de profilaxia, 385
    profilaxia do, 383
      para evitar, 134
    tratamento, 380
Tronco
crônico, 917
da artéria pulmonar aberto, 923
Tropismo, 1598
Troponina, 180, 228, 308
elevações na ausência de doença cardíaca isquêmica evidente, 250
ultrassensíveis, 228
Troponina-US na emergência, interpretação, 227
Trypanosoma cruzi, 1902
TSH (thyreoid-stimulating hormone), 1099
Tuberculose, 1920
Tubo
digestivo
  candidíase do, 1922
  rede de colaterais da, 1157

T, 810
Túbulo
    distal, defeito do, 1026
    renal, transporte no, 1019
Tumor
    colorretal, metástases hepáticas de, 1254
    do trato digestivo, terapias guiadas por imagem em, 1252
    "fantasma", 290
    hemorragia digestiva alta e, 1209
    pleurais, 900
        ressecção de, 902
    primários do fígado, 1252
    pulmonar, ressecção de, 902

U

UCAS, estudo, 1662
Úlcera
    anastomótica, 1173, 1175, 1176
    de Cushing, 1120
    de estresse
        profilaxia, 2289
            para evitar, 134
    duodenal, com sangramento, 1207
    infecciosa de córnea, 1052
    neurotrófica, 2051
    péptica, 1241
        hemorrágica, 1207
        perfurada, 1241
Ultrassonografia(s),
    aplicações nos pacientes em choque circulatório, 185-194
    endoscópica, 1218
    com Doppler venoso dos membros, 366
    pulmonar normal, 189
Umidade
    absoluta, 843
    relativa, 843
Umidificação, 843
Unidade
    coronariana, gestão da qualidade em, 2841-2845
    de tratamento intensivo neonatal, taxas de prognóstico na, 2979-2986
    intensiva tipo apartamento, 2733
Upregulation, de genes virulência, 121
Ureia, 1069, 1513
Uremia, 39, 1048
Ureterojejunostomia, 1025
Urgência(s)
    cardiovasculares, fibrinolíticos nas, 407-414
    em pericardiopatias, 351359
        pericardite
            aguda, 352
            constritiva crônica, 358
        tamponamento cardíaco, 355
    em valvopatias, 343-350
        comprometimento iatrogênico do aparelho valvar, 349
        doença valvar isquêmica, 347
        endocardite infecciosa, 344
        prolapso de valva mitral, 346
    extraintestinais, 1142
        hepatobiliares, 1142
        infecciosas, 1143
        mucocutâneas, 1142
        oftalmológicas, 1142
        pancreáticas, 1142
        renais, 1142
        vasculares, 1142
    intestinais, 1136, 1139
    nas doenças inflamatórias intestinais, 1135-1144
    relacionadas com medicamentos, 1143
UTI
    "aberta", 2731
    agentes imunobiológicos na, 32
    Aids em, 1925
    assistência de enfermagem ao paciente oncológico na, 2665-2675
    broncoscopia em, 869-877
    comunciação entre doente, membros da família e médicos na, 2889-2897
    condições neuromusculares encontradas na, 1605
    controle glicêmico em, 1059-1063
    delirium na, 1463-1474
    dependências, 2734
    doenças
        neurológicas com necessidade de, 1606
            junção neuromuscular, 1608
            músculo esquelético, 1610
            nervos periféricos e raízes, 1606
            síndrome de Guillain-Barré, 1606
        neuromusculares na, 1605-1613
    Doppler transcraniano em, 1641-1650
    ecocardiografia na, 563570
    elementos ambientais da, 2874
    estresse pós-traumático em pacientes internados em, 2921-2927
    eventos adversos em, 2816
    farmácia-satélite, 2735
    fatores de estresse em, 2881
    "fechada", 2731
    fluxo de pacientes em, gestão do, 27632769
    hipertensão intracraniana em, 1475-1481
    humanização da, 2886
    imunodeficiências primárias e suas necessidades em, abordagens, 18211827
    imunonutrientes em, 1301-1307
    imunoterapia na, 32
    infecção(ões)
        hospitalares em, 1857-1866
        por cândida na, 1905-1916
        respiratórias adquiridas na comunidade em, 1919-1939
    informação em, 2782
    insuficiência suprarrenal na critérios diagnósticos para, 1100
    interações de pacientes com síndrome da disfunção de múltiplos órgãos de 40 hospitais franceses e americanos, 54
    internação em, avaliação diagnóstica e critérios para, 2605-2611
    melhor modelo, 2732
    neonatal, tratamento intensivo para o recém-nascido, 2547-2559
    no Brasil, organização e funcionamento das, 2729-2737
    paciente
        bariátrico na, 1164
    neurológico em, abrodagem fisioterapêutica, 17291737
    pediátrica
        cuidados paliativos na, 2905-2908
        índices prognósticos em, 2967-2977

procedimentos terapêuticos em, anestesia e desação, 2317-2325
protocolos clínicos em, 2823-2829
riscos em, gestão e vigilância de, 2809-2821
síndrome da imunodeficiência adquirida em, 1917-1928
sistemas
    de gestão na, 2783
    de informação em, 2779-2789
sobreviventes de, avaliação da qualidade de vida em, 2953-2961
toxicidade por drogas antirretrovirais em, 1926
UTIN, ver Unidade de Tratamento Intensivo Neonatal
Uveíte, 2049

V

Vacinação
    antipneumocócica, 1938
    contra Influenza, 1938
Validade
    externa, 3019
    interna, 3019
VALLIANT, estudo, 523
Valores limites de intervenção na
    hipertensão intracraniana, 1478
    pressão de perfusão cerebral, 1478
Valproato de sódio, 1540
Valvopatia
    correção minimamente invsaiva invasiva, 541
    evolução natural das, 348
    urgências em, 343-350
Vancomicina, 977
Vaptans, 1512
Varfarina, 400, 431, 437
    interações medicamentosas da, 438
Variável(is), 3018
    de oxigenação, 99
    derivados de oxigênio, 76
    hemodinâmica, 74, 99
Varicela-zóster, 1596
Variz
    de esôfago de grosso calibre, 1366
    de fundo gástrico, 1368
    em colo, 1370
    gástrica, 1368
        com sangramento ativo, 1209
        de grosso calibre, 1209
    gastroesofágicas, 1108
    não varicosas, 1108
    secundária à hipertensão portal, 1369
Vasculite, 795
    associadas a ANCA, 989
        achados clínicos, 991
        envolvimento orgânico nas, 991
        estágio, 991
        estratégias de tratamento, 992
        tratamento, 991
    crioglobulinêmica essencial, 994
    lúpica, 994
    necrosante não granulomatosa de pequenos vasos, 722
    por IgA, 994
    renal
        avaliação, 989
        diagnóstico, 989
Vaso portador de aneurisma, oclusão do, 1665
Vasoconstrição
    exagerada, 149
    hipóxica, 158
Vasodilatação arterial periférica, 1389
Vasodilatador, doses preconizadas, 300
Vasoespasmo
    cerebral, 1572, 1666
        medicações utilizadas no tratamento intra-arterial do, 1670
    coronário, 554
    encefálico, 1646
    tratamento, 1669
        endovascular do, 1668
Vasopressina, 143, 147, 1101, 1366
    antagonista do receptor da, 1512
Vasopressor, 131, 150
    após a reposição adequada de fluidos, 163
    efeitos adversos dos, 149
Vazamento, 1227
Veia
    cava inferior, variação respiratória fisiológica do diâmetro da, 574
    de Galeno, aneurisma de, 1682
    superficiais
        dilatação das, 380
    varicosas, 379
Velocidade de fluxo sanguíneo, cálculo das, 1495
Venografia portal, 623
Ventilação, 291
    alveolar, 686
    colateral, 2463
    com liberação de pressão nas vias aéreas (APRV), 780
    com pressão
        assistida, 769
        controlada, 769
        de suporte, 770, 810
    com volume assistido ou controlado, 768
    de máscara, 2479
    difícil com máscara, 818
    mandatória intermitente sincronizada, 771, 810
    mecânica, 26
        ciclo respiratório durante a, 863
        desmame da, 761
        durante episódio de pneumonia associada à, 741
        em neonatologia, 2490
        em patologias
            de alta resistências, 2491
            de baixa complacência, 2487
            obstrutivas, 1491
            restritivas pediátricas, 2488
        em pediatria e neonatologia, 2485-2493
        em pulmões sadios, 2487
        em SRDA, 748
    invasiva
        assistência fisioterapêutica na, 833-850
        novos modos e suas aplicaçõees clínicas, 777-782
        princípios e modos convencionais, 767-775
    monitorização do paciente com, 773
    na doença pulmonar crônica, 2492
    na hérnia diafragmática congênita, 2492
    na hipertensão pulmonar persistente do RN, 2492

não invasiva, uso do desmame, 811
no paciente neurológico, 1731
protetora, 784
variáveis de controle durante a, 863
não invasiva, 667, 729, 858
- aspectos técnicos para uso, 762
- com dois níveis de pressão, 780
- como recurso na terpia do fisioterapeuta, 855
- complicações da, 761
- conceitos, 853
- contraindicações, 854
- efeitos fisiológicos, 853
- histórico, 852
- indicações, 854
- interfaces, 762
- objetivos, 853
- quando começar e descontinuar, 854

"protetora", 53
voluntária máxima, 808
Ventilador(es)
- 840-Covidien, 778
- interface do, 866
- mecânico, 763, 936
  - *check list* para a avaliação técnica dos, 867
  - classificação dos, 865
  - escolha do, 865
  - regulagem inicial do, 771
  - tipos, 861-868
- microprocessados, 853
Ventilometria, 841
Ventilômetro, 841
Ventriculectomia parcial esquerda, 526
Verapamil, 259
Via aérea
- anestesia tópica das, 870
- definitiva, indicações segundo o ATLS, 1946
- difícil
  - acesso à, 817-825
  - condições associadas à, 818
  - definição, 818
  - manejo da, 874
  - em UTI, 823
  - obesidade e, 820
  - recursos de, conteúdo sugerido, 823

Vida e morte, conceito, 2394
Videocirurgia colorretal, 1183
Videolaparoscopia, 1158
Videolaringoscopia, 823
Videotoracoscopia, materiais utilizados, 898
"Vidro fosco", padrão, 290
Vigilância epidemiológica das infecções adquiridas na terapia intensiva, 1870
VILII, ver Lesão pulmonar induzida pela ventilação mecânica
Vírus
- Coxsackie, 1593
- da imunodeficiência humana, 1594
- do Oeste do Nilo, 1594
- varicela-zóster, 1593
Vitamina
- K, antagonistas da, 400
- K1, 2171
Volemia, 150, 567
Volume
- circulante efetivo, regulação do, 1038
- controlado com pressão regulada, 781
- plasmático, expansão do, 139
Volume-corrente, 691, 838
Volume-minuto, 838
VolumeVieW/EV1000, 108
VON-RA (rede de Vermont Oxford – Ajuste de Risco), 2982
Vorapaxar, 395
VSE, manipulação terapêutica do, 1554

W

Washout de metabólicos, 262
WASID, estudo, 1658
William Tillet, 408
WSCAS (World Society of Compartimental Abdominal Syndrome), 1260
WUR (Work Utilization Ratio), 2987
cálculo, 2994

Z

Zigoma, fratura do, 2060
Zolpidem, 1460,
Zona cinzenta, 306